milady

Estándar de Milady

Cosmetología

14.ª EDICIÓN

www.milady.com

Estándar de Milady
Cosmetología
14.ª EDICIÓN

Vicepresidenta ejecutiva sénior y gerente general
Sandra Bruce

Directora ejecutiva de producción
Corina Santoro

Gerente ejecutivo de productos
Christian Faircloth

Gerente adjunta de productos
Sarah Koumourdas

Gerente de creación de contenido
Jessica Mahoney

Gerente ejecutiva de contenido
Nina Tucciarelli

Gerente de contenido
Kelsy Nevins

Coordinador de producción
Michael Dee

Coordinadora de producción
Laurie Roberson

Asistente de productos
Amanda Conley-Killian

Director de marketing
Slavik Volinsky

Gerente ejecutivo de marketing
Kim Berube

Gerente de desarrollo académico
Lisha Barnes

Experto en el tema en el local
Harry Garrott

Director creativo adjunto
Wood Dabbs

Fuente de la imagen de portada
Corey Reese Photography
y Finishing Strong Consulting

Número de control de la Biblioteca del Congreso: 2022900072

ISBN: 978-0-357-37895-3

Milady, una división de Cengage Group
200 Pier 4 Boulevard
Boston, MA 02210
USA

Milady no solo ha establecido el estándar para la educación sobre la belleza. Lo elevamos continuamente con cada lanzamiento de productos y características para satisfacer las necesidades de los estudiantes, educadores y empleadores de hoy en día. Lea la historia completa en ***milady.com/about***

Impreso en los Estados Unidos de América

Número de impresión: 01 Año de impresión: 2022

Resumen de contenidos

Contenido

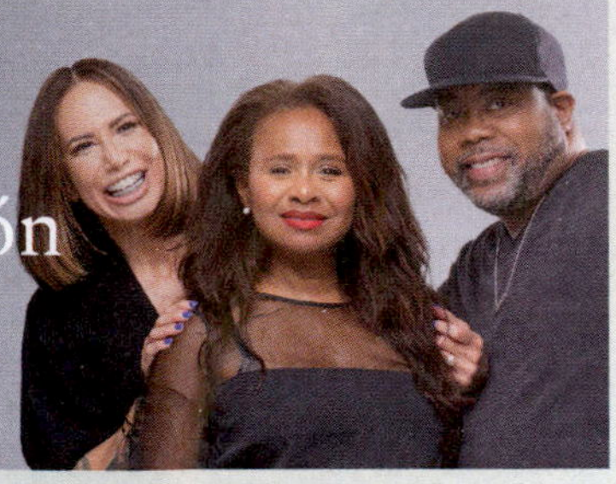

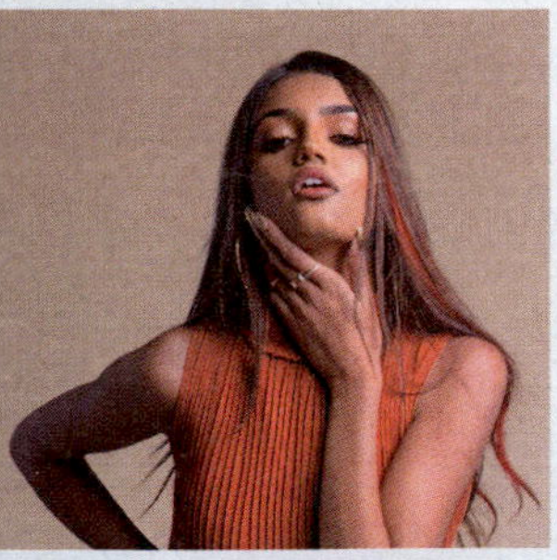

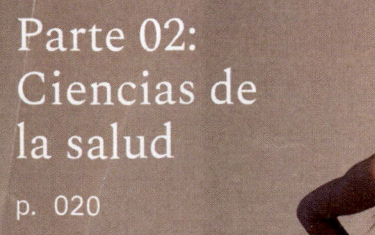

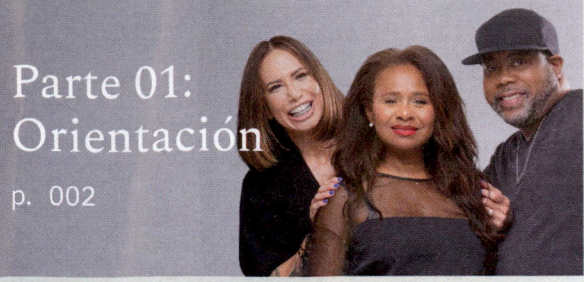

Contenido

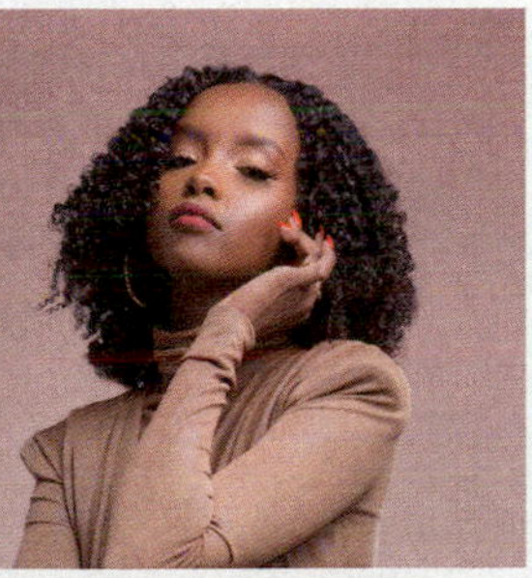

Contenido

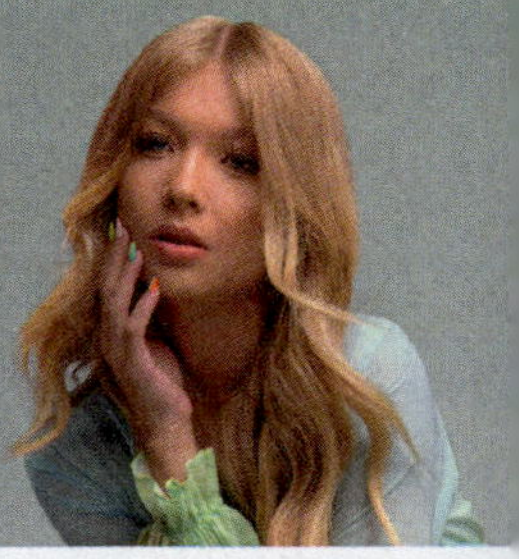

Contenido

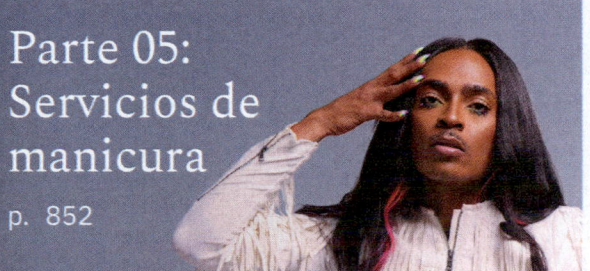

Procedimientos

¡Los procedimientos de servicio completo ahora incluyen el tiempo estimado que tarda en completarlos! Use el tiempo promedio para controlar su progreso y ayudar con la reserva de citas. La longitud del cabello puede afectar el tiempo de servicio.

Prefacio

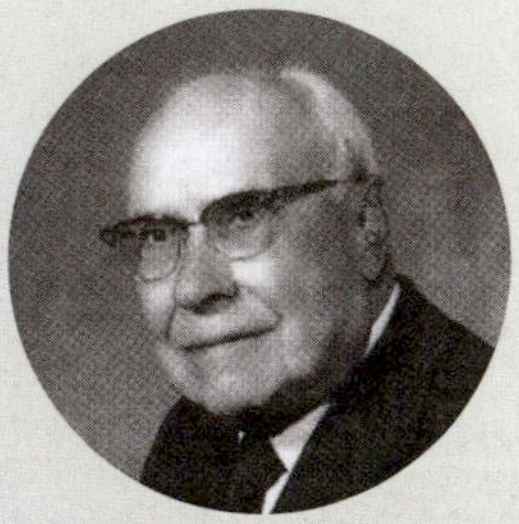

Sr. Nicholas F. Cimaglia, fundador de Milady

¡Felicitaciones! Usted está a punto de comenzar un camino que puede tomar diferentes rumbos y que le brinda la posibilidad de convertirse en un cosmetólogo profesional, seguro y exitoso. Como cosmetólogo, se convertirá en un profesional confiable: será la persona a la que acudan los clientes para recibir un servicio continuo que les permita verse y sentirse mejor. Se involucrará en las vidas de sus clientes tanto como lo hacen sus médicos y odontólogos, y mediante el estudio y la práctica, tendrá la oportunidad de mostrar sus ideas artísticas y creativas a todo el mundo.

Usted y su escuela han seleccionado el curso perfecto para lograr esto y mucho más. Cosmetología Estándar de Milady creada por Nicholas F. Cimaglia, fundador de Milady Publishing Company, en 1927. La primera edición de Cosmetología Estándar de Milady se publicó en 1938 y desde entonces, ha sido el curso de cosmetología más utilizado en el mundo.

Milady contrata expertos de todas las áreas de la profesión de la belleza (cuidado del cabello, cuidado de la piel, cuidado de las uñas, masajes, maquillaje, control de infecciones y desarrollo comercial) para escribir y obtener asesoría en todos los productos publicados. Dado que el campo de la cosmetología siempre cambia, progresa y descubre nuevas tecnologías, servicios y estilos, Milady está muy atento a sus contenidos y se compromete a invertir tiempo, energía, recursos y esfuerzos para revisar sus ofertas educativas a fin de entregarle a la industria de la belleza las herramientas más actualizadas y completas disponibles.

De modo que al estudiar la Cosmetología Estándar de Milady, no solo abre la tapa de un libro de texto, sino que ha sido adoptado por una familia de los más famosos y respetados educadores de cosmetología profesional del mundo.

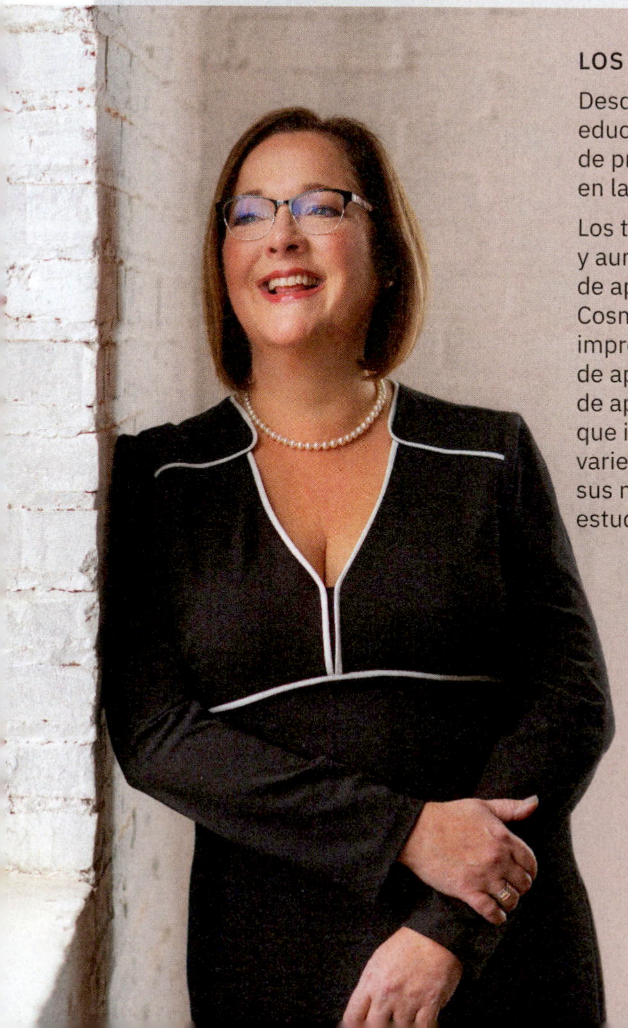

LOS ESTÁNDARES DE LA INDUSTRIA EN EVOLUCIÓN

Desde nuestros inicios, Milady se ha comprometido con la calidad en la educación para los profesionales de la belleza como usted. Decenas de millones de profesionales comenzaron su carrera estudiando de nuestro contenido líder en la industria.

Los tiempos han cambiado, pero nuestra dedicación para evolucionar y aumentar el estándar no. En Milady, continuamos brindando las soluciones de aprendizaje más completas para el estudiante de hoy. La última edición de Cosmetología Estándar de Milady está disponible en varios formatos: La versión impresa tradicional, un libro electrónico y CIMA, nuestra nueva experiencia de aprendizaje digital interactiva completa con actividades, herramientas de aprendizaje y contenido de video recientemente actualizado. Sabemos que intenta lograr un equilibrio entre su vida y el aprendizaje, por lo que la variedad de recursos, impresos o digitales, le brindan opciones que satisfacen sus necesidades personales sin importar el momento ni el lugar en que esté estudiando.

Milady desea agradecer a los estudiantes, educadores y profesionales que participaron en las encuestas y revisiones para garantizar que los cambios necesarios incluyeran la opinión de todos. También nos gustaría agradecerle a todos los estudiantes, del pasado y actuales, por ser claros en cuanto a sus necesidades y por darle la oportunidad a Milady de evolucionar y ofrecerles lo mejor en capacitación cosmetología.

Nos complace que confíe en nosotros. Su pasión, creatividad, devoción al trabajo y a los clientes, en combinación con el contenido probado de Milady, lo encaminarán hacia las oportunidades y el éxito de por vida. ¡Felicitaciones por dar el primer paso hacia su futuro como profesional de la belleza!

— **Sandra Bruce** Vicepresidenta ejecutiva sénior y gerente general, Milady

Aspectos destacados

En respuesta a las sugerencias de los instructores y profesionales en cosmetología que revisaron la Cosmetología Estándar de Milady y las hechas por los estudiantes que utilizan este manual, esta edición se ha actualizado para incluir varias características y herramientas de aprendizaje nuevas.

INSTRUCCIONES PARA ZURDOS

En base a las opiniones recolectadas en ediciones previas, Milady continua incluyendo procedimientos para zurdos en los capítulos de corte y peinado con fotografías a todo color. Esa es una grandiosa característica para los alumnos zurdos, ya que verán a los profesionales usando su mano izquierda para sostener y manipular el cabello y las herramientas.

PREGUNTAS DE REVISIÓN

En lugar de colocar preguntas de revisión al final de cada capítulo, las preguntas de revisión se agregaron al final de la sección que cubren. Esto le permite verificar su nivel de comprensión, a medida que va avanzando en un capítulo, en lugar de esperar hasta que haya terminado el capítulo para simplemente revisar su memoria. Las preguntas de revisión también facilitan la búsqueda de las respuestas para las cuales necesita ayuda.

CÓDIGOS QR

Cosmetología Estándar de Milady ha integrado códigos QR en todo el producto para mejorar la experiencia de aprendizaje con material y contenido multimedia adicionales. Para ver las imágenes y el texto completos, escanee el código QR en el cuadro +Bonificación. Si usa un iPhone, use la cámara para escanear el código y toque la notificación emergente. Si no recibe una notificación, compruebe que tenga habilitada la función Escanear códigos QR en la configuración de su cámara. Si usa Android, use Google Lens u otra aplicación para escanear el código y toque la notificación emergente. También se puede acceder a todo el contenido del código QR en el siguiente sitio web: ***bonus.milady.com/cos-es***

Ejemplo:

+ BONIFICACIÓN

Escanee o visite:
bonus.milady.com/cos-es/p12-4

Ⓟ 12-4: Secado con secador del cabello corto rizado en su patrón de ondulación natural: izquierdo

Aspectos destacados

NUEVA ORGANIZACIÓN DE LOS CAPÍTULOS

La información de este texto y la de Bases para el Estándar de Milady, junto con las enseñanzas de sus educadores, le permitirá desarrollar las habilidades necesarias para establecer una clientela leal y satisfecha. Los capítulos están agrupados en cinco partes principales con el fin de poder localizar la información con mayor facilidad.

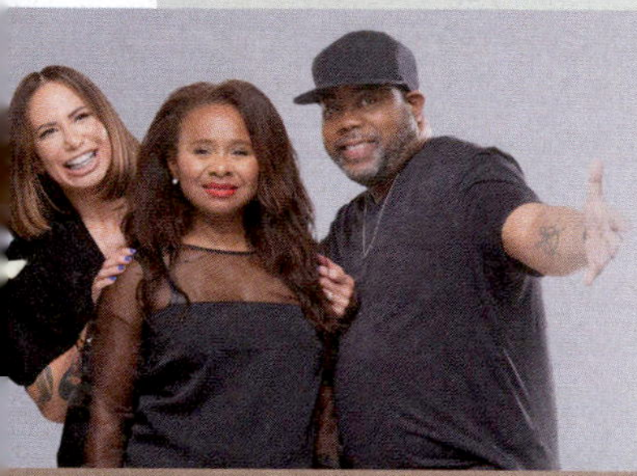

PARTE 01: ORIENTACIÓN

Orientación consiste en capítulos que abarcan el campo de la cosmetología y las destrezas personales necesarias para tener éxito. El Capítulo 1, Historia y oportunidades laborales, describe cómo surgió la profesión de la cosmetología y adónde puede llevarlo. Los capítulos restantes de Orientación se pueden encontrar en Bases para el Estándar de Milady, e incluyen: Aptitudes para la vida, Imagen profesional y La comunicación para alcanzar el éxito.

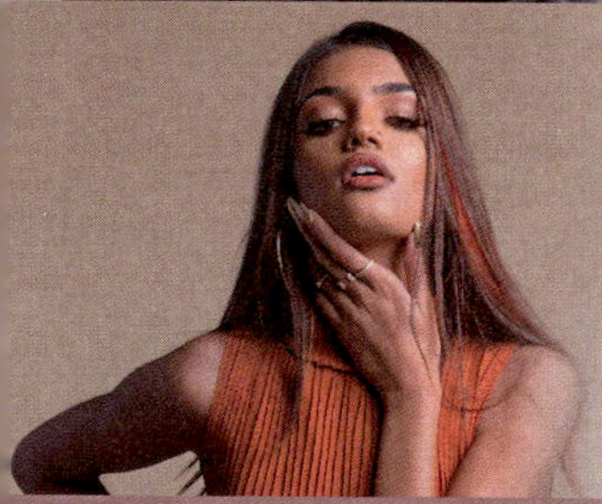

PARTE 02: CIENCIAS DE LA SALUD

Ciencias de la salud incluye información importante necesaria para preservar la seguridad y la salud, tanto suya como de sus clientes. Los capítulos brindan información esencial que afectará la forma en que interactúa con los clientes y cómo usa los productos y herramientas de servicio. Consulte las Bases para el Estándar de Milady para obtener su contenido actualizado sobre control de infecciones, así como los capítulos sobre Profesionales saludables, Química y seguridad con sustancias químicas, y Electricidad y seguridad de los equipos eléctricos.

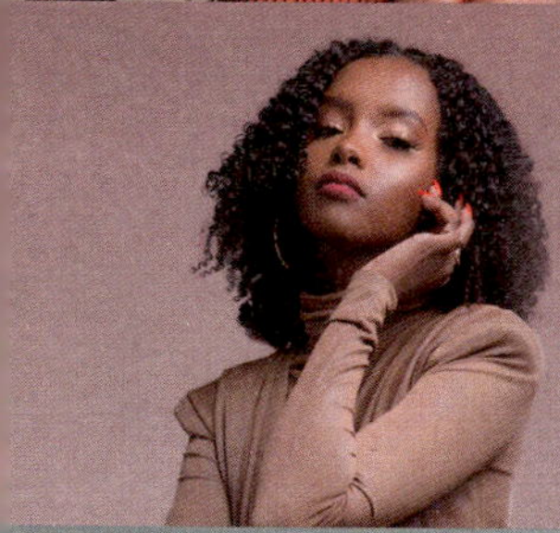

PARTE 03: SERVICIOS DE PELUQUERÍA

Servicios de peluquería ofrece información sobre todos los aspectos del cabello, explora las formas en que el cabello se puede moldear para mejorar la forma del rostro del cliente y contiene procedimientos explicados paso a paso para los cortes básicos, con fotografías nuevas y glamorosas para mostrar el estilo terminado.

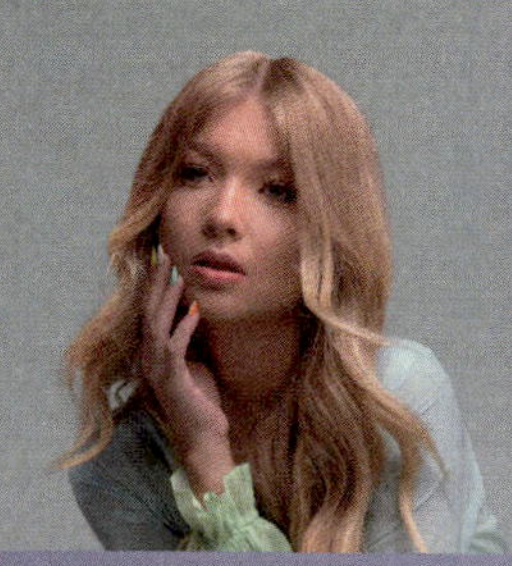

PARTE 04: SERVICIOS DE CUIDADO DE LA PIEL

Cuidado de la piel se centra en otra área en la que los nuevos avances han cambiado la manera en que se debe capacitar a los estudiantes. Esta parte incluye depilado con cera, con pinzas y otros métodos populares para eliminar el vello no deseado del rostro y el cuerpo. Los capítulos Faciales y Maquillaje facial ofrecen la información vital que necesitará para estos servicios cada vez más solicitados en el creciente campo de la estética.

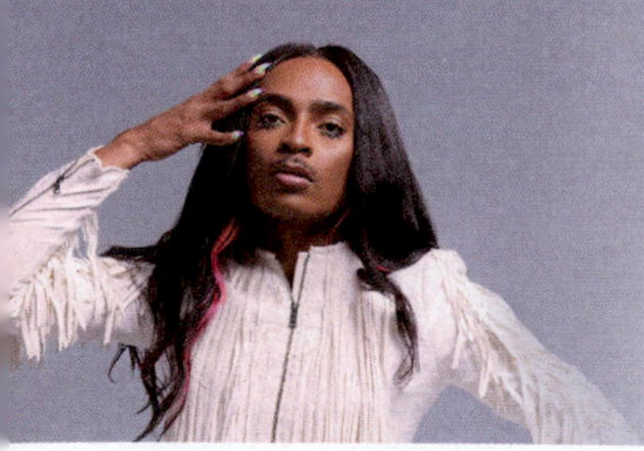

PARTE 05: SERVICIOS DE CUIDADO DE LAS UÑAS

Servicios de cuidado de las uñas contiene capítulos completamente revisados que incluyen Manicura, Pedicura, Extensiones de uñas y Sistemas de resina, Realces para uñas de monómero líquido y polímero en polvo y un capítulo ampliado sobre Geles curados con luz con información adicional sobre el arte de uñas.

Conozca a los colaboradores

Milady reconoce el talento de sus colaboradores de todo el mundo. Estamos profundamente agradecidos a estos colaboradores especiales de la decimocuarta edición de Cosmetología Estándar de Milady. Cada gran colaborador es un recurso educativo único y continúa ampliando su experiencia y sus logros a lo largo del tiempo. Escanee el código QR proporcionado para conocer sus biografías actuales y echar un vistazo a sus logros.

Escanee o visite:
bonus.milady.com/cos-es/contributors

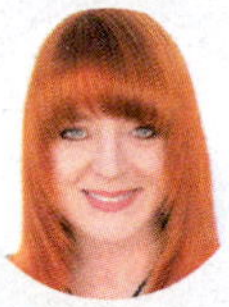

JERYL E. SPEAR Editora de Desarrollo

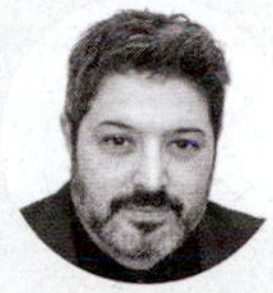

AMIT ABRAHAM

Cap. 12 Peluquería

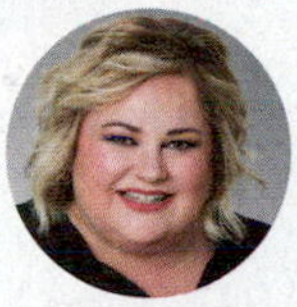

SARAH AYERS

Cap. 02 Anatomía y fisiología general

Cap. 07 Propiedades del cabello y el cuero cabelludo

Cap. 08 Trastornos y enfermedades del cabello y el cuero cabelludo

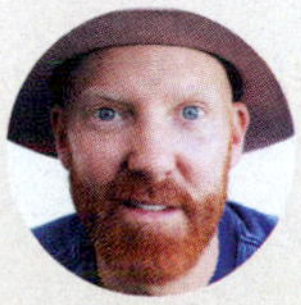

JASON BACKE

Cap. 16 Coloración del cabello

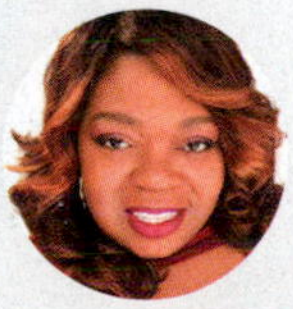

DESTINY COX

Cap. 15 Servicios de textura química

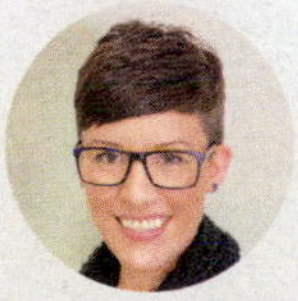

CHANDRA CROSBY

Cap. 03 Estructura y crecimiento de la piel

Cap. 04 Trastornos y enfermedades de la piel

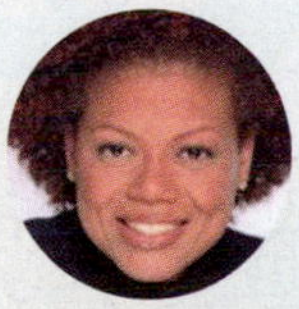

DIANE DACOSTA

Cap. 09 Principios del diseño de peinados | Cap. 12 Peinados | Cap.13 Trenzas y extensiones trenzadas

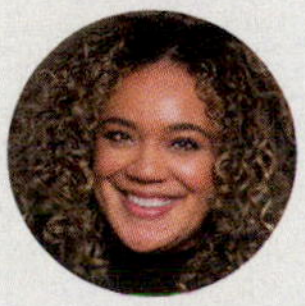

BRANDY E. HAMILTON

Cap. 10 Preparación para el servicio del cabello

Cap. 11 Corte de cabello

Cap. 16 Coloración del cabello

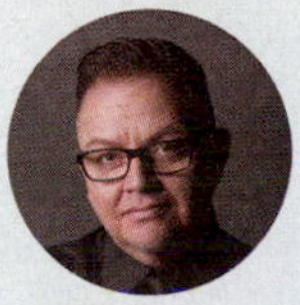

FRANCO HERNANDEZ

Cap. 14 Pelucas y apliques para el cabello

Conozca a los colaboradores

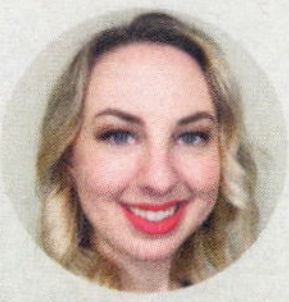

JENEVIEVE HUNT

Cap. 17 Depilación

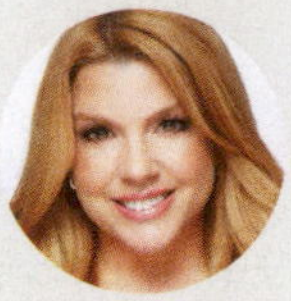

JENNIFER MACDOUGALL

Cap. 11 Corte de cabello

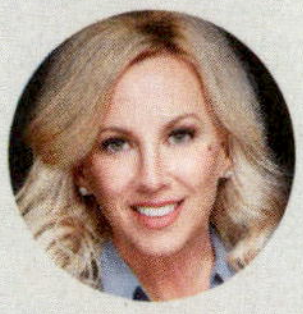

IDA MCLEAN

Cap. 01 Historia y oportunidades laborales

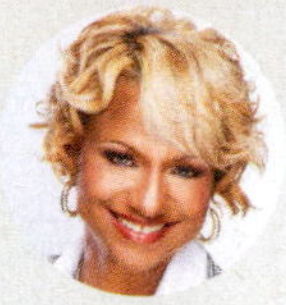

VERONIQUE MORRISON

Cap. 09 Principios del diseño de peinados

Cap. 10 Preparación para el servicio del cabello

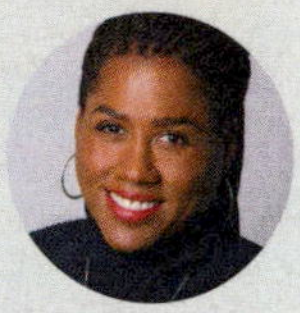

ALIESH PIERCE

Cap. 19 Maquillaje

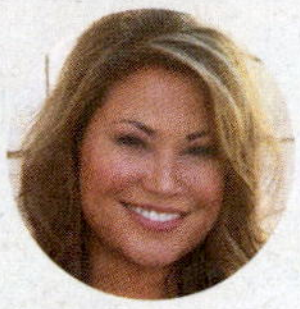

ALISHA RIMANDO BOTERO

Cap. 20 Manicura

Cap. 21 Pedicura

Cap. 22 Extensiones de uñas y sistemas de resina

Cap. 23 Realces para uñas líquidos y de polímero

Cap. 24 Geles curados con luz

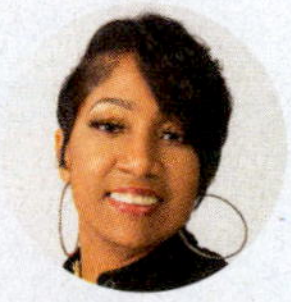

LATASHA SIMS-SPICER

Cap. 10 Preparación para el servicio del cabello

Cap. 12 Peluquería

Cap. 15 Servicios de textura química

Colaboradores de la edición anterior de *Cosmetología Estándar de Milady*

Ted Gibson
Dr. Mark Lees
Carlos Cintron
C. Jeanine Fulton
Leslie Roste
Dr. Roychen Joseph
Ronald Williams
Mary Ann Kilgore

Gracias

Milady reconoce con gratitud y respeto a los profesionales que han ofrecido su tiempo para contribuir con esta edición de Cosmetología estándar de Milady y desea expresar su enorme gratitud a los cosmetólogos, las escuelas y los proveedores de productos que desempeñaron una función invaluable en la creación de esta edición, así como a los muchos revisores que han intervenido en todas las etapas de producción. Sin ustedes, esta edición no podría ser lo que es.

Estándar de Milady

Cosmetología

14.ª EDICIÓN

PARTE *01*

ORIENTACIÓN

Part 01

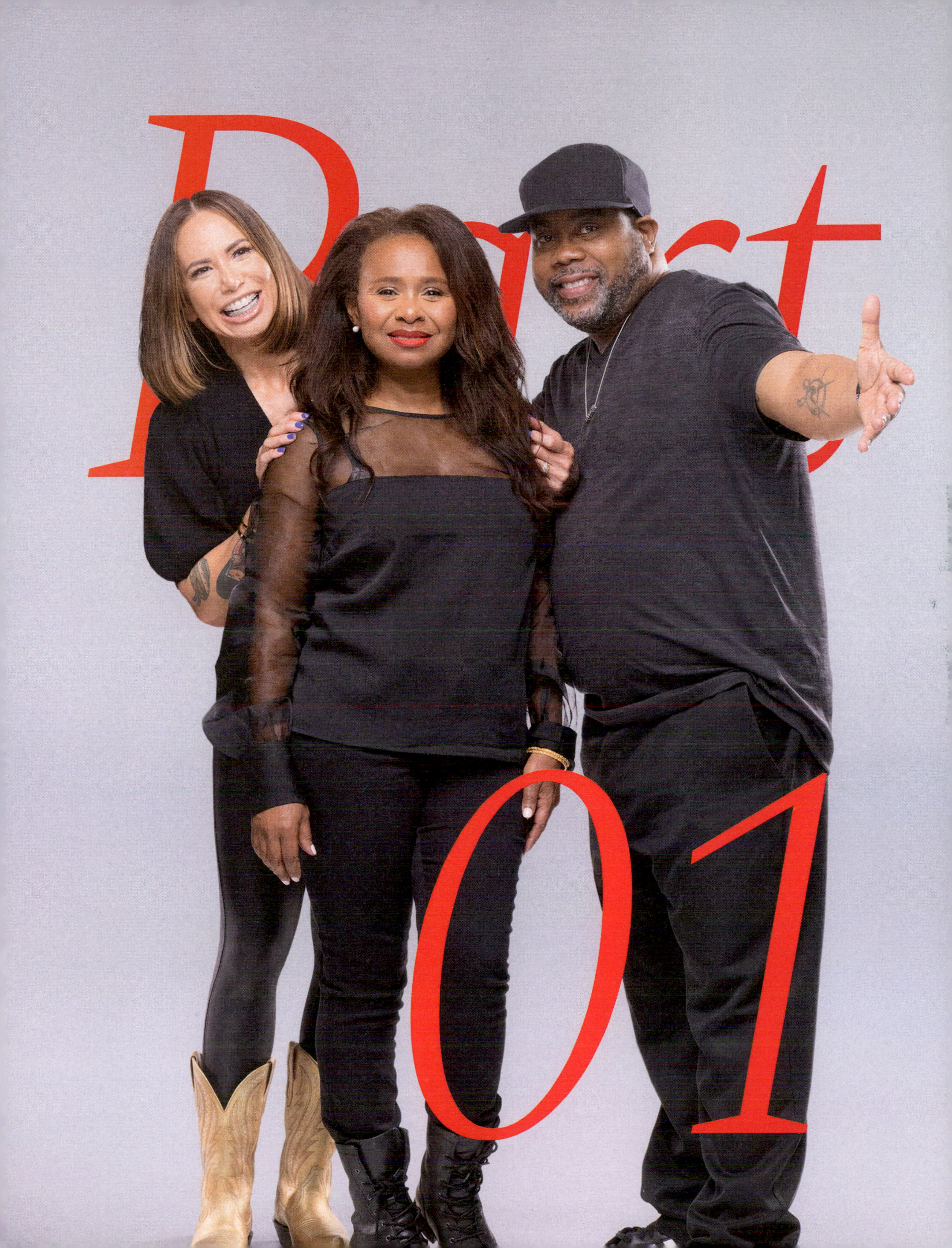

PARTE 01

ORIENTACIÓN

CAPÍTULO 01:

Historia y oportunidades laborales

Objetivos de aprendizaje

Al finalizar este capítulo, podrá:

OA 1 Explicar los beneficios de aprender la historia de la cosmetología.

OA 2 Describir la manera en que las prácticas de belleza de la civilización antigua influyeron en la cosmetología moderna.

OA 3 Describir la belleza y el cuidado personal durante la Edad Media.

OA 4 Mencionar los avances en materia de belleza de la época renacentista y victoriana.

OA 5 Describir la evolución de la industria de la belleza durante los primeros años del siglo XX.

OA 6 Resumir los principales avances en materia de belleza de mediados y finales del siglo XX.

OA 7 Describir las tendencias importantes que definieron la cosmetología en el siglo XXI.

OA 8 Mencionar las oportunidades laborales para los cosmetólogos con licencia.

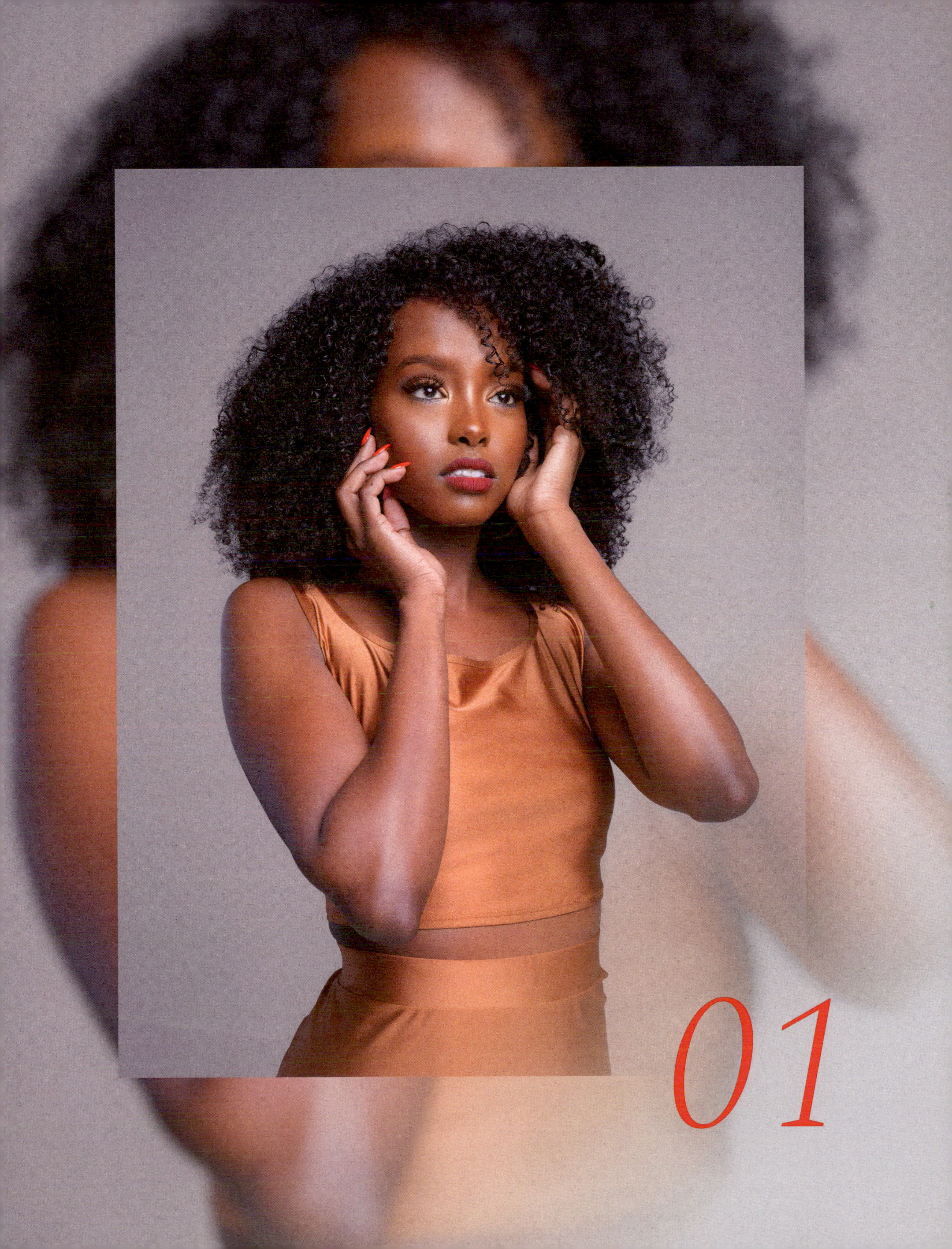

01

Nunca soñé con el éxito. Me esforcé para lograrlo.

"

—

Estée Lauder

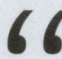

Pionera de la cosmética, empresaria y filántropa

OA 1 Explicar los beneficios de aprender la historia de la cosmetología.

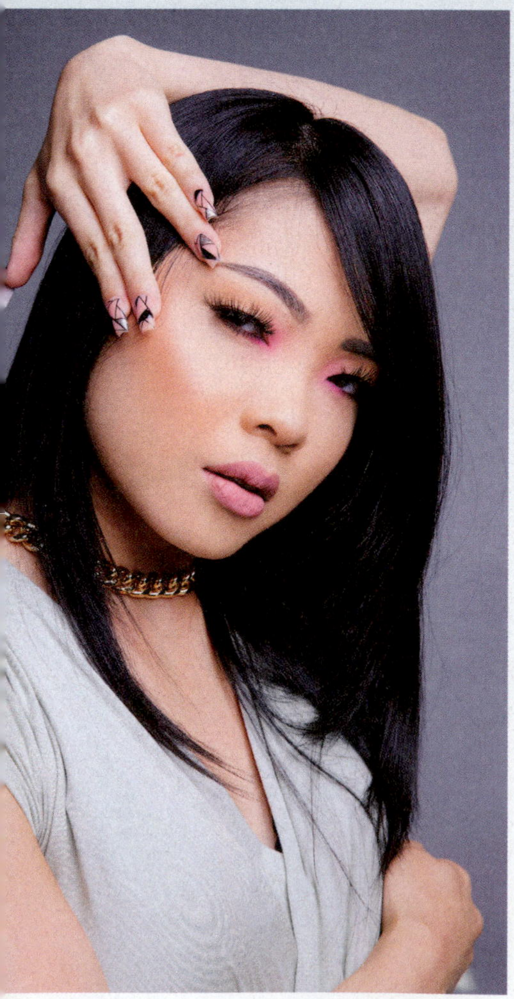

—

¿Por qué es importante estudiar la historia de la cosmetología y las oportunidades laborales?

La cosmetología, también denominada **mejora de la apariencia**, es el arte y la ciencia de embellecer y mejorar la piel, las uñas y el cabello, así como el estudio de los cosméticos y sus aplicaciones. El término deriva de la palabra griega *kosmetikos*, que significa "hábil en el uso de cosméticos".

Si bien los procedimientos, productos y estilos han cambiado, el embellecimiento ha sido muy valorado desde los albores de la humanidad. Los cosmetólogos deben conocer muy bien la historia de la cosmetología y las oportunidades laborales porque:

- Muchos métodos antiguos han evolucionado hasta convertirse en técnicas que aún se utilizan.
- Si se conoce la historia de la cosmetología, se pueden comprender las tendencias de belleza y sus orígenes.
- Descubrirá el amplio abanico de posibles carreras de cosmetología que tiene a su disposición.

☑ Verificación

1. ¿Cuál es la definición de cosmetología?

OA 2 Describir la manera en que las prácticas de belleza de la civilización antigua influyeron en la cosmetología moderna.

Culturas antiguas

Las civilizaciones antiguas solían utilizar los peinados y las técnicas de belleza para transmitir el estatus, la riqueza, la edad y el rango. Muchas prácticas modernas de belleza tienen sus raíces en las culturas africana, egipcia, china, griega y romana.

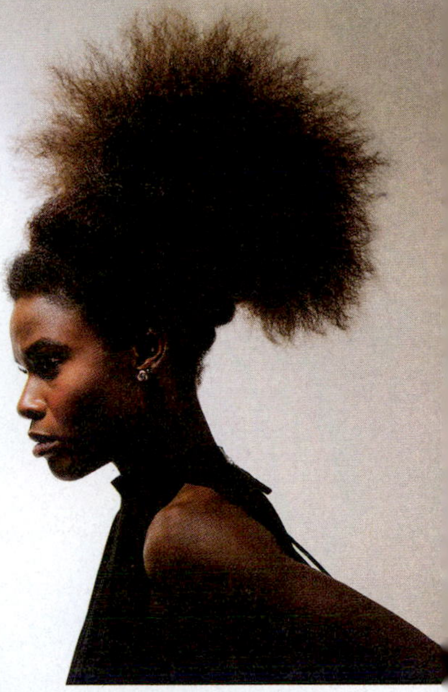

Cabello: Lauren Moser; fotografía: Kristen Correa-Flint

Fig. 1-1 Peinado de influencia africana antigua

Los africanos

El trenzado comenzó en África con el pueblo Himba de Namibia (hacia el 3500 a. C.), que creó trenzas en hilera. Las tribus zulúes de Sudáfrica fueron las primeras en usar los nudos zulúes (también llamados nudos bantúes). En muchas tribus africanas antiguas , los diseños de las trenzas y los peinados indicaban la tribu, la edad, el estado civil, la riqueza, el poder y la religión de una persona. Muchas tribus se teñían el pelo con tierra roja y llevaban elaborados peinados y tocados como símbolos de importancia.

El trenzado era y es un arte social; por el tiempo que lleva, las personas a lo largo de la historia han aprovechado el tiempo para socializar. Los ancianos trenzaban el cabello de sus hijos, y los niños observaban y aprendían. Esta tradición de trenzado y unión social se ha mantenido durante generaciones y se ha extendido con rapidez por todo el mundo.

Desde las primeras imágenes, el cabello de los africanos era un reflejo principal de su bienestar y existencia en el mundo. Adornar la cabeza con elaborados peinados era y sigue siendo una forma de arte cultural en la estética africana (**figura 1-1**).

Los egipcios

En el norte de África, los antiguos murales egipcios (alrededor del año 3100 a. C.) representan figuras que llevan trenzas y pelucas. Los egipcios fueron los primeros en cultivar la belleza de un modo extravagante. Ya en el año 2630 a. C., los egipcios empleaban minerales, insectos y bayas para crear el maquillaje de los labios y la piel. La henna se usaba para teñir el cabello y las uñas de un color rojo cálido e intenso. El uso de cosméticos pasó a formar parte de sus hábitos de embellecimiento personal, de las ceremonias religiosas y de la preparación de los entierros. A los antiguos egipcios se les atribuye la creación del maquillaje kohl, que, en un principio, se fabricaba de una mezcla de galena molida (un mineral negro), azufre y grasa animal, para delinear bien los ojos, aliviar la inflamación ocular y proteger los ojos del resplandor del sol (**figura 1-2**).

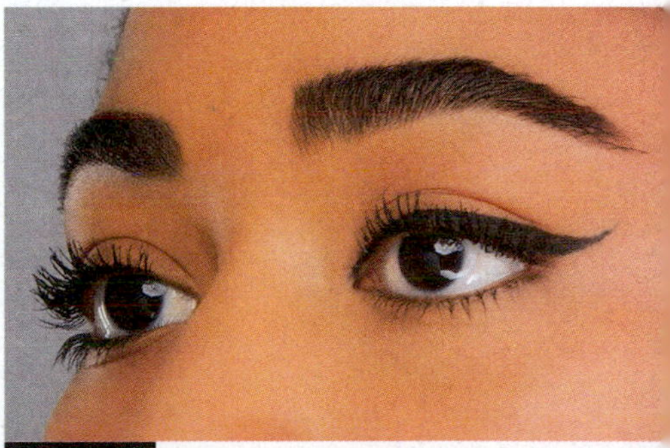

Peluquería y maquillaje profesional: Shane Doucet

Fig. 1-2 Maquillaje de influencia egipcia

También fueron la primera civilización en utilizar los aceites esenciales de las hojas, la corteza y las flores de las plantas como perfumes y con fines de purificación. Con las ruinas descubiertas cerca del Mar Muerto, se indica que la reina Cleopatra (alrededor del año 50 a. C.) poseía una fábrica de perfumes que ofrecía masajes, aceites esenciales y otros tratamientos de belleza.

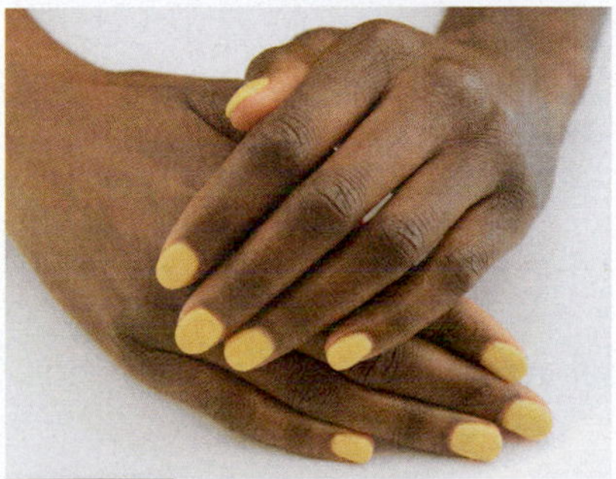

Fig. 1-3 Uñas de color dorado de influencia china

Los chinos

Durante la dinastía Shang (alrededor del año 1600 a. C.), los aristócratas chinos se frotaban las uñas con una mezcla de tintura de goma arábiga, gelatina, cera de abejas y claras de huevo para pintarlas de carmesí o ébano. Después, a lo largo de la dinastía Zhou, también conocida como la dinastía Chou (alrededor de 1100 a. C.), el oro y la plata fueron los colores reales de uñas (**figura 1-3**). Durante este período temprano de la historia china, el tinte de uñas estaba tan estrechamente ligado al estatus social que si se sorprendía a un plebeyo usando el color real de uñas se lo castigaba con la muerte.

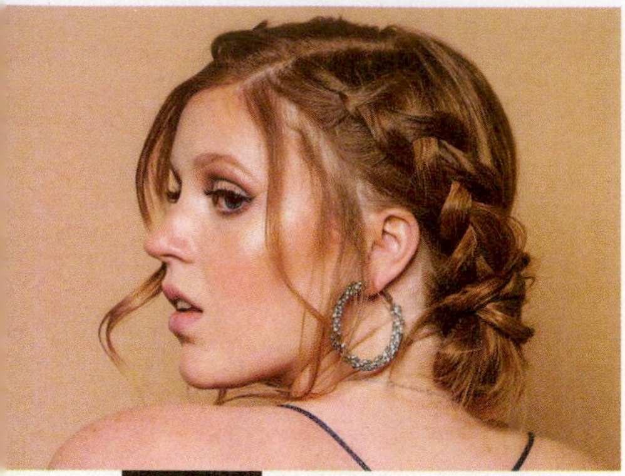

Cabello: Haus Of Flint; fotografía: Kristen Correa-Flint

Fig. 1-4 Peinado de inspiración griega

Los griegos

Durante la Edad de Oro de Grecia (alrededor del año 500 a. C.), la peluquería se convirtió en un arte sumamente desarrollado. Las primeras esculturas griegas representaban a personas con trenzas y moños, dos estilos que han seguido siendo populares durante más de un milenio (**figura 1-4**).

Los antiguos griegos utilizaban perfumes y cosméticos en abundancia en sus ritos religiosos y con fines medicinales y de cuidado personal. Las mujeres griegas se aplicaban preparados de plomo blanco en la cara; kohl alrededor de los ojos; y bermellón, un color rojo brillante hecho de cinabrio triturado, en las mejillas y los labios.

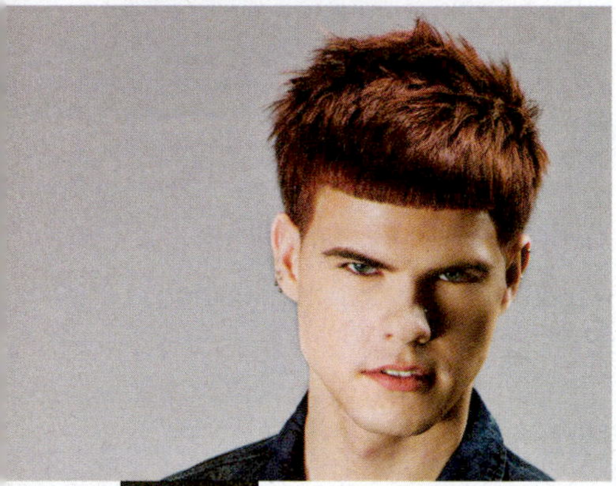

Eli Mancha

Fig. 1-5 Corte de cabello César moderno

Los romanos

Las mujeres romanas utilizaban fragancias y cosméticos en abundancia. Eran muy frecuentes los tratamientos faciales a base de leche y pan o vino fino. Utilizaban una mezcla de tiza y plomo blanco como cosmético facial. Las mujeres utilizaban la coloración para indicar su clase: las mujeres de la nobleza se teñían el cabello de rojo, las mujeres de clase media se teñían de rubio y las mujeres pobres se teñían de negro.

Uno de los peinados romanos más famosos para hombres lleva el nombre de su creador, Julio César. Para ocular su escaso cabello, César peinaba las hebras hacia adelante sobre la coronilla hasta justo debajo del contorno del cuero cabelludo (**figura 1-5**).

? ¿Lo sabía?

A lo largo de la historia, en casi todas las culturas primitivas, los peinados masculinos indicaban un estatus social o de otro tipo. Estos son algunos ejemplos:

- *Los hombres de la nobleza de la antigua Galia indicaban su rango con el pelo largo.*
- *En la antigua Grecia, los niños se cortaban el pelo cuando llegaban a la adolescencia, mientras que sus homólogos hindúes se rasuraban la cabeza.*
- *Los hombres celtas llevaban el cabello largo y valoraban más el cabello rubio que el oscuro, y, a menudo, cortaban el cabello rubio de los cautivos para hacer pelucas.*
- *Los hombres del oeste de Nigeria se trenzaban el cabello con el fin de mostrar la preparación para la guerra y, por lo tanto, para la muerte.*
- *Los hombres daneses, anglosajones y normandos se arreglaban el cabello para embellecerse, adornarse y ornamentarse antes de la batalla.*

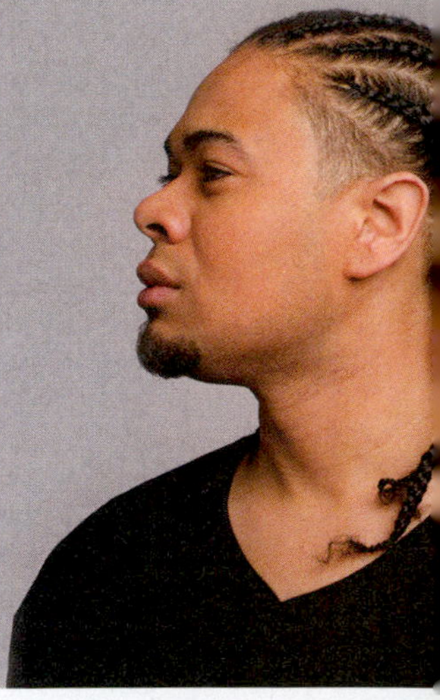

☑ Verificación

2. En muchas tribus africanas antiguas, ¿qué indicaban los diseños de las trenzas y los peinados?
3. ¿Por qué los antiguos egipcios utilizaban el maquillaje kohl para delinear los ojos?
4. Durante la dinastía Zhou, ¿a qué castigo se enfrentaban los plebeyos que eran sorprendidos llevando uñas de colores reales?
5. Las primeras esculturas griegas representaban a personas con dos peinados que han seguido siendo populares durante más de un milenio. ¿Cuáles son?
6. ¿Por qué Julio César se peinaba hacia adelante en un estilo que, posteriormente, recibió su nombre?

OA 3 Describir la belleza y el cuidado personal durante la Edad Media.

La Edad Media

Durante la Edad Media, o época medieval (476 d. C.–1450 d. C.), las mujeres adineradas llevaban espléndidos tocados y una gran variedad de peinados, como trenzas, moños y elaborados tocados (**figura 1-6**). Los hombres medievales se peinaban el cabello corto hacia delante. A medida que avanzaba la Edad Media, la nobleza masculina solía llevar el cabello largo con raya al costado.

Se prefería el cabello rubio porque las pinturas populares de ángeles de la época solían representarse como rubios. Para lograr este estilo, las mujeres aplicaban una mezcla de azufre negro, miel y alumbre a su cabello. Posteriormente, aceleraban el efecto de aclarado al sentarse bajo el sol. Algunas mujeres deseaban un cabello más oscuro, que se lograba al crear una pasta de nuez y castaña que se dejaba en el cabello durante un mínimo de dos días.

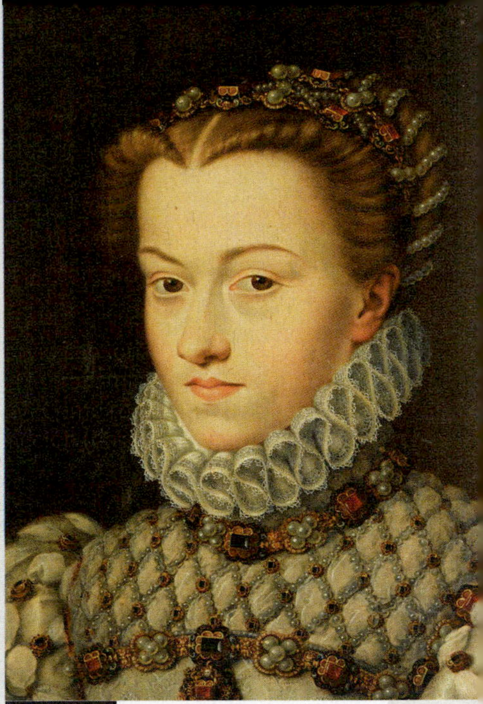
VCG Wilson/Corbis via Getty Images

Fig. 1-6 Mujer medieval

Alrededor del año 1000 d. C., se produjo una innovación importante en el uso de los aceites esenciales en la belleza y la medicina, cuando un alquimista persa llamado Avicena perfeccionó el proceso de destilación con vapor, lo que inició la era moderna de los aceites esenciales destilados con vapor que se utilizan en la actualidad.

Verificación

7. ¿Qué innovación significativa introdujo un alquimista persa en el año 1000 d. C.?

OA 4 Mencionar los avances en materia de belleza de la época renacentista y victoriana.

El Renacimiento y la era victoriana

Los avances de esta época tienden un puente entre las culturas antiguas y el inicio de la industria de la belleza tal y como la conocemos hoy.

El Renacimiento

El período del Renacimiento (1450-1837) fue fundamental para la civilización occidental, ya que marcó la transición de lo medieval a lo moderno. Durante este período, las personas hacían alarde de su apariencia física y usaban vestimentas elegantes y elaboradas. Se utilizaban fragancias y cosméticos, aunque se desaconsejaban los preparados para labios, mejillas y ojos con mucho color.

Durante la década de 1600, la palabra *peluquero* hizo su primera aparición en Europa, y la peluquería se convirtió en una profesión reconocible. En 1636, Anthony van Dyke (o Van Dyck) pintó un retrato del rey Carlos I de Inglaterra, Escocia e Irlanda con lo que hoy se conoce como la barba Van Dyke. Este diseño de barba, que consiste en un bigote y una barba de perilla con las mejillas afeitadas, ha seguido siendo popular durante más de 400 años (**figura 1-7**).

Fine Art Images/Heritage Images/Getty Images

Fig. 1-7 El icónico vello facial de Anthony van Dyck

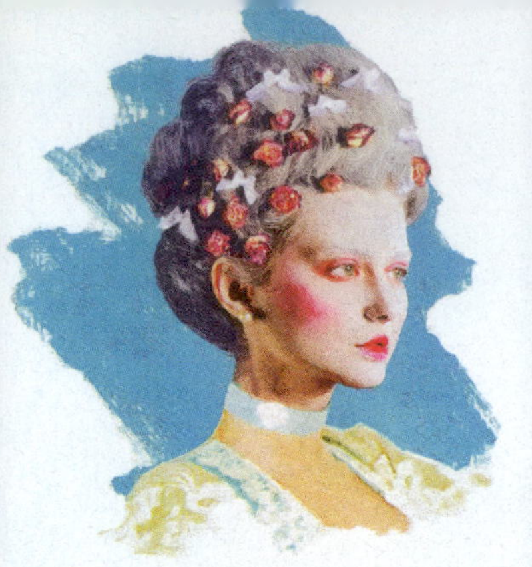

Era de la extravagancia

El sello de la era de la extravagancia (1755-1793) fue el reinado de la reina María Antonieta de Francia. Las pelucas gigantes y las técnicas de polvos faciales eran muy populares. Las mujeres de estatus se bañaban en fresas y leche, y utilizaban lujosos preparados cosméticos, como polvos faciales perfumados hechos con almidón pulverizado. También utilizaban pétalos de geranio triturados para colorear los labios y las mejillas de rosa y naranja. A menudo, se utilizaban pequeños parches de seda para decorar el rostro y disimular las imperfecciones.

La era victoriana

El reinado de la reina Victoria de Inglaterra (1837-1901) se conoció como la era victoriana. Las costumbres sociales de esta época austera y restrictiva influenciaron, en gran medida, la moda de la vestimenta y el arreglo personal estaba. Para preservar la salud y la belleza de la piel, las mujeres victorianas utilizaban mascarillas de belleza a base de miel, huevos, avena y otros ingredientes naturales. En lugar de utilizar cosméticos, se pellizcaban las mejillas y se mordían los labios para inducir el color natural.

Hubo muchas contribuciones notables de la industria durante este período. En 1845, se inventó en Francia el peine metálico caliente para alisar de manera temporal el cabello rizado. En 1872, Marcel Grateau (alias François Marcel Woelfflé) inventó el primer rizador con pinzas, que se calentaba mediante un mechero de gas (**figura 1-8**). La primera revista de belleza profesional, *American Hairdresser*, se publicó en 1877. Franz Ströher fundó una empresa de belleza alemana en 1880, que más tarde se llamó Wella Professionals, la empresa de productos de belleza profesionales más longeva que sigue funcionando en la actualidad.

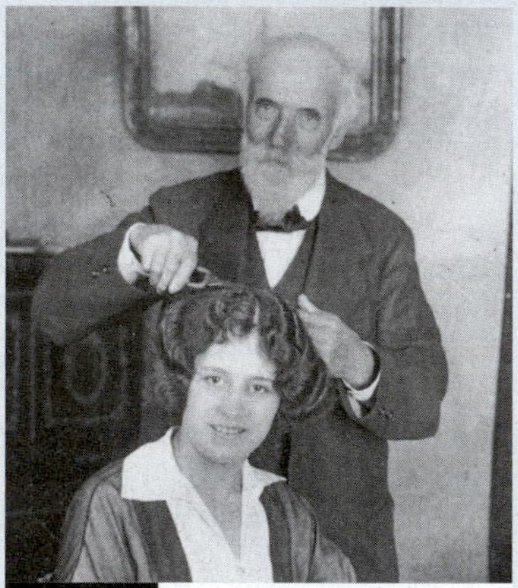

Topical Press Agency/Getty Images

Fig. 1-8 Marcel Grateau y su rizador

Curiosidades

Pionera en la mira: Marta Matilda Harper

Hacia finales del siglo XIX, la estética surgió como una de las pocas ocupaciones con las que las mujeres podían convertirse en empresarias. Martha Matilda Harper es un destacado ejemplo temprano de mujer esteticista emprendedora.

Harper, que nació en 1857, aprendió sobre la salud del cabello de uno de sus empleadores, un médico, y, después, elaboró un tónico para el cabello. En 1888, Harper abrió Harper Hair Parlour, la primera peluquería en la zona de Rochester, Nueva York, y comenzó a capacitar a mujeres de bajos recursos en el arte de los negocios y de la salud del cabello.

En 1891, se convirtió en la primera persona de Estados Unidos en introducir la franquicia moderna. Las antiguas sirvientas o las mujeres de escasos recursos eran las propietarias de estos salones y los explotaban bajo el nombre de Harper Hair Parlour. Harper creó sistemas de negocio para sus franquiciados y, con el tiempo, les proporcionó una línea completa de sus productos para servicios y venta al por menor. En su mejor momento, Harper tenía más de 500 franquicias en Estados Unidos y en todo el mundo. En 2003, se incluyó a título póstumo en el Salón Nacional de la Fama de la Mujer.

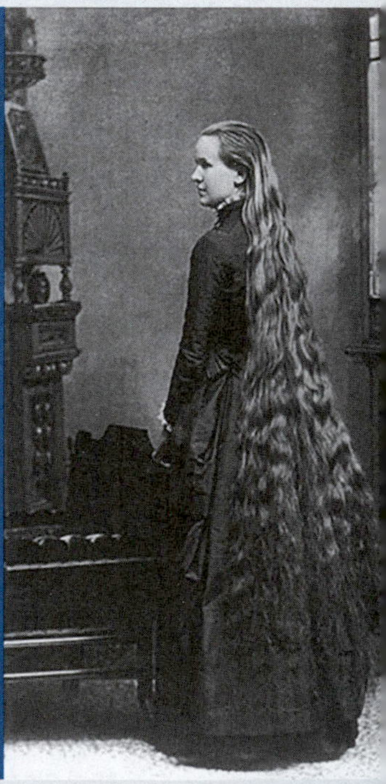

Verificación

8. ¿Qué motivó la popularidad de la barba Van Dyke?
9. ¿Qué prácticas modernas de belleza se originaron en la era victoriana?

OA 5 Describir la evolución de la industria de la belleza durante los primeros años del siglo XX.

Principios del siglo XX

A principios del siglo XX, se produjo una mayor aceptación social del papel de la mujer fuera del hogar. Cuando las mujeres empezaron a frecuentar los grandes almacenes y a tener trabajo, la demanda de productos de belleza empezó a crecer.

La invención del cine coincidió con un cambio brusco en las actitudes estadounidenses. A medida que los espectadores veían imágenes de cutis impecable, hermosos peinados y uñas cuidadas, los estándares de belleza comenzaron a cambiar; las aplicaciones de belleza empezaron a seguir las tendencias establecidas por las celebridades y las figuras de la sociedad (**figura 1-9**).

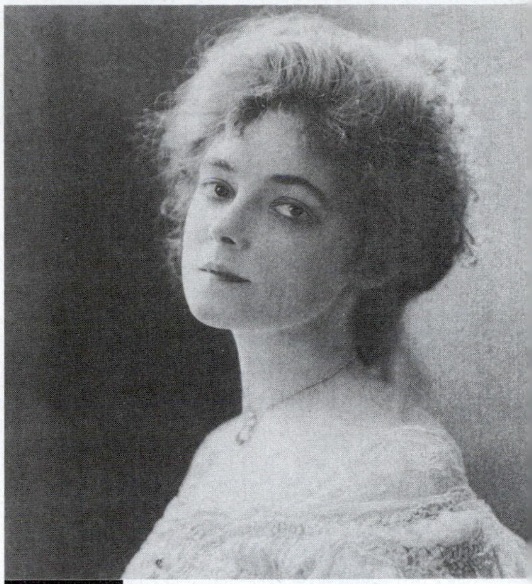

Fig. 1-9 Marie Doro, actriz estadounidense de teatro y cine mudo

1901–1910

A principios del siglo XX, los populares dibujos de las “Gibson Girls”, realizados por Charles Dana Gibson en revistas, en los que aparecían mujeres con copetes o *bouffants* y cinturas demasiado pequeñas, establecieron un nuevo estándar de belleza femenina. Podría decirse que la Gibson Girl fue el primer estándar nacional de belleza para las mujeres estadounidenses (**figura 1-10**).

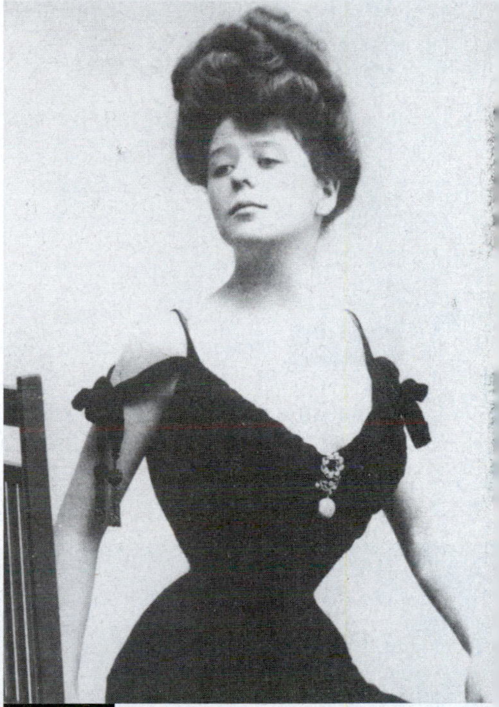

Fig. 1-10 La Gibson Girl

La moda masculina incluía el uso de un bigote en forma de manubrio o morsa, así como el cabello peinado hacia atrás. Entre las marcas favoritas de los hombres para el cuidado del cabello se encuentran Rowland's Macassar Oil (un compuesto de aceite de coco) y Brilliantine, creada por el perfumista francés Edouard Pinaud.

En 1904, Max Faktor emigró de Lodz (Polonia) a Estados Unidos. En 1908, americanizó su nombre a Max Factor y comenzó a fabricar y vender maquillaje. Unos años después, creó un fino maquillaje teatral para el cine que no se apelmazaba ni se agrietaba bajo las calientes luces del estudio.

En 1906, Charles Nessler inventó la primera máquina para permanentes que, mediante el suministro de corriente eléctrica a varillas metálicas, rizaba el cabello. El cabello se enrollaba alrededor de bigudíes, y el calor y la corriente generaban ondas permanentes. En 1907, el químico francés Eugene Schueller utilizó la parafenilendiamina (PPD), que sigue siendo la base de muchas coloraciones permanentes, para crear la primera coloración comercial. Llamó al nuevo producto Aureole, que, más tarde, cambió a L'Oréal.

Curiosidades

Pionero en la mira: Garrett Augustus Morgan

Garrett Augustus Morgan, un inventor y empresario afroamericano, registró el primer alisador químico en 1909. Aplicó una solución química a un tejido de lana y notó que se volvía más recto. A continuación, Morgan probó su crema en su propio cabello. Con el éxito de la crema, fundó la GA Morgan Hair Refining Company y comercializó su alisador entre los afroamericanos. Más tarde, Morgan creó un tinte de aceite negro para el cabello y el peine de planchado de dientes curvos.

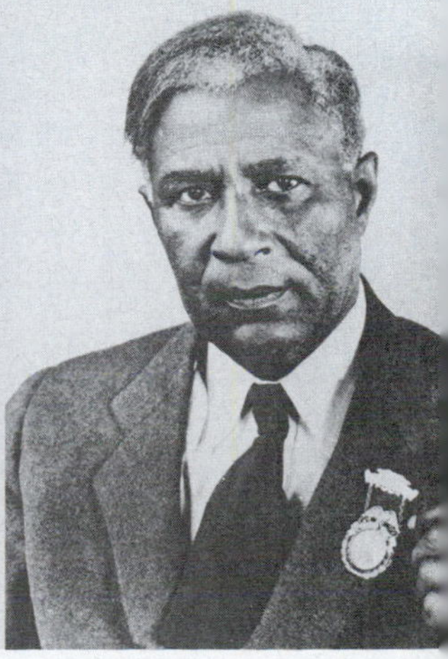

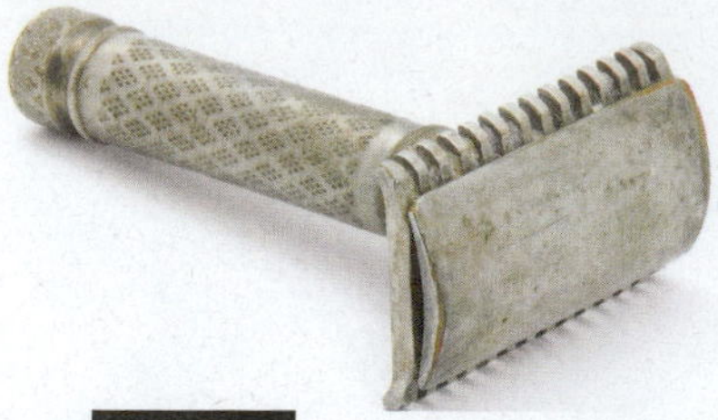

cristi180884/Shutterstock.com

Fig. 1-11 La primera maquinilla de afeitar de las mujeres

1911–1919

En 1915, la definición de feminidad empezó a cambiar. La elegantísima bailarina Irene Castle comenzó a dar vueltas en el escenario con un corte *bob*. Además, los dobladillos se elevaban y los vestidos sin mangas dejaban al descubierto el vello de las axilas, a lo que siguió rápidamente la primera maquinilla de afeitar femenina (**figura 1-11**).

En 1917, se celebró la primera Convención y Exposición Internacional de Propietarios de Salones de Belleza (ahora conocida como Salón Internacional de la Belleza, o IBS) en el Waldorf-Astoria de la ciudad de Nueva York, y a ella asistieron 15 expositores y 300 barberos. Empresas como Proline, que produjo el primer "relajante sin lejía" comercial con hidróxido de potasio, introdujeron innovaciones. Al mismo tiempo, Leo J. Wahl creó la primera maquinilla electromagnética, que contaba con un motor de corriente alterna (CA) más silencioso y ligero que las maquinillas de corriente continua (CC) que se utilizaban entonces. Poco después, creó Wahl Clipper, que sigue siendo uno de los favoritos del sector de los salones de belleza.

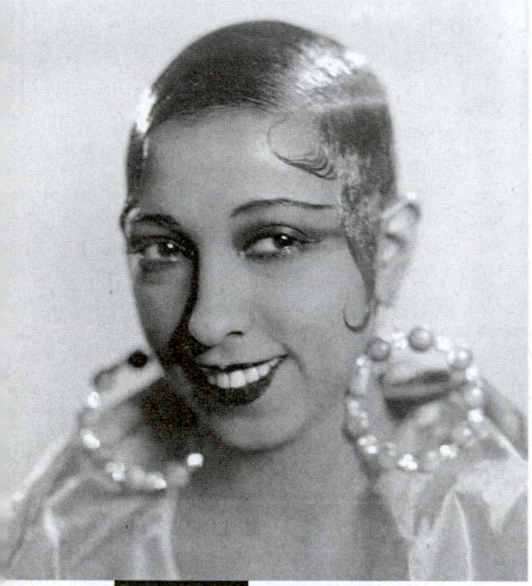

Keystone-France/Gamma-Keystone via Getty Images

Fig. 1-12 Peinado de la década de 1920

Década de 1920

En la década de 1920, era muy habitual que las mujeres eligieran el corte corto, denominado "bob". Se dirigía especialmente a las chicas de la época, que se sentían envalentonadas al llevar este estilo corto y atrevido. Los *bobs* se cortaban con maquinilla de afeitar y, a menudo, se llevaban rectos con flequillo o se peinaban con ondas profundas y rizos de saliva (**figura 1-12**). Se diseñaban diademas para complementar el *bob* y se utilizaban horquillas para mantener fijo el peinado. En 1925, se realizó un reportaje que se publicó en el *Washington Post*, denominado "Efectos económicos del corte *bob*", en el que se describía cómo el cabello corto hizo maravillas en la industria de la belleza; en 1920, había 5000 peluquerías en los Estados Unidos, pero a fines de 1924 había 21 000 establecimientos. Los hombres de esta época también se preocupaban por el estilo. En general, se presentaban bien afeitados y habían cambiado su peinado hacia atrás por un corte de pelo más corto con raya al medio.

La industria cosmética creció rápidamente durante la década de 1920, al igual que sus gastos de publicidad. Al principio, muchas revistas femeninas consideraban que los cosméticos eran inapropiados y se negaban a publicar anuncios de cosméticos. A finales de la década de 1920, los cosméticos constituían una de sus mayores fuentes de ingresos publicitarios.

Curiosidades

Pionero en la mira: Sarah Breedlove (alias Madam C. J. Walker)

Sarah Breedlove (conocida como Madam C. J. Walker) era hija de personas esclavizadas. La afección en el cuero cabelludo que la aquejaba la hizo comenzar a perder el cabello, lo que la llevó a experimentar con los productos que adquiría en el comercio y con remedios caseros. Pronto vendió sus propios tratamientos de acondicionamiento y curación del cuero cabelludo, llamados "Madam Walker's Wonderful Hair Grower". Ideó sofisticadas estrategias de venta y comercialización, y viajó mucho para hacer demostraciones del producto.

En 1910, trasladó su empresa a Indianápolis, donde construyó una fábrica, una peluquería y una escuela de formación. En 1917, organizó una convención para su Madam C. J. Walker Hair Culturists Union of America, una de las primeras convenciones nacionales de mujeres de negocios. A su muerte, en 1919, se había consolidado como pionera de la industria moderna del cuidado del cabello y la cosmética afroamericana, y fue la primera mujer millonaria de Estados Unidos.

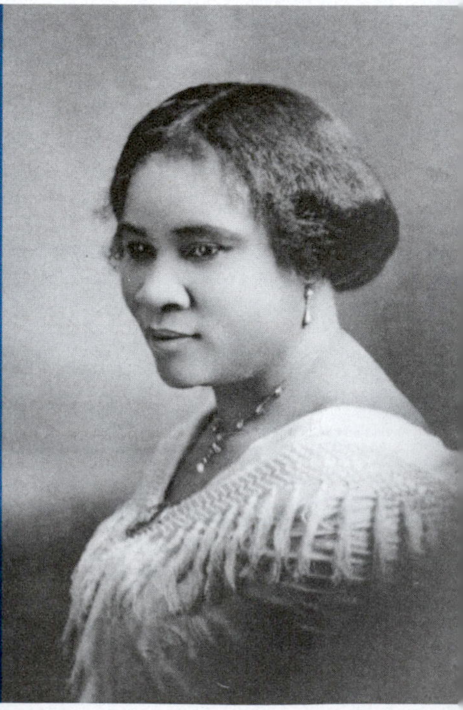

Addison N. Scurlock/Michael Ochs Archives/Getty Images

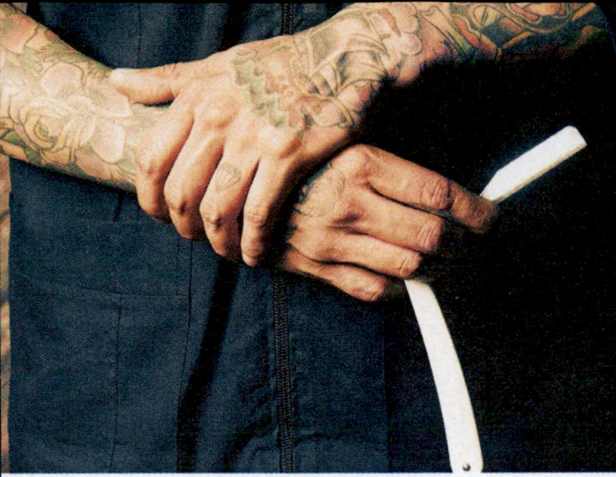

La década de 1920 fue una época de cambios para la cosmetología. La sindicalización y la barbería introdujeron nuevas normas. En 1924, se creó la organización de Barberos Superiores Asociados de los Estados Unidos. Después, la organización cambio su nombre y pasó a llamarse Barberos y Esteticistas Superiores Asociados de los Estados Unidos (Associated Master Barbers and Beauticians of America, AMBBA), cuyo fin era representar a los propietarios y gerentes de barberías y salones de belleza. En 1925, los AMBBA crearon el Consejo Nacional de Educación para estandarizar los requisitos de las escuelas de peluquería y la formación de instructores de peluquería, establecer un plan de estudios y fijar las leyes estatales de concesión de licencias. En 1929, los AMBBA habían adoptado su Código de Ética del Barbero para fomentar la responsabilidad profesional en el oficio.

Verificación

10. A principios del siglo XX, ¿cuál era el estándar de belleza nacional para las mujeres estadounidenses?
11. ¿Qué utilizó el químico francés Eugene Schueller como base para crear la primera coloración comercial?
12. ¿Quién registró el primer alisador químico en 1909?
13. ¿Por qué los AMBBA adoptaron su Código de Ética del Barbero?

OA 6 Resumir los principales avances en materia de belleza de mediados y finales del siglo XX.

Mediados a finales del siglo XX

Década de 1930

En la década de 1930, las principales tendencias en peinados femeninos eran las ondas. Las mujeres llevaban ondas sueltas a definidas, así como partes peinadas hacia un lado o hacia el centro (**figura 1-13**). A principios de la década, todavía reinaba el pelo corto, pero, a medida que avanzaba la década de 1930, las mujeres empezaron a optar por el pelo hasta los hombros. El flequillo también fue el centro de atención.

El corte típico de los hombres de la década de 1930 era prolijo y ordenado alrededor de la oreja, se reducía a nada en la nuca y se mezclaba con un largo superior con una raya lateral. Esto se ha transformado en lo que ahora llamamos "decoloración". Este estilo solía combinarse con un bigote lápiz inspirado en celebridades como Clark Gable y Errol Flynn.

Los químicos Ralph L. Evans y Everett G. McDonough fueron pioneros en 1932 de un método de permanente sin máquina en el que se utilizaba el calor generado por la reacción química. Se enrollaban pequeñas almohadillas flexibles que contenían una mezcla química alrededor de las hebras de cabello. Cuando las pinzas se humedecían con agua, el calor químico liberado creaba rizos duraderos.

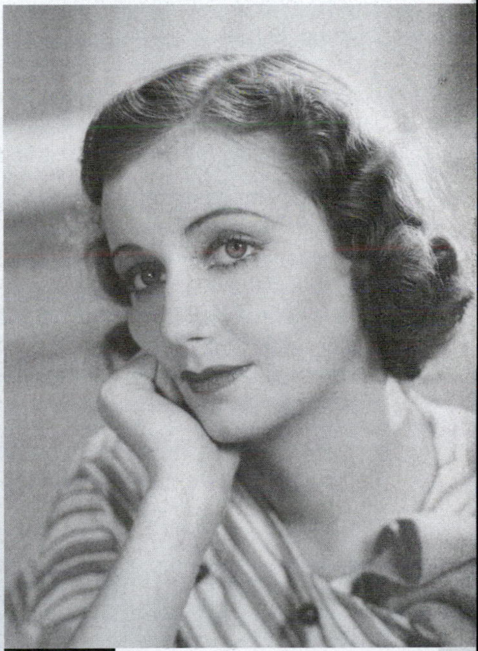

Everett Collection/Shutterstock.com

Fig. 1-13 Peinado de la década de 1930

En esta misma década, Charles Revson, de la fama de Revlon, comercializó el esmalte para uñas original a base de pigmentos, el primer producto que hoy reconoceríamos como esmalte de uñas. Este hito marcó un cambio radical en la cosmética de uñas, ya que ahora existe una gran variedad de lacas para uñas. Las primeras sirenas de la pantalla, como Jean Harlow y Gloria Swanson, dieron glamour a esta nueva moda de uñas a mediados de la década de 1930 al aparecer en las películas con esmaltes a juego en los dedos de las manos y los pies.

En 1932, Lawrence Gelb, un químico neoyorquino, introdujo el primer producto de coloración permanente que penetraba en el tallo del cabello, en lugar de solo recubrirlo, y fundó una empresa llamada Clairol. En 1935, Max Factor creó el maquillaje compacto para que la piel de los actores de cine pareciera natural en las películas en color. Unos años más tarde, el maquillaje compacto se puso a disposición del público en general. En 1938, Arnold F. Willatt inventó la onda en frío, precursora de la permanente moderna, en la que no se utilizaban máquinas ni calor para rizar el cabello.

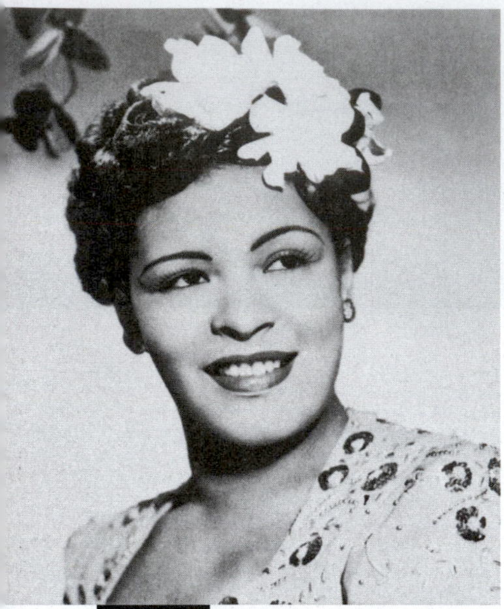

Fig. 1-14 Peinado de la década de 1940

Década de 1940

Esta década se caracteriza por ondas sueltas, rizos y rulos (**figura 1-14**). Probablemente los *victory rolls* fueron el peinado femenino más emblemático de esta década. La época dorada del cine, el jazz y la Segunda Guerra Mundial influenciaron los cortes de pelo masculinos de la década de 1940. Los cortes militares cortos de la época, que eran prácticos, limpios y fáciles de mantener, allanaron el camino para las versiones actuales de los cortes de pelo, las partes superiores planas y los cortes semirrapados. También eran populares los cortes de pelo tipo paje y *pixie*.

En 1941, los científicos crearon otro método de ondulación permanente en el que se utilizaba loción para ondular. También se llamó onda en frío porque no se utilizaba calor. En la actualidad, se siguen utilizando las versiones modernas de las ondas en frío, normalmente denominadas permanentes alcalinas.

En 1941, las pedicuras y los masajes en los pies se convirtieron en servicios de salón. El origen de la lata de aerosol se remonta a la Segunda Guerra Mundial. En esa época, se utilizaba para rociar a las tropas con repelente de insectos a fin de evitar la malaria; unos años más tarde, se empleó la tecnología de aerosol para introducir la laca. En 1947, Maurice King inventó el Barbicide, un desinfectante para herramientas de peinado.

1950–2000

La segunda mitad del siglo XX fue testigo de la introducción del rímel en tubo, la mejora de los productos para el cabello y las uñas, y el auge y posterior extinción de la cita semanal en el salón de belleza. En la década de 1950, las pelirrojas se multiplicaron con la popularidad de Rita Hayworth y Lucille Ball. Celebridades como James Dean, Little Richard y Elvis Presley influyeron en el estilo masculino.

En 1953, Marilyn Monroe protagonizó *Los caballeros las prefieren rubias*, que desencadenó una explosión del rubio platino que duró hasta bien entrada la década de 1960. A mediados de la década de 1960, Vidal Sassoon transformó el mundo de la peluquería con sus revolucionarios cortes geométricos (**figura 1-15**). Durante el movimiento *hippie*, las mujeres y los hombres usaban el cabello largo, liso y con raya al medio, así como peinados afros. El movimiento del cabello natural comenzó a tomar forma y sigue creciendo en la actualidad.

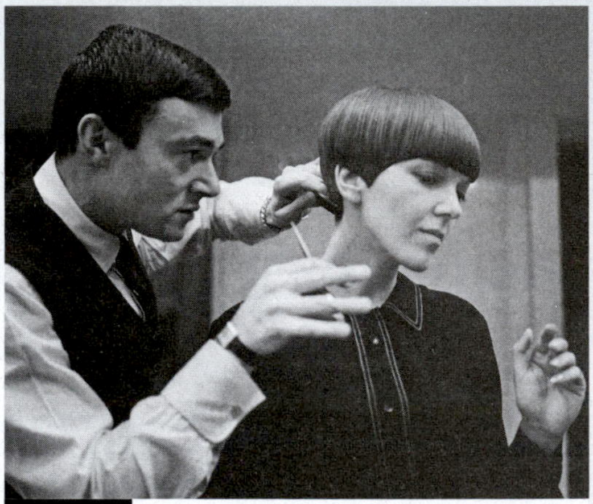

Fig. 1-15 El peinado geométrico de Vidal Sassoon

En 1977, el estilo de corte en capas largas de Farrah Fawcett se convirtió en un icono. Si bien el largo ha cambiado, el corte con capas largas siguen siendo populares hoy en día. En esta década, también se produjo una gran revolución en el ámbito de los baños de luz y las mechas, y los peluqueros franceses introdujeron el tramado de cabello con papel de aluminio.

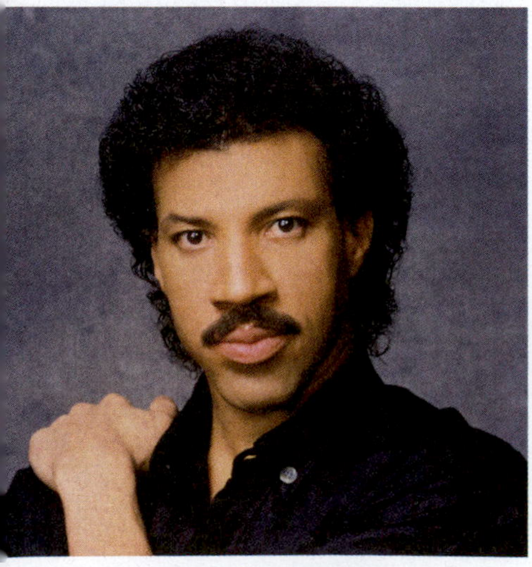

En la década de 1980, el maquillaje cerró el círculo, pasando de los "ojos de gato" apenas maquillados a un uso intensivo de las sombras de ojos y el rubor. En esa misma década, surgió el flequillo grande y elevado, el corte de pelo a dos niveles (incluido el *mullet*) y el rizo Jheri. A mediados de la década de 1980, el software específico de la industria llegó a la industria de los salones y el peluquero Farouk Shami inventó SunGlitz, el primer aclarador sin amoníaco del mundo. El primer evento de los North American Hairstyling Awards (NAHA) se celebró en 1989. Gracias a este evento, los peluqueros pueden seguir compitiendo y mostrando su talento.

En la década de 1990, la coloración del cabello se hizo más popular, lo que hizo que más personas se convirtieran en rubias, morenas o pelirrojas. El deseo de peinados más lisos y abundantes, la tendencia a un cabello más sano y la mejora de los productos y herramientas de peinado han contribuido al declive de la popularidad de las permanentes. El volumen más natural reemplazó el aspecto provocador de la década de 1980. Estos peinados más lisos impulsaron la introducción de la plancha. El año 1994 fue la cuna de "The Rachel", el corte corto en capas que creó

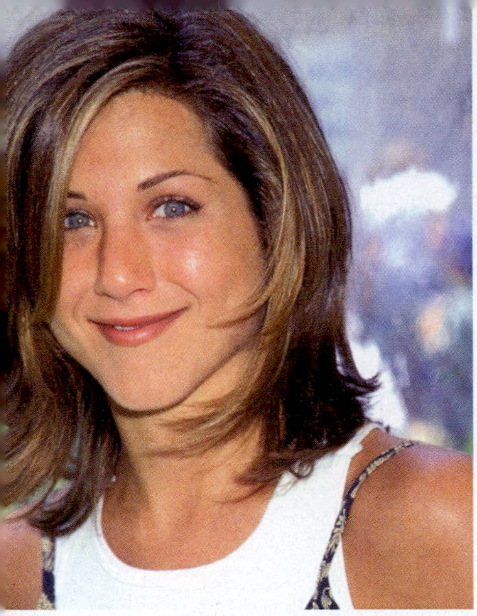

KMazur/Contributor/WireImage/Getty Images

el estilista Chris McMillan para el personaje de Jennifer Aniston, Rachel Green, en la serie de televisión *Friends*. En 1995, los hombres habrían gastado $9.5 millones en cuidado personal. En 1998, Creative Nail Design lanzó el primer sistema de *spa* para pedicura.

☑ Verificación

14. ¿Qué creó Max Factor para los actores de cine en 1935, de modo que su piel tuviera un color más natural?
15. ¿Cuál fue el peinado femenino más emblemático de la década de 1940?
16. ¿Quién inspiró la explosión del rubio platino en 1953?
17. ¿Quién inventó el primer aclarador sin amoníaco del mundo?

OA 7 Describir las tendencias importantes que definieron la cosmetología en el siglo XXI.

El siglo XXI

Los estilos son más diversos que nunca. Si bien siguen existiendo tendencias, han crecido para incluir una variedad de largos, colores y texturas para que todos los tipos de cabello puedan mostrar su personalidad y estilo únicos.

A principios de la década del 2000, la atención se centró en los realces con volumen, el corte en capas irregulares, las mechas realizadas con papel aluminio y la textura natural. Gracias al avance de las herramientas de calor, los secados podían producir resultados suaves y lisos, incluso en los cabellos más rizados. Debido a esto, los clientes tenían versatilidad con texturas naturales, lo que provocó un fuerte descenso en el uso de alisadores químicos y de las tradicionales planchas Marcel en las que se utilizaba el calentador.

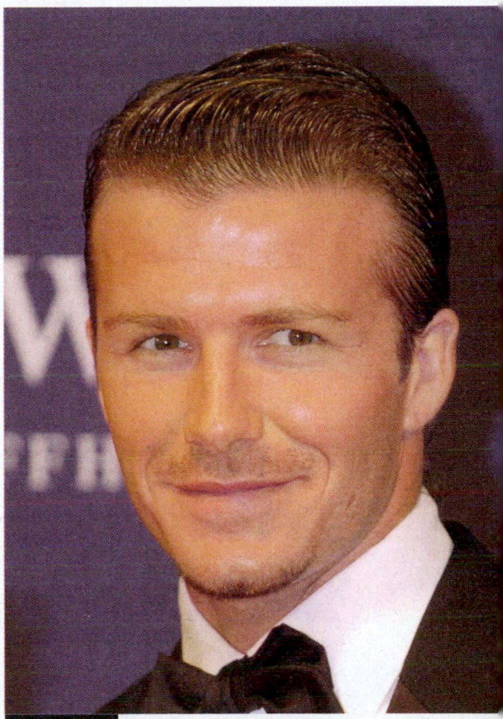

Devrimb/iStock/Getty Images Plus/Getty Images

Fig. 1-16 David Beckham y el estilo enfocado en el cuerpo

En 2002, David Beckham inspiró a los hombres a explorar un estilo más enfocado en el cuerpo, lo que incrementó los servicios de cuidado personal, desde manicuras y depilaciones hasta tratamientos faciales, cortes y coloraciones (**figura 1-16**). Esto se tradujo en el crecimiento de los servicios de spa para hombres y en el resurgimiento de los servicios tradicionales de peluquería, como los afeitados de sillón y los tratamientos de acondicionamiento de la piel (tratamientos faciales y del cuero cabelludo), así como el cuidado básico de manos y pies (manicuras y pedicuras).

En 2009, el éxito de Moroccanoil estableció una nueva categoría de belleza (aceites de tratamiento) y numerosas empresas afines siguieron su ejemplo. A mediados y finales de la década del 2000, el degradado de color se convirtió en la última forma de arte de coloración del cabello. Muchos clientes seguían queriendo mechas con papel aluminio, pero la tendencia cambió hacia el *balayage*, un estilo a mano alzada para crear mechas y oscurecimientos personalizados. Otras técnicas de color de moda eran la fusión de colores, las *babylights* y las raíces naturales. Algunos de los peinados clásicos (como el bob asimétrico, los cortes pixie, la decoloración y los copetes) se reinventaron para darles un aspecto moderno, incluidos, a menudo, colores más vivos fuera de la gama habitual de coloraciones, como los azules, los verdes, los pasteles y los estilos inspirados en el unicornio.

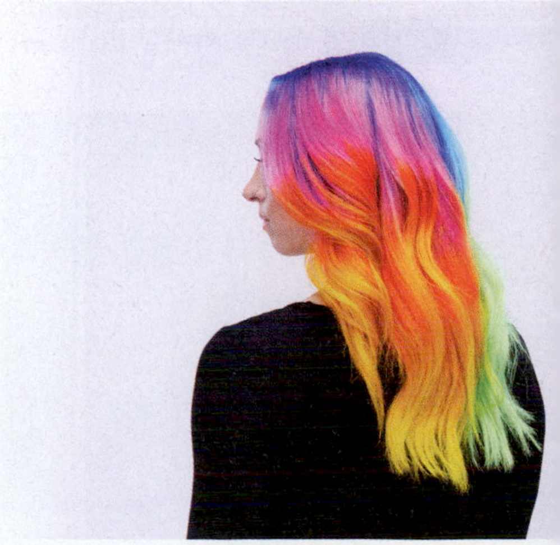

La industria de la belleza también ha entrado en la era de la especialización. Los cosmetólogos pueden centrarse específicamente en la coloración, la textura o el corte de cabello. Los técnicos en el cuidado de las uñas ofrecen una gama completa de servicios o se especializan en realces para uñas artificiales, cuidado de uñas naturales o, incluso, pedicura.

Nunca ha habido un momento en la historia en el que estuviéramos más conectados como cosmetólogos. Internet y las redes sociales ofrecen enlaces instantáneos a otros profesionales, tutoriales en video y páginas de grupo en las que puede hacer preguntas, compartir sus conocimientos con los demás y aprovechar muchos otros recursos para avanzar en su carrera profesional. Las redes sociales también se han convertido en una rica fuente de nuevos clientes. Vivimos realmente en la época dorada de la cosmetología. Si quiere obtener más información sobre la historia y los hitos de la cosmetología, visite el código QR para ver la tabla 1-1.

BONIFICACIÓN

Escanee o visite: bonus.milady.com/cos-es/b1

Cronología de los hitos de la industria de la belleza profesional

☑ Verificación

18. ¿Cuál es la tendencia capilar más importante de las dos primeras décadas del siglo XXI?
19. ¿Cómo han influido Internet y las redes sociales en la carrera de los estilistas?

OA 8 Mencionar las oportunidades laborales para los cosmetólogos con licencia.

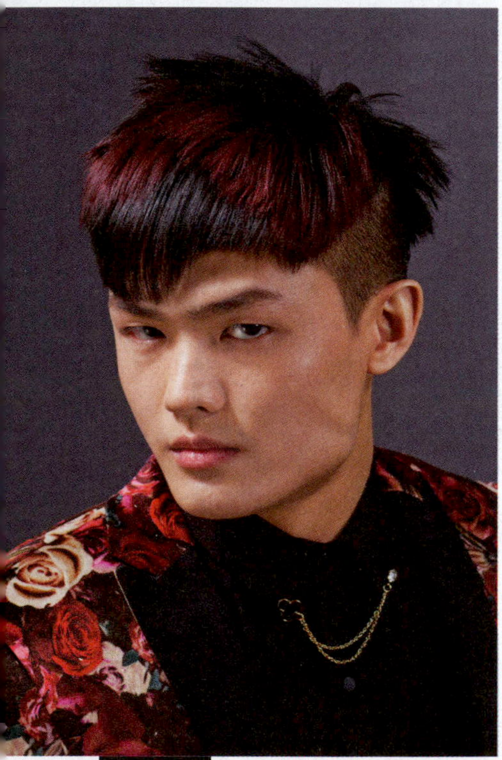

Eli Mancha

Fig. 1-17 Coloración de especialidad

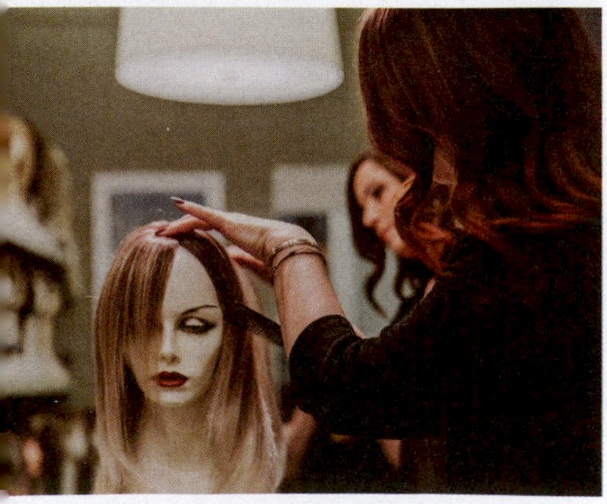

Trayectorias profesionales de los cosmetólogos

Una vez que haya completado su formación y tenga la licencia, puede encontrar numerosas oportunidades dentro de la industria, como, por ejemplo, las siguientes:

- **Especialista.** Puede optar por especializarse en cualquier tipo de servicio que cubra su licencia. Las áreas más comunes para especializarse son el corte de cabello, la textura y la coloración (**figura 1-17**). Para ser especialista, se necesita más formación y experiencia. Gracias a esta formación especializada, podrá realizar servicios de máxima calidad y presentar oportunidades de formación dentro y fuera del salón.
- **Instructor de salón.** Muchas empresas, como fabricantes y cadenas de salones, contratan a profesionales de salón con experiencia y los capacitan para formar a otros. Esta formación puede adoptar muchas formas, desde la formación técnica hasta la formación en gestión y relaciones interpersonales. El capacitador de salón puede trabajar con pequeños salones, grandes organizaciones y asociaciones comerciales, a fin de desarrollar al personal de los salones.
- **Capacitador de fabricantes.** La mayoría de los fabricantes contratan a sus propios capacitadores para que formen a los estilistas y al personal de los salones en la comprensión y el uso de los productos de cuidado del cabello, coloraciones y otros servicios químicos de la empresa. Un capacitador consumado y con habilidades comunicacionales puede ascender a capacitador de campo, capacitador regional o capacitador de plataforma. Además, puede presentarse en el escenario de espectáculos en Estados Unidos y en todo el mundo.
- **Director de arte.** Este puesto establece el estándar de la imagen de un salón o de un fabricante. Los directores de arte dirigen e inspiran a los peluqueros, y crean tendencias. Esto requiere experiencia, confianza, dominio de la técnica avanzada y excelentes habilidades de comunicación y presentación. Los directores de arte destacados actúan como artistas de plataforma en ferias que representan a salones o fabricantes.

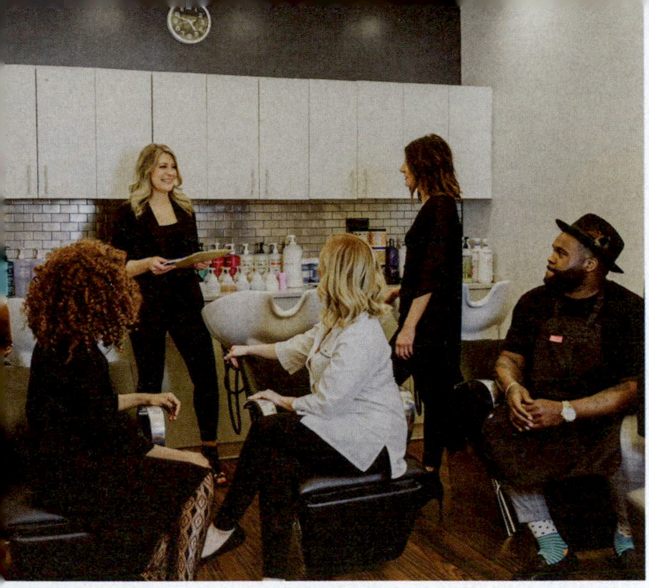

- **Director de capacitación.** El director de capacitación es el enlace entre la marca y el peluquero, y establece los estándares de la empresa al crear una capacitación que impulsa las ventas. A este puesto solo lo pueden ocupar cosmetólogos con cinco o más años de experiencia; es imprescindible una formación continua. Algunos de los requisitos son: excelentes conocimientos de peluquería, liderazgo en funciones profesionales anteriores, habilidades de comunicación y presentación eficaces, capacidad para crear presupuestos y trabajar con hojas de cálculo, y conocimiento de los productos de la marca de la empresa y de la competencia.
- **Instructor de cosmetología.** Muchos instructores tuvieron fantásticas carreras en salones de belleza antes de dedicarse a enseñar a nuevos profesionales. Si le interesa esta trayectoria profesional, pase tiempo con los instructores de su escuela y pregúnteles qué los motivó a dedicarse a la enseñanza.

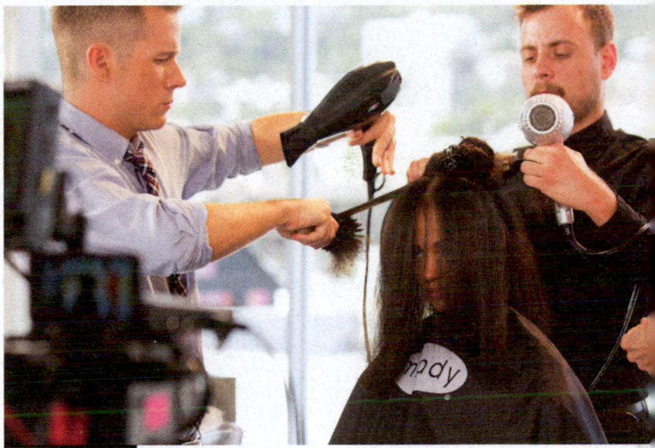

Fig. 1-18 Entre los bastidores de la industria del entretenimiento

- **Estilista para cine, teatro o editoriales.** Estos puestos son de ritmo rápido y suelen ser de jornadas largas. Trabajar en sesiones fotográficas para revistas e Internet, o en platós de cine y televisión, suele empezar por ofrecerse como voluntario para ayudar. Incluso una persona que acaba de salir de la escuela puede ofrecerse a llamar a las agencias, establecer una red con los fotógrafos y pedir asesoría a otros estilistas que trabajan tras bambalinas (**figura 1-18**).
- **Director creativo.** Este puesto solo se obtiene cuando se tienen 10 o más años de experiencia en todas las facetas de la peluquería. La mayoría de los fabricantes lo considera un puesto de nivel ejecutivo y la fuerza motora detrás del éxito de la marca. Las responsabilidades incluyen la supervisión, el entrenamiento, la tutoría y la dirección de todos los capacitadores de la empresa para garantizar los estándares de profesionalidad.
- **Gerente de salón.** Para este puesto, debe tener aptitudes para las matemáticas y la contabilidad, y poder leer documentos, como las cuentas de resultados. Debe entender de comercialización, incluida la publicidad, las relaciones públicas, las promociones y los eventos especiales, y lo que hace que estos programas prosperen. Gran parte de la gestión tiene que ver con el negocio del salón (hacerlo rentable, controlar el inventario, capacitar) mientras se mantiene a los clientes y a los miembros del personal satisfechos. Los títulos y las responsabilidades que los acompañan varían mucho de un salón a otro; complementar su experiencia con una formación empresarial formal es el mejor camino hacia el éxito.

A la hora de determinar qué función es la más adecuada para usted, tenga en cuenta también el tipo de centro en el que quiere trabajar. Hay muchas opciones, como las siguientes:

- Salones especializados
- Salones integrales (que ofrecen servicios para el cabello, la piel y las uñas)
- Servicios móviles (donde se permitan)
- *Spas* diurnos (que ofrecen servicios que ponen énfasis en la belleza y el bienestar)

Todos los cosmetólogos con licencia tienen la oportunidad de ampliar sus carreras. Siga desarrollando sus habilidades en las especialidades que le interesan y muy pronto creará una carrera sumamente creativa y reconfortante, y disfrutará de ella.

? ¿Lo sabía?

Si desea trabajar en la industria del teatro, la televisión o el cine, es posible que deba unirse a un sindicato. Uno de los más grandes es el sindicato de maquilladores y estilistas, también conocido como la International Alliance of Theatrical Stage Employees, Moving Picture Technicians, Artists and Allied Crafts of the United States and Canada, AFL-CIO, CLC (IA). También es posible que deba unirse al Makeup and Hair Stylists Guild.

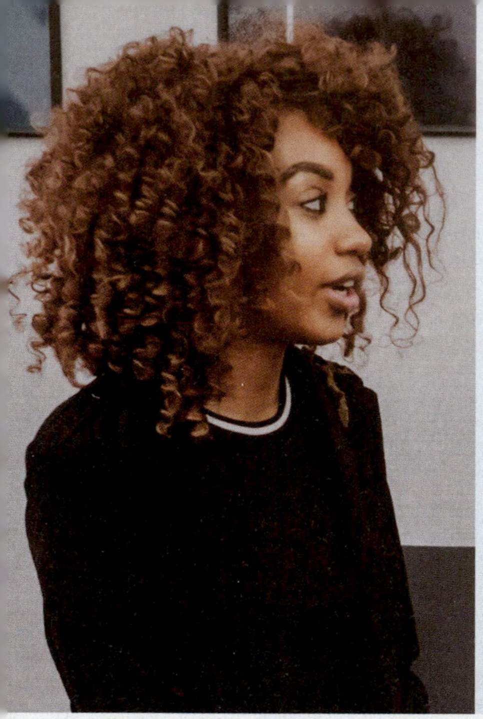

Actividad

Entrevista a un especialista

A medida que ahonde más en el tema, el área de cosmetología que más le interese puede cambiar. Para determinar cuál es la mejor especialidad para usted, entreviste al propietario de un salón o a un especialista de su zona. Haga las siguientes preguntas:

- *¿Por qué eligió su especialidad?*
- *¿Qué conocimientos especiales se necesitan?*
- *¿Qué tipo de formación necesitó para convertirse en especialista?*
- *¿Cuánto tiempo tardó en convertirse en experto?*
- *¿Qué es lo más emocionante con respecto a su área de especialidad?*

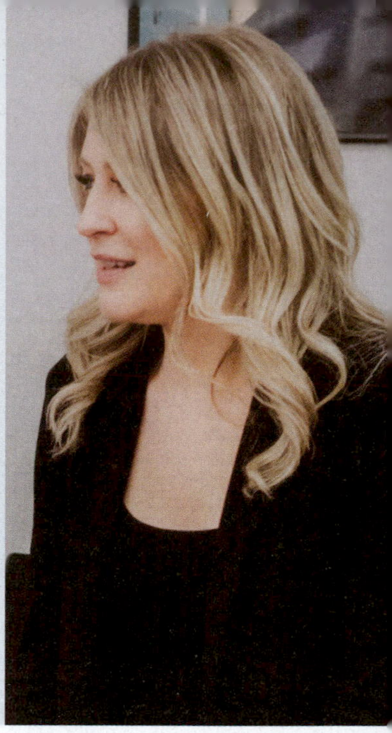

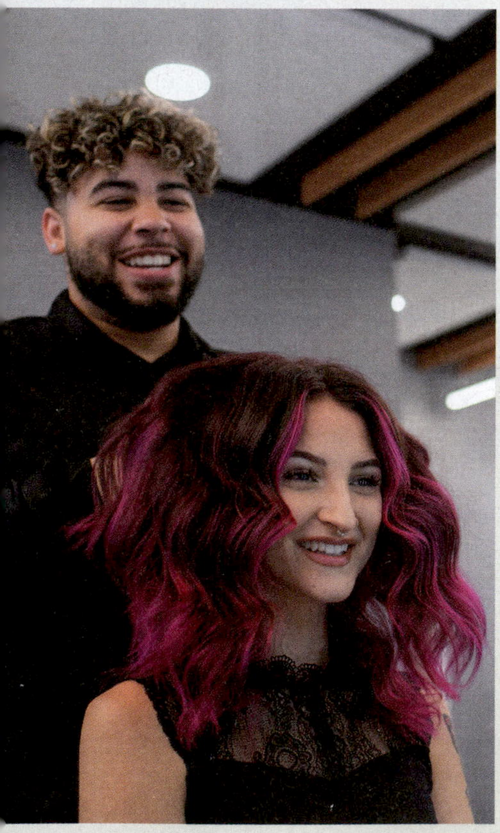

Servicios y oportunidades en demanda

Según un estudio de la Comisión Nacional de Acreditación de las Artes y las Ciencias de la Carrera (National Accrediting Commission of Career Arts and Sciences, NACCAS), los salones emplean a unos 1.683.000 profesionales, y el 53 % de los salones tienen ofertas de empleo. Casi tres cuartas partes de los propietarios de salones de belleza con puestos por cubrir no pudieron encontrar candidatos calificados, a pesar de que cerca del 38 % de los puestos eran para profesionales con menos de un año de experiencia.

Si bien hay muchos factores, como la economía, que afectan el sector, el negocio de los salones de belleza suele resistir las recesiones mucho mejor que otros sectores. Concéntrese en sus estudios, lea publicaciones del sector, hágase miembro de grupos a favor de la belleza y de asociaciones comerciales pertinentes en línea, y asista a talleres fuera de la escuela. Su licencia le abrirá innumerables puertas, pero son su dedicación y su pasión las que, en última instancia, determinan su éxito.

Verificación

20. ¿Cuáles son algunas de las oportunidades laborales para los cosmetólogos con licencia?
21. ¿Cuáles son los deberes de un gerente de salón?

Glosario del capítulo

cosmetología	pág. 6	arte y ciencia de embellecer y mejorar la piel, las uñas, el cabello; también incluye el estudio de los cosméticos y su aplicación
mejora de la apariencia	pág. 6	término que se utiliza para abarcar una amplia variedad de áreas de especialidad, entre ellas, peluquería, tecnología del cuidado de las uñas y estética

PARTE 02

CIENCIAS DE LA SALUD

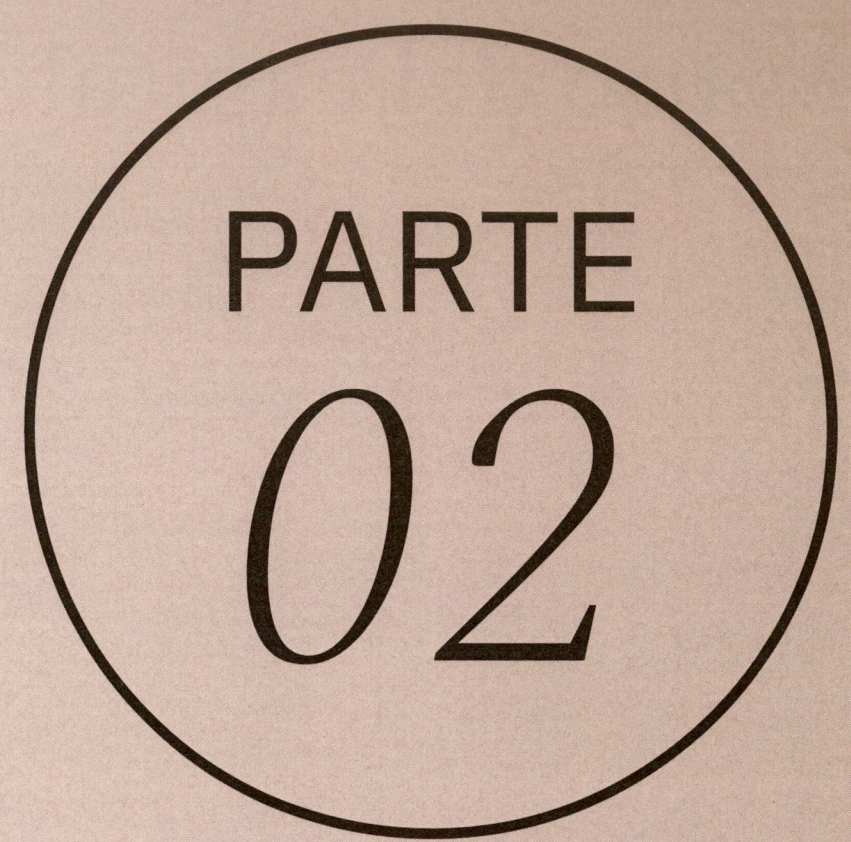

Part 02

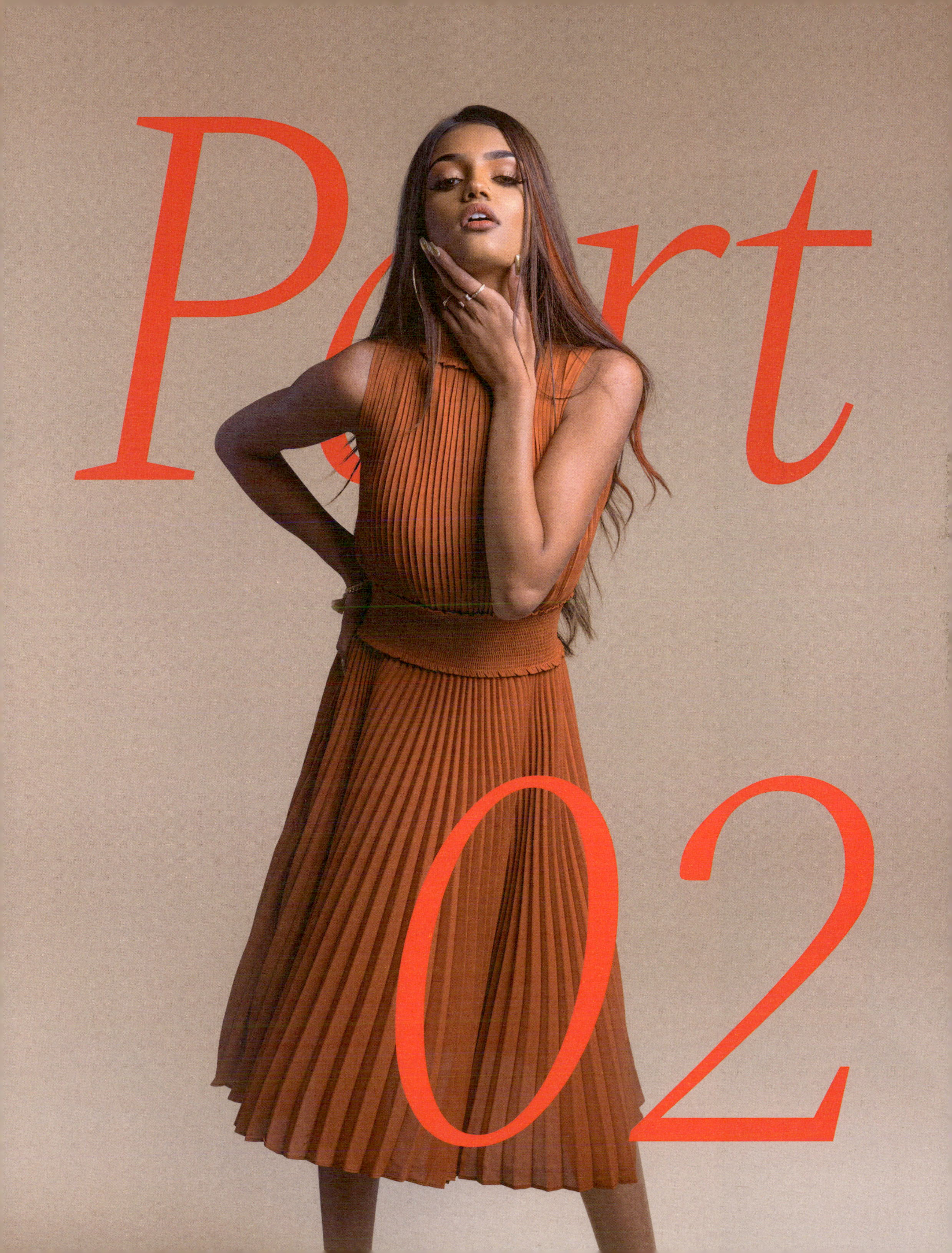

CAPÍTULO 02:

Anatomía general y fisiología

Objetivos de aprendizaje

Al finalizar este capítulo, podrá:

OA 1 Explicar la importancia de la anatomía y la fisiología para los profesionales de la cosmetología.

OA 2 Describir la estructura y división de las células.

OA 3 Mencionar los cuatro tipos de tejidos del cuerpo.

OA 4 Explicar las funciones básicas de los órganos y sistemas del cuerpo.

OA 5 Describir las estructuras y funciones del sistema óseo.

OA 6 Describir los componentes del sistema muscular y las estructuras de soporte.

OA 7 Explicar las divisiones y funciones del sistema nervioso.

OA 8 Mencionar las funciones de los componentes del sistema circulatorio.

OA 9 Describir la función del sistema linfático.

OA 10 Explicar la función del sistema integumentario.

OA 11 Resumir los órganos del sistema endocrino y sus funciones.

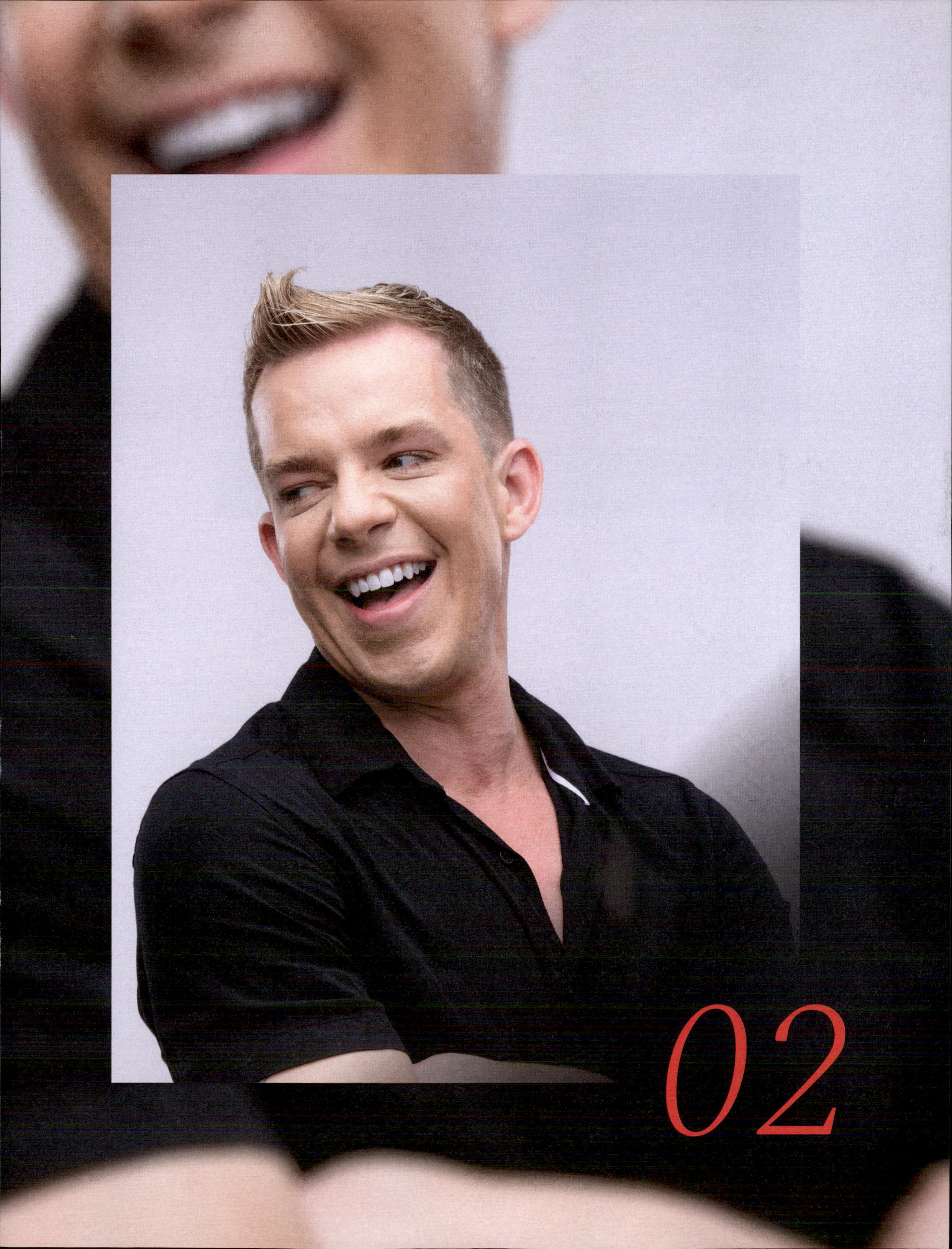

02

Cada persona es diferente, y cada cuerpo es diferente.

"

—

Beverly Diehl

Escritora

OA 1 Explicar la importancia de la anatomía y la fisiología para los profesionales de la cosmetología.

—

La importancia de estudiar anatomía y fisiología

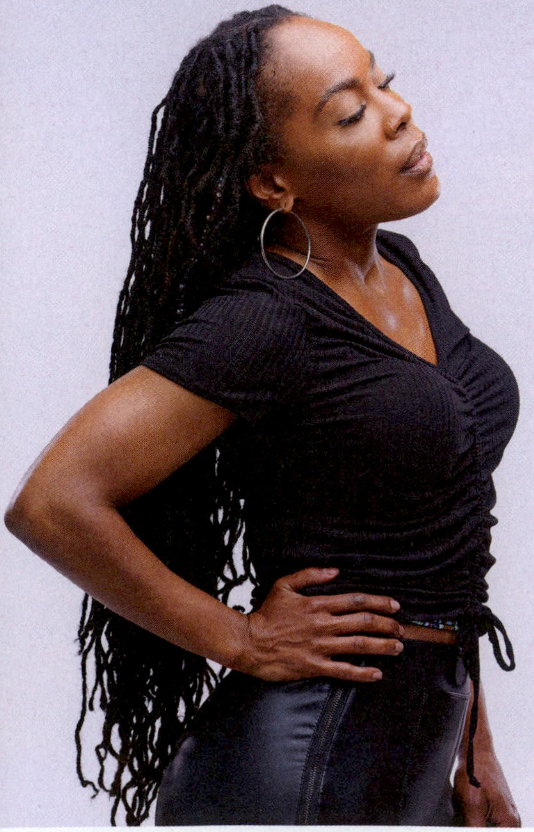

En este capítulo, se abordarán todos los sistemas del cuerpo que deben funcionar en conjunto para lograr que el cabello, las uñas y la piel sean saludables. Se empieza por la **anatomía** (también llamada anatomía macroscópica), es decir, el estudio de las estructuras del cuerpo, cómo se organizan sus partes, y la ciencia de las estructuras interconectadas de los organismos o de sus partes. La **fisiología**, en cambio, es el estudio de las funciones o actividades que realizan las estructuras del cuerpo.

Los servicios de cosmetología involucran a la piel, los músculos, los nervios, el sistema circulatorio y los huesos de la cabeza, la cara, el cuello, los hombros, los brazos, las manos, la parte inferior de las piernas y los pies. La salud del cabello, la piel y las uñas se ve afectada por las funciones de los sistemas del cuerpo. Es importante que siga estudiando para conocer la información más reciente sobre salud, bienestar y seguridad. También es un recurso beneficioso rodearse de expertos.

Los cosmetólogos deben contar con amplios conocimientos sobre anatomía y fisiología por los siguientes motivos:

- Los masajes al cuero cabelludo, los tratamientos faciales, la manicura y pedicura son procedimientos que se realizan con frecuencia en cosmetología y se basan en la comprensión de la anatomía humana.
- Un paso importante del control de infecciones es saber reconocer si el cabello, la piel y las uñas están sanos e identificar aquellas condiciones que deben ser tratadas por un profesional de la salud. Recuerde que el diagnóstico o tratamiento de una enfermedad nunca entra en el campo de acción de un cosmetólogo.
- Tener en cuenta los huesos del rostro y el cráneo contribuye al diseño de cortes de cabello, peinados y maquillajes favorecedores.

En este capítulo, incorporará los siguientes conceptos:

- Las células representan la estructura básica de todos los seres vivos.
- Los tejidos están formados por células que se organizan en capas o grupos.
- Los órganos son grupos de tejidos que forman estructuras complejas y realizan determinadas funciones.
- Los órganos que realizan funciones similares conforman cada sistema del cuerpo.
- Un organismo se conforma por el conjunto de sistemas del cuerpo; ejemplo de ello es el cuerpo humano.

Verificación

1. Identifique tres servicios de cosmetología para los que sea necesario poseer conocimientos básicos de anatomía y fisiología.

OA 2 Describir la estructura y división de las células.

Estructura de las células y sus funciones

Las **células** son las unidades básicas de todos los seres vivos: las bacterias, las plantas y los animales, incluidos los seres humanos, tienen células. La célula está formada por el **protoplasma**, material que alberga nutrientes, sales minerales y agua. La mayoría de las células también presenta un núcleo, un citoplasma y una membrana celular (**figura 2-1**).

Estas son las estructuras celulares y sus funciones:

- El **núcleo** es la estructura especializada que se encuentra en el centro de la célula. Controla el crecimiento y la reproducción de la célula y, además, contiene su material genético.
- El **citoplasma** es el fluido acuoso que rodea el núcleo. Ofrece estructura a las partes de la célula para que puedan moverse con libertad dentro de la membrana celular. Las enzimas presentes en el citoplasma sirven para digerir y descomponer otras moléculas y, así, obtener alimento.
- La **membrana celular** es la capa fina de tejido que rodea la célula. Protege el interior de la célula de su entorno. Es semipermeable, es decir, permite el ingreso de ciertas sustancias al interior de la célula.

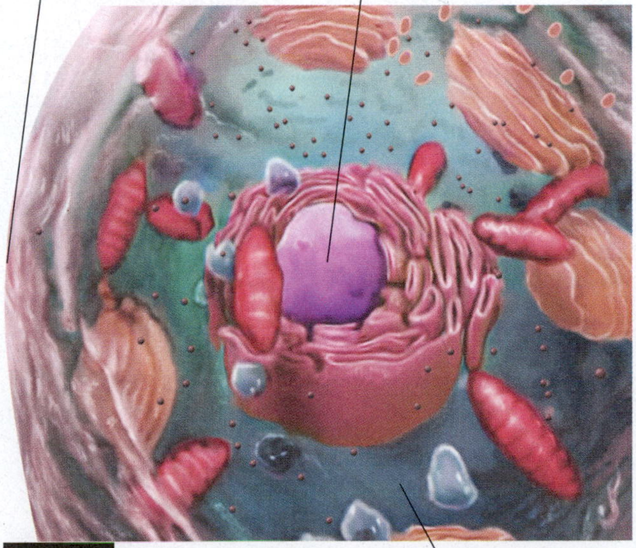

Fig. 2-1 Estructura básica de la célula

La **mitosis** es el proceso de reproducción celular que se produce cuando la célula se divide en dos células hijas idénticas. Las células necesitan estar en condiciones favorables para crecer y reproducirse, como ser el suministro adecuado de alimentos, oxígeno, agua, temperaturas adecuadas y la capacidad de eliminar desechos.

Las células convierten los nutrientes en energía a través de un proceso químico denominado **metabolismo**. Existen dos tipos de metabolismo:

1. El **anabolismo** es el proceso de combinación de moléculas simples para formar una molécula compleja. Requiere energía.
2. El **catabolismo** es el proceso de descomposición de moléculas complejas en moléculas simples. Libera energía.

Curiosidades

¿Por qué es importante la estructura celular?

La eficacia y velocidad del metabolismo de las células afectará la respuesta de las personas a los diferentes servicios e ingredientes activos de los productos. El envejecimiento puede tener consecuencias sobre el metabolismo de las células y hacerlas funcionar de manera menos eficiente.

Verificación

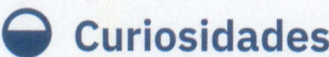

2. Describa las estructuras básicas de la célula.
3. ¿Qué condiciones son necesarias para que se produzca la división de la célula?

OA 3 Mencionar los cuatro tipos de tejidos del cuerpo.

Tejidos

Un **tejido** es un conjunto de células similares que cumplen una función determinada. Existen cuatro tipos de tejido en el cuerpo (**figura 2-2**):

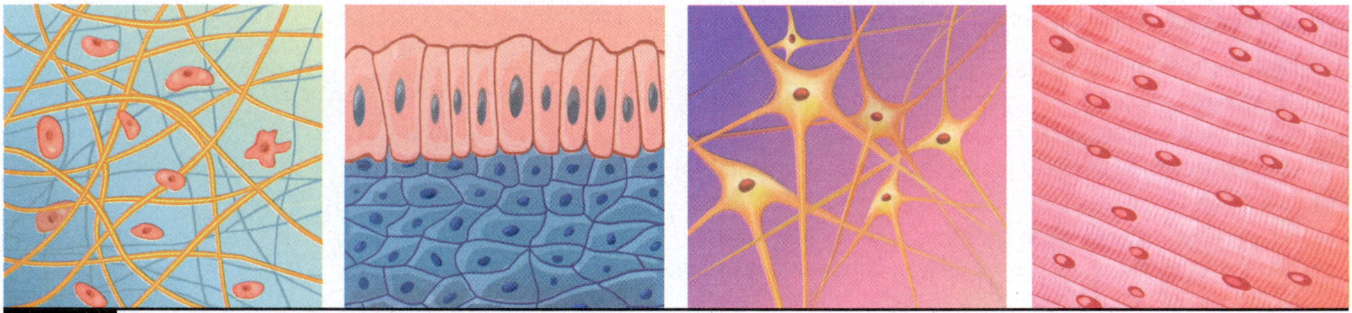

Fig. 2-2 Tipos de tejidos

El **tejido conectivo** es un tejido fibroso que une y sostiene otros tejidos y órganos del cuerpo.

El **tejido epitelial** proporciona una capa de protección que se encuentra en muchas partes del cuerpo, como la piel, las membranas mucosas, los órganos digestivos y respiratorios, la mucosa bucal, el endocardio y las glándulas.

El **tejido nervioso** transmite mensajes desde y hacia el cerebro, y controla y coordina todas las funciones corporales.

El **tejido muscular** contrae y mueve diversas partes del cuerpo.

Verificación

4. Mencione los cuatro tipos de tejido que existen en el cuerpo.

OA 4 Explicar las funciones básicas de los órganos y sistemas del cuerpo.

Órganos y sistemas del cuerpo

Los **órganos** son grupos de tejidos especializados que desempeñan funciones específicas. Entre los órganos se encuentran el cerebro, el corazón, los pulmones, el estómago y los intestinos, el hígado, los riñones, los ojos y la piel. Los **sistemas del cuerpo**, también conocidos como *sistemas*, son grupos de órganos que trabajan en conjunto para desempeñar una o más funciones. En la **tabla 2-1** se describen los sistemas del cuerpo y se indican las funciones de cada sistema y los principales órganos asociados a dicho sistema.

? ¿Lo sabía?

Los sistemas, órganos, tejidos y células dependen unos de otros para funcionar de forma correcta. Por ejemplo, si una persona se deshidrata, las células pierden agua y el tejido se encoge, el líquido del tejido cerebral disminuye, la sangre se espesa y el cuerpo acumula desechos y ácidos que causan dolores de cabeza, calambres musculares, mareos, respiración agitada y confusión.

Tabla 2-1

Los sistemas del cuerpo, sus funciones y órganos principales

SISTEMAS DEL CUERPO	FUNCIÓN	ÓRGANOS PRINCIPALES Y ESTRUCTURAS ASOCIADAS	¿POR QUÉ DEBE SABER ESTO?
Circulatorio 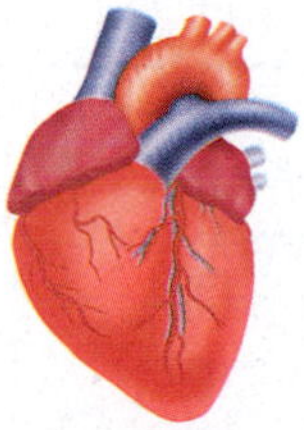	Controla el movimiento de la sangre en todo el cuerpo.	Corazón, vasos sanguíneos	El masaje genera un impacto sobre el sistema circulatorio y el crecimiento del cabello se ve afectado por un flujo sanguíneo adecuado. Es importante saber sobre las arterias y venas para garantizar la seguridad durante un servicio facial o de afeitado (si está permitido).
Digestivo 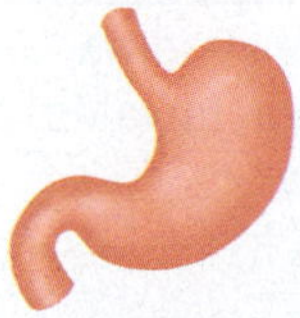	Transforma el alimento en nutrientes o desechos para la nutrición o la excreción.	Estómago, intestinos, esófago, glándulas salivares	Una buena nutrición permite el correcto funcionamiento de todos los sistemas del cuerpo.
Endocrino 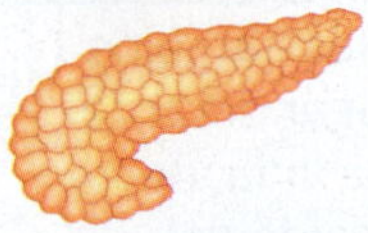	Controla el nivel hormonal del cuerpo que determina el crecimiento, el desarrollo, la reproducción y la salud de todo el cuerpo.	Glándulas endocrinas, hormonas	Las hormonas producidas por el sistema endocrino tienen consecuencias directas sobre el cabello y la piel. Algunos trastornos de la piel y el cabello se deben a las hormonas.

(continuación)

Tabla 2-1

Los sistemas del cuerpo, sus funciones y órganos principales

SISTEMAS DEL CUERPO	FUNCIÓN	ÓRGANOS PRINCIPALES Y ESTRUCTURAS ASOCIADAS	¿POR QUÉ DEBE SABER ESTO?
Excretor 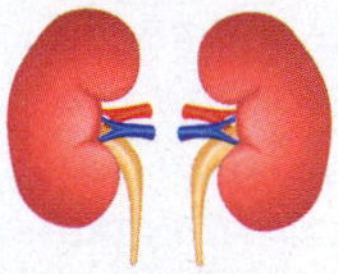	Elimina los desechos del cuerpo y disminuye la acumulación de toxinas.	Riñones, hígado, piel, intestino grueso, pulmones	El sistema excretor elimina las sustancias tóxicas que pueden afectar otras funciones de los sistemas del cuerpo.
Inmunitario (linfático) 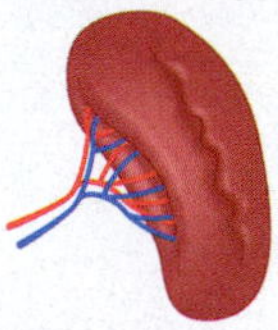	Desarrolla inmunidades y destruye patógenos y toxinas para proteger el cuerpo de enfermedades.	Linfa, ganglios linfáticos, vasos linfáticos, bazo	El sistema inmunológico protege el cuerpo de las enfermedades. El masaje impacta sobre el sistema linfático.
Integumentario 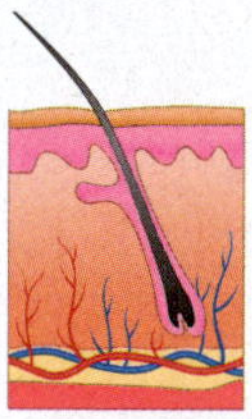	Funciona como una cubierta que protege el cuerpo y regula su temperatura.	Piel, glándulas sebáceas y sudoríparas, cabello, uñas	La piel es el órgano más grande del cuerpo y representa la primera línea de defensa contra las enfermedades. Los servicios de cosmetología dependen de forma directa de la salud del sistema integumentario.
Muscular 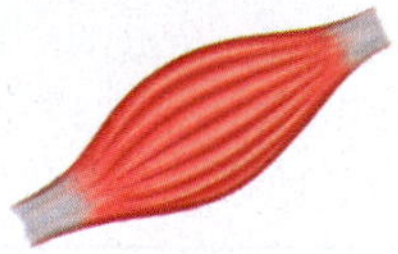	Cubre, da forma y mantiene el sistema óseo en su lugar; los músculos se contraen y permiten el movimiento de las estructuras del cuerpo.	Músculos	Los masajes realizados durante los servicios de cosmetología afectan el sistema muscular. Comprender el sistema muscular en profundidad le servirá prevenir lesiones durante su carrera.
Nervioso 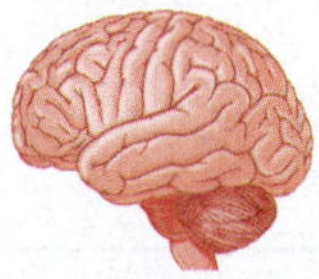	Coordina los demás sistemas del cuerpo y les permite trabajar con eficacia y reaccionar a las condiciones del ambiente.	Cerebro, médula espinal, nervios, ojos	Es importante comprender el sistema nervioso para brindar servicios faciales y de uñas seguros y efectivos.
Reproductor 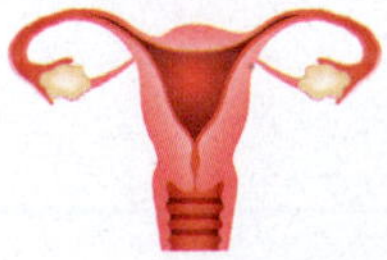	Encargado de la reproducción, diferencia machos de hembras según el sexo asignado al nacer.	Útero, ovarios, pene y testículos	El sistema reproductor y los cambios hormonales que tienen lugar durante las diferentes etapas de la vida afectan la piel y el crecimiento y caída del cabello.

(*continuación*)

Respiratorio 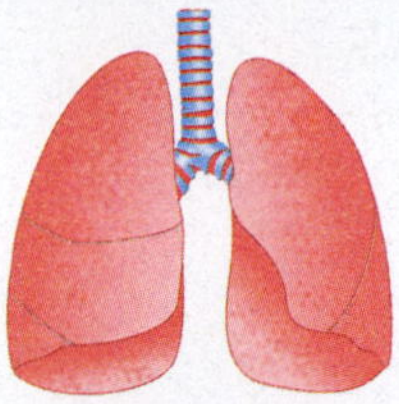	Lleva la sangre y el oxígeno disponibles a las estructuras del cuerpo a través de la respiración y elimina el dióxido de carbono.	Pulmones, vías respiratorias	La correcta oxigenación del tejido permite que las células funcionen bien; las infecciones pueden difundirse a través de la respiración y comprometer la seguridad y limpieza.
Óseo 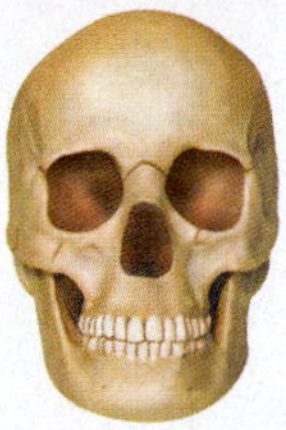	Forma la base física del cuerpo y está compuesto por 206 huesos que están conectados por articulaciones móviles y fijas.	Huesos, articulaciones	Es importante para proteger su propia mecánica corporal cuando trabaja, al igual que conocer las estructuras óseas cuando brinda un tratamiento, incluso en las aplicaciones de maquillaje.

Verificación

5. ¿Qué son los órganos?
6. Nombre los principales sistemas del cuerpo y sus funciones.

OA 5 Describir las estructuras y funciones del sistema óseo.

Sistema óseo

El **sistema óseo** conforma la base física del cuerpo y está compuesto por 206 huesos que varían en tamaño y forma. La **osteología** se trata del estudio de los huesos.

Una **articulación** es la conexión entre dos o más huesos. Existen dos tipos de articulaciones:

1. Movibles: articulaciones de los codos, rodillas y caderas que permiten el movimiento.
2. Inmóviles: articulaciones de la pelvis y el cráneo que permiten poco movimiento o ninguno (una excepción es la flexibilidad de las articulaciones pélvicas que sucede gracias a hormonas especiales que se segregan durante el parto).

A excepción del esmalte dental, los huesos son el tejido más duro del cuerpo. Están formados por tejido conectivo que consta de alrededor de un tercio de materia orgánica (células y sangre) y dos tercios de minerales (carbonato de calcio y fosfato de calcio).

¿Lo sabía?

El dolor de las articulaciones suele deberse a la inflamación del tejido que rodea la articulación, no a la articulación en sí. Existen más de 230 articulaciones móviles y semimóviles en el cuerpo.

Las principales funciones del sistema óseo son las siguientes:

- dar forma y sostén al cuerpo
- proteger las distintas estructuras y órganos internos
- servir de unión para los músculos y actuar como palanca para generar los movimientos corporales
- ayudar con la producción de glóbulos blancos y rojos (una de las funciones de la médula ósea)
- almacenar la mayor parte del abastecimiento de calcio del cuerpo, así como del fósforo, magnesio y sodio.

Curiosidades

Consideraciones de seguridad sobre el sistema óseo

Comprender el sistema óseo lo ayudará a proteger su propio cuerpo mediante la utilización de la mecánica corporal adecuada al momento de trabajar. También puede ser útil para determinar dónde aplicar el maquillaje y decidir entre las opciones de corte y peinado, según la estructura ósea del rostro de su cliente.

Huesos de la cabeza

El **cráneo** es el esqueleto de la cabeza y se divide en dos partes:

1. el **cráneo**, una estructura ósea ovalada, conformada por ocho huesos que protegen el cerebro
2. el **esqueleto facial**, el armazón del rostro, formado por 14 huesos.

Huesos del cráneo

En la **figura 2-3**, se observan los ocho huesos del cráneo:

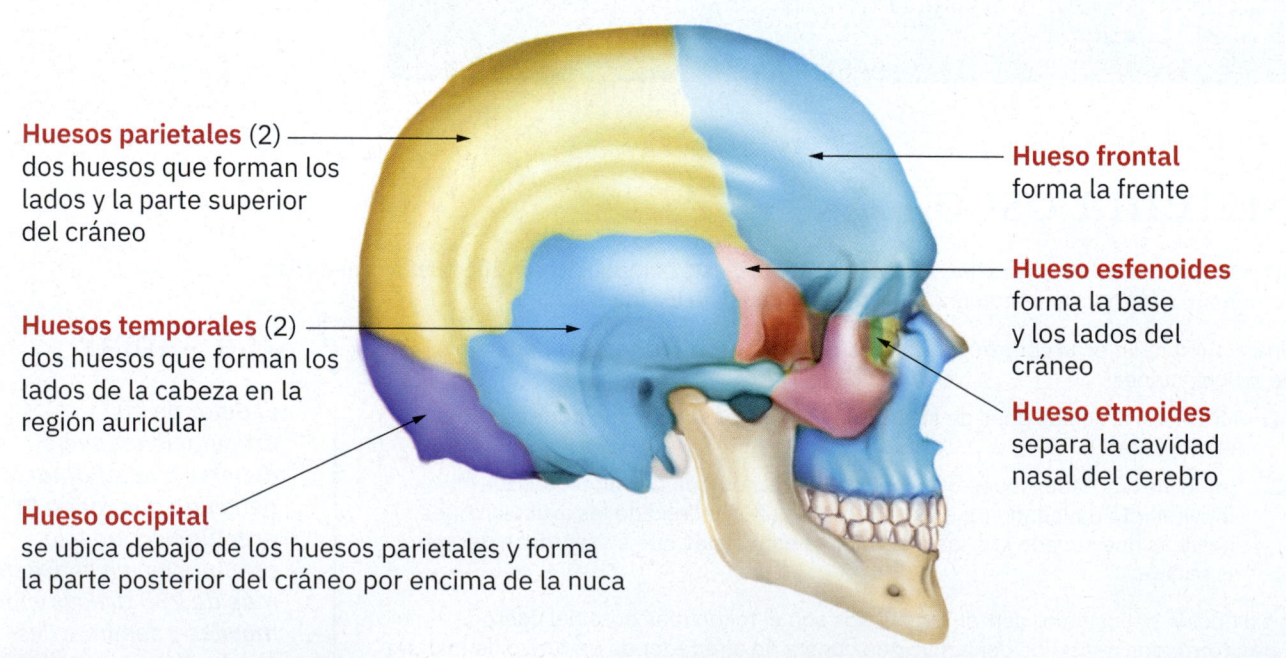

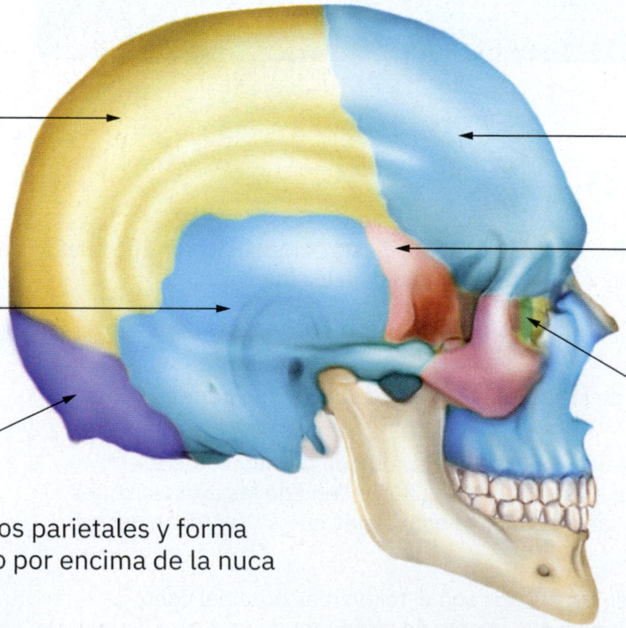

Fig. 2-3 Huesos del cráneo y la cara

Huesos de la cara

El esqueleto facial tiene 14 huesos. En la **figura 2-4**, se enumeran los que más abarca la cosmetología. El resto de los huesos del esqueleto facial, el vómer, los cornetes (2) y el palatino (2), no se abordan en los servicios de cosmetología.

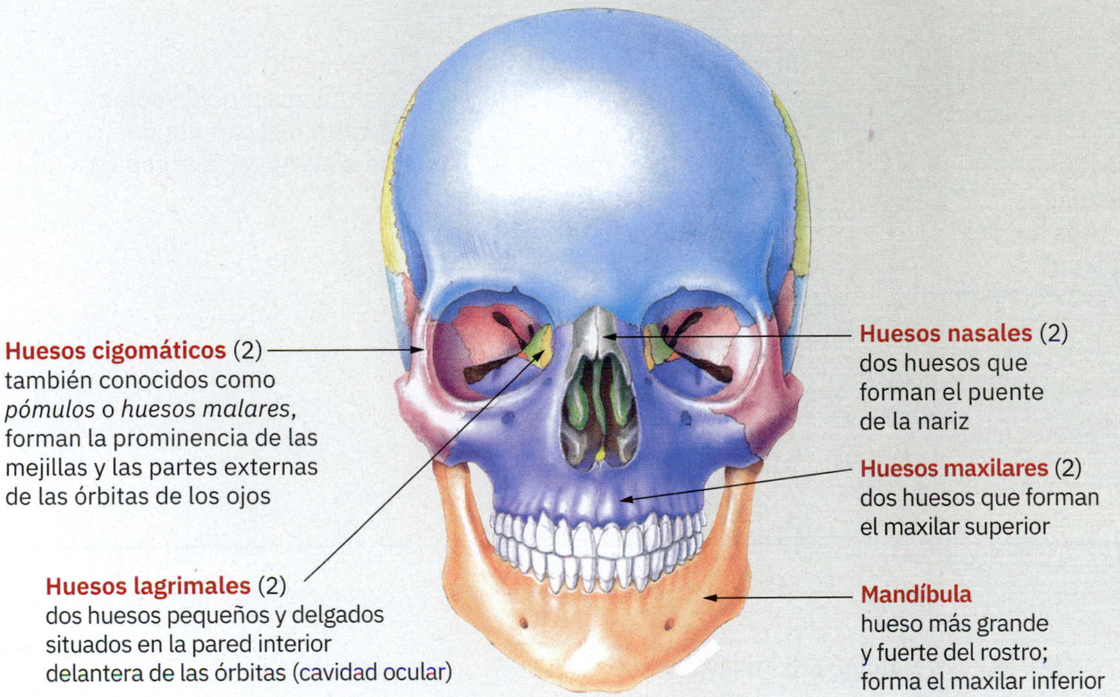

Huesos cigomáticos (2)
también conocidos como *pómulos* o *huesos malares*, forman la prominencia de las mejillas y las partes externas de las órbitas de los ojos
Huesos lagrimales (2)
dos huesos pequeños y delgados situados en la pared interior delantera de las órbitas (cavidad ocular)
Huesos nasales (2)
dos huesos que forman el puente de la nariz
Huesos maxilares (2)
dos huesos que forman el maxilar superior
Mandíbula
hueso más grande y fuerte del rostro; forma el maxilar inferior

Fig. 2-4 Huesos de la cara

Huesos del cuello

Los huesos principales del cuello son los siguientes (**figura 2-5**):

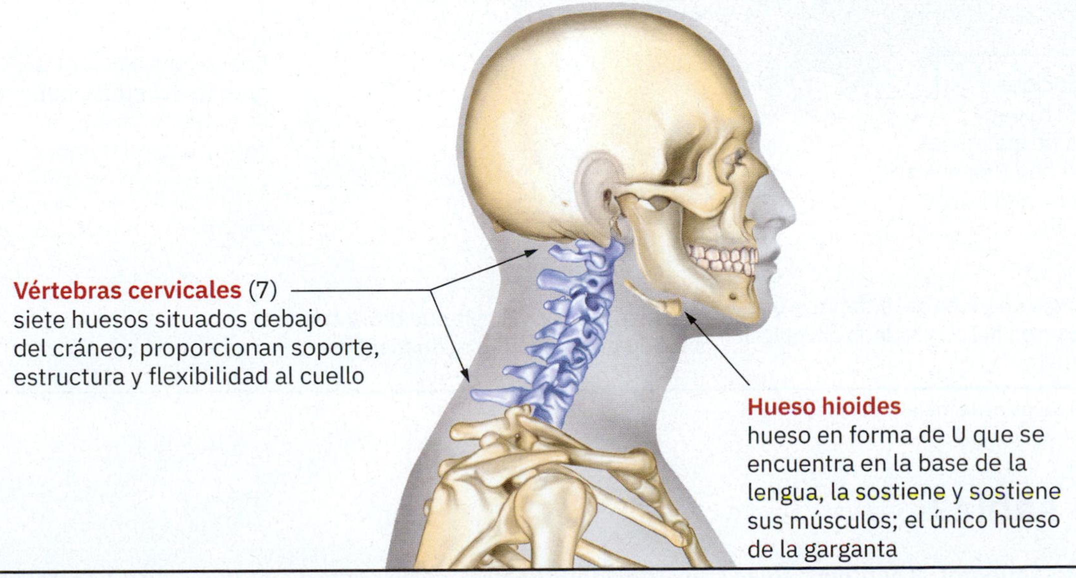

Vértebras cervicales (7)
siete huesos situados debajo del cráneo; proporcionan soporte, estructura y flexibilidad al cuello
Hueso hioides
hueso en forma de U que se encuentra en la base de la lengua, la sostiene y sostiene sus músculos; el único hueso de la garganta

Fig. 2-5 Huesos del cuello

Huesos del pecho y el hombro

En la **figura 2-6**, se ilustran los huesos del tórax y el hombro que son de importancia en el sector profesional a la hora de realizar tratamientos que abarcan todo el cuerpo, como las envolturas corporales y los masajes, ya que sirven como puntos de referencia del cuerpo y para prevenir lesiones en estas áreas.

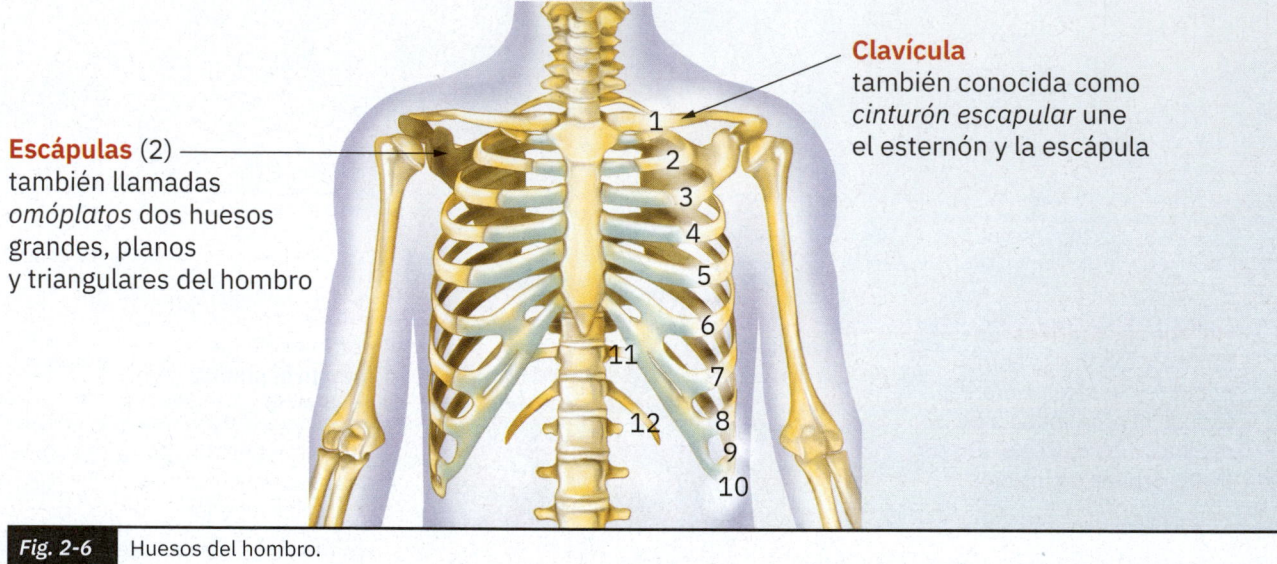

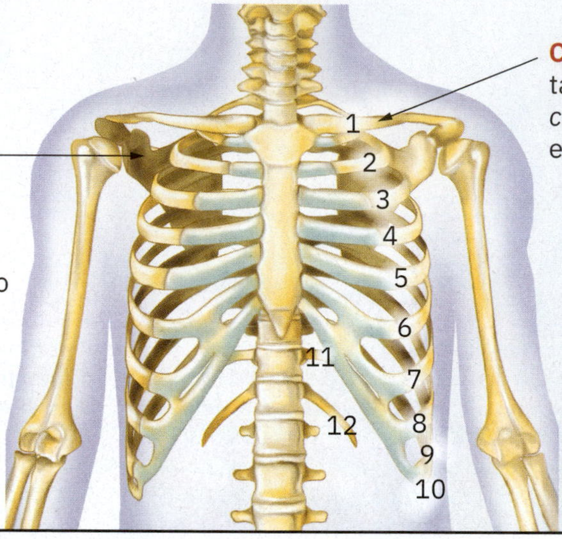

Fig. 2-6 Huesos del hombro.

Huesos de la mano y el brazo

En la **figura 2-7**, se detallan los principales huesos de los brazos y las manos.

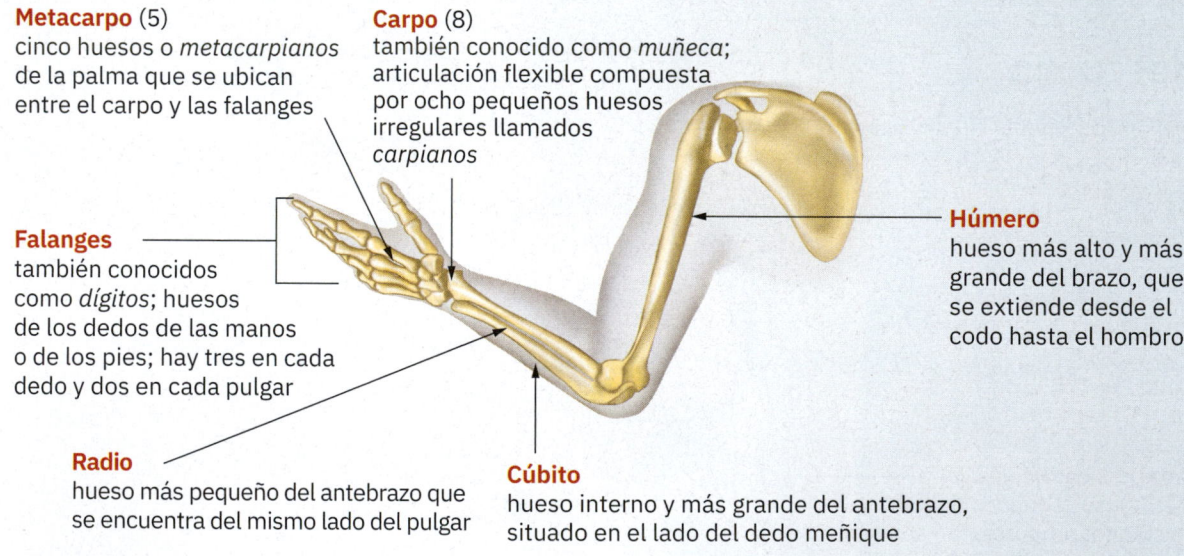

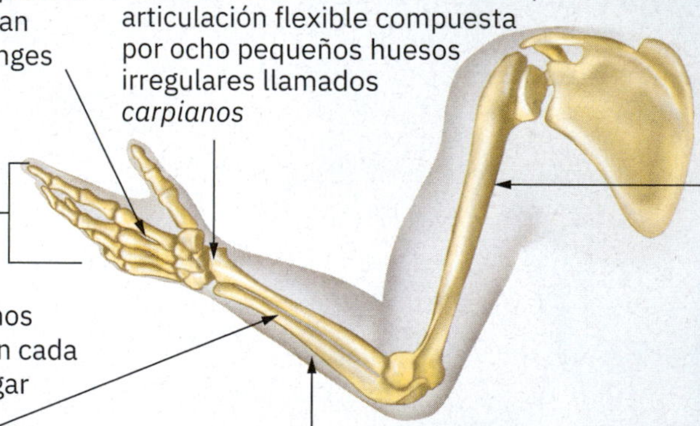

Fig. 2-7 Huesos de la mano y el brazo

? ¿Lo sabía?

Los movimientos repetitivos, tales como flexionar la muñeca en exceso o bloquearla en posición doblada, pueden generar una inflamación dolorosa en el área carpiana. Es necesario mantener la muñeca derecha para prevenir estas lesiones. Comprender la anatomía y la ergonomía le será de utilidad para prevenir esguinces y lesiones a lo largo de su carrera de cosmetología.

Huesos de la pierna, el tobillo y el pie

En la **figura 2-8**, se muestran tres huesos de la pierna.

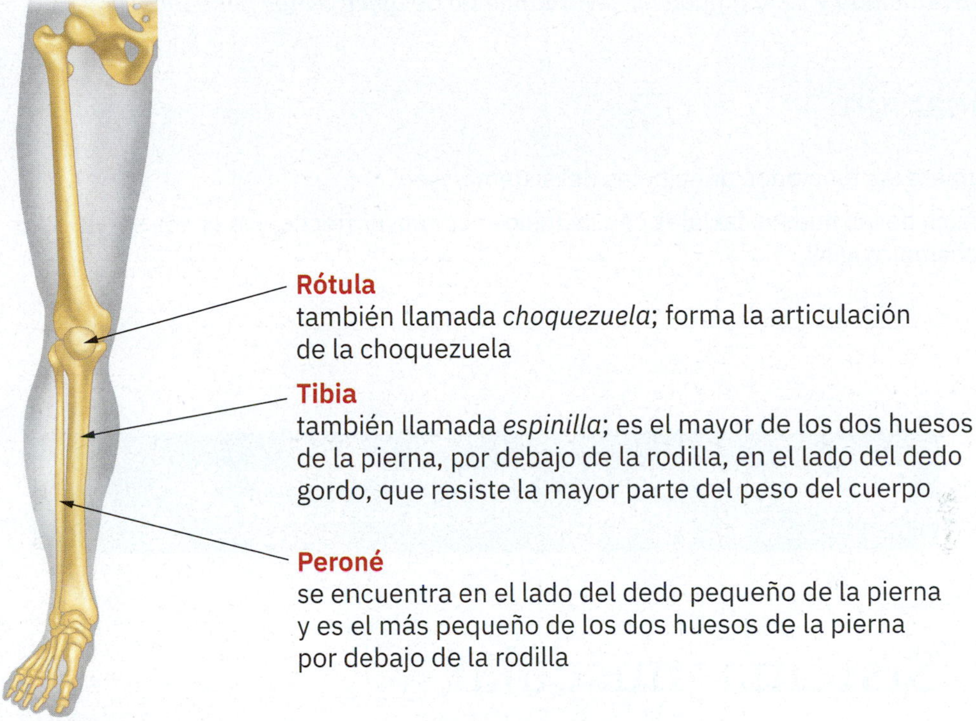

Rótula
también llamada *choquezuela*; forma la articulación de la choquezuela
Tibia
también llamada *espinilla*; es el mayor de los dos huesos de la pierna, por debajo de la rodilla, en el lado del dedo gordo, que resiste la mayor parte del peso del cuerpo
Peroné
se encuentra en el lado del dedo pequeño de la pierna y es el más pequeño de los dos huesos de la pierna por debajo de la rodilla

Fig. 2-8 Huesos de la pierna

La articulación del tobillo está compuesta por tres huesos: la tibia, el peroné y el astrágalo. La articulación del tobillo permite que el pie se mueva hacia arriba y hacia abajo (**figura 2-9**). El pie tiene 26 huesos que, a su vez, se dividen en tres categorías: tarso, metatarso y falanges.

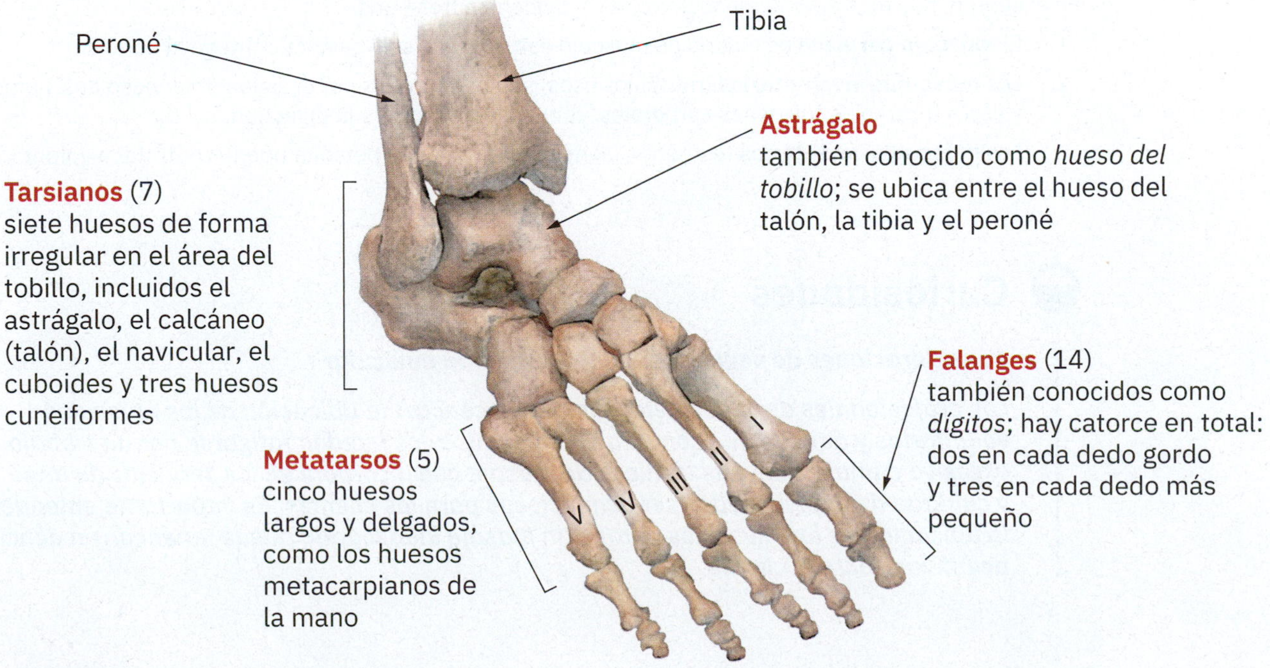

Fig. 2-9 Huesos de tobillo y pie

¿Lo sabía?

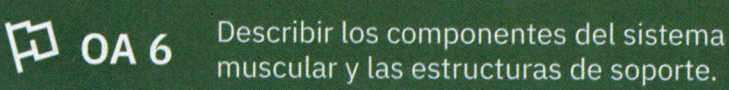

Es posible que un dedo de la mano o del pie conserve cierto rango de movimiento, a pesar de sufrir una quebradura en una falange; sin embargo, es muy posible que la extremidad pierda su habilidad y se le dificulte el levantamiento de objetos muy pequeños.

Verificación

7. Enumere las funciones principales del sistema óseo.
8. ¿Cuáles de los huesos faciales con incluidos con mayor frecuencia en los servicios de cosmetología?

OA 6 Describir los componentes del sistema muscular y las estructuras de soporte.

Sistema muscular

El **sistema muscular** cubre y mantiene el sistema óseo en su lugar y es el encargado de mover varias partes del cuerpo. Los músculos son tejidos fibrosos que pueden estirarse y contraerse en concordancia con los movimientos corporales.

Entre las funciones del sistema muscular se encuentran la movilidad, la circulación, la respiración, la digestión, la estabilidad y la postura. La **miología** es el estudio de la estructura, las funciones y las enfermedades del sistema muscular.

En el cuerpo, hay más de 650 músculos que se dividen en tres tipos.

1. El **músculo cardíaco** es un tipo de músculo estriado que solo se encuentra en el corazón.
2. Los **músculos involuntarios** (músculos lisos) son controlados por el sistema nervioso autónomo y están a cargo de funciones corporales, como la respiración y la digestión.
3. Los **músculos voluntarios** (estriados) son aquellos que una persona puede controlar a voluntad.

Curiosidades

Consideraciones de seguridad sobre el sistema muscular

Los profesionales de la cosmetología deben conocer la ubicación de los músculos voluntarios y aquello que controlan. Estos músculos pueden fatigarse por un trabajo excesivo o una lesión. Las técnicas de masaje que incorpore en los servicios de uñas y cuidado de la piel pueden ser beneficiosas para los clientes. Es importante entender la ubicación de los músculos porque un masaje inadecuado puede tener consecuencias negativas sobre el cliente.

Un músculo está compuesto de tres partes (**figura 2-10**).

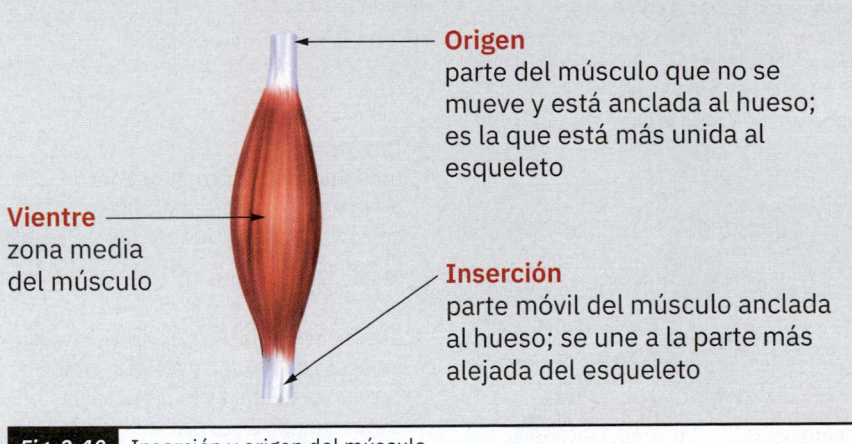

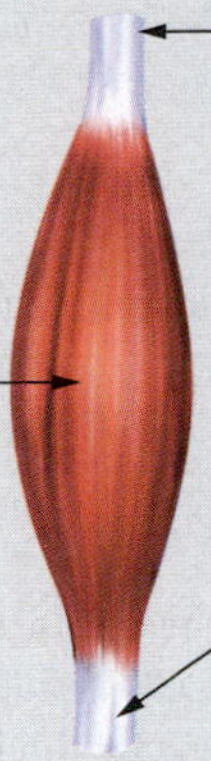

Fig. 2-10 Inserción y origen del músculo

El tejido muscular puede estimularse de las siguientes formas:

- Masaje
- Tratamientos con corriente eléctrica (véase ***Bases para el estándar de Milady*, capítulo 07, Electricidad y seguridad eléctrica**, págs. 192–196)
- Luz infrarroja
- Calor seco (lámparas de calor o cofias calefactoras)
- Calor húmedo (vaporizadores o toallas vaporizadas moderadamente calientes)
- Impulsos nerviosos (por medio del sistema nervioso)
- Sustancias químicas (ciertos ácidos y sales)

Músculos del cuero cabelludo y cuello

En la **figura 2-11**, se presentan los músculos del cuero cabelludo y cuello.

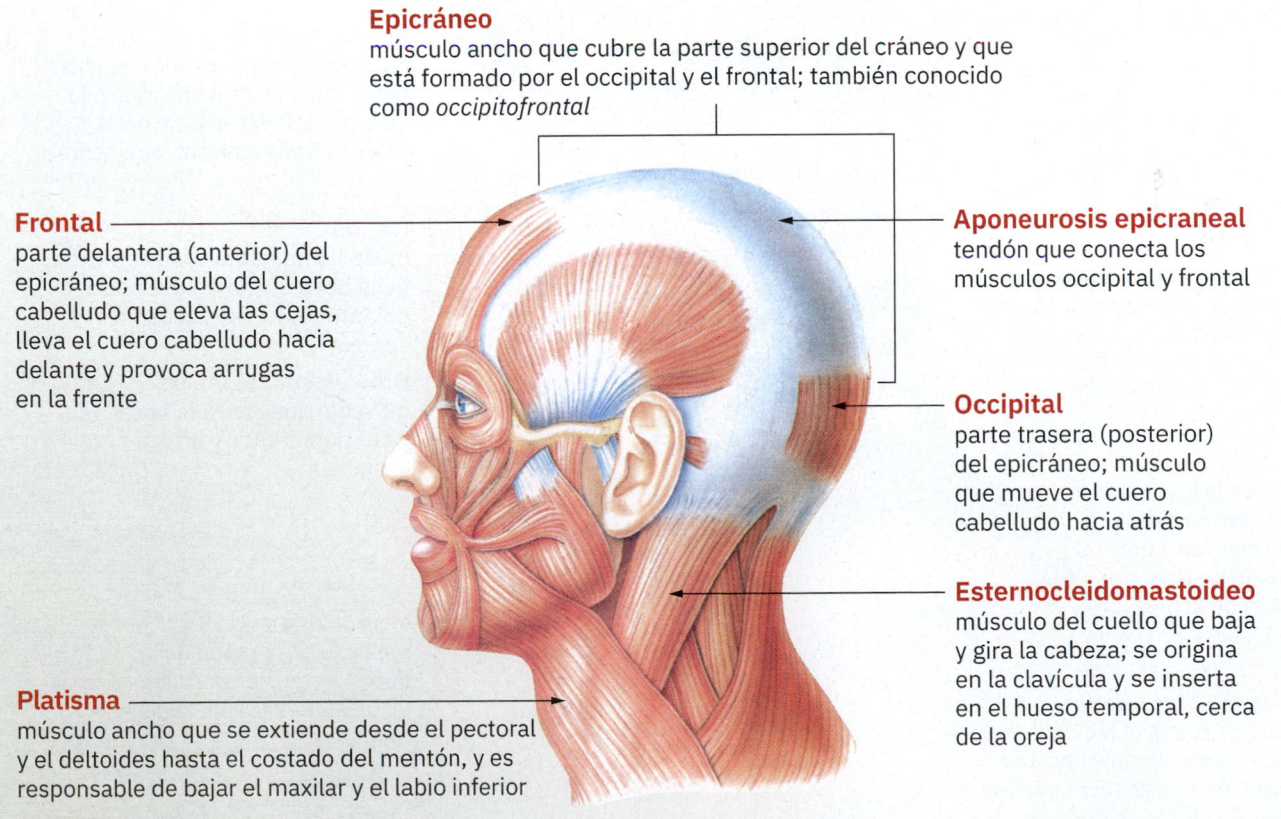

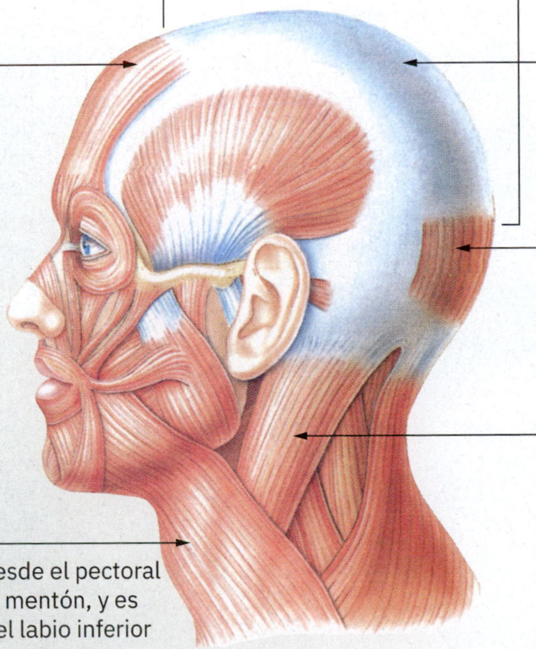

Fig. 2-11 Músculos del cuero cabelludo y cuello

Músculos de la cara, la nariz y la boca

En la **figura 2-12,** se muestran los músculos de la cara, la nariz y la boca.

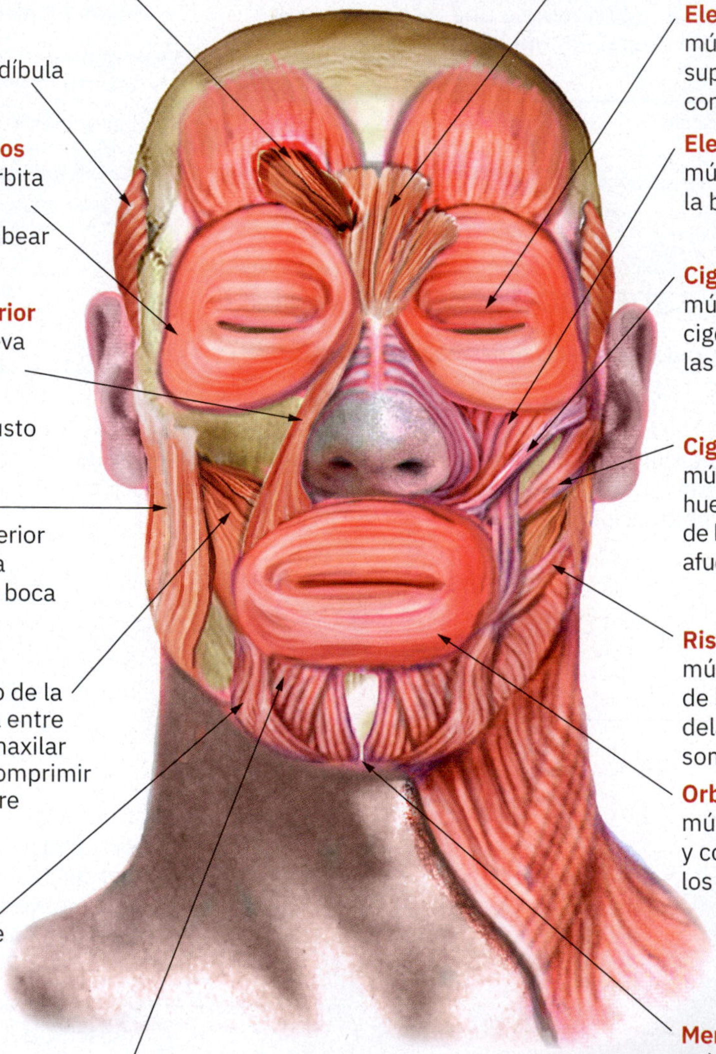

Corrugador
pequeño músculo ubicado entre las cejas, justo debajo del frontal; mueve la ceja hacia abajo y arruga la frente de manera vertical

Temporal
ubicado cerca de la sien que abre y cierra la mandíbula

Orbicular de los párpados
músculo circular de la órbita del ojo que cierra los párpados y ayuda a bombear las lágrimas

Elevador del labio superior
músculo que rodea y eleva el labio superior y dilata las fosas nasales, como cuando se expresa disgusto

Masetero
se origina en la parte inferior del cigomático; mueve la mandíbula y hace que la boca se cierre

Bucinador
músculo plano y delgado de la mejilla que se encuentra entre el maxilar superior y el maxilar inferior, y que permite comprimir las mejillas y expulsar aire entre los labios

Triangularis
músculo en la comisura del labio que se extiende sobre el mentón y tira hacia abajo de las comisuras de la boca al fruncir el ceño

Depresor del labio inferior
músculo que rodea el labio inferior y lo mueve hacia abajo y hacia un lado, como en una gesticulación sarcástica

Prócero
músculo que cubre el puente de la nariz, permite bajar las cejas y fruncir el puente de la nariz

Elevador del labio superior
músculo que rodea y eleva el labio superior y dilata las fosas nasales, como cuando se expresa disgusto

Elevador del ángulo de los labios
músculo que eleva el ángulo de la boca y la desplaza hacia dentro

Cigomático menor
músculo que funciona con el cigomático mayor para realizar las expresiones faciales

Cigomático mayor
músculo que se extiende desde el hueso cigomático hasta el ángulo de la boca; dirige el labio hacia afuera y hacia arriba al reír o sonreír

Risorio
músculo presente en la comisura de la boca que la mueve hacia delante y hacia atrás, como al sonreír

Orbicular de los labios
músculo que rodea la boca y contrae, frunce y arruga los labios

Mentoniano
músculo en la punta del mentón que eleva el labio inferior, además de levantar y fruncir la piel del mentón

Fig. 2-12 Músculos de la cara, la nariz y la boca

? ¿Lo sabía?

Entre el 40 % y 50 % del peso corporal está en los músculos, y en la cara hay más de 30 músculos. Estos músculos controlan las expresiones faciales y los movimientos necesarios, como la ***masticación****, que es el término médico para masticar. Los principales músculos involucrados en la masticación son el temporal y el masetero.*

Músculos del hombro y el brazo

Existen tres músculos principales en el hombro y la parte superior del brazo llamados bíceps, deltoides y tríceps (**figura 2-13**). Al ejercer la cosmetología, la región en la que más se concentrará y que más utilizará es el antebrazo, el cual tiene una serie de músculos y tendones fuertes.

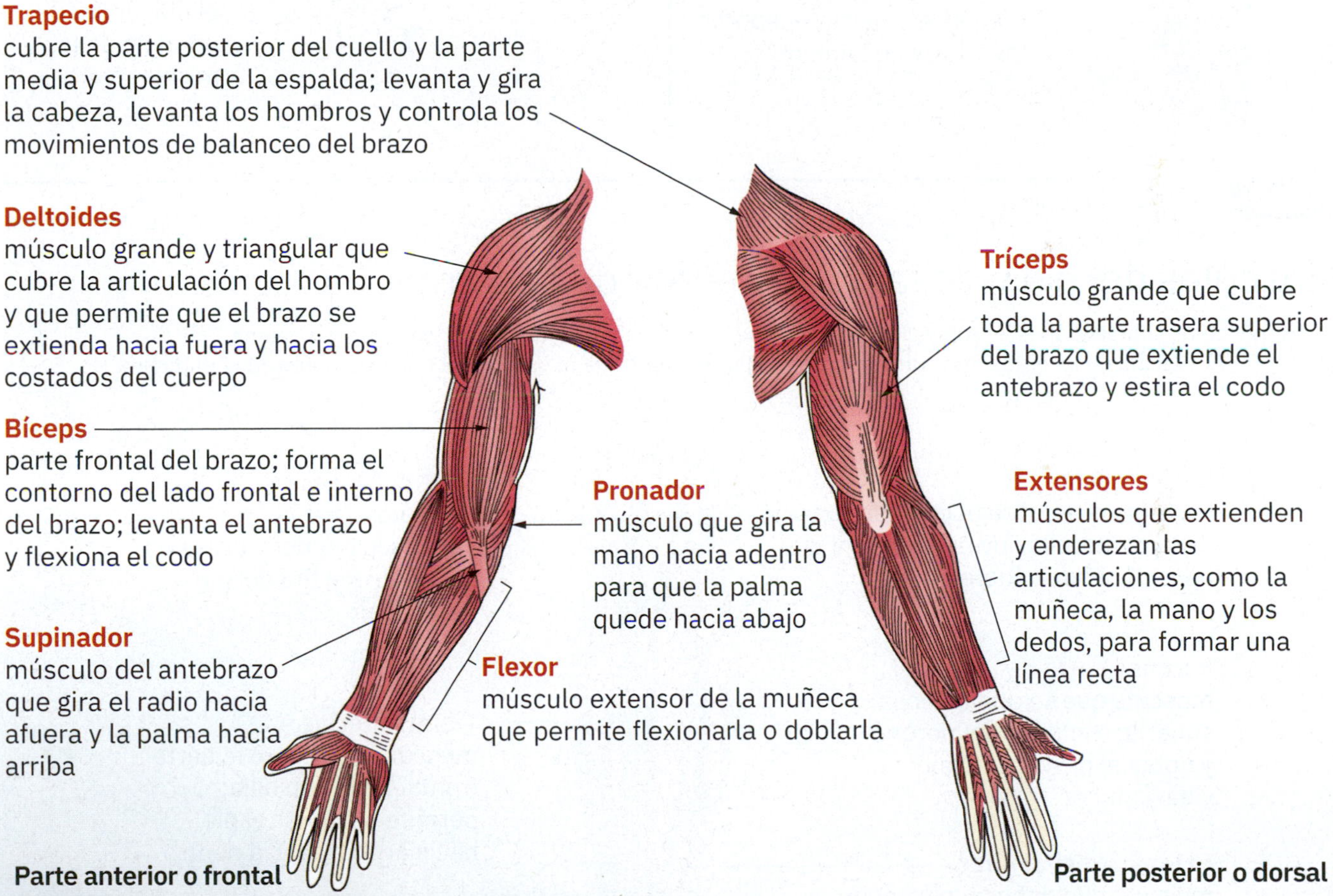

Trapecio
cubre la parte posterior del cuello y la parte media y superior de la espalda; levanta y gira la cabeza, levanta los hombros y controla los movimientos de balanceo del brazo
Deltoides
músculo grande y triangular que cubre la articulación del hombro y que permite que el brazo se extienda hacia fuera y hacia los costados del cuerpo
Bíceps
parte frontal del brazo; forma el contorno del lado frontal e interno del brazo; levanta el antebrazo y flexiona el codo
Supinador
músculo del antebrazo que gira el radio hacia afuera y la palma hacia arriba
Pronador
músculo que gira la mano hacia adentro para que la palma quede hacia abajo
Flexor
músculo extensor de la muñeca que permite flexionarla o doblarla
Tríceps
músculo grande que cubre toda la parte trasera superior del brazo que extiende el antebrazo y estira el codo
Extensores
músculos que extienden y enderezan las articulaciones, como la muñeca, la mano y los dedos, para formar una línea recta
Parte anterior o frontal
Parte posterior o dorsal

Fig. 2-13 Músculos anterior y posterior del hombro y brazo

? ¿Lo sabía?

Los términos específicos son útiles para describir la ubicación de un músculo:

- *Anterior: al frente*
- *Posterior: detrás o en la parte trasera*
- *Superior: arriba*
- *Inferior: abajo*

Músculos de la mano

La mano es una de las partes más complejas del cuerpo. Está compuesta por numerosos músculos pequeños que se superponen de una articulación a otra y brindan flexibilidad y fuerza para abrir y cerrar la mano y los dedos. En la **figura 2-14**, se muestran músculos importantes.

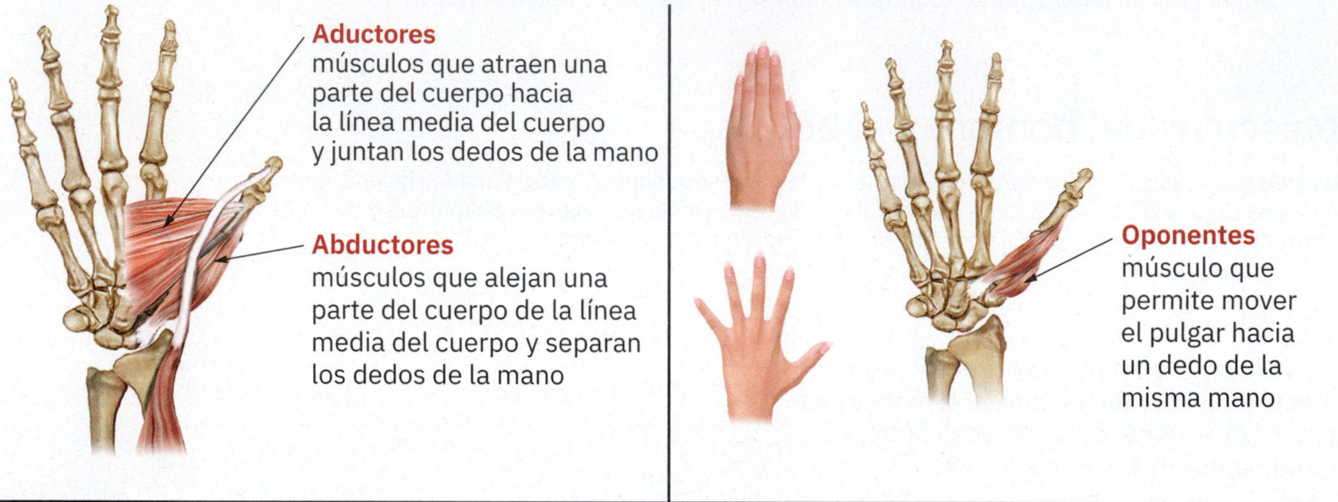

Aductores
músculos que atraen una parte del cuerpo hacia la línea media del cuerpo y juntan los dedos de la mano
Abductores
músculos que alejan una parte del cuerpo de la línea media del cuerpo y separan los dedos de la mano
Oponentes
músculo que permite mover el pulgar hacia un dedo de la misma mano

Fig. 2-14 Músculos de la mano

Músculos del pie y de la parte inferior de la pierna

Estos músculos son pequeños y proporcionan el soporte y la amortiguación adecuados al pie y la pierna (**figura 2–15**). Es útil conocer los músculos del pie y la parte inferior de la pierna a la hora de realizar una pedicura.

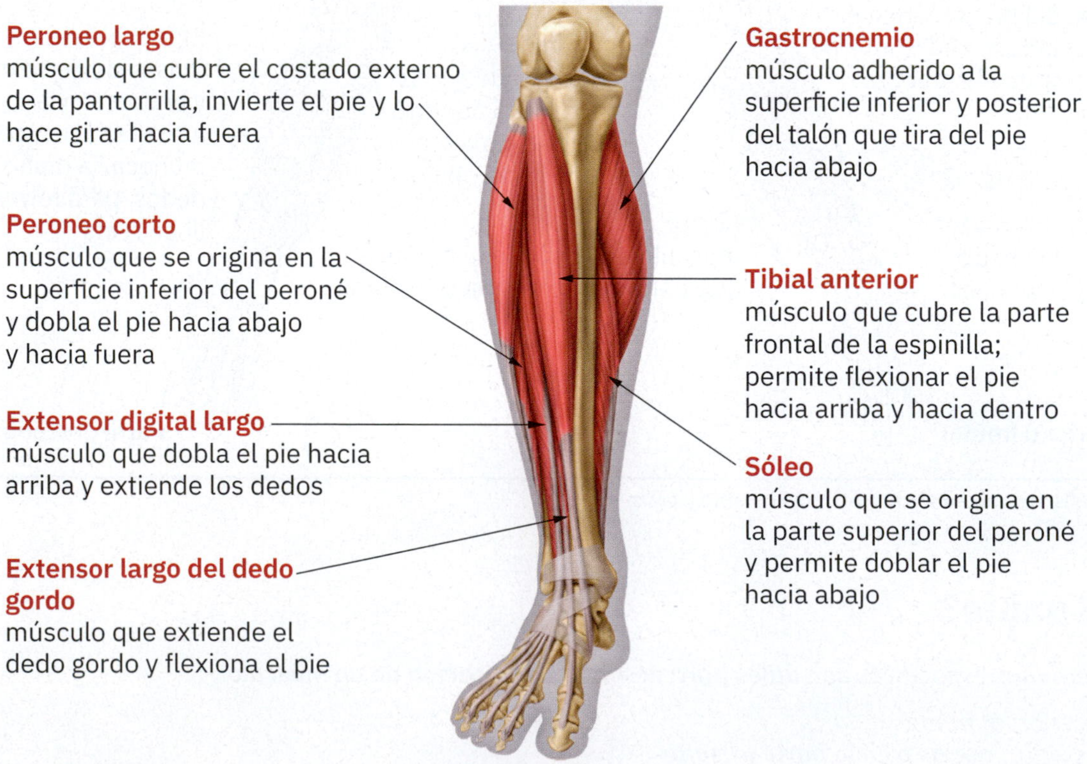

Peroneo largo
músculo que cubre el costado externo de la pantorrilla, invierte el pie y lo hace girar hacia fuera
Peroneo corto
músculo que se origina en la superficie inferior del peroné y dobla el pie hacia abajo y hacia fuera
Extensor digital largo
músculo que dobla el pie hacia arriba y extiende los dedos
Extensor largo del dedo gordo
músculo que extiende el dedo gordo y flexiona el pie
Gastrocnemio
músculo adherido a la superficie inferior y posterior del talón que tira del pie hacia abajo
Tibial anterior
músculo que cubre la parte frontal de la espinilla; permite flexionar el pie hacia arriba y hacia dentro
Sóleo
músculo que se origina en la parte superior del peroné y permite doblar el pie hacia abajo

Fig. 2-15 Músculos de la parte inferior de la pierna

En la **figura 2-16**, se presentan los músculos del pie.

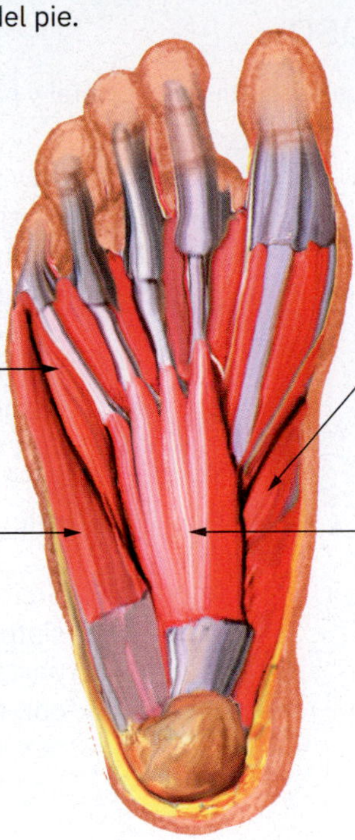

Flexor propio del meñique músculo del pie que mueve el dedo meñique
Abductor propio del meñique músculo del pie que permite que el dedo pequeño se flexione y se mueva
Abductor del dedo gordo músculo del pie que separa el dedo grande de los demás dedos del pie
Flexor digital corto músculo que mueve los dedos del pie y ayuda a conservar el equilibrio al caminar y al estar de pie

Fig. 2-16 Músculos del pie (planta)

¡Atención!

Masajear los músculos de forma correcta puede beneficiar y relajar mucho a la persona. Sin embargo, un masaje inadecuado puede provocar dolor residual, inflamación de los nervios y otros efectos negativos. La presión de masaje debe dirigirse desde el área de inserción hasta el origen.

Verificación

9. Enumere las funciones básicas del sistema muscular.
10. ¿Por qué es necesario que los profesionales de la cosmetología tengan conocimientos sobre los músculos voluntarios?
11. ¿Cuál es la dirección adecuada en la que se debe orientar el masaje?
12. ¿Cuál es la diferencia entre los músculos estriados y los lisos?

OA 7 Explicar las divisiones y funciones del sistema nervioso.

Sistema nervioso

El **sistema nervioso** es un sistema del cuerpo bien organizado compuesto por el cerebro, la médula espinal y los nervios. Controla y coordina todos los demás sistemas del cuerpo. La **neurología** es el estudio de la estructura, la función y las patologías del sistema nervioso.

Divisiones del sistema nervioso

El sistema nervioso tiene tres subdivisiones principales: autónomo, central y periférico (**figura 2-17**).

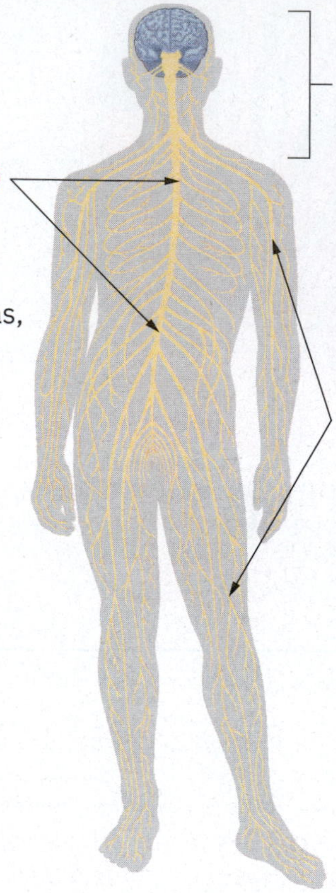

Sistema nervioso central (SNC)
controla las acciones musculares voluntarias y está formado por el cerebro, la médula espinal, los nervios espinales y los nervios craneales; permite saborear, oler, ver, oír, pensar, respirar, moverse, correr, dormir, recordar, cantar, reír y escribir
Sistema nervioso autónomo (SNA)
parte del sistema nervioso que controla la acción muscular involuntaria y regula la acción de los músculos lisos, las glándulas, los vasos sanguíneos, el corazón y la respiración
Sistema nervioso periférico
sistema de nervios que conecta las partes periféricas (externas) del cuerpo con el sistema nervioso central; tiene nervios sensoriales y motores, y lleva impulsos hacia y desde el SNC

Fig. 2-17 Divisiones del sistema nervioso

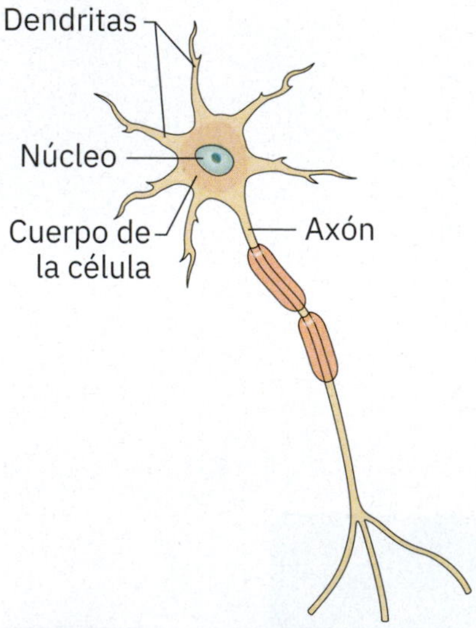

Fig. 2-18 Una neurona o célula nerviosa

El cerebro y la médula espinal

El **cerebro** es uno de los órganos más complejos. Controla todas las funciones del cuerpo humano. El cráneo tiene como función proteger el cerebro.

La **médula espinal** es la parte del sistema nervioso central que se origina en el cerebro y se extiende hasta la parte inferior de la columna vertebral. Se encuentra protegida por la columna vertebral. Hay 31 pares de nervios espinales que se extienden desde la médula espinal hacia los músculos, los órganos y la piel.

Nervios

Los **nervios** son manojos blanquecinos de fibras nerviosas que transmiten impulsos. Se originan en el cerebro y la médula espinal, y se ramifican por todas las partes del cuerpo (**figura 2-18**).

? ¿Lo sabía?

¿Alguna vez se le entumeció el dedo meñique por estar apoyado en el codo? Esto se debe a una inflamación localizada alrededor del nervio cubital, a menudo llamado el hueso de la risa, que corre a lo largo de la parte inferior del codo. Al golpearse el codo, el impulso del nervio cubital provoca esa "rara" sensación de hormigueo.

Existen dos tipos de nervios:

1. Los **nervios sensoriales**, también conocidos como *nervios aferentes*, son los encargados de llevar mensajes provenientes de los órganos de los sentidos (calor, frío, imágenes, sonidos, olores, sabores) al cerebro y la médula espinal. Las terminaciones nerviosas (receptores) se sitúan cerca de la superficie de la piel y transmiten impulsos al cerebro y de vuelta a los músculos a través de los nervios motores, lo que provoca el movimiento.
2. Los **nervios motores**, también denominados *nervios eferentes*, envían impulsos desde el cerebro hacia los músculos y las glándulas. Estos impulsos transmitidos son los que producen movimientos.

Se denomina reflejo a la forma más simple de actividad nerviosa en la que participan un nervio sensorial y uno motor. Un acto **reflejo** a un estímulo externo, por ejemplo, es una reacción automática que implica la transmisión de un impulso que proviene de un receptor sensorial a lo largo del nervio sensorial hasta la médula espinal. Como respuesta, se envía un impulso que recorre la neurona motora hasta llegar a un músculo, lo que genera una reacción (por ejemplo, retirar con rapidez la mano de un objeto caliente).

Curiosidades

Consideraciones de seguridad sobre el sistema nervioso

Comprender el funcionamiento de los nervios le ayudará a realizar de una manera más competente y segura los lavados con champús, los masajes y los servicios faciales y de uñas. El sistema nervioso es el sistema de mensajería del cuerpo, ciertas enfermedades pueden interrumpir los mensajes e impulsos. Por ejemplo, los nervios de la piel del cliente le indicarán al cerebro el nivel de comodidad que siente ante cierta temperatura y presión.

La diabetes no controlada, una enfermedad influenciada por la producción de insulina, afecta a los nervios, la visión y el sistema inmunológico, entre otros. Una persona con diabetes puede padecer neuropatía y pérdida de sensibilidad en las extremidades. Si realiza un tratamiento de pedicura a una persona con diabetes y el agua está demasiado caliente, es posible que no sienta la quemazón y no pueda advertirle a usted al respecto. Considere modificar el servicio, puede realizar una pedicura sin dar el masaje para piernas o sin agua para no remojar los pies. Es importante que los clientes le comuniquen cualquier enfermedad crónica que tengan antes de la realización del servicio para que se puedan tomar las precauciones necesarias y realizar las modificaciones que hagan falta.

Actividad

El funcionamiento de los nervios

Hay terminaciones nerviosas sensoriales en todo el cuerpo. Pellizque con delicadeza una pequeña porción de piel de su brazo. La leve presión que siente son las terminaciones nerviosas sensoriales que envían un mensaje del brazo al cerebro que indica que algo sucede en el brazo.

Verificación

13. Nombre y describa los dos tipos de nervios principales y la función que cumplen.

OA 8 Mencionar las funciones de los componentes del sistema circulatorio.

Sistema circulatorio

El **sistema circulatorio**, también denominado *sistema cardiovascular* o *vascular*, controla la circulación continua de la sangre a través del cuerpo por medio del corazón y de los vasos sanguíneos. Está formado por el corazón, las arterias, las venas y los capilares que distribuyen la sangre por todo el cuerpo.

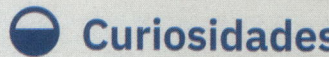

Curiosidades

Consideraciones de seguridad sobre el sistema circulatorio

El sistema circulatorio tiene un enorme rol en la nutrición, la oxigenación y la limpieza de todos los sistemas a nivel celular. Además, ayuda a regular la temperatura corporal. Los problemas de circulación pueden contribuir a una curación más lenta o enfriar las manos y los pies. Es importante tenerlos en cuenta porque pueden representar una contraindicación para algunos servicios. Una caída repentina de la presión arterial puede provocar un desmayo, por lo que es ideal presionar ciertas áreas de la garganta y las cavidades nasales con un toque ligero. Después de un servicio, ayude a los clientes a ponerse de pie para que no se levanten demasiado rápido.

Durante la consulta, tome nota de cualquier enfermedad que su cliente haya mencionado para poder considerar precauciones y modificaciones en caso de que dicha enfermedad esté contraindicada para un masaje. Algunos ejemplos son enfermedades circulatorias, diabetes, enfermedad arterial periférica (EAP), artritis y presión arterial alta. Algunos clientes pueden tener problemas de circulación o pérdida de sensibilidad en los pies o las piernas, por lo que se podría omitir el masaje profundo en la parte inferior de las piernas. Si su cliente no ha hablado de masajes con el médico, recomiéndele que lo haga.

Muchos clientes que sufren de presión arterial alta (hipertensión), diabetes o enfermedades circulatorias pueden realizarse masajes en manos o brazos sin preocupaciones, en especial si la enfermedad está estabilizada y en tratamiento médico. Sin embargo, los masajes en manos o brazos están contraindicados para clientes que padecen de hipertensión grave no controlada. Evite aplicar técnicas de masaje que sean vigorosas o fuertes en clientes con artritis.

Si debe decidir dar o no un masaje a una persona que tiene una enfermedad, hágalo con cautela. Si tiene dudas, no incluya el masaje como parte del servicio.

El corazón

El **corazón** es un órgano muscular en forma de cono que mantiene la sangre en movimiento dentro del sistema circulatorio.

Desde el momento en que la sangre sale del corazón, se mantiene en constante circulación. Recorre todo el cuerpo para suministrar nutrientes y oxígeno, y traslada los productos de desecho a los órganos encargados de filtrarlos (riñones, hígado, pulmones). El corazón de un adulto late unas 30 millones de veces al año y bombea cerca de 15.000 litros (4.000 galones) de sangre por día. Los dos sistemas de circulación son el pulmonar y el sistémico (**figura 2-19**).

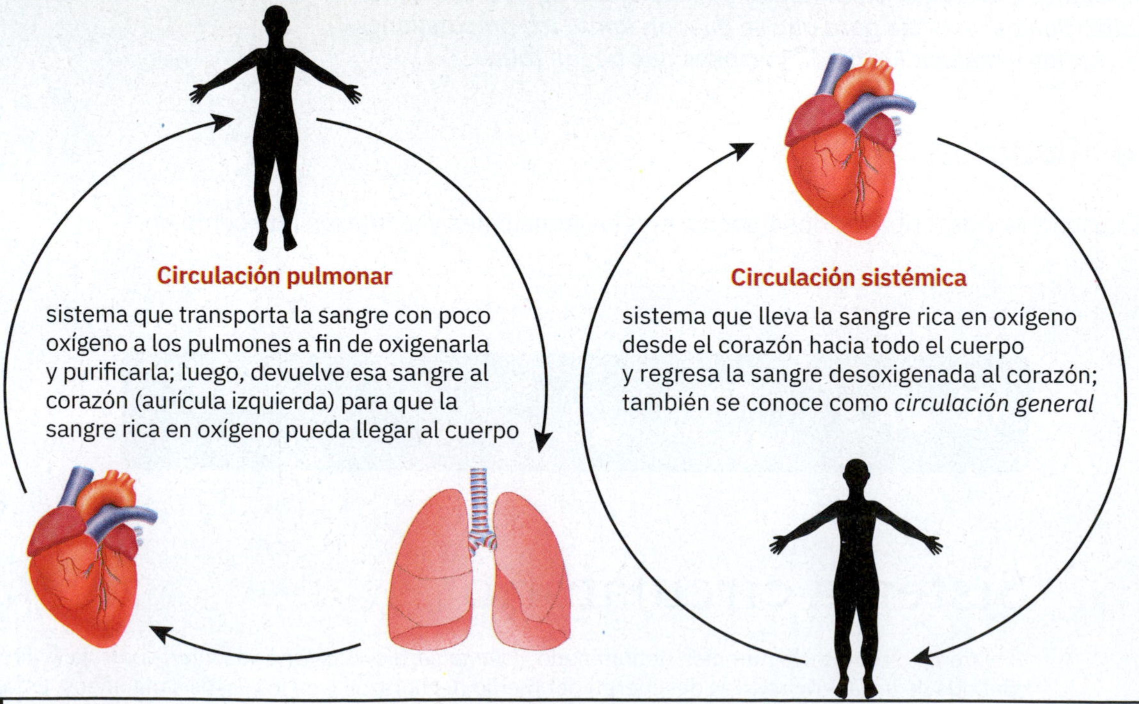

Circulación pulmonar
sistema que transporta la sangre con poco oxígeno a los pulmones a fin de oxigenarla y purificarla; luego, devuelve esa sangre al corazón (aurícula izquierda) para que la sangre rica en oxígeno pueda llegar al cuerpo
Circulación sistémica
sistema que lleva la sangre rica en oxígeno desde el corazón hacia todo el cuerpo y regresa la sangre desoxigenada al corazón; también se conoce como *circulación general*

Fig. 2-19 Flujo sanguíneo a través del corazón

Vasos sanguíneos

Los **vasos sanguíneos** son estructuras en forma de tubo que hacen circular la sangre por todo el cuerpo. En la **figura 2-20**, se muestran los diferentes tipos de vasos sanguíneos y sus funciones específicas.

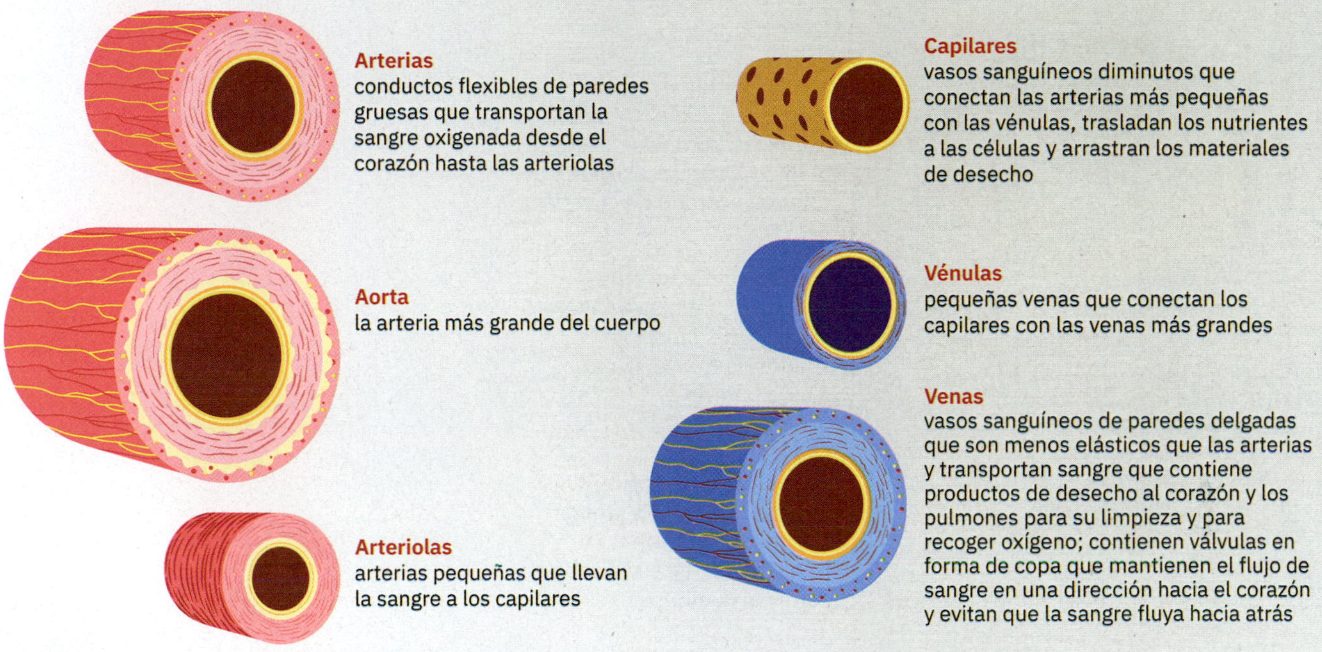
Arterias
conductos flexibles de paredes gruesas que transportan la sangre oxigenada desde el corazón hasta las arteriolas
Aorta
la arteria más grande del cuerpo
Arteriolas
arterias pequeñas que llevan la sangre a los capilares
Capilares
vasos sanguíneos diminutos que conectan las arterias más pequeñas con las vénulas, trasladan los nutrientes a las células y arrastran los materiales de desecho
Vénulas
pequeñas venas que conectan los capilares con las venas más grandes
Venas
vasos sanguíneos de paredes delgadas que son menos elásticos que las arterias y transportan sangre que contiene productos de desecho al corazón y los pulmones para su limpieza y para recoger oxígeno; contienen válvulas en forma de copa que mantienen el flujo de sangre en una dirección hacia el corazón y evitan que la sangre fluya hacia atrás

Fig. 2-20 Vasos sanguíneos

La sangre

La **sangre** es un líquido que se traslada por el sistema circulatorio para suministrar oxígeno y nutrientes a las células y los tejidos, y para eliminar el dióxido de carbono y los desechos de estos.

La sangre realiza las siguientes funciones esenciales:

- Transportar agua, oxígeno y alimento a todas las células y los tejidos.
- Transportar el dióxido de carbono y los desechos que son eliminados por los pulmones, la piel, los riñones y el intestino grueso.
- Ayudar a equilibrar la temperatura corporal.
- Trabajar con el sistema inmunológico para proteger el cuerpo de toxinas y bacterias perjudiciales.
- Sellar las pérdidas en vasos sanguíneos lesionados mediante la generación de coágulos, lo que evita una mayor pérdida de sangre.

? ¿Lo sabía?

Cerca del 80 % de la sangre es agua. En verdad, el cuerpo humano contiene solo entre 4 y 5 litros (8 y 10 pintas) de sangre.

Arterias de la cabeza, el rostro y el cuello

Es importante conocer las arterias prominentes que subyacen en estas áreas cuando deba realizar servicios, como movimientos de masaje y afeitado (si está permitido en su país). En la **figura 2-21**, se ilustran las arterias de la cabeza, el rostro y el cuello.

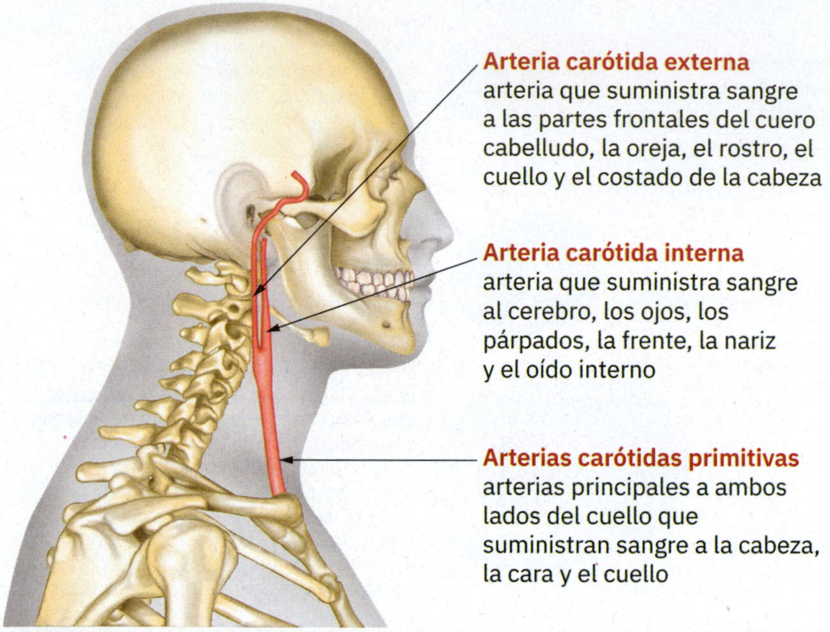

Arteria carótida externa
arteria que suministra sangre a las partes frontales del cuero cabelludo, la oreja, el rostro, el cuello y el costado de la cabeza
Arteria carótida interna
arteria que suministra sangre al cerebro, los ojos, los párpados, la frente, la nariz y el oído interno
Arterias carótidas primitivas
arterias principales a ambos lados del cuello que suministran sangre a la cabeza, la cara y el cuello

Fig. 2-21 Arterias de la cabeza, el rostro y el cuello

Venas de la cabeza, el rostro y el cuello

La sangre que regresa desde la cabeza, el rostro y el cuello hacia el corazón fluye por dos venas principales que se encuentran a ambos lados del cuello (**figura 2-22**). Las venas más importantes del rostro y cuello son paralelas a las arterias y tienen los mismos nombres que ellas. Conocer su ubicación es útil para aplicar movimientos de masaje, ubicar puntos motores y realizar tratamientos en el cuero cabelludo.

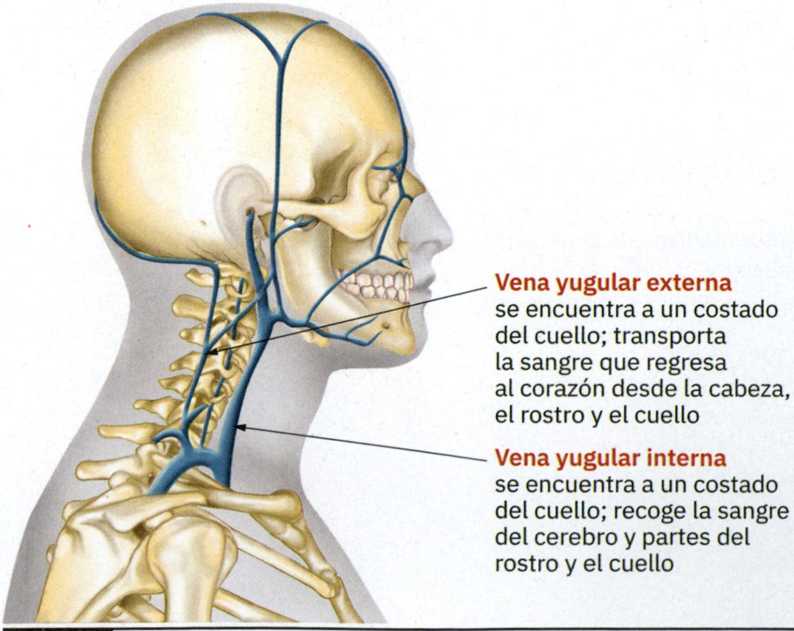

Vena yugular externa
se encuentra a un costado del cuello; transporta la sangre que regresa al corazón desde la cabeza, el rostro y el cuello
Vena yugular interna
se encuentra a un costado del cuello; recoge la sangre del cerebro y partes del rostro y el cuello

Fig. 2-22 Venas de la cabeza, el rostro y el cuello

Verificación

14. Nombre y describa en pocas palabras los seis tipos (venosos y arteriales) de vasos sanguíneos.

OA 9 Describir la función del sistema linfático.

Sistema linfático

El **sistema linfático** es una parte importante del sistema inmunológico, que ayuda a combatir las infecciones. Comprende la linfa, los ganglios linfáticos, el timo, el bazo y los vasos linfáticos (**figura 2-23**).

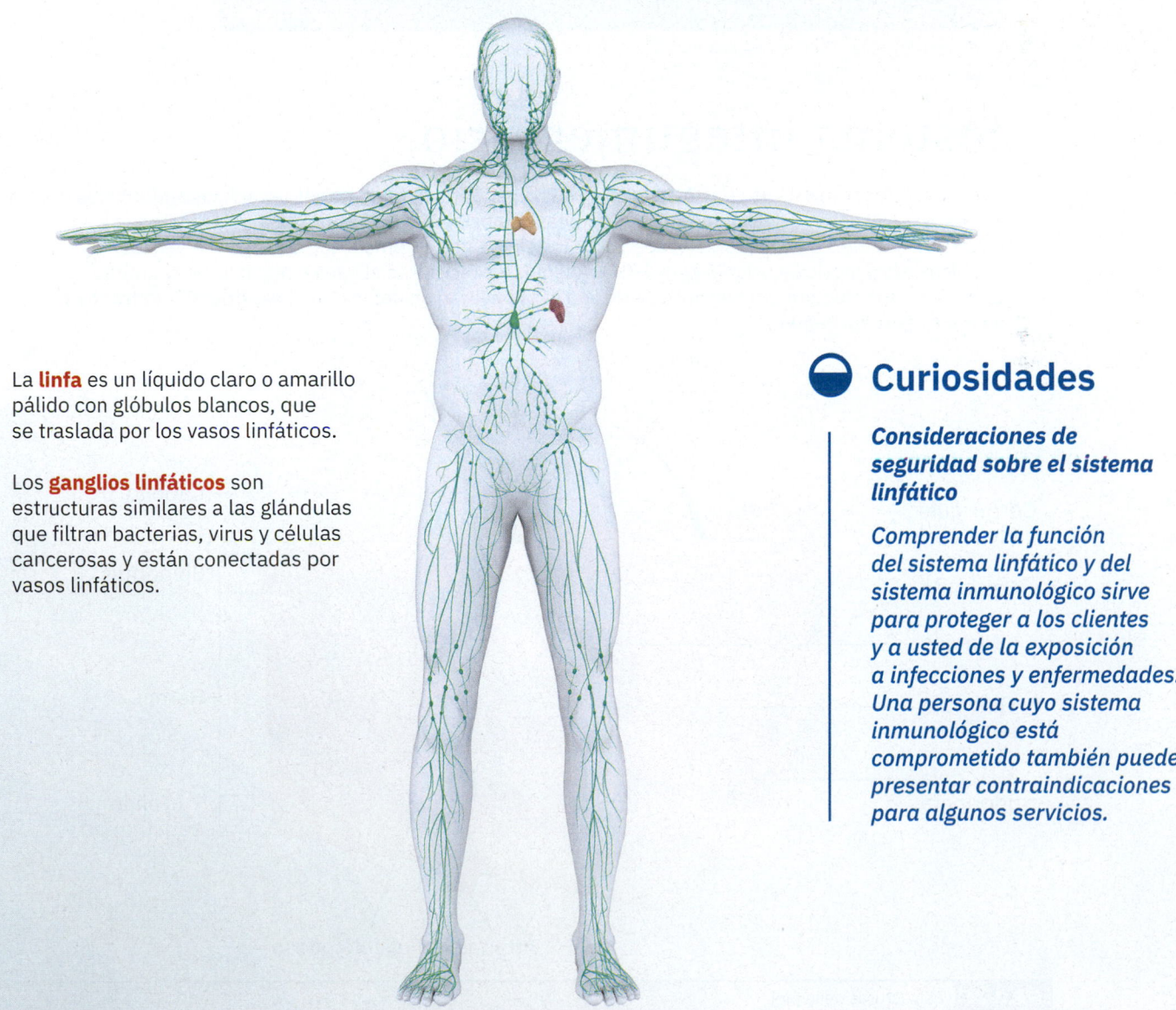

La **linfa** es un líquido claro o amarillo pálido con glóbulos blancos, que se traslada por los vasos linfáticos.

Los **ganglios linfáticos** son estructuras similares a las glándulas que filtran bacterias, virus y células cancerosas y están conectadas por vasos linfáticos.

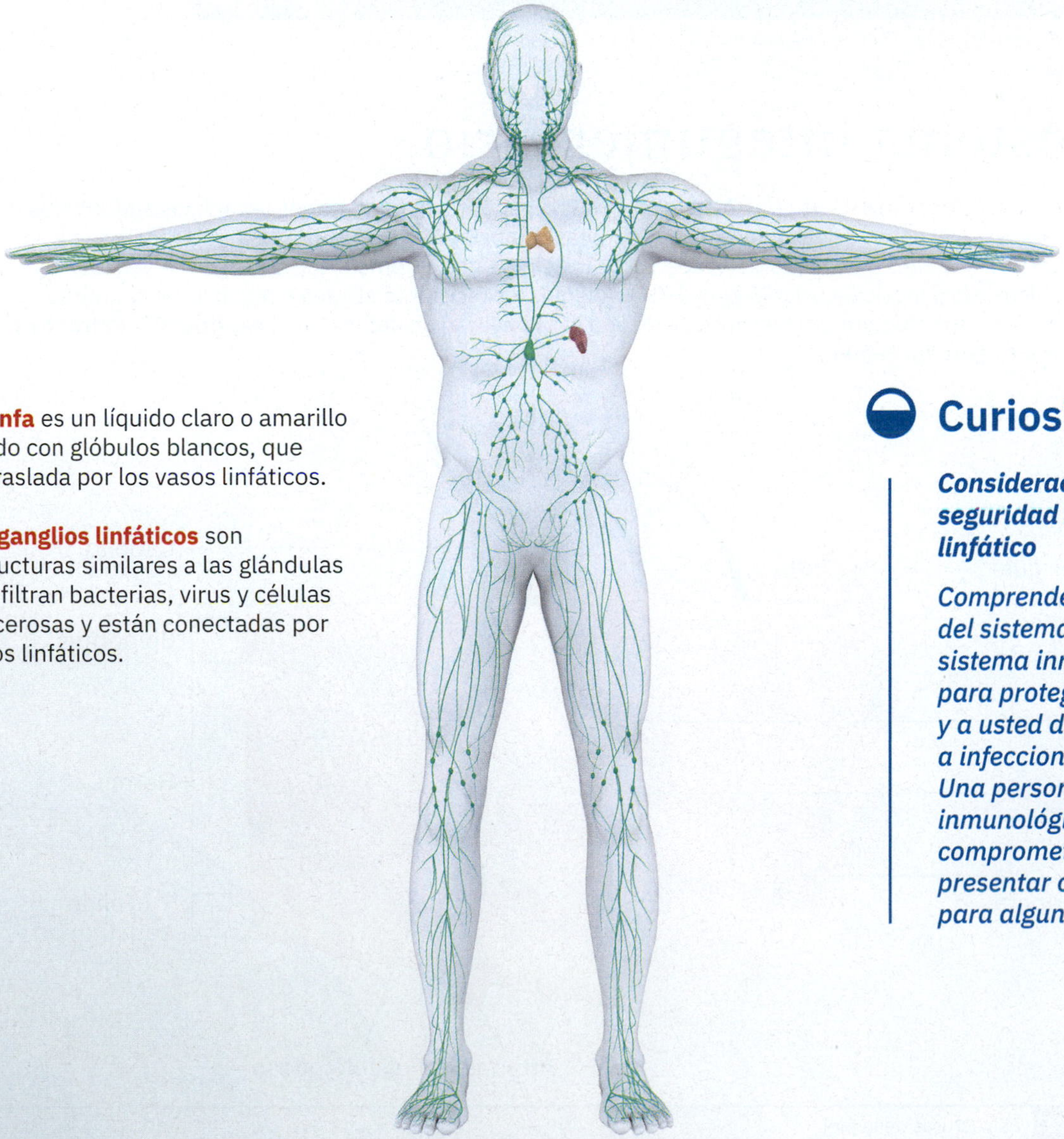

Fig. 2-23 Sistema linfático

Curiosidades

Consideraciones de seguridad sobre el sistema linfático

Comprender la función del sistema linfático y del sistema inmunológico sirve para proteger a los clientes y a usted de la exposición a infecciones y enfermedades. Una persona cuyo sistema inmunológico está comprometido también puede presentar contraindicaciones para algunos servicios.

Las funciones principales del sistema linfático son las siguientes:

- transportar nutrientes desde la sangre hacia las células del cuerpo
- defender al organismo de toxinas y bacterias, y eliminar los restos que deja una infección, como pus o tejido muerto
- retirar los desechos de las células del cuerpo hacia la sangre
- proporcionar un ambiente líquido que sea adecuado para las células.

Verificación

15. ¿Cuáles son las funciones principales del sistema linfático?

OA 10 Explicar la función del sistema integumentario.

Sistema integumentario

El **sistema integumentario** consta de la piel y sus órganos complementarios (glándulas sudoríparas y sebáceas, receptores sensoriales, cabello y uñas). La palabra *integumento* hace referencia a una cobertura natural. La piel protege el cuerpo de los elementos externos, como los gérmenes, los químicos y la exposición solar (**figura 2-24**). Además, es resistente al agua y regula la temperatura corporal. (La estructura y el crecimiento de la piel se analizan en detalle en el **capítulo 03, Estructura y crecimiento de la piel**).

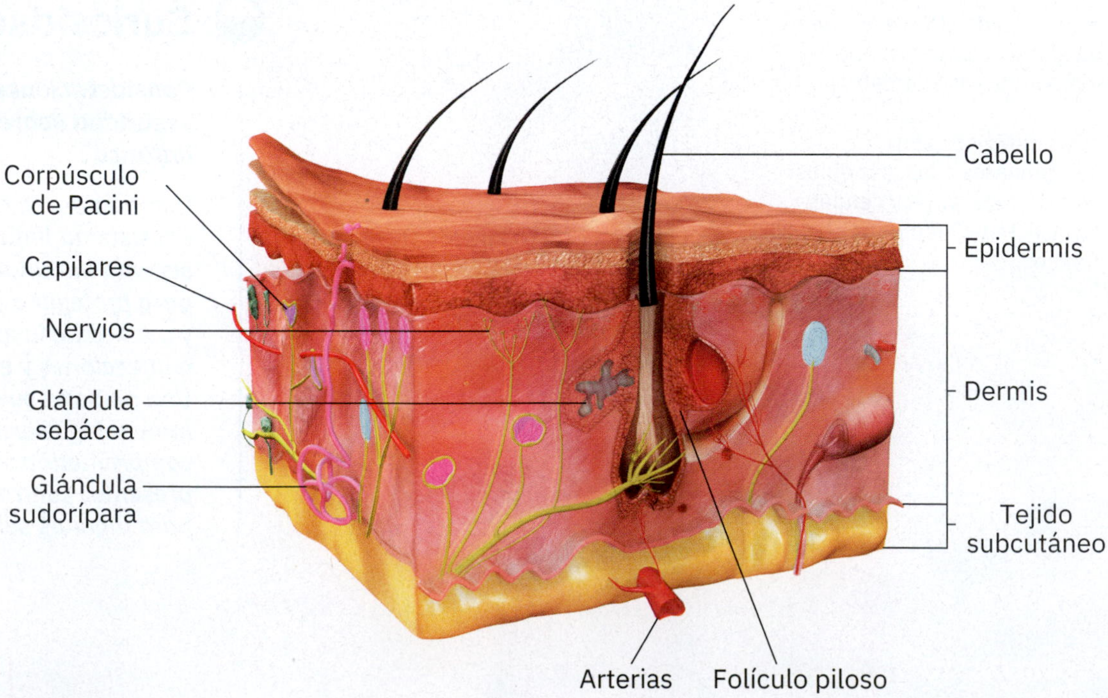

Fig. 2-24 Estructuras de la piel

Curiosidades

Consideraciones de seguridad sobre el sistema integumentario

La piel es el órgano más grande del cuerpo, por lo que es importante comprender sus funciones y por qué es esencial para la salud integral. Por ejemplo, el aspecto de la piel del cliente puede ser indicio de trastornos que son contraindicaciones para algunos servicios.

Verificación

16. ¿Cuáles son las funciones principales del sistema integumentario?

OA 11 Resumir los órganos del sistema endocrino y sus funciones

Sistema endocrino

El **sistema endocrino** se trata de un grupo de glándulas especializadas que controlan el crecimiento, el desarrollo, la reproducción y la salud de todo el cuerpo. Las **glándulas** producen y liberan sustancias que realizan una función específica en el cuerpo.

Existen dos tipos principales de glándulas:

1. Las **glándulas endócrinas**, también conocidas como *glándulas sin conductos,* incluyen las glándulas pituitaria, tiroides y suprarrenales, y liberan hormonas de forma directa en el torrente sanguíneo.
2. Las **glándulas exocrinas**, también conocidas como *glándulas con conducto,* incluyen, entre otras, las glándulas sudoríparas y las sebáceas, y producen una sustancia que viaja a través de pequeños conductos en forma de tubo.

Las glándulas endocrinas y las hormonas que segregan influyen de forma considerable en el cuerpo (**figura 2-25**). Las **hormonas** son sustancias químicas como la insulina, la adrenalina y el estrógeno que estimulan las actividades del cuerpo. Las hormonas influyen en el bienestar de todo el cuerpo. Los cambios en el crecimiento o caída del cabello pueden indicar la presencia de un desequilibrio en el sistema endocrino.

Curiosidades

¿Por qué es importante el sistema endocrino?

El desequilibrio hormonal puede causar cambios en el cuero cabelludo, la piel y las uñas, además de afectar el crecimiento del cabello, la producción de aceite y melanina, y la sensibilidad de la piel, todos síntomas que podrían representar una contraindicación para algunos servicios. Por ejemplo, una persona con diabetes puede tener neuropatía y pérdida de sensibilidad en las extremidades, lo que le impide sentir si ciertas temperaturas le queman la piel.

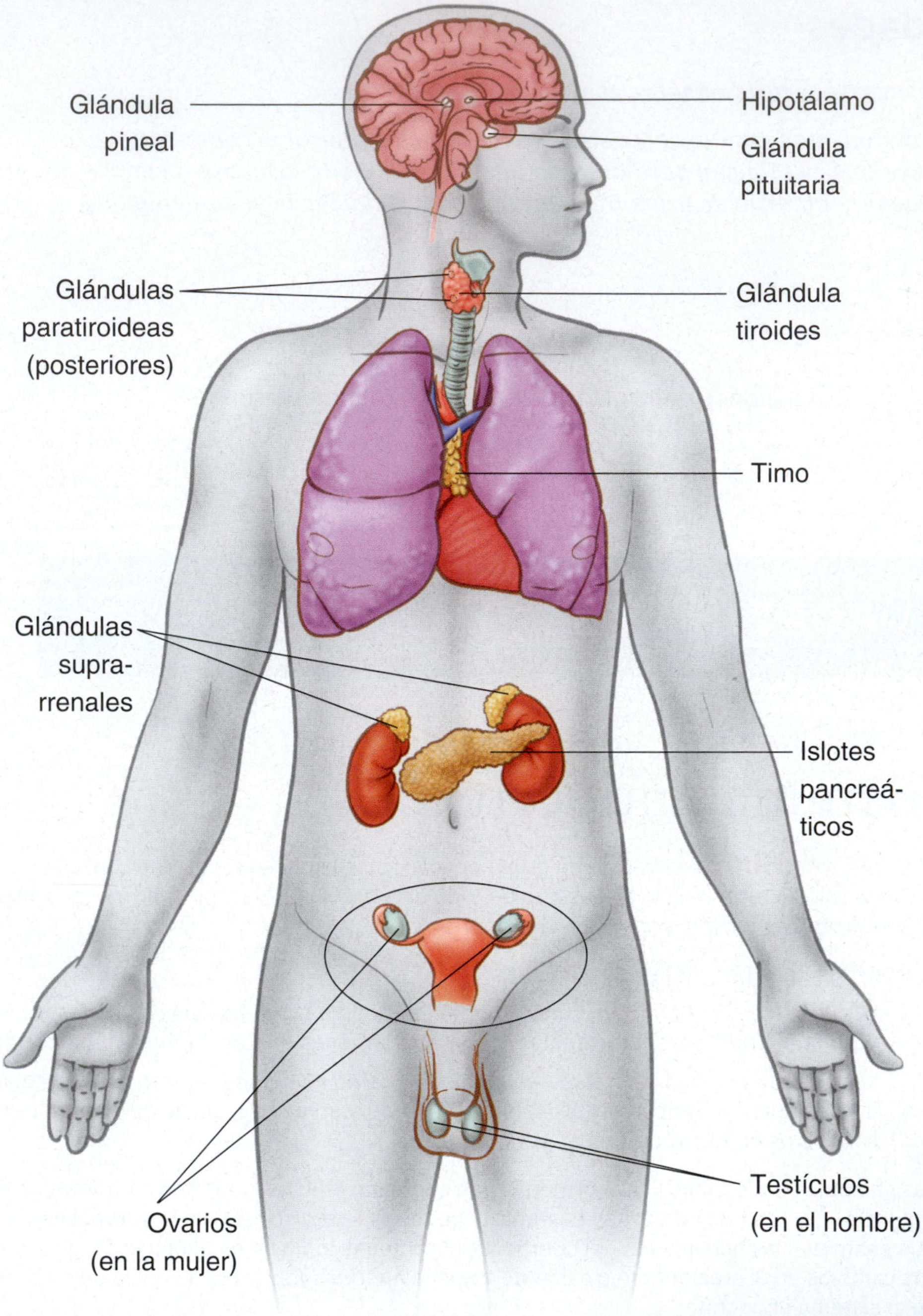

Fig. 2-25 Glándulas endocrinas y otros órganos del cuerpo

Verificación

17. ¿Qué funciones o actividades corporales se ven afectadas por las glándulas endocrinas?

Glosario del capítulo

abductor del dedo gordo	pág. 39	músculo del pie que separa el dedo gordo de los demás dedos del pie
abductor propio del meñique	pág. 39	músculo del pie que permite que el dedo pequeño del pie se flexione y se mueva
abductores	pág. 38	músculos que alejan una parte del cuerpo de la línea media del cuerpo y separan los dedos de la mano
aductores	pág. 38	músculos que atraen una parte del cuerpo hacia la línea media del cuerpo y juntan los dedos de la mano
anabolismo	pág. 25	proceso de combinación de moléculas simples para formar una molécula compleja; requiere energía
anatomía	pág. 24	también llamada *anatomía macroscópica*, es el estudio de las estructuras del cuerpo humano, cómo se organizan las partes del cuerpo y la ciencia de las estructuras interconectadas de los organismos o de sus partes
aorta	pág. 43	la arteria más grande del cuerpo
aponeurosis epicraneal	pág. 35	tendón que conecta los músculos occipital y frontal
arteria carótida externa	pág. 44	suministra sangre a las partes anteriores del cuero cabelludo, la oreja, el rostro, el cuello y los lados de la cabeza
arteria carótida interna	pág. 44	suministra sangre al cerebro, los ojos, los párpados, la frente, la nariz y el oído interno
arterias	pág. 43	tubos flexibles de paredes gruesas que transportan la sangre oxigenada desde el corazón a las arteriolas
arterias carótidas primitivas	pág. 44	las arterias principales a ambos lados del cuello que suministran sangre a la cabeza, la cara y el cuello
arteriolas	pág. 43	arterias pequeñas que llevan la sangre a los capilares
articulación	pág. 29	conexión entre dos o más huesos
astrágalo	pág. 33	también conocido como *hueso del tobillo*; ubicado entre el talón, la tibia y el peroné
bíceps	pág. 37	músculo que forma el contorno del lado frontal e interno del brazo; levanta el antebrazo y flexiona el codo

bucinador	pág. 36	músculo de la mejilla que se encuentra entre el maxilar y la mandíbula; permite comprimir las mejillas y expulsar aire entre los labios
capilares	pág. 43	vasos sanguíneos diminutos que conectan las arterias más pequeñas con las vénulas, trasladan los nutrientes a las células y arrastran los desechos
carpo	pág. 32	también conocido como la *muñeca*; articulación flexible compuesta por ocho pequeños huesos irregulares llamados carpianos
catabolismo	pág. 25	proceso de descomposición de moléculas complejas en moléculas simples; libera energía
células	pág. 25	unidades básicas de todos los seres vivos
cerebro	pág. 40	uno de los órganos más complejos del cuerpo que controla todas sus funciones
cigomático mayor	pág. 36	músculo que se extiende desde el hueso cigomático hasta el ángulo de la boca; dirige el labio hacia afuera y hacia arriba al reír o sonreír
cigomático menor	pág. 36	músculo que funciona con el cigomático mayor para realizar las expresiones faciales
circulación pulmonar	pág. 42	sistema que lleva sangre desoxigenada a los pulmones para oxigenarse y purificarse y, luego, regresa esa sangre al corazón (aurícula izquierda) para que la sangre rica en oxígeno pueda transportarse al cuerpo
circulación sistémica	pág. 42	sistema que lleva la sangre rica en oxígeno desde el corazón hacia todo el cuerpo y regresa la sangre desoxigenada al corazón; también se conoce como *circulación general*
citoplasma	pág. 25	líquido acuoso que rodea el núcleo; proporciona estructura para que las partes de la célula se muevan dentro de la membrana celular; las enzimas en el citoplasma ayudan a digerir y descomponer otras moléculas para obtener alimentos
clavícula	pág. 32	también conocida como *cinturón escapular*, une el esternón a la escápula
corazón	pág. 42	órgano muscular de forma cónica que mantiene la sangre en movimiento dentro del sistema circulatorio
corrugador	pág. 36	pequeño músculo ubicado entre las cejas, justo debajo del frontal; mueve la ceja hacia abajo y arruga la frente de manera vertical
cráneo	pág. 30	estructura ósea ovalada que consta de ocho huesos que protegen el cerebro

cráneo	pág. 30	esqueleto de la cabeza; dividido en dos partes llamadas cráneo y esqueleto facial
cúbito	pág. 32	hueso interno y más grande del antebrazo, situado en el lado del dedo meñique
deltoides	pág. 37	músculo grande y triangular que cubre la articulación del hombro y que permite que el brazo se extienda hacia fuera y hacia los costados del cuerpo
elevador del ángulo de los labios	pág. 36	músculo que levanta el ángulo de la boca y la desplaza hacia dentro
elevador del labio superior	pág. 36	músculo que rodea y eleva el labio superior y dilata las fosas nasales, como cuando se expresa disgusto
elevador del párpado superior	pág. 36	músculo delgado que controla el movimiento del párpado
epicráneo	pág. 35	músculo ancho que cubre la parte superior del cráneo y que está formado por el occipital y el frontal; también conocido como *occipitofrontal*
escápulas	pág. 32	también llamadas *omóplatos*; dos huesos grandes, planos y triangulares del hombro
esqueleto facial	pág. 30	marco del rostro, formado por 14 huesos
esternocleidomastoideo	pág. 35	músculo del cuello que baja y gira la cabeza; se origina en la clavícula y se inserta en el hueso temporal, cerca de la oreja
extensor digital largo	pág. 38	músculo que dobla el pie hacia arriba y extiende los dedos
extensor largo del dedo gordo	pág. 38	músculo que extiende el dedo gordo y flexiona el pie
extensores.	pág. 37	músculos que extienden y enderezan las articulaciones, como la muñeca, la mano y los dedos, para formar una línea recta
falanges	pág. 32	también conocidas como *dedos*; huesos de los dedos de las manos o de los pies; hay 28 en los dedos (tres en cada dedo y dos en cada pulgar); hay 14 en los dedos de los pies (dos en cada dedo gordo y tres en cada dedo pequeño)
fisiología	pág. 24	estudio de las funciones o actividades que realizan las estructuras del cuerpo
flexor	pág. 37	músculo extensor de la muñeca que permite flexionarla o doblarla
flexor digital corto	pág. 39	músculo del pie que flexiona los dedos y ayuda a mantener el equilibrio al caminar y estar de pie
flexor propio del meñique	pág. 39	músculo del pie que mueve el dedo meñique

frontal	pág. 35	parte frontal (anterior) del epicráneo; músculo del cuero cabelludo que permite levantar las cejas, mover hacia delante el cuero cabelludo y arrugar la frente
ganglios linfáticos	pág. 45	estructuras similares a glándulas que filtran bacterias, virus y células cancerosas y están conectadas por vasos linfáticos
gastrocnemio	pág. 38	músculo adherido a la superficie inferior y posterior del talón que tira del pie hacia abajo
glándulas	pág. 47	producen y liberan sustancias que realizan una función específica en el cuerpo
glándulas endocrinas	pág. 47	también conocidas como *glándulas sin conductos*; incluyen la glándula pituitaria, la tiroides y las glándulas suprarrenales, así como otras glándulas que liberan hormonas directamente en el torrente sanguíneo
glándulas exocrinas	pág. 47	también conocidas como *glándulas con conducto*; incluyen, entre otras, las glándulas sebáceas y las sudoríparas; producen una sustancia que viaja a través de pequeños conductos en forma de tubo
hormonas	pág. 47	sustancias químicas como la insulina, la adrenalina y el estrógeno que estimulan las actividades del cuerpo
hueso esfenoides	pág. 30	forma la base y los lados del cráneo
hueso etmoides	pág. 30	separa la cavidad nasal del cerebro
hueso frontal	pág. 30	hueso que forma la frente
hueso hioides	pág. 31	hueso en forma de U que se encuentra en la base de la lengua, la sostiene y sostiene sus músculos; el único hueso de la garganta
hueso occipital	pág. 30	se ubica debajo de los huesos parietales y forma la parte posterior del cráneo por encima de la nuca
huesos cigomáticos	pág. 31	también conocidos como *pómulos* o *huesos malares*, forman la prominencia de las mejillas y las partes externas de las órbitas de los ojos
huesos lagrimales	pág. 31	dos huesos pequeños y delgados situados en la pared interior delantera de las órbitas (cavidad ocular)
huesos maxilares	pág. 31	dos huesos que forman el maxilar superior
huesos nasales	pág. 31	dos huesos que forman el puente de la nariz
huesos parietales	pág. 30	dos huesos que forman los lados y la parte superior del cráneo

huesos temporales	pág. 30	dos huesos que forman los lados de la cabeza en la región auricular
húmero	pág. 32	hueso superior y más largo del brazo que se extiende desde el codo hasta el hombro
inserción	pág. 35	parte móvil del músculo anclada al hueso; unida más lejos del esqueleto
linfa	pág. 45	líquido claro o amarillo pálido con glóbulos blancos, que se traslada por los vasos linfáticos
mandíbula	pág. 31	hueso más grande y fuerte del rostro; forma el maxilar inferior
masetero	pág. 36	se origina en la parte inferior del cigomático; mueve la mandíbula y hace que la boca se cierre
masticación	pág. 37	término médico para masticar
médula espinal	pág. 40	la parte del sistema nervioso central que se origina en el cerebro y se extiende hasta la parte inferior de la columna vertebral
membrana celular	pág. 25	capa delgada de tejido que rodea la célula; protege el interior de la célula de su entorno y es semipermeable, lo que significa que permite que ciertas sustancias entren en la célula
mentalis	pág. 36	músculo en la punta del mentón que eleva el labio inferior, además de levantar y fruncir la piel del mentón
metabolismo	pág. 25	proceso químico por el cual las células convierten los nutrientes en energía
metacarpo	pág. 32	cinco huesos o *metacarpianos* de la palma que se ubican entre el carpo y las falanges
metatarsos	pág. 33	cinco huesos largos y delgados, como los huesos metacarpianos de la mano
miología	pág. 34	estudio de la estructura, las funciones y las enfermedades de los músculos
mitosis	pág. 25	proceso de reproducción celular que se produce cuando la célula se divide en dos células hijas idénticas
músculo depresor del labio inferior	pág. 36	músculo que rodea el labio inferior y lo mueve hacia abajo y hacia un lado, como en una gesticulación sarcástica; también se denomina *músculo cuadrado del labio inferior*
nervios	pág. 40	manojos blanquecinos de fibras nerviosas que transmiten impulsos
nervios motores	pág. 41	también conocidos como *nervios eferentes*; llevan impulsos desde el cerebro a los músculos o las glándulas; estos impulsos transmitidos producen movimiento

nervios sensoriales	pág. 41	también conocidos como *nervios aferentes*, llevan mensajes de los órganos de los sentidos (calor, frío, vista, oído, olfato, gusto) al cerebro y la médula espinal
neurología	pág. 39	estudio de la estructura, la función y la patología del sistema nervioso
núcleo	pág. 25	estructura especializada en el centro de la célula; controla el crecimiento y la reproducción de la célula y contiene el material genético de esta
occipital	pág. 35	parte trasera (posterior) del epicráneo; músculo que mueve el cuero cabelludo hacia atrás
oponentes	pág. 38	músculo que permite mover el pulgar hacia un dedo de la misma mano
orbicular de los labios	pág. 36	músculo que rodea la boca y contrae, frunce y arruga los labios
orbicular de los párpados	pág. 36	músculo circular de la órbita del ojo que cierra los párpados y ayuda a bombear las lágrimas
órganos	pág. 27	grupos de tejidos especializados que están diseñados para cumplir funciones específicas
origen	pág. 35	parte del músculo que no se mueve y que está sujeta al hueso; bien unida al esqueleto
osteología	pág. 29	el estudio de los huesos
peroné	pág. 33	se encuentra en el lado del dedo pequeño de la pierna y es el más pequeño de los dos huesos de la pierna por debajo de la rodilla
peroneo corto	pág. 38	músculo que se origina en la superficie inferior del peroné y dobla el pie hacia abajo y hacia fuera
peroneo largo	pág. 38	músculo que cubre el costado externo de la pantorrilla, invierte el pie y lo hace girar hacia fuera
platisma	pág. 35	músculo ancho que se extiende desde el pectoral y el deltoides hasta el costado del mentón y es responsable de bajar el maxilar y el labio inferior
prócero	pág. 36	músculo que cubre el puente de la nariz, baja las cejas y frunce el puente de la nariz
pronador	pág. 37	músculo que gira la mano hacia adentro para que la palma quede hacia abajo
protoplasma	pág. 25	forma una célula; contiene nutrientes, sales minerales y agua
radio	pág. 32	hueso más pequeño del antebrazo que se encuentra del mismo lado del pulgar

reflejo	pág. 41	reacción automática que consiste en enviar un impulso desde un receptor sensorial, a lo largo del nervio sensorial, hasta la médula espinal
risorio	pág. 36	músculo presente en la comisura de la boca que la mueve hacia delante y hacia atrás, como al sonreír
rótula	pág. 33	también conocida como *articulación rotuliana*; forma la articulación de la rótula
sangre	pág. 43	líquido que se traslada por el sistema circulatorio para suministrarles oxígeno y nutrientes a las células y los tejidos y para eliminar el dióxido de carbono y los desechos de estos
sistema circulatorio	pág. 41	también conocido como *sistema cardiovascular* o *sistema vascular*, controla la circulación constante del cuerpo a través del corazón y los vasos sanguíneos
sistema endocrino	pág. 47	sistema del cuerpo formado por un grupo de glándulas especializadas que controlan el crecimiento, el desarrollo, la reproducción y la salud de todo el cuerpo
sistema integumentario	pág. 46	sistema del cuerpo que está conformado por la piel y sus órganos accesorios, como las glándulas sebáceas y sudoríparas, los receptores sensoriales, el cabello y las uñas; funciona como una cubierta protectora y ayuda a regular la temperatura corporal
sistema linfático	pág. 45	sistema del cuerpo que ayuda en la defensa contra infecciones y está conformado por la linfa, los ganglios linfáticos, el timo, el bazo y los vasos linfáticos
sistema muscular	pág. 34	sistema del cuerpo que cubre y mantiene al sistema óseo en su lugar y mueve varias partes del cuerpo
sistema nervioso	pág. 39	sistema del cuerpo bien organizado que consta del cerebro, la médula espinal y los nervios; controla y coordina todos los demás sistemas del cuerpo
sistema nervioso autónomo (SNA)	pág. 40	la parte del sistema nervioso que controla la acción muscular involuntaria y regula la acción de los músculos lisos, las glándulas, los vasos sanguíneos, el corazón y la respiración
sistema nervioso central (SNC)	pág. 40	controla las acciones voluntarias de los músculos y consta del cerebro, la médula espinal, los nervios espinales y los nervios craneales

sistema nervioso periférico (SNP)	pág. 40	sistema de nervios que conecta las partes periféricas (externas) del cuerpo con el sistema nervioso central (SNC); tiene nervios sensoriales y motores y lleva impulsos hacia y desde el SNC
sistema óseo	pág. 29	constituye la base física del cuerpo y consta de 206 huesos que varían en tamaño y forma y que están unidos por articulaciones móviles y fijas
sistemas del cuerpo	pág. 27	también conocidos como *sistemas*; grupos de órganos corporales que actúan en conjunto para llevar a cabo una o más funciones
sóleo	pág. 38	músculo que se origina en la parte superior del peroné y permite doblar el pie hacia abajo
supinador	pág. 37	músculo del antebrazo que gira el radio hacia afuera y la palma hacia arriba
tarsianos	pág. 33	siete huesos de forma irregular en el área del tobillo, incluidos el astrágalo, el calcáneo (talón), el navicular, el cuboides y tres huesos cuneiformes
tejido	pág. 26	conjunto de células similares que cumplen una función determinada
tejido conectivo	pág. 26	tejido fibroso que une y sostiene otros tejidos y órganos del cuerpo
tejido epitelial	pág. 26	proporciona una capa que protege el cuerpo y se encuentra en muchas partes de este, como la piel, las membranas mucosas, los órganos digestivos y respiratorios, la mucosa bucal, el recubrimiento del corazón y las glándulas
tejido muscular	pág. 26	contrae y mueve diversas partes del cuerpo
tejido nervioso	pág. 26	transmite mensajes desde y hacia el cerebro y controla y coordina todas las funciones del cuerpo
temporal	pág. 36	ubicado cerca de la sien que abre y cierra la mandíbula
tibia	pág. 33	también llamada *espinilla*, es el mayor de los dos huesos de la pierna, por debajo de la rodilla, en el lado del dedo gordo, que resiste la mayor parte del peso del cuerpo
tibial anterior	pág. 38	músculo que cubre la parte frontal de la espinilla; flexiona el pie hacia arriba y hacia dentro
trapecio	pág. 37	músculo que cubre la parte posterior del cuello y la parte media y superior de la espalda; levanta y gira la cabeza, levanta los hombros y controla los movimientos de balanceo del brazo

triangularis	pág. 36	músculo en la comisura del labio que se extiende sobre el mentón y tira hacia abajo de las comisuras de la boca al fruncir el ceño
tríceps	pág. 37	músculo grande que cubre toda la parte trasera superior del brazo que extiende el antebrazo y estira el codo
vasos sanguíneos	pág. 43	estructuras en forma de tubo que hacen circular la sangre por todo el cuerpo, incluidas arterias, arteriolas, capilares, vénulas y venas
vena yugular externa	pág. 44	situada a un costado del cuello, transporta la sangre que regresa al corazón desde la cabeza, el rostro y el cuello
vena yugular interna	pág. 44	ubicada a un costado del cuello para recoger la sangre del cerebro y partes del rostro y el cuello
venas	pág. 43	vasos sanguíneos de paredes delgadas que son menos elásticos que las arterias y transportan sangre que contiene productos de desecho al corazón y los pulmones para su limpieza y para recoger oxígeno; contienen válvulas en forma de copa que mantienen el flujo de sangre en una dirección hacia el corazón y evitan que la sangre fluya hacia atrás
vénulas	pág. 43	pequeñas venas que conectan los capilares con las venas más grandes
vértebras cervicales	pág. 31	siete huesos situados debajo del cráneo; proporcionan soporte, estructura y flexibilidad al cuello
vientre	pág. 35	zona media del músculo

PARTE 02

CIENCIAS DE LA SALUD

CAPÍTULO 03:

Estructura y crecimiento de la piel

Objetivos de aprendizaje

Al finalizar este capítulo, podrá:

OA 1 Explicar por qué los cosmetólogos deben comprender la estructura y el crecimiento de la piel.

OA 2 Mencionar las tres capas principales de la piel, sus subcapas y sus funciones.

OA 3 Describir los nervios de la piel y sus funciones.

OA 4 Definir la melanina y la manera en la que afecta la pigmentación de la piel.

OA 5 Describir la función del colágeno y la elastina.

OA 6 Mencionar las dos glándulas principales de la piel y sus funciones.

OA 7 Mencionar las seis funciones de la piel.

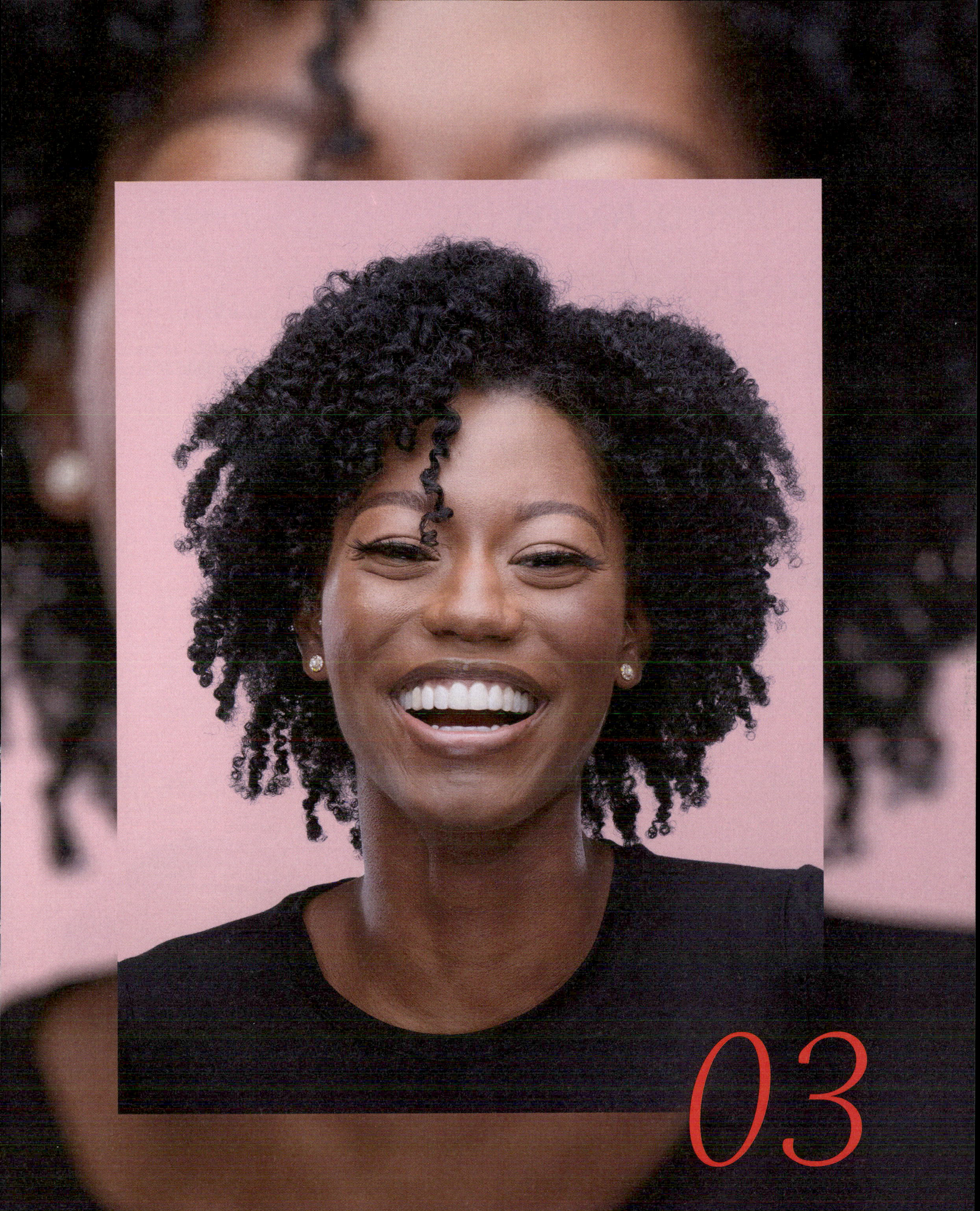

03

Trate bien su piel. La usará todos los días por el resto de su vida.

"

—

Renée Rouleau

Esteticista de celebridades, experta en el cuidado de la piel

OA 1 Explicar por qué los cosmetólogos deben comprender la estructura y el crecimiento de la piel.

¿Por qué estudiar la estructura y el crecimiento de la piel?

Como cosmetólogos bien formados y experimentados, deben conocer y comprender la estructura de la piel, así como su funcionamiento, para poder asesorar a sus clientes sobre cómo mejorar su apariencia general. Los clientes quieren que sus proveedores de belleza los inspiren a tener un cabello y una piel de aspecto saludable y una apariencia radiante, sin importar la edad.

Los cosmetólogos deben conocer muy bien la estructura y el crecimiento de la piel porque:

- Conocer la estructura subyacente y las necesidades de la piel es crucial para brindar un excelente cuidado de la piel a los clientes.
- Comprender los avances en tecnología, ingredientes y sistemas de liberación asegurará que puedan ofrecer consejos de vanguardia a su cliente sobre cómo proteger, nutrir y preservar la salud y la belleza de la piel.

Los cosmetólogos no pueden diagnosticar, recetar medicamentos ni tratar enfermedades o afecciones poco comunes de la piel.
En su lugar, deben derivar a sus clientes a un **dermatólogo**, que es un médico especializado en **dermatología**, una rama médica de la ciencia que comprende el estudio de la piel y su naturaleza, su estructura, sus funciones, sus enfermedades y su tratamiento.

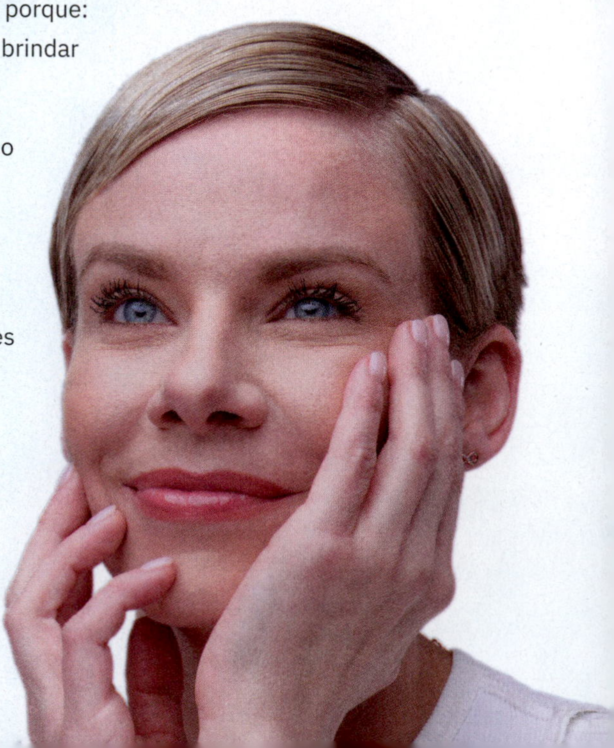

Verificación

1. Describa cómo comprender la piel y sus funciones es esencial para su carrera de cosmetología.

OA 2 Mencionar las tres capas principales de la piel, sus subcapas y sus funciones.

Capas de la piel y sus funciones

La piel sana está libre de signos visibles de enfermedad, infección o lesión. Es alrededor de 50 a 70 % agua y es ligeramente húmeda, suave y tiene una textura suave y con gránulos finos (tacto y apariencia). La superficie de la piel sana es ligeramente ácida y sus respuestas inmunitarias reaccionan rápidamente a los organismos que la tocan o tratan de penetrar en ella. Los apéndices de la piel incluyen el cabello, las uñas, las glándulas sudoríparas (de sudor) y las glándulas sebáceas (oleosas).

La piel es el órgano más grande del cuerpo y sus tres principales componentes son: la epidermis, la dermis y la capa subcutánea. Analizaremos la superficie de la piel y avanzaremos hasta llegar a la capa más profunda.

La epidermis

La **epidermis** es la capa más externa y más delgada de la piel. No contiene vasos sanguíneos, pero tiene muchas pequeñas terminaciones nerviosas. La epidermis consta de cinco capas llamadas estratos (singular: estrato) (**figura 3–1**).

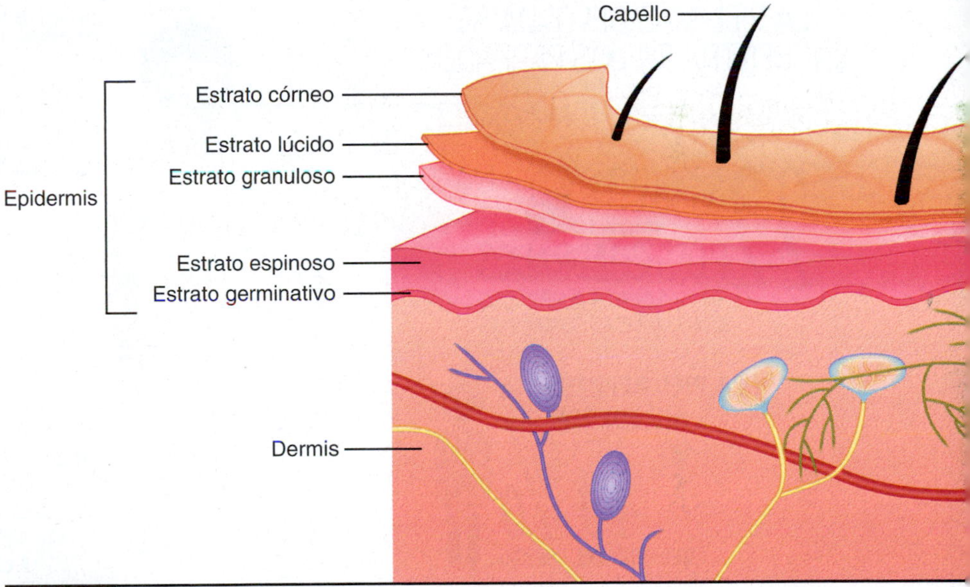

Fig. 3-1 La dermis y las cinco capas de la epidermis

1. El **estrato córneo**, también conocido como la *capa córnea*, es la capa externa de la epidermis y es lo que vemos cuando miramos la piel. Tiene células cutáneas que se superponen y forma una barrera para proteger los tejidos subyacentes de infecciones, deshidratación, productos químicos y estrés mecánico. Las células se desprenden continuamente y son reemplazadas por células que suben a la superficie desde las subcapas de la piel.

   El estrato córneo se compone de **queratina**, una proteína fibrosa que es también el componente principal de la piel, el cabello y las uñas.

   Las células del estrato córneo se combinan con lípidos (grasas) producidos por la piel para lograr que forme una cubierta protectora resistente al agua. El complejo lipídico entre las células se conoce como **función de barrera**. Mantiene la humedad de la piel al evitar la evaporación del agua y la resguarda de los irritantes que penetran la superficie, y ayuda a regular el pH de la piel.

2. El **estrato lúcido** es la capa transparente y clara que se ubica por debajo del estrato córneo; consta de pequeñas células a través de las que puede pasar la luz. Esta capa se encuentra en la palma de la mano, la planta del pie y las yemas de los dedos. Esta capa forma nuestras huellas digitales únicas.
3. El **estrato granuloso**, también conocido como la *capa granular*, es la capa de la epidermis compuesta por células que parecen gránulos y que están llenas de queratina. Las células mueren en la medida que se suben hacia la superficie para reemplazar a las células muertas que se desprenden del estrato córneo.
4. El **estrato espinoso**, también conocido como la *capa espinosa*, se encuentra justo sobre el estrato germinativo. La capa espinosa es donde se inicia el proceso de descamación de las células de la piel. La espinosa es la capa más grande de la epidermis.

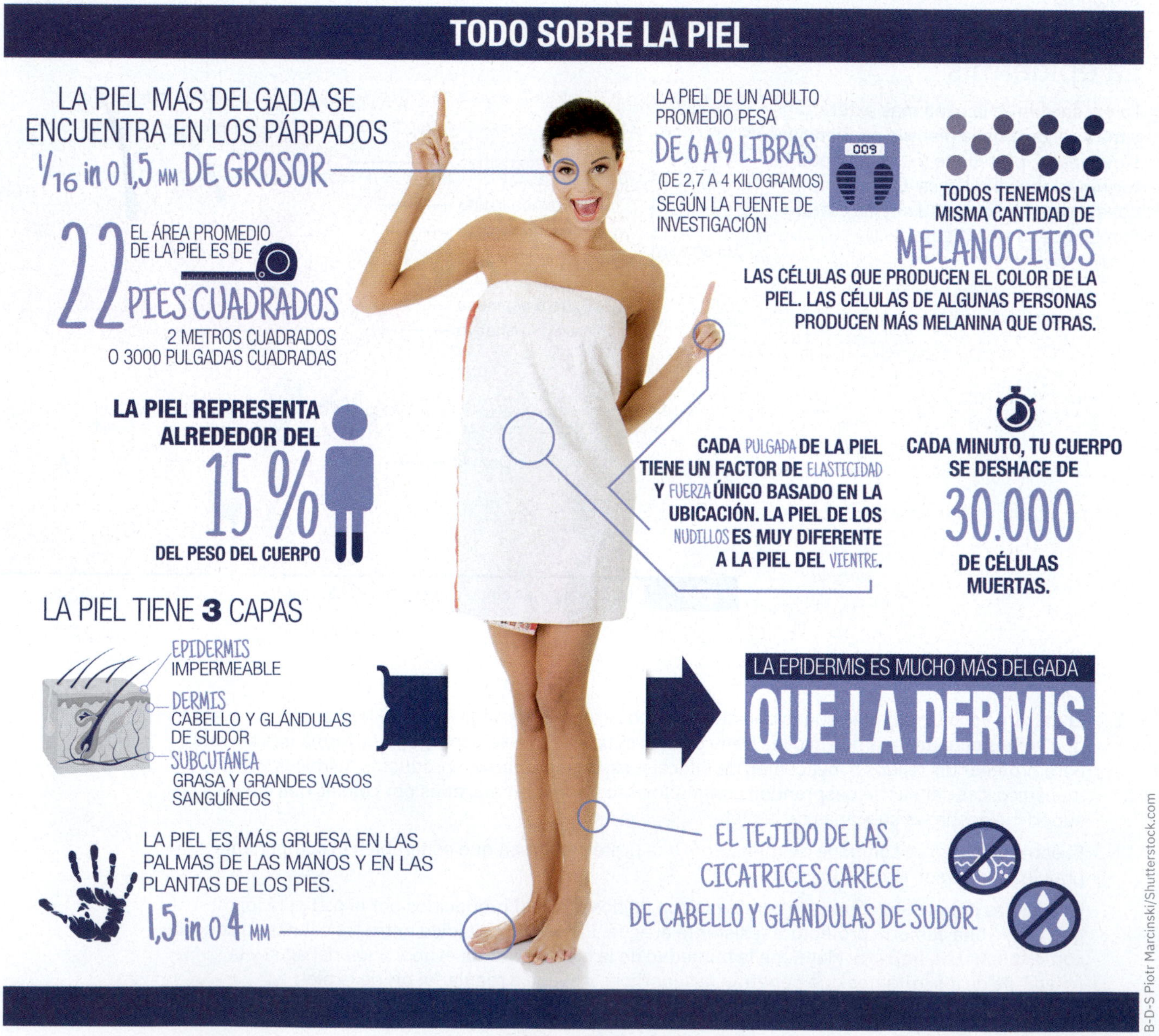

TODO SOBRE LA PIEL
LA PIEL MÁS DELGADA SE ENCUENTRA EN LOS PÁRPADOS
1/16 in o 1,5 MM DE GROSOR
22 EL ÁREA PROMEDIO DE LA PIEL ES DE
PIES CUADRADOS
2 METROS CUADRADOS O 3000 PULGADAS CUADRADAS
LA PIEL REPRESENTA ALREDEDOR DEL
15 %
DEL PESO DEL CUERPO
LA PIEL TIENE 3 CAPAS
EPIDERMIS
IMPERMEABLE
DERMIS
CABELLO Y GLÁNDULAS DE SUDOR
SUBCUTÁNEA
GRASA Y GRANDES VASOS SANGUÍNEOS
LA PIEL ES MÁS GRUESA EN LAS PALMAS DE LAS MANOS Y EN LAS PLANTAS DE LOS PIES.
1,5 in o 4 MM
LA PIEL DE UN ADULTO PROMEDIO PESA
DE 6 A 9 LIBRAS
(DE 2,7 A 4 KILOGRAMOS)
SEGÚN LA FUENTE DE INVESTIGACIÓN
009
TODOS TENEMOS LA MISMA CANTIDAD DE
MELANOCITOS
LAS CÉLULAS QUE PRODUCEN EL COLOR DE LA PIEL. LAS CÉLULAS DE ALGUNAS PERSONAS PRODUCEN MÁS MELANINA QUE OTRAS.
CADA PULGADA DE LA PIEL TIENE UN FACTOR DE ELASTICIDAD Y FUERZA ÚNICO BASADO EN LA UBICACIÓN. LA PIEL DE LOS NUDILLOS ES MUY DIFERENTE A LA PIEL DEL VIENTRE.
CADA MINUTO, TU CUERPO SE DESHACE DE
30.000
DE CÉLULAS MUERTAS.
LA EPIDERMIS ES MUCHO MÁS DELGADA
QUE LA DERMIS
EL TEJIDO DE LAS CICATRICES CARECE DE CABELLO Y GLÁNDULAS DE SUDOR

B-D-S Piotr Marcinski/Shutterstock.com

5. El **estrato germinativo**, más comúnmente llamado *capa basocelular* es la capa más profunda de la epidermis. ¡Esta es la capa viva donde todo comienza o germina! Esta capa produce nuevas células epidérmicas y es responsable del crecimiento de la epidermis. Se compone de varias capas de células de formas diferentes. La capa basocelular también contiene células especiales denominadas **melanocitos**, que producen un pigmento de la piel llamado melanina. La melanina protege las células sensibles en la dermis (que se encuentra debajo de la epidermis) de los efectos destructivos de la luz ultravioleta (UV) excesiva del sol y de lámparas ultravioleta. La melanina se analizará en detalle más adelante en este capítulo.

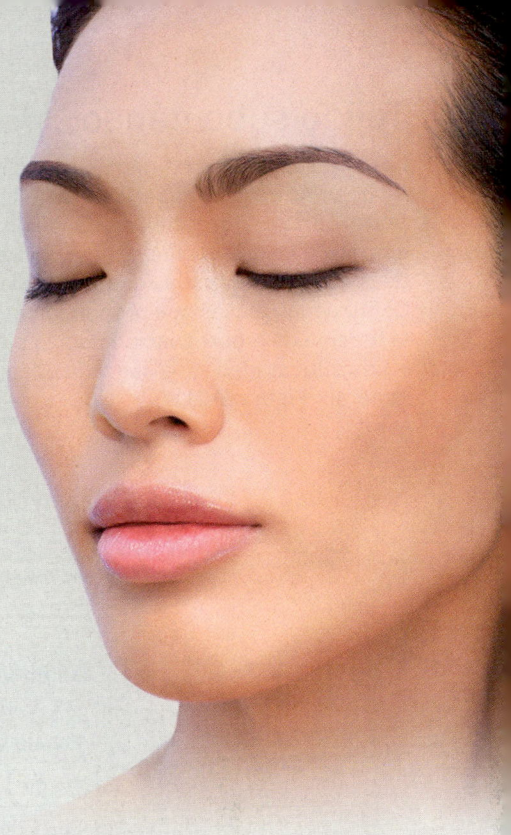

La dermis

La **dermis**, también denominada *derma*, *corión*, *cutis* o *piel verdadera*, es la capa subyacente o interna de la piel. La dermis se extiende para formar el tejido subcutáneo. La capa dermis altamente sensible de tejido conectivo es unas 25 veces más gruesa que la epidermis. Dentro de su estructura se encuentran numerosos vasos sanguíneos, vasos linfáticos, nervios, glándulas sudoríparas (de sudor), sebáceas (oleosas), folículos pilosos y **músculos arrector pili**.

La dermis comprende dos capas: la capa papilar (capa superficial) y la reticular (capa profunda).

1. La **capa papilar** es la capa externa de la dermis, ubicada directamente debajo de la epidermis. Aquí encontrará las **papilas dérmicas** (singular: *papila dérmica*), que son membranas de estriaciones y surcos que se adhieren a la epidermis. Algunas papilas contienen capilares curvos, y otras contienen pequeñas estructuras epidérmicas denominadas **corpúsculos táctiles**, con terminaciones nerviosas sensibles al tacto, el dolor, el calor, el frío y la presión. Las papilas en los folículos pilosos se denominan **papilas capilares** y son las estructuras pequeñas y cónicas en la parte inferior de los folículos pilosos.

   La parte superior de la capa papilar, donde se une con la epidermis, se denomina **unión dérmica-epidérmica** (DEJ). La unión dérmica-epidérmica conecta la dermis con la epidermis.

2. El **estrato reticular** es la capa más profunda de la dermis que aporta oxígeno y nutrientes a la piel. Dentro de su red contiene las siguientes estructuras:
   - Vasos sanguíneos
   - Vasos linfáticos
   - Glándulas sebáceas (oleosas)
   - Glándulas sudoríparas (de sudor)
   - Folículos pilosos
   - Músculos arrector pili
   - Terminaciones nerviosas

? ¿Lo sabía?

*Los **músculos arrector pili** son los pequeños músculos involuntarios que se unen en diagonal a un extremo de la base del folículo piloso y causan piel de gallina o escalofríos, como mucha gente los llama, y las papilas.*

Tejido subcutáneo

La **capa subcutánea,** también conocida como *hipodermis* o *fascia superficial*, está compuesta por **tejido subcutáneo**, también conocido como *tejido adiposo* o *tejido subcutis*. Es el tejido adiposo debajo de la dermis. Le da suavidad y contorno al cuerpo. Contiene las grasas que proporcionan energía y cumple la función de amortiguación para la piel. El grosor del tejido subcutáneo varía según la edad, el sexo y la salud general. (**Figura 3-2**).

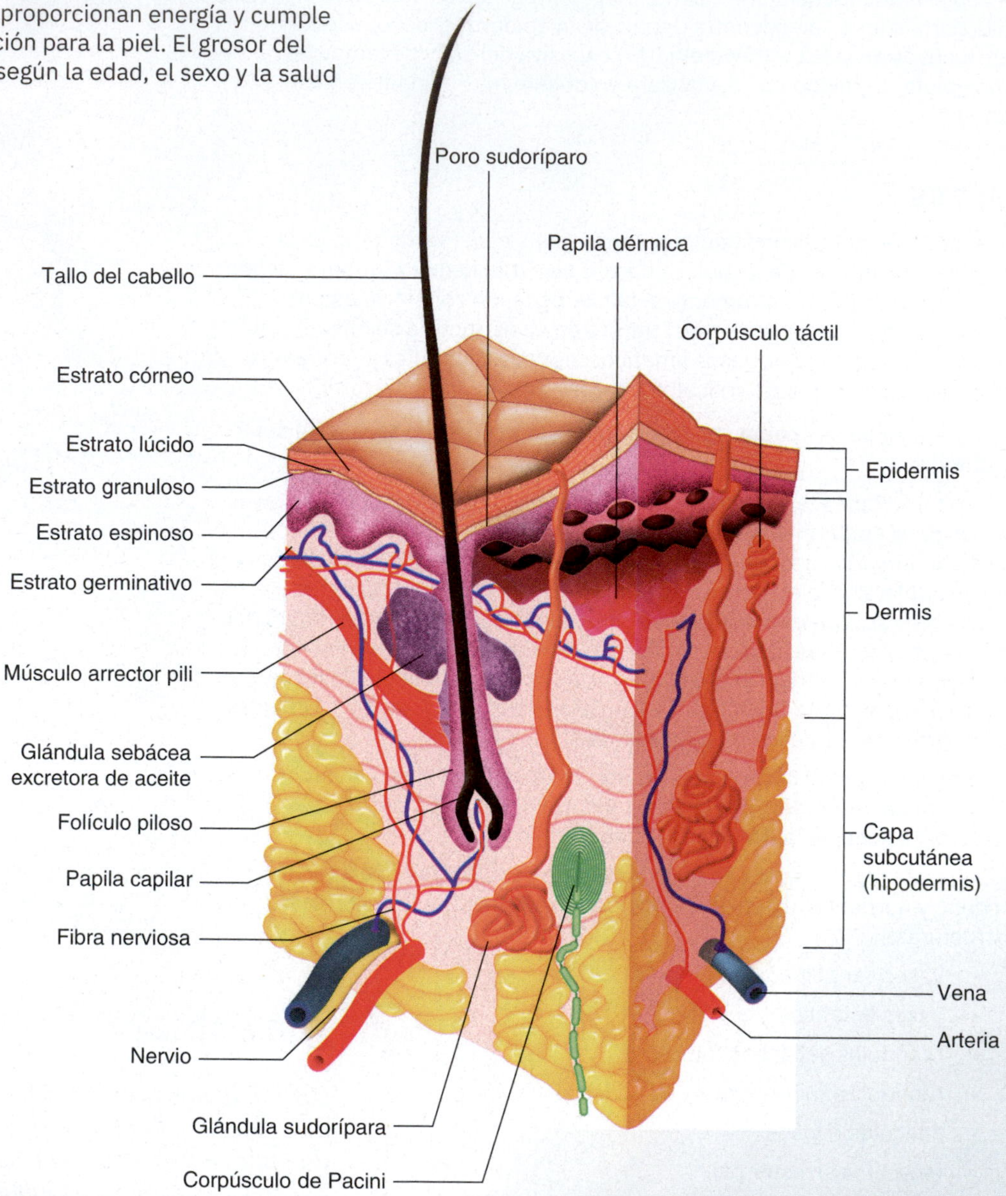

Fig. 3-2 Estructuras de la piel

Verificación

2. ¿Qué es la función de barrera y su finalidad?
3. ¿Cuál es el fin del tejido subcutáneo (tejido graso)?
4. Describa brevemente piel sana.
5. Nombre las divisiones principales de la piel y las capas dentro de cada división.

OA 3 Describir los nervios de la piel y sus funciones.

Nervios que afectan la piel

Los nervios forman una red de caminos para conducir la información a través del cuerpo. Existen dos tipos de nervios: motores y sensitivos. La piel contiene los terminales superficiales de las siguientes fibras nerviosas:

- Las **fibras nerviosas motoras** transmiten los impulsos desde el cerebro o la médula espinal hasta los músculos o las glándulas. Estas fibras nerviosas estimulan los músculos, como los músculos arrector pili, adheridos a los folículos pilosos. Por ejemplo, los músculos arrector pili causan la "piel de gallina" cuando se tiene frío o se está asustado. Las **fibras nerviosas secretoras** son nervios motores unidos a las glándulas sudoríparas y sebáceas. Regulan la excreción de las glándulas sudoríparas y controlan la producción de sebo hacia la superficie de la piel.
- Las **fibras nerviosas sensoriales** envían mensajes al sistema nervioso central y al cerebro para que reaccionen ante el calor, el frío, el tacto, la presión y el dolor.

¿Lo sabía?

El tacto es uno de los primeros sentidos en desarrollarse en el cuerpo humano.

Verificación

6. ¿Qué nervios envían impulsos del cerebro a los músculos?
7. Enumere los dos nervios principales de la piel.

OA 4 Definir la melanina y la manera en la que afecta la pigmentación de la piel.

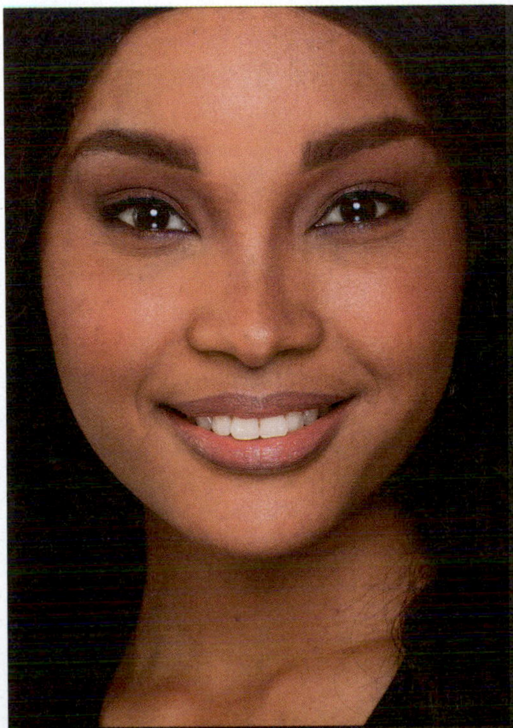

Pigmentos de la piel

El color de la piel, ya sea clara, media u oscura, depende principalmente de la **melanina**: diminutos granos de pigmento (materia colorante) producidos por los melanocitos y que se depositan en las células del estrato germinativo de la epidermis y en las capas papilares de la dermis.

Todas las personas tienen el mismo número de melanocitos o células productoras de pigmento. Las células de algunas personas producen más melanina que otras. El tamaño, el número y la composición de los gránulos de pigmento producen la profundidad y el tono del color de la piel, el cabello y los ojos de una persona.

Tanto los factores internos como externos afectan la activación y producción de melanina. Las diferencias en el color genético de la piel se deben a la cantidad de melanina activada en la piel y a la forma en que está distribuida. Las personas con la piel y la melanina más oscura tienen más actividad en los melanocitos. Este es un ejemplo de un factor interno. Un factor externo que afecta la producción de melanina es la exposición solar.

La melanina es el pigmento que nos protege del sol. La producción de melanina se estimula por la exposición a la luz solar y protege a las células de abajo, ya que absorbe y bloquea la radiación UV. La melanina no brinda suficiente protección para prevenir daños en la piel. El uso diario de un **protector solar de amplio espectro** con factor de protección (FPS) 15 o superior ayuda a la melanina de la piel a protegerla de quemaduras, cáncer de piel y envejecimiento prematuro (**figura 3-3**). *El amplio espectro* significa que se ha demostrado que el protector solar protege contra la radiación UVA y UVB del sol.

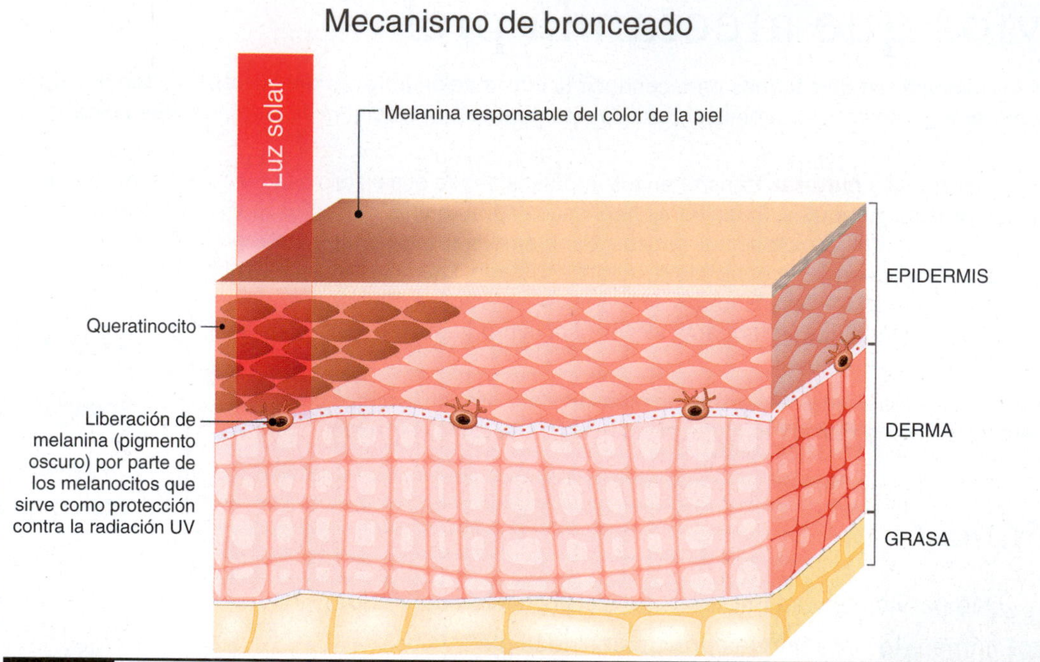

Designua/Shutterstock.com

Fig. 3-3 Los melanocitos de la epidermis producen melanina.

El cuerpo produce dos tipos de melanina: la **feomelanina**, cuyo color varía de rojo a amarillo, y la **eumelanina**, cuyo color varía de marrón oscuro a negro. Las personas que tienen un predominio de feomelanina tienden a tener la piel de color rosado, con tonos de cabello de color rojo o neutro. Es probable que las personas con predominio de eumelanina tengan un tono de cabello y piel más frío. Es muy común tener una mezcla de ambos gránulos de pigmentos, lo que tiende a producir un tono de piel y cabello dorado.

☑ Verificación

8. Nombre y describa los dos tipos de melanina.
9. ¿De qué protege la piel el protector solar de amplio espectro?

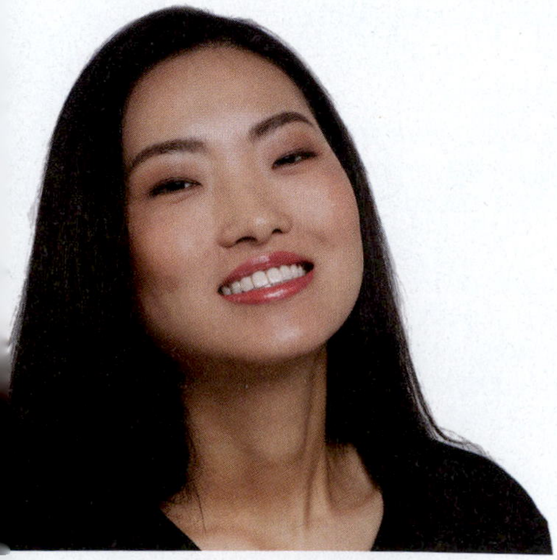

OA 5 Describir la función del colágeno y la elastina.

Resistencia y flexibilidad de la piel

La piel obtiene su resistencia, forma y flexibilidad de dos estructuras que se encuentran en la dermis: el colágeno y la elastina. Estas dos estructuras están compuestas de proteínas flexibles y constituyen el 70 % de la dermis.

El **colágeno** es un tejido fibroso y conectivo que se compone de proteínas y le da forma y resistencia a la piel. Esta fibra representa una gran parte de la dermis y ayuda a darle sostén estructural, ya que mantiene unidas todas las estructuras que se encuentran en esta capa. Cuando las fibras de colágeno están sanas, permiten que la piel se estire y contraiga según sea necesario. Si las fibras de colágeno se debilitan, debido a la edad, la falta de humedad, el daño ambiental como la luz ultravioleta o a cambios frecuentes en el peso, la piel comienza a perder su tono y flexibilidad. Frecuentemente, las arrugas y la flacidez son el resultado de la pérdida de resistencia de las fibras de colágeno.

¿Lo sabía?

El término colágeno *deriva de las palabras griegas* kolla, *que significa "pegamento", y* gennan, *que significa "producir".*

La **elastina** es una proteína similar al colágeno que forma el tejido elástico. La elastina se entrelaza con las fibras de colágeno. Esta fibra le otorga flexibilidad y elasticidad a la piel. Ayuda a que la piel recupere su forma, incluso después de haber sido estirada repetidamente por factores externos, como tirar de la piel, o expandida por factores internos como el aumento de peso o el embarazo. La elastina puede debilitarse por los mismos factores que debilitan el colágeno.

Ambos, colágeno y elastina, son importantes para la salud y la apariencia generales de la piel. A medida que envejecemos, la gravedad ocasiona que estas fibras se debiliten y la piel produzca menos elastina que colágeno, lo que da como resultado una piel flácida.

La mayoría de los científicos considera que muchos de los signos del envejecimiento de la piel son causados por la exposición solar durante toda la vida. Usar diariamente pantalla solar con un amplio espectro de FPS 15 o más, realizar una rutina de humectación y cuidado de la piel y mantenerla libre de enfermedades desacelerará el proceso de debilitamiento y contribuirá a que la piel mantenga un aspecto más joven.

Verificación

10. ¿Qué debilita al colágeno y la elastina?
11. ¿Cuál es el efecto del colágeno en la piel?
12. ¿Cuál es el efecto de la elastina en la piel?

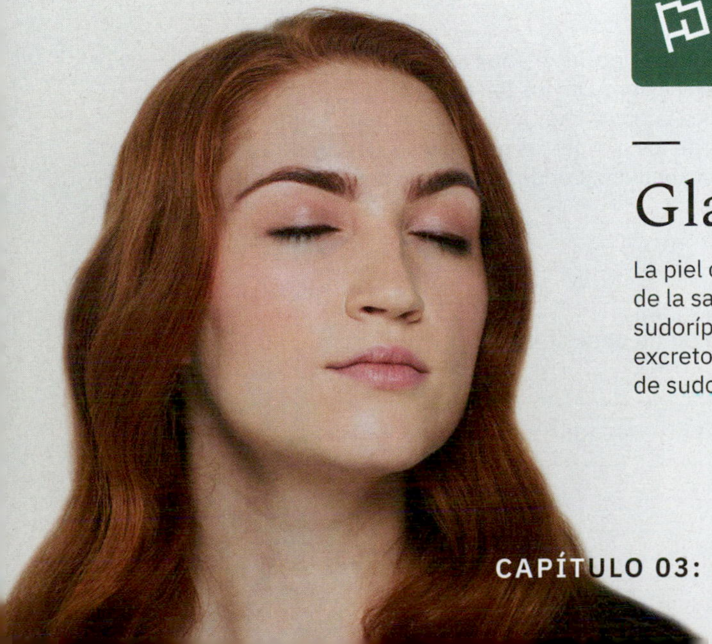

OA 6 Mencionar las dos glándulas principales de la piel y sus funciones.

Glándulas de la piel

La piel contiene dos tipos de glándulas con conductos que extraen materiales de la sangre y los convierten en sustancias nuevas. Estas son las glándulas sudoríparas y las glándulas sebáceas (**figura 3-4**). Las glándulas sebáceas son excretoras de aceite, mientras que las glándulas sudoríparas son excretoras de sudor.

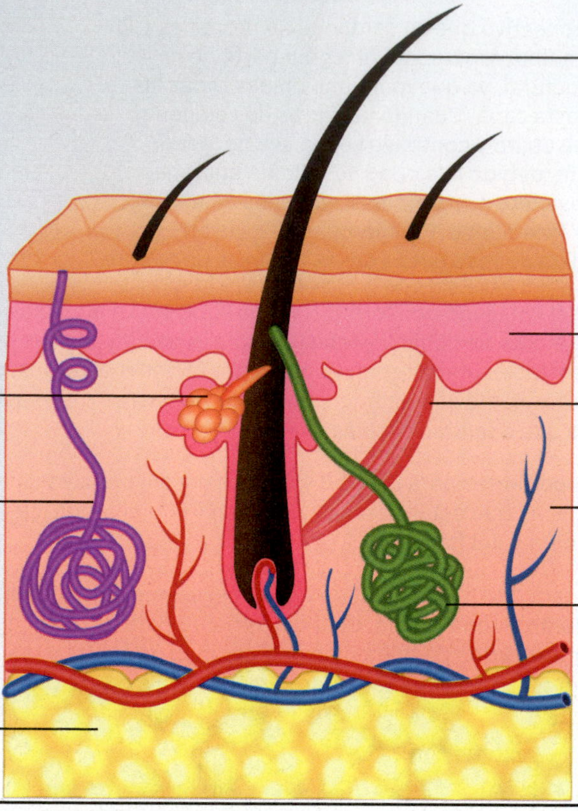

Fig. 3-4 Glándulas sudoríparas y sebáceas

Glándulas sudoríparas (de sudor)

Las **glándulas sudoríparas**, también conocidas como **glándulas de sudor**, excretan la transpiración y desintoxican el cuerpo al eliminar el exceso de sal y sustancias químicas no deseadas. Constan de un **espiral secretor**, la base enrollada de la glándula sudorípara, y un conducto sudoríparo en forma de tubo que termina en la superficie de la piel para formar el poro sudoríparo. Prácticamente todas las partes del cuerpo tienen glándulas sudoríparas, aunque son más numerosas en las palmas de las manos, las plantas de los pies, la frente y la zona debajo del brazo (axilas).

Las glándulas sudoríparas regulan la temperatura corporal y ayudan a eliminar los productos de desecho del cuerpo. La evaporación del sudor enfría la superficie de la piel. La actividad de las glándulas sudoríparas aumenta en gran medida debido al calor, el ejercicio, las emociones y determinados medicamentos. El sistema nervioso controla la excreción de sudor. Generalmente, 0,5 a 1 litro (1 a 2 pintas) de fluidos que contienen pequeñas cantidades de minerales como sodio, potasio y magnesio se eliminan a diario a través de los poros de sudor en la piel.

Glándulas sebáceas (oleosas)

Las **glándulas sebáceas**, también conocidas como *glándulas oleosas*, están conectadas con los folículos pilosos. Consisten en pequeños sacos con conductos que se abren en los folículos. Estas glándulas secretan **sebo**, una sustancia grasosa u oleosa que lubrica la piel y mantiene la suavidad del cabello. Con excepción de las palmas de las manos y las plantas de los pies, estas glándulas se encuentran en todo el cuerpo, especialmente en el rostro y el cuero cabelludo, donde tienen mayor tamaño.

☑ Verificación

13. Nombre los dos tipos de glándulas de la piel y describa sus funciones.

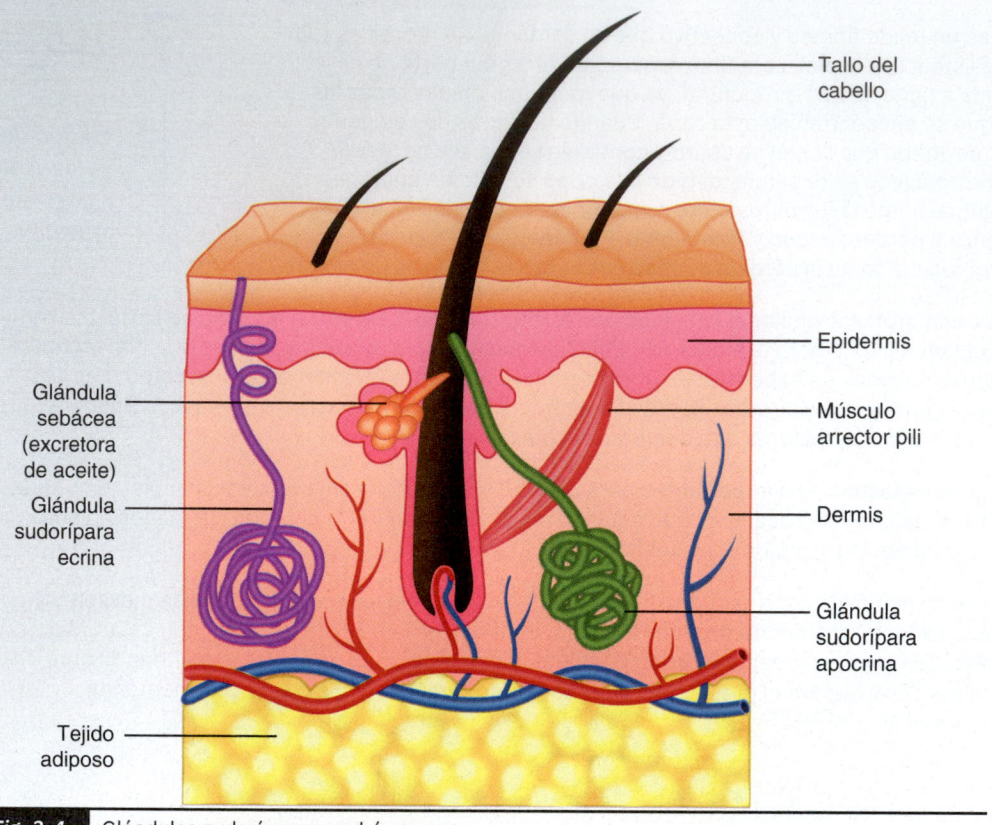

OA 7 Mencionar las seis funciones de la piel.

Funciones de la piel

Las seis funciones principales de la piel son protección, sensación, regulación del calor, excreción, secreción y absorción.

1. **Protección.** La piel tiene muchos mecanismos de defensa para proteger el cuerpo de las lesiones y la invasión bacteriana. El sebo en la epidermis protege de factores externos, como la invasión de bacterias. El manto ácido es la barrera protectora compuesta por sebo, lípidos, sudor y agua. Estos componentes forman una película *hidrolipídica* que protege la piel de la desecación y de la exposición a factores externos que podrían dañarla. *Hidro* significa "agua". *Lipídica* significa "aceite". Una *película hidrolipídica* proporciona un equilibrio de agua y aceite en la superficie de la piel. El manto ácido tiene un pH promedio de 5,5. El pH de la piel protege al cuerpo de los patógenos. Esta capa más externa es resistente a amplias variaciones de temperatura, pequeñas heridas, sustancias químicamente activas y varias formas de bacterias.
2. **Sensación.** La piel reacciona ante el calor, el frío, el tacto, la presión y el dolor. Cuando las terminaciones nerviosas reciben un estímulo, envían un mensaje al cerebro. Dice "¡Ay!" si siente dolor, se rasca si siente comezón o se aparta cuando toca algo caliente (**figura 3-5**).

¿Lo sabía?

La sensación y la tolerancia al calor y al frío pueden variar de un cliente a otro. Por ejemplo, las personas con trastorno del procesamiento sensorial pueden gritar de dolor por el contacto con el agua que los demás sienten cálida. La reacción podría ser a la temperatura o presión del agua. Verifique siempre la temperatura del agua del cliente y la comodidad de la presión.

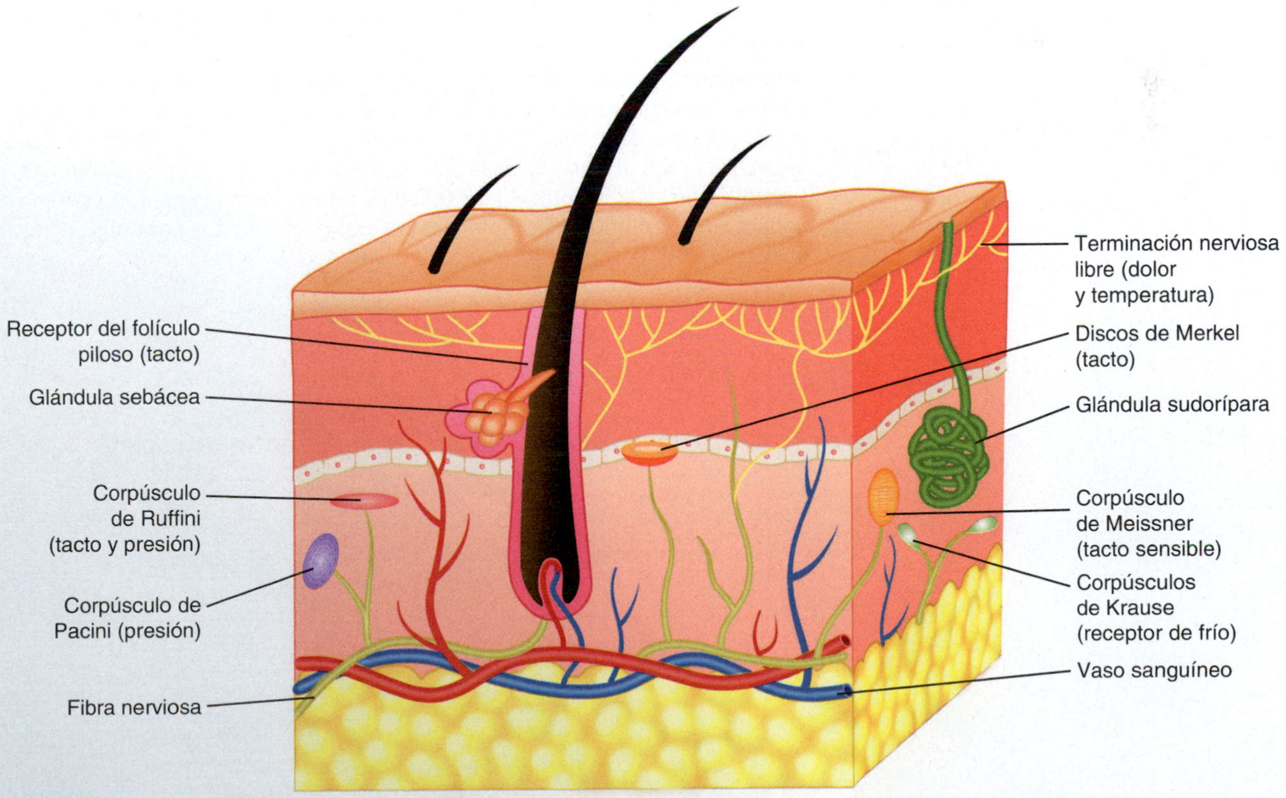

Fig. 3-5 Terminaciones nerviosas sensoriales

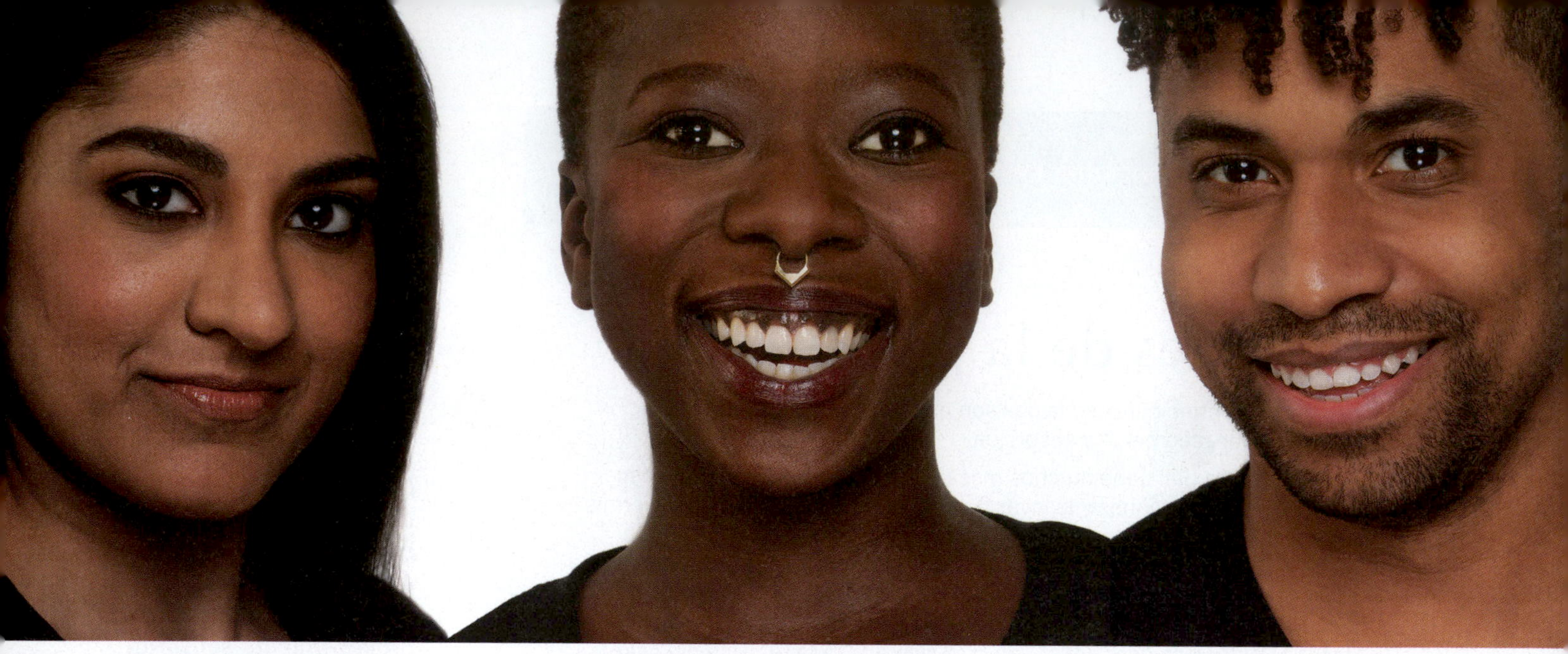

3. **Regulación del calor.** Un cuerpo sano mantiene una temperatura interna de unos 37 °C (98,6 °F). A medida que cambia la temperatura ambiental, la sangre de la piel y las glándulas sudoríparas realizan los ajustes necesarios para ayudar a enfriar el cuerpo mediante la evaporación del sudor.
4. **Excreción.** La transpiración de las glándulas sudoríparas se excreta por la piel. El agua que se elimina a través de la transpiración lleva consigo sal y otras sustancias químicas. Las glándulas sudoríparas sirven para evitar que el cuerpo se sobrecaliente.
5. **Secreción.** Las glándulas sebáceas secretan sebo. Este aceite lubrica la piel y la mantiene suave y flexible. El aceite también mantiene el cabello suave. El estrés emocional y los desequilibrios hormonales pueden aumentar el flujo de sebo.
6. **Absorción.** Las capas externas de la piel pueden absorber algunos componentes, pero muy pocos pueden penetrar en la epidermis. Pequeñas cantidades de elementos grasos, como los utilizados en muchas fórmulas avanzadas para el cuidado de la piel, pueden absorberse entre las células y a través de las aberturas de los folículos pilosos y de las glándulas sebáceas. Los productos cosméticos no están formulados para que penetren la epidermis.

☑ Verificación

14. ¿Cuáles son las seis funciones importantes de la piel?

Glosario del capítulo

capa papilar	pág. 63	capa más externa de la dermis, ubicada debajo de la epidermis
capa subcutánea	pág. 64	también conocida como *hipodermis o fascia superficial*; consta de *tejido (graso) subcutáneo* que se sitúa debajo de la dermis
colágeno	pág. 67	tejido conectivo fibroso hecho de proteína que le brinda forma y fuerza a la piel
corpúsculos táctiles	pág. 63	pequeñas estructuras epidérmicas con terminaciones nerviosas sensibles al tacto y a la presión
dermatología	pág. 60	rama médica de la ciencia que se dedica al estudio de la piel y su naturaleza, estructura, funciones, enfermedades y tratamiento
dermatólogo	pág. 60	médico que se especializa en las enfermedades y los trastornos de la piel, el cabello y las uñas
dermis	pág. 63	también conocidas como *derma, corión, cutis* o *piel verdadera*; capa subyacente o interna de la piel
elastina	pág. 67	proteína base similar al colágeno que forma el tejido elástico
epidermis	pág. 61	capa más externa y más delgada de la piel; se compone de cinco capas: estrato córneo, estrato lúcido, estrato granuloso, estrato espinoso y estrato germinativo
espiral secretor	pág. 68	base en forma de espiral de las glándulas sudoríparas (de sudor)
estrato córneo	pág. 61	también se denomina *capa córnea*; capa externa de la epidermis
estrato espinoso	pág. 62	también conocido como *capa espinosa*; capa de la epidermis que se encuentra justo encima del estrato germinativo (capa basal)
estrato germinativo	pág. 63	se conoce comúnmente como capa basal y es la capa más profunda y viva de la epidermis que produce células epidérmicas y es responsable del crecimiento
estrato granuloso	pág. 62	también conocido como *capa granular*; capa de la epidermis compuesta de células llenas de queratina que se asemejan a gránulos
estrato lúcido	pág. 62	capa clara y transparente de la epidermis que se encuentra debajo del estrato córneo

estrato reticular	pág. 63	capa más profunda de la dermis que aporta oxígeno y nutrientes a la piel
eumelanina	pág. 66	tipo de melanina de color café oscuro a negro
feomelanina	pág. 66	tipo de melanina de color rojo a amarillo
fibras nerviosas motoras	pág. 65	fibras de los nervios motores que se distribuyen a los músculos arrector pili adheridos a los folículos pilosos; llevan impulsos del cerebro a los músculos
fibras nerviosas secretoras	pág. 65	regulan la excreción de la transpiración de las glándulas sudoríparas y controlan el flujo del sebo a la superficie de la piel
fibras nerviosas sensoriales	pág. 65	fibras de los nervios sensoriales que reaccionan al calor, al frío, al tacto, a la presión y al dolor
función de protección	pág. 61	complejo lipídico que mantiene la humedad de la piel al evitar la evaporación del agua y la resguarda de los irritantes que puedan penetrar en la superficie; ayuda a regular el pH de la piel
glándulas de sudor	pág. 68	también conocidas como *glándulas sudoríparas*; excretan la transpiración y desintoxican el cuerpo al eliminar el exceso de sal y sustancias químicas no deseadas
glándulas sebáceas	pág. 68	también se denominan *glándulas oleosas*; aquellas que están conectadas a los folículos pilosos; secretan sebo
glándulas sudoríparas	pág. 68	también se denominan *glándulas de sudor*; excretan la transpiración y desintoxican el cuerpo al eliminar el exceso de sal y sustancias químicas no deseadas
melanina	pág. 65	granos diminutos de pigmento (materia colorante) producidos por los melanocitos y depositados en las células de la capa del estrato germinativo de la epidermis y de las capas papilares de la dermis
melanocitos	p. 63	células que producen el pigmento oscuro de la piel denominado melanina
músculos arrector pili	pág. 63	músculos pequeños involuntarios de la base del folículo piloso que producen la *piel de gallina*
pantalla solar de amplio espectro	pág. 66	producto de protección solar que ha demostrado proteger contra quemaduras, cáncer de piel y envejecimiento prematuro; protege contra la radiación UVA y UVB del sol
papilas dérmicas	pág. 63	membranas de estriaciones y surcos que se adhieren a la epidermis

papilas pilosas	pág. 63	elevaciones cónicas en la base del folículo que están dentro del bulbo piloso; las papilas están llenas de un tejido que contiene los vasos sanguíneos y las células necesarios para el crecimiento del vello y la nutrición de los folículos
queratina	pág. 61	proteína fibrosa de células que también es el componente principal de la piel, el cabello y las uñas
sebo	pág. 68	secreción grasosa o sebácea que lubrica la piel y mantiene la suavidad del cabello
tejido subcutáneo	pág. 64	también se denomina *tejido adiposo* o *de subcutis*; capa adiposa que se encuentra debajo de la dermis y brinda suavidad y forma al cuerpo; contiene grasas que se utilizan como energía y actúa también como amortiguador protector para la piel
unión dérmica-epidérmica	pág. 63	parte superior de la capa papilar donde se une con la epidermis

CAPÍTULO 04:

Trastornos y enfermedades de la piel

Objetivos de aprendizaje

Al finalizar este capítulo, podrá:

OA 1 Explicar por qué los cosmetólogos necesitan comprender los trastornos y las enfermedades de la piel.

OA 2 Identificar y describir las lesiones de la piel más comunes y diferenciar entre primarias y secundarias.

OA 3 Mencionar y describir los trastornos comunes de las glándulas sudoríparas y sebáceas.

OA 4 Mencionar y describir las inflamaciones e infecciones comunes de la piel.

OA 5 Reconocer las hipertrofias de la piel.

OA 6 Mencionar y describir los cambios comunes en la pigmentación de la piel.

OA 7 Identificar y describir las causas principales del acné y los tratamientos actuales.

OA 8 Mencionar los factores que contribuyen al envejecimiento de la piel.

OA 9 Explicar los efectos de la exposición solar en la piel.

OA 10 Identificar los tipos de cáncer de piel, incluidos los síntomas y las tasas de supervivencia.

OA 11 Describir la dermatitis de contacto y las formas de prevención que utilizan los cosmetólogos.

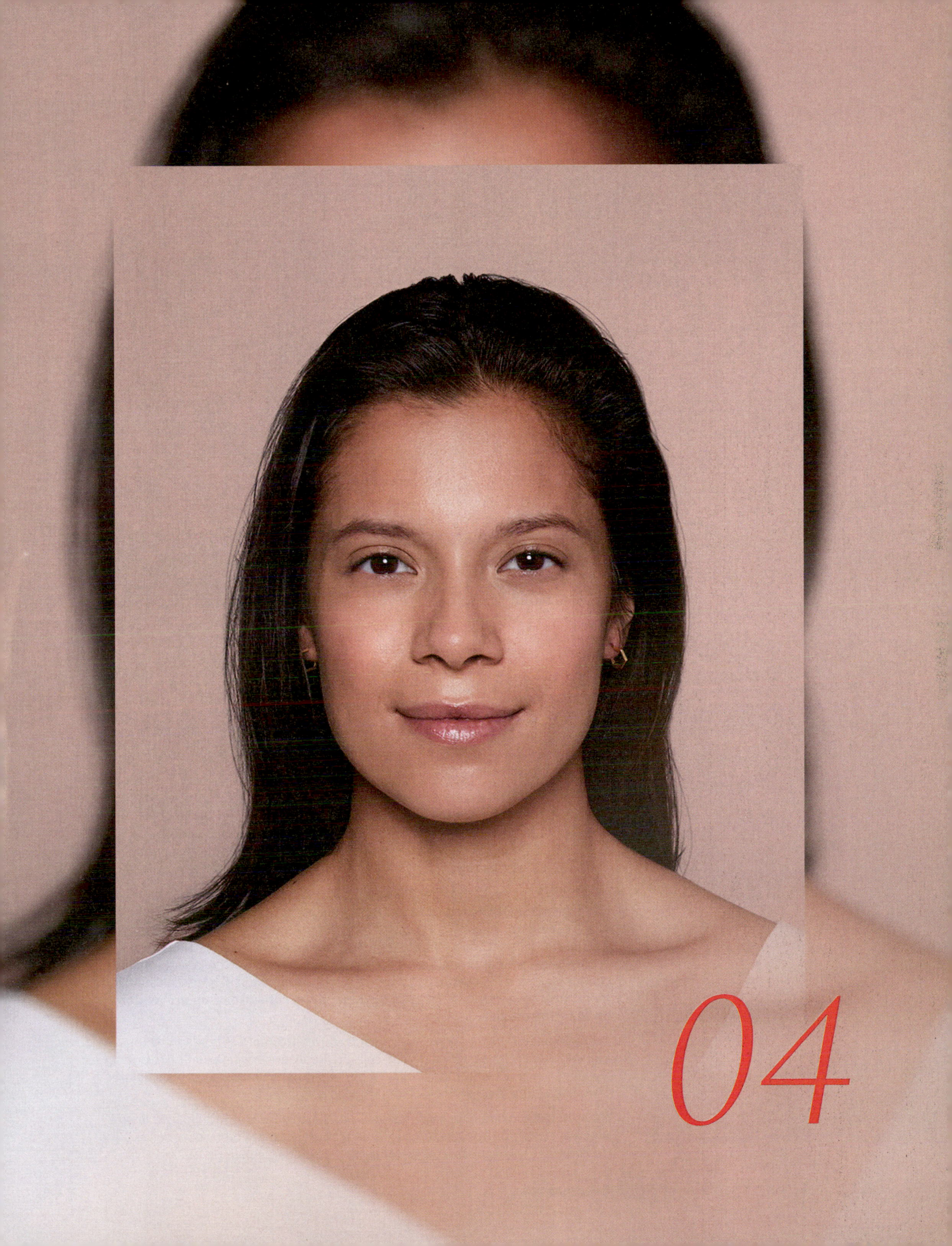
04

Cuídate desde dentro, y tu belleza resplandecerá en tu piel.

"

—

Shanina Shaik

Modelo

OA 1 Explicar por qué los cosmetólogos necesitan comprender los trastornos y las enfermedades de la piel.

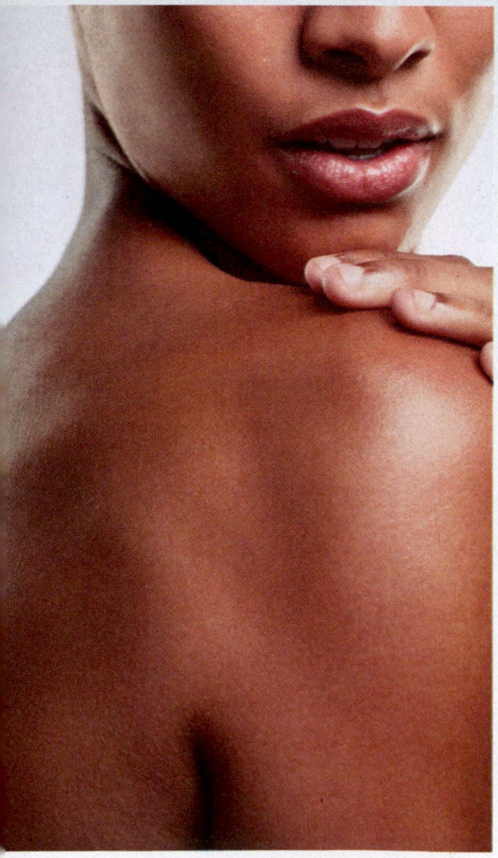

LumiNola/E+/Getty Images

¿Por qué estudiar las enfermedades y los trastornos de la piel?

La piel es el órgano más grande del cuerpo. Brinda protección ante organismos nocivos, es la primera defensa contra las agresiones ambientales y ayuda a regular la temperatura corporal. Los trastornos y las infecciones de la piel pueden ser una preocupación médica mínima o presentar situaciones potencialmente mortales.

Al estudiar las irregularidades de la piel, podrá descubrir signos de trastornos y enfermedades comunes de la piel que otras personas no ven, en especial, en el cuero cabelludo, las orejas y la nuca. También podrá reconocer las afecciones frecuentes de la piel que pueden tratarse dentro del ámbito de su licencia, saber cuándo recomendar preparados específicos para el cuidado de la piel y saber cuándo derivar a los clientes a un dermatólogo, que puede diagnosticar y tratar médicamente la afección. **En caso de duda, debe consultar a un proveedor de atención médica.**

También puede que le apasione brindar tratamientos para el cuidado de la piel además de los servicios para el cabello. Realizar servicios estéticos puede aliviar sus propios síntomas causados por el esfuerzo físico diario, y los dolores y molestias que le siguen, asociados con los servicios de peinado.

No es necesario que elija entre los servicios de cuidado del cabello y de la piel. Algunos cosmetólogos dividen su jornada laboral entre la piel y el cabello. Otros dedican días específicos a los tratamientos de cuidado de la piel.

Los cosmetólogos deben conocer muy bien los trastornos y las enfermedades de la piel porque:

- Es necesario conocer la estructura de la piel y sus problemas más frecuentes para prestar servicios de cuidado de la piel.
- Es necesario tener conocimientos en profundidad sobre la piel y sus posibles trastornos para recomendar preparados adecuados para el cuidado de la piel.
- Para gestionar una práctica segura, es imprescindible reconocer el momento en que los servicios de salón pueden realizarse con seguridad y en que la afección de la piel debe derivarse a un proveedor de atención médica.

☑ Verificación

1. ¿Por qué es importante que los cosmetólogos estudien las enfermedades y los trastornos de la piel?

OA 2 Identificar y describir las lesiones de la piel más comunes y diferenciar entre primarias y secundarias.

Trastornos y enfermedades comunes de la piel

No puede atender a un cliente con un trastorno que implica inflamación de la piel, ya sea infeccioso o no, sin una nota del médico que permita que el cliente reciba los servicios. Sugerir con sensibilidad que se tomen las medidas adecuadas para evitar consecuencias más graves.

Uno de los signos más visibles de los problemas en la piel es la inflamación que puede aparecer como hinchazón y enrojecimiento y sin motivo alguno. La inflamación puede ser a corto plazo, como una quemadura solar. La inflamación a largo plazo es preocupante, ya que puede causar daño permanente de los tejidos. Cuando los clientes tengan inflamación de la piel a largo plazo, derívelos a un dermatólogo para determinar la causa y analizar los posibles tratamientos.

Sugerencia

Rechazar un servicio no tiene por qué ser incómodo. Transmita al cliente su preocupación y sensibilidad, y sugiérale que consulte a un médico, sin diagnosticar ni hacer conjeturas sobre el trastorno. Por ejemplo, puede decir: "Me preocupa esta área de la frente. Antes de realizar cualquier tratamiento, necesito que consulte a un médico para que haga una evaluación más completa. ¿Estaría interesado en un servicio de cuidado de las uñas relajante hoy para evitar esta área?". Los clientes apreciarán su preocupación y sabrán que usted tiene en cuenta los mejores intereses del cliente. Sugerir un servicio alternativo que sea seguro es una gran opción en el caso de afecciones que no son contagiosas.

Lesiones de la piel

Las **lesiones** son cambios estructurales en los tejidos causados por un daño o una herida.
Toda marca, herida o irregularidad se describe como lesión. Los tres tipos de lesiones son: primarias, secundarias y terciarias. Algunas lesiones terciarias pueden denominarse *lesiones vasculares,* ya que afectan la sangre y el sistema circulatorio. En esta sección, nos centraremos en las lesiones primarias y secundarias. Si bien toda la piel es esencialmente igual, ciertas enfermedades en la piel más oscura pueden no ser tan notorias; por ejemplo, las lesiones que suelen ser rojas o rosadas pueden aparecer grises o moradas en la piel pigmentada. Siempre derive a los clientes a un dermatólogo si encuentra una lesión que no reconoce.

LESIONES PRIMARIAS

Las **lesiones primarias** son lesiones en las etapas iniciales de desarrollo o cambio. Las lesiones son de un color diferente al de la piel circundante y pueden ser planas o elevadas sobre la superficie de la piel (formadas por líquido en una cavidad). Se pueden distinguir por la dimensión y las capas de piel afectadas. Consulte la **tabla 4-1** para obtener una descripción y ejemplos de cada lesión primaria.

+ BONIFICACIÓN

Para acceder a más gráficos, escanee o visite el siguiente sitio: bonus.milady.com/cos-es/b4

Tabla 4-1

Lesiones primarias

LESIÓN PRIMARIA	DESCRIPCIÓN	EJEMPLOS
Ampolla 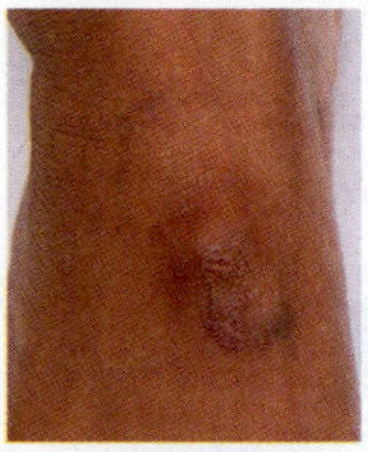	Burbuja grande que contiene líquido acuoso; similar a una vesícula; requiere derivación médica	Dermatitis de contacto, quemaduras grandes de segundo grado, impétigo bulboso, pénfigo
Quiste y **tubérculo** 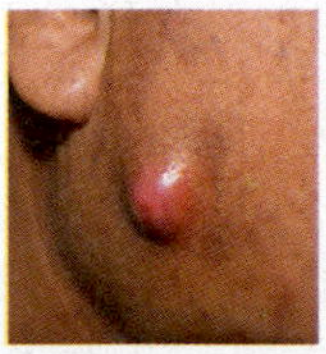 © Cortesía de DermNet NZ 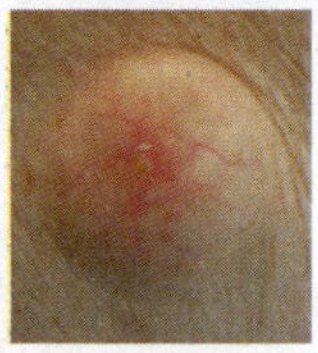 ©Zay Nyi Nyi/Shutterstock.com	Saco cerrado, de desarrollo irregular, que contiene pus, materia semifluida o mórbida, por encima o por debajo de la piel; un quiste puede drenarse de líquido pero un tubérculo no; este último requiere derivación médica	*Quiste*: acné severo *Tubérculo*: lipoma, eritema nudoso
Mácula 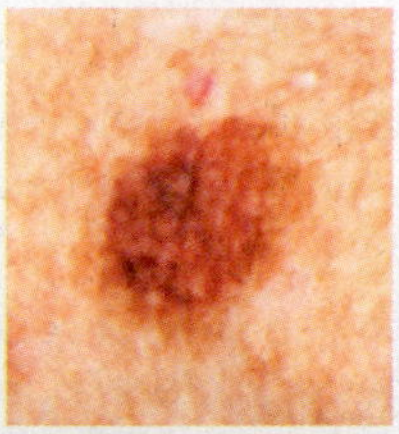 © Aneese/Photos.com	Mancha o decoloración plana de la piel	Peca o "mancha de la edad"
Nódulo 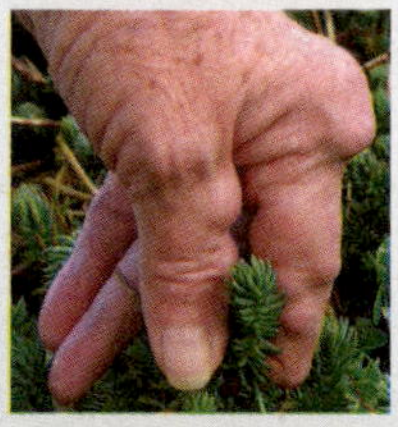 © Sue McDonald /Shutterstock.com	Protuberancia sólida de más de 1 centímetro (0,4 pulgadas) que se siente fácilmente; requiere derivación médica	Ganglios linfáticos inflamados, nódulos reumatoides
Pápula 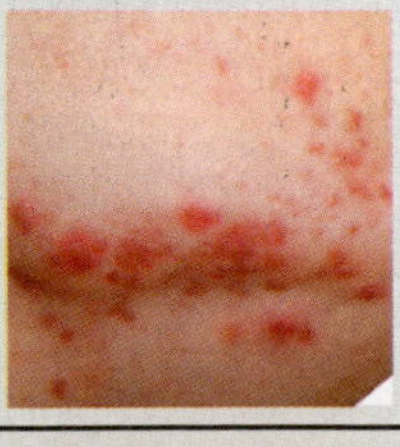 Pavodam/Shutterstock.com	Pequeña elevación de la piel que no contiene líquidos pero puede producir pus	Acné, verrugas, nevus elevados
Pústula 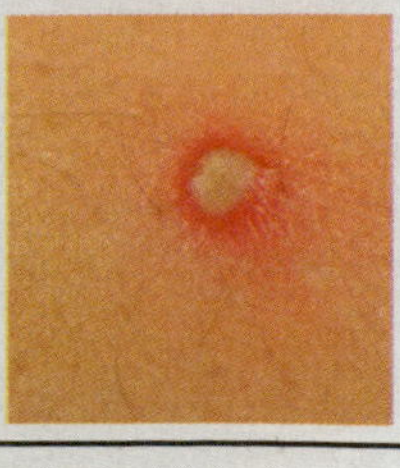 Faiz Zaki/Shutterstock.com	Pápula hinchada e inflamada con un centro blanco o amarillo que contiene pus en la parte superior de la lesión	Acné, impétigo, foliculitis

LESIÓN PRIMARIA		DESCRIPCIÓN	EJEMPLOS
Tumor	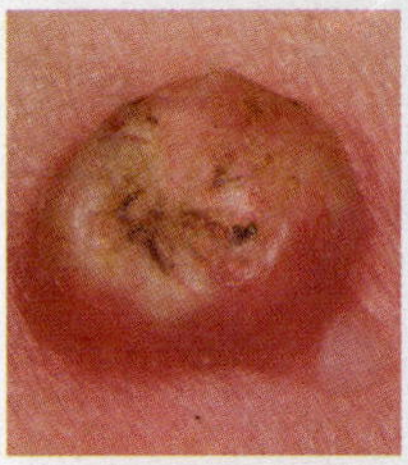 Cortesia de DermNet NZ	Cualquier tipo de masa irregular que varíe en tamaño, forma y color; no siempre es cáncer; requiere derivación médica	Cáncer
Vesícula	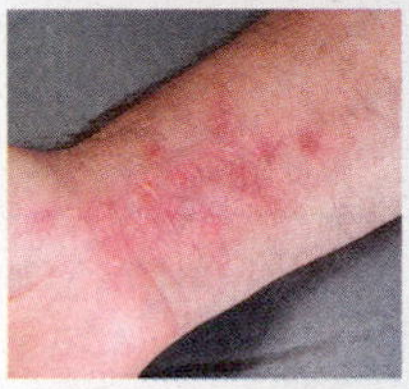	Pequeña ampolla o saco que contiene un líquido claro, que se encuentra dentro o justo debajo de la epidermis; requiere derivación médica si la causa es desconocida o no puede tratarse con productos de venta libre	Hiedra venenosa, roble venenoso
Roncha	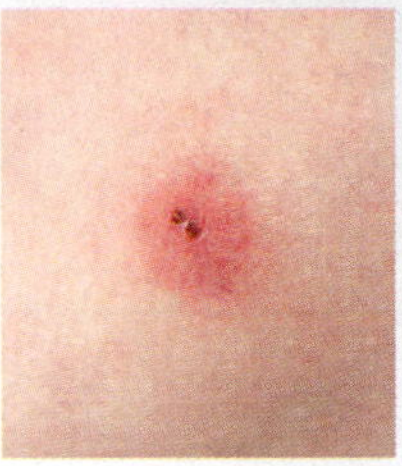 © Margoe Edwards/ Shutterstock.com	Lesión hinchada y con comezón causada por un golpe, rasguño, picadura de insecto, urticaria (alergia en la piel) o picadura de ortiga; generalmente se resuelve por sí sola, pero consulte al médico si la condición dura más de tres días	Comezón, picaduras de mosquitos

LESIONES SECUNDARIAS

Las **lesiones secundarias de la piel** se caracterizan por presentar una acumulación de material sobre la superficie de la piel, como en el caso de una costra o escara, o por presentar depresiones en la superficie de la piel, como en el caso de una úlcera. Puede que sea necesaria la derivación a un médico. Consulte la **tabla 4-2** para obtener una descripción y ejemplos de cada lesión secundaria.

Tabla 4-2

Lesiones secundarias

LESIÓN SECUNDARIA		DESCRIPCIÓN	EJEMPLOS
Costra	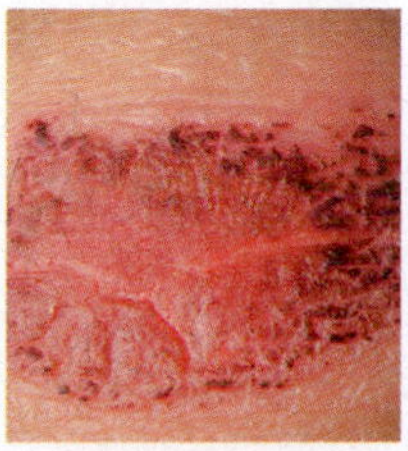 Pan Xunbin/Shutterstock.com	Células muertas que se forman sobre una herida o mancha en proceso de curación; es la acumulación de sebo y pus, mezclado a veces con células epidérmicas	Escara, llaga
Excoriación	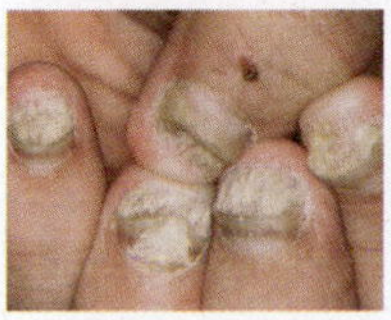 R. Baran "The Nail in Differential Diagnosis" con autorización de Informa (Londres)	Herida o raspadura en la piel producida al rascarse o rasparse	Daño en la cutícula de las uñas por morderlas

(*Continuación*)

Tabla 4-2

Lesiones secundarias

LESIÓN SECUNDARIA	DESCRIPCIÓN	EJEMPLOS
Fisura 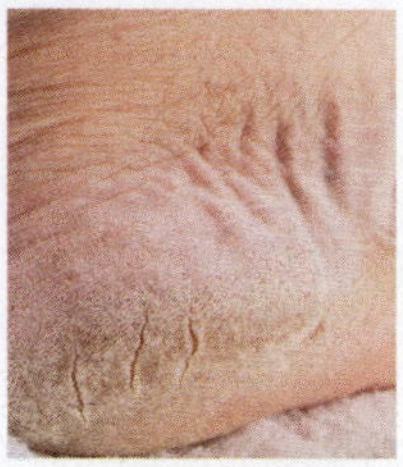 phugunfire/Shutterstock.com	Agrietamiento de la piel que penetra la dermis	Manos, labios o pies severamente agrietados o partidos
Queloide 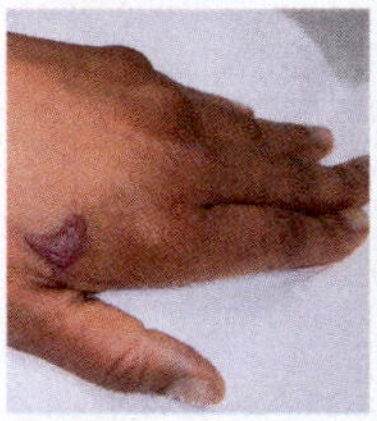 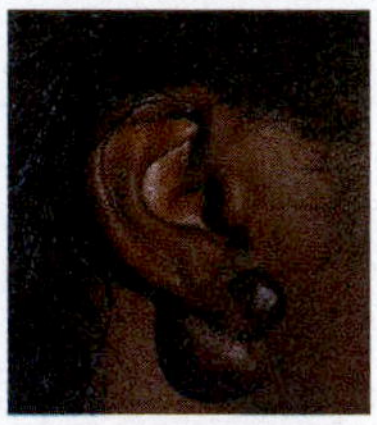 Cortesía de www.dermnet.com	Cicatriz gruesa derivada del crecimiento excesivo de tejido fibroso; los queloides se formarán en torno a cualquier cicatriz en las personas susceptibles de padecerlos	Cicatriz gruesa y elevada
Escama 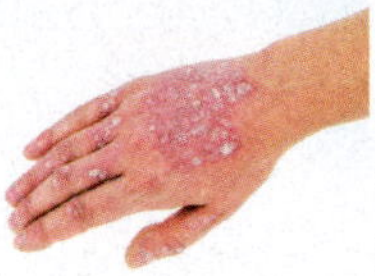 2Ban/Shutterstock.com 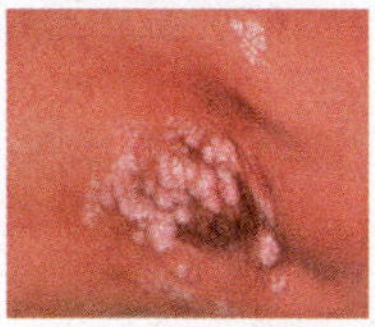 © DermNet New Zealand	Placa delgada, seca o grasa, de células epidérmicas	Caspa excesiva, psoriasis
Cicatriz o **marca** 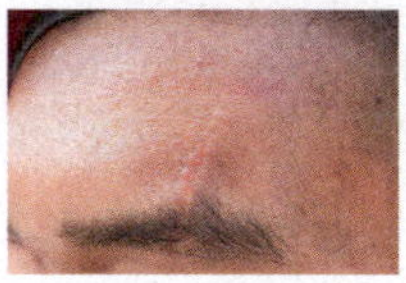 phugunfire/ Shutterstock.com	Marca levemente elevada o zona hundida de la piel que se forma cuando finaliza el proceso de curación de una herida o lesión	Reparación posoperatoria
Úlcera 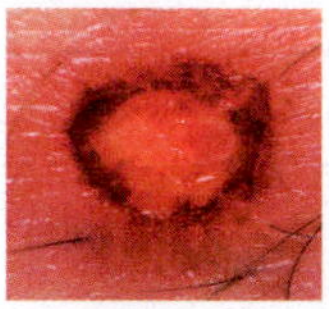 Ilya Andriyanov/Shutterstock.com 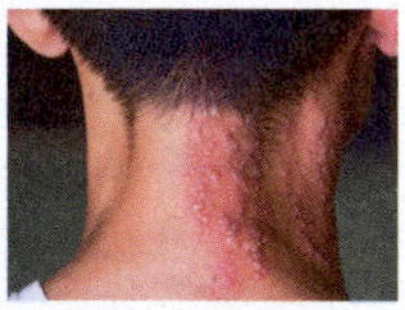 Toey Toey/Shutterstock.com	Lesión abierta de la piel o de la membrana mucosa del cuerpo, que va acompañada de pus y pérdida de densidad de la piel, además de posibles derrames de líquidos o pus; requiere derivación médica, particularmente en clientes con enfermedades médicas subyacentes como diabetes	Varicela, herpes

☑ Verificación

2. ¿Qué es una lesión primaria de la piel? Enumere tres tipos.
3. ¿Qué es una lesión secundaria de la piel? Enumere tres tipos.

OA 3 Mencionar y describir los trastornos comunes de las glándulas sudoríparas y sebáceas.

Trastornos de las glándulas sebáceas y sudoríparas

Existen varios trastornos comunes de las glándulas sebáceas (excretoras de aceite) y sudoríparas (de sudor) que los cosmetólogos deben ser capaz de reconocer e identificar. Los trastornos de ambas glándulas pueden provocar afecciones cutáneas dolorosas y, posiblemente, cicatrices permanentes.

Glándulas sebáceas

Las glándulas sebáceas son glándulas microscópicas en la piel que secretan una sustancia grasa u oleosa, llamada sebo, para lubricar e impermeabilizar la piel. Demasiado sebo puede contribuir a varios trastornos, incluidos el acné y los quistes.

COMEDONES

Un *comedón* es una acumulación sin inflamación de células, sebo y otros residuos dentro de los folículos.

Un *comedón abierto*, también conocido como *espinilla*, es un folículo piloso lleno de queratina y sebo (**figura 4-1 a-b**). Cuando el sebo del comedón se expone al ambiente (oxígeno), se oxida y se vuelve negro. Los comedones aparecen con mayor frecuencia en el rostro, especialmente en la zona T, el centro del rostro.

Un *comedón cerrado*, también conocido como *punto blanco*, es una protuberancia justo debajo de la superficie de la piel que aparece cuando el folículo no se expone al ambiente. El sebo permanece de color blanco o crema.

Las leyes y reglamentaciones estatales sobre la remoción y extracciones de comedones varían. Consulte las pautas de su país.

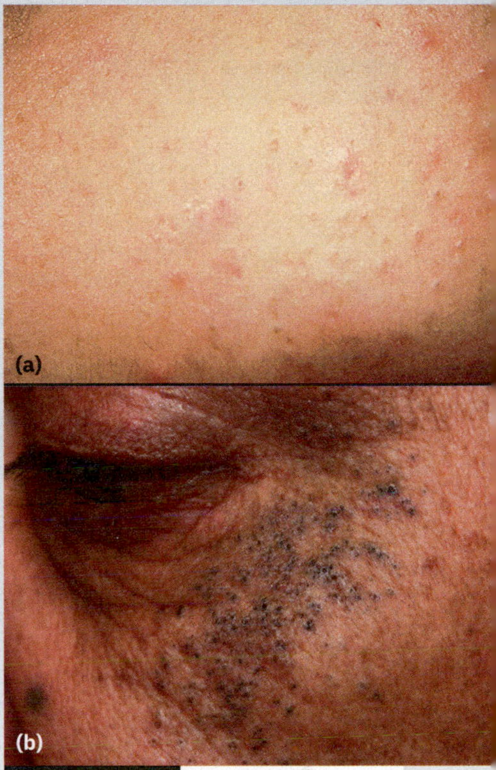

Fig. 4-1 a y b Comedones

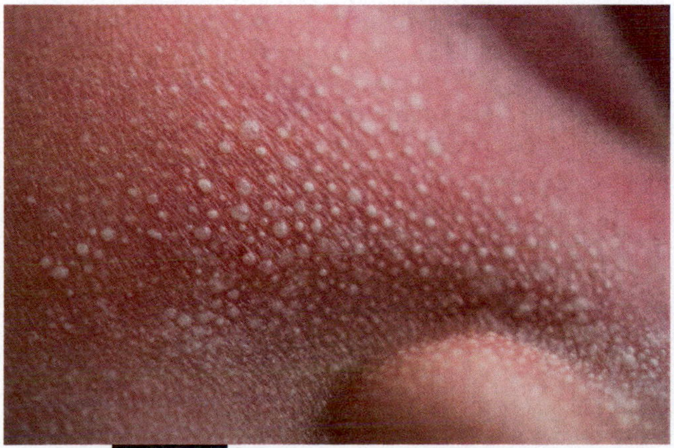

Fig. 4-2 Milia

MILIA

Las **milias** son quistes diminutos, benignos (inofensivos) y llenos de queratina que aparecen justo debajo de la epidermis y no tienen una abertura visible. Aparecen cuando las escamas de la piel quedan atrapadas en pequeñas bolsas cerca de la superficie de la piel. Las milias son masas blanquecinas firmes, perfectamente redondas, en general, del tamaño de una pequeña semilla de sésamo. Se asocian comúnmente con bebés recién nacidos, pero pueden aparecer a cualquier edad. Normalmente se presentan alrededor de los ojos, las mejillas y la frente. (**Figura 4-2**). En muchos países, solo los médicos pueden eliminar las milias, ya que este proceso requiere perforar la piel con un instrumento afilado, llamado lanceta.

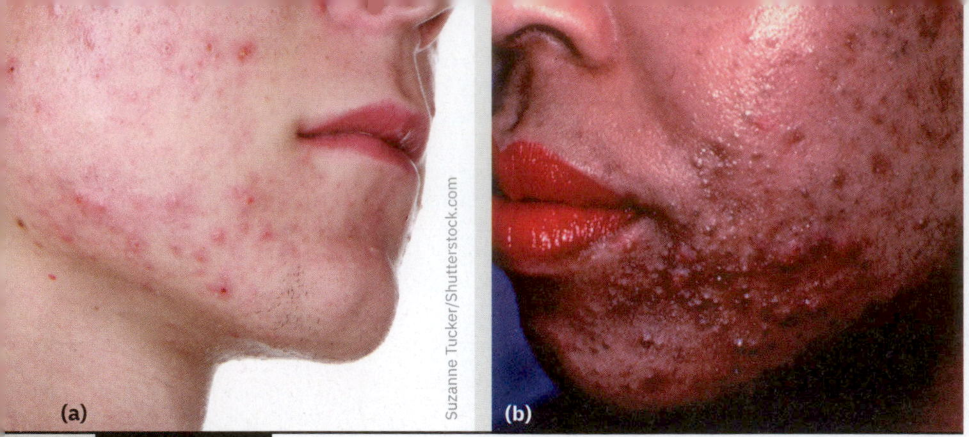

Fig. 4-3 a y b Acné

Suzanne Tucker/Shutterstock.com

© Murad Skin Research Labratories,Inc.

ACNE VULGARIS

El **acné**, también denominado médicamente *acne vulgaris* o *acné simple*, es un trastorno de la piel que se caracteriza por la inflamación crónica de las glándulas sebáceas debido a la retención de secreciones y bacterias llamadas *Propionibacterium acnes* (*P. acnes*). El acné se analizará en detalle más adelante en este capítulo (**figura 4-3 a-b**).

QUISTE EPIDERMOIDE

Un **quiste epidermoide**, comúnmente llamado **quiste sebáceo**, es una gran lesión en forma de bolsa que sobresale, llena de queratina. Los quistes sebáceos suelen aparecer en el cuero cabelludo y la espalda, y deben ser extraídos quirúrgicamente por un dermatólogo.

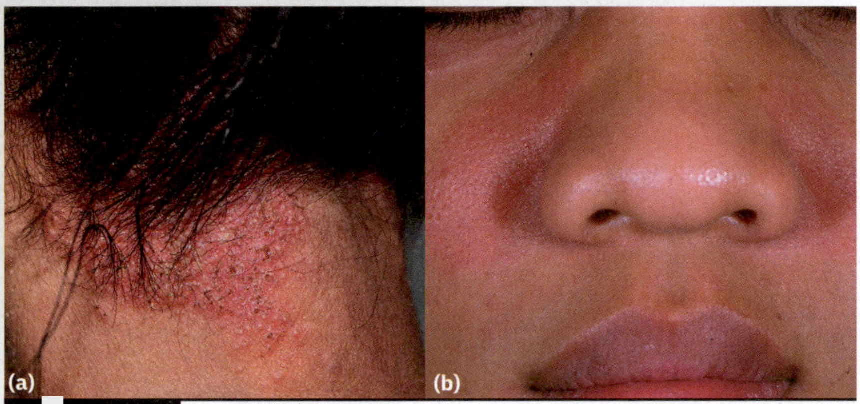

Fig. 4-4 a y b Dermatitis seborreica

Zay Nyi Nyi/Shutterstock.com

Cortesía de www.dermnet.com

DERMATITIS SEBORREICA

La **dermatitis seborreica** es una afección cutánea causada por una inflamación de las glándulas sebáceas; a menudo se caracteriza por enrojecimiento, descamación seca o grasosa, caspa persistente, formación de costras o picazón (**figura 4-4 a-b**). La piel roja y escamosa suele aparecer en las cejas, la barba, el cuero cabelludo, el contorno del cuero cabelludo, la mitad de la frente y los lados de la nariz. No es contagiosa. La causa puede ser cambios en la funcionalidad de las células de la piel, factores ambientales, una inmunodeficiencia o la colonización de levaduras lipofílicas.[1]

Si bien la dermatitis seborreica es una enfermedad, puede ser beneficioso aplicar productos no grasos para el cuidado de la piel destinados a pieles sensibles. Derivar los casos moderados a severos a un dermatólogo.

La dermatitis de contacto se analiza en la última sección de este capítulo.

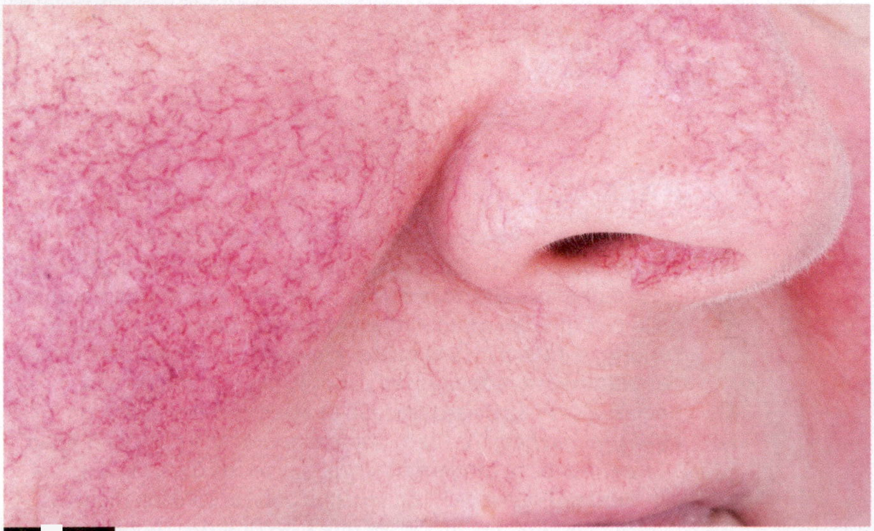

Fig. 4-5 Rosácea

Lipowski Milan/Shutterstock.com

ROSÁCEA

La **rosácea** es una enfermedad crónica que aparece principalmente en las mejillas y la nariz (**figura 4-5**).

Se caracteriza por el rubor (enrojecimiento) y, en algunos casos, los síntomas pueden evolucionar hacia brotes de tipo pustuloso que pueden confundirse con el acné. El acné rosácea incluye pápulas y pústulas. Se desconoce la causa de la rosácea, pero la genética es una teoría posible. La exposición al calor y al sol, clima muy frío; el estrés y la ingestión de comidas picantes, cafeína y alcohol son factores que agravan la afección en algunas personas. Es posible tratar y controlar la rosácea con medicamentos recetados por un médico, con productos adecuados para el cuidado de la piel sensible, y si se evitan los factores de agravamiento que se indican anteriormente.

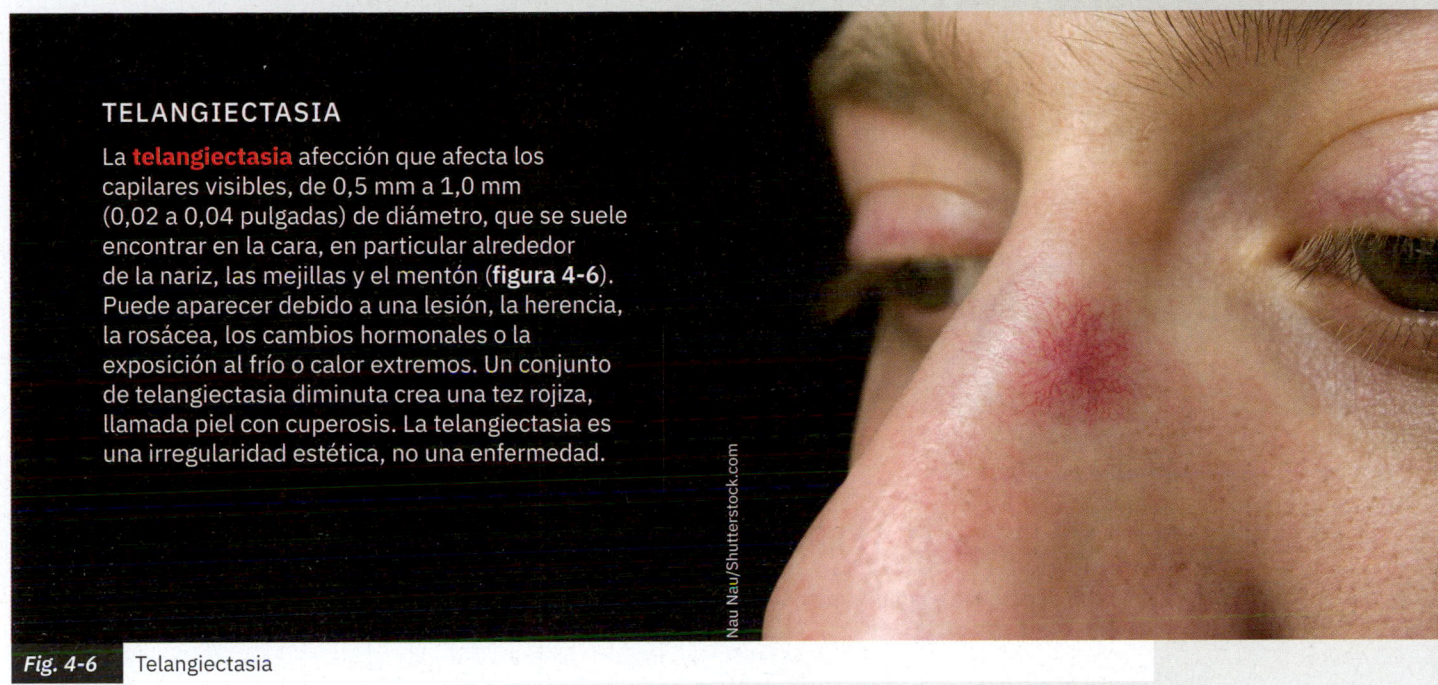

TELANGIECTASIA

La **telangiectasia** afección que afecta los capilares visibles, de 0,5 mm a 1,0 mm (0,02 a 0,04 pulgadas) de diámetro, que se suele encontrar en la cara, en particular alrededor de la nariz, las mejillas y el mentón (**figura 4-6**). Puede aparecer debido a una lesión, la herencia, la rosácea, los cambios hormonales o la exposición al frío o calor extremos. Un conjunto de telangiectasia diminuta crea una tez rojiza, llamada piel con cuperosis. La telangiectasia es una irregularidad estética, no una enfermedad.

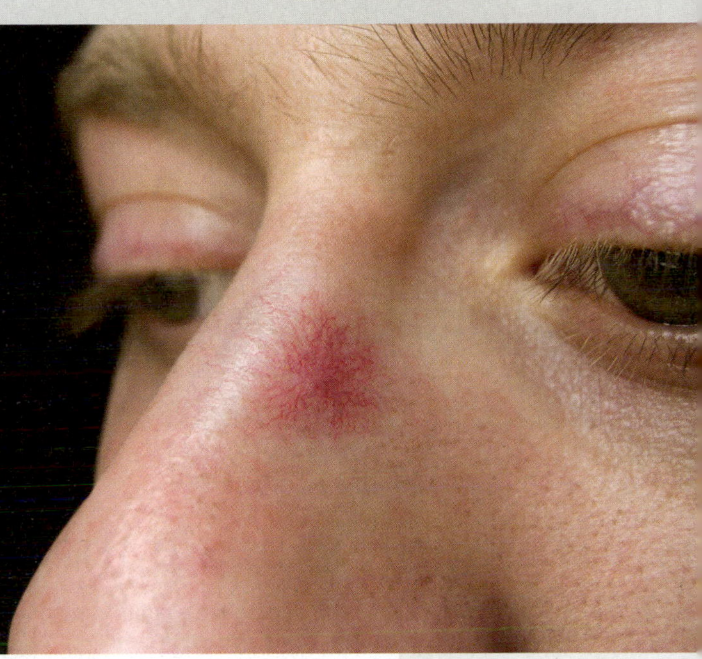

Fig. 4-6 Telangiectasia

Glándulas sudoríparas (de sudor)

Las glándulas sudoríparas (de sudor) excretan transpiración, un líquido ácido transparente e incoloro que contiene algunos ácidos grasos y materia mineral. Los trastornos surgen de una variedad de causas, incluidas las bacterias y el daño a los nervios.

- La **anhidrosis** es una deficiencia en la transpiración o la incapacidad de sudar; a menudo es el resultado de un daño en los nervios autonómicos. Esta enfermedad pone en peligro la vida y exige el cuidado médico.
- La **bromidrosis** es una transpiración maloliente que suele deberse a bacterias y, por lo general, se percibe en las axilas o en los pies. Los tratamientos varían desde preparaciones de venta libre hasta inyecciones de bótox y uso de láser en las glándulas sudoríparas. Los casos graves se deben derivar a un médico.
- La **hiperhidrosis** es una sudoración excesiva debido al calor, a la genética, al estrés, a los medicamentos o a la debilidad general del cuerpo. La hiperhidrosis requiere un diagnóstico y tratamiento médicos.
- **Miliaria rubra**, también se denomina *sarpullido por calor*, es un trastorno inflamatorio agudo de las glándulas sudoríparas, que se caracteriza por la erupción de pequeñas vesículas rojas y se acompaña de intensa picazón y ardor en la piel. Es causada por la exposición al calor excesivo y normalmente desaparece en poco tiempo sin tratamiento.

Actividad

Tarjetas de memoria de enfermedades

Con tres compañeros de clase, busque imágenes de enfermedades y trastornos de la piel. Pegue o adhiera estas imágenes en las tarjetas de memoria y escriba la definición en el otro lado de la tarjeta. Pregúntense unos a otros usando las tarjetas.

Verificación

4. Mencione y describa al menos cinco trastornos de las glándulas sebáceas.
5. Mencione y describa cuatro trastornos de las glándulas sudoríparas.

OA 4 Mencionar y describir las inflamaciones e infecciones comunes de la piel.

Inflamaciones e infecciones de la piel

La inflamación de la piel no indica necesariamente que haya una infección de la piel, pero una infección de la piel puede causar inflamación de la piel.

Inflamación de la piel

La inflamación es un mecanismo de defensa que ocurre cuando algo nocivo o irritante afecta una parte del cuerpo. Esta respuesta biológica tiene por objeto eliminar o depurar el objeto u organismo agresor. Si bien los síntomas de inflamación pueden ser incómodos, son signos de que el cuerpo está tratando de curarse a sí mismo.

DERMATITIS

La **dermatitis** es un término generalizado para cualquier enfermedad inflamatoria de la piel. Las lesiones pueden adoptar formas variadas como eccema, vesículas o pápulas. Se recomienda consultar con un médico para obtener un diagnóstico apropiado. En este capítulo se comparte información más detallada.

ECCEMA

El **eccema** es una incómoda enfermedad inflamatoria de la piel que suele ser crónica. Se caracteriza por una inflamación moderada a grave, descamación y, en ocasiones, comezón severa. Existen varios tipos de eccema. El tipo más común es el eccema atópico, que corresponde a un trastorno genético. El eccema no es contagioso. Derive todos los casos de eccema a un proveedor de atención médica (**figura 4-7**).

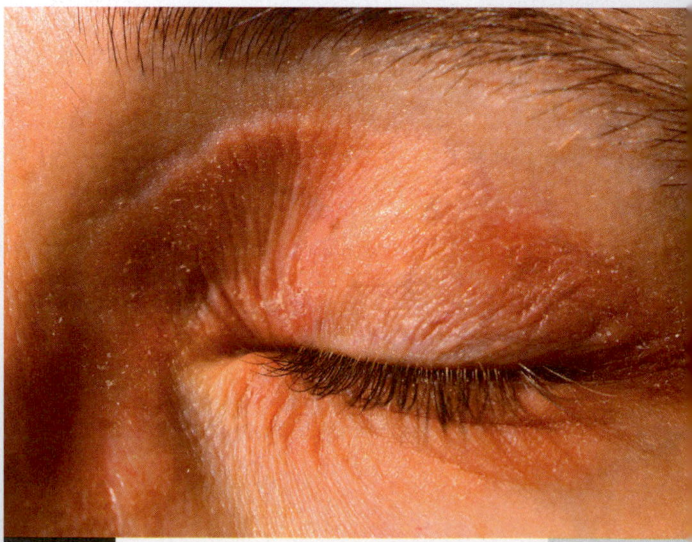

Benislav/Shutterstock.com

Fig. 4-7 Eccema

Infección de la piel

Las bacterias, hongos, virus o parásitos pueden causar las enfermedades infecciosas de la piel. La mayoría de las infecciones de la piel son altamente contagiosas. Las bacterias ingresan al cuerpo a través de una herida en la piel. Las infecciones virales en general se transmite por las membranas mucosas, la saliva o el líquido que supura de una llaga. Pueden ser lo suficientemente leves como para responder a medicamentos de venta libre o lo suficientemente graves como para requerir tratamiento médico inmediato.

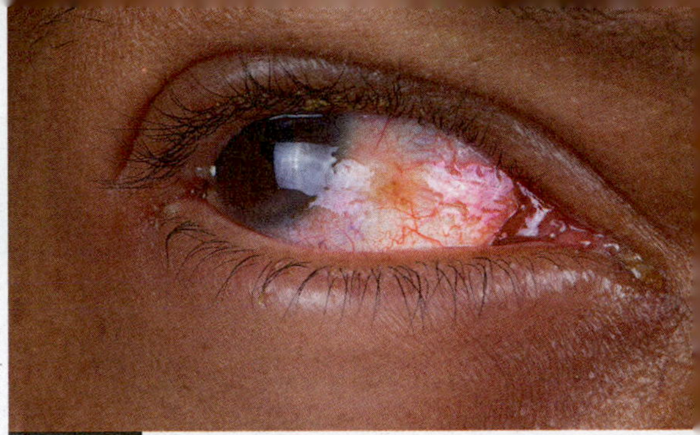

© sruilk/Shutterstock.com

Fig. 4-8 Conjuntivitis

CONJUNTIVITIS

La **conjuntivitis**, también conocida como *ojo rojo*, es una infección de los ojos y puede ser provocada por una bacteria o virus (**figura 4-8**). Puede ser extremadamente contagiosa. Se debe reprogramar y derivar de manera amable a los clientes con conjuntivitis, o incluso con los ojos notoriamente irritados, a un proveedor de atención médica de inmediato.

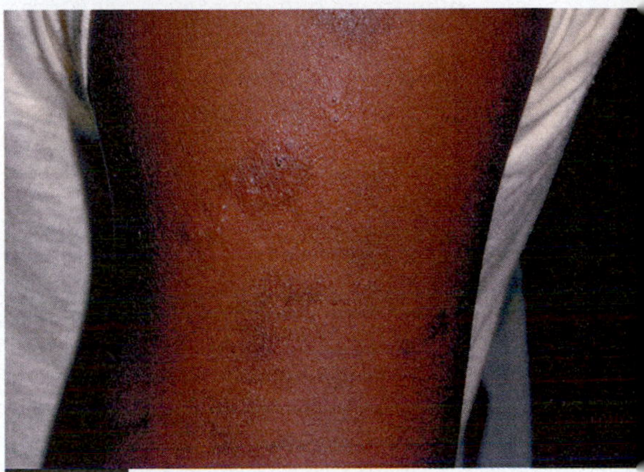

© CDC/Allen W. Mathies, MD

Fig. 4-9 Impétigo

IMPÉTIGO

El **impétigo** es una infección cutánea bacteriana y contagiosa caracterizada por lesiones exudativas (**figura 4-9**). Las bacterias *estafilocócicas* suelen ser las causantes del impétigo. Normalmente, aparece en el rostro (en especial alrededor de las fosas nasales) y se observa con mayor frecuencia en niños, aunque puede manifestarse a cualquier edad. Se debe reprogramar y derivar de manera amable a los clientes con piel supurante o lesiones faciales abiertas a un proveedor de atención médica de inmediato.

HERPES SIMPLE DE TIPO 1

El **herpes simple de tipo 1** es una infección viral recurrente que se manifiesta como una ampolla febril o afta, aunque muchas personas pueden no tener síntomas (**figura 4-10 a-b**). Se caracteriza por la erupción de una sola vesícula o un grupo de vesículas sobre una zona rojiza hinchada. Las ampollas aparecen por lo general en los labios, en los orificios nasales o en otras partes del rostro y las heridas pueden durar hasta tres semanas. El mismo virus provoca el herpes simple de tipo 2, cuyo nombre se debe a que aparece por debajo de la cadera. El herpes simple es contagioso y es necesaria la derivación médica.

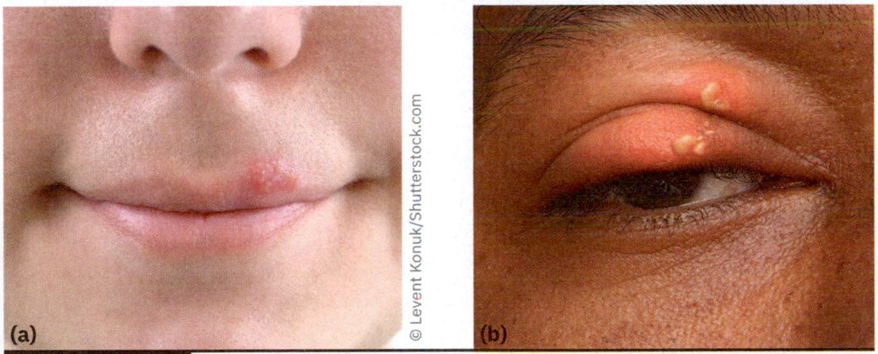

© Levent Konuk/Shutterstock.com

sruilk/Shutterstock.com

Fig. 4-10 a y b Herpes simple de tipo 1

¡Atención!

Deseche cualquier producto que haya entrado en contacto con los ojos infectados. Limpie y desinfecte correctamente todos los implementos de inmediato.

Verificación

6. Defina inflamación de la piel. Mencione dos afecciones de la piel que causan inflamación de la piel.
7. ¿Qué causa las infecciones de la piel? Nombre tres enfermedades infecciosas de la piel.

OA 5 Reconocer las hipertrofias de la piel.

Hipertrofias de la piel

Una **hipertrofia** es un crecimiento anormal de la piel. Muchas hipertrofias son benignas (inocuas). Una comprensión de las hipertrofias comunes lo ayudará a reconocerlas con facilidad.

- Un **queratoma** es un engrosamiento superficial de una mancha en la epidermis. Un callo es un queratoma que se produce por la presión o fricción continuas y repetidas sobre una parte de la piel, especialmente las manos y los pies. Los callos son un engrosamiento de la piel que se forma en las zonas de presión del pie.

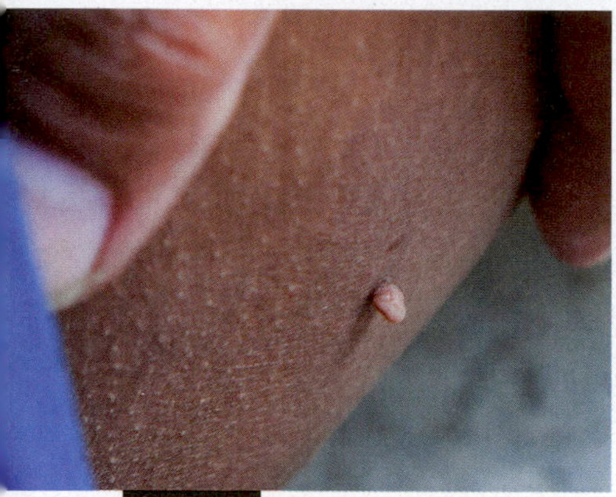

photosthai/Shutterstock.com

Fig. 4-11 Papiloma cutáneo

¡Atención!

No realice tratamientos en los lunares, ni quite los pelos de los lunares. Hacerlo podría producir irritación o generar un cambio estructural en ellos. Solamente un médico debe quitar el pelo de un lunar.

- Un **lunar** es una pequeña mancha o imperfección en la piel. Los lunares varían en color desde canela pálido a marrón o negro azulado. Algunos lunares son pequeños y planos, parecidos a las pecas. Otros son elevados y de color más oscuro. Con frecuencia, aparecen pelos oscuros y grandes en los lunares. Cualquier cambio en un lunar requiere atención médica.
- Un **papiloma cutáneo** es una pequeña protuberancia de la piel de color marrón o carne (**figura 4-11**). Los papilomas cutáneos suelen aparecer en el cuello y el pecho. Un dermatólogo puede extraerlos con facilidad.
- La **psoriasis** es una enfermedad de la piel que se caracteriza por presentar manchas rojas cubiertas de escamas blancas y plateadas y que suele aparecer en el cuero cabelludo, los codos, las rodillas, el pecho y la zona lumbar (**figura 4-12 a-b**). La psoriasis no es contagiosa, pero es necesaria la derivación médica. La psoriasis puede tratarse, pero no curarse.

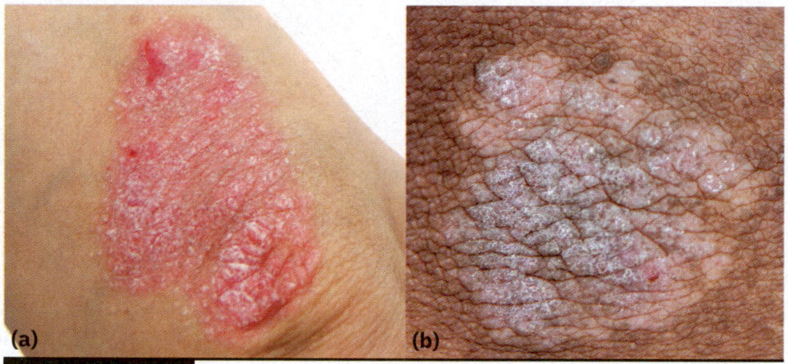

Hriana/Shutterstock.com

szefei/istockphoto

Fig. 4-12 a y b Psoriasis

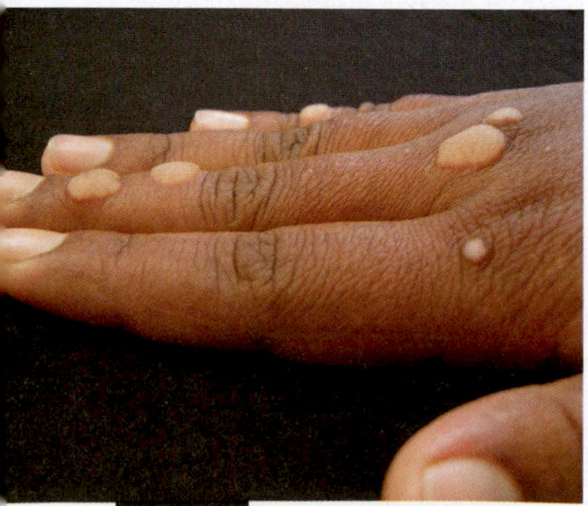

© DermNet New Zealand

Fig. 4-13 Verruga

- Una **verruga**, también denominada *lesión rugosa*, es una hipertrofia de las papilas y la dermis (**figura 4-13**). Las verrugas son causadas por un virus y son infecciosas. Pueden propagarse de un punto a otro, sobre todo a lo largo de un rasguño de la piel. Un dermatólogo puede eliminar y reducir la recurrencia de las verrugas.

Verificación

8. Enumere y describa las cinco hipertrofias.

OA 6 Mencionar y describir los cambios comunes en la pigmentación de la piel.

Trastornos de pigmentación

Los antecedentes genéticos de una persona tienen influencia en los trastornos de pigmentación. La **hiperpigmentación**, superproducción de pigmento, y la **hipopigmentación**, falta de pigmento, son trastornos de pigmentación. Sin embargo, varios factores internos y externos, como la exposición al sol y los medicamentos, pueden causar una pigmentación irregular, denominada *discromía*.

Por lo general, no existe una cura para la mayoría de los problemas de pigmentación. Para situaciones localizadas, puede enseñar a sus clientes cómo cubrir o disminuir la apariencia de hiperpigmentación e hipopigmentación con maquillaje de camuflaje. Derive a los clientes a un dermatólogo si no tienen uno. También puede educar a sus clientes sobre los productos de protección solar de amplio espectro para ayudar a prevenir la progresión de ciertos trastornos, así como sobre los beneficios de los servicios de exfoliación ligera.

Hiperpigmentación

La hiperpigmentación aparece en varias formas.

CLOASMA

El **cloasma** es una enfermedad caracterizada por la hiperpigmentación en manchas que no son elevadas y suele deberse a la exposición solar acumulada o al envejecimiento. Es similar al melasma.

LENTIGOS

Lentigos es el término técnico para referirse a las pecas: pequeñas manchas amarillas o marrones en la piel expuesta a la luz solar y al aire (**figura 4-14 a-b**). También se conocen como manchas hepáticas en las personas mayores, aunque no tienen relación con el hígado.

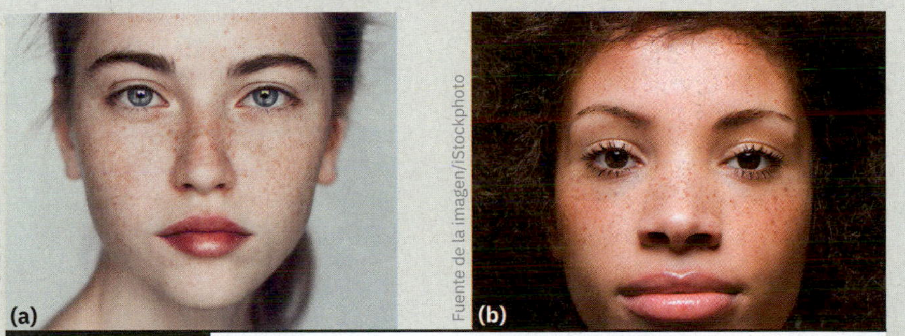

Aleshyn_Andrei/Shutterstock.com

Fuente de la imagen/iStockphoto

Fig. 4-14 a y b Lentigos

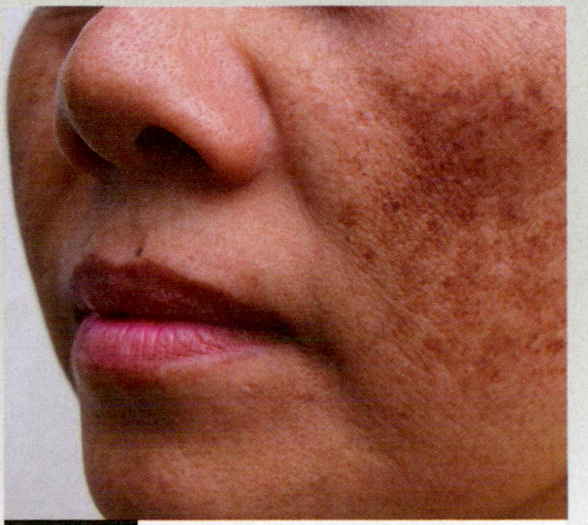
DUANGJAN J/Shutterstock.com

Fig. 4-15 Melasma

MELASMA

El **melasma**, también conocido como *máscara del embarazo*, es un tipo de trastorno de hiperpigmentación hormonal que se presenta durante el embarazo o debido al consumo de anticonceptivos. Tiene un patrón identificable de hiperpigmentación sólida bastante simétrica, a menudo en la frente, las mejillas, el labio superior y el mentón (**figura 4–15**). La exposición solar puede exacerbar la pigmentación del melasma, por lo que una persona puede tener melasma y sufrir daño solar. Las manchas pueden aliviarse con exfoliación o un dermatólogo puede tratarlas.

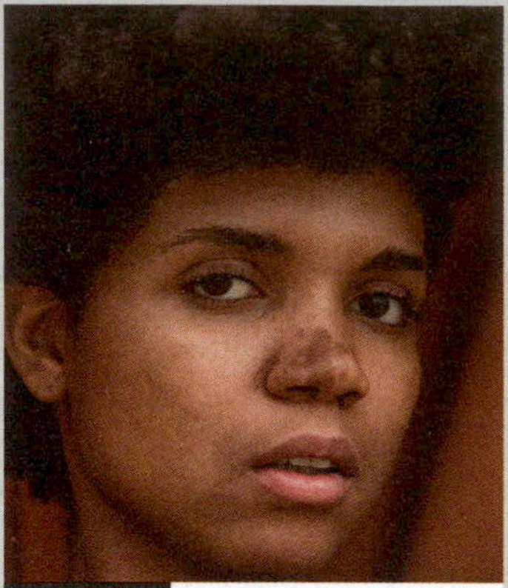

Fig. 4-16 Nevus

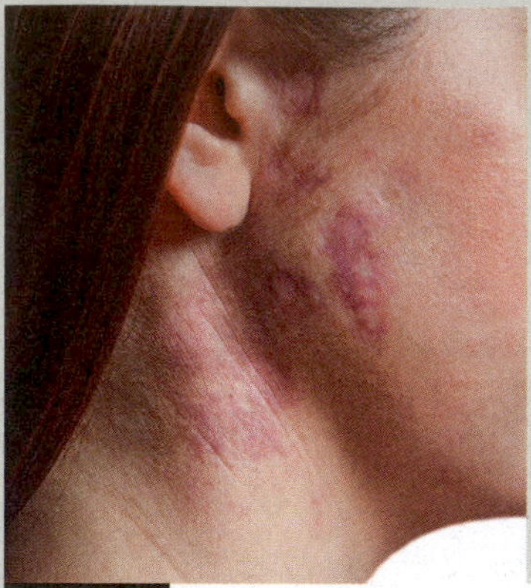

Fig. 4-17 Nevus vinoso

NEVUS

El **nevus**, también como *marca de nacimiento*, es una malformación de la piel debida a una pigmentación anormal o a la dilatación de los capilares (**figura 4-16**).

MANCHA

Una **mancha** rojo oscuro con forma circular o irregular (**figura 4-17**). El color permanente se debe a la presencia de pigmento más oscuro. Las manchas pueden estar presentes en el momento de nacer o aparecer con la edad, luego de ciertas enfermedades y luego de la desaparición de lunares, pecas y manchas de la edad.

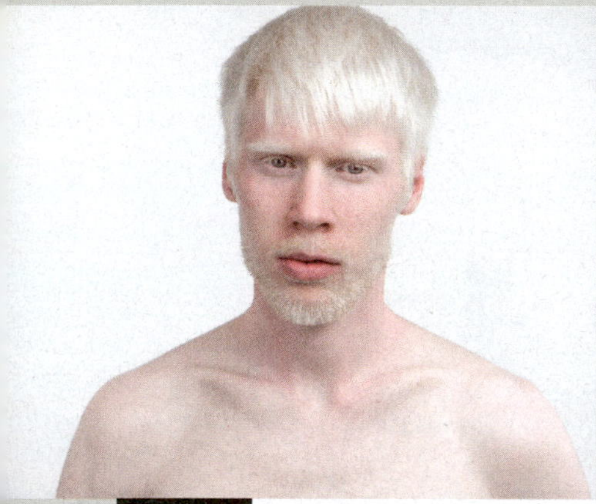

Fig. 4-18 Albinismo

BRONCEADO

El **bronceado** es el cambio en la pigmentación de la piel causado por exposición al sol o a luz ultravioleta.

Hipopigmentación

Los trastornos de hipopigmentación se observan con menos frecuencia que los trastornos de hiperpigmentación. Existen varias formas.

ALBINISMO

El **albinismo** es una enfermedad genética poco común que se caracteriza por la ausencia de pigmento de melanina en el cuerpo, que incluye la piel, el cabello y los ojos. El cabello es blanco y la piel es rosada y no se broncea, envejece de forma prematura y es sensible a la luz (**figura 4-18**). El término técnico es *hipopigmentación congénita*.

LEUCODERMIA

La **leucodermia** es un trastorno de la piel caracterizado por manchas anormales claras o blancas (hipopigmentación) debidas a una cicatriz, una quemadura, una inflamación o una enfermedad congénita que destruye las células productoras de pigmento. Algunos ejemplos son el vitíligo y el albinismo.

VITÍLIGO

El **vitíligo** es una enfermedad hereditaria que produce manchas hipopigmentadas de la piel de un color blanco similar a la leche. Algunas investigaciones sugieren que este trastorno forma parte de una enfermedad autoinmune (**figura 4-19**). Las personas que lo padecen deben evitar la sobreexposición solar.

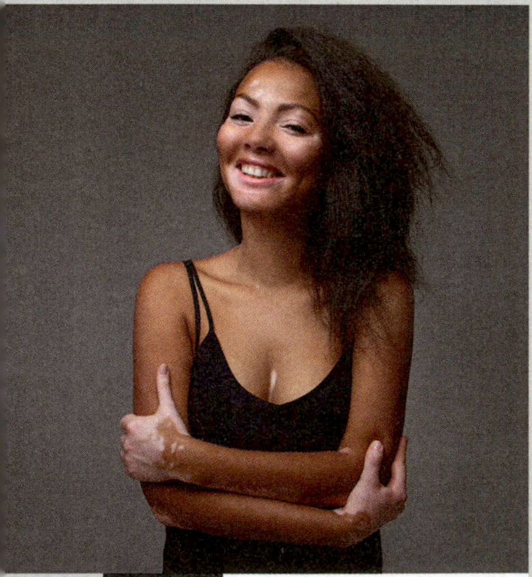

Fig. 4-19 Vitíligo

☑ Verificación

9. Mencione y describa al menos cinco cambios en la pigmentación de la piel.

OA 7 Identificar y describir las causas principales del acné y los tratamientos actuales.

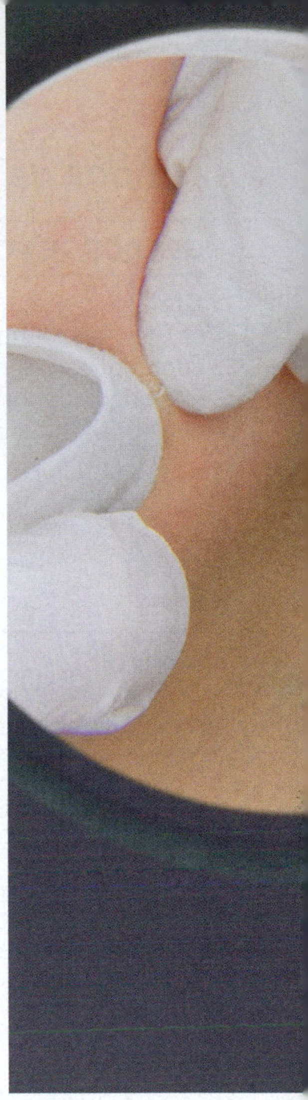

Piel problemática y con acné

Los problemas comunes de la piel que afectan la apariencia de los clientes, como el acné, pueden ser emocionalmente devastadores. El acné es una enfermedad de la piel que se cree que es un trastorno cutáneo de adolescentes, pero puede afectar a personas de todas las edades. Los cosmetólogos y esteticistas pueden ayudar a los clientes con los tratamientos para casos menores y derivar a un dermatólogo en los casos de acné más severo.

Características hereditarias y hormonas

La predisposición al acné se basa en las características hereditarias y las hormonas. Las personas con acné heredan la tendencia a retener células que se acumulan en la pared del folículo, que, con el tiempo, se aglomeran y lo obstruyen. El nivel hormonal afecta directamente la función de las glándulas sebáceas porque aumenta o reduce la cantidad de sebo de la piel.

HIPERQUERATOSIS DE RETENCIÓN

La **hiperqueratosis de retención** es la tendencia hereditaria de las pieles propensas al acné a retener células muertas en el folículo, que los obstruye y empeora las lesiones inflamatorias del acné, como pápulas y pústulas.

La oleosidad de la piel también es hereditaria. La sobreproducción de sebo por parte de las glándulas sebáceas contribuye al desarrollo del acné ya que cubre la acumulación de células muertas en el folículo con sebo, que se endurece debido a la oxidación. Este conglomerado de células muertas y sebo solidificado obstruye el folículo.

Las bacterias que causan el acné

La bacteria *Propionibacterium acne* (*P. acnes*) es **anaeróbica**, lo que significa que no puede sobrevivir en presencia de oxígeno. Cuando los folículos se obstruyen, el oxígeno se bloquea desde la parte inferior de los folículos y permite la multiplicación de las bacterias del acné.

La principal fuente de alimentos para las bacterias del acné son los ácidos grasos, que se obtienen fácilmente de la gran cantidad de sebo en el folículo. Estas bacterias se multiplican en este ambiente ideal, repleto de alimento (sebo) y sin oxígeno. Las bacterias se multiplican y producen inflamación e hinchazón en el folículo, y, con el tiempo, rompen la pared del folículo. Cuando esto sucede, el sistema inmunitario recibe una alerta y envía sangre al folículo roto; la sangre transporta glóbulos blancos para combatir las bacterias. La sangre rodea y absorbe al folículo, lo que produce el enrojecimiento de las espinillas.

Una pápula de acné es una lesión inflamatoria del acné que se produce debido a la ruptura de la pared y la infusión de sangre. Una pústula se forma a partir de la pápula cuando se acumulan suficientes glóbulos blancos para formar pus, el que se compone principalmente de glóbulos blancos muertos. Los cosmetólogos y los esteticistas no pueden tratar las pápulas del acné.

GRADOS DE ACNÉ

El acné se clasifica en una escala del 1 al 4 (**tabla 4-3**). El acné de grado 1 es leve y generalmente se trata con productos para el cuidado de la piel de venta libre, mientras que el acné de grado 4 incluye una progresión a brotes constantes y quistes profundos que requieren intervención médica.

Actividad

Búsqueda de productos para el cuidado de la piel

Vaya a una farmacia o busque en línea para encontrar tres productos para el cuidado de la piel por grado de acné (de 1 a 4). ¿Cómo se utiliza cada uno?

Tabla 4-3

Grados de acné

GRADOS DE ACNÉ

Grado 1:
Erupciones menores, comedones abiertos en su mayoría, algunos comedones cerrados y algunas pápulas

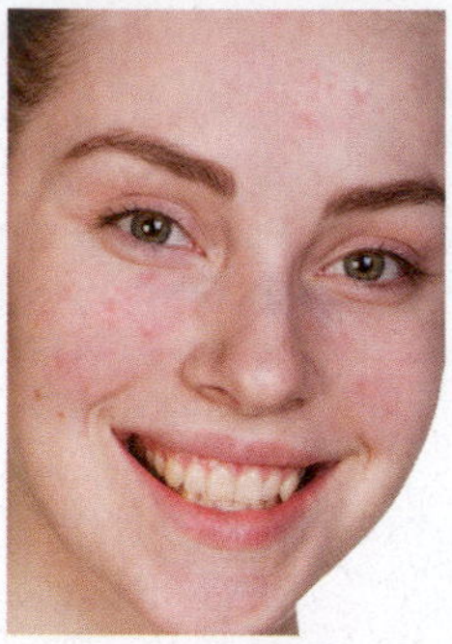

Kotin/Shutterstock.com

Grado 2:
Numerosos comedones cerrados, más comedones abiertos, y pápulas y pústulas ocasionales

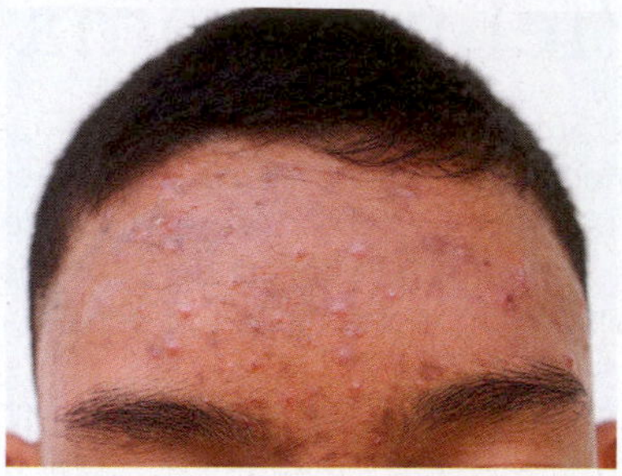

DUANGJAN J/Shutterstock.com

Grado 3:
Piel roja e inflamada con numerosos comedones, pápulas y pústulas

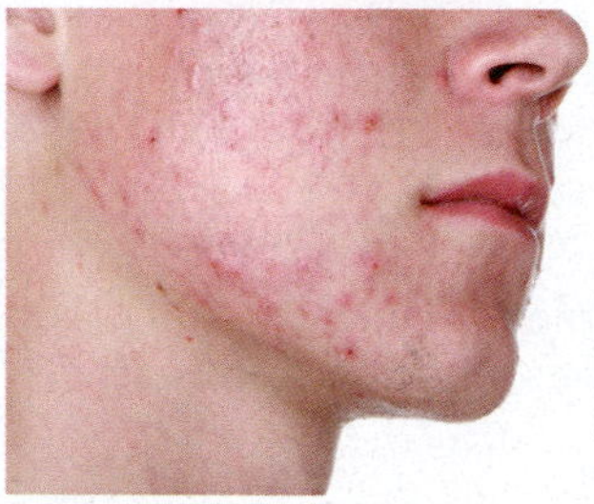

Vladimir Gjorgiev /Shutterstock.com

Grado 4:
Acné quístico; quistes con comedones, pápulas, pústulas e inflamación; es común la formación de cicatrices por daño en los tejidos

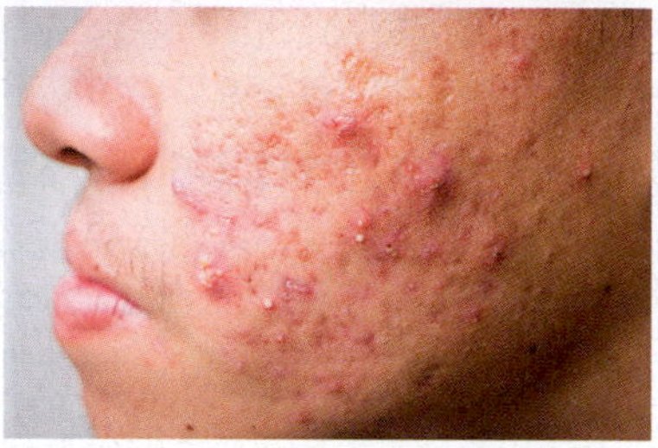

Bangkoker/Shutterstock.com

TRATAMIENTO DEL ACNÉ

Es posible tratar las formas más leves de acné sin la derivación a un médico. Los aspectos básicos del tratamiento del acné leve incluyen lo siguiente:

- Uso diario de limpiadores suaves para un tipo específico de piel. Los productos espumosos de enjuague eliminan el exceso de suciedad, residuos y el exceso de grasitud de la piel. Los limpiadores más intensos pueden resecar demasiado la piel, lo que hace que las glándulas sebáceas generen más sebo y creen un problema aún mayor. Los tonificantes son de gran utilidad para los clientes con piel muy grasosa.
- Uso de exfoliantes de folículos sin enjuague que ayudan a eliminar la acumulación de células de los folículos y permiten que el oxígeno penetre en estos y mate las bacterias. Los componentes que se suelen utilizar en estos productos son los alfahidroxiácidos, el ácido salicílico y el peróxido de benzoilo. El peróxido de benzoilo puede ser especialmente eficaz ya que ayuda a desprender los residuos celulares y también elimina las bacterias del acné.
- Uso de tratamientos de exfoliación leve que eliminan suavemente las células muertas de la piel, como los formulados con ácido salicílico.
- Evitar productos del cuidado de la piel y cosméticos que contengan grandes cantidades de materiales grasos y aceites, que pueden obstruir los folículos. Usar maquillaje y productos para el cuidado de la piel que sean **no comedogénicos**, lo que significa que el producto está diseñado y probado para no obstruir los folículos.
- Usar un hidratante suave para mantener la piel equilibrada y reducir los riesgos de producción excesiva de sebo.

☑ Verificación

10. ¿Cuáles son las dos causas principales del acné y cómo se deberían tratar eficazmente?

OA 8 Mencionar los factores que contribuyen al envejecimiento de la piel.

Problemas de envejecimiento de la piel

El envejecimiento de la piel es una preocupación común para los clientes. Dos tipos de factores influyen en el envejecimiento de la piel: factores intrínsecos y extrínsecos. Aunque el envejecimiento es un proceso natural, estos factores cumplen una función importante en cómo envejece la piel y pueden influir en nuestra salud en general.

Factores intrínsecos

Los **factores intrínsecos** son factores de envejecimiento de la piel sobre los que tenemos poco control. Se deben al paso de los años, al desgaste del cuerpo y a factores hereditarios.

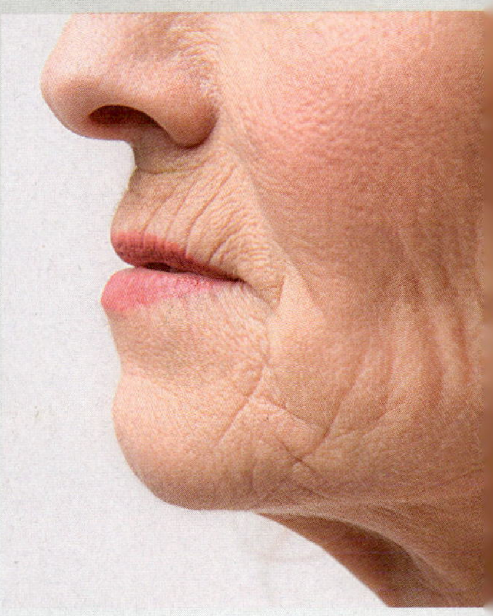

Olena Yakobchuk/Shutterstock.com

FACTORES GENÉTICOS Y ETNIA

La genética incluye el proceso de envejecimiento determinado genéticamente, que ocurre de manera natural y se ve afectado por los efectos degenerativos de los radicales libres, los cambios hormonales y la incapacidad del cuerpo para reparar perfectamente el daño de la piel. La piel intrínsecamente envejecida muestra atrofia epidérmica y dérmica, un número reducido de fibroblastos y menos producción de colágeno.

El origen étnico también influye en el envejecimiento de la piel, en especial, debido a las diferencias en la pigmentación de la piel. Los altos niveles de pigmentación ayudan a proteger la piel contra los efectos acumulativos del fotoenvejecimiento.

GRAVEDAD

La atracción gravitatoria es el constante tirón hacia abajo de la piel y el cuerpo, y es un factor de envejecimiento cutáneo uniforme para todo el mundo. Cuando la piel se vuelve menos elástica, la gravedad hace que las cejas y los párpados se caigan, crea holgura y plenitud debajo de las mejillas y la mandíbula (mofletes y papada) e incluso alarga los lóbulos de las orejas.

EXPRESIONES FACIALES REPETITIVAS

Las expresiones faciales corresponden a los movimientos reiterados del rostro que resultan en la formación de líneas de expresión, como las patas de gallo que se forman alrededor de los ojos, los pliegues nasolabiales que se forman desde las comisuras de la nariz hasta las comisuras de la boca, y las líneas de expresión entre los ojos.

Factores extrínsecos

Los **factores extrínsecos** son principalmente factores ambientales que contribuyen al envejecimiento de la piel.

RADIACIÓN UV

El bronceado y la toma de sol contribuyen de forma significativa tanto al envejecimiento como al cáncer de piel, y los profesionales del cuidado de la piel deberían desaconsejarlos siempre. Sin embargo, los rayos UV acumulativos de la exposición al sol que absorbemos en pequeñas dosis todos los días también dañan significativamente la piel de la mayoría de las personas (**figura 4-20**). La clave para la prevención es usar un protector solar de amplio espectro o un humectante de uso diario con protector solar incorporado todos los días. Ayude a sus clientes a encontrar los mejores productos para sus necesidades.

TABAQUISMO

Fumar daña significativamente la piel y los pulmones. Produce una enorme cantidad de **radicales libres**, que son moléculas inestables que provocan el envejecimiento bioquímico. Con el tiempo, estas moléculas pueden tener un efecto devastador en el cuerpo y provocar arrugas y piel flácida, en especial, en el rostro

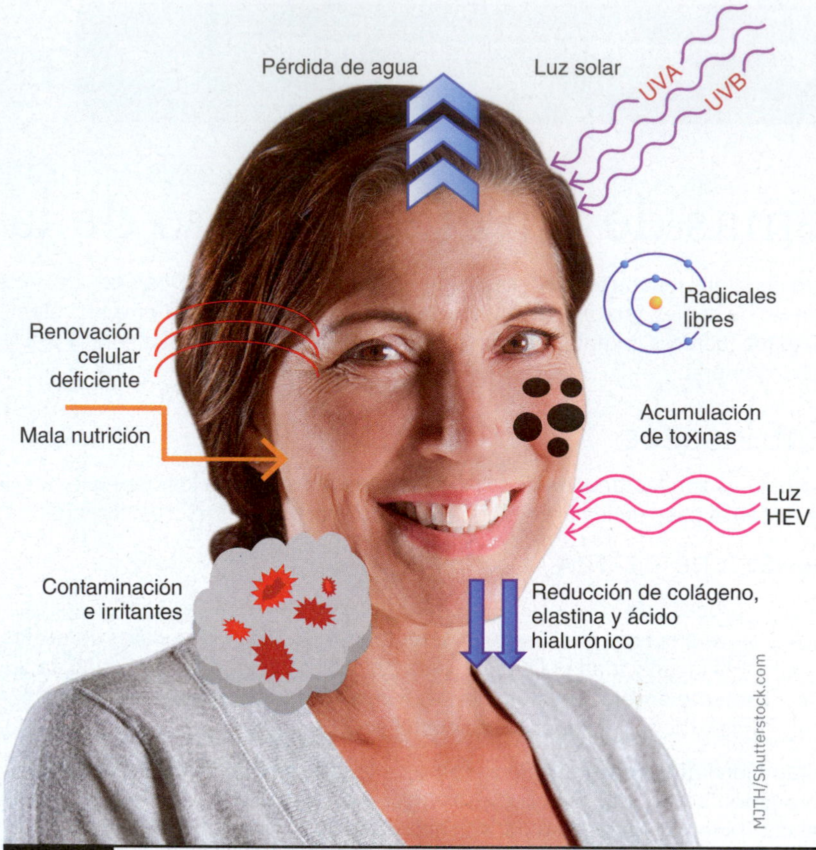

Fig. 4-20 Envejecimiento prematuro

y el cuello. Fumar también priva a la piel y al cuerpo de oxígeno, lo que en última instancia afecta el flujo sanguíneo y evita que la piel reciba los nutrientes adecuados. La falta del flujo sanguíneo también produce la acumulación de desechos celulares, a menudo denominados toxinas.

ALCOHOL

El consumo excesivo de bebidas alcohólicas afecta negativamente al cuerpo, incluida la piel. El alcohol impide que el cuerpo se repare a sí mismo e interfiere en la correcta distribución de la nutrición a la piel y los tejidos del cuerpo. Además, el alcohol deshidrata la piel al extraer el agua esencial de los tejidos y hace que la piel se vea opaca, seca y más envejecida.

ESTRÉS

El estrés cumple una función significativa en nuestro estado de salud general y colabora con el envejecimiento prematuro de todos los órganos, incluso la piel. Estudios confirman que produce cambios bioquímicos a nivel celular que pueden generar daños en los tejidos, lo que llamamos envejecimiento. El ejercicio, las técnicas de relajación y un estado mental saludable pueden ayudar a reducir los niveles de estrés, al igual que los tratamientos relajantes como faciales, aromaterapia y masajes.

MALA NUTRICIÓN

Los malos hábitos alimenticios privan a la piel de los nutrientes necesarios para mantenerla, protegerla y repararla, e impiden que se vea saludable y hermosa. Una dieta bien balanceada le permite al cuerpo nutrir los tejidos frágiles de la piel. Uno de los primeros signos de los trastornos alimenticios es la apariencia pálida que se relaciona con la falta constante de los nutrientes necesarios.

CONTAMINACIÓN

La exposición a la contaminación produce radicales libres, interfiere con el consumo adecuado de oxígeno y afecta a los pulmones y otros órganos internos, además de la piel. La rutina de lavar y exfoliar suavemente (eliminar las células muertas de la superficie de la piel) ayuda a eliminar la acumulación de contaminantes que se depositan en la superficie de la piel durante todo el día. La aplicación diaria de humectantes, lociones protectoras e incluso de bases ayuda a proteger la piel de los contaminantes transmitidos por el aire.

Verificación

11. Dé tres ejemplos de factores intrínsecos.
12. Defina el término *factores extrínsecos*.

Sugerencia

La apariencia de la piel envejecida se puede mejorar de forma considerable con un programa diseñado profesionalmente según el tipo de piel y las necesidades específicas del cliente. Debe incluir un buen protector solar hidratante, un producto exfoliante con alfahidroxiácidos o betahidroxiácidos, y productos con ingredientes de última generación, como péptidos y antioxidantes tópicos diseñados específicamente para pieles envejecidas.

OA 9 Explicar los efectos de la exposición solar en la piel.

Daño solar

La luz ultravioleta (UV) del sol tiene el mayor impacto en el envejecimiento de la piel en comparación con todos los factores extrínsecos. Aproximadamente, del 80 % al 85 % de los síntomas del envejecimiento de la piel surgen por la acumulación de daños por los rayos solares.[2] A medida que crecemos, las fibras de colágeno y elastina de la piel se debilitan por naturaleza y cada vez ocurre más rápido cuando nos exponemos a la luz UV sin la protección adecuada. Cuando llamamos luz UV a un *rayo UV*, se trata solo de una forma más corta para denominar este tipo de radiación, ¡que puede ser peligrosa! Tenga en cuenta que una quemadura solar en realidad puede provocar quemaduras de segundo grado (**figura 4-21**).

Protección solar

La forma más común de protección solar es el protector solar, que se aplica en la cara y el cuerpo antes del tiempo de exposición al sol. *FPS* se refiere al *factor de protección solar*, y este número indica aproximadamente la cantidad de tiempo que una persona puede estar al sol sin quemarse. Sin embargo, el protector solar funciona solo si se coloca en forma correcta y la dimensión de tiempo real que cualquier

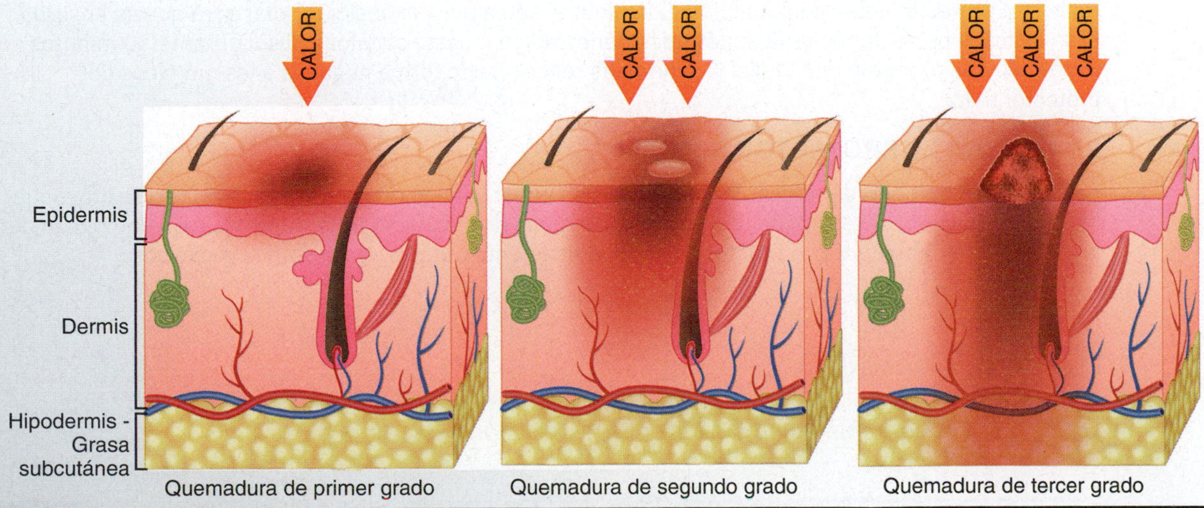

Fig. 4-21 Grados de quemaduras

FPS específico ofrece de protección depende del momento del día, la altitud, el tipo de piel y la cantidad de protector que se aplica. La ropa ofrece cierta barrera FPS, pero es mínima, por lo que es ideal aplicar protector solar y además vestir ropa con protección. La Skin Care Foundation describe la eficacia de la tela por su factor de protección ultravioleta, UPF, que significa la cantidad de radiación UV que llega a la piel. La mayoría de las camisetas de algodón ofrecen aproximadamente un UPF de 7 e incluso menos protección cuando están mojadas.

¡Atención!

Aconseje a los clientes que eviten exponer al sol a los niños menores de seis meses. Se recomienda protegerlos físicamente del sol en lugar de utilizar protectores solares.

Aconseje a los clientes que son propensos a quemarse fácilmente que usen un sombrero y ropa protectora cuando estén al aire libre. Ayude a los clientes a elegir y aplicar adecuadamente el protector solar. Las personas pelirrojas y las rubias de ojos azules son particularmente susceptibles al daño solar.

Actividad

Protector solar

Mire la información del SPF en una botella de protector solar. ¿Es de amplio espectro? ¿Contiene óxido de zinc o dióxido de titanio? ¿Con qué frecuencia se debe aplicar?

Dos tipos de rayos, UVA (llamados *rayos envejecedores*) y UVB (llamados *rayos que producen quemaduras*), son responsables del bronceado y la quemadura de la piel. Use un protector solar clasificado como *de amplio espectro*, lo que indica que protege contra los rayos UVA y UVB. Si bien algunas etiquetas de protectores solares antiguos pueden contener las palabras *"a prueba de agua"* o *"a prueba de sudor"*, la Administración de Medicamentos y Alimentos (FDA) de EE. UU. ya no permite estas afirmaciones. El protector solar pueden tener la etiqueta *"resistente al agua"* y debe indicar si es resistente al agua durante 40 u 80 minutos. Asesore a los clientes sobre cómo proteger su piel de los rayos dañinos del sol y los riesgos de cáncer de piel. Manténgase actualizado sobre la información y las normas más recientes sobre protección solar al leer artículos actuales y visitar sitios web como www.fda.gov.

EVITAR LA EXPOSICIÓN PROLONGADA

Evitar la exposición prolongada al sol durante las horas pico, cuando se registra la máxima exposición a los rayos UV. Suele ser entre las 10 de la mañana y las 4 de la tarde, lo que puede ampliarse cuando se está en altitudes elevadas o en zonas más cercanas al ecuador.[3]

APLICAR CORRECTAMENTE EL PROTECTOR SOLAR

Aplicar el protector solar, como mínimo, 30 minutos antes de la exposición solar para que se absorba. Si se aplica el protector solar después de haber estado expuesto al calor y al sol durante 30 minutos o más, es más probable que la piel ya inflamada reaccione de forma negativa a los químicos del protector solar.

REAPLICAR EL PROTECTOR SOLAR

Aplicar protector solar generosamente después de nadar y luego de cualquier actividad que provoque mucha sudoración. Si se expone la piel a muchas horas de sol, como durante un viaje en barco o un día en la playa, se debe aplicar protector solar periódicamente durante el día como precaución.

Verificación

13. Explique los efectos de la sobreexposición solar en la piel.

OA 10 Identificar los tipos de cáncer de piel, incluidos los síntomas y las tasas de supervivencia.

Cáncer de piel

Casi 3,5 millones de personas reciben un diagnóstico de cáncer de piel cada año, lo que lo convierte en uno de los cánceres más comunes.[4] También se está convirtiendo en una de las causas más comunes de muertes relacionadas con el cáncer, debido a la complacencia general sobre la prevención y la falta de conocimiento sobre los signos y riesgos reales, en particular en los jóvenes. Los cosmetólogos deben reconocer los signos de un posible cáncer de piel y siempre deben recomendarle a los clientes que consulten a un médico, de ser necesario. Más vale prevenir que curar. No deje que la juventud o la buena salud general de alguien le impida recomendarles obtener diagnóstico y tratamiento tempranos. Existen tres formas distintas de cáncer de piel (**tabla 4-4**).

Tabla 4-4

Lesiones cutáneas benignas (inofensivas) y malignas (cancerosas)

LESIONES	IMAGEN	DESCRIPCIÓN
Lunar benigno	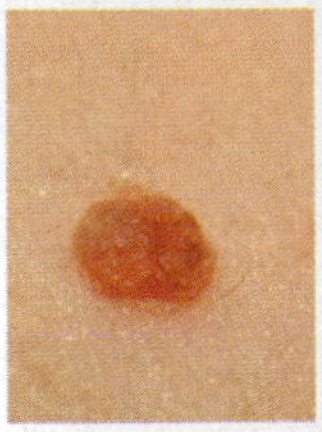 © D. Kucharski K. Kucharska /Shutterstock.com 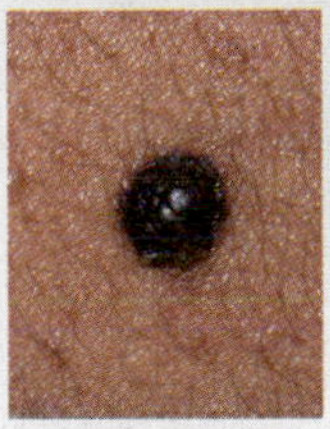 © DermNet New Zealand	Pequeño punto o mancha en la piel, cuyo color varía del bronceado pálido al café o al negro azulado Nota: Esto *no* es un tipo de cáncer de piel.
Carcinoma basocelular	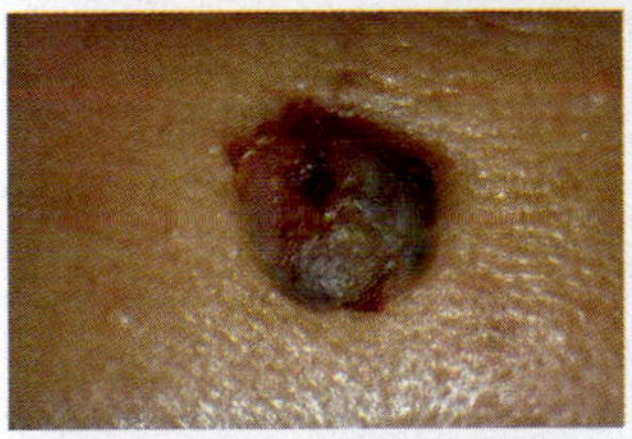 © Waikato District Health Board, utilizado por DermNet New Zealand con permiso	Es el tipo más común y menos grave de cáncer de piel; se caracteriza por la presencia de nódulos claros o perlados y tiene una tasa de tiempo sin recurrencias de entre el 85 % y el 95 % si se realiza un diagnóstico y un tratamiento a tiempo[5]
Carcinoma espinocelular	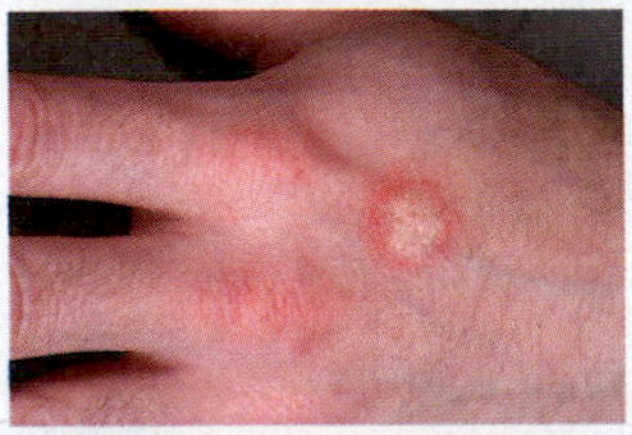	Más grave que el carcinoma basocelular; caracterizado por pápulas o nódulos escamosos rojos o rosados; también aparecen como llagas abiertas o áreas con costras; puede extenderse a otras partes del cuerpo; las tasas de supervivencia dependen de la etapa en el momento del diagnóstico
Melanoma maligno	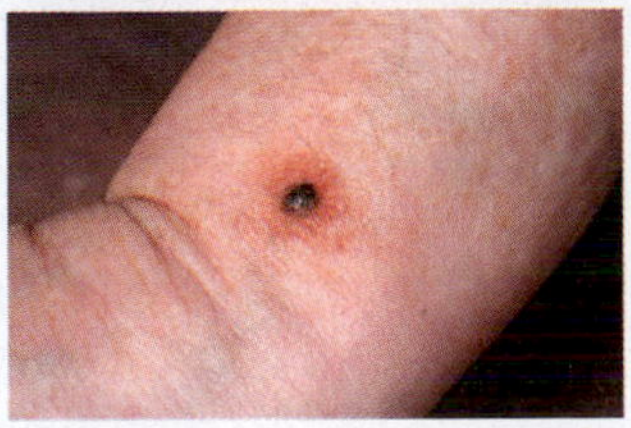	Es el cáncer de piel menos común, pero más peligroso; caracterizado por parches de color negro o marrón oscuro en la piel que pueden tener una textura irregular, elevada o de aspecto dentado; 100 % fatal si no se trata; la detección y tratamiento tempranos pueden resultar en una tasa de supervivencia de cinco años del 99 % para la etapa localizada, pero que disminuye drásticamente (66 %) si alcanza los ganglios linfáticos locales[6]

Sugerencia

Si desea obtener más información, comuníquese con la Sociedad Estadounidense del Cáncer en www.cancer.org o al teléfono (800) ACS-2345.

Reconocer cambios en la piel

El cáncer de piel se puede evitar y es posible detectarlo en forma temprana si sabe lo que debe observar. Preste atención a lo siguiente cuando atienda a sus clientes:

- Cualquier lesión inusual en la piel o en el cuero cabelludo, o cambio en el color, tamaño o forma de una lesión o lunar existentes.
- Melanomas (manchas oscuras de forma irregular) en el cuero cabelludo y las orejas; a menudo detectado por primera vez por cosmetólogos.
- Una lesión o decoloración nueva en la piel o el cuero cabelludo.
- El cliente se queja de heridas que no sanan o de sangrado imprevisto de la piel.
- Áreas escamosas recurrentes que pueden ser ásperas al tacto, especialmente en áreas expuestas al sol como el rostro, los brazos o las manos.

Si descubre alguna de estas enfermedades, sugiera a su cliente consultar a un dermatólogo para el diagnóstico y tratamiento. Sugiera a los clientes que visiten regularmente a un dermatólogo para chequeos de la piel. Si se detecta temprano, cualquier persona con carcinoma basocelular, carcinoma espinocelular o melanoma maligno tiene buenas posibilidades de supervivencia. Un ejemplo de una enfermedad problemática de la piel es la *queratosis actínica*. Esta es una lesión precancerosa que se siente afilada o áspera al tacto y es producto del daño solar.

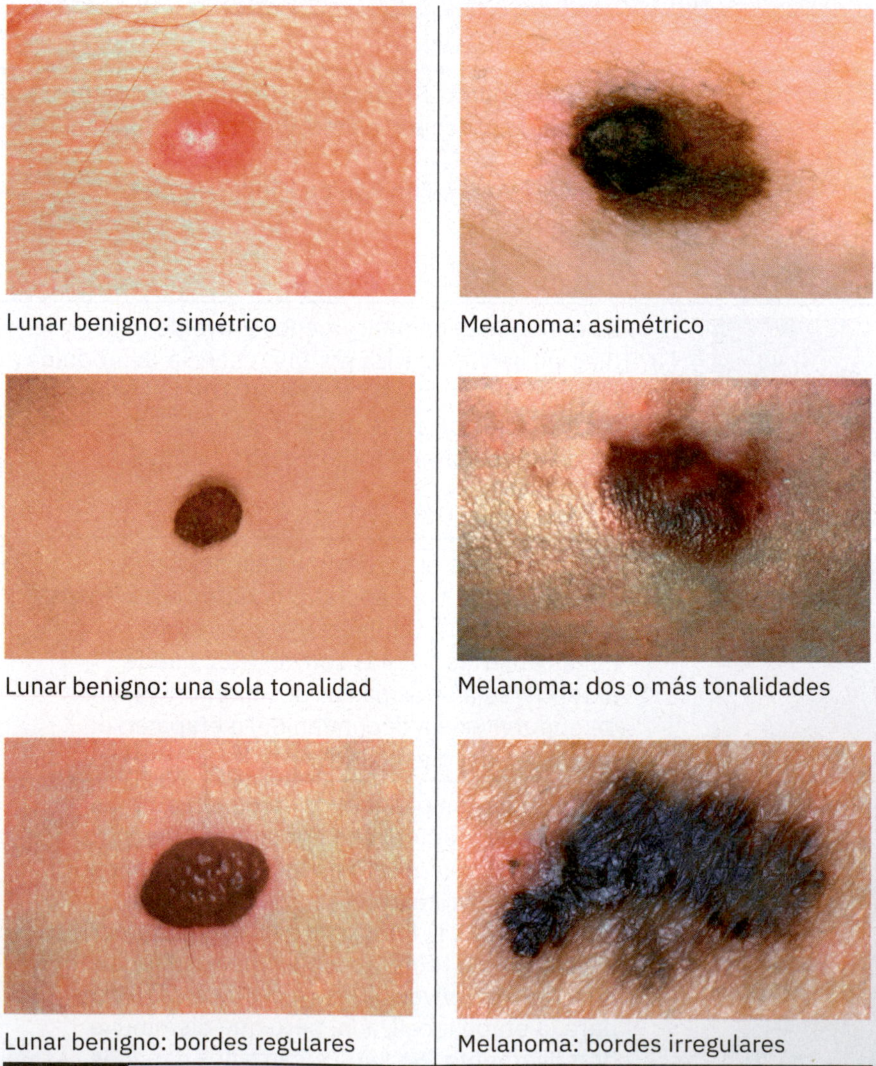

Cortesía de la Skin Cancer Foundation, http://www.skincancer.org

Fig. 4-22 Lunares benignos en comparación con los lunares cancerosos que muestran signos de asimetría y cambios en los bordes, el color y el diámetro.

Examinarse a sí mismo en casa también es una manera efectiva de verificar la presencia de signos potenciales de cáncer de piel entre una y otra visita al médico. Al realizarse un autoexamen, los clientes deben verificar cualquier cambio que aparezca en lunares existentes y deben prestar atención a cualquier nuevo crecimiento visible en la piel. También sugiera a los clientes que le pidan a un amigo o ser querido que revise las áreas que no pueden ver adecuadamente de manera rutinaria, incluida la espalda, el cuero cabelludo y alrededor de las orejas.

EL ABCDE DE LA DETECCIÓN DEL MELANOMA

Según la Sociedad Estadounidense del Cáncer (American Cancer Society), los profesionales deben usar la regla nemotécnica ABCDE del cáncer para determinar signos de cambio en los lunares existentes (**figura 4-22**). Busque cambios en cualquiera de los siguientes:

A. **Asimetría.** Una de las mitades del lunar no concuerda con la otra mitad.

B. **Bordes irregulares.** Los bordes del lunar son irregulares o mellados.

C. **Color.** El color del lunar no es el mismo en todas partes. Puede haber tonos de bronceado, marrón o negro y, a veces, manchas rojas, azules o blancas.

D. Diámetro. El lunar tiene más de 0,5 cm (0,25 in) de ancho (aunque los médicos ahora encuentran melanomas de menor tamaño).

E. Evolución. El lunar evoluciona o cambia. Puede oscurecerse o presentar variaciones de color y cambios en la forma o crecimiento; puede picar o doler.

Verificación

14. Mencione y describa las tres formas de cáncer de piel.

OA 11 Describir la dermatitis de contacto y las formas de prevención que utilizan los cosmetólogos.

Dermatitis de contacto

Dermatitis es un término generalizado para referirse a una condición inflamatoria de la piel.

La **dermatitis de contacto** es una inflamación de la piel producto del contacto con un elemento químico o una sustancia. Es el trastorno de la piel relacionado con el trabajo más común entre los profesionales de la cosmetología, ya que muchas de estas sustancias se utilizan en cosmetología. Existen dos tipos de dermatitis de contacto: dermatitis de contacto alérgica y dermatitis de contacto irritante.

Dermatitis de contacto alérgica

La **dermatitis de contacto alérgica** (ACD) se produce cuando una persona presenta una alergia a un componente o a una sustancia química; suele producirse por el contacto repetido de la piel con la sustancia química. La **sensibilización** es una reacción alérgica que aparece tras la exposición repetida a un producto o a una sustancia química. Los monómeros líquidos, la coloración y las soluciones para textura química son causas comunes de reacciones alérgicas debido a las exposiciones reiteradas.

Una vez que se establece la alergia a un producto, la persona afectada por la alergia (cosmetólogo o cliente) debe dejar de usar ese producto en particular hasta que desaparezcan los síntomas alérgicos. En los casos graves o crónicos, las personas afectadas deben consultar a un dermatólogo para realizarse pruebas de alergia.

Los lugares comunes para la dermatitis de contacto alérgica incluyen:

- Dedos, palmas o dorso de las manos
- Rostro, particularmente en las mejillas
- Cuero cabelludo y su contorno, frente o cuello

Si examina el área donde se produce el problema, por lo general podrá determinar la causa. Por ejemplo, cuando los estilistas no usan guantes en forma continua para los servicios químicos o de coloración, pueden presentar dermatitis de contacto en los dedos y las manos.

Dermatitis de contacto irritante

La **dermatitis de contacto irritante** (DCI) se produce cuando las sustancias irritantes dañan la epidermis de manera temporal (**figura 4-23**). A diferencia de la dermatitis de contacto alérgica, la dermatitis de contacto irritante no suele ser crónica si se toman precauciones.

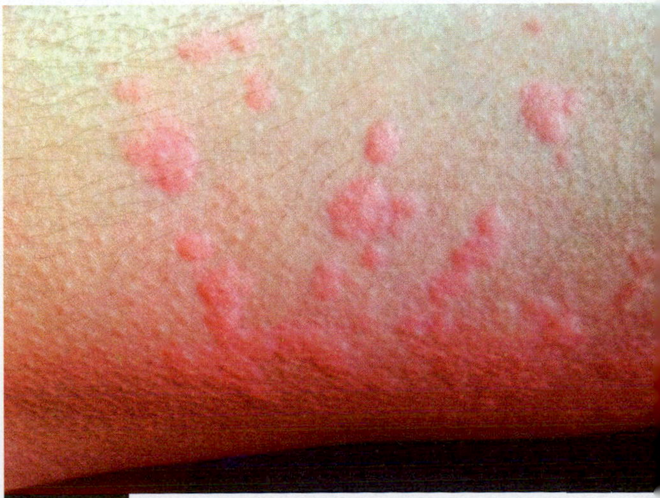

Sutthamusik/Shutterstock.com

Fig. 4-23 Dermatitis de contacto irritante

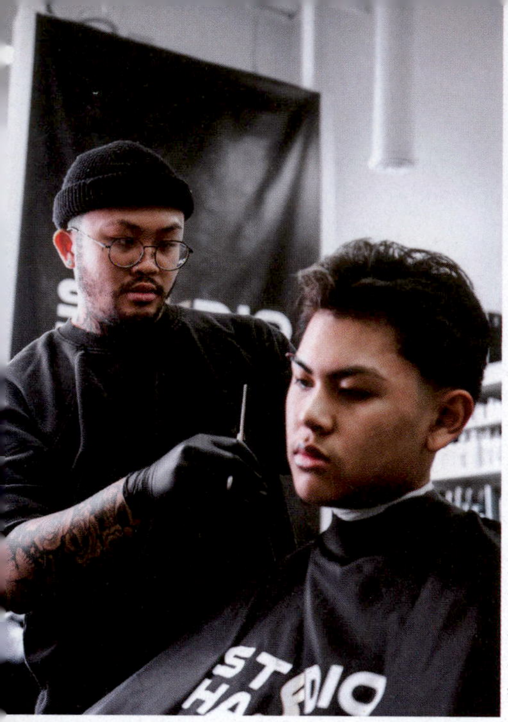

wells chan/Unsplash.com

Las sustancias corrosivas o los agentes exfoliantes son ejemplos de productos con potencial de irritación. El contacto con sustancias químicas irritantes puede dañar la epidermis porque el producto irritante puede ingresar a la superficie de la piel y causar inflamación, enrojecimiento, hinchazón, picazón y ardor. La exposición reiterativa puede empeorar la afección.

Cómo prevenir la dermatitis de contacto

La mejor forma de evitar ambos tipos de dermatitis de contacto profesional es usar guantes o implementos al trabajar con sustancias químicas irritantes. Los cosmetólogos deben usar guantes o implementos al aplicar sustancias químicas como coloración, alisadores o soluciones para ondulación permanente. Los técnicos en el cuidado de las uñas deben usar guantes o implementos al aplicar productos para las uñas como monómeros líquidos y polímeros en polvo. Los esteticistas deben usarlos al aplicar productos de exfoliación y agentes de secado.

Lavarse las manos con frecuencia puede resecarlas y agrietar la piel, lo que permite el paso de productos químicos irritantes y provoca una mayor irritación. Lavarse las manos es importante para evitar el contagio de enfermedades, pero luego hay que colocarse cremas protectoras para las manos con el fin de mantener las manos sanas.

Mantener sus implementos, herramientas, equipos y superficies limpios y desinfectados es un paso importante para protegerse y evitar un problema en la piel. Practique estos pasos con gran diligencia:

- Mantenga los mangos de los cepillos, los contenedores y los tableros de las mesas libres de productos, polvo y residuos. Si manipula de forma repetida estos artículos, se sobreexpondrá a ellos y presentará reacciones en la piel que, en algunos casos, podrían poner fin a su carrera en el ámbito de la belleza.
- Use guantes protectores cada vez que utilice productos que producen irritación o dermatitis de contacto alérgica.
- Mantenga las manos limpias y humectadas para prevenir reacciones irritantes.

☑ Verificación

15. ¿Qué es la dermatitis de contacto y cómo se puede evitar?

Glosario del capítulo

acné	pág. 82	también conocido como *acne vulgaris*; es un trastorno de la piel que se caracteriza por la inflamación crónica de glándulas sebáceas debido a la retención de secreciones y bacterias
albinismo	pág. 88	hipopigmentación congénita; una enfermedad genética poco común que se caracteriza por la ausencia de pigmento de melanina en el cuerpo, que incluye la piel, el cabello y los ojos
ampolla	pág. 78	plural: *ampollas*; burbuja grande que contiene líquido acuoso; similar a una vesícula; requiere derivación médica
anaeróbicas	pág. 89	que no pueden vivir en presencia de oxígeno
anhidrosis	pág. 83	deficiencia en la transpiración o incapacidad para transpirar, frecuentemente como resultado de daños ocasionados en los nervios autonómicos
bromidrosis	pág. 83	transpiración con olor desagradable que usualmente se percibe en las axilas o en los pies y por lo general lo causa una bacteria
bronceado	pág. 88	cambio en la pigmentación de la piel causado por la exposición al sol o la luz ultravioleta
carcinoma basocelular	pág. 95	el más común y menos grave de los tipos de cáncer de piel, caracterizado frecuentemente por la presencia de nódulos claros o perlados
carcinoma espinocelular	pág. 95	tipo de cáncer de piel más grave que el carcinoma basocelular; caracterizado con frecuencia por la presencia de nódulos o pápulas rojas y escamosas; puede propagarse a otras partes del cuerpo
cicatriz	pág. 80	también conocida como *marca*; es una marca levemente elevada en la piel que se forma luego de curada una herida o lesión
cloasma	pág. 87	enfermedad caracterizada por la hiperpigmentación en manchas sin relieve y suele deberse a la exposición solar acumulada o al envejecimiento; similar al melasma
conjuntivitis	pág. 85	también conocida como *ojo rojo*; es una infección común de los ojos provocada por bacterias o un virus y es extremadamente contagiosa
costra	pág. 79	células muertas que se forman sobre una herida o mancha en proceso de curación; es la acumulación de sebo y pus, mezclado a veces con células epidérmicas
dermatitis	pág. 84	afección inflamatoria de la piel

dermatitis de contacto	pág. 97	inflamación de la piel que es producto del contacto con ciertos químicos o sustancias
dermatitis de contacto alérgica	pág. 97	se abrevia ACD; alergia a un ingrediente o sustancia química, con frecuencia debido al contacto reiterativo de la piel con la sustancia química
dermatitis de contacto irritante	pág. 97	DCI; se produce cuando las sustancias irritantes dañan temporalmente la epidermis
dermatitis seborreica	pág. 82	afección de la piel causada por una inflamación de las glándulas sebáceas que a menudo se caracteriza por el enrojecimiento, la descamación seca o grasosa, la formación de costras y la picazón
eccema	pág. 84	enfermedad inflamatoria e incómoda de la piel que suele ser crónica; se caracteriza por presentar inflamación moderada a grave, descamación y, en ocasiones, comezón severa
escama	pág. 80	cualquier placa delgada, seca o grasa de células epidérmicas; un ejemplo es la caspa irregular o excesiva
excoriación	pág. 79	herida o raspadura en la piel producida al rascarse o rasparse
factores extrínsecos	pág. 91	factores ambientales que contribuyen al envejecimiento de la piel
factores intrínsecos	pág. 91	factores del envejecimiento de la piel sobre los cuales tenemos poco control
fisura	pág. 80	grieta en la piel que penetra en la dermis; los ejemplos incluyen manos y labios severamente resecos o agrietados
herpes simple de tipo 1	pág. 85	infección viral recurrente que suele manifestarse como una ampolla febril o afta
hiperhidrosis	pág. 83	sudoración excesiva, causada por el calor o por una debilidad general en el cuerpo
hiperpigmentación	pág. 87	sobreproducción de pigmento; aparece como manchas oscuras
hiperqueratosis de retención	pág. 89	tendencia hereditaria de la piel propensa al acné de retener células muertas en el folículo, formando un atascamiento que lo obstruye y que aumenta las lesiones inflamatorias productos del acné como pápulas y pústulas
hipertrofia	pág. 86	crecimiento irregular de la piel
hipopigmentación	pág. 87	ausencia de pigmento que resulta en manchas claras o blancas
impétigo	pág. 85	infección bacteriana contagiosa de la piel caracterizada por lesiones exudativas que, por lo general, las provoca la bacteria *estafilococo*

lentigos	pág. 87	singular: *lentigo*; término técnico para referirse a las pecas, es decir, pequeñas manchas amarillas o marrones en la piel que se expone a la luz solar y al aire
lesiones	pág. 77	marca en la piel; puede indicar una herida o daño que modifica la estructura de los tejidos o de los órganos
lesiones primarias	pág. 78	lesiones con diferente color al de la piel o lesiones que ascienden hasta la superficie de la piel
lesiones secundarias de la piel	pág. 79	lesiones que se caracterizan por una acumulación de material sobre la superficie de la piel, como una costra o escara, o por depresiones en la superficie de la piel, como una úlcera
leucodermia	pág. 88	trastorno de la piel caracterizado por la presencia de manchas anormales claras o blancas (hipopigmentación) causadas por una cicatriz, una quemadura, una inflamación o una enfermedad congénita
lunar	pág. 86	punto o mancha pequeña en la piel, cuya tonalidad varía del bronceado pálido al marrón o al negro azulado
mácula	pág. 78	plural: *máculas*; mancha plana o decoloración de la piel, como una peca o mancha hepática; mancha de la edad
mancha	pág. 88	decoloración irregular de la piel, de color marrón o borgoña, con forma circular e irregular
marca	pág. 80	también conocida como *cicatriz*; marca levemente elevada o una zona cutánea deprimida que se forma debido al proceso de cicatrización relacionado con una lesión o una herida
melanoma maligno	pág. 95	forma más grave de cáncer de piel; a menudo se caracteriza por presentar parches de color negro o marrón oscuro que son desparejos, irregulares o elevados
melasma	pág. 87	también se denomina máscara del embarazo; es una forma de hiperpigmentación que se caracteriza por presentar parches bilaterales de pigmentación marrón en las mejillas, la barbilla, la frente y la parte superior del labio, debido a desequilibrios hormonales, como el embarazo o las píldoras anticonceptivas
milia	pág. 81	consiste en la presencia de quistes benignos (inocuos) llenos de queratina que se presentan justo debajo de la epidermis y no tienen abertura visible
miliaria rubra	pág. 83	también conocida como *sarpullido causado por el calor*; es un trastorno inflamatorio agudo de las glándulas sudoríparas que se caracteriza por la erupción de pequeñas vesículas rojas, acompañadas de intensa picazón y ardor en la piel

nevus	pág. 88	también conocidos como *mancha de nacimiento*; son malformaciones de la piel debido a una pigmentación anormal o capilares dilatados
no comedogénico	pág. 90	producto que ha sido diseñado y probado para no obstruir los folículos
nódulo	pág. 78	protuberancia sólida en la piel de más de 1 cm (0,4 pulgadas) que se puede sentir fácilmente
papiloma cutáneo	pág. 86	pequeña protuberancia de la piel, de color carne o marrón
pápula	pág. 78	pequeña elevación de la piel que no contiene líquidos pero puede producir pus
psoriasis	pág. 86	enfermedad de la piel que se caracteriza por la presencia de parches rojos cubiertos de escamas blanco-plateadas, que aparecen generalmente en el cuero cabelludo, los codos, las rodillas, el tórax y la parte inferior de la espalda
pústula	pág. 78	pápula hinchada e inflamada con un centro blanco o amarillo que contiene pus en la parte superior de la lesión
queloide	pág. 80	cicatriz gruesa que se forma como resultado del crecimiento excesivo del tejido fibroso
queratoma	pág. 86	sector de la epidermis adquirido, engrosado y superficial; un callo
quiste	pág.78	saco cerrado que se desarrolla de manera irregular y contiene líquido, pus, semilíquido o materia mórbida por encima o por debajo de la piel; requiere derivación médica
quiste epidermoide	pág. 82	también conocido como *quiste sebáceo*; lesión grande, protuberante, en forma de bolsillo, llena de queratina; visto con frecuencia en el cuero cabelludo y la espalda
quiste sebáceo	pág. 82	lesión grande que sobresale en forma de bolsillo llena de sebo, que se ve frecuentemente en el cuero cabelludo y en la espalda
radicales libres	pág. 91	moléculas inestables que producen el envejecimiento bioquímico, especialmente las arrugas y flacidez de la piel
roncha	pág. 79	lesión hinchada y con picazón causada por un golpe o un rasguño, picadura de insecto o urticaria (alergia en la piel); los ejemplos incluyen comezón y picaduras de mosquitos
rosácea	pág. 82	previamente conocida como *acné rosácea,* es una afección crónica que aparece principalmente en las mejillas y la nariz y que se caracteriza por presentar enrojecimiento, telangiectasia (dilatación o distensión de los vasos sanguíneos superficiales) y, en algunos casos, la formación de pápulas y pústulas
sensibilización	pág. 97	reacción alérgica causada por la exposición repetida a un químico o sustancia

telangiectasia	pág. 83	afección que afecta los capilares visibles, de 0,5 mm a 1,0 mm (0,02 in a 0,04 in) de diámetro, que se suele encontrar en la cara, en particular alrededor de la nariz, las mejillas y el mentón
tubérculo	pág. 78	saco cerrado que se desarrolla de manera irregular y contiene líquido, pus, semilíquido o materia mórbida por encima o por debajo de la piel; no se puede drenar
tumor	pág. 79	cualquier tipo de masa irregular que varía en tamaño, forma y color
úlcera	pág. 80	lesión abierta de la piel o de la membrana mucosa del cuerpo que va acompañada de pus y pérdida de densidad de la piel, además de posibles derrames de fluidos o pus
verruga	pág. 86	también conocida como *lesión rugosa*; hipertrofia de las papilas y la epidermis cuya causa es un virus
vesícula	pág. 79	pequeña ampolla o saco que contiene un fluido transparente y que se extiende dentro o exactamente debajo de la epidermis
vitíligo	pág. 88	afección hereditaria que produce manchas hipopigmentadas de la piel de un color blanco similar a la leche

PARTE 02

CIENCIAS DE LA SALUD

CAPÍTULO 05:

Estructura y crecimiento de las uñas

Objetivos de aprendizaje

Al finalizar este capítulo, podrá:

OA 1 Explicar el motivo por el cual los cosmetólogos deben comprender la estructura y el crecimiento de las uñas.

OA 2 Definir la unidad de la uña natural.

OA 3 Identificar las estructuras de las uñas.

OA 4 Describir los factores que afectan al crecimiento de las uñas.

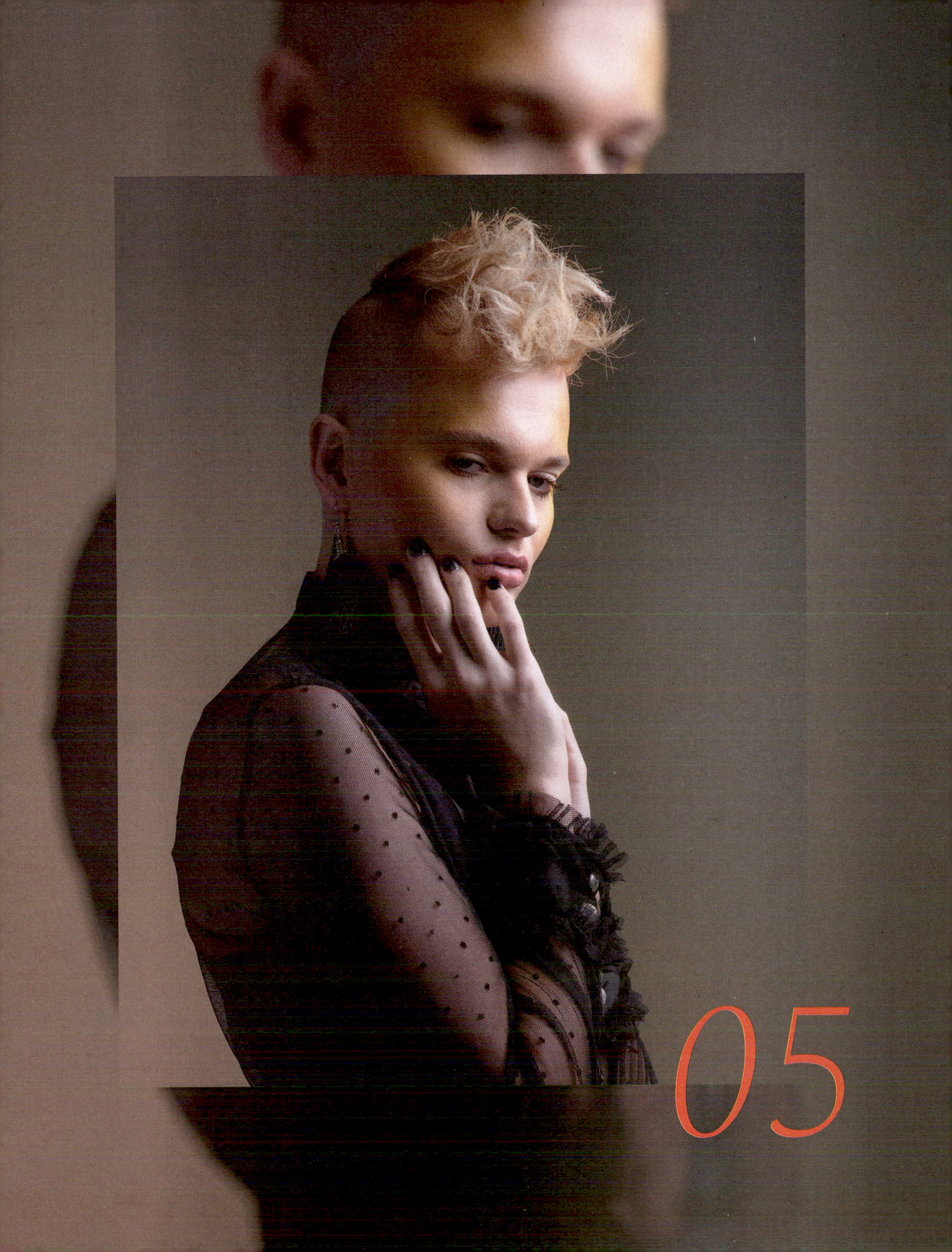

05

Sus manos y pies nunca se toman un día libre, así que cuídelos.

"

—

Anónimo

OA 1 Explicar el motivo por el cual los cosmetólogos deben comprender la estructura y el crecimiento de las uñas.

¿Por qué estudiar la estructura y el crecimiento de las uñas?

La apariencia de las uñas de sus clientes forma parte de su imagen general y es un indicador importante de su salud general. El objetivo de todos los servicios de uñas debe ser ayudar a los clientes a lograr y mantener uñas sanas, fuertes y bien cuidadas. Para brindar servicios profesionales de cuidados de uñas a los clientes, primero debe aprender sobre la estructura y el crecimiento de las uñas.

Los cosmetólogos deben conocer muy bien la estructura y el crecimiento de las uñas porque:

- Comprender la estructura y el crecimiento de las uñas naturales le permitirá arreglar, fortalecer y embellecer las uñas de manera experta.
- Debe conocer la diferencia entre la cutícula de la uña y el eponiquio antes de realizar servicios de cuidado de las uñas.
- Comprender la estructura y los ciclos de crecimiento de las uñas naturales lo preparará para brindar servicios más avanzados de cuidado de las uñas.

Verificación

1. ¿Por qué los cosmetólogos deben conocer la estructura y el crecimiento de las uñas?

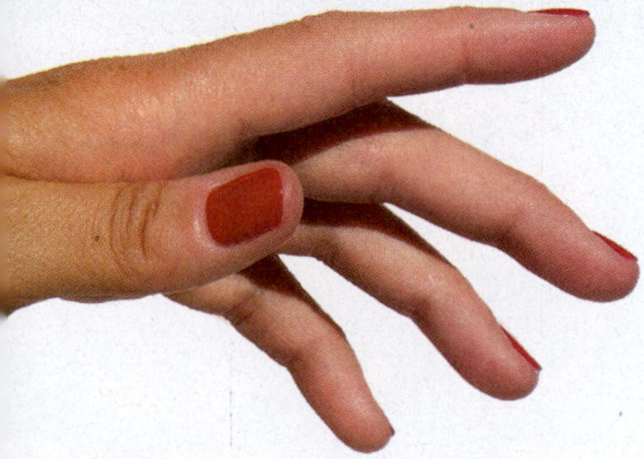

OA 2 Definir la unidad de la uña natural.

La unidad de la uña natural

La **unidad de la uña natural** incluye todas las partes del dedo desde la punta hasta el primer nudillo. Técnicamente, se hace referencia a la uña natural en sí como la **lámina córnea**, que se compone principalmente de queratina, la misma proteína con forma de fibra que se encuentra en la piel y el cabello. La queratina de las uñas naturales es más duradera que la queratina del cabello o la piel.

Una uña normal y sana es firme, flexible y de color ligeramente rosado. La superficie es generalmente lisa, sin manchas, divisiones ni surcos profundos. La uña sana es translúcida, y se ve el color rosado o beige del lecho ungueal.

Verificación

2. ¿Cuál es el término técnico para la uña natural?
3. ¿Cuál es la proteína que compone principalmente las uñas naturales?
4. Describa la apariencia de una uña sana.

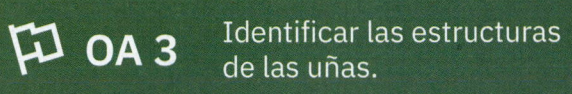

OA 3 Identificar las estructuras de las uñas.

Estructuras de la uña

La uña natural se divide en varias partes principales, entre ellas, los contornos de las uñas, el pliegue ungueal proximal, la lámina ungueal, el lecho ungueal, la matriz, la cutícula, el eponiquio, el hiponiquio y los ligamentos especializados. Juntas forman la unidad de la uña natural (**figura 5-1**). El lecho ungueal, el pliegue ungueal, el eponiquio, el paroniquio y el hiponiquio se denominan colectivamente el **perioniquio**.

Contornos de la uña

Los **contornos de las uñas** son pliegues de piel que rodean la lámina ungueal. Estos pliegues forman el **surco de la uña** a los lados de la uña. El **contorno lateral de la uña**, también denominado el *borde lateral*, es el pliegue de piel que se superpone al costado de la uña.

Pliegue ungueal proximal (PNF)

El **pliegue ungueal proximal** (PNF) es todo el colgajo de piel que cubre la matriz y que se extiende desde el borde de la lámina ungueal visible hasta la primera articulación del dedo de la mano o del pie. El tejido se pliega debajo de sí mismo para crear una capa de tejido que cubre y protege esta área sensible. El tejido ungueal proximal queratinizado es donde se encuentra la matriz ungueal. Las células proliferan dentro de la matriz y se queratinizan para formar la lámina ungueal.

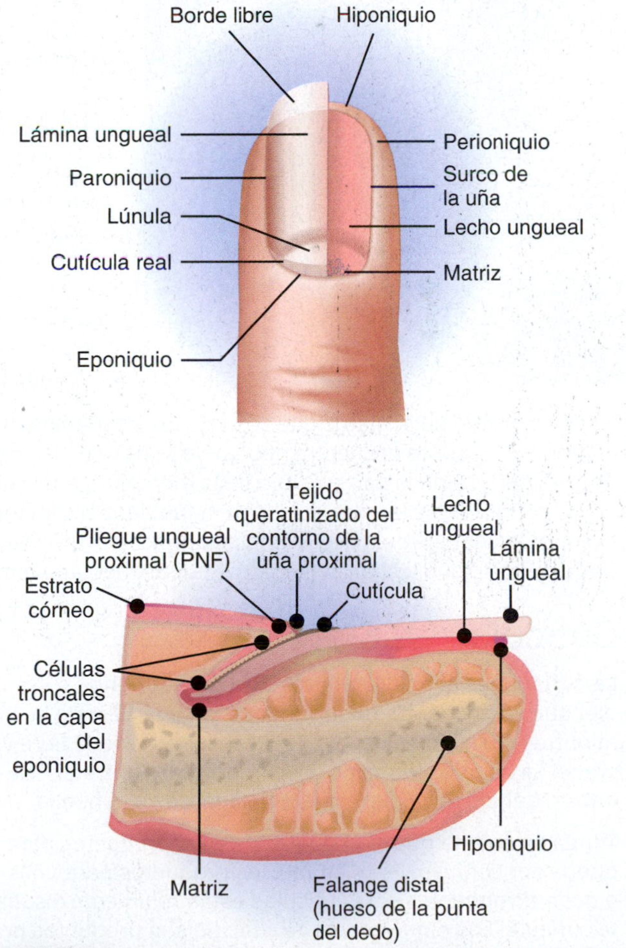

Fig. 5-1 Estructura de la uña natural

Lámina ungueal

La **lámina ungueal** es la placa de queratina endurecida que se apoya sobre el lecho ungueal. Es la parte más visible y funcional de la unidad de la uña. Está formada por las células de la matriz, cuya única función es generar las células de la lámina ungueal. A pesar de que puede parecer ser una pieza sólida, en realidad está formada por aproximadamente 100 capas de células de la uña. En la medida que crece, la lámina ungueal se desliza lentamente a través del lecho ungueal. El **borde libre** es la parte de la lámina ungueal que se extiende sobre el extremo del dedo de la mano o del pie.

La lámina ungueal es relativamente porosa al agua, lo que significa que puede absorber algo de humedad. El contenido de agua de la uña se relaciona con la humedad relativa del medio ambiente circundante. La uña sana puede parecer seca y dura, pero tiene entre un 15 % y un 25 % de contenido de agua. El contenido de agua afecta directamente la flexibilidad de la uña. Cuanto menor sea el contenido de agua, más rígida se volverá la uña. El uso de un acondicionador de uñas o esmalte para uñas a base de aceite para cubrir la superficie puede reducir la pérdida de agua y evitar el exceso de absorción y mejorar la flexibilidad.

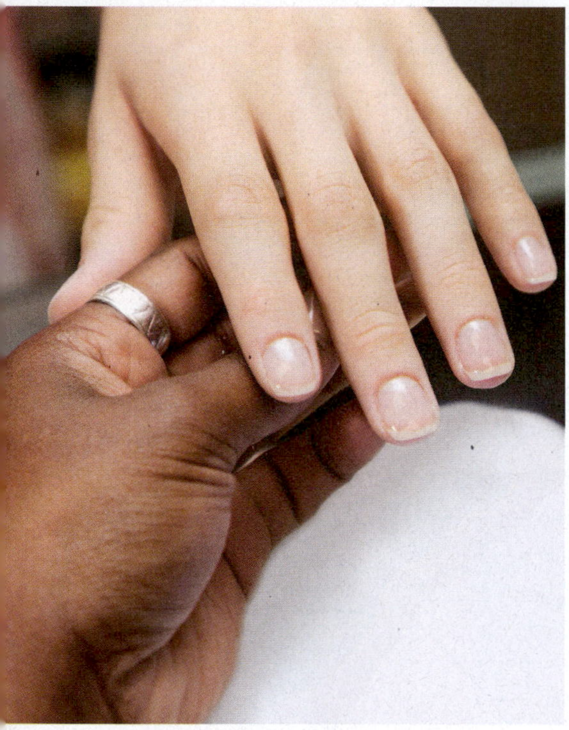

Lecho ungueal

El **lecho ungueal**, también conocido como *matriz estéril*, es la porción de piel viva sobre la cual se apoya la lámina ungueal a medida que crece hacia el borde libre. Debido a la gran cantidad de vasos sanguíneos que la alimentan, el área debajo de la lámina ungueal puede tener una apariencia rosada en la zona que se extiende desde la lúnula hasta el área justo antes del borde libre de la uña. El lecho ungueal contiene numerosos nervios y está adherido a la lámina ungueal mediante una fina capa de tejido llamada el **epitelio base**. El epitelio base es el que guía la lámina ungueal a lo largo del lecho ungueal a medida que crece. Usted debe entender las diferencias y utilizar los nombres correctos para las partes de la unidad de la uña, por ejemplo, el esmalte para uñas se aplica sobre la *lámina* ungueal, y no sobre el *lecho* ungueal.

Matriz

La **matriz** es el lugar donde se forman las células de la lámina ungueal; se extiende desde debajo del pliegue ungueal en la base de la lámina ungueal. Se compone de células de la matriz que se diferencian (se convierten en células especializadas para realizar tareas específicas) y se queratinizan para formar la lámina ungueal. El área de la matriz contiene nervios, linfa y vasos sanguíneos para nutrir las células de la matriz. Mientras se nutra y esté sana, la matriz continuará creando nuevas células de la lámina ungueal.

La parte visible de la matriz que se extiende desde abajo de la piel viva se llama **lúnula**. La lúnula es la media luna blanquecina que se encuentra debajo de la base de la lámina ungueal. Esta apariencia es causada por el reflejo de la luz de la superficie de la parte visible de la matriz ungueal subyacente. El color más claro de la lúnula muestra el color verdadero de la matriz. Todas las personas tienen lúnula, pero no todas las lúnulas son visibles. Algunas son cortas y permanecen escondidas debajo del pliegue ungueal proximal (PNF). La mala salud, por ejemplo, debido a una enfermedad o trastorno de las uñas, o una lesión en la matriz, puede afectar el crecimiento de la lámina ungueal.

Cutícula

La **cutícula** es el tejido muerto e incoloro adherido a la superficie de la lámina ungueal. Proviene del eponiquio debajo de la piel que se encuentra por encima de la superficie de la uña natural. La cutícula se adhiere con fuerza a la lámina ungueal mientras permanece debajo del PNF; luego, queda libre y se adhiere a la parte superior de la lámina ungueal a medida que crece. La cutícula forma un sello importante entre el PNF y la lámina ungueal. Esto evita que los organismos infecciosos entren debajo de la piel e infecten la matriz o el hueso.

Tenga en cuenta que el etiquetado de los productos para las uñas a menudo apunta al consumidor y, por lo tanto, puede ser confuso. Por ejemplo, los productos para uñas profesionales comercializados como *humectantes, suavizantes* o *acondicionadores* para cutículas están *realmente* diseñados para el *PNF*, los *bordes laterales* y el *hiponiquio*, ¡no para la cutícula! Los *removedores de cutícula* son productos profesionales que, cuando se aplican cuidadosamente en la *lámina ungueal*, pueden acelerar la remoción del tejido persistente de la cutícula.

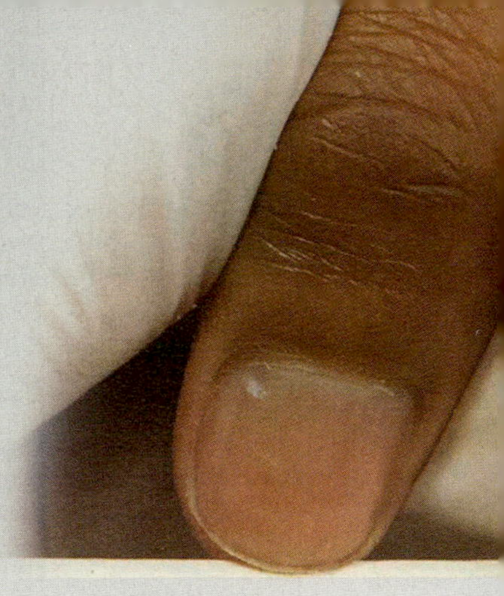

Actividad

La uña bajo la lupa

Utilice una pequeña lupa para examinar las cutículas y los PNF de al menos cinco amigos o compañeros de clase. Observe cómo el tejido delgado de la cutícula se adhiere y recorre la parte superior de la lámina ungueal a medida que emerge desde la parte inferior del eponiquio en la base de la lámina ungueal. Luego examine el PNF para ver en qué se diferencia de la cutícula en apariencia. Identifique cuál se puede remover y cuál nunca se debe cortar.

Eponiquio

El **eponiquio** es la piel viva debajo del PNF que se encuentra en la base de la lámina ungueal y cubre el área de la matriz. Según un estudio realizado por Doug Schoon en 2019, el eponiquio es una parte delgada del tejido que se encuentra en la parte inferior del pliegue ungueal proximal. Se descubrió que es muy delgada, alrededor de 0,1 y 0,15 mm de espesor (entre 0,004 y 0,006 pulgadas), y solo posee una capa de células troncales. El eponiquio se extiende desde el borde anterior del pliegue ungueal proximal y se detiene en la matriz ungueal. El PNF es la sección de piel sobre el eponiquio. Este tejido cubre la matriz ungueal y la lámina ungueal.

El eponiquio suele confundirse con la cutícula. No son lo mismo. La cutícula es el *tejido muerto* adherido a la lámina ungueal; el eponiquio es la parte inferior del pliegue ungueal proximal y es el tejido vivo que forma la cutícula. A medida que la uña crece, la cutícula se desprende completamente del eponiquio y se adhiere fuertemente al nuevo crecimiento de la lámina ungueal. Queda libre para formar un sello entre la superficie de la uña natural y el PNF.

Determinar la diferenciar entre la cutícula y el eponiquio es fácil cuando se usa esta simple lista de verificación:

- ¿El tejido se adhiere directamente a la lámina ungueal, pero se puede remover con facilidad mediante un raspado suave?
- ¿El tejido es muy delgado e incoloro, pero fácilmente visible al inspeccionarlo de cerca?
- ¿El tejido está muerto y no adherido directamente a piel viva?

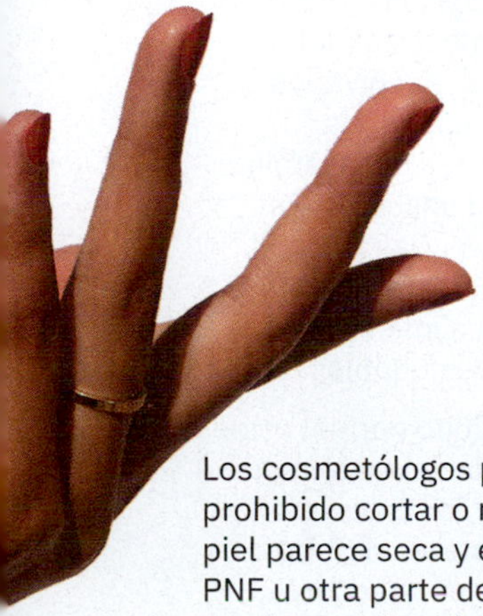

Si respondió "sí" a *cualquiera* de las preguntas anteriores, este tejido se denomina *cutícula*.

- ¿El tejido es parte de la piel que cubre la matriz ungueal y lúnula?
- ¿Sangrará este tejido si sufre un corte profundo?

Si respondió "sí" a *cualquiera* de las preguntas anteriores, este tejido se llama *pliegue ungueal proximal (PNF)*.

Los cosmetólogos pueden empujar cuidadosamente el PNF, pero tienen prohibido cortar o recortar *cualquier* tejido vivo, incluso el PNF. Incluso si esta piel parece seca y endurecida, es parte del PNF vivo. Cortar cualquier parte del PNF u otra parte del tejido vivo es una práctica que está fuera del ámbito de los servicios del cuidado de las uñas en la cosmetología y está prohibido bajo toda circunstancia.

¿Lo sabía?

El hiponiquio de algunas personas permanece adherido a la uña después de crecer más allá del borde libre. Su licencia no le permite cortar tejido vivo. Cuando atienda a clientes con esta afección, córteles las uñas con las palmas hacia arriba para evitar cortar accidentalmente el tejido vivo.

Hiponiquio

El **hiponiquio** s la capa de piel ligeramente engrosada entre la yema del dedo y el borde libre de la lámina ungueal. Forma una barrera protectora que previene que los microorganismos invadan e infecten el lecho ungueal. Trate esta área con cuidado cuando esté dañada: la lámina ungueal se puede separar del lecho ungueal y esto posibilita la infección de la lámina ungueal.

Ligamentos especializados

Un **ligamento** es una banda dura de tejido fibroso que une huesos y sostiene un órgano en su lugar. Los ligamentos especializados unen el lecho ungueal y la matriz al hueso subyacente. Están ubicados en la base de la matriz y alrededor de los bordes del lecho ungueal.

☑ Verificación

5. Nombre cinco partes básicas de la unidad de la uña, como mínimo.
6. Explique la diferencia entre la lámina ungueal y el lecho ungueal.
7. ¿Qué parte de la unidad de la uña contiene los nervios, la linfa y los vasos sanguíneos?
8. ¿Cuál es la diferencia entre la cutícula de la uña y el eponiquio?

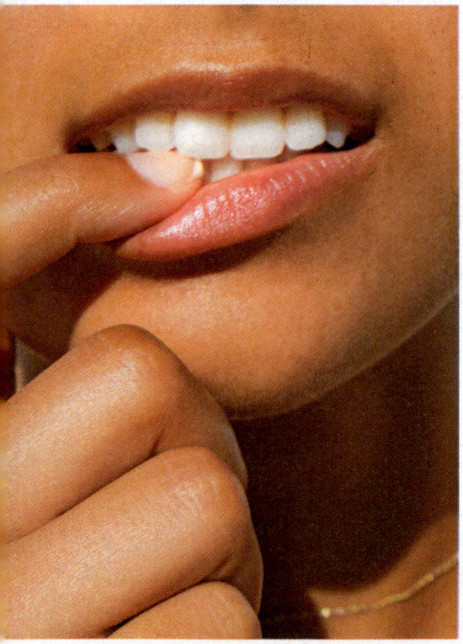

OA 4 Describir los factores que afectan al crecimiento de las uñas.

Crecimiento de la uña

El crecimiento de la lámina ungueal se ve afectado por la nutrición, el ejercicio y la salud en general. La lámina ungueal sana crece hacia delante desde la matriz y se extiende por encima de la punta del dedo. Puede crecer en varias formas, según la forma de la matriz (**figura 5-2**). La longitud, el ancho y la curvatura de la matriz determinan el grosor, el ancho y la curvatura de la lámina ungueal. Por ejemplo, una matriz más larga produce una lámina ungueal más gruesa y una matriz muy curva produce un borde libre muy curvo. Nada puede hacer que la lámina ungueal sea más gruesa; esto requeriría que la matriz fuera más grande. Sin embargo, las manicuras periódicas, una buena alimentación y mantener las cutículas humectadas ayudan a conservar uñas saludables.

La tasa promedio de crecimiento de la lámina ungueal en un adulto normal es de alrededor de 2,5 mm a 3 mm (1⁄10 a 1⁄8 pulgadas) por mes. La uña del dedo medio es la que crece más rápido y la del dedo pulgar la que crece más lento. Las láminas ungueales crecen más rápido en verano que en invierno. Los ritmos de crecimiento de las uñas en general disminuyen con la edad. Durante el embarazo, el ritmo de crecimiento de las uñas aumenta considerablemente en el último trimestre, debido a los cambios hormonales del cuerpo. El ritmo disminuye y vuelve a la normalidad después de dar a luz al bebé. Es un mito que las vitaminas prenatales ocasionen el crecimiento de las uñas. El crecimiento de las uñas de una persona embarazada se acelera de todas formas. Aunque las láminas ungueales de los dedos de los pies crecen más lentamente que las de los dedos de las manos, son más gruesas porque la matriz ungueal de los dedos de los pies es más larga que la de los dedos de las manos.

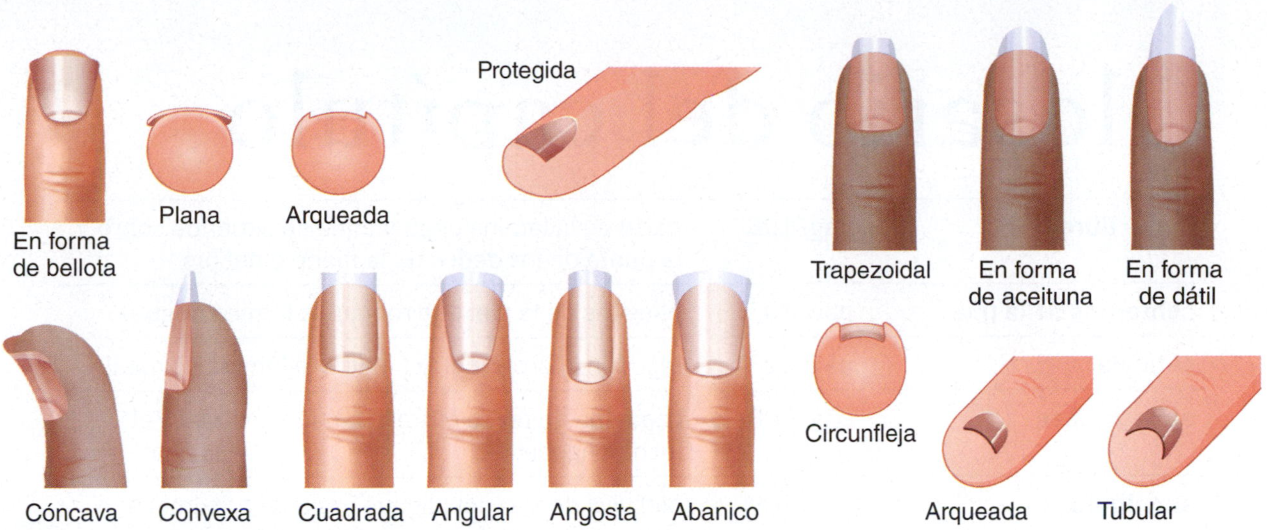

Fig. 5-2 Varias formas de uñas.

Malformación de la lámina ungueal

La lámina continuará creciendo mientras la matriz esté sana y sin daños. Sin embargo, la forma o el grosor de la lámina ungueal pueden cambiar debido a daños u infecciones en la matriz. Comúnmente, el reemplazo total de la lámina ungueal tarda alrededor de cuatro a seis meses. Las láminas ungueales de los dedos de los pies tardan entre 9 meses y un año en reemplazarse completamente. El cabello se cae en forma automática o periódica, pero la lámina ungueal no. A medida que las células de la matriz ungueal continúan proliferando y diferenciándose en células especializadas, empujan las células diferenciadas existentes hacia arriba y lejos de la matriz. Esto hace que la lámina fluya lentamente hacia el borde libre. Si las células de las uñas se producen con mayor rapidez, la lámina crecerá más rápido. La situación inversa también es válida. Si una pequeña porción de la matriz deja de producir células nuevas, la lámina ungueal se volverá más delgada y desarrollará un surco estrecho.

Como parte normal del proceso de envejecimiento, las partes de la matriz ungueal comienzan a desacelerar de manera permanente la producción, lo que hace que la lámina desarrolle una serie de surcos estrechos a lo largo (**figura 5–3**). Con frecuencia, estos surcos se confunden con estriaciones. La matriz no produce estriaciones en la lámina ungueal, solo surcos. Nunca lime las llamadas estriaciones, ya que esto disminuye y debilita toda la lámina ungueal.

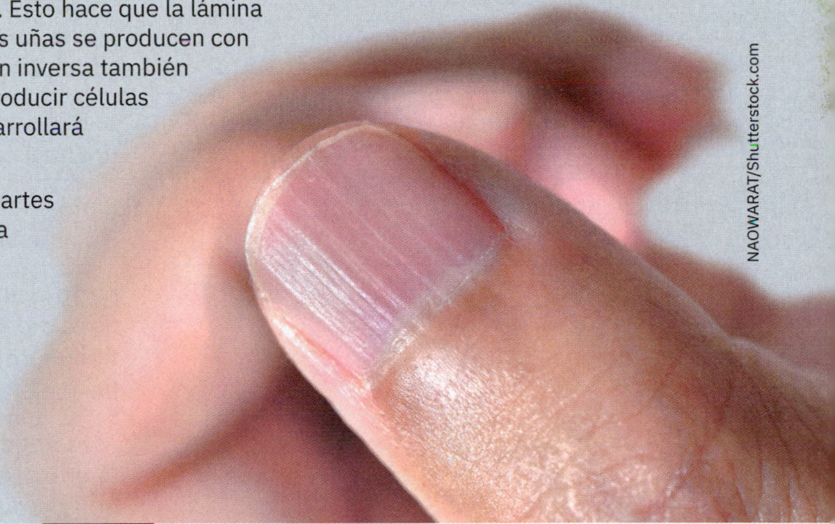

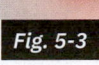

Fig. 5-3 Surcos estrechos en la lámina ungueal.

☑ Verificación

9. ¿Qué puede ayudar a mantener las uñas sanas?
10. ¿Por qué la matriz ungueal produce surcos en la lámina ungueal?

Glosario del capítulo

borde libre	pág. 108	parte de la lámina ungueal que se extiende sobre la punta de los dedos de la mano o del pie
contornos de la uña	pág. 107	pliegues de la piel que rodean la lámina ungueal
cutícula	pág. 108	tejido incoloro e inerte unido a la lámina ungueal
epitelio base	pág. 108	capa fina de tejido entre la lámina ungueal y el lecho ungueal
eponiquio	pág. 109	piel viva debajo del pliegue ungueal proximal que se encuentra en la base de la lámina ungueal y cubre el área de la matriz
hiponiquio	pág. 110	capa de piel levemente gruesa que se encuentra entre la punta del dedo y el borde libre de la lámina ungueal y que forma una barrera protectora para evitar que los microorganismos invadan e infecten el lecho ungueal
lámina córnea	pág. 106	término técnico para las uñas de los dedos de las manos o los pies
lámina ungueal	pág. 108	lámina de queratina endurecida que se apoya sobre el lecho ungueal y se desliza lentamente por él a medida que crece; es la parte más visible y funcional de la unidad de la uña
lecho ungueal	pág. 108	porción de piel viva sobre la cual se apoya la lámina ungueal cuando crece hacia el borde libre
ligamento	pág. 110	banda dura de tejido fibroso que conecta huesos o sostiene un órgano en su lugar
lúnula	pág. 108	parte visible de la matriz, que se extiende desde debajo de la piel viva, es de color blanquecino, tiene forma de medialuna y se encuentra en la base de la uña
matriz	pág. 108	área donde se forman las células de la lámina ungueal; está compuesta de las células de la matriz que producen la lámina ungueal

perioniquio	pág. 107	colectivamente, el lecho ungueal (o matriz estéril), el pliegue ungueal, el eponiquio y el hiponiquio
pliegue ungueal lateral	pág. 107	también conocido como borde lateral; pliegues de la piel que recubren los lados de la lámina ungueal
pliegue ungueal proximal (PNF)	pág. 107	abreviado como PNF; tejido que cubre la matriz y se extiende desde el borde de la lámina ungueal visible hasta la primera articulación del dedo de la mano o el pie
surco de la uña	pág. 107	corte o surco que se encuentra en los costados de la uña
unidad de la uña natural	pág. 106	todas las partes del dedo desde la punta hasta el primer nudillo; técnicamente conocido como lámina córnea y consta principalmente de queratina

CAPÍTULO 06:

Trastornos y enfermedades de las uñas

Objetivos de aprendizaje

Al finalizar este capítulo, podrá:

OA 1 Explicar por qué los cosmetólogos necesitan comprender los trastornos y las enfermedades de las uñas.

OA 2 Identificar las características no saludables de las uñas.

OA 3 Realizar un análisis de manos, uñas y piel del cliente.

OA 4 Describir el campo de acción de la licencia en relación a la estructura, los trastornos y las enfermedades de las uñas.

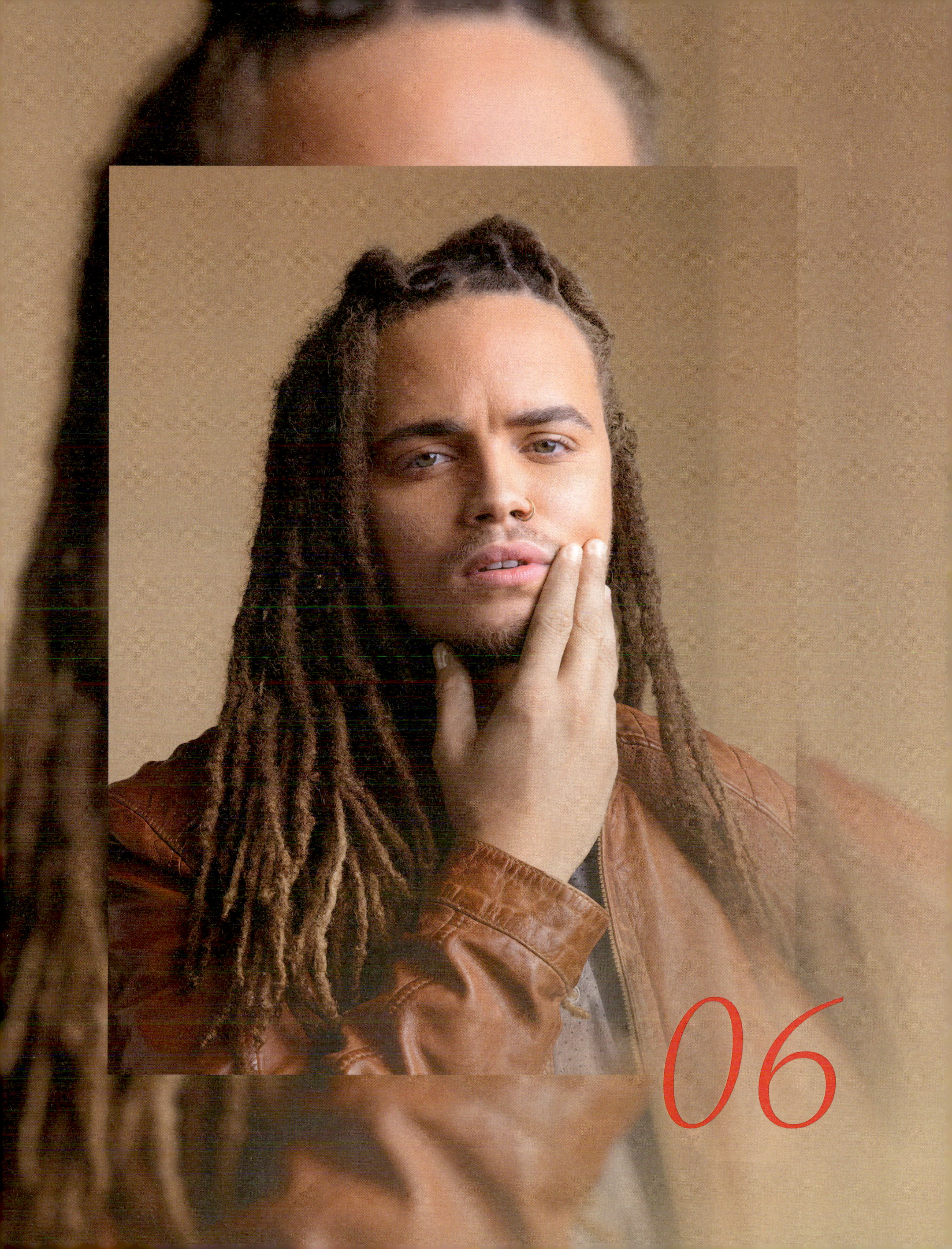

06

En la vida, no hay nada que temer, solo hay que comprender.

"

—

Marie Curie

Científica, ganadora del premio Nobel

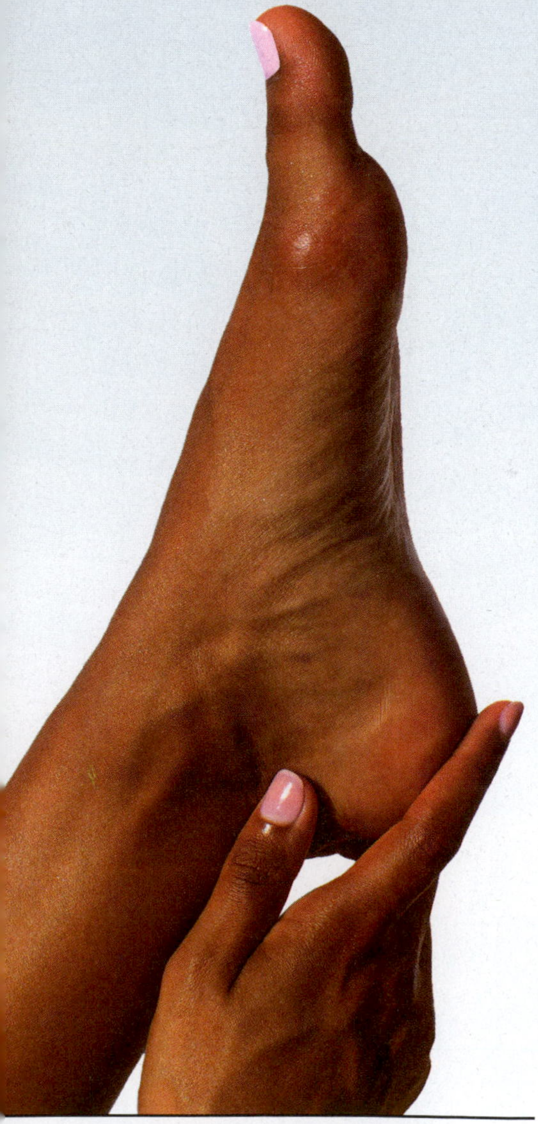

OA 1 Explicar por qué los cosmetólogos necesitan comprender los trastornos y las enfermedades de las uñas.

—

¿Por qué estudiar las enfermedades y los trastornos de las uñas?

Contar con un conocimiento exhaustivo de la estructura y el crecimiento de las uñas le permitirá brindar un servicio y un cuidado profesional y responsable, lo prepara para prestar servicios avanzados de uñas y le permite identificar condiciones poco saludables al atender a los clientes. Algunas se pueden tratar fácilmente en el salón (por ejemplo, los padrastros o disimular una magulladura en el lecho ungueal); otras, sin embargo, son enfermedades o infecciones que requieren la atención de un proveedor de atención médica.

Los cosmetólogos deben conocer muy bien los trastornos y las enfermedades de las uñas porque:

- Deben poder identificar afecciones presentes en las uñas de los clientes y determinar si pueden tratarse en el salón.
- Deben reconocer enfermedades infecciosas para protegerse a sí mismos y a sus clientes de la propagación de enfermedades.
- Deben reconocer trastornos que pueden indicar otros problemas de salud, de leves a graves, que requieren la atención de un médico.

☑ Verificación

1. ¿Por qué los cosmetólogos deben estudiar las enfermedades y los trastornos de las uñas?

OA 2 Identificar las características no saludables de las uñas.

Uñas pocos saludables

Como cosmetólogo, usted no tienen licencia para diagnosticar, tratar, recetar ni trabajar en pieles o uñas poco saludables; eso constituye una práctica médica que los cosmetólogos no pueden realizar. Puede identificar cuando un cliente presenta una condición poco saludable que le impida recibir un servicio en el salón. Sin embargo, no puede decirle a un cliente que padece una enfermedad o trastorno determinado. Eso sería dar un diagnóstico y usted no puede hacerlo.

Trastornos de las uñas

Un **trastorno de las uñas** es una condición poco saludable de la uña, que puede ser hereditaria o producida por una lesión o enfermedad en la unidad de la uña. La mayoría de las personas han experimentado un trastorno común de las uñas. Puede ayudar a sus clientes con trastornos de las uñas al decirles que observó algo que podría ser una condición poco saludable y derivarlos a un proveedor de atención médica. De forma alternativa, puede mejorar la apariencia de determinadas condiciones si el problema es cosmético y *no* se trata de una enfermedad o un trastorno. Saber reconocer qué opción elegir es su responsabilidad profesional y una exigencia de su licencia. Si la piel o una uña de un cliente están infectadas, inflamadas, lastimadas o hinchadas, no debe recibir servicios del salón. Esto incluye uñas encarnadas. Debe rechazar el servicio y derivar el cliente a un proveedor de atención médica.

Su licencia *no* le permite diagnosticar ni tratar enfermedades o trastornos. Es crucial que distinga entre piel y uñas *saludables* y *poco saludables*. La **tabla 6-1** proporciona un panorama general de los trastornos más frecuentes.

Actividad

Identifique las uñas poco saludables

Busque en la web fotos de condiciones de uñas poco saludables. Comparta con su educador y compare con otros en su clase. Analice con qué uñas se puede o no trabajar de forma segura en un salón.

Tabla 6-1

Panorama general de los trastornos de las uñas

TRASTORNO	SIGNOS O SÍNTOMAS	IMAGEN
Líneas de Beau	Depresiones que se extienden a lo ancho de la lámina ungueal debido a una producción lenta de células de la matriz, por lo que la lámina ungueal suele ser más delgada; por lo general, como resultado de enfermedades o lesiones graves	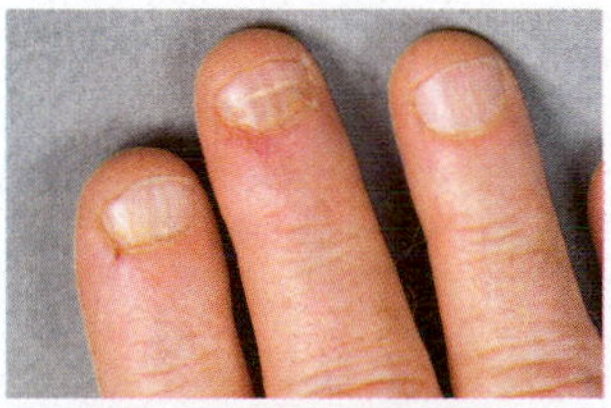
Lecho ungueal magullado	Manchas de color púrpura oscuro, por lo general debido a una pequeña lesión en el lecho ungueal; generalmente se pueden cubrir con esmalte para uñas o camuflar con un producto opaco de realces para uñas	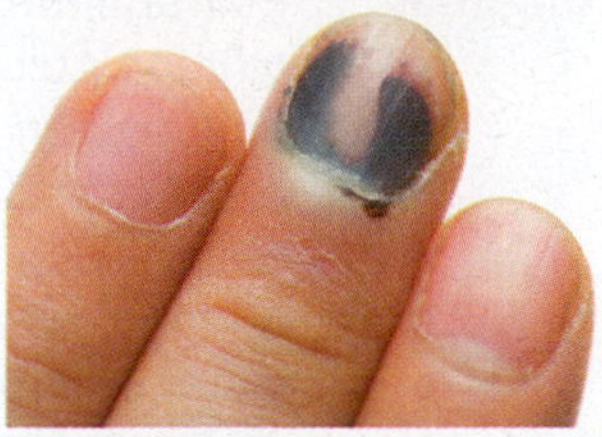 DD Images/Shutterstock.com

(continuación)

Tabla 6-1

Panorama general de los trastornos de las uñas

TRASTORNO	SIGNOS O SÍNTOMAS	IMAGEN
Decoloración de las uñas	Las uñas se tornan de diferentes colores; pueden indicar manchas superficiales, trastornos sistémicos o mala circulación de la sangre	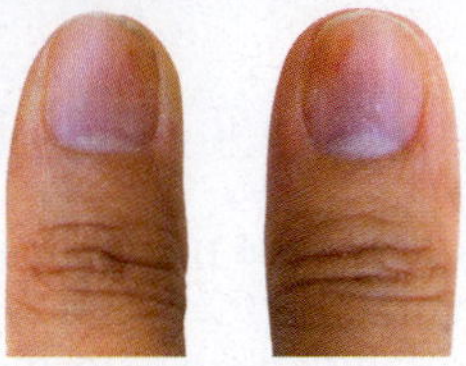 Pradit.Ph/Shutterstock.com
Uñas quebradizas	La lámina ungueal notablemente delgada es más flexible de lo habitual; por lo general, debido a la alimentación, herencia, enfermedad interna, medicación o limado excesivo con un abrasivo; se debe tener cuidado al realizar una manicura en estas uñas frágiles y minimizar o evitar el limado	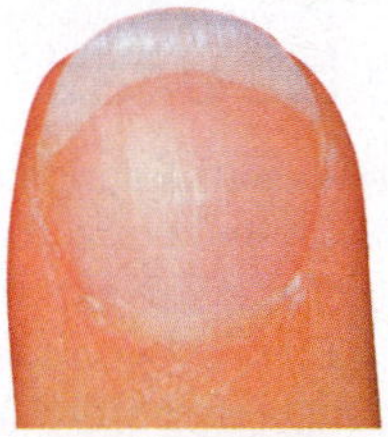
Padrastros	La piel dañada alrededor de la lámina ungueal (a menudo en el eponiquio) se divide o desgarra; se puede recortar con cuidado, siempre que la piel viva no se corte ni se desgarre en el proceso	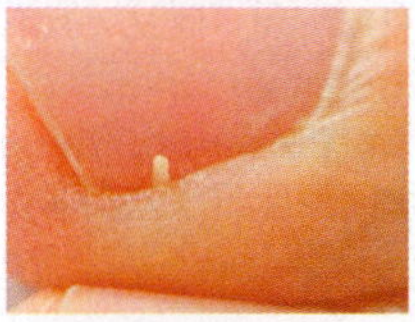 FCG/Shutterstock.com
Leuconiquia	Manchas blanquecinas descoloridas en las uñas, en general, causadas por lesiones menores en la matriz ungueal; a menudo aparecen en las uñas pero no indican enfermedad y desaparecen a medida que la uña crece	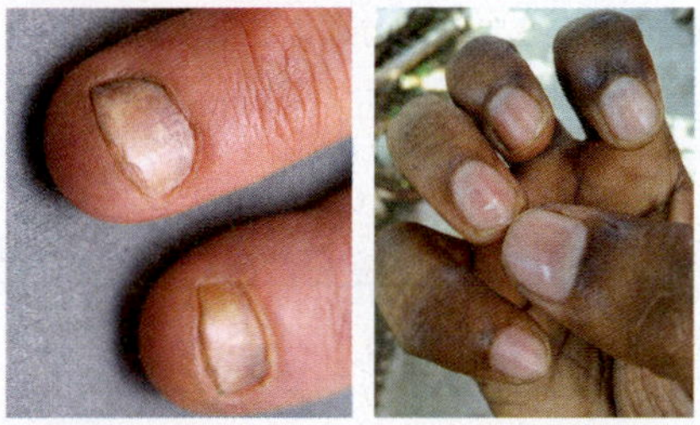 Sarathy2010/Shutterstock.com
Melanoniquia	Oscurecimiento significativo de las uñas debido al aumento de las células pigmentarias (melanocitos), visible como una banda negra que se extiende desde la base hasta el borde libre o como un color oscuro en toda la lámina ungueal	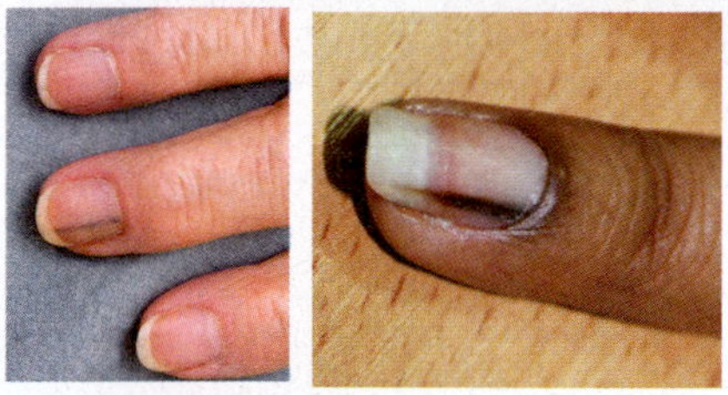 Dematology11/Shutterstock.com
Pterigión ungueal	Estiramiento irregular del eponiquio o hiponiquio alrededor de la lámina ungueal; en general, por lesiones graves o una reacción alérgica en la piel; las cremas o los aceites acondicionadores pueden resultar útiles, pero nunca intente tratar o empujar el pterigión ungueal con ningún instrumento	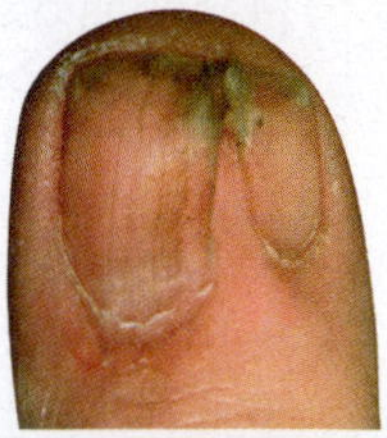
Onicofagia	Uñas mordidas; la manicura frecuente y el cuidado adecuado de las manos pueden superar este hábito	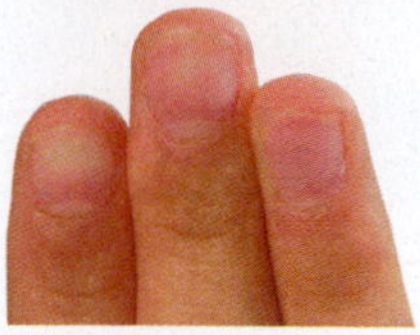

Onicorresis	Uñas desiguales o quebradizas que parecen tener una rugosidad en la superficie de la lámina ungueal, posiblemente debido a factores hereditarios, una lesión en la matriz, la exposición excesiva a los removedores de cutícula, los agentes de limpieza potentes o las técnicas de limado agresivas	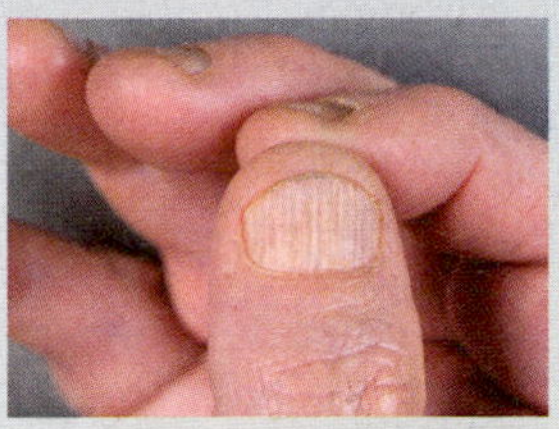
Uñas pinzadas	También se conocen como *uñas en forma de trompeta*; se presentan cuando la curvatura de la uña del borde libre se marca excesivamente, por lo que la uña puede enrollarse sobre sí misma o puede deformarse solo en un borde lateral; derivación médica requerida en casos extremos o inusuales o con condiciones dolorosas; usar un producto tipo corsé para enderezar estas uñas es una práctica médica y no se puede realizar en un salón	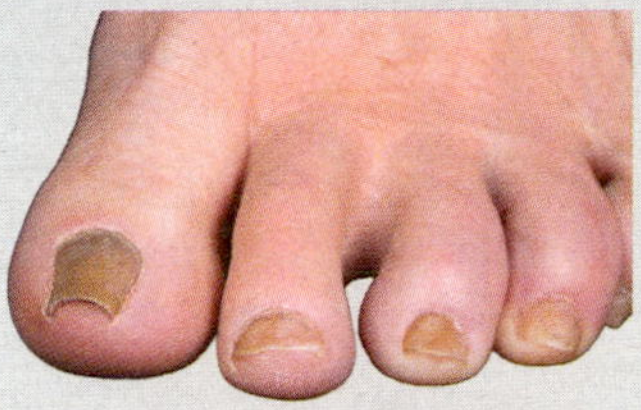
Uña involuta	También se conoce como *uña plegada*; es un tipo de lámina ungueal muy curvada; puede ser hereditario o causado por lesiones en la matriz; en general, deriva en uñas encarnadas	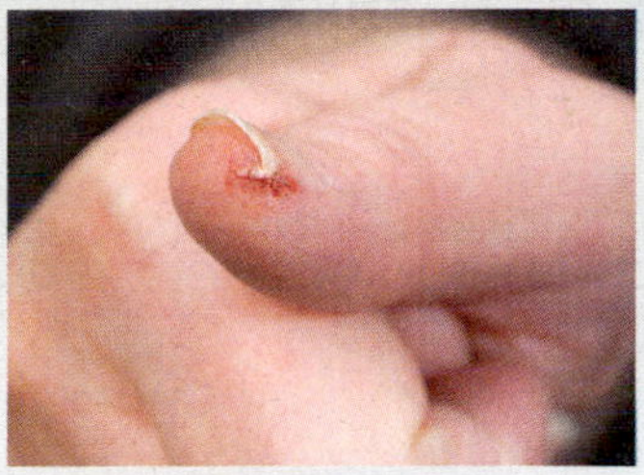
Uñas estriadas	Surcos longitudinales en la lámina, que a menudo se confunden con estriaciones; en general, es el resultado del envejecimiento normal	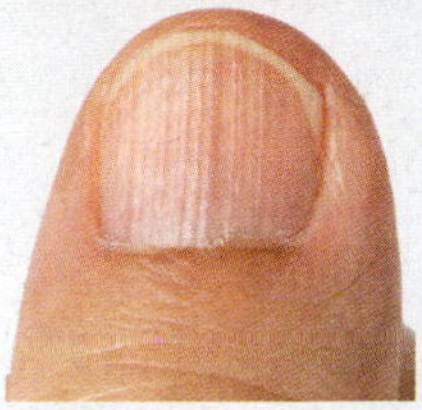 Toa55/Shutterstock.com
Hemorragia en astilla	Daño de los capilares debajo la uña, que se manifiesta como una pequeña astilla longitudinal debajo de la lámina ungueal y se debe a un traumatismo físico o a una lesión en el lecho ungueal	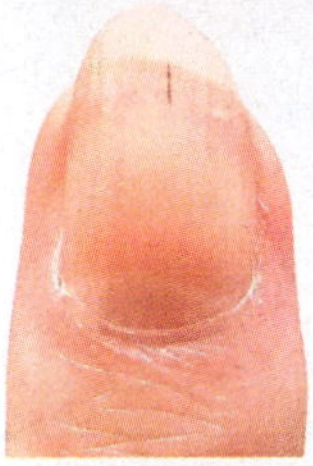

Curiosidades

Conozca sus uñas

Muchos cosmetólogos están interesados en las uñas porque les presentan la oportunidad para expresar su creatividad y por cuestiones financieras. Como con cualquier otra área de la cosmetología, esta creatividad debe basarse en un conocimiento completo de la estructura y fisiología de las uñas y el tejido circundante. Como cosmetólogo con licencia, solo tiene permitido trabajar en uñas y piel sanas, sin signos visibles de enfermedad o infección.

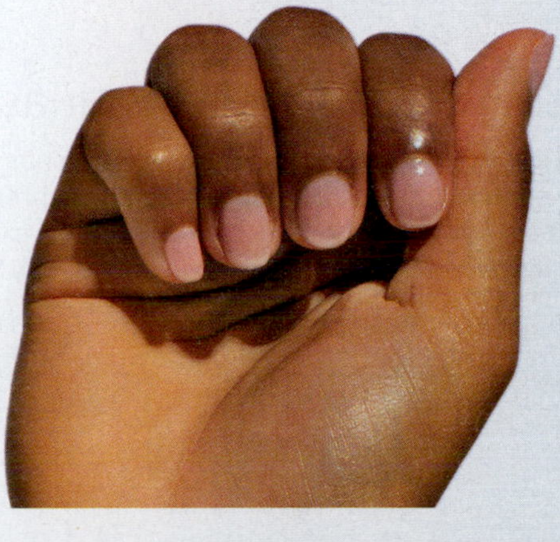

Saber cómo identificar condiciones no saludables mejorará enormemente su experiencia en el cuidado de las uñas. También estará protegiendo a sus clientes mediante el uso de métodos de control de infecciones y al alentarlos a buscar atención médica ante una afección poco saludable.

Identificar si un cliente tiene una infección, enfermedad o trastorno es vital para brindar servicios de salón seguros. Su licencia de cosmetología no le permite trabajar en uñas de manos o pies enfermas o infectadas, en ninguna circunstancia. La autorización del cliente, como una renuncia firmada o el permiso de un médico para continuar con un servicio, no anula las restricciones de su licencia. Se le permite realizar servicios que embellecen y mejoran la apariencia de una persona, y *solamente* dentro de salones autorizados y *solo* dentro del campo de acción de su licencia.

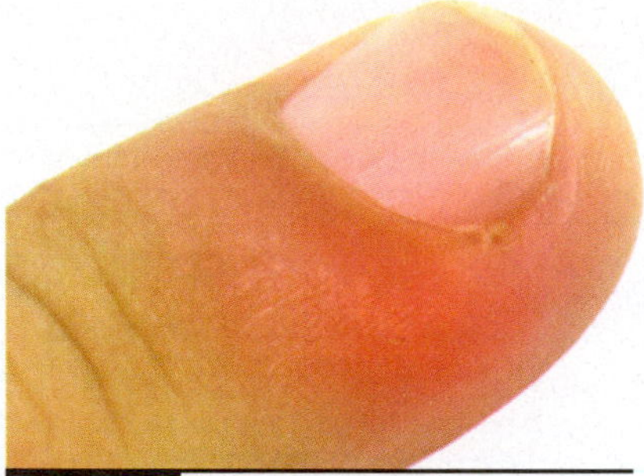
supimol kumying/Shutterstock.com

Fig. 6-1 El enrojecimiento e hinchazón son signos de infección.

Infecciones de las uñas

Cualquier uña que muestre signos de infección o inflamación no debe diagnosticarse ni tratarse en el salón. Los signos de un **dedo infectado** son enrojecimiento visible, dolor, hinchazón, piel lesionada o pus (**figura 6-1**). Si se detectan estos signos, se debe rechazar el servicio de uñas y recomendar al cliente que consulte a un proveedor de atención médica.

La limpieza y desinfección adecuadas reducen el riesgo de transmitir infecciones de uñas de un cliente a otro (**figura 6-2**). Nunca acorte el proceso de limpieza y desinfección. Si reiteradamente descubre infecciones en las uñas de sus clientes, debe volver a examinar *sus* técnicas de limpieza, desinfección, preparación y aplicación. Siempre mezcle los desinfectantes según las etiquetas del producto y cambie de solución todos los días. Limpie y desinfecte de manera adecuada todo los implementos reutilizables metálicos y deseche los elementos de un solo uso, como los pulidores, las limas y palillos empujadores de madera. Use una toalla limpia en cada servicio y limpie la superficie de la mesa antes y después de cada procedimiento.

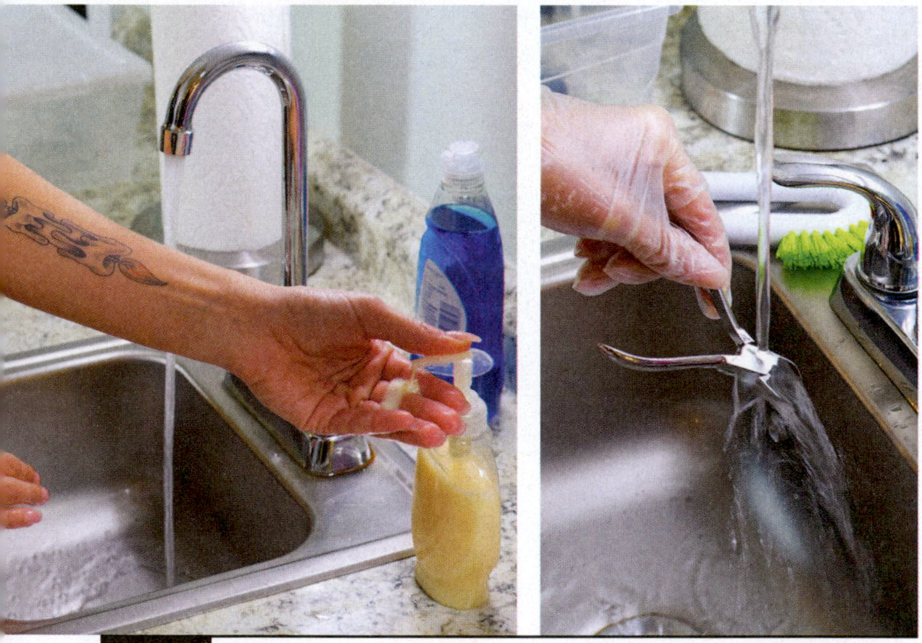

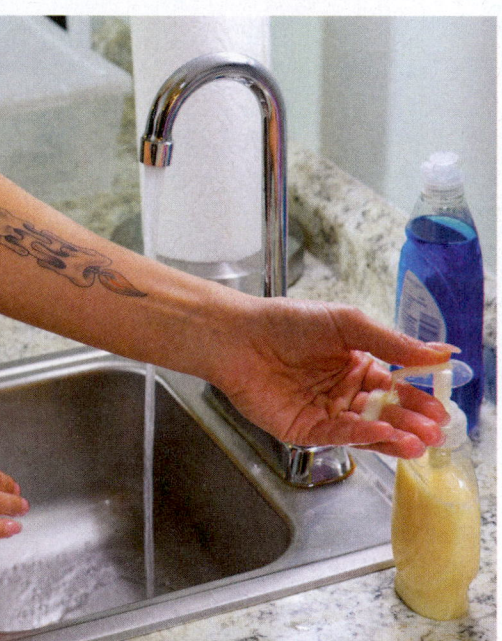

Fig. 6-2 Practique una limpieza y desinfección estrictas.

Enfermedades de las uñas

En el salón, puede encontrarse con muchas enfermedades de las uñas. Si bien no es fundamental que conozca los nombres de todas las enfermedades de las uñas, es esencial que pueda identificar si existe una afección poco saludable y que nunca brinde servicios de uñas si hay signos o síntomas presentes.

Enfermedad de las uñas, también conocida como **onicosis,** se refiere a cualquier deformidad o enfermedad de las uñas naturales. Encontrará un resumen de las enfermedades de las uñas en la **tabla 6–2**.

¡Atención!

Siempre comience un análisis de piel y uñas lavándose las manos y pidiéndoles a los clientes que se laven las manos. Use guantes que lo protejan a usted y al cliente de infecciones, gérmenes y sobreexposición. Sea inteligente, seguro y cumpla con las normas.

Tabla 6-2

Panorama general de los trastornos de las uñas

ENFERMEDAD	SIGNOS O SÍNTOMAS	IMAGEN
Melanoma ungueal	También conocido como *melanoma subungueal*, un tipo raro y grave de cáncer de piel que comienza en la matriz ungueal. Es más frecuente en las uñas de los pulgares y los dedos gordos de los pies y, por lo general, afecta una uña a la vez. A veces puede parecerse a otras condiciones que afectan el lecho ungueal, como un hematoma. También tiende a afectar a adultos de mediana edad y mayores con piel más oscura. Para diagnosticar en forma correcta el melanoma subungueal, un médico deberá realizar una biopsia. Si no se trata, puede hacer metástasis o extenderse a otras partes del cuerpo. Hasta la fecha, el único tratamiento es extirpar quirúrgicamente toda la uña y luego eliminar el crecimiento.	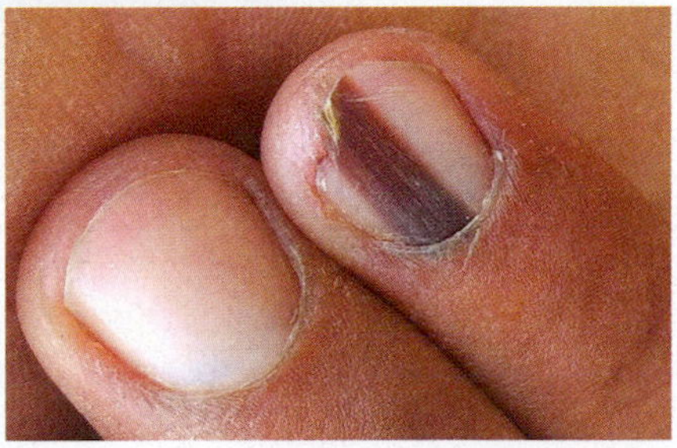 Ramchandra gwala/Shutterstock.com
Psoriasis ungueal	Huecos en la superficie de la uña, rugosidad, onicólisis y decoloraciones del lecho al azar o espaciadas de manera uniforme; la lámina ungueal puede verse como si hubiera sido rellenada con un abrasivo grueso o el borde libre puede estar irregular, o ambos.	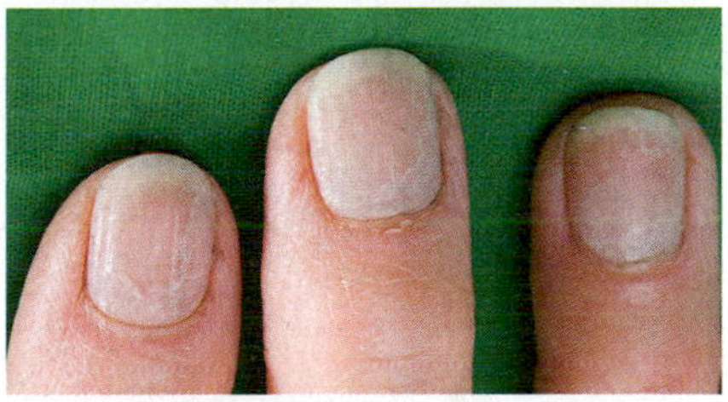 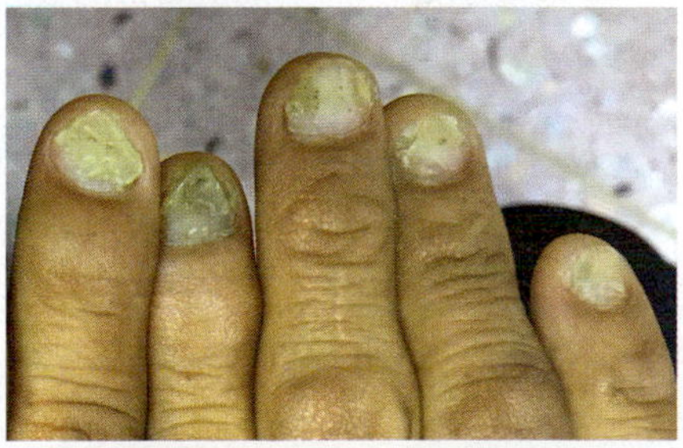 TisforThan/Shutterstock.com
Oniquia	Inflamación de la matriz y desprendimiento de uñas causado por infección o lesión; puede necesitar derivación médica.	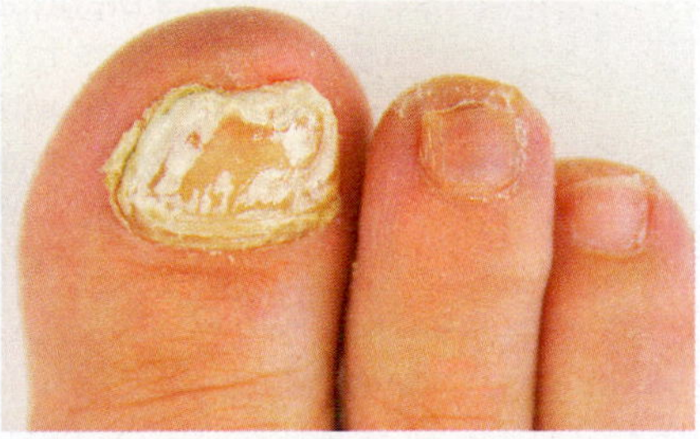 cunaplus/Shutterstock.com

(continuación)

Tabla 6-2

Panorama general de los trastornos de las uñas *(continuación)*

ENFERMEDAD	SIGNOS O SÍNTOMAS	IMAGEN
Onicocriptosis	Uñas encarnadas, aquellas que crecen hacia los lados del tejido que las rodea; se debe derivar al médico.	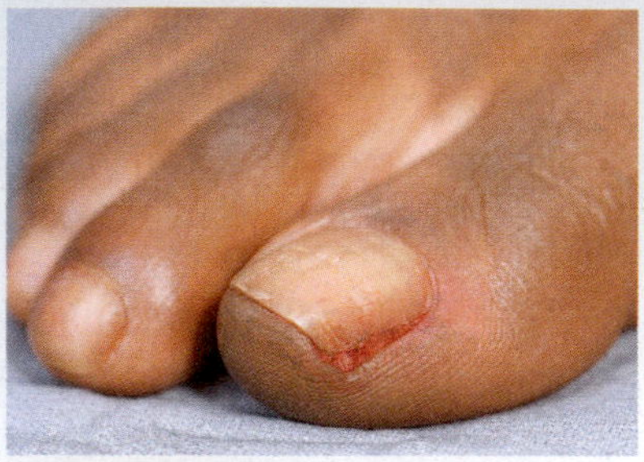
Onicólisis	Separación de la lámina y el lecho ungueal, a menudo debido a lesiones o reacciones alérgicas; cuando se elimina la causa, el área comienza a sanar lentamente; se requiere derivación médica.	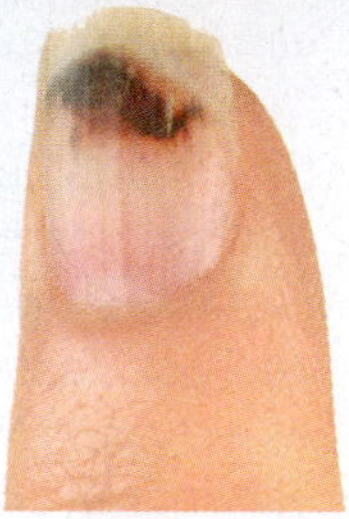 Imageman/ Shutterstock.com 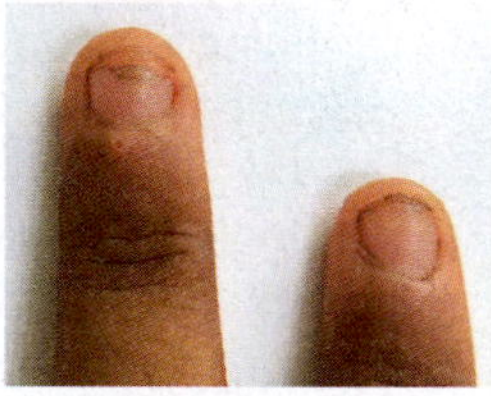 TisforThan/ Shutterstock.com
Onicomadesis	Separación y caída de la placa ungueal del lecho ungueal; causada por infección, lesión de la matriz, enfermedad sistémica o procedimiento médico, como la quimioterapia; se requiere derivación médica.	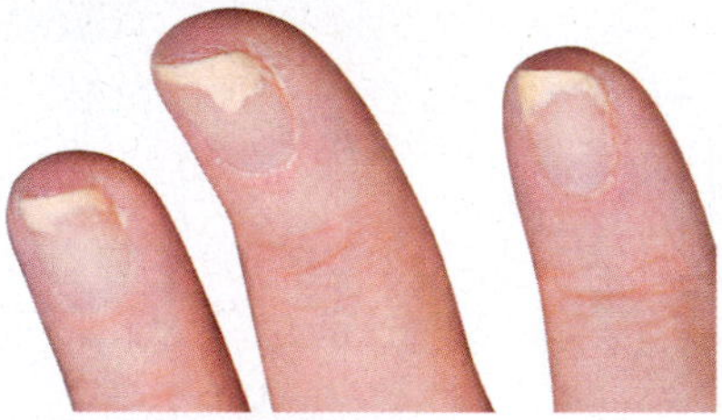
Onicomicosis	Infección por hongos en la lámina ungueal, que consiste en manchas blanquecinas que pueden eliminarse de la superficie de la uña o en largas vetas blanquecinas o amarillentas pálidas dentro de la lámina ungueal; o una tercera forma común que hace que el borde libre de la uña, o toda la lámina, se desmorone, a menudo invadiendo el borde libre y extendiéndose hacia la matriz; se requiere derivación médica.	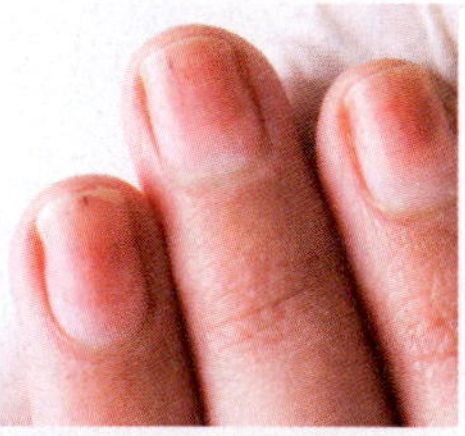 Sergey Privalov/ Shutterstock.com 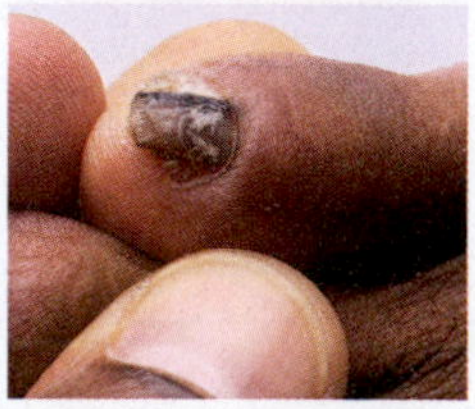 sruilk/Shutterstock.com

(continuación)

Tabla 6-2

Panorama general de los trastornos de las uñas *(continuación)*

ENFERMEDAD	SIGNOS O SÍNTOMAS	IMAGEN
Paroniquia	Inflamación bacteriana de los tejidos alrededor de la lámina ungueal, que causa pus, hinchazón y enrojecimiento; a menudo, se detecta en manos secas o agrietadas por exposición excesiva al agua y al detergente; se requiere derivación médica.	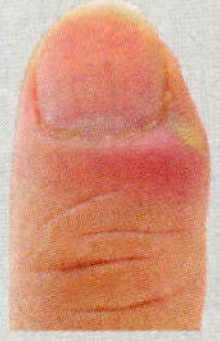 Sathit/ Shutterstock.com 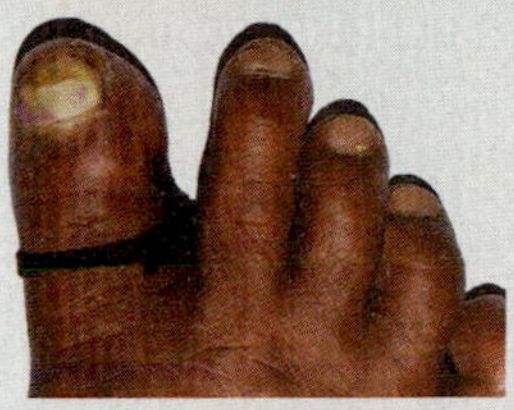 Zay Nyi Nyi/ Shutterstock.com
Pseudomonas aeruginosa	Bacterias contagiosas y de rápido crecimiento que pueden causar infecciones; se detecta en las primeras etapas como una mancha de color amarillo verdoso que se oscurece en su etapa avanzada y cambia de amarillo verdoso a marrón o negro; se requiere derivación médica.	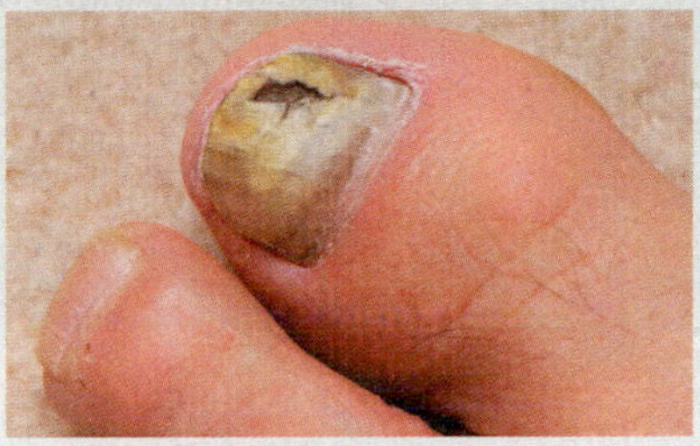 Honzik7/Shutterstock.com
Granuloma piogénico	Inflamación grave de la uña, en la cual crece un bulto de tejido rojo desde el lecho ungueal hacia la lámina ungueal; se requiere derivación médica.	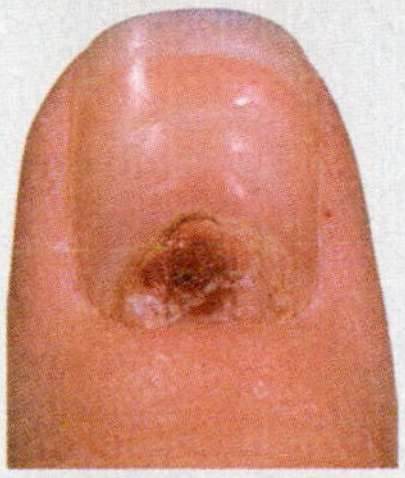
Tinea pedis	Término médico para las infecciones fúngicas de los pies, también conocidas como *pie de atleta*; se detecta como manchas rojas o descamación de la piel en la planta de los pies o entre los dedos; puede propagarse por implementos y equipos sucios; se requiere derivación médica.	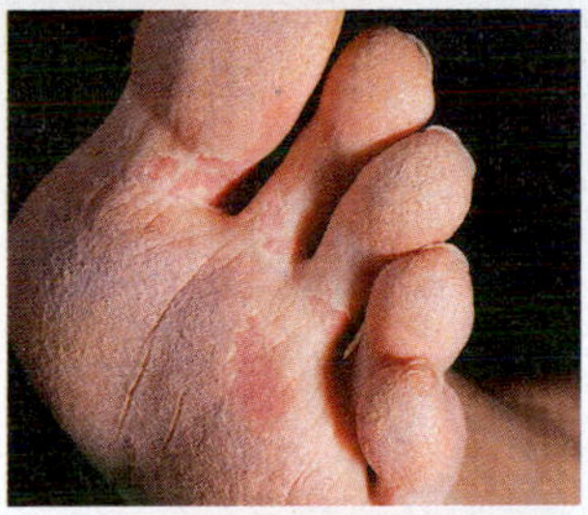 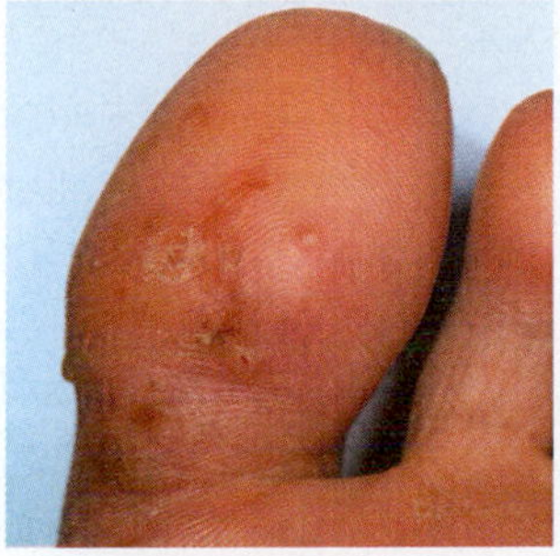 sezer66/Shutterstock.com

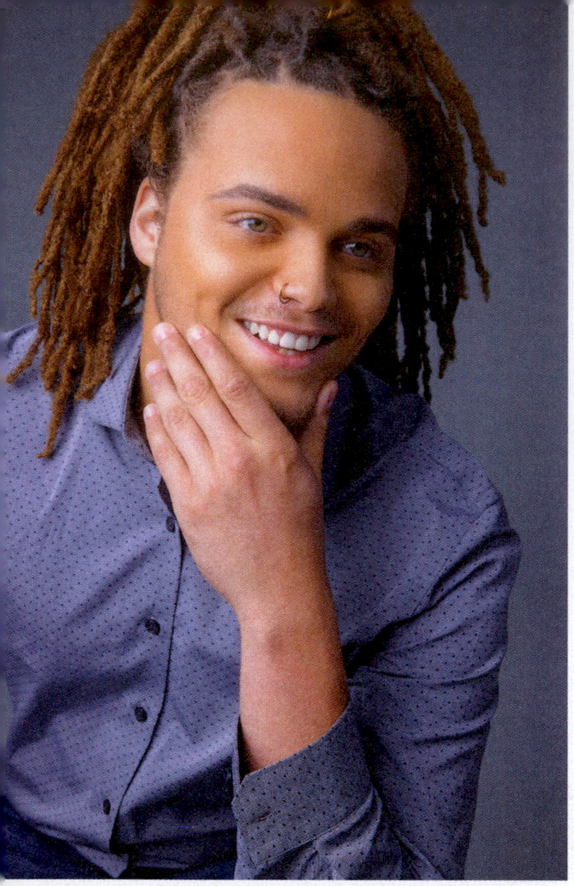

Las personas que tienen trabajos que los obligan a sumergir periódicamente las manos en soluciones limpiadoras potentes son más propensas a desarrollar infecciones de las uñas. La exposición frecuente a jabones, solventes y sustancias similares elimina los aceites naturales de la piel. Estos profesionales incluyen cosmetólogos, cuyas manos están expuestas diariamente a productos profesionales. Use estos productos de acuerdo con las instrucciones del fabricante para garantizar un uso seguro. Si las instrucciones o advertencias del fabricante aconsejan evitar el contacto con la piel y usar guantes, hágalo para proteger su piel.

Se recomienda el uso de guantes de nitrilo, ya que es menos probable que causen reacciones alérgicas en comparación a los guantes de látex y goma. Si no está seguro de cómo utilizar y manipular el producto sin correr riesgos, comuníquese con el fabricante y busque o pida el folleto informativo de seguridad (SDS).

Todo lo que haga antes, durante y después de los servicios de salón debe reducir el riesgo de infección y lesiones en los clientes. Es por ello que es importante limpiar y desinfectar de manera adecuada sus herramientas y equipo. Además, debe evitar trabajar en clientes con piel o uñas infectadas o con condiciones poco saludables. La piel sana e ilesa es una barrera eficaz contra las infecciones. Los gérmenes pueden ingresar al cuerpo a través de la piel lastimada y causar infecciones.

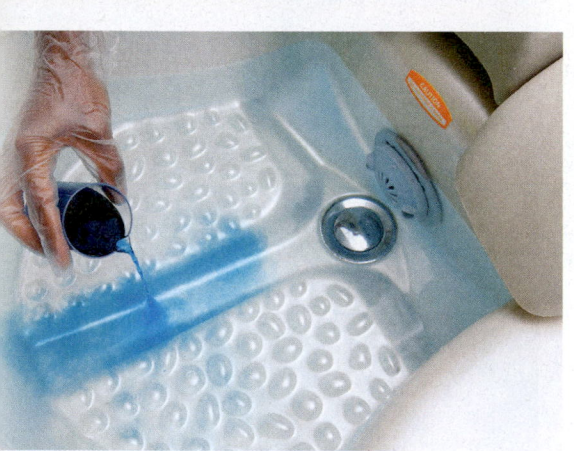

Actividad

Desinfección del recipiente de pedicura

Tome fotografías de las etiquetas de diferentes marcas de botellas de desinfectantes registrados en la EPA. Anote la cantidad de agua y producto que debe mezclar para obtener la dilución adecuada. Calcule la cantidad de agua que posee el recipiente para pedicura en la escuela. El número antes de los dos puntos (:) indica la onzas que necesita del producto, el número después de los dos puntos es la cantidad de agua con la que debe mezclarlo. Calcule la cantidad de desinfectante que debe colocar en el recipiente después de cada pedicura y averigüe cuál es el producto más económico que puede usar.

Verificación

2. Defina *trastorno de las uñas*.
3. Si un cliente llega al salón y presenta una enfermedad o infección en las uñas, ¿qué debe hacer?
4. ¿Por qué es importante que la piel en las manos o los pies del cliente esté intacta al recibir los servicios para el cuidado de las uñas?
5. ¿Por qué es importante usar guantes cuando manipula sustancias químicas o productos para el cuidado de las uñas en el salón?

OA 3 Realizar un análisis de manos, uñas y piel del cliente.

Análisis de manos, uñas y piel

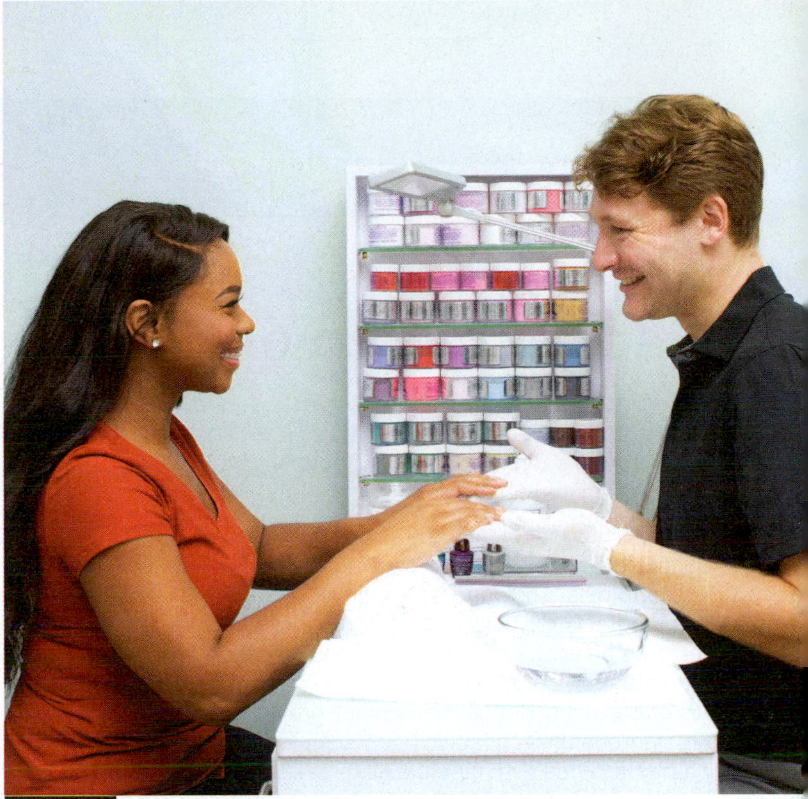

Fig. 6-3 Comience con un análisis completo de manos y piel.

Es esencial realizar un análisis de las manos, las uñas y la piel de cada cliente antes de brindarle un servicio. Este examen le permitirá al cosmetólogo identificar enfermedades, trastornos y otras condiciones, como signos de infecciones, que pueden identificarse por la presencia de molestias, enrojecimiento, hinchazón, dolor punzante y pus. Un análisis adecuado ayuda a determinar el servicio necesario y si no se debe realizar un servicio (**figura 6-3**).

Siga estos pasos simples para realizar un análisis de manos, uñas y piel:

1. Limpiar las manos del cliente y del cosmetólogo.
2. Mediante la vista y el tacto, observar lo siguiente:
    - El nivel de humedad de la piel. La piel debe ser suave y flexible, y no tener signos de deshidratación ni descamación.
    - La temperatura de la piel. La piel fría puede indicar mala circulación. La piel cálida puede indicar que hay infección.
    - Las características la piel. El enrojecimiento puede indicar inflamación o infección. No debe haber ninguna enfermedad o trastorno.
    - Sensibilidad al tacto. Sienta las manos del cliente y pregúntele si tiene algún dolor. De ser positiva su respuesta, necesitará ser cuidadoso o utilizar técnicas especiales en el masaje.
    - Evalúe el estado y largo de las uñas, incluso la forma del borde libre y de la cutícula, así como también el grosor de la lámina ungueal. Utilice su conocimiento de las enfermedades, los trastornos y las características de las uñas para saber cuándo derivar al cliente a un médico.

Asegúrese de obtener detalles específicos de su cliente durante el análisis. Tenga en cuenta estas preguntas:

- ¿Qué hábitos de estilo de vida tiene que puedan afectar sus uñas (como la jardinería o el uso de productos químicos) y cómo protege su piel y uñas?
- ¿Ha notado algún cambio reciente en la salud de su piel y uñas (p. ej., sequedad, irritación, agrietamiento)?
- ¿Toma medicamentos para la diabetes (esto contraindica el uso de alicates para uñas), presión arterial alta (esto afecta la presión utilizada durante el masaje) o quimioterapia (aumenta la susceptibilidad a infecciones)?
- ¿Nota algún cambio en la piel de sus manos relacionado con los cambios de clima (la piel alrededor de las uñas se seca en invierno, los padrastros son más comunes en verano, etc.)?
- ¿Qué tipo de cuidado en el hogar realiza regularmente en sus uñas?
- ¿Qué tipo de loción para manos o aceites penetrantes usa (incluidos aloe, cáñamo y cannabis)?

Luego de analizar la uña, comparta la información con su cliente:

- Identifique cualquier tipo de onicosis: enfermedad, trastorno o característica.
- Observe la posible causa: sistémica, ambiental, etc.
- Recomiende el servicio adecuado o derívelo a un médico.
- Analice el mantenimiento y el plan del servicio a futuro.

Verificación

6. ¿Cuáles son los signos de posible infección que se deben buscar durante el análisis?

OA 4 Describir el campo de acción de la licencia en relación a la estructura, los trastornos y las enfermedades de las uñas.

Campo de acción

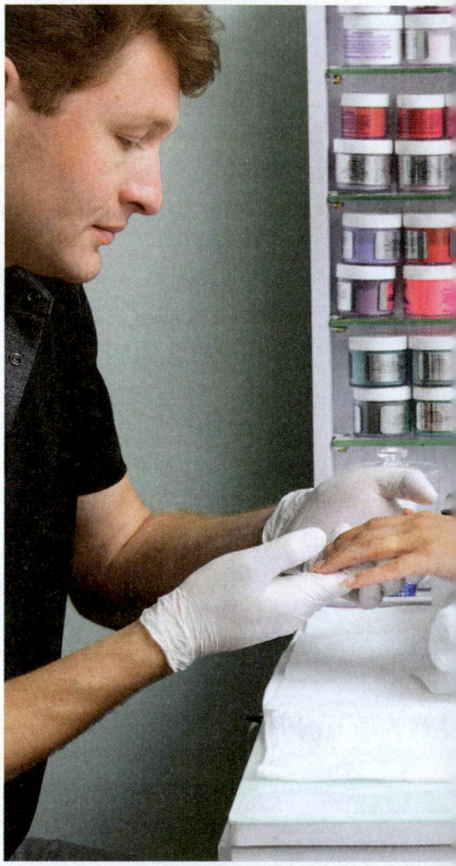

La Legislatura de un país dicta las leyes y determina el campo de acción de cada licencia que se ofrece en el país en cuestión. Las leyes o *estatutos* también establecen las pautas para que los organismos reguladores y los consejos establezcan normas.

Los servicios de cuidado de las uñas se rigen por la cosmetología, por lo que encontrará la definición de servicios de cuidado de las uñas en las leyes sobre cosmetología. El campo de acción se encuentra en las *Definiciones* y enumera de manera específica lo que el titular de la licencia puede hacer. Por ejemplo, los técnicos en el cuidado de las uñas no pueden eliminar el vello con cera (excepto en Colorado y solo tras una formación específica), porque, en la mayoría de los países, en la definición de manicura no se incluye la eliminación del vello. Solo porque un dispositivo o procedimiento no está específicamente prohibido, no significa que esté bien usarlo o realizarlo. La definición de cada licencia dicta claramente qué se puede hacer con esa licencia y esas son las *únicas* prácticas permitidas dentro del país.

Los servicios de belleza y cosméticos realzan la apariencia de la persona, mientras que las prácticas médicas, los dispositivos médicos y los medicamentos afectan el cuerpo. En las leyes existe un artículo sobre cosmetología donde se establece que, a menos que se cuente con la licencia correspondiente, ninguna persona con la licencia de cosmetología, incluso los técnicos en el cuidado de las uñas, pueden realizar las actividades que se enumeran en la definición de otras licencias en el país. Esto significa que si un procedimiento o una práctica figura en una licencia médica o de podología, se prohíbe por ley para cualquier persona que tenga licencia de cosmetología.

Actividad

Investigue acerca de su campo de acción

Busque en internet el campo de acción *de su licencia, que se encuentra en la sección* Definiciones *de las leyes o los estatutos de cosmetología de su país. Las definiciones enumeran específicamente las tareas que permite esa licencia y lo que se permite* solo *con fines cosméticos o de belleza.*

Verificación

7. ¿Qué significa campo de acción?

Glosario del capítulo

decoloración de las uñas	pág. 118	las uñas se tornan de diferentes colores; pueden indicar manchas superficiales, algún trastorno sistémico o mala circulación de la sangre
dedo infectado	pág. 120	dedo con enrojecimiento visible, dolor, hinchazón, piel rota o con pus
granuloma piogénico	pág. 123	inflamación grave de la uña en la cual crece un bulto de tejido rojo desde el lecho ungueal hasta la lámina ungueal
hemorragia en astilla	pág. 119	daño de los capilares debajo la uña, que se manifiesta como una pequeña astilla longitudinal debajo de la lámina ungueal y se debe a un traumatismo físico o a una lesión en el lecho ungueal
lecho ungueal magullado	pág. 117	manchas oscuras de color púrpura, generalmente debidas a una pequeña lesión en el lecho ungueal
leuconiquia	pág. 118	decoloración blanquecina dentro de la lámina ungueal, usualmente causada por lesiones en la matriz ungueal
líneas de Beau	pág. 117	depresiones que atraviesan la anchura de la lámina ungueal debido a la ralentización de la producción de células de la matriz
melanoma ungueal	pág. 121	También conocido como *melanoma subungueal*; un tipo raro y grave de cáncer de piel que comienza en la matriz ungueal. Es más frecuente en las uñas de los pulgares y los dedos gordos de los pies y, por lo general, afecta una uña a la vez. A veces puede parecerse a otras condiciones que afectan el lecho ungueal, como un hematoma. Si no se trata, puede hacer metástasis o extenderse a otras partes de su cuerpo.
melanoniquia	pág. 118	oscurecimiento significativo de las uñas de las manos o de los pies debido al aumento de células pigmentadas (melanocitos); se puede presentar en forma de bandas negras, debajo o dentro de la lámina ungueal, que se extiende desde la base hasta el borde libre
onicocriptosis	pág. 122	también se conoce como *uña encarnada*; uña que crece hacia dentro del tejido vivo que la rodea
onicofagia	pág. 118	también se denomina *uñas mordidas*; y es el resultado del hábito de morderse las uñas o la piel endurecida que rodea la lámina ungueal
onicólisis	pág. 122	separación de la lámina ungueal y el lecho ungueal, normalmente debido a lesiones físicas o reacciones alérgicas

onicomadesis	pág. 122	separación y desprendimiento de la lámina ungueal del lecho ungueal a causa de infecciones, lesiones de la matriz, enfermedades sistémicas o procedimientos médicos
onicomicosis	pág. 122	infección por hongos en la lámina ungueal, que consiste en manchas blanquecinas que pueden eliminarse de la superficie de la uña o en largas vetas blanquecinas o amarillentas pálidas dentro de la lámina ungueal, se denomina
onicorresis	pág. 119	uñas desiguales o quebradizas que parecen tener una rugosidad en la superficie de la lámina ungueal, posiblemente debido a factores hereditarios, una lesión en la matriz, la exposición excesiva a los removedores de cutícula, los agentes de limpieza potentes o las técnicas de limado agresivas
onicosis	pág. 120	cualquier enfermedad o deformación de las uñas naturales
oniquia	pág. 121	inflamación de la matriz ungueal seguida del desprendimiento de la uña natural debido a una infección o lesión
padrastros	pág. 118	piel dañada alrededor de la lámina ungueal (frecuentemente el eponiquio) que se parte o separa
paroniquia	pág. 123	inflamación bacteriana de los tejidos que rodean la uña; generalmente con presencia de pus, enrojecimiento e hinchazón
Pseudomonas aeruginosa	pág. 123	bacterias contagiosas y de rápido crecimiento que pueden causar infecciones; se detecta en las primeras etapas como una mancha de color amarillo verdoso que se oscurece en su etapa avanzada y cambia de amarillo verdoso a marrón o negro
psoriasis ungueal	pág. 121	huecos en la superficie de la uña, rugosidad, onicólisis y decoloraciones del lecho al azar o espaciadas de manera uniforme; la lámina ungueal puede verse como si hubiera sido rellenada con un abrasivo grueso o el borde libre puede estar irregular, o ambos
pterigión ungueal	pág. 118	estiramiento anormal del eponiquio o hiponiquio alrededor de la lámina ungueal; normalmente causado por una lesión grave o una reacción alérgica de la piel

tinea pedis	pág. 123	también se conoce como *pie de atleta*; término médico para la infección por hongos de los pies; a menudo se ven como manchas rojas o descamación de la piel en la planta de los pies o entre los dedos
trastorno de las uñas	pág. 117	una condición poco saludable de la uña, que puede ser hereditaria o producida por una lesión o enfermedad en la unidad de la uña
uña involuta	pág. 119	también se conoce como *uña plegada*; un tipo de lámina ungueal altamente curvada que surge generalmente por lesiones en la matriz, aunque también puede ser hereditaria
uñas estriadas	pág. 119	líneas verticales que se extienden a lo largo de la superficie de la uña natural, generalmente debido al envejecimiento
uñas pinzadas	pág. 119	también se conoce como *uña en forma de trompeta*; se presenta cuando la curvatura de la uña del borde libre se marca excesivamente, por lo que la uña puede enrollarse sobre sí misma o puede deformarse solo en un borde lateral
uñas quebradizas	pág. 118	lámina ungueal visiblemente fina, blanca y más flexible de lo normal; generalmente, esto se debe a la alimentación, factores hereditarios, enfermedades internas, medicamentos o limado excesivo con un abrasivo

PARTE 02

CIENCIAS DE LA SALUD

CAPÍTULO 07:

Propiedades del cabello y el cuero cabelludo

Objetivos de aprendizaje

Al finalizar este capítulo, podrá:

OA 1 Explicar la importancia de comprender las propiedades del cabello y del cuero cabelludo.

OA 2 Describir las estructuras de la raíz del cabello y sus funciones.

OA 3 Identificar las tres capas principales del tallo del cabello y sus funciones.

OA 4 Explicar la composición química del cabello y qué le da fuerza, elasticidad y color.

OA 5 Comparar los diferentes factores que se consideran en un análisis del cuero cabelludo y el cabello.

OA 6 Describir los tres tipos de cabello y los tres ciclos de crecimiento del cabello.

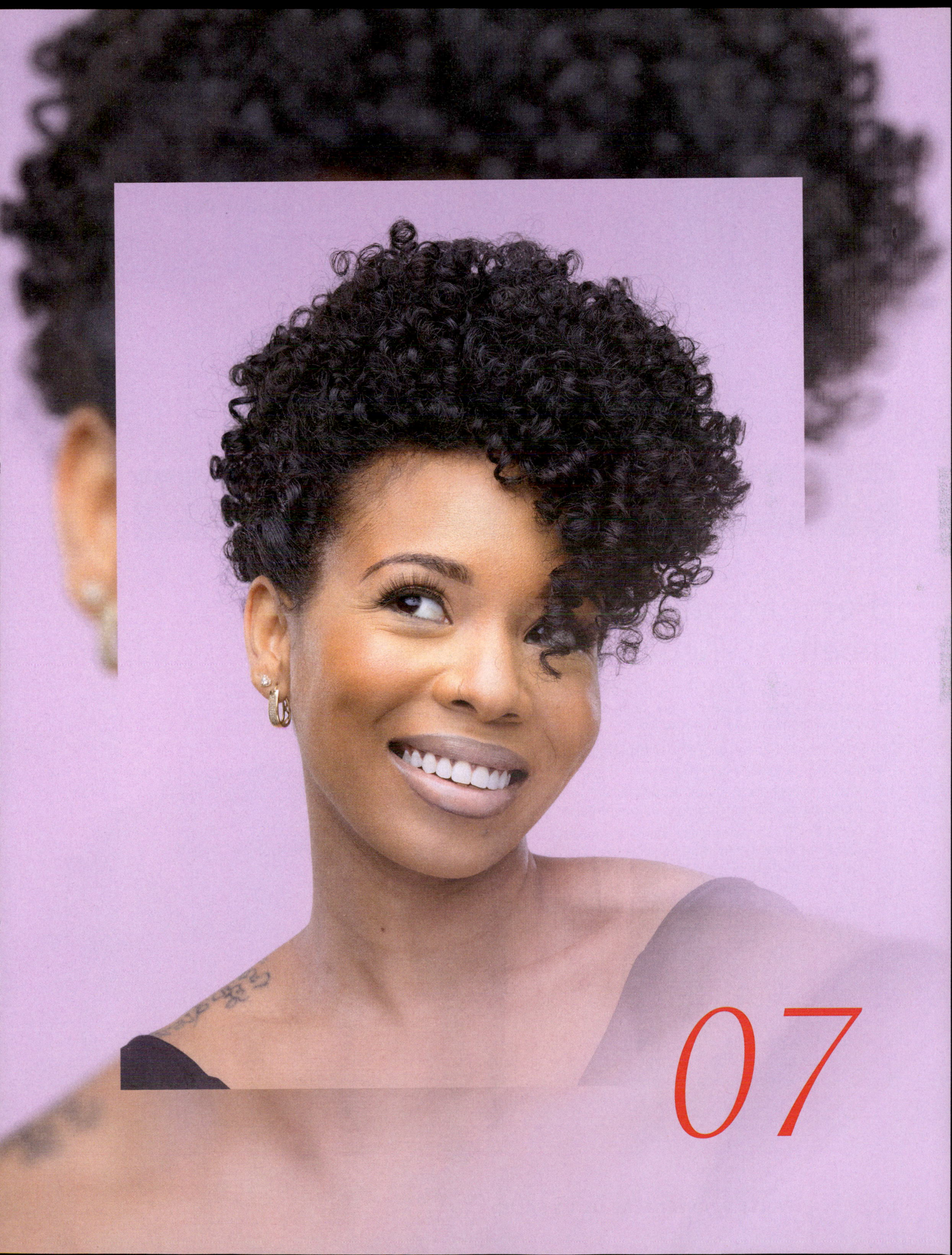

07

La belleza nos atrae con un solo cabello.

"

Alexander Pope

Poeta

OA 1 Explicar la importancia de comprender las propiedades del cabello y del cuero cabelludo.

¿Por qué estudiar las propiedades del cabello y el cuero cabelludo?

Como cosmetólogo, será responsable de proteger la salud y la integridad del cabello y el cuero cabelludo de sus clientes. Para ello, debe comprender la composición del cabello y la forma en la que los servicios químicos y de peinado alteran el cabello.

Los cosmetólogos deben conocer muy bien las propiedades del cabello y del cuero cabelludo por los siguientes motivos:

- Analizar el cabello y el cuero cabelludo es uno de los primeros pasos clave para brindar servicios que protejan su salud e integridad.
- Podrá brindar servicios más seguros e inteligentes si comprende cómo se forma la estructura del cabello y cómo lo alteran los servicios de peluquería y químicos.
- Identificar los ciclos de crecimiento del cabello y las diferencias entre la pérdida de cabello común y poco común será de ayuda para recomendarle tratamientos contra la pérdida de cabello al cliente.

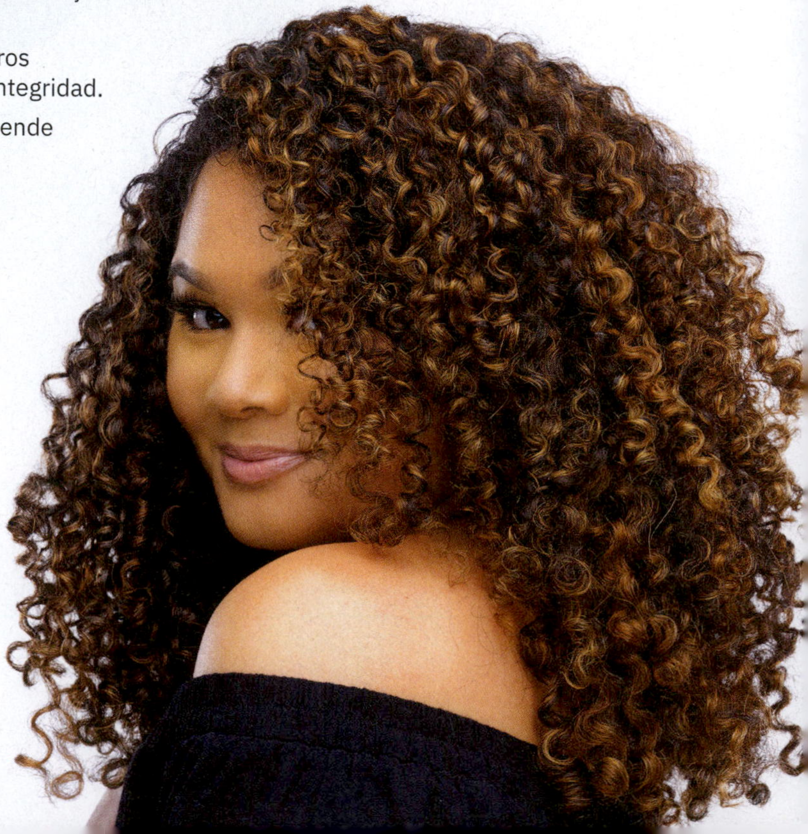

Verificación

1. Describa tres formas en que el estudio de las propiedades del cabello y el cuero cabelludo beneficia a los cosmetólogos.

OA 2 Describir las estructuras de la raíz del cabello y sus funciones.

Estructura de la raíz del cabello

La **tricología** es el estudio del cabello, su cuidado y sus enfermedades. El término *tricología* se deriva de los vocablos griegos *trichos*, que significa "cabello", y *logos*, que significa "el estudio de". El cabello, la piel, las uñas y las glándulas forman parte del sistema integumentario. Aunque el cabello ya no es necesario para aportar calor y protección, todavía afecta nuestra psicología de manera significativa.

Un mechón de cabello humano tiene dos partes: la raíz y el tallo. La **raíz del cabello** se encuentra debajo de la epidermis (la capa externa de la piel). El **tallo del cabello** sobresale de la epidermis (**figura 7-1**).

La parte viva del cabello que se encuentra debajo de la piel está compuesta por el folículo piloso, el bulbo piloso y las papilas dérmicas.

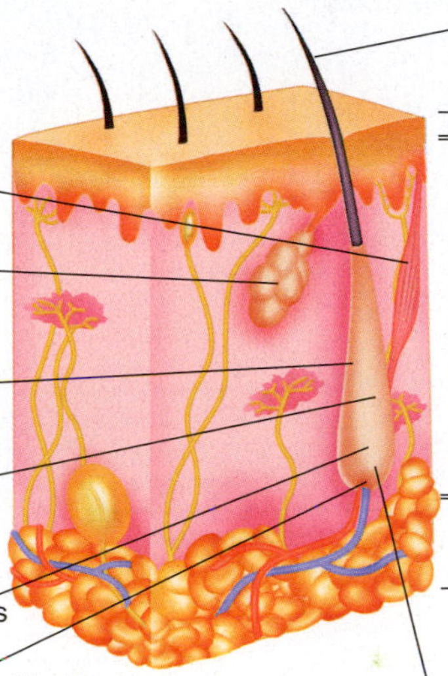

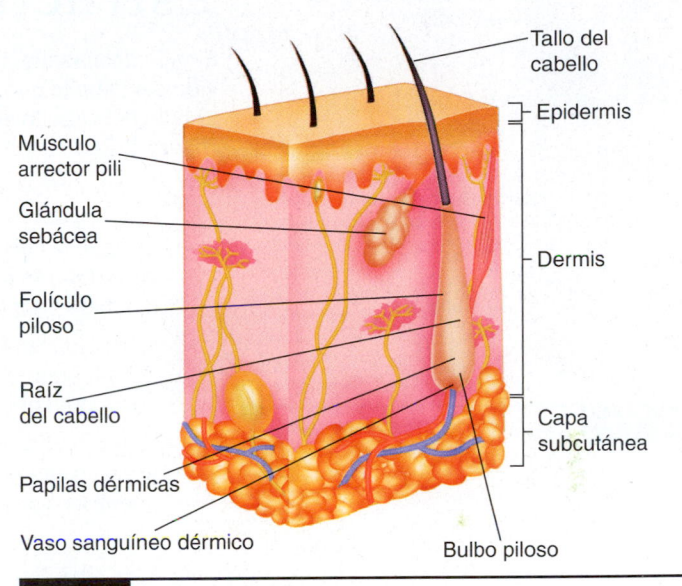

Fig. 7-1 Estructuras del cabello

- El **folículo piloso** es una estructura en forma de tubo en la piel o el cuero cabelludo que rodea la raíz del cabello y lo adhiere a la piel. Los folículos pilosos no se encuentran en las palmas de las manos ni en las plantas de los pies.
- El **bulbo piloso** se encuentra en la base del folículo. Tiene forma de bulbo y contiene células vivas que forman la hebra de cabello.
- Las **papilas dérmicas**, también llamadas *papilas pilosas*, constan de una elevación en forma de cono en la base del bulbo piloso. Contienen vasos sanguíneos que aportan los nutrientes para el crecimiento del cabello.

Los músculos arrector pili y las glándulas sebáceas están unidas a los folículos pilosos.

- El músculo arrector pili es un músculo involuntario de la dermis que se adhiere al folículo piloso. Cuando los músculos arrector pili se contraen, la hebra de cabello se para y esto provoca *piel de gallina*.
- Las glándulas sebáceas están adheridas al folículo piloso. Producen una sustancia llamada sebo, también conocida como aceite. El sebo lubrica el cabello y la piel.

Verificación

2. Nombre y describa las estructuras de la raíz del cabello.
3. ¿Qué partes del cabello están vivas?

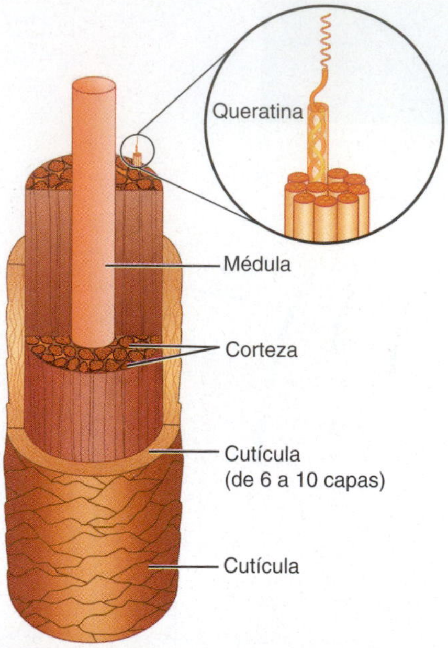

Fig. 7-2 Las capas del tallo del cabello

OA 3 Identificar las tres capas principales del tallo del cabello y sus funciones.

Estructura del tallo del cabello

El tallo del cabello, también conocido como hebra o fibra capilar, es la porción sin vida del cabello que se extiende más allá de la piel o el cuero cabelludo. El tallo del cabello está formado por la cutícula, la corteza y la médula (**figura 7-2**).

- La **cutícula del cabello** es la capa exterior del cabello. Consta de células que se superponen, de forma similar a las tejas de un techo. La cutícula protege la corteza. En el cabello saludable, la cutícula permanece plana, pero durante los servicios con productos químicos, se ablandará y se hinchará para que los productos puedan penetrar la corteza (**figura 7-3**).
- La **corteza** es la capa de proteína fibrosa del cabello. Es responsable de la fuerza, la elasticidad y el color del cabello y contribuye con aproximadamente el 90 % del peso del cabello.
- La **médula** se conoce como el meollo o el núcleo del cabello. No todos los tipos de cabello tienen médula. En general, el cabello grueso tiene médula, mientras que el cabello fino no. El vello de la barba siempre tiene médula.

Verificación

4. Mencione y describa las tres capas del tallo del cabello.
5. ¿Qué tipo de cabello siempre tendrá médula?

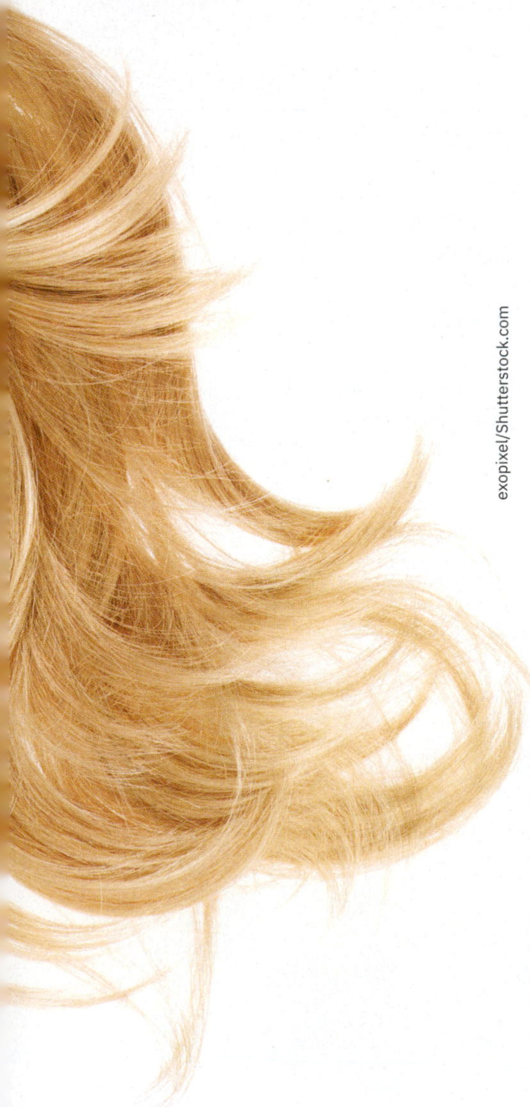

exopixel/Shutterstock.com

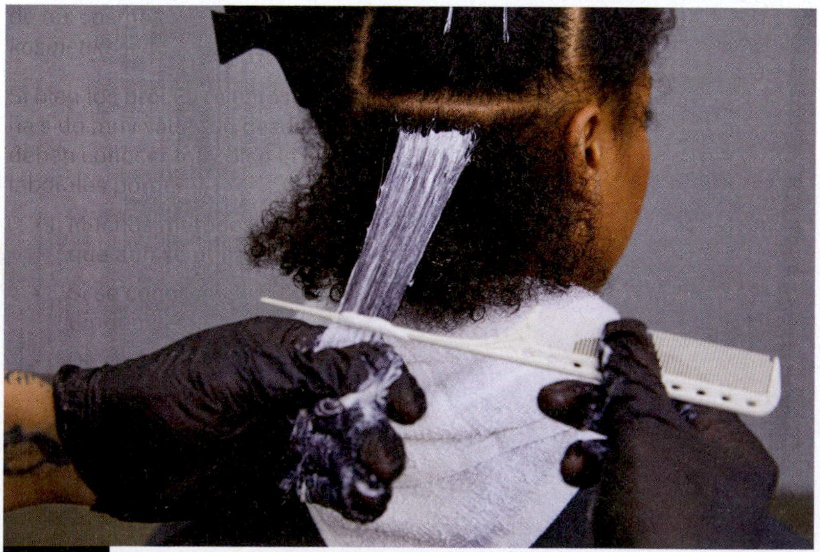

Fig. 7-3 Ejemplo de un servicio con productos químicos

OA 4 Explicar la composición química del cabello y qué le da fuerza, elasticidad y color.

Composición química del cabello

El cabello se compone principalmente de una proteína denominada queratina. Las células vivas que componen el cabello se encuentran en el bulbo piloso. Estas células pasan por un proceso llamado **queratinización**. La queratinización consta de los siguientes tres pasos:

1. Las células recién formadas maduran y se llenan con una proteína fibrosa llamada queratina.
2. Las células se mueven hacia arriba, pierden su núcleo y mueren.
3. Cuando la hebra de cabello emerge del cuero cabelludo, las células del cabello están muertas y completamente queratinizadas.

El cabello está compuesto por aproximadamente un 90 por ciento de proteína. La parte restante es una combinación de agua, lípidos y trazas de minerales. Los aminoácidos son las unidades básicas de las proteínas que componen el cabello.

Los elementos principales que forman el cabello humano son carbono, oxígeno, hidrógeno, nitrógeno y azufre. Se conocen como los **elementos COHNS**. Estos cinco elementos también se encuentran en la piel y las uñas. En la **tabla 7-1**, se indica el porcentaje de cada elemento que contiene una hebra normal de cabello.

Tabla 7-1

Los elementos COHNS

ELEMENTO	PRESENCIA EN EL CABELLO %
Carbono	51 %
Oxígeno	21 %
Hidrógeno	6 %
Nitrógeno	17 %
Azufre	5 %

Los **aminoácidos** se unen de un extremo a otro. Esta unión se produce por un enlace químico muy fuerte denominado **enlace peptídico**, también conocido como *enlace terminal*. Como los aminoácidos están unidos por enlaces peptídicos, forman una cadena larga llamada **cadena polipeptídica**. Estas cadenas tienen una forma espiralada, que se denomina hélice (**figura 7-4**).

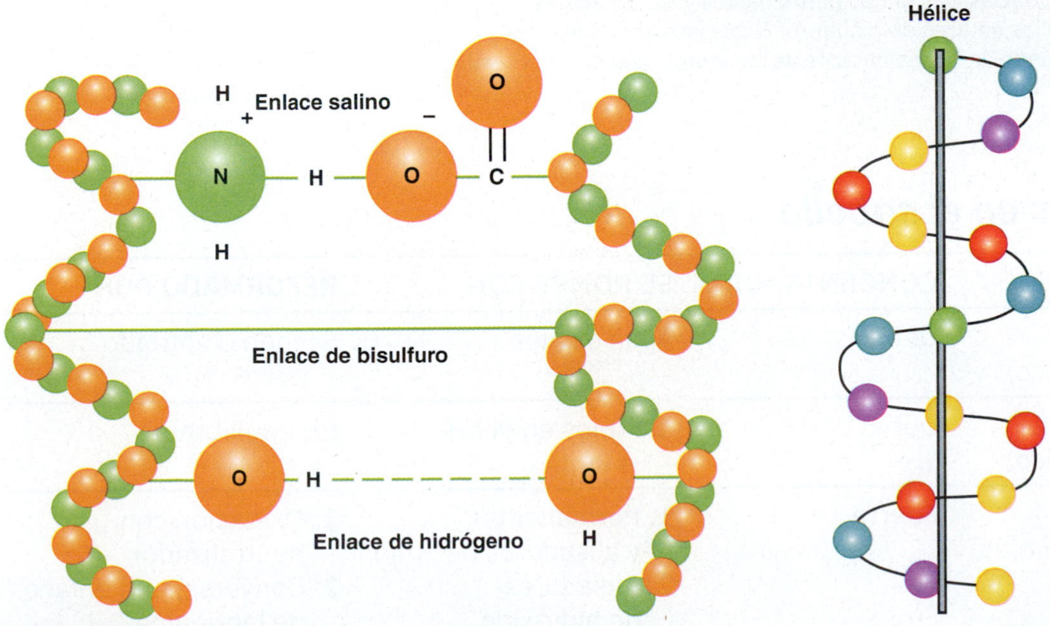

Fig. 7-4 Hélice formada por cadenas polipeptídicas

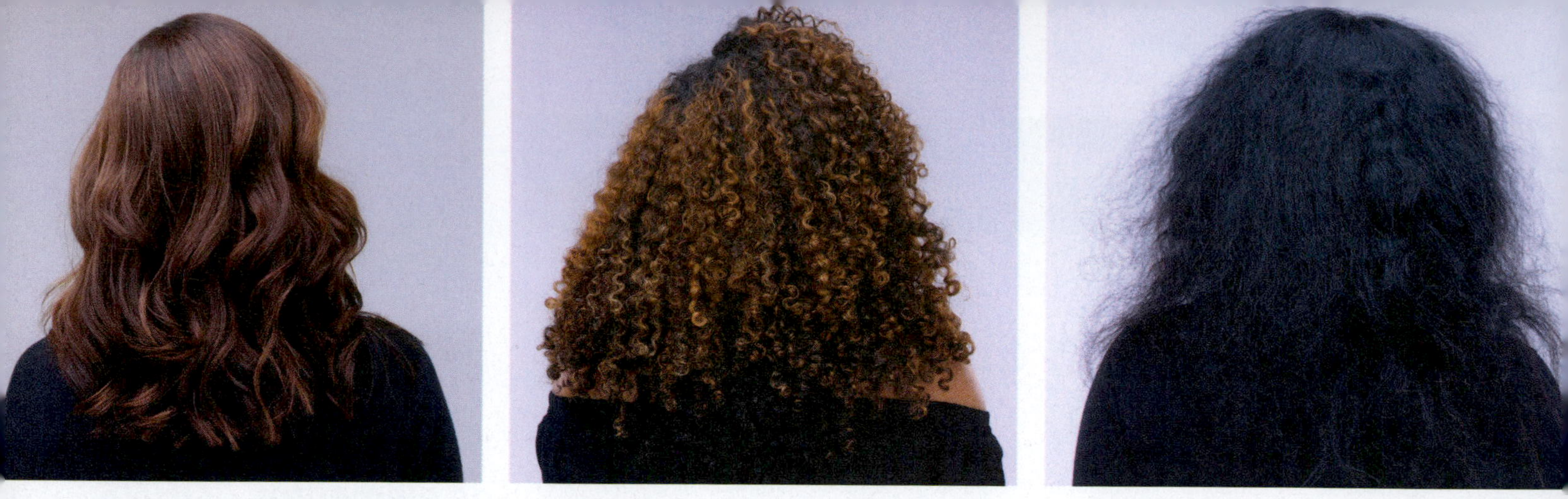

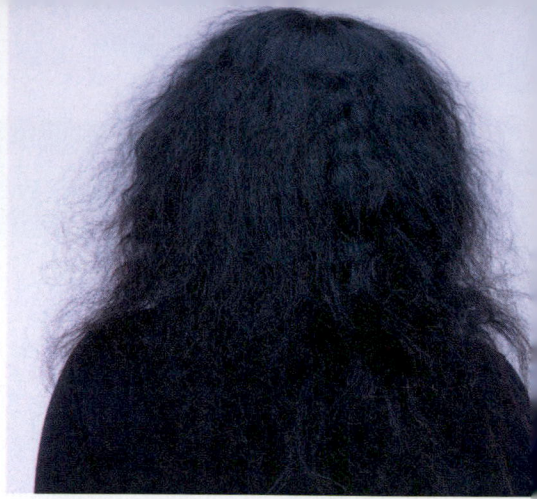

Enlaces laterales de la corteza

La corteza está formada por millones de cadenas polipeptídicas, que están entrecruzadas como los peldaños de una escalera por tres tipos de **enlaces laterales**: enlaces de hidrógeno, salinos y de bisulfuro (consulte la **figura 7-4**). Estas cadenas proporcionan fuerza y elasticidad al cabello. Los enlaces laterales representan un tercio de la resistencia total del cabello.

- El **enlace de hidrógeno** es un enlace lateral físico y débil. La atracción de cargas opuestas forma enlaces de hidrógeno. Se rompen fácilmente con el agua o el calor, por ejemplo, cuando se realizan peinados húmedos y térmicos. Los enlaces se vuelven a formar cuando el cabello se seca o enfría. El peinado durará más tiempo si permite que los rizos térmicos se enfríen antes de peinarlos.
- Un **enlace salino** también es un enlace lateral físico y débil. Al igual que los enlaces de hidrógeno, los enlaces salinos se obtienen de la atracción de cargas opuestas. Los enlaces salinos se rompen cuando se producen cambios en el pH, de modo que se rompen con facilidad con soluciones alcalinas o ácidas fuertes.
- El **enlace de bisulfuro** es un enlace lateral químico fuerte. La cantidad de enlaces de bisulfuro es menor en comparación con la cantidad de enlaces de hidrógeno o salinos, pero son mucho más fuertes. El enlace de bisulfuro une los átomos de azufre de dos aminoácidos de **cisteína** adyacentes dentro de las cadenas polipeptídicas. Las ondas permanentes y los alisadores para el cabello alteran los enlaces de bisulfuro. El uso incorrecto de estos productos químicos puede dañar los enlaces de bisulfuro y debilitar el cabello (**tabla 7-2**).

¡Atención!

Muchas herramientas térmicas alcanzan temperaturas de 232 °C (450 °F). El peinado térmico puede debilitar las proteínas del cabello, reducir el sebo y la humedad. Proteja el cabello con productos de protección contra el calor y use las herramientas y las configuraciones térmicas correctas para evitar daños en el cabello, puntas abiertas y resquebrajamiento. Antes de comprar planchas para rizar y alisar, examine las distintas posibilidades.

Tabla 7-2

Tipos de enlaces en el cabello

ENLACE	TIPO	CONCENTRACIÓN	SE ROMPE CON	REFORMADO POR
Hidrógeno	Enlace lateral (físico)	Débil	Agua o calor	Secado o enfriado
Salino	Enlace lateral (físico)	Débil	Cambios en el pH	pH equilibrante
Bisulfuro	Enlace lateral (químico)	Fuerte	1. Permanentes y alisadores de "thio" 2. Alisadores de hidróxido	1. Oxidación con neutralizador 2. Conversión en enlaces de lantionina
Peptídico	Enlace terminal (químico)	Fuerte	Depilatorios químicos	Sin reforma, disuelve el cabello

Los alisadores de "thio" y la ondulación permanente rompen los enlaces de bisulfuro y vuelven a formarlos mediante neutralizadores de "thio". Los alisadores químicos de hidróxido para el cabello rompen los enlaces de bisulfuro y los convierten en **enlaces de lantionina**. Los enlaces de bisulfuro convertidos en enlaces de lantionina no se pueden reformar (consulte el **capítulo 15, Servicios de textura química**).

¿Lo sabía?

El término ***color del cabello*** *es el color natural del cabello. El término* ***coloración*** *se utiliza en la industria de la belleza para referirse a los productos artificiales para teñir el cabello.*

Pigmento del cabello

El color natural del cabello es el resultado de un pigmento, llamado **melanina**, que se encuentra en la corteza. La melanina se forma en unas células llamadas melanocitos. Existen dos tipos de melanina: eumelanina y feomelanina.

- La **eumelanina** es un pigmento marrón y negro predominante en el cabello negro y moreno.
- La **feomelanina** es el pigmento de amarillo a rojo presente en los tonos de cabello rubio natural y rojo.

La ausencia de melanina es la causa del cabello canoso. Este crece desde el bulbo piloso de la misma forma que el cabello pigmentado; tiene la misma estructura, pero carece del pigmento de melanina.

Patrón de ondulación

El **patrón de ondulación** del cabello es el movimiento o la forma de la hebra de cabello. Los patrones de ondulación se clasifican como lacio, ondulado, rizado o ensortijado, como se muestra en la **figura 7-5**. El patrón de ondulación es la única área del análisis de cabello que no estudia la fuerza ni la condición, pero es un componente importante del corte y peinado del cabello. (Consulte el **capítulo 12, Peluquería**, para obtener información más detallada sobre las texturas en relación con el peinado).

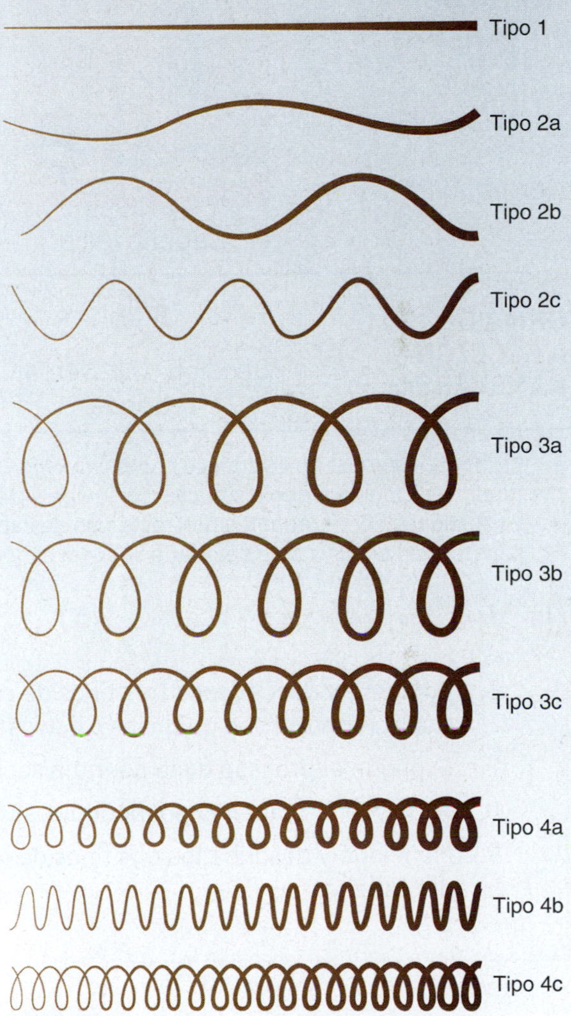

Fig. 7-5 Patrones de ondulación

Los patrones de ondulación naturales son de origen genético. La forma del folículo piloso determina la forma de la hebra de cabello. El cabello con una sección transversal redonda es lacio, mientras que el cabello con una sección transversal ovalada es ondulado o rizado y el cabello con una sección transversal elíptica es muy rizado. Cuanto más plano sea el folículo piloso, más rizado será el cabello.

- Por lo general, el patrón de ondulación no es uniforme en toda la cabeza.
- Los patrones de ondulación pueden cambiar durante la vida de una persona. Las hormonas pueden afectar el patrón de ondulación.
- Todos los patrones de ondulación son posibles, independientemente de la genética.
- El cabello rizado tiende a ser más seco que el cabello lacio y a estar acompañado de un cuero cabelludo más seco. Debido a la forma de la hebra de cabello rizado, el sebo que produce el cuerpo no puede llegar a las puntas del cabello.

Tabla 7-3

Patrón de ondulación y secciones transversales

PATRÓN DE ONDULACIÓN	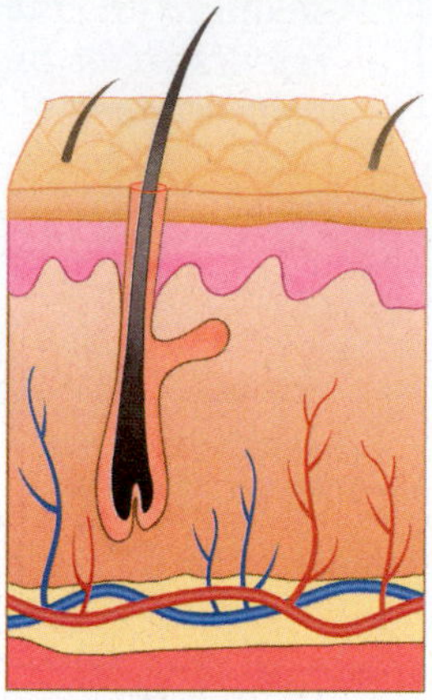 Cabello lacio	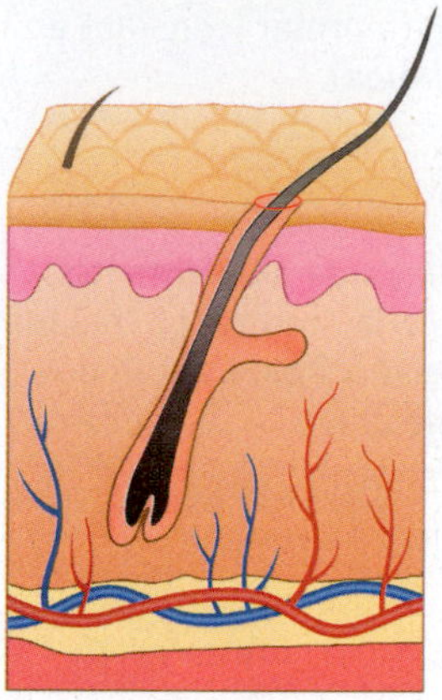 Cabello ondulado o rizado	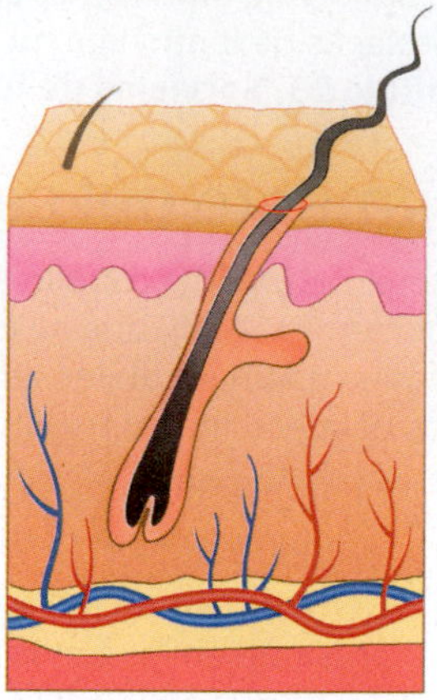 Cabello muy rizado
FORMA DE LA SECCIÓN TRANSVERSAL	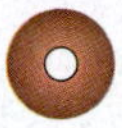 Sección transversal redonda	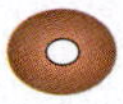 Sección transversal ovalada a redonda	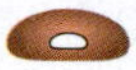 Sección transversal elíptica

- El cabello muy rizado se conoce como *ensortijado*. Es más probable que se rompa entre las torciones. Debido a que los bucles se suelen enredar, se recomiendan productos hidratantes y soluciones desenredantes para este tipo de cabello. Consulte el **capítulo 12, Peluquería**, para leer un análisis más detallado sobre el cabello ensortijado (**tabla 7-3**).

☑ Verificación

6. Enumere y describa los tres tipos de enlaces laterales. Explique cómo se forman y se rompen, si son químicos o físicos y si son fuertes o débiles.
7. Explique el proceso de la queratinización.
8. ¿Qué son las cadenas polipeptídicas?
9. Mencione y describa los dos tipos de melanina responsables del color natural del cabello.

OA 5 Comparar los diferentes factores que se consideran en un análisis del cuero cabelludo y el cabello.

Análisis del cabello y el cuero cabelludo

Hacer un análisis completo del cuero cabelludo y el cabello es fundamental para poder brindar a los clientes los servicios que desean sin dañar la integridad del cabello ni exponerlo a enfermedades contagiosas. Las afecciones que impiden realizar un servicio incluyen cortes, escoriaciones y enfermedades contagiosas del cuero cabelludo, como tinea y pediculosis capitis. Se analizarán en el

capítulo 08, Trastornos del cabello y el cuero cabelludo. Consulte las **Bases para el Estándar de Milady: capítulo 5, Control de infecciones: principios y prácticas**, para obtener más información sobre las enfermedades contagiosas y su prevención.

Analice el cabello para determinar la mejor manera de lograr los resultados deseados sin descuidar la salud y la belleza del cabello. A continuación, se mencionan los elementos del análisis del cabello:

- Textura
- Densidad
- Porosidad
- Elasticidad
- Patrones de crecimiento
- Nivel de resequedad/grasitud del cabello y el cuero cabelludo

La textura

La **textura del cabello** está determinada por el diámetro de las hebras de cabello individuales. La textura del cabello puede clasificarse como fina, media o gruesa (**figuras 7-6**, **7-7** y **7-8**). Es habitual que el cabello de distintas áreas de la cabeza tenga diferentes texturas. El cabello fino tiene el diámetro más pequeño, el cabello mediano tiene un diámetro medio y el cabello grueso tiene el diámetro más grande. Piense en el cabello fino como un hilo de coser y en el cabello grueso como un hilo de tejer.

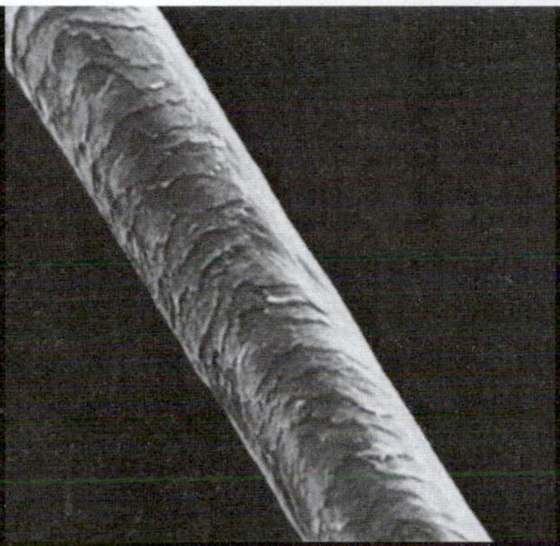

Fig. 7-6 Cabello fino

Instituto de Investigación de Gillette (The Gillette Research Institute)

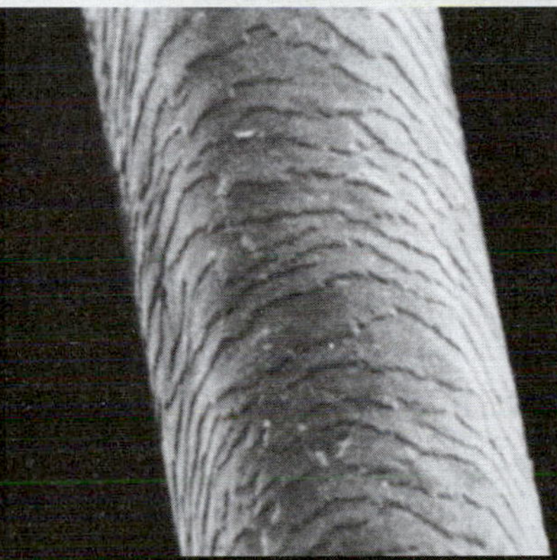

Fig. 7-7 Cabello medio

Instituto de Investigación de Gillette (The Gillette Research Institute)

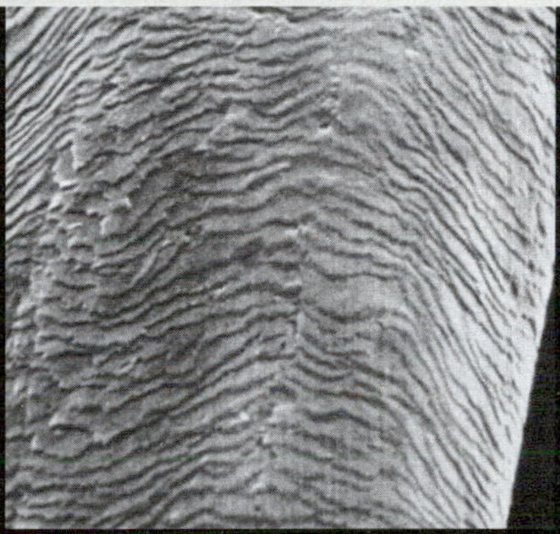

Fig. 7-8 Cabello grueso

Instituto de Investigación de Gillette (The Gillette Research Institute)

Entre las características del **cabello fino,** podemos mencionar las siguientes:

- Diámetro más pequeño.
- Frágil en comparación con el cabello medio y grueso.
- Puede procesarse más rápido durante la realización de servicios químicos.
- Requiere menos calor durante la realización de servicios térmicos.
- Puede sentirse flojo o plano.

Entre las características del **cabello medio,** podemos mencionar las siguientes:

- Es la textura de cabello más frecuente.
- Es el estándar con el que se comparan otras texturas del cabello.
- No presenta problemas ni preocupaciones para el peinado.

Entre las características del **cabello grueso,** podemos mencionar las siguientes:

- Diámetro más grande.
- Puede requerir productos químicos más fuertes que el cabello fino.
- Requiere temperaturas más altas durante la realización de servicios térmicos.
- Puede ser seco o encrespado.

Curiosidades

Cómo incentivar el cuidado en casa

Recomendar productos para usar en casa es una parte importante de una carrera exitosa como estilista. El cliente necesita saber qué productos utilizar y cómo usarlos. Un análisis completo del cabello le permitirá recomendar los productos adecuados para cada cliente en función de sus necesidades específicas.

Para determinar la textura del cabello de un cliente, solo se necesita una hebra. Si apenas puede ver el cabello o si lo pasa entre el pulgar y el índice y apenas puede sentirlo, el cabello es fino. Si la hebra se ve más grande o tiene textura y puede sentirla con facilidad, el cabello es grueso. La textura media del cabello es entre fina y gruesa.

Densidad

La **densidad del cabello** mide la cantidad de cabellos individuales en 2,5 cm^2 (1 in^2) de cuero cabelludo. La densidad del cabello se puede clasificar como baja, media o alta (o también se conoce como escasa, media o espesa). Para determinar la densidad del cabello, considere cuán expuesto está el cuero cabelludo. Si puede ver el cuero cabelludo, la densidad es escasa. Si puede ver algo de cuero cabelludo, la densidad es media y si no puede ver el cuero cabelludo, la densidad es espesa. Una persona que tiene cabello fino tiene menos cantidad de hebras de cabello por pulgada cuadrada que una persona que tiene cabello grueso.

La densidad media del cabello es de unos 2200 cabellos por pulgada cuadrada, con un total de alrededor de 100.000 cabellos en el cuero cabelludo. La densidad varía según el color natural del cabello. Las personas rubias suelen tener la densidad más alta, mientras que las personas pelirrojas tienden a tener la densidad más baja. Algunas personas pueden tener una textura de cabello grueso con densidad baja, mientras que otras pueden tener una textura de cabello fina con densidad alta. En la **tabla 7-4**, se muestra la densidad de cabello según el color.

Tabla 7-4

Densidad del cabello según el color

COLOR DEL CABELLO	CANT. PROM. DE CABELLO EN LA CABEZA
Rubio	140.000
Castaño	110.000
Negro	108.000
Rojo	80.000

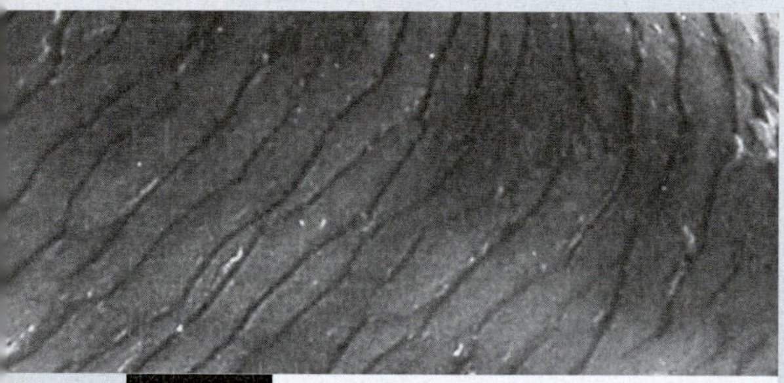

Fig. 7-9 Porosidad baja

Instituto de Investigación de Gillette (The Gillette Research Institute)

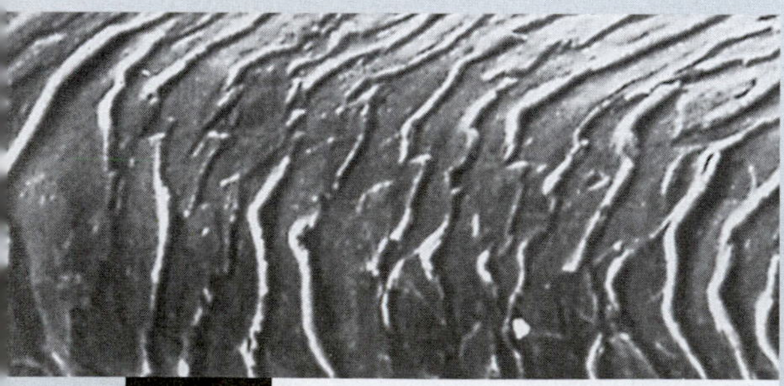

Fig. 7-10 Porosidad media (cabello normal)

Instituto de Investigación de Gillette (The Gillette Research Institute)

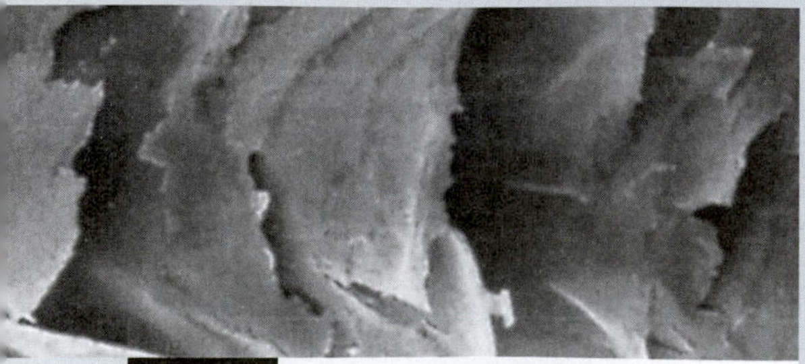

Fig. 7-11 Porosidad alta

Instituto de Investigación de Gillette (The Gillette Research Institute)

Porosidad

La **porosidad del cabello** es la capacidad que tiene para absorber la humedad. La porosidad está determinada por el estado de la capa de la cutícula y por el grado de elevación de las "escamas" de la cutícula.

- El cabello con *porosidad baja* (**figura 7-9**) tiene una cutícula muy sana en la que las escamas quedan planas. Los servicios con productos químicos que se realizan en cabellos con porosidad baja requieren una solución más alcalina para levantar la cutícula y permitir una saturación y un procesamiento uniformes.
- El cabello con *porosidad media* (**figura 7-10**) puede tener áreas de la cutícula levantada, pero el cabello sigue estando sano. El proceso de los servicios con productos químicos en este tipo de cabello se desarrolla del modo esperado.
- El cabello con *porosidad alta* suele ser producto de un procesamiento excesivo (**figura 7-11**). El cabello con porosidad excesiva tiene una cutícula elevada y suele estar dañado, seco, frágil y quebradizo. Los servicios con productos químicos que se realizan en cabello muy poroso requieren soluciones menos alcalinas con un pH menor para evitar el procesamiento excesivo y mayores daños.

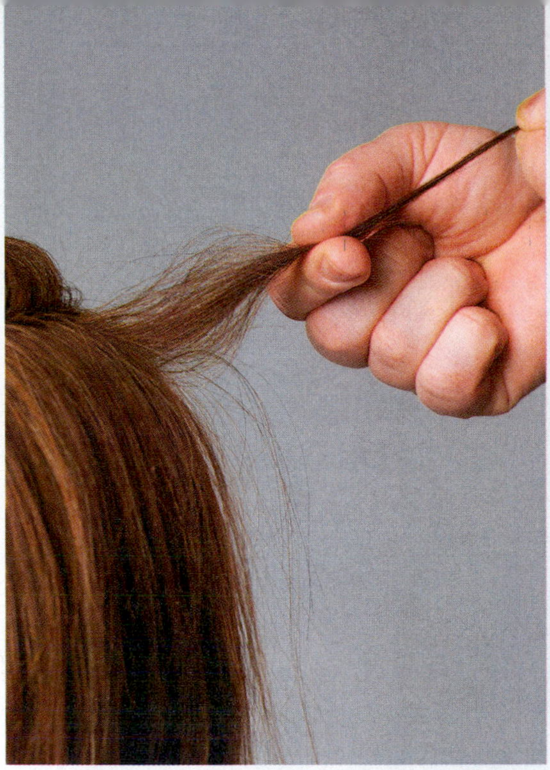

Se pueden encontrar diferentes grados de porosidad en todas las texturas del cabello. Por ello, una persona puede tener diferentes grados de porosidad en distintas áreas de la cabeza. Para verificar la porosidad del cabello seco, tome un mechón de varios cabellos de cuatro áreas diferentes de la cabeza (línea de contorno del cuero cabelludo, sienes, coronilla y nuca). Sostenga la hebra con firmeza con una mano mientras desliza el pulgar y el índice de la otra mano desde la punta hasta el cuero cabelludo. Si el cabello se siente suave y la cutícula es compacta, densa y dura, tiene porosidad baja. Si se siente cierta aspereza, se considera poroso. Si se siente muy áspero, seco o se quiebra, se considera altamente poroso y es probable que haya sido procesado en exceso.

Elasticidad

La **elasticidad del cabello** es la capacidad que tiene para estirarse y volver a su largo original sin quebrarse. La elasticidad del cabello es un reflejo de la fuerza de los enlaces laterales en la corteza. El cabello mojado con elasticidad promedio se estira entre un 30 % y un 50 % de su largo original y vuelve a la misma longitud sin romperse. El cabello seco se estira alrededor de un 20 % de su largo.

El cabello con poca elasticidad:

- puede sentirse frágil y romperse con facilidad
- no puede soportar el rizo de la fijación en húmedo, los peinados térmicos ni la ondulación permanente
- es el resultado de enlaces laterales débiles causados por el procesamiento excesivo o por el daño físico que ocasionan las herramientas para peinado térmico
- requiere una solución con pH más bajo para evitar daños mayores y es posible que no soporte un patrón de rizo fuerte cuando se realizan servicios con productos químicos.

Evalúe la elasticidad con el cabello húmedo. Haga la prueba en cuatro áreas de la cabeza (contorno del cuero cabelludo, sienes, coronilla y nuca), ya que la elasticidad del cabello puede variar. Para determinar la elasticidad, siga estos pasos:

1. Tome una hebra de cabello mojado entre el pulgar y el dedo índice a la mitad del largo; coloque el pulgar y el índice de la otra mano cerca de la punta de la hebra.
2. Sostenga la hebra con firmeza e intente estirar el cabello.

Si se estira y vuelve a su longitud original sin romperse, la elasticidad es promedio. Si se rompe con facilidad o no recupera su longitud original, tiene baja elasticidad.

Actividad

Práctica de análisis del cabello

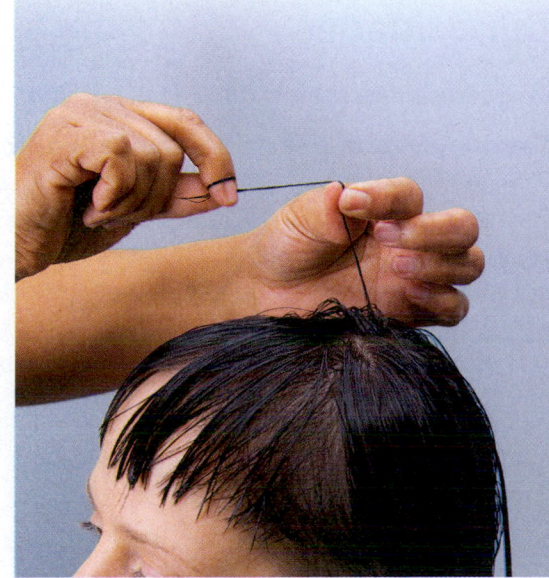

Forme grupos de dos o más personas en el salón y analícense el cabello. En el análisis del cabello, se evalúa la textura, la densidad, la porosidad, la elasticidad, los patrones de ondulación, los patrones de crecimiento y la grasitud o resequedad del cabello y el cuero cabelludo. Escriba los resultados y presente un informe verbal en clase. ¿Qué textura es la más común entre sus compañeros? ¿Cuál es la densidad más común?

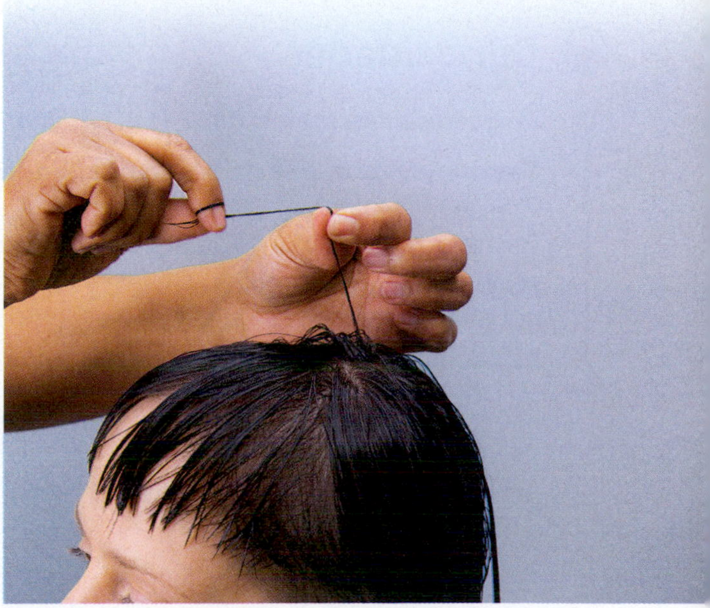

Patrones de crecimiento del cabello

Los patrones de crecimiento del cabello son importantes a la hora de cortarlo o peinarlo. Durante el análisis del cabello, identifique los patrones de crecimiento del cabello y determine cómo afectarán el corte y el estilo deseados.

Los folículos pilosos que crecen en la cabeza en un ángulo perpendicular de 90 grados o en dirección recta desde la cabeza pueden originar los siguientes tres patrones de crecimiento:

1. **Flujo de cabello**
   - El flujo del cabello en la misma dirección es el resultado de la inclinación de los folículos en la misma dirección.
   - Dos flujos de cabello que crecen en direcciones opuestas forman una división natural en el cabello.

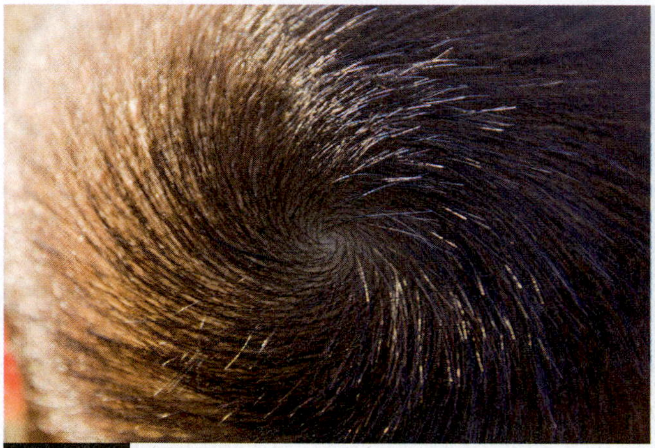

Fig. 7-12 Remolino

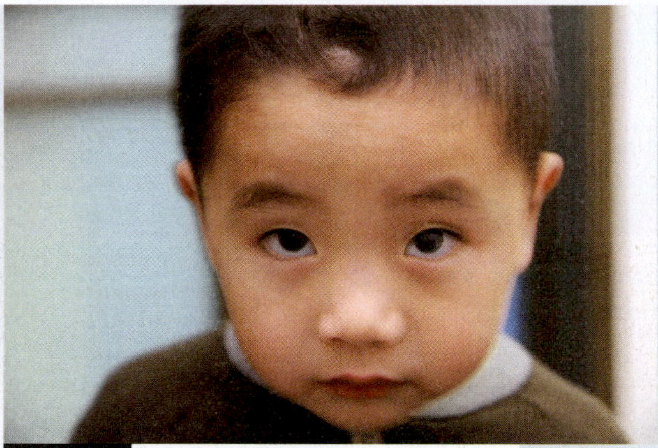

Fig. 7-13 Mechón parado

2. **Remolino**
   - Se produce cuando el cabello sale de los folículos en ángulo.
   - El cabello crece con un patrón circular (**figura 7-12**).
   - Algunas personas pueden tener más de un remolino.

3. **Mechón parado**
   - El cabello crece hacia arriba o en un ángulo diferente al de otros cabellos.
   - Los mechones parados suelen ser más notorios en la coronilla, pero pueden estar en cualquier parte de la cabeza (**figura 7-13**).

Curiosidades

Preguntas útiles para el análisis del cabello

Textura: *¿El cabello se ve más como hilo de coser (fino) o de tejer (grueso)?*

Densidad: *¿Puede ver el cuero cabelludo con facilidad a través del cabello (densidad baja/fina) o no (densidad alta/gruesa)?*

Porosidad: *Cuando desliza el pulgar y el índice desde la punta hasta el cuero cabelludo, ¿el cabello se siente suave (porosidad baja) o áspero (porosidad alta)?*

Elasticidad: *Cuando tira de un mechón entre los dedos, ¿el cabello se estira y vuelve (elasticidad promedio) o se rompe (elasticidad baja)?*

Cabello y cuero cabelludo secos

Las glándulas sebáceas inactivas pueden causar que el cabello y el cuero cabelludo estén secos. A continuación, se enumeran algunas cuestiones importantes para recordar sobre el cabello y el cuero cabelludo secos:

- El lavado con champú en exceso y los cambios de clima pueden agravar estas condiciones.
- La falta de sebo puede hacer que el cabello se vuelva opaco, seco y sin vida.
- El cabello y el cuero cabelludo secos deben tratarse con productos que contengan hidratantes y emolientes.
- Las personas que tienen cabello y cuero cabelludo secos deben evitar el lavado frecuente con champú, los jabones fuertes, los detergentes y los productos con alto contenido de alcohol.

El cabello seco no se debe confundir con el cabello muy poroso dañado por peinados térmicos, servicios con productos químicos o condiciones ambientales.

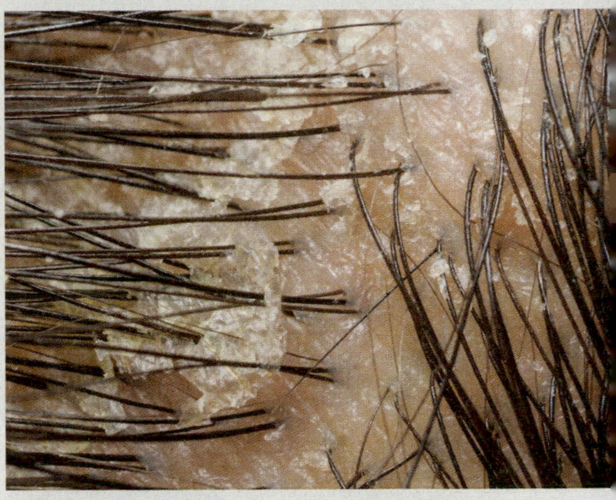

Arthito/Shutterstock.com

Cabello y cuero cabelludo grasosos

El cabello y el cuero cabelludo grasos se deben a la hiperactividad de las glándulas sebáceas. A continuación, se enumeran algunas cuestiones importantes para recordar sobre el cabello y el cuero cabelludo grasos:

- Se recomienda usar un champú que ayude a devolver el pH natural del cuero cabelludo.
- Se deben evitar los productos que sean demasiado agresivos, ya que pueden desencadenar una producción adicional de aceite.
- Se debe enjuagar muy bien el cabello después del lavarlo con champú.

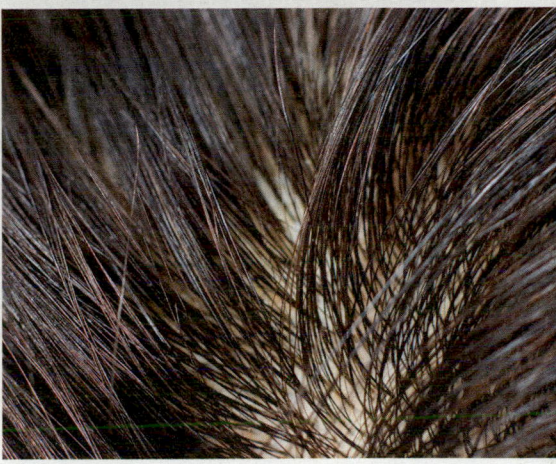

Garna Zarina/Shutterstock.com

Actividad

Investigación

Investigue productos profesionales y elabore una lista de recomendaciones de champús y acondicionadores para clientes con cabello y cuero cabelludo secos y cabello y cuero cabelludo grasos.

Verificación

10. ¿Cuáles son los elementos del análisis del cabello?
11. ¿Cuál es la causa del cuero cabelludo seco y del cuero cabelludo graso? ¿Qué tratamientos serían beneficiosos para cada condición?

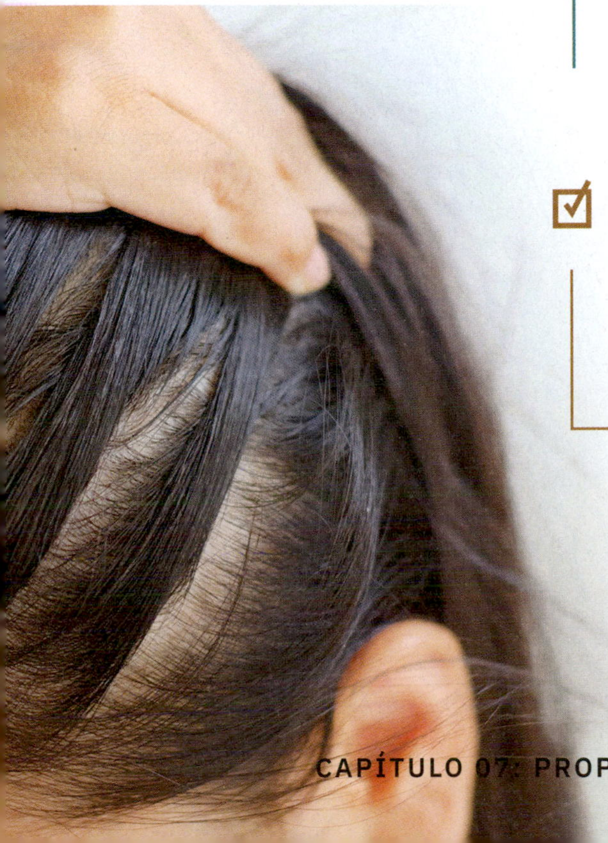

Alon Za/Shutterstock.com

OA 6 Describir los tres tipos de cabello y los tres ciclos de crecimiento del cabello.

Crecimiento del cabello

Los tres tipos principales de vello corporal son el lanugo, el vello suave y el vello terminal (**figura 7-14**).

- El **lanugo** es un cabello corto y fino que cubre al feto y que, por lo general, se desprende a las pocas semanas del parto.

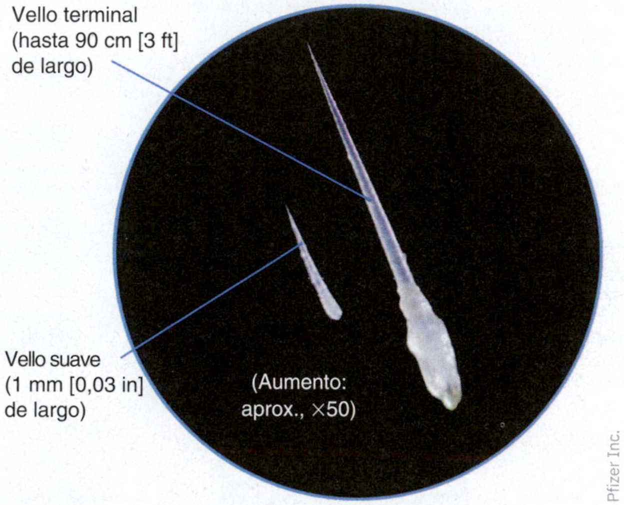

Fig. 7-14 Vello suave y vello terminal

- El **vello suave** es un vello corporal corto, fino y sin pigmentar, que suele denominarse vello de melocotón. Por lo general, mide menos de 1 cm (⅓ in) de largo y puede aparecer en cualquier parte de la piel, excepto en las palmas de las manos, las plantas de los pies y los labios. Los folículos producen el vello suave no tienen glándulas sebáceas. La función principal del vello suave es ayudar a evaporar la transpiración y a regular la temperatura corporal.
- El **vello terminal** es un vello largo y pigmentado que se encuentra en el cuero cabelludo y el cuerpo. Es más grueso que el vello suave y, a excepción de las canas, está pigmentado. Puede tener médula.

Todos los folículos pilosos son capaces de producir vello suave o vello terminal, dependiendo de los genes, la edad y las hormonas.

Ciclos de crecimiento del cabello

El cabello crece en un ciclo continuo que suele durar entre dos y seis años. El ciclo consta de tres fases: anágena, catágena y telógena.

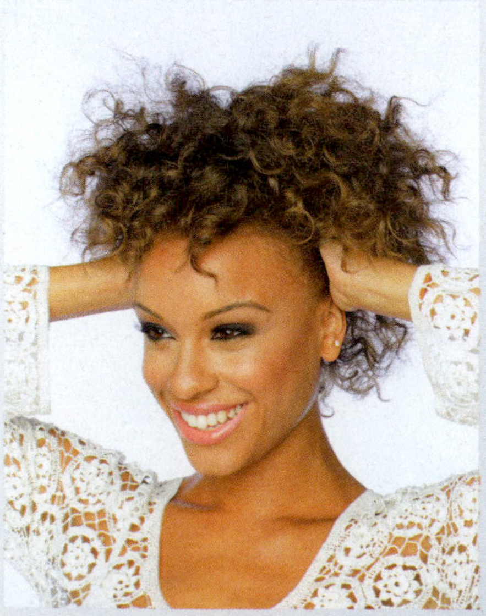

FASE ANÁGENA

La **fase anágena** es la *fase de crecimiento*.

- Se produce cabello nuevo.
- Se producen células nuevas en el folículo más rápido que en cualquier otra célula del cuerpo.
- La tasa de crecimiento promedio del cabello del cuero cabelludo saludable es de 1,25 cm (0,5 in), aproximadamente, por mes.
- La tasa de crecimiento del cabello varía según la edad y el género. El cabello del cuero cabelludo crece rápidamente entre los 15 y 30 años de edad, pero la velocidad disminuye considerablemente después de los 50.

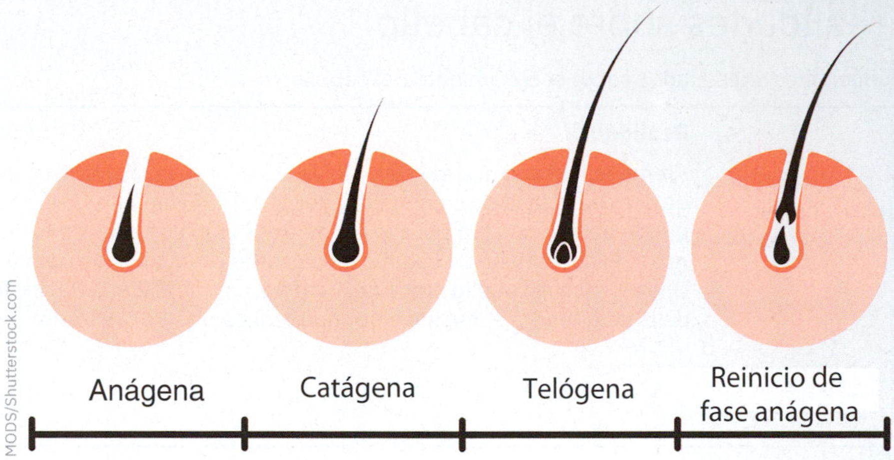

- Cerca del 90 % del cabello se encuentra en la fase anágena en todo momento.
- Esta fase dura entre dos y seis años, pero puede extenderse hasta diez. Esta es la razón por la cual el cabello de algunas personas no crece más allá de cierto largo, mientras que otras pueden tener el cabello muy largo.

FASE CATÁGENA

La **fase catágena** es el período breve de transición entre las fases de crecimiento y de reposo del folículo piloso.

- El canal del folículo se encoge y se desprende de las papilas dérmicas.
- El bulbo piloso desaparece y la punta encogida de la raíz forma un bastón redondeado.
- Menos del 1 % del cabello del cuero cabelludo se encuentra en la fase catágena en todo momento. Esta fase dura entre una y dos semanas.

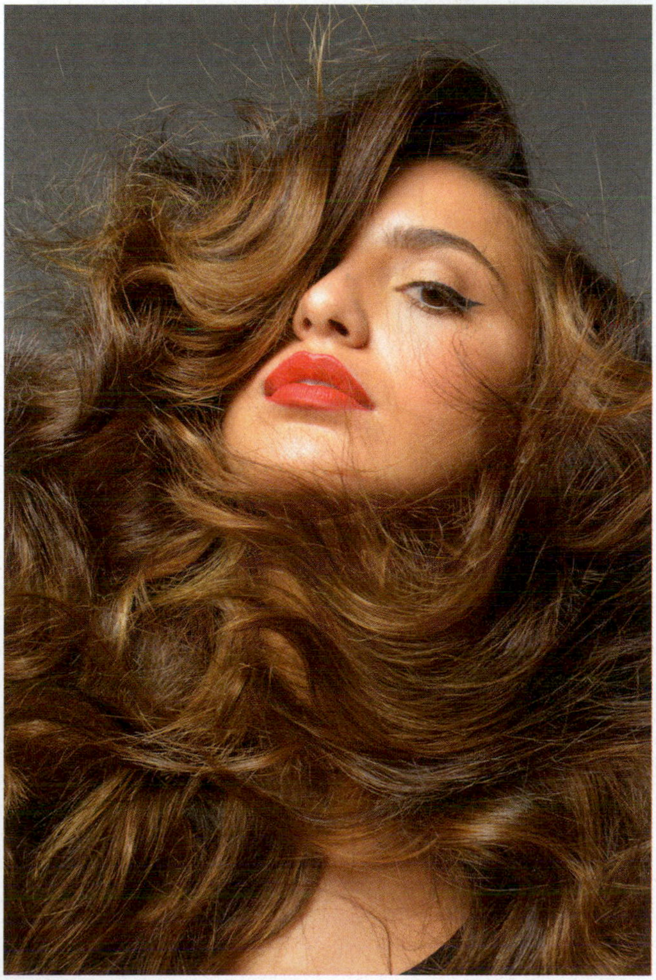

FASE TELÓGENA

La **fase telógena** es la fase de reposo.

- Es la fase final del ciclo capilar.
- El cabello se cae o permanece en su lugar hasta la siguiente fase anágena, cuando el cabello nuevo que comienza a crecer lo saca. La caída del cabello es una parte natural del ciclo de crecimiento del cabello. Es normal perder de 50 a 100 cabellos por día.
- Menos del 10 % del cabello del cuero cabelludo se encuentra en la fase telógena en todo momento.
- Esta fase dura entre tres y seis meses.

Para obtener más información sobre los tipos comunes de pérdida de cabello y sus causas, consulte el capítulo 08, Trastornos del cabello y el cuero cabelludo .

Mitos y realidades sobre el cabello

Estos son algunos mitos y realidades sobre el crecimiento del cabello:

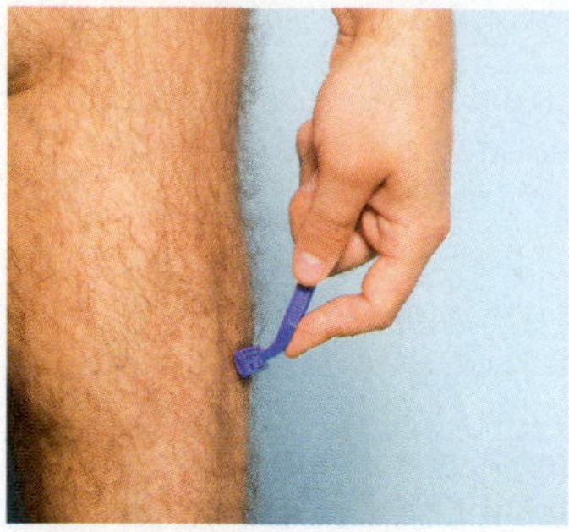

volkovslava/Shutterstock.com

Mito:

Rasurar y cortar el cabello hace que vuelva a crecer más rápido, más oscuro y más grueso.

Realidad:

Afeitarse no hace que el vello vuelva a crecer más rápido. La genética determina la tasa de crecimiento del cabello. El cabello rasurado puede parecer grueso porque las puntas están cortadas de forma recta. El aspecto de un cabello más oscuro es una ilusión óptica. Una vez que el cabello crece de 1 cm a 2 cm (de 0,2 in a 0,8 in) fuera de la piel, tendrá el mismo color que tenía antes de rasurarlo.

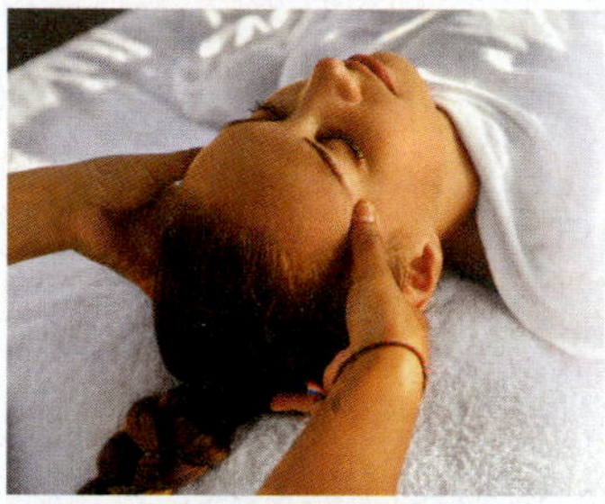

puhhha/Shutterstock.com

Mito:

Los masajes en el cuero cabelludo estimulan el crecimiento del cabello.

Realidad:

El masaje en el cuero cabelludo puede estimular la microcirculación sanguínea, que aporta nutrientes al folículo piloso. Sin embargo, no se ha demostrado científicamente que la estimulación o el masaje en el cuero cabelludo aumenten el crecimiento del cabello. El minoxidil y la finasterida son los únicos tratamientos científicamente comprobados para ayudar a detener la caída del cabello y que pueda volver a crecer. Ambos están aprobados por la Administración de Alimentos y Medicamentos (FDA) de los Estados Unidos.

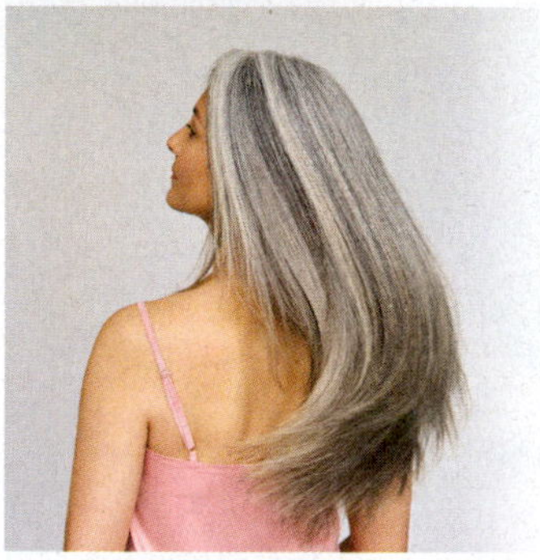

insta_photos/Shutterstock.com

Mito:

Las canas son más gruesas y resistentes que el cabello pigmentado.

Realidad:

Las canas son exactamente iguales al cabello pigmentado, excepto por la falta de pigmento.

☑ Verificación

12. Mencione y describa los tres tipos de cabello y dónde se encuentran.
13. ¿Cuáles son las tres fases del ciclo de crecimiento del cabello? ¿Qué ocurre durante cada fase?

Glosario del capítulo

aminoácidos	pág. 135	forman los componentes básicos de las proteínas; se unen de extremo a extremo como collares de cuentas mediante fuertes enlaces peptídicos químicos (enlaces terminales) para formar las cadenas polipeptídicas que componen las proteínas
bulbo piloso	pág. 133	se encuentra en la base del folículo; tiene forma de bulbo y contiene células vivas que formarán el cabello
cadena polipeptídica	pág. 135	cadena larga de aminoácidos unidos por enlaces peptídicos
cisteína	pág. 136	aminoácido con un átomo de azufre (S) que une dos filamentos peptídicos.
corteza	pág. 134	capa de proteína fibrosa del cabello que es responsable por el color, la elasticidad y la resistencia del cabello
cutícula del cabello	pág. 134	capa más externa de cabello; formada por celdas que se asemejan a tejas en un techo; protege la corteza
densidad del cabello	pág. 140	medida de la cantidad de hebras individuales de cabello en 2,5 cm^2 (1 in^2) de cuero cabelludo
elasticidad del cabello	pág. 141	capacidad del cabello para estirarse y volver a su longitud original sin romperse
elementos COHNS	pág. 135	los cinco elementos (carbono, oxígeno, hidrógeno, nitrógeno y azufre) que forman el cabello, la piel, los tejidos y las uñas de los seres humanos
enlace de bisulfuro	pág. 136	enlace químico lateral fuerte que une los átomos de azufre de dos aminoácidos de cisteína adyacentes para formar una molécula, que se une a dos cadenas polipeptídicas como peldaños de una escalera
enlace de hidrógeno	pág. 136	enlace lateral cruzado, físico y débil, que se rompe fácilmente con el agua o el calor
enlace peptídico	pág. 135	también se denomina *enlace terminal* y es un enlace químico que une los aminoácidos entre sí, de un extremo a otro, para formar una cadena polipeptídica
enlace salino	pág. 136	enlace lateral, cruzado, físico y débil entre cadenas polipeptídicas adyacentes que se rompe por cambios en el pH
enlaces de lantionina	pág. 137	enlaces que se crean cuando los enlaces de bisulfuro se rompen con alisadores químicos de hidróxido para el cabello

enlaces laterales	pág. 136	enlaces que entrecruzan cadenas polipeptídicas y son responsables de la extrema fuerza y elasticidad del cabello humano; representan alrededor de un tercio de la fuerza total del cabello
eumelanina	pág. 137	es un pigmento marrón y negro predominante en el cabello negro y moreno
fase anágena	pág. 144	también se denomina *fase de crecimiento* y se trata del período de producción de cabello nuevo.
fase catágena	pág. 145	breve período de transición entre las fases de crecimiento y reposo de un folículo piloso; señala el final de la fase de crecimiento
fase telógena	pág. 145	también se denomina *fase de reposo* y es la etapa final en el ciclo que dura hasta que se cae el cabello totalmente crecido.
feomelanina	pág. 137	pigmento de color amarillo a rojo presente en los tonos de cabello rubio natural a rojo
flujo de cabello	pág. 142	cabello que crece en la misma dirección, producido por la inclinación de los folículos en la misma dirección
folículo piloso	pág. 133	estructura en forma de tubo en la piel o el cuero cabelludo que rodea la raíz del cabello y lo adhiere a la piel
lanugo	pág. 144	vello corto y fino que cubre al feto y que, por lo general, se desprende a las pocas semanas del parto
mechón parado	pág. 142	cabello que crece hacia arriba o en un ángulo diferente al del resto del cabello; por lo general más notorio en la coronilla
médula	pág. 134	la capa más interna que se encuentra en el cabello grueso y en el vello de la barba y también se conoce como centro o núcleo del cabello; no está presente en el cabello fino
melanina	pág. 137	diminutos granos de pigmento que se encuentran en la corteza y dan al cabello su color natural
papilas dérmicas	pág. 133	elevación cónica que se encuentra en la base del bulbo
patrón de ondulación	pág. 137	cantidad de movimiento o forma de la hebra de cabello; descrito como liso, ondulado, rizado o ensortijado
porosidad del cabello	pág. 140	se refiere a la capacidad que tiene el cabello para absorber la humedad
queratinización	pág. 135	proceso por el cual las células recién formadas en el bulbo piloso maduran, se llenan con queratina, se mueven hacia arriba, pierden el núcleo y mueren

raíz del cabello	pág. 133	parte del cabello que se localiza debajo de la superficie de la epidermis
remolino	pág. 142	ocurre cuando el cabello sale de los folículos en un ángulo; el cabello crece en un patrón circular en la coronilla de la cabeza
tallo del cabello	pág. 133	parte del cabello que se proyecta por encima de la epidermis
textura del cabello	pág. 139	espesor o diámetro de una hebra individual de cabello
tricología	pág. 133	estudio científico del cabello, sus enfermedades y cuidados
vello suave	pág. 144	vello corporal corto, fino y sin pigmentar presente en el cuerpo, que suele denominarse vello de melocotón. Por lo general, mide menos de 1 cm (⅓ in) de largo y puede aparecer en cualquier parte de la piel, excepto en las palmas de las manos, las plantas de los pies y los labios.
vello terminal	pág. 144	vello largo, grueso y pigmentado del cuero cabelludo, las piernas, los brazos y el cuerpo

CAPÍTULO 08:

Trastornos y enfermedades del cabello y el cuero cabelludo

Objetivos de aprendizaje

Al finalizar este capítulo, podrá:

OA 1 Explicar la importancia de comprender los trastornos y enfermedades del cabello y del cuero cabelludo.

OA 2 Explicar las causas de los tipos más comunes de pérdida de cabello.

OA 3 Identificar los trastornos más comunes del cabello.

OA 4 Identificar los trastornos más comunes del cuero cabelludo.

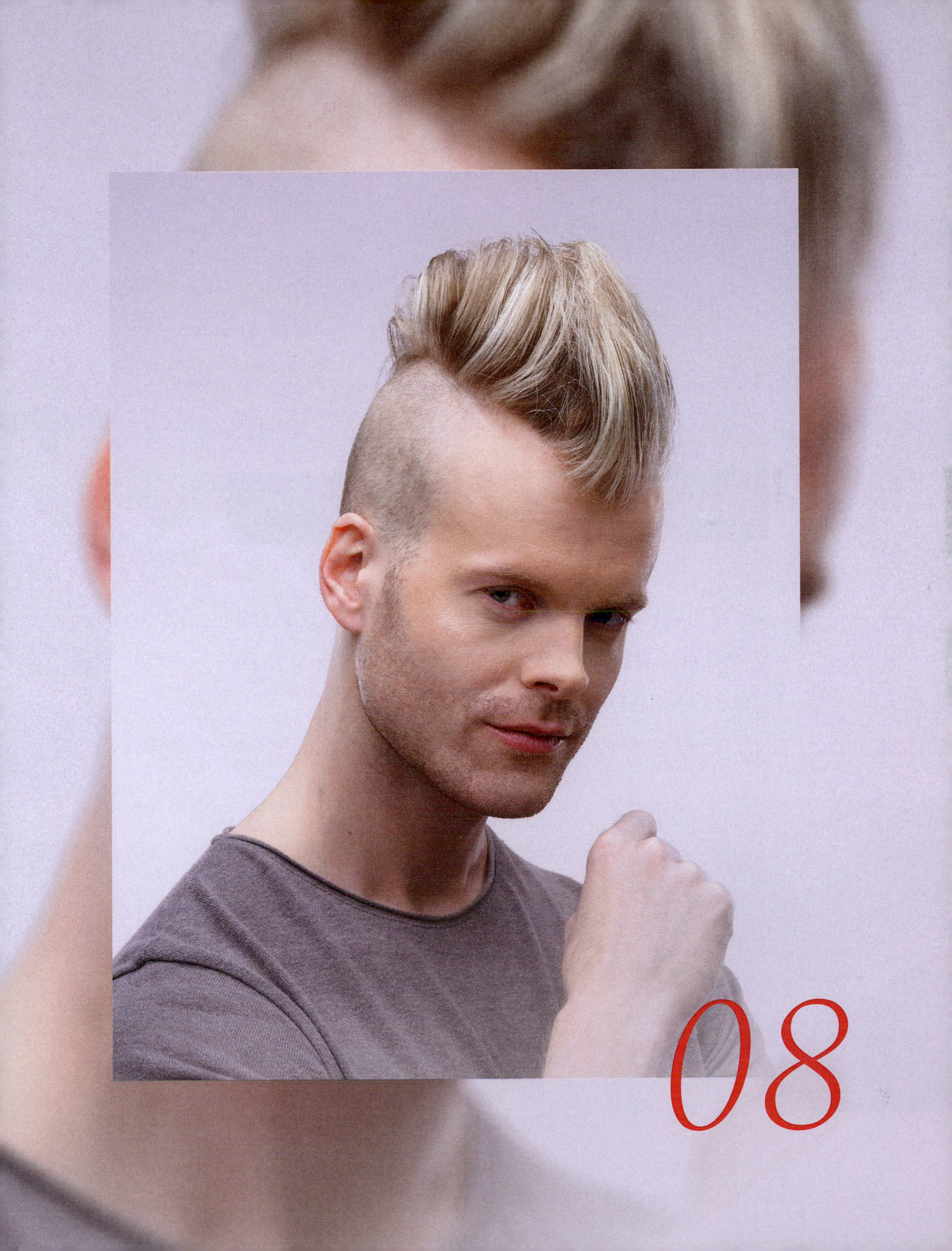
08

La gente olvidará lo que dijiste, olvidará lo que hiciste, pero nunca olvidará cómo la hiciste sentir. "

—

Maya Angelou

Poeta, escritora y activista de derechos civiles

OA 1 Explicar la importancia de comprender los trastornos y enfermedades del cabello y del cuero cabelludo.

—

¿Por qué estudiar los trastornos y enfermedades del cabello y el cuero cabelludo?

Como cosmetólogo, deberá comprender muy bien los trastornos del cuero cabelludo y del cabello para poder identificar qué puede tratar y qué debe derivar a un profesional de cuidado de la salud.

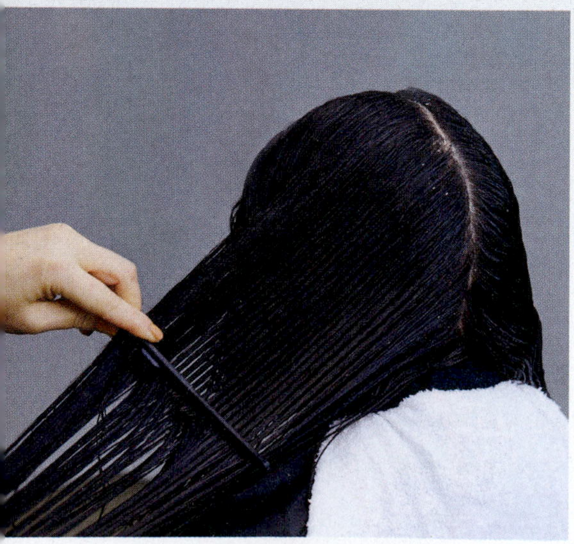

Los cosmetólogos deben conocer muy bien los trastornos y enfermedades del cabello y el cuero cabelludo por lo siguiente:

- Identificar las diferencias entre la pérdida habitual de cabello y la pérdida inusual de cabello ayuda al cosmetólogo a recomendarles tratamientos de pérdida de cabello a los clientes.
- Parte de sus obligaciones frente al control de infecciones es reconocer las enfermedades contagiosas del cuero cabelludo y el cabello, así como identificar cuándo debe rechazar a un cliente y derivarlo a un médico.

Verificación

1. ¿Por qué es importante conocer las diferencias entre la pérdida habitual de cabello y la pérdida inusual?

OA 2 Explicar las causas de los tipos más comunes de pérdida de cabello.

Pérdida de cabello

Como cosmetólogo, es probable que sea el primer recurso para ayudar a un cliente a distinguir entre la pérdida habitual de cabello y la pérdida inusual. Por ejemplo, la caída del cabello es una parte natural del ciclo de crecimiento del cabello. Es normal perder de 50 a 100 cabellos por día. Sin embargo, algunas enfermedades pueden causar una pérdida inusual, y hasta significativa, del cabello.

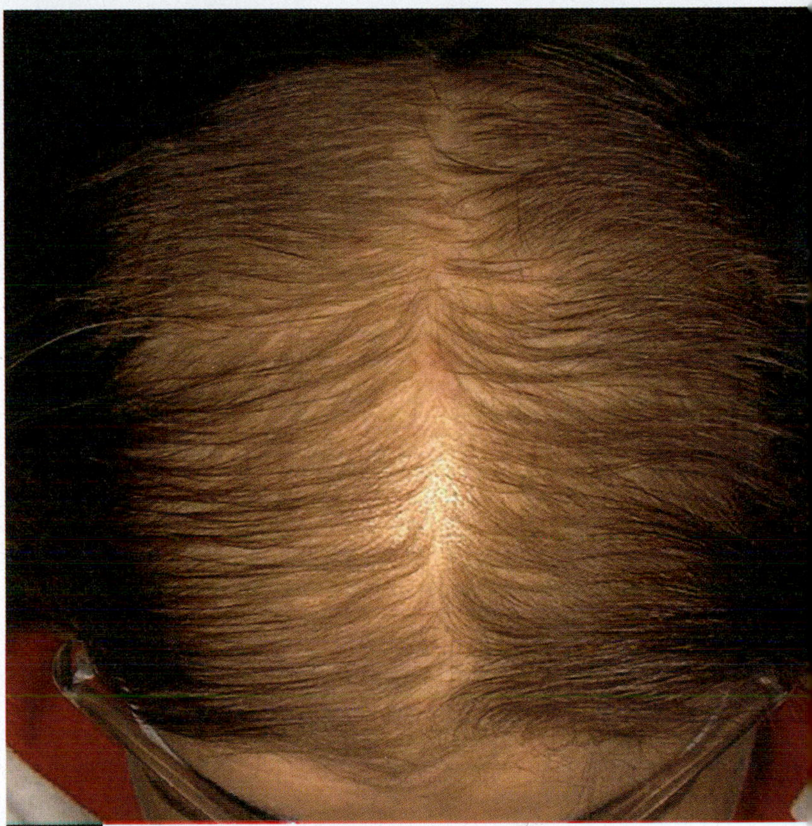
© DermNet New Zealand

Fig. 8-1 Alopecia androgénica

Tipos de pérdida del cabello

La pérdida parcial o total del cabello en las áreas donde normalmente crece se llama **alopecia**. Los tipos más comunes son la alopecia androgénica, la alopecia areata y la alopecia posparto.

La **alopecia androgénica**, también conocida como *alopecia androgenética*, es la pérdida de cabello caracterizada por la miniaturización del vello terminal y el acortamiento de la fase anágena. Puede afectar a cualquier persona y está provocada por la genética, la edad o los cambios hormonales (**figura 8-1**).

La alopecia androgénica es común en, aproximadamente, el 50 % de las personas que experimentan algún grado de pérdida de cabello después de la pubertad y en la adolescencia.[1] Unas 30 millones de mujeres en particular experimentan pérdida de cabello, comúnmente, después de la menopausia (Biblioteca Nacional de Medicina de los Estados Unidos [U.S. National Library of Medicine]).[2] En general, la pérdida de cabello de patrón masculino implica adelgazamiento o calvicie en forma de herradura, mientras que la pérdida de cabello de patrón femenino se suele presentar como un adelgazamiento generalizado (difuso) en la coronilla, la parte superior de la cabeza y las áreas de las sienes (Biblioteca Nacional de Medicina de los Estados Unidos [U.S. National Library of Medicine].[2]

La **alopecia areata** es un trastorno autoinmune. El sistema inmunológico ataca los folículos pilosos, lo que provoca la pérdida de cabello en parches redondos o desiguales.

- Los glóbulos blancos detienen el crecimiento del cabello durante la fase anágena, lo que hace que el cabello entre en la fase telógena.
- Alrededor de 6,8 millones de personas en los Estados Unidos se ven afectadas por la alopecia areata en su vida.
- El cuero cabelludo parece normal en las áreas de pérdida de cabello.

Las formas más avanzadas de alopecia areata incluyen alopecia total y alopecia universal.

- La **alopecia total** es la pérdida de todo el vello terminal del cuero cabelludo.
- La **alopecia universal** es la pérdida de vello terminal en el cuerpo y el cuero cabelludo.

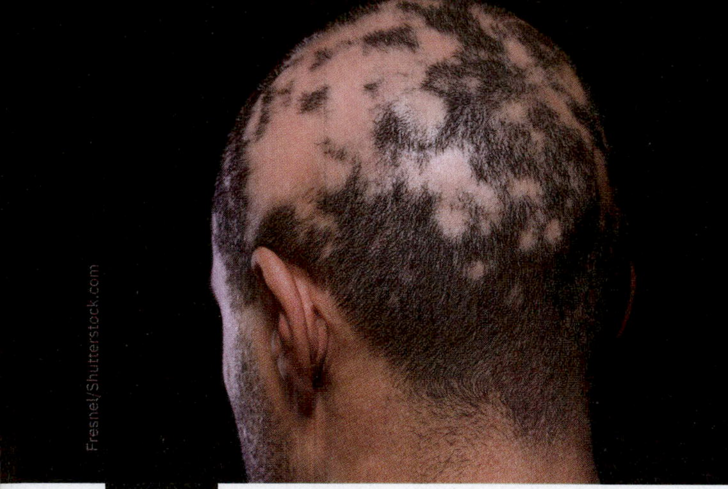

Fresnel/Shutterstock.com

La alopecia areata se presenta en hombres y mujeres de todas las edades, razas y etnias y suele comenzar en la infancia. Normalmente, el cuero cabelludo no presenta signos evidentes de inflamación, trastorno de la piel ni enfermedad (**figura 8-2**).

La **alopecia posparto** es la pérdida temporal de cabello que se produce después del embarazo.

- La mayoría de las personas experimentan pérdida temporal del cabello de uno a cinco meses después del parto.
- Una cantidad mayor de cabellos entran en la etapa telógena, lo que provoca la caída del cabello.
- Por lo general, los ciclos se regulan en un período de 6 a 12 meses.

Fig. 8-2 Alopecia areata

Sugerencia

La misión de la Fundación Nacional contra la Alopecia Areata (National Alopecia Areata Foundation, NAAF) es apoyar la investigación para encontrar una cura y un tratamiento para la alopecia areata, apoyar a quienes la padecen y educar a la gente. Obtenga más información en www.naaf.org.

Tratamientos para la pérdida del cabello

Hay dos productos aprobados por la Administración de Alimentos y Medicamentos (FDA) de los Estados Unidos que han demostrado estimular el crecimiento del cabello: el minoxidil y la finasterida.

El minoxidil es un medicamento tópico que se aplica sobre el cuero cabelludo. Se ha demostrado que estimula el crecimiento del cabello y viene en dos concentraciones diferentes: al 2 % (solución de concentración habitual) y al 5 % (solución de concentración extra). Rogaine© es la marca de minoxidil más conocida.

La finasterida es un medicamento recetado por vía oral. La administración de finasterida es más efectiva y conveniente que el minoxidil. Sin embargo, puede tener efectos secundarios negativos, como defectos de nacimiento en un feto masculino, por lo tanto, no se receta a las personas en edad fértil.

Estos medicamentos reducen el ritmo de pérdida del cabello y algunos usuarios han experimentado crecimiento del cabello. Los resultados no son inmediatos y pueden pasar varios meses hasta ver algún cambio. Los beneficios desaparecen si la persona suspende el medicamento.

También hay opciones quirúrgicas. El trasplante de cabello es la técnica de sustitución de cabello permanente más común. En este proceso, se retiran folículos pilosos de una o varias zonas de la cabeza y se los trasplanta en la zona deseada. Los folículos trasplantados suelen crecer en la nueva ubicación.

Los cosmetólogos pueden ayudar a los clientes con opciones no médicas para contrarrestar la pérdida de cabello, como pelucas, tupés, entretejidos y extensiones de cabello.

? ¿Lo sabía?

Durante su carrera, es posible que tenga clientes preocupados por el adelgazamiento del cabello o porque no parece crecer. Varios factores internos y externos afectan la salud del cabello, incluida la nutrición, las hormonas y el peinado.

El cuerpo suministra nutrientes primero a los órganos, luego, a los músculos, huesos, tejidos y, por último, al cabello. Una dieta bien equilibrada también proporciona nutrientes suficientes para el cabello. Los folículos pilosos tardan tres meses en regenerarse. Si comienza a tomar suplementos o mejora su nutrición, tardará de tres a cuatro meses en notar cambios en la salud o en el crecimiento del cabello.

Los andrógenos y las hormonas tiroideas también afectan el adelgazamiento del cabello. Los andrógenos, que incluyen la testosterona, afectan las papilas dérmicas y la producción de queratinocitos, lo que causa la miniaturización del folículo piloso y afecta el crecimiento del cabello. Las hormonas tiroideas insuficientes y los trastornos metabólicos también pueden causar adelgazamiento del cabello.

El daño del peinado también dificulta el crecimiento del cabello. Su conocimiento de la estructura del cabello y las causas del daño lo ayudarán a educar a sus clientes sobre cómo mantener un cabello saludable.

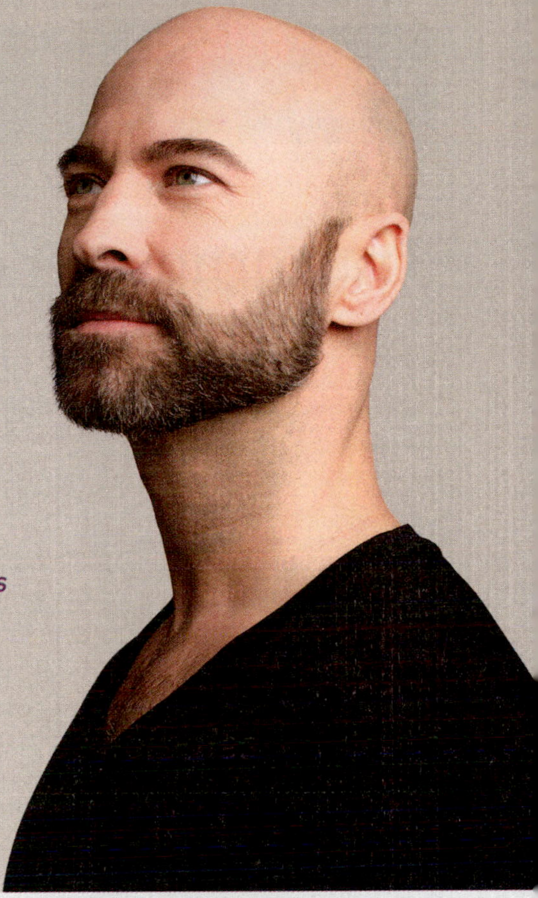

El impacto emocional de la pérdida del cabello

Alrededor de 80 millones de personas en los Estados Unidos experimentan pérdida del cabello hereditaria. En muchos estudios se relaciona la pérdida del cabello con una autoestima y confianza más bajas, por lo tanto, tenga en cuenta que es un tema delicado para los clientes y que podrían no querer hablar de ello.[3,4] Usted se encuentra en una posición única para ayudar a los clientes a desarrollar un plan que aborde el adelgazamiento del cabello. Tener un amplio conocimiento de los tipos de pérdida del cabello, los productos y tratamientos disponibles y lo que está comprendido en el campo de acción del cosmetólogo en su país le permitirá ser un recurso útil para sus clientes. La medicina y los procedimientos quirúrgicos son los únicos tratamientos comprobados contra la pérdida del cabello. Ninguna de estas opciones está dentro del campo de acción del cosmetólogo. Su función es ayudar a los clientes a determinar si la pérdida del cabello es típica o potencialmente preocupante y sugerirles que busquen la ayuda de un proveedor de cuidado de la salud, cuando el caso lo amerite.

☑ Verificación

2. ¿Cuál es la cantidad típica de cabello que se pierde por día?
3. Describa los tipos más habituales de pérdida del cabello.
4. ¿Cuáles son los dos únicos tratamientos aprobados por la FDA para la pérdida del cabello?

OA 3 Identificar los trastornos más comunes del cabello.

Trastornos del cabello

Los cosmetólogos podrían encontrarse con clientes que tengan los siguientes trastornos del cabello:

- **Canas** es el término técnico para referirnos al cabello gris o blanco. Las canas son producto de la pérdida del pigmento natural del cabello. A excepción de la ausencia de pigmento, las canas son exactamente iguales al cabello pigmentado. Los dos tipos de canas son las congénitas y las adquiridas.
  - Las canas congénitas está presente desde el nacimiento. Un ejemplo de canas congénitas es el albinismo. Las personas que tienen esta afección se conocen como albinos y nacen sin pigmento en la piel, el cabello y los ojos.
  - Las canas adquiridas son resultado de la edad y la genética. A medida que envejecemos, el folículo piloso produce menos **melanina**, lo que hace que el cabello se torne gris o blanco. El estrés extremo o las enfermedades también pueden contribuir al envejecimiento del cabello.
- El **cabello en franjas** es una variedad de canas caracterizada por franjas alternas de cabello canoso y pigmentado en un mechón.
- El **hirsutismo** es el crecimiento de vello terminal en el cuerpo de una mujer en zonas en las que no suele crecer, como el labio superior (zona del bigote), el mentón y las mejillas (zona de la barba) y el pecho.
- La **hipertricosis** es una afección en la que el cabello crece más largo o más grueso de lo normal (**figura 8-3**). Los tratamientos para la hipertricosis incluyen electrólisis, fotodepilación, depilación con láser, rasurado, depilación con pinzas, depilatorios, depiladores, depilación con hilos, depilación con cera y depilación con azúcar.
- **Tricoptilosis** es el término técnico para las puntas del cabello abiertas (**figura 8-4**). Los tratamientos acondicionadores para el cabello suavizan las puntas secas, pero no las reparan. La única forma de eliminar las puntas abiertas es cortándolas. Las puntas abiertas que no se retiran seguirán abriéndose por la hebra de cabello.
- **Tricorrexia nudosa** es el término técnico para el cabello nudoso (**figura 8-5**). Se caracteriza por la fragilidad y la formación de inflamaciones nodulares a lo largo del tallo del cabello. Cuando el cabello está en este estado, se quiebra con facilidad y las fibras quebradas se extienden como un cepillo a lo largo del tallo. La tricorrexia nudosa cerca del cuero cabelludo suele ser consecuencia de los alisadores químicos o de una presión térmica excesiva (**figura 8-5**). Los daños localizados hacia las puntas de la hebra de cabello son consecuencia de daños mecánicos, como el tizado o cepillado excesivos y el envejecimiento del cabello. Los tratamientos incluyen suavizar el cabello con acondicionadores y hidratantes.
- **Monilétrix** es el término técnico para el cabello arrosariado. El cabello del cliente se ve arrosariado debido al estrechamiento del tallo del cabello. El cabello es quebradizo y se rompe fácilmente. Las personas con monilétrix también tienen un crecimiento escaso del cabello. El monilétrix es causado

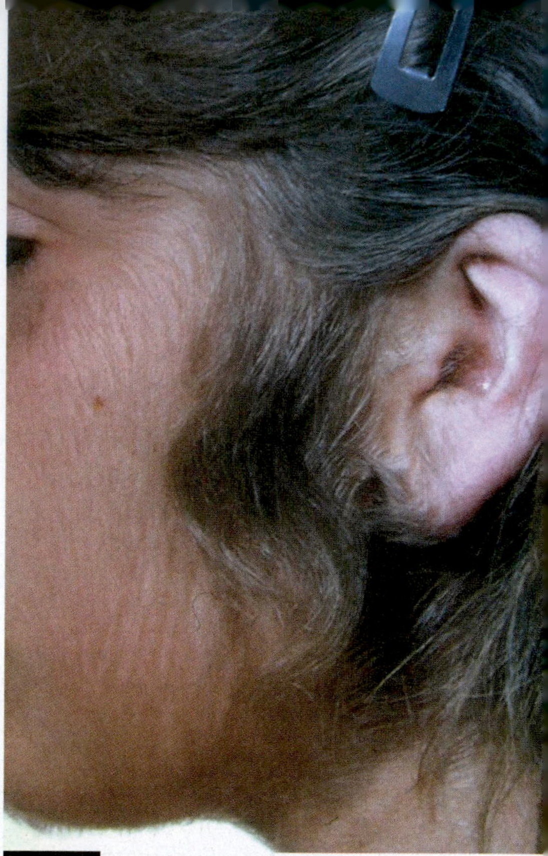

Fig. 8-3 Hipertricosis

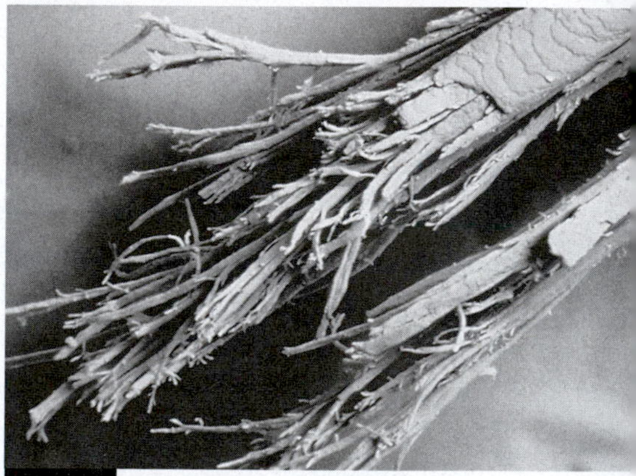

Fig. 8-4 Tricoptilosis (puntas abiertas)

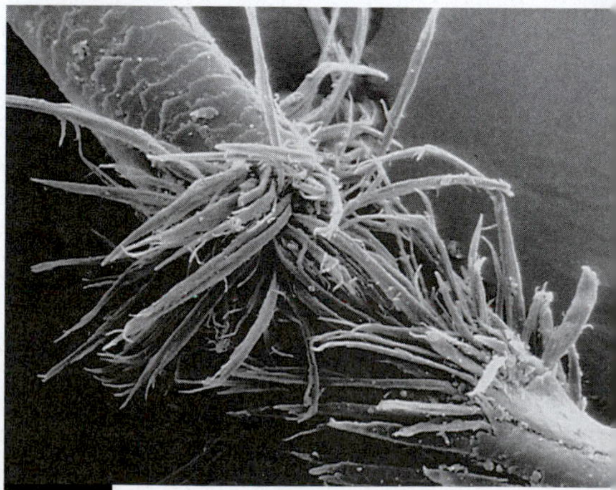

Fig. 8-5 Tricorrexia nudosa

por una mutación genética y no tiene un tratamiento reconocido. Las personas con monilétrix deben evitar los traumatismos capilares, como la coloración, la decoloración y la permanente. El uso de acondicionador para el cabello y el cuero cabelludo ayudará a alcanzar el máximo potencial de crecimiento.[5]

- **Fragilitas crinium** es el término técnico para el cabello frágil. El cabello puede partirse o romperse en cualquier parte de la hebra. Las causas incluyen la exposición excesiva a los rayos UV, el abuso mecánico y químico y el hecho de tirar del cabello fuertemente en trenzas o colas de caballo. Los tratamientos incluyen el uso de acondicionadores para el cabello y el corte de cabello por sobre el área partida para evitar mayor daño.

Sugerencia

La pérdida del cabello es un efecto secundario indeseable de la quimioterapia y la radiación para tratar el cáncer. Look Good Feel Better (LGFB, Luzca Bien, Siéntase Mejor) es un programa de servicio público gratuito a nivel mundial, fundado en 1989, disponible en 19 países de los 6 continentes. Les enseña técnicas de belleza a pacientes con cáncer y los ayuda a mejorar su imagen personal y a ocultar la pérdida del cabello. Encuentre más información en lookgoodfeelbetter.org.

Los pacientes que reciben quimioterapia también pueden beneficiarse de la terapia con gorro frío que fue aprobada por la FDA en 2015. Estos gorros especializados se enfrían con hielo seco o en un congelador biomédico y se usan en la cabeza durante los tratamientos de quimioterapia. Las bajas temperaturas limitan la absorción de los medicamentos de quimioterapia por parte de los folículos pilosos. Los pacientes que usan gorros fríos pueden experimentar adelgazamiento del cabello, pero, por lo general, conservan la mayor parte del cabello. El Proyecto Rapunzel es una organización que promueve el uso de la terapia con gorro frío. Para obtener más información, visite rapunzelproject.org.

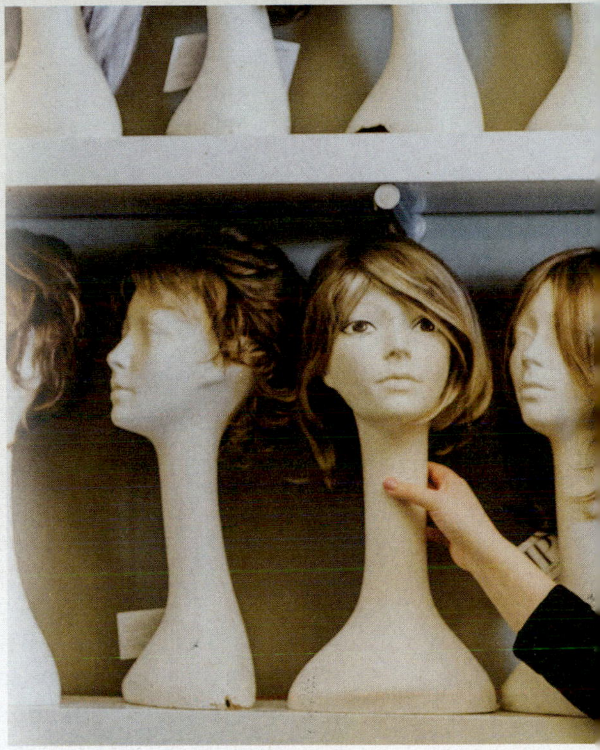

Verificación

5. Mencione tres trastornos del cabello.

OA 4 Identificar los trastornos más comunes del cuero cabelludo.

Trastornos del cuero cabelludo

La piel está en constante renovación. La capa exterior que cubre el cuerpo se desprende continuamente y células nuevas la reemplazan. Las células de la piel de un cuero cabelludo sano se desprenden de manera natural en forma de hojuelas pequeñas y secas que no se notan.

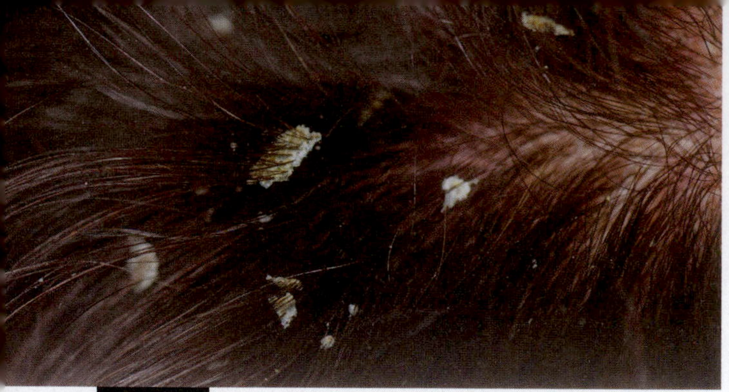

Fig. 8-6 Pitiriasis, más conocido como caspa.

La caspa puede confundirse con el cuero cabelludo seco, ya que los síntomas de ambas condiciones son irritación y descamación del cuero cabelludo, pero existe una diferencia: la caspa suele aparecer en un cuero cabelludo graso. Las escamas del cuero cabelludo seco son mucho más pequeñas y menos notorias que las hojuelas grandes de la caspa. El cuero cabelludo seco puede ser el resultado de dermatitis de contacto, quemaduras solares o edad avanzada y, por lo general, empeora en climas secos y fríos.

¡Atención!

Si sospecha que un cliente tiene un trastorno del cuero cabelludo y considera que no puede realizar un servicio, busque orientación de su instructor o gerente del salón sobre cómo hablar con el cliente.

Trabaje en parejas con un compañero de clase para practicar cómo explicarle con tacto a un cliente que sospecha que tiene un trastorno del cuero cabelludo. Si realiza el servicio, podría poner a sus demás clientes, al salón y a usted mismo en riesgo de propagar un trastorno del cuero cabelludo.

Caspa

Pitiriasis es el término técnico para denominar la caspa, que se caracteriza por la producción y la caída excesiva de células de la piel (**figura 8-6**).

La caspa se debe a un hongo natural llamado **malassezia**. La malassezia se alimenta de la grasitud del cuero cabelludo. Si el cuero cabelludo se irrita, puede haber enrojecimiento, picazón y sequedad. La respuesta del cuerpo es producir más células epidérmicas para eliminar el irritante. La caspa puede verse afectada por el estrés, la contaminación y los cambios de estación. Los champús anticaspa contienen agentes antimicóticos, como piritiona de zinc, sulfuro de selenio o ketoconazol, que controlan la caspa al suprimir el crecimiento de la malassezia. Existen diversas fórmulas de champús anticaspa para todo tipo de cabello y pueden ser lo suficientemente suaves como para usarlos todos los días. El uso frecuente de un champú anticaspa es esencial para controlarla. La caspa no es contagiosa.

Existen dos tipos principales de caspa:

- **Pitiriasis simple de la cabeza** es el término técnico para clasificar la caspa caracterizada por irritación del cuero cabelludo, escamas grandes y comezón. Las escamas pueden unirse al cuero cabelludo en masa, esparcirse sueltas por el cabello o caer sobre los hombros. El uso habitual de champús anticaspa, acondicionadores y lociones tópicas es el mejor tratamiento para este tipo de caspa.
- La **pitiriasis esteatoide** es un caso de caspa más severo que se caracteriza por la acumulación de escamas de cuero cabelludo grasosas y cerosas mezcladas con sebo que se adhieren al cuero cabelludo en costras. En bebés, esta afección se denomina *costra láctea*. Cuando está acompañada por enrojecimiento e inflamación, se denomina *dermatitis seborreica*. También puede presentarse en cejas y barba. Cuando intente determinar si el cliente tiene caspa que usted no debe tratar, observe el color de la piel y las escamas en el área afectada. La dermatitis seborreica se parecerá a una erupción. No realice servicios a nadie que tenga este tipo de caspa. El champú anticaspa puede recomendarse a un cliente con afecciones leves, pero las personas con afecciones graves deben derivarse a un proveedor de cuidado de la salud.

Infecciones fúngicas (tiña)

Tinea es el término técnico para la tiña. Los síntomas de la tinea incluyen picazón, escamas y, en ocasiones, lesiones circulares dolorosas. Pueden aparecer varios de estos parches a la vez. La tinea se debe a un organismo fúngico, no a un parásito. Las infecciones de la tinea se denominan según la zona o la ubicación del cuerpo a la que afectan.

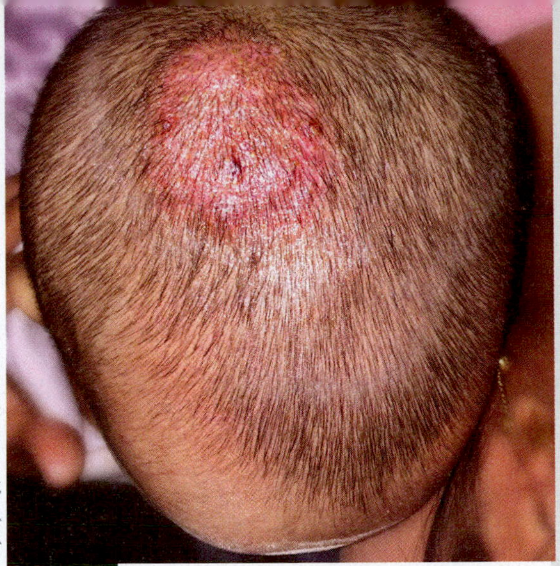

Fig. 8-7 Tinea capitis

Todas las formas de tinea son contagiosas y pueden transmitirse fácilmente de una persona a otra. La piel y el cabello infectados, así como las bañeras, las piscinas y los artículos de uso personal sucios son fuentes de transmisión. La práctica adecuada de los procedimientos de limpieza y desinfección ayudará a prevenir el contagio de estas infecciones.

Tinea capitis es una infección fúngica del cuero cabelludo conocida como *tiña del cuero cabelludo*. En inglés, se la llama *ringworm* (*ring* 'anillo, aro' *y worm* 'gusano') debido a la forma circular de la lesión. Se caracteriza por manchas rojas en la abertura de los folículos pilosos. El cabello se vuelve quebradizo y se rompe. Pueden aparecer manchas negras en los parches donde el cabello se ha roto (**figura 8-7**).

Tinea barbae es causada por el hongo dermatofito. Afecta principalmente las áreas de la barba y el bigote del rostro. En aspecto, es similar a la tinea capitis. La piel puede estar muy inflamada. No preste servicios a nadie con sospecha de tinea barbae. Derive al cliente con un proveedor de cuidado de la salud.

La **tiña favosa**, también conocida como *tiña fávica* o *tiña apanalada*, se caracteriza por la presencia de costras amarillas y secas en el cuero cabelludo llamadas **escútulas**. Las escútulas tienen un olor distintivo. La tiña favosa puede causar cicatrices, en las que no volverá a crecer el cabello (**figura 8-8**).

No realice servicios a nadie si sospecha que un cliente tiene una infección fúngica. Protéjase a usted y a sus clientes de las enfermedades contagiosas. Derive al cliente con un proveedor de cuidado de la salud para que reciba tratamiento.

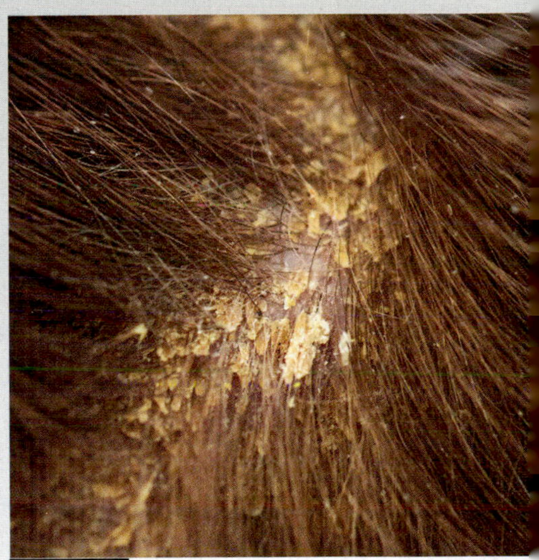

Fig. 8-8 Tiña favosa

Infecciones parasitarias

La **sarna** es una afección altamente contagiosa que se origina debido a ácaros llamados *sarcoptes scabiei* que ponen huevos dentro de la piel. Los síntomas de la sarna incluyen picazón intensa y una erupción que puede presentar ampollas y protuberancias que se asemejan al acné. La sarna se transmite por contacto directo con la piel. Los ácaros no viven más de 24 a 48 horas sin un huésped (**figura 8-9**).

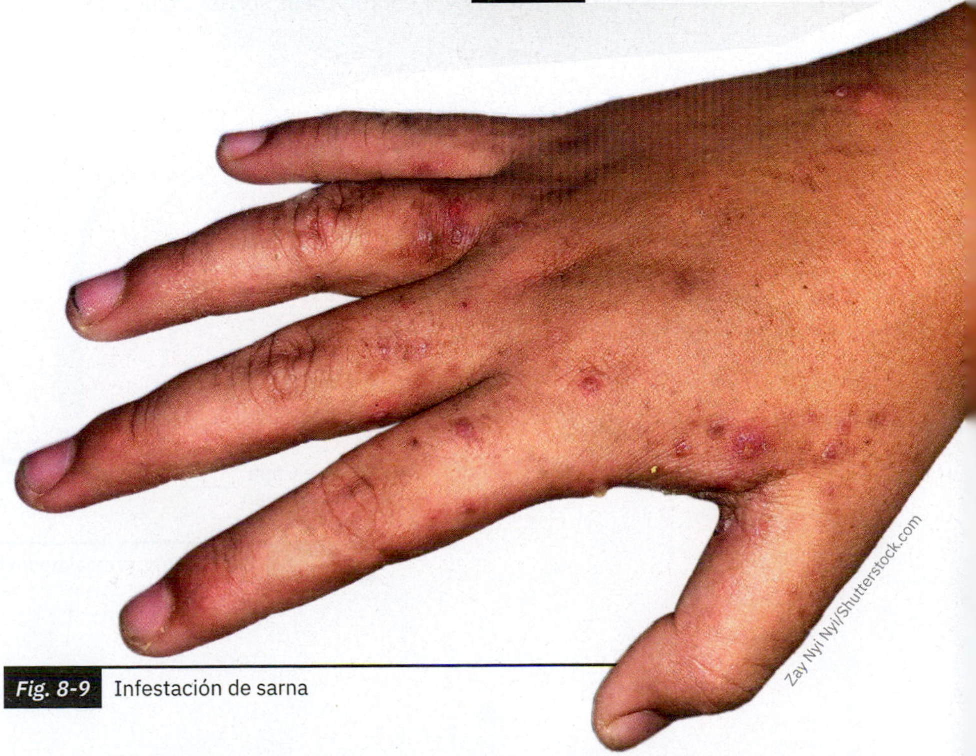

Fig. 8-9 Infestación de sarna

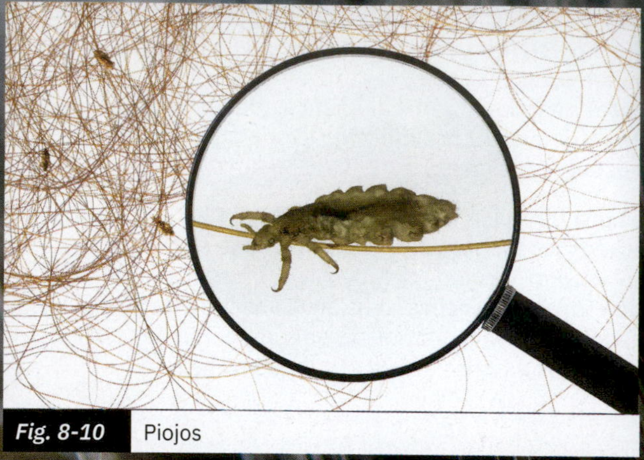

Fig. 8-10 Piojos

No realice servicios a nadie con sarna. Derive el cliente al médico para que reciba tratamiento.

La **pediculosis capitis** es la infestación del cabello y del cuero cabelludo por piojos (**figures 8-10** y **8-11**). Los piojos son parásitos que se alimentan de sangre humana. Los piojos se transmiten principalmente por el contacto cabeza a cabeza con una persona infectada. También pueden propagarse por el contacto con sombreros, peines y cepillos infestados. Los piojos pueden vivir solo de 24 a 48 horas sin un huésped.

Los piojos se distinguen de la caspa si observa de cerca el cuero cabelludo con una lupa. Si hay piojos, verá pequeñas liendres o huevos adheridos al cabello. Un piojo adulto tiene el tamaño de una semilla de sésamo. Los piojos son más difíciles de detectar en las personas que tienen el cabello oscuro. Se arrastran y no pueden saltar ni volar.

Nunca debe realizar un servicio a alguien con piojos. Existen tratamientos de venta libre. Hay que seguir las instrucciones para eliminar eficazmente los piojos y los huevos.

Fig. 8-11 Liendres (huevos de piojo)

Infecciones bacterianas

Los estreptococos o los estafilococos son bacterias que pueden causar infecciones en el cuero cabelludo. Los tipos más comunes de infecciones por estafilococos son los forúnculos, los carbuncos y la foliculitis.

- **Forúnculo** es el término técnico para un grano. Es una infección del tejido que rodea al folículo piloso (**figuras 8-12 y 8-13**). No realice servicios en el área afectada hasta que se haya curado por completo.

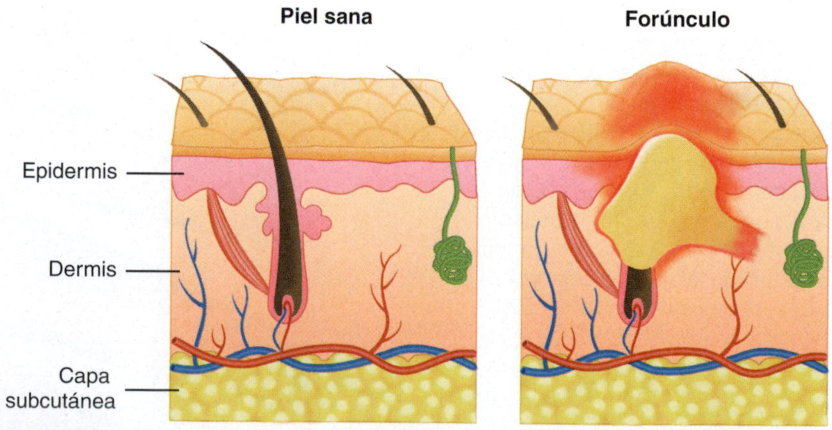

Fig. 8-12 Sección transversal de un furúnculo

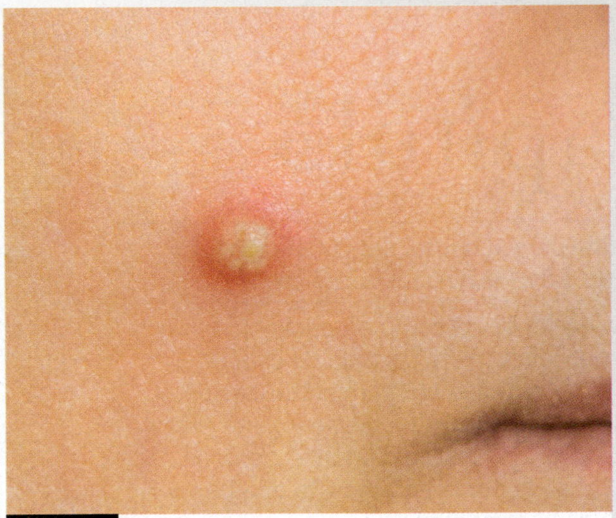

Andrii Oleksiienko/Shutterstock.com

Fig. 8-13 Forúnculo

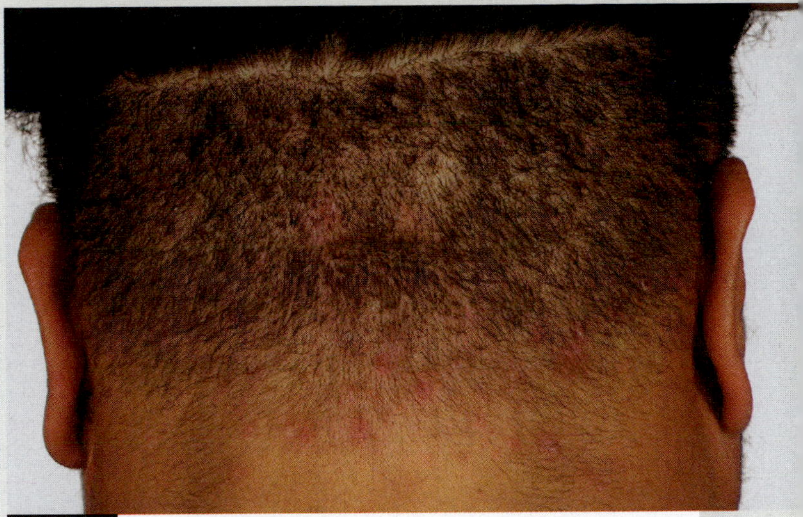

© DermNet New Zealand

Fig. 8-14 Foliculitis de la barba

- Los **carbuncos** son forúnculos que se forman en grupo. Se originan debido a los estafilococos y se extienden al tejido subcutáneo. No realice servicios hasta que el área afectada se haya curado por completo.
- La **foliculitis** es una inflamación o infección de los folículos pilosos. Se presenta como pequeñas protuberancias rojas o granos con punta blanca alrededor de uno o más folículos. La foliculitis aguda se puede curar sola en pocos días, pero los casos más graves requieren atención médica. La foliculitis de la barba, también conocida como *seudofoliculitis de la barba*, es un tipo común de foliculitis. Es una inflamación de los folículos pilosos causada por vellos encarnados y puede ocurrir en cualquier lugar donde se afeite el vello o se depile con pinzas. No realice servicios de peluquería a personas con foliculitis activa o foliculitis de la barba (**figura 8-14**).

Sugerencia

Si deriva un cliente a un proveedor de cuidado de la salud porque usted no puede realizar los servicios solicitados, reprograme la cita al salón. Dos o tres días antes de la cita, haga una llamada de seguimiento.

No preste servicios a nadie con forúnculos, carbunco o foliculitis. Derive al cliente con un proveedor de cuidado de la salud para que reciba tratamiento.

La práctica adecuada de los procedimientos estatales de limpieza y desinfección aprobados ayudará a prevenir el contagio de estas infecciones.

Verificación

6. Mencione los dos tipos principales de caspa. ¿Es posible tratar alguna en el salón?
7. ¿Qué trastornos del cabello y el cuero cabelludo no se pueden tratar en el salón?

Glosario del capítulo

alopecia	pág. 153	pérdida parcial o total del cabello en los sectores donde normalmente crece
alopecia androgénica	pág. 153	también conocida como *alopecia androgenética*; es la pérdida de cabello que se caracteriza por la miniaturización del vello terminal y una fase anágena más corta; puede afectar a cualquier persona y es causada por la genética, la edad o los cambios hormonales
alopecia areata	pág. 153	enfermedad autoinmune que provoca que el sistema inmunológico ataque los folículos pilosos; por lo general, la pérdida del cabello comienza con uno o más parches de calvicie pequeños en el cuero cabelludo
alopecia posparto	pág. 154	pérdida temporal del cabello que se experimenta después de finalizar el embarazo
alopecia total	pág. 153	pérdida total de todo el cabello terminal del cuero cabelludo
alopecia universal	pág. 153	pérdida del cabello terminal en el cuerpo y el cuero cabelludo
cabello en franjas	pág. 156	variedad de canas que se caracteriza por franjas con cabello gris y pigmentado a lo largo de la línea del cabello
canas	pág. 156	término técnico que designa el cabello gris o blanco; es el resultado de la pérdida del pigmento natural de melanina del cabello
carbunco	pág. 161	inflamación del tejido subcutáneo causada por estafilococos; un grupo de forúnculos
escútula	pág. 159	costra seca, de color amarillo azufre, en el cuero cabelludo en la tiña favosa o tiña fávica; posee un olor distintivo
foliculitis	pág. 161	inflamación o infección de los folículos pilosos
forúnculo	pág. 160	grano; infección bacteriana aguda y localizada del tejido que rodea un folículo piloso
fragilitas crinium	pág. 157	término técnico para designar el cabello quebradizo
hipertricosis	pág. 156	afección del crecimiento del cabello en la que el cabello crece más largo o más grueso de lo normal

hirsutismo	pág. 156	crecimiento de vello terminal en el cuerpo de una mujer en un área que normalmente no tendría vello terminal; a menudo se presenta en el labio superior, el mentón, las mejillas y el pecho
malassezia	pág. 158	hongo natural que está presente en toda la piel humana; hongo que hace que las células de la piel, o la caspa persistente, se desprendan visiblemente; puede asentarse en el cuero cabelludo y crear sequedad, picazón e incomodidad
melanina	pág. 156	diminutos granos de pigmento que se encuentran en la corteza y dan al cabello su color natural
monilétrix	pág. 156	término técnico para referirse al cabello arrosariado
pediculosis capitis	pág. 160	infestación del cabello y del cuero cabelludo con piojos
pitiriasis	pág. 158	término técnico para referirse a la caspa, que se caracteriza por la producción y descamación de células de piel.
pitiriasis esteatoide	pág. 158	caso severo de caspa caracterizado por la acumulación de escamas grasosas y cerosas, mezcladas con sebo, que se pegan al cuero cabelludo en forma de costras
pitiriasis simple de la cabeza	pág. 158	término técnico para describir la caspa clásica, caracterizado por irritación del cuero cabelludo, escamas grandes y picazón
sarna	pág. 159	afección altamente contagiosa que se origina debido a ácaros llamados *sarcoptes scabiei* que ponen huevos dentro de la piel
tiña favosa	pág. 159	también conocida como *tiña fávica o tiña apanalada*, se caracteriza por la presencia de costras amarillas y secas en el cuero cabelludo llamadas escútulas
tinea	pág. 158	enfermedad contagiosa ocasionada por una infección fúngica, caracterizada por comezón, escamas y, algunas veces, lesiones dolorosas
tricoptilosis	pág. 156	puntas del cabello abiertas
tricorrexia nudosa	pág. 156	cabello anudado caracterizado por la fragilidad y la formación de inflamaciones nodulares a lo largo del tallo del cabello

PARTE 03

SERVICIOS DE PELUQUERÍA

Part 03

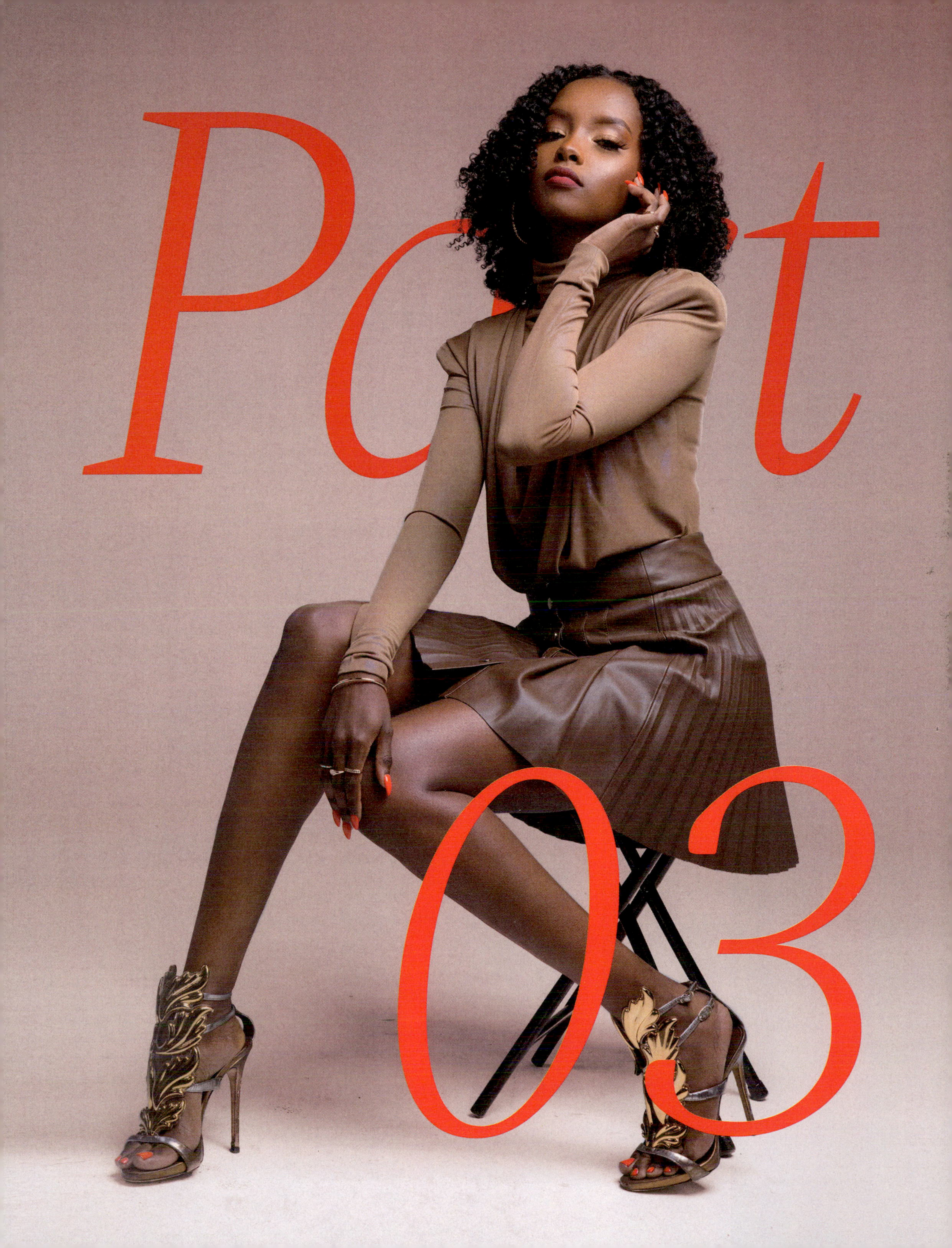

CAPÍTULO 09:

Principios del diseño de peinados

Objetivos de aprendizaje

Al finalizar este capítulo, podrá:

OA 1 Explicar los principios del diseño de peinados y cómo son las bases de cada diseño de estilo profesional.

OA 2 Describir los componentes de una filosofía de diseño exitosa.

OA 3 Identificar los cinco elementos del diseño de peinados y cómo se relacionan con la peluquería.

OA 4 Resumir los cinco principios del diseño de peinados y sus contribuciones específicas a un peinado.

OA 5 Identificar las diferentes formas de la cabeza y sus puntos de referencia.

OA 6 Explicar la influencia del tipo de cabello y la textura en el diseño.

OA 7 Identificar las siete formas faciales distintas y diseñar un peinado ideal para cada una.

OA 8 Describir cómo los perfiles y las proporciones contribuyen a los peinados.

OA 9 Resumir los principios del diseño del cabello aplicados a las patillas.

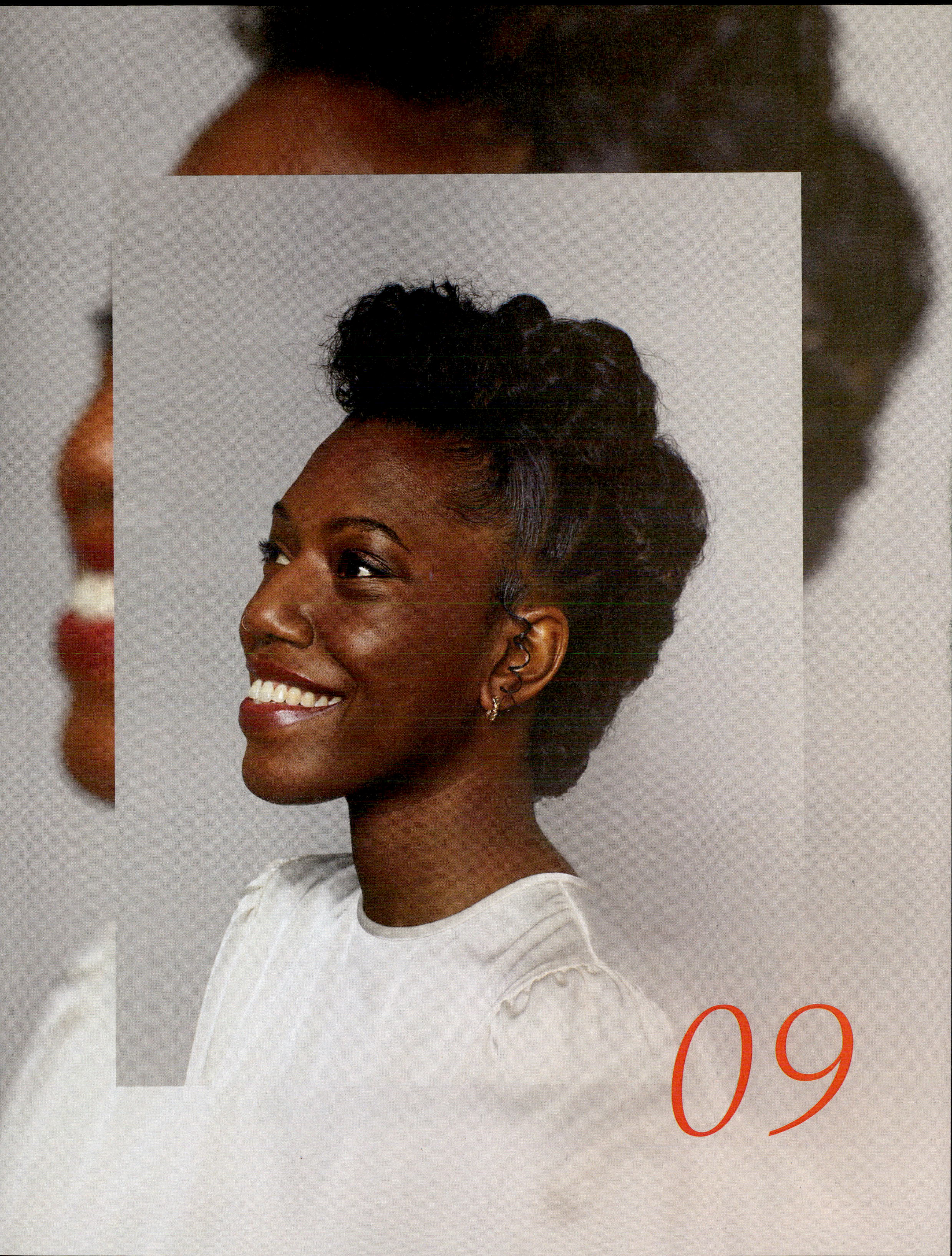

09

Los amigos van y vienen, ¡pero un buen peluquero es para siempre!

"

—

Anónimo

OA 1 Explicar los principios del diseño de peinados y cómo son las bases de cada diseño de estilo profesional.

—

¿Por qué estudiar diseño del cabello?

El diseño es la base de todas las aplicaciones artísticas, incluido el diseño del cabello. La mayoría de los artistas (arquitectos, diseñadores de moda, fotógrafos) tienen un gran ojo. Es probable que usted también, ya que escogió una carrera en la industria de la belleza. La educación formal en diseño del cabello le ayudará a comprender cómo se ve, se mueve y reacciona el cabello al peinarlo, pero también le permitirá desarrollar la habilidad y el juicio artísticos. Le aportará las herramientas fundamentales de los pasos técnicos básicos que respaldan cualquier estilo creativo.

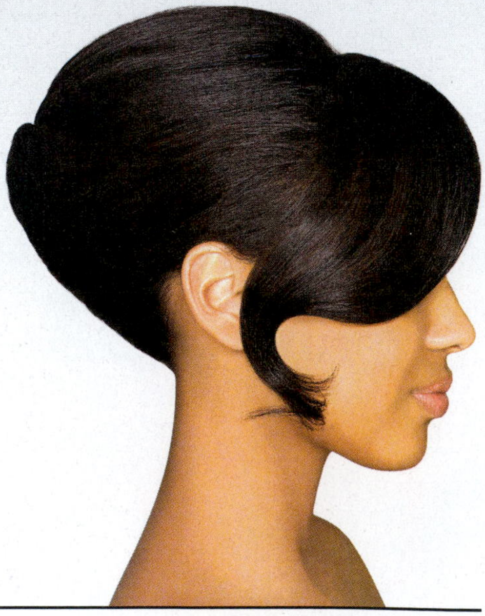

Distíngase y cree una firma notable para su talento mientras trabaja junto a otros profesionales para ganar experiencia en la industria. Las personas influyentes en las redes sociales y los consumidores de contenido del tipo "hágalo usted mismo" tienen una plataforma universal que los ayuda a darse a conocer, captar la atención de los clientes y obtener seguidores constantes. Asimismo, los clientes están cada vez más informados sobre su cabello y las opciones de productos preferidos. Su formación profesional y experiencia técnica son más importantes que nunca. Le permitirán establecerse como un recurso de calidad diferenciado que brinda una experiencia de servicio premium para el cliente informado.

Como cosmetólogo, debe estudiar y comprender bien los principios del diseño de peinados porque:

- Podrá determinar por qué un peinado en particular es o no la mejor opción para un cliente.
- Gracias a los principios de diseño del cabello, podrá lograr su visión del peinado.
- Podrá cumplir con las expectativas creativas de sus clientes.
- Tendrá habilidades para crear estilos que enfaticen los mejores rasgos del cliente y minimicen las áreas de preocupación.

Verificación

1. ¿Por qué es importante aprender sobre el diseño formal del cabello?

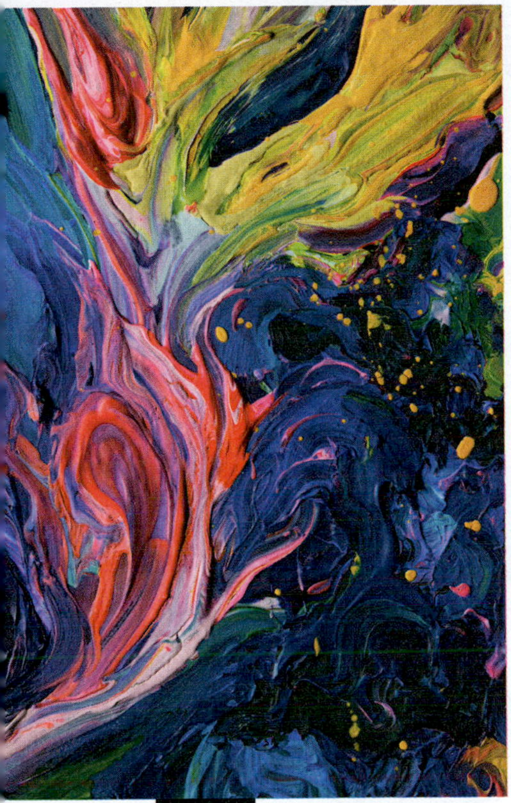

Eva Gamayun/Shutterstock.com

Fig. 9-1 Inspiración en el arte

OA 2 Describir los componentes de una filosofía de diseño exitosa.

Filosofía del diseño

Los artistas utilizan muchas ideas cuando crean un diseño. A menudo, esta exploración creativa se transforma en el desarrollo de una **filosofía de diseño** que incluye objetivos, metas y planificación paso a paso para moldear una visión única en una obra de arte. Los artistas tienen la motivación necesaria para que sus ideas creativas sean relevantes para el público que tienen en mente y son lo suficientemente flexibles como para incorporar posibles cambios.

Los siguientes cinco pasos pueden ser de utilidad para dar vida a un diseño:

1. **Buscar inspiración.** La inspiración surge de varias fuentes: películas, compañeros, videos o una persona en la calle, cualquier cosa, en cualquier lugar, puede desencadenar el proceso creativo. La motivación puede surgir de los comentarios de personas influyentes en otras industrias, como íconos de la música o personalidades de Internet. Las personas influentes en el mundo de la belleza en las redes sociales y los sitios web de belleza establecidos están en la búsqueda constante de estilos y tendencias. Sus páginas, canales y sitios web también son excelentes fuentes para establecer contactos, conectividad e inspiración.

   Las obras de arte también son un excelente punto de inicio para fomentar la creatividad visual. Puede mirar obras de arte clásicas o contemporáneas en Internet o en una galería de arte, y surgirá la inspiración (**figuras 9-1** y **9-2**).

2. **Crear un plan.** Los buenos diseñadores siempre imaginan el resultado antes de comenzar el diseño. Por ejemplo, los arquitectos primero visualizan el diseño final de un edificio y, luego, completan los planos para realizarlo. En el diseño de peinados, los estilistas primero estudian al cliente y su cabello, luego, visualizan los cambios de textura, forma y orientación para planificar con creatividad el resultado final.

3. **Ejecutar el plan.** Decida qué herramientas y técnicas se necesitan para lograr su diseño. Organice sus pensamientos. Asegúrese de que tiene todas las herramientas y los productos listos para usar.

   Primero, practique las técnicas y el diseño planificado en un maniquí. La idea original puede convertirse en algo completamente diferente a medida que trabaja en el plan. Esté abierto al cambio; el proceso creativo será emocionante y gratificante.

4. **Intentar una y otra vez.** Se necesita iniciativa, tiempo y experiencia para entrenar el ojo en reconocer qué peinados funcionan mejor en diferentes formas de rostros y tipos de cuerpo.

   Además de aprender mediante el estudio de este manual, debe practicar repetidamente hasta que adquiera un conocimiento práctico del proceso. No se desanime. Mientras más practique, obtendrá mejores resultados. Todos los *buenos* estilistas han cometido una gran cantidad de errores

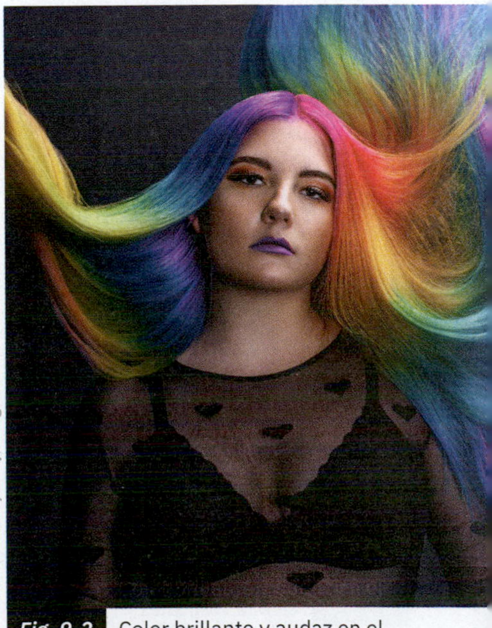

Cabello: Aubrey Petty; fotografía: Kristen Correa-Flint

Fig. 9-2 Color brillante y audaz en el diseño de un peinado

de diseño en su historial, pero un estilista *excelente* aprende de su experiencia y esta le permite crecer. Si tiene una sólida base técnica y de diseño, además de una mente abierta, será un gran estilista. Después de adquirir estas habilidades, su creatividad comenzará a fluir y podrá avanzar más allá de lo básico.

5. **Asumir riesgos calculados.** Si conoce las técnicas básicas y practica las habilidades personales, podrá asumir riesgos calculados, lo que fomenta su creatividad. Por lo general, los estilistas limitan los riesgos positivos y se instalan en su zona de comodidad actual. Esta falta de deseo o de coraje para evolucionar sus habilidades hará que sus diseños capilares acaben pareciendo anticuados y poco inspirados. Explore siempre nuevas posibilidades y adapte su diseño para adecuarlo a las necesidades y estilo de vida de cada cliente. Los grandes estilistas encuentran inspiración en todas partes, manteniéndose actualizados acerca de lo nuevo en la industria de la belleza y capacitándose continuamente. Manténgase enfocado en sus oportunidades de mejora de habilidades en línea, en su comunidad y en la industria en general. Esto le ayudará a mantener sus técnicas comerciales y de peluquería actualizadas.

Verificación

2. ¿Cómo definiría la filosofía de diseño?

OA 3 Identificar los cinco elementos del diseño de peinados y cómo se relacionan con la peluquería.

Los cinco elementos del diseño de peinados

Para comprender plenamente el proceso creativo de la peluquería, es fundamental aprender los cinco elementos básicos del diseño tridimensional: línea, forma, espacio, textura de diseño y color.

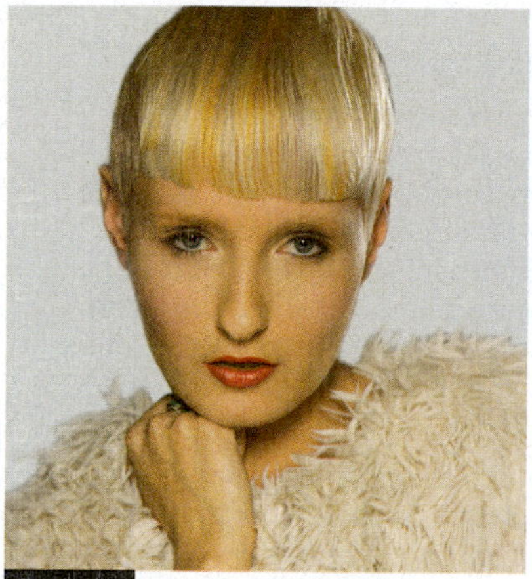

Fig. 9-3 Líneas horizontales

Elemento 1: las líneas de diseño

La **línea de diseño** define la forma y el espacio. La presencia de una línea casi siempre significa que hay otras líneas. Las líneas de diseño crean la forma, el diseño y el movimiento de un peinado. Las líneas horizontales, verticales, diagonales o curvas se pueden relacionar y crear ilusiones. Los ojos siguen las líneas de un diseño. Las líneas son muy relevantes en los peinados, pero también obvias en el corte o la coloración del cabello. Es importante comprenderlas y relacionarlas correctamente para poder usarlas y destacar el foco de un estilo. Existen cuatro tipos básicos de líneas:

1. Las **líneas horizontales** proporcionan la impresión de amplitud en un peinado. Se extienden en la misma dirección y mantienen una distancia constante, son paralelas al suelo y en relación con el horizonte. Las líneas horizontales crean peso. Se utilizan para crear cortes de un largo y baja elevación (**figura 9-3**).
2. Las **líneas verticales** crean longitud y altura en el diseño del peinado. Hacen que un peinado parezca más largo y angosto, ya que los ojos siguen las líneas hacia arriba y hacia abajo. Las líneas verticales quitan peso para crear cortes graduados o escalonados y se utilizan con elevaciones mayores (**figura 9-4**).

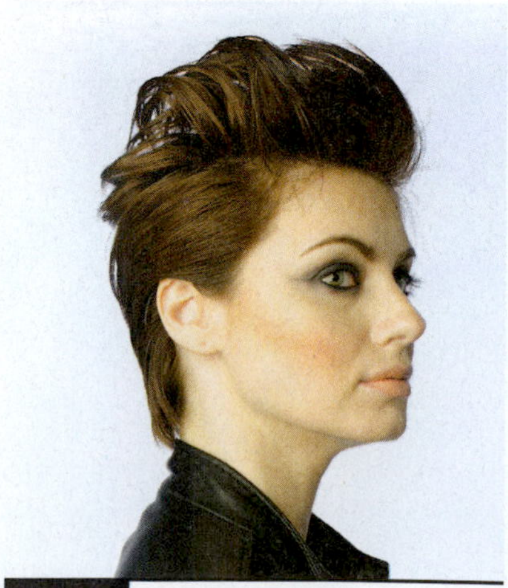

Fig. 9-4 Líneas verticales

3. Las **líneas diagonales** se ubican entre las líneas horizontales y las verticales. Se suelen utilizar para realzar o minimizar rasgos faciales. También se usan para hacer más interesante el diseño del peinado (**figura 9-5**). Existen dos tipos de líneas diagonales:
   - Las **líneas diagonales hacia adelante** crean movimiento hacia el rostro.
   - Las **líneas diagonales hacia atrás** crean movimiento y alejan el cabello del rostro.
4. Las **líneas curvas** son líneas que se mueven en dirección circular o semicircular para suavizar un diseño. Pueden ser grandes o pequeñas, un círculo completo o formar solamente parte de uno (**figura 9-6**). Las líneas curvas se pueden mover en el sentido de las agujas del reloj o en sentido contrario para crear la ilusión de movimiento. Se pueden ubicar de forma horizontal, vertical o diagonal. Las líneas curvas que se repiten en direcciones opuestas crean una onda (**figura 9-7**).

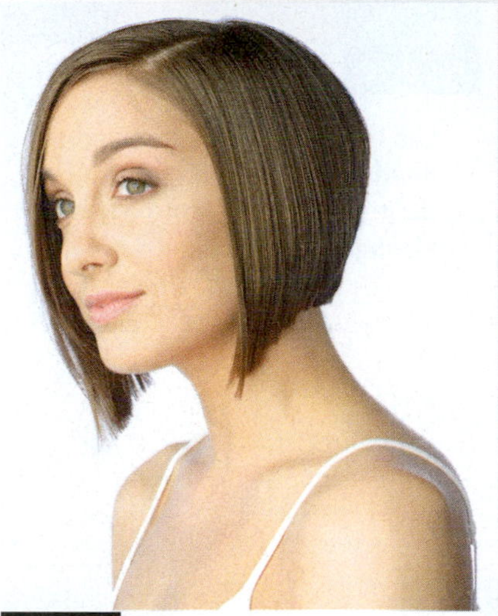

Fig. 9-5 Líneas diagonales hacia adelante

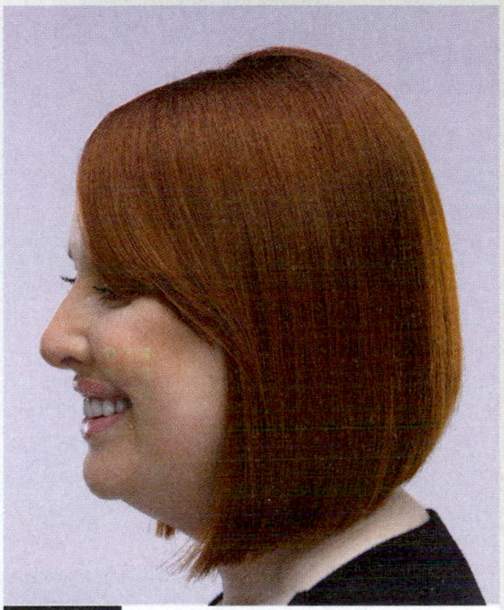

Fig. 9-6 Líneas curvas

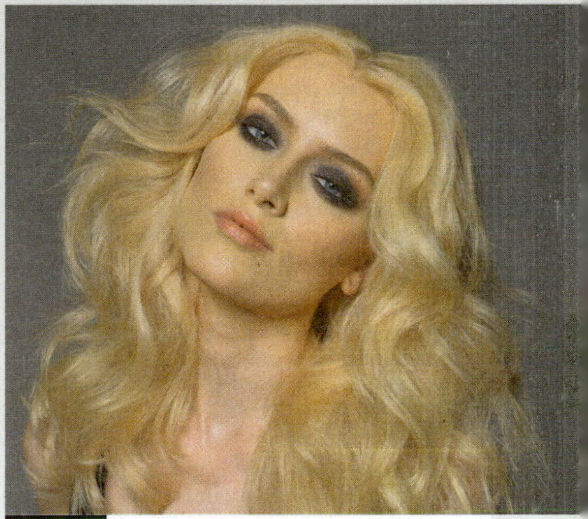

Fig. 9-7 Líneas curvas que crean ondas

DISEÑO CON LÍNEAS

Los peinados son el resultado del tipo de línea, la dirección o la combinación que usted elija. El estilo general del diseño de peinados se determina de acuerdo a diferentes ubicaciones de líneas. Conocer bien las líneas y cómo se usan también le ayudará cuando trabaje con apliques trenzados, extensiones de cabello y la integración de postizos. La mayoría de estos diseños se calculan a partir del uso de líneas de diseño sinérgicas. (Para obtener más información, consulte el **capítulo 13, Trenzas y extensiones trenzadas**, y el **capítulo 14, Pelucas y apliques para el cabello**).

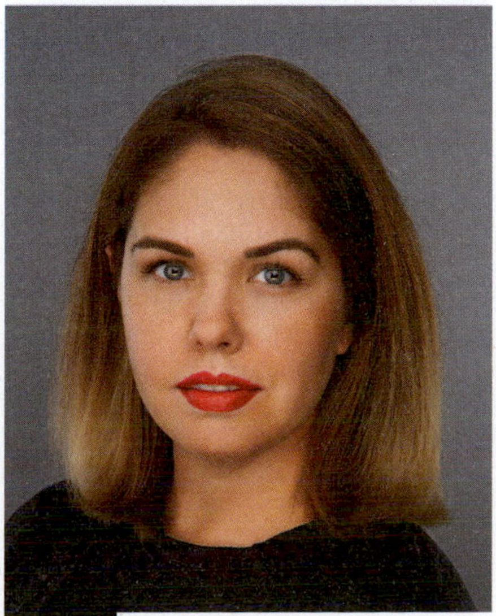

Fotografía de Zachary Reininger, LLC

Fig. 9-8 Peinado de una sola línea

Las **líneas simples** se usan principalmente en diseños de un solo largo o unidimensionales simples que usan extensiones de cabello humano o sintético. Estos estilos son los mejores para clientes que requieren de un mantenimiento mínimo para peinar el cabello (**figura 9-8**).

Las **líneas paralelas** son líneas repetidas en un peinado. Las líneas pueden ser rectas o curvas. La repetición de líneas permite un diseño más interesante. En el cabello rizado o con ondas, por ejemplo, se usan líneas paralelas curvas (**figura 9-9**).

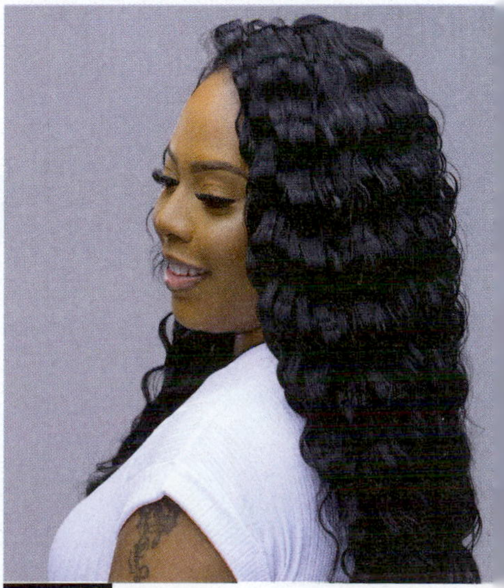

Fig. 9-9 Líneas repetidas en un peinado

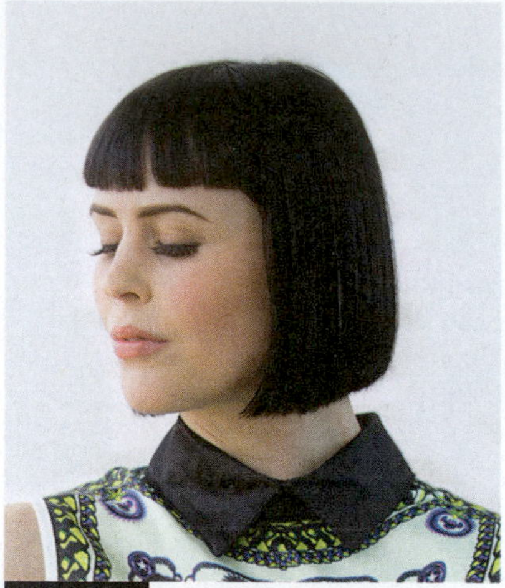

Fig. 9-10 Líneas perpendiculares

- Las **líneas perpendiculares** son líneas horizontales y verticales que se cruzan en un ángulo de 90 grados para crear un borde rígido. En general, los diseños con líneas perpendiculares otorgan una apariencia que distingue y funciona perfectamente en clientes que pueden llevar un estilo fuerte (**figura 9-10**).

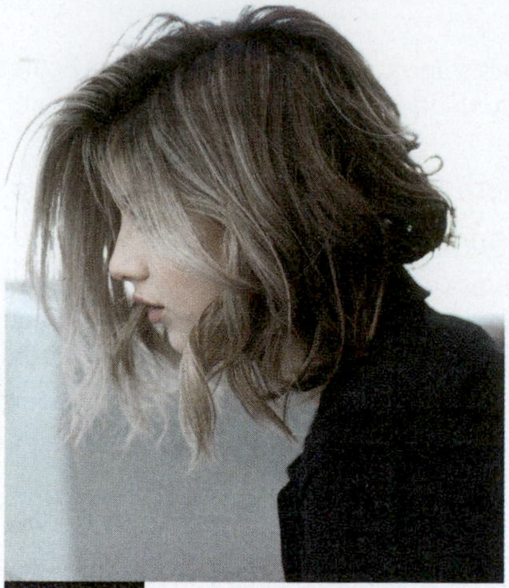

Oladimeji Odunsi/Unsplash

Fig. 9-11 Líneas de transición

- Las **líneas de transición** suelen ser *líneas curvas* que se utilizan para combinar y suavizar líneas horizontales o verticales. Estas líneas se utilizan con frecuencia cuando se texturiza un corte de cabello y se aplica coloración y mezcla de colores (**figura 9-11**).

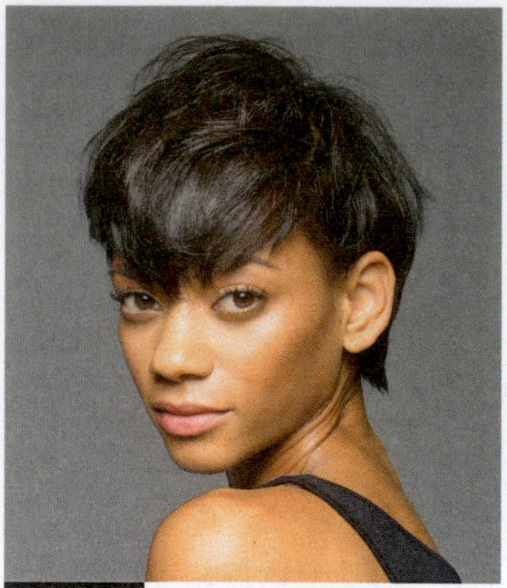

Fig. 9-12 Líneas direccionales

- Las **líneas direccionales** son líneas con un movimiento definido hacia delante o hacia atrás (**figura 9-12**).

Elemento 2: la forma

La **forma** es la masa o el contorno general de un peinado. Es tridimensional, es decir, tiene longitud, anchura y profundidad. La forma también se denomina *volumen*. Las formas sólidas y más suaves con textura mínima suelen dar una apariencia que adelgaza al estilo en general, mientras que las formas con más textura añaden peso (**figura 9-13**). La forma del cabello debe estar en proporción con la forma de la cabeza y del rostro, con la longitud y el ancho del cuello y con la línea de los hombros.

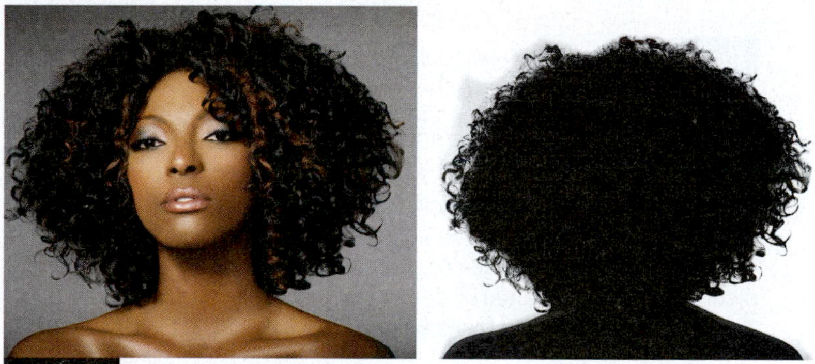

Fig. 9-13 El contorno del peinado es la forma.

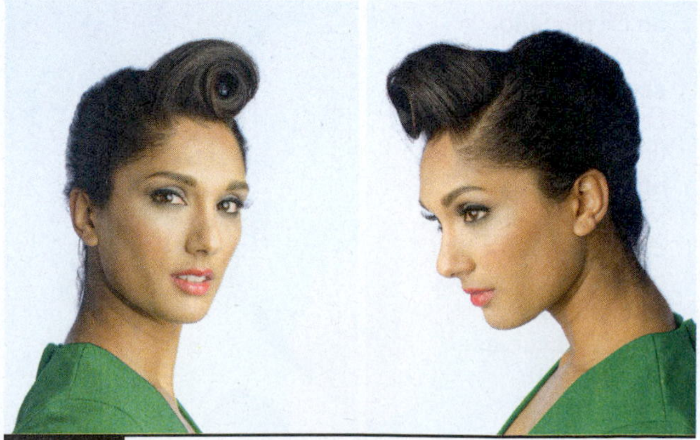

Fig. 9-14 El espacio en un peinado

Elemento 3: el espacio

El **espacio** es el área que rodea la forma o el área que ocupa el peinado. Notamos con mayor facilidad la forma (lo positivo) que los espacios (lo negativo). En el diseño de peinados, la relación entre forma y espacio cambia con cada movimiento. Tenga en cuenta todos los ángulos de las formas creadas y los espacios que rodean las formas (**figura 9-14**). El espacio puede contener rizos, curvas, ondas, cabello liso o una combinación de todos estos.

Elemento 4: la textura del diseño

La **textura del diseño** hace referencia a los patrones de ondulación direccionales o a la ilusión de movimiento del cabello. Debe considerar la textura del diseño al crear un estilo para su cliente. Todo cabello, ya sea lacio, ondulado, con pocos o muchos rizos tiene un patrón de orientación único y movimiento propio.

Los siguientes son ejemplos que ayudan a definir la ilusión de movimiento en el cabello:

Cabello lacio

El cabello lacio refleja la luz mejor que otros patrones de ondulación, por lo que reflejará la mayor cantidad de luz si se corta a una sola longitud (**figura 9-15**).

Cabello ondulado

El cabello ondulado se puede peinar direccionalmente para crear líneas horizontales (**figura 9-16**).

Cabello rizado

El cabello rizado es más espiralado y crece más compacto. Refleja menos la luz y crea una forma más larga que el cabello lacio u ondulado (**figura 9-17**).

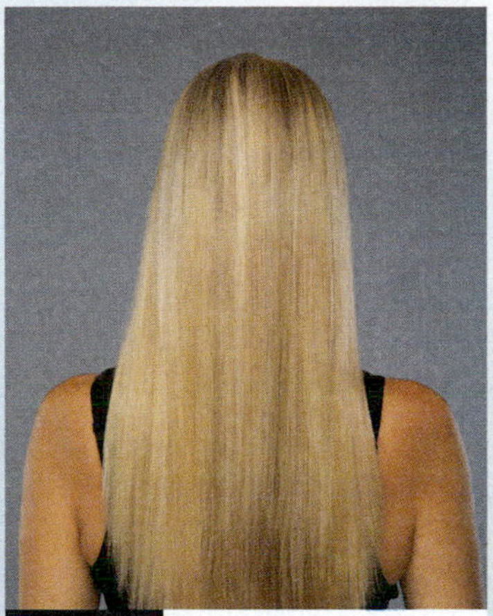

Fotografía de Zachary Reininger, LLC

Fig. 9-15 Cabello lacio

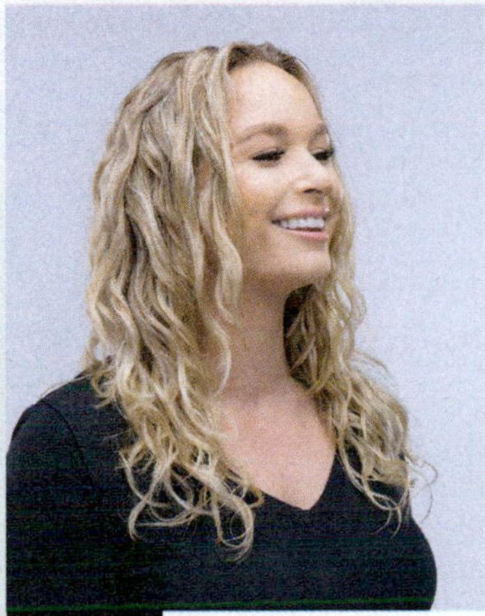

Fig. 9-16 Cabello ondulado

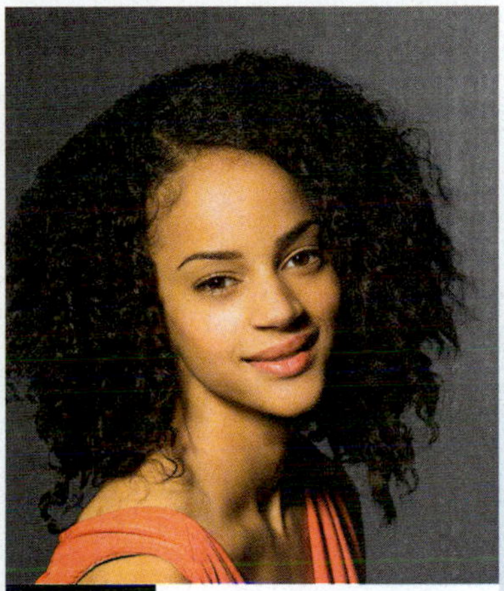

Fig. 9-17 Cabello rizado

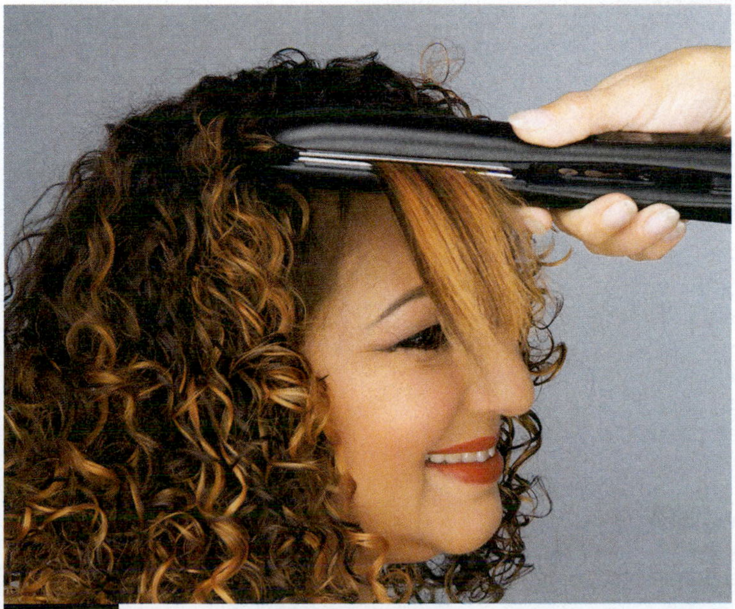

Fotografía de Zachary Reininger, LLC

Fig. 9-18 Los patrones de ondulación se pueden alterar temporalmente.

CREACIÓN DE TEXTURA DEL DISEÑO CON HERRAMIENTAS PARA PEINADO

Se puede crear textura temporal con técnicas de calor o fijación en húmedo. Se pueden emplear rizadores o planchas para alisar o para crear una onda o rizo. El cabello rizado se puede alisar con un cepillo plano, redondo y con secador de cabello o una plancha para alisar (**figura 9-18**).

Las tenazas rizadoras se usan para crear patrones de ondulación interesantes y poco comunes, como zigzags. El cabello también se puede humedecer con rulos, envolverse con pasadores o rizarse con horquillas para crear ondas y rizos o modificar las ondas y los rizos naturales (**figuras 9-19** y **9-20**). (En el **capítulo 12, Peluquería**, encontrará información detallada sobre los distintos métodos de diseño). La ondulación con los dedos, las trenzas y las rastas falsas son otras formas de crear cambios temporales en los patrones con textura. (La ondulación con los dedos, las trenzas y las rastas falsas se analizan en el **capítulo 13, Trenzas y extensiones trenzadas**, y en el **capítulo 14, Pelucas y apliques para el cabello**).

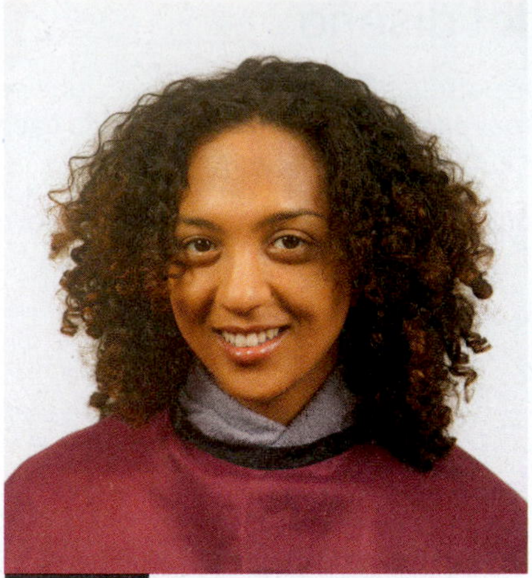

Fig. 9-19 Cliente antes del peinado con rizos en espiral

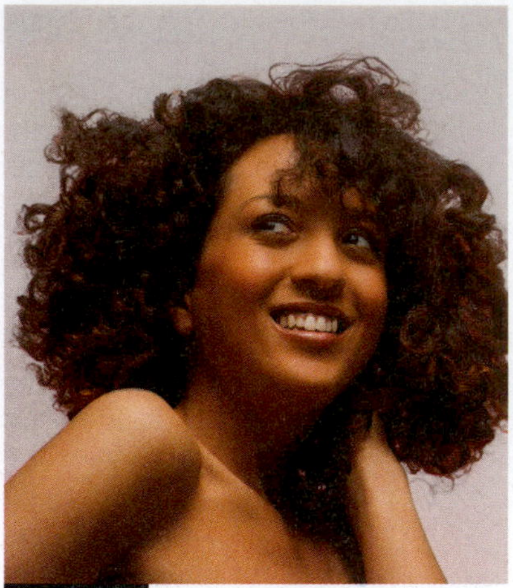

Fig. 9-20 Peinado terminado con rizos en espiral

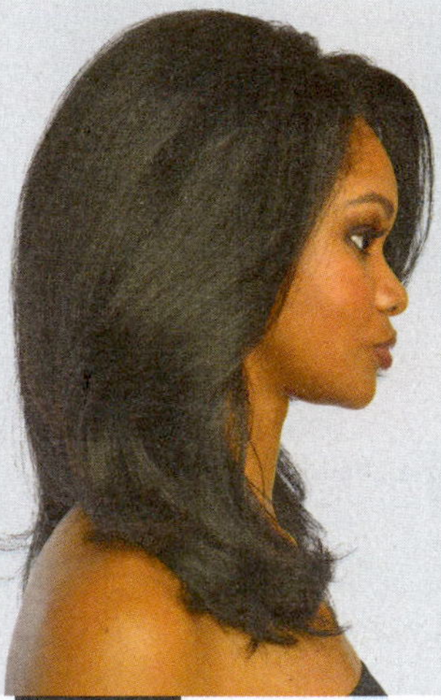

Fig. 9-21 Peinado alterado con químicos

CAMBIO DE TEXTURA DEL DISEÑO CON PRODUCTOS QUÍMICOS

Existen diversos productos químicos en el mercado que ayudan a eliminar o modificar la textura del cabello. Algunos servicios con infusión química que cambian la textura natural del cabello, el rizo o el patrón de ondulación son permanentes (**figura 9-21**). Los tipos de cabello rizado se alisan de forma permanente con alisadores y el cabello lacio se puede rizar con ondulación permanente. (Para obtener información más detallada sobre los servicios químicos de suavizado, alisado y rizado, consulte el **capítulo 15, Servicios de textura química**).

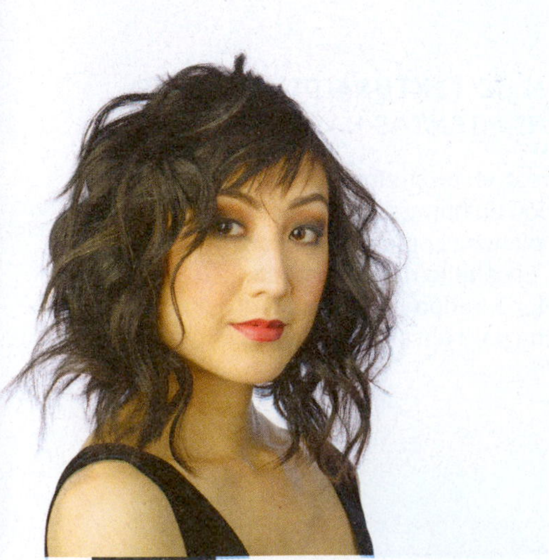

Fig. 9-22 Patrones de ondulación multidireccional

DISEÑO CON PATRONES DE ONDULACIÓN DIRECCIONALES

Aplique su mejor criterio creativo cuando considere patrones de ondulación multidireccionales en un diseño. Este diseño es ideal para un cliente que quiere un estilo moderno con múltiples texturas, volumen y líneas desestructuradas (**figura 9-22**). Los patrones suaves resaltan el rostro y son particularmente útiles cuando se desea dar a un rostro redondeado una apariencia más delgada.

Los patrones rizados iluminan el rostro y se pueden utilizar para suavizar rasgos cuadrados o rectangulares (**figura 9-23**).

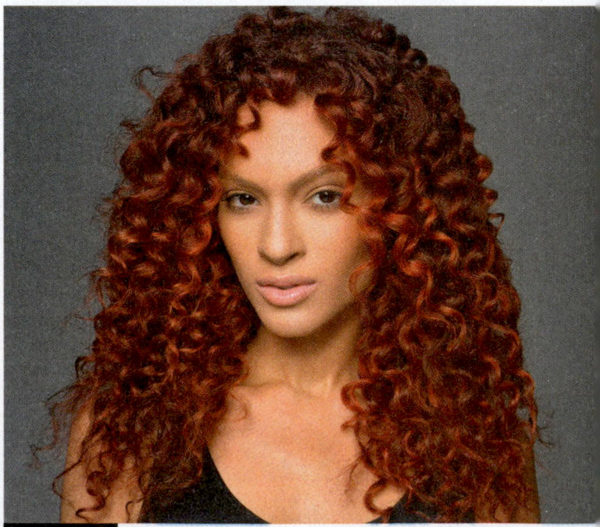

Fig. 9-23 El cabello rizado enmarca un rostro angular.

CAMBIO DE TEXTURA DEL DISEÑO CON PRODUCTOS DE PELUQUERÍA

Hay muchas opciones de productos que permiten redefinir la textura del cabello natural de forma temporal para crear diseños alternativos. La **tabla 9-1** es un gráfico breve, no exhaustivo de las categorías de productos que permiten modificar la textura del cabello de forma temporal. La incorporación de productos para crear variaciones de texturas y diseños en el mercado es constante, por lo que siempre debe estar actualizado y asegurarse de usar los mejores productos para sus diseños.

Tabla 9-1

Cuadro de textura del cabello y productos sugeridos

TEXTURA NATURAL	TEXTURA DESPEINADA (DECONSTRUIDA)	VOLUMEN Y CUERPO	REBOTE/RIZO DEFINIDO	BUCLE DEFINIDO
Cabello lacio	Laca Rociador para texturizar Voluminizador Champú seco	Espuma (*mousse*) Rociador para texturizar Voluminizador Estimulador para la raíz	Loción fijadora húmeda Gel crema	Loción fijadora húmeda Gel crema
Cabello ondulado	Cera para texturizar Crema para texturizar Crema para estrujar	Espuma (*mousse*) Rociador para texturizar Voluminizador Estimulador para la raíz	Loción fijadora Gel crema	Loción fijadora Rociador para texturizar Jalea para rizos
Cabello rizado	Crema para secado químico Pomada	Suero suavizante Abrillantador Térmico	Alargador de rizos Suero para la definición de rizos Aerosol para peinado térmico	Definidor de rizos Reavivador de rizos Jalea para rizos
Ensortijado/ Muy ensortijado	Crema para secado químico Abrillantador Pomada	Suero suavizante Abrillantador Térmico	Alargador de rizos Suero para la definición de rizos Térmico	Abrillantador mate Suero para dar brillo Reavivador de rizos Jalea para rizos

Elemento 5: la coloración

La coloración es determinante en el diseño de peinados, tanto en el aspecto visual como psicológico. Permite definir la textura y la línea de un diseño. El color puede hacer que todo el diseño, o parte de él, parezca más grande o más pequeño, al añadir o quitar volumen. En función de la ubicación, el color también puede resaltar o suavizar una característica particular de un estilo o del cabello de un cliente.

- **Creación de dimensión mediante el color.** El aspecto de un diseño de cabello puede cambiar según los colores, el patrón y la ubicación elegidos. Los colores claros y cálidos crean la ilusión de volumen. Los colores oscuros y fríos se hunden o avanzan hacia la cabeza, lo que crea la ilusión de menor volumen. La alternancia de colores más claros y cálidos con colores más oscuros y fríos crea la ilusión de dimensión o profundidad (**figuras 9-24** y **9-25**).

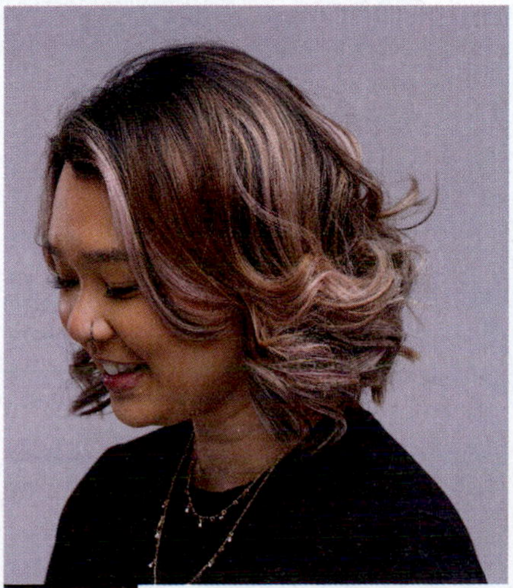

Fig. 9-24 Los colores claros parecen estar más cerca de la superficie.

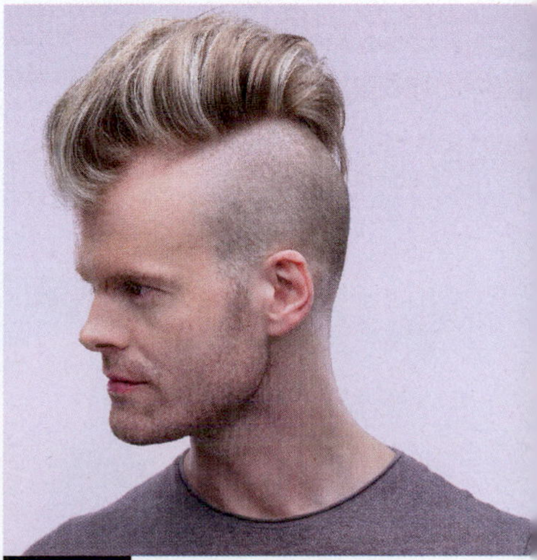

Fig. 9-25 Creación de dimensión con el color

- **Creación de líneas mediante el color.** El color funciona como una ilusión y ayuda a crear líneas de foco de atención (**figura 9-26**). Ya que los colores más claros atraen la atención visual, puede utilizar uno para dibujar una línea en el peinado en la dirección que desee que lo miren. Un ejemplo pueden ser los reflejos alrededor del flequillo o de la zona del rostro (**figura 9-27**). Una sola línea de color, o una serie de líneas repetidas, crea un acento audaz y dramático que realza las líneas contundentes alrededor del perímetro de un estilo.

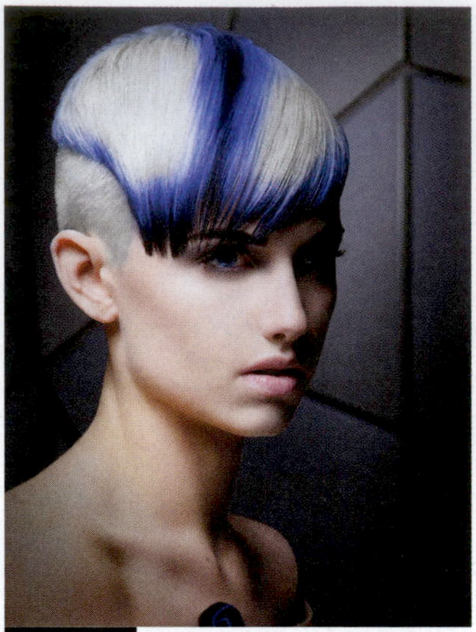
Eli Mancha

Fig. 9-26 El color crea líneas de atención.

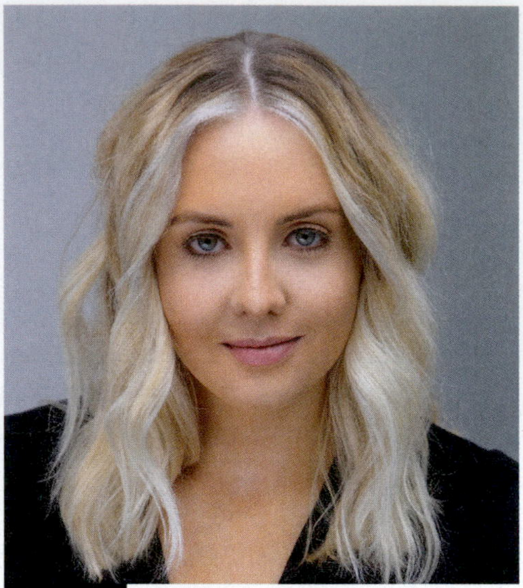

Fig. 9-27 Colores claros alrededor del rostro

Consulte el capítulo 16, Coloración, para obtener más información sobre cómo mejorar los diseños del cabello a través del color.

Verificación

3. Mencione los cinco elementos de diseño y haga una breve descripción de cada uno.
4. ¿Qué efecto generan las líneas horizontales en un diseño de peinado? ¿Cuándo se las usa en un corte de cabello?
5. ¿Qué otra palabra se usa para describir la *forma*?
6. ¿El *espacio* de un diseño puede tener más de una textura del diseño?
7. ¿Qué *textura* del diseño refleja menos luz natural que otras?

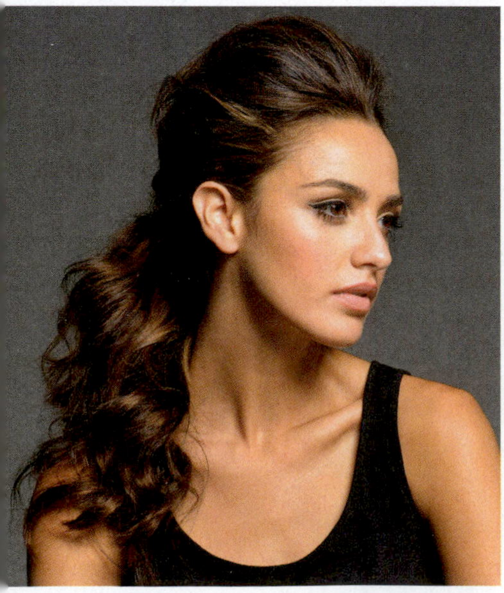

OA 4 Resumir los cinco principios del diseño de peinados y sus contribuciones específicas a un peinado.

Los cinco principios del diseño de peinados

Los cinco principios que son fundamentales en el arte y el diseño, también son la base del diseño de peinados: proporción, equilibrio, ritmo, énfasis y armonía. Cuanto mejor comprenda estos principios, más seguro se sentirá a la hora de crear peinados agradables a la vista.

Principio 1: la proporción

La **proporción** es la relación comparativa entre una cosa y otra. Por ejemplo, se puede considerar que un televisor de 60 pulgadas está desproporcionado o fuera de escala en una habitación muy pequeña. Comprender las proporciones faciales y de la cabeza es importante para crear estilos que complementen los rasgos de su cliente.

PROPORCIÓN DEL CUERPO

Como cosmetólogo, ayuda a desarrollar la imagen total de sus clientes. Es importante conocer las proporciones corporales para crear peinados que se adapten mejor a cada cliente.

Las proporciones del cuerpo se vuelven más evidentes cuando la forma del cabello es demasiado pequeña o demasiado grande. Si bien hay diferencias mínimas entre las personas, existen medidas de proporción estándar entre la cabeza y el cuerpo. La cabeza se mide desde la parte superior de la cabeza hasta el mentón. Esta medida se utiliza para establecer las proporciones de todo el cuerpo. Como regla general de las proporciones clásicas, la cabellera no debe ser más ancha que la parte central de los hombros, sin importar la estructura corporal (**figura 9-28**). A menos que trabaje con tendencias o estilos de pasarela, el estilo debe ser proporcional a la parte superior de la cabeza. Los mejores peinados son armoniosos con el tipo de cuerpo del cliente. Los peinados por encima de los hombros con patrones de ondulación suaves generalmente favorecen a las contexturas más bajas y pequeñas. Los peinados de largo medio o más largos con rizos más suaves favorecen las proporciones más altas y con mayor volumen. Cuando se elige un peinado para un cliente que tiene caderas grandes u hombros anchos, por ejemplo, se creará un estilo con mayor volumen, mientras que un estilo alto parecería desproporcionado en una persona pequeña.

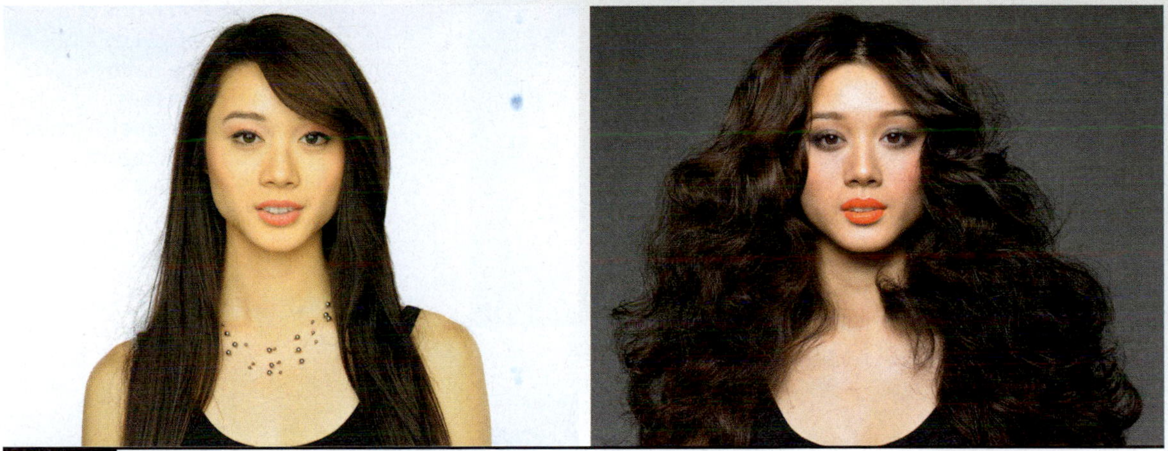

Fig. 9-28 Un peinado que no sobrepasa en ancho la mitad de los hombros y un peinado que sobrepasa el ancho de los hombros

Principio 2: el equilibrio

El **equilibrio** se relaciona con el establecimiento de proporciones iguales o adecuadas para crear simetría. En peluquería, significa la proporción de altura por amplitud. El equilibrio puede ser simétrico o asimétrico.

Para evaluar la simetría, divida el rostro en cuatro partes iguales. Las líneas se cruzan en un eje central, que será el punto de referencia para juzgar el equilibrio del peinado. En ese momento, puede decidir si el peinado es agradable a la vista y si está equilibrado correctamente (**figura 9-29**).

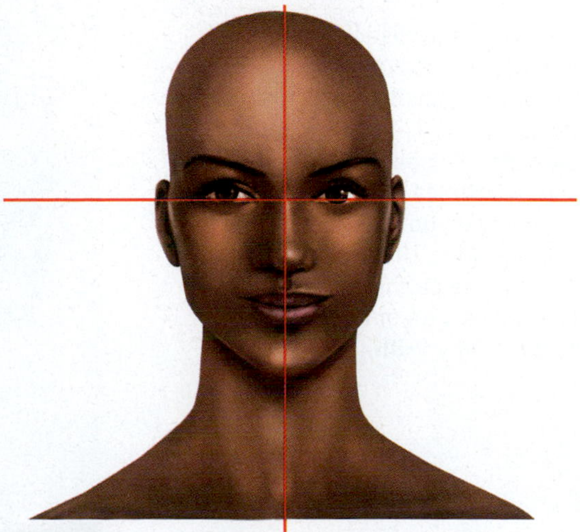

Fig. 9-29 Medición de la simetría de la cabeza

- El **equilibrio simétrico** se obtiene cuando al dibujar una línea imaginaria que divida el rostro por el centro, cada mitad es el reflejo de la otra. Cuando se mira el peinado de frente, ambos lados tienen la misma distancia con respecto al centro, la misma longitud y el mismo volumen (**figuras 9-30** y **9-31**).

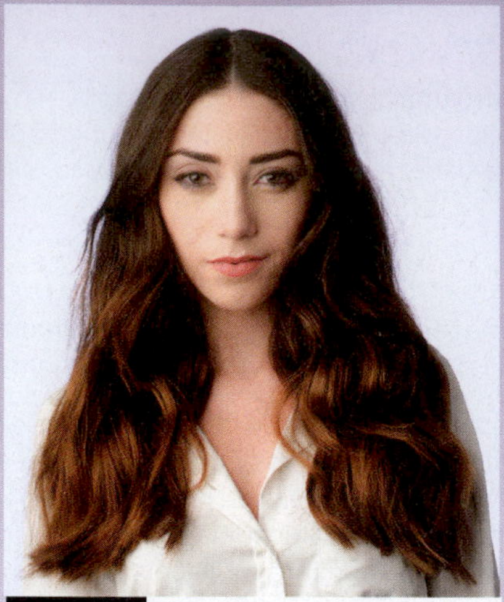

Fig. 9-30 Ambos lados son equidistantes del centro.

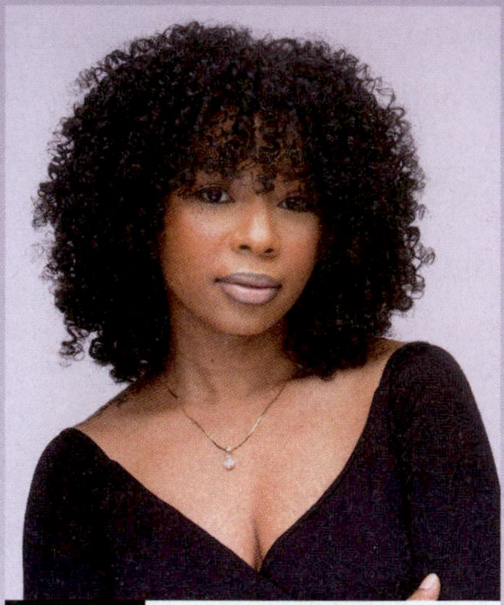

Fig. 9-31 Simetría con diferentes formas y el mismo volumen

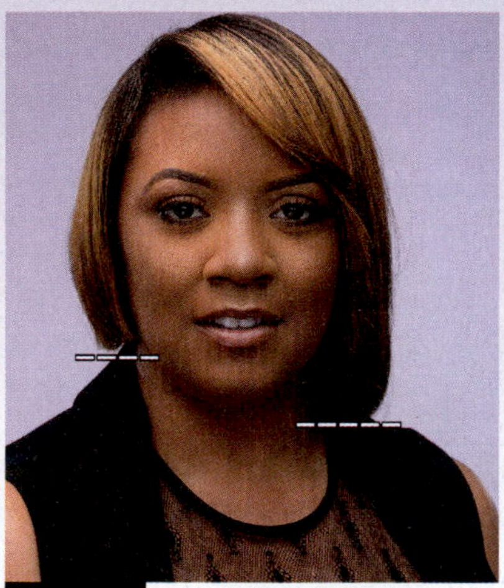

Fig. 9-32 Asimetría horizontal

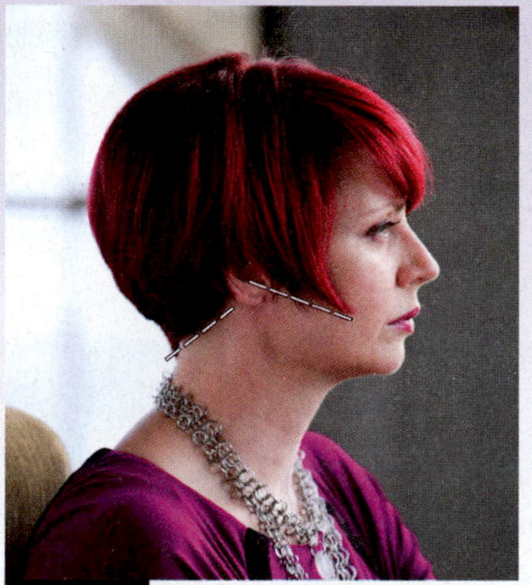

Fig. 9-33 Asimetría diagonal

- El **equilibrio asimétrico** se establece cuando las dos mitades imaginarias de un peinado tienen el mismo peso visual, pero están ubicadas de manera dispar. Los lados opuestos del peinado tienen diferente longitud o volumen. La asimetría puede ser horizontal o diagonal (**figuras 9-32** y **9-33**).

Principio 3: el ritmo

El **ritmo** es una pulsación normal o un patrón de movimiento recurrente en un diseño. En música o danza, el ritmo puede ser rápido o lento. En el diseño de un peinado, la calidad rítmica rápida se mueve con velocidad; un ejemplo son los rizos apretados. Un ejemplo de ritmo lento se puede ver en formas más grandes o en ondas sueltas (**figuras 9-34** y **9-35**).

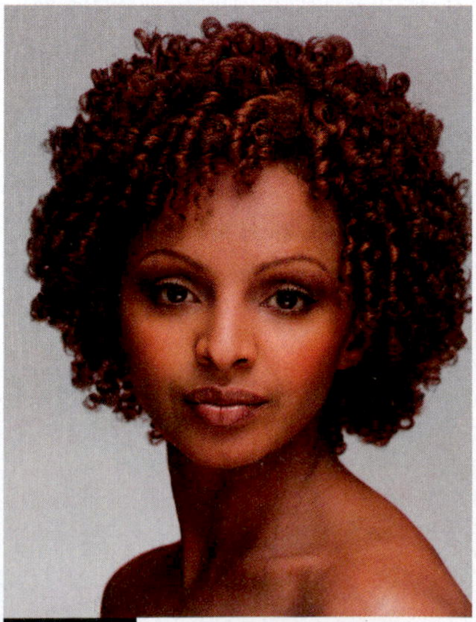

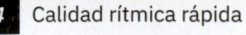

Fig. 9-34 Calidad rítmica rápida

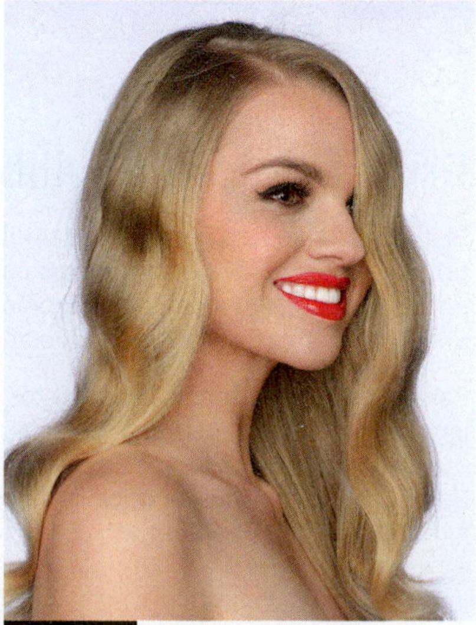

Fig. 9-35 Calidad rítmica lenta

Principio 4: énfasis

El **énfasis**, también conocido como *enfoque*, es lo que primero llama la atención en un diseño, es lo que captan los ojos antes de captar el resto del diseño. Un peinado puede estar bien equilibrado, tener buen ritmo y armonía, pero resultar aburrido. Genere atracción con un área de énfasis o enfoque mediante el uso de lo siguiente (**figuras 9-36** a **9-39**):

Patrones de ondulación (figura 9-36)

Fig. 9-36 Creación de énfasis con distintos patrones de ondulación

Color (figura 9-37)

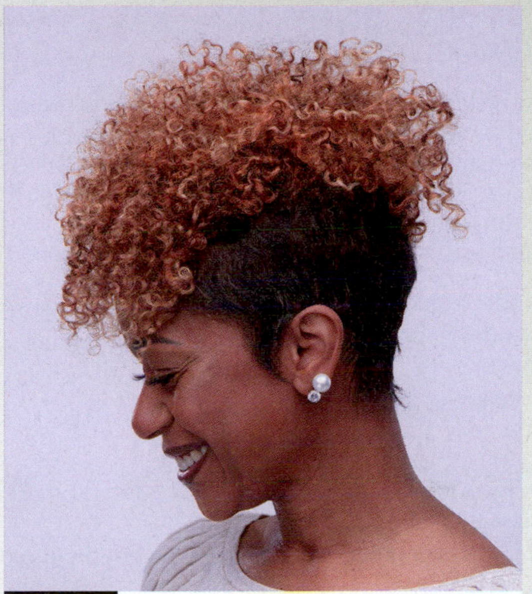

Fig. 9-37 Creación de énfasis con el color

Cambio de forma (figura 9-38)

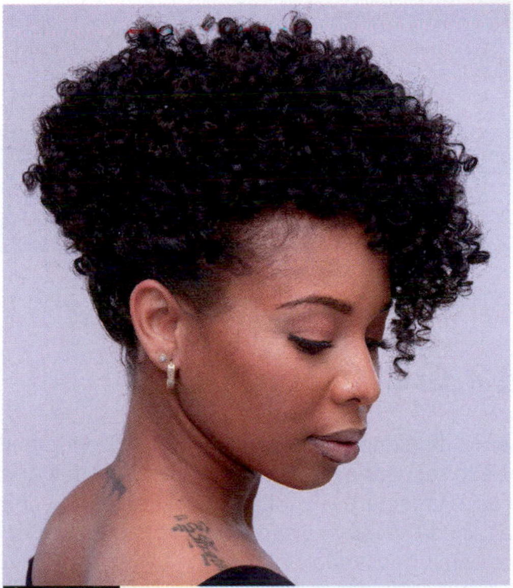

Fig. 9-38 Creación de énfasis mediante la forma y la textura

Adornos para el cabello (figura 9-39)

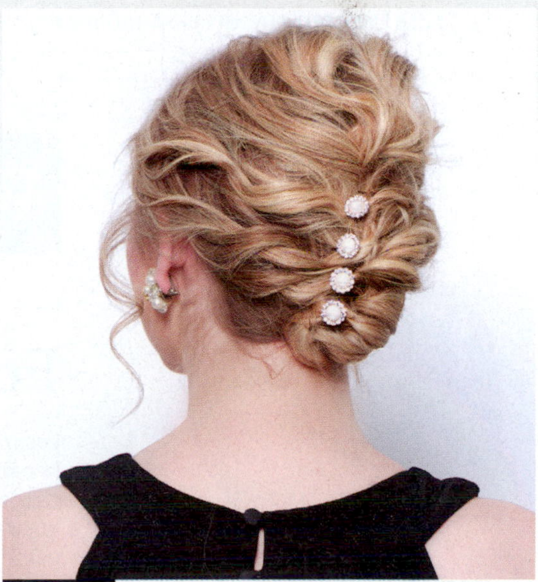

Fig. 9-39 Los adornos como punto de atención

Cabello: Sherri Jesse; fotografía: Kristen Correa-Flint

Elija un área de la cabeza o del rostro que quiera resaltar. Mantenga el diseño sencillo para que la vista pueda moverse con facilidad desde el punto de énfasis hacia el resto del peinado. Puede tener varios puntos de énfasis siempre que no utilice demasiados y que vayan disminuyendo en tamaño e importancia. Recuerde que en este caso, menos significa más.

Principio 5: la armonía

La **armonía** se refiere a la unidad de un diseño, y es el principio artístico más importante. La armonía unifica todos los elementos del diseño. Cuando un peinado es armonioso, tiene los siguientes elementos:

- Una forma con líneas interesantes
- Un color o combinación de colores y texturas agradables
- Un equilibrio y un ritmo que en conjunto fortalecen el diseño

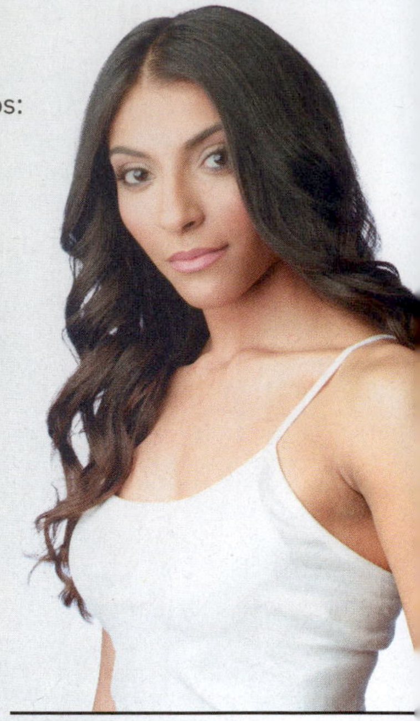

Un diseño armonioso nunca es demasiado recargado y guarda proporción con la estructura facial y corporal del cliente. Un diseño armonioso exitoso incluye un área de énfasis a partir de la cual la vista se desplaza hacia el resto del peinado.

Use los principios del diseño en las tareas de peluquería moderna como una guía para elegir la mejor forma de brindarle una apariencia hermosa a su cliente. Los mejores resultados se obtienen cuando se analizan adecuadamente cada uno de los rasgos faciales y el perfil del cliente para determinar sus fortalezas y debilidades. Su trabajo es acentuar los mejores rasgos del cliente. Cada peinado que cree debe enmarcar el rostro del cliente de manera atractiva. Un peinado artístico y adecuado debe tener en cuenta ciertas características físicas del cliente, como las que se mencionan a continuación:

- La forma de la cabeza, que incluye la vista frontal (forma del rostro), el perfil y la vista posterior
- Longitudes del cuello
- Rasgos faciales
- La postura y el tipo de cuerpo

☑ Verificación

8. Mencione y defina los cinco principios del diseño de peinados.
9. ¿Por qué es importante comprender las proporciones de la cabeza y el rostro para el diseño de peinados?
10. ¿El *equilibrio* en un peinado es siempre simétrico?
11. ¿Qué diseño de textura del cabello tiene más *ritmo*?
12. Proporcione un ejemplo de *énfasis* en un peinado.

OA 5 Identificar las diferentes formas de la cabeza y los puntos de referencia de la cabeza.

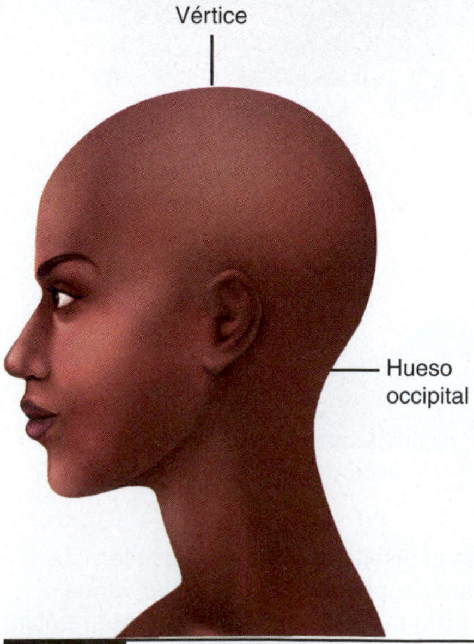

Fig. 9-40 Puntos de referencia

Formas de cabeza

Los mejores diseños de peinados comienzan con un conocimiento de la **forma de la cabeza**. El cabello responde de manera diferente en las distintas áreas de la cabeza según el tipo, la textura y la longitud del cabello. El conocimiento de los lugares donde la cabeza se curva o cambia le ayudará a lograr el aspecto que usted y su cliente están buscando.

Puntos de referencia

Los **puntos de referencia** de la cabeza indican los cambios en la superficie de esta, como las orejas, la línea de la mandíbula, el hueso occipital y el vértice. Estos puntos se utilizan para establecer las líneas de diseño (**figura 9-40**).

El conocimiento de la forma de la cabeza y sus puntos de referencia le permitirá:

- Encontrar el equilibrio en el diseño para que ambos lados del estilo puedan planificarse con simetría o asimetría creativa.
- Desarrollar la habilidad de crear los mejores estilos para cada tipo de cabello.
- Mostrar dónde y cuándo es necesario cambiar las técnicas para disimular las irregularidades de la forma de la cabeza (por ejemplo, una coronilla plana).

A continuación, se definen los puntos de referencia estándar:

- El **surco parietal**, también conocido como *área de la cresta,* es el área más amplia de la cabeza; comienza en las sienes y finaliza en la parte inferior de la coronilla. Podrá encontrarlo si coloca un peine plano en el lateral de la cabeza. El surco parietal se encuentra donde la cabeza comienza a curvarse alejándose del peine (**figura 9-41**).
- El **hueso occipital** sobresale en la base del cráneo. Para encontrarlo, toque la parte posterior del cráneo o coloque un peine plano contra la nuca y ubique el punto donde la cabeza se separa del peine (**figura 9-42**).
- El **vértice** es el punto más alto de la parte superior de la cabeza. Podrá encontrarlo si coloca un peine plano en la parte superior de la cabeza. El peine descansará en el punto más alto (**figura 9-43**).

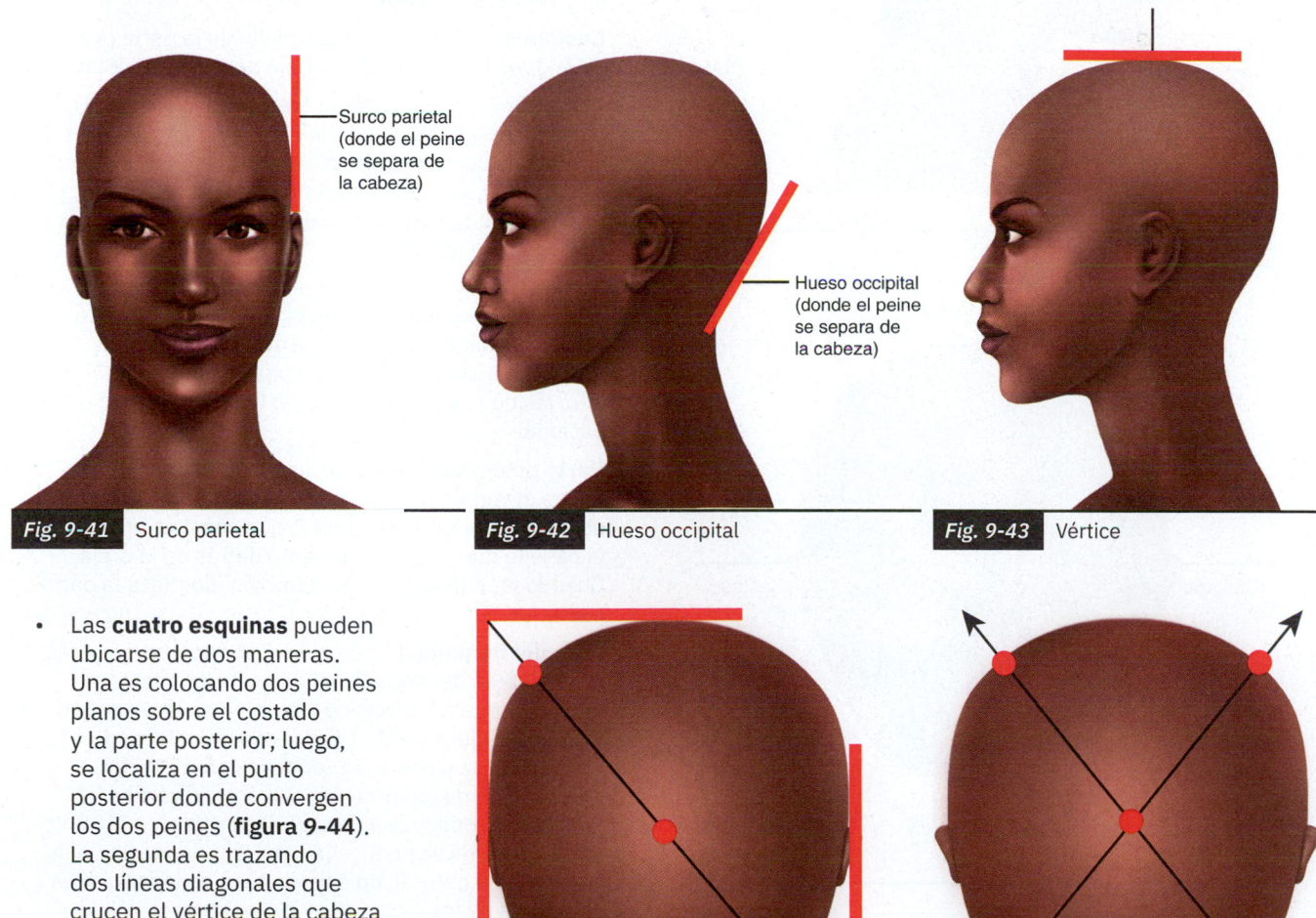

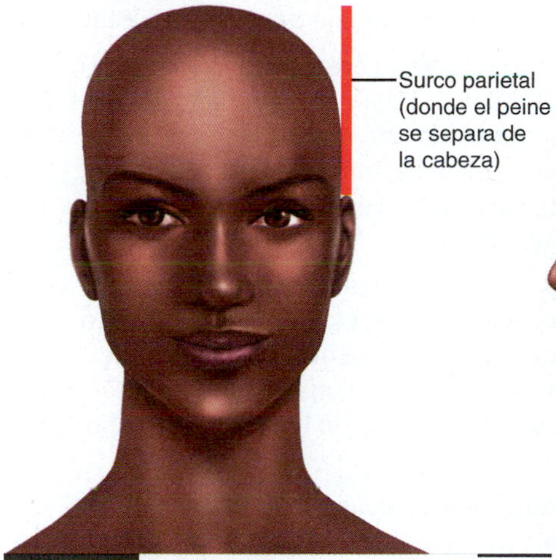

Fig. 9-41 Surco parietal

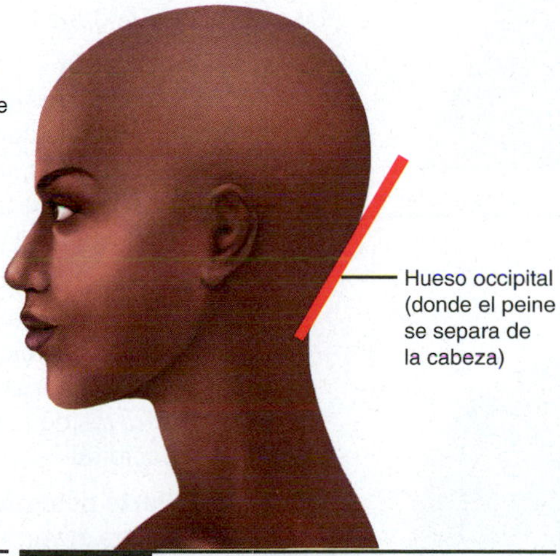

Fig. 9-42 Hueso occipital

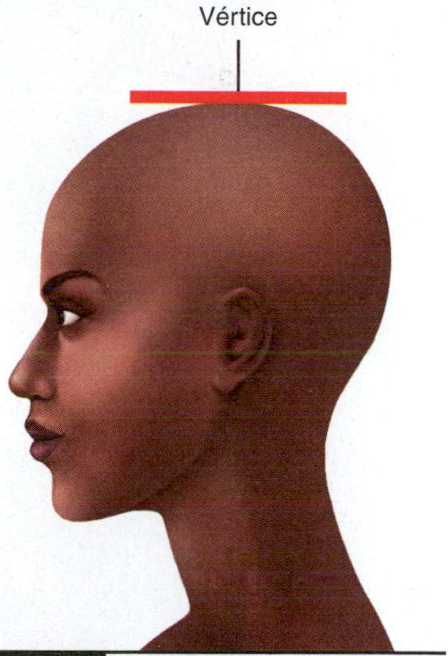

Fig. 9-43 Vértice

- Las **cuatro esquinas** pueden ubicarse de dos maneras. Una es colocando dos peines planos sobre el costado y la parte posterior; luego, se localiza en el punto posterior donde convergen los dos peines (**figura 9-44**). La segunda es trazando dos líneas diagonales que crucen el vértice de la cabeza y que apunten directamente a las esquinas frontales y posteriores (**figura 9-45**).

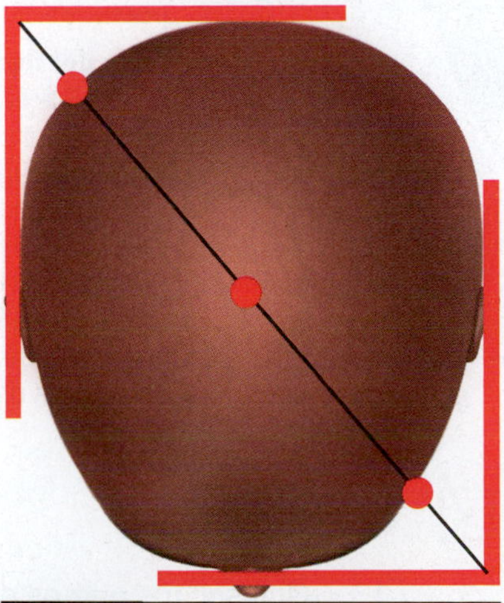

Fig. 9-44 Ubicación de las cuatro esquinas

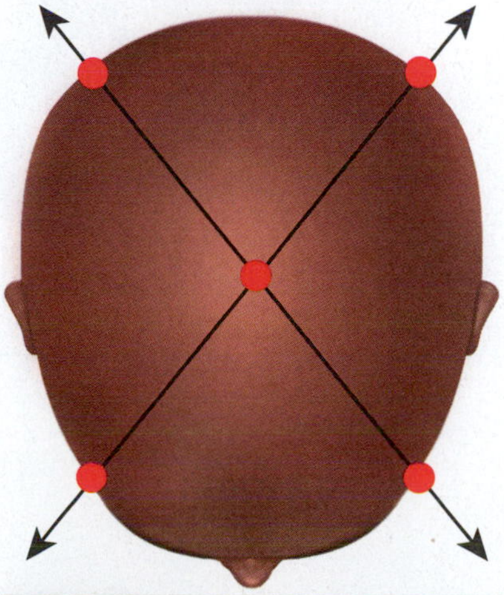

Fig. 9-45 Otra forma de ubicar las cuatro esquinas

Es posible que no necesite los puntos de referencia para cada estilo o corte, pero es importante saber dónde están. Por ejemplo, la ubicación de las cuatro esquinas indica un cambio en la forma de la cabeza de plana a redonda y viceversa, lo que puede afectar significativamente el resultado de un diseño.

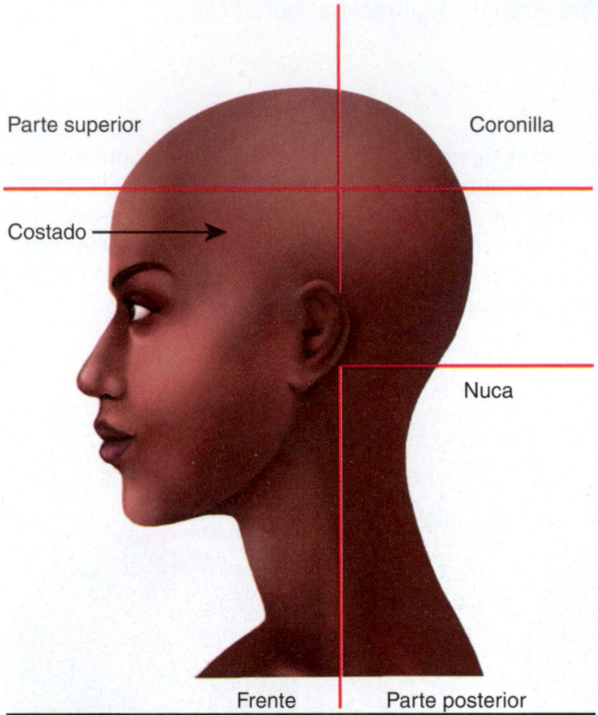

Fig. 9-46 Áreas de la cabeza

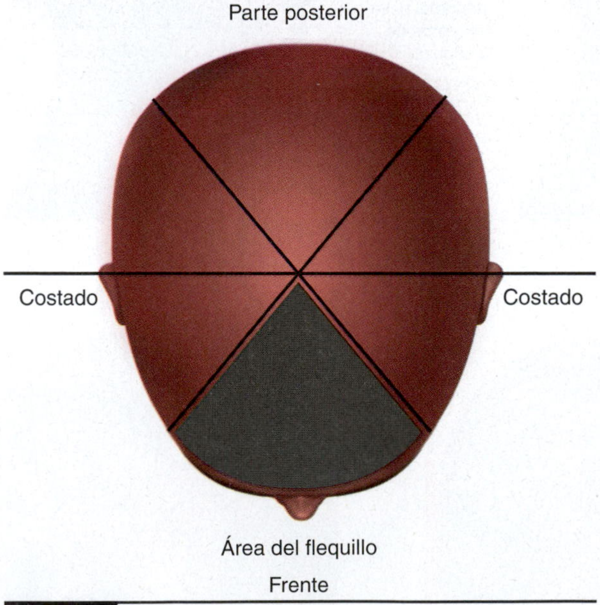

Fig. 9-47 Área del flequillo

Áreas de la cabeza

A continuación, se describen las áreas de la cabeza (**figura 9-46**):

- **Parte superior.** Ubique el surco parietal para identificar el cabello que crece en la parte superior de la cabeza. Este cabello reposa sobre la forma de la cabeza. El cabello que crece debajo del surco parietal o la cresta, cuelga debido a la gravedad. Ubique la parte superior dividiendo el cabello a partir del surco parietal y siguiendo el contorno de la cabeza.
- **Frente.** Haga una división o trace una línea desde el vértice hasta detrás de la oreja para separar el cabello que cae naturalmente por delante de la oreja del que cae detrás de esta. Todo lo que cae en frente de la oreja se considera el frente.
- **Costados.** Incluyen todo el cabello de la parte posterior de la oreja hacia delante, debajo del surco parietal.
- **Coronilla.** La coronilla es el área entre el vértice y la parte posterior del surco parietal. Muchas personas tienen una corona plana con mechones parados o remolinos, por lo que es sumamente importante prestar especial atención a esta área cuando realice un peinado o un corte.
- **Nuca.** La **nuca** es la parte posterior del cuello y la conforma el cabello que está debajo del hueso occipital. Ubique la zona de la nuca haciendo una división horizontal o trazando una línea horizontal a través de la parte posterior de la cabeza en el hueso occipital.
- **Parte posterior.** Haga una división o trace una línea desde el vértice hacia atrás de la oreja para localizar el área posterior de la cabeza, que consiste en todo el cabello que cae naturalmente detrás de la oreja. Cuando identifica el frente, también identifica la parte posterior
- **Área del flequillo**, también se conoce como *área del fleco*. El área del flequillo es una sección triangular que comienza en el vértice y termina en las esquinas frontales (**figura 9-47**). Ubique el área colocando un peine en la parte superior de la cabeza de forma que la mitad del peine se equilibre en el vértice. El flequillo comienza en frente del vértice, en el punto donde el peine ya no toca la cabeza. Cuando se peina con su caída natural, no cae más allá de las esquinas exteriores de los ojos.

Verificación

13. ¿Qué son los puntos de referencia? ¿Cuáles son sus funciones?

OA 6 Explicar la influencia del tipo de cabello y la textura en el diseño.

El tipo y la textura del cabello

El tipo y la textura del cabello del cliente es un factor fundamental al elegir un peinado. El tipo de cabello se clasifica según el patrón direccional y la textura del cabello. Todas las cabelleras tiene patrones direccionales naturales. Estos patrones son lacio, ondulado, rizado y extremadamente rizado o ensortijado. Un **bucle** es un rizo muy apretado. Tiene una forma espiralada compacta y cuando se lo estira o alarga, se asemeja a una serie de bucles. En líneas generales, existen 10 patrones de rizos universales, que varían desde ondulado y rizado hasta ensortijado (**figuras 9-48, 9-49, 9-50**). Para brindar las mejores opciones de cuidado, corte y peinado a los clientes, deberá familiarizarse con los distintos patrones de rizos y bucles. Sus clientes lucirán una cabellera hermosa y saludable.

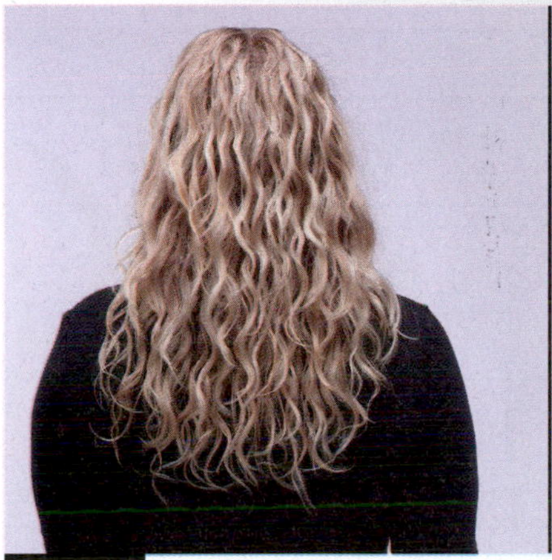

Fig. 9-48 Cabello ondulado

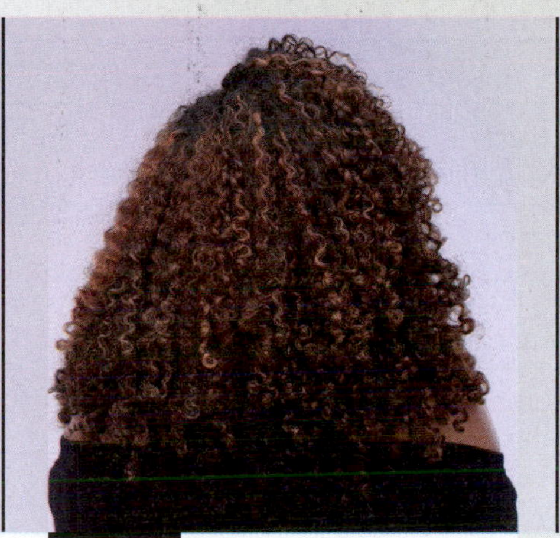

Fig. 9-49 Cabello rizado

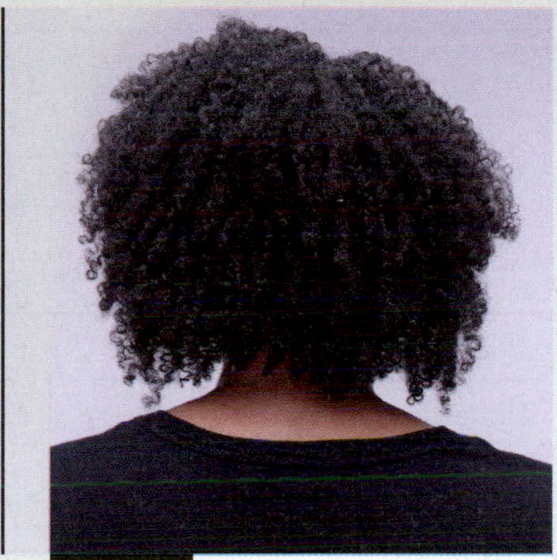

Fig. 9-50 Cabello ensortijado

Comprender las diferentes configuraciones de rizos le permite seleccionar los productos correctos de limpieza, acondicionamiento y acabado para abordar mejor las necesidades de cada tipo de cabello. Recuerde que la industria del cuidado del cabello natural no tiene una política universal. Los clientes pueden presentar más de un patrón y no existen dos cabezas con la misma textura del cabello. Para el estilista, se trata de satisfacer las necesidades del cliente, además de crear y mantener las características y la integridad únicas de la textura del cabello.

André Walker creó el primer sistema de clasificación de cabello fácil de usar: una tabla de clasificación del cabello (**figura 9-51**). En el **sistema de clasificación del cabello** de André Walker, se describen todas las texturas del cabello mediante un sistema de jerarquía numérica y alfabética basado en patrones lacios, ondulados, rizados y ensortijados, así como en cualidades, como la densidad, la porosidad y la elasticidad. Los consumidores reconocen este sistema por las redes sociales y las revistas para consumidores, por lo tanto, es importante que esté familiarizado con él para garantizar una comunicación concisa con los

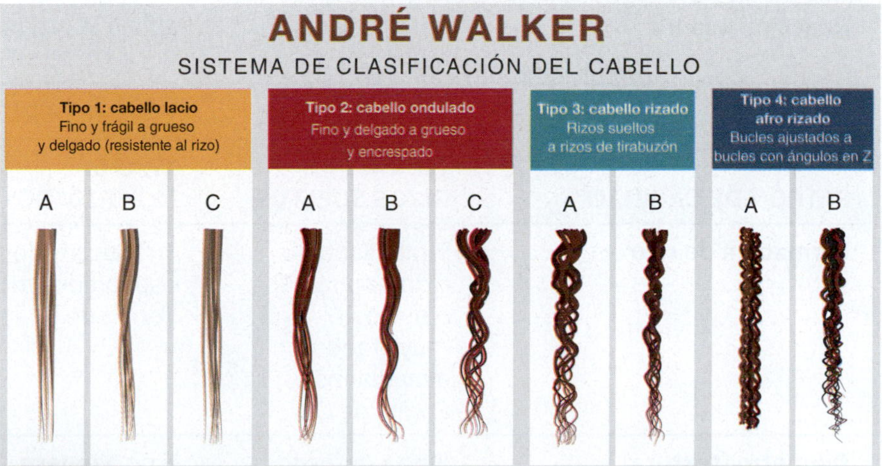

Fig. 9-51 El sistema de clasificación del cabello de André Walker se presentó por primera vez en 1990 (como se muestra en la imagen) y, desde entonces, se ha modificado para incluir más subtipos (tipo 3c y tipo 4c). Para ver las descripciones e imágenes de ejemplos, consulte la tabla 9-2 en la página 184, las fotografías de los tipos de cabello en la página 205 y la figura 11-33 en la página 254.

clientes durante las consultas. Hoy en día, varias compañías de productos y sitios web notables de rizado tienen sistemas de clasificación de los tipos de cabello que incluyen texturas adicionales y patrones de rizos que no estaban en el sistema de Walker (ver la **tabla 9-2** y la **figura 11-33**).

La textura y la densidad del cabello, y la relación entre ambas, también son factores importantes para elegir un peinado. Las texturas básicas del cabello son: fina, media y gruesa. La densidad del cabello, o cabellos por pulgada cuadrada, varía de muy escasa a muy densa. Consulte el **capítulo 07, Propiedades del cabello y el cuero cabelludo**, para obtener más información.

Consulte la **tabla 9-2** para poder determinar el patrón de rizos y la textura del cabello de su cliente y tome notas minuciosas durante la consulta. Tenga en cuenta que no se incluye el cabello lacio en esta tabla.

Tabla 9-2

Patrones universales de rizos y tipos de cabello

	ONDULADO		
PATRÓN DE CABELLO	**TIPO 1: ONDA SUAVE**	**TIPO 2: ONDA SUELTA**	**TIPO 3: ONDA ACENTUADA**
Formación de onda	Suave grande Forma de S	Suave media Forma de S	Suave pequeña Forma de S
Diámetro (textura)	Fino a grueso	Medio a grueso	Medio a grueso
Densidad	Promedio Escasa a densa	Ligeramente por encima del promedio Escasa a densa	Por encima del promedio Densa
Volumen	Limitado	Medio	Alto
Encrespamiento	Poco a nulo	Moderado a encrespado	Moderado a excesivo, tiende a enredarse
Porosidad	Baja a promedio	Baja a promedio	Promedio a alta
Elasticidad	Moderada, con movimiento ligero	Buena, con movimiento suave	Excelente, con mucho movimiento
Reacción a la luz	Refleja la luz, brilla	Refleja la luz, brilla	Refleja la luz, brilla

	RIZADO		
PATRÓN DE CABELLO	**TIPO 4: RIZOS SUELTOS**	**TIPO 5: MUY RIZADO**	**TIPO 6: RIZOS APRETADOS**
Formación de rizo	Tirabuzones, rizos espiralados o bucles muy grandes a medianos Forma de C	Tirabuzones o rizos espiralados medianos Forma de C	Tirabuzones pequeños, rizos espiralados y tirabuzones apretados Forma de C
Diámetro (textura)	Fino a grueso	Fino a grueso	Fino a grueso
Densidad	Promedio Media	Por encima del promedio Media a densa	Por encima del promedio Densa

Volumen	Moderado	Alto	Alto, con algo de encogimiento
Encrespamiento	Moderado	Moderado a excesivo, tiende a enredarse	Excesivo, con enredos y nudos en las puntas
Porosidad	Baja a promedio	Promedio a alta	Promedio a alta
Elasticidad	Buena, con buen movimiento	Muy buena, con mucho movimiento	Excelente, con gran movimiento
Reacción a la luz	Refleja la luz, brilla	Refleja un poco de luz y tiene un poco de brillo	Refleja la luz cuando está mojado, necesita aceites naturales para brillar

	ENSORTIJADO			
PATRÓN DE CABELLO	**TIPO 7: BUCLES SUELTOS**	**TIPO 8: MUY ENSORTIJADO**	**TIPO 9: BUCLES APRETADOS**	**TIPO 10: CON MUCHA TEXTURA/AFRO**
Formación de bucle	Rizos medianos a pequeños con forma de espiral, tirabuzones pequeños Formación de rizos sueltos	Rizos pequeños con forma de espiral, rizos o tirabuzones muy pequeños Formación de rizos apretados	Rizos o bucles apretados muy pequeños y patrones en zigzag apretados Formación de rizos muy apretados	Patrones en zigzag medianos a muy sueltos; puede ser recto Formación en zigzag
Diámetro (textura)	Fino a grueso	Fino a grueso	Fino a grueso	Fino a grueso; se siente grueso o áspero al tacto
Densidad	Alta Delgada a media	Varía Escasa a densa	Muy alta Media a densa	Varía Escasa a densa
Volumen	Medio a alto, con algo de encogimiento	Varía, con mucho encogimiento	Varía, con mucho encogimiento	Varía, con poco encogimiento, puede ser recto
Encrespamiento	Alto, se enreda en las puntas	Alto, con enredos y nudos en las puntas	Alto, con enredos y nudos en las puntas y el tallo del cabello	Muy alto; el tallo del cabello se puede anudar
Porosidad	Promedio a alta	Promedio a alta	Baja a alta	Baja
Elasticidad	Buena a moderada; frágil con algo de movimiento	Buena a moderada; frágil, se rompe fácilmente, con poco movimiento	Moderada a escasa; muy frágil, se enreda y se rompe fácilmente, sin movimiento	Buena a moderada, pero puede tender a ser escasa; extremadamente frágil, se enreda fácilmente, con algo de movimiento
Reacción a la luz	Refleja la luz cuando está mojado	No refleja la luz	No refleja la luz	No refleja la luz

Consulte las pautas de la **tabla 9-3** para peinar distintos patrones y texturas del cabello.

Tabla 9-3

Opciones de peinado para distintos patrones y texturas del cabello

PATRONES Y TEXTURAS DEL CABELLO	CUALIDADES
Lacio y fino	• Se abraza la forma de la cabeza, carece de cuerpo o volumen y tiene una elasticidad mínima. • La silueta es pequeña y angosta. • Es posible que no admita muchas opciones de peinados si se deja al natural. Se recomiendan productos para peinar o servicios con productos químicos para lograr el estilo más favorecedor.
Lacio y medio	• Ofrece más versatilidad para el peinado. • Reacciona bien al secado con secador y cepillos de distintos tamaños. • Tiene una buena cantidad de movimiento. • Reacciona bien al uso de rulos y peinados térmicos.
Lacio y grueso	• Es difícil de rizar, requiere más volumen. • Proyecta una silueta ligeramente más ancha que el cabello lacio y fino o medio. • El cepillado y el uso de planchas térmicas pueden aumentar el volumen no deseado. • Suele ser más resistente a la humedad y tiene la cutícula más compacta, por lo tanto, los servicios con productos químicos pueden demorar más en procesarse.
Ondulado y fino	• Puede aparentar mayor volumen si se aplica calor y se realiza el corte y el peinado adecuados. • La cutícula está elevada; puede ser frágil y propenso al encrespamiento. • Puede aparentar mayor volumen con un corte en capas. • Responde bien al secado con secador y a los servicios con productos químicos para suavizar y alisar.
Ondulado y medio	• Es el más versátil a la hora de realizar peinados. • Tiene el patrón más uniforme. • Reacciona bien al calor y se difunde fácilmente cuando se seca desde su estado natural para lucir rizado. • Se puede alisar fácilmente con secador.
Ondulado y grueso	• Puede producir una silueta muy voluminosa si no se modela en forma correcta. • El secado con secador puede ser efectivo, pero suele ser más fácil para el estilista que el cliente. • Puede ser demasiado ondulado cuando está lacio y no lo suficientemente rizado cuando se hace un peinado con rizos. • Una permanente suave puede permitirle lograr un estilo rizado fácil de peinar luego del lavado. • Se puede suavizar o alisar con un alisador químico o tratamiento químico a base de queratina. • Retire algo de peso del interior con tijeras de textura.
Rizado y fino	• Cuando se usa largo, se suele separar y dejar al descubierto el cuero cabelludo del cliente, a menos que el cabello tenga mucha densidad. • Responde muy bien a los alisadores químicos suaves y a los tratamientos con queratina para suavizar o alisarlo y a los servicios de color. • Se enreda fácilmente; se recomienda usar un producto desenredante de protección térmica antes de secar con secador.

Rizado y medio	• Silueta con volumen. • Si se deja al natural, proporciona una apariencia suave y romántica. • La silueta debe estar en proporción con la estructura corporal del cliente y no ser predominante. • Al modelar este tipo de cabello, tenga en mente donde quedará la línea de peso del corte. • Responde bien a los alisadores, al tratamiento con químicos a base de queratina y a las coloraciones.
Rizado y grueso	• Mezcla de hebras de cabello ensortijadas a muy ensortijadas. • Suele ser compacto y tener casi nada de movimiento. • Es propenso a enredarse y a la resequedad. • Se recomienda usar productos que contengan hidratantes. • Corte el cabello en seco, ya que se encogerá de manera significativa una vez que se seca, lo que hará que parezca mucho más corto.
Muy rizado y fino	• Generalmente, lo mejor es cortarlo corto. • Si se deja largo, la silueta debe ser horizontal con volumen. • Reacciona bien a los servicios con productos químicos y a los servicios de suavizado químico. • Responde bien al secador a la plancha térmica. • Se recomienda siempre aplicar un producto protector de calor cuando trabaje con artefactos o herramientas térmicas.
Muy rizado y medio	• La silueta admite líneas horizontales de volumen ya que tiende a ampliarse a medida que crece. • Reacciona bien a los alisadores químicos y los suavizantes con químicos para lograr una forma más reducida. • Responde bien a los alisadores térmicos y de presión, así como al trenzado y torzado. • En su estado natural, el corte de cabello muy corto es ideal para peinar con facilidad y requiere poco mantenimiento.
Ensortijado/ con textura afro	• La silueta será ancha. • El alisado químico lo hace más manejable y ofrece otras opciones de peinado. • Tiene un aspecto bastante denso. • En estado natural sin productos químicos, responde bien al corte en capas cortas y a los peinados con trenzas, rastas y torzadas.

Actividad

Análisis del tipo y la textura del cabello

Agrúpese con un compañero de clase.

1. *Realice un análisis del tipo y la textura del cabello de su compañero.*
2. *Determine el tipo de cabello. ¿Es lacio, ondulado o rizado?*
3. *Determine la textura del cabello. ¿Es fino, medio o grueso?*

Piense en lo que aprendió y comparta qué estilo funcionaría mejor y por qué.

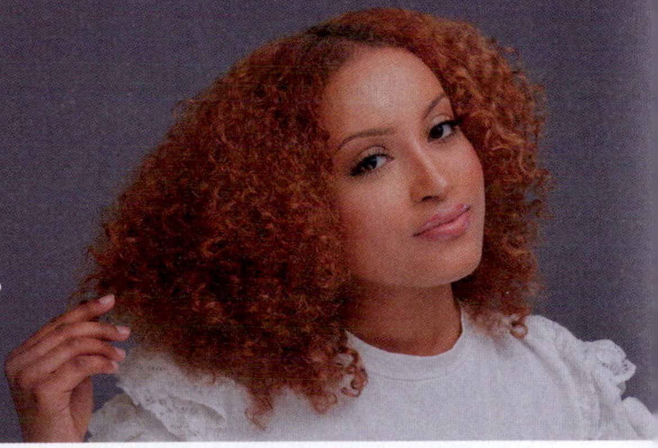

Verificación

14. ¿Qué influencia tienen el tipo y la textura del cabello en los peinados para las siguientes opciones: cabello lacio y fino, ondulado y fino, rizado y fino, y muy rizado y fino?

OA 7 Identificar las siete formas faciales distintas y diseñar un peinado ideal para cada una.

Los peinados y la forma del rostro

Uno de los mayores desafíos como estilista es hablar con los clientes sobre los estilos que mejor acentuarán la forma del rostro. No todos los estilos que un cliente quiere complementan bien con la forma de su rostro.

La forma del rostro de un cliente está determinada por la posición y la prominencia de los huesos faciales. Existen siete formas faciales básicas: ovalada, redonda, cuadrada, triangular, oblonga, con forma de rombo y con forma de corazón. Consulte la **tabla 9-4** para poder reconocer las formas del rostro. Una buena manera de determinar la forma facial de un cliente y de que este entienda lo que es posible es apartar todo el cabello del rostro con una toalla o una cinta para el cabello a fin de observar mejor solo el rostro. Incorpore este proceso en su consulta y comparta esta información con el cliente. Muéstrele fotos de peinados ideales para cada forma del rostro y coméntele los motivos por los que algunos no se verán bien en determinados rostros. Para determinar la forma del rostro, divídalo en tres zonas: desde la frente hasta las cejas, desde las cejas hasta la punta de la nariz y desde la punta de la nariz hasta el mentón (**figura 9-52**).

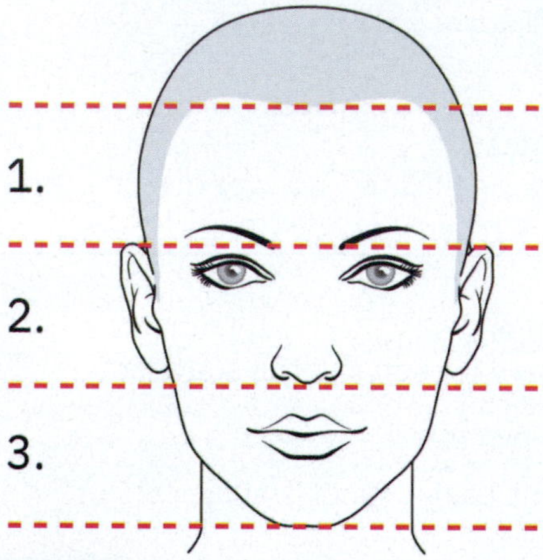

Fig. 9-52 Cómo determinar las formas del rostro

Tabla 9-4

Cómo determinar las formas del rostro

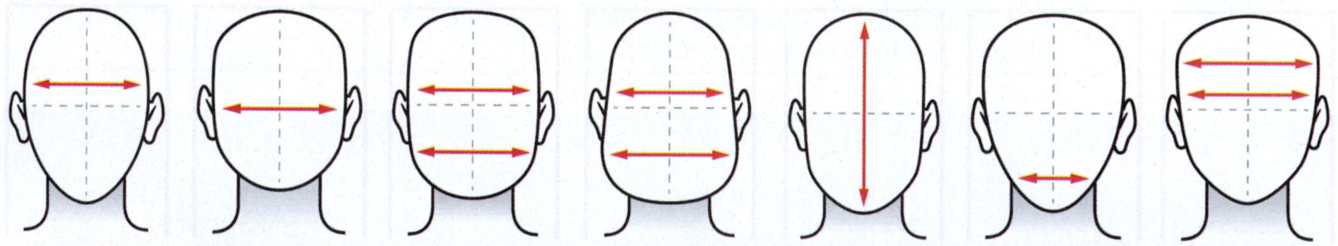

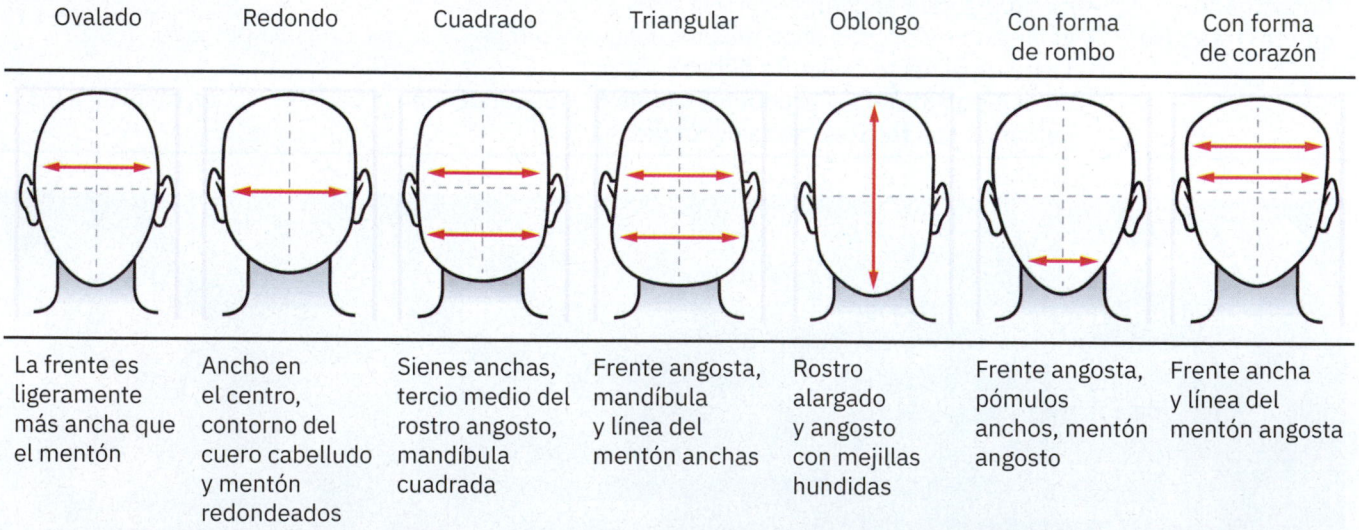

Ovalado	Redondo	Cuadrado	Triangular	Oblongo	Con forma de rombo	Con forma de corazón
La frente es ligeramente más ancha que el mentón	Ancho en el centro, contorno del cuero cabelludo y mentón redondeados	Sienes anchas, tercio medio del rostro angosto, mandíbula cuadrada	Frente angosta, mandíbula y línea del mentón anchas	Rostro alargado y angosto con mejillas hundidas	Frente angosta, pómulos anchos, mentón angosto	Frente ancha y línea del mentón angosta

Actividad

Formas de rostro de las celebridades

Busque en Internet fotos de sus celebridades favoritas y use la tabla 9-4 para determinar la forma de sus rostros. Escanee el código QR para ver las celebridades que hemos identificado a modo de ayuda.

+ BONIFICACIÓN

Escanee o visite:
bonus.milady.com/cos-es/b9

Tipo de rostro ovalado

El contorno y las proporciones del rostro ovalado constituyen la base para evaluar todos los demás tipos de rostros.

- **Contorno facial.** El rostro ovalado es alrededor de 1,5 veces más largo que el ancho a lo largo de la ceja. La frente es ligeramente más ancha que el mentón. No tiene zonas que resalten visiblemente más que otras. Una persona con rostro ovalado puede usar cualquier peinado, a menos que existan otras consideraciones, como el uso de gafas, la longitud y la forma de la nariz o el perfil.
- **Opciones de peinado.** La mayoría de los estilos funcionarán bien en esta forma de rostro (**figuras 9-53a** y **9-53b**). Tenga en cuenta los rasgos del cliente, la proporción de la cabeza y si usa anteojos.

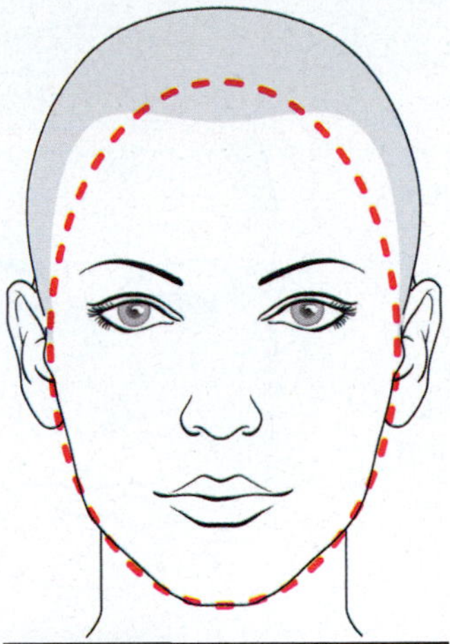

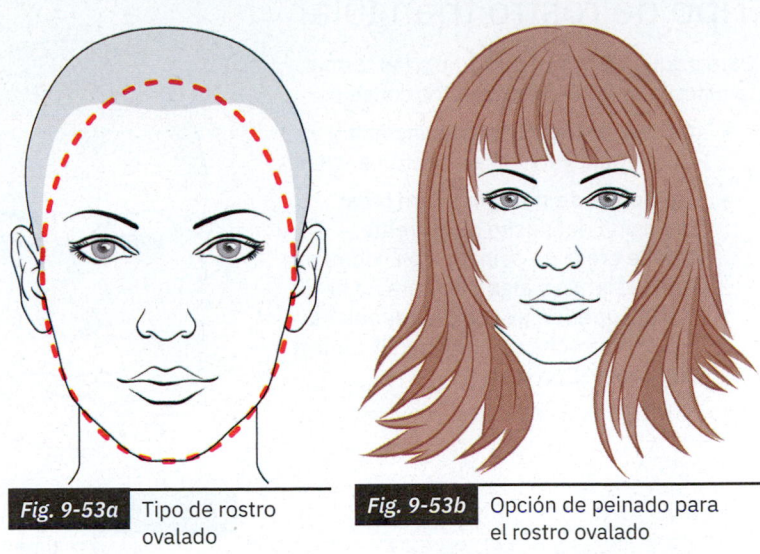

Fig. 9-53a Tipo de rostro ovalado

Fig. 9-53b Opción de peinado para el rostro ovalado

Tipo de rostro redondo

Las formas faciales redondas son cortas y anchas. Los siguientes son algunos consejos de peinados que favorecen esta forma de rostro.

- **Contorno facial.** Contorno del cuero cabelludo y línea del mentón redondos; rostro ancho.
- **Opciones de peinado.** Si los clientes desean un rostro más delgado, podrá optar por un peinado con altura o volumen en la parte superior y apretado o sin volumen en los costados para crear la ilusión de un rostro alargado (**figuras 9-54a** y **b**).

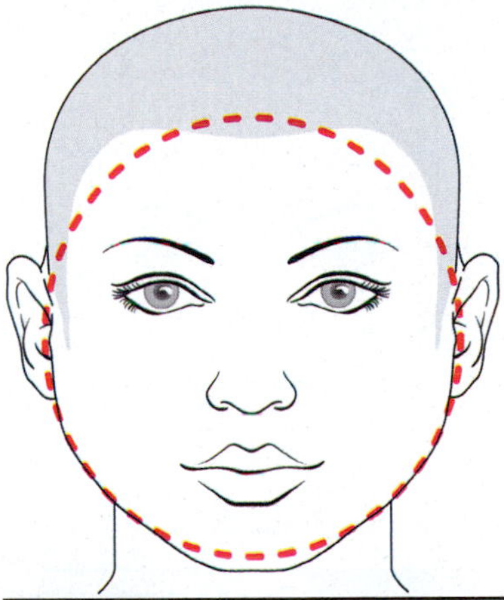

Fig. 9-54a Tipo de rostro redondo

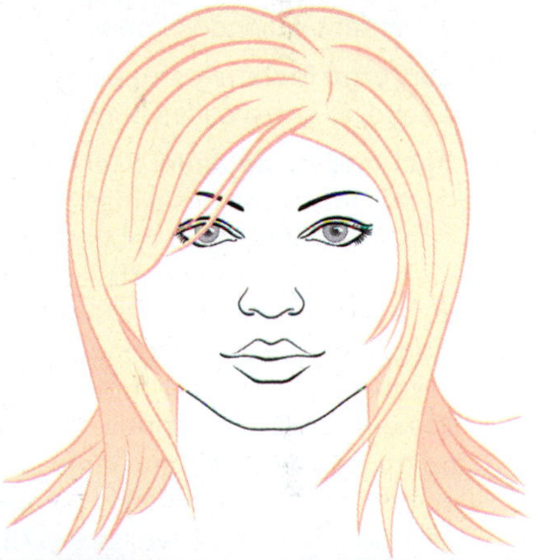

Fig. 9-54b Opción de peinado para el rostro redondo

Tipo de rostro cuadrado

Para favorecer los tipos faciales cuadrados, tendrá que incluir los siguientes aspectos en el diseño del cabello.

- **Contorno facial.** Ancho en las sienes, angosto en el tercio medio del rostro y cuadrado en la mandíbula.
- **Opciones de peinado.** Para los clientes que deseen redondear las facciones cuadradas, suavice el cabello alrededor de las sienes y la mandíbula acercando la forma o la silueta a la forma de la cabeza. Para lograr volumen en el área situada entre las sienes y la mandíbula, añada amplitud en la zona alrededor de las orejas (**figuras 9-55a** y **b**).

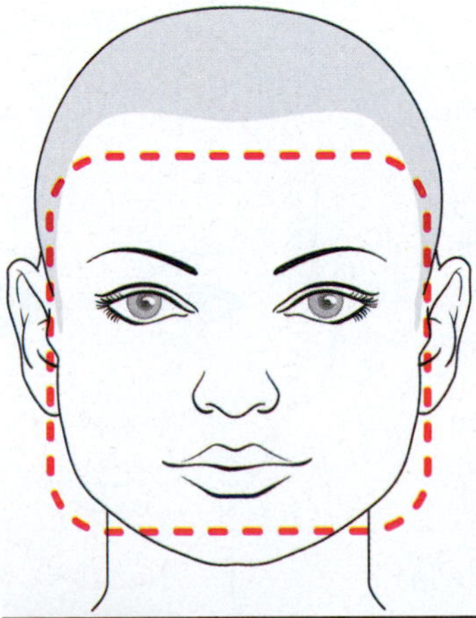

Fig. 9-55a Tipo de rostro cuadrado

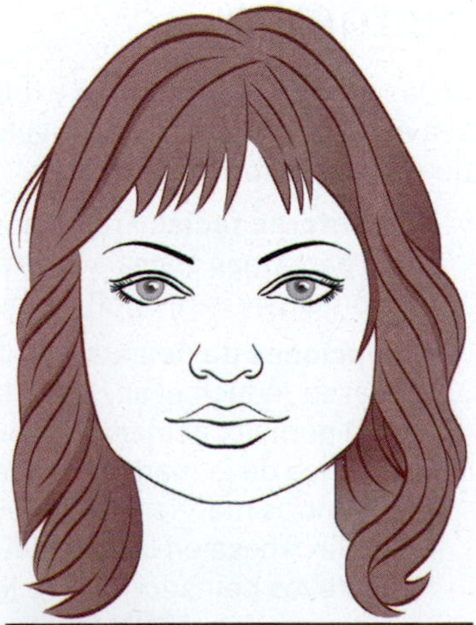

Fig. 9-55b Opción de peinado para el rostro cuadrado

Tipo de rostro triangular

Para equilibrar y dar contorno a las formas faciales triangulares, siga estos consejos.

- **Contorno facial.** Frente angosta, mandíbula y línea del mentón anchas.
- **Opciones de peinado.** Para crear la ilusión del ancho de la frente, puede crear un peinado con volumen en las sienes y algo de altura en la parte superior. Se puede disimular la frente estrecha con un flequillo suave (**figuras 9-56a** y **b**).

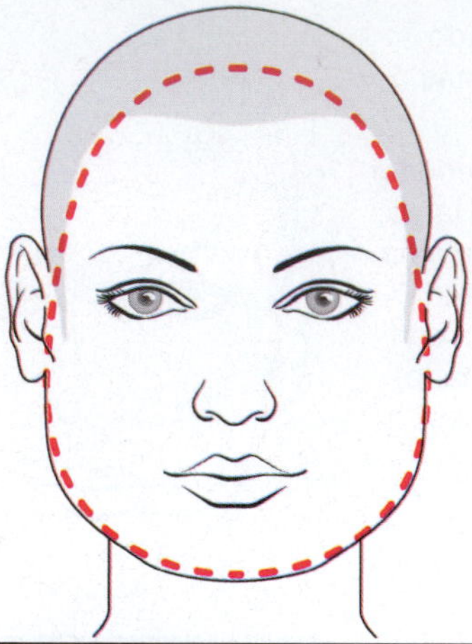

Fig. 9-56a Tipo de rostro triangular.

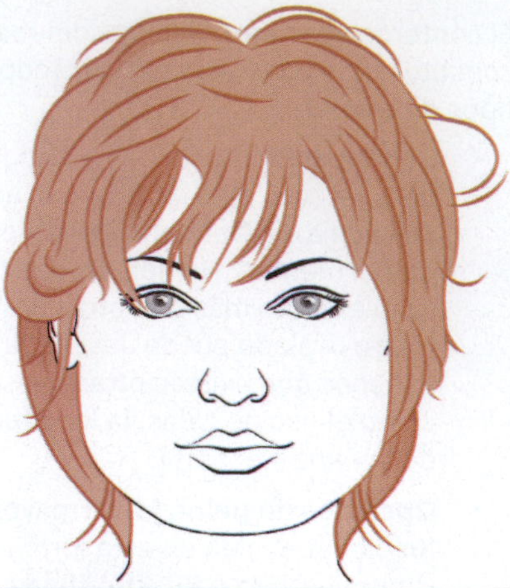

Fig. 9-56b Opción de peinado para el rostro triangular

Tipo de rostro oblongo

Las formas faciales oblongas se pueden complementar siguiendo el peinado.

- **Contorno facial.** Rostro alargado y angosto con mejillas hundidas.
- **Opciones de peinado.** Si el cliente desea una forma facial más corta y ancha, mantenga el cabello bastante cerca de la parte superior de la cabeza. Agregue volumen a los lados para crear la ilusión de anchura. El cabello no debe ser muy largo ya que eso resaltará la forma oblonga del rostro. Los peinados con largo hasta el mentón son los que más favorecen este tipo de rostro (**figuras 9-57a** y **b**).

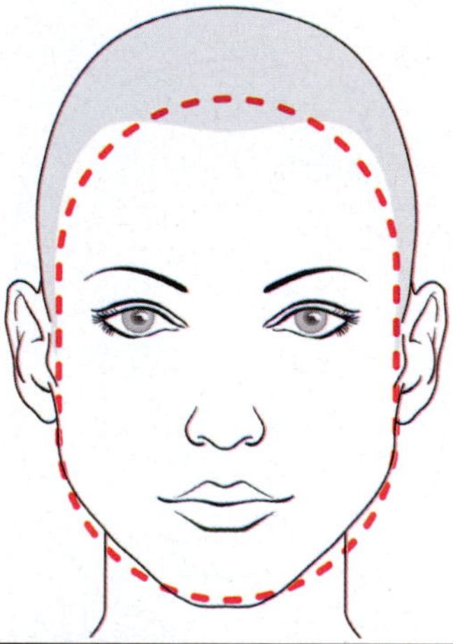

Fig. 9-57a Tipo de rostro oblongo

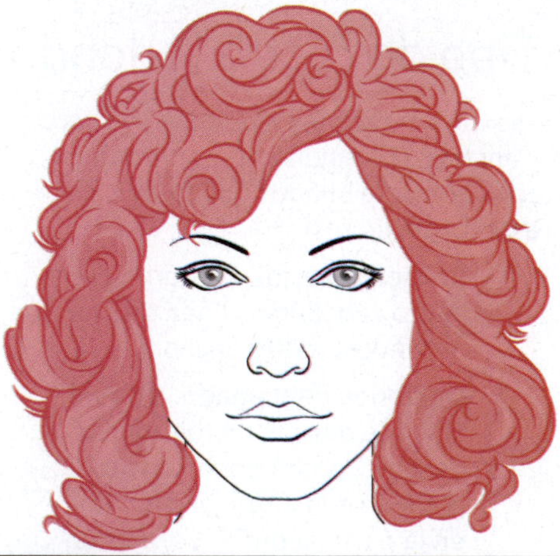

Fig. 9-57b Opción de peinado para el rostro oblongo

Tipo de rostro con forma de rombo

En las siguientes pautas, se explica cómo suavizar, no oscurecer, los ángulos del tipo de rostro con forma de rombo.

- **Contorno facial.** Frente angosta, con la parte más ancha a la altura de los pómulos y el mentón angosto.
- **Opciones de peinado.** Si el cliente desea reducir el ancho en la línea del pómulo, aumente el volumen en la línea de la mandíbula y la frente, mientras mantiene el cabello cerca de la cabeza en la línea del pómulo. Evite los peinados que se levanten a la altura de las mejillas o que se alejen del contorno del cuero cabelludo en los lados cercanos al área de las orejas (**figuras 9-58a** y **b**).

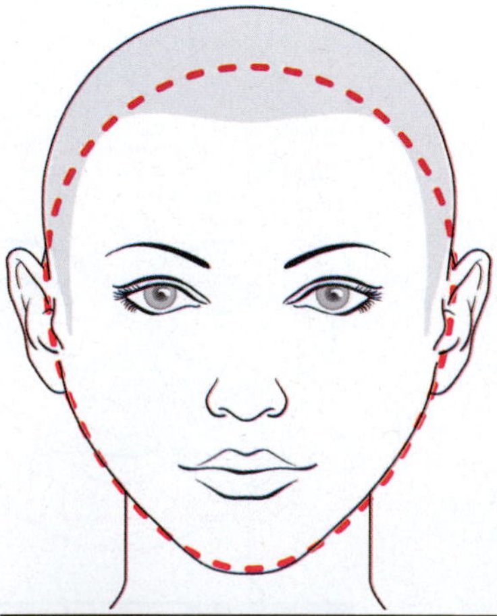

Fig. 9-58a Tipo de rostro con forma de rombo

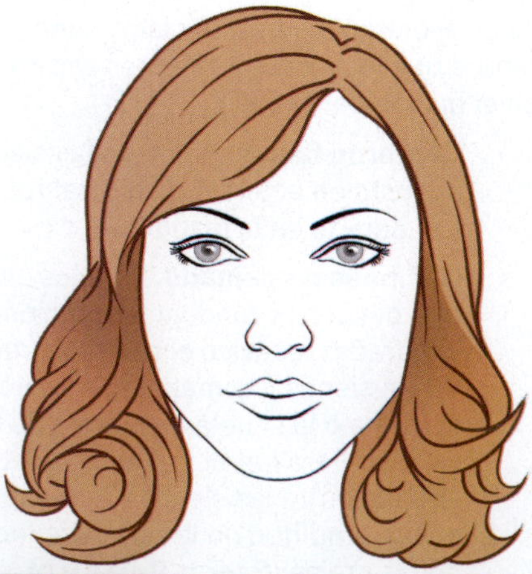

Fig. 9-58b Opción de peinado para el rostro con forma de rombo

Tipo de rostro con forma de corazón

Los rostros con forma de corazón se complementan fácilmente con estos consejos.

- **Contorno facial.** Frente ancha y línea del mentón angosta.
- **Opciones de peinado.** Para equilibrar esta forma de rostro, debe peinar el cabello cerca de la cabeza y sin volumen. Se recomienda un flequillo largo o fragmentado. Disminuya gradualmente la anchura de la silueta mientras peina el tercio medio de la forma en la zona de los pómulos y cerca de las orejas. Conserve la silueta en su punto más ancho en el área de la mandíbula y del cuello (**figuras 9-59a** y **b**).

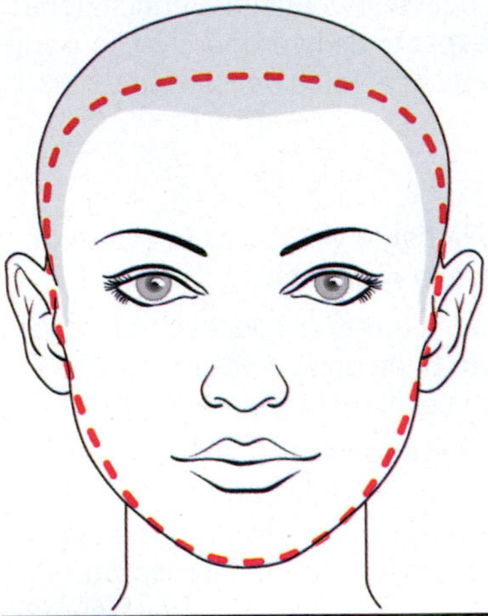

Fig. 9-59a Tipo de rostro con forma de corazón

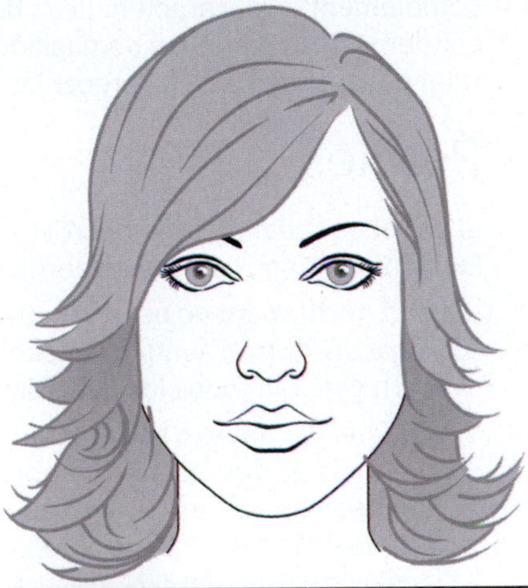

Fig. 9-59b Opción de peinado para el rostro con forma de corazón

? ¿Lo sabía?

Gracias a la tecnología informática moderna, podemos tomar una imagen del rostro y probar muchos peinados o coloraciones con un simple clic. Este es un excelente ejercicio para capacitar su visión al observar el efecto de varios estilos distintos en un mismo rostro. Diviértase y sea creativo, ¡solo es cabello virtual! Visite stylecaster.com para ver un ejemplo de cambios de imagen virtuales gratuitos.

☑ Verificación

15. ¿Cómo se puede determinar la forma del rostro de un cliente?
16. Mencione y describa las siete formas del rostro y la mejor opción de peinado o consejos para cada una.
17. ¿Qué características del rostro ovalado permiten que responda bien a distintos peinados?

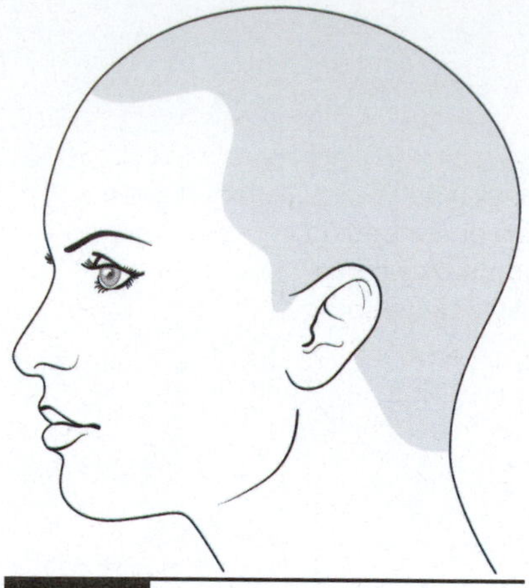

Fig. 9-60 Perfil recto

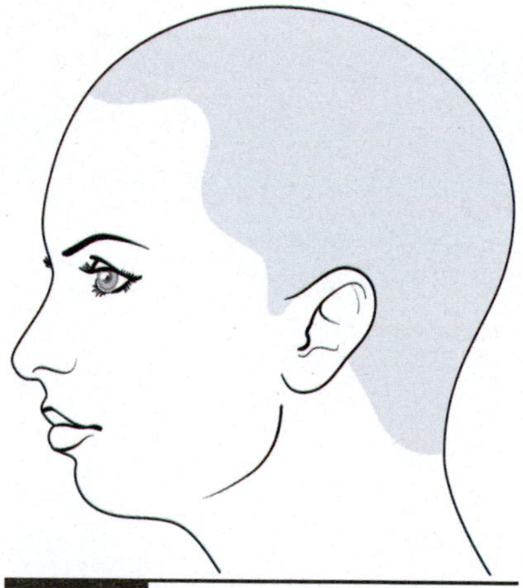

Fig. 9-61 Perfil convexo

OA 8 Describir cómo los perfiles y las proporciones contribuyen a los peinados.

Perfiles y proporciones

Los diseños deben verse bien desde todos los ángulos. Cada parte debe complementar las características físicas únicas del cliente. El estilo nunca debe ser demasiado grande ni demasiado pequeño respecto de la proporción corporal total del cliente. Debe favorecer las características generales del cliente.

Perfiles

El **perfil** es la delineación del rostro, la cabeza o la figura vistos desde el lateral. Existen tres tipos básicos de perfiles: recto, convexo y cóncavo.

- El **perfil recto** no es ni convexo (curvado hacia fuera) ni cóncavo (curvado hacia dentro), aunque incluso un perfil recto tiene una curvatura muy leve. En general, todos los peinados favorecen el perfil recto (**figura 9-60**).
- El **perfil convexo** se caracteriza por presentar una frente y un mentón hundidos, que pueden complementarse con un peinado con rizos o flequillo sobre la frente. Mantenga el peinado cerca de la cabeza en el área de la nuca y lleve el cabello hacia adelante en el área del mentón (**figuras 9-61** y **9-62**).
- El **perfil cóncavo** se caracteriza por presentar una frente y un mentón prominentes, y los demás rasgos hacia dentro. Se puede complementar al peinar con suavidad el cabello en la nuca con un movimiento hacia arriba. No acumule el cabello sobre la frente (**figuras 9-63** y **9-64**).

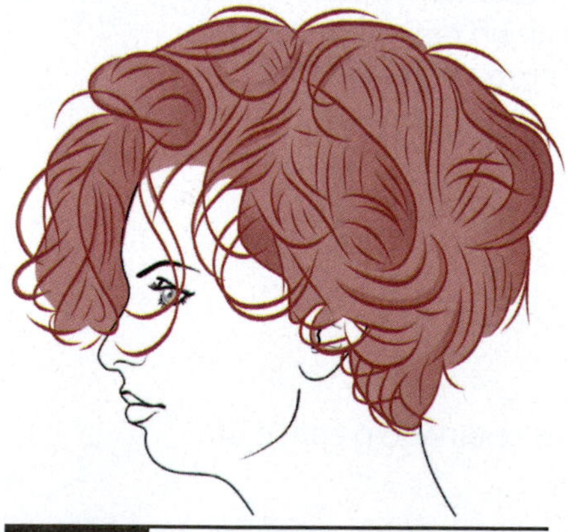

Fig. 9-62 Peinado para un perfil convexo

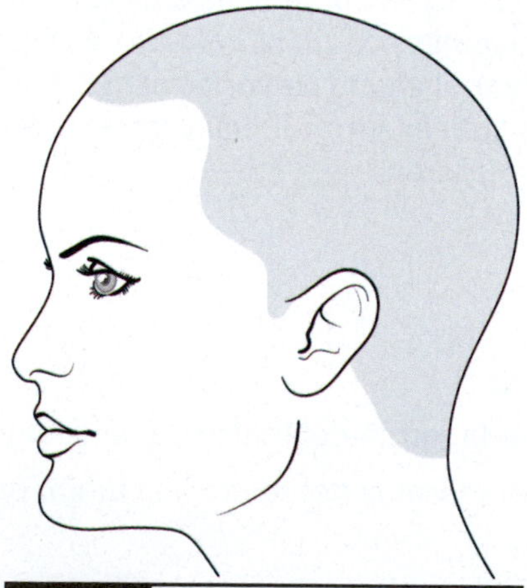

Fig. 9-63 Perfil cóncavo

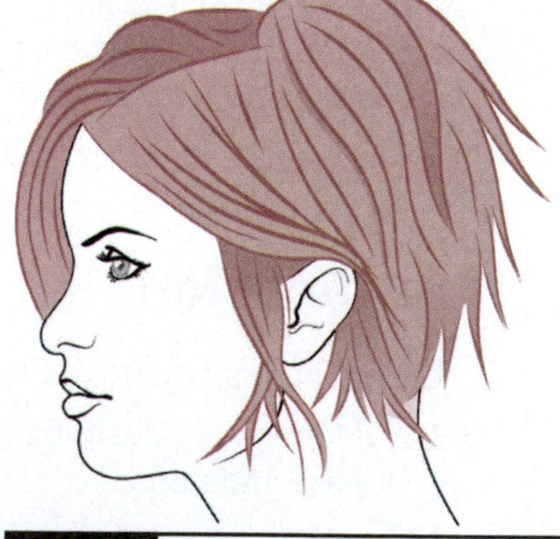

Fig. 9-64 Peinado para un perfil cóncavo

Proporciones del rostro

La comprensión de los rasgos y proporciones del rostro le facilitará analizar el rostro de sus clientes. Así podrá aplicar los principios de diseño que ha aprendido para complementar las formas del rostro. Una forma de realizar este análisis es dividir el rostro en tres secciones.

TERCIO SUPERIOR DEL ROSTRO

El análisis del tercio superior del rostro sirve para determinar las opciones de estilo según la forma y el tamaño de la frente.

Frente ancha. Lleve el cabello hacia adelante sobre los lados de la frente (**figura 9-65**).

Frente angosta. Aleje el cabello del rostro a la altura de la frente. Se pueden usar reflejos más claros en las sienes para crear la ilusión de ancho (**figura 9-66**).

Frente hundida. Si el cliente lo desea, coloque flequillo sobre la frente con un volumen proyectado hacia fuera (**figura 9-67**).

Frente grande. Si el cliente lo desea, utilice flequillo con poco o ningún volumen para cubrir la frente (**figura 9-68**).

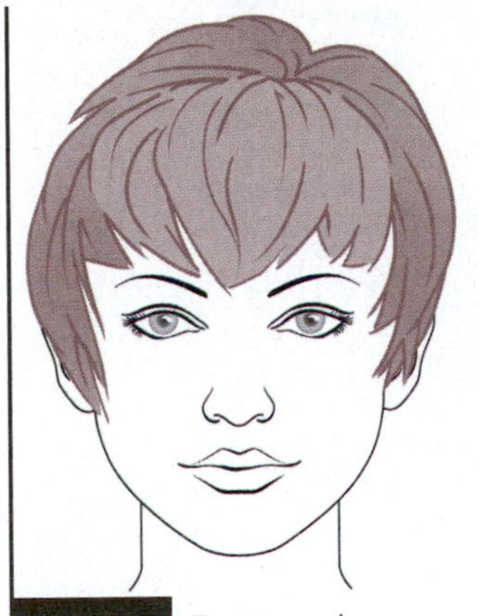

Fig. 9-65 Frente ancha

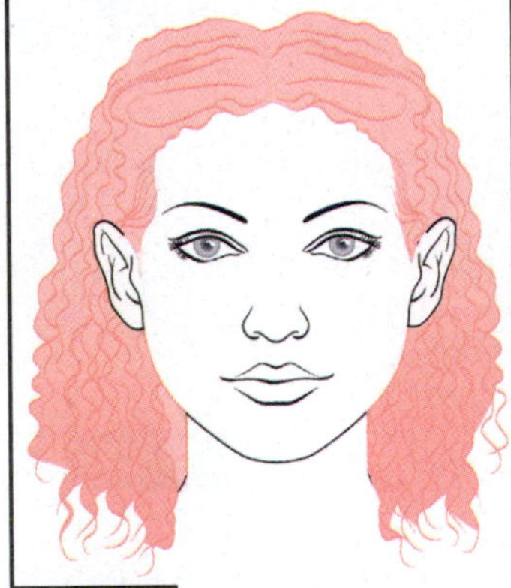

Fig. 9-66 Frente angosta

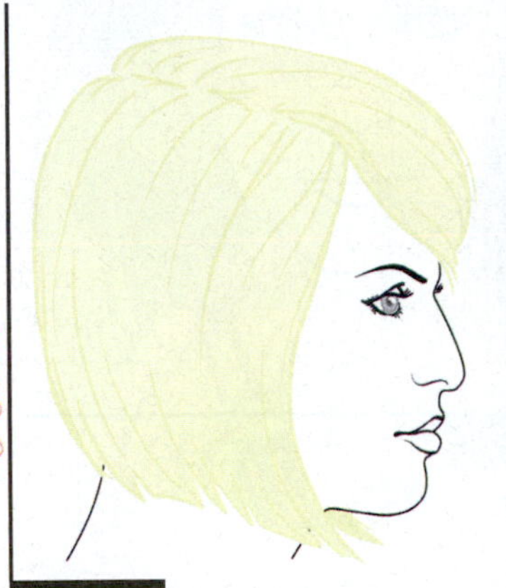

Fig. 9-67 Frente hundida

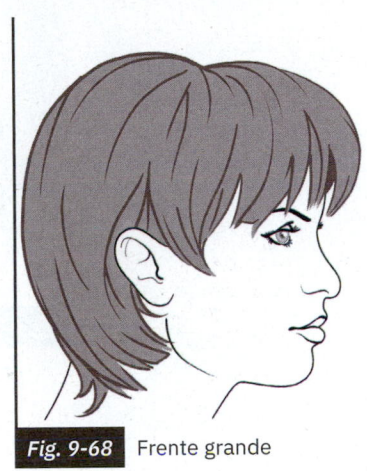

Fig. 9-68 Frente grande

TERCIO MEDIO DEL ROSTRO

El análisis del tercio medio del rostro permite equilibrar los ojos y la nariz con el diseño del cabello.

Ojos muy unidos. Los clientes que tienen los ojos muy unidos suelen tener rostros alargados y estrechos. Aleje el cabello del rostro llevándolo hacia atrás a la altura de las sienes. Es aconsejable darle un movimiento lateral y un poco de altura con una raya diagonal hacia atrás. Un ligero aclarado del cabello a la altura de las esquinas de los ojos dará la ilusión de amplitud (**figura 9-69**).

Ojos separados. Los clientes que tienen los ojos separados suelen tener rostros redondos o cuadrados. Para dar la sensación de longitud al rostro y hacer que los ojos parezcan proporcionales, puede usar medio flequillo más alto. El cabello debe ser ligeramente más oscuro a los lados que en la parte superior (**figura 9-70**).

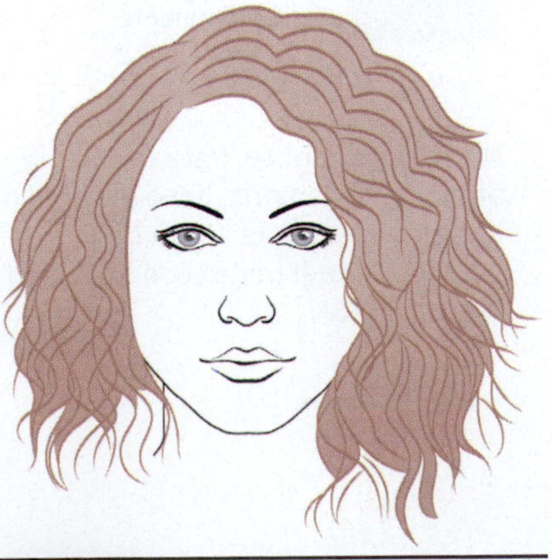

Fig. 9-69 Ojos muy unidos

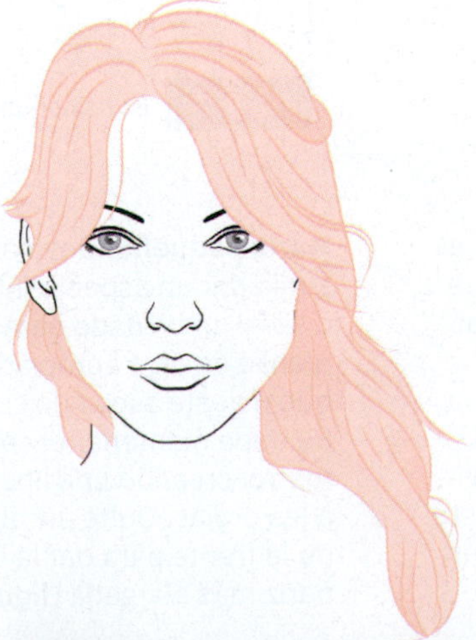

Fig. 9-70 Ojos separados

Nariz desviada. Los peinados asimétricos y descentrados son los mejores porque desvían la atención de la nariz. Los estilos simétricos acentúan las irregularidades del rostro (**figura 9-71**).

Nariz ancha y plana. Retire el cabello del rostro y use una raya en la mitad para contribuir a alargar y estrechar la nariz (**figura 9-72**).

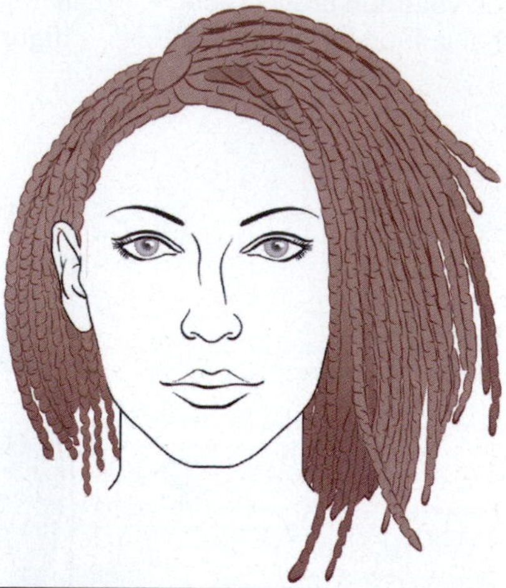

Fig. 9-71 Nariz desviada

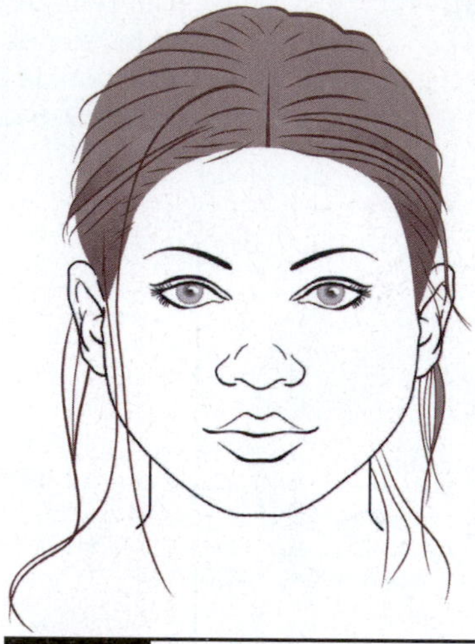

Fig. 9-72 Nariz ancha y plana

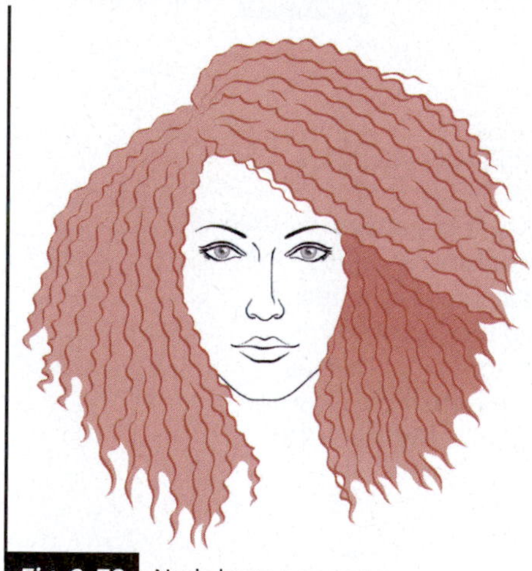

Fig. 9-73 Nariz larga y angosta

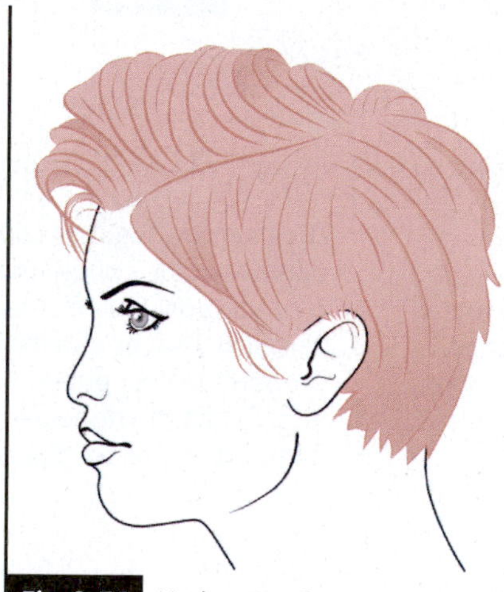

Fig. 9-74 Nariz pequeña

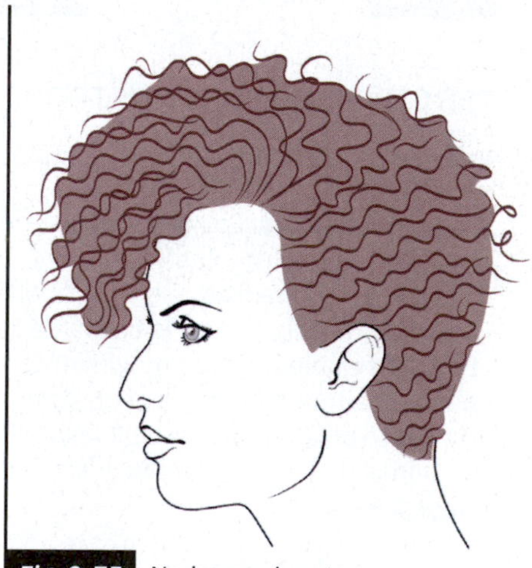

Fig. 9-75 Nariz prominente

Nariz larga y angosta. Descarte los peinados pegados a los lados de la cabeza y altos en la parte superior. Las partes medias o demasiado cabello dirigido hacia el rostro cara acentúan las facciones alargadas y estrechas. En lugar de eso, elija un peinado en el que el cabello esté lejos del rostro para crear la ilusión de rasgos faciales más anchos (**figura 9-73**).

Nariz pequeña. Una nariz pequeña suele dar un aspecto infantil. Cuando diseñe un peinado para un adulto, piense en algo apropiado para la edad que no esté asociado con la infantil. Se debe mantener el cabello fuera del rostro, creando una línea de la nariz a las orejas. Quite el cabello de arriba de la frente para dar la ilusión de una nariz más alargada (**figura 9-74**).

Nariz prominente. Para desviar la atención de la nariz, lleve el cabello hacia adelante a la altura de la frente y alrededor del rostro con suavidad (**figura 9-75**).

TERCIO INFERIOR DEL ROSTRO

El análisis del tercio inferior del rostro permite determinar ciertas consideraciones de diseño a partir de la forma de la mandíbula y el mentón.

Mandíbula redonda. Use líneas rectas a la altura de la mandíbula (**figura 9-76**).

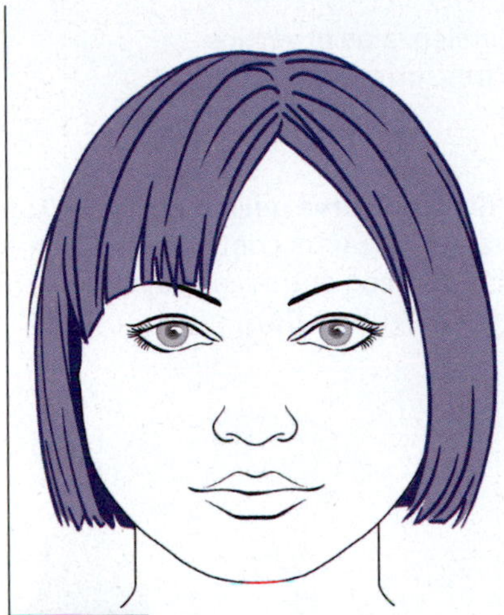

Fig. 9-76 Mandíbula redonda

Mandíbula cuadrada. Use líneas curvas a la altura de la mandíbula (**figura 9-77**).

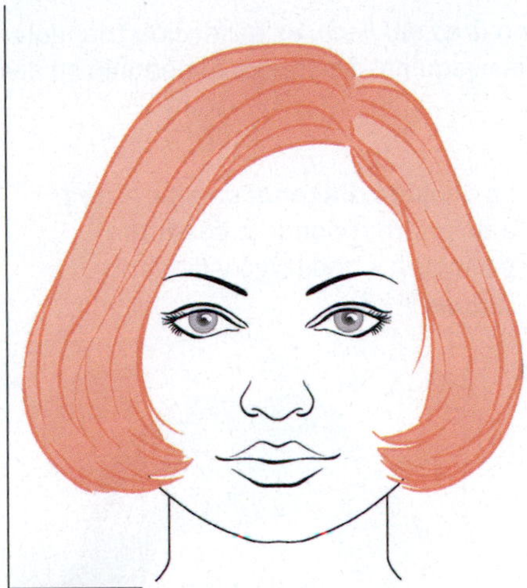

Fig. 9-77 Mandíbula cuadrada

Mandíbula alargada. El cabello debe ser voluminoso y caer por debajo de la mandíbula para desviar la atención (**figura 9-78**).

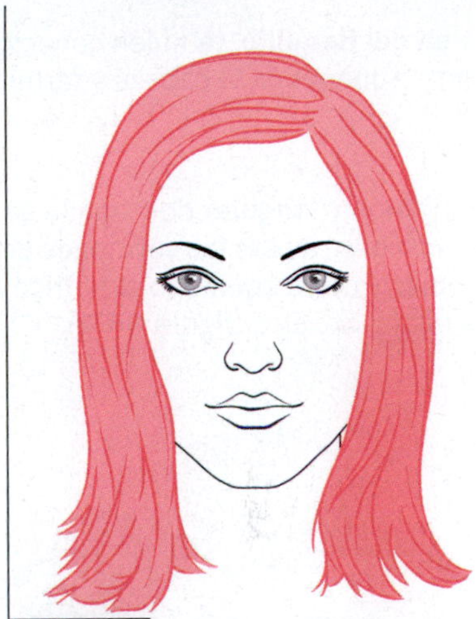

Fig. 9-78 Mandíbula alargada

Mentón hundido. Lleve el cabello hacia delante en el área del mentón (**figura 9-79**).

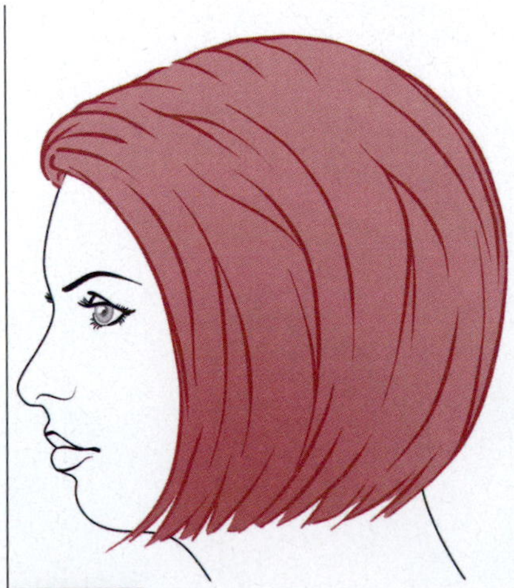

Fig. 9-79 Mentón hundido

Mentón pequeño. Lleve el cabello hacia arriba y fuera del rostro sobre la línea del mentón (**figura 9-80**).

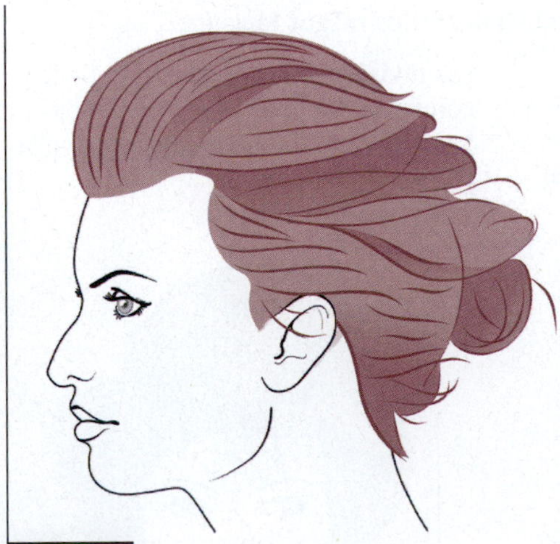

Fig. 9-80 Mentón pequeño

Mentón grande. La longitud del cabello debe quedar por debajo o por encima de la línea del mentón para evitar llamar la atención sobre este (**figura 9-81**).

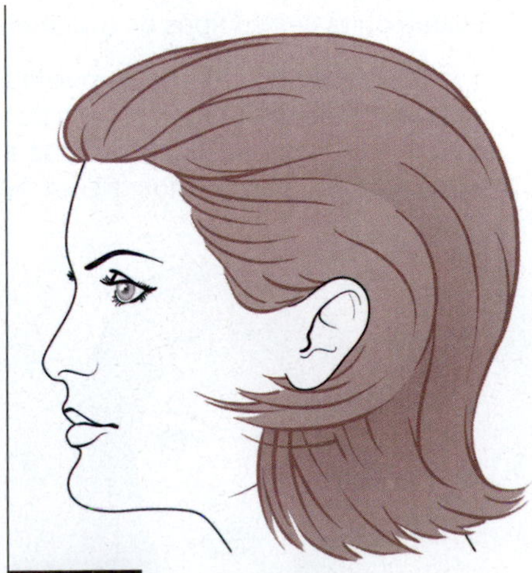

Fig. 9-81 Mentón grande

Divisiones del cabello

Las divisiones del cabello pueden ser el centro de atención de un peinado. Como las rayas atraen la mirada, se debe ser muy cuidadoso en su ubicación. Utilice la división natural cuando sea posible. Sin embargo, puede crear una división en el cabello de acuerdo con la forma de la cabeza o los rasgos faciales de su cliente, o para lograr el peinado deseado. Con frecuencia, es difícil crear un peinado cuando se trabaja en contra de la división natural de la coronilla. Para obtener mejores resultados, puede tratar de incorporar la raya natural al peinado final. A continuación, le ofrecemos sugerencias de divisiones de acuerdo con los diferentes tipos de rostro.

DIVISIONES PARA EL ÁREA DEL FLEQUILLO (FLECO)

El **área del flequillo**, también conocida como *área del fleco*, es la sección triangular que comienza en el vértice o punto superior de la cabeza y termina en las esquinas frontales. El flequillo se divide en tres formas básicas:

La **división triangular** del cabello es la división básica para las secciones de flequillo y da un equilibrio simétrico a los rasgos faciales (**figura 9-82**).

Fig. 9-82 Raya triangular

La **división diagonal** da más altura a un rostro redondo o cuadrado y anchura a uno largo y delgado (**figura 9-83**).

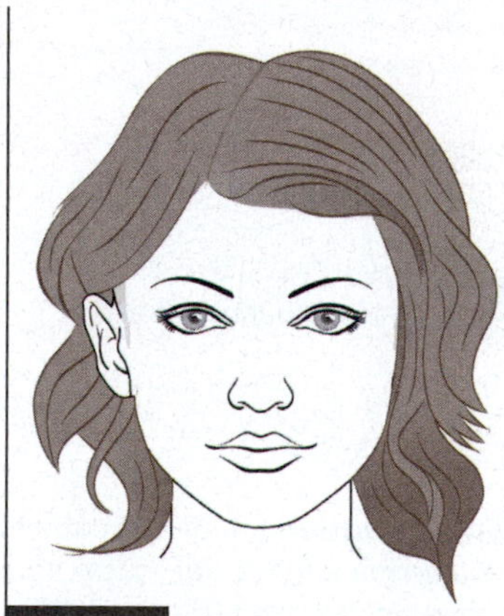

Fig. 9-83 Raya diagonal en el flequillo

La **división curva** del cabello se utiliza para minimizar un contorno de cuero cabelludo con entradas o una frente amplia (**figura 9-84**).

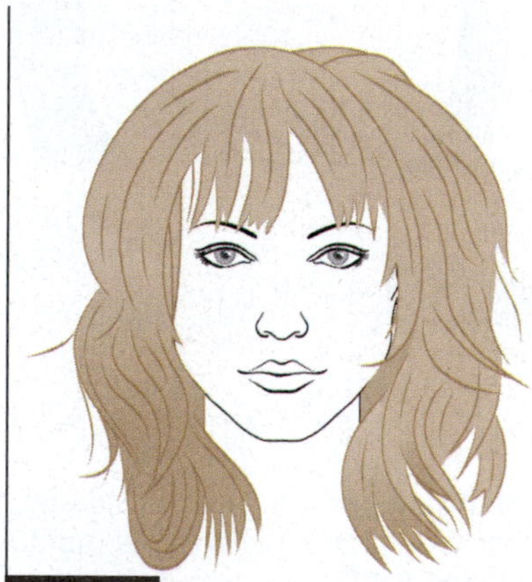

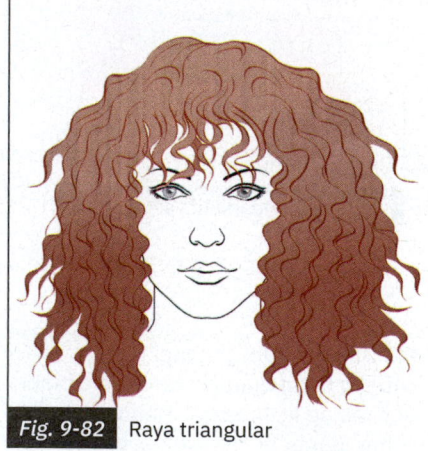

Fig. 9-84 Raya curva

DIVISIONES DE PEINADOS

Existen otros cuatro tipos de divisiones que realzan los rasgos faciales:

Las **divisiones de cabello al medio** se usan para rostros ovalados, pero también pueden dar una apariencia ovalada a los rostros redondos y anchos (**figura 9-85**).

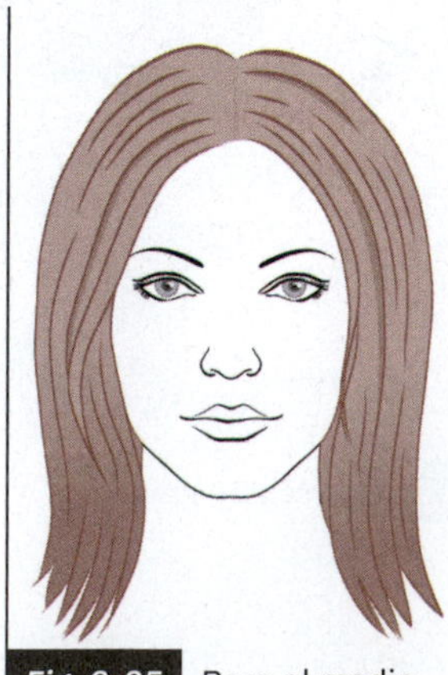

Fig. 9-85 Raya al medio

Las **divisiones laterales** del cabello comienzan arriba del centro del ojo y van hacia el frente del área de la coronilla (**figura 9-86**).

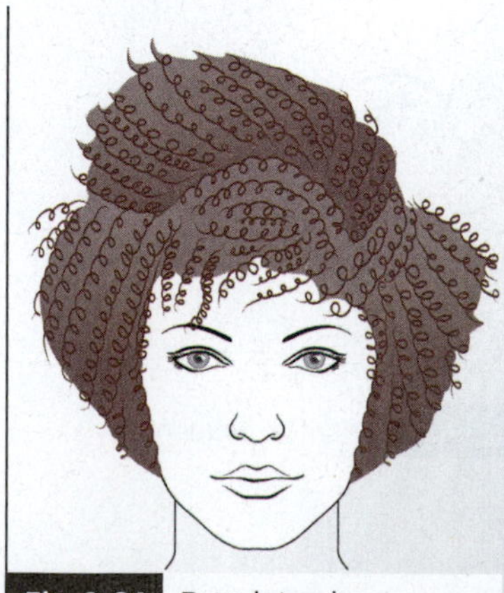

Fig. 9-86 Raya lateral

La **división trasera diagonal** crea la ilusión de anchura o altura en un peinado, lo que la convierte en una excelente opción para peinados voluminosos. También crean un espesor más uniforme en ambos lados de la división (**figura 9-87**).

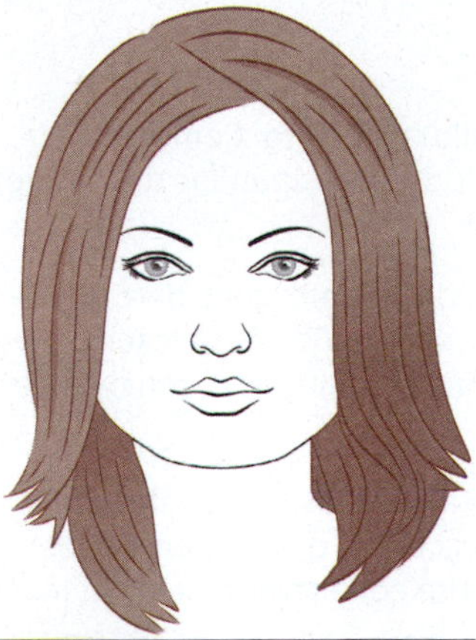

Fig. 9-87 Raya diagonal

Las **divisiones en zigzag** crean un efecto dramático (**figura 9-88**).

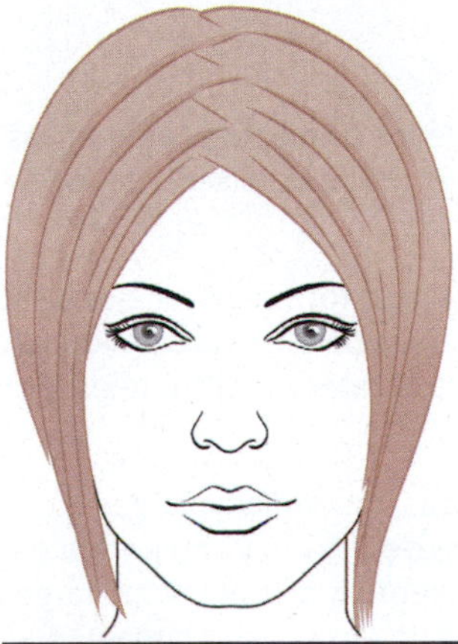

Fig. 9-88 Raya en zigzag

Actividad

La mejor parte del peinado

Trabaje junto con un compañero. Cada uno debe elegir una forma de rostro que no sea ovalada, la división del cabello adecuada para un peinado que favorezca esos rasgos faciales o la forma de la cabeza. Explique por qué eligió esa división del cabello y cómo complementará ciertos rasgos faciales o de forma.

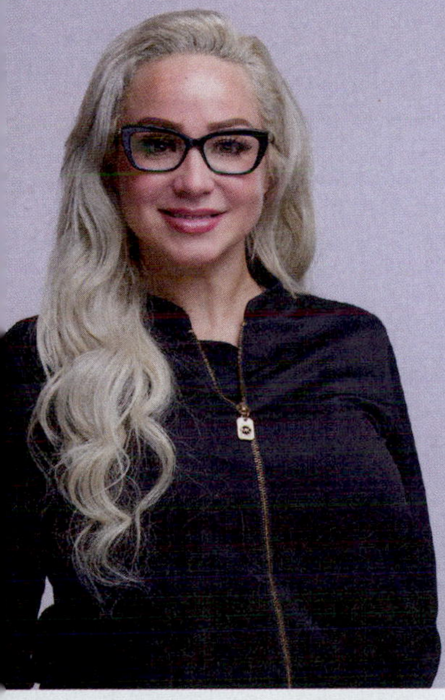

Estilos para personas que usan gafas

Los lentes se han vuelto un accesorio de moda. Muchas personas cambian de anteojos con tanta frecuencia como de ropa. A la hora de diseñar un peinado adecuado, es importante saber si el cliente usa anteojos. Cuando su cliente se ponga los anteojos, los brazos de estos (la parte que se apoya en la oreja) pueden empujar el cabello y hacer que se levante de esa área. Asegúrese de que los peinados que recomiende se adapten a la forma de las sienes, los bordes de las sienes y los marcos de los anteojos (**figura 9-89**).

Si elige un corte de pelo corto, considere la longitud del cabello alrededor de la oreja. Déjelo un poco más largo o corte el cabello arriba y alrededor de la oreja. Para fines del peinado, elija un estilo en el que quede suficiente cabello cubriendo las orejas (el cabello fino puede levantarse en la zona de las orejas), o bien retire el cabello del rostro de modo que los brazos de los lentes no representen un problema.

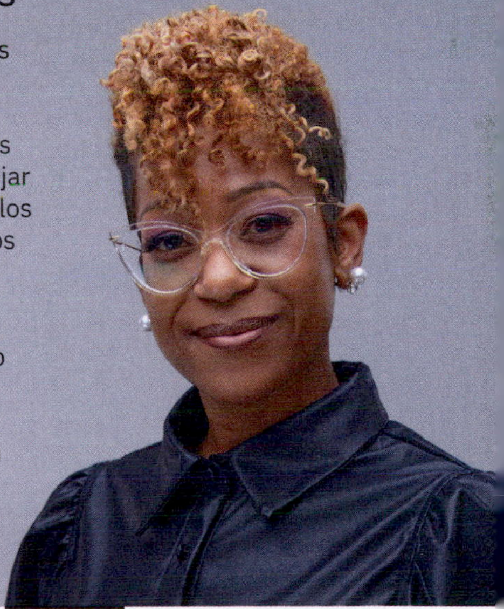

Fig. 9-89 Peinado en una persona con anteojos

Verificación

18. Describa cada uno de los tres perfiles del rostro básicos.
19. Como estilista, ¿qué características de las proporciones del rostro debe tener en cuenta a la hora de escoger el mejor peinado para un cliente?

OA 9 Resumir los principios del diseño del cabello aplicados a las patillas.

Patillas

Las patillas son unos de los principales elementos del diseño de cabello más corto. Como estilista, use su conocimiento de los principios de diseño del cabello para crear y dar forma a las patillas de los clientes con eficacia.

Para determinar el largo y la forma que mejor se adapten a las patillas del cliente, considere el peinado, la estructura y los rasgos faciales, el crecimiento natural del cabello, y el tamaño y la ubicación de las orejas. Tenga en cuenta la relación entre tales factores y los diseños de las patillas, tal como se describe a continuación.

Las patillas lucirán cortas, medianas o largas de acuerdo a la estructura y los rasgos faciales del cliente. Por ejemplo, una patilla de 2,5 cm (1 in) podría parecer corta o mediana en un cliente con una estructura facial grande y larga, mientras que el mismo largo de patilla en un cliente con estructura facial más pequeña o corta parecería demasiado larga.

Tenga en cuenta el crecimiento natural del cabello del cliente porque determina el contorno natural del cuero cabelludo, y la densidad y textura del cabello. Tales características influyen en la cantidad de cabello para trabajar en las áreas de las patillas y en las opciones de diseños con las que uno cuenta para crear un aspecto equilibrado y proporcionado. Por ejemplo, si el cabello de la patilla es claro y fino, y se realiza un corte muy corto, podrían quedar áreas sin cabello o la piel expuesta. Por el contrario, si el cabello de la patilla es grueso y oscuro, podría requerir un corte muy corto y un afilado para reducir el aspecto de peso y lograr un equilibrio en el corte.

Al igual que la estructura facial, el tamaño y la ubicación de las orejas del cliente determinarán si las patillas lucen cortas, medianas o largas en relación a los rasgos propios del cliente. Una patilla corta para un cliente con rasgos pequeños sería de 1,2 cm (0,5 in), mientras que una patilla corta para un cliente con rasgos más grandes sería de 1,9 cm (0,75 in).

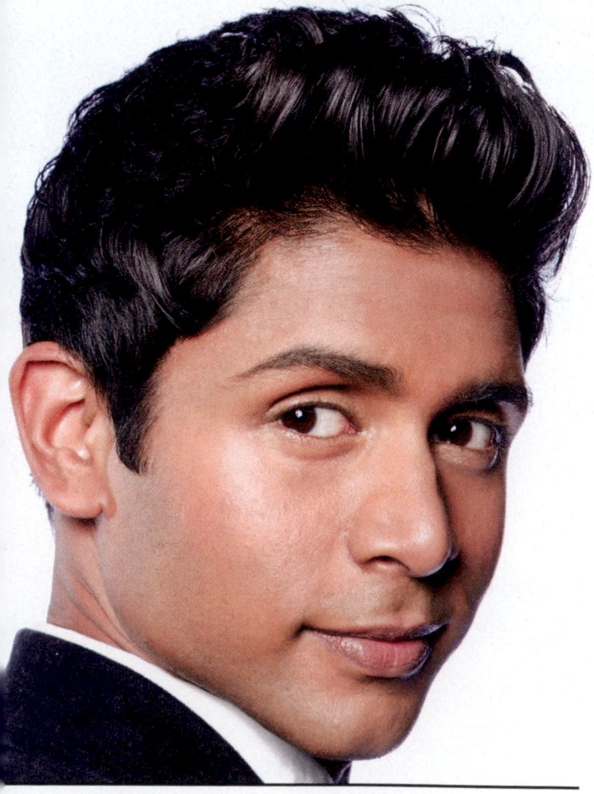

A continuación, se indican algunas pautas para diseñar las patillas:

- La longitud, la forma y la densidad de las patillas influyen en el aspecto final del corte de cabello y en los rasgos faciales del cliente. Tenga en cuenta el equilibrio, el color y la proporción a la hora de definir el estilo de las patillas.
- Las patillas deberían *parecer* de igual longitud y grosor al mirarse de frente, preferiblemente en un espejo.
- La densidad de las patillas debería armonizarse gradualmente desde el contorno del cuero cabelludo hasta las secciones laterales.
- Los rasgos anatómicos, como los huesos faciales, podrían utilizarse como guía general para recortar las patillas, pero hay que recordar que pocas personas tienen rasgos realmente simétricos. Por lo tanto, si la patilla derecha es de 1,2 cm (0,5 in), la izquierda podría tener que ser un poco más corta o larga para parecer de la misma longitud al mirar al cliente de frente.
- Las patillas deberían complementar la forma del rostro y el peinado. Las patillas de punto medio se consideran un diseño clásico de cabello para hombres (**figura 9-90**). Las patillas que combinan muy bien con la barba transmiten estilo y flexibilidad (**figura 9-91**). Las patillas no estructuradas pueden fusionarse con una barba también no estructurada (**figura 9-92**).

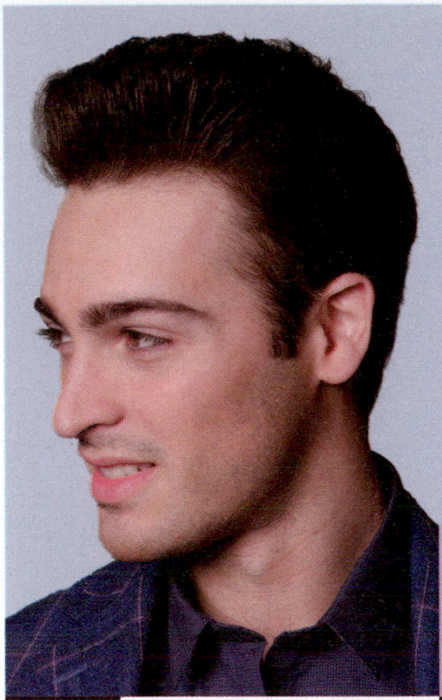
Fig. 9-90 Patillas de punto medio

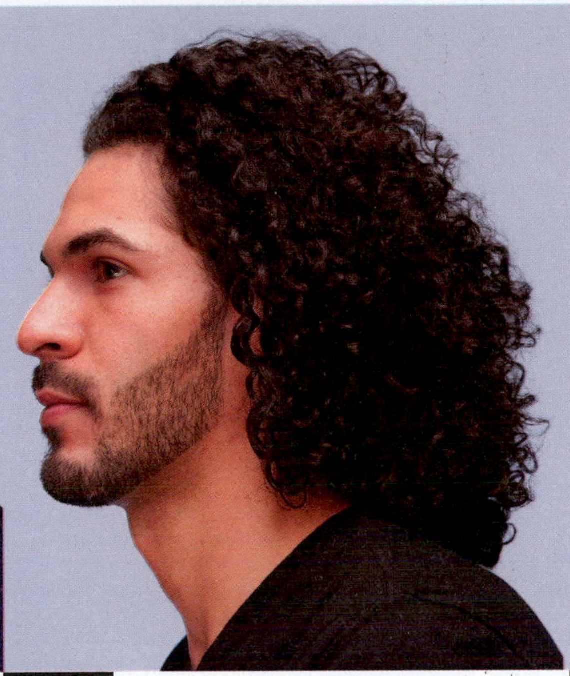
Fig. 9-91 Patillas que se fusionan con la barba

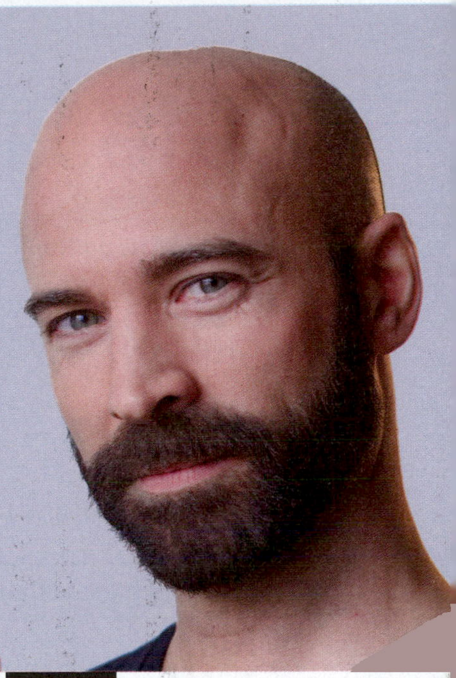
Fig. 9-92 Patillas que se fusionan con una barba no estructurada

Actividad

Cómo medir las características del rostro

Trabaje junto con un compañero. Con una cinta métrica estándar, túrnense para medir las características del rostro.

1. *Mida la frente (a lo ancho y por encima de las cejas). Anote los resultados.*
2. *Tome la zona media de la oreja como guía y mida el ancho del rostro desde una oreja hasta la otra. Anote los resultados.*
3. *Mida el hueso mandibular inferior de un lado al otro. Anote los resultados.*

Observe cuáles son las proporciones que indican las mediciones y aplique lo que aprendió para determinar la forma del rostro de su compañero y qué tipo de peinado sería el más adecuado. Comente por qué cree que este estilo sería el ideal.

Verificación

20. ¿Qué debe tenerse en cuenta a la hora de determinar el largo y la forma más adecuados para las patillas de un cliente?

Glosario del capítulo

área del flequillo	pág. 196	también se conoce como *área del fleco* y es la sección triangular que comienza en el vértice o punto superior de la cabeza y termina en las esquinas frontales
armonía	pág. 180	creación de unidad en un diseño; el más importante de los principios del arte; mantiene todos los elementos del diseño juntos
bucle	pág. 183	rizo muy apretado
diagonal hacia atrás	pág. 171	un tipo de línea diagonal que crea movimiento y aleja el cabello del rostro
diagonal hacia delante	pág. 171	un tipo de línea diagonal que crea movimiento hacia el rostro
énfasis	pág. 179	también se conoce como *foco* y es el lugar de un peinado hacia donde se dirige la mirada antes de recorrer el resto del diseño
equilibrio	pág. 177	relacionado con establecer proporciones iguales o adecuadas para crear simetría; en peluquería, es la relación de alto a ancho
equilibrio asimétrico	pág. 178	se establece cuando dos mitades imaginarias de un peinado tienen el mismo peso visual, pero las dos mitades están colocadas de manera desigual; la asimetría puede ser horizontal o diagonal
equilibrio simétrico	pág. 178	dos mitades de un peinado, forman una imagen refleja la una de la otra
espacio	pág. 172	el área que rodea la forma o el área que ocupa el peinado
filosofía del diseño	pág. 169	incluye los objetivos, las metas y la planificación paso a paso en los que se enfocan los artistas para moldear su visión única en una obra de arte
forma	pág. 172	masa o contorno general del peinado que tiene largo, ancho y profundidad; también conocida como volumen
forma de la cabeza	pág. 180	masa o contorno general de un peinado; tridimensional, que tiene largo, ancho y profundidad
línea de diseño	pág. 170	define forma y espacio; la presencia de una línea casi siempre significa que hay otras involucradas
líneas curvas	pág. 171	líneas que se mueven en una dirección circular o semicircular; se usan para suavizar un diseño
líneas de transición	pág. 172	generalmente, líneas curvas que se utilizan para combinar y suavizar líneas horizontales o verticales
líneas diagonales	pág. 171	líneas que se ubican entre las horizontales y las verticales; se utilizan para enfatizar o suavizar los rasgos faciales

líneas direccionales	pág. 172	líneas con un movimiento definido hacia adelante o hacia atrás
líneas horizontales	pág. 170	líneas paralelas al piso y relativas al horizonte que crean amplitud en el diseño del peinado
líneas paralelas	pág. 171	líneas repetidas en un peinado que pueden ser rectas o curvas
líneas perpendiculares	pág. 172	*líneas horizontales y verticales que se cruzan en un ángulo de 90 grados para crear un borde duro*
líneas simples	pág. 171	peinado con solo una línea, como el peinado de un largo
líneas verticales	pág. 170	líneas rectas ascendentes y descendentes que crean longitud y altura en el diseño de peinados
nuca	pág. 182	parte trasera del cuello; vello debajo del hueso occipital
perfil	pág. 192	delineación del rostro, la cabeza o la figura vista desde el costado
perfil cóncavo	pág. 192	curvado hacia adentro; frente y mentón prominentes, con el resto del rostro hundido
perfil convexo	pág. 192	curvado hacia fuera; frente y mentón hundidos
perfil recto	pág. 192	ni convexo ni cóncavo
proporción	pág. 177	relación comparativa de una cosa con otra; relación armoniosa entre partes o cosas
puntos de referencia	pág. 180	marca donde cambia la superficie de la cabeza, como las orejas, la línea de la mandíbula, el hueso occipital y el vértice; utilizados para establecer líneas de diseño
ritmo	pág. 178	una pulsación regular o el patrón de movimiento recurrente en un diseño
sistema de clasificación del cabello	pág. 183	clasificación mediante jerarquía numérica y alfabética para describir la textura del cabello basada en patrones lisos, ondulados, rizados y ensortijados, elasticidad, porosidad y densidad
surco parietal	pág. 181	el área más amplia de la cabeza y comienza en las sienes y finaliza en la parte inferior de la coronilla, que también se conoce como el *área de la cresta,*
textura del diseño	pág. 173	patrones de ondulación que se deben tomar en cuenta al diseñar un peinado
vértice	pág. 181	el punto más alto en la parte superior de la cabeza

PARTE 03

SERVICIOS DE PELUQUERÍA

CAPÍTULO 10:

Preparación para el servicio de peluquería

Objetivos de aprendizaje

Al finalizar este capítulo, podrá:

OA 1 Explicar por qué los cosmetólogos necesitan comprender en profundidad el cuidado básico del cuero cabelludo, el lavado con champú y el acondicionamiento.

OA 2 Explicar los beneficios del servicio de cuidado del cabello que consta de tres partes.

OA 3 Mencionar la información importante que debe recopilar sobre su cliente antes de realizar un servicio con champú y acondicionador o un masaje en el cuero cabelludo.

OA 4 Demostrar el uso de cubrimientos adecuados para realizar un servicio básico de lavado con champú y acondicionador y para brindar un servicio químico.

OA 5 Describir cómo cepillar el cabello de forma adecuada y cómo el cepillado del cabello contribuye a un cuero cabelludo saludable.

OA 6 Describir los beneficios de un masaje en el cuero cabelludo durante un servicio de lavado con champú y acondicionador.

OA 7 Describir los tratamientos para las características normales a leves del cuero cabelludo.

OA 8 Describir los usos y los beneficios de los diversos tipos de champús.

OA 9 Resumir los usos y beneficios de los diversos tipos de acondicionadores.

10

La vida es más bonita cuando conoces al estilista correcto.

"

—

Peter Coppola

Propietario de salón, estilista, empresario

OA 1 Explicar por qué los cosmetólogos necesitan comprender en profundidad el cuidado básico del cuero cabelludo, el lavado con champú y el acondicionamiento.

—

¿Por qué estudiar preparación para el servicio de peluquería?

Limpiar y acondicionar el cabello y el cuero cabelludo es una parte necesaria para mantener una buena salud e higiene. Como profesional, debe conocer los diversos tipos de champús y acondicionadores disponibles y lo que cada uno ofrece para los distintos tipos de cabello, texturas y condiciones del cabello y el cuero cabelludo.

La limpieza, el enjuague y el acondicionamiento efectivos del cabello brindan un lienzo limpio para el peinado y el acabado. Siempre tenga en cuenta el peinado, la textura del cabello y el estilo de vida cuando tome decisiones sobre los servicios de champú, acondicionador y masaje en el cuero cabelludo.

Un masaje suave en el cuero cabelludo genera vitalidad y alivio, además de eliminar el exceso de sebo, la suciedad, los desechos ambientales y la acumulación de productos. Se puede realizar como parte del servicio de champú y acondicionador o como tratamiento del cuero cabelludo. Es una experiencia placentera y memorable que puede fomentar la lealtad del cliente, la concurrencia frecuente al salón y su reputación como estilista. Ofrezca masajes durante el proceso de lavado con champú o acondicionador, o ambos.

También se recomienda realizar un tratamiento del cuero cabelludo en intervalos regulares, según las condiciones del cuero cabelludo o el mantenimiento requerido. Si no se realiza un mantenimiento adecuado, hasta el cuero cabelludo saludable puede desarrollar acumulación de sebo y suciedad. Se recomiendan los tratamientos del cuero cabelludo para mantener un entorno saludable en el cuero cabelludo o corregir afecciones menores, como el exceso de grasitud, la resequedad o las formas leves de caspa. Para obtener más información, consulte el **capítulo 07, Propiedades del cabello y el cuero cabelludo,** pág. 130.

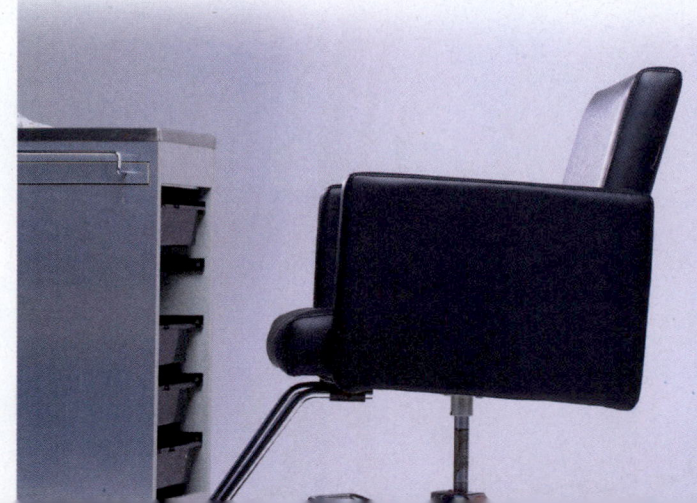

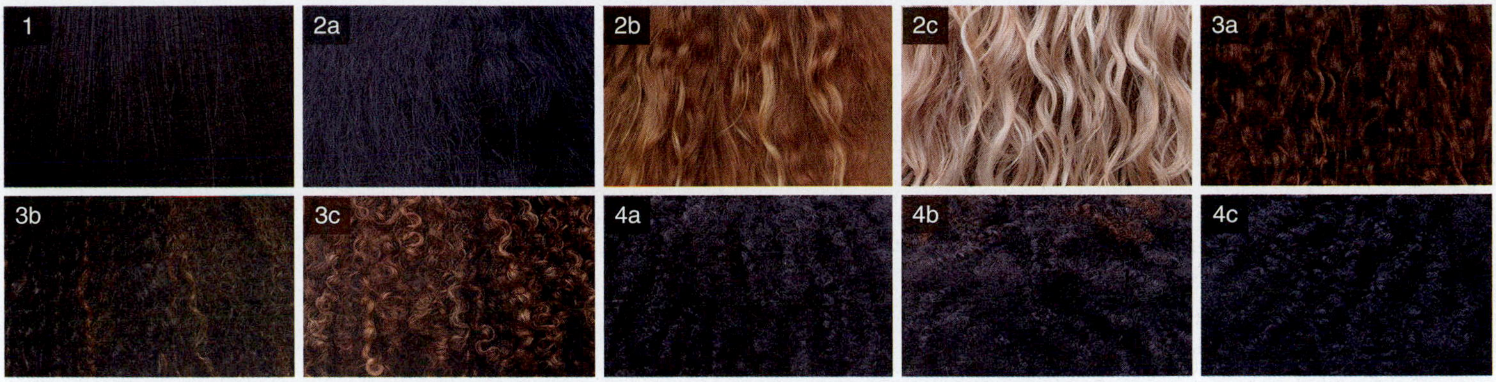

Los cosmetólogos deben estudiar y conocer muy bien el cuidado del cuero cabelludo, el lavado con champú y la aplicación de acondicionador en todo tipo de cabellos por los siguientes motivos:

- El servicio de lavado con champú es la primera oportunidad para establecer su postura como profesional que atienda a las necesidades específicas de los clientes.
- Puede recomendar a los clientes los mejores preparados y servicios al conocer la categoría del producto.
- Podrá examinar e identificar las condiciones del cabello y el cuero cabelludo que deben derivarse a un médico.

Verificación

1. ¿Por qué es importante estudiar el cuidado básico del cuero cabelludo, el lavado con champú y el acondicionamiento del cabello?

OA 2 Explicar los beneficios del servicio de cuidado del cabello que consta de tres partes.

Procedimiento de servicio de tres partes al cliente

Es más fácil hacer un seguimiento de lo que está haciendo, mantener la organización y dar un servicio coherente si divide los procedimientos que utiliza para el cuidado del cabello en tres partes individuales.

1. El servicio previo
2. Servicio requerido
3. Servicio posterior

Parte uno: Procedimiento previo al servicio

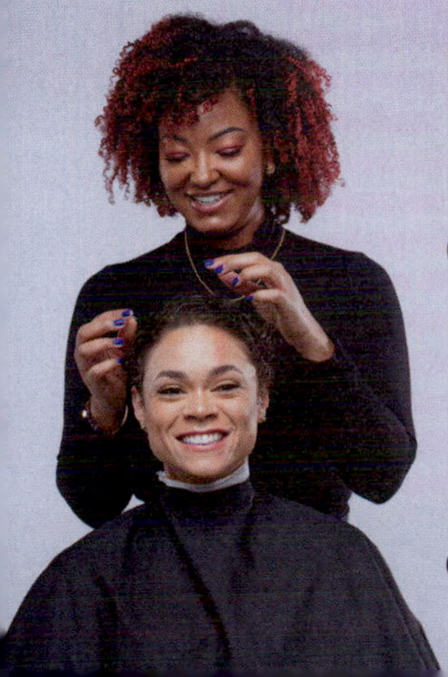

El procedimiento de cuidado del cabello previo al servicio es un plan organizado paso a paso para limpiar y desinfectar los implementos, armar los materiales, organizar su puesto y reunirse con su cliente. Es el momento de realizar una consulta eficaz con el cliente para obtener información sobre las expectativas del servicio. Consulte el **Procedimiento 10–1: Procedimiento previo al servicio** para ver los pasos por completo.

Ⓟ **10-1: Procedimiento previo al servicio** *Consulte la página 225*

Parte dos: Procedimiento del servicio

El procedimiento del servicio es un plan organizado paso a paso para llevar a cabo el servicio real que el cliente solicitó, como lavado con champú, corte de cabello, coloración o servicio con productos químicos.

Parte tres: Procedimiento posterior al servicio

El procedimiento posterior al servicio es un plan organizado paso a paso para atender al cliente después de terminar el servicio. En él, se detalla cómo ayudar a su cliente en el proceso de programación y pago. Además, le permite cerrar el servicio y ofrecer nuevas fechas de reserva y compras minoristas para cuidado en el hogar. Consulte el **Procedimiento 10–2: Procedimiento posterior al servicio** para ver los pasos completos.

Sugerencia

Considere compartir recomendaciones de productos con su cliente durante el servicio previo en función de su proceso de consulta inicial y durante el servicio real.

Ⓟ **10-2: Procedimiento posterior al servicio**
Consulte la página 228

Verificación

2. Describa los beneficios de aplicar el procedimiento de tres partes y mencione las partes.

OA 3 Mencionar la información importante que debe recopilar sobre su cliente antes de realizar un servicio con champú y acondicionador o un masaje en el cuero cabelludo.

Consulta con el cliente

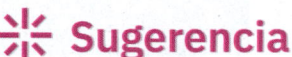

Cada servicio de salón debe incluir una consulta con el cliente para cubrir una variedad de puntos importantes. A continuación, se incluye una lista de preguntas específicas para hacerle al cliente antes de un servicio de lavado con champú, acondicionador y masaje en el cuero cabelludo:

1. ¿El servicio de lavado con champú y acondicionador le resulta agradable?
2. ¿Prefiere que el contacto sea suave? ¿Prefiere al agua fría o tibia?
3. ¿Toma algún medicamento que contraindique algún servicio de lavado con champú o un masaje en el cuero cabelludo? La estimulación del cuero cabelludo aumenta el flujo sanguíneo, por lo que algunos clientes deben evitarlo debido a su condición de salud. Un médico puede solicitarle a un cliente que use un champú seco por una razón médica o porque el cliente no puede acceder al lavatorio de champú.
4. ¿Ha tenido experiencias negativas o preocupantes con servicios anteriores de lavado con champú y acondicionador?
5. ¿Tiene problemas en el cuello u otro problema de salud que deba tener en cuenta a la hora de lavar el cabello con champú y acondicionador?
6. ¿Cuándo fue la última vez lo lavó con champú? ¿Con qué frecuencia usa champú? Esto le permite seleccionar el mejor champú para tratar de manera adecuada el cuero cabelludo y el cabello.
7. Hace poco, ¿se ha quitado complementos capilares como trenzas, cintas, extensiones con técnica de fusión o extensiones cosidas en toda la cabeza? Una vez que el cabello esté desenredado, use un champú de limpieza profunda para eliminar la acumulación.
8. ¿Se ha aplicado algún tratamiento natural no profesional, como aceite de coco, aceite de oliva o manteca de karité? Esto le permite determinar si se necesita un champú o un tratamiento de limpieza profunda.

Sugerencia

Para retirar las extensiones o los peinados protectores, primero debe desenredar el cabello correctamente antes del servicio de lavado con champú. Una vez que el cabello esté desenredado, use un champú de limpieza profunda para eliminar la acumulación. Luego, proceda con la aplicación de champú o acondicionador para tratar o mantener la salud del cabello.

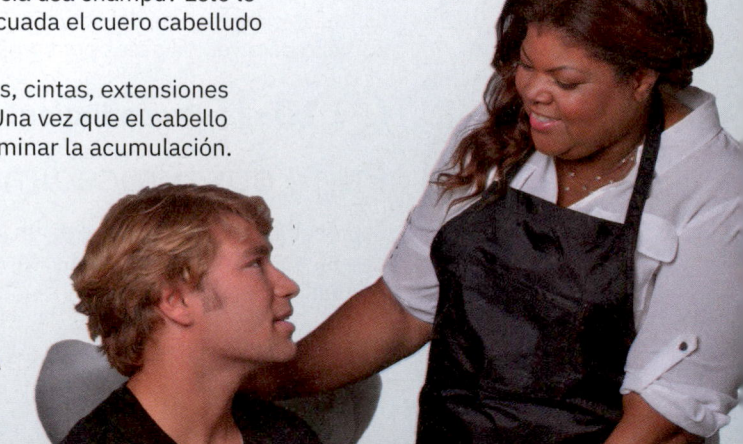

Para obtener información detallada sobre todo el procedimiento de consulta, lea el ***capítulo 3, La comunicación para alcanzar el éxito, en Bases para el estándar de Milady***.

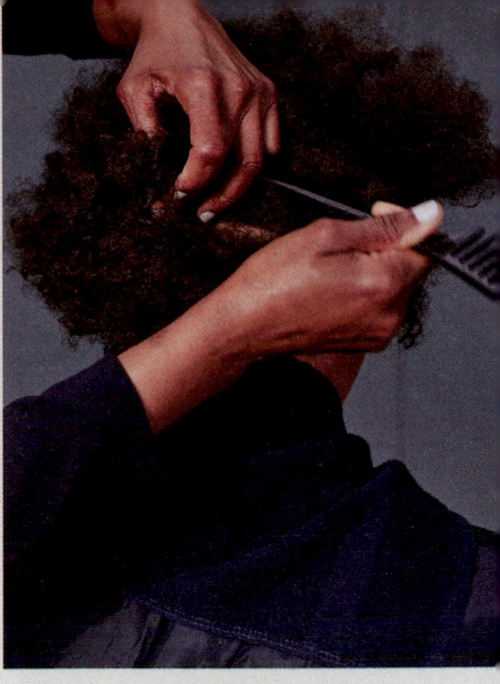

Análisis del cuero cabelludo

Un análisis del cuero cabelludo es un paso preliminar importante que se debe realizar antes de cada tratamiento del cuero cabelludo y cada servicio de lavado con champú y acondicionador. Esto le permite determinar los desafíos que deba abordar o que puedan requerir la atención de un médico. Un análisis adecuado del cuero cabelludo requiere una buena inspección del cuero cabelludo. Puede dividir o desenredar levemente el cabello para realizar el análisis correctamente. Si hay indicios de lo siguiente, debe rechazar el servicio y recomendarle al cliente que busque atención médica:

- Descamación anormal del cuero cabelludo, como parches grandes y escamosos.
- Heridas o irritaciones en el cuero cabelludo.
- Trastornos o enfermedades del cuero cabelludo.
- Infestación de piojos o garrapatas.
- Pérdida anormal del cabello que puede indicar foliculitis. El cliente debe consultar a un dermatólogo para recibir tratamiento con antibióticos.

☑ Verificación

3. Durante una consulta con el cliente, ¿cuáles son las tres preguntas que debe hacer sobre el lavado con champú, con acondicionador y el cuidado del cuero cabelludo?

OA 4 Demostrar el uso de cubrimientos adecuados para realizar un servicio básico de lavado con champú y acondicionador y para brindar un servicio químico.

Cubrimiento profesional

Luego de la consulta con el cliente y antes de comenzar cualquier servicio de cosmetología profesional, es necesario cubrir al cliente de la manera correspondiente para que pueda recibir el o los servicios. Cubrir correctamente al cliente es un aspecto importante de cada servicio, puesto que contribuye a la seguridad y a la comodidad del cliente.

Sin un cubrimiento adecuado, se puede mojar o dañar la ropa del cliente con productos químicos, como los tintes para el cabello o los alisadores. Estas experiencias son evitables si el estilista realiza un cubrimiento profesional.

Antes del cubrimiento, pídale al cliente que se quite las joyas y los anteojos, y que guarde todos los artículos personales como prefiera. Si el cliente decide no quitarse las joyas, infórmele sobre el riesgo de perderlas o que se dañen durante el servicio. De esta forma, usted estará cubierto como profesional. Antes de colocar la capa sobre el cliente, verifique que esté limpia. Siempre utilice una tira protectora para el cuello o una toalla entre el cuello del cliente y la banda de la capa para proteger al cliente. Las tiras para el cuello están hechas de tela o papel tisú absorbente que se estira para ajustarse cómodamente alrededor del cuello del cliente.

En el salón, se usan tres tipos de cubrimientos:

1. Cubrimiento para lavado con champú
2. Cubrimiento para servicio con productos químicos
3. Cubrimiento para corte o peinado

El **cubrimiento para lavado con champú**, también conocido como *cubrimiento para servicios húmedos*, se usa cuando un cliente está en el salón de belleza para que le brinden un servicio de lavado con champú y peinado o de lavado con champú y corte de cabello. El cubrimiento para lavado con champú se realiza con una capa de plástico para el champú.

Cuando se completa el servicio de lavado con champú, se puede cambiar la capa de plástico por una capa para corte o peinado. Esta capa tiene una banda de papel para el cuello más pequeña, lo que permite una caída natural del cabello para aumentar la precisión en el corte.

El **cubrimiento para servicio con productos químicos** se utiliza para brindar servicios o tratamientos químicos, como la coloración del cabello, la ondulación permanente o el alisado químico del cabello. La capa para productos químicos se deja hasta completar el servicio con productos químicos.

Consulte el **Procedimiento 10-3: Cubrimiento** para conocer los métodos adecuados de cubrimiento para lavado con champú, servicios químicos y corte de cabello.

Ⓟ **10-3: Cubrimiento** *Consulte la página 231*

Verificación

4. Mencione y describa tres tipos de cubrimientos profesionales.

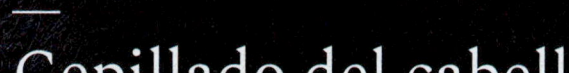

OA 5 Describir cómo cepillar el cabello de forma adecuada y cómo el cepillado del cabello contribuye a un cuero cabelludo saludable.

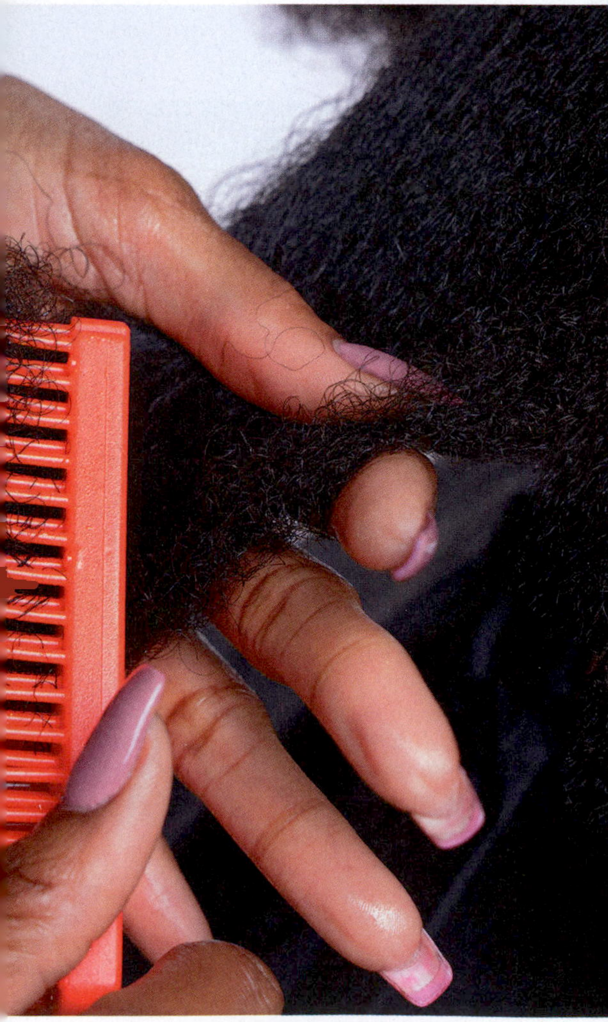

Cepillado del cabello

Cepillar el cabello correctamente estimula la microcirculación al cuero cabelludo, elimina el polvo, la suciedad y la acumulación de laca para el cabello y le da más brillo. El cepillado también ayuda a desenredar y controlar los patrones de rizos más apretados. Si el cabello es lacio a ondulado, cepille bien antes de lavarlo con champú. Si el cabello tiene patrones de rizos más apretados, debe desenredarlo antes de mojarlo para el lavado con champú. Considere cepillar durante o después de aplicar el acondicionador en el servicio de lavado con champú para reducir el resquebrajamiento y no generar molestias.

Cuando realice un tratamiento en el cuero cabelludo, preste atención a la presión ejercida durante el cepillado. Cepille con mucho cuidado para eliminar la suciedad y la acumulación, pero no deje que el cepillo sobreestimule ni pinche el cuero cabelludo. Cepille el cuero cabelludo y el cabello con movimientos lentos y metódicos. Para realizar un cepillado adecuado del cabello, siga los pasos del **Procedimiento 10-4: Cepillado del cabello**.

Ⓟ **10-4: Cepillado y desenredado del cabello**
Consulte la página 233

Existen ciertas ocasiones en las que no se recomiendan el cepillado, el masaje o el lavado con champú del cuero cabelludo. El cepillado del cabello debe evitarse en los siguientes casos:

- Si el cuero cabelludo presenta irritación.
- Antes de realizar un servicio con productos químicos (siga las instrucciones del fabricante).
- Antes o después de realizar un servicio de coloración semipermanente o permanente.

- Antes o después de realizar servicios de decoloración o mechas (siga las instrucciones del fabricante).

Si el fabricante recomienda el lavado con champú antes de un servicio químico, cepille y lave con mucho cuidado el cabello para evitar que se irrite el cuero cabelludo. Enjuague el cabello con agua fresca (no fría).

Tipos de cepillos e implementos para desenredar

Hay muchos tipos de cepillos en el mercado (**tabla 10-1**). Para cabellos lacios a ondulados, se recomiendan los cepillos con cerdas naturales durante el servicio de lavado con champú y acondicionador y antes de masajear el cuero cabelludo. Las cerdas naturales poseen muchas pequeñas capas o escamas superpuestas, que limpian y agregan brillo al cabello. Los cepillos de panel con cerdas de goma, los cepillos tipo Wet, los cepillos plegables y los cepillos ventilados de plástico con cerdas resistentes, como los cepillos de siete o nueve hileras, se utilizan mayormente para desenredar el cabello húmedo. Para patrones de rizos más apretados, es posible que se requiera un peine de dientes anchos para desenredar el cabello húmedo o seco. También puede desenredar con los dedos antes del cepillado para desenredar el cabello texturizado o muy enredado. El desenredado con los dedos permite eliminar los nudos grandes de forma manual y ayuda a separar el cabello en secciones manejables para el cepillado, lo que reduce el resquebrajamiento y la incomodidad del cliente.

¡Atención!

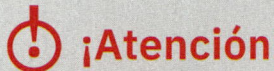

El cabello rizado o con mucha textura puede requerir un desenredado y un cepillado cuidadosos antes del lavado con champú. Omitir este paso podría hacer que el cabello se enrede durante el proceso de lavado con champú, lo que podría provocar la pérdida del cabello y una reducción de la densidad.

Tabla 10-1

Tipos de cepillos e implementos para desenredar

Cepillo de cerdas naturales 	Cepillo ventilado de plástico 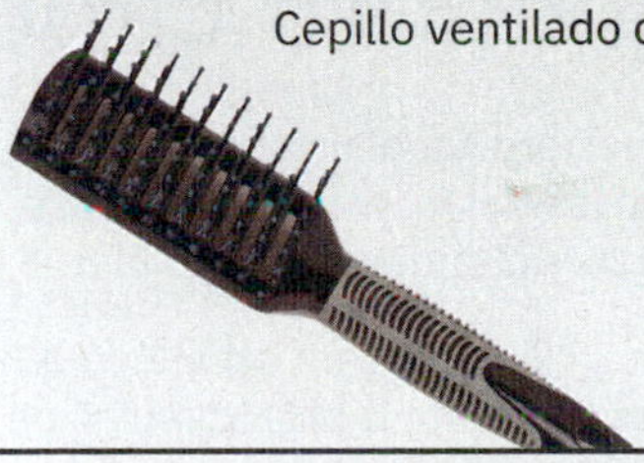
Cepillo de paleta con cerdas de goma 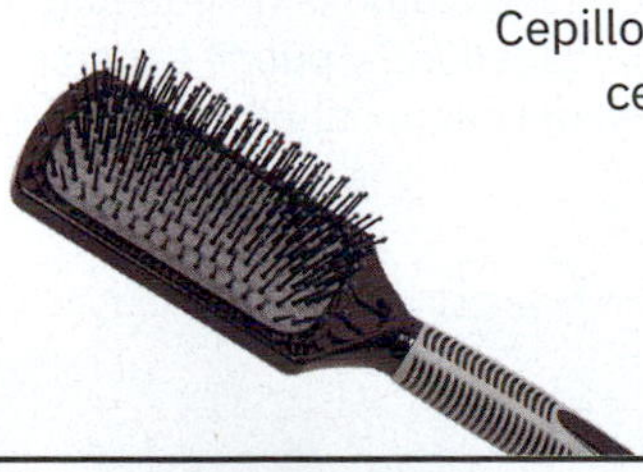	Peine de dientes anchos  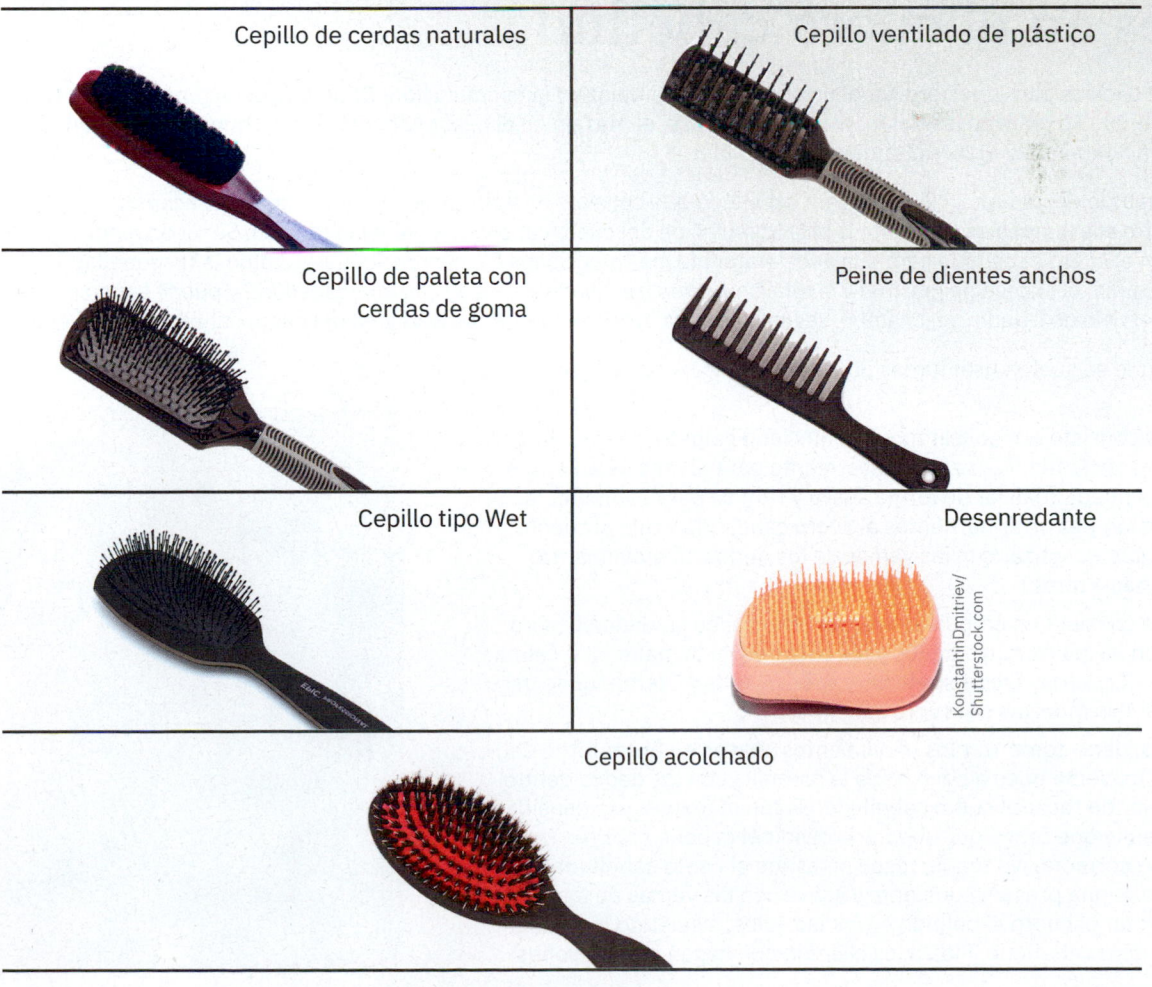
Cepillo tipo Wet 	Desenredante 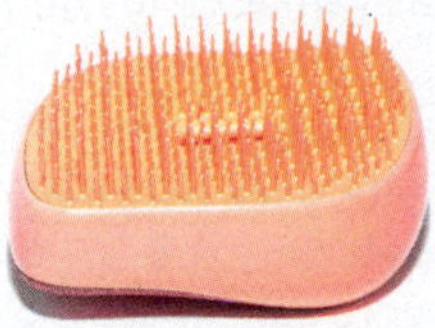 KonstantinDmitriev/ Shutterstock.com
Cepillo acolchado 	

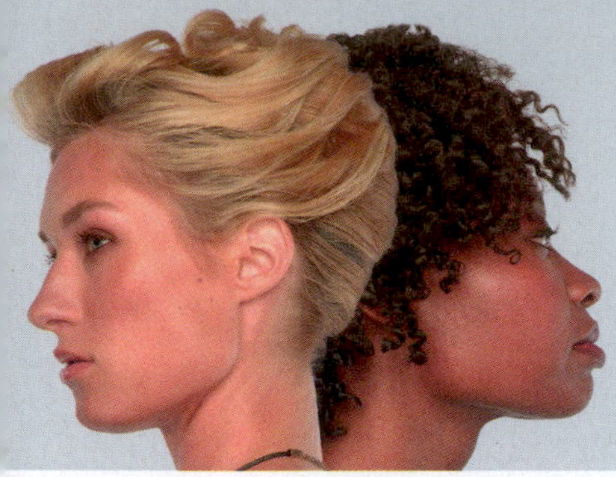

? ¿Lo sabía?

En texturas lacias a onduladas que tienen la cutícula cerrada, el sebo se asienta en la parte superior de los mechones de cabello y dará un aspecto engrasado. En estas texturas de cabello, los aceites naturales pueden cepillarse hacia abajo y por el cabello a diario para obtener brillo. El cabello rizado tiene una cutícula naturalmente elevada, por lo tanto, el cabello en el cuero cabelludo tiende a absorber el sebo natural del cuero cabelludo antes de que pueda transportarse hacia la mitad del largo y las puntas. El cabello rizado no debe cepillarse a diario para distribuir el sebo.

Verificación

5. ¿Por qué es importante el cepillado del cabello para mantener un cuero cabelludo y un cabello sanos?

OA 6 Describir los beneficios de un masaje en el cuero cabelludo durante un servicio de lavado con champú y acondicionador.

Masajes en el cuero cabelludo

Los dos requisitos básicos para un cuero cabelludo sano son la limpieza y la estimulación. Dado que en algunos tratamientos para el cuero cabelludo se realizan las mismas manipulaciones, el masaje en el cuero cabelludo constituye un procedimiento que usted realizará a menudo y debe aprender a hacerlo bien.

El **masaje** es un método de manipulación del cuero cabelludo que consiste en frotarlo, golpearlo, amasarlo o acariciarlo con las manos. Entre sus beneficios, aumenta la microcirculación del cuero cabelludo y calma la tensión. Se recomienda realizar masajes en el cuero cabelludo para relajarlo y tratar algunas afecciones del cuero cabelludo, como la resequedad, la descamación mínima, el exceso de grasitud y la tensión. Se realiza directamente en el cuero cabelludo y puede hacerse antes o después de un servicio de lavado con champú, según la textura del cabello y las necesidades del cuero cabelludo del cliente.

Hay dos técnicas que se suelen usar juntas para dar un masaje en el cuero cabelludo.

1. El ***effleurage*** consiste en realizar movimientos con golpeteos y circulares con las manos. Esta técnica se usa mayormente para el masaje en el cuero cabelludo. Se puede realizar de forma suave y rítmica para estimular la microcirculación y aportar nutrientes al cuero cabelludo y que el cliente se relaje. Se suele realizar con las yemas de los dedos en movimientos de adelante hacia atrás.
2. El ***petrissage*** consiste en empujar y amasar con mucho cuidado el cuero cabelludo con las palmas, los dedos y los pulgares de la mano para calmar los músculos. El *petrissage* se suele utilizar en un masaje terapéutico para aflojar las células muertas del cuero cabelludo.

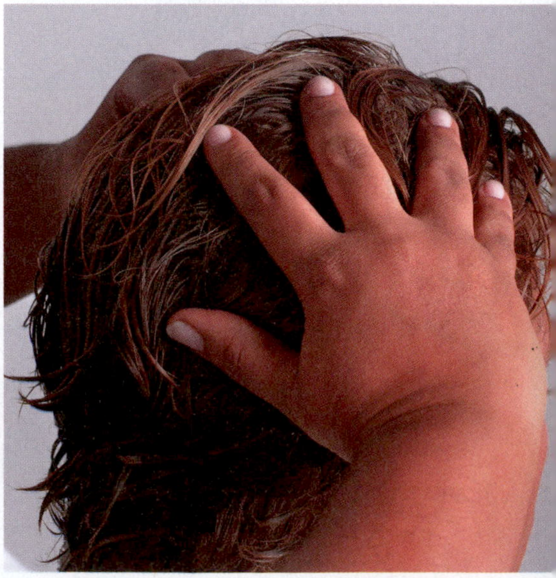

En ambas técnicas, debe comenzar los movimientos suaves en el contorno del cuero cabelludo y moverse poco a poco hacia la coronilla con los dedos dentro del cabello, sin dejar de tocar el cuero cabelludo. Según la textura y la densidad del cabello, es posible que tenga que separar o dividir el cabello para realizar el masaje de forma correcta. No toque, raspe ni rasque el cuero cabelludo con las uñas. Aplique una presión constante y suave con las yemas de los dedos. Es mejor frotar el cuero cabelludo en los laterales, siguiendo la forma del contorno del cuero cabelludo. Pida a los clientes que hagan respiraciones profundas mientras reciben el masaje en el cuero cabelludo para aumentar el flujo de oxígeno al cuerpo y propiciar la relajación. Se recomienda realizar este servicio durante tres a cinco minutos.

Cuando realice el masaje durante el paso de lavado con acondicionador, distribuya el producto por todo el cabello, seguido de las maniobras de masaje. Esto permite que el acondicionador penetre de forma pareja, mejora la microcirculación del cuero cabelludo, relaja el cuero cabelludo y el cuello y restaura el cabello a un estado más equilibrado. En el caso de clientes que tienen el cabello con una textura más apretada, puede pedirle que se ubique en el lavatorio de champú durante el servicio de masaje del lavado con acondicionador para poder separar y dividir bien el cabello. Siga las instrucciones y el tiempo recomendado para el servicio de lavado con acondicionador y aplique presión suavemente durante el masaje para no irritar el cuero cabelludo del cliente.

Al realizar un masaje en el cuero cabelludo, apoye la cabeza del cliente y mantenga contacto con la cabeza todo el tiempo. Haga movimientos lentos y deliberados, con un toque suave, como se describe en el **Procedimiento 10-6: Masajes en el cuero cabelludo**. Asegúrese de manipular el cuero cabelludo y no el cabello para evitar que se enrede del servicio.

Asegúrese de que sus manos, dedos y hombros estén relajados y no realice movimientos mecánicos rígidos durante el servicio. Tenga una posición correcta del cuerpo para mantener el equilibrio y el control del ritmo. Otros movimientos de masajes se discuten en el **capítulo 18, Tratamientos faciales**, pág. 740. Para revisar los músculos, la ubicación de los vasos sanguíneos y los puntos nerviosos del cuello y el cuero cabelludo, consulte el **capítulo 2, Anatomía y fisiología general**, pág. 20).

Actividad

Compartir la experiencia de un masaje

Trabaje junto con un compañero. Uno actuará como estilista y el otro como cliente. Sobre el cabello seco, el estilista practicará la técnica de masaje effleurage en las sienes de la cabeza, moviéndose hacia la coronilla. Luego, practique la técnica de petrissage en la misma zona. Cuente qué sensaciones le provocó cada técnica. ¿Fue relajante el masaje? Cambie de rol y repita la rutina de masaje. Comente sus sensaciones.

(P) 10-6: Masajes en el cuero cabelludo

Consulte la página 240

Verificación

6. ¿Cuáles son los beneficios del masaje en el cuero cabelludo?
7. Describa los movimientos que realizó durante el masaje *effleurage*.
8. Además de los beneficios generales del masaje, ¿para qué se utilizan los movimientos del *petrissage*?

OA 7 Describir los tratamientos para las características normales a leves del cuero cabelludo.

Tratamientos para el cuero cabelludo

Los tratamientos para el cuero cabelludo contribuyen a la salud general del cabello y del cuero cabelludo. Mantener una hidratación adecuada y el cuero cabelludo libre de exceso de sebo y células de la piel muertas crea el ambiente ideal para tener un cabello y un cuero cabelludo saludables. Si los clientes tienen dudas sobre el cuero cabelludo, explíqueles y ayúdelos a entender los beneficios de combinar un tratamiento profesional para el cuero cabelludo con un correcto mantenimiento en el hogar. Comprender las necesidades del cuero cabelludo de cada cliente (resequedad, falta de proteínas o vitaminas), le permite decidir cuál será el tratamiento correcto que debe aplicar.

¿Lo sabía?

Al igual que realiza una exfoliación del rostro y el cuerpo, puede exfoliar el cuero cabelludo para eliminar suavemente las células muertas de la piel y el exceso de grasitud. Los exfoliantes para el cuero cabelludo pueden contener ingredientes naturales, como la sal marina, o exfoliantes químicos suaves, como el ácido glicólico. Use solo productos diseñados para la exfoliación del cuero cabelludo; nunca exfolie durante un servicio con productos químicos. Siempre realice toques suaves para evitar causar lesiones o irritaciones. Recuerde que menos es más. Una exfoliación excesiva puede provocar sensibilidad, irritación y una mayor producción de aceite.

Tratamiento para el cuero cabelludo normal

Con el tratamiento del cuero cabelludo, se pretende mantener el cuero cabelludo limpio y sano. En cabellos lacios a ondulados, el tratamiento suele consistir en un cepillado suave del cuero cabelludo, un servicio de lavado con champú y acondicionador y un masaje en el cuero cabelludo que dura hasta 10 minutos para relajar y mejorar la vitalidad. Los cambios climáticos pueden afectar el cabello y el cuero cabelludo, por lo que los clientes con una salud normal del cuero cabelludo obtienen beneficios al realizarse un tratamiento del cuero cabelludo con cada cambio de estación.

Tratamiento para el cabello y cuero cabelludo secos

Un tratamiento para el cabello y cuero cabelludo secos debe utilizarse cuando existe una deficiencia en la oleosidad natural de estos. Esto puede tener varias causas. Los elementos ambientales, como el sol, el agua y el viento, pueden resecar el cabello y el cuero cabelludo. Los productos químicos, los jabones fuertes y los productos tópicos también pueden contribuir a la sequedad. La textura del cabello, como el patrón de rizos y la porosidad, pueden contribuir a la sequedad del cuero cabelludo. Para afrontar esta condición, seleccione preparados para el cuero cabelludo que contengan ingredientes hidratantes y emolientes. Evite el uso de limpiadores con alto contenido de detergente, preparaciones que contengan aceites oclusivos, como el aceite mineral, preparaciones grasosas y lociones con alto contenido de alcohol.

Un excelente primer paso en cabellos lacios a ondulados es hacer un cepillado previo para aflojar las células muertas de la piel. Las texturas con un patrón de rizo más apretado deben desenredarse para poder hacer el cepillado previo o aflojar suavemente la suciedad del cuero cabelludo. Este procedimiento permite garantizar que se elimine cualquier acumulación y que el cuero cabelludo pueda absorber todos los beneficios del tratamiento. Realice movimientos suaves y rápidos para eliminar solo las escamas superficiales y no raspar el cuero cabelludo.

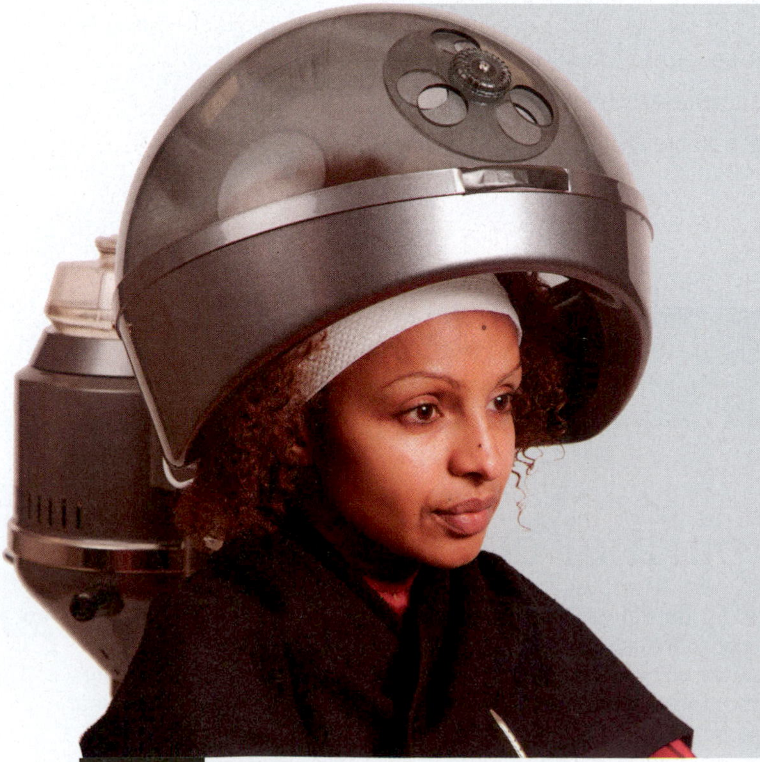

Durante un tratamiento para cabello y cuero cabelludo secos, se puede usar un vaporizador de cuero cabelludo, que se asemeja a un secador de pie, para ayudar a restaurar el equilibrio de humedad del cabello, en especial, en casos de cabello seco y quebradizo. También es una herramienta eficaz para suavizar el cabello con texturas más apretadas y poder desenredarlo. Mediante el uso de vapor, el agua y los productos del tratamiento penetran mejor la capa de cutícula del cabello y cuero cabelludo. Las lámparas de calor con luz infrarroja y los secadores de pie tradicionales, que calientan el cuero cabelludo y favorecen la penetración, también se utilizan en los tratamientos para el cabello y el cuero cabelludo secos (**figura 10-1**).

Fig. 10-1 Vaporizador para tratamiento

Tratamiento para el cabello y cuero cabelludo grasos

Las glándulas sebáceas hiperactivas provocan oleosidad extrema. A veces, estas glándulas están activas debido a cuestiones genéticas, pero también pueden verse agravadas por el esfuerzo excesivo, el uso incorrecto y la estratificación de productos, así como por cambios físicos en el cuerpo. Durante este tipo de masaje, manipule el cuero cabelludo con una técnica de amasado para aumentar la microcirculación en la piel. Esto también reduce el sebo endurecido que se acumula en los poros. Se recomienda usar un champú de limpieza profunda durante el paso de lavado con acondicionador.

Tratamiento contra la caspa

La caspa es un desprendimiento visible de células de la piel que se debe a un hongo llamado **malassezia**. La caspa se asienta en el cuero cabelludo y puede provocar sequedad, picazón y molestias. Los champús, los acondicionadores y las lociones tópicas anticaspa modernos contienen organismos antifúngicos que controlan la caspa mediante la supresión del crecimiento de la malassezia. Estos productos antifúngicos suelen contener menta u otros aceites estimulantes que causan un efecto de hormigueo en el cuero cabelludo. No se recomienda realizar el cepillado previo con un tratamiento anticaspa porque se corre el riesgo de sobreestimular los problemas delicados del cuero cabelludo.

Dado que el hongo puede presentar resistencia al tratamiento, recomiende otros tratamientos complementarios en el salón de belleza y el uso frecuente de productos contra la caspa en el hogar. Antes de realizar un tratamiento anticaspa, asegúrese de que el cuero cabelludo no tenga lesiones ni signos de sobreestimulación. Los tratamientos y champús anticaspa están diseñados para detener el crecimiento de la malassezia en el cuero cabelludo, pero también pueden secar el cabello. Deben combinarse con un tratamiento acondicionador profundo para restaurar la humedad del cabello.

Verificación

9. ¿Cómo deben tratarse el cuero cabelludo y el cabello secos?
10. ¿Cómo deben tratarse el cuero cabelludo y el cabello grasos?

OA 8 Describir los usos y los beneficios de los diversos tipos de champús.

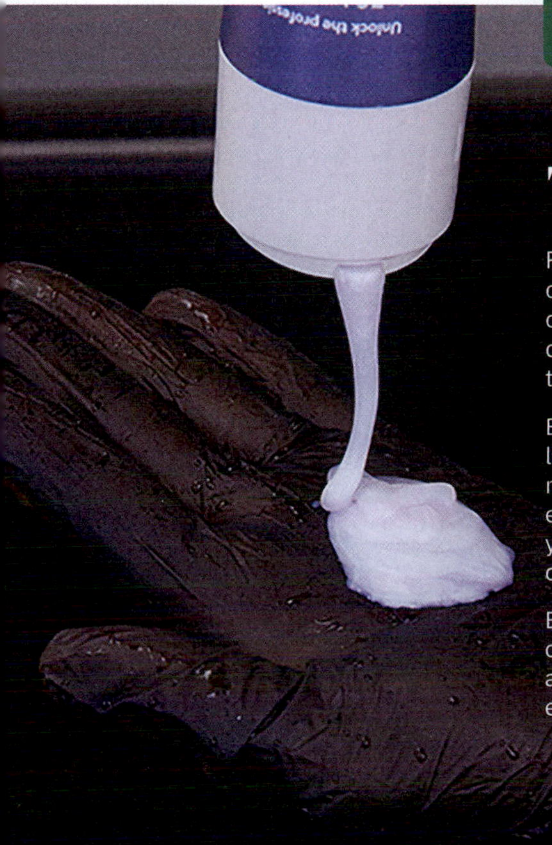

Tipos de champú

Para determinar con qué champú obtendrá los mejores resultados para su cliente, debe conocer muy bien los ingredientes químicos y botánicos de uso más frecuente en los champús. Muchos champús tienen ingredientes en común. Sin embargo, son pequeñas diferencias en la fórmula las que hacen que un champú resulte mejor que otro para una textura o condición particular del cabello.

En la mayoría de los champús, el agua suele ser el primer componente de la lista, lo que indica que el champú contiene más agua que todo lo demás. Por lo general, no se trata de agua corriente, sino de agua purificada o **desionizada** a la que se le han eliminado las impurezas que harían inestable el producto, como el calcio, el magnesio y otros iones metálicos. De allí en adelante, se mencionan los ingredientes en orden descendente, de acuerdo al porcentaje de cada uno en el champú.

El **surfactante** primario (también conocido como detergente base) es el segundo componente que tienen en común la mayoría de los champús. Los surfactantes son agentes superficiales activos o de limpieza. Una molécula surfactante tiene dos extremos: una cabeza hidrófila, o que atrae el agua, y una cola lipofílica, o que atrae las

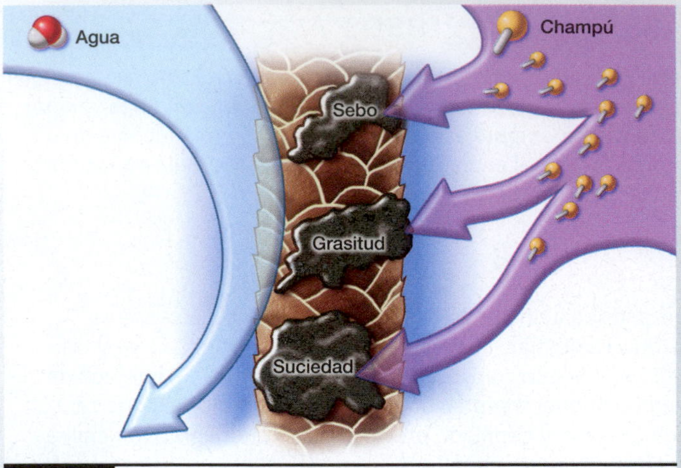

Fig. 10-2 La grasa y la suciedad atraen la cola de la molécula de champú.

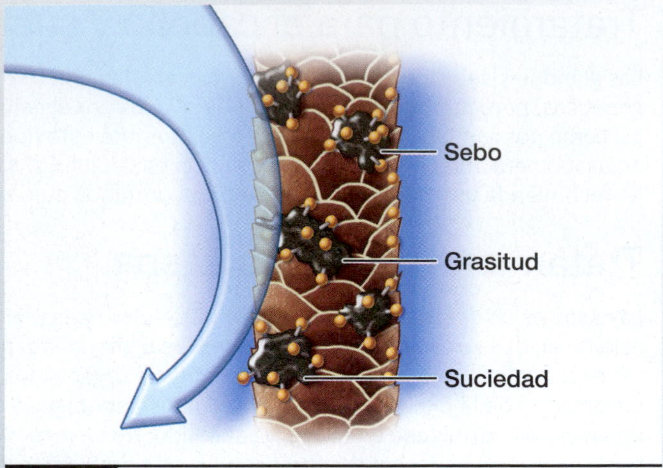

Fig. 10-3 El champú hace que las grasas se agrupen en pequeñas esferas.

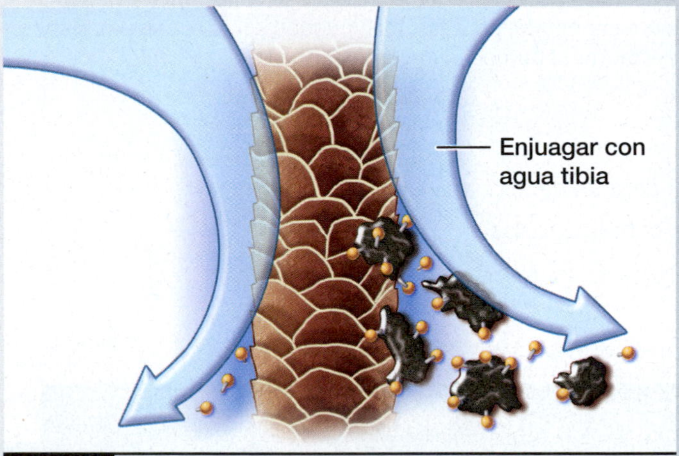

Fig. 10-4 Las cabezas de las moléculas de champú se adhieren a las moléculas de agua.

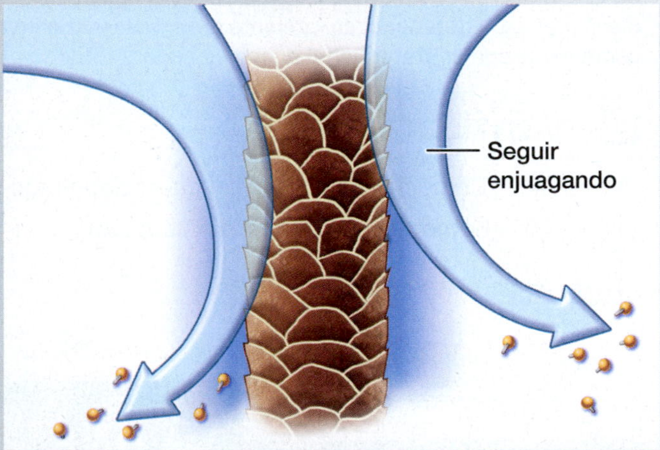

Fig. 10-5 El enjuague minucioso remueve los desechos y el exceso de champú.

grasas. Durante el proceso de lavado con champú, la cabeza hidrófila atrae el agua, y la cola lipófila atrae las grasas. Esto genera un proceso de equilibrio que hace que la grasitud, la suciedad y los depósitos se acumulen en pequeñas partículas que pueden ser arrastradas por el agua al enjuagar el cabello. Incluso los champús que se comercializan como libres de surfactantes tienen agentes limpiadores suaves agregados a la base (**figuras 10-2** a **10-5**).

A los surfactantes base se agregan otros ingredientes para crear una amplia variedad de fórmulas de champú. El **hidratante**, que es un producto formulado para agregar humedad al cabello seco o estimular su retención, es un aditivo común junto con aceites, proteínas, preservantes, agentes espumantes y perfumes.

Selección del champú adecuado

El servicio de lavado con champú es una gran oportunidad para asegurarse de que el cabello y el cuero cabelludo tienen la limpieza y la nutrición adecuadas para transformarse en un excelente lienzo para crear peinados y aplicar los constantes cuidados. Además, es el momento propicio para enseñarle al cliente la importancia de cuidar el cabello y recomendar los mejores productos de calidad para usar en casa. Conocer los ingredientes del producto le ayudará con estas selecciones.

El cabello debe lavarse con champú con la frecuencia necesaria para mantener el cabello y el cuero cabelludo en buenas condiciones. El exceso de lavado con champú barre la secreción grasosa u oleosa (sebo) que lubrica la piel y mantiene la suavidad del cabello. Como regla general, el cabello graso debe lavarse con mayor frecuencia que el normal o seco.

Lea siempre las etiquetas y los folletos informativos con atención para poder tomar decisiones informadas sobre el uso de los diferentes champús. Un conocimiento cabal de sus productos le ayudará a elegir los productos correctos y, además, recomendarlos a sus clientes para el cuidado en el hogar.

LA ESCALA DEL pH Y EL CHAMPÚ

Comprender los niveles de pH le ayudará a elegir el champú adecuado para su cliente. Consulte el ***capítulo 6, Química y seguridad con sustancias químicas, en Bases para el Estándar de Milady*** para obtener una descripción general de los conceptos básicos importantes de química, incluidos el pH y los surfactantes. La siguiente es una breve revisión del pH en cuanto a su relación con el champú.

La cantidad de hidrógeno en una solución, que determina si es alcalina o ácida, se mide mediante una escala de pH que va de 0 a 14. El pH de una solución neutra (no es ácida ni alcalina) es 7. Un champú ácido tiene un pH entre 0 y 6,9. Un champú alcalino tiene una escala de pH de 7,1 o mayor. Cuanto más alcalino sea el champú, más agresivo y fuerte será. Un champú con pH alto puede dejar el cabello seco, quebradizo y poroso. Un champú con pH alto puede causar decoloración en el cabello teñido. Un champú ligeramente ácido es el que más se acerca al pH ideal del cabello.

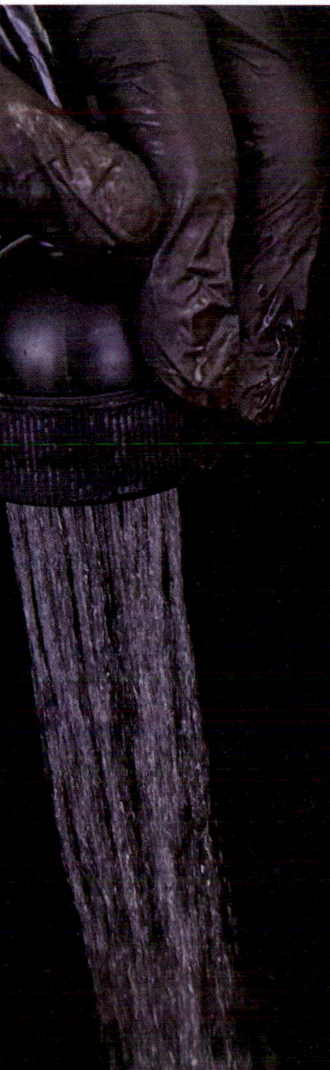

RESULTADOS DEL AGUA Y EL CHAMPÚ

El agua es el elemento más abundante e importante en la Tierra. Se clasifica como solvente universal, lo que significa que es capaz de disolver más sustancias que cualquier otro solvente que la ciencia conozca. El agua tiene una importancia crucial en la industria de la cosmetología, porque se utiliza para el lavado con champú, la mezcla de soluciones y otras funciones. El tipo de agua que tenga en su salón de belleza y la temperatura juegan un papel fundamental en la elección y el servicio de lavado con champú.

Según la cantidad y el tipo de minerales presentes en el agua, se la puede clasificar como dura o blanda. Podrá realizar una elección más profesional del champú si sabe si el tipo de agua que hay en su salón es dura o blanda. La mayoría de las empresas productoras de ablandadores de agua le pueden suministrar un equipo de análisis para determinar si el agua que tiene usted es dura o blanda (blanda, levemente dura, moderadamente dura, dura o muy dura).

El **agua blanda** es agua de lluvia o agua ablandada químicamente que solo contiene pequeñas cantidades minerales y, por ende, permite que el jabón y el champú produzcan abundante espuma. Por esta razón, es la preferida para realizar el lavado con champú.

Por lo general, el **agua dura** es agua de pozo y contiene ciertos minerales que reducen la capacidad del jabón o del champú para producir abundante espuma. El agua dura también puede alterar los resultados del servicio de coloración. Sin embargo, el agua dura puede ablandarse mediante un proceso de tratamiento.

Siempre controle la temperatura y la presión del agua antes y durante cada servicio profesional. El agua tibia, más cálida, es adecuada para enjuagar el champú y los productos químicos. El agua más fría funciona bien para cerrar la cutícula después del servicio, lo que ayuda a agregar brillo y vitalidad al cabello.

Curiosidades

Siete formas de hacer del lavado con champú una experiencia excelente

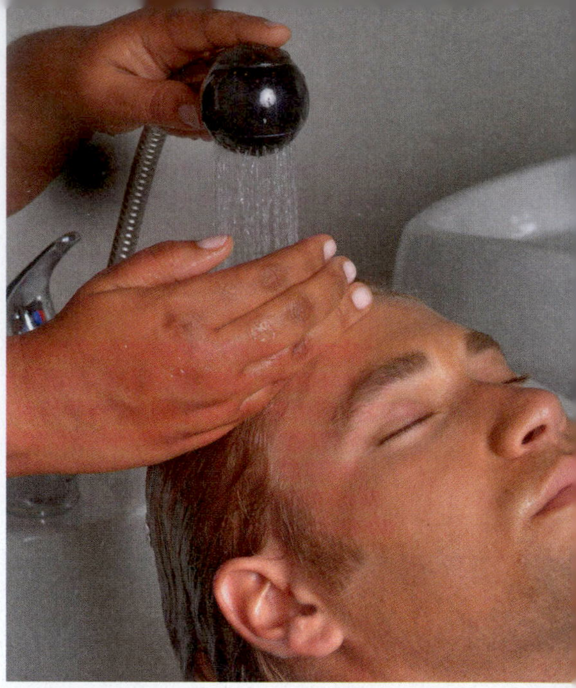

1. *El cuero cabelludo se masajea siempre respetando las preferencias del cliente. Algunas personas tienen el cuero cabelludo sensible y prefieren un masaje suave; otras prefieren un masaje firme.*
2. *Pregúntele siempre si el agua está muy caliente, muy fría o a la temperatura adecuada y ajústela según corresponda. Si el cabello tiene textura densa más rizada, es posible que deba separarlo antes para que el cliente pueda sentir la temperatura del agua.*
3. *Evite tocar el rostro del cliente con el agua o las manos durante el lavado con champú. Dejar que el rostro de un cliente se moje podría provocar irritación o retirarle parte del maquillaje base y hasta convertir lo que debía ser un lavado relajante en una experiencia desagradable.*
4. *Es fácil pasar por alto la nuca cuando se lava con champú y se enjuaga. Siempre verifique dos veces esta zona antes de acompañar al cliente a la estación.*
5. *Durante todo el proceso de lavado con champú, asegúrese de no empapar la toalla que colocó alrededor del cuello del cliente. Si eso sucede, cámbiela por una toalla limpia y seca antes de salir del área de lavado.*
6. *Al secar el cabello con la toalla después del lavado con champú, tenga la precaución de no tocar el rostro. Esto podría retirar parte del maquillaje del cliente y hacerlo sentir incómodo durante el resto de la sesión.*
7. *A medida que aprende a dar un excelente servicio de lavado con champú, también enfóquese en perfeccionar sus técnicas de masaje relajante. Un día, los clientes le dirán que les encanta, ¡y siempre es satisfactorio saber que está haciendo que sus clientes se sientan bien!*

Tipos de champú

El champú es el producto para el cuidado del cabello que más se compra. Los estudios de consumo demuestran que el mayor crecimiento dentro del mercado del champú se encuentra en aquellos productos que satisfacen las necesidades específicas del cabello y cuero cabelludo.

Existen muchos champús buenos para cada tipo de cabello o condición del cuero cabelludo. Hay champús para cabello seco, graso, fino, grueso, rizado, con mucha textura, débil, aclarado, con permanente, alisado, tinturado y tratado químicamente. Algunos champús ayudan a tonificar el color, a depositar el color y a limpiar el cabello de la acumulación de productos para peinar, depósitos minerales, etc.

La lista de ingredientes es la clave para determinar qué champú dejará el cabello de un cliente brillante y dócil, cuál servirá para tratar una condición del cabello o del cuero cabelludo, o cuál preparará el cabello para un tratamiento químico.

CHAMPÚ EQUILIBRANTE

Para el cuero cabelludo y el cabello grasos, el **champú equilibrante** o **champú neutralizante** elimina el exceso de grasa y evita que el cabello se reseque. Si se usa en cabello seco, sucede lo contrario. Hará que el cabello seco esté más seco. Un champú equilibrante o neutralizante está diseñado para reequilibrar el nivel

¿Lo sabía?

A medida que aumenta el acceso a información en línea, los clientes saben cada vez más sobre los productos de belleza. También aprenden de personas influyentes en las redes sociales, de publicaciones de belleza y de informes de consumidores. Asegúrese de estar actualizado con el conocimiento sobre los productos para todos los tipos de cabello y la teoría del cuidado del cabello correcto. Si el cliente está más informado que usted, su credibilidad como profesional resultará cuestionada.

de pH del cabello neutralizando cualquier álcali y residuo no deseado en el cabello. Se utiliza en todos los tipos de cabello para recuperar el pH promedio después de haber sido sometido a una reacción química. Un champú equilibrante o neutralizante se utiliza con mayor frecuencia como parte del alisado químico.

CHAMPÚ DE LIMPIEZA PROFUNDA

El **champú de limpieza profunda** es un producto alcalino formulado con un pH de 7 o superior. Se puede usar cuando la acumulación de productos es evidente, después de nadar y antes de los servicios con productos químicos porque eliminan el exceso de grasa y los minerales residuales que se adhieren al cabello. La eliminación de minerales se logra con un agente quelante activo que se une a los metales (como el hierro y el cobre) y los retira del cabello. Los champús de limpieza profunda no son aptos para todos los tipos de cabello porque son duros, pueden provocar sequedad y dejar el cabello duro y quebradizo (**figura 10-6**).

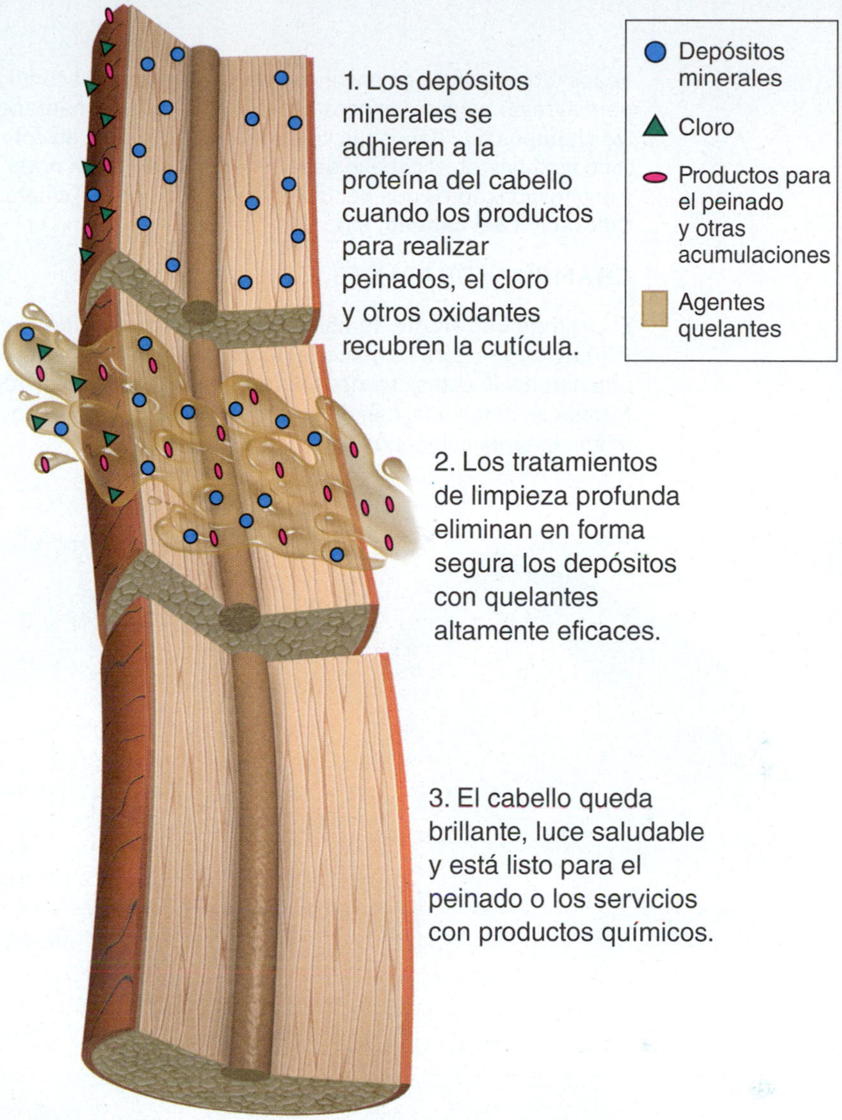

1. Los depósitos minerales se adhieren a la proteína del cabello cuando los productos para realizar peinados, el cloro y otros oxidantes recubren la cutícula.
Depósitos minerales
Cloro
Productos para el peinado y otras acumulaciones
Agentes quelantes
2. Los tratamientos de limpieza profunda eliminan en forma segura los depósitos con quelantes altamente eficaces.
3. El cabello queda brillante, luce saludable y está listo para el peinado o los servicios con productos químicos.

Fig. 10-6 Proceso de lavado con champú de limpieza profunda

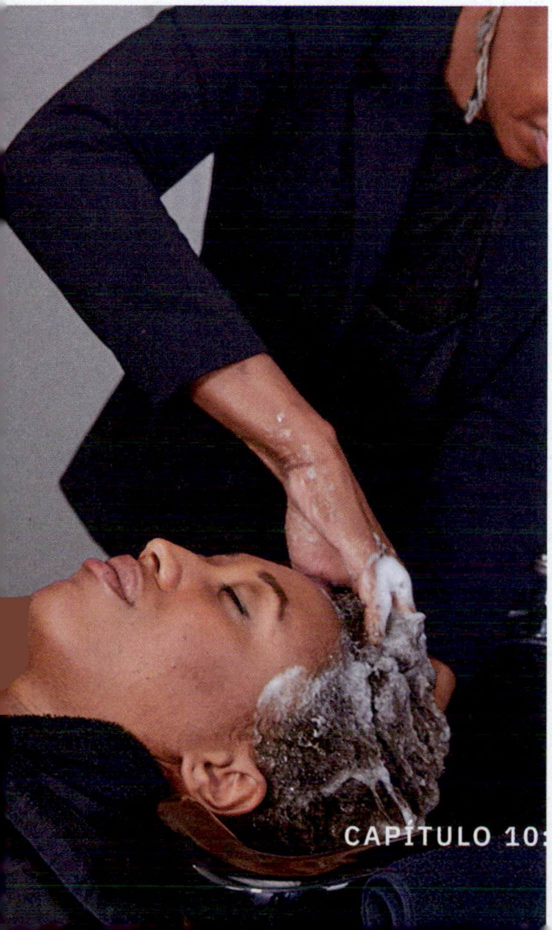

Se recomienda lavar el cabello rizado con menos frecuencia, por lo que se puede aprovechar los beneficios de un champú de limpieza profunda debido al uso abundante del producto y al tiempo entre cada lavado. Cuando se usa un champú de limpieza profunda para cabello rizado, se recomienda seguir un proceso de lavado con champú de dos pasos, con la aplicación de un champú secundario con un pH más bajo para restaurar las cutículas. En general, el cabello con mucha textura carece de humedad. El uso de un champú de limpieza profunda elimina los aceites naturales del cabello y hay que reponerlos. Un champú humectante revitalizará y restaurará los aceites que se eliminaron del cabello. El primer paso para el cabello que tiene acumulación es usar un champú de limpieza profunda. El segundo paso es colocar un champú hidratante de inmediato. Si usa un champú alcalino, siga con un tratamiento de hidratación profunda (equilibrante) para restaurar el nivel de pH del cabello.

CHAMPÚ PARA REALZAR EL COLOR

Los **champús para realzar el color** se obtienen mediante la combinación de la base surfactante con pigmentos de coloración directa. Los resultados son similares a los de un enjuague de coloración temporal porque el champú es atraído por el cabello poroso y brinda únicamente leves cambios en la coloración que se eliminan mediante un lavado con champú normal. Los champús para realzar el color son particularmente efectivos para neutralizar los tonos amarillos no deseados en el cabello.

En los últimos años, se han introducido champús (y acondicionadores) que depositan color verdadero para agregar pigmentos ricos al cabello y ayudar a mantener el color entre cada servicio. La eficacia de los champús que depositan color depende del nivel de coloración existente. Por ejemplo, para lograr un tono rosa pastel, el cabello debe tener un nivel 10, el rubio más claro. Aprenderá más sobre champús y acondicionadores que depositan color, técnicas de coloración y niveles de coloración en el **capítulo 16, Coloración del cabello,** pág. 608.

CHAMPÚ HIDRATANTE

El **champú hidratante**, también conocido como *champú humectante*, hace que el cabello luzca suave y brillante, y mejora su manejo. La proteína y la biotina son dos ejemplos de agentes acondicionadores que potencian estos champús. Estos agentes acondicionadores devuelven la humedad y la elasticidad, fortalecen el tallo del cabello y agregan volumen. También son **no decolorantes**, lo que significa que no eliminan tanta coloración artificial del cabello.

(a)

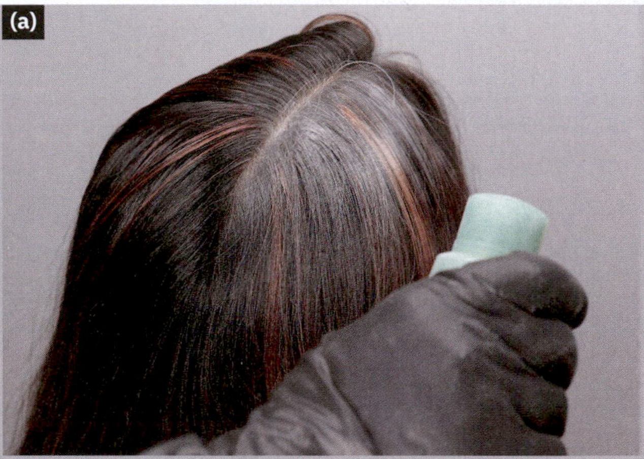

(b)

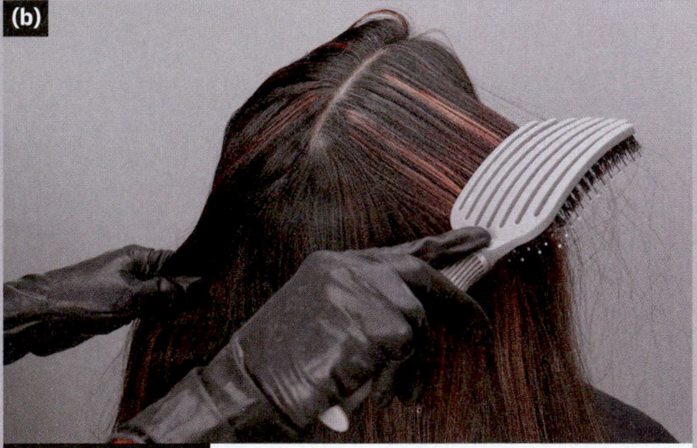

Fig. 10-7 a y b Aplicación y distribución de champú seco

CHAMPÚ SECO

En ocasiones, la salud de un cliente hace que el champú líquido resulte incómodo o difícil de manipular. Por ejemplo, una persona mayor puede sentirse incómoda en el lavatorio de champú por la presión que recibe en la parte posterior del cuello. En estos casos, se aconseja el uso de un **champú seco**, también conocido como *champú en polvo*, que limpia el cabello sin utilizar agua ni jabón (**figuras 10-7a** y **b**). El polvo atrapa la suciedad y los aceites y agrega volumen. A menos que sea médicamente necesario, el champú seco no debe reemplazar el champú regular. Como alternativa, se puede usar entre champús para eliminar el exceso de grasa del cabello y cuero cabelludo y prolongar la vida útil de un peinado. La eliminación de grasa estimula el brillo del cabello y permite recuperar el volumen del peinado hasta el próximo lavado con champú.

En el mercado, hay algunos productos de champú en seco populares en forma de aerosol, lo que los hace fáciles de aplicar para quienes prefieren usar aerosoles entre cada lavado con champú. También hay productos en polvo sueltos con aplicación directa del envase para agregar textura y son un gran complemento para hacer peinados formales en cabellos finos y débiles. Siga las instrucciones del fabricante, ya que suelen variar.

El uso exclusivo de champú seco puede causar acumulación e irritar el cuero cabelludo. No se recomienda usar champú seco antes de realizar un servicio con productos químicos.

? ¿Lo sabía?

En los últimos años, se observó un cambio en la industria por lavatorios para champú independientes, también llamados lavatorios para champú europeos, que permiten que el estilista se coloque detrás del cliente, no al lado. Esta configuración es beneficiosos desde el punto de vista ergonómico para el estilista porque facilita la correcta alineación y postura del cuerpo durante el servicio de champú.

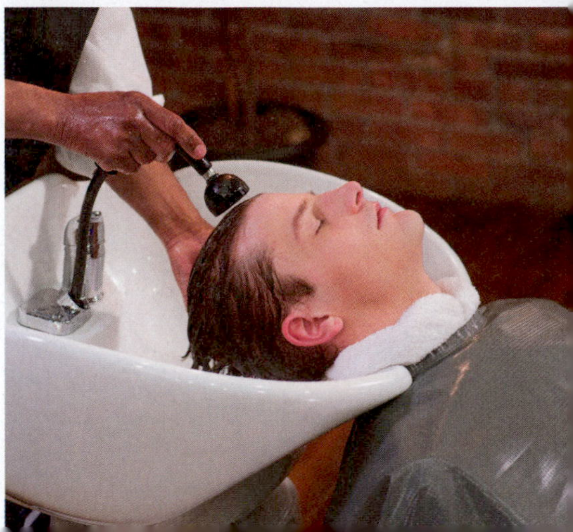

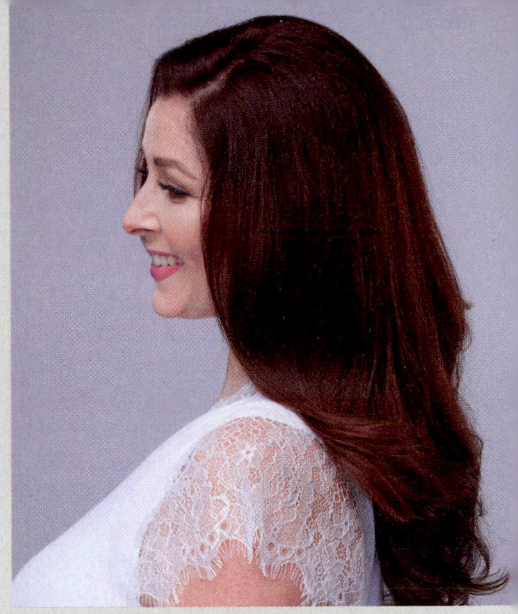

CHAMPÚ MEDICADO

El **champú medicado** contiene ingredientes especiales que son muy eficaces para reducir la caspa o aliviar otras afecciones del cuero cabelludo. Un médico debe prescribir algunos champús medicados. Pueden ser fuertes y pueden afectar el color del cabello teñido o aclarado. En algunos casos, el champú debe permanecer en contacto con el cuero cabelludo por un tiempo más prolongado que otros champús, para que actúe el ingrediente activo. Lea siempre y siga cuidadosamente las instrucciones del fabricante.

CHAMPÚ A BASE DE ACEITE

Los champús a base de aceite tienen aceite para suavizar e hidratar el cabello seco y quebradizo. Son ideales para los clientes que viven en zonas con clima más seco y tienen cabello rizado o quebradizo. Como ocurre con cualquier producto que contenga aceite, demasiada cantidad podría provocar acumulación en el cuero cabelludo y bloquear los folículos pilosos.

CHAMPÚ CON PH BALANCEADO

Un **champú con pH balanceado** es un producto equilibrado en relación con el pH de la piel y el cabello. Muchos champús ofrecen un pH balanceado gracias a la adición de ácido cítrico, láctico o fosfórico. La mayoría de los expertos creen que un pH ácido de 4,5 a 5,5 es esencial para evitar que durante el proceso de limpieza el cabello se dañe o seque excesivamente. Los champús con pH balanceado ayudan a cerrar la cutícula del cabello y se recomiendan específicamente para el cabello teñido o aclarado.

CHAMPÚS PARA POSTIZOS Y PELUCAS

Si se recomienda el lavado con champú, utilice uno suave, como el que usaría para el cabello con tratamiento de coloración o bien, utilice un champú desarrollado especialmente para pelucas. Siga siempre las instrucciones del fabricante. Para obtener más información sobre las pelucas y su cuidado, consulte el **capítulo 14, Pelucas y apliques para el cabello,** pág. 512.

CHAMPÚS CON PROTEÍNAS DE QUERATINA AGREGADAS

Un champú con proteínas de queratina agregadas sirve para fortalecer temporalmente el cabello durante el lavado. Está fabricado con moléculas de proteína artificiales en la base de champú que se adhieren a la proteína natural del cabello. Este tipo de champú podría hacer que el cabello se endurezca y se seque, provocando roturas, por lo que no se recomienda el uso en clientes que no necesitan más fuerza.

CHAMPÚS PARA CABELLO DEBILITADO

Normalmente, los champús que se comercializan para el cabello debilitado tienen una fórmula suave y poco peso molecular que fomenta un ambiente limpio para el crecimiento saludable del cabello. Contienen ingredientes que mejoran el volumen y dan la ilusión de volumen y densidad adicional al cabello. Estos champús son aptos para todo tipo de cabello.

Actividad

Comparación de productos

Enumere todos los productos de champú y acondicionador que se usan en su escuela e indique para qué tipo de cabello son apropiados. Analice el cabello de uno o dos de sus compañeros y recomiéndeles un champú y un acondicionador especial para ellos. Enumere los beneficios de cada producto para ese "cliente" en particular. Con la orientación de su instructor, incluso podría tratar de usar las opciones recomendadas en sus compañeros. Lleve un registro de los productos que usa, cómo se siente y se comporta el cabello después de la aplicación y las opiniones de sus compañeros sobre los productos.

Sugerencia

Si el cabello del cliente no hace espuma durante el servicio de lavado con champú, hable con el instructor para analizar las posibles causas y soluciones. Esto podría deberse al tipo de champú que se usa, a un medicamento que el cliente puede estar tomando o a un exceso de acumulación en el cuero cabelludo. Es posible que deba cambiar a un champú de limpieza profunda.

CHAMPÚ FORTALECEDOR

El **champú fortalecedor** que contiene varios ingredientes fortalecedores y nutritivos para darle fuerza al cabello débil, dañado o quebradizo. No está diseñado para clientes que no tienen signos de debilidad o fragilidad. Aplicar este champú en un cliente que no necesita fortificar ni fortalecer el cabello podría causar sequedad y fragilidad extremas. Puede equilibrar este tratamiento con un producto humectante para agregar suavidad, de modo que el cabello tenga flexibilidad para evitar el resquebrajamiento.

CHAMPÚ LIBRE DE SULFATOS

El **champú libre de sulfatos**, también conocido como *champú sin jabón*, se formula a base de poco o casi nada de jabón alcalino. Se fabrican como agentes humectantes para que sean compatibles con el cabello y las fuentes de agua blanda. Por lo general, son suaves con la coloración artificial del cabello y son beneficiosos para mantener los aceites naturales del cabello. Este tipo de champú es apto para todo tipo de cabello. Los clientes que necesitan un champú de limpieza profunda no deben usar el champú sin sulfatos porque no se eliminará la acumulación.

CHAMPÚ VEGANO

El champú vegano no contiene ingredientes animales en su fórmula, ni ha sido probado en animales. Se elabora con ingredientes orgánicos o naturales y proporciona un tratamiento a base de plantas para corregir las afecciones del cabello y el cuero cabelludo. La mayoría de los clientes que eligen un champú vegano lo hacen por motivos ambientales, éticos, dietéticos o de estilo de vida. El champú vegano contiene menos ingredientes dañinos y suele ser de origen vegetal. Haga una investigación exhaustiva de la marca antes de comprar los productos para asegurarse de que el producto tenga certificación vegana.

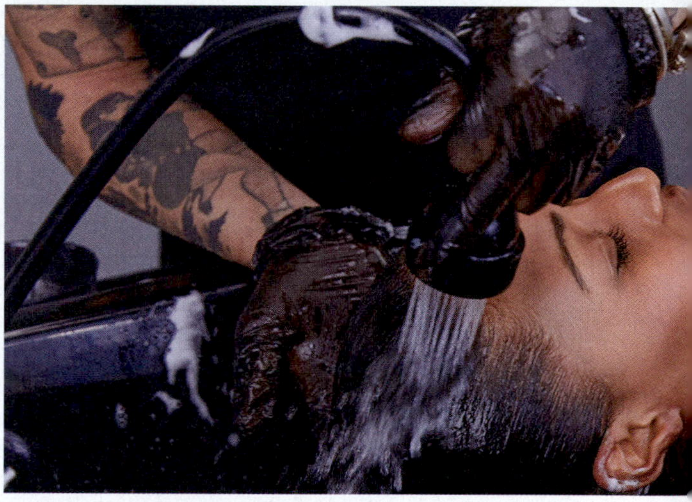

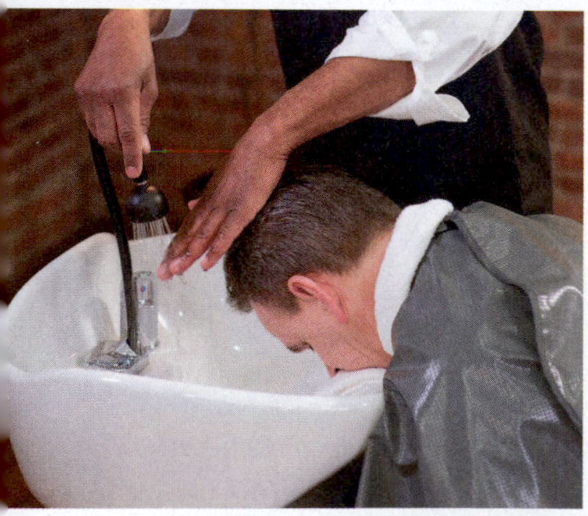

El lavado con champú en clientes con discapacidad

Los clientes con discapacidad le dirán cómo prefieren el lavado con champú. Algunos clientes en sillas de ruedas le permitirán que les lave el cabello mientras permanecen sentados en la silla, de frente a la fuente de lavado e inclinándose hacia delante, con una toalla que les proteja el rostro. Si la silla de ruedas tiene una altura correcta en relación con la fuente de lavado, aplique el champú normalmente mientras el cliente permanece en la silla.

Si está atendiendo a un cliente con una discapacidad de comunicación, consulte al cuidador cuál es la mejor manera de comunicarse con el cliente para tener éxito con su servicio.

Información de productos para el cliente

Permita que los clientes sepan qué champú y acondicionador está utilizando y por qué motivo los eligió especialmente para su cabello. Mencione que estos productos están disponibles para la compra y destaque sus beneficios. Si los productos están disponibles en el salón de belleza o en una tienda minorista especializada, los clientes pueden comprarlos y recrear los servicios de peinado en su casa.

Actividad

Dramatización de una recomendación de productos

La dramatización es una buena manera de practicar la forma de recomendar a los clientes productos para la venta. Trabaje junto con un compañero. Un estudiante hará el papel de estilista y el otro representará al cliente. La escena puede ser algo como esto:

Estilista: *¿Tuvo algún problema con el cabello o el cuero cabelludo desde la última visita al salón, Sra. Benson?*

Sra. Benson: *He notado un poco de descamación y sequedad en la parte superior de la cabeza.*

Estilista: *Hoy también lo noté durante el análisis del cabello. Usaré un champú para cabellos teñidos y finalizaré con un acondicionador hidratante. [Muestre el champú y el acondicionador al cliente y colóquelos en sus manos]. Después de someter el cabello a un servicio con productos químicos, como la coloración, tenemos que restablecer la humedad que se pierde en el proceso. El cabello y el cuero cabelludo necesitan un equilibrio entre humedad y proteínas para mantenerse saludables.*

Sra. Benson: *Me parece bien. Pero, ¿el acondicionador no hará que mi cabello pierda cuerpo?*

Estilista: *Para nada, ya que usaré un acondicionador liviano. Infundiré la humedad donde sea necesario y el residuo simplemente se enjuagará. Le dejará el cabello sedoso y brillante, sin perder volumen. Si le gusta, puede comprarlo antes de irse. Si utiliza el champú y el acondicionador adecuados, mantendrá el cabello saludable durante el tiempo que no viene al salón.*

Sra. Benson: *¡Magnífico! ¡Hagámoslo!*

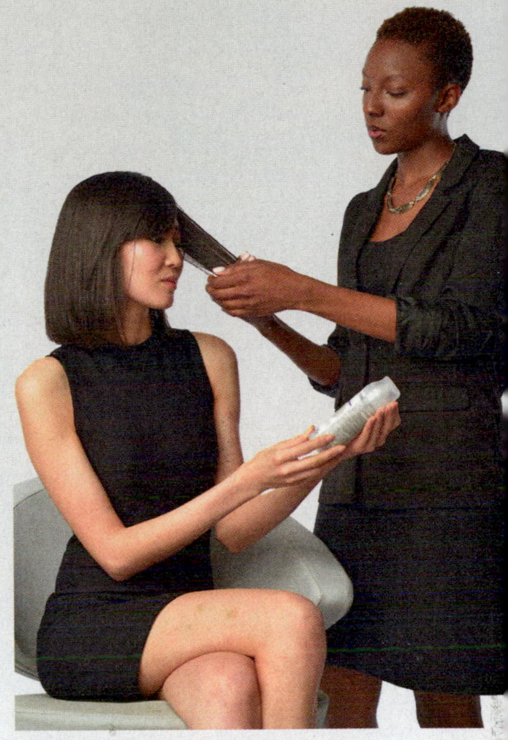

Verificación

11. ¿Qué champú se recomienda para tratar la caspa?
12. ¿Qué champú se recomienda para tratar la acumulación de productos?
13. ¿Qué champú se recomienda para tratar el cabello dañado?

OA 9 Resumir los usos y beneficios de los diversos tipos de acondicionadores.

Tipos de acondicionador

Los **acondicionadores** depositan proteínas o hidratantes en el cabello. Ayudan a restaurar la fuerza del cabello, impregnan humedad, dan cuerpo al cabello y protegen el cabello contra posibles quiebres. También existen fórmulas "reparadoras", que reconstruyen temporalmente el cabello al penetrar

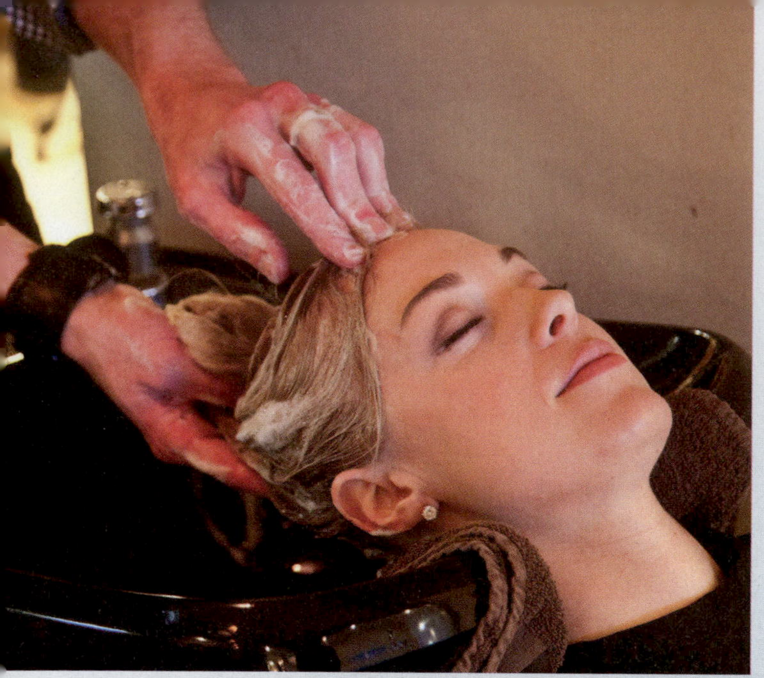

la corteza y reforzar el cabello desde adentro. Muchos acondicionadores también contienen **hidratantes**, que son sustancias que atraen la humedad o promueven la retención de humedad. Todos los clientes, en especial, quienes usan champú con frecuencia o reciben servicios químicos o térmicos, se beneficiarán del acondicionamiento de rutina. Los acondicionadores están disponibles en las siguientes categorías básicas:

- **Acondicionador para enjuagar.** Estos enjuagues de acabado o enjuagues en crema, también se conocen como acondicionadores de uso diario, se enjuagan después de aplicarlos en el cabello para desenredarlo y depositar los beneficios hidratantes. El acondicionador tiene un pH más bajo que el champú y ayuda a cerrar la cutícula para prepararla para el peinado. Los acondicionadores para enjuagar deben enjuagarse muy bien. Los residuos o restos de acondicionador en el cabello pueden apelmazar e impedir el peinado, en especial, si el cabello es fino.
- **Acondicionadores de tratamiento o reparación.** Los acondicionadores de penetración profunda restauran las proteínas y la humedad, y, a veces, necesitan más tiempo de procesamiento o la aplicación de calor o vapor. Son perfectos para los servicios complementarios en el salón de belleza.
- **Tratamiento con aceites/aceites como acondicionador.** Los tratamientos con aceite son ideales para el cuero cabelludo y el cabello secos. Los ácidos grasos de los aceites pueden reemplazar la falta de lípidos naturales en el cabello y ayudar a evitar el resquebrajamiento. Los aceites pueden combinarse con acondicionador o usarse como un tratamiento de acondicionador profundo por sí solos. El bajo peso molecular permite un revestimiento uniforme y una penetración profunda en la cutícula. En ocasiones, los tratamientos con aceite requieren un tiempo de procesamiento más prolongado o la aplicación de calor o vapor. Los aceites, como el aceite de oliva, el aceite de coco y la manteca de ucuuba, pueden usarse de forma natural o encontrarse en productos profesionales. Se pueden agregar aceites esenciales para obtener beneficios adicionales y aromaterapia. Es importante tener en cuenta que el uso excesivo de aceite puede provocar el bloqueo de los folículos pilosos y una acumulación excesiva de producto en el cuero cabelludo, lo que podría promover el cabello seco.
- **Acondicionador sin enjuague.** Este tipo de acondicionador se aplican al cabello y no se enjuaga. Suelen formularse con un bajo peso molecular para no apelmazar el cabello y brindar más hidratación a las texturas más secas.

Algunos de estos acondicionadores contienen silicona e hidratantes que atraen la humedad del aire y unen la capa de la cutícula o la corteza, según la porosidad del cabello (**figura 10-8**). Los hidratantes ayudan a prevenir la sequedad, pero pueden dejar el cabello aplastado y sin cuerpo si no se usan con moderación. Las siliconas reflejan la luz, por lo que el cabello luce más brillante. Otros ingredientes reducen el rizado o aumentan el volumen del cabello.

La mayoría de los tratamientos y productos sin enjuague contienen proteínas, que se unen al cabello para reforzar las cutículas deshilachadas. Dejan el cabello con menos fragilidad y más capacidad de reflejar la luz, además de aportar brillo y flexibilidad.

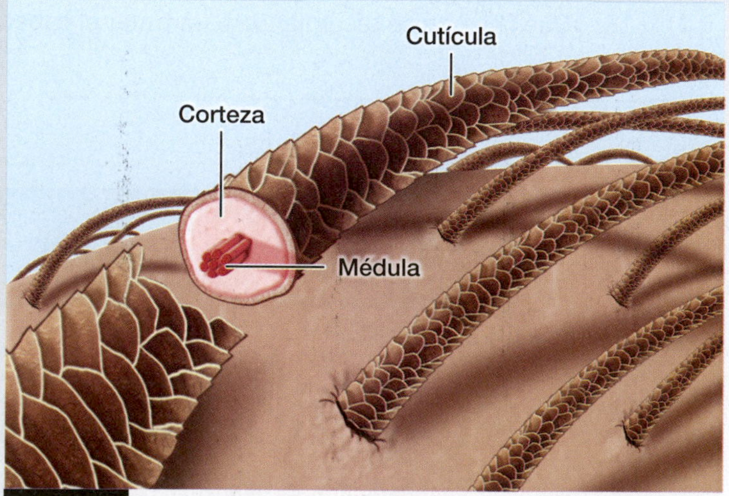

Fig. 10-8 Los humectantes que contienen los acondicionadores humectantes pueden adherirse a la capa de la cutícula o a la corteza.

Lavado sin champú

El termino *lavado sin champú* se refiere al uso de acondicionador y agua como punto intermedio o antes de un servicio de lavado con champú. Los productos de champú normales suelen contener aditivos, como glicerina y siliconas, pero los clientes con tipos de cabello natural rizado o ensortijado pueden preferir no usarlos debido a la posible sequedad y la capa excesiva del cabello después del champú. La comunidad del cabello natural y el mercado del cabello rizado adoptan el uso de acondicionador ligero y agua como base para la limpieza semanal.

El lavado sin champú se realiza entre los lavados con champú estándar como una forma de limpiar, desenredar y volver a peinar el cabello sin resecarlo. No se recomienda el lavado sin champú de forma exclusiva. No reemplaza el champú estándar porque la limpieza del cuero cabelludo es vital para mantener un cuero cabelludo y un cabello saludables. Siempre lea y siga las instrucciones y advertencias del fabricante. El uso excesivo de este método de limpieza puede crear un bloqueo del folículo y provocar un funcionamiento deficiente de las glándulas sebáceas. También puede producir una capa protectora opaca o debilitamiento del cabello debido al exceso de acondicionamiento.

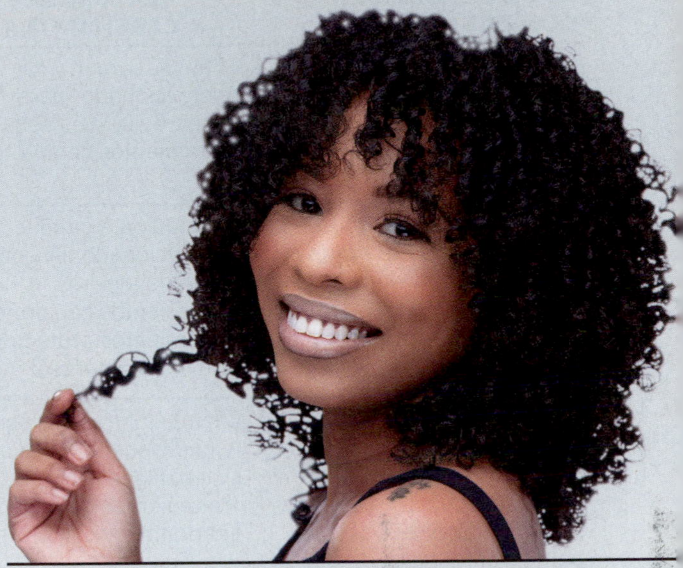

? ¿Lo sabía?

Como ocurre con el lavado sin champú, los términos previo al champú *y* sin champú *se usan para referirse al lavado con acondicionador y agua que se realiza antes de un servicio de lavado con champú (o entre servicios). El lavado previo al champú se aplica antes de un servicio de champú. El lavado sin champú se aplica y distribuye de la misma manera que un champú regular y se debe aplicar acondicionador después. No suele formarse espuma. Este tipo de producto requiere menos enjuague que los limpiadores tradicionales.*

Otros agentes acondicionadores

Otros agentes acondicionadores incluyen los siguientes:

- Se puede aplicar un **protector térmico en aerosol** al cabello antes de brindar algún servicio térmico para protegerlo de los efectos nocivos del secado, las planchas térmicas o los rulos eléctricos.
- El **acondicionador para el cuero cabelludo**, que suele encontrarse en forma de crema, suaviza y mejora la salud del cuero cabelludo. Contiene componentes hidratantes y emolientes.
- La **loción medicada para el cuero cabelludo** es un acondicionador que fomenta la curación del cuero cabelludo.
- La **loción astringente para el cuero cabelludo** elimina la acumulación de grasa. Se utiliza después de un tratamiento del cuero cabelludo y antes del peinado.

En la **tabla 10-2,** se ofrece una lista de los tipos de productos adecuados para los diferentes tipos de cabello. Determine el tipo y la condición del cabello del cliente, luego, seleccione el mejor producto según la textura del cabello (fina, media o gruesa).

Sugerencia

El uso de un vaporizador puede servir como un tratamiento acondicionador, ya que el vapor aporta humedad adicional al cabello. También puede usar el vaporizador con productos como acondicionadores para una penetración más profunda.

Tabla 10-2

Selección de productos

TIPO DE CABELLO Y CONDICIÓN	TEXTURA DEL CABELLO FINA	TEXTURA DEL CABELLO MEDIA	TEXTURA DEL CABELLO GRUESA
Cabello lacio en buena condición	• Champú para otorgar volumen • Acondicionador para desenredar, si es necesario. • Tratamientos con proteínas	• Champú de acidez/pH balanceados • Enjuague de acabado • Tratamientos con proteínas	• Champú hidratante • Acondicionador sin enjuague • Tratamientos hidratantes
Cabello ondulado, rizado o extremadamente rizado en buenas condiciones	• Champú para cabello fino • Acondicionador liviano sin enjuague • Tratamientos con proteínas • Tratamientos protectores térmicos en aerosol	• Champú de acidez/pH balanceados • Acondicionador sin enjuague • Tratamiento hidratante	• Champú hidratante • Acondicionador sin enjuague • Tratamientos hidratantes y con proteínas
Cualquier tipo de cabello que esté seco debido a problemas ambientales, agua dura, clima seco, daños excesivos por el viento, mala elección de productos o sobreexposición a los rayos UV/sol	• Champú hidratante suave • Acondicionador liviano sin enjuague • Tratamientos de reparación hidratantes y con proteínas	• Champú para cabello seco y quebradizo • Acondicionador hidratante • Tratamientos de reparación hidratantes y con proteínas	• Champú de hidratación profunda para cabellos dañados • Acondicionador sin enjuague • Tratamientos acondicionadores profundos, máscaras para el cabello, tratamiento con aceites
Cualquier tipo de cabello dañado por servicios químicos agresivos o demasiado frecuentes, peinados con calor inadecuados o daños mecánicos	• Champú limpiador suave o acondicionador limpiador • Acondicionador liviano sin enjuague • Tratamientos de reparación hidratantes y con proteínas • Protección térmica en aerosol	• Champú para cabellos tratados químicamente • Acondicionador hidratante • Tratamientos de reparación hidratantes y con proteínas	• Champú de hidratación profunda para cabellos dañados • Acondicionador sin enjuague • Tratamientos acondicionadores profundos y máscaras para el cabello

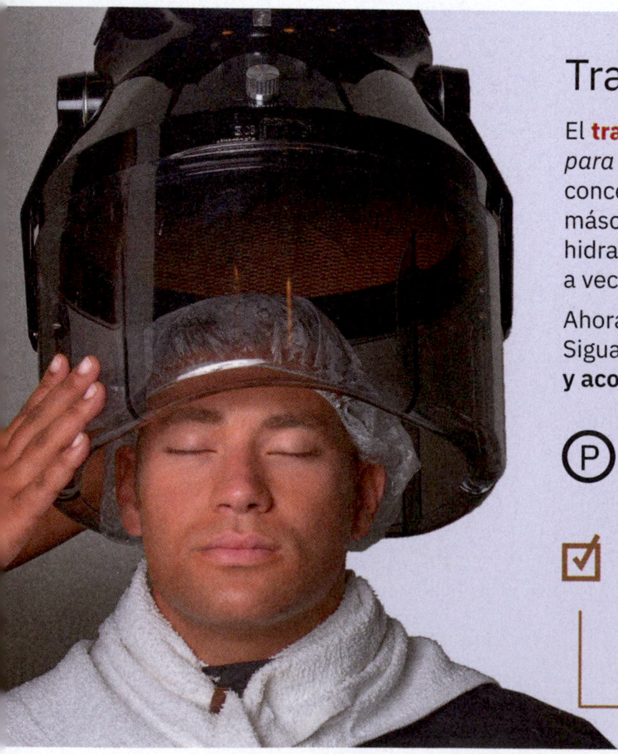

Tratamiento acondicionador profundo

El **tratamiento acondicionador profundo**, también conocido como *máscara para el cabello* o *máscara acondicionadora*, es una mezcla química de proteínas concentradas y humectantes intensivos que penetran la capa de la cutícula. Una máscara para el cabello es la terapia de elección cuando se desea un tratamiento hidratante o proteico. Estos acondicionadores vienen en cremas, lociones y, a veces, en forma de aceite.

Ahora es su turno de realizar un servicio de lavado con champú y acondicionador. Sigua los pasos que se indican en el **Procedimiento 10-5: Lavado con champú y acondicionador.**

Ⓟ **10-5: Lavado con champú y acondicionador**
Consulte la página 235

Verificación

14. ¿Qué acción ejerce el acondicionador sobre el cabello?

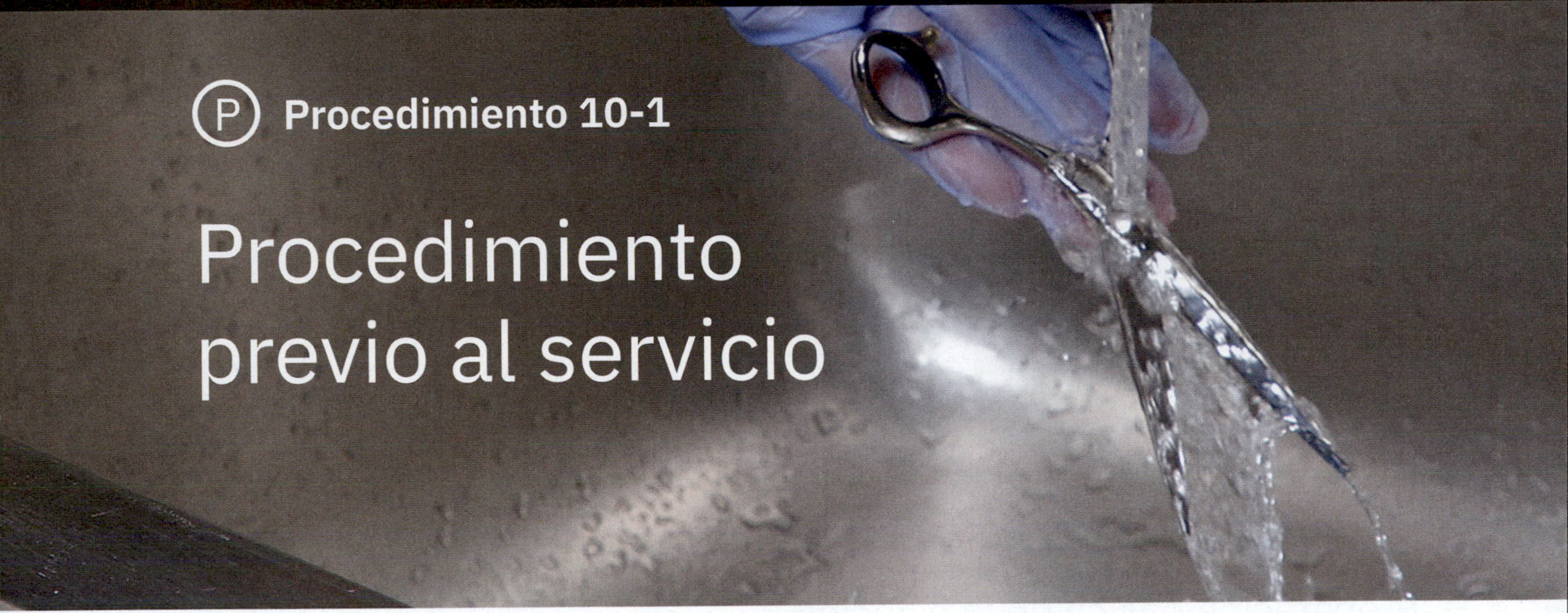

Ⓟ Procedimiento 10-1

Procedimiento previo al servicio

A. Limpieza y desinfección

1

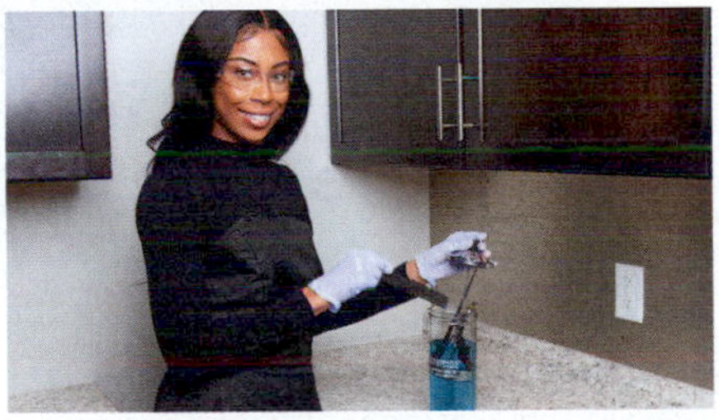

Póngase gafas de seguridad y guantes descartables cuando limpie y desinfecte para protegerse los ojos de salpicaduras involuntarias de desinfectante, evitar una posible contaminación de los implementos con las manos y protegerse las manos de las fuertes sustancias químicas presentes en la solución desinfectante.

2

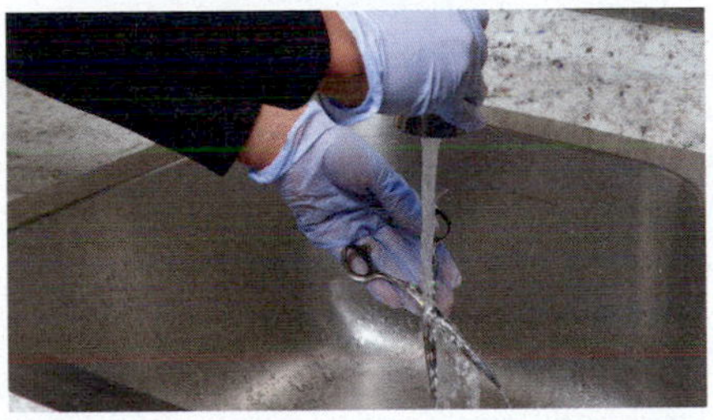

Enjuague los elementos con agua tibia de grifo.

3

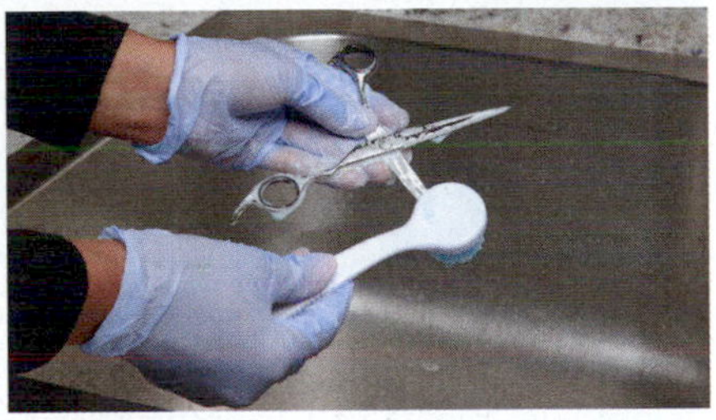

Utilice un cepillo pequeño para lavar los elementos con jabón o solución de limpieza.

4

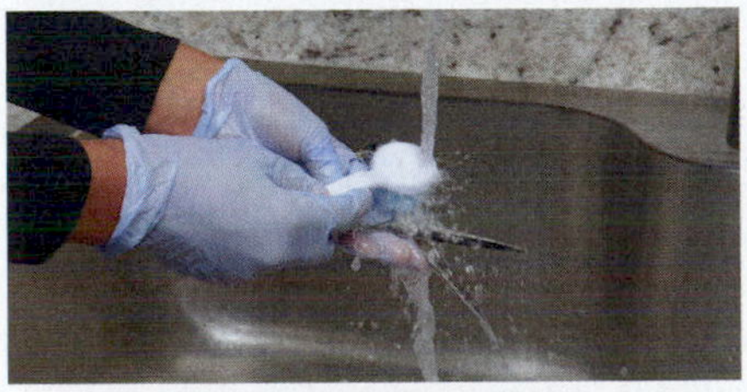

Pase un cepillo a fondo sobre los elementos con surcos y abra los implementos con bisagras para frotar las áreas de limpieza al descubierto.

5

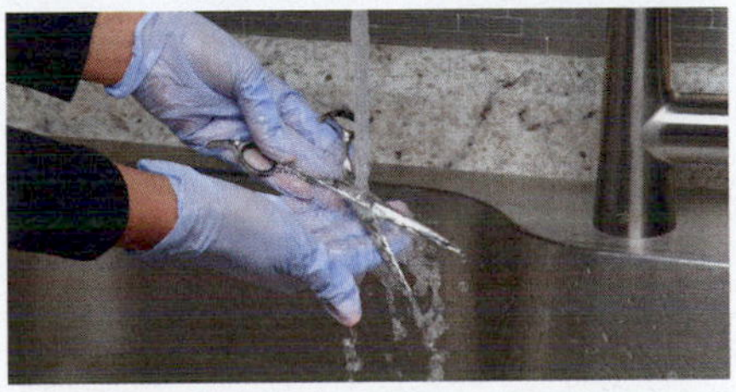

Enjuague y elimine todos los restos de jabón o solución con agua del grifo. El jabón se elimina más fácilmente con agua tibia, no caliente.

6

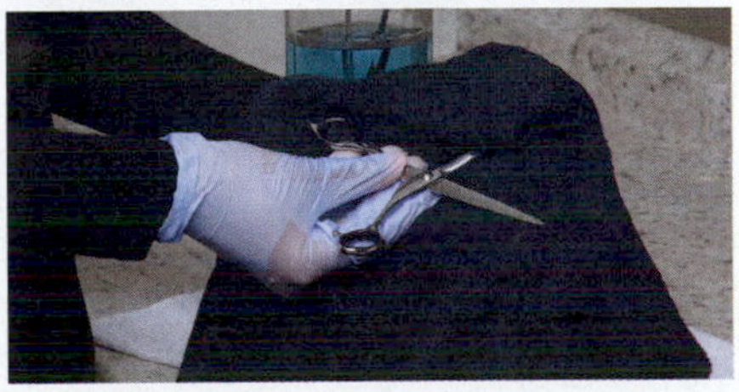

Seque los elementos con una toalla limpia o descartable.

7

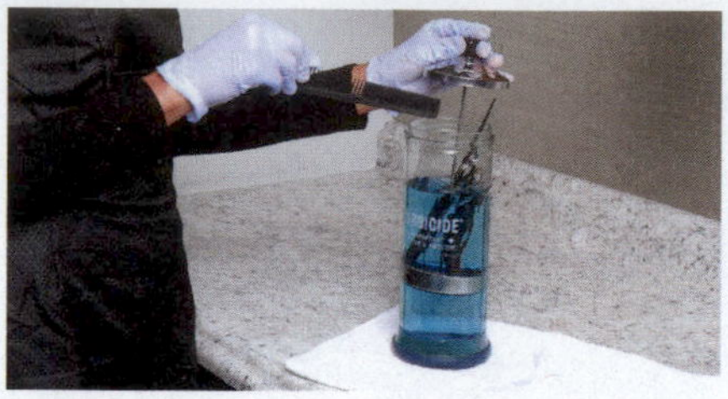

Desinfecte los elementos de manera apropiada o como lo solicite su país. Para conocer los pasos detallados, consulte el **Procedimiento 5-2: Limpieza y desinfección de elementos reutilizables no porosos**, en **Bases para el Estándar de Milady.**

8

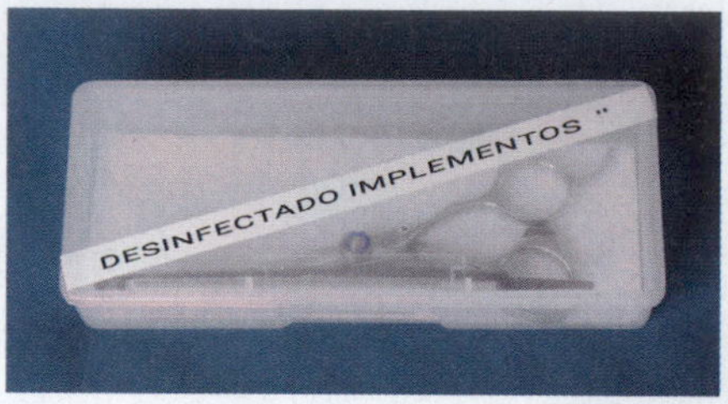

Guarde los elementos como lo indican las normas de su país. La mayoría de los estados exigen que los elementos desinfectados y secos se guarden en un recipiente limpio con la etiqueta de "desinfectado" o "listo para usar" hasta que necesite usarlos.

9

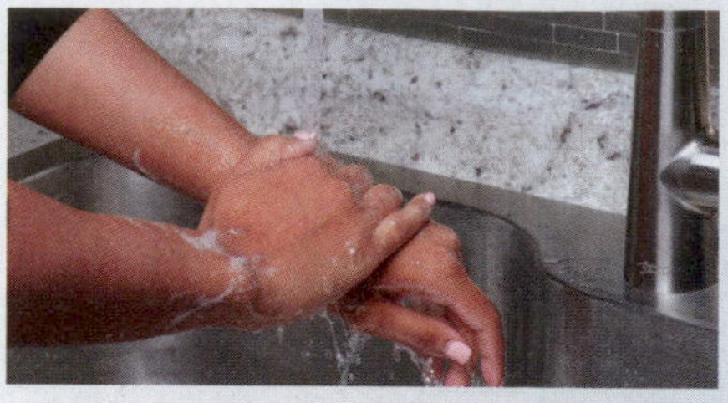

Quítese los guantes y lávese bien las manos con agua tibia del grifo y jabón líquido. Enjuáguese y séquese las manos con una toalla limpia o con una toalla desechable.

B. Preparación básica de la estación

10

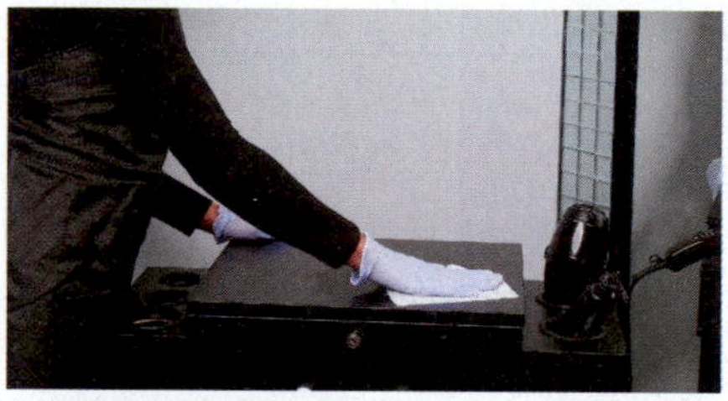

Póngase un par de guantes nuevos; limpie y desinfecte la estación y el asiento del cliente con un limpiador desinfectante aprobado. Verifique que los mostradores, las superficies y los tapetes estén limpios y desinfectados. Verifique que las botellas, las latas y los frascos también estén limpios.

11

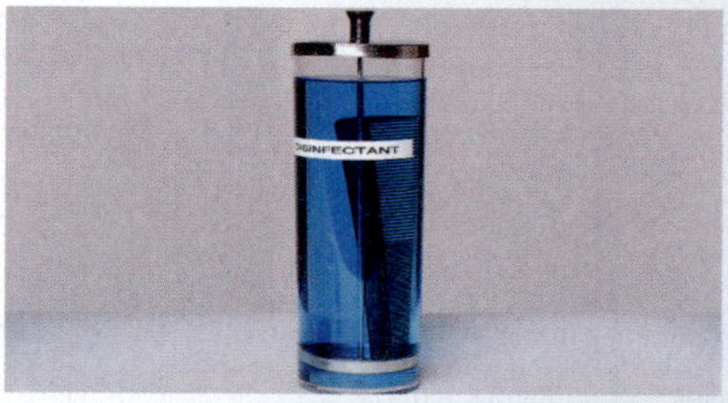

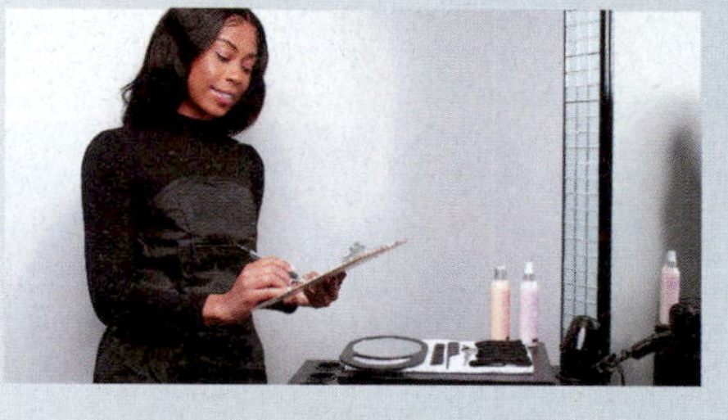

Verifique que el recipiente para desinfección esté lleno con solución desinfectante limpia al menos 20 minutos antes del primer servicio del día. Use un desinfectante aprobado por las reglamentaciones del consejo estatal y siga las instrucciones de uso del fabricante. Cambie el desinfectante todos los días y cuando la solución se encuentre visiblemente contaminada con residuos. Registre los procedimientos en el libro de registro, según lo requiera su salón o el gobierno local.

C. Preparación del estilista

12

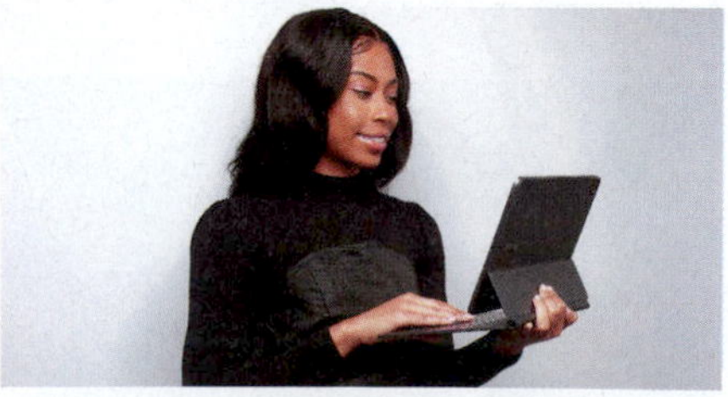

Revise el programa de citas para el día y solucione cualquier dificultad o conflicto de tiempo potencial que detecte.

13

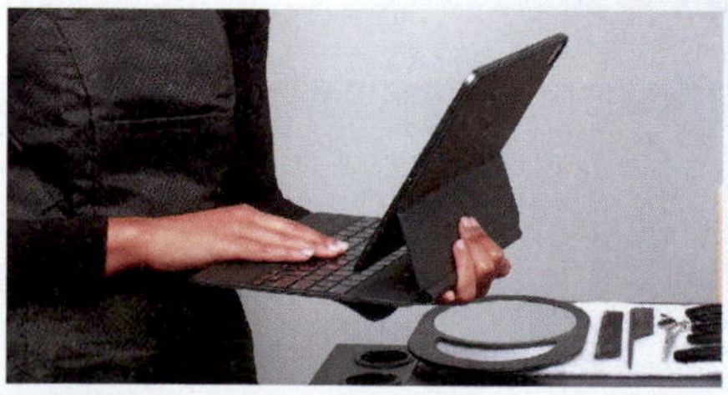

Revise el formulario de admisión y la ficha de registro de servicios del cliente. Si la cita es para un cliente nuevo, asegúrese de tener un formulario de admisión en blanco o un formulario de consulta digital en la estación o de que la recepcionista ingrese la información del formulario de admisión al sistema cuando el cliente ingrese (así estará disponible para la revisión digital).

14

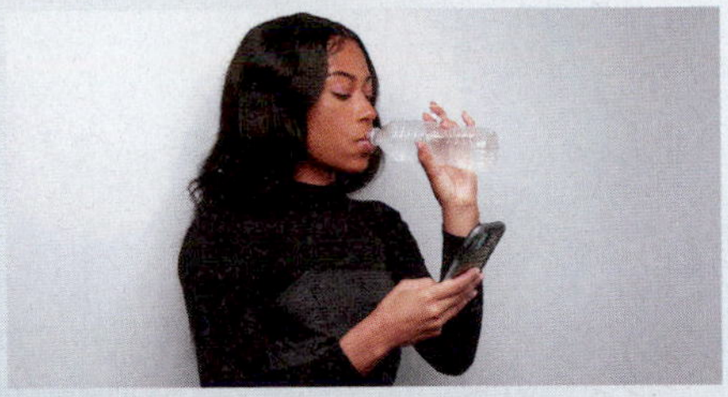

Organícese en función de sus necesidades personales antes de que el cliente llegue: vaya al baño, beba agua, devuelva llamadas personales. Complete todas las tareas antes de que llegue el cliente para poder dedicarle toda su atención.

15

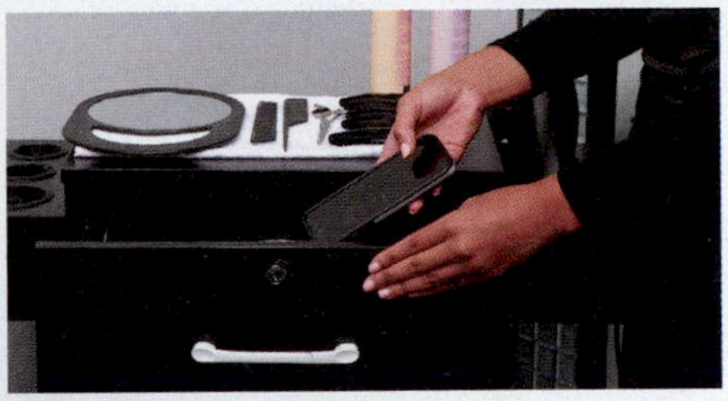

Apague el celular. Procure eliminar todo lo que pueda distraerle de su cliente cuando se encuentre en el salón.

16

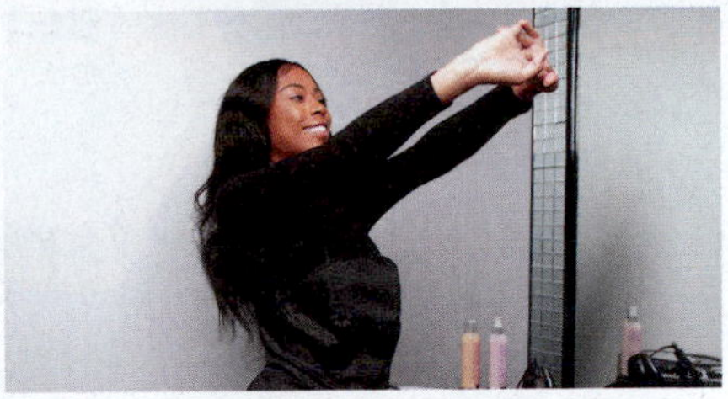

Tómese un momento para despejarse de todas las preocupaciones y problemas personales. Respire profundamente un par de veces y recuerde que su compromiso es ofrecer a su cliente un servicio fantástico y toda su atención.

17

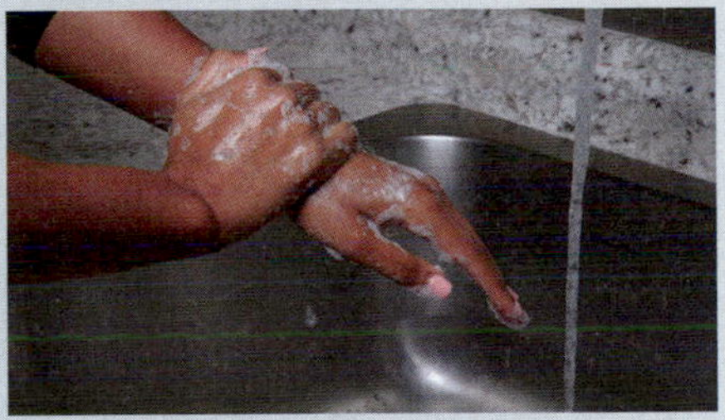

Lávese muy bien las manos antes de saludar al cliente. Para conocer los pasos detallados, consulte el **Procedimiento 5-1: Lavado de manos adecuado**, en **Bases para el Estándar de Milady.**

D. Saludo al cliente

18

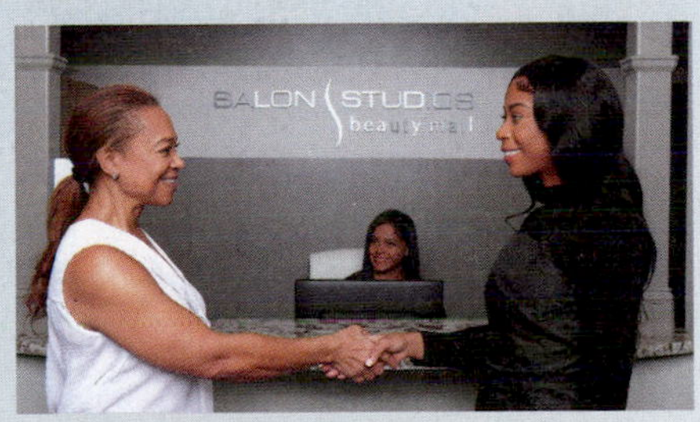

Reciba al cliente en el área de recepción con una sonrisa cálida y con profesionalismo. Preséntese, si no se conocían, y dense la mano. Si el cliente es nuevo, pídale el formulario de admisión que completó en el área de recepción.

19

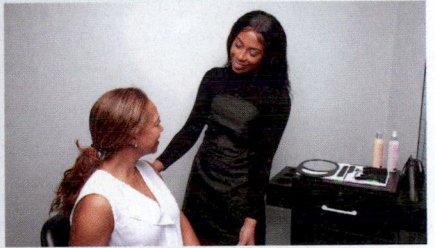

Acompañe al cliente a su puesto y ofrézcale asiento. Asegúrese de que el cliente se sienta cómodo antes de comenzar el servicio. Recuerde que el cliente es una persona con la cual desea desarrollar una relación constante. Si le muestra respeto al cliente, sienta las bases que establecen la confianza en usted como profesional.

20

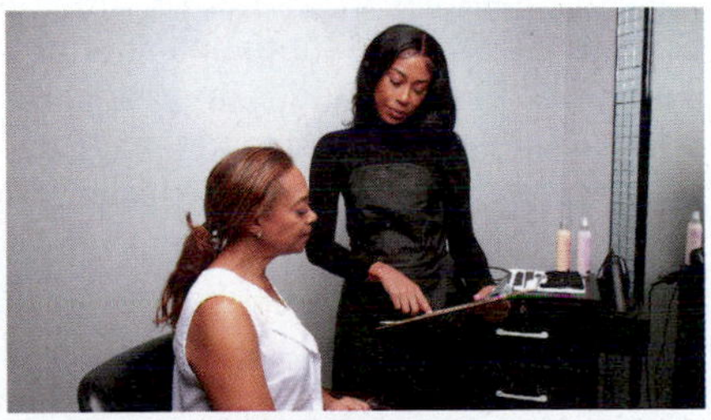

Realice una consulta y un breve análisis del cabello y cuero cabelludo antes de comenzar el servicio. Analice la información en el formulario de admisión, anote cualquier cambio en el registro del servicio y determine un curso de acción para el servicio.

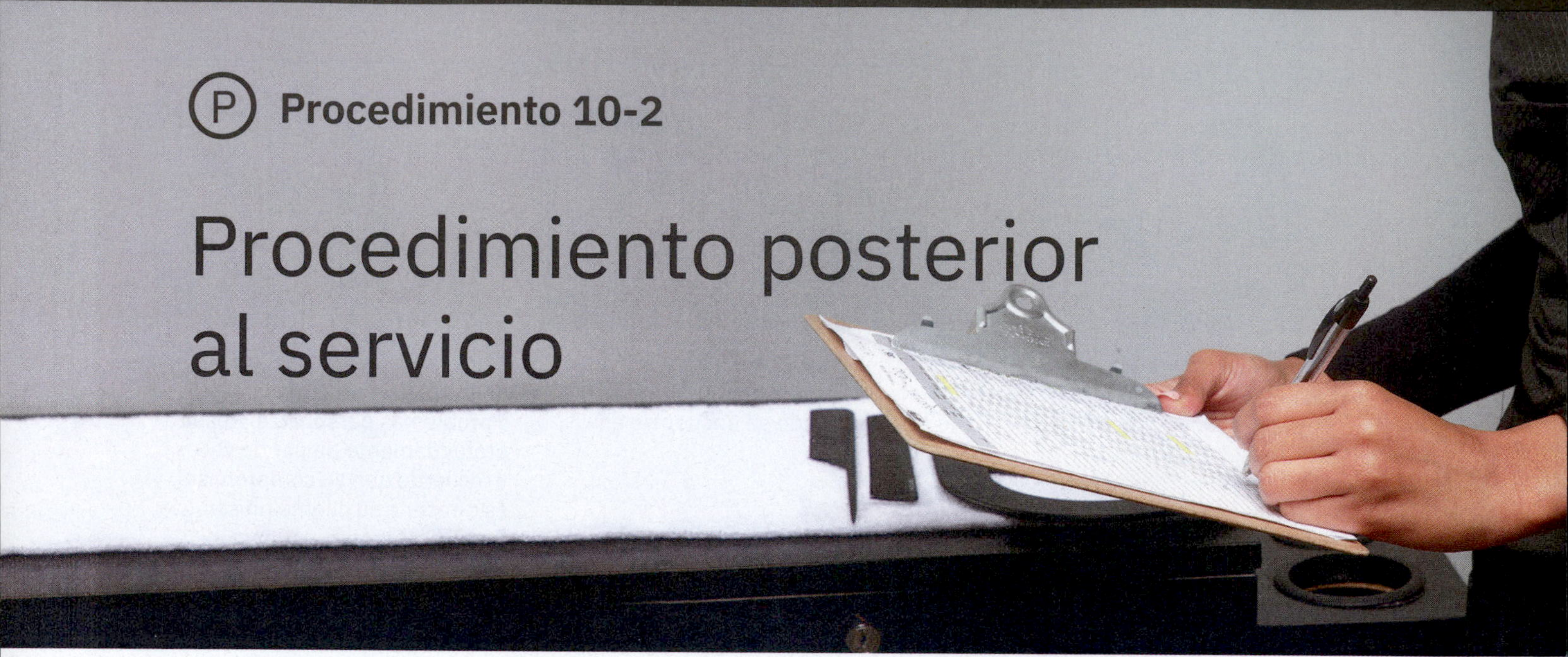

Ⓟ Procedimiento 10-2

Procedimiento posterior al servicio

A. Asesoramiento al cliente y recomendación de productos

1

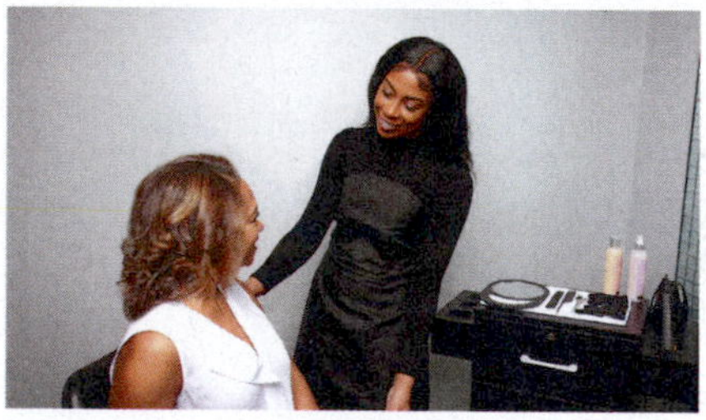

Antes de que el cliente deje la silla del salón, pregúntele si está satisfecho. Sea receptivo y no adopte una actitud defensiva. **Escuche** todas las preguntas o inquietudes. Si es necesario, haga los ajustes indicados o dé una explicación sobre qué ajustes son factibles.

2

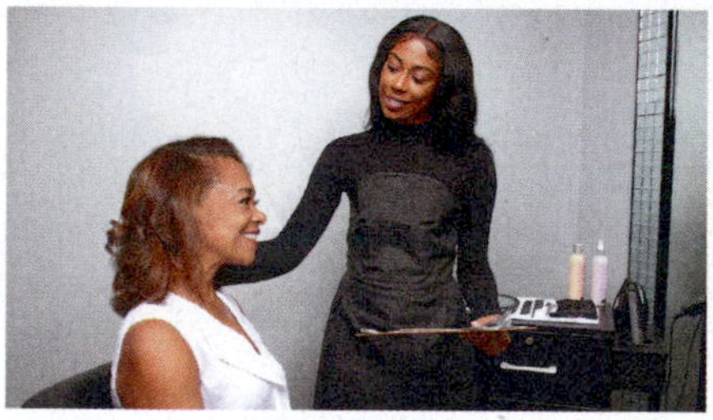

Determine un plan de futuras visitas.

3

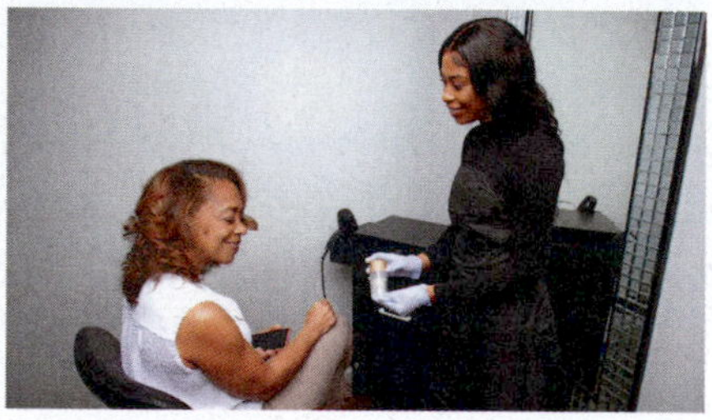

Asesore al cliente acerca del mantenimiento adecuado en el hogar y explíquele los beneficios de usar productos profesionales en casa.

4

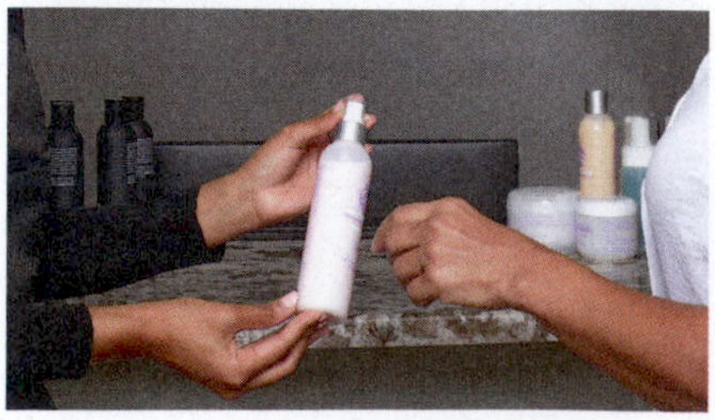

Converse sobre productos para el hogar. **Explíquele** por qué los productos recomendados son importantes y cómo debe usarlos.

B. Programación de la siguiente cita del cliente y agradecimiento

5

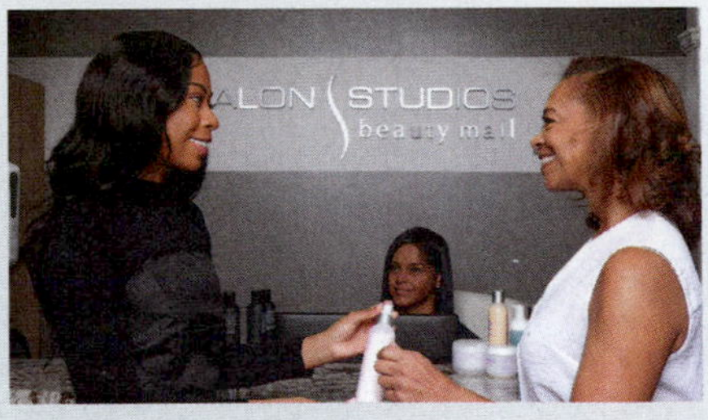

Acompañe al cliente a recepción, complete la factura de servicio, que describe el servicio ofrecido, y recomiende productos para el cuidado en el hogar. Coloque todos los productos profesionales recomendados para el cuidado en el hogar de venta minorista sobre el mostrador para que el cliente los vea. Revise con el cliente la factura de servicio y los productos recomendados.

6

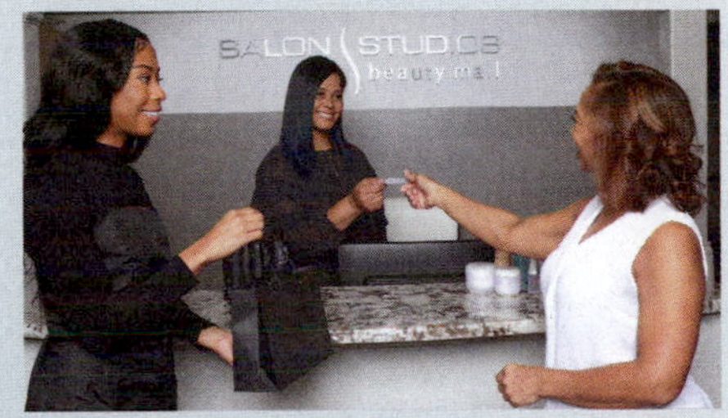

Después de que el cliente haya pagado por el servicio y los productos que se llevará a casa, pregúntele si pueden programar la próxima visita. Fije la fecha, la hora y los servicios. Escriba la información en la tarjeta de presentación y entréguesela al cliente, o pregúntele si prefiere que le envíen un recordatorio de la cita por mensaje de texto.

7

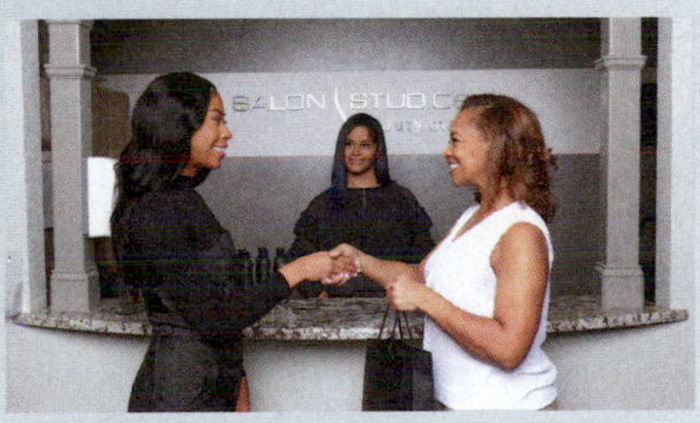

Agradezca al cliente por la oportunidad de satisfacer sus necesidades y sugiera una visita de regreso para servicios adicionales. Anímele a comunicarse con usted si tiene preguntas o inquietudes sobre el servicio brindado. Hágale saber que las referencias de clientes son bienvenidas y apreciadas.

8

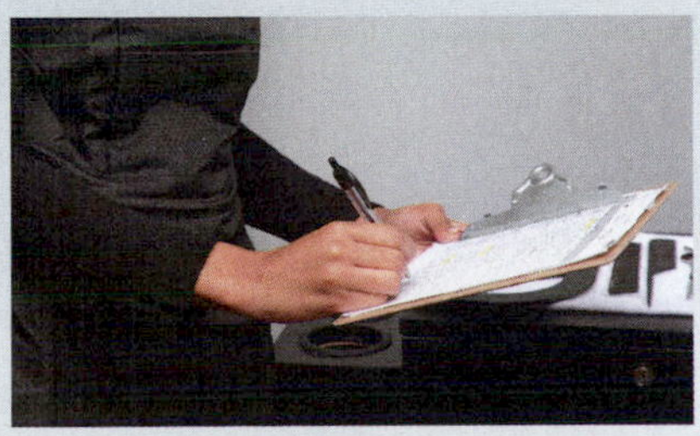

Regrese a su estación y registre toda la información del servicio, las observaciones y las recomendaciones de productos en el formulario de admisión y en la tarjeta de registro de servicio. Procure devolver el formulario de admisión y la tarjeta de registro del servicio al lugar correspondiente para que se archiven.

C. Preparación del área y los implementos de trabajo para atender al siguiente cliente

9

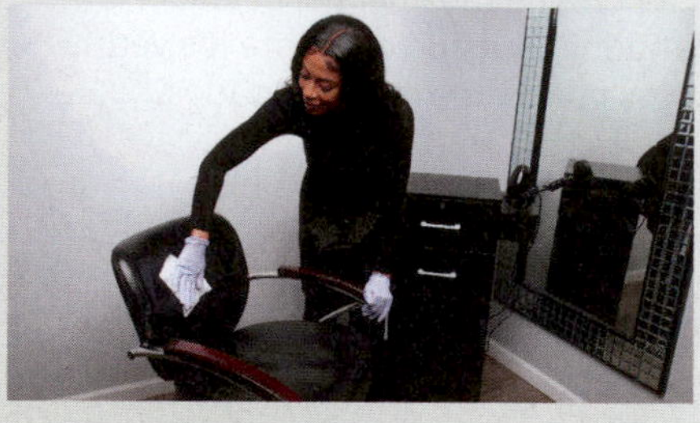

Colóquese un par de guantes nuevos. Limpie, desinfecte y reorganice su estación. Barra y deseche el cabello de manera adecuada en un contenedor de residuos con tapa. Coloque todas las toallas y capas usadas en la lavandería. Cierre y retire todos los productos para peinar que haya usado.

10

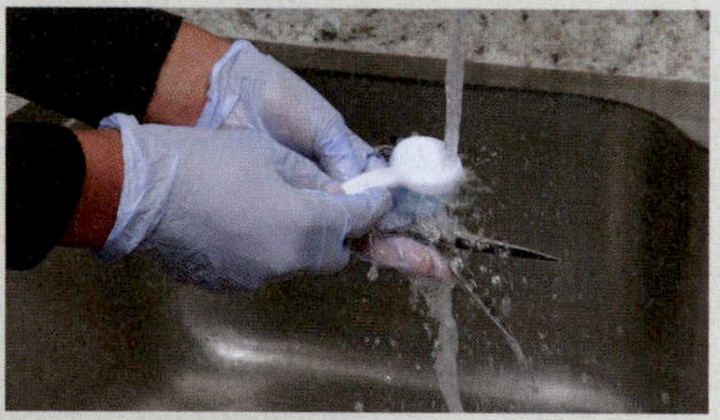

Limpie y desinfecte todas las herramientas e implementos utilizados. Siga todos los pasos para desinfectar los implementos, como se describe en el procedimiento previo al servicio.

11

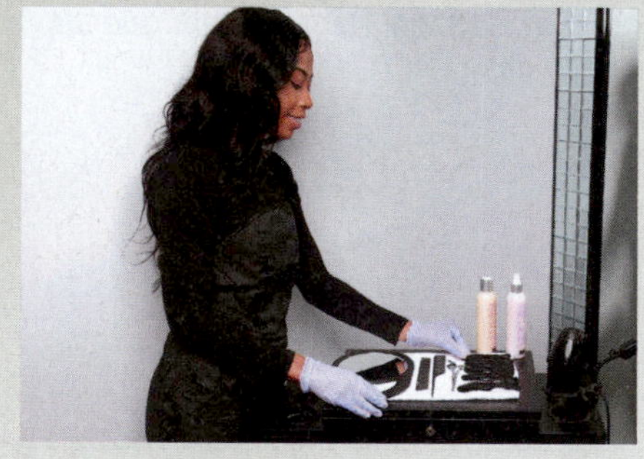

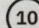

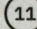

Vuelva a preparar la estación con las herramientas desinfectadas y los productos de peluquería correspondientes y prepárese para saludar al próximo cliente.

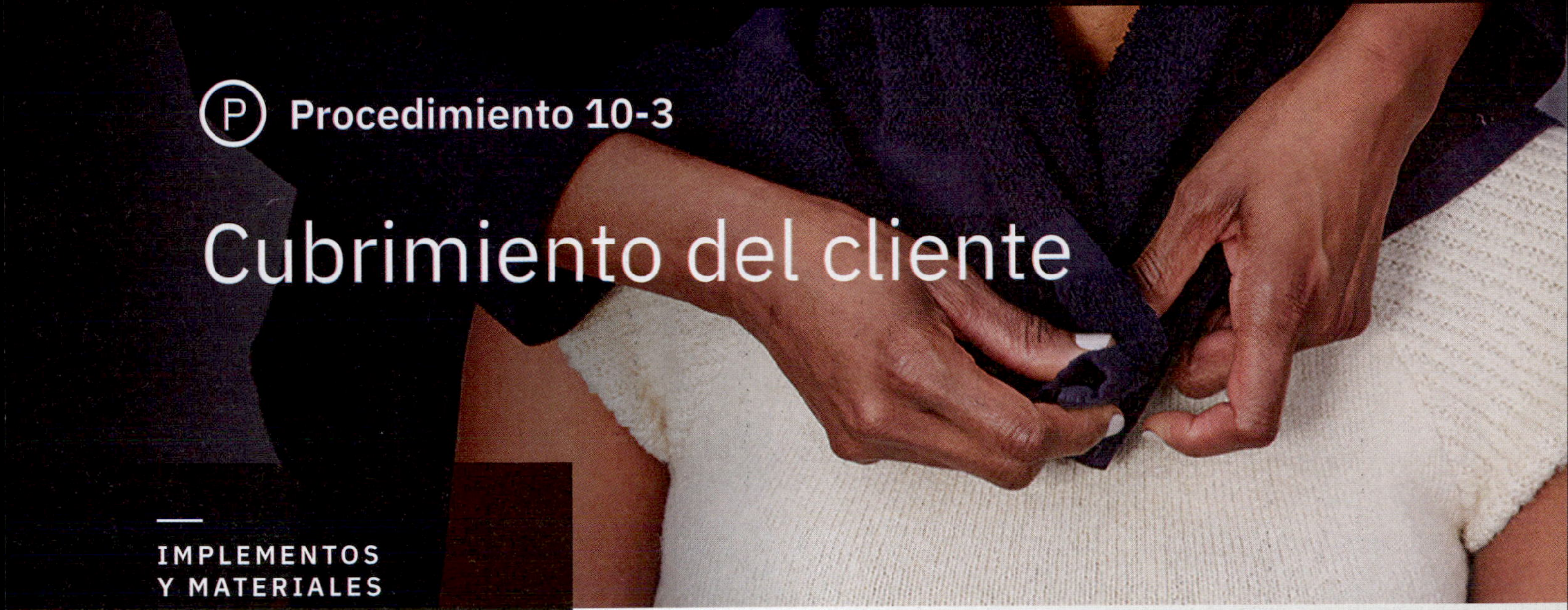

Ⓟ Procedimiento 10-3

Cubrimiento del cliente

IMPLEMENTOS Y MATERIALES

- Banda para el cuello
- Capa para lavado con champú
- Capa para servicio con productos químicos
- Capa para corte o peinado
- Dos toallas

PREPARACIÓN

Antes de comenzar, realice el procedimiento Ⓟ **10-1 Procedimiento previo al servicio.**

1

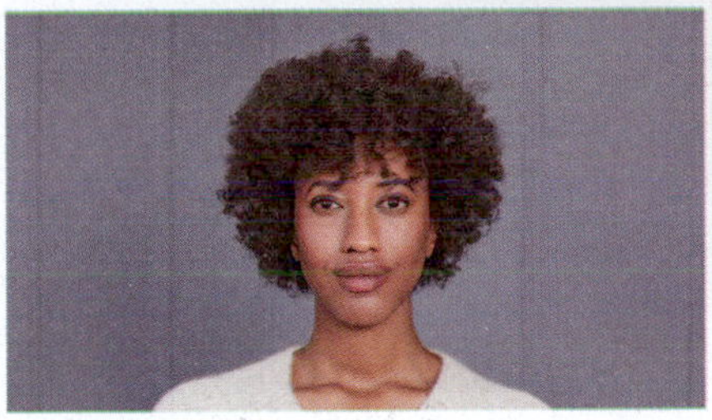

Pídale al cliente que se siente cómodamente en el sillón de peluquería. Si es necesario, doble el cuello de la ropa del cliente hacia adentro.

2

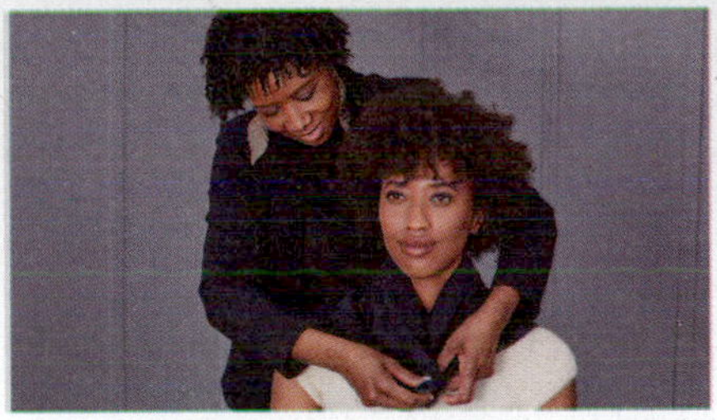

Coloque una toalla, doblada a lo largo y en diagonal, sobre los hombros del cliente y cruce los extremos debajo del mentón. No use ganchos.

Para el servicio de lavado con champú:

3

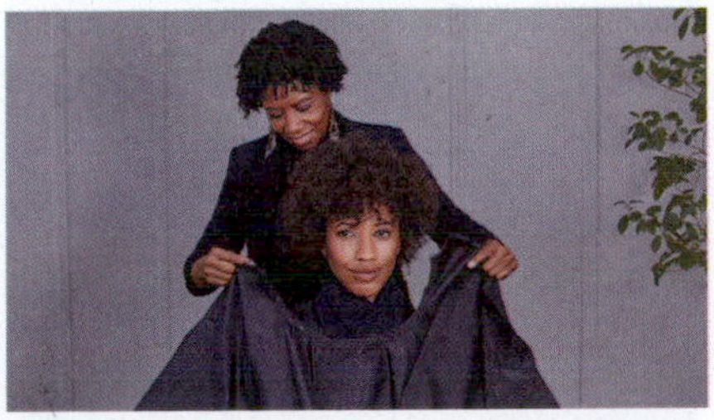

Coloque una capa para lavado con champú sobre la toalla y amárrela en la parte posterior. Asegúrese de que la capa no toque la piel del cliente.

4

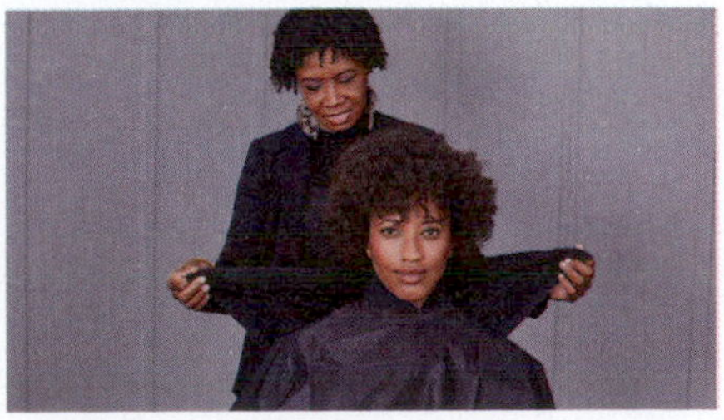

Coloque otra toalla sobre la capa y amárrela por delante cruzando las puntas por debajo.

(5)

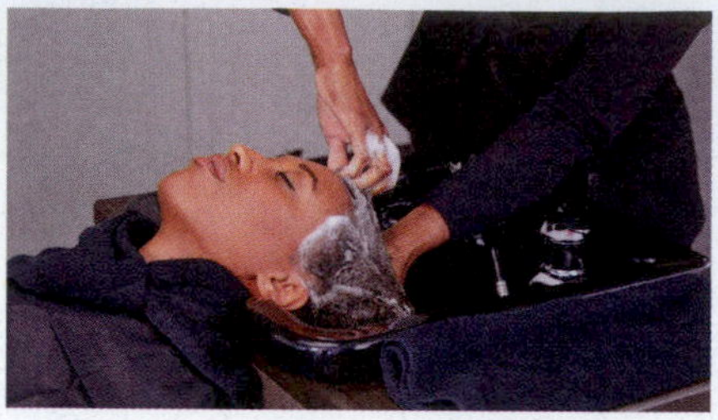

Proceda con el servicio de lavado con champú. (Consulte el Procedimiento 10-5: Lavado con champú y acondicionador).

(6)

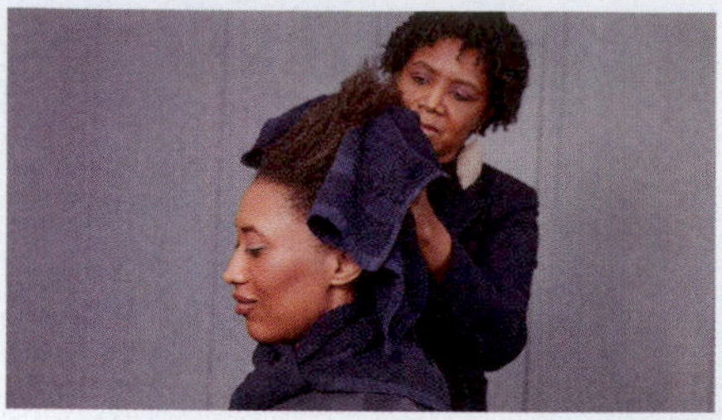

Una vez finalizado el champú, acompañe al cliente de vuelta a su estación de trabajo.

(7)

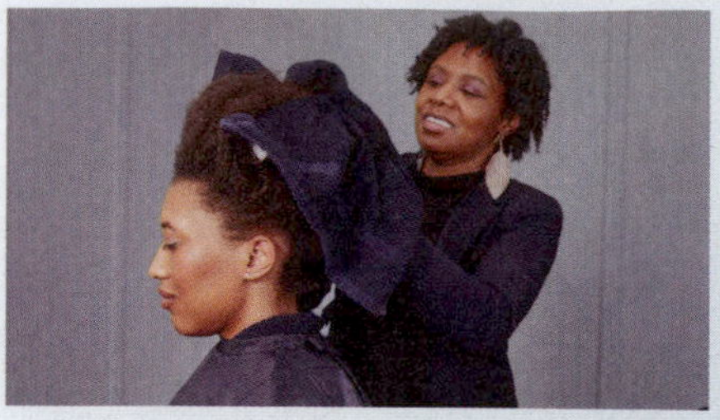

Asegúrese de que esté sentado con comodidad y, luego, use la segunda toalla del cubrimiento original para secar el cabello por completo. Sujete el cabello largo con una pinza de modo que no estorbe.

(8)

Retire la capa para lavado con champú y las toallas. Coloque las toallas en el lugar de lavado designado.

(9)

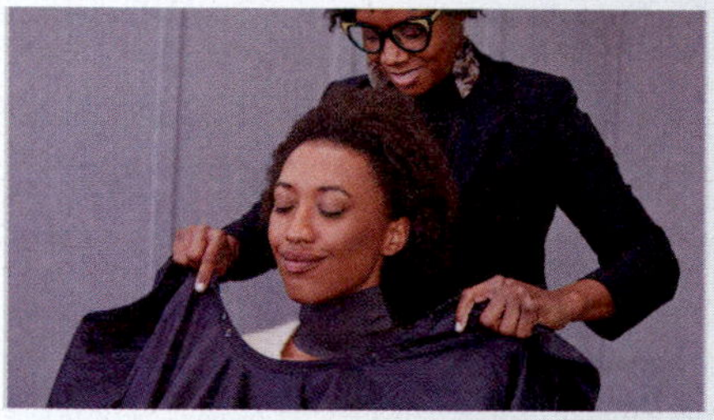

Colóquele al cliente una banda para el cuello. Colóquele una capa para corte o peinado sobre la banda para el cuello y amárrela. Doble la banda para el cuello hacia abajo sobre la capa para que esta no toque la piel.

(10)

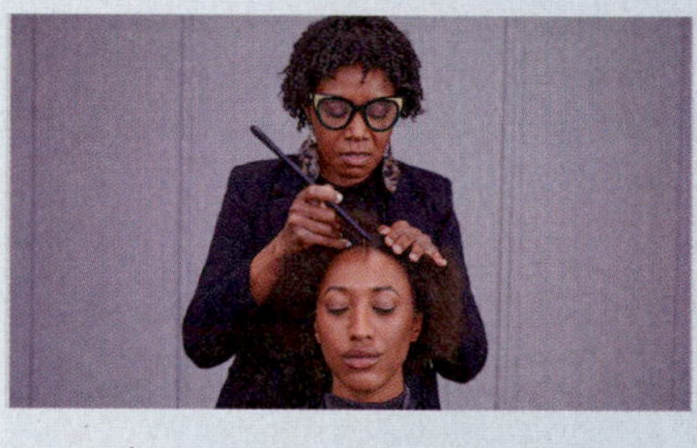

Continúe con el servicio programado.

Para el servicio con productos químicos: continúa de la página 231

(3)

Coloque una capa para servicio con productos químicos sobre la toalla y amárrela en la parte posterior. Asegúrese de que la capa no toque la piel del cliente.

(4)

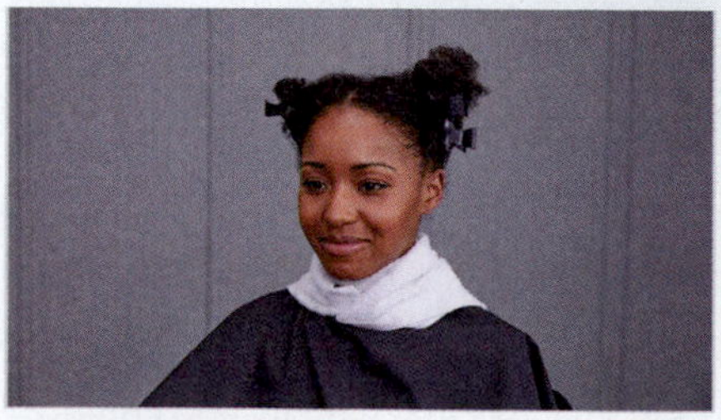

Coloque otra toalla sobre la capa y amárrela por delante cruzando las puntas por debajo.

(5)

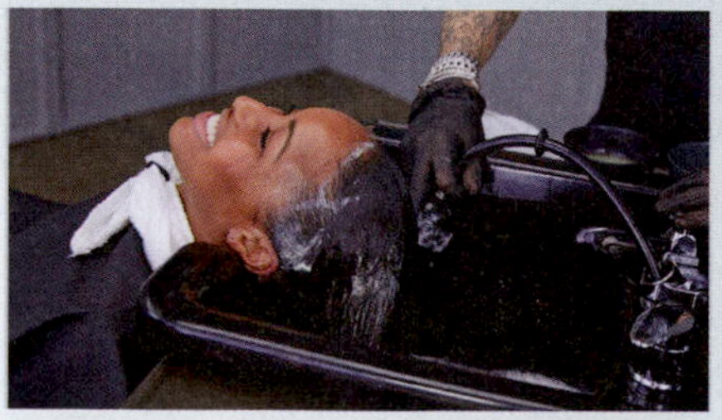

Proceda con el servicio con productos químicos. Reemplace las toallas de inmediato si se mojan o se ensucian con químicos u otros productos durante el servicio.

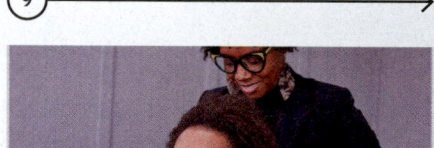

Ⓟ Procedimiento 10-4

Cepillado y desenredado del cabello

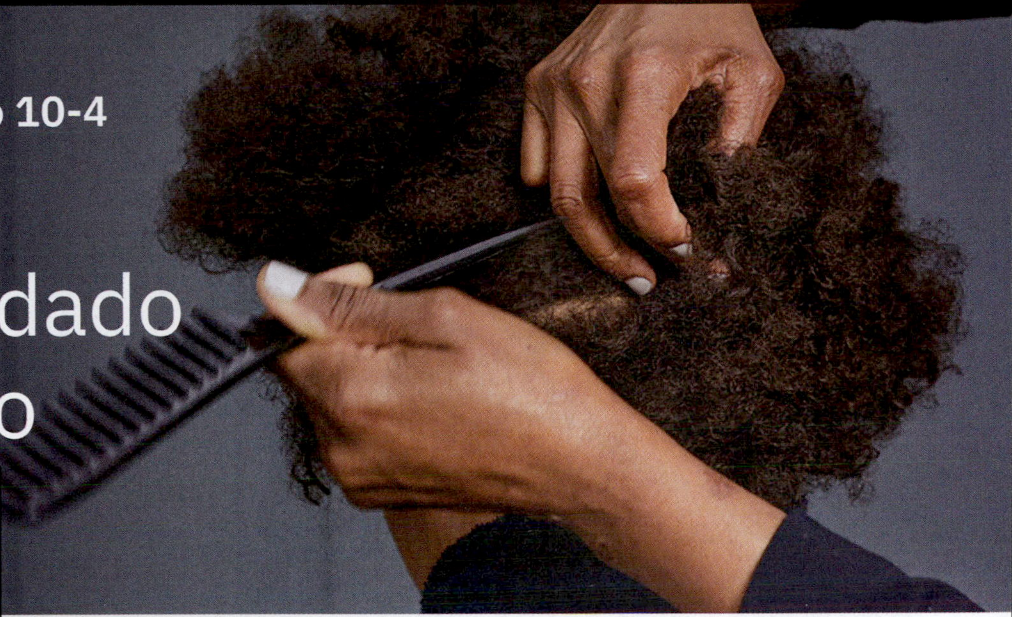

IMPLEMENTOS Y MATERIALES

- Peine para dividir en secciones
- Cepillo/peine para desenredar (la elección del cepillo estará determinada por la textura del cabello)
- Horquillas para dividir en secciones
- Banda para el cuello
- Capa para lavado con champú
- Dos toallas

PREPARACIÓN

Antes de comenzar, realice el Ⓟ **10-1 Procedimiento previo al servicio.**

1

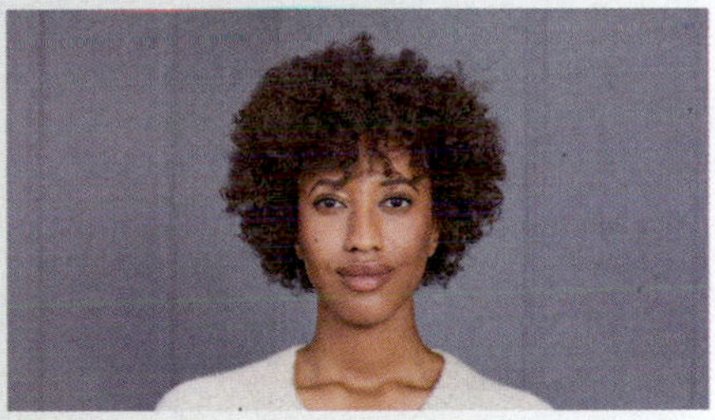

Pídale al cliente que tome asiento y ayúdelo a colocarse en una posición cómoda.

2

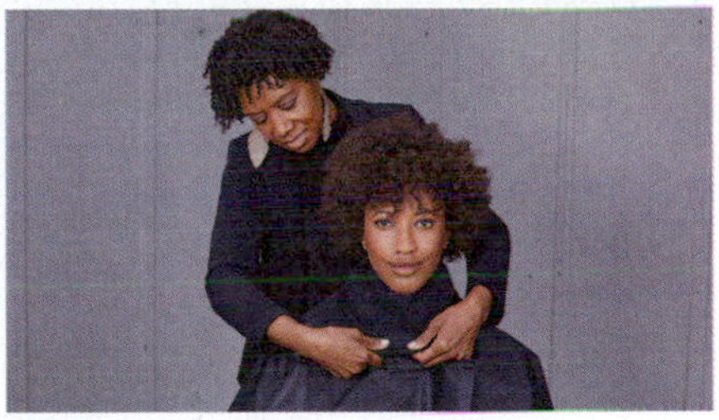

Cubra al cliente para el lavado con champú. Consulte el **Procedimiento 10–3: Cubrimiento del cliente**.

3

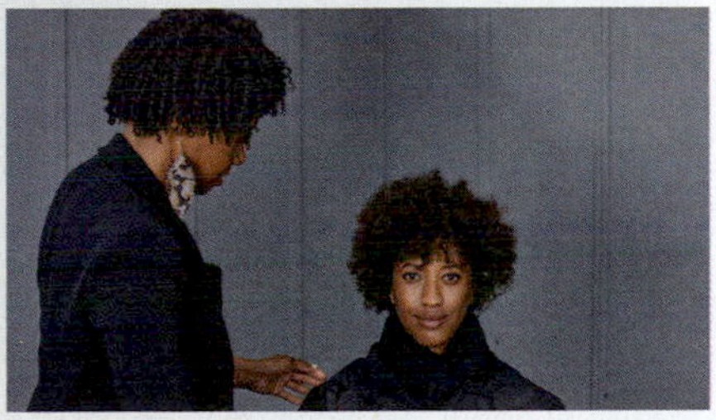

Pídale al cliente que se quite todos los adornos para el cabello, las alhajas y los anteojos. Guárdelos en un lugar seguro.

4

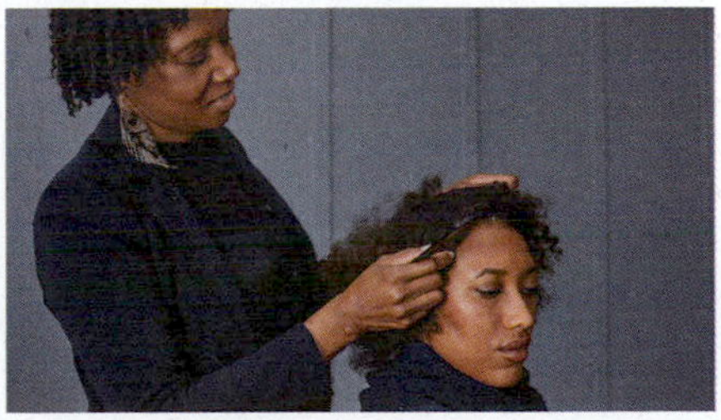

Examine la condición del cuero cabelludo para comprobar que no presente abrasiones ni haya contraindicaciones. Si el cuero cabelludo tiene heridas abiertas, escoriaciones sin cicatrizar u otras contraindicaciones, no continúe con el servicio. Antes de poder hacer una revisión y el análisis del cuero cabelludo, es posible que tenga que desenredar el cabello.

5a

Para cabellos lacios u ondulados, use la parte delantera del peine para separar el cabello con una raya al medio.

5b

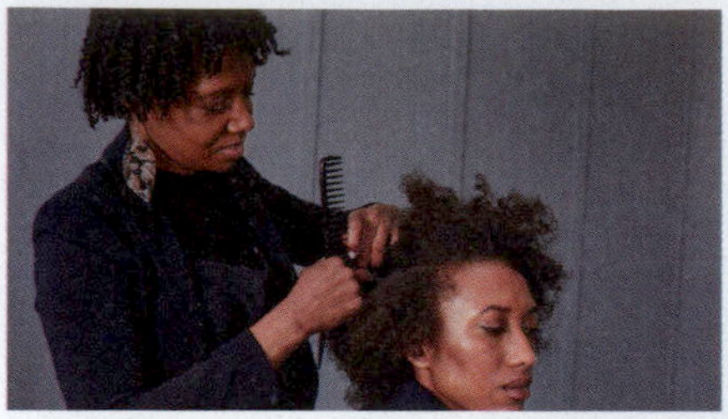

Para cabellos muy rizados o ensortijados, use los dedos para separar los nudos más grandes; luego, realice el servicio de lavado con champú y acondicionador. Consulte el **Procedimiento 10–5: Lavado con champú y acondicionador.**

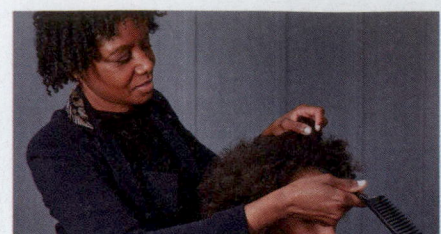

6

Use la parte delantera del peine para separar el cabello con una raya al medio.

7

A continuación, subdivida el cabello 2,5 cm (1 in) desde el contorno del cuero cabelludo hasta la coronilla. Para las texturas 4a-4c, es posible que deba torcer y trenzar las secciones a medida que las desenreda.

8

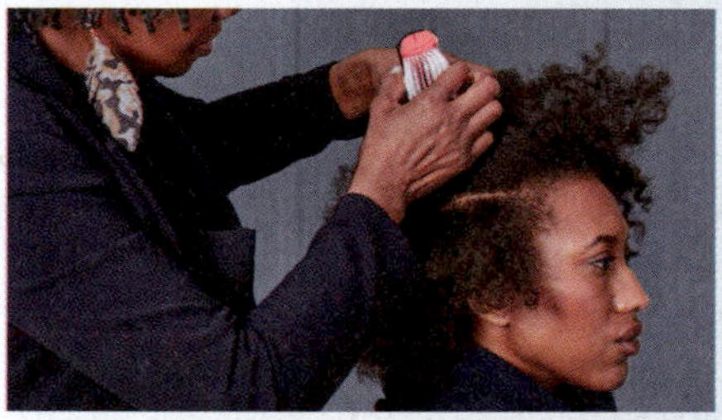

Sostenga el cabello entre el pulgar y el resto de los dedos de la mano no dominante.

9

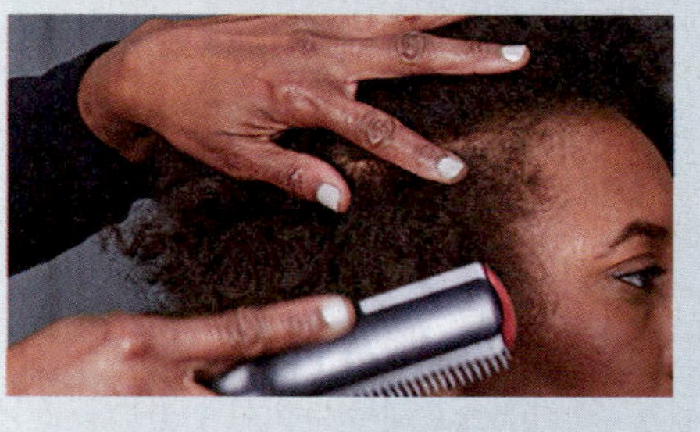

Con la mano dominante, coloque el cepillo con las cerdas hacia abajo sobre el cabello cerca del cuero cabelludo.

10

Rote el cepillo girando levemente la muñeca y recorra con las cerdas todo el largo del tallo del cabello.

11

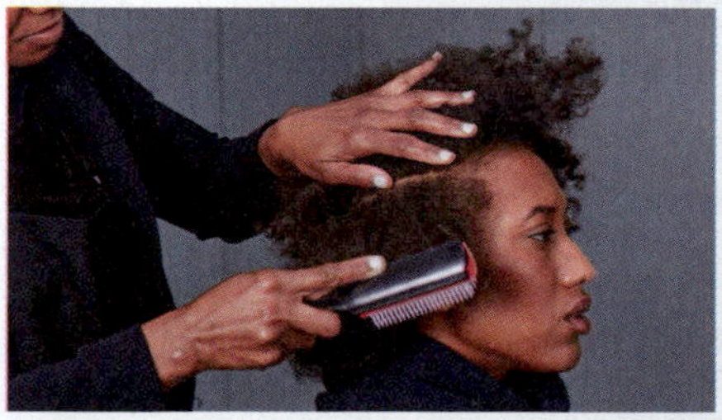

Repita el cepillado tres veces en cada sección de cabello.

12

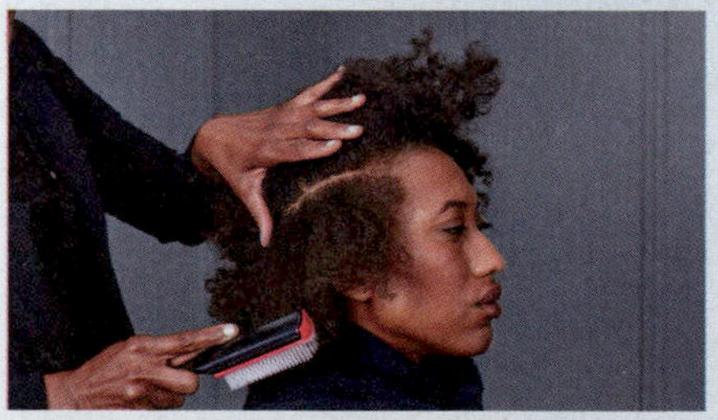

Continúe el cepillado hasta completar toda la cabeza y eliminar todos los enredos.

SERVICIO POSTERIOR

Complete el

Ⓟ 10-2 Procedimiento posterior al servicio.

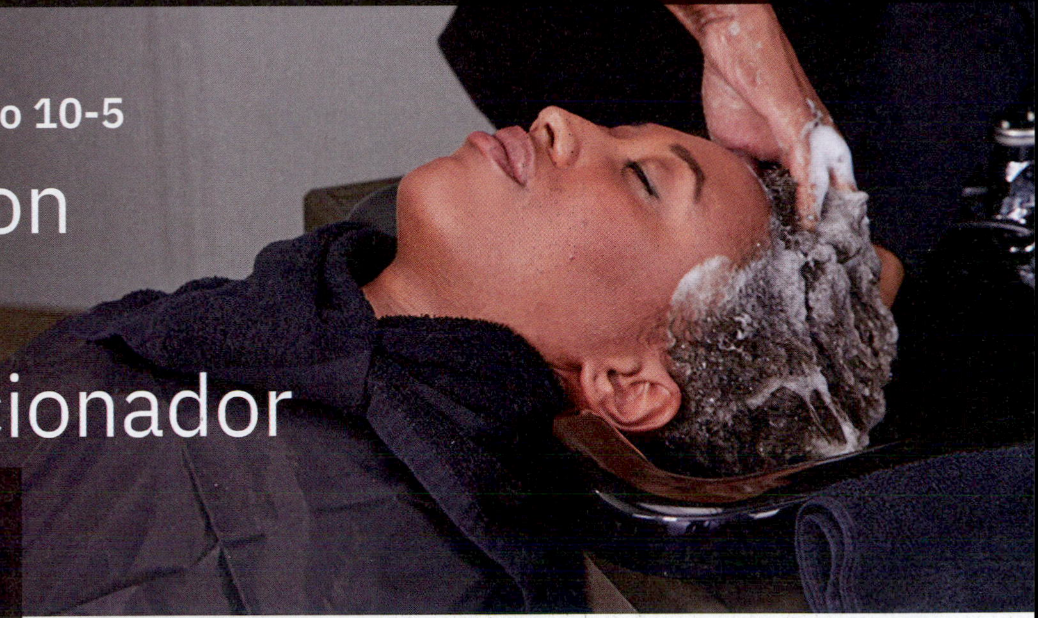

Ⓟ Procedimiento 10-5

Lavado con champú y acondicionador

IMPLEMENTOS Y MATERIALES

- Horquillas para dividir en secciones
- Peine (la elección del peine estará determinada por la textura del cabello)
- Acondicionador
- Toallitas desinfectantes
- Cepillo (la elección del cepillo estará determinada por la textura del cabello)
- Secador de pie
- Gorra de plástico
- Champú
- Capa para lavado con champú
- Tres toallas
- Peine de dientes anchos

PREPARACIÓN

Antes de comenzar, realice el procedimiento Ⓟ **10-1 Procedimiento previo al servicio.**

1

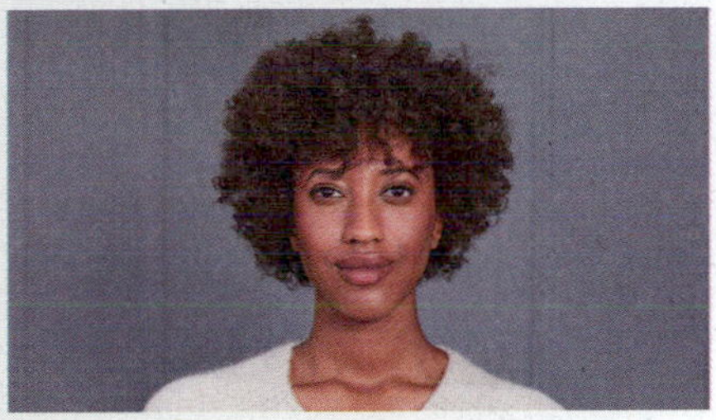

Pídale al cliente tome asiento y ayúdelo a colocarse en una posición cómoda.

2

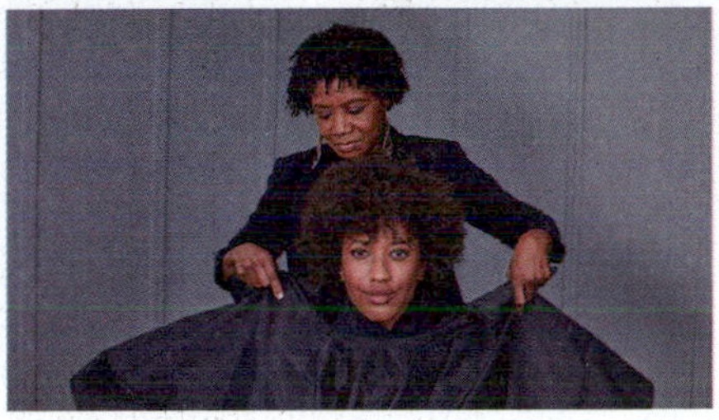

Cubra al cliente para un servicio de lavado con champú. Consulte el **Procedimiento 10–3: Cubrimiento del cliente.**

3

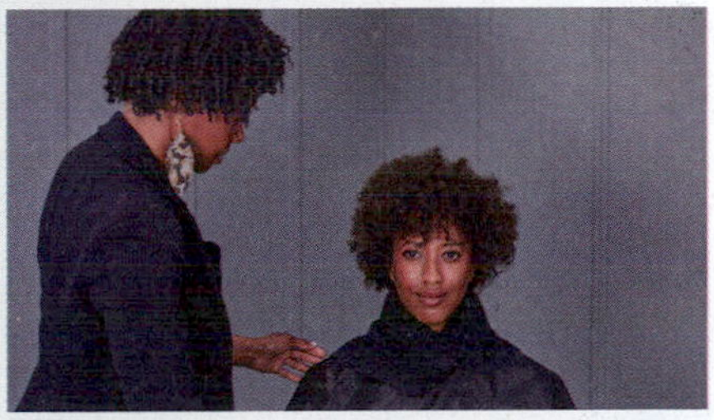

Pídale al cliente que se quite todos los adornos para el cabello, las alhajas y los anteojos. Guárdelos en un lugar seguro.

4

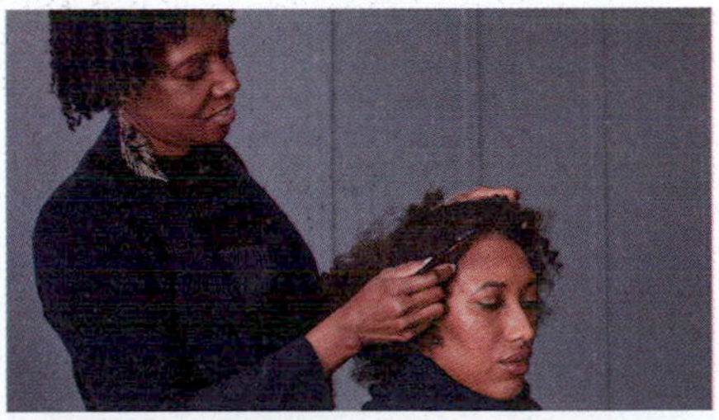

Examine la condición del cuero cabelludo. Divida en secciones y desenrede el cabello, según sea necesario para ver correctamente todo el cuero cabelludo. Revise que no haya heridas abiertas, escoriaciones sin cicatrizar ni otras contraindicaciones. No proceda si se observan contraindicaciones.

5

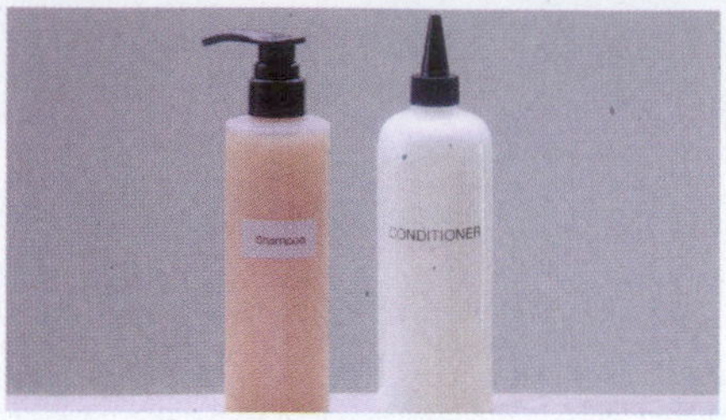

Seleccione el champú y el acondicionador que proporcionarán los mejores resultados para el cliente.

6

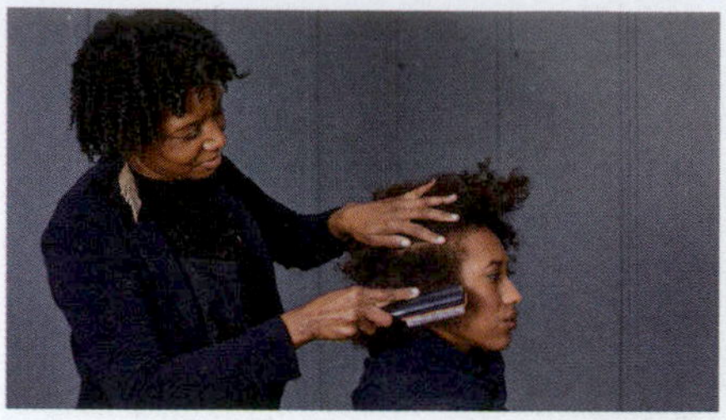

Cepille y desenrede el cabello. Consulte el **Procedimiento 10–4: Cepillado y desenredado del cabello.**

7

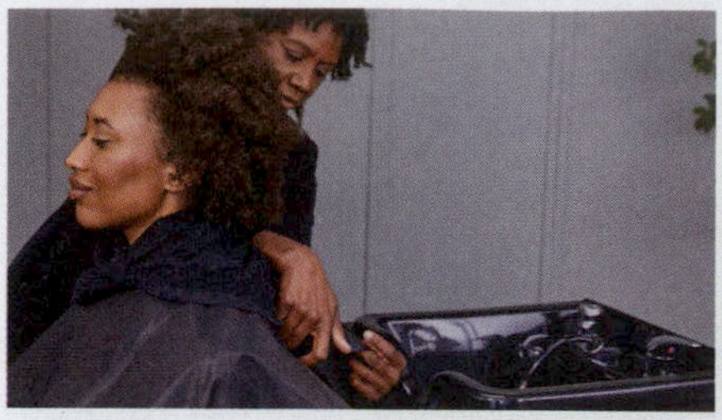

Acompañe al cliente al área de lavado con champú. Coloque la capa sobre el respaldo de la silla para lavado con champú y ayúdelo a recostarse sobre el lavatorio. Asegúrese de que el cuello encaje correctamente en el reposacabezas.

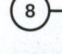

8

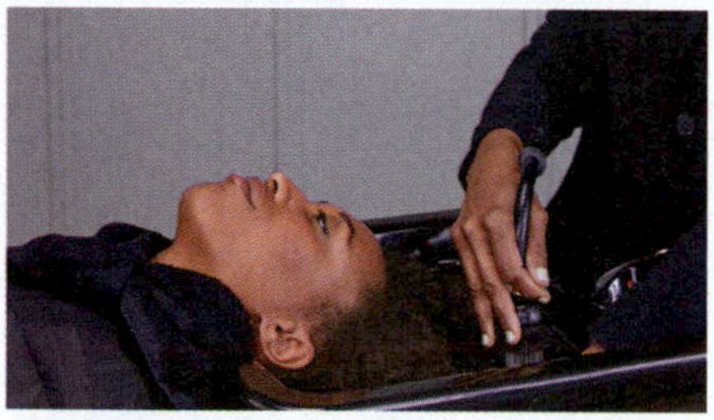

Abra el agua y ajuste la presión del rociador. La temperatura debe ser cálida. Pruebe la temperatura del agua en la parte interna de la muñeca. Para controlar la temperatura con los dedos, mantenga la boquilla del rociador hacia abajo.

9

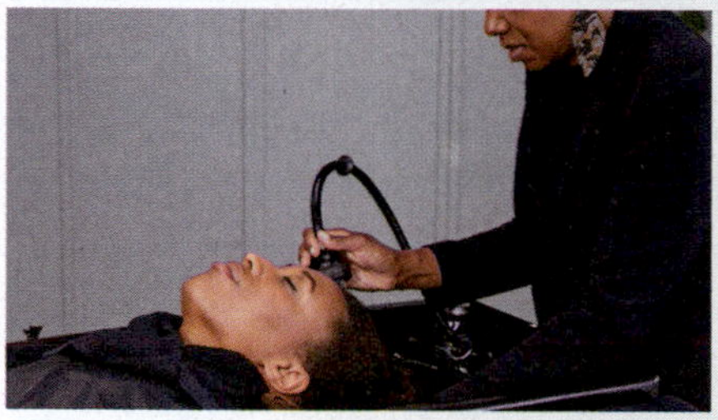

Empape el cabello con agua tibia. Levante el cabello y manipúlelo con la mano que tiene libre. Proteja del agua la cara, las orejas y el cuello del cliente. Si el cliente tiene oídos sensibles, pídale que se cubra las orejas con las manos u ofrézcale algodón para protegerlos.

10

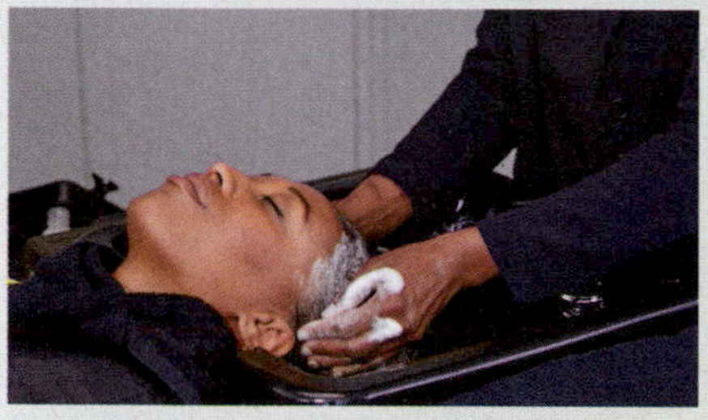

Aplíquese una pequeña cantidad de champú en la mano y frótelo entre las palmas para emulsionarlo. Comience a lavar con champú desde el contorno del cuero cabelludo, hacia el centro del cabello y la nuca. Aplique espuma en los mechones y en todo el largo del cabello mientras usa los dedos para separar y desenredar aún más.

11

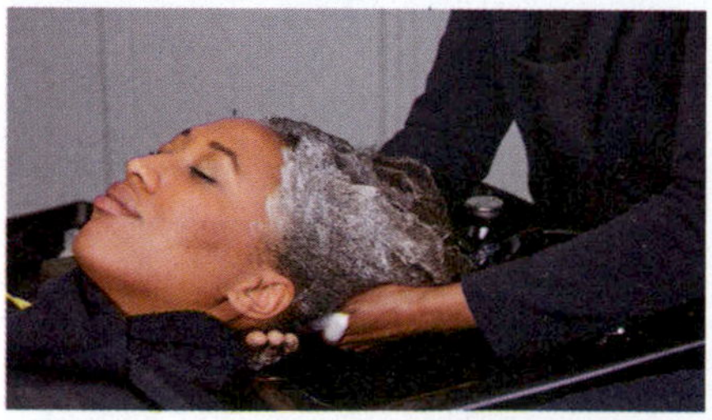

Continúe limpiando el cuero cabelludo mientras hace mucha espuma. Si el champú no hace espuma, repita los pasos anteriores hasta que se comience a formar.

12

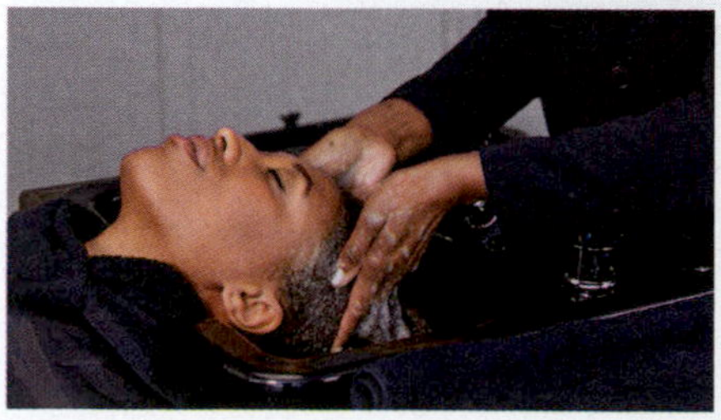

Permita que la cabeza del cliente se relaje y trabaje la zona próxima al contorno del cuero cabelludo con movimientos rotatorios de los pulgares para eliminar la acumulación de producto.

13

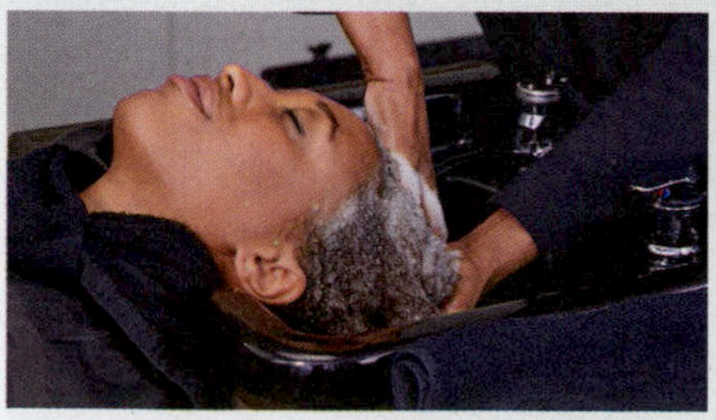

Repita todos los pasos hasta terminar de lavar todo el cuero cabelludo. Asegúrese de lavar con champú el área que rodea el contorno del cuero cabelludo, las subsecciones, la coronilla y la nuca.

14

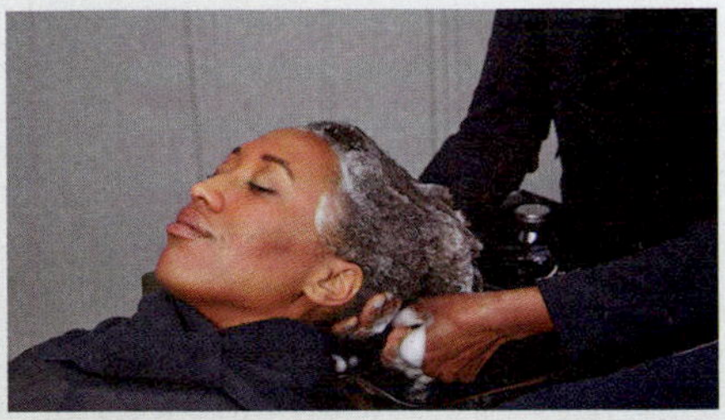

Elimine el exceso de espuma exprimiendo suavemente el cabello.

15

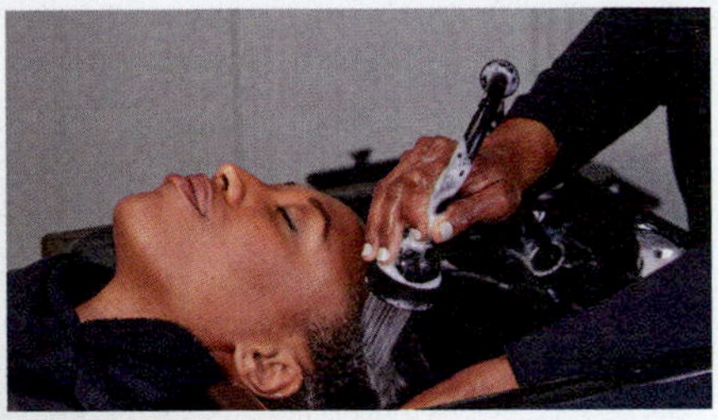

Comience a enjuagar bien el cabello con agua tibia desde el contorno del cuero cabelludo hasta la nuca.

16

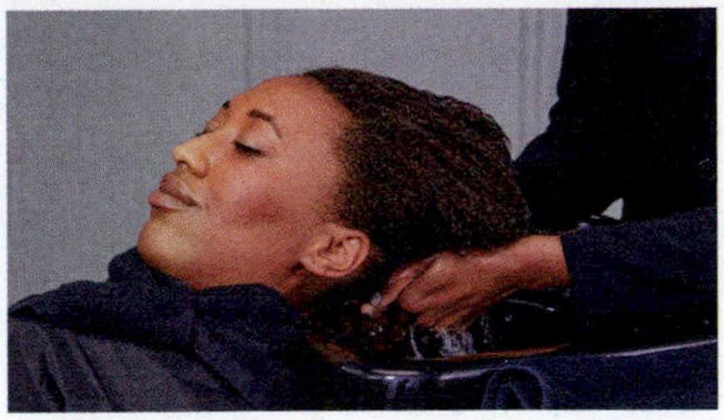

Levante la cabeza y enjuague el área de la nuca hasta que el agua salga limpia.

17

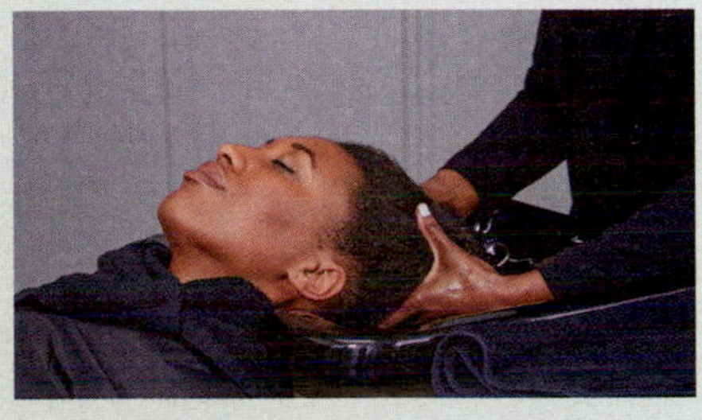

Deslice las manos hacia atrás por todo el cuero cabelludo para eliminar suavemente la mayor cantidad de agua posible antes de secar el cabello con una toalla.

18

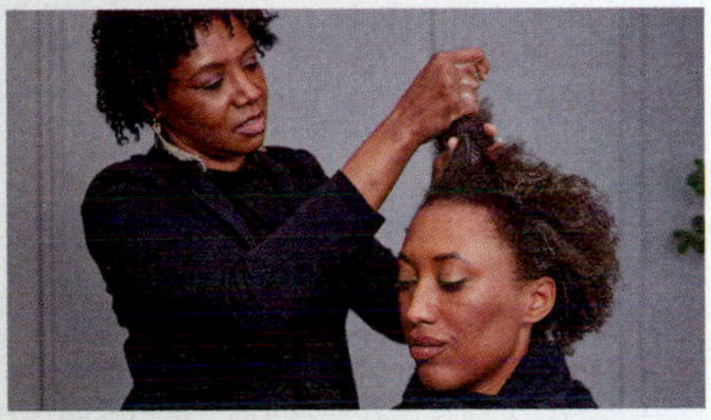

Pídale al cliente que se siente erguido en el sillón para lavado con champú y aplique una cantidad generosa de acondicionador en las puntas. Extienda el acondicionador hasta el cuero cabelludo. Según la densidad y el largo del cabello, es posible que tenga que dividirlo en secciones. Nota: El cliente puede permanecer reclinado si el lavatorio para champú es lo suficientemente grande como para aplicar y manipular el acondicionador.

19

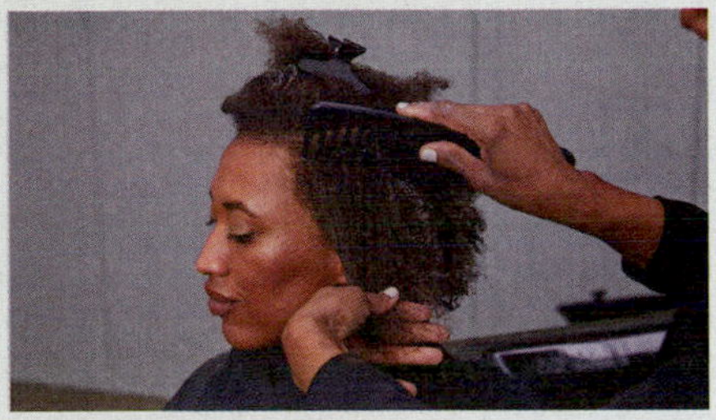

Use un peine de dientes anchos o los dedos para extender el acondicionador por sección del cabello con suavidad. Tenga especial cuidado cuando desenrede el cabello.

20

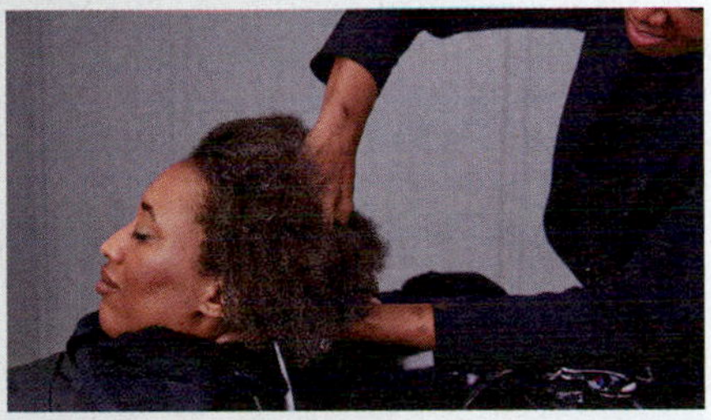

Para realizar un masaje en el cuero cabelludo, pedirle al cliente que se recline en la silla. Masajear el cuero cabelludo desde el contorno hasta la nuca y volver al contorno. Repita si es necesario. Consulte el **Procedimiento 10–6: Masajes en el cuero cabelludo.**

21

Opcional: Si se debe hacer un acondicionamiento profundo, coloque una gorra de plástico en la cabeza del cliente y déjelo reposar debajo de un secador de pie o un vaporizador durante el tiempo recomendado. Asegúrese de leer y seguir las instrucciones del fabricante.

(22)

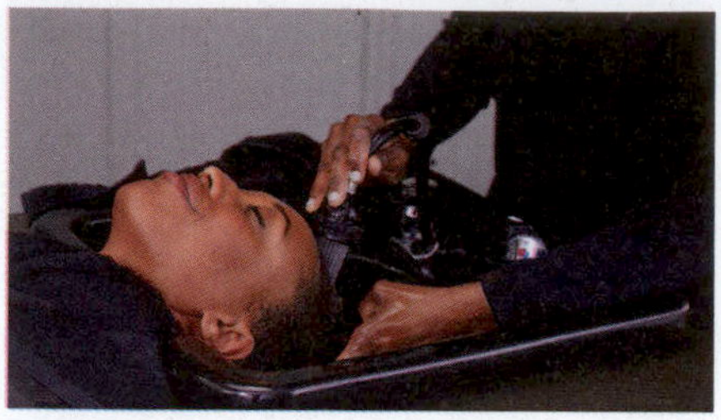

Enjuague el cabello profundamente con agua fría.

(23)

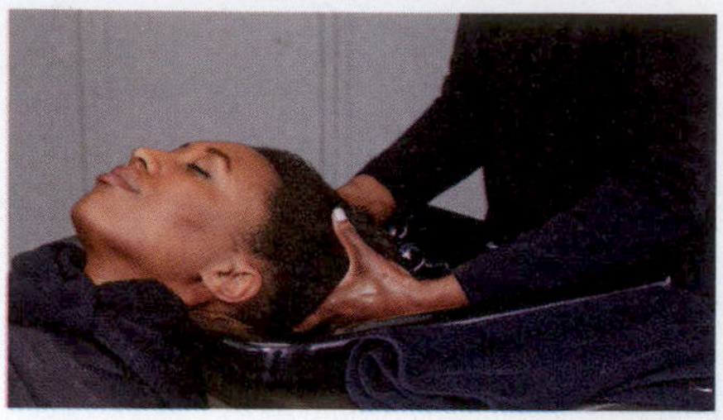

Deslice las manos hacia atrás por todo el cuero cabelludo para eliminar suavemente la mayor cantidad de agua posible antes de secar el cabello con una toalla. Algunas texturas del cabello no retienen el agua y no será necesario escurrirlas con una toalla.

(24)

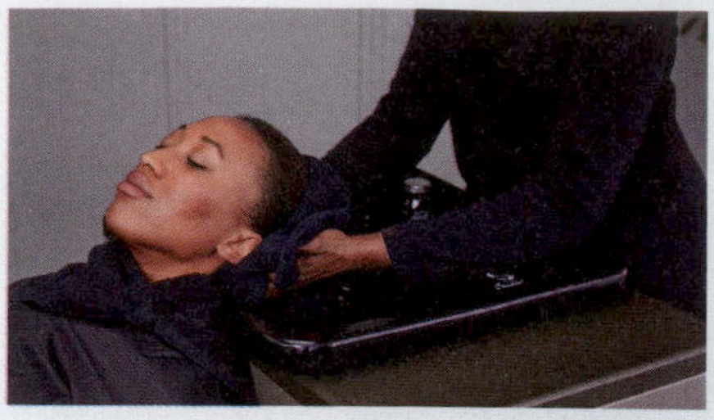

Seque parcialmente el cabello con una toalla. Retire el exceso de humedad alrededor del rostro y las orejas del cliente con la toalla.

(25)

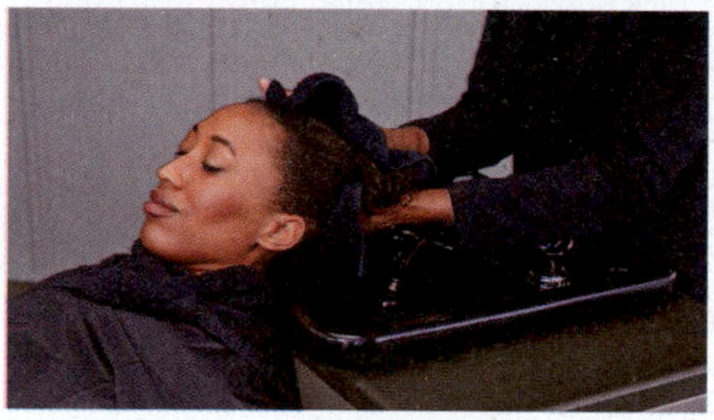

Levante la toalla y colóquela sobre la cabeza, coloque las manos por encima de la toalla y dé golpecitos suaves hasta que se elimine el exceso de humedad. Pídale al cliente que se siente.

(26)

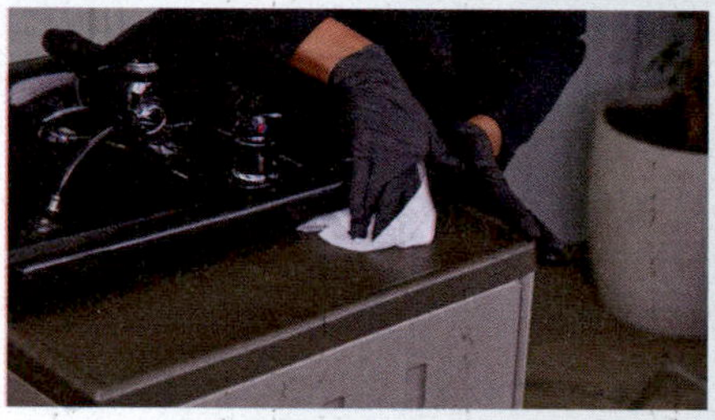

Acompañe al cliente de regreso a la estación de trabajo. Regrese a la estación de lavado con champú para limpiar y desinfectar.

(27)

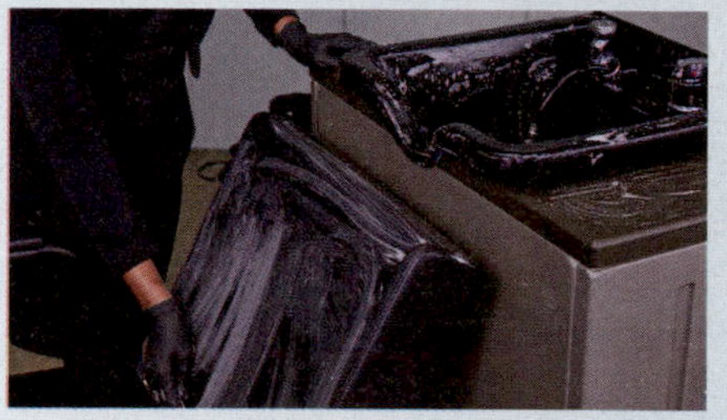

Limpie el cabello suelto del lavatorio de champú. Póngase guantes para limpiar y desinfectar el lavatorio y el sillón. Deseche los guantes, lávese las manos y regrese al cliente.

(28)

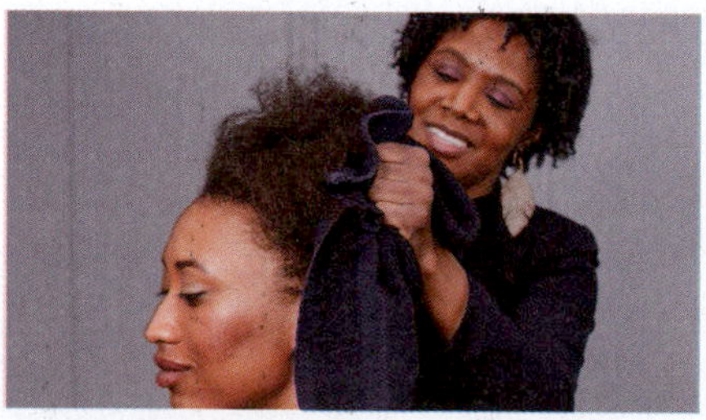

Seque el cabello del cliente con una toalla. Si fuera necesario, sujete el cabello largo con una pinza de modo que no estorbe.

(29)

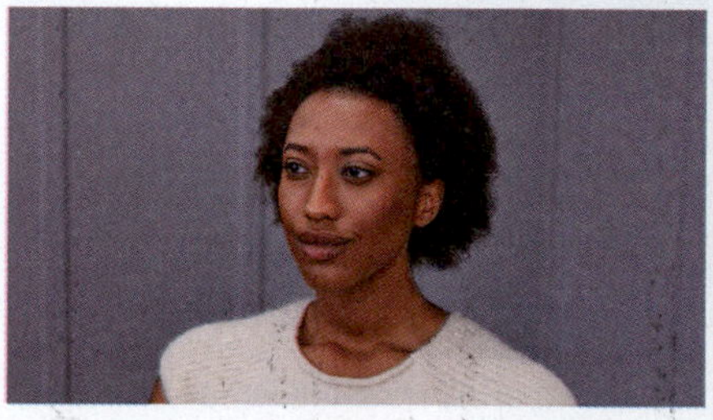

Cambie la capa para mantener seca la ropa del cliente. Coloque la capa y las toallas en el lugar designado para el lavado.

(30)

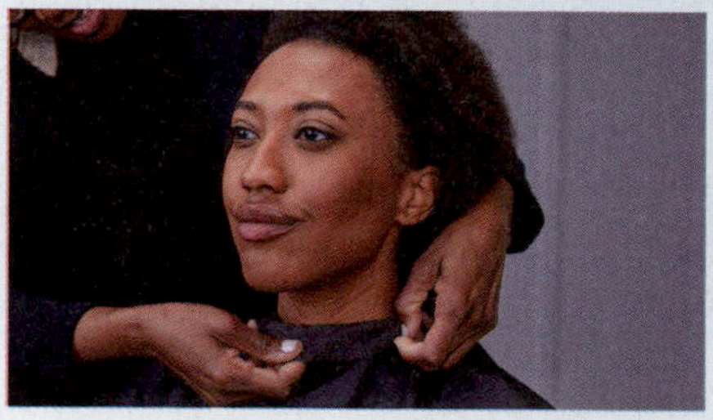

Coloque una banda para el cuello o una toalla alrededor del cuello del cliente. Colóquele una capa para corte o peinado sobre la banda para el cuello o la toalla y amárrela. Doble la banda para el cuello o la toalla hacia abajo sobre la capa para que esta no toque la piel del cliente.

31

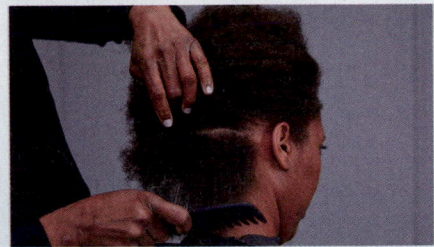

Peine el cabello del cliente; comience por las puntas en la nuca. Cuando desenrede las texturas 4a-4c, es posible que deba torcer y trenzar las secciones. Para revisar las instrucciones detalladas de desenredado, consulte el **Procedimiento 10-4: Cepillado y desenredado del cabello**.

32

Ahora está listo para proceder con el resto del servicio.

SERVICIO POSTERIOR

Complete el

Ⓟ 10-2 Procedimiento posterior al servicio.

Ⓟ **Procedimiento 10-6**

Masajes en el cuero cabelludo

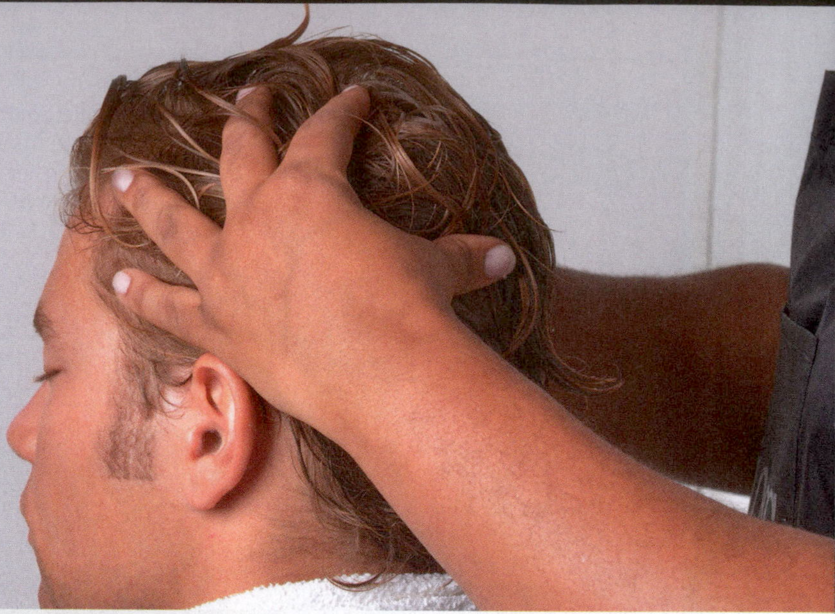

PREPARACIÓN

Antes de comenzar, realice el procedimiento Ⓟ **10-1 Procedimiento previo al servicio.**

①

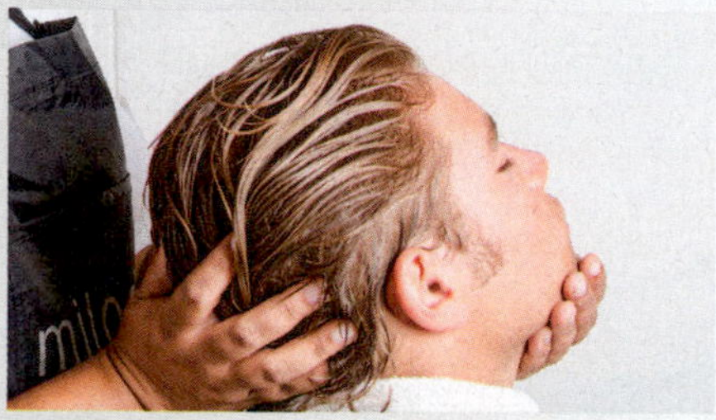

Para comenzar el masaje en el cuero cabelludo, sostenga el mentón del cliente con la mano no dominante. Ubique la mano dominante en la base del cráneo y rote la cabeza suavemente. Invierta la posición de las manos y repita.

②

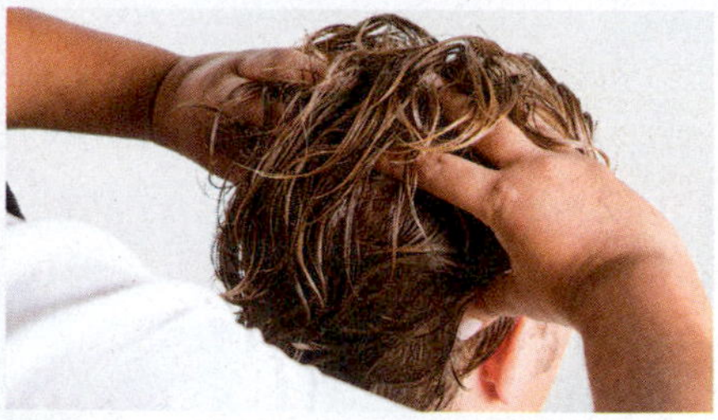

Ubique las puntas de los dedos a cada lado de la cabeza del cliente. Deslice las manos con firmeza hacia arriba, extendiendo las puntas de los dedos hasta que se encuentren en la parte superior de la cabeza. Repita cuatro veces.

③

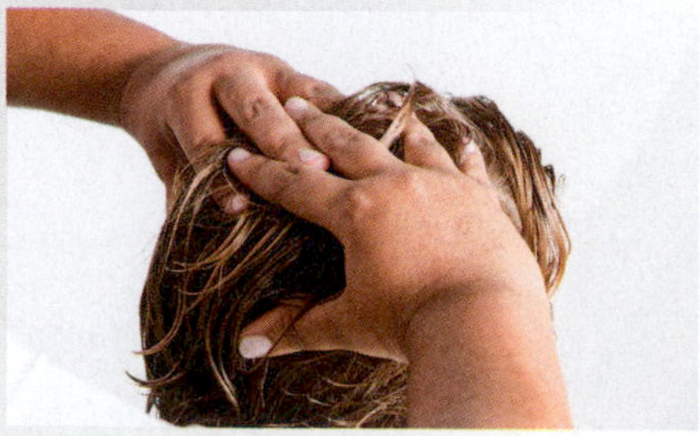

Vuelva a colocar las puntas de los dedos a cada lado de la cabeza del cliente, esta vez 2,5 cm (1 in) más atrás de donde las había colocado en el paso 2. Deslice las manos con firmeza hacia arriba, extendiendo las puntas de los dedos hasta que se encuentren en la parte superior de la cabeza, dé vueltas con los dedos y mueva el cuero cabelludo del cliente. Repita cuatro veces.

4

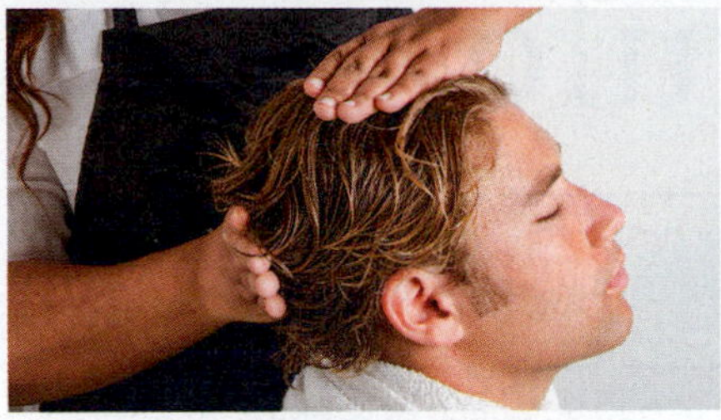

Sostenga la parte posterior de la cabeza del cliente con la mano no dominante. Ubique el pulgar extendido y los dedos de la mano dominante sobre la frente del cliente. Mueva la mano suave y firmemente hacia arriba hasta 2,5 cm (1 in) más allá del contorno del cuero cabelludo. Repita cuatro veces.

5

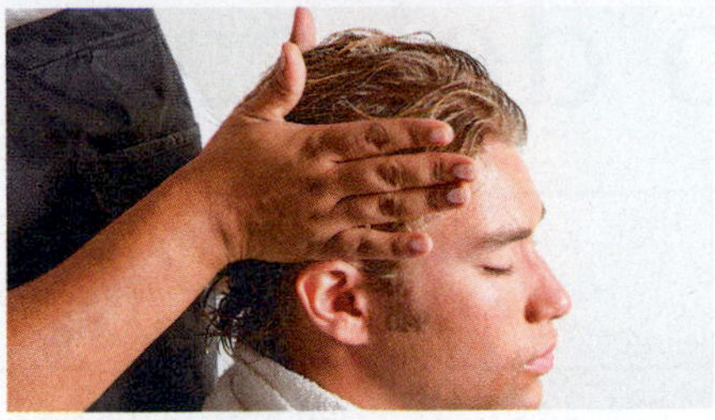

Ubique las palmas de las manos firmemente contra el cuero cabelludo del cliente. Ascienda por el cuero cabelludo con un movimiento de rotación, primero con las manos ubicadas arriba de las orejas del cliente; luego, con las manos colocadas en la parte anterior y posterior de la cabeza.

6

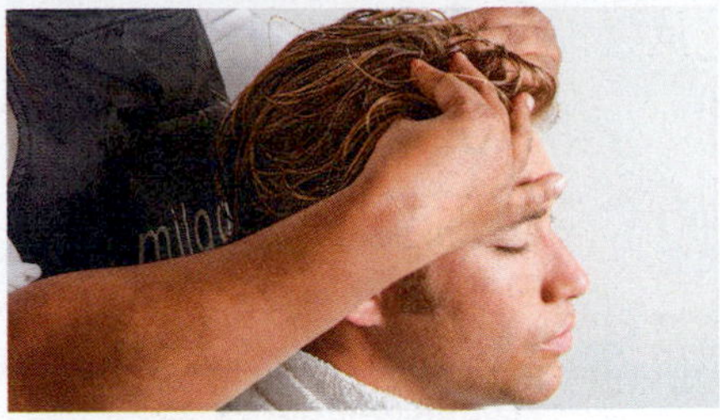

Coloque los dedos de ambas manos en la frente del cliente. Haga un masaje alrededor del contorno del cuero cabelludo con movimientos ascendentes y rotatorios. Si el cabello tiene con mucha textura, no realice movimientos circulares para evitar enredos. Haga movimientos de roce suaves.

7

Repita el movimiento anterior en toda la cabeza y hacia la nuca.

8

Retome el paso 21 del **Procedimiento 10-5: Lavado con champú y acondicionador** si realiza un acondicionamiento profundo o el paso 22 si está listo para enjuagar el cabello.

SERVICIO POSTERIOR

Complete el

Ⓟ **10-2 Procedimiento posterior al servicio.**

Glosario del capítulo

acondicionador para el cuero cabelludo	pág. 223	producto que suele encontrarse en forma de crema; suaviza y mejora la salud del cuero cabelludo
acondicionadores	pág. 221	agente químico especial que se aplica al cabello para depositar proteínas o hidratantes que ayudan a restaurar la fuerza del cabello, infunden humedad, le dan cuerpo o lo protegen ante el posible resquebrajamiento
agua desionizada	pág. 213	agua a la que se le han eliminado las impurezas (como iones de calcio, magnesio y otros metales, que harían inestable un producto)
champú con pH balanceado	pág. 219	champú equilibrado en relación con el pH de la piel y el cabello (de 4,5 a 5,5)
champú de limpieza profunda	pág. 217	es un champú alcalino que contiene un agente quelante activo que se une a los metales (como el hierro y el cobre), formulado con pH 7 o superior; elimina el exceso de grasitud, la acumulación de productos y los residuos de minerales residuales adheridos al cabello
champú equilibrante	pág. 216	también conocido como *champú neutralizante*; champú diseñado para eliminar el exceso de oleosidad y evitar que el cabello se reseque
champú fortalecedor	pág. 220	champú que contiene varios ingredientes fortalecedores y nutritivos para darle fuerza al cabello débil, dañado o quebradizo
champú hidratante	pág. 218	también conocido como *champú humectante*, hace que el cabello luzca suave y brillante, y mejoran su manejo
champú libre de sulfatos	pág. 220	también conocidos como *champús sin jabón*; se formulan a base de poco o casi nada de jabón alcalino
champú medicado	pág. 219	champú que contiene ingredientes especiales que son muy eficaces para reducir la caspa o aliviar otras afecciones del cuero cabelludo
champú neutralizante	pág. 216	también conocido como champú equilibrante; se utiliza para cabello procesado o alisado químicamente; reequilibra el nivel de pH del cabello al neutralizar cualquier álcali o residuos no deseados
champú para realzar el color	pág. 217	champú creado a partir de la combinación de una base surfactante con pigmentos de coloración directa que permiten extender la vitalidad de la coloración y agregar hidratación para intensificar la tonalidad
champú seco	pág. 218	también se conoce como *champú en polvo*; limpia el cabello sin usar agua ni jabón

cubrimiento para lavado con champú	pág. 208	también conocido como *cubrimiento para servicios húmedos*; se utiliza para proteger a los clientes durante el servicio de lavado con champú y peinado o lavado con champú y corte
cubrimiento para servicio con productos químicos	pág. 208	se utiliza para brindar servicios o tratamientos químicos, como la coloración del cabello, la ondulación permanente o el alisado químico del cabello
effleurage	pág. 210	técnica de masaje que consiste en dar golpeteos y hacer movimientos circulares con la mano en el cuero cabelludo; se puede hacer de forma suave y con ritmo para relajar al cliente, estimular la microcirculación y llevar nutrientes al cuero cabelludo; se suele realizar con las yemas de los dedos en movimientos de adelante hacia atrás
hidratante	pág. 214	producto formulado para agregar humedad al cabello seco o estimular su retención
humectantes	pág. 222	sustancias que absorben la humedad o que propician su retención
loción astringente para el cuero cabelludo	pág. 223	producto que se utiliza para eliminar la acumulación de grasitud en el cuero cabelludo; se utiliza después de un tratamiento del cuero cabelludo y antes del peinado
loción medicada para el cuero cabelludo	pág. 223	acondicionador que estimula la curación del cuero cabelludo
malassezia	pág. 213	hongo que hace que las células de la piel se desprendan visiblemente (caspa) y que puede asentarse en el cuero cabelludo y crear sequedad, picazón e incomodidad
no decolorante	pág. 218	producto que no elimina la coloración artificial del cabello
petrissage	pág. 210	consiste en empujar y amasar suavemente el cuero cabelludo con una combinación de las palmas, los dedos y los pulgares de la mano para ayudar a relajar los músculos; a menudo; se usa en un masaje terapéutico para aflojar las células muertas de la piel del cuero cabelludo
protector térmico en aerosol	pág. 223	producto que se aplica en el cabello antes de cualquier servicio con calor para protegerlo de los efectos perjudiciales del secador, las planchas térmicas o los rulos eléctricos
surfactante	pág. 213	también conocido como *detergente base*; agente superficial activo o de limpieza utilizado en una variedad de productos, incluido el champú
tratamiento acondicionador profundo	pág. 224	también conocido como *máscara para el cabello* o *máscara acondicionadora*, es una mezcla química de proteínas concentradas e hidratantes intensivos que penetran la capa de la cutícula

CAPÍTULO 11:

Corte de cabello

Objetivos de aprendizaje

Al finalizar este capítulo, podrá:

OA 1 Explicar por qué los cosmetólogos deben comprender bien el corte de cabello.

OA 2 Definir el corte de cabello en términos de líneas, secciones, ángulos, elevación, ángulo de los dedos, secciones de guía y cambio de la dirección natural.

OA 3 Describir la función del patrón de crecimiento, la densidad, la textura y el patrón de ondulación para determinar el comportamiento del cabello.

OA 4 Demostrar y explicar los usos de las diversas tijeras para cortar el cabello.

OA5 Demostrar cómo sujetar con eficacia las tijeras para cortar el cabello.

OA 6 Demostrar y explicar los usos de las diversas herramientas para cortar el cabello.

OA 7 Demostrar tres posiciones del cuerpo que garanticen una postura más saludable mientras se realiza un corte de cabello.

OA 8 Enumerar cuatro estrategias con las que pueda lograr una seguridad adecuada en el corte de cabello.

OA 9 Explicar las técnicas generales de cualquier corte de cabello.

OA 10 Realizar los cuatro cortes básicos.

OA 11 Resumir las técnicas de corte de flequillo, corte con navaja, corte de deslizamiento y corte de tijeras sobre peine.

OA 12 Explicar tres técnicas de texturización diferentes realizadas con tijeras.

OA 13 Explicar los estilos y las técnicas de corte con maquinilla.

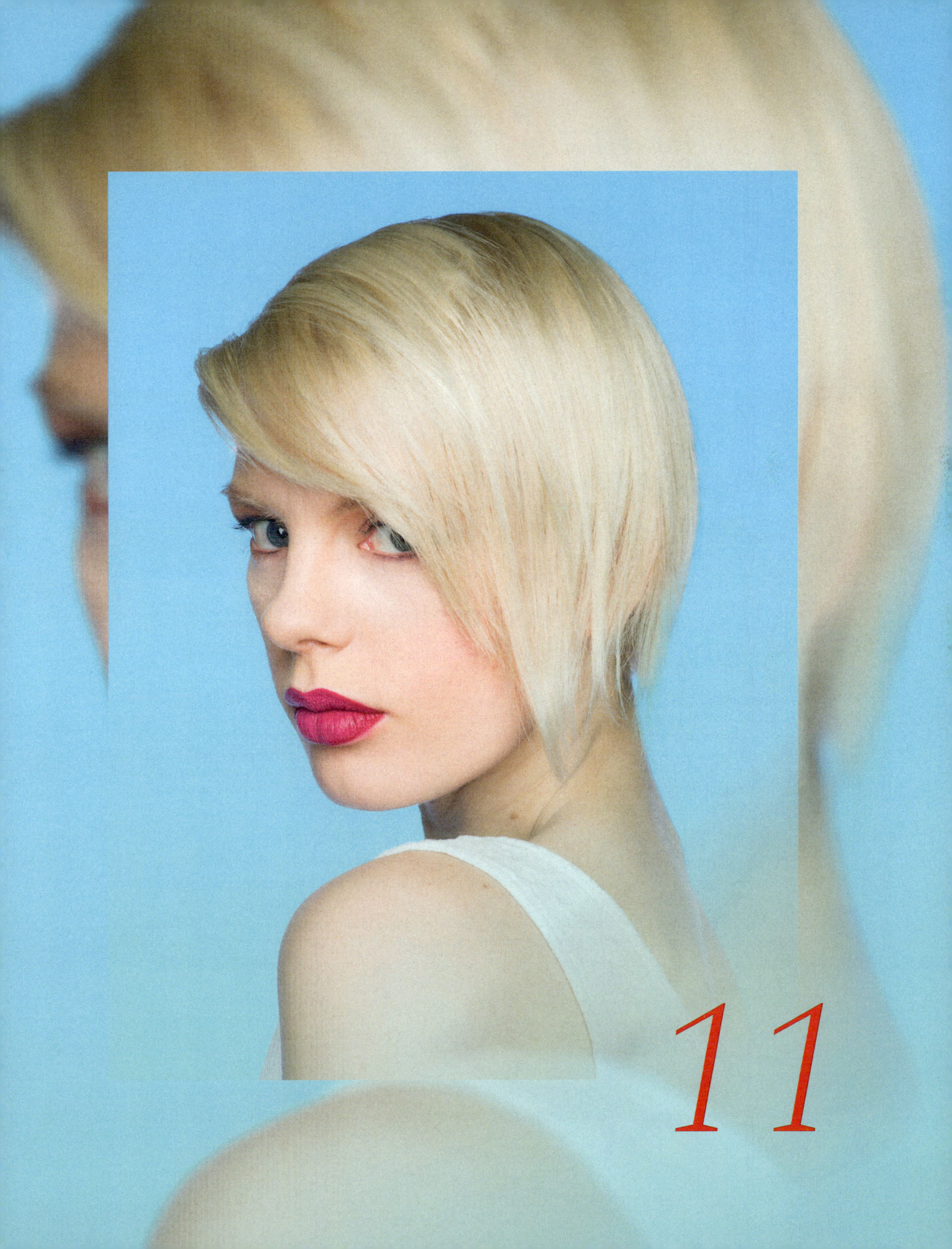

11

Esculpir una cabellera con tijeras es una forma de arte. Es una búsqueda del arte. "

—

Vidal Sassoon

Estilista, emprendedor, creador del corte de cabello de precisión

OA 1 Explicar por qué los cosmetólogos deben comprender bien el corte de cabello.

—

¿Por qué se recomienda aprender a cortar el cabello?

Imagine mirar un corte de cabello y saber exactamente cómo recrear la forma. Cortar el cabello con seguridad puede llevar al éxito a todo cosmetólogo. Si se capacita en los principios del corte de cabello y los métodos de corte de cabello de precisión, podrá desarrollar mejor las habilidades básicas necesarias. El corte de cabello de precisión no implica solo ser preciso en el corte de cabello. Se trata de aplicar un plan sistemático. Gracias a la combinación de este plan con los principios de corte de cabello, podrá comprender mejor cómo abordar los cortes de cabello, aplicar las técnicas básicas de corte de cabello y familiarizarse con las herramientas de corte de cabello de uso frecuente.

Los cosmetólogos deben estudiar corte de cabello y comprenderlo bien porque:

- Cortar el cabello es la habilidad básica sobre la que se crean todos los diseños de peinados.
- Poder crear o duplicar un corte de cabello a partir de una foto genera confianza y fidelidad entre los cosmetólogos y los clientes.
- Los clientes estarán satisfechos con un corte de cabello fácil de peinar y mantener, y repetirán los servicios, lo que aumenta las oportunidades de su carrera y sus ingresos.
- Si estudia los aspectos fundamentales, podrá comprender las técnicas avanzadas del corte de cabello.

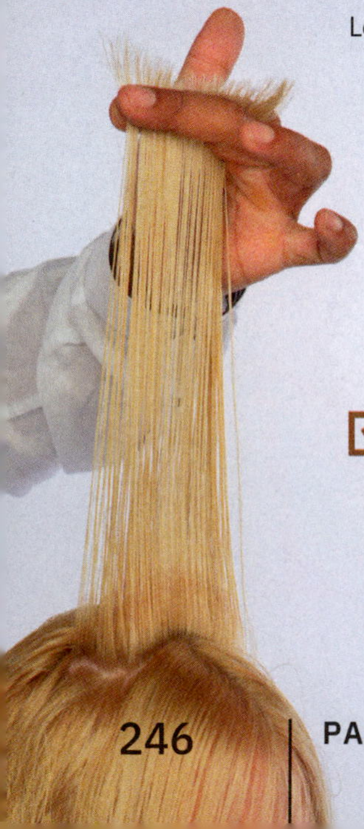

Verificación

1. ¿Qué debe tener en cuenta antes de realizar un corte de cabello de precisión?
2. ¿Por qué el dominio del corte de cabello es vital para su carrera de cosmetología?

OA 2 Definir el corte de cabello en términos de líneas, secciones, ángulos, elevación, ángulo de los dedos, secciones de guía y cambio de la dirección natural.

Líneas, secciones y ángulos de corte de cabello

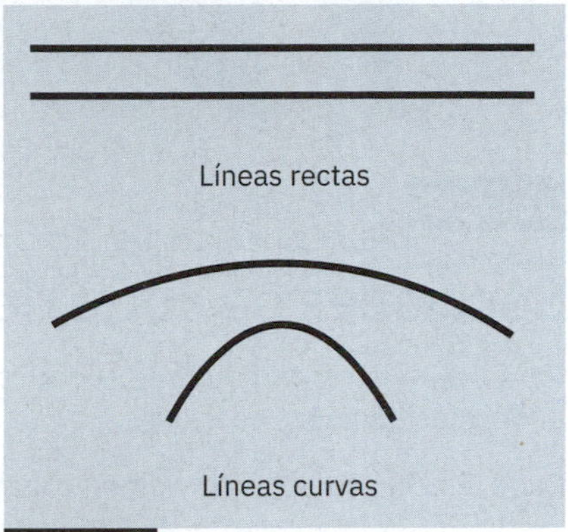

Fig. 11-1 Tipos de líneas

Antes de continuar, consulte la página 166 del **capítulo 9, Principios del diseño del cabello** y repase la forma de la cabeza, sus puntos de referencia y las siete zonas de la cabeza. Si conoce los lugares donde la forma de la cabeza se curva, gira o cambia, podrá lograr el aspecto que usted y su cliente buscan.

Todo corte de cabello se compone de líneas, secciones y ángulos. La **línea** es una marca continua y delgada que se usa como guía. Las dos líneas básicas utilizadas en el corte de cabello son rectas y curvas (**figura 11-1**). La cabeza se compone de líneas curvas y rectas. Al cortar líneas en el cabello, este tomará una *forma*. La **sección** es el área de trabajo en la que se separa el cabello antes de cortarlo. El **ángulo** es el espacio que se crea cuando dos líneas o superficies se cruzan en un punto dado. El ángulo en que se corta la línea es lo que determina la dirección y forma del cabello. Los ángulos son elementos importantes para crear una base sólida y consistencia en los cortes de cabello, ya que así es como se crean las formas.

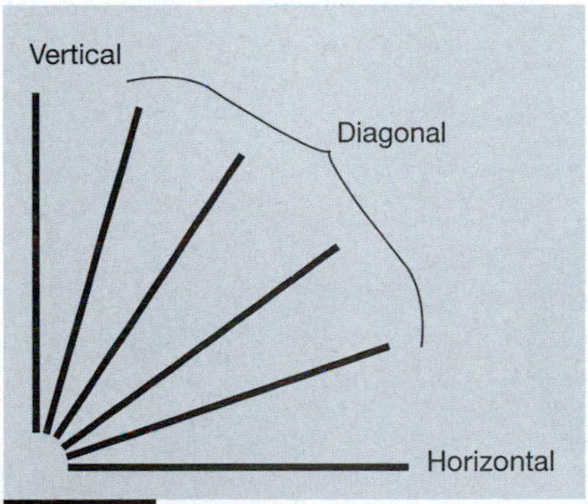

Fig. 11-2 Líneas rectas horizontales, verticales y diagonales en un corte de cabello

Tipos de líneas de corte de cabello

Existen tres tipos de líneas rectas en los cortes de cabello: horizontales, verticales y diagonales (**figura 11-2**).

- **Líneas horizontales.** Son paralelas al piso y relativas al horizonte. Las líneas horizontales dirigen la vista de un lado a otro. Las líneas horizontales crean peso. Crean cortes de un solo largo y baja elevación, y agregan peso (**figura 11-3**).
- **Líneas verticales.** Suelen describirse en términos de arriba y abajo, y son lo contrario de la horizontal. Las líneas verticales quitan peso para crear cortes en capas o escalonados, y se utilizan con elevaciones mayores (**figura 11-4**).

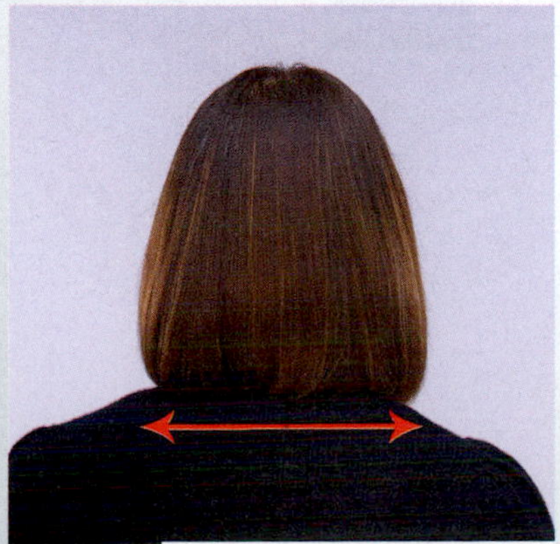

Fig. 11-3 Línea horizontal en un corte de cabello

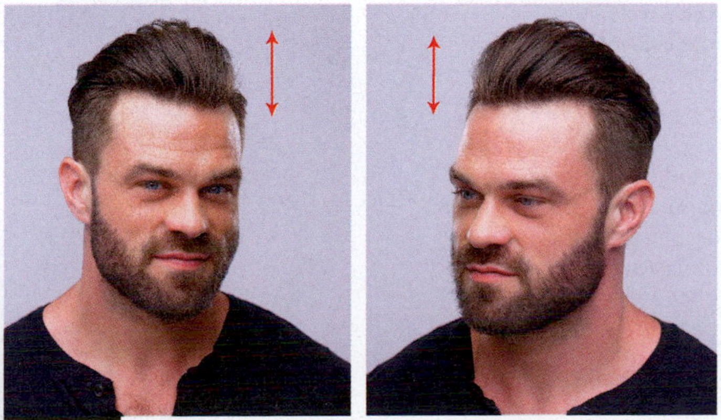

Fig. 11-4 Líneas verticales en un corte de cabello

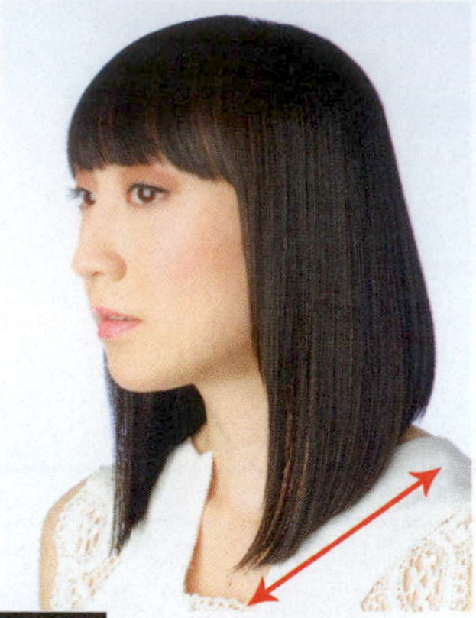

Fig. 11-5 Líneas diagonales en un corte de cabello

- **Líneas diagonales.** Son líneas entre las horizontales y verticales; tienen una dirección inclinada o en declive (**figura 11-5**). El **desfilado** y el *graduado* son técnicas en las que se utilizan líneas diagonales para crear ángulos mediante el corte de las puntas del cabello con un leve aumento o disminución del largo. El desfilado también se puede lograr al rotar el cabello alrededor de los dedos índice y medio para girar el cabello hacia arriba o abajo y, luego, cortarlo.

Existen dos tipos de líneas diagonales:

1. **Líneas diagonales hacia adelante**: crean movimiento hacia el rostro.
2. **Líneas diagonales hacia atrás**: crean movimiento y alejan el cabello del rostro.

Secciones de corte de cabello

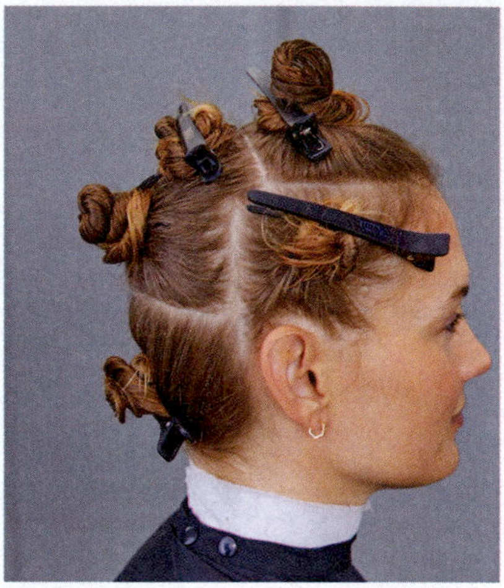

Para llevar un control durante el corte, el cabello se divide en zonas de trabajo uniformes llamadas *secciones*.

Cada sección se puede dividir en zonas de menor tamaño llamadas **subsecciones**.

La **parte**, también llamada **división**, es la línea que divide el cabello en el cuero cabelludo. Si se divide el cabello, se separa una sección de cabello de otra y se crean subsecciones. Las secciones se componen de líneas curvas y rectas y, a veces, se utilizan para subdividir muchas zonas de la cabeza en segmentos más pequeños que se incluirán en el diseño del corte de cabello.

Existen cuatro tipos de secciones que se utilizan en los cortes de cabello: en herradura, con movimiento giratorio, de perfil y radial.

- **Sección en herradura**: separa la cabeza en el surco parietal por debajo de la coronilla, lo que le brinda control al cortar en capas o escalonar el cabello (**figura 11-6** a **11-8**).

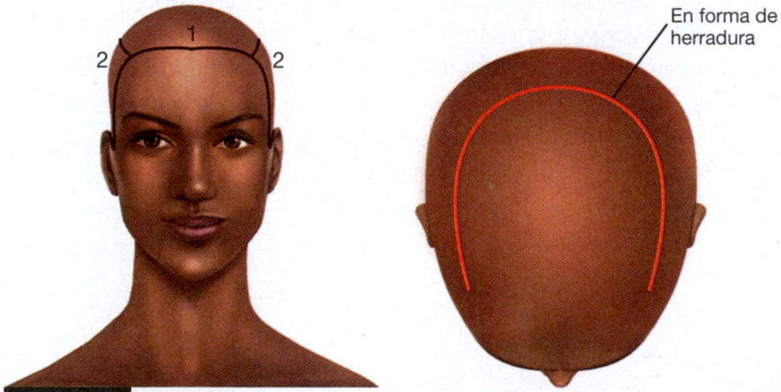

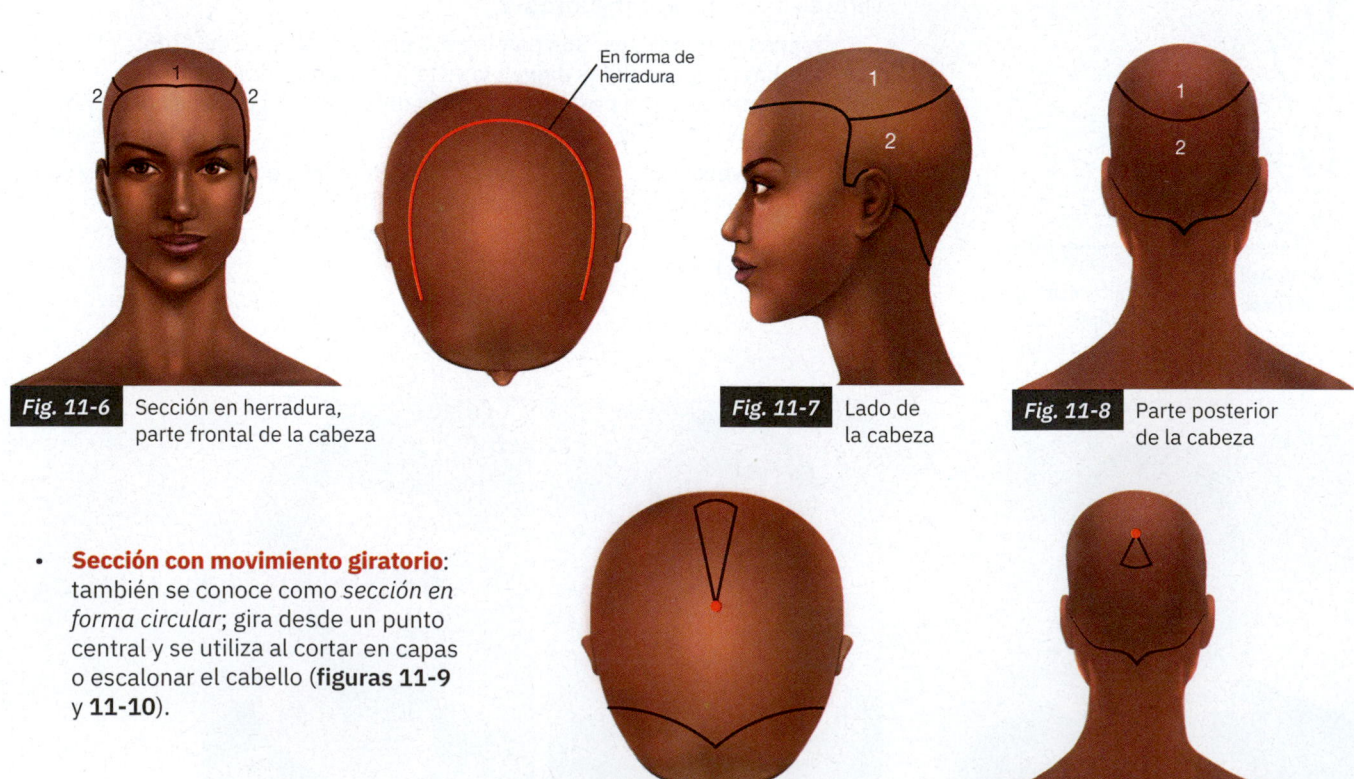

Fig. 11-6 Sección en herradura, parte frontal de la cabeza

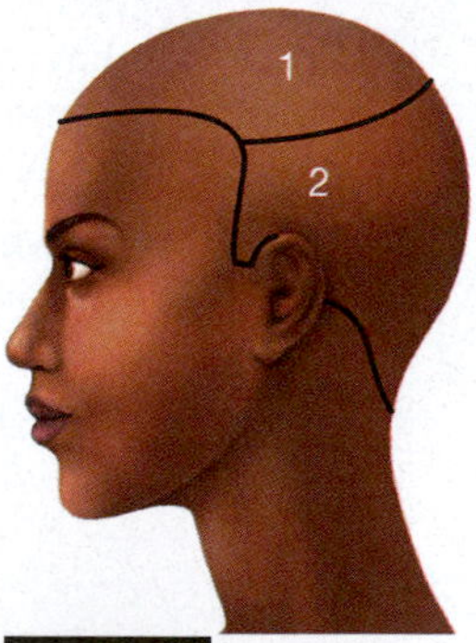

Fig. 11-7 Lado de la cabeza

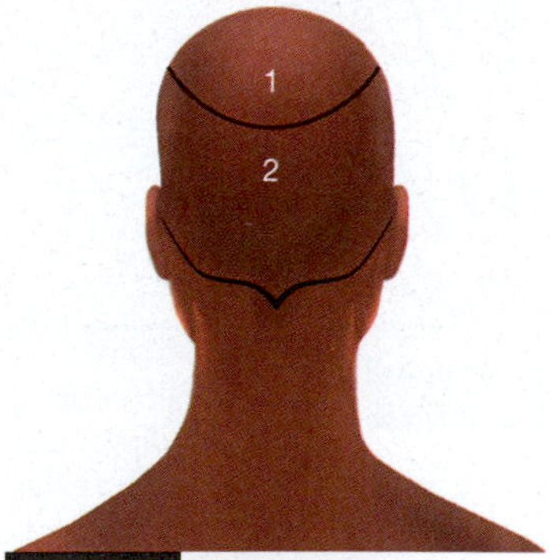

Fig. 11-8 Parte posterior de la cabeza

- **Sección con movimiento giratorio**: también se conoce como *sección en forma circular*; gira desde un punto central y se utiliza al cortar en capas o escalonar el cabello (**figuras 11-9** y **11-10**).

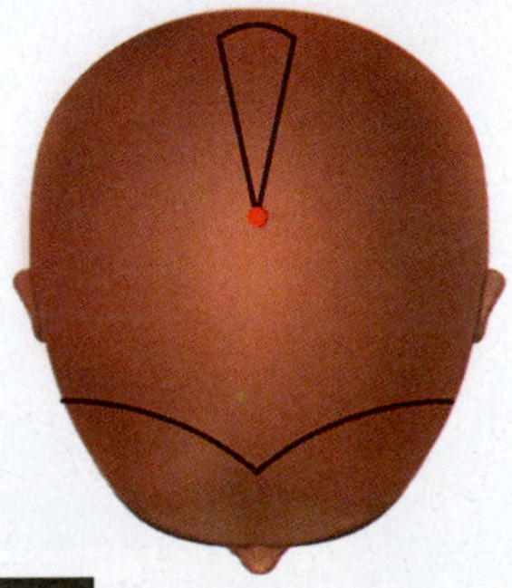

Fig. 11-9 Sección con movimiento giratorio, parte superior de la cabeza

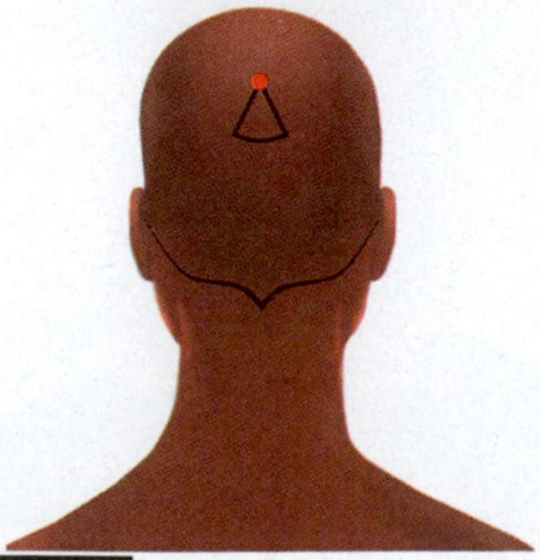

Fig. 11-10 Sección con movimiento giratorio, parte posterior de la cabeza

- **Sección de perfil**: centro de la frente al centro de la nuca; divide la cabeza en dos secciones (perfil derecho e izquierdo) y facilita la realización de subsecciones (**figuras 11-11** y **11-12**).
- **Sección radial**: sección que se divide de oreja a oreja; divide la cabeza desde la parte frontal hasta la parte posterior, a partir de detrás del vértice en la coronilla (**figura 11-13**).

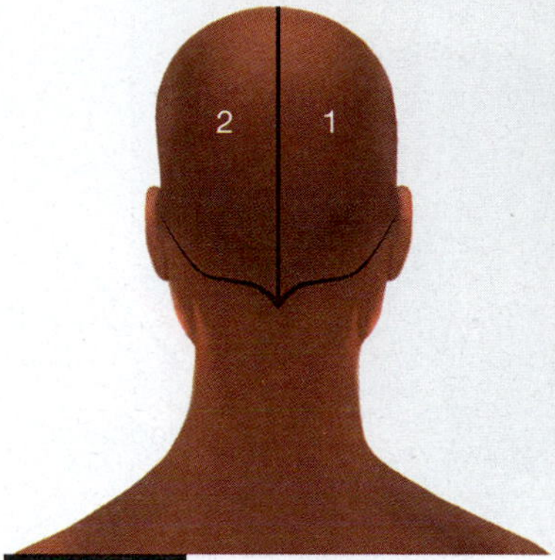

Fig. 11-11 Sección de perfil, parte posterior de la cabeza

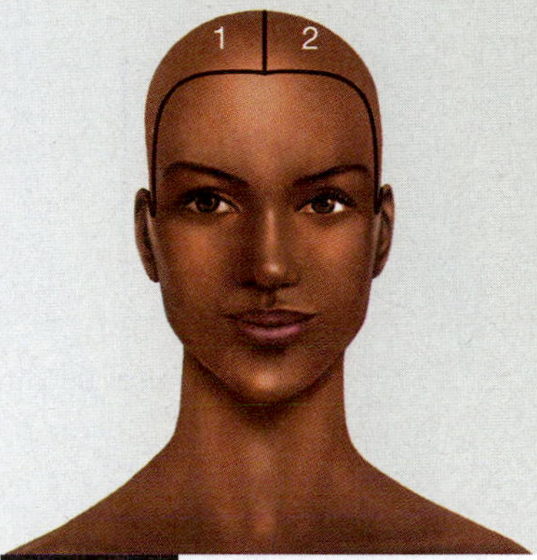

Fig. 11-12 Sección de perfil, parte frontal de la cabeza

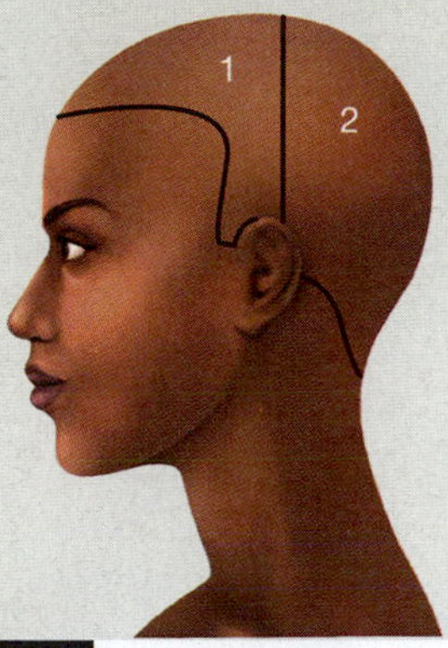

Fig. 11-13 Sección radial, costado de la cabeza

Elevación

La **elevación**, también conocida como *proyección* o *levante*, es el ángulo al que se sostiene una sección o subsección de cabello con respecto a la cabeza al cortar. La elevación crea **escalonamiento**, una progresión gradual de longitudes, de la más larga a la más corta, que se cortan según una sección de guía fija. Por lo general, se describe en ángulos (**figura 11-14**). En un corte de cabello recto o de un solo largo, no hay elevación; por lo tanto, es de 0°. La elevación se produce cuando se levanta toda sección de cabello por encima de los 0°. Todo corte de cabello que no sea de una sola longitud debe elevarse. El ángulo más alto de elevación es de 180° con respecto a la forma de la cabeza.

Cuando un cliente trae la foto del corte que desea, usted debe saber analizarla para determinar qué elevaciones se utilizaron. Una vez que comprenda los efectos de la elevación, podrá crear cualquier forma que desee. Las elevaciones que más se utilizan son las de 45° y 90°. Cuando se eleva el cabello por debajo de 90°, se crea peso. Cuando eleva el cabello a 90° o más, se quita peso o se crean capas. El largo del cabello también repercute en el resultado final. Los cabellos más largos suelen parecer más pesados o con menos capas. Por lo general, se necesita menos elevación en el cabello rizado que en las texturas más lisas. A menudo, se corta el cabello, sobre todo el rizado, un poco más largo debido al **encogimiento**, que se produce cuando el cabello se contrae o se levanta por acción de la pérdida de humedad o el secado.

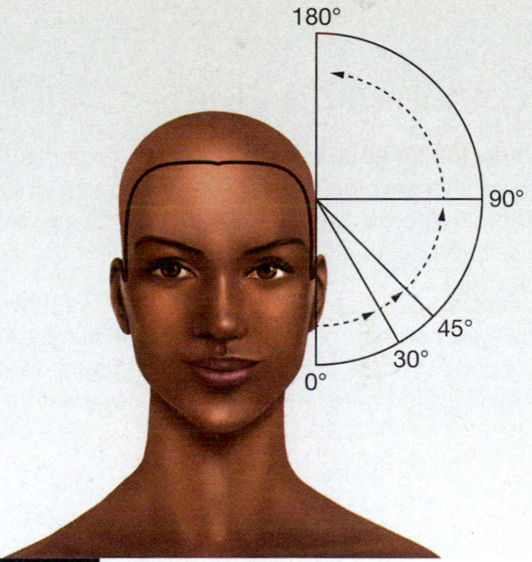

Fig. 11-14 Ejemplo de 0° a 180° de elevación

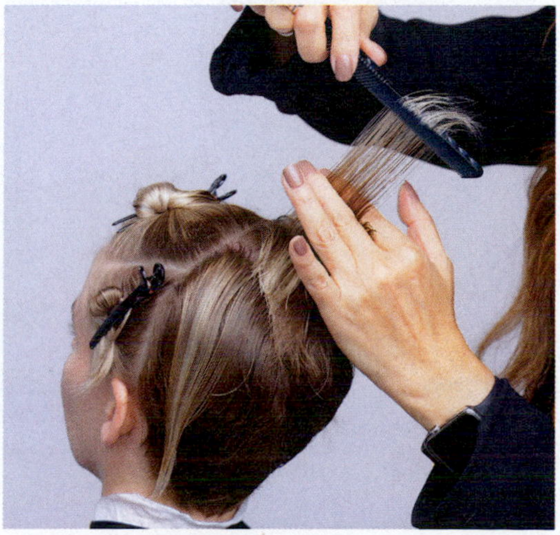

Ángulo de los dedos

El **ángulo de los dedos**, también denominado **línea de corte**, es el ángulo con el que se mantienen los dedos al cortar la línea que crea la forma final. También se conoce como *posición de corte, ángulo de corte* (con grados) y *posición de los dedos*. El ángulo de los dedos puede ser horizontal, vertical o diagonal. También, se pueden utilizar los grados para describir el ángulo de los dedos en relación con la cabeza (**figura 11-15** a **11-17**).

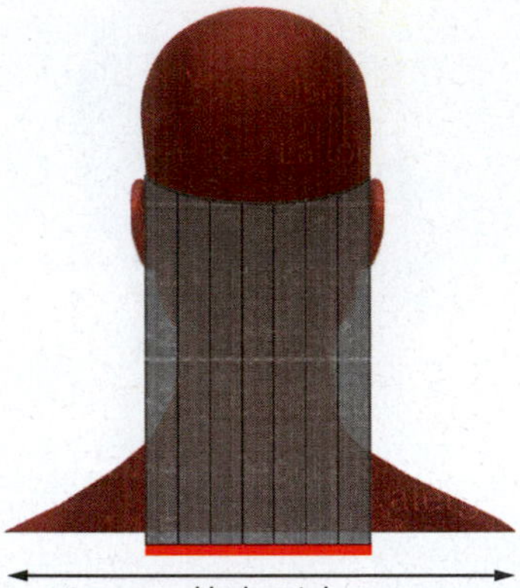

Fig. 11-15 Ángulo horizontal de los dedos

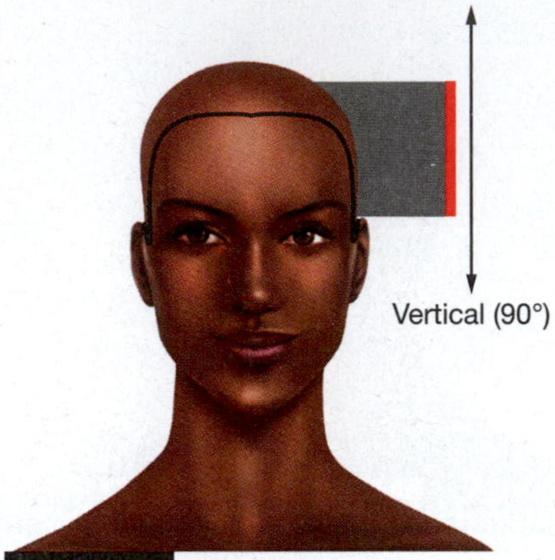

Fig. 11-16 Ángulo vertical de los dedos

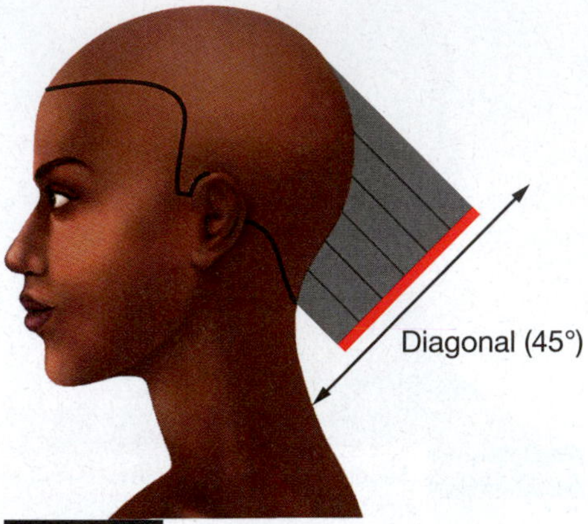

Fig. 11-17 Ángulo diagonal de los dedos

Secciones de guía

La **sección de guía**, también conocida como *guía*, es una subsección de cabello que determina el largo que se dará al cortarlo. La **sección de guía del perímetro** es la línea exterior del corte de cabello, y la **sección guía interna** es la línea interna o interna del corte. La sección de guía suele ser la primera sección que se corta al crear una forma. Los dos tipos de sección de guía son rectos y escalonados.

La **sección guía para cortes rectos** no se mueve (**figura 11-18**). Las otras secciones se peinan de acuerdo con la sección guía para cortes rectos y se cortan con el mismo ángulo y largo. Las secciones guía para cortes rectos se suelen utilizar para cortes rectos (de un solo largo) (**figura 11-19**) y en cortes, como el escalonado, en los que se utiliza un cambio de la dirección natural del cabello para crear un aumento de longitud o peso en un corte (**figura 11-20**).

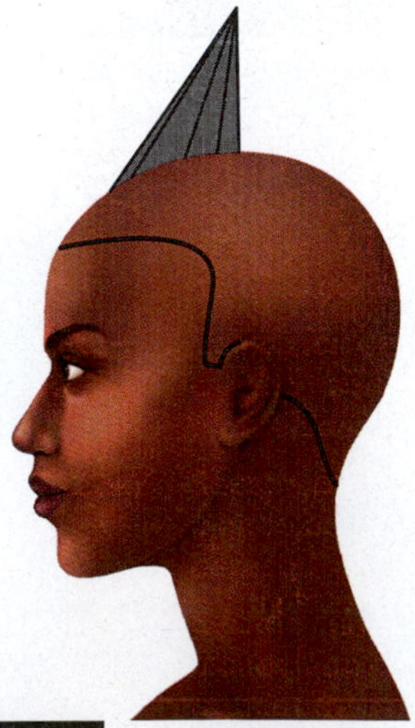

Fig. 11-18 Sección guía para cortes rectos

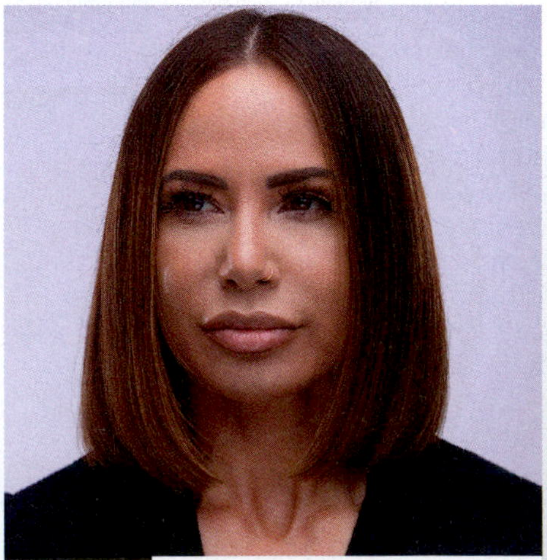

Fig. 11-19 Corte recto

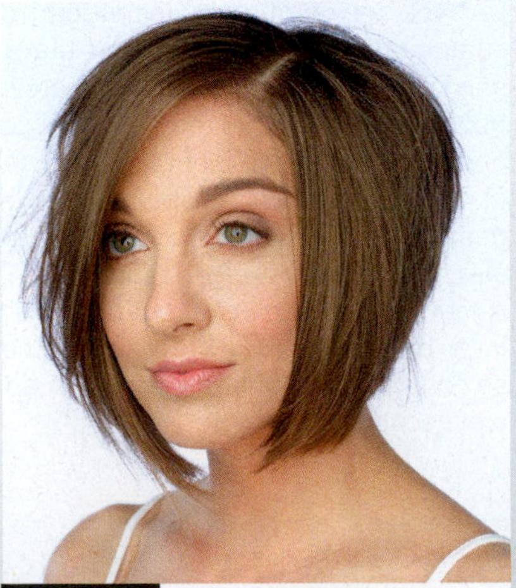

Fig. 11-20 Corte escalonado en el que se aplica el cambio de la dirección natural

La **sección guía para cortes escalonados**, también conocida como *sección de guía móvil*, se mueve con usted a medida que avanza en el corte (**figura 11-21**). Las secciones guía para cortes escalonados se emplean cuando se crean cortes en capas o escalonados (**figuras 11-22** y **11-23**). Cuando utiliza una guía para cortes escalonados, se toma una pequeña parte de la subsección anterior y se mueve a la siguiente posición, o subsección, donde se convierte en su nueva sección de guía.

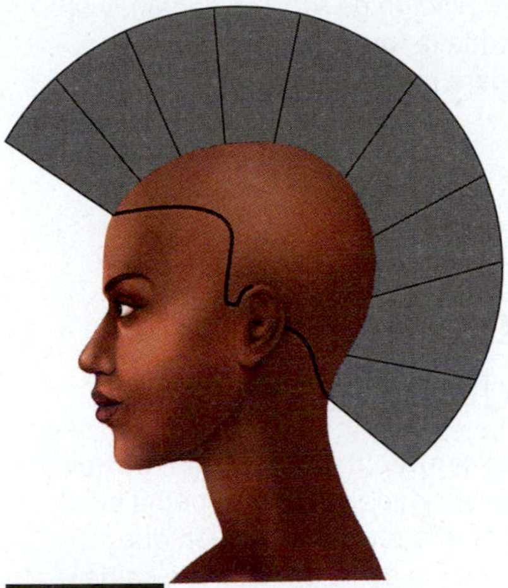

Fig. 11-21 Secciones guía para cortes escalonados

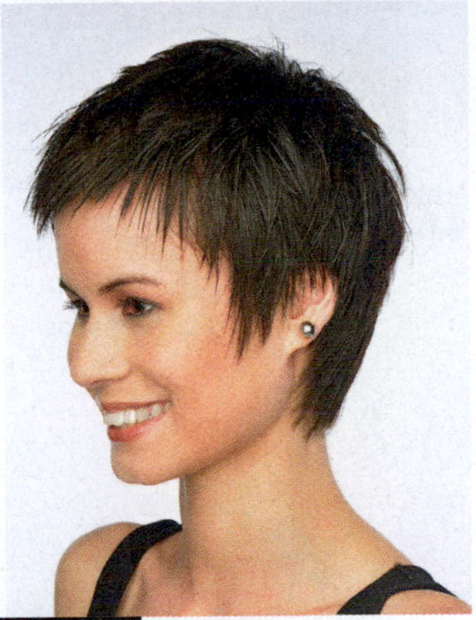

Fig. 11-22 Corte en capas uniformes

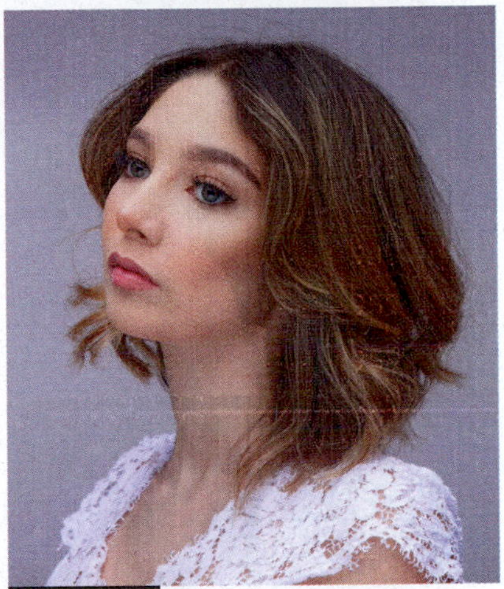

Fig. 11-23 Corte escalonado

A continuación, se muestran algunas formas que puede crear con diferentes elevaciones, líneas de corte y secciones guía para cortes rectos o escalonados. Recuerde los diferentes pesos que se logran al emplear estas combinaciones.

En la **figura 11-24**, se presenta un corte recto (corte de un largo) sin elevación, una línea de corte diagonal y una sección guía para cortes rectos. Para conseguir la forma en capas que se muestran en las **figuras 11-25** y **11-26**, se utiliza una elevación de 90° con una línea vertical de corte y una guía para

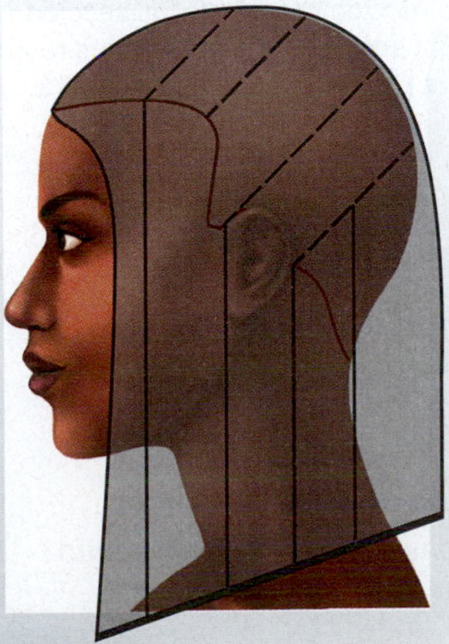

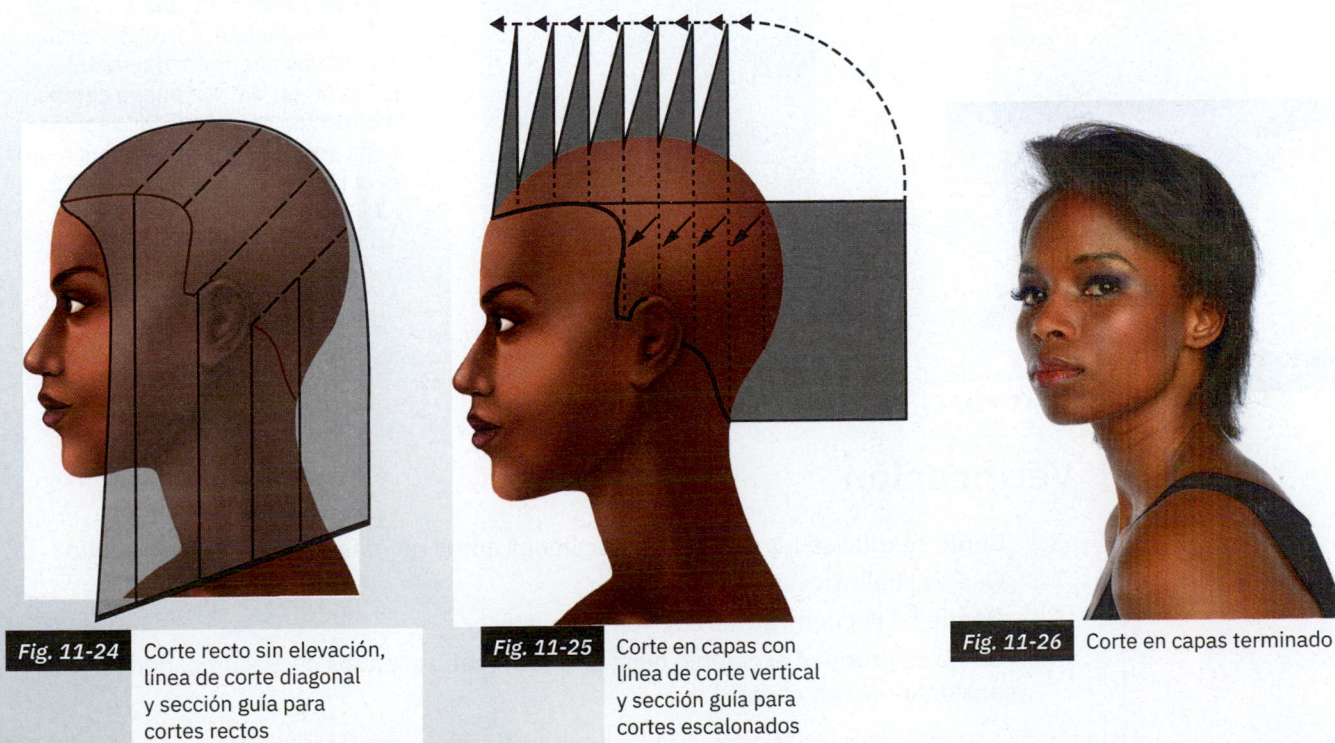

Fig. 11-24 Corte recto sin elevación, línea de corte diagonal y sección guía para cortes rectos

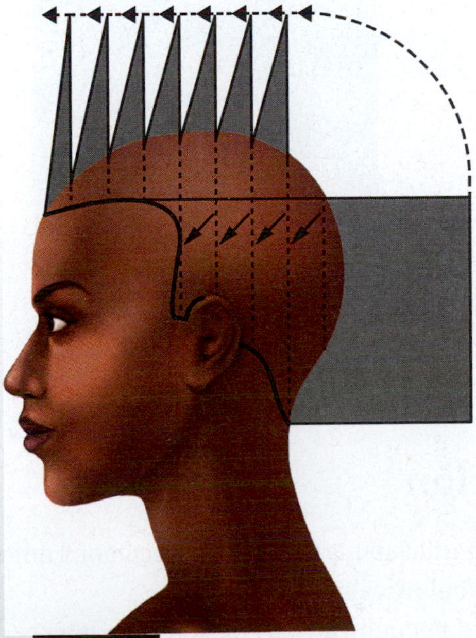

Fig. 11-25 Corte en capas con línea de corte vertical y sección guía para cortes escalonados

Fig. 11-26 Corte en capas terminado

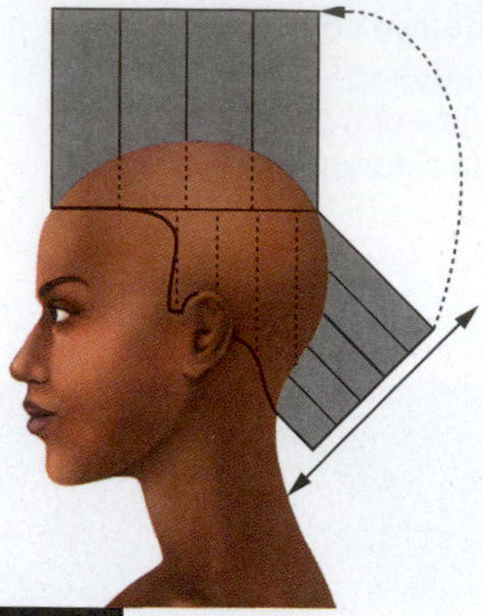

Fig. 11-27 Variación de corte escalonado con efecto superpuesto

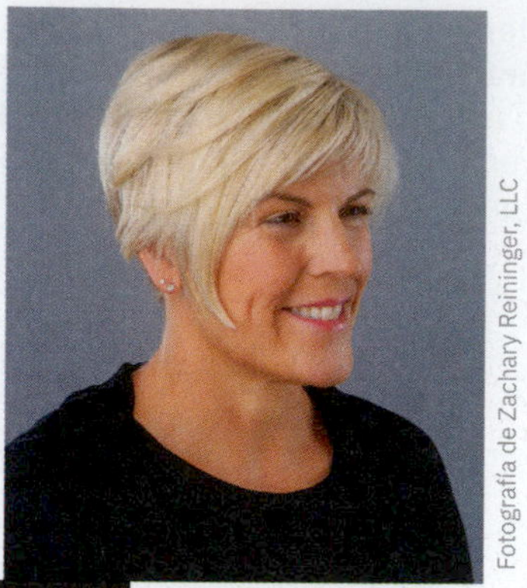

Fig. 11-28 Corte escalonado con elevación de 90° y sección guía para cortes escalonados

cortes escalonados. Para lograr la forma que se muestra en las **figuras 11-27** y **11-28**, se utilizó una elevación de 45° en los costados y atrás, lo que creó un efecto superpuesto gracias a una línea de corte diagonal (45°). Para lograr la parte superior, se utilizó una elevación de 90° (en capas), y en toda la forma se utilizó una guía para cortes escalonados.

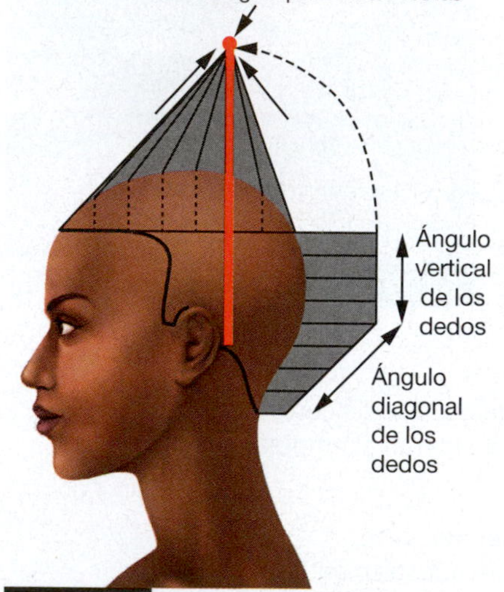

Fig. 11-29 Cambio de la dirección natural en corte en capas

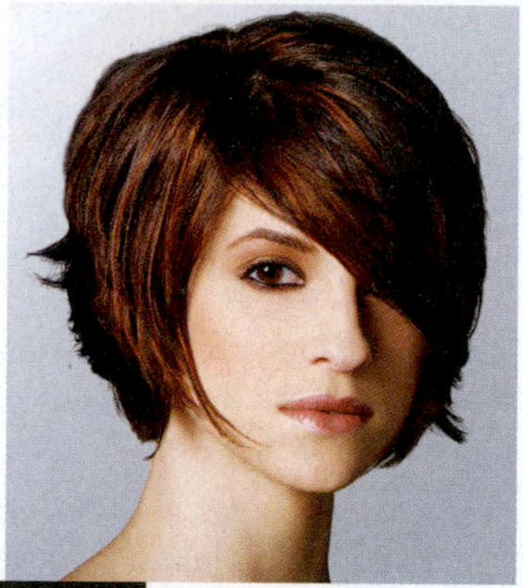

Fig. 11-30 Corte en capas terminado

Cambio de la dirección natural

El **cambio de la dirección natural** se produce cuando se peina el cabello en otra dirección que no es la de su posición de caída natural, en vez de hacerlo en forma perpendicular desde la cabeza, a fin de aumentar el largo del diseño. El cambio de la dirección natural se usa principalmente en cortes de cabello escalonados y en capas.

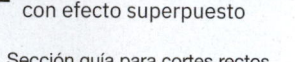

Por ejemplo: si está trabajando con un corte en capas y desea que el cabello quede más largo hacia delante, puede cambiar la dirección natural de las secciones guía para cortes rectos de detrás de la oreja (**figuras 11-29** y **11-30**). En cambio, si está creando un corte con capas más cortas alrededor del rostro y más largas detrás, puede cambiar la dirección natural de las secciones a una sección guía para cortes rectos en la parte frontal (**figuras 11-31** y **11-32**).

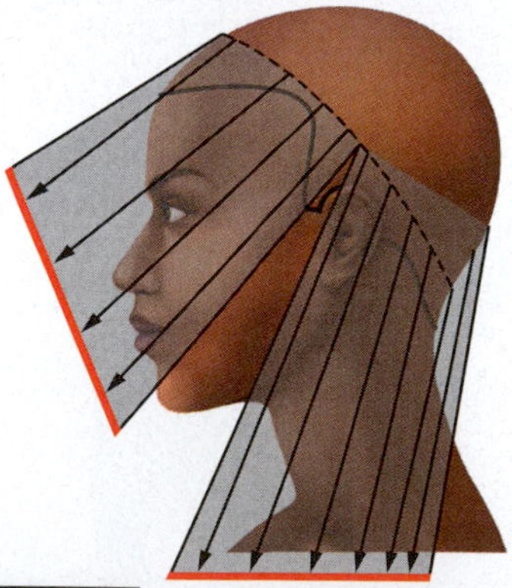

Fig. 11-31 Cambio de la dirección natural en un corte en capas largas

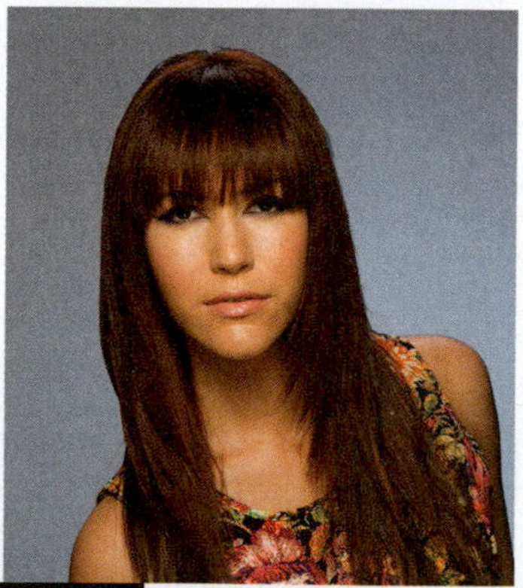

Fig. 11-32 Corte en capas largas terminado

Verificación

3. ¿Cómo se utilizan las líneas y las secciones antes de realizar un corte de cabello?
4. ¿Qué es la elevación?
5. ¿Dónde se encuentran las secciones de guía?
6. ¿Cómo se produce el cambio de la dirección natural en los cortes de cabello escalonados y en capas?

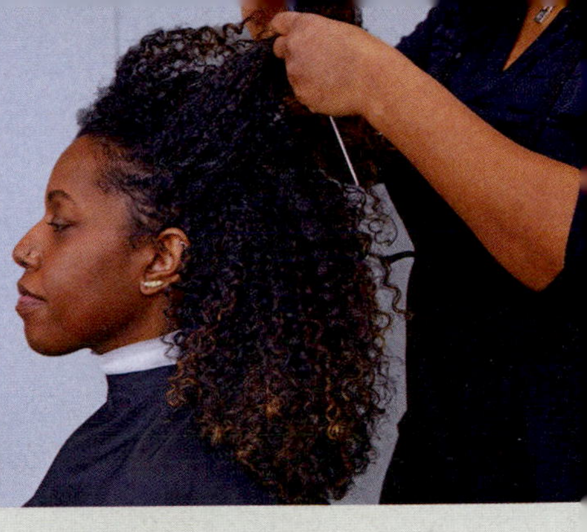

OA 3 Describir la función del patrón de crecimiento, la densidad, la textura y el patrón de ondulación para determinar el comportamiento del cabello.

Análisis del cabello

Hay cuatro características que determinan el comportamiento del cabello:

1. Patrón de crecimiento
2. Densidad
3. Textura
4. Patrón de ondulación y rizo

Patrón de crecimiento

El **contorno del cuero cabelludo** es el cabello que crece en el límite del perímetro exterior del rostro, alrededor de las orejas y en el cuello. El **patrón de crecimiento** es la dirección en la que crece el cabello desde el cuero cabelludo, y se conoce también como *caída natural* o *posición de caída natural* Los mechones parados (también llamados remolinos) y otros patrones de crecimiento afectan el lugar en el que termina el cabello una vez que se seca (consulte el **capítulo 7, Propiedades del cabello y el cuero cabelludo**). Estas zonas pueden acortarse cuando el cabello se seca si se lo cortó con demasiada tensión, ya que caerá en su posición natural. Recuerde sujetar el cabello con cero tensión cuando corte con patrones de crecimiento para asegurarse de que no se encogerá ni sobresaldrá en estas zonas. El contorno del cuero cabelludo, la coronilla y el flequillo son las zonas en las que solemos encontrar fuertes patrones de crecimiento.

Densidad

La densidad del cabello se refiere a la cantidad de cabellos individuales en 2,5 cm^2 (1 in^2) de cuero cabelludo. Suele describirse como fina, media o densa.

La densidad del cabello determina el tamaño y la cantidad de subsecciones necesarias para completar un corte de cabello. Si hay demasiado cabello en una subsección, es difícil ver su sección de guía y controlarlo porque se aleja al cerrar las tijeras, lo que produce una línea dispareja. Puede parecer que hay más volumen en los cabellos rizados y ensortijados con densidad fina/baja. Al realizar un análisis del cabello, tenga en cuenta el patrón de los rizos antes de tomar decisiones de corte.

¿Lo sabía?

En caso de que se produzcan remolinos, se recomienda dejar el cabello más largo en el área afectada para que el largo que caiga coincida con el del cabello que crece en su dirección natural.

Textura

La textura del cabello se basa en el diámetro de cada hebra, y suele clasificarse en fina, media o gruesa.

Es importante conocer la densidad y la textura del cabello, ya que las distintas texturas responden de forma diferente al mismo tipo de corte. Algunas texturas de cabello necesitan más capas; otras, más peso. Por ejemplo, el cabello grueso y liso tiende a sobresalir más, sobre todo si se corta demasiado, pero el cabello fino puede cortarse en longitudes muy cortas y seguir quedando plano. Sin embargo, si un cliente tiene un cabello delgado (textura) y fino (densidad), un corte demasiado corto puede hacer que se vea el cuero cabelludo. Consulte la **tabla 11-1** para comprender mejor qué cortes funcionan mejor en el cabello de un cliente según la textura (fina, media o gruesa) y la densidad (fina, media o gruesa).

Recuerde lo siguiente para cada textura de cabello:

- El cabello fino suele tener enlaces laterales que se quiebran fácilmente y tiene menos capas con un diámetro menor. Manipule siempre el cabello fino con precaución. Demasiada tensión, calor o manipulación pueden afectar su capacidad de recuperación o retroceso.
- El cabello medio puede recuperarse bien con un encogimiento y un retroceso medios. Sin embargo, una manipulación excesiva o una exposición excesiva al calor pueden causar daños.
- El cabello grueso es el más resistente y fuerte, y puede recuperarse y retroceder si está sano. Tiene más capas y puede defenderse de la mayoría de las manipulaciones excesivas. Sin embargo, un daño excesivo por el calor podría implicar tratamientos con proteínas e hidratantes. El cabello de textura gruesa suele encogerse más.

Tabla 11-1

Cortes recomendados según la textura y la densidad del cabello

	DENSIDAD DEL CABELLO		
TEXTURA	**DELGADA**	**MEDIA**	**ESPESA**
Fina	Débil, necesita peso, las puntas rectas harán que parezca más grueso	Adecuada para muchos cortes, sobre todo para cortes rectos y de baja elevación; los cortes con navaja funcionan bien	Por lo general, necesita más texturización; adecuada para muchos cortes de cabello
Media	Necesita peso; las formas escalonadas funcionan bien	Excelente para la mayoría de los cortes; el cabello puede soportar la texturización	Muchas formas son adecuadas; suele ser necesario texturizar
Gruesa	Mantener algo de peso; no se recomiendan los cortes con navaja	Excelente para muchas formas; los cortes con navaja son adecuados si el cabello está en buenas condiciones	Los cortes muy cortos no funcionan; las navajas pueden encrespar y *expandir* el cabello; mantener algo de longitud para darle peso al cabello

Patrón de ondulación y rizo

El patrón de ondulación y rizo, o cantidad de movimiento del cabello, no solo varía de un cliente a otro, sino que un mismo cliente puede tener varios patrones. Un cliente puede tener cabello completamente liso (sin ondas), cabello ondulado, cabello rizado, cabello ensortijado o algún grado intermedio.

Los patrones de ondulación y rizo se pueden clasificar en letras y números del 1a al 4c (**figura 11-33**). El número determina la cantidad de rizos, y la letra determina la firmeza de las ondulaciones/rizos. El tipo de rizo 1 es el cabello liso, el 2 son las ondas, el 3 son los rizos en espiral y el 4 es muy rizado (puede tener el aspecto de rizos en zigzag). Recuerde que el patrón de rizo y la textura no son lo mismo La textura se refiere a las hebras de cabello que son finas, medias o gruesas. Por ejemplo, si el cabello de su cliente es fino, las consideraciones para esta textura de cabello son las mismas si el cabello es fino y liso, fino y rizado, o fino y ensortijado.

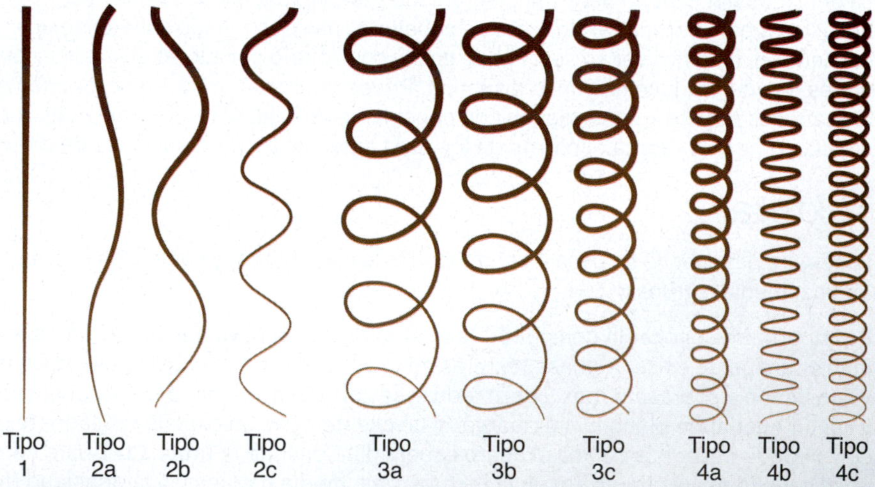

Fig. 11-33 Gráfico de patrones de ondas/rizos para los tipos 1a-4c

Utilice la tabla para determinar los patrones de ondulación y rizo de su cliente, la preparación ideal para el corte de cabello y las posibles consideraciones durante este.

- El cabello de tipo 1 puede cortarse con facilidad tanto en seco como en húmedo.
- Los tipos 1a a 3b no suelen encogerse ni retroceder al peinarse para cortar el cabello en húmedo. Tenga en cuenta la tensión al cortar en húmedo. Peine el cabello con un peine multiuso y ejerza una leve tensión. Después, deje que se forme ligeramente el rizo natural del cabello antes de determinar las secciones de guía.

- Los tipos 3 y 4 deben secarse antes de cortarlos. En algunas circunstancias especiales, se puede aplicar un calor moderado antes de cortar para asegurar un corte o recorte uniforme.
- El tipo 3a y superior puede implicar que se comprenda cómo lleva el cliente su cabello con más frecuencia a la hora de elegir un estilo. Si realiza líneas de corte o corta en capas el cabello sin tener en cuenta la textura genera una forma irregular cuando se lleva rizado.
- Los tipos 3a a 4a pueden necesitar cortarse en seco y en su estado natural para visualizar la verdadera forma.
- Es posible que los tipos 4a a 4c deban estirarse o aplicarse calor para el corte. Siempre hay que tener en cuenta la rutina de peinado del cliente.

El mismo corte de cabello se comportará de manera diferente en el cabello liso (**figura 11-34**), cabello ondulado (**figura 11-35**) y cabello rizado (**figura 11-36**).

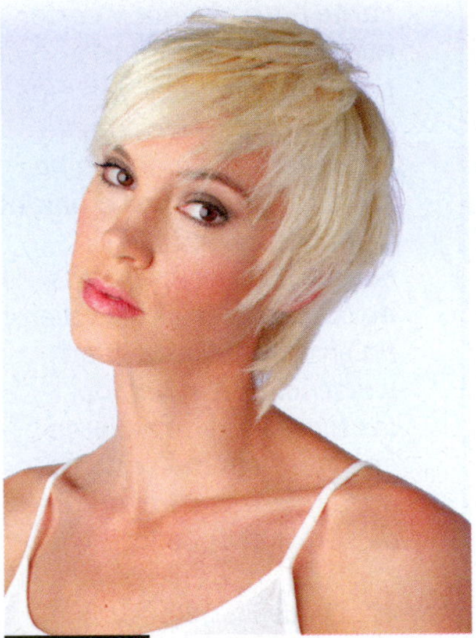

Fig. 11-34 Corte en capas uniformes en cabello recto

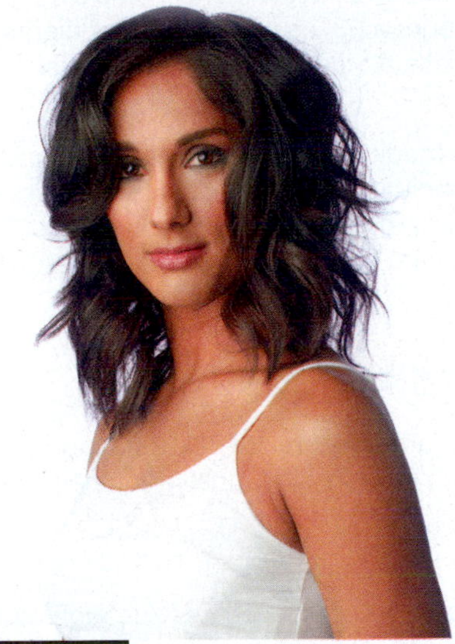

Fig. 11-35 Corte en capas uniformes en cabello ondulado

Fig. 11-36 Corte en capas uniformes en cabello rizado

Verificación

7. Defina el patrón de ondulación y rizo.
8. ¿Qué es el patrón de crecimiento y por qué hay que identificarlo antes de realizar un corte de cabello?

OA 4 Demostrar y explicar los usos de las diversas tijeras para cortar el cabello.

Tijeras para corte de cabello

La tijeras para corte de cabello, también conocidas como *tijeras*, son una de las herramientas más importantes en su carrera de cosmetología (**figura 11-37**). Tener el tipo, el tamaño y la marca adecuados de tijeras es vital para hacer carrera en el salón. Las tijeras deben ajustarse bien y ser cómodas de usar. Las tijeras de corte de cabello se utilizan principalmente para cortar líneas rectas en el cabello. También pueden utilizarse para realizar cortes por deslizamiento o por puntos, y para aplicar otras técnicas de texturización que se comentan más adelante en este capítulo.

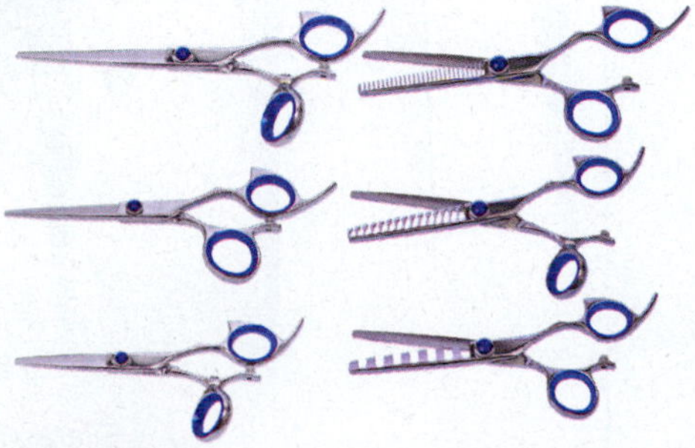

Fig. 11-37 Tijeras para corte de cabello

Acero

Todas las tijeras profesionales de corte de cabello son de acero. Existen tres países que fabrican principalmente el acero utilizado para producir tijeras profesionales: Japón, Alemania y Estados Unidos.

Es importante que un peluquero sepa calibrar la dureza del metal con el que se fabrican las tijeras, porque así se determina si estas pueden mantener los bordes afilados durante mucho tiempo. Si el metal es demasiado blando, las tijeras no mantendrán los bordes afilados y tendrán que afilarse más a menudo que las fabricadas con un metal más duro. Cuando las tijeras no tienen bordes afilados, las cuchillas no cortarán las puntas del cabello de manera uniforme, sino que las deshilacharán o dañarán. Este calibre se denomina *dureza de Rockwell*.

Por lo general, las tijeras con una dureza de Rockwell de, al menos, 56 o 57 son ideales. Si la dureza de Rockwell es superior a 63, es posible que las tijeras sean demasiado duras y quebradizas para trabajar; incluso pueden romperse si se caen.

Existen muchos grados distintos de acero. A medida que aumenta la resistencia o la dureza del acero, también lo hace la capacidad de la tijera para conservar el borde afilado, lo que significa que el afilado y el mantenimiento son menos frecuentes. El acero más duro suele ser más caro de producir y comprar, pero dura más.

? ¿Lo sabía?

Entre los expertos en cuchillería, las tijeras se diferencian con claridad: las tijeras tienen cuchillas de 25 cm (10 in) o más; las tijeras tienen cuchillas de menos de 25 cm (10 in). En teoría, las tijeras se utilizan para recortar setos, esquilar ovejas, preparar carne para cocinar y cortar telas. Los fabricantes empezaron a identificar las tijeras de corte de cabello y las tijeras grandes como términos sinónimos a finales de la década de 1970, cuando las herramientas de corte profesionales dieron un gran salto de calidad y diseño. Con el tiempo, las tijeras se convirtieron en el término más común para referirse a las tijeras de cortar el cabello.

Tijeras moldeadas y tijeras forjadas

Las tijeras profesionales son moldeadas o forjadas (**figura 11-38**). Para fabricar las **tijeras moldeadas**, se vierte acero fundido en un molde. Una vez que el metal se enfría, toma la forma del molde.

Una desventaja de las tijeras moldeadas es que, a veces, el proceso de moldeado puede provocar pequeñas burbujas que crean agujeros o vacíos. Si se caen las tijeras con vacío, pueden hacerse añicos. Además, como las tijeras moldeadas suelen ser frágiles, si se doblan, no se pueden volver a doblar sin riesgo de romperlas. Las tijeras moldeadas son menos costosas de producir y comprar que las forjadas.

Para fabricar las **tijeras forjadas**, se presiona o fabrica el metal hasta darle una forma acabada. El metal se calienta a temperaturas de entre 1150 °C y 1260 °C (2100 °F y 2300 °F), lo que expande la estructura molecular del acero para que, al golpearse contra un objeto pesado, las moléculas se muevan. Una vez que se termina de martillar o presionar, el metal se

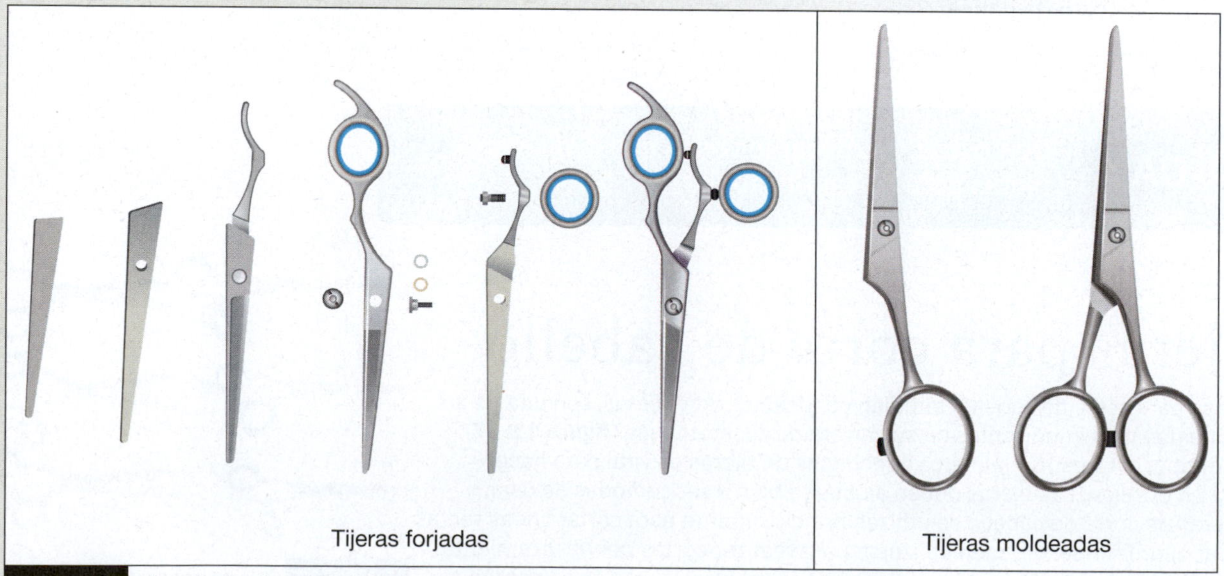

Fig. 11-38 Ejemplo de tijera forjada y tijera moldeada

enfría en agua, lo que hace que las moléculas se compriman. El proceso se repite hasta conseguir la estructura deseada del metal, lo que hace que el metal sea mucho más denso y duro que el que pasa por el proceso de moldeado.

El forjado crea tijeras más duraderas que el moldeado. Las tijeras forjadas son más fáciles de reparar si se caen o se doblan, y duran mucho más que las moldeadas.

Algunas tijeras forjadas tienen mangos soldados a las cuchillas. Estas tijeras se someten al mismo proceso de forjado, pero, por lo general, las cuchillas se fabrican con un metal más duro que los mangos. La ventaja de esta construcción es que un técnico autorizado puede reparar y ajustar con facilidad las tijeras si llegaran a caerse o desafilarse.

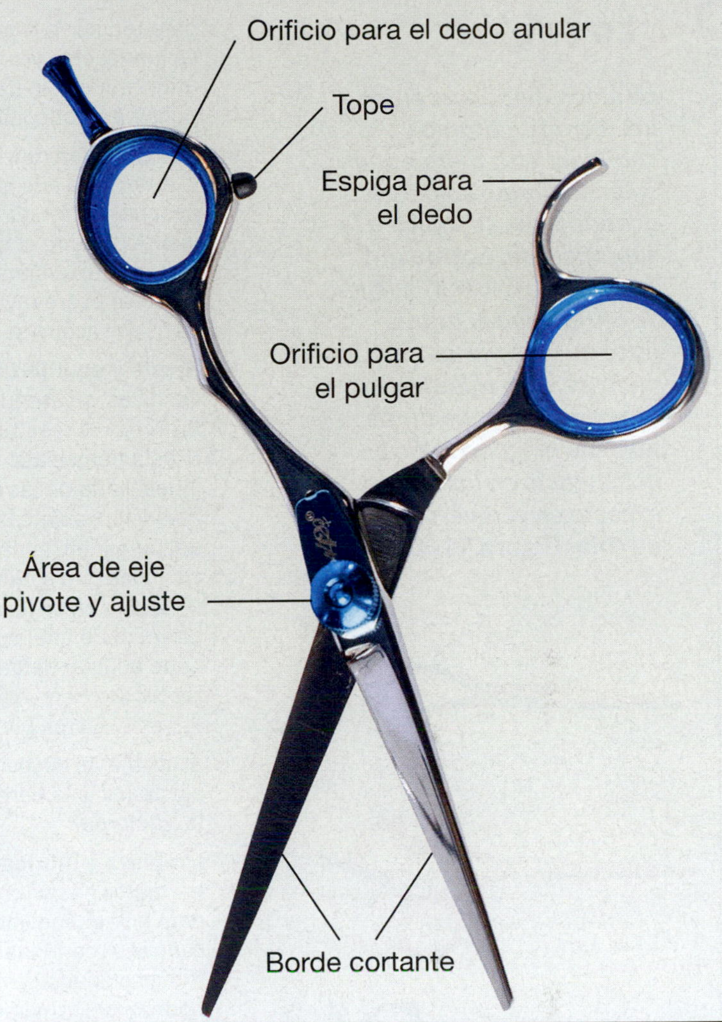

Fig. 11-39 Partes de una tijera

Partes de una tijera

Dependerá de sus tijeras de corte de cabello para cortarle el cabello a sus clientes de una manera excepcional, por lo que es importante comprender sus partes (**figura 11-39**).

El *borde cortante* es la parte de la cuchilla que efectúa el corte. El eje central y el área de ajuste son las partes que hacen que las tijeras corten (la mano solo dirige hacia dónde se desplazan las tijeras). La perilla de ajuste, cuando se aprieta, junta las cuchillas con la tensión correcta para que el cabello no se caiga ni se deslice entre las cuchillas. También sirve para que el cabello descanse sobre las cuchillas para que, al cerrarlas, se corte en la línea deseada.

Con el *apoyo para el dedo,* o *espiga para el dedo*, obtiene otro punto de contacto para el dedo meñique, de modo que los nervios y tendones del dedo meñique y de la mano estén menos estresados y se alivie la tensión. De esta manera, puede sujetar la tijera en forma más relajada y con mayor comodidad. El soporte para el dedo también proporciona un mayor control sobre las tijeras.

El *orificio del dedo anular* es el lugar donde debe colocar el dedo anular. No utilice el dedo medio al cortar; en dicho orificio solo debe colocar el dedo anular.

El *pulgar* va en el orificio inferior y, cuando se ajusta de forma adecuada, solo necesita colocarse en la cutícula del pulgar o levemente sobre esta. El *tope* detiene las tijeras al juntarse los mangos y actúa como amortiguador o silenciador.

Mantenimiento de la tijera

Limpie y mantenga sus tijeras con regularidad para que sigan siendo confiables y conserven el excelente estado. Utilice el siguiente programa de mantenimiento.

- **Limpieza y lubricación diarias.** Con un paño o toalla suaves empapados con aceite para tijeras (también denominado *aceite de tijeras*), limpie exhaustivamente la parte interna de las cuchillas de la tijera después de atender a cada cliente. De esta manera, se elimina el cabello del cliente anterior, se reduce la acumulación de productos químicos y residuos, y se mantienen las cuchillas lubricadas

? ¿Lo sabía?

La única diferencia entre las tijeras de titanio y cualquier otra tijera es su color. El titanio solo es el acabado que se aplica a la superficie del acero para cambiar su aspecto. Si bien se afirma que el titanio hace que las tijeras sean mejores, más afiladas, más fuertes o más duras, no tiene ninguna relación ni beneficio en las tijeras, excepto en el revestimiento de color **(figura 11-40).**

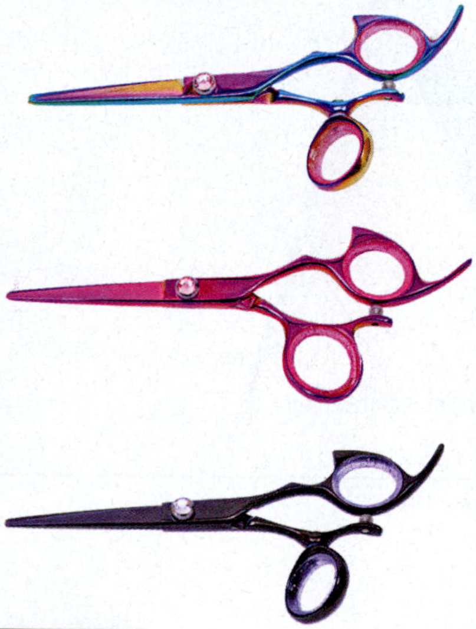

© Shark Fin Shear Company y www.sharkfinshears.com

Fig. 11-40 Tijeras de titanio

para reducir la fricción causada por el contacto entre las partes metálicas. La lubricación y la tensión adecuadas de las cuchillas prolongan su vida útil y reducen la frecuencia con la que hay que afilarlas. Si tiene tijeras con pulgar giratorio, lubrique la articulación giratoria según sea necesario.

- **Desinfección diaria.** Desinfecte las tijeras después de atender a cada cliente. Para ello, primero debe limpiarlas bien con agua y jabón, y, después, sumergirlas por completo en un desinfectante registrado por la EPA durante el tiempo indicado en la etiqueta del desinfectante. Seque bien la tijera, pero no afloje el tornillo para desarmarla con el fin de secar el área. Vuelva a lubricar las cuchillas después de desinfectarlas, ya que el aceite se eliminará durante este proceso.
- **Ajuste y equilibrado diarios de la tensión.** Al ajustar la tensión de las cuchillas, se asegura de que la tijera funcione correctamente y brinde los mejores resultados. Si hay poca tensión, la tijera doblará el cabello. Si está demasiado apretada, las tijeras se pegarán y originará un desgaste innecesario de las cuchillas, así como la fatiga del usuario. Para comprobar la tensión, sujete la tijera con la perilla de ajuste hacia usted y el mango del pulgar en la mano no dominante. Enderece bien la tijera (con las cuchillas que apunten hacia la izquierda, si la tijera es de una persona diestra, o hacia la derecha, si la tijera es de una persona zurda) y levante con el dedo anular para abrir las cuchillas a la mitad. Luego, suelte el dedo angular del mango. Las cuchillas deben cerrarse a dos tercios de su recorrido o, en el extremo de las tijeras, debe quedar un espacio de entre 2,5 cm y 5 cm (1 in y 2 in) en las puntas.

  Si las tijeras necesitan un ajuste, apriete la tensión girando la perilla de ajuste hacia la derecha o afloje la tensión girando la perilla de ajuste hacia la izquierda.
- **Limpieza y lubricación semanales.** Una vez a la semana, abra con cuidado las tijeras hasta un ángulo de 90° y afloje la perilla de ajuste lo suficiente para que quepa una toalla de papel entre las cuchillas en el punto del eje central. A continuación, empuje las partículas de cabello o los residuos (tenga cuidado de no aflojar demasiado la perilla de ajuste, o sus tijeras podrían desarmarse). Después de limpiar el área entre las cuchillas, aplique una o dos gotas de aceite para tijeras de alta calidad en el espacio entre las cuchillas para eliminar la suciedad y los residuos.

  No ponga aceite para tijeras directamente bajo la perilla de ajuste. El exceso de lubricación puede provocar la pérdida de tensión de la cuchilla, lo que hace que el cabello se pliegue y se doble al cortar.
- **Afilado.** Solo afile las tijeras según sea necesario. No es necesario que afile las tijeras en un ciclo de tres a seis meses o cada vez que el técnico de afilado acuda al salón.

Recuerde que cuanto mejor cuide las tijeras, más tiempo durarán los bordes entre un afilado y otro. Por término medio, si se siguen las instrucciones de engrase y ajuste que se acaban de describir, debería poder pasar un año o más entre afilados. Cuando deba afilar las tijeras, lo mejor es que las afile un técnico certificado por la fábrica o que las envíe al fabricante para su mantenimiento. A menos que tenga un técnico certificado por la fábrica cerca, necesitará una tijera de reserva mientras la principal está en mantenimiento.

Largo de la cuchilla

El largo de la cuchilla se mide desde la punta de la cuchilla hasta el eje central o perilla de ajuste. Los estilistas pueden tener varias tijeras para ayudar en todas sus necesidades de corte. Los largos de las cuchillas se presentan en pulgadas o centímetros. Puede ser necesario considerar el tamaño de la mano en referencia a la longitud de la cuchilla. Alguien con manos más pequeñas o más grandes puede tener dificultades con cuchillas más largas o más cortas. A la hora de comprar las tijeras, hay que tener en cuenta el tamaño de la mano, la ergonomía y las técnicas de corte.

Una regla general es colocar el orificio del dedo y el del pulgar en la palma de la mano, empezando por el hueso carpiano. Si la cuchilla se extiende más allá del dedo medio, tenga especial cuidado al utilizar las tijeras. Las cuchillas de corte que se extienden más allá del dedo medio crean una distancia más cercana de la cuchilla a la piel, lo que aumenta la probabilidad de lesiones.

- **Corta**. Las cuchillas de 11,43 cm (4,5 in) o más cortas son las mejores para cortar secciones pequeñas más cortas, realizar trabajos de detalle alrededor de las orejas y el contorno del cuero cabelludo, y despuntar. Las cuchillas más cortas son ideales para refinar un corte de cabello, sobre todo los cortos.
- **Largo medio**. Las cuchillas de 12,70 cm a 13,97 cm (5 in a 5,5 in) son una longitud de cuchilla universal estándar buena para las técnicas de corte generales e ideal para el corte de precisión entre los dedos.
- **Larga**. Las cuchillas de 15,24 cm a 17,78 cm (6 in a 7 in) son las mejores para realizar una variedad de técnicas de corte. El corte de líneas largas en cabellos rectos, el corte sobre la piel, el corte de deslizamiento o el corte alrededor del rostro funcionan bien con cuchillas más largas. Se recomienda una cuchilla más larga para las técnicas de peinado y el corte de forma libre en cabellos más rizados.

Tijeras para zurdos y para diestros

No es lo mismo una tijera para diestros que para zurdos. Tomar una tijera para diestros y girarla no la hace apropiada para un peluquero zurdo, puesto que las cuchillas deben invertirse. Utilice siempre las tijeras adecuadas para su mano dominante.

Tijeras para texturizar

Las tijeras para texturizar se utilizan principalmente para eliminar el volumen del cabello. Suelen denominarse *tijeras para reducir volumen*, *tijeras de adelgazamiento* o *tijeras de entresacado*. En la actualidad, se emplean muchos tipos de tijeras para texturizar, con cantidades variables de dientes en las cuchillas (**tabla 11-2**). Cuantos más dientes, menos cabello se elimina por corte. Las tijeras de entresacado están diseñadas para sacar más cabello, con dientes más largos y separados (**figura 11-41**). Tenga en cuenta que las técnicas de texturización pueden hacer que los patrones de cabello ondulado, rizado y ensortijado parezcan más grandes o rebeldes, y a veces crean daños en la torzada. La texturización no se recomienda en el cabello rizado a menos que el cliente tenga poca densidad.

Tabla 11-2

Tipos de tijeras para texturizar

TIPOS DE TIJERAS PARA TEXTURIZAR	USOS
Tijeras de volumen (de 5 a 9 dientes)	Excelentes para sacar secciones grandes (cuanto más ancho sea el espacio entre las cuchillas, más pronunciado será el corte)
Tijeras para texturizar (de 14 a 19 dientes)	Aportan una mayor armonización
Tijeras de entresacar (de 26 a 30 dientes)	Las más utilizadas; reducen de manera constante el volumen (mientras más juntos estén los dientes, más armonizado será el corte)
Tijeras para armonizar (de 38 a 50 dientes)	Excelentes para aplicar la técnica de corte de tijeras sobre peine

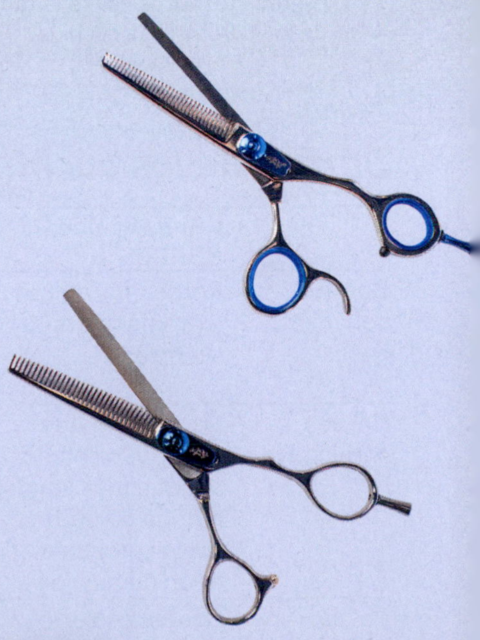

Fig. 11-41 Tipos de tijeras para texturizar

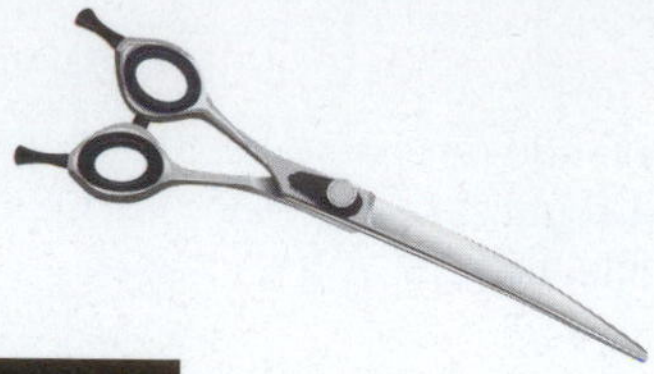

Fig. 11-42 Tijeras curvas

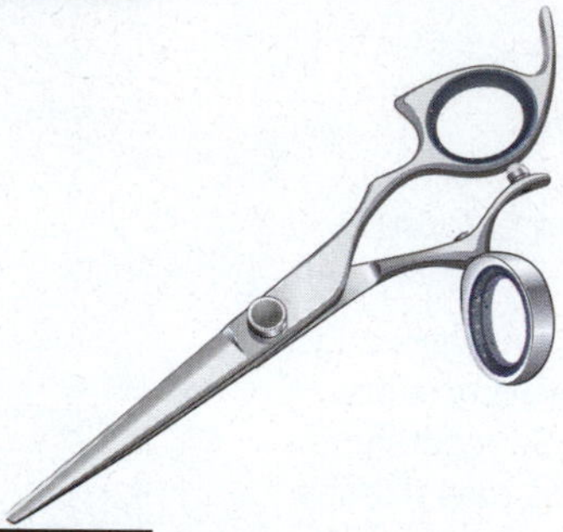

Fig. 11-43 Tijeras giratorias

Tijeras especiales

A la hora de elevar la técnica de corte de cabello, las tijeras especiales, como las tijeras curvas y las tijeras giratorias, son excelentes herramientas para añadir a su kit.

- Las *tijeras curvas* cuentan con una leve curva en las cuchillas, como el pico de un pájaro. De esta manera, se pueden crear bordes más suaves, detalles meticulosos y cortes que no doblan ni enganchan las hebras de cabello (**figura 11-42**).
- Las *tijeras giratorias* ofrecen una posición ergonómicamente correcta de la mano y el brazo para lograr una amplitud natural de movimiento (**figura 11-43**). Gracias al orificio giratorio para el pulgar, el codo puede descender, lo que reduce la tensión en el hombro.

Compra de las tijeras

Las tijeras profesionales de peluquería pueden ser muy caras, pero un par de calidad durará más. Si compra tijeras de diseño ergonómico, también podrá aliviar la tensión en los hombros y las muñecas, lo que evitará afecciones que podrían acabar con su carrera. Aquí tiene algunas pautas:

- **Infórmese sobre cómo se fabricó la tijera.** Las tijeras forjadas son de mayor calidad que las de moldeado. Las tijeras forjadas pueden costar más, pero son más sólidas desde el punto de vista estructural y suelen durar más.
- **Pregunte acerca de la calidad del acero.** Asegúrese de conocer la calidad del acero del que está fabricada la tijera y su dureza de Rockwell. Necesitará, como mínimo, un acero *440-A* o superior. A medida que avance en la escala de *440-A* a *440-C,* el acero será más duro, lo que significa que los bordes durarán más tiempo.
- **Decida cuál es el borde de cuchilla adecuado.** Un borde totalmente convexo dará el corte más suave y es el borde más afilado posible (**figura 11-44**). Consulte la **tabla 11-3** para conocer las diferencias de los bordes de la cuchilla.

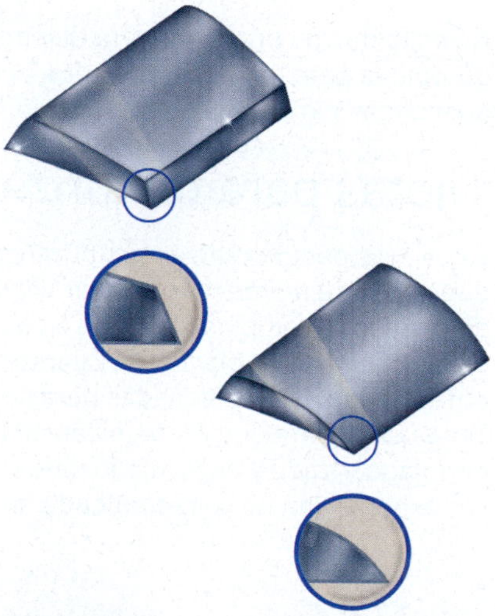

Fig. 11-44 Borde biselado y borde convexo

Tabla 11-3

Bordes de las cuchillas de las tijeras

	CALIDAD DE LOS BORDES	MEDIDA	MEJOR USO RECOMENDADO	CALIFICACIÓN GENERAL
Borde convexo	Borde muy afilado; extremadamente silencioso	Suave y silencioso; se desliza fácilmente por el cabello	Excelente para todo tipo de técnicas de corte, incluido el corte de deslizamiento	El mejor borde en general para el peluquero profesional
Borde semiconvexo	Más afilado que el borde biselado, aunque más angosto; híbrido de bordes convexos y biselados; ruido de bajo nivel	Casi tan suave y silencioso como las tijeras convexas; el cabello no se desliza por las cuchillas	Excelente para realizar la técnica de tijeras sobre peine; tiene bordes más afilados que las cuchillas biseladas; ideal para corte de cabello seco (no para corte de deslizamiento)	Duradero; ideal para peluqueros principiantes
Borde biselado	Bordes de corte dentados (estilo más antiguo; también llamadas *cuchillas de estilo alemán*); ruidoso	No es suave; puede ser ruidoso; tiene un agarre más fuerte en el cabello	Excelente para corte en seco y corte con efecto en punta; puede funcionar bien solo si está hecho de materiales de alta calidad y lo han afilado expertos	Tijeras menos preferidas; no tienen versatilidad, buenas para practicar

- **Decida cuál es el mejor diseño de mango para usted.** Las tijeras tienen uno de los tres tipos de empuñaduras (**figura 11-45**). Las tijeras con un *mango simétrico* fuerzan el pulgar por debajo del dedo anular y pueden crear tensión y presión en los nervios y tendones de la mano. El *mango descentrado* mueve el pulgar hacia delante, de modo que descanse por debajo de los dedos anular y medio. El *mango completamente descentrado* o *mango ergonómico* es el diseño de mango más correcto en términos de anatomía, ya que ubica el ojal del pulgar debajo del dedo anular, que es la posición que la mano adopta cuando está relajada. Esta posición libera la presión y la tensión ejercidas sobre los nervios y los tendones de la mano y el pulgar.
- **Asegúrese de que las tijeras se adapten bien.** Las tijeras que vienen con un juego de protectores de anillos, también conocidos como *sistema de ajuste de dedos* (**figura 11-46**), se puede adaptar al tamaño exacto del dedo anular (**figura 11-47**) y del diámetro del pulgar (**figura 11-48**). Si se ajusta de manera adecuada, garantizará el máximo rendimiento, comodidad y control.

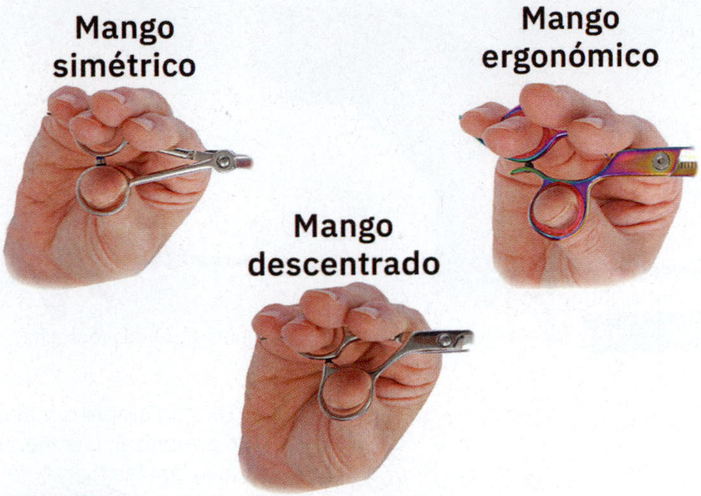

Fig. 11-45 Mango simétrico, mango descentrado, mango anatómico o completamente descentrado

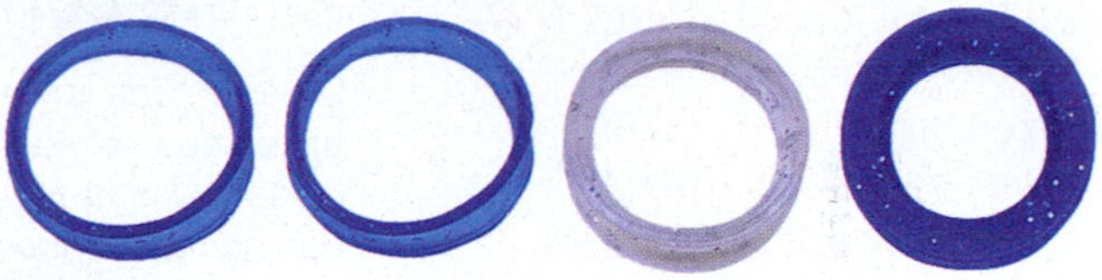

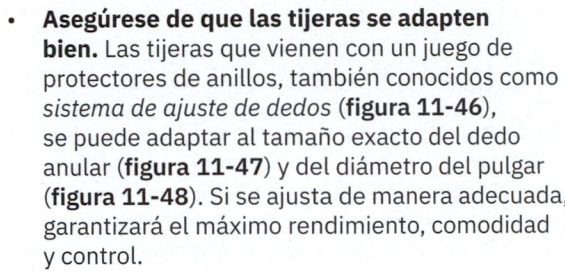

Fig. 11-46 Sistema personalizado de ajuste de dedos

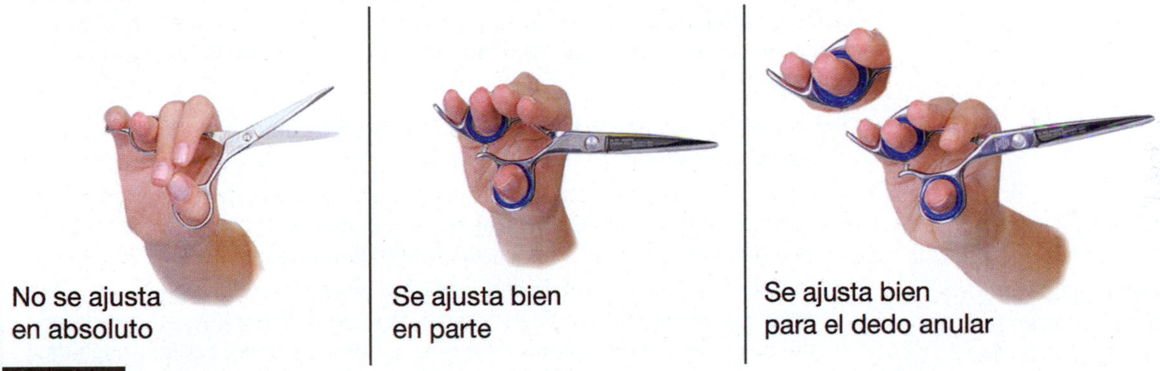

Fig. 11-47 Sistema de ajuste de dedo anular

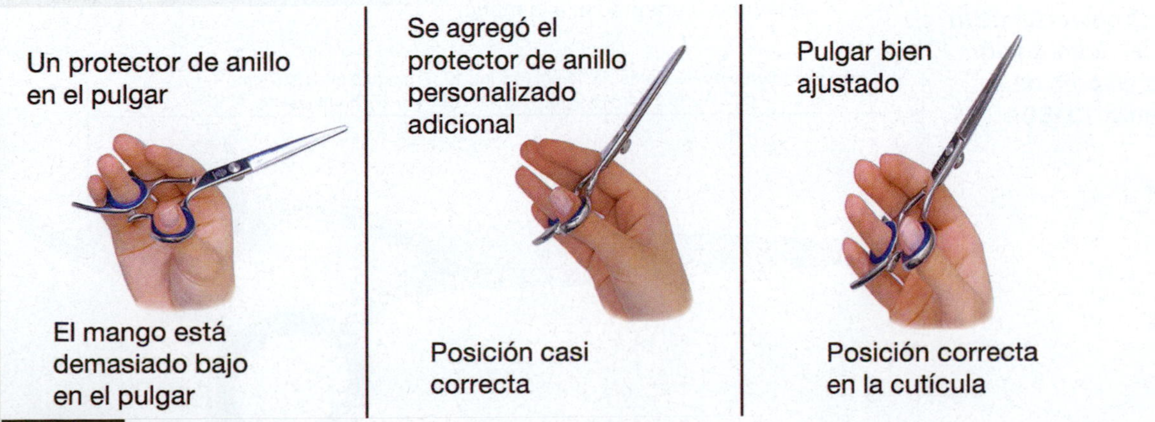

Fig. 11-48 Sistema de ajuste de dedo pulgar

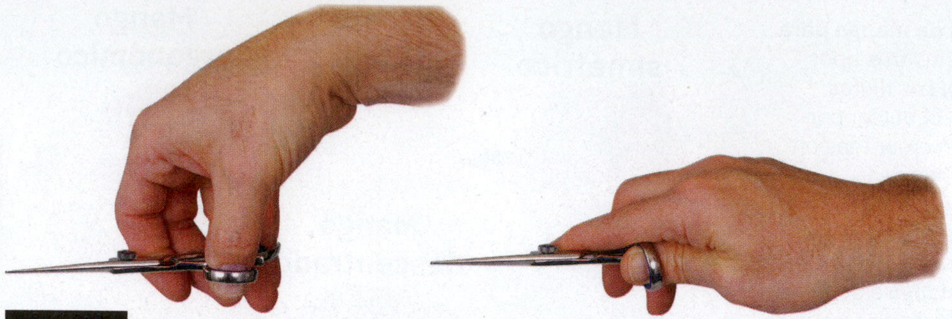

Fig. 11-49 Tijeras no giratorias (izquierda); tijeras giratorias (derecha)

- **Considere las tijeras de pulgar giratorias.** Las tijeras giratorias ofrecen una gran comodidad y control. Además, con ellas puede lograr una postura de trabajo más relajada porque baja el hombro y el codo, y endereza la muñeca mientras corta (**figura 11-49**).

Sugerencia

Todos los tipos de tijera tienen diseños distintos y navajas para su tamaño, forma y largo (tabla 11-3). Por ejemplo, cuando se empieza, es posible que se quiera utilizar una tijera de 28 dientes para entresacar o una tijera de 40 dientes para armonizar. Ambas son tijeras seguras para principiantes porque crean cortes de textura menos dramáticos y son apropiadas para muchos tipos de cortes.

¿Lo sabía?

*La forma correcta de medir la longitud de las tijeras es comenzar en la punta de la cuchilla y medir hasta el punto en que el apoyo del dedo/espiga se conecta con la parte posterior de la abertura del dedo anular. No incluya el largo de la espiga (**figura 11-50**).*

Tenga siempre a mano dos tijeras de corte y un par de tijeras de entresacar o armonizar. Las tijeras secundarias son necesarias en caso de que ocurra algo con las tijeras de corte principales. Puede seguir atendiendo a los clientes mientras se reparan las tijeras dañadas.

Ajuste correcto de las tijeras

Durante toda su carrera, es probable que realice miles de cortes. Si emplea tijeras que se ajustan correctamente a la mano, los músculos y tendones de la mano y la muñeca se relajarán tanto como sea posible. Además, con este tipo de tijeras puede protegerse de las lesiones por movimientos repetitivos a largo plazo, como el síndrome del túnel carpiano y otros trastornos musculoesqueléticos.

La prevención es la clave para evitar las lesiones de manos y muñecas. Tener conciencia de los buenos hábitos de trabajo junto con las herramientas y el equipo adecuados mejora su salud y su comodidad. Recuerde que el trabajo principal de la mano es dirigir las tijeras; la tensión correcta de la cuchilla se encarga del corte.

El uso de tijeras ergonómicas y ajustadas a la medida puede ayudar mucho de la siguiente manera:

- Permitir que relaje el agarre, lo que reduce la presión del pulgar mientras corta, de modo que las cuchillas no se tengan que forzar. Esto también mantiene las cuchillas afiladas durante más tiempo.
- Reducir la presión sobre los nervios y los tendones de la mano. Una presión excesiva de este tipo puede provocar daños en los nervios, el síndrome del túnel carpiano o dolores de muñeca, hombro, codo, cuello y espalda. Cualquiera de estas condiciones puede tener consecuencias que acaben con la carrera.
- Permitir que las tijeras hagan el trabajo de corte cuando están bien ajustadas y adaptadas a la mano.

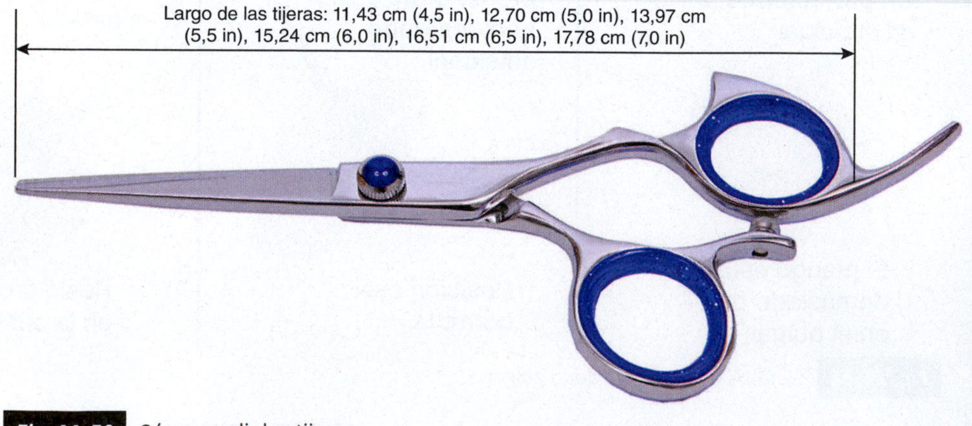

Fig. 11-50 Cómo medir las tijeras

El ajuste correcto de las tijeras a la mano conlleva cuatro componentes:

- **Ajuste del dedo anular.** Una tijera bien ajustada tiene un orificio para el dedo anular que descansa entre el primer y el segundo nudillo, lo suficientemente atrás en el dedo anular para que el meñique descanse con comodidad en soporte para el dedo. Una vez que tenga la tijera en esa posición, debe haber solamente un leve espacio libre adicional entre el dedo y el orificio para el dedo.
- **Ajuste del dedo pulgar.** Cuando la tijera está bien ajustada, el orificio del pulgar descansará en el área de la cutícula del pulgar o ligeramente por encima de ella, pero no hasta el nudillo ni por encima de él. Una vez que tenga la tijera en esa ubicación sobre el pulgar, puede haber un pequeño espacio adicional entre el pulgar y el orificio del pulgar. Un ajuste adecuado tendrá su cutícula centrada debajo del centro del protector del anillo del pulgar.
- **Agarre relajado.** Si agarra la tijera de forma relajada, puede cortar el cabello sin presión del pulgar, de modo que las cuchillas no se tengan que forzar. Reduce la presión sobre los nervios y los tendones de la mano (la presión puede provocar daños), y deja que las tijeras realicen el corte.
- **Posición y alineación correctas del dedo.** La correcta alineación de los nervios y los tendones al cortar el cabello es crucial para tener una carrera como cosmetólogo profesional saludable. Si posiciona el dedo de forma correcta, este se mantendrá debidamente alineado, lo que permite la correcta alineación del nervio y el tendón de la mano, y reduce la probabilidad de padecer problemas de salud en la mano debido a tijeras mal ajustadas. Busque un diseño de mango que sostenga el dedo medio para garantizar la correcta colocación de los dedos (**figura 11-51**).

Sugerencia

Hágase estas preguntas a la hora de comprar unas nuevas tijeras:

- *¿Se ajustan bien estas tijeras y son cómodas?*
- *¿Se sienten muy sueltas o muy grandes? ¿Tengo el control total sobre estas tijeras?*
- *¿Estas tijeras vienen con un juego de protectores de anillos, también conocido como sistema de ajuste de dedos, para adaptar las tijeras a mi diámetro exacto de dedo anular y pulgar?*

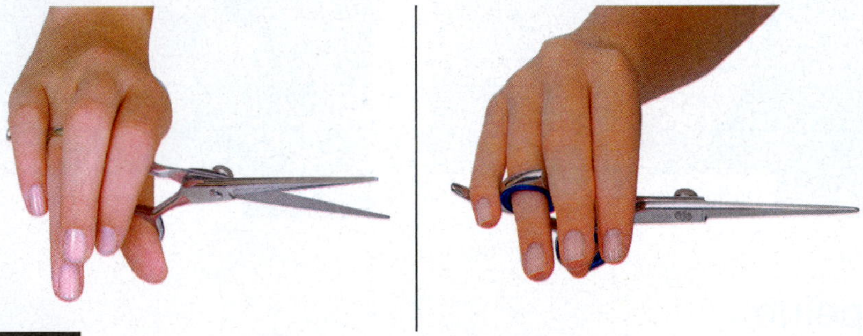

Fig. 11-51 Posiciones y alineación correctas de los dedos

¿Sabía que...?

Todas las personas aplican una determinada presión de la mano para cortar el cabello. Evite compartir las tijeras con otro peluquero. Si lo hace, puede reacondicionar las cuchillas, lo que hará que las tijeras no corten bien cuando deba usarlas.

Verificación

9. ¿Por qué es importante un ajuste adecuado al utilizar las tijeras?
10. ¿Con qué frecuencia debe desinfectar las tijeras?
11. ¿Cuál es el uso principal de las tijeras para texturizar?
12. ¿Qué tipo de tijeras para texturizar tiene entre 26 y 30 dientes, y es de uso universal?

OA 5 Demostrar cómo sujetar con eficacia las tijeras para cortar el cabello.

Sujeción de la tijera y del peine

Si sujeta bien las tijeras de corte de cabello, logra el mayor control y los mejores resultados al realizar un corte. Con una sujeción adecuada, también se evitan tensiones musculares y daños en los ligamentos de las manos, los brazos, el cuello y la espalda.

Sujeción de la tijera

1. Abra la mano derecha (la izquierda si es zurdo) y coloque el dedo anular en el ojal de la cuchilla fija y el dedo meñique sobre el apoyo para el dedo (espiga) (**figura 11-52**).
2. Coloque el pulgar en el ojal (ojal del pulgar) de la cuchilla móvil (**figura 11-53**).
3. Practique abriendo y cerrando las tijeras. Concéntrese en mover solamente el pulgar. Para practicar este movimiento, apoye la cuchilla fija sobre la palma o el índice de la otra mano para mantenerla quieta mientras mueve la otra cuchilla con el pulgar (**figura 11-54**).

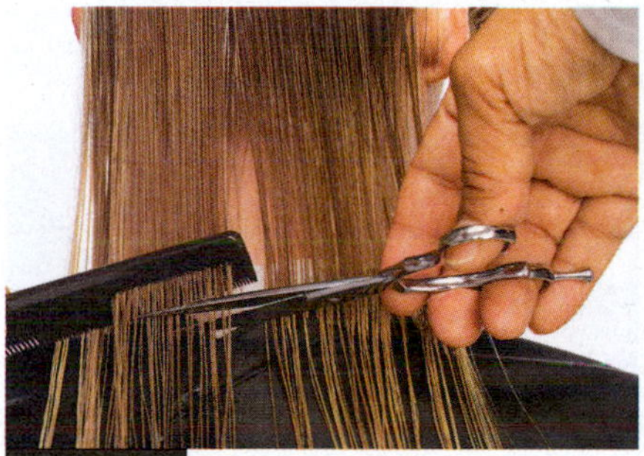

Fig. 11-52 Posición correcta del dedo anular y meñique

Peluquería y maquillaje profesional de Shane Doucet

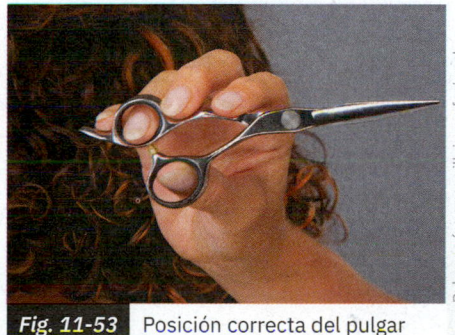

Fig. 11-53 Posición correcta del pulgar

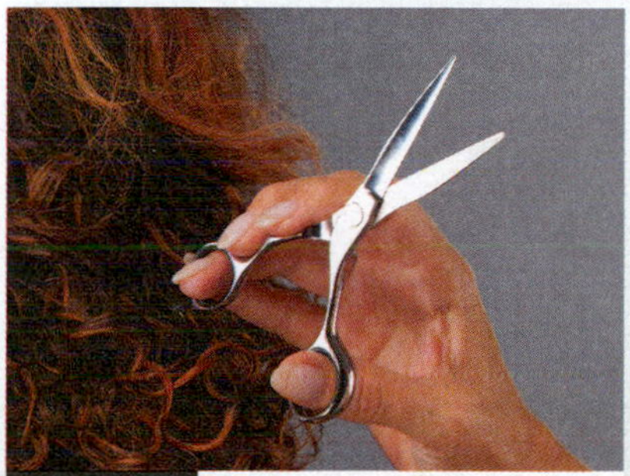

Peluquería y maquillaje profesional de Shane Doucet

Fig. 11-54 Cuchillas fija y móvil

Sujeción de la tijera y del peine

Para lograr una mayor eficacia durante el proceso de corte de cabello, sujete el peine y las tijeras al mismo tiempo. La mano de corte (mano dominante) hace la mayor parte del trabajo. Sujeta las tijeras, separa, peina y corta el cabello. La mano de sostén mantiene el control y sujeta las secciones de cabello y el peine al cortar.

- **Sujeción de las tijeras en las palmas de las manos.** Retire el pulgar del ojal, pero deje el anular en el ojal correspondiente y el meñique en la espiga. Doble los dedos para "guardar" las tijeras en la palma de la mano, lo que las mantiene cerradas mientras peina o divide el cabello (**figura 11-55**). De esta manera, podrá sujetar el peine y las tijeras al mismo tiempo. Mientras sujeta las tijeras en la palma, sostenga el peine entre los dedos pulgar, índice y medio (**figura 11-56**).

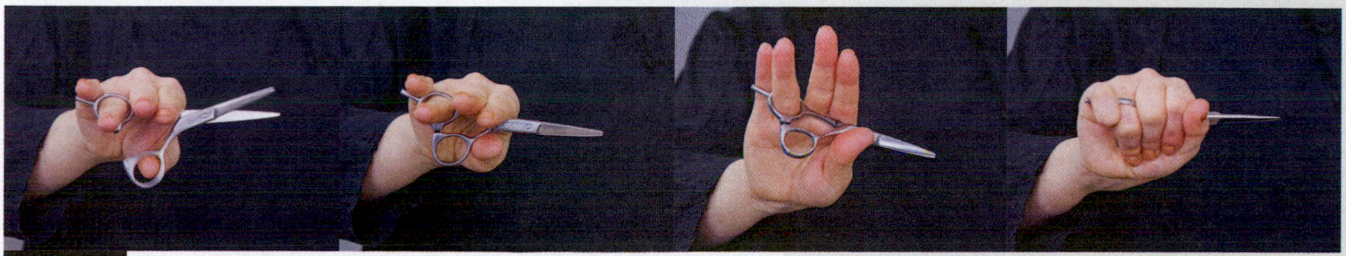

Fig. 11-55 Sujeción de las tijeras en las palmas de las manos

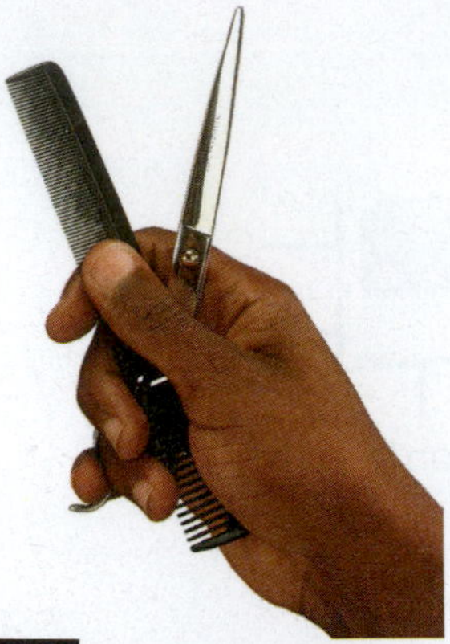

Fig. 11-56 Sujeción del peine y de las tijeras

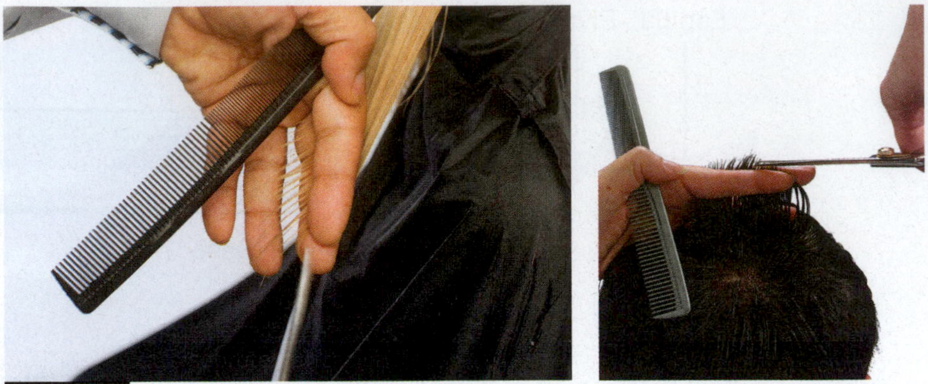

Fig. 11-57 Cambio de mano del peine

- **Cambio de mano del peine.** Luego de haber peinado una subsección hacia su lugar, deberá liberar la mano de corte. Una vez que haya ubicado los dedos en la posición correcta para el corte, cambie de mano el peine. Para ello, debe colocarlo entre el pulgar e índice de su mano no dominante (la mano que sostiene la subsección) (**figura 11-57**). Ahora puede cortar la subsección.

Verificación

13. ¿Cuál es la ventaja de sujetar las tijeras en la palma de la mano?

OA 6 Demostrar y explicar los usos de las diversas herramientas para cortar el cabello.

Herramientas de corte

Entender las funciones y características de las siguientes herramientas y cómo utilizarlas de forma segura para usted y su cliente es clave para conseguir los mejores resultados de corte de cabello.

- Las *navajas de corte* se utilizan principalmente para lograr un efecto más suave en las puntas del cabello. Pueden crear un corte de cabello completo, entresacar el cabello o texturizar en determinadas zonas. No se recomienda el corte con navaja en cabellos alisados, ya que tiende a desgarrar el tallo. Aunque las navajas se suelen utilizar para suavizar las puntas de las extensiones y conseguir una uniformidad óptima, tenga siempre precaución al cortar con navaja el cabello con textura, ya que puede desgarrar el tallo, crear encrespamiento y producir formas incontroladas.

  Las navajas se consiguen en diferentes formas y tamaños, y con o sin protectores. Siempre deben estar siempre nuevas y afiladas cuando se las utilice. Las navajas desafiladas pueden enganchar, rasgar y dañar el cabello. Consulte a los organismos locales y estatales para obtener información sobre la eliminación adecuada de las navajas (**figuras 11-58** y **11-59**).

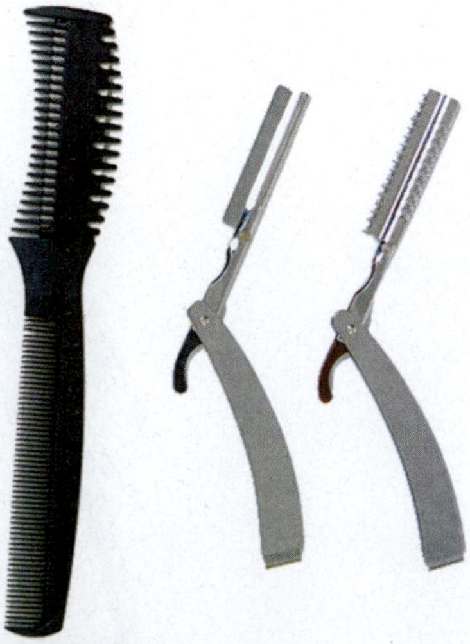

Fig. 11-58 Navajas

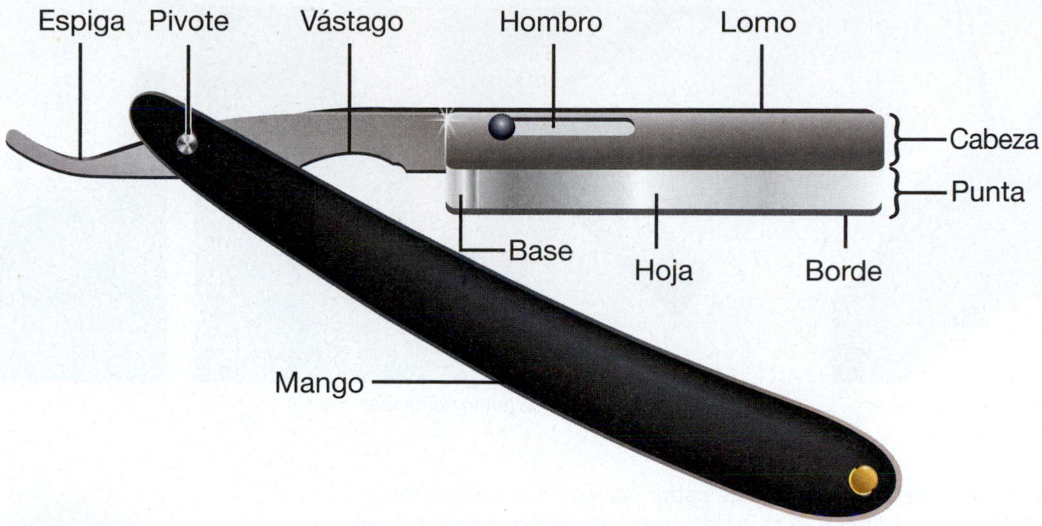

Fig. 11-59 Partes de una navaja

- Las *maquinillas* se utilizan principalmente en cortes de cabello corto, efectos en punta cortos, grafilados y rapados. Las maquinillas pueden usarse sin protector para afeitar el cabello al ras del cuero cabelludo (lo que se denomina *calvicie*), con protectores de diferente longitud y con la técnica de maquinilla sobre peine **(figura 11-60)**.
- Las *cortadoras* son una versión más pequeña de maquinillas. Se utilizan principalmente para eliminar el exceso de vello o el vello no deseado en el escote y alrededor de las orejas, y para crear contornos nítidos. Las cortadoras se suelen utilizar para cortar cabellos muy cortos. Las cortadoras se consiguen con diferentes formas de cuchilla para una mayor precisión y trabajo de diseño.
- Las *horquillas para dividir en secciones* se consiguen en una variedad de formas, estilos y tamaños, y pueden ser de plástico o de metal. En general, se utilizan dos tipos: pinzas de mariposa y pinzas de ornitorrinco. Ambas vienen en tamaños grande y pequeño.
- *Los peines de dientes anchos* se utilizan principalmente para desenredar, y son ideales para cabellos texturizados y alisados. El cabello alisado es extremadamente frágil cuando está húmedo. Tenga especial cuidado al peinarlo y desenredarlo. Hay una variedad de peines de dientes anchos.
- Los *peines de cola* se utilizan principalmente para dividir el cabello en secciones y subsecciones.
- Los *peines de barbero* se utilizan principalmente para lograr efectos en punta cortos en la nuca y los laterales cuando se utiliza la técnica de tijeras sobre peine. El extremo estrecho del peine permite que las tijeras, las maquinillas o las cortadoras se acerquen mucho a la cabeza.

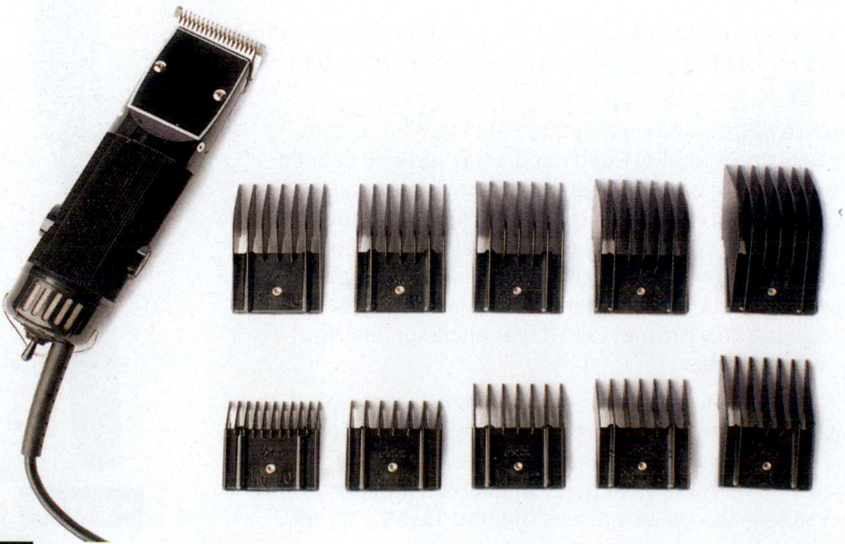

Fig. 11-60 Maquinillas y protectores

- Los *peines de estilo* o *de corte*, también conocidos como *peines multiuso*, se utilizan en la mayoría de los procedimientos de corte de cabello. Pueden medir entre 15 cm y 20 cm (6 in y 8 in) de largo y tienen dientes finos en un extremo y más anchos en el otro. Algunos tienen las medidas escritas en ellos, lo que ayuda a cortar la longitud deseada (**figura 11-61**).

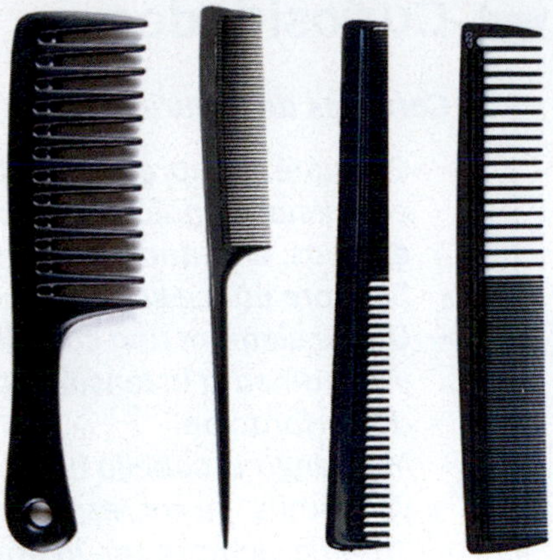

Fig. 11-61 Peine de dientes anchos, peine de cola, peine de barbero y peine de estilo

Corte con navaja

Los cortes con navaja dan un aspecto más suave que los cortes con tijeras. La navaja es una excelente opción cuando se trabaja con cabellos de textura fina o media. Cuando se trabaja con tijeras, las puntas del cabello se cortan rectas. Cuando se trabaja con navajas, las puntas se cortan en ángulo, y la línea no queda recta. Esto produce formas más suaves con una separación más visible, o efecto de desgaste, en las puntas. Con la navaja, solo una cuchilla corta el cabello y es más fina que las de las tijeras. Con las tijeras hay dos cuchillas que se cierran sobre el cabello y crean puntas rectas (**figura 11-62**).

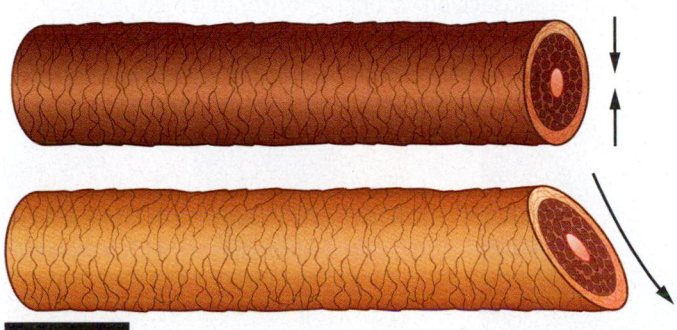

Fig. 11-62 Mechones de cabello cortados con tijera (arriba) y con navaja (abajo)

Todo corte de cabello realizado con tijeras también puede hacerse con una cuchilla. Puede crear líneas horizontales, verticales y diagonales. La principal diferencia es que la guía queda por encima de los dedos, mientras que con tijeras queda por debajo. El corte con navaja es una técnica completamente distinta al corte con tijeras. La práctica es la mejor manera de familiarizarse con sujetar y cortar con una navaja.

Existen dos métodos habituales para cortar con navaja. En el primer método, la navaja se mantiene paralela a la subsección (**figura 11-63**). En esta técnica, se utiliza todo el largo de las cuchillas para afinar las puntas del cabello. El otro método es repasar una subsección con la cuchilla en ángulo (alrededor de 45°). En este caso, se utiliza aproximadamente un tercio de la cuchilla para recorrer toda la subsección mediante pequeños trazos (**figura 11-64**). Si la cuchilla no entra en ángulo y usted trata de empujar la navaja

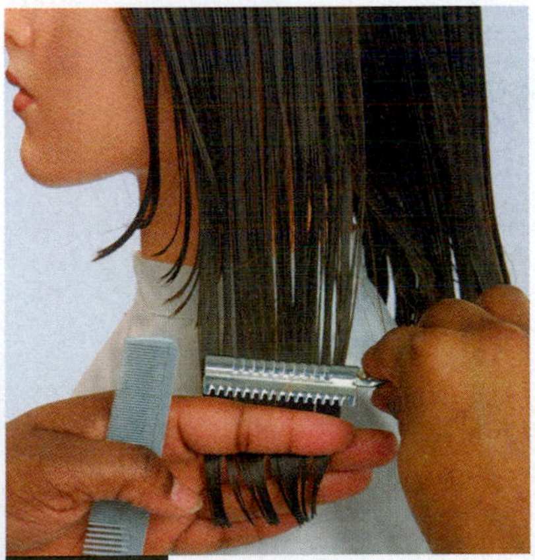

Fig. 11-63 Corte con navaja paralelo a la subsección

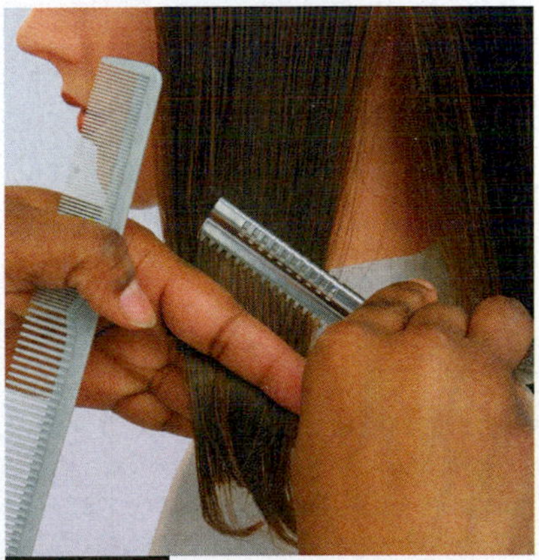

Fig. 11-64 Corte con navaja a un ángulo de 45°

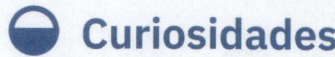

Curiosidades

Consejos de seguridad para navajas

- *Consulte siempre a su instructor antes de realizar un corte con navaja. Revise que el cabello esté en buenas condiciones. Para obtener los mejores resultados, no utilice navaja en cabellos rizados, gruesos, enredados, sobreprocesados o dañados.*
- *Siempre utilice el protector cuando trabaje con una navaja.*
- *Utilice siempre una cuchilla nueva. Si trabaja con una cuchilla desafilada, se tira del cabello del cliente y se aumenta la tensión sobre el cabello. Deseche las cuchillas usadas en un recipiente a prueba de perforación.*
- *Mantenga el cabello húmedo. Si corta el cabello seco con navaja, se puede tirar del cabello del cliente y, además, se encresparía.*
- *Trabaje siempre con la navaja en ángulo. Nunca la fuerce sobre el cabello.*

por el cabello, aplica mayor tensión sobre él y se arriesga a perder el control de este (**figura 11-65**). La cuchilla *debe* estar en ángulo al entrar en el cabello.

Cuando corte una sección, se mueve de arriba a abajo o de lado a lado, según la sección y del ángulo del dedo. Encontrará algunos ejemplos de técnicas de navaja y posiciones de la mano sobre una subsección vertical y horizontal en las **figuras 11-66** y **11-67**.

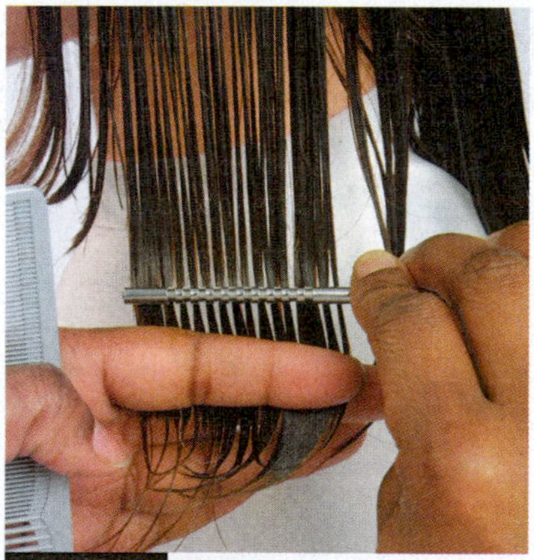

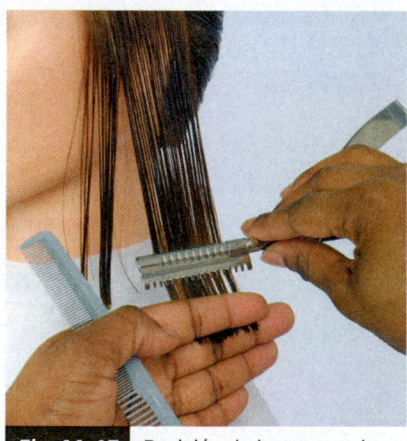

Fig. 11-65 Ángulo incorrecto de la navaja

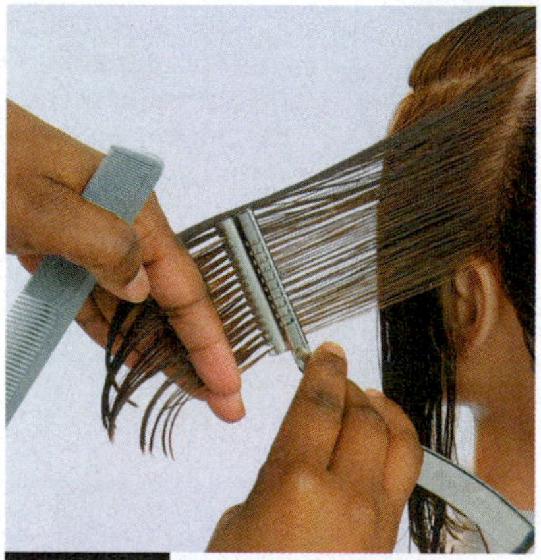

Fig. 11-66 Posición de la mano en una sección vertical

Fig. 11-67 Posición de la mano sobre una sección horizontal

Sujeción de la navaja

La navaja es una herramienta versátil que puede utilizarse para un corte de cabello completo o solo para detallar y texturizar. Sujetar y trabajar con una navaja es muy diferente a cuando lo hace con tijeras. Mientras más práctica tenga en sujetar y guardar una navaja en la palma, más cómodo se sentirá con esta herramienta. Existen dos métodos para sostener una navaja y realizar un corte.

Método A

1. Abra la navaja de tal manera que el mango quede más alto que la cuchilla. Coloque el pulgar en su empuñadura y los dedos índice, medio y anular sobre el vástago.
2. Posicione el meñique en el apoyo, debajo del mango (**figura 11-68**).

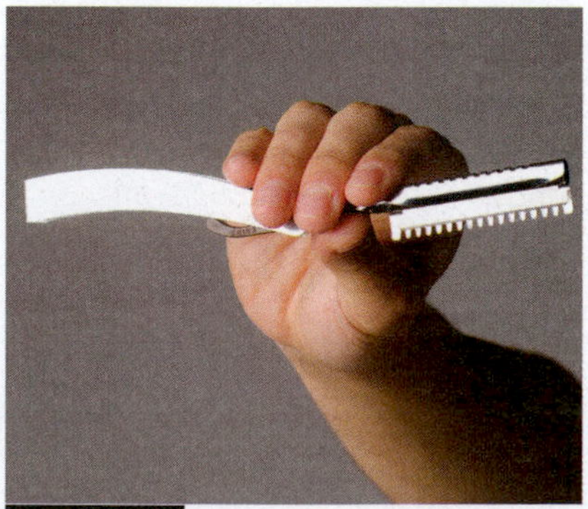

Fig. 11-68 Sujeción correcta de una navaja

3. Para cortar una subsección, coloque la navaja encima de ella, con la división frente a usted para tener el máximo control (**figura 11-69**).

Método B

1. Abra la navaja de tal manera que el mango y el vástago formen una línea recta.
2. Coloque el pulgar sobre la empuñadura y envuelva el mango con los dedos (**figura 11-70**).

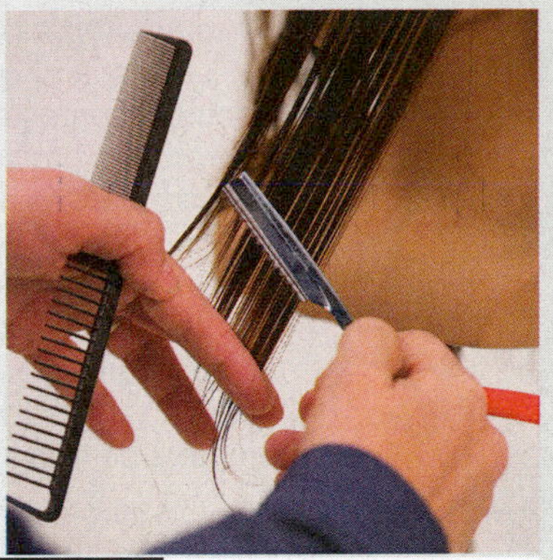

Fig. 11-69 Sujeción de una navaja al cortar

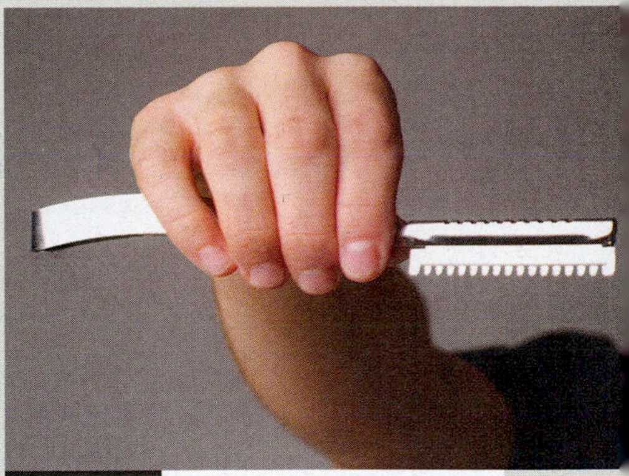

Fig. 11-70 Método alternativo para sujetar la navaja

Al igual que se sujeta el peine y las tijeras en la mano con la que se corta mientras se trabaja, también se guarda la navaja en la palma para poder peinar y seccionar el cabello durante un corte. Doble los dedos anular y meñique para sostener la navaja dentro de la palma. Sostenga el peine con los dedos pulgar, índice y medio (**figura 11-71**). La mayoría de los accidentes con navaja ocurren al peinar el cabello, no al cortarlo, debido a que se agarra débilmente dentro de la palma. Practique el agarre firme de la navaja con los dedos anular y meñique, lo que evita que la cuchilla abierta se deslice y le corte la mano mientras peina el cabello.

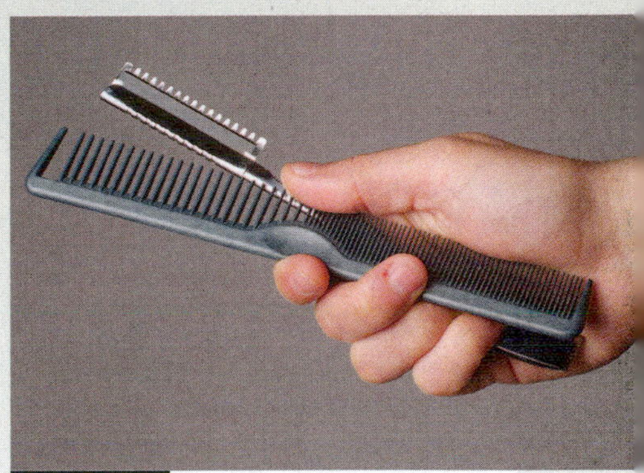

Fig. 11-71 Sujeción de la navaja en la palma

Sujeción del peine

Los dientes anchos y finos del peine se utilizan habitualmente para cortar el cabello. Los dientes anchos se utilizan para peinar y separar el cabello, mientras que los dientes más finos peinan la sección antes de cortarla. Dado que los dientes más anchos proporcionan menos tensión, un peine de dientes anchos puede ser ideal para el cabello con textura. Los dientes más finos proporcionan más tensión y son útiles cuando se corta alrededor de las orejas, cuando se trata de contornos del cuero cabelludo problemáticos debido a la dirección del crecimiento y cuando se corta cabello denso y ondulado. Practique cómo girar el peine en la mano mientras sujeta las tijeras en la palma.

Tensión

Se denomina **tensión** al nivel de presión que se ejerce al cortar cuando se peina el cabello y se sujeta una subsección. La tensión se crea al estirar o tirar de la subsección.

La tensión varía entre mínima y máxima. La tensión mínima consiste en peinar el cabello y mantener la sección recta sin tirar de este. La tensión máxima es peinar la sección recta y tirar levemente del cabello. Controla la tensión con los dedos al sujetar entre ellos una subsección de cabello. Una tensión constante es importante para obtener resultados constantes y uniformes en un corte de cabello. Utilice la tensión máxima en cabellos lisos para obtener líneas precisas. Con el cabello rizado u ondulado, es mejor menos tensión, ya que mucha tensión provocará que el cabello se encoja más de lo normal al secarse. Utilice una tensión mínima o nula alrededor de las orejas y en el contorno del cuero cabelludo, con patrones de crecimiento fuertes o cuando corte el cabello seco para darle forma.

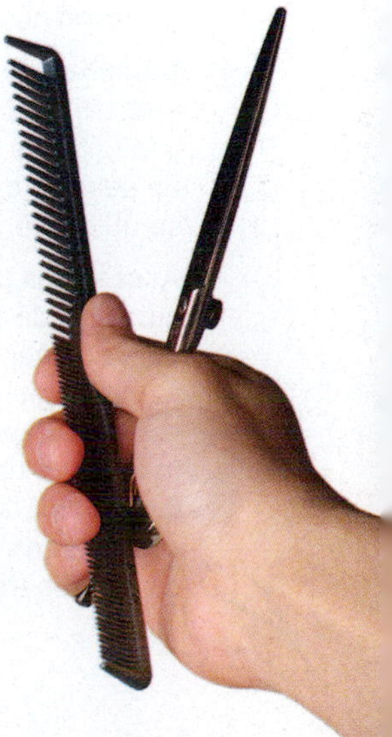

Maquinillas

Las maquinillas son dispositivos eléctricos o de baterías que cortan el cabello usando dos cuchillas móviles alojadas en una placa metálica con dientes. El movimiento de esas cuchillas es tan rápido que no se aprecia a simple vista. Las maquinillas pueden utilizarse con o sin protector, que es un accesorio que

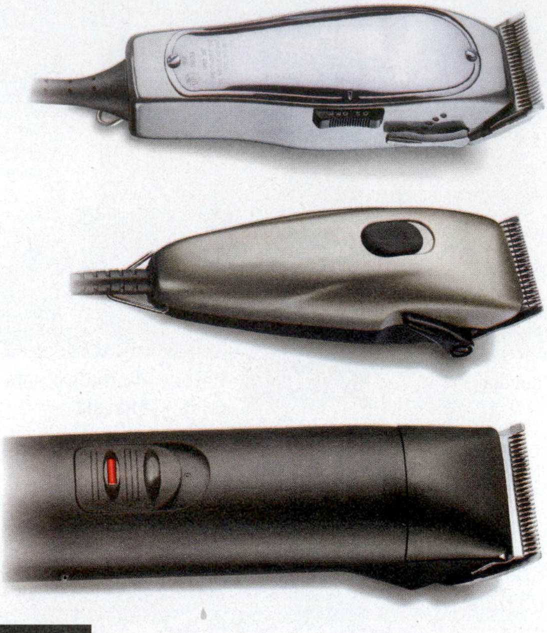

Fig. 11-72 (a) Maquinillas de motor magnético; (b) maquinillas con eje central; (c) maquinillas con motor rotativo

se coloca sobre la placa de la cuchilla y que varía en tamaño de 0,31 cm a 2,5 cm (⅛ in a 1 in). Las maquinillas se utilizan principalmente para realizar cortes de cabello más cortos y crear un **efecto en punta**, es decir, un cabello que se corta muy corto y cerca del contorno del cuero cabelludo, que se alarga de forma gradual a medida que se asciende por la cabeza. Utilice la maquinilla en los cabellos más largos para realizar cortes rectos y eliminar el volumen antes de refinar un corte. Hoy en día, las maquinillas se utilizan más a menudo para cortar cabellos más cortos. Las maquinillas se pueden emplear de la siguiente manera:

- Sin protectores de longitud, para eliminar el vello por completo (ideal para limpiar los escotes y alrededor de las orejas).
- Sin protectores de longitud, para afilar los contornos de cuello cabello de longitudes extremadamente cortas a longitudes más largas, mediante la técnica de **maquinilla sobre peine** (esta técnica es muy similar a la de tijeras sobre peine, excepto que las maquinillas se mueven de lado a lado a través del peine en lugar de abajo hacia arriba).
- Con protectores de longitud, para realizar cortes cortos y en capas.

Los tres tipos de motor de la maquinilla son el magnético, el pivotante y el rotativo (**figura 11-72**):

1. Los motores magnéticos son solo para realizar trabajos ligeros.
2. Los motores con eje central pueden cortar el cabello más grueso con menos esfuerzo y resultados más rápidos, y son los más adecuados para los peluqueros que utilizan la maquinilla solo unas pocas veces a la semana.
3. Los motores rotativos pueden cortar las secciones más gruesas con facilidad, y la mayoría de los barberos los prefieren.

Herramientas para cortar con maquinilla

A la hora de cortar con maquinilla, hay que tener varias herramientas a mano. No necesitará cada herramienta para cada corte, pero es importante entender cuándo se deben utilizar.

- Existen **maquinillas** de distintas formas y tamaños, que pueden emplearse con o sin accesorios.
- **Cuchillas de la maquinilla.** Algunas maquinillas cuentan con cuchillas intercambiables, y se comercializan en una variedad de estilos, tamaños y longitudes (**figura 11-73**). Se pueden acoplar a la maquinilla con un sencillo diseño a presión. Las cuchillas desmontables de la maquinilla se utilizan en lugar de los protectores.
- **Accesorios para protectores de maquinillas.** Cuando se acoplan a las cuchillas de la maquinilla, se utilizan los protectores (también conocidos como peines de sujeción) para cortar todo el cabello de manera uniforme a una longitud exacta. Cuanto más bajo sea el número, más corto será el cabello. En general, los protectores de la maquinilla varían en cuanto a la longitud del cabello, desde una guía n.º 1 de 0,16 cm ($\frac{1}{16}$ in) hasta una longitud de 3,75 cm (1,25 in). Los protectores de la maquinilla se pueden cambiar en diferentes puntos del corte para crear diferentes longitudes de cabello (**figura 11-74**).

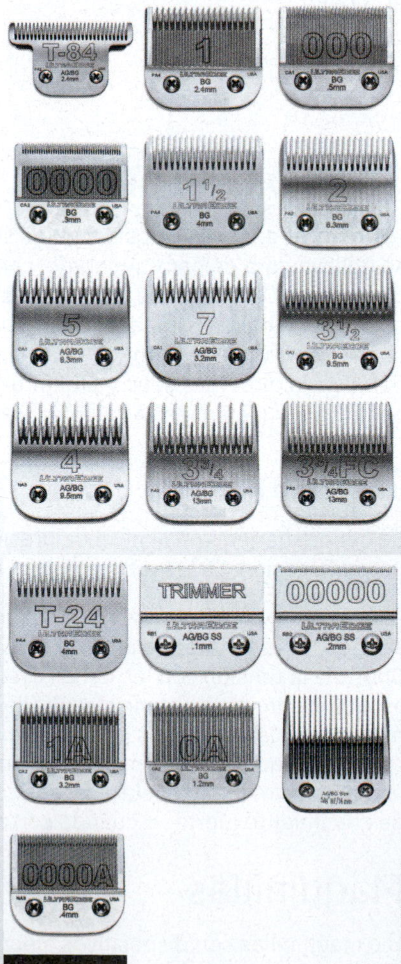

Fig. 11-73 Cuchillas de la maquinilla

- Las **tijeras para corte de cabello** se utilizan principalmente para eliminar la longitud y refinar el corte.
- Las **tijeras de entresacar**, también denominadas *para armonizar* o *afilar*, son excelentes para reducir el volumen y armonizar una zona con otra.
- Los **peines** se emplean de distintas maneras. Los **peines de corte normales** tienen dientes más espaciados para peinar y cortar, así como dientes más finos para realizar las técnicas de refinado, tijeras sobre peine y maquinilla sobre peine. El **clásico peine de barbero** se suele utilizar en la nuca, los laterales y alrededor de las orejas. Además, con este puede cortar el cabello muy corto y cercano al contorno de la cabeza. Los **peines de dientes anchos** se utilizan para cortar mechones más gruesos y largos donde no hace falta hacerlo con tanto detalle.

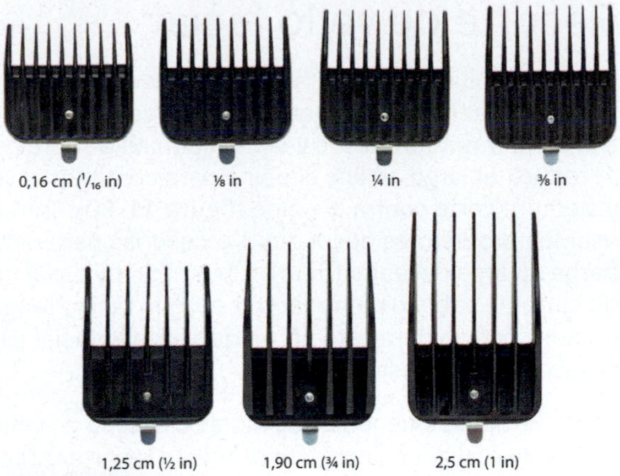

Fig. 11-74 Protectores de la maquinilla

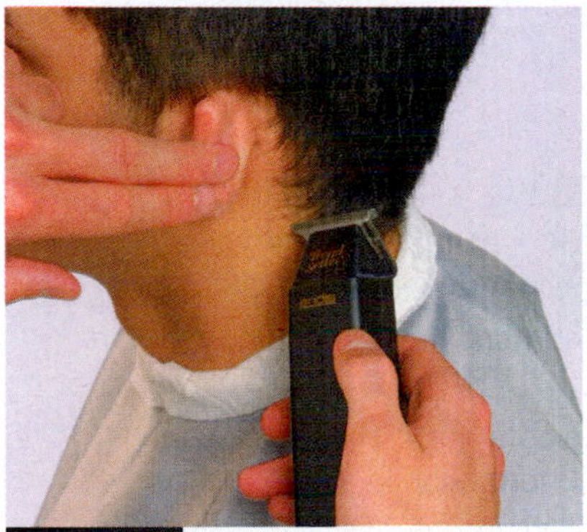

Fig. 11-75 Cortadora funcionando alrededor de la oreja

Cortadoras

Las cortadoras, también denominadas *terminadoras*, son maquinillas más pequeñas y, por lo general, inalámbricas. Se emplean principalmente para limpiar la línea del cuello y alrededor de las orejas (**figura 11-75**).

- **Uso de cortadoras alrededor de las orejas.** Para cortar una línea limpia alrededor de las orejas, utilice las manos para sujetar la cortadora lateralmente. Utilice solo el borde exterior de la piel para arquear la recortadora hacia arriba y alrededor de la oreja (**figura 11-76**). Cuando llegue a el área de detrás de la oreja, utilice el peine para sujetar el cabello en su lugar y continúe con el movimiento en arco (**figura 11-77**).
- **Uso de cortadoras en la línea del cuello.** Limpie el vello que crece en el cuello debajo de la línea del diseño (**figura 11-78**). Las cortadoras también sirven para crear líneas más definidas en el perímetro (**figura 11-79**).
- **Uso de cortadoras para tatuajes.** Gracias a su diseño delgado, es una herramienta excelente para usar en las áreas difíciles de acceder. Es ideal para delinear, recortar barbas y bigotes y crear diseños elaborados con facilidad. Gracias a la fina cuchilla, el peluquero profesional puede realizar un corte preciso sin irritar la piel ni el cuero cabelludo.

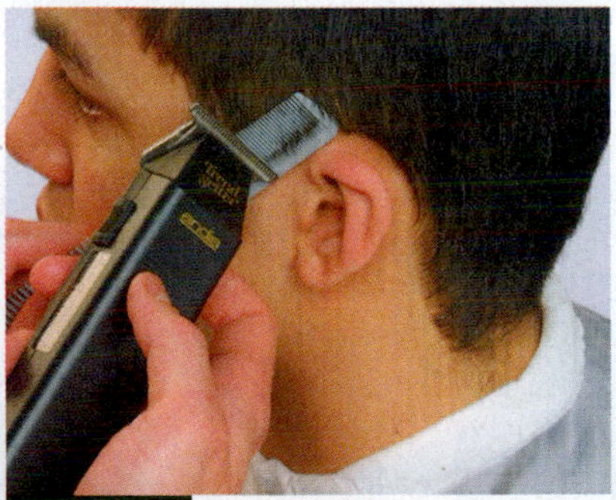

Fig. 11-76 Arqueo de la cortadora en la parte delantera de la oreja

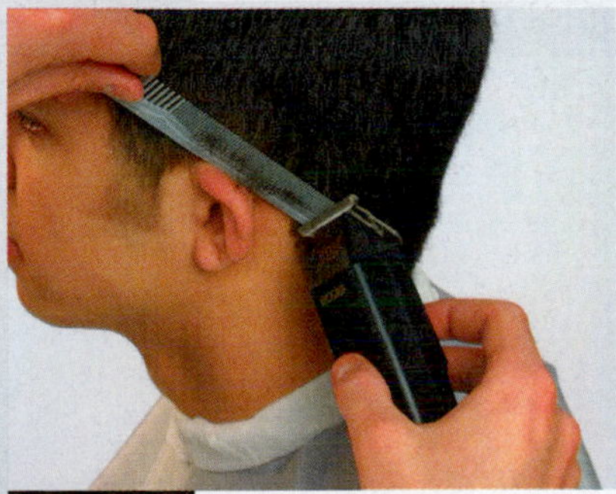

Fig. 11-77 Arqueo de la cortadora en la parte trasera de la oreja con el peine

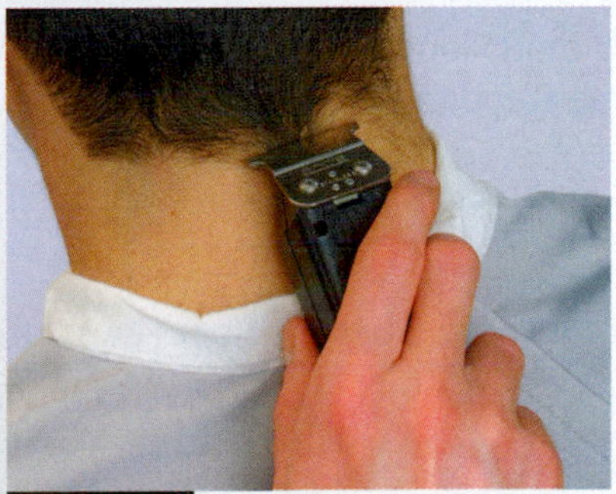

Fig. 11-78 Limpieza del escote

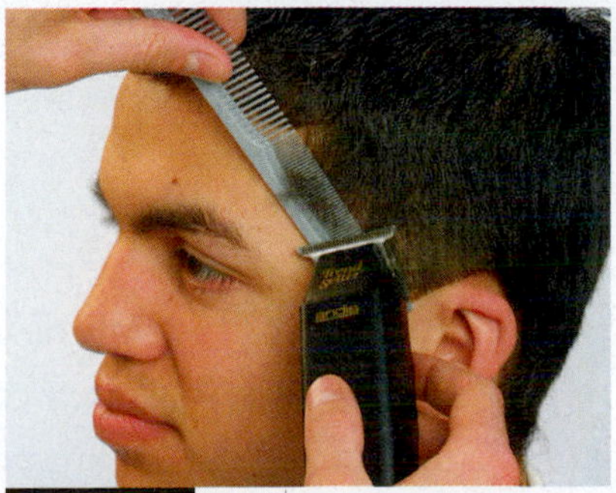

Fig. 11-79 Rebordeado de la línea en el perímetro lateral

Recorte de vello facial

Las maquinillas y cortadoras también se pueden utilizar para recortar barbas y bigotes. La técnica es muy parecida a la de tijeras sobre peine y la de maquinilla sobre peine. Al reducir el largo, utilice el peine para controlar el vello y siempre corte contra el peine (**figura 11-80**). También puede usar los protectores de longitud accesorias para recortar una barba al largo deseado (**figura 11-81**). Si utiliza las tijeras de corte de cabello para recortar el vello facial, tenga un par menos costoso para este fin, ya que el vello facial es muy grueso y puede desafilarlas.

Algunos clientes tienen cejas largas o exceso de vello en las orejas. Al realizar un corte de cabello o recortar el vello facial, compruebe siempre las orejas y las cejas. Luego, pregúntele al cliente si le gustaría que eliminara el exceso de vello. Haga que el cliente cierre los ojos y los mantenga cerrados, y también que permanezca en silencio y quieto mientras le recorta el vello facial. También es importante mantener siempre el enfoque.

Los diseños de vello facial implican dar forma a la barba, el bigote y las patillas. Los diseños y recortes faciales pueden personalizarse para complementar y equilibrar la forma del rostro.

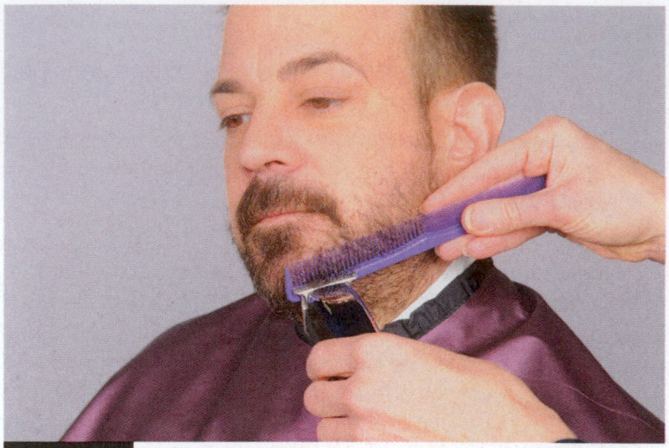

Fig. 11-80 Recorte de barba con técnica de cortadora sobre peine

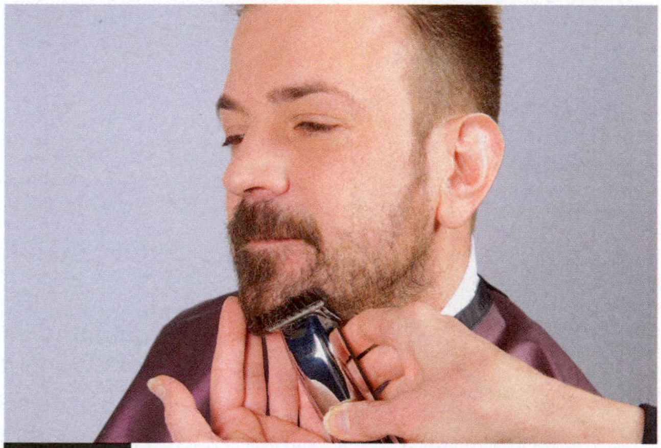

Fig. 11-81 Recorte de barba con accesorio protector de longitud

¿Lo sabía?

Después de cada uso, limpie las maquinillas y cortadoras con un cepillo especial. Aplique una gota de aceite para maquinillas en la parte superior de las cuchillas con la maquinilla en funcionamiento. Desinfecte la cuchilla desmontable y la parte posterior después de cada uso. Siga las instrucciones del fabricante de mantenimiento y limpieza (figura 11-82).

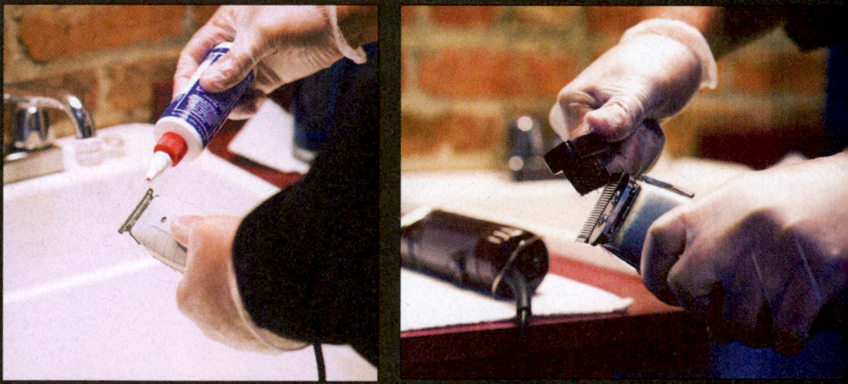

Fig. 11-82 Lubricación de maquinillas con aceite

Verificación

14. ¿Cuál es la ventaja de utilizar una navaja para cortar el cabello?
15. ¿Qué es la tensión, y cómo se logra la tensión mínima y la tensión máxima?
16. ¿Cómo se utiliza una cortadora?

OA 7 Demostrar tres posiciones del cuerpo que garanticen una postura más saludable mientras se realiza un corte de cabello.

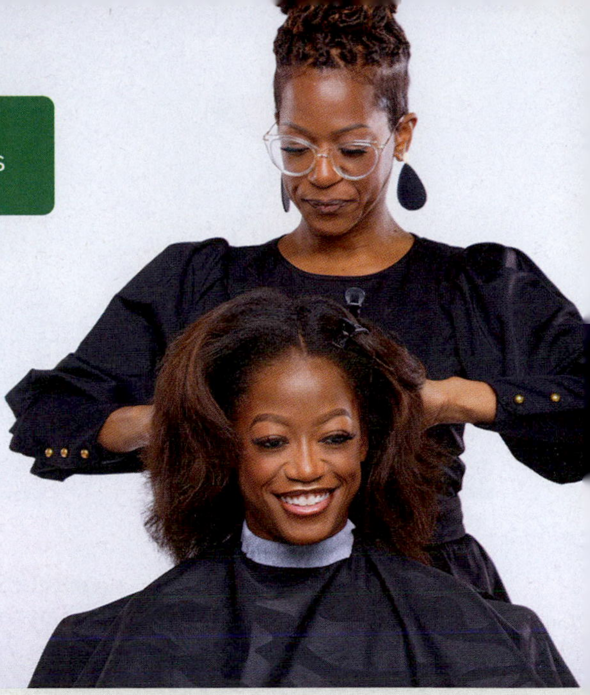

Demostración de la postura y las posiciones corporales correctas

Tenga en cuenta la postura (cómo se para y se sienta), así como su posición corporal (cómo sostiene el cuerpo al cortar el cabello). Como cosmetólogo, pasará muchas horas de pie. Considere el uso de un taburete de corte y de calzado adecuado como medidas preventivas. Si mantiene una buena postura y posición del cuerpo, podrá evitar futuros problemas de espalda, cuello, hombros y muñecas, y garantizar mejores resultados en el corte de cabello. Con la posición correcta del cuerpo, podrá moverse con más eficacia durante el corte de cabello y mantener un mayor control sobre el proceso.

¡Atención!

Si no se mantiene una postura corporal y una posición de la mano correctas durante el corte, pueden producirse tensiones en la espalda y la muñeca.

Posición del cuerpo

Trate de que la postura y la posición del cuerpo sean correctas para evitar la fatiga y las lesiones, y para protegerse a sí mismo y a sus clientes. Tenga en cuenta los siguientes puntos:

- **Ubique al cliente.** Asegúrese de que su cliente se siente derecho con las piernas sin cruzar. Puede ser necesario recordárselo amablemente durante el proceso. Mueva al cliente. Para ello, gire la silla o eleve/baje la silla, para poder mantener su cuerpo en el mismo lugar, o incline la silla del cliente para que pueda ver lo que está haciendo en el espejo.
- **Centre su peso.** Al trabajar, conserve su peso corporal centrado y firme. Cuando esté de pie, mantenga las rodillas ligeramente flexionadas y no fijas. En lugar de flexionar la cintura, doble una rodilla si necesita inclinarse ligeramente hacia un lado u otro. Cuando se siente, coloque los dos pies en el piso.
- **Trabaje de frente a su sección.** Póngase de pie o siéntese directamente frente al área que va a cortar y coloque las manos según la línea de corte. Si lo hace, automáticamente se encontrará girando alrededor de la forma de la cabeza durante un corte de cabello. Si quiere sentarse o estar de pie en el mismo lugar o ver lo que está haciendo en el espejo, gire la silla del cliente.

¿Lo sabía?

Para evitar la fatiga y la tensión, debe mantenerse erguido durante todo el servicio. Utilice la silla ergonómica para ajustar la altura del cliente. Para aliviar la fatiga de las piernas y las rodillas, considere la posibilidad de abrir las piernas en una postura más amplia o doblar la rodilla.

Posiciones de la mano

Las manos deben estar colocadas de forma adecuada y ergonómica según el tipo de corte de cabello y la herramienta de corte con la que se trabaje. Si acomoda las manos en estas posiciones adecuadas, podrá trabajar de manera más eficaz.

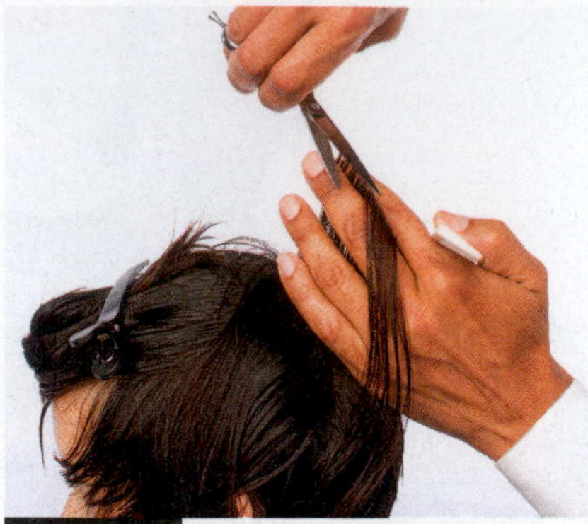

Fig. 11-83 Corte sobre los dedos

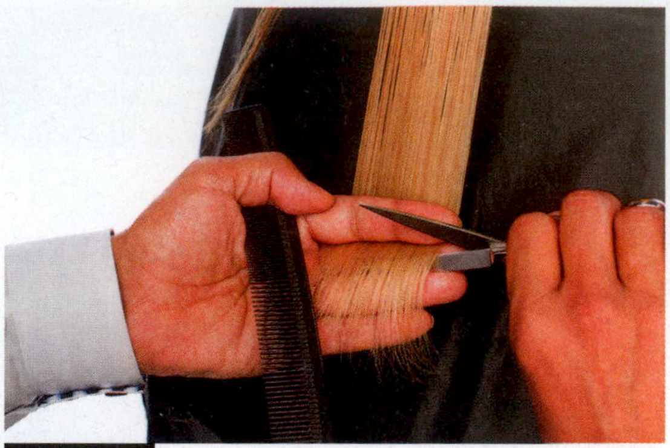

Fig. 11-84 Corte debajo de los dedos

- **Corte sobre los dedos.** Hay algunas situaciones en las que cortará por encima de los dedos o los nudillos. Esta posición de las manos se suele utilizar al cortar capas uniformes o en aumento (**figura 11-83**).
- **Corte debajo de los dedos.** Cuando realice un corte recto o un corte escalonado más pesado, lo habitual es utilizar una línea de corte horizontal. En este caso, cortará por debajo de los dedos o la parte interna de los nudillos (**figura 11-84**).
- **Corte palma a palma.** Cuando el corte se realiza con una línea de corte vertical o diagonal, la técnica de palma a palma es la mejor manera de mantener el control de la subsección, especialmente en cuanto a elevación y cambio de la dirección natural. En el corte palma a palma, las palmas de las manos se enfrentan mientras se corta. Esto es diferente a cortar por encima de los dedos o los nudillos. Con el corte palma a palma, también evitará la tensión en la espalda mientras trabaja (**figuras 11-85** y **11-86**).

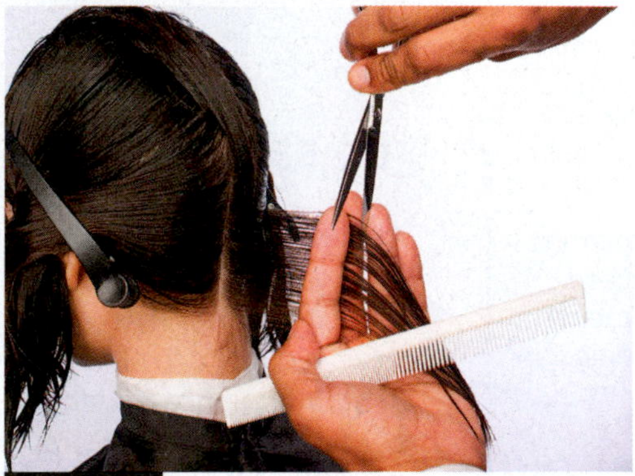

Fig. 11-85 Corte palma a palma, línea de corte vertical

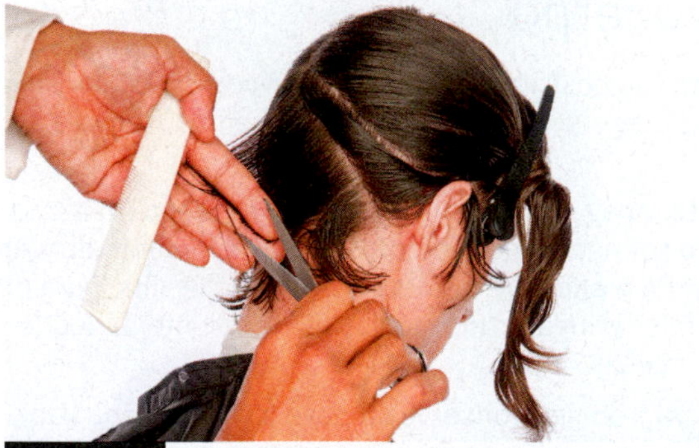

Fig. 11-86 Corte palma a palma, línea de corte diagonal

Es importante aprender a controlar las tijeras. Muchas técnicas, como la tijera sobre peine y el despunte, son difíciles de aprender y realizar si se sujetan las tijeras de forma incorrecta.

☑ Verificación

17. Hay tres puntos que se deben tener en cuenta para asegurar una buena postura y posición del cuerpo mientras realiza un corte de cabello. ¿Cuáles son?

OA 8 Citar cuatro estrategias con las que pueda lograr una seguridad adecuada en el corte de cabello.

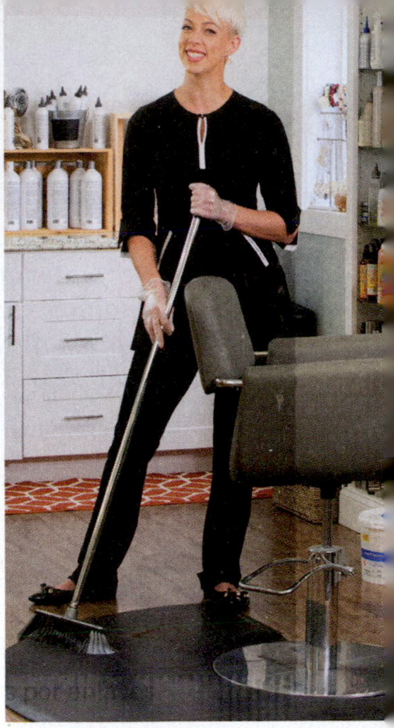

Seguridad en el corte

Cuando se corta el cabello, pueden ocurrir accidentes. Si barre los recortes de cabello antes de que el cliente abandone el sillón de peluquería, evitará resbalones. Manipulará herramientas e instrumentos afilados. Siga las precauciones adecuadas para protegerse a usted mismo y al cliente. En algunos estados, la ley exige que los cosmetólogos lleven zapatos cerrados para proteger los pies en caso de que se les caigan las herramientas.

1. Conserve siempre dentro de la palma de la mano las tijeras y la navaja al peinar o dividir el cabello. De esta manera mantendrá las puntas de las tijeras cerradas y alejadas del cliente mientras lo peina, y evitará cortar al cliente o a usted mismo. Sujetar las tijeras en la palma de la mano también reduce la tensión en el índice y el pulgar al peinar el cabello.
2. No corte por encima del segundo nudillo al cortar por debajo de los dedos o palma a palma. La tensión del cabello suele ser menor. También corre el riesgo de cortar la piel por encima del segundo nudillo.
3. Cuando corte alrededor de las orejas, tenga mucho cuidado de no cortar por accidente la piel del cliente. Si le corta la oreja, le saldrá abundante sangre.
4. Al utilizar una navaja, aprenda con un protector. A menos que lo dirija y supervise su instructor, nunca practique sostener, guardar en la palma o cortar con la navaja sin usar un protector. Extreme las precauciones cuando retire y deseche la cuchilla de la navaja. Deseche las cuchillas usadas en un recipiente a prueba de perforación.

Curiosidades

Corte de cabello de niños

Ofrecer servicios de corte de cabello para niños puede ser el camino hacia una larga y próspera carrera para todo peluquero. Le presentamos algunos detalles importantes que hay que tener en cuenta antes de empezar.

- *Asegúrese de tener preparado un asiento infantil o un cojín para el servicio.*
- *La preparación adecuada es importante, y comienza con capas en los tamaños correctos.*
- *Considere la posibilidad de tener libros y juguetes para niños en la sala de espera y utilizarlos como una sana distracción durante el servicio. Los cuidadores también pueden tener a mano artículos útiles.*
- *Las maquinillas diseñadas para niños ofrecen una experiencia más segura al minimizar la posibilidad de que se produzcan mellas y cortes en la piel suave y sensible. Otros utensilios aptos para niños son los cepillos y peines de corte de tamaño infantil.*
- *Salude primero al cuidador y, luego, deje que el adulto le presente al niño. Arrodíllese a la altura del niño cuando se dirija a él para que se sienta cómodo. ¡No se olvide de sonreír! Si lo hace, le brindará seguridad al niño y al cuidador.*
- *La consulta es fundamental. Los cortes de cabello más complicados pueden reservarse para niños con más experiencia en el salón. Pregunte tanto al niño como al cuidador qué buscan en el corte de cabello final.*
- *Aproveche la consulta para preguntar a los clientes y a los padres si son sensibles a los sonidos en caso de utilizar maquinillas. Muestre a los niños las herramientas y las maquinillas y deje que sientan la vibración para evitar que se asusten.*

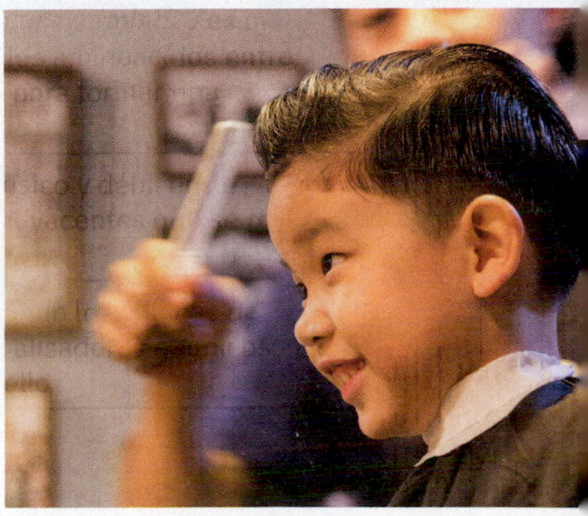

BLUR LIFE 1975/Shutterstock.com

- *Sea flexible y paciente durante el corte. Algunos niños pueden no estar dispuestos a permanecer sentados durante mucho tiempo. Tome descansos según sea necesario. Intente establecer una buena relación y divertirse. Pregunte al niño si le gusta su nuevo corte de cabello cuando esté hecho.*
- *Volver a atender a los niños satisfechos es una gran manera de crear clientes para toda la vida. Sus padres/cuidadores también pueden estar interesados en reservar servicios para ellos mismos en función de la experiencia. Es un beneficio para todos.*

Verificación

18. ¿Cuáles son las cuatro medidas de seguridad que debe tomar para evitar que el cliente se lesione durante un servicio de corte de cabello?

OA 9 Explicar las técnicas generales de cualquier corte de cabello.

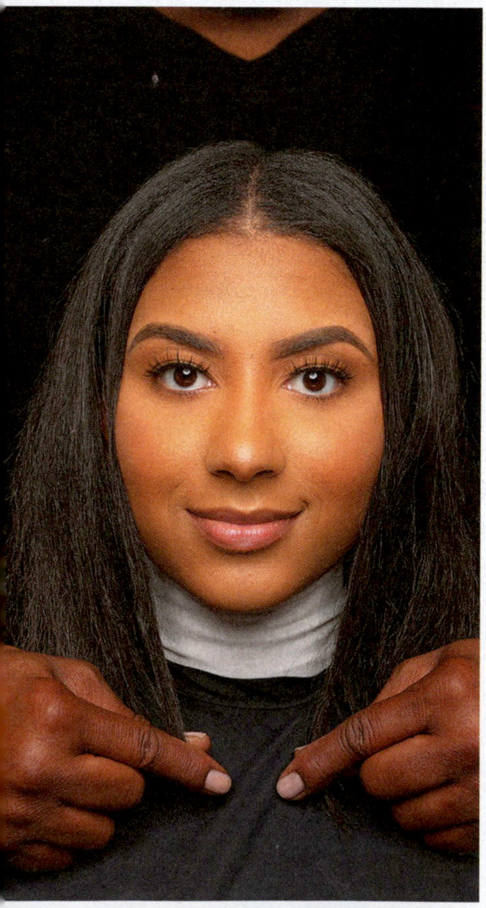

Consejos y técnicas generales de corte de cabello

Los siguientes consejos serán importantes para cualquier corte de cabello que realice. Hemos reunido una lista de comprobación para tenerla como referencia.

- ☑ Realice siempre divisiones coherentes y limpias, lo que coloca una cantidad uniforme de cabello en cada subsección y produce resultados más precisos.
- ☑ Asegúrese de que las líneas y secciones estén limpias y equilibradas.
- ☑ Tenga especial cuidado cuando trabaje en la coronilla y el escote, que, a veces, tienen patrones de crecimiento muy fuertes.
- ☑ Tenga mucho cuidado con el cabello que crece alrededor de la oreja o que cae sobre ella en un corte terminado. Deje que la oreja sobresalga. Para ello, mantenga más peso en esta área o corte con una tensión mínima.
- ☑ Aplique siempre la misma tensión. Mantenga una tensión ligera con los dientes anchos del peine y no tirando de la subsección con demasiada fuerza.
- ☑ Si la cabeza no está derecha ni en la posición que indica el corte de cabello, puede alterar la cantidad de elevación y cambio de la dirección natural.
- ☑ Mantenga una cantidad uniforme de humedad en el cabello para obtener resultados uniformes en el corte terminado.
- ☑ Trabaje siempre con la sección de guía una vez establecida. Si no puede ver la guía, reduzca el tamaño de la subsección antes de realizar el corte. Si utiliza una subsección demasiado grande, puede cometer un error que puede ser demasiado importante para arreglar. Si se comete un error al utilizar una subsección más pequeña, el error también es más pequeño y, por lo tanto, más fácil de corregir.

- ☑ Controle siempre el corte con particiones cruzadas. La **partición cruzada** es la división del corte de cabello que se hace en forma contraria a la que se corta, con la misma elevación, para verificar la precisión de la línea y la forma. Por ejemplo, si utiliza particiones verticales para el corte, realice la partición cruzada de la longitud con divisiones horizontales (**figura 11-87**).
- ☑ Utilice el espejo para ver la elevación. También puede hacer girar al cliente de costado para ver un lado en el espejo mientras trabaja el otro lado. De esta manera, puede crear líneas uniformes y mantiene el equilibrio visual mientras trabaja.
- ☑ Párese frente al cliente para revisar siempre que ambos lados queden uniformes. También puede hacer que se ponga de pie para comprobar el equilibrio.
- ☑ Cuando corte una sección guía para cortes rectos o cambie la dirección natural, párese frente a la sección y siempre cambie la dirección natural hacia su cuerpo, la sección guía para cortes rectos o un punto determinado. De esta manera, se asegura el equilibrio y el control.

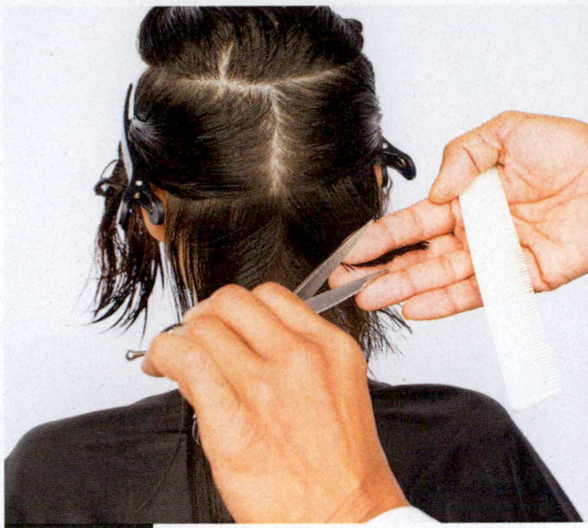

Fig. 11-87 Partición cruzada

- ☑ La coloración afecta el corte. Al seleccionar un estilo para el cliente, hay que tener en cuenta el color y los patrones de color actuales, así como el resultado deseado. El color puede dar la ilusión de longitud, densidad o brillo.
- ☑ En cada corte, siempre use una navaja nueva para que esté afilada. Para evitar el encrespamiento, a veces, hay que cambiar la cuchilla durante el corte con texturas de cabello grueso para que esté bien afilada.
- ☑ Tenga en cuenta su forma de dirigirse a las personas. Evita decir “corte de mujer” o “corte de hombre”. Haga referencia al largo en lugar de al sexo, ya que todas las personas pueden tener el cabello largo o corto.
- ☑ Base el precio en el estilo, no en el sexo. Tenga en cuenta si el cliente quieren que se lo peine y el tipo de peinado que solicita.

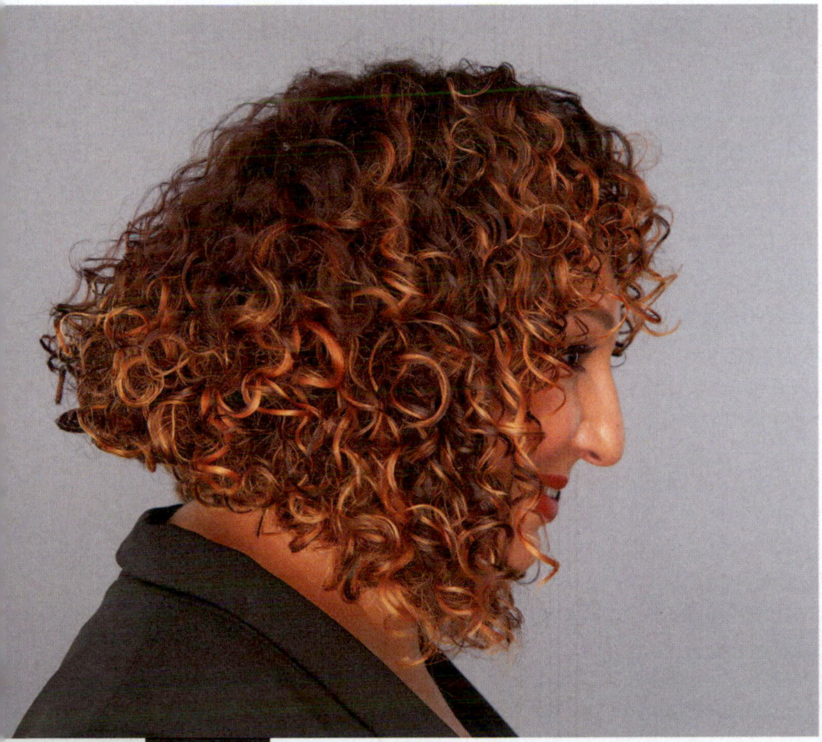

Peluquería y maquillaje profesional de Shane Doucet

Fig. 11-88 Corte recto en cabello rizado

Corte de cabello rizado

Es esencial entender cómo se comporta el cabello rizado cuando se corta y se seca. Si bien se puede aplicar cualquier técnica de corte al cabello rizado, es posible que se obtengan resultados diferentes que al cortar el cabello liso. Los patrones de rizado pueden ir desde levemente ondulados hasta muy rizados. Los clientes con cabello rizado pueden tener texturas finas, medias o gruesas con una densidad que va de fina a gruesa al igual que los clientes con cabello liso. Tenga en cuenta los tres elementos: densidad, textura y patrón de rizo, junto con la forma del rostro y el resultado deseado al tomar decisiones de corte.

Demos un vistazo a algunos cortes y cómo se ven en cabellos rizados. En la **figura 11-88,** se observa que el cabello parece escalonado, a pesar de haberse cortado con la técnica para corte recto. Aunque el cabello no se cortó con elevación, se ve escalonado. Observe cómo el volumen del corte escalonado (**figura 11-89**) se encuentra por encima de las orejas. El cabello se encoge al secarse, lo que ocasiona una línea de peso que se escalona por naturaleza aún más arriba. En el siguiente ejemplo (**figura 11-90**), se observa la forma redondeada. Se trata de un corte en capas uniformes en cabello rizado.

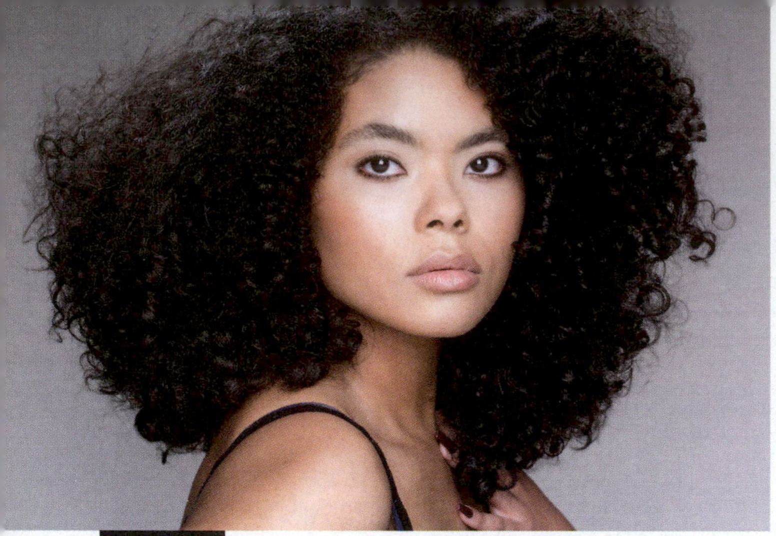

Peluquería y maquillaje profesional de Shane Doucet

Fig. 11-89 Corte escalonado en cabello rizado

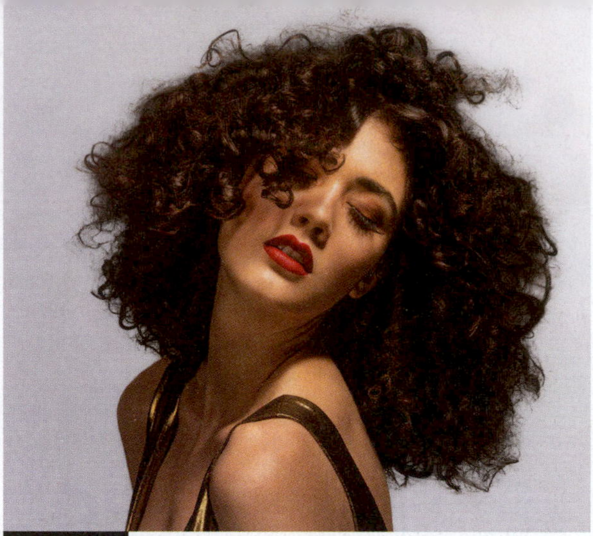

Cabello: Jessica Bartolucci; fotografía: Kristen Correa-Flint

Fig. 11-90 Corte en capas uniformes en cabello rizado

CONSEJOS PARA CORTAR CABELLOS RIZADOS

Los conocimientos y la experiencia son muy importantes. Debido a experiencias negativas anteriores, como un corte demasiado corto, una forma incorrecta, etc., los clientes con rizos pueden dudar si usted posee de las habilidades adecuadas. Practique primero con maniquíes de textura real para ganar confianza antes de trabajar con clientes. A continuación, se presentan consejos importantes para crear el mejor corte de cabello en clientes con cabello rizado/con textura.

- ☑ Recuerde que el cabello rizado se encoge entre 1,25 cm y 5 cm (0,5 in y 2 in) o más que el cabello liso. Deje siempre un largo mayor que el resultado deseado.
- ☑ El cabello rizado puede verse más corto después de secarse debido al efecto del encogimiento.
  Cuanto más rizado, más encogerá. Por cada 0,63 cm (0,25 in) que corte cuando el cabello esté húmedo, se encogerá de 2,5 cm a 5 cm (1 in a 2 in) cuando esté seco, según el patrón de rizado. Guía de encogimiento:
  Ondulado: del 1 % al 20 %
  Rizado: del 20 % al 50 %
  Ensortijado/ensortijado en zig zag: del 50 % al 90 %
- ☑ Mantenga la humedad constante del cabello al cortar en húmedo.
- ☑ Considere la posibilidad de cortar el cabello con textura cuando esté seco.
  - De esta manera, se ve el cabello en su forma natural. La mayoría de los clientes tienen varios tipos de rizos, por lo que es fundamental entender los tipos de textura y cómo reaccionan para cortar el cabello de manera adecuada.
  - Se sigue sugiriendo un servicio de lavado de champú, húmedo o seco, antes del corte.
- ☑ Cuando seque el cabello rizado, utilice un difusor y verifique de manera visual el equilibrio de la línea con el espejo. Si se desea una longitud precisa, se recomienda alisar el cabello rizado antes de cortarlo.
- ☑ Para evitar cortar el cabello rizado más corto de lo deseado, utilice una tensión de ligera a moderada o los dientes anchos del peine al cortar, pero no estire el cabello al cortarlo.
- ☑ El cabello rizado se escalona de manera natural. Si la forma que desea crear incluye ángulos marcados, deberá usar menos elevación que cuando trabaja con cabello liso.

- El cabello rizado tiene más volumen que el cabello liso cuando está seco, incluso si es fino y tiene poca densidad. Esto significa que, por lo general, tendrá que dejarlo más largo, lo que, en última instancia, aumenta el peso de la caída y evita que la forma acabe siendo demasiado corta.
- Por norma general, no utilice una navaja sobre el cabello rizado que sea fino o esté dañado porque se debilita la cutícula y se encrespa el cabello.
- Seleccione cuidadosamente la técnica de texturización. Trate de no emplear navaja y trabaje principalmente con despunte y entresacado a mano alzada para eliminar volumen y peso (estas técnicas se analizan más adelante en este capítulo). Tenga en cuenta siempre la densidad, la textura y el aspecto final general antes de optar por texturizar el cabello. No es necesario agregar textura en todos los cortes, dado que el cabello natural ya la contiene.
- Los clientes con cabello rizado/con textura compran tres veces la cantidad de producto que otros clientes. Familiarícese con los mejores productos capilares que se adaptan a sus necesidades.

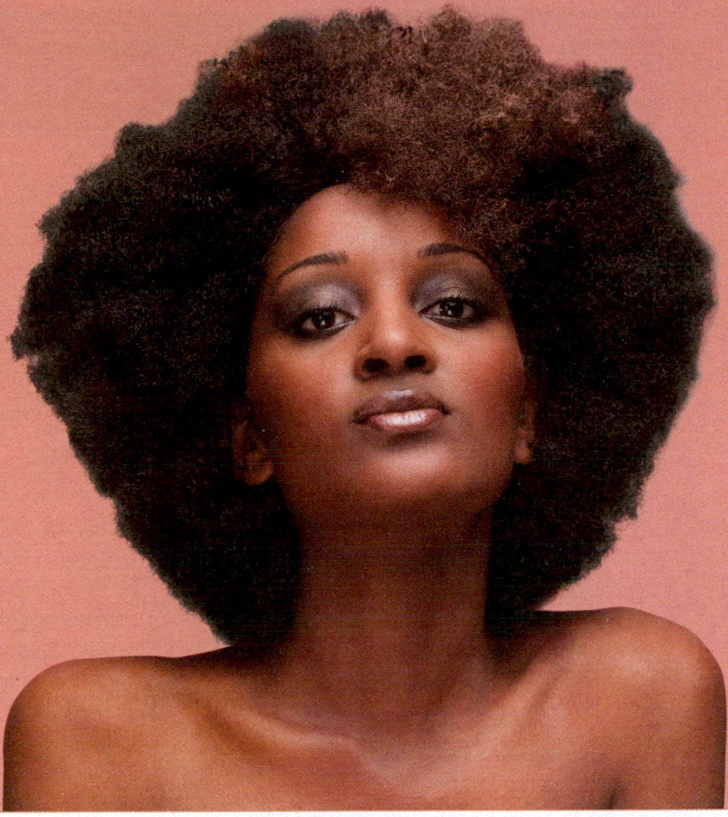

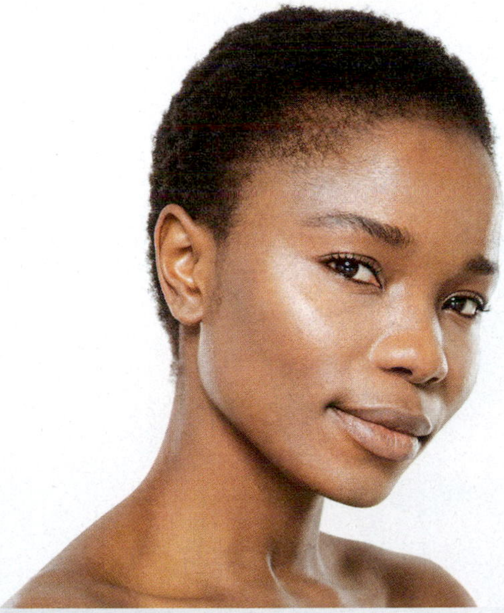

La línea de crédito es Dean Drobot/Shutterstock.com.

Curiosidades

El big chop

*El **big chop** es un corte de cabello en el que el estilista corta todo el cabello dañado por el calor, alisado o tratado con productos químicos del cliente para realzar su textura natural. La consulta es fundamental a la hora de considerar este corte de cabello. Hágale al cliente las siguientes preguntas:*

- *¿Está dispuesto a quitar el alisado con la técnica del big chop?*
- *¿Está preparado para lucir el cabello corto?*
- *¿Qué siluetas o formas busca en su nuevo corte?*

Verificación

19. Explique lo que significa la partición cruzada en un corte de cabello.
20. Al cortar los cabellos rizados, ¿cuánto pueden encogerse?

OA 10 Realizar los cuatro cortes básicos.

Cuatro cortes de cabello esenciales

El arte de cortar el cabello consta de variaciones de cuatro cortes básicos: recto, escalonado, en capas y en capas largas. Es esencial afianzar estas técnicas básicas de corte antes de realizar otros cortes y efectos.

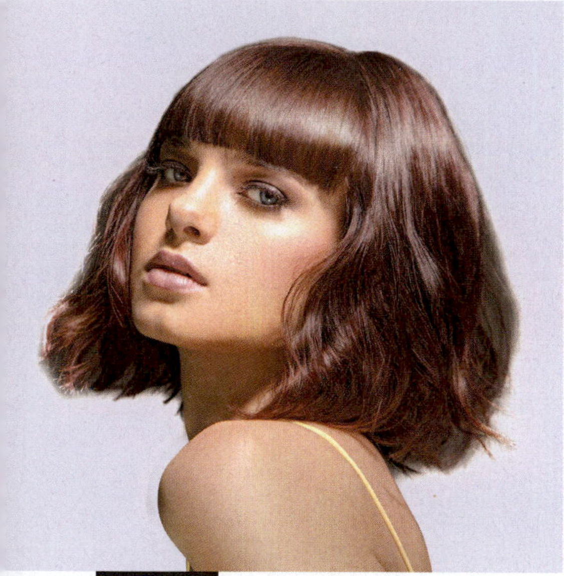

Cabello: Gareth Palmer; fotografía: Kristen Correa-Flint

Fig. 11-91 Corte recto

En el **corte recto**, también conocido como *corte de un solo largo*, todo el cabello queda a un mismo nivel y forma una línea o zona de peso. La **línea de peso** es una línea visual del corte en la que todos los extremos del cabello caen juntos. El corte recto también se denomina *corte de elevación cero* o *sin elevación*, porque no hay elevación ni cambio de la dirección natural del cabello. Se realiza con una guía para cortes rectos. Los cortes rectos son ideales para los tipos de cabello más finos y delgados, debido a que todo el cabello queda a un mismo nivel y parece más denso (**figura 11-91**).

El **corte escalonado** crea una acumulación de peso lenta o inmediata a causa del corte con tensión, la elevación de baja a media o el cambio de la dirección natural. La elevación más común es la de 45°. En un corte escalonado, hay un aumento visual de peso. Las puntas del cabello parecen estar “escalonadas”. Existen muchas variaciones y efectos que pueden crearse con el escalonamiento. Para ello, debe ajustar el grado de la elevación, la cantidad de cambio de la dirección natural o la línea de corte (**figura 11-92**).

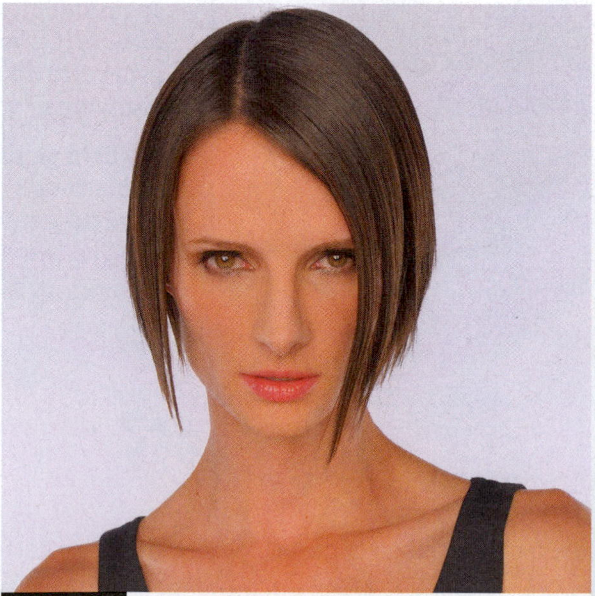

Fig. 11-92 Corte escalonado

El **corte en capas** se obtiene al cortar el cabello con elevación o cambio de la dirección natural. El cabello se corta a elevaciones mayores (en general, a 90°). Los cortes en capas suelen tener menos peso que los cortes escalonados. En un corte escalonado, las puntas del cabello parecen estar más cerca entre sí. En un corte en capas, las puntas parecen más alejadas. Las **capas** crean movimiento y volumen en el cabello al reducir el peso. Se puede crear un corte en capas con una guía para cortes escalonados, con una guía para cortes rectos o con ambas (**figura 11-93**).

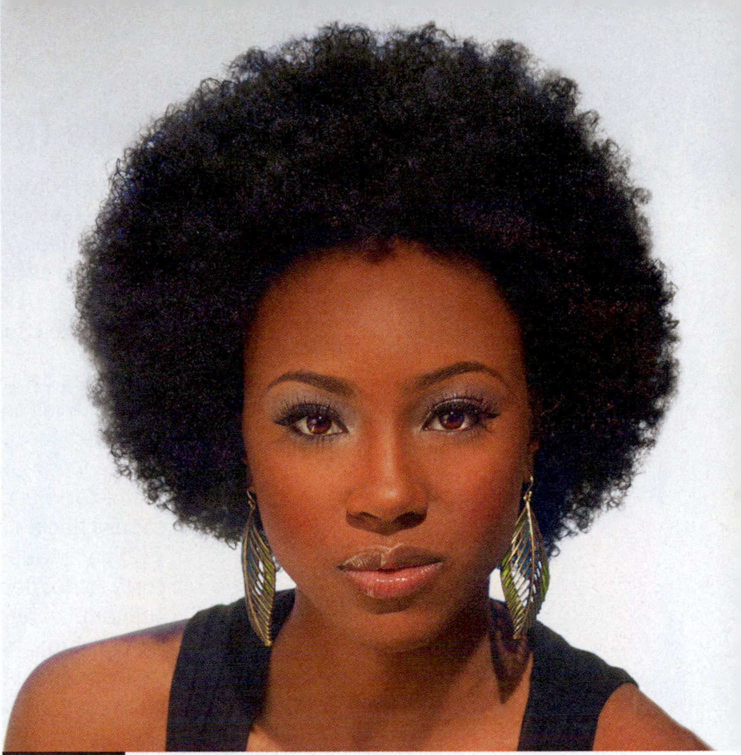

Fig. 11-93 Corte en capas

Otro corte básico es el **corte en capas largas**. El cabello se corta con una elevación de un ángulo de 90° y, luego, se cambia la orientación para mantener el largo y el peso en el perímetro. Esto hace que el largo y el peso del cabello se eleven de 0° (en caída natural) a 180° cuando se cambia la dirección natural. Esta técnica otorga más volumen a los peinados y puede combinarse con otros cortes básicos. El estilo que se obtiene tiene capas más cortas arriba y cada vez más largas hacia el perímetro. Se puede modificar un corte en capas largas según la textura y densidad del cabello. Por ejemplo, los cabellos finos necesitan más peso en el interior. En este caso, utilice una sección guía para cortes rectos en el perfil central y cambie la dirección natural hacia la sección central con una elevación alta o cambio de la dirección natural. Para el cabello grueso, puede liberar más peso si utiliza una sección guía para cortes escalonados desde la sección de perfil central (**figura 11-94**).

Puede crear cualquier corte de cabello con estos cuatro conceptos básicos. Todo corte de cabello se realiza con una, dos o tres de estas técnicas básicas. Añada un poco de texturización, corte de deslizamiento o corte con tijeras sobre el peine para obtener un corte de nivel avanzado. A fin de lograr cortes avanzados, solo debe aprender las técnicas básicas y aplicarlas en cualquier combinación para crear formas y efectos ilimitados.

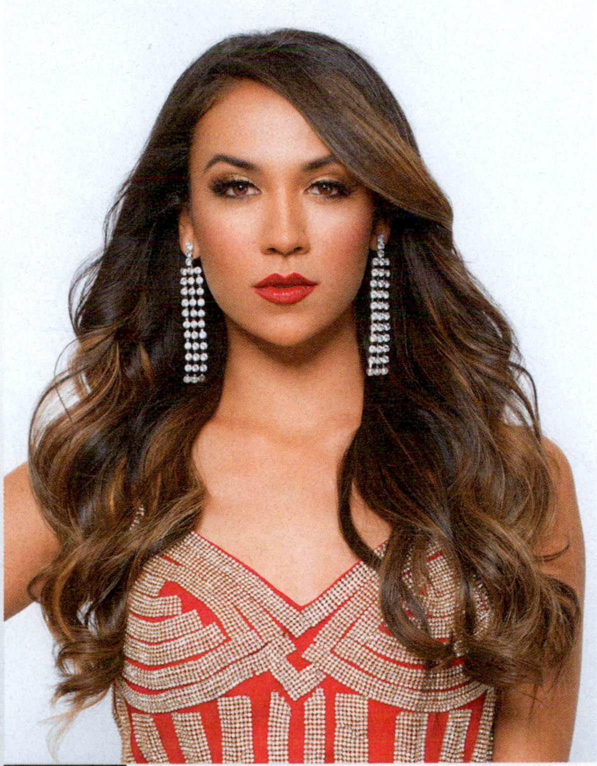

Cabello: Sherri Jesse; fotografía: Kristen Correa-Flint

Fig. 11-94 Corte en capas largas

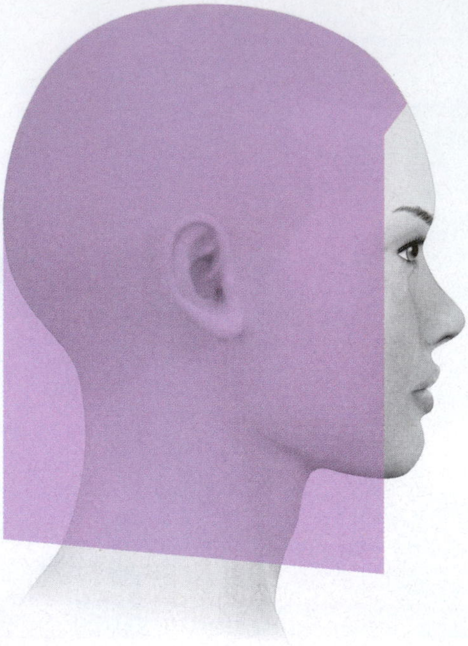

Corte recto

El corte recto, también conocido como *bob*, *corte de un largo*, *de un nivel* o *paje*, es un clásico. Los cortes rectos se pueden diseñar con o sin flequillo, también llamado *fleco*, en cabello liso o rizado, con un largo corto, medio o largo. Aunque la línea de corte parece sencilla, el éxito del corte depende de la precisión, que puede ser cualquier cosa menos sencilla cuando se trabaja con una variedad de tipos de cabello, patrones de crecimiento y clientes diversos.

La cabeza del cliente debe estar levemente inclinada hacia adelante cuando se cortan las secciones traseras en el cabello húmedo/liso a ondulado. Cuando incorpora los lados y completa el resto del corte, debe mover la cabeza del cliente levemente hacia arriba y recta hacia adelante. Para realizar un corte recto, corte el cabello en su posición natural. Si realiza un corte recto con la cabeza hacia delante, descubrirá dos situaciones: (1) la línea no caerá al cortarla, y (2) ha creado de forma involuntaria algo de escalonamiento. Para realizar un corte recto, debe sostener las secciones entre los dedos o utilizar el peine para sujetar el cabello con poco o nada de tensión. Si el largo del cabello sobrepasa los hombros, tendrá que sostener las secciones entre los dedos con un mínimo de tensión. En el caso del cabello muy largo, haga que el cliente esté de pie mientras permanece sentado en un taburete para corte mientras trabaja.

Cuando realice un corte recto, preocúpese por el área de la coronilla, a veces denominada *la zona de peligro*, porque en ella se encuentran con más frecuencia patrones de crecimiento irregular. La coronilla es problemática cuando se trata de cortes rectos. Examine el cuero cabelludo para ver el patrón de crecimiento natural. Considere la posibilidad de cortar esta zona al final del corte o de cortarla levemente más larga que la sección de guía del cabello. Una vez que el cabello esté seco, podrá ver dónde cae y adaptar el largo a la sección de guía.

Otra zona de peligro es alrededor de las orejas. Las orejas no están pegadas a la cabeza. Tome medidas especiales para mantener una línea de corte uniforme. Trabaje siempre con poca o ninguna tensión alrededor de las orejas, a no ser que esté trabajando con capas muy cortas. Siga los pasos para realizar el corte recto que figuran en el **Procedimiento 11-1**.

Ⓟ 11-1: Corte recto *Consulte la página 301*

El corte recto (**figura 11-95**) es la base de muchos otros cortes clásicos como la línea A con flecos (**figura 11-96**), el *bob* recto con flecos (**figura 11-97**) y el *bob* en capas sobre el cabello rizado (**figura 11-98**).

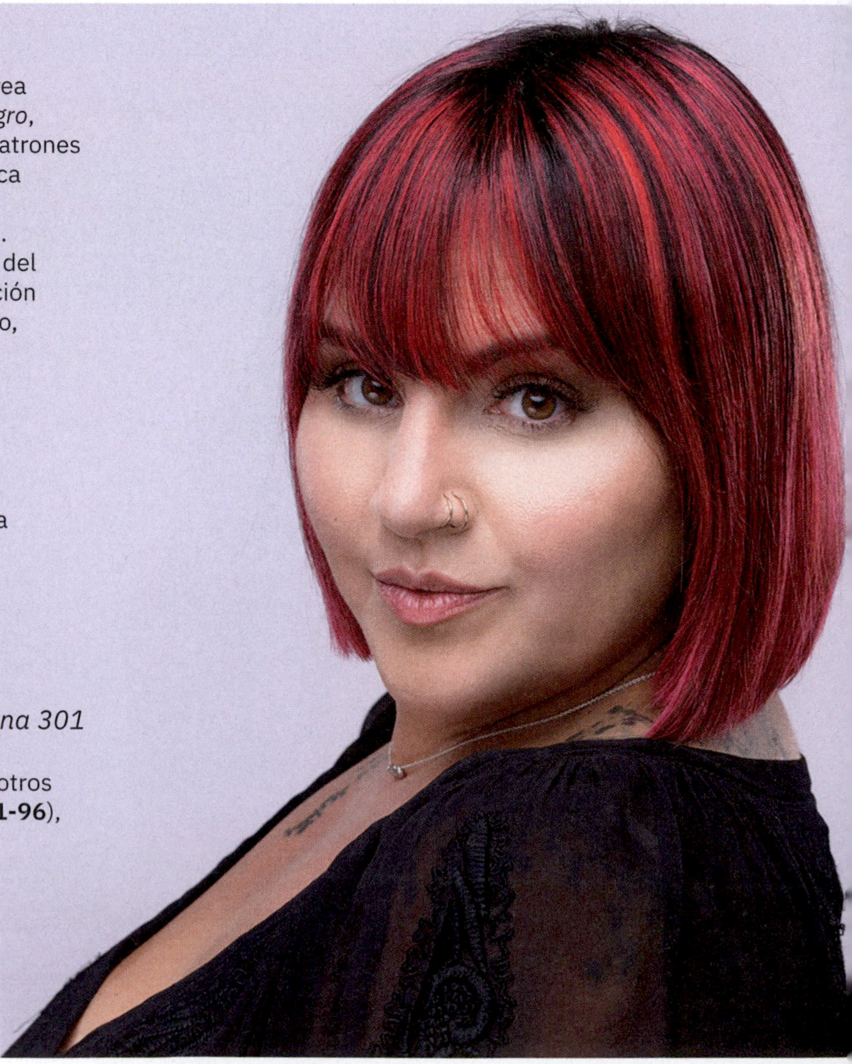

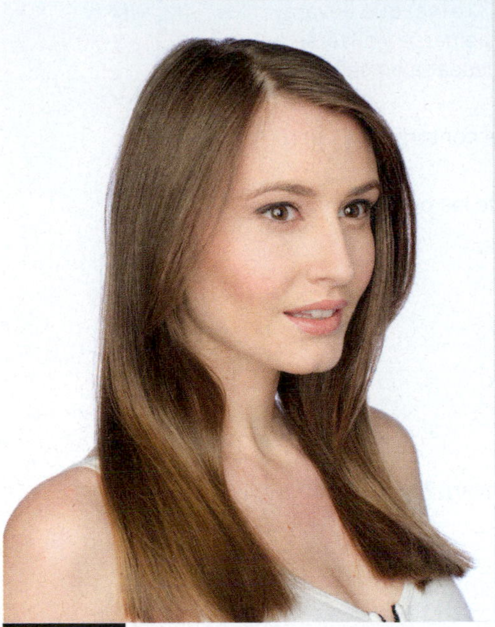

Fig. 11-95 Corte recto

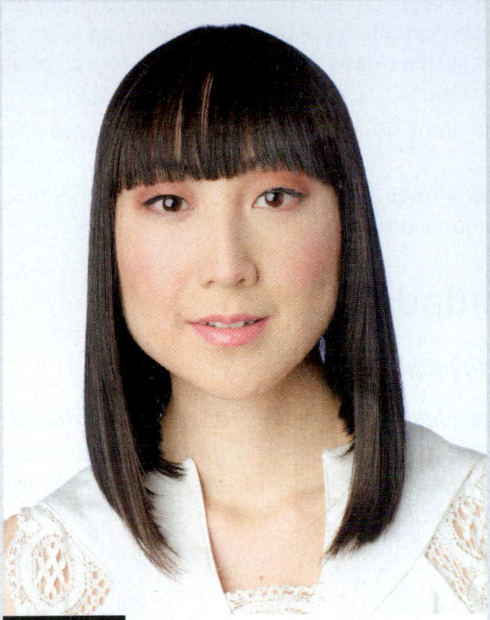

Fig. 11-96 *Bob* con forma de A y flequillo

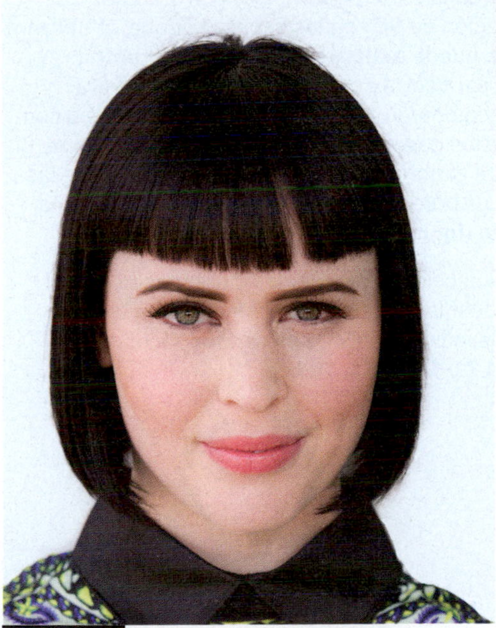

Fig. 11-97 *Bob* recto con flequillo

Fig. 11-98 *Bob* en capas sobre cabello rizado

CONSEJOS PARA CORTES RECTOS

- Siempre corte con tensión mínima o sin tensión.
- Trabaje con los patrones naturales de crecimiento y conserve erguida la cabeza del cliente.
- Siempre peine la sección dos veces antes de cortar para asegurarse que haya peinado totalmente el cabello desde la división hasta las puntas. Siempre peine la sección primero con los dientes finos, luego gire el peine y vuelva a peinar con los dientes anchos.
- Mantenga siempre una cantidad uniforme de humedad en el cabello si lo corta en húmedo.

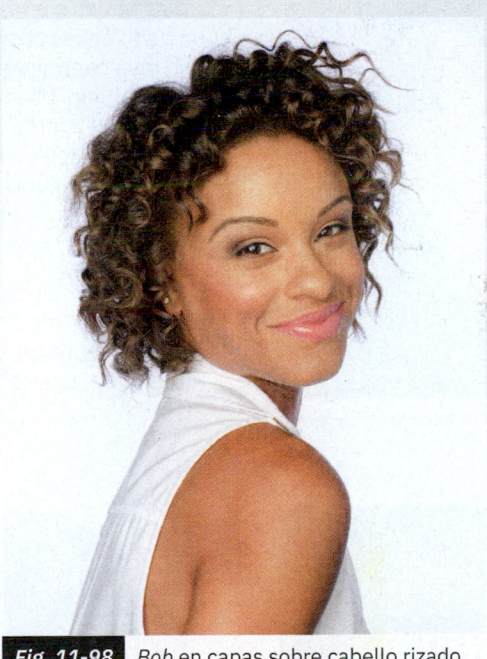

- Al cortarlo en seco, el cabello tendrá su caída natural y el patrón de rizado (1a-4c) que llevará. Si un cliente con cabello 4c planea llevar un corte recto, debe prepararse, peinarse y alisarse antes del corte. Los cortes rectos pueden crear una forma redonda y áspera no deseada en cabellos con textura sin alisar.
- Preste mucha atención a los patrones de crecimiento en la coronilla y en el contorno del cuero cabelludo.
- Para evitar crear un orificio en su línea, tenga en cuenta la protuberancia de las orejas cuando corte en húmedo y dirija el cabello.

Curiosidades

Consulta de peinado: corte recto

Obtenga detalles de su cliente. Tenga en cuenta estas preguntas:

- *Muéstreme dónde le gustaría que quedara el largo.*
- *¿Le gustaría que la sección trasera fuera más larga que la delantera?*
- *¿Le gustaría usar flequillo?*

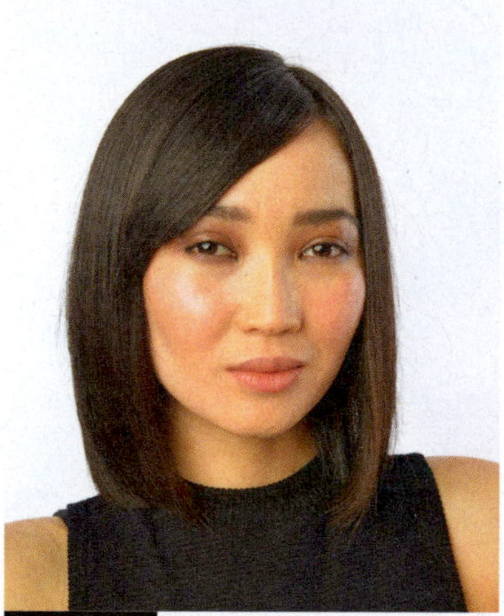

Fig. 11-99 Corte recto o de línea recta

Corte escalonado

En el corte escalonado básico, utilice líneas de corte verticales, horizontales y diagonales a una elevación de 45° en la parte posterior, una profundidad de un dedo en los costados y una elevación de 90° en las capas. Aunque se utilizará una raya central, este corte también puede realizarse con una raya central o un flequillo. Use una sección guía para cortes escalonados y rectos. Para comprender cómo se ve un corte escalonado, sostenga un libro por el lomo con las páginas colgando. Los bordes de las páginas forman una línea recta, como un corte recto (**figura 11-99**). Ahora gire el libro, ábralo por la mitad y deje que las páginas caigan a ambos costados. Los bordes de las páginas forman una línea desfilada, como un corte escalonado (**figura 11-100**).

En el clásico *bob* escalonado, utilice secciones diagonales y ángulos de dedos para crear un efecto redondeado o desfilado. Este corte comienza en la parte posterior, utilizando un ángulo de elevación de 45°, e incorpora poco a poco los lados y la parte superior (**figuras 11-101** y **11-102**).

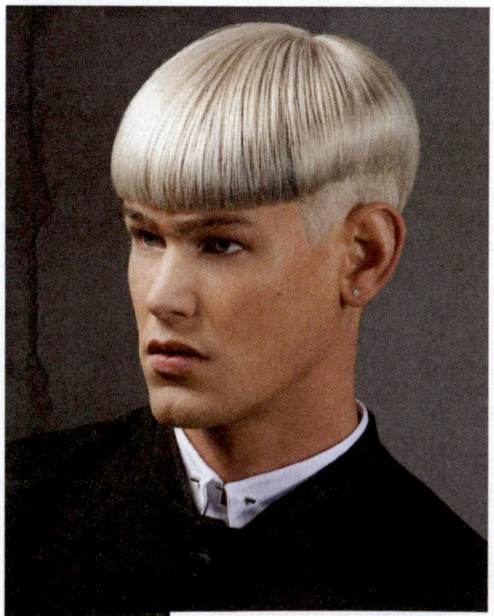

Eli Mancha

Fig. 11-100 Línea biselada o escalonada que cae

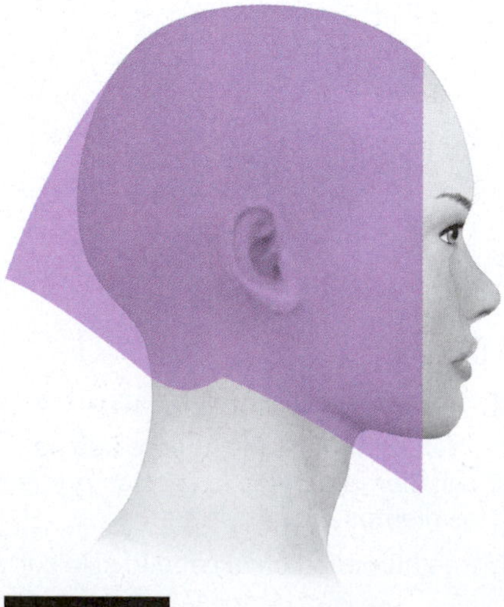

Fig. 11-101 Diseño escalonado

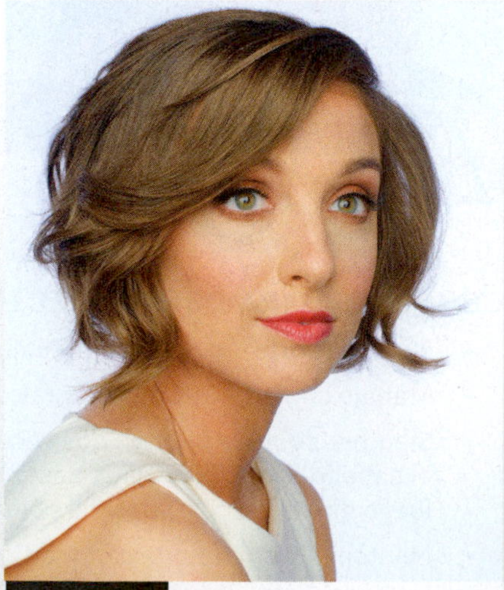

Fig. 11-102 Diseño escalonado terminado

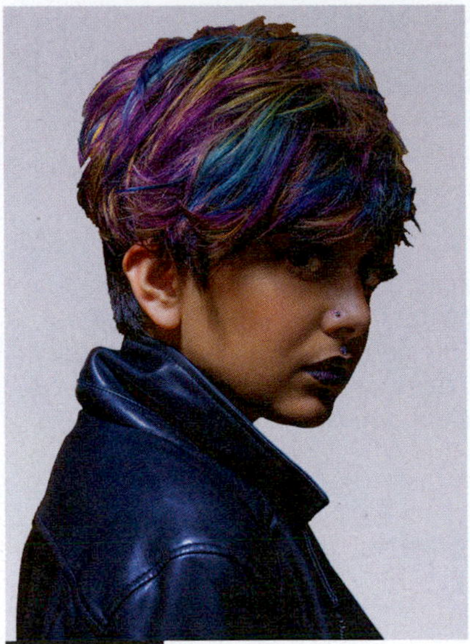

Cabello: Dallan Flint; fotografía: Kristen Correa-Flint

Fig. 11-103 Corte escalonado terminado

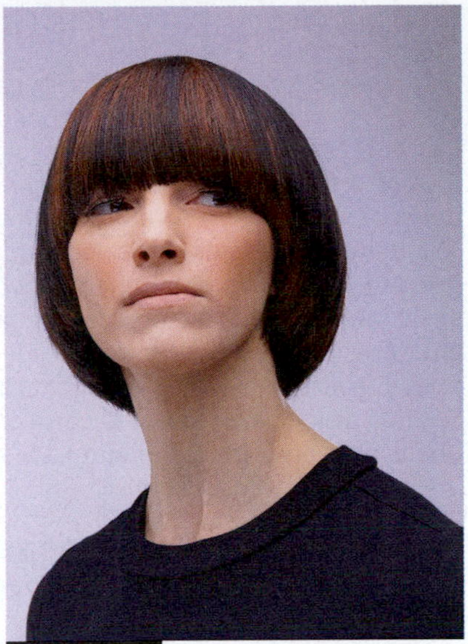

Fig. 11-104 Vista frontal del corte de cabello escalonado clásico (redondo)

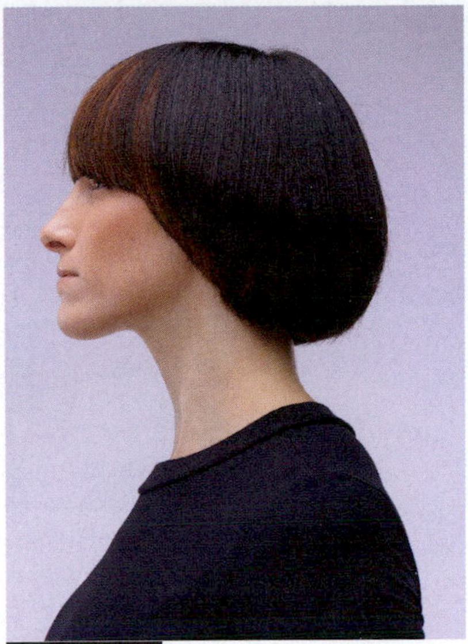

Fig. 11-105 Vista lateral del corte de cabello escalonado clásico (redondo)

En las **figuras 11-103**, **11-104** y **11-105**, puede ver una forma más corta con un peso redondeado. Este corte de la **figura 11-103** se crea con divisiones diagonales que se conectan en la parte posterior de la oreja. En frente de la oreja, las divisiones diagonales hacia adelante apuntan hacia abajo y hacia el rostro. Detrás de la oreja, las divisiones diagonales hacia atrás apuntan hacia abajo y hacia la parte posterior. Los costados se elevan y cambian la dirección natural hacia la parte posterior de la oreja, lo que produce más longitud hacia el rostro. La parte posterior se corta con una sección guía para cortes escalonados, lo que cambia la dirección natural de cada sección hacia la sección anterior. En las **figuras 11-104** y **11-105**, se muestra el peso en la espalda. Siga los pasos para realizar el corte escalonado que figuran en el **Procedimiento 11-2**.

Ⓟ 11-2: Corte escalonado *Consulte la página 309*

CONSEJOS PARA CORTES ESCALONADOS

- Los cortes escalonados más pesados (los que se cortan con elevaciones más bajas) quedan bien en los cabellos que se "expanden" al secarse. El cabello con textura gruesa y el cabello rizado parecerá escalonarse más que el cabello liso. Conserve la elevación por debajo de los 45° cuando trabaje con estos tipos de cabello.
- El escalonamiento crea un peso que puede hacer que los cabellos finos o delgados parezcan más gruesos y con mayor volumen. Sin embargo, si el cabello es fino y delgado, evita crear líneas de peso. Con los escalonamientos más suaves, que se obtienen mediante divisiones diagonales, se creará una línea de peso más suave. Si el cabello tiene densidad media pero textura fina, se puede elevar más porque hay suficiente densidad para apoyarlo.
- Revise cuidadosamente la línea del cuello antes de cortar muy corta la nuca. Si el contorno del cuero cabelludo crece hacia arriba, considere dejar la longitud más larga y el escalonamiento más bajo para que caiga por debajo del contorno del cuero cabelludo. También puede armonizar un contorno del cuero cabelludo difícil con la técnica de tijeras sobre el peine, que se explica más adelante en este capítulo.
- Utilice siempre los dientes finos del peine y conserve la tensión uniforme para asegurar una línea precisa.

Curiosidades

Consulta de peinado: corte escalonado

Obtenga detalles de su cliente. Tenga en cuenta estas preguntas:

- ***¿Le gustaría que el largo fuera por debajo, al mismo nivel o por encima de la mandíbula?***
- ***¿De qué lado usará el cabello cuando lo peine (dónde le gustaría que fuera la división)?***
- ***¿Desea un corte recto escalonado más clásico o un corte en ángulo más dramático?***

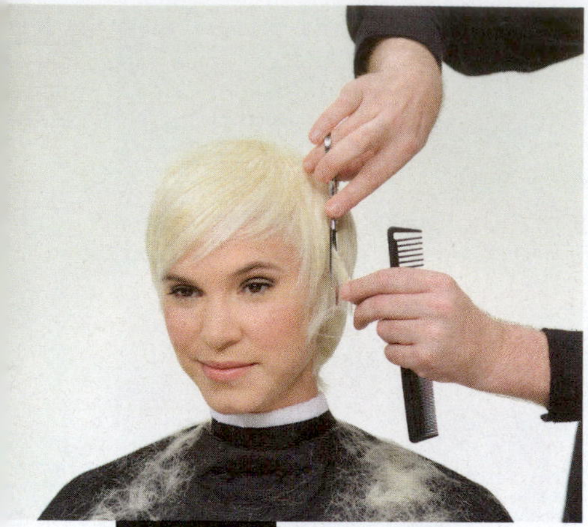

Fig. 11-106 Corte en capas uniformes

Corte en capas uniformes

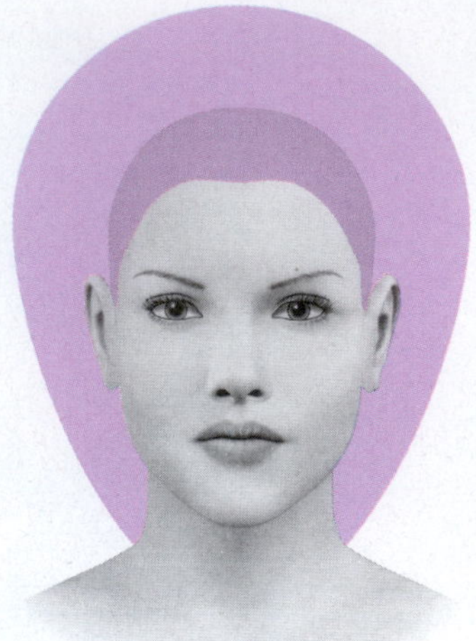

El tercer corte básico es el corte en capas que se crea con **capas uniformes**. Todo el cabello se eleva a 90° y se corta a la misma longitud. Su guía es una sección guía para cortes escalonados interior que está dentro del corte de cabello y no en el perímetro. La forma resultante se verá suave y redondeada, sin acumulación de peso o esquinas. El perímetro del cabello caerá suavemente debido a que las secciones verticales interiores reducen el peso (**figura 11-106**). Este corte puede realizarse en una variedad de largos y texturas. Siga los pasos para realizar el corte en capas uniformes que figuran en el **Procedimiento 11-3**.

Ⓟ 11-3: Corte en capas uniformes
Consulte la página 317

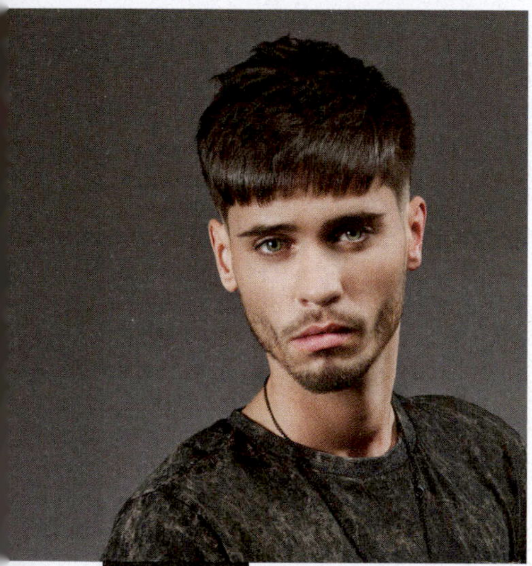

Eli Mancha

Fig. 11-107 Corte de cabello al ras corto

Existen muchas variantes del corte en capas básico. Si sigue la técnica para capas uniformes, pero corta el cabello mucho más corto, a alrededor de 2,5 cm (1 in), habrá creado un corte *pixie*, *duendecillo* o *César*. En el peinado al ras, se corta menos del largo de un dedo (**figura 11-107**).

Puede seguir el mismo método, pero mantener los extremos, y sujetar los dedos verticalmente y no seguir la forma de la cabeza para crear una forma cuadrada, que es común cuando se desea una línea más fuerte. Si se recortan las esquinas y se redondea la forma, se suavizará el aspecto. Tenga en cuenta la forma del rostro del cliente y el resultado deseado al tomar decisiones sobre formas redondeadas o cuadradas. Si el cliente tiene el rostro redondo, elija formas cuadradas para equilibrar o alargar la forma del rostro y viceversa. Por el contrario, un cliente puede tener una mandíbula prominente y cuadrada que quiere acentuar con un corte cuadrado fuerte. Gracias a su experiencia profesional, el conocimiento de la forma del rostro y una consulta adecuada, puede tomar la mejor decisión para su cliente. (**figura 11-108**).

Curiosidades

Consulta de peinado: corte en capas uniformes

Obtenga detalles de su cliente. Tenga en cuenta estas preguntas:

- ***¿Ha hecho un corte de navaja antes?***
- ***¿Prefiere un aspecto desordenado y con textura suave?***
- ***¿Prefiere el flequillo por encima o por debajo de las cejas?***

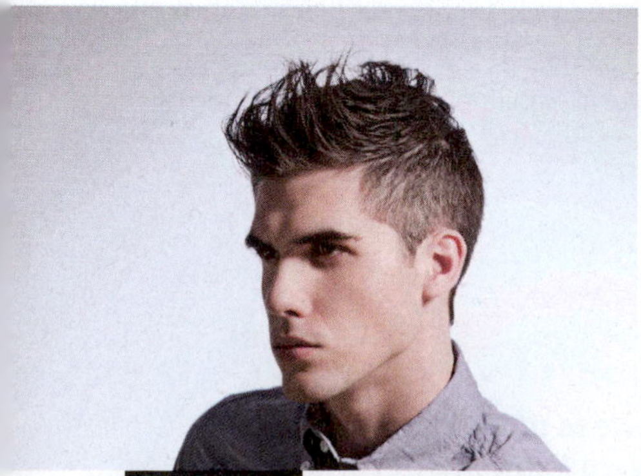

Eli Mancha

Fig. 11-108 Corte de cabello corto con forma cuadrada

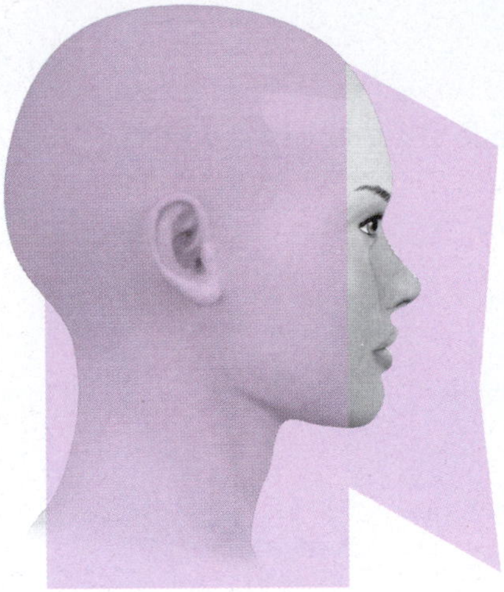

Corte en capas largas

En el corte en capas largas, comienza por cortar la línea perimetral. Luego de completar el perímetro, cree capas con una elevación de 45° a lo largo de la parte frontal y lateral del contorno del cuero cabelludo, frente a la oreja. La guía del cabello para las capas internas y superiores será una sección de perfil central con una elevación de 90°, que se extiende desde el hueso occipital hasta la parte frontal del contorno del cuero cabelludo. Esta sección de perfil le sirve de guía para las capas internas, que deberán tener un cambio en la dirección natural para que coincidan con la guía del cabello que se corta a 90° (**figura 11-109**). Siga los pasos para realizar el corte en capas largas que figuran en el **Procedimiento 11-4**.

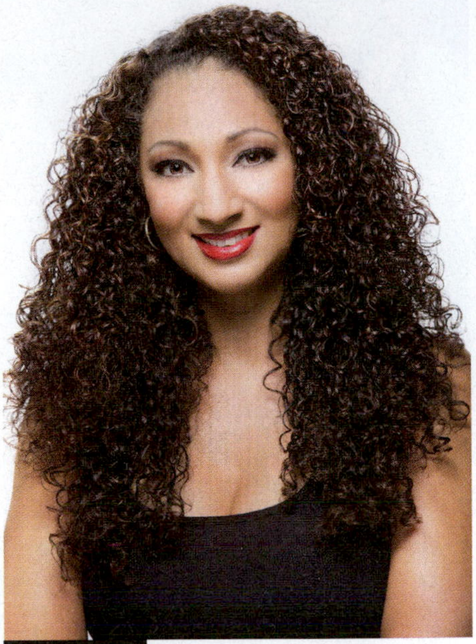

Peluquería y maquillaje profesional de Shane Doucet

Fig. 11-109 Corte en capas largas en cabellos rizados

Ⓟ 11-4: Corte en capas largas *Consulte la página 327*

Puede crear un corte en capas con perímetros más largos, también conocido como *enmarañado*. Corte el área superior igual que las capas uniformes y, luego, eleve las secciones laterales y posteriores hacia arriba, y cámbieles la dirección natural y armonícelas en una longitud superior que se corte a 90° de la parte superior de la cabeza (**figura 11-110**).

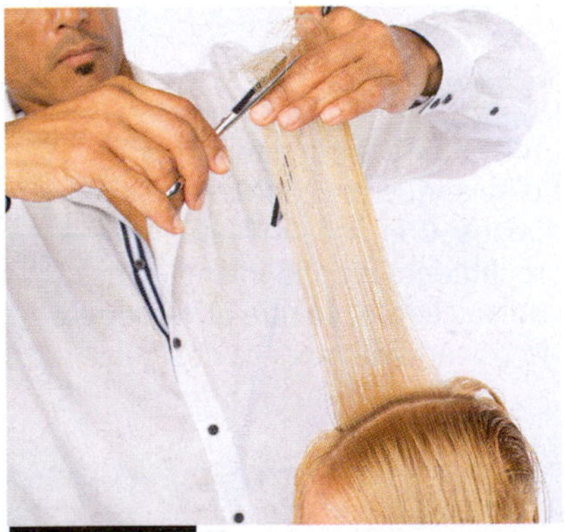

Fig. 11-110 Armonización de los lados y la espalda en la parte superior

Curiosidades

Consulta de peinado: corte en capas largas

Obtenga detalles de su cliente. Tenga en cuenta estas preguntas:

- *¿En qué parte del cuerpo le gustaría que cayera el cabello?*
- *¿Dónde le gustaría la capa más corta?*
- *¿Le gustaría sujetar todas las capas con una cola de caballo?*

CONSEJOS PARA LOS CORTES EN CAPAS UNIFORMES Y EN CAPAS LARGAS

- Cuando se hacen capas en el cabello corto, los mejores resultados se consiguen con el cabello de densidad media a gruesa. Cortar demasiado corto un cabello poco denso dejará a la vista el cuero cabelludo.
- El cabello grueso tiende a pararse si se corta a menos de 7,5 cm (3 in). Un cabello con esta textura necesita mayor longitud para mantenerlo en su lugar.
- Cuando desee mantener la densidad en la parte inferior de contornos de capas más largas, deje las secciones superiores más largas. Si corta las capas superiores muy cortas, tendrá que cortar demasiado cabello del resto del corte y puede obtener una forma aplastada y con hebras en la parte inferior.
- Si el cliente tiene el cabello por debajo de los hombros, utilice un corte de deslizamiento (que se explica más adelante en este capítulo) para conectar las secciones superiores al largo. De esta manera, mantendrá la máxima longitud y peso en el perímetro del corte.

Cabello: Dallan Flint; fotografía: Kristen Correa-Flint

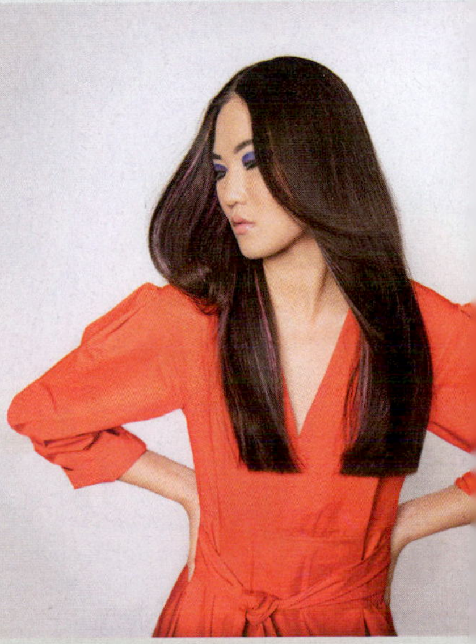

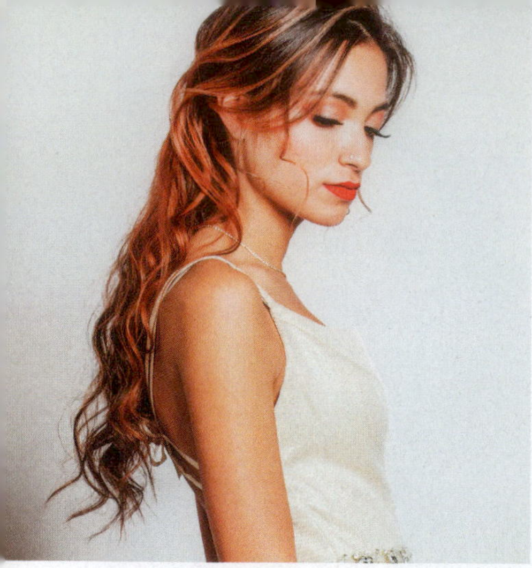

Cabello: José Miguel; fotografía: Kristen Correa-Flint

Verificación

21. ¿Por qué hay que tener cuidado al cortar capas cortas en cabellos finos?
22. ¿Qué hace el escalonamiento?

OA 11 Resumir las técnicas de corte de flequillo, corte con navaja, corte de deslizamiento y corte de tijeras sobre peine.

Más allá de las técnicas básicas de corte de cabello

Para ir más allá del corte básico, existen muchas técnicas que puede utilizar para crear diferentes efectos en el cabello. Controle contornos de cuero cabelludo rebeldes o haga que los cabellos gruesos se comporten como los más finos o que los finos parezcan más voluminosos. Cree más movimiento y agregue o reduzca el volumen. Compense los distintos patrones de crecimiento en una misma cabeza. Antes de realizar todas estas técnicas, compruebe el patrón de rizado de su cliente, ya que el verdadero largo puede no ser visible en su forma natural. Podría correr el riesgo de cortarlo de manera desigual, cortarlo demasiado corto o dejarlo demasiado largo.

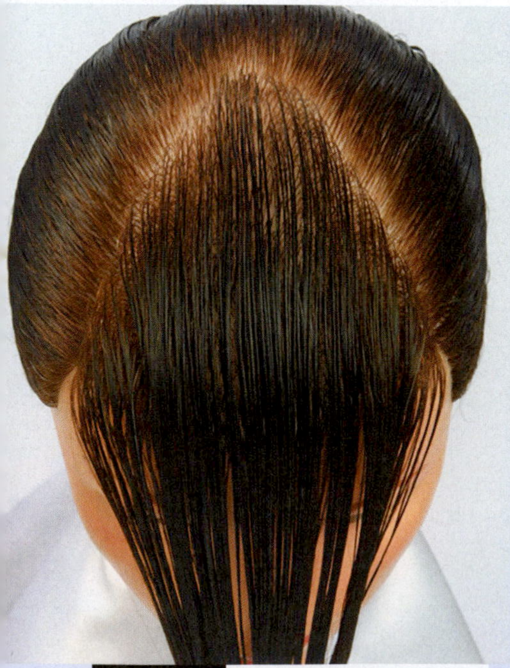

Fig. 11-111 Área del flequillo

Flequillo (fleco)

El área del flequillo incluye el cabello que se encuentra entre las dos esquinas delanteras o, aproximadamente, entre las esquinas exteriores de los ojos (**figura 11-111**). Puesto que gran parte de nuestra historia del corte de cabello proviene de Inglaterra, en ocasiones escuchará la palabra *fleco (fringe)* en lugar de *flequillo (bangs)*. Quieren decir lo mismo.

- Para ubicar el área del flequillo, coloque un peine en la parte superior de la cabeza de forma que la mitad de este se equilibre en el vértice. El flequillo comienza en frente del vértice, en el punto donde el peine ya no toca la cabeza.
- Cabe señalar que, cuando el área del flequillo se peina con su caída natural, no cae más allá de las esquinas exteriores de los ojos.
- Cuando corte el flequillo o fleco, asegúrese de que el cabello esté húmedo o completamente seco.
- Al peinar y preparar el corte del flequillo, no utilice tensión. En su lugar, deje que el cabello adquiera su elevación natural.
- Asegúrese también de que el cliente tenga los ojos cerrados y el área de las cejas esté relajada y en su posición natural de descanso.
- La cantidad de cabello y la sección del flequillo se basan en la forma de la cabeza, la forma del rostro, la densidad y la textura del cabello del cliente.

Es importante trabajar con la **distribución natural** (dónde y cómo se mueve el cabello sobre la cabeza) para ubicar el área del flequillo. Cada cabeza es diferente, así que tendrá que asegurarse de cortar solo el cabello que caiga dentro de esa área. De lo contrario, puede acabar con trozos cortos que caen donde no deben, lo que arruina las líneas del corte de cabello. Solo corte más allá del área del flequillo si está armonizando en los lados o la parte superior. Evite cortar el flequillo a los clientes con remolinos con mucho cabello o líneas faciales bajas. Los remolinos pueden levantarse o sobresalir de la cabeza cuando se los corta demasiado. Cuando se deja más tiempo, suele colocarse en la dirección deseada. El contorno del cuero cabelludo bajo acorta el largo de la frente; al introducir flequillo, el largo de la frente se acorta aún más. Siempre hay que tener en cuenta la idoneidad, la textura y la forma del rostro.

El área del flequillo es el punto de atención del corte y puede complementar mucho peinados. También es ideal para clientes que buscan un cambio sin sacrificar el largo.

Practique el corte de estos cinco tipos básicos de flequillo (fleco).

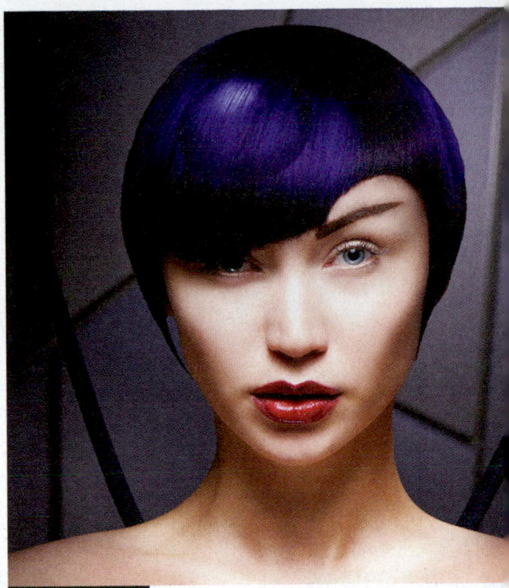

Eli Mancha

Fig. 11-112 Flequillo asimétrico

1. Los **flequillos asimétricos** están diseñados para todos los largos de cabello. Este estilo de flequillo impone presencia y puede variar de sutil a audaz (**figura 11-112**).
   - Los flequillos asimétricos se crean con tijeras. Para ello, se selecciona una sección triangular desplazada y se cambia la dirección natural de cada sección a la sección guía para cortes rectos.

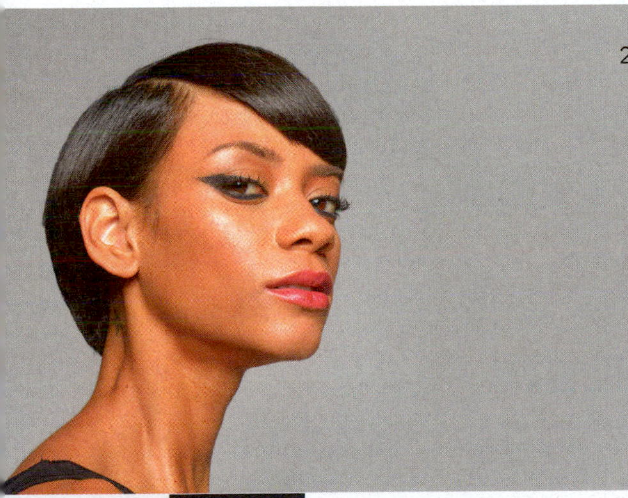

Fig. 11-113 Flequillo peinado hacia el costado

2. Los **flequillos peinados hacia el costado** se suelen utilizar en cabellos de corto medio a largo. Este flequillo se utiliza al costado y queda muy bien en clientes con partes laterales naturales (**figura 11-113**).
   - Los flequillos peinados hacia el costado se crean con tijeras o una navaja, como los flequillos asimétricos, solo que son más largos. Partiendo de la parte lateral natural y tomando secciones verticales de 90°, cree una guía estacionaria y diríjase a la guía. Puede realizar un despunte o cortar esta área de forma recta.
   - El cliente puede tirar los flequillos peinados al centro o los flequillos de cortina hacia atrás. Pueden llevarse con el cabello recogido para una opción de peinado alternativa. El flequillo peinado al centro combina bien con cortes *bob* y en capas. Se crean con tijeras o navajas según la textura y densidad del cabello del cliente.

3. Los **flequillos versátiles** funcionan en todos los largos. Este tipo de flequillo se puede usar en cualquier lado (**figura 11-114**). Para crear el flequillo versátil con tijeras o una navaja, tome una sección triangular en la parte superior de la cabeza. Cree dos o tres subsecciones horizontales y establezca el largo deseado en el centro, mediante el agregado de un poco de largo en ambas esquinas.

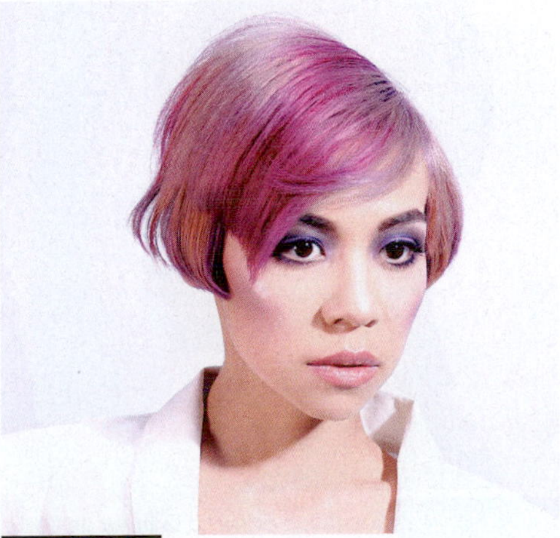

Cabello: Teddy Button; fotografía: Kristen Correa-Flint

Fig. 11-114 Flequillo versátil

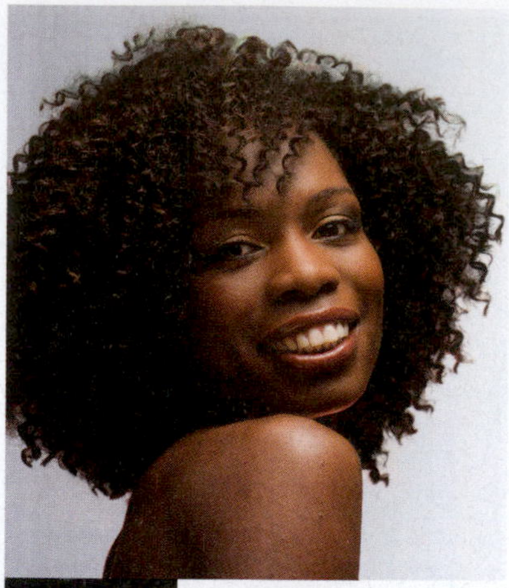

Fig. 11-115 Flequillo rizado

4. Los **flequillos rizados** funcionan en todos los largos. Este tipo de flequillo se puede usar de cualquier lado (**figura 11-115**). Para crear un flequillo en el cabello rizado con tijeras o navaja, tome una sección triangular en la parte superior de la cabeza. Cree dos o tres subsecciones horizontales y establezca el largo deseado en el centro, mediante el agregado de un poco de largo en ambas esquinas. También se pueden cortar en seco con un rizo natural. Enroscar los mechones y realizar un despunte puede añadir textura a un cabello rizado más suelto y volumen a las texturas más finas.

¡Atención!

Confirme siempre con su instructor si es adecuado usar la navaja en el tipo de cabello que va a cortar. No se recomienda cortar con navajas en cabellos gruesos o dañados, ya que podrían causar un encrespado incómodo. Los cabellos de textura fina o media y en buenas condiciones pueden cortarse con navaja.

5. Los **flequillos cuadrados** funcionan en todos los largos de cabello. Este flequillo se crea con tijeras y puede llevarse con fuerza o con suavidad. Con un triángulo estándar, divida en secciones el área del flequillo. Luego, cree subsecciones horizontales y cree su guía sin nada de tensión. Una vez completado el flequillo, séquelo con el secador y compruebe que la línea esté equilibrada (**figura 11-116**).

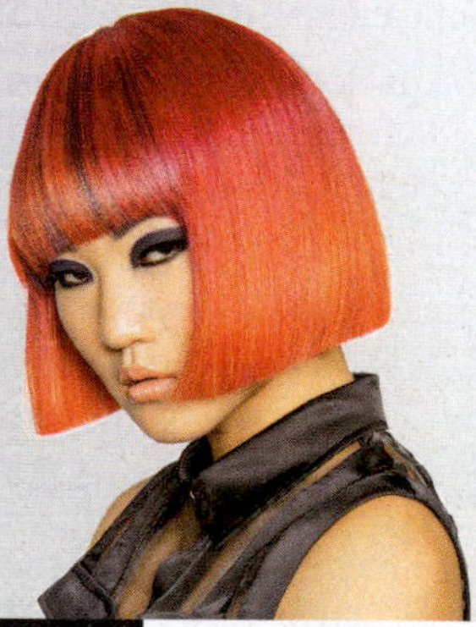

Cabello: Courtney Von Burge; fotografía: Kristen Correa-Flint

Fig. 11-116 Flequillo cuadrado

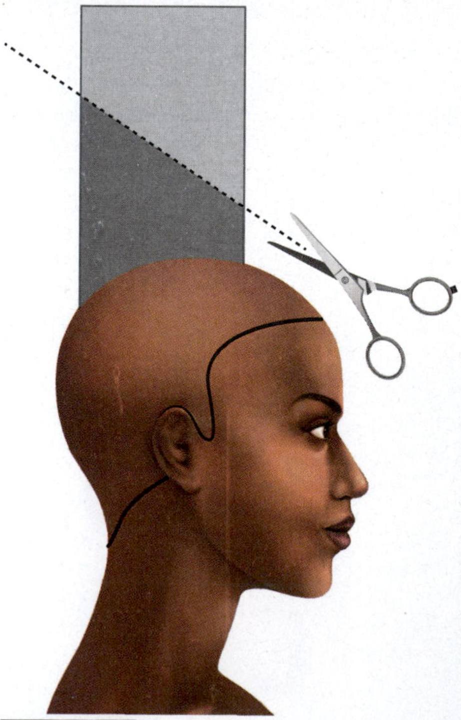

Fig. 11-117 Visualice primero la línea de corte

Corte de deslizamiento

El **corte de deslizamiento** es un método que consiste en cortar el cabello o formar capas deslizando los dedos y la tijera a lo largo del borde del cabello para disminuir el largo. Es útil para eliminar longitudes, armonizar longitudes más cortas con longitudes más largas, hacer capas de cabello muy largo para mantener el peso en el perímetro y crear puntas suaves. El objetivo es cortar en la curva para evitar extremos rectos. Siempre trate de crear un espacio abierto/aire cuando el cabello se sienta pesado. El corte lateral agrega más volumen y textura a los rizos más sueltos y las texturas onduladas. En lugar de abrir y cerrar las tijeras, las mantiene parcialmente abiertas mientras se deslizan a lo largo del borde de la sección. Realice esta técnica solo con el cabello húmedo y con tijeras muy afiladas.

Existen dos métodos para sostener una subsección cuando se realiza un corte de deslizamiento. Visualice la línea sobre la que se desea cortar antes de empezar (**figura 11-117**). En el primer método, se ejerce tensión más allá de la línea de corte para sostener la subsección (**figura 11-118**). En el otro método, se colocan las tijeras sobre los nudillos y se mueven de forma simultánea ambas manos por todo el largo del corte hasta las puntas. Practique está técnica cortando la sección frente a los dedos. Una vez que domine esta técnica y tenga el control de las tijeras, podrá utilizar ambos métodos.

Corte con tijeras sobre peine

La técnica de barbería **tijeras sobre peine** se ha trasladado a la cosmetología. En esta técnica, se sostiene el cabello con la ayuda del peine mientras usa las puntas de las tijeras para recortar el largo. Con la técnica de tijeras sobre peine, se crean efectos en punta muy cortos y se logran cortes de muy cortos a más largos. En la mayoría de los casos, se comienza en el contorno del cuero cabelludo y se trabaja hasta llegar a las puntas más largas.

Utilice esta técnica con el cabello seco para ver exactamente la cantidad que está cortando, lo que lo ayudará a mantener el control.

Levante (eleve) el cabello de la cabeza con el peine y utilícelo como guía. No sostenga el cabello entre los dedos. Mueva simultáneamente el peine y las tijeras sobre la cabeza. Una de las cuchillas debe permanecer quieta y paralela al lomo del peine mientras mueve la cuchilla del pulgar para cerrar la tijera. Corte con un ritmo uniforme. Si detiene el movimiento, producirá escalones o líneas de peso visibles en el cabello. Practique el movimiento simultáneo del peine y las tijeras, pero deje quieta la cuchilla inferior y abra y cierre las tijeras con el pulgar (**figura 11-119**).

Los pasos básicos a la hora de trabajar con la técnica de tijeras sobre peine se resumen como sigue:

1. Párese o siéntese directamente frente a la sección sobre la que esté trabajando. La zona de corte debe quedar a la altura de los ojos.
2. Coloque el peine, con las púas primero, en el contorno del cuero cabelludo y gire el peine para que las púas queden en ángulo hacia fuera de la cabeza (**figura 11-120**).
3. Con la cuchilla fija de la tijera paralela al dorso del peine, mueva el peine hacia arriba de la cabeza y abra y cierre continuamente la cuchilla móvil de forma suave y rápida.
4. Aleje el peine de la cabeza a medida que se llega al área que se va a mezclar para evitar cortar la longitud (peso) (**figura 11-121**).

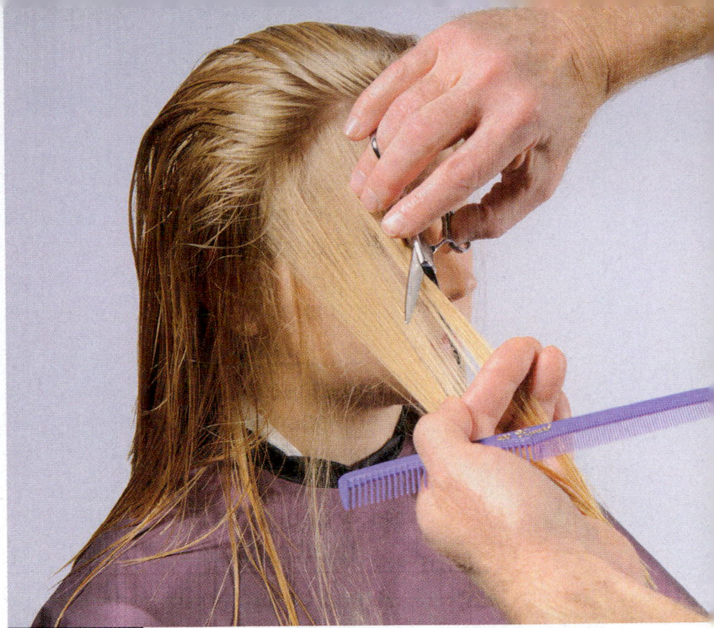

Fig. 11-118 Corte de deslizamiento

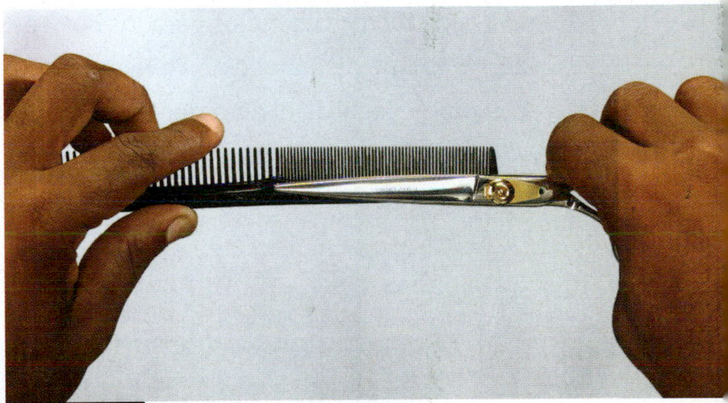

Fig. 11-119 Técnica de tijeras sobre peine

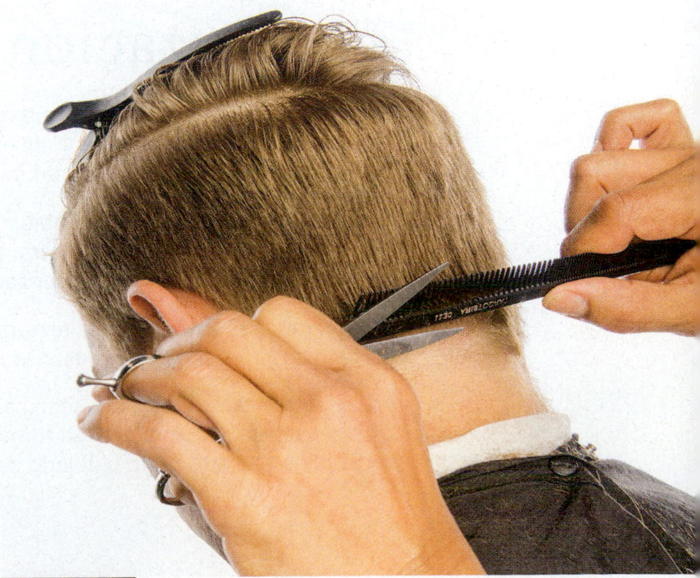

Fig. 11-120 Posición del peine

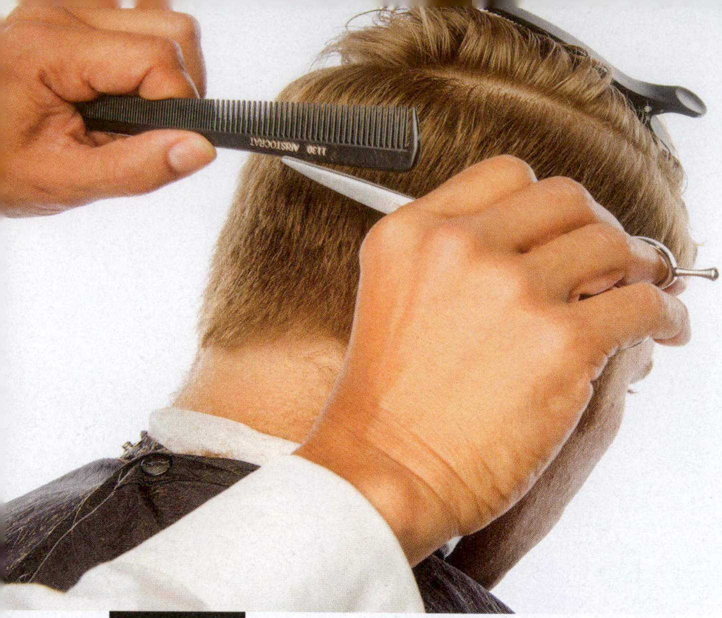

Fig. 11-121 Alcance de la línea de peso

CONSEJOS PARA CORTE CON TIJERAS SOBRE PEINE

- Trabaje con áreas pequeñas a la vez (no más anchas que la cuchilla).
- Comience siempre desde el contorno del cuero cabelludo y continúe a lo largo. Al continuar hacia una nueva área, puede pasar el peine por un área ya cortada.
- Efectúe una partición cruzada trabajando el área en diagonal.
- Utilice un peine de barbero para cortar áreas muy cercanas (por lo general, las patillas y los contornos del cuero cabelludo donde el cabello se corta muy cerca del cuero cabelludo). Use un peine normal para corte cuando trabaje con cabellos más largos.

Verificación

23. ¿Qué técnica es mejor para los cortes con efecto en punta cortos?
24. ¿Qué tipo de cabello no se recomienda cortar con navaja?
25. ¿Cómo localiza el área del flequillo/fleco?
26. Describa el corte de deslizamiento.
27. ¿Cuándo debe evitar cortar un flequillo?

OA 12 Explicar tres técnicas de texturización diferentes realizadas con tijeras.

Texturización

La **texturización** es el proceso que consiste en quitar espesor excesivo sin disminuir el largo. También se puede utilizar para conseguir un efecto dentro del largo del cabello, con resultados ralos o puntiagudos. El término *texturizar* no debe confundirse con la *textura del cabello*, que es el diámetro de la hebra.

Las técnicas para texturizar también pueden agregar o reducir volumen, hacer que el cabello se mueva o para armonizar una zona con otra. También pueden compensar la existencia de varias densidades en la misma cabeza. Se puede texturizar con tijeras de corte, de entresacar o con una navaja.

Existen muchas técnicas para texturizar, y en esta sección, se describen varias de ellas. Practique todas las técnicas para aprender a usarlas con el fin de crear efectos específicos según sea necesario.

Antes de realizar todas estas técnicas, compruebe el patrón de rizado de su cliente, ya que el verdadero largo puede no ser visible en su forma natural. Podría correr el riesgo de cortarlo de manera desigual, cortarlo demasiado corto o dejarlo demasiado largo.

Texturización con tijeras

Hay seis técnicas básicas para texturizar con tijeras.

- El **despunte** es una técnica de texturización que se realiza en las puntas del cabello, con la ayuda de las puntas de las tijeras, para crear un borde discontinuo. Esto se puede realizar en el cabello húmedo para eliminar largo y en el cabello seco para suavizar la línea, eliminar peso y crear un efecto continuo. Es muy fácil de hacer en seco porque el cabello se para y se aleja de sus dedos (**figura 11-122**). En el cabello húmedo (para eliminar largo), sostenga el cabello a una distancia de entre 2,5 cm a 5 cm (1 in a 2 in) de las puntas. Gire la muñeca de modo que las puntas de las tijeras apunten hacia las puntas del cabello. A medida que trabaja toda la sección, mueva el pulgar para abrir y cerrar las tijeras. Cuando cierre las tijeras, aléjelas de los dedos para no cortarse. Acérquelas de nuevo a los dedos cuando las abra. Las tijeras en ángulo más inclinado cortan más cabello y crean un efecto de mayor volumen (**figura 11-123**). En esencia, cortará puntos en el cabello.

  En el cabello seco, un enfoque más vertical (paralelo) de las tijeras suaviza el borde, elimina peso, crea un efecto continuo y quita menos cabello **(figura 11-124**).

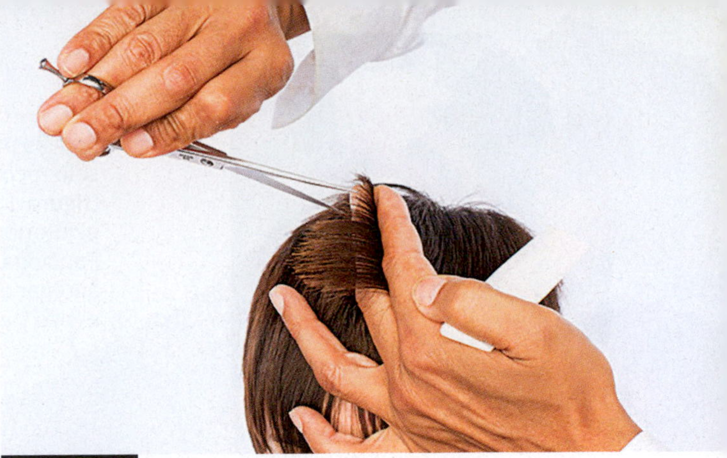

Fig. 11-122 Despunte

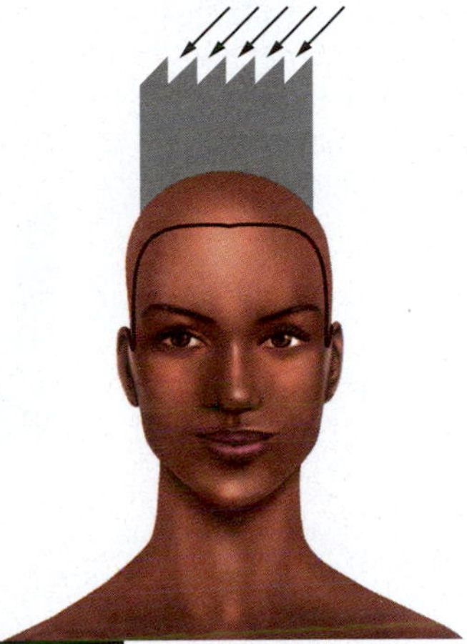

Fig. 11-123 Despunte con ángulo diagonal de las tijeras

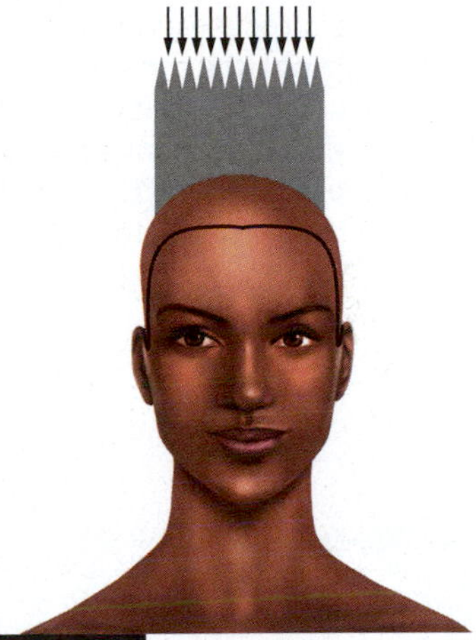

Fig. 11-124 Despunte con ángulo vertical de tijeras

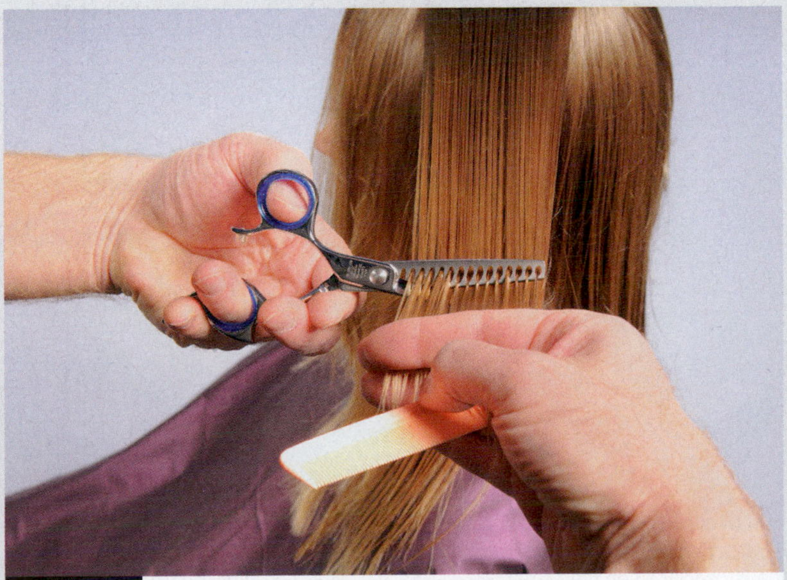

Fig. 11-125 Entresacado con tijeras de entresacado

- El **entresacado** es otra versión del despunte y se puede hacer con tijeras rectas o de entresacado. El entresacado es más agresivo y crea un efecto de mayor volumen. Se realiza en dirección de las puntas. Sostenga la sección de cabello a 7,5 cm (3 in) de las puntas. Coloque las puntas de sus tijeras a unos 5 cm (2 in) de las puntas. Cierre las tijeras mientras las mueve rápidamente hacia los extremos. Si está trabajando en un cabello muy denso, puede repetir el movimiento cada 0,31 cm (⅛ in). Si el cabello es mediano o fino, separe más el entresacado. Esta técnica se puede realizar sobre el cabello mojado o seco (**figura 11-125)**.

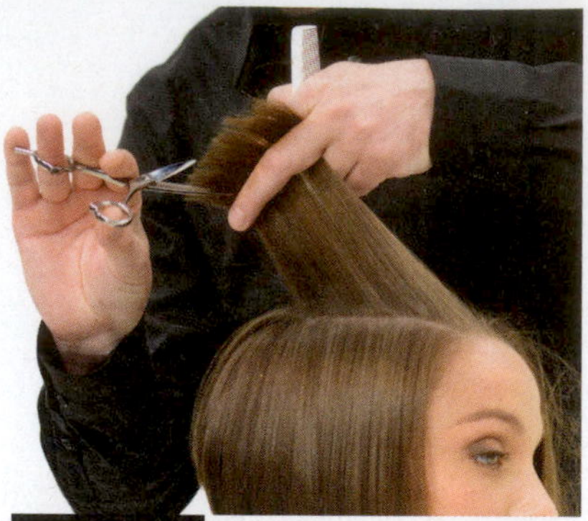

Fig. 11-126 Entresacado a mano alzada con tijeras para corte

- El **entresacado a mano alzada** también se hace con las puntas de las tijeras. No deslice las tijeras, solo recorte partes del cabello a intervalos irregulares (**figura 11-126**). Por lo general, esta técnica se utiliza en el interior de la sección en lugar de usarla en las puntas. Funciona bien en el cabello rizado donde no se necesita agregar demasiadas capas, sino que se quiere liberar el rizo y eliminar un poco de densidad.

- El **escalonado**, también conocido como *desfilado*, es el proceso de reducir volumen del cabello a largos escalonados con tijeras. En esta técnica, el mechón se corta con un movimiento deslizante de las tijeras, en el que se mantienen sus cuchillas parcialmente abiertas (**figura 11-127**). El desfilado reduce volumen y crea movimiento.

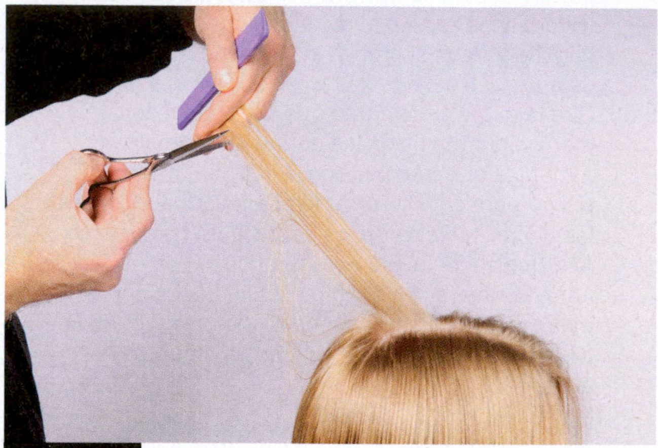

Fig. 11-127 Desfilado

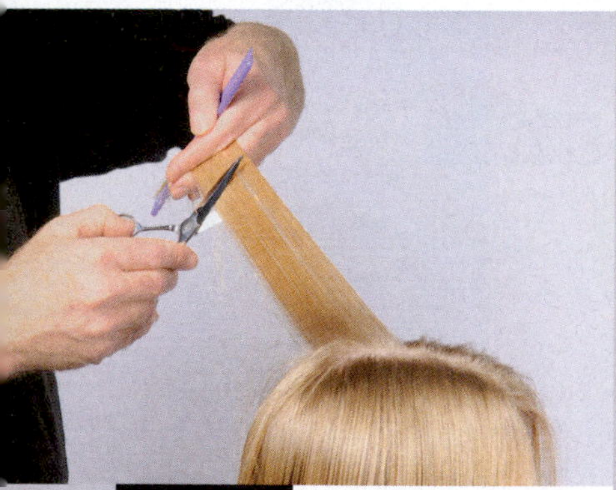

Fig. 11-128 Posición abierta ideal

- La **técnica de deslizamiento** es una técnica que elimina el peso y agrega movimiento a los largos del cabello. Al realizar la técnica de deslizamiento, abra en abanico la sección de cabello que desea cortar y nunca cierre la tijera por completo. Use solo la parte de las cuchillas cercanas al eje. De esta manera, evitará cortar grandes cantidades de cabello (**figuras 11-128** y **11-129**). Esta técnica se puede realizar dentro de una subsección o sobre la superficie del cabello con tijeras para corte o para texturizar (**figuras 11–130** y **11–131**). Para deslizar una subsección elevada, puede trabajar con el cabello mojado o seco. Al realizar la técnica de deslizamiento para quitar peso o en la superficie del corte de cabello, trabaje con el cabello seco para ver qué cantidad se quita.

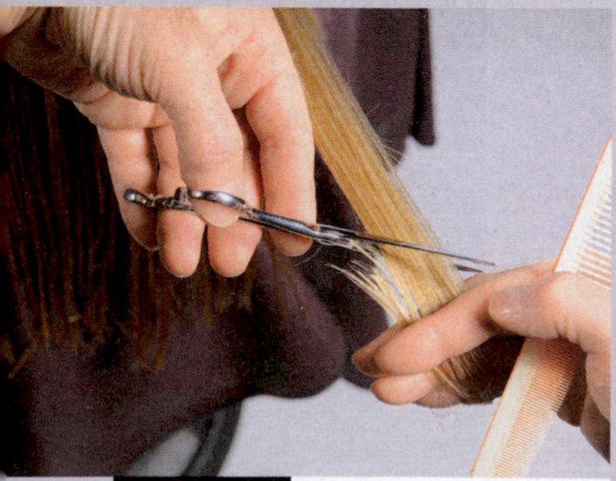

Fig. 11-129 Técnica de deslizamiento con tijera

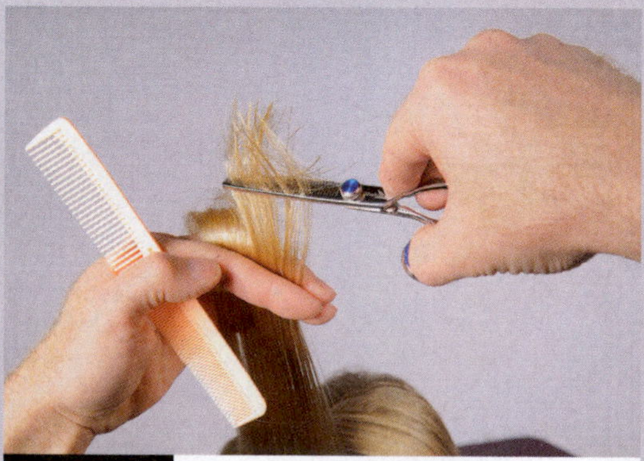

Fig. 11-130 Técnica de deslizamiento en una subsección con tijeras para dar textura

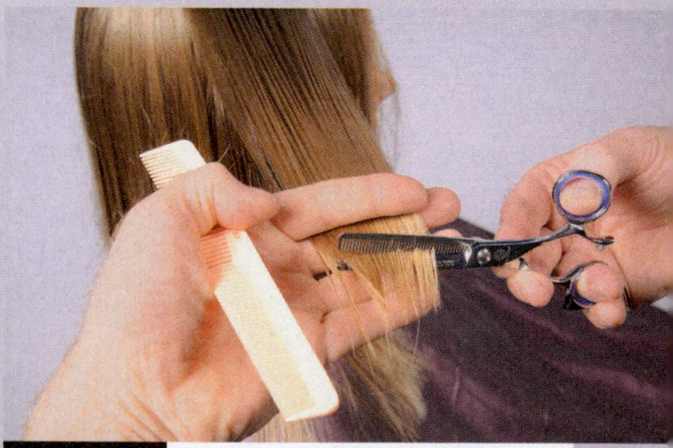

Fig. 11-131 Técnica de deslizamiento en una superficie con tijeras para dar textura

- El **tallado** es una versión de la técnica de deslizamiento que crea una separación visual en el cabello. Funciona mejor en cabellos cortos de 4 cm a 7,5 cm (1,5 in a 3 in) de largo. Coloque la cuchilla fija en el cabello y apóyela sobre el cuero cabelludo. Mueva las tijeras por el cabello, pero ábralas con cuidado y ciérrelas de forma parcial mientras las mueve, logrando así tallar las áreas (**figura 11-132**). Cuanto más horizontales coloque las tijeras, más cabello cortará. Cuanto más verticales las coloque, menos cabello cortará.

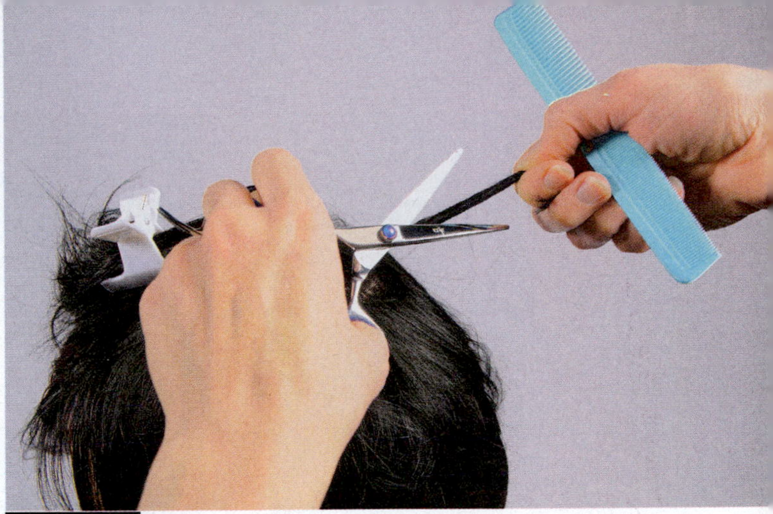

Fig. 11-132 Tallado de una sección torcida de cabello para eliminar volumen

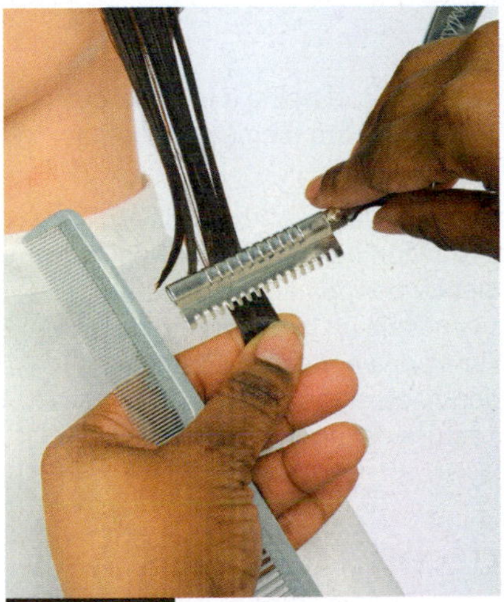

Fig. 11-133 Afilado del cabello con una navaja

Al tallar las puntas, puede añadir textura y separación al perímetro de un corte de cabello. Para ello, sujete las puntas de un pequeño mechón de cabello entre los dedos pulgar e índice, y talle en la superficie del mechón. Comience por tallar a unos 7,5 cm (3 in) de las puntas, en dirección a los dedos.

Texturización con navaja

La texturización con una navaja se logra a través de los siguientes métodos.

- **Eliminación de peso para afilar las puntas.** Utilice la navaja para eliminar peso y afilar las puntas del cabello. Sobre el cabello húmedo, sujete la sección fuera de la cabeza con los dedos en las puntas. Coloque la navaja en forma plana sobre el cabello, a una distancia de 5 cm a 7,5 cm (2 in a 3 in) de los dedos. Pase suavemente la navaja y retire del área una "lámina" delgada de cabello (**figura 11-133**). De esta manera, se afilan las puntas de la sección. Utilice esta técnica en cualquier área del corte donde se desee lograr este efecto.

- **Técnica de deslizamiento** a mitad del tallo. Utilice esta técnica sobre el cabello húmedo, en toda la sección o en las puntas. Cuando trabaje en la parte media de la subsección, peine el cabello desde la cabeza y sujételo con los dedos cerca de las puntas. Con la punta de la navaja, corte trozos de cabello. Cuanto más vertical sea el movimiento, menos cabello cortará; cuanto más horizontal sea el movimiento, más cabello cortará. Con esta técnica, se elimina peso de la subsección y se brinda más libertad de movimiento (**figura 11-134**).
- **Técnica de deslizamiento alzada con navaja en las puntas.** También puede utilizar la técnica de deslizamiento en los extremos del cabello para obtener un perímetro más suave o crear separación en toda la forma (**figura 11-135**). Para crear un perímetro suave, sostenga las puntas de un pequeño mechón de cabello con las yemas de los dedos. Comience a unos 7,5 cm (3 in) de los dedos y deslice una parte en dirección a ellos (**figura 11-136**).
- **Navaja sobre peine.** En esta técnica, el peine y la navaja se utilizan en la superficie del cabello, lo que suaviza las líneas de peso y hace que el cabello quede más cerca de la cabeza. Esta técnica se emplea en particular para cortes más cortos. Para realizar esta técnica, primero debe colocar el peine dentro del cabello, con los dientes hacia abajo, unos 7,5 cm (3 in) por encima del área en la que trabajará. Realice pequeñas y suaves pasadas

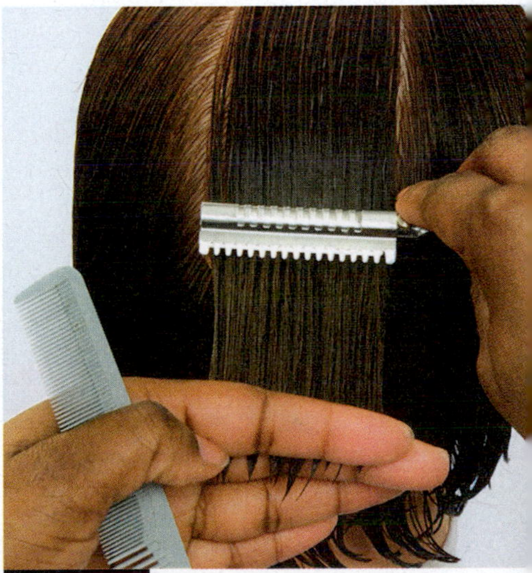

Fig. 11-134 Técnica de deslizamiento a mitad del tallo para quitar peso

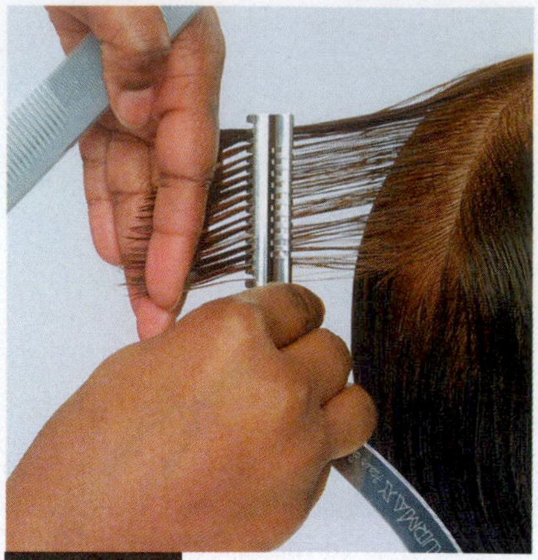

Fig. 11-135 Técnica de deslizamiento en las puntas para crear separación en toda la forma

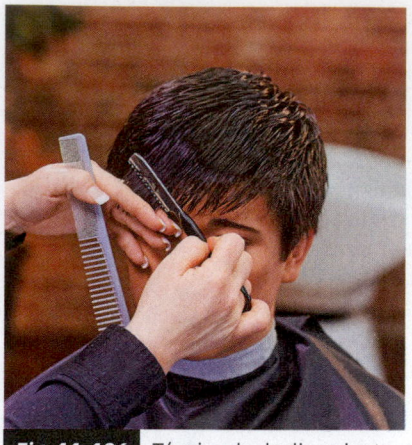

Fig. 11-136 Técnica de deslizamiento en las puntas para crear un perímetro suave

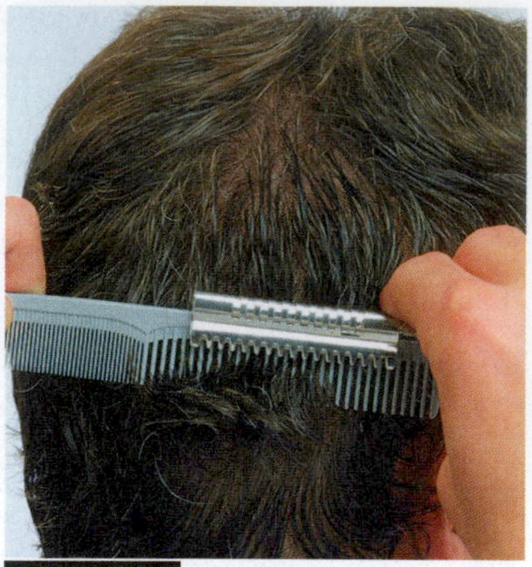

Fig. 11-137 Técnica de navaja sobre peine

sobre la superficie del cabello con la navaja. Baje el peine a medida que baja la navaja (**figura 11-137**). Esta es una excelente técnica para afilar el área de la nuca o aligerar líneas de peso.

- **Rotación de la navaja**. Esta técnica es muy similar a la de navaja sobre peine. La diferencia es que con la rotación de la navaja se realizan pequeños movimientos circulares. Comience por peinar el cabello en la dirección en la que se moverá. Coloque la navaja en la superficie del cabello. Luego, deje que el peine siga a la navaja por el área que acaba de cortar. A continuación, peine la sección hacia atrás o sobre una nueva sección. De esta manera, se suaviza la textura del área y se orienta la dirección del corte (**figura 11-138**).

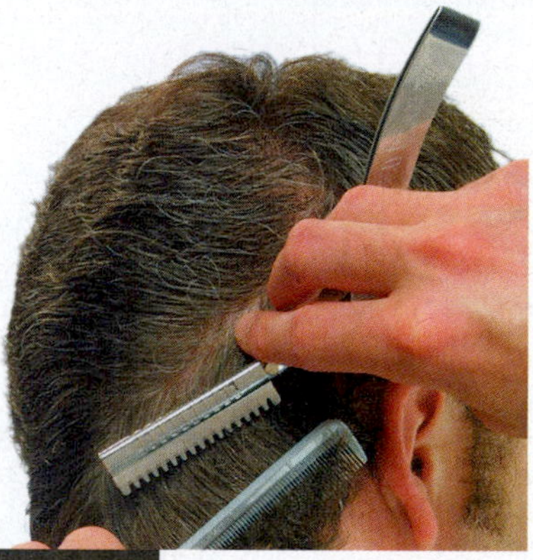

Fig. 11-138 Rotación de la navaja

¡Atención!

Al reducir el volumen del cabello o texturizarlo, tómese su tiempo y determine la cantidad de cabello que se va a eliminar. Una vez que se corta el cabello, es imposible reemplazarlo. Si corta demasiado, puede tener dificultades para lograr el peinado deseado.

Texturización con tijeras de entresacar

La texturización con tijeras de entresacar se realiza de la siguiente manera:

- **Reducción de volumen (entresacado).** Las tijeras de entresacar se diseñaron en un principio para entresacar el cabello y armonizarlo. A muchos clientes les da temor la frase *reducir volumen*. *Eliminar volumen* o *quitar peso* pueden ser mejores opciones. Cuando se utilicen las tijeras de corte fino para este fin, siga la misma división de secciones que la utilizada en el corte de cabello. Aleje la subsección de la cabeza para peinarla y córtela con las tijeras de entresacar a unos 10 cm a 12,5 cm (4 in a 5 in) del cuero cabelludo. Para cabellos más largos, es posible que deba repetir el proceso a medida que se mueve hacia los extremos. En cabellos de textura gruesa, permanezca más alejado del cuero cabelludo, ya que, en ocasiones, los cabellos más cortos pueden asomarse a través del corte. En cortes rectos, evite reducir volumen de las superficies superiores, ya que se podrían ver líneas en los lugares en los que se utilizaron las tijeras de entresacar. Cuando trabaje con cabello rizado, utilice la técnica de entresacado a mano alzada.
- **Eliminación de peso de las puntas.** También se pueden utilizar las tijeras de entresacar para reducir el volumen de las puntas. Funciona bien en muchas texturas de cabello, tanto en cabellos finos como gruesos.

Sirve para afilar el perímetro de cortes escalonados y rectos. Aleje de la cabeza cada subsección, coloque las tijeras de entresacar inclinadas y ciérrelas unas cuantas veces en dirección a las puntas (**figura 11-139**).

- **Técnica de tijeras sobre peine con tijeras de entresacar.** Esta técnica es útil para armonizar líneas de peso de cabellos de textura fina, pero también puede utilizarse en cabellos gruesos y densos que sean muy cortos, en especial en los costados y la nuca. Con esta técnica, el cabello quedará más pegado a la cabeza.
- **Otras técnicas con tijeras de entresacar.** Toda técnica de texturización que se realiza con tijeras comunes para corte también se puede hacer con tijeras de entresacar. Cuando trabaje en cabello muy fino, intente usar tijeras de entresacado para realizar las técnicas de tallado, despunte y deslizamiento. De esta manera, evita la sobretexturización y la eliminación de demasiado peso.

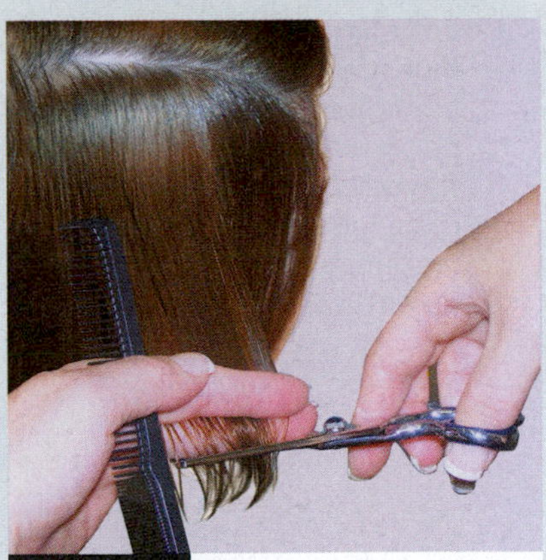

Fig. 11-139 Reducción de volumen en las puntas con tijeras para texturizar

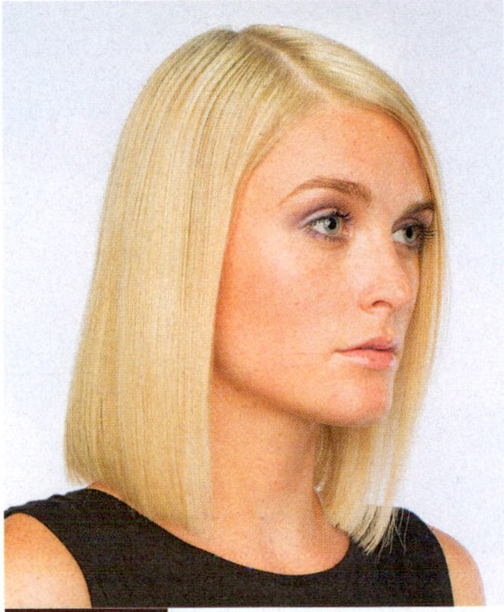

Fig. 11-140 Corte recto sin texturizar

Cortes básicos mejorados con técnicas de texturización

Analice estos tres cortes de cabello básicos y compruebe cómo las técnicas de texturización pueden cambiar el aspecto de un corte de cabello.

- En la **figura 11-140,** se muestra el corte recto sin la técnica de deslizamiento con navaja a mano alzada; en la **figura 11-141,** el corte recto con la técnica de deslizamiento con navaja a mano alzada.
- En la **figura 11-142,** se muestra el corte escalonado sin la técnica de deslizamiento con navaja a mano alzada; en la **figura 11-143,** el corte recto con la técnica de escalonado con navaja a mano alzada.

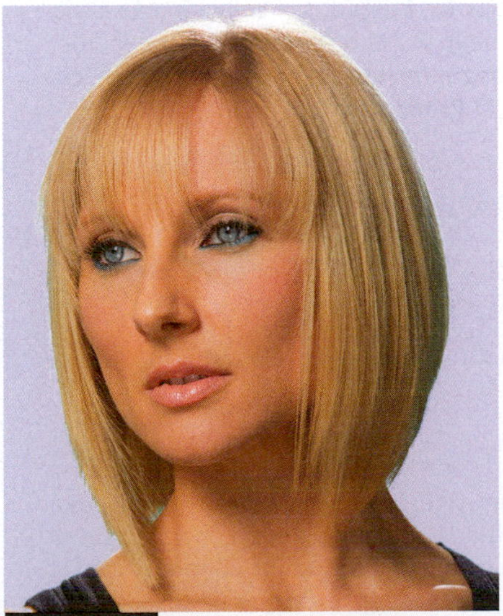

Fig. 11-141 Corte recto texturizado

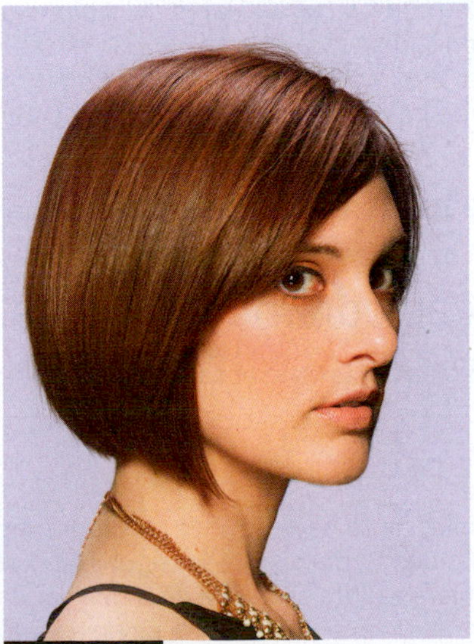

Fig. 11-142 Corte escalonado sin texturizar

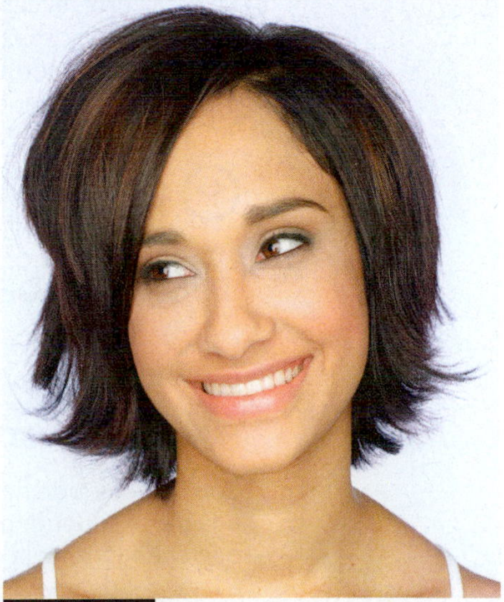

Fig. 11-143 Corte escalonado texturizado

- En la **figura 11-144,** se muestra el corte en capas uniformes sin la técnica de texturización; en la **figura 11-145,** el mismo corte luego de entresacar las puntas y entresacar a mano alzada en el interior.

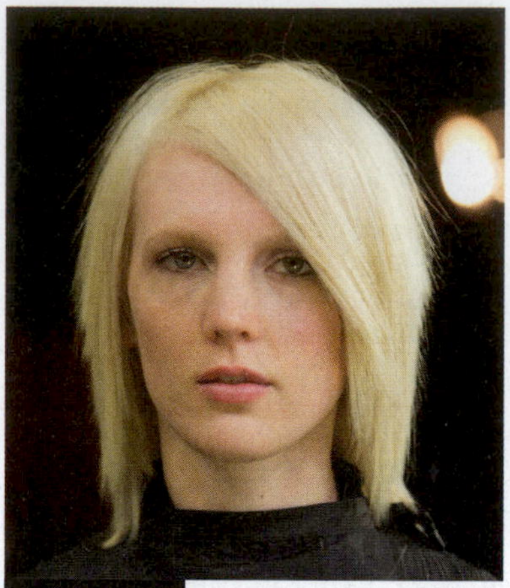

Fig. 11-144 Corte en capas uniformes antes de texturizar

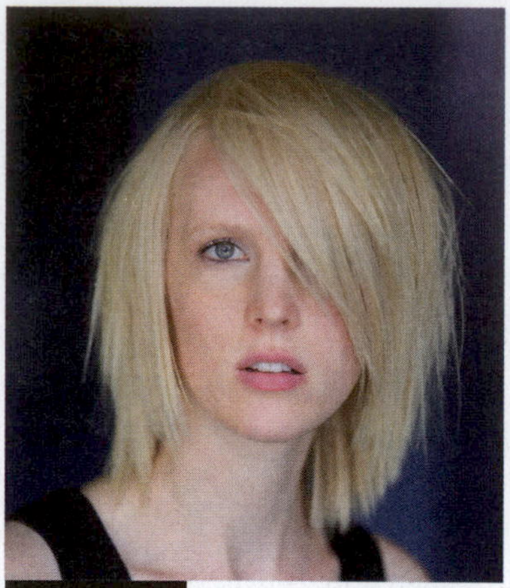

Fig. 11-145 Corte en capas uniformes texturizado

Verificación

28. ¿Qué otro nombre recibe el desfilado?
29. ¿Qué es el tallado?
30. ¿Qué técnica de corte de texturización funciona bien en el cabello rizado?
31. Describa el despunte.
32. ¿Cuál es la diferencia entre navaja sobre peine y rotación de la navaja?

OA 13 Explicar los estilos y las técnicas de corte con maquinilla.

Corte básico con maquinillas

En este corte, el cabello se corta al ras a lo largo de la parte inferior y los costados, y se hace más largo al subir por la cabeza. Con la distancia entre el peine y el cuero cabelludo, se determina la cantidad de cabello que se cortará. La maquinilla puede colocarse en forma horizontal, vertical o diagonal. Siga los pasos para realizar el corte básico de la maquinilla que figuran en el **Procedimiento 11-5**.

Ⓟ 11-5: Corte básico con maquinilla *Consulte la página 335*

Técnicas básicas con maquinilla

Las técnicas básicas con maquinillas son el corte con maquinilla sobre peine y el corte con protectores accesorios.

MAQUINILLA SOBRE PEINE

Con la técnica de maquinilla sobre peine, puede cortar el cabello muy cerca del cuero cabelludo y crear una parte superior plana o una forma cuadrada **(figura 11-146)**. Utilice el peine de la misma manera que cuando trabaja con tijeras sobre peine. La diferencia principal es que la maquinilla se mueve de lado a lado del peine, lo que requiere mantener fijo el peine mientras corta. El ángulo en que se sostiene el peine determina la cantidad de cabello que se elimina.

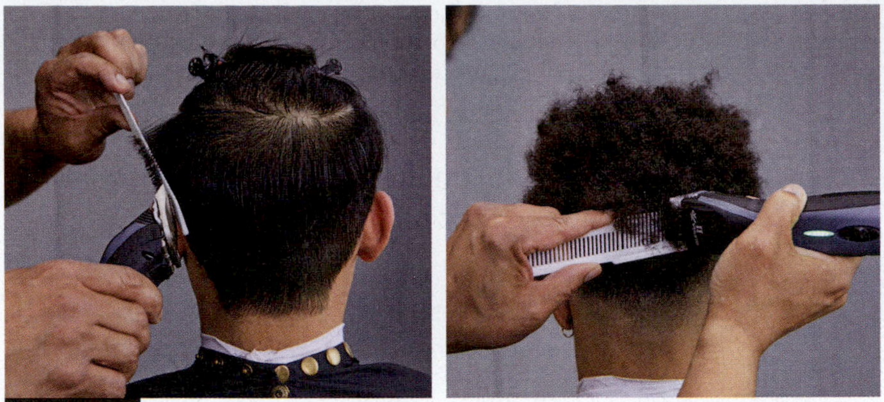

Fig. 11-146 Técnicas de maquinilla sobre peine en cabello liso y rizado

Curiosidades

Consulta de peinado: corte de cabello con maquinilla

Obtenga detalles de su cliente. Tenga en cuenta estas preguntas:

- *¿Qué largo le gustaría en la parte superior?*
- *¿Quiere el cabello más corto a los lados y atrás, y más largo en la parte superior?*
- *¿Le gustaría que se cortara por encima de las orejas?*
- *¿Tiene algún aspecto que le preocupe?*
- *¿Tiene algún cambio de dirección del crecimiento que le suelen cortar demasiado corto?*
- *¿Cómo le gustaría la forma del escote (cuadrado, redondo, en punta/natural)?*
- *¿Cómo le gustaría que dejara el contorno del cuero cabelludo (afilado/armonizado/natural)?*

Las maquinillas son más precisas si se utilizan sobre el cabello levemente húmedo. Utilice el selector de la maquinilla o el protector numerado para variar la distancia entre la maquinilla y la cabeza. En el caso de la técnica de maquinilla sobre peine, realice lo siguiente:

1. Párese directamente frente a la sección sobre la que esté trabajando. La zona de corte debe quedar a la altura de los ojos.
2. Coloque los dientes del peine dentro del contorno del cuero cabelludo de manera que los dientes formen un ángulo con respecto a la cabeza. Trabaje siempre en contra del patrón de crecimiento del cabello para asegurarse de que el cabello se levante de la cabeza y se corte parejo.
3. Sostenga el peine fijo y corte el largo sobre él, moviendo las maquinillas de derecha a izquierda. (Si es zurdo, mueva las maquinillas de izquierda a derecha).
4. Si bien los movimientos deben ser fluidos, recuerde detenerse momentáneamente para cortar la sección. Retire el peine del cabello y comience de nuevo el movimiento, con la sección anteriormente cortada como su sección guía. Continúe cortando cabeza arriba para obtener el peso o largo.

CORTE USANDO MAQUINILLA CON PROTECTORES

El uso de protectores es una forma rápida y fácil de crear cortes muy cortos. Con práctica, podrá crear muchas formas diferentes gracias al corte con maquinilla con protectores. Por ejemplo, puede utilizar la guía de 0,63 cm (¼ in) sobre la nuca y los costados. Luego, puede cambiar a la guarda de 1,25 cm (½ in) al llegar al área parietal. De esta manera, se mantendrá un mayor largo en el área parietal. Esta técnica produce una forma cuadrada.

Rebajado

El **rebajado** es un corte en punta en el que el cabello pasa de un largo al siguiente, lo que crea un aspecto difuminado sin líneas definidas. En esta técnica, se combina el arte con el conocimiento de las herramientas para lograr los mejores resultados. Hay muchos estilos de rebajado, incluido el corte rebajado al ras en el que comienza sobre la piel. Otros ejemplos son los rebajados altos, los rebajados bajos y los rebajados en la sien. Debe practicar mucho para aprender a realizar un corte rebajado. Los cabellos gruesos, los oscuros y los muy rizados requieren una consideración especial. Antes de cortar el cabello con textura, péinelo o cepíllelo para identificar el patrón de rizado y la dirección

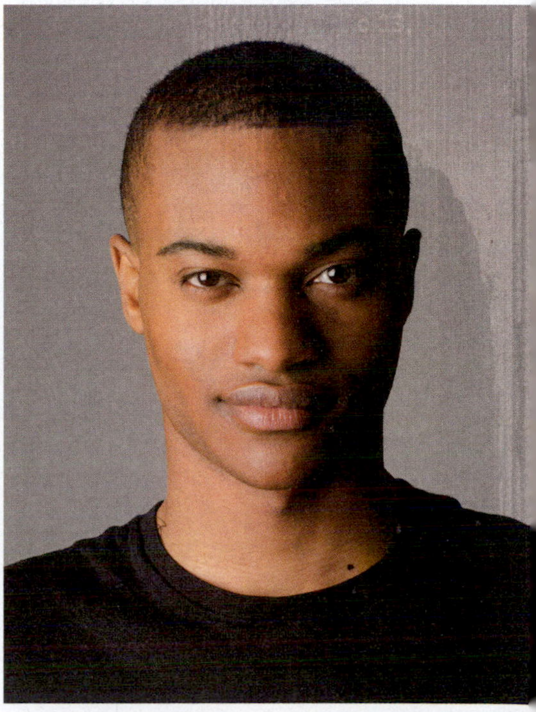

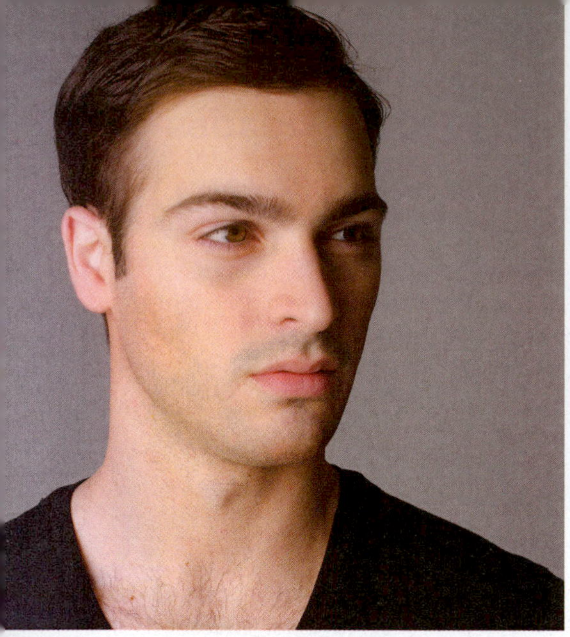

de crecimiento. De esta manera, puede determinar la configuración de la maquinilla, la selección del protector y la técnica de corte adecuada. Siga los pasos para realizar un rebajado que figura en el **Procedimiento 11-6 o el 11-7**.

Ⓟ 11-6: Rebajado con efecto en punta en cabello lacio *Consulte la página 339*

Ⓟ 11-7: Rebajado clásico en cabello rizado *Consulte la página 345*

Corte en línea

En el corte en línea, se forman líneas rectas o ángulos marcados en el contorno natural del cuero cabelludo para cambiarle el aspecto actual. Se puede crear con maquinillas o cortadoras. Esta es una técnica avanzada. Practique solo después de adquirir experiencia en corte de cabello.

CONSEJOS PARA CORTAR CON MAQUINILLA

- Trabaje siempre en contra de los patrones de crecimiento natural, sobre todo en la nuca en cabellos con poco rebajado y más lacios. De este modo, se asegura de levantar el cabello de la cabeza y de cortarlo de manera uniforme.
- La dirección de la maquinilla cambia según si corta cabello grueso, lacio o con textura.
- Trabaje siempre con secciones pequeñas. Cuando use la técnica de maquinilla sobre peine, no trate de cortar a todo lo largo del peine. El área de corte no debe ser mayor de 7,5 cm (3 in).
- Al utilizar la técnica de maquinilla sobre peine, el ángulo del peine determina el largo. Si el peine está siempre paralelo a la cabeza, cortará el cabello a la misma longitud a medida que avanza sobre esta. Si al avanzar inclina el peine con respecto a la cabeza, comenzará a aumentar el largo.

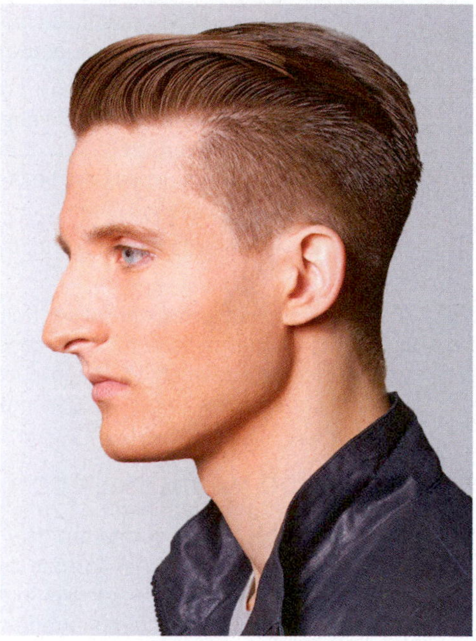

Curiosidades

Consulta de peinado: corte de cabello rebajado

Obtenga detalles de su cliente. Tenga en cuenta estas preguntas:

- *¿Qué largo le gustaría mantener en la parte superior?*
- *¿Qué tan cerca le gustaría que estuviera el rebajado?*

Verificación

33. ¿Qué es un corte con maquinilla?

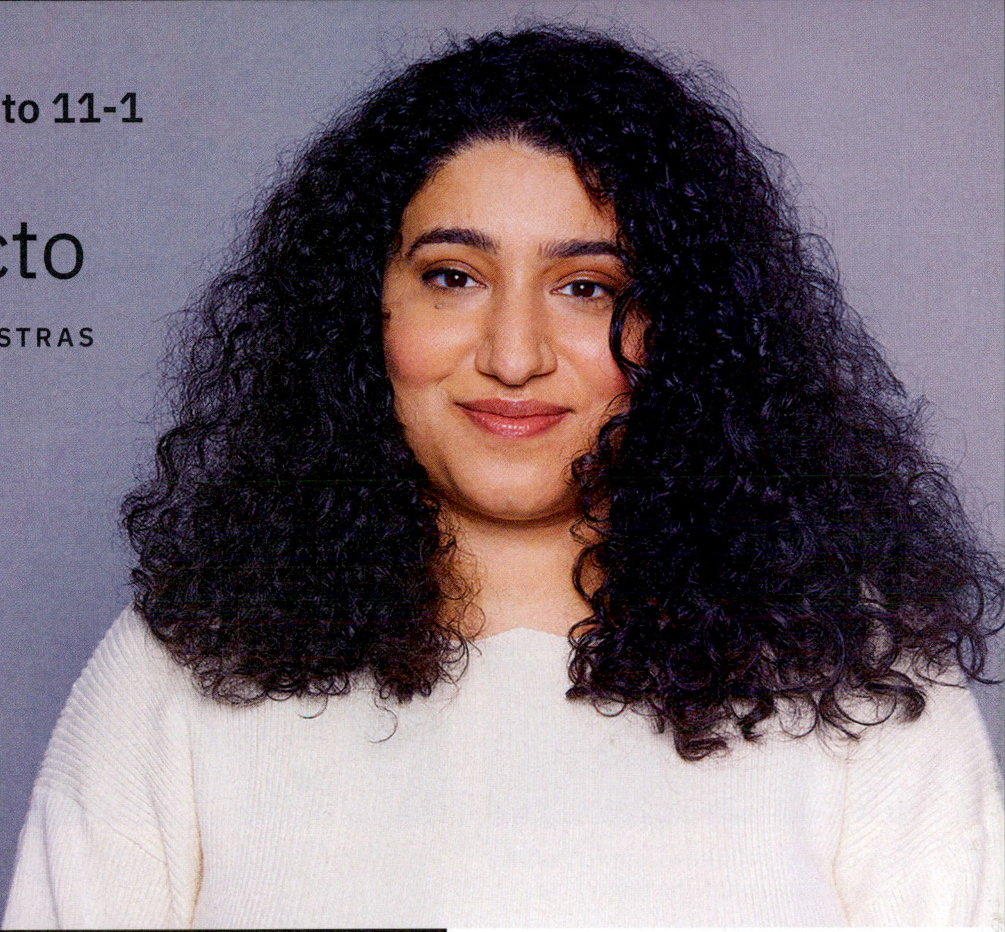

Ⓟ Procedimiento 11-1

Corte recto

PARA PERSONAS DIESTRAS

IMPLEMENTOS Y MATERIALES

- Secador y concentrador
- Cepillo de estilo clásico
- Capa de corte
- Peine de corte o peine multiuso (con medidas en el lomo)
- Difusor
- Tijeras para corte de cabello
- Banda para el cuello
- Pinzas para dividir en secciones
- Champú y acondicionador (acondicionador sin enjuague para desenredar el cabello rizado)
- Capa para lavado con champú
- Atomizador con agua
- Producto de peluquería para el acabado
- Toallas
- Peine de dientes anchos

PREPARACIÓN

Antes de comenzar, realice el Ⓟ **10-1 Procedimiento previo al servicio**. Ajuste sus pasos en función del aspecto deseado.

Durante la consulta, siga estos pasos:

- Determine si el corte se hará en seco o en húmedo en función del servicio de acabado que desee el cliente (llevarlo liso o rizado en su caída y patrón de rizado natural).
- Al cortar el cabello rizado en su estado natural, recuerde utilizar una tensión de ligera a moderada.
- Si el cliente desea una longitud precisa, se recomienda alisar el cabello rizado antes de cortarlo.

DURACIÓN ESTIMADA

30-45 MIN

1

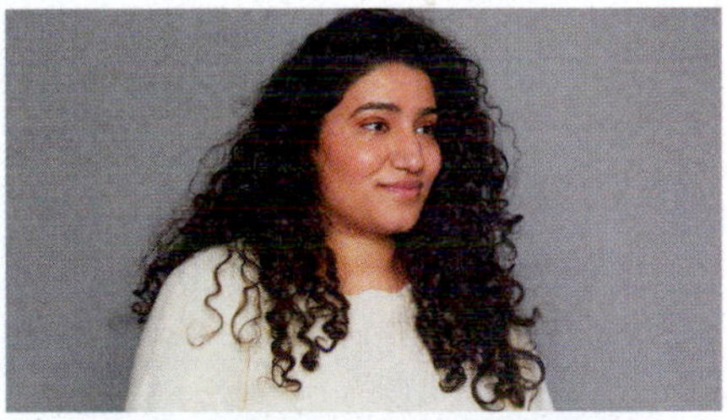

Evalúe la textura del cabello del cliente en busca de rizos, ondas y patrones de crecimiento.

2

Cubra al cliente para el lavado con champú. Consulte el Procedimiento 10-3 Preparación del cliente.

3

Lave con champú y aplique acondicionador si es necesario. Para obtener instrucciones detalladas, consulte el Procedimiento 10-5 Lavado con champú y acondicionador básicos.

4

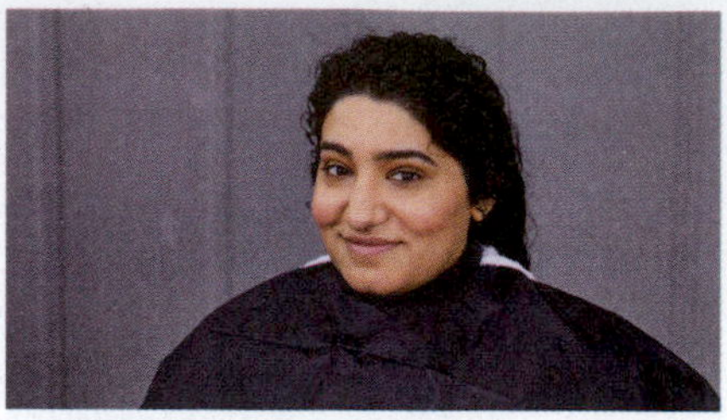

Acompañe al cliente al sillón de peinado y cámbiele la cobertura. Colóquele al cliente una banda para el cuello. Ponga una capa sobre la banda para el cuello o la toalla y abróchela por detrás. Doble la banda para el cuello o la toalla hacia abajo sobre la capa para que esta no toque la piel del cliente.

5

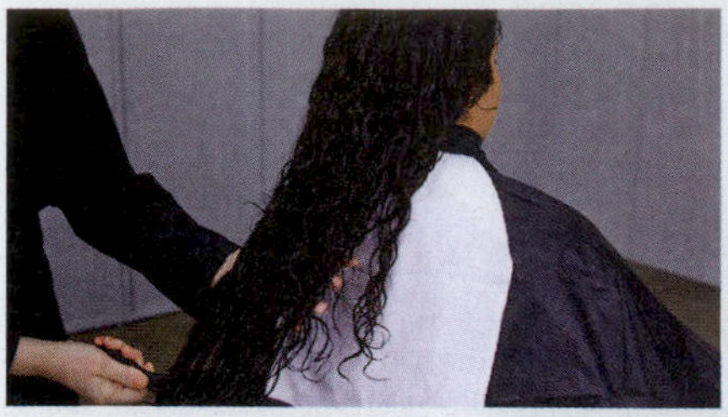

Desenrede el cabello con un cepillo desenredante o un peine de dientes anchos.

6

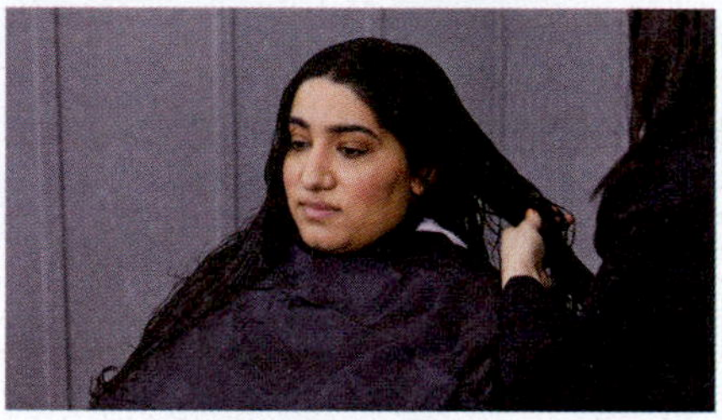

Separe el cabello en el centro y utilice la nariz como punto de referencia.

7

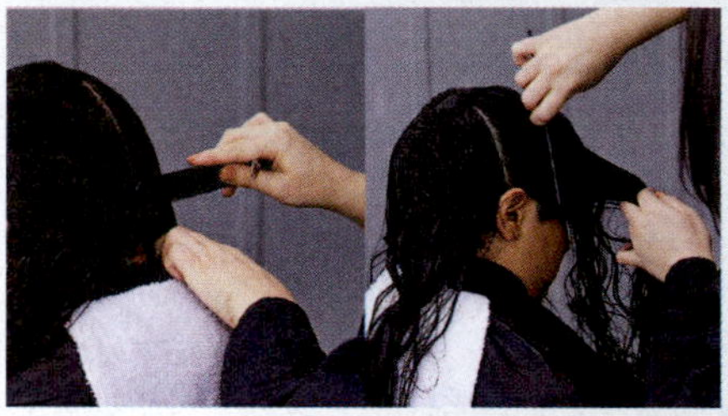

Divida una sección desde la parte frontal del contorno del cuero cabelludo hasta la nuca. Coloque el peine detrás de la oreja y divida en secciones desde detrás de la oreja derecha hasta el vértice y, luego, hacia la oreja izquierda. Recuerde ajustar la tensión si el cabello es rizado. Asegure las secciones izquierda y derecha con pinzas.

8

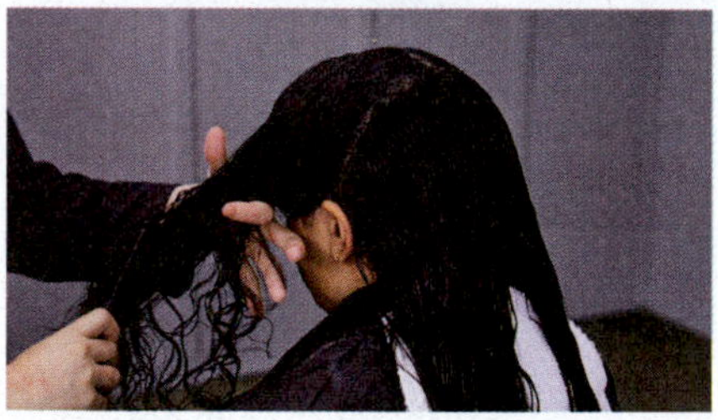

Coloque el peine en la parte superior de la oreja y divida en secciones directamente hacia la oreja opuesta. El cabello que quede por encima del peine se distribuirá en las dos secciones delanteras. El cabello que quede por debajo del peine se distribuirá en las dos secciones traseras. Ahora debería haber cuatro cuadrantes con las dos secciones posteriores desde la parte superior de la oreja hasta la nuca. Nota: Cuando se trabaja en un maniquí, el área por encima de la oreja y hacia la nuca se considera la sección trasera.

9

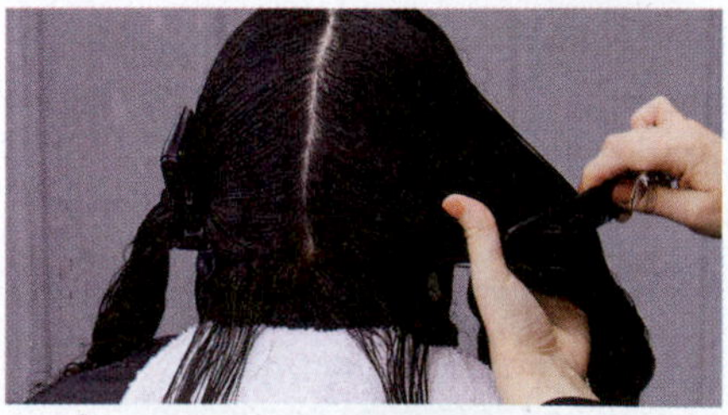

Desde el cuadrante trasero izquierdo, cree una sección horizontal o con forma de herradura de 0,63 cm a 1,25 cm (¼ in a ½ in) de izquierda a derecha. Peine el cabello desde el cuero cabelludo hasta las puntas con una elevación de 0°, con los dedos índice y medio para controlar el cabello.

(10)

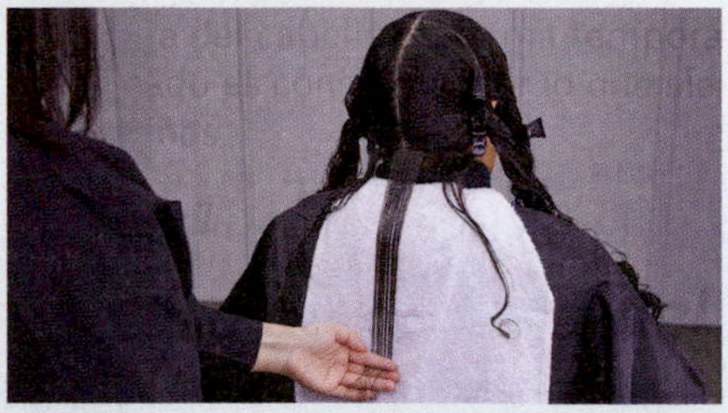

Cree la sección de guía. Para la sección posterior, corte desde el centro hacia una oreja y, luego, de vuelta al centro hacia la oreja opuesta. Al cortar el cabello rizado en su estado natural, recuerde utilizar una tensión de ligera a moderada. No cambie la dirección natural del cabello. Utilice la caída natural del cliente con divisiones horizontales o con forma de herradura. Para lograr una línea recta, haga que el cliente mantenga la cabeza recta y las piernas sin cruzar. Mantenga las tijeras y el peine en posición horizontal mientras corta y aplique una buena destreza con los dedos.

(11)

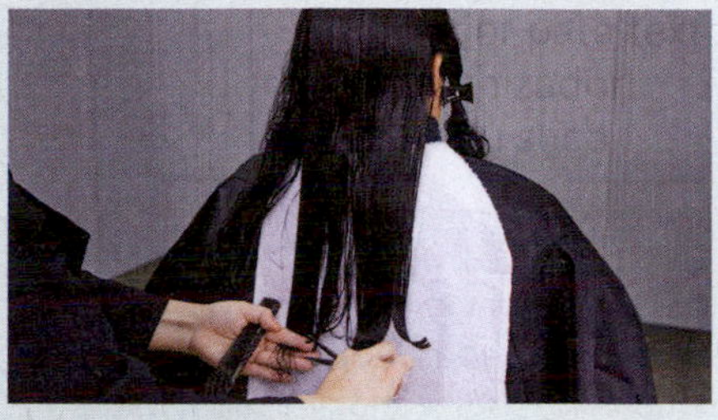

Siga agregando subsecciones de 0,68 cm a 1,25 cm (¼ in a ½ in) hasta completar los dos cuadrantes traseros. Para evitar crear elevación en este corte, mantenga los dedos y las tijeras muy cerca de la cabeza o la espalda del cliente mientras corta. Cuanto más aleje las manos del cliente, más elevación creará en el corte.

(12)

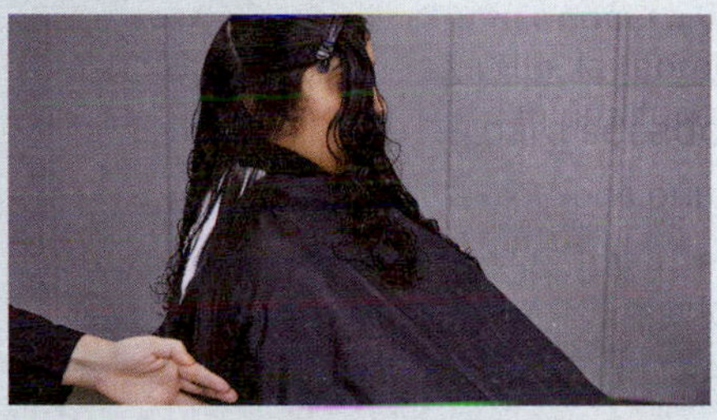

Hacia el cuadrante frontal derecho, siga realizando subsecciones de 1,25 cm a 0,68 cm (½ in a ¼ in) mediante el corte horizontal con el uso de la guía anterior del cuadrante posterior derecho. Mantenga la parte central.

(13)

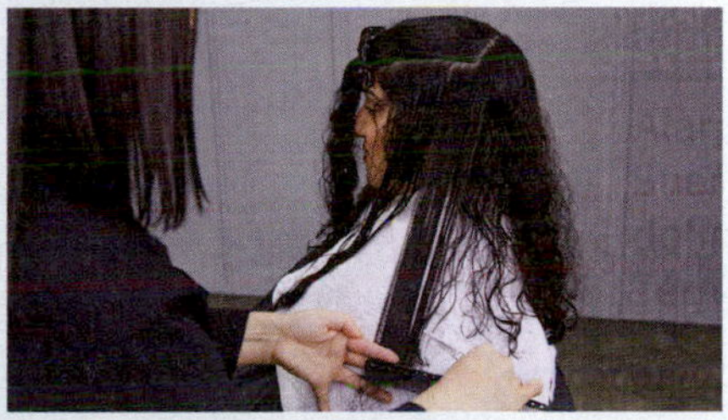

Diríjase al cuadrante delantero izquierdo y repita los pasos con secciones horizontales o con forma de herradura a lo largo de todo el corte. Utilice la guía anterior de la sección trasera o la sección detrás de la oreja para continuar con el corte de cabello. Recuerde usar menos tensión y dejar la longitud más larga para tener en cuenta el encogimiento cuando trabaje en cabello rizado.

(14)

Una vez que haya finalizado el corte de cabello, comience en la parte posterior central y peine desde el cuero cabelludo hasta las puntas. Asegúrese de que el cabello esté a 0° sin elevación.

(15)

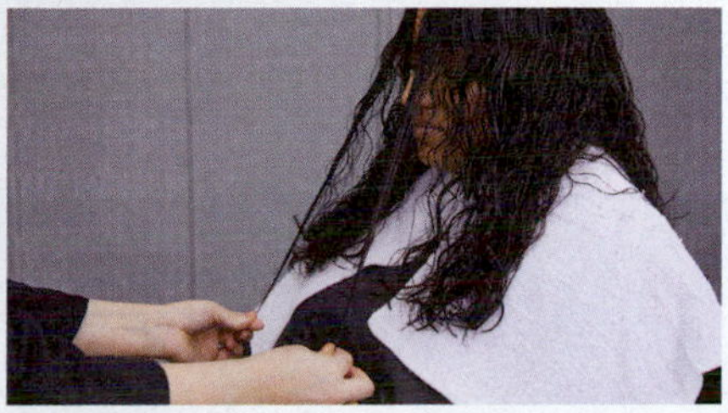

Párese frente a su cliente y, a partir del cuero cabelludo, mida lentamente el lado derecho e izquierdo del corte de cabello. Ajústelo en consecuencia.

(16)

Con el fin de secar el cabello para el peinado final, siga estos pasos:

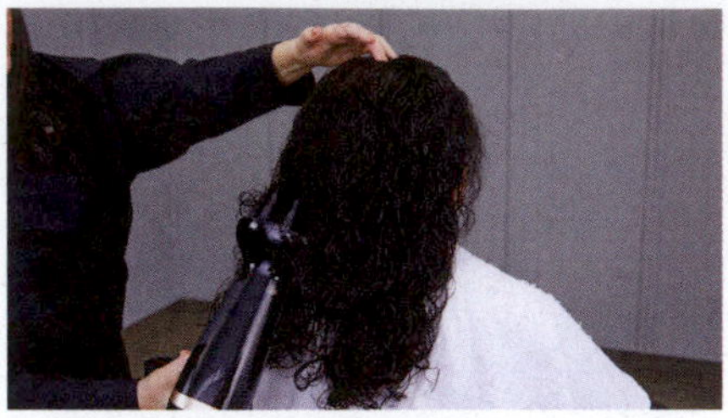

a. Si el cabello se va a peinar de forma rizada, añada el producto de peinado, aplíquelo por todo el cabello con las manos y séquelo con un difusor.

b. Si va a peinar el cabello de forma lisa, séquelo con secador para que quede lacio y suave. Utilice un cepillo para peinar a fin de dividir el cabello en secciones de la misma manera en que lo cortó. No utilice un cepillo redondo, ya que crea una curvatura en las puntas del cabello, lo que dificulta la comprobación de la línea.

(17)

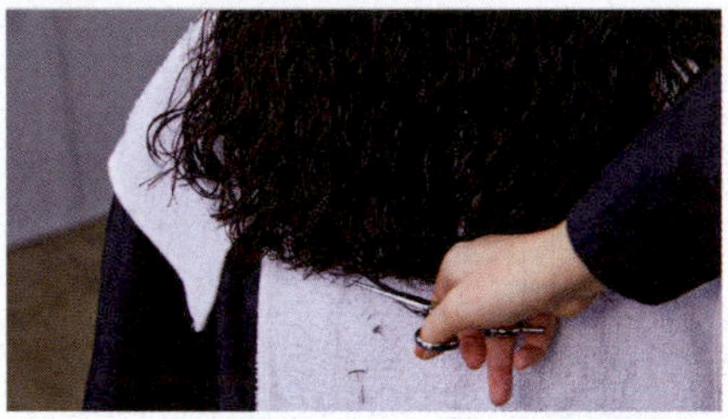

Una vez que el cabello esté seco, verifique de manera visual si hay una línea horizontal alrededor de la cabeza y limpie la línea del perímetro según sea necesario. Con los dientes anchos del peine de corte, peine el cabello hasta su caída natural y limpie la línea de la melena. Asegúrese de no crear una nueva guía para no cortar su línea.

(18)

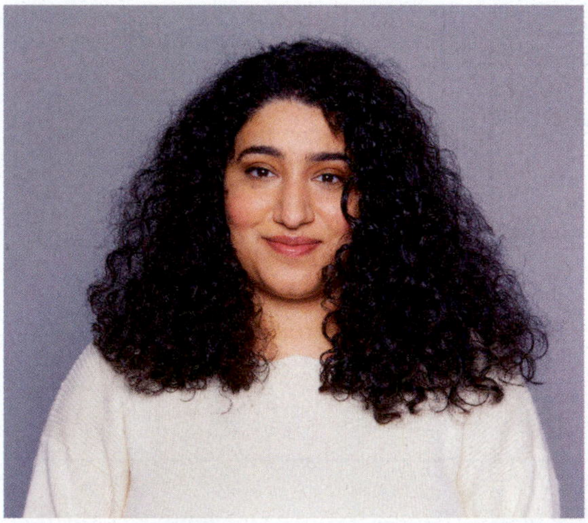

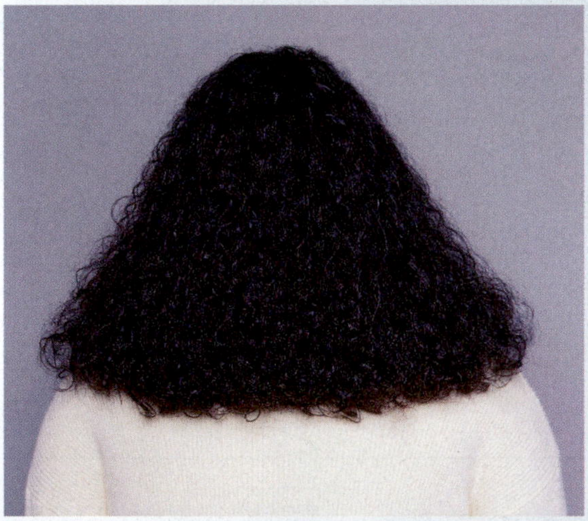

Peinado terminado.

POSTERIOR AL SERVICIO

Para completar el procedimiento, realice el

Ⓟ 10-2 Procedimiento posterior al servicio.

Ⓟ Procedimiento 11-1

Corte recto

PARA PERSONAS ZURDAS

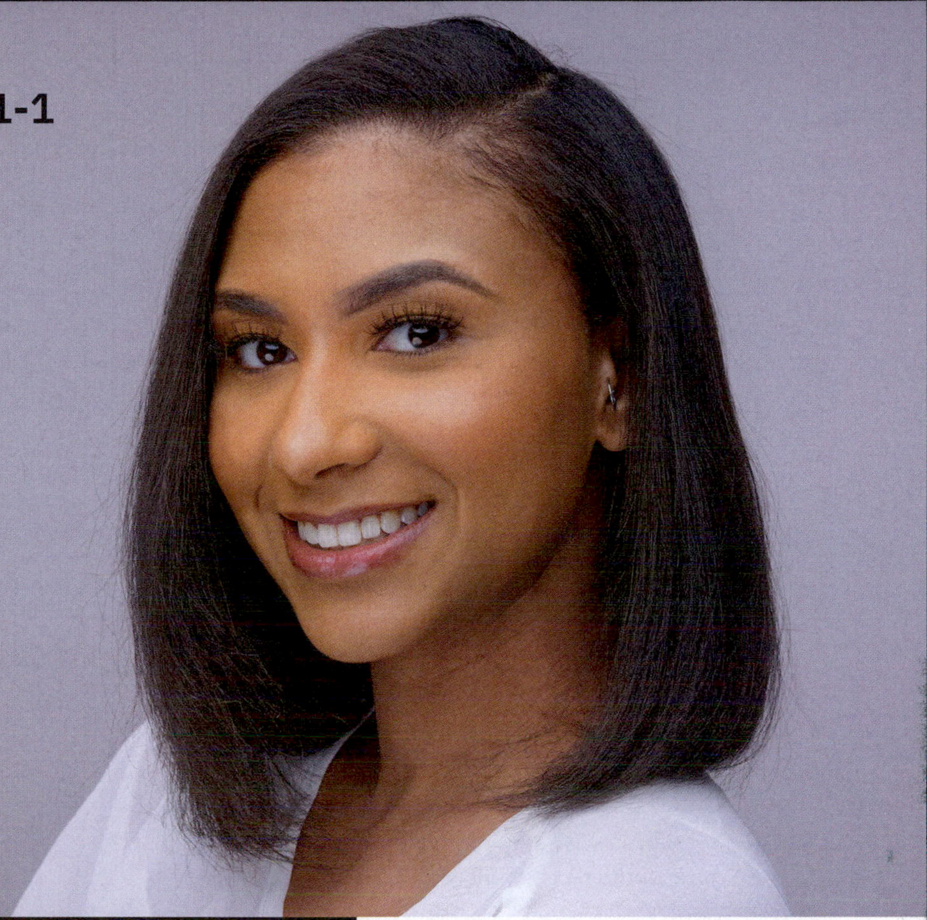

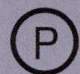

IMPLEMENTOS Y MATERIALES

- Plancha para alisar y concentrador
- Cepillo de estilo clásico
- Capa de corte
- Peine de corte o peine multiuso (con medidas en el lomo)
- Difusor
- Tijeras para corte de cabello
- Banda para el cuello
- Pinzas para dividir en secciones
- Champú y acondicionador (acondicionador sin enjuague para desenredar el cabello rizado)
- Capa para lavado con champú
- Atomizador con agua
- Producto de peluquería para el acabado
- Toallas
- Peine de dientes anchos

PREPARACIÓN

Antes de comenzar, realice el Ⓟ **10-1 Procedimiento previo al servicio.** Ajuste sus pasos en función del aspecto deseado.

Durante la consulta, siga estos pasos:

- Determine si el corte se hará en seco o en húmedo en función del servicio de acabado que desee el cliente (llevarlo liso o rizado en su caída y patrón de rizado natural).
- Al cortar el cabello rizado en su estado natural, recuerde utilizar una tensión de ligera a moderada.
- Si el cliente desea una longitud precisa, se recomienda alisar el cabello rizado antes de cortarlo.

DURACIÓN ESTIMADA

30-45 MIN

1

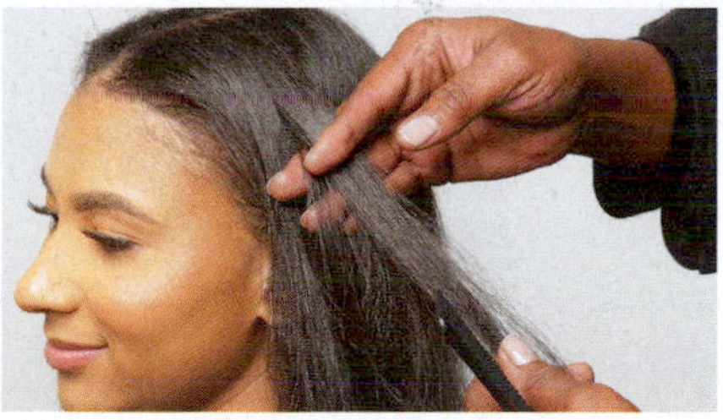

Evalúe la textura del cabello del cliente en busca de rizos, ondas y patrones de crecimiento.

2

Cubra al cliente para el lavado con champú. Consulte el Procedimiento 10-3 Preparación del cliente.

3

Lave con champú y aplique acondicionador si es necesario. Para obtener instrucciones detalladas, consulte el Procedimiento 10-5 Lavado con champú y acondicionador básicos.

4

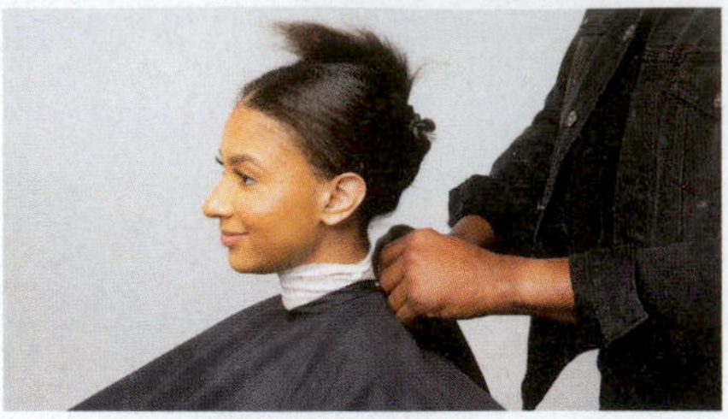

Acompañe al cliente al sillón de peinado y cámbiele la cobertura. Colóquele al cliente una banda para el cuello. Ponga una capa sobre la banda para el cuello o la toalla y abróchela por detrás. Doble la banda para el cuello o la toalla hacia abajo sobre la capa para que esta no toque la piel del cliente.

5

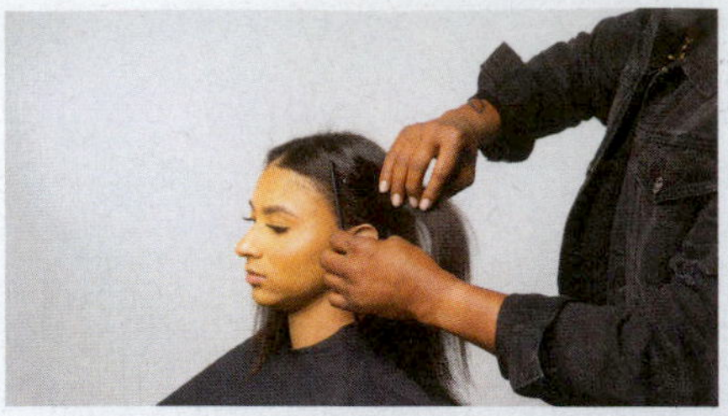

Desenrede el cabello con un cepillo desenredante o un peine de dientes anchos.

6

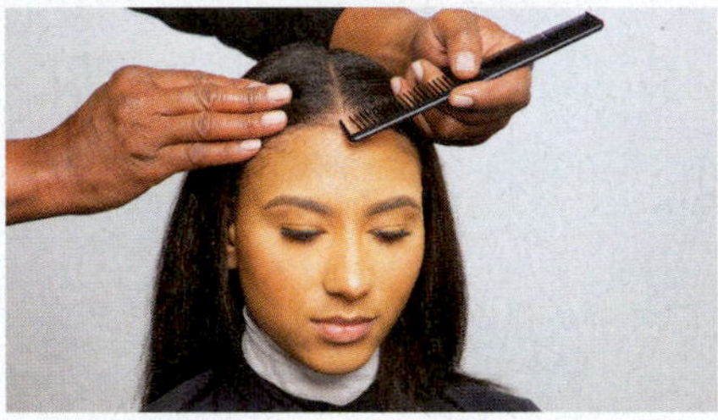

Separe el cabello en el centro y utilice la nariz como punto de referencia.

7

Divida una sección desde la parte frontal del contorno del cuero cabelludo hasta la nuca. Coloque el peine detrás de la oreja y divida en secciones desde detrás de la oreja derecha hasta el vértice y, luego, hacia la oreja izquierda. Recuerde ajustar la tensión si el cabello es rizado. Asegure las secciones izquierda y derecha con pinzas.

8

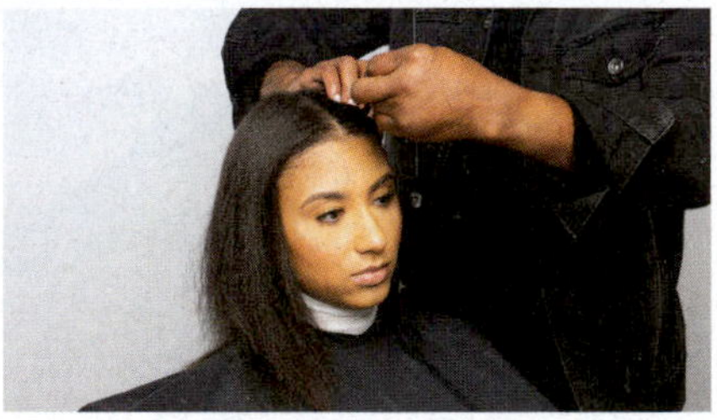

Coloque el peine en la parte superior de la oreja y divida en secciones directamente hacia la oreja opuesta. El cabello que quede por encima del peine se distribuirá en las dos secciones delanteras. El cabello que quede por debajo del peine se distribuirá en las dos secciones traseras. Ahora debería haber cuatro cuadrantes con las dos secciones posteriores desde la parte superior de la oreja hasta la nuca. Nota: Cuando se trabaja en un maniquí, el área por encima de la oreja y hacia la nuca se considera la sección trasera.

9

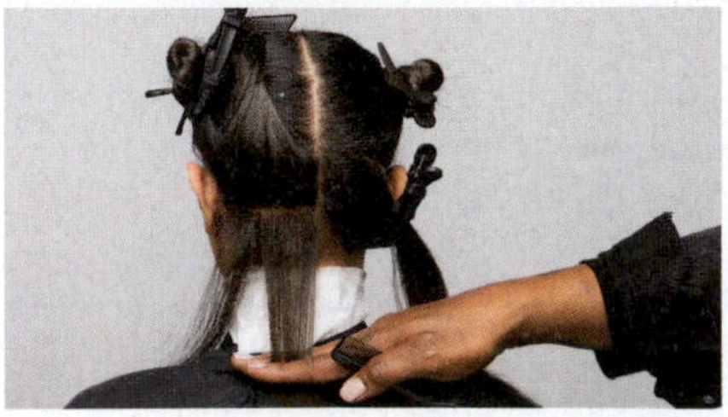

Desde el cuadrante trasero izquierdo, cree una sección horizontal o con forma de herradura de 1,25 cm a 0,68 cm (½ in a ¼ in) de izquierda a derecha. Peine el cabello desde el cuero cabelludo hasta las puntas con una elevación de 0°, con los dedos índice y medio para controlar el cabello.

(10)

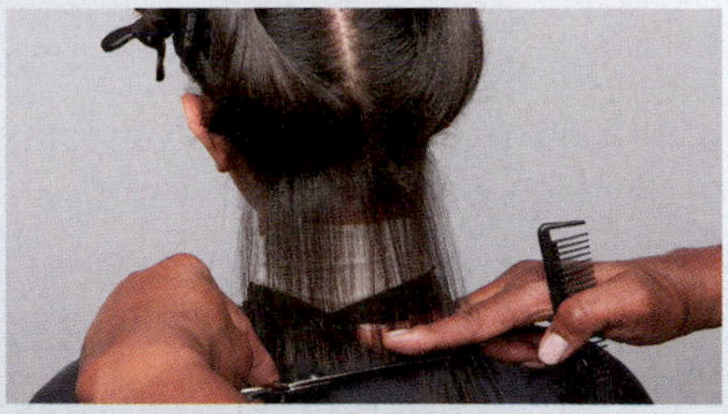

Cree la sección de guía. Para la sección posterior, corte desde el centro hacia una oreja y, luego, de vuelta al centro hacia la oreja opuesta. Al cortar el cabello rizado en su estado natural, recuerde utilizar una tensión de ligera a moderada. No cambie la dirección natural del cabello. Utilice la caída natural del cliente con divisiones horizontales o con forma de herradura. Para lograr una línea recta, haga que el cliente mantenga la cabeza recta y las piernas sin cruzar. Mantenga las tijeras y el peine en posición horizontal mientras corta y aplique una buena destreza con los dedos.

(11)

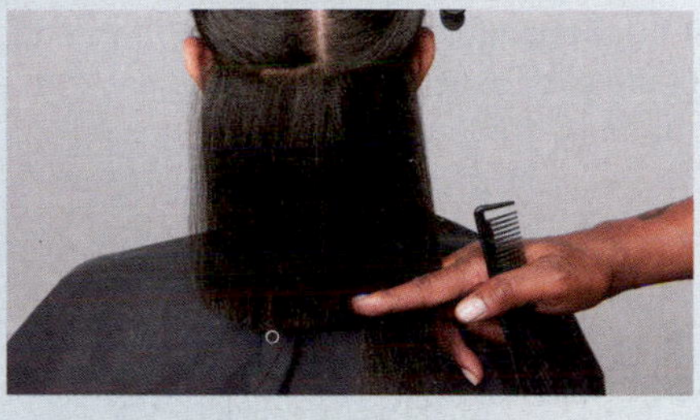

Siga agregando subsecciones de 0,68 cm a 1,25 cm (¼ in a ½ in) hasta completar los dos cuadrantes traseros. Para evitar crear elevación en este corte, mantenga los dedos y las tijeras muy cerca de la cabeza o la espalda del cliente mientras corta. Cuanto más aleje las manos del cliente, más elevación creará en el corte.

(12)

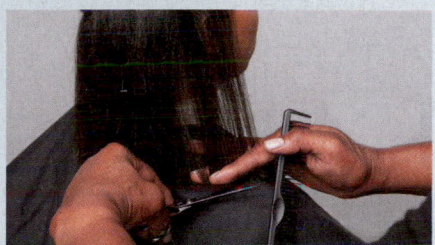

Hacia el cuadrante frontal derecho, siga realizando subsecciones de 1,25 cm a 0,68 cm (½ in a ¼ in) mediante el corte horizontal con el uso de la guía anterior del cuadrante posterior derecho. Mantenga la parte central.

(13)

Diríjase al cuadrante delantero izquierdo y repita los pasos con secciones horizontales o con forma de herradura a lo largo de todo el corte. Utilice la guía anterior de la sección trasera o la sección detrás de la oreja para continuar con el corte de cabello. Recuerde usar menos tensión y dejar la longitud más larga para tener en cuenta el encogimiento cuando trabaje en cabello rizado.

(14)

Una vez que haya finalizado el corte de cabello, comience en la parte posterior central y peine desde el cuero cabelludo hasta las puntas. Asegúrese de que el cabello esté a 0° sin elevación.

(15)

Párese frente a su cliente y, a partir del cuero cabelludo, mida lentamente el lado derecho e izquierdo del corte de cabello. Ajústelo en consecuencia.

16

Con el fin de secar el cabello para el peinado final, siga estos pasos:

a. Si el cabello se va a peinar de forma rizada, añada el producto de peinado, aplíquelo por todo el cabello con las manos y séquelo con un difusor.

b. Si va a peinar el cabello de forma lisa, séquelo con secador para que quede lacio y suave. Utilice un cepillo para peinar a fin de dividir el cabello en secciones de la misma manera en que lo cortó. No utilice un cepillo redondo, ya que crea una curvatura en las puntas del cabello, lo que dificulta la comprobación de la línea.

17

Una vez que el cabello esté seco, verifique de manera visual si hay una línea horizontal alrededor de la cabeza y limpie la línea del perímetro según sea necesario. Con los dientes anchos del peine de corte, peine el cabello hasta su caída natural y limpie la línea de la melena. Asegúrese de no crear una nueva guía para no cortar su línea.

18

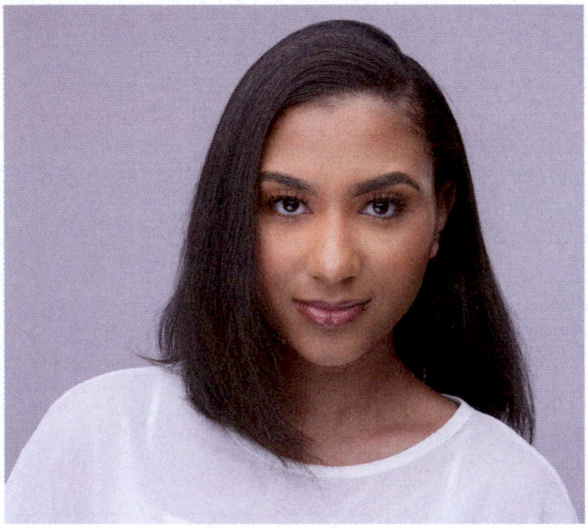

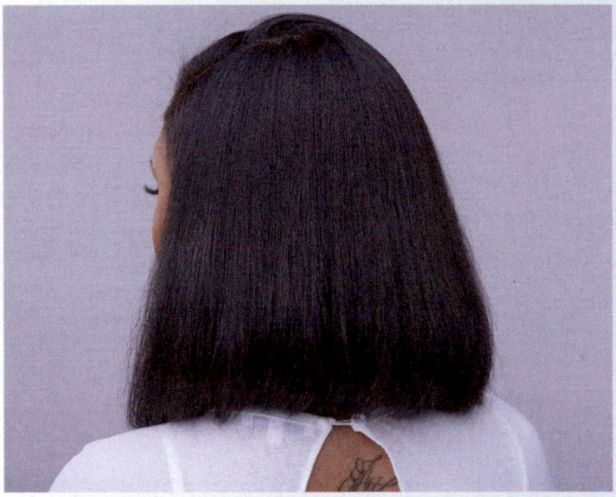

Peinado terminado.

POSTERIOR AL SERVICIO

Para completar el procedimiento, realice el

Ⓟ **10-2 Procedimiento posterior al servicio.**

Ⓟ Procedimiento 11-2

Corte escalonado

PARA PERSONAS DIESTRAS

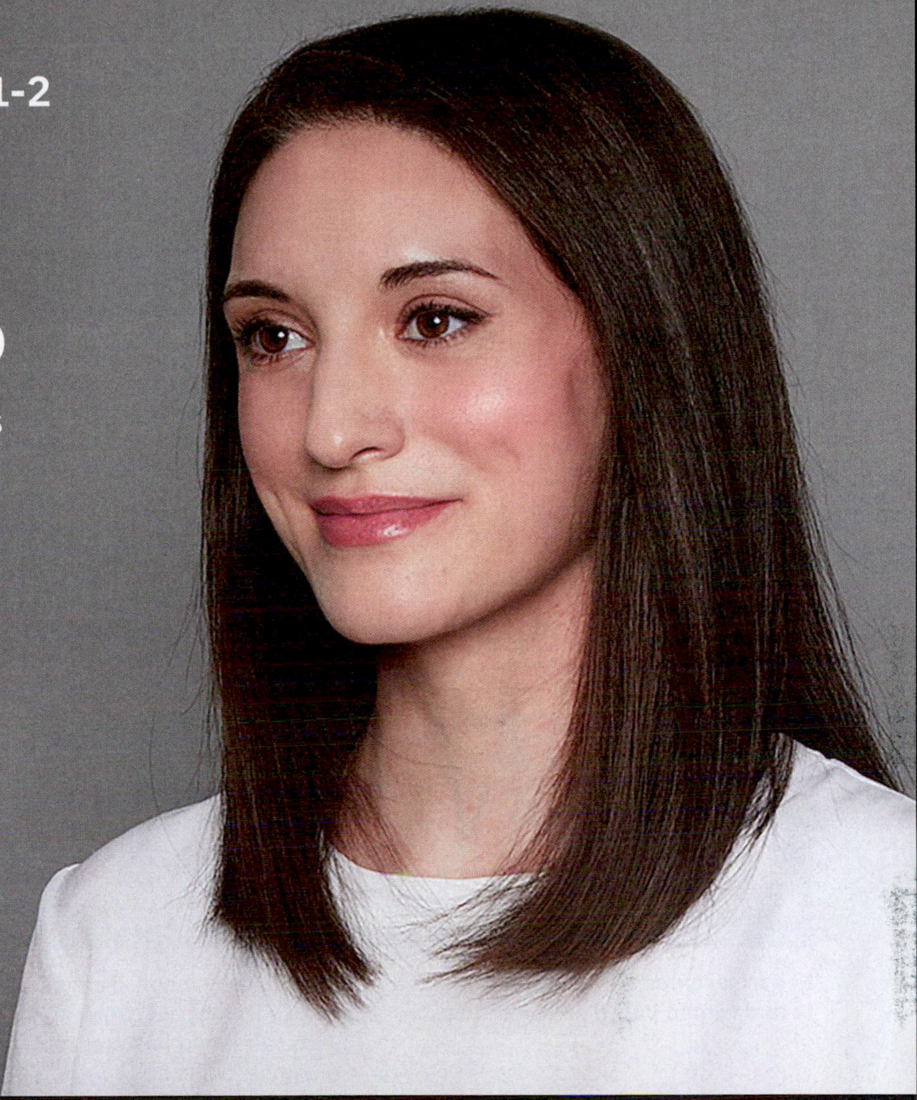

IMPLEMENTOS Y MATERIALES

- Secador y concentrador
- Cepillo de estilo clásico
- Capa de corte
- Peine de corte o peine multiuso (con medidas en el lomo)
- Difusor
- Tijeras para corte de cabello
- Banda para el cuello
- Pinzas para dividir en secciones
- Champú y acondicionador (acondicionador sin enjuague para desenredar el cabello rizado)
- Capa para lavado con champú
- Atomizador con agua
- Producto de peluquería para el acabado
- Toallas
- Peine de dientes anchos

PREPARACIÓN

Antes de comenzar, realice el Ⓟ **10-1 Procedimiento previo al servicio, el** Ⓟ **10-3 Preparación para la aplicación de champú** y el Ⓟ **10-5 Lavado con champú y acondicionador básicos (según sea necesario)**. Evalúe la textura del cabello del cliente en busca de rizos, ondas y patrones de crecimiento.

Durante la consulta, siga estos pasos:

- Determine si el corte se hará en seco o en húmedo en función del servicio de acabado que desee el cliente (llevarlo liso o rizado en su caída y patrón de rizado natural).
- Al cortar el cabello rizado en su estado natural, recuerde utilizar una tensión de ligera a moderada.
- Si el cliente desea una longitud precisa, se recomienda alisar el cabello rizado antes de cortarlo.
- Recuerde que el cabello rizado se encoge, así que utilice una tensión mínima y deje una longitud de 2,5 cm (1 in) más largo de lo deseado cuando esté seco.

Por lo general, este corte se realiza en una línea vertical y se armoniza con ángulos de 90°. Puede agregar líneas horizontales, pero es posible que creen peso en el corte. Consulte a su instructor para obtener más orientación. En este corte, la cabeza del cliente puede inclinarse según sea necesario, pero tenga cuidado de mantener la elevación de 45°.

DURACIÓN ESTIMADA

30-45 MIN

(1)

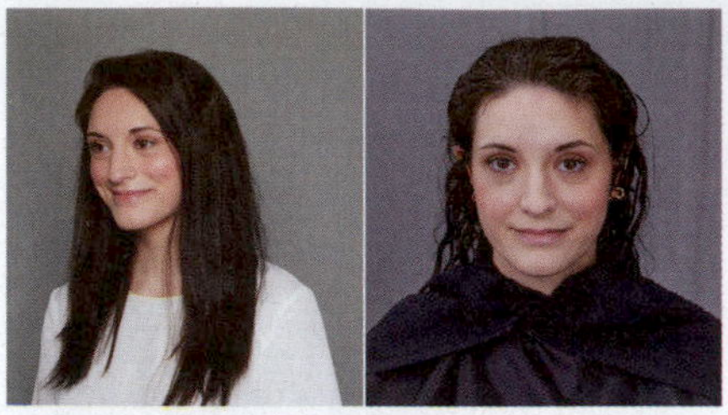

Acompañe al cliente al sillón de peinado y cámbiele la cobertura. Sustituya el paño de champú por una banda para el cuello o una toalla limpia, y una capa de corte/peinado. Recuerde al cliente que no cruce las piernas durante el servicio.

(2)

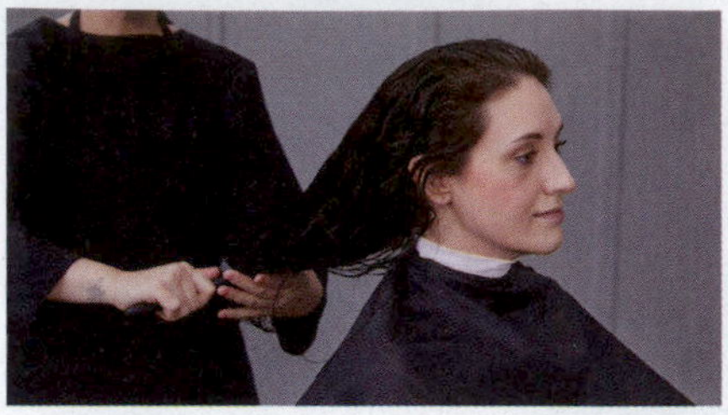

Desenrede el cabello con el peine de dientes anchos.

Nota:
En este corte de cabello, se utilizarán tres secciones y líneas de corte verticales, con la excepción de la guía. La guía de 1,25 cm (½ in) se cortará sin elevación con una línea horizontal. Puede comprobar su guía con un peine multiusos según sea necesario.

(3)

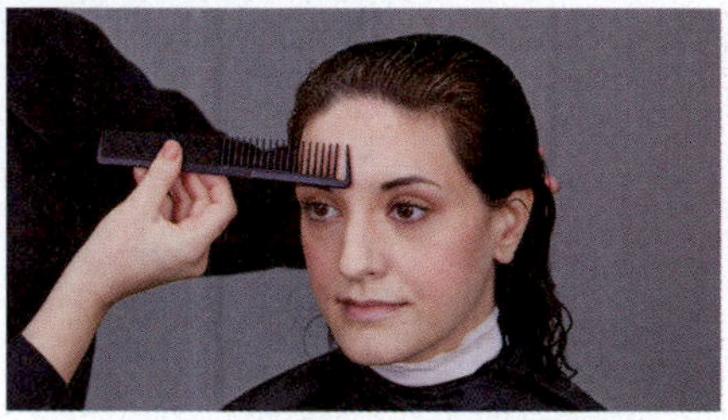

Separe el cabello en el centro y utilice la nariz como punto de referencia.

(4)

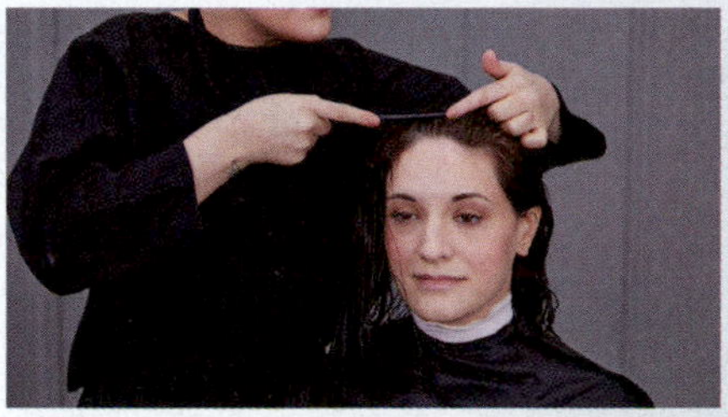

Divida en secciones el cabello desde la parte frontal del contorno del cuero cabelludo hasta el vértice. Coloque el peine en el vértice, utilícelo como punto de referencia, y continúe separando el cabello. Luego, peine de cada lado.

(5)

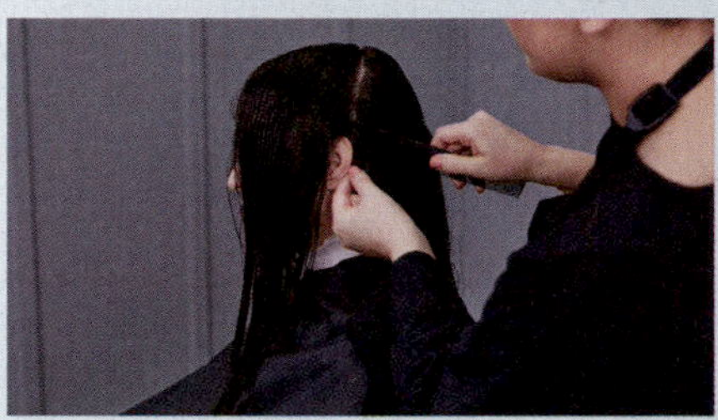

Divida en secciones desde el vértice hasta detrás de la oreja derecha e izquierda. Asegure las secciones izquierda y derecha con pinzas.

(6)

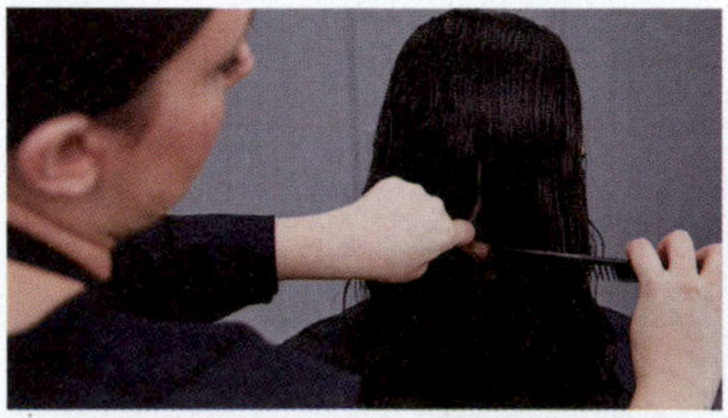

Pase a la parte trasera y peine toda la parte trasera en su caída natural desde la coronilla hasta la nuca.

(7)

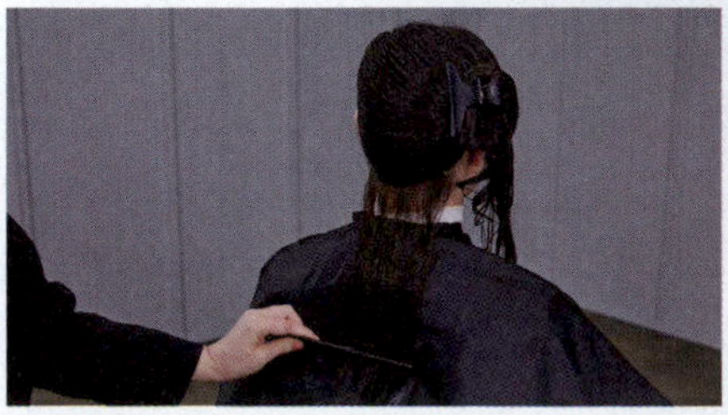

Divida en secciones de manera horizontal de izquierda a derecha y corte sin elevación. La primera subsección en forma horizontal o de herradura de 0,63 cm a 1,25 cm (¼ in a ½ in) se usará para crear una guía. Corte la longitud deseada sin elevación con una línea de corte horizontal. La herramienta de corte y el peine deben estar en posición horizontal al cortar la guía.

8

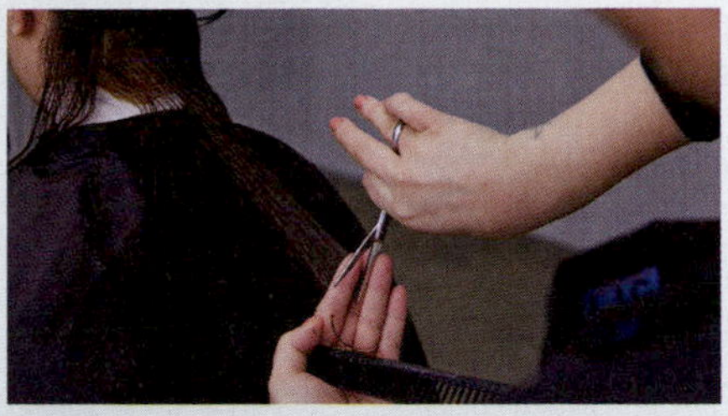

Corte en un ángulo de 45° con una línea vertical. Una vez que se establece la sección guía para cortes escalonados, el resto del cabello se cortará en un ángulo de 45° con una línea vertical. Tanto las tijeras como el peine de corte deben estar en posición vertical durante el corte. Ponga las tijeras en la palma de la mano al peinar el cabello.

9

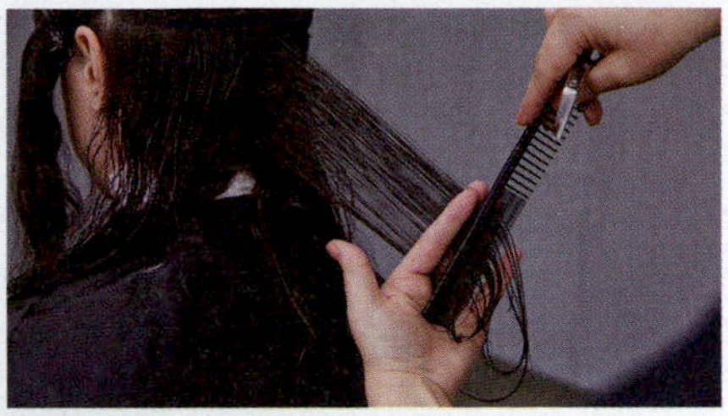

Repita la realización de secciones de guía de 0,63 cm a 1,25 cm (½ in a ¼ in) con subsecciones horizontales o con forma de herradura, seguidas de una línea de corte vertical. El cabello de la parte inferior será más corto que el cabello de la parte superior, lo que creará un efecto superpuesto escalonado.

10

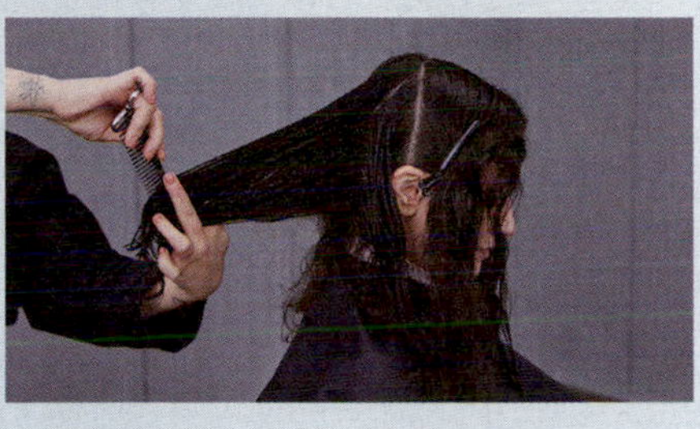

Complete las áreas de la coronilla, el occipital y la nuca. Siga cortando con subsecciones verticales de 0,63 a 1,25 cm (¼ in a ½ in) hasta que toda la parte posterior de la nuca, el occipital y la coronilla se hayan cortado a 45°. Cuando se completen estas secciones, pasará a las dos secciones anteriores.

11

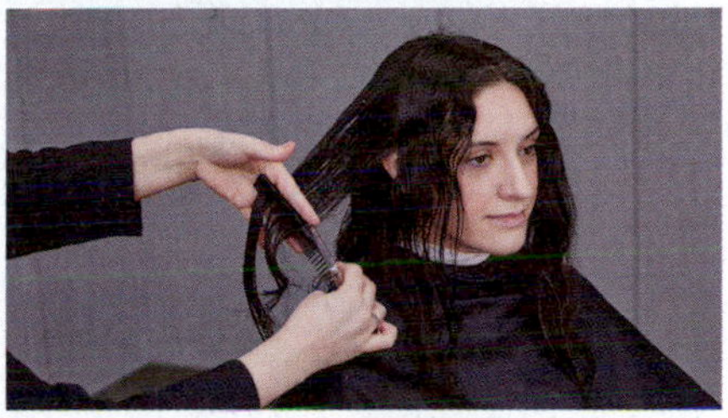

Muévase hacia el lado derecho de la cabeza y comience con las subsecciones horizontales o con forma de herradura. Siga la guía anterior desde atrás para peinar el cabello desde el cuero cabelludo hasta las puntas. Siga cortando el cabello con subsecciones verticales.

12

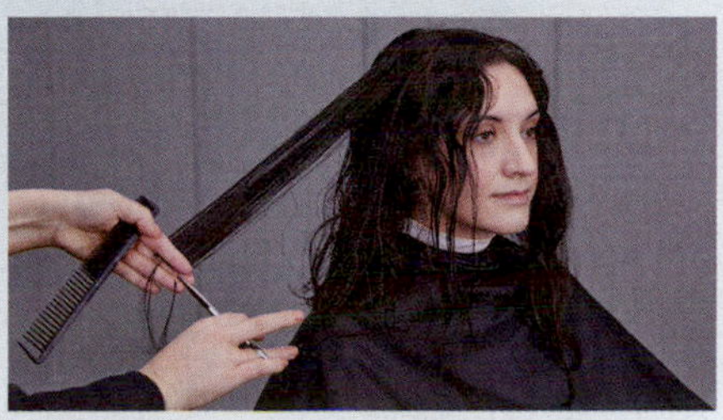

Siga cortando cada sección en un ángulo de 45°. Una vez que la guía se empareje con la sección cortada anterior/posteriormente, utilice la guía de la parte inferior para continuar con el corte de cabello a 45°.

13

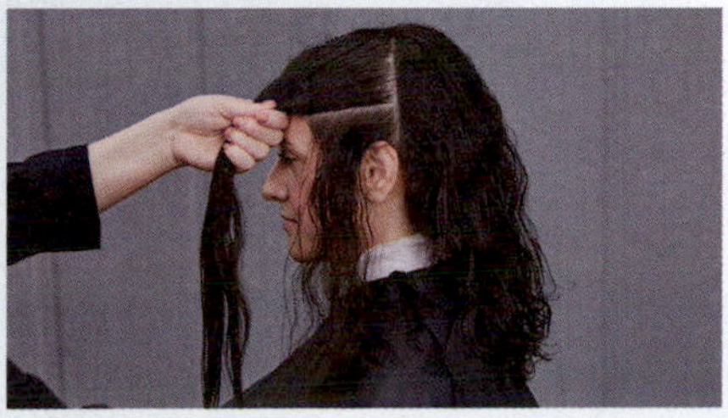

Repita este proceso en el costado izquierdo de la cabeza.

14

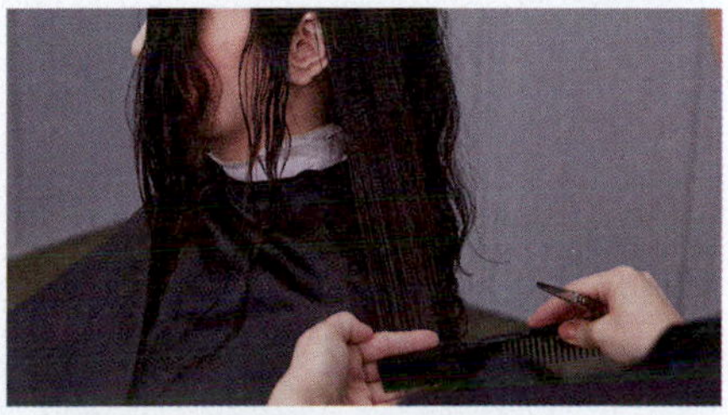

Revise el cabello vertical u horizontalmente a una elevación de 45°.

15

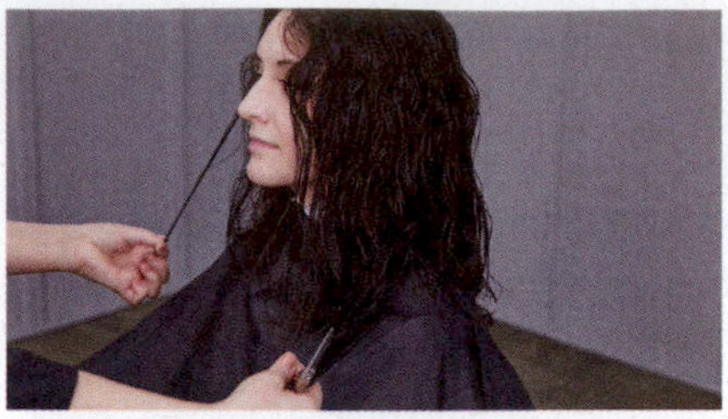

Observe el lado derecho e izquierdo y realice los ajustes correspondientes. Párese frente a su cliente y, a partir del cuero cabelludo, mida lentamente el lado derecho e izquierdo del corte de cabello, y ajústelo en consecuencia. No cambie la dirección natural del cabello. En este corte de cabello, se debe utilizar la caída natural del cliente con divisiones horizontales o con forma de herradura. Las tijeras y los peines deben estar en posición vertical.

16

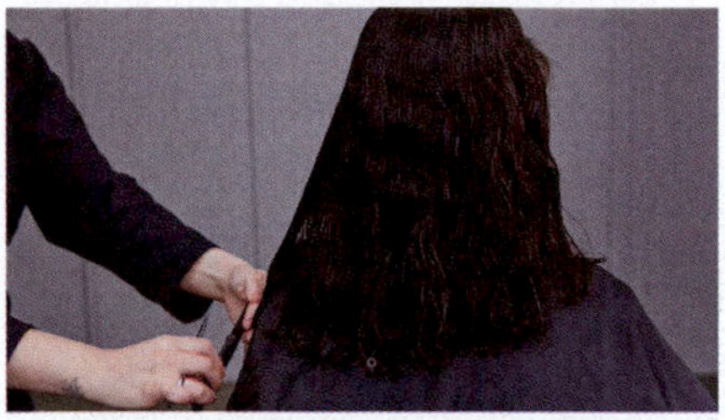

Seque el cabello para verificar la precisión de la línea en el espejo y, de esta manera, garantizar el escalonamiento de la longitud. Elimine todo largo no deseado, pero asegúrese de no crear una nueva guía para no cortar su línea. Con el peine de corte o el peine multiuso, siga peinando el cabello y comprobando el corte escalonado.

- Si se va a peinar el cabello lacio, séquelo con secador para que quede liso y suave, y vuelva a revisar las líneas y los ángulos con un ángulo horizontal o vertical.
- Cuando seque el cabello rizado, utilice un difusor y verifique de manera visual el equilibrio de la línea con el espejo.

17

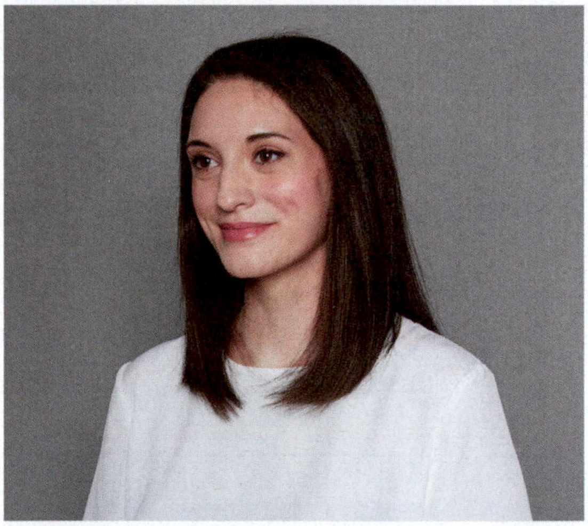

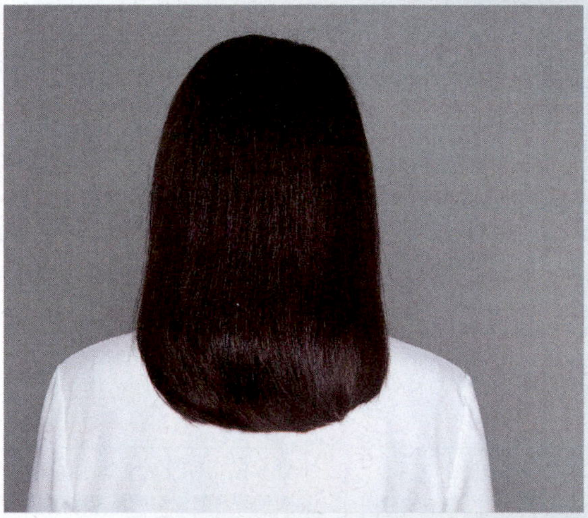

Peinado terminado.

POSTERIOR AL SERVICIO

Para completar el procedimiento, realice el Ⓟ **10-2 Procedimiento posterior al servicio.**

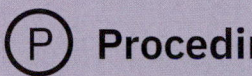

Ⓟ Procedimiento 11-2

Corte escalonado

PARA PERSONAS ZURDAS

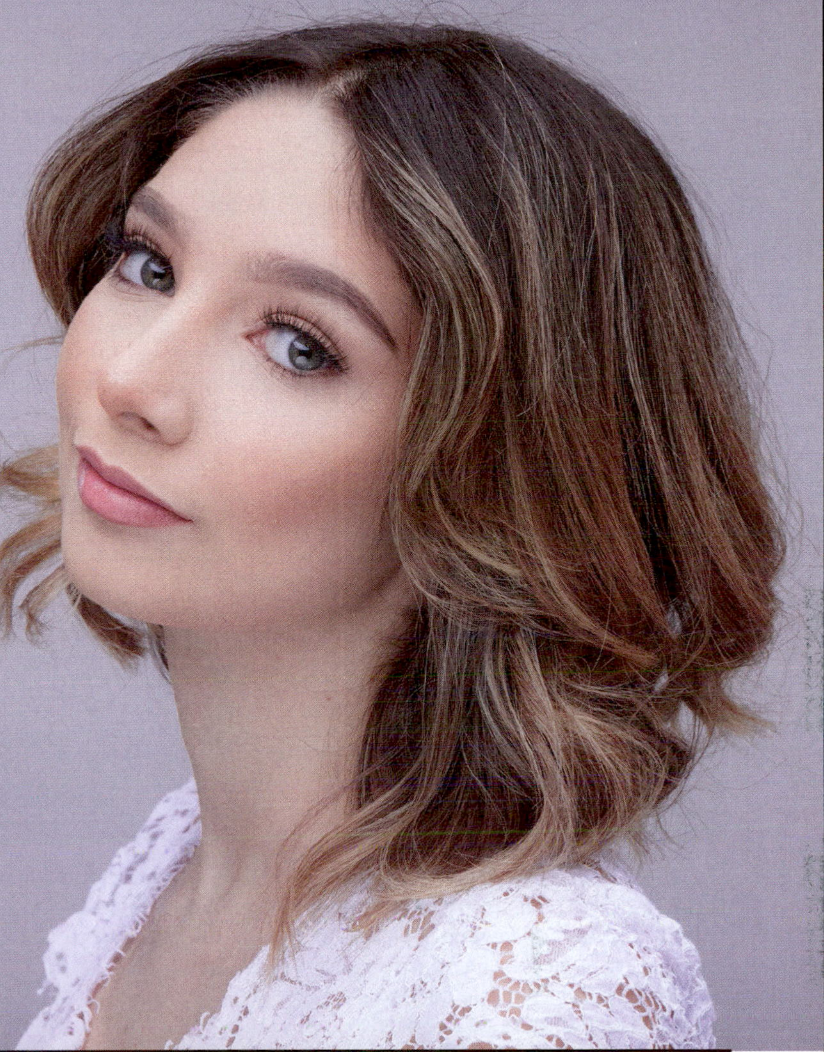

IMPLEMENTOS Y MATERIALES

- Secador y concentrador
- Cepillo de estilo clásico
- Capa de corte
- Peine de corte o peine multiuso (con medidas en el lomo)
- Difusor
- Tijeras para corte de cabello
- Banda para el cuello
- Pinzas para dividir en secciones
- Champú y acondicionador (acondicionador sin enjuague para desenredar el cabello rizado)
- Capa para lavado con champú
- Atomizador con agua
- Producto de peluquería para el acabado
- Toallas
- Peine de dientes anchos

PREPARACIÓN

Antes de comenzar, realice el Ⓟ **10-1 Procedimiento previo al servicio** el Ⓟ **10-3 Preparación para la aplicación de champú** y el Ⓟ **10-5 Lavado con champú y acondicionador básicos (según sea necesario).** Evalúe la textura del cabello del cliente en busca de rizos, ondas y patrones de crecimiento.

Durante la consulta, siga estos pasos:

- Determine si el corte se hará en seco o en húmedo en función del servicio de acabado que desee el cliente (llevarlo liso o rizado en su caída y patrón de rizado natural).
- Al cortar el cabello rizado en su estado natural, recuerde utilizar una tensión de ligera a moderada.
- Si el cliente desea una longitud precisa, se recomienda alisar el cabello rizado antes de cortarlo.
- Recuerde que el cabello rizado se encoge, así que utilice una tensión mínima y deje una longitud de 2,5 cm (1 in) más largo de lo deseado cuando esté seco.

Por lo general, este corte se realiza en una línea vertical y se armoniza con ángulos de 90°. Puede agregar líneas horizontales, pero es posible que creen peso en el corte. Consulte a su instructor para obtener más orientación. En este corte, la cabeza del cliente puede inclinarse según sea necesario, pero tenga cuidado de mantener la elevación de 45°.

DURACIÓN ESTIMADA

30-45 MIN

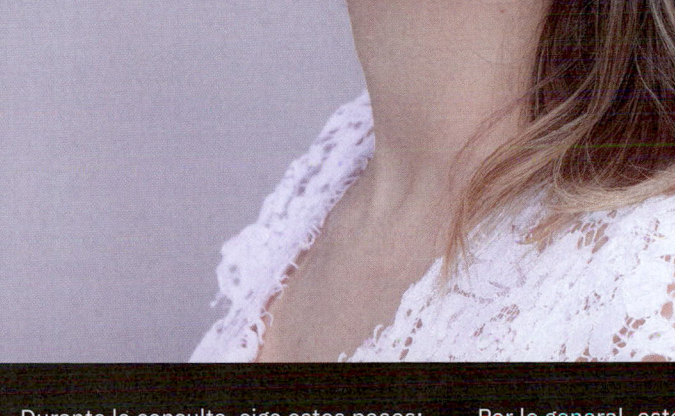

1

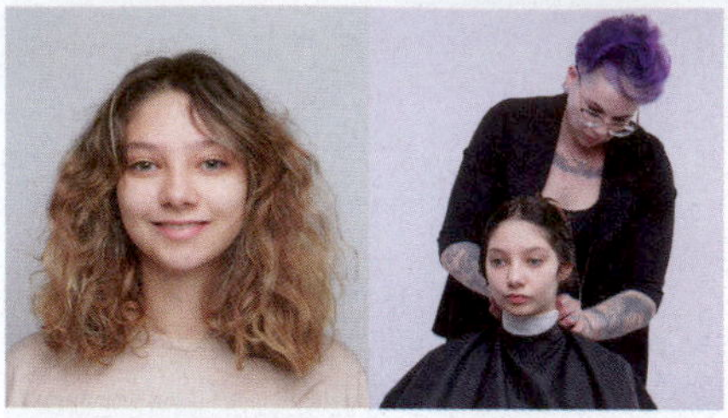

Acompañe al cliente al sillón de peinado y cámbiele la cobertura. Sustituya el paño de champú por una banda para el cuello o una toalla limpia, y una capa de corte/peinado. Recuerde al cliente que no cruce las piernas durante el servicio.

2

Desenrede el cabello con el peine de dientes anchos.

Nota:
En este corte de cabello, se utilizarán tres secciones y líneas de corte verticales, con la excepción de la guía. La guía de 1,25 cm (½ in) se cortará sin elevación con una línea horizontal. Puede comprobar su guía con un peine multiusos según sea necesario.

3

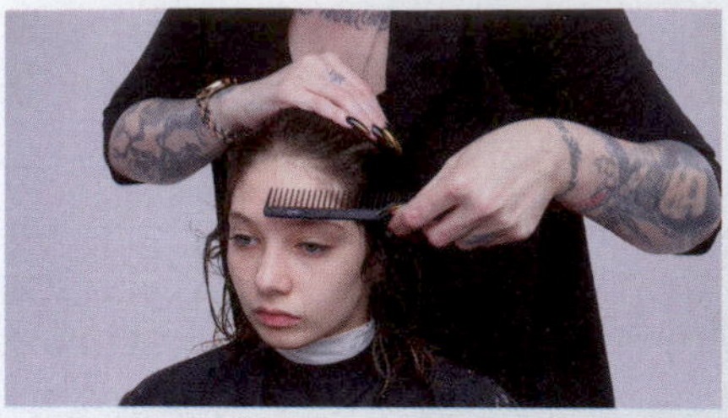

Separe el cabello en el centro y utilice la nariz como punto de referencia.

4

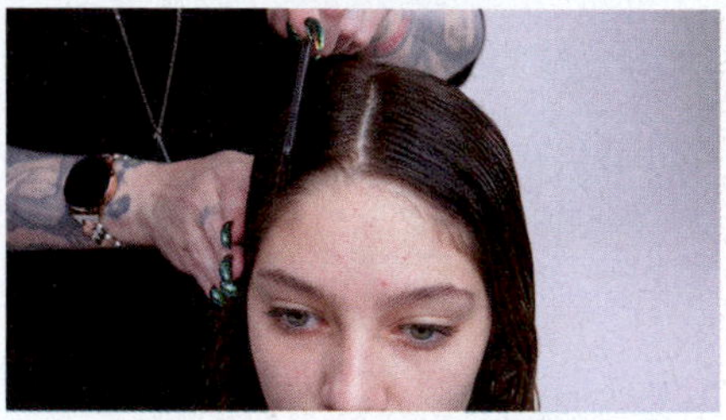

Divida en secciones el cabello desde la parte frontal del contorno del cuero cabelludo hasta el vértice. Coloque el peine en el vértice, utilícelo como punto de referencia, y continúe separando el cabello. Luego, peine de cada lado.

5

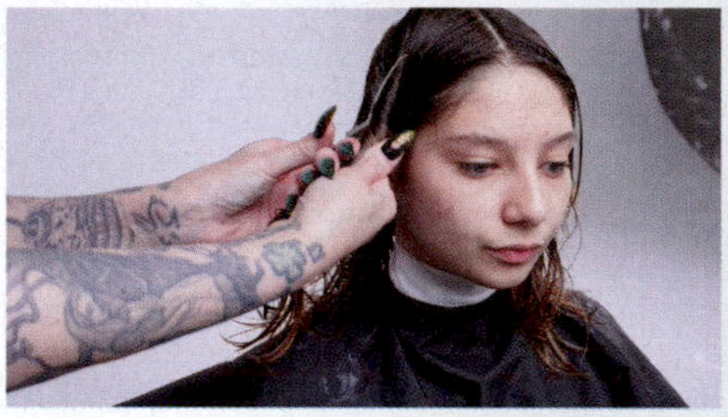

Divida en secciones desde el vértice hasta detrás de la oreja derecha e izquierda. Asegure las secciones izquierda y derecha con pinzas.

6

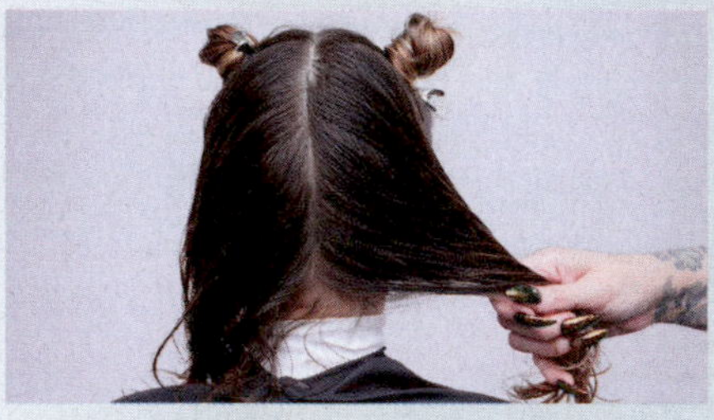

Pase a la parte trasera y peine toda la parte trasera en su caída natural desde la coronilla hasta la nuca.

7

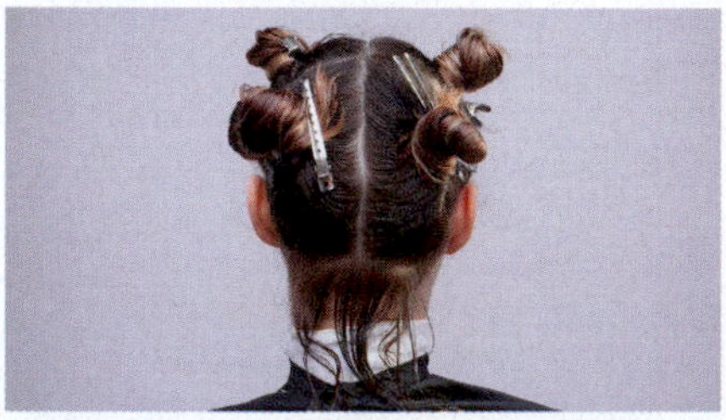

Divida en secciones de manera horizontal de izquierda a derecha y corte sin elevación. La primera subsección en forma horizontal o de herradura de 0,63 cm a 1,25 cm (¼ in a ½ in) se usará para crear una guía. Corte la longitud deseada sin elevación con una línea de corte horizontal. La herramienta de corte y el peine deben estar en posición horizontal al cortar la guía.

8

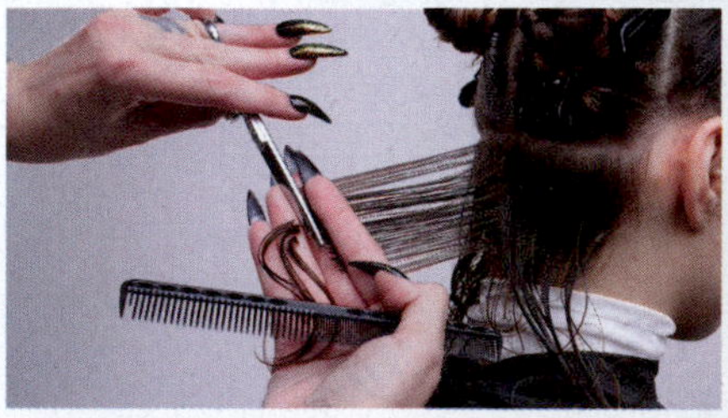

Corte en un ángulo de 45° con una línea vertical. Una vez que se establece la sección guía para cortes escalonados, el resto del cabello se cortará en un ángulo de 45° con una línea vertical. Tanto las tijeras como el peine de corte deben estar en posición vertical durante el corte. Ponga las tijeras en la palma de la mano al peinar el cabello.

9

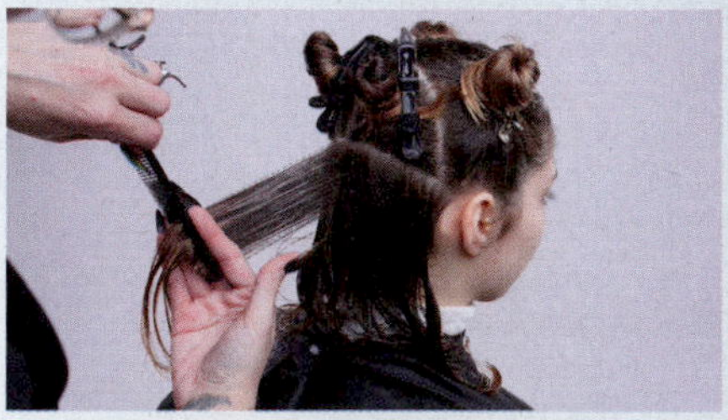

Repita la realización de secciones de guía de 0,63 cm a 1,25 cm (½ in a ¼ in) con subsecciones horizontales o con forma de herradura, seguidas de una línea de corte vertical. El cabello de la parte inferior será más corto que el cabello de la parte superior, lo que creará un efecto superpuesto escalonado.

10

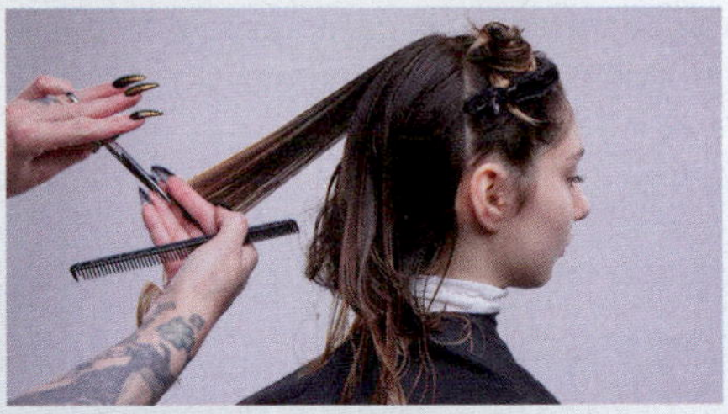

Complete las áreas de la coronilla, el occipital y la nuca. Siga cortando con subsecciones verticales de 0,63 a 1,25 cm (¼ in a ½ in) hasta que toda la parte posterior de la nuca, el occipital y la coronilla se hayan cortado a 45°. Cuando se completen estas secciones, pasará a las dos secciones anteriores.

11

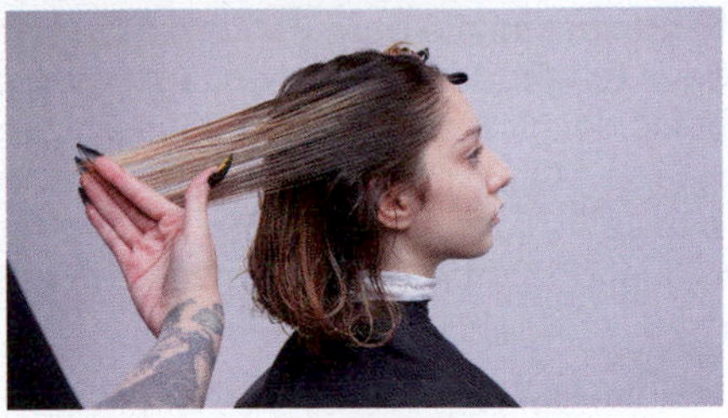

Muévase hacia el lado derecho de la cabeza y comience con las subsecciones horizontales o con forma de herradura. Siga la guía anterior desde atrás para peinar el cabello desde el cuero cabelludo hasta las puntas. Siga cortando el cabello con subsecciones verticales.

12

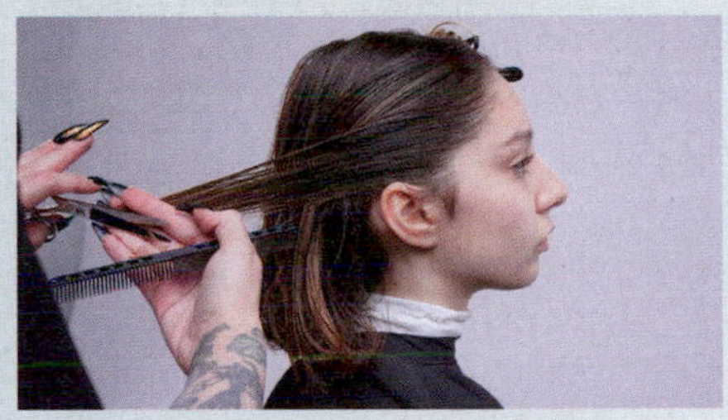

Siga cortando cada sección en un ángulo de 45°. Una vez que la guía se empareje con la sección cortada anterior/posteriormente, utilice la guía de la parte inferior para continuar con el corte de cabello a 45°.

13

Repita este proceso en el costado izquierdo de la cabeza.

14

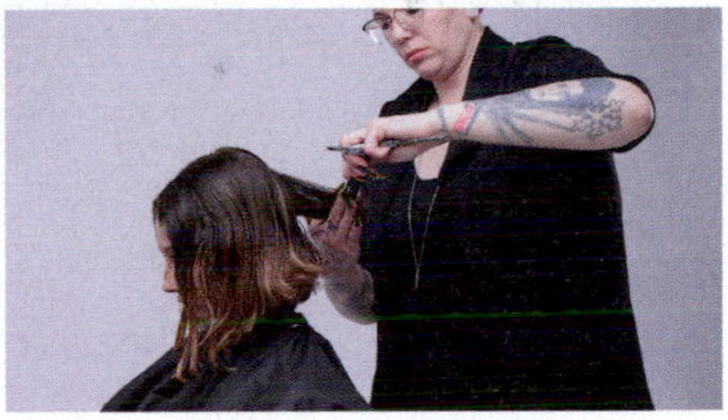

Revise el cabello vertical u horizontalmente a una elevación de 45°.

15

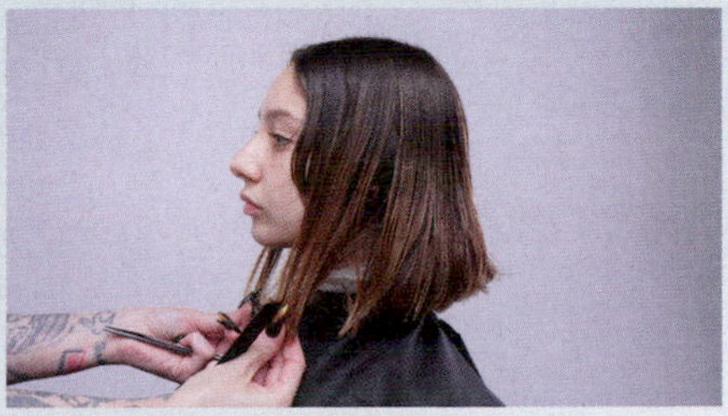

Observe el lado derecho e izquierdo y realice los ajustes correspondientes. Párese frente a su cliente y, a partir del cuero cabelludo, mida lentamente el lado derecho e izquierdo del corte de cabello, y ajústelo en consecuencia. No cambie la dirección natural del cabello. En este corte de cabello, se debe utilizar la caída natural del cliente con divisiones horizontales o con forma de herradura. Las tijeras y los peines deben estar en posición vertical.

16

Seque el cabello para verificar la precisión de la línea en el espejo y, de esta manera, garantizar el escalonamiento de la longitud. Elimine todo largo no deseado, pero asegúrese de no crear una nueva guía para no cortar su línea. Con el peine de corte o el peine multiuso, siga peinando el cabello y comprobando el corte escalonado.

- Si se va a peinar el cabello lacio, séquelo con secador para que quede liso y suave, y vuelva a revisar las líneas y los ángulos con un ángulo horizontal o vertical.
- Cuando seque el cabello rizado, utilice un difusor y verifique de manera visual el equilibrio de la línea con el espejo.

17

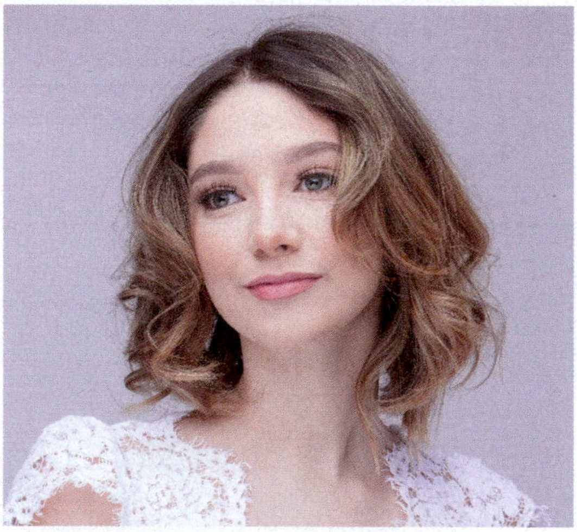

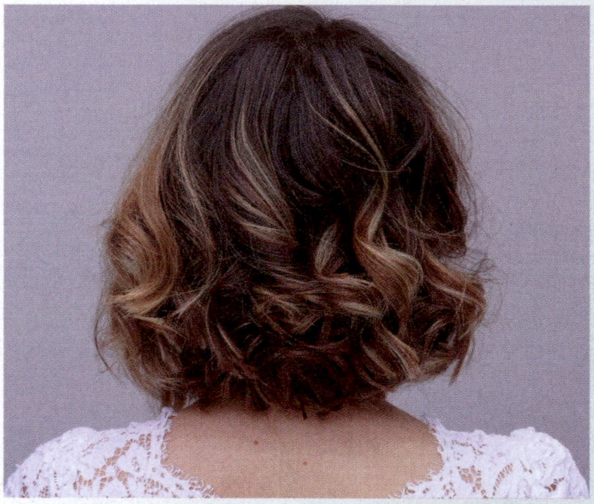

Peinado terminado.

POSTERIOR AL SERVICIO

Para completar el procedimiento, realice el

Ⓟ **10-2 Procedimiento posterior al servicio.**

Ⓟ Procedimiento 11-3

Corte en capas uniformes

PARA PERSONAS DIESTRAS

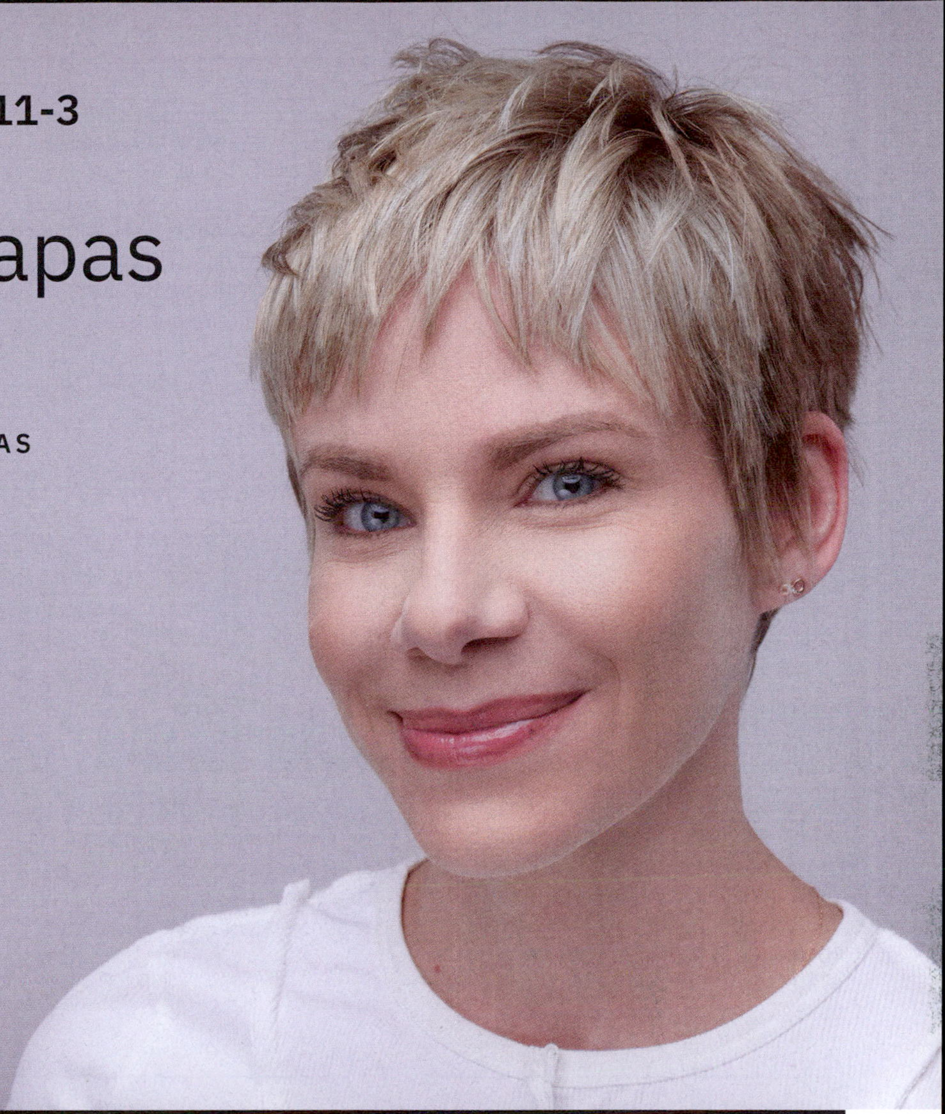

IMPLEMENTOS Y MATERIALES

- Secador y concentrador
- Cepillo de estilo clásico
- Capa de corte
- Peine de corte o peine multiuso (con medidas en el lomo)
- Difusor
- Navaja para corte de cabello
- Tijeras para corte de cabello
- Banda para el cuello
- Pinzas para dividir en secciones
- Champú y acondicionador (acondicionador sin enjuague para desenredar el cabello rizado)
- Capa para lavado con champú
- Atomizador con agua
- Producto de peluquería para el acabado
- Toallas
- Peine de dientes anchos

PREPARACIÓN

Antes de comenzar, realice el Ⓟ **10-1 Procedimiento previo al servicio** el Ⓟ **10-3 Preparación para la aplicación de champú** y el Ⓟ **10-5 Lavado con champú y acondicionador básicos (según sea necesario)**.

- Evalúe la textura del cabello del cliente en busca de rizos, ondas y patrones de crecimiento. Si se desea una longitud precisa, se recomienda alisar el cabello rizado antes de cortarlo.
- Al cortar el cabello rizado en su estado natural, recuerde utilizar una tensión de ligera a moderada. Cuando seque el cabello rizado, utilice un difusor y verifique de manera visual el equilibrio de la línea con el espejo.

DURACIÓN ESTIMADA

30-45 MIN

1

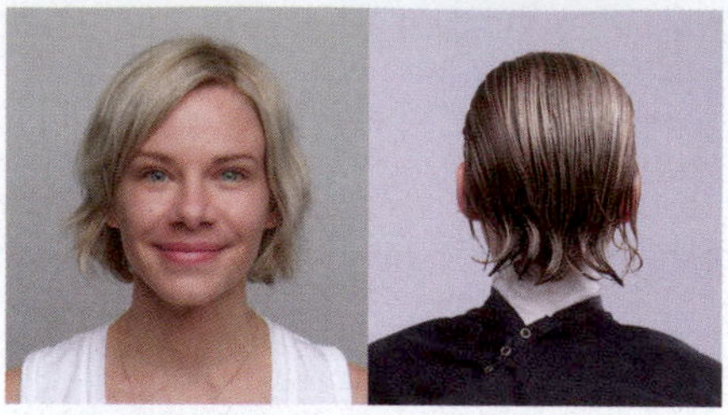

Acompañe al cliente al sillón de peinado y cámbiele la cobertura. Colóquele al cliente una banda para el cuello. Ponga una capa sobre la banda para el cuello o la toalla y abróchela por detrás. Doble la banda para el cuello o la toalla hacia abajo sobre la capa para que esta no toque la piel del cliente.

2

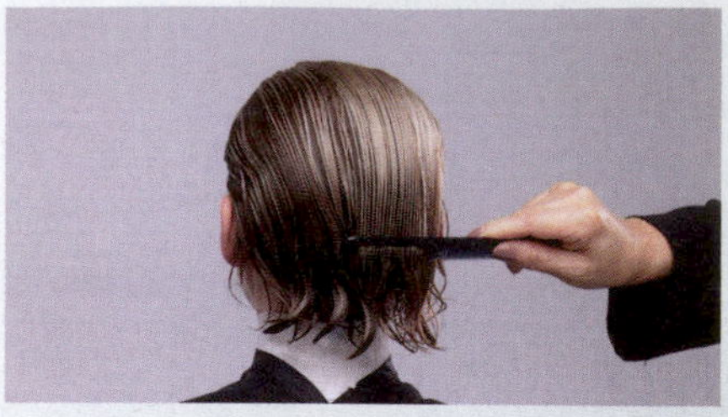

Desenrede el cabello con el peine de dientes anchos.

3

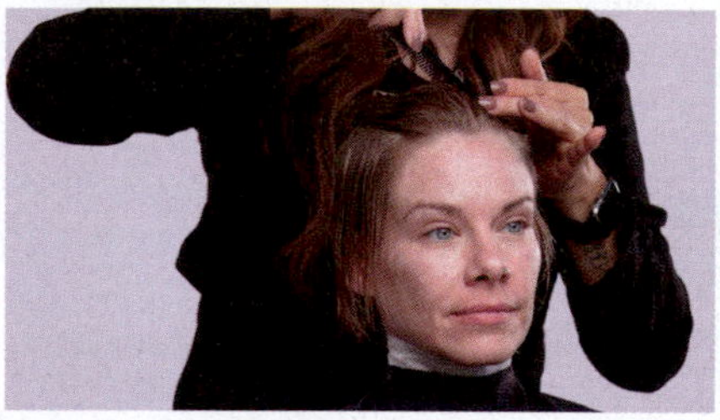

En este corte de cabello, se utilizan cinco divisiones, también conocidas como "secciones". Cree la primera sección desde la parte frontal del contorno del cuero cabelludo, justo por encima de la mitad de cada ceja, hasta el área de la coronilla. Utilice una pinza para asegurar esta sección y el cabello.

4

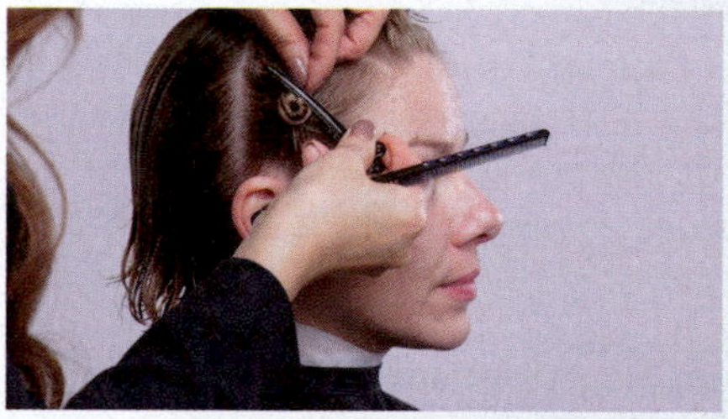

Cree la sección parietal del lado derecho desde la coronilla de la sección central hasta detrás de la oreja derecha. Utilice una pinza para asegurar esta sección y el cabello.

5

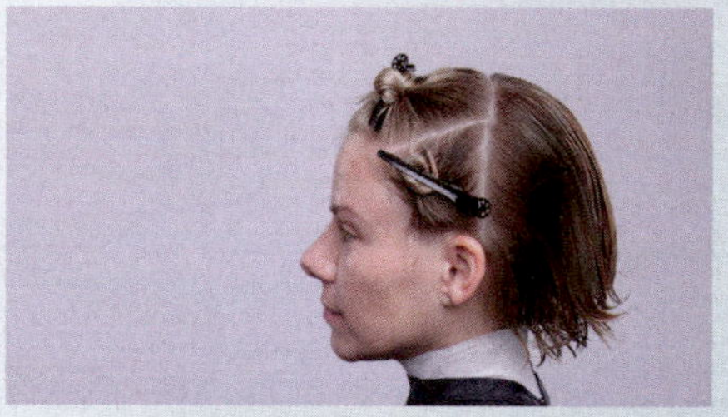

Para crear la tercera sección, repita este procedimiento en el parietal del lado opuesto o izquierdo, y separe el área desde la coronilla de la sección central hasta detrás de la oreja izquierda. Utilice una pinza para asegurar esta sección y el cabello.

6

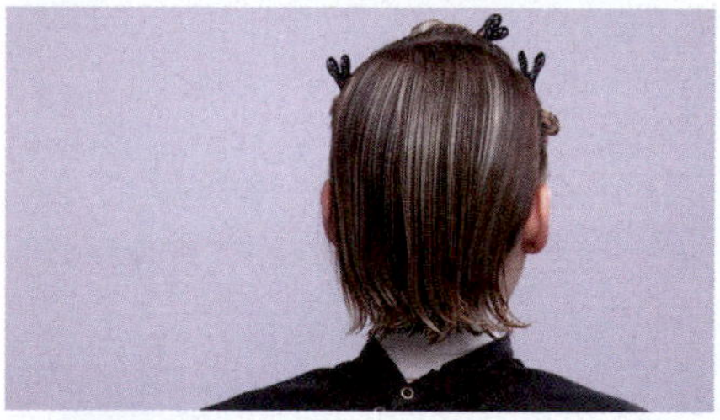

El cliente debe tener ahora tres secciones delanteras y dos secciones restantes en la parte posterior de la cabeza, desde la parte inferior de la coronilla hasta la nuca.

7

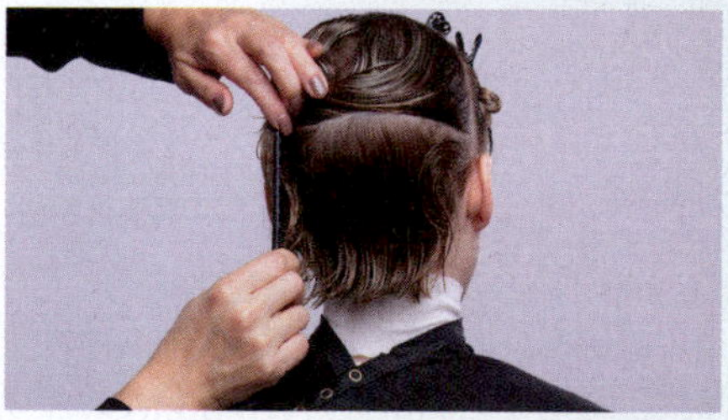

Coloque el peine de cola o el peine de separación en la parte superior de la oreja; secciónelo de manera horizontal desde la oreja derecha a la izquierda. Utilice pinzas para asegurar las secciones superior e izquierda.

8

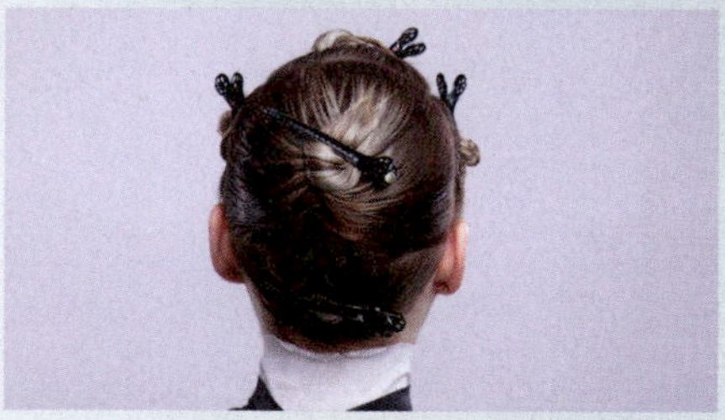

Las dos últimas secciones ya están completas. Las cinco secciones ahora deben estar fijadas con pinzas.

¡Atención!

Seguridad de la navaja:
Se recomienda realizar subsecciones más pequeñas si no puede ver la guía. No utilice una técnica de exfoliación ni técnicas avanzadas por seguridad. Mediante una técnica de cruzamiento, la palma de la mano debe mirar hacia usted mientras corta con la navaja. La navaja debe estar delante de los dedos. Asegúrese de que el cabello no se enrede.

Sección 1

9

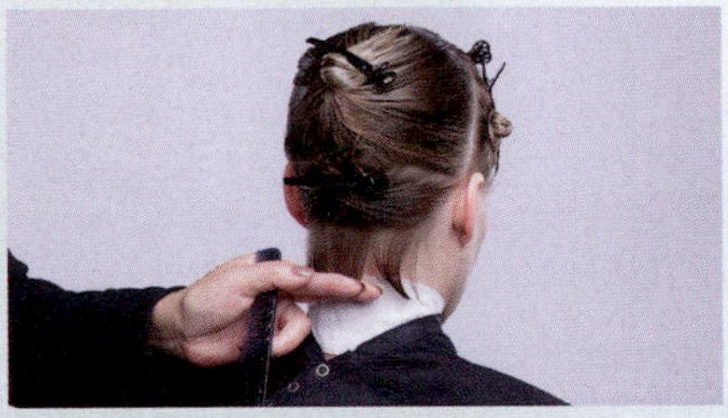

Para comenzar, divida una guía de 3,75 cm (1½ in) en secciones, en el área inferior de la nuca. Corte la guía a la longitud deseada a 0° con una línea horizontal. Cuando la corte, los pasos restantes de este corte de cabello se completarán mediante secciones verticales con líneas de corte verticales en un ángulo de 90°.

10

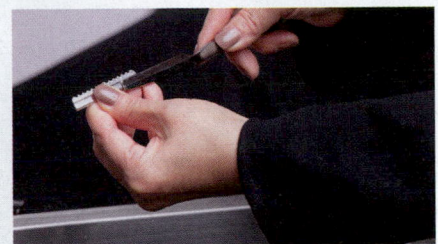

Prepare una navaja nueva y un protector, ya que comenzará el corte desde la nuca hasta la parte superior de la oreja. Al cortar, la cuchilla se colocará al lado de los dedos.

11

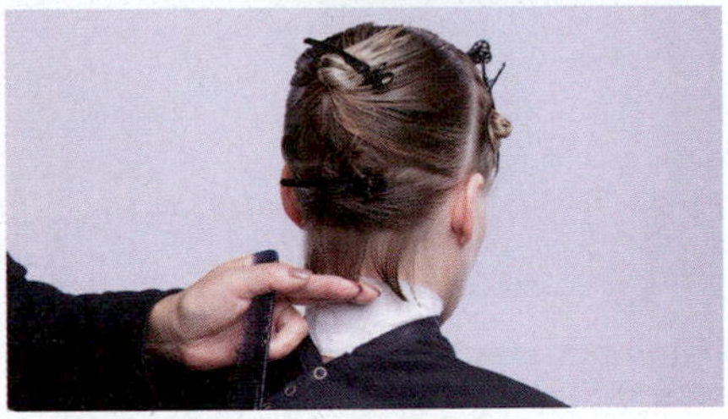

Desde el área de la nuca, establezca la guía mediante una navaja con protector. Con el peine multiuso, cree una sección horizontal o en forma de herradura de 1,25 a 0,63 cm (½ in a ¼ in) de izquierda a derecha. Utilice los dedos índice y medio para controlar el cabello mientras, con una elevación de 0°, lo peina desde el cuero cabelludo hasta las puntas.

12

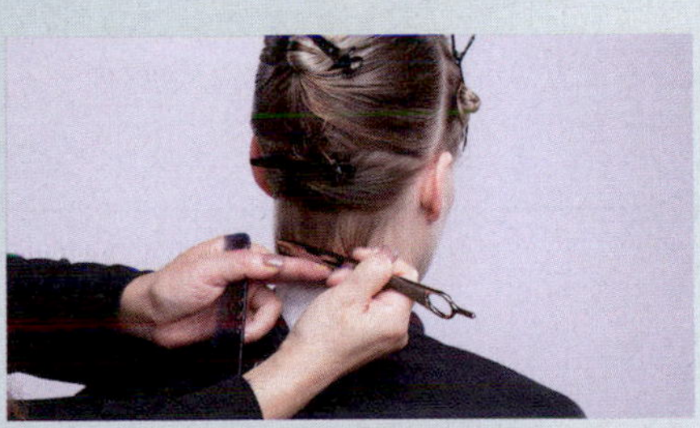

Comience por crear una sección de guía de 0°. Luego, la navaja se puede colocar sobre los dedos medio e índice. El cabello debe peinarse desde el cuero cabelludo hasta las puntas.

13

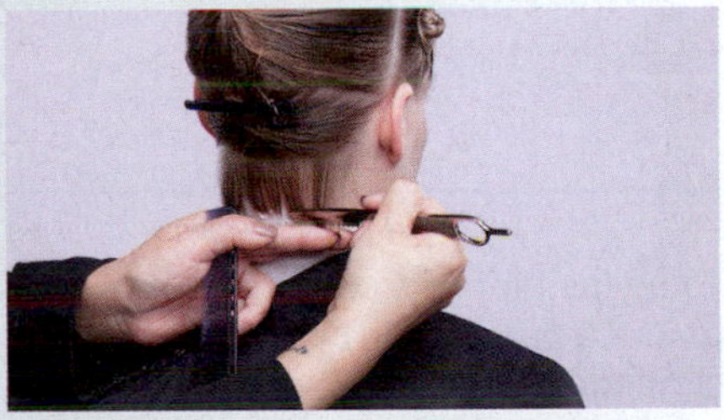

Siga creando la sección de guía. Cuando corte una guía en elevación cero, el implemento de corte de cabello y el peine siempre deben estar en posición horizontal. Los dedos deben estar cerca del escote. Pida al cliente que mantenga la cabeza derecha hacia adelante sin inclinarla hacia arriba, hacia abajo, hacia la izquierda ni hacia la derecha, y que no cruce las piernas. No cambie la dirección natural del cabello, ya que, en este corte, se debe aprovechar la caída natural.

14

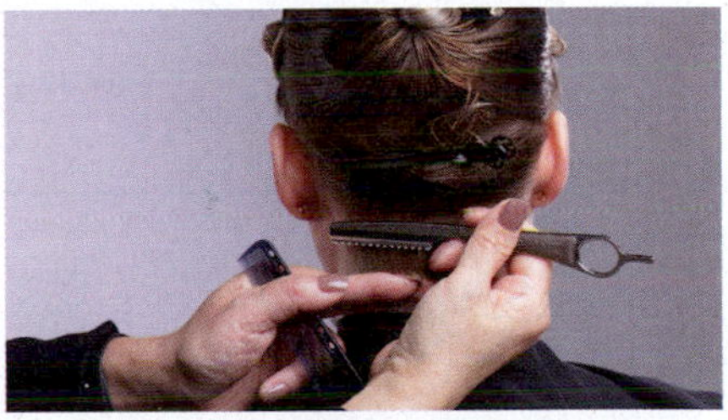

Se recomienda cortar toda la sección posterior desde el centro hacia la oreja y, luego, volver al centro hacia la oreja opuesta con la navaja. Siga cortando la guía con la elevación cero y una línea de corte horizontal. En ese momento, trabaje desde el centro hacia la oreja izquierda y, luego, desde el centro hacia la oreja derecha.

15

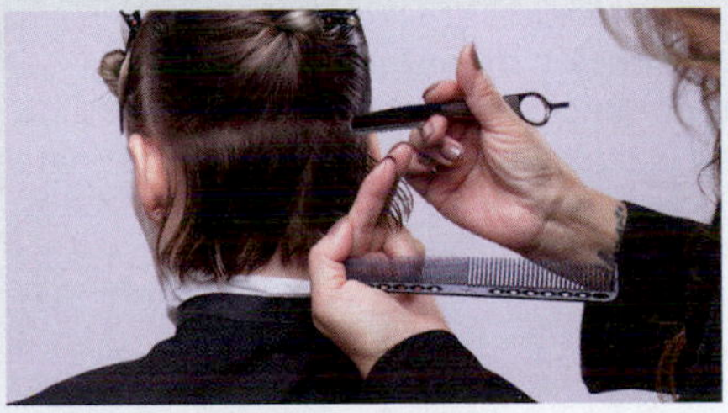

Cuando establezca la guía, sosténgala en un ángulo de 90° y mida la longitud del cabello. Cada vez que se sienta perdido o desee verificar la precisión del corte de cabello, solo debe cortar el área en cuestión con una subsección vertical, sostener el cabello a 90° y medir la longitud. La longitud que está cortando debe ser la misma que la de la guía original.

Nota:
La navaja se utiliza desde la parte superior de la oreja y hacia abajo solo en esta sección.

16

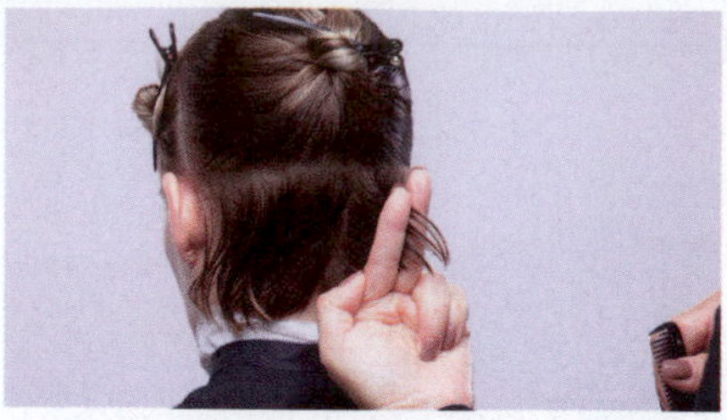

Comience por realizar subsecciones de 3,75 cm (1½ in) desde la sección. Una vez que identifique la guía, corte el cabello con la navaja a 90°. En ese momento, trabaje desde el centro de la primera sección hacia el costado y, luego, de vuelta al centro hacia el lado opuesto.

17

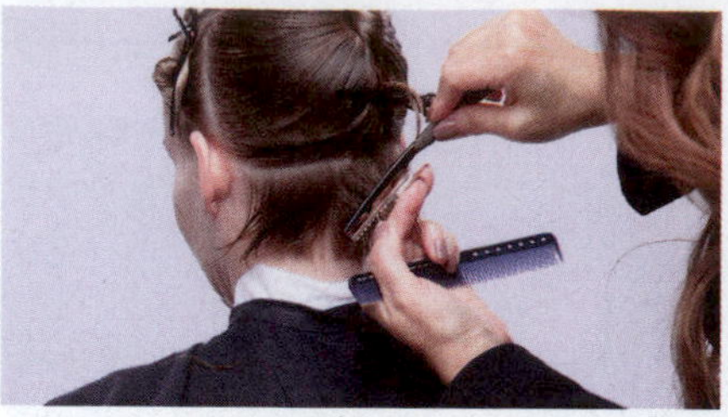

Con secciones pequeñas, siga peinando el cabello desde el cuero cabelludo hasta las puntas y corte una vez que vea la guía desde la parte inferior. Peine en línea recta a 90°. Con el cuerpo centrado, siga bajando 1,25 cm (½ in) hacia abajo mientras corta.

18

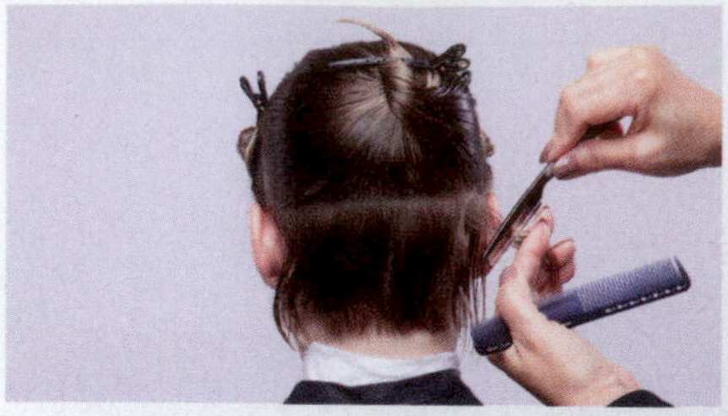

Cuando llegue a la parte superior de la oreja, la sección 1 se habrá completado. Cierre y asegure la navaja. Las secciones restantes se cortarán con las tijeras.

¡Atención!

Seguridad de las tijeras:
Se recomienda la técnica palma a palma cuando se utilizan tijeras por encima del hueso occipital. Asegúrese de que el cabello no se enrede.

Sección 2

19

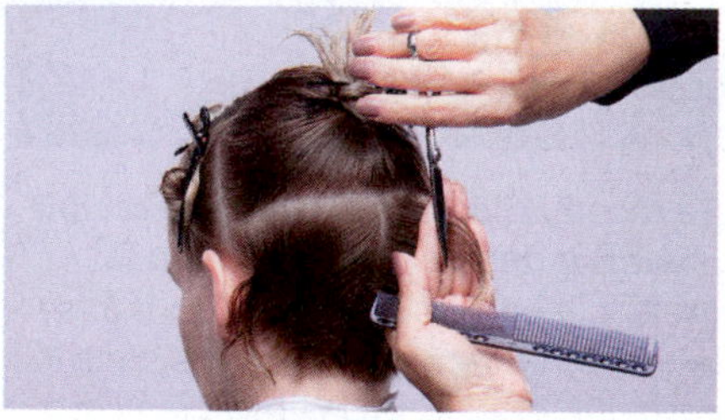

Tome las tijeras y, con la técnica palma a palma o de corte excesivo, comience a cortar la segunda sección en el centro de la espalda. Cuando se realiza la técnica de corte excesivo, la punta de la mano dominante debe posicionarse hacia abajo, mientras que las puntas de los dedos de la mano menos dominante deben posicionarse hacia arriba. En este procedimiento, debe enfrentar las palmas de las dos manos.

20

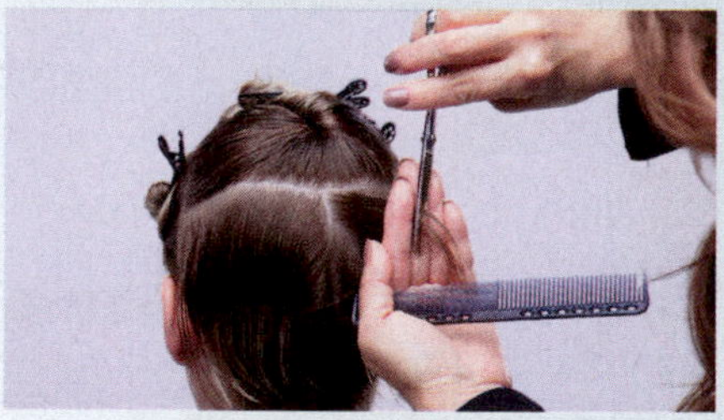

Utilice los dedos índice y medio para guiar el cabello y siga cortándolo con las subsecciones verticales en un ángulo de 90°. Cuando la sección 2 esté completa, pasará a la sección 3: la sección delantera central.

Sección 3

21

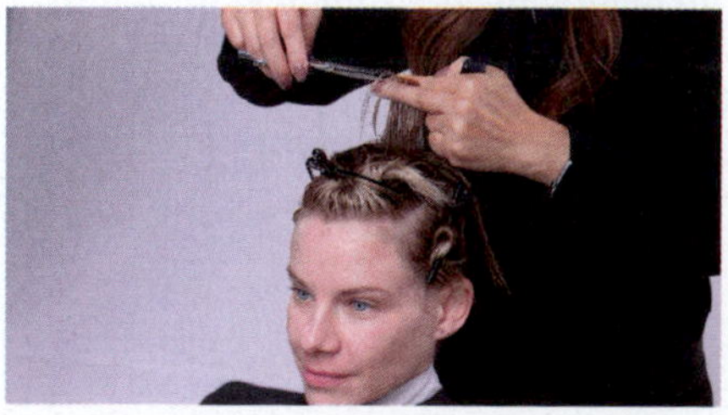

Siga cortando a medida que avanza hacia la sección delantera central. Se recomienda cambiar de posición y cortar por encima de los dedos durante el resto de este corte. Utilice la guía anterior de la sección 2 en el área de la coronilla y sujete el cabello en un ángulo de 90° para completar esta sección.

22

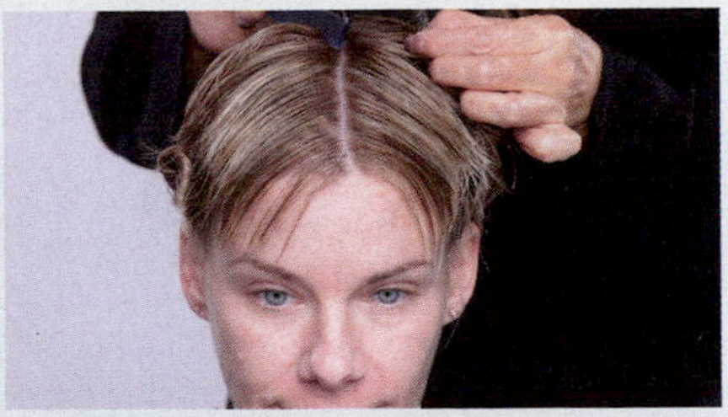

Cuando se complete esta sección y se verifique su precisión, divida el cabello por la mitad con la nariz como referencia central. Agregue el cabello central a las secciones izquierda y derecha o a la sección 4. Siga con la misma sección guía para cortes escalonados.

Sección 4

23

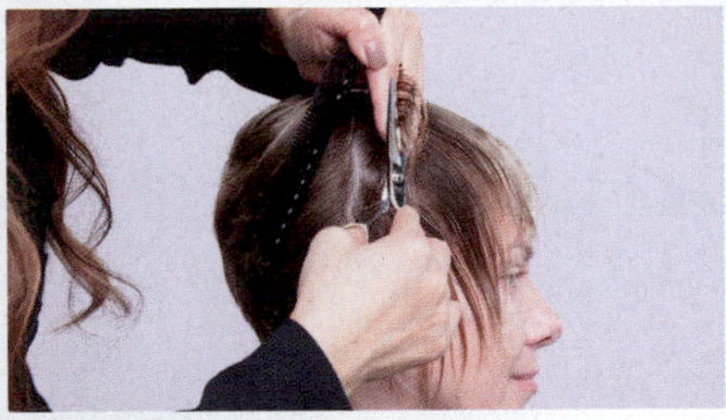

Comience en la sección frontal derecha y utilice la guía anterior desde la parte superior para crear separaciones verticales; debe comenzar cerca de la oreja para completar la sección derecha. Para seguir el corte, realice la técnica de deslizamiento con subsecciones verticales de 1,25 cm (½ in) o menos. Una vez que haya cortado todo el cabello en la sección, revise el trabajo para corroborar que el corte esté en un ángulo de 90° con una línea vertical.

Sección 5

24

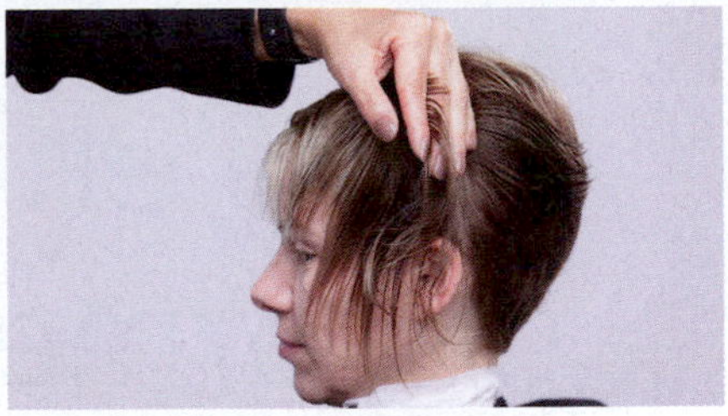

Comience en la sección frontal izquierda y utilice la guía anterior desde la parte superior para crear separaciones verticales que comiencen cerca de la oreja para completar la sección izquierda. Realice la técnica de deslizamiento. Para ello, siga cortando subsecciones verticales de 1,25 cm (½ in) o menos. Cuando haya cortado todo el cabello en la sección, verifique el corte para asegurarse de que esté en un ángulo de 90° con una línea vertical.

25

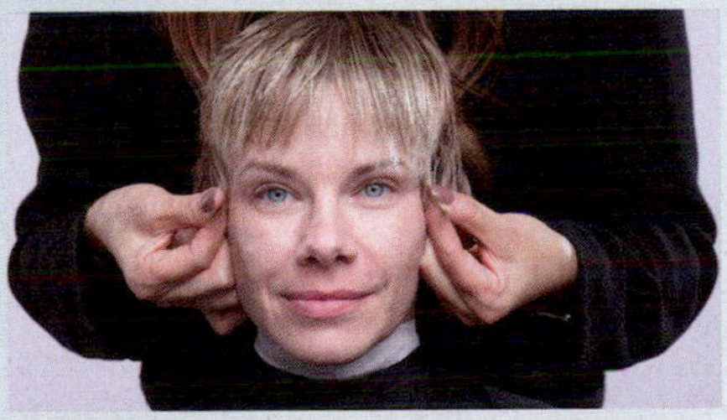

Una vez que haya completado las capas interiores, utilice la nariz como guía y divida el cabello en secciones por el centro. Verifique el perímetro que cuelga con una elevación de 0° para controlar que todo el exterior esté nivelado. El cabello puede dividirse en subsecciones si la densidad y la textura del exterior de 0° deben limpiarse.

Acabado

26

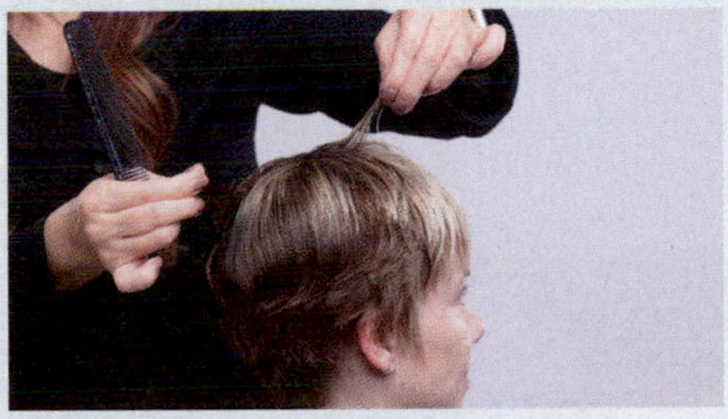

Deje que el cabello se seque y revise la línea en el espejo. Mida cada sección de la cabeza en un ángulo de 90°. Si la nuca mide 15 cm (6 in), todo el corte de cabello debe medir lo mismo cuando se extiende a 90°. El corte de cabello se puede comprobar mediante una línea vertical u horizontal.

27

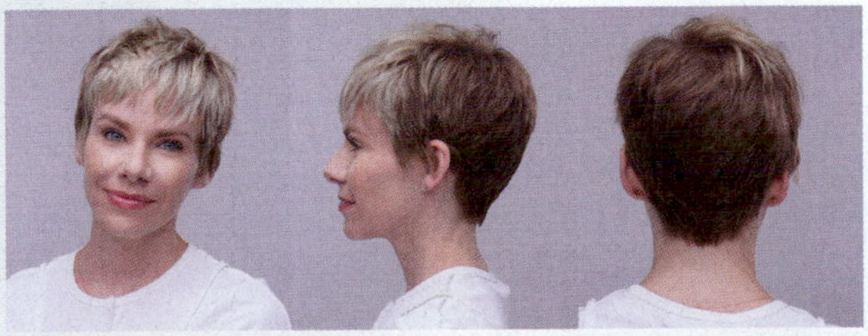

Peinado terminado.

POSTERIOR AL SERVICIO

Para completar el procedimiento, realice el

Ⓟ **10-2 Procedimiento posterior al servicio.**

Ⓟ Procedimiento 11-3

Corte en capas uniformes

PARA PERSONAS ZURDAS

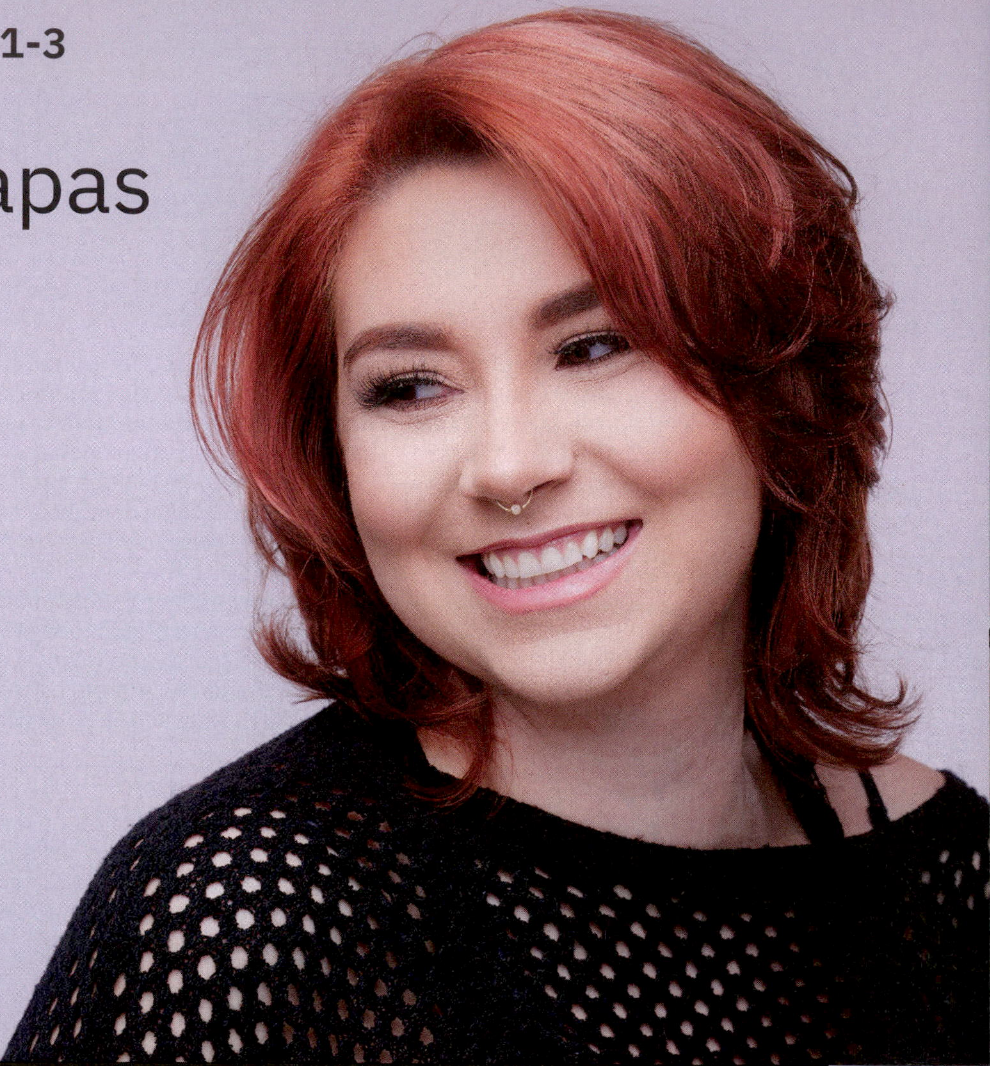

IMPLEMENTOS Y MATERIALES

- Secador y concentrador
- Cepillo de estilo clásico
- Capa de corte
- Peine de corte o peine multiuso (con medidas en el lomo)
- Difusor
- Navaja para corte de cabello
- Tijeras para corte de cabello
- Banda para el cuello
- Pinzas para dividir en secciones
- Champú y acondicionador (acondicionador sin enjuague para desenredar el cabello rizado)
- Capa para lavado con champú
- Atomizador con agua
- Producto de peluquería para el acabado
- Toallas
- Peine de dientes anchos

PREPARACIÓN

Antes de comenzar, realice el Ⓟ **10-1 Procedimiento previo al servicio**, el Ⓟ **10-3 Preparación para la aplicación de champú** y el Ⓟ **10-5 Lavado con champú y acondicionador básicos (según sea necesario).**

- Evalúe la textura del cabello del cliente en busca de rizos, ondas y patrones de crecimiento. Si se desea una longitud precisa, se recomienda alisar el cabello rizado antes de cortarlo.
- Al cortar el cabello rizado en su estado natural, recuerde utilizar una tensión de ligera a moderada. Cuando seque el cabello rizado, utilice un difusor y verifique de manera visual el equilibrio de la línea con el espejo.

DURACIÓN ESTIMADA

30-45 MIN

1

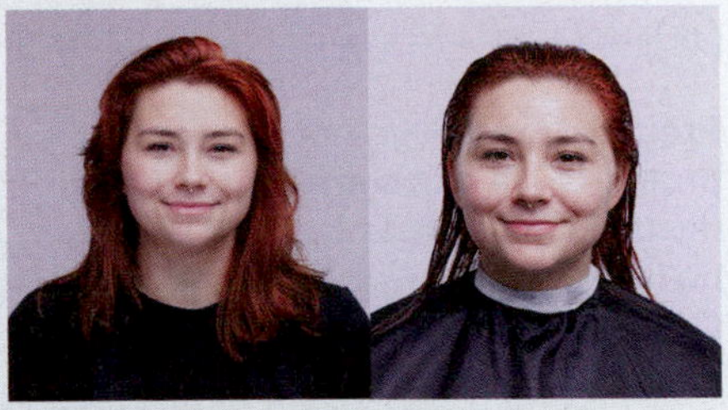

Acompañe al cliente al sillón de peinado y cámbiele la cobertura. Colóquele al cliente una banda para el cuello. Ponga una capa sobre la banda para el cuello o la toalla y abróchela por detrás.

2

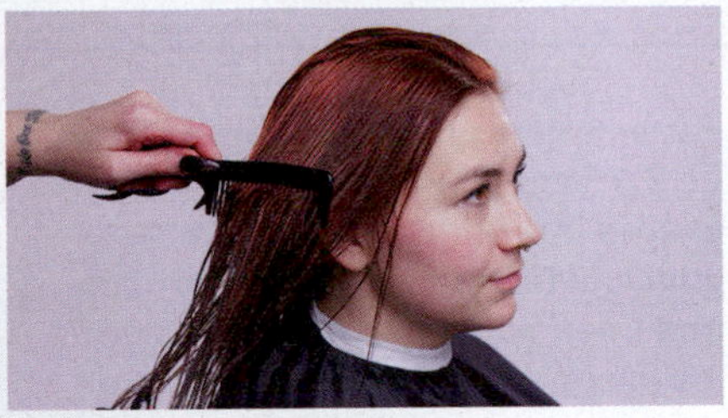

Desenrede el cabello con el peine de dientes anchos.

3

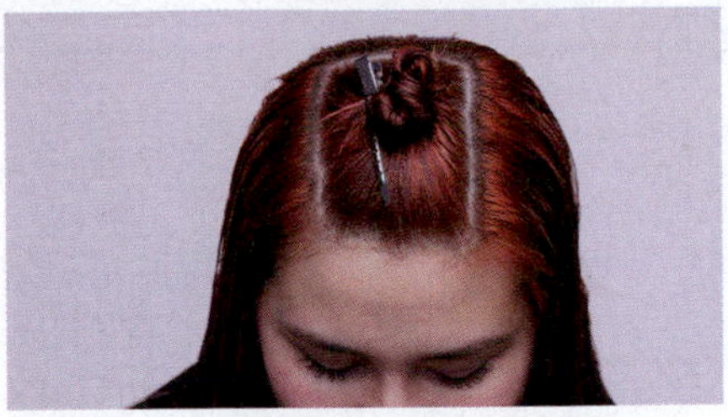

En este corte de cabello, se utilizan cinco divisiones, también conocidas como "secciones". Cree la primera sección desde la parte frontal del contorno del cuero cabelludo, justo por encima de la mitad de cada ceja, hasta el área de la coronilla. Utilice una pinza para asegurar esta sección y el cabello.

4

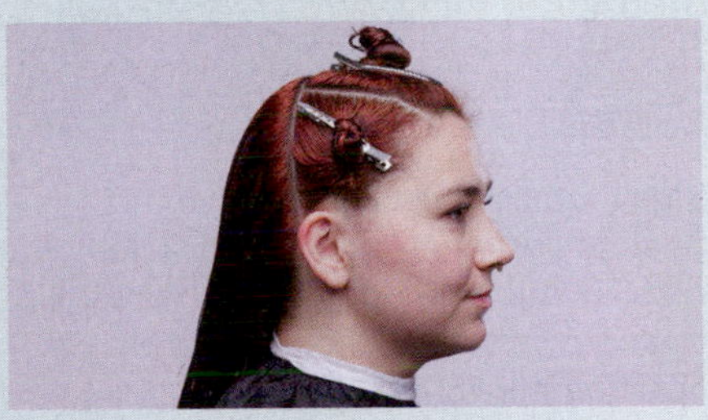

Cree la sección parietal del lado derecho desde la coronilla de la sección central hasta detrás de la oreja derecha. Utilice una pinza para asegurar esta sección y el cabello.

5

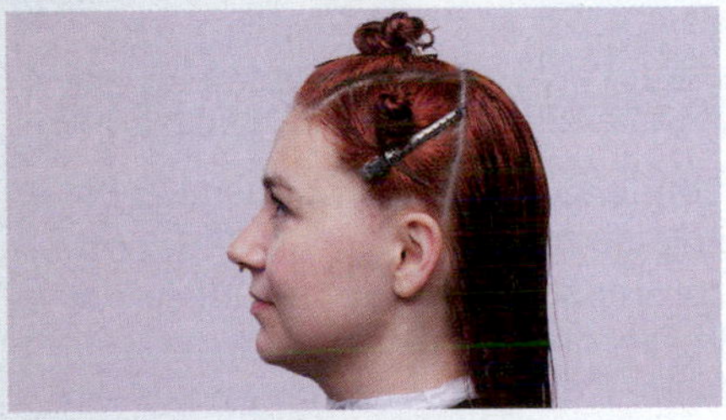

Para crear la tercera sección, repita este procedimiento en el parietal del lado opuesto o izquierdo, y separe el área desde la coronilla de la sección central hasta detrás de la oreja izquierda. Utilice una pinza para asegurar esta sección y el cabello.

6

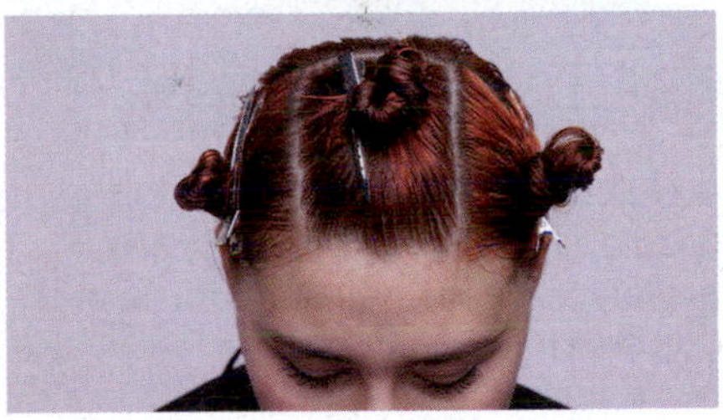

El cliente debe tener ahora tres secciones delanteras y dos secciones restantes en la parte posterior de la cabeza, desde la parte inferior de la coronilla hasta la nuca.

7

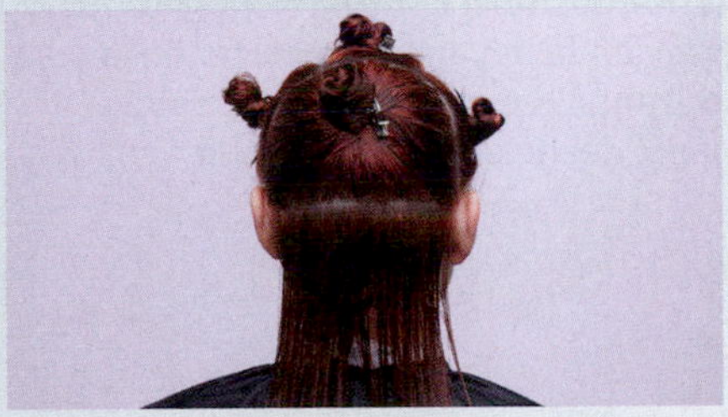

Coloque el peine de cola o el peine de separación por encima de la oreja. Posteriormente, divida el cabello de forma horizontal en secciones desde la oreja derecha hasta la izquierda, con pinzas para asegurar las secciones superior e izquierda.

8

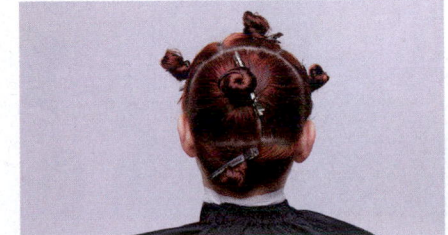

Las dos últimas secciones ya están completas. Las cinco secciones ahora deben estar fijadas con pinzas.

¡Atención!

Seguridad de la navaja:
Se recomienda realizar subsecciones más pequeñas si no puede ver la guía. No utilice una técnica de exfoliación ni técnicas avanzadas por seguridad. Mediante una técnica de cruzamiento, la palma de la mano debe mirar hacia usted mientras corta con la navaja. La navaja debe estar delante de los dedos. Asegúrese de que el cabello no se enrede.

Sección 1

9

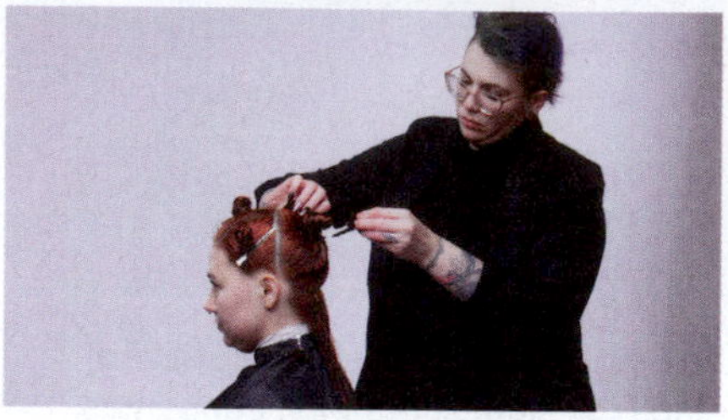

Para comenzar, divida una guía de 3,75 cm (1½ in) en secciones, en el área inferior de la nuca. Corte la guía a la longitud deseada a 0° con una línea horizontal. Cuando la corte, los pasos restantes de este corte de cabello se completarán mediante secciones verticales con líneas de corte verticales en un ángulo de 90°.

10

Prepare una navaja nueva y un protector, ya que comenzará el corte desde la nuca hasta la parte superior de la oreja. Al cortar, la cuchilla se colocará al lado de los dedos.

11

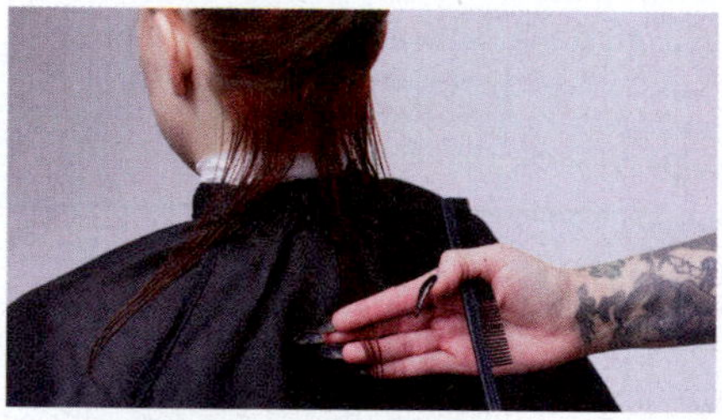

Desde el área de la nuca, establezca la guía mediante una navaja con protector. Con el peine multiuso, cree una sección horizontal o en forma de herradura de 1,25 a 0,63 cm (½ in a ¼ in) de izquierda a derecha. Utilice los dedos índice y medio para controlar el cabello mientras, con una elevación de 0°, lo peina desde el cuero cabelludo hasta las puntas.

12

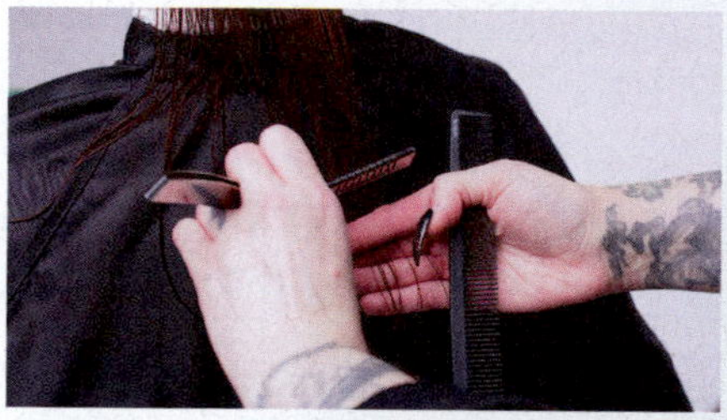

Comience por crear una sección de guía de 0°. Luego, la navaja se puede colocar sobre los dedos medio e índice. El cabello debe peinarse desde el cuero cabelludo hasta las puntas.

13

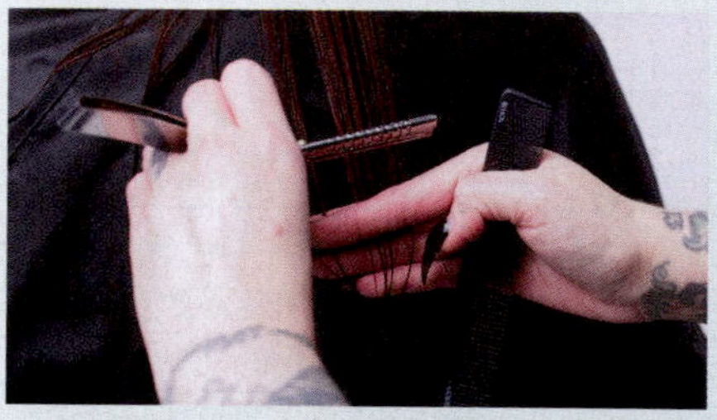

Siga creando la sección de guía. Cuando corte una guía en elevación cero, el implemento de corte de cabello y el peine siempre deben estar en posición horizontal. Los dedos deben estar cerca del escote. Pida al cliente que mantenga la cabeza derecha hacia adelante sin inclinarla hacia arriba, hacia abajo, hacia la izquierda ni hacia la derecha, y que no cruce las piernas. No cambie la dirección natural del cabello, ya que, en este corte, se debe aprovechar la caída natural.

14

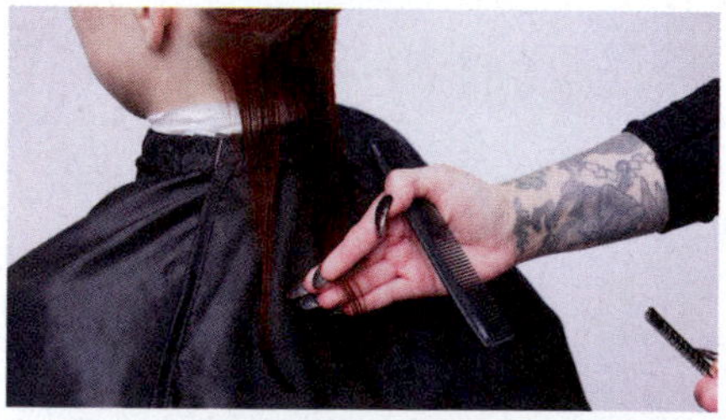

Se recomienda cortar toda la sección posterior desde el centro hacia la oreja y, luego, volver al centro hacia la oreja opuesta con la navaja. Siga cortando la guía con la elevación cero y una línea de corte horizontal. En ese momento, trabaje desde el centro hacia la oreja izquierda y, luego, desde el centro hacia la oreja derecha.

15

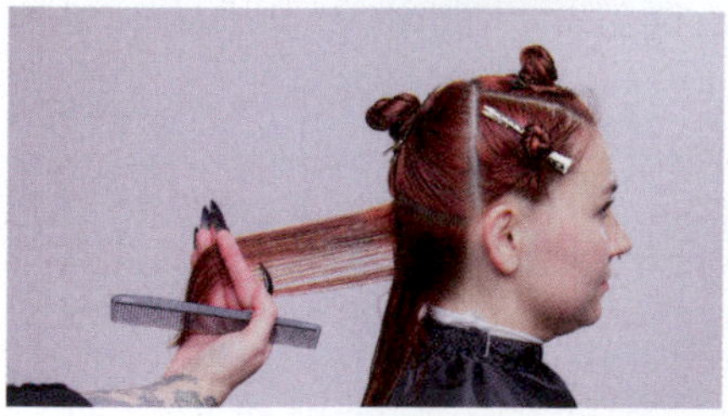

Cuando establezca la guía, sosténgala en un ángulo de 90° y mida la longitud del cabello. Cada vez que se sienta perdido o desee verificar la precisión del corte de cabello, solo debe cortar el área en cuestión con una subsección vertical, sostener el cabello a 90° y medir la longitud. La longitud que está cortando debe ser la misma que la de la guía original.

Nota:

La navaja se utiliza desde la parte superior de la oreja y hacia abajo solo en esta sección.

16

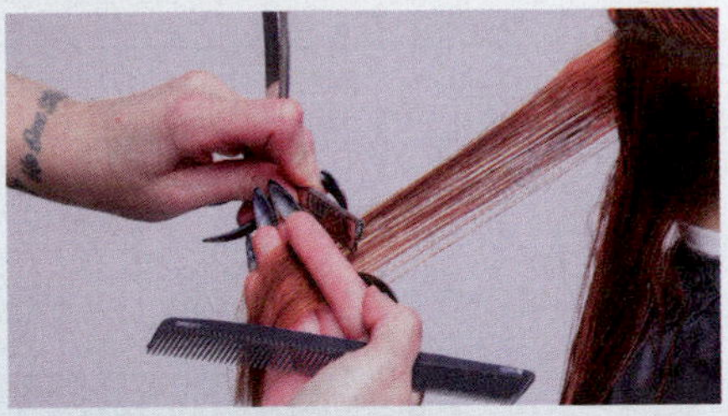

Comience por realizar subsecciones de 3,75 cm (1½ in) desde la sección. Una vez que identifique la guía, corte el cabello con la navaja a 90°. En ese momento, trabaje desde el centro de la primera sección hacia el costado y, luego, de vuelta al centro hacia el lado opuesto.

17

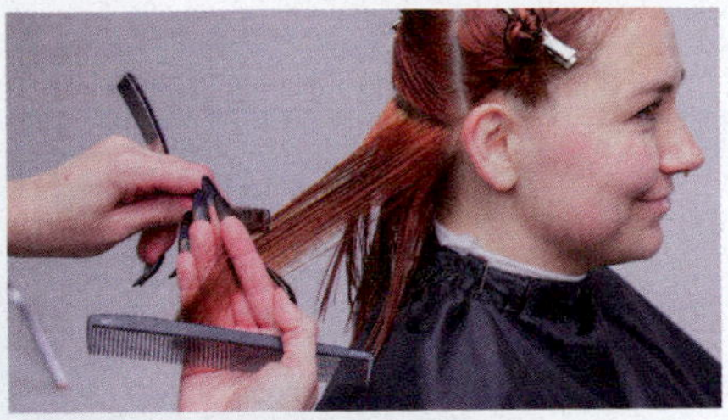

Con secciones pequeñas, siga peinando el cabello desde el cuero cabelludo hasta las puntas y corte una vez que vea la guía desde la parte inferior. Peine en línea recta a 90°. Con el cuerpo centrado, siga bajando 0,63 cm (¼ in) mientras corta.

18

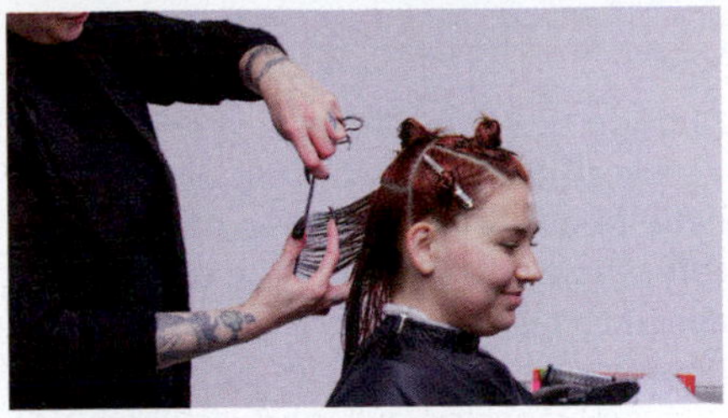

Cuando llegue a la parte superior de la oreja, la sección 1 se habrá completado. Cierre y asegure la navaja. Las secciones restantes se cortarán con las tijeras.

¡Atención!

Seguridad de las tijeras:
Se recomienda la técnica palma a palma cuando se utilizan tijeras por encima del hueso occipital. Asegúrese de que el cabello no se enrede.

Sección 2

19

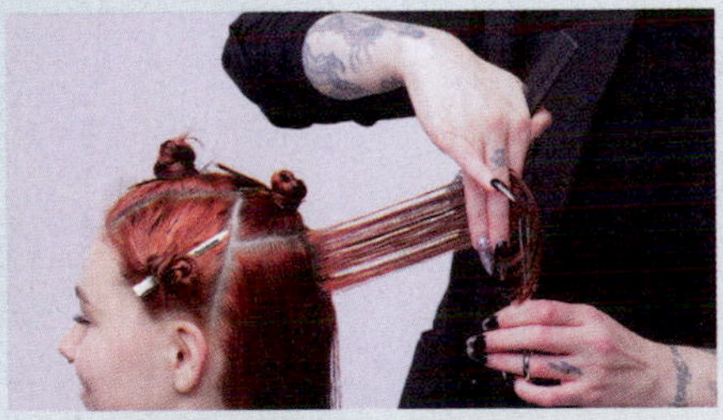

Tome las tijeras y, con la técnica palma a palma o de corte excesivo, comience a cortar la segunda sección en el centro de la espalda. Cuando se realiza la técnica de corte excesivo, la punta de la mano dominante debe posicionarse hacia abajo, mientras que las puntas de los dedos de la mano menos dominante deben posicionarse hacia arriba. En este procedimiento, debe enfrentar las palmas de las dos manos.

20

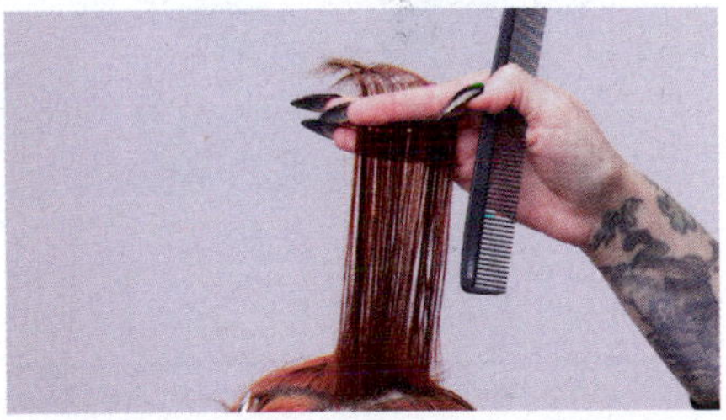

Utilice los dedos índice y medio para guiar el cabello y siga cortándolo con las subsecciones verticales en un ángulo de 90°. Cuando complete la sección 2, pasará a la sección 3: la sección delantera central.

Sección 3

21

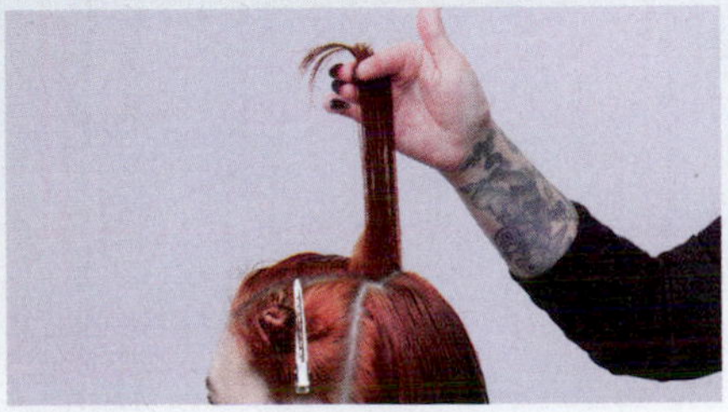

Siga cortando a medida que avanza hacia la sección delantera central. Se recomienda cambiar de posición y cortar por encima de los dedos durante el resto de este corte. Utilice la guía anterior de la sección 2 en el área de la coronilla y sujete el cabello en un ángulo de 90° para completar esta sección.

Sección 4

Sección 5

(22)

Cuando se complete esta sección y se verifique su precisión, divida el cabello por la mitad con la nariz como referencia central. Agregue el cabello central a las secciones izquierda y derecha o a la sección 4. Siga con la misma sección guía para cortes escalonados.

(23)

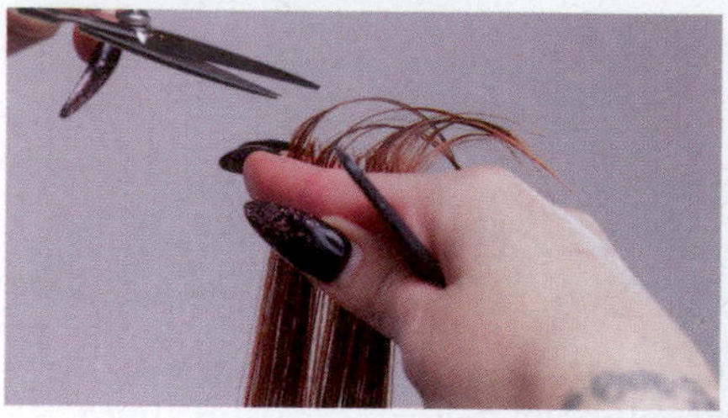

Comience en la sección frontal derecha y utilice la guía anterior desde la parte superior para crear separaciones verticales; debe comenzar cerca de la oreja para completar la sección derecha. Para seguir el corte, realice la técnica de deslizamiento con subsecciones verticales de 1,25 cm (½ in) o menos. Una vez que haya cortado todo el cabello en la sección, revise el trabajo para corroborar que el corte esté en un ángulo de 90° con una línea vertical.

(24)

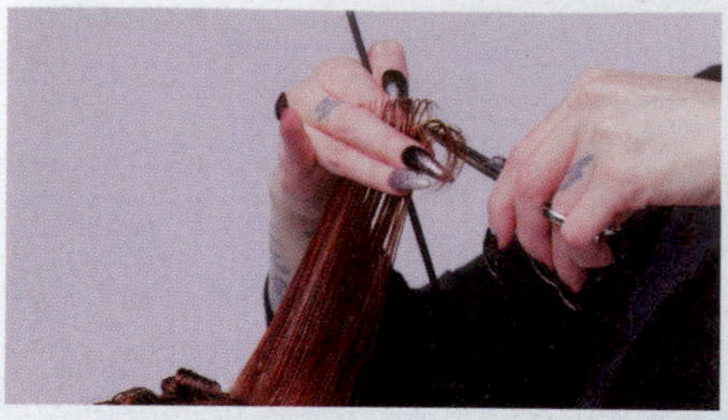

Comience en la sección frontal izquierda y utilice la guía anterior desde la parte superior para crear separaciones verticales que comiencen cerca de la oreja para completar la sección izquierda. Realice la técnica de deslizamiento. Para ello, siga cortando subsecciones verticales de 1,25 cm (½ in) o menos. Cuando haya cortado todo el cabello en la sección, verifique el corte para asegurarse de que esté en un ángulo de 90° con una línea vertical.

(25)

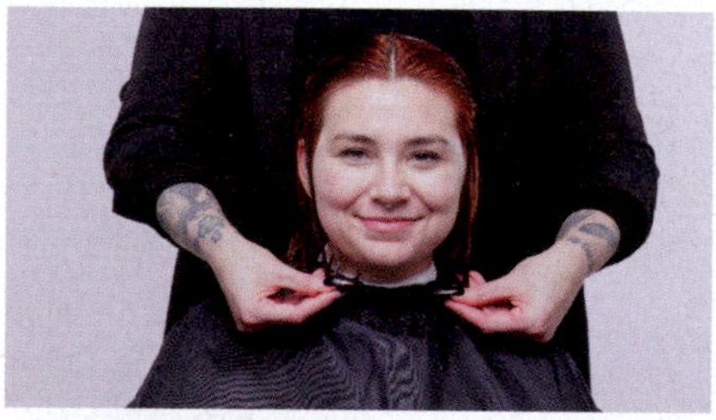

Una vez que haya completado las capas interiores, utilice la nariz como guía y divida el cabello en secciones por el centro. Verifique el perímetro que cuelga con una elevación de 0° para controlar que todo el exterior esté nivelado. El cabello puede dividirse en subsecciones si la densidad y la textura del exterior de 0° deben limpiarse.

Acabado

(26)

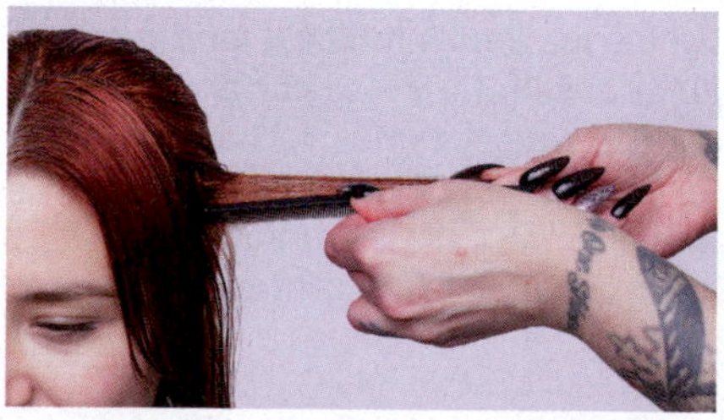

Deje que el cabello se seque y revise la línea en el espejo. Mida cada sección de la cabeza en un ángulo de 90°. Si la nuca mide 15 cm (6 in), todo el corte de cabello debe medir lo mismo cuando se extiende a 90°. El corte de cabello se puede comprobar mediante una línea vertical u horizontal.

(27)

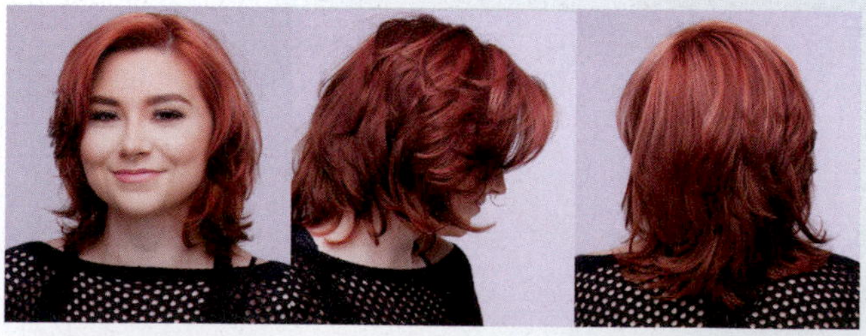

Peinado terminado.

POSTERIOR AL SERVICIO

Para completar el procedimiento, realice el

Ⓟ **10-2 Procedimiento posterior al servicio.**

Ⓟ Procedimiento 11-4

Corte en capas largas

PARA PERSONAS DIESTRAS

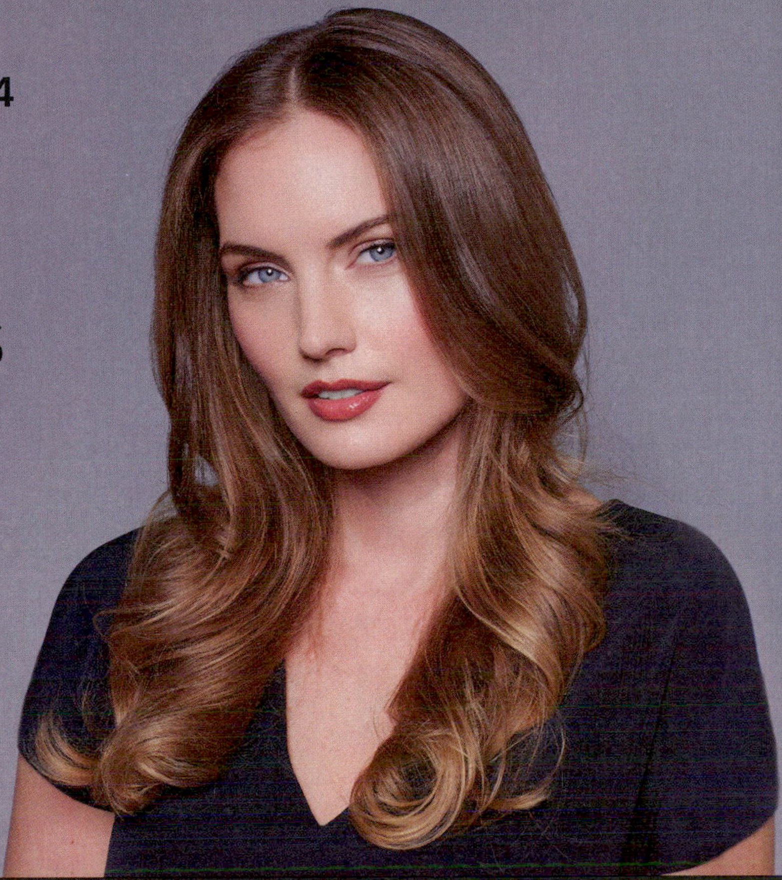

IMPLEMENTOS Y MATERIALES

- Secador
- Capa de corte
- Peine de corte o multiuso
- Difusor
- Tijeras para corte de cabello
- Banda para el cuello
- Cepillo redondo (grande)
- Pinzas para dividir en secciones
- Champú y acondicionador
- Capa para lavado con champú
- Atomizador con agua
- Producto de peluquería para el acabado
- Toallas
- Peine de dientes anchos

PROCEDIMIENTO

Cuando comience, realice el Ⓟ **10-1 Procedimiento previo al servicio**, el Ⓟ **10-3 Preparación para la aplicación de champú** y el Ⓟ **10-5 Lavado con champú y acondicionador básicos (según sea necesario).** Evalúe la textura del cabello del cliente en busca de rizos, ondas y patrones de crecimiento.

Este corte se realiza con una sección guía para cortes rectos. Se establece la guía y, luego, se corta en un ángulo de 90°. Durante el corte en capas, se recomienda que las subsecciones sean de 2,5 cm a 3,75 cm (1 in a 1,5 in). No incline ni mueva la guía para que coincida con alguna sección. Mientras todo el cabello se peina hacia la guía, esta debe mantenerse en la misma posición de la cabeza.

DURACIÓN ESTIMADA

30-45 MIN

Ⓟ 11-4

1

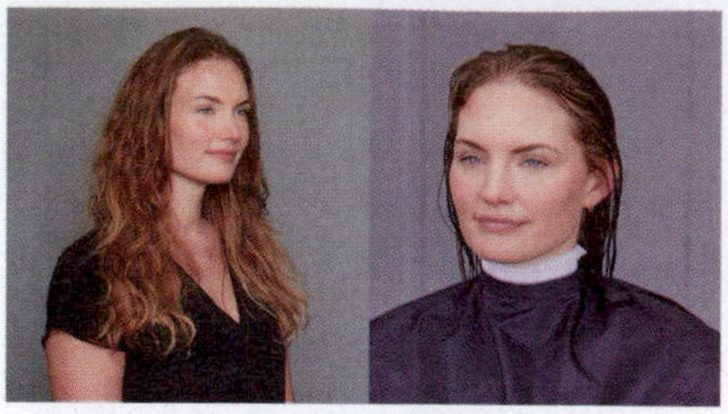

Acompañe al cliente al sillón de peluquería y cúbralo. Colóquele al cliente una banda para el cuello limpia. Ponga una capa sobre la banda para el cuello y amárrela en la parte posterior.

2

Desenrede el cabello con el peine de dientes anchos.

3

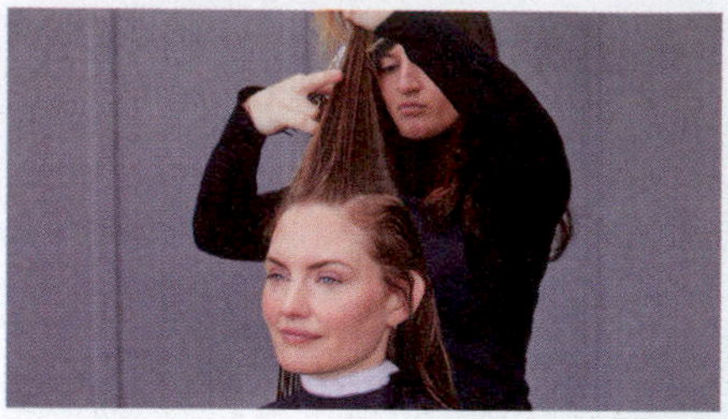

Primero, divida el cabello en seis secciones, también denominadas paneles.

4

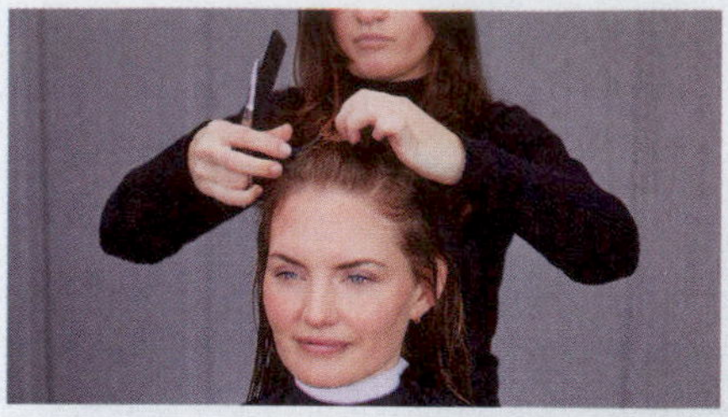

Para crear la sección 1, separe el cabello desde la parte frontal del contorno del cuero cabelludo, justo por encima de la mitad de cada ceja, hasta el área de la coronilla. Utilice una pinza para asegurar el cabello.

5

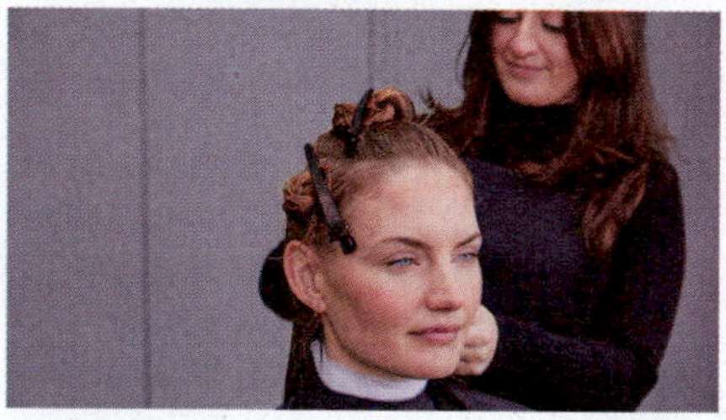

Para crear la sección 2, es decir, la sección parietal del lado derecho, conecte la sección central detrás de la oreja derecha. Utilice una pinza para asegurar el cabello.

6

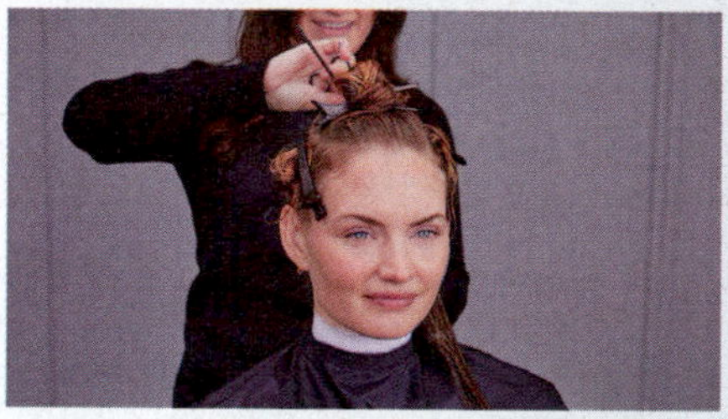

Para crear la sección 3, es decir, la sección parietal del lado izquierdo, conecte la sección central detrás de la oreja izquierda. Utilice una pinza para asegurar el cabello. El cliente debe tener ahora tres secciones delanteras y dos secciones restantes en la parte posterior de la cabeza, desde la parte inferior de la coronilla hasta la nuca.

7

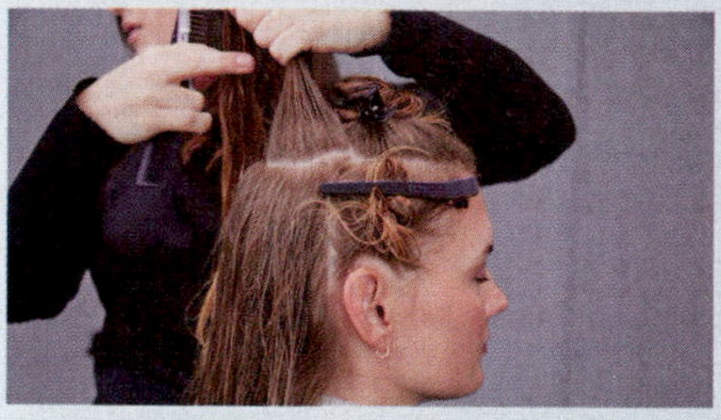

Para crear la sección 4, utilice la coronilla como referencia para crear un semicírculo pequeño de 7,5 cm a 10 cm (3 in a 4 in). Esta área se utilizará para crear la guía de corte de todo este corte de cabello recto de gran elevación.

8

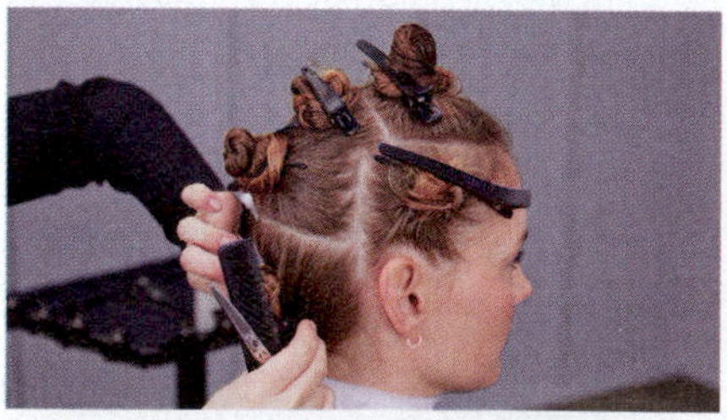

Para crear las secciones 5 y 6, coloque el peine de cola o el peine de separación en la parte superior de la oreja y, de forma horizontal, divida en secciones el cabello desde la oreja derecha hasta la izquierda. Utilice pinzas para asegurar las secciones superior e inferior.

9

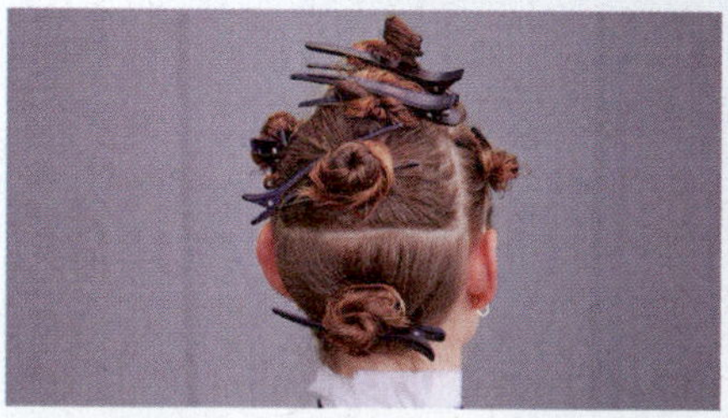

Las dos últimas secciones ya están completas. Las seis secciones ahora deben estar fijadas con pinzas.

10

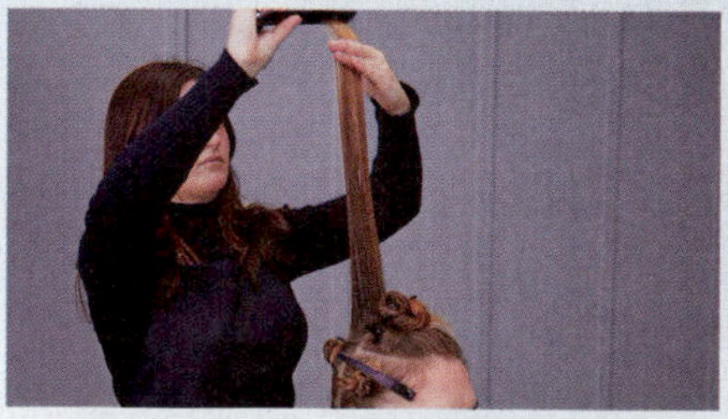

Para comenzar a cortar, hágalo en la sección 4, en la coronilla. Peine todo el semicírculo desde el cuero cabelludo hasta las puntas y establezca la cantidad de centímetros que quisiera quitar para crear la guía. Después, corte el cabello a 90°. Tenga en cuenta que todo el resto del cabello se desplazará a esta guía para crear este corte en capas a una elevación de 180°.

(11)

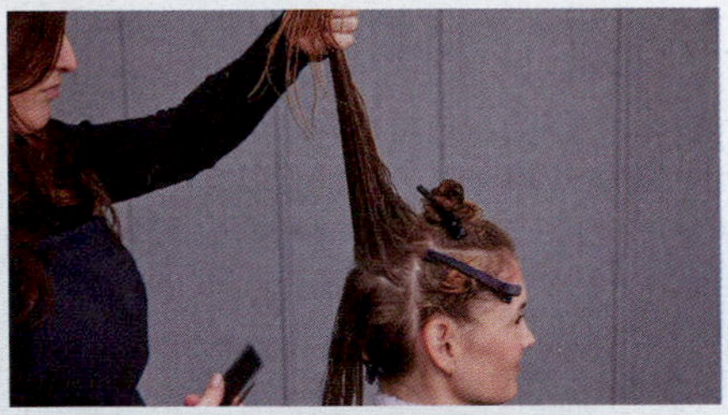

Pase a la sección 5, es decir, la sección central de la espalda, que también es la parte inferior de la coronilla y el área occipital, y cree subsecciones de 2,5 cm a 3,75 cm (1 in a 1,5 in) con divisiones horizontales.

(12)

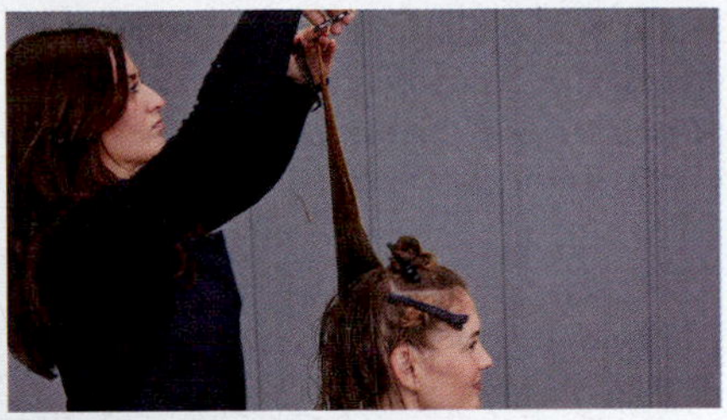

Peine el cabello hasta la sección guía para cortes rectos y elimine el cabello que sea más largo que la sección de guía.

(13)

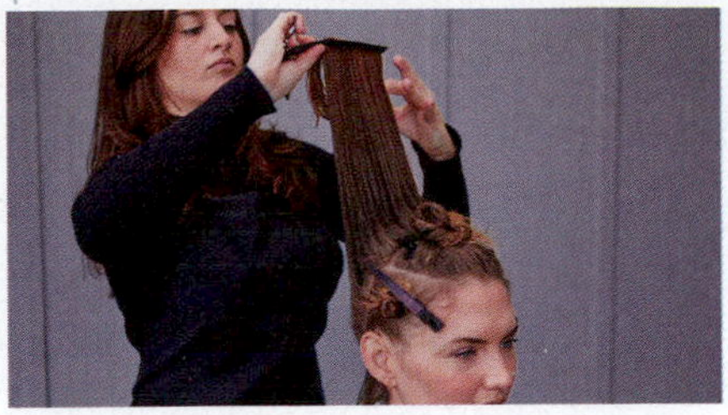

Siga cortando. Para ello, utilice subsecciones horizontales de 2,5 cm a 3,75 cm (1 in a 1,5 in) y peine todo el cabello hasta la sección guía para cortes rectos.

(14)

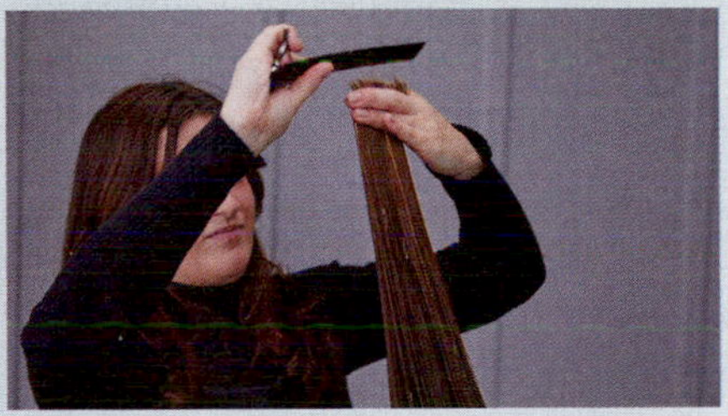

Aplique una constante tensión y siga peinando desde el cuero cabelludo hasta las puntas.

(15)

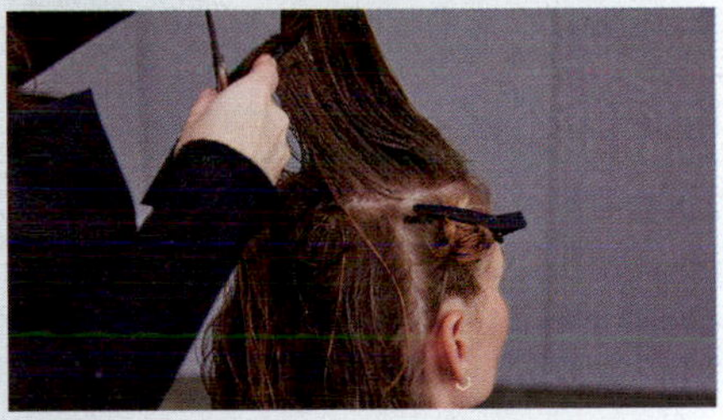

Una vez que se hayan completado las dos secciones posteriores y todo el cabello coincida con la sección guía para cortes rectos, pase a la parte delantera de la cabeza del cliente.

(16)

Si el cabello es demasiado corto, tal vez no llegue todo a la sección guía para cortes rectos. Siga dividiendo en secciones y concéntrese en el cabello más largo que la guía, ya que este es el que cortará.

(17)

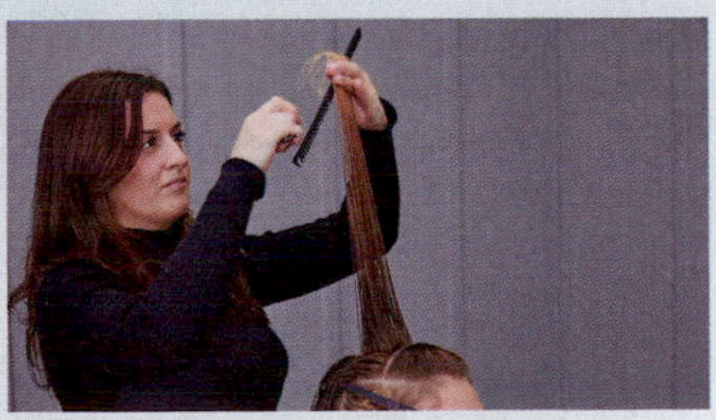

Pase a la sección central delantera con subsecciones horizontales y peine el cabello hacia la guía con subsecciones de 2,5 cm a 3,75 cm (1 in a 1,5 in) hasta completar toda la sección central.

(18)

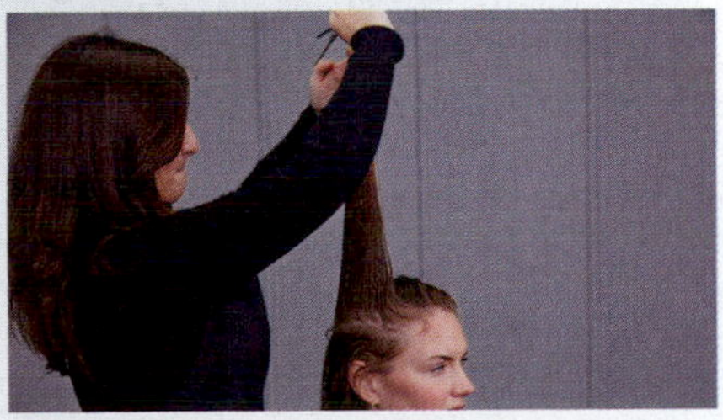

En el lado derecho, divida el cabello en secciones en el área parietal superior. Baje hacia el contorno del cuero cabelludo, utilice subsecciones horizontales y diagonales y peine el cabello desde el cuero cabelludo hasta las puntas. Siga peinando el cabello hasta la sección guía para cortes rectos en el semicírculo superior de la coronilla y corte el cabello que sobrepase dicha guía.

(19)

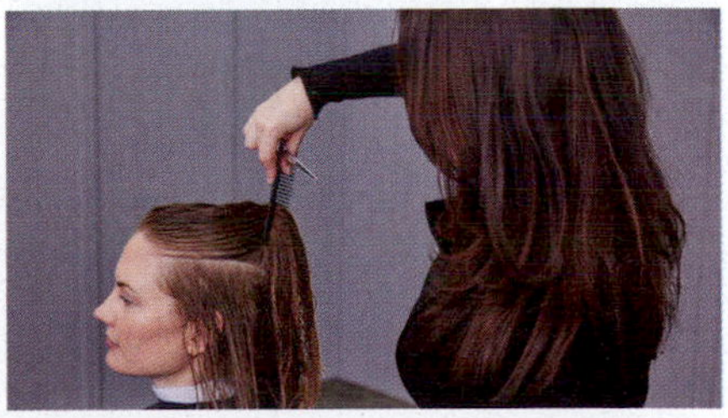

Ahora repita los pasos en el lado izquierdo. Divida el cabello en subsecciones en el área parietal superior. Siga dividiendo el cabello en subsecciones horizontales o diagonales hacia atrás y baje hacia el contorno del cuero cabelludo. Utilice subsecciones horizontales mientras peina el cabello desde el cuero cabelludo hasta las puntas.

20

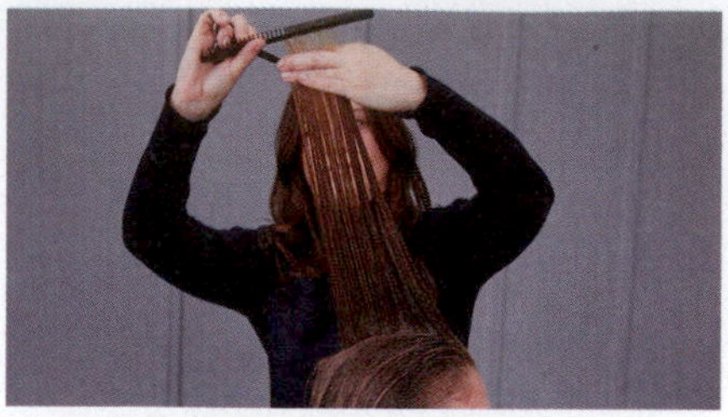

Peine el cabello hasta la sección guía para cortes rectos en el semicírculo superior de la coronilla y corte el cabello que sobrepase dicha guía.

21

En algún momento, es posible que el cabello no alcance la sección guía para cortes rectos, ya que el interior del cabello suele tener capas o es más corto por naturaleza. Siga pasando a la siguiente subsección y verifique que no haya cabello que sobrepase la sección guía para cortes rectos.

22

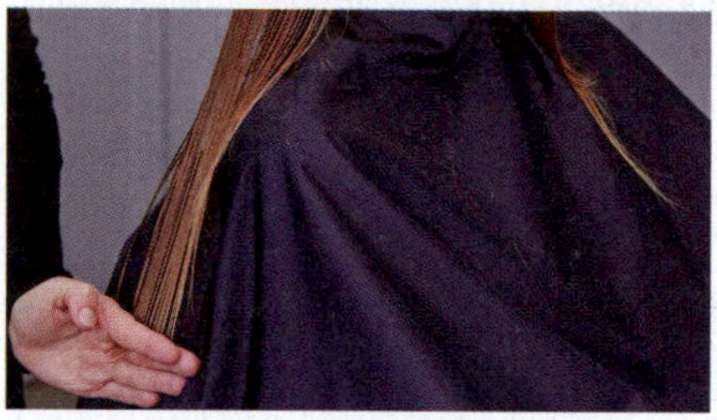

Verifique que el largo del cabello sea uniforme en el perímetro exterior, también denominado "largo colgante exterior". Todo el cabello debe estar a 0°, con una longitud uniforme y sin elevación cuando se peina en plano.

23

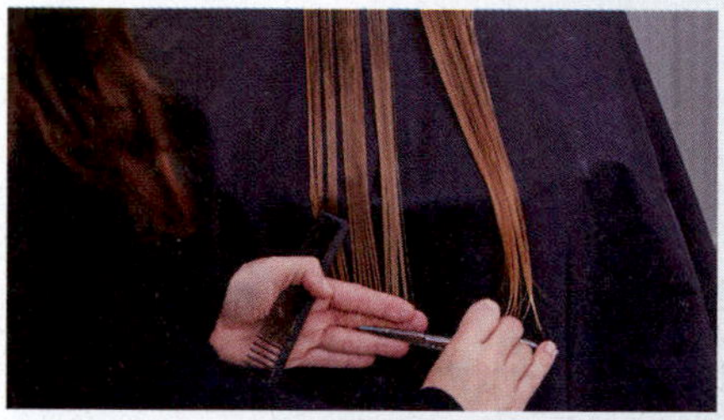

Muévase al área de la nuca y comience a dividir el cabello en la sección posterior. En ese momento, peine desde el cuero cabelludo hasta las puntas con una elevación de 0°.

24

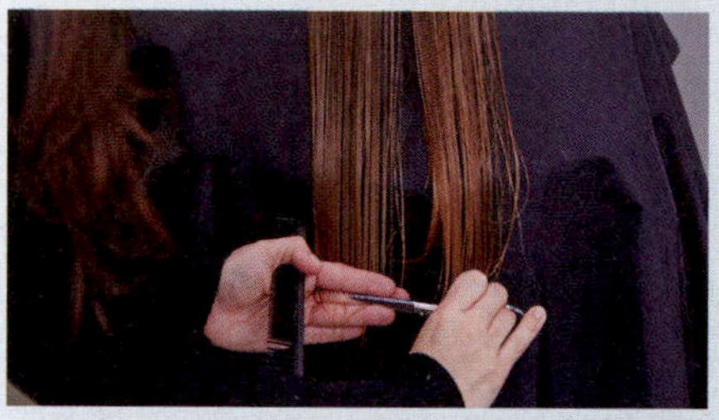

Comience a cortar mientras divide en secciones desde la parte inferior y avanza hacia la coronilla.

25

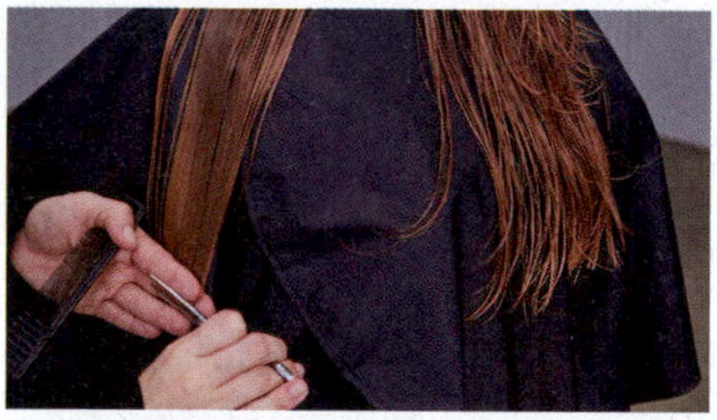

Después, muévase hacia la parte superior y los costados. Todo el cabello debe estar a 0°, con una longitud uniforme y sin elevación cuando se peina en plano. Corte de forma horizontal sin elevación. Pida al cliente que mantenga la cabeza recta hacia adelante sin inclinarla hacia arriba, hacia abajo, hacia la izquierda ni hacia la derecha mientras peina el cabello desde el cuero cabelludo hasta las puntas. Después, siga cortando el cabello hasta que no quede más por cortar.

26

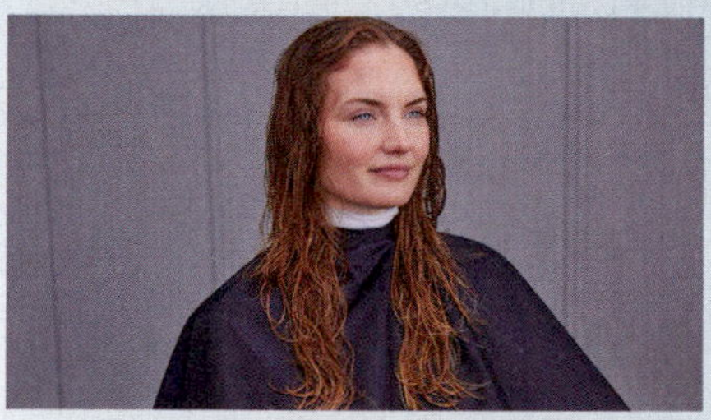

Verifique el corte de cabello con cuidado y, luego, péinelo como desee para obtener el peinado terminado. Defina y seque los rizos con difusor. Si se prefiere liso, divida el cabello en secciones de la misma manera que lo cortó y séquelo con un cepillo redondo grande.

27

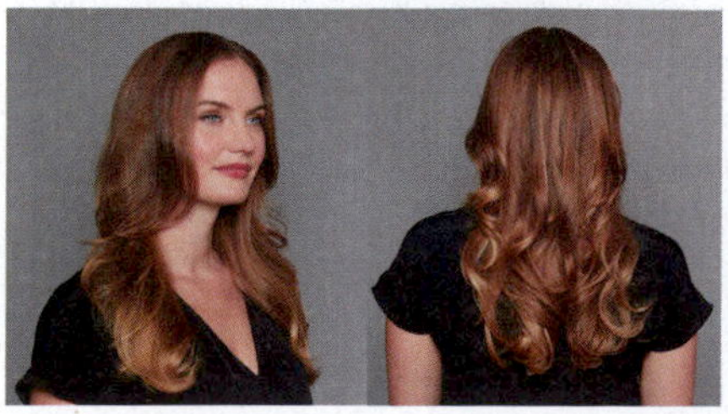

Peinado terminado.

POSTERIOR AL SERVICIO

Para completar el procedimiento, realice el

Ⓟ **10-2 Procedimiento posterior al servicio.**

Ⓟ **Procedimiento 11-4**

Corte en capas largas

PARA PERSONAS ZURDAS

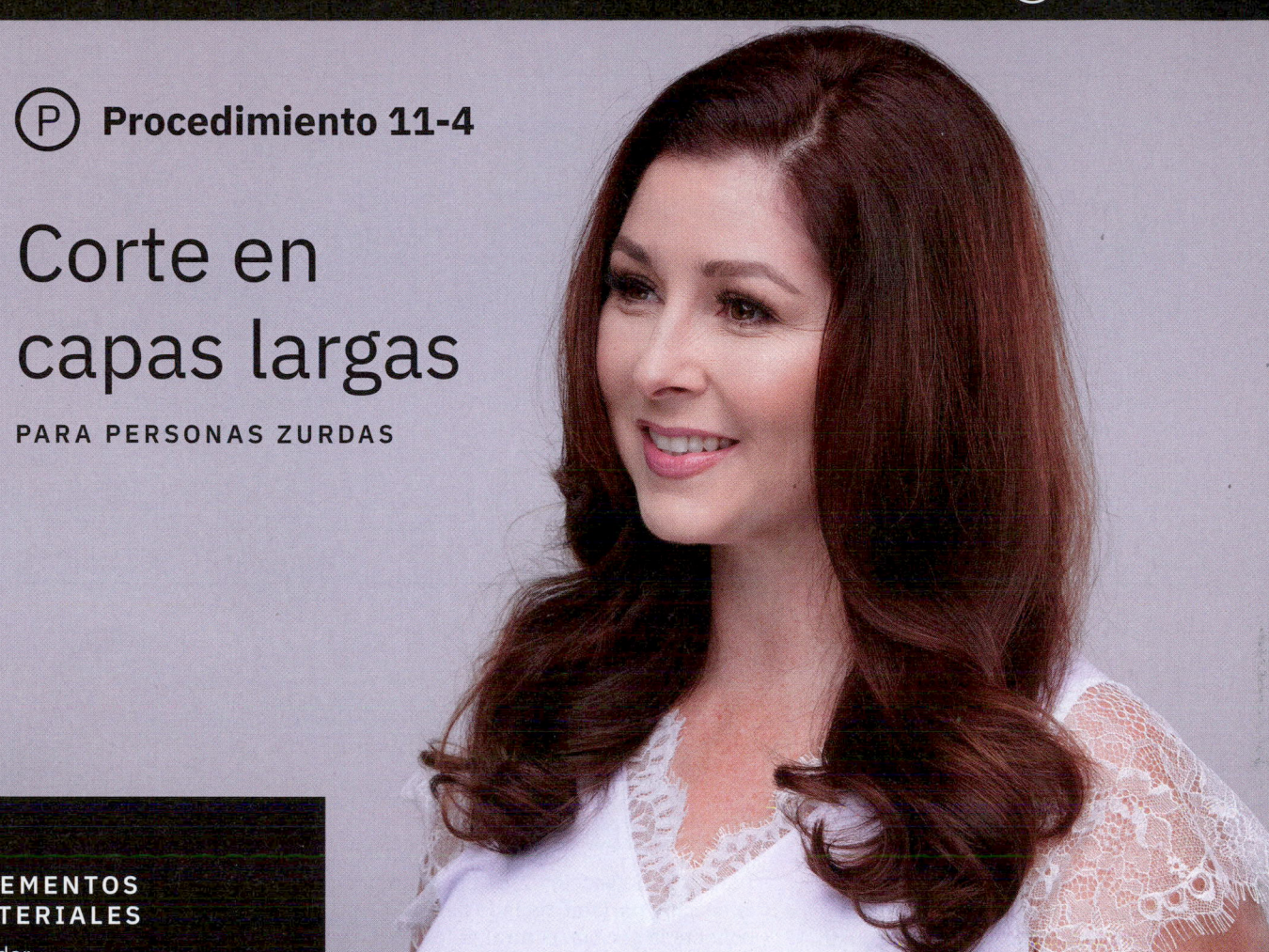

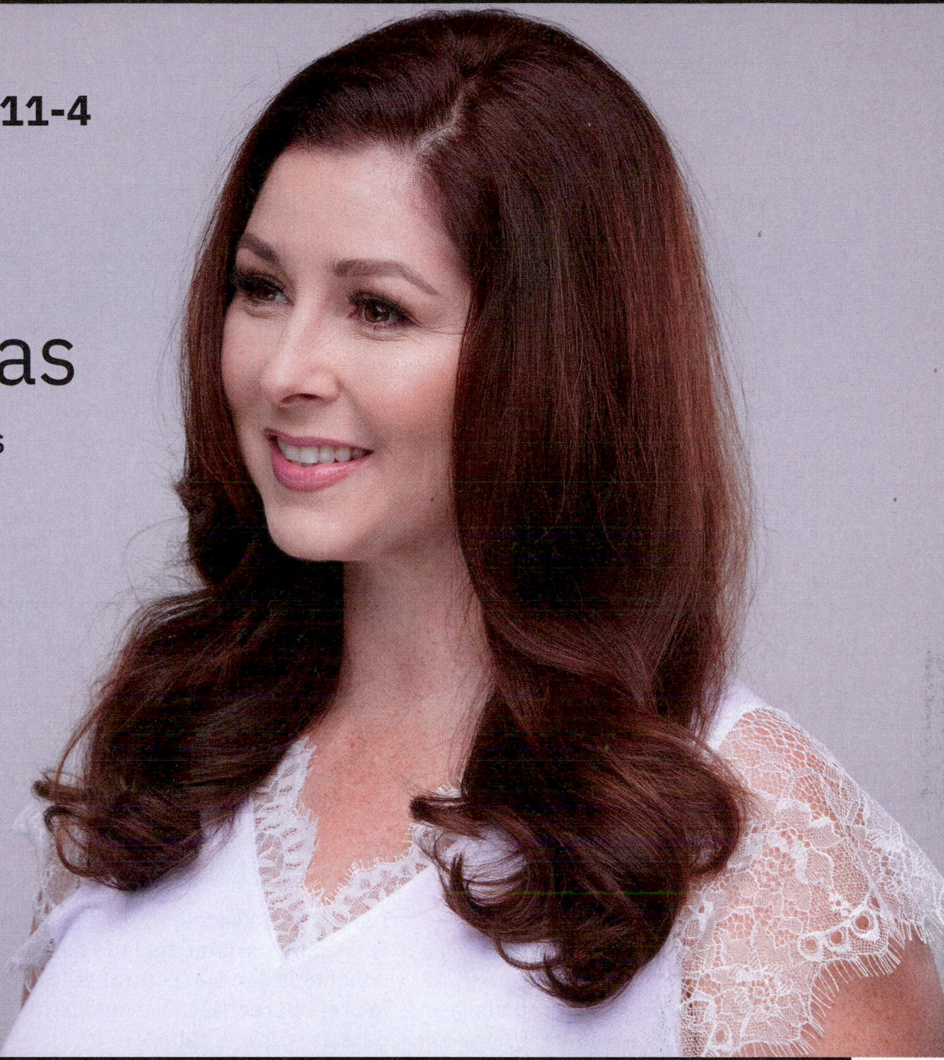

IMPLEMENTOS Y MATERIALES

- Secador
- Capa de corte
- Peine de corte o multiuso
- Difusor
- Tijeras para corte de cabello
- Banda para el cuello
- Cepillo redondo (grande)
- Pinzas para dividir en secciones
- Champú y acondicionador
- Capa para lavado con champú
- Atomizador con agua
- Producto de peluquería para el acabado
- Toallas
- Peine de dientes anchos

PREPARACIÓN

Cuando comience, realice el Ⓟ **10-1 Procedimiento previo al servicio**, el Ⓟ **10-3 Preparación para la aplicación de champú** y el Ⓟ **10-5 Lavado con champú y acondicionador básicos (según sea necesario).** Evalúe la textura del cabello del cliente en busca de rizos, ondas y patrones de crecimiento.

Este corte se realiza con una sección guía para cortes rectos. Se establece la guía y, luego, se corta en un ángulo de 90°. Durante el corte en capas, se recomienda que las subsecciones sean de 2,5 cm a 3,75 cm (1 in a 1,5 in). No incline ni mueva la guía para que coincida con alguna sección. Mientras todo el cabello se peina hacia la guía, esta debe mantenerse en la misma posición de la cabeza.

DURACIÓN ESTIMADA

30-45 MIN

1

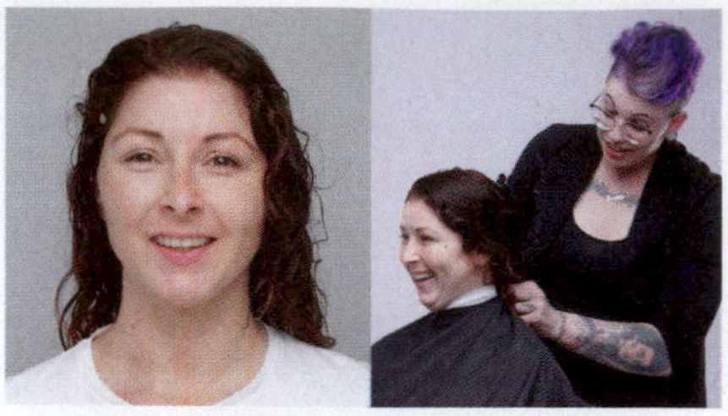

Acompañe al cliente al sillón de peluquería y cúbralo. Colóquele al cliente una banda para el cuello limpia. Ponga una capa sobre la banda para el cuello y amárrela en la parte posterior.

2

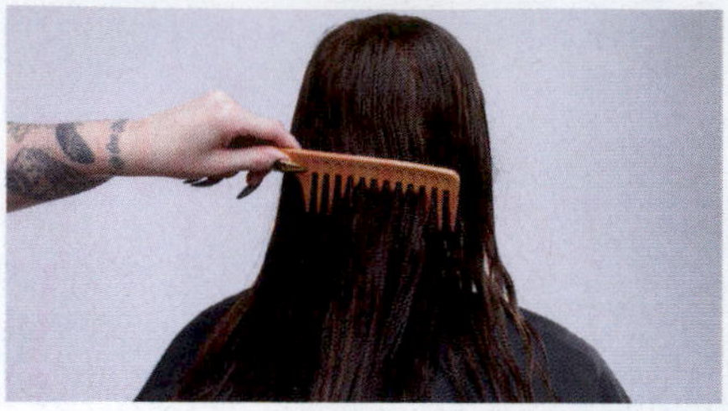

Desenrede el cabello con el peine de dientes anchos.

3

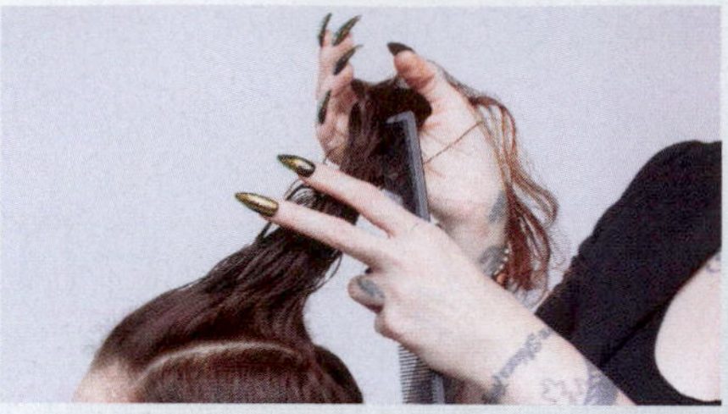

Primero, divida el cabello en seis secciones, también denominadas paneles.

4

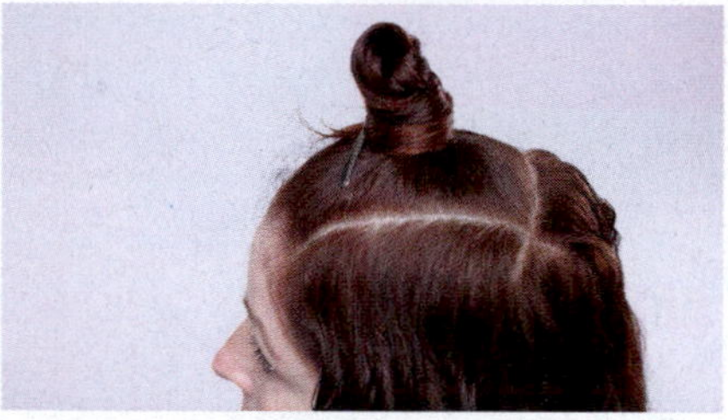

Para crear la sección 1, separe el cabello desde la parte frontal del contorno del cuero cabelludo, justo por encima de la mitad de cada ceja, hasta el área de la coronilla. Utilice una pinza para asegurar el cabello.

5

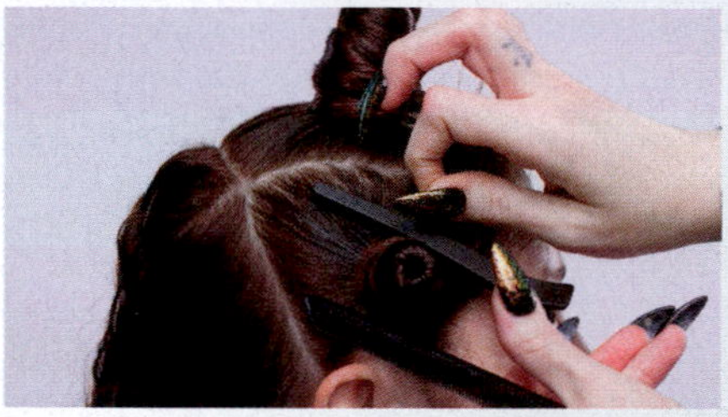

Para crear la sección 2, es decir, la sección parietal del lado derecho, conecte la sección central detrás de la oreja derecha. Utilice una pinza para asegurar el cabello.

6

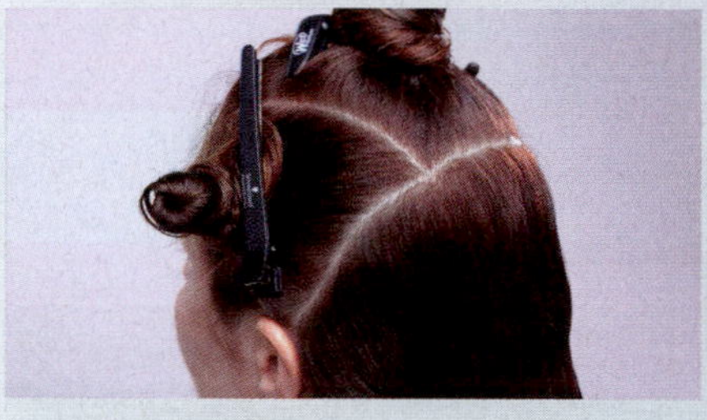

Para crear la sección 3, es decir, la sección parietal del lado izquierdo, conecte la sección central detrás de la oreja izquierda. Utilice una pinza para asegurar el cabello. El cliente debe tener ahora tres secciones delanteras y dos secciones restantes en la parte posterior de la cabeza, desde la parte inferior de la coronilla hasta la nuca.

7

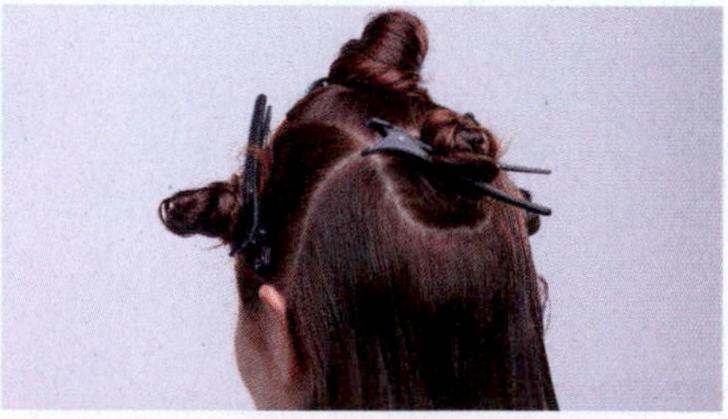

Para crear la sección 4, utilice la coronilla como referencia para crear un semicírculo pequeño de 7,5 cm a 10 cm (3 in a 4 in). Esta área se utilizará para crear la guía de corte que se empleará en todo este corte de cabello recto de gran elevación.

8

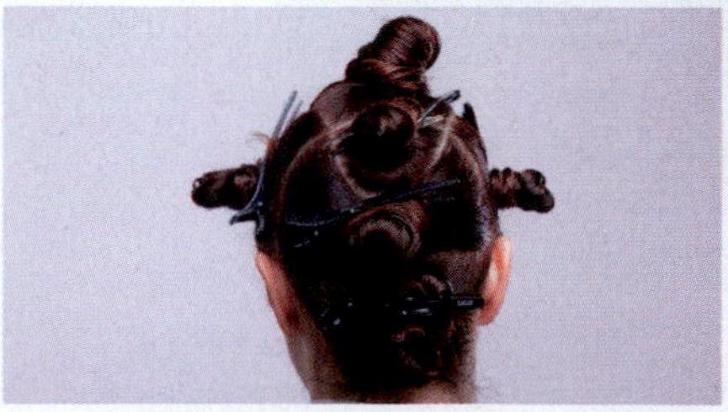

Para crear las secciones 5 y 6, coloque el peine de cola o el peine de separación en la parte superior de la oreja y, de forma horizontal, divida en secciones el cabello desde la oreja derecha hasta la izquierda. Utilice pinzas para asegurar las secciones superior e inferior.

9

Las dos últimas secciones ya están completas. Las seis secciones ahora deben estar fijadas con pinzas.

10

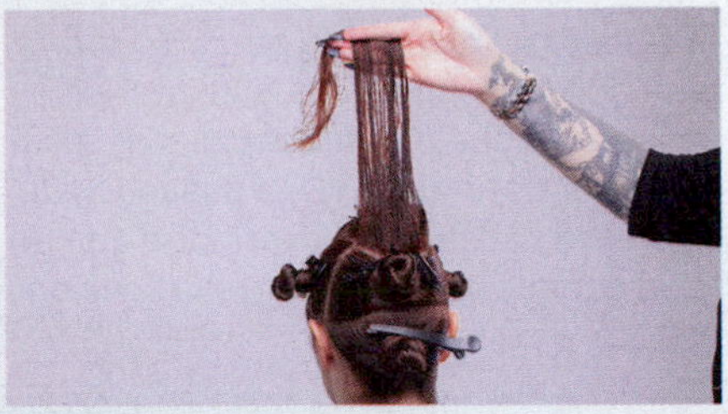

Para comenzar a cortar, hágalo en la sección 4, en la coronilla. Peine todo el semicírculo desde el cuero cabelludo hasta las puntas y establezca la cantidad de centímetros que quisiera quitar para crear la guía. Después, corte el cabello a 90°. Tenga en cuenta que todo el resto del cabello se desplazará a esta guía para crear este corte en capas a una elevación de 180°.

11

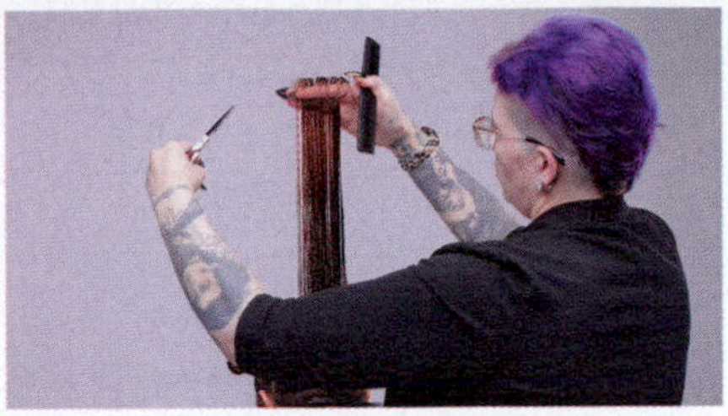

Pase a la sección 5, es decir, la sección central de la espalda, que también es la parte inferior de la coronilla y el área occipital, y cree subsecciones de 2,5 cm a 3,75 cm (1 in a 1,5 in) con divisiones horizontales.

12

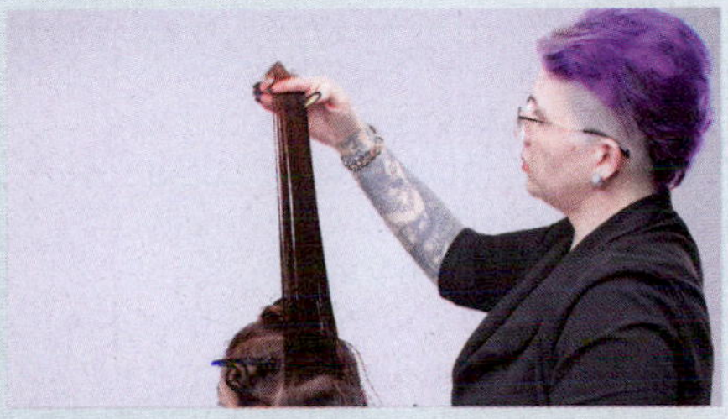

Peine el cabello hasta la sección guía para cortes rectos y elimine el cabello que sea más largo que la sección de guía.

13

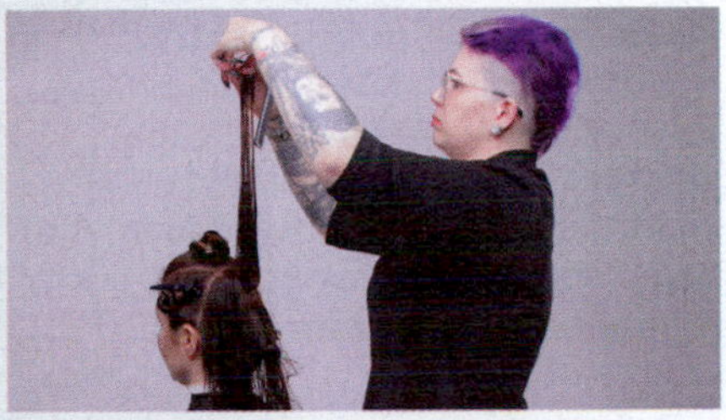

Siga cortando. Para ello, utilice subsecciones horizontales de 2,5 cm a 3,75 cm (1 in a 1,5 in) y peine todo el cabello hasta la sección guía para cortes rectos.

14

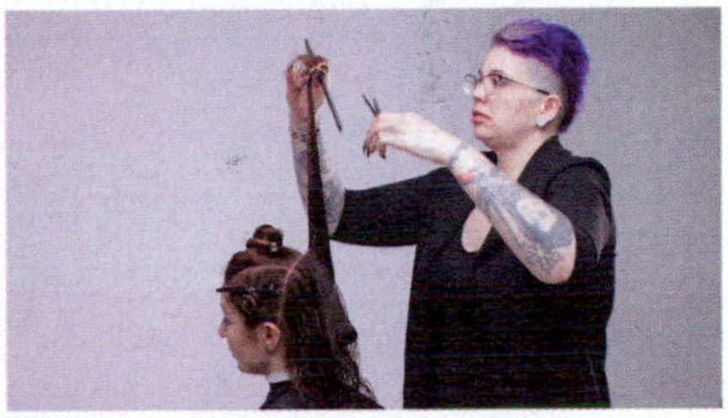

Aplique una constante tensión y siga peinando desde el cuero cabelludo hasta las puntas.

15

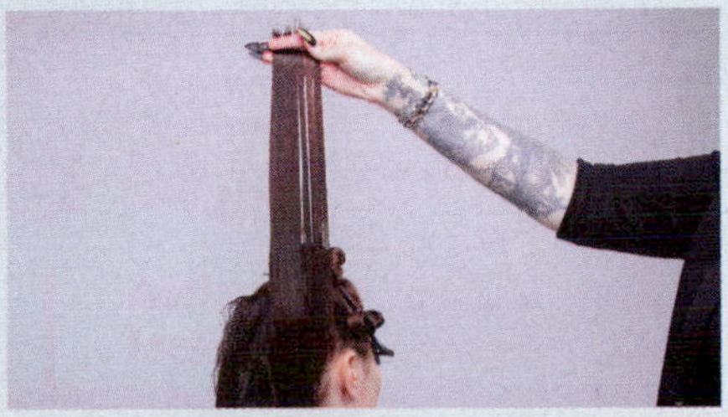

Una vez que se hayan completado las dos secciones posteriores y todo el cabello coincida con la sección guía para cortes rectos, pase a la parte delantera de la cabeza del cliente.

16

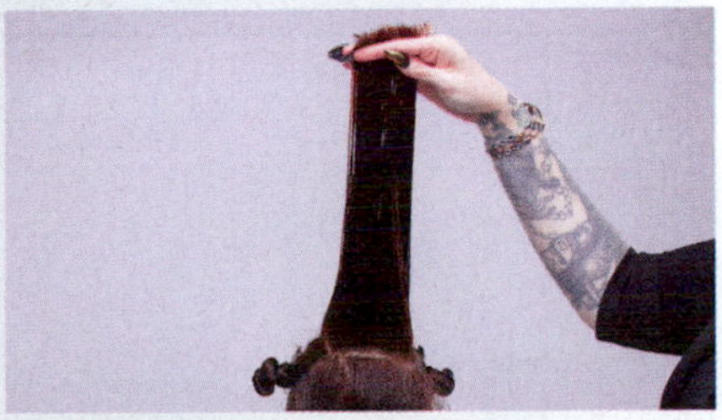

Pase a la sección central delantera con subsecciones horizontales y peine el cabello hacia la guía con subsecciones de 2,5 cm a 3,75 cm (1 in a 1,5 in) hasta completar toda la sección central.

17

En el lado derecho, divida el cabello en secciones en el área parietal superior. Baje hacia el contorno del cuero cabelludo, utilice subsecciones horizontales y diagonales y peine el cabello desde el cuero cabelludo hasta las puntas. Siga peinando el cabello hasta la sección guía para cortes rectos en el semicírculo superior de la coronilla y corte el cabello que sobrepase dicha guía.

18

Si el cabello es demasiado corto, tal vez no llegue todo a la sección guía para cortes rectos. Siga dividiendo en secciones y concéntrese en el cabello más largo que la guía, ya que este es el que cortará.

19

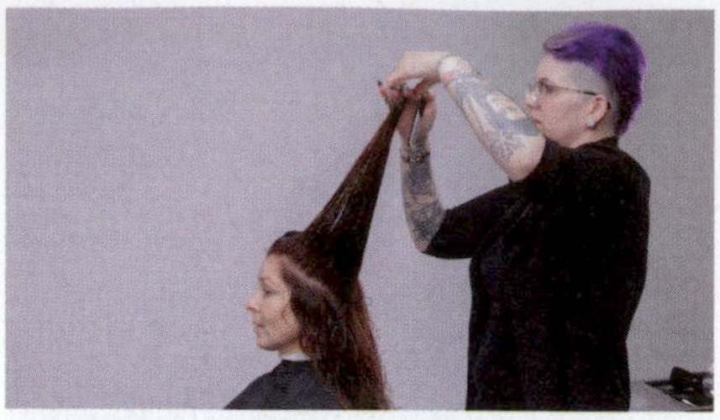

Ahora repita los pasos en el lado izquierdo. Divida el cabello en subsecciones en el área parietal superior. Siga dividiendo el cabello en subsecciones horizontales o diagonales hacia atrás y baje hacia el contorno del cuero cabelludo. Utilice subsecciones horizontales mientras peina el cabello desde el cuero cabelludo hasta las puntas.

20

Peine el cabello hasta la sección guía para cortes rectos en el semicírculo superior de la coronilla y corte el cabello que sobrepase dicha guía.

21

En algún momento, es posible que el cabello no alcance la sección guía para cortes rectos, ya que el interior del cabello suele tener capas o es más corto por naturaleza. Siga pasando a la siguiente subsección y verifique que no haya cabello que sobrepase la sección guía para cortes rectos.

22

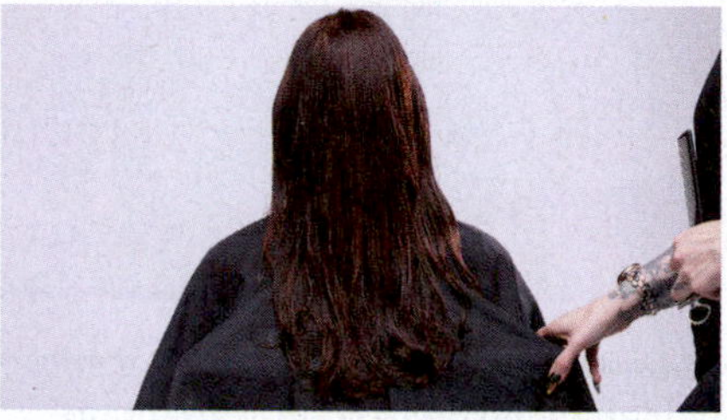

Verifique que el largo del cabello sea uniforme en el perímetro exterior, que también se denomina "largo colgante exterior". Todo el cabello debe estar a 0°, con una longitud uniforme y sin elevación cuando se peina en plano.

23

Desplácese al área de la nuca. Comience a dividir el cabello en el cuadrante posterior. En ese momento, peine desde el cuero cabelludo hasta las puntas con una elevación de 0°.

24

Comience a cortar mientras divide en secciones desde la parte inferior y avanza hacia la coronilla.

25

Después, muévase hacia la parte superior y los costados. Todo el cabello debe estar a 0°, con una longitud uniforme y sin elevación cuando se peina en plano. Corte de forma horizontal sin elevación. Pida al cliente que mantenga la cabeza recta hacia adelante sin inclinarla hacia arriba, hacia abajo, hacia la izquierda ni hacia la derecha mientras peina el cabello desde el cuero cabelludo hasta las puntas. Después, siga cortando el cabello hasta que no quede más por cortar.

26

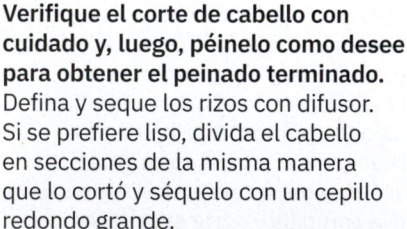

Verifique el corte de cabello con cuidado y, luego, péinelo como desee para obtener el peinado terminado. Defina y seque los rizos con difusor. Si se prefiere liso, divida el cabello en secciones de la misma manera que lo cortó y séquelo con un cepillo redondo grande.

POSTERIOR AL SERVICIO

Para completar el procedimiento, realice el

Ⓟ **10-2 Procedimiento posterior al servicio.**

27

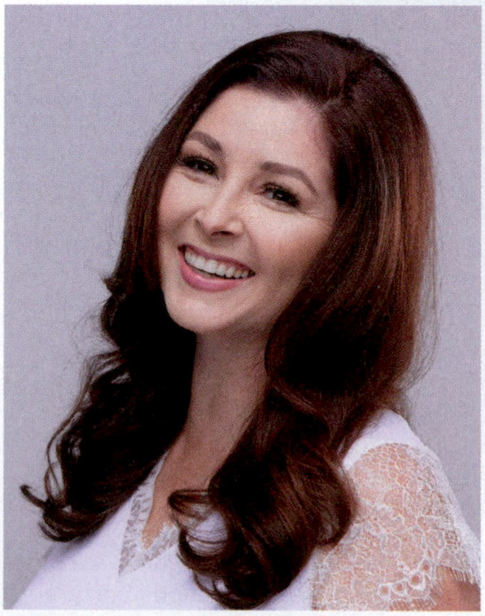

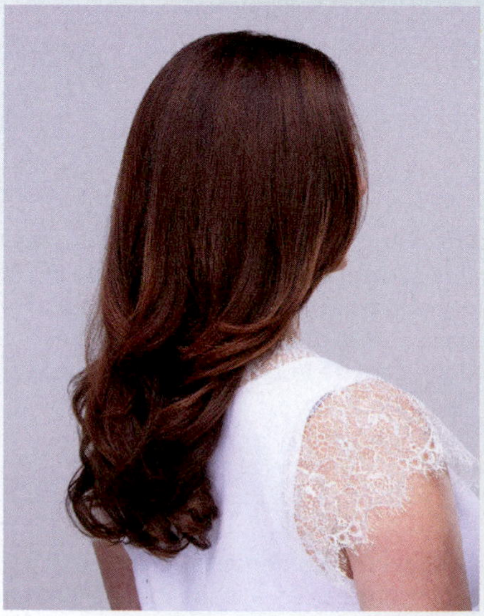

Peinado terminado.

Ⓟ **Procedimiento 11-5**

Corte básico con maquinilla

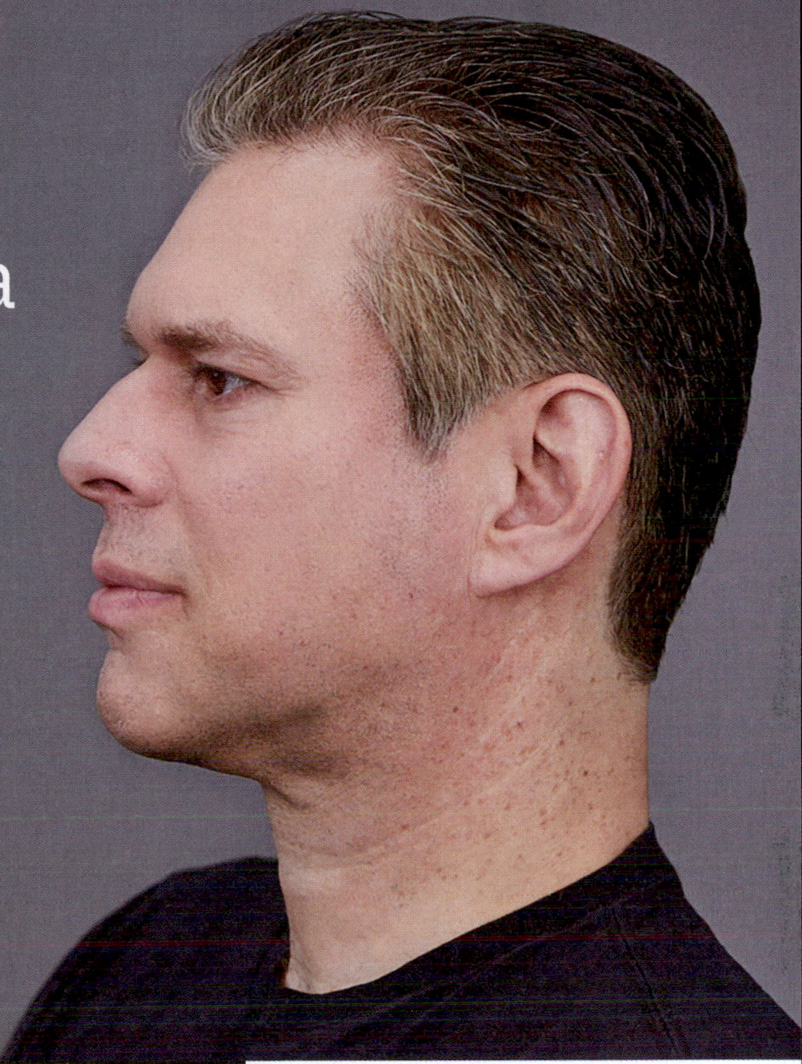

IMPLEMENTOS Y MATERIALES

- Peine de barbero
- Secador
- Maquinillas y protector de maquinillas de 0,63 cm (¼ in)
- Capa de corte
- Tijeras para corte de cabello
- Banda para el cuello
- Champú y acondicionador
- Atomizador con agua
- Producto de peluquería para el acabado
- Toallas
- Cortadora
- Cepillo ventilado
- Peine de dientes anchos o para desenredar

PREPARACIÓN

Antes de comenzar, realice el Ⓟ **10-1 Procedimiento previo al servicio**, el Ⓟ **10-3 Preparación para la aplicación de champú** y el Ⓟ **10-5 Lavado con champú y acondicionador básicos (según sea necesario).** Evalúe la textura del cabello del cliente en busca de rizos, ondas y patrones de crecimiento.

DURACIÓN ESTIMADA

20-30 MIN

1

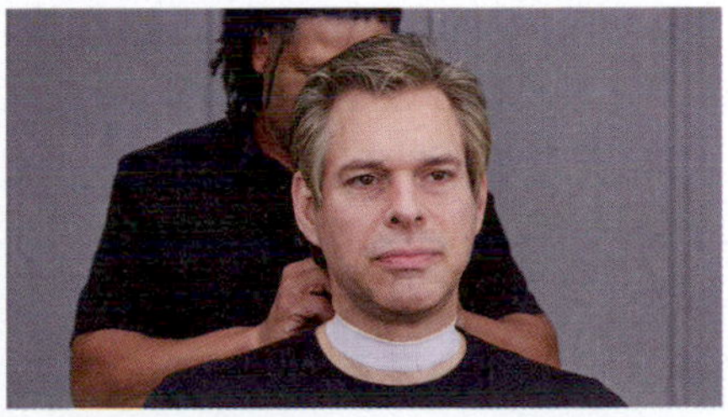

Acompañe al cliente al sillón de peluquería y cúbralo. Colóquele al cliente una banda para el cuello. Ponga una capa sobre la banda para el cuello y amárrela en la parte posterior.

2

Seque con una toalla y desenrede el cabello con un peine de dientes anchos o para desenredar.

3

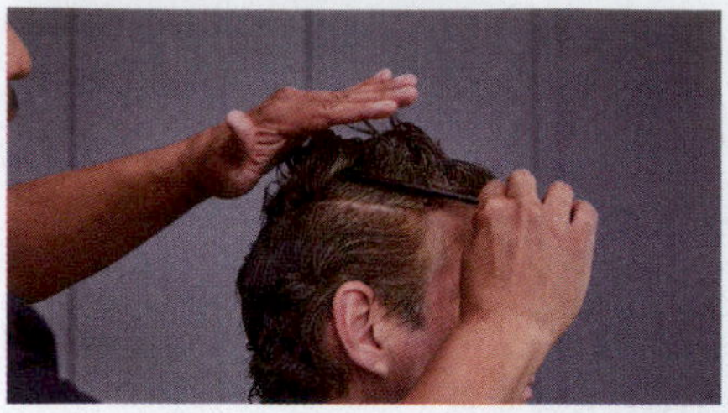

Comience la sección de la herradura. Tome una división de retroceso a retroceso para crear una sección debajo de la coronilla y divida la parte superior desde la base. La sección debe estar limpia y equilibrada.

4

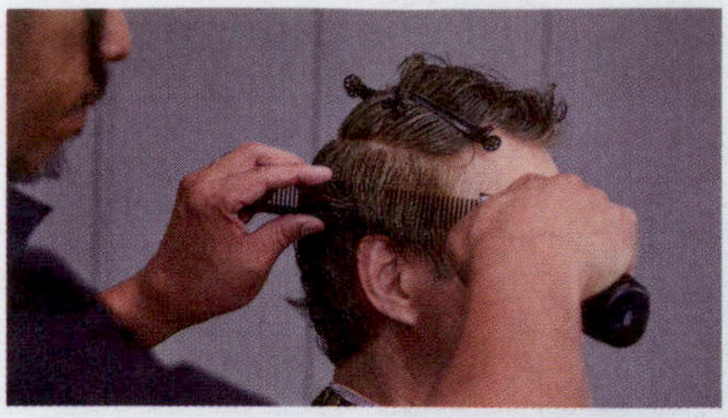

Establezca una guía. Con las maquinillas, comience en el costado de la parte frontal del contorno del cuero cabelludo y sostenga el peine en ángulo levemente diagonal hacia la parte posterior contra el cuero cabelludo. Eleve el cabello a 90° para separarlo y dejar a la vista la guía. Coloque la maquinilla contra el peine y corte la sección hacia arriba hasta la guía.

5

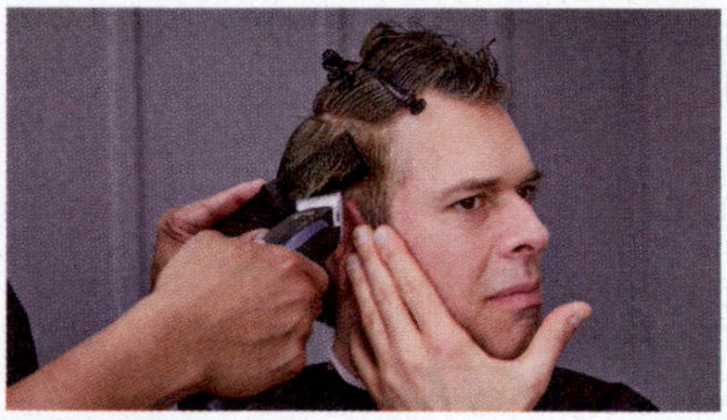

Incline el peine en un ángulo de 45° y corte de corto a largo. El punto más largo será la guía debajo de la herradura. Nota: Para lograr un peinado uniforme y afilado, coloque el peine en el cuero cabelludo y evite inclinarlo.

6

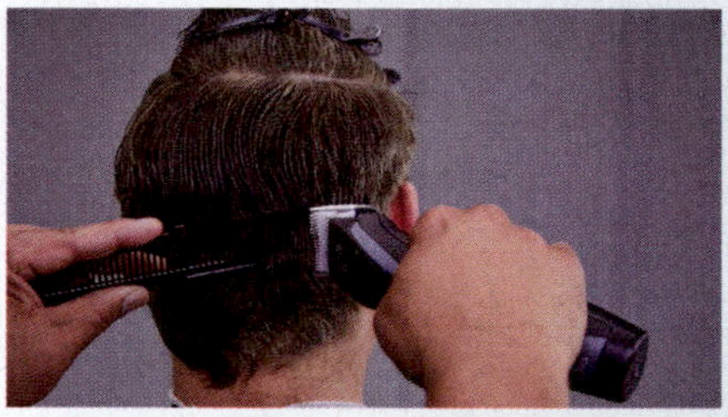

Emplee movimientos uniformes y constantes para deslizar las maquinillas hacia arriba hasta la sección de guía. La subsección que va a cortar no debe ser más ancha que el peine. Siga peinando el cabello en diagonal levemente hacia adelante, elévelo a 90° y corte hasta la sección guía. Siga empleando esta técnica hasta llegar al centro de la parte posterior.

7

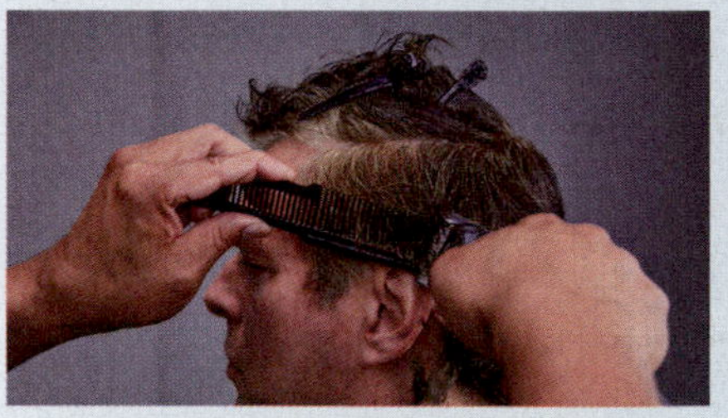

Complete el otro lado con la misma técnica, es decir, corte hacia el centro de la parte posterior y realice divisiones cruzadas horizontales.

8

Una vez que haya completado la parte inferior, seque el cabello por debajo de la herradura.

9

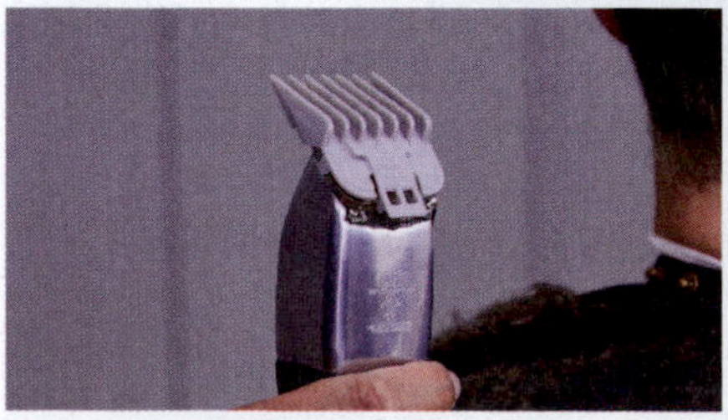

Utilice las maquinillas y un protector n.º 2 (5 cm [2 in]) con las cuchillas cerradas para acortar y dar forma al cabello en el contorno del cuero cabelludo de la nuca y alrededor de las orejas.

10

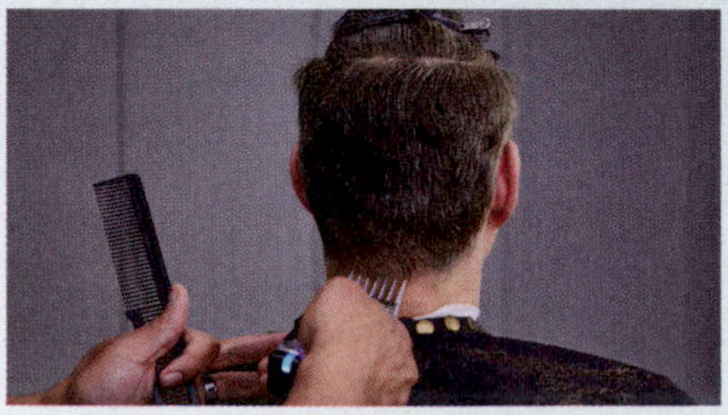

Luego, armonice o delinee el perímetro del corte. Puede utilizar una maquinilla o una cortadora.

(11)

Con el atomizador de agua, vuelva a humedecer la sección superior.

(12)

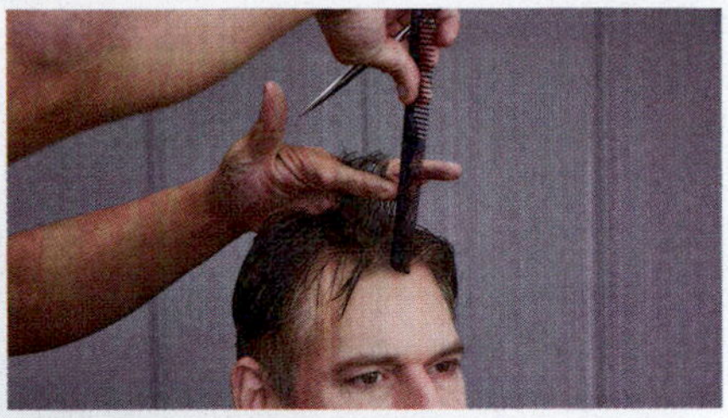

Vuelva a tomar las tijeras de corte y cree una sección central del perfil de 1,25 cm ($^1/_2$ in) desde la parte frontal del contorno del cuero cabelludo hasta la guía debajo de la coronilla.

(13)

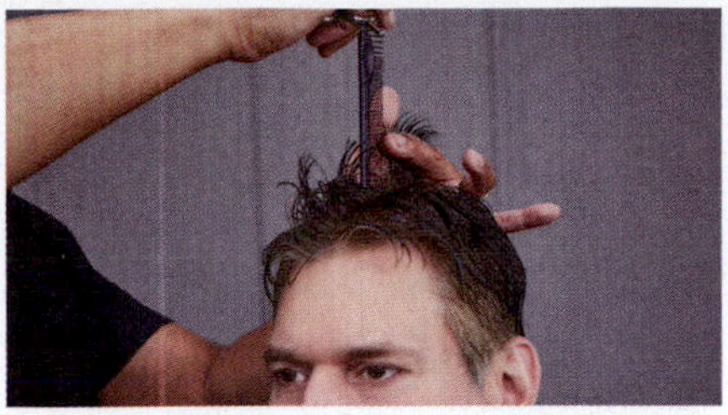

Comience en la parte central posterior, emplee una línea de guía de la herradura y, luego, elévela a 90°. Siga la forma de la cabeza para cortar la guía. Siga la sección del perfil hasta la parte frontal del contorno del cuero cabelludo.

(14)

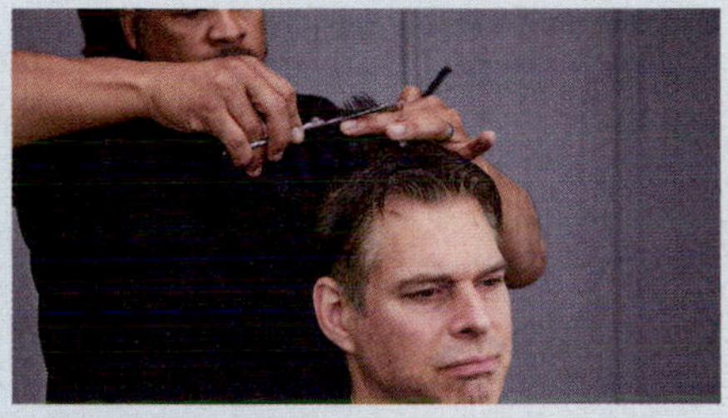

Cuando haya completado la sección de perfil, tome una sección radial desde arriba del vértice hasta el surco parietal.

(15)

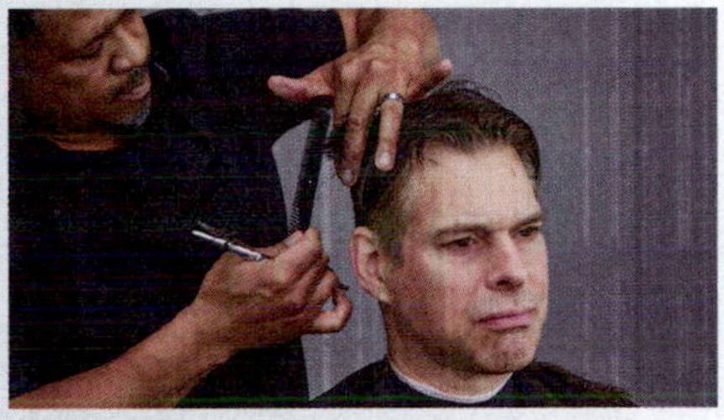

Tome las secciones en forma de tarta con movimiento giratorio desde debajo de la sección radial. Siga la sección de guía del cabello, eleve el cabello a 90° y despunte hasta completar la sección radial a ambos lados. Verifique la división cruzada.

(16)

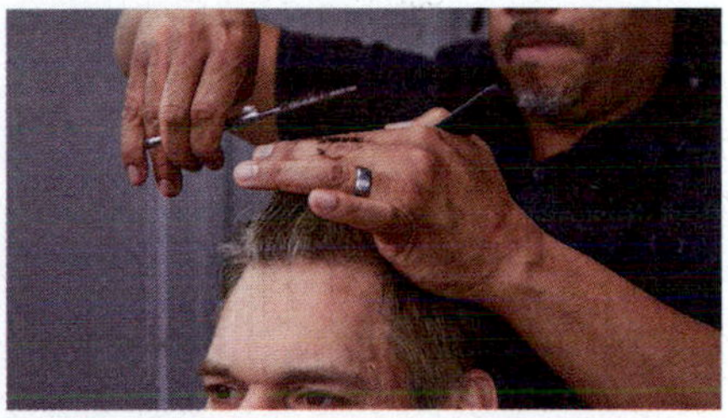

Cuando llegue a la parte superior de la sección, empezará a hacer subsecciones horizontales con una elevación a 90°. Siga la guía desde el centro y detrás de la sección radial para despuntar estas subsecciones. Cuando llegue al surco parietal, eleve el cabello a 90° y despunte los extremos para que se armonicen con los lados. Verifique la división cruzada.

(17)

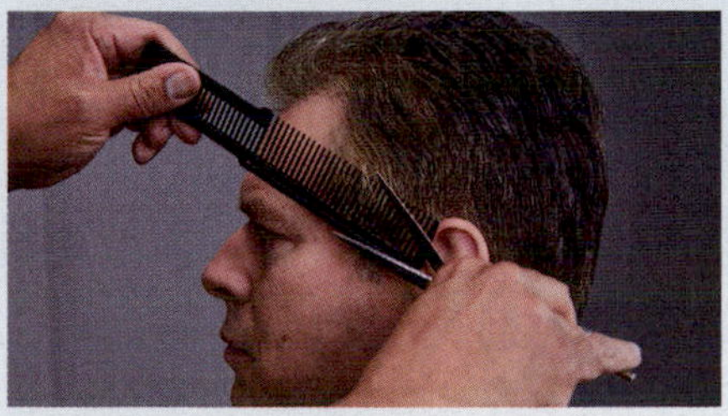

Para lograr la armonización, aplique la técnica de tijeras sobre peine y, de esta manera, perfeccione el corte general de cabello. Utilice un ángulo de peinado diagonal y horizontal para eliminar las líneas de demarcación. Siga revisando de manera visual el corte de cabello mientras trabaja.

(18)

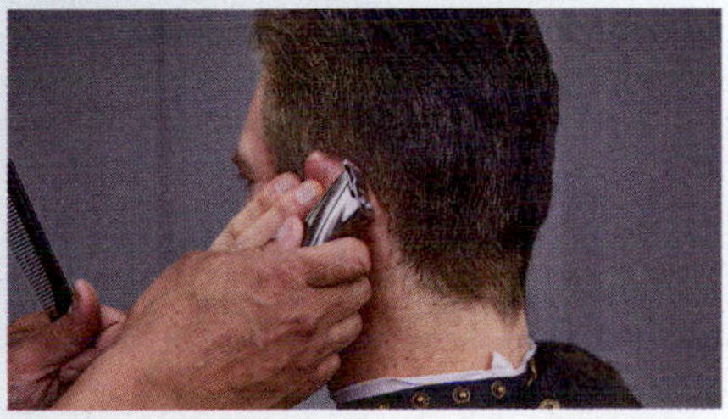

Con una cortadora, dé forma al área de las patillas, al contorno lateral del cuero cabelludo y al área de las orejas. Perfile detrás de las orejas y el área de la nuca.

(19)

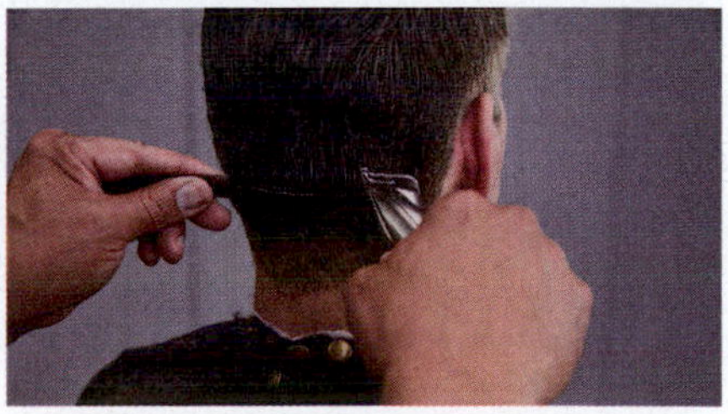

Emplee la técnica de cortadora sobre el peine de afilar para refinar las áreas de las patillas. Verifique las áreas de la nuca y la espalda.

20

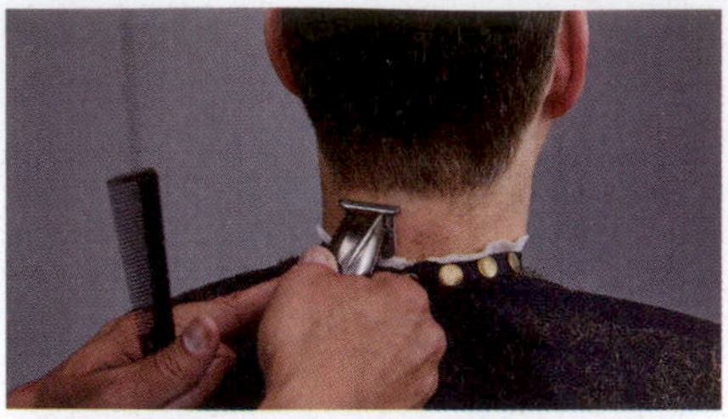

Utilice las cortadoras o el perfilador en T con un suave movimiento de forma de "C" en la parte inferior del contorno del cuero cabelludo de la nuca para armonizar y limpiar el vello que crece debajo de la nuca.

21

Utilice un cepillo con ventilación para secar y, luego, detalle el flequillo con despuntes. Aplique las técnicas de deslizamiento y tallado para texturizar y, de esta manera, lograr un aspecto desaliñado.

22

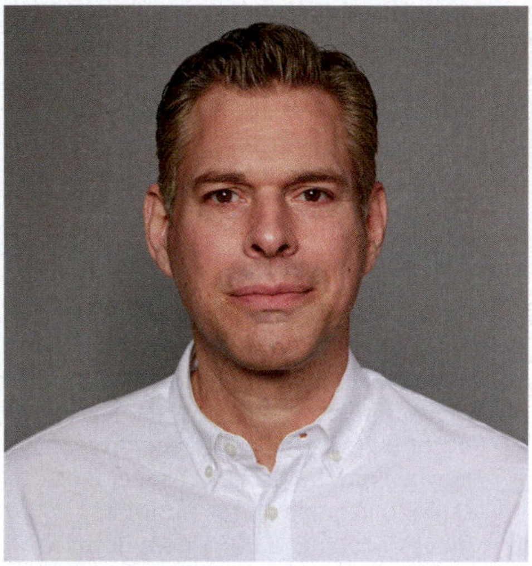

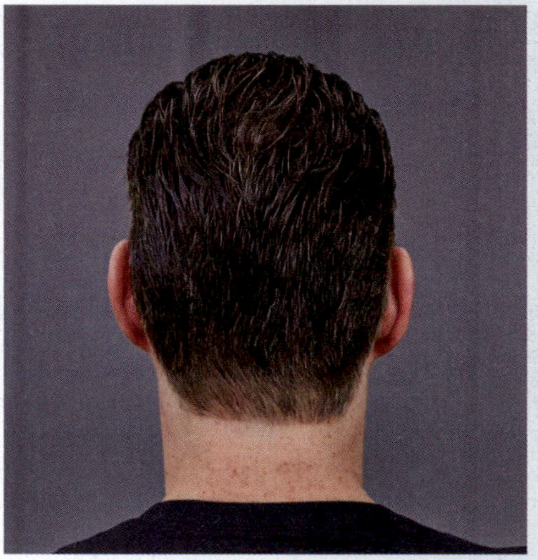

Peinado terminado.

POSTERIOR AL SERVICIO

Para completar el procedimiento, realice el

Ⓟ 10-2 Procedimiento posterior al servicio.

Ⓟ Procedimiento 11-6

Rebajado con efecto en punta en cabello liso

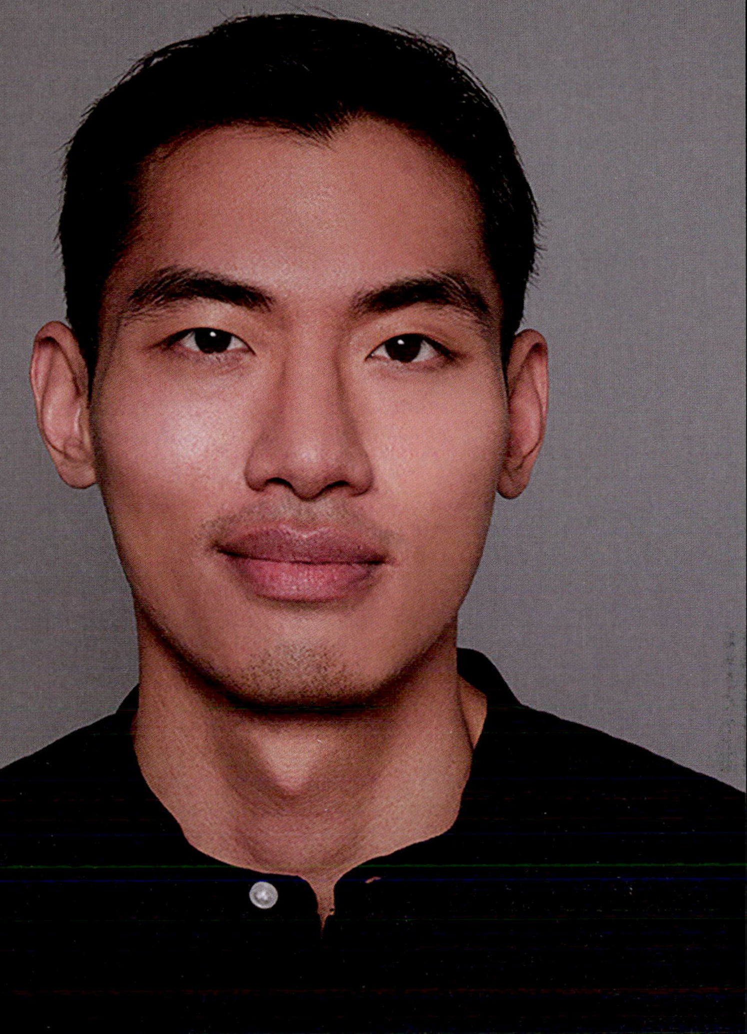

IMPLEMENTOS Y MATERIALES

- Maquinillas con cuchillas ajustables
- Secador
- Peine para maquinilla (uso para la técnica de maquinilla sobre peine)
- Capa de corte
- Peine para cortar el cabello
- Maquinillas con cuchillas desmontables
- Tijeras para corte de cabello
- Banda para el cuello
- Pinzas para dividir en secciones
- Champú y acondicionador
- Capa para lavado con champú y capa para peinado
- Atomizador con agua
- Producto de peluquería para el acabado
- Peine para afilar
- Tijeras para texturizar
- Toallas
- Cortadoras
- Cepillo ventilado
- Peine de dientes anchos

PREPARACIÓN

Antes de comenzar, realice el Ⓟ **10-1 Procedimiento previo al servicio**, el Ⓟ **10-3 Preparación para la aplicación de champú** y el Ⓟ **10-5 Lavado con champú y acondicionador básicos (según sea necesario)**. Evalúe la textura del cabello del cliente en busca de rizos, ondas y patrones de crecimiento.

DURACIÓN ESTIMADA

30 MIN

1

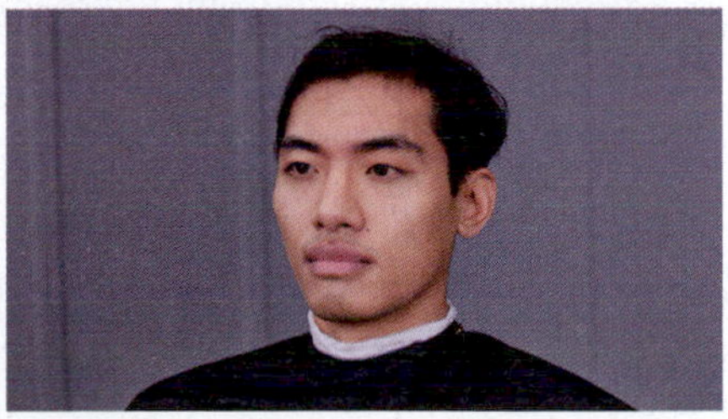

Acompañe al cliente al sillón de peluquería y cúbralo. Colóquele al cliente una banda para el cuello. Ponga una capa sobre la banda para el cuello y amárrela en la parte posterior. Doble la banda para el cuello o la toalla hacia abajo sobre la capa para que esta no toque la piel del cliente.

(2)

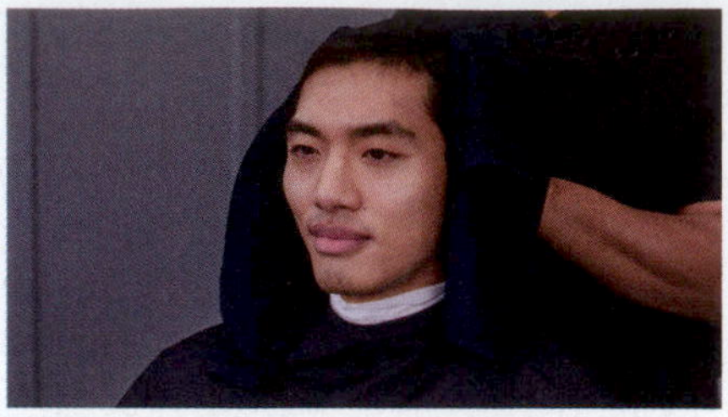

Seque con una toalla y desenrede el cabello con un peine de dientes anchos o para desenredar.

(3)

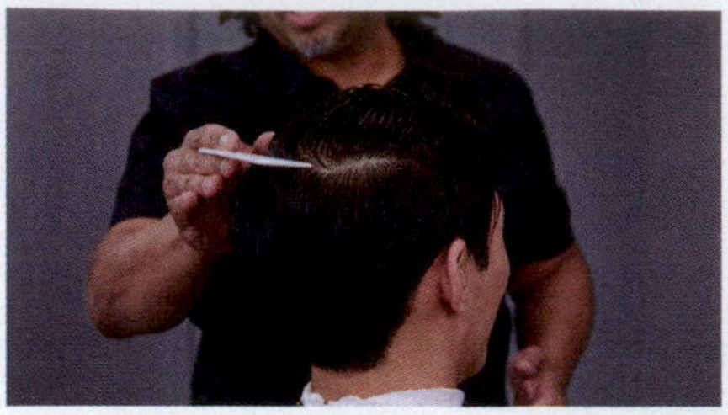

Divida el cabello del cliente en secciones en forma de herradura, pero deje fuera el parietal inferior. En el siguiente paso, seleccione el largo de la cuchilla en función de los resultados finales deseados.

(4)

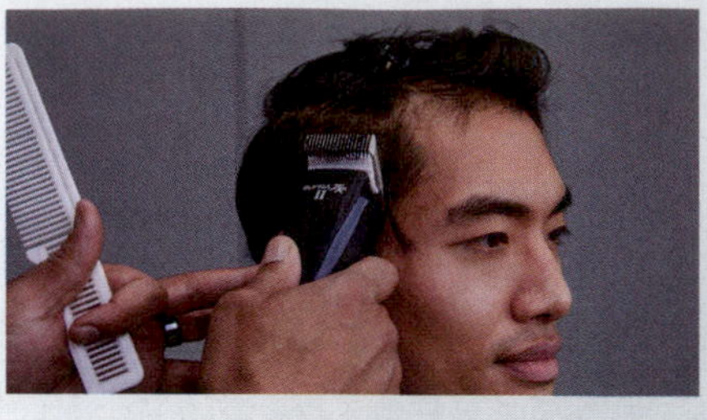

Tome una cuchilla de corte cerrada de 8,75 cm (3½ in) y comience a cortar con la maquinilla en la parte inferior derecha de la cabeza del cliente. Para lograrlo, utilice zonas de 2,5 cm a 3,75 cm (1 in a 1½ in) y aplique un movimiento suave en forma de "C" en el parietal inferior. La maquinilla debe estar al ras de la cabeza y solo se sale de ella cuando se llega al parietal.

(5)

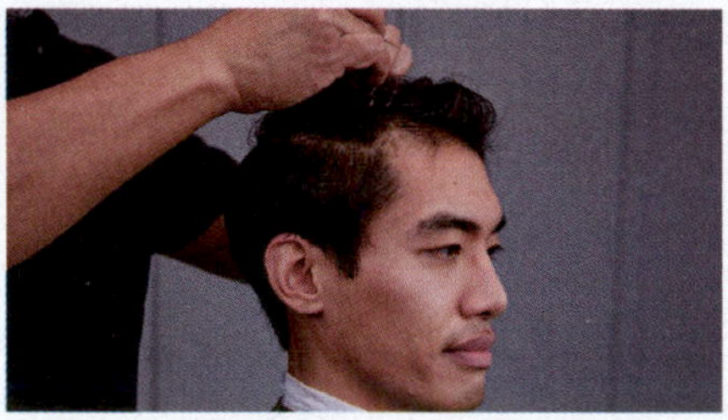

Sujete el cabello con una pinza para separar el parietal superior y el cabello de la parte superior de la cabeza del parietal inferior que se está rebajando para controlar el área que se está cortando.

(6)

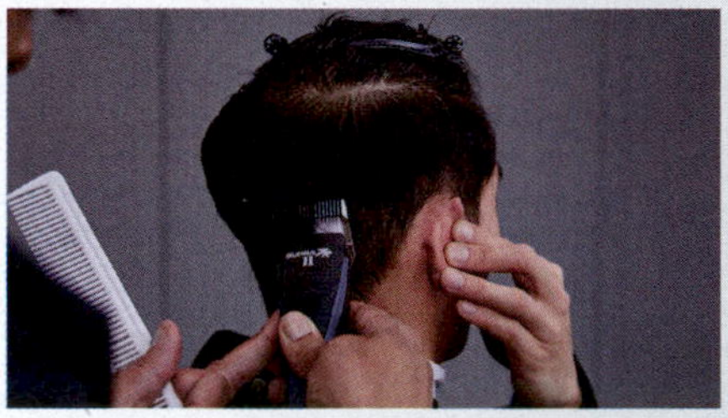

Con el protector de 8,75 cm (3½ in) en la maquinilla cerrada, siga rebajando el cabello. En este proceso, desplácese desde el parietal delantero derecho al parietal trasero derecho y, luego, al centro de la espalda. Para controlar el área, peine el cabello según sea necesario. Es posible que el cliente deba sujetarse la oreja para facilitar la manipulación en esta área.

(7)

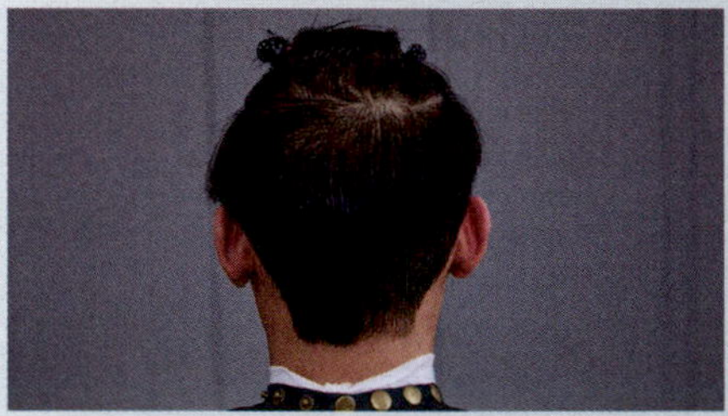

Repita los pasos según sea necesario a la derecha antes de pasar a la izquierda. El corte de cabello debe empezar a tomar forma. En ese momento, aparecerá un tono más pesado en el parietal superior y un tono más claro en el parietal inferior.

(8)

Peine el cabello en la dirección del crecimiento mientras sigue trabajando alrededor de la cabeza en una sección de herradura. En las secciones traseras derecha e izquierda, tenga cuidado de no cortar por encima del occipital, ya que esto puede deformar la forma del corte. El balanceo o la extracción de la maquinilla debe elevarse hacia fuera en un ángulo de 45°.

(9)

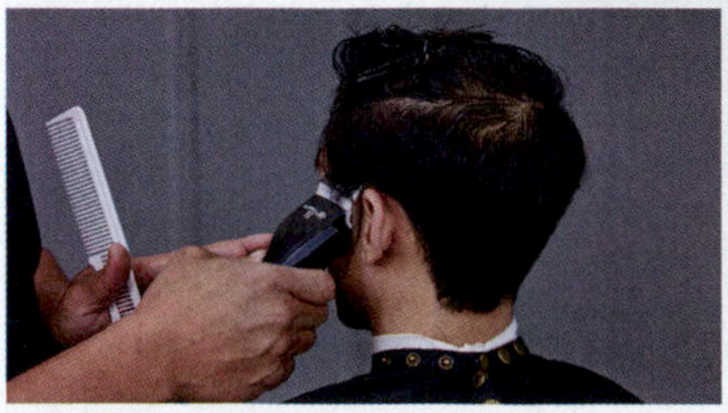

Aplique la misma técnica del protector o la cuchilla y comience en la parte delantera izquierda del cliente. Después, repita los pasos en el lado izquierdo y en el área trasera izquierda de la cabeza. Siga con un movimiento de corte de 45°, así como con un movimiento suave de "C" en el occipital. El parietal inferior debe parecer más corto y el cabello más largo por encima del occipital con una forma de "V" en la espalda.

10

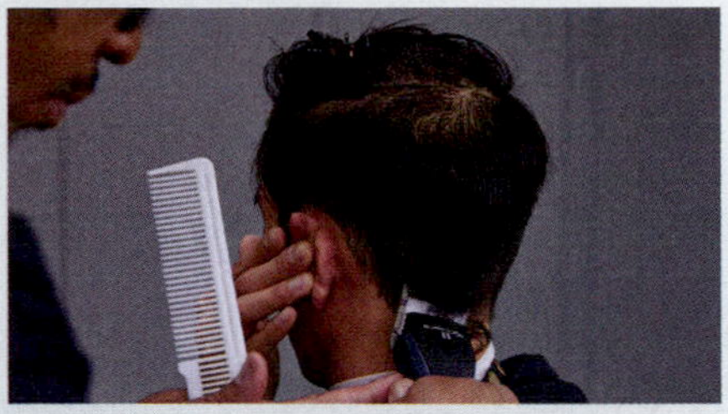

Repita este procedimiento en la sección trasera izquierda con la guía de la sección lateral izquierda. Siga con un movimiento de corte de 45°. Para ello, balancéese en el occipital y continúe formando la forma de "V" en la parte posterior de la cabeza.

11

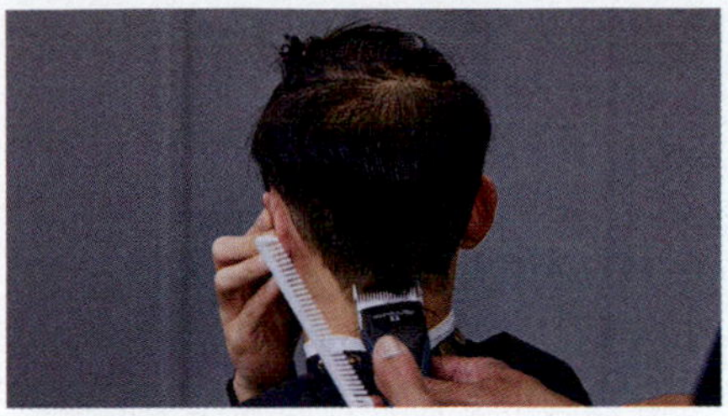

Complete el área posterior izquierda y posterior derecha del corte de cabello del cliente.

12

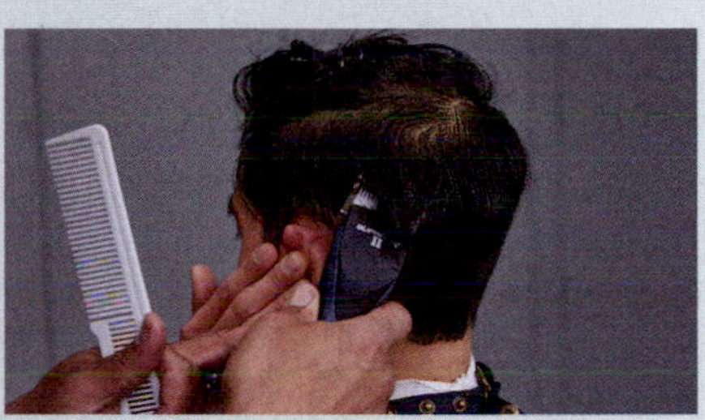

Desplácese hacia la parte frontal izquierda del cabello del cliente y repita los pasos anteriores desde la parte frontal derecha de la cabeza. Comience a cortar en zonas de 2,5 cm a 3,75 cm (1 in a 1½ in) a cada lado.

13

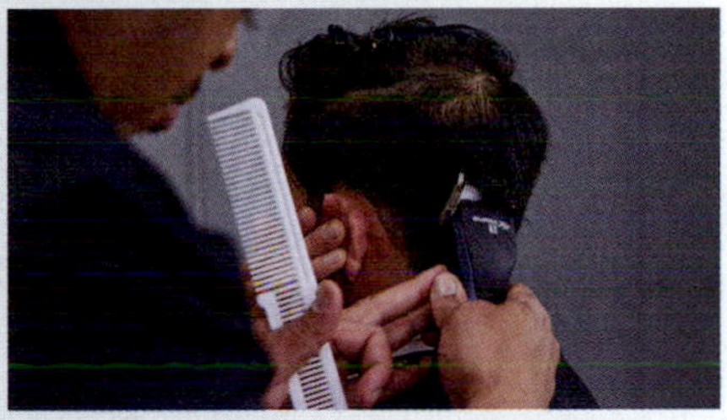

Con una cuchilla de corte cerrada de 8,75 cm (3½ in), siga cortando el cabello mientras trabaja hacia la parte posterior izquierda de la cabeza, balanceándose justo debajo del occipital. La maquinilla debe estar al ras de la cabeza y solo se sale de ella cuando se llega al parietal. Separe el cabello del parietal superior y de la parte superior de la cabeza del parietal inferior para controlar el área que se va a cortar.

14

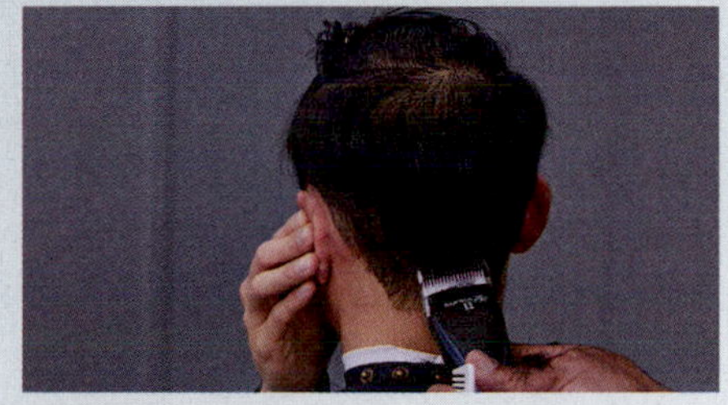

El corte de cabello ahora debería comenzar a conectarse con la sección posterior derecha de la cabeza a medida que sigue cortando el cabello en un ángulo de 45°. Tenga cuidado de no cortar por encima del vértice.

15

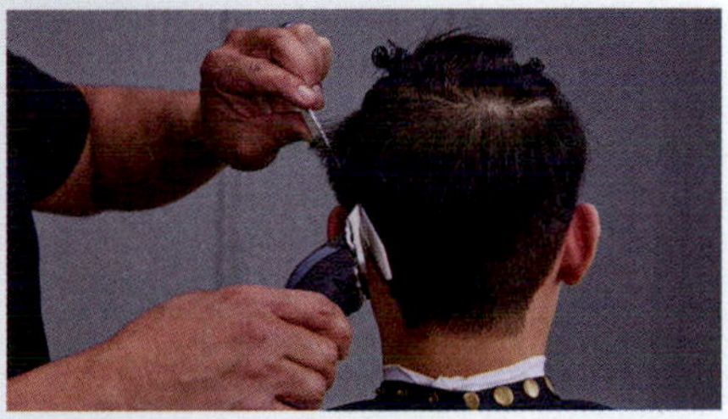

Puede aplicar una variedad de técnicas necesarias para las cortadoras de cabello lacio a fin de verificar y armonizar el corte de cabello. La técnica de la maquinilla sobre peine a 45° se suele utilizar para difuminar y revisar el corte de cabello.

16

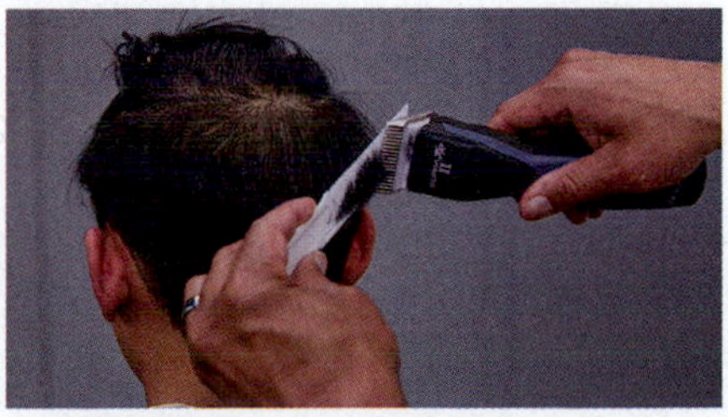

Aplique una técnica diagonal y horizontal de maquinilla sobre peine para seguir armonizando el corte de cabello.

(17)

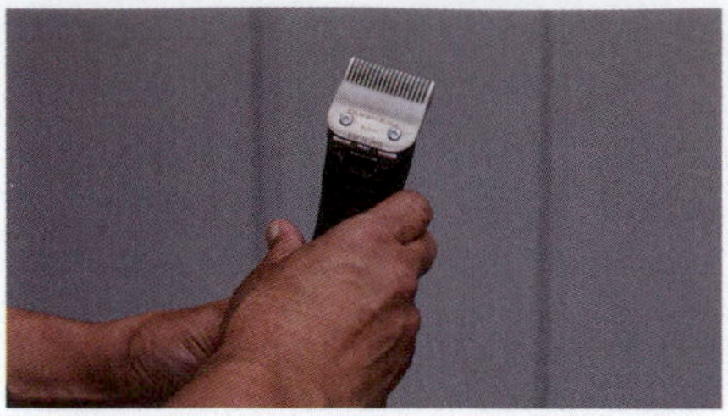

Comience a armonizar con una cuchilla desmontable de 5 cm a 6,25 cm (2 in o 2½ in) a los costados de la cabeza para crear el efecto en punta y seguir conectando el parietal inferior.

(18)

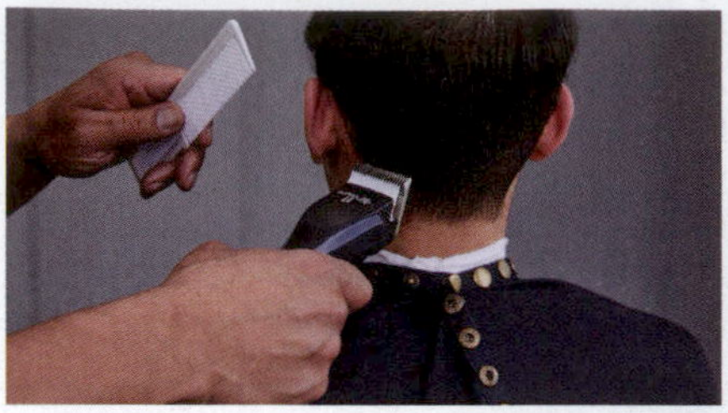

Desplácese hacia atrás y siga trabajando en el parietal inferior para armonizar el corte de cabello con la técnica de movimiento en forma de "C". Esta técnica en forma de C también se denomina "ángulo de corte de 45°".

(19)

Cuando se armonicen la parte delantera derecha y la trasera derecha, emplee la cuchilla de 6,25 cm (2½ in) y gire el sillón del cliente para comenzar a armonizar las secciones delantera y trasera izquierdas.

(20)

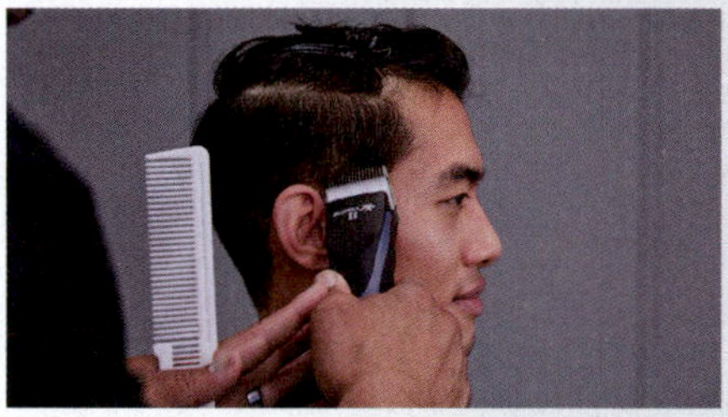

Comience en la sección frontal izquierda y siga cortando hasta que se haya cortado y aplicado el efecto en punta en todo el cabello deseado.

(21)

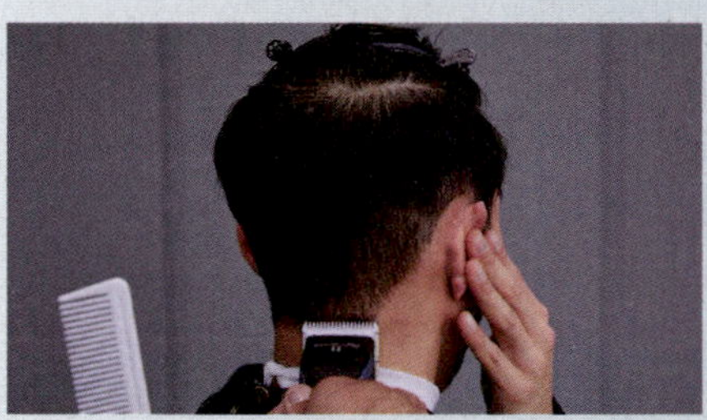

Repita este procedimiento en la sección posterior izquierda hasta que se haya cortado todo el cabello deseado.

(22)

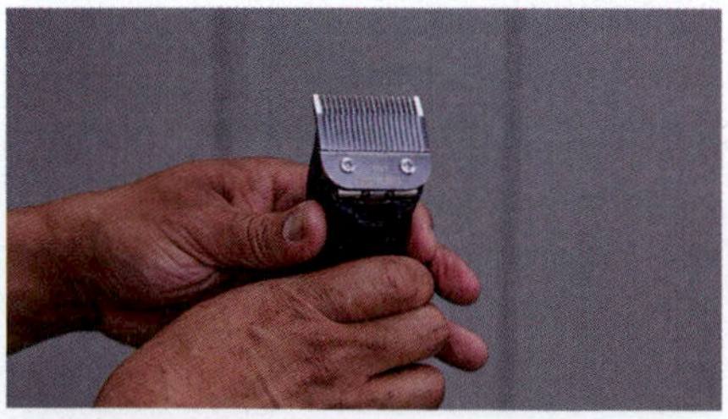

Cambie a una cuchilla n.º 1 (2,5 cm [1 in]) y complete el afilado alrededor del contorno del cuero cabelludo. Después, armonice la nuca y los costados.

(23)

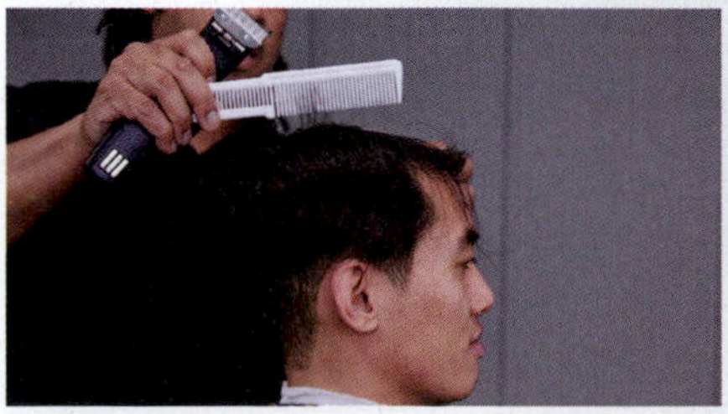

Emplee la técnica de maquinilla sobre peine para peinar el cabello más largo desde el parietal superior hasta el parietal inferior.

(24)

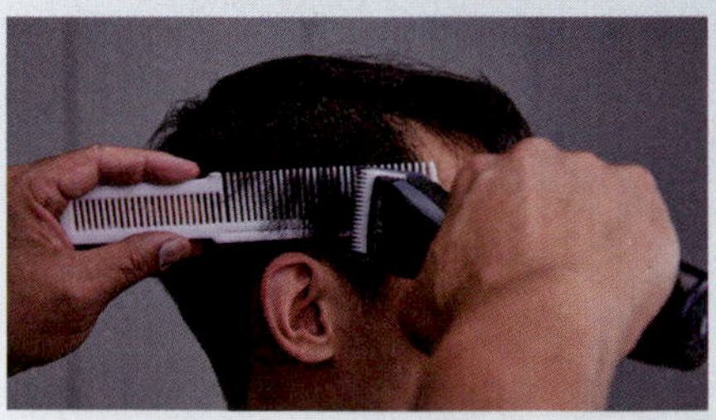

Inserte el peine en la oreja en el lado derecho de la cabeza, al ras de la sección de guía y corte el exceso de cabello que sobresale de la parte delantera del peine. Siga trabajando en dirección ascendente.

25

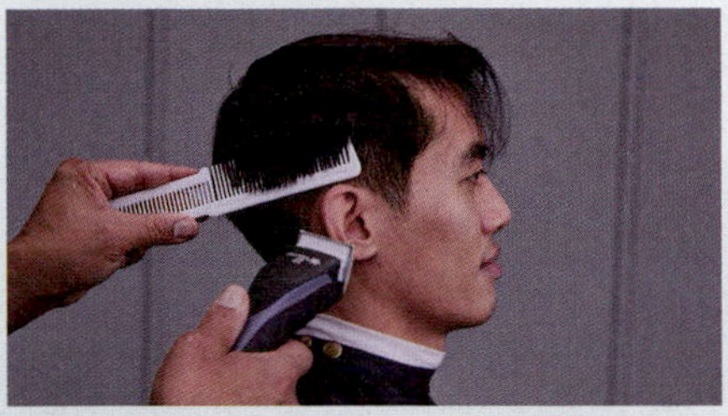

Con la maquinilla y el peine en posición horizontal, siga armonizando la sección frontal derecha hacia la sección derecha posterior.

26

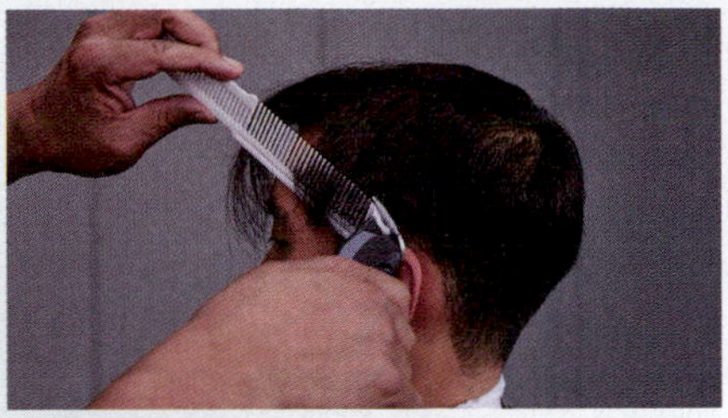

Cuando termine, repita los mismos pasos en las secciones delantera izquierda y trasera izquierda. Todo el parietal se armonizará con ángulos horizontales y diagonales de 45° según la línea de demarcación. Siga aplicando la técnica maquinilla sobre peine para cortar.

27

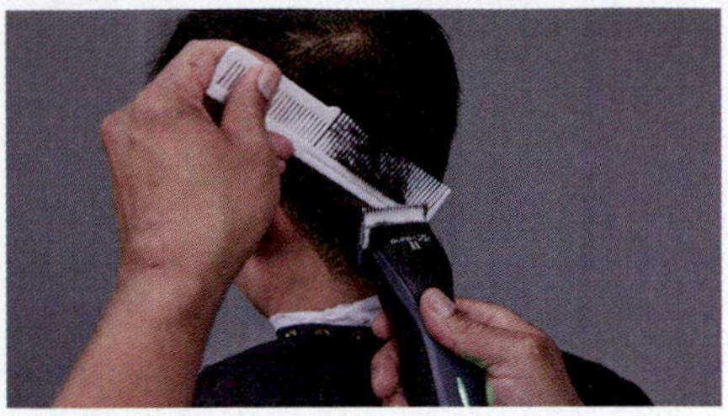

Una vez que haya cortado y armonizado todo el parietal inferior, el parietal superior y la nuca, debería terminar el corte.

28

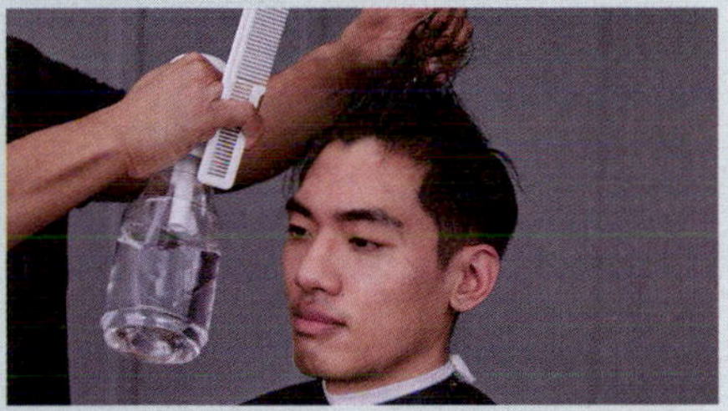

Vuelva a humedecer el cabello y aplique la técnica de corte con tijeras de corte con dedos y tijeras en un ángulo vertical de 90° para terminar de cortar el cabello.

29

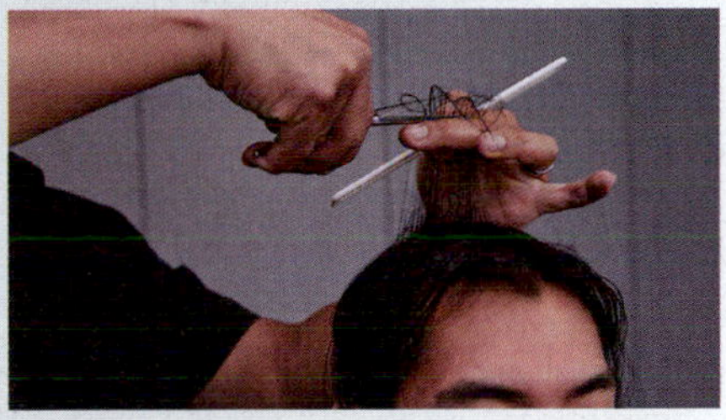

En la coronilla, peine el cabello desde el cuero cabelludo hasta las puntas. Eleve el cabello en un ángulo de 90° y cree una sección de guía en función del largo deseado.

30

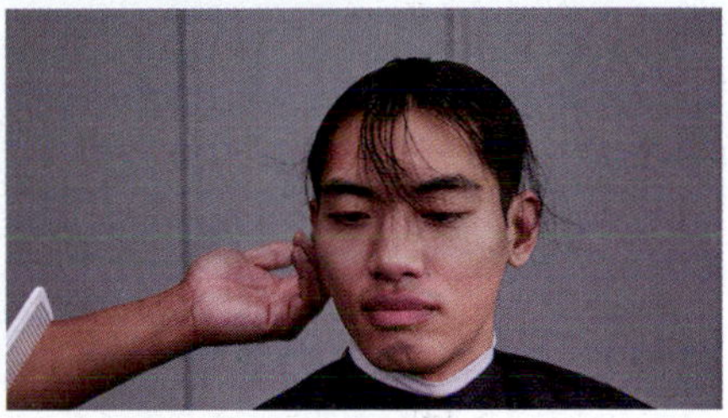

Cree una guía en el centro de la cabeza. Para ello, corte todo el vértice y la coronilla en un ángulo constante de 90°. Para crear esta sección de guía, se empleará la parte alta de la coronilla a través del vértice y hacia abajo hasta el área del flequillo.

31

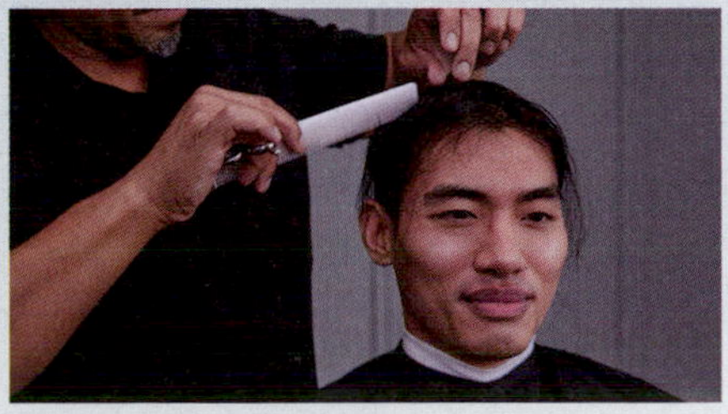

Con la sección de guía central, comience a realizar subsecciones verticales de arriba hacia abajo para cortar el cabello.

32

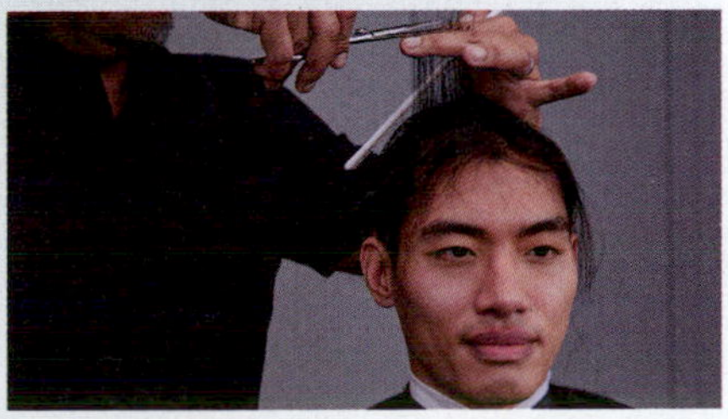

En el lado superior derecho de la cabeza, se completará el corte vertical con tijeras.

33

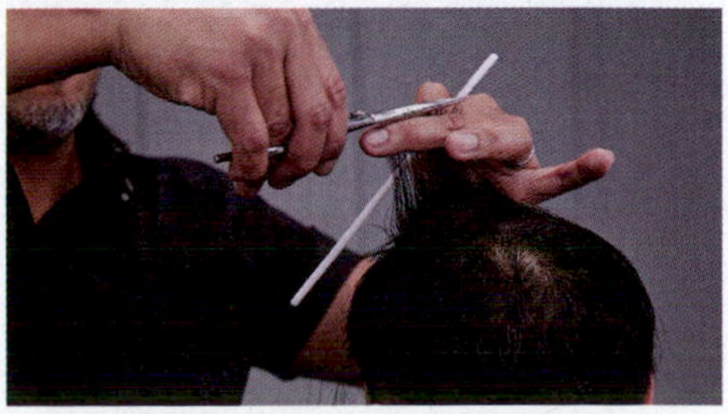

Divida el cabello en secciones verticales y siga cortándolo a una elevación de 90° en el lado izquierdo de la cabeza. Aplique una tensión constante a medida que sigue cortando el cabello. La cuchilla no debe exceder el segundo nudillo.

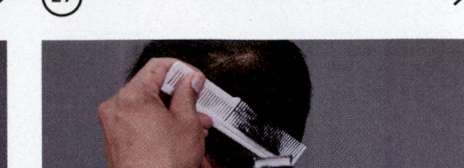

(34)

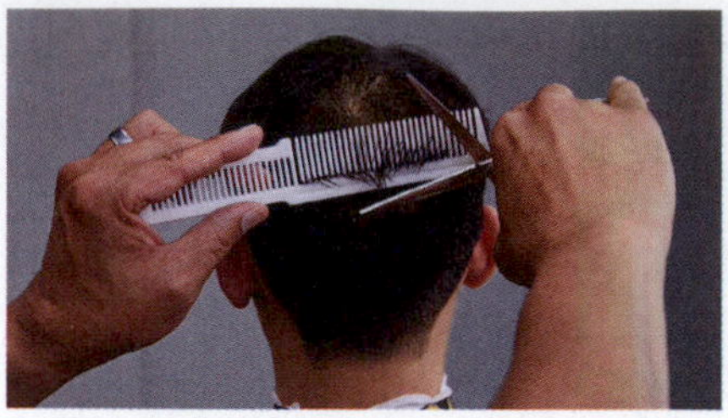

Para terminar el corte de cabello, corte toda el área de la parte posterior de la coronilla, mientras se iguala el corte con sección de guía original en la coronilla, el vértice y el flequillo. Por lo general, la técnica de corte sobre peine se emplea para armonizar el corte de cabello al peinarlo a contrapelo mientras se corta con un movimiento rápido.

(35)

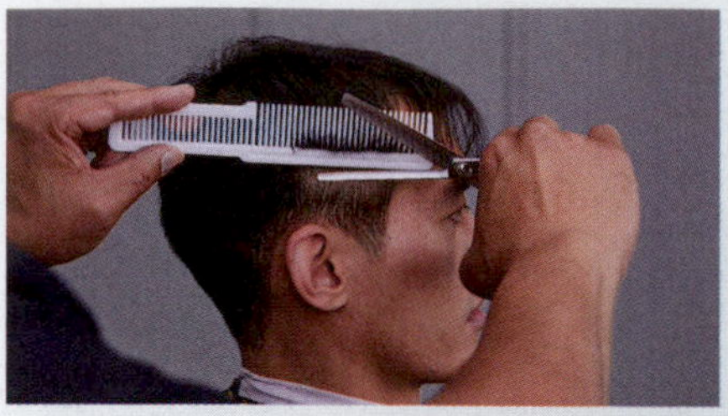

Siga armonizando el trabajo de la maquinilla para que complemente las manipulaciones de las tijeras. Si es necesario, utilice tijeras para texturizar para partir la línea de demarcación y retirar el polvo de esta.

(36)

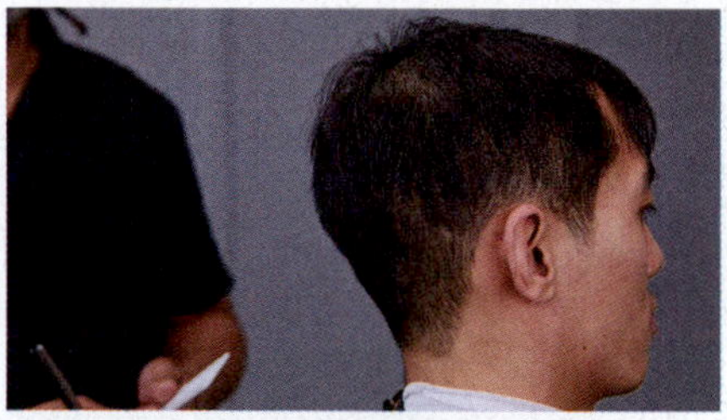

Cuando haya cortado toda la parte superior de la cabeza del cliente, dé un paso atrás y analice todo el corte en busca de líneas de demarcación e imperfecciones. Si hay líneas horizontales, utilice líneas diagonales para armonizar.

(37)

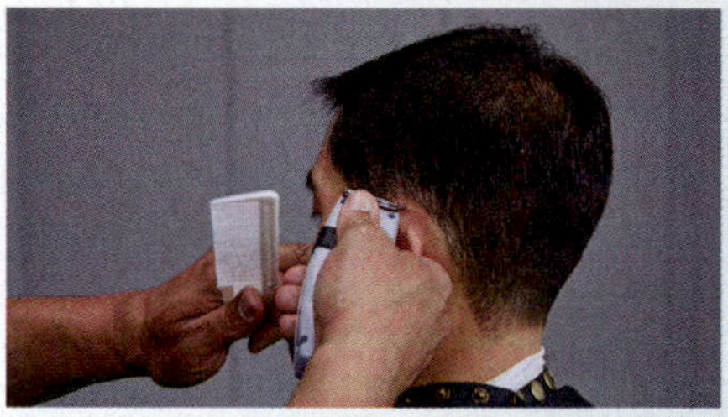

Para terminar el corte, utilice la herramienta de efecto en punta o el delineador en T para limpiar el contorno del cuero cabelludo.

(38)

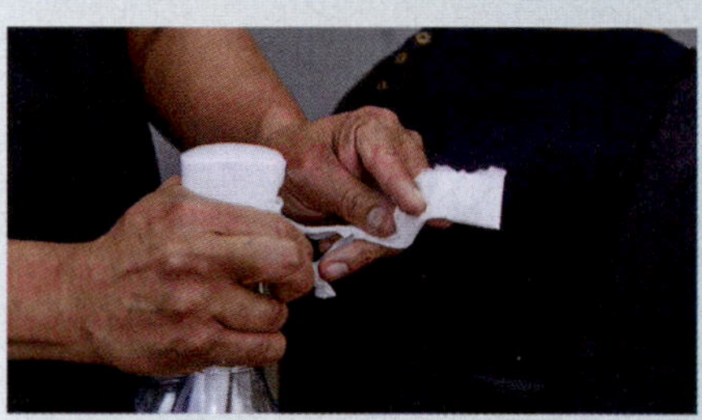

Opcional: *Utilice un producto de tipo antiséptico para frotar suavemente el contorno del cuero cabelludo.*

(39)

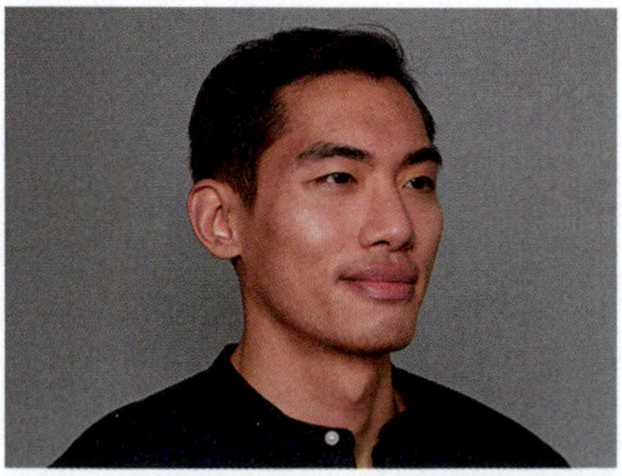

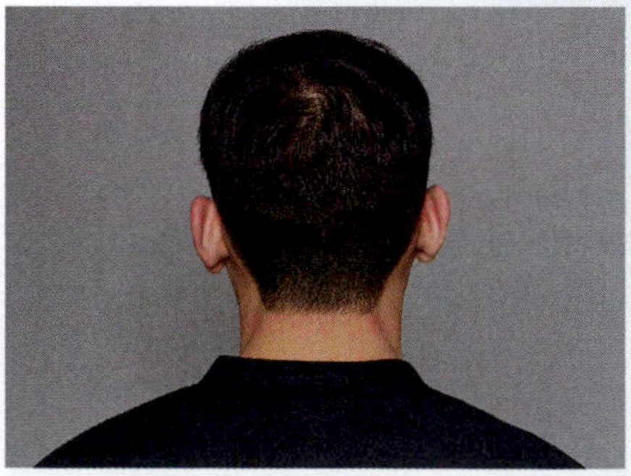

Peinado terminado.

POSTERIOR AL SERVICIO

Para completar el procedimiento, realice el

Ⓟ 10-2 Procedimiento posterior al servicio.

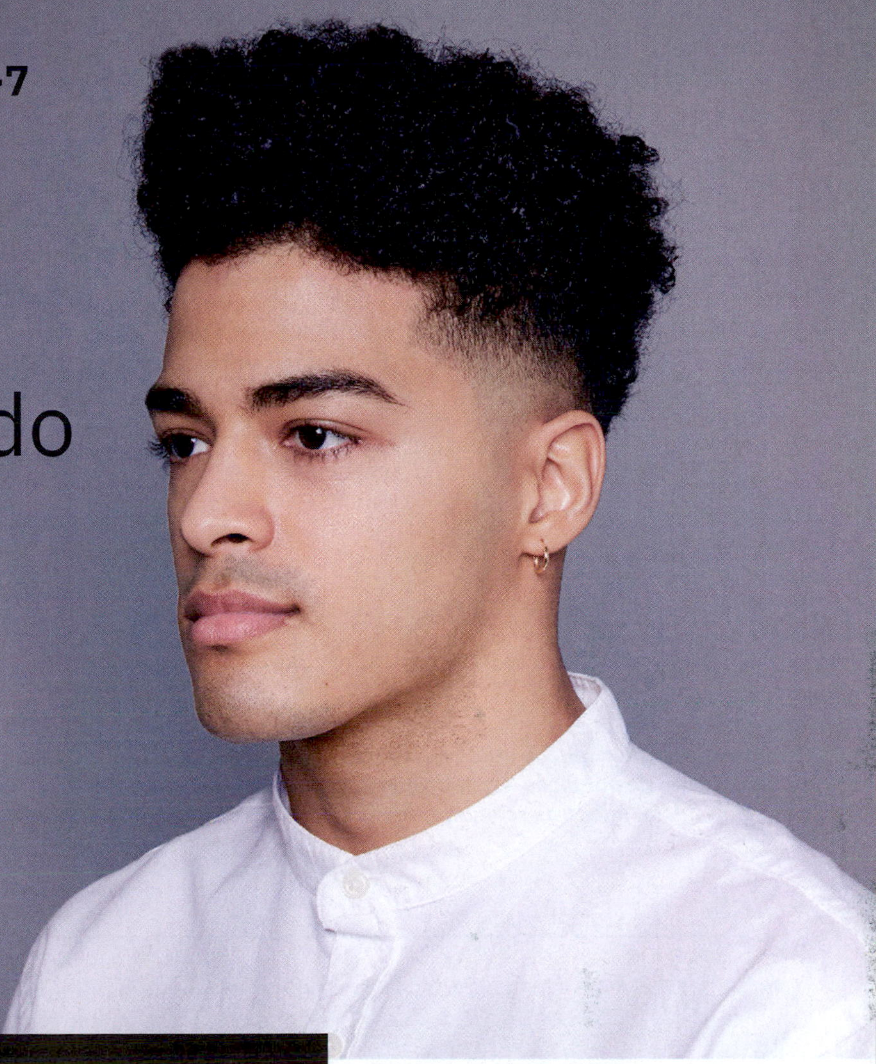

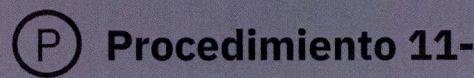

P **Procedimiento 11-7**

Rebajado clásico en cabello rizado

IMPLEMENTOS Y MATERIALES

- Maquinillas con cuchillas ajustables
- Secador
- Capa de corte
- Peine para cortar el cabello
- Maquinillas con cuchillas desmontables
- Tijeras para corte de cabello
- Banda para el cuello
- Pinzas para dividir en secciones
- Champú y acondicionador
- Capa para lavado con champú
- Atomizador con agua
- Producto de peluquería para el acabado
- Peine para afilar
- Tijeras para texturizar
- Toallas
- Cortadoras (con o sin cable)
- Cepillo ventilado
- Peine de dientes anchos

PREPARACIÓN

Antes de comenzar, realice el P **10-1 Procedimiento previo al servicio**, el P **10-3 Preparación para la aplicación de champú** y el P **10-5 Lavado con champú y acondicionador básicos (según sea necesario)**. Evalúe la textura del cabello del cliente en busca de rizos, ondas y patrones de crecimiento.

DURACIÓN ESTIMADA

30 MIN

1

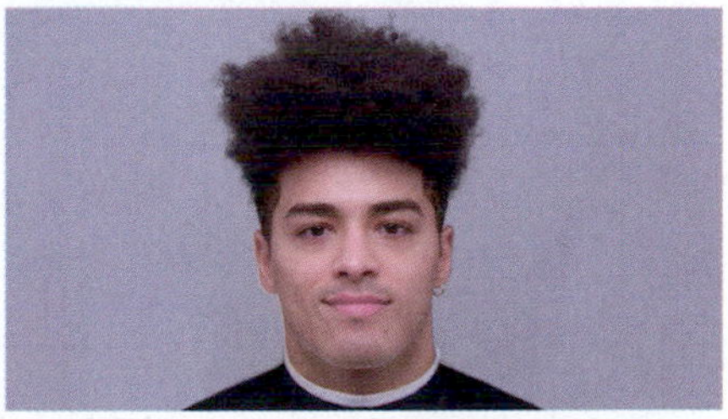

Acompañe al cliente al sillón de corte. Colóquele al cliente una banda para el cuello. Ponga una capa sobre la banda para el cuello y amárrela en la parte posterior. Doble la banda para el cuello o la toalla hacia abajo sobre la capa para que esta no toque la piel del cliente.

2

Seque con una toalla y desenrede el cabello con un peine de dientes anchos o para desenredar.

A. Base

Para sentar las bases de este tipo de corte de cabello rebajado, debe realizar lo siguiente:

- Cree tres secciones de guía.
- Reduzca el largo del cabello en la parte superior y los costados de la cabeza.
- Cuando se crean las secciones de guía, comience el proceso de rebajado.

3

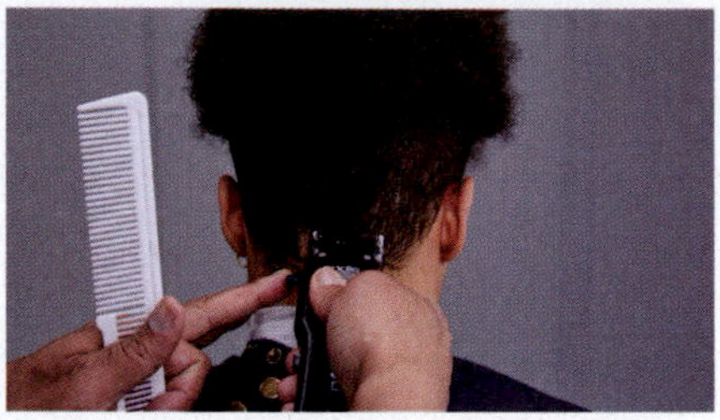

Para crear la primera sección de guía, comience en el centro de la nuca (que también se conoce como zona uno). En una maquinilla desmontable, trabaje con una cuchilla sin protector o una cuchilla triple, también llamada cuchilla 000.

Nota:

Como alternativa, puede utilizar el ajuste de cierre (000) en las maquinillas de cuchillas ajustables. Mientras ejerce un movimiento de balanceo lento, desplácese hacia el área occipital y posterior de la cabeza. Manténgase paralelo a la sección de guía inicial mientras se mueve hacia el lado derecho de la cabeza del cliente desde el perímetro.

4

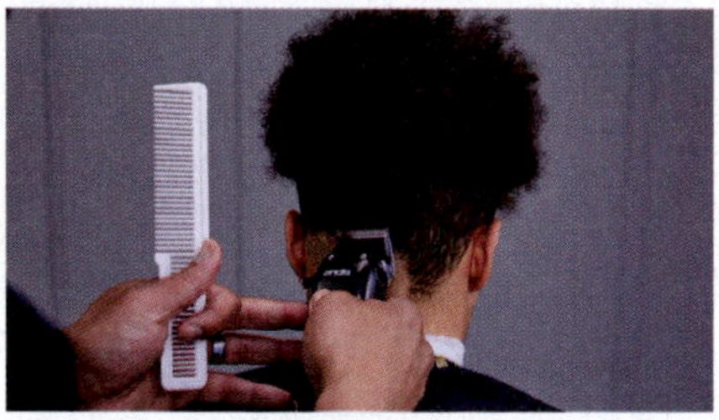

Termine de crear la primera sección de guía mientras da contorno a la forma de la cabeza y se mueve hacia el lado izquierdo de la cabeza del cliente.

5

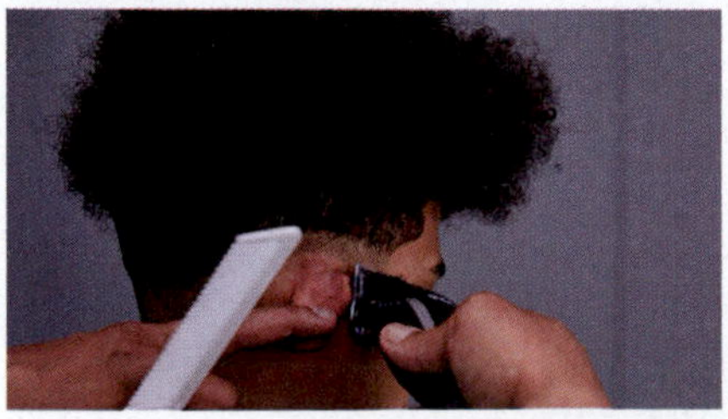

Regrese al centro de la nuca (también conocida como zona uno). Mientras intenta establecer una guía hacia el lado derecho del cliente, siga con el protector cerrado en la maquinilla desmontable. A continuación, siga dirigiéndose hacia el lado izquierdo del cliente con el mismo movimiento de balanceo suave.

B. Armonización

6

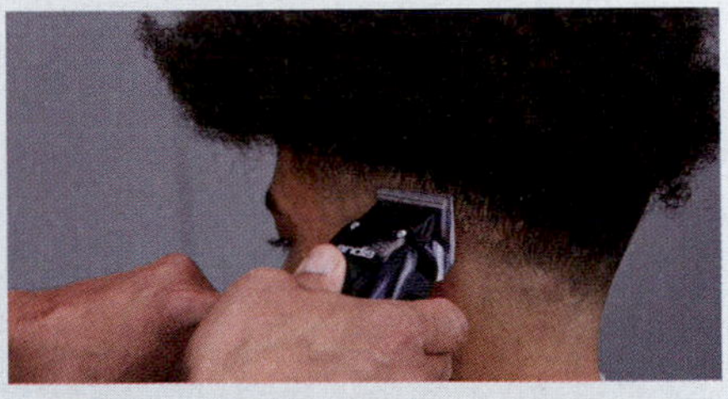

Regrese a la parte inferior de la primera sección de guía con las maquinillas de cuchillas ajustables. Abra la palanca hasta la mitad (½) sin el protector o con la cuchilla triple (000). Comience desde el centro y aplique la técnica de balanceo, en la que se colocan las maquinillas en la cabeza del cliente y se elevan con un movimiento de pala de 1,25 cm a 1,88 cm (½ in a ¾ in) en la sección alrededor de la cabeza. De esta manera, se comienza el armonizado.

7

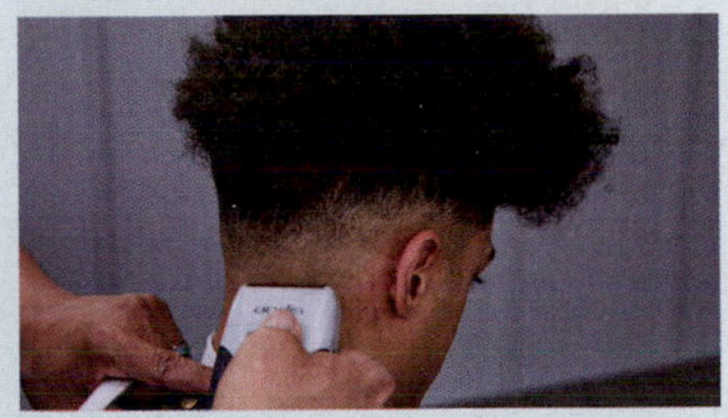

Para lograr un rebajado más cerrado/al ras, siga con afeitadoras eléctricas de láminas. Tienen cabezales rectos en los que se utilizan cuchillas oscilantes, también conocidas como cortadoras, debajo de una "lámina" para cortar el cabello. La lámina atrapa el cabello con sus agujeros y lo corta cerca de la piel para lograr un afeitado al ras. Utilice el mismo movimiento suave en forma de "C" para trabajar con la cuchilla de triple (000). De esta manera, se creará otra línea.

8

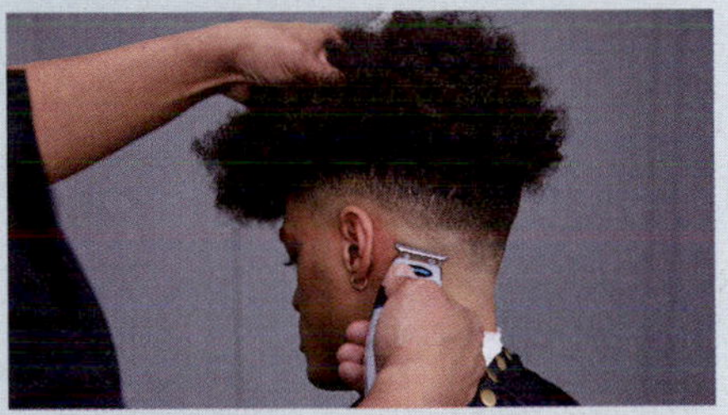

Trabaje con la cortadora en un movimiento en forma de "C" y armonice la segunda guía entre el largo sin protector y con cuchilla triple (000), y la cercanía de la afeitadora de láminas. Trabaje desde el centro de la nuca hacia el lado derecho de la forma de la cabeza y, luego, siga trabajando hacia el lado izquierdo mientras armoniza.

9

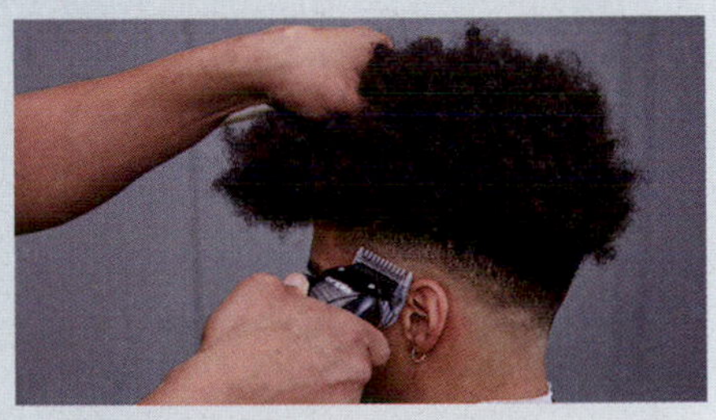

Mientras trabaja con el protector de 1,25 cm (½ in) con un movimiento en forma de "C", armonice la cuchilla triple (000) y el protector estándar. Trabaje desde el lado izquierdo hasta el centro de la nuca pasando por el lado derecho de la cabeza.

10

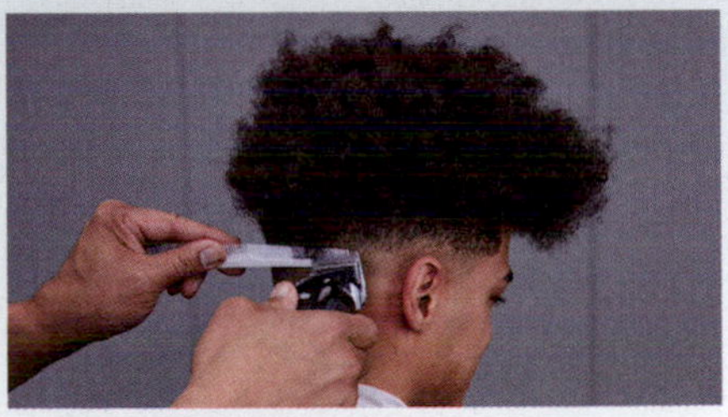

Armonice y perfeccione las líneas de guía con un peine de afilar pequeño. Aplique la técnica de maquinilla sobre peine con una cuchilla triple (000) o sin protector con los dientes abiertos.

(11)

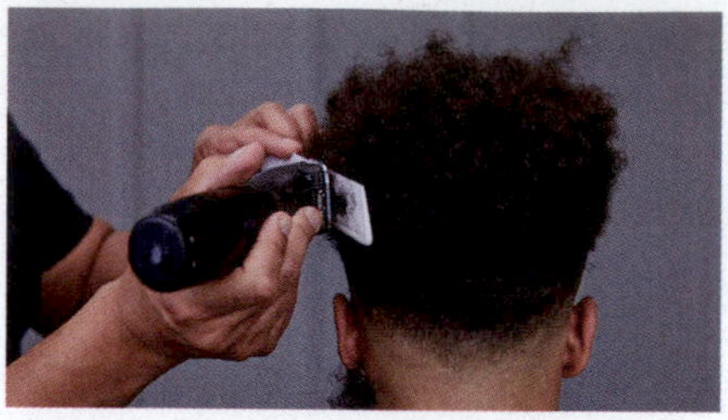

En la coronilla, la espalda, los costados y la parte superior de la cabeza, aplique la técnica de maquinilla sobre peine con la cuchilla estándar sin protector de sus maquinillas de cuchillas desmontables. Corte a contrapelo para seguir el crecimiento natural del cabello y dejarlo más largo. Siga dando forma y armonizando con el rebajado a mano alzada en la parte posterior y los costados.

(12)

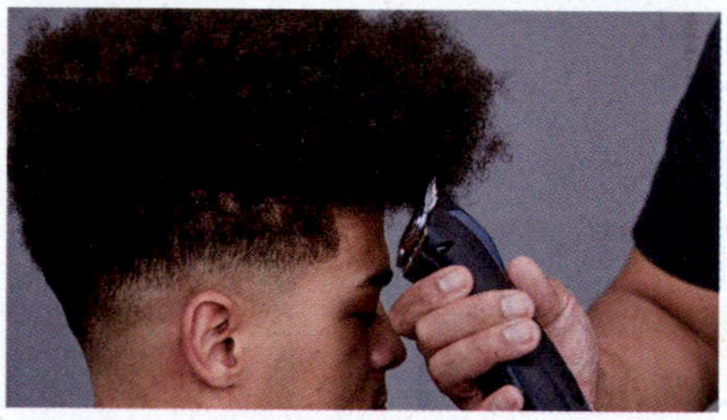

Dé forma libre a la coronilla, a los costados, a la parte superior y a la parte delantera para seguir armonizando el corte de cabello y la silueta en general.

C. Perfilado

(13)

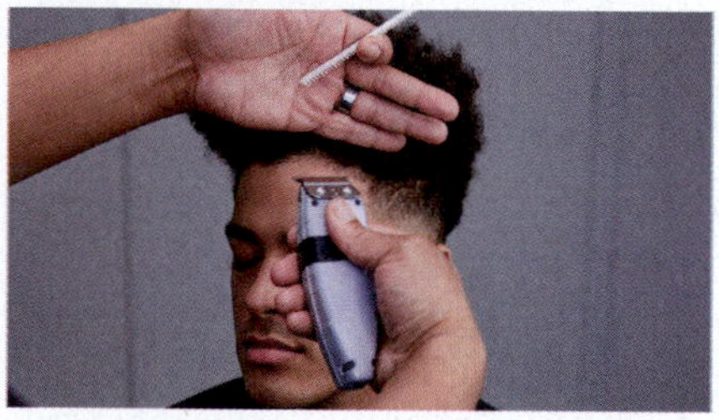

Emplee cortadoras para perfilar la parte frontal del contorno del cuero cabelludo y el área de las patillas. Después, pula la parte frontal del contorno del cuero cabelludo y limpie el área de las orejas. Tire de la oreja hacia abajo para que sea más fácil ver el exceso de vello detrás de la oreja.

(14)

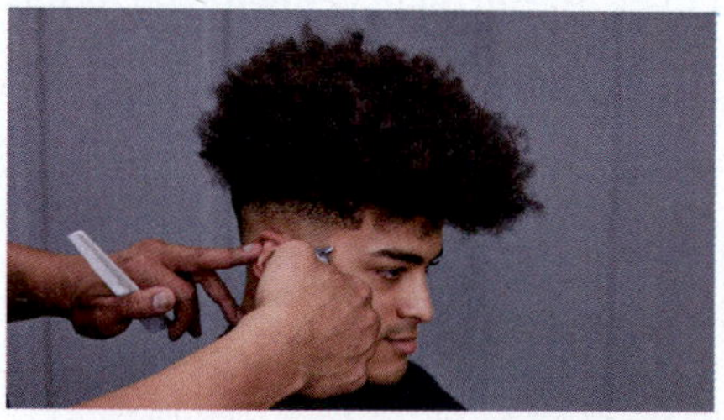

Incline la cabeza hacia adelante y aplique un movimiento de afeitado hacia arriba con la cortadora para limpiar la parte posterior del cuello. Ya se habrá realizado el efecto en punta, por lo que es importante no acercarse a la primera sección de guía. Deténgase de 1,25 cm a 2,5 cm (½ in a 1 in) por debajo del efecto en punta para que no se forme una línea.

(15)

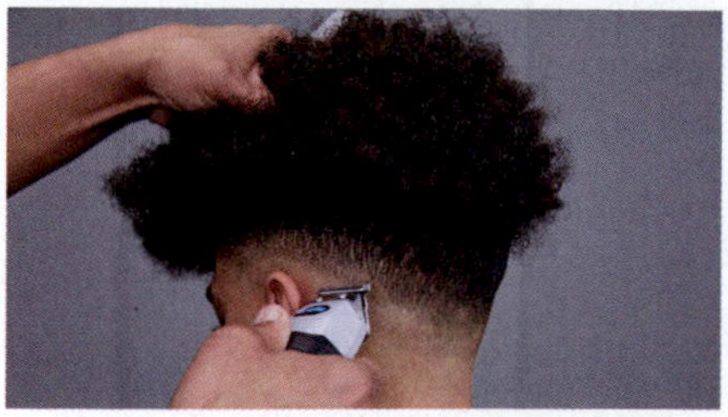

Termine el lado opuesto del área del cuello y las patillas.

D. Acabado

16 Lave con champú y acondicionador para volver a hidratar el cabello y los rizos.

17 Seque el cabello con el peine de corte a fin de colocarlo en su lugar y pulirlo. Gire el sillón de peluquería y, con el espejo, verifique el equilibrio y las líneas no deseadas. Si es necesario, utilice tijeras para texturizar a fin de suavizar las líneas o quitar peso.

18 Considere la posibilidad de utilizar productos hidratantes para definir los rizos, a fin de mantener y suavizar el rizo natural.

19

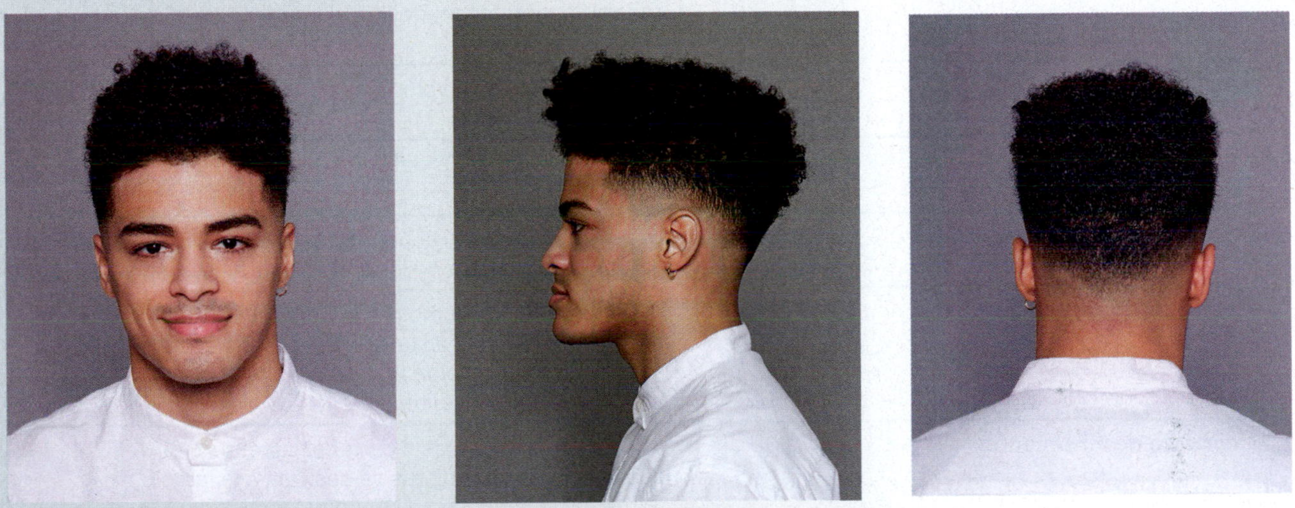

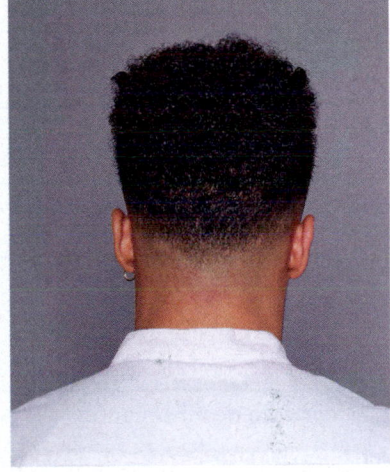

Peinado terminado.

POSTERIOR AL SERVICIO

Para completar el procedimiento, realice el

Ⓟ **10-2 Procedimiento posterior al servicio.**

Glosario del capítulo

ángulo	pág. 247	espacio entre dos líneas o superficies que se cruzan en un punto determinado
ángulo de los dedos	pág. 250	también conocido como *posición de corte, ángulo de corte* (con grados), también conocida como ángulo *línea de corte, posición de los dedos*; ángulo en el que se sujetan los dedos al cortar la línea que crea la forma final; puede ser horizontal, vertical o diagonal
cambio de la dirección natural	pág. 252	peinado de la sección alejándose de su posición de caída natural hacia una sección de guía; utilizado para aumentar longitudes en el interior o el perímetro
capas	pág. 281	crean movimiento y volumen en el cabello reduciendo el peso
capas uniformes	pág. 286	cabello elevado a 90° del cuero cabelludo y cortado al mismo largo
contorno del cuero cabelludo	pág. 253	cabello que crece en el perímetro externo a lo largo del rostro, alrededor de las orejas y sobre el cuello
corte con tijeras sobre peine	pág. 291	también conocida como *tijeras sobre peine*; técnica de corte del cabello en la que se sostiene el cabello en su lugar con el peine mientras las puntas de las tijeras se usan para eliminar el largo
corte de deslizamiento	pág. 290	método de crear capas o cortar el cabello en el que los dedos y las tijeras se deslizan a lo largo del borde del cabello para disminuir el largo
corte en capas	pág. 281	corte de cabello con elevación o cambio de la dirección natural; el cabello se corta en elevaciones más altas, por lo general, 90° o más; quita peso
corte en capas largas	pág. 281	cabello que se corta con una elevación de un ángulo de 90° y, luego, se cambia la orientación para mantener el largo y el peso en el perímetro
corte escalonado	pág. 280	acumulación inmediata o lenta de peso; efecto o corte de cabello que se obtiene al cortar con tensión, elevación de baja a mediana o cambio de la dirección natural
corte recto	pág. 280	también se conoce como *corte de un largo*; corte de cabello en el que todo el cabello termina en un nivel de largo, lo que forma una línea o área de peso; el cabello se corta sin elevación ni cambio de la dirección natural
desfilado	pág. 248	técnica de corte de cabello en la que se utilizan líneas diagonales para cortar las puntas con un leve aumento o reducción del largo

desfilado	pág. 294	también conocido como *degrafilado*; proceso de reducir el volumen del cabello a largos escalonados con tijeras; cortar el cabello con un movimiento de deslizamiento de las tijeras mientras se mantienen las cuchillas parcialmente abiertas
despunte	pág. 293	técnica de corte de cabello en la cual las puntas de las tijeras se usan para cortar *puntas* en las puntas del cabello
diagonal hacia atrás	pág. 248	tipo de línea diagonal que crea movimiento y aleja el cabello del rostro
diagonal hacia delante	pág. 248	tipo de línea diagonal que crea movimiento hacia el rostro
distribución	pág. 289	lugar y forma en la que se mueve el cabello por la cabeza
dividir/división del cabello	pág. 248	línea que divide el cabello en el cuero cabelludo, separa una sección de cabello de otra y forma subsecciones
efecto en punta	pág. 270	efecto de corte del cabello en el que existe una combinación uniforme de cabello muy corto en el contorno del cuero cabelludo y extensiones cada vez mayores a medida que se asciende en la cabeza; "realizar un efecto en punta" consiste en estrechar gradualmente en un extremo
elevación	pág. 249	también conocida como *proyección* o *levantamiento* ángulo o grado en el que se sostiene o levanta una subsección del cabello cuando se corta
encogimiento	pág. 249	situación en la que el cabello se contrae o levanta por acción de la pérdida de humedad o el secado
entresacado	pág. 293	técnica de corte del cabello; versión del despunte, en la cual las puntas de las tijeras se mueven hacia los extremos del cabello en lugar de hacia dentro; crea un efecto de mayor volumen
entresacado a mano alzada	pág. 294	técnica de corte del cabello en la que se recortan partes en intervalos aleatorios
escalonamiento	pág. 249	elevación que se produce cuando se levanta una sección por encima de los 0°
línea	pág. 247	marca fina continua utilizada como guía; puede ser recta o curva, horizontal, vertical o diagonal
línea de corte	pág. 250	también conocida como *ángulo de los dedos, posición de los dedos, posición de corte o ángulo de corte*; ángulo con el que se mantienen los dedos al cortar y, en última instancia, la línea que se corta
línea de peso	pág. 280	línea visual en el peinado, donde las puntas de los cabellos caen juntas
maquinilla sobre peine	pág. 270	técnica para cortar el cabello similar a las tijeras sobre peine, excepto que la maquinilla se mueve de lado a lado del peine en lugar de hacerlo de abajo hacia arriba
navaja sobre peine	pág. 295	técnica que texturiza, en la que el peine y la navaja se utilizan en la superficie del cabello

palma a palma	pág. 274	posición de corte en la cual las palmas de ambas manos se enfrentan
partición cruzada	pág. 277	partición del corte de cabello en forma contraria a la que se corta para verificar la precisión de la línea y la forma
patrón de crecimiento	pág. 253	dirección en la cual crece el cabello desde el cuero cabelludo; también conocido como *posición de caída natural* o *caída* natural
rebajado	pág. 299	línea de rebajado armonizada de corto a largo, hecha con la técnica de maquinilla o tijeras sobre peine
rotación de la navaja	pág. 296	técnica que texturiza, similar a la navaja sobre peine, que se realiza con pequeños movimientos circulares
sección	pág. 247	división del cabello mediante la raya en áreas de trabajo uniformes para su control; durante el corte de cabello, las áreas de trabajo del cabello; trabajar en secciones más pequeñas da un mejor control
sección con movimiento giratorio	pág. 248	también conocida como *sección con forma de tarta*; gira desde un punto central; se utiliza para cortar en capas y escalonar
sección de guía	pág. 250	también conocida como *guía*; sección de cabello ubicada en el perímetro o en el interior del corte, que determina el largo en el que se cortará el cabello; en general, es la primera sección que se corta al crear una forma
sección de guía del perímetro	pág. 250	línea externa de un peinado
sección de la herradura	pág. 248	separa la cabeza en el surco parietal por debajo de la coronilla, lo que mejora el control al cortar en capas o graduar el cabello
sección del perfil	pág. 249	centro de la frente al centro de la nuca; divide la cabeza en dos secciones (perfil derecho e izquierdo); facilita la subsección
sección guía interna	pág. 250	línea interior o interna de un corte de cabello
sección guía para cortes escalonados	pág. 251	también conocida como *sección de guía móvil*; sección de guía que se mueve a medida que avanza el corte de cabello; suele emplearse al crear capas o realizar escalonamiento
sección guía para cortes rectos	pág. 250	sección de guía que no se mueve
sección radial	pág. 249	sección que se realiza de oreja a oreja y divide la cabeza desde la parte frontal hasta la parte posterior por detrás del vértice en la coronilla
subsecciones	pág. 248	secciones más pequeñas dentro de una sección grande de cabello, utilizadas para mantener el control del cabello durante el corte
tallado	pág. 295	técnica de corte del cabello en la que se coloca la cuchilla fija dentro del cabello y se apoya en el cuero cabelludo, luego se mueven las tijeras por el cabello mientras se abren y se cierran de forma parcial

técnica de deslizamiento	pág. 294	técnica de corte del cabello que quita peso y agrega movimiento mediante los largos del cabello; las tijeras no se cierran completamente y solo se utiliza la parte de las cuchillas que está cerca del eje central
técnica de deslizamiento	pág. 295	técnica de corte del cabello que se usa para eliminar peso de la subsección, permitiendo que el cabello tenga mayor libertad de movimiento
tensión	pág. 269	cantidad de presión que se aplica al peinar y al sostener una sección, que se crea estirando o tirando de la sección
texturización	pág. 292	técnica de corte del cabello diseñada para quitar el volumen excesivo sin acortar el largo; cambiar el aspecto o el comportamiento del cabello por medio de técnicas específicas de corte del cabello usando tijeras, tijeras de entresacar o una navaja
tijeras forjadas	pág. 256	fabricadas a través de un proceso de trabajo del metal hasta obtener una forma acabada mediante martillado o prensado; más duraderas que las tijeras moldeadas
tijeras moldeadas	pág. 256	tijeras que se fabrican vertiendo acero fundido en un molde

PARTE 03

SERVICIOS DE PELUQUERÍA

CAPÍTULO 12:

Peluquería

Objetivos de aprendizaje

Luego de leer este capítulo, estará capacitado para hacer lo siguiente:

OA 1 Explicar la peluquería profesional y cómo puede mejorar su carrera en el ámbito de la belleza.

OA 2 Detallar los pasos para llevar a cabo una consulta de peluquería eficaz.

OA 3 Describir cepillos para el cabello, peines e implementos profesionales, y sus usos específicos.

OA 4 Identificar los diferentes tipos de productos para peinar y sus diversos usos.

OA 5 Explicar las características y ventajas de los secadores de cabello profesionales y las precauciones de seguridad que se deben tomar al utilizarlos.

OA 6 Describir los diferentes tipos de planchas térmicas que utilizan los profesionales del salón, incluidas las precauciones de seguridad, y demostrar las técnicas de rizado y alisado.

OA 7 Analizar el planchado térmico según el tipo de herramientas, productos y procedimientos.

OA 8 Describir y realizar peinados con textura natural.

OA 9 Describir y realizar técnicas de cardado y de formación de rizos.

OA 10 Explicar los diferentes tipos de fijaciones en húmedo y demostrar cómo se realizan.

OA 11 Describir la importancia de la preparación, la división en secciones, la sujeción con horquillas y el equilibrio del recogido, y crear dos peinados recogidos fundamentales para el cabello largo.

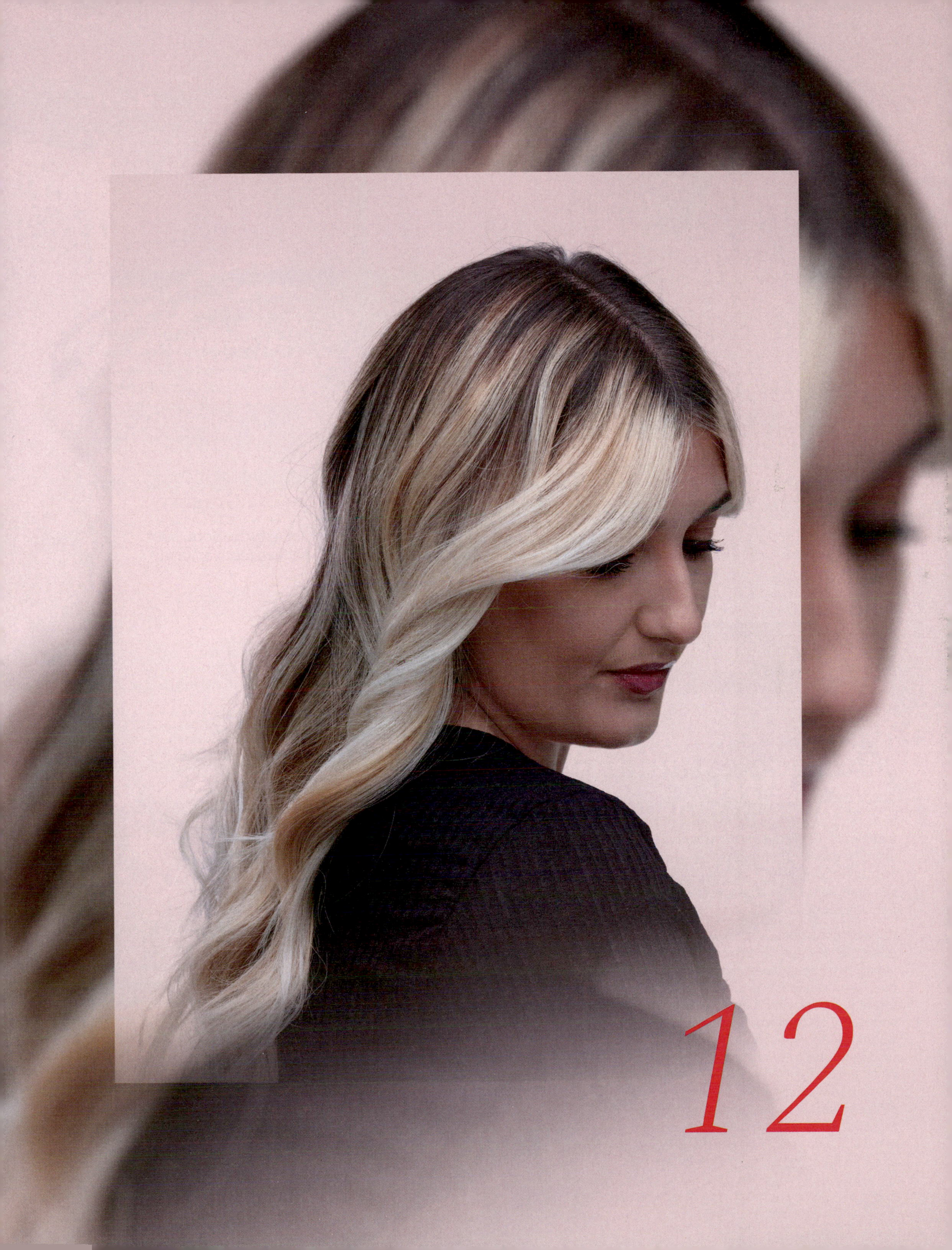

12

Como estilistas, somos innovadores, transformamos la vida de las personas. Marcamos tendencia y, al mismo tiempo, fomentamos la conexión entre el interior y el exterior de la persona. "

—

Rebecca Gregory

Estilista, formadora, líder en belleza motivacional

OA 1 Explicar la peluquería profesional y cómo puede mejorar su carrera en el ámbito de la belleza.

—

¿Por qué estudiar peluquería?

Todos sus clientes se ven beneficiados por sus habilidades como estilista, ya sea como peluquero, experto en texturas o colorista. El peinado acabado es lo último que el cliente ve en su espejo y lo primero que el resto de las personas nota cuando el cliente sale del salón. Si los clientes se ven bien, se sienten bien y, a su vez, se destacan sus habilidades como estilista.

Cada persona tiene una textura del cabello diferente. Es importante que pueda realizar servicios de peinado en todas las texturas de cabello, con las habilidades y la confianza necesarias para atraer y retener a todo tipo de cliente. Esto incluye conocer las técnicas de la peluquería natural y comprender el movimiento natural del cabello. La **peluquería natural** es la técnica de peluquería en la que no se utilizan sustancias químicas ni se alteran los patrones naturales de rizos o rizos ensortijados del cabello (**figura 12-1**). El movimiento que apoya llevar el cabello al natural es un estilo de vida reconocido que adoptan personas de todo el mundo.

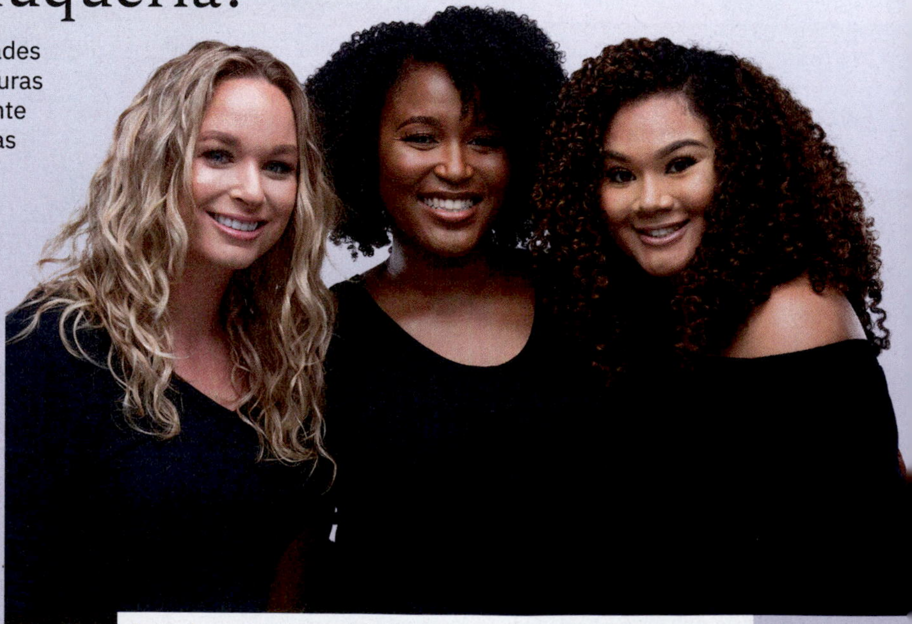

Fig. 12-1 Peinados naturales ondulados, ensortijados y rizados

Es más que una tendencia, ha crecido de manera exponencial en las últimas décadas y se ha convertido en una expresión cultural, del patrimonio cultural y de las diferentes texturas y estilos que representa, como las rastas, torzadas y trenzas. Aprenderá sobre estilos de trenzado en el **capítulo 13, Trenzado y extensiones trenzadas**. Los consumidores y los sectores profesionales reconocen que es importante identificar todas las texturas, desde formaciones onduladas hasta rizadas y ensortijadas, además de las diferencias de cuidado y peinado que es necesario tener en cuenta para trabajar con cabello texturizado y brindar peinados naturales.

Como profesional de la cosmetología, se espera que brinde a sus clientes peinados que sean actuales y representen los estilos de vida y personalidades particulares de cada uno. Para que la persona mantenga una apariencia actual es necesario incorporar detalles innovadores de corte y peinado. Aprender las competencias básicas de peluquería le brindará las herramientas necesarias para ofrecer increíbles peinados personalizados a cada cliente (**figura 12-2**).

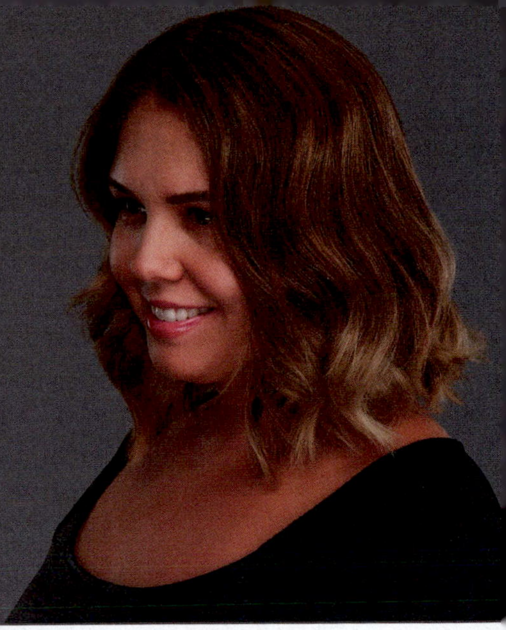
Fotografía de Zachary Reininger, LLC

Fig. 12-2 Actualice los cortes clásicos con un estilo moderno

Es importante que los profesionales de la cosmetología estudien peluquería y estilismo por los siguientes motivos:

- La peluquería es una destreza importante y básica que le permitirá demostrar su creatividad y ofrecerle a la persona el resultado específico que ella desea.
- Los clientes cuentan con que usted les ayude a conocer su cabello y les enseñe a peinarlo para tener una variedad de opciones, según el estilo de vida y la moda que sigan.
- Los profesionales de la cosmetología tienen que estar preparados para trabajar con todo tipo de cabello y saber peinarlo.
- Las técnicas de peinado y las recomendaciones de productos siempre deben enfocarse en la textura específica del cabello del cliente.
- Los clientes acuden a usted en busca de peinados para ocasiones especiales.
- Gracias a sus habilidades de peluquería, los clientes podrán ser tan modernos como deseen.
- Dominar habilidades de peluquería es lo que lo convierte en un verdadero profesional.
- Aprender técnicas básicas de corte y peinado es el primer paso para ser especialista en bodas o participar en sesiones de fotos y trabajos editoriales.

Curiosidades

Historia del cabello natural

- **Décadas de 1960 y 1970:** *durante el desarrollo del movimiento Black Power (Poder Negro), las mujeres se alentaban a llevar el pelo afro (peinado perfecto, por lo general en forma de porra), usar trenzas y trenzas en hilera para fomentar el amor propio y la aceptación personal.*
- **Década de 1980:** *muchos actores, músicos y artistas de hip-hop afroamericanos usaban un corte alto en la parte superior con rebajado, rastas, trenzas y torzadas. Esta fue una época de libertad cultural y artística en la que se priorizaba la expresión personal.*
- **Desde la década de 1990 hasta principios de 2000:** *las mujeres con cabello ondulado, rizado y de múltiples texturas comenzaron a usar sus bucles naturales sin aplicarse secados ni alisados.*
- **2018:** *el 51 % de las mujeres afroamericanas declararon sentirse más bellas cuando usaban un peinado natural.*[1]
- **Presente:** *los peinados naturales son más que una tendencia, representan un estilo de vida.*

Verificación

1. Mencione, al menos, cuatro motivos por los que tener conocimientos sobre peluquería representa una habilidad importante para la carrera de un profesional de la cosmetología.

OA 2 Detallar los pasos para llevar a cabo una consulta de peluquería eficaz.

Consulta de peluquería

Comience por completar una consulta estándar con su cliente como se describe en la sección "Llevar a cabo una consulta con el cliente" en ***Bases para el estándar*, capítulo 3, La comunicación para alcanzar el éxito**. Es necesario conocer con precisión las expectativas del cliente y realizar un análisis exhaustivo del cabello y cuero cabelludo como se explica en el **capítulo 7, Propiedades del cabello y el cuero cabelludo**, que incluye lo siguiente:

- **Diámetro.** Identificar si el cabello es grueso, mediano o delgado.
- **Percepción.** Reconocer si el cabello se siente grasoso, seco, duro, suave, áspero o sedoso al tacto.
- **Patrón**. Determinar si el cabello es liso, ondulado, rizado o ensortijado.
- **Densidad.** Busque áreas donde el cabello sea delgado.
- **Condición.** Compruebe si presenta daños y quebraduras. En clientes que usaron peinados trenzados, revise el contorno del cuero cabelludo para ver si sufren alopecia por tracción causada por excesivos tirones, trenzas de extensión muy apretadas, rastas o tramados cosidos y trenzados con firmeza.
- **Longitud.** Asegúrese de que el cabello tenga el largo suficiente para realizar el peinado deseado.
- **Porosidad y elasticidad.** La porosidad es la capacidad del cabello de absorber y retener la humedad. La elasticidad es la capacidad del cabello de sostener un peinado. Para repasar cómo evaluar la porosidad y la elasticidad, consulte el **capítulo 7, Propiedades del cabello y el cuero cabelludo**, página 130.
- **Estado del cuero cabelludo.** Revise el estado del cuero cabelludo para verificar que esté saludable y bien cuidado. Corrobore que el cuero cabelludo no sufra enfermedades, como alopecia, seborrea, eccema y psoriasis.

Para definir los posibles peinados que complementen las características y el estilo de vida del cliente y que sean mejores para la textura del cabello, consulte los cinco principios para el diseño del cabello según sus tipos y texturas que se describen en el **capítulo 9, Principios del diseño de peinados**.

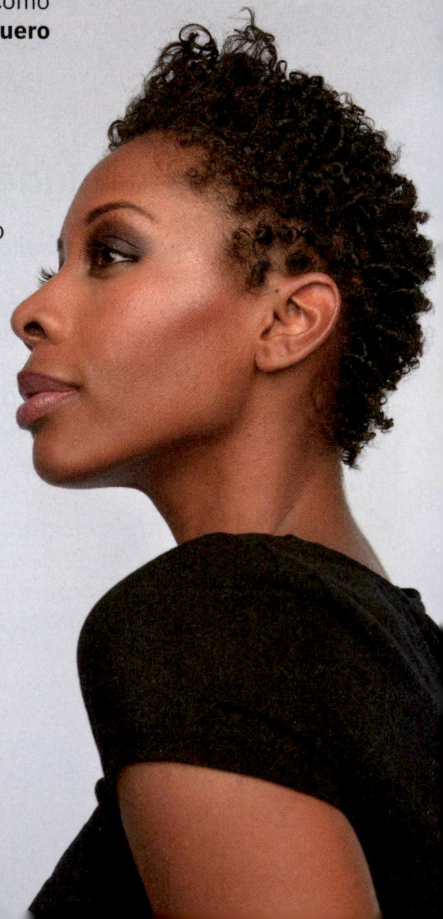

Consulta sobre peluquería natural

Cuando se encuentre con clientes que busquen peinados naturales, además de hacer las típicas preguntas de consulta, pregunte sobre la rutina diaria o semanal de mantenimiento que lleva para cuidar el cabello, el régimen de peinado rizado o ensortijado, cómo desea cortarse el pelo y qué peinado quiere llevar. Esto le será de ayuda para determinar el estilo y mantenimiento más adecuados para cada cliente, como peinados rizados o ensortijados (peinado rápido), trenzas, peinados protectores, rastas y fijaciones o peinados con textura natural. Para obtener más información acerca del trenzado, consulte el **capitulo 13, Trenzas y extensiones trenzadas**.

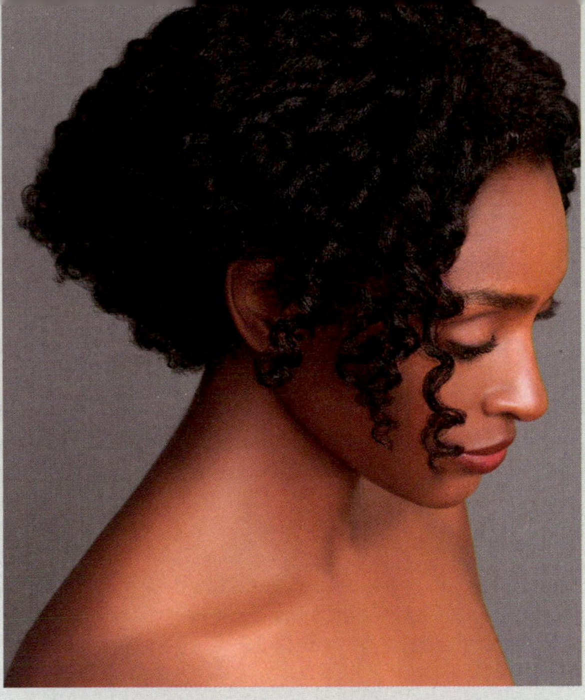

A continuación, se presentan ejemplos de preguntas para hacer a los clientes con respecto a la rutina de cuidado que llevan en el hogar.

1. ¿Suele acudir a un profesional para recibir servicios de peluquería?
2. ¿Cuál es la rutina de mantenimiento semanal que sigue para cuidar su cabello y cuál es su régimen de peinado para cabello rizado?
3. ¿Con qué frecuencia limpia y acondiciona su cabello? ¿Utiliza el método de **lavado sin champú** (emplear un acondicionador limpiador que refresca e hidrata el cabello entre la aplicación semanal de champú)?
4. ¿Qué champús y acondicionadores utiliza? ¿Son libres de sulfato?
5. ¿Se aplica tratamientos de aceite en el cuero cabelludo y el cabello? (Esta pregunta es específica para personas con textura del cabello rizada, cabello dañado o teñido).
6. ¿Qué productos de peinado utiliza en la actualidad? ¿Sabe cómo aplicarse de forma correcta los productos para mejorar los rizos? (Esta pregunta es para el régimen de rizado o ensortijado).
7. ¿Qué herramientas para desenredar utiliza en la actualidad?
8. ¿Se aplica calor mediante planchas para alisar, peines calientes, secadores de cabello o rizadores?
9. ¿Con qué frecuencia se recorta o corta el cabello? ¿Cuándo se realizó el último recorte?
10. ¿Está haciendo la transición a su cabello natural? ¿Hace cuánto tiempo está en transición?

Una vez que conozca el régimen de cuidado en el hogar que lleva su cliente, podrá brindar instrucciones diarias y semanales sobre el uso de champús antibacterianos y sin sulfato, acondicionadores humectantes y sin enjuague, tratamientos para el cuero cabelludo con aceites esenciales, aceites vegetales para el cabello y aerosoles de brillo para obtener un resultado positivo. De igual importancia son las instrucciones para conservar peinados naturales realizados con un **tratamiento combinado del cabello**, que se refiere al uso de técnicas de peinado del cabello texturizado (generalmente realizadas por la noche) que luego se cubre con una cofia o pañuelo de seda o satén para preservar un peinado texturizado duradero.

? ¿Lo sabía?

En el ámbito de la peluquería y el trenzado natural, el cabello se denomina natural *o* virgen *si nunca ha recibido tratamientos con productos químicos. Algunas personas acotan aún más estos términos, añadiendo "sin exposición a herramientas de peinado con calor" a la definición.*

Consulta de peinados para ocasiones especiales

Es necesario que sepa con precisión qué espera el cliente en cuanto al peinado para ocasiones especiales. Pídale que describa cómo imagina el peinado. Luego, pídale que ejemplifique con imágenes. Si es posible, pídale que traiga fotografías de la vestimenta que usará en el evento especial. Solo después de haber recopilado toda la información y estudiado el rostro, la forma del cuerpo y la vestimenta formal, podrá concretar el recogido elegido por el cliente.

☑ Verificación

2. ¿Por qué es importante consultar al cliente sobre la rutina de mantenimiento que lleva para cuidar el cabello y cuál es su régimen de peinado?

OA 3 Describir cepillos para el cabello, peines e implementos profesionales y sus usos específicos.

Cepillos, peines e implementos

Disponer de excelentes herramientas y productos le facilitará lograr su visión del peinado y le ayudará a tener éxito como profesional de la peluquería. Para poder elegir la herramienta o el producto adecuados para realizar el trabajo, primero hay que comprender las funciones de los diferentes materiales e implementos de peinado.

Cepillos

Si bien es cierto que en un típico día de trabajo en el salón de belleza utilizará varios tipos diferentes de cepillos profesionales, son tantas las opciones disponibles, que armar un arsenal de cepillos para sus necesidades puede ser desalentador. En la **tabla 12-1**, se explican los diseños básicos de cepillos y sus empleos.

Tabla 12-1

Tipos de cepillos

TIPO DE CEPILLO	USOS
Cepillo ventilado 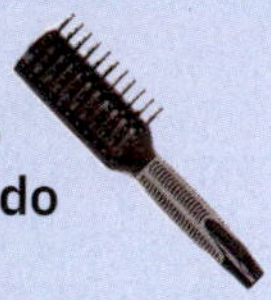	Los cepillos ventilados aceleran los tiempos de secado debido a sus cabezales y pasadores de gran separación. También crean estilos más naturales porque no fuerzan al cabello a adoptar una forma específica.
Cepillo para bordes 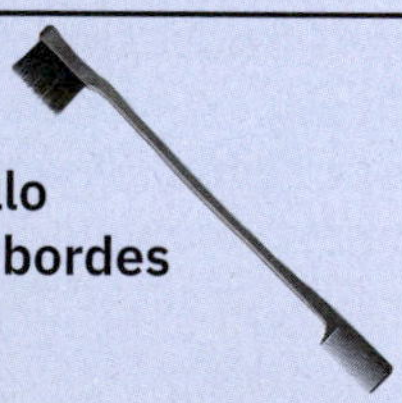	Los cepillos para bordes son pequeños y tienen cerdas de nailon o pelo de jabalí. Se utilizan para alisar los bordes y crear cabello de bebé después de aplicar pomada para bordes.
Cepillo tanto para húmedo como seco 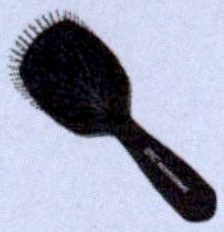	Los cepillos que se pueden utilizar tanto para procesos húmedos como secos tienen una almohadilla neumática (amortiguada por aire) y se deslizan por el cabello húmedo para desenredar y renovar los peinados entre lavados con champú. Los cepillos desenredantes ayudan a reducir la presión sobre el cabello y el cuero cabelludo y minimizan el daño. Contemple su uso durante los tratamientos de acondicionamiento.
Cepillo para peinado 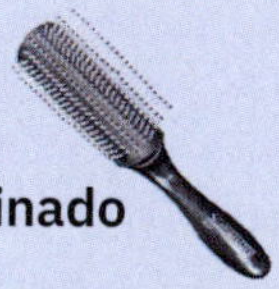	Los cepillos para peinado clásicos tienen una cabeza semicircular con una almohadilla de goma para amortiguar y agarrar. Por lo general, tienen nueve filas de pasadores de nailon con punta redonda. Los cepillos para peinar de primera línea son resistentes al calor, antiestáticos e ideales para peinar cortes de cabello de precisión porque proporcionan cualquier tipo de peinado controlado mientras alisan el cabello. Este cepillo para peinar permite lograr un estilo de secado escalonado que aporta suavidad al cabello y curvatura en las puntas.
Cepillo de paleta 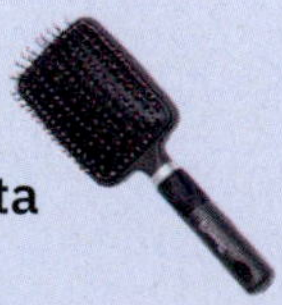	Los cepillos de paleta tienen una base grande y plana con una almohadilla neumática (amortiguada por aire). Son adecuados para el cabello de longitud media o más larga. Algunos tienen cerdas de nailon con punta de bola y patrones de pasadores escalonados para mejorar el agarre del cabello y evitar que se enganche. Son ideales para peinados suaves y chatos. Se pueden utilizar en todos los patrones de ondulación para suavizar la capa de la cutícula del cabello muy texturizado.

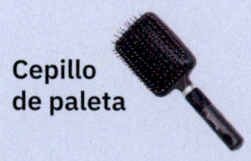

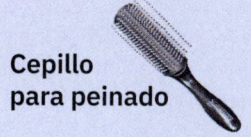

Cepillo para aseo ovalado 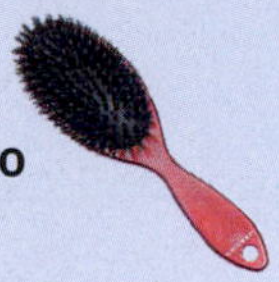	Los cepillos para arreglar, por lo general, son ovalados con una combinación de cerdas de pelo de jabalí y nailon. Las cerdas de jabalí ayudan a distribuir los aceites del cuero cabelludo y peinar la cutícula; los pasadores de nailon ayudan a que las cerdas penetren suavemente en el cabello. Los cepillos para arreglar son adecuados para el cabello fino a medio. Estos cepillos logran peinados lisos y planos con cabello muy texturizado.
Cepillo redondo 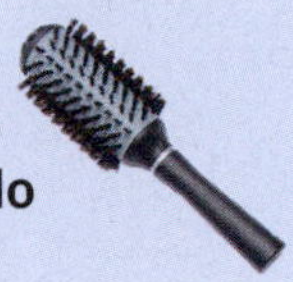	Los cepillos redondos están disponibles en diferentes diámetros. Elija el diámetro en función del peinado final deseado, y la longitud y textura del cabello del cliente. Los cepillos redondos más pequeños pueden rizar el cabello; los cepillos grandes suelen alisar, agregar volumen y biselar las puntas del cabello. La base cilíndrica puede ser de madera, metal o cerámica. Las cerdas también pueden ser de nailon, jabalí o una combinación de ambos.
Cepillo para desenredar 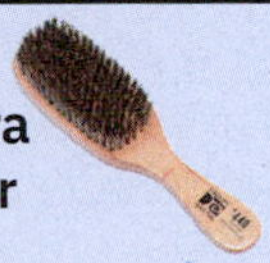	Los cepillos desenredantes ayudan a reducir la presión sobre el cabello y el cuero cabelludo y minimizan el daño y la formación de puntas abiertas.
Cepillo de cardado 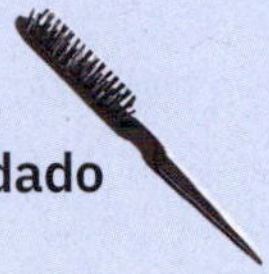	Los cepillos para cardado tienen cerdas finas de nailon y naturales, y una cola para dividir el cabello con una fila angosta de cerdas, pines o ambos. Están diseñados para tizar con cepillo el cabello; los lados de las puntas del cepillo son ideales para alisar la superficie del cabello en el peinado terminado.

Revisar con frecuencia el estado de los cepillos es fundamental para garantizar la calidad del peinado y la salud del cabello de los clientes. Si los cepillos se sienten ásperos al tacto, se traban en el cabello o ya no sujetan el cabello como lo hacían antes, compre cepillos nuevos. Las cerdas dañadas pueden abrir las puntas del cabello. Estos son los aspectos que debe controlar en los cepillos dañados:

- Pérdida de una o más puntas redondeadas (bolita) en los cepillos húmedos, secos, para ventilación y otros diseños (**figura 12-3**).
- Cerdas de nailon derretidas o faltantes.
- Almohadillas de goma rotas.
- Cabello enganchado en la base o punta de los cepillos redondos.

Peines y peinetas

Los peines y las peinetas se utilizan para distribuir y levantar el cabello. Vienen en varios tamaños y formas que se adaptan a muchas opciones de peinados. En la **tabla 12-2**, se detallan los peines y sus funciones. Los peines de mala calidad pueden enganchar y quebrar el cabello, además de lastimar el cuero cabelludo. Compre solo peines profesionales que no generen estática, que sean resistentes al calor y que tengan un acabado pulido y parejo.

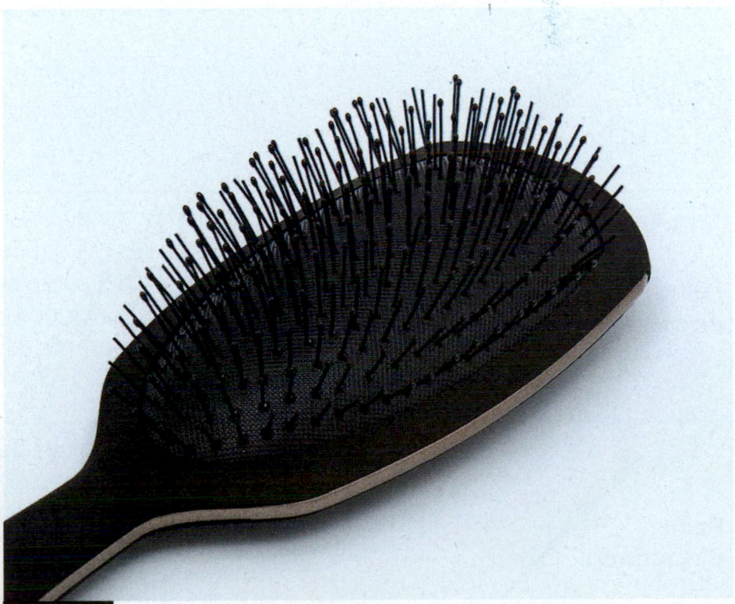

Fig. 12-3 Cerdas de cepillo dañadas

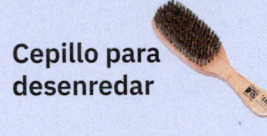

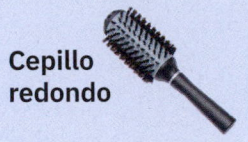

Tabla 12-2

Tipos de peines

TIPO DE PEINE		USOS
Peine de estilo	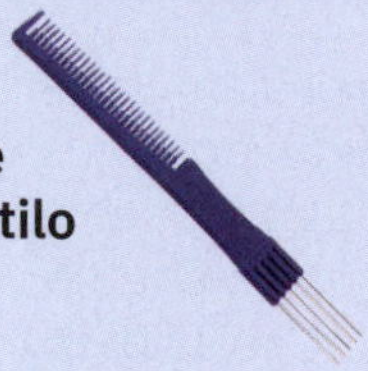	Los peines de estilo tienen excelentes habilidades para peinar y arreglar. La peineta puede levantar y separar los rizos. Los dientes son ideales para crear acabados suaves.
Peine para cortar el cabello	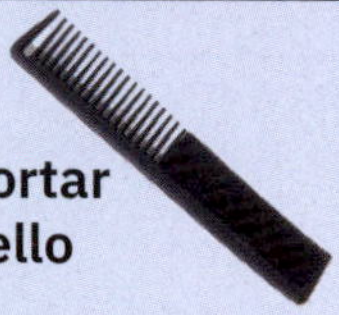	Los peines de corte, también conocidos como peines para todo uso, peinan finamente cada sección de corte y disponen el cabello. Un extremo tiene dientes juntos y el otro tiene dientes anchos. Esto permite versatilidad y brinda control total al estilista. Estos peines son ideales para ondas con los dedos, desenredado, raya y seccionado el cabello, peinados húmedos y peinados térmicos.
Peine lateral	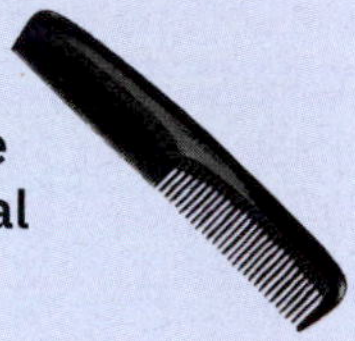	El peine lateral se usa para terminar un peinado y crear diferentes estilos. Están disponibles en diferentes longitudes, tamaños, materiales y variaciones de dientes. Aquellos con dientes más cortos y más separados eliminarán menos rizos que un peine lateral con dientes más largos. Existen diferentes clasificaciones, entre ellas, peines de rastrillo, peines de garra y peines laterales de cola larga. El aspecto final deseado determinará la selección de peine lateral que usted haga.
Peineta	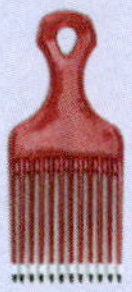	Las peinetas levantan y mullen el cabello rizado o en espiral. También pueden desenredar el cabello muy corto y muy texturizado.
Peine de dientes anchos	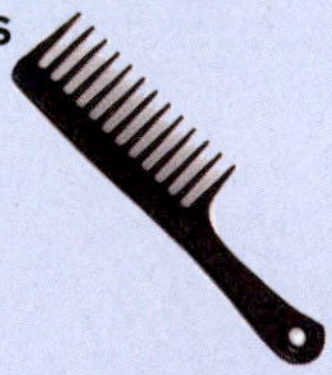	Los peines de dientes anchos son la opción preferida para el cabello grueso, rizado o húmedo y se usan para desenredar grandes secciones de cabello.
Peine de cola	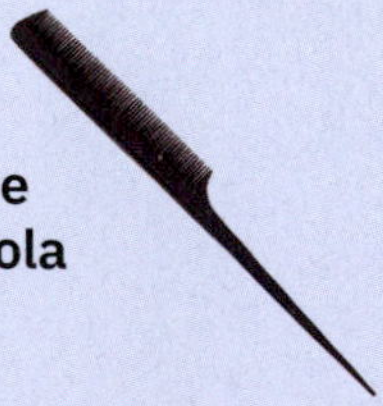	Los peines de cola pueden dividir y seccionar con precisión el cabello y servir como una herramienta de peinado. La cola del peine brinda protección al cliente durante el peinado térmico, se lo coloca cerca del cuero cabelludo para que sirva como una barrera entre el cuero cabelludo y la fuente de calor. Los peines de cola también vienen con una cola de acero que se puede utilizar durante los servicios de iluminación.
Peine de cardado	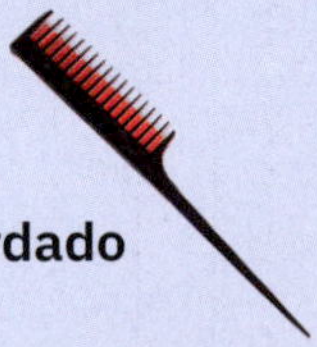	Existen varios diseños de los peines de cardado. Por lo general, todos tienen una cola para separar el cabello. El diseño alternado de dientes cortos y largos puede crear una almohadilla en la base del cabello y proporcionar elevación y volumen en cualquier parte de un peinado terminado.

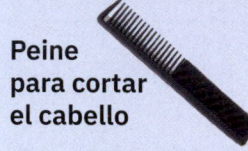

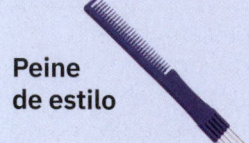

Tenazas y pinzas

Las tenazas y pinzas forman parte de una amplia categoría de implementos a veces denominados *artículos diversos*. Entre ellos se encuentran las horquillas, los pasadores, las tenazas, las pinzas, las bandas para el cuello, los papelillos para la permanente y muchos otros implementos. En esta sección, nos concentraremos solo en las tenazas y pinzas.

Las tenazas para dividir en secciones pueden ser de metal o de plástico y tienen puntas o dientes largos para sujetar secciones húmedas o secas mientras se peina o se corta el cabello. Las tenazas resistentes se utilizan para cabello medio a largo; las pinzas livianas, para asegurar el cabello corto y los rizos armados.

Las **pinzas** aseguran el cabello corto o mechones de cabello fino. Vienen con una o dos puntas (**figura 12-4**).

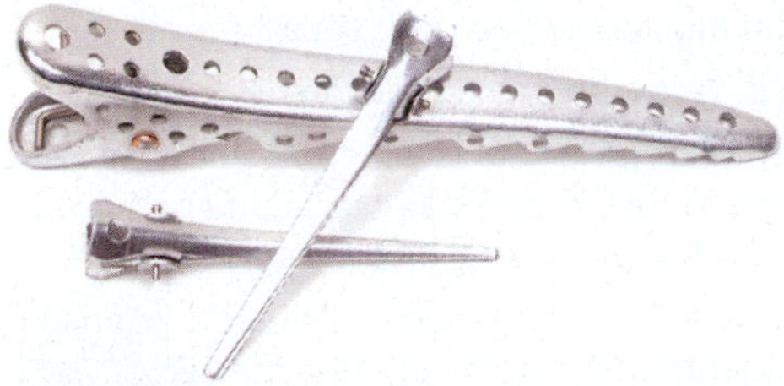

Fig. 12-4 Pinzas de punta individual y doble

Las **pinzas de pico de pato** aseguran cabello más largo (**figura 12-5**).

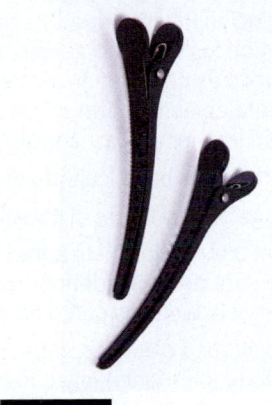

Fig. 12-5 Pinzas de pico de pato

Las **pinzas cocodrilo** y las **pinzas mariposa** aseguran secciones de cabello pesadas o gruesas (**figura 12-6**).

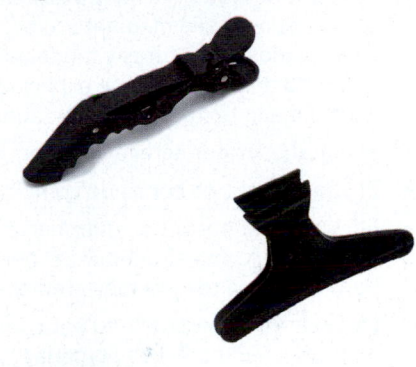

Fig. 12-6 Pinza cocodrilo y pinza mariposa

Verificación

3. ¿Por qué es importante inspeccionar de forma periódica el estado de los cepillos? ¿Qué aspectos debe controlar?
4. Describa, al menos, tres tipos de peines que se utilizan para preparar, cortar y peinar el cabello.

OA 4 Identificar los diferentes tipos de productos para peinar y sus diversos usos.

Productos para realizar peinados

Con tantos productos de peluquería disponibles en el mercado, los estilistas deben evaluar con detenimiento las opciones antes de aplicarlas al cabello de un cliente. Primero, es necesario preguntarse cuánto tiempo debe durar el peinado. Luego, determinar en qué condiciones ambientales (sequedad, humedad, viento, sol) el cliente lucirá el peinado. También debe considerar el tipo de cabello (fino, medio, grueso, liso, rizado, ensortijado) al decidir sobre un producto. La fijación de los productos de peluquería va de fijación leve a fijación muy firme. Algunos dejan el cabello duro; otros, flexible.

- La **laca**, también conocida como *rociador*, es un líquido de secado rápido que se aplica en el cabello a través de una atomizador. Viene en varias fórmulas y niveles de fijación que sirven en las diversas etapas del peinado. Contiene polímeros (moléculas encadenadas) en un solvente. Una vez que se rocía el cabello, el solvente se evapora y deja una capa rígida de polímeros que fija el cabello en su lugar.
- El **brillo** es un aceite que da un aspecto luminoso al cabello durante el peinado y después de este. Se puede utilizar en todo tipo de cabello y viene en muchas variedades, desde latas de aerosol hasta botellas con atomizador. También se lo conoce como *spray* de brillo.

- El aceite natural o aceite para peinar es un lubricante que aporta brillo y lustre al cabello. Deriva de materiales orgánicos. Entre estos aceites se incluyen los de jojoba, coco, semilla de uva, aguacate y ricino.
- La **loción para peinar** es de consistencia cremosa y no tiene alcohol, lo que aporta una fijación ligera con un efecto natural.
- La **crema para peinar** suele ofrecer una fijación entre baja y media, con un brillo de aspecto natural y *frizz* mínimo.
- El **gel** es un preparado espeso para peinados que suele venir en tubo, botella o en un contenedor más grande y logra una fijación firme.
- La **espuma**, también conocida como *mousse*, es un producto para peinados livianos, aireados y batidos que se parece a la espuma de afeitar y proporciona cuerpo y volumen moderados al cabello. Además, puede ayudar a definir rizos; agrega control y brillo; y brinda acabados suaves y elegantes en el cabello texturizado.
- La loción fijadora es una solución líquida concentrada que fija el cabello. Se puede diluir en agua para obtener una fijación más suave.
- La **espuma fijadora** es una versión ligera de la loción fijadora que se agita y se utiliza para realizar fijaciones en húmedo, ya sea mediante rulos, ondulación con los dedos, bigudíes, torzadas con dos hebras, trenzas, rizos ensortijados, envolturas y modelado (un modelado es una fijación suave y lisa que se realiza sobre cabello corto alisado de forma química y que se explicará más adelante en este capítulo). La espuma brinda acabados suaves y elegantes en el cabello texturizado para definir rizos y, a su vez, incorporar control y brillo.
- El **voluminizador** agrega volumen, especialmente en la base, cuando el cabello mojado se seca con secador.
- El **suero**, también conocido como *silicona*, agrega brillo y lustre al cabello y, a la vez, crea una definición de textura.
- El **control de bordes** se utiliza en cabellos muy texturizados o alisados con químicos para suavizar y controlar el cabello fino que se forma alrededor del perímetro de la cara (también denominado cabello de bebé). Es similar a una pomada, pero tiene una textura más cremosa o gelatinosa y una viscosidad más espesa. Brinda fijación y un acabado elegante.
- La **pomada** es un producto para peinar grasoso, ceroso o aceitoso que le da al cabello una apariencia brillante y sedosa o un acabado mate. Las pomadas para el cabello lo mantienen en su lugar mediante una fijación ligera o fuerte.

Productos de preparación y acabado

Utilice los siguientes productos para lograr el peinado que desea el cliente.

PROTECTORES DE CALOR

Los **protectores de calor**, también conocidos como *protectores térmicos*, preparan el cabello antes de cada servicio de peinado térmico. Por lo general, se usan sobre el cabello húmedo, después de aplicar el producto para peinar y antes de secarlo, para proteger el cabello del daño causado por el calor de las herramientas térmicas, como secadores, planchas y rizadores. Cuando compre protectores de calor, busque aquellos que aporten beneficios adicionales, como protección ultravioleta (UV), control *antifrizz*, resistencia a la humedad, propiedades desenredantes y tiempos de secado más rápidos (**figura 12-7**). Antes de peinar con calor, lea con detención las etiquetas de los otros productos para realizar peinados que suele utilizar. Por lo general, también brindan protección contra el calor.

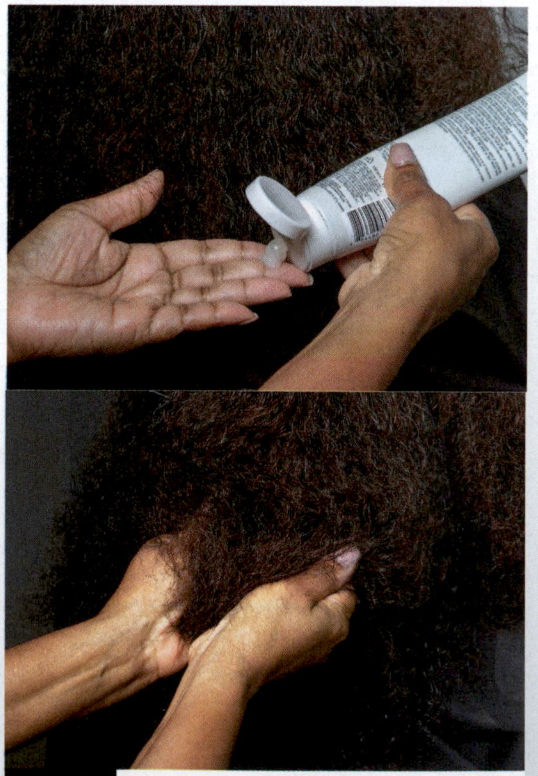

Fig. 12-7 Ejemplo de protectores de calor

PRODUCTOS PARA REALIZAR PEINADOS CON SECADOR

Los productos para realizar peinados con secador se utilizan para mantener y controlar el peinado, mejorar la textura del cabello, aumentar el brillo, proporcionar beneficios de fortalecimiento, suavizar o alisar el cabello y brindar un acabado sedoso o firme. Están disponibles en muchas composiciones diferentes, entre ellas, laca, loción, crema, gel, espuma, voluminizador, aceite y suero.

Debido a que un tipo de producto para peinado con secador no es apropiado para todas las texturas y peinados deseados, tenga al menos tres de estos productos entre sus herramientas profesionales (**figura 12-8**).

REALZADORES DE PEINADOS

Aplique los realzadores de peinados después del secado y antes de rizar el cabello o como un paso adicional durante la fase de peinado. Después del secado, la ondulación térmica o el rizado, utilice polvos voluminizadores o espesantes para lograr un volumen estratégico en la base del cabello y cerca de esa zona. Aplique el producto con moderación y, si es necesario, redistribuya el polvo de manera uniforme para evitar la formación de grumos (**figura 12-9**).

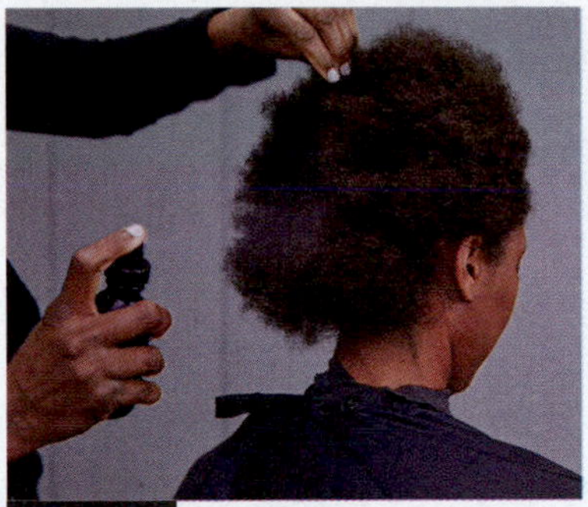

Fig. 12-8 Ejemplos de productos para realizar peinados con secador

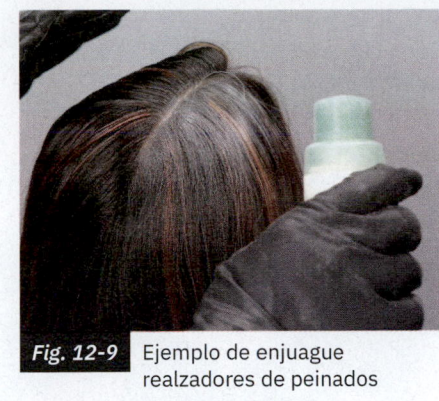

Fig. 12-9 Ejemplo de enjuague realzadores de peinados

- Los champús secos también son realzadores de peinado. Tienen la capacidad de renovar el cabello sin necesidad de lavarlo con champú, actuar como un refrescante rápido del peinado o agregar textura y volumen al cabello. Utilice champú seco para eliminar el exceso de sebo, transpiración y suciedad del ambiente con el fin de renovar la vitalidad del cabello y hacer que huela fresco y limpio. Aplique en el área de la raíz, sobre el cabello seco y hasta donde termina la línea de aceite natural. Luego de aplicarlo, espere hasta 10 minutos para que el polvo pueda absorber el aceite. Masajee el área del cuero cabelludo para estimular una mayor absorción. Seque el área del cuero cabelludo y, luego, cepille el cabello para eliminar el exceso de producto.

Sugerencia

Cuando utilice laca regular o laca funcional, sostenga la lata de aerosol a una distancia mínima de 15 cm (6 in) de la cabeza y a 20 cm (8 in) o más cuando use un dispensador de bomba.

LACA DE MODELADO VERSUS LACA DE ACABADO

La laca de modelado no suele envasarse en forma de aerosol. Permite rociar el cabello y, luego, moverlo durante la fase de secado. Después de secar el cabello con secador y antes o después de plancharlo, puede mejorar el peinado usando los dedos para levantar el cabello, agregar una textura notoria, aumentar el movimiento u obtener resultados más definidos. Como beneficio adicional, las lacas de modelado pueden aplicarse en capas ligeras para aumentar la fijación.

Las lacas de acabado fijan el peinado terminado mediante la aplicación del producto seleccionado en capas ligeras hasta alcanzar el nivel de fijación deseado (**figura 12-10**).

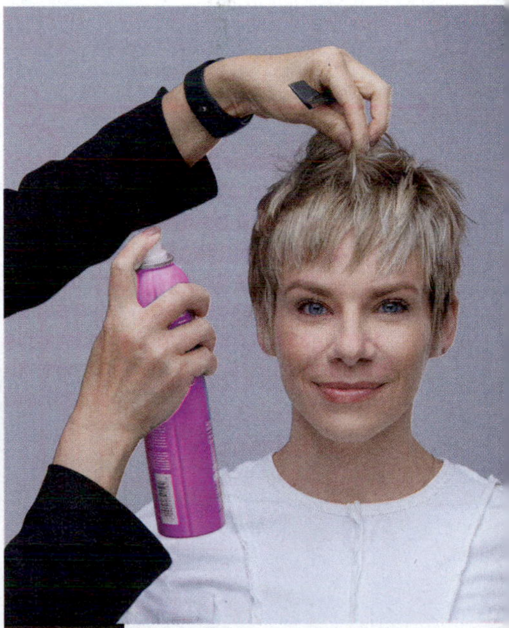

Fig. 12-10 Aplicación de laca de acabado

TIPOS DE POMADAS

La **pomada** es un producto para peinar grasoso, ceroso o aceitoso que le brinda al cabello una apariencia brillante y sedosa o un acabado mate. Las pomadas para el cabello lo mantienen en su lugar mediante una fijación ligera o fuerte. Por lo general, son el último producto para peinar que se utiliza sobre el cabello con el fin de crear textura (diseños alisados o de múltiples texturas) y peinados modelados o de apariencia húmeda.

Las pomadas están disponibles en una variedad de tipos y pueden durar todo el día, según el producto utilizado (**figura 12-11**).

- La **pomada de cera para el cabello** es resbaladiza y grasosa al tacto. Se hizo popular gracias a los greasers (grasientos), un movimiento cultural de rebeldes que existía en la década de 1950. Se utilizaba para hacer peinados con jopos, copetes y estilo *jellyroll*.
- Las **pomadas a base de agua** son solubles en agua, fáciles de lavar con champú y vienen en fórmulas de fijación suave, media y fuerte.

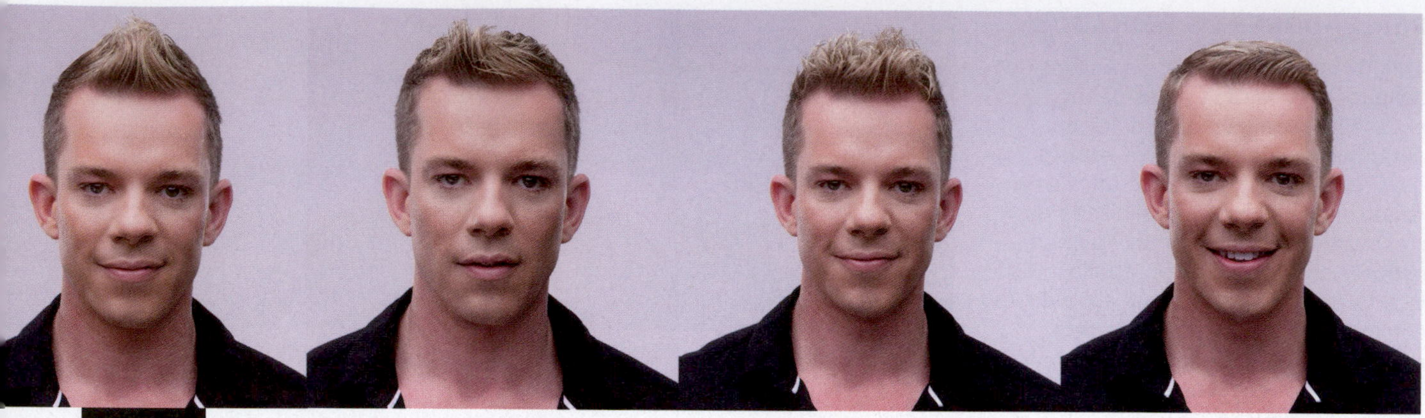

Fig. 12-11 Ejemplos de peinados con pomada usando (de izquierda a derecha) esculpido mate, fijación clásica, fijación extrema reelaborable, fijación media

- **Las pomadas híbridas** están formuladas con agua y con aceite. Representan una buena opción para crear peinados desprolijos o detalles texturizados menos estructurados.
- **Las pomadas de arcilla** son ideales para moldear jopos y copetes tipo *rockabilly*, peinados con partes laterales firmes y todos los peinados estructurados.
- **Las pomadas de pasta para el cabello** tienen una consistencia bastante rígida que se ablanda al tacto. Presentan un factor de brillo de bajo a moderado, suelen tener un factor de fijación medio y se aplican con facilidad al cabello.

Curiosidades

Recomendación de productos para el cuidado en el hogar

Dar recomendaciones para el cuidado en el hogar forma parte del protocolo profesional y hace que el servicio al cliente sea excelente. Mientras peina al cliente, dígale qué productos le aplica para lograr el aspecto deseado y por qué los eligió. A la mayoría de los clientes le interesa conocer los secretos del peinado. Cuando comparte consejos de peinado con sus clientes y les recomienda productos profesionales, los hace sentir más seguros y contentos con su apariencia diaria.

Verificación

5. Explique las diferencias entre las lacas de acabado y las lacas de modelado y mencione sus usos principales.
6. ¿Qué es la pomada y cuándo debe aplicarse en el cabello del cliente?

OA 5 Explicar las características y ventajas de los secadores de cabello profesionales y las precauciones de seguridad que se deben tomar al utilizarlos.

Secadores

El secador de pelo suele ser la primera herramienta eléctrica que se utiliza en la realización de un peinado (**figura 12-12**). Es posible que sea la única herramienta que utilice de principio a fin para secar y peinar el cabello húmedo en una única operación, una técnica denominada **peinado con secador**. También sirve para crear la base impecable de un peinado. El mercado está repleto de diversos tipos de secadores, cantidad suficiente para confundir incluso al comprador más experimentado.

Un secador de pie es un tipo de secador que se coloca sobre la cabeza del cliente. Proporciona calor directo, que seca todo el cabello del cliente de forma simultánea. Puede secar rulos, ondas con los dedos, permanentes endotérmicas y estilos naturales de alta textura, como la fijación por torzadas, bucles y bigudíes, y el estilo peinado rápido. Otros peinados incluyen envolturas, modelados y ondulaciones. A diferencia de los secadores y difusores, los secadores de pie no agregan volumen al cabello, ya que su forma de secado es similar al secado al aire. También se utilizan para tratamientos acondicionadores y ciertos servicios de coloración.

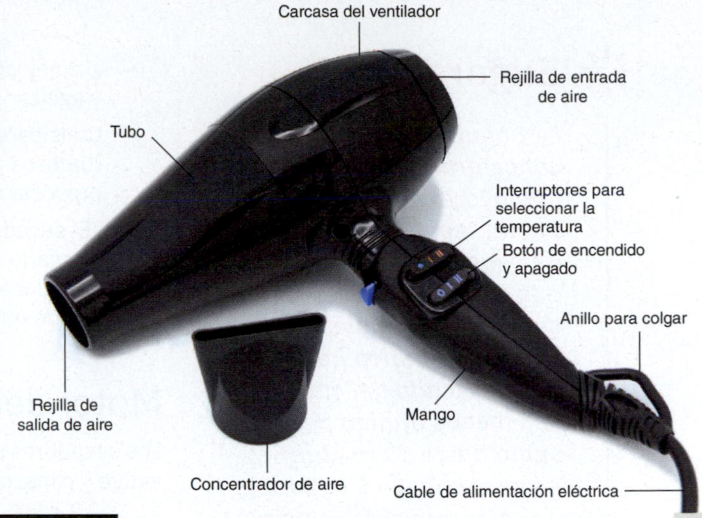

Fig. 12-12 Secador de cabello básico (la ubicación de los botones operativos y las funciones específicas pueden variar)

Curiosidades

Publicidad exagerada versus la realidad

Las herramientas térmicas, entre ellas las planchas y los secadores, a menudo se promocionan con características adicionales que no necesariamente aportan un efecto significativo. Por ejemplo:

- ***Las herramientas fabricadas con turmalina producen iones negativos... pero no se ha demostrado que, gracias a los iones negativos, el secado sea un 50 % más rápido.***
- ***La cerámica tiene capacidades infrarrojas... pero no se ha demostrado que los rayos infrarrojos penetren el cabello con profundidad y reduzcan el tiempo de secado.***

A menudo, es difícil determinar la veracidad de este tipo de afirmaciones. Investigue sobre secadores de pelo antes de comprar uno.

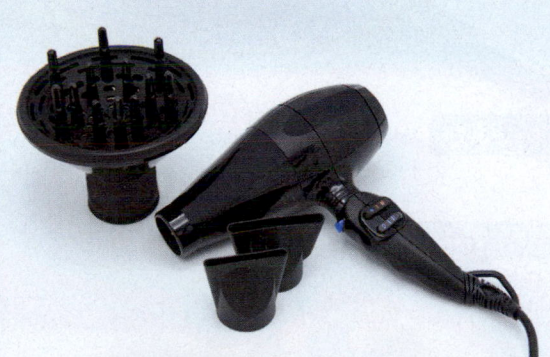

Fig. 12-13 Boquillas con concentrador (anchas y estrechas) y difusor

Elección del secador

A la hora de buscar el secador perfecto, tenga en cuenta los siguiente factores que le facilitarán la tarea:

- Piense la compra de una herramienta profesional como una inversión, no como un gasto.
- Compre solo secadores de calidad profesional. Son más duraderos, funcionan mejor, son más seguros si se les da un uso intensivo, y secan y peinan con mayor rapidez.
- Nunca valore un secador de pelo según la imagen de la caja. Sosténgalo, utilícelo y estudie sus características y beneficios. Compre solo en tiendas profesionales o exhibiciones comerciales donde pueda probar el funcionamiento de los secadores. Sostenga el secador como si estuviera secando cabello. ¿Es estable? ¿Presiona su muñeca? ¿Le resulta demasiado pesado?
- Confirme si el fabricante provee accesorios específicos para ese secador (**figura 12-13**). Una **boquilla concentradora** (ancha o estrecha) dirige el chorro de aire con mayor intensidad a una sección de cabello. Un **difusor** es un accesorio que se le coloca al secador para que el flujo de aire sea más suave y que ayuda a acentuar o mantener la definición de la textura. Los difusores especializados recogen el rizo hacia el cuero cabelludo. Las peinetas recogen y separan el cabello. Los peines y peinetas para alisar alisan el rizo.
- Considere su forma de secar. Si, por ejemplo, es común que sujete el tubo de aire cuando seca, es importante que tenga en cuenta su longitud.

Sugerencia

La boquilla con concentrador que viene con la mayoría de los secadores puede secar una sección de cabello más precisa a la vez, ayuda a cerrar la cutícula y estimula el brillo y lustre. También hace que el secado del cabello sea menos dañino porque suma hasta 5 cm (2 in) entre el cabello y la bobina de calentamiento. Algunas boquillas de secadores son anchas o se ensanchan hacia la punta, lo que permite secar áreas más grandes de cabello a la vez. Una boquilla estrecha permite secar con precisión secciones más pequeñas y brinda un mejor control del estilo.

- ¿La velocidad del aire y el calor tienen la potencia suficiente para facilitar y agilizar su trabajo sin dañar el cabello?
- Considere el nivel de ruido que emite el secador. Los secadores en extremo ruidosos pueden causar fatiga física y mental; su uso a largo plazo puede provocar diversos grados de pérdida auditiva.
- ¿El secador de pelo cuenta con un filtro de aire extraíble que permita limpiarlo con facilidad y frecuencia? Cuando los filtros están obstruidos se reduce el flujo de aire, se ralentiza el tiempo de secado y se acorta la vida útil del motor.

Motor del secador

Los secadores profesionales vienen en una variedad de formas, tamaños, vataje y capacidades de potencia. Suelen oscilar entre los 1600 y 1850 vatios.

El vataje determina la capacidad térmica del serpentín interno de calentamiento. Cuanto mayor sea la temperatura, más fuerte debe ser el flujo de aire para que no se dañe el funcionamiento interno del secador. Cuanto mayor es el calor y más fuerte es el flujo de aire, más rápido se seca el cabello.

Los secadores profesionales están fabricados con un motor de CA (corriente alterna), un motor de CC (corriente continua) o un motor de EC (conmutación electrónica), que es el diseño de motor más nuevo.

MOTOR DE CA

Los motores de CA han sido el punto de referencia predilecto para los secadores profesionales. A continuación, se detallan algunos de sus beneficios y desventajas.

- Cable de mayor grosor, longitud de 2,67 a 3 m (de 8 a 9 ft).
- El enchufe de seguridad con interruptor de fuga de corriente para electrodomésticos (ALCI) evita que se produzcan descargas eléctricas y reduce el riesgo de sobretensiones que pueden dañar el secador cuando está enchufado (**figura 12-14**), mientras que un enchufe de tres clavijas funciona como descarga a tierra para proteger el equipo contra descargas eléctricas.
- Múltiples configuraciones de calor y velocidad del aire.
- Botón de aire frío (la mayoría tiene) (**figura 12-15**).
- Más pesado, pero más potente que un motor de CC.
- Vida útil de hasta 1200 horas.
- Más silencioso que el motor de CC.
- Flujo de aire y salida de calor potentes.
- Utiliza entre 1600 y 1850 vatios de electricidad.
- Más costoso que el secador con motor de CC.

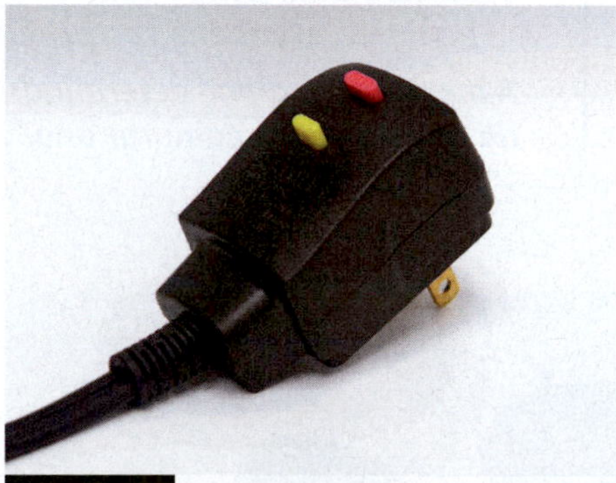

Fig. 12-14 Enchufe de seguridad ALCI

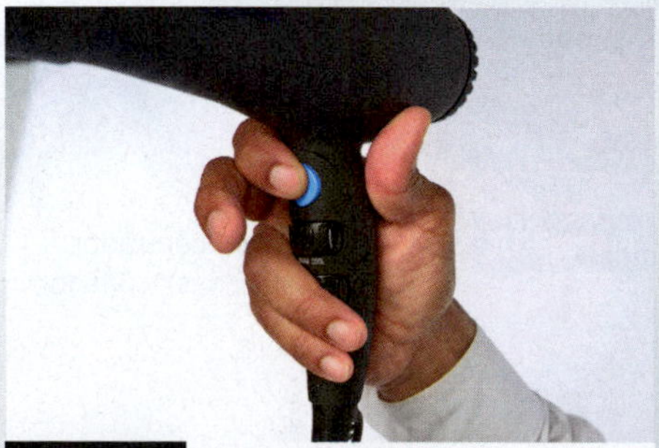

Fig. 12-15 Presionar el botón de aire frío

MOTOR DE CC

Debido a la mejora en la tecnología que tuvo lugar en los últimos años, algunos estilistas profesionales elijen secadores con motor de CC. Entre las ventajas y desventajas de este tipo de secador se incluyen las siguientes:

- Se utiliza en la mayoría de los secadores comunes y en algunos secadores profesionales.

- Es más liviano y menos costoso que la mayoría de los motores de CA.
- Tiene una vida útil promedio de hasta 700 horas.
- Es más ruidoso que los motores de CA o CE.
- Consume hasta 1800 vatios de electricidad, en promedio, 1200.
- Por lo general, posee menor flujo de aire y calor que los motores de CA o CE.
- No siempre cuenta con conexión a tierra (enchufe de tres clavijas o enchufe ALCI).
- Es posible que no tenga un cable de longitud profesional.

Sugerencia

Use el botón de aire frío en el secador antes de soltar un rizo o una sección de secado con secador para fijar aún más el cabello en la nueva forma.

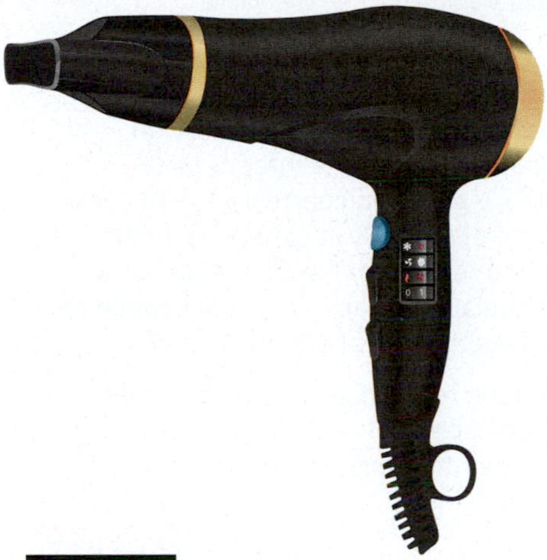

Fig. 12-16 Secador de pelo con motor de CE

MOTOR DE CE

Los secadores con motor de CE son livianos y duran mucho más que los que tienen motores de CA o CC (**figura 12-16**). Entre sus beneficios y desventajas se incluye lo siguiente:

- Es liviano y silencioso.
- Emite un importante flujo de aire y el máximo calor.
- Su vida útil es mucho más larga en comparación que la de los motores de CA o CC. Los motores de CA y CC tienen escobillas de carbón que se desgastan con el tiempo; los motores CE no tienen escobillas y utilizan imanes y electrónica digital para accionar el motor, lo que prolonga la vida útil de la herramienta.
- En la actualidad, es más caro que los motores de CA o CC.
- Incluye enchufe de tres clavijas o enchufe ALCI y cable de longitud profesional.

Pautas de seguridad del secador de pelo

Para garantizar la seguridad del cliente, es necesario aplicar las técnicas adecuadas al realizar servicios de secado.

- Cuando está mojado, el cabello se estira. Antes de secar el cabello con secador, séquelo parcialmente con una toalla para evitar que se estire demasiado y se dañe.
- Mueva el secador hacia adelante y hacia atrás de forma constante, a menos que esté usando el botón de aire frío.
- Siempre dirija el aire caliente lejos del cuero cabelludo del cliente para evitar quemarlo.
- Dirija el aire caliente desde el cuero cabelludo hacia las puntas del cabello para alisar la cutícula y evitar que se despeine, así como para lograr una superficie del cabello lisa y brillante (**figura 12-17**).
- Cuando trabaje con cabello dañado o tratado químicamente, reduzca la velocidad y la temperatura del flujo de aire. Si peina el cabello con los dedos en lugar de con un cepillo evitará cualquier tipo de tensión.

¡Atención!

Nunca apunte el secador de forma directa hacia el cuero cabelludo. Podría quemar la piel. En su lugar, incline el tubo hacia las puntas del cabello para evitar que llegue demasiado aire caliente al cuero cabelludo.

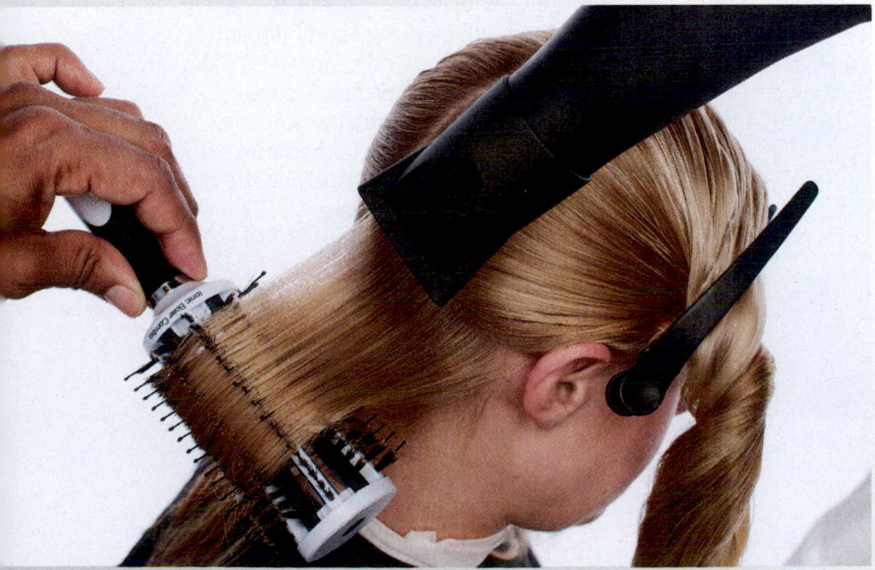

Fig. 12-17 Apunte la boquilla del secador hacia las puntas del cabello.

Tensión de secado

Ya sea que utilice el secador para realizar una sola operación de peinado o crear la base de un peinado térmico, a la hora de alisar el cabello se recomienda secarlo con tensión controlada en la mayoría de sus tipos y condiciones (**figura 12-18**).

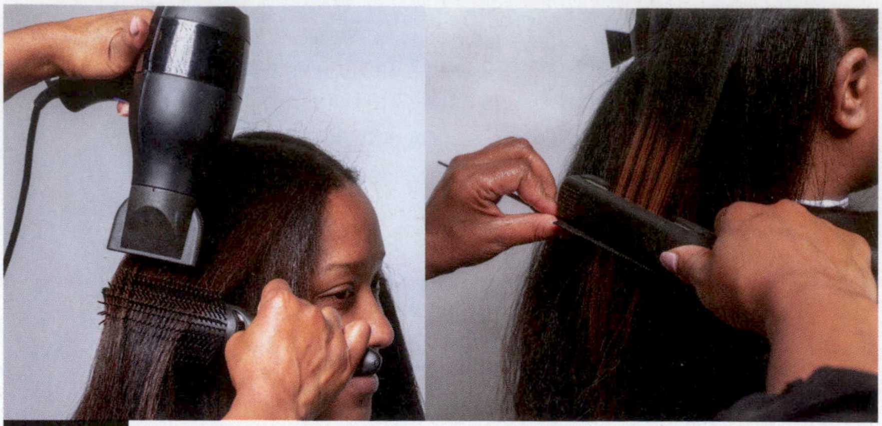

Fig. 12-18 Secar el cabello rizado con secador y continuar con la plancha

¡Atención!

La capa de la cutícula mira hacia abajo desde el cuero cabelludo hasta las puntas y sella el cabello para protegerlo de la pérdida de humedad. Cualquier sustancia o acción que provoque que la cutícula se despeine o se abra (incluido el secado con secador desde la punta hasta el cuero cabelludo), puede poner en peligro la salud del cabello.

Para crear tensión, utilice un secador con un accesorio concentrador y un cepillo redondo o para peinar. Coloque el cepillo en la parte inferior de la sección de cabello, sobre el cuero cabelludo, y gírelo un cuarto de vuelta hacia usted. Esto genera un agarre más firme entre el cepillo y el cabello. Si tiene un secador con accesorio concentrador, coloque la boquilla sobre el cabello e inmediatamente detrás del cepillo, y oriéntela hacia las puntas del cabello para mantener la cutícula cerrada y evitar quemar el cuero cabelludo.

Con un movimiento suave y controlado, aplique tensión acercando el cepillo hacia usted a medida que seca el cabello. En cabellos finos y lacios es mejor aplicar una tensión leve. Se recomienda aplicar una tensión más fuerte sobre cabellos texturizados y para lograr peinados lacios.

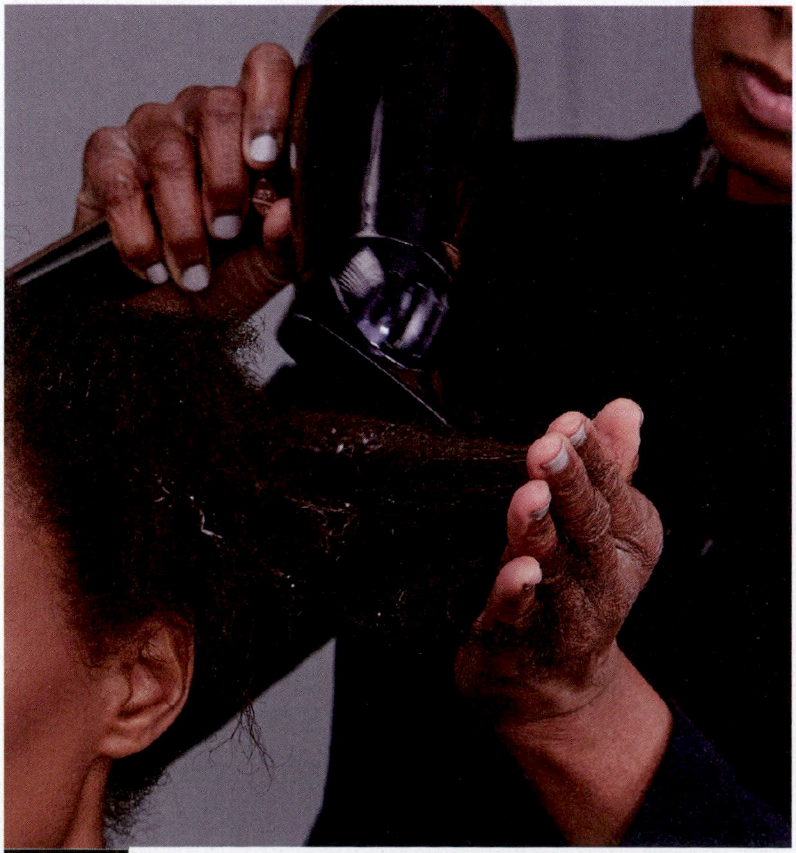

Fig. 12-19 Secado suave con los dedos del cabello frágil seguido de una fijación en húmedo

Aplique productos para peinar sobre el cabello rizado húmedo y así lo mantendrá controlado y evitará el *frizz*. Aplique el producto para peinar en el lavatorio para evitar que el producto y el agua goteen sobre el cliente. Aplique el producto para peinar en secciones. Comience en el área de la nuca, utilice los dedos para desenredar y masajear. Con la combinación adecuada de producto y agua (el cabello debe estar mojado, no secado con toalla), podrá ver la definición del rizo antes de comenzar a secarlo.

Para mantener la integridad del rizo natural y evitar que el cabello se encrespe, utilice el accesorio difusor u otros medios que no generen tensión. Si una sección comienza a secarse antes de aplicar el difusor, rocíe con agua para mantener la humedad. Es una práctica común dejar que el cabello muy texturizado se seque al aire en lugar de secarlo con secador.

No se recomienda generar tensión en cabellos frágiles o dañados. En su lugar, seque el cabello a temperatura tibia (no caliente) con un flujo de aire mínimo, a medida que lo peina ligeramente con los dedos (**figura 12-19**).

Sugerencia

Para obtener estilos elegantes, seque de manera controlada con tensión y luego agregue más suavidad con una plancha térmica. Cuando el cabello se seca sin controlar y se confía solo en una plancha térmica para alisarlo, el resultado nunca es tan elegante ni tan duradero.

Para un acabado brillante y sedoso, use un cepillo redondo para recoger el cabello del cliente desde abajo, levantándolo en un ángulo de 45° con tensión. Coloque la boquilla del secador cerca del cuero cabelludo y apúntela hacia usted, en lugar de hacia abajo. Esto protegerá el cuero cabelludo del cliente de la temperatura intensa y también arreglará la cutícula para que quede plana lo que generará un cabello brillante y sedoso. Para que las puntas del cabello queden planas en lugar de ahuecadas, séquelas sin envolverlas alrededor del cepillo.

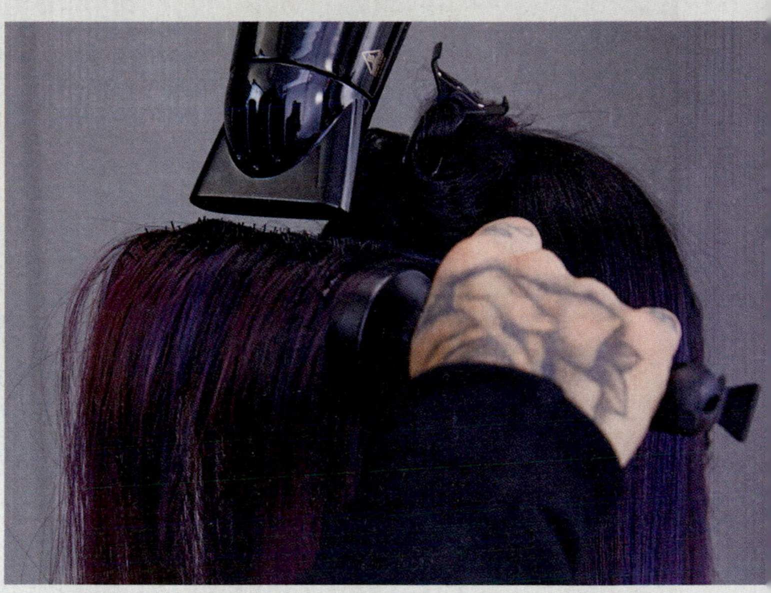

Continúe con el proceso de secado hasta que el cabello esté húmedo. Luego, aplique un producto para peinar que sea leve y realice una fijación en húmedo, una envoltura u otro método que no requiera aplicar calor o tensión intensos.

Para dar más volumen en el cuero cabelludo, pida al cliente que se incline hacia adelante así el cabello puede descansar ligeramente sobre el difusor. Para dar menos volumen en el cuero cabelludo, inclínelo hacia atrás y se generará una apariencia definida de rizo completo. También se recomienda mantener una inclinación hacia la izquierda o la derecha.

Antes de realizar cualquier peinado, es necesario preparar el cabello. Siga los pasos de los procedimientos que se enumeran a continuación.

Ⓟ 12-1: Preparación del cabello para peinarlo *Consulte la página 410*

Ⓟ 12-2: Secado del cabello muy texturizado antes de realizar una fijación térmica *Consulte la página 412*

Ⓟ 12-3: Secado y fijación térmica para obtener un cabello con cuerpo y suave *Consulte la página 414*

Ⓟ 12-4: Secado con secador del cabello corto rizado en su patrón de ondulación natural *Consulte la página 418*

Ⓟ 12-5: Utilización de un difusor para secar el cabello rizado en su patrón de ondulación natural *Consulte la página 420*

Ⓟ 12-6: Secado con secador del cabello liso u ondulado para obtener máximo volumen *Consulte la página 422*

Ⓟ 12-7: Secado con secador del cabello recto o largo en capas, lacio u ondulado, para crear un estilo lacio *Consulte la página 426*

Verificación

7. Mencione cinco pautas de seguridad del secador de cabello. Discuta por qué son importantes para el cuidado de los clientes.
8. ¿Por qué es importante apuntar el secador desde el cuero cabelludo hacia las puntas del cabello?
9. ¿Cuáles son los tres tipos de motores que se utilizan en los secadores profesionales? Explique los beneficios de cada motor.

OA 6 Describir los diferentes tipos de planchas térmicas que utilizan los profesionales del salón, incluidas las precauciones de seguridad, y demostrar las técnicas de rizado y alisado.

Planchas térmicas

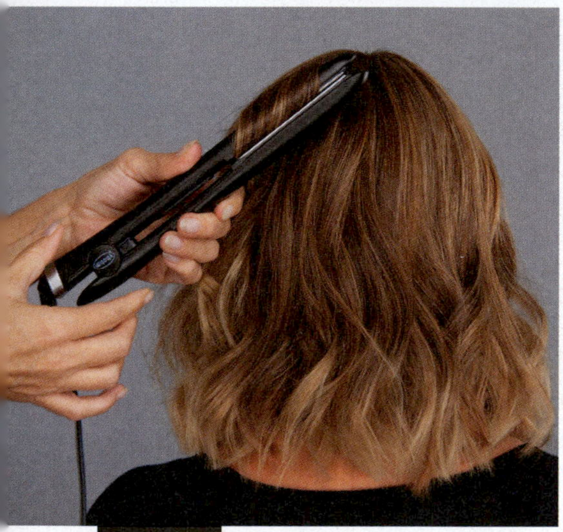

Peluquería y maquillaje profesional de Shane Doucet

Fig. 12-20 Plancha térmica

Con las **planchas térmicas** es posible ondular, rizar, aplacar o alisar el cabello seco mediante una variedad de técnicas de peinado (**figura 12-20**). Este proceso se denomina **ondulación y rizado térmico**, y también se lo conoce como *ondulación tipo Marcel*.

Existen cuatro tipos básicos de planchas térmicas: tipo pinza, sin pinzas, para alisar y de especialidad, como las rizadoras.

Todas las planchas térmicas tienen cuatro partes básicas:

- La *varilla* o *cilindro*, que es la punta redondeada y sólida de la plancha térmica.
- El *mango de la varilla*, el cual se sujeta con la palma de la mano.
- La *base de apoyo*, que es la *pinza* o *abrazadera* que presiona el cabello contra la **varilla** o el cilindro de la plancha térmica.
- El *mango de la base de apoyo* se manipula con los dedos.

? ¿Lo sabía?

- *Sir Hiram Maxim obtuvo la primera patente de rizador en 1866. Luego, inventó la ametralladora automática y afirmó ser el verdadero inventor de la bombilla.*
- *Marcel Grateau inventó las primeras bucleras rizadoras tipo Marcel en 1872.*
- *Lady Jennifer Bell Schofield inventó la verdadera primera plancha para alisar en 1912, después de obsesionarse con la idea de alisar el cabello.*
- *En 1930, Solomon Harper creó los primeros rulos eléctricos para el cabello. En 1953, refinó su diseño.*
- *Rene Lelieve y Roger Lemoine inventaron el primer rizador eléctrico en 1959.*

Los distintos tamaños de cilindro darán como resultado diferentes rizos. Cuanto más pequeño sea el cilindro, más compacto será el rizo. Cuanto más grande sea el cilindro, más suelto será el rizo. Las imágenes a continuación le servirán de guía para lograr los rizos deseados.

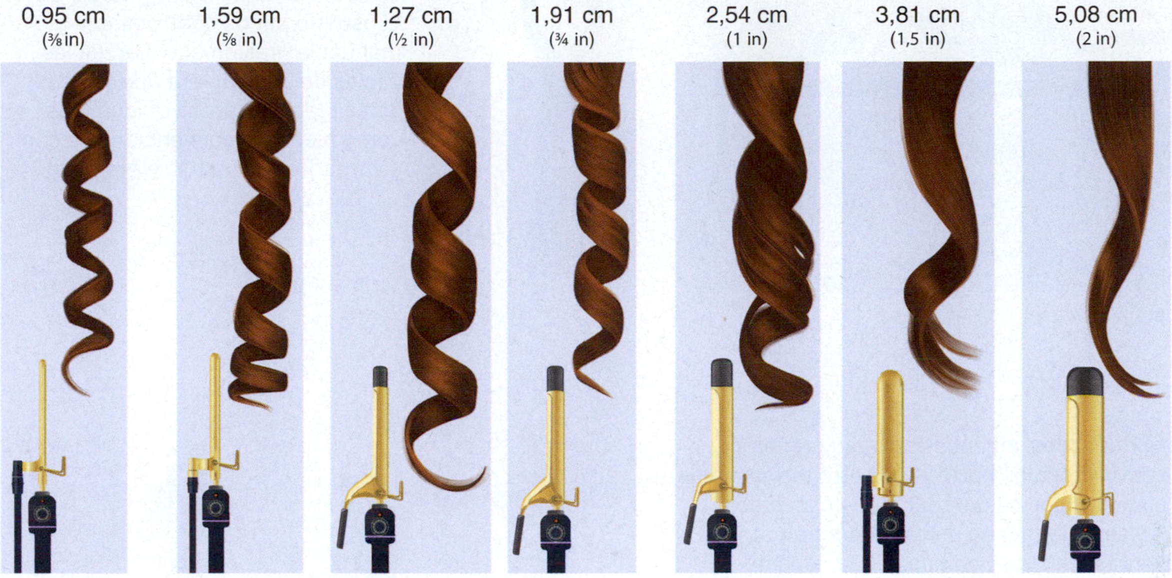

Planchas tipo pinza

Existen dos variedades de planchas tipo pinza: el rizador y la buclera tipo Marcel. Ambas tienen la capacidad de crear todo, incluidos rizos espiralados, rizos sueltos, ondas definidas tipo Hollywood y texturas relajadas de playa. Las rizadoras eléctricas tienen cilindros redondos que, por lo general, tienen un diámetro de entre 1,25 y 5 cm (entre 0,5 y 2 in). Las bucleras tipo Marcel con calentador tienen un mayor rango de tamaño. La mayoría de los fabricantes de herramientas profesionales de belleza produce ambos estilos de planchas para adaptarse a las preferencias de los estilistas.

Los criterios de evaluación del consejo estatal varían según el país. En algunos países, es requisito que los estudiantes utilicen una buclera tipo Marcel en el examen práctico. En otros, se permite que los estudiantes utilicen cualquiera de las dos variedades de plancha tipo pinza. Los instructores le informarán acerca de los requisitos de examen del país donde se encuentre.

RIZADORES

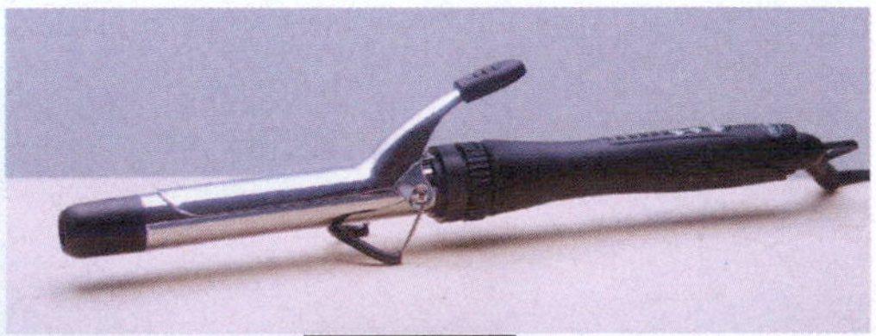

Fig. 12-21 Rizador

El **rizador** es el tipo de plancha térmica que más suelen utilizar las personas. Un gran porcentaje de estilistas que ya utilizaban rizadores antes de asistir a los cursos de belleza, suelen utilizarlos para diversos objetivos de peinado en el entorno del salón de belleza(**figura 12-21**). Los rizadores tienen una pinza con resorte que se controla con el dedo pulgar (**figura 12-22**). Mientras está en reposo, la pinza sostiene con firmeza el cabello contra el cilindro. En caso de utilizarlo en cabellos cortos, coloque un peine resistente al calor justo en el cuero cabelludo para protegerlo de quemaduras. Sujete la plancha sobre la base de nacimiento del rizo y gírela en el lugar.

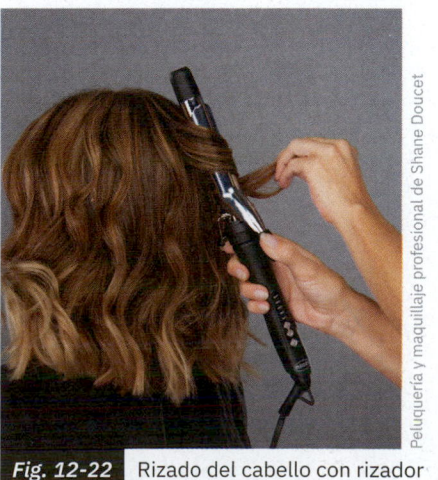

Peluquería y maquillaje profesional de Shane Doucet

Fig. 12-22 Rizado del cabello con rizador

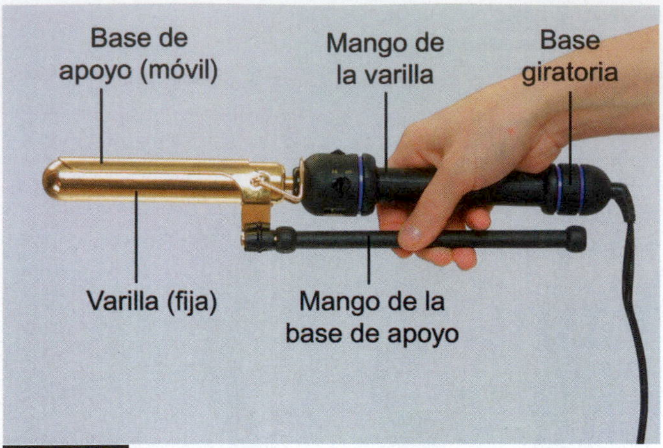

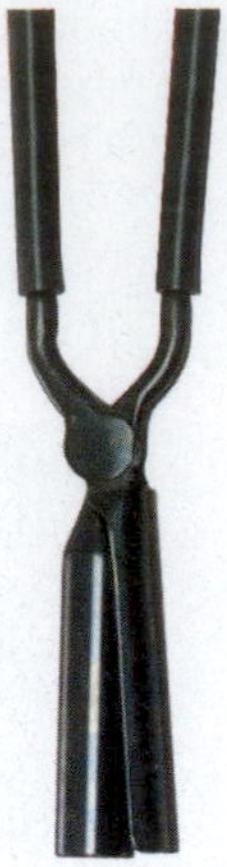

Fig. 12-23 Buclera tipo Marcel

BUCLERAS TIPO MARCEL

La **buclera tipo Marcel** es la plancha más profesional. Los maestros estilistas priorizan la versatilidad de esta herramienta (**figura 12-23**). El usuario puede controlar de forma manual la presión que ejercen las pinzas de una buclera tipo Marcel. Estas planchas están disponibles como planchas convencionales con calentador y planchas eléctricas.

En cabellos muy texturizados, algunos estilistas prefieren utilizar bucleras convencionales tipo Marcel, otro término para denominar a las planchas con calentador, que poseen dos mangos giratorios y se calientan en un calentador eléctrico o a gas especialmente diseñado y con una capacidad de calentamiento de hasta 460 °C (850 °F) (**figura 12-24**). Las planchas con calentador están disponibles en mayor variedad de tamaños de cilindros, desde tan solo 1,25 cm (0,5 in), así como en planchas de especialidad (por ejemplo, planchas de alisado y rizadoras). En las bucleras convencionales tipo Marcel, la pinza suele denominarse **base de apoyo**, y el cilindro, varilla (**figura 12-25**). Están fabricadas en acero y los mangos son aislantes.

La utilización de las capacidades plenas de una buclera convencional tipo Marcel es una forma de arte que requiere paciencia y pasión para ser dominada. Una vez que tenga destreza en el uso de esta herramienta, tendrá más control y opciones para peinar el cabello. La clave para perfeccionarse en el uso de las bucleras tipo Marcel está en la práctica. Diríjase al **Procedimiento 12-8: Manipulaciones de una buclera tipo Marcel** para obtener una serie de técnicas básicas de manejo de los rizadores eléctricos tipo Marcel. La mayor parte de los otros movimientos que se realizan con una buclera tipo Marcel son variaciones de estos movimientos básicos.

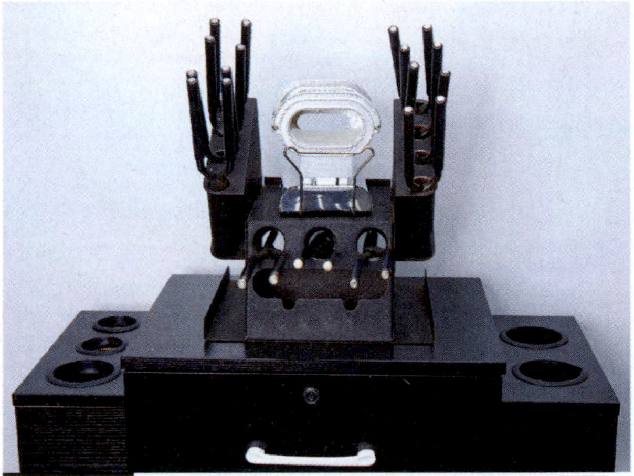

Fig. 12-24 Soporte la buclera tipo Marcel convencional y otras planchas

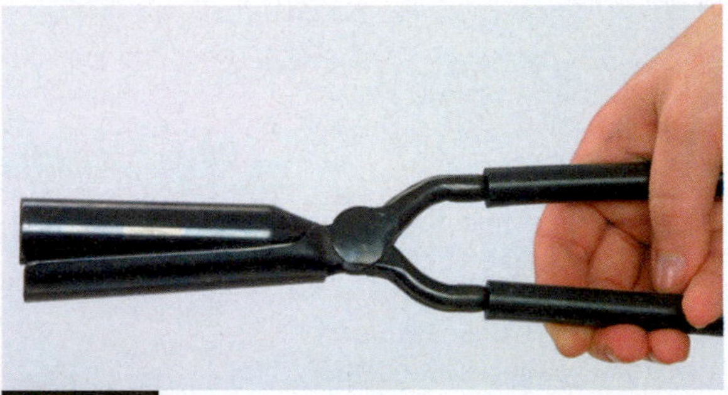

Fig. 12-25 Buclera tipo Marcel convencional

Ⓟ 12-8: Manipulaciones de una buclera tipo Marcel

Consulte la página 431

Antes de realizar cualquier peinado, es necesario preparar el cabello. Siga los pasos de **Preparación del cabello para peinarlo** que se encuentran en el **Procedimiento 12-1**. Luego, siga los pasos **Ondas tipo Hollywood (ondulación térmica)** que se encuentran en el **Procedimiento 12-9** para generar ondas mediante plancha convencional (Marcel) o eléctrica.

Ⓟ 12-9: Ondas tipo Hollywood (ondulación térmica)

Consulte la página 434

Planchas sin pinzas

Las planchas sin pinzas, también conocidas como *sin abrazaderas* o *de varita*, están disponibles en varios diseños diferentes, que van desde planchas de diseño tradicional sin pinza hasta planchas en espiral, en forma de L y diversas varitas o varillas para rizar (**figura 12-26**). Quienes las utilizan envuelven de forma manual el cabello alrededor de la varita o el cilindro y usan las yemas de los dedos para controlar la tensión aplicada al cabello. Es necesario ponerse guantes resistentes al calor para evitar quemaduras en la piel (**figura 12-27**). Son excelentes para generar ondas sueltas en forma de espiral y peinados playeros desordenados. Los rizadores de varilla no generan pliegues indeseados en el cabello como resultado de aplicar una presión excesiva sobre la pinza.

? ¿Lo sabía?

¿No tiene una rizadora? Envuelva el cabello sobre el cilindro del rizador y sujételo. Utilice un guante resistente a la temperatura y enrolle los extremos contra el cilindro o déjelos rectos.

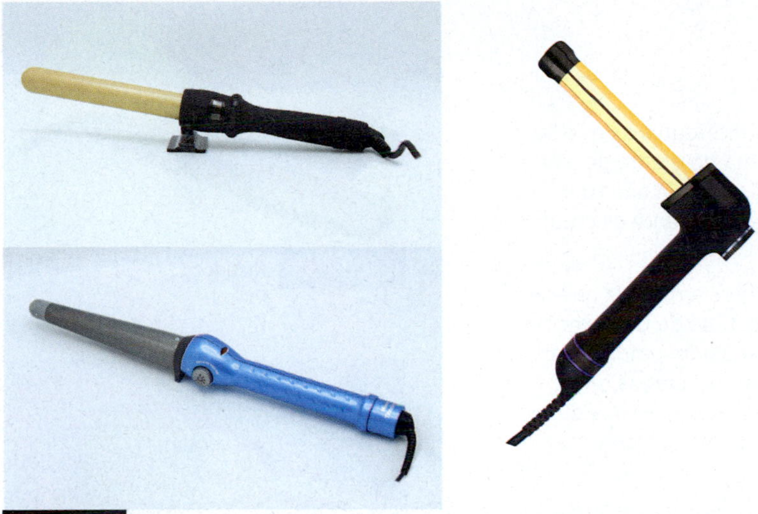

Fig. 12-26 Ejemplo de una plancha sin pinzas, un rizador cónico y una barra rizadora ergonómica

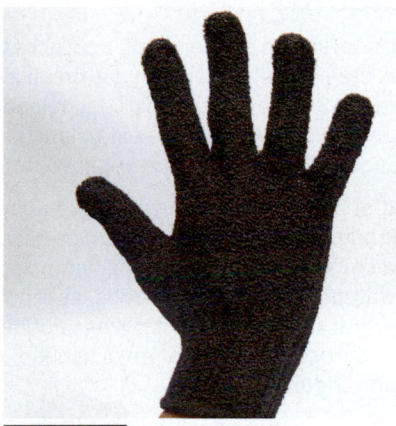

Fig. 12-27 Guante resistente a la temperatura

Planchas para alisar

Cuando en la década de 1990 se introdujeron las planchas profesionales, venían con placas de tamaño muy pequeño y su única función era alisar o aplacar el cabello. En la actualidad, las planchas vienen en una variedad de tamaños; las placas más comunes miden de 2,5 a 5 cm (1 a 2 in) (**figura 12-28**). Se utilizan para alisar, aplacar o rizar todo tipo de largo: desde el cabello corto escalonado hasta el cabello que llega a la cintura. Los bordes de la placa pueden ser rectos, para crear puntas rectas, o biselados para curvar apenas las puntas del cabello. Además, las placas de las planchas profesionales están recubiertas por materiales muy pulidos, como la cerámica, la turmalina o el titanio que garantizan un deslizamiento suave y sin tirones.

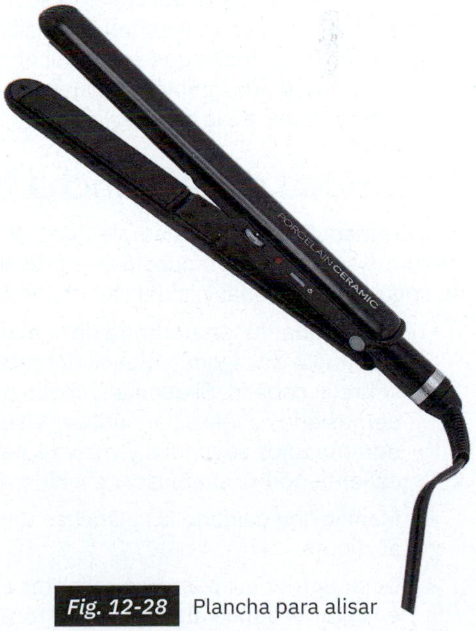

Fig. 12-28 Plancha para alisar

ARREGLAR EL CABELLO PARA EL PROCESO DE ALISADO CON PLANCHA

Para que la sesión de peinado sea fluida, siga los pasos a continuación:

- Tome secciones que sean lo suficientemente pequeñas para controlar el cabello y lograr que se caliente de manera uniforme en todas sus partes.
- Peine o cepille en profundidad y realice dos pasadas con la plancha, desde el cuero cabelludo hasta las puntas, para calentar el cabello.

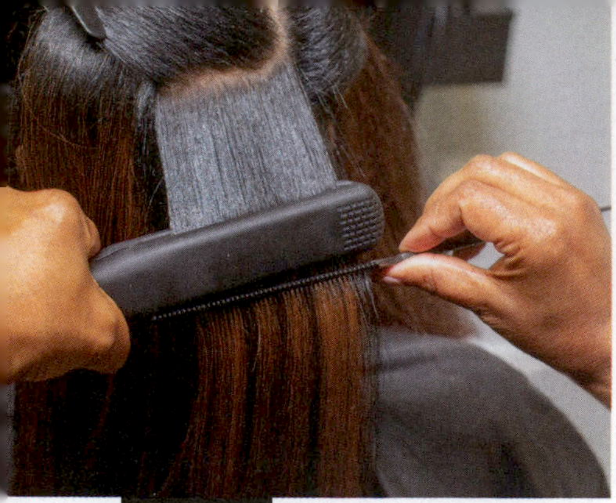

Fig. 12-29 Método de guía

- Cepille el cabello, sujete ligeramente la plancha alrededor de la sección y baje con suavidad a lo largo del tallo del cabello hacia las puntas.
- Si el cabello mide más de 30 cm (12 in) o es muy rizado o áspero, divídalo en dos secciones diferentes (por ejemplo, desde el cuero cabelludo hasta 15 cm [6 in] de largo y 15 cm [6 in] hasta 30 cm [12 in]). Una vez que todas las secciones estén suaves, deslice la plancha desde el cuero cabelludo hasta las puntas, hasta que quede suave en todo el conjunto.
- Para obtener un resultado más suave y sedoso, sujete la plancha sobre el cabello, coloque un peine resistente al calor frente a la plancha y sobre el cabello y deslice los dos al unísono por el tallo del cabello (**figura 12-29**). Esto se conoce como método de guía.

Rizadoras

Las rizadoras son similares a las planchas para alisar, la diferencia es que las placas crean en el cabello un patrón en zigzag o con forma de diente de sierra (**figura 12-30**). La popularidad del peinado rizado en zigzag varía año tras año, pero la gran función de esta plancha que siempre está vigente es crear ondulaciones ocultas para agregar volumen.

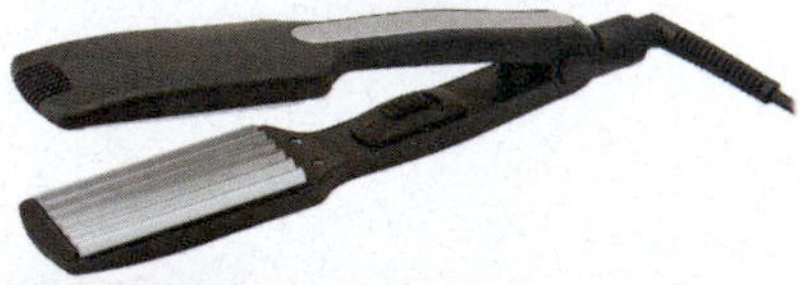

Fig. 12-30 Rizadora

cate.draw/Shutterstock.com

Lograr el peinado rizado en zigzag requiere práctica porque, a medida que se desciende por el tallo del cabello, es necesario alinear el final de una sección rizada con el comienzo de la siguiente sección para crear así un patrón continuo. Para obtener mejores resultados, es recomendable tomar secciones finas. Para lograr que los rizos en zigzags queden bien definidos, primero hay que aplicar aerosol para peinar en el cabello y dejarlo secar, antes de comenzar el rizado (**figura 12-31**).

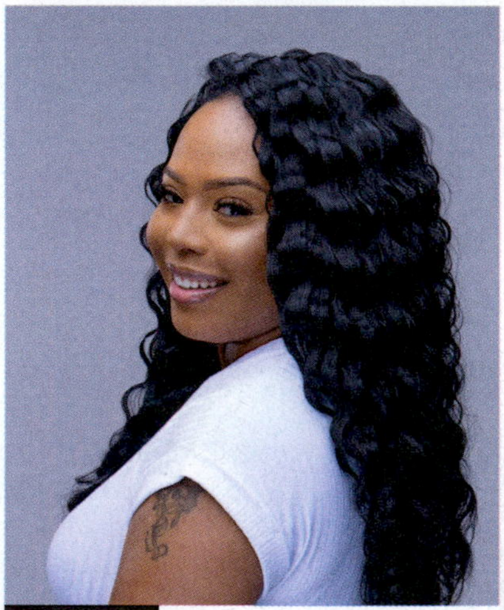

Fig. 12-31 Peinado rizado en zigzag

Para agregar volumen en la coronilla, sostenga con horquillas la capa superior del cabello. Peine la capa inferior hacia arriba y apenas hacia adelante; luego, rice varias secciones finas de cabello, desde la base hasta unos pocos centímetros de distancia del cuero cabelludo. Peine las capas superiores sobre el área rizada para ocultar el patrón en zigzag. Con esta técnica, se evita la propagación de enredos que se producen con los peinados recogidos o mitad recogido y mitad no. También es capaz de crear elevación y volumen verosímiles en cualquier parte de la cabeza.

Seguridad de la plancha térmica

Su prioridad número uno siempre debe ser utilizar las planchas térmicas de forma segura. A continuación, se presentan alguna pautas que garantizarán su seguridad personal y la del cliente durante el proceso de peinado:

- Para probar la temperatura de la plancha térmica, utilícela en una toalla o pañuelo de algodón blanco durante cinco segundos antes de colocarla sobre el cabello. Si quema la toalla o el pañuelo, significa que está demasiado caliente para utilizar en el cabello (**figura 12-32**). Déjela enfriar durante unos segundos y vuelva a probarla. Un a plancha demasiado caliente podría chamuscar e incluso decolorar el cabello blanco o canoso.
- Maneje con cuidado las planchas térmicas para evitar quemarse o quemar al cliente.
- Dejar enfriar las planchas calientes en un lugar seguro. No las deje en lugares donde alguien podría tocarlas por accidente.
- Si utiliza una plancha con calentador, no coloque los mangos demasiado cerca de dicho calentador así evita quemarse las manos o los dedos.
- Si utiliza una plancha con calentador, asegúrese de que quede bien apoyada sobre el calentador, pues podría caerse y dañarse o herir a alguien.

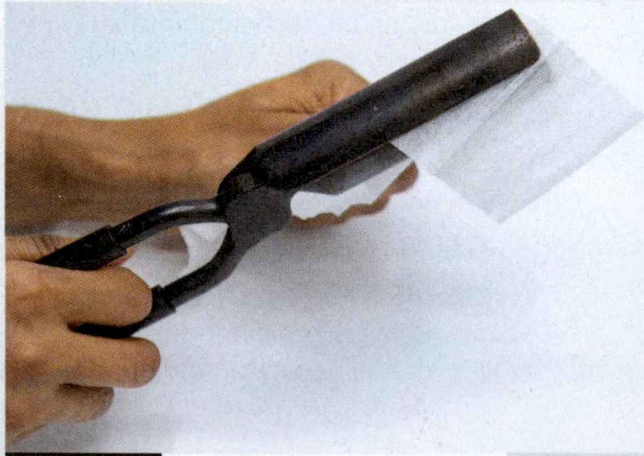

Fig. 12-32 Prueba de la temperatura

- Emplee solo peines de caucho duro, de carbón u otros materiales no inflamables. No utilice peines de acetato de celulosa para servicios de rizado térmico puesto que son inflamables.
- No emplee peines metálicos. Se calientan y queman el cuero cabelludo.
- Cuando genere rizos u ondulaciones en la base de la cabeza, coloque un peine entre el cuero cabelludo y la plancha térmica, con el fin de evitar quemaduras en el cuero cabelludo.
- Para evitar daños o lesiones por riesgo eléctrico, no guarde bebidas u otros líquidos en la misma área en que se encuentran sus electrodomésticos y cables.

PARÁMETROS GENERALES PARA DETERMINAR LA TEMPERATURA

Para determinar la temperatura, siempre es necesario analizar y conocer el estado y la textura del cabello. El cabello decolorado o aclarado es en extremo delicado y puede quebrarse o derretirse si se lo expone a temperaturas excesivas. Utilice menor temperatura en cabellos finos o muy dañados y mayor temperatura en cabellos gruesos, rizados y tupidos. En cabellos más gruesos, trabaje en secciones de 1,25 a 2,5 cm (0,5 a 1 in) y con movimientos lentos y suaves.

A continuación, se presentan pautas generales para determinar la temperatura apropiada a las diferentes texturas del cabello. Cuando trabaje con cabello frágil, dañado o texturizado, es recomendable hacer un rizo de prueba.

Frágil:	121 °C (250 °F)
Fino:	149 °C (300 °F)
Medio:	177 °C (350 °F)
Grueso:	191 °C (375 °F)
Grueso y ensortijado:	204 °C (400 °F)

Antes de rizar o alisar una sección, siempre deslice la plancha un par de veces sobre dicha sección para precalentar el cabello y los mechones. Esto hará que el cabello esté más maleable y garantizará que el servicio de planchado sea uniforme y exitoso.

? ¿Lo sabía?

Material y tamaño de las planchas

Las planchas de titanio, cerámica, turmalina, iónicas y de magnesio son todas opciones para alisar, aplacar o rizar el cabello. Utilice las planchas de titanio con precaución. Pueden emitir mucho calor y no son recomendables para cabello fino, dañado o frágil. Consulte al instructor sobre el material de las planchas que se prefiere usar. El tamaño de la plancha y la forma del rizo están determinados por el largo del cabello y el peinado deseado. Para obtener rizos más definidos, utilice una plancha de 1,25 cm (¼ in). Para obtener rizos croquinole, utilice una plancha de 0,75 cm (3/10 in). Para obtener rizos sueltos o rizos "parachoques", use una plancha más grande de 1,25 cm a 2,5 cm (½ in a 1 in).

LIMPIEZA DE LAS PLANCHAS TÉRMICAS

Con el paso del tiempo, los cilindros y placas de las planchas térmicas acumulan varias capas de productos para peinar y aceites naturales que pueden decolorar el cabello del cliente. Para limpiar las planchas térmicas, siga los pasos que se detallan a continuación:

1. Desenchufe la plancha.
2. Si está caliente, deje que se enfríe a temperatura ambiente (**figura 12-33**). Antes de comenzar la limpieza, siempre asegúrese de que la plancha esté fría al tacto.

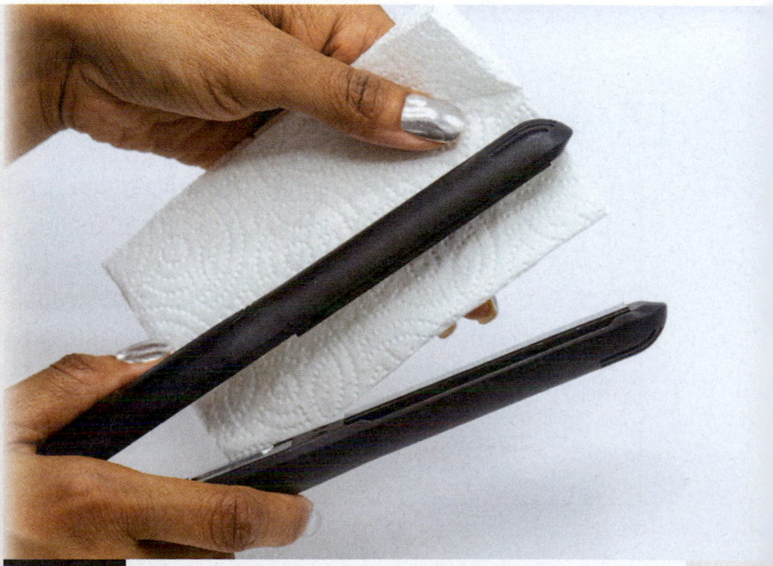

Fig. 12-33 Limpie la plancha solo cuando esté fría y desenchufada.

3. Con un atomizador, humedezca *ligeramente* un paño con agua o alcohol (**figura 12-34**).

4. Frote el paño húmedo sobre el cilindro o las placas de la plancha varias veces hasta que se eliminen las capas. Si la acumulación de productos es resistente, utilice un limpiador térmico profesional para planchas (**figura 12-35**).

5. Seque el cilindro o las placas con un paño seco y absorbente. Antes de usarla, deje que se seque al aire (**figura 12-36**).

No limpie el cilindro o las placas de la plancha con una sustancia abrasiva. Esto rayará el acabado y reducirá la calidad de la herramienta.

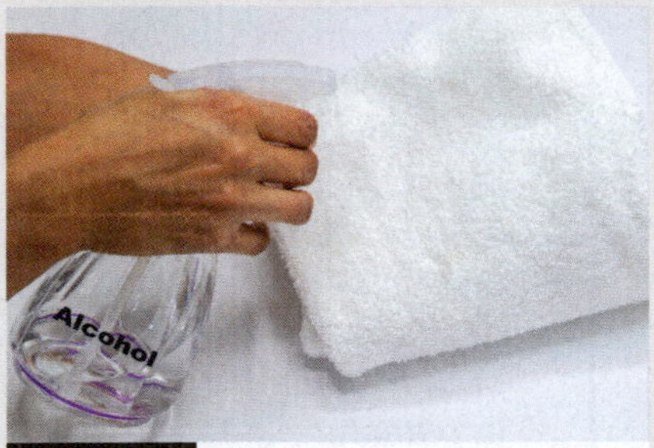

Fig. 12-34 Humedezca el paño con agua o alcohol isopropílico.

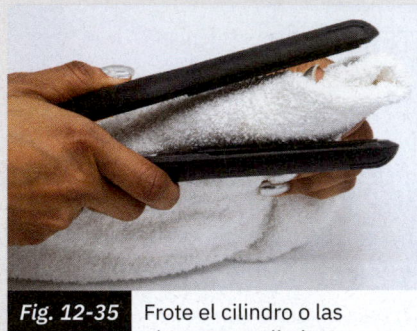

Fig. 12-35 Frote el cilindro o las placas para eliminar el recubrimiento.

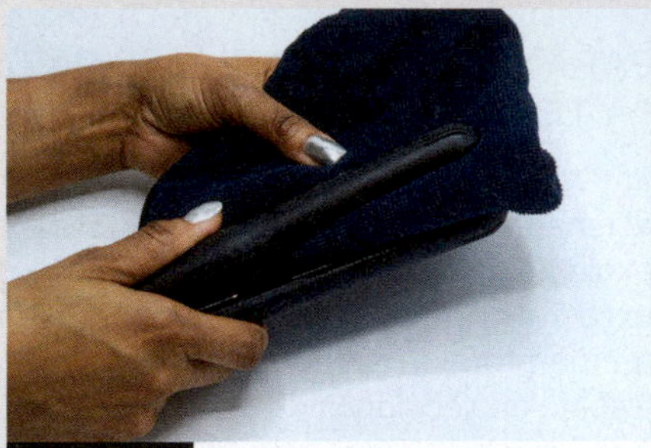

Fig. 12-36 Planche en seco con un paño absorbente y luego seque al aire.

DESINFECCIÓN DE LAS PLANCHAS TÉRMICAS

Antes de utilizar cualquier plancha directamente sobre el cliente, es necesario desinfectarla.

Aparatos no eléctricos:

1. Retire todos los restos visibles.
2. Limpie con jabón o detergente y agua; luego, seque por completo con una toalla de papel nueva (limpia).
3. Sumérjala por completo en un desinfectante autorizado por la Agencia de Protección Ambiental (EPA) de los Estados Unidos y que tenga agentes bactericida, fungicida y viricida comprobados, de acuerdo con las instrucciones del fabricante.

Planchas eléctricas:

1. Retire todos los restos visibles.
2. Desinfecte con un producto autorizado por la EPA, ya sea en formato líquido o con aspersor, que tenga una solución bactericida, fungicida y viricida comprobada, de acuerdo con las instrucciones del fabricante.

☑ Verificación

10. ¿Cuáles son las ventajas de utilizar una rizadora sin pinzas?
11. Describa las diferencias entre las planchas tipo pinzas y las planchas para alisar.
12. ¿Por qué es importante pasar dos o más veces la plancha por el cabello antes de comenzar el proceso de rizado o alisado?
13. ¿Cuáles son las precauciones de seguridad que se deben seguir para evitar quemar a un cliente cuando se utiliza una plancha térmica?
14. ¿Cómo se eliminan las capas de producto que se acumulan en el cilindro de una plancha eléctrica?

OA 7 Analizar el planchado térmico según el tipo de herramientas, productos y procedimientos.

Alisado térmico

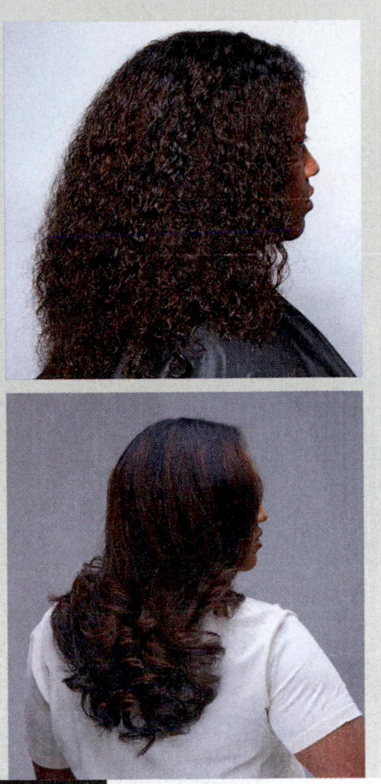

Fig. 12-37 Antes y después de cada servicio de alisado

Así como existen clientes con cabello lacio que quieren tenerlo rizado, también existen clientes con cabello rizado que quieren tenerlo lacio (**figura 12-37**). Para cabellos rizados o ensortijados, la solución ideal puede ser un alisado temporal. La herramienta de referencia para un proceso de alisado temporal es un **peine térmico** o peine caliente, que están disponibles en diseños eléctricos e inalámbricos (**figura 12-38**). Los peines térmicos suelen utilizarse en cabellos muy texturizados, tanto para el acabado final como para llegar a los bordes alrededor del contorno del cuero cabelludo, lugar que no suele alcanzar la plancha.

Si bien con los peines térmicos se puede obtener un cabello perfectamente lacio y suave, cuando los utiliza un cosmetólogo no capacitado, se corre el riesgo de dañar el cabello y el cuero cabelludo. La utilización correcta del peine térmico requiere capacitación, práctica y experiencia. Recomendamos enfáticamente que se capacite y sea hábil en el uso de peines térmicos antes de incorporar servicios de alisado a su cartilla.

Tipos de alisados térmicos

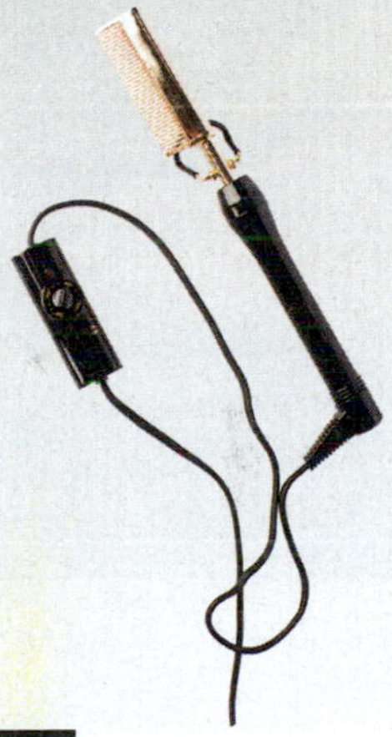

Fig. 12-38 Plancha eléctrica

Cuando se realiza de forma correcta, el **planchado del cabello** alisa de manera temporal todos los cabellos texturizados, incluso el cabello rizado, el ensortijado y el muy texturizado. Por lo general, un planchado dura hasta el próximo lavado con champú y, a veces, es necesario realizar retoques de base entre los servicios completos debido a la transpiración y otros factores que causan la reversión del rizo. Con el planchado, también se prepara el cabello para servicios adicionales, como el rizado térmico (los servicios de alisado permanente y químico se abordan en el **capítulo 15, Servicios de textura química,** pág. 536).

Existen tres tipos de planchado del cabello:

- El **planchado suave**, que elimina del 50 % al 60 % del rizo, se logra mediante la aplicación de un peine de planchado térmico una vez en cada lado del cabello. En cabellos de textura media y densidad media, use subsecciones de tamaño promedio. En cabellos gruesos de mayor densidad, utilice secciones más finas para asegurar la efectividad y penetración térmica completas. En cabellos delgados o finos con escasa densidad, utilice secciones más grandes.
- El **planchado mediano**, que elimina del 60 % al 75 % del rizo, se logra mediante la aplicación del peine de planchado térmico una vez en cada lado del cabello, con una presión ligeramente mayor.
- El **planchado intenso**, que elimina el 100 % del rizo, se logra mediante la aplicación del peine de planchado térmico dos veces en cada lado del cabello. También se puede lograr un planchado intenso si se pasa una plancha térmica caliente por el cabello. Esto se denomina **planchado doble**.

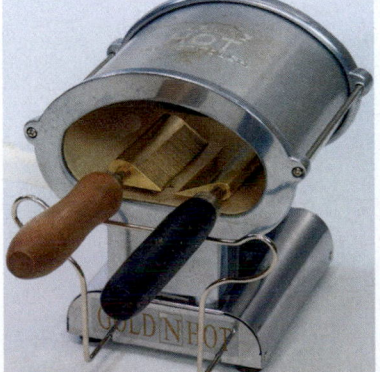

Fig. 12-39 Calentador eléctrico para peines térmicos

Peines térmicos

La capacidad de un peine térmico para aceptar y retener el calor depende del material con que está hecho. Los peines térmicos normales pueden funcionar con electricidad o calentarse en calentadores eléctricos o de gas (**figura 12-39**). Existen dos tipos de peines térmicos eléctricos: los que tienen un interruptor de encendido y apagado o los que tienen incorporado un termostato que indica los niveles altos o bajos de temperatura. Cuando caliente un peine térmico en un

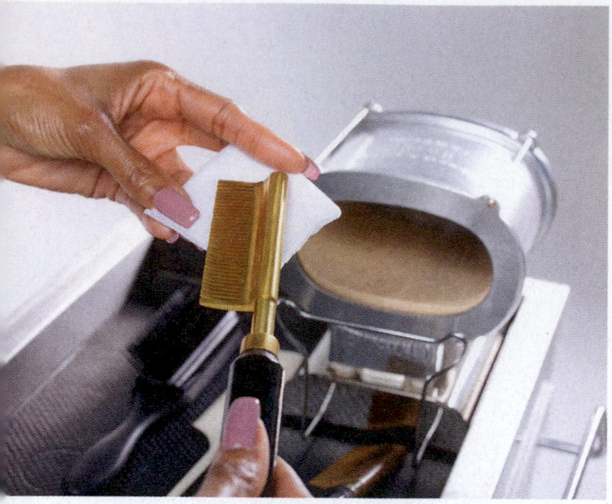

calentador a gas, coloque los dientes hacia arriba y mantenga el mango alejado del fuego.

Después de calentar el peine a la temperatura adecuada, pruébelo sobre un trozo de papel. Si el papel se chamusca, espere a que el peine se enfríe un poco antes de aplicarlo sobre el cabello.

El peine térmico funcionará mejor si se lo conserva limpio. Los peines térmicos se limpian y desinfectan de la misma forma que las planchas térmicas eléctricas o con calentador. Además, los dientes del peine se pueden limpiar con un cepillo de alambre pequeño para eliminar la acumulación de aceite o grasa. Para quitar de las planchas con calentador el carbón o el hollín, que aparece como polvo negro, utilice lana de acero.

Cuidado y mantenimiento del peine térmico

Limpie el peine térmico y elimine los cabellos sueltos y residuos antes y después de cada uso. Una vez que se eliminen todo el cabello suelto y los residuos, el peine se mantendrá estéril gracias a la temperatura intensa. En el caso del peine térmico con calentador (no eléctrico), retire el carbón frotando la superficie exterior y entre los dientes con una virulana de acero fina o un papel de lija suave. Después, sumerja la parte metálica del peine en una solución caliente de bicarbonato de sodio durante cerca de una hora. Enjuague y seque el peine por completo. El metal recobrará su apariencia suave y brillante.

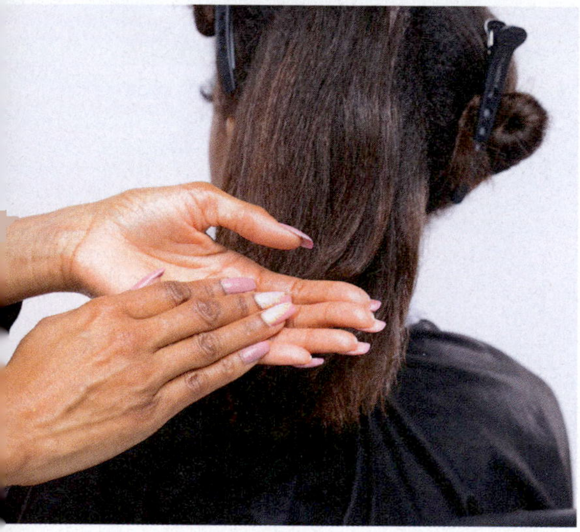

Para asegurarse de que el nuevo peine térmico de metal se caliente de forma pareja, siempre **témplelo** a fin de eliminar los residuos del proceso de fabricación. Esto se realiza de la siguiente forma: (1) se calienta el peine térmico en el horno térmico (u otro aparato de calentamiento) hasta que esté en extremo caliente; (2) se retira el peine con cuidado y se lo cubre con vaselina o aceite para alisar; (3) se deja enfriar; y, luego, (4) se limpia el exceso de aceite y se enjuaga con agua caliente para eliminar el aceite restante. Por último, seque el peine.

Crema o aceite para alisar

Prepare el cabello para el tratamiento de planchado aplicando primero crema o aceite para alisar. Ambos productos ofrecen los siguientes beneficios:

- Suavizan el cabello.
- Preparan y acondicionan el cabello para el planchado.
- Protegen el cabello y evitan que se queme o chamusque.
- Evitan el resquebrajamiento del cabello.
- Agregan brillo al cabello planchado.
- Hacen que el cabello permanezca planchado por más tiempo al actuar como un sellador que previene la reversión.

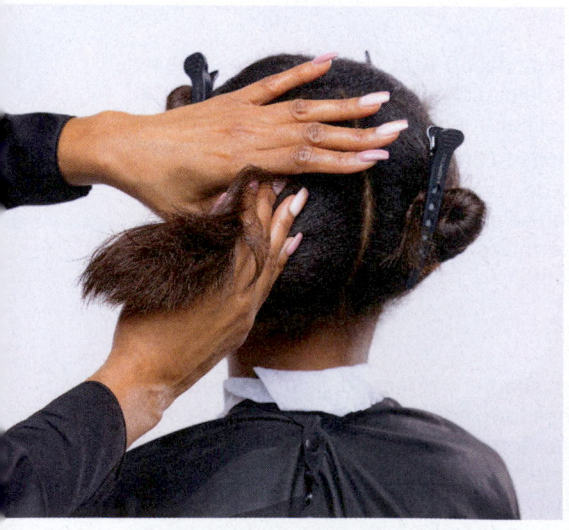

¡Atención!

Por ninguna circunstancia deberá efectuar el planchado del cabello si el cliente presenta abrasiones, alguna afección contagiosa, heridas en el cuero cabelludo o si tiene el cabello dañado por sustancias químicas.

¡Atención!

Es posible que muchos profesionales médicos consideren que las típicas quemaduras causadas por herramientas térmicas son menores, pero eso no significa que no sean peligrosas. Incluso las quemaduras pequeñas pueden ser dolorosas, aumentar la probabilidad de sufrir una infección bacteriana y causar cicatrices. Si quema la piel o el cuero cabelludo del cliente, no intente curar la herida. Aconséjele buscar atención médica de inmediato. Consulte a su instructor sobre los ungüentos antibacterianos y en qué caso pueden aplicarse en quemaduras menores.

Procedimientos de planchado

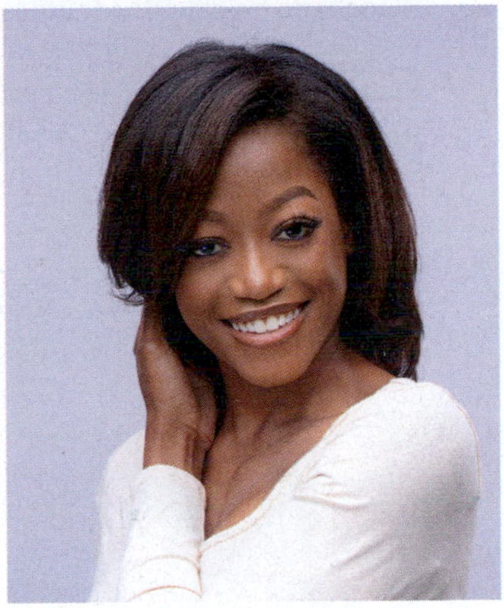

Para evitar daños, aplique buenos criterios. Tenga en cuenta la textura del cabello y el estado del cuero cabelludo. La seguridad del cliente solo está garantizada cuando el estilista respeta cada precaución y toma medidas especiales durante el proceso mismo de planchado del cabello. A continuación, se indican las reglas para el planchado del cabello:

- Evite aplicar de manera excesiva calor o tensión en el cabello.
- Recomiende utilizar máscaras de tratamiento acondicionador dos veces al mes para ayudar a fortalecer e hidratar el cabello y el cuero cabelludo.
- Evite el exceso de aceite para alisar (atrae polvo y hace que el cabello se vea grasoso y artificial).
- Si el cliente es alérgico, evite utilizar aceite para alisar perfumado cerca del cuero cabelludo.
- Evite realizar planchados excesivos o con demasiada frecuencia.
- Mantenga el peine térmico limpio en todo momento.
- Si utiliza un calentador, evite sobrecalentar el peine térmico.
- Pruebe la temperatura del peine en una tela o papel color blanco antes de usarlo en el cabello.
- Ajuste la temperatura del peine térmico a la textura y condición del cabello del cliente.
- Utilice con cuidado el peine ya caliente para evitar quemar la piel, el cuero cabelludo o el cabello.
- Durante el tratamiento de planchado, evite la liberación de vapor; para lograrlo, seque el cabello por completo después del champú y no aplique excesiva cantidad de aceite para alisar.
- Utilice un peine moderadamente caliente para alisar el cabello corto en la sien y nuca. También puede usar un peine para las sienes, el cual tiene la mitad del tamaño de un peine térmico común.
- Para cabello de textura fina, considere usar una plancha a temperatura alta en lugar de un peine térmico.
- Planche el cabello en la dirección de crecimiento para evitar dañarlo o lastimar el cuero cabelludo.

¡Atención!

Entre aquellas heridas que son causadas directamente por el planchado del cabello se incluyen las siguientes: el cabello quemado que se quiebra; las quemaduras en el cuero cabelludo que causan pérdida temporal o permanente de cabello; y las quemaduras en las orejas y el cuello que forman cicatrices.

Entre las lesiones que no son visibles de inmediato, pero que pueden ocasionar daños físicos a futuro, se incluyen los sarpullidos, si el cliente es alérgico al aceite para alisar, y el resquebrajamiento y acortamiento del cabello debido a planchados muy frecuentes.

CONSIDERACIONES ESPECIALES DEL ALISADO TÉRMICO

Tome precauciones y medidas de seguridad si trabaja en los siguientes casos especiales:

- **Planchado de cabellos finos.** Siga el mismo procedimiento que para cabellos normales. Evite utilizar un peine térmico a alta temperatura o aplicar demasiada presión. Considere la posibilidad de planchar a temperatura alta si la forma del rizo no es muy texturizada. Para impedir el resquebrajamiento del cabello, aplique menos presión en las puntas.
- **Planchado de cabellos cortos y finos.** Tenga especial cuidado en el contorno del cuero cabelludo. Cuando el cabello es muy corto, el peine térmico no debe estar demasiado caliente, porque el cabello es fino y puede quemarse con facilidad.
- **Planchado de cabellos gruesos.** Aplique suficiente presión para que el cabello se mantenga lacio.
- **Planchado de cabellos ensortijados o rizados.** Este tipo de cabello puede ser grueso, medio o fino. Debido a la construcción compacta de las células de la cutícula, en este tipo de cabello se requiere aplicar más calor y presión que en otros.
- **Planchado de cabellos teñidos o aclarados.** Nunca se recomienda alisar el cabello aclarado (decolorado). Es posible que sea necesario realizar un tratamiento acondicionador previo y posterior en el cabello teñido, según la extensión del daño.
- **Planchado de canas**. Las canas pueden ser más difíciles de alisar. Para obtener buenos resultados, utilice el peine térmico moderadamente caliente y aplique presión suave. Evite el calor excesivo porque puede causar decoloración o resquebrajaduras.

ALISADO TÉRMICO EN SIETE PASOS

Antes de probar con un peine térmico caliente, los estudiantes deben practicar primero con un peine térmico en frío, pueden aplicárselo entre ellos o utilizar una cabeza de un maniquí. Use guantes resistentes al calor si practica con un peine caliente.

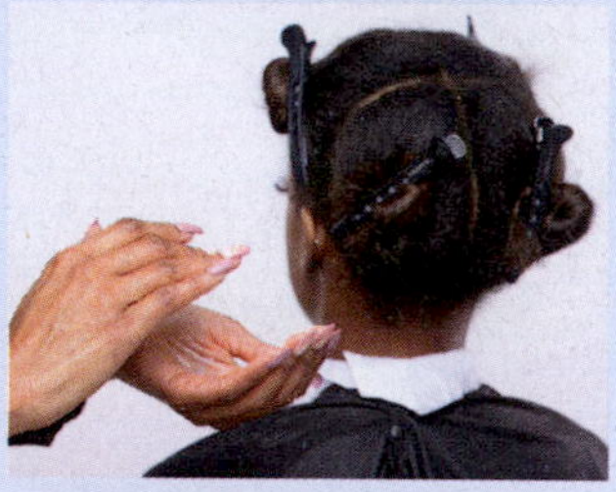

1. Lave y seque el cabello. Aplique un producto protector de calor. Luego, aplique un poco de un aceite o crema para alisar.
2. Divida el cabello en pequeñas secciones. Cada sección debe ocupar solo la mitad del ancho del peine.

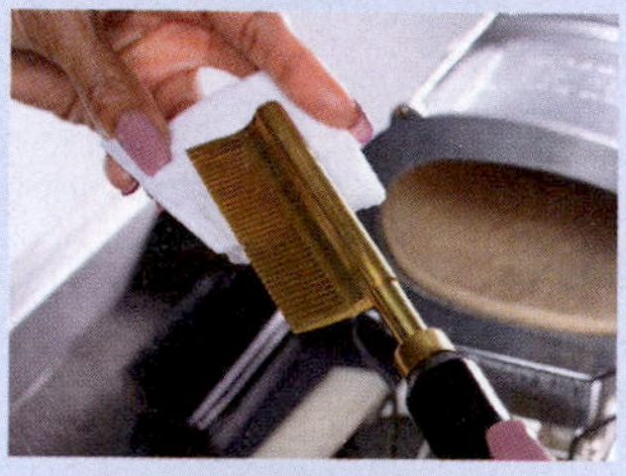

3. Caliente el peine a la temperatura deseada; luego, pruébelo en un paño o tejido blanco. Si la tela se decolora (se chamusca), deje enfriar el peine durante unos segundos y vuelva a probar.

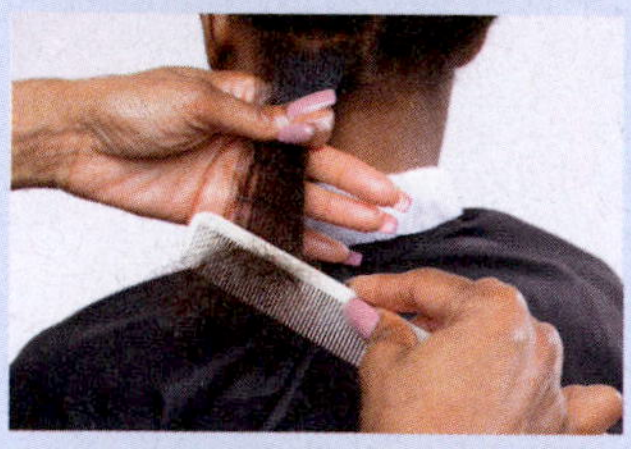

4. Peine la sección con un peine normal para asegurarse de que el cabello esté lo más suave posible y no esté enredado.

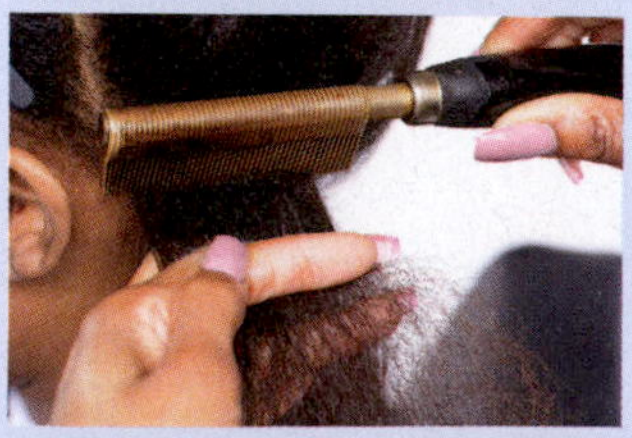

5. Coloque el peine lo más cerca posible del cuero cabelludo, pero sin correr el riesgo de dañarlo. Los dientes deben apuntar hacia abajo y la parte posterior del peine debe estar hacia arriba.

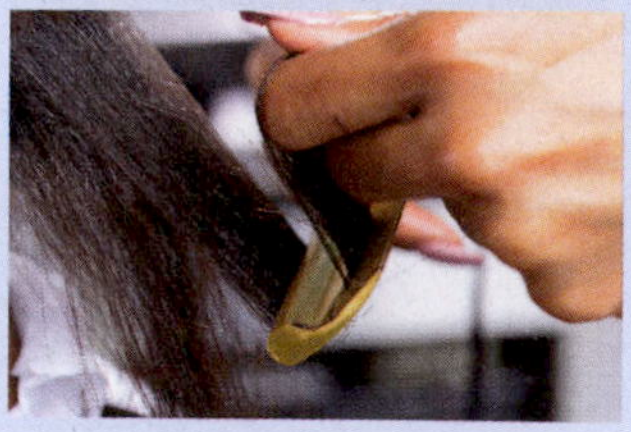

6. Use los dientes del peine térmico para separar y controlar el cabello; use la parte posterior del peine para alisar el cabello. Realice este movimiento sujetando las puntas del cabello con los dedos para crear la cantidad adecuada de tensión al tirar de él apenas hacia arriba y, así, sostenerlo con firmeza contra la parte posterior del peine.

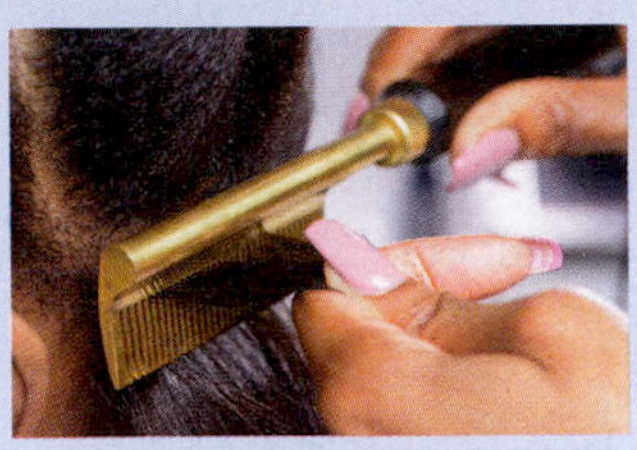

7. Deslice el peine por el cabello y el perímetro (los bordes) con la tensión recomendada, como se describe en este capítulo. En cabellos de textura fina a media, se recomienda hacer una sola pasada; en cabellos gruesos o muy texturizados, pueden ser necesarias dos pasadas.

8. Finalice el peinado con la herramienta térmica de su elección.

Verificación

15. Mencione y describa los tres tipos de planchado del cabello.
16. ¿Qué precauciones y resguardos se deben tomar si se realiza un planchado sobre cabellos finos?

OA 8 Describir y realizar peinados con textura natural.

Peluquería natural

La peluquería natural no utiliza productos químicos ni altera el patrón natural de los rizos o bucles del cabello texturizado. Además, es posible aplicar las herramientas prácticas de este tipo de peluquería en cualquier gran peinado. Si utiliza los productos y las técnicas adecuadas, sus clientes tendrán estilos duraderos que les encantarán.

Métodos de rizado y ensortijado para cabellos texturizados

El objetivo final de peinar rizos naturales es lograr un estilo rizado o ensortijado de larga duración mediante un régimen rápido y sencillo. El estilo ensortijado rápido o peinado rápido es la técnica de peinado más utilizada para texturas onduladas, rizadas y ensortijadas. El **rizado rápido** y el **ensortijado rápido** son métodos de peinado que logran una textura definida con cabello ensortijado o rizado libre mediante la aplicación de productos con los dedos y las manos. Para ejecutar cualquiera de los dos métodos, primero hay que hacer un nuevo corte y un tratamiento acondicionador y de limpieza sin sulfatos, o hacer un lavado sin champú (utilizar un acondicionador de limpieza que renueve y agregue humedad al cabello entre los lavados semanales). Luego, aplique acondicionador sin enjuague, crema, gel o espuma para realzar los rizos. Por último, peine a mano después de secar al aire o con un secador de pie o difusor.

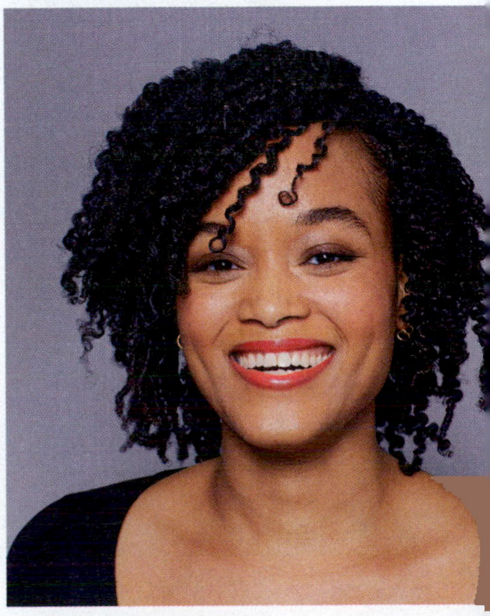

La hidratación y los productos humectantes a base de agua son fundamentales para lograr los mejores resultados en todas las texturas. Para las texturas onduladas y rizadas es necesario utilizar productos ligeros a base de agua y cremas ligeras con humectantes. Para las texturas muy rizadas y las de ensortijado compacto es necesario utilizar una combinación de productos a base de agua, cremas humectantes para rizos, mantecas y aceites vegetales o esenciales para controlar el *frizz* y agregar brillo. Las mantecas y los aceites tienen una consistencia demasiado pesada para las texturas sedosas, onduladas y algunas rizadas. Sin embargo, los cabellos muy rizados, ensortijados y muy texturizados carecen de aceites naturales, por lo que los ingredientes a base de manteca son muy beneficiosos para estas texturas.

Al haber tantos productos disponibles, es su obligación comprender los ingredientes que los componen, probar los productos en diferentes texturas de cabello y saber cuán efectivos son, según las indicaciones del envase y del fabricante. Es posible que algunos clientes tengan distintos tipos de rizos en el cabello.

A continuación, se detallan los productos y herramientas más importantes para obtener peinados naturales rizados y ensortijados:

- Acondicionador sin enjuague
- Crema para definir y realzar los rizos
- Cremas para rizos con mantecas y aceites esenciales
- Gel en crema o gel para peinar sin alcohol
- Espuma para peinar rizos
- Peine de dientes anchos
- Cepillo desenredante o de paleta
- La mano y los dedos
- Secador de pie o difusor

Consulte la sección "El tipo y la textura del cabello" en el **capítulo 9, Principios del diseño de peinados,** en las páginas 181 a 185, si desea conocer las características completas de todos los patrones ondulados, rizados y sueltos. La siguiente es una guía rápida para elegir productos según la textura del cabello:

- **Todas las texturas**: productos hidratantes y humectantes, a base de agua (H_2O).
- **Texturas onduladas y rizadas**: productos ligeros a base de agua y cremas ligeras humectantes.
- **Texturas muy rizadas y ensortijadas**: combinación de productos a base de agua y productos humectantes con aceites vegetales o esenciales.
- **Texturas muy ensortijadas y afro o muy texturizadas**: productos de hidratación intensa con mantecas y aceites esenciales.

La hidratación y la humedad son componentes fundamentales que benefician el cabello rizado y ensortijado. Los humectantes cumplen una función importante de hidratación para todas las texturas del cabello y durante todo el año, ya que poseen ingredientes que retienen la humedad y mantienen la hidratación adecuada del cabello y cuero cabelludo. Atraen y retienen la humedad del ambiente o la que está presente en forma de agua en la mayoría de los acondicionadores y la incorporan al cabello y la piel.

Los champús, acondicionadores y acondicionadores cremosos sin enjuague que no poseen agua ni sulfatos son muy importantes para mantener un cabello saludable. Los aceites esenciales y vegetales son los mejores para brindar suavidad y brillo; la nutrición profunda se logra cuando los aceites se aplican con calor o vapor y penetran en el tallo del cabello.

Los productos que contienen aceite mineral, lanolina, cera de abejas, parabenos, petroquímicos, petróleo y siliconas pueden obstruir los poros, atraer suciedad y desechos, y provocar la acumulación de productos. Es necesario evitarlos porque pueden secar el cabello y absorber su humedad.

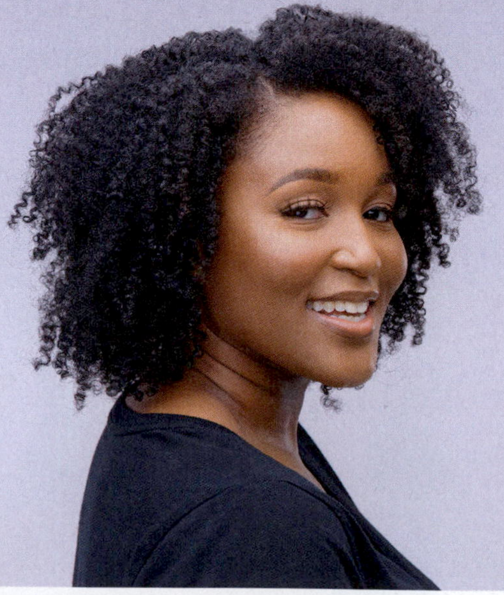

¿Lo sabía?

A principios de la década de 1990, los pioneros del movimiento del cabello natural fueron salones muy destacados de trenzado y cuidado del cabello natural ubicados en la ciudad de Nueva York (Dyaspora, Khamit Kinks, Kinapps, Tendrils y Turning Heads). En varias empresas cuyos dueños eran afroamericanos (Shea Moisture, Carol's Daughter y Jane Carter Solution), se desarrollaron los primeros productos para el cuidado del cabello natural en respuesta a la falta de productos disponibles en el mercado del cabello con textura natural. Ouidad y DevaCurl fueron los primeros salones en crear productos para cabellos con rizos sedosos naturales y texturas onduladas y rizadas. A principios de la década de 2000, el mercado de cabello rizado ya se había expandido muchísimo y había marcas de cabello rizado creadas por Curls, Hair Rules, KinkyCurly, Miss Jessies's y Mixed Chicks. Fueron las primeras de muchas marcas para el cuidado del cabello natural rizado en venderse en las principales tiendas comerciales como Target y Walmart.

MÉTODO DE RIZADO

El **método de rizado** es un régimen de peinado semanal que sirve para lograr los estilos rizado rápido o peinado rápido en cabellos con textura ondulada, rizada y ensortijada, y que se crea con técnicas de rastrillado, rizado en espiral y apretujado. Para crear este estilo, utilice un cepillo de paleta o desenredante junto con los dedos. El método de rizado se aplica en cabellos ondulados y rizados cuyo largo llega a la altura del mentón o más.

Por lo general, las siguientes características son típicas de las texturas rizadas:

- Pueden ser muy sedosas y suaves, y es necesario aplicarles productos para rizos que sean cremosos, a base de agua y ligeramente humectantes.
- No es necesario aplicarles cremas espesas para rizos ni aceites vegetales; sin embargo, dichos productos pueden ser efectivos para el cabello con *frizz*, si se utilizan con moderación.
- Es posible renovarlas y rehidratarlas mediante la aplicación de lavados sin champú, con un acondicionador limpiador, entre las sesiones semanales del cliente. Estos lavados no deben reemplazarse con champús sin sulfato.

Cuando realice este servicio, rastrille y luego estruje el cabello. El **rastrillado** del cabello se realiza con los dedos, mediante un movimiento descendiente para separar y peinar el cabello **(figura 12-40)**. En el **estrujado** del cabello se utiliza el interior de las manos para comprimir los mechones de cabello y crear rizos definidos más ajustados **(figura 12-41)**.

Si desea realizar el método de rizado, siga los pasos específicos que se detallan en el **Procedimiento 12-10**, **Métodos de rizado y ensortijado**.

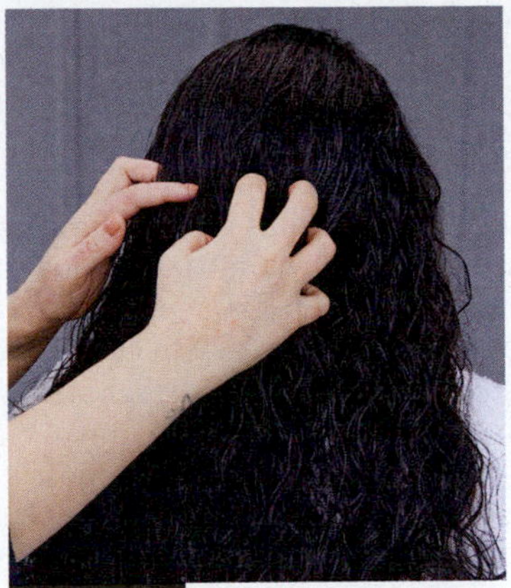

Fig. 12-40 Rastrillar el cabello

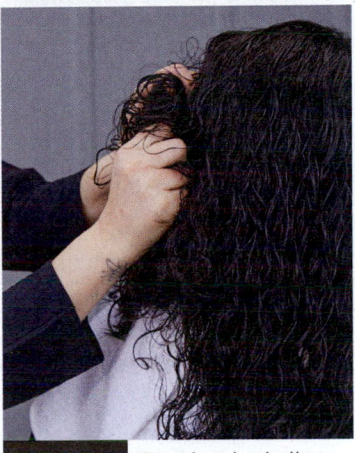

Fig. 12-41 Estrujar el cabello

MÉTODO DE ENSORTIJADO

El **método de ensortijado** es un régimen de peinado semanal que se utiliza para lograr el ensortijado rápido o peinado rápido en cabellos muy rizados, bien ensortijados y con mucha textura y que se crea con técnicas de ensortijado con la palma de la mano, o enrollado con la palma, y de ensortijado con los dedos. Para crear este peinado, utilice un peine de dientes anchos, un cepillo desenredante, y la palma y los dedos de la mano.

Si bien el método de rizado también puede aplicarse a texturas rizadas sueltas y sedosas, el método de ensortijado es un régimen diferente. En general, el método de ensortijado se utiliza en estilos recortados y ensortijados más cortos, mientras que el método de rizado se aplica en cabellos ondulados y rizados cuyo largo llega a la altura del mentón o más.

Por lo general, las siguientes características son típicas de las texturas ensortijadas:

- Pueden ser delgadas o gruesas, sedosas o ásperas, y tener formaciones definidas en zigzag y espirales tanto sueltas o como compactas.
- Es necesario aplicarles productos hidratantes y humectantes a base de agua.
- Son efectivas las cremas más espesas para rizos, las mantecas, los aceites vegetales, las espumas y los geles. Si bien estos ingredientes más pesados son muy beneficiosos, es necesario limpiar de forma semanal el cabello y cuero cabelludo con un limpiador sin sulfato para evitar la acumulación de productos.
- Se ven beneficiadas por la aplicación del método LOC (acondicionador sin enjuague, aceites y crema para rizos), una rutina en capas que brinda mucha humectación para el cabello texturizado.
- Pueden renovarse y rehidratarse mediante lavados sin champú con un acondicionador de limpieza entre las sesiones semanales de peluquería o a diario, con el método de ensortijado para suavizar los bucles en espiral.

Cuando realice este servicio, utilizará las técnicas de ensortijado con la palma de la mano, o enrollado con la palma, y de ensortijado con los dedos. El **ensortijado con la palma de la mano** se realiza colocando las palmas en la parte superior de la cabeza y moviendo las manos con un movimiento circular en el sentido de las agujas del reloj hasta ver que se forman pequeños rizos en espiral o partes de rizos (**figura 12-42**). En el **ensortijado con los dedos**, se juntan pequeñas secciones y se gira el cabello entre los dedos para crear los bucles ensortijados (**figura 12-43**).

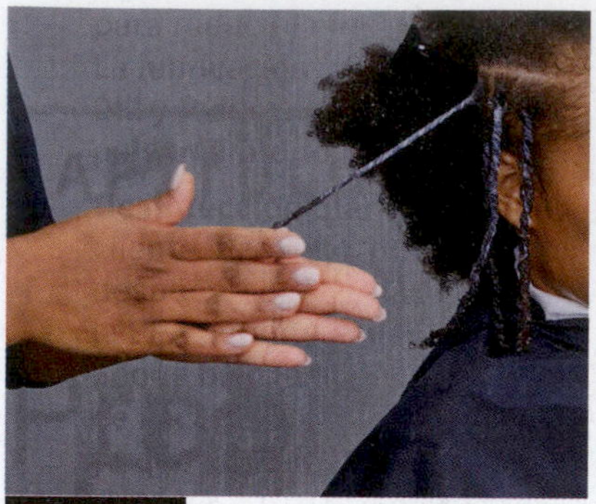

Fig. 12-42 Ensortijado del cabello con la palma

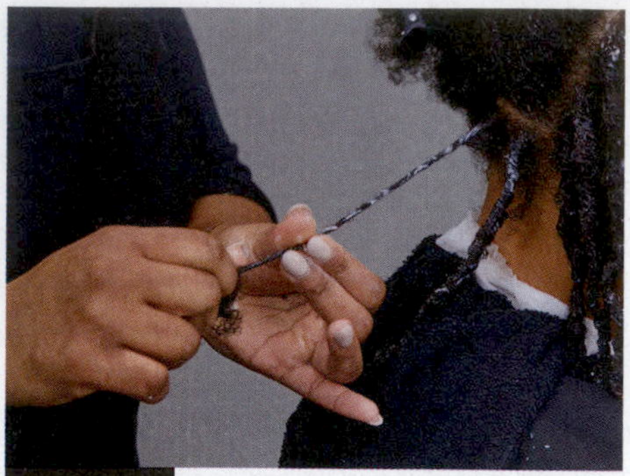

Fig. 12-43 Ensortijado del cabello con los dedos

Si desea realizar el método de ensortijado, siga los pasos específicos que se detallan en el **Procedimiento 12-10, Métodos de rizado y ensortijado.**

Ⓟ 12-10: Métodos de rizado y ensortijado *Consulte la página 438*

CUIDADO DE LOS PEINADOS REALIZADOS CON LOS MÉTODOS DE RIZADO Y ENSORTIJADO

Una vez que haya realizado peinados con los métodos de rizado o ensortijado, debe aconsejar a sus clientes sobre el cuidado adecuado en el hogar. A continuación, se presentan algunos de esos consejos:

- Durante el descanso nocturno, hay que utilizar un pañuelo o gorro de seda o satén.
- Antes de acostarse, es necesario envolver el cabello con forma de piña. La envoltura con forma de piña es una popular rutina nocturna que se utiliza para proteger el cabello y en la cual los rizos más largos se colocan en un pañuelo o una túnica para la cabeza. El pañuelo se envuelve alrededor de la cabeza y los rizos sobresalen por la parte superior.
- Usar fundas de almohada confeccionadas en seda o satén como alternativa a los accesorios para la cabeza.
- Utilizar una cofia durante la ducha para evitar que el agua toque los rizos y bucles ensortijados recién peinados.
- Por la noche, a los cabellos largos rizados o ensortijados hay que peinarlos retorciéndolos o haciendo nudos bantú para incrementar la duración del peinado.

LOS PEINADOS NATURALES BRINDAN VERSATILIDAD

Las melenas rizadas a la moda, los rizos en espiral con caída libre y los afros texturizados brindan versatilidad. Una cabellera repleta de rizos se puede peinar con un rodete o moño alto, y con o sin los laterales desfilados o rebajados (**figuras 12-44** y **12-45**). Una cabellera repleta de rizos ensortijados se puede peinar con un afro de textura completa, y con o sin los laterales desfilados o rebajados (**figura 12-46**).

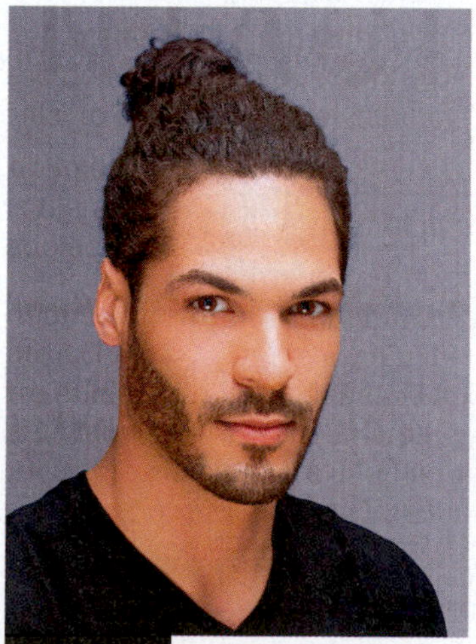

Fig. 12-44 Rodete

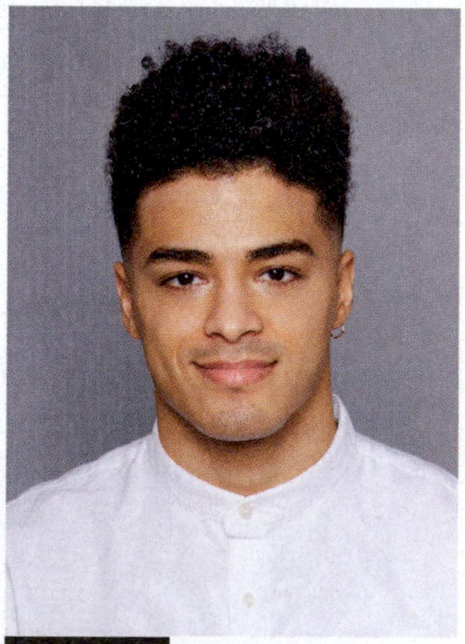

Fig. 12-45 Laterales con efecto en punta

? ¿Lo sabía?

Puede estirar los rizos largos y naturales del cliente con la crema para rizos. Aplíquelo sobre el cabello húmedo con el cliente recostado en el sillón de peluquería y con la cabeza apoyada en el respaldo del sillón de peluquería. Esto permitirá que el largo cabello ondulado o rizado caiga desde el rostro y estire de forma natural los rizos con la aplicación del producto debido a la atracción de la gravedad y el peso del cabello mojado.

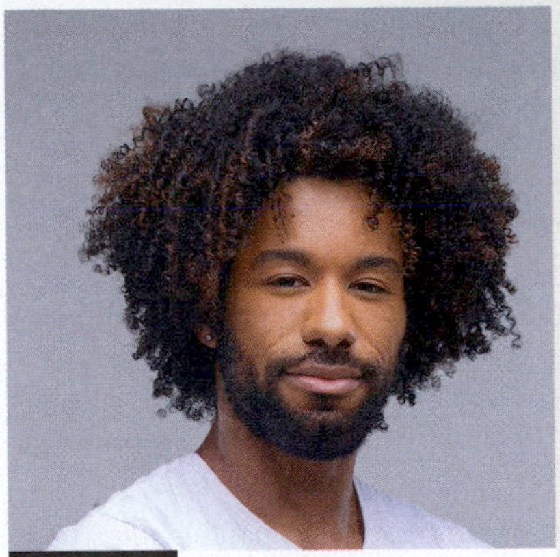

Fig. 12-46 Afro

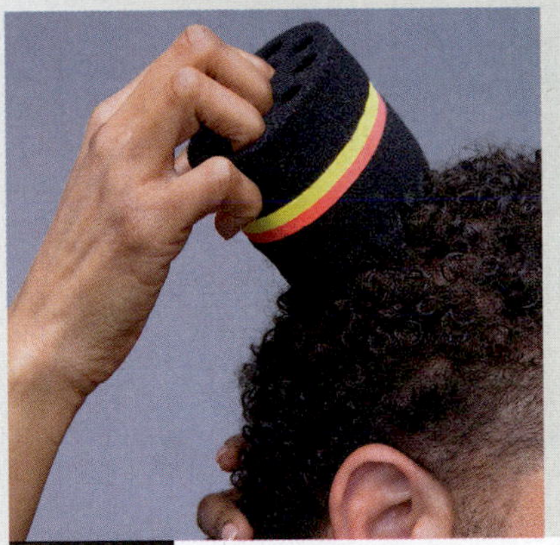

Fig. 12-47 Técnica de la esponja

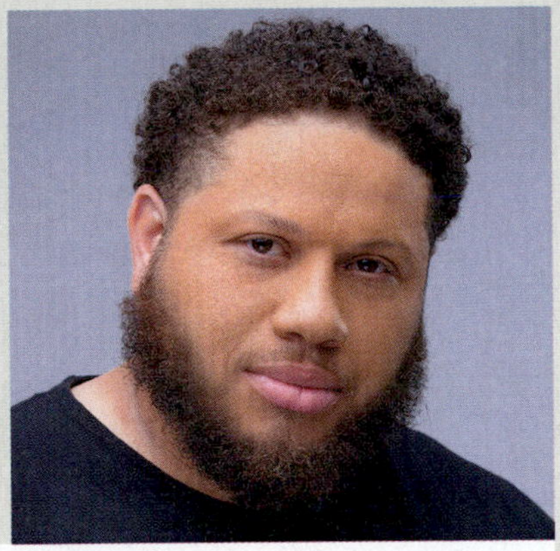

TÉCNICA DE LA ESPONJA

La **esponja** es una herramienta muy popular que se utiliza para crear rizos ensortijados pequeños o gruesos sobre texturas muy rizadas y ensortijadas (**figura 12-47**). La esponja de doble espuma tiene agujeros pequeños y grandes. Primero hay que aplicar en la cabellera una crema o espuma para rizos. A medida que se frota la esponja con un movimiento circular por la parte superior de la cabeza, el cabello se junta en los agujeros. Hay que ser muy cuidadoso al aplicar esta técnica en clientes con rizos ensortijados secos y muy compactos.

Conjuntos y estilos con textura natural

Los **conjuntos y estilos con textura** natural se crean sobre cabellos de texturas naturalmente rizadas y ensortijadas (**figura 12-48**). Pueden alargar el cabello con *frizz* natural y producir un patrón suave, sedoso, rizado, ondulado o en zigzag cuando el cabello está húmedo o seco. Los seis tipos de conjuntos y estilos con textura natural son los siguientes:

1. **Nudo bantú** o **nudo nubio**. El cabello se retuerce en dos hebras o se enrolla en espiral y se envuelve alrededor de sí mismo para hacer el nudo y se asegura con pasadores o bandas elásticas (**figura 12-49a**).
2. **Nudos bantú hacia afuera**. Los nudos se abren y se sueltan para crear rizos en espiral enrulados y en base completa (**figura 12-49b**).
3. **Desarmado de trenzas**. Este peinado implica el trenzado individual o el trenzado en hilera del cabello ya sea húmedo o seco; luego, se abre la trenza para crear un efecto rizado en zigzag de textura sobre textura con volumen agregado (**figura 12-50**).

¡Atención!

Siempre prepare el cabello con un acondicionador humectante sin enjuague y crema o espuma para rizos. El cabello deshidratado y seco, muy rizado y ensortijado es propenso a quebrarse por lo que, a veces, frotar la esponja sobre el cabello seco y ensortijado puede hacer que se enganche y provocar la rotura del cabello.

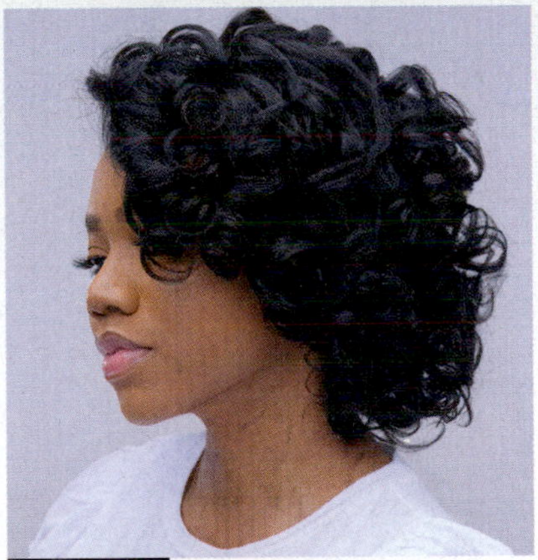

Fig. 12-48 Fijación y peinado con textura

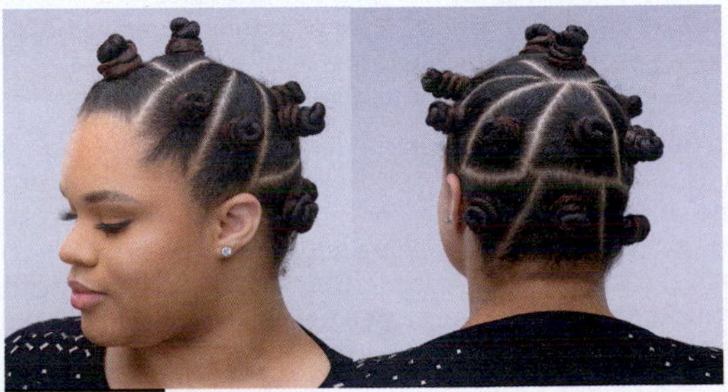

Fig. 12-49a Nudos bantú

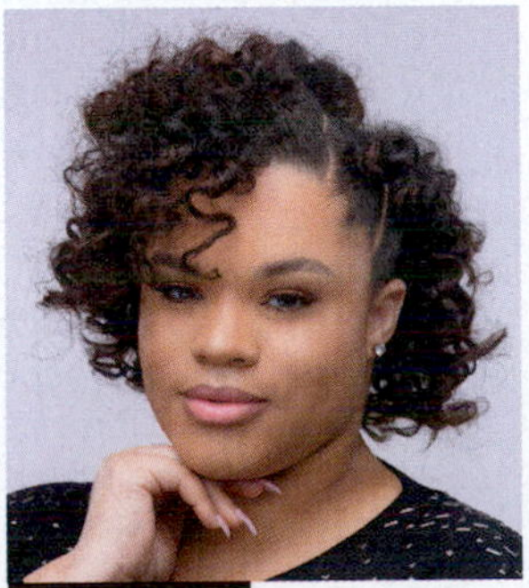

Fig. 12-49b Nudos bantú hacia afuera

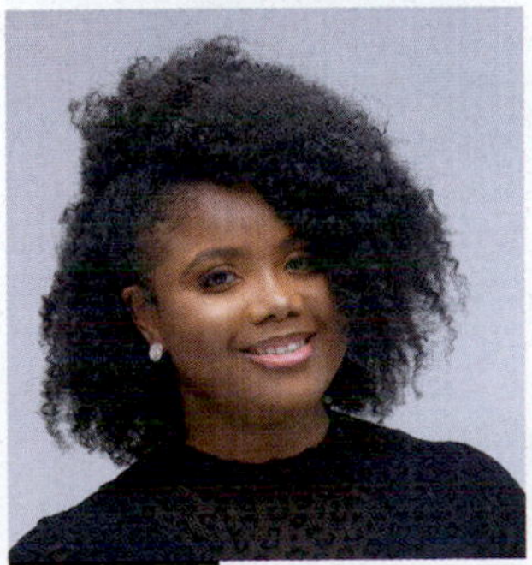

Fig. 12-50 Desarmado de trenzas

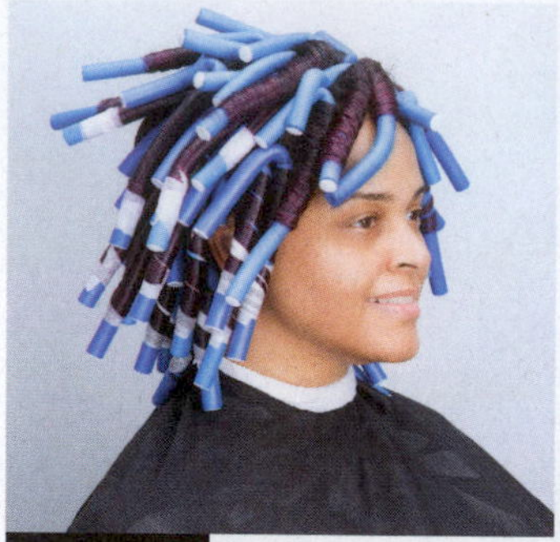

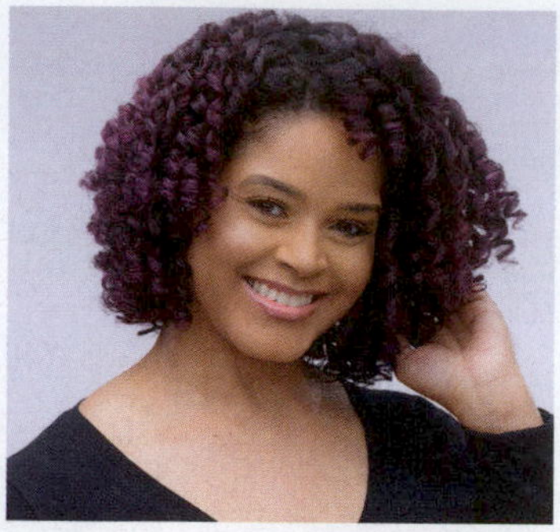

Fig. 12-51 Fijación con bigudíes en espiral

4. **Torzada plana**. El cabello de toda la cabeza se divide en varias hileras. Cada sección se divide en dos subsecciones que se enroscan y entretejen para que queden planas sobre el cuero cabelludo. Un conjunto de torzadas planas puede hacerse en distintos patrones con o sin extensiones.
5. **Ondas de belleza**. Una vez que el cabello se dispone en un conjunto de torzadas planas, debe estar seco en su totalidad antes de desenroscarlo o el estilo parecerá con mucho *frizz*. Una vez que secas, se desenroscan y se abren para crear una textura ondulada.
6. **Fijación con bigudíes en espiral**. Este conjunto se forma con bigudíes para permanentes, bigudíes flexibles o reformadores de rizos de todos los tamaños. El cabello se envuelve alrededor de un bigudí vertical que se gira con un movimiento espiralado. El cabello debe estar completamente seco o, de lo contrario, el peinado parecerá crespo (**figura 12-51**).

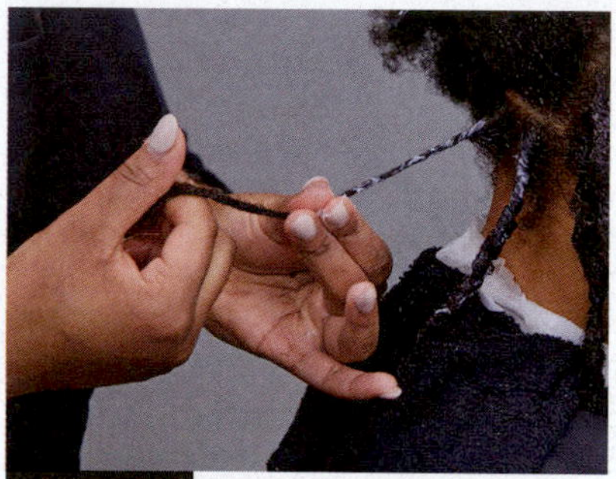

Fig. 12-52 Técnica de ensortijado con los dedos

PEINADOS ENSORTIJADOS

Los peinados en cabellos ensortijados se realizan con el cabello húmedo y aplicando cremas, espumas o geles para peinar mediante la **técnica nubia de ensortijado con peine**, el ensortijado con los dedos o la técnica de ensortijado hacia afuera para lograr formaciones individuales de bucles cilíndricos compactos.

- **Bucles o torzadas con peine**. Pequeñas secciones de cabello natural se enrollan en espiral con los dedos (técnica de ensortijado con los dedos) o se peinan (técnica de ensortijado con peine) con el producto de peinado deseado para crear rizos ensortijados cilíndricos compactos e individuales (**figura 12-52**). La técnica de ensortijado con peine suele realizarse en cabellos naturalmente rizados, ensortijados o con mucha textura. Esta técnica también se utiliza para comenzar a formar rastas.
- **Ensortijado hacia afuera**. Luego de peinar el cabello en bucles individuales y dejarlo completamente seco, los bucles se desarman o desenredan con suavidad. Este peinado ahora presenta bucles completos que se separan del cuero cabelludo para formar una textura completa con bucles semejante a un afro (**figura 12-53**).

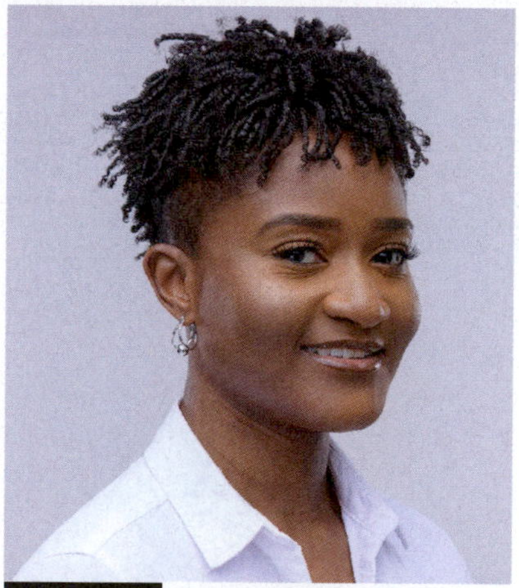

Fig. 12-53 Ensortijado hacia afuera

PEINADOS CON TORZADAS

Los peinados con torzadas, también conocidos como *torzadas con dos hebras*, comienzan con el cabello húmedo o seco. El estilista aplica en cada sección una crema, una espuma o un gel en crema para enroscar; luego, divide el cabello en dos subsecciones y lo superpone para crear un efecto de cuerda enroscada (sobre cabello seco) o de textura definida (sobre cabello húmedo). Los rizos tipo torzadas en el cabello texturado se logran mediante una técnica de doble enroscado. La técnica de enroscado se realiza sobre el cabello húmedo para poder definir los rizos y ondas texturados. Una torzada es un conjunto doble que se puede realizar en el cabello natural, en el cabello de transición, en las torzadas, en las extensiones, en los tramados, en las pelucas y en las rastas. Para obtener un peinado natural con torzadas, el cabello se enrosca en dos hebras hasta las puntas. Luego, se pueden colocar bigudíes al final del cabello torzado o con rastas para lograr puntas torzadas y rizadas. Para obtener un conjunto en espiral más completo, los bigudíes se pueden enrollar de forma vertical hasta la base de la cabeza, lo que generará rizos enroscados en espiral (**figura 12-54**).

El estilo de **torzada hacia afuera** consiste en desenredar la torzada para añadir volumen y un efecto ondulado. Las dos hebras de cabello enroscadas del estilo de torzada hacia afuera se pueden hacer de cualquier tamaño y largo. Para obtener un conjunto de torzadas, aplique espuma, gel en crema o crema para enroscar sobre el cabello húmedo y texturizado. Una vez seco el cabello, se abren las torzadas, se peinan con los dedos, se levantan hacia el cuero cabelludo con una peineta y se peinan para crear una voluminosa textura afro.

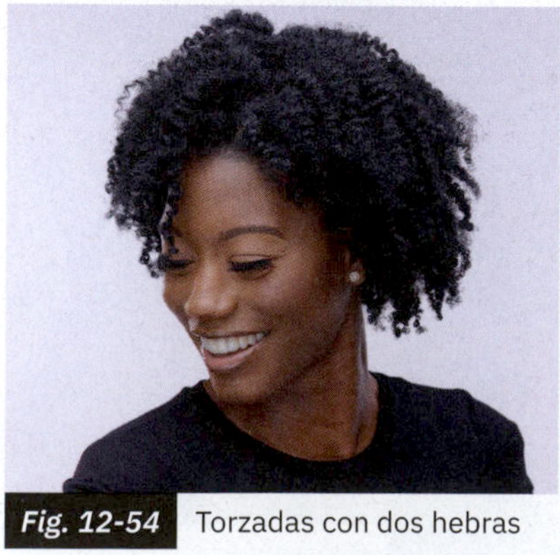

Fig. 12-54 Torzadas con dos hebras

Para realizar la **torzada con doble hebra,** siga los pasos que se describen en el **Procedimiento 12-11.**

Ⓟ 12-11: Torzada con doble hebra

Consulte la página 442

Rastas

Las **rastas** son redes separadas de cabello rizado con textura que se entrelazan y entretejen entre sí (**figura 12-55**). Las rastas son un peinado de textura permanente que se logra sin utilizar productos químicos. Su elaboración se lleva a cabo en varias etapas lentas, que pueden llevar de seis meses a un año, según la longitud, densidad y patrón de ondulación del cabello (**tabla 12-3**).

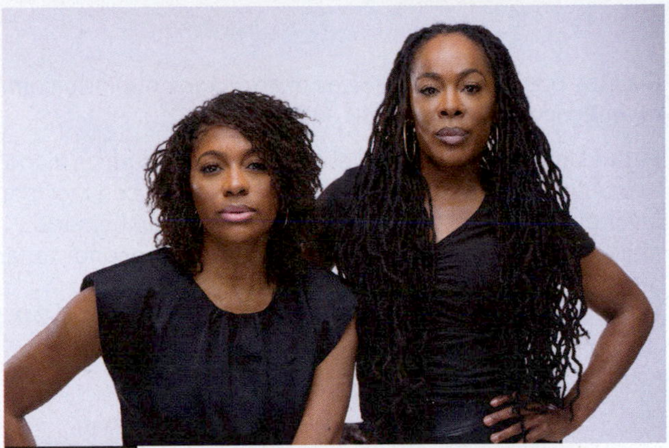

Fig. 12-55 Rastas

Tabla 12-3

Fases de desarrollo de las rastas

FASE	CARACTERÍSTICAS DE LA RASTA
Fase 1: Rastas iniciales	El cabello es suave y se enrolla en configuraciones en forma de espiral. El bucle es terso y la punta está abierta. Tiene una textura brillante o lustrosa.
Fase 2: Etapa previa a las rastas	El cabello comienza a entrelazarse y entretejerse. Las unidades separadas comienzan a esponjarse y a aumentar de tamaño. Las unidades ya no se ven lustrosas o suaves.
Fase 3: Etapa de brote	Se puede sentir un bulbo en el extremo de cada rasta. El cabello se entrelaza y el bloqueo continúa.
Fase 4: Etapa de crecimiento	Las rastas se forman y crecen y el cabello comienza a recuperar longitud. La rasta quizá todavía esté crespa, pero existen algunas zonas sólidas.
Fase 5: Etapa de maduración	Las rastas están cerrados en las puntas, también son densas y opacas y no reflejan la luz. Ahora, las rastas son mucho más largas y están completamente formadas.

Existen varias formas de elaborar rastas, como el doble enroscado, la envoltura con cordón, el ensortijado, el enrollado con la palma, el trenzado y la utilización de una herramienta especial para crear microrastas. Además, las rastas se formarán solas como nudos en el cabello con textura que no se peina o cepilla. Tal como lo demostraron los rastafari de Jamaica, si se deja que el cabello enroscado siga su desarrollo natural se entrelazará y formará rastas. Las refinadas rastas africanas poseen simetría y equilibrio.

Los cuatro métodos básicos para generar rastas son la técnica de ensortijado con peine, el método de enrollado con la palma, las trenzas o extensiones y las sisterlocs.

1. La **técnica de ensortijado con peine** es en especial eficaz durante las primeras etapas de creación de las rastas, cuando el bucle aún está abierto. Este método consiste en colocar el peine sobre el cuero cabelludo y, con un movimiento giratorio, hacer espirales con el cabello hasta formar un rizo. En cada vuelta, el peine desciende hasta alcanzar el extremo del tallo del cabello. Se obtiene un rizo ensortijado compacto y es excelente para cabellos cortos de 2,5 a 7,5 cm (1 a 3 in) (**figuras 12-56** y **12-57**).

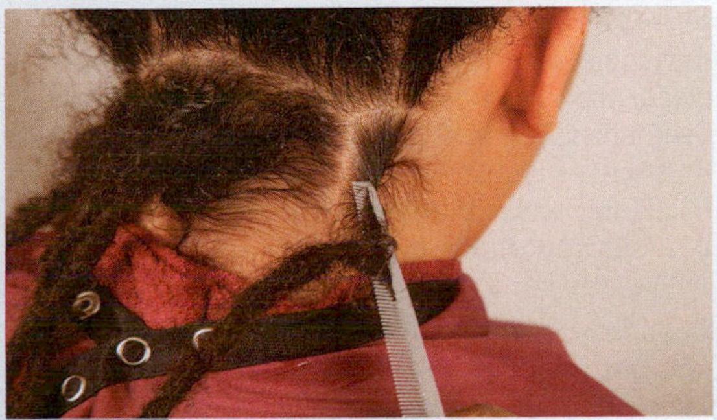

Fig. 12-56 Hacer espirales en el cabello con el peine

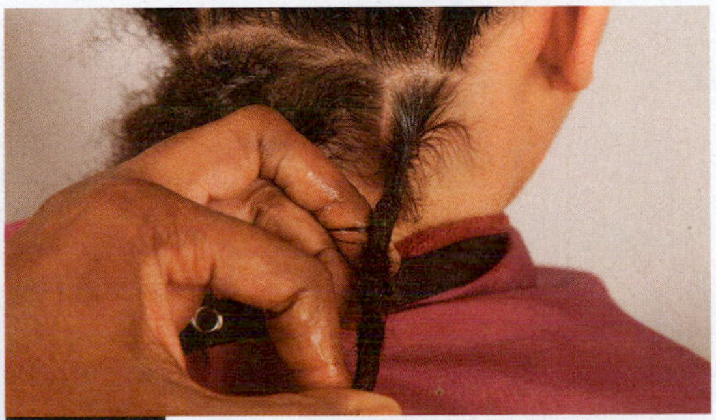

Fig. 12-57 Rasta terminada para retoque usando el nuevo crecimiento con la técnica de ensortijado con peine

Siga los pasos para crear rizos ensortijados nubios y comenzar rastas mediante la técnica de ensortijado con peine que se detalla en el **Procedimiento 12-12**.

Para el cuidado posterior del cliente, los rizos ensortijados nubios y los peinados ensortijados hacia afuera duran de dos a tres semanas y pueden comenzar a formar rastas con facilidad en el cabello si no se peinan antes de las cuatro semanas. Es necesario lavar el cabello con champú y acondicionador, peinarlo y desenredarlo cada dos o tres semanas. Peine los bucles hacia afuera, aplique champú y use tratamientos de vapor acondicionador para que el cabello y cuero cabelludo se mantengan saludables.

Ⓟ 12-12: Técnica de ensortijado con peine: nudos nubios inicio de rastas *Consulte la página 447*

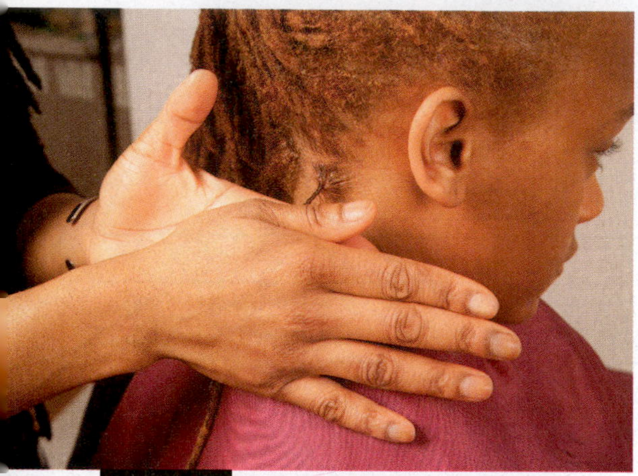

Fig. 12-58 Enrolle el cabello o rasta entre las palmas.

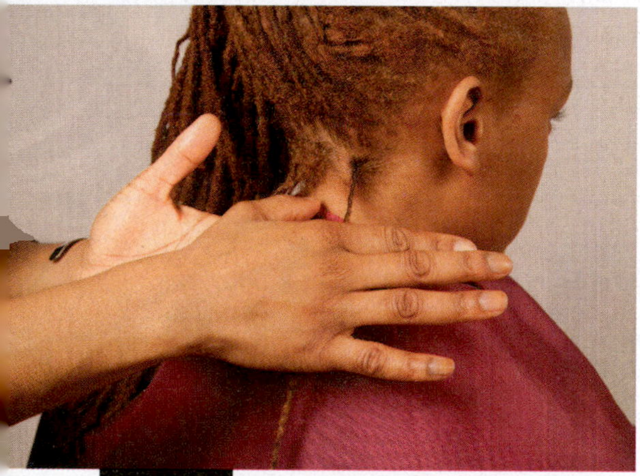

Fig. 12-59 Enrolle descendiendo por el tallo de la rasta.

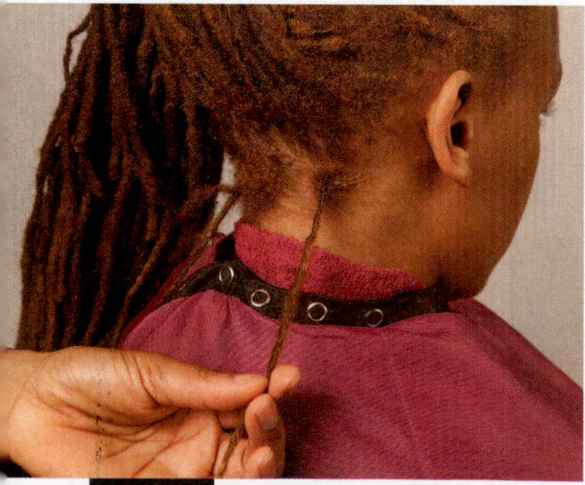

Fig. 12-60 Ensortijado terminado

2. El **método de enrollado con la palma de la mano** es el más suave para el cabello y se utiliza en todas las etapas naturales de la formación de rastas. El enrollado con la palma aprovecha la capacidad natural del cabello para formar bucles. El método consiste en aplicar gel a subsecciones humedecidas ubicando la porción de cabello entre ambas palmas y enrollando en la dirección de las manecillas del reloj, o en sentido contrario (**figura 12-58**). Con cada vuelta, a medida que desciende por el tallo del cabello (**figura 12-59**), se forma todo el bucle (**figura 12-60**). Las divisiones del cabello pueden ir en direcciones específicas, horizontales, verticales o en zigzag. Los diseños decorativos y las formas esculpidas son algunas de las opciones creativas por las que puede optar.
3. Las **trenzas y extensiones** son otra forma eficaz de comenzar a generar las rastas y consisten en dividir el cabello en secciones del tamaño deseado de rastas y hacer una trenza simple que llegue hasta el final. Se pueden agregar fibras de cabello sintético, de cabello humano o hilo a la trenza simple para formar una rasta. Después de varias semanas, la trenza crecerá alejándose del cuero cabelludo, momento en el cual, se podrá utilizar el método de enrollado con la palma para que el nuevo crecimiento de cabello forme rastas. Diríjase al **capítulo 13, Trenzas y extensiones trenzadas**, página 484, para obtener más información sobre extensiones.
4. **Sisterlocs** es un método de entrelazamiento que forma rastas de manera instantánea en cualquier tipo de cabello texturado, ya sea lacio, alisado, ondulado, rizado, ensortijado o muy texturado, mediante una herramienta especial para obtener una rasta individual.

Después de que las rastas hayan crecido hasta alrededor de 12,5 cm (5 in), se pueden peinar en trenzas, nudos bantú, trenzas en hilera, torzadas planas o torzadas. Los estilistas también pueden usar conjuntos texturizados para crear peinados dimensionales. Una vez que las rastas sequen por completo, suéltelas para crear peinados con rastas rizadas y en espiral.

MANTENIMIENTO DE LAS RASTAS

El modelado o formación de las rastas requiere paciencia y compromiso por parte del cliente. Al principio, el cliente debe recibir servicios profesionales de modelado o arreglo del cabello con frecuencia para asegurar un buen resultado.

Una vez comenzado el proceso de formación de rastas, los estilistas deben recomendar al cliente que visite el salón para realizarse el mantenimiento básico de las rastas (limpieza, acondicionamiento con vapor y retorcimiento) al menos cada dos o tres semanas. Según el patrón de rizo o ensortijado, las rastas pueden tardar de seis meses a un año en formarse por completo. Es muy recomendable que el cliente realice mantenimiento en el hogar entre las visitas al salón de belleza. Es importante que los estilistas aconsejen a los clientes realizar lo siguiente:

- Limpiar el cuero cabelludo con una solución de aceite tea tree entre las visitas al salón, una vez por semana o según sea necesario para mantener un cuero cabelludo saludable.
- Hidratar los tallos de las rastas con un acondicionador sin enjuague en aerosol líquido.

- Hidratar el cuero cabelludo y las rastas con aceites esenciales en aerosol a diario o según sea necesario.
- Volver a enroscar las rastas encrespadas alrededor del contorno del cuero cabelludo, según sea necesario, con una manteca para rastas, una pomada cremosa hecha de aceites vegetales, manteca de karité y vitaminas.
- Al momento de acostarse, envolver las rastas con un gorro de raso o un pañuelo muy grande de satén o seda para ayudar a conservar las rastas recién arregladas; los gorros y pañuelos de satén y seda ayudan a evitar que las rastas se quiebren, que las pelusas se adhieran a las rastas y que los aceites naturales se sequen.

Cuando las rastas tienen un enroscado excesivo o están muy tensionadas porque no recibieron cuidado o tratamientos de vapor con aceite y acondicionamiento, se vuelven débiles, delgadas y es necesario restaurarlas. Por lo general, el proceso de restauración de las rastas se realiza envolviendo cabello humano con textura afro alrededor de toda la rasta o el área que necesita reparación. También es posible quitar la rasta y coserla en una base trenzada individual. Sin embargo, si el cabello del cuero cabelludo es demasiado delgado y la rasta también es débil, es mejor cortar la rasta y comenzar de nuevo.

Para conservar y arreglar rastas siga los pasos que se describen en el **Procedimiento 12-13**.

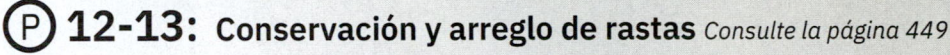

Ⓟ 12-13: Conservación y arreglo de rastas *Consulte la página 449*

Verificación

17. ¿Qué son el método de rizado y el de ensortijado? ¿En qué se diferencian?
18. Mencione y describa las etapas de desarrollo de las rastas.

OA 9 Describir y realizar técnicas de cardado y de formación de rizos.

Comprensión y creación de rizos

Ya sea que realiza un peinado en húmedo o con una plancha, conocer las partes que conforman el rizo y su disposición adecuada le permite crear una base para el peinado final (**figura 12-61**).

- La **base** es el mechón de cabello en el cual se coloca el rulo o cilindro. El tipo de base que se utilice incide en el volumen. La base es el cimiento estacionario o inmóvil del rizo, la zona más cercana al cuero cabelludo.
- El **tallo** es el cabello que queda entre el cuero cabelludo y el primer giro (arco) del cabello. El tallo proporciona la dirección y la movilidad del cabello.
- El **rizo**, también conocido como **círculo**, es el cabello que se envuelve para formar un círculo completo. El círculo determina, en gran medida, el tamaño de la onda o rizo y su resistencia.

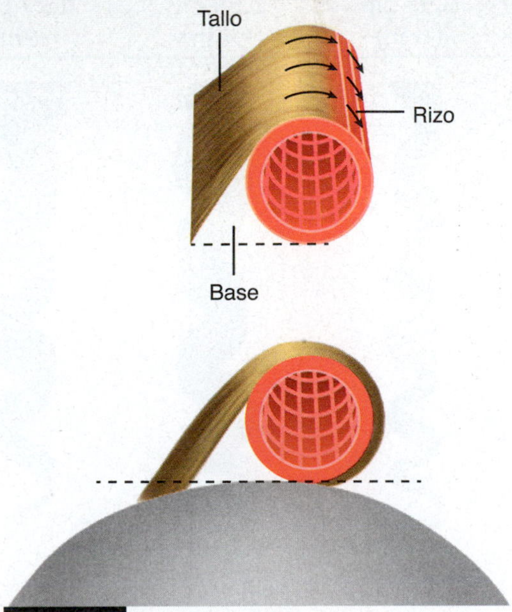

Fig. 12-61 Base, tallo y rizo

Formas de rizos

La relación entre la longitud del cabello y el tamaño de la herramienta rizadora determina si se obtendrá un rizo en forma de "C", una onda o un rizo. Estas tres formas se crean como se describe a continuación:

- Con un giro completo, se crea un rizo en forma de "C" (**figura 12-62**).
- Con un giro y medio, se crea una onda (**figura 12-63**).
- Con dos giros y medio, se crea un rizo completo (**figura 12-64**).

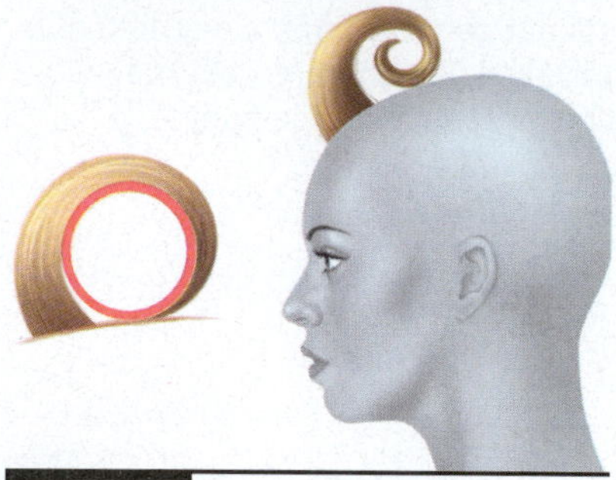

Fig. 12-62 Rizo en forma de C

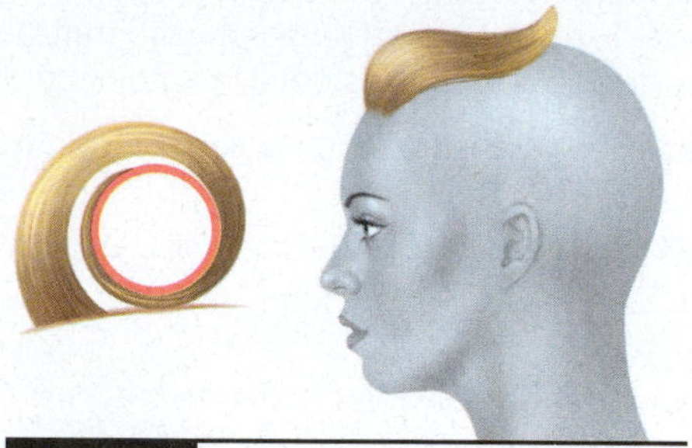

Fig. 12-63 Onda

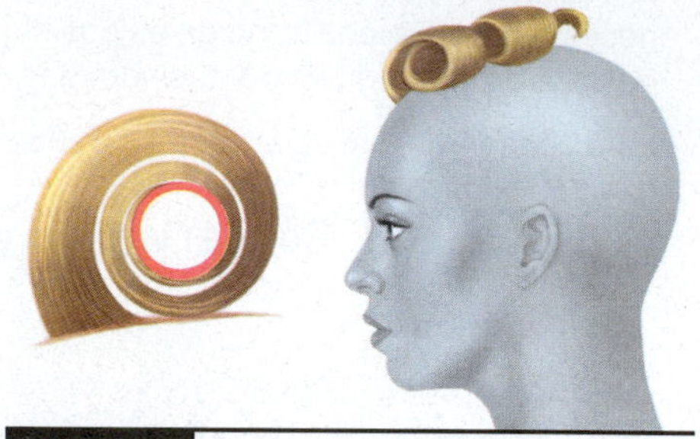

Fig. 12-64 Rizo

Formación de rizos

Los rizadores térmicos, los cepillos redondos y las herramientas utilizadas para peinados en húmedos están disponibles en una variedad de tamaños que se adaptan tanto a diferentes formas y tamaños de rizos, como al volumen general que se desea obtener (**tabla 12-4**). La regla universal del tamaño y la disposición de los rizos es siempre la misma, ya sea que realice un secado con secador, un peinado térmico o uno en húmedo.

Tabla 12-4

Rizos que se pueden obtener con planchas térmicas y rulos

0,95 cm (⅜ in)	1,59 cm (⅝ in)	1,27 cm (½ in)	1,91 cm (¾ in)	2,54 cm (1 in)	3,81 cm (1,5 in)	5,08 cm (2 in)

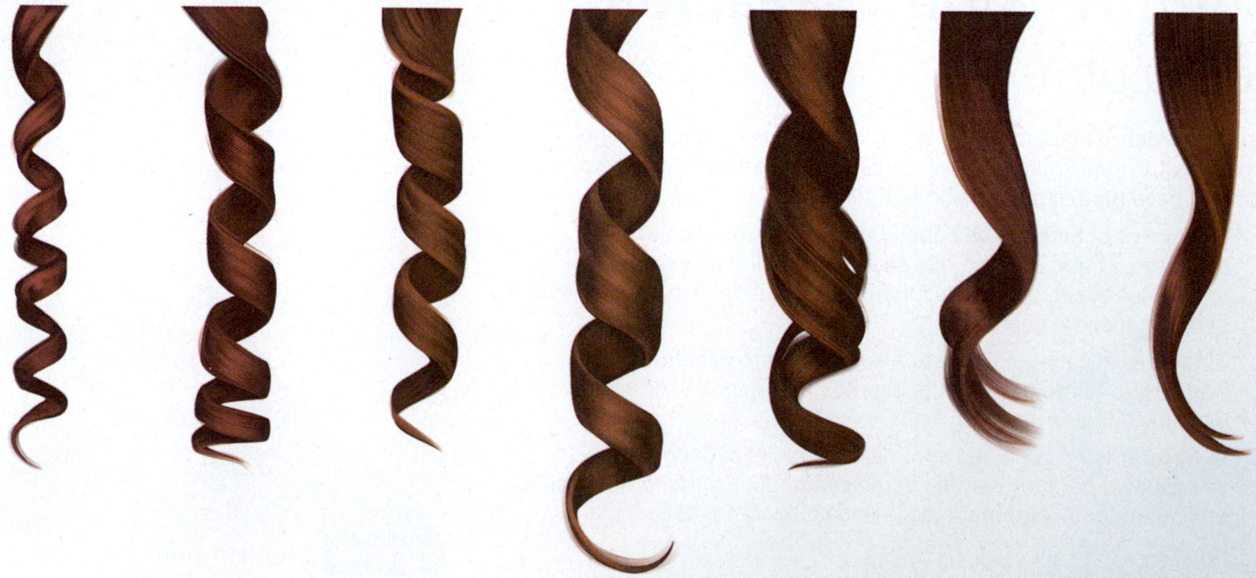

Tabla 12-4 (continuación)

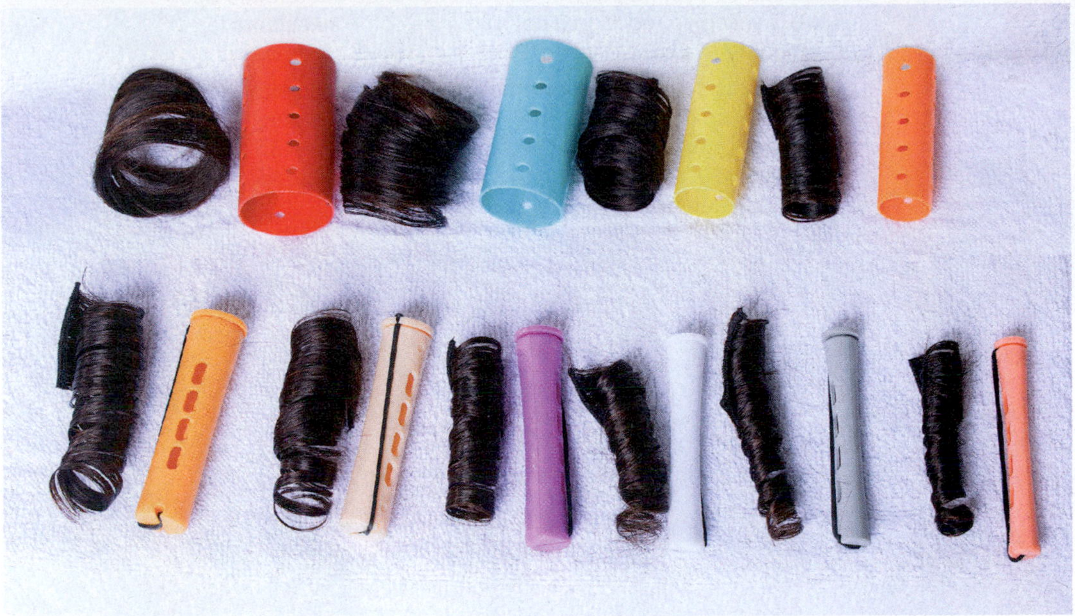

Patrones de rizado

Hay cuatro patrones básicos de rizado con los que se logran resultados específicos según la longitud del cabello. Entre ellos se incluyen rizos de raíz, rizos en espiral, ondas y rizos en las puntas **(tabla 12-5)**.

Tabla 12-5

Los cuatro patrones básicos de rizos

Rizo de raíz 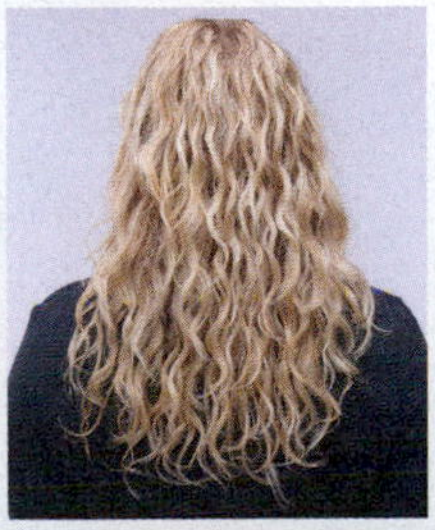	Crea volumen y movimiento mediante la formación de rizos desde el área del cuero cabelludo hasta las puntas Mejor para cabello corto o largo en capas	**Rizo en espiral** 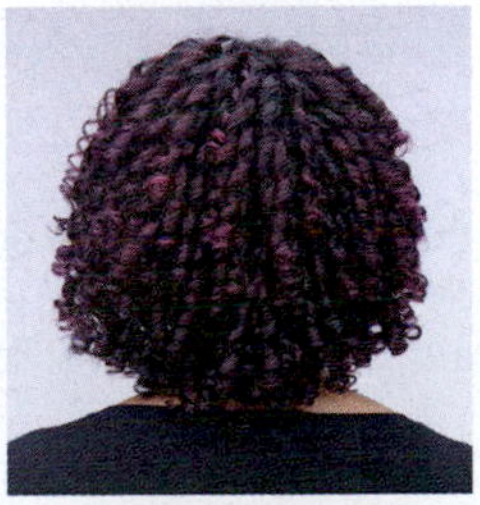	Crea volumen y un efecto de tirabuzón vertical al enrollar una hebra alrededor del bigudí Más apropiado para el cabello de un mismo largo
Ondas 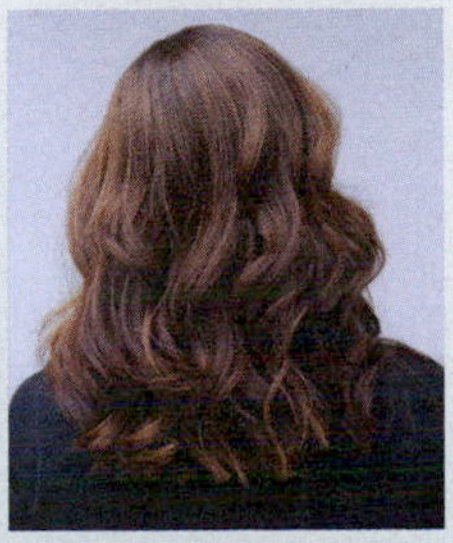	Crean volumen y textura mediante un patrón en forma de S y, por lo general, un potenciador de superficie Se pueden aplicar en cualquier textura y longitud	**Rizos en las puntas** 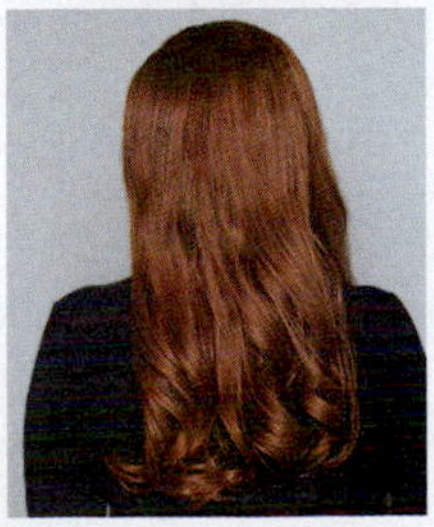	Crea una apariencia acabada girando las puntas del cabello por debajo o por encima con un rizador Recomendado para cabellos largos, medios o cortos

Tipos de base y colocaciones

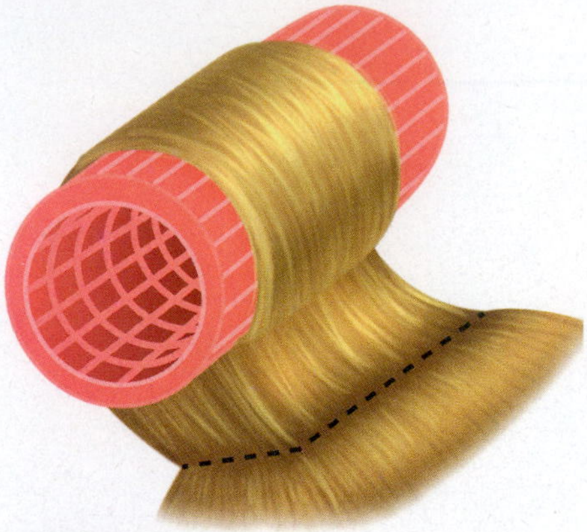

Fig. 12-65 Rizo con base de volumen

La cantidad de volumen que se obtiene depende del tamaño del cilindro, del cepillo redondo o del rulo, y de cómo se asienta la herramienta en la base del rizo. Existen cuatro tipos de base:

- Los **rizos con base de volumen** se colocan en lo alto de la base para obtener máximo volumen y elevación. Sostenga el mechón de cabello en un ángulo de 135°. Envuelva el mechón alrededor del cilindro ejerciendo una tensión media (**figura 12-65**).

- Los **rizos en base completa** se asientan en el centro de la base, lo que genera rizos intensos con volumen completo. Sostenga el mechón de cabello en un ángulo de 125°. Envuelva el cabello ejerciendo una tensión media (**figura 12-66**).

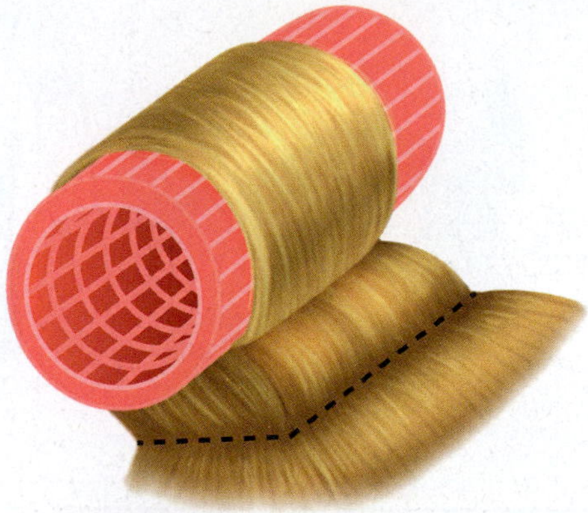

Fig. 12-66 Rizo en base completa

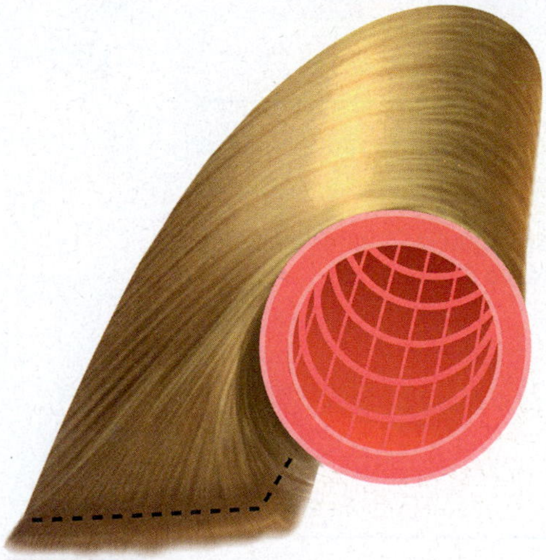

Fig. 12-67 Rizo en media base

- Los **rizos en media base** logran un volumen medio al colocar la mitad de la herramienta de peinado sobre la base y la otra mitad detrás de ella. Sostenga el mechón perpendicular (90°) a la cabeza y enrolle el cabello en forma descendente (**figura 12-67**).

- Los **rizos fuera de la base** logran el menor volumen posible al colocar la herramienta de peinado completamente fuera de la base. Sostenga el mechón de cabello a 45° de la base y enróllelo hacia abajo (**figura 12-68**).

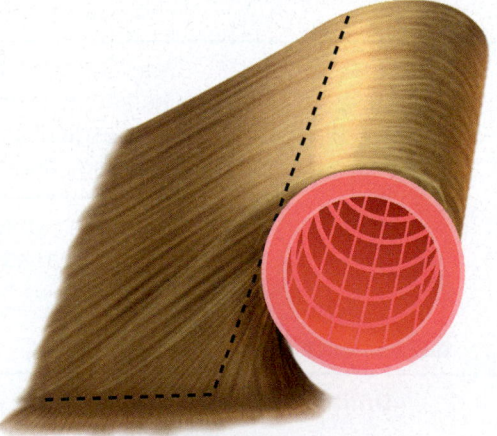

Fig. 12-68 Rizo fuera de la base

Técnicas de cardado

El **tizar con peine**, proceso también conocido como *cardado*, *enmarañado*, o *enlazado francés*, consiste en peinar pequeñas secciones de cabello de 5 a 7 cm (2 a 3 in) hacia afuera del cuero cabelludo y, luego, peinar el cabello desde el tallo hacia el cuero cabelludo, lo que genera que los mechones se apelmacen en el cuero cabelludo y formen un colchón o base. **Tizar con cepillo**, que también se conoce como *alborotar*, también se utiliza para formar un acolchado suave o para combinar dos o más patrones de rizos para lograr un peinado uniforme y suave.

LOS SEIS PASOS PARA TIZAR CON PEINE

Tizar con peine es un proceso que crea volumen en el cabello o una base mullida para peinados recogidos y semirrecogidos. Este último aporta volumen a la base. Cuando el cabello se dispone sobre esta base mullida, el peinado adquiere un volumen que parece natural, mayor estabilidad gracias a las horquillas que lo sostienen, o la ilusión de no estar demasiado controlado.

1. **Divida el cabello.** Comience en el frente y levante una sección de cabello de no más de 2,5 cm (1 in) de espesor y no más de 5 a 7,5 cm (2 a 3 in) de ancho.
2. **Inserte el peine.** Introduzca los dientes finos del peine en el cabello a una profundidad de cerca de 2,5 cm (1 in) del cuero cabelludo. Sostenga tensionado el cabello en que realiza el cardado (**figura 12-69**).
3. **Empuje el peine hacia abajo.** Empuje el peine con suavidad y firmeza hacia el cuero cabelludo. Repita este paso y trabaje la sección hasta lograr el volumen deseado (**figura 12-70**).

Fig. 12-69 Inserte el peine.

Fig. 12-70 Presione el peine hacia abajo.

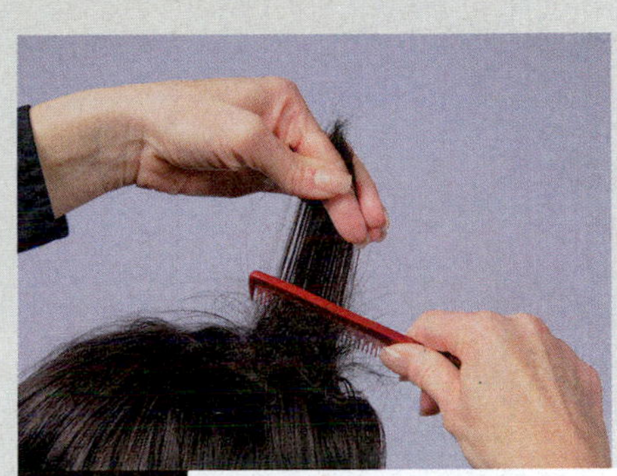

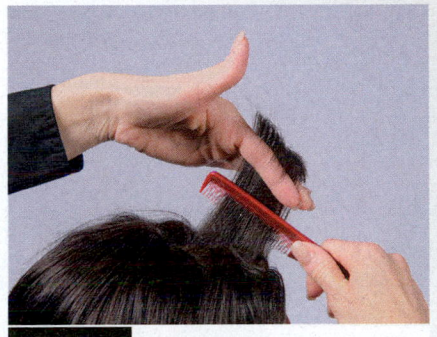

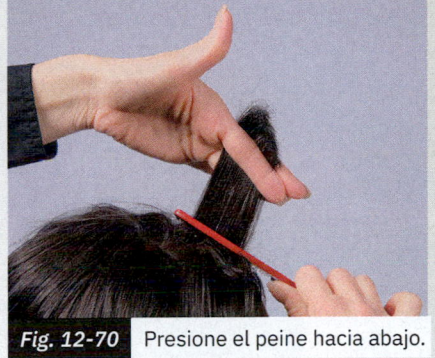

Fig. 12-71 Forme la base del cabello tizado con peine.

4. **Cree una superficie acolchada.** Si desea crear una superficie mullida (base), la tercera vez que inserte el peine, aplique el mismo movimiento de deslizamiento, pero empuje con firmeza el cabello hacia el cuero cabelludo. Retire el peine del cabello (**figura 12-71**).
5. **Repita para obtener volumen.** Repita el proceso y trabaje el mechón hasta lograr el volumen deseado.
6. **Suavice el cabello.** Para suavizar el cabello tizado, sostenga los dientes del peine a 45° en dirección opuesta a usted y muévalo con delicadeza sobre la superficie del cabello (**figura 12-72**).

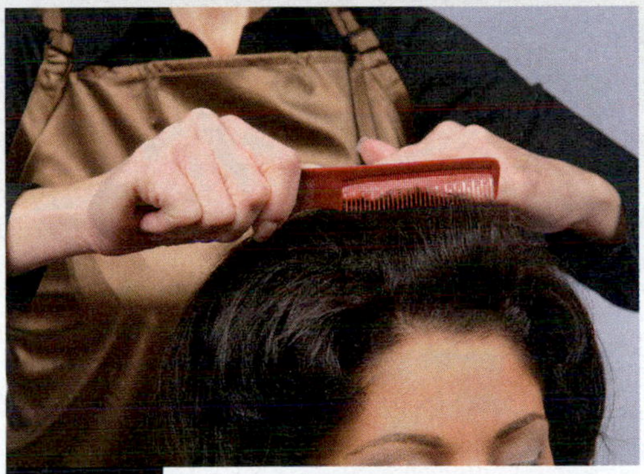

Fig. 12-72 Desenrede el cabello con el peine.

Sugerencia

Con un cepillo o peine, realice un cardado direccional para mejorar el proceso de peinado y el acabado final.

- *Para obtener mayor altura en el área de la coronilla, tome una sección horizontal de 1,25 cm (0,5 in). Sujete y sostenga con firmeza el cabello a unos centímetros de la base (dedos y pulgar). Mientras carda el cabello, mueva lentamente la mano que sujeta hacia adelante. Esto le dará una colocación de base con volumen.*
- *Para brindar un movimiento uniforme o lados más completos, comience en la línea del cabello y junte la primera sección de la raya lejos de la cara, luego junte secciones adicionales mientras sujeta y mueve la mano hacia la cara.*

LOS CINCO PASOS PARA TIZAR CON CEPILLO

Al tizar con cepillo, se obtiene un cardado más suave que al tizar con peine. Cuando se utiliza un cepillo, las cerdas que se orientan hacia abajo tizan el cabello, mientras que los lados del cepillo lo aplacan. Tizar con cepillo es la forma más efectiva de ejecutar esta técnica. Algunos cepillos más pequeños también son adecuados para tizar.

1. **Sostenga un mechón.** Levante una sección fina de cabello y sosténgala perpendicular al cuero cabelludo.
2. **Coloque el cepillo.** Sosteniendo el mechón apenas flojo, posicione un cepillo para cardado cerca de la base de la sección.
3. **Pase el cepillo.** Empuje y haga rodar el borde interior del cepillo con la muñeca hasta que toque el cuero cabelludo para así entrelazar el cepillo y el cabello (**figura 12-73**).
4. **Gire el cepillo.** Retire el cepillo del cabello con un giro de la muñeca para tirar hacia atrás una capa del cabello (**figura 12-74**). El cabello se entretejerá y formará una superficie mullida blanda en el cuero cabelludo.
5. **Suavice el cabello.** Para suavizar el cabello tizado, sostenga las cerdas del cepillo en un ángulo de 45° lejos de usted y apenas roce la superficie del cabello (**figura 12-75**).

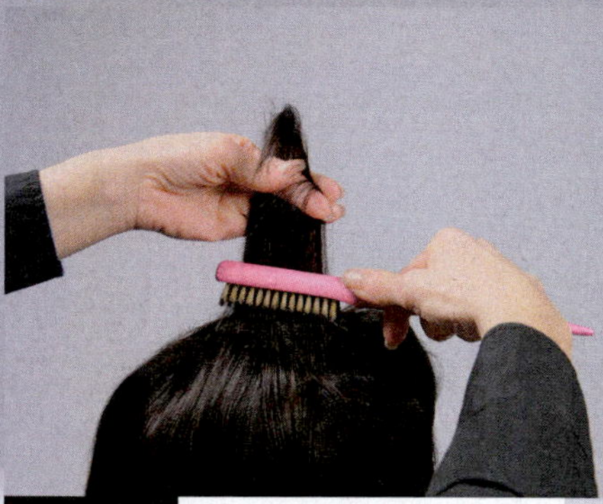

Fig. 12-73 Pase el cepillo.

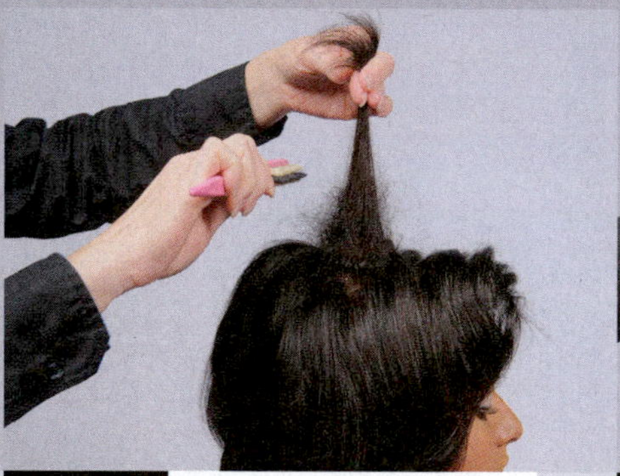

Fig. 12-74 Retire el cepillo.

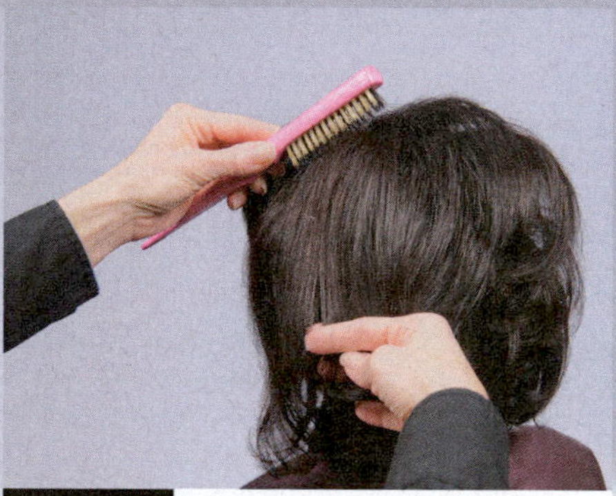

Fig. 12-75 Mezcle las secciones tizadas con cepillo.

Verificación

19. La relación entre la longitud del cabello y el tamaño de la herramienta rizadora determinará si se obtiene un rizo en forma de "C", una onda o un rizo. ¿Cómo se generan estas tres formas?
20. Describa el tizado con peine y el tizado con cepillo. ¿Cómo se ejecuta cada uno? ¿Con qué objetivos de peinado se realizan ambas técnicas?

OA 10 Explicar los diferentes tipos de fijaciones en húmedo y demostrar cómo se realizan.

Fijación en húmedo

Si bien la fijación en húmedo convencional no es tan común como antes, aún es relevante en relación con la manera en que los cosmetólogos arreglan el cabello. Los enfoques modernos de la fijación en húmedo y en seco brindan resultados más débiles y temporales que no llegan a durar una semana entre los servicios del salón. También se realizan rizados con horquillas o fijaciones de onda parciales para incorporar detalles adicionales al peinado, así como la clásica envoltura del cabello en la que se utiliza la cabeza como un rulo gigante y rulos tradicionales en la coronilla para darle un nuevo levantamiento de cabello suave en la parte superior.

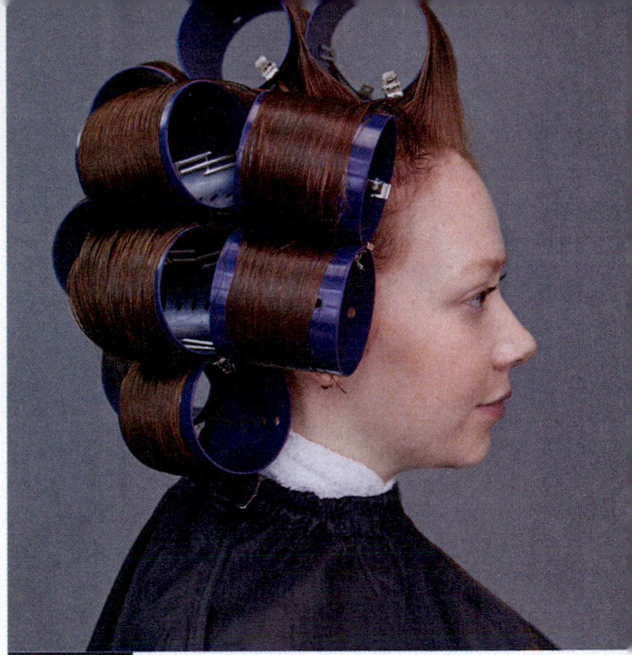

Fig. 12-76 Arreglo con rulos en cabello mojado

Rulos

Al envolver los rulos en cabello mojado con tensión, se obtiene un rizo más firme y sostenido que con otros métodos. En décadas anteriores, cuando era costumbre tener citas semanales en la peluquería, las fijaciones en húmedo aseguradas con laca eran fundamentales porque se esperaba que los peinados duraran hasta dos semanas. En la actualidad, los rulos en húmedo se utilizan para rizar y levantar el cabello en peinados recogidos y crear rizos sueltos y voluminosos. Los rulos que se utilizan para estos fines suelen ser más grandes que los utilizados en el pasado.

Para lograr la fijación necesaria para que el arreglo con rulos quede firme, se aplican geles o lociones suaves antes de enrollar el cabello (**figura 12-76**). Separe una sección que tenga el mismo ancho que el rulo. Con un peine de dientes finos, peine el cabello hasta que quede suave. Enrolle el cabello desde las puntas hasta el cuero cabelludo. Asegúrese de que los extremos estén peinados lisos y rectos, y se dispongan al ras contra el rulo. Fije con horquillas.

Antes de realizar cualquier peinado, es necesario preparar el cabello. Siga los pasos de **Preparación del cabello para peinarlo** que se encuentran en el **Procedimiento 12-1**. Luego siga los pasos para ejecutar la **Fijación en húmedo con rulos** que se describen en el **Procedimiento 12-14**.

Ⓟ 12-14: Fijación en húmedo con rulos *Consulte la página 452*

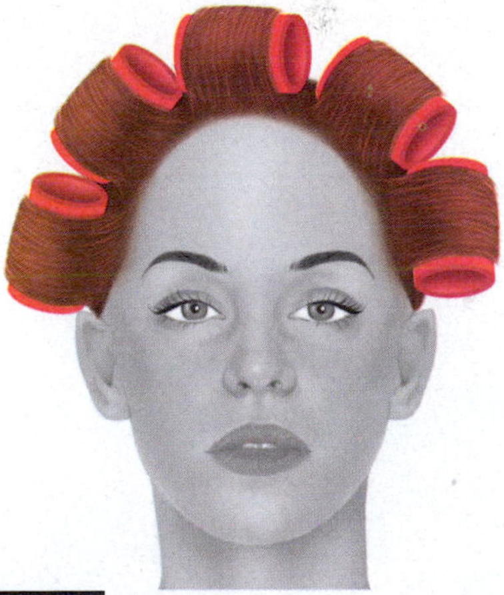

Fig. 12-77 Raya diagonal con el pelo ligeramente enrollado hacia arriba y hacia atrás

FIJACIÓN DIRECCIONAL CON RULOS

Para obtener los mejores resultados de la fijación moderna con rulos, genere una fijación direccional con rulos que ayudará a dar forma a los peinados. Si el objetivo es que a los lados del peinado el cabello vaya hacia atrás, cree una raya en diagonal y enróllelo ligeramente hacia arriba y hacia atrás para seguir la curvatura de la cabeza (**figura 12-77**).

Si el peinado terminado tiene volumen en la parte superior, enrolle el cabello en base completa o con base de volumen a la altura de la coronilla (**figura 12-78**).

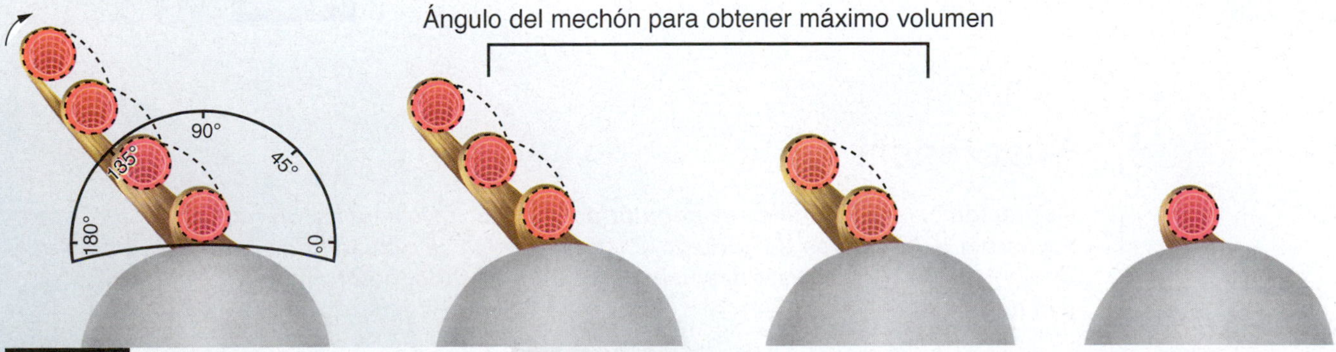

Fig. 12-78 Enrollar el cabello sobre la base

Si el objetivo es que el cabello caiga recto por la espalda, enrolle esa área en un patrón en hilera tipo ladrillo para evitar que se quiebre el cabello una vez que esté seco (**figura 12-79**).

EL ARTE DEL CEPILLADO

Una vez que retire los rulos, pase los dedos desde el cuero cabelludo hasta las puntas, hasta que se desarmen todos los rizos. Pase los dedos por la base y sacuda con suavidad el cabello para aflojar los rizos en el cuero cabelludo y aflojar así el área del cuero cabelludo. Si es necesario que el rizo esté más alisado, utilice un cepillo de cerdas suaves (de preferencia naturales) para cepillar el cabello desde el cuero cabelludo hasta las puntas, en dirección de la nuca hacia arriba, de los lados hacia arriba y hacia atrás, y así, hasta que el cabello esté libre de marcas de rulos o separaciones y los rizos se mezclen.

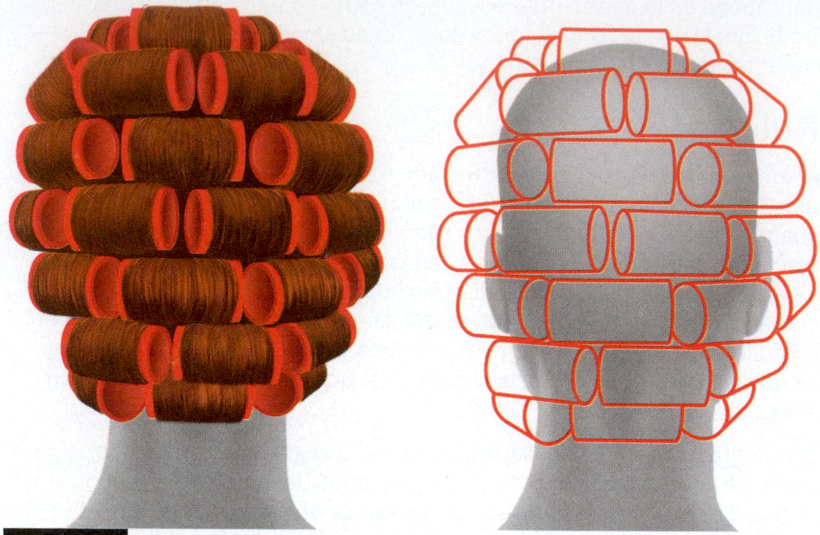

Fig. 12-79 Patrón tipo ladrillo

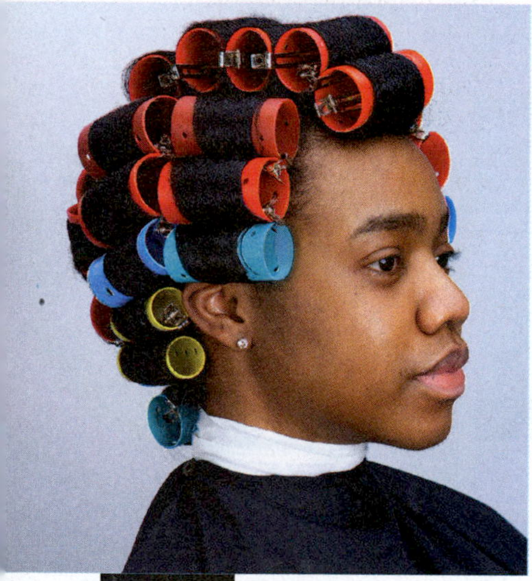

Fig. 12-80 Fijación con rulos en cabello seco

Fijación en el cabello mojado

En la actualidad, la fijación con rulos más común se realiza con el cabello húmedo o seco (**figura 12-80**). Cuando realice fijaciones en el cabello mojado, rocíelo con un producto ligero para peinar. Luego enrolle el cabello en el rulo aplicando una tensión media a ligera y asegúrelo en el cuero cabelludo con clips. A continuación, séquelo con un secador que tenga difusor o con un secador de pie y enfríelo con el botón de aire frío del secador. Por lo general, la fijación en cabello mojado comienza con un secado con secador y cepillo redondo; luego, se sostiene cada sección en un rizo cilíndrico para fijar aún más el cabello (**figura 12-81**). Un rizo cilíndrico se enrolla en forma de rulo, pero sin el rulo. Es teoría es una técnica de formación de rizos con horquillas.

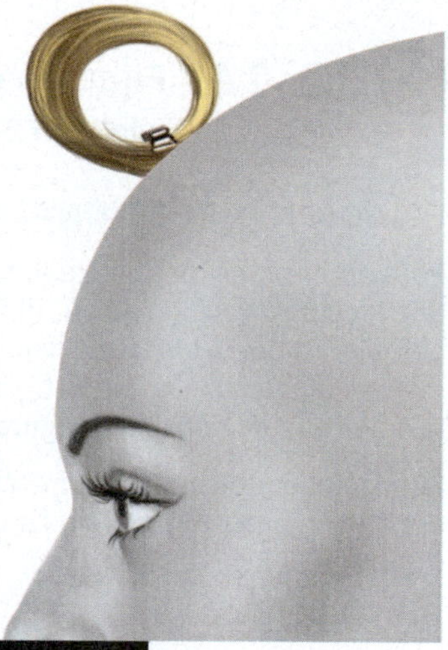

Fig. 12-81 Rizo de barril

Sugerencia

La fijación en seco también es popular para crear rizos suaves. Se realiza de la misma manera que la fijación en húmedo, excepto porque se realiza una segunda aplicación de spray para peinar justo después de enrollar el cabello para mejorar la fijación y la definición.

Ondulaciones con los dedos

La **ondulación con los dedos** implica modelar y direccionar el cabello en forma de "S" con los dedos, un peine para peinar y una loción o espuma para peinar. Si bien la ondulación con los dedos estaba de moda en las décadas de 1920 y 1930, este peinado aún es una opción elegante para ocasiones especiales (**figura 12-82**). La ondulación con los dedos brinda glamour a los diseños y es una excelente técnica para aprender a mover y dirigir el cabello y peinarlo según la curvatura de la cabeza.

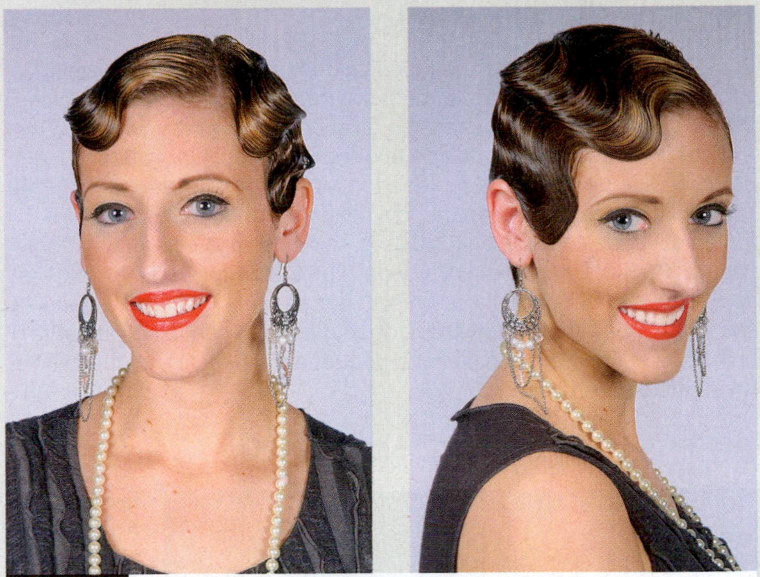

Fig. 12-82 Ondulación horizontal con los dedos

LOCIÓN PARA ONDULAR CON LOS DEDOS

La **loción para ondular con los dedos**, también conocida como *gel líquido para peinar*, es un tipo de gel para el cabello que lo deja lo suficientemente flexible para fijarlo en su lugar durante el procedimiento de ondulación con los dedos. Una buena loción para ondular con los dedos es inofensiva para el cabello y no forma escamas al secarse.

A medida que avanza en el peinado de ondas con los dedos, rocíe el cabello con agua para mantenerlo flexible y moldeable. Agregue loción según sea necesario. No utilice demasiada loción cada vez que rocía. Cuando se utiliza en exceso, el cabello queda muy mojado y la loción para ondular se escurre. Un producto para peinar alternativo es una espuma de fijación firme.

Sugerencia

Si utiliza una loción para peinar sin escamas y de igual modo se escama en el cabello, es posible que esté usando demasiado producto. Tenga en cuenta la cantidad que aplica. Asegúrese de que cada mechón esté cubierto con loción para peinar distribuida de manera uniforme en toda la sección de rizado.

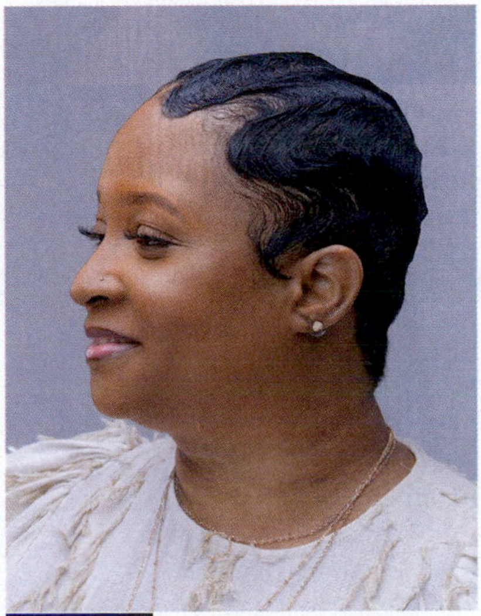

Fig. 12-83 Ondulación con los dedos en el cabello corto

ONDULAR CON LOS DEDOS

Dominar la técnica de ondulación con los dedos le permite incorporar detalles y formas únicas en estilos modernos y crear peinados retro para ocasiones especiales. La clave para dominar el movimiento de los dedos es practicar con frecuencia, pedir a expertos que evalúen su trabajo y esforzarse por perfeccionar sus diseños.

Antes de realizar cualquier peinado, es necesario preparar el cabello. Siga los pasos de **Preparación del cabello para peinarlo** que se encuentran en el **Procedimiento 12-1**. Luego, siga los pasos para ejecutar una **Ondulación horizontal con los dedos** que se describen en el **Procedimiento 12-15** para aprender a formar una onda con los dedos y crear un peinado de ondulación con los dedos. Cuando comience el proceso de aprendizaje para hacer ondas con los dedos, practique en cabellos más cortos (**figura 12-83**).

Ⓟ 12-15: Ondulación horizontal con los dedos

Consulte la página 454

Moldeado del cabello

El moldeado de cabello es una técnica de fijación que se realiza en cabellos de largo muy corto a mediano tratados con alisado químico. Prepara el cabello para un servicio térmico. Existen tres tipos de moldeado de cabello: modelado texturizado, modelado chato y una combinación de ambos. El moldeado texturizado se realiza para clientes que desean una apariencia rizada texturizada. El cabello se fija en delicadas ondas con los dedos mediante una espuma fijadora (**figura 12-84**). Una vez que las ondas con los dedos están terminadas, se coloca al cliente debajo de un secador de pie. Cuando el cabello está seco, las ondas se peinan y los rizos se disponen con la herramienta térmica elegida (Marcel o plancha pequeña para alisar), lo que genera un aspecto texturizado.

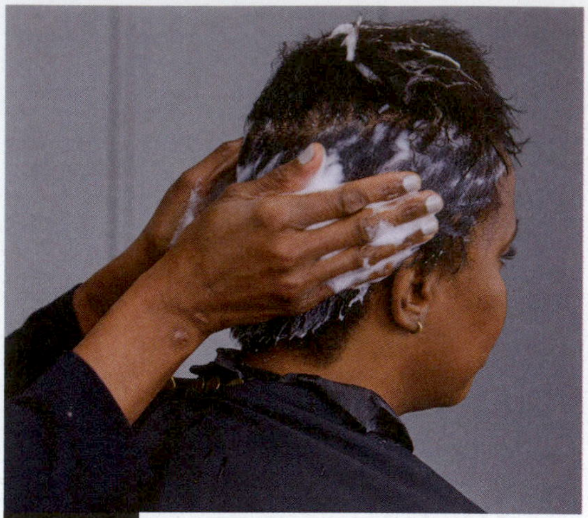

Fig. 12-84 Use espuma fijadora para moldear.

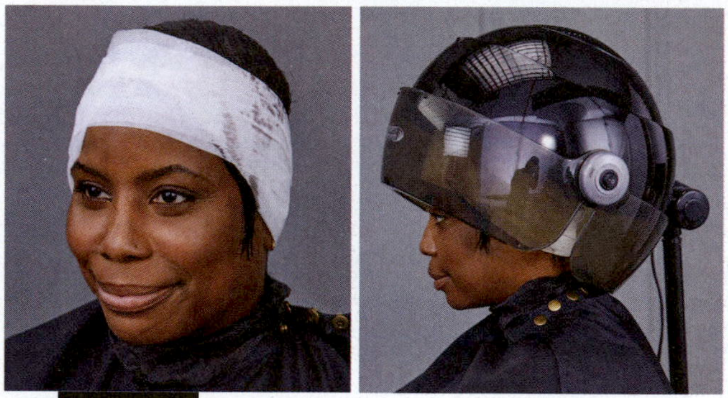

Fig. 12-85 Moldeado chato

El moldeado chato se obtiene mediante el alisado del cabello por el contorno de la cabeza (**figura 12-85**). El aspecto final de un moldeado chato tiene muchas variaciones y depende del peinado que desee el cliente. Al frente, los lados y el vértice se le puede dar una combinación de chato (recto) o envoltura parcial. El moldeado chato básico incluye que la parte lateral tenga todo el cabello plano y suave. Para obtener este estilo, cree la división lateral y, luego, comience en el área de la nuca con espuma fijadora. Extienda cada sección de manera chata, trabajando desde la nuca hasta la parte superior de la cabeza, mientras extiende cada sección sobre la última sección. Coloque tiras para el cabello (tiras para envolver) alrededor de la circunferencia de la cabeza. Asegure las tiras atándolas o enroscándolas. Coloque a su cliente debajo de un secador de pie. Cuando el cabello esté parcialmente seco, retire las tiras. Permita que el cabello se seque por completo y, luego, péinelo en su totalidad para liberar el moldeado y continúe con un servicio térmico para peinar como desee.

Envoltura de cabello

La **envoltura de cabello** es una técnica popular de fijación en húmedo que se utiliza para suavizar y alisar el cabello que tuvo un tratamiento de alisado químico mientras conserva una forma hermosa (**figura 12-86**). Con este método, peine el cabello y envuélvalo alrededor de la cabeza para darle un contorno suave y redondeado, lo que crea un efecto similar al que se logra con los rulos. Envuelva el cabello húmedo con espuma fijadora y asegúrelo con tiras de papel para envoltura de cabello (o bandas para el cuello) alrededor de la circunferencia de la cabeza. Asegure las terminaciones atándolas o enroscándolas. También puede utilizar una banda para envolver el cabello, un pañuelo o una redecilla. Luego, seque el cabello con un secador de pie. Una vez que el cabello esté parcialmente seco, retire las tiras. Permita que el cabello se seque por completo y, luego, péinelo siguiendo la misma dirección de la envoltura. Peine con una plancha para alisar y la herramienta líquida de su elección para sumar lustre o brillo.

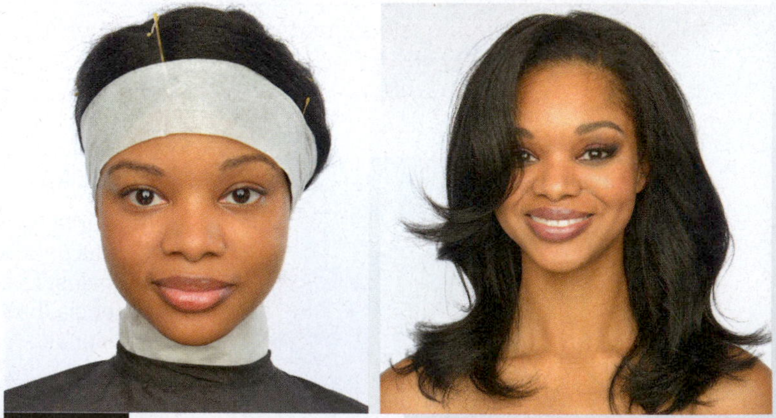

Fig. 12-86 Envoltura de cabello

ENVOLTURA CON VOLUMEN

Cuando se envuelve el cabello, se obtiene poco volumen porque el cabello en el cuero cabelludo no está levantado. Si desea aumentar la altura, coloque rulos grandes directamente en la coronilla y vértice y envuelva la cabeza con el resto del cabello. Coloque al cliente debajo de un secador de pie. Para el peinado, retire los rulos y suelte los rizos con un peine lateral. Utilice una plancha para alisar con el fin de suavizar el cabello envuelto. Si el rizo logrado con los rulos es demasiado apretado para el cliente, utilice una plancha de barril grande o una plancha para alisar y así aplacar apenas el rizo. Aplique un *spray* de brillo ligero para terminar el peinado. Esta técnica funciona mejor en cabellos naturalmente lisos, ondulados o alisados.

ENVOLTURA CON RULOS

La envoltura con rulos es una excelente opción para aquellos a los que les gusta la suavidad de una envoltura, pero prefieren tener más volumen en todo el peinado. Comience por colocar rulos en toda la cabeza con espuma de fijación. El aspecto final que se desee determina el patrón de enrollado que seguirá. Después de fijar toda la cabeza, coloque al cliente debajo de un secador de pie hasta que el cabello se seque por completo. Retire los rulos y utilice un cepillo o peine con cerdas de jabalí para realizar una envoltura en seco, que consiste en disponer el cabello con firmeza alrededor del contorno de la cabeza. Para mantener el cabello en su lugar, coloque una envoltura plástica alrededor de la cabeza. Cubra todo el cabello con la envoltura plástica (**figura 12-87**). Luego, vuelva a colocar al cliente debajo del secador durante 10 a 15 minutos, según la densidad del cabello. La envoltura plástica actúa como un sellador con calor, lo que hace que el arreglo con rulos se alise y suavice. Retire la envoltura plástica de la siguiente manera: coloque ambas manos sobre la cabeza del cliente y gire con suavidad la envoltura en la misma dirección en que se envuelve el cabello hasta que se suelte. Peine el cabello según la dirección en que se envuelve hasta que todo el cabello quede suelto. Use un peine lateral para distribuir el cabello según el aspecto final deseado. Aplique un brillo ligero o en aerosol para terminar el peinado.

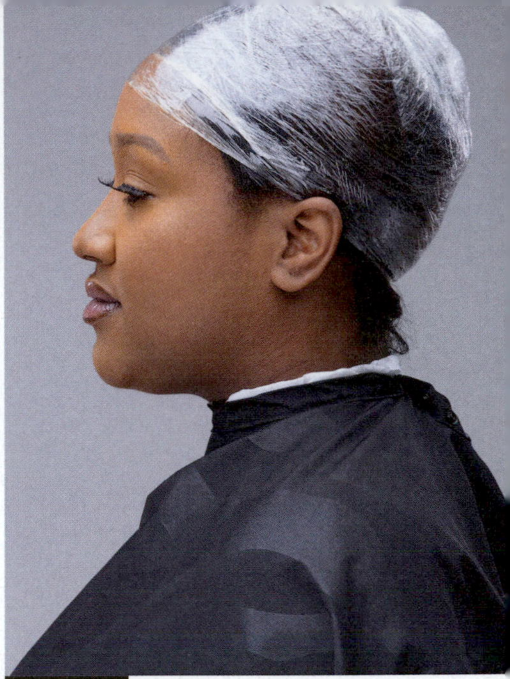

Fig. 12-87 Cubra el cabello con "envoltura plástica".

ENVOLTURA CON RULOS Y SECADO

La envoltura con rulos y secado es un servicio que se realiza sobre cabellos vírgenes con mucha textura. Se utilizan rulos para estirar el patrón de rizos y un secador y un cepillo redondo para alisar el cabello. Para obtener los mejores resultados con esta técnica, realícela en clientes con rizos sueltos, cabello ondulado o cabello que no requiere alisarse con una plancha. Aplique un protector térmico y una pequeña cantidad de crema para alisar sobre el cabello antes de fijarlo con rulos. Luego fije el cabello en un patrón recto mediante rulos gigantes. Deje que el cabello se seque, retire los rulos y, luego, seccione el cabello para controlarlo. Para peinarlo, utilice un cepillo redondo con cerdas de jabalí y un secador para alisar primero el área de la base del cabello. Continúe pasando cepillo y dando calor para alisar el resto del mechón. El cepillo redondo dejará el cabello suave con un pequeño saliente en las puntas. Ejecute estos pasos en toda la cabeza. Peine con un peine lateral y un spray de brillo.

ENVOLTURA DOOBIE

Para el mantenimiento de cualquier peinado envuelto se utiliza la técnica denominada *envoltura doobie*. Una envoltura doobie es un procedimiento de envoltura en seco en el que se utiliza un peine o un cepillo con cerdas de jabalí **(figura 12-88)**. Envuelva el cabello alrededor de la cabeza siguiendo los mismos pasos que para una envoltura en húmedo. Si el cabello es demasiado corto para permanecer en esta posición por sí solo, use pinzas pico de pato que mantendrán el cabello en su lugar hasta que quede envuelto por completo y asegurado con una redecilla grande o un pañuelo de seda que se ata en la frente. Una vez asegurado, retire todos los clips para evitar que se formen hendiduras. La envoltura doobie se puede utilizar en todas las técnicas de envoltura a modo de mantenimiento nocturno. Todos los peinados realizados en cabello virgen con mucha textura corren el riesgo de volver al patrón de rizo original, por lo que los clientes deben recibir capacitación sobre cómo mantenerlos.

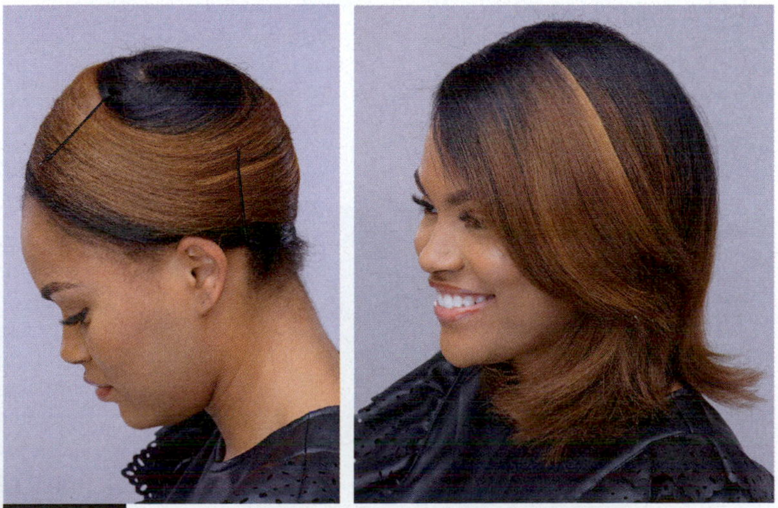

Fig. 12-88 Envoltura doobie

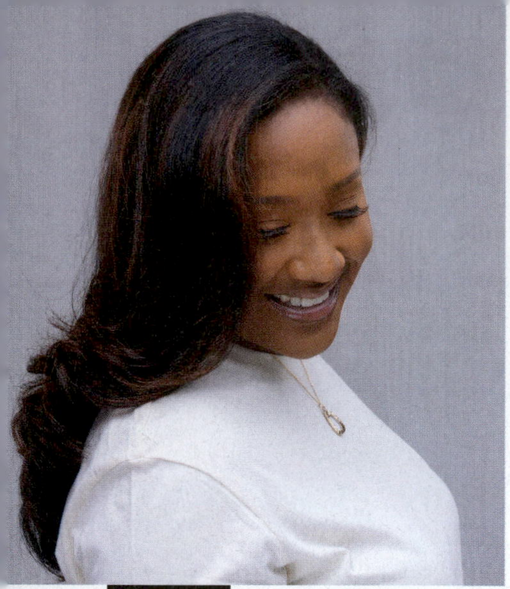

Fig. 12-89 Alisado de seda

ALISADO DE SEDA

Este procedimiento se realiza en cabellos vírgenes con mucha textura. Si se busca una apariencia recta, todos los patrones de ondas y rizos pueden beneficiarse de este procedimiento. Utiliza secador de pelo, plancha para alisar y "envoltura plástica" **(figura 12-89)**. Comience por aplicar acondicionador sin enjuague y protector térmico al cabello del cliente. Seque con secador según las técnicas explicadas en el **Procedimiento 12-2, Secado del cabello muy texturizado antes de realizar una fijación térmica**. Si desea más vitalidad, reemplace el cepillo de paleta por un cepillo redondo y planche el cabello. Use un peine térmico para los bordes si el cabello es demasiado corto para la plancha. Si desea obtener más rizos, rice el cabello y termine con productos líquidos de acabado. Para terminar el alisado de seda, envuelva el cabello con la envoltura doobie en seco y cubra de forma segura toda la cabeza con una envoltura plástica. Coloque al cliente debajo de un secador de pie durante 10 a 15 minutos y, luego, retire la envoltura plástica colocando ambas manos sobre la cabeza del cliente y girándola con suavidad en la misma dirección en que se envuelve el cabello hasta que se suelte. Peine el cabello y aplique lustre o un producto ligero para darle brillo.

Antes de realizar cualquier peinado, es necesario que prepare el cabello. Siga los pasos de **Preparación del cabello para peinarlo** que se encuentran en el **Procedimiento 12-1.** Luego, siga los pasos para realizar una **Envoltura de cabello en cabello grueso y ensortijado** que se describen en el **Procedimiento 12-16**. La técnica de envoltura del cabello se puede incorporar a otros servicios de peinado, como el rizado térmico. En el **Procedimiento 12-17, Rizado de cabello corto alisado**, aprenderá primero a envolver el cabello y después rizarlo con una plancha para alisar. Diríjase al **Procedimiento 12-18, Alisado de seda**, si desea conocer los pasos para completar el servicio de alisado de seda. Tenga en cuenta que el procedimiento de alisado de seda puede realizarse en los tipos de cabello 3 a 4 y suele realizarse en el tipo natural 4, ya que este patrón de rizo es el más rápido. Si se busca una apariencia recta, la mayoría de los patrones de ondas y rizos puede beneficiarse de este procedimiento.

Ⓟ 12-16: Envoltura de cabello en cabello grueso y ensortijado
Consulte la página 459

Ⓟ 12-17: Rizado de cabello corto alisado
Consulte la página 461

Ⓟ 12-18: Alisado de seda
Consulte la página 466

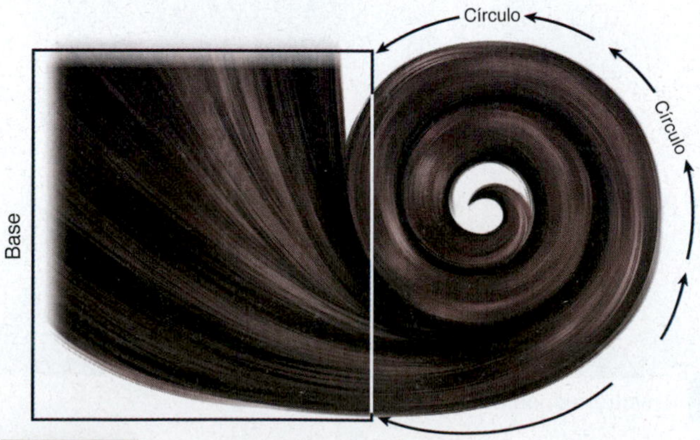

Fig. 12-90 Partes de un rizo con horquillas

Rizos con horquillas

Los **rizos con horquillas** sirven de base para patrones, líneas, ondas, rizos y rulos y se usan en una gran variedad de peinados. Los puede utilizar en todos los tipos de cabello, incluidos lisos, con ondulación permanente y rizado natural. Los rizos con horquillas funcionan mejor cuando el cabello está cortado en capas y se enrolla suavemente. Este estilo crea rizos esponjosos de larga duración, con buena dirección y definición.

PARTES DE UN RIZO CON HORQUILLAS

Al igual que los rizos tradicionales, los rizos con horquillas se componen de tres partes principales: base, tallo y círculo (**figura 12-90**). Consulte la página 391 para obtener más información.

MOVILIDAD DEL RIZO

El tallo determina la cantidad de movilidad o movimiento en una sección de cabello. La movilidad del rizo se clasifica como sin tallo, de medio tallo o de tallo completo.

- El **rizo sin tallo** se ubica directamente en la base del rizo. Produce un rizo apretado, firme y de larga duración, y permite un mínimo de movilidad (**figura 12-91**).

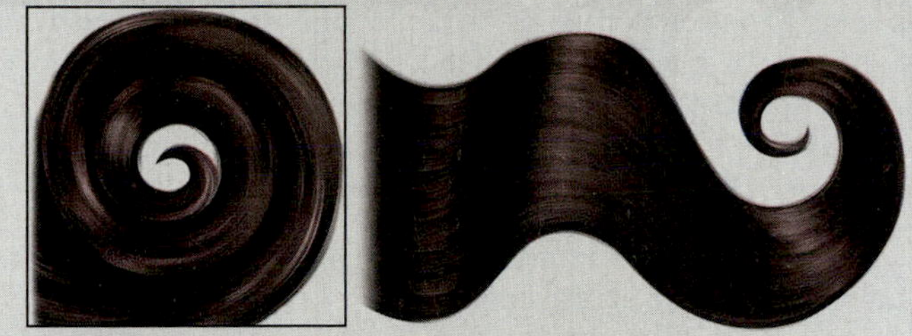

Fig. 12-91 Rizo sin tallo abierto

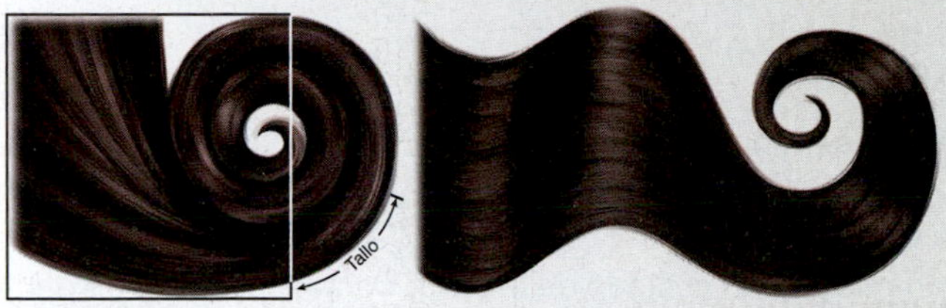

Fig. 12-92 Rizo de medio tallo abierto

- El **rizo de medio tallo** permite movilidad media; el rizo (círculo) se ubica mitad afuera de la base. Aporta buen control al cabello (**figura 12-92**).

- El **rizo de tallo completo** permite la mayor movilidad. El rizo se ubica completamente fuera de la base. La base puede ser una sección cuadrada, triangular, en media luna o rectangular, según la zona de la cabeza en la cual se usen los rizos de tallo completo. Otorga tanta libertad como lo permita la longitud del tallo. Si es exagerado, el cabello cercano al cuero cabelludo quedará chato y casi liso. Se utiliza para brindar al cabello una dirección sólida y definida (**figura 12-93**).

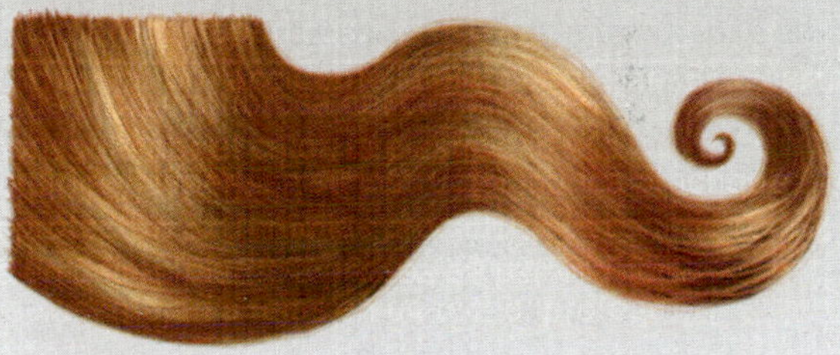

Fig. 12-93 Rizo de tallo completo abierto

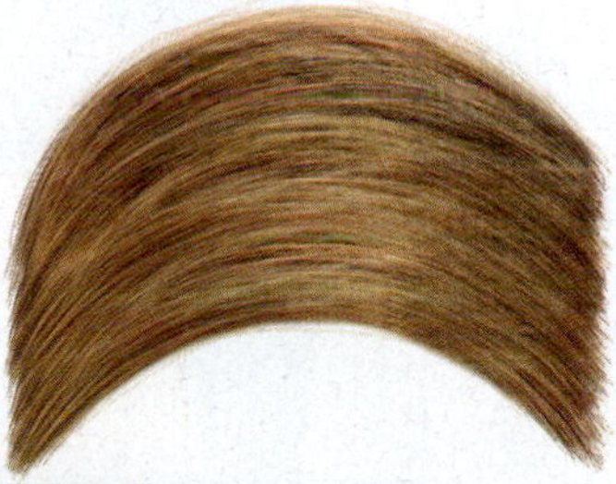

Fig. 12-94 Extremos abiertos y cerrados de un rizo

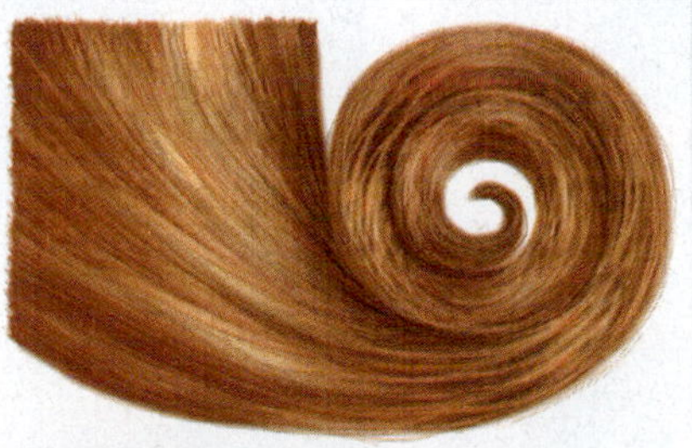

Fig. 12-95 Rizos en el modelado

MODELADO PARA COLOCAR RIZOS CON HORQUILLAS

El **modelado** es una sección del cabello que se modela en un movimiento circular en la preparación para formar rizos. El modelado puede ser tanto abierto como cerrado (**figura 12-94**). Un rizo con horquillas siempre debe comenzar en el extremo abierto o convexo del modelado **(figura 12-95).**

RIZOS DE CENTRO ABIERTO Y CERRADO

Con los **rizos de centro abierto,** se forman ondas suaves y parejas y rizos uniformes (**figura 12-96**). Con los **rizos de centro cerrado,** se forman rizos que se achican hacia los extremos (**figura 12-97**). Son útiles para cabellos finos o si se desean rizos esponjosos. Observe la diferencia entre las ondas creadas

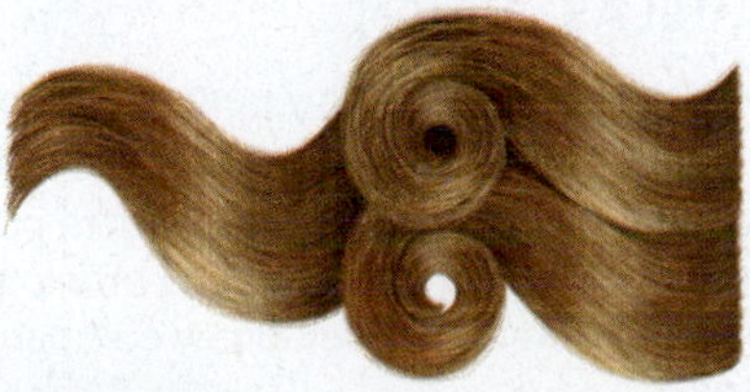

Fig. 12-96 Rizo de centro abierto

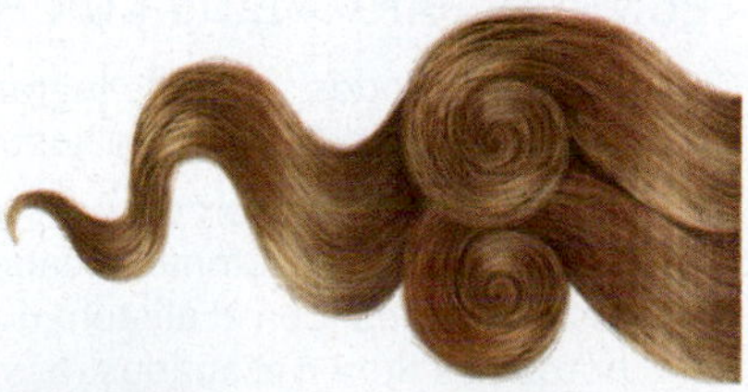

Fig. 12-97 Rizo de centro cerrado

por los rizos con horquillas de centro abierto y las de centro cerrado. El ancho del rizo determina el tamaño de la onda. Si hace rizos con horquillas con los extremos fuera del rizo, la onda resultante será más angosta cerca del cuero cabelludo y más ancha hacia los extremos.

DIRECCIÓN DEL RIZO Y DEL TALLO

Los rizos pueden orientarse hacia la cara, lejos de la cara, hacia arriba, hacia abajo o de manera diagonal. La dirección del tallo determinará el resultado final.

Los términos *rizos en sentido de las agujas del reloj* y *rizos en sentido contrario a las agujas del reloj* describen la dirección de los rizos con horquillas. Los rizos que se forma en la misma dirección del movimiento de las agujas del reloj son *rizos en sentido de las agujas del reloj.* Los rizos formados en la dirección opuesta son *rizos en sentido contrario a las agujas del reloj.*

BASES O CIMIENTOS DE LOS RIZOS CON HORQUILLAS

Antes de comenzar los rizos con horquillas, divida el cabello mojado en secciones o paneles. Luego, subdivida cada sección en el tipo de base requerida para los distintos rizos. La base con forma de arco (media luna o forma de C) es la base que por lo general más se modela. Los otros tipos de base son rectangular, triangular y cuadrada.

- Los rizos con horquillas **de base rectangular** suelen recomendarse para el costado de la parte frontal del contorno del cuero cabelludo porque se logra un efecto suave y elevado (**figura 12-98**).
- Los rizos con horquillas **de base triangular** se recomiendan para el contorno frontal o facial del cuero cabelludo porque se evitan las interrupciones o separaciones en el peinado terminado (**figura 12-99**).
- Los rizos con horquillas **de base en arco**, también conocidos como *rizos en media luna* o *con forma de C*, brindan buena dirección y pueden utilizarse en el contorno del cuero cabelludo o en la nuca (**figura 12-100**).
- Los rizos con horquillas **de base cuadrada** son adecuados para peinados rizados sin demasiado volumen o elevación. Para evitar que se produzcan separaciones en el peinado, escalone las secciones como se muestra en la **figura 12-101** (base cuadrada).

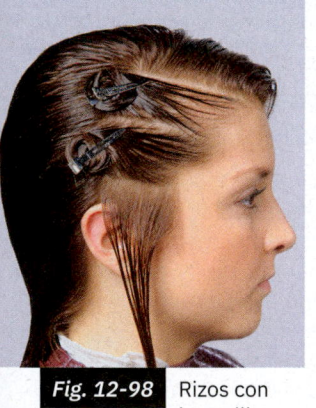

Fig. 12-98 Rizos con horquillas de base rectangular

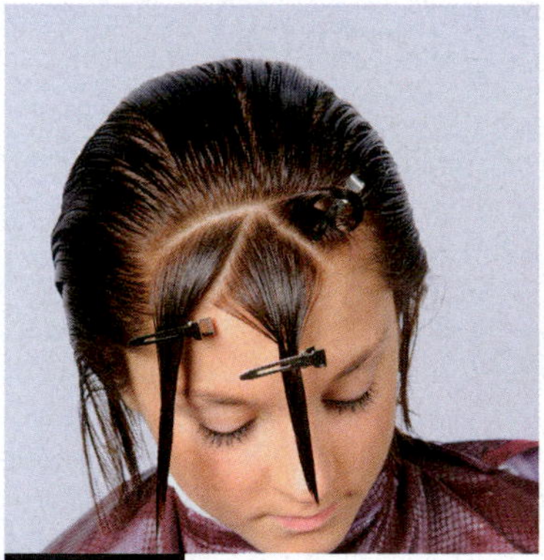

Fig. 12-99 Rizos con horquillas de base triangular

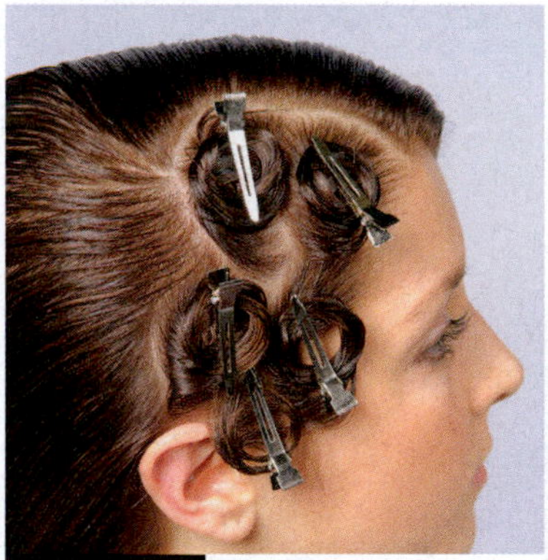

Fig. 12-100 Rizos con horquillas de base en arco

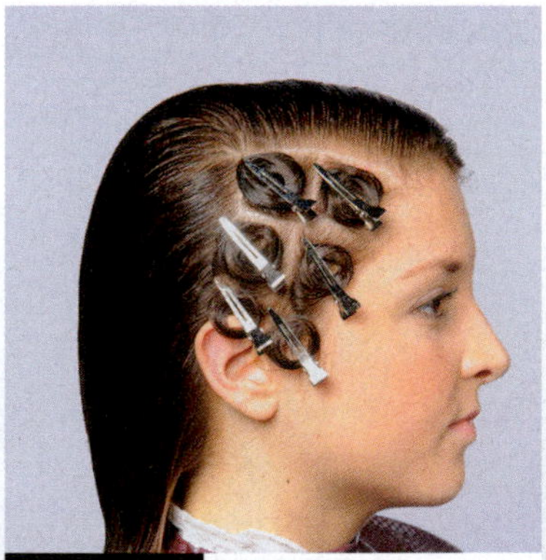

Fig. 12-101 Rizos con horquillas de base cuadrada

TÉCNICAS PARA RIZOS CON HORQUILLAS

Con muchos métodos se puede lograr una variedad de fijaciones y peinados de rizos. Varios de esos métodos se explican a continuación. Es posible que el instructor haga demostraciones de otros métodos que son igual de efectivos.

- El **alistonado** es el proceso de pasar el cabello entre el pulgar y la parte posterior del peine para crear tensión. También puede alistonar el cabello si tira de los mechones y aplica presión con el pulgar e índice hacia las puntas de los mechones. Con el alistonado, se crean extremos controlados y compactados; por lo tanto, los peinados de rizo con horquillas tienen acabados más precisos.

- Los **rizos tallados** o esculpidos, son rizos con horquillas que se sacan de un modelado y se forman sin levantar el cabello de la cabeza.
- Para las **ondas con rizos con horquilla,** se utilizan dos filas de rizos con horquillas. Hay que colocar una hilera en el sentido de las agujas del reloj y, la segunda, en el sentido opuesto (**figuras 12-102** y **12-103**).

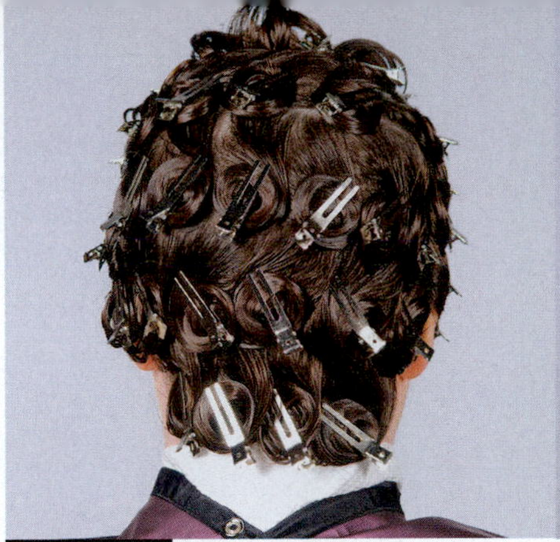

Fig. 12-102 Patrón de fijación de una onda

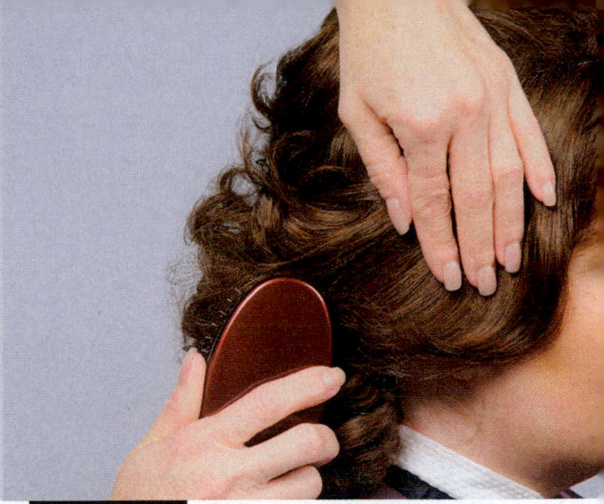

Fig. 12-103 Peinado de fijación de ondas

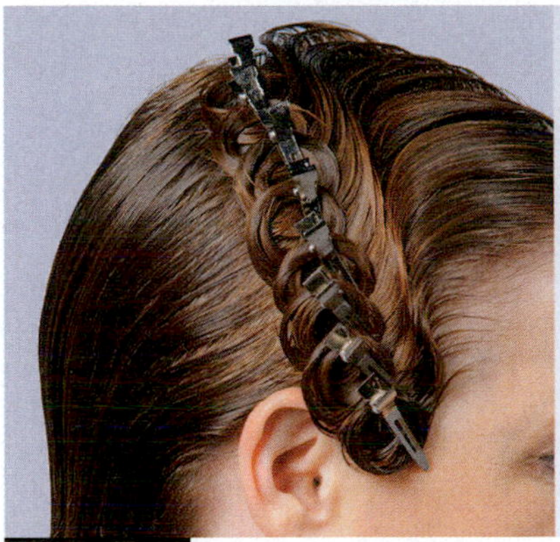

Fig. 12-104 Patrón de fijación para rizo de cresta

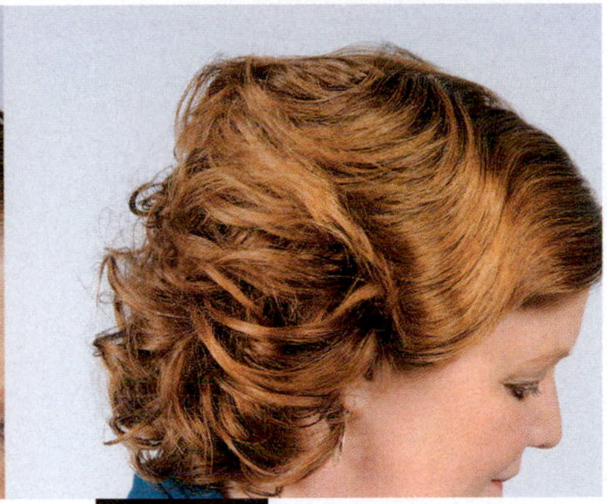

Fig. 12-105 Peinado de un rizo de cresta

- Los **rizos de cresta** son rizos con horquillas que se ubican justo detrás o debajo de una cresta para formar una onda (**figuras 12-104** y **12-105**).

- En las **ondas salteadas,** se utilizan dos hileras de rizos de cresta que crean un patrón de ondulación firme, con líneas bien definidas entre las ondas. Esta técnica es una combinación de la ondulación con los dedos y los rizos con horquillas (**figuras 12-106** y **12-107**).

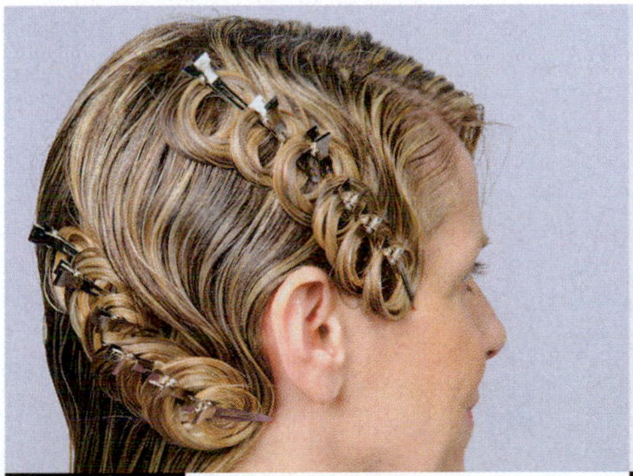

Fig. 12-106 Patrón de fijación para ondas salteadas

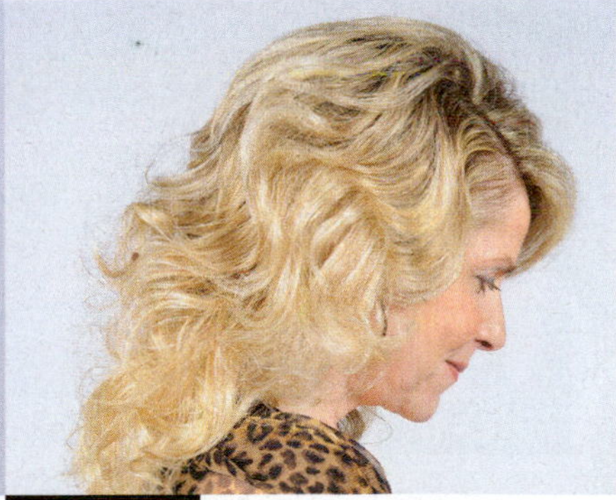

Fig. 12-107 Peinado de ondas salteadas

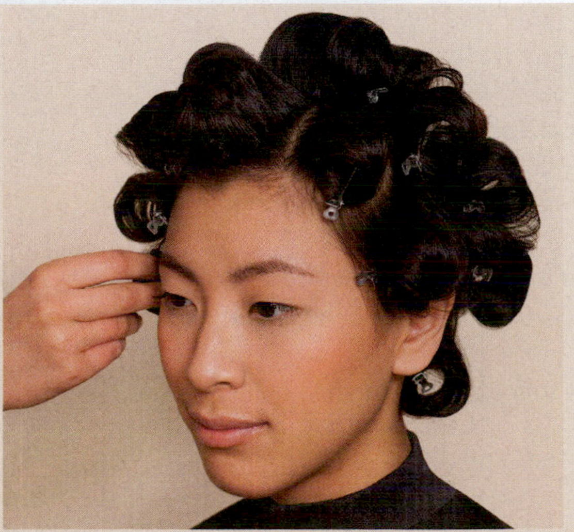

GENERACIÓN DE VOLUMEN CON RIZOS CON HORQUILLAS

Los rizos con horquillas agregan volumen al cabello. Los dos tipos de rizos con horquillas que son particularmente eficaces para agregar volumen son los siguientes:

- Los **rizos de barril** tienen grandes aberturas centrales, se sujetan a la cabeza en posición vertical y se forman sobre una base rectangular. Tienen el mismo efecto que los rizos en cascada. El efecto de un rizo de barril es similar al del rulo, pero no posee la misma tensión. Los rizos de barril crean volumen con movimiento.

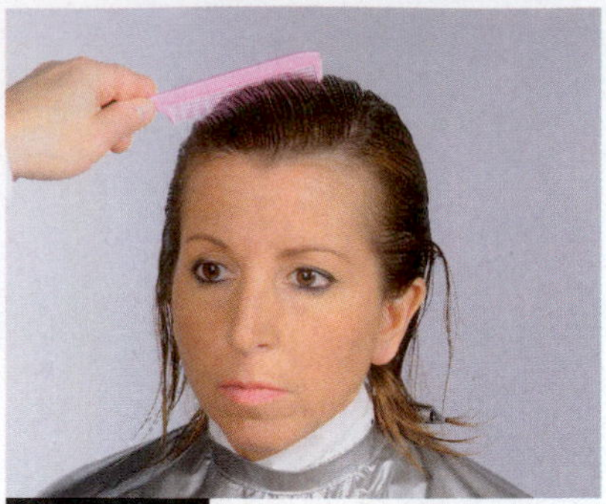

Fig. 12-108 Peine, divida y alise la sección.

- Los **rizos en cascada**, también conocidos como *rizos verticales*, se utilizan para crear altura en el diseño del peinado. Se sujetan a la cabeza en posición vertical para que el cabello fluya hacia arriba y luego hacia abajo. El tamaño del rizo determina la altura que se logrará al peinar (**figuras 12-108** a **12-114**).

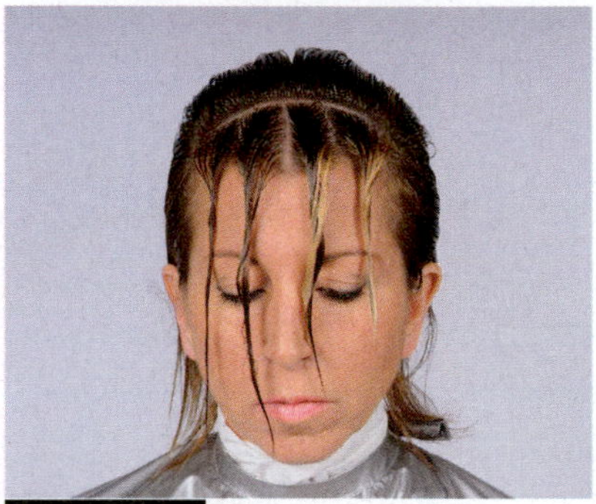

Fig. 12-109 Divida la sección en mechones.

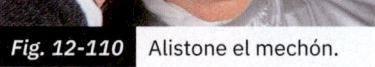

Fig. 12-110 Alistone el mechón.

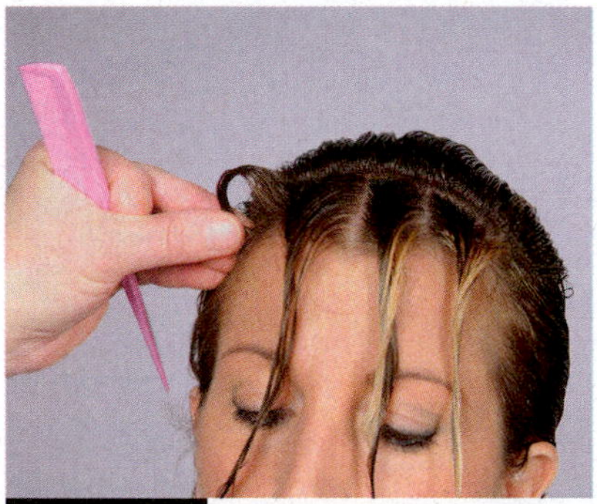

Fig. 12-111 Oriente el mechón.

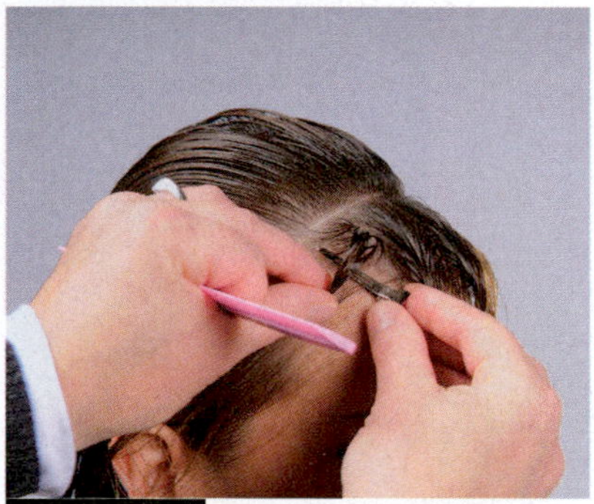

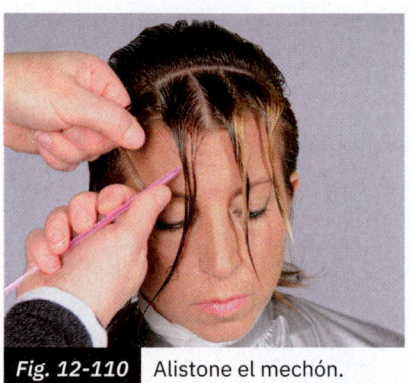

Fig. 12-112 Ancle el rizo en la base.

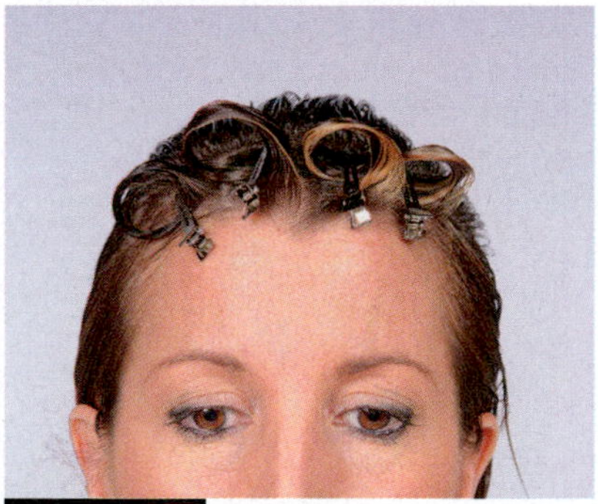

Fig. 12-113 Fijación de la parte superior

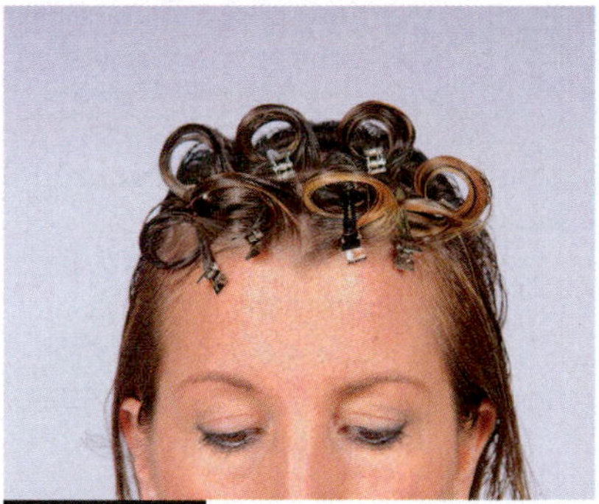

Fig. 12-114 Fijación superior completa

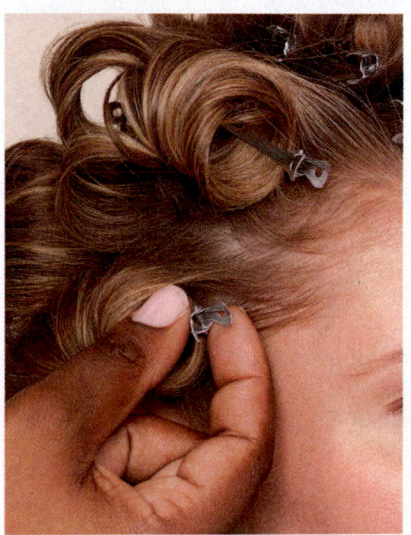

☑ Verificación

21. ¿Qué se debe utilizar para obtener el rizo y la fijación más fuertes de cualquier opción de fijación?
22. ¿Por qué es importante aprender técnicas de ondulación con los dedos?
23. Describa cómo realizar un servicio de envoltura de cabello.
24. Mencione las cuatro bases de los rizos con horquillas y sus usos.
25. Nombre y describa las tres partes de un rizo con horquilla.

OA 11 Describir la importancia de la preparación, la división en secciones, la sujeción con horquillas y el equilibrio del recogido, y crear dos peinados recogidos fundamentales para el cabello largo.

Peinados para ocasiones especiales

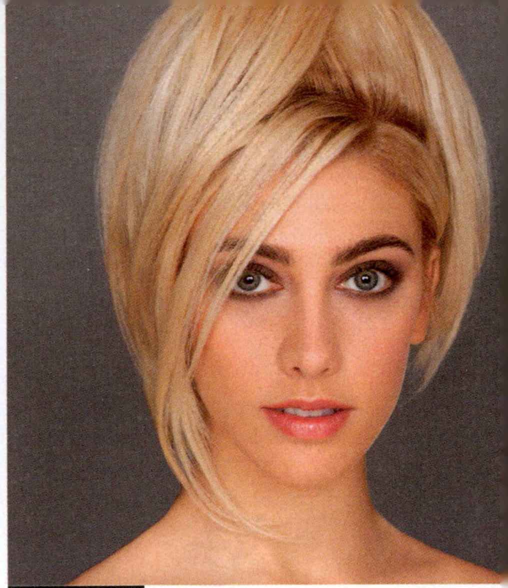

Fig. 12-115 Recogido

Un **recogido** (**figura 12-115**), también conocido como *peinado para ocasiones especiales*, es un peinado en el que el cabello se lleva hacia arriba, se aleja de los hombros y se fija con implementos como horquillas, pasadores o elásticos. Otro peinado artesanal popular es un **medio recogido**, también descrito como un estilo *mitad arriba, mitad abajo* , en el cual la parte superior del cabello presenta elementos de un peinado recogido y la parte inferior está peinada hacia abajo (**figura 12-116**).

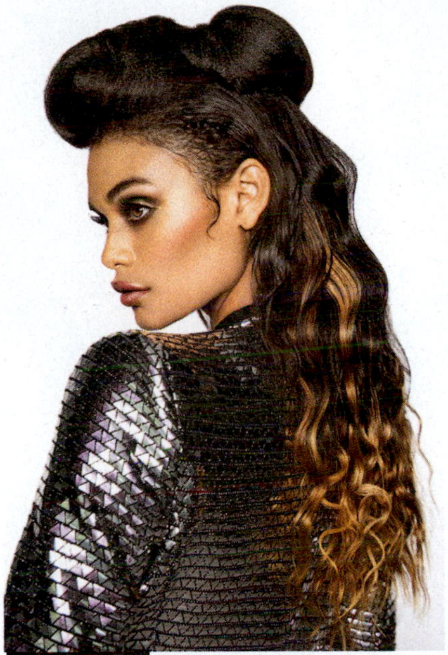

Cabello: Thomas Slonaker; fotografía: Kristen Correa-Flint

Fig. 12-116 Medio recogido

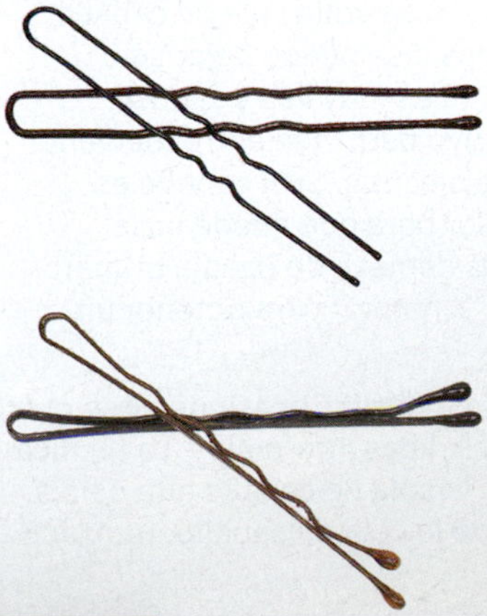

Fig. 12-117 Pasadores y horquillas

Consideraciones de peinado

Existen varias formas de diseñar estos estilos. Antes de comenzar, considere estos cinco puntos fundamentales.

1. La **preparación** de las herramientas y los materiales es fundamental antes de comenzar cualquier recogido. Muchos estilistas también utilizan planchas térmicas o rulos antes de armar un recogido. Esto permite que el cabello se pueda manipular con mayor facilidad y formar rizos o lazadas, y crea una forma con más volumen. Aplique una laca funcional, ya que le permitirá trabajar con la forma y los detalles del cabello antes de que se seque.
2. El **seccionamiento** del cabello antes de comenzar le permitirá controlar el cabello largo y no perder las secciones. Todos los peinados tienen un patrón de división. Mantener las líneas simples permite realizar el peinado de manera oportuna y garantizar un resultado final de calidad.
3. La **fijación con horquillas** mantendrá el recogido bien sostenido, pero menos es más. Usar demasiadas horquillas puede sobrecargar el peinado; a su vez, expone la falta de pericia a la hora de ubicarlas. Existen dos tipos de horquillas. La horquilla tiene un extremo abierto y se puede sujetar si se dobla un extremo hacia atrás. Así, cuando se las coloca, se cierran de forma automática. Este tipo de horquilla funciona mejor en cabellos tizados con peine o con cepillo, ya que tener una base impide que se caiga. Los pasadores tienen una función distinta, se utilizan para mantener el cabello fijo sobre la cabeza y se pueden entretejer (entrelazar) para asegurarlos en su lugar (**figura 12-117**).
4. El **equilibrio** se suele pasar por alto, pero puede marcar la diferencia entre un estilo más favorecedor y uno que no lo es. Es importante analizar la forma de la cabeza, la línea del cuello y la estructura del rostro antes de comenzar con un estilo. Es una buena práctica alejarse del trabajo para asegurarse de que el equilibrio sea adecuado. Utilice un espejo y mire todos los ángulos, la parte frontal, posterior y el perfil.
5. La **textura** crea la base que permite dar la forma, diseñar el peinado y personalizarlo para la persona. Con las herramientas y los productos para peinar actuales, se puede crear cualquier textura y manipularla como se desee.

Recogidos fundamentales

Los siguientes dos peinados básicos representan la base de cualquier recogido. Una vez dominados, cualquier colocación o combinación de técnicas puede actualizar de forma única cualquier estilo clásico.

1. La **cola de caballo** es el peinado más común debido a su versatilidad. Es la base del moño, el rodete y el nudo, entre otros diseños. Se puede ubicar en distintas partes de la cabeza y puede peinarse de manera casual, clásica o moderna (**figura 12-118**).

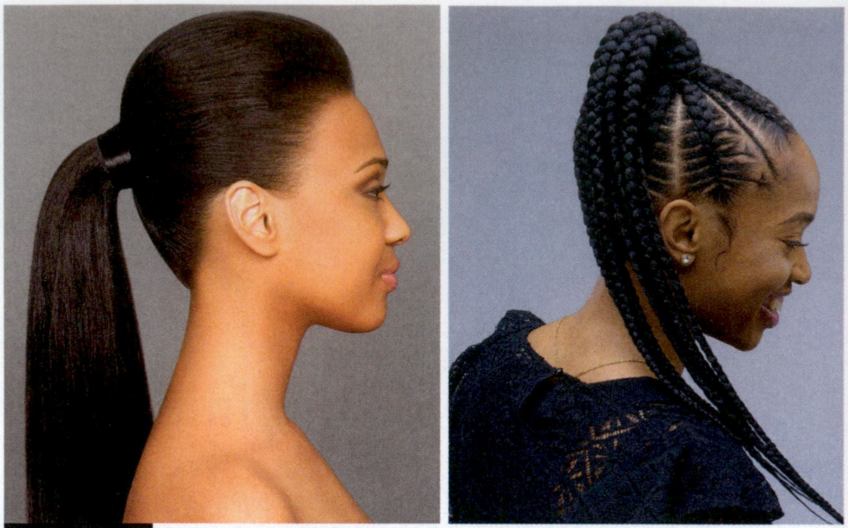

Fig. 12-118 Cola de caballo con volumen y con trenzas

2. El **moño francés**, también llamado *torzada francesa* o *rulo francés*, es un peinado clásico que ha sido popular desde la década de 1950. En francés, se lo conoce como "pleat", que significa "doblado". Es un estilo elegante que puede adaptarse a cualquier cliente (**figura 12-119**). Se puede ubicar de forma vertical, horizontal o diagonal. También puede ser abierto o cerrado, ajustado o suelto, pequeño o grande. Para obtener moños franceses más completos, utilice cabello de relleno como soporte, también denominado *almohadilla o formas*. Inclúyalos como parte de una combinación de peinado recogido, como rizos que caen en cascada hacia el frente con una trenza espina de pescado que se superpone al moño en la parte posterior.

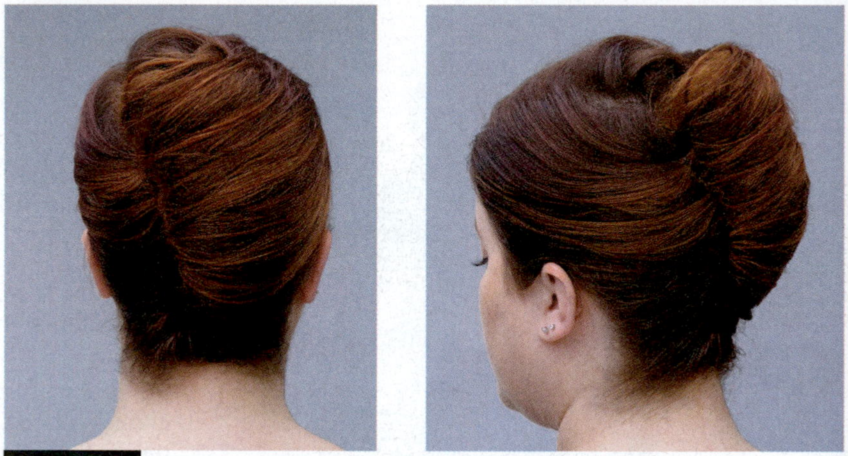

Fig. 12-119 Moño francés clásico

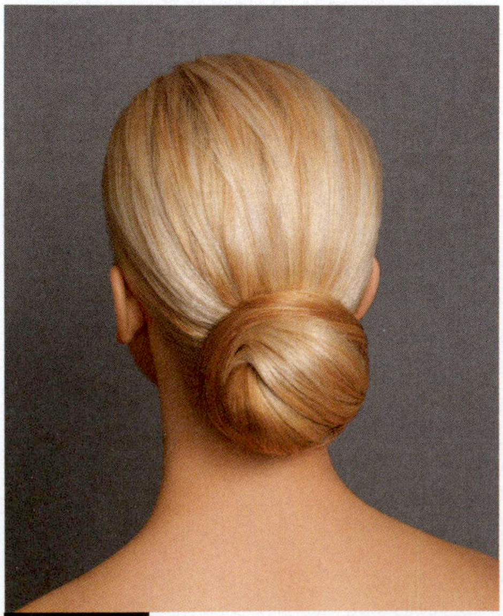

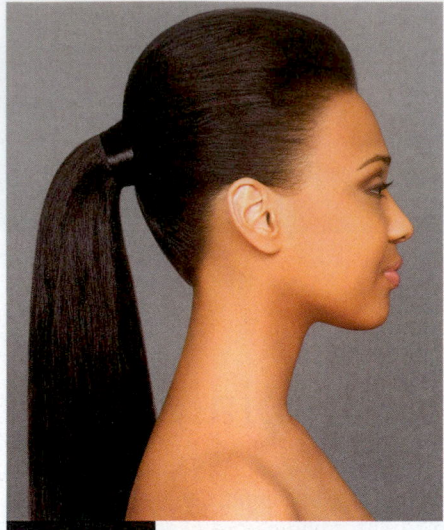

Fig. 12-120 Moño

Recogidos clásicos

Los dos peinados recogidos que se describen a continuación se consideran clásicos y comienzan con la cola de caballo como base.

1. **Moño**. Un peinado en verdad clásico, el *nudo moño* ha sido popular durante siglos. Se obtiene a partir de una sencilla cola de caballo y se puede decorar con flores o adornos o se puede dejar solo (**figura 12-120**). Si el cabello del cliente es muy liso y sedoso, primero utilice una plancha térmica cuyo barril sea entre mediano y grande, según el peinado que desee ejecutar. Si el cabello es ondulado o rizado, séquelo con secador para que quede lacio o incorpore el rizo en el recogido. Si es demasiado rizado, primero puede alisarlo o plancharlo, o dejarlo al natural para obtener un moño de apariencia texturizada.
2. **Rodete**. El clásico rodete es ideal para todas las ocasiones y se puede ver tanto en la alfombra roja como en salidas informales. La técnica base que se usa para este peinado es la cola de caballo alta o baja. El cabello se puede torzar alrededor de la cola de caballo, trenzar

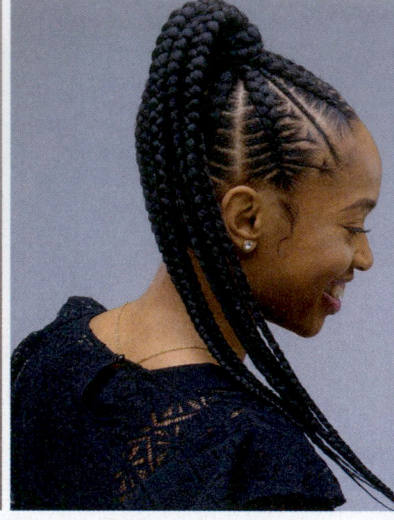

o tizar para formar un rodete (**figura 12-121**). Sujete el rodete con una banda elástica para el cabello y algunos pasadores pequeños y grandes.

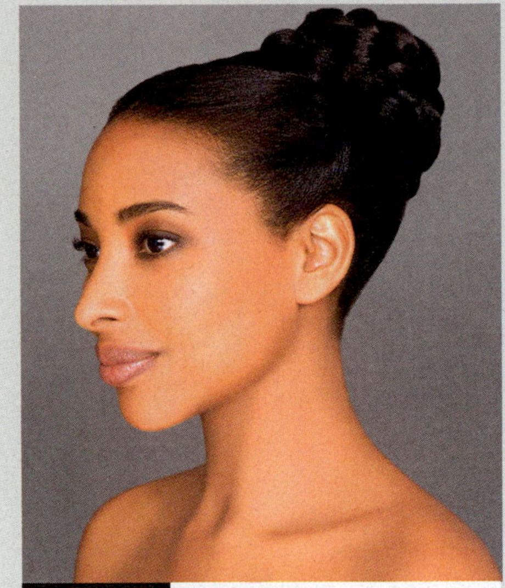

Fig. 12-121 Rodete trenzado

Antes de realizar cualquier peinado, es necesario preparar el cabello. Siga los pasos de **Preparación del cabello para peinarlo** que se encuentran en el **Procedimiento 12-1**. Luego, siga los pasos que se describen en los distintos procedimientos para realizar cada uno de los peinados recogidos clásicos. El **moño** se explica en el **Procedimiento 12-19**, el **recogido con moño rizado,** en el **Procedimiento 12-20**, y el **moño francés o torzada francesa,** en el **Procedimiento 12-21.**

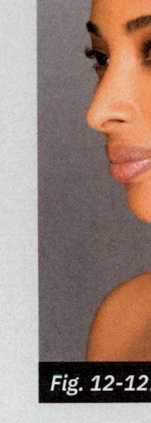

Ⓟ 12-19: Moño *Consulte la página 468*

Ⓟ 12-20: Recogido con moño rizado *Consulte la página 471*

Ⓟ 12-21: Moño francés o torzada francesa
Consulte la página 475

Curiosidades

Pautas de peinado

Aprender las habilidades principales del peinado le permite crear de manera predecible y replicar de forma constante una amplia gama de estilos y liberar sus habilidades creativas para explorar su propio estilo de moda para el cabello. Entre los ejemplos de pautas de peinado que se conservan a pesar de las tendencias de peluquería, se incluyen las siguientes:

- *El uso de técnicas de peinado y ensortijado a mano puede mejorar los rizos y aumentar la definición de las texturas naturales.*
- *Las fijaciones de textura natural son excelentes para producir patrones suaves, sedosos, rizados, ondulados o en zigzag.*
- *La temperatura remodela el cabello, y el frío lo fija. Cuando calienta el cabello y este se enfría, incluso al aire, le está dando una nueva forma. Por lo tanto, planifique la forma final del peinado antes del proceso de secado para poder reformar el cabello de principio a fin.*
- *La forma en que establece la base del cabello determina si el cabello será voluminoso o plano y si fluirá con el peinado terminado.*
- *Las herramientas de peinado determinan el tamaño particular del rizo, según el diámetro de la herramienta y la textura del cabello. El cabello fino y mediano tiende a representar el tamaño real, mientras que el cabello grueso solo tiene el tamaño real si se calienta y procesa de forma adecuada. Las texturas de cabello rizadas y ensortijadas tienden a rizarse más que el diámetro de la herramienta de rizado.*
- *El secado direccional y la fijación del cabello que fluyen con el peinado terminado aceleran el tiempo de peinado, permiten que el cabello se mueva con facilidad hacia el diseño de cabello terminado y producen resultados superiores.*
- *El secado y rizado del cabello se deben realizar teniendo en mente la curvatura de la cabeza (las rayas curvas y no las líneas rectas hacia arriba y hacia abajo) a fin de obtener resultados más favorecedores y realistas.*
- *Cada peinado debe equilibrarse con la cabeza, la forma del rostro y los rasgos faciales específicos, el grosor y la longitud del cuello y el tamaño y la forma del cuerpo.*
- *El uso de los productos para peinar adecuados respaldará sus objetivos finales y le permitirá crear estilos más duraderos.*

¡Practique las pautas de peinado para dar sustento a sus resultados artísticos!

Verificación

26. ¿Cuáles son los cinco puntos fundamentales que debe considerar antes de comenzar un recogido?
27. Mencione los dos peinados básicos que se consideran la base de todos los peinados recogidos y largos.
28. Describa un medio recogido (mitad arriba, mitad abajo).

Ⓟ Procedimiento 12-1

Preparación del cabello para peinarlo

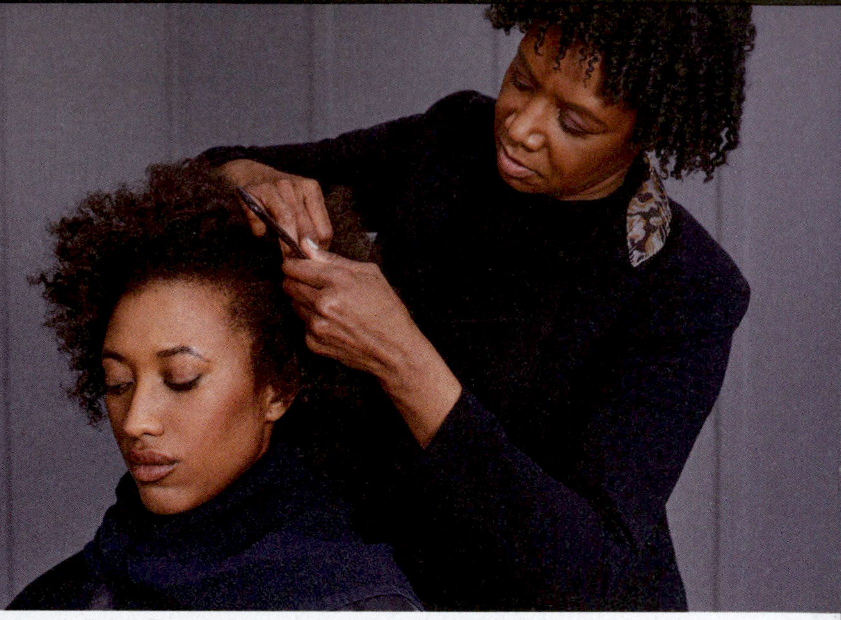

IMPLEMENTOS Y MATERIALES

- Acondicionador
- Capa para corte o peinado
- Champú
- Capa para lavado con champú
- Peine de estilo
- Toallas
- Peine de dientes anchos o para desenredar

PREPARACIÓN

Antes de comenzar, realice el Ⓟ **10-1 Procedimiento previo al servicio.** Observe que la lista de implementos básicos para lavar con champú es la misma para todos los procedimientos de peinado que se describen en esta sección.

1

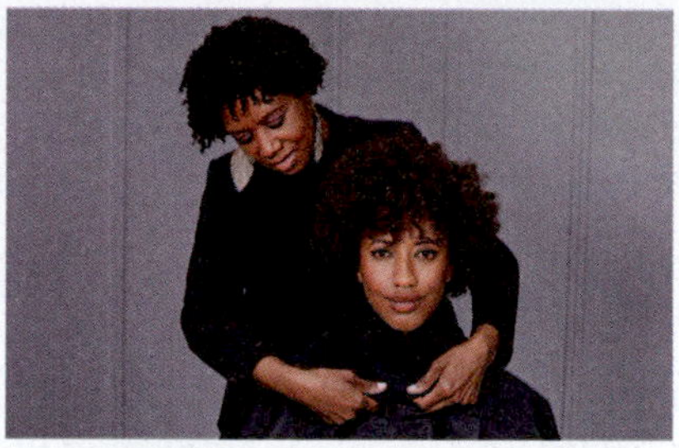

Cubra al cliente con la capa para comenzar el servicio de lavado con champú.

2

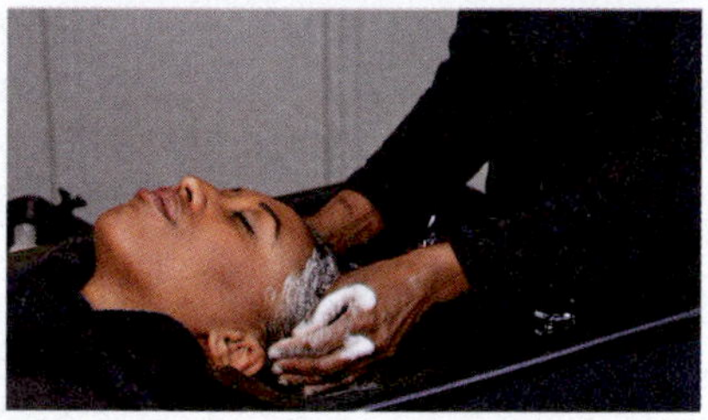

Lave el cabello con champú y aplique acondicionador, si es necesario.

3

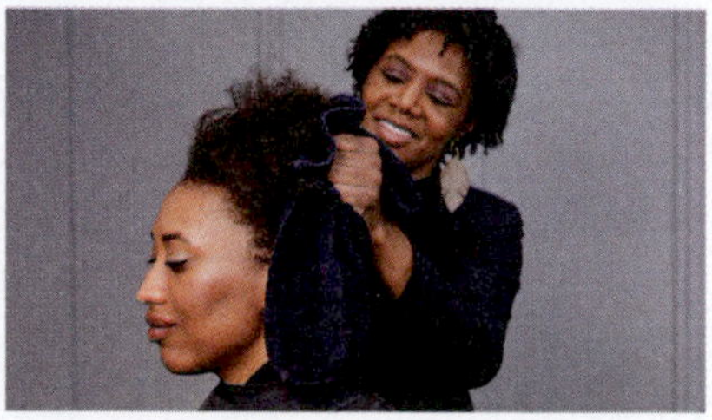

Seque el cabello con una toalla.

4

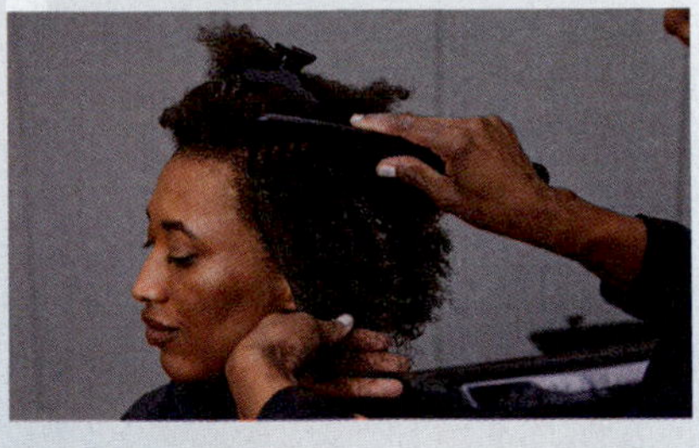

Desenrede con un peine de dientes anchos; comience por las puntas y suba hacia el cuero cabelludo.

5

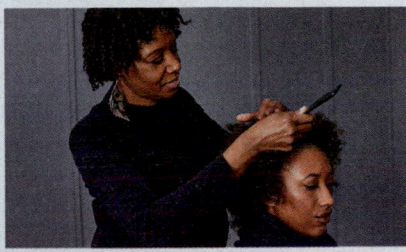

Pregunte al cliente cuál es la división natural de su cabello. Con un peine de estilo, divida el cabello según: (a) la preferencia del cliente; (b) la división natural, si sirve para el diseño del peinado; o (c) una división creada por usted en el lugar de la cabeza que mejor se adapte al diseño final.

6

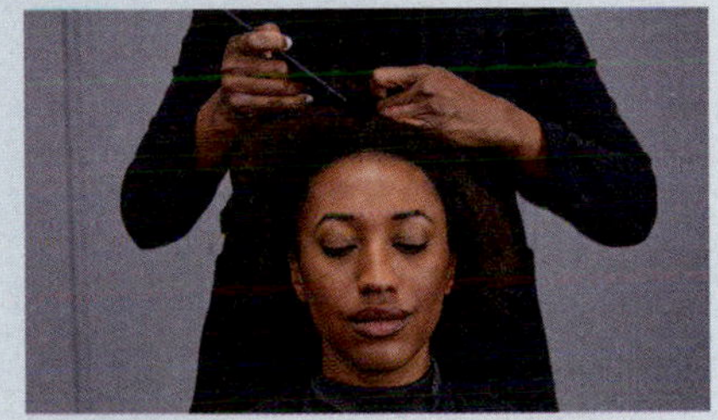

Cree una raya clara con un peine de estilo o uno de dientes anchos y su otra mano para separar el cabello. Coloque el lado de los dientes anchos de un peine de forma casi plana en el contorno del cuero cabelludo y deslícelo hacia atrás hasta el extremo de la división deseada.

7

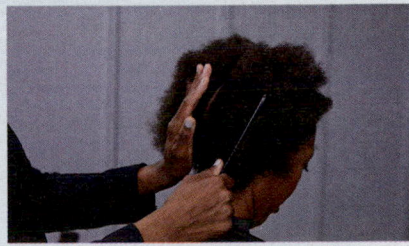

Separe ambos lados y alise el cabello con un peine. Ahora puede avanzar al siguiente paso del servicio.

Ⓟ Procedimiento 12-2

Secado del cabello muy texturizado antes de realizar una fijación térmica

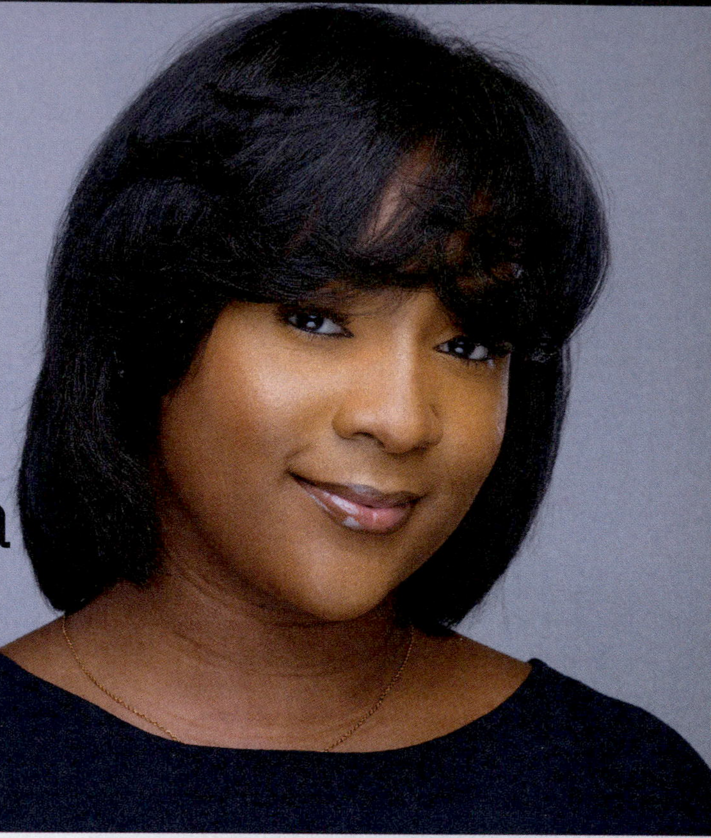

IMPLEMENTOS Y MATERIALES

Además de los implementos básicos para lavado con champú y los materiales enumerados en el **Procedimiento 12-1: Preparación del cabello para peinarlo**, necesitará lo siguiente:

- secador con boquilla con concentrador
- cepillos (cepillo desenredante, peine o cepillo de paleta)
- pinzas y tenazas (seccionamiento)
- acondicionador o protector térmico
- banda para el cuello
- capa para corte o peinado
- toalla.

PREPARACIÓN

Antes de comenzar, realice el Ⓟ **10-1 Procedimiento previo al servicio** y el procedimiento de lavado con champú descrito en Ⓟ **12-1 Preparación del cabello para peinarlo**.

DURACIÓN ESTIMADA

45-60 MIN

1

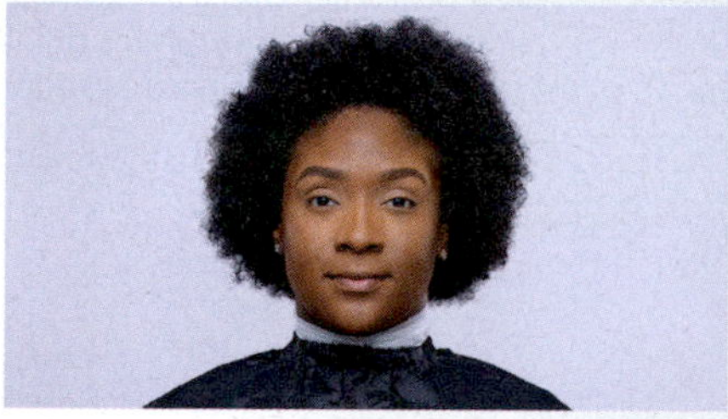

Después de lavar con champú, seque el cabello con una toalla para eliminar el exceso de agua.

2

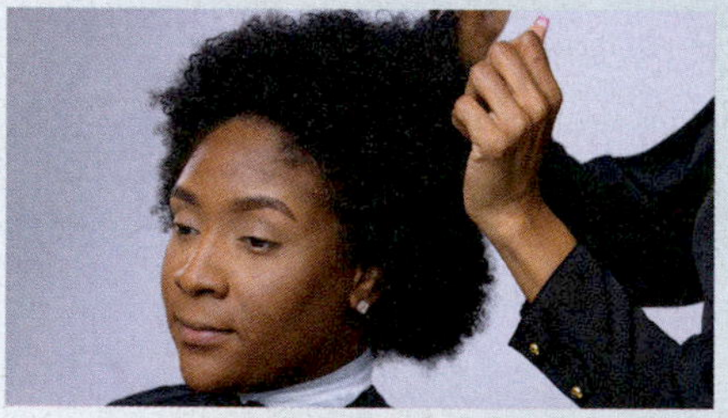

Aplicar acondicionador sin enjuague o protector térmico.

3

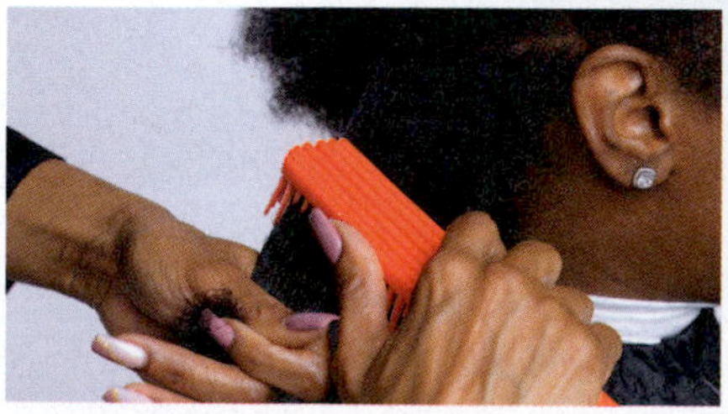

Primero, desenrede con los dedos para deshacerse de los enredos grandes; luego, elimine los enredos pequeños con un cepillo para desenredar, un peine o un cepillo de paleta. Cuando desenrede, comience siempre por las puntas.

4

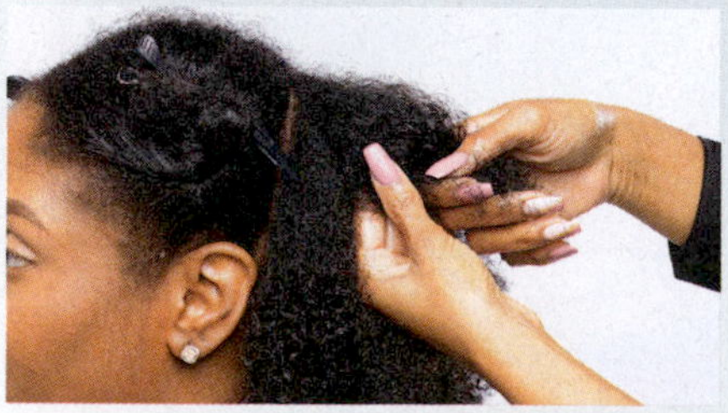

Seccione el cabello para controlarlo y utilice una horquilla o arme una trenza (moño) para evitar que el cabello se seque. Debe estirar el cabello antes de que se seque para permitir que los enlaces de hidrógeno se vuelvan a unir cuando el cabello esté lacio.

5

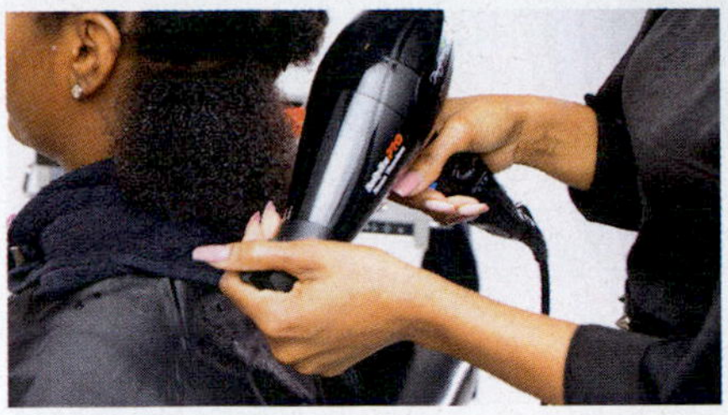

Ajuste la configuración del secador a la densidad y textura del cabello del cliente. El flujo de aire siempre debe apuntar hacia abajo en dirección a usted para mantener la cutícula plana y evitar que el cliente sufra molestias.

6

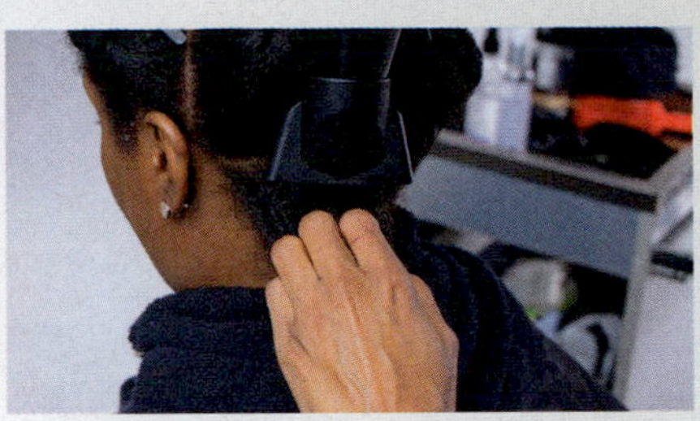

Sostenga el cabello con tensión, utilice los dedos para estirar el cabello con el secador apuntando primero al mechón medio y luego a las puntas.

7

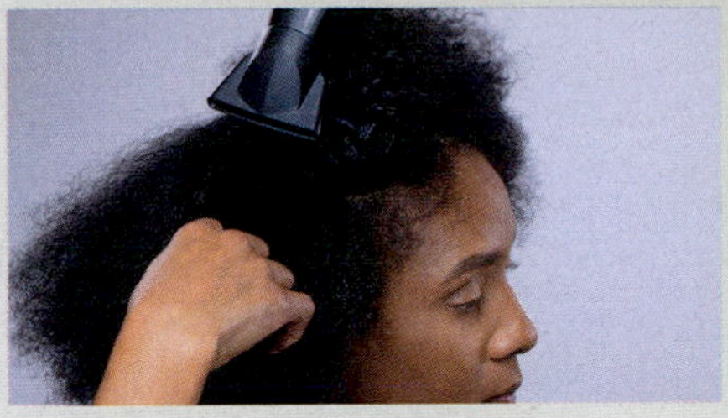

Repita este paso en todas las secciones de cabello sostenidas por horquillas (o trenzadas).

8

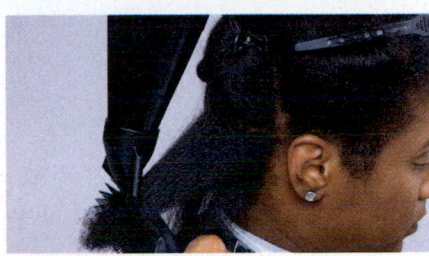

Una vez que el rizo esté estirado, pase un cepillo de paleta con tensión primero en las puntas, para alisar el cabello, y use la almohadilla del cepillo para alisarlo.

9

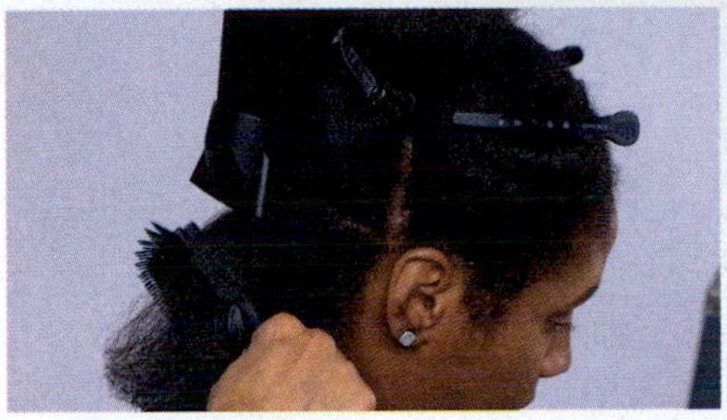

Vuelva a la mitad del mechón y continúe hasta el final con un movimiento de barrido, utilice el cepillo y el secador al mismo tiempo para eliminar cualquier enredo; hágalo hasta lograr mechones que tengan una apariencia suave y plana.

10

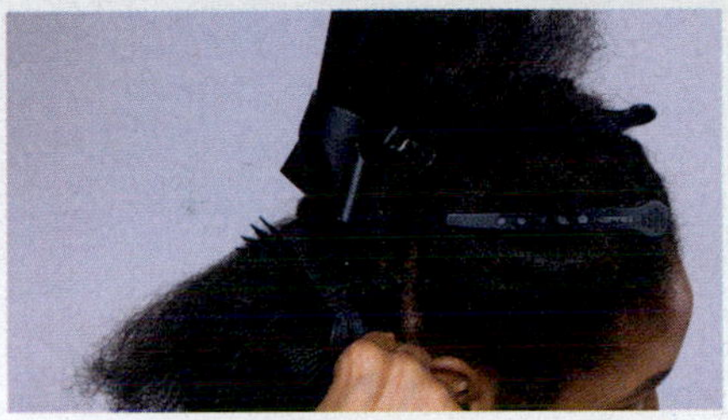

Seque la base (área más cercana al cuero cabelludo). Ejecute la misma técnica con cepillo y secador aplicando tensión. Esto tomará más tiempo porque ese es cabello nuevo y, por tanto, más resistente al secado y alisado. No queme al cliente. Ajuste la temperatura si es necesario.

11

Repase toda la cabeza para asegurarse de que todo el cabello esté seco antes de empezar cualquier servicio térmico.

12

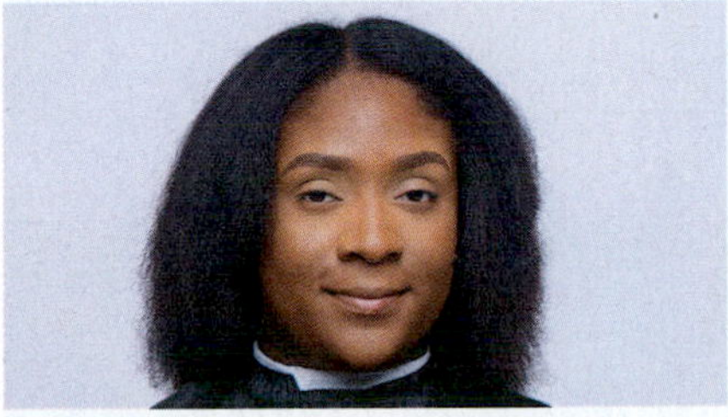

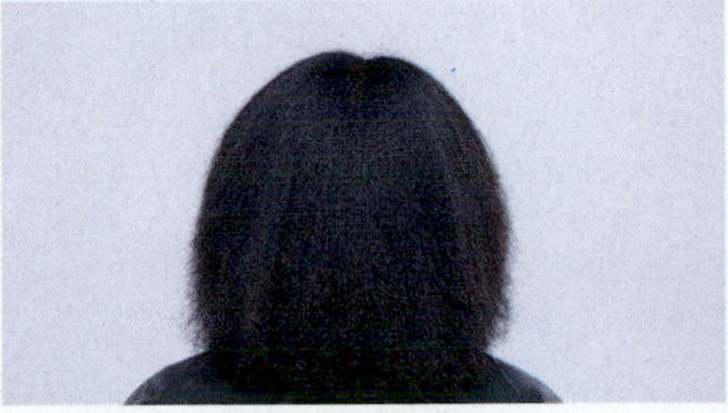

El cabello está listo para recibir el servicio térmico.

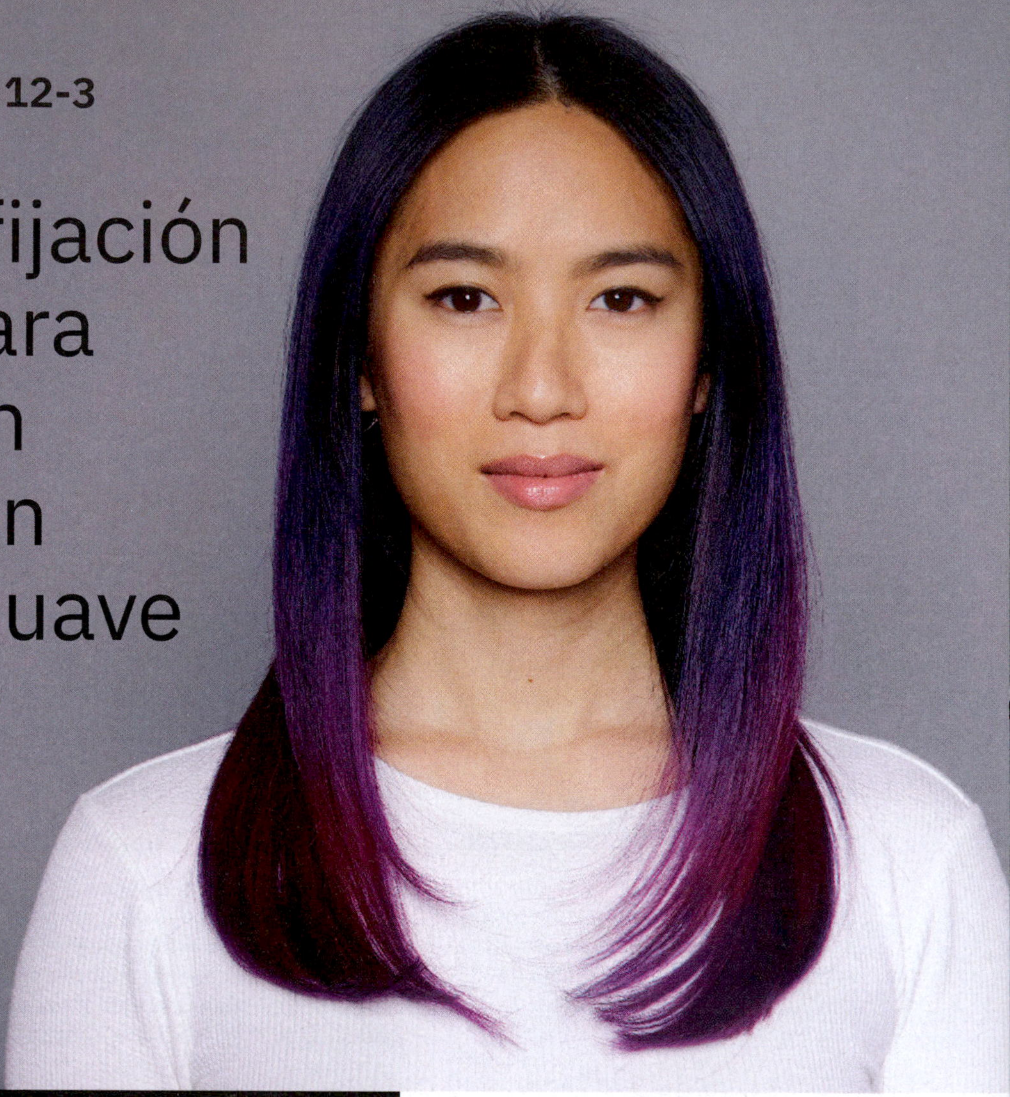

Ⓟ Procedimiento 12-3

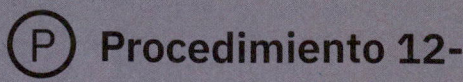

Secado y fijación térmica para obtener un cabello con cuerpo y suave

PARA PERSONAS DIESTRAS

IMPLEMENTOS Y MATERIALES

Además de los implementos y materiales básicos enumerados en el **Procedimiento 12-1: Preparación del cabello para peinarlo**, necesitará lo siguiente:

- secador con boquilla con concentrador
- pinzas o tenazas (seccionamiento)
- peines (de estilo y de cola)
- algodón
- capa para corte o peinado
- aplicador de máscara descartable
- productos de acabado (fijadores), como laca flexible
- plancha para alisar (placas de 2,5 a 3,75 cm [1 a 1,5 in])
- banda para el cuello
- producto de lustre (opcional)
- capa para corte o peinado
- aerosol o gel para peinar
- imprimante o aerosol protector térmico (si no está incluido en el producto para peinar)
- toallas.

PREPARACIÓN

Antes de comenzar, realice el Ⓟ **10-1 Procedimiento previo al servicio** y el procedimiento de lavado con champú descrito en Ⓟ **12-1 Preparación del cabello para peinarlo.**

DURACIÓN ESTIMADA

60-90 MIN

+ BONIFICACIÓN

Escanee el código o diríjase a: bonus.milady.com/cos-es/p12-3

Escanee este código QR para ver el procedimiento para personas zurdas.

1

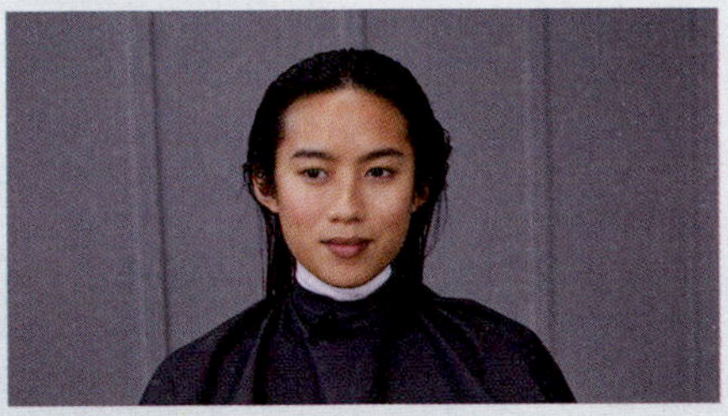

Colóquele al cliente una banda para el cuello y una capa de corte o de peinado.

2

Seque el cabello con una toalla limpia, si es necesario. El cabello debe estar bien húmedo, pero no saturado. Introduzca la boquilla con concentrador en el secador.

3

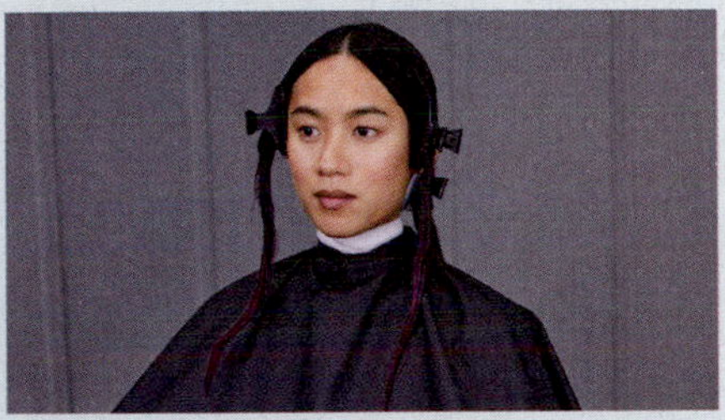

Use un peine de estilo para separar, peinar y sujetar el cabello en cuadrantes.

4

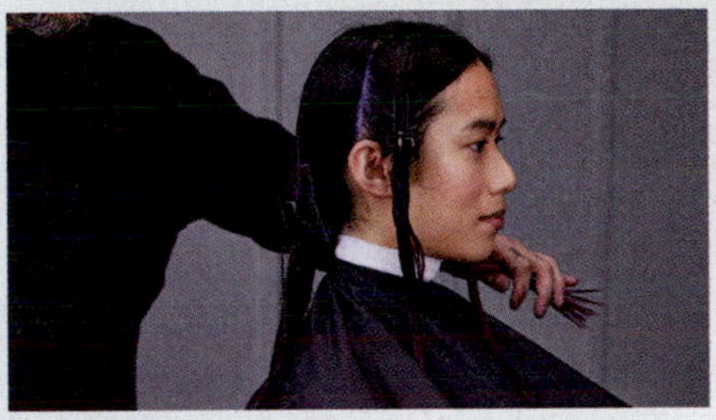

Divida las secciones delantera y trasera, comience por la parte posterior de una oreja, sobre la coronilla, y diríjase hacia la parte posterior de la otra oreja.

5

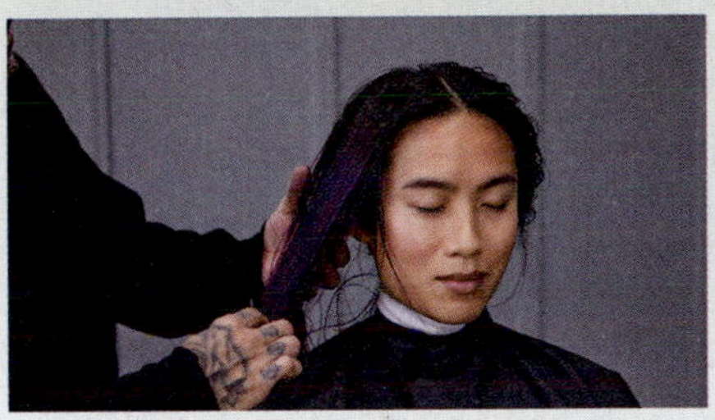

Genere la parte frontal que desea y divida la porción frontal en dos secciones.

6

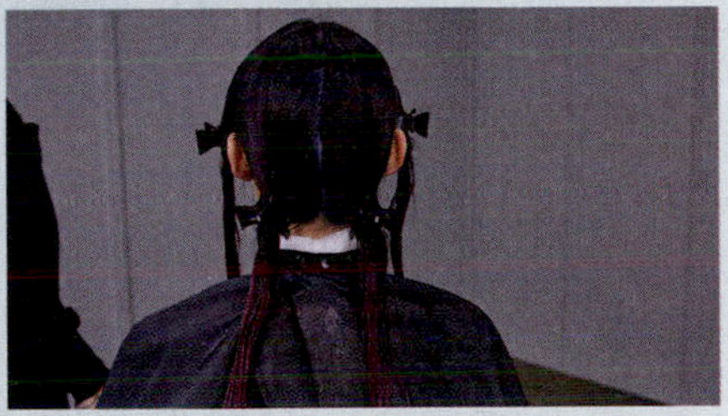

Divida la parte posterior de la cabeza en dos secciones verticales. Considere colocar los extremos dentro de cada sección para evitar que se sequen.

7

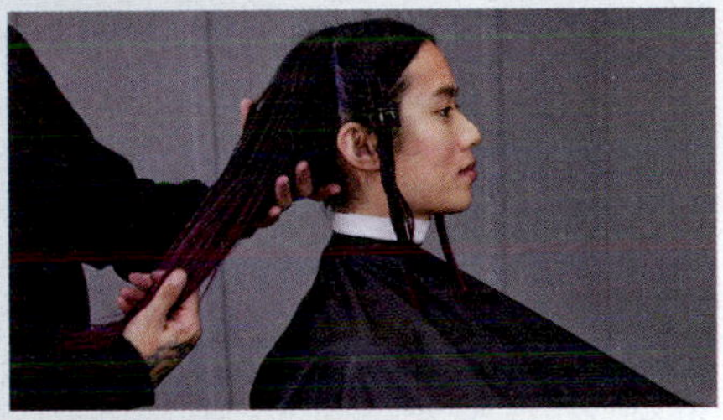

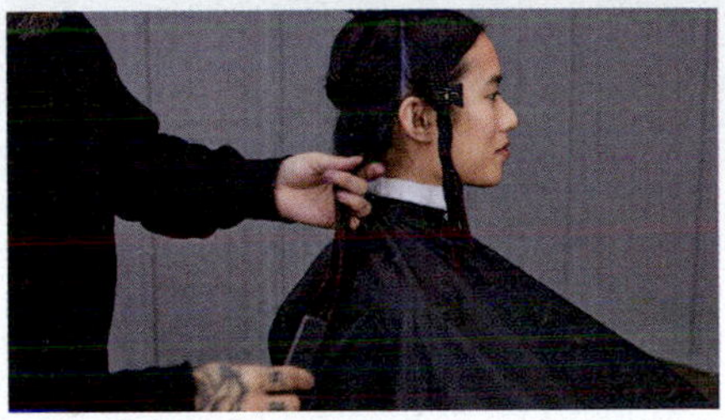

Suelte una sección trasera y aplíquele protector térmico y un producto para peinar ligero.

8

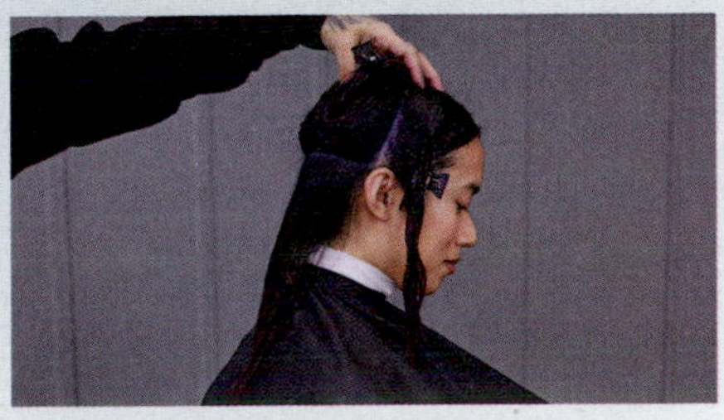

Con un peine de estilo o uno de cola, divida una subsección horizontal de 2,5 cm (1 in) en la línea del cabello posterior o derecha. Vuelva a sostener la sección para mantener el equilibrio.

9

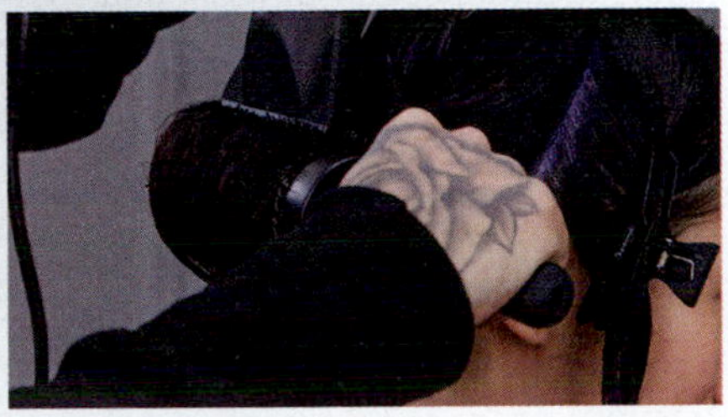

Seque el área del cuero cabelludo con un cepillo redondo. Saque el cabello de la parte inferior e incline el área del cuero cabelludo en un ángulo de 45° a 90°. Coloque la boquilla del secador cerca de la parte superior de la subsección y oriéntela hacia usted. Mueva el secador hacia adelante y hacia atrás con rapidez durante 3 a 5 segundos. Repita cuantas veces sea necesario, hasta que el área del cuero cabelludo esté suave y seca.

10

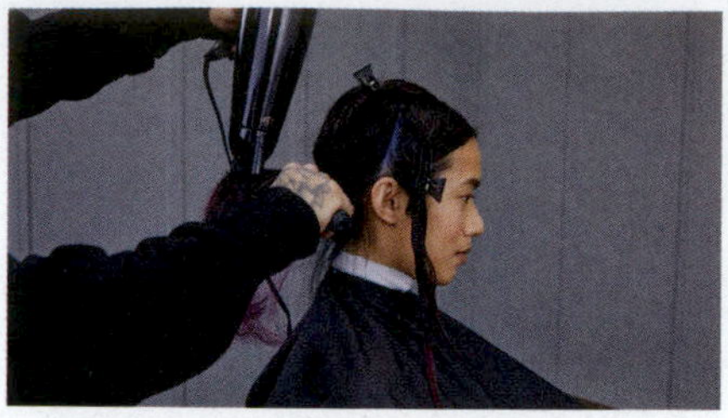

Secado de la mitad del tallo: con un cepillo redondo, levante la misma subsección. Sostenga el cabello en un ángulo de 45° a 90° y seque la mitad del tallo mientras mantiene la tensión adecuada. Repita la mecánica descrita en los pasos 10 y 11.

11

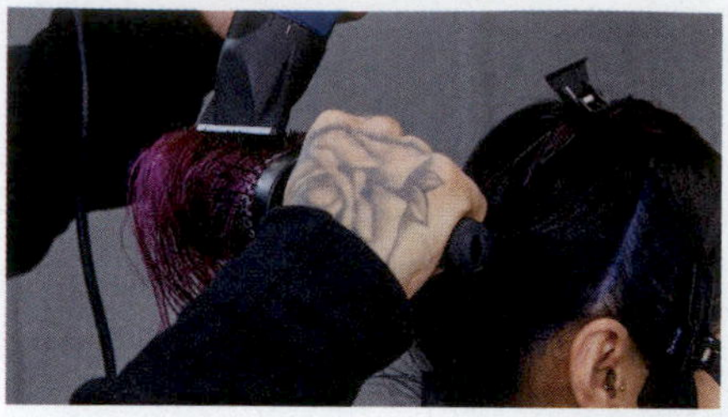

Secado de las puntas: levante la subsección a un ángulo de 45° a 90°. Coloque el cepillo redondo debajo de la subsección y levante el cabello a la misma altura. Cuando el cepillo se acerque a las puntas, oriente el secador hacia abajo y hacia usted y gire el cepillo mientras mantiene la tensión requerida. Repita esta acción hasta que las puntas estén secas.

12

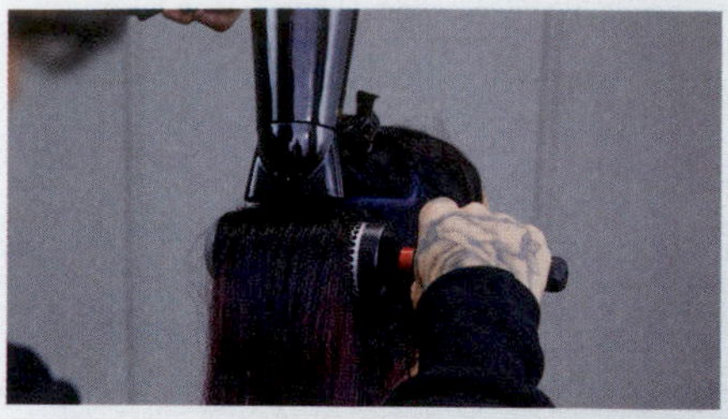

Seque la subsección desde el cuero cabelludo hasta las puntas mediante la técnica descrita en los pasos 10 y 11. Hágalo, al menos, dos veces.

13

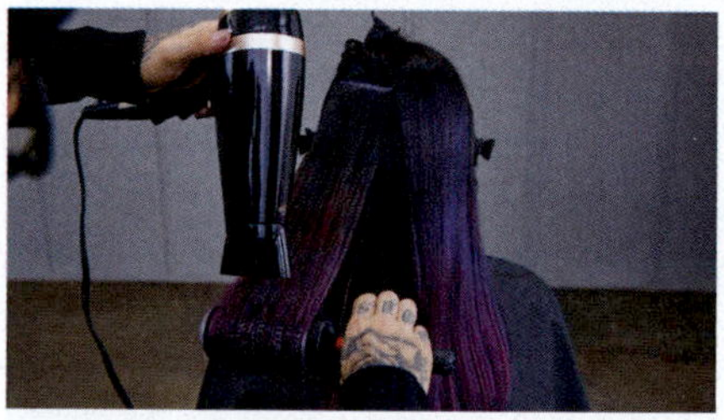

Continúe con el secado de las subsecciones hasta que se haya moldeado y secado toda la parte posterior del cabello. Tenga en cuenta que el cabello húmedo no debe entrar en contacto con el cabello ya seco.

14

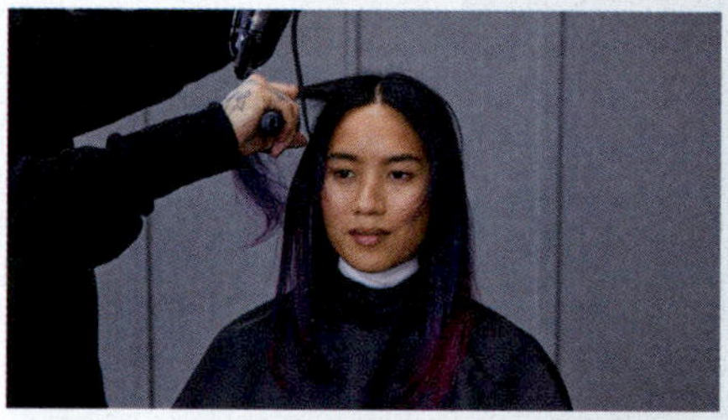

Seque con secador las dos secciones delanteras, sea cuidadoso y dirija el cabello hacia el peinado terminado, mediante rayitas verticales, horizontales y diagonales. Seque las áreas en donde desea agregar volumen con una elevación de 45°. Para crear áreas más planas o más compactas, ajuste la altura según corresponda.

15

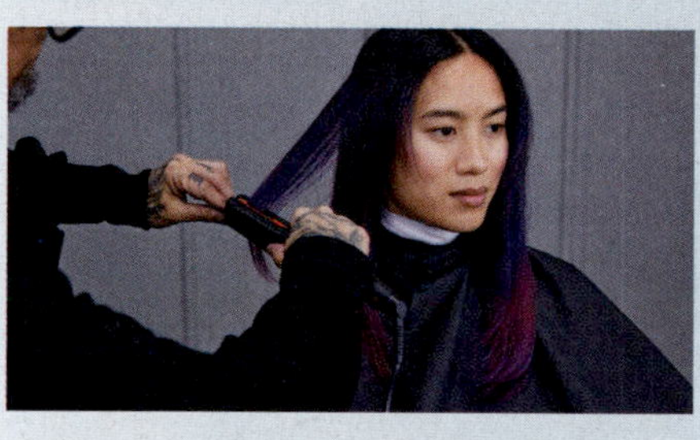

Caliente la plancha a la temperatura recomendada para la salud y textura del cabello específicas del cliente. Al planchar el cabello, pase las placas una o dos veces por cada sección pequeña para calentarlo de manera uniforme antes de alisarlo. No intente planchar secciones gruesas de cabello. Esto generará resultados desiguales.

16

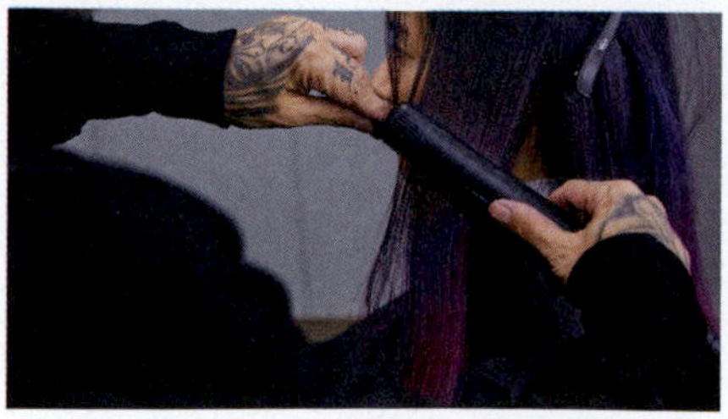

Cuando planche alrededor del contorno del cuero cabelludo, inserte un peine resistente a la temperatura entre la plancha y la piel. Para garantizar más seguridad, también considere colocar algodón entre las orejas y la plancha para protegerlas.

17

Comience por la parte posterior del contorno del cuero cabelludo, separe con horquillas todo el cabello que no vaya a planchar de inmediato. A medida que asciende en la cabeza, escalone las secciones interiores en forma de ladrillo para evitar que se generen divisiones en el peinado final. Mantenga la misma elevación en cada sección como al secar el cabello.

18

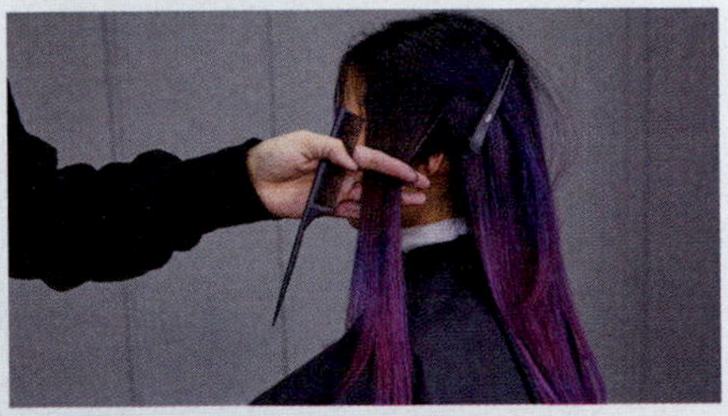

En la parte delantera de la cabeza, tome secciones meticulosas y bien definidas para asegurarse de que el cabello se peine en la misma dirección en la que piensa orientar el peinado: las secciones diagonales, verticales u horizontales no solo sirven de apoyo para el peinado terminado, sino que también lo forman.

19

Revise todo el contorno del cuero cabelludo en busca de cabellos rebeldes o encrespados. Cuando sea necesario, aplique una pequeña cantidad de aerosol o gel ligero para peinar en un aplicador de máscara limpio y descartable. Cepille y arregle el contorno del cuero cabelludo para fundirlo con el resto del cabello. Si es necesario, haga lo mismo con la raya del cabello para alisar el área del cuero cabelludo y controlar los cabellos sueltos.

20

Aplique producto de lustre (opcional). Si utiliza gotero, vierta dos o tres gotas en la palma de la mano, frótelas y, luego, páselas con suavidad por la superficie del cabello. Si utiliza lustre en aerosol, rocíe el cabello con gentiliza y deje que se asiente durante unos segundos. Aplique otra capa ligera, según considere necesario.

21

Si lo desea, aplique aerosol flexible para peinar o gel en aerosol en el área del cuero cabelludo. Sostenga el producto a una distancia mínima de 15 cm (6 in) del cuero cabelludo y aplíquelo en ráfagas ligeras. No sobresature el cabello, evite destruir la forma y el realce que generó.

22

Rocíe áreas específicas y utilice los dedos para crear profundidad en la superficie del cabello. Genere altibajos para evitar que se produzca una mata sólida de cabello.

23

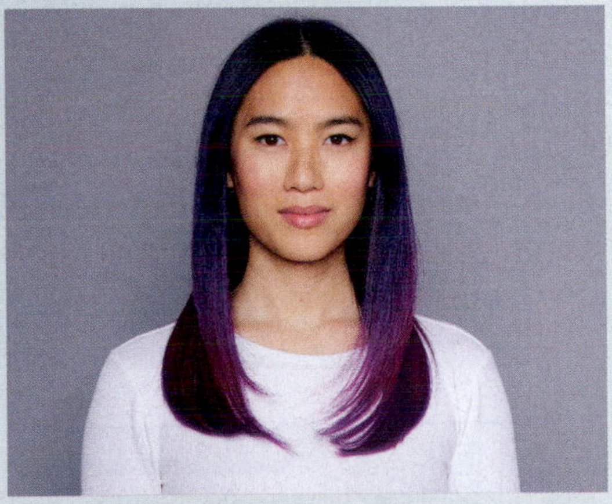

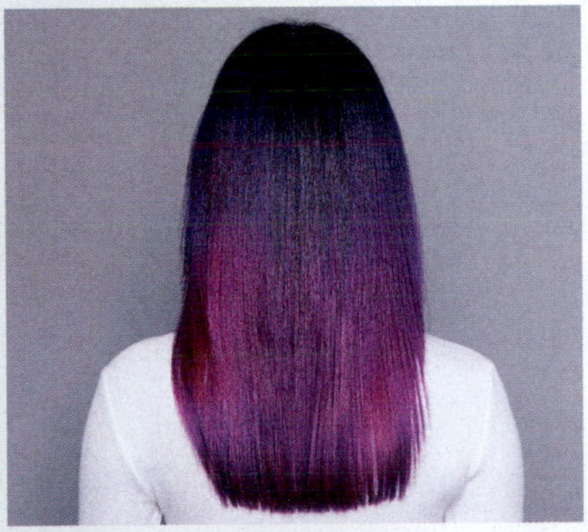

Peinado terminado.

POSTERIOR AL SERVICIO

Para completar el procedimiento, realice el

Ⓟ **10-2 Procedimiento posterior al servicio.**

Ⓟ Procedimiento 12-4

Secado con secador del cabello corto rizado en su patrón de ondulación natural

PARA PERSONAS DIESTRAS

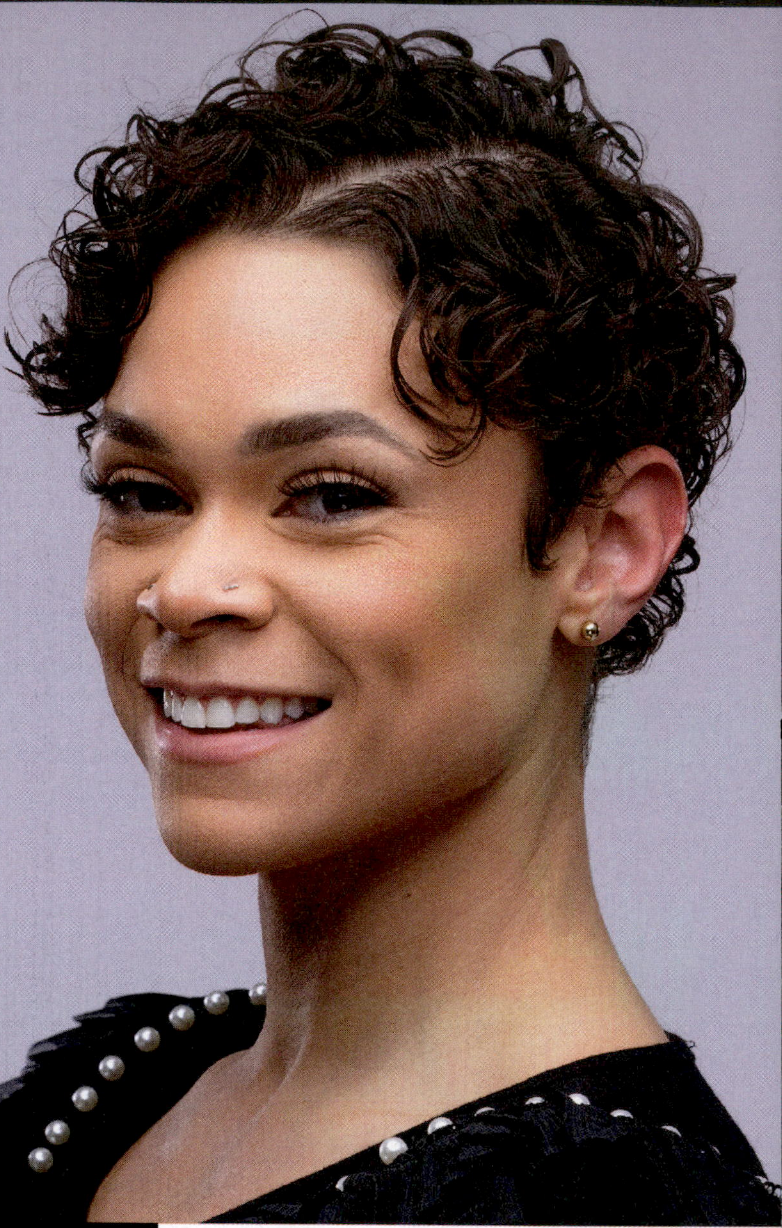

IMPLEMENTOS Y MATERIALES

Además de los implementos y materiales básicos enumerados en el **Procedimiento 12-1: Preparación del cabello para peinarlo**, necesitará lo siguiente:

- secador de cabello con difusor
- gel líquido para peinar
- banda para el cuello
- producto de lustre, suero o laca de acabado
- capa para corte o peinado
- peine de dientes anchos.

PREPARACIÓN

Antes de comenzar, realice el Ⓟ **10-1 Procedimiento previo al servicio** y el procedimiento de lavado con champú descrito en Ⓟ **12-1 Preparación del cabello para peinarlo.**

DURACIÓN ESTIMADA

30 MIN

+ BONIFICACIÓN

Escanee el código o diríjase a:
bonus.milady.com/cos-es/p12-4

Escanee este código QR para ver el procedimiento para personas zurdas.

1

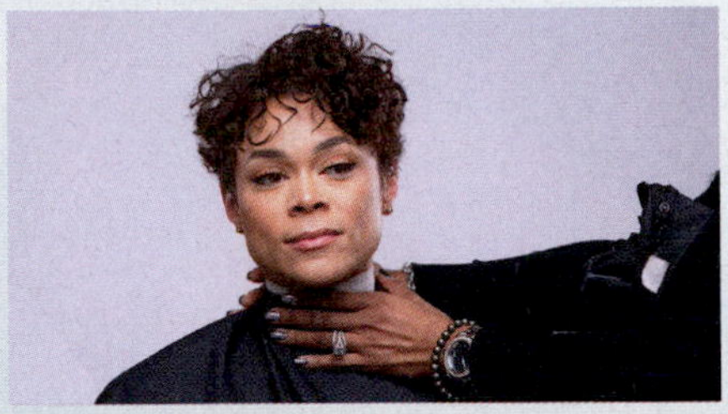

Colóquele al cliente una banda para el cuello y una capa de corte o de peinado.

2

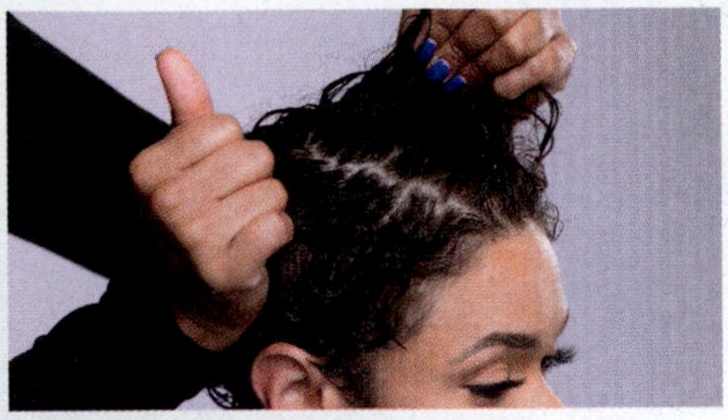

Aplique gel líquido en el cabello.

3

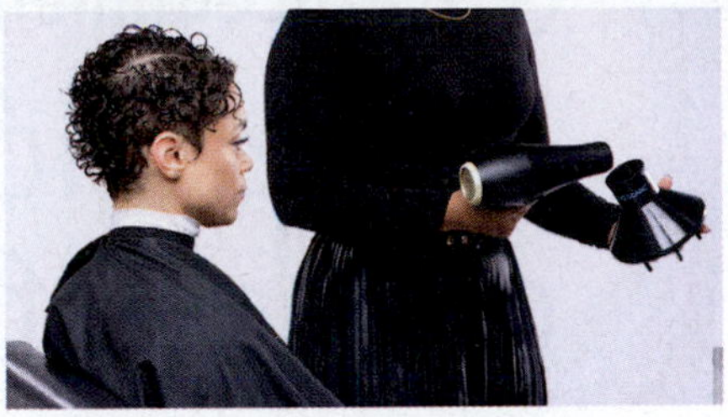

Acople el difusor al secador.

4

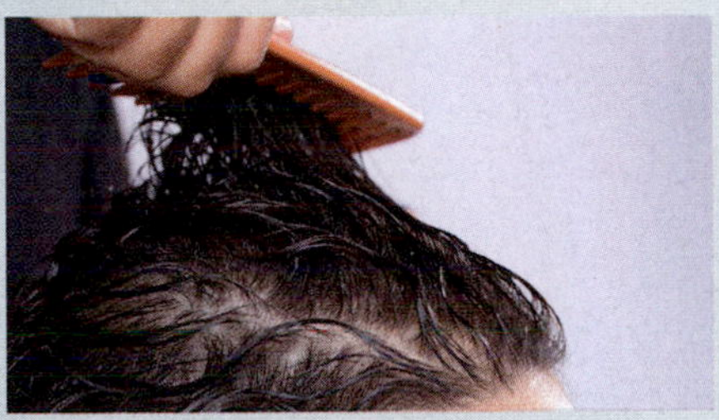

Con un peine de dientes gruesos o con los dedos, modele el cabello con la forma que desee.

5

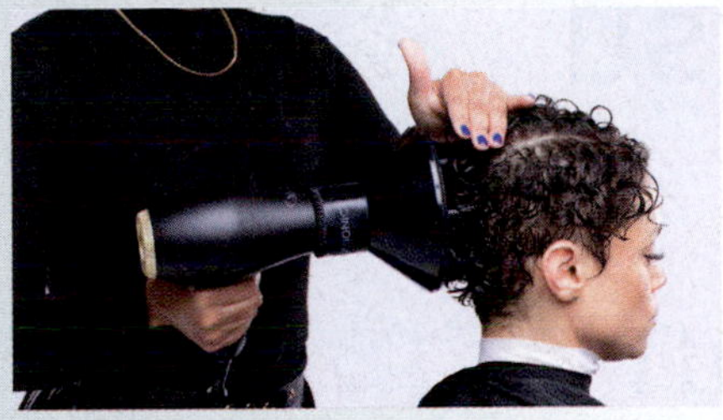

Seque el cabello con suavidad utilizando el difusor. Oprima el difusor de manera alternada contra el cabello, sin manipularlo en exceso y hasta que cada zona de la cabeza esté seca.

6

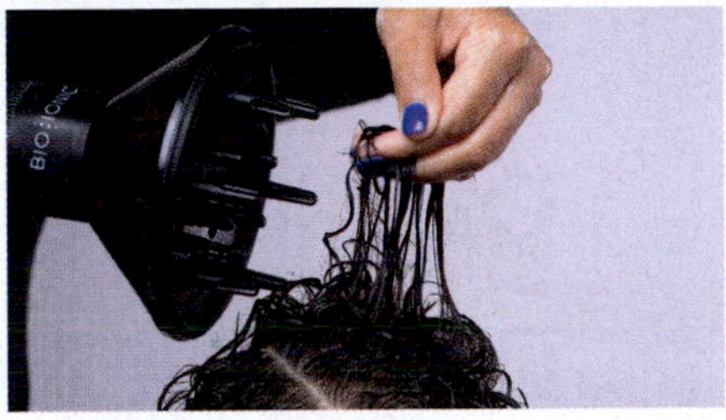

Si desea alisar o suavizar el rizo, utilice sus dedos de forma lenta y suave para crear una ligera tensión que afloje los rizos mientras se secan. No pase los dedos por entre el cabello porque esto hará que se encrespe y pierda su forma natural.

7

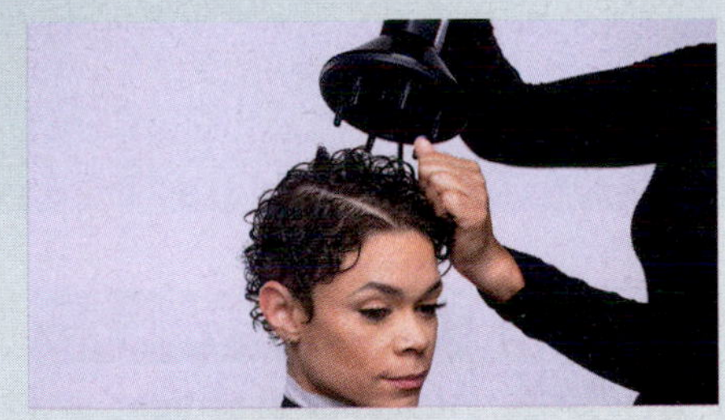

Para obtener rizos más compactos, estruje el cabello colocando su mano sobre la sección de cabello mientras lo seca con el difusor. Forme un puño con el cabello dentro de la mano y haga movimientos pulsantes; luego, suelte y repita hasta que la sección esté seca. Para conseguir más brillo, termine el peinado con un lustre en aerosol o suero.

8

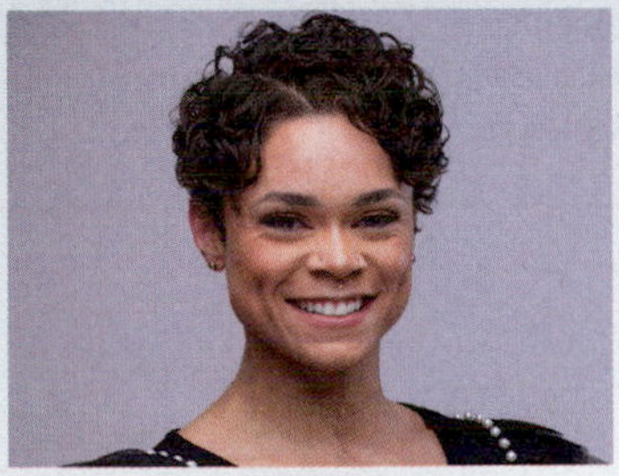

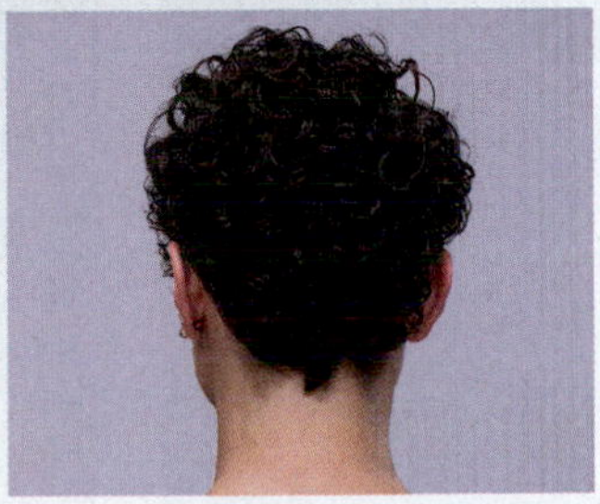

Peinado terminado.

POSTERIOR AL SERVICIO

Para completar el procedimiento, realice el

Ⓟ **10-2 Procedimiento posterior al servicio.**

Ⓟ Procedimiento 12-5

Utilización de un difusor para secar el cabello rizado en su patrón de ondulación natural

PARA PERSONAS DIESTRAS

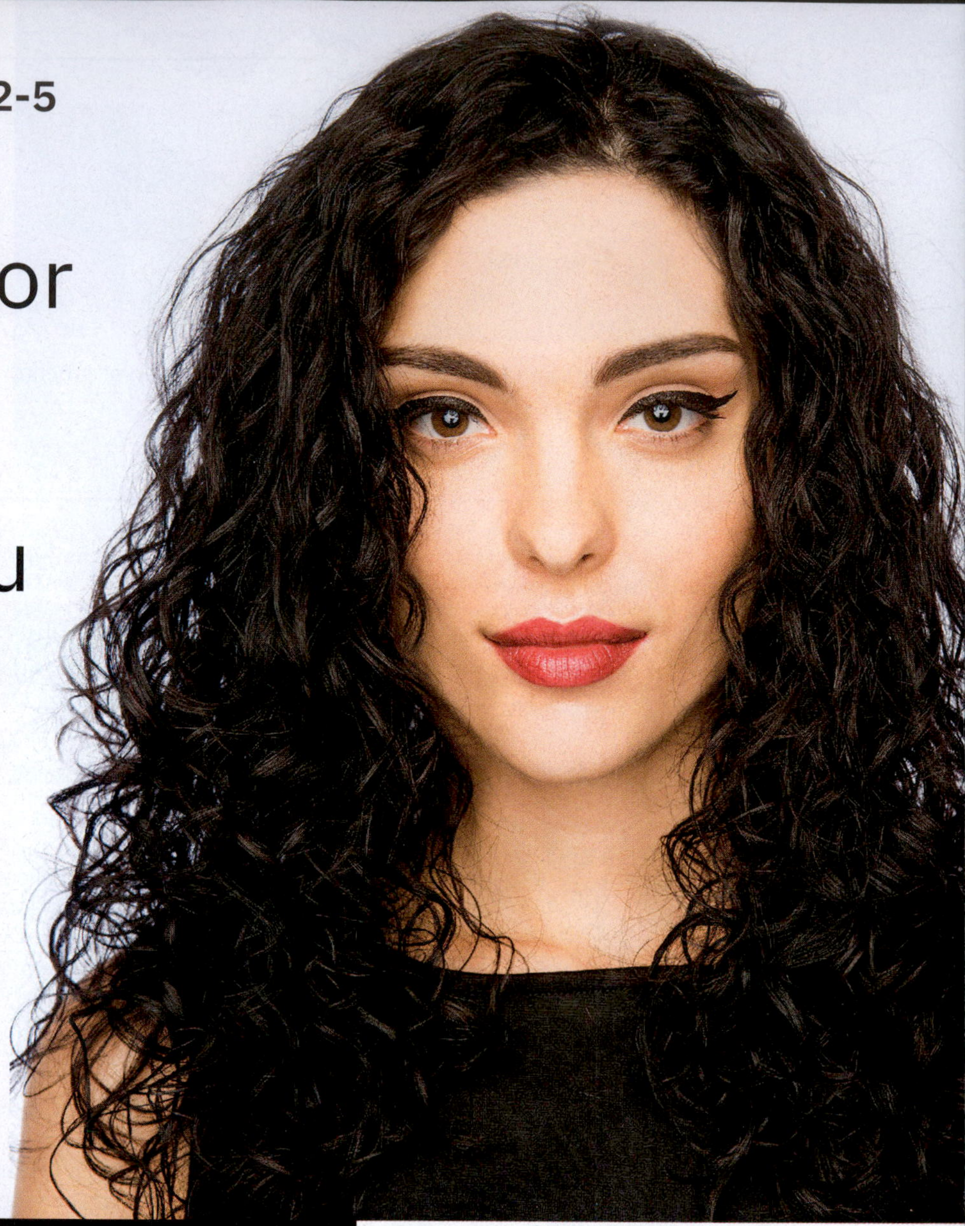

IMPLEMENTOS Y MATERIALES

Además de los implementos básicos para lavado con champú y los materiales enumerados en el **Procedimiento 12-1: Preparación del cabello para peinarlo**, necesitará lo siguiente:

- secador de cabello con difusor
- gel líquido para peinar
- banda para el cuello
- horquillas para seccionar (opcional)
- suero de lustre o laca flexible de acabado
- capa para corte o peinado
- producto para peinar (gel, loción o mousse ligeros para peinar)
- peine de dientes anchos.

PREPARACIÓN

Antes de comenzar, realice el Ⓟ **10-1 Procedimiento previo al servicio** y el procedimiento de lavado con champú descrito en Ⓟ **12-1 Preparación del cabello para peinarlo.**

DURACIÓN ESTIMADA

30 MIN

+ BONIFICACIÓN

Escanee el código o diríjase a: bonus.milady.com/cos-es/p12-5

Escanee este código QR para ver el procedimiento para personas zurdas.

1

Colóquele al cliente una banda para el cuello y una capa de corte o de peinado.

2

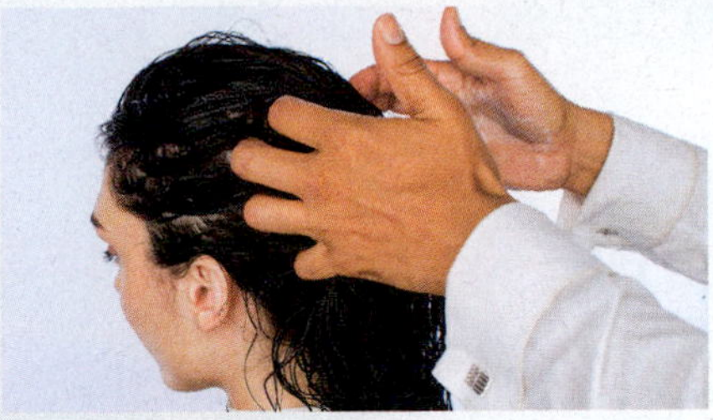

Sobre el cabello apenas húmedo, distribuya gel, *mousse* o loción para peinar con los dedos y, luego, peine con un peine de dientes anchos. Utilice siempre productos diseñados para cabellos rizados.

3

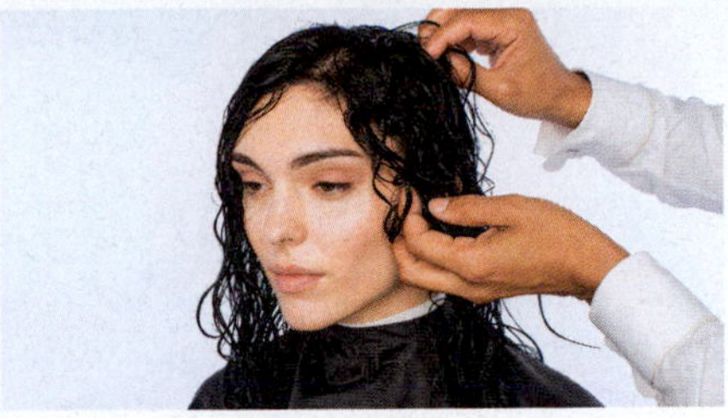

Disponga el cabello del modo que le guste al cliente. Evite ubicar una división lateral antes de aplicar el difusor. Esto dejará una línea de demarcación. Si el cliente usa el cabello de lado, aguarde hasta que el cabello esté seco en su totalidad antes de ubicar una división lateral.

4

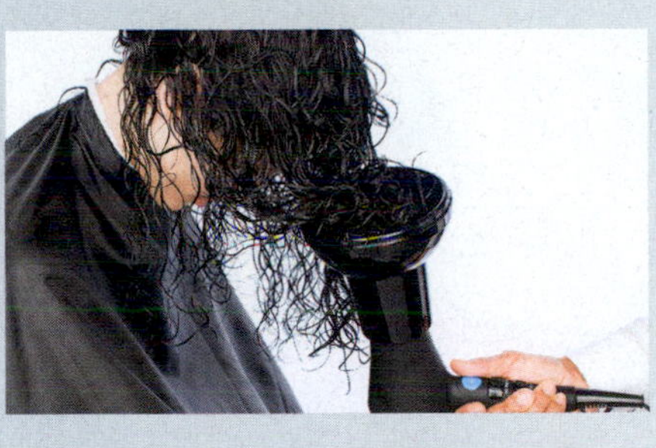

Acople el difusor al secador y pida al cliente que incline la cabeza hacia atrás o hacia adelante. Apoye el cabello sobre el difusor, lleve el secador hacia el cuero cabelludo y luego aléjelo. Repita esta acción hasta que la sección esté seca. Si es necesario, separe con horquillas el cabello en el que no está trabajando. No tensione el cabello cuando lo sujete porque distorsionará el rizo.

5

Evite pasar los dedos por el cabello hasta que esté seco en su totalidad. Si no, hará que se encrespe. Cuando el cabello esté seco por completo, sacúdalo colocando los dedos en el cuero cabelludo. Evite desarmarlos o usar un peine o cepillo. Utilice los dedos para separar los rizos, si lo considera necesario.

6

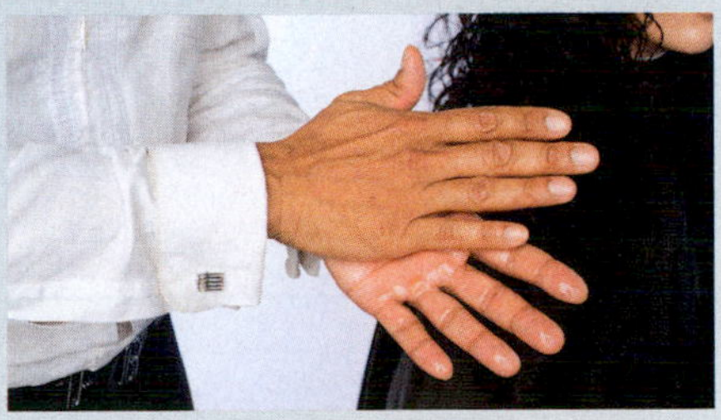

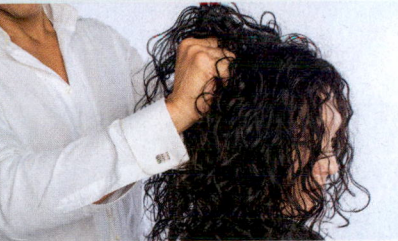

Termine el peinado colocando un suero o producto para dar brillo. Distribúyalo de forma uniforme apretando el cabello con suavidad, sin deformar los rizos.

7

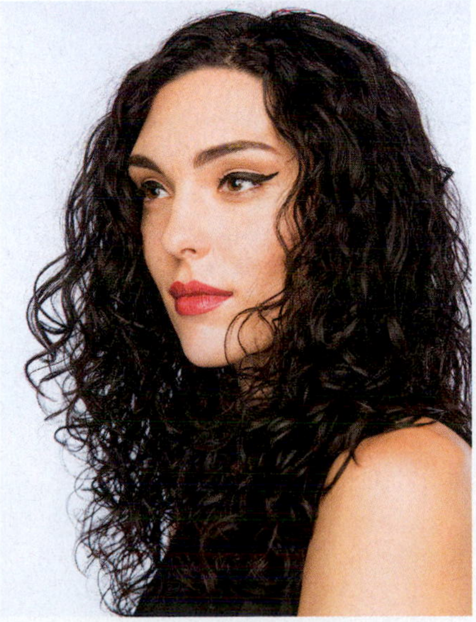

Peinado terminado.

POSTERIOR AL SERVICIO

Para completar el procedimiento, realice el

Ⓟ 10-2 Procedimiento posterior al servicio.

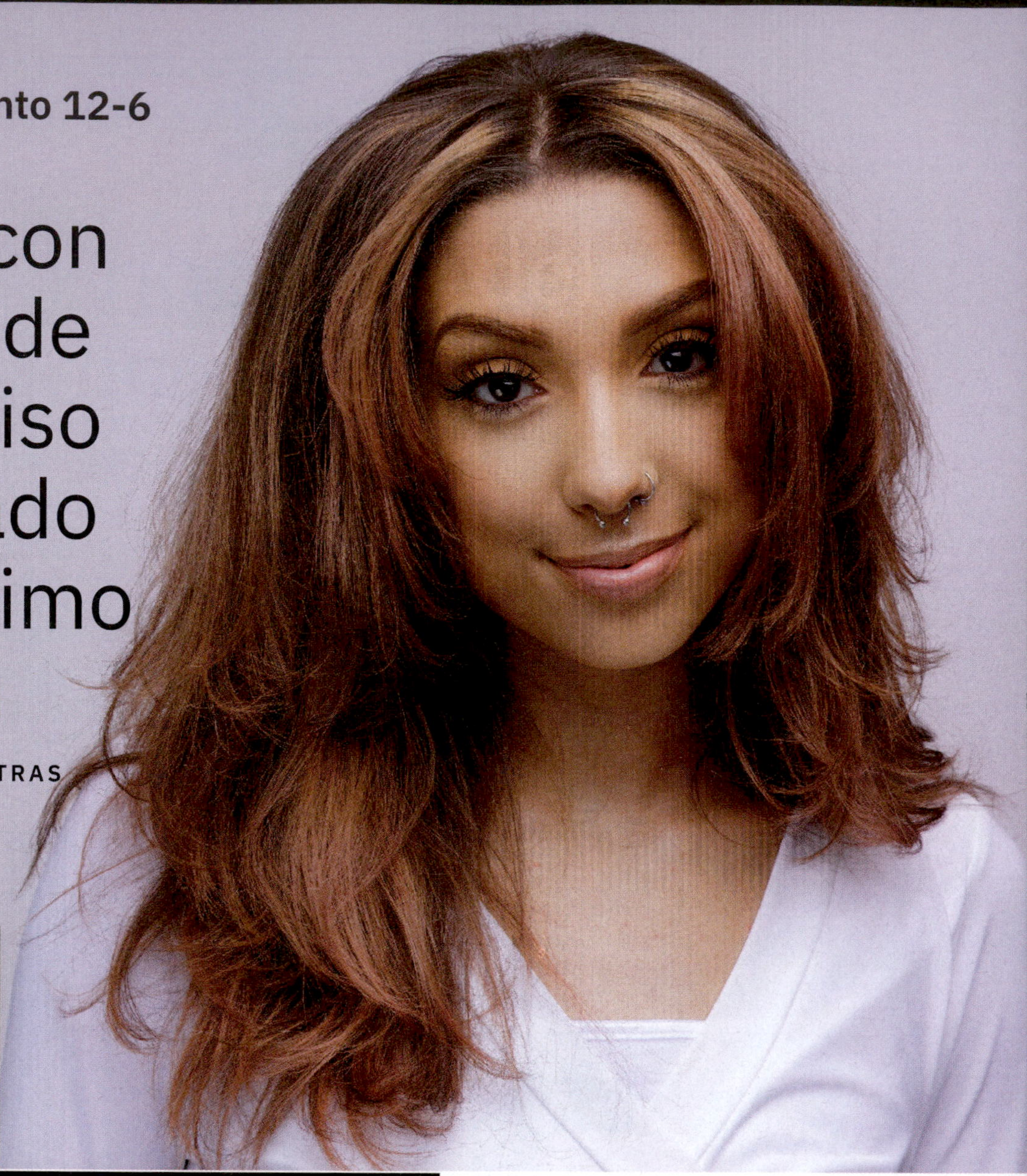

Ⓟ Procedimiento 12-6

Secado con secador de cabello liso u ondulado con máximo volumen

PARA PERSONAS DIESTRAS

IMPLEMENTOS Y MATERIALES

Además de los implementos básicos para lavado con champú y los materiales enumerados en el **Procedimiento 12-1: Preparación del cabello para peinarlo**, necesitará lo siguiente:

- secador con boquilla con concentrador
- cepillos (estilo clásico y de paleta)
- pinzas y tenazas (seccionamiento)
- banda para el cuello
- capa para corte o peinado
- productos para peinar (*mousse*, aerosol voluminizador o gel flexible).

PREPARACIÓN

Antes de comenzar, realice el Ⓟ **10-1 Procedimiento previo al servicio** y el procedimiento de lavado con champú descrito en Ⓟ **12-1 Preparación del cabello para peinarlo.**

DURACIÓN ESTIMADA

30 MIN

1

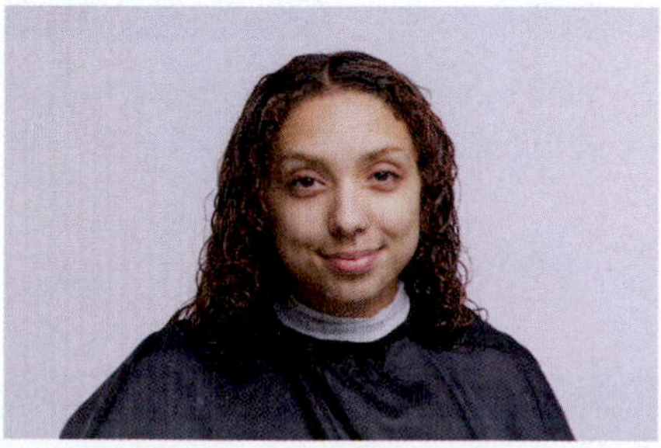

Colóquele al cliente una tira limpia para el cuello y una capa para cortar o peinar.

(2)

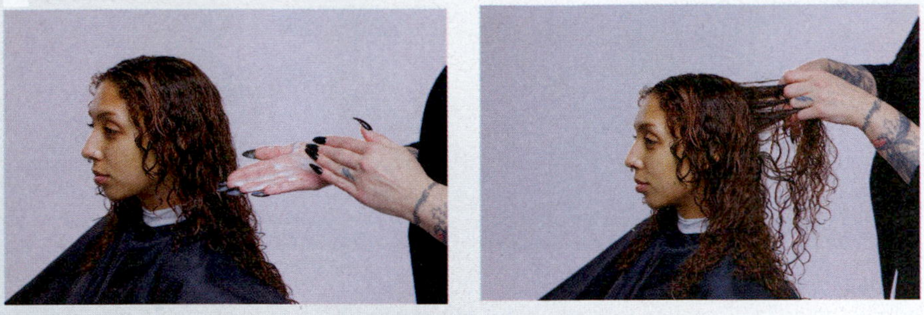

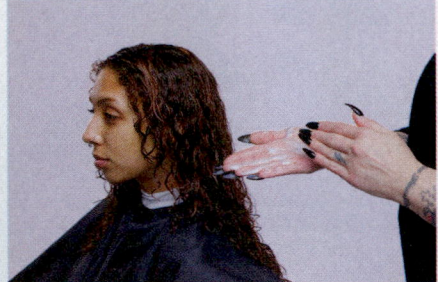

Aplique *mousse*, aerosol para dar volumen o gel flexible sobre el cabello mojado o húmedo. Con las yemas de los dedos, comience a aplicar el producto en el área del cuero cabelludo y continúe hasta las puntas.

(3)

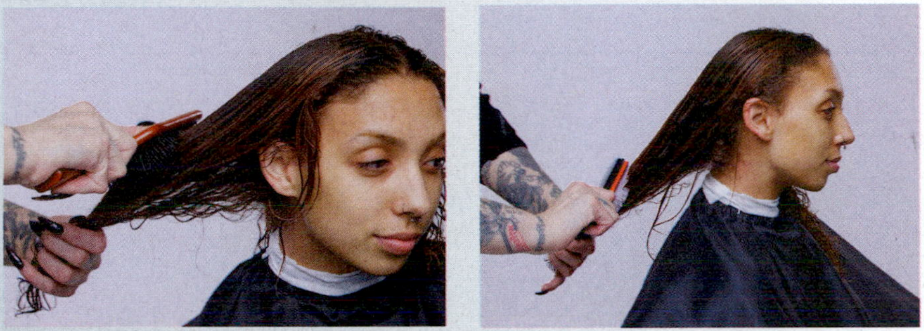

Con ayuda de un cepillo de paleta, un cepillo redondo o un cepillo de peinado clásico, distribuya el cabello de acuerdo con el estilo deseado.

(4)

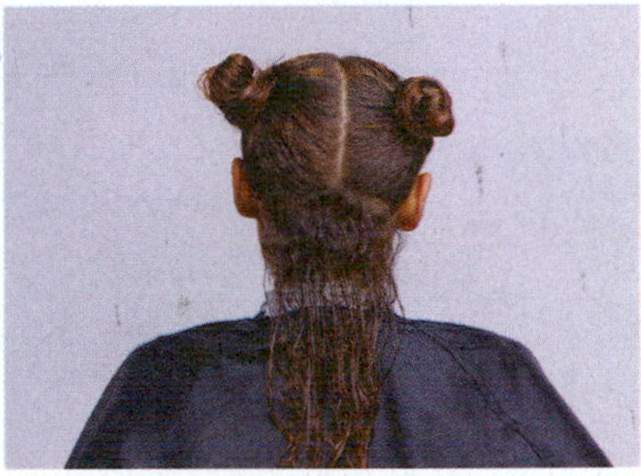

Elaborará el peinado y la forma deseados de abajo hacia arriba, trabajando desde la nuca hacia la coronilla. Seccione el cabello en la parte posterior para comenzar y asegure el cabello con pinzas sobre el área en la que trabajará.

(5)

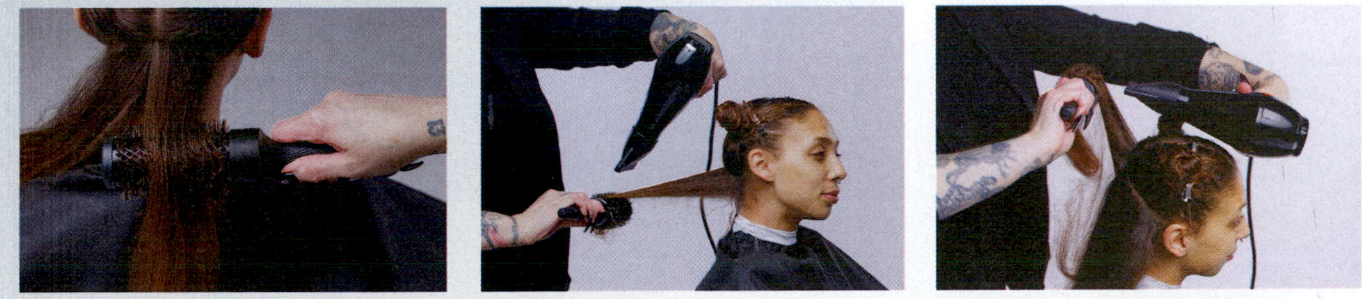

Tome una sección de cabello del ancho del cepillo. Coloque el cepillo debajo de la sección y, luego, gírelo hacia abajo y lejos del cuero cabelludo. Permita que el cepillo recoja y levante una sección de cabello mientras dirige el flujo de aire hacia la parte superior del cepillo y las puntas del cabello.

6

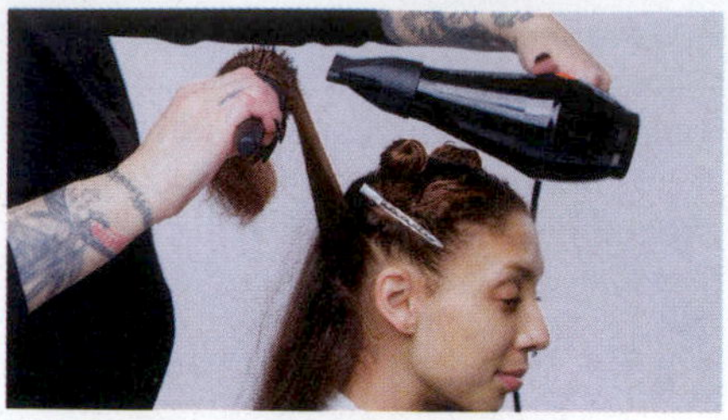

Al mismo tiempo que realice movimientos en la dirección deseada, dirija el flujo del aire hacia la parte superior del cepillo y las puntas del cabello. Seque con un ángulo de 90° a 180° para crear volumen.

7

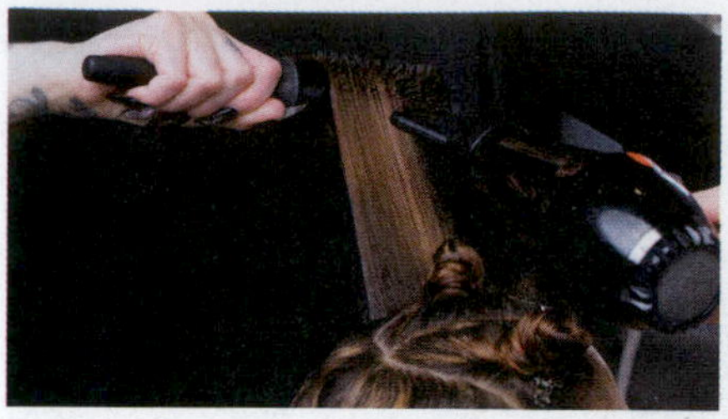

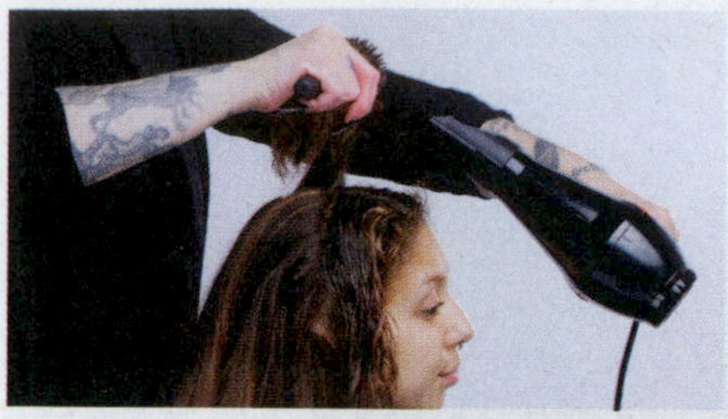

Trabaje por secciones, levantándolas y secándolas y, una vez que estén secas, cepíllelas en la dirección deseada. Continúe secando hasta la coronilla de la cabeza.

8

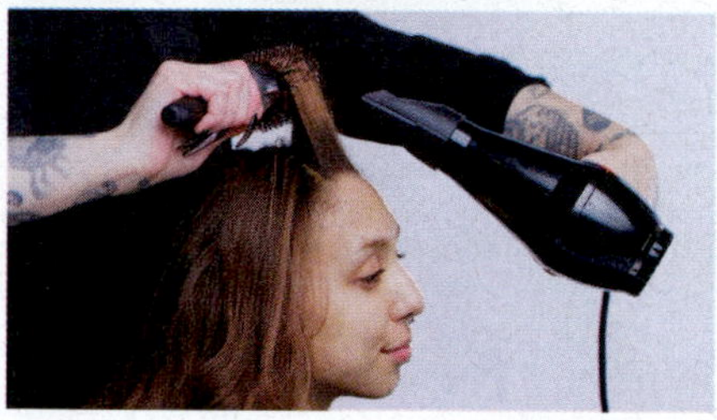

Para el área del flequillo, séquelo sobre la frente o lejos de la cara. Para las secciones laterales, dirija el cabello hacia adelante o lejos de la cara.

9

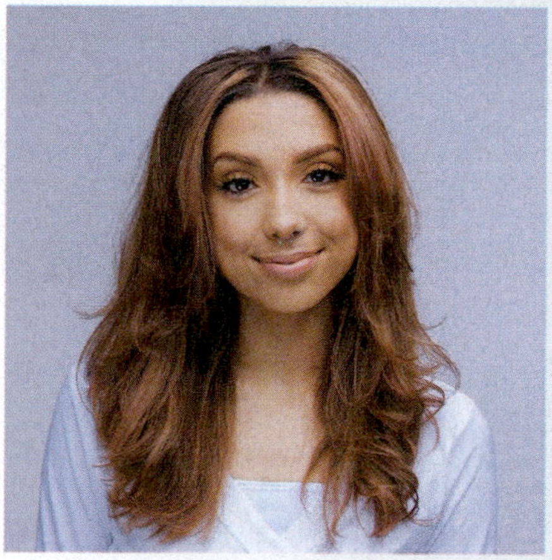

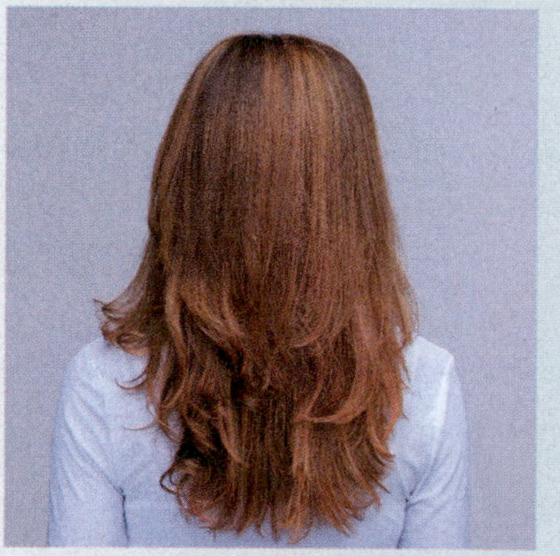

Peinado terminado.

POSTERIOR AL SERVICIO

Para completar el procedimiento, realice el

Ⓟ **10-2 Procedimiento posterior al servicio.**

Ⓟ Procedimiento 12-6

Secado con secador de cabello liso u ondulado con máximo volumen

PARA PERSONAS ZURDAS

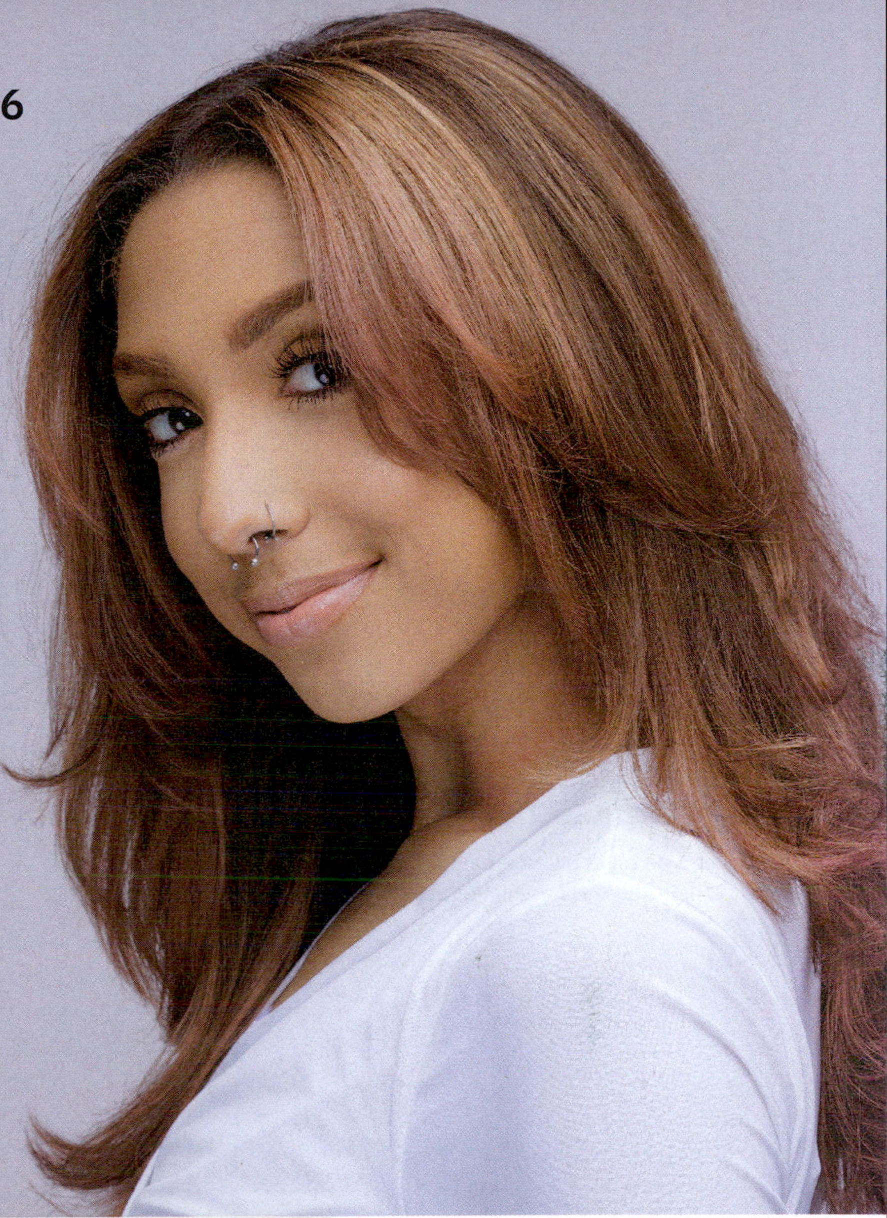

IMPLEMENTOS Y MATERIALES

Además de los implementos básicos para lavado con champú y los materiales enumerados en el **Procedimiento 12-1: Preparación del cabello para peinarlo**, necesitará lo siguiente:

- secador con boquilla con concentrador
- cepillos (estilo clásico y de paleta)
- pinzas y tenazas (seccionamiento)
- banda para el cuello
- capa para corte o peinado
- productos para peinar (*mousse*, aerosol voluminizador o gel flexible).

PREPARACIÓN

Antes de comenzar, realice el Ⓟ **10-1 Procedimiento previo al servicio** y el procedimiento de lavado con champú descrito en Ⓟ **12-1 Preparación del cabello para peinarlo**.

DURACIÓN ESTIMADA

30 MIN

1

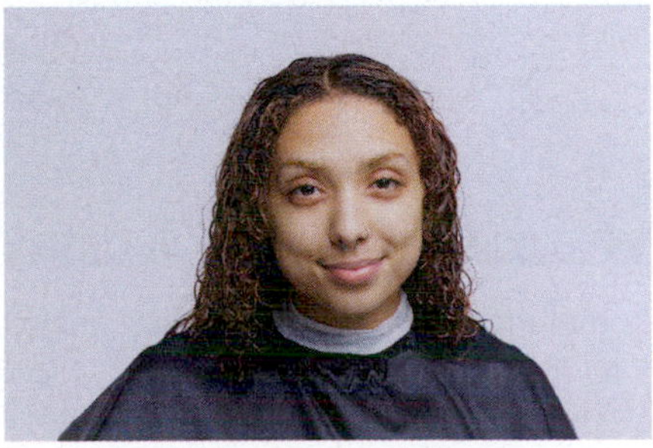

Colóquele al cliente una banda para el cuello y una capa de corte o de peinado.

2

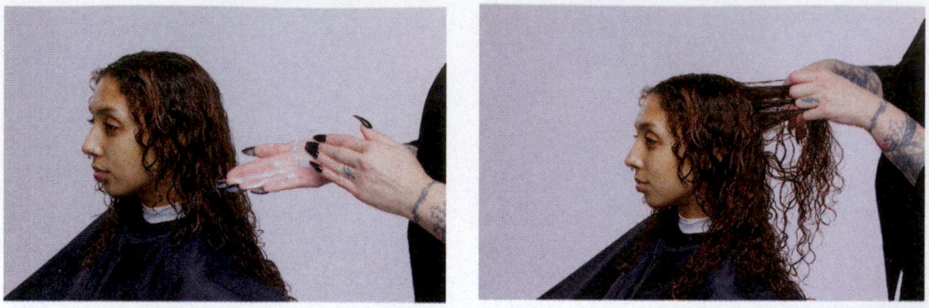

Aplique *mousse*, *spray* voluminizador o gel flexible sobre el cabello mojado o húmedo. Con las yemas de los dedos, comience a aplicar el producto en el área del cuero cabelludo y continúe hasta las puntas.

3

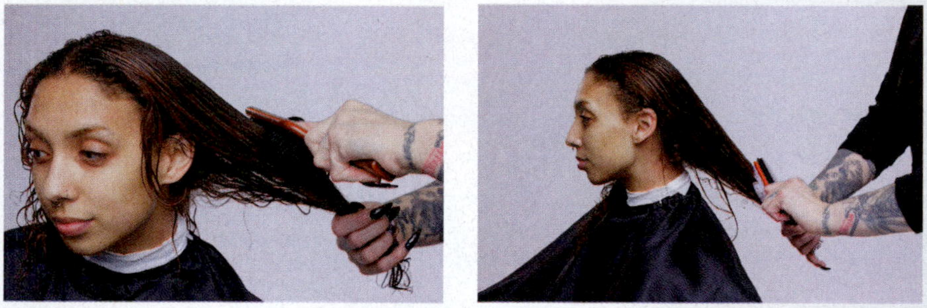

Con ayuda de un cepillo de paleta, un cepillo redondo o un cepillo de peinado clásico, distribuya el cabello de acuerdo con el estilo deseado.

4

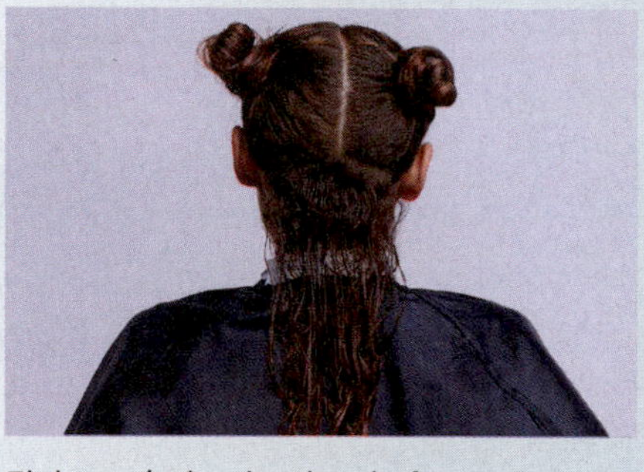

Elaborará el peinado y la forma deseados de abajo hacia arriba, trabajando desde la nuca hacia la coronilla. Seccione el cabello en la parte posterior para comenzar y asegure el cabello con pinzas sobre el área en la que trabajará.

5

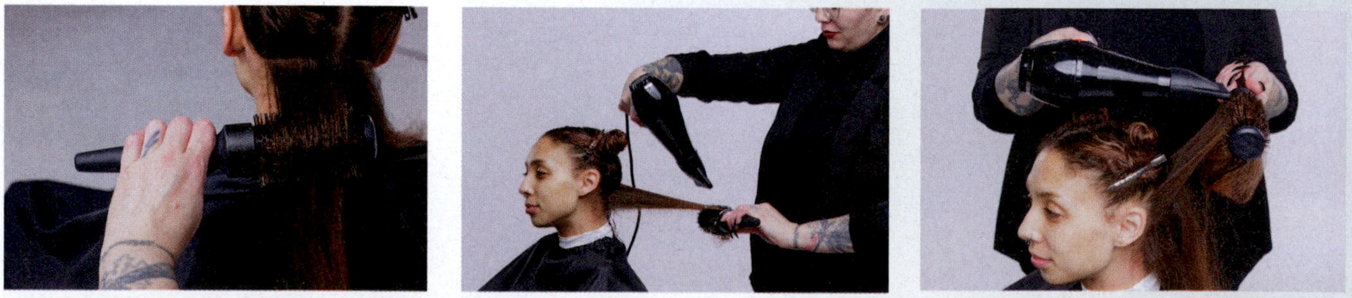

Tome una sección de cabello del ancho del cepillo. Coloque el cepillo debajo de la sección y, luego, gírelo hacia abajo y lejos del cuero cabelludo. Permita que el cepillo recoja y levante una sección de cabello mientras dirige el flujo de aire hacia la parte superior del cepillo y las puntas del cabello.

6

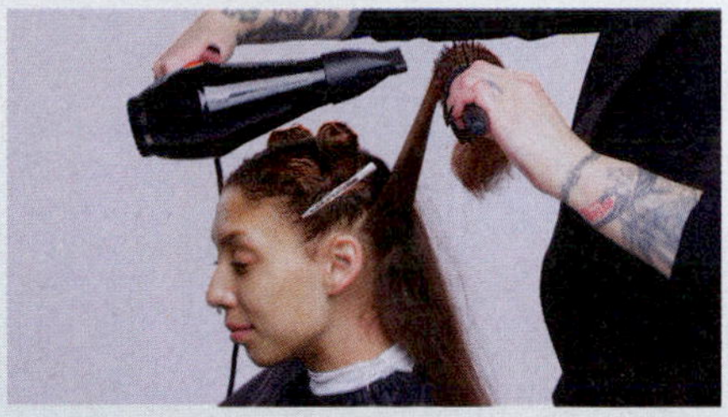

Al mismo tiempo que realice movimientos en la dirección deseada, dirija el flujo del aire hacia la parte superior del cepillo y las puntas del cabello. Seque con un ángulo de 90° a 180° para crear volumen.

7

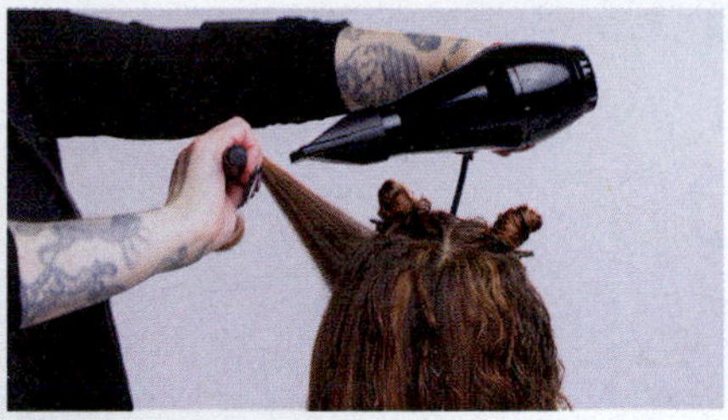

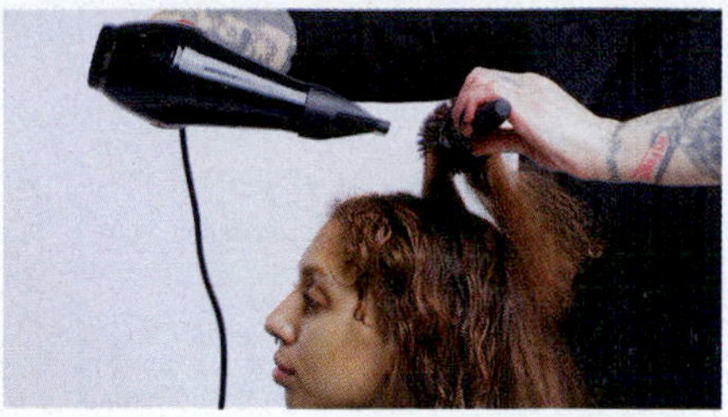

Trabaje por secciones, levantándolas y secándolas y, una vez que estén secas, cepíllelas en la dirección deseada. Continúe secando hasta la coronilla de la cabeza.

8

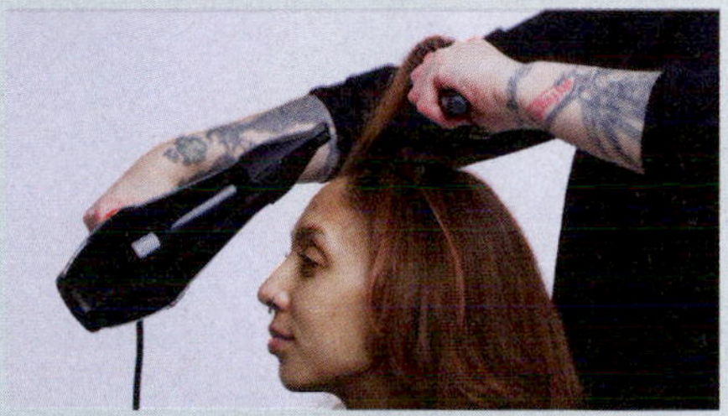

Para el área del flequillo, séquelo sobre la frente o lejos de la cara. Para las secciones laterales, dirija el cabello hacia adelante o lejos de la cara.

9

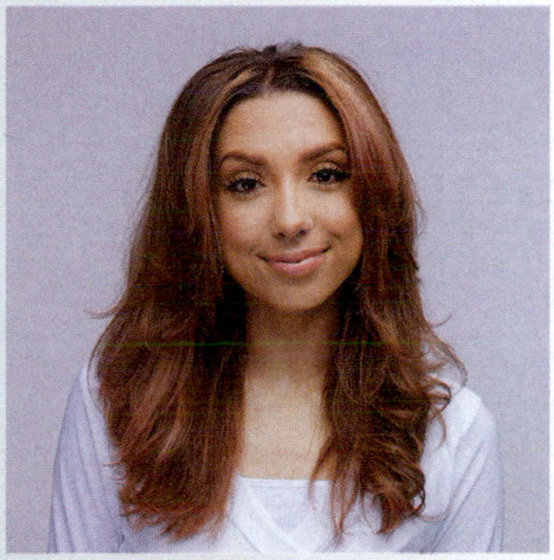

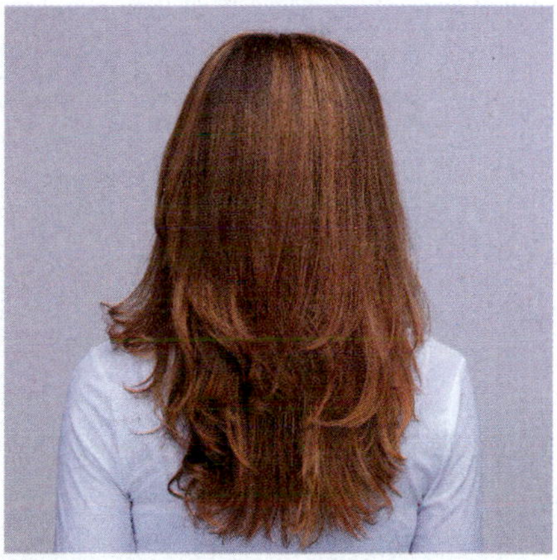

Peinado terminado.

POSTERIOR AL SERVICIO

Para completar el procedimiento, realice el

Ⓟ **10-2 Procedimiento posterior al servicio.**

Ⓟ Procedimiento 12-7

Secado con secador del cabello recto o largo en capas, lacio u ondulado, para crear un peinado lacio

PARA PERSONAS DIESTRAS

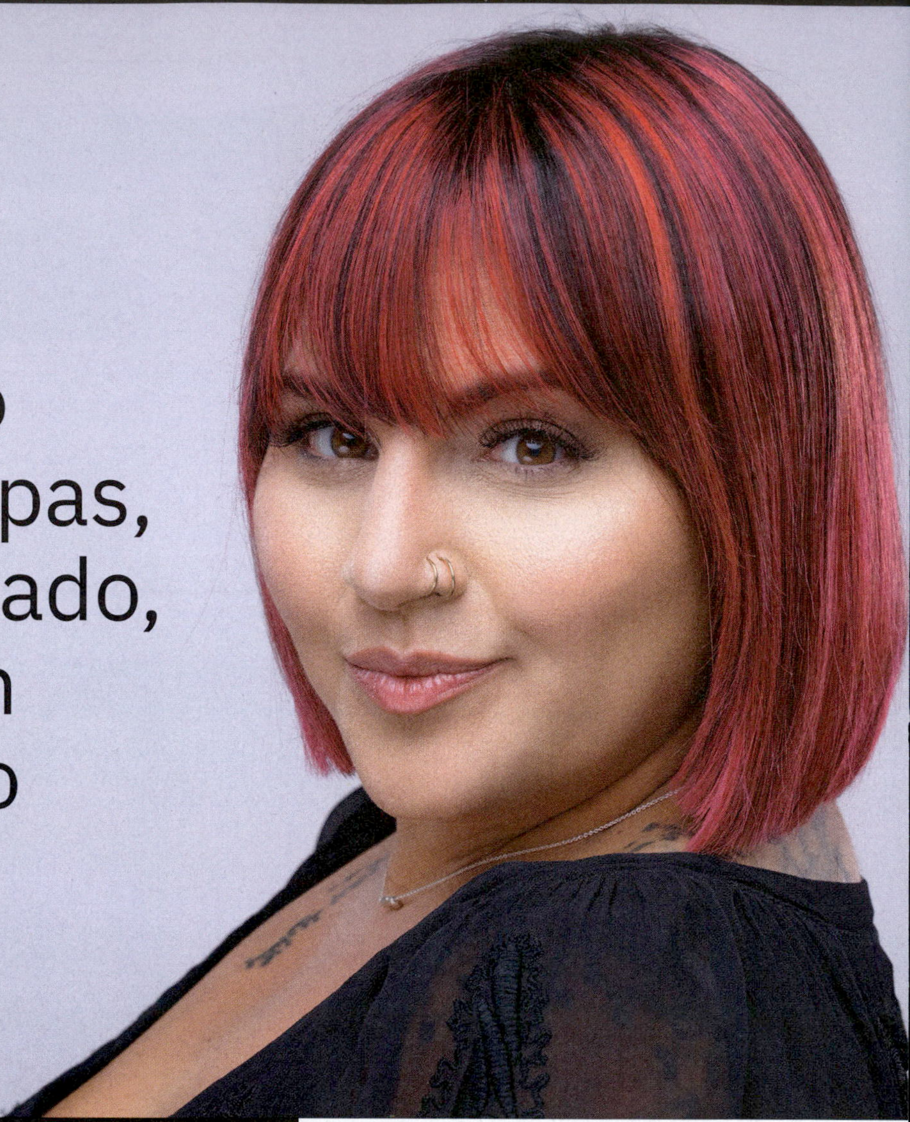

IMPLEMENTOS Y MATERIALES

Además de los implementos básicos para lavado con champú y los materiales enumerados en el **Procedimiento 12-1: Preparación del cabello para peinarlo**, necesitará lo siguiente:

- secador con boquilla con concentrador
- cepillos (de paleta y estilo clásico)
- pinzas y tenazas (seccionamiento)
- banda para el cuello
- capa para corte o peinado
- productos para peinar (gel alisador o para peinar ligero).

PROCEDIMIENTO

Antes de comenzar, realice el Ⓟ **10-1 Procedimiento previo al servicio** y el procedimiento de lavado con champú descrito en Ⓟ **12-1 Preparación del cabello para peinarlo**.

DURACIÓN ESTIMADA

30-45 MIN

+ BONIFICACIÓN

Escanee el código o diríjase a: bonus.milady.com/cos-es/p12-7

Escanee este código QR para ver el procedimiento para personas zurdas.

1

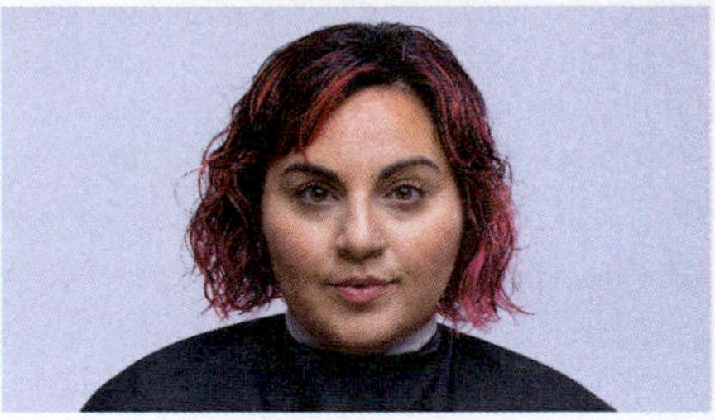

Colóquele al cliente una banda para el cuello y una capa de corte o de peinado.

2

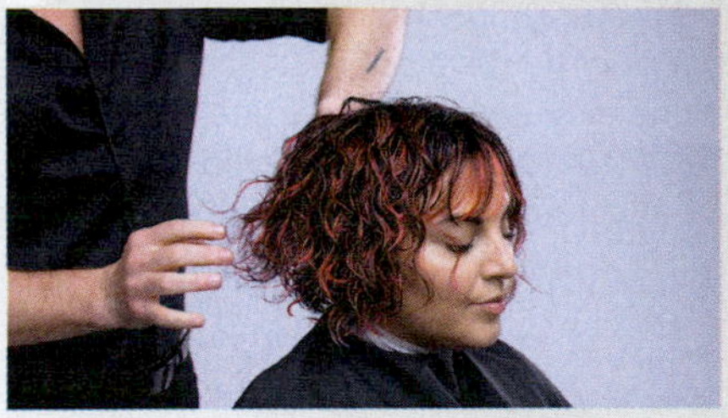

Aplique un gel ligero o un gel alisador.

3

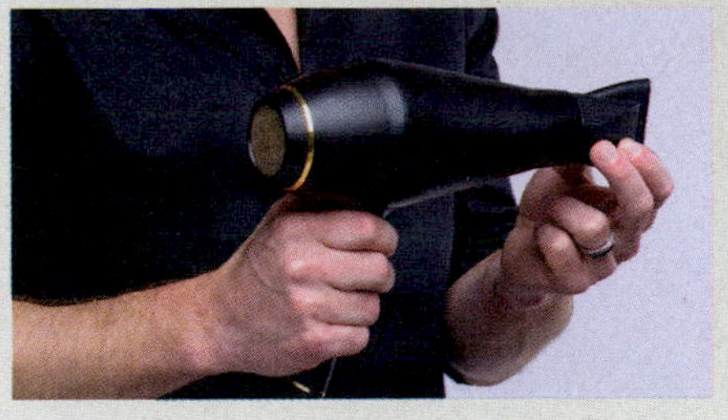

Acople la boquilla con concentrador al secador para obtener un peinado más controlado. Divida y seccione el cabello de modo que solo la sección que seca no tenga pinzas.

4

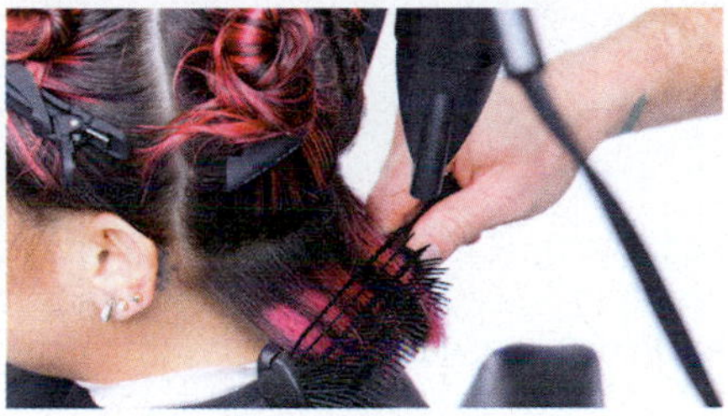

Disponga subsecciones de 2,5 cm (1 in); comience la primera sección en la nuca. Utilice el cepillo de peinado clásico para secar el cabello liso y suave. Coloque el cepillo debajo de la primera sección y sostenga el cabello a baja altura. Seque aplicando tensión; comience en el área del cuero cabelludo, siga por la mitad del tallo y, por último, seque toda la subsección desde el cuero cabelludo hasta las puntas. Dé forma a las puntas hacia abajo, acóplelas girando el cepillo hacia usted o dele hacia arriba girando el cepillo en sentido contrario, a medida que pasa por las puntas del cabello.

5

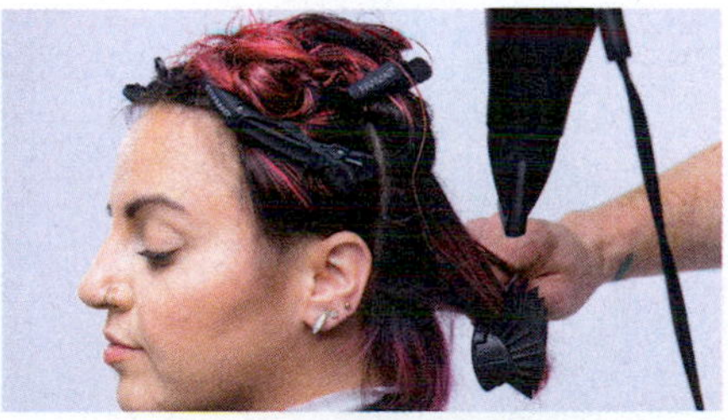

Siga el cepillo con la boquilla del secador al tiempo que dobla las puntas del cabello en la dirección deseada, ya sea orientada hacia abajo o doblada hacia afuera. Continúe usando la misma técnica y trabaje hacia el área occipital en secciones de 2,5 cm (1 in).

6

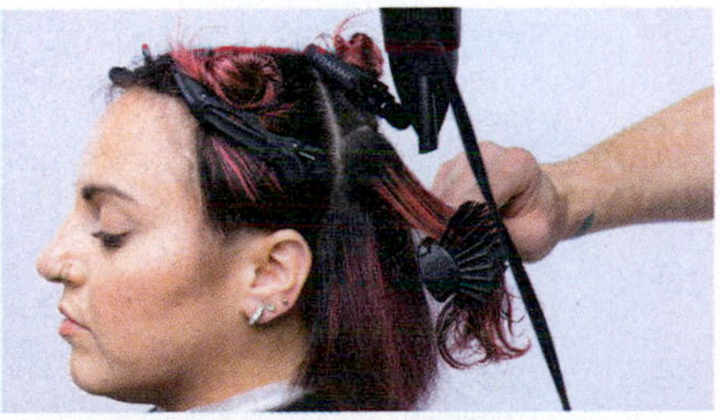

Para mantener la forma plana y recta, utilice una elevación baja. Para proporcionar más elevación y volumen, sostenga la sección perpendicular a la cabeza o cambie la dirección natural hacia arriba.

7

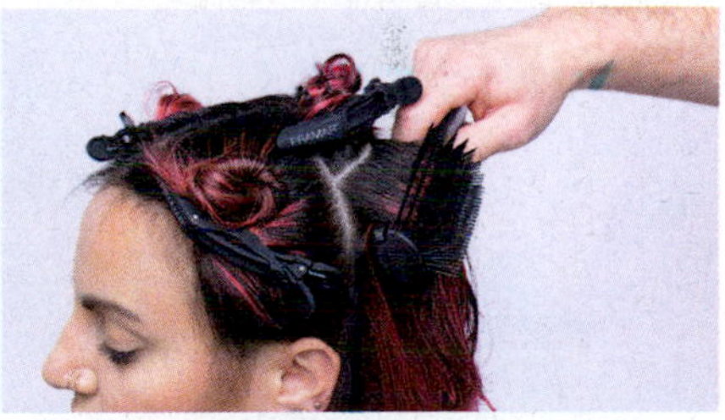

Avance hasta el área de la coronilla, tomando secciones de 2,5 cm (1 in). Al llegar a las secciones más largas cerca de la parte superior de la coronilla, puede cambiar a un cepillo de paleta y usar su curvatura para doblar más las puntas del cabello.

8

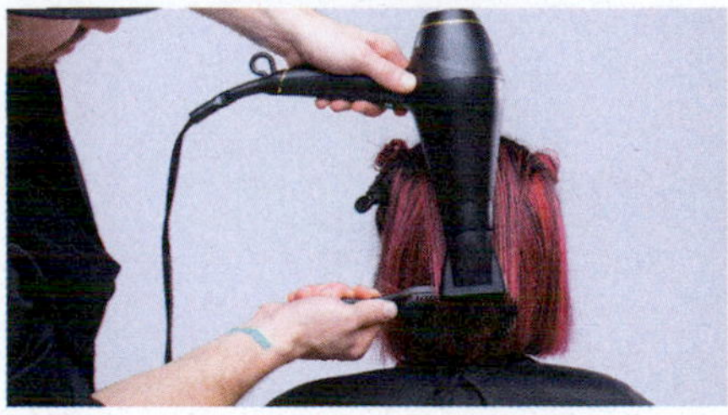

Después de secar cada sección con el secador, utilice el botón de enfriado para fijarlas y mantenerlas suaves.

9

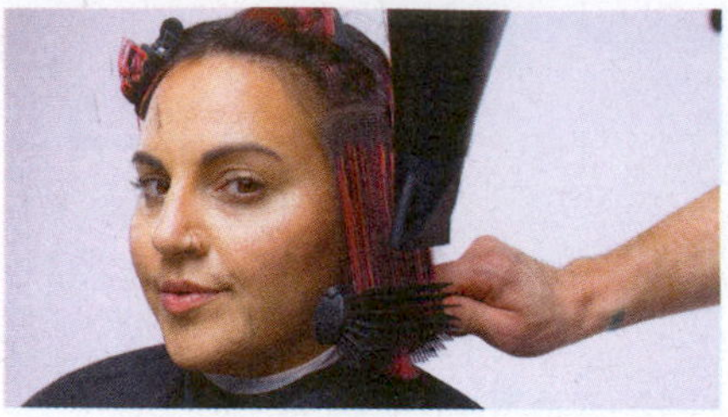

Continúe subdividiendo el cabello de los lados y comience con la sección que está por encima de la oreja. Siga trabajando en secciones de 2,5 cm (1 in). Sosténgalas a una elevación baja y séquelas con la boquilla hasta las puntas. Doble las puntas hacia abajo girando el cepillo hacia abajo para obtener un borde redondeado, o hacia fuera para obtener un borde levantado.

10

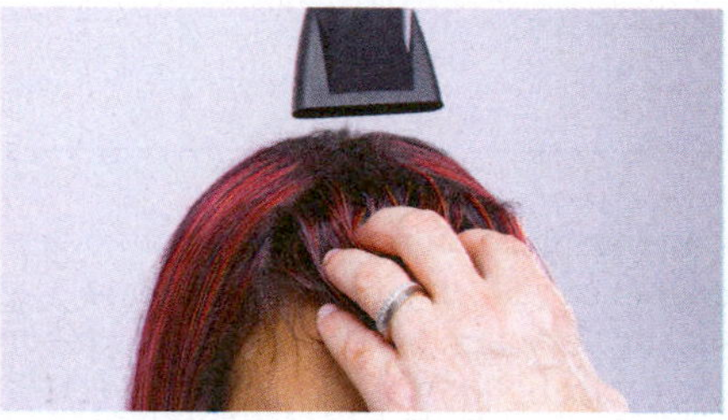

Trabaje de la misma manera sobre la parte superior. Seque el área del flequillo en la dirección deseada. Para que al secarlo el cabello quede lacio y sobre la frente, apunte la boquilla hacia abajo y seque en línea recta. Utilice sus dedos o un cepillo de peinado clásico para orientar el cabello.

11

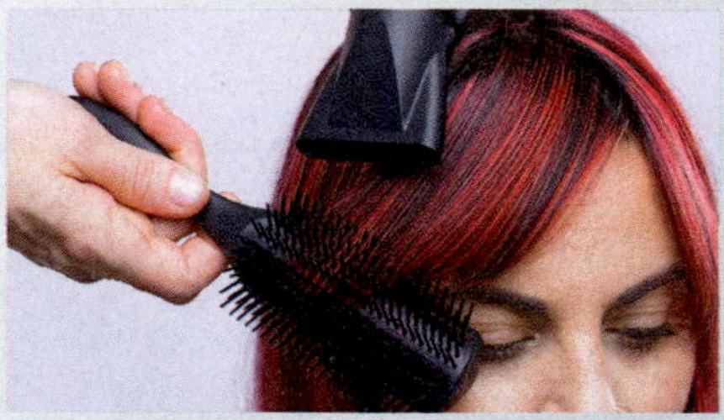

Para dirigir el flequillo fuera de la cara, cepíllelo hacia atrás y empújelo apenas hacia delante, de manera que cree una forma curva.

12

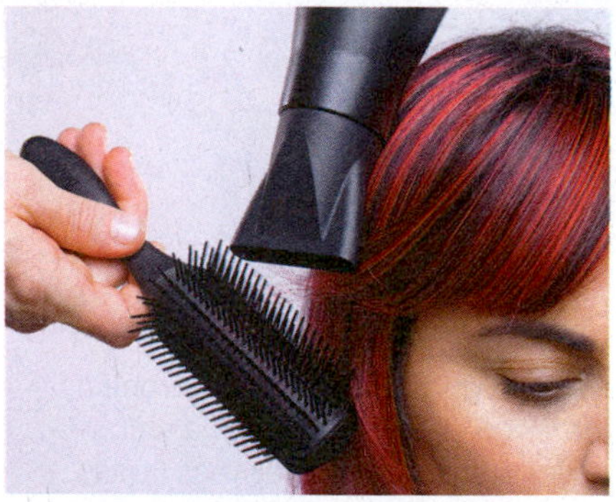

Utilice una configuración baja de temperatura y apunte la boquilla hacia el cepillo para una apariencia relajada. Cuando esté seco, el flequillo se mantendrá alejado de la cara y apenas al costado.

13

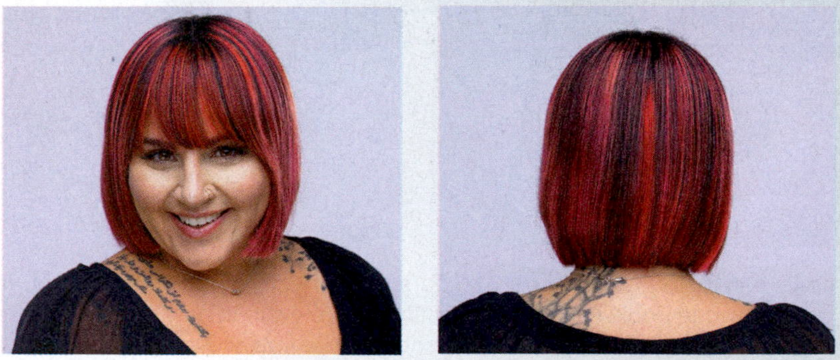

Peinado terminado.

POSTERIOR AL SERVICIO

Para completar el procedimiento, realice el

Ⓟ **10-2 Procedimiento posterior al servicio.**

Ⓟ Procedimiento 12-8

Manipulaciones de una buclera tipo Marcel (rizado térmico)

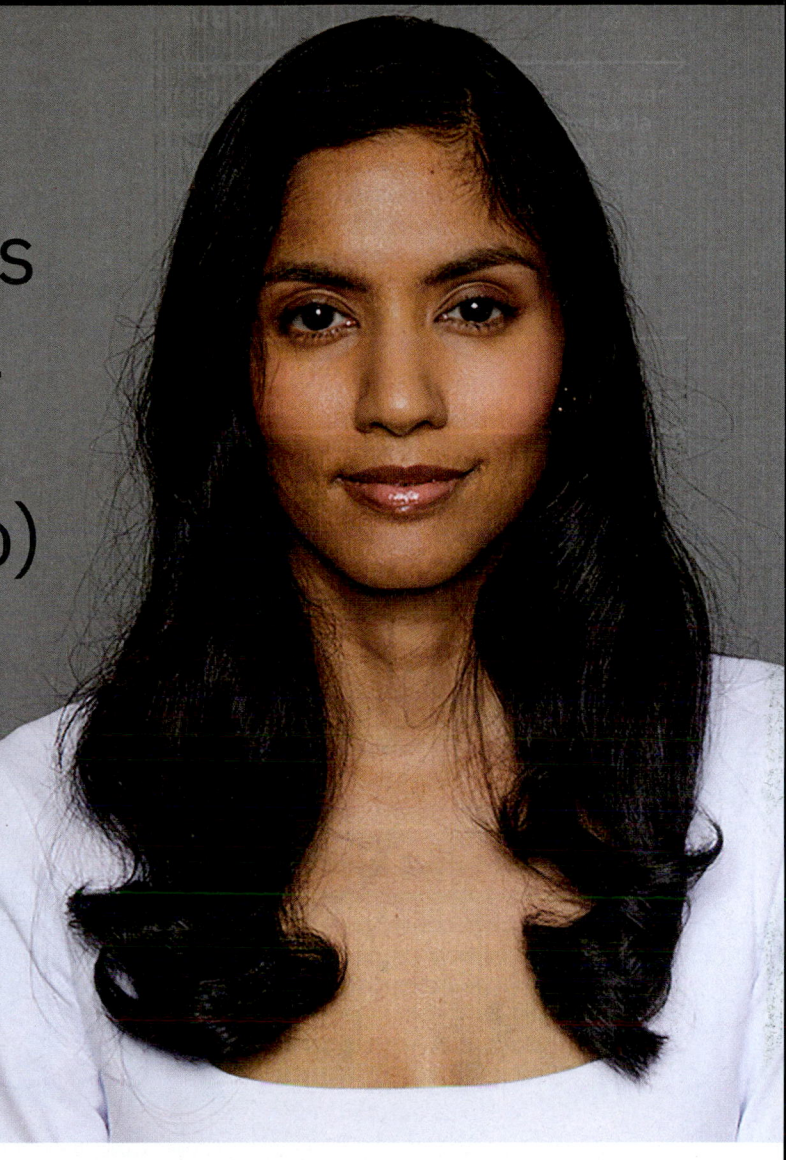

IMPLEMENTOS Y MATERIALES

- Pinzas
- Buclera eléctrica tipo Marcel
- Peine resistente a la temperatura
- Cabeza de maniquí (opcional)
- Banda para el cuello o envoltura para las puntas

DURACIÓN ESTIMADA

30 MIN

Asegúrese de utilizar una buclera tipo Marcel fría hasta que su instructor le permita usar una que esté caliente.

1

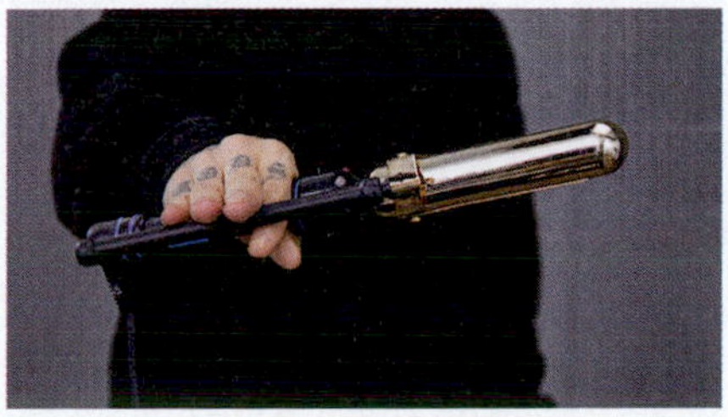

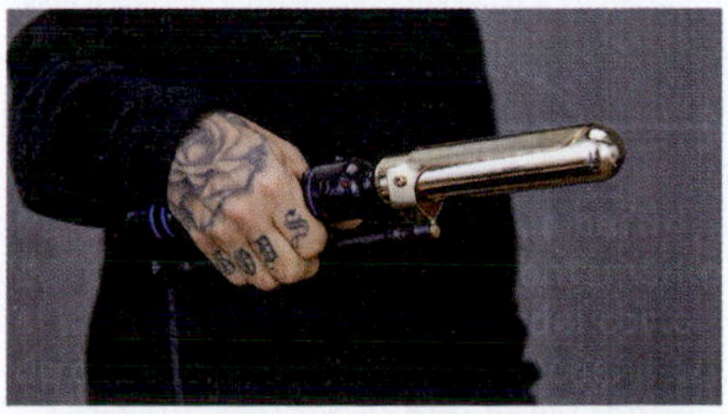

Sostenga la buclera tipo Marcel y pruebe diferentes posiciones de manos y dedos para levantar y cerrar la abrazadera. Coloque el dedo anular, medio o índice debajo del mango y los otros dedos sobre el mango que controla la abrazadera.

2

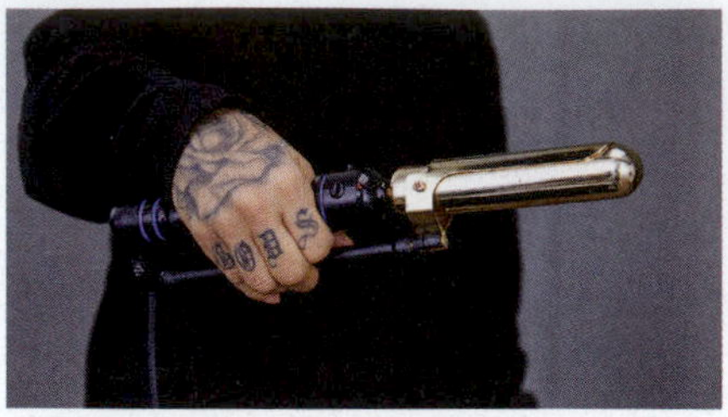

Una vez que haya determinado el agarre que le resulte más cómodo y seguro de controlar, coloque los dedos en el mango de la carcasa para controlarla y sujetar el mango con la palma y el pulgar.

3

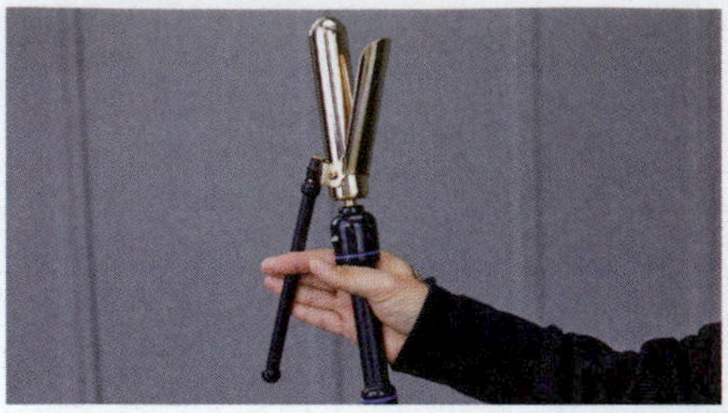

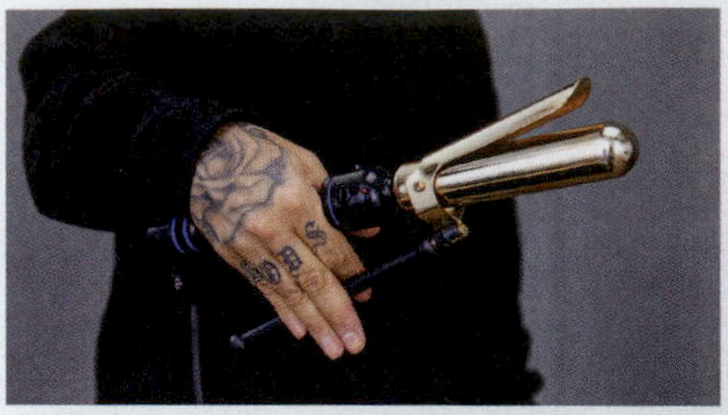

Practique abrirla y cerrarla girando la plancha en ambas direcciones. Muévala hacia abajo o hacia usted y hacia arriba o lejos de usted.

4

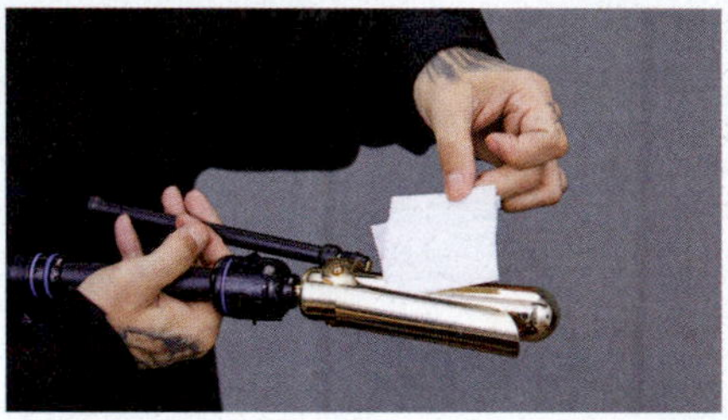

Cuando esté listo para utilizar la plancha caliente, pruebe la temperatura en una banda para el cuello o una envoltura para las puntas. El papel se decolorará o quemará si la plancha está a una temperatura muy alta. Siempre deseche la tira probada. Nunca vuelva a colocarla en su lugar de trabajo. Nunca pruebe la plancha sobre la mano, la boca o la cara.

5

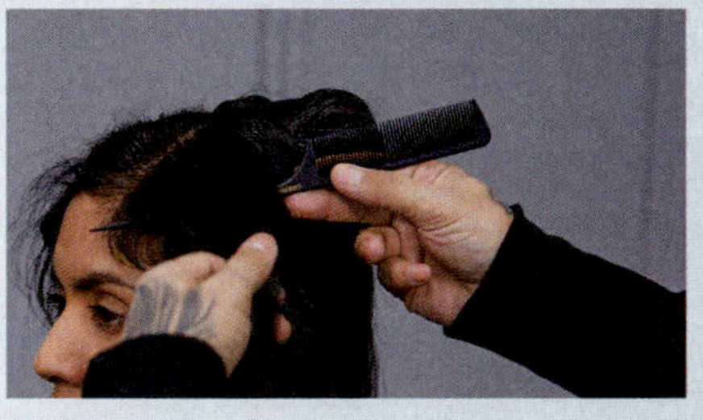

Seccione el cabello con la cola de un peine en los lugares donde creará los rizos. Cree subsecciones que sean del mismo diámetro o más pequeñas que el cilindro del rizador. Separe con pinzas cada subsección.

6

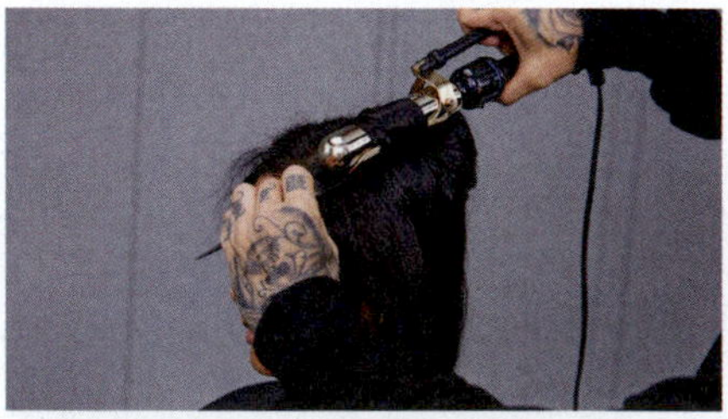

Elija la ubicación inicial del rizado, luego sujete y enrolle el cabello, girando la buclera dos o tres vueltas, según la longitud del cabello. Controle las puntas con los dedos para colocar cabello nuevo dentro del rizo y asegurarse de que todo el cabello reciba calor de manera uniforme. Mientras se riza, mantenga el peine en la mano en todo momento.

7

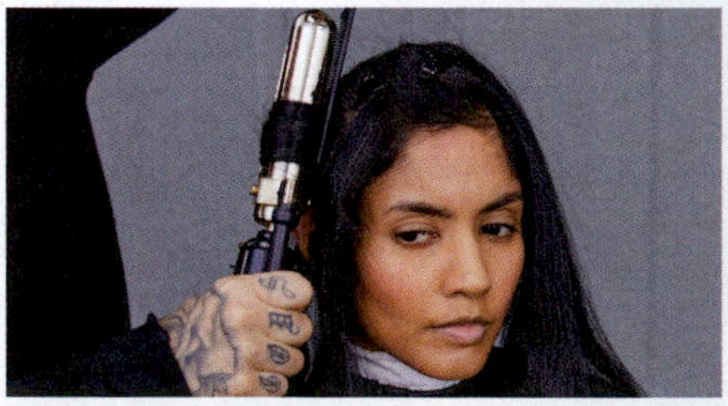

No toque el cabello o la plancha una vez que el cabello se introduce en la varilla y base de apoyo, evite quemarse la piel. Repita este procedimiento hasta que todo el cabello haya pasado por el barril.

8

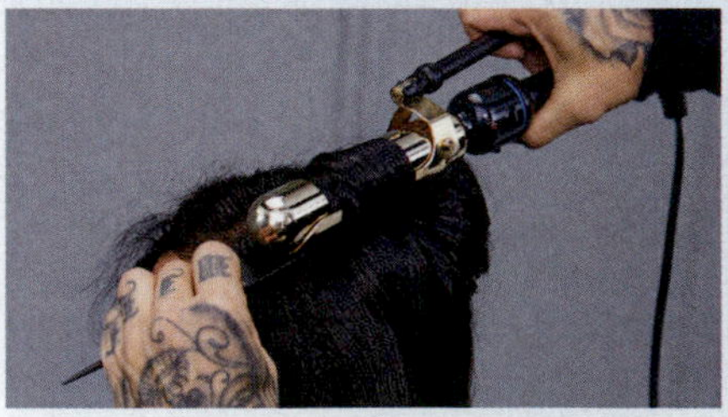

Al acercarse a la base de la sección, inserte un peine resistente a la temperatura entre el cuero cabelludo y el cilindro de la plancha. Con el peine protegiendo el cuero cabelludo y asegurando el rizo, apriete la pinza y retire la plancha con cuidado.

9

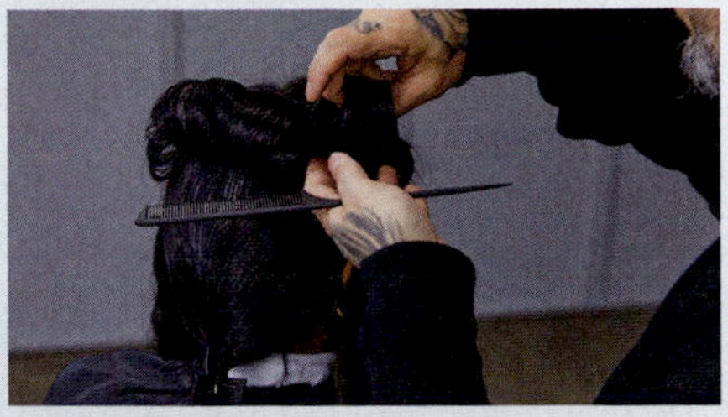

Sujete el rizo, tome una nueva sección y repita el proceso de rizado hasta que haya logrado el aspecto que desea. Tenga en cuenta que cada subsección de rizado debe tener el mismo diámetro o menor que la buclera tipo Marcel.

10

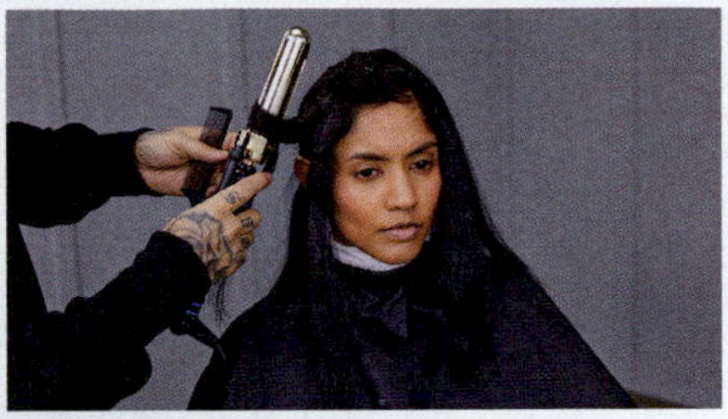

Observe que esta técnica se puede hacer de forma vertical u horizontal. Si realizará esta técnica en una prueba estatal, consulte con el instructor sobre la técnica, la temperatura y el uso recomendados.

11

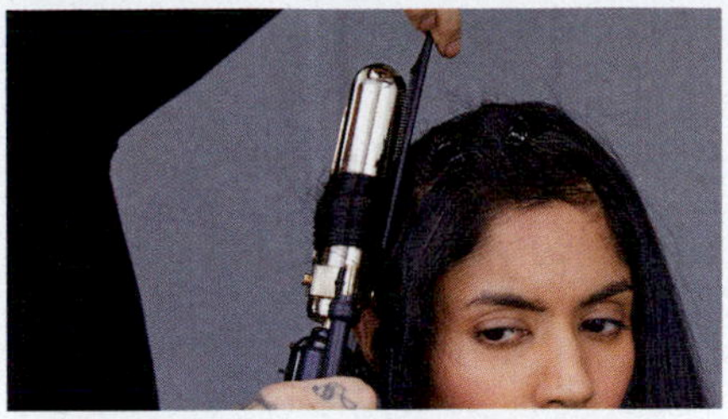

Continúe peinando el cabello desde el cuero cabelludo hasta las puntas, abriendo y cerrando la buclera tipo Marcel mientras introduce el cabello en ella. Asegúrese de colocar un peine resistente a la temperatura sobre el cuero cabelludo para proteger al cliente.

12

Evite presionar el cabello contra la base de apoyo, ya que esto causará marcas y hendiduras con la forma de la plancha. El cabello debe reposar contra la varilla para que quede suave.

13

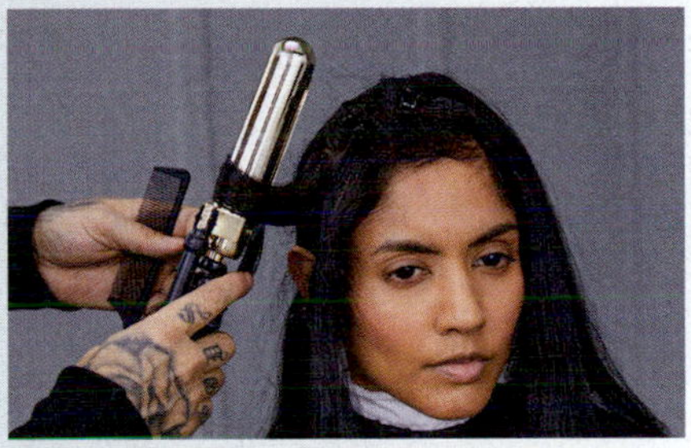

Repita estos mismos pasos de rizado en cualquier área de la cabeza donde sea necesario utilizar la buclera tipo Marcel. Pídale al cliente que se sujete la oreja hacia abajo si se está trabajando en el contorno del cuero cabelludo o cerca de la oreja.

14

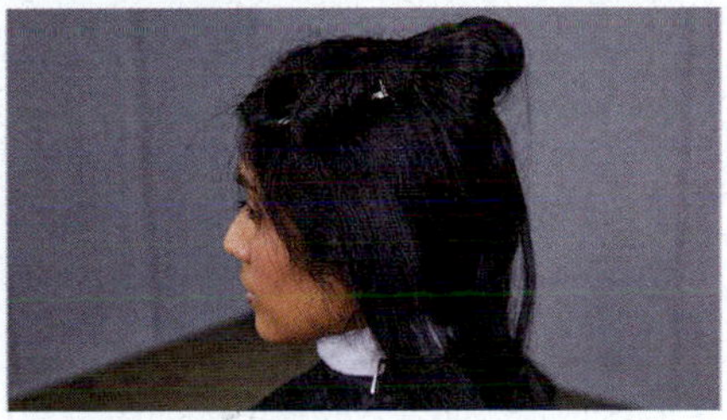

Opcional: utilice una pinza para sujetar el cabello una vez rizado. Esto generará rizos más fuertes y duraderos.

15

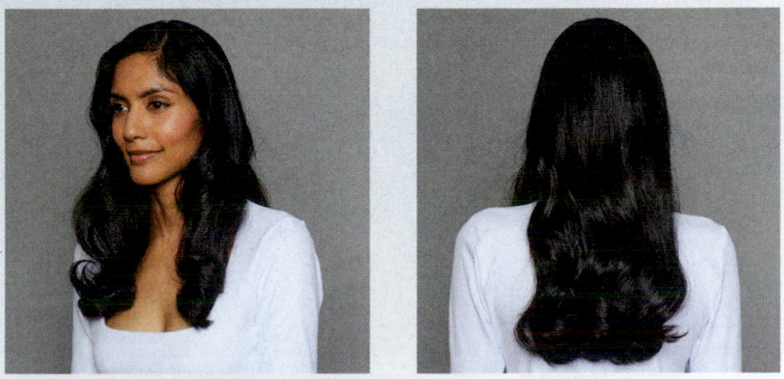

Cuando todo el cabello esté rizado con esta técnica, retire las pinzas y peine como quiera.

POSTERIOR AL SERVICIO

Para completar el procedimiento, realice el

Ⓟ **10-2 Procedimiento posterior al servicio.**

Ⓟ Procedimiento 12-9

Ondas tipo Hollywood (rizado térmico)

PARA PERSONAS DIESTRAS

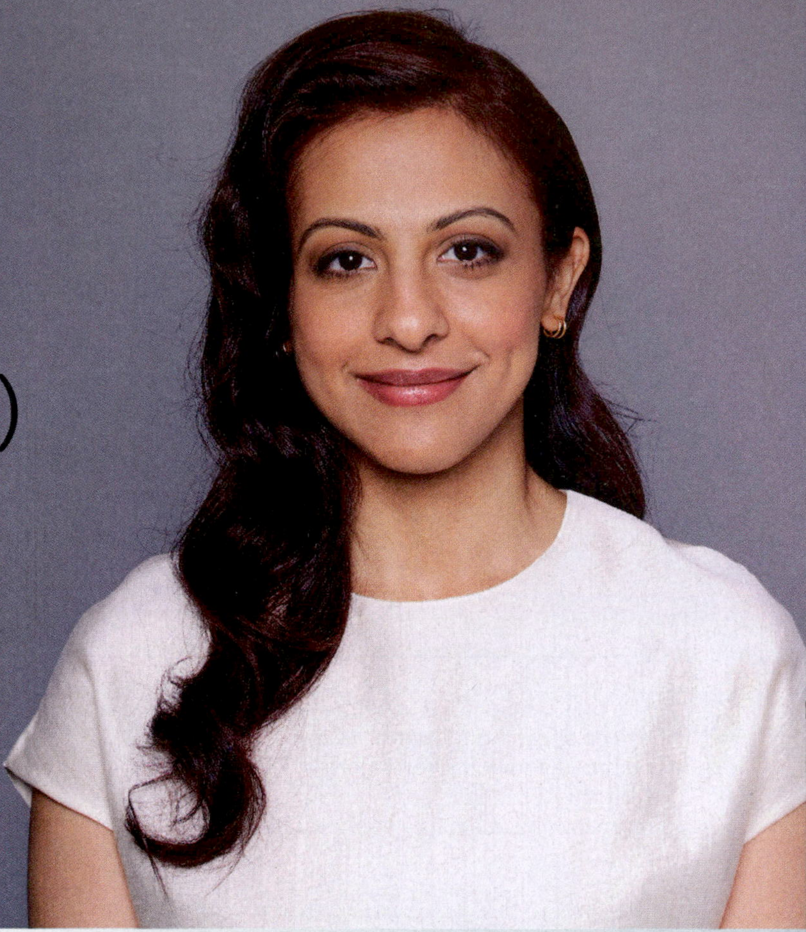

IMPLEMENTOS Y MATERIALES

Además de los implementos básicos para lavado con champú y los materiales enumerados en el **Procedimiento 12-1: Preparación del cabello para peinarlo**, necesitará lo siguiente:

- secador con boquilla con concentrador
- rizador de su elección
- peine de caucho duro o carbono
- banda para el cuello
- producto para peinar
- capa para corte o peinado
- toalla o pañuelo blanco (prueba de temperatura).

PREPARACIÓN

Antes de comenzar, realice el Ⓟ **10-1 Procedimiento previo al servicio** y el procedimiento de lavado con champú descrito en Ⓟ **12-1 Preparación del cabello para peinarlo**.

DURACIÓN ESTIMADA

35-45 MIN

+ BONIFICACIÓN

Escanee el código o diríjase a:
bonus.milady.com/cos-es/p12-9

Escanee este código QR para ver el procedimiento para personas zurdas.

1

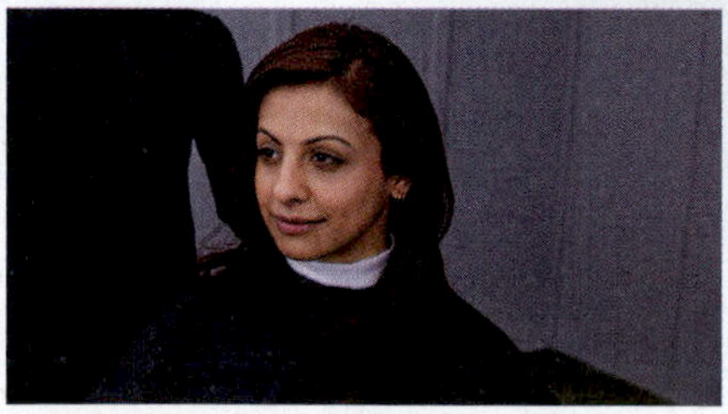

Colóquele al cliente una banda para el cuello y una capa de corte o de peinado.

2

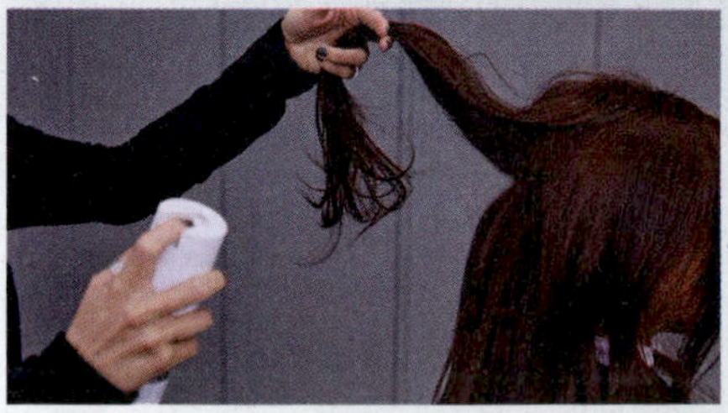

Aplique el producto para peinar y distribúyalo por todo el cabello. Seque el cabello del cliente cuanto sea necesario.

(3)

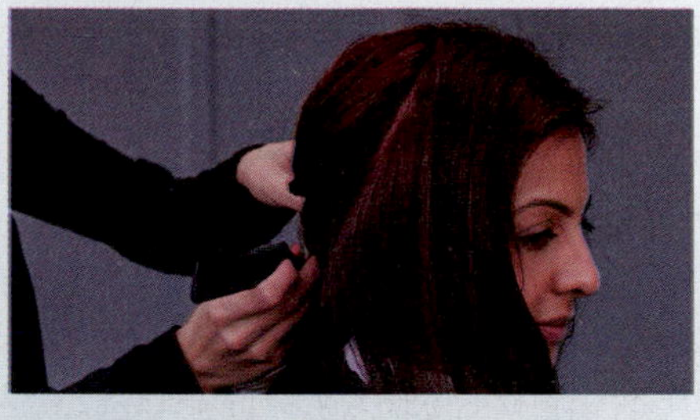

Peine el cabello con la forma que desea el cliente. El patrón natural de crecimiento del cabello determinará si la primera onda tendrá movimiento hacia la izquierda o hacia la derecha.

(4)

Caliente la plancha y, antes de usarla, pruebe la temperatura.

(5)

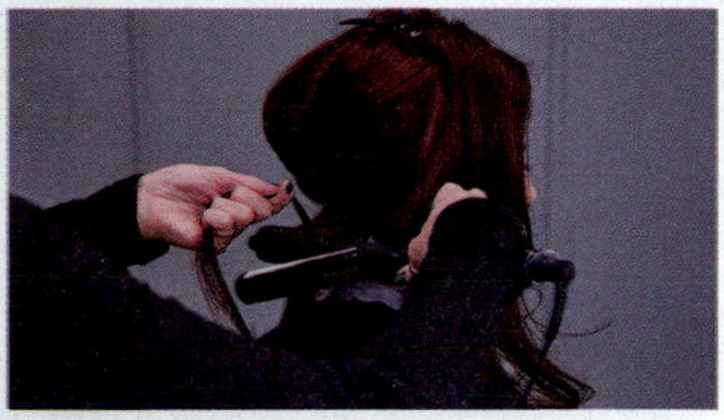

Comience a rizar en el área de la nuca, inserte la plancha de forma horizontal en una subsección de 5 cm (2 in) o menos. Lo más recomendable es hacer una subsección del cabello del mismo diámetro que la plancha.

(6)

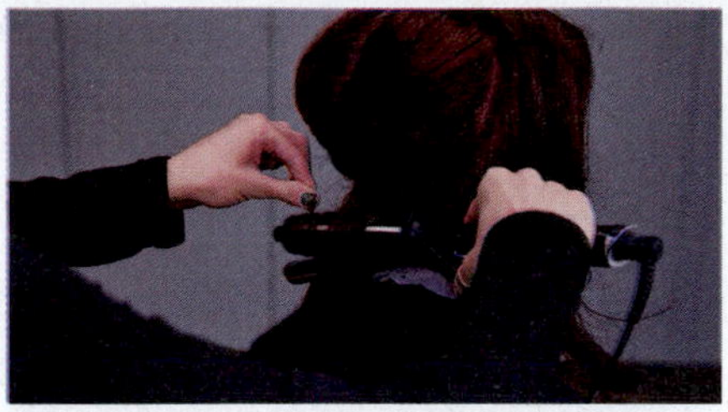

Luego, con una técnica de "girar y sostener", solo en la verilla enrolle el cabello hacia la izquierda alrededor de la plancha, pero no cierre la base de apoyo. La técnica de girar y sostener se alterna en cada subsección horizontal.

(7)

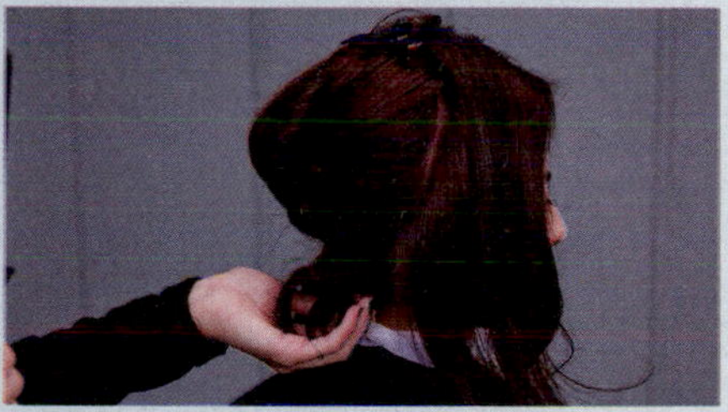

Sujete el cabello con una pinza o sosténgalo en su mano para permitir que se enfríe.

(8)

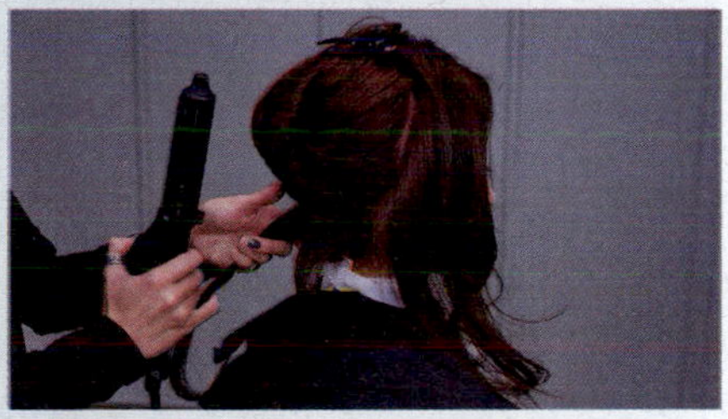

Una vez que la primera subsección esté completa, pase a la siguiente subsección horizontal y seccione el cabello de 0,625 a 1,25 cm (de ¼ a ½ in).

(9)

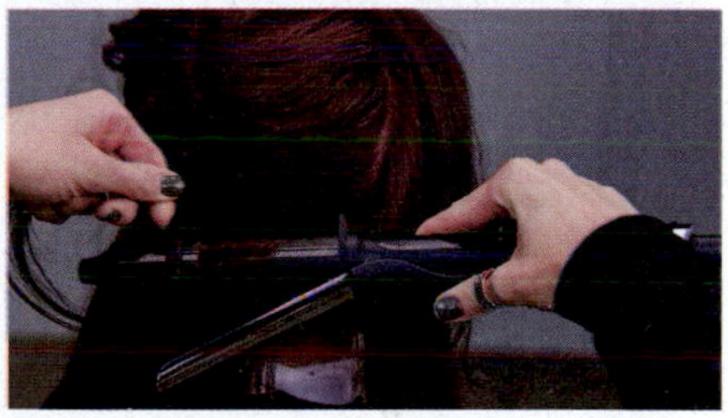

Continúe sosteniendo la plancha de manera horizontal y gire con suavidad el cabello hacia la derecha, mientras lo agrega al cilindro de la plancha. Sujete el cabello con una pinza o sosténgalo en su mano para permitir que se enfríe.

(10)

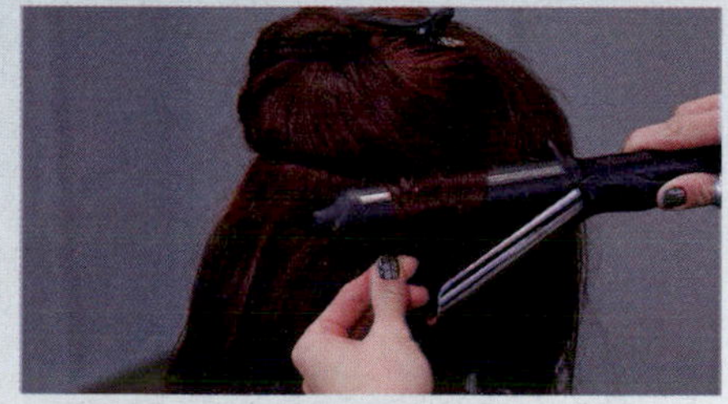

Continúe ascendiendo sobre la cabeza mientras divide el cabello en una subsección de 5 cm (2 in) o menos. Asegúrese de repetir los pasos alternos.

(11)

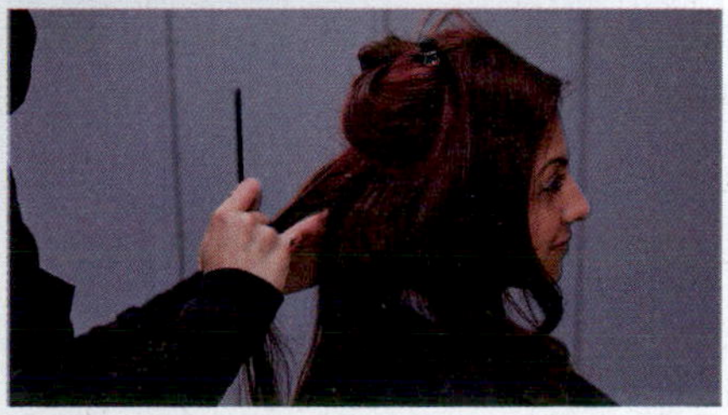

Siga subdividiendo el cabello con el extremo de la cola del peine y haga coincidir el diámetro con el de la plancha.

(12)

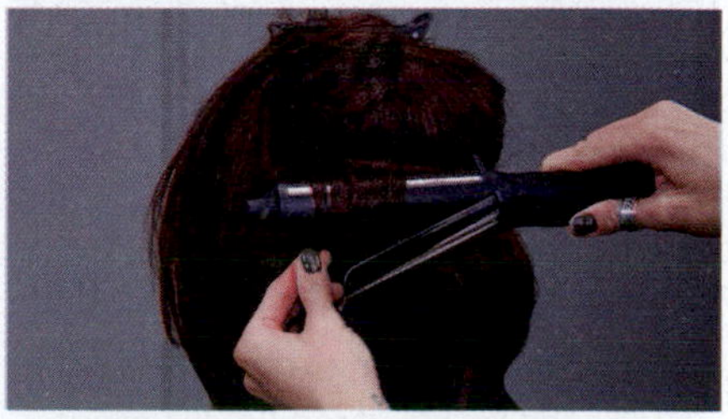

Envuelva el cabello alrededor de la plancha mientras cambia la dirección de la técnica de "girar y sostener" hacia la derecha. Luego, aplique la técnica de girar y sostener hacia la derecha en toda esta subsección de cabello.

(13)

Peine desde el cuero cabelludo hasta las puntas para permitir una envoltura sencilla alrededor de la plancha. Luego, presione, sostenga y suelte el cabello.

(14)

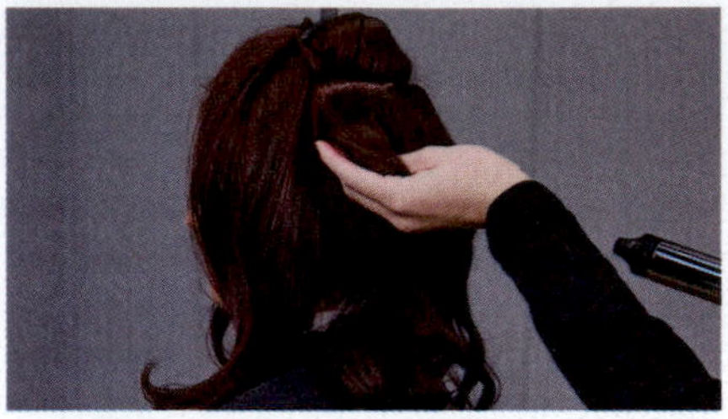

Continúe la generación de la base para la onda tipo Hollywood mediante una técnica de giro apropiada.

(15)

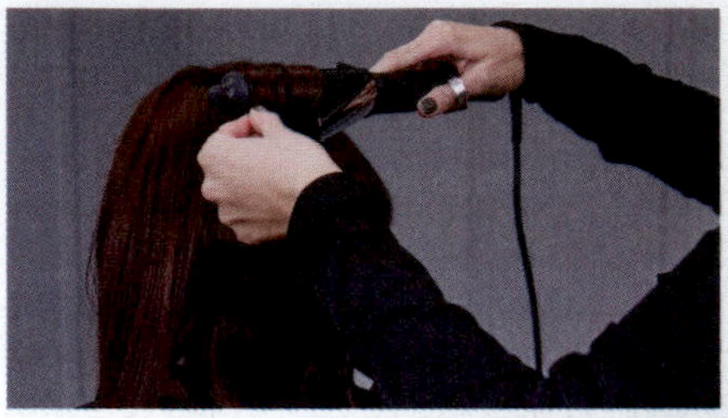

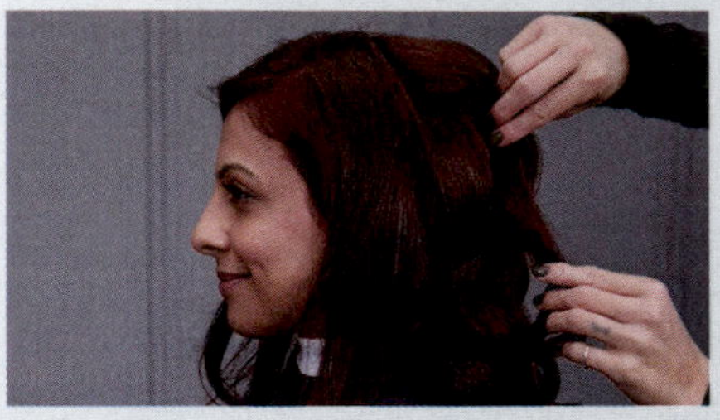

La parte posterior del cabello del cliente estará casi completa cuando llega al área de la coronilla.

(16)

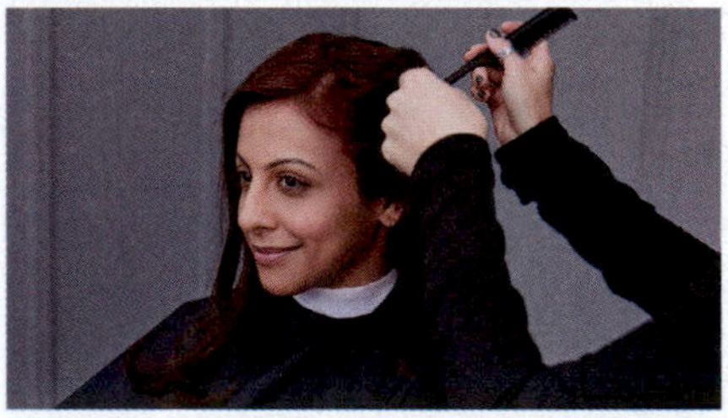

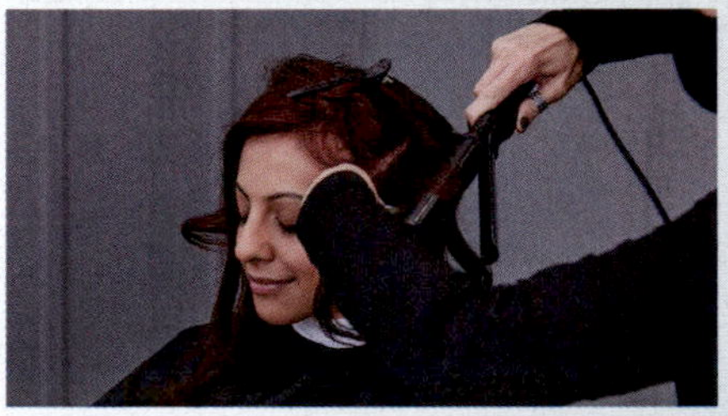

A continuación, marque una raya lateral y continúe con la división del cabello en subsecciones, sosteniendo la plancha de manera horizontal en la subsección y girando y envolviendo el cabello con gentileza, a medida que lo incorpora al cilindro. Luego, sujete el cabello con una pinza o sosténgalo en su mano para permitir que se enfríe.

(17)

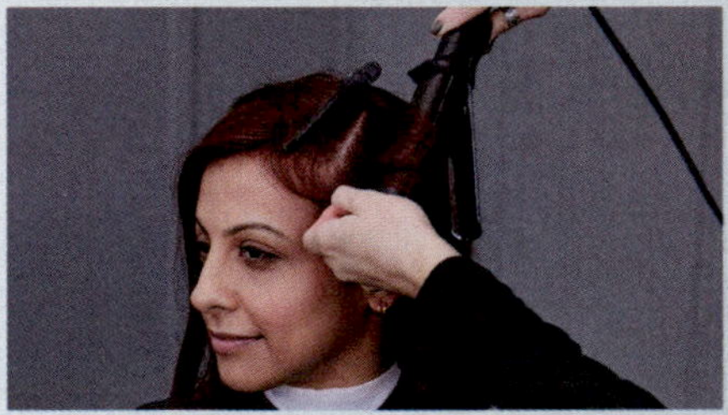

Oriente el cabello según sea necesario para darle volumen mientras repite el mismo proceso de rizado horizontal.

(18)

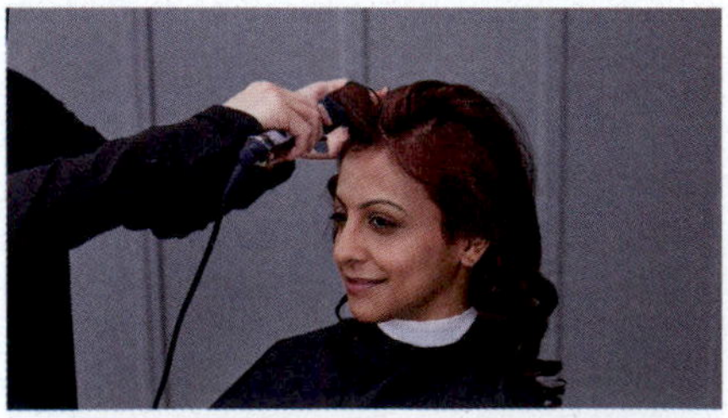

Continúe girando y envolviendo en las zonas de la coronilla, el vértice y el flequillo hasta completar toda la cabeza.

(19)

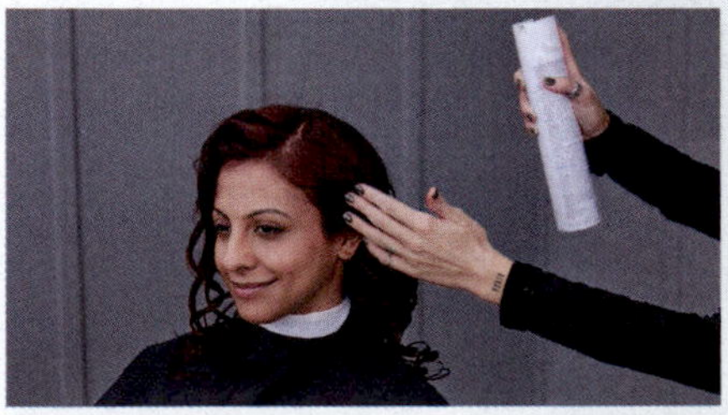

Rocíe el cabello con una laca ligera.

(20)

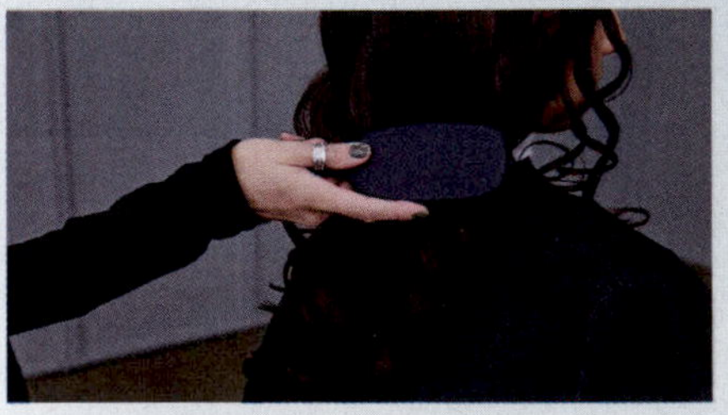

Para terminar, utilice un cepillo sintético grande o un peine de dientes anchos para disponer y orientar el cabello en forma de “S”.

21

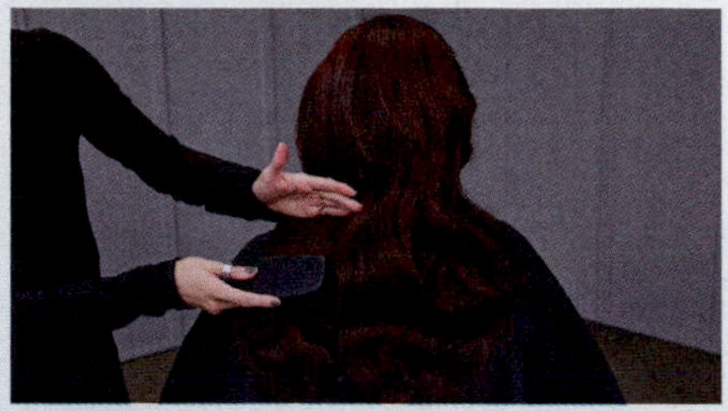

Continúe con el cepillado para dar forma al cabello y que así coincida con la onda contigua.

22

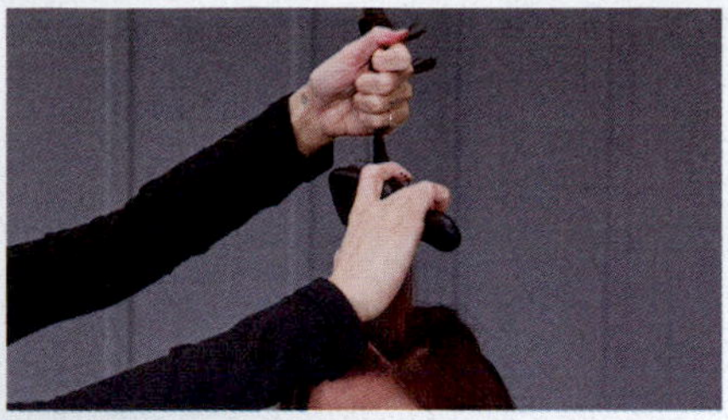

Para agregar volumen adicional, tice con cepillo el cuero cabelludo y cualquier otra zona que desee.

23

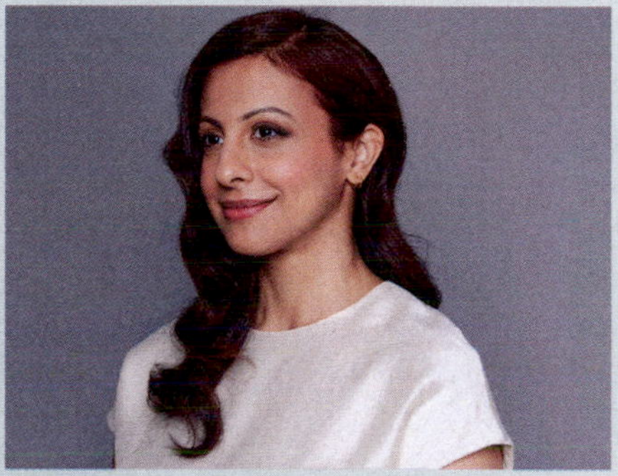

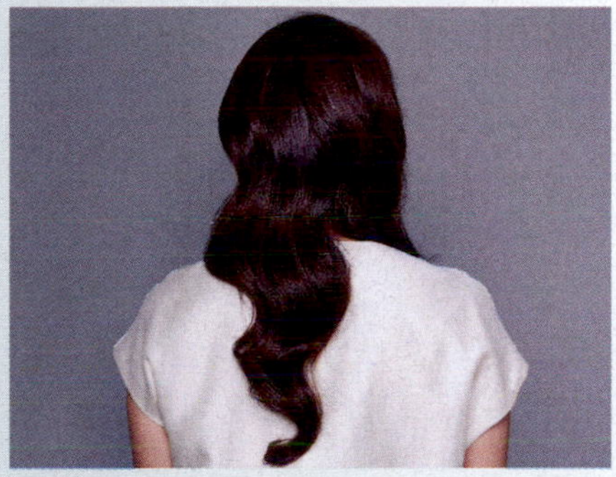

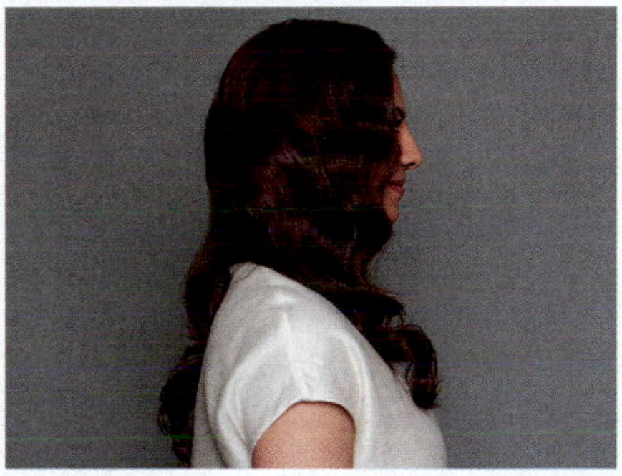

Peinado terminado.

POSTERIOR AL SERVICIO

Para completar el procedimiento, realice el

Ⓟ **10-2 Procedimiento posterior al servicio.**

Ⓟ Procedimiento 12-10

Métodos de rizado y ensortijado

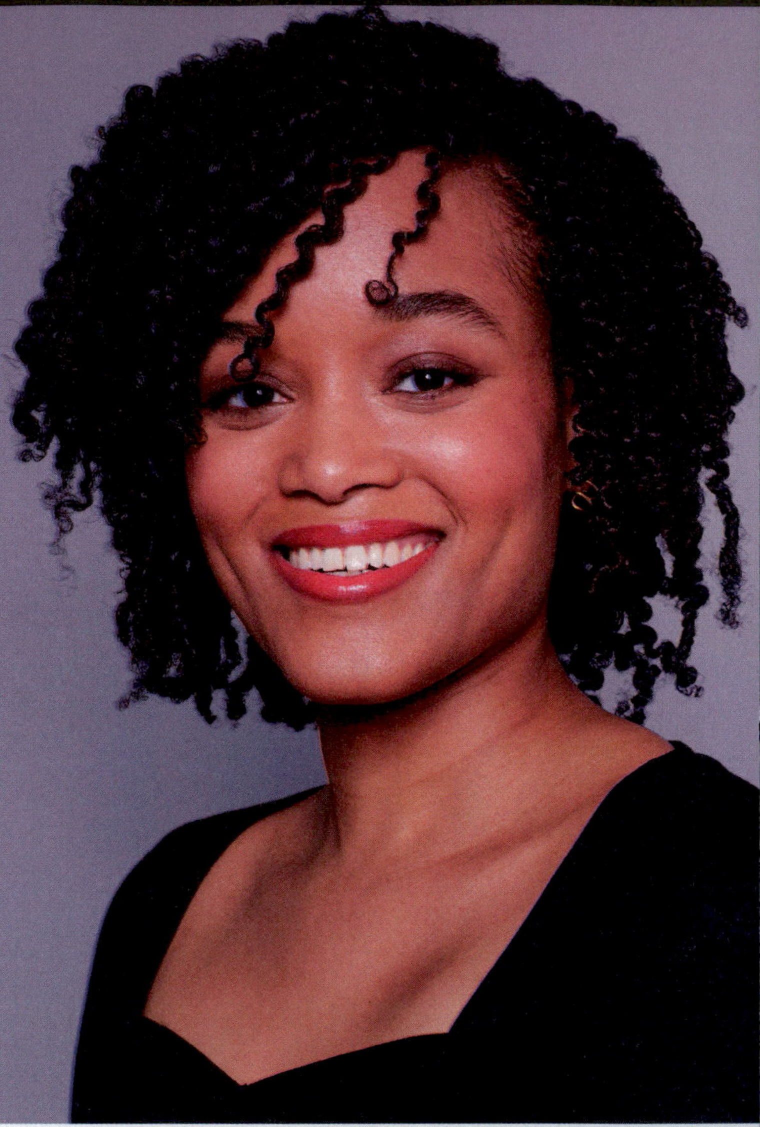

IMPLEMENTOS Y MATERIALES

- Capa
- Horquillas (para dividir en secciones)
- Acondicionador
- Crema para definir o realzar los rizos
- Cepillo para desenredar
- Difusor
- Espuma
- Gel
- Secador de pie
- Acondicionador sin enjuague o crema de preparación
- Banda para el cuello
- Cepillo de paleta
- Peineta
- Suero
- Champú
- Toallas
- Peine de dientes anchos

PROCEDIMIENTO

Antes de comenzar, realice el Ⓟ **10-1 Procedimiento previo al servicio** y el procedimiento de lavado con champú descrito en Ⓟ **12-1 Preparación del cabello para peinarlo.**

DURACIÓN ESTIMADA

25 MIN

Método de rizado

1

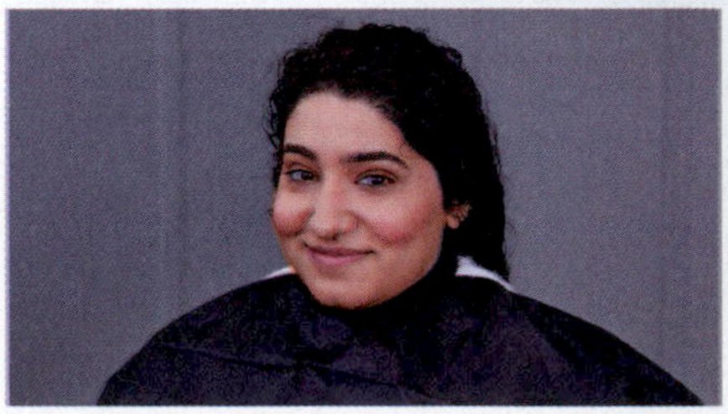

Colóquele al cliente una banda para el cuello y una capa de corte o de peinado.

2

Con el cliente reclinado en la silla de lavado, limpie y acondicione el cabello.

3

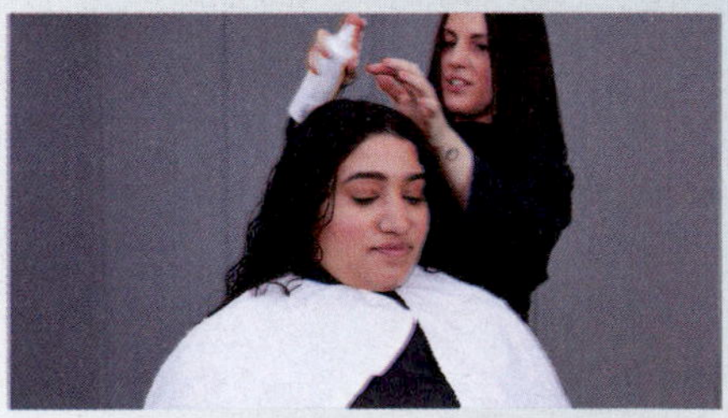

Aplique acondicionador sin enjuague ligero o crema de preparación sobre el cabello mojado.

4

Seque un poco el cabello alrededor del escote con una toalla y déjelo húmedo.

5

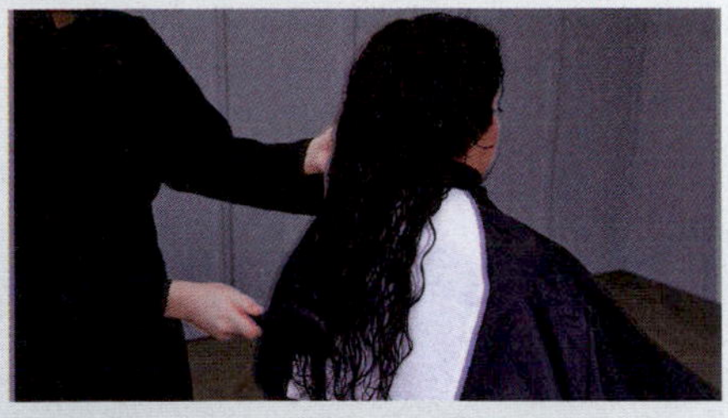

Haga que el cliente se siente derecho. Desenrede el cabello con los dedos, un cepillo de paleta o un cepillo desenredante, según la textura.

6

En el sector de peinado, aplique y distribuya la crema para definir o realzar rizos en todo el cabello. Pase los dedos por toda la cabeza.

7

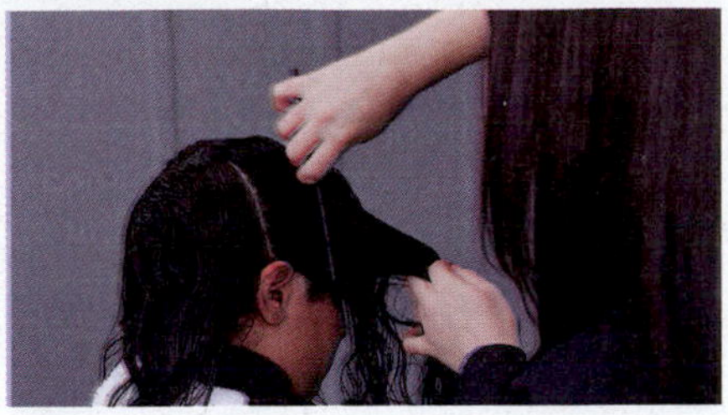

De ser necesario, divida el cabello en cuatro secciones y cree subsecciones.

8

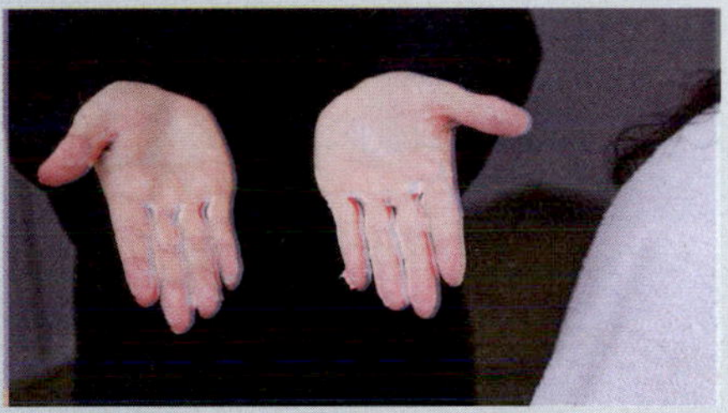

Aplique crema y luego espuma o gel, según crea necesario. Con las manos, aplique el producto y deslice los dedos por el tallo del cabello para separar pequeñas secciones de cabello y formar rizos.

9

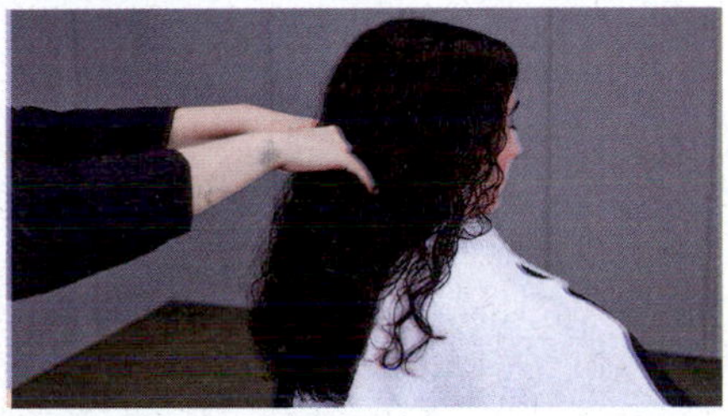

Rastrille el cabello con los dedos en un movimiento hacia abajo con el objetivo de separarlo y peinarlo.

10

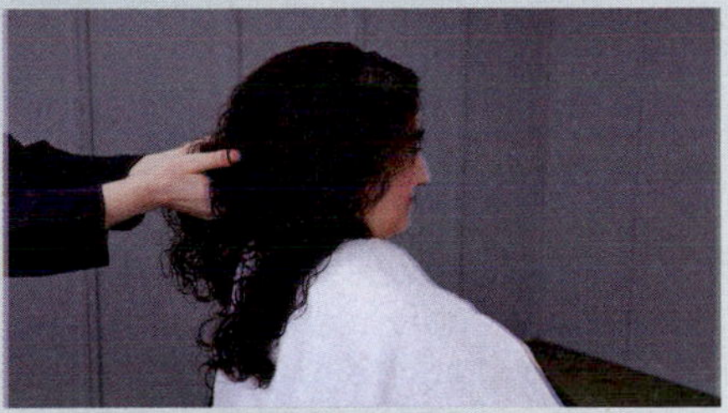

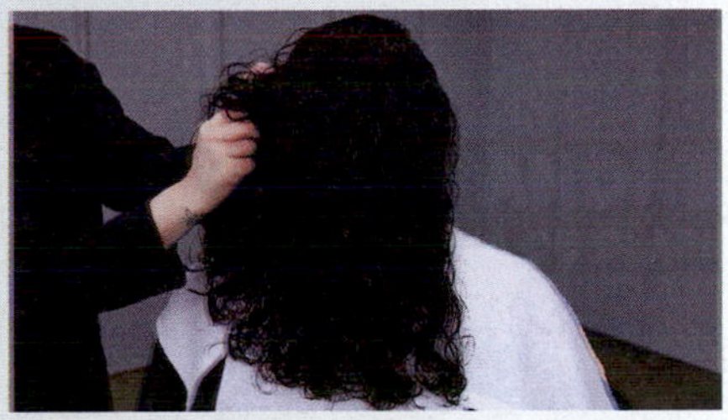

Luego, estruje el cabello o alistónelo con el interior de las manos para comprimir los mechones de cabello y crear rizos definidos más ajustados. Primero pruebe el cabello para ver qué resultados prefiere.

11

Use el cepillo desenredante para estirar y separar los rizos y así obtener rizos más definidos y un efecto diferente. Si desea obtener una definición más amplia y extensa, jale los rizos individuales hacia abajo con los dedos mientras los mantiene juntos para crear un efecto alistonado relajado. Prosiga con esta técnica en todas las subsecciones.

12

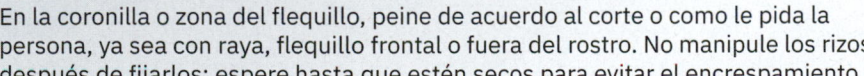

En la coronilla o zona del flequillo, peine de acuerdo al corte o como le pida la persona, ya sea con raya, flequillo frontal o fuera del rostro. No manipule los rizos después de fijarlos; espere hasta que estén secos para evitar el encrespamiento.

13

Seque el cabello hasta que esté casi seco por completo. Puede colocar al cliente debajo de un secador de pie durante diez minutos para liberar el exceso de agua o hacer un secado previo con una toalla de microfibra.

(14)

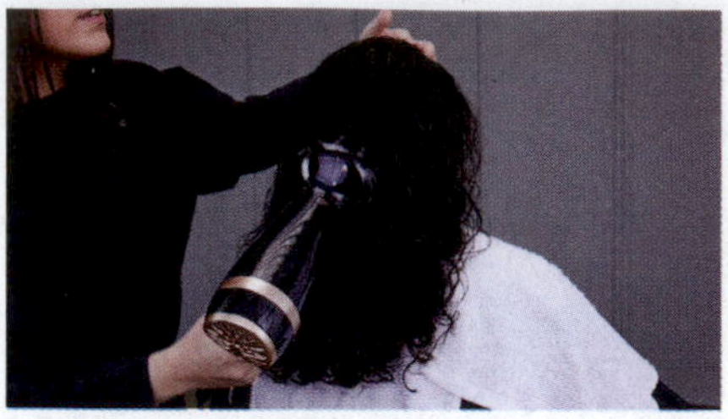

Seque los rizos con difusor si desea agregar volumen. Incline la cabeza de lado a lado y de adelante hacia atrás para secar los rizos con el difusor.

(15)

Después de que el cabello esté seco por completo, aplique una pequeña cantidad de suero y peine con los dedos.

(16)

Si lo desea, levante el cabello con una peineta o un peine de dientes anchos para generar aún más volumen.

(17)

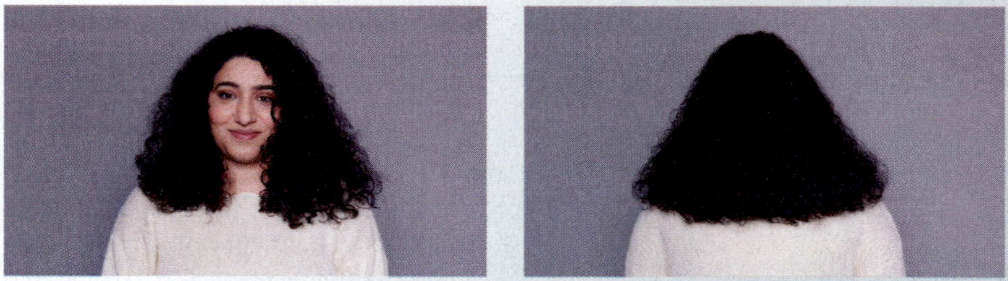

Peinado rizado terminado.

Método de ensortijado

(1)

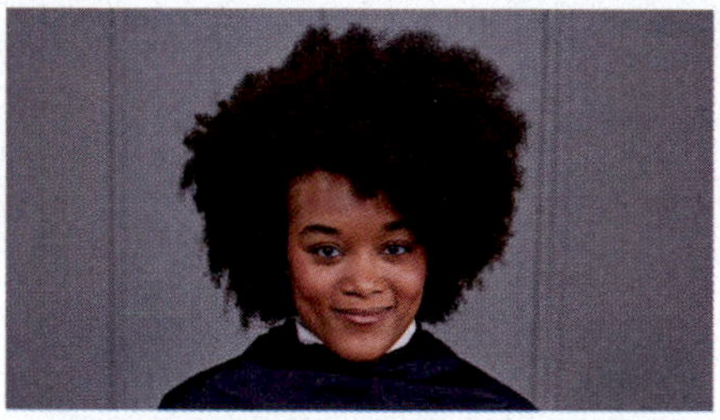

Realice los pasos 1 y 2 del método de rizado.

(2)

Aplique acondicionador sin enjuague de peso medio o crema de preparación sobre el cabello mojado.

(3)

Seque ligeramente el cabello alrededor del escote con una toalla.

(4)

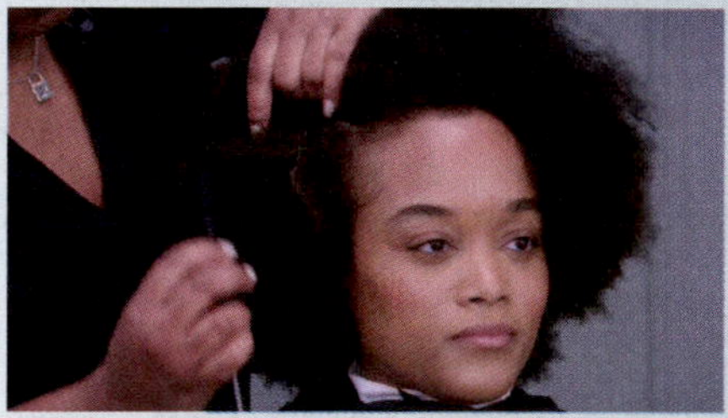

Haga que el cliente se siente derecho. Debe desenredar el cabello con un peine de dientes anchos o un cepillo desenredante, según el largo y la textura del cabello.

(5)

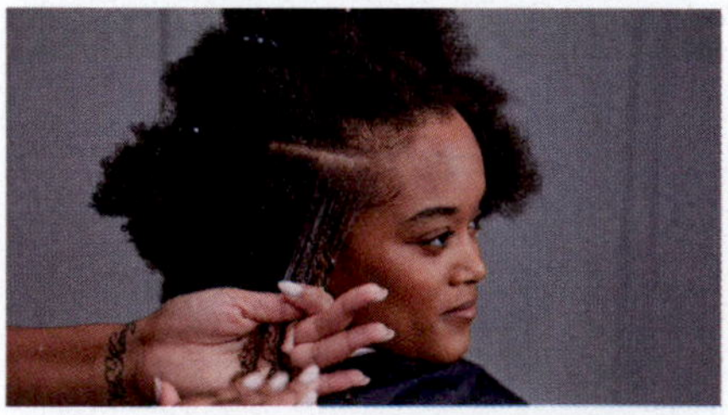

Aplique la crema que define o realza los rizos para texturas ensortijadas y muy ensortijadas y pase el producto por todas partes.

6

Aplique una espuma o gel para peinar de la siguiente manera:

- En cabellos largos y ensortijados de hasta 10 a 15 cm (4 a 6 in) o más, aplique espuma o gel para peinar en secciones.
- En cabellos cortos y ensortijados de menos de 10 cm (4 in) de largo, aplique espuma o gel para peinar y pase los dedos por toda la cabeza.

7

Use un cepillo desenredante para estirar los rizos ensortijados; luego, pase los dedos por el cabello.

8

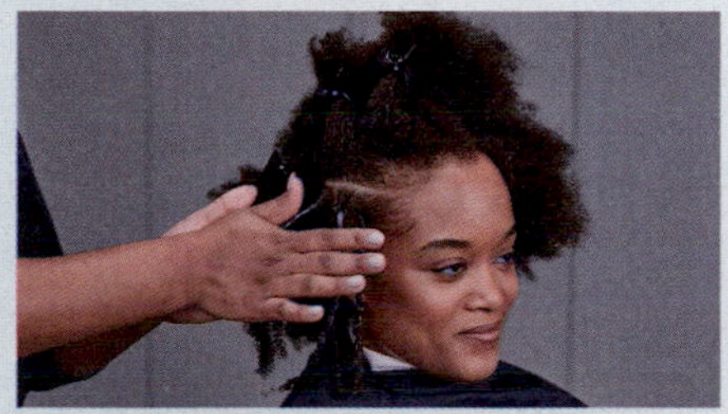

Enrolle el cabello con la palma de la mano o con los dedos hasta que vea una definición completa del enrollado en toda la cabeza.

9

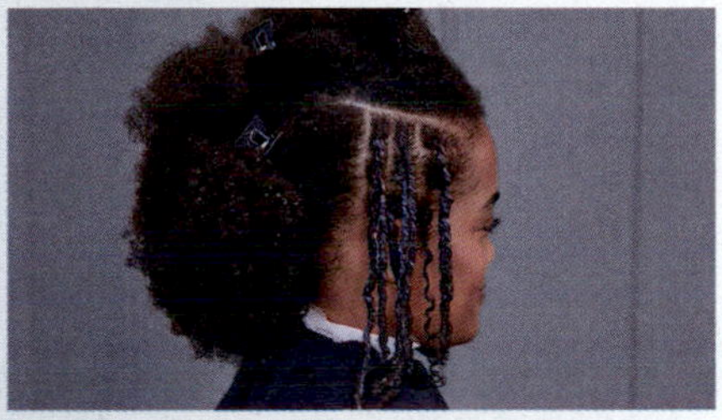

Junte y separe el cabello abriendo y cerrando los dedos. No toque, peine con los dedos, ni manipule los rizos ensortijados luego de disponerlos. Deben secarse por completo para evitar el encrespamiento.

10

Seque y peine el cabello según el largo, como se describe a continuación:

- En cabellos cortos y ensortijados, coloque al cliente debajo del secador de pie o use un difusor para secar el cabello. Aplique aceite vegetal o suero y peine con los dedos dando movimientos suaves.
- En cabellos largos y ensortijados, coloque al cliente debajo del secador de pie para liberar el exceso de agua. Seque el cabello hasta que esté casi seco por completo; luego, seque los rizos ensortijados con difusor para crear volumen. Aplique aceite vegetal o suero, estire con los dedos y levante con suavidad los bucles a 2,5 cm (1 in) del cuero cabelludo mediante una peineta si desea obtener más volumen y separación del ensortijado.

11

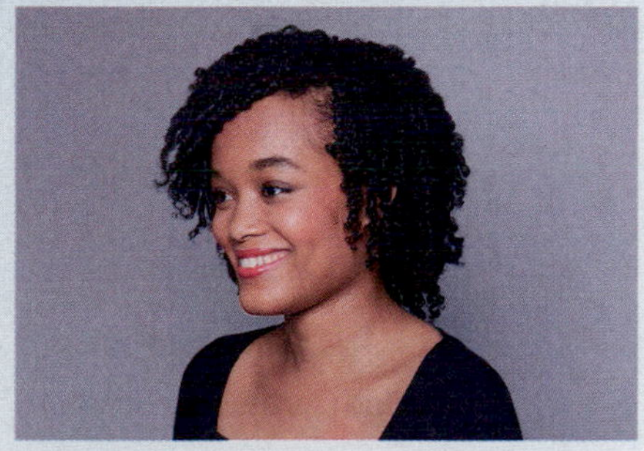

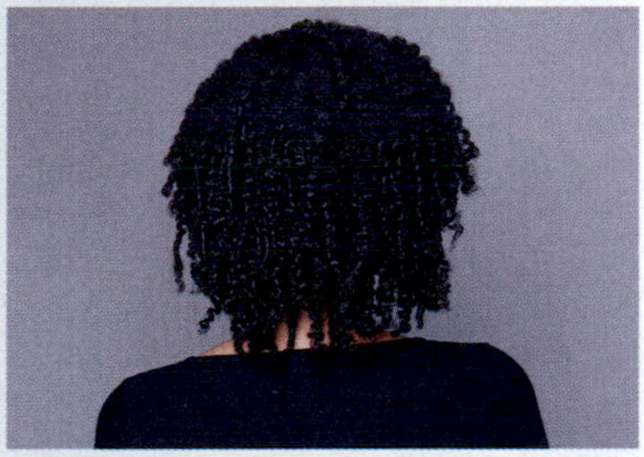

Peinado terminado.

POSTERIOR AL SERVICIO

Para completar el procedimiento, realice el

Ⓟ **10-2 Procedimiento posterior al servicio.**

Ⓟ Procedimiento 12-11

Torzada con doble hebra

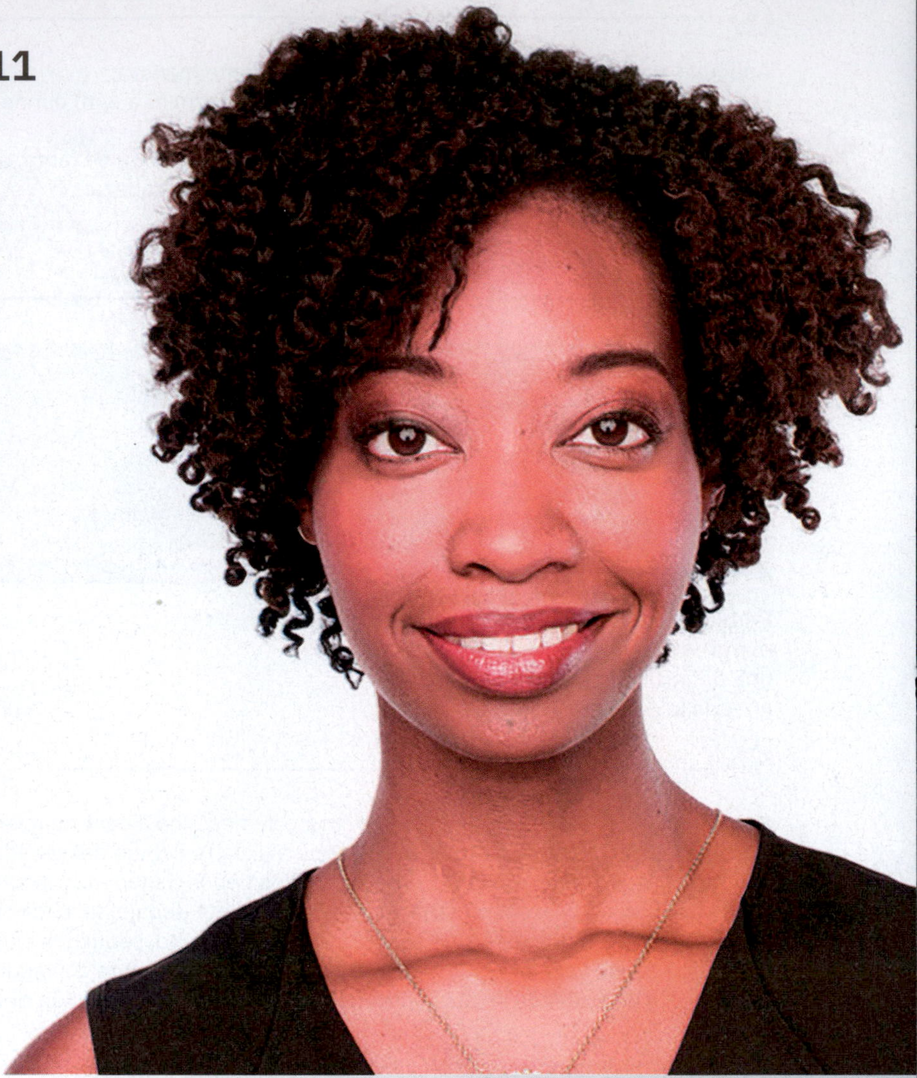

IMPLEMENTOS Y MATERIALES

- Secador con boquilla con peine
- Pinzas mariposa
- Secador de pie
- Acondicionador sin enjuague
- Pinzas pico de pato largas
- Botella de agua con atomizador
- Crema hidratante para armar rizos
- Aceite vegetal natural
- Banda para el cuello o toallas
- Capa para lavado con champú
- Bigudíes de permanente pequeños
- Atomizador con acondicionador desenredante hidratante sin enjuague
- Vaporizador
- Espuma acondicionadora para peinar
- Champú y acondicionador hidratantes sin sulfatos
- Peine de cola
- Peine de dientes anchos o peineta

PREPARACIÓN

Antes de comenzar, realice el Ⓟ **10-1 Procedimiento previo al servicio** y el procedimiento de lavado con champú descrito en Ⓟ **12-1 Preparación del cabello para peinarlo.**

DURACIÓN ESTIMADA

90 MIN

1. Cubra al cliente con la capa para comenzar el lavado con champú. Si es necesario, desenrede el cabello con el peine de dientes anchos.

2. Limpie con champú sin sulfatos. Luego, aplique acondicionador y enjuague.

3. Rocíe el cabello con acondicionador sin enjuague y desenrede con un peine de dientes anchos.

4. Aplique aceite vegetal natural en el cuero cabelludo y masajee para que penetre.

5. 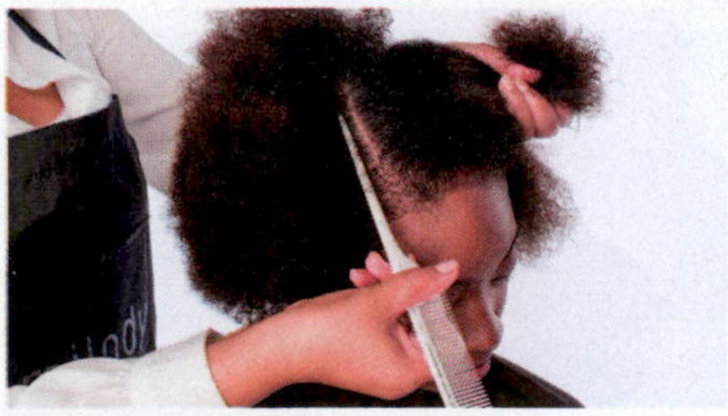

Desenrede el cabello y divídalo en tres secciones. Luego, júntelo en el área de la coronilla y sepárelo con pinzas mariposa para controlar las tres secciones.

6

Aplique la crema rizadora sobre el cabello húmedo en toda la cabeza y masajee el cabello. Si el cabello está muy apretado, pero el objetivo es que se vea más largo, primero séquelo ligeramente con secador a temperatura baja y con la boquilla con peine para estirar el patrón del rizo. Luego, aplique el producto.

7

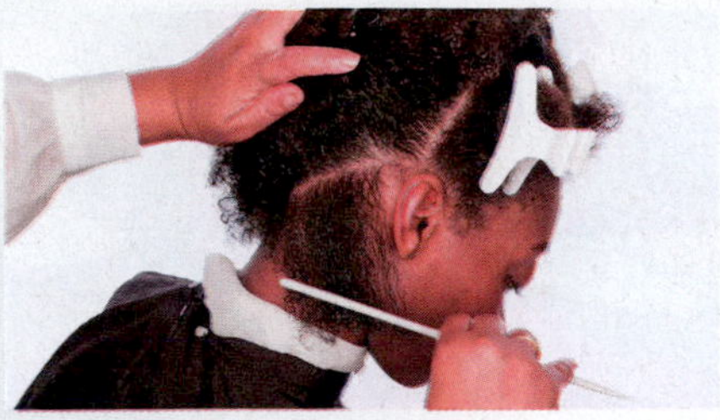

Comience por el lado derecho de la cabeza, detrás de la oreja y hasta la nuca. Utilice un peine de cola para hacer una raya en diagonal a 45° y de 1,25 cm (½ in) para torzadas pequeñas, o una sección de 2,5 cm (1 in) para torzadas medianas.

8

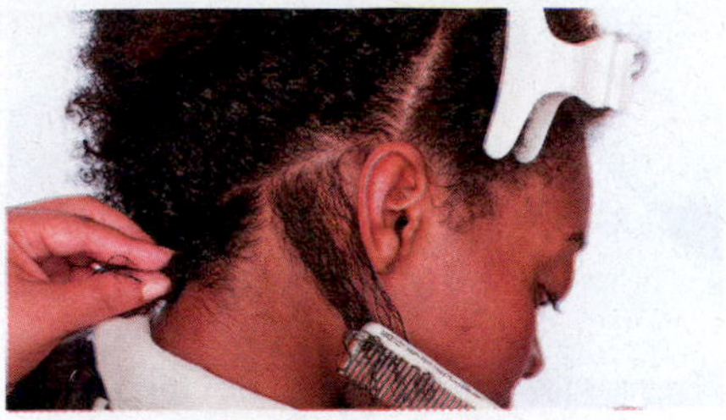

Divida subsecciones de 1,25 cm (½ in) para torzadas pequeñas, o separaciones un poco más grandes para torzadas medianas. Realice divisiones en forma de enladrillado para que sean visibles cuando el cabello se acomode entre cada división.

9

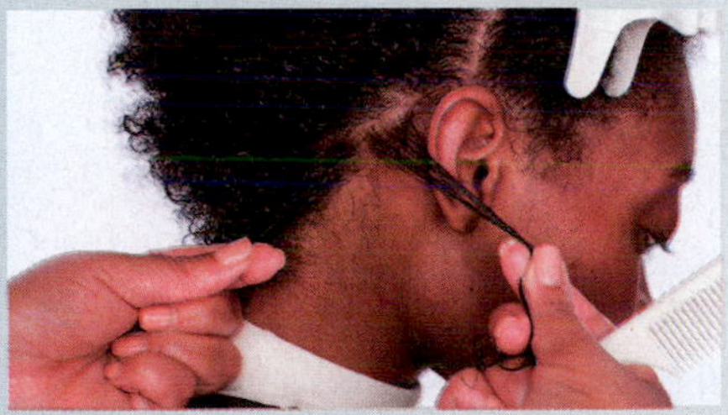

Divida cada subsección en dos partes iguales; aplique gel de fijación a cada sección. Superponga las dos secciones para crear un efecto de soga, como un movimiento enroscado.

10

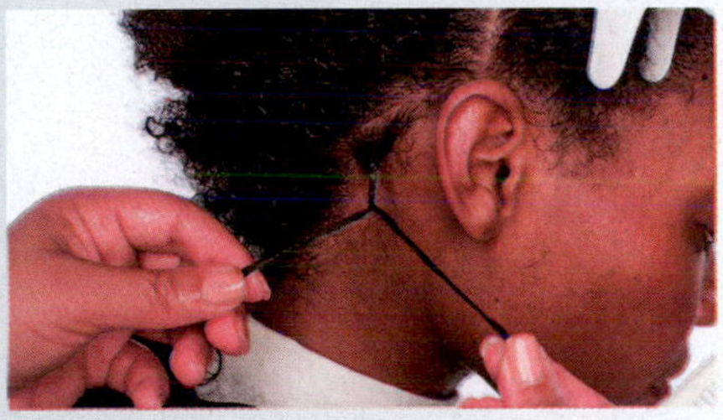

Siga enroscando en un movimiento que descienda por el tallo del cabello.

11

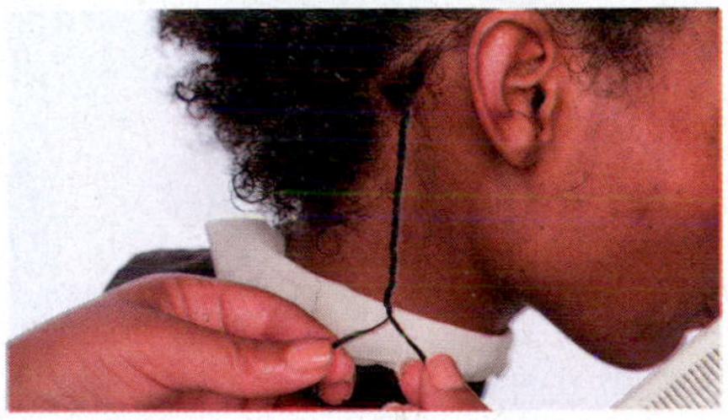

Termine el enroscado con el movimiento de superposición hasta que llegue a las puntas del cabello.

12

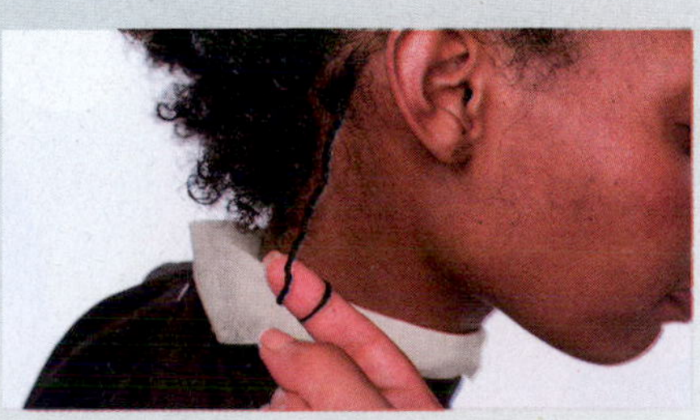

Enrosque las puntas con el dedo índice para crear un rizo. Utilice una pinza de pico de pato para mantener el cabello controlado hacia abajo.

13

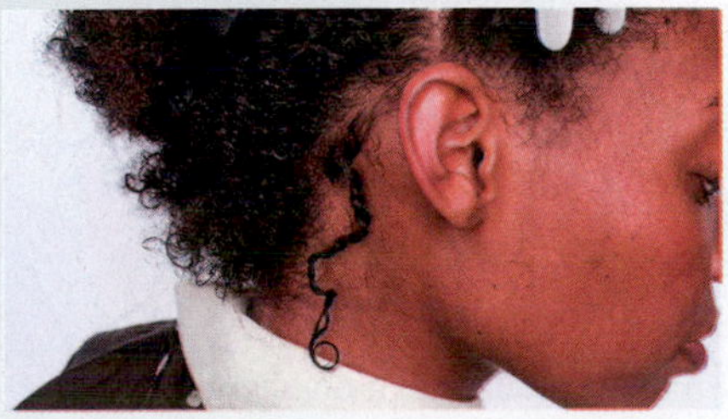

La torzada caerá de manera natural con rizos.

14

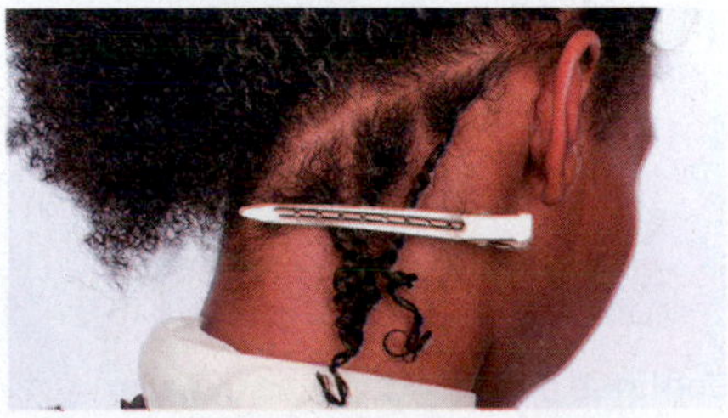

Después de crear algunas torzadas, júntelas. Utilice una pinza de pico de pato para fijar todas las torzadas en fila antes de pasar a la siguiente sección.

(15)

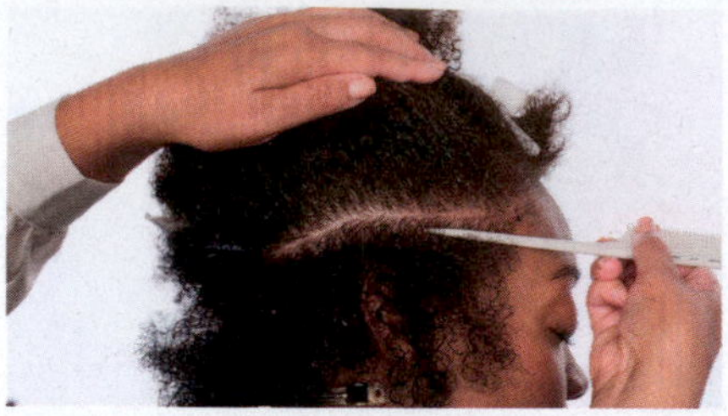

A continuación, con un peine de cola, haga otra división diagonal a 45° de 1,25 cm (½ in) por encima de la oreja, desde el contorno del cuero cabelludo hacia la parte posterior de la nuca, pero en el lado izquierdo de la cabeza.

(16)

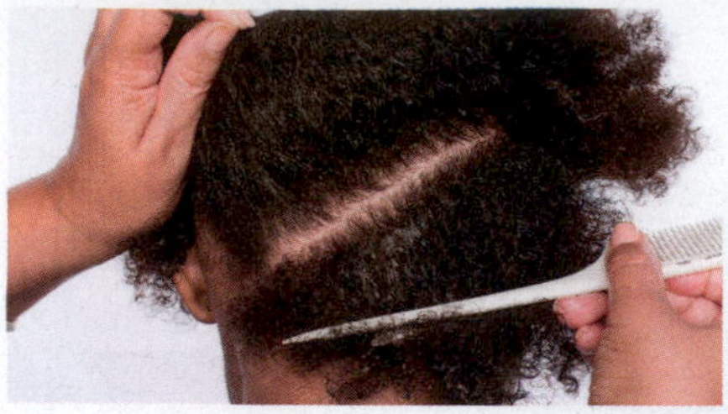

Continúe las divisiones en diagonal hasta que se forme una "V" con las divisiones hacia la parte superior de la cabeza. Si el cabello comienza a secarse, rocíelo con agua. La torzada debe crearse sobre cabello húmedo para garantizar una fijación duradera.

(17)

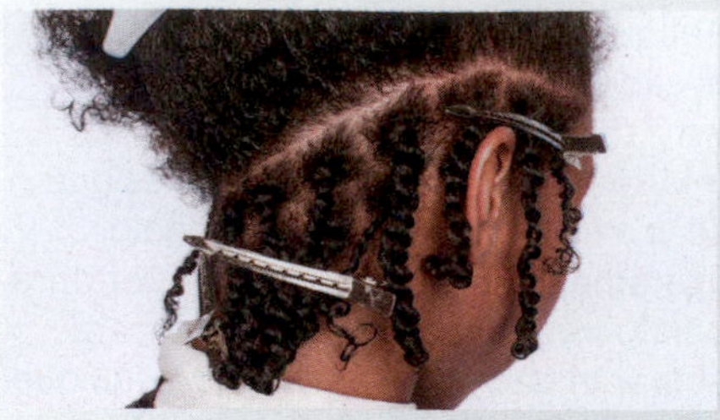

Cree torzadas en toda la fila. Con una pinza de pico de pato, fije cada torzada a medida que avanza a lo largo de la fila y sección dividida.

(18)

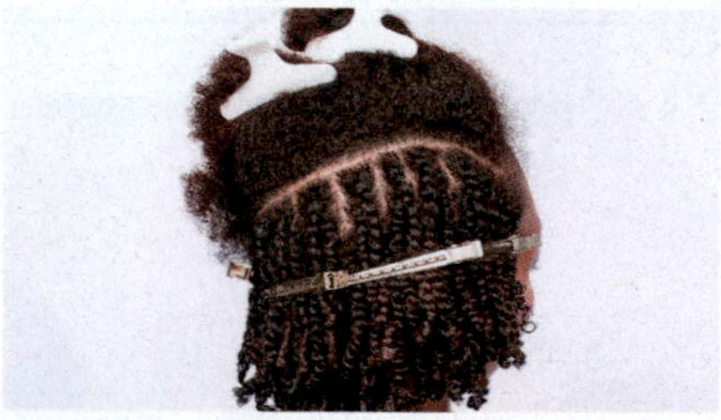

Siga las divisiones diagonales en el lado derecho hasta llegar al área de la coronilla. Con una pinza de pico de pato, fije cada fila a medida que asciende a la siguiente sección dividida.

(19)

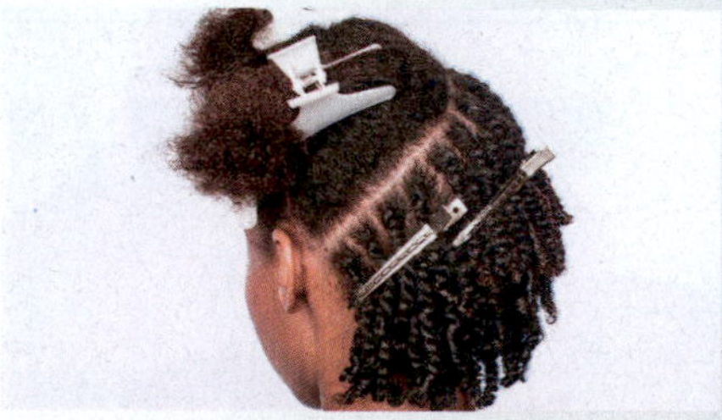

Continúe con una raya diagonal a 45° y de 1,25 cm (½ in) en el lado izquierdo de la cabeza. Repita las mismas divisiones y secciones que hizo para el lado derecho de la cabeza.

(20)

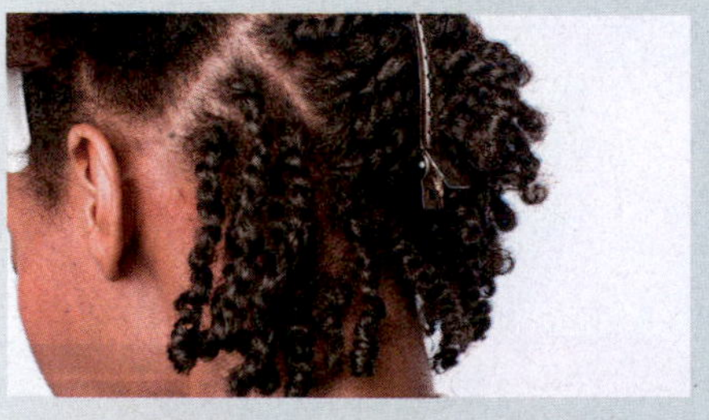

Siga haciendo torzadas en toda la zona posterior del lado izquierdo de la cabeza.

(21)

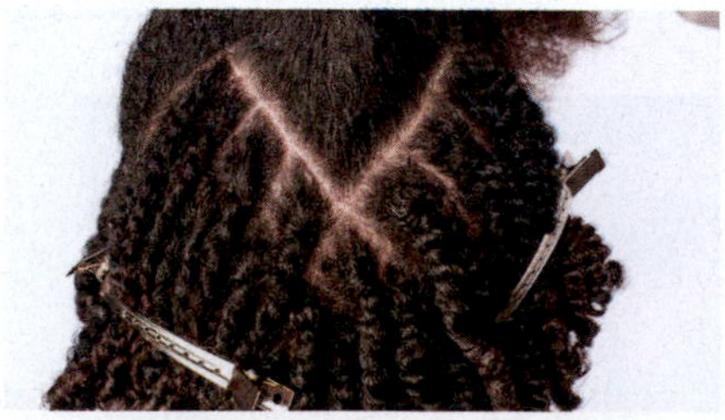

Continúe avanzando hacia la parte superior de la cabeza hasta llegar al área de la coronilla. Las divisiones se conectarán de manera exacta con las divisiones del lado derecho para crear una forma de "V".

(22)

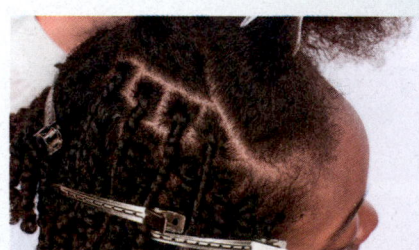

En la coronilla, haga divisiones en diagonal a través de la cabeza para conectar con las divisiones de los lados.

(23)

Continúe con las subsecciones y el movimiento de enroscado, peine el cabello hacia la izquierda o la derecha, según lo desee.

(24)

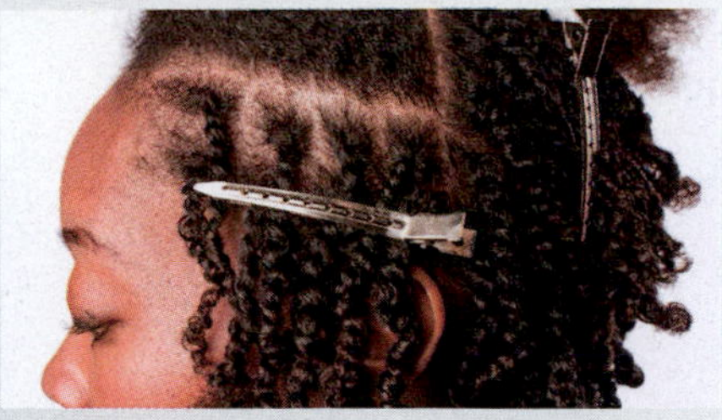

Si el peinado requiere que el cabello caiga hacia la parte posterior de la cabeza, comience con divisiones horizontales en la parte posterior de la coronilla y, luego, continúe con las divisiones horizontales con subsecciones hacia el contorno frontal del cuero cabelludo.

(25)

Después de completar toda la cabeza, si encuentra puntas de cabello no enroscadas, junte algunas torzadas individuales y utilice pequeños bigudíes para permanente para enrollar las puntas en dos o tres rotaciones. Esta técnica brinda consistencia y puntas rizadas en toda la cabeza.

(26)

Coloque al cliente debajo de un secador de pie durante 30 a 40 minutos o bien hasta que el cabello esté seco por completo. Quite los bigudíes.

(27)

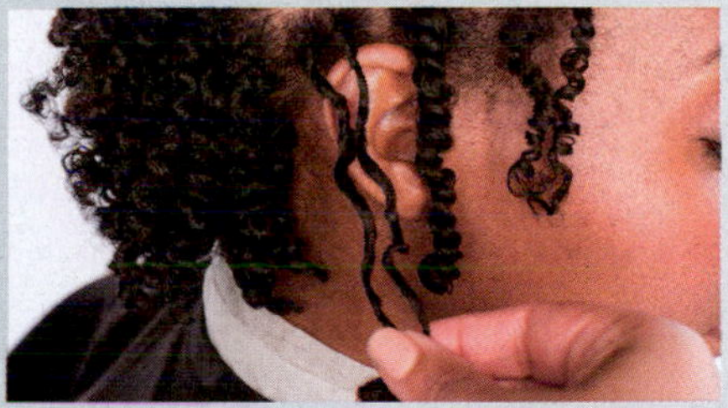

Aplique aceite vegetal natural ligero y forme torzadas con los dedos.

(28)

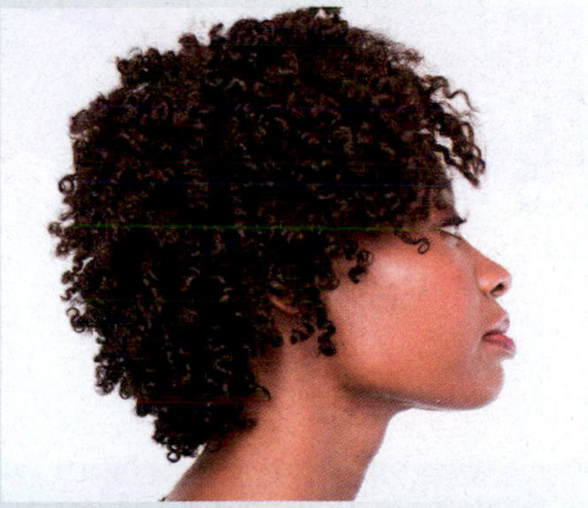

Peinado terminado.

Alternativa: peinado de torzada hacia afuera

(28)

Cree un peinado de torzada hacia afuera aplicando el método completo de creación de torzadas que se describe en el Procedimiento 12–10 (Método de rizado).

(29)

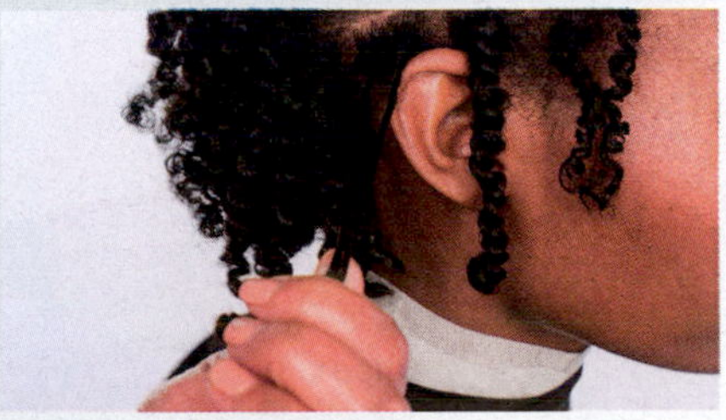

Cuando el cabello esté seco por completo, aplique aceite natural vegetal ligero para desenredar las torzadas una por una.

(30)

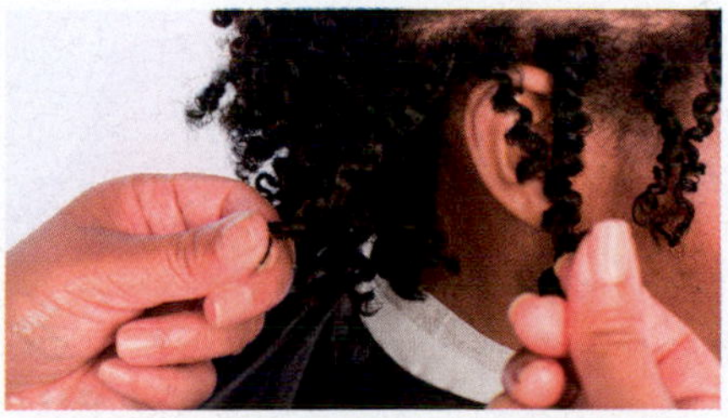

Jale con suavidad del cabello hacia abajo y afuera para estirar cada sección. Utilice las dos manos. Así logrará un cabello libre, suelto y rizado con más volumen y movimiento.

31

Si quiere dar más volumen y reducir las divisiones o líneas, utilice una peineta o un peine de dientes anchos. Coloque el peine sobre el cuero cabelludo y levante el cabello con suavidad 2,5 cm (1 in). No desarme el resto de la torzada.

32

Peine con los dedos de la manera que prefiera.

33

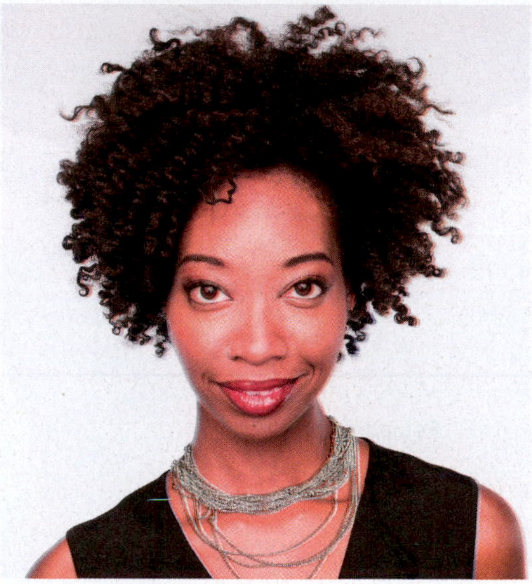

Peinado terminado.

POSTERIOR AL SERVICIO

Para completar el procedimiento, realice el

Ⓟ **10-2 Procedimiento posterior al servicio.**

Ⓟ Procedimiento 12-12

La técnica de ensortijado con peine: nudos nubios e inicio de rastas

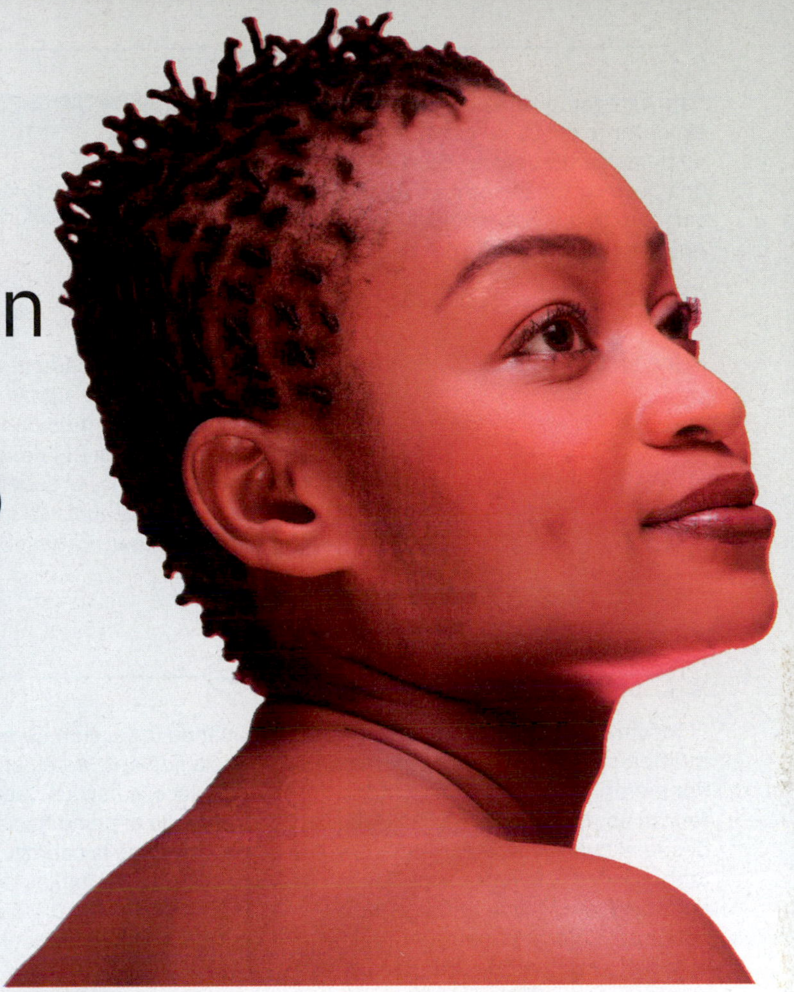

IMPLEMENTOS Y MATERIALES

- Peine de barbero n.º 55
- Pinzas mariposa
- Secador de pie
- Acondicionador sin enjuague
- Pinzas pico de pato largas
- Acondicionador hidratante
- Aceite vegetal natural
- Capa para lavado con champú
- Espuma para peinar, gel fijador o crema para rizos
- Champú hidratante sin sulfatos
- Peine de dientes anchos

PREPARACIÓN

Antes de comenzar, realice el Ⓟ **10-1 Procedimiento previo al servicio**.

DURACIÓN ESTIMADA

120 MIN

1

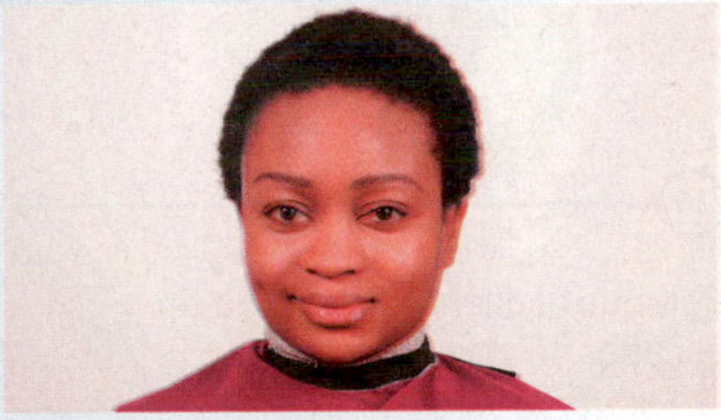

Cubra al cliente con la capa para comenzar el lavado con champú. Si es necesario, desenrede el cabello con un peine de dientes anchos.

2

Limpie con champú sin sulfatos. Luego, aplique acondicionador y enjuague.

3

Rocíe el cabello con acondicionador sin enjuague y desenrede con un peine de dientes anchos.

4

Aplique el aceite vegetal natural en el cuero cabelludo y masajee para que penetre.

5

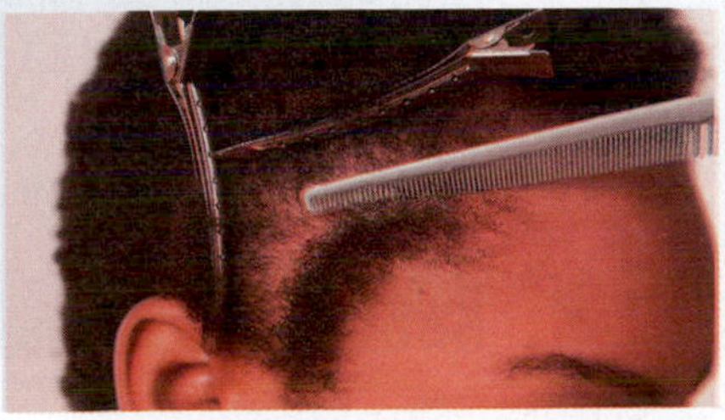

Con un peine de dientes anchos, desenrede y divida el cabello en dos secciones. Aplique crema para rizos en cada sección. Sujete con pinzas para tener control.

6

Para agregar movimiento, comience en el contorno del cuero cabelludo y utilice un peine de barbero n.º 55 para crear una división con forma de media luna con el extremo pequeño del peine. Aplique gel en la punta del peine.

7

Peine toda la sección dividida.

8

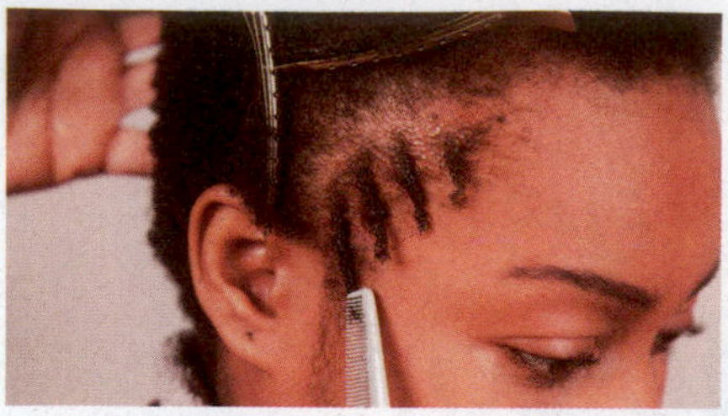

Empiece por el lado derecho. En la base, comience a girar o rotar con el peine en sentido de las agujas del reloj y baje por el tallo del cabello hasta la punta. El cabello se riza hasta la punta y el bucle se mantiene plano sobre el cuero cabelludo.

9

Con un peine de barbero n.º 55, gire el cabello y coloque una punta de bucle en la dirección de caída que desea que tenga el cabello.

10

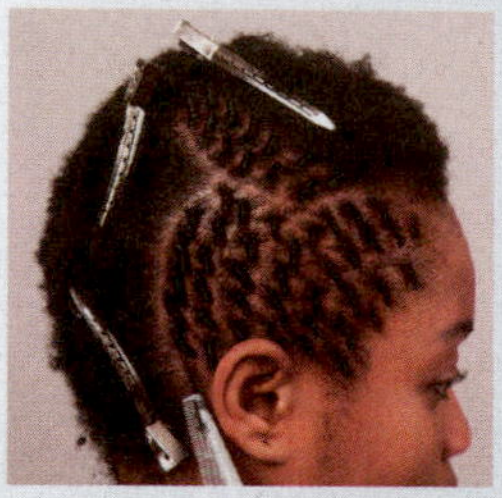

A medida que se mueve hacia arriba y alrededor de la cabeza, cree un movimiento de esculpido que siga el contorno de la cabeza.

11

El movimiento puede ser en múltiples direcciones con dimensión. Por ejemplo, toda la parte posterior tendrá un movimiento hacia adelante desde el centro hacia el frente, en ambos lados, y la parte superior tendrá un movimiento hacia arriba y hacia adelante. Colocar el peine y dirigir el cabello hacia arriba otorgará un movimiento de dirección diferente en la parte superior de la coronilla.

12

Cuando la sección derecha de atrás hacia adelante esté completa, desplácese hacia el lado derecho. Enrosque el peine hacia la parte delantera de la cabeza, en sentido contrario a las agujas del reloj. El estilo ensortijado tiene un movimiento continuo desde adelante hacia atrás.

13

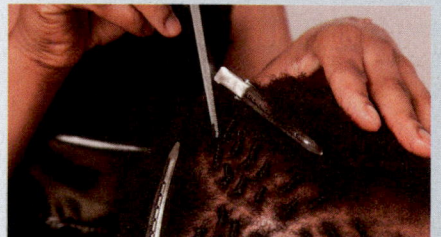

Continúe con el movimiento en espiral sobre la coronilla, mantenga la uniformidad de los contornos y la dirección de los bucles, desde la parte posterior hacia el frente con una dirección hacia arriba y hacia el frente. Los bucles quedarán planos y hacia arriba.

14

Ajuste la dirección y haga un flequillo suave mientras los bucles aun están húmedos, si así lo desea.

15

Coloque al cliente debajo de un secador de pie.

16

Agregue aceite vegetal al cabello para sumar más brillo.

17

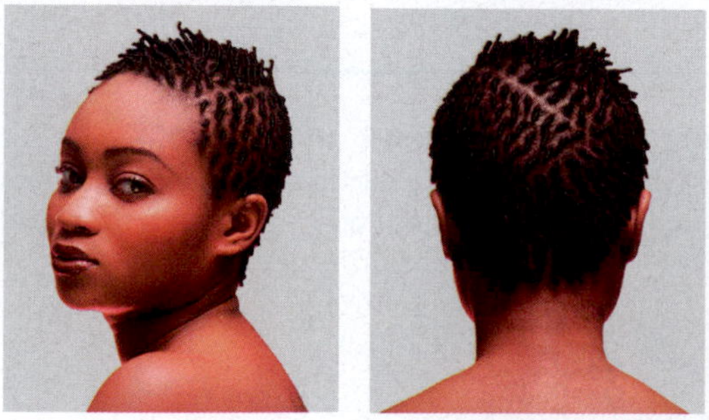

Peinado terminado.

POSTERIOR AL SERVICIO

Para completar el procedimiento, realice el

Ⓟ **10-2 Procedimiento posterior al servicio.**

Ⓟ Procedimiento 12-13

Conservación y arreglo de rastas

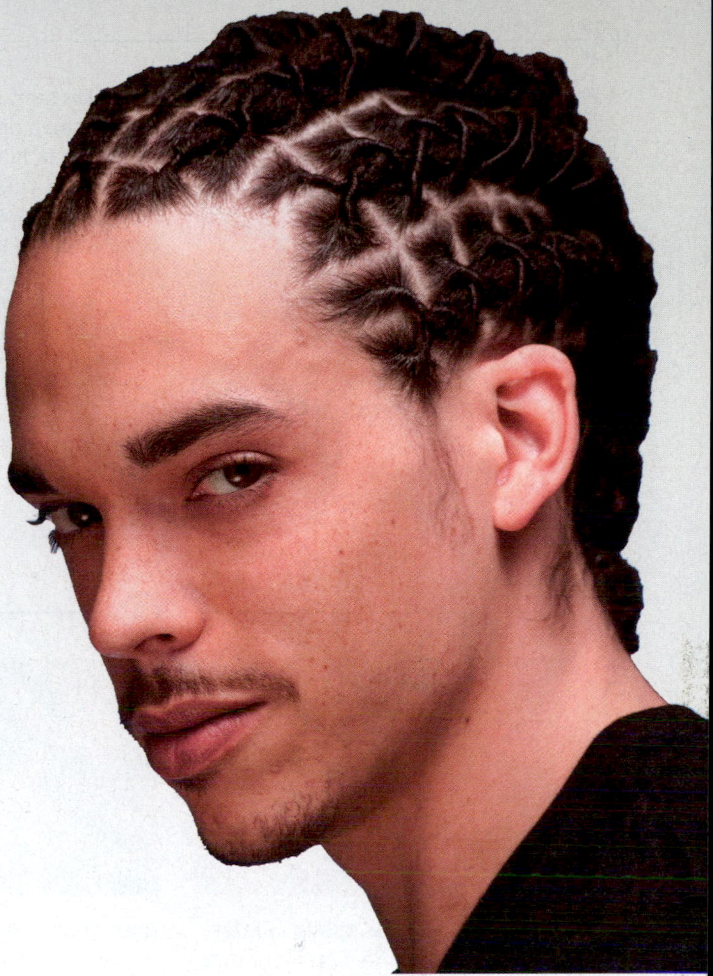

IMPLEMENTOS Y MATERIALES

- Peine de barbero n.º 55
- Caja de pinzas pequeñas para ruleros de doble diente
- Pinzas mariposa
- Bandas elásticas
- Enjuague herbal
- Secador de pie
- Horquillas grandes
- Crema hidratante para el cabello y espuma acondicionadora para peinar
- Aceite vegetal natural
- Aerosol de aceite para brillo
- Capa para lavado con champú
- Vaporizador
- Acondicionador hidratante de tea tree
- Champú de tea tree
- Gel soluble en agua

PREPARACIÓN

Antes de comenzar, realice el Ⓟ **10-1 Procedimiento previo al servicio.**

DURACIÓN ESTIMADA

600 MIN (10 HORAS)

1

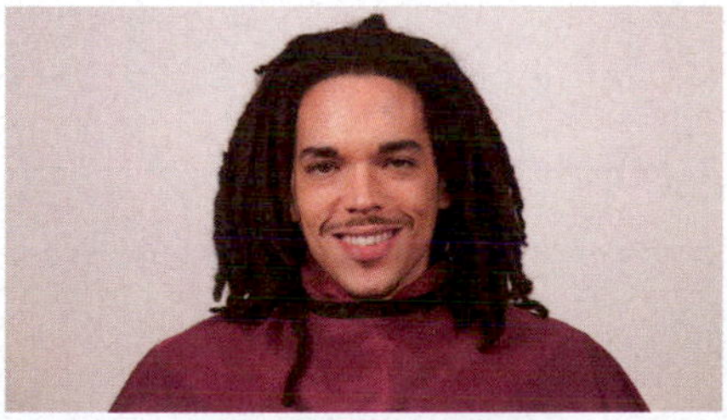

Cubra al cliente con la capa para comenzar el lavado con champú.

2

Limpie el cabello y el cuero cabelludo con champú de tea tree.

3

Agregue un acondicionador hidratante liviano de tea tree, vaporice y enjuague. Aplique un enjuague herbal a las rastas. No enjuague.

4

Aplique aceite en el cuero cabelludo y en todo el largo de la rasta. Masajee el cuero cabelludo.

5

Aplique crema hidratante para el cabello en todas las rastas. Desenrede y separe con los dedos cada rasta.

6

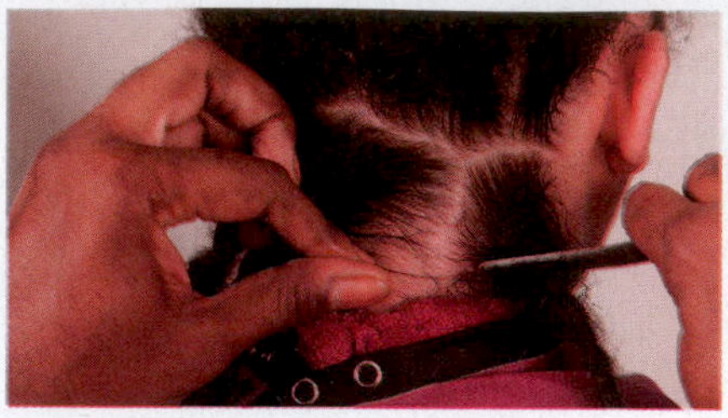

Junte las rastas y sujételas con pinzas mariposa en dos o tres secciones, pero deje libre la fila inferior. Comience en la base del cuello, use el extremo largo del peine de barbero para formar un cuadrado con el nuevo crecimiento del cabello en rasta y cree una división clara. Antes de comenzar, rocíe las rastas con un atomizador de agua para hidratarlas.

7

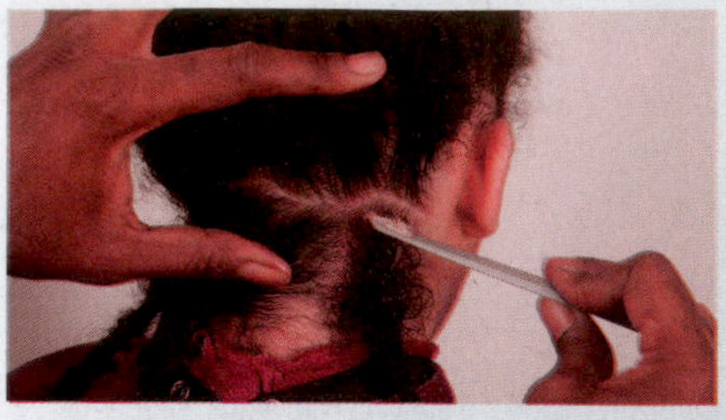

Aplique espuma para peinar en cada sección separada o aplique gel en el extremo más pequeño del peine. Coloque una pequeña cantidad de gel en la base del nuevo crecimiento de cada rasta. Tenga en consideración que algunos estilistas prefieren la espuma al gel.

8

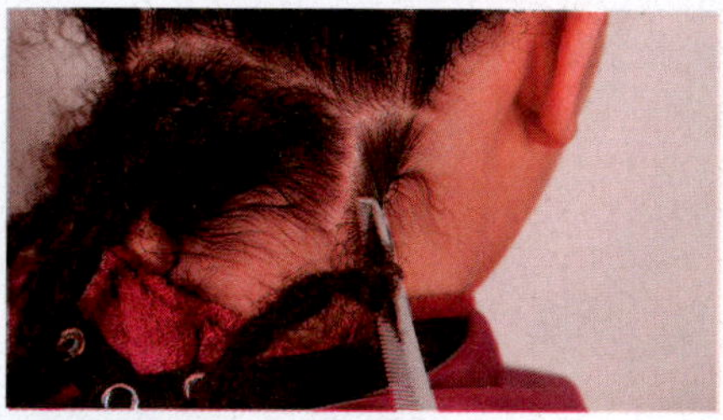

Oculte todas las puntas sueltas juntas en la rasta con un peine. Esto hará que el cabello suelto se compacte y forme la base de la rasta. Gire el peine una vez.

9

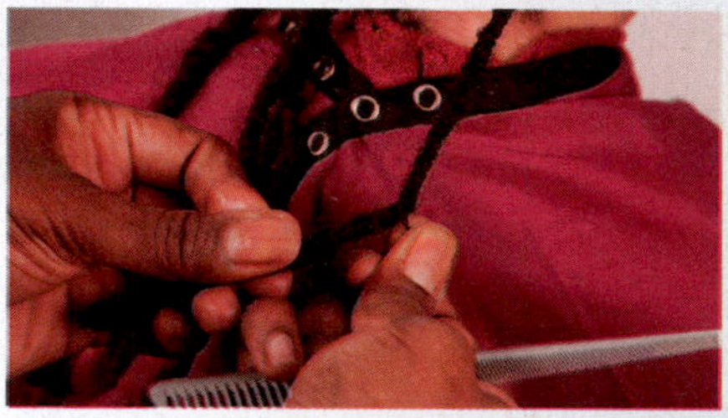

Retire el peine y, con dos dedos (índice y pulgar), junte el cabello suelto. Aplane el cabello y luego enróllelo entre los dedos.

10

Tome la rasta entre las palmas de ambas manos. Presione con suavidad y gire el rizo entre las palmas con un movimiento hacia delante y hacia atrás.

11

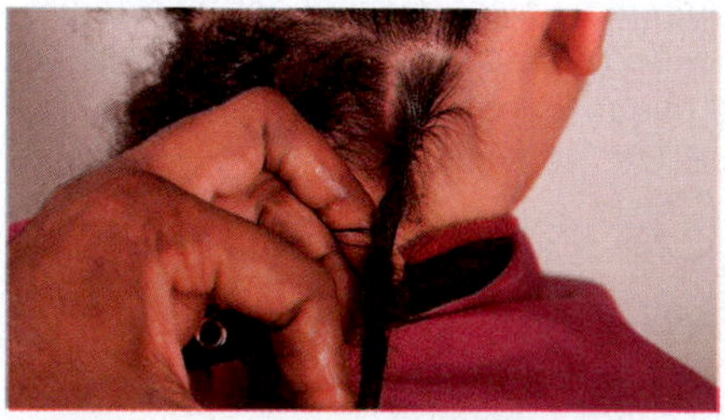

Trabaje a lo largo de la rasta, enrolle con las palmas de las manos para suavizar el cabello suelto en la rasta.

12

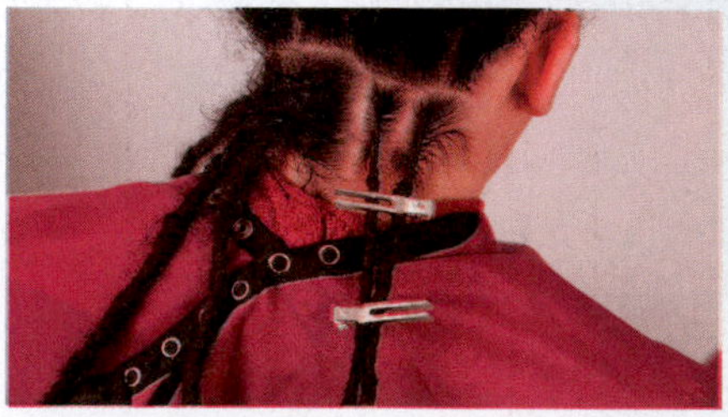

Si es necesario, sujete cada rasta en la base con pinzas para ruleros y, a lo largo de la rasta, con una pinza pico de pato pequeña o grande mientras completa el enrollado con las palmas.

13

Cuando haya completado toda la sección posterior, siga a los lados de la cabeza y reserve la sección de la coronilla para el final. Hidrate cada sección, según considere necesario, con un atomizador de agua antes de comenzar el enrollado con la palma de la mano.

14

Coloque al cliente debajo del secador de pie durante 30 a 40 minutos o hasta que las rastas estén secas en su totalidad.

15

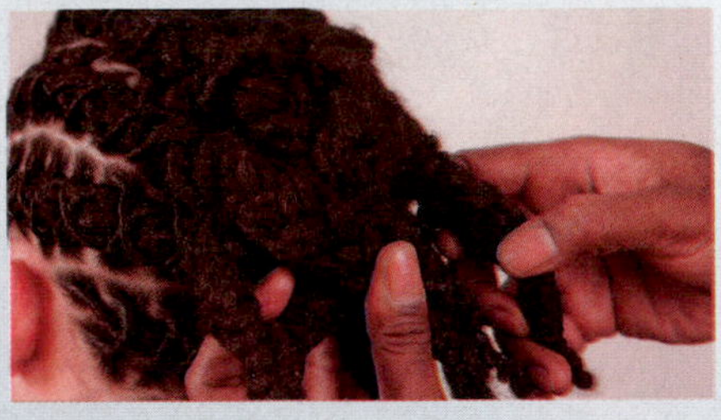

Para lograr un peinado dimensional, junte varias rastas y trence cabello húmedo para crear rastas rizadas o bien, después de retirar el secador, realice entre 8 a 10 trenzas en hilera con la totalidad de las rastas de la cabeza. Asegure las puntas con bandas elásticas. Consulte el capítulo de trenzado para saber cómo se realiza la técnica de trenzas en hilera.

16

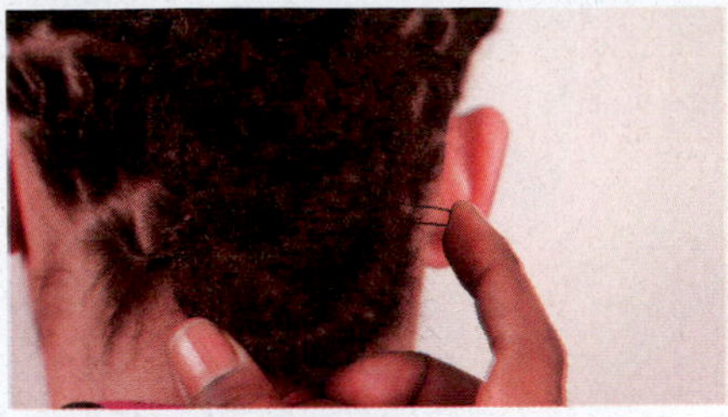

Tome las rastas trenzadas y cree una trenza espina de pescado. Asegure con una banda elástica y guarde la espina de pescado por debajo. Asegure con horquillas grandes. Consulte el capítulo de trenzado para saber cómo se realiza la técnica de trenza espina de pescado.

17

Rocíe las rastas con aerosol de aceite para brillo.

18

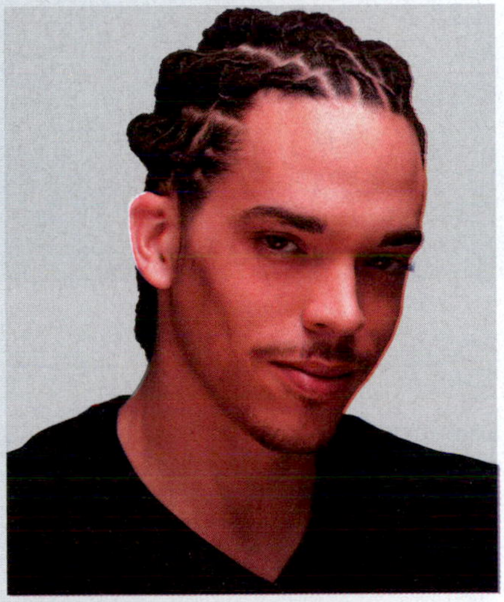

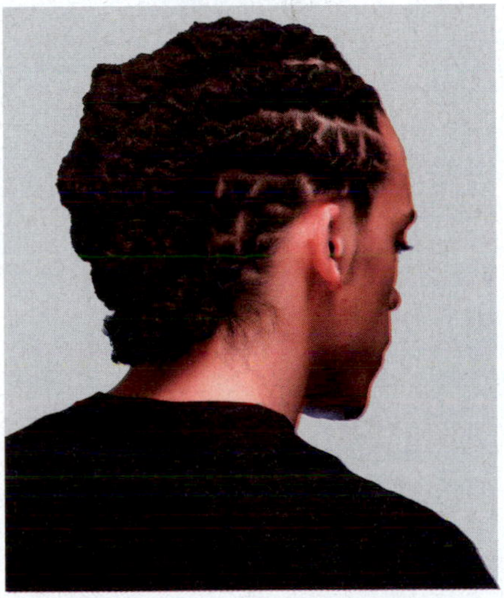

Peinado terminado.

POSTERIOR AL SERVICIO

Para completar el procedimiento, realice el

Ⓟ **10-2 Procedimiento posterior al servicio.**

Ⓟ Procedimiento 12-14

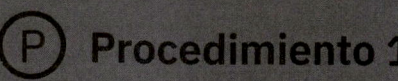

Fijación en húmedo con rulos

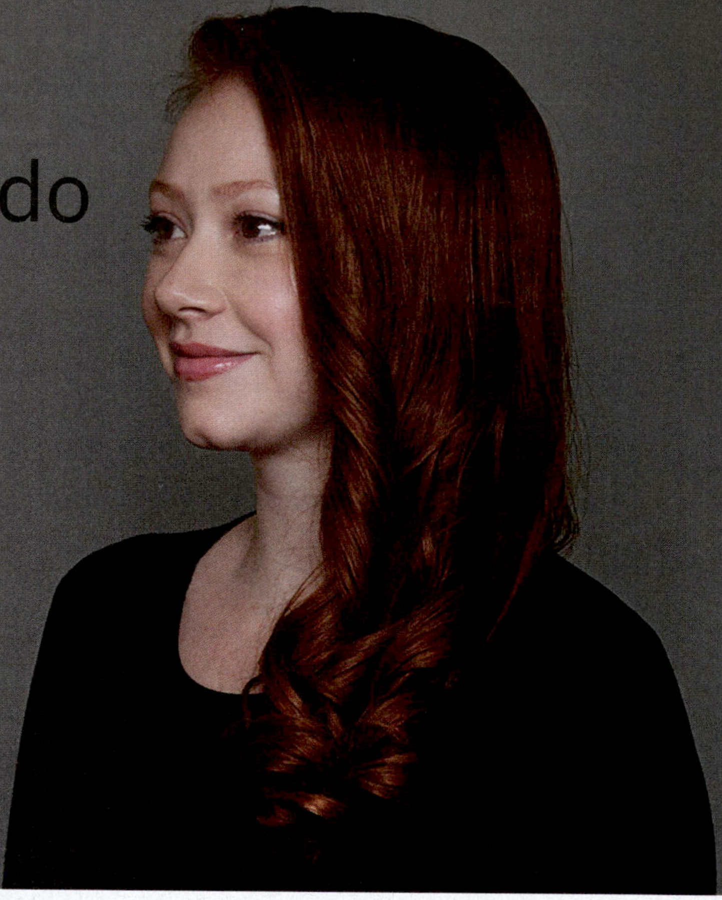

IMPLEMENTOS Y MATERIALES

Además de los implementos básicos para el servicio de lavado con champú y los materiales enumerados en el **Procedimiento 12-1: Preparación del cabello para peinarlo,** necesitará lo siguiente:

- pinzas (de punta doble o sencilla)
- secador de pie
- banda para el cuello
- rulos de plástico de varios tamaños
- loción fijadora o modeladora
- producto de lustre o laca de acabado
- cepillo para peinado
- peine de estilo
- capa para corte o peinado
- peine de cola.

PREPARACIÓN

Antes de comenzar, realice el Ⓟ **10-1 Procedimiento previo al servicio** y el procedimiento de lavado con champú descrito en Ⓟ **12-1 Preparación del cabello para peinarlo**.

DURACIÓN ESTIMADA

20 MIN

1. Colóquele al cliente una banda para el cuello y una capa de corte o de peinado.

2. Aplique loción fijadora o para peinar en todo el cabello.

3.

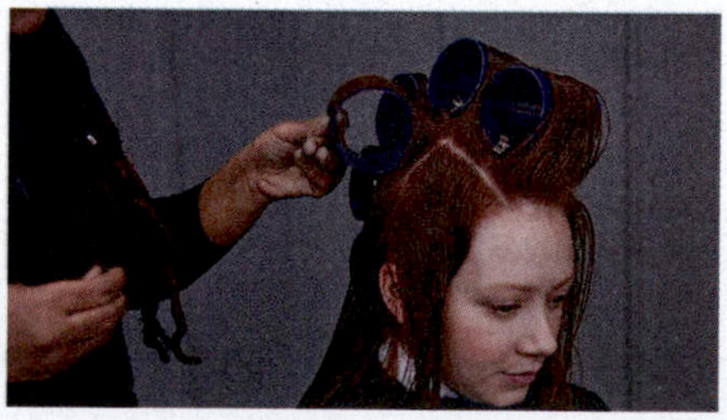

Peine en la dirección del patrón de fijación. Se pueden utilizar modelados para acentuar el diseño.

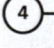

4.

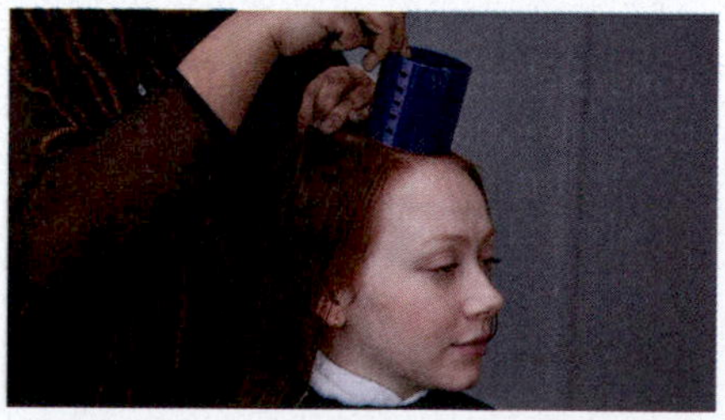

Comience por el contorno frontal del cuero cabelludo, divida una sección del mismo largo y ancho que el rulo.

5

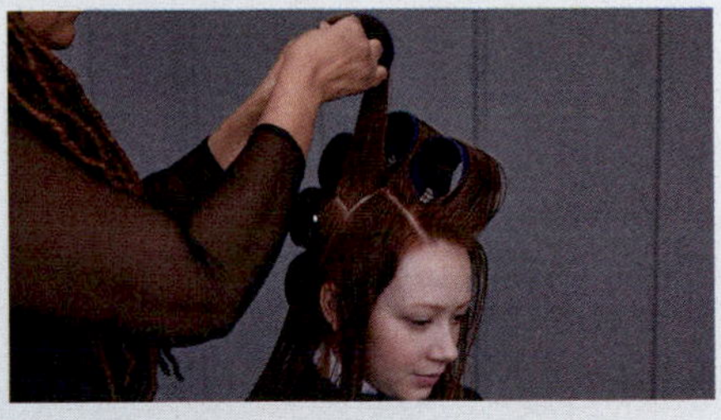

Elija el tipo de base según el volumen deseado. Peine el cabello a ambos lados de la subsección, desde el cuero cabelludo hasta las puntas, con los dientes finos de un peine de estilo. Repita varias veces para asegurarse de que el cabello quede desenredado en su totalidad.

6

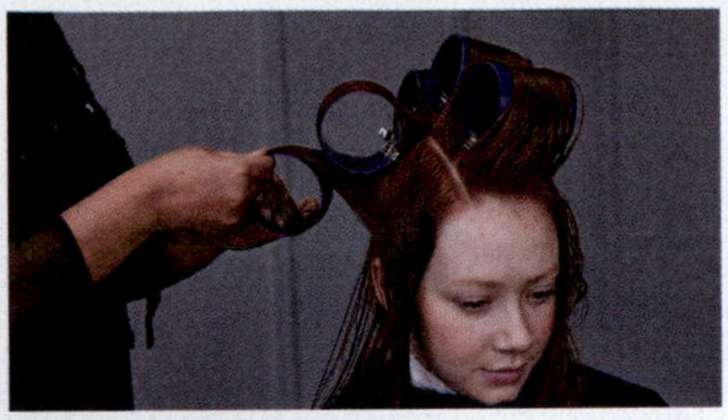

Sostenga el cabello con tensión entre el pulgar y el dedo medio. Coloque el rulo debajo del pulgar. No una las puntas del cabello. Enróllelas suavemente alrededor del rulo hasta que el cabello quede sujeto y no se suelte.

7

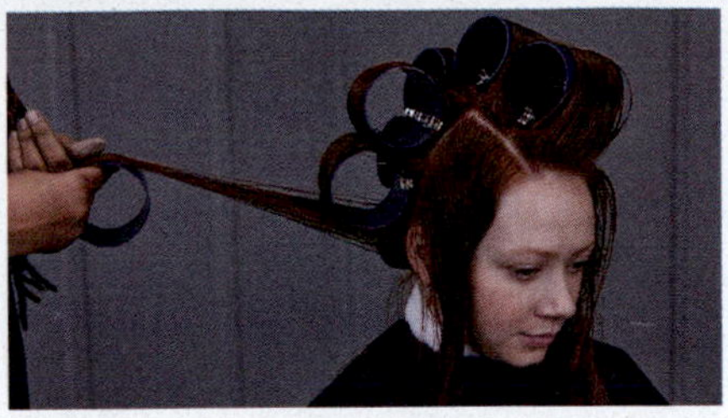

Ubique los pulgares sobre los extremos del rulo y enrolle el cabello con firmeza hacia el cuero cabelludo.

8

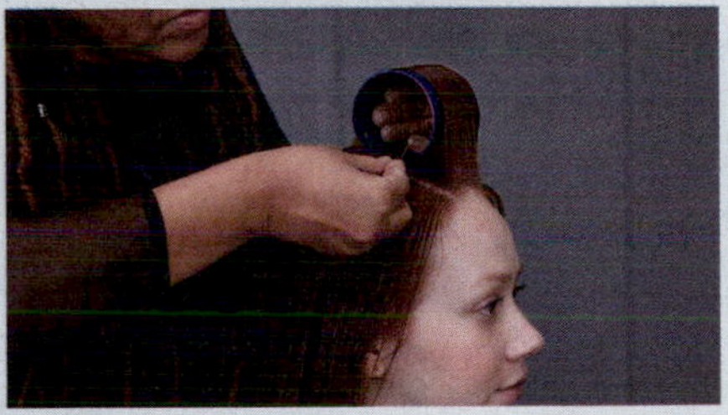

Asegure con pinzas el rulo al cabello del cuero cabelludo.

9

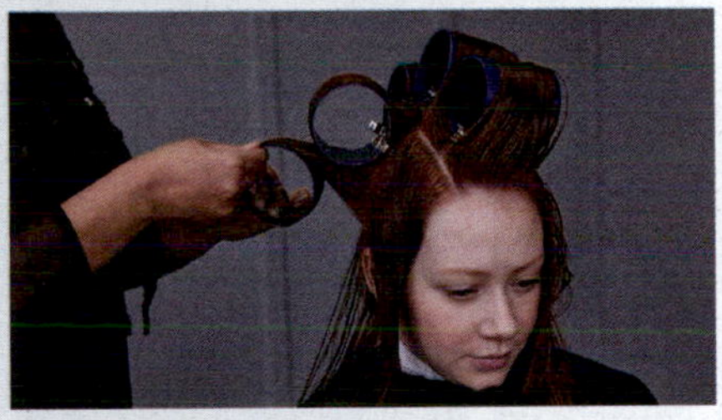

Enrolle el cabello restante según el estilo deseado.

10

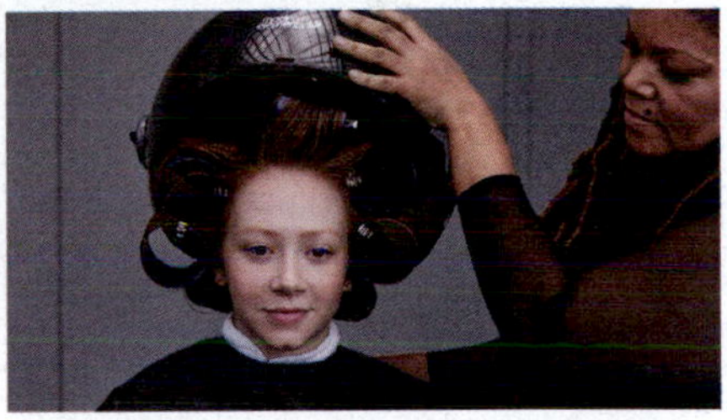

Coloque al cliente debajo del secador de pie. Programe el secador a una temperatura que sea cómoda para el cliente.

11

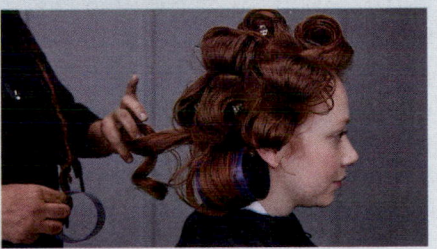

Cuando el cabello esté seco, deje que se enfríe. Luego, quite los rulos.

12

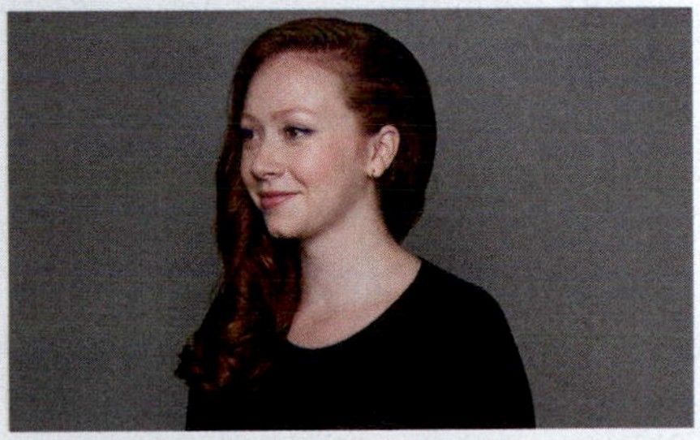

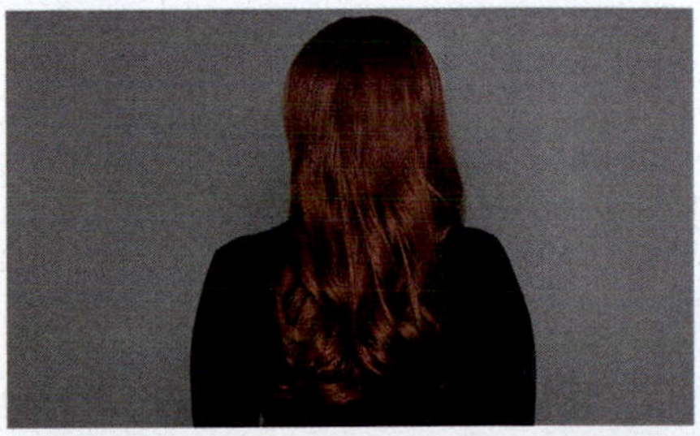

Peine y modele el cabello con un cepillo para peinar o como prefiera. También es posible utilizar productos de acabado.

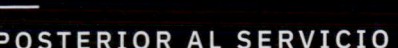

POSTERIOR AL SERVICIO

Para completar el procedimiento, realice el

Ⓟ **10-2 Procedimiento posterior al servicio.**

Ⓟ Procedimiento 12-15

Ondulación horizontal con los dedos

PARA PERSONAS DIESTRAS

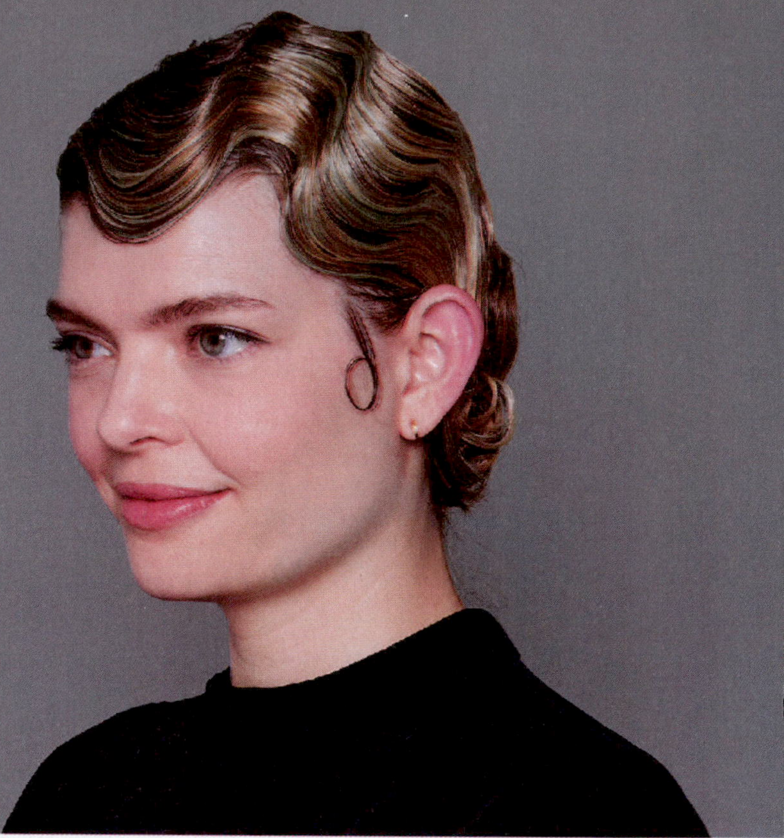

IMPLEMENTOS Y MATERIALES

Además de los implementos básicos para el servicio de lavado con champú y los materiales enumerados en el **Procedimiento 12-1: Preparación del cabello para peinarlo**, necesitará lo siguiente:

- pasadores y horquillas
- protectores de algodón, gasa o papel
- capa para corte o peinado
- productos de acabado, como laca o brillo
- redecilla para el cabello
- secador de pie
- bandas para el cuello
- peine de estilo
- capa para corte o peinado
- producto para peinar (loción para ondular con los dedos, espuma para peinar o gel líquido).

PREPARACIÓN

Antes de comenzar, realice el Ⓟ **10-1 Procedimiento previo al servicio** y el procedimiento de lavado con champú descrito en Ⓟ **12-1 Preparación del cabello para peinarlo**.

DURACIÓN ESTIMADA

30 MIN

+ BONIFICACIÓN

Escanee el código o diríjase a: bonus.milady.com/cos-es/p12-15

Escanee este código QR para ver el procedimiento para personas zurdas.

1

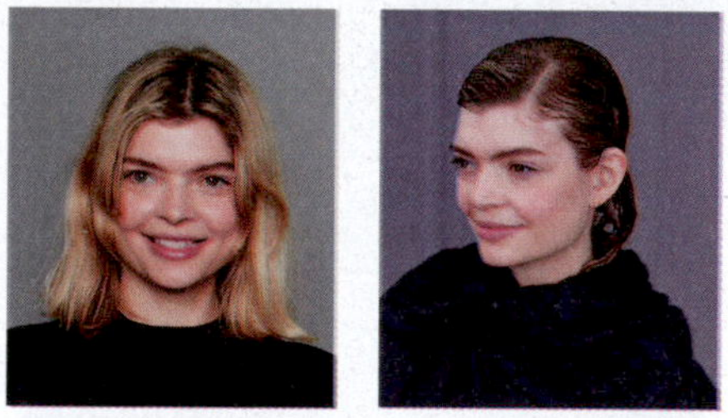

Realice al cliente el servicio de lavado con champú; luego, póngale una banda para el cuello y colóquele una capa de corte o de peinado.

2

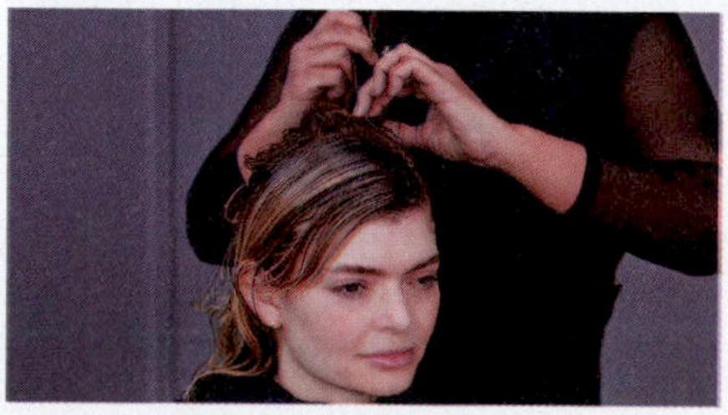

Utilice un peine para trazar una raya lateral desde el centro del ojo hasta el frente de la coronilla. Puede hacerla sobre el lado derecho o izquierdo de la cabeza. Luego, peine el cabello para desenredarlo.

3

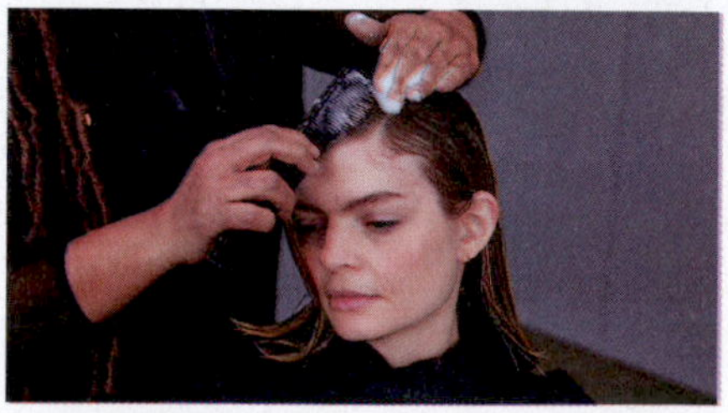

Con el cabello aún húmedo, aplique loción para ondular con los dedos, espuma para peinar o gel líquido sobre el lado de la cabeza en que trabajará y péinelo.

4

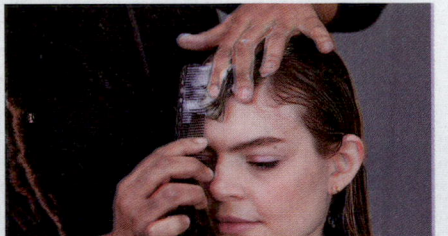

Para formar la primera onda, comience en la raya y peine el cabello hacia abajo, en dirección al contorno del cuero cabelludo con un movimiento semicircular, mientras utiliza el dedo índice como guía para formar un patrón en forma de “C”.

5

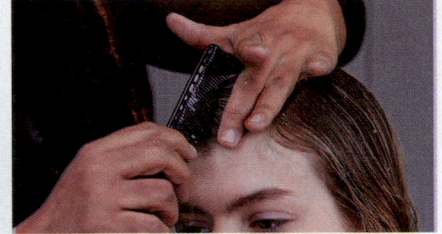

Para formar las primeras estriaciones, coloque el dedo índice directamente sobre la posición donde desea que se ubique la estriación. Luego inserte el peine inmediatamente debajo del dedo índice, con los dientes del peine en ángulo.

6

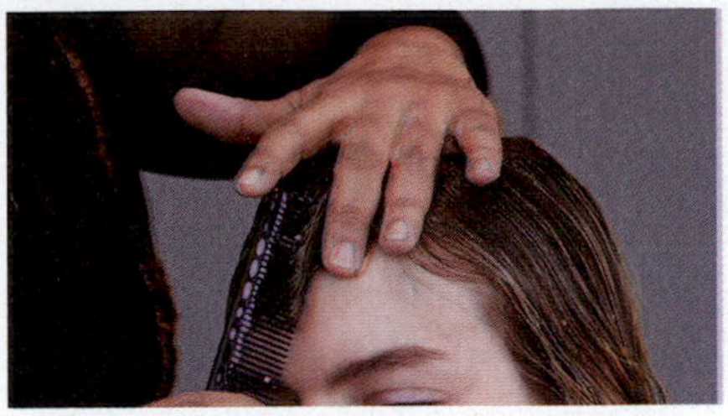

Mueva el peine hacia adelante unos 2,5 cm (1 in) a lo largo de la punta del dedo, con los dientes del peine aún insertados en la estriación.

7

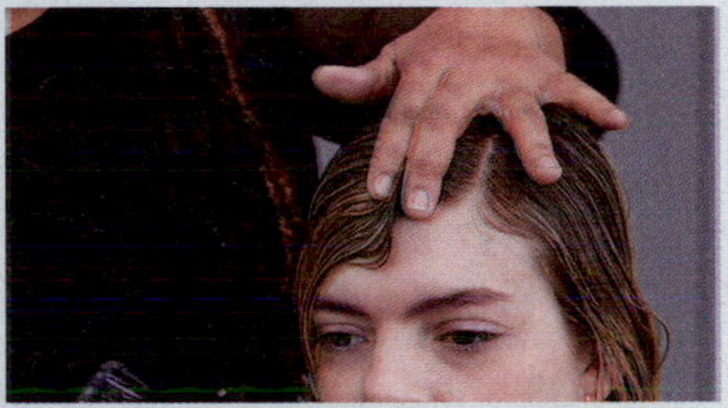

Coloque el dedo medio en la estriación del cabello, y el dedo índice, en los dientes del peine. Alargue la estriación cerrando los dos dedos y presionando contra la cabeza.

8

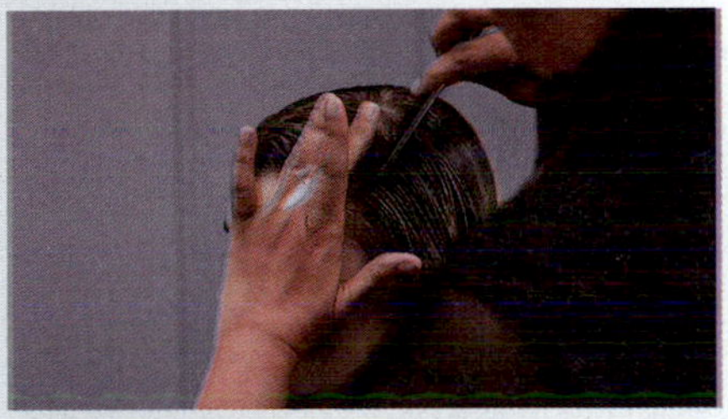

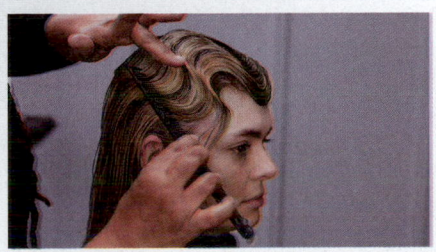

Sin retirar el peine, gire los dientes hacia abajo y peine el cabello en forma semicircular por debajo de la parte lateral de la cabeza. Con esto se formará una depresión en la parte hueca de la onda.

9

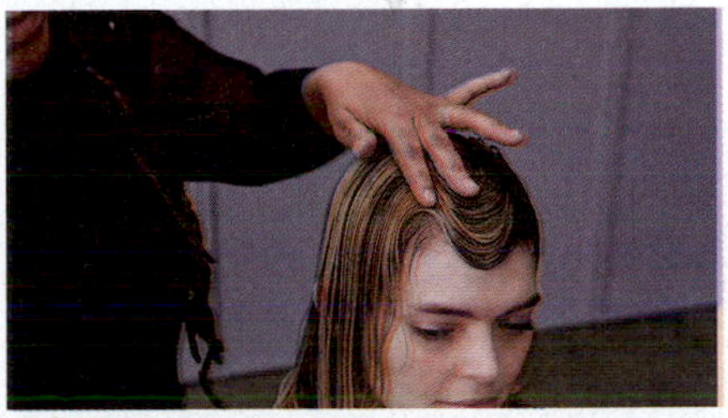

Continúe agregando cabello a esta primera onda, péinelo hacia abajo desde la zona de la coronilla. Asegúrese de utilizar el dedo para sostener la primera depresión de la primera onda en su lugar, mientras agrega más cabello.

10

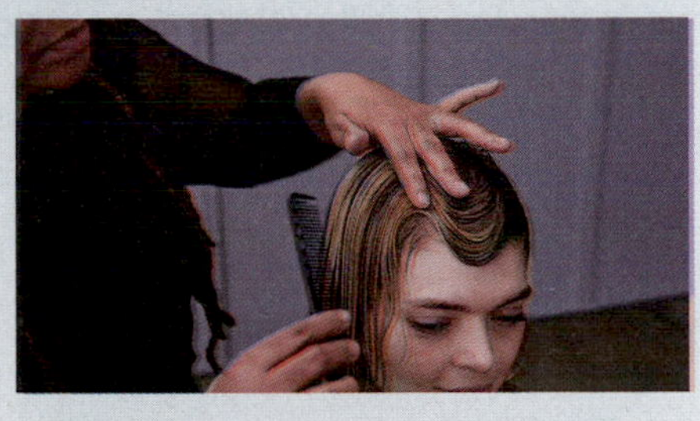

Arrastre el peine con el cabello en la primera estriación; luego, presione el dedo índice contra el peine. Cierre con cuidado los dedos para fijar la estriación; luego, peine el resto del cabello hacia abajo en forma de “C” contra la cabeza.

11

Si es necesario, agregue más producto para peinar y distribúyalo por el cabello para mantener la primera onda y la estriación en su lugar.

12

Use el dedo medio para mover el cabello hacia arriba y lejos del contorno del cuero cabelludo, mientras utiliza el peine para dirigir el cabello hacia el contorno del cuero cabelludo. Esto dará forma a una nueva onda.

13

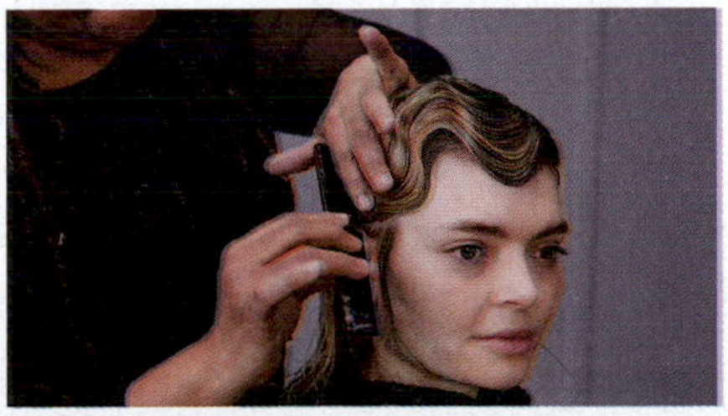

Presione el dedo índice sobre los dientes del peine para mantener el cabello en su lugar; luego, apriete los dedos índice y medio antes de peinar el resto del cabello.

14

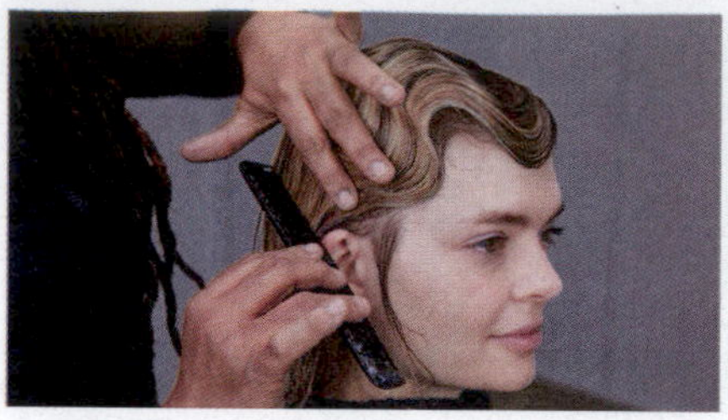

Agregue más cabello a esta segunda onda, péinelo desde atrás hacia adelante. Asegúrese de sostener la onda anterior con el dedo medio mientras lleva el peine y el cabello hacia adelante para que se una a la estriación anterior.

15

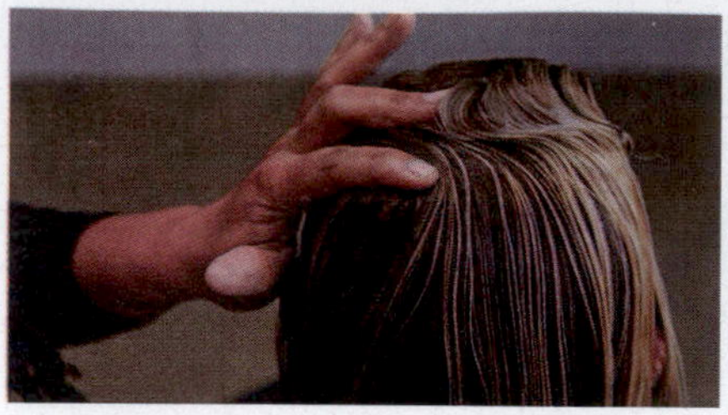

Desplácese hacia la coronilla y continúe agregando más cabello en este mismo patrón de ondulación, mientras lo peina y lo mueve hacia adelante. Siga agregando más cabello a esta misma onda, a medida que alcanza el lado opuesto. Debe crear una sola onda continua alrededor de toda la parte superior de la cabeza.

16

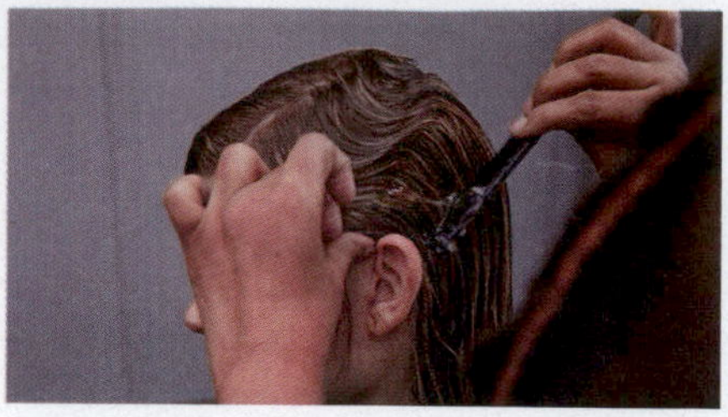

Para empezar la próxima onda, siga los mismos pasos, pero en el lado opuesto de la cabeza, asegurándose de unir la primera onda con esta segunda. La clave es cambiar la dirección del peine mientras lo utiliza y asegurarse de que las estriaciones y las ondas se mezclen sin que se generen divisiones o quebraduras.

17

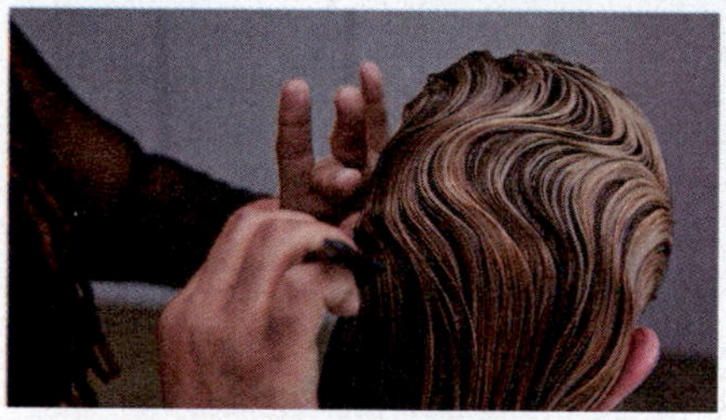

Continúe. Agregue más producto para peinar según crea necesario, hasta completar toda la cabeza.

18

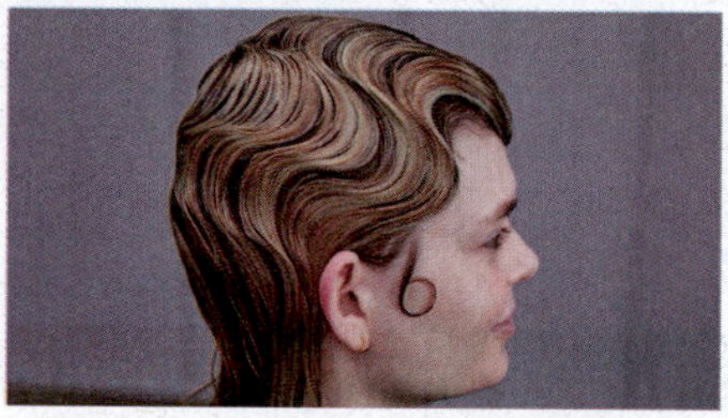

En la zona de las orejas, genere rizos con horquillas usando la cola del peine. En la zona de la nuca, peine el cabello formando rizos con horquillas y fíjelos con pinzas, si le parece necesario.

19

Si lo desea, coloque una redecilla sobre el cabello, sujétela con pasadores o pinzas y proteja la frente y orejas del cliente con protectores de algodón, gasa o papel mientras esté bajo el secador de pie. Ajuste el secador a temperatura media y permita que el cabello se seque por completo.

20

Retire al cliente del secador y deje que el cabello se enfríe. Retire todas las pinzas o pasadores y la redecilla del cabello. Peine o cepille el cabello para obtener un peinado delicado y ondulado. Agregue aerosol fijador para brindar sostén y brillo. Para obtener un estilo retro, no peine ni cepille el cabello.

21

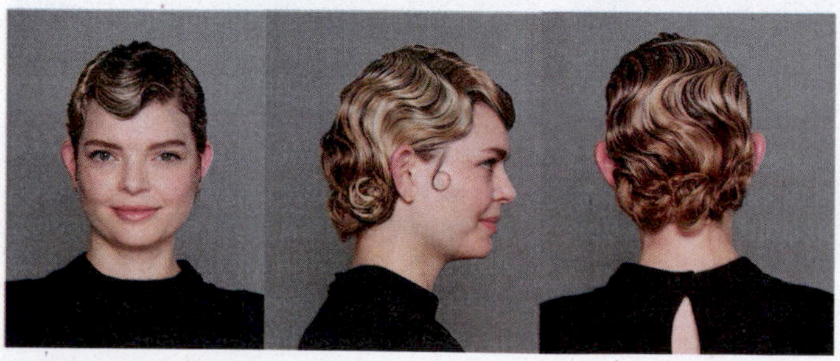

Peinado terminado.

POSTERIOR AL SERVICIO

Para completar el procedimiento, realice el

Ⓟ **10-2 Procedimiento posterior al servicio.**

Ⓟ **Procedimiento 12-16**

Envoltura de cabello en cabello grueso y ensortijado

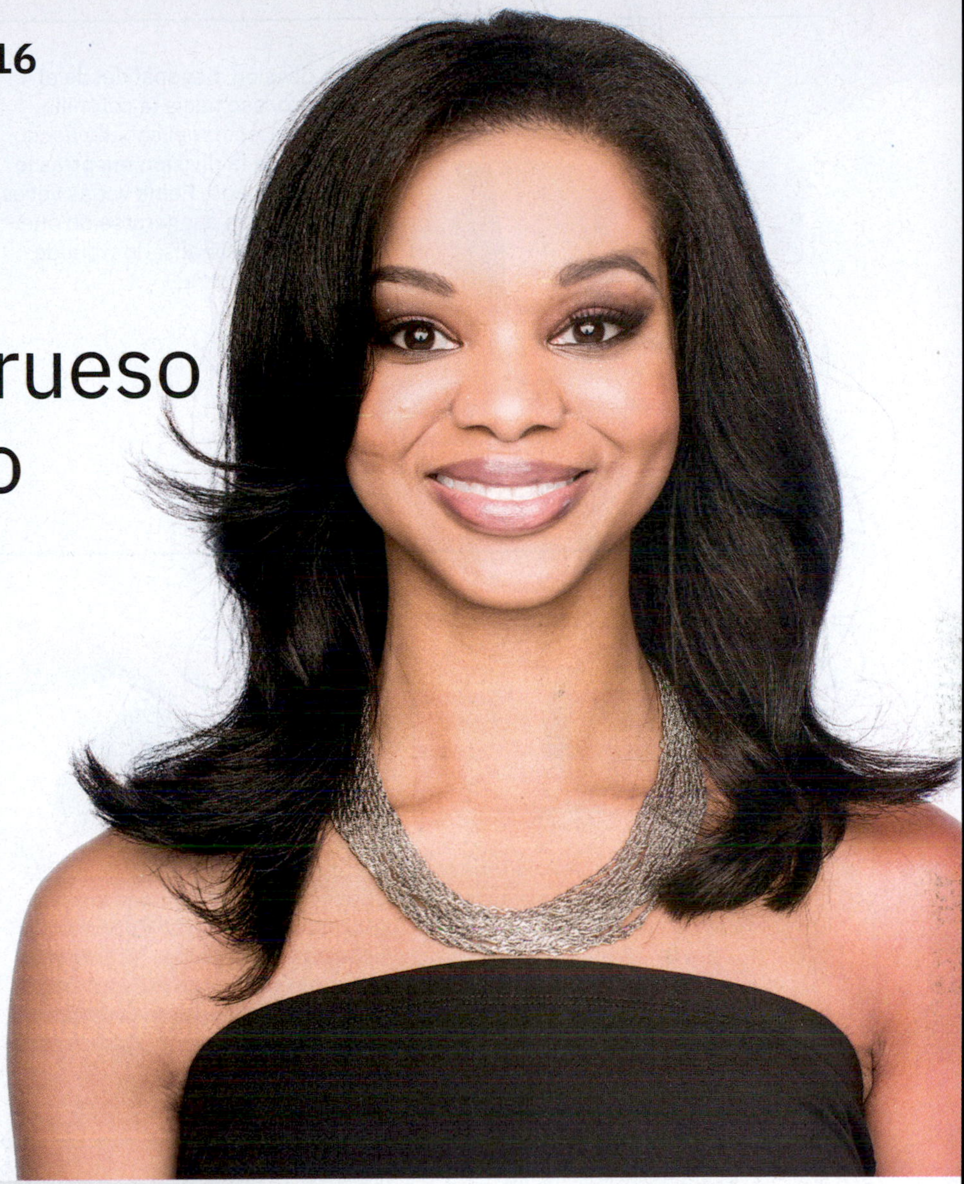

IMPLEMENTOS Y MATERIALES

Además de los implementos para lavado con champú y los materiales enumerados en el **Procedimiento 12-1: Preparación del cabello para peinarlo**, necesitará lo siguiente:

- pinzas o tenazas
- redecilla para el cabello
- secador de pie
- banda para el cuello
- gotas de lustre
- peine de estilo
- capa para corte o peinado
- espuma fijadora
- banda envolvente (preferida) o bandas para el cuello.

PREPARACIÓN

Antes de comenzar, realice el Ⓟ **10-1 Procedimiento previo al servicio**, el procedimiento de lavado con champú descrito en Ⓟ **12-1 Preparación del cabello para peinarlo**, y Ⓟ **12-2 Secado del cabello muy texturizado antes de realizar una fijación térmica.**

DURACIÓN ESTIMADA

90 MIN

1

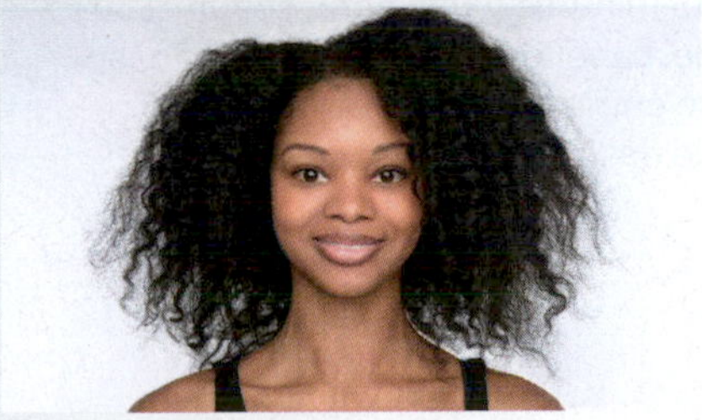

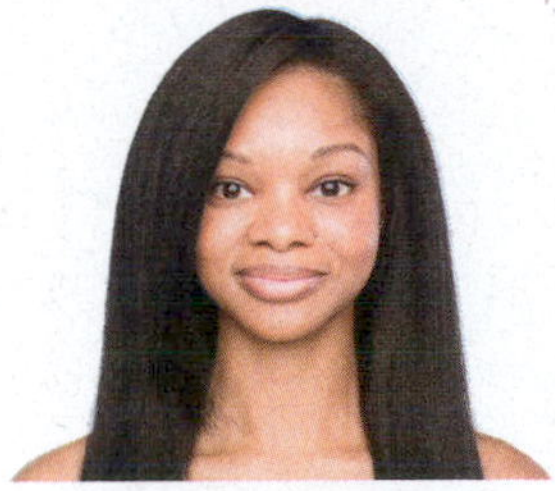

Realice un secado controlado con secador y, luego, planche el cabello.

2

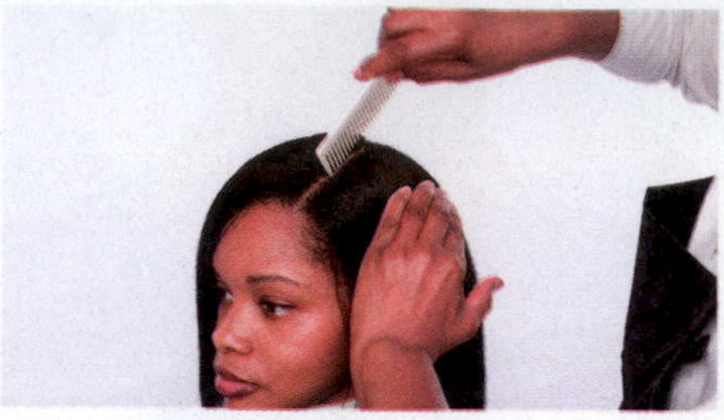

Cree una división diagonal desde el área de retroceso hacia la coronilla. Comience por peinar el cabello hacia a la derecha de la división mientras lo aplana con la mano. Peine varias veces cada sección para asegurarse de que todo el cabello esté alisado y quede plano sobre la cabeza.

3

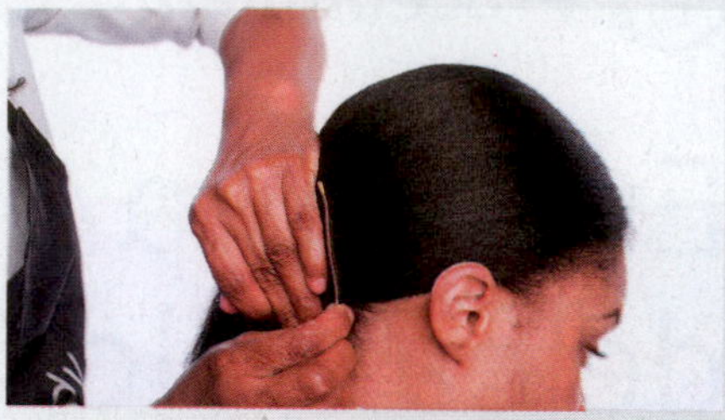

Comience por el lado con más cabello de la raya. Utilice un cepillo de paleta para cepillar el cabello plano y en forma de espiral siguiendo la curvatura de la cabeza.

4

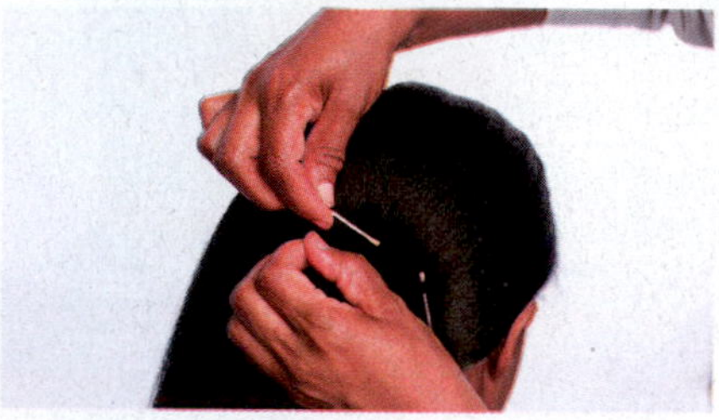

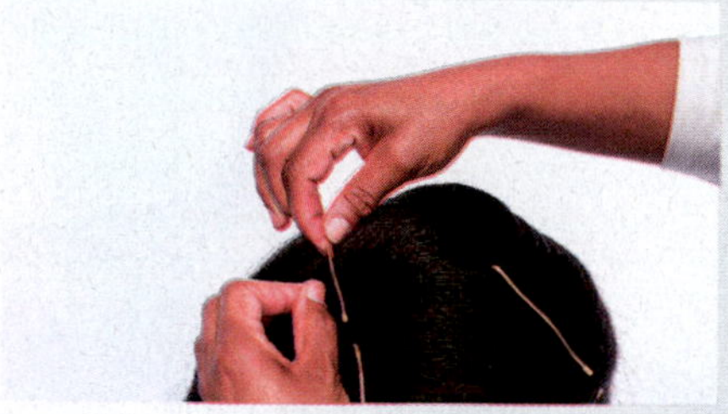

Continúe envolviendo el cabello alrededor de la cabeza. Siga el cepillo de paleta con la mano o use los dedos para alisar el cabello mientras lo mantiene con firmeza sobre la cabeza.

5

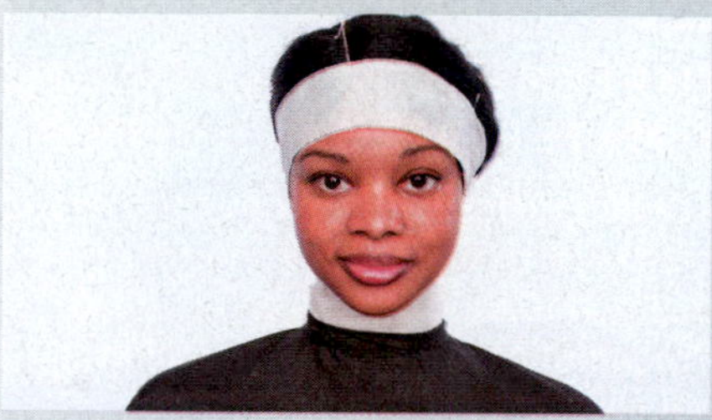

Cuando todo el cabello esté envuelto, coloque una banda envolvente o una tira para el cuello alrededor de la cabeza, en la misma dirección en que envolvió el cabello. Asegúrese de que se superpongan los extremos y, luego, sujete a la cabeza con pasadores o pinzas de forma segura.

6

Recubra el cabello con una redecilla.

7

Coloque al cliente debajo del secador de pie hasta que el cabello se seque por completo, por lo general, entre 45 minutos y una hora, según el largo del cabello. Espere a que el cabello se enfríe por completo antes de desenvolverlo.

8

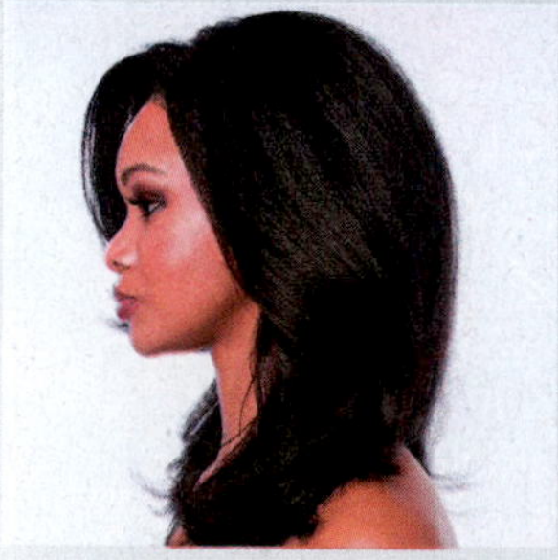

Peinado terminado.

POSTERIOR AL SERVICIO

Para completar el procedimiento, realice el

Ⓟ 10-2 Procedimiento posterior al servicio.

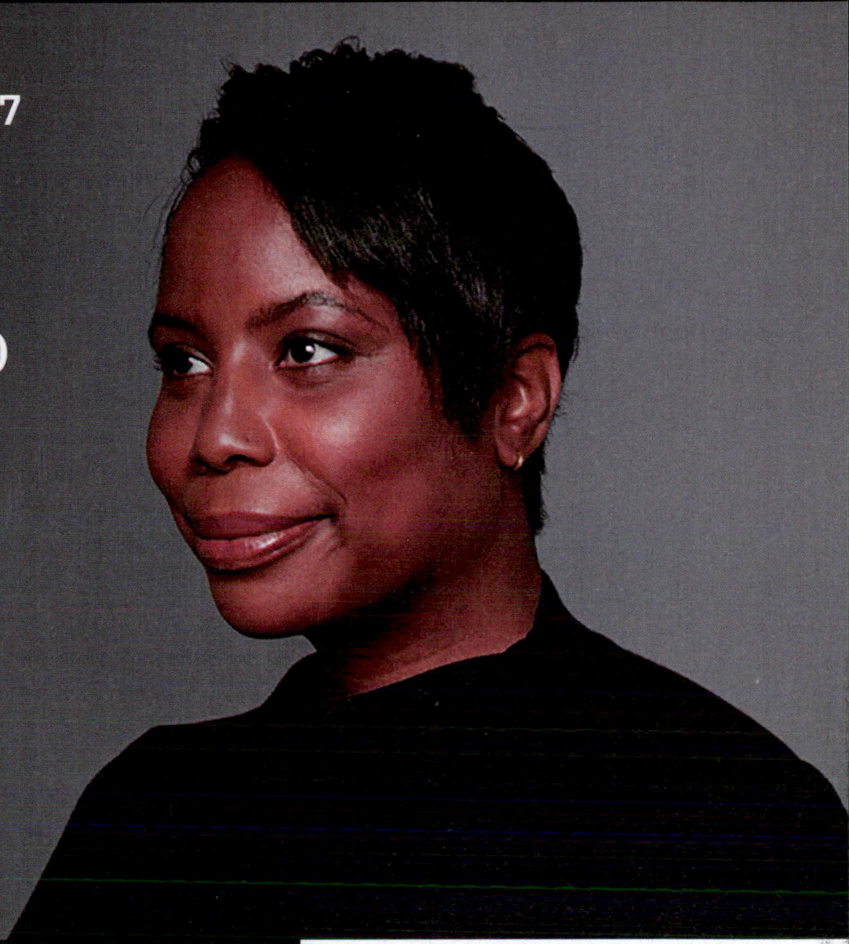

Ⓟ Procedimiento 12-17

Rizado de cabello corto alisado

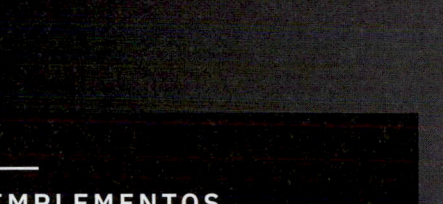

IMPLEMENTOS Y MATERIALES

Además de los implementos básicos para el servicio de lavado con champú y los materiales enumerados en el **Procedimiento 12-1: Preparación del cabello para peinarlo**, necesitará lo siguiente:

- secador
- peine o cepillo de estilo
- pomada para bordes o para peinar
- cepillo para bordes
- peine lateral
- plancha para alisar de 0,625 a 2,5 cm (¼ a 1 in) o buclera tipo Marcel y calentador
- gel o producto para moldear
- peine de cola resistente a la temperatura
- fijador en aerosol
- secador de pie
- champú y acondicionador hidratante
- banda para el cuello
- aceite (opcional)
- espuma fijadora
- productos de lustre o hidratación
- peine térmico pequeño, plancha para alisar o alisador de bordes
- aerosol
- capa para peinado
- toalla
- peine de dientes anchos
- apliques de papel (opcional)
- bandas envolventes.

PREPARACIÓN

Antes de comenzar, realice el Ⓟ **10-1 Procedimiento previo al servicio.**

DURACIÓN ESTIMADA

30 MIN

Preparación y rizado

1

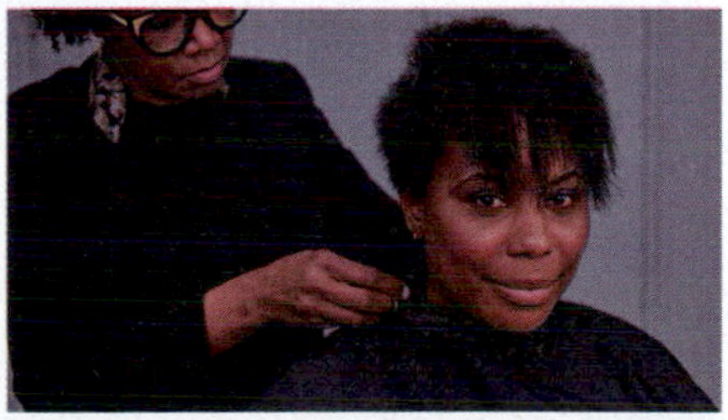

Cubra al cliente con la capa para comenzar el lavado con champú.

2

Lave el cabello y acondiciónelo según las instrucciones del fabricante.

3

Seque el cabello con una toalla.

4

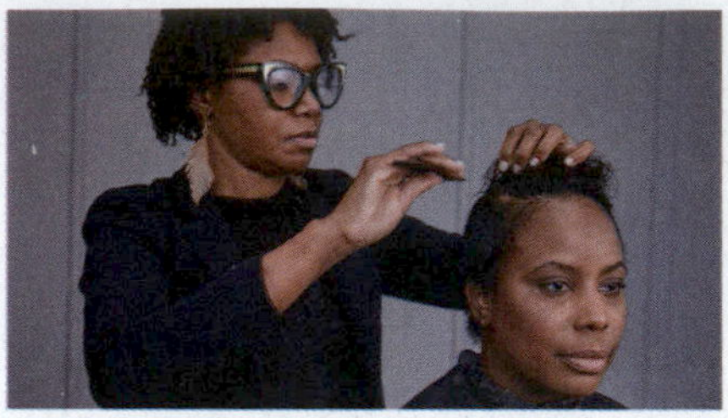

Desenrede con un peine de dientes anchos; comience por las puntas y suba.

5

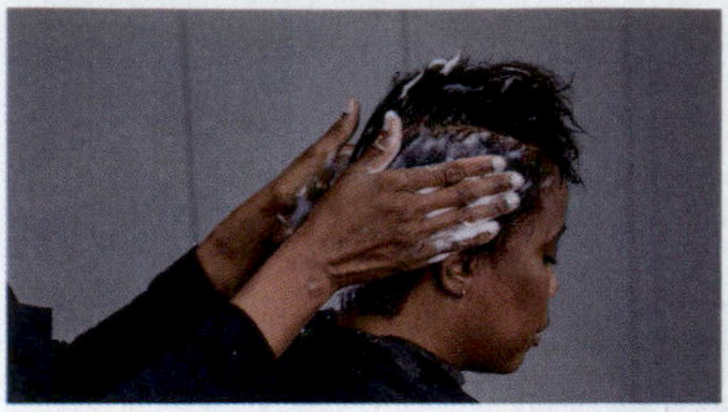

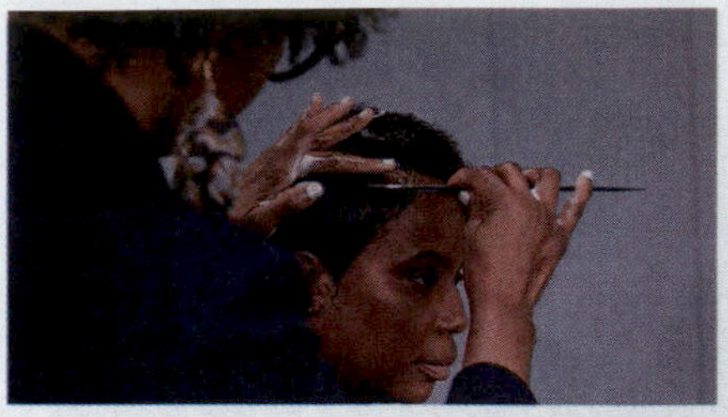

Moldee el cabello del cliente según el peinado final que desea obtener. Utilice espuma fijadora, gel o producto moldeador y pase el peine de cola para proporcionar una base suave.

6

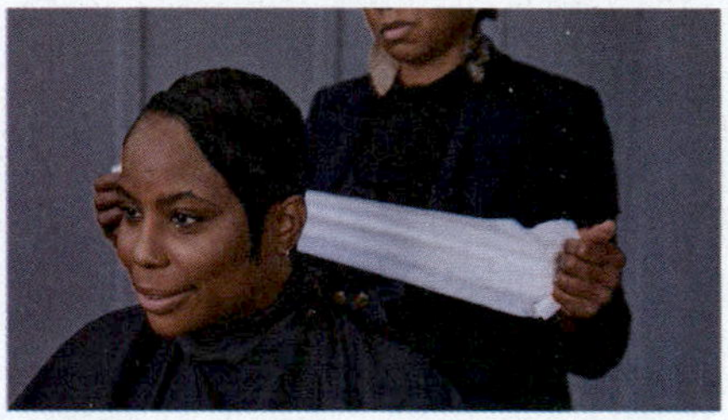

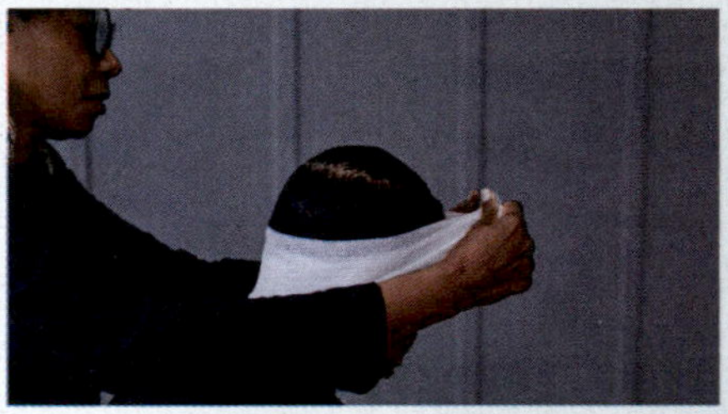

Coloque bandas para envolver alrededor de la circunferencia de la cabeza. Asegúrese de no crear hendiduras ya que alterarían el peinado final.

7

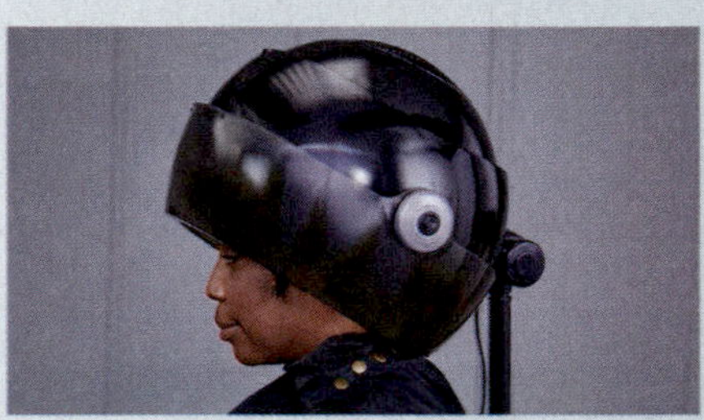

Coloque al cliente debajo del secador de pie. El tiempo de secado dependerá de la textura y densidad del cabello. El tiempo más común de secado es de 30 a 60 minutos. Permita que el cabello se seque de forma parcial (entre 10 y 15 minutos, según la densidad) y retire las bandas de envoltura. Luego, deje que el cabello se seque por completo.

8

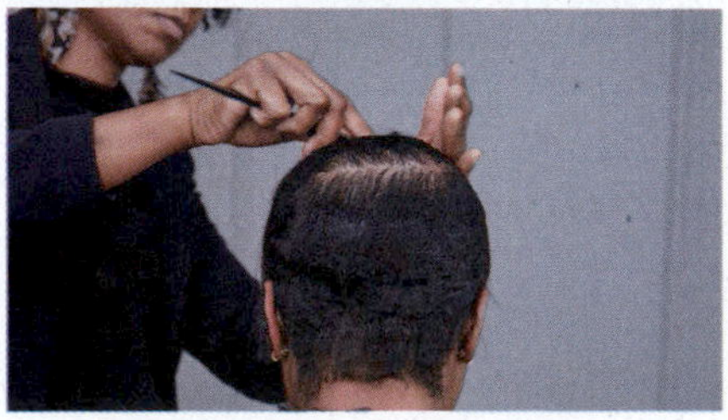

Aplique productos humectantes o a base de aceite al cabello del cliente y peine el modelado con suavidad y con un peine de cola.

9

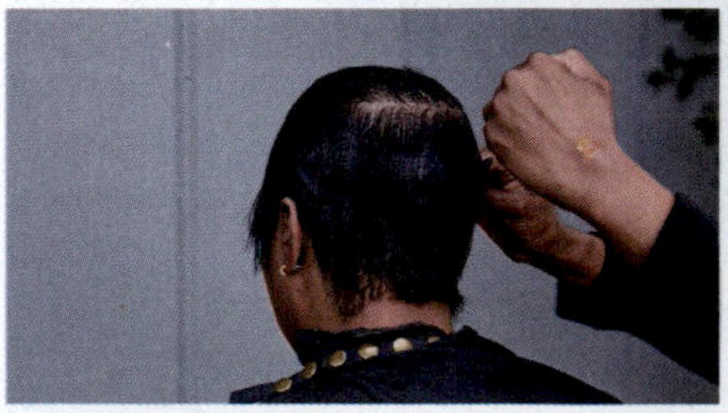

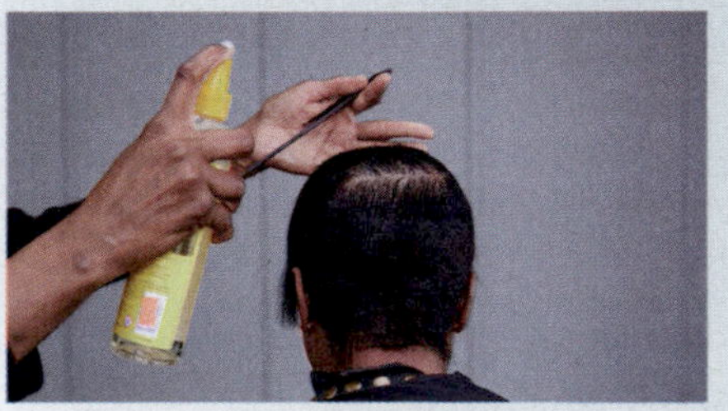

Rocíe toda la cabeza con un aerosol ligero o funcional. Peine y dé forma al cabello en la dirección del patrón de rizo que desea formar.

(10)

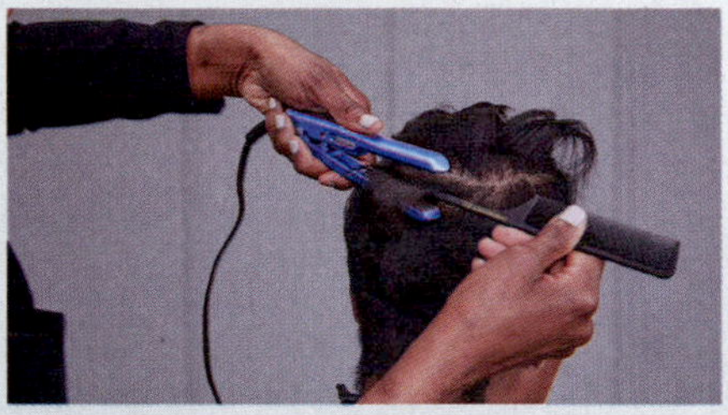

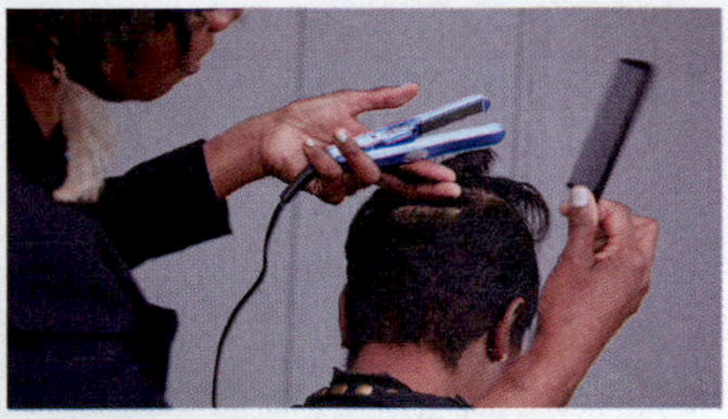

Comience a rizar el cabello en el vértice, en una subsección delgada que tenga la mitad del tamaño del diámetro de la herramienta que utilice. Inserte con cuidado la cola del peine para levantar el cabello a 45° o 90° y, luego, rice. Rocíe el cabello con aerosol fijador y use una plancha para alisar o una buclera tipo Marcel de tamaño medio para crear un rizo fijo. El peinado final determinará la dirección del rizo.

(11)

Con un patrón de separación horizontal, cree otro rizo mitad por fuera de la base inmediatamente debajo del primer rizo.

(12)

Crea otro rizo debajo del anterior utilizando una posición de rizo fuera de la base. Este patrón de rizado es efectivo si se hace en secciones pequeñas. Tenga cuidado de no subdividir el cabello que no pueda controlar.

(13)

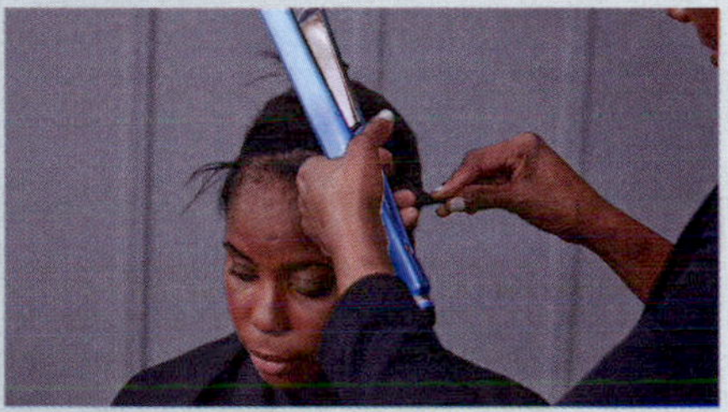

Continúe este patrón de rizos alrededor de la parte superior de la cabeza, incluida la zona del flequillo. Utilice laca y brillo en aerosol según le resulte necesario.

(14)

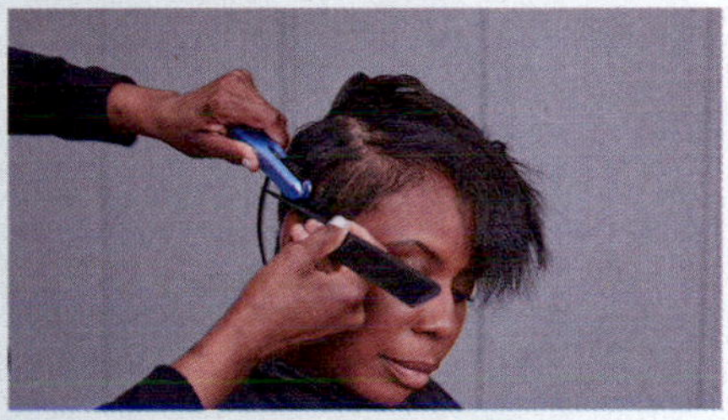

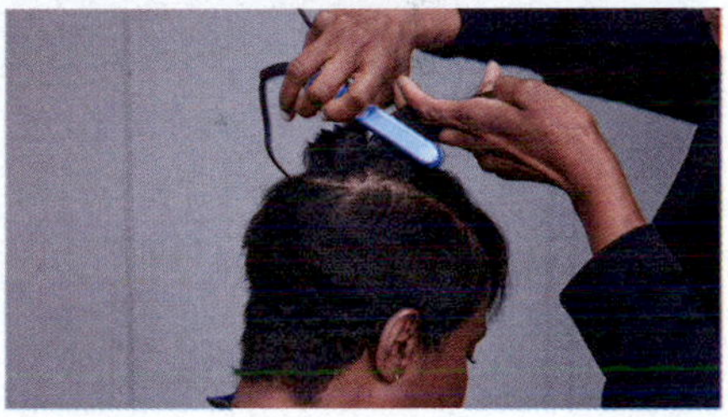

Termine el resto del peinado con rizos en hilera dispuestos a los lados, la coronilla y la nuca.

(15)

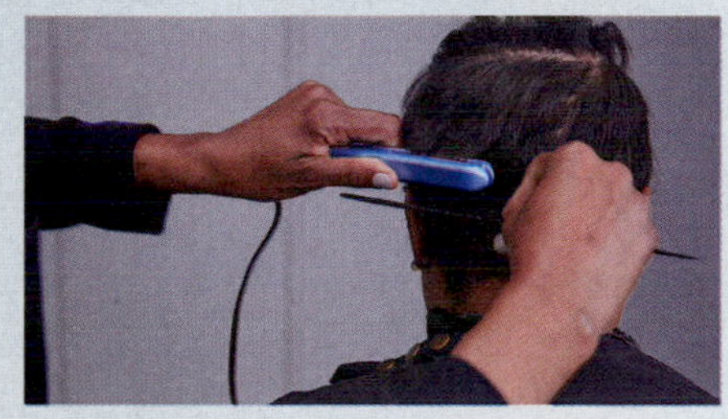

Opcional: en los sectores de cabello que sean bastante más cortos que el cabello en el vértice y flequillo, utilice una plancha más pequeña (para alisar). Comience por el lado izquierdo (área temporal). Haga rizos en hilera mediante rayas horizontales (o rayas que sigan el patrón para lograr el aspecto final) para crear rizos fuera de la base. Este no es un rizo de croquignole completo ya que la plancha se gira para crear una forma de "C". Con la cola del peine, extienda el cabello desde el cuero cabelludo para proteger al cliente.

(16)

Complete la primera sección del rizo en hilera; luego, tome una pequeña sección (cerca de 0,625 cm o ¼ de in) del cabello ya rizado y agréguelo a la nueva sección. Replique estos pasos hasta llegar al lado derecho de la cabeza. Mantenga la separación horizontal recta para generar equilibrio y simetría.

(17)

Regrese al lado izquierdo, inmediatamente debajo del rizo en hilera terminado. Utilice subsecciones delgadas, como hizo con anterioridad.

(18)

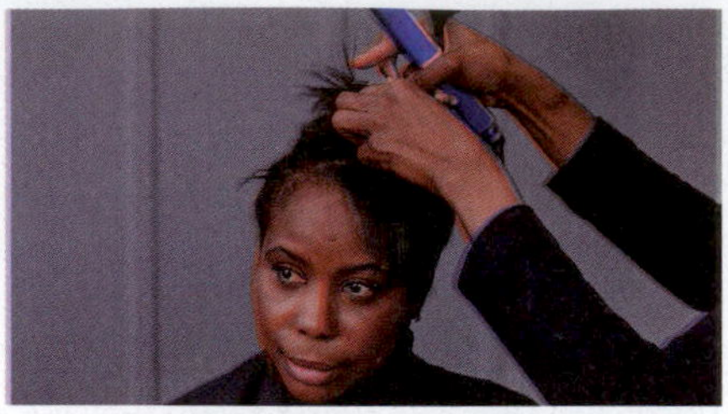

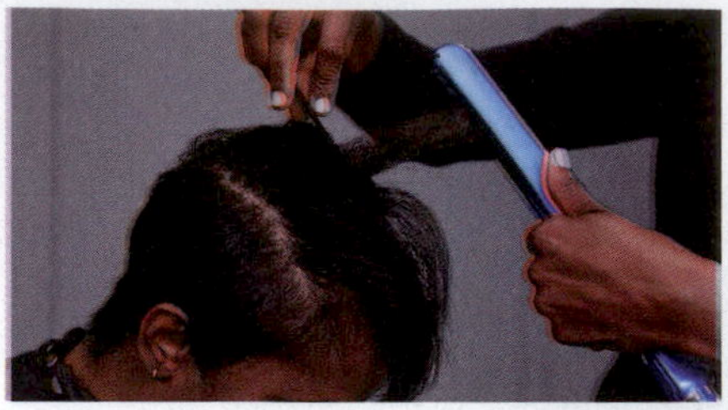

Continúe creando rizos en hilera. Cambie el tamaño de la plancha según lo necesite mientras desciende por la cabeza hacia el área de la nuca. Es posible reducir de forma progresiva el tamaño utilizado de la plancha, según el corte de pelo y el peinado.

(19)

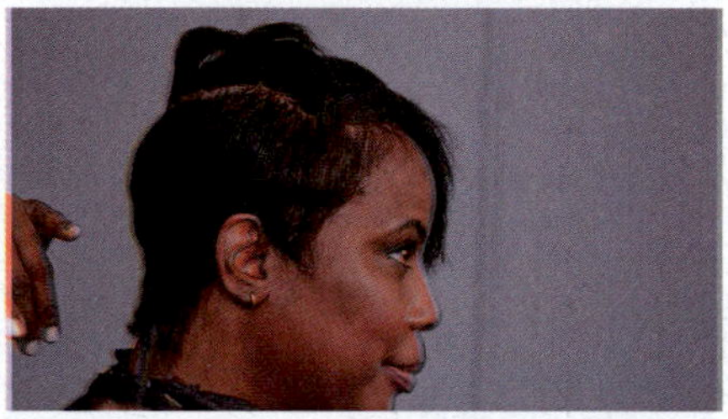

Es opcional rizar el área de la nuca. Si el peinado final requiere que la nuca esté rizada y el cabello es lo suficientemente largo, tenga cuidado y continúe aplicando el mismo método de rizos en hilera. Empiece por el lado izquierdo y continúe por el lado derecho. Ignore este paso si el cliente presenta un efecto en punta corto y estrecho creado por tijeras o maquinillas y es demasiado corto para rizar.

Peinado hacia afuera

El proceso de peinado hacia afuera se basará solo en el aspecto final que se desee obtener.

(20)

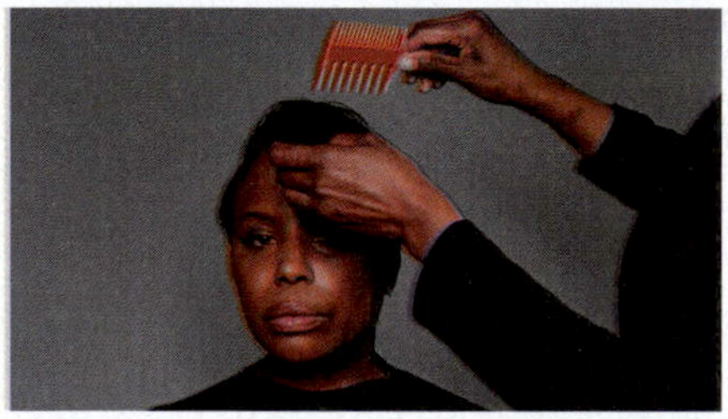

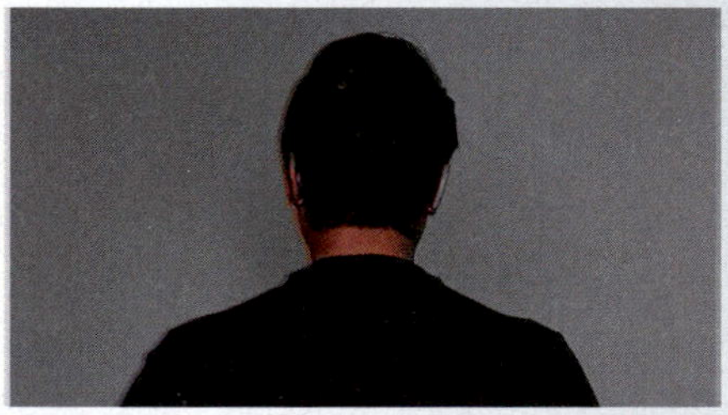

Use un peine lateral o los dedos para apenas separar los rizos en la forma final del peinado. Tenga cuidado al peinar desde el cuero cabelludo hasta las puntas, ya que este proceso alisará y eliminará el rizo.

(21)

Si es necesario cardar un poco para agregar volumen en la parte superior, use la cola del peine para cardar e incorporar el soporte necesario o cerrar cualquier espacio indeseado en el diseño del cabello.

(22)

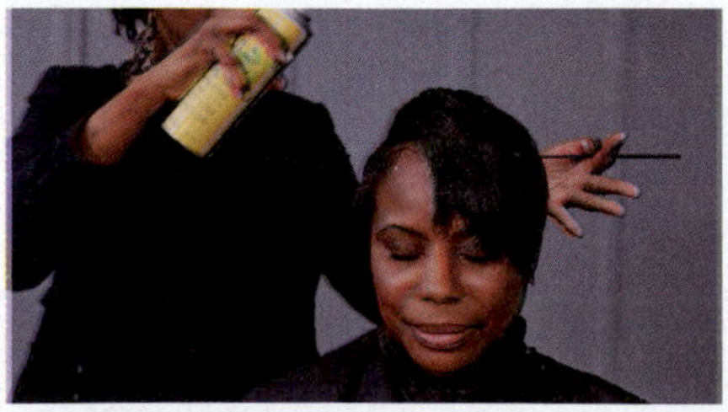

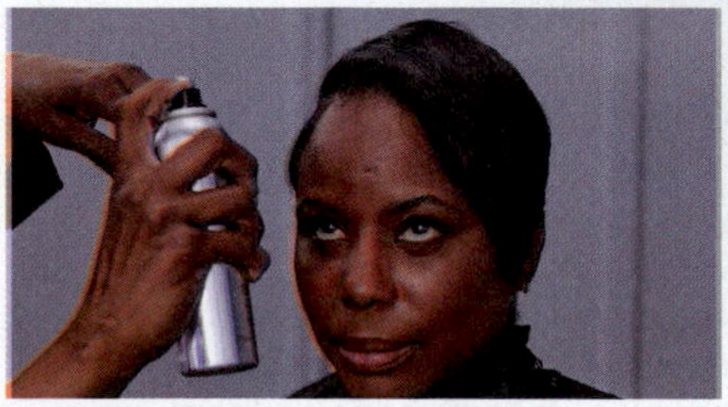

Termine con rociador para obtener una fijación más fuerte. Luego, rocíe un poco del aceite o aerosol de brillo que prefiera.

(23)

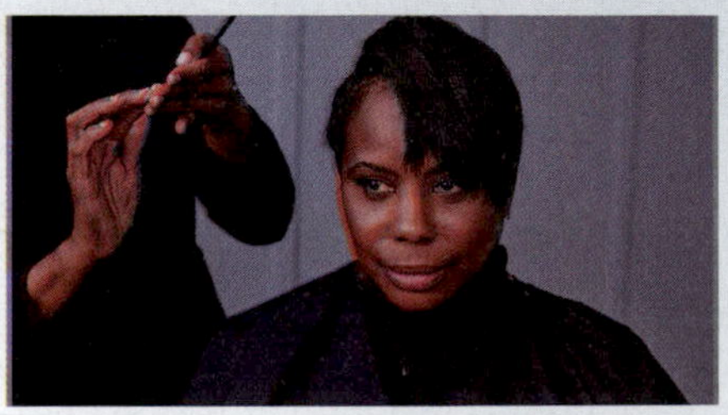

Opcional: la pomada para bordes o peinar puede utilizarse para suavizar los bordes o reforzar cualquier área plana del molde.

Acabado o alisado de bordes

Para lograr los mejores resultados y que los bordes queden lisos, asegúrese de pasar en el cabello limpio y seco una herramienta para alisar (peine térmico, plancha pequeña para alisar o herramienta térmica para alisar los bordes).

1. Tome una pequeña cantidad de pomada para bordes y aplíquela en los bordes del cabello. Use un cepillo para bordes o un peine de cola para distribuirla de manera uniforme en el cabello. Siga con los dedos y presione para aplanar. Utilice pomada para bordes con fijador para obtener mejores resultados.

2. Si quiere generar pequeños descensos (cabello de bebé), disponga el borde del cabello en pequeñas formas de ondulación con los dedos mediante patrones alternos en la frente y al costado de la cabeza con un cepillo o peine para bordes.

3. Si la pomada para bordes tiene un acabado húmedo, use un secador de cabello configurado en frío para secar y mantenga los dedos en su lugar para conservar la forma. También es una opción secar con difusor.

4. Concéntrese en pequeñas secciones para controlar. Termine todo el perímetro o cualquier zona que complemente el peinado final.

5. 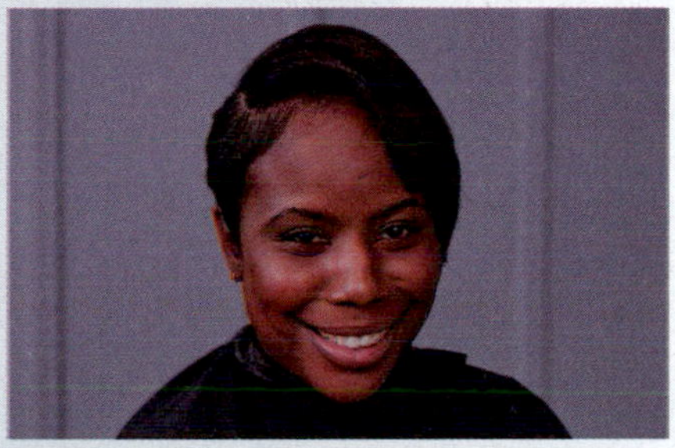

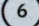

Analice la forma completa y el peinado general para eliminar cualquier cabello suelto o indeseado y producir los resultados finales que se quieren obtener.

6. 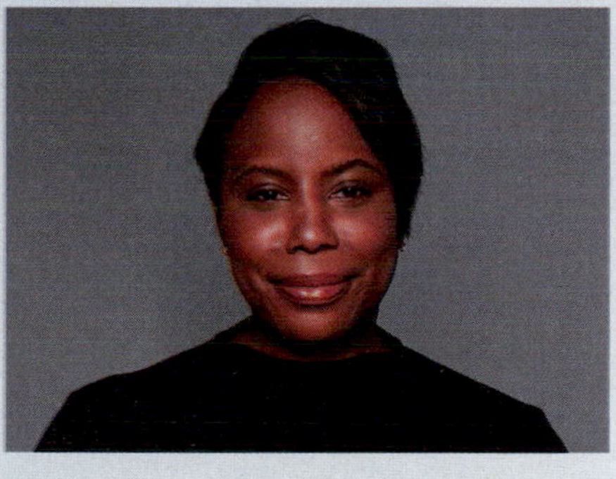 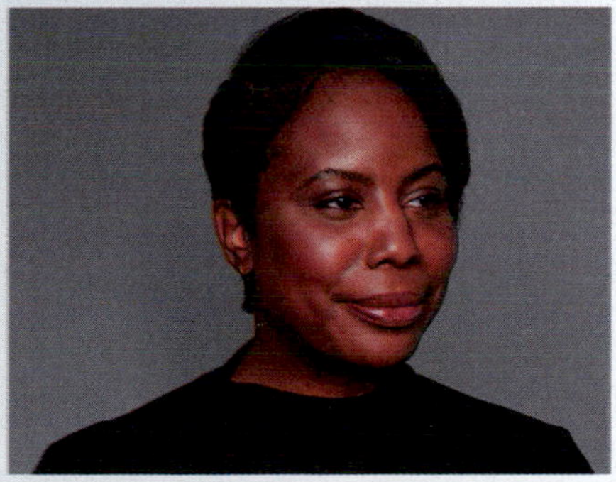 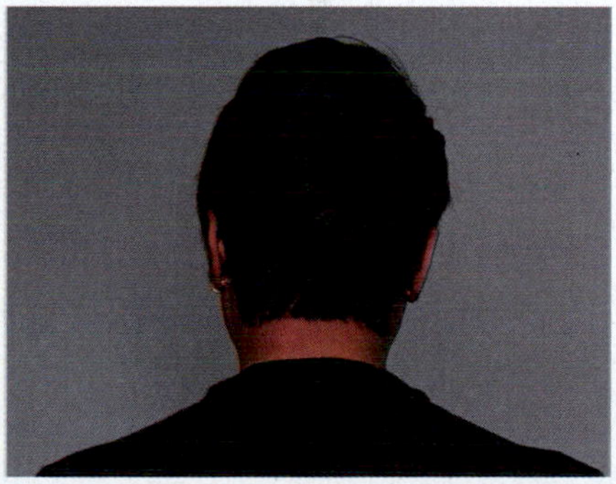

POSTERIOR AL SERVICIO

Para completar el procedimiento, realice el

Ⓟ **10-2 Procedimiento posterior al servicio.**

Ⓟ Procedimiento 12-18

Alisado de seda

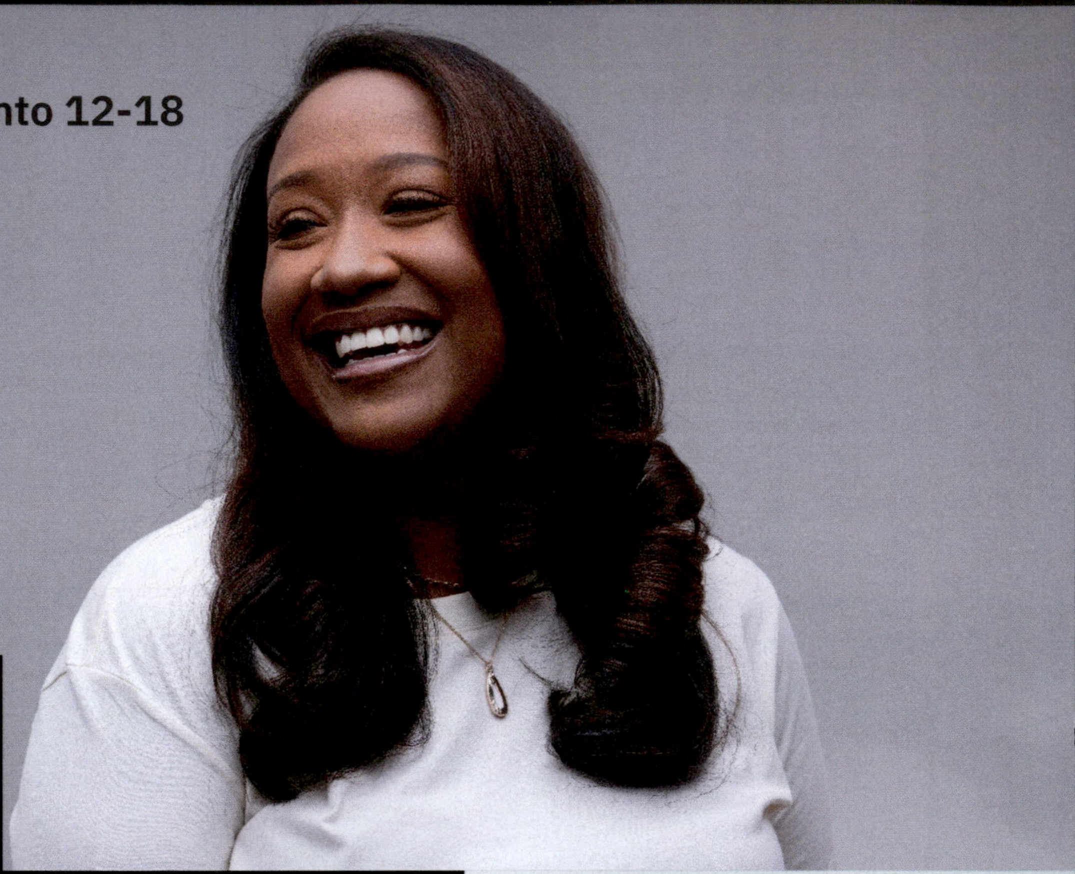

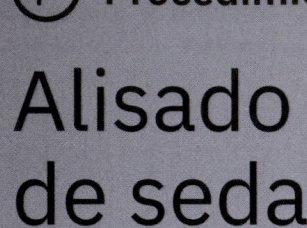

IMPLEMENTOS Y MATERIALES

Además de los implementos y materiales básicos enumerados en el **Procedimiento 12-1: Preparación del cabello para peinarlo**, necesitará lo siguiente:

- secador con boquilla con concentrador
- pinzas o tenazas (seccionamiento)
- peines (de estilo y de cola)
- cepillo Denman, cepillo de paleta o accesorio para el secador
- plancha para alisar o herramienta térmica de su preferencia
- protector de calor
- productos resistentes a la humedad de su preferencia
- acondicionador sin enjuague
- banda para el cuello
- cofia plástica
- cepillo redondo de su elección
- producto de lustre (opcional)
- suero suavizante
- capa para peinado
- aerosol o gel para peinar
- toallas.

PREPARACIÓN

Antes de comenzar, realice el Ⓟ **10-1 Procedimiento previo al servicio** y el procedimiento de lavado con champú descrito en Ⓟ **12-1 Preparación del cabello para peinarlo.**

DURACIÓN ESTIMADA

150 MIN

1

Colóquele al cliente una banda para el cuello y una capa de corte o de peinado.

2

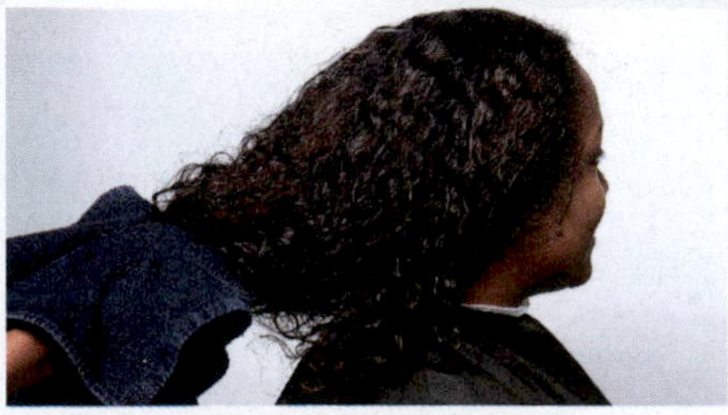

Seque el cabello con una toalla limpia, si es necesario. El cabello debe estar bien húmedo, pero no saturado.

3

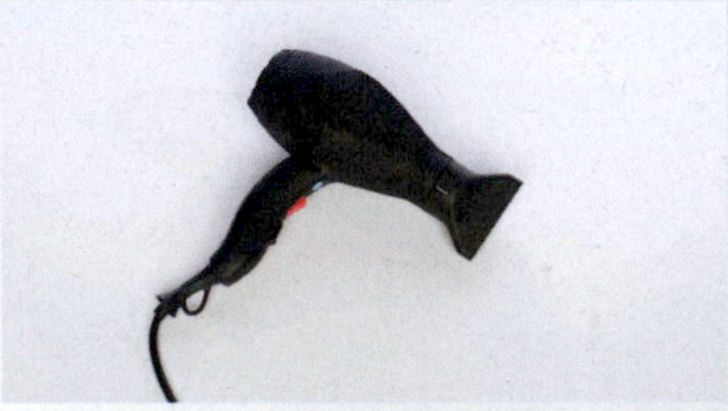

Introduzca la boquilla con concentrador en el secador.

④

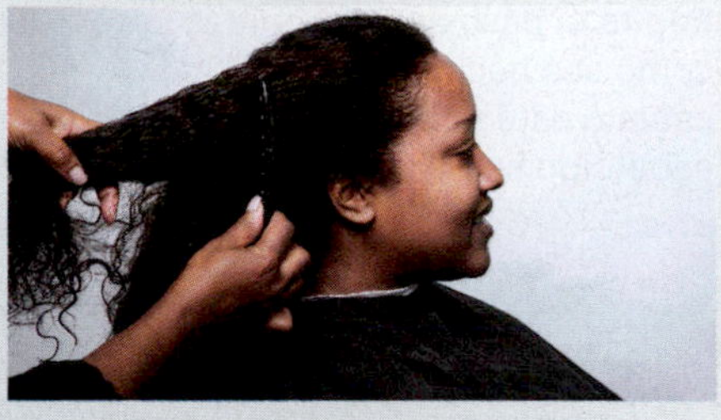

Desenrede el cabello.

⑤

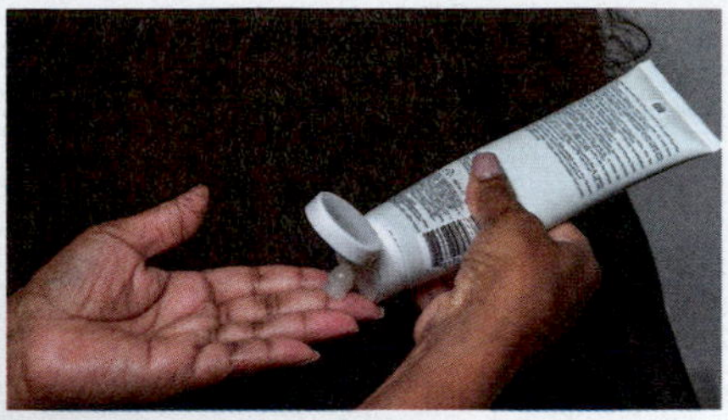

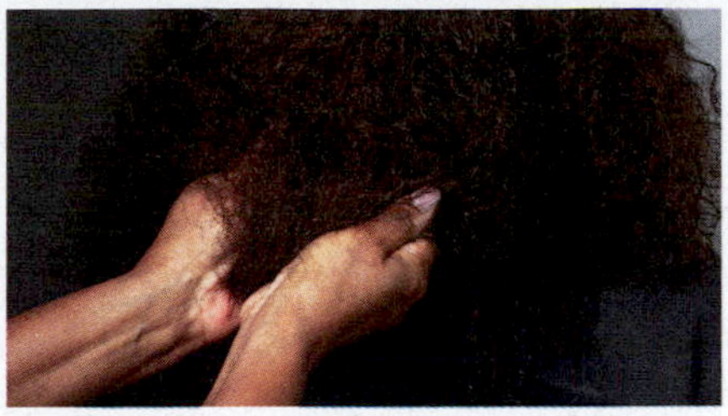

Aplique acondicionador sin enjuague, suero sedoso y protector térmico según sea necesario. Puede ser en aerosol o en crema.

⑥

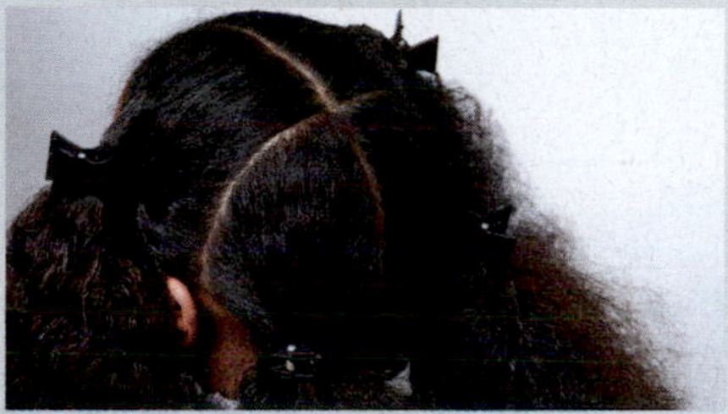

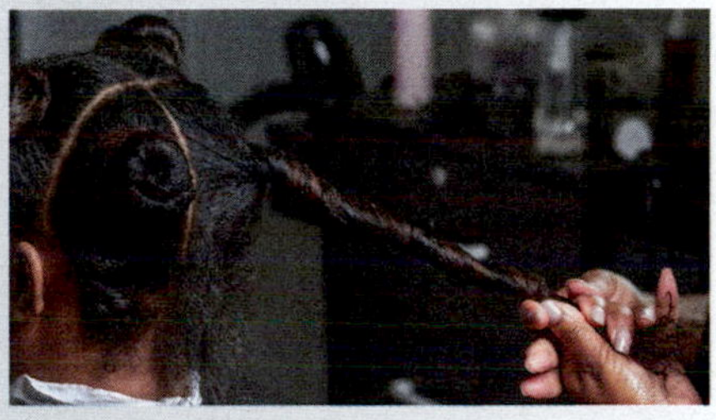

Use un peine de estilo para separar, peinar y sujetar el cabello en secciones, según el peinado deseado.

⑦

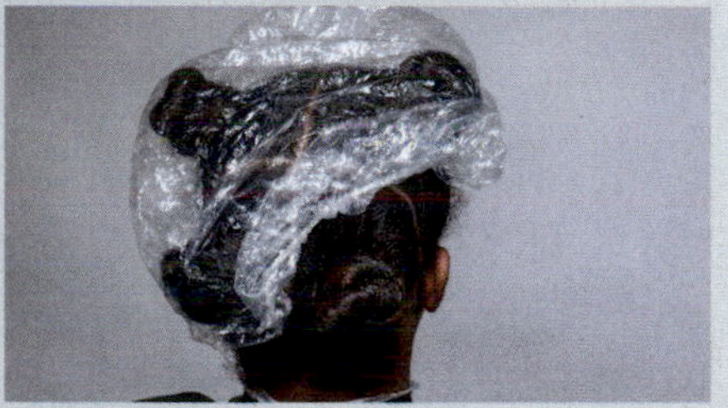

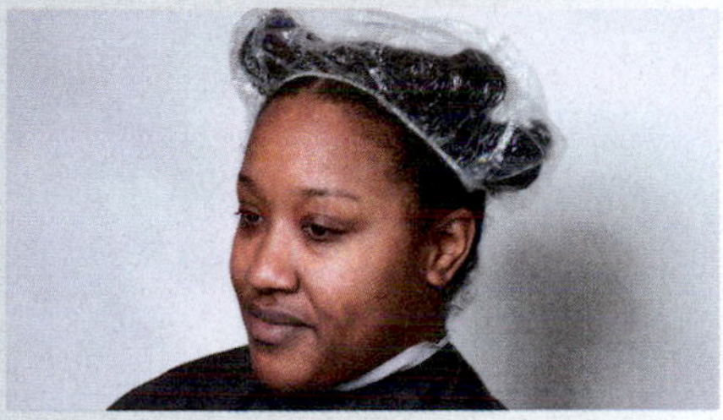

Para mantener la humedad, considere usar una cofia plástica para cubrir el cabello que no se está secando. Evite sobresaturar con producto.

⑧

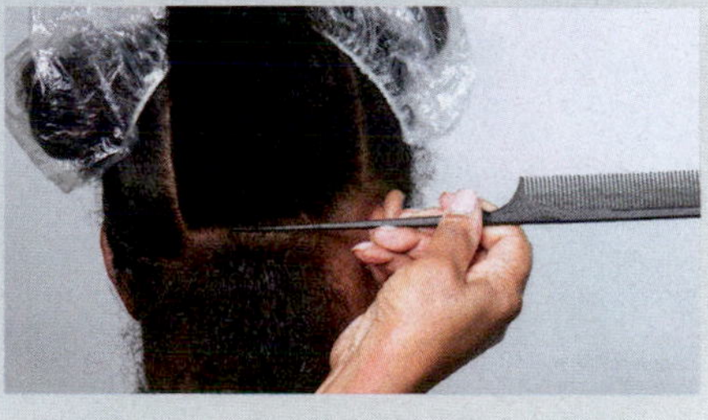

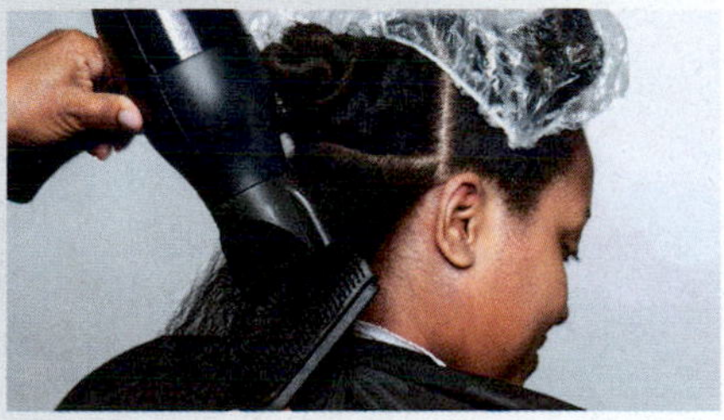

Comience a secar la parte posterior de la cabeza mientras estira el cabello con un cepillo u otra herramienta hasta obtener la forma deseada. Se recomienda hacerlo en subsecciones verticales. Aplique suero sedoso o producto *antifrizz* según crea necesario.

⑨

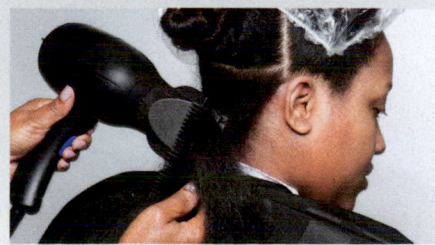

Haga movimientos rápidos hacia adelante y hacia atrás mientras trabaja en el cuero cabelludo para evitar quemar al cliente.

(10)

Divida secciones verticales de 0,625 a 1,25 cm (de ¼ a ½ in) mientras trabaja alrededor de la circunferencia total de la cabeza del cliente.

(11)

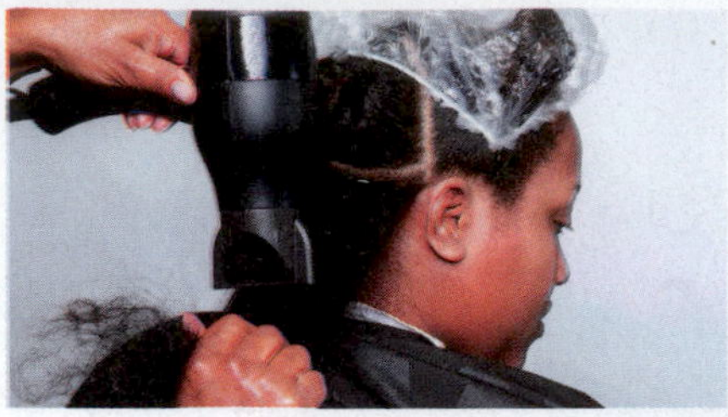

Mueva el secador de un lado a otro de forma rápida y continua para evitar quemar o irritar el cuero cabelludo del cliente.

(12)

Repita el paso anterior tantas veces como sea necesario, hasta que el cabello esté seco desde el cuero cabelludo hasta las puntas.

(13)

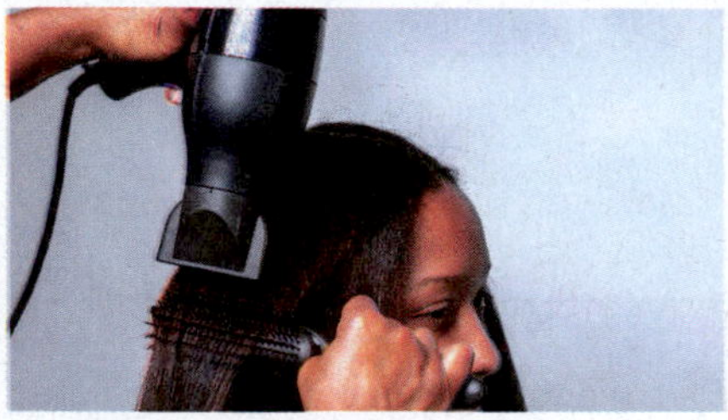

Repita los pasos anteriores en las secciones restantes. Asegúrese de orientar el cabello en la dirección del peinado terminado.

(14)

Comience a planchar solo cuando toda la cabeza esté seca en su totalidad y lo más lacia posible.

(15)

Seleccione la placa adecuada de la plancha. Caliente la plancha a la temperatura recomendada para la salud y textura del cabello específicas del cliente.

(16)

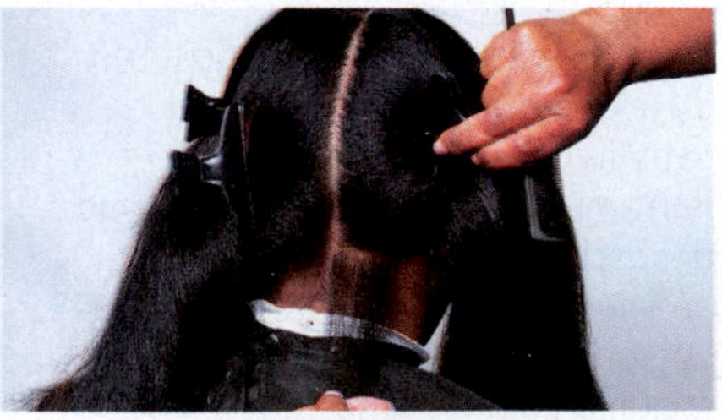

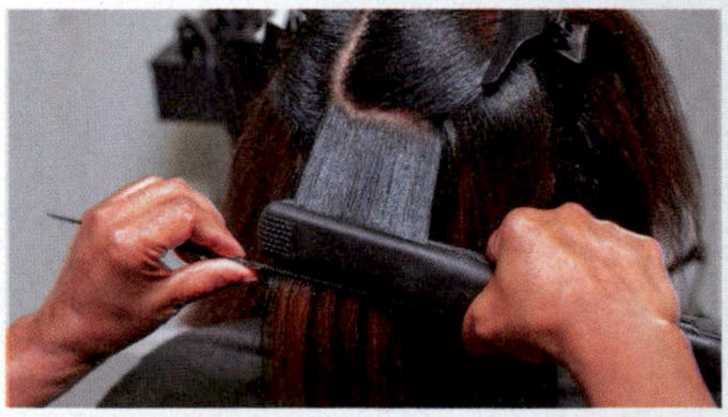

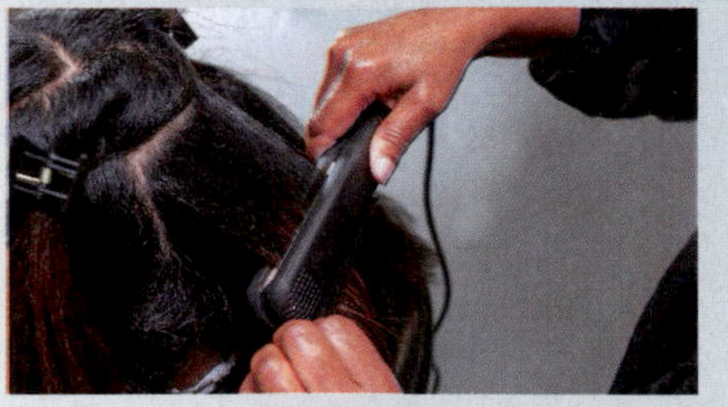

Peine el cabello y separe subsecciones de 0,625 a 1,25 cm (¼ a ½ in). En cabellos gruesos será necesario trazar subsecciones más pequeñas de cerca de 0,3125 cm (⅛ de in). Siempre seccione de manera meticulosa y bien planificada para asegurarse peinar el cabello en la dirección adecuada para el peinado que se desea.

17

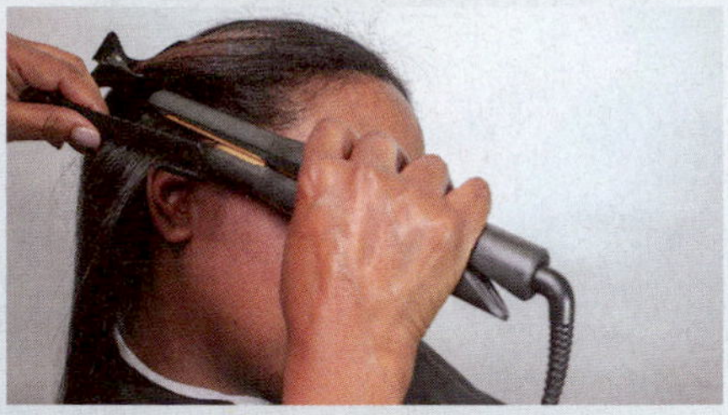

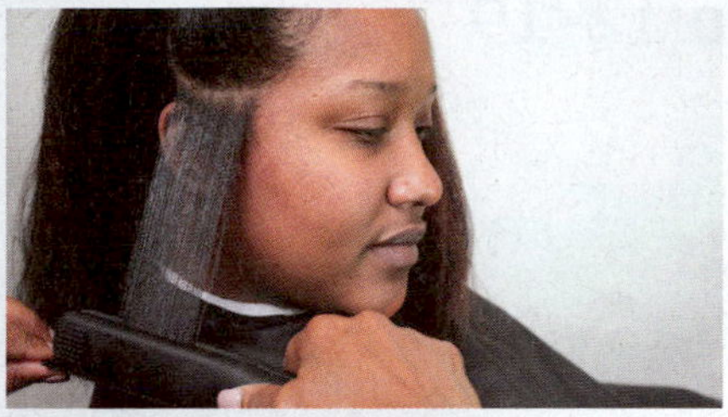

Cuando planche el cabello, pase las placas a través de cada subsección solo una o dos veces para evitar daños generados por la temperatura. Si con esto no se producen los resultados deseados, es posible que deba ajustar las subsecciones, la selección de herramientas o la temperatura.

18

Al planchar alrededor del contorno del cuero cabelludo, inserte un peine resistente a la temperatura entre la plancha y la piel para evitar quemar al cliente.

19

Opcional: Cuando se termina el planchado, el cabello puede aplacarse aún más con otra herramienta o envolverse alrededor de la cabeza mediante una envoltura en seco.

a. Para envolver el cabello en seco, cubra y asegure toda la cabeza con una envoltura plástica. Luego, ubique al cliente debajo del secador de pie durante 10 a 15 minutos.

b. Retire la envoltura plástica de la siguiente manera: coloque ambas manos sobre la cabeza del cliente y gire con suavidad la envoltura en la misma dirección en que se envuelve el cabello hasta que se suelte.

20

Si es necesario, aplique una pequeña cantidad de suero suavizante, aerosol para peinar o productos que ayuden a lograr el peinado que se desea. No sobresature el cabello ya que esto destruirá la forma y el volumen creados.

21

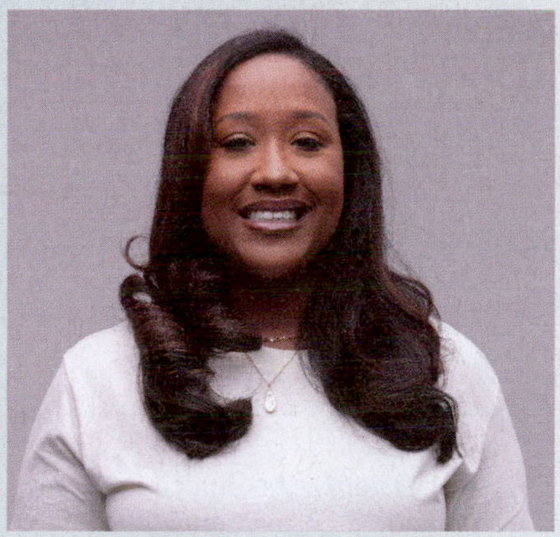

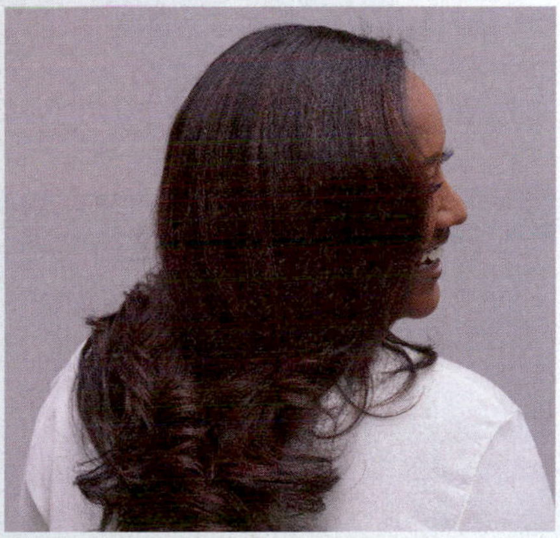

Peinado terminado.

POSTERIOR AL SERVICIO

Para completar el procedimiento, realice el

Ⓟ **10-2 Procedimiento posterior al servicio.**

Ⓟ Procedimiento 12-19

Moño

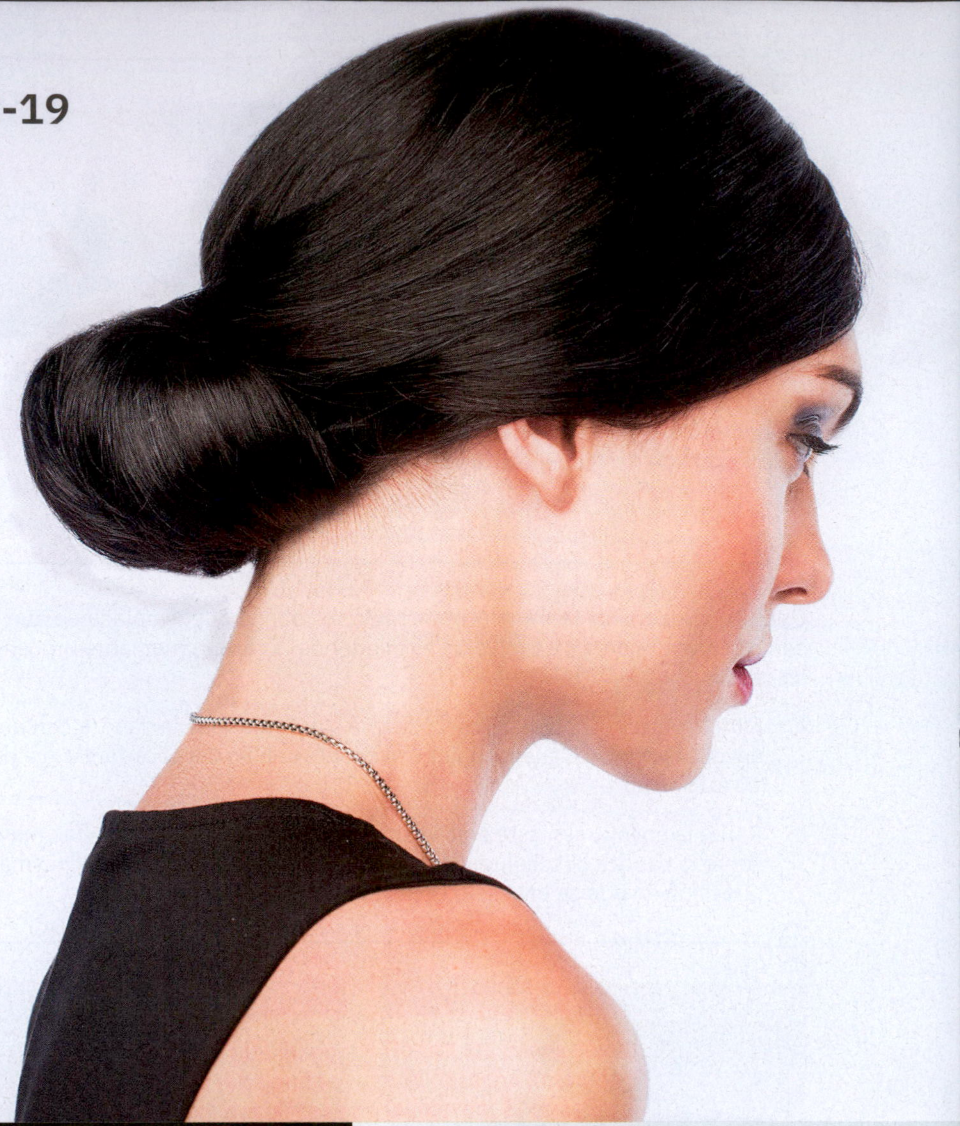

IMPLEMENTOS Y MATERIALES

Además de los implementos básicos para lavado con champú y los materiales enumerados en el **Procedimiento 12-1: Preparación del cabello para peinarlo,** necesitará lo siguiente:

- secador
- pasadores y horquillas
- cepillos (estilo clásico, de jabalí y de tizado)
- tenazas y pinzas
- peines (peines de estilo y de cola resistentes a la temperatura [de carbono])
- una buclera tipo Marcel convencional o eléctrica o un rizador
- bandas elásticas
- laca
- banda para el cuello
- capa para corte o peinado
- aerosol fijador.

PREPARACIÓN

Antes de comenzar, realice el Ⓟ **10-1 Procedimiento previo al servicio** y el procedimiento de lavado con champú descrito en Ⓟ **12-1 Preparación del cabello para peinarlo.**

DURACIÓN ESTIMADA

35-45 MIN

1. Prepare al cliente con una capa para peinado o corte y una banda para el cuello.

2. Aplique el producto de peinado adecuado para sostener. Seque el cabello con secador y un cepillo para obtener un acabado liso y brillante.

3

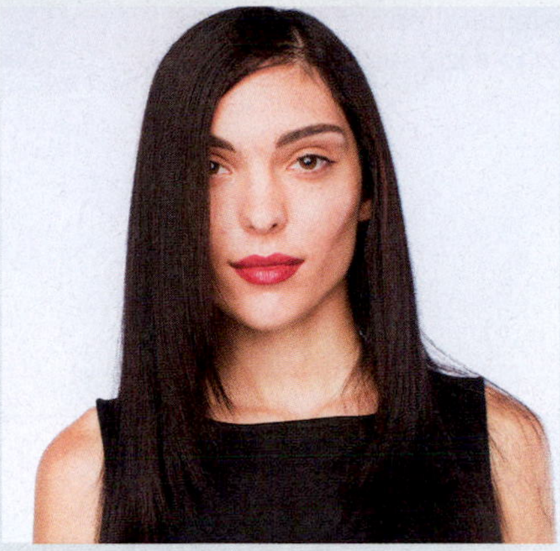

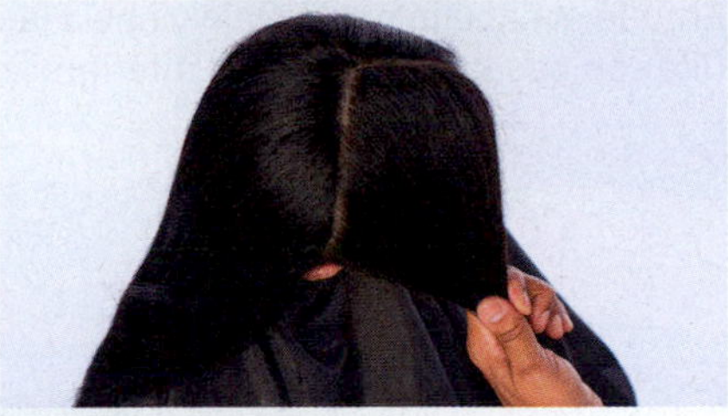

Separe el cabello del lado deseado. En el lado con más cabello, cree una sección radial desde la parte posterior de la parte lateral hasta la parte posterior de la oreja.

4

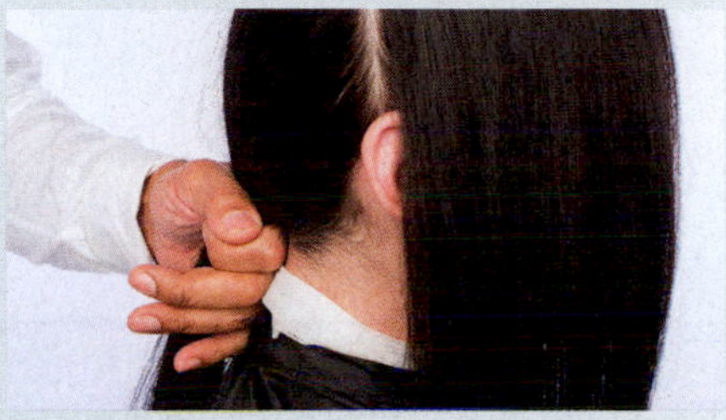

Realice una cola de caballo baja en la nuca. Asegure la cola de caballo con una banda elástica, manteniendo el cabello tan suave como sea posible. Use el costado de las cerdas del cepillo para suavizar el cabello.

5

Inserte dos pasadores dentro de la banda elástica y ábralos, uno en cada extremo de la banda. Inserte un pasador en la base de la cola de caballo. Estire la banda y enróllela alrededor de la base de la cola de caballo. Coloque el segundo pasador en la base. Asegure los dos pasadores entre sí.

6

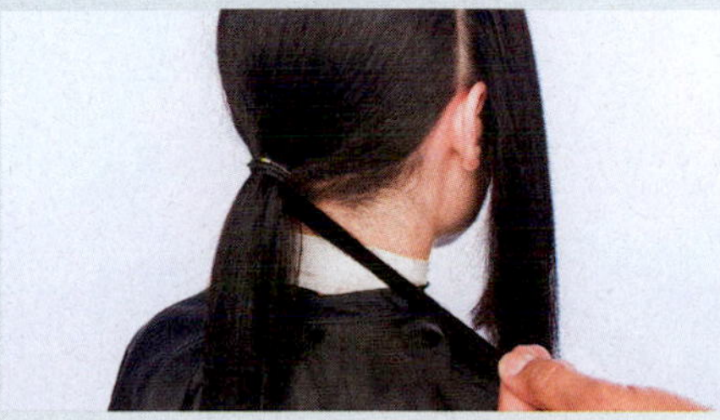

Separe una pequeña sección de cabello de debajo de la cola de caballo y enróllela alrededor para cubrir la banda; asegúrela por debajo con un pasador.

7

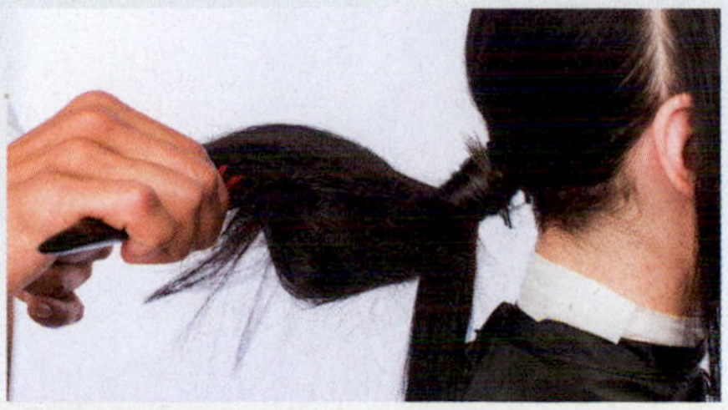

Suavice la cola de caballo y sosténgala con una mano; luego, empiece a tizar con cepillo por debajo de la cola de caballo con la otra mano. Con cuidado, suavice la capa externa de la cola de caballo con los costados de las cerdas luego de tizar con cepillo.

8

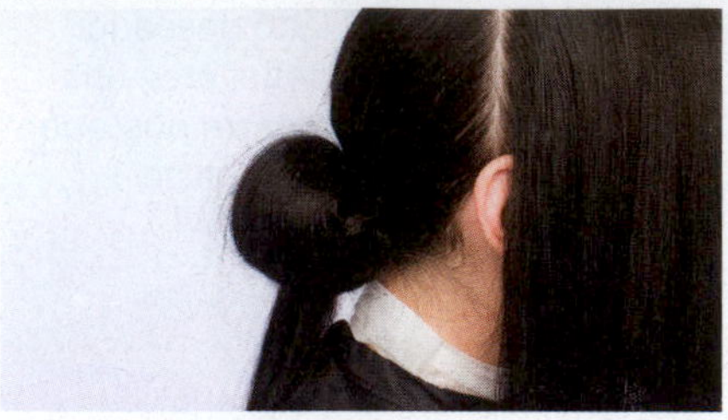

Enrolle el cabello por debajo y hacia la cabeza para formar el moño. Fije con pasadores los lados inferiores derecho e izquierdo del moño.

9

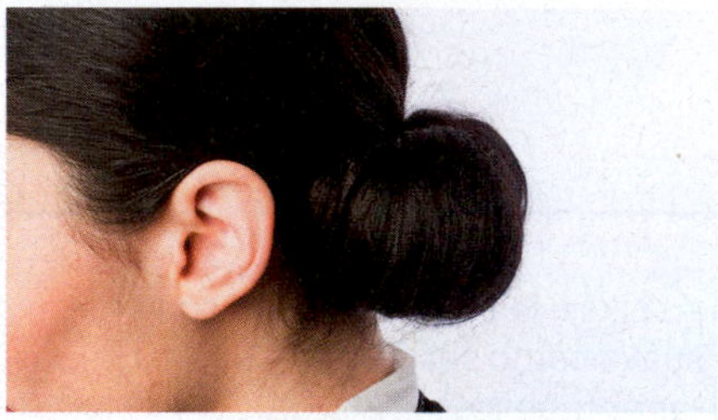

Abra ambos lados en abanico extendiendo el moño con los dedos. Asegure con horquillas insertadas cerca de la cabeza. Utilice pasadores si se necesita más sujeción.

10

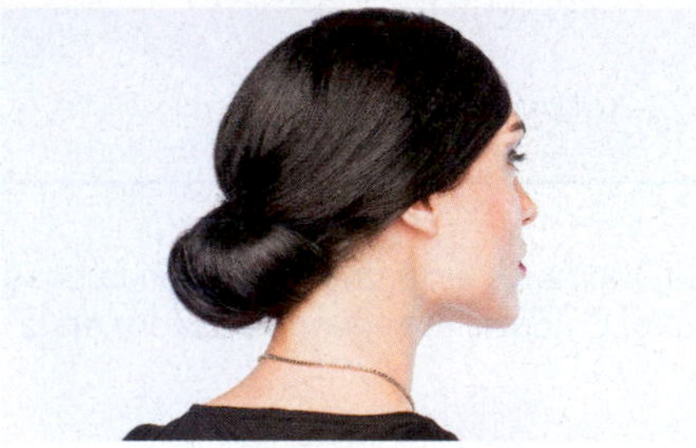

Tome la sección restante en la parte delantera, cepíllela con un barrido lateral y, luego, envuélvala alrededor del moño. Finalice con una laca fuerte para el cabello. Agregue flores o adornos si lo desea.

11

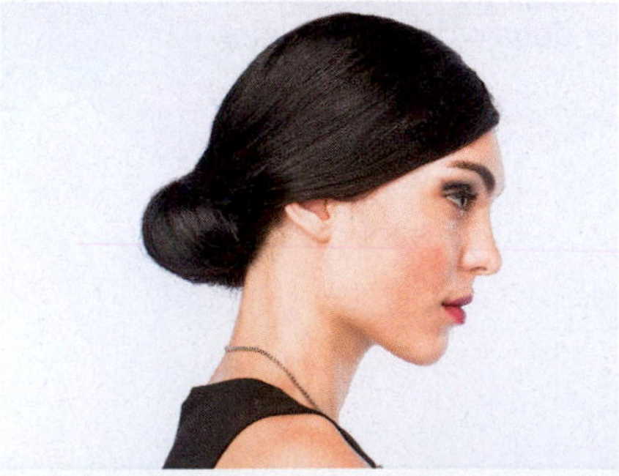

Peinado terminado.

POSTERIOR AL SERVICIO

Para completar el procedimiento, realice el

Ⓟ **10-2 Procedimiento posterior al servicio.**

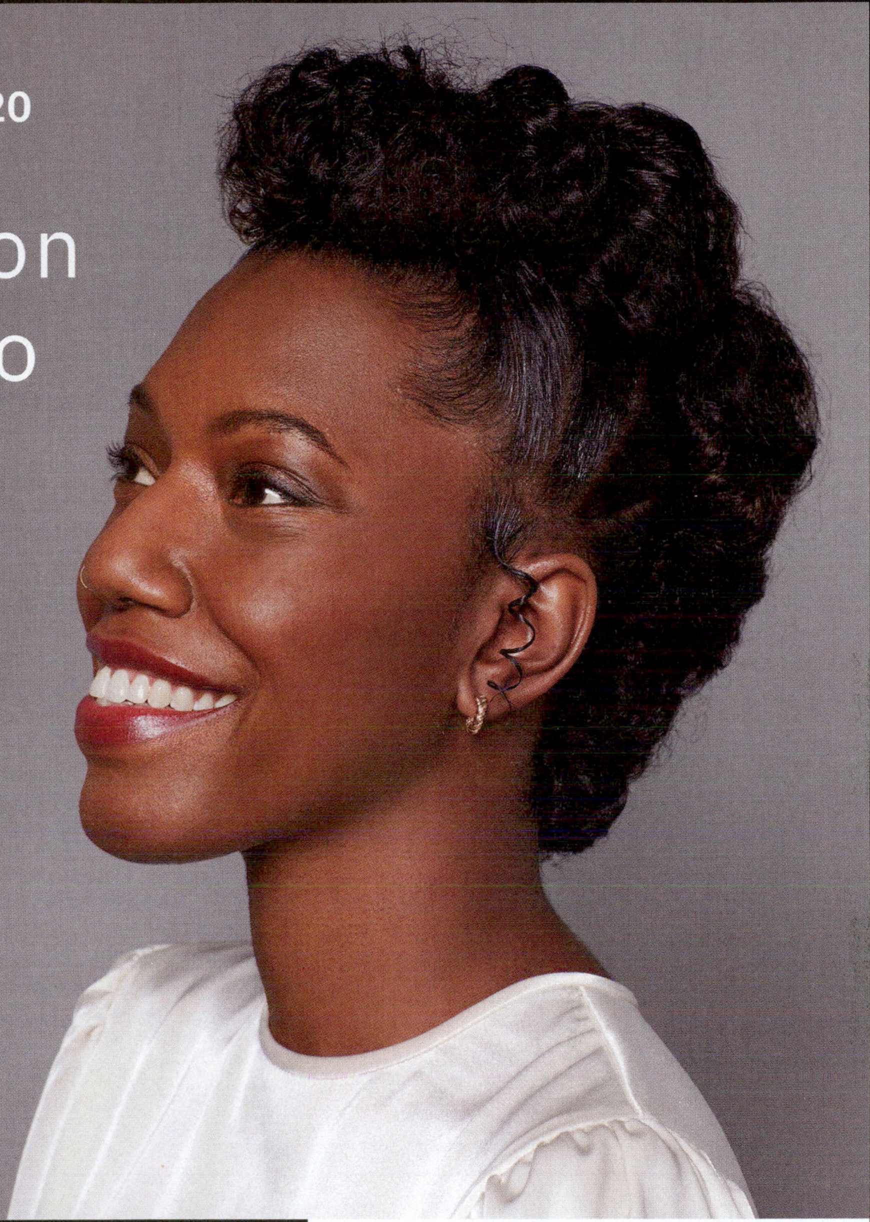

Ⓟ Procedimiento 12-20

Recogido con moño rizado

IMPLEMENTOS Y MATERIALES

Además de realizar el procedimiento de lavado con champú descrito en el **Procedimiento 12-1: Preparación del cabello para peinarlo**, necesitará lo siguiente:

- secador
- pasadores y horquillas
- cepillos (de estilo clásico y de cardado)
- tenazas y pinzas
- peines (peines de estilo y de cola resistentes a la temperatura [de carbono])
- una buclera tipo Marcel convencional o eléctrica o un rizador
- control de bordes
- bandas elásticas
- laca
- banda para el cuello
- capa para corte o peinado
- aerosol fijador
- peine de cola.

PREPARACIÓN

Antes de comenzar, realice el Ⓟ **10-1 Procedimiento previo al servicio** y el procedimiento de lavado con champú descrito en Ⓟ **12-1 Preparación del cabello para peinarlo**.

DURACIÓN ESTIMADA

35-45 MIN

1

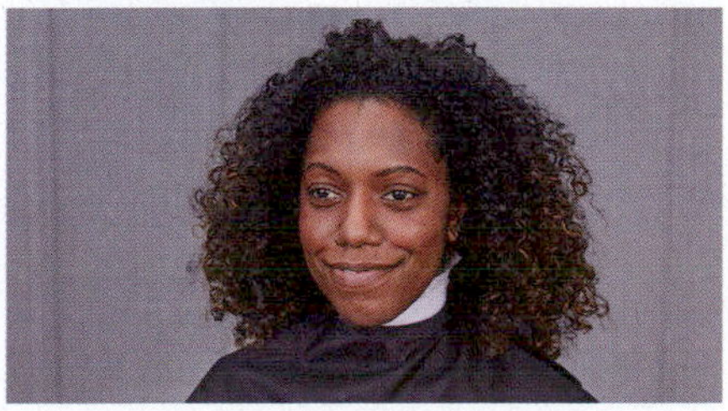

Lave el cabello del cliente con champú y acondicionador y desenrédelo.

(2)

Comenzará por dividir tres secciones iniciales.

(3)

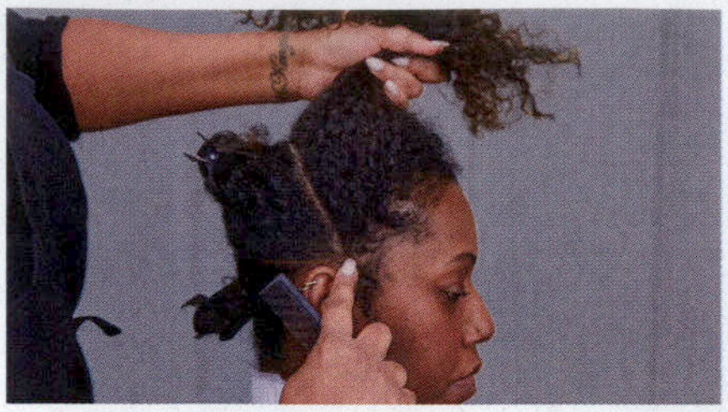

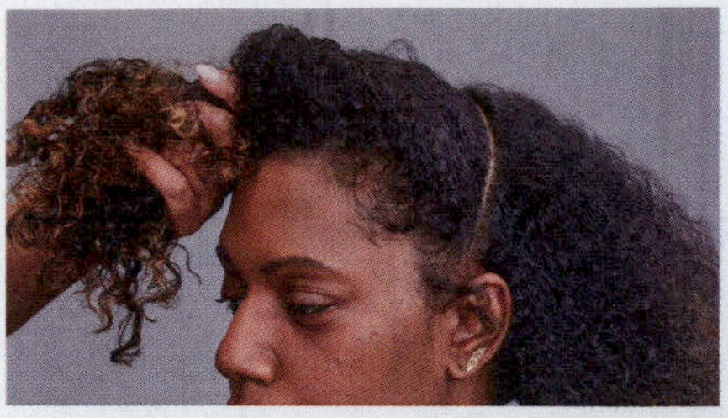

Use la parte superior de la oreja como punto de referencia para hacer rayas diagonales desde el frente de la oreja derecha hasta el frente de la oreja izquierda. Enrosque el cabello y use una pinza mariposa o una pinza normal para mantenerlo en su lugar. Esta es la sección 1.

(4)

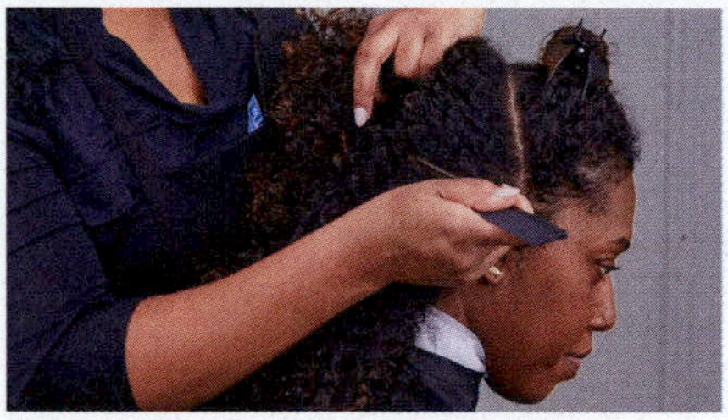

Regrese a la oreja como punto de referencia y, ahora, divida el cabello en una sección diagonal en forma de pastel, desde el lado derecho de la cabeza hacia el lado izquierdo. Enrosque el cabello y sujételo con una pinza. Esta es la sección 2.

(5)

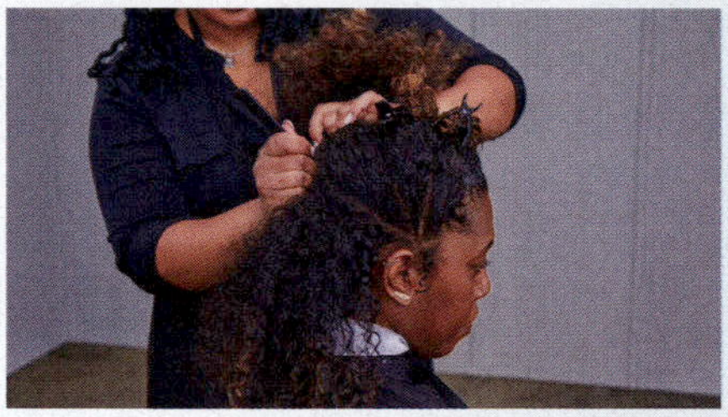

El cabello restante que se encuentra en la zona de la nuca es la tercera sección. Enrosque el cabello y sujételo con una pinza. Asegúrese de que la sección y el diseño se basen en la parte superior de la oreja como punto de referencia.

(6)

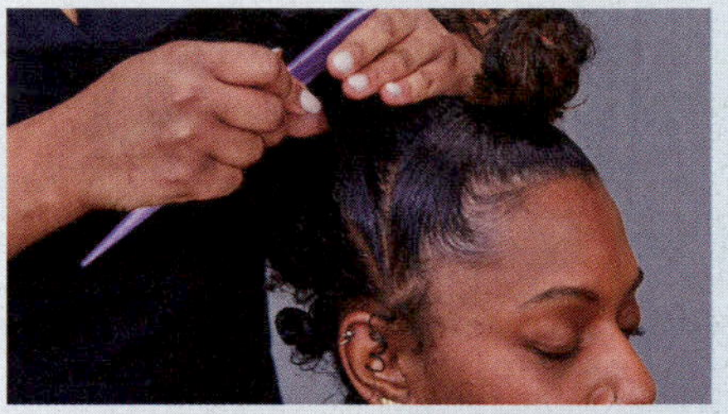

Vuelva a la sección frontal (sección 1), use la cola de un peine y la parte superior de la oreja como punto de referencia para subdividir aún más el cabello.

(7)

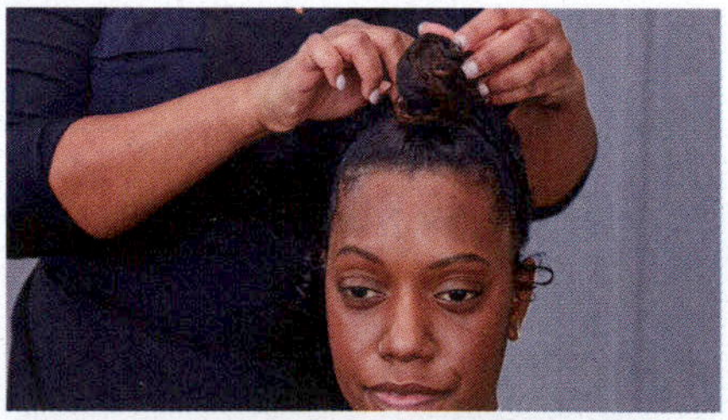

Utilice una horquilla para asegurar estas dos subsecciones delanteras. Ahora debería tener cuatro secciones o cuadrantes.

(8)

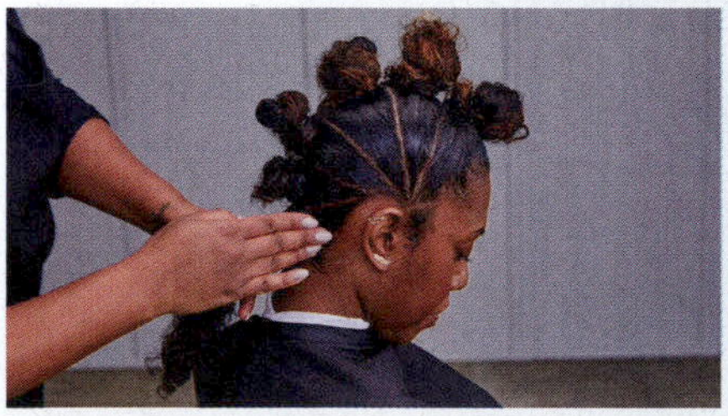

Puede aplicar la pomada para bordes y otros productos según el tipo de rizo, para brindar humedad y lograr control.

(9)

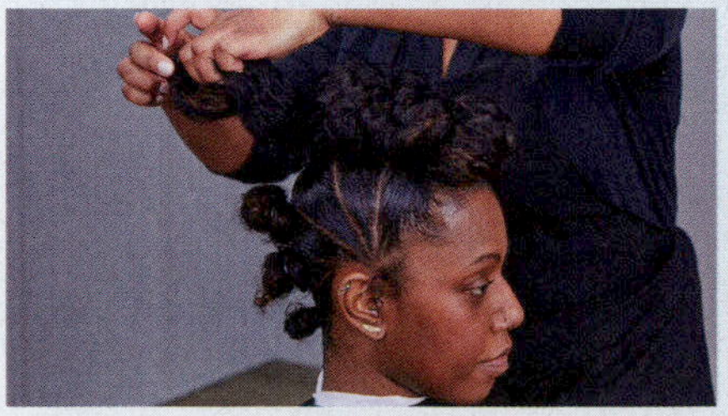

Ahora, pase a la tercera sección separada (sección 2) y cree dos subsecciones más con la parte superior de la oreja como punto de referencia. Peine y, luego, enrosque el cabello para asegurar cada sección.

(10)

Cree dos subsecciones más en la zona inferior de la nuca (sección 3) tomando una subsección diagonal hacia atrás para formar una forma de "V". Luego, enrosque y asegure las dos subsecciones restantes.

(11)

Ahora debería tener seis subsecciones en el centro de la cabeza. Use un cepillo de cerdas de jabalí para domar, suavizar y definir cada sección vertical en forma de diagonal. También es posible utilizar productos para peinar y de control. Asegúrese de que tengan bajo contenido de alcohol o que no tengan alcohol para evitar el secado excesivo y la posible descamación.

(12)

Reemplace los pasadores de cada sección con dos bandas elásticas. Use una banda para asegurar la base de la cola de caballo. Luego, envuelva con delicadeza el cabello para crear un moño. Asegure el moño con la segunda banda elástica. Contemple utilizar bandas hechas de tela para evitar que el cabello se quiebre.

(13)

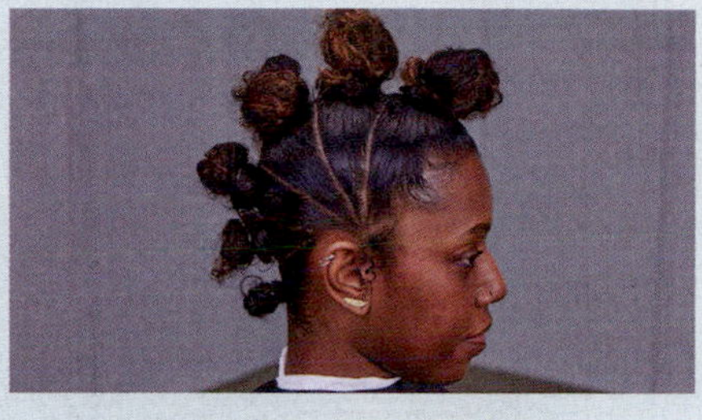

Cuando todas las secciones estén completas, retire cada una de las segundas bandas elásticas utilizadas solo para sujetar los moños. Mantenga el cabello peinado con colas de caballo.

(14)

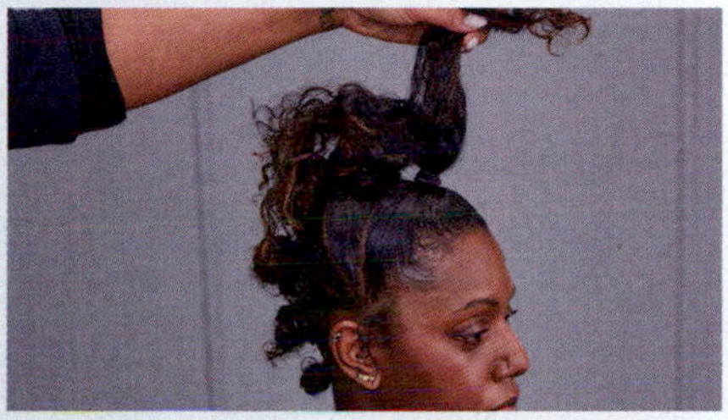

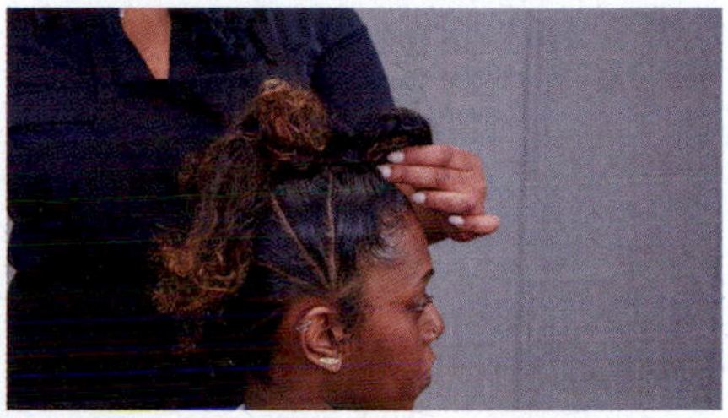

Con los dedos, divida la cola de caballo delantera en dos, luego envuelva la mitad delantera de la cola de caballo alrededor del dedo en un rizo de barril hacia adelante para crear un rodete o moño. Luego, abra y extienda el cabello con suavidad para crear una apariencia más completa, utilizando pasadores en ambos lados para asegurar aún más el cabello.

(15)

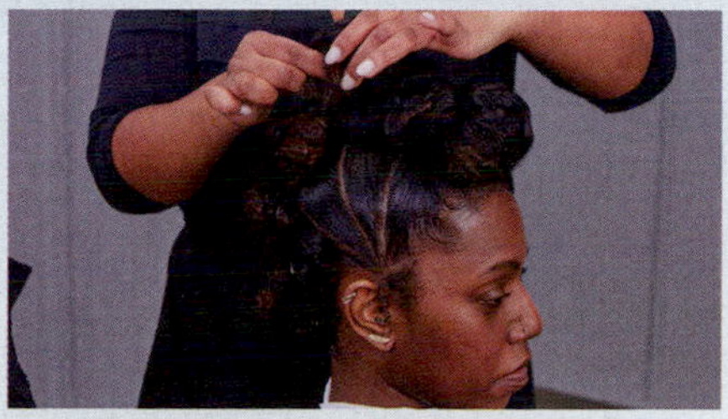

Con los dedos índice y medio, enrolle la mitad posterior de la misma cola de caballo con un movimiento de rizo de barril hacia la nuca. Esta es la única cola de caballo que divide el cabello por la mitad con una técnica de rizo de barril rodante hacia abajo y hacia adelante.

(16)

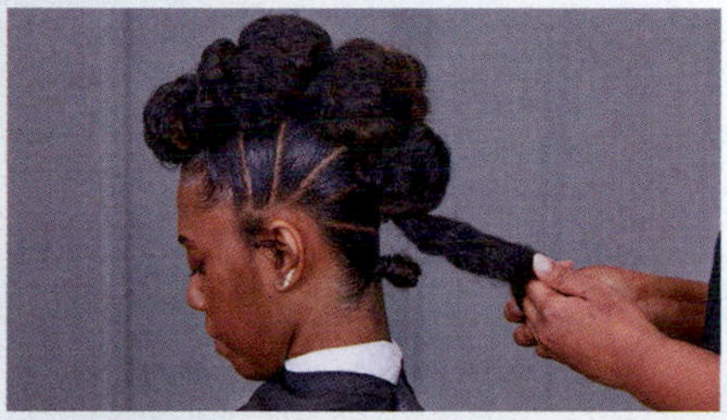

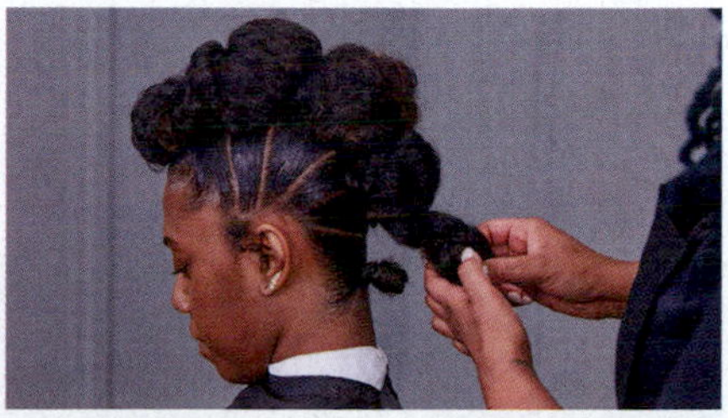

Continúe con cada una de las cinco secciones restantes. Enrolle el cabello hacia la nuca en rizos de barril usando los dedos índice y medio como base. Esto generará el rodete o moño. Abra y extienda el cabello con suavidad para crear una apariencia más completa. Utilice pasadores en ambos lados para asegurar aún más el cabello.

17

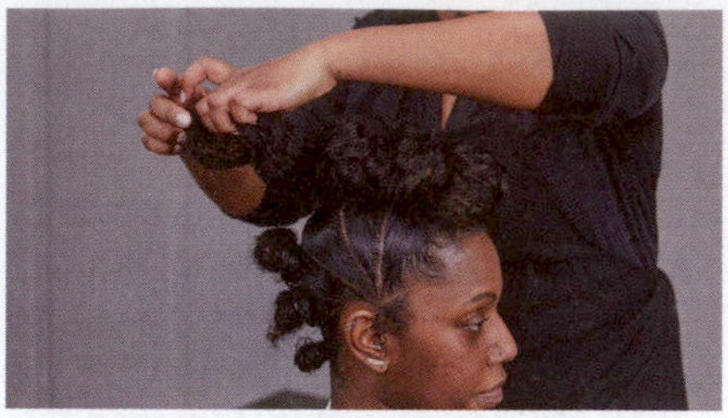

Mientras desciende por el centro de la cabeza, verifique el equilibrio y la proporción. Asegúrese de preguntarle al cliente si algún pasador le resulta incómodo.

18

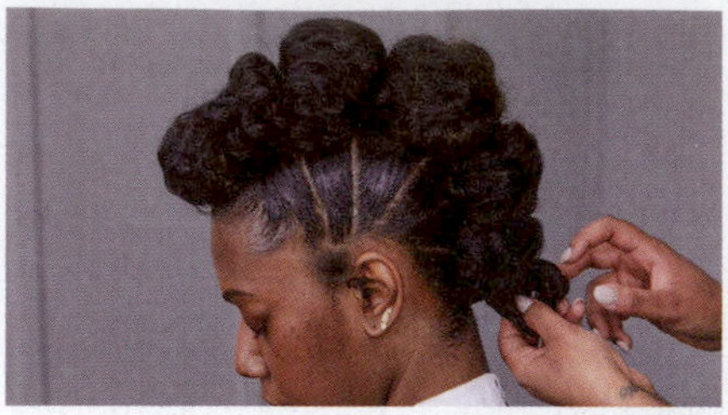

Para la cola de caballo final ubicada cerca de la nuca, enróllela hacia arriba.

19

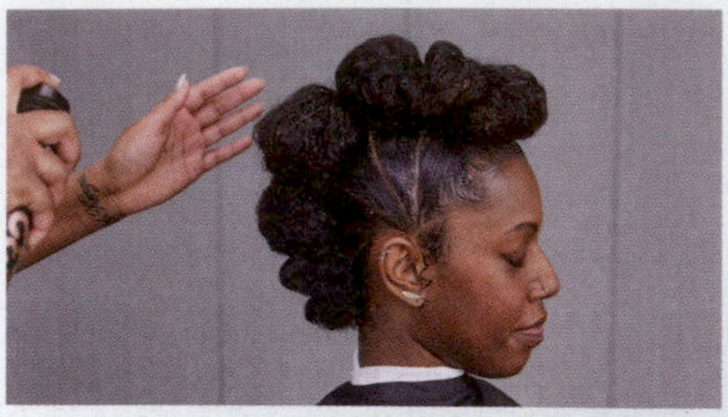

Para terminar el peinado, agregue los productos de fijación y brillo de su preferencia.

20

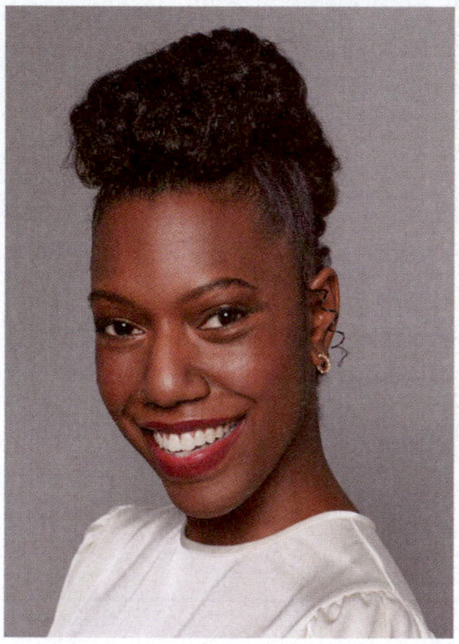

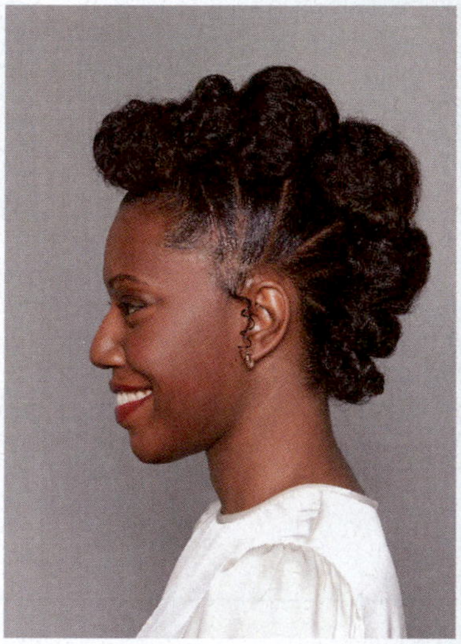

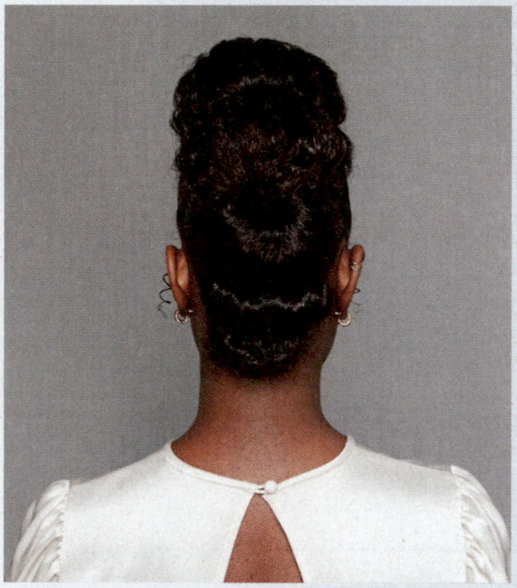

Peinado terminado.

POSTERIOR AL SERVICIO

Para completar el procedimiento, realice el

Ⓟ **10-2 Procedimiento posterior al servicio.**

Ⓟ Procedimiento 12-21

Moño francés o torzada francesa

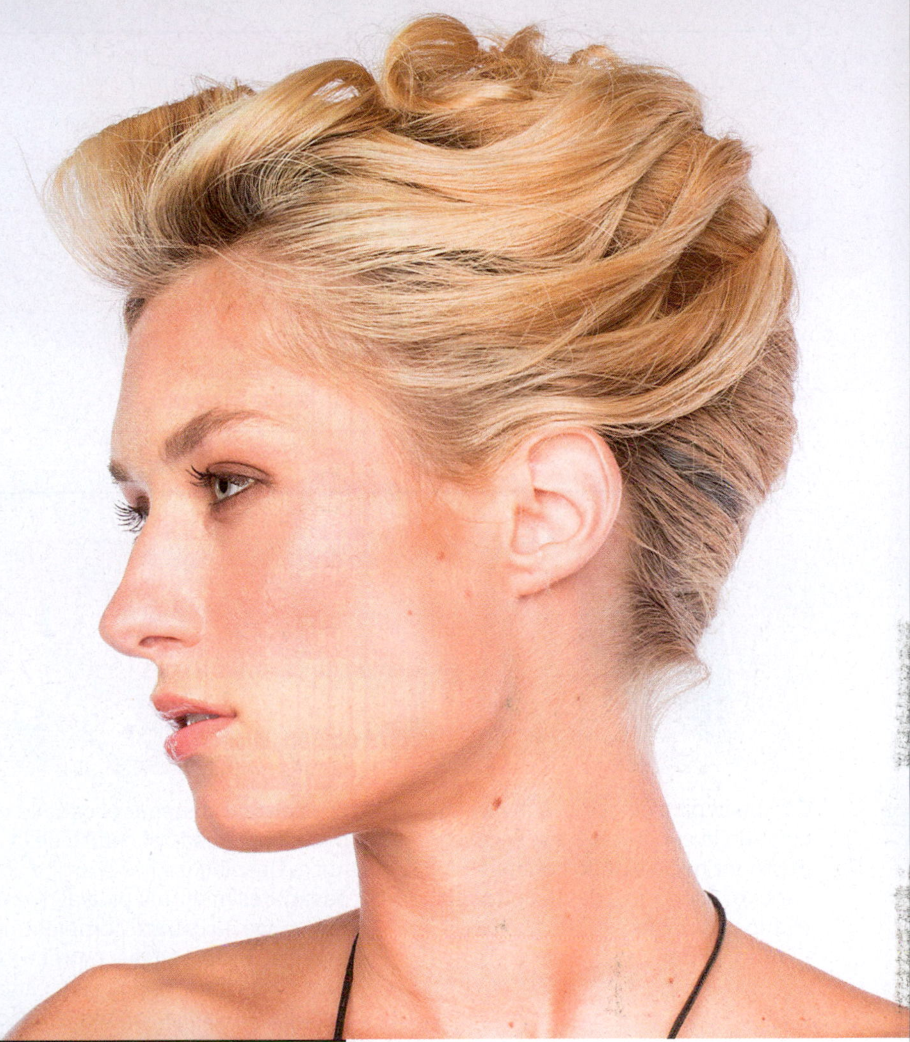

IMPLEMENTOS Y MATERIALES

Además de realizar el procedimiento de lavado con champú descrito en el **Procedimiento 12-1: Preparación del cabello para peinarlo**, necesitará lo siguiente:

- secador
- pasadores y horquillas
- cepillos (de estilo clásico y de cardado)
- tenazas y pinzas
- peines (peines de estilo y de cola resistentes a la temperatura [de carbono])
- una buclera tipo Marcel convencional o eléctrica o un rizador
- bandas elásticas
- laca
- banda para el cuello
- capa para corte o peinado
- aerosol fijador.

PREPARACIÓN

Antes de comenzar, realice el Ⓟ **10-1 Procedimiento previo al servicio** y el procedimiento de lavado con champú descrito en Ⓟ **12-1 Preparación del cabello para peinarlo**.

DURACIÓN ESTIMADA

35-45 MIN

1. Prepare al cliente con una capa para peinado o corte y una banda para el cuello.

2. Aplique el producto adecuado para peinar. Seque el cabello con un cepillo para peinar hasta que esté seco y suave en su totalidad.

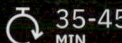

③

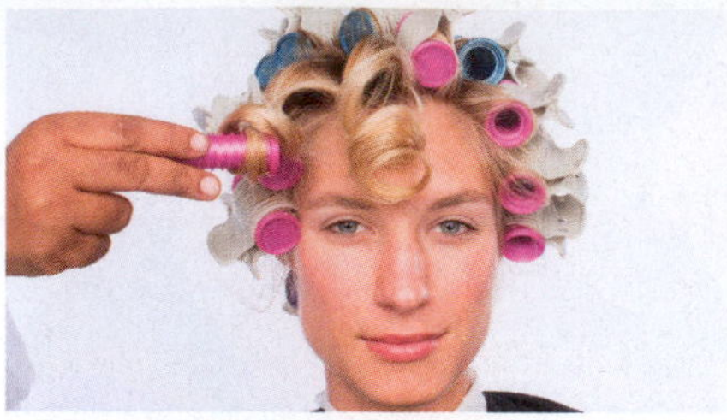

Con el método de rizado que prefiera, realice una fijación térmica.

④

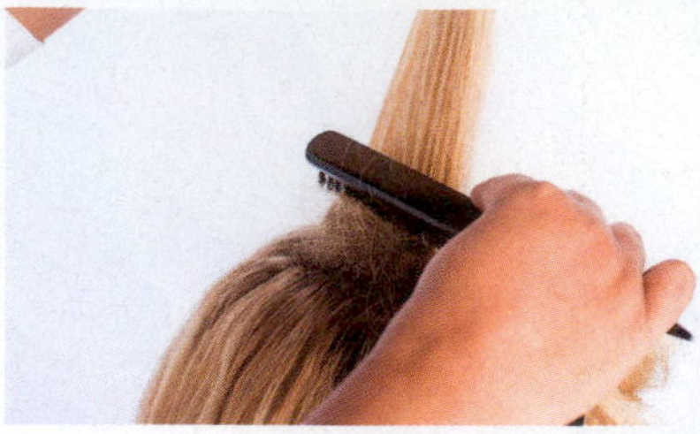

Después de rizar el cabello, trace una raya lateral desde la línea frontal hasta el vértice. Divida la parte frontal de la parte posterior con una división radial desde el vértice de la cabeza hacia la parte superior de las orejas y coloque una horquilla en el cabello para que no estorbe. Tice el cabello con peine suavemente en la sección posterior creando peso hasta que sea liviano.

⑤

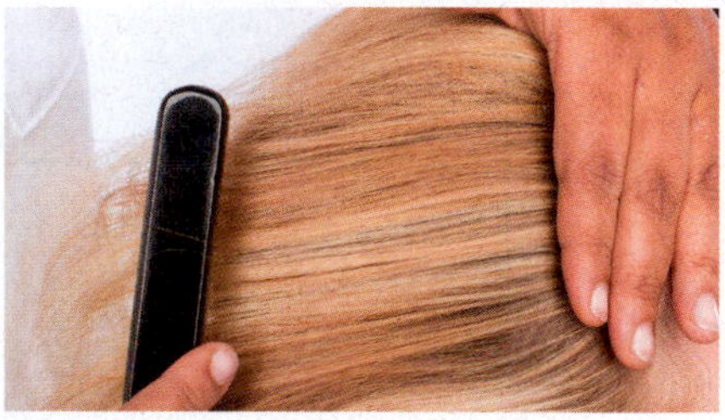

Con un cepillo de estilo, suavice con cuidado la superficie de la sección posterior hacia el lado con más cabello. Asegúrese de no quitar el tizado con peine.

⑥

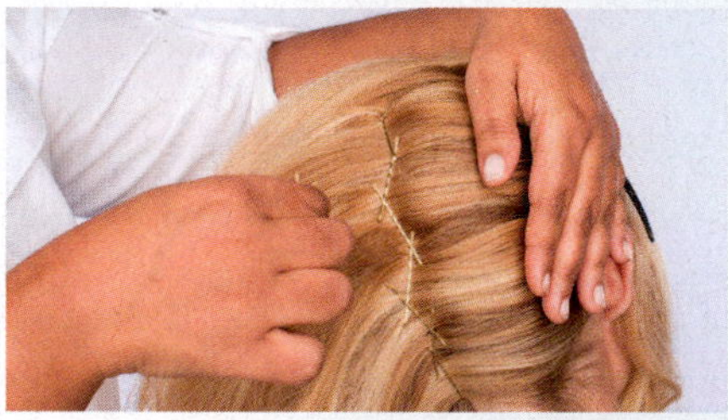

Comience a sostener el cabello con pasadores desde el centro de la nuca. Desplácese hacia arriba con los pasadores mientras pide al cliente que mantenga su cabeza completamente erguida. Superponga y entrecruce los pasadores para fijarlos en su lugar. Prosiga con la fijación del cabello, deténgase debajo de la coronilla.

⑦

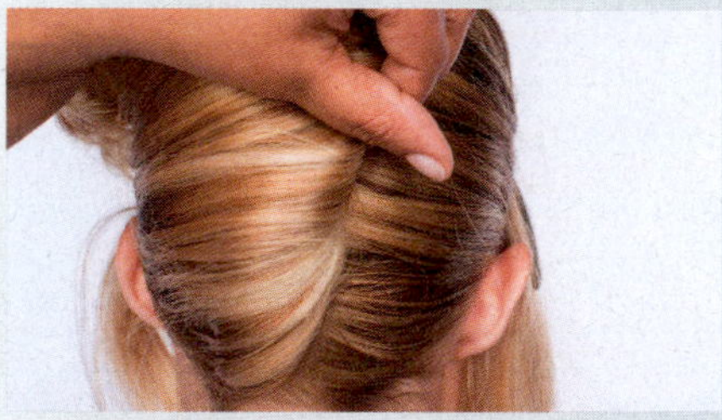

Con el cepillo, lleve el cabello del lado izquierdo sobre la línea central (donde colocó los pasadores) y suavice la parte exterior del cabello. Enrosque desde el centro de la nuca. Muévalo hacia arriba y hacia dentro, metiendo las puntas en el pliegue a medida que sube, para crear una forma de embudo.

⑧

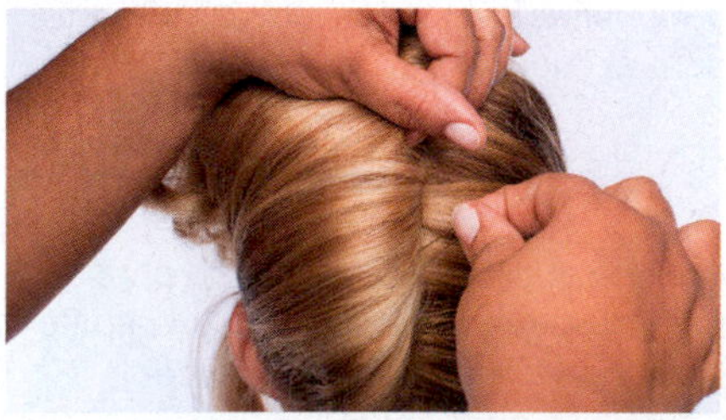

Mientras se desplaza en forma vertical asegure la unión con pasadores y ocúltelos hacia abajo. Pase a una sección lateral y, con sutileza, tícela con cepillo. Lleve la sección lateral hacia arriba hasta la última sección finalizada y escóndala en el pliegue.

⑨

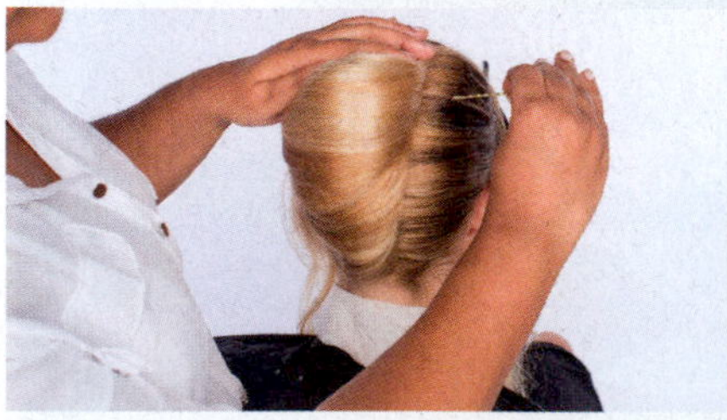

Sujete con un pasador en la parte superior de la sección lateral y deje afuera las puntas. Repita el procedimiento en el otro lado. Doble mientras suaviza y sujeta con pasadores hacia abajo.

⑩

Tice con cepillo y suavice la sección lateral restante a la derecha de la sección restante de la izquierda, justo por sobre la parte superior de la torzada.

(11)

Gire y una esta nueva sección del cabello con el extremo abierto de la torzada. Utilice un peine de cola o la cola de un cepillo para tizar para suavizar y rizar los extremos en la torzada y fije con pasadores. No deje las horquillas a la vista.

(12)

Peine la sección del flequillo como desee. Esta sección también se puede llevar hacia atrás y agregarla a la coronilla, si el cliente se siente más cómodo con el rosto descubierto. O pasar el cabello holgadamente hacia el costado y dejar que los extremos cuelguen con suavidad hacia abajo.

(13)

El cabello al frente se puede quitar del rostro si se lo incorpora en la parte superior, los laterales o la parte posterior. También se puede dejar como un flequillo peinado hacia el costado. Para usarlas sueltas, las secciones pueden estar torzadas, sujetas o tizadas con peine. Para terminar el peinado, aplique una o dos capas ligeras de laca. Compruebe que no queden pasadores a la vista. Use el peine de cola para equilibrar la forma del moño.

(14)

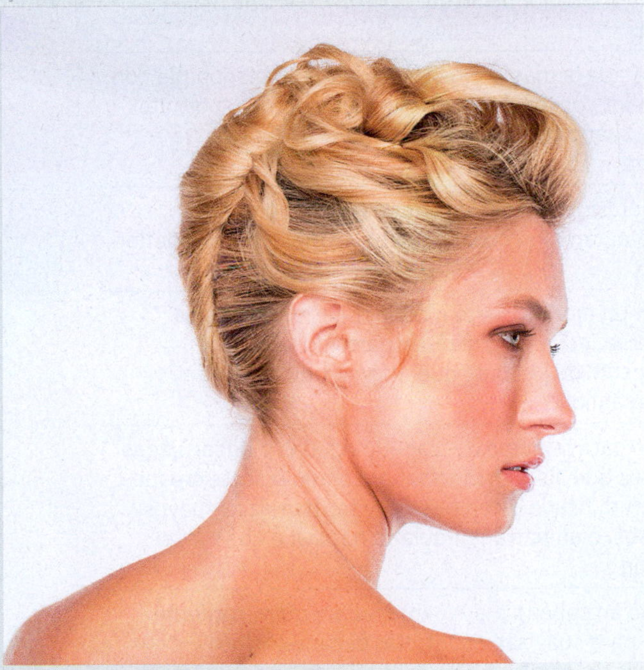

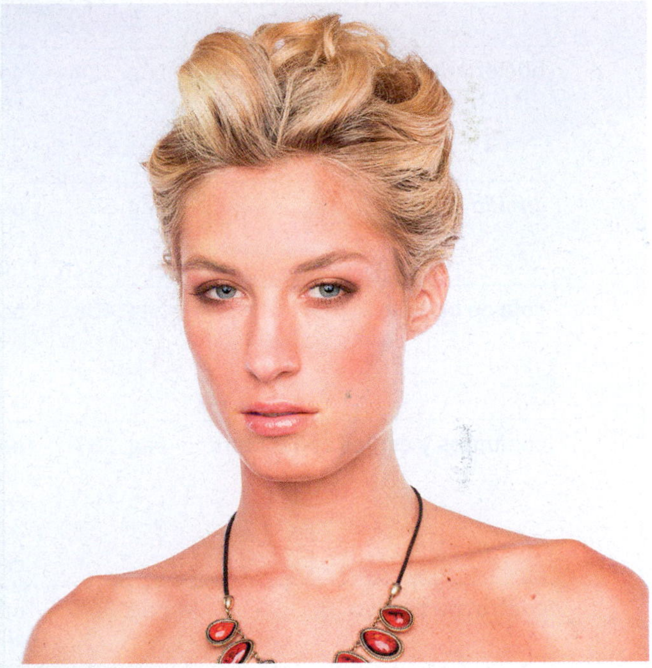

Peinado terminado.

POSTERIOR AL SERVICIO

Para completar el procedimiento, realice el

Ⓟ 10-2 Procedimiento posterior al servicio.

Glosario del capítulo

alistonado	pág. 404	técnica por la cual se fuerza el cabello entre el pulgar y la parte trasera del peine para crear tensión y puntas compactas
base de apoyo	pág. 374	prensa que presiona el cabello contra el barril o la varilla de una plancha térmica
base	pág. 391	base fija o inmóvil de un rizo con horquilla (el área más cercana al cuero cabelludo); panel de cabello sobre el que se coloca el rulo
boquilla con concentrador	pág. 367	accesorio del secador de cabello que dirige la corriente de aire a cualquier parte del cabello en forma más intensa
buclera tipo Marcel	pág. 374	considerada la más profesional y versátil; disponible con calentador convencional de hierro o eléctrica; permite que el usuario controle manualmente la presión de la tenaza
círculo	pág. 391	parte del rizo con horquilla que forma un círculo completo; también el cabello que se envuelve alrededor del rulo
cola de caballo	pág. 408	base de un moño, rodete o nudo; puede ser clásica o moderna, estar en cualquier parte de la cabeza y es el estilo de peinado que más se utiliza debido a su versatilidad
conjuntos y estilos con textura	pág. 387	peinado para texturas del cabello rizadas o ensortijadas naturales que alargan el cabello mojado o seco, crespo, con textura rizada o con bucles, y forman rizos suaves y sedosos, o un patrón ondulado natural o con forma de zigzag
control de bordes	pág. 364	utilizado en cabello muy texturizado o químicamente alisado para suavizar y controlar el cabello fino alrededor del perímetro de la cara; similar a la pomada, brinda fijación y un acabado estilizado
crema para peinar	pág. 364	producto para peinar el cabello que tiene una consistencia similar a un gel y que ofrece una fijación de baja a media con un brillo de aspecto natural para minimizar el encrespamiento
desarmado de trenzas	pág. 387	peinado que implica el trenzado individual o el trenzado en hilera del cabello, cuando el cabello está húmedo o seco, y luego se abre la trenza para crear un efecto rizado en zigzag de textura sobre textura con volumen agregado
difusor	pág. 367	accesorio para secador de cabello para definir el cabello rizado mientras se seca
enrollado con la palma	pág. 386	método de peinado que consiste en hacer un movimiento circular y ondulante con las palmas de las manos para lograr rizos ensortijados naturales y definidos

ensortijado con los dedos	pág. 386	técnica en la que se juntan pequeñas secciones de cabello y se giran alrededor de los dedos para crear los rizos ensortijados
ensortijado hacia afuera	pág. 388	el cabello se peina en bucles individuales que se secan por completo, se alisan o se desenredan suavemente para crear un peinado rizado y de estilo afro
envoltura de cabello	pág. 400	técnica que se utiliza para mantener el cabello rizado suave y liso
esponja	pág. 387	herramienta utilizada para crear rizos ensortijados pequeños o gruesos en texturas muy rizadas y ensortijadas
espuma fijadora	pág. 364	versión batida y ligera de la loción fijadora que se usa para realizar la fijación en húmedo; crea acabados suaves y elegantes en el cabello texturizado para definir los rizos y agregar control suave con brillo
espuma	pág. 364	también se conoce como *mousse*; producto para peinar liviano, ligero y batido que se parece a la espuma de afeitar y que proporciona cuerpo y volumen moderados al cabello
estrujar el cabello	pág. 385	método de peinado en el que se utiliza el interior de las manos para comprimir los mechones de cabello y crear rizos definidos más ajustados
fijación con bigudíes en espiral	pág. 388	fijación realizada con bigudíes, bigudíes flexibles o reformadores de rizos de todos los tamaños; el cabello se envuelve alrededor de un bigudí vertical, hacia arriba en un movimiento en espiral
gel	pág. 364	preparado espeso para peinar que se comercializa en tubo o frasco y crea fijación fuerte
laca	pág. 363	también conocido como *aerosol de acabado o aerosol*; producto para peinar que se aplica en forma de rocío para mantener un peinado en su lugar y está disponible en diversas intensidades de fijación
lavado sin champú	pág. 359	se realiza con un acondicionador limpiador que renueva e hidrata el cabello entre la rutina semanal de champú
loción para ondular con los dedos	pág. 399	también conocida como *gel líquido*; tipo de gel para el cabello que lo deja lo suficientemente flexible para fijarlo en su lugar durante el procedimiento de ondulación con los dedos
loción para peinar	pág. 364	producto de peinado con consistencia cremosa; sin alcohol; permite una fijación ligera con un efecto natural
lustre	pág. 363	aceite que le da al cabello un aspecto luminoso durante y después del peinado, también conocido como *spray* de brillo
medio recogido	pág. 407	peinado en el cual la mitad del cabello se amarra hacia atrás y se sujeta con pasadores en la coronilla o por debajo

método de ensortijado	pág. 385	régimen de peinado semanal que se utiliza para lograr el ensortijado rápido o peinado rápido en cabellos muy rizados, bien ensortijados y con mucha textura y que se crea con técnicas de ensortijado con la palma de la mano, o enrollado con la palma, y de ensortijado con los dedos
método de rizado	pág. 385	régimen de peinado semanal que se utiliza para lograr el rizado rápido o peinado rápido en texturas de cabello ondulado, rizado y ensortijado
modelado	pág. 403	sección del cabello que se modela en un movimiento circular en preparación para la formación de rizos
moño francés	pág. 408	también conocido como *torzada francesa clásica*; técnica que se usa para peinados formales, crea una apariencia de cabello plegado
moño	pág. 408	recogido clásico que se diseña alrededor de una cola de caballo; técnica que se utiliza en peinados formales
nudo bantú	pág. 387	también conocido como *nudo nubio*; peinado en el que el cabello se retuerce en dos hebras o se enrolla en espiral y se envuelve alrededor de sí mismo para hacer un nudo; los nudos se aseguran con pasadores o bandas elásticas
nudo nubio	pág. 387	también conocido como *nudo bantú*; peinado en el que el cabello se retuerce en dos hebras o se enrolla en espiral y se envuelve alrededor de sí mismo para hacer un nudo; los nudos se aseguran con pasadores o bandas elásticas
nudos bantú hacia afuera	pág. 387	peinado en el cual los nudos se abren y se sueltan para crear rizos en espiral enrulados y en base completa
onda	pág. 393	se crea un patrón con forma de S y se da textura y volumen al cabello; técnica clásica popular que se puede aplicar en cualquier textura y longitud; generalmente un realzador de superficie
ondas con rizos con horquillas	pág. 405	alternación de las filas de rizos con pasadores de derecha a izquierda
ondas de belleza	pág. 388	torzada plana que se desenreda para lograr una textura suelta y ondulada en toda la cabeza
ondas salteadas	pág. 405	dos hileras de rizos de cresta, generalmente en los lados de la cabeza
ondulación con los dedos	pág. 399	proceso de dar forma y dirigir el cabello en un patrón de ondas en forma de "S" usando los dedos, peines y loción para ondular
ondulación y rizado térmico	pág. 372	también conocido como *ondulación tipo Marcel*; métodos para ondular y rizar el cabello seco liso o planchado usando rizadores y técnicas de rizado con manipulación especial
peinado con secador	pág. 366	técnica para secar y peinar el cabello húmedo en una sola operación

peine térmico	pág. 379	también conocido como peine caliente o peine alisador; suaviza o alisa temporalmente el cabello; está disponible como herramienta eléctrica o herramienta calentada por calentador convencional
peluquería natural	pág. 356	peluquería que no utiliza productos químicos ni altera el patrón natural de rizos o bucles del cabello texturizado
planchado del cabello	pág. 379	método para alisar temporalmente el cabello en extremo rizado o rebelde mediante una plancha o peine caliente
planchado doble	pág. 379	técnica que consiste en pasar una plancha caliente por el cabello antes de realizar un planchado intenso
planchado intenso	pág. 379	técnica que elimina el 100 % del rizo aplicando el peine térmico dos veces en cada lado del cabello
planchado mediano	pág. 379	técnica que elimina entre el 60 % y 75 % del rizo aplicando un peine de planchado térmico una vez de cada lado del cabello, con un poco más de presión que en el planchado suave
planchado suave	pág. 379	técnica de presionar el cabello para quitar el 50 al 60 % de los rizos aplicando el peine térmico una vez en cada lado del cabello
planchas térmicas	pág. 372	implementos de acero de calidad que se utilizan para rizar el cabello seco
pomada	pág. 364	también conocida como *cera*; producto para peinar que agrega un peso considerable al cabello al unir las hebras, lo que separa el cabello
protectores de calor	pág. 364	también conocidos como *productos de protección térmica o productos para el cuidado del cabello con protección contra el calor*; se utilizan sobre el cabello húmedo después de aplicar el producto de peinado y antes del secado; protege el cabello del daño por calor causado por herramientas de peinado térmicas como secadores, planchas y rizadores
rastas	pág. 389	también conocidas como rizos rasta; redes separadas de cabello rizado y texturizado que se entrelazan y se enredan entre sí
rastrillo	pág. 385	método de peinado en el que se usan los dedos con un movimiento hacia abajo para separar y peinar el cabello ondulado, rizado o ensortijado
recogido	pág. 407	peinado en el cual el cabello se recoge hacia arriba y no queda en contacto con los hombros
rizado rápido/ ensortijado rápido	pág. 383	también conocido como *peinado rápido*; método de peinado que se utiliza para lograr una textura definida de rizos o rizos ensortijados después de usar un limpiador, acondicionador o realizar un lavado sin champú, seguido de un acondicionador sin enjuague, crema, gel o espuma para realzar los rizos y peinado a mano después de secar con un secador de pie, al aire o con un difusor

rizador	pág. 373	tipo de rizador más común que usan los consumidores; cuenta con una tenaza con resorte que se controla con el pulgar para sujetar firmemente el cabello contra el cilindro
rizo de medio tallo	pág. 403	rizo colocado a la mitad de su base que permite un movimiento medio y buen control del cabello
rizo de raíz	pág. 393	diseño que da volumen, movimiento y forma de rizo desde el cuero cabelludo hasta las puntas
rizo de tallo completo	pág. 403	rizo que se coloca completamente fuera de la base y que permite mayor movilidad
rizo en espiral	pág. 393	método de rizado del cabello entrelazando una hebra alrededor de la varilla
rizo sin tallo	pág. 403	rizo que se coloca directamente en la base y produce un rizo ajustado, firme, de larga duración y permite una movilidad mínima
rizos con base de volumen	pág. 394	rizos térmicos colocados a gran altura de la base; proporcionan un realce o un volumen máximos
rizos con horquillas	pág. 402	fijación con cabello mojado o húmedo que se crea al enrollar el cabello y fijarlo con horquillas; el resultado final varía según la forma de la sección, la colocación de base y el patrón general establecido
rizos de barril	pág. 405	rizos con horquillas con grandes aberturas en el centro, sujetados a la cabeza en posición vertical sobre una base rectangular
rizos de centro abierto	pág. 403	rizos con horquillas que producen ondas parejas y suaves y rizos uniformes
rizos de centro cerrado	pág. 403	rizos con horquillas que producen ondas que se hacen más pequeñas hacia los extremos
rizos de cresta	pág. 405	rizos con horquillas que se ubican justo detrás o debajo de una cresta para formar una onda
rizos en base completa	pág. 394	rizos térmicos que se asientan en el centro de su base; rizos intensos con volumen total
rizos en cascada	pág. 406	también conocidos como *rizos verticales*; rizos con horquillas sujetados a la cabeza en posición vertical para que el cabello fluya hacia arriba y luego hacia abajo
rizos en las puntas	pág. 393	se utilizan para dar una apariencia terminada a las puntas del cabello, ya sea dobladas hacia abajo o hacia arriba
rizos en media base	pág. 394	posición de un rizo o un rulo donde la mitad del rulo se asienta sobre la base y la otra mitad detrás de ella, otorgando volumen y movimiento medianos
rizos fuera de base	pág. 394	la posición de un rizo o de un rulo completamente fuera de la base para obtener la máxima movilidad y el mínimo volumen

rizos tallados	pág. 405	también conocidos como *tallados o esculpidos*; rizos con horquillas a los que se les da el efecto de modelado sin levantar el cabello
rizos	pág. 391	también conocido como *círculo*; cabello que se envuelve alrededor del rulo
rodete	pág. 408	también conocido como *nudo*; la técnica base que se usa para este estilo es la cola de caballo alta o baja
sisterlocs	pág. 390	método de entrelazado en el que se utiliza una herramienta especial para armar rastas de inmediato en cualquier tipo de cabello, ya sea liso, alisado, ondulado, rizado, ensortijado o muy texturizado a partir de las puntas del cabello
suero	pág. 364	también conocido como *silicona*; agrega brillo y lustre al cabello y a la vez crea una definición de textura
tallo	pág. 391	sección del rizo con horquilla entre la base y el primer arco (giro) del círculo que le da al rizo su dirección y movimiento; el cabello entre el cuero cabelludo y el primer giro del rulo
técnica de ensortijado con peine	pág. 388	típicamente aplicada en cabellos con rizado natural, ensortijados o muy texturizados; esta técnica también se utiliza para empezar con las rastas
templado	pág. 380	proceso que se utiliza para tratar una nueva plancha de bronce de modo que se caliente de manera uniforme
tizar con cepillo	pág. 394	también se conoce como *alborotar*; técnica que se utiliza para formar un acolchado suave o para combinar dos o más patrones de rizos con el objetivo de lograr un peinado uniforme y suave
tizar con peine	pág. 394	también se conoce como *cardado, batido, enmarañado o enlazado francés*; peinado de pequeñas secciones de cabello desde los extremos hacia el cuero cabelludo, de este modo el cabello más corto se enreda en el cuero cabelludo y forma un acolchado o base
torzada hacia afuera	pág. 388	conjunto de torzada de dos hebras que se abre para lograr un efecto espiralado y completamente ondulado
torzada plana	pág. 388	torzada con dos trenzas que se entretejen para apoyarse de manera plana sobre el cuero cabelludo con diferentes diseños, con o sin extensiones
torzadas hechas con peine	pág. 388	peinado en el que pequeñas secciones de cabello natural se enrollan en espiral con los dedos o se peinan con el producto de peinado deseado para crear rizos ensortijados cilíndricos apretados individuales
tratamiento combinado del cabello	pág. 359	técnicas de peinado del cabello texturizado realizadas por la noche para preservar un peinado texturizado, que luego se cubre con una cofia o pañuelo de seda o satén para preservar un peinado texturizado duradero
varilla	pág. 372	punta redondeada y sólida de una plancha térmica
voluminizador	pág. 364	agrega volumen, especialmente en la base, cuando el cabello mojado se seca con secador

PARTE [redacted]3

SERVICIOS DE PELUQUERÍA

CAPÍTULO 13:

Trenzas y extensiones trenzadas

Objetivos de aprendizaje

Al finalizar este capítulo, podrá:

OA 1 Explicar las ventajas de aprender trenzados básicos y peinados con extensiones trenzadas.

OA 2 Explicar los salones de trenzado y la consulta de trenzado.

OA 3 Describir cómo se usa cada una de las herramientas y materiales para trenzar y hacer extensiones.

OA 4 Describir los seis tipos de técnicas de trenzado fundamentales: cordel, espina de pescado, halo, invisible, simple y en hilera.

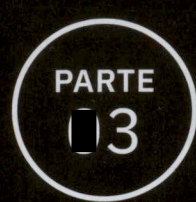

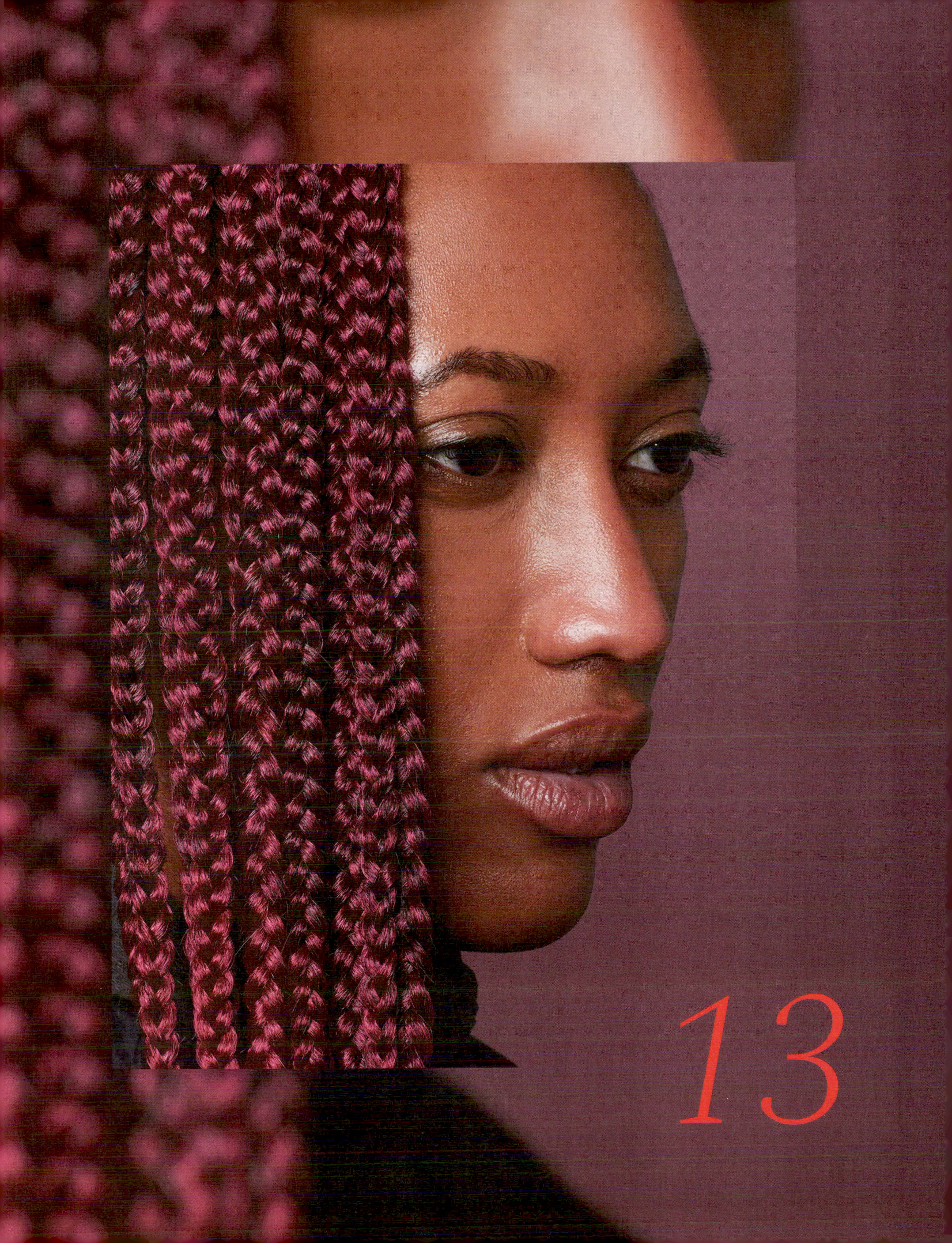

13

Cuando uno se rodea de personas que dan lo mejor de sí, todo el equipo se fortalece.

"

—

Vernon François

Estilista de celebridades, educador, fundador de marca, consultor global

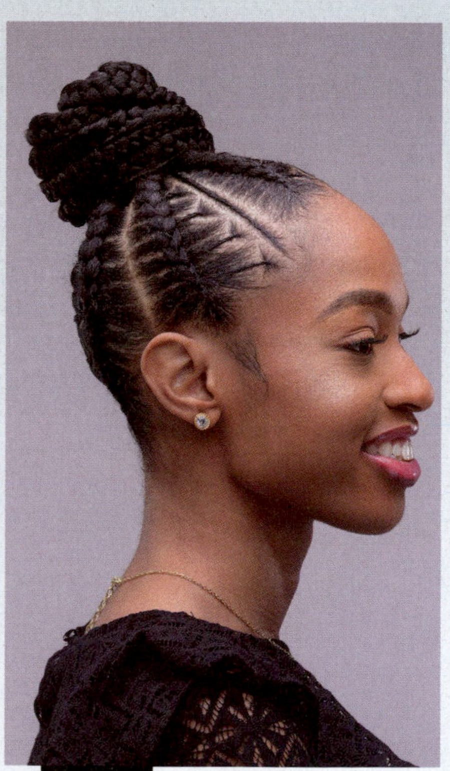

Fig. 13-1 Ejemplo de un peinado trenzado

OA 1 Explicar las ventajas de aprender trenzados básicos y peinados con extensiones trenzadas.

—

¿Por qué estudiar trenzado y extensiones trenzadas?

Desde sus orígenes en África hasta su uso generalizado en la actualidad, el trenzado del cabello siempre ha sido muy importante en las prácticas de belleza y cuidado personal. Hoy en día, los peinados trenzados continúan comunicando señales importantes sobre la autoestima y la imagen que una persona tiene de sí misma (**figura 13-1**). Los cosmetólogos deben estudiar y comprender bien las trenzas y las extensiones trenzadas por el siguiente motivo:

- Porque estos servicios son muy populares, ya que a los clientes les interesa usar peinados específicos para la textura de su cabello que complementen su estilo de vida.
- Porque estas técnicas ofrecen a los estilistas la oportunidad de expresar sus habilidades artísticas y suman otro servicio bien pagado a la lista de servicios existentes.
- Porque, al trabajar con extensiones trenzadas, los cosmetólogos se exponen a las técnicas fundamentales de agregado de extensiones de cabello, otro servicio lucrativo para el estilista y el salón.
- Los clientes con trenzas pueden convertirse en clientes habituales para mantener y seguir disfrutando de su peinado.

Verificación

1. ¿Por qué es importante estudiar las trenzas y las extensiones trenzadas?

OA 2 Explicar los salones de trenzado y la consulta de trenzado.

Salones de trenzado

Los salones de trenzado cada vez están más extendidos en los Estados Unidos. Estos salones practican peluquería natural sin usar productos químicos ni alterar el patrón natural de rizos o bucles del cabello. Investigue los requisitos y las reglamentaciones estatales, ya que algunos países ofrecen una licencia específica para especialistas en trenzado o cabello natural. Como especialista, es posible que deba limitarse a servicios de cabello natural o servicios de trenzado. Ya sea que trabaje en un salón tradicional o de trenzado, ofrecer a sus clientes diferentes estilos de trenzas puede inspirar su creatividad como artista y aumentar la lealtad de los clientes.

Algunos peinados trenzados se pueden lograr en minutos, mientras que otros llevan varias horas. Estos arreglos más complejos no son peinados desechables que puedan deshacerse con solo cepillar el cabello. Con el cuidado adecuado, un diseño de cabello trenzado puede durar dos o tres meses. Dado que estos peinados complejos requieren una alta inversión tanto por parte del cliente como del estilista, se busca que el cliente no rechace el trabajo y exija que le deshagan las trenzas. Realizar una consulta exhaustiva y detallada con los clientes es la mejor manera de evitar la falta de comunicación y garantizar un resultado positivo. Llene siempre un formulario de admisión del cliente durante la consulta inicial y actualícelo cada vez que regrese.

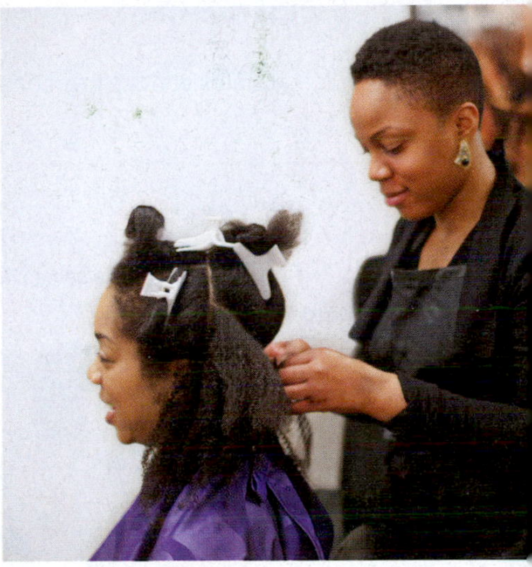

¿Lo sabía?

A principios de 2019, la ciudad de Nueva York se convirtió en el primer municipio en aprobar una ley que prohíbe prejuicios o discriminación contra el uso de peinados naturales en el lugar de trabajo o las escuelas. Unos meses después, California se convirtió en el primer estado en imitarlo al promulgar la Ley de la Corona. Más adelante, en 2019, el estado de Nueva York prohibió la discriminación basada en el cabello natural y los peinados asociados con la raza, como trenzas, torzadas y rastas.

Consulta de trenzado

Una consulta es la mejor manera de entender y determinar las necesidades y deseos de un cliente. Sumado a eso, le da la oportunidad de brindar los servicios de trenzado correctos y manejar adecuadamente el estilo y las expectativas del cliente. Además de las preguntas de la consulta de peluquería (ver el **capítulo 12, Peinado**, página 354), existen tres consideraciones específicas para la consulta de trenzado:

1. Analice la condición del cabello y el cuero cabelludo del cliente a fin de determinar si el trenzado es una opción saludable.
2. Preste especial atención al tipo de cabello, la textura y la configuración del rizo.
3. Tenga en cuenta cualquier abrasión del cuero cabelludo, adelgazamiento o pérdida del cabello.

Además, debe formular al cliente las siguientes preguntas:

- ¿Qué estilo de trenza funcionaría bien con su estilo actual?
- ¿Qué herramientas para peinado utiliza para crear su estilo?
- ¿Cuánto tiempo le gustaría dedicar al mantenimiento de sus trenzas?

- ¿Hay algún rasgo facial que desee que sus trenzas remarquen o disimulen (ojos, línea de la mandíbula, orejas, etc.)?
- ¿Tiene accesorios para el cuidado del cabello o peinado (gorra de natación, envolturas para el cabello, etc.) que pueda usar para proteger sus trenzas mientras duerme, nada o hace ejercicio?
- ¿Cuánto tiempo espera que le dure el nuevo peinado trenzado?
- ¿Ha notado algún cambio reciente en su cabello o cuero cabelludo (por ejemplo, fragilidad o adelgazamiento del cabello, o irritación de la piel)?

Algunos clientes sabrán exactamente qué peinado trenzado desean, pero otros quizás necesiten que usted los oriente. Durante la consulta, el trenzador/estilista siempre debe hacer hincapié en los peinados trenzados que le interesen al cliente, ya sean trenzas afro simples, trenzas en hilera o peinados trenzados combinados. Como cosmetólogo, es responsabilidad suya personalizar cada servicio de trenzado a fin de realzar la belleza individual del cliente.

ALOPECIA

Es fundamental evaluar el cabello y el cuero cabelludo para que un servicio sea exitoso. Por ejemplo, si el cabello tiene zonas muy delgadas, el grosor de la trenza variará notablemente en estas áreas, y el cabello y el cuero cabelludo podrían verse más comprometidos con un servicio de trenzado. Revise el cuero cabelludo para detectar alopecia o pérdida de cabello excesiva, activa o anormal. No ofrezca servicios de trenzado a un cliente con cabello dañado para evitar estresar aún más el folículo piloso. Como el contorno del cuero cabelludo se vuelve cada vez más delgado y fino, no elija nunca un peinado que tire del folículo piloso o que ejerza una tensión excesiva en esta u otra área frágil.

☑ Verificación

2. ¿Cuáles son las tres consideraciones más importantes durante la consulta de trenzado?

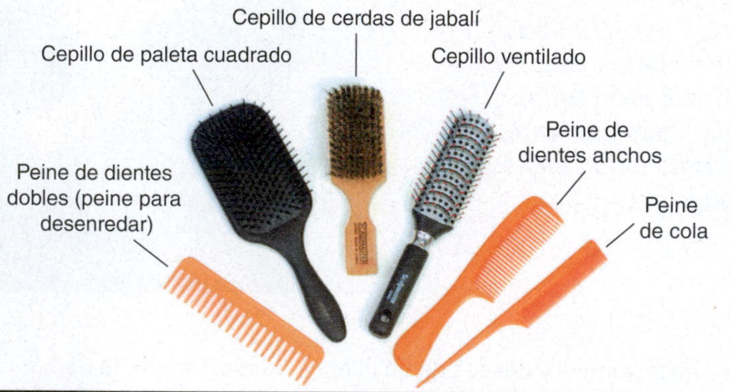

Fig. 13-2 Peines y cepillos que se utilizan en el trenzado del cabello

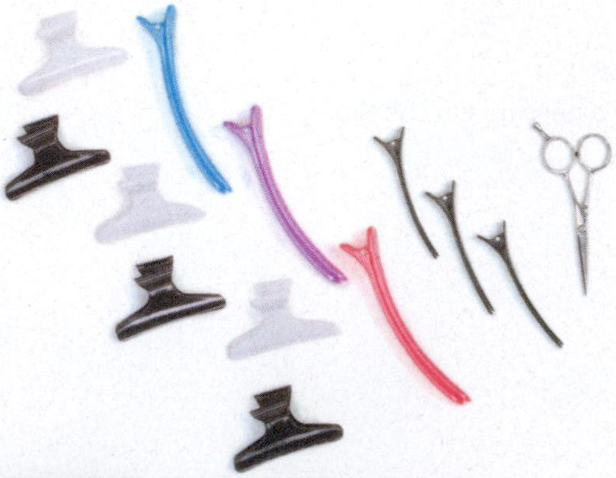

Fig. 13-3 Pinzas y tijera

OA 3 Describir cómo se usa cada una de las herramientas y materiales para trenzar y hacer extensiones.

Herramientas y materiales para trenzas y extensiones

El éxito de los artistas depende, en segundo lugar después de la experiencia, de las herramientas que utilizan cuando se trata de cortar, colorear, crear peinados naturales y trenzas. Independientemente del largo y la textura del cabello, determinadas herramientas son esenciales para dominar las diversas técnicas de trenzado (**figuras 13-2** y **13-3**). Su cinturón de herramientas básicas de trenzado incluirá lo siguiente. A medida que vaya adquiriendo experiencia, es probable que descubra otras herramientas favoritas.

- **Cepillo de cerdas de jabalí (cepillo natural):** es ideal para estimular el cuero cabelludo, alisar el cabello texturado seco y eliminar la suciedad y las pelusas de las rastas.

- **Cepillo de nailon suave con cerdas de jabalí:** opción para cabello fino y suave, especialmente alrededor del contorno del cuero cabelludo, y para alisar el cabello texturizado mojado.
- **Cepillo de paleta cuadrado o desenredante:** ideal para desenredar el cabello, deshacer nudos y marañas en cabello lacio texturado y cabello largo, liso, ondulado y rizado; su almohadilla neumática colapsa cuando encuentra resistencia para evitar dañar texturas delicadas; se utiliza para el secado del cabello texturizado.
- **Cepillo ventilado:** desenreda suavemente cabello húmedo y ondulado, o seco y rizado, así como extensiones de cabello humano.
- **Peine de dientes anchos:** disponible en varias formas y diseños, con dientes de madera o puntas redondeadas de plástico duro para evitar raspar el cuero cabelludo y dañar el cabello; los dientes espaciados más grandes permiten que el cabello texturizado pase entre las filas de dientes sin que se dañe.
- **Peine con dientes dobles (peine para desenredar):** se utiliza para separar el cabello; excelente para cabello rizado mojado.
- **Peine de cola:** excelente para diseñar divisiones, seccionar segmentos grandes de cabello, abrir y deshacer trenzas.
- **Secador de cabello con boquilla con peine:** afloja el patrón de rizos en cabello texturizado para los peinados con trenzas y seca, estira y suaviza el cabello texturizado; de sebe usar junto con una boquilla de peine de plástico duro; evite las boquillas de metal ya que pueden sobrecalentarse y provocar daños; se puede utilizar la opción de frío para acelerar el secado al aire.
- **Tijera de 12,7 cm (5 in):** se utiliza para recortar el exceso de material de las extensiones.
- **Pinzas largas:** se utilizan para separar el cabello en secciones grandes.
- **Pinzas pequeñas y de mariposa:** se utilizan para separar y sujetar el cabello en secciones grandes o pequeñas.
- **Secador de pie:** se utiliza para secar por completo peinados trenzados y terminarlos.
- **Vaporizador**: hidrata, humecta y acondiciona profundamente el cabello con vapor de agua; el secador a vapor infunde hidratación a base de agua, ya que abre la capa de la cutícula del tallo del cabello y permite que los acondicionadores con proteínas y los aceites botánicos nutritivos penetren profundamente en la capa de la corteza; los vaporizadores se utilizan como parte del seguimiento posterior al servicio de las extensiones de trenzas.

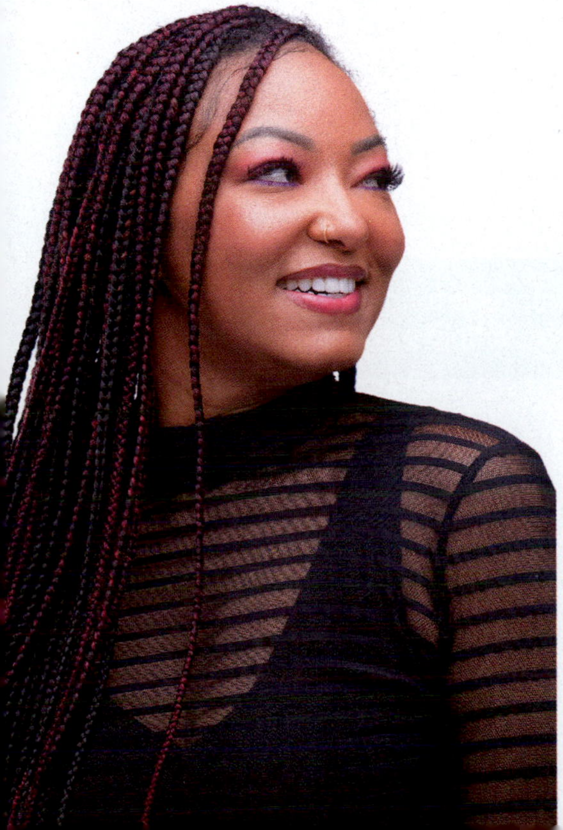

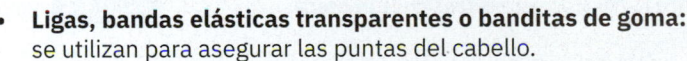

- **Ligas, bandas elásticas transparentes o banditas de goma:** se utilizan para asegurar las puntas del cabello.
- **Horquillas y pasadores:** se utilizan para asegurar el cabello trenzado, si es necesario.
- **Rastrillo**: tabla con dientes finos verticales para peinar extensiones de cabello humano; se utiliza para desenredar o armonizar colores y mechas.
- **Paleta**: almohadilla de cuero plana con dientes finos muy juntos que sirve para comprimir las extensiones de cabello humano. Las almohadillas se prensan con libros, lo que permite retirar la cantidad específica de cabello sin que se afloje o altere el resto durante el proceso de trenzado.
- **Varios productos para el cabello que se usan para el trenzado:** como crema para secado o rizos, solución desenredante, pomada para bordes, suero o producto para dar brillo final, acondicionador sin enjuague, pomada (texturizada o a base de aceite botánico), cera, *spray* texturizador y espuma modeladora.

Materiales para extensiones

La fibra que se utiliza para las extensiones determina, en gran medida, el éxito y la durabilidad de la extensión. Estos son los tres tipos de extensiones de cabello más comunes: cabello humano, pelo de animal y cabello sintético.

El cabello humano es la mejor opción (**figura 13-4**). Las extensiones de cabello humano pueden ser de cabello Remy (también se conoce como cabello de cutícula intacta o direccionado), cabello virgen o no Remy, o cabello sin cutícula. Las fibras sintéticas y no humanas vienen de diversos tipos y materiales, como Kanekalon®, nailon, rayón, hilo, fibra de lino y fibra de yak. **Kanekalon** es una fibra sintética de excelente calidad y muy resistente al calor, que se fabrica específicamente para peinados trenzados (**figura 13-5**). El pelo de animal, por ejemplo yak, alpaca y angora, se parece bastante al cabello humano, pero es posible que no funcione tan bien como extensión independiente (**figura 13-6**). Recuerde que los muestrarios y los números de color variarán según el fabricante. Consulte el **capítulo 14, Pelucas y apliques para el cabello**, pág. 512, para obtener más información sobre las diversas fibras para las extensiones de cabello.

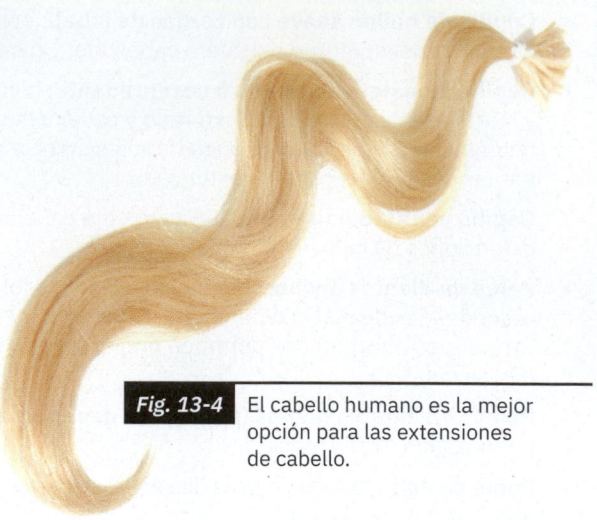

Fig. 13-4 El cabello humano es la mejor opción para las extensiones de cabello.

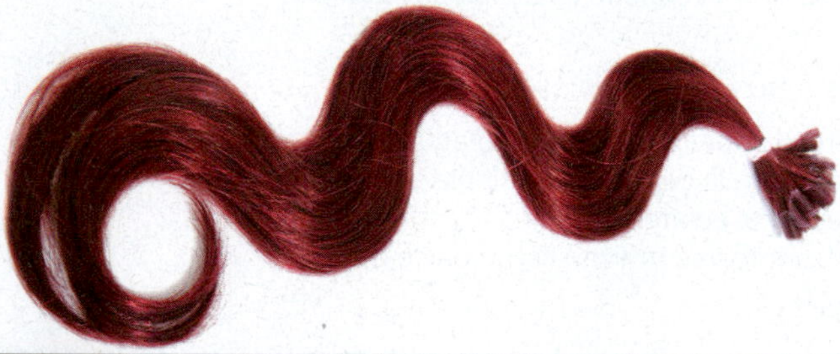

Fig. 13-5 Fibra sintética Kanekalon para extensiones trenzadas

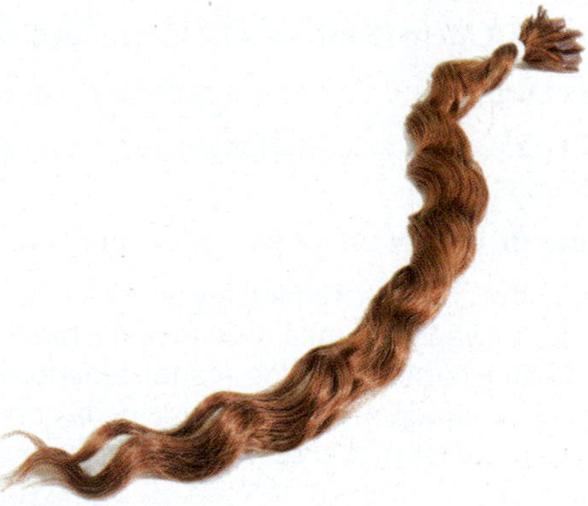

Fig. 13-6 Pelo de yak

Verificación

3. ¿Qué cepillos son mejores para usar con trenzas y extensiones, y por qué?

OA 4 Describir los seis tipos de técnicas de trenzado fundamentales: cordel, espina de pescado, halo, invisible, simple y en hilera.

Trenzado del cabello

El primer paso para el trenzado consiste en preparar el cabello para el servicio. Por lo general, es mejor trenzar el cabello texturizado cuando está seco. El cabello texturizado es más frágil cuando está mojado. Si se trenza mojado, se encoge y ondula al secarse. Esto puede resquebrajar el cabello y provocar tensión excesiva en el cuero cabelludo.

El secado con secador es una forma rápida y eficaz de preparar el cabello, ya que lo suaviza y facilita el peinado y la división en secciones. Además, afloja y alarga el patrón de ondulación, a la vez que extiende el largo del tallo del cabello. Esto es excelente para el cabello corto, ya que permite recogerlo y manipularlo con mayor facilidad. Para evitar que se encrespe, utilice una crema protectora para el secado con secador y controle el cabello mientras lo seca.

Otra opción para preparar el cabello consiste en torzarlo en secciones grandes y, luego, secar al aire o colocar al cliente debajo del secador entre 10 y 15 minutos. Si bien esta preparación puede llevar más tiempo, genera menos estrés en el cabello.

Si opta por un peinado trenzado que requiere manipular el cabello mojado, aplique una espuma o crema para rizos y deje un margen para que se encoja al trenzarlo, evitando así que se dañen tanto el cabello como el cuero cabelludo. Para el cabello lacio, cubra el cabello muy ligeramente con cera, pomada o *spray* texturizador, de modo que quede más flexible.

Siga los pasos que se indican en el **Procedimiento 13-1** de preparación del cabello para peinarlo. Mientras realiza el servicio, tenga en cuenta estos consejos útiles:

- Después de lavar el cabello del cliente con champú, séquelo con una toalla, o varias si es necesario, sin frotar, tensionar ni generar asperezas en la cutícula.
- Aplique un acondicionador sin enjuague para poder peinar el cabello con mayor facilidad.
- Comience por peinar las puntas de las hebras de cabello y desenrede los nudos con suavidad a medida que va subiendo hacia el cuero cabelludo. Use un peine de dientes anchos o para desenredar.
- Seque el cabello con secador y cepíllelo con un cepillo de paleta grande, comenzando en las puntas, al igual que con el peine.
- Puede emplear pomada para bordes, pastas o sueros para mantener el cabello en su lugar y lograr un buen resultado final.

Ⓟ 13-1: Preparación del cabello texturizado para el trenzado *Ver página 499*

Trenzas básicas

Es importante dominar las seis técnicas básicas de trenzado, que son las trenzas cordel, espina de pescado, halo, invisible, simple y en hilera (**figura 13-7**). Las técnicas de trenzado avanzadas y modernas se realizan a partir de estas bases. Una vez que las domine, su creatividad (más capacitación y práctica adicionales) le permitirá crear algunos de los peinados más complejos y hermosos que usted y sus clientes puedan imaginar.

Cuando realice un trenzado, puede utilizar la técnica sobre la mano o bajo la mano. En la **técnica sobre la mano**, la sección del primer lado pasa por arriba de la del medio y, luego, la sección del otro lado pasa sobre la hebra del medio. Puede comenzar con la sección de la derecha o de la izquierda. Lo importante es que las secciones laterales pasen por encima de la del medio. En la **técnica bajo la mano**, también conocida como *trenzado común*, la sección de la izquierda pasa por debajo de la hebra del medio y, luego, la sección de la derecha pasa por debajo de la hebra del medio.

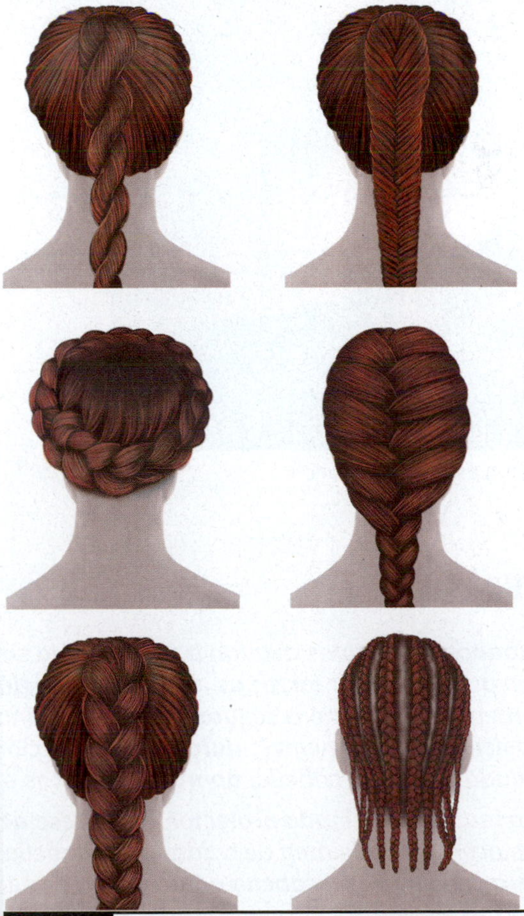

Fig. 13-7 Trenzas cordel, espina de pescado, halo, invisible, simple y en hilera

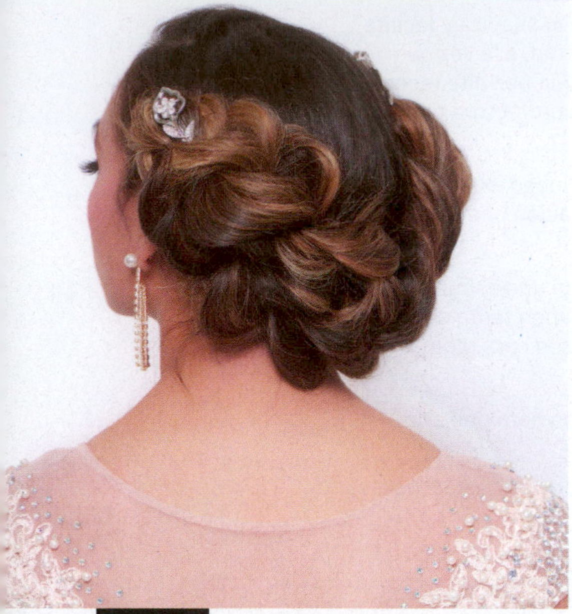

Cabello: Sherri Jesse; fotografía: Kristen Correa-Flint

Fig. 13-8 Trenza cordel para ocasiones especiales

TRENZA CORDEL

La **trenza cordel** se crea con dos hebras de cabello que se enroscan entre sí. Esta trenza se puede hacer en cabello de un solo largo, así como en cabello largo en capas. Tome y agregue cabello a ambos lados antes de enroscar el lado derecho sobre el izquierdo (**figura 13-8**).

TRENZA ESPINA DE PESCADO

La **trenza espina de pescado** es una trenza simple de dos hebras en la que se recoge cabello de los lados y se va agregando a las hebras a medida que se cruzan una sobre otra (**figura 13-9**). Se logra mejor en un cabello sin capas y que, por lo menos, llegue hasta la altura de los hombros (**figura 13-10**).

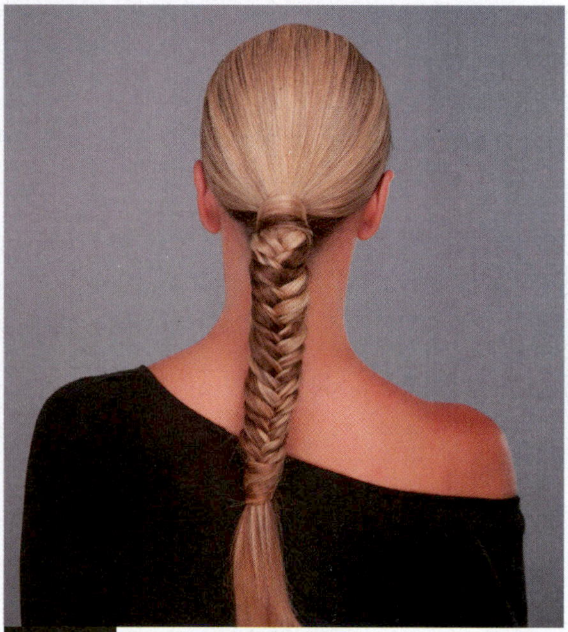

Peluquería y maquillaje profesional de Shane Doucet

Fig. 13-9 Trenza espina de pescado

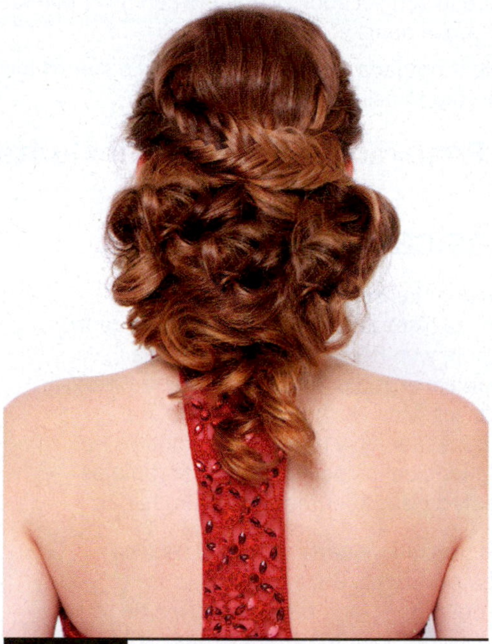

Cabello: Sherri Jesse; fotografía: Kristen Correa-Flint

Fig. 13-10 Elegante trenza espina de pescado

? ¿Lo sabía?

Los peinados protectores ayudan a preservar la salud natural del cabello. Suelen ser trenzados, pero también pueden incluir torzadas, peinados recogidos y pelucas. Para proteger las puntas del cabello, puede meterlas de manera segura dentro del peinado. Considere realizar peinados protectores para evitar la exposición a los elementos, durante la transición a un estilo natural, o siempre que sea necesario evitar el cepillado diario del cabello, aparatos térmicos o servicios químicos.

Cuando realice un peinado protector, asegúrese de generar una tensión suave en el cabello. Asesore a los clientes acerca del régimen de cuidado del cabello, que debe incluir lavado y acondicionamiento periódico del cuero cabelludo y el cabello natural a fin de garantizar un resultado saludable.

TRENZA HALO

Las **trenzas halo** comprenden dos o tres trenzas en hilera largas, simples, invertidas y gruesas que se enroscan alrededor de la cabeza. La parte superior de la coronilla se deja suave y lisa, mientras que las trenzas en hilera se sujetan con pasadores alrededor de la cabeza para crear un efecto de halo (**figura 13-11**). Siga los pasos que se indican en el **Procedimiento 13-2** para crear trenzas de halo.

Ⓟ 13-2: Trenzas de halo
Ver página 501

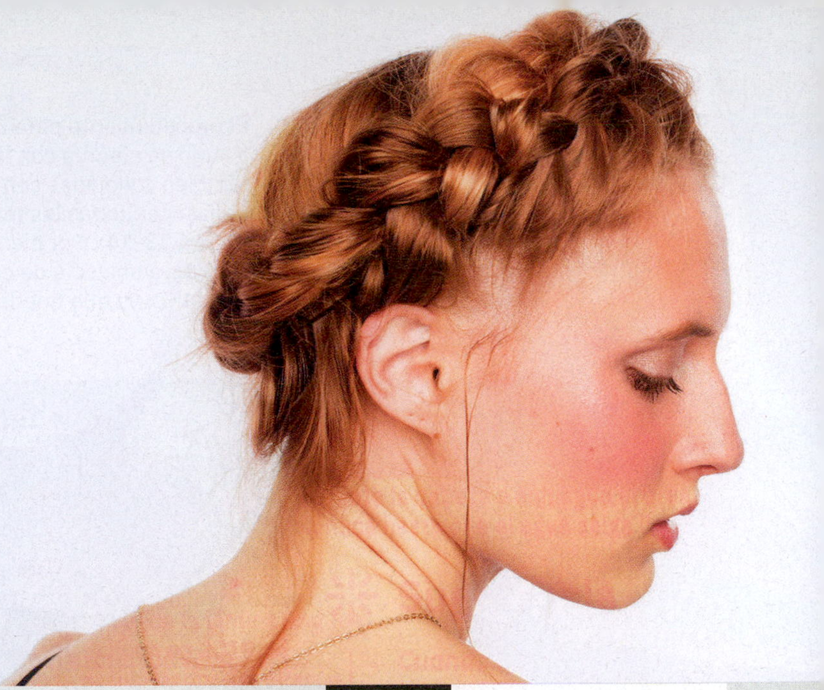

Fig. 13-11 Trenza halo

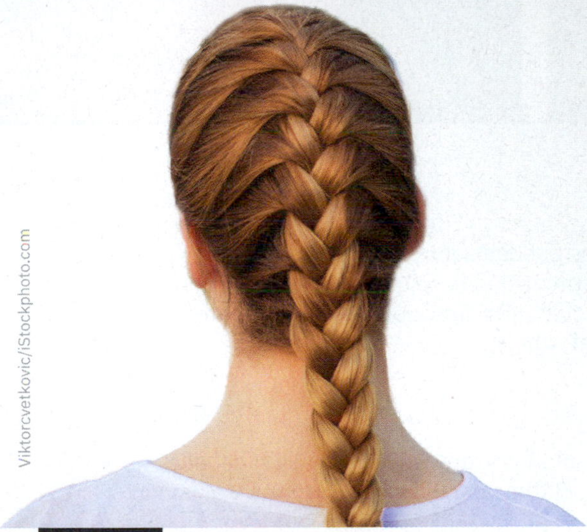

Viktorcvetkovic/iStockphoto.com

Fig. 13-12 Trenza invisible

TRENZA INVISIBLE

En la **trenza invisible**, se emplea una técnica sobre la mano de recogido hacia arriba. Se puede hacer sobre el cuero cabelludo o fuera de él, con o sin extensiones. Este peinado es ideal para el cabello largo, pero también se puede realizar en cabello más corto con capas largas. Si trabaja con cabello lacio en capas, aplique una capa ligera de cera o pomada para mantener las hebras más cortas en su lugar (**figura 13-12**).

TRENZA SIMPLE

Las **trenzas simples**, también conocidas como trenzas comunes o **visibles**, son trenzas que cuelgan libremente, con o sin extensiones, y se pueden realizar tanto con la técnica bajo la mano como sobre la mano (**figura 13-13**).

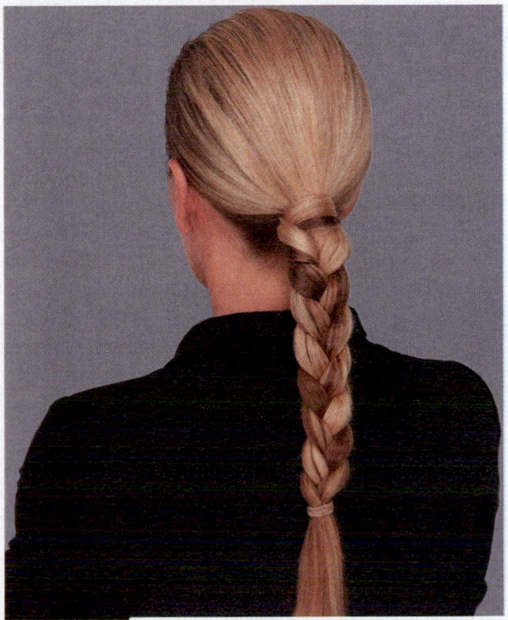

Peluquería y maquillaje profesional, de Shane Doucet

Fig. 13-13 Trenza simple

El procedimiento para las trenzas simples de tamaño mediano a largo se efectúa con la técnica bajo la mano. Las trenzas simples, también conocidas como *trenzas afro* o *individuales*, se pueden utilizar con todas las texturas de cabello de varias maneras (**figura 13-14**). Por ejemplo, si se agregan dos o tres trenzas simples a una cola de caballo o moño, el peinado resulta más llamativo, ya que queda más alto.

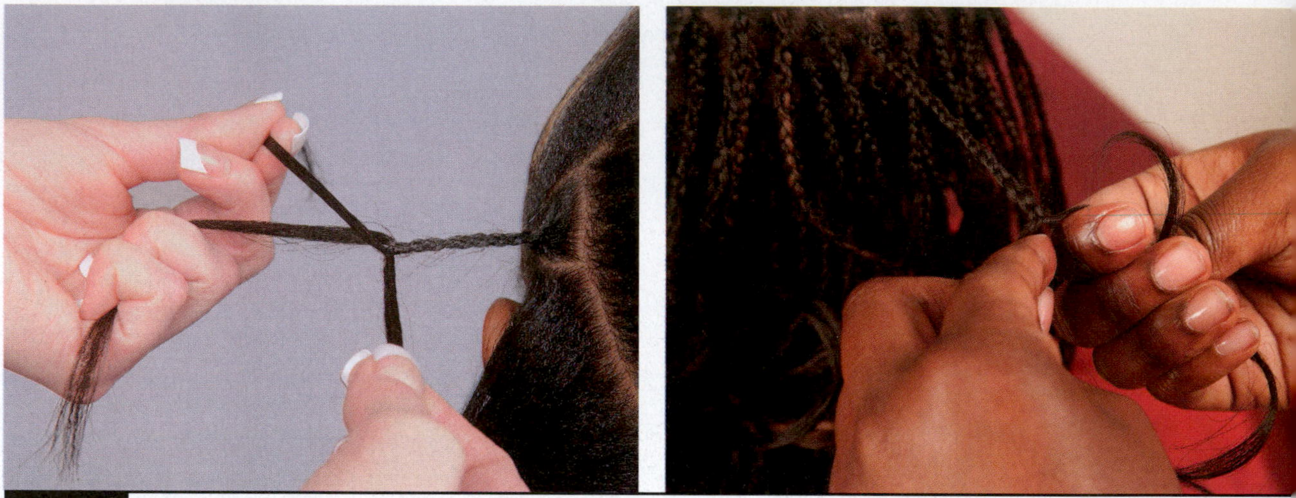

Fig. 13-14 Trenzas afro simples

Las divisiones o subsecciones de las trenzas afro simples pueden ser cuadradas, triangulares, rectangulares o con forma de diamante. La división determina dónde se coloca la trenza y cómo se mueve. Las trenzas afro simples pueden moverse en cualquier dirección, así que asegúrese de trenzarlas en la dirección en la que desea que caiga el cabello.

TRENZA SIMPLE CON EXTENSIONES

Las extensiones para trenzas simples vienen de varios tamaños y largos. Se integran al cabello natural mediante la técnica bajo la mano de tres hebras. El trenzado debe ser uniforme y ajustado.

Como parte del paso de la consulta, abra el paquete de fibras para extensiones y muéstreselas al cliente para verificar que el color sea el adecuado. Saque las fibras del paquete y córtelas a la longitud deseada, si es necesario. Coloque las fibras para extensiones en la parte de abajo de la paleta y comprímalas con la parte superior. Para asegurar las extensiones, coloque un objeto pesado encima de la paleta, como un libro grande. Esto le permite extraer fácilmente la cantidad adecuada de fibras para las trenzas. Las extensiones también se pueden separar y administrar libremente.

Cuando realice trenzas simples con extensiones de cabello humano, puede hacer una lazada con una pequeña hebra de cabello alrededor de la trenza para crear un pequeño nudo invisible. Tire de la hebra de cabello a través de la lazada para crear un nudo invisible. El método alternativo consiste simplemente en continuar trenzando el cabello hacia abajo hasta el largo deseado. Para que las puntas de las fibras sintéticas queden curvas, enrolle las puntas con un bigudí rizador y, luego, sumerja todas las puntas enrolladas en agua caliente entre 10 y 15 segundos. Este método asegura las puntas y crea un rizo en espiral en los extremos de las trenzas. Cuando realice trenzados a niños, puede utilizar pequeñas bandas elásticas para mantener las puntas en su lugar. También se pueden adornar con cuentas en las puntas. Otros acabados opcionales, como chamuscado con plancha de cerámica o pistola de calor (herramienta de pegamento de queratina en caliente que se utiliza para tejido por fusión), se consideran métodos avanzados y requieren de capacitación especial.

Para crear trenzas simples con extensiones, siga los pasos que se indican en el **Procedimiento 13-3**. En el seguimiento posterior al servicio, los clientes deben concurrir al salón cada dos o tres semanas para recibir un tratamiento de acondicionamiento con champú y vapor, o retoques en las extensiones de cabello sueltas.

Ⓟ 13-3: Trenzas simples con extensiones

Ver página 504

TRENZAS EN HILERA

Las **trenzas en hilera**, también conocidas como *trenzas en fila*, son filas estrechas de trenzas visibles pegadas al cuero cabelludo y se crean con una técnica de trenzado de tres hebras sobre el cuero cabelludo (**figura 13-15**). Para que las trenzas en hilera queden hermosas, es fundamental que las divisiones del cabello sean parejas y uniformes. Para aprender a hacer estas divisiones, se requiere paciencia y práctica. A fin de desarrollar velocidad, precisión y destreza en los dedos y las muñecas, puede utilizar un maniquí para practicar.

Las trenzas en hilera se pueden hacer en cabellos de varios largos y texturas. Para el cabello largo y lacio, las trenzas en hilera largas son un peinado moderno y elegante. Las trenzas en hilera de diseñador son cada vez más populares, y sus diseños elaborados demuestran la destreza y creatividad del estilista. Los peinados planos pegados al contorno de la cabeza pueden durar varias semanas cuando se arman sin extensiones y hasta dos meses cuando se arman con extensiones.

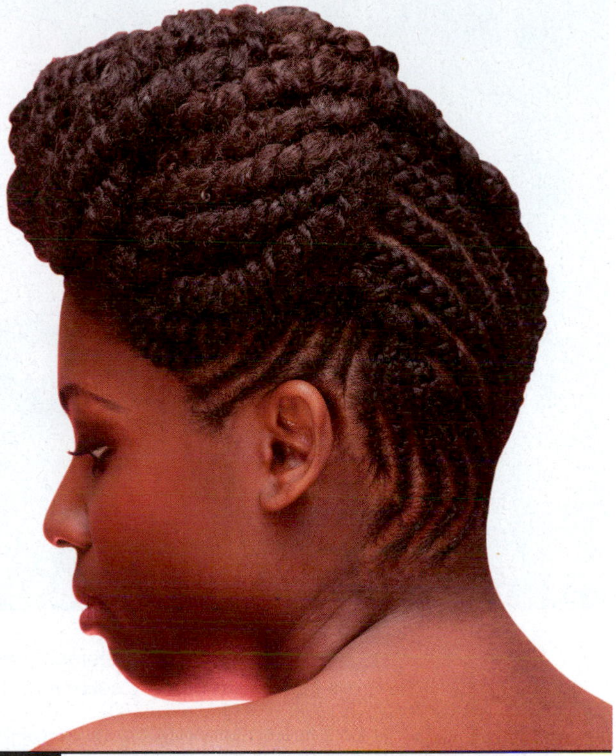

Fig. 13-15 Recogido con trenzas en hilera esculpidas

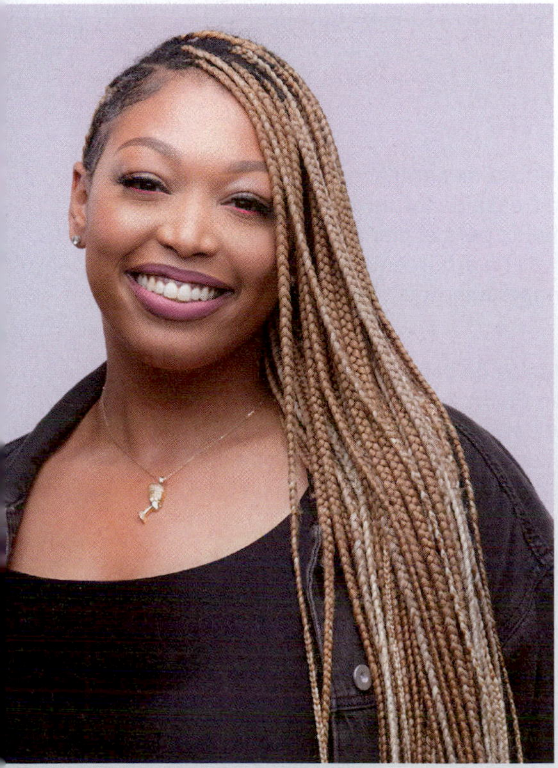

Por lo general, las trenzas en hilera duran de tres a cuatro semanas. Para garantizar un cabello saludable, se deben desarmar las trenzas en hilera y lavar el cabello con champú y acondicionador en este tiempo. Cuando se arman con extensiones, pueden durar entre cuatro y seis semanas. Las trenzas en hilera con capas se deben retocarse fila por fila para que se mantengan limpias y apretadas. Deben desarmarse por completo al cabo de ocho semanas para evitar la formación de nudos, rastas o el adelgazamiento del cabello.

TRENZAS EN HILERA CON EXTENSIONES (MÉTODO DE ENGROSAMIENTO)

Se pueden aplicar extensiones a las trenzas en hilera o individuales con el método de engrosamiento. En este método, la trenza se elabora hebra por hebra con extensiones de fibra de cabello. Una cantidad excesiva de material de extensión puede ejercer demasiado peso en las áreas frágiles del contorno del cuero cabelludo, lo que tensará y jalará el cabello, dando como resultado una apariencia artificial. Si el estilista aplica la tensión adecuada al utilizar el método de engrosamiento, puede evitar esa apariencia artificial y el resquebrajamiento del cabello.

Las trenzas en hilera convencionales son planas, naturales y siguen el contorno del cuero cabelludo. Las divisiones son importantes porque definen el peinado terminado.

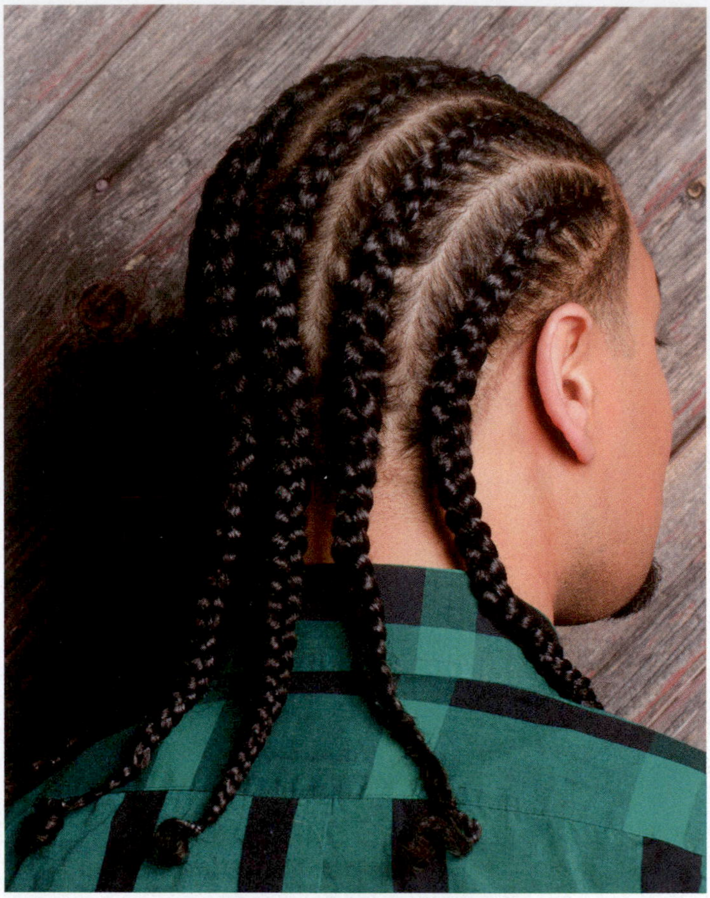

El método de engrosamiento crea una base en punta o estrecha en el contorno del cuero cabelludo. Para completar la base, se agregan pequeños trozos o tiras de cabello de extensión, por lo que las trenzas contiguas quedan más juntas. Esta técnica requiere más tiempo de elaboración que las trenzas en hilera tradicionales. Sin embargo, una trenza en hilera elaborada con el método de engrosamiento dura más, luce más natural y no genera una tensión excesiva en el contorno del cuero cabelludo. Existen varias formas de comenzar una trenza en hilera y engrosarla con las trozos de extensión.

Durante el proceso de trenzado en hileras, el cabello que queda directamente debajo de la vuelta anterior se debe incorporar a la trenza al tomar cabello de la base. El cabello que toma nunca debe provenir de otra sección ni de una parte inferior de la trenza. Esto también aplica para cualquier técnica de trenzado. Si el comienzo de la extensión se estira demasiado o se coloca mal, el cabello queda expuesto y sin soporte, lo que puede provocar resquebrajamiento y pérdida del cabello en esa área. Esto es particularmente válido cuando se añaden extensiones al contorno del cuero cabelludo. Si la extensión no se asegura mediante dos o tres vueltas antes de recoger el cabello, podría alejarse del punto de entrada.

Para lograr un acabado profesional, recorte siempre las puntas que sobresalgan de la trenza. Sostenga la tijera horizontalmente y corte mientras avanza por el tallo, cuidando de no cortar la trenza.

Para crear trenzas en hilera, siga los pasos que se indican en el **Procedimiento 13-4**.

Ⓟ 13-4: Trenzas en hilera básicas *Ver página 507*

TRENZAS DE ÁRBOL/ENTRELAZAMIENTO

Las trenzas de árbol son una forma más novedosa de agregar cabello para que luzca más largo. El cabello del cliente se trenza de forma convencional o en hileras junto con las extensiones de cabello, pero el peinado terminado muestra mayormente cabello falso. Las trenzas de árbol requieren alrededor de cuatro horas, por lo que llevan menos tiempo que otras técnicas. Hay varias formas de hacer trenzas de árboles.

Algunos trenzadores agregan hebras individuales de cabello que se trenzan junto con el cabello natural y se amarran a 1,27 cm (½ in) aproximadamente del área del cuero cabelludo. Con esta técnica, se pueden ver algunas trenzas muy cortas que sobresalen del contorno del cuero cabelludo y, luego, la extensión de cabello (larga y sin trenzar) cae libremente para crear la apariencia natural de un cabello largo y lacio.

¡Atención!

El tironeo excesivo o el trenzado muy apretado provocan contornos del cuero cabelludo delgados y alopecia. Evite agregar una cantidad excesiva de extensiones o fibras en un contorno del cuero cabelludo frágil.

Para crear trenzas de árbol, también se pueden agregar trozos largos y sueltos de cabello a las trenzas en hilera. Luego de trenzar algunas secciones, se saca de la hilera una pequeña parte de la extensión de cabello para que caiga libremente. En esta técnica, se continúa agregando cabello a lo largo de toda la trenza en hilera. Cuando el peinado está terminado, las secciones del cabello extendido que caen libremente ocultan por completo las trenzas en hilera, creando la apariencia de un cabello largo natural, que puede ser lacio u ondulado, según la textura de las extensiones.

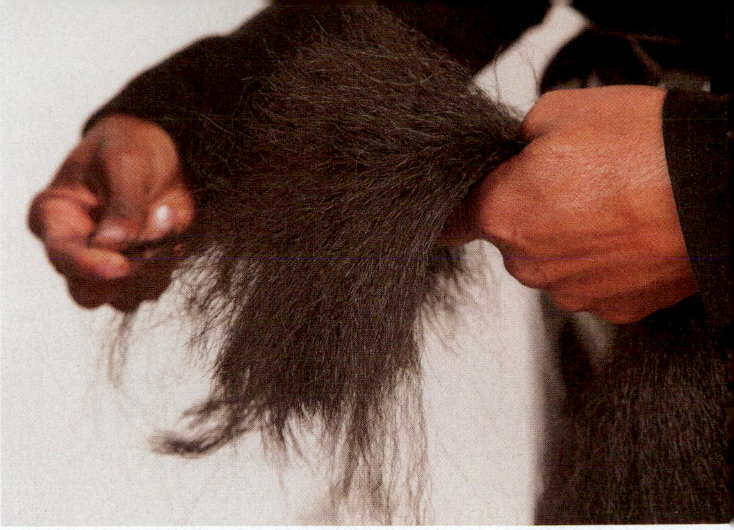

EXTENSIONES DE RASTAS

Las **extensiones de rastas** son otro tipo de método de extensión de cabello. Crean un peinado con rastas de apariencia natural con agregado de cabello humano o fibras capilares sintéticas. Las extensiones de rastas de cabello humano son el peinado con rastas de aspecto más natural. Las extensiones de rastas de cabello humano se pueden prefabricar y coser al cabello trenzado individual. El método de ganchillo se usa para unir extensiones de rastas de cabello humano con una aguja de ganchillo, entretejiendo los cabellos dentro y fuera de una trenza individual. Otra técnica de rastas consiste en una trenza de extensión que se envuelve con cabello con textura afro para crear una extensión de rasta maciza.

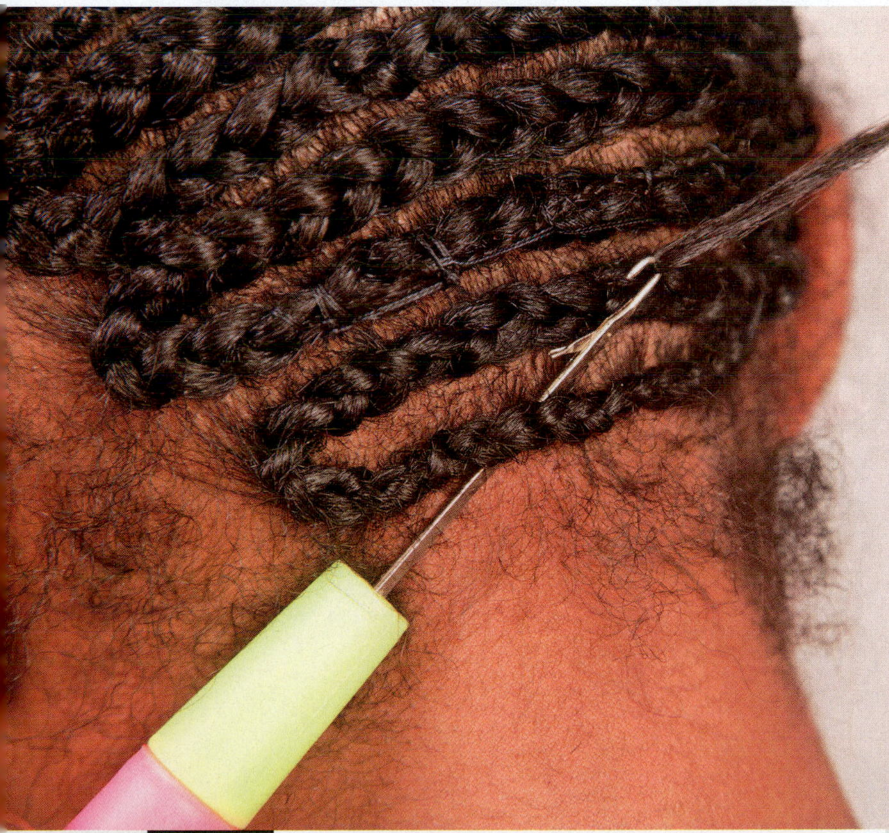

Fig. 13-16 Método de ganchillo

RASTAS FALSAS

Las **rastas falsas** se crean con cabello sintético prefabricado y vienen de varios colores y estilos. El método de ganchillo también se usa para unir las extensiones de rastas a trenzas en hilera base para crear el estilo. Las rastas sintéticas tienen una lazada abierta en los extremos y se coloca fácilmente con una herramienta con gancho de pestillo (**figura 13-16**).

Actividad

Combinación de la forma del rostro con el peinado trenzado

Las trenzas se pueden hacer de distintos largos y usarse para armar peinados recogidos que se adapten a la forma del rosto de su cliente. Con sus compañeros de clase, determinen la forma del rostro del otro, a partir de los siguientes tipos principales. Luego, experimenten con formas artísticas para crear peinados recogidos trenzados y trenzas entretejidas que funcionen bien para los distintos tipos de formas de rostro. Recuerde:

- *Un rostro ovalado tiene forma de huevo y la mayoría de los peinados trenzados se adaptan bien a esta forma.*
- *Un rostro oblongo es largo en sentido vertical y requiere un peinado con más volumen a los lados.*
- *Un rostro redondo es ancho en las mejillas y le queda bien un peinado con altura, por ejemplo, uno con trenzas que se juntan bien arriba y amarradas debajo de la coronilla, por atrás.*
- *Un rostro cuadrado tiene una línea de mandíbula fuerte y cuadrada, que se puede minimizar si se realizan trenzas más largas para enmarcar la cara.*
- *El rostro con forma de corazón es ancho a la altura de la frente y angosto en el mentón y la mandíbula. Utilice flequillos o trenzas cruzadas por la frente.*
- *El rostro triangular es angosto a la altura de la frente y ancho en el mentón y la mandíbula. Lleve al menos algunas trenzas hacia adelante para crear la ilusión de que la línea del mentón es más angosta.*

*Cuando haga trenzas para peinados recogidos, puede enrollarlas alrededor de la cabeza, levantarlas y entrelazar algunas secciones, y amarrarlas con una trenza o banda (*figura 13-17*). Incluso, puede crear un moño lateral para desviar la atención de un rostro oblongo. Utilice la forma de la cabeza como orientación para sus opciones de peinado y, para sujetar grupos de trenzas, enrolle otras dos o tres trenzas alrededor de ellas. En algunos peinados, el mayor desafío será descubrir maneras de sostener trenzas pesadas arriba.*

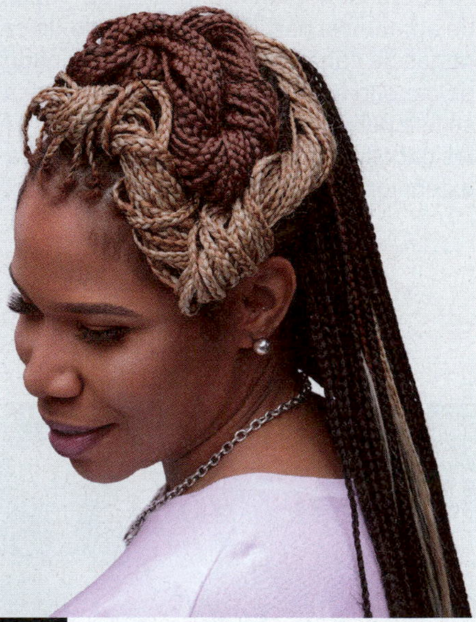

Fig. 13-17 Trenzas en alto

Verificación

4. ¿Cuál es la forma más eficaz de preparar el cabello para el trenzado?
5. Mencione los distintos tipos de técnicas básicas de trenzado.
6. ¿Qué son las trenzas en hilera?

Ⓟ Procedimiento 13-1

Preparación del cabello texturizado para el trenzado

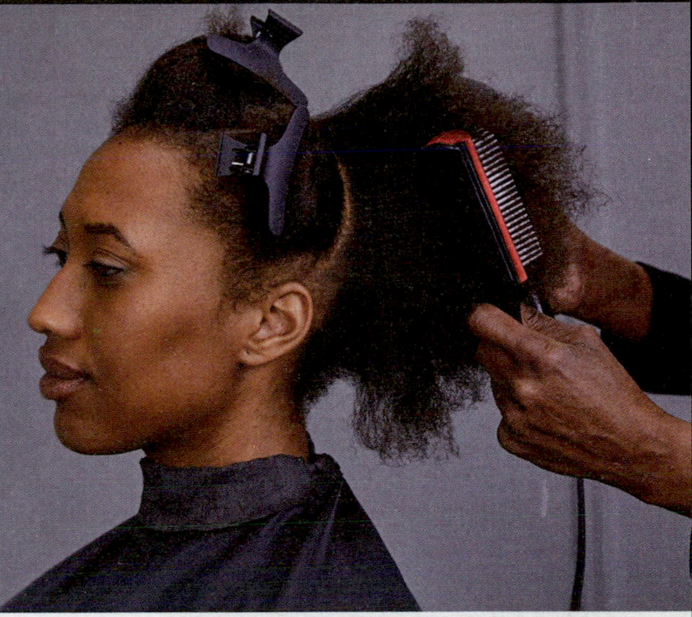

IMPLEMENTOS Y MATERIALES

- Cepillo para secado con secador
- Crema o pomada de secado a base de aceites botánicos y mantecas
- Secador de cabello y accesorio de boquilla con peine
- Pinzas de mariposa
- Acondicionador (hidratante)
- Peine y cepillo para desenredar
- Secador de pie
- Banda para el cuello o toallas
- Capa para lavado con champú
- Atomizador con acondicionador desenredante hidratante sin enjuague
- Champú libre de sulfatos
- Peine de cola con dientes grandes y redondeados o peine de dientes anchos
- Pomada texturizada
- Toallas

PREPARACIÓN

Antes de comenzar, realice el Ⓟ **10-1 Procedimiento previo al servicio.**

1

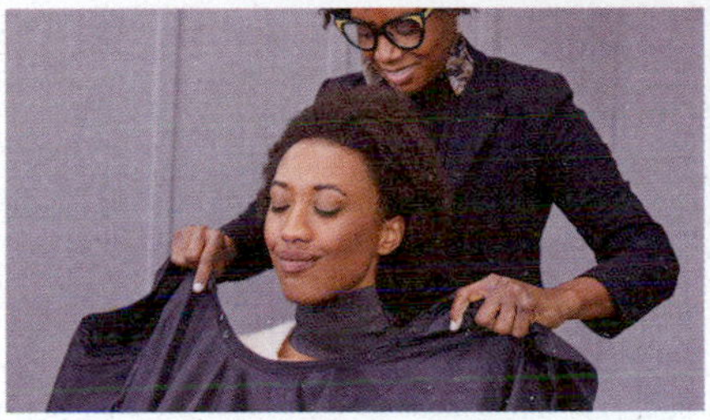

Cubra al cliente para lavarle el cabello con champú y desenredárselo.

2

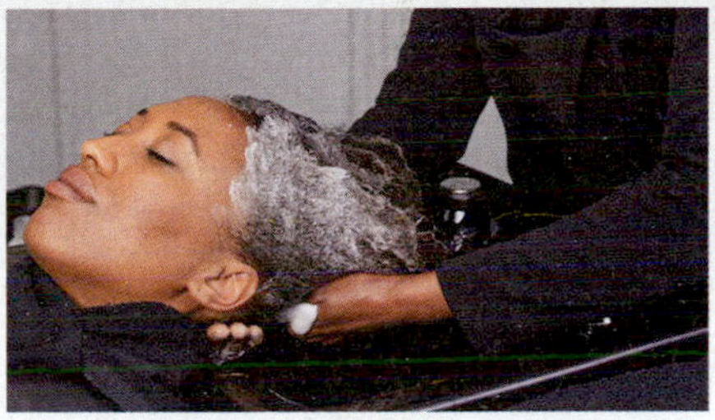

Lave el cabello con champú, enjuáguelo, aplique acondicionador y, luego, enjuáguelo bien.

3

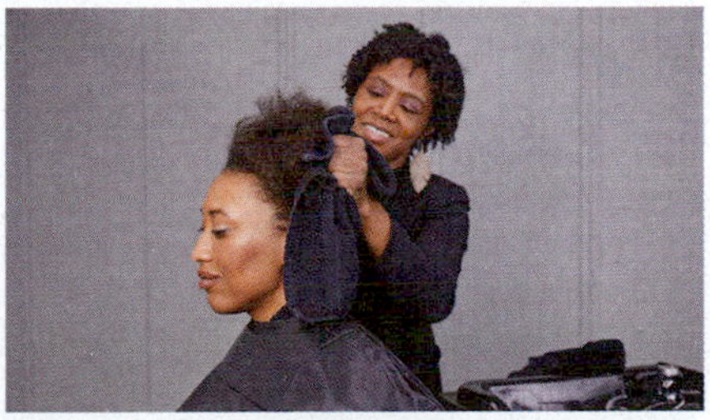

Seque suavemente el cabello con una toalla.

4

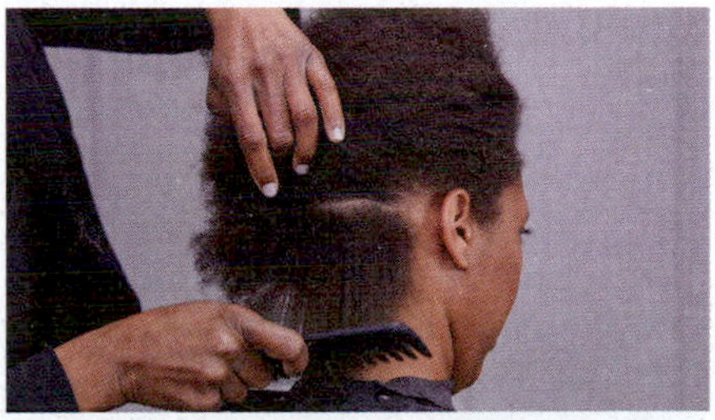

Desenrede suavemente el cabello con el peine de dientes anchos.

5

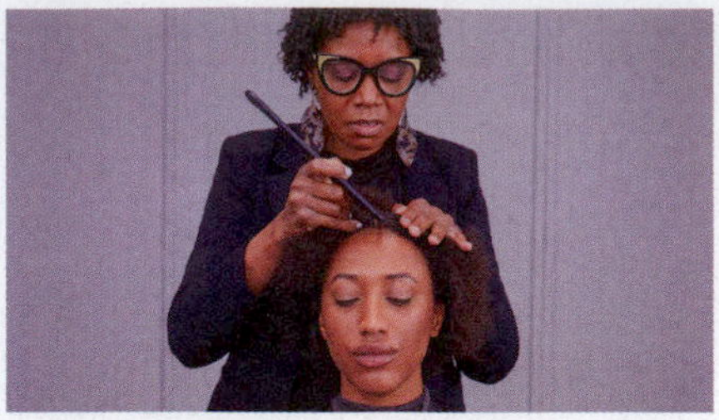

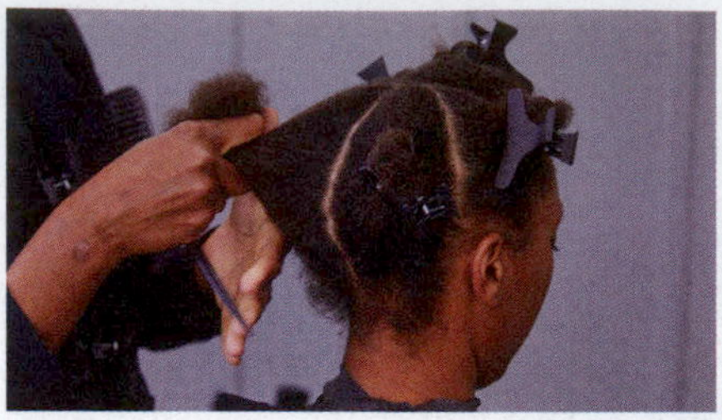

Divídalo en secciones y sujételo con una pinza. Continúe seccionando el cabello según su densidad y el peinado deseado. Para sujetar las secciones, enrosque el cabello y sosténgalo con pinzas.

6

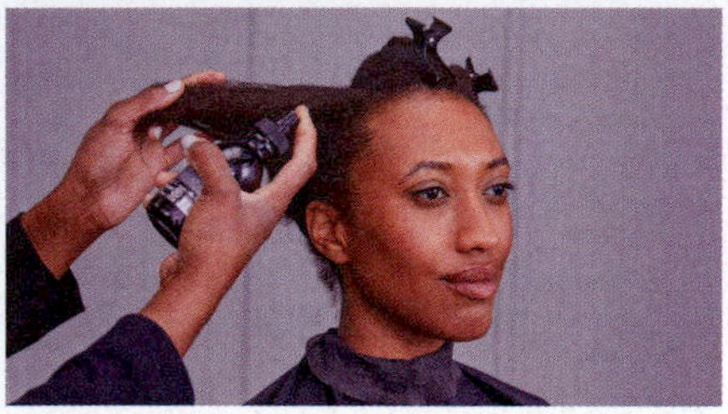

Si es necesario, rocíe ligeramente cada sección con solución desenredante.

7

Para mayor control, divida cada sección en dos partes iguales, péinelas bien y enrósquelas juntas hasta las puntas para mantener el cabello en su lugar.

8

Para eliminar el exceso de humedad del cabello, coloque al cliente bajo un secador de pie con calor medio durante 5 a 10 minutos o use un secador de cabello.

9

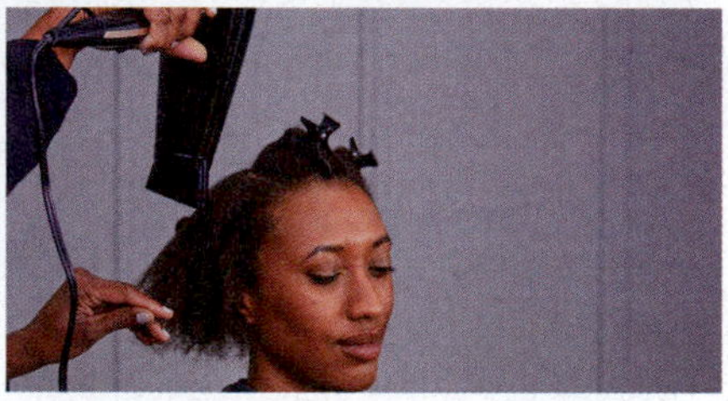

Abra una de las secciones peinadas. Con los dedos, aplique *spray* o crema de secado al cabello desde el cuero cabelludo hasta las puntas. Use un secador de cabello con o sin accesorio de boquilla con peine y sostenga el cabello hacia abajo y en dirección opuesta a la cabeza del cliente. Estire suavemente el cabello y permita que el aire fluya hacia abajo.

10

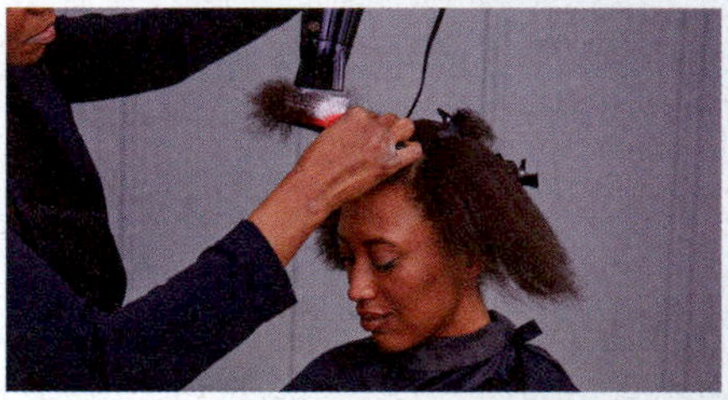

Use un cepillo para secado con secador o una herramienta similar para ayudar a secar y estirar el cabello.

11

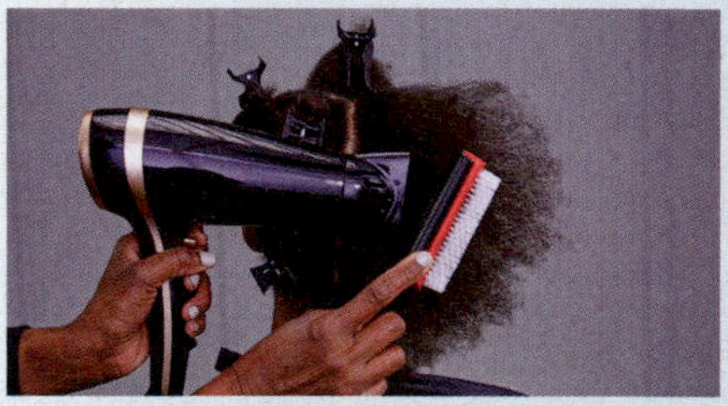

Al realizar el secado con secador, comience por las puntas y trabaje hacia arriba por el tallo del cabello con un movimiento de peinado hacia afuera con peine o cepillo. Asegúrese de apuntar la boquilla en la dirección opuesta al cliente.

12

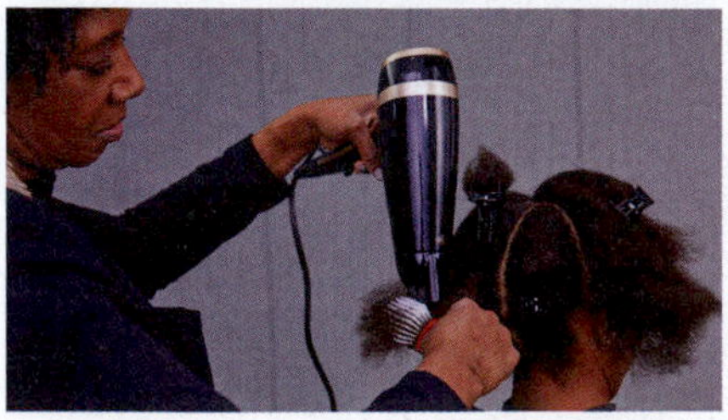

A medida que las puntas se relajan y estiran, continúe peinando y alisando las secciones. Use tensión moderada y dirija el flujo de aire directo hacia abajo por el tallo del cabello para alisar y sellar la cutícula.

13

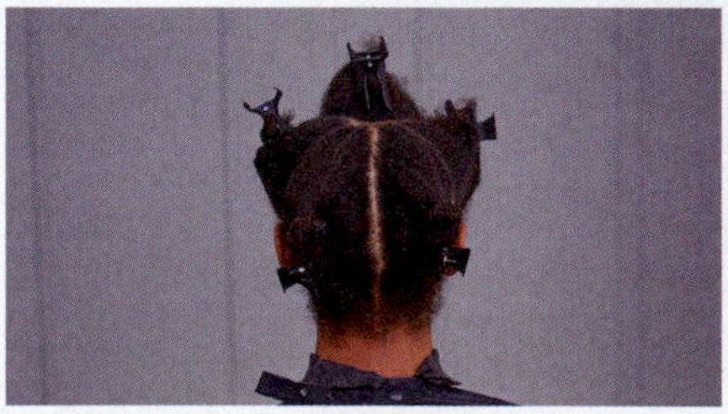

Una vez que termine de secar el cabello, secciónelo y sujételo de acuerdo con el servicio de trenzado deseado. La preparación ya está lista.

POSTERIOR AL SERVICIO

Complete el

Ⓟ **10-2 Procedimiento posterior al servicio.**

Ⓟ Procedimiento 13-2

Trenzas halo

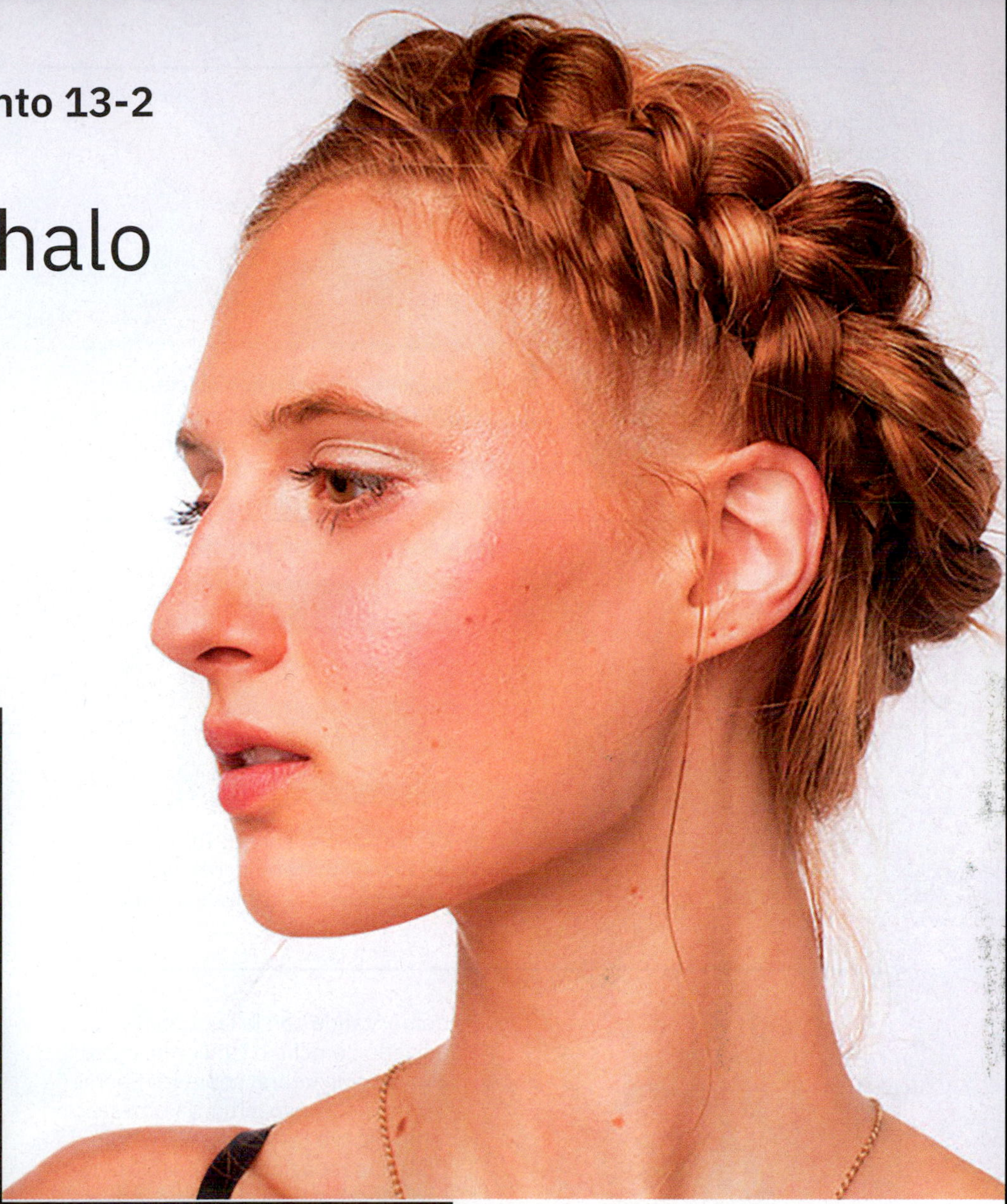

IMPLEMENTOS Y MATERIALES

- Crema o pomada de secado con aceite botánico o pomada texturizada
- Secador de cabello
- Cepillo de cerdas de jabalí
- Pasadores y horquillas
- Pinzas de mariposa o pinzas para pelo largo
- Bandas elásticas transparentes o de goma negras, elásticos cubiertos con tela u otros implementos para amarrar las puntas
- Acondicionador (hidratación o humectación)
- Accesorios y adornos para el cabello (si se desea)
- Botella de agua con atomizador
- Banda para el cuello o toallas
- Capa para lavado con champú
- Cepillo para suavizar y de paleta
- Atomizador con acondicionador desenredante sin enjuague
- Espuma modeladora, *spray* texturizador y laca para acabado
- Champú libre de sulfatos
- Peine de cola con dientes grandes redondeados
- Toallas

PREPARACIÓN

Antes de comenzar, realice el Ⓟ **10-1 Procedimiento previo al servicio.**

DURACIÓN ESTIMADA

20 MIN

1. Cubra al cliente para el lavado con champú. Si es necesario, desenrede el cabello con un cepillo de paleta.

2. Lave el cabello con champú, enjuáguelo, aplique acondicionador y, luego, enjuáguelo bien.

3

Aplique espuma modeladora. Seque suavemente el cabello con una toalla y ligeramente con secador el cabello lacio u ondulado.

4

Aplique la crema de secado sobre el cabello texturizado y séquelo por completo.

5

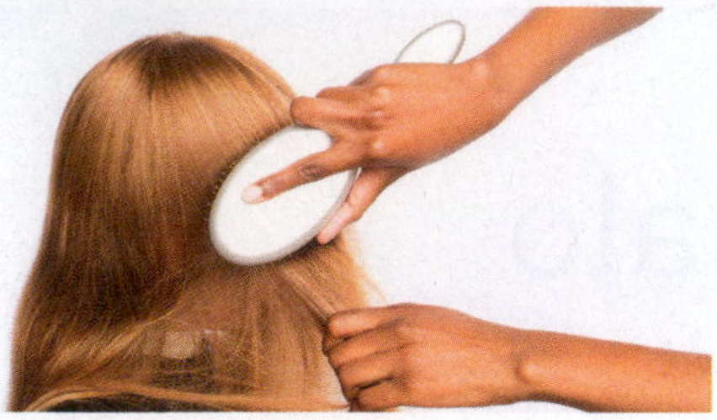

Cepille el cabello con un cepillo de cerdas de jabalí o para suavizar desde el centro hacia todo el contorno del cuero cabelludo.

6

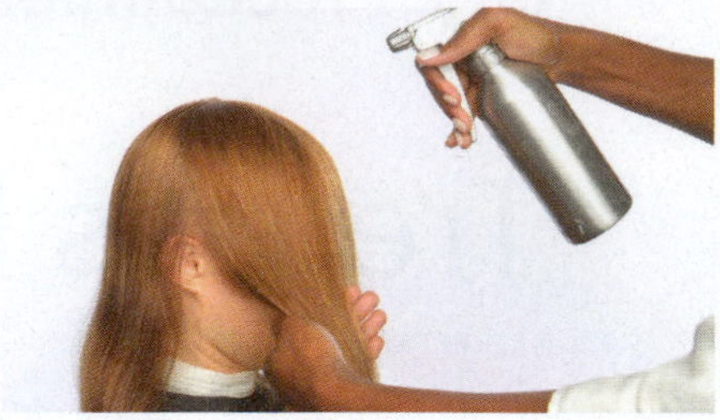

Si el cabello es lacio, rocíe ligeramente con *spray* texturizador para humedecer y sujetar el cabello. No divida el cabello.

7

Con la técnica sobre la mano, tome una sección de cabello entre el pulgar y el índice de la mano dominante.

8

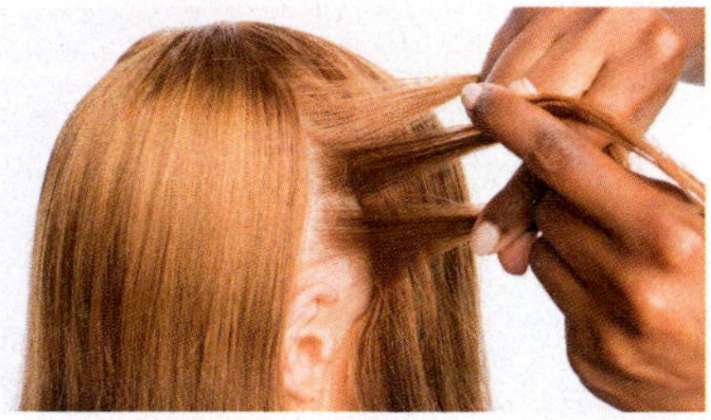

Comience en la oreja. Tome tres secciones de cabello con las manos y comience una trenza invertida.

9

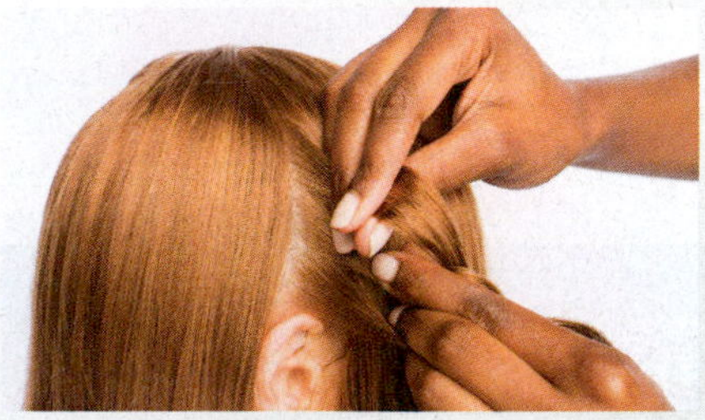

Con la mano dominante, tome una sección de cabello entre el pulgar y el dedo índice.

10

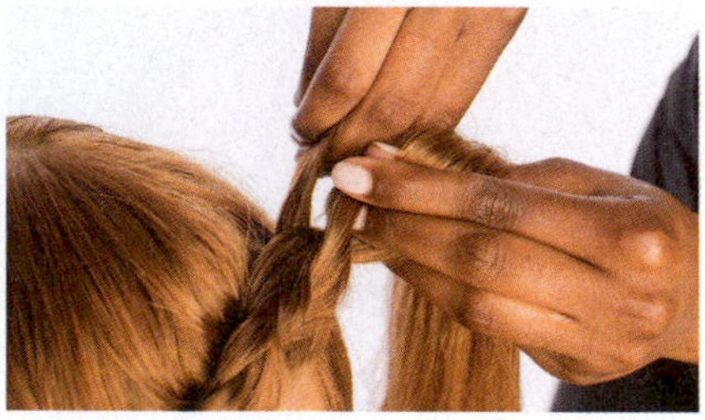

Comenzando con la sección de cabello del lado derecho o izquierdo, cruce una sección lateral sobre las hebras del medio. Luego, cruce la otra sección lateral sobre las hebras del medio. Continúe recogiendo cabello desde cada sección lateral y cruce la sección del medio para crear la trenza.

11

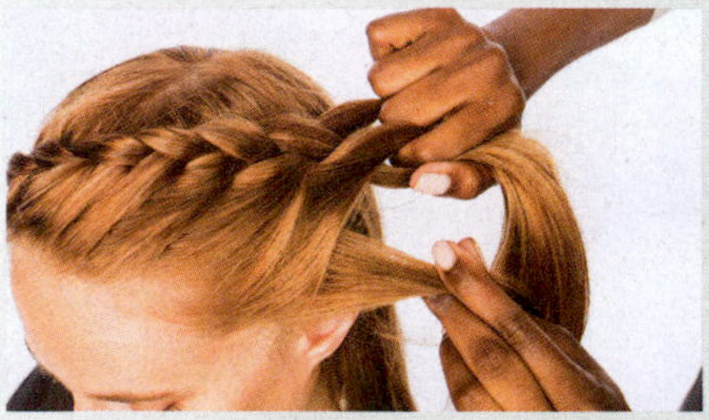

Avance con la trenza invertida alrededor de toda la cabeza hasta llegar a la oreja.

12

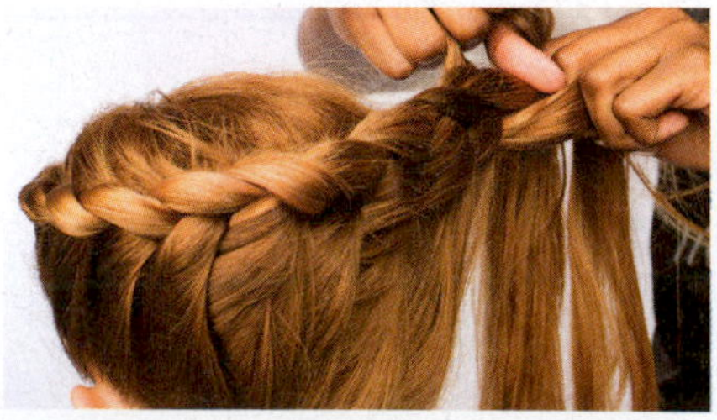

Continúe el trenzando hasta la punta de las hebras.

13

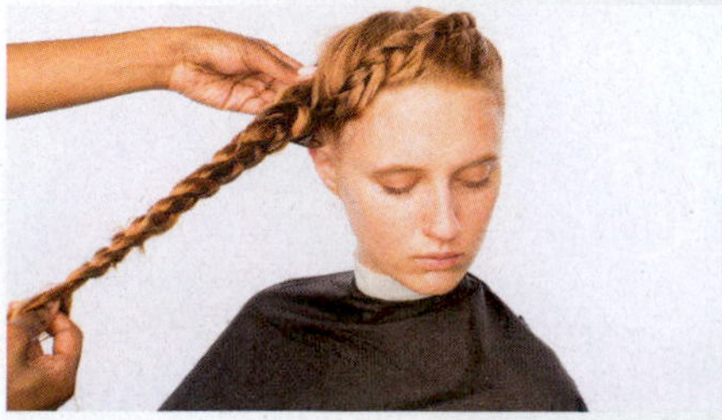

Amarre el cabello con una banda elástica transparente o una banda adecuada según el color del cabello.

14

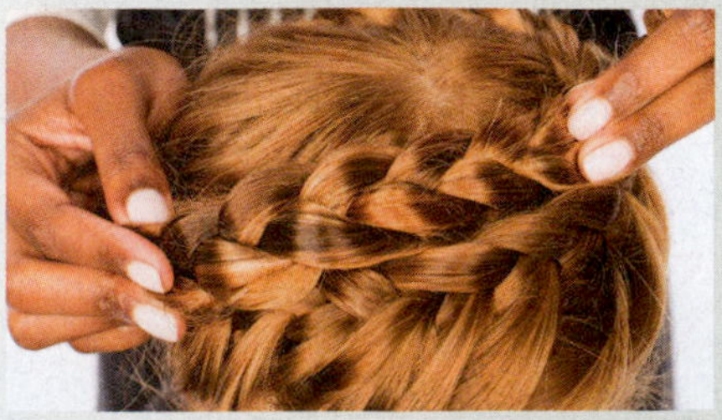

Coloque la trenza larga alrededor de la cabeza, arriba de la trenza invertida.

15

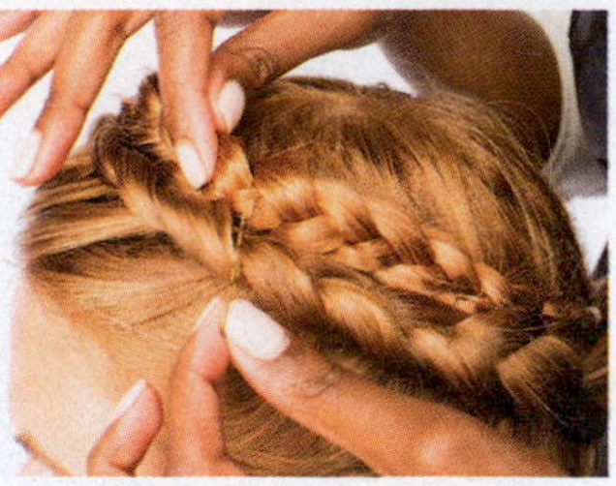

Asegure la trenza con horquillas.

16

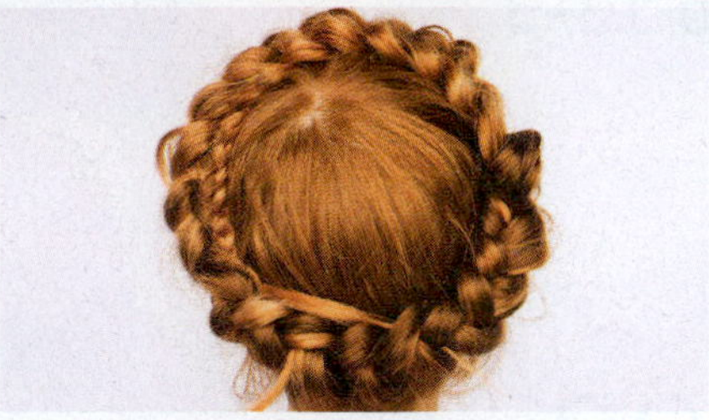

Para darle una apariencia fantasiosa, afloje las trenzas y retire algunas hebras alrededor de la cabeza.

17

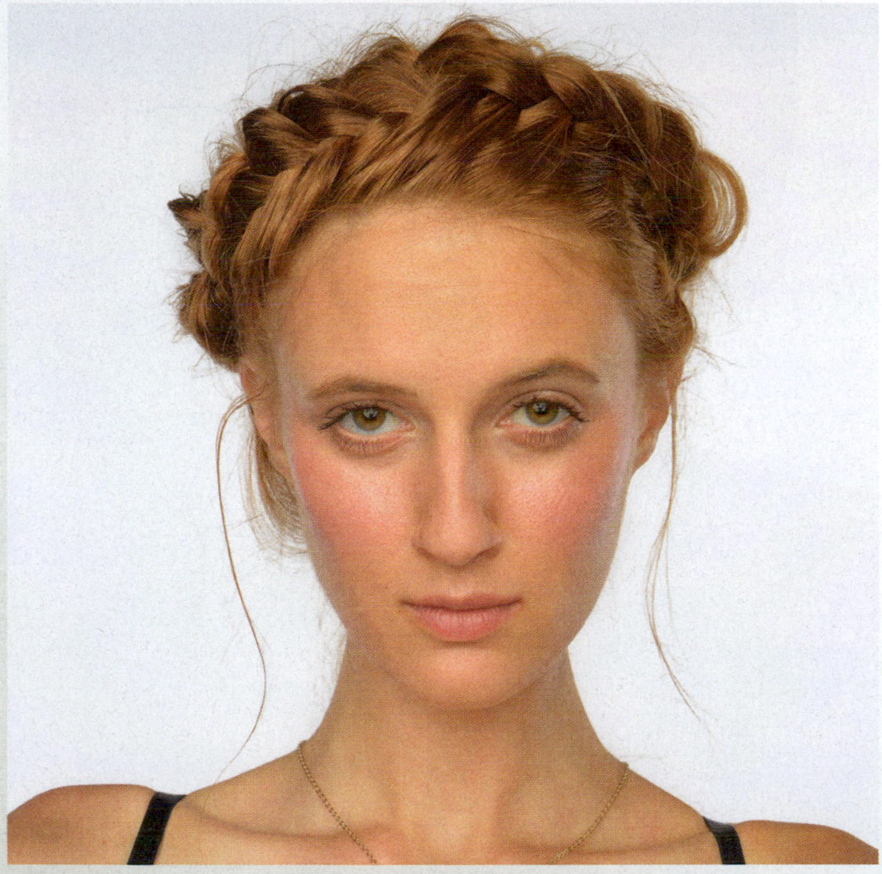

Utilice laca para darle un acabado al peinado.

POSTERIOR AL SERVICIO

Complete el

Ⓟ **10-2 Procedimiento posterior al servicio.**

Ⓟ Procedimiento 13-3

Trenzas simples con extensiones

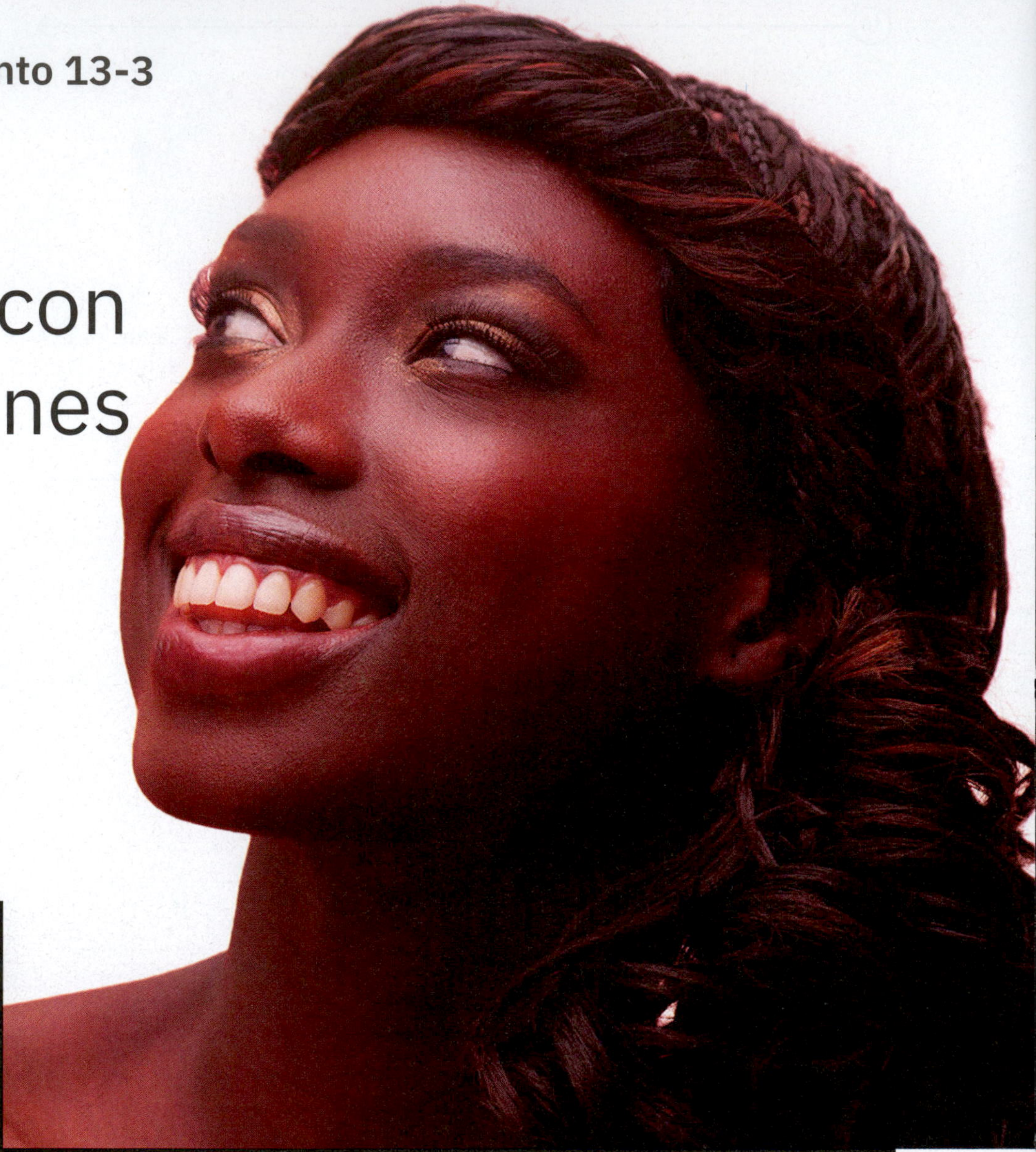

IMPLEMENTOS Y MATERIALES

- Rizador de barril
- Crema de secado o pomada para cabello a base de aceites botánicos o mantecas
- Secador de cabello
- Pinzas de mariposa
- Acondicionador (hidratación o humectación)
- Atomizador con solución desenredante
- Paleta o bandeja
- Extensión de cabello
- Aceite para brillo o aceite botánico para acabado
- Accesorios y adornos para el cabello (si se desea)
- Botella de agua con atomizador
- Banda para el cuello o toallas
- Bandas de goma, elásticos cubiertos con tela u otros implementos para amarrar las puntas
- Capa para lavado con champú
- Tijera
- Espuma modeladora y *spray* para acabado
- Champú limpiador libre de sulfato
- Peine de cola y peine de dientes anchos con dientes grandes y redondeados
- Toallas

PREPARACIÓN

Antes de comenzar, realice el Ⓟ **10-1 Procedimiento previo al servicio.**

DURACIÓN ESTIMADA

240-480 MIN

1

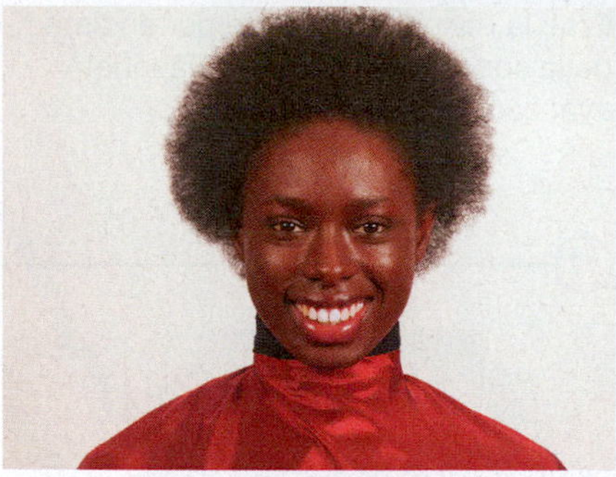

Cubra al cliente para el lavado con champú. Si es necesario, desenrede el cabello con el peine de dientes anchos.

2

Lave el cabello con champú y acondicionador, desenrédelo y sepárelo en cuatro secciones. Aplique crema de secado y, luego, seque el cabello por completo.

3

Prepare las fibras de extensión sobre una paleta o bandeja.

4

Aplique aceite botánico ligero al cuero cabelludo y masajéelo allí y por todo el cabello.

5

Con un peine de cola, divida el cabello de oreja a oreja a lo largo de la coronilla. Sujete con pinzas la sección frontal.

6

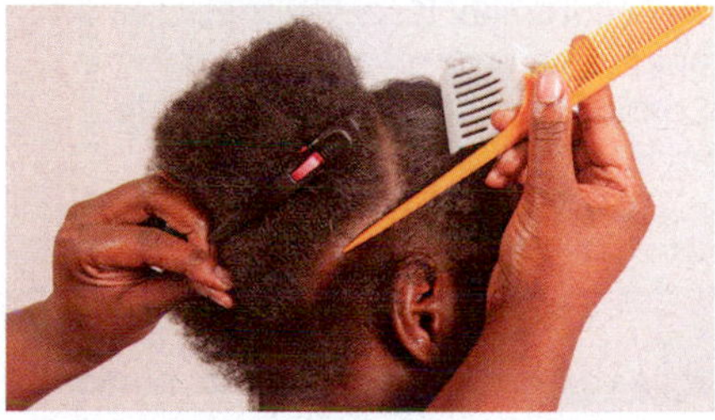

Divida una sección diagonal en la parte posterior de la cabeza, en un ángulo de aproximadamente 45 grados desde la oreja hasta la nuca. Si el contorno del cuero cabelludo es largo, es posible que deba comenzar la división por debajo de las orejas hacia la nuca. Para una trenza de tamaño mediano, esta sección puede tener entre 0,6 cm (¼ in) y 2,5 cm (1 in) de ancho, según la textura y el largo del cabello.

7

Use divisiones verticales para separar la base en subsecciones y elabore una base con forma de rombo.

8

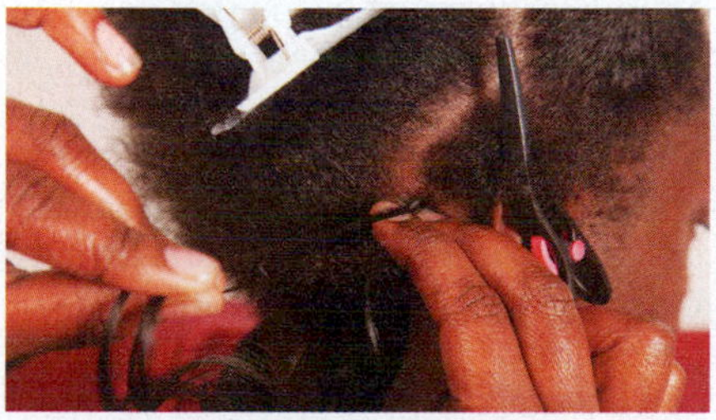

Tome de la paleta o bandeja la cantidad apropiada de fibras para extensiones. La extensión siempre debe ser proporcional a la sección a la que se aplica. Para lograr un efecto en punta, jale con suavidad ambos lados de las fibras de la extensión de manera que las puntas queden desiguales. Después, doble las fibras por la mitad.

9

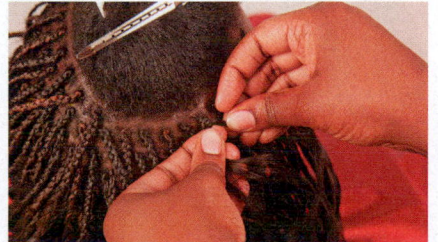

Divida el cabello natural en tres secciones iguales. Coloque la extensión doblada sobre el cabello natural, en la parte central y externa de la trenza.

10

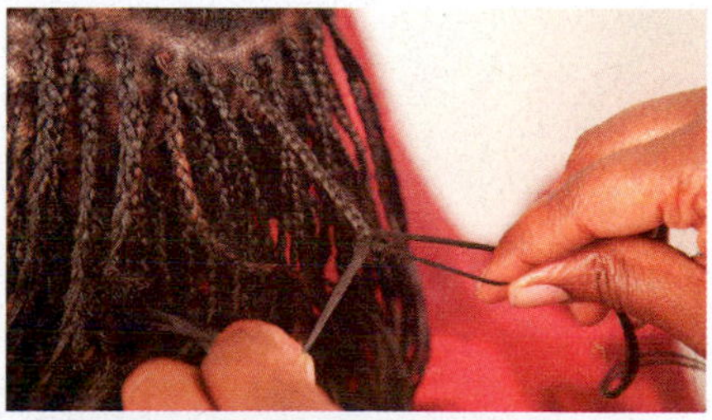

Una vez que la extensión esté en su sitio, comience la técnica de trenzado bajo la mano. Cruce la hebra exterior por debajo de la hebra central, y pase la hebra central siempre por encima con firmeza, de modo que la hebra exterior permanezca fija en el centro.

11

A medida que desciende por la trenza, mantenga los dedos cerca de la puntada (el patrón trenzado) para que la trenza se mantenga apretada y recta.

12

Continúe el trenzado hasta el largo deseado. No es necesario amarrar la trenza.

13

Cree la división siguiente por encima de la sección anterior, en diagonal, avanzando hacia la oreja.

14

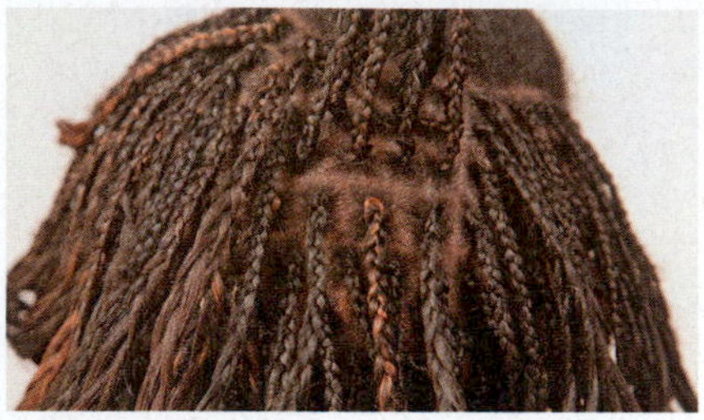

Cuando haya terminado varias secciones, alterne la dirección de la diagonal para comenzar las divisiones y el trenzado del otro lado de la cabeza. Complete la sección con la técnica de enladrillado.

15

Una vez que termine la parte posterior, cree una división diagonal u horizontal encima de la oreja.

16

A medida que se acerque al contorno del cuero cabelludo, tenga en cuenta la cantidad de cabello de extensión que se aplique en esa zona; la fibra siempre debe ser proporcional al cabello sobre el que se aplica.

17

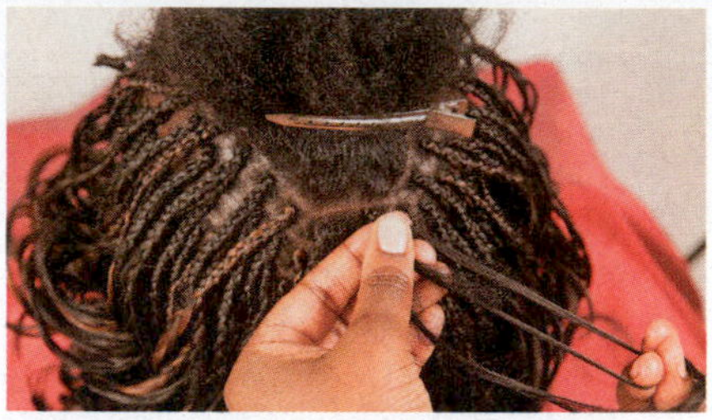

Continúe el trenzado del otro lado de la cabeza. Cuando llegue a la zona de la coronilla, las divisiones crearán una forma en V en la parte superior. Continúe las divisiones diagonales en la coronilla.

18

Una vez trenzada toda la cabeza, corte todas las puntas de cabello que se hayan soltado del tallo de la trenza con una tijera.

19

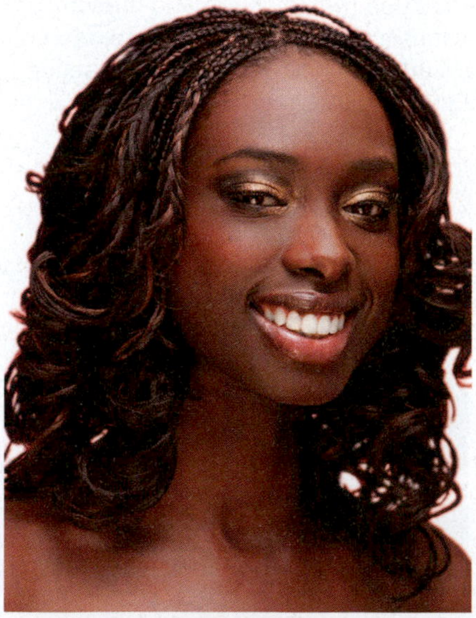

Si usa extensiones de cabello humano, aplique espuma modeladora y rocíe las puntas con agua para activar la ondulación de las extensiones o forme rizos con el rizador de barril para dar una sensación de rebote.

20

Si usa fibras capilares sintéticas, aplique espuma en las puntas del cabello y, luego, sumerja el cabello en agua caliente durante 10 a 15 segundos. Seque las puntas con una toalla o coloque al cliente debajo del secador de pie para secarlas. Deles forma a las puntas al largo deseado con tijera; amarre las puntas con bandas de goma si lo desea.

21

Adorne con accesorios y adornos si lo desea.

POSTERIOR AL SERVICIO

Complete el

Ⓟ **10-2 Procedimiento posterior al servicio.**

Ⓟ **Procedimiento 13-4**

Trenzas en hilera básicas

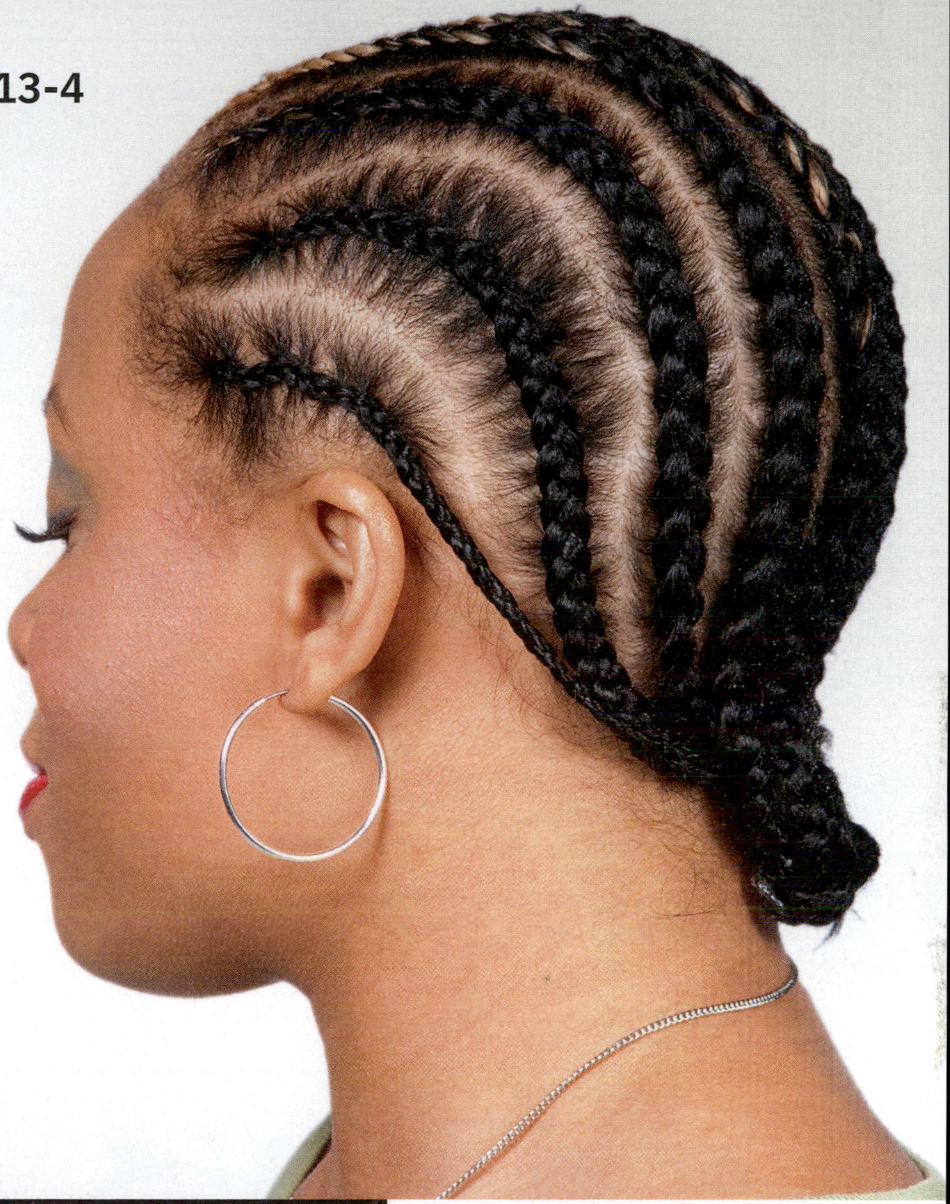

IMPLEMENTOS Y MATERIALES

- Secador de cabello
- Crema de secado o pomada para cabello a base de aceites botánicos o mantecas
- Suero de aceite y laca de acabado
- Pinzas de mariposa
- Bandas de goma transparentes o negras, bandas elásticas cubiertas de tela
- Acondicionador (hidratación o humectación)
- Atomizador con solución desenredante
- Banda para el cuello o toallas
- Aceite en *spray* y aceites botánicos
- Capa para lavado con champú
- Champú limpiador libre de sulfato
- Peine de cola y peine de dientes anchos con dientes grandes y redondeados
- Toallas

PREPARACIÓN

Antes de comenzar, realice el Ⓟ **10-1: Procedimiento previo al servicio.**

DURACIÓN ESTIMADA

90 MIN

1

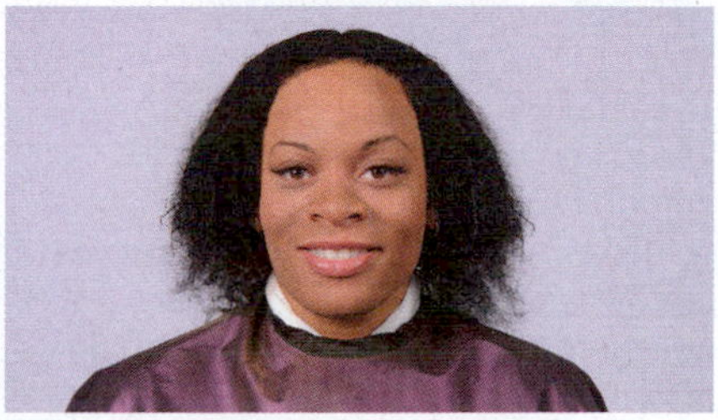

Cubra al cliente para el lavado con champú. Si es necesario, desenrede el cabello con un peine de dientes anchos.

(2)

Lave el cabello con champú y acondicionador, desenrédelo, divídalo y sepárelo en cuatro secciones. Aplique crema de secado y, luego, seque el cabello por completo.

(3)

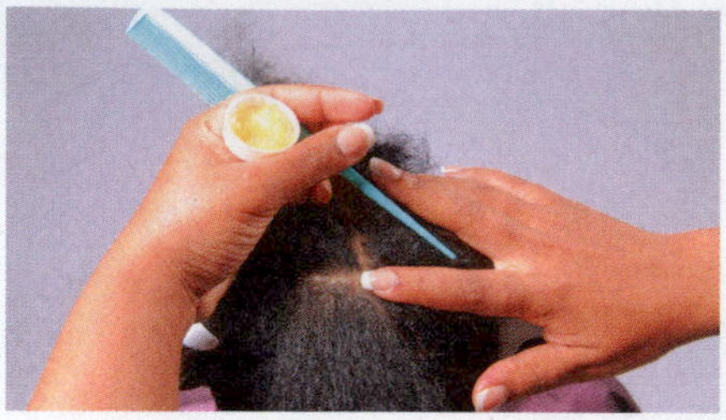

Según el peinado deseado, determine el tamaño y la dirección correcta de la base de la trenza en hilera. Con el peine de cola, divida el cabello en secciones de 5 cm (2 in) o menos, según el peinado que se quiera lograr, y aplique un aceite botánico ligero en el cuero cabelludo. Masajee con aceite todo el cabello y el cuero cabelludo.

(4)

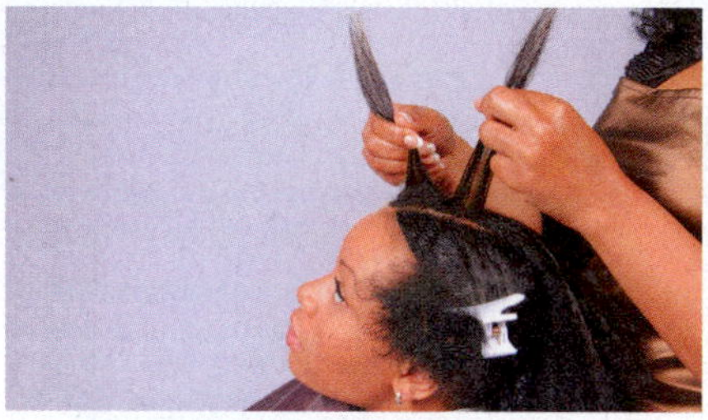

Tome dos secciones iguales para crear una hilera ordenada como base de la trenza en hilera. Con un peine de cola, divida el cabello en una sección; con pinzas de mariposa, mantenga el resto del cabello sujeto a cada lado.

(5)

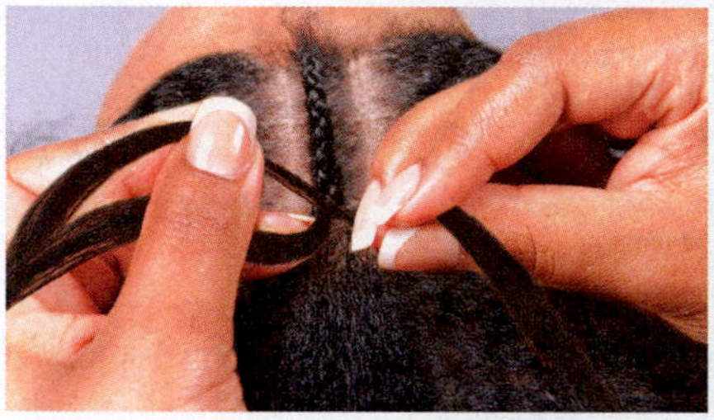

Divida la sección en tres hebras de cabello iguales. Para que quede uniforme, asegúrese de que las hebras de cabello que tome tengan el mismo tamaño de sección.

(6)

Coloque los dedos cerca de la base. Cruce las hebras de cabello de la izquierda (1) por debajo de las del centro (2). Las hebras del centro ahora están a la izquierda, y las que antes estaban a la izquierda (1) ahora están en el centro.

(7)

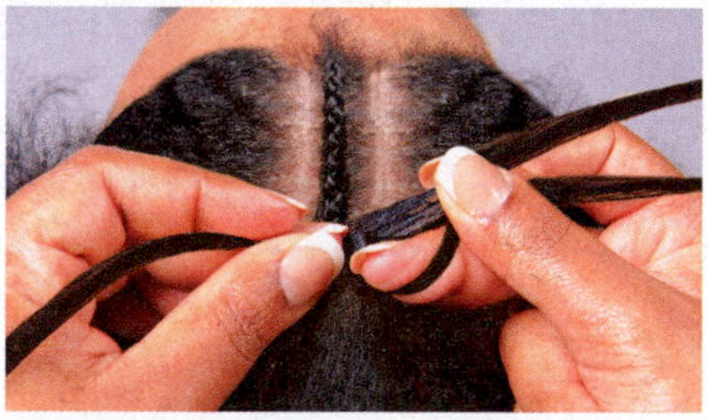

Cruce las hebras de cabello de la derecha (3) por debajo de las del centro (1). Pase las hebras exteriores por debajo de las del centro para que se forme la trenza en hilera bajo la mano.

(8)

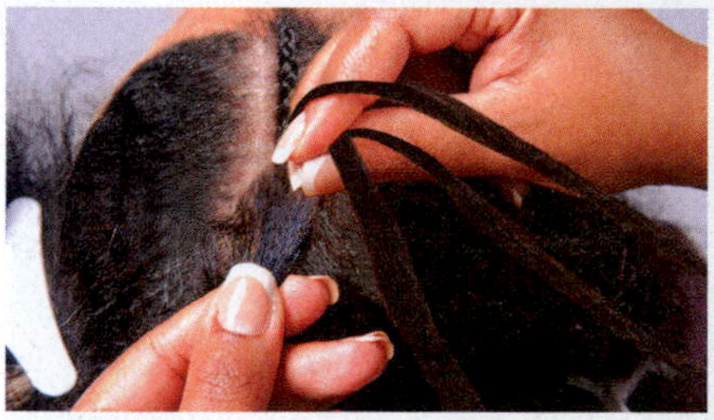

En cada cruce por debajo o vuelta, recoja nuevas hebras de cabello del mismo tamaño de la base de la sección y añádalas a la hebra exterior existente antes de cruzarla por debajo de las del centro.

(9)

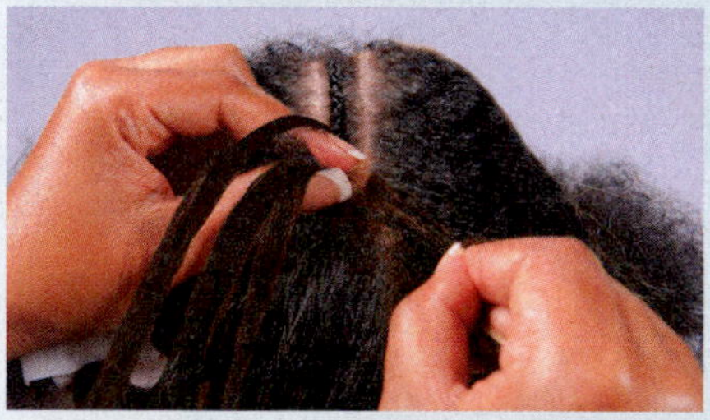

A medida que vaya avanzando por la sección de la trenza, recoja hebras del cuero cabelludo en cada vuelta y añádalas a las hebras externas antes de cruzarlas por debajo. Recuerde alternar el lado de la trenza al recoger el cabello.

10

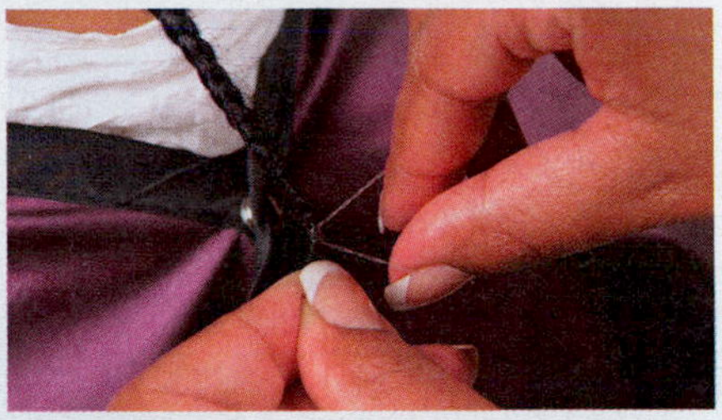

La trenza va adquiriendo más volumen a medida que se agregan hebras nuevas. Continúe el trenzado hasta el final para terminar la trenza en hilera. Si el peinado es para un niño, use banditas de goma recubiertas para mantener las puntas en su lugar.

11

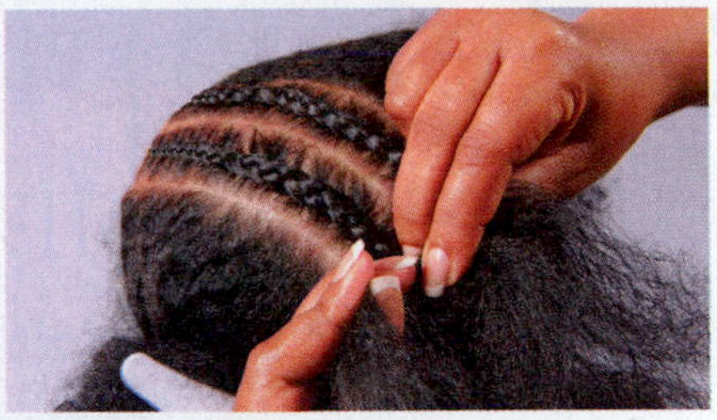

Trence la próxima sección en la misma dirección y de la misma manera. Mantenga las divisiones limpias y parejas.

12

Repita los pasos hasta que quede todo el cabello trenzado. Aplique aceite para dar brillo.

13

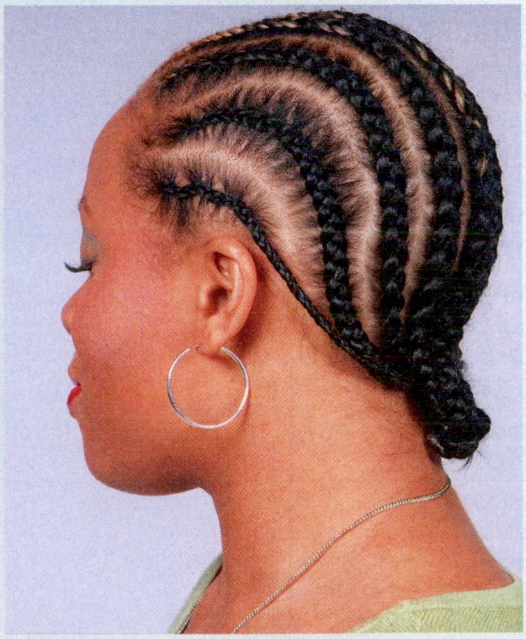

Peinado terminado.

POSTERIOR AL SERVICIO

Complete el

Ⓟ **10-2 Procedimiento posterior al servicio.**

Glosario del capítulo

extensiones de rastas	pág. 497	tipo de extensión de cabello que crea un peinado con rastas de apariencia natural con agregado de cabello humano o fibras capilares sintéticas
Kanekalon	pág. 490	fibra sintética que se utiliza para hacer extensiones de cabello; es muy resistente al calor y está hecha específicamente para peinados trenzados
paleta	pág. 489	almohadilla de cuero plana con dientes finos muy juntos que sirve para comprimir las extensiones de cabello humano
rastas falsas	pág. 497	rastas creadas con cabello sintético prefabricado que se agregan a trenzas individuales o trenzas en hilera; vienen en varios colores y estilos
rastrillo	pág. 489	tabla con dientes finos verticales para peinar extensiones de cabello humano; se utiliza para desenredar o armonizar colores y mechas
técnica bajo la mano	pág. 491	también se conoce como *trenzado común*; técnica en la que la sección de la izquierda pasa sobre la hebra del medio y, luego, la sección de la derecha pasa por debajo de la hebra del medio
técnica sobre la mano	pág. 491	técnica de trenzado en la que la sección del primer lado pasa por arriba la del medio y, luego, la sección del otro lado pasa por arriba de la hebra del medio
trenza cordel	pág. 492	trenza que se crea con dos hebras de cabello enroscadas entre sí
trenza espina de pescado	pág. 492	trenza simple de dos hebras en la que el cabello se toma desde los lados y se agrega a las hebras cuando se entrecruzan
trenza invisible	pág. 493	también se conoce como *trenza invertida* o *trenza francesa*; se utiliza la técnica sobre la mano; se puede hacer sobre el cuero cabelludo o fuera de él, con o sin extensiones; este peinado es ideal para el cabello largo, pero también se puede realizar en cabello más corto con capas largas
trenzas en hilera	pág. 495	también se conocen como *trenzas en fila*; son filas estrechas de trenzas visibles pegadas al cuero cabelludo; se crean con una técnica de trenzado de tres hebras, sobre el cuero cabelludo
trenzas halo	pág. 493	dos o tres trenzas en hilera largas, simples, invertidas y gruesas creadas alrededor de la cabeza y, luego, enrolladas y sujetadas con pasadores para crear un efecto de halo

trenzas simples	pág. 493	también se las conoce como *trenzas comunes* o *visibles*, cuelgan libremente, con o sin extensiones, y se pueden realizar tanto con la técnica bajo la mano como sobre la mano
trenzas visibles	pág. 493	también se las conoce como *trenzas comunes* o *simples*, cuelgan libremente, con o sin extensiones, y se pueden realizar tanto con la técnica bajo la mano como sobre la mano
vaporizador	pág. 489	herramienta que se utiliza para hidratar, humectar y acondicionar profundamente el cabello con vapor de agua

PARTE 03

SERVICIOS DE PELUQUERÍA

CAPÍTULO 14:

Pelucas y adiciones de cabello

Objetivos de aprendizaje

Al finalizar este capítulo, podrá:

OA 1 Explicar por qué los cosmetólogos deben estudiar pelucas y adiciones de cabello.

OA 2 Enumerar los factores a tener en cuenta para que las consultas sobre adiciones de cabello sean efectivas.

OA 3 Describir los diferentes tipos de cabello y de fibra que se utilizan para adiciones de cabello y pelucas.

OA 4 Mencionar varios métodos diferentes para colocar extensiones de cabello.

OA 5 Describir diferentes tipos de pelucas y postizos, y cómo cuidarlos.

OA 6 Describir varios tipos de postizos y sus usos.

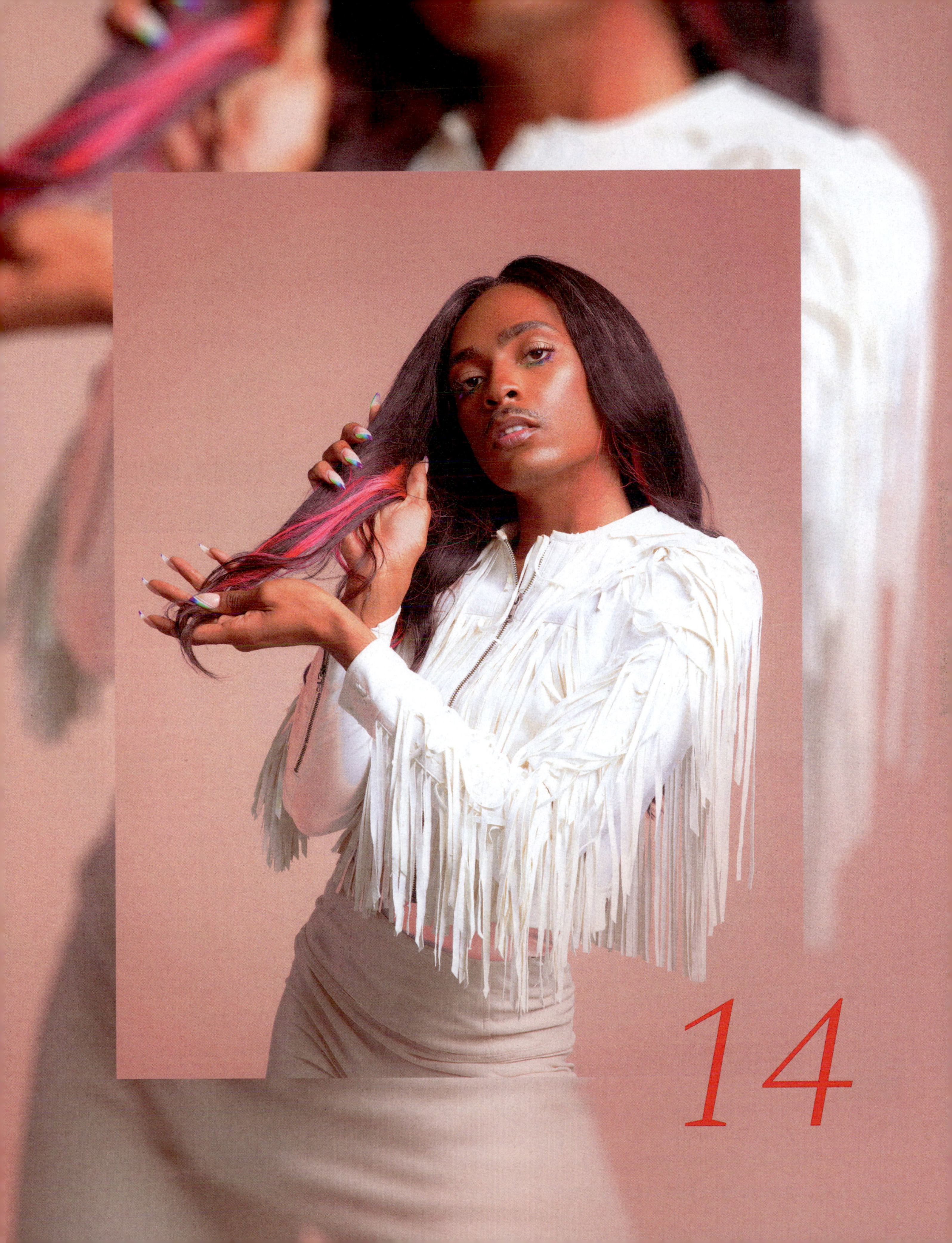

14

Mis transiciones de cabello han sido muy divertidas. Siempre me han gustado las pelucas y los postizos, así que nunca me veo atada a un peinado. "

—

Ángela Robinson

Actriz, cantante

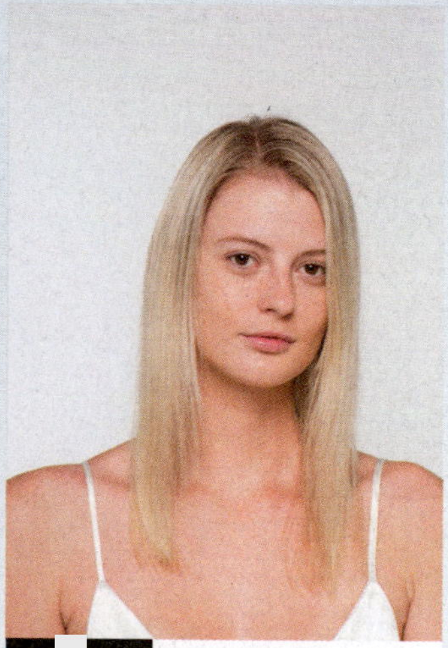

Fig 4-1 Cliente antes de las extensiones

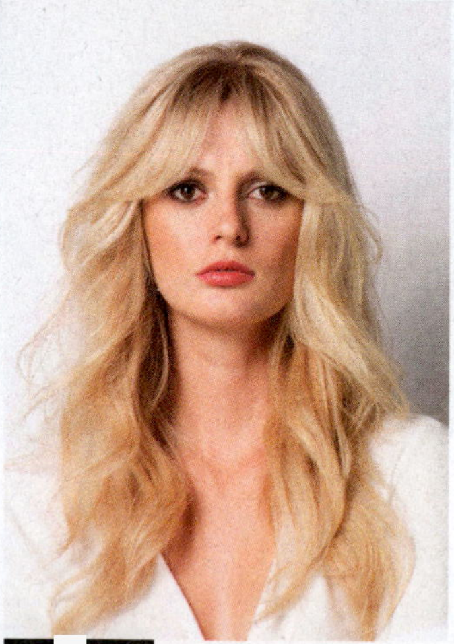

Fig 4-2 Cliente con extensiones de clip

OA 1 Explicar por qué los cosmetólogos deben estudiar pelucas y adiciones de cabello.

—

¿Por qué estudiar pelucas y adiciones de cabello?

Las **adiciones de cabello** son cabello o fibras sintéticas añadidas o integradas en la base del cabello natural de una persona (**figuras 14-1** and **14-2**). Los servicios de adiciones de cabello incluyen varios métodos de **extensiones de cabello** (adiciones de cabello fijadas a la base del cabello natural del cliente para aumentar el largo, el volumen, la textura o el color) y **pelucas** (una cubierta artificial para la cabeza que consiste en una red de fibras capilares entretejidas) que ofrecen versatilidad en cuanto a peinados y ocultan la caída del cabello.

Las pelucas, junto con los **postizos** (pelucas pequeñas o parciales), son un reemplazo completo en caso de pérdida extrema del cabello. Ambas son soluciones para el adelgazamiento difuso (general) o la calvicie. Los postizos también pueden estar muy de moda, con colas de caballo, rodetes, trenzas y rizos en cascada, que pueden transformar un peinado en segundos.

Las adiciones de cabello y las pelucas pueden ser especialidades lucrativas abiertas a los cosmetólogos que desean continuar su educación, ampliar su gama de servicios para el cabello y aumentar sus ingresos. Muchas adiciones de cabello y métodos de reemplazo requieren capacitación avanzada. En este capítulo, nos centraremos en una descripción general básica de varios sistemas.

Los cosmetólogos deben conocer muy bien las pelucas y las adiciones de cabello por los siguientes motivos:

- El mercado de productos y servicios relacionados con el cabello artificial se ha expandido a todos los grupos de consumidores.
- Los clientes con extensiones, adiciones de cabello y pelucas personalizadas se comprometen a acudir a citas de mantenimiento periódicas.

- Si bien cada fabricante tiene su propio sistema, si comprende los principios básicos, puede trabajar fácilmente con cualquier empresa.
- Las adiciones de cabello crean una apariencia más glamorosa, evitan la fase de crecimiento y abordan la pérdida de cabello, lo que genera mayores ingresos para los estilistas.
- Las pelucas son un aspecto de cuidado personal importante para quienes sufren una pérdida extrema del cabello, incluso los pacientes con cáncer que se someten a quimioterapia.
- Las pelucas garantizan que todos los días sean buenos para el cabello.

Verificación

1. Mencione al menos tres razones por las que los cosmetólogos deberían comprender a fondo las pelucas y las adiciones de cabello.

OA 2 Enumerar los factores a tener en cuenta para que las consultas sobre adiciones de cabello sean efectivas.

Consultas acerca de adiciones de cabello

Realice una consulta capilar exhaustiva antes de sugerir u ofrecer extensiones de cabello. Además de la consulta general (ver la sección "La consulta con el cliente" en **Aspectos básicos estándar, capítulo 3, La comunicación para alcanzar el éxito**), hay preguntas específicas para hacerles a los clientes que estén considerando adiciones de cabello. Sus respuestas lo ayudarán a determinar mejor si un servicio de extensiones es la opción correcta, a comprender las expectativas específicas de su cliente y a seleccionar el mejor tipo de método de extensión según los comentarios del cliente y su experiencia. Considere estas preguntas específicas como punto de partida:

- ¿Por qué quiere usar extensiones de cabello?
- ¿Ha usado extensiones de cabello antes? ¿Qué tipos de extensiones?
- Si ha usado extensiones de cabello o una peluca, ¿qué le gustó y disgustó de ellos?
- ¿Cuánto tiempo planea usar extensiones de cabello?
- ¿Cuánto tiempo pretende dedicar en su hogar al cuidado de sus extensiones (de manera diaria o semanal)?
- ¿Está perdiendo cabello?
- ¿Está tomando algún medicamento para el adelgazamiento o la pérdida del cabello?
- ¿Tiene vacaciones al aire libre planeadas? ¿Está planeando pasar tiempo en la playa?
- ¿Nada con frecuencia en una piscina con cloro o se sumerge en la bañera?

Durante la consulta, establezca expectativas realistas en cuanto al uso de peluca o extensiones de cabello, y establezca el presupuesto y el mantenimiento en el salón que requiere la adición de cabello seleccionada. Es posible que los clientes no mencionen estos problemas. No dude en proporcionar información, hacer preguntas y tomar notas.

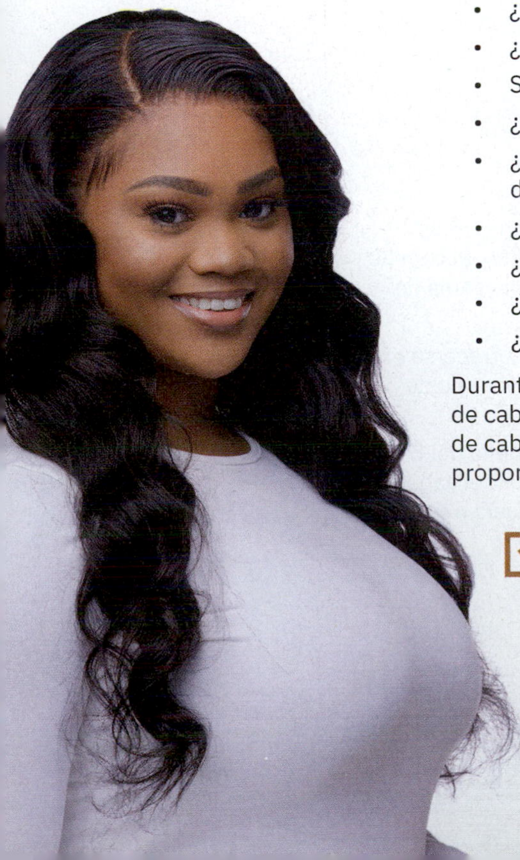

Verificación

2. ¿Qué temas se deben incluir en una consulta sobre extensiones de cabello?

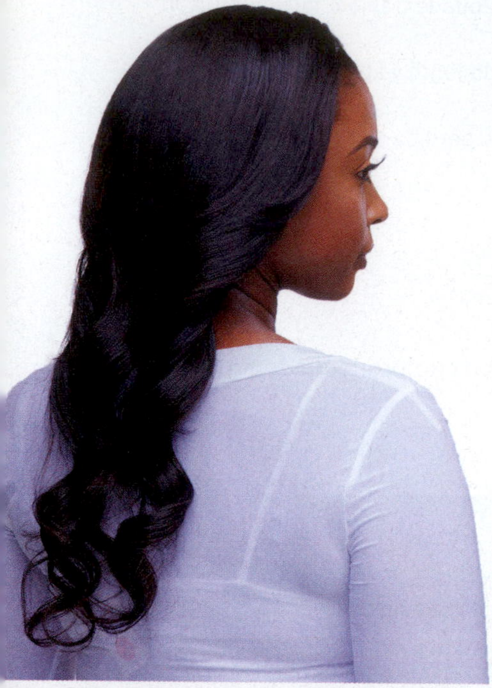

OA 3 Describir los diferentes tipos de cabello y de fibra que se utilizan para adiciones de cabello y pelucas.

Fibras de adiciones de cabello y pelucas

Se utilizan varias fibras capilares para espesar, alargar, agregar detalles de peinado, agregar textura o crear profundidad o reflejos en el cabello. Estas mismas fibras capilares también se utilizan para pelucas y postizos. Las fibras se dividen en tres categorías: humana, sintética y animal. Dentro de cada categoría, hay diferentes grados que afectan la buena calidad del cabello y el precio.

Cabello de fibra humana

El cabello humano tiene la cutícula adherida o no tiene cutícula, según cómo se haya recolectado. Esta distinción es importante para el estilista, ya que influye en el costo y en los servicios y tratamientos que se pueden realizar en el cabello.

CABELLO HUMANO CON CUTÍCULA INTACTA

El **cabello Remy** (también conocido como **cabello direccionado** o *con cutícula*) es 100 % cabello humano con una capa de cutícula intacta. Remy es el cabello más realista y de mejor calidad que se utiliza en extensiones, pelucas y postizos. Se ve y se mueve como si fuera el cabello de la persona que lo usa. El cabello Remy se corta a la altura del cuero cabelludo y se ata de inmediato a fin de garantizar que sea de un solo donante y que todas las cutículas apunten en la misma dirección, hacia abajo desde la raíz hasta las puntas. Esto elimina las marañas que se forman por el roce de las cutículas opuestas.

El cabello Remy se puede teñir de manera segura con tinturas que solo aportan color, lo que incluye tinturas semipermanentes, demipermanentes y temporales, siempre que nunca se le haya aplicado ninguna coloración metálica. La mayoría de los cabellos Remy son **vírgenes**, es decir que no han sido sometidos a productos químicos que los alteren, incluidos los procesos de color del cabello y textura, en el momento en el que se recolectaron.

El cabello Remy se recolecta en todas partes del mundo, con texturas que van desde finas a gruesas y rizadas a lacias. Los grados de cabello Remy varían en cuanto a calidad, atractivo y costo:

- El cabello virgen europeo es el más caro y de mejor calidad. El largo promedio varía entre 30 cm y 46 cm (12 in y 18 in). Tiene un brillo medio. Por lo general, es un poco rizado y muy fino. El cabello de Europa del Este es particularmente atractivo por su textura fina y sedosa, y su amplia gama de colores rubios naturales.
- El cabello humano virgen de la India es el siguiente en costo. El cabello de India suele ofrecerse en largos de entre 30 cm y 56 cm (12 in y 22 in). Es sedoso, ligero, brillante y duradero. Este tipo de cabello tiene una onda delicada que responde bien al peinado.
- El cabello asiático virgen (cabello chino) cuesta aproximadamente lo mismo que el cabello del Este de India. Viene en un largo promedio de entre 30 cm y 56 cm (12 in y 22 in). Gran parte del cabello asiático es lacio. Esta fibra capilar tiene brillo y vitalidad naturales, y se puede peinar lacio o rizado.

¡Atención!

Si planea aplicar color a extensiones de cabello, postizos o pelucas, primero comuníquese con el fabricante para confirmar que el cabello sea 100 % humano y si es con cutícula intacta o sin cutícula. Consulte si recomiendan teñir el cabello y si alguna vez se ha usado alguna coloración metálica en el cabello, ya que esto impediría cualquier servicio de color.

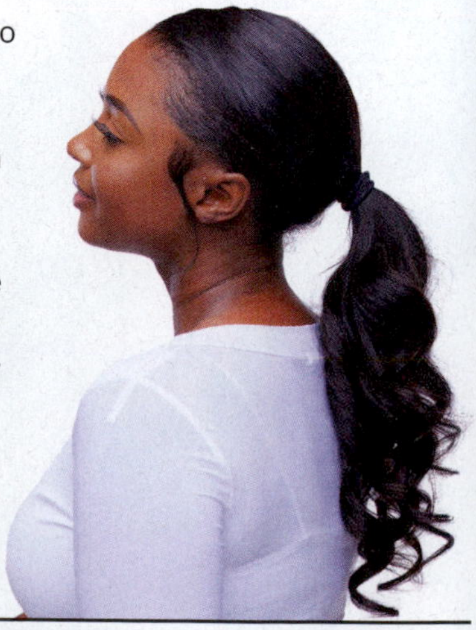

CABELLO HUMANO SIN CUTÍCULA

El **cabello caído** se desprende de la cabeza, no se corta, y se vende como cabello sin cutícula. No se direcciona y, por lo tanto, se le deben quitar las cutículas. El cabello humano recolectado sin atar o liar debe someterse a un baño ácido u otro proceso químico de decapado para eliminar la capa de cutícula. Luego, se trata con una capa de silicona o un producto similar para que se mantenga brillante e intacto.

Cuando el recubrimiento de silicona desaparece, es posible que el cabello se ponga opaco y áspero, y que haya que reemplazarlo.

Curiosidades

Recomendación de productos

Eduque a sus clientes y recomiende solo productos de alta calidad, ya que pone en juego su reputación con cada recomendación.

VENTAJAS Y DESVENTAJAS DEL CABELLO HUMANO

Ventajas:

- Se mueve y es como el cabello natural de la persona.
- Se puede teñir con tinturas demipermanentes, semipermanentes o temporales.
- Se puede peinar con calor a temperaturas tibias a moderadas con secador de cabello, rizador, plancha o rulos térmicos.
- Por lo general, dura más que el cabello sintético.

Desventajas:

- Según su textura natural, puede encresparse o despeinarse cuando se lo expone a humedad, actividades relacionadas con el agua o transpiración.
- Se debe volver a arreglar después de lavarlo con champú.
- Se parte, se rompe y se decolora.
- Cuesta más que los de fibras sintéticas o de animales.

Cabello de fibra sintética

Las extensiones y las pelucas confeccionadas con fibras sintéticas son menos costosas que las de cabello humano. Son ideales para integrar con trenzas naturales o rastas, o se pueden usar solas. Kanekalon es la mejor fibra capilar sintética. Es muy duradero y, a la vista, se asemeja mucho al cabello humano. Se fabrican distintos tipos de Kanekalon para peinados con calor, trenzas y rastas.

La mayoría de las fibras sintéticas vienen en peinados predeterminados, como texturas ensortijadas, ondas y rizos estructurados. Todas son ligeras y cómodas. El color del cabello sintético no se decolora, aunque la fibra se descompone mucho más rápido que el cabello Remy. Los grados más bajos de cabello sintético suelen ser muy brillantes, así que fíjese bien al comprar. Los mejores grados de cabello sintético tienen un brillo que imita al cabello natural. (Para obtener información más detallada sobre el cabello y la fibra, consulte el **capítulo 13, Trenzas y extensiones de trenzadas**, pág. 484).

VENTAJAS Y DESVENTAJAS DEL CABELLO SINTÉTICO

Ventajas:

- Es menos costoso que el cabello natural.
- Es fácil mantenerlo en el hogar.
- La mayoría de las pelucas, postizos y extensiones sintéticas están precortadas y peinadas de acuerdo con las últimas tendencias.
- Ofrece peinados permanentes.
- Ofrece colores ilimitados y no se decolora.

Desventajas:

- No se puede exponer a calor alto.
- No acepta la tintura habitual.
- No se puede volver a peinar.
- A veces brilla tanto que no se ve natural.

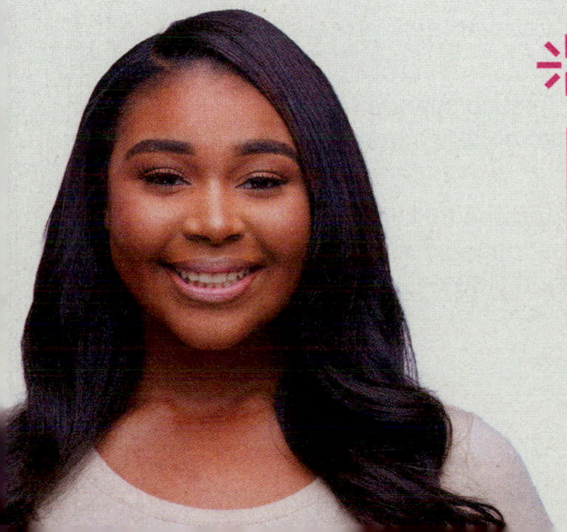

Sugerencia

Para determinar si una hebra de cabello es sintética o humana, arranque una hebra de la peluca o del mechón y quémela con un fósforo. El cabello humano se quemará lentamente y largará un olor característico. Una fibra sintética se hará una bola, se derretirá, largará un olor químico y se extinguirá (característica de fibras sintéticas como el kanekalon) o continuará ardiendo y quemándose muy rápido (típico del poliéster).

Cabello de fibra animal

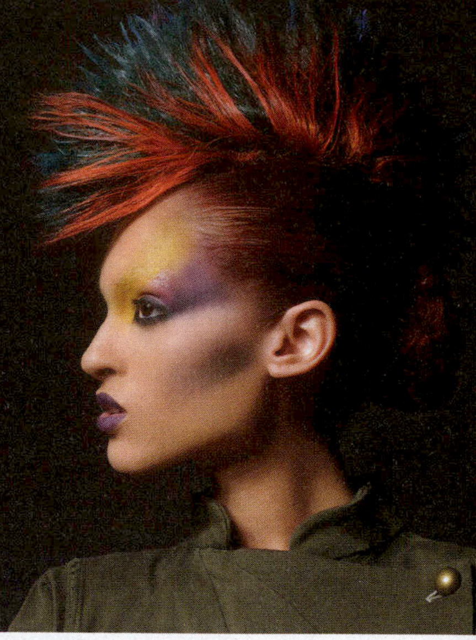

Las fibras animales, como yak, angora y alpaca, se mezclan con cabello humano o sintético para crear pelucas y adiciones de cabello menos costosas. La lana de yak es la fibra animal más atractiva para este fin. El cabello blanco del vientre se usa para crear todo, desde varios tonos rubios hasta reflejos generales y colores de fantasía.

VENTAJAS Y DESVENTAJAS DEL PELO ANIMAL

Ventajas:

- Se mezcla bien con cabello humano y sintético.
- Por lo general, reacciona al calor de la misma manera que el cabello humano.
- Es brillante por naturaleza y presenta distintos colores.

Desventajas:

- No es una fibra independiente (debe mezclarse con cabello humano o sintético).

☑ Verificación

3. ¿Cuáles son las principales ventajas y desventajas del cabello humano, del sintético y del pelo de animal?

OA 4 Mencionar varios métodos diferentes para colocar extensiones de cabello.

Métodos de extensión de cabello

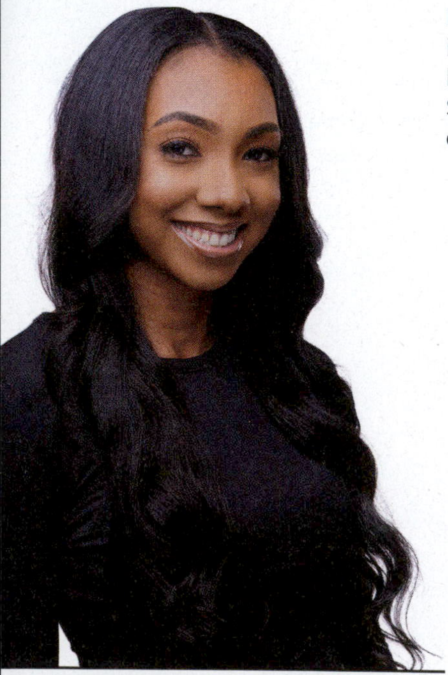

Las extensiones de cabello se aplican en hebras finas. Estas hebras se unen individualmente al cabello existente o se aplican en **tramas** (tiras largas de cabello humano o artificial con un borde roscado) mediante diversos métodos de fijación. Si bien los fabricantes suelen ofrecer su propio método de capacitación para la colocación de extensiones, hay pautas generales que se deben recordar.

- Decida si desea aumentar el largo, el grosor o ambos.
- Sepa qué estilo final desea lograr y dibuje o visualice el patrón de ubicación.
- Como regla general, deje 2,5 cm (1 in) de distancia a partir del contorno del cuero cabelludo en la frente, los lados y la nuca, y 2,5 cm (1 in) a partir de la división del cabello.
- Con cabello muy fino, asegúrese de que no se vea el punto de fijación.
- Con cabello rizado, determine si desea hacer coincidir el rizo o agregar otro patrón de textura.
- El cabello rizado parece más grueso que el cabello lacio, incluso cuando tienen la misma densidad. Esto significa que, quizás, el cosmetólogo no tenga que colocar tantas extensiones en el cabello rizado.
- Hay muchas maneras diferentes de colocar extensiones de cabello. Los métodos comunes incluyen trenza y costura, extensiones adhesivas, pegado por fusión, entrelazado (también conocido como I-tip o extensiones individuales) y extensiones temporales de clip.

Método de trenza y costura

Con el **método de trenza y costura**, también conocido como *tramado,* las extensiones de cabello se aseguran al cabello del cliente mediante la costura de una trama sobre una trenza en hilera, que también se llama *guía* (**figura 14-3**). Para fijar las tramas, también se puede crear una guía con relleno de fibra. El relleno y el cabello se trenzan juntos desde el cuero cabelludo mediante la técnica de trenzado bajo la mano. El relleno ayuda a sujetar el propio cabello del cliente y hace que las trenzas duren más.

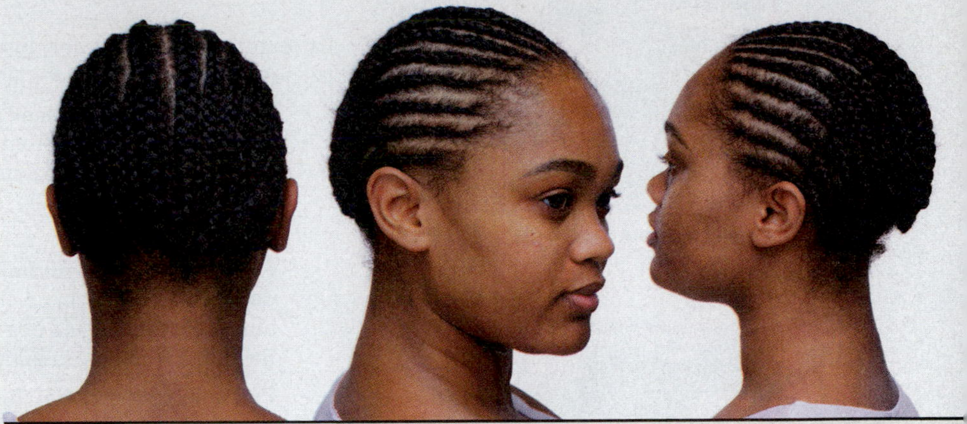

Fig. 14-3 Trenza en hilera guía

Una vez terminadas las trenzas en hilera, las extensiones se pueden coser sobre las guías. El ángulo de la guía determina la caída del cabello. Puede colocar las trenzas o las guías en sentido horizontal, vertical o diagonal, o en líneas curvas que sigan los contornos de la cabeza (**figura 14-4**). El método de trenza y costura también se puede usar para fijar postizos.

Las divisiones del cabello se determinan de acuerdo al peinado. El tamaño de las secciones se determinan por la cantidad de cabello que se añadirá. Planifique las guías de modo que los extremos queden ocultos. Colóquelas 2,5 cm (1 in) detrás del contorno del cuero cabelludo para evitar agregar tensión al cabello delicado a lo largo de él.

Cuando cosa la extensión, utilice únicamente una aguja roma especialmente diseñada, ya sea recta o curva. Las puntas romas ayudarán a evitar que el cabello se dañe y protegerán sus dedos y el cuero cabelludo del cliente.

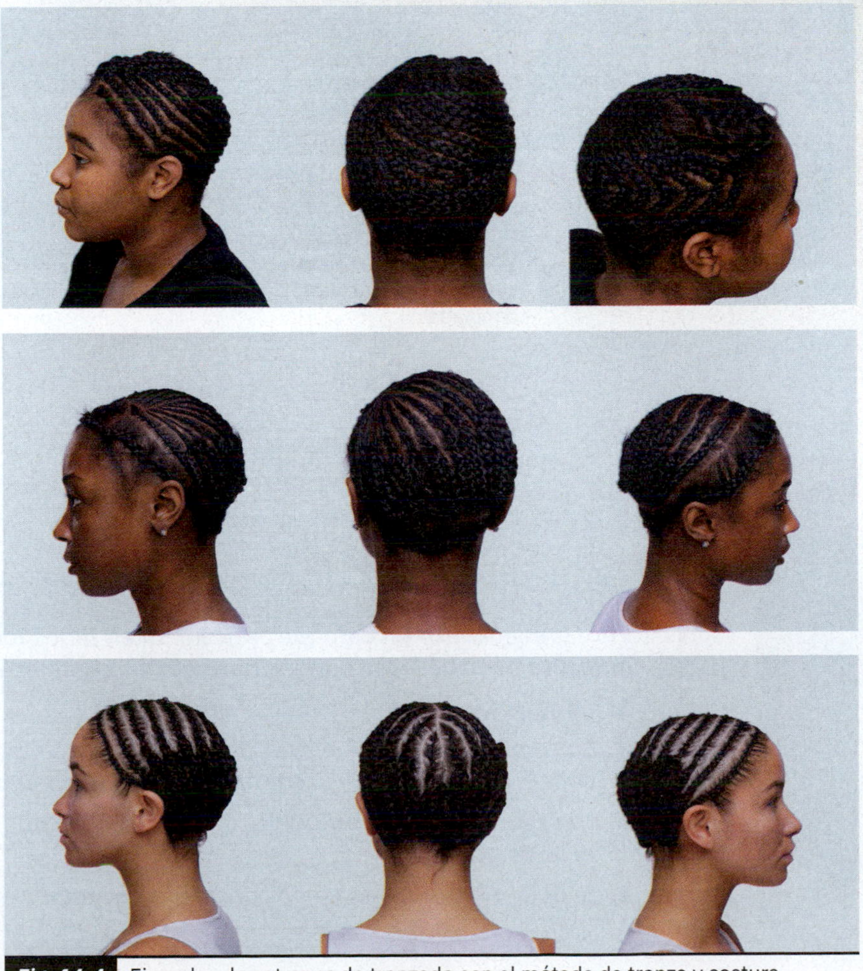

Fig. 14-4 Ejemplos de patrones de trenzado con el método de trenza y costura

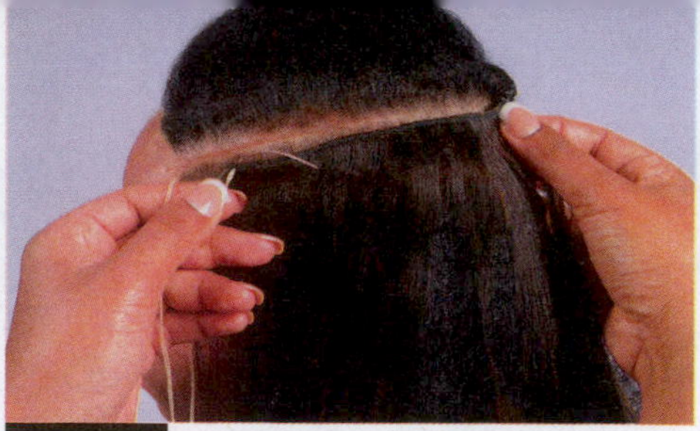

Fig. 14-5 Cosa la trama a la trenza.

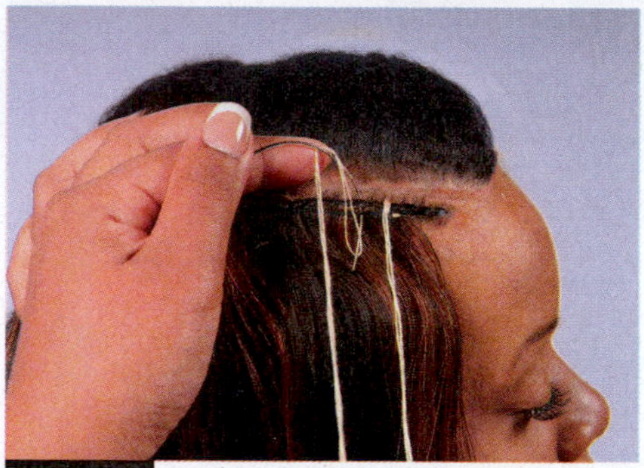

Fig. 14-6 Enrolle el hilo alrededor de la aguja.

Las extensiones se pueden coser a la guía con diferentes puntadas, entre las que podemos mencionar las siguientes:

- **Puntada de nudo.** Técnica de costura en la que utiliza una aguja curva e hilo para coser una trama de cabello sobre una guía (trenza de hilera) trenzada. Esta puntada también se puede usar a lo largo de toda la guía, en puntadas espaciadas uniformemente (**figura 14-5** a **14-7**).
- **Puntada de doble nudo.** Técnica de costura muy parecida a la de puntada de nudo, con la diferencia de que el hilo se enrosca alrededor de la aguja dos veces para formar el doble nudo. Se utiliza igual que la puntada de un nudo.
- **Puntada sobrehilada.** Puntada simple y rápida que se puede utilizar para fijar todo el largo de la trama a la guía. Pase la aguja por debajo de la guía y la trama, y vuelva a traerla hacia arriba para hacer una nueva puntada. Repita la puntada a lo largo de la guía hasta llegar al extremo. Complete con una puntada de nudo a fin de garantizar una fijación segura (**figura 14-8** y **14-9**).

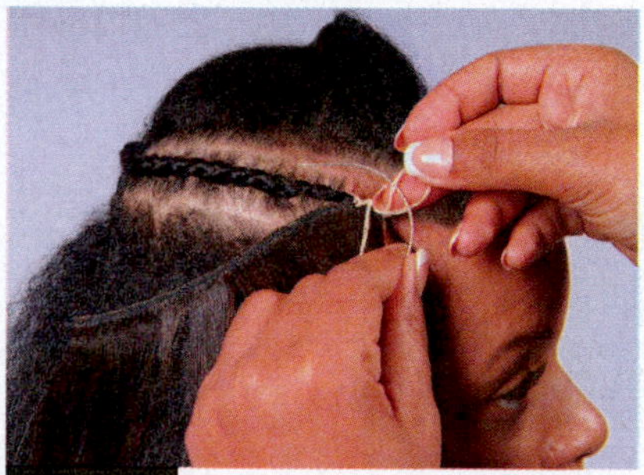

Fig. 14-7 Forme la puntada de nudo.

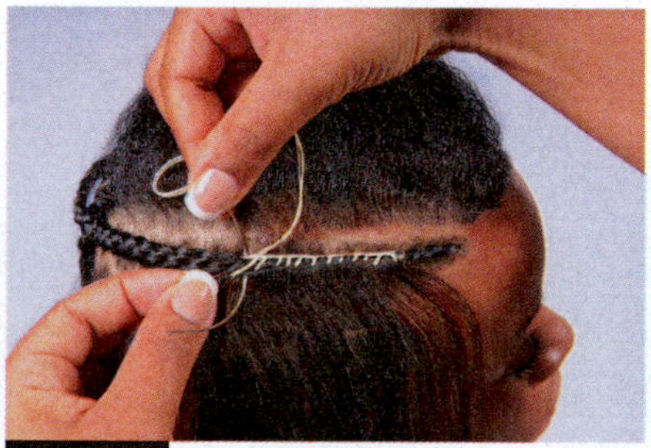

Fig. 14-8 Puntadas sobrehiladas terminadas

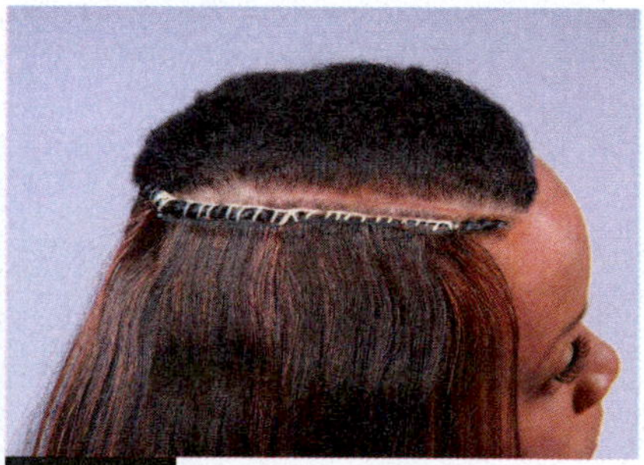

Fig. 14-9 Línea terminada de puntadas sobrehiladas

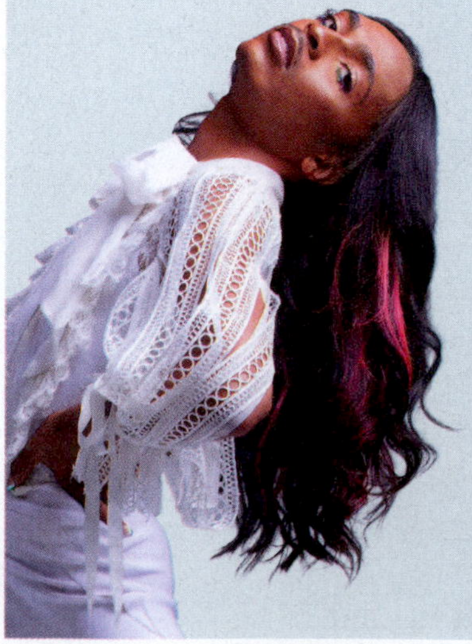

Curiosidades

Lista de verificación para servicios de aumento de cabello

Para implementar un enfoque profesional en todos los servicios de aumento de cabello, sus prioridades deben seguir este orden:

1. ***La seguridad del propio cabello del cliente***
2. ***La comodidad del cliente durante la colocación de las extensiones de cabello, al no tirar, pellizcar ni tensionar demasiado el cabello natural***
3. ***La seguridad de las adiciones de cabello para que no se resbalen ni se caigan***
4. ***El peinado y la moda como consideración final***

VENTAJAS Y DESVENTAJAS DEL MÉTODO DE TRENZA Y COSTURA

Ventajas:

- Es una técnica muy segura (**figuras 14-10** y **14-11**).
- Solo se necesita aguja e hilo especiales.
- Se puede hacer rápidamente.

Desventajas:

- Puede dañar el cabello existente de los clientes si se aplica con demasiada tensión.
- No es apropiado para clientes con cabello extremadamente dañado, cabello fino de bebé o mala higiene del cuero cabelludo.

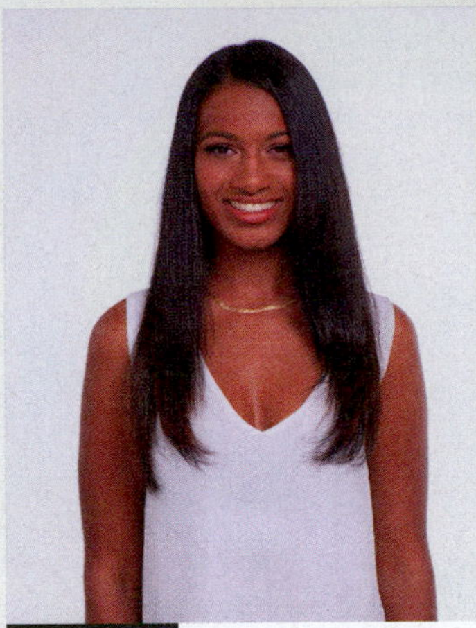

Fig. 14-10 Antes de las extensiones de trenza y costura

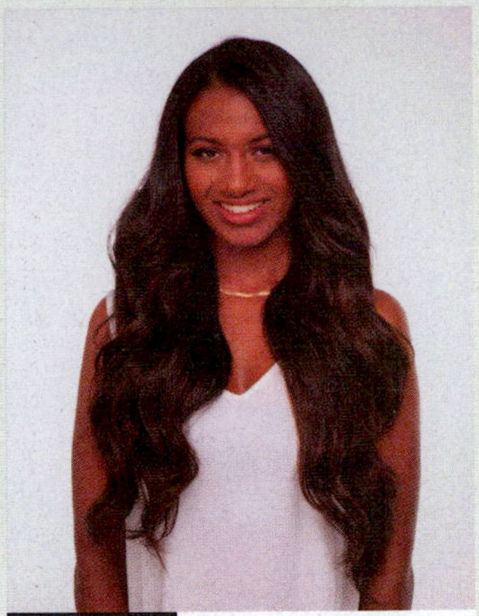

Fig. 14-11 Después de las extensiones con trenza y costura

Extensiones adhesivas

Las extensiones adhesivas utilizan un método de fijación adhesivo. Estas extensiones vienen en finas tramas de cabello unidas a bandas de 2,5 cm (1 in) de ancho previamente pegadas en un lado. Las extensiones de cinta de buena calidad tienen adhesivo de grado médico para que duren más.

Las extensiones adhesivas aumentan el largo y el volumen con un tiempo de colocación menor. Si se aplican bien, son livianas y no tensan el cabello, lo que hace que sean ideales para cabello fino y dañado por sustancias químicas.

Para aplicarlas, cree una sección horizontal muy delgada de cabello natural. Coloque una extensión adhesiva debajo de la sección y otra encima, en forma de sándwich. Presione la fijación con los dedos desde el centro hacia afuera o use una herramienta de presión especial. Manténgase al menos a 0,6 cm (0,25 in) del cuero cabelludo para evitar molestias y dar movilidad a la fijación (**figuras 14-12**). Coloque las tramas en un patrón de ladrillo (ver **capítulo 12, Peinados**, pág. 354). Muchos fabricantes de extensiones adhesivas de cabello ofrecen capacitación en línea. Algunos exigen tomar un curso de certificación antes de encargar sus productos.

? ¿Lo sabía?

Las extensiones de clip son adiciones de cabello temporales con un sistema de fijación rápido. Incluyen un clip plano en el extremo de la raíz de la extensión que lo traba en su lugar. Las extensiones de clip se utilizan para mejorar los peinados, aumentar el largo o la textura por un día, o probar peinados nuevos. Los clientes pueden colocárselos en casa o pedirle al estilista que los incluya en peinados para ocasiones especiales.

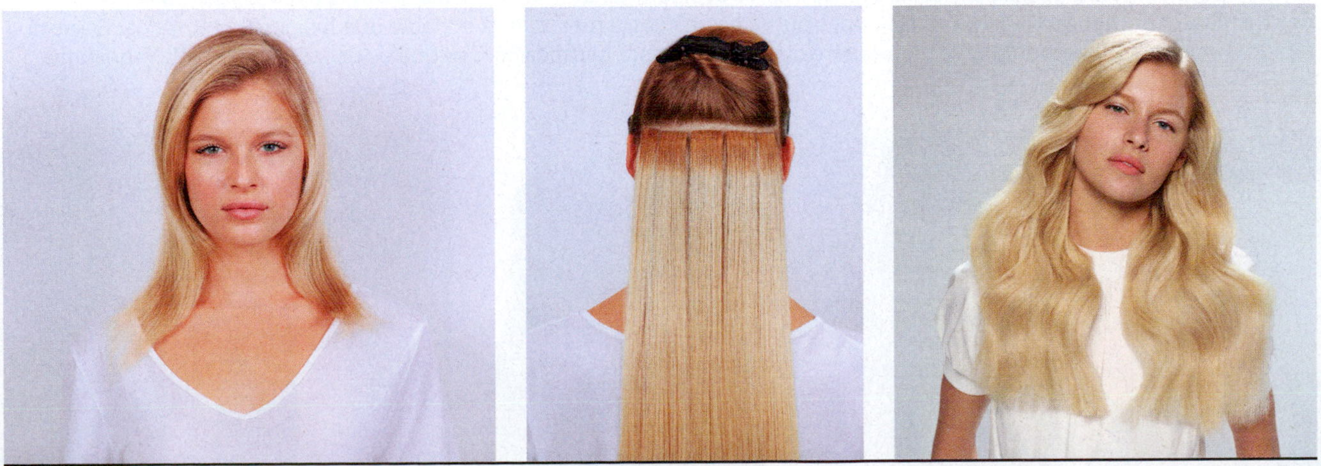

Fig. 14-12 Ejemplo de sección adherida

Las extensiones adhesivas las debe retirar un profesional de la belleza con un removedor especial a base de alcohol, que diluye y debilita el adhesivo y permite que la banda de la extensión se despegue del cabello (**figura 14-13**). Las extensiones adhesivas se pueden usar de seis a ocho semanas. Una vez retiradas, se reemplaza el adhesivo y se vuelven a colocar en el mismo cliente.

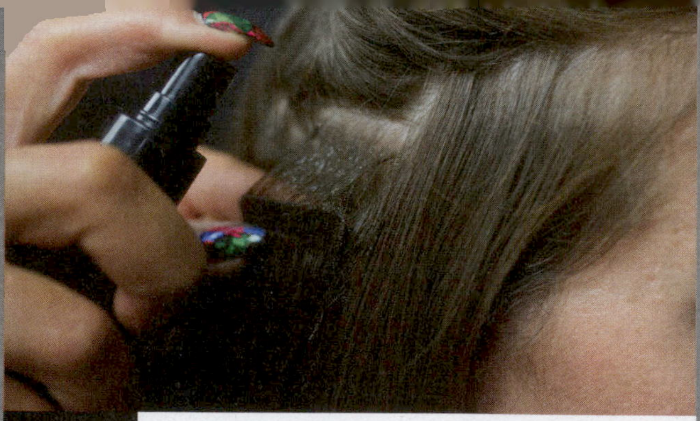

Fig. 14-13 Retiro de extensiones adheridas

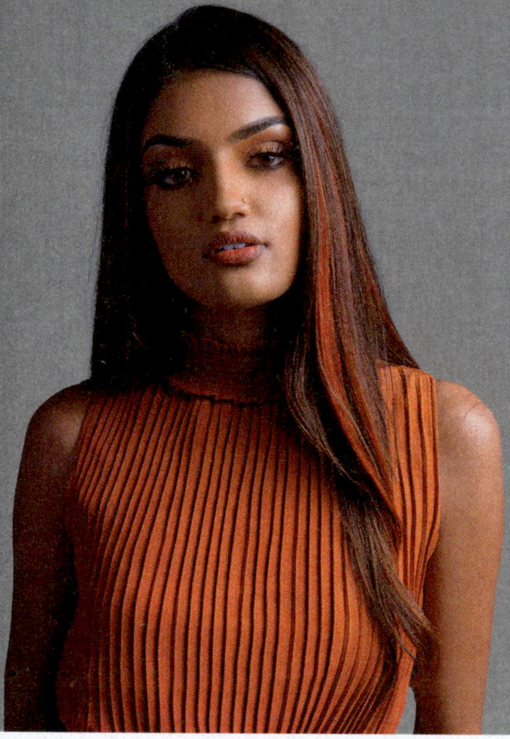

VENTAJAS Y DESVENTAJAS DE LAS EXTENSIONES ADHESIVAS

Ventajas:

- Se pueden volver a utilizar.
- Son flexibles y tienen un movimiento natural.
- Son la mejor opción para el cabello muy dañado en recuperación.
- Se colocan de forma plana para crear un aspecto natural perfectamente integrado.

Desventajas:

- Se ven cuando el cabello está bien recogido en una cola de caballo o en un moño alto.
- Pueden provocar tensión en el cuero cabelludo y el cabello.
- Se ven si no se cortan y mezclan correctamente.
- El adhesivo se puede disolver en piscinas tratadas con cloro y en agua salada, lo que puede hacer que se deslice si es de mala calidad.
- Son propensas a desprenderse.

Método de pegado por fusión

Con el método de **pegado por fusión**, las hebras de cabello individuales se fijan al propio cabello del cliente con un pegamento que se activa con el calor que genera una herramienta especial. Si bien este método es más costoso e insume más tiempo, las hebras de cabello se mezclan bien con el cabello natural del cliente sin sitios de fijación poco atractivos. Las uniones son cómodas y ligeras, y el cabello se mueve con naturalidad. Además, las uniones pegadas por fusión son fáciles de mantener (**figura 14-14**). Las fijaciones duran hasta cuatro meses, casi el doble que los demás métodos. El retiro es rápido e indoloro. El método de fusión requiere capacitación para certificación, ya que es específico de cada fabricante.

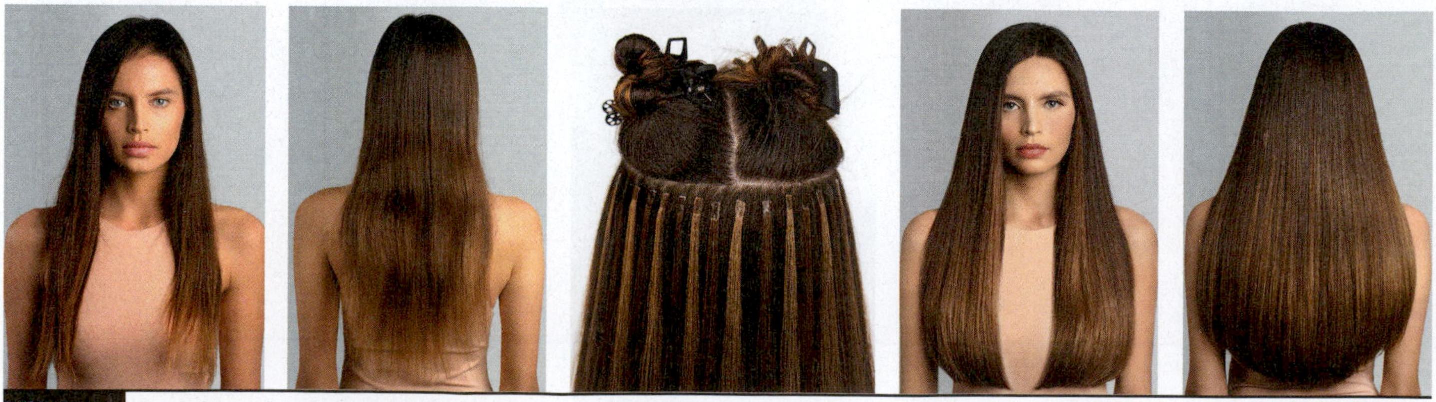

Fig. 14-14 Extensiones de cabello con método de pegado por fusión

Algunos procedimientos de pegado por fusión incluyen envolver una punta a base de queratina alrededor del cabello del cliente y la extensión, o aplicar el pegamento a la extensión primero con un aplicador especial. La mayoría de las extensiones por fusión ya vienen con una punta con queratina que se adhiere al cabello natural.

VENTAJAS Y DESVENTAJAS DEL PEGADO POR FUSIÓN

Ventajas:

- Los tiempos de secado son más rápidos que en el método de trama, porque hay menos volumen.
- Utiliza uniones livianas cómodas de usar.
- Es menos detectable para una mayor versatilidad de peinados.
- Crea la ilusión de dimensión a través de la selección de colores.
- Se retira fácilmente con solo romper suavemente la unión y deslizarlo hacia afuera del cabello del cliente.
- Puede ser un servicio muy lucrativo.

Desventajas:

- Requiere una cita más larga para realizar el servicio.
- Es más caro (lo que limita el grupo de clientes que eligen este servicio).

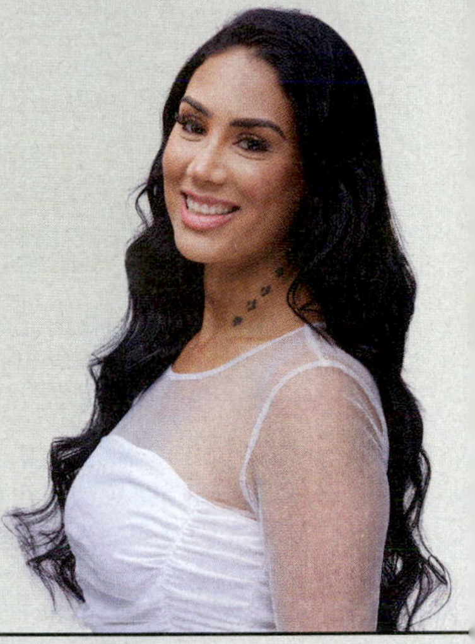

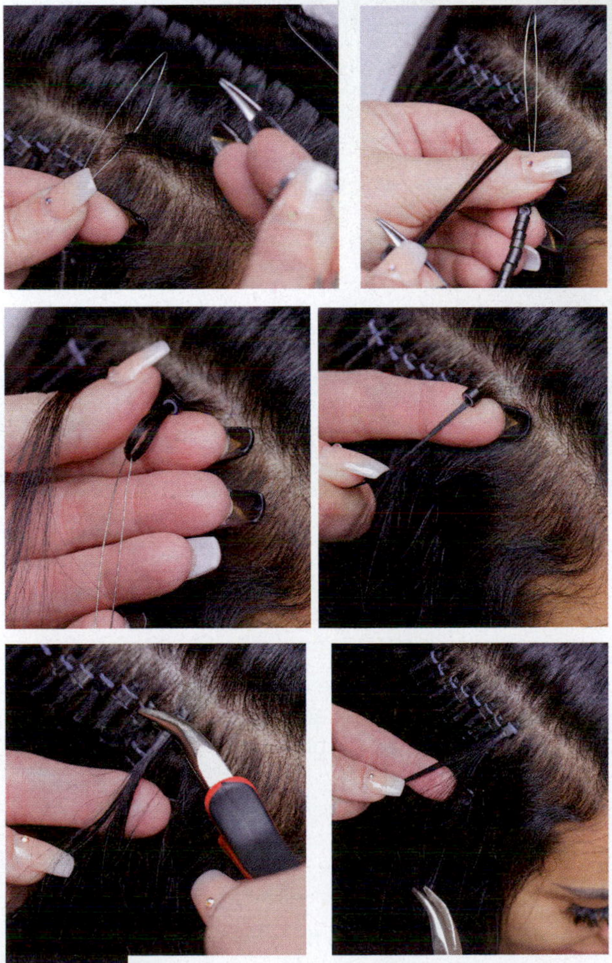

Fig. 14-15 Enlazado

Enlazado

En el **enlazado** (comúnmente conocido como *I-tips* o *extensiones individuales*), se utiliza un gancho para recoger una pequeña cantidad de cabello de una raya divisoria y pasarlo por un enlace (también llamado *cilindro*). El enlace se desplaza hacia arriba por la hebra de cabello hasta el cuero cabelludo. Luego, se inserta una extensión de cabello fino en el enlace. Una vez que la extensión y el cabello natural se colocan en el enlace, este se aplana con un par de alicates especiales (**figura 14-15**). Coloque el enlace ligeramente fuera de la base para garantizar la movilidad y evitar la tensión del cuero cabelludo. Si se retiran correctamente con una herramienta para extracción, se pueden volver a utilizar. El cabello natural debe tener al menos 13 cm (5 in) de largo para usar un método de fijación enlazado.

VENTAJAS Y DESVENTAJAS DEL ENLAZADO

Ventajas:

- Ofrece versatilidad para los peinados.
- Si se realiza correctamente, preserva la integridad del cabello natural (los enlaces están recubiertos con silicona para ayudar a prevenir daños en el cabello).
- Se puede volver a utilizar.
- No utiliza adhesivo.

Desventajas:

- El servicio lleva mucho tiempo y es costoso.
- Se debe evitar el contacto con productos de coloración para aclarar el cabello si se utilizan cilindros de cobre.

Instrucciones para el cuidado de extensiones de cabello

Para proteger la inversión de sus clientes y que la experiencia sea lo mejor posible, recomiende los regímenes adecuados de cuidado en el hogar y cuidado profesional. Los clientes deben hacer lo siguiente:

- Cepillarse suavemente el cabello con un cepillo para extensiones; no deben jalar del cabello ni cepillarlo a través de la fijación de la extensión.
- Lavarse el cabello con un champú suave que usted recomiende y con agua tibia no más de dos veces por semana, y usar un champú seco (si es necesario) entre lavados.
- Acondicionarse el cabello (excepto en los sitios de fijación) para mantenerlo húmedo y saludable.
- Usar una gorra de baño cuando se bañen, salvo que planeen lavarse el cabello con champú y acondicionador.
- Evitar el agua clorada, el agua salada, los saunas y las duchas de vapor.
- Evitar que el cabello se enrede y enmarañe mientras duermen; para eso, deben sujetar el cabello con horquillas en la parte superior de la cabeza, hacerse una o dos trenzas suaves, usar una funda de almohada de satén o una cubierta de seda o satén para la cabeza.
- Evitar el secado con secador a alta temperatura y la tensión mientras peinan el cabello.
- Asistir a las citas a los intervalos indicados para el mantenimiento o la colocación de un nuevo conjunto de extensiones.

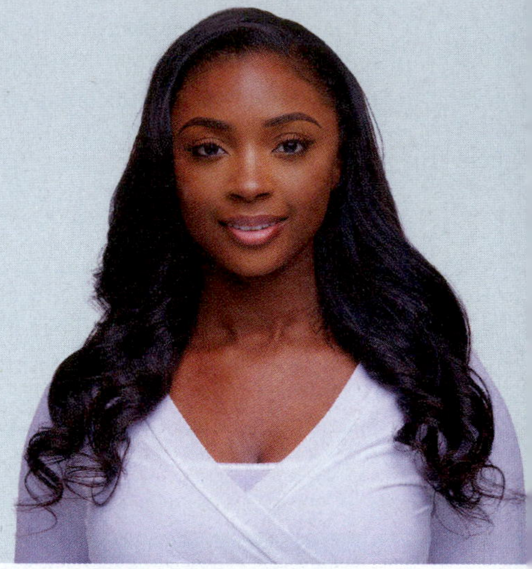

☑ Verificación

4. Describa cuatro métodos de fijación de extensiones de cabello.
5. Enumere las ventajas y las desventajas de las extensiones adhesivas.

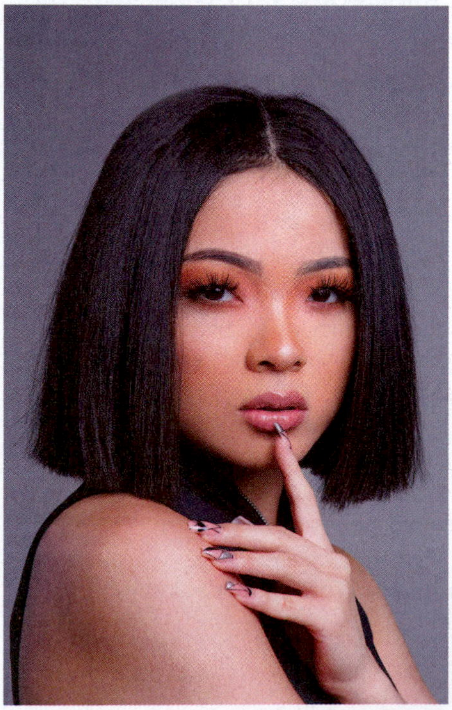

OA 5 Describir diferentes tipos de pelucas y postizos, y cómo cuidarlos.

Pelucas

Las pelucas han desempeñado un papel importante en el cuidado y el embellecimiento durante más de 4000 años. En la actualidad, millones de personas usan pelucas completas y parciales para mejorar su apariencia y autoestima.

Tipos de pelucas

Existen dos categorías básicas de pelucas: pelucas con gorra y pelucas sin gorra.

Las **pelucas con gorra** se fabrican con una base de fibra de malla elastizada a la que se sujeta el cabello. Vienen en varios tamaños listos para usar y también a medida, en cuyo caso requieren ajustes especiales. Las fibras capilares para las pelucas con gorra se sujetan mediante diversos métodos, que incluyen gorras de monofilamento 100 % atadas a mano (se ata de a una hebra de cabello por vez)

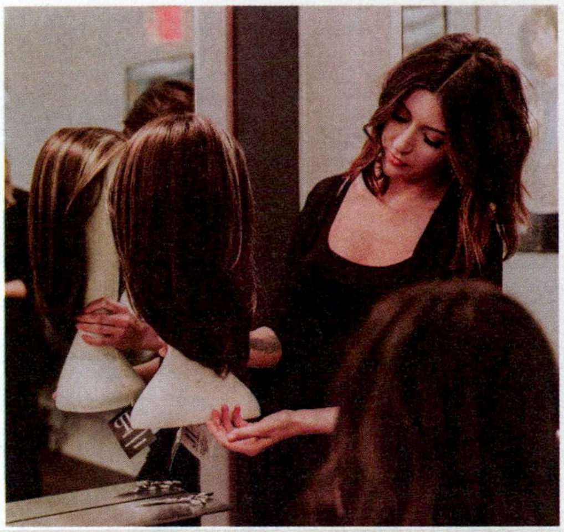

Curiosidades

Conversación sobre pelucas con clientes

Es posible que algunos clientes hayan experimentado pérdida de cabello debido a una enfermedad grave o a un tratamiento médico, como la quimioterapia. Sensibilícese con su estado emocional y bienestar y ofrezca una consulta privada.

que permiten que cada cabello se mueva libremente para lograr el aspecto más natural; una combinación de tramas confeccionadas a máquina con cabello atado a mano en la raya y la coronilla; o pelucas frontales de encaje, que crean la ilusión de un crecimiento natural del cabello a lo largo del contorno del cuero cabelludo y permiten peinarlo en dirección opuesta al rostro (**figura 14-16**).

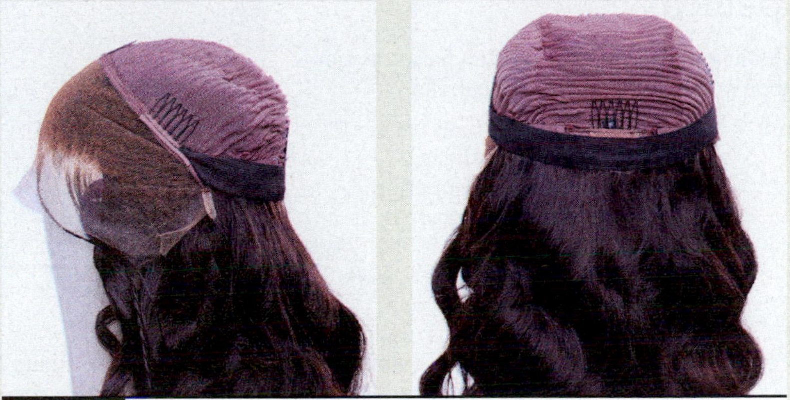

Fig. 14-16 Base de peluca con gorra completa

Las **pelucas sin gorra**, también conocidas como *gorras abiertas*, se confeccionan a máquina con cabello humano o artificial. Aun así, estas pelucas tienen gorra, pero las tramas de cabello son menos densas y se cosen con tiras de encaje verticales, lo que genera mucho espacio libre. Las pelucas sin gorra permiten la ventilación del cuero cabelludo, ayudan a prevenir el exceso de transpiración y son extremadamente livianas y cómodas. Por lo general, son menos costosas que las pelucas con gorra (**figura 14-17**).

Piense en las pelucas con gorra y sin gorra como medias de nailon y de red. Las medias de nailon tiene un marco cerrado (la peluca con gorra) y las de red tiene un marco abierto (sin gorra).

Las pelucas con gorra son la mejor opción para los clientes con cabello muy fino o calvos. Las peluca sin gorra son excelentes para los clientes que desean cambiar su peinado con frecuencia, buscan la comodidad de usar una peluca, están en el proceso de transición al cabello natural o tienen cabello fino.

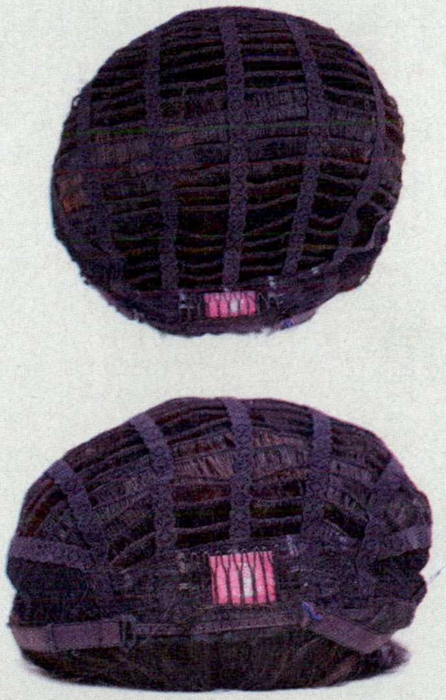

Fig. 14-17 Base de peluca sin gorra

¿Lo sabía?

Una peluca de silicona (también llamada *peluca de vacío)* ***para la pérdida total o casi total del cabello se considera más una prótesis que una peluca. La base está hecha de silicona y se agarra al cuero cabelludo. Permite a las personas que la usan participar en actividades al aire libre, incluso montar montañas rusas y nadar, sin preocuparse de que la peluca se desprenda. Para ajustar esta peluca especial, se hace un molde de la cabeza o un escaneo láser.***

Métodos de confección de pelucas

Existen dos tipos básicos de confección de pelucas: atadas a mano y confeccionadas a máquina.

- Las **pelucas atadas a mano**, también conocidas como *pelucas entrelazadas a mano*, se confeccionan mediante la inserción de una o dos hebras de cabello por vez en bases de malla y, posteriormente, el entrelazado con una aguja. Estas pelucas tienen un aspecto natural y son excelentes para peinar. Este método se asemeja más al crecimiento del cabello humano, con flexibilidad en las raíces. Se puede peinar prácticamente en cualquier dirección porque el cabello no tiene una dirección definida.
- En las **pelucas confeccionadas a máquina**, que son la opción más económica, las tramas se cosen a máquina y, luego, se las une con puntadas a mano para crear la base y la forma de la peluca. Se suelen confeccionar con fibras sintéticas. La característica más favorable es su cualidad de recuperación; incluso después del lavado con champú, el peinado se recupera. Las pelucas confeccionadas a máquina se cosen en direcciones específicas y no ofrecen versatilidad en cuanto a cepillado ni peinados.

Herramientas y suministros para pelucas

Estas herramientas se utilizan para trabajar con pelucas y adiciones de cabello.

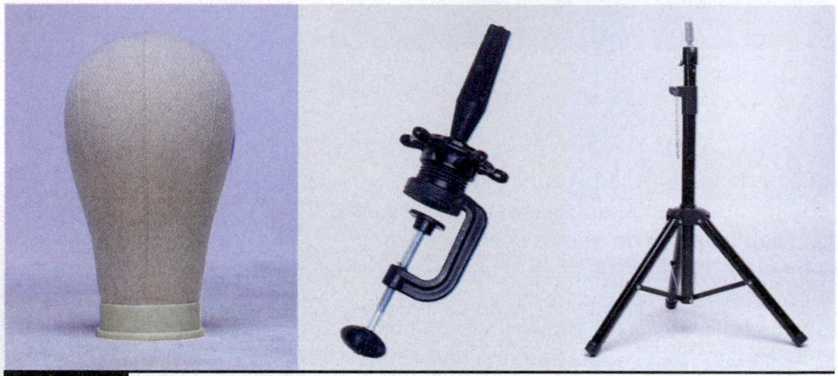

Fig. 14-18 Cabeza de maniquí, tornillo de banco y trípode

1. Una **cabeza de maniquí** es un bloque con forma de cabeza, redondeado en la parte superior, que se utiliza para confeccionar, reparar, exhibir o almacenar una peluca. Esta forma de cabeza suele ser de corcho cubierto con lona. Puede colocarse sobre un trípode para peluca o sujetarse a la estación u otra superficie plana (**figura 14-18**). Ambas opciones tienen funciones giratorias.
2. Las **horquillas en forma de T** son horquillas indispensables que se usan para fijar pelucas y postizos a la cabeza de maniquí (**figura 14-19**).
3. Se utiliza una **cinta métrica flexible** para tomar las medidas de los clientes para pelucas o postizos o para medir el largo de una peluca mientras está en la cabeza de maniquí.
4. Los **adhesivos para pelucas y postizos** se utilizan para asegurar pelucas y postizos. Incluyen opciones líquidas o de cinta, y su formulación puede variar, como adhesivos líquidos a base de agua, adhesivos resistentes al agua y adhesivos de cinta de doble faz. Se suelen clasificar en términos de rendimiento, como fórmulas de fijación a mediano y largo plazo. Consulte la **figura 14-20** sobre la aplicación de adhesivo líquido y la **figura 14-21** sobre la aplicación de cinta adhesiva.

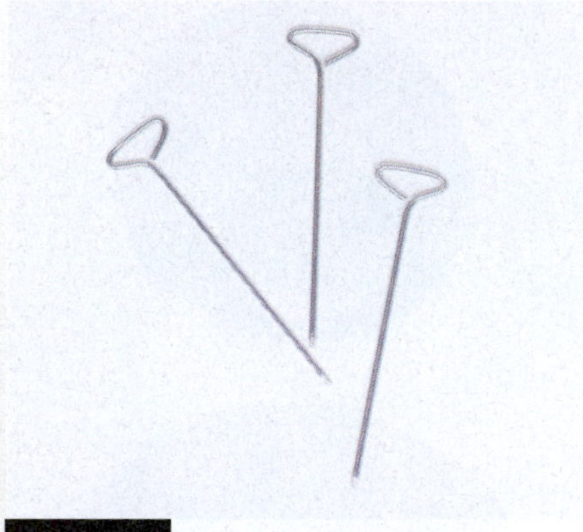

Fig. 14-19 Horquillas en forma de T

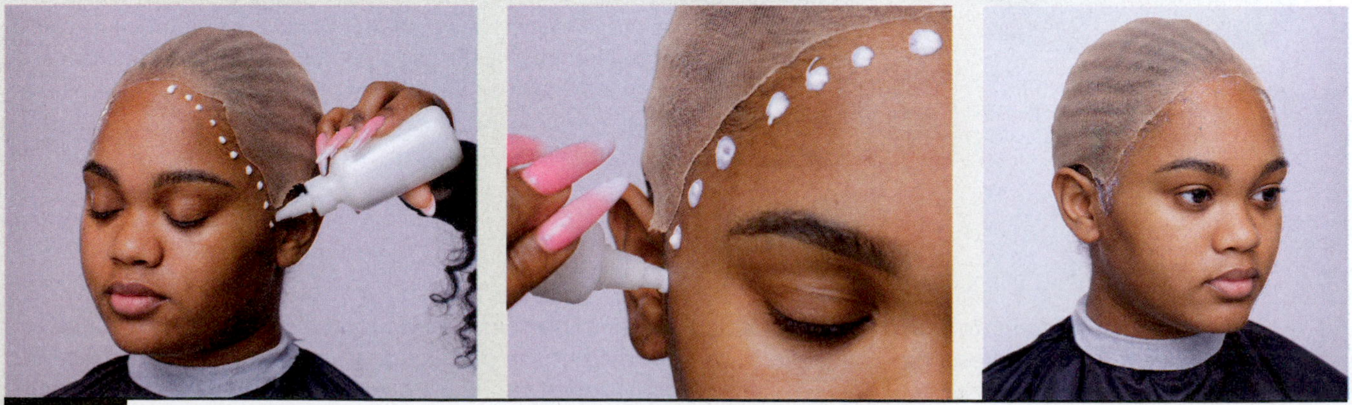

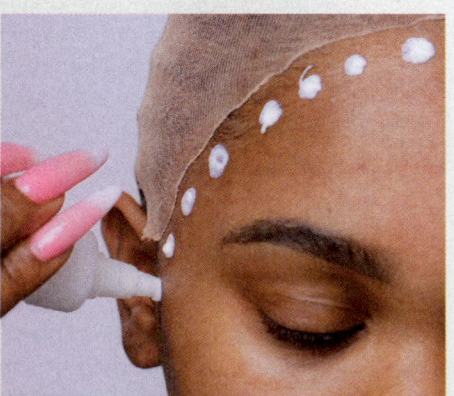

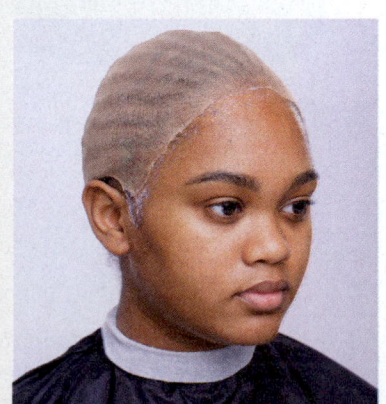

Fig. 14-20 Aplicación de adhesivo líquido

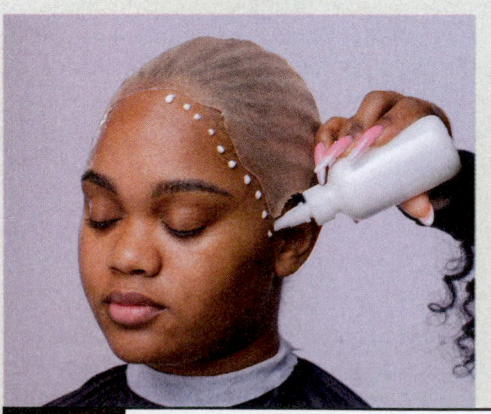

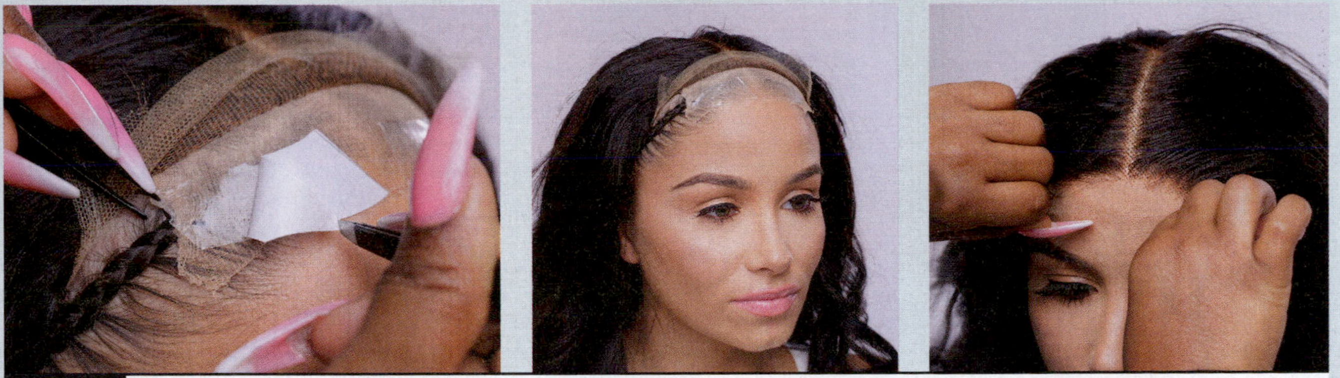

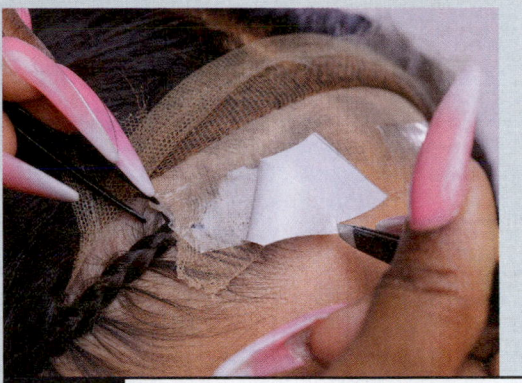

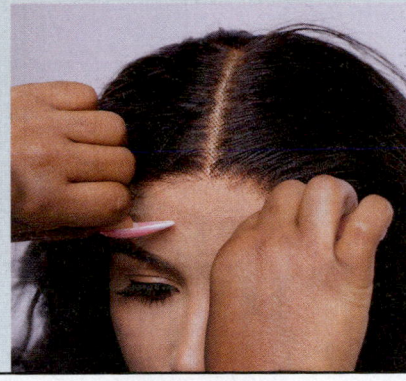

Fig. 14-21 Aplicación de cinta adhesiva

5. El **removedor de adhesivo** especial para pelucas y bisoñés elimina totalmente los restos de adhesivo de la piel del cliente. También se utiliza para limpiar la gorra de la peluca. Use este removedor antes de lavarle el cabello con champú al cliente o de lavar la unidad, a fin de garantizar que no quede adhesivo.
6. Para cuidar las extensiones, las pelucas y los postizos, se utiliza un **champú específico para pelucas** o un champú suave y un acondicionador ligero. Si su salón lo aprueba, venda estos productos para el cuidado del cabello a los clientes que usen fijaciones de cabello o sistemas de sustitución capilar.
7. El **cepillo con cerdas de jabalí,** hecho 100 % con cerdas de jabalí, es el cepillo para pelucas que más se recomienda. También se puede usar un cepillo de cerdas de plástico suave y flexible con puntas redondeadas. Revise las puntas con frecuencia para asegurarse de que estén todas intactas. Aunque falte una sola punta, reemplace el cepillo. Para evitar dañar el entrelazado, nunca cepille ni peine el cabello en la base de la peluca.
8. Si bien se puede usar una **tijera** para recortarla y darle forma si es necesario, nunca use su tijera para corte de cabello de calidad para cortar una peluca de cabello sintético o humano con revestimiento que mejore su aspecto. Podría desafilarse mucho. Use tijeras menos costosas para cortar pelucas de fibras tratadas de cabello sintético y humano.

Tamaño de la peluca

La mayoría de las pelucas listas para usar vienen en tres tamaños: pequeñas, medianas y grandes. El 95 % de los clientes usan pelucas de tamaño mediano. Consulte la **tabla 14-1** para conocer las medidas adecuadas y encontrar el tamaño de peluca correcto para su cliente. Use una cinta métrica suave, sin aplicar tensión en la cinta mientras mide, ya que podrían distorsionarse las medidas. Haga hincapié en que, en el momento de la compra, los clientes siempre deben probarse las pelucas, comprobar su tamaño y seguridad, y verificar el color y el peinado del cabello.

Colocación de las pelucas

Las pelucas deben asentarse en el contorno natural del cuero cabelludo, unos pocos centímetros por encima de las cejas. La parte posterior de la peluca debe llegar hasta la nuca y abrazar el contorno natural del cuero cabelludo. La mayoría de las pelucas tienen lengüetas o tiras de velcro ajustables en la parte posterior, que permiten adaptar la circunferencia de la peluca para un calce más cómodo.

Alise el cabello del cliente lo más posible con trenzas en hilera o pasadores antes de colocar la peluca. Cepille el cabello natural hacia atrás alrededor del contorno frontal del cuero cabelludo, distribúyalo de la manera más uniforme posible y fíjelo con horquillas la cabeza. Para asegurarse de que no se vea el vello natural alrededor del contorno frontal del cuero cabelludo, aplique una pequeña cantidad de gel o laca para el cabello en un peine de dientes finos o un aplicador de rímel limpio y desechable, y alise el perímetro del contorno del cuero cabelludo en la dirección opuesta al rostro.

Tabla 14-1

Tamaño de la peluca

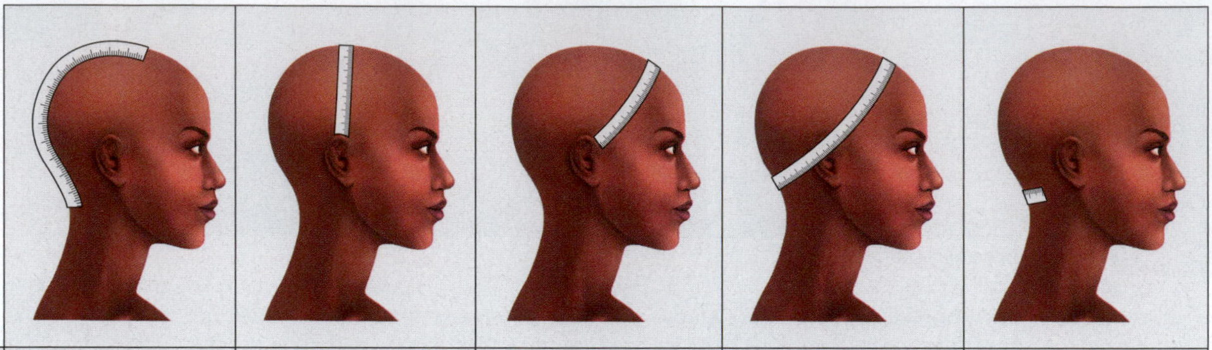

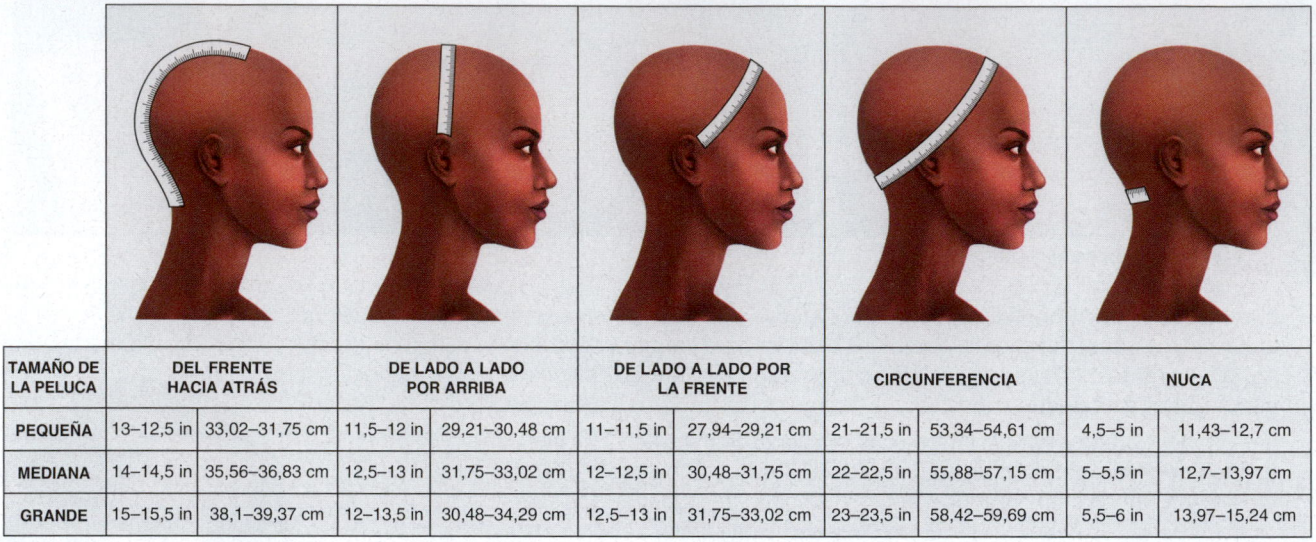

TAMAÑO DE LA PELUCA	DEL FRENTE HACIA ATRÁS		DE LADO A LADO POR ARRIBA		DE LADO A LADO POR LA FRENTE		CIRCUNFERENCIA		NUCA	
PEQUEÑA	13–12,5 in	33,02–31,75 cm	11,5–12 in	29,21–30,48 cm	11–11,5 in	27,94–29,21 cm	21–21,5 in	53,34–54,61 cm	4,5–5 in	11,43–12,7 cm
MEDIANA	14–14,5 in	35,56–36,83 cm	12,5–13 in	31,75–33,02 cm	12–12,5 in	30,48–31,75 cm	22–22,5 in	55,88–57,15 cm	5–5,5 in	12,7–13,97 cm
GRANDE	15–15,5 in	38,1–39,37 cm	12–13,5 in	30,48–34,29 cm	12,5–13 in	31,75–33,02 cm	23–23,5 in	58,42–59,69 cm	5,5–6 in	13,97–15,24 cm

Si los clientes no tienen experiencia en la colocación o uso de pelucas, pídales que participen y sujeten su cabello, arreglen el contorno del cuero cabelludo y coloquen la peluca en su posición. Además, comparta las pautas sobre el cuidado de pelucas que se indican en la página 528 con todos los clientes con peluca, tanto en forma verbal como escrita.

Cortes de la peluca

El objetivo de cortar una peluca es hacer que se vea realista, y se puede lograr afilando las puntas. Cuanto más sólida sea la forma, menos natural se verá el cabello.

Siga lo métodos básicos para el corte de cabello mojado (recto, en capas o escalonado) utilizando la misma división en secciones y elevaciones que en una cabeza real. Muchos de los mejores estilistas prefieren cortar un estilo de forma libre sobre el cabello seco. Para obtener los resultados más realistas, corte la peluca y péinela mientras está colocada en la cabeza del cliente.

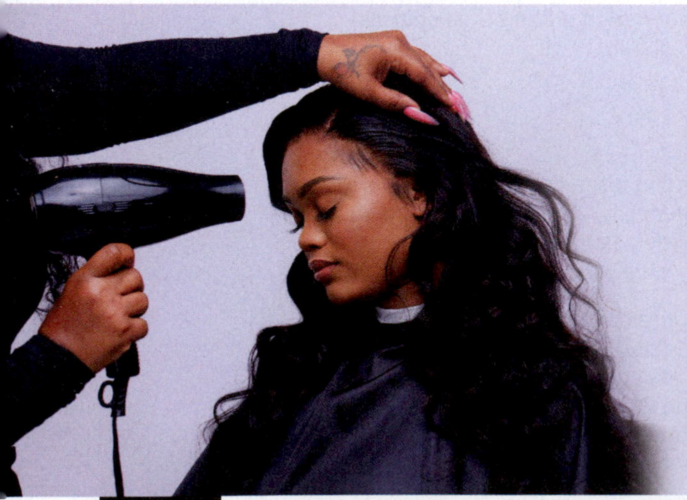

Sugerencia

*Use la prueba del viento para determinar qué tan realista se ve una peluca alrededor del contorno del cuero cabelludo. Sople suavemente con un secador de cabello con aire frío y a baja potencia alrededor del rostro del cliente. Observa el contorno del cuero cabelludo. ¿Se ve realista? Si es así, dígaselo al cliente, ya que tal vez no esté seguro de si la peluca se ve lo suficientemente natural (**figura 14-22**).*

Fig. 14-22 La prueba de viento

Si usa un corte de forma libre en seco, tenga en cuenta el peso del cabello. Las secciones verticales crean ligereza. Las secciones diagonales crean un borde sesgado más redondo. Las secciones horizontales crean mayor peso (**figuras 14-23** a **14-25**).

Para utilizar este enfoque visual, comience cortando una sección pequeña y observe cómo cae el cabello. Realice el siguiente paso en función de la respuesta del cabello.

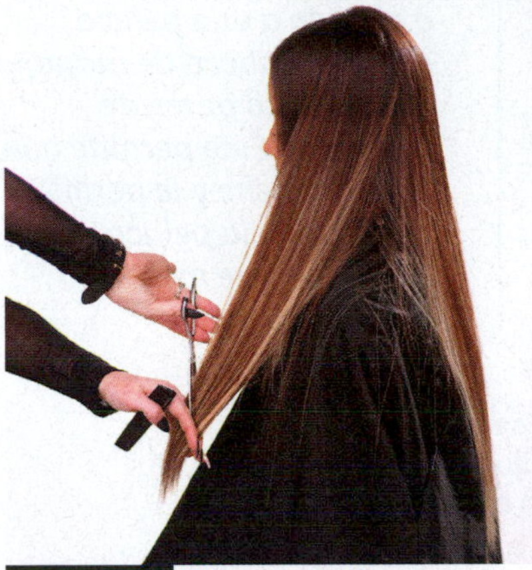

Fig. 14-23 Corte de forma libre con secciones verticales

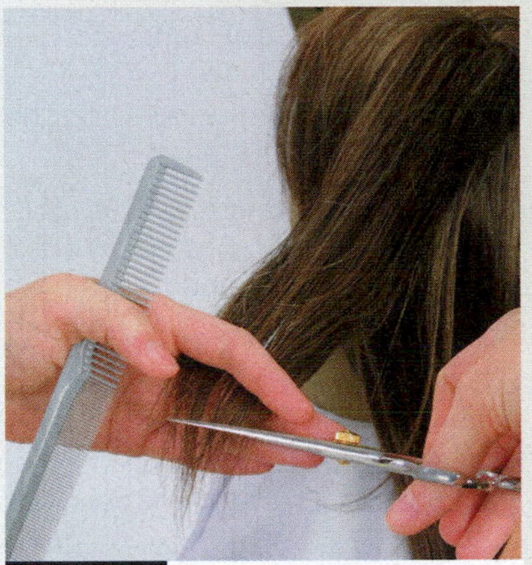

Fig. 14-24 Corte de forma libre con secciones diagonales

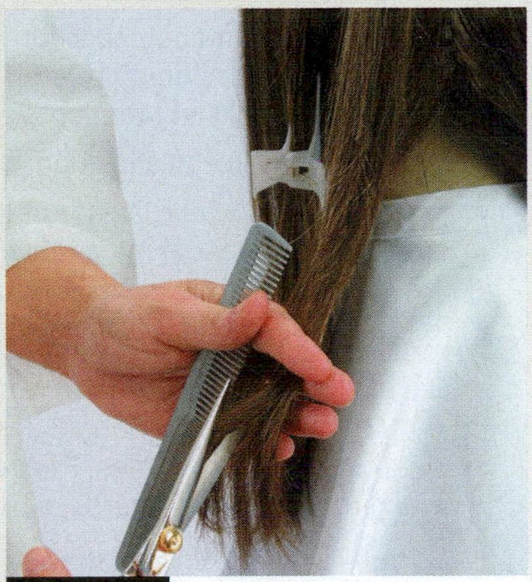

Fig. 14-25 Corte de forma libre con secciones horizontales

CORTE DE PELUCA HÚMEDO Y SECO EN SEIS PASOS

1. Asegure una peluca económica lista para usar sobre una cabeza de maniquí con horquillas en forma de T. Fotografíe la peluca desde todos los ángulos.
2. Divida el cabello de la peluca por la mitad separándolo verticalmente desde la mitad de la frente hasta la nuca. Realizará un corte de cabello en seco de un lado y un corte mojado del otro.
3. Dibuje un diagrama de la silueta y las secciones, indicando cómo va a cortar la peluca.
4. Use un atomizador con agua para mojar la mitad de la peluca. Con una tijera económicas, recorte ligeramente el lado húmedo siguiendo el diseño precortado original de la peluca. Déjela secar al aire y evalúe el peinado.
5. Mientras se seca el lado mojado, recorte ligeramente el lado seco, siguiendo el diseño preexistente.
6. Fotografíe ambos resultados, evalúe la apariencia que logró en el cabello seco y mojado.

Observe que el corte mojado es más controlado y técnico, mientras que el corte en seco es más libre y abstracto. El método más abstracto de corte de peluca suele parecer más realista.

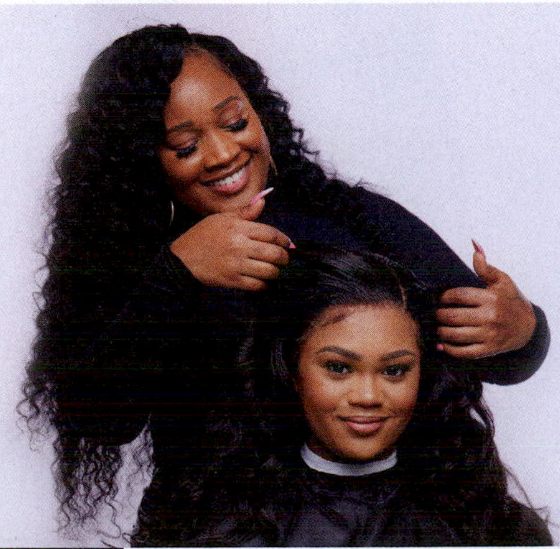

Fig. 14-26 Peinado con los dedos para lograr una apariencia natural

Sugerencia

Recuerde que la mayoría de los clientes van al salón en busca de una imagen natural. Lograr que una peluca parezca natural es todo un reto, y hacerlo bien es todo un arte. Para lograr un aspecto más natural, use los dedos y las palmas de las manos para crear estilos menos estructurados en el cabello en capas (figura 14-26).

Pautas sobre el cuidado de pelucas

La mayor parte del cabello de la peluca con el que va a trabajar está tratada con químicos o es sintético, por tanto, debe manipularlo con cuidado. Siga estas pautas sobre el cuidado de pelucas:

- Cuando aplique calor sobre cabello humano, regule la temperatura de la herramienta de peluquería a un nivel bajo.
- Nunca seque una peluca sintética con secador, salvo que el fabricante certifique que las fibras toleran el calor. Siga las instrucciones de temperatura del fabricante.
- Trate el cabello con suavidad; no lo jale ni lo manipule sin cuidado.
- Use cepillos con cerdas naturales de jabalí o cerdas sintéticas suaves con puntas redondeadas para desenredar los nudos y evitar daños mecánicos. No cepille cerca de la base, ya que puede dañar el entrelazado.
- Coloque la peluca en un bloque de peluca o cabeza de maniquí cuando no la use.
- Lávela menos seguido con champú. Las pelucas y los postizos que se usan con frecuencia no se deben lavar con champú más de una vez por semana; los que se usan de vez en cuando, una vez por mes. Recuerde a los clientes que usen solo champú para cabello teñido o fórmulas y acondicionadores ligeros especiales para pelucas. Enjuague con agua tibia (nunca caliente).
- Con una toalla suave, seque suavemente (sin apretar ni frotar) el cabello hasta que esté, al menos, un 50 % seco. Para terminar de secar el cabello, sostenga un secador de cabello a 30 cm (12 in) de la peluca, a temperatura media y a baja velocidad.
- Con un peine de dientes anchos para peinar, desenrede suavemente el cabello de la peluca cuando esté mojado, comenzando por las puntas y subiendo por las hebras de cabello.
- Haga hincapié en lo importante que es que usted haga el mantenimiento de las pelucas y postizos de cabello humano de los clientes una vez por mes si se usan todos los días, o una vez cada tres meses si se usan pocas veces al mes. Durante estas citas de mantenimiento, observe la condición del cabello o fibra, y la fatiga de la gorra; elimine todo residuo de adhesivo; limpie profesionalmente la base y el cabello; y, si se trata de una peluca de cabello humano, coloque la peluca en una cabeza de maniquí y, luego, péinela mientras está colocada en la cabeza del cliente.

Curiosidades

Pelucas y servicios con químicos

Cuando haga servicios de coloración, permanente o alisado a una peluca, cubra la cabeza de maniquí con plástico antes de colocarla. Esto permite que no se manche y le permite trabajar en la peluca en el horario que más le convenga.

¿Lo sabía?

La alopecia areata es una enfermedad autoinmune de la piel que causa la pérdida de cabello en el cuero cabelludo, el rostro y, a veces, en otras zonas del cuerpo. Las pelucas parciales o completas pueden ayudar a disimular la pérdida parcial o total del cabello en el cuero cabelludo, y lograr que los clientes recuperen la confianza en su apariencia. Si sospecha que su cliente tiene algún tipo de alopecia areata, recomiéndele que consulte a un dermatólogo para que le dé un diagnóstico y las opciones de tratamiento. Ninguna de las formas de la alopecia areata es contagiosa.

Hay tres tipos de alopecia areata, dos de los cuales preocupan a los estilistas:

- *Alopecia areata (parches redondos de pérdida de cabello en el cuero cabelludo)*
- *Alopecia areata totalis (calvicie completa en el cuero cabelludo)*
- *Alopecia areata universalis (pérdida completa del vello de todo el cuerpo; no es una preocupación directa de los estilistas)*

Hay una gran cantidad de información sobre la alopecia areata en el sitio web de la Fundación Nacional para la Alopecia Areata (NAAF), incluso cómo puede ayudar a quienes experimentan pérdida de cabello causada por esta enfermedad de la piel (www.naaf.org).

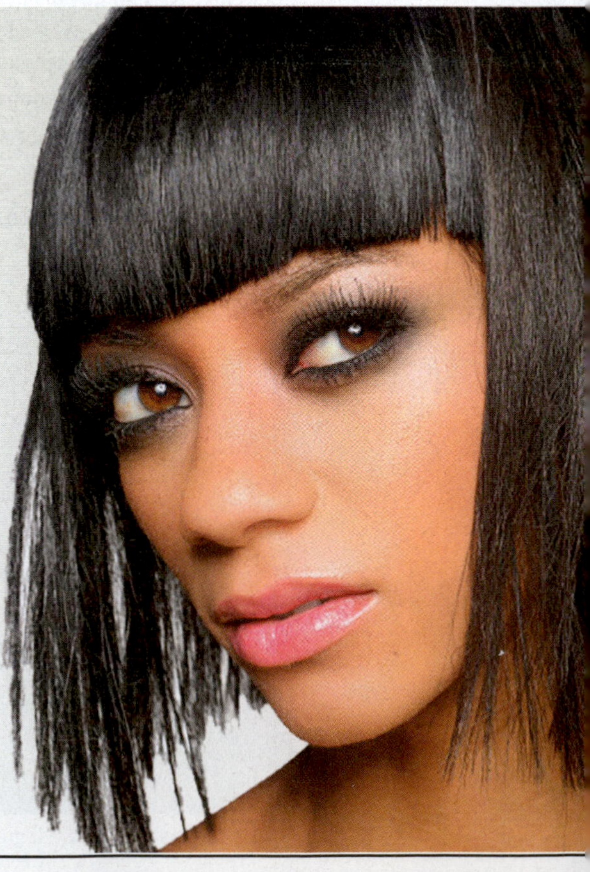

Pelucas y pérdida del cabello

Muchos pacientes que se someten a quimioterapia experimentan la pérdida completa del cabello. Para ayudarlos en su lucha contra el cáncer, ofrézcales calzarles las pelucas en privado, ya sea en una zona separada, fuera del horario comercial o en una visita a domicilio. Los clientes con cáncer pueden optar por usar una peluca de cabello humano o una confeccionada con fibras sintéticas y peinada lista para usar.

? ¿Lo sabía?

En 1989, la Cosmetic, Toiletry, and Fragrance Association (CTFA) creó la Fundación CTFA, una organización caritativa que fundó el programa Luzca Bien... Siéntase Mejor (Look Good Feel Better) para ayudar a pacientes con cáncer a sobrellevar la pérdida de cabello. Para obtener más información sobre el trabajo con la organización u otras formas de ayudar a clientes con pérdida de cabello debido a enfermedades, visite el sitio web de Luzca Bien... Siéntase Mejor en www.lookgoodfeelbetter.org.

☑ Verificación

6. ¿En qué se diferencian los dos tipos principales de pelucas?
7. Describa los dos métodos principales de confección de pelucas.
8. Enumere ocho herramientas básicas para el cuidado de pelucas y adiciones de cabello.

OA 6 Describir varios tipos de postizos y sus usos.

Postizos

Los postizos van desde piezas con clip listas para usar, como colas de caballo, moños y flequillo, hasta **bisoñés** personalizados (pequeñas pelucas que se utilizan para cubrir la parte superior o la coronilla de la cabeza) para la calvicie de patrón y postizos de integración para adelgazamientos notablemente difusos (**figuras 14-27** y **14-28**). Se consideran temporales o semipermanentes, según su intención y diseño. Avanzar más allá de las adiciones de cabello con clip requiere capacitación especializada.

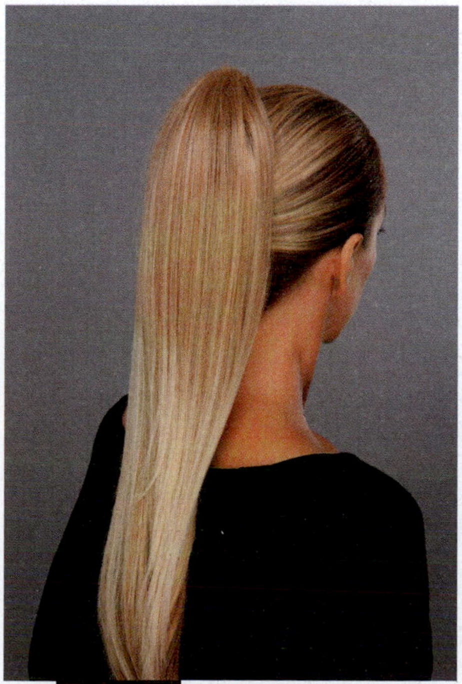

Peluquería y maquillaje profesional de Shane Doucet

Fig. 14-27 Postizo simple

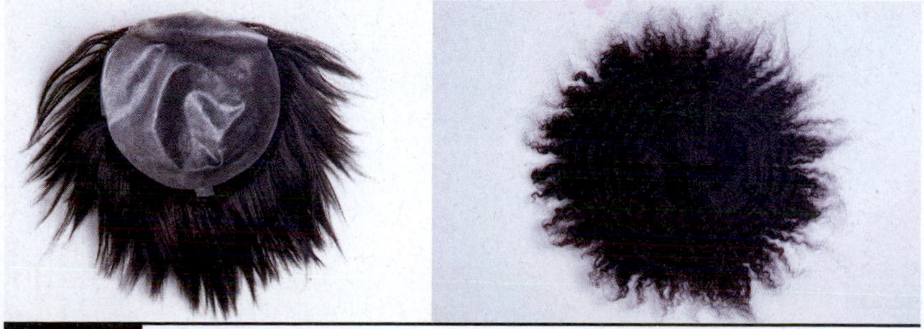

Fig. 14-28 Ejemplos de bisoñés

Postizos de moda

Los postizos de moda suelen ser adiciones temporales e incluyen caídas, medias pelucas, peluquines (pelucas pequeñas), apliques en forma de bandeau (caídas con una diadema adjunta), cascadas (tramas de clip con rizos superiores y posteriores), moños, coletas, flequillos, trenzas, tramas de cabello con clip, rellenos (que dan más volumen estratégico) y extensiones de cabello con clip en toda la cabeza. Los postizos de moda se sujetan con clips sensibles a la presión, pinzas, peines o elásticos, junto con horquillas para mayor sujeción.

El cabello del cliente se puede preparar de varias maneras antes de colocar el postizo temporal, lo que incluye una cola de caballo, un rodete o una torzada francesa. Luego, fije el postizo con horquillas (**figuras 14-29** a **14-31**). También se puede mezclar con el postizo o servirle como base.

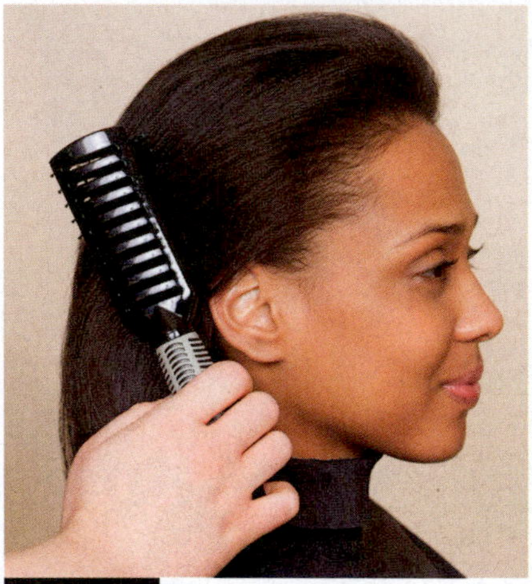

Fig. 14-29 Cepillado para hacer una cola de caballo

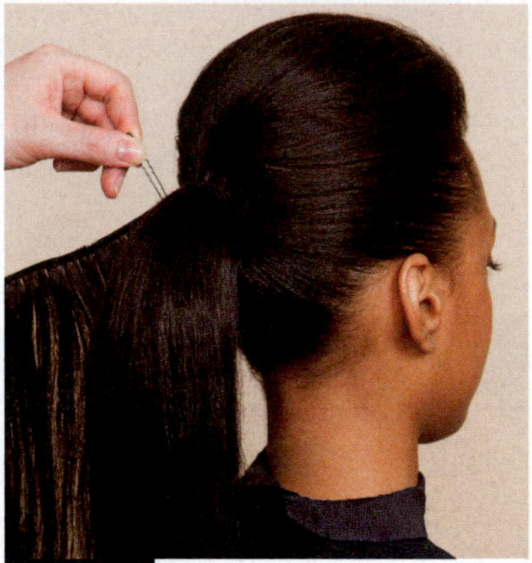

Fig. 14-30 Fijación del postizo con horquillas

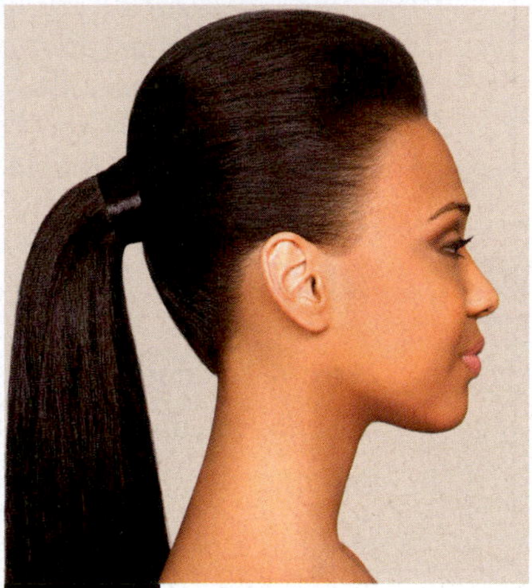

Fig. 14-31 Peinado terminado

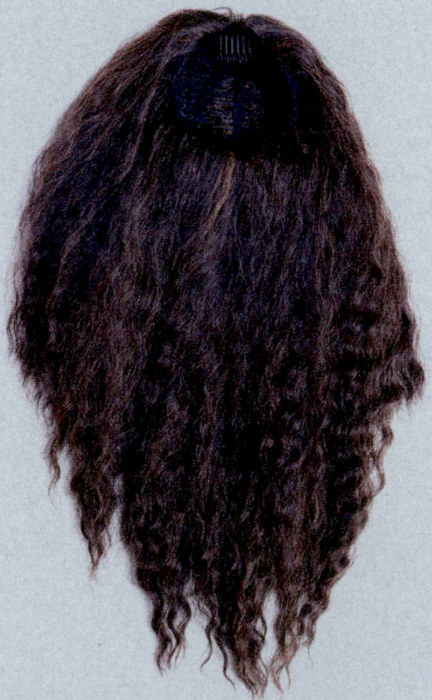

Fig. 14-32 Postizo de integración

Postizos de integración

Los postizos de integración son excelentes para el adelgazamiento severo del cabello, pero no son adecuados para la calvicie completa. Los **postizos de integración** se hacen con cabello que combina con el color y la textura del cabello real del cliente. Tienen aberturas en la base por las que se pasa el propio cabello del cliente para sujetar el postizo, y se lo mezcla con el cabello (natural o sintético), lo que da un aspecto totalmente natural. Los postizos de integración son muy livianos, pero agregan una densidad importante de cabello (**figuras 14-32** y **14-33**).

Fig. 14-33 Postizo de integración añadido al cabello

Bisoñés

Los clientes propensos a tener calvicie suelen usar bisoñés. Tienen una base de red fina. Se pueden aplicar para uso temporal o semipermanente. Un especialista en pelucas retira y vuelve a colocar los bisoñés semipermanentes cada cinco o seis semanas.

Los bisoñés profesionales son postizos hechos a medida, que se adaptan a la zona de calvicie, a la textura del cabello del cliente y al grosor que lo rodea, así como al color del cabello actual. Los bisoñés de calidad se fabrican de cabello humano atado a mano.

La mayoría de las personas que usan bisoñés valoran la confianza que obtienen con el uso de un postizo de apariencia auténtica y están dispuestos a pagar un precio elevado si la calidad lo vale. Los fabricantes más importantes de postizos ofrecen capacitación e instrucciones detalladas a las personas interesadas en aprender este servicio especializado (**figuras 14-34** y **14-35**).

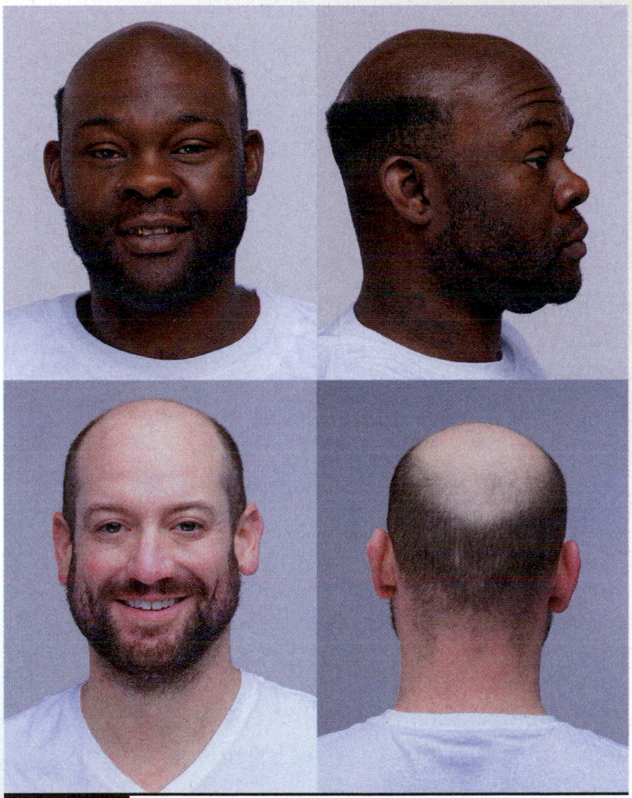

Fig. 14-34 Clientes de apliques de cabello

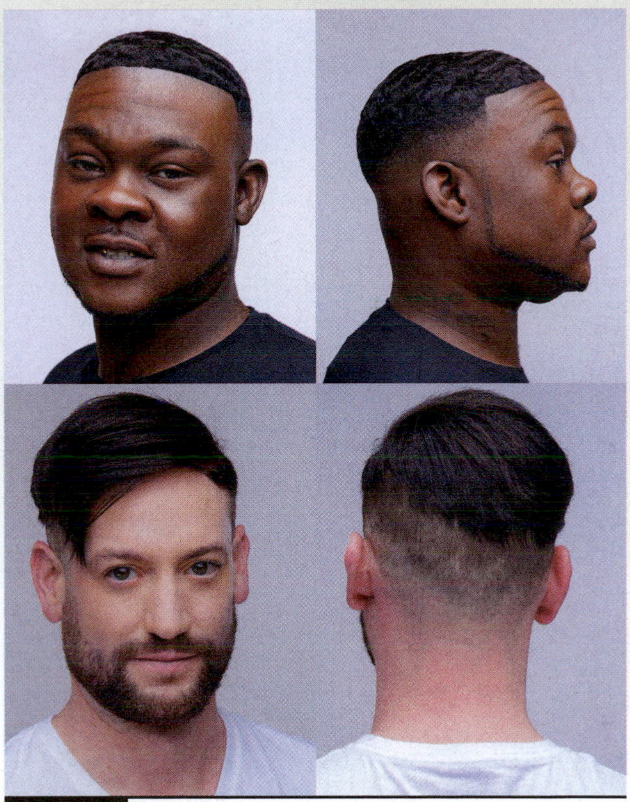

Fig. 14-35 Los mismos clientes con un bisoñé

Verificación

9. ¿Cuáles son los tres tipos de postizos y cómo se usan?
10. Enumere y describa varios postizos de moda.

Glosario del capítulo

adiciones de cabello	pág. 514	cabello o fibras sintéticas que se añaden o integran a la base del cabello natural de una persona
bisoñés	pág. 531	peluca pequeña que se utiliza para cubrir la parte superior o coronilla de la cabeza
cabello caído	pág. 517	cabello que se ha desprendido de la cabeza o que se acumula en el cepillo, lo contrario al cabello cortado; las cutículas de las hebras irán en distintas direcciones (lo contrario al cabello direccionado o Remy)
cabello direccionado	pág. 516	también se llama *cabello Remy*; cabello con cutícula
cabello Remy	pág. 516	cabello con cutícula intacta; se considera el cabello más realista y de mejor calidad para extensiones, pelucas y postizos
cabello virgen	pág. 516	cabello libre de todos los productos químicos que alteran el cabello, incluidos los procesos de coloración y textura
cabeza de maniquí	pág. 526	bloque con forma de cabeza, redondeado en la parte superior, que se utiliza para confeccionar, reparar, exhibir o almacenar una peluca
enlazado	pág. 523	comúnmente se conoce como *I-tips* o *extensiones individuales*; método para fijar extensiones de cabello en el que se usa un gancho para retirar una pequeña cantidad de cabello de una división; el enlace se acerca al cuero cabelludo con una herramienta especial y, luego, se inserta una extensión o una hebra de una adición especial en el eslabón
extensiones de cabello	pág. 514	adiciones de cabello que se fijan a la base del cabello natural del cliente para aumentar el largo, el volumen, la textura o el color
método de trenza y costura	pág. 519	también se conoce como *tramado*; método de fijación en el cual, para sujetar las extensiones de cabello al cabello del cliente, se cosen trenzas o una trama a una trenza hecha sobre el cuero cabelludo, o trenza en hilera, a veces llamada guía

pegado por fusión	pág. 522	método de fijación de extensiones en el cual la extensión de cabello se fija al cabello del cliente con un pegamento de queratina que se activa mediante el calor que genera una herramienta especial
pelucas	pág. 514	recubrimiento artificial para la cabeza que consiste en una malla de cabello entrelazado; brinda versatilidad para el peinado y disimula la pérdida de cabello
pelucas atadas a mano	pág. 526	también se conocen como *pelucas entrelazadas a mano*; pelucas que se confeccionan insertando hebras individuales de cabello en bases de malla y se entrelazan con una aguja
pelucas con gorra	pág. 524	pelucas confeccionadas con bases elásticas de fibras en malla a las que se sujeta el cabello
pelucas confeccionadas a máquina	pág. 526	pelucas que se confeccionan tras pasar las tramas por una máquina de coser que, luego, se cosen para formar la base y la forma de la peluca; suelen ser de fibras sintéticas
pelucas sin gorra	pág. 525	también conocidas como *gorras abiertas*; se confeccionan a máquina con cabello humano o artificial que se teje en hileras de tramas; las tramas se cosen a tiras elásticas en un patrón circular para que se adapte a la forma de la cabeza
postizos	pág. 514	peluca pequeña que se utiliza para cubrir la parte superior o coronilla de la cabeza, o aplique de cabello de algún tipo
postizos de integración	pág. 532	se hacen con cabello que coincide con la textura y el color del cabello existente del cliente; suelen utilizarse en cabellos muy debilitados; no aptos para la calvicie completa
tramas	pág. 518	tiras largas de cabello humano o artificial con un extremo roscado

PARTE 03

SERVICIOS DE PELUQUERÍA

CAPÍTULO 15:

Servicios de textura química

Objetivos de aprendizaje

Al finalizar este capítulo, podrá:

OA 1 Explicar por qué los cosmetólogos deben estudiar los servicios de textura química.

OA 2 Definir las diferentes formulaciones químicas utilizadas para alisar el cabello.

OA 3 Describir los alisadores de hidróxido y los diversos tipos y potencias disponibles para el alisado del cabello.

OA 4 Definir los alisadores de tioglicolato de amonio (TGA) y su utilización.

OA 5 Describir las herramientas y suministros que se utilizan para alisar el cabello.

OA 6 Resumir las pautas y precauciones de seguridad para los servicios con alisadores químicos.

OA 7 Explicar cómo llevar a cabo una consulta exhaustiva sobre alisado químico.

OA 8 Realizar de forma segura servicios químicos de retoque y en cabellos vírgenes.

OA 9 Definir la ondulación permanente y los diferentes tipos de soluciones que se utilizan para realizar estos servicios.

OA 10 Explicar la importancia de seleccionar el tipo correcto de solución de ondulación permanente para cada cliente y procesar el cabello correctamente.

OA 11 Describir las herramientas y suministros que se utilizan para la ondulación permanente.

OA 12 Describir los diversos patrones de ondulación permanente, su ubicación y resultado.

OA 13 Resumir las pautas y precauciones de seguridad para los servicios con alisadores químicos.

OA 14 Explicar cómo llevar a cabo una consulta exhaustiva sobre el servicio de ondulación permanente.

OA 15 Brindar servicios seguros de ondulación permanente.

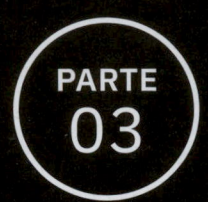

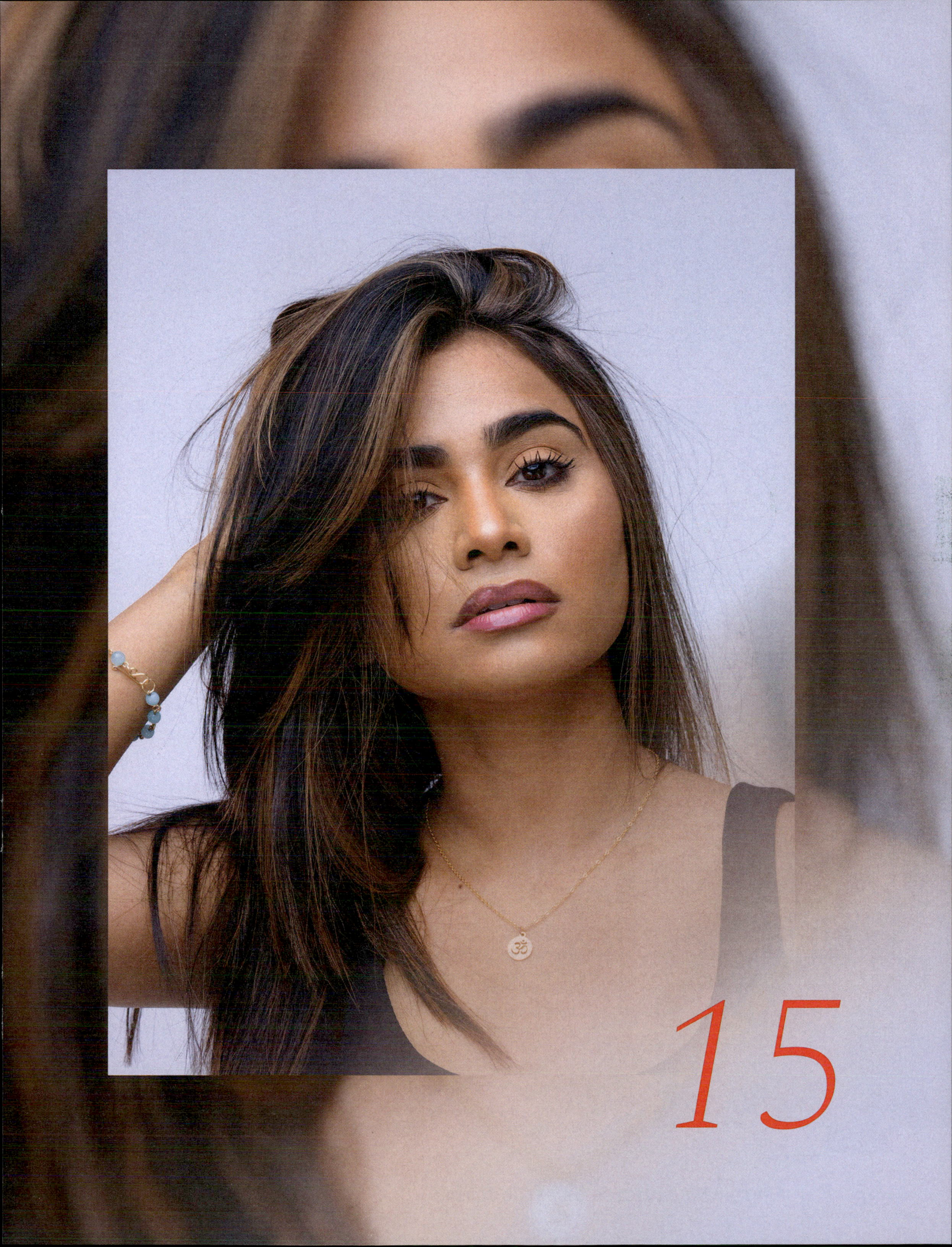

15

No tiene que ser una estrella de cine para que lo peine; cuando se sienta en mi silla, usted es mi estrella de cine. "

—

Vincent Roppatte

Director de peinados, estilista de celebridades

OA 1 Explicar por qué los cosmetólogos deben estudiar los servicios de textura química.

—

¿Por qué estudiar Servicios de textura química?

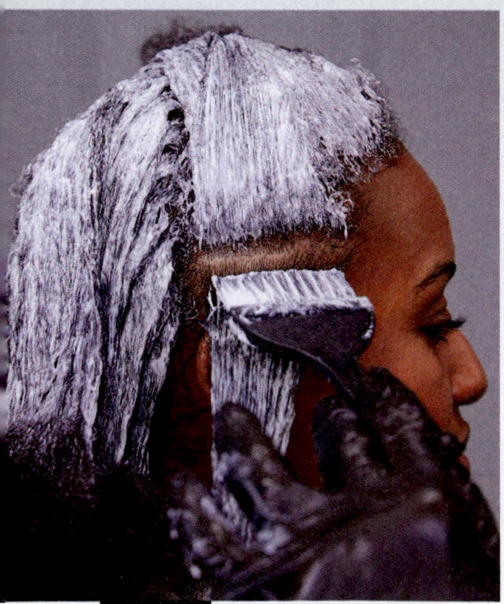

Fig. 15-1 Ejemplo de un servicio de textura

Los servicios de textura química le permiten cambiar la textura del cabello existente y ofrecer a los clientes varias opciones de peinado que, de otro modo, no serían posibles **(figura 15-1)**. Existen dos amplias categorías de servicios de textura: (1) servicios de textura permanente que alisan permanentemente el cabello muy texturizado, alisan el cabello ensortijado compacto, rizan el cabello liso o suavizan los rizos, y (2) tratamientos de alisado semipermanente que eliminan el encrespamiento y alisan el cabello rizado u ondulado hasta por tres meses.

Los **servicios de textura química** producen un cambio químico dentro del patrón natural de ondulación o de rizos del cabello, o suavizan la cutícula. Los cosmetólogos deben estudiar los servicios de textura química y comprenderlos bien por los siguientes motivos:

- Porque saber cómo se realizan estos servicios de manera precisa, segura y profesional les ayudará a crear una relación de confianza y lealtad con su clientela.
- Porque el conocimiento genera confianza para ofrecer servicios de textura química a todos los clientes.
- Porque los servicios químicos se encuentran entre los servicios más lucrativos y repetitivos del salón.

Aunque el mundo del peinado está en constante cambio, muchos clientes siempre querrán alterar químicamente la textura de su cabello. Debido a la naturaleza recurrente de los servicios de texturas químicas, el aprendizaje de estas técnicas le permite ampliar, en gran medida, su potencial como cosmetólogo. En el cuadro que se incluye a continuación, se describen algunos servicios y su función, para que pueda comenzar.

Tabla de servicios de textura

SERVICIO	FUNCIÓN	FUNCIONA MEJOR PARA...
Alisador químico 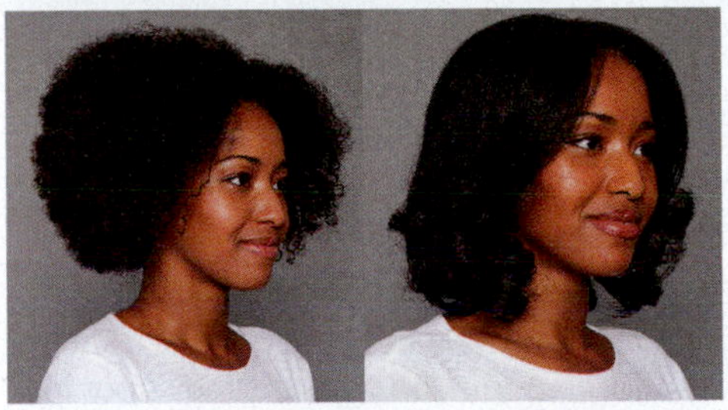	*Eliminar* los rizos o las ondas y dejar el cabello recto o liso	• Clientes que prefieren una solución permanente para alisar cabellos muy texturizados. • Se puede utilizar en cabello rizado moderadamente ondulado.
Tratamiento alisador a base de queratina (semipermanente) 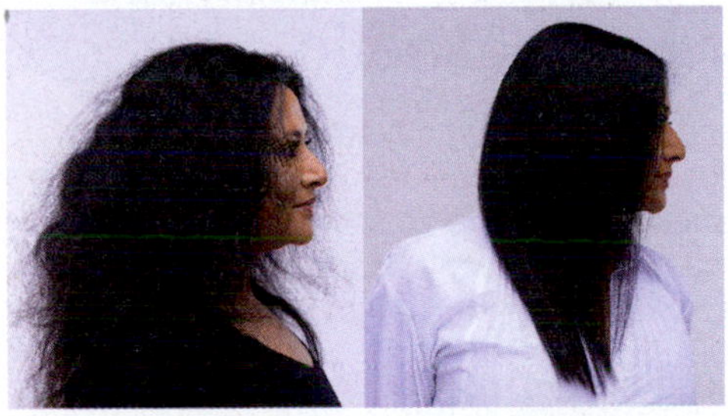	*Suavizar* texturas de cabello rizado y ondulado, y eliminar el encrespamiento	• Clientes con cabello muy texturizado que deseen un encrespamiento controlado y la opción de llevarlo rizado o liso.
Ondulación permanente 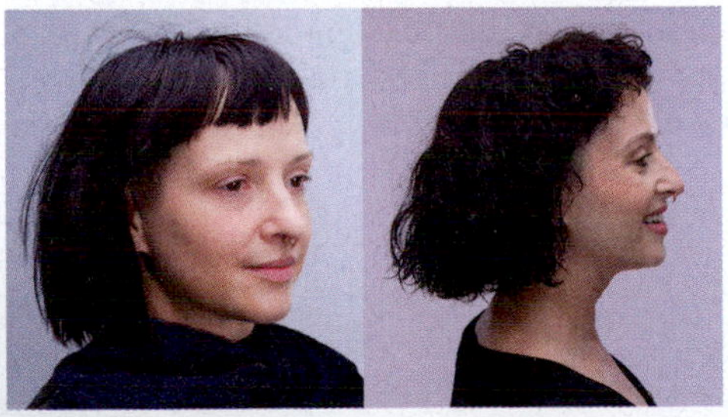	*Agregar* ondas o rizos al cabello; también se utiliza para aflojar los rizos	• Clientes con cabello lacio que quieren agregar rizos y levantar o dar cuerpo a su cabello plano. • También para clientes que deseen aflojar su cabello rizado para llevarlo lacio, pero sin necesidad de usar álcalis fuertes para alisarlo.
Permanente de rizos sueltos 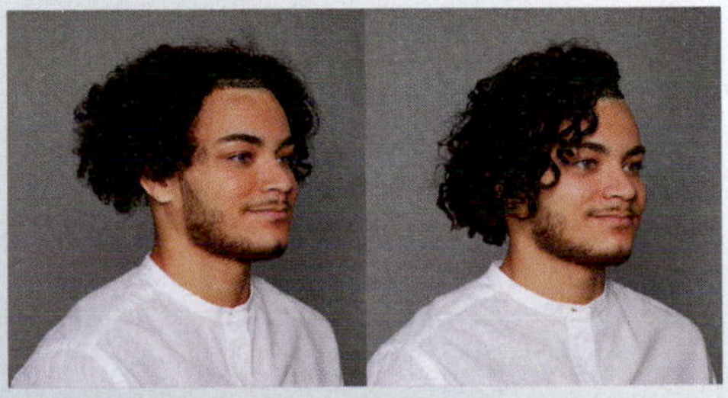	*Aflojar* el cabello muy rizado, dejándolo con rizos u ondas sueltos	Clientes que desean reestructurar sus bucles de manera permanente en un patrón de rizos más suelto.

Verificación

1. Enumere los cuatro tipos de servicios de textura química que se realizan en un salón.
2. ¿Por qué los servicios de textura se consideran atemporales?

OA 2 Definir las diferentes formulaciones químicas utilizadas para alisar el cabello.

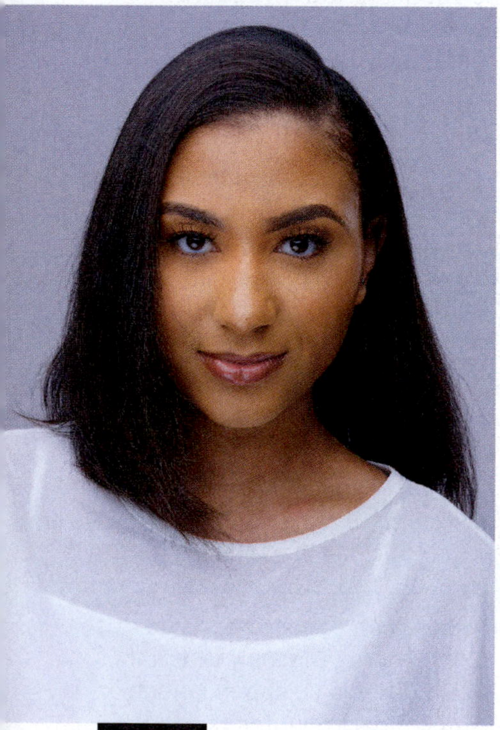

Fig. 15-2 Ejemplo de cabello alisado

Alisadores químicos

El **alisado químico del cabello** es un proceso que reordena de manera permanente la estructura del cabello rizado en forma más recta o lisa **(figura 15-2)**. Las dos categorías de **alisadores químicos** más utilizados por los cosmetólogos son los alisadores de hidróxido y los alisadores de tioglicolato de amonio (TGA). Ahora, veamos cómo funcionan realmente los alisadores para alterar el cabello.

Reforma de las texturas del cabello

Las fibras capilares están formadas por proteínas, principalmente queratina, que contienen diferentes tipos de enlaces. Los enlaces de hidrógeno y de bisulfuro determinan la textura del cabello y el patrón de rizos característicos de cada persona. Los enlaces de hidrógeno se rompen cuando el cabello está mojado y, luego, se reforman naturalmente cuando el cabello se seca.

El agua no puede romper los enlaces de bisulfuro; por eso, se utilizan alisadores químicos para romper estos enlaces y crear un cambio permanente en el cabello. Para lograrlo, se aumenta el pH del cabello a un estado alcalino. Esta acción levanta la capa de la cutícula, permite que el alisador llegue a la capa de la corteza donde se produce la reestructuración y alisa el cabello de forma permanente **(figura 15-3)**. Para obtener más información, consulte el **capítulo 7, Propiedades del cabello y el cuero cabelludo**.

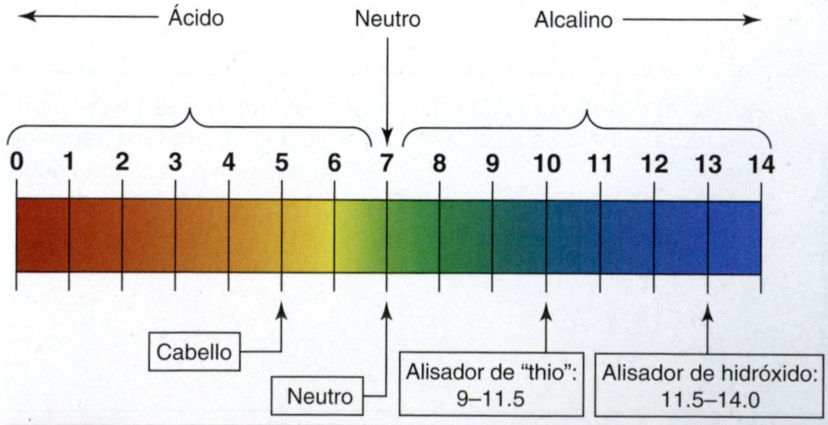

Fig. 15-3 El pH de los alisadores de "thio" y de hidróxido

IMPORTANCIA DEL pH EN LOS SERVICIOS DE TEXTURA

En ***Aspectos básicos estándar*, capítulo 6, Conceptos de química y aspectos de seguridad con sustancias químicas,** aprendimos que pH es una abreviatura de *potencial de hidrogeno*. La escala del pH describe la acidez o alcalinidad de una sustancia según la cantidad de iones de hidrógeno que contiene. La escala de pH varía de 0 a 14: un pH 7 es neutro, por debajo de pH 7 es ácido y por encima de pH 7 es alcalino. Los cabellos gruesos y muy texturados con una cutícula fuerte y compacta requieren una solución química de alta alcalinidad.

El cabello poroso, dañado o tratado químicamente requiere una solución menos alcalina (**figura 15-4**).

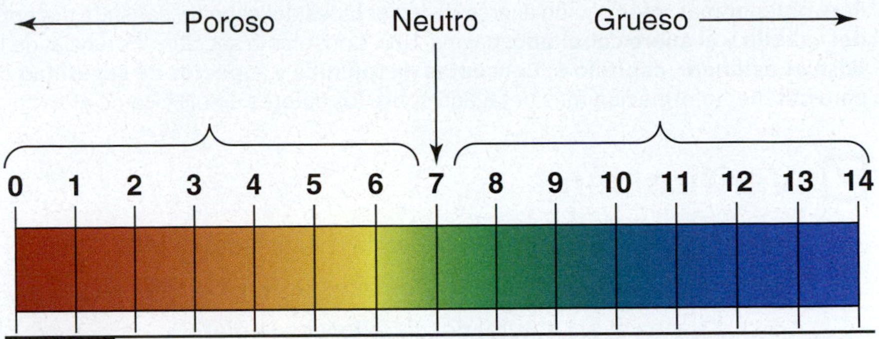

Fig. 15-4 Comparación del cabello poroso y el cabello grueso en la escala de pH

El cabello y el cuero cabelludo tienen un pH natural de 4,5 a 5,5. Esta acidez natural evita que los hongos y las bacterias prosperen en el cabello y el cuero cabelludo, y mantiene la capa de la cutícula cerrada y saludable. Cuando se aplica un alisador químico al cabello, la alcalinidad del cabello puede aumentar hasta pH 14. Dado que cada paso en la escala de pH representa un cambio de concentración de 10 veces, el pH 13 es 100 millones (100 000 000) de veces más alcalino que el pH 5.

En la **tabla 15-1**, se explica dónde cae cada ingrediente de un alisador en la escala de pH y sus efectos sobre el cabello.

Tabla 15-1

Tipos de alisadores

INGREDIENTE ACTIVO	pH	COMERCIALIZADO COMO	VENTAJAS	DESVENTAJAS
Hidróxido de sodio	12,5–14,0	Alisador de lejía	Muy efectivo para cabello ensortijado, rizado, ondulado y muy texturizado	Puede causar irritación en el cuero cabelludo y dañar el cabello
Hidróxido de litio e hidróxido de potasio	9,0–11,0	Alisador sin lejía	Muy efectivo para alisar texturas de cabello rizado a ondulado que solo necesitan la ayuda de un químico menos potente	Puede causar irritación en el cuero cabelludo y dañar el cabello
Hidróxido de guanidina	9,0–11,0	Alisador sin lejía	Bueno para clientes con patrón de ondulación o rizos más flojo, pero no apto para cabello ensortijado y muy texturizado	Puede deshidratar y dañar el cabello, pero causa menos irritación en la piel que otros alisadores de hidróxido.
Tioglicolato de amonio (comúnmente llamado "thio")	9,6–10,0	Alisador de "thio" sin lejía	Adecuado para clientes que quieren mantener la "textura" del cabello; no compatible cuando el cabello ya se ha tratado previamente con alisadores con o sin lejía; no apto para cabello muy texturizado si se desea un aspecto recto liso	Olor fuerte y desagradable a amoníaco; puede dañar el cabello
Sulfito de amonio / bisulfito de amonio	6.5–8.5	Alisador de bajo pH, alisador sin lejía	Menos nocivo para el cabello; no es un ingrediente común, todos los alisadores profesionales sin lejía o de pH bajo suelen tener guanidina o calcio	No alisa lo suficiente el cabello muy texturizado o áspero; mayor incidencia de reversión del rizo

Para obtener más información acerca de los enlaces del cabello, consulte el **capítulo 7, Propiedades del cabello y el cuero cabelludo**, página 130. Consulte la sección "Potencial de hidrógeno" en ***Aspectos básicos estándar***, **capítulo 6, Conceptos de química y aspectos de seguridad con sustancias químicas**, para obtener información más detallada sobre los valores de pH y cómo afectan al cabello.

Verificación

3. ¿Cuál es el propósito del alisado químico del cabello?
4. ¿Puede el agua romper los enlaces de bisulfuro? Si no puede, ¿cómo se rompen?
5. ¿Cuál es el pH natural del cabello y de la piel?

OA 3 Describir los alisadores de hidróxido y los diversos tipos y potencias disponibles para el alisado del cabello.

Alisadores de hidróxido

Los iones de hidróxido son el ingrediente activo de todos los **alisadores de hidróxido.** Son álcalis muy fuertes con un valor de pH 13. El hidróxido de sodio, el hidróxido de potasio, el hidróxido de litio y el hidróxido de guanidina son todos tipos de alisadores de hidróxido que pueden hinchar el cabello hasta el doble de su diámetro normal. Se suele añadir **hidróxido de calcio**, o $Ca(OH)_2$, a los alisadores de hidróxido, pero no se utiliza por sí solo como alisador.

Los alisadores de hidróxido rompen los enlaces de bisulfuro de manera diferente a la reacción de reducción de los alisadores a base de "thio" (se analiza en la página 545 de este capítulo). Un enlace de bisulfuro está formado por dos átomos de azufre enlazados. En la **lantionización**, el proceso mediante el cual los alisadores de hidróxido alisan permanentemente el cabello, los alisadores eliminan un átomo de azufre de un enlace de bisulfuro, convirtiéndolo en un enlace de lantionina. Los enlaces de lantionina contienen únicamente un átomo de azufre. Los enlaces de bisulfuro que rompen los alisadores de hidróxido nunca pueden volver a formarse.

Alisadores con hidróxido de metal

Los **alisadores con hidróxido de metal** son compuestos iónicos formados por un metal combinado con oxígeno (O) e hidrógeno (H). Los alisadores de hidróxido metálicos incluyen el hidróxido de sodio (NaOH), el hidróxido de potasio (KOH) y el hidróxido de litio (LiOH). Los alisadores con hidróxido de metal no requieren que el producto se mezcle antes de la aplicación.

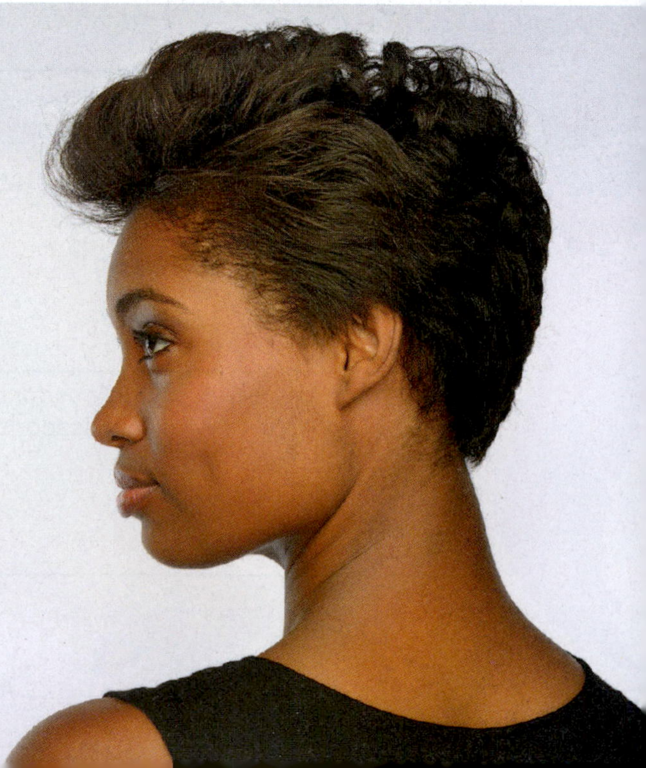

Alisadores de lejía

Los **alisadores de hidróxido de sodio** se llaman comúnmente **alisadores de lejía**. Es el tipo de alisador químico más antiguo y común para el cabello que utilizan los profesionales de salón. El hidróxido de sodio, también conocido como *lejía* o *soda cáustica*, es el ingrediente activo de los alisadores con lejía.

¡Atención!

Si se usan incorrectamente, todos los alisadores de hidróxido pueden causar pérdida del cabello y daños en la piel. Además de monitorear la tasa de alisado del cabello, tenga en cuenta la piel del cliente. Si aparece enrojecimiento pronunciado o irritación en cualquier momento durante el proceso, retire el alisador de inmediato. Para ello, enjuague bien el cabello con agua fría, seguido de varias aplicaciones de un champú neutralizador. No frote el cuero cabelludo.

Los alisadores de lejía combinan hidróxido de sodio, agua, vaselina, aceite mineral y emulsionantes. Con este tipo de alisador químico, las proteínas del cabello absorben la lejía, y se produce la ruptura de los enlaces de bisulfuro. Los rizos se sueltan a medida que la fibra capilar se hincha y se abre. Como el proceso de los alisadores de lejía es más rápido que el de otros alisadores, debe completar su aplicación de inmediato y observar constantemente el cabello mientras se procesa.

Alisadores sin lejía

Los alisadores de hidróxido de litio, de potasio y de guanidina suelen comercializarse como “alisadores sin lejía para usar sin mezclar”. Los alisadores sin lejía, en especial el hidróxido de guanidina, son excelentes opciones para clientes con cuero cabelludo sensible. Con un pH de 9,0 a 11,0, son un poco más suaves que los alisadores con lejía. Sin embargo, los alisadores sin lejía todavía se consideran químicos cáusticos conocidos por secar el cabello debido a la acumulación de calcio. Para remediar esto último, se puede utilizar un champú quelante suave formulado específicamente para la eliminación de minerales, seguido de un tratamiento acondicionador profundo.

ALISADOR SIN LEJÍA COMPARADO CON OTRO CON LEJÍA

Los alisadores sin lejía son populares entre los clientes que se alisan el cabello en casa, mientras que la mayoría de los estilistas eligen alisadores con lejía. Es habitual realizar servicios de retoque a clientes que se alisan el cabello en casa con un alisador sin lejía. Se formará una línea de demarcación al usar un alisador con lejía en este cliente, ya que el alisador sin lejía deja una acumulación de residuos de calcio en el cabello que el alisador con lejía no puede penetrar. Los alisadores de hidróxido hacen que el cabello se suavice y aumente su volumen, dejando un cabello suave y flexible. Los alisadores sin lejía generalmente hacen que el cabello se sienta y luzca seco después del uso repetido. Esta variación (cabello suave comparado con cabello duro y seco) se verá en el tallo del cabello. Es clave llevar a cabo una consulta adecuada para seleccionar el producto químico adecuado. Si un cliente está usando un alisador sin lejía, también debe usar un alisador sin lejía para evitar que se formen líneas de demarcación. Sugiera la importancia de la limpieza profunda y la eliminación de acumulaciones para mantener un cabello saludable.

Alisadores con base y sin base

Los alisadores de hidróxido vienen en fórmulas con base y sin base. La **crema base**, que también se conoce como *crema de base protectora*, es aceitosa y se utiliza para proteger la piel y el cuero cabelludo durante el proceso de alisado del cabello. Al aplicar la crema de base, asegúrese de que no entre en contacto con el cabello que va a alisar, ya que interferirá con el proceso.

- Los **alisadores con base** requieren una aplicación independiente de crema de base en todo el cuero cabelludo, junto a todo el contorno del cuero cabelludo, en la nuca y en la parte superior y posterior de las orejas, antes de aplicar un alisador.
- Los **alisadores sin base** están formulados con una base protectora que se funde a la temperatura del cuerpo. Al aplicar el alisador, el calor del cuerpo hace que la crema de base se derrita y cree una capa protectora delgada y aceitosa sobre el cuero cabelludo. Sin embargo, incluso cuando use un alisador sin base, aplique la crema de base en la piel que rodea todo el contorno del cuero cabelludo, la nuca y la parte superior y posterior de las orejas. Si el cliente tiene un cuero cabelludo sensible, también debe aplicarse en toda la zona del cuero cabelludo.

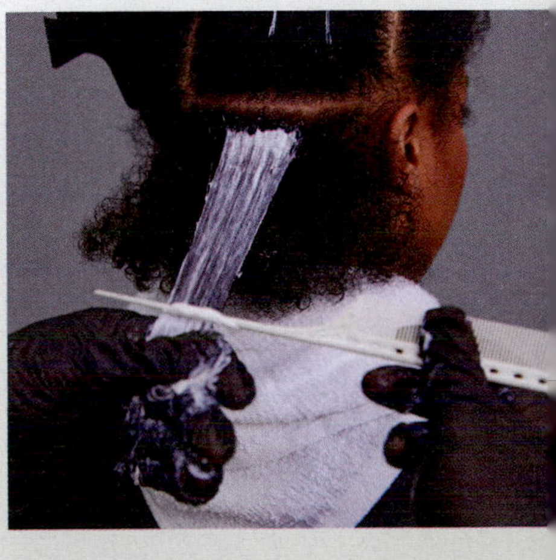

Potencias y formulaciones de los alisadores

Los alisadores de hidróxido vienen en tres versiones: suaves, medios y potentes. La diferencia de potencia de los alisadores de hidróxido se debe a la concentración de hidróxido.

- Los alisadores suaves están formulados para tratar el cabello fino, teñido o frágil. Este cabello no requiere una alta concentración de hidróxido para alisarse. El cabello fino tiene menos enlaces de bisulfuro que romper, el cabello teñido es poroso y el cabello frágil debe manejarse con cuidado.
- Los alisadores normales están formulados para cabello saludable entre ondulado y ensortijado. Esta es la concentración que más se utiliza.
- Los alisadores súper potentes están formulados para lograr una máxima concentración que permita alisar el cabello grueso y muy texturizado.

RESULTADOS DE LOS ALISADORES

Al alisar cabello saludable, se puede el patrón de rizos de manera segura hasta un 75 % y se puede eliminar todo el encrespamiento. La textura restante proporciona el cuerpo necesario para lograr el rebote y el movimiento naturales, así como peinados lacios o rizados con cuerpo y duraderos.

Cuando el cabello se alisa al 100 %, queda flácido y no puede mantener un peinado. Se considera procesado en exceso y extremadamente dañado.

¡Atención!

Los alisadores de hidróxido son extremadamente alcalinos. Si se usan mal, pueden derretir o disolver el cabello. De hecho, en algunos depilatorios (productos utilizados para la depilación temporal), se utiliza una mayor concentración de hidróxido de sodio. Realice siempre una prueba de la hebra antes de la aplicación real. La prueba de la hebra lo ayudará a seleccionar la potencia y el tiempo adecuados y a evitar daños, resquebrajamiento o pérdida del cabello.

Sugerencia

En un retoque de alisado, solo se trata la zona de nuevo crecimiento con alisador. En muchos casos, el cliente entrará al salón con el cabello lacio, sin que se vea el nuevo crecimiento. Si esto sucede, puede humedecer una pequeña sección para ver la línea de demarcación y, luego, secarla antes de aplicar el alisador.

Al realizar un retoque de alisado, aplique ligeramente una crema de base o vaselina en el resto del cabello para evitar que entre en contacto directo con el alisador. Asegúrese de que la crema de base no se superponga a la aplicación del alisador, ya que esto impide que el cabello se procese correctamente.

Neutralización de los alisadores de hidróxido

Una vez que el alisador de hidróxido se haya procesado lo suficiente, se debe enjuagar bien el cabello con agua tibia (no caliente). Luego, se realiza un paso conocido como **neutralización con hidróxido**, que es una reacción de neutralización ácido-álcali. Este proceso neutraliza (desactiva) el residuo alcalino que queda en el cabello y acidifica correctamente el pH del cabello y del cuero cabelludo.

La neutralización con hidróxido suele incluir la aplicación de una loción neutralizante después de enjuagar bien el alisador del cabello. A continuación, se realizan varias aplicaciones de champú neutralizante (ácido balanceado). La aplicación de **loción neutralizante** es un paso *opcional* que reduce el pH del cabello y del cuero cabelludo; el uso de champú neutralizante es un paso *obligatorio* que neutraliza y elimina por completo todos los residuos del alisador. Algunos champús neutralizantes producen un cambio de color cuando se restablece el pH normal propio del cabello.

¡Atención!

Nunca coloque a un cliente debajo de un secador de pie con alisador en el cabello. El calor es un acelerante y, cuando se aplica a un alisador, puede provocar la pérdida del cabello y lesiones permanentes en el cuero cabelludo. Asegúrese de enjuagar bien el cabello antes de colocar a un cliente debajo de un secador de pie después de un servicio de alisado.

Verificación

6. ¿Qué es la lantionización?
7. ¿Qué son los alisadores a base de hidróxido y sin base? ¿En qué se diferencian?
8. Enumere las tres potencias de los alisadores de hidróxido. ¿Qué determina la potencia de cada una de estas fórmulas?
9. ¿Qué sucede cuando se elimina el 100 % de la textura del cabello?

OA 4 Definir los alisadores de tioglicolato de amonio (TGA) y su utilización.

Alisadores de "thio"

Los **alisadores de "thio"** utilizan una reacción de reducción y oxidación para romper los enlaces de bisulfuro y, luego, volver a formarlos con el fin de obtener una textura del cabello más alisada. El compuesto de **tioglicolato de amonio**, o **TGA**, es el ingrediente activo o el agente reductor de los alisadores de "thio". Este producto químico es apto para clientes con cabello muy texturizado que desean tenerlo liso pero con cierta textura o para clientes que no requieren mucho alisado. Si el cliente desea un cabello totalmente liso, la mejor opción es usar un alisador de hidróxido. Se debe realizar una consulta adecuada para comprender las expectativas del cliente y seleccionar el producto químico adecuado. El patrón de ondulación del cliente, el grado de alisado deseado, la textura y la densidad deben tenerse en cuenta al seleccionar el mejor producto químico y su potencia.

Los alisadores de "thio" utilizan el mismo TGA que se utiliza en soluciones para ondulación permanente, pero con mayor concentración y pH más alto. Los alisadores de "thio" también tienen mayor **viscosidad** (medición que indica si un líquido es espeso o no) que las soluciones de "thio" que se emplean para las ondas permanentes, por eso son más adecuados para aplicaciones de alisado.

¡Atención!

No aplique nunca un alisador de "thio" en cabello que haya sido previamente tratado con alisadores de hidróxido. Cuando se combinan el químico base del alisador de "thio" y el del alisador de hidróxido, forman un depilatorio, lo que provoca la pérdida del cabello.

¿Lo sabía?

Una reacción de reducción implica la entrada de hidrógeno o la eliminación de oxígeno. En el caso de las soluciones de "thio", se agrega un átomo de hidrógeno a cada una de las moléculas de azufre de los enlaces de bisulfuro.

Reducción y oxidación

Todos los alisadores de "thio" tienen un proceso de dos partes que involucra reducción y oxidación, conocido como redox. El ATG suaviza y aumenta el volumen del cabello, y abre la cutícula. Esto permite que la solución de "thio" penetre en la corteza. Una vez que penetra, la solución para ondulación rompe los enlaces de bisulfuro a través de una reacción química llamada reducción. La reducción rompe los enlaces de bisulfuro, y la oxidación los vuelve a formar.

El proceso químico del ATG implica lo siguiente:

- En estado natural, los enlaces de bisulfuro unen los átomos de azufre en dos cadenas polipeptídicas adyacentes.
- La solución de "thio" agrega un átomo de hidrógeno a cada uno de los átomos de azufre y rompe el enlace de bisulfuro.
- Los átomos de azufre se unen al átomo de hidrógeno y rompen la unión entre sí.

Curiosidades

Alisado térmico japonés

En el alisado térmico japonés, a veces llamado reacondicionamiento térmico *o TR, se combina una solución de alisado de "thio" con planchado* (figura 15-5). *El servicio puede demorar muchas horas y no siempre es adecuado para el cabello extremadamente rizado, aclarado o teñido. El reacondicionamiento térmico se considera una especialidad, y muchos fabricantes exigen certificación en su procedimiento específico. Las planchas térmicas japonesas han perdido popularidad en América del Norte, pero siguen siendo muy populares en Japón.*

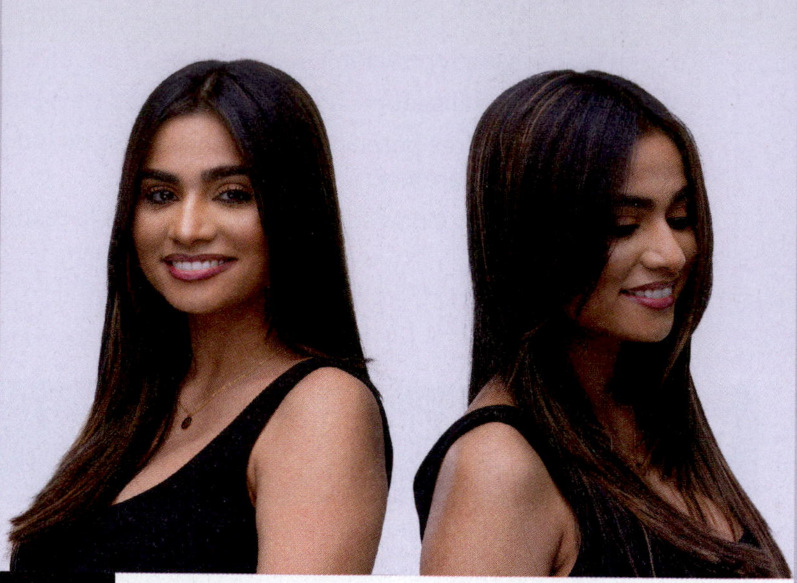

Fig. 15-5 Alisado térmico japonés

NEUTRALIZACIÓN

La **neutralización de "thio"** depende de un proceso de oxidación que detiene la acción de la solución alisadora y reconstruye el cabello en su nueva forma. Los neutralizadores más comunes contienen peróxido de hidrógeno o bromato de sodio.

La neutralización cumple tres funciones importantes:

- Neutraliza (desactiva) cualquier solución alisadora que permanezca en el cabello.
- Para reconstruir los enlaces de bisulfuro, la neutralización de "thio" elimina los átomos de hidrógeno que agrega la solución de "thio".
- El neutralizador vuelve a unir la estructura del cabello y bloquea la nueva forma del cabello en su lugar.

¡Atención!

El exceso de agua que queda en el cabello antes de la neutralización reduce la eficacia del neutralizador. Seque suavemente el cabello hasta que esté húmedo (que no chorree) antes de aplicar el neutralizador.

Alisadores de pH bajo

El sulfato de amonio, el sulfito de amonio y el bisulfito de amonio se suelen utilizar como ingrediente activo en los alisadores de pH bajo. No alisan el cabello extremadamente rizado por completo y es posible revertir el rizo. Se suelen usar en el cabello teñido. Los alisadores de sulfato de amonio, sulfito y bisulfito no son compatibles con los alisadores de hidróxido. El pH de estos alisadores suaves varía entre 6,5 y 8,5. Son compatibles con los alisadores de TGA. La mayoría de los fabricantes de alisadores profesionales utilizan hidróxido de sodio como ingrediente base para los alisadores de pH bajo.

Tratamientos alisadores a base de queratina

Los **tratamientos alisadores a base de queratina**, también llamados *tratamientos de queratina brasileña*, eliminan el 90 % de los rizos y brindan un resultado sedoso, brillante y sin encrespamiento hasta por 12 semanas en la mayoría de las texturas de cabello. Son semipermanentes y, para actuar, recubren toda la cutícula con una capa protectora de proteína que suaviza el cabello. Si bien sus fórmulas varían, suelen incorporar polímeros de silicona, aminoácidos y formalina (u otros agentes productores de formaldehído).

Los ingredientes activos de la mayoría de los alisadores a base de queratina, incluidos metilenglicol, formalina, óxido de metileno, paraforma, aldehído fórmico, metanol, oxometano, oximetileno, ácido morbicida o el número CAS 50-00-0, están clasificados como formaldehído de acuerdo con la Norma sobre Formaldehído de la Administración de Seguridad y Salud Ocupacional (OSHA), lo que los convierte en un riesgo significativo para la salud. Otros químicos, como el ácido timonácico (también llamado *ácido tiazolidinacarboxílico*), también pueden liberar formaldehído durante el proceso. La Agencia de Protección Ambiental (EPA) clasifica el formaldehído como un probable carcinógeno humano, una sustancia capaz de causar cáncer en los tejidos vivos, en condiciones de exposición inusualmente alta o prolongada. Antes de considerar ofrecer tratamientos de alisado a base de queratina, investigue los posibles riesgos para la salud en https://www.cancer.gov, así como las medidas de seguridad que debe tomar, según lo establecido por la OSHA, en https://www.osha.gov/SLTC/formaldehyde/hazard_alert.html.

¿Lo sabía?

Dado que el pH del agua (H_2O) varía entre 6 y 7, el enjuague inicia el proceso de neutralización.

Verificación

10. ¿Qué diferencias hay entre el TGA que se usa en los alisadores de "thio" y el que se usa en las ondas permanentes?
11. ¿Cuáles son las tres funciones importantes del neutralizador en los alisadores de "thio"?

OA 5 Describir las herramientas y suministros que se utilizan para alisar el cabello.

Herramientas y suministros para alisados

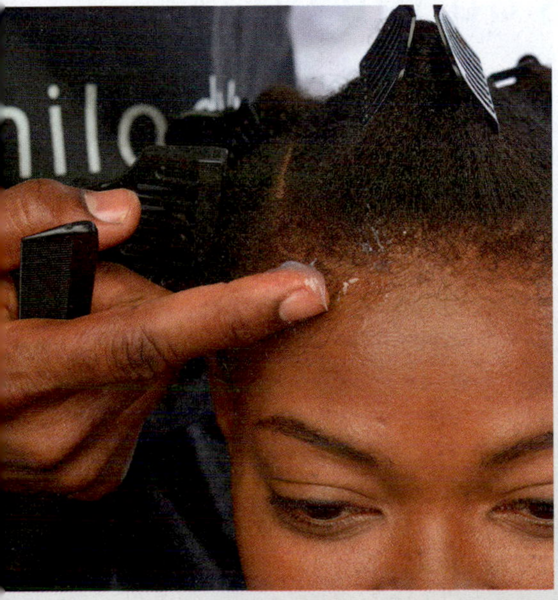

Además del alisador, necesitará las siguientes herramientas y suministros para realizar un servicio de alisado.

- **Brocha aplicadora, peine de cola de caucho duro o peine de estilo.** Se utilizan para aplicar el alisador. Además, la parte posterior o la cola del peine se utiliza para quitar el alisador y comprobar el progreso del alisado del cabello. No los use para seccionar el cabello en el cuero cabelludo.
- **Crema de base (crema protectora).** Se utiliza para proteger más la piel del contorno del cuero cabelludo, la nuca y la parte superior y posterior de las orejas. Además, se aplica en el cuero cabelludo de las personas con piel sensible. Los productos de potencia profesional requieren de la aplicación de crema base en el contorno (exterior) frontal y posterior del cuero cabelludo, dentro de la forma de la cabeza (interior) y en las orejas. Por lo general, los alisadores de potencia más suave y sin lejía requieren de la aplicación de crema de base en el área exterior del contorno del cuero cabelludo; no se requiere crema de base en el interior. Siga siempre las instrucciones del fabricante.

- **Capa para servicios químicos**. Se utiliza para proteger al cliente y como doble cobertura.
- **Acondicionador**. Se utiliza después de quitar el alisador del cabello. El tipo de acondicionador dependerá de la condición del cabello del cliente.
- **Guantes desechables**. Se deben usar para proteger las manos contra daños de la piel, absorción química y posible desarrollo de dermatitis de contacto.
- **Bandas para el cuello**. Se deben utilizar para proteger al cliente del contacto directo con la capa para servicios químicos.
- **Pinzas de plástico**. Se utilizan para mantener el cabello dividido en secciones. No utilice pinzas de metal, ya que podrían causar una reacción química con el alisador.
- **Recipiente de plástico o de vidrio**. Siempre se utiliza un recipiente limpio de plástico o vidrio para aplicar el alisador.
- **Temporizador**. Se utiliza para realizar el seguimiento del tiempo total de procesamiento y de los pasos del proceso.
- **Toallas**. Se utilizan para proteger al cliente durante todo el servicio de alisado.
- **Peine de dientes anchos**. Se utiliza para desenredar y alisar el cabello sin tirar, antes del servicio. También se puede usar para esparcir el acondicionador después de quitar el alisador, pero no permita que los dientes entren en contacto con el cuero cabelludo. Nunca peine el alisador por el cabello, ya que podría causar que el cabello se quiebre.

Verificación

12. ¿Por qué nunca se debe peinar el alisador por el cabello?

OA 6 Resumir las pautas y precauciones de seguridad para los servicios con alisadores químicos.

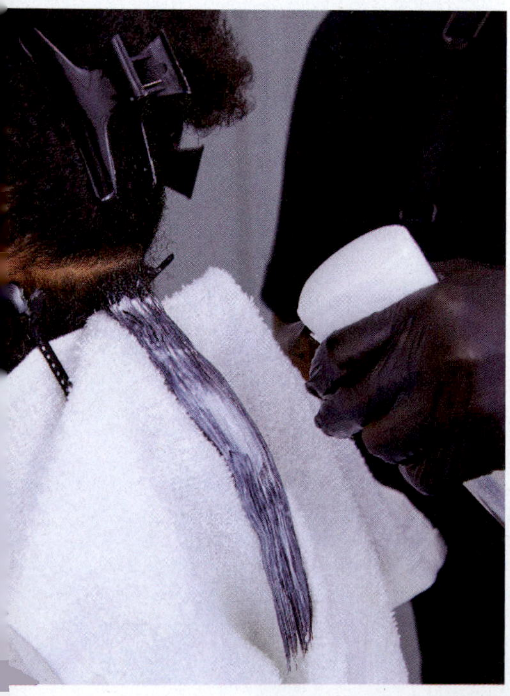

Pautas de seguridad para el uso de alisadores químicos

Como todos los servicios químicos, los servicios de textura conllevan serias responsabilidades. No seguir las pautas de seguridad, realizar servicios de textura para los que no está calificado o aceptar realizar servicios de textura cuando la salud del cabello es cuestionable, podría causar daños graves al cabello y lesiones graves en el cuero cabelludo, el cuello, la frente o las orejas. Puede minimizar en gran medida estos riesgos si se familiariza con pautas de seguridad específicas.

En esta sección, analizamos la importancia de las siguientes acciones:

- realizar una prueba del parche
- realizar una prueba de sales metálicas
- realizar un análisis exhaustivo del cabello, incluida la comprobación de la porosidad y la elasticidad del cabello
- analizar el cuero cabelludo
- realizar una prueba de la hebra con alisador.

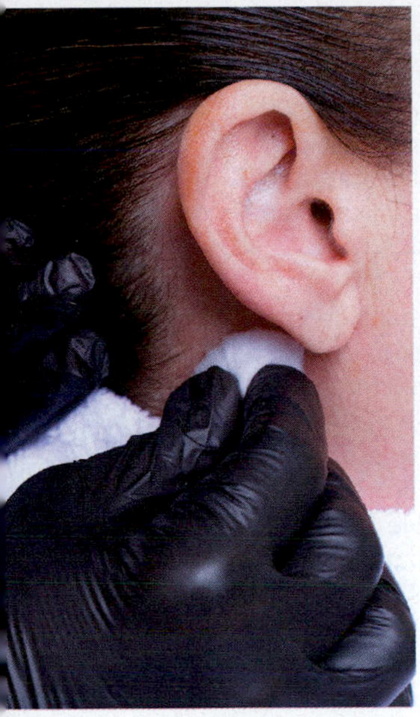

Pautas de textura química previas al servicio

Al menos dos días antes de hacer un servicio de textura programado, realice una prueba del parche para asegurarse de que el cliente no es alérgico al producto de textura química que planea usar para el servicio. Ya sea en ese momento o el día del servicio programado, analice el cabello, su elasticidad y la porosidad del cuero cabelludo, y realice una prueba de sales metálicas.

PRUEBA DEL PARCHE

Se exige una prueba del parche, también llamada *prueba de predisposición*, antes de cada servicio de textura química, a fin de determinar si ese servicio se puede realizar de manera segura. Además de las instrucciones que se indican a continuación, siga todas las pautas y recomendaciones de seguridad para las pruebas del parche que le hayan proporcionado el fabricante del producto y su instructor.

Siga las pautas que se indican en el **capítulo 16, Procedimiento, 16-1, Prueba del parche**, y sustituya el producto de coloración mencionado en el texto por el alisador que pretende utilizar para el próximo servicio de textura química. Esto le permitirá saber si el cliente es alérgico o reacciona negativamente a la solución. En el caso de enrojecimiento de la piel, picazón, etc., la prueba se considera positiva y no se debe realizar el servicio. Anote todos los resultados en la ficha de registro de servicios.

El día del servicio, realice pruebas de sensibilidad en la hebra y en la piel a fin de asegurarse de que la solución que va a usar en el cabello sea correcta y detectar cualquier sensibilidad causada porque el cliente se rascó el cuero cabelludo, se cepilló el cabello, se lavó demasiado cerca del servicio, etc.

1. Seleccione tres áreas de prueba en la cabeza.
2. Separe una hebra en cada zona.
3. Aplique el alisador en la base de cada hebra de prueba y permita que haga contacto con el cuero cabelludo.
4. Deje el alisador en el cuero cabelludo durante tres minutos. Analice la piel. Si no observa enrojecimiento, aplique el alisador en toda la hebra y aplane las áreas de prueba con el dorso de un peine o el mango de un pincel aplicador. Mantenga el alisador en el cuero cabelludo durante dos minutos adicionales.
5. Pase un champú neutralizante (alisador de hidróxido) o un neutralizador (alisador de “thio”) a través de las hebras de prueba. Enjuague bien.
6. Observe el enrojecimiento del cuero cabelludo, la elasticidad del cabello y la suavidad de las tres hebras. Si observa enrojecimiento o irritación, o el cabello parece dañado, no realice el servicio.
7. Anote los resultados en la ficha de registro de servicios.

PRUEBA DE SALES METÁLICAS

Realizar un servicio de textura química sin probar primero la presencia de sales metálicas podría provocar daños graves en el cabello. Las sales metálicas son compuestos metálicos que normalmente se encuentran en la coloración continua y en algunas tinturas para el cabello de venta libre que pueden reaccionar a los productos químicos que se encuentran en los productos alisadores y permanentes. Las sales metálicas también se pueden encontrar en tinturas para el cabello de origen natural, como algunos productos de henna.

Realice la siguiente prueba para verificar la presencia de sales metálicas:

1. En un recipiente de vidrio o de plástico, mezcle 29,5 mililitros (1 onza) de peróxido de 20 volúmenes con 20 gotas de amoniaco al 28 % con un implemento de plástico.
2. Sumerja al menos 20 hebras de cabello en la solución durante 30 minutos.
3. Si *no* hay sales metálicas, el color del cabello se aclarará ligeramente, lo que indica que es seguro realizar el servicio. Si hay sales metálicas, el color del cabello se aclarará mucho y muy rápido. Es posible que la solución tome temperatura y despida un olor desagradable, lo cual indica que no debe realizar el servicio.

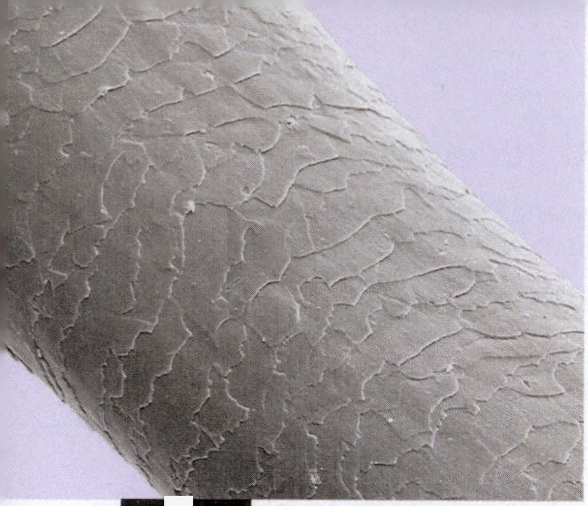

Cortesía de P&G Beauty de The World of Hair, por John Gray.

Fig. 15-6 Cutícula sana

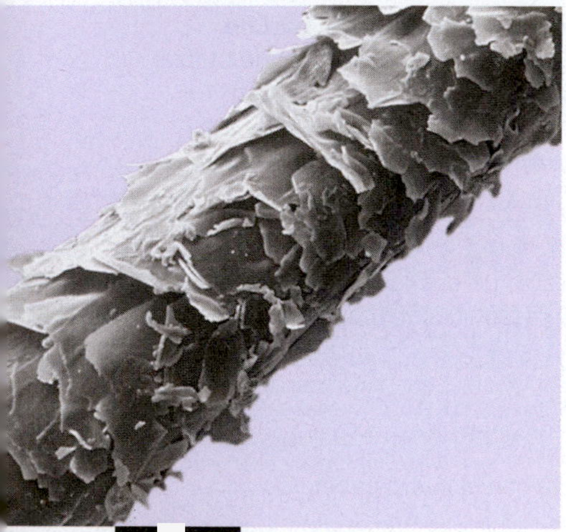

Cortesía de P&G Beauty de The World of Hair, por John Gray.

Fig. 15-7 Cutícula dañada

ANÁLISIS DEL CABELLO

Realizar un análisis de la hebra antes de hacer el servicio de alisado le permite saber si el cabello está lo suficientemente sano como para someterlo a dicho servicio y le aporta información que le ayudará a decidir el tipo de alisador y la potencia que debe usar. Siga las pautas que se incluyen en el **capítulo 7, Propiedades del cabello y el cuero cabelludo**, sobre lo que implica un análisis de cabello y cómo realizarlo para obtener los mejores resultados.

Porosidad y elasticidad La porosidad indica el estado de la capa de la cutícula y su capacidad de absorber y retener la humedad. Esto lo determina el grado de elevación de la cutícula. Si la cutícula está sana, es compacta y envuelve con firmeza la hebra de cabello (**figura 15-6**). Protege el cabello del daño y le proporciona un aspecto suave y brillante. Si la cutícula está dañada, es quebradiza y no envuelve con firmeza el tallo del cabello. Como no puede proteger correctamente al cabello contra el daño, este se vuelve áspero, opaco, con puntas abiertas y quebradizo (**figura 15-7**). El cabello de baja porosidad será resistente a la absorción de humedad; el cabello de porosidad media absorberá una cantidad equilibrada de humedad; y el cabello de alta porosidad puede indicar cabello dañado. Será demasiado poroso y absorberá la humedad fácilmente.

Cuanto menos poroso sea el cabello, más alcalinidad necesitará para levantar la capa de la cutícula y poder depositar soluciones de textura dentro de la corteza donde se produce el alisado. Cuanto más poroso sea el cabello, menos alcalinidad necesitará para realizar esta misma función. El cabello con un nivel muy alto de porosidad no debe recibir servicios de textura química. En su lugar, sugiera una serie de tratamientos de acondicionamiento de salón y mejores productos para el cuidado en el hogar. Vuelva a evaluar el cabello una vez por mes a fin de determinar si, finalmente, está lo suficientemente saludable como para recibir un servicio de alisado.

La elasticidad del cabello es la capacidad que tiene de estirarse y volver a su largo original sin quebrarse (**figura 15-8**). Es, además, un reflejo de la fuerza de los enlaces laterales de la corteza. El cabello con poca elasticidad se siente quebradizo y se rompe con facilidad, es posible que no mantenga los rizos ni el peinado y, por lo general, es un signo de abuso químico o térmico. Para repasar cómo se evalúa la porosidad y la elasticidad, consulte el **capítulo 7, Propiedades del cabello y el cuero cabelludo**, página 130.

ANÁLISIS DEL CUERO CABELLUDO

Evalúe cuidadosamente el estado del cuero cabelludo inmediatamente antes de realizar cualquier servicio de textura. Si el cuero cabelludo no tiene manchas, signos de escoriación, erupciones, infecciones ni áreas notablemente delgadas o sin cabello, se considera sano. Si observa alguna de las condiciones antes mencionadas, rechace cortésmente el servicio.

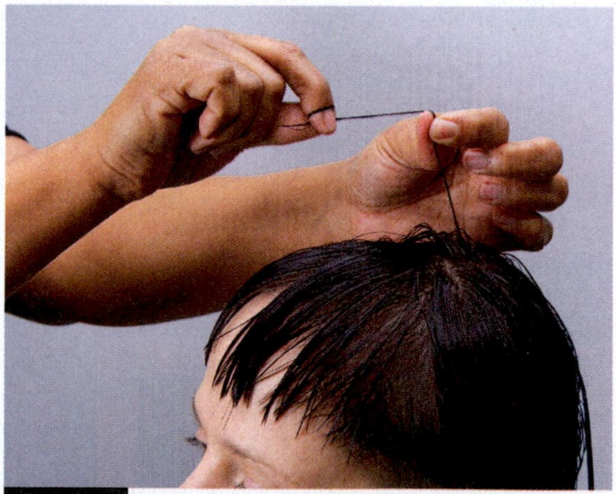

Fig. 15-8 Realización de una prueba de elasticidad

Curiosidades

Registros de alisadores químicos

- *Lleve siempre registros precisos y detallados de los servicios de textura de cada cliente y los resultados obtenidos.*
- *Antes de aceptar realizar un servicio, obtenga siempre declaraciones de exención de responsabilidad firmadas por sus clientes, donde indiquen que comprenden los posibles riesgos relacionados con el servicio.*

PRUEBA DE LA HEBRA CON ALISADOR

Inmediatamente antes de realizar un servicio de alisado, o el día que realice la prueba del parche, tome algunas hebras estratégicas de prueba para asegurarse de que el alisador tenga la potencia adecuada, el cabello permanezca en bastante buenas condiciones y se alise según lo esperado. Esto le ahorrará muchas sorpresas desagradables. (**figuras 15-9** y **15-10**).

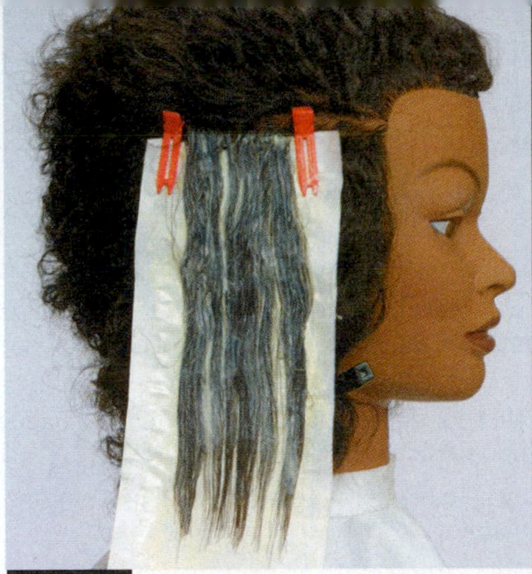

Fig. 15-9 Hebra suficientemente alisada

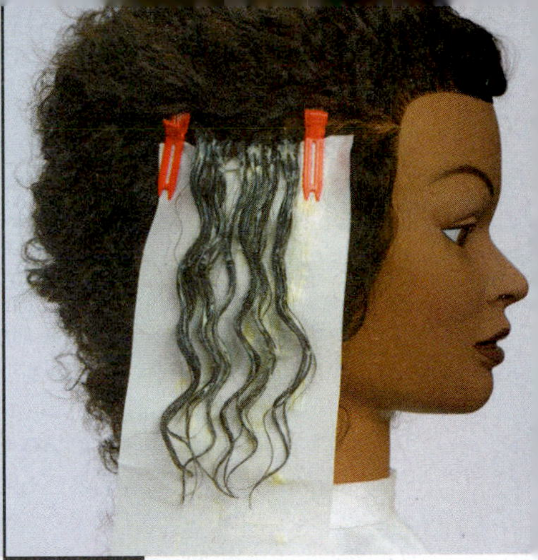

Fig. 15-10 Hebra no suficientemente alisada

Seleccione una hebra en la parte posterior y una a cada lado de la cabeza. Separe cada hebra del resto del cabello, aplique el alisador según las indicaciones y controle el proceso de alisado. A la mitad del tiempo de procesamiento recomendado, levante cada hebra de prueba, estírela y suéltela suavemente, y observe la reversión del rizo. También puede usar la parte posterior de un peine para quitar el alisador y, luego, observar la reversión del rizo. ¿El cabello está en la mitad del proceso? ¿El proceso está a punto de finalizar? Después de este punto, verifique las hebras de prueba en intervalos de cinco minutos hasta que se complete el proceso.

Consejos de seguridad para el uso de alisadores

Consulte los siguientes consejos útiles de seguridad útiles para antes, durante y después del servicio de alisado.

Antes del servicio de alisado

- Use solo recipientes de plástico o de vidrio y pinzas de plástico cuando alise el cabello. No use elementos de metal.
- Aplique alisador en el cabello, el cual debe no haber recibido lavados con champú durante una semana.
- Aplíquelo si el cliente tiene cabello frágil, pero evita nadar en el océano, sumergirse en bañeras cloradas y participar en otras actividades no compatibles con el cabello frágil.
- Rechace el servicio de alisado si el cabello ha sido tratado con henna, ya que interfiere con todos los servicios de textura.
- Rechace el servicio de alisado si el cabello ha sido tratado con tinturas metálicas, ya que son químicamente incompatibles con los alisadores.
- Establezca un programa de tratamiento para restaurar la fuerza y la elasticidad del cabello antes de programar un servicio de alisado.

Durante la aplicación del alisador

- Aplique la crema de base con exactitud, sin superponerla sobre elcabello que va a alisar.
- Use guantes protectores cuando realice servicios de alisado.
- Evite usar dos tipos diferentes de alisadores. No aplique un alisador de hidróxido en cabello previamente tratado con un alisador de "thio" y viceversa.
- Aplique una formulación de alisador apropiada para la textura y el estado del cabello del cliente.
- Aplíquelo en la mitad del tallo; luego, en la zona del cuero cabelludo; luego, en el contorno del cuero cabelludo; y, por último, en las puntas si está realizando un alisado virgen.
- Utilice los dedos con guantes para aplicar el alisador a lo largo del cabello. No utilice los dientes del peine.
- Separe el cabello en secciones con los dedos, la cola de un peine de cola o una brocha aplicadora, sin tocar el cuero cabelludo.

¡Atención!

El hidróxido de sodio y los alisadores de "thio" son químicamente incompatibles y pueden causar daños graves, incluso la pérdida del cabello, si se mezclan o se aplican superpuestos en el cabello.

- Nunca use *alisadores de hidróxido de sodio en cabello previamente alisado con un alisador de "thio".*
- Nunca use *alisadores de "thio" en cabello previamente alisado con un alisador de hidróxido.*

Después de la aplicación del alisador

- Alise el cabello hasta un 75 % de su onda original. No lo alise hasta el punto en que esté totalmente recto.
- Deseche los productos alisadores parcialmente usados después del servicio.
- Siga las instrucciones del fabricante y del instructor para enjuagar el alisador y el neutralizador; agregue tiempo de enjuague adicional si el cabello despide olores químicos persistentes.
- Enjuague el alisador y el neutralizador del cabello con agua tibia; enjuague con agua fría si el cuero cabelludo parece irritado.
- Cambie la banda para el cuello y la toalla del cliente si se mojan o entran en contacto con la solución alisadora.
- Enjuague el ojo del cliente con agua fría si entra en contacto con la solución alisadora o neutralizadora. Si la irritación persiste, recomiende al cliente que busque atención médica.
- Evite realizar un servicio de coloración permanente o demipermanente y un servicio de alisado el mismo día. Puede realizar un servicio semipermanente el mismo día del servicio de alisado.
- No realice un servicio de aclarado (decoloración) en cabellos alisados; no alise el cabello aclarado (decolorado).
- Recorte las puntas del cabello.

¡Atención!

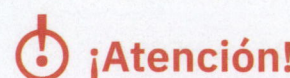

Durante los servicios de alisado, nunca se distraiga ni trabaje en el cabello de otro cliente al mismo tiempo. Perder la noción de lo que está haciendo, apresurar su aplicación o dejar la solución en el cabello demasiado tiempo podría causar daños graves al cabello, resquebrajamiento y pérdida de cabello.

Verificación

13. ¿Cuáles son los riesgos de no seguir las pautas apropiadas al realizar un servicio de textura química?
14. ¿Por qué son importantes las hebras de prueba?
15. ¿Qué es la prueba del parche?

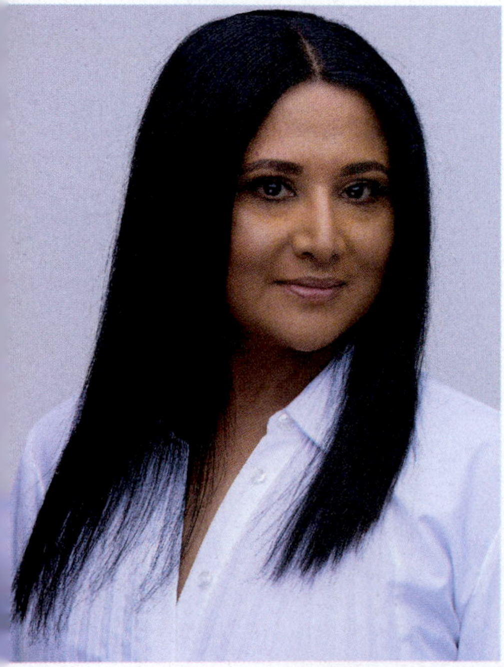

OA 7 Explicar cómo llevar a cabo una consulta exhaustiva sobre alisado químico.

Consulta de alisado químico

Es clave realizar una consulta de alisado químico a fin de determinar si el alisado químico es la mejor opción, si los clientes se comprometen a realizar la rutina de cuidados en el hogar y si hay señales de alerta que deben abordarse antes de aceptar o rechazar hacer el servicio. Cuando se realiza correctamente, una consulta detallada también le permite conocer el mejor tipo de alisador para el cabello del cliente y qué se necesitará para mantener el cabello sano y con un aspecto fabuloso entre las visitas al salón. Antes de realizar la consulta de alisado químico con un cliente, debe pedirle que complete un formulario de admisión del cliente, que incluye información de contacto pertinente, problemas médicos, medicamentos, etc. Revise esta información antes de conversar

? ¿Lo sabía?

Según un estudio del Instituto Nacional de Salud, los riesgos potenciales asociados con un tratamiento de alisado incluyen quemaduras químicas, lesiones en el cuero cabelludo, cicatrices y pérdida de cabello. Al margen de los estudios, el cuidado inadecuado del cabello alisado en casa puede dañar el cabello y comprometer los resultados del servicio.

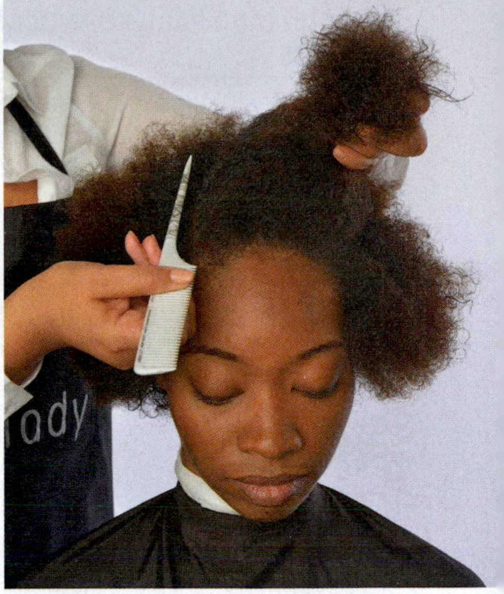

con su cliente. Tenga lista una tarjeta de registro de servicios donde pueda anotar información importante de consultas, servicios recibidos, resultados, formulaciones, etc. Los registros de servicios realizados al cliente se utilizarán muchas veces, ya que los servicios se repiten en los meses y años siguientes. Si usa una tarjeta de archivo, escriba con letra clara y conserve la tarjeta en buenas condiciones. Ya sea que use registros digitales o en papel, etiquete y clasifique los archivos de manera coherente. (Consulte ***Aspectos básicos estándar,*** **capítulo 3, La comunicación para alcanzar el éxito**, para ver los formularios de admisión del cliente, servicios y exención de responsabilidad).

Utilice la sección “Método de consulta de 10 pasos” en ***Aspectos básicos estándar,*** **capítulo 3, La comunicación para alcanzar el éxito**, como guía general. Para cuestiones relacionadas con servicios de alisado químico, formule estas preguntas al cliente lo siguiente y, luego, pídale que firme un formulario de exención de responsabilidad para comenzar el servicio:

PREGUNTA(S) PARA FORMULAR AL CLIENTE	¿POR QUÉ ES IMPORTANTE?
1. ¿Actualmente toma medicamentos? ¿Es alérgico a algún producto o ingrediente en particular? ¿Fuma?	El hecho de fumar y los medicamentos pueden hacer que el cabello alisado cambie de color y se vuelva frágil y quebradizo. Los medicamentos también pueden tener otros efectos adversos sobre el cabello. Si el cliente es alérgico a alguno de los ingrediente de los alisadores, no realice el servicio.
2. ¿Ya le realizaron algún servicio de alisado antes? Si la respuesta es “sí”, ¿sabe qué tipo de alisador usaron? ¿Hace cuánto tiempo recibió el servicio? ¿Quedó conforme con los resultados?	Debe saber todo lo que el cliente se aplicó en el cabello para no agregar un químico que no sea compatible. Pregúntele sobre todos los tratamientos químicos que le realizaron.
3. ¿Quién le hace los servicios de alisado?	Le permite saber si el alisado anterior se lo hizo profesionalmente o en casa.
4. ¿Alguna vez experimentó pérdida del cabello? ¿Está experimentando adelgazamiento del cabello? ¿Le han diagnosticado algún tipo de alopecia?	Le indica si la persona es candidata para un servicio químico.
5. ¿Sufre de alopecia cicatricial centrífuga central?	La CCCA es una forma de alopecia cicatricial que provoca la pérdida permanente del cabello. Los síntomas son ardor, hormigueo (pinchazos) y sensibilidad en el cuero cabelludo. También puede manifestarse como costra o granos, y aspecto inflamado. Puede haber o no adelgazamiento del cabello, según la etapa de la alopecia. Observe el cuero cabelludo para determinar si debe recomendar al cliente que consulte a un dermatólogo. No realice el servicio ni intente diagnosticar al cliente. Derive siempre al cliente a un médico.

PREGUNTA(S) PARA FORMULAR AL CLIENTE	¿POR QUÉ ES IMPORTANTE?
6. ¿Está recibiendo actualmente, o recibió alguna vez, un tratamiento de queratina?	Los tratamientos de queratina recubren la capa de la cutícula, lo que podría afectar el lugar donde se aplica el alisador para los servicios de retoque. Si todo el cabello está liso, será difícil identificar la zona de nuevo crecimiento para los servicios de retoque.
7. ¿Cuándo fue la última vez que se lavó el cabello con champú? ¿Se ha quitado un peinado protector en la última semana?	Debe haber una semana entre el último lavado con champú y el alisado. Se producirán abrasiones e irritación del cuero cabelludo si el lavado con champú se realiza muy cerca del alisado. La mayoría de los peinados protectores implican trenzas, y cualquier tirón o torsión del cuero cabelludo puede causar abrasiones en la zona si aplica el alisador demasiado pronto. Deje pasar una semana entre los servicios para quitarse el peinado, desenredarse el cabello y el alisado.
8. ¿Cuándo fue la última vez que se cepilló el cabello o se rascó el cuero cabelludo? ¿Tiene zonas sensibles?	Le indica si el cliente puede sufrir quemaduras fácilmente. La sensibilidad del cuero cabelludo ayuda a determinar el orden de aplicación. Aplique el químico en la zona sensible al final para evitar abrasiones en el cuero cabelludo y un procesamiento inadecuado del alisador.
9. ¿Toma cafeína regularmente?	El café y los refrescos con cafeína pueden acelerar la irritación debido al aumento de la circulación sanguínea que provoca la cafeína. La cafeína también puede promover la sudoración, lo que también puede causar irritación del cuero cabelludo una vez que se aplica el alisador. Nunca aplique el alisador sobre cabello mojado. Deje que se le seque la transpiración o séquele el cabello con un secador con aire frío.
10. ¿Se aplica aceites en el cabello? ¿Con qué frecuencia y de qué tipo?	Esto determina posibles problemas con la penetración del alisador. Algunos aceites actúan como barrera y no permiten que el alisador se absorba.
11. ¿Le gusta estar al aire libre? ¿Suele dedicar tiempo a nadar o a participar en otras actividades al aire libre?	Es posible que se forme acumulación de cloro en el tallo del cabello y que no permita que el alisador se procese correctamente. En primer lugar, se debe eliminar correctamente la acumulación, lo que puede requerir la reprogramación del procedimiento de alisado.
12. ¿Alguna vez ha tenido mechas o cabello rubio? ¿Hace cuánto tiempo recibió este servicio?	El cabello con mechas o rubio es frágil y requiere alisadores suaves y tratamientos acondicionadores.
13. ¿Tiene el cabello teñido actualmente? ¿Sabe qué tipo de coloración utilizaron?	La coloración utilizada le sirve para elegir el alisador y determinar si el cliente puede recibir un servicio de alisado.
14. ¿Alguna vez le aplicaron henna en el cabello? ¿Hace cuánto tiempo recibió este servicio o se lo hizo usted?	La aplicación de alisador a clientes con cabello tratado con henna suele producir resultados no deseados.
15. ¿Conoce los riesgos relacionados con los alisadores químicos para el cabello? ¿Está dispuesto a realizar el mantenimiento adecuado que requiere su alisado?	Es importante que sus clientes conozcan todos los riesgos relacionados con un servicio químico y el mantenimiento adecuado que se requiere después del servicio.

16. Describa el régimen de cuidado del cabello que realiza en el hogar. ¿Qué productos para el cuidado del cabello usa? ¿Con qué frecuencia se lava el cabello con champú y le realiza un acondicionamiento profundo? ¿Se envuelve el cabello antes de dormir? ¿Se plancha el cabello todos los días?	El mantenimiento en el hogar es clave para mantener el cabello sano. Saber cómo cuida el cliente su cabello lo ayuda a determinar y sugerir el régimen ideal en el hogar para obtener los mejores resultados.
17. ¿Está dispuesto a usar los productos y respetar el régimen de cuidado en el hogar que le recomiendo para el cabello recién alisado?	La calidad de los productos que se utilizan es tan importante como la rutina.
18. ¿Se compromete a realizar tratamientos de salón regulares y recortes ocasionales, incluido un recorte ligero el día del servicio?	Es posible que se necesiten tratamientos de salón y recortes regulares para ayudar a mantener el cabello sano y los efectos del servicio químico.
19. ¿Puedo analizar su cabello y cuero cabelludo hoy?	Esto determinará la mejor manera de lograr los resultados deseados sin descuidar la salud del cabello.
20. ¿Qué es lo que menos le gusta de la textura natural de su cabello? ¿Y lo que más le gusta?	Esto lo ayudará a determinar las expectativas de su cliente y a informarle sus decisiones en cuanto a peinados.
21. ¿Cuánto cuerpo le gustaría que conserve su cabello alisado, onda ligera, onda moderada o totalmente recto?	Esto lo ayudará a determinar las expectativas de su cliente y a informarle sus decisiones en cuanto a peinados.
22. ¿Qué busca que su servicio de alisado haga por su estilo de vida y apariencia? ¿Tiempos de peinado más rápidos? ¿Versatilidad en cuanto a peinados? ¿Aspecto elegante? ¿Cabello sin encrespamiento?	Esto lo ayudará a determinar las expectativas de su cliente y a informarle sus decisiones en cuanto a peinados.
23. ¿Tiene alguna pregunta o inquietud que desee compartir?	Asegúrese de haber respondido todas las preguntas de su cliente y abordado sus inquietudes antes de continuar con cualquier servicio.

Para recibir respuestas completas del cliente, formule preguntas abiertas que requieran más que un "sí" o un "no" como respuesta. Si se formulan las preguntas correctas, las respuestas pueden ser muy reveladoras. Por ejemplo, si los clientes quieren que el cabello les quede recto y usted sabe que, si lo alisa por completo, les quedará lacio y dañado, rechace el servicio a menos que estén dispuestos a aceptar algunas ondas. Si los clientes practican deportes acuáticos, suelen usar herramientas térmicas de alta temperatura o son inconstantes con los cuidados en el hogar, es posible que el alisado no sea la mejor opción. Del mismo modo, si un cliente le cuenta que le aclararon el cabello hace poco, pero que, desde entonces, se lo ha ido oscureciendo con tintura o con henna, asegúrese de determinar si el cabello actual del cliente todavía está aclarado. Para ello, debe hacer el cálculo correspondiente (el cabello crece alrededor de 1,25 cm [0,5 in] al mes). Rechace o modifique el servicio si es necesario. Una vez que complete el método de consulta, pídale al cliente que firme el formulario de exención de responsabilidad para comenzar el servicio.

☑ Verificación

16. ¿Qué debe lograr una consulta?
17. Justo antes de su consulta, ¿qué papeleo debe llenar el cliente?
18. ¿Qué formulario debe tener listo al realizar la consulta con un cliente?

OA 8 Realizar de forma segura servicios químicos de retoque y en cabellos vírgenes.

Aplicación del alisador

Tanto si el servicio de alisado es sobre cabello virgen o retoque, para alisar el cabello de forma segura y eficaz, la aplicación debe seguir siempre todos los pasos que se describen en esta sección. Cada paso del servicio de textura tiene al menos una, ya veces varias, precauciones de seguridad que debe seguir para mantener a su cliente seguro y satisfecho con sus servicios.

Antes de comenzar el servicio de alisado, asegúrese de haber respondido estas cuatro preguntas principales:

1. **¿Realizó la consulta con el cliente?** Averigüe que es lo que el cliente quiere exactamente del servicio. ¿Quiere resultados permanentes o temporales? ¿Qué grado de alisado busca el cliente? ¿Quiere mantener algo de textura?
2. **¿Ha determinado el patrón de ondulación del cliente?** Consulte la tabla de patrón de ondulación visual para seleccionarlo ***(consulte el capítulo 9)***. Algunos patrones de ondulación responden mejor a determinados químicos. Por ejemplo, a un cliente con cabello ensortijado le conviene más usar un alisador de hidróxido que un alisador de "thio" para lograr una alisado óptimo.
3. **¿Ha determinado la textura del cabello del cliente?** La calidad de fino o grueso del cabello determina la potencia química necesaria.
4. **¿Ha determinado la densidad del cabello del cliente?** Esto lo ayudará con la aplicación y determinará el tiempo requerido para la aplicación y el procesamiento.

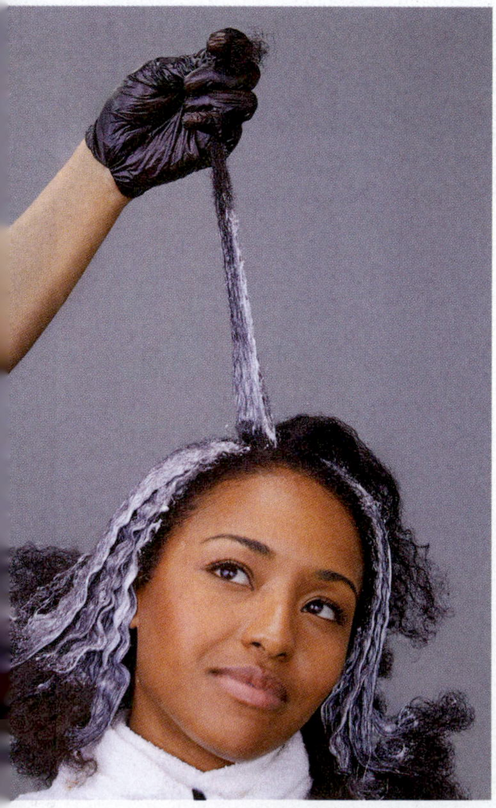

Alisador para cabello virgen

Aplique un **alisador para cabello virgen** en el cabello que no ha tenido ningún servicio de alisado químico previo. Como el cuero cabelludo y las puntas porosas suelen procesarse más rápido que la parte media de la hebra, la aplicación de un alisador para cabello virgen comienza entre 0,5 cm (¼ in) y 1,25 cm (½ in) del cuero cabelludo e incluye la hebra completa, hasta las puntas porosas. Una vez que haya terminado, aplique el alisador dentro de los 0,3 cm (0,13 in) del cuero cabelludo. Solo deje que el alisador toque el cuero cabelludo y las puntas durante los últimos minutos del procesamiento.

Si bien los pasos para el alisador de hidróxido y el alisador de "thio" son similares, los de neutralización son exclusivos según el tipo de alisador que se utilice.

- *Cuando neutraliza un alisador de hidróxido*, tiene la opción de aplicar primero una loción neutralizante para bajar el pH, seguida de varias aplicaciones de un champú neutralizante (obligatorio). Siga las pautas del fabricante y las instrucciones de su instructor con respecto a la neutralización del cabello.
- *Cuando neutraliza un alisador de "thio"*, seque suavemente el cabello hasta que esté húmedo y, luego, pase el neutralizador por el cabello con los dedos para garantizar una saturación uniforme. Si el cabello queda demasiado húmedo, el neutralizador se diluirá y provocará un resultado menos que satisfactorio. Luego, procese y enjuague el neutralizador de acuerdo con las pautas del fabricante y las instrucciones de su instructor.

Para el alisado de cabello virgen, siga todos los pasos que se indican en el **Procedimiento 15-1**.

Ⓟ **15-1:** **Alisado de cabello virgen** *Ver página 576*

Retoque de alisador

Aplique un **retoque de alisador** en cabello que ya ha recibido un servicio de alisado químico. La aplicación del alisador de retoque comienza a una distancia de entre 0,6 cm y 1,25 cm (¼ in y ½ in) del cuero cabelludo y solo incluye el nuevo crecimiento de cabello. Para evitar el procesamiento excesivo del cabello y la irritación del cuero cabelludo, aplique el alisador bien cerca del cuero cabelludo solo en los últimos minutos del procesamiento.

Como mencionamos antes, si bien los pasos para el alisador de hidróxido y el alisador de "thio" son similares, los de neutralización son exclusivos según el tipo de alisador que se utilice. Para realizar el retoque de alisador, siga los pasos que se indican en el **Procedimiento 15-2**.

Ⓟ **15-2:** **Retoque de alisador** *Ver página 581*

☑ Verificación

19. ¿Por qué parte se debe comenzar un servicio de alisado en cabello virgen?
20. ¿Por qué parte se debe comenzar un servicio de retoque de alisador?

OA 9 Definir la ondulación permanente y los diferentes tipos de soluciones que se utilizan para realizar estos servicios.

Ondulación permanente

La **ondulación permanente** es un proceso de dos pasos que se utiliza para crear cuerpo, ondas o rizos en el cabello **(figura 15-11)**. El cabello se envuelve en bigudíes para permanente y, luego, se somete a un cambio químico causado por la aplicación de una solución de ondulación permanente (comúnmente llamada permanente) y un neutralizador. La potencia de la solución de permanente se determina principalmente a partir de la concentración del agente reductor y el grado de alcalinidad. Este tipo de proceso químico altera permanentemente el cabello.

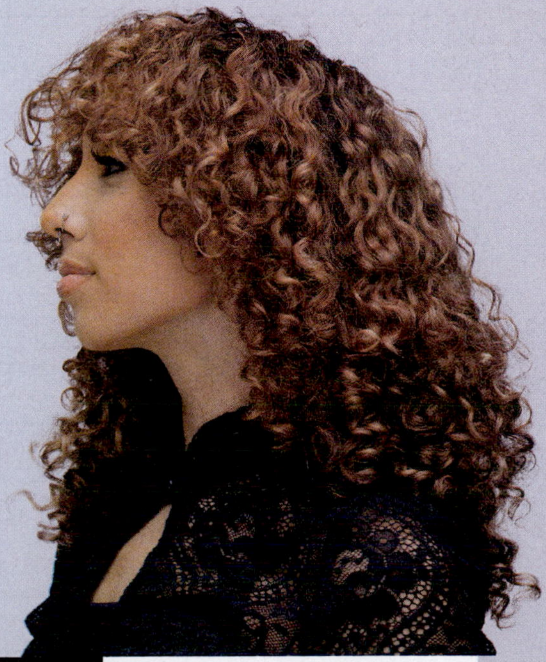

Fig. 15-11 Ejemplo de una permanente

Soluciones de ondulación permanente

Hay dos categorías de soluciones de permanente: alcalina y ácida. Ambas le dan volumen al cabello y abren la cutícula, lo que permite que la solución de ondulación penetre en la corteza.

- Las soluciones de permanente alcalinas son más fuertes y adecuadas para el cabello grueso y resistente a la humedad. Su principio activo es el **tioglicolato de amonio (TGA)**, la misma solución que se utiliza para los alisadores de "thio", salvo que a una concentración (potencia) y un valor de pH más bajos.
- Las permanentes ácidas le dan mucho menos volumen a la capa de la cutícula. Son mejores para el cabello fino, teñido y frágil. Su ingrediente activo común es el monotioglicolato de glicerol (GMTG).

Para ayudar a demostrar la diferencia entre el volumen que alcanzan las muestras de cabello alcalinas y las de ácido balanceado, consulte las **figuras 15-12** y **15-13**. En la figuras 15-12, el cabello se saturó con una solución de permanente alcalina (pH 9,4) durante cinco minutos. En la figuras 15-13, el cabello proveniente de la misma muestra se saturó con una solución de permanente con ácido balanceado (pH 7,5) durante 5 minutos.

En la tabla 15-2, se incluyen breves descripciones de las permanentes más utilizadas.

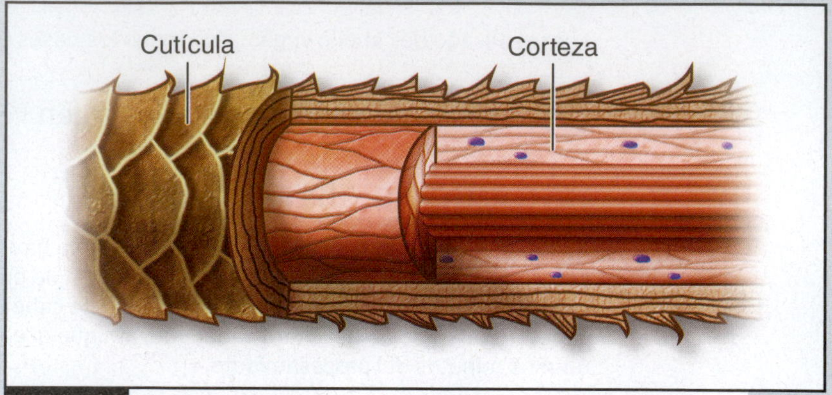

Fig. 15-12 Cabello saturado con loción para ondular alcalina (pH 9,4) durante cinco minutos

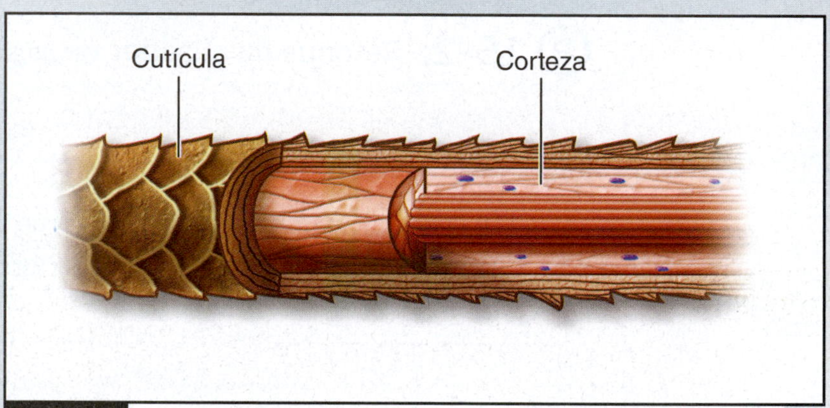

Fig. 15-13 Cabello saturado con loción para ondular de ácido balanceado (pH 7,5) durante cinco minutos

Tabla 15-2

Categorías de ondulación permanente

TIPO DE PERMANENTE	INGREDIENTE ACTIVO	PROCESO	TIPO DE CABELLO RECOMENDADO
Onda alcalina o fría pH: 9,0–9,6	Tioglicolato de amonio (TGA)	Siga las instrucciones del fabricante	Grueso, espeso o no poroso
Ondas exotérmicas pH: 9,0–9,6	Tioglicolato de amonio (TGA)	Exotérmica	Grueso, espeso o no poroso
Ondas ácidas verdaderas pH: 4,5–6	Monotioglicolato de glicerol (GMTG)	Endotérmico	Extremadamente poroso o muy dañado
Onda de ácido equilibrado pH: 7,8–8,2	Monotioglicolato de glicerol (GMTG)	Siga las instrucciones del fabricante	Poroso o dañado
Onda sin amoníaco pH: 7,0–9,6	Monoetanolamina (MEA) / aminometilpropanol (AMP)	Siga las instrucciones del fabricante	Poroso a la humedad, balanceado
Onda sin "thio" pH: 7,0–9,6	Mercaptamina / cisteamina	Siga las instrucciones del fabricante	Poroso a la humedad, balanceado
Onda de pH bajo: 6,5–7,0	Sulfato de amonio / sulfito de amonio / bisulfito de amonio	Endotérmico	De humedad balanceada, fino o dañado

¡Atención!

Los ingredientes, la potencia y el pH de las soluciones para ondulación permanente pueden variar bastante de un fabricante a otro, incluso dentro de una misma categoría. Revise siempre las instrucciones del fabricante y el Folleto Informativo de Seguridad del Material (SDS) para obtener información detallada del producto.

Ondas alcalinas

Las **ondas alcalinas**, también conocidas como *ondas frías*, tienen entre pH 9,0 y pH 9,6; el agente reductor es el tioglicolato de amonio (TGA). Las ondas alcalinas deben procesarse según las instrucciones del fabricante y sin calor.

Ondas ácidas

Todas las ondas ácidas tienen tres componentes separados: solución de permanente, activador y neutralizador. El **monotioglicolato de glicerol (GMTG)** es el principal ingrediente activo de las lociones para ondular ácidas y de ácido balanceado. Tiene pH bajo y es el principal agente reductor en la mayoría de las ondas ácidas. La mayoría de las ondas ácidas también contienen TGA, al igual que la onda alcalina. Aunque el pH bajo de la ondas ácidas puede parecer ideal, se sabe que la exposición repetida al GMTG causa reacciones alérgicas y sensibilidad en la piel a estilistas y clientes.

ONDAS ÁCIDAS VERDADERAS

Las **ondas ácidas verdaderas** tienen un pH entre 4,5 y 7,0. Requieren calor para procesarse, se procesan más lentamente que las ondas alcalinas y no producen un rizo tan firme como estas.

Quizás se pregunte cómo una verdadera onda ácida, con un pH inferior a 7,0, puede hacer que el cabello aumente su volumen. Aunque un pH de 7,0 es neutro en la escala del pH, para el cabello, un pH de 5,0 es neutro. A medida que aumenta la acidez, disminuye la alcalinidad, y la alcalinidad aumenta a medida que disminuye la acidez **(figura 15-14)**.

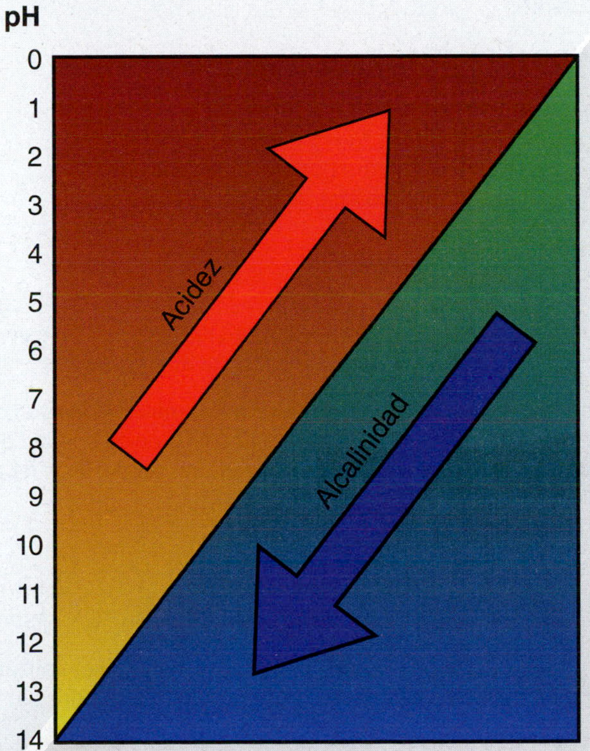

Fig. 15-14 Alcalinidad y acidez

ONDAS DE ÁCIDO BALANCEADO

Las **ondas de ácido balanceado** son permanentes con pH 7,0, un pH neutro. Están formulados para procesarse según las instrucciones del fabricante, no requieren el calor de un secador de cabello, se procesan más rápido y producen rizos más firmes que las ondas ácidas verdaderas.

ONDAS EXOTÉRMICAS

Una reacción química exotérmica genera calor. Las **ondas exotérmicas** crean una reacción química exotérmica que calienta la solución para ondulación y acelera el procesamiento

Actividad

Mida el pH del producto

Con tiras para medir el pH, analice varios líquidos, incluida la solución para ondular ácida y de ácido balanceado, jugo de limón, etc. Realice el seguimiento y evalúe los resultados de acidez y alcalinidad, y compártalos con sus compañeros de clases. Analice qué líquidos tienen un valor de pH más alto o más bajo.

¡Atención!

Mezclar accidentalmente el contenido del tubo de activador con neutralizantes en lugar de la solución de permanente causará una reacción química violenta que puede ocasionar lesiones, especialmente en los ojos. Preste atención y úselo siempre con cuidado.

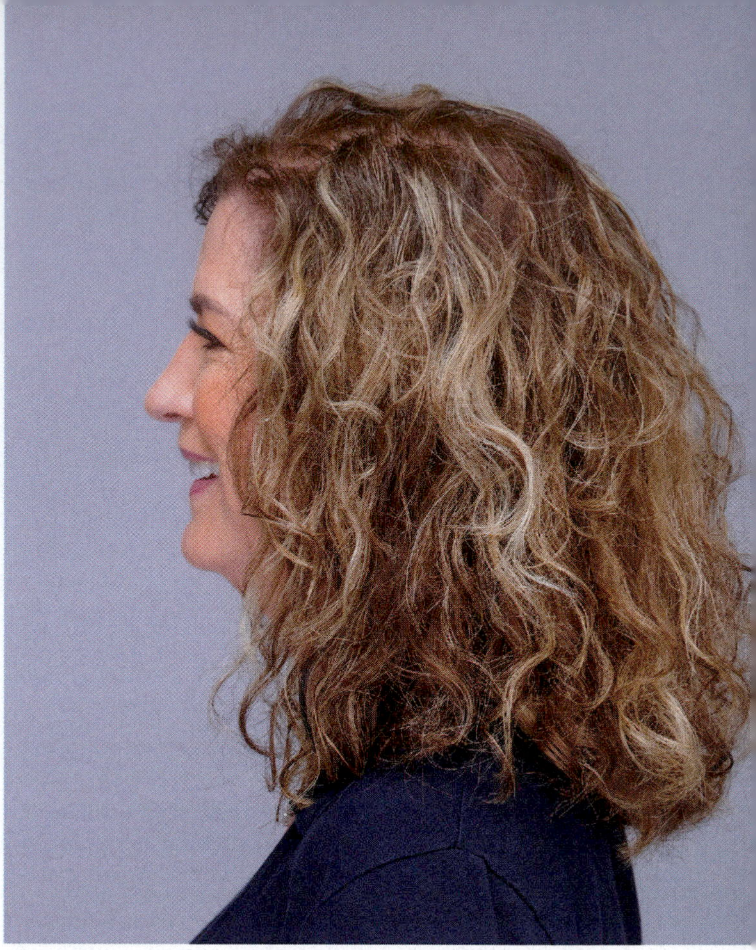

Todas las ondas exotérmicas tienen tres componentes: solución de permanente, activador y neutralizador. La solución de permanente contiene "thio", al igual que una onda fría. El activador contiene un agente oxidante (por lo general, peróxido de hidrógeno), que debe agregarse a la solución de permanente inmediatamente antes de usarse. Mezclar un oxidante con la solución de permanente provoca una liberación rápida de calor y un aumento de la temperatura de la solución. El aumento de temperatura incrementa la velocidad de la reacción química, lo cual acorta el tiempo de procesamiento.

ONDAS ENDOTÉRMICAS

Una reacción química endotérmica absorbe el calor de alrededor. Las **ondas endotérmicas** se activan a través de una fuente de calor externa que, por lo general, es un secador de pie. Siga siempre las instrucciones del fabricante.

Ondas sin amoníaco

Las **ondas sin amoníaco** son permanentes en las que se utiliza un ingrediente que no se evapora tan fácilmente como elamoníaco; en consecuencia, su olor es muy suave.

El **aminometilpropanol (AMP)** y la **monoetanolamina (MEA)** son ejemplos de alcanolaminas que se utilizan en soluciones de permanente como sustitutos del amoníaco. Si bien es posible que estas soluciones no tengan un olor tan fuerte como el del amoníaco, pueden ser igual de alcalinas. Recuerde: libre de amoníaco no necesariamente significa libre de daño.

Ondas sin "thio"

Las **ondas sin "thio"** utilizan un ingrediente que no es TGA, como cisteamina o mercaptamina, como agente reductor principal. Aunque estos dos sustitutos de "thio" no son TGA, sí son compuestos de "thio".

Si bien los productos de ondulación sin "thio" suelen comercializarse como libres de daños, esto no siempre es verdad. En concentraciones altas, los agentes reductores de las ondas sin "thio" pueden causar tanto daño como los de "thio".

Ondas de pH bajo

El sulfato de amonio, el sulfito de amonio y el bisulfito de amonio son alternativas para el TGA. Como grupo, se conocen como **ondas de pH bajo**, con un pH bajo de 6,5 a pH 7. Las permanentes a base de sulfatos o sulfitos son débiles y no proporcionan un rizo firme en el cabello grueso. Por lo general, se comercializan como ondas con cuerpo o alternativas.

Verificación

21. ¿Cuál es la diferencia entre las ondas alcalinas y las ácidas?

OA 10 Explicar la importancia de seleccionar el tipo correcto de solución de ondulación permanente para cada cliente y procesar el cabello correctamente.

Selección y procesamiento de permanentes

Al seleccionar la mejor permanente para su cliente, consulte la tabla 15-2 y siga las pautas generales para los tipos de permanente más comunes, junto con los tipos de cabello recomendados para cada producto. Es igualmente importante tener en cuenta los rasgos individuales del cabello al seleccionar un producto de permanente. El cabello tratado con un color semipermanente que ahora lo recubre no es igual que un "cabello teñido" permanente en términos de soluciones de permanente. Del mismo modo, las permanentes para cabello teñido no son necesariamente seguras si el cabello también está dañado.

¡Atención!

Realizar un servicio de permanente en cabello aclarado (decolorado) puede causar daños y resquebrajamiento extremos, meterlo a usted y a su salón en un posible problema legal y perjudicar su carrera. Cuando se le pida realizar una permanente en cabello aclarado, rechace cortésmente el servicio.

Proceso de ondulación permanente

La potencia de una solución para ondulación permanente depende de la concentración de su agente reductor. Si se emplea una solución de permanente suave en cabello grueso, tal vez no haya suficientes iones de hidrógeno para romper la cantidad necesaria de enlaces de bisulfuro, sin importar cuánto tiempo se procese la permanente. Por otra parte, las soluciones fuertes que liberan muchos átomos de hidrógeno pueden ser perfectas para el cabello grueso, pero demasiado fuertes y nocivas para el cabello fino.

En la ondulación permanente, la mayor parte del procesamiento ocurre dentro de los primeros 5 a 10 minutos después de que se penetra el tallo del cabello. El tiempo adicional recomendado por el fabricante sirve para que las cadenas polipeptídicas se ordenen en su nueva configuración.

Si el cabello del cliente está procesado en exceso, es probable que haya sucedido dentro de los primeros 5 a 10 minutos, y se debería haber usado una solución de permanente más débil. Si el cabello no está lo suficientemente procesado después de 10 minutos, se debería haber usado una solución más fuerte.

CABELLO PROCESADO EN EXCESO

Una saturación profunda con una solución más fuerte (más alcalina) romperá más enlaces de bisulfuro, pero no necesariamente dará como resultado más rizos. Una permanente bien procesada debe romper y reconstruir aproximadamente el 50 % de los enlaces de bisulfuro del cabello **(figura 15-15)**.

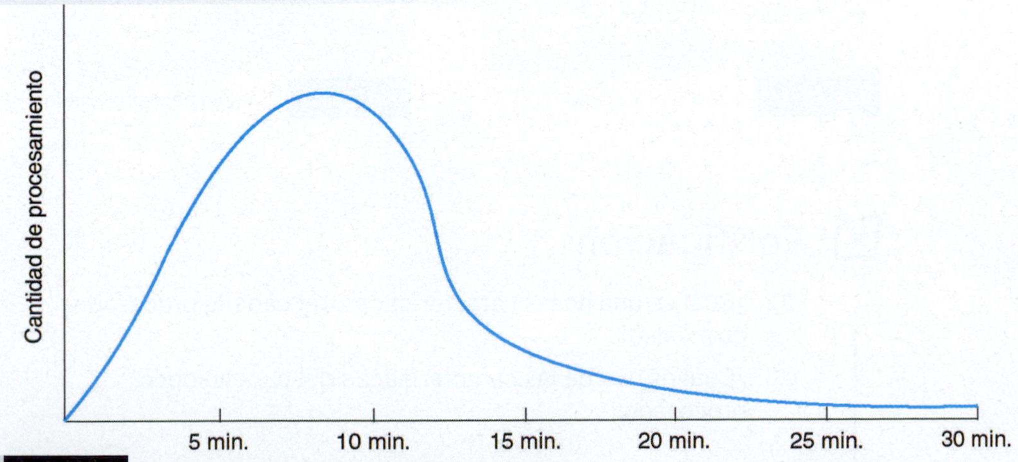

Fig. 15-15 Tiempos promedio de procesamiento

Sugerencia

El cabello grueso requiere una solución más fuerte y con pH más alto, y una saturación más profunda debido a la densidad de la estructura del cabello. Aplique siempre la solución lentamente, varias veces, hasta que el cabello grueso se sienta y se vea mojado.

Si se rompen demasiados enlaces de bisulfuro, tal vez no le quede suficiente fuerza al cabello para mantener el rizo deseado. Como la parte del cabello a la altura del cuero cabelludo suele ser la zona más fuerte de la hebra, el cabello procesado en exceso suele ser más rizado en el cuero cabelludo y más lacio en las puntas **(figura 15-16)**. Si el cabello ya recibió un procesamiento excesivo, hacer otro procesamiento lo alisará y le provocará más daño.

CABELLO POCO PROCESADO

El cabello poco procesado es lo opuesto al cabello procesado en exceso. Si se rompen muy pocos enlaces de bisulfuro, el cabello no se suavizará lo suficiente. El cabello suele tener un rizo muy débil, pero también puede ser liso. Como el cabello es más fuerte en la raíz que en las puntas, el cabello que no tuvo suficiente procesamiento suele ser más liso en la raíz y más rizado en las puntas **(figura 15-17)**. Si el cabello recibió poco procesamiento, procesarlo más lo hará más rizado.

¿Lo sabía?

Muchos clientes buscan agregar la textura, el cuerpo y el peinado que solo proporciona una permanente, sumado al poco mantenimiento que requiere. Las permanentes ayudan al cabello a aparentar mayor volumen, vuelven más manejable el cabello liso o grueso y controlan los mechones tercos que tienden a pararse. Aunque los peinados de las personas son diferentes, las técnicas de ondulación permanente son básicamente las mismas.

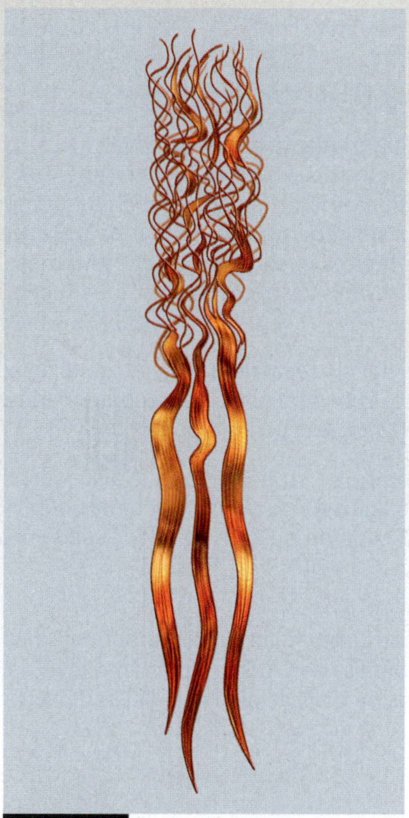

Fig. 15-16 Cabello procesado en exceso

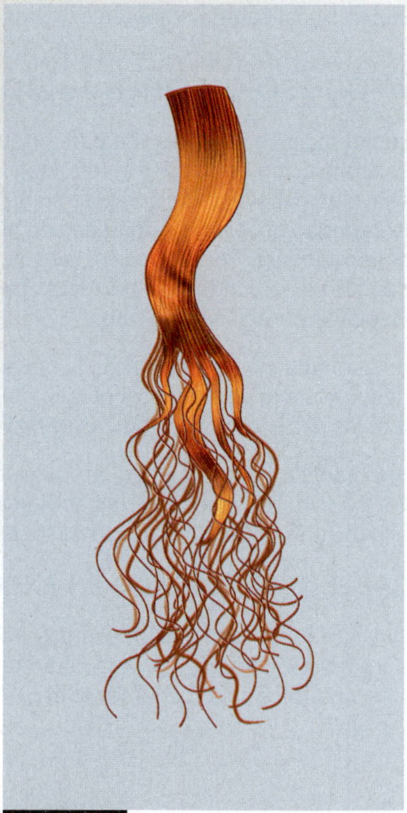

Fig. 15-17 Cabello poco procesado

Verificación

22. ¿Cuál es una de las características del cabello procesado en exceso?
23. ¿Cuál es una de las características del cabello poco procesado?

OA 11 Describir las herramientas y suministros que se utilizan para la ondulación permanente.

Herramientas y suministros para realizar ondulaciones permanentes

Además de la solución de permanente, necesitará estas herramientas y suministros para realizar un servicio de permanente.

- **Capa para servicios químicos**. Se utiliza para proteger al cliente y como doble cobertura.
- **Acondicionador**. Puede usarse después de enjuagar el neutralizador si así lo indica el fabricante.
- **Rollo o tira de algodón**. Aplicar alrededor del contorno del cuero cabelludo del cliente para evitar que la solución le gotee por el rostro.
- **Guantes desechables**. Se deben usar para proteger las manos contra daños de la piel, absorción química y posible desarrollo de dermatitis de contacto.
- **Papelillos**. Se utilizan para controlar las puntas del cabello cuando se lo envuelve alrededor de los bigudíes para permanente. Consulte las técnicas de los papelillo más adelante en esta sección.
- **Bandas para el cuello**. Se deben utilizar para proteger al cliente del contacto directo con la capa para servicios químicos.
- **Peto para neutralización**. El neutralizador tiene una viscosidad baja que gotea cuando se aplica en los bigudíes para permanente. Para retener la solución y evitar que se derrame sobre los hombros y la espalda del cliente o que gotee al suelo, se debe usar un peto para neutralización que la capture. Después de envolver el cabello, pero antes de aplicar el neutralizador, coloque el peto debajo de los bigudíes de la nuca, pase los lados del peto por los costados de la cabeza y fíjelo en la parte superior de la cabeza, justo al lado del contorno del cuero cabelludo. Asegúrese de que todos los bigudíes queden dentro del peto. Aplique la solución neutralizadora, asegurándose de que corra hacia el peto, no por debajo de él (**figura 15-18**). Apenas deje de gotear el neutralizador, retire el peto.
- **Pinzas de plástico**. Se utilizan para mantener el cabello dividido en secciones. No utilice pinzas de metal, ya que podrían provocar una reacción química.
- **Peine de cola de plástico**. Se utiliza para dividir el cabello en secciones.
- **Acondicionador pre-neutralizador**. Algunos fabricantes recomiendan aplicar un acondicionador pre-neutralizador después de enjuagar la solución de permanente y antes de aplicar el neutralizador.
- **Crema protectora**. Se utiliza para proteger más la piel del contorno del cuero cabelludo, la nuca y la parte superior y posterior de las orejas. Aplicar después de envolver el cabello y antes de aplicar el rollo de algodón.
- **Bigudíes**. Utilizar el tamaño y la forma de bigudí adecuados, según el rizo final que desea el cliente. Los tipos de bigudíes se analizan más adelante en esta sección.
- **Pinzas para rulos**. Se pueden utilizar para levantar las ligas de los bigudíes para permanente.
- **Champú**. Se utiliza si el fabricante de la permanente indica que es necesario lavar el cabello con champú antes del servicio. Asegúrese de no irritar el cuero cabelludo del cliente.
- **Atomizador**. Rellenar con agua y utilizar para mojar el cabello si se seca durante el proceso de envoltura.
- **Peine de cola**. Se utiliza para dividir los paneles y lograr una suavidad y dirección uniformes en todas las secciones de la base antes de envolverlo.
- **Temporizador**. Se utiliza para realizar el seguimiento del tiempo total de procesamiento y de los pasos del proceso.
- **Toallas**. Se utilizan para proteger al cliente durante todo el servicio de permanente.

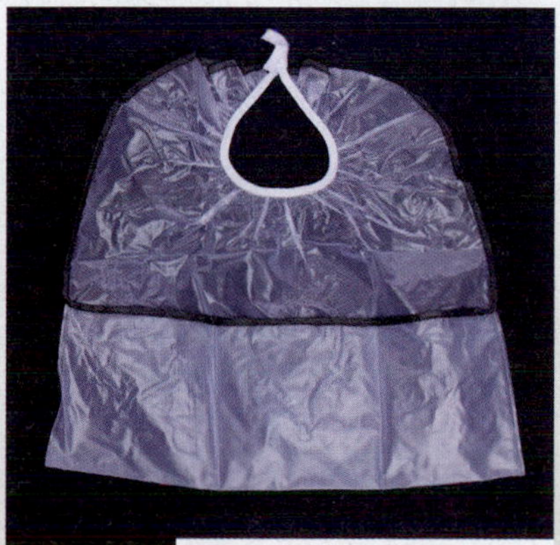

Fig. 15-18 Peto para neutralización

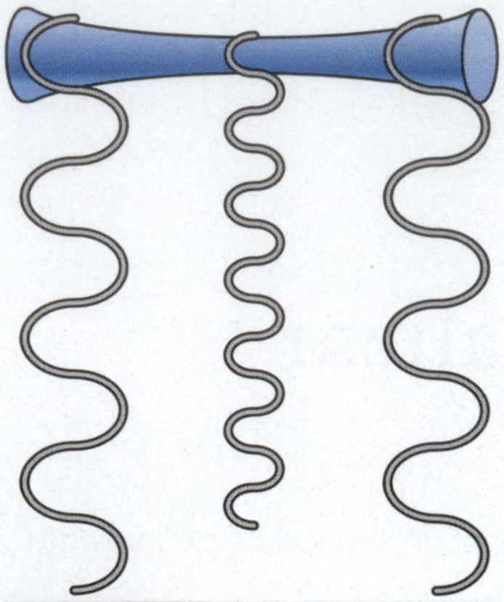

Fig. 15-19 Bigudíes cóncavos

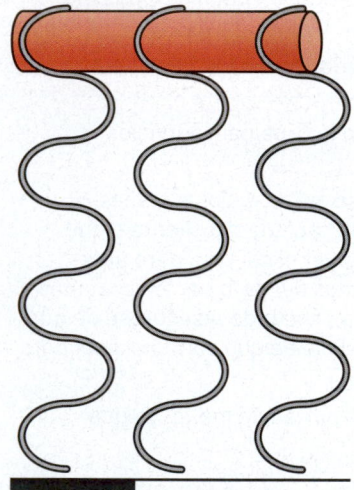

Fig. 15-20 Bigudíes rectos

Tipos de bigudíes

El tamaño y la forma del bigudí determinan el tamaño y la forma del rizo. Los bigudíes para permanente vienen de varios diámetros, tamaños y formas.

- Los **bigudíes cóncavos** son el tipo de bigudí para permanente más común; tienen un diámetro más pequeño en el centro, que aumenta a un diámetro más grande en los extremos. Los bigudíes cóncavos producen un rizo más apretado en el centro y un rizo más suelto en ambos lados de la hebra **(figura 15-19)**.
- Los **bigudíes rectos** tienen el mismo diámetro en toda su longitud o área de rizado, lo que produce un rizo uniforme a lo ancho de la hebra **(figura 15-20)**.

Estos dos tipos de bigudíes vienen en diferentes largos para adaptarse a las distintas secciones de la cabeza. Los bigudíes cortos, por ejemplo, pueden envolver secciones pequeñas donde los bigudíes largos no entran.

- Los **bigudíes flexibles** (bigudíes de espuma flexibles) suelen medir unos 30,5 cm (12 in) de largo, con un diámetro uniforme en toda su longitud. Estos bigudíes de espuma tienen un alambre flexible en el interior que les permite tomar prácticamente cualquier forma. Se recomiendan cuando los clientes desean una combinación híbrida de ondas y rizos suaves que aporten volumen, textura y ondas playeras **(figura 15-21)**.
- El **bigudí de bucle**, que también se conoce como *bigudí circular*, por lo general mide unos 30,5 cm (12 in) de largo, con un diámetro uniforme en toda su longitud. Una vez enrollado el cabello, para fijar el bigudí, se atan las puntas para formar un círculo **(figura 15-22)**.

Papelillos

Los **papelillos**, también conocidos como *envolturas para las puntas o papeles para permanente*, son papeles finos y absorbentes que se usan para controlar las puntas del cabello cuando se lo enrosca alrededor de los bigudíes para permanente. Sin ellos, sería prácticamente imposible que las puntas permanecieran rectas, mantuvieran una tensión uniforme y enrollaran uniformemente el cabello alrededor del bigudí para permanente.

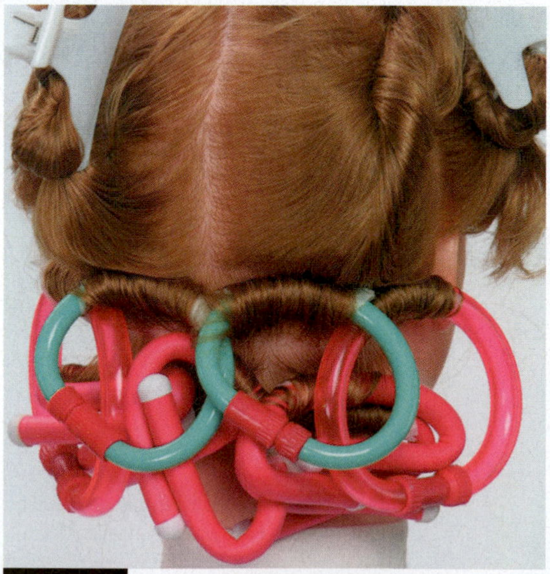

Fig. 15-21 Bigudíes de bucle sobre bigudíes flexibles

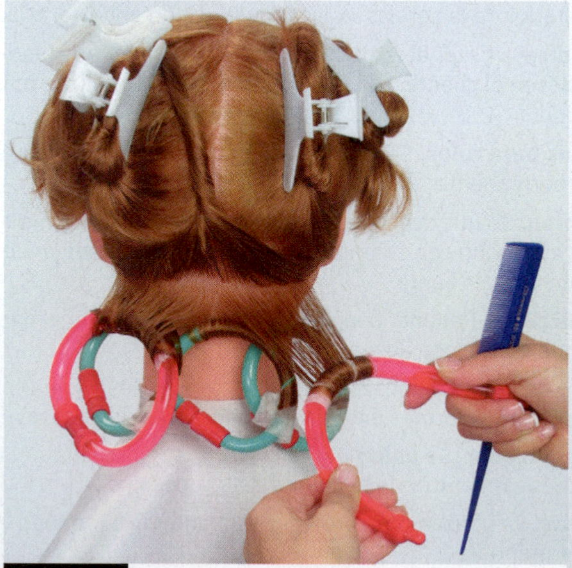

Fig. 15-22 Bigudíes de bucle

Los papelillos se deben extender más allá de las puntas y los lados del cabello para mantenerlas suaves y rectas, prevenir las puntas de anzuelo (cabello que se dobla hacia arriba en las puntas) y permitir que aumenten su volumen a lo largo de los márgenes de las hebras de cabello. Al igual que el resto del cabello, las puntas necesitan espacio para expandirse como parte del proceso de permanente. No las amontone en el papelillo. Por el contrario, asegúrese de que las puntas queden planas, suaves y naturalmente extendidas en el papelillo.

? ¿Lo sabía?

En la década del 50, los rulos antiguos estaban hechos de bobinas de alambre cubiertas con una malla resistente. Se aseguraban con pinzas para rulos, también llamadas pasadores para rulos. *En la actualidad, estas mismas pinzas de plástico duro se utilizan para elevar las bandas de los bigudíes. Las pinzas evitan que las bandas presionen el cabello a medida que aumenta su volumen, lo que permite que la solución de permanente ingrese a la corteza. Si se colocan correctamente, las pinzas para rulos también mantienen los bigudíes inmóviles mientras se procesa y enjuaga el cabello. Las pinzas para rulos más nuevas son tiras largas de plástico lo suficientemente flexibles como para levantar las bandas y estabilizar varios bigudíes para permanente sin ejercer una presión o tensión indebidas en el cabello* **(figura 15-23).**

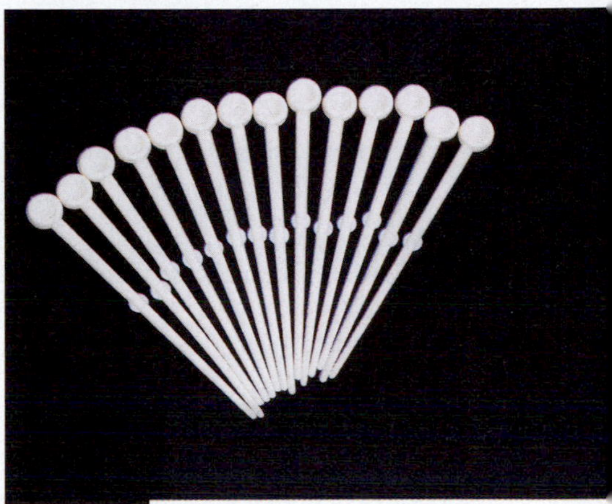

Fig. 15-23 Pinzas para rulos

APLIQUES DE PAPELILLOS

Las técnicas más comunes con papelillos son la envoltura plana doble, la envoltura plana simple y la envoltura plegada.

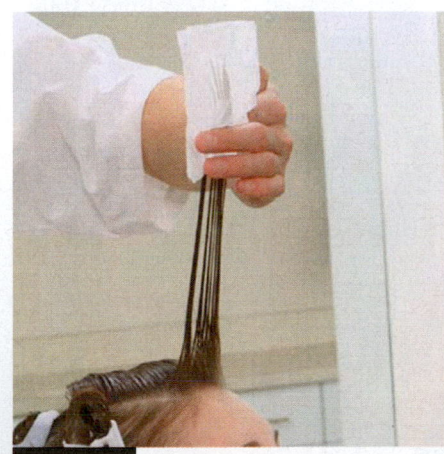

Fig. 15-24 Envoltura plana doble

La **envoltura plana doble** es una envoltura para permanente en la que se coloca un papelillo debajo y otro encima del panel base (subsección) del cabello que se envuelve. Ambos papeles deben extenderse más allá de las puntas. Esta envoltura proporciona mayor control sobre las puntas y ayuda a mantenerlas distribuidas de manera uniforme a lo largo del bigudí **(figura 15-24)**.

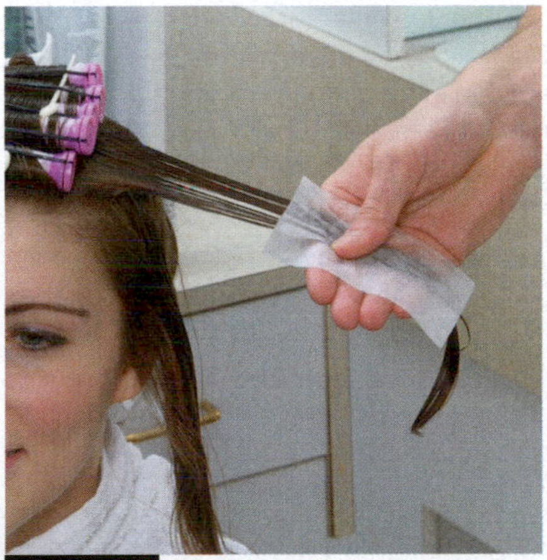

Fig. 15-25 Envoltura plana simple

La **envoltura plana simple** es similar a la doble, pero utiliza solo un papelillo que se coloca encima de la parte superior del panel base del cabello que se envuelve **(figura 15-25)**.

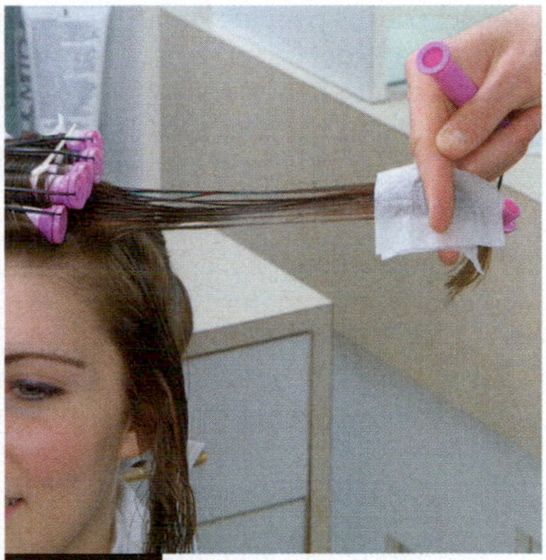

Fig. 15-26 Envoltura plegada

La **envoltura plegada** utiliza un papelillo doblado por la mitad sobre las puntas del cabello. La envoltura plegada elimina el exceso de papel y se puede utilizar con bigudíes cortos o en largos de cabello muy cortos. Para darle espacio al cabello para que aumente su volumen y produzca un rizo parejo, evite colocarlo en el pliegue del papel **(figura 15-26)**.

Verificación

24. Nombre cuatro formas diferentes de bigudíes y describa para qué se usan.
25. ¿Para qué se utilizan los papelillos?
26. Describa los tres tipos de envoltura con papelillos.

OA 12 Describir los diversos patrones de ondulación permanente, su ubicación y resultado.

Diseños de ondulaciones permanentes

Después de estudiar las secciones de ondulación permanente anteriores y el arte de enrollar varios tipos de bigudíes, es hora de ser creativo. Los diferentes diseños de permanentes permiten crear varios peinados con movimiento direccional y muchas formaciones de rizos.

Seccionamiento en paneles y bases

Siempre que realice una envoltura para permanente, debe comenzar por dividir el cabello en secciones o **paneles**. El tamaño, la forma y la dirección de los paneles varían según los patrones de envoltura y del tipo y tamaño del bigudí. Las **secciones de la base** son subsecciones de los paneles en las que se divide el cabello con el fin de envolverlo para la permanente. Por lo general, se coloca un bigudí en cada sección de la base **(figura 15-27)**. El tamaño de cada sección de la base suele ser el largo y el ancho del bigudí.

Cada panel en el que no esté trabajando debe enrollarse y fijarse con los extremos metidos dentro del cabello. Esto ayuda a preservar la humedad del cabello y lo mantiene en una forma controlada. Justo antes de envolver cada sección de la base, verifique si están secas y, si es necesario, vuelva a humedecerlas con una botella de agua. El cabello envuelto debe humedecerse de forma pareja a fin de garantizar la saturación uniforme de la solución de permanente.

El mejor peine para usar en los paneles de la permanente y las secciones de la base es un peine de cola con dientes finos para separar los paneles y peinar el cabello a fin de crear una suavidad y una dirección uniformes en todas las secciones de la base antes de envolverlas.

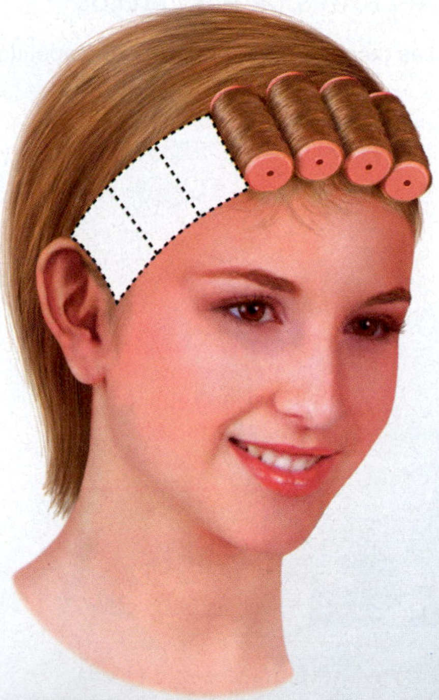

Fig. 15-27 Paneles y secciones de la base del cabello

¡Atención!

Si el cabello se envuelve muy tenso, puede provocar una penetración desigual de la solución, una mala formación de rizos y el resquebrajamiento del cabello. El cabello debe enrollarse lo suficientemente tenso como para crear una envoltura suave y uniforme desde las puntas hasta el cuero cabelludo.

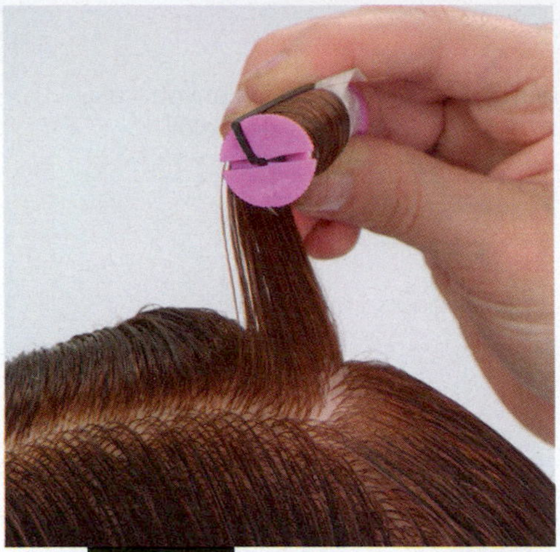

Fig. 15-28 Colocación en la base

Colocación de base

Colocación de la base se refiere a la posición del bigudí en relación con la sección de la base; la colocación de la base se determina por el ángulo en el que se envuelve el cabello. Los bigudíes se pueden envolver en la base, media base o fuera de la base (ver **capítulo 12, Peinados,** página 354).

Para la **colocación en la base**, el cabello se envuelve a un ángulo de 45 grados pasada la perpendicular de la sección de la base, y el bigudí se coloca sobre su base **(figura 15-28)**. Aunque la colocación en la base puede producir mayor volumen cerca del cuero cabelludo, este desaparecerá en cuanto el cabello comience a crecer. Se debe tener cuidado con la colocación en la base ya que la tensión de este método puede marcar y resquebrajar el cabello.

¡Atención!

Si se utiliza una sección de la base más ancha que el bigudí para permanente, es posible que se forme un patrón de rizos irregular y exceso de tensión en el cabello.

En la **colocación de media base**, el cabello se envuelve en un ángulo de 90 grados o perpendicular a su sección base y el bigudí se coloca mitad fuera de su sección base **(figura 15-29)**. La colocación media fuera de base minimiza la tensión sobre el cabello.

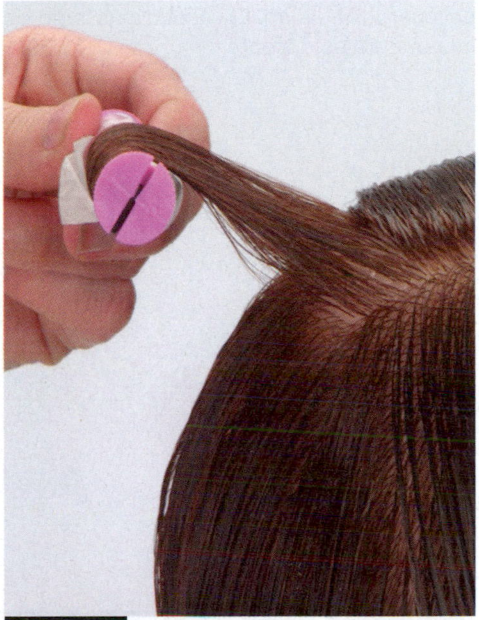

Fig. 15-29 Colocación de media base

La **colocación fuera de la base** se refiere a cuando el cabello se envuelve en un ángulo de 45 grados bajo el centro de la sección de la base, por lo que el bigudí se coloca completamente fuera de su base **(figura 15-30)**. La colocación fuera de la base genera el menor volumen y un patrón de rizos que comienza a una mayor distancia del cuero cabelludo.

Dirección de base

La **dirección de base** se refiere al ángulo en el cual se posiciona el bigudí en la cabeza: horizontal, vertical o diagonal (**figuras 15-31** y **15-32**). La dirección de base es el patrón que indica el sentido en el que se envuelve el cabello.

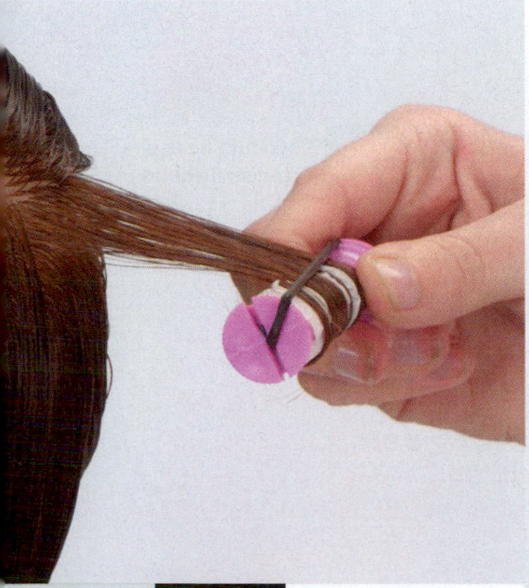

Fig. 15-30 Colocación fuera de la base

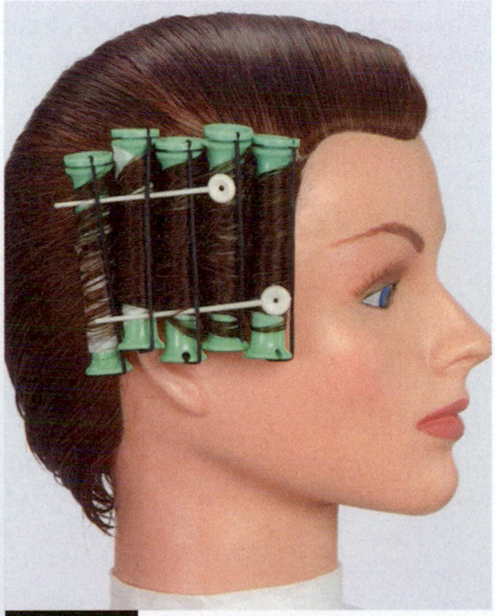

Fig. 15-31 Dirección de base vertical

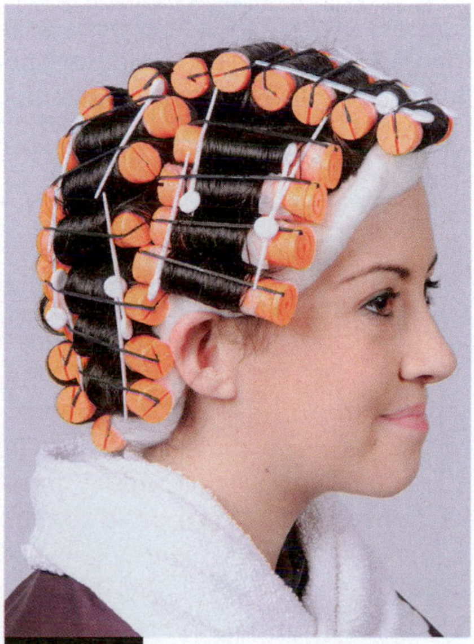

Fig. 15-32 Dirección de base horizontal

Si bien las envolturas pueden enrollarse hacia atrás, hacia delante o hacia un lado, es importante recordar que las envolturas que siguen la dirección del crecimiento natural del cabello le causan menos estrés y tensión, y producen rizos de mejor calidad.

Técnicas de envoltura del cabello

Existen dos técnicas clásicas de envolver el cabello en un bigudí para permanente: *croquignole* y en espiral.

En la **técnica de envoltura *croquignole***, el cabello se envuelve desde las puntas hasta el cuero cabelludo en capas concéntricas superpuestas **(figura 15-33)**. Con este método, el cabello se envuelve alrededor del bigudí, y cada nueva capa de cabello encima de la capa anterior aumenta el tamaño del rizo (diámetro) con cada nueva capa superpuesta. Esto produce un rizo más apretado en las puntas y uno más amplio cerca del cuero cabelludo. El cabello más largo y grueso incrementa este efecto.

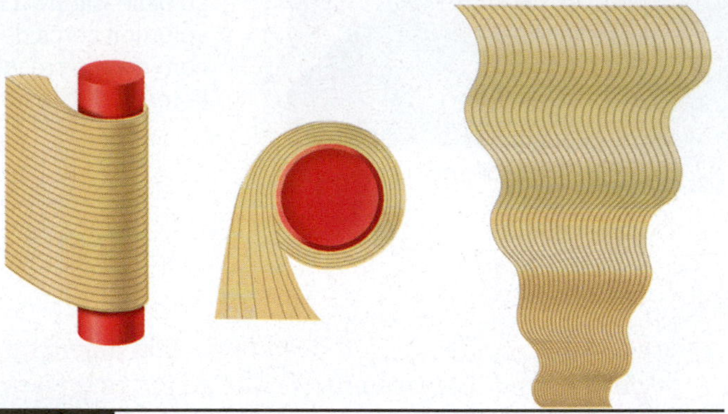

Fig. 15-33 Técnica de permanente *croquignole*

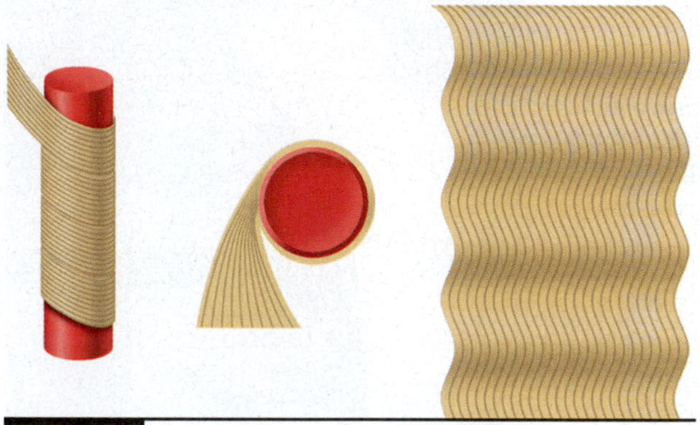

Fig. 15-34 Técnica de envoltura en espiral

En la **técnica de envoltura en espiral** que se emplea en las permanentes en espiral, se envuelve el cabello alrededor de los bigudíes de forma vertical hasta que se completa la longitud de cada bigudí, como las rayas de un bastón de caramelo. A diferencia de la superposición completa de cabello de la técnica croquignole, la espiral puede superponerse parcialmente a las capas anteriores **(figura 15-34)**. Siempre que el ángulo se mantenga constante, las superposiciones serán uniforme a lo largo del bigudí y de la hebra de cabello **(figura 15-35)**. Esta técnica de envoltura mantiene el tamaño (diámetro) del rizo parejo a lo largo de toda la hebra de cabello y produce un rizo uniforme desde el cuero cabelludo hasta las puntas.

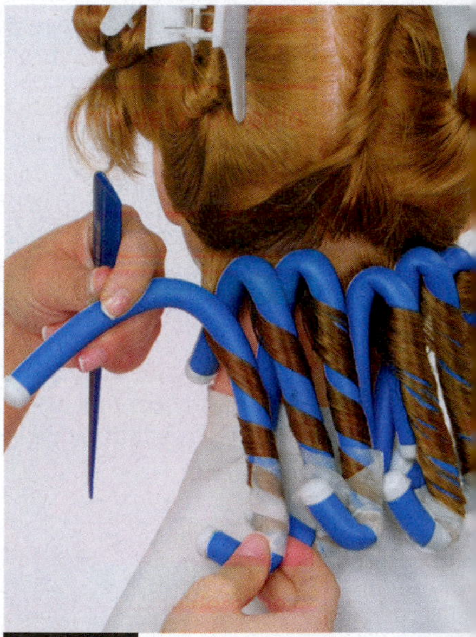

Fig. 15-35 Envoltura en espiral sobre bigudíes flexibles

Sugerencia

Al colocar rulos durante el servicio, todas las bandas deben estar en la parte superior o muy cerca de la parte superior del bigudí, preferiblemente con pinzas para rulo para levantar las bandas y separarlas del cabello. Esto es importante porque la loción onduladora aumenta el volumen del cabello. Si la banda evita que esto suceda en esa zona, el cabello puede romperse y comprometer la calidad del rizo. Esto es especialmente cierto alrededor de la zona frontal del contorno del cuero cabelludo y de la sien.

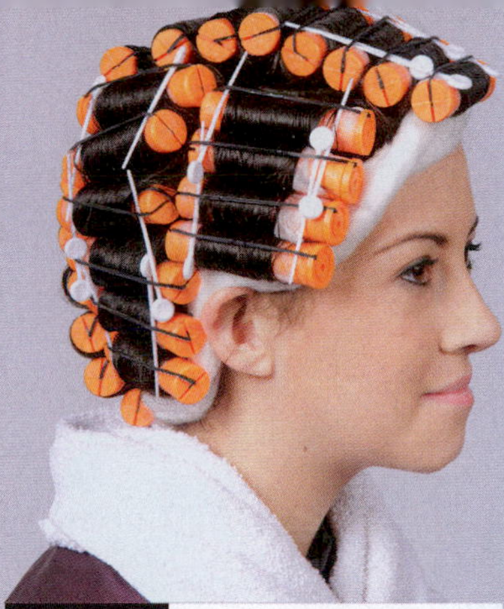

Fig. 15-36 Envoltura básica

Patrones de envoltura

Existen cuatro patrones comunes de envoltura de los bigudíes: envoltura básica, envoltura tipo enladrillado, envoltura de permanente en espiral y envoltura con herramienta doble (bigudí doble).

PATRÓN DE ENVOLTURA BÁSICA

La **envoltura de permanente básica**, que también se conoce como *envoltura recta*, es un diseño de envoltura en el que todos los bigudíes de un panel se mueven en la misma dirección y se colocan sobre bases de igual tamaño. Todas las secciones de la base son horizontales y tienen la misma longitud y ancho que el bigudí para permanente. El **control de base** es la posición del bigudí para permanente en relación con su sección de la base, determinada por el ángulo en el cual se envuelve el cabello **(figura 15-36)**.

PATRÓN DE ENVOLTURA TIPO ENLADRILLADO

La **envoltura tipo enladrillado** es similar a la técnica de enladrillado real (ver el **capítulo 12, Peinados,** pág. 398). Las secciones de la base se compensan entre sí hilera por hilera para evitar divisiones visibles y desviaciones en el flujo del cabello. Cada patrón tipo enladrillado utiliza diferentes puntos de inicio (el contorno frontal del cuero cabelludo, la zona occipital o la coronilla) que afectan la dirección del flujo del cabello. La envoltura tipo enladrillado se puede utilizar con varias combinaciones de paneles, secciones y direcciones de la base, técnicas de envoltura y bigudíes para permanente **(figura 15-37)**.

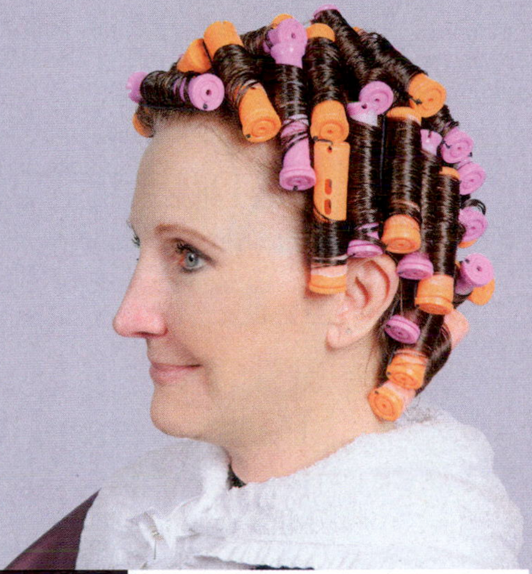

Fig. 15-37 Envoltura tipo enladrillado

PATRÓN DE ENVOLTURA EN ESPIRAL

En las **permanentes en espiral**, se utiliza la técnica de envoltura en espiral, en la que el cabello se envuelve en secciones verticales o casi verticales. Esto permite que el cabello con permanente adquiera una caída natural en *tirabuzones* o *rizos espiralados*. Esta técnica de envoltura produce un rizo uniforme desde el cuero cabelludo hasta la punta. El cabello más largo (más allá del hombro) es el que más aprovecha este efecto **(figura 15-38)**.

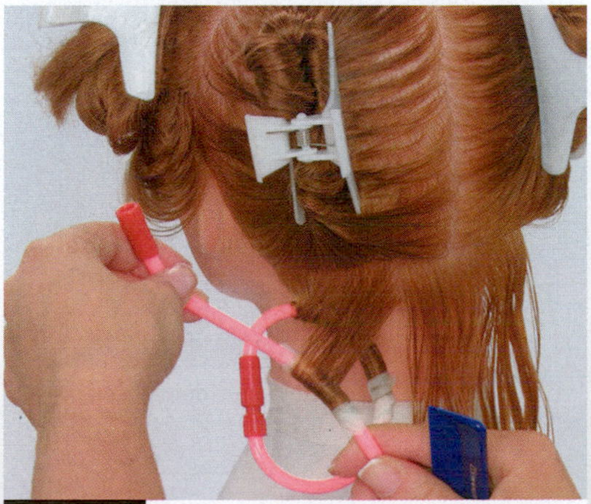

Fig. 15-38 Envoltura de permanente en espiral

PATRÓN DE ENVOLTURA CON BIGUDÍ DOBLE

Para cabello muy largo, es posible que deba utilizar una **envoltura con bigudí doble**, también conocida como *envoltura con herramienta doble*, en la que el cabello se envuelve en un bigudí desde el cuero cabelludo hasta la mitad del tallo del cabello **(figura 15-39)**, y otro bigudí se usa para envolver el resto de la hebra de cabello en la misma dirección. Esto permite un rizo más parejo desde el cuero cabelludo hasta la punta y una mejor penetración de la solución de procesamiento.

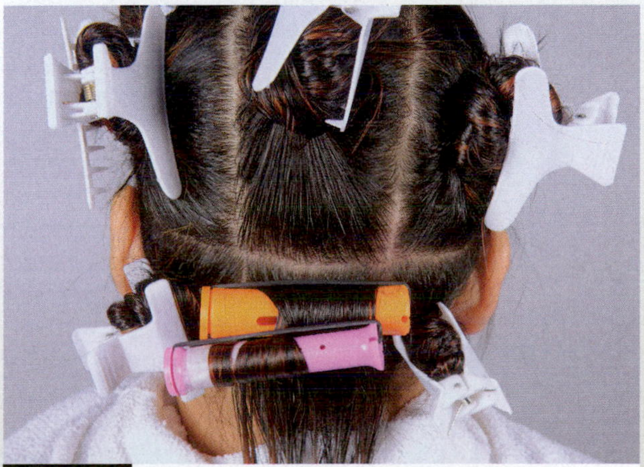

Fig. 15-39 Envoltura con bigudí (herramienta) doble

Ondulaciones permanentes parciales

Si el cliente desea una permanente, pero no quiere rizos en toda la cabeza, tal vez una **permanente parcial** sea la solución. Las permanentes parciales le permiten realizar una permanente cuando algunas partes del cabello son demasiado cortas para enrollarlas en los bigudíes **(figura 15-40)**.

Las permanentes parciales se pueden utilizar para clientes que presentan estas características:

- Tienen cabello largo en la parte superior y la coronilla, pero muy corto y en pico a los lados y en la nuca.
- Solo necesitan volumen y realce en determinadas zonas.
- Desean un peinado con rizos alrededor del perímetro, pero suave y elegante en la coronilla.

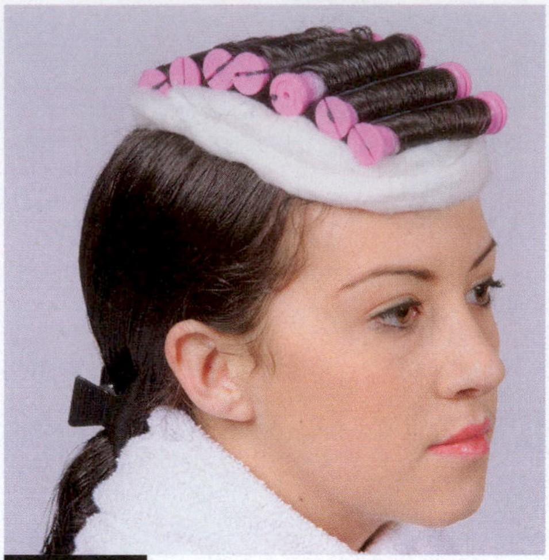

Fig. 15-40 Envoltura de permanente parcial

Las permanentes parciales utilizan las mismas técnicas y patrones de envoltura que las otras permanentes, además de estas consideraciones adicionales:

- Para lograr una transición suave entre la sección con permanente y la sección sin permanente, utilice un bigudí más grande para la última sección enrollada junto a una sección sin enrollar.
- Envuelva la sección con permanente con algodón.
- Para proteger el cabello fuera de la sección con permanente, aplique una crema protectora en esta zona antes de aplicar la solución de permanente a los bigudíes.

Permanentes de rizos sueltos

Una **permanente de rizos sueltos** (también llamada *reestructuración química de rizos*) se utiliza para reestructurar el cabello muy rizado en un patrón de rizos más grandes. Implica un proceso químico híbrido que utiliza un alisador de "thio", también llamado *reestructurador*, para aflojar la textura rizada, pero sin el paso del neutralizador, seguido de una permanente. En el servicio, la parte de la permanente requiere envolver el cabello alisado en grandes bigudíes o rizadores para permanente y, luego, procesarla de acuerdo con las instrucciones del fabricante. La permanente de rizos sueltos también se conoce como rizo Jheri, inventado por la peluquera Jheri Redding. En las permanentes de rizos sueltos, se deben seguir todas las pautas de seguridad para alisadores de "thio" y permanentes de "thio". El cabello tratado con alisadores de hidróxido no se puede tratar con permanentes de rizos sueltos, ya que los productos químicos no son compatibles.

? ¿Lo sabía?

El rizo Jheri (también conocido como rizo Jerry o Jeri Curl) es un peinado que inventó la peluquera Jheri Redding y que transforma el cabello texturizado en rizos sueltos y brillantes. El estilo se popularizó en la década del 80 (figura 15-41). Para lograrlo, primero se suaviza el cabello químicamente con una solución para aflojar los rizos, se coloca el cabello bigudíes para permanente, se enjuaga la solución y, luego, se aplica un neutralizador. Luego del proceso de ondulación permanente, se debe utilizar diariamente un activador de rizos para acondicionar el cabello y evitar la sequedad.

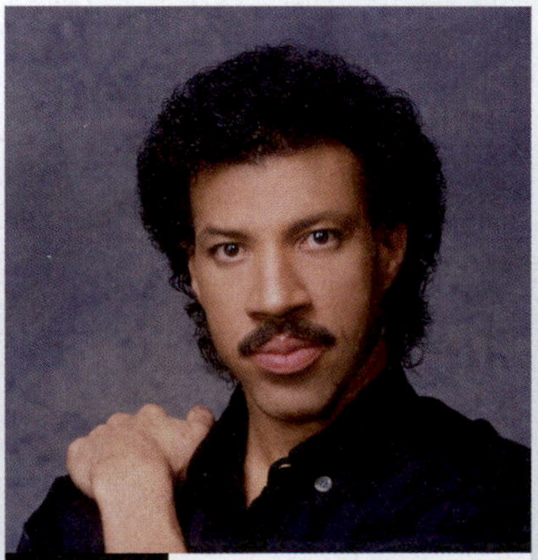

Aaron Rapoport/Corbis/Getty Images

Fig. 15-41 Ejemplo del rizo Jheri

☑ Verificación

27. ¿Cuáles son las dos técnicas básicas para envolver el cabello en el bigudí para permanente?
28. ¿Qué es una envoltura de permanente básica?
29. ¿Qué son los paneles y las secciones de la base?
30. ¿Qué es un servicio de permanente de rizo suelto?

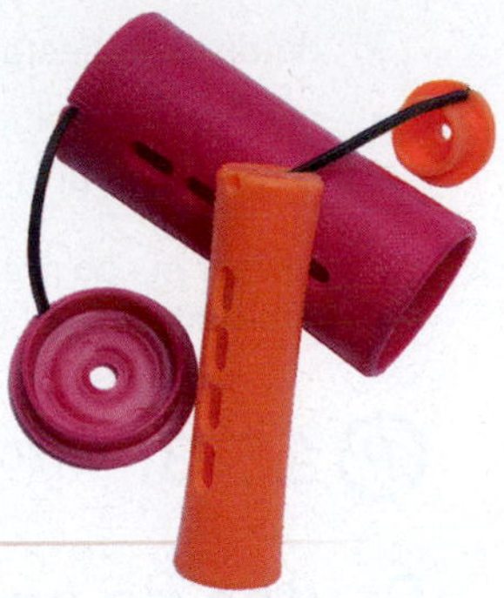

OA 13 Resumir las pautas y precauciones de seguridad para los servicios con alisadores químicos.

Pautas de seguridad para realizar una ondulación permanente

Es posible que las permanentes no sean tan fuertes como los alisadores químicos, pero aún así se consideran sustancias químicas cáusticas que, si se usan de manera incorrecta, pueden dañar el cabello y la piel. Para evitar poner en riesgo la salud y el cabello del cliente, estudie y comprenda las pautas que rigen los servicios de ondulación permanente seguros. Antes de comenzar cualquier servicio, realice estas tres pruebas:

- Prueba del parche
- Prueba de sales metálicas
- Prueba preliminar de rizos

Prueba del parche

Es fundamental realizarle al cliente una prueba del parche entre 24 y 48 horas antes de un servicio de permanente programado.

1. Limpie suavemente un zona pequeña (aproximadamente del tamaño de una moneda de 25 centavos) en el codo o detrás de la oreja. Enjuague la zona con agua y séquela.
2. Con un hisopo de algodón, aplique una pequeña cantidad de la solución de permanente que va a utilizar. Deje que la zona se seque.
3. Pida al cliente que regrese en 24 a 48 horas. Examine la zona de la prueba para ver si se produjo enrojecimiento o irritación.
4. Si la piel está clara, la prueba es negativa.

Prueba de sales metálicas

También debe realizar una prueba de sales metálicas y analizar la porosidad, elasticidad y salud general del cabello. La prueba de sales metálicas se cubre en este capítulo, en la página 549. Las pruebas de porosidad y elasticidad se describen en el **capítulo 7, Propiedades del cabello y el cuero cabelludo**.

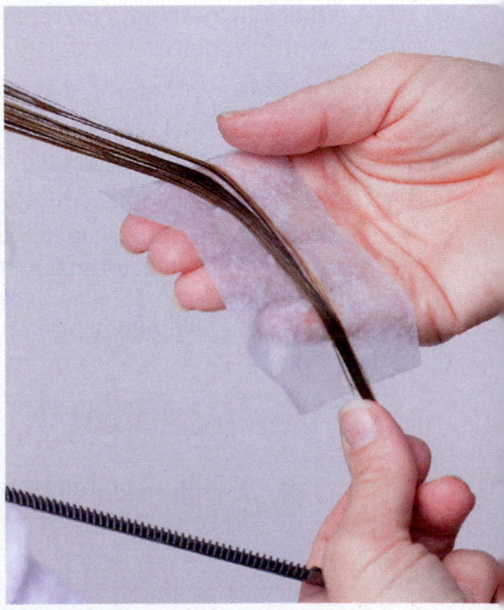

Rizos preliminares de prueba

Antes de brindar el servicio de ondulación permanente, es fundamental realizar algunos rizos de prueba. Para ello, se seleccionan zonas donde el cabello parece ligeramente dañado o áspero, de modo que pueda hacer lo siguiente:

- confirmar tiempo de procesamiento correcto para un mejor desarrollo de los rizos
- ver los resultados que puede esperar según el tipo de solución de permanente seleccionada
- confirmar los resultados del rizo según el tamaño del bigudí y la técnica de envoltura que planea utilizar

- determinar hasta qué punto se verá comprometida la integridad del cabello
- confirmar la salud del cabello después de la permanente
- confirmar si el cliente está satisfecho con la forma y la firmeza del rizo.

Para realizar el rizo preliminar de prueba para una ondulación permanente, siga los pasos que se indican en el **Procedimiento 15-3**.

(P) 15-3: Rizo preliminar de prueba para una ondulación permanente *Ver página 583*

Pautas de seguridad para realizar una ondulación permanente

Manipule siempre todos los productos químicos para permanente con máximo respeto. Pueden funcionar perfectamente para el cabello lacio, o ser muy nocivos para el cabello y la piel. La siguiente lista incluye consejos útiles adicionales para mantener su seguridad y la de su cliente.

- Realice una prueba del parche entre 24 y 48 horas antes de un servicio; además, realice pruebas de porosidad y elasticidad de sales metálicas.
- Realice siempre una consulta exhaustiva para cada cliente antes de realizar un servicio de permanente.
- Revise siempre el formulario de admisión del cliente y la tarjeta de registro de servicios antes de realizar un servicio químico.
- No realice un servicio de permanente en cabellos aclarados (decolorados).
- Nunca se aleje del cliente durante el proceso de permanente.
- Use siempre guantes cuando realice un servicio de permanente.
- Lave el cabello (no el cuero cabelludo) suavemente antes de realizar un servicio de permanente.
- Si al cliente le cae una gota de la solución de permanente en los ojos, debe enjuagarse bien los ojos con agua fría.
- Aplique crema protectora en el contorno del cuero cabelludo, en la nuca y en las orejas. Aplique algodón alrededor del contorno del cuero cabelludo.
- Retire el algodón una vez que haya terminado de aplicar la solución y ya no gotee.
- Envuelva el cabello con un bigudí del tamaño adecuado para el tamaño de rizo deseado.
- Tenga en mente un diseño de permanente y cómo lo va a lograr.
- Después de envolver la permanente, inspeccione todos los bigudíes para verificar que la tensión sea pareja. Las bandas deben estar en la parte superior del bigudí, y las pinzas para rulos insertadas a fin de garantizar que la banda esté levantada del cabello y el bigudí estabilizado.
- Realice un rizo de prueba antes del servicio de permanente y durante la fase de procesamiento.
- Enjuague el cabello con un chorro suave de agua tibia durante el tiempo recomendado. Enjuague durante más tiempo si nota un olor persistente en el cabello.
- Antes de aplicar el neutralizador, seque el cabello, vuelva a aplicar el algodón, reemplace la toalla que utilizó para la doble cobertura y verifique que no haya enrojecimiento de la piel.
- Utilice un peto para permanente que atrape las gotas de solución neutralizadora.
- Controle atentamente el estado del cabello y la calidad de los rizos.
- Dele un turno al cliente para realizar el control de la permanente y un tratamiento acondicionador fortalecedor.
- No realice un servicio de coloración oxidante durante, al menos, dos semanas después de un servicio de permanente. Puede aplicar una semipermanente no oxidante o una coloración temporal inmediatamente después de un servicio de permanente. Realice una prueba de color en algunas hebras de cabello primero. El cabello recién ondulado puede oscurecerse más de lo previsto.

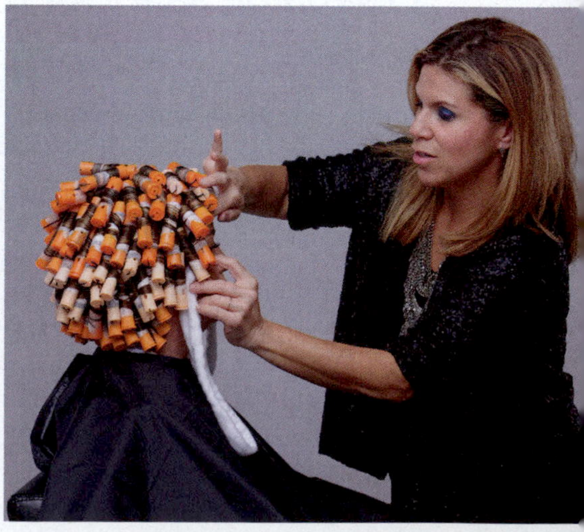

Verificación

31. ¿Cuáles son las tres pruebas que se deben realizar antes de brindar un servicio de permanente?

OA 14 Explicar cómo llevar a cabo una consulta exhaustiva sobre el servicio de ondulación permanente.

Consulta para realizar una ondulación permanente

Ahora que conoce la química de la ondulación permanente, aprendió a envolver diferentes bigudíes para permanente, aprendió envolturas y patrones creativos y comprende las precauciones de seguridad necesarias, está bien encaminado para realizar una consulta de permanente profesional y realizar los servicios.

Los clientes solicitan servicios de permanente por muchas razones, que van desde agregar al cabello el cuerpo que tanto necesita hasta no tener que peinarlo en absoluto. Mientras consulta con los clientes acerca de un servicio de permanente, determine si el cabello está lo suficientemente saludable como para recibir el servicio y si es el servicio adecuado de acuerdo con las expectativas y necesidades del cliente. Además, la consulta le brinda la oportunidad de averiguar si los clientes se comprometen a seguir un régimen de cuidado en el hogar y a concurrir a citas periódicas para mantener la calidad de la permanente y la salud de su cabello.

Utilice la sección "Método de consulta de 10 pasos" en ***Aspectos básicos estándar,* capítulo 3**, **La comunicación para alcanzar el éxito,** como guía general. Formule las preguntas pertinentes para los servicios de permanente:

1. ¿Actualmente toma medicamentos? Algunos medicamentos pueden alterar los resultados de la permanente o provocar el resquebrajamiento del cabello.
2. ¿Se hizo alguna permanente antes? ¿Hace cuánto tiempo recibió este servicio? ¿Experimentó alguna reacción adversa, como inflamación de la piel o sarpullido? Esto ayuda a determinar qué tipo de solución de permanente usar y si es aconsejable un servicio de permanente.
3. ¿Qué es lo que menos le gusta de la textura actual de su cabello? ¿Y lo que más le gusta?
4. ¿Quiere darle más cuerpo a su cabello?
5. ¿Cuál es su objetivo principal para recibir una permanente? ¿Busca lograr rizos u ondas, o simplemente quiere darle cuerpo y realce a su cabello? Esto ayuda con la permanente y la selección de herramientas.
6. ¿Está dispuesto a peinarse todos los días? ¿Quiere lucir cabello lacio o rizado? ¿Está dispuesto a comprometerse a realizar los rituales de peinado?
7. ¿Alguna vez tuvo cabello rubio o reflejos? ¿Hace cuánto tiempo? Esto le indica qué tipo de solución de permanente usar.
8. ¿Alguna vez experimentó pérdida del cabello? ¿Está experimentando adelgazamiento del cabello? ¿Le han diagnosticado algún tipo de alopecia? Esto determina si es posible realizar un servicio de ondulación permanente.
9. ¿Alguna vez se ha hecho un tratamiento con henna? Si la respuesta es "sí", ¿hace cuánto tiempo?
10. ¿Qué tipo de coloración de cabello tiene en este momento? Esto le indica qué tipo de permanente usar.
11. Describa el régimen de cuidado del cabello que realiza en el hogar. ¿Qué productos para el cuidado del cabello usa? ¿Con qué frecuencia se lava el cabello con champú y le realiza un acondicionamiento profundo?

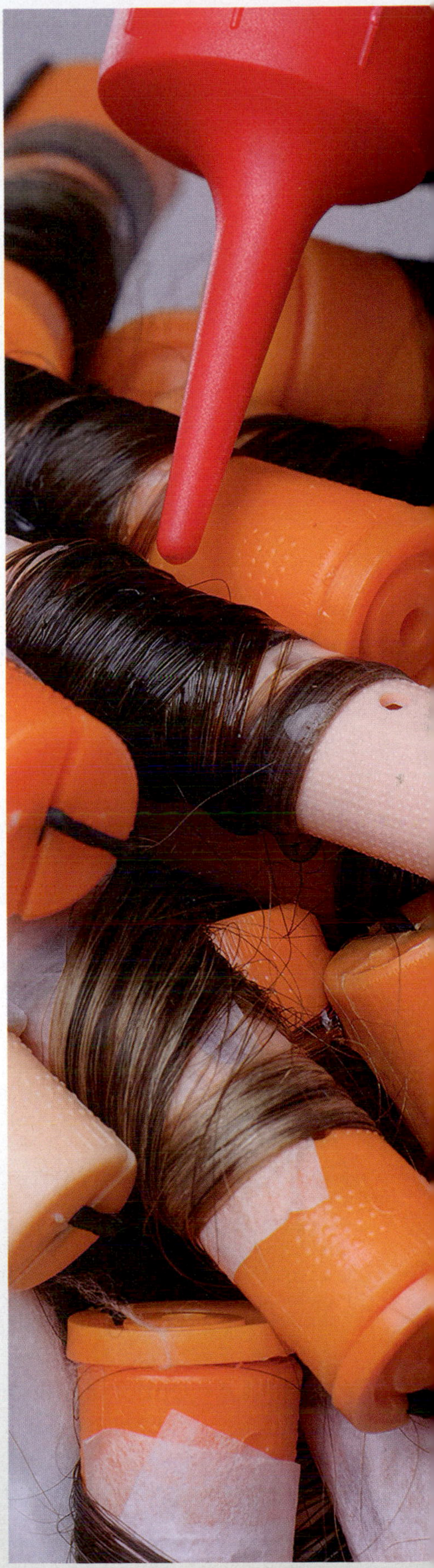

12. ¿Está dispuesto a usar los productos y respetar el régimen de cuidado en el hogar que le recomiende para su cabello?
13. ¿Se compromete a realizar tratamientos de salón regulares y recortes ocasionales, incluido un recorte ligero el día del servicio?
14. ¿Es consciente de los riesgos que implica realizarse un servicio de permanente?
15. ¿Estás planeando pasar tiempo en la playa pronto? ¿Nada regularmente en el mar o en una piscina, o participa en actividades al aire libre? ¿Puede abstenerse de estas actividades durante al menos 48-72 horas?
16. ¿Puedo analizar su cabello y cuero cabelludo hoy?
17. ¿Tiene alguna pregunta o inquietud que desee compartir?

Pida a los clientes que firmen el formulario de exención de responsabilidad antes de comenzar el servicio. Cuando converse sobre los resultados finales, siempre tenga imágenes disponibles que muestren lo que se puede lograr con la textura del cabello del cliente. Si los clientes con cabello fino comparten imágenes de permanentes de cabello medio o grueso, ahora es el momento de hablar sobre resultados realistas. Una permanente agregará cuerpo al cabello fino, pero no hará que se vea de textura diferente. Si los clientes no entienden lo que les dice, lo mejor es cancelar la cita de la permanente, ofrecerles el corte de cabello que les guste y enseñarles cómo peinarse con consejos de peinado profesionales.

Verificación

32. ¿Cuáles son las dos acciones clave que sus clientes deben hacer para ayudar a mantener la calidad de su permanente?

OA 15 Brindar servicios seguros de ondulación permanente.

Aplicación de la ondulación permanente

Para realizar los servicios de permanente de forma segura y eficaz para sus clientes, siga cuidadosamente los pasos que se describen en cada uno de los siguientes procedimientos.

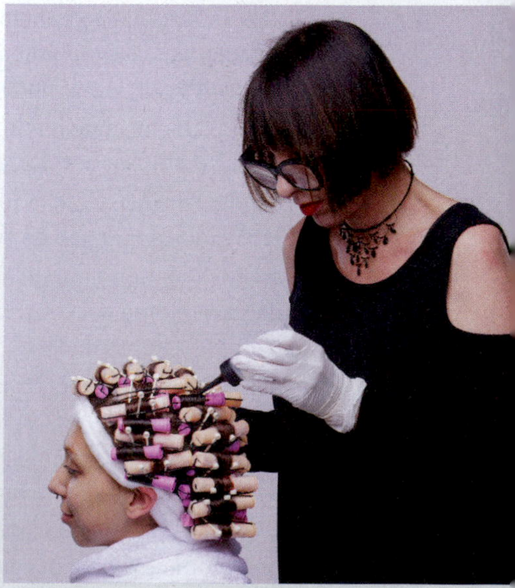

Permanente con envoltura básica

Para esta permanente, todos los bigudíes de un panel deben moverse en la misma dirección y se deben colocar sobre bases del mismo tamaño. Todas las secciones de la base deben estar en sentido horizontal y tener el mismo largo y ancho que el bigudí. Para realizar la ondulación permanente con un patrón de envoltura básica, siga los pasos que se indican en el **Procedimiento 15-4**.

Ⓟ 15-4: Ondulación permanente con envoltura básica
Ver página 585

Permanente con envoltura tipo enladrillado

Para esta permanente, las secciones de la base se compensen entre sí hilera por hilera, con diferentes puntos de inicio que determinan la dirección del flujo

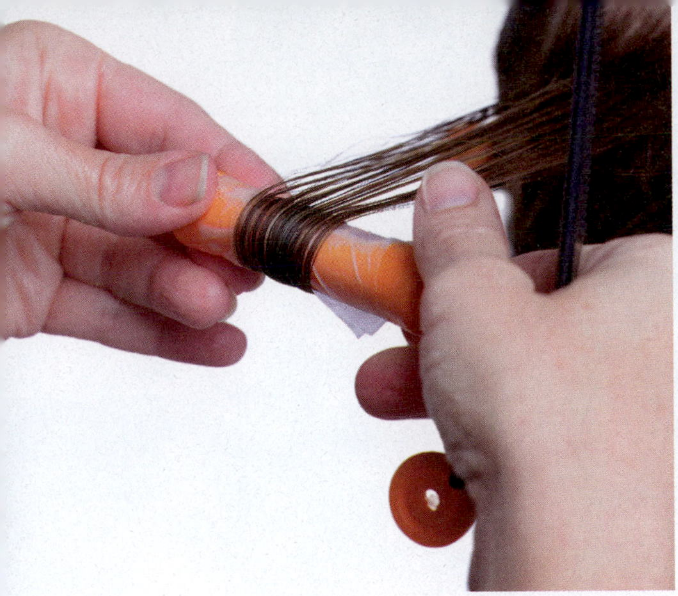

del cabello. La envoltura tipo enladrillado se puede utilizar con varias combinaciones de paneles, secciones y direcciones de la base, técnicas de envoltura y bigudíes para permanente. Para realizar la ondulación permanente con envoltura tipo enladrillado, siga los pasos que se indican en el **Procedimiento 15-5**.

Ⓟ 15-5: Ondulación permanente con envoltura tipo enladrillado *Ver página 589*

Permanente con envoltura en espiral

Para esta permanente, el cabello se envuelve en secciones verticales, o casi verticales, para permitir que el cabello ondulado caiga naturalmente en *tirabuzones* con rizo uniforme desde el cuero cabelludo hasta la punta. Para realizar la ondulación permanente con envoltura en espiral, siga los pasos que se indican en el **Procedimiento 15-6**.

Ⓟ 15-6: Ondulación permanente con envoltura en espiral *Ver página 592*

Permanente con envoltura con bigudí doble

Para el cabello muy largo, envuelva un bigudí desde el cuero cabelludo hasta la mitad del tallo del cabello y, después, use otro para envolver el resto del cabello en la misma dirección, de modo de crear un rizo uniforme desde la raíz hasta la punta. Para realizar la ondulación permanente con envoltura con herramienta doble, siga los pasos que se indican en el **Procedimiento 15-7**.

Ⓟ 15-7: Ondulación permanente con envoltura con bigudí doble *Ver página 595*

Permanente de rizos sueltos

Para esta permanente, deberá usar un alisador de "thio" para alisar la textura rizada y, luego, una permanente que envuelva el cabello alisado en grandes bigudíes o rizadores para permanente. Después del servicio, considere recomendar el uso de una gorra por la noche para retener la humedad. Para evitar comprometer los rizos, no se debe lavar el cabello con champú durante al menos 48 horas después del servicio. Para realizar la permanente de rizos sueltos (reestructuración química de los rizos), siga los pasos que se indican en el **Procedimiento 15-8**.

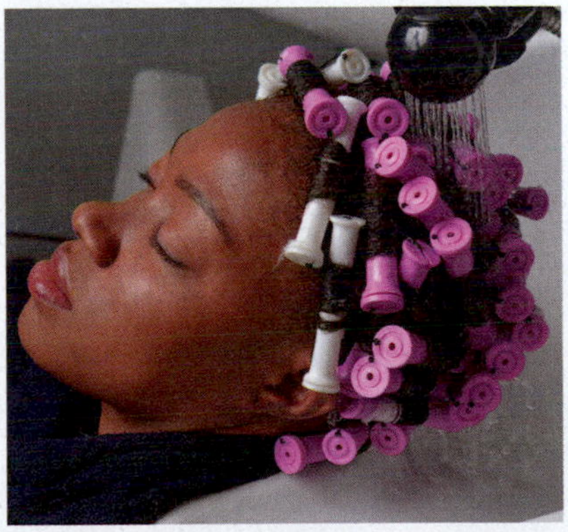

Ⓟ 15-8: Permanente de rizos sueltos (reestructuración química de los rizos) *Ver página 598*

☑ Verificación

33. ¿Qué envoltura permanente es ideal para clientes con cabello muy largo?

Ⓟ Procedimiento 15-1

Alisado de cabello virgen

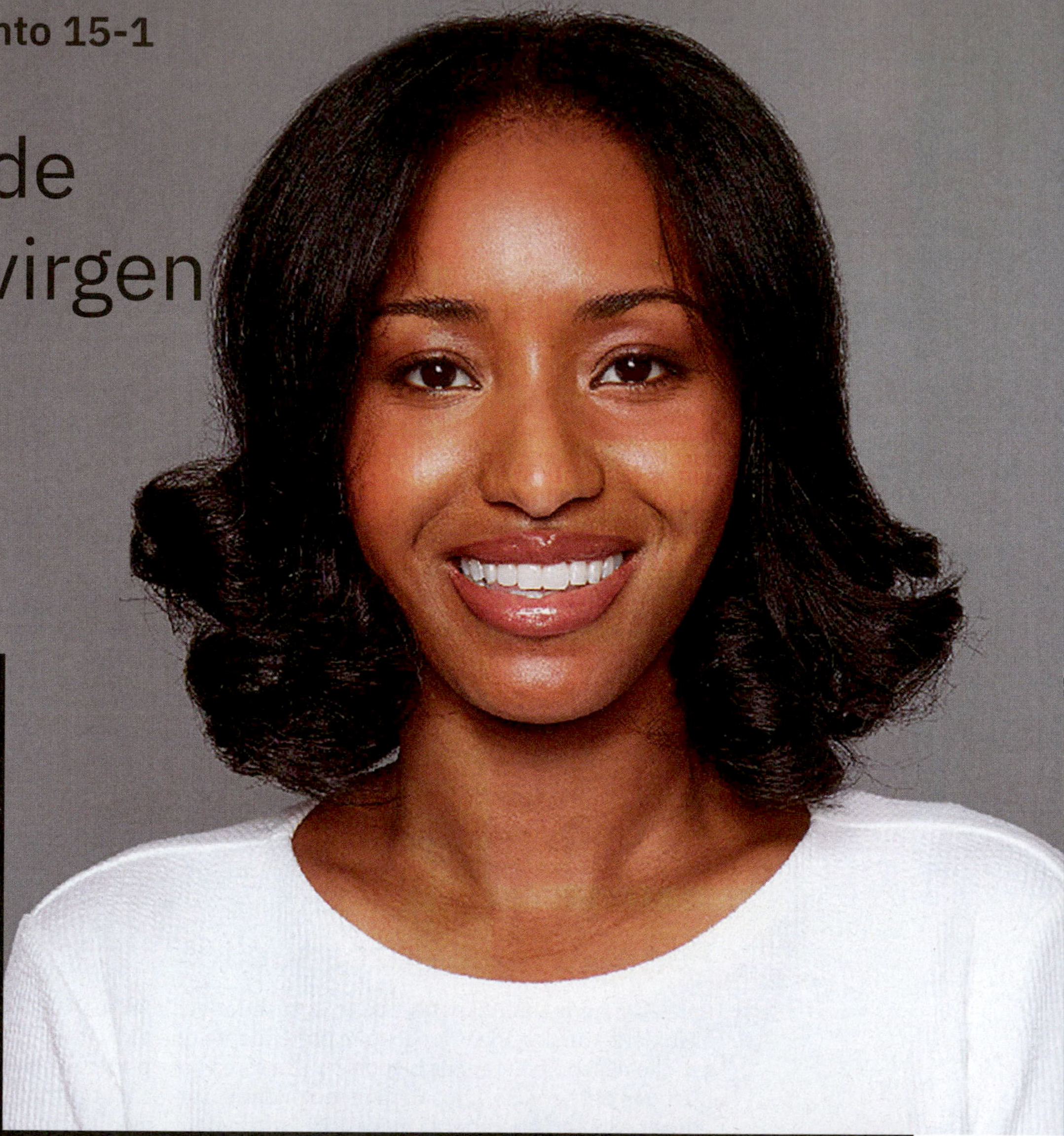

IMPLEMENTOS Y MATERIALES

Para el alisador de hidróxido sin base:

- Producto alisador de hidróxido
- Champú neutralizante
- Loción neutralizante (opcional)

Para alisador de "thio":

- Producto alisador de "thio"
- Neutralizador de "thio"
- Champú

IMPLEMENTOS Y MATERIALES GENERALES

Brocha aplicadora, peine de cola de caucho duro o peine de estilo

Crema de base

Capa para servicios químicos

Acondicionador

Guantes desechables

Bandas para el cuello

Pinzas de plástico

Recipiente de vidrio o de plástico

Temporizador

Toallas

Peine de dientes anchos

PREPARACIÓN

Antes de comenzar, realice el Ⓟ **10-1 Procedimiento previo al servicio.**

DURACIÓN ESTIMADA

35 MIN

Fotos de antes

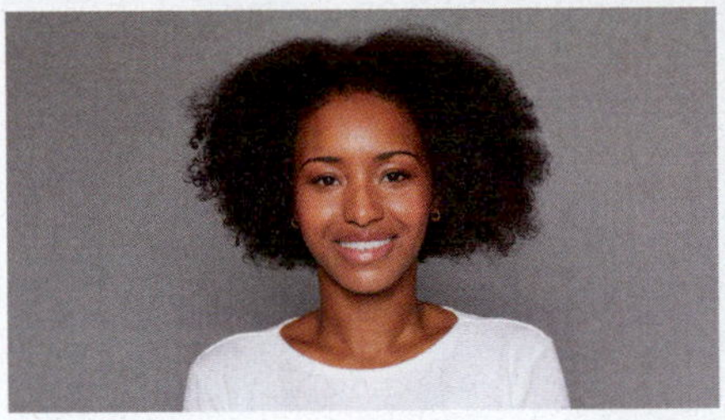

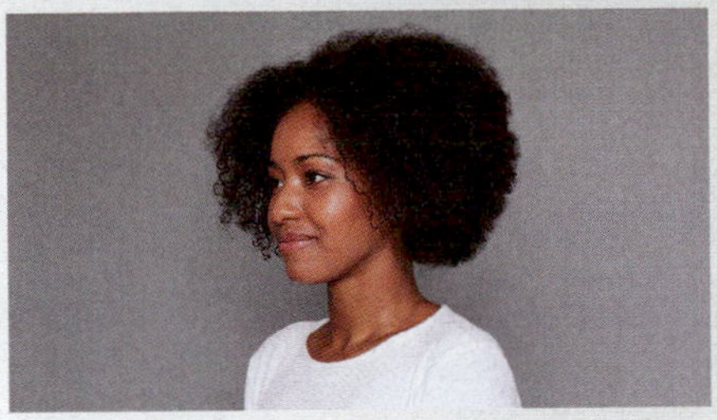

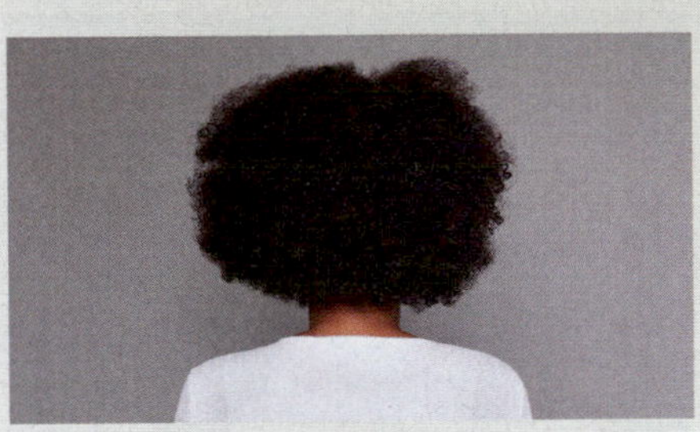

1

Realice la prueba del parche de 24 a 48 horas antes de la cita para aplicar el alisador.

2

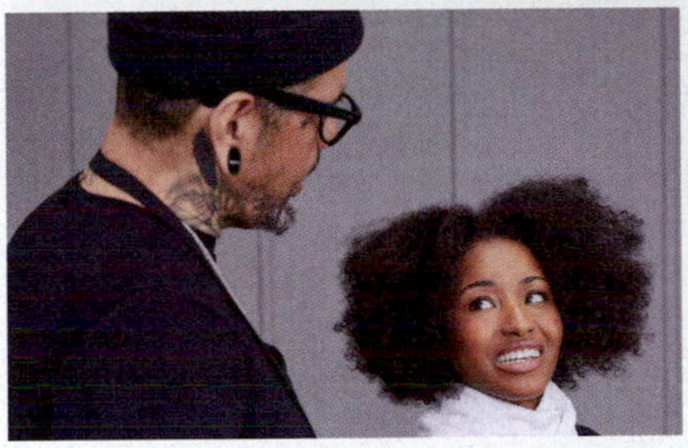

Prepare al cliente para realizar el servicio químico. Consulte el **Procedimiento 10-3: Preparación del cliente.**

3

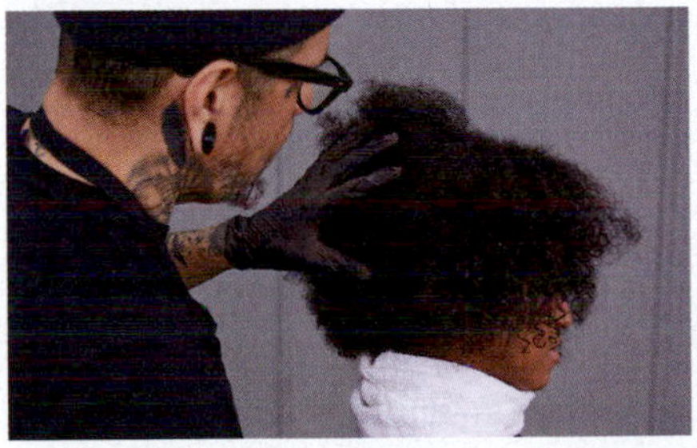

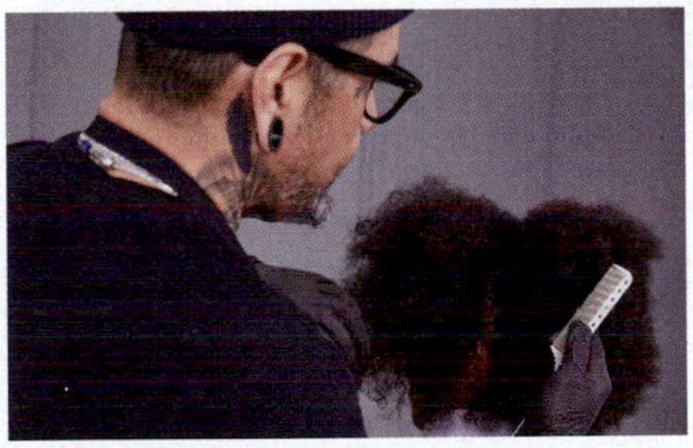

Realice un análisis del cabello y el cuero cabelludo. Realice pruebas de porosidad y elasticidad. Si el cabello no pasa alguna de estas pruebas u observaciones, no acepte realizar el servicio.

4

Seque el cuero cabelludo. Antes de aplicar alisadores de hidróxido, el cabello y el cuero cabelludo deben estar completamente secos, y no se deben haber lavado con champú durante la semana anterior al servicio. Si es necesario, utilice un secador de cabello en frío a baja velocidad para eliminar toda la humedad del cabello y el cuero cabelludo. Con alisadores de "thio", puede recomendar o no el lavado con champú del cabello, pero no del cuero cabelludo, antes del servicio.

5

Póngase los guantes.

6

Coloque una pequeña cantidad de alisador en un recipiente aplicador.

7

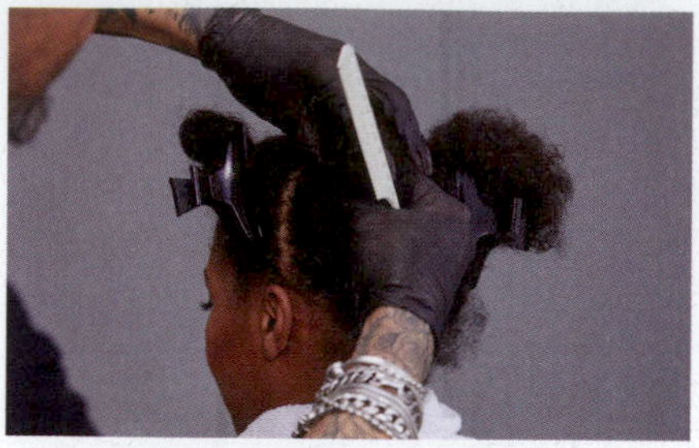

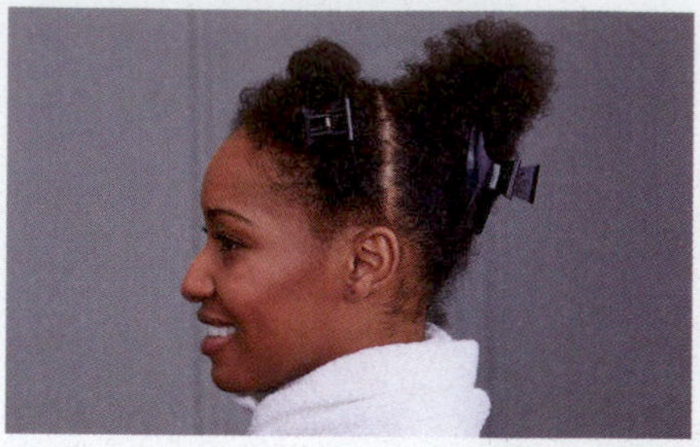

Divida el cabello en cuatro cuadrantes. Sin tocar el cuero cabelludo, divida el cabello desde el centro de la parte frontal del contorno del cuero cabelludo hacia el centro de la nuca, y de oreja a oreja. Sujete las secciones con pinzas de modo que no estorben.

8

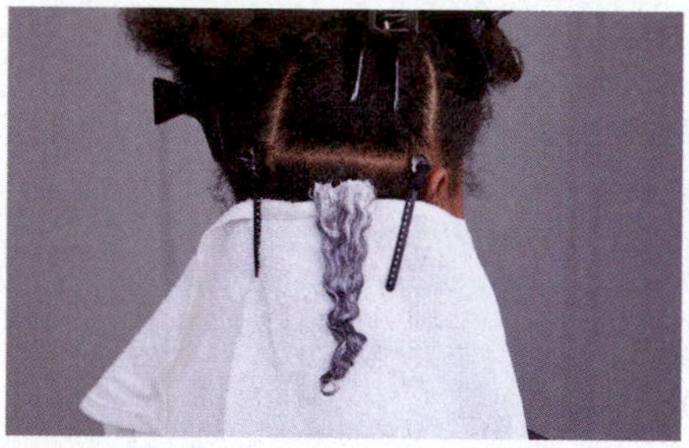

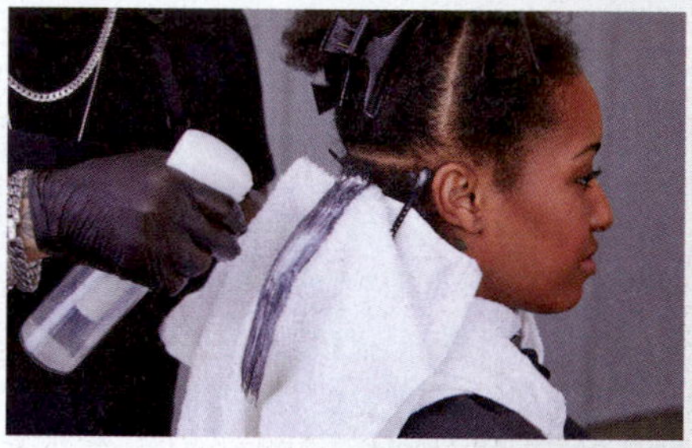

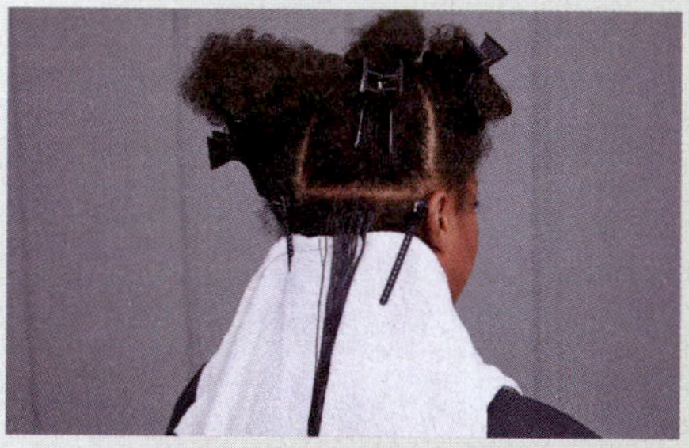

Realice la prueba de la hebra según las instrucciones del fabricante. Procese la hebra durante el tiempo indicado, aplíquele agua y, luego, elimine todo el alisador con una toalla. Si es necesario, repita los pasos para asegurarse de que se elimine todo el alisador. Si la prueba de la hebra es favorable, continúe con la aplicación.

9

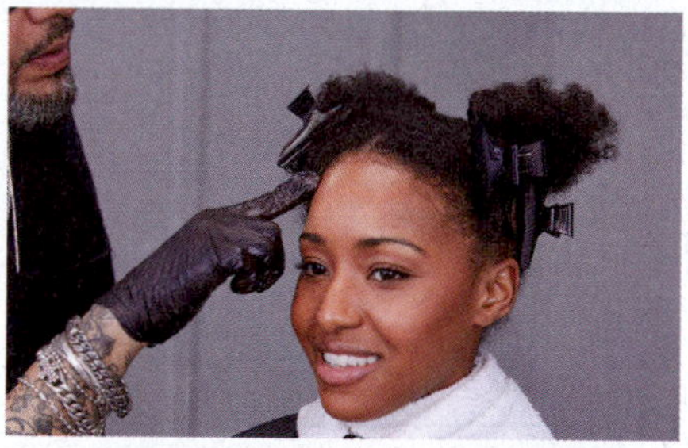

Aplique la crema protectora alrededor del contorno del cuero cabelludo y sobre las orejas según las instrucciones del fabricante.

10

Coloque el alisador en el recipiente aplicador. Utilice la información que recopiló durante la consulta a fin de determinar dónde y cuándo comenzar la aplicación del servicio de alisado. Comience la aplicación en la zona más resistente, que suele ser en la parte posterior derecha.

11

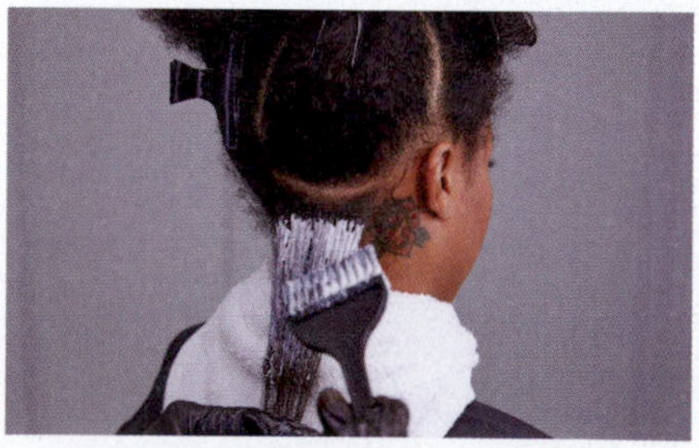

Aplique el producto en las secciones intermedias del cuadrante posterior derecho con el método de aplicación que elija. Por lo general, se utiliza el método con tazón y brocha. Aplique el alisador hasta entre 0,6 y 1,25 cm (¼ in y ½ in) en la dirección opuesta al cuero cabelludo y hasta aproximadamente entre 1,25 cm y 2,54 cm (½ in y 1 in) de las puntas porosas. Utilizando subsecciones de 0,6 cm a 1,25 cm (¼ in a ½ in), aplique el alisador en la parte superior de la subsección horizontal y, luego, en la parte inferior de la subsección. Para evitar irritación, no permita que el alisador toque el cuero cabelludo.

12

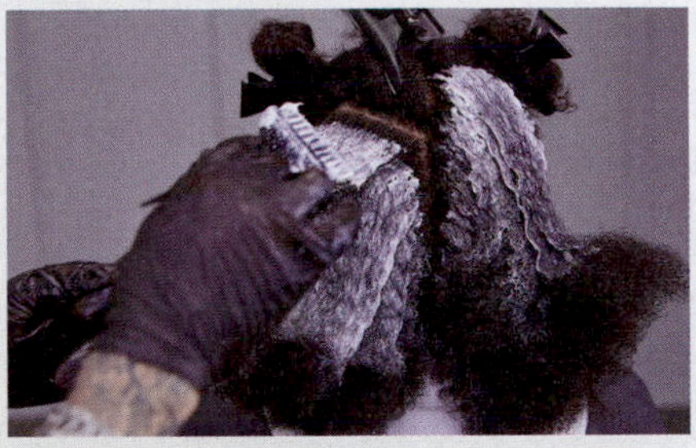

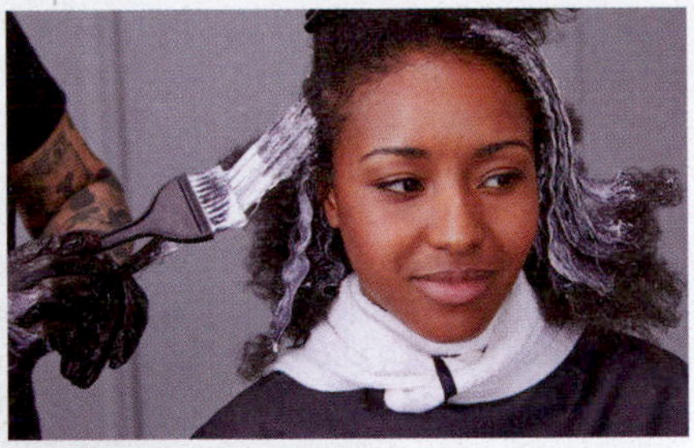

Continúe aplicando el alisador en las secciones intermedias de los cuadrantes trasero izquierdo, delantero derecho y delantero izquierdo.

13

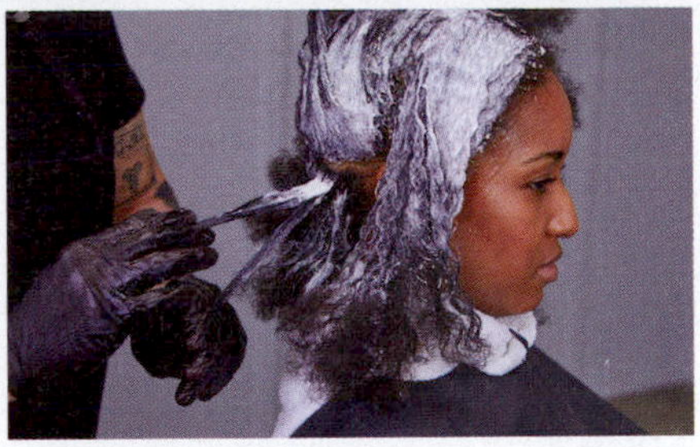

Aplique alisador en el cuero cabelludo del cuadrante posterior derecho.

14

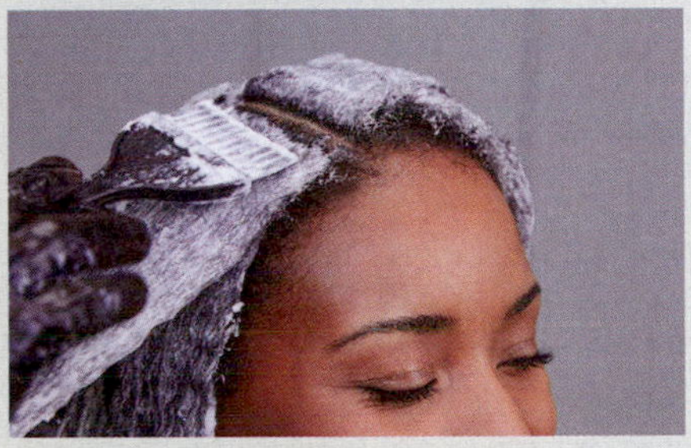

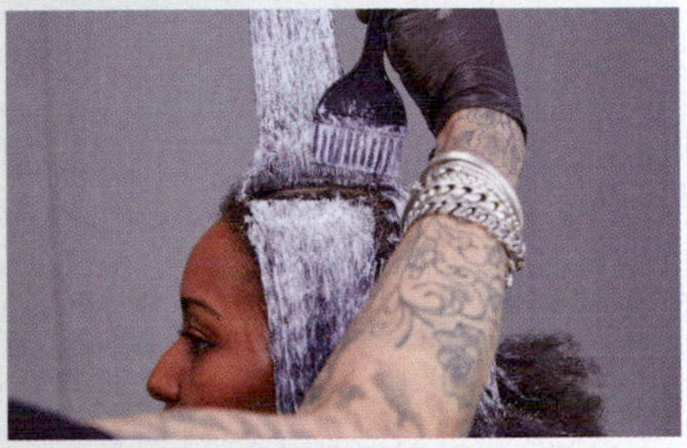

Continúe aplicando el alisador en el cuero cabelludo de los cuadrantes trasero izquierdo, delantero derecho y delantero izquierdo.

15

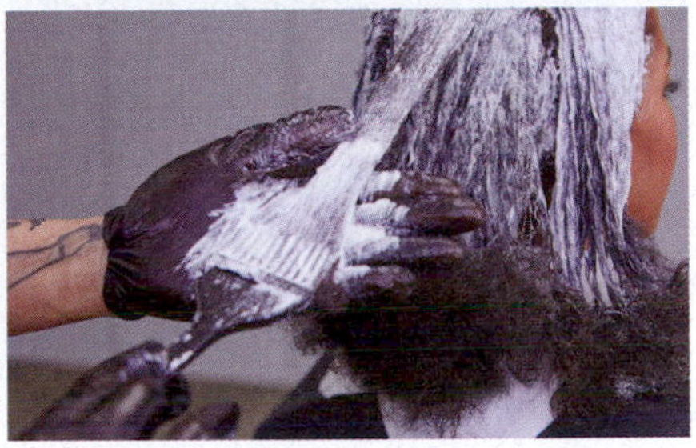

Aplique el producto en las puntas porosas del cuadrante posterior derecho.

16

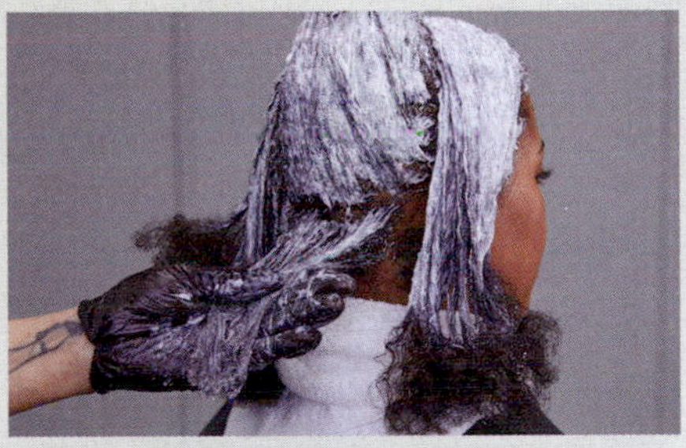

Continúe aplicándolo en las puntas porosas de los cuadrantes trasero izquierdo, delantero derecho y delantero izquierdo.

17

Alise cada subsección. Después de aplicar el alisador a todas las secciones, use la parte posterior de un peine de caucho duro, la cola de un peine, una brocha aplicadora o los dedos con guante para alisar cada subsección. No peine el alisador por el cabello.

18

Verifique que los resultados sean uniformes de acuerdo con el tiempo determinado en la prueba preliminar de la hebra. Realice el procesamiento siempre según las instrucciones del fabricante. Asegúrese de realizar pruebas periódicas de la hebra durante todo el proceso.

19

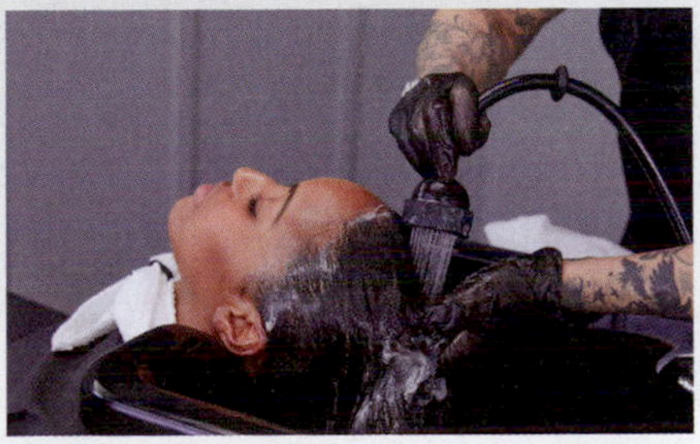

Enjuague el cabello. Enjuáguelo bien con agua tibia para quitar el alisador. No manipule mucho el cabello mientras enjuaga el alisador. Deje que el agua enjuague la hebra de cabello. Seque el exceso de agua.

20

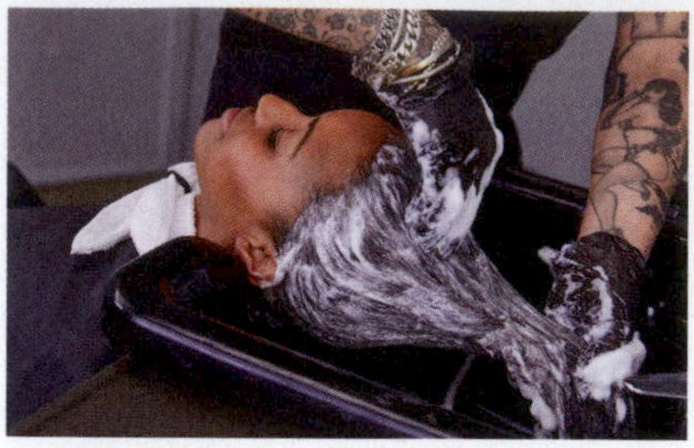

Siga los pasos de neutralización para el alisador de hidróxido o de "thio".

- Champú neutralizante con hidróxido: lave el cabello al menos tres veces con un champú neutralizante especialmente diseñado para alisadores de hidróxido. Si usa champú neutralizante con indicador de color, el color cambiará de rosa (u otro color) a blanco cuando se eliminen todos los restos del alisador y se restablezca el pH natural del cabello y el cuero cabelludo.
- Neutralización del alisador de "thio": aplique el neutralizador de "thio" en secciones de 0,6 cm a 1,25 cm (¼ in a ½ in) por todo el cabello y alíselo con la parte de atrás de un peine de caucho duro o con los dedos.

21

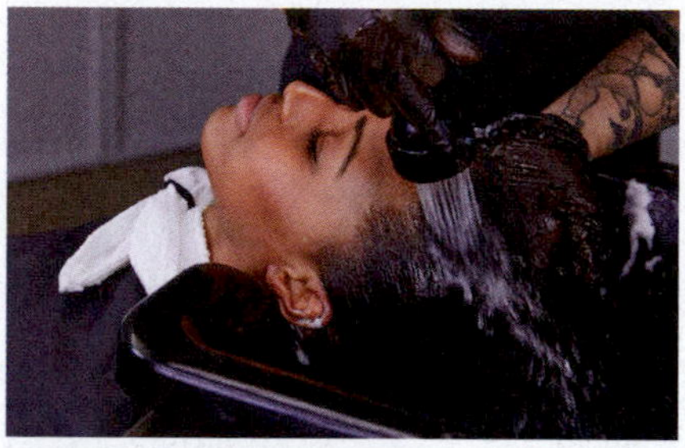

Enjuague bien el cabello.

22

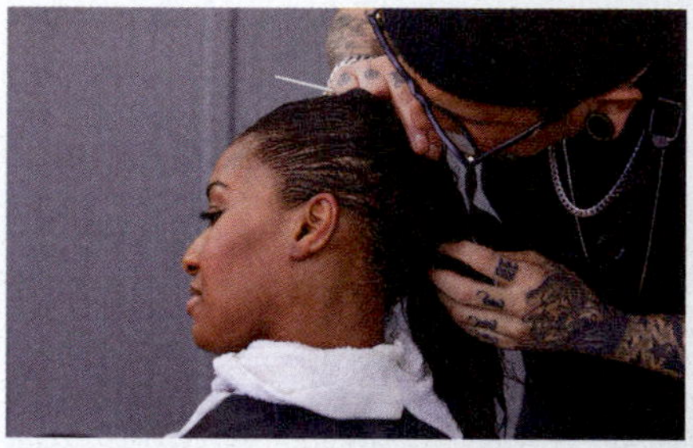

Controle el cabello. Con todos sus sentidos, controle que no queden restos de alisador en el cabello mediante el olfato, la vista y el tacto. Si quedan restos de alisador en el cabello, repita los pasos de lavado con champú, de ser necesario, hasta que se eliminen por completo.

23

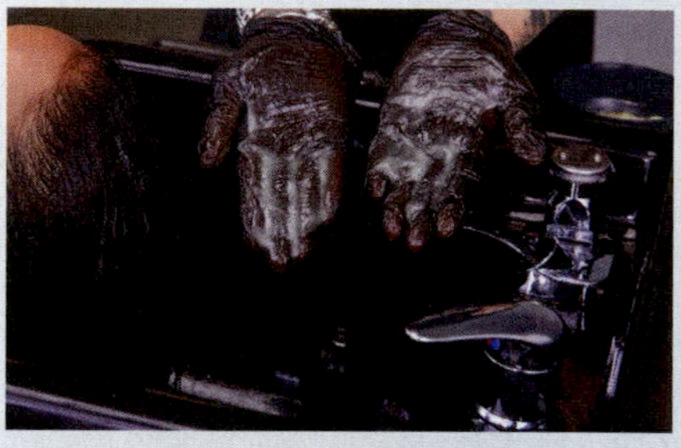

Acondicione el cabello según las instrucciones del fabricante.

24

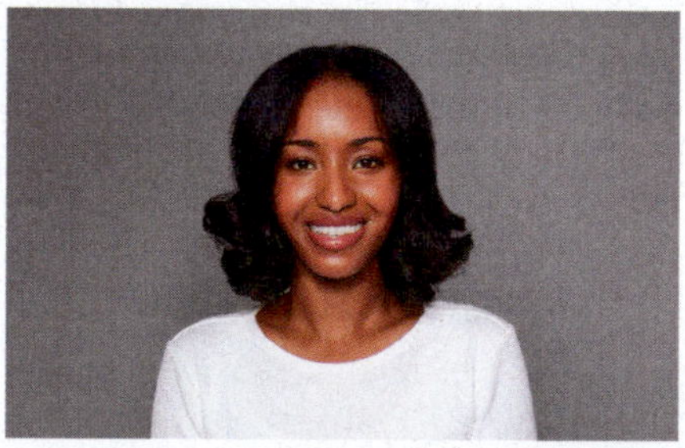

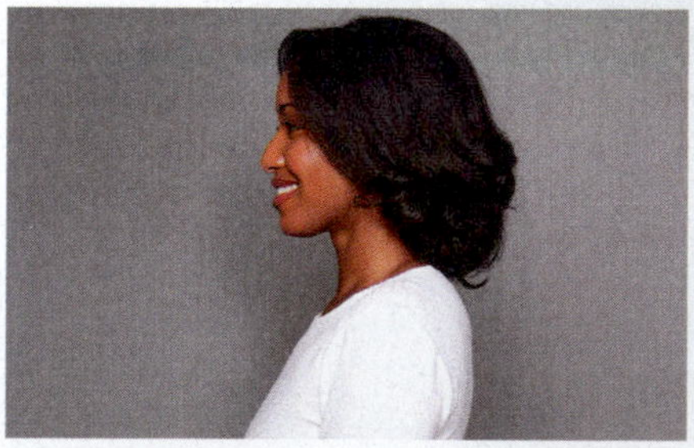

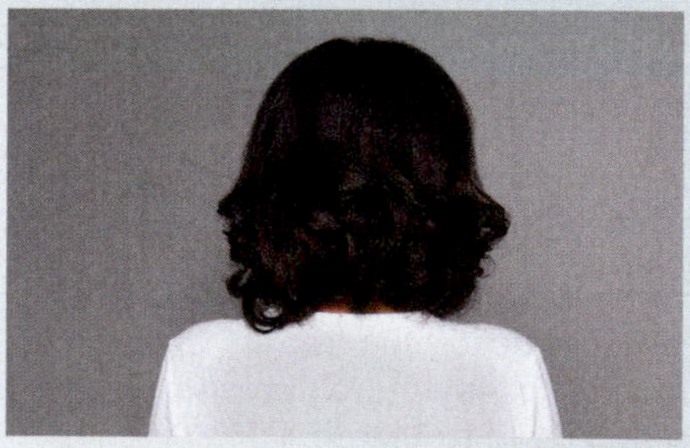

Peine el cabello como desee y, luego, muéstrele el peinado final al cliente.

POSTERIOR AL SERVICIO

Para completar el procedimiento, realice el

Ⓟ **10-2 Procedimiento posterior al servicio.**

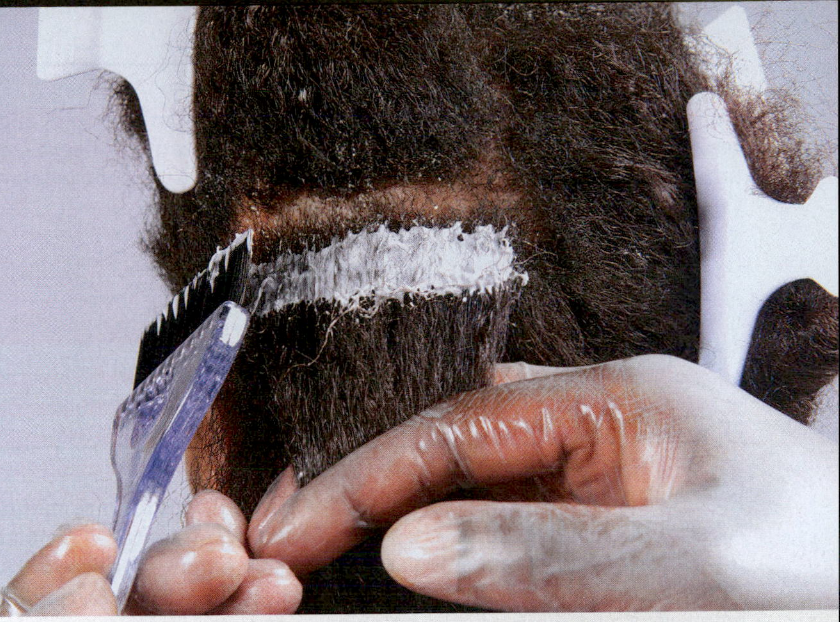

Ⓟ Procedimiento 15-2

Retoque de alisador

IMPLEMENTOS Y MATERIALES

Retoque con alisador de hidróxido sin base

- Alisador de hidróxido sin base
- Champú neutralizante de ácido balanceado
- Loción neutralizante

Retoque con alisador de "thio"

- Producto alisador de "thio"
- Neutralizador de "thio"
- Champú

IMPLEMENTOS Y MATERIALES GENERALES

- Brocha aplicadora, peine de cola de caucho duro o peine de estilo
- Crema de base
- Capa para servicios químicos
- Acondicionador
- Guantes desechables
- Bandas para el cuello
- Pinzas de plástico
- Recipiente de vidrio o de plástico
- Temporizador
- Toallas
- Peine de dientes anchos

PREPARACIÓN

Antes de comenzar, realice el

Ⓟ **10-1 Procedimiento previo al servicio.**

DURACIÓN ESTIMADA

20 MIN

1 → **Realice la prueba del parche de 24 a 48 horas antes de la cita para aplicar el alisador.**

2 → **Prepare al cliente para realizar el servicio químico.** Consulte el **Procedimiento 10-3: Preparación del cliente.**

3 → **Realice un análisis del cabello y el cuero cabelludo.** Realice pruebas de porosidad y elasticidad. Si el cabello no pasa alguna de estas pruebas u observaciones, no acepte realizar el servicio.

4 → **Seque el cuero cabelludo.** Antes de aplicar alisadores de hidróxido, el cabello y el cuero cabelludo deben estar completamente secos, y no se deben haber lavado con champú durante la semana anterior al servicio. Si es necesario, utilice el secador de cabello en frío a baja velocidad para eliminar toda la humedad del cabello y el cuero cabelludo. Con alisadores de "thio", puede recomendar o no el lavado con champú del cabello, pero no del cuero cabelludo, antes del servicio.

5 → **Divida el cabello en cuatro cuadrantes.** Sin tocar el cuero cabelludo, divida el cabello desde el centro de la parte frontal del contorno del cuero cabelludo hacia el centro de la nuca, y de oreja a oreja. Sujete las secciones con pinzas de modo que no estorben.

6 → **Aplique la crema protectora alrededor del contorno del cuero cabelludo y sobre las orejas según las instrucciones del fabricante.**

7 → **Póngase los guantes.**

8 → **Coloque el alisador en el recipiente aplicador.**

9

Aplique el alisador en la zona más resistente. Haga subsecciones horizontales de 0,6 cm a 1,25 cm (¼ in a ½ in). Aplique el alisador a una distancia de entre 0,6 cm y 1,25 cm (¼ in y ½ in) en la dirección opuesta al cuero cabelludo y solo en el nuevo crecimiento. No vuelva a aplicar alisador sobre el cabello previamente alisado.

10

Continúe aplicando el alisador en los cuadrantes trasero izquierdo, delantero derecho y delantero izquierdo.

11

Alise cada subsección. Después de aplicar el alisador a todas las secciones, use la parte posterior de un peine de caucho duro, la cola de un peine, una brocha aplicadora o los dedos con guante para alisar cada subsección. No peine el alisador por el cabello.

12

Procese según las instrucciones del fabricante. Realice pruebas periódicas de la hebra. El procesamiento suele tardar menos de 20 minutos, pero siempre siga las instrucciones del fabricante y de su instructor.

13

Durante los últimos minutos del procesamiento, vaya bajando suavemente el alisador hasta el cuero cabelludo y, luego, alrededor del contorno del cuero cabelludo. Alise el producto con los dedos o con la parte de atrás de un peine de caucho duro.

14

Enjuague bien con agua tibia. Seque el exceso de agua.

15

Siga los pasos para los alisadores de hidróxido o de "thio".

- **Champú neutralizante con hidróxido:** lave el cabello al menos tres veces con un champú neutralizante especialmente diseñado para alisadores de hidróxido. Si usa un champú neutralizante con indicador de color, el color cambiará de rosa (u otro color) a blanco cuando se eliminen todos los restos del alisador y se restablezca el pH natural del cabello y el cuero cabelludo. Enjuague bien y seque el cabello con una toalla.
- **Neutralización del alisador de "thio":** aplique el neutralizador de "thio" en secciones de 0,6 cm a 1,25 cm (¼ in a ½ in) por todo el cabello y alíselo con la parte de atrás de un peine de caucho duro o con los dedos.

16

Procese el neutralizador según las instrucciones del fabricante.

17

Enjuague bien durante al menos cinco minutos o hasta que ya no detecte olor en el cabello. Seque el cabello con una toalla.

18

Si así lo indica el fabricante, aplique acondicionador hidratante y fortalecedor, y, luego, enjuague, seque y peine el cabello.

POSTERIOR AL SERVICIO

Para completar el procedimiento, realice el Ⓟ **10-2 Procedimiento posterior al servicio.**

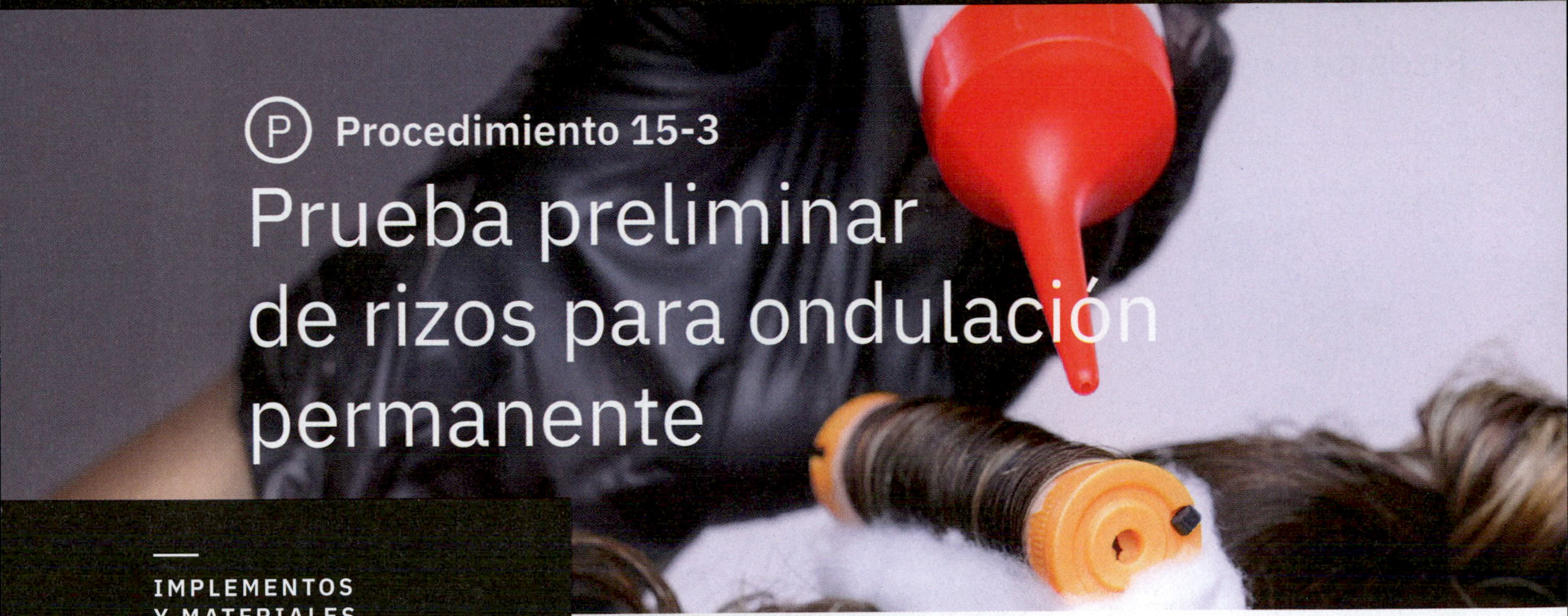

Ⓟ **Procedimiento 15-3**

Prueba preliminar de rizos para ondulación permanente

IMPLEMENTOS Y MATERIALES

- Capa para servicios químicos
- Acondicionador (opcional)
- Rollo o tira de algodón
- Guantes desechables
- Papelillos
- Bandas para el cuello
- Bigudíes para permanente
- Pinzas de plástico para las secciones
- Peine de cola de plástico
- Kit profesional de ondulación permanente (solución de permanente, activador si se realiza ondulación ácida y neutralizador)
- Pinzas para rulos
- Champú
- Peine de estilo
- Temporizador
- Toallas

PREPARACIÓN

Antes de comenzar, realice el

Ⓟ **10-1 Procedimiento previo al servicio.**

1

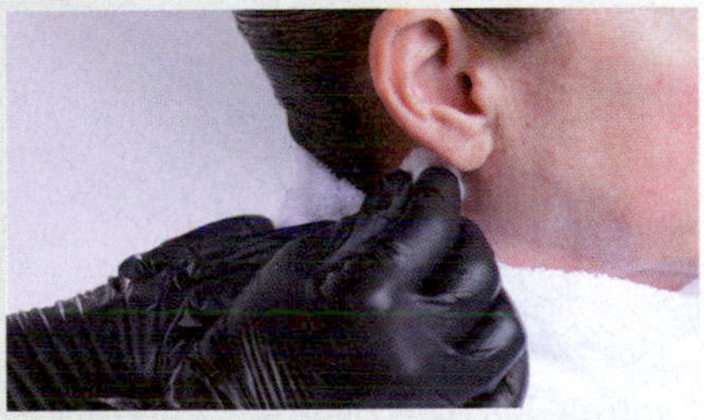

Realice una prueba del parche de 24 a 48 horas antes de realizar el servicio.

2

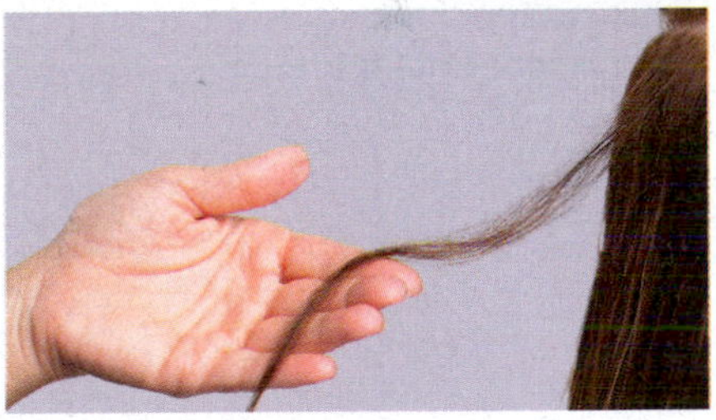

Realice un análisis del cabello y el cuero cabelludo, pruebas de elasticidad, porosidad y sales metálicas el día del servicio. Si el cabello no pasa alguna de estas pruebas o análisis, no realice el servicio de permanente.

3

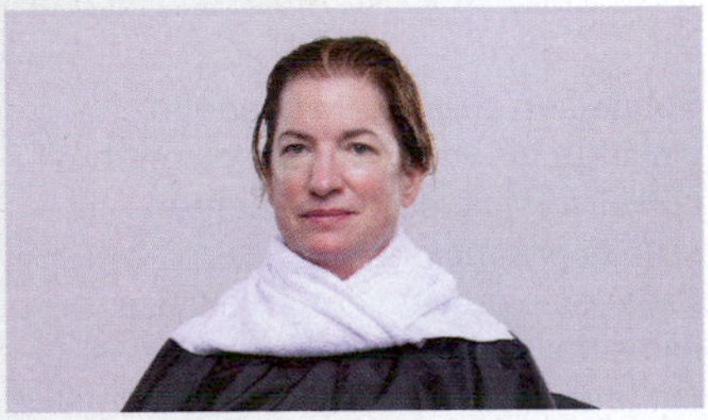

Prepare al cliente para el servicio de lavado con champú. Consulte el **Procedimiento 10–3: Preparación del cliente.**

4

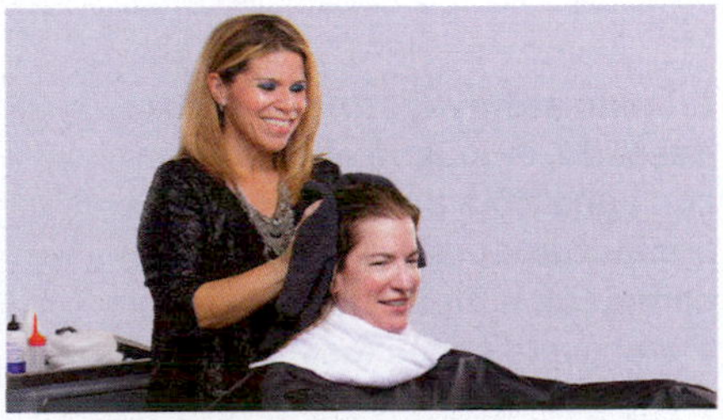

Lave el cabello suavemente con champú y séquelo con una toalla. Evite irritar el cuero cabelludo del cliente. Vuelva a preparar al cliente para el servicio químico.

Rizos de prueba

5

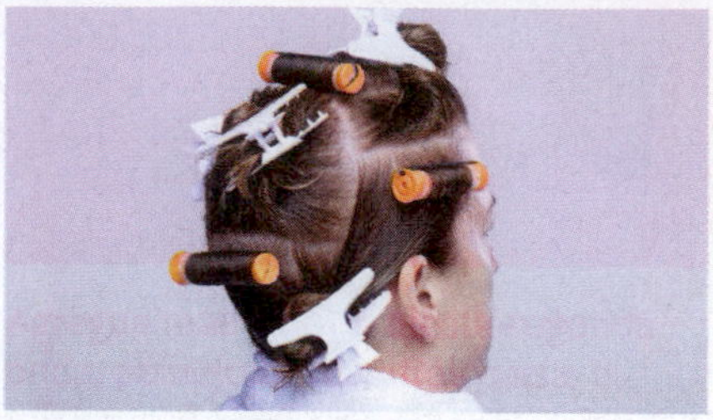

Envuelva un bigudí en diferentes zonas de la cabeza (parte superior, laterales y nuca).

6

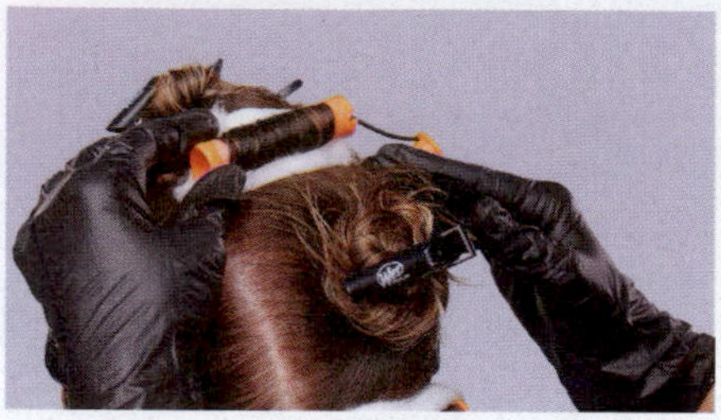

Envuelva un rollo de algodón alrededor de cada bigudí.

7

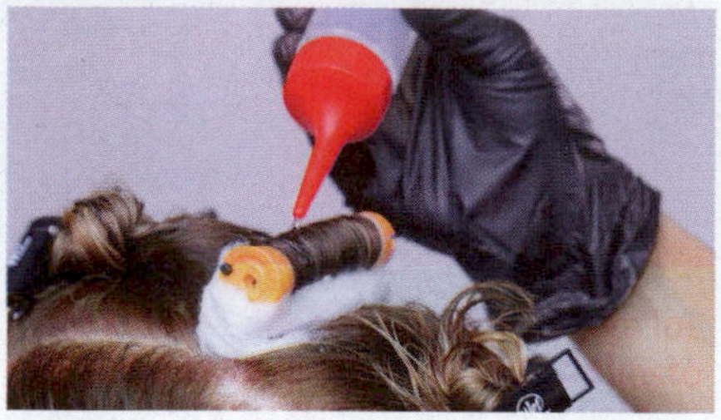

Aplique la solución de permanente en los rizos envueltos. No permita que la solución de permanente toque el cabello sin envolver.

8

Configure un temporizador y realice el procesamiento según las instrucciones del fabricante.

9

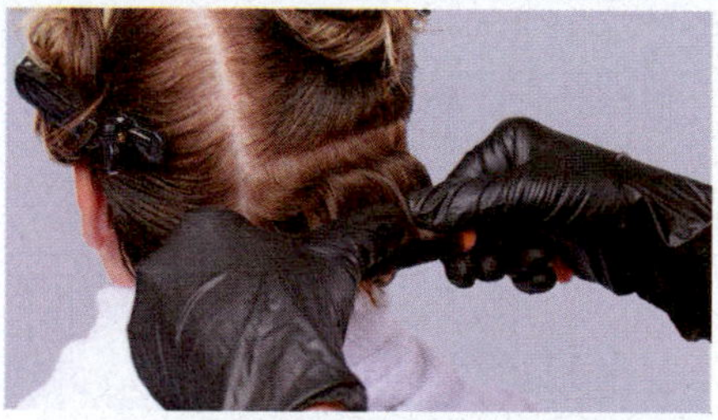

Controle los rizos de prueba para verificar que la ondulación se desarrolle correctamente. Suelte el bigudí y desenrolle el rizo unas dos o tres vueltas. No permita que el cabello se suelte o se desenrolle por completo. Mueva suavemente el bigudí hacia el cuero cabelludo y controle el patrón de ondulación.

10

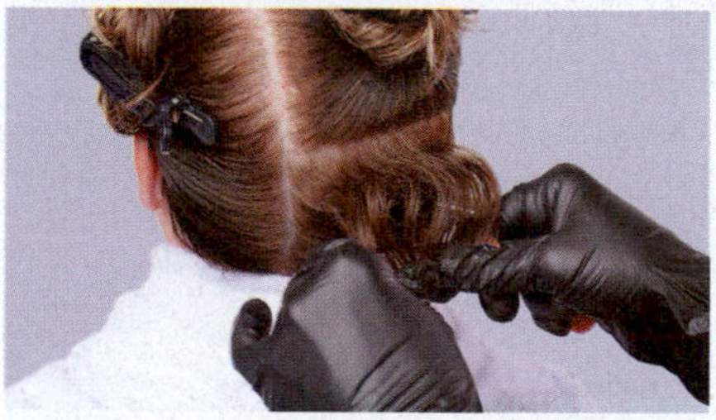

El desarrollo del rizo está completo cuando se ha formado una S firme. Con las diferentes texturas de cabello, la "S" que se formará será ligeramente diferente. Es posible que el patrón de ondulación del cabello fino y delgado sea débil y poco definido. El patrón de ondulación del cabello grueso suele ser más fuerte y definido.

11

Cuando se haya formado el rizo deseado, enjuague el cabello con agua tibia durante al menos 5 minutos. Luego, séquelo por completo, aplique neutralizador y procéselo según las instrucciones del fabricante.

12

Seque con suavidad el cabello y evalúe los resultados. No continúe con el servicio de permanente si en la prueba obtiene rizos dañados o procesados en exceso. Si los resultados son satisfactorios, continúe con la permanente. No vuelva a ondular los rizos de prueba.

POSTERIOR AL SERVICIO

Para completar el procedimiento, realice el

Ⓟ **10-2 Procedimiento posterior al servicio.**

Ⓟ Procedimiento 15-4

Ondulación permanente con envoltura básica

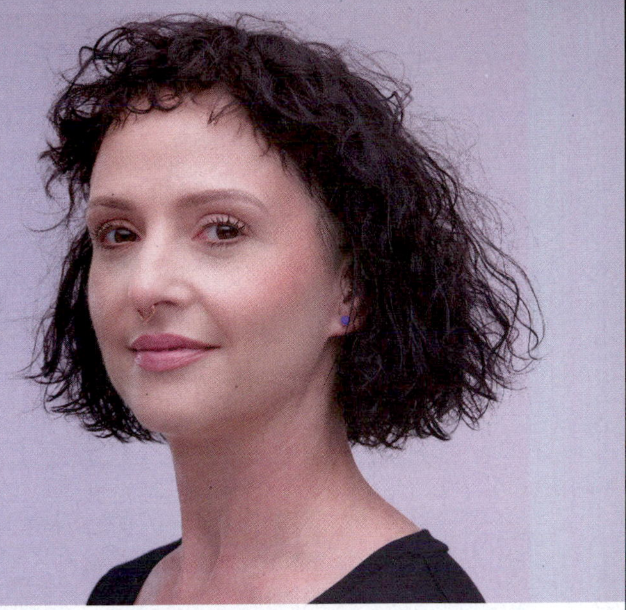

IMPLEMENTOS Y MATERIALES

- Capa para servicios químicos
- Acondicionador (opcional)
- Rollo o tira de algodón
- Guantes desechables
- Papelillos
- Bandas para el cuello
- Peto para neutralización
- Bigudíes para permanente
- Pinzas de plástico para las secciones
- Peine de cola de plástico
- Acondicionador pre-neutralizador (opcional)
- Kit profesional de ondulación permanente
- Crema protectora
- Pinzas para rulos
- Champú
- Atomizador con agua
- Peine de estilo
- Temporizador
- Toallas

PREPARACIÓN

Antes de comenzar, realice el

Ⓟ **10-1 Procedimiento previo al servicio.**

DURACIÓN ESTIMADA

45 MIN

Ejemplo de envoltura para permanente

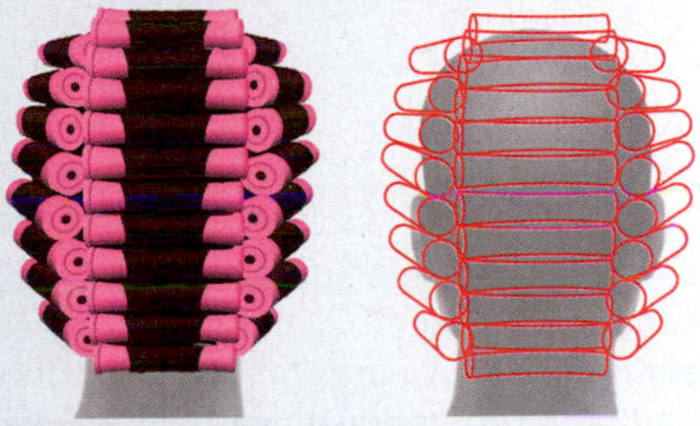

Fotos de antes

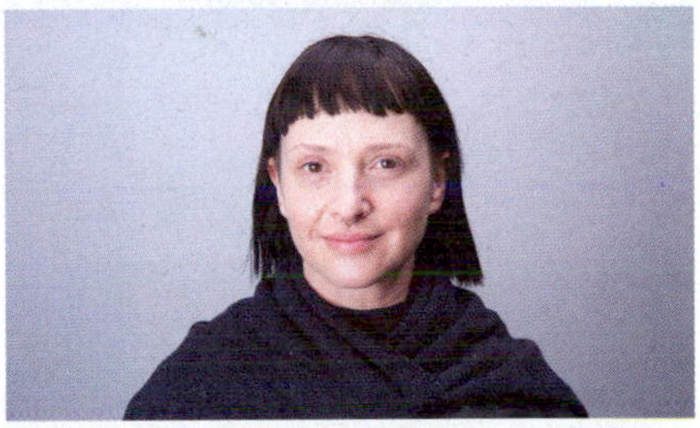

1

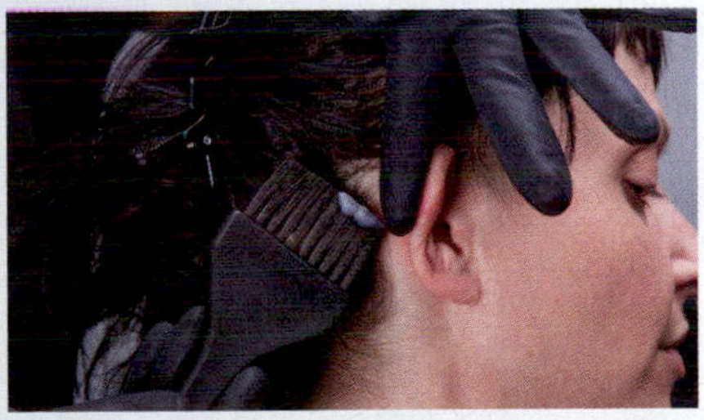

Realice una prueba del parche de 24 a 48 horas antes de realizar el servicio.

2

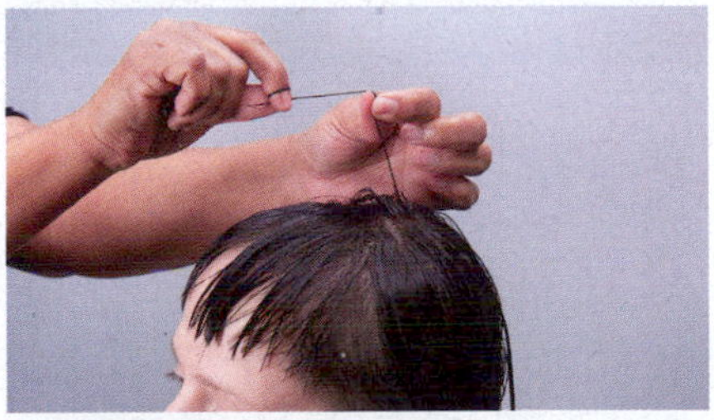

Realice un análisis del cabello y el cuero cabelludo, pruebas de elasticidad, porosidad y sales metálicas el día del servicio. Si el cabello no pasa alguna de estas pruebas o análisis, no realice el servicio de permanente.

3

Lave el cabello con champú antes del servicio si así lo indica el fabricante. Prepare al cliente como corresponda, lave suavemente el cabello con champú y séquelo con una toalla. Evite irritar el cuero cabelludo del cliente.

4

Vuelva a preparar al cliente para el servicio químico y, luego, realice pruebas de hebras según las instrucciones del fabricante.

5

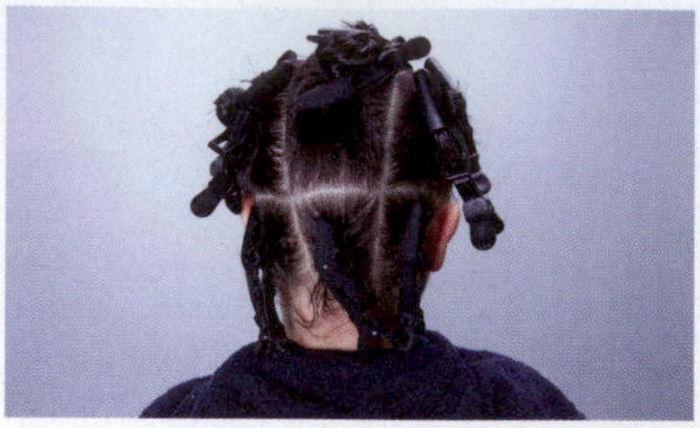

Divida el cabello en nueve paneles. Use la longitud del bigudí para medir el ancho de los paneles antes de enrollar el cabello en ellos. Use el atomizador para mantener el cabello uniformemente húmedo mientras lo envuelve.

6

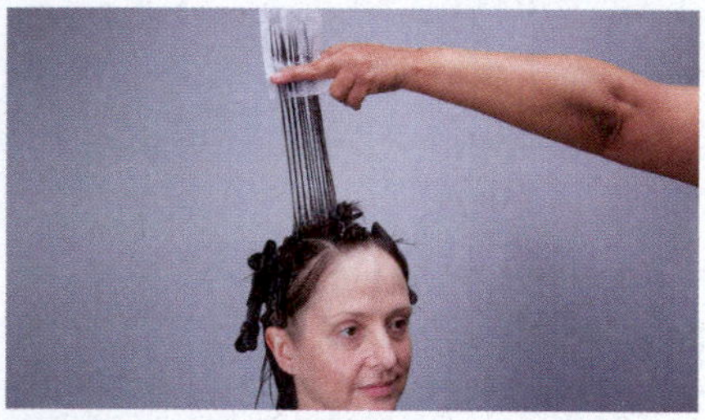

Comience a envolver en el contorno frontal del cuero cabelludo o la coronilla, sujetando el cabello en un ángulo de 90 grados. Haga una subsección horizontal del tamaño del bigudí. Con la técnica de envoltura plana doble, enrolle el cabello en dirección al cuero cabelludo, respetando la dirección de crecimiento del cabello. Coloque el bigudí en posición media fuera de la base.

7

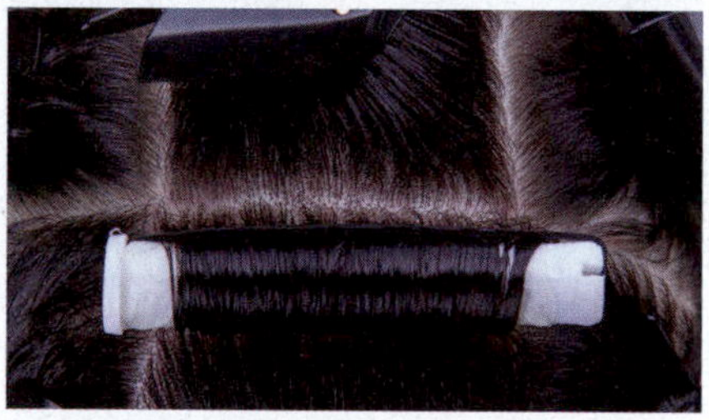

La banda debe ser suave, no debe estar torcida y debe estar ligeramente separada del cuero cabelludo para permitir que el cabello se suavice e hinche sin romperse. La presión excesiva sobre el cabello puede causar marcas de bandas o resquebrajamiento del cabello.

8

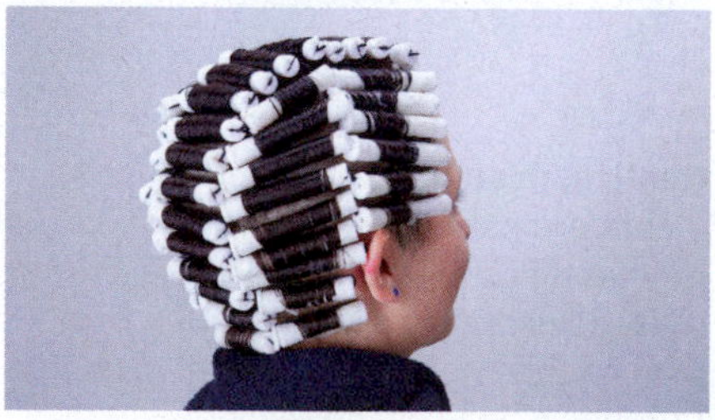

Continúe envolviendo el resto del primer panel y todos los paneles restantes con la misma técnica.

9

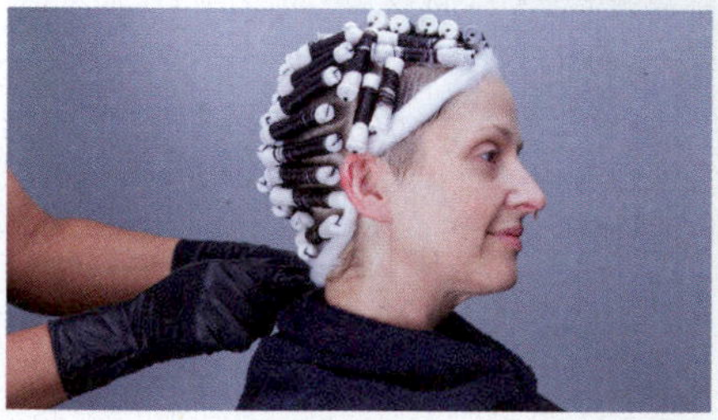

Utilice guantes y aplique una capa de crema protectora en el contorno del cuero cabelludo y en las orejas. Aplique un rollo de algodón alrededor de todo el contorno del cuero cabelludo y ofrezca al cliente una toalla para que se seque la solución de permanente de la cara, si es necesario.

10

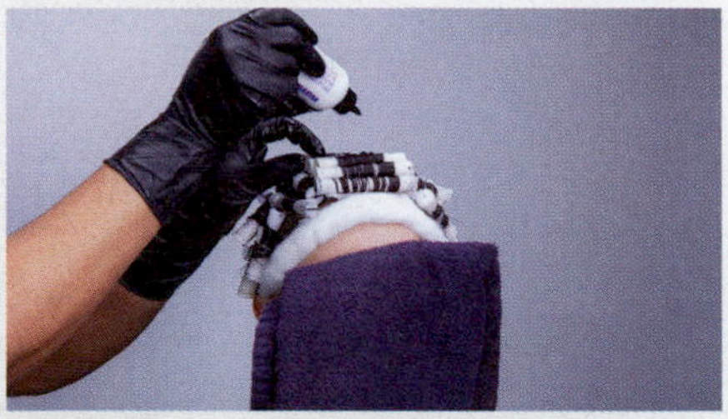

Aplique la solución de permanente en cada bigudí con cuidado. Pídale al cliente que se incline hacia adelante cuando aplique la solución en la zona posterior, hacia atrás cuando la aplique en el centro y el frente, y hacia cada lado cuando la aplique en los costados de la cabeza. Evite que la solución gotee y salpique. Aplique primero y por último la solución en las zonas más resistentes. Continúe aplicando lentamente la solución hasta empapar los bigudíes por completo. Si lo necesita, sostenga el costado del bigudí para controlarlo mejor.

11

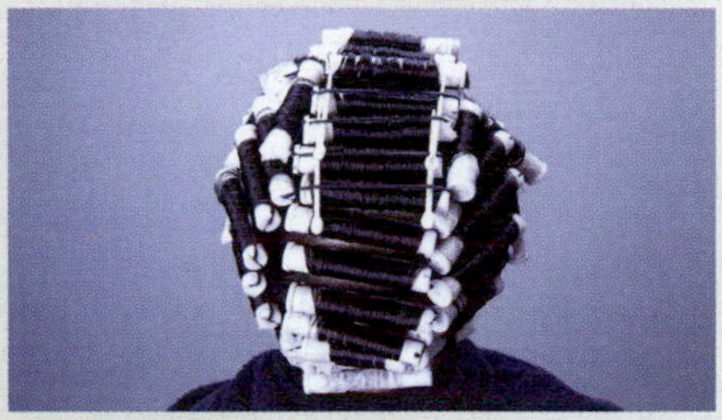

Controle la posición de todas las bandas y bigudíes para permanente. Para levantar las ligas de los bigudíes para permanente, puede insertarles pinzas para rulos. Si usa una gorra o bolsa de plástico, cubra los bigudíes sin apretarlos. No permita que la gorra plástica entre en contacto con la piel del cliente.

12

Cuando la solución deje de gotear, retire el algodón y controle las toallas. Si están empapadas con solución, reemplácelas.

13

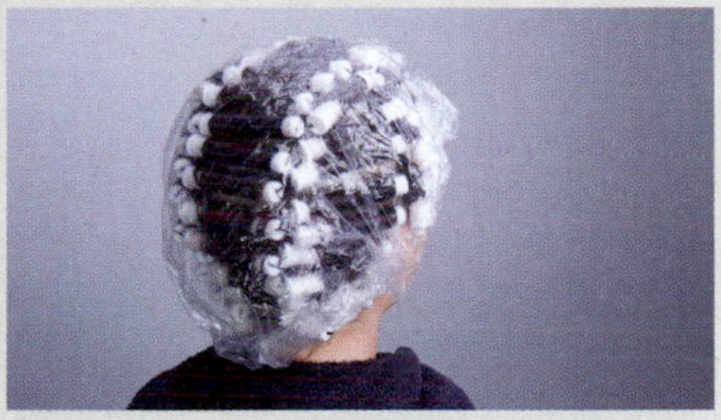

Procese según las instrucciones del fabricante. Los tiempos de procesamiento varían dependiendo de la potencia de la solución, el tipo y la condición del cabello, y los resultados esperados. Utilice el tiempo de procesamiento de la hebra de prueba como guía. El procesamiento suele tardar menos de 20 minutos, pero siga siempre las instrucciones del fabricante.

14

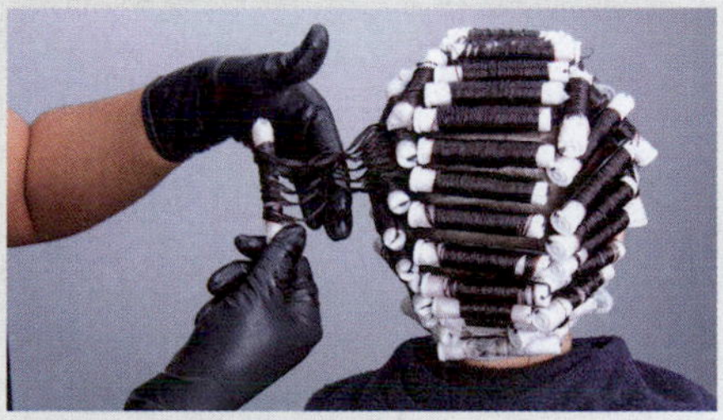

Verifique frecuentemente el desarrollo de los rizos. Desenrolle el bigudí y revise el patrón en forma de "S" descrito en el procedimiento preliminar del rizo de prueba. Controle un bigudí distinto cada vez.

15

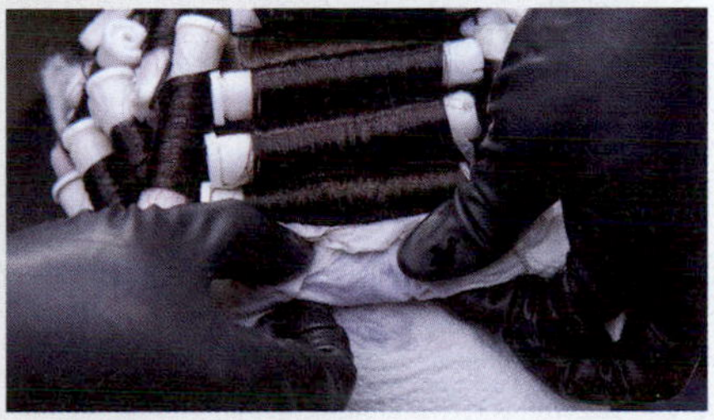

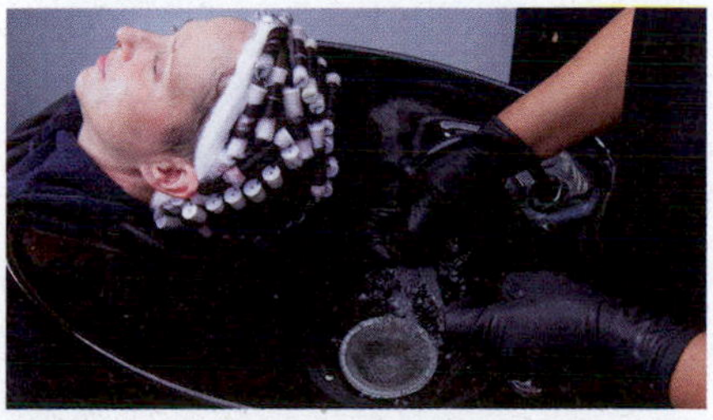

Enjuague el cabello. Cuando se complete el procesamiento, enjuague bien el cabello con agua tibia durante al menos cinco minutos o hasta que desaparezcan todos los rastros de olor permanente. Seque los bigudíes con un paño o una toalla de papel para eliminar el exceso de humedad. *Opcional:* Es posible que algunos fabricantes recomienden la aplicación de un acondicionador pre-neutralizador después de enjuagar y secar con toalla, y antes de aplicar el neutralizador.

16

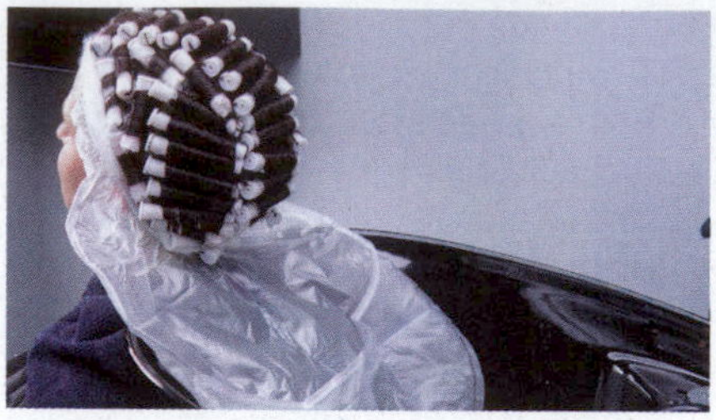

Coloque un peto para neutralización alrededor de la cabeza, si lo desea. Consulte a su instructor para que lo asesore y averigüe si el fabricante lo recomienda. Asegúrese de que todos los bigudíes queden dentro del peto. No permita que interfiera en la posición de los bigudíes.

17

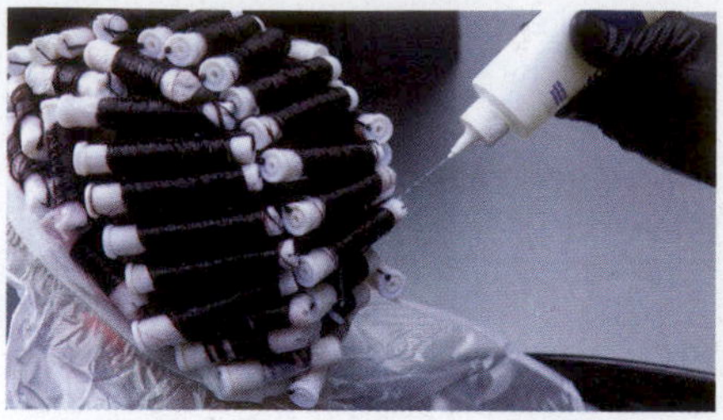

Aplique el neutralizador. Aplíquelo lentamente y con cuidado en cada bigudí, como lo hizo con la solución de permanente.

18

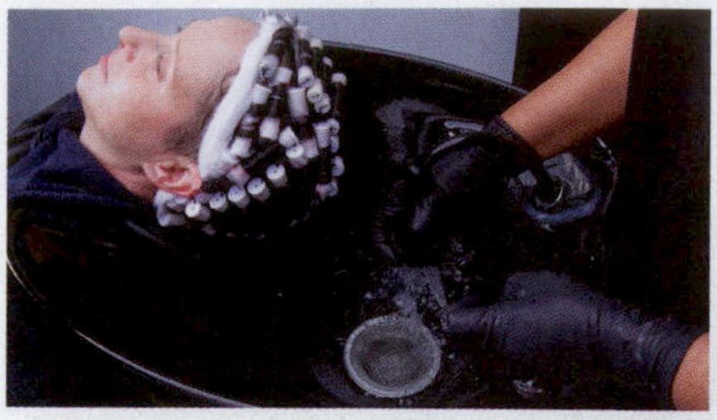

Ponga un temporizador por el tiempo que haya especificado el fabricante. Luego, retire el peto y enjuague bien el cabello con agua fría.

19

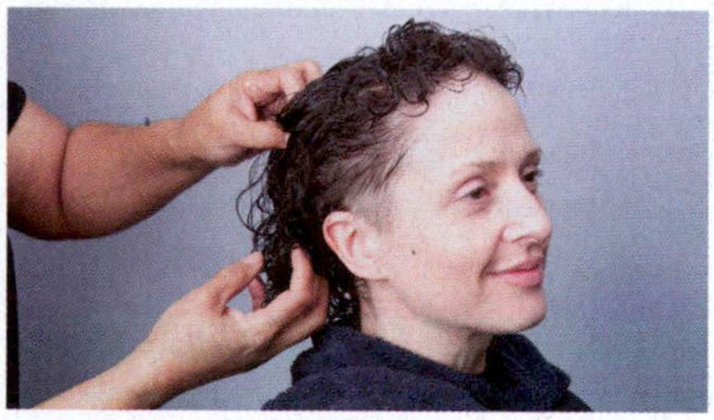

Retire los bigudíes y, luego, acondicione el cabello si así lo indica el fabricante. A continuación, enjuague el **acondicionador y seque el cabello.**

20

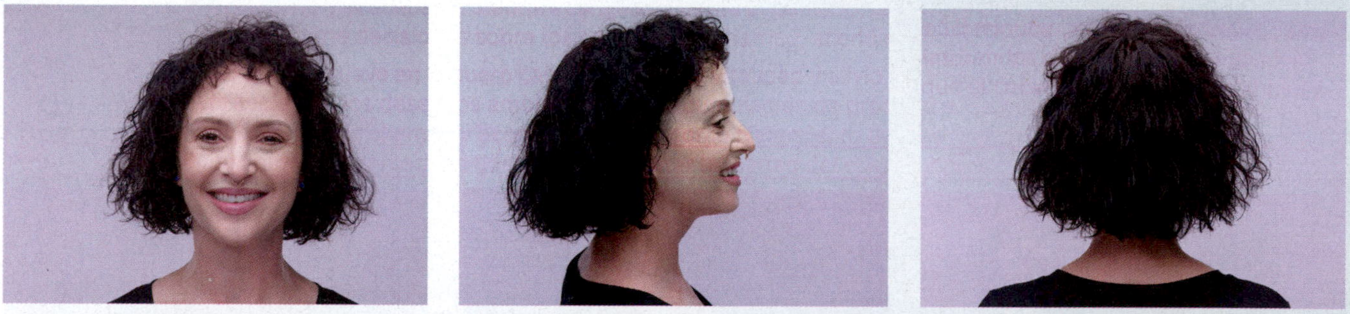

Peine el cabello como desee y, luego, muéstrele el peinado final a su cliente.

POSTERIOR AL SERVICIO

Para completar el procedimiento, realice el

Ⓟ **10-2 Procedimiento posterior al servicio.**

(P) Procedimiento 15-5

Ondulación permanente con envoltura tipo enladrillado

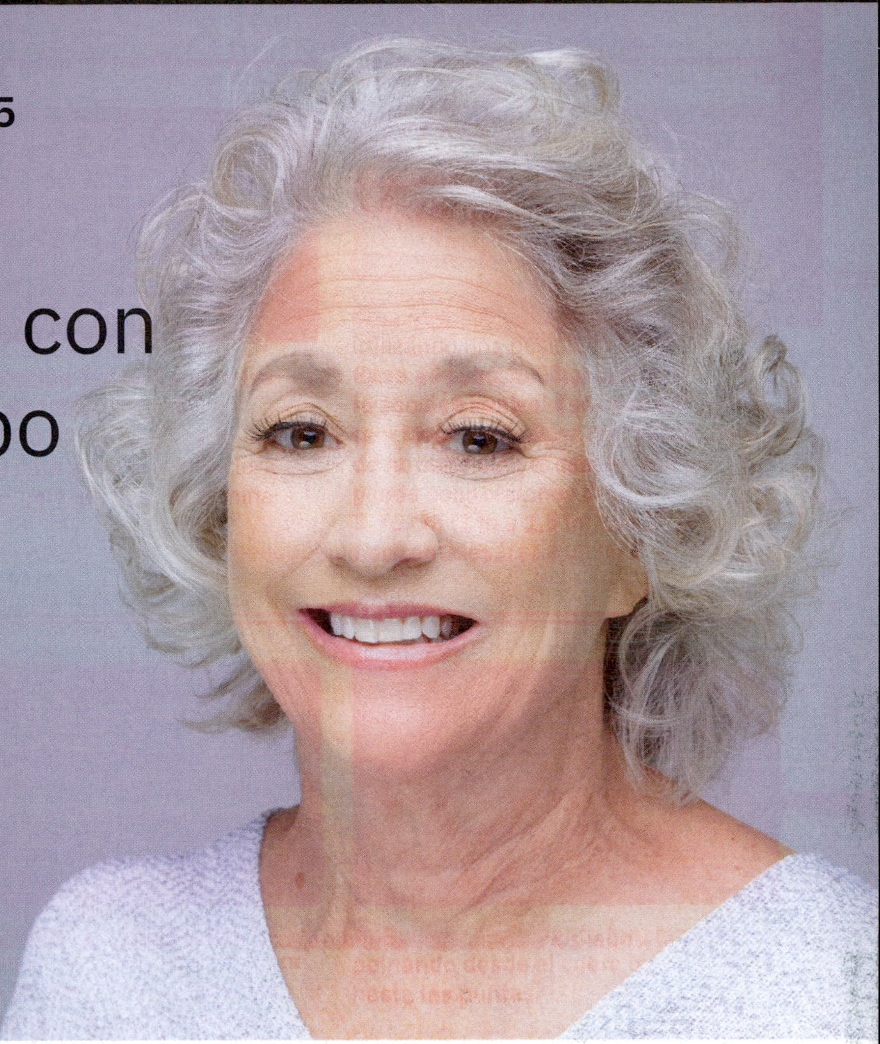

IMPLEMENTOS Y MATERIALES

- Capa para servicios químicos
- Acondicionador (opcional)
- Rollo o tira de algodón
- Guantes desechables
- Papelillos
- Bandas para el cuello
- Peto para neutralización
- Bigudíes para permanente
- Pinzas de plástico para las secciones
- Peine de cola de plástico
- Acondicionador pre-neutralizador (opcional)
- Kit profesional de ondulación permanente
- Crema protectora
- Pinzas para rulos
- Champú
- Atomizador con agua
- Peine de estilo
- Temporizador
- Toallas

PREPARACIÓN

Antes de comenzar, realice el

(P) **10-1 Procedimiento previo al servicio.**

DURACIÓN ESTIMADA

45 MIN

Fotos de antes

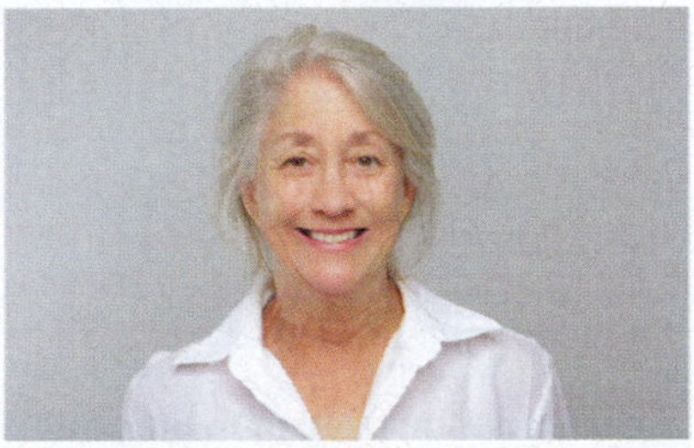

1

Realice una prueba del parche de 24 a 48 horas antes de realizar el servicio.

2

Realice un análisis del cabello y el cuero cabelludo, pruebas de elasticidad, porosidad y sales metálicas el día del servicio. Si el cabello no pasa alguna de estas pruebas o análisis, no realice el servicio de permanente.

3

Lave el cabello con champú antes del servicio si así lo indica el fabricante. Prepare al cliente como corresponda, lave suavemente el cabello con champú y séquelo con una toalla. Evite irritar el cuero cabelludo del cliente.

4

Vuelva a preparar al cliente para el servicio químico.

5

Realice pruebas de las hebras según las instrucciones del fabricante.

6

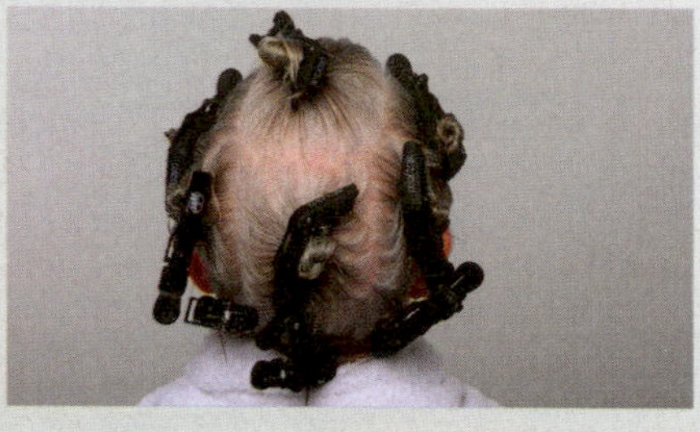

Divida el cabello en nueve paneles. Use la longitud del bigudí para medir el ancho de los paneles. Use el atomizador para mantener el cabello uniformemente húmedo mientras lo envuelve.

7

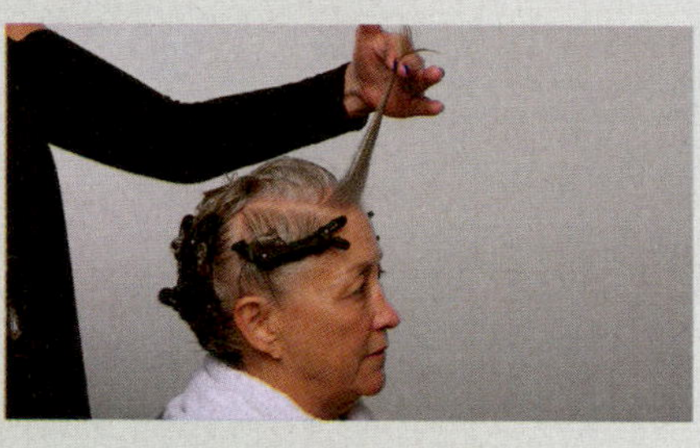

Separe una sección de la base paralela al contorno frontal del cuero cabelludo, del largo y ancho del bigudí utilizado.

8

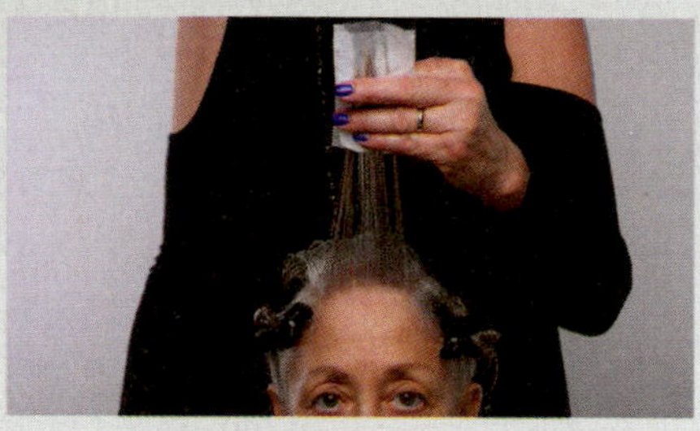

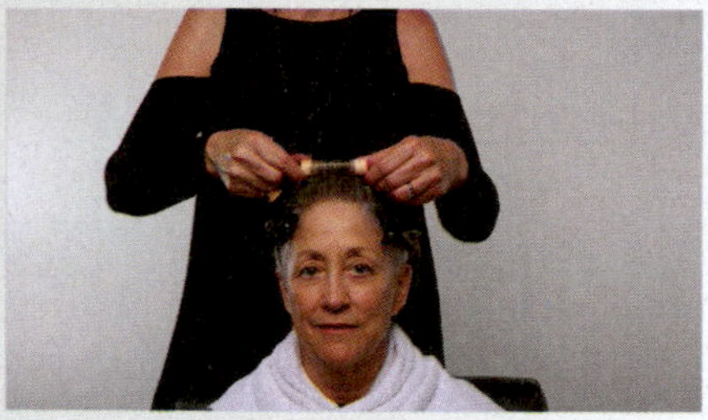

Enrolle el cabello. Sostenga el mechón de cabello en un ángulo de 90 grados con respecto a la cabeza. Utilice dos papelillos y enrolle el cabello en dirección del cuero cabelludo. Ubique el bigudí en posición media fuera de base.

9

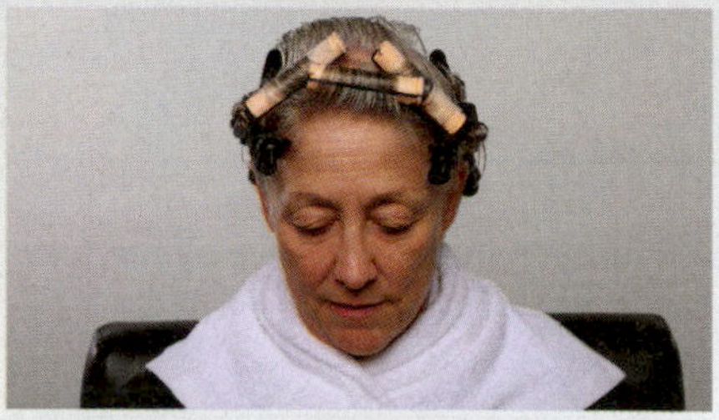

Para armar una segunda fila justo detrás del primer bigudí, separe una sección base que comience en el punto medio del primer bigudí. Sostenga el mechón de cabello en un ángulo de 90 grados con respecto a la cabeza. Utilice dos papelillos y enrolle el cabello en dirección del cuero cabelludo. Ubique el bigudí en posición media fuera de base. Separe una segunda sección en la segunda fila, que también comience en el centro del bigudí de adelante. Haga rodar el bigudí igual que en el paso 8. Así comienza su patrón tipo enladrillado.

10

***Opcional:* Inserte las pinzas para estabilizar los bigudíes y eliminar la tensión que generan las bandas sobre el cabello.**

11

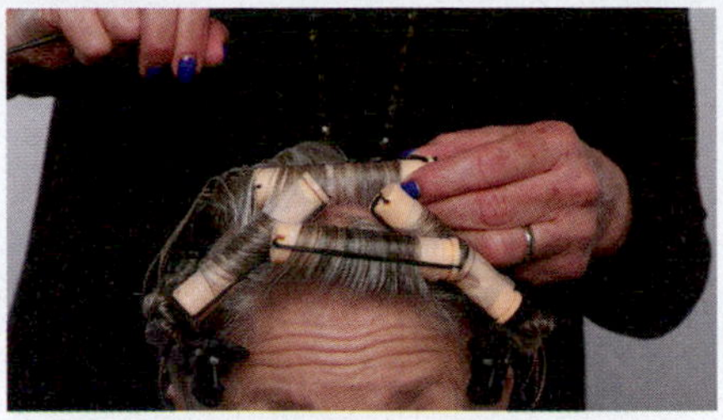

En la tercera hilera, separe una sección de la base en el punto donde se unen los dos bigudíes de la hilera anterior. Complete la tercera hilera de esta forma. Utilice este mismo patrón para toda la envoltura.

12

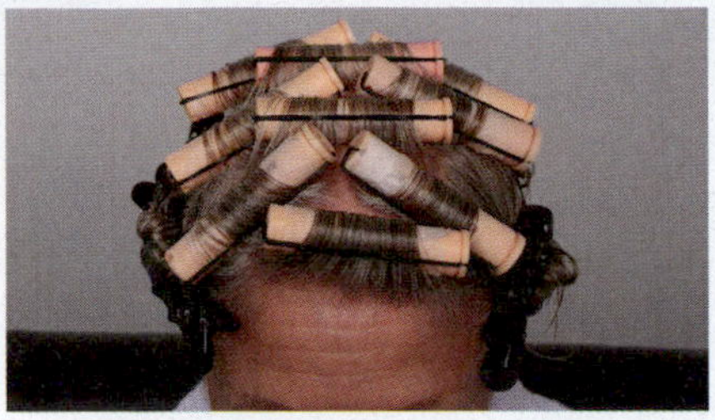

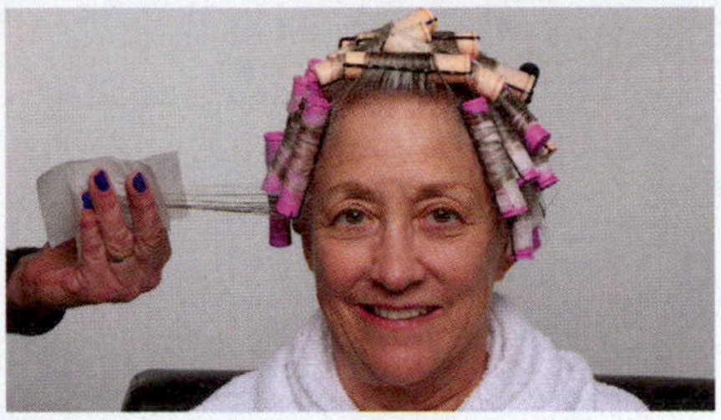

Continúe separando hileras hasta la zona de la coronilla. Mientras trabaja, mantenga la humedad constante con un atomizador. Extienda las hileras hacia abajo hasta el contorno lateral del cuero cabelludo, separe las secciones de la base con el centro en el punto donde se unen los dos bigudíes de la hilera anterior.

13

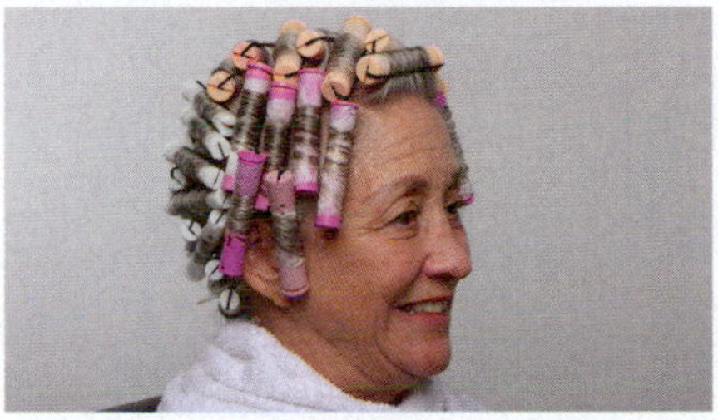

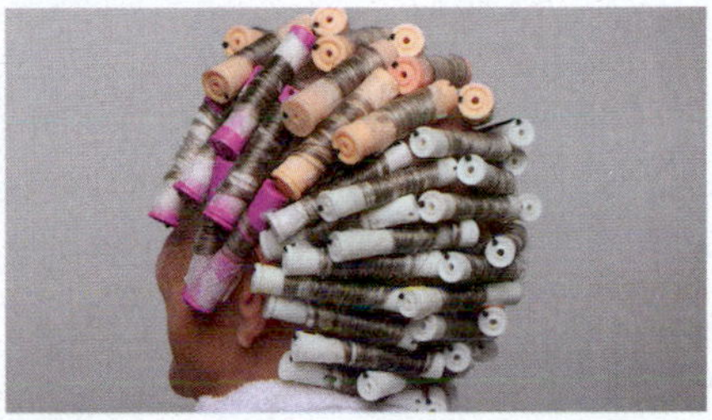

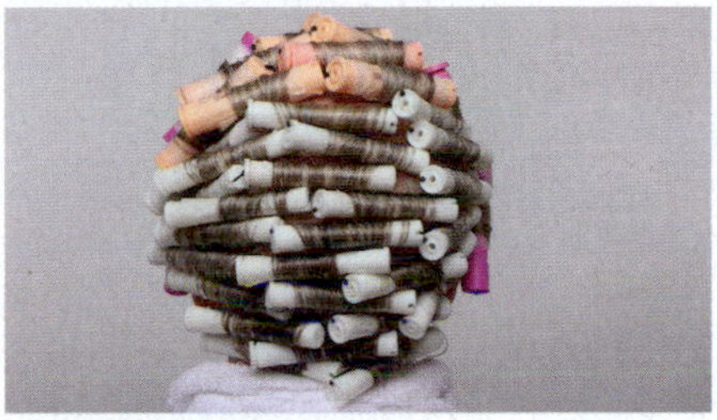

Después de envolver los lados y la zona superior hacia atrás hasta la coronilla, separe las secciones horizontales a lo largo de la parte posterior de la cabeza y continúe con el patrón de enladrillado. Es posible que deba cambiar la longitud de los bigudíes de hilera a hilera para mantener el patrón.

14

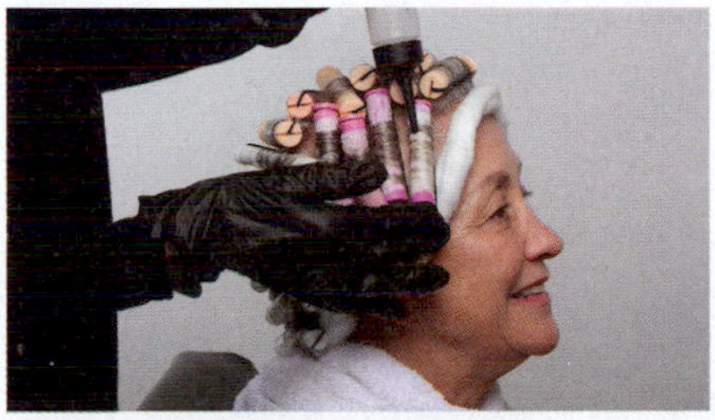

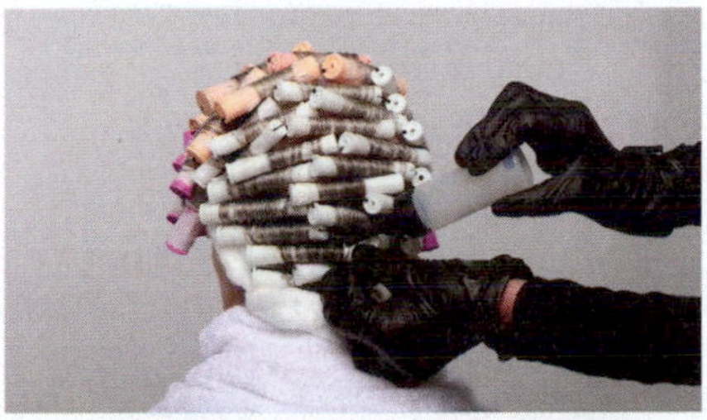

Continúe con los siguientes pasos:
- **Colóquese guantes y aplique la solución de permanente.**
- **Realice el procesamiento como corresponda.**
- **Enjuague la solución.**
- **Aplique el neutralizador.**
- **Enjuague el neutralizador.**
- **Retire los bigudíes.**
- **Acondicione y, luego, peine el cabello.**

15

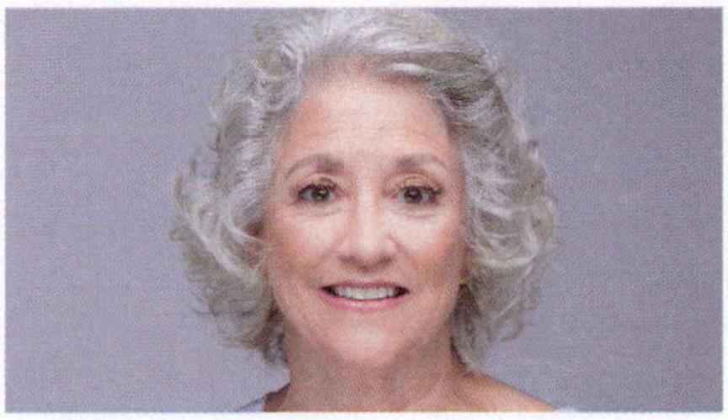

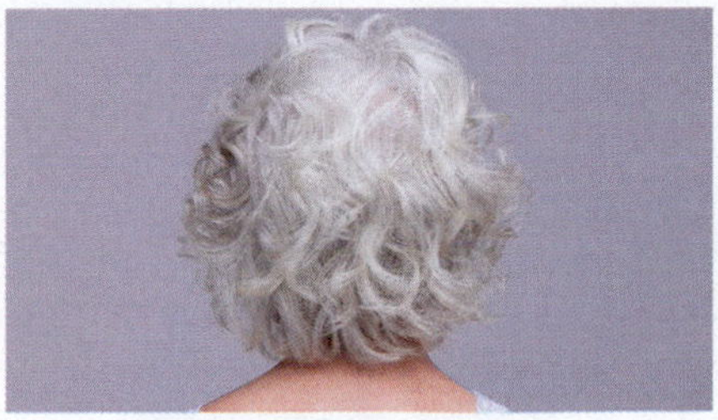

Peinado terminado.

POSTERIOR AL SERVICIO

Para completar el procedimiento, realice el

Ⓟ **10-2 Procedimiento posterior al servicio.**

Ⓟ Procedimiento 15-6

Ondulación permanente con envoltura en espiral

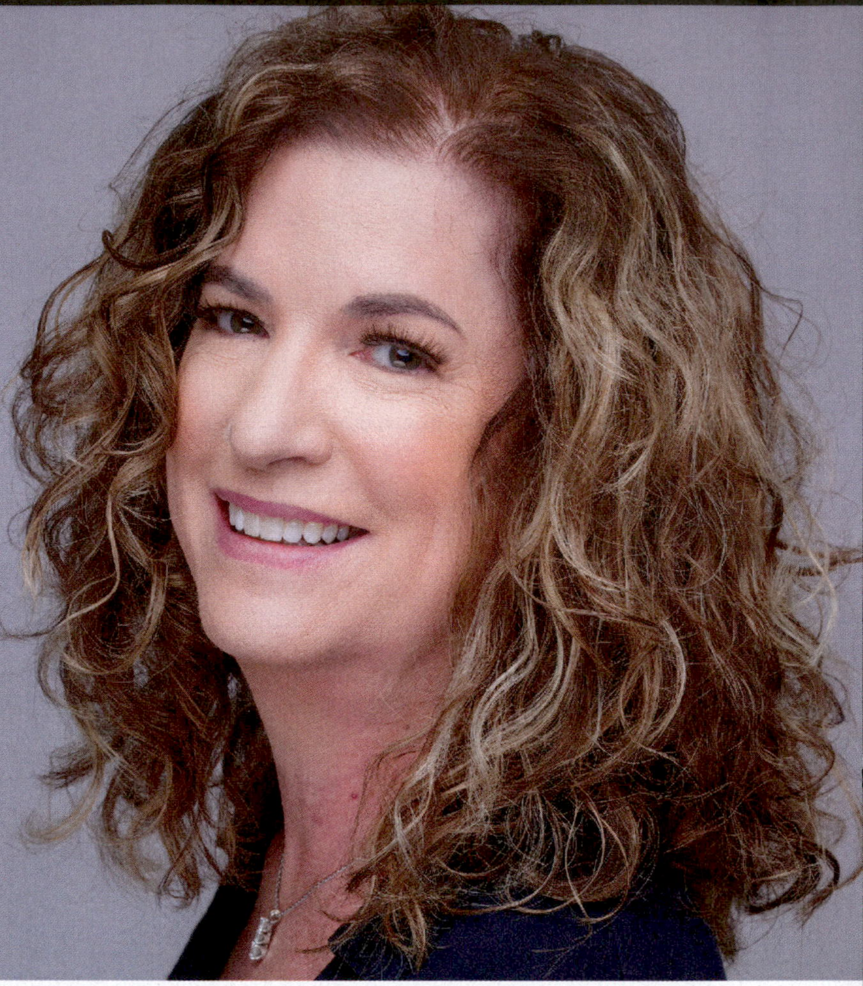

IMPLEMENTOS Y MATERIALES

- Capa para servicios químicos
- Acondicionador (opcional)
- Rollo o tira de algodón
- Guantes desechables
- Papelillos
- Bandas para el cuello
- Peto para neutralización
- Pinzas de plástico para las secciones
- Peine de cola de plástico
- Kit profesional de ondulación permanente
- Acondicionador pre-neutralizador (opcional)
- Crema protectora
- Pinzas para rulos
- Champú
- Atomizador con agua
- Peine de estilo
- Temporizador
- Toallas

PREPARACIÓN

Antes de comenzar, realice el Ⓟ **10-1 Procedimiento previo al servicio.**

DURACIÓN ESTIMADA

60 MIN

Ejemplo de envoltura para permanente

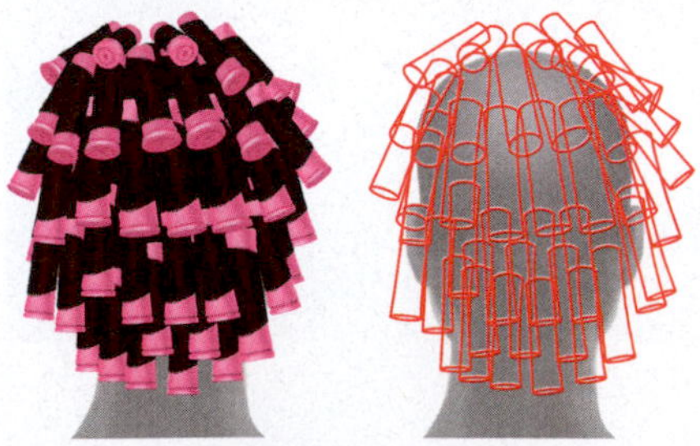

Fotos de antes

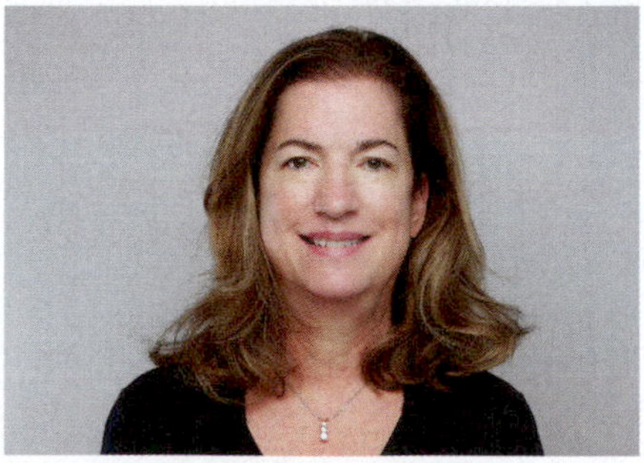

1

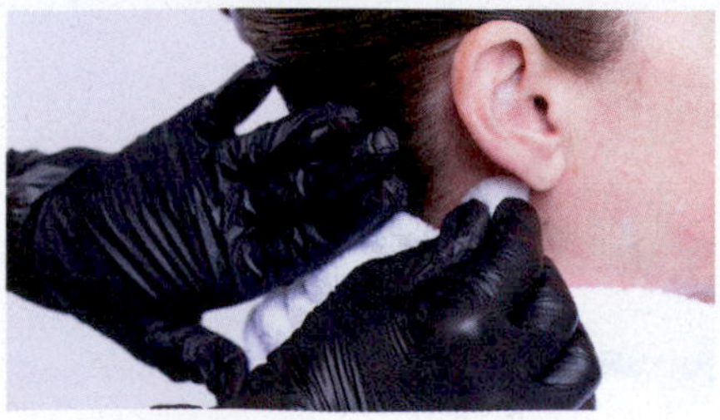

Realice una prueba del parche de 24 a 48 horas antes de realizar el servicio.

2

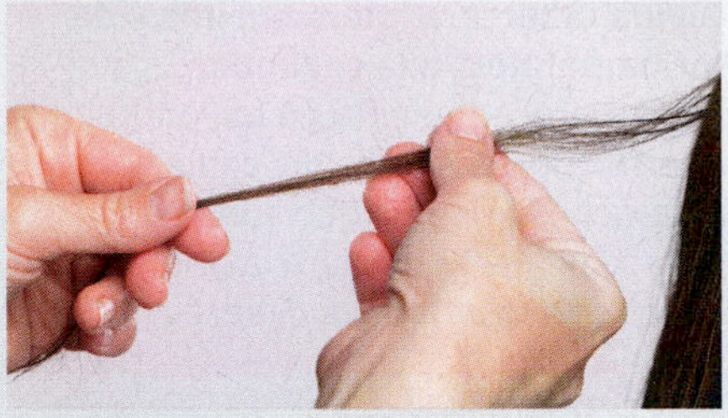

Realice un análisis del cabello y el cuero cabelludo, pruebas de elasticidad, porosidad y sales metálicas el día del servicio. Si el cabello no pasa alguna de estas pruebas o análisis, no realice el servicio de permanente.

3

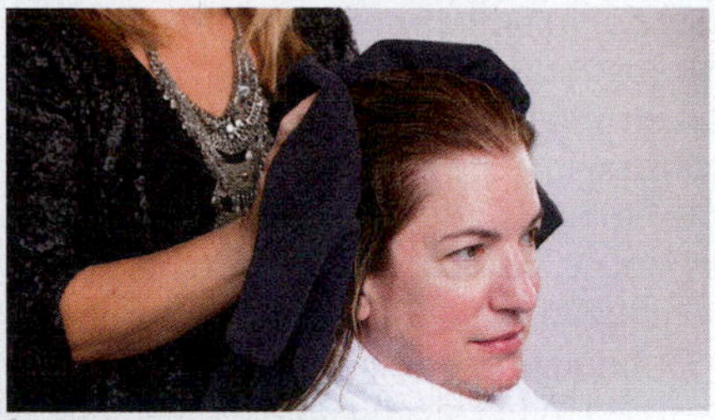

Lave el cabello con champú antes del servicio de permanente si así lo indica el fabricante. Prepare al cliente como corresponda, lave suavemente el cabello con champú y séquelo con una toalla. Evite irritar el cuero cabelludo del cliente.

4

Vuelva a preparar al cliente para el servicio químico y, luego, realice pruebas de hebras según las instrucciones del fabricante.

5

Divida el cabello en cuatro paneles desde el centro de la parte frontal del contorno del cuero cabelludo hacia el centro de la nuca y de oreja a oreja. Divida un quinto panel de oreja a oreja en la zona de la nuca.

6

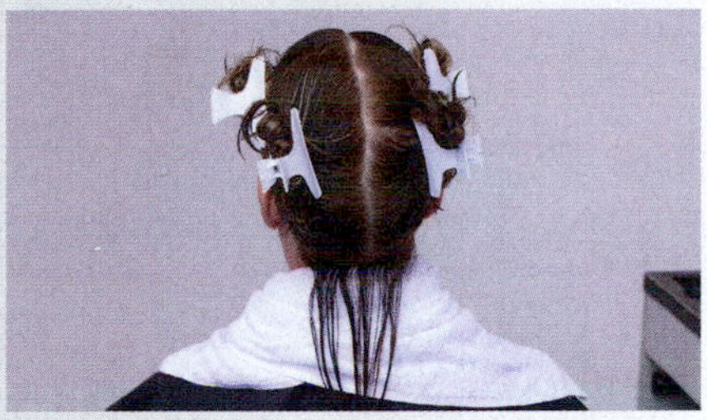

Divida la primera hilera a lo largo del contorno del cuero cabelludo en el área de la nuca. Peine el resto del cabello hacia arriba y sujételo para que no le estorbe.

7

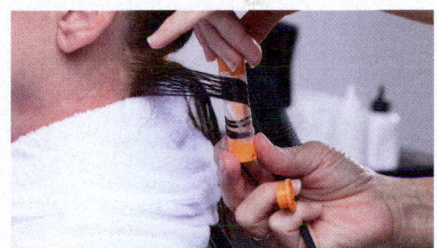

Separe la primera sección de la base y comience a enrollar el cabello. Sostenga el mechón de cabello en un ángulo de 90 grados con respecto a la cabeza. Comience a envolver en uno de los extremos del bigudí utilizando uno o dos papelillos. El lado en el que comience la envoltura, que puede ser a la derecha o a la izquierda del bigudí, determinará la orientación del rizo en esa dirección.

8

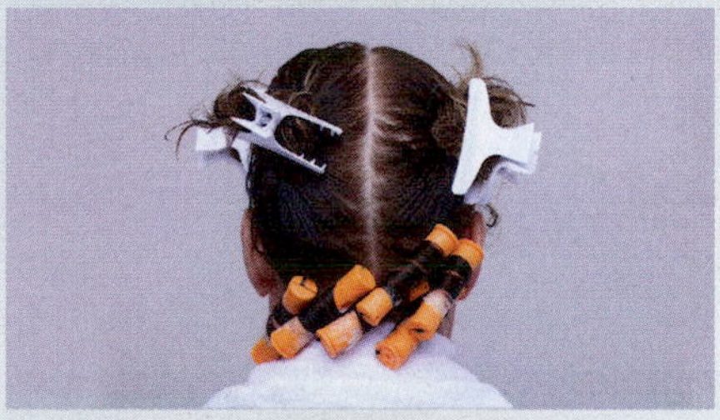

Enrolle el cabello en espiral. Enrolle las dos primeras vueltas completas a un ángulo de 90 grados con respecto al bigudí para que las puntas del cabello no se muevan y, luego, comience a enrollar el cabello en espiral, cambiando el ángulo recto (90 grados) por otro diferente.

9

Enrolle hasta llegar al cuero cabelludo. Continúe enollando el cabello en espiral hasta el otro extremo del bigudí. Enrolle el cabello hacia el cuero cabelludo, coloque el bigudí en posición media fuera de base y fíjelo uniendo los extremos.

10

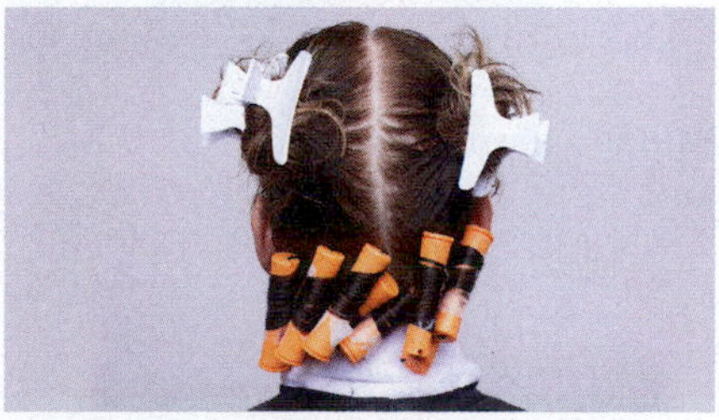

Continúe la envoltura con la misma técnica, en la misma dirección, hasta completar la primera hilera.

(11)

Separe la segunda hilera por arriba y paralela a la primera. Peine el resto del cabello hacia arriba y sujételo para que no le estorbe.

(12)

Comience a envolver el cabello del lado opuesto al lado del que comenzó la primera hilera. Avance en la dirección opuesta a la establecida en la primera hilera.

(13)

Siga el mismo procedimiento la segunda hilera, pero comience a envolver los bigudíes del lado contrario al de la primera hilera. Mantenga la humedad constante mientras trabaja y vuelva a rociar el cabello con agua si es necesario. Continúe la envoltura con la misma técnica, en la misma dirección, hasta completar la segunda hilera.

(14)

Divida la tercera hilera encima y de forma paralela a la segunda. Siga el mismo procedimiento de envoltura, alternando las hileras de izquierda a derecha a medida que sube por la cabeza. Esto alternará la orientación de los rizos por toda la cabeza.

(15)

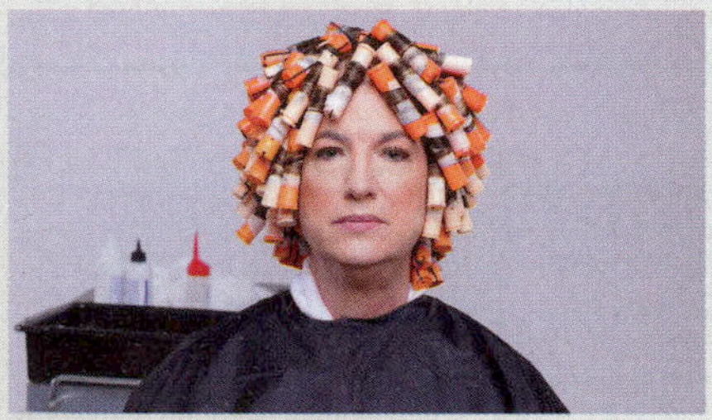

Complete la envoltura y, luego, coloque las pinzas por debajo de todas las bandas de los bigudíes.

(16)

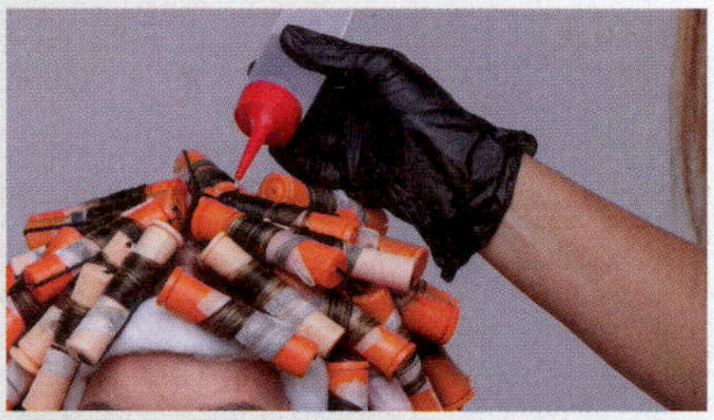

Continúe con los siguientes pasos:

- **Colóquese guantes y aplique la solución de permanente.**
- **Realice el procesamiento como corresponda.**
- **Enjuague la solución.**
- **Aplique el neutralizador.**
- **Enjuague el neutralizador.**
- **Retire los bigudíes.**
- **Acondicione y, luego, peine el cabello.**

(17)

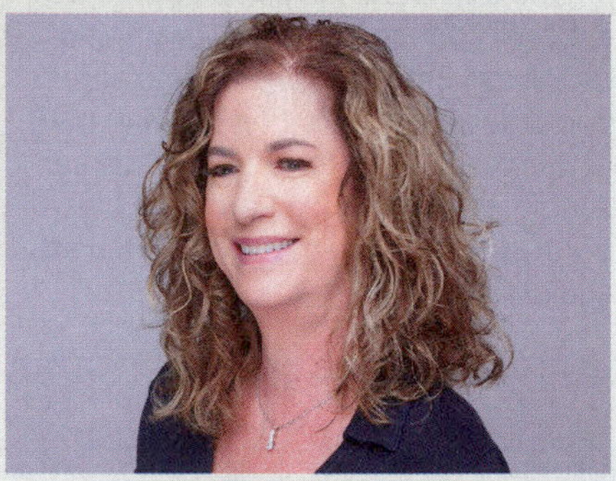

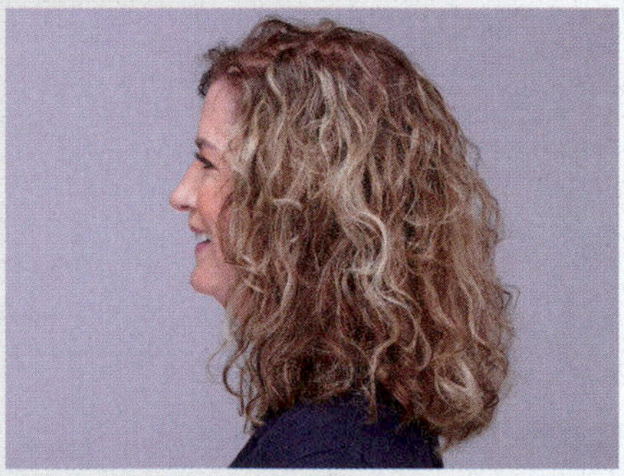

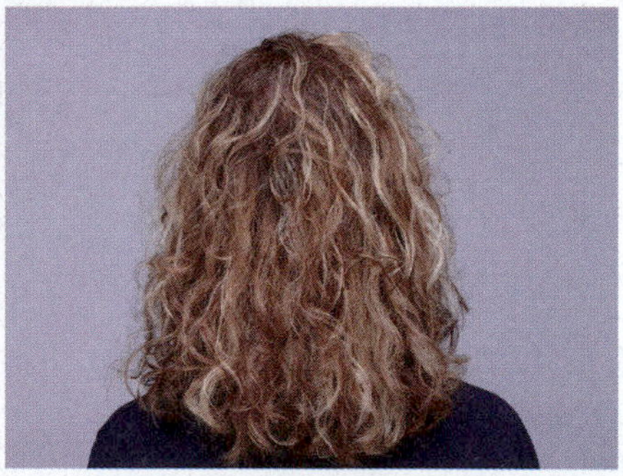

Peinado terminado.

POSTERIOR AL SERVICIO

Para completar el procedimiento, realice el Ⓟ **10-2 Procedimiento posterior al servicio.**

Ⓟ Procedimiento 15-7

Ondulación permanente con envoltura con bigudí doble

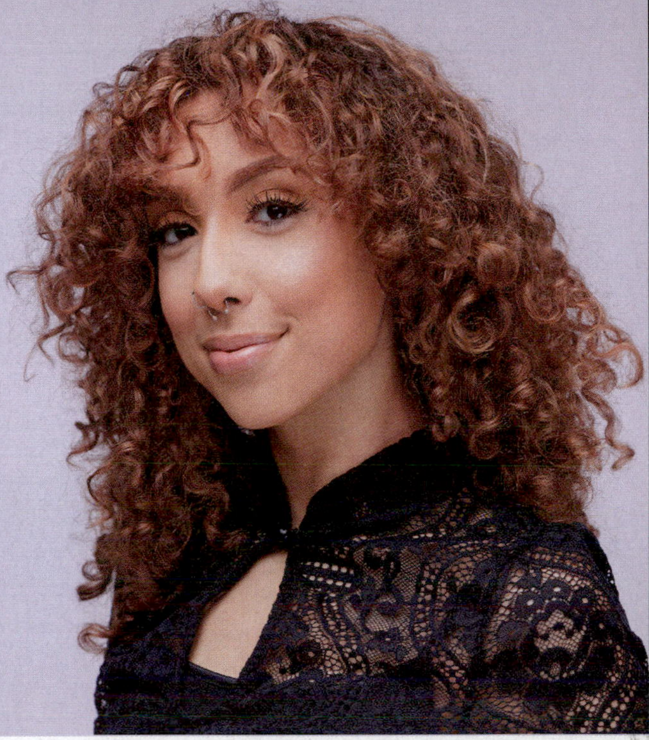

IMPLEMENTOS Y MATERIALES

- Capa para servicios químicos
- Acondicionador (opcional)
- Rollo o tira de algodón
- Guantes desechables
- Papelillos
- Bandas para el cuello
- Peto para neutralización
- Bigudíes para permanente
- Pinzas de plástico para las secciones
- Peine de cola de plástico
- Acondicionador pre-neutralizador (opcional)
- Kit profesional de ondulación permanente
- Crema protectora
- Pinzas para rulos
- Champú
- Atomizador con agua
- Peine de estilo
- Temporizador
- Toallas

PREPARACIÓN

Antes de comenzar, realice el

Ⓟ **10-1 Procedimiento previo al servicio.**

DURACIÓN ESTIMADA

60 MIN

Ejemplo de envoltura para permanente

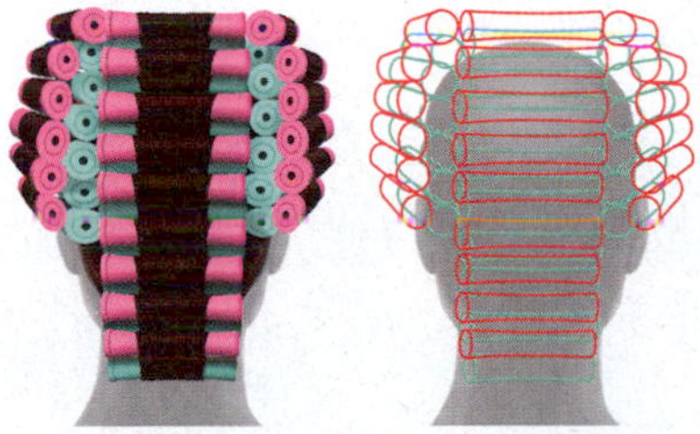

Fotos de antes

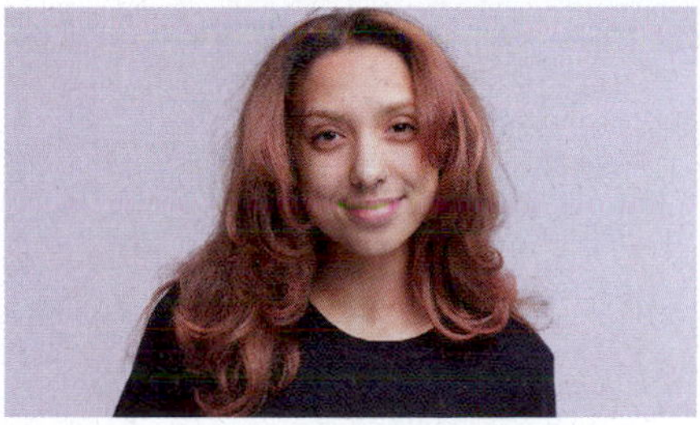

1

Realice una prueba del parche de 24 a 48 horas antes de realizar el servicio.

2

Realice un análisis del cabello y el cuero cabelludo, pruebas de elasticidad, porosidad y sales metálicas el día del servicio. Si el cabello no pasa alguna de estas pruebas o análisis, no realice el servicio de permanente.

3

Lave el cabello con champú antes del servicio de permanente si así lo indica el fabricante. Prepare al cliente como corresponda, lave suavemente el cabello con champú y séquelo con una toalla. Evite irritar el cuero cabelludo del cliente.

4

Vuelva a preparar al cliente para el servicio químico y, luego, realice pruebas de hebras según las instrucciones del fabricante.

Ⓟ 15-7

5

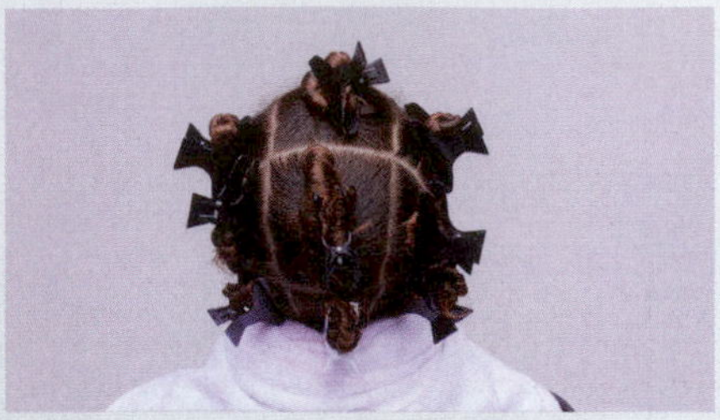

Comience a dividir el cabello en la parte frontal del contorno del cuero cabelludo, de un lado de la raya. Peine el cabello en la dirección del crecimiento. Separe el cabello en nueve paneles individuales de modo que coincidan con la longitud del bigudí.

6

Comience en la sección inferior/posterior, debajo del hueso occipital. Haga una división horizontal del tamaño del bigudí.

7

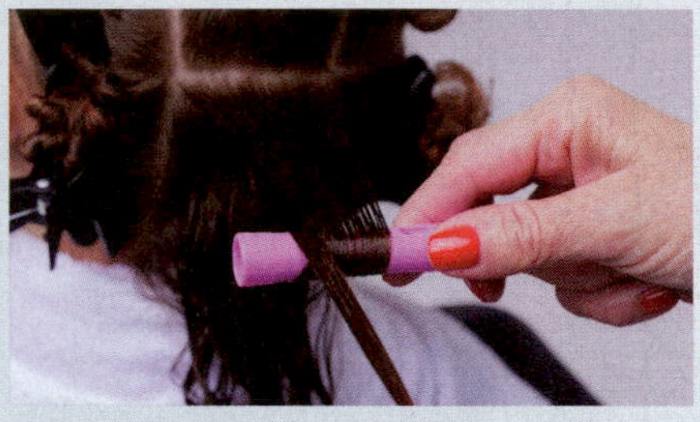

Coloque el bigudí de la base en la mitad de la subsección. Enrosque la punta de la hebra una vuelta alrededor del bigudí mientras lo sujeta de un lado.

8

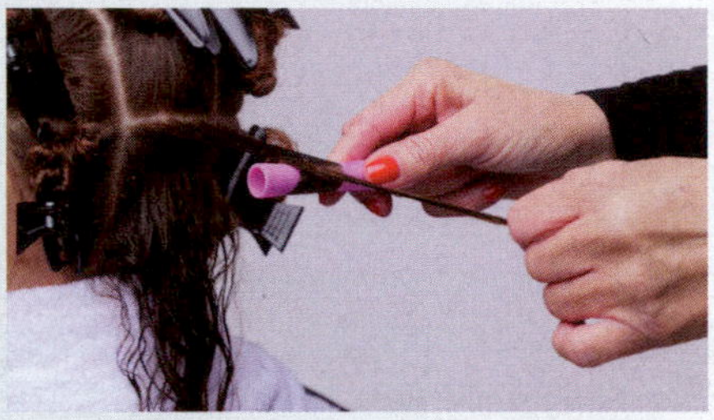

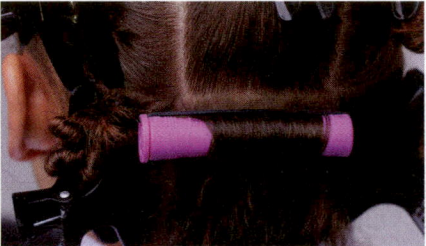

Enrolle el bigudí hacia arriba, en dirección a la base, y deje que los dos extremos sueltos sigan el movimiento libremente.

9

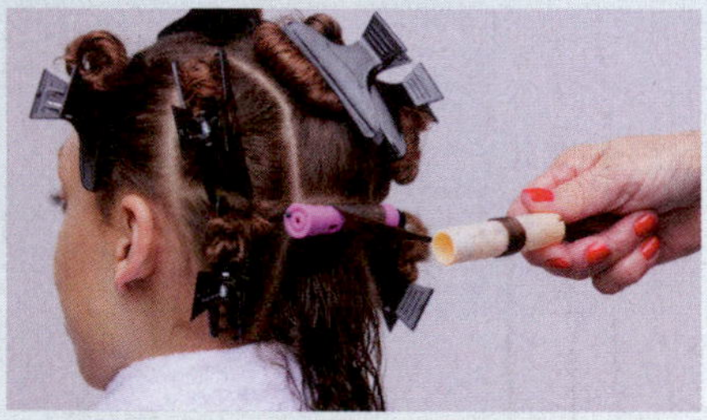

Coloque dos papelillos en las puntas de la hebra y ubique el bigudí para enrollarlo desde las puntas hacia zona de la base.

10

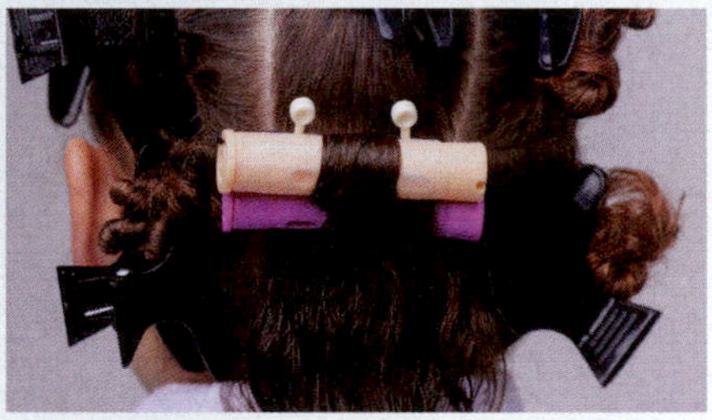

Asegure el bigudí del extremo arriba del de la base con una pinza para rulos.

11

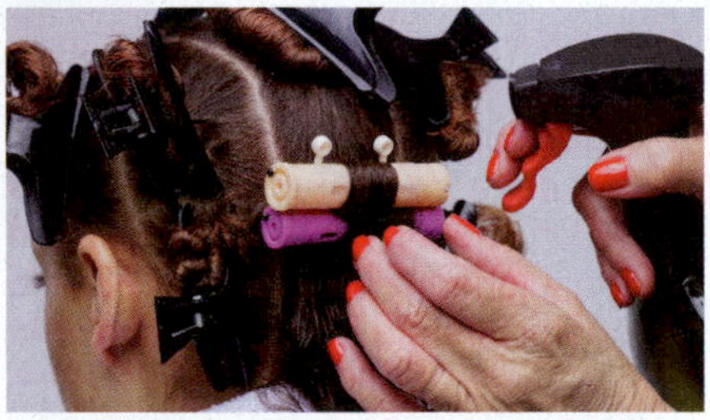

Mantenga una humedad constante mientras trabaja y, para esto, vuelva a humedecer el cabello con agua si es necesario. Continúe realizando el mismo proceso en las secciones donde desee crear el mismo efecto.

12

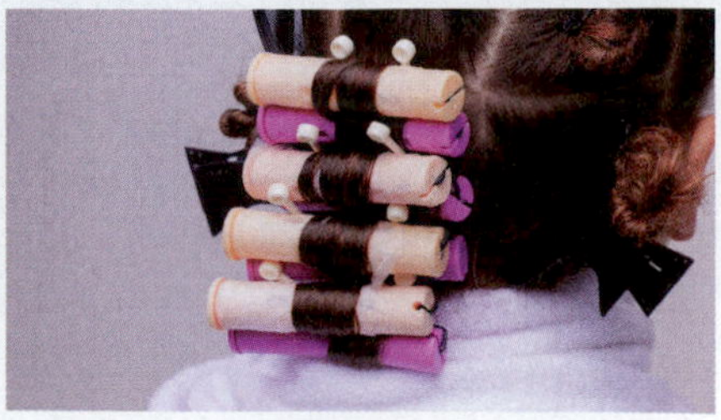

Opcional: **Inserte las pinzas para rulos para estabilizar los bigudíes y eliminar la tensión que generan las bandas.**

13

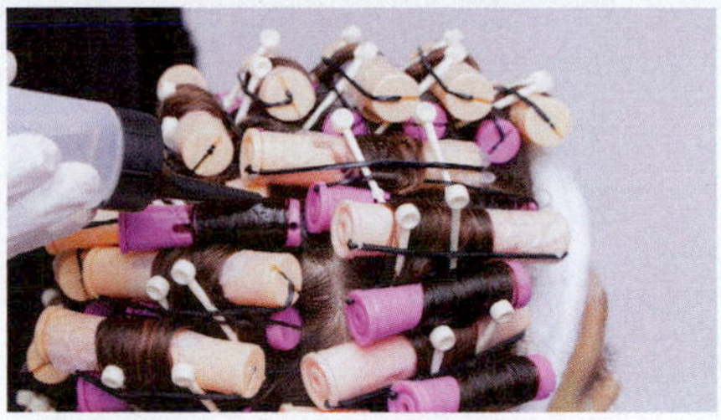

Continúe con los siguientes pasos:
- Aplique una barrera de tiras de algodón alrededor del contorno del cuero cabelludo.
- Colóquese guantes y aplique la solución de permanente.
- Realice el procesamiento como corresponda.
- Enjuague la solución.
- Aplique el neutralizador.
- Enjuague el neutralizador.
- Retire los bigudíes.
- Acondicione y, luego, peine el cabello.

14

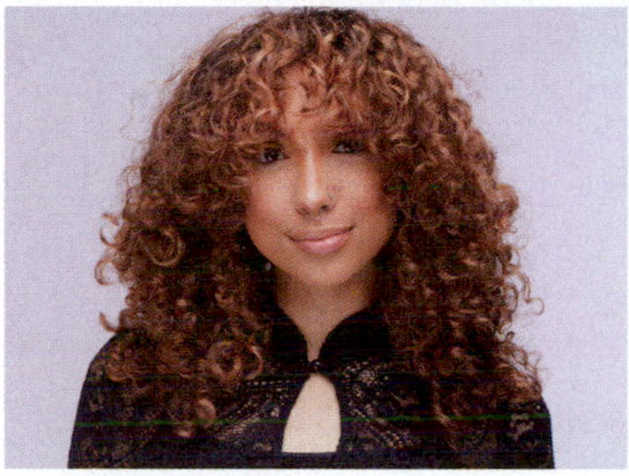

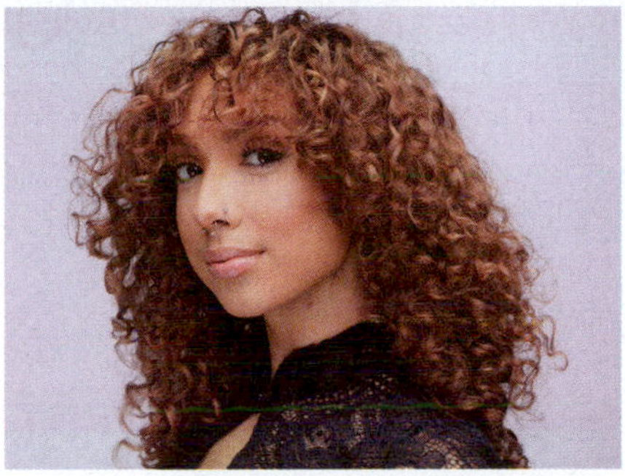

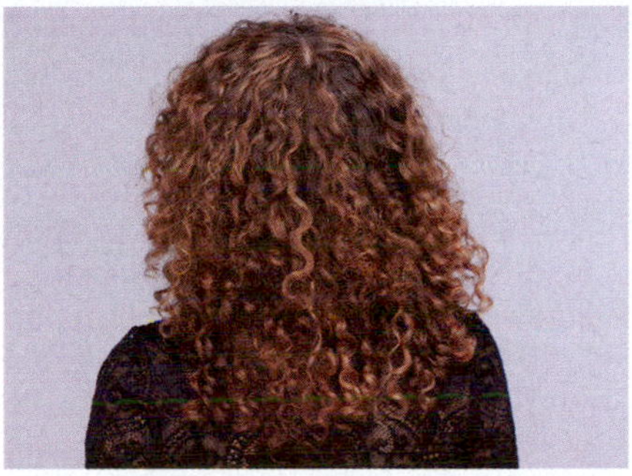

Peinado terminado.

POSTERIOR AL SERVICIO

Para completar el procedimiento, realice el Ⓟ **10-2 Procedimiento posterior al servicio.**

Ⓟ PROCEDIMIENTO 15-8

Permanente de rizos sueltos (reestructuración química de los rizos)

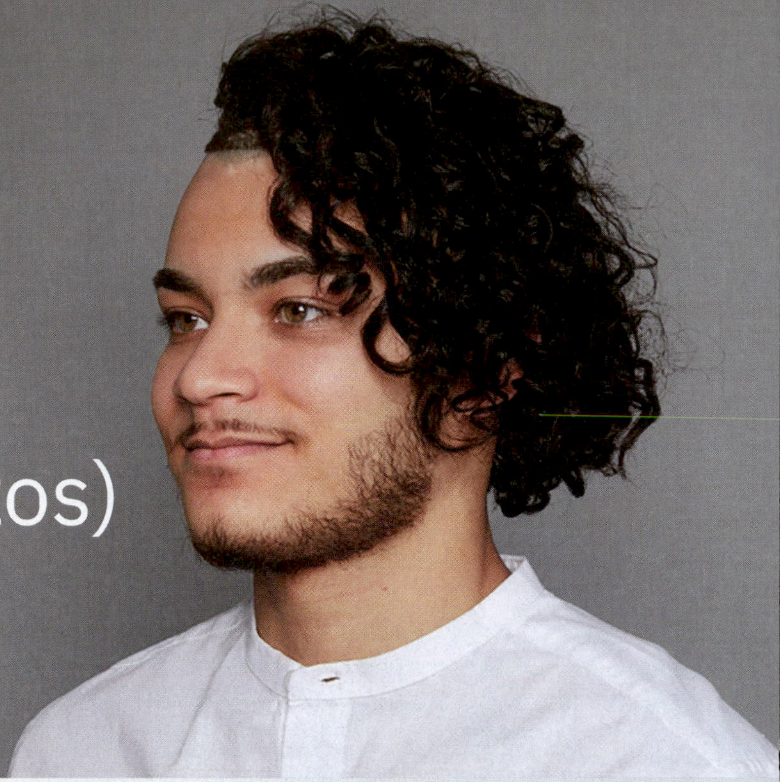

IMPLEMENTOS Y MATERIALES

- Brocha aplicadora o peine de cola de plástico
- Capa para servicios químicos
- Acondicionador
- Guantes desechables
- Champú
- Peine de dientes largos
- Bandas para el cuello
- Peto para neutralización
- Kit profesional de ondulación permanente
- Recipiente de vidrio o de plástico
- Gorra plástica para el procesamiento
- Crema de base protectora
- Champú
- Alisador de "thio" en crema
- Toallas

PREPARACIÓN

Antes de comenzar, realice el Ⓟ **10-1 Procedimiento previo al servicio.**

DURACIÓN ESTIMADA

60 MIN

1

Prepare al cliente para el servicio químico. Consulte el **Procedimiento 10-3: Preparación del cliente.**

2

Realice análisis del cuero cabelludo y el cabello, las pruebas de porosidad y elasticidad, y verifique que no haya contraindicaciones.

3

Realice la prueba de la hebra si es necesario. Siga las recomendaciones del fabricante a fin de determinar el momento adecuado para el patrón de rizos. Asegúrese de anotar el tiempo del reestructurador, la potencia utilizada y el tamaño del bigudí.

4

Lave suavemente el cabello del cliente si así lo recomienda el fabricante y, luego, séquelo con una toalla para eliminar la humedad o coloque al cliente debajo de un secador de aire frío. Desenrede suavemente el cabello de modo de prepararlo para el reestructurador.

5

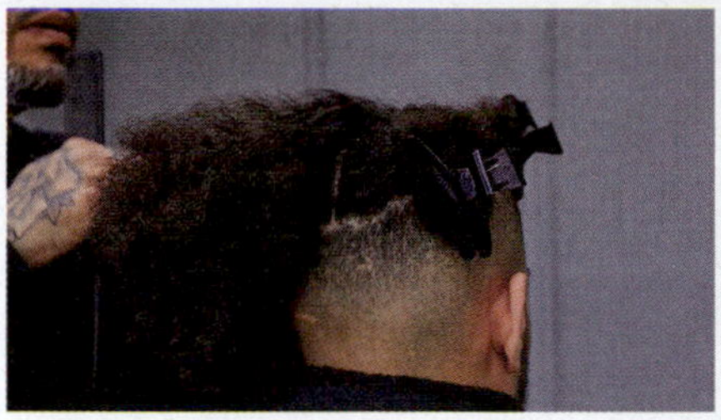

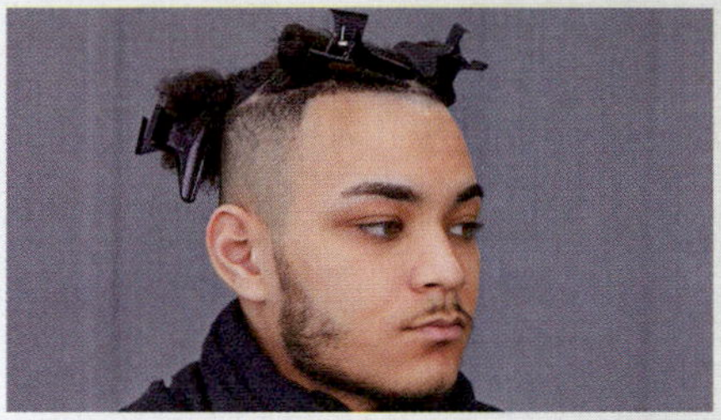

Separe el cabello en cuatro cuadrantes. Sujete las secciones con una pinza de modo que no estorben.

6

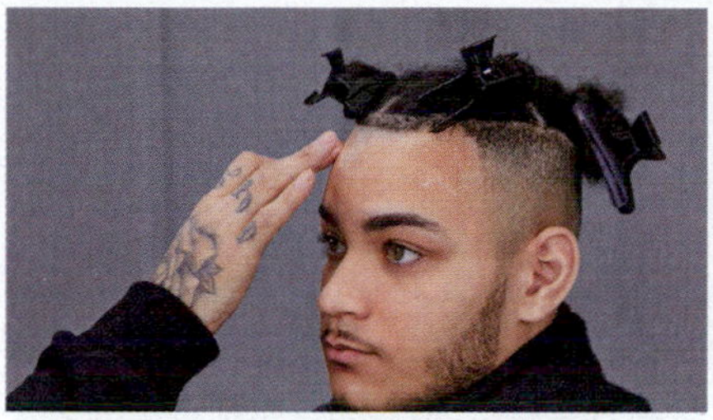

Aplique crema de base protectora al contorno del cuero cabelludo y las orejas, y, luego, colóquese guantes.

7

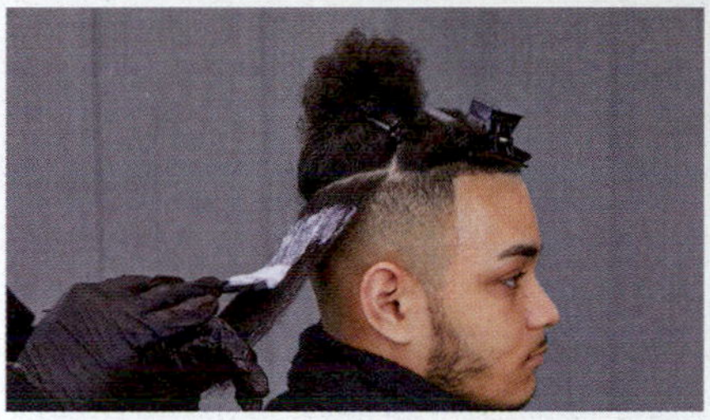

Aplique el reestructurador cerca del cuero cabelludo y en la sección intermedia en el cuadrante posterior derecho. Comience la aplicación en la zona más resistente, que, por lo general, es la parte posterior de la cabeza y la zona de la nuca. Con una brocha aplicadora o un peine de cola, seleccione subsecciones horizontales de 0,6 cm a 1,25 cm (¼ in a ½ in) y aplique el reestructurador justo por debajo del cuero cabelludo, de 0,6 cm a 1,25 cm (¼ in a ½ in) hacia abajo de la sección intermedia. No lo aplique en las puntas porosas.

8

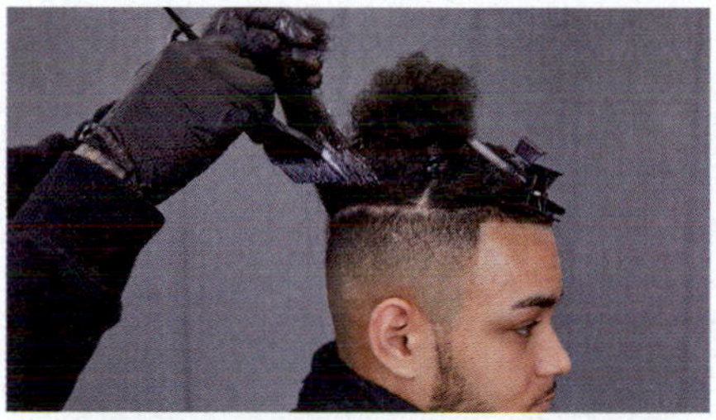

Aplíquelo por encima de la subsección horizontal y, luego, en la parte de abajo. Para evitar irritación, no permita que el reestructurador toque el cuero cabelludo hasta los últimos minutos del procesamiento. Sostenga la brocha en un ángulo de 45 grados durante la aplicación. Continúe aplicando el producto cerca del cuero cabelludo y en las secciones intermedias en los cuadrantes posterior izquierdo, delantero derecho y delantero izquierdo.

9

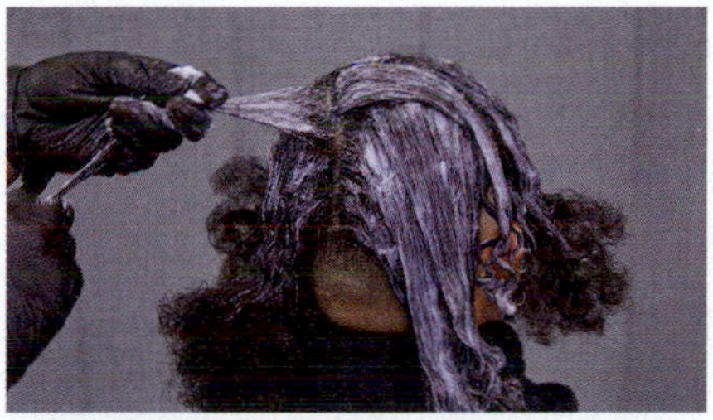

Aplíquelo en las puntas porosas del cuadrante posterior derecho y, luego, continúe con los cuadrantes posterior izquierdo, delantero derecho y delantero izquierdo. Si es necesario, aplique más producto hasta que se cubran todas las hebras de cabello.

10

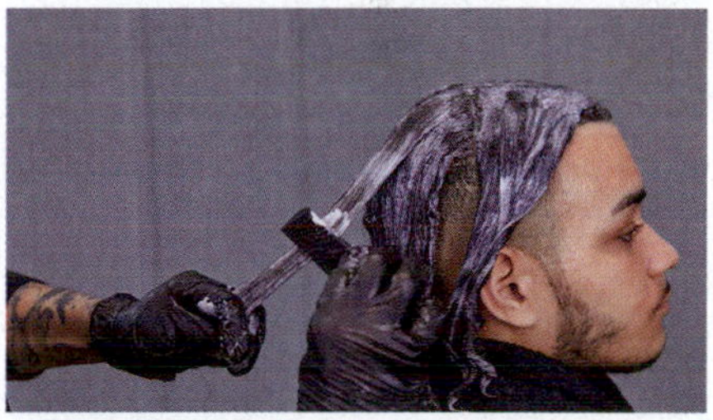

Alise cada subsección. Con una brocha aplicadora, la parte de atrás de un peine de caucho duro o las manos con guantes, alise cada sección mientras realiza la aplicación en las puntas porosas, comenzando en el cuadrante posterior derecho donde se aplicó el reestructurador.

11

Procese según las instrucciones del fabricante. Durante los últimos minutos de procesamiento, aplique el reestructurador al contorno del cuero cabelludo. Luego, con cuidado, alise todas las secciones con una brocha de aplicación, los dedos con guantes o la parte de atrás de un peine de caucho. Para el cabello rizado, es posible que deba desenredar el cabello suavemente.

12

Enjuague bien el cabello con agua tibia para eliminar todos los restos de reestructurador y, luego, séquelo con una toalla.

13

Aplique crema protectora en el contorno del cuero cabelludo y en las orejas.

14

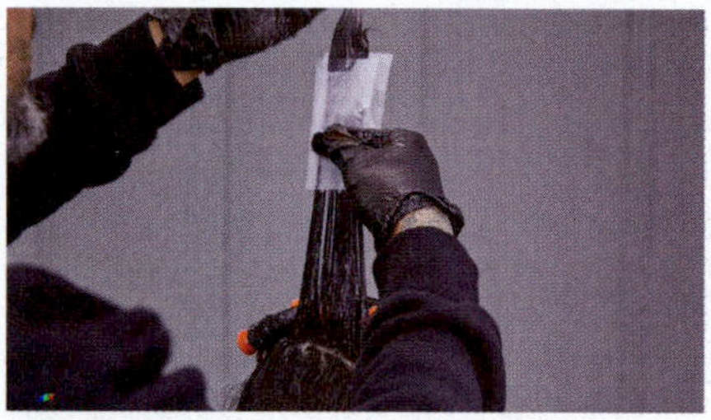

Divida el cabello según la técnica de envoltura seleccionada. Tenga en cuenta que la técnica de doble envoltura plana ofrece el mayor control. Sujete los cuadrantes, salvo que utilice una técnica de enrollado, como la de enladrillado, que no requiere la división previa en secciones de los cuadrantes.

15

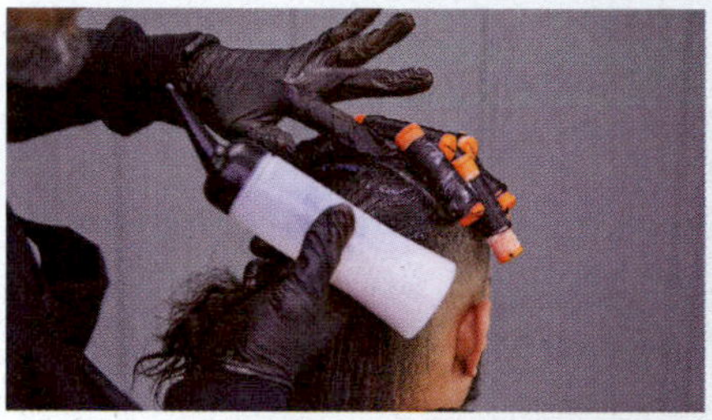

Aplique la loción para ondular en la zona que va a envolver.

16

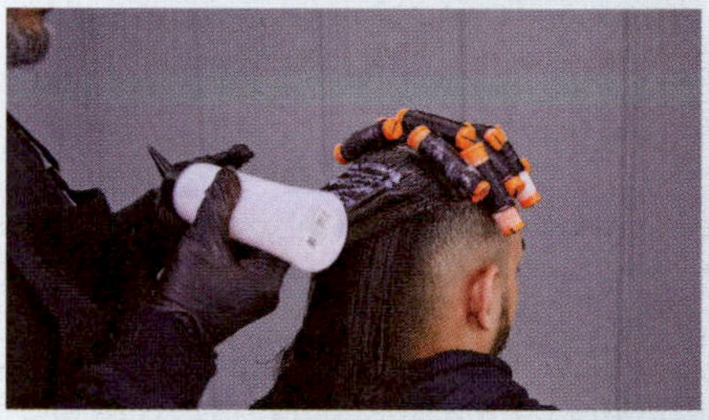

Comience a enrollar y a dividir el cabello en subsecciones. Aplique loción de envoltura de "thio" en cada sección de la base. Enrolle el cabello en los bigudíes para permanente del tamaño adecuado. Sugerimos comenzar el proceso de envoltura en la zona más resistente.

17

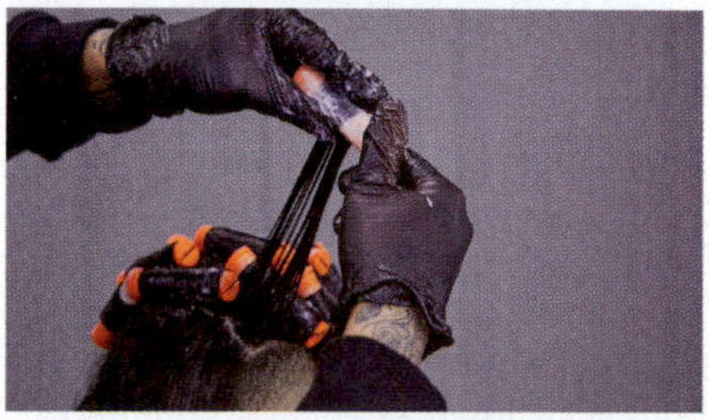

Haga una división horizontal del mismo diámetro y longitud del bigudí. Sostenga el mechón de cabello de la base en un ángulo de 90 grados.

18

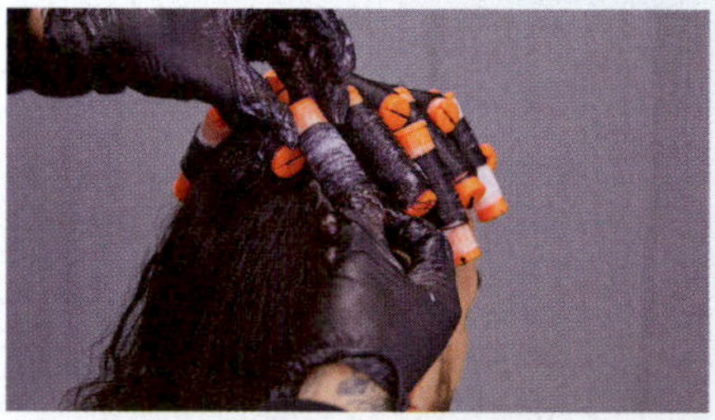

Comience a envolver el cabello bajando hacia el cuero cabelludo. Tenga cuidado de no torcer las bandas. No coloque las bandas directamente sobre el cuero cabelludo, ya que producirán resquebrajamiento.

19

Continúe envolviendo los paneles restantes. *Opcional:* Inserte un elemento estabilizador, por ejemplo, una pinza para rulos, para estabilizar los bigudíes y eliminar la tensión que genera la banda.

20

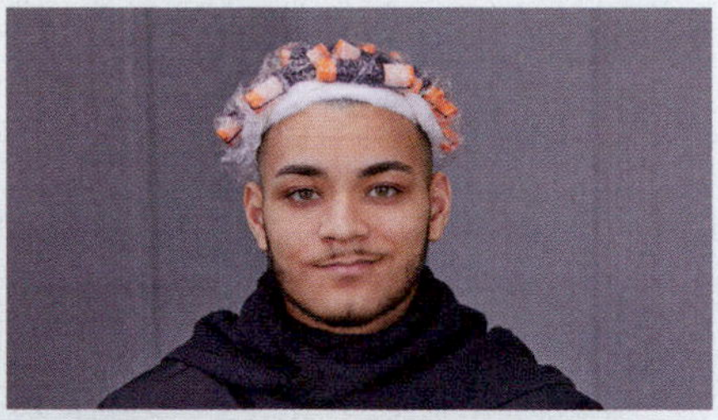

Coloque algodón enrollado alrededor de toda la cabeza, incluido el contorno del cuero cabelludo y el cuello. *Opcional:* Cúbralos con una gorra de plástico floja si así lo sugiere el fabricante.

21

Procese según las instrucciones del fabricante. Para cabello resistente o si se seleccionó un químico de pH más bajo, se puede usar un secador de pie durante el procesamiento. El tiempo de procesamiento varía según la potencia del producto, el tipo y el estado del cabello, los resultados esperados y los resultados de la prueba de la hebra.

22

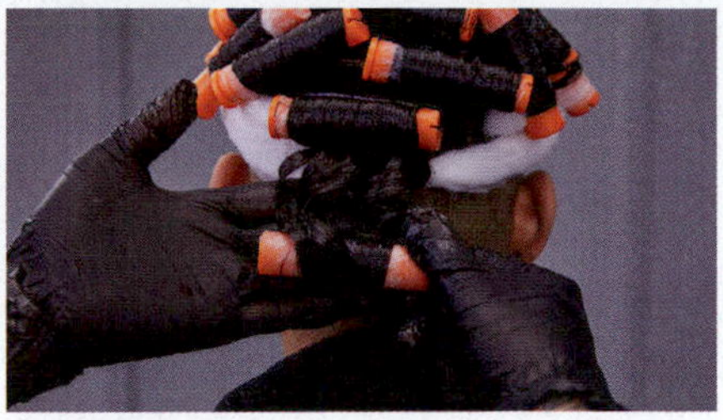

Arme rizos de prueba. Controle el desarrollo adecuado de los rizos cada cinco minutos. Asegúrese de volver a colocar el bigudí en su lugar después de controlar el rizo.

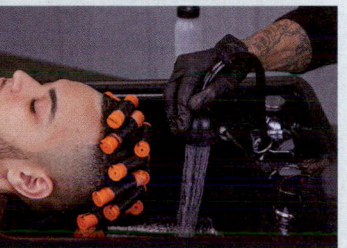

23

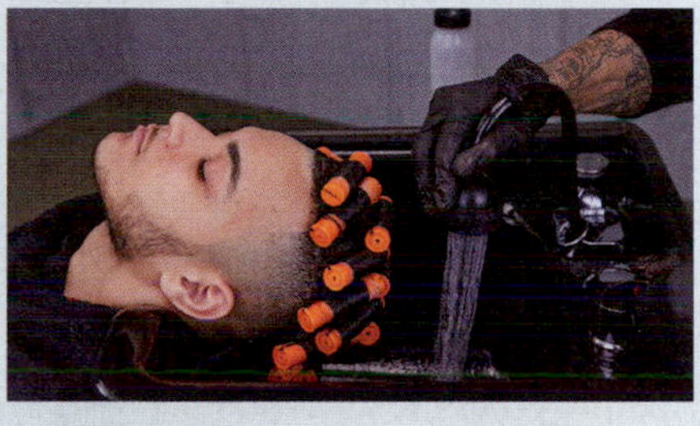

Enjuague el cabello con agua tibia cuando se complete el procesamiento. Enjuague bien durante al menos cinco minutos.

24

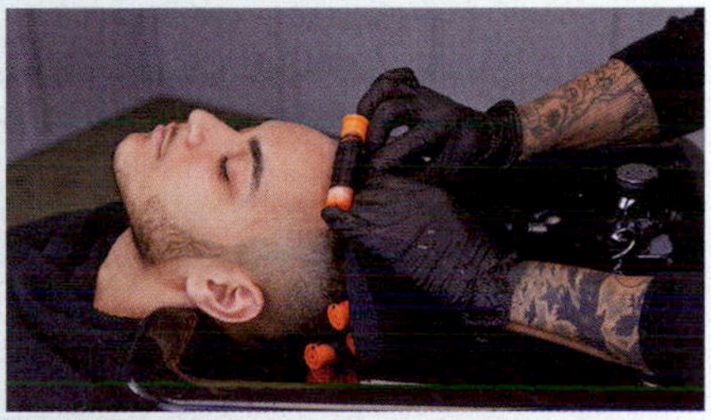

Seque suavemente los bigudíes con una toalla para eliminar el exceso de humedad. No los frote.

25

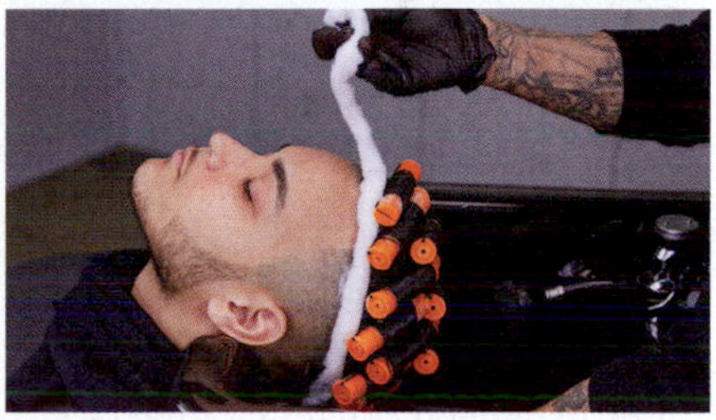

Vuelva a preparar al cliente con toallas limpias y algodón en el contorno del cuero cabelludo y el cuello.

26

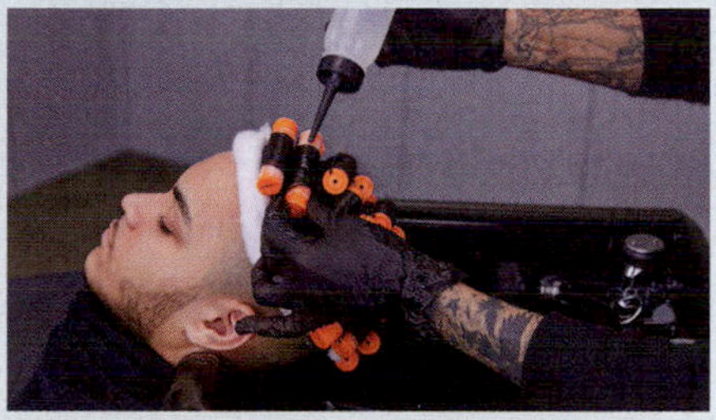

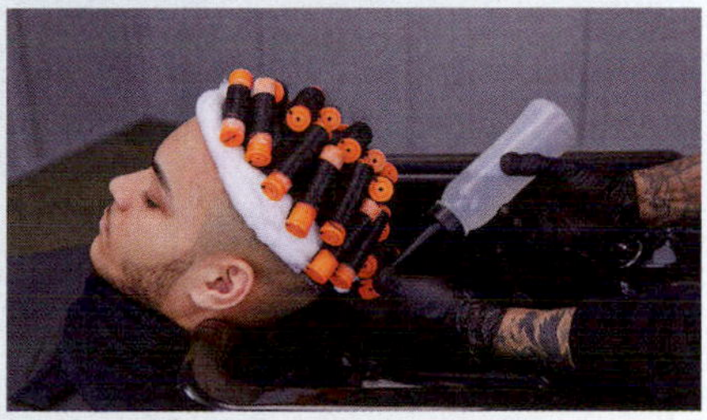

Aplique lentamente el neutralizador con cuidado en cada bigudí. Evite que la solución gotee y salpique. Asegúrese de empapar por completo cada bigudí. Prepare el temporizador y realice la neutralización durante 3 a 5 minutos según las instrucciones del fabricante. En promedio, el proceso de neutralización tarda 10 minutos si no se usa secador de cabello.

27

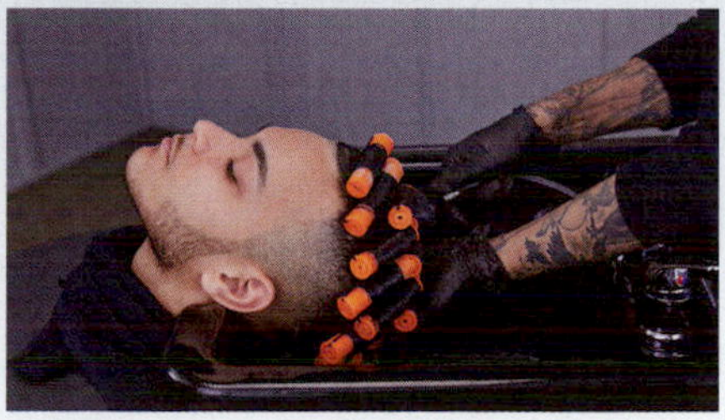

Enjuague el cabello. Una vez completada la neutralización, enjuague bien el cabello con agua durante al menos tres minutos con los bigudíes colocados.

(28)

Séquelos suavemente con una toalla para eliminar el exceso de agua.

(29)

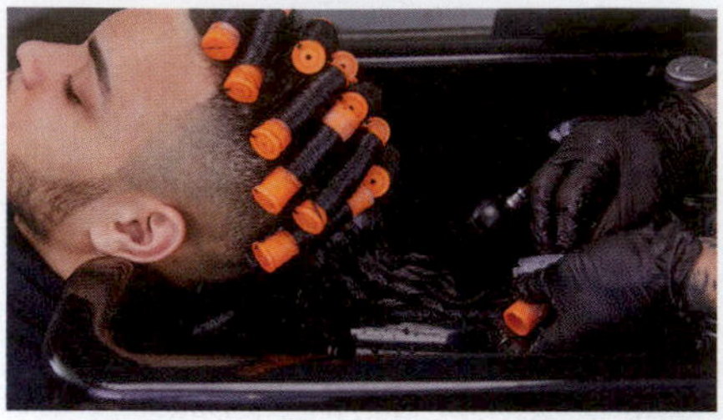

Retire los bigudíes del cabello.

(30)

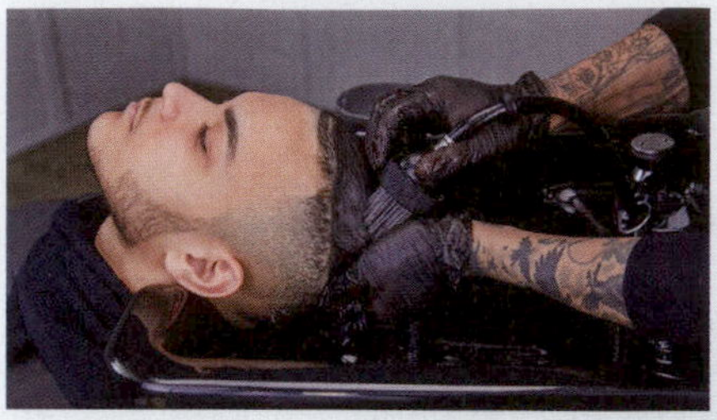

Enjuague bien con agua fría durante unos 3-5 minutos o más según las instrucciones del fabricante.

(31)

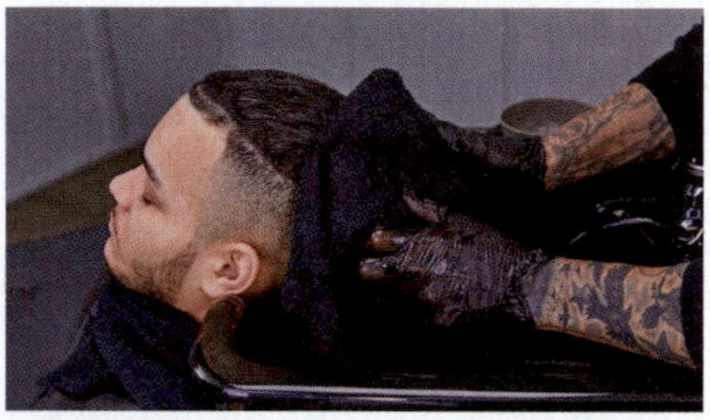

Seque el cabello con una toalla.

(32)

Opcional: Aplique un acondicionador hidratante y fortalecedor según las instrucciones del fabricante. Distribuya el acondicionador por todo el cabello con un peine de dientes largos. Luego, enjuáguelo y séquelo con toalla.

(33)

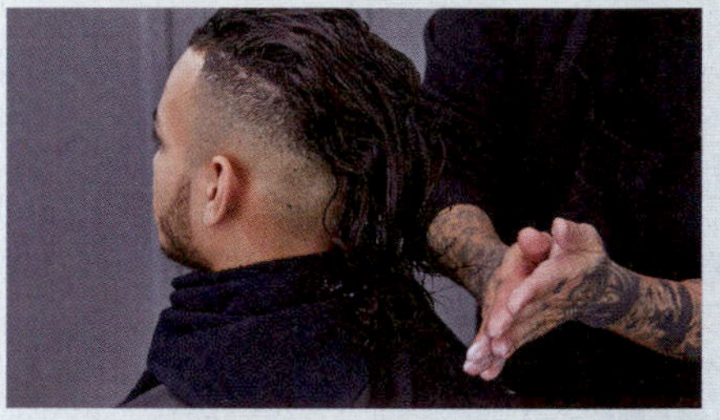

Aplique productos hidratantes para peinar.

(34)

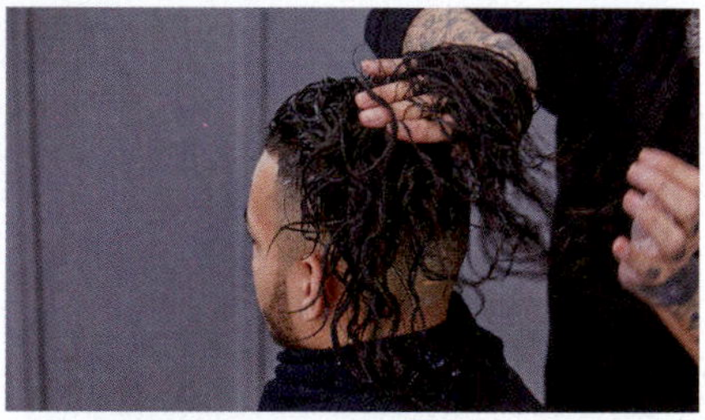

Trabaje el producto desde el cuero cabelludo hasta las puntas.

(35)

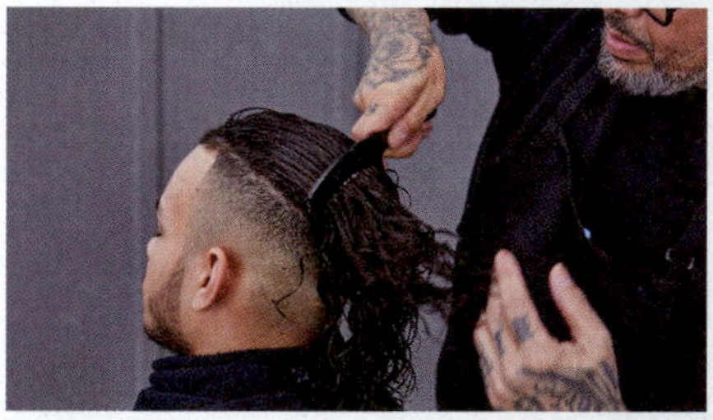

Peine el cabello con los dedos o con un peine de dientes grandes para moldearlo como desee.

(36)

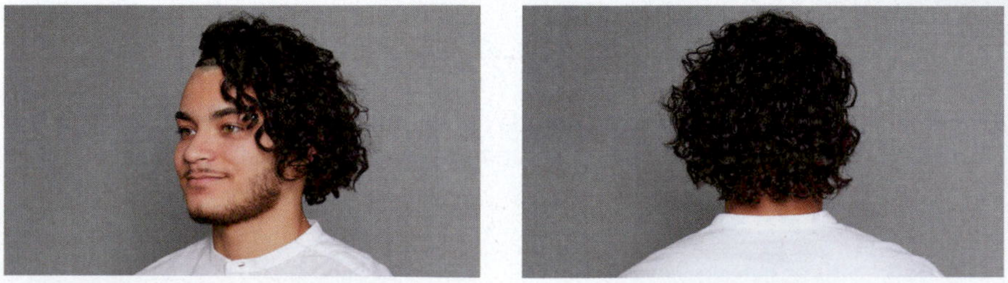

Peinado terminado. (Recomiende una loción de uso diario formulada para la reestructuración de rizos sueltos a fin de mantener la humectación).

POSTERIOR AL SERVICIO

Para completar el procedimiento, realice el

Ⓟ **10-2 Procedimiento previo al servicio.**

Glosario del capítulo

alisado químico del cabello	pág. 540	proceso o servicio en el que se reordena permanentemente la estructura básica del cabello rizado para darle una forma más lisa o suave
alisador para cabello virgen	pág. 556	se aplica en el cabello que no ha recibido ningún servicio previo de alisado químico
alisador químico	pág. 540	producto que elimina los rizos o las ondas, y deja el cabello recto o liso
alisadores con base	pág. 543	alisadores que requieren la aplicación independiente de una crema de base en la totalidad del cuero cabelludo, en el contorno del cuero cabelludo, en la nuca y en la parte superior y posterior de las orejas, antes de aplicar el alisador
alisadores con hidróxido de metal	pág. 542	compuestos iónicos formados por un metal (sodio, potasio o litio) que se combina con oxígeno e hidrógeno
alisadores de "thio"	pág. 545	usan la reducción y oxidación para romper los enlaces de bisulfuro y, luego, reconstituirlos para obtener una textura de cabello más lisa, usan el mismo tioglicolato de amonio (ATG) que se usa en la ondulación permanente, pero a una concentración más alta y un pH más alto (por encima de 10)
alisadores de hidróxido	pág. 542	se utilizan para alisar el cabello; contienen un álcali muy fuerte con un pH superior a 13; el ion de hidróxido es el ingrediente activo en todos los alisadores de hidróxido
alisadores de hidróxido de sodio	pág. 542	también se conocen como alisador de lejía o soda cáustica; se utilizan para romper los enlaces de bisulfuro y aflojar los rizos
alisadores de lejía	pág. 542	también se conocen como *hidróxido de sodio* o *soda cáustica*; se utilizan para romper los enlaces de bisulfuro y aflojar los rizos
alisadores sin base	pág. 543	alisadores que no requieren la aplicación de una crema de base protectora
bigudí de bucle	pág. 564	también se conoce como *bigudí circular*; herramienta que, por lo general, mide unos 30,5 cm (12 in) de largo, con un diámetro uniforme en toda su longitud
bigudíes cóncavos	pág. 564	bigudíes para permanente que tienen un diámetro menor en el centro que va aumentando a uno mayor en los extremos

bigudíes flexibles	pág. 564	también se conocen como bigudí de espuma flexible; herramienta que, por lo general, mide unos 30,5 cm (12 in) de largo, con un diámetro uniforme en toda su longitud
bigudíes rectos	pág. 564	bigudíes para permanente que tienen el mismo diámetro en toda su longitud o área de rizado
colocación de base	pág. 567	se refiere a la posición del bigudí en relación con la sección de la base; la colocación de base la determina el ángulo en el que se envuelve el cabello
colocación de media base	pág. 567	control de la base en el cual el cabello se envuelve en un ángulo de 90 grados, o perpendicular a su sección de la base, y el bigudí se coloca en media base
colocación en la base	pág. 567	control de la base en el cual el cabello se envuelve en un ángulo de 45 grados (perpendicular) más allá de la sección de la base y el bigudí se coloca sobre su base
colocación fuera de la base	pág. 567	control de la base en el cual el cabello se envuelve en un ángulo de 45 grados debajo del centro de la sección de la base, por lo que el bigudí se coloca completamente fuera de su base
control de base	pág. 569	posición del bigudí para permanente en relación con la sección de la base, la determina el ángulo en el que se envuelve el cabello
crema de base	pág. 543	también se conoce como *crema de base protectora*; es una crema aceitosa que se utiliza para proteger la piel y el cuero cabelludo durante el proceso de alisado del cabello
dirección de base	pág. 567	ángulo en el que se coloca el bigudí en la cabeza (en sentido horizontal, vertical o diagonal); además, es el patrón que indica la dirección en la que se envuelve el cabello
envoltura básica	pág. 569	también se conoce como *envoltura recta*; patrón de envoltura para permanente en el que todos los bigudíes de un panel se mueven en la misma dirección y se colocan en bases de igual tamaño; todas las secciones de la base son horizontales y tienen la misma longitud y ancho que el bigudí para permanente
envoltura con bigudí doble	pág. 569	también se conoce como *envoltura con herramienta doble*; técnica de envoltura mediante la cual el cabello extra largo se envuelve en un bigudí desde el cuero cabelludo hasta la sección intermedia del tallo del cabello, y otro bigudí se usa para envolver el resto de la hebra de cabello en la misma dirección
envoltura plana doble	pág. 565	envoltura para permanente en la que se coloca un papelillo debajo y otro encima del panel base (subsección) del cabello que se va a envolver

envoltura plana simple	pág. 565	envoltura para permanente similar a la envoltura plana doble, pero que utiliza solo un papelillo que se coloca encima del panel de la base de cabello
envoltura plegada	pág. 565	envoltura para permanente en la que un papelillo se dobla por la mitad sobre las puntas del cabello como un sobre, se elimina el exceso de papel y se puede usar con bigudíes cortos o cabellos muy cortos
envoltura tipo enladrillado	pág. 569	envoltura para permanente similar a la técnica de enladrillado; las secciones de la base están desplazadas una con relación a la otra, hilera por hilera, para evitar separaciones evidentes y combinar el flujo del cabello
hidróxido de calcio	pág. 542	o $Ca(OH)_2$, ingrediente activo en un alisador sin base de lejía; el nivel de pH de un alisador sin lejía suele ser más bajo que el de uno a base de lejía; se suele relacionar con el cabello seco
lantionización	pág. 542	proceso mediante el cual los alisadores de hidróxido alisan el cabello de manera permanente; eliminan un átomo de azufre del enlace de bisulfuro y lo convierten en un enlace de lantionina
lociones neutralizantes	pág. 544	acondicionadores con pH ácido que restauran el pH natural del cabello antes del lavado final con champú neutralizador para los alisadores de hidróxido
monotioglicolato de glicerol (GMTG)	pág. 559	principal componente activo en las lociones para ondular, ácidas verdaderas y de ácido equilibrado
neutralización con hidróxido	pág. 544	reacción de neutralización ácido-álcali que neutraliza (desactiva) los residuos alcalinos que deja en el cabello un alisador de hidróxido y reduce el pH del cabello y el cuero cabelludo; la neutralización de los alisadores de hidróxido no implica oxidación ni reconstitución de los enlaces de bisulfuro
neutralización de "thio"	pág. 546	se basa en un proceso de oxidación que detiene la acción de la solución alisadora y reconstruye el cabello en su nueva forma
ondas ácidas verdaderas	pág. 559	tienen un pH entre 4,5 y 7,0, requieren calor para procesarse (endotérmicas), se procesan más lentamente que las ondas alcalinas y generalmente no producen rizos tan firmes como las ondas alcalinas
ondas alcalinas	pág. 559	también conocidas como *ondas frías*; tienen un pH entre 9,0 y 9,6, usan tioglicolato de amonio (TGA) como agente reductor y actúan sin agregado de calor según las instrucciones del fabricante

ondas de ácido balanceado	pág. 559	permanentes con pH 7,0 o neutro; debido a su pH más alto, no requieren el calor adicional de un secador de cabello, se procesan más rápido y producen rizos más firmes que las ondas ácidas verdaderas; siga siempre las instrucciones de uso del fabricante
ondas de pH bajo	pág. 560	permanentes que usan sulfatos, sulfitos y bisulfitos como alternativa al tioglicolato de amonio
ondas endotérmicas	pág. 560	permanente activada por una fuente de calor externa, por lo general un secador de cabello convencional de pie
ondas exotérmicas	pág. 559	crean una reacción química exotérmica que calienta la solución para ondulación y acelera el procesamiento
ondas sin "thio"	pág. 560	permanente que usa un ingrediente distinto al TGA como agente reductor principal, tal como cisteamina o mercaptamina
ondas sin amoníaco	pág. 560	permanentes en las que se utiliza un ingrediente que no se evapora tan fácilmente como el amoníaco; por lo tanto, despiden muy poco olor
ondulación permanente	pág. 557	agrega ondas o rizos al cabello; también se usa para aflojar los rizos; proceso de dos pasos mediante el cual el cabello sufre 1) un cambio físico que se genera al envolver el cabello en bigudíes para permanente; 2) un cambio químico causado por la aplicación de solución para ondulación permanente y neutralizador
paneles	pág. 566	secciones de permanentes; el tamaño, la forma y la dirección varían según los patrones de envoltura
papelillos	pág. 564	también conocidos como *envolturas para las puntas o papeles para permanente*; papeles finos y absorbentes que se usan para controlar las puntas del cabello cuando se lo enrosca en bigudíes para permanente
permanente de rizos sueltos	pág. 570	también conocida como *servicio de reestructuración química del rizo*; este proceso químico a base de "thio" afloja el cabello muy rizado y lo transforma en rizos u ondas suaves más grandes
permanentes en espiral	pág. 569	utiliza la técnica de envoltura en espiral, en la que el cabello se envuelve alrededor de los bigudíes de manera vertical hasta que llene la longitud de cada bigudí, como rayas en un caramelo; siempre que el ángulo permanezca constante, cualquier superposición será uniforme a lo largo del bigudí y la hebra de cabello

permanentes parciales	pág. 570	ondulaciones permanentes en las que se rizan solo zonas específicas de la cabeza
retoque de alisador	pág. 557	aplicación para cabello que haya recibido un servicio de alisado químico antes
secciones de la base	pág. 566	subsecciones de paneles en las que se divide el cabello para la envoltura de la permanente; se suele colocar un bigudí en cada sección de la base
servicios de textura química	pág. 538	servicios para el cabello que producen un cambio químico que altera el patrón de ondulación natural del cabello
técnica de envoltura *croquignole*	pág. 568	permanente en la que se envuelven hebras de cabello desde las puntas hasta el cuero cabelludo en capas concéntricas superpuestas
técnica de envoltura en espiral	pág. 568	se usa en las permanentes en espiral; se envuelve el cabello alrededor de los bigudíes de forma vertical hasta que se completa la longitud de cada bigudí, como las rayas de un bastón de caramelo
tioglicolato de amonio (TGA)	pág. 545	ingrediente activo o agente reductor de las permanentes alcalinas
tratamiento alisador a base de queratina	pág. 546	también llamado *tratamientos de queratina brasileña,* es un tratamiento semipermanente que suaviza las texturas del cabello rizado y ondulado, y elimina el encrespamiento hasta por 12 semanas
viscosidad	pág. 545	mide si un líquido es espeso o no

PARTE 03

SERVICIOS DE PELUQUERÍA

CAPÍTULO 16:

Coloración del cabello

Objetivos de aprendizaje

Al finalizar este capítulo, podrá:

OA 1 Explicar por qué se necesita un conocimiento profundo de la coloración del cabello para lograr una trayectoria exitosa en cosmetología.

OA 2 Explicar cómo influye la estructura, la textura, la densidad y la porosidad del cabello en la coloración.

OA 3 Definir la función que desempeñan los niveles y tonos en la formulación de la coloración.

OA 4 Explicar los colores primarios, secundarios y terciarios, y sus contribuciones al tono y la intensidad en el cabello.

OA 5 Comparar y describir las diferentes categorías de coloración.

OA 6 Detallar las funciones que cumplen el peróxido de hidrógeno y el amoníaco en la formulación de la coloración.

OA 7 Explicar la función y acción de los aclaradores de cabello.

OA 8 Detallar los pasos para llevar a cabo una consulta de coloración eficaz.

OA 9 Enumerar las cinco preguntas clave que se debe hacer a sí mismo cuando se prepara la fórmula de coloración.

OA 10 Describir los pasos de aplicación de la coloración y el aclarado, desde la prueba preliminar de la hebra hasta el proceso único o doble con aclarador.

OA 11 Describir las técnicas de las mechas.

OA 12 Explicar las técnicas de coloración especiales para el cabello canoso.

OA 13 Describir los desafíos que suele presentar la coloración y las posibles soluciones.

OA 14 Describir las precauciones de seguridad que se deben seguir durante el proceso de coloración.

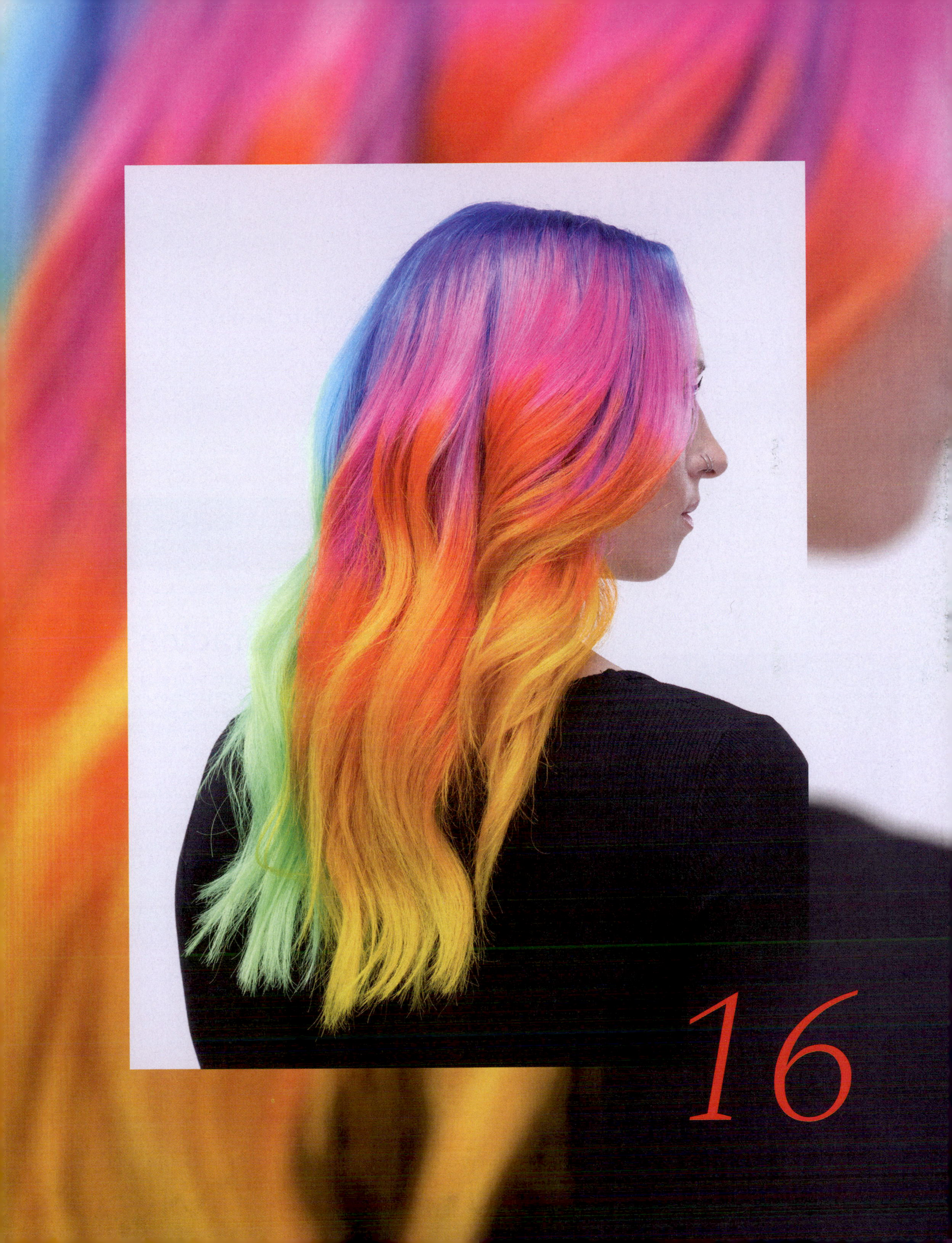

16

Para mí, la belleza, el maquillaje y el color son como el toque final de todo.

"

—

Marc Jacobs

Diseñador de modas

OA 1 Explicar por qué se necesita un conocimiento profundo de la coloración del cabello para lograr una trayectoria exitosa en cosmetología.

—

¿Por qué estudiar coloración?

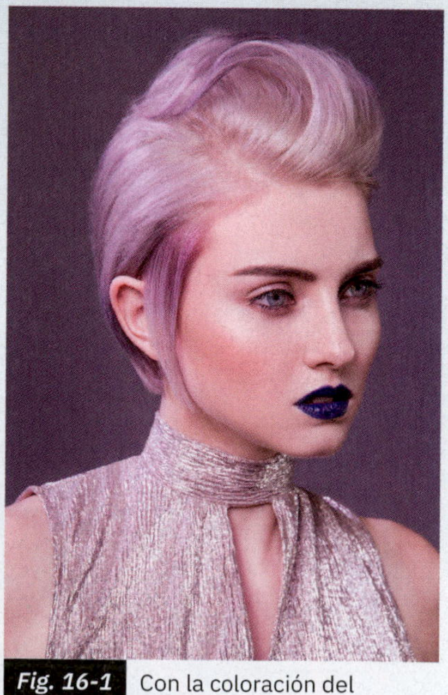

Eli Mancha

Fig. 16-1 Con la coloración del cabello se puede expresar creatividad y estilo personal.

Uno de los servicios más creativos, exigentes e inspiradores del salón es la coloración. Debido a su popularidad, también puede ser una de las áreas más lucrativas para los estilistas. Las personas buscan servicios de coloración para expresar su individualidad, cubrir o mezclar canas, imponer una moda, acentuar un corte o peinado en particular, corregir tonos no deseados causados por la exposición ambiental al sol o al cloro, y muchas otras razones.

La **coloración** (en inglés, "haircolor" [una palabra]) es un término profesional del sector de los salones, que se refiere a los productos y servicios de coloración artificial. El término **color del cabello** (en inglés, "hair color" [dos palabras]) es el color natural del cabello. Por ejemplo, al referirse a un cliente, puede decir: "El color natural del cabello de la Sra. Bailey es castaño". La coloración que voy a hacerle es caoba".

Sus clientes acudirán a usted en busca de consejos expertos sobre coloración, así que debe comprender a fondo la estructura del cabello y el efecto que tienen en él los productos para la coloración. Aprenderá qué tonos favorecen más a sus clientes y qué productos y técnicas lograrán el aspecto deseado. Los clientes con cabello teñido suelen visitar el salón cada 3 a 12 semanas (**figura 16-1**).

Los cosmetólogos deben estudiar y comprender muy bien la coloración del cabello por los siguientes motivos:

- Los productos de coloración contienen ingredientes químicos fuertes. Saber qué son y cómo funcionan le permite prestar servicios de coloración a sus clientes de manera segura.
- Los servicios de coloración ofrecen a los clientes y a los estilistas una forma de expresar sus habilidades artísticas y su creatividad.
- Los clientes buscarán sugerencias sobre técnicas para acentuar sus mejores rasgos. A medida que los clientes vayan convirtiéndose en consumidores informados de productos de belleza, buscarán servicios de coloración de excelencia para agregar o mezclar colores y realzar así sus cortes de cabello o peinados.
- Los clientes que necesitan servicios de coloración periódicos para cambiar o mantener su imagen se convierten en excelentes clientes a largo plazo.
- La coloración es un servicio lucrativo para estilistas y salones, y contribuye significativamente a la lealtad del cliente.

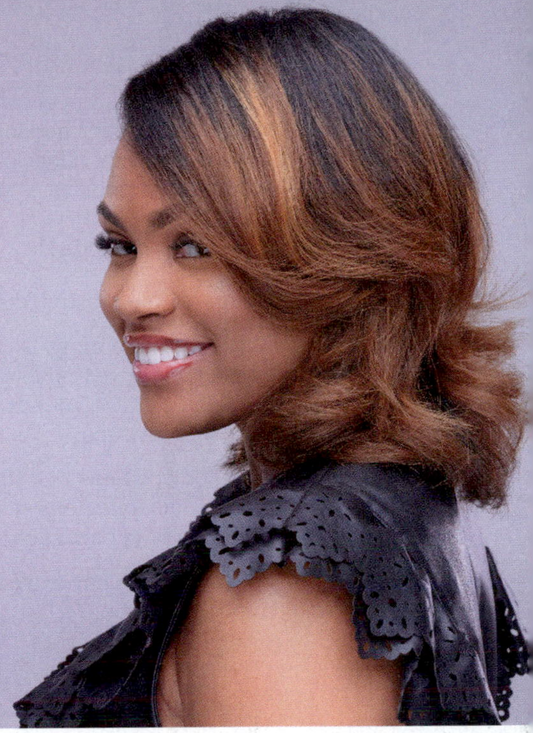

Verificación

1. ¿Por qué los cosmetólogos deben estudiar coloración y servicios de coloración?
2. ¿Por qué la gente solicita servicios de coloración?

OA 2 Explicar cómo influye la estructura, la textura, la densidad y la porosidad del cabello en la coloración.

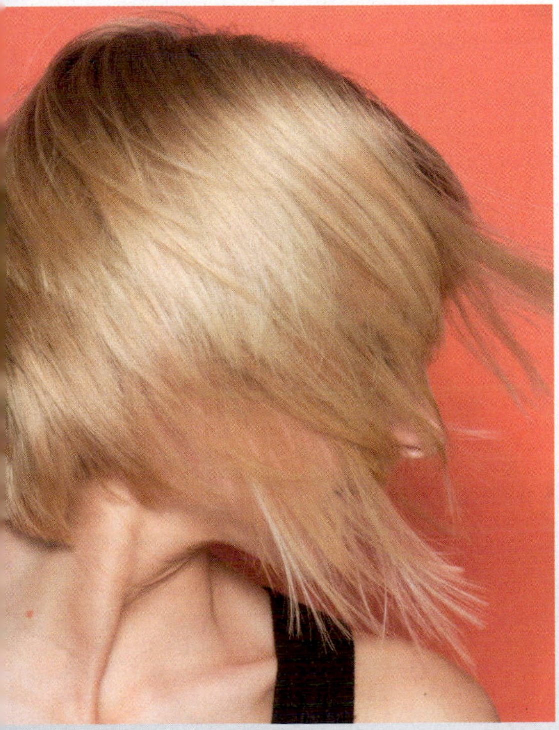

Color y estructura del cabello

Antes de comenzar cualquier servicio de coloración, identifique el color y la estructura del cabello de su cliente. Este es un paso crucial que le permite determinar la mejor manera de lograr los resultados deseados.

Comprender cómo afecta la estructura del cabello la calidad y el éxito final del servicio de coloración es fundamental, ya que algunos productos de coloración pueden cambiar drásticamente el color del cabello, mientras que otros causan cambios relativamente pequeños. Si sabe cómo afectan el cabello los productos, elegirá los mejores para su cliente. Además de la información que se incluye a continuación, consulte el **capítulo 7, Propiedades del cabello y el cuero cabelludo,** pág. 130, para repasar las propiedades del cabello.

Color del cabello

El color natural del cabello comprende desde negro a castaño oscuro y rojo, y de rubio oscuro a rubio claro. El color del cabello es único en cada persona; no hay dos personas con el mismo color exacto. El **pigmento contribuyente**, que también se conoce como *matiz*, corresponde a los diversos grados de calidez que se exponen durante el proceso de coloración permanente o aclarado.

Generalmente, cuando se aclarara el color natural del cabello, cuanto más oscuro sea el nivel natural, mayor intensidad tendrá el pigmento contribuyente. Esto se debe tomar en cuenta antes de seleccionar la coloración. A través del proceso de oxidación, la coloración modifica este pigmento para crear uno nuevo.

Estructura del cabello

El cabello está compuesto por estos tres componentes principales:

Cutícula: capa más externa; protege la capa interior de la corteza y aporta hasta un 20 % de la fuerza general del cabello; cuando se daña, el fundido de colores se complica, ya que la coloración deposita las moléculas no oxidantes de tinte para el cabello solo en esta capa.

Corteza: capa intermedia; da fuerza y elasticidad al cabello; contiene el pigmento natural, llamado melanina, que determina el color del cabello; aquí se depositan moléculas oxidantes de tinte para el cabello.

Médula: capa más interna; no hay explicación científica de su función en cuanto al cabello o el color del cabello.

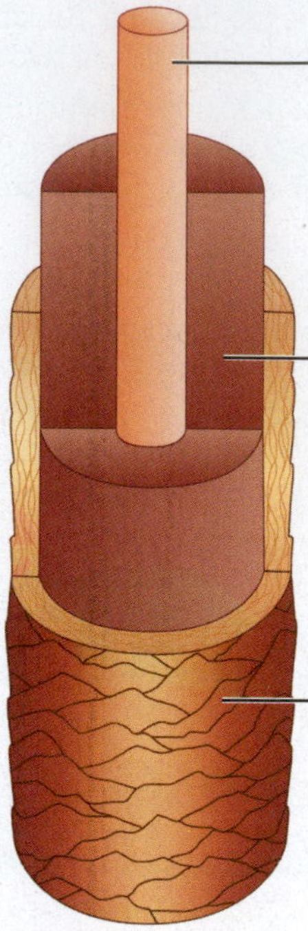

? ¿Lo sabía?

El cabello rizado puede tener una cutícula levantada, en cuyo caso se puede aclarar más rápido que el cabello liso, ya que el agente aclarador puede ingresar a la corteza más rápido. El cabello rizado también puede perder el patrón de rizos si se procesa en exceso. Los reveladores de alto volumen pueden ser demasiado fuertes para algunos patrones de rizos.

Textura del cabello

La textura del cabello es el diámetro de las hebras de cabello individuales. Las hebras de cabello con diámetro pequeño, mediano y grande se traducen respectivamente en texturas del cabello fino, medio y grueso. La melanina se distribuye de diversas formas según la textura:

El cabello de textura fina contiene melanina compacta. Toma color más rápido y puede verse más oscuro.

El cabello de textura media contiene melanina moderadamente agrupada; tiene una reacción promedio a la coloración.

El cabello de textura gruesa tiene gránulos de melanina poco agrupados, por lo que la coloración puede tardar más en procesarse.

? ¿Lo sabía?

Existen tres tipos de melanina en el cabello:

- *La eumelanina, que aporta al cabello los colores negro y castaño.*
- *La feomelanina, que aporta al cabello los colores rubio y rojo.*
- *La melanina mezclada, un color del cabello natural combinado que contiene tanto feomelanina como eumelanina.*

Densidad del cabello

La densidad del cabello es la cantidad de cabellos por centímetro cuadrado y puede variar de fina a densa. La densidad se debe tener en cuenta al aplicar la coloración para asegurar la cobertura adecuada.

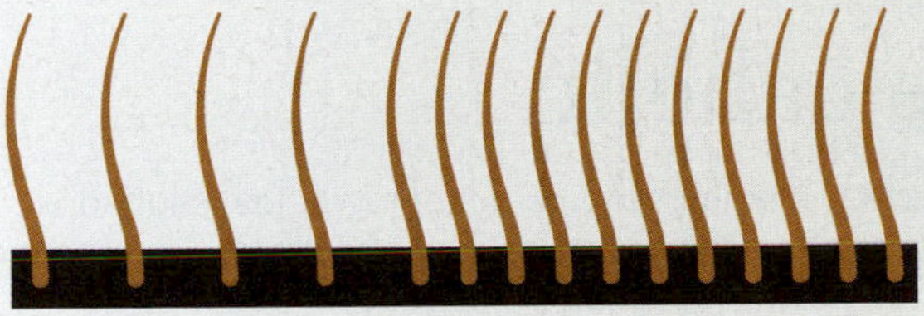

Porosidad del cabello

La porosidad es la capacidad para absorber humedad. El cabello poroso acepta la coloración de un modo más rápido. Además, puede dar como resultado un tono más frío que en cabellos con menos porosidad. Los grados de porosidad son los siguientes:

Baja porosidad: la cutícula es fuerte, por lo que es difícil que la humedad o los químicos penetren en ella. Es posible que requiera más tiempo de procesamiento.

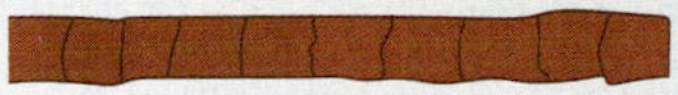

Porosidad media: la cutícula está ligeramente levantada. El cabello se procesa en un tiempo promedio. Por lo general, la dificultad para absorber o retener la humedad es mínima o nula.

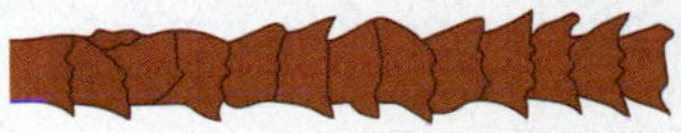

Alta porosidad: la cutícula está levantada. El cabello es sumamente poroso, permite que la humedad penetre fácilmente y, por lo tanto, tomará color rápidamente. El color también tiende a desvanecerse rápido. El cabello con permanente, coloración y alisado químico tendrá un alto grado de porosidad. El cabello extremadamente poroso rechaza el calor cuando se aplica el color y puede procesarse más rápido.

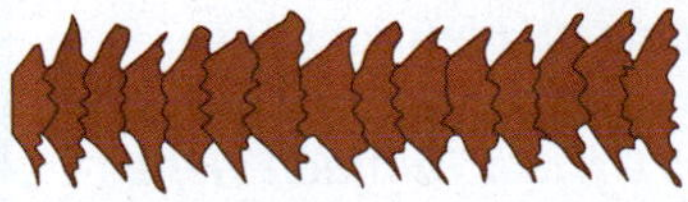

☑ Verificación

3. ¿Cómo afecta la estructura del cabello la coloración?
4. ¿Cómo afecta la textura del cabello la coloración?

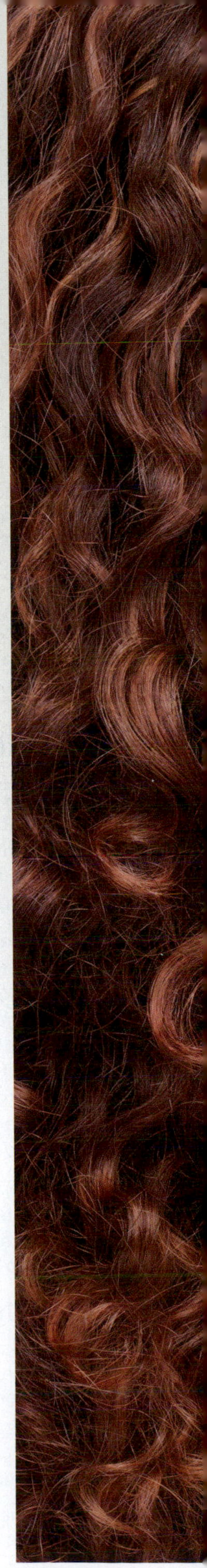

OA 3 Definir la función que desempeñan los niveles y tonos en la formulación de la coloración.

Niveles y tonos de cabello

La coloración profesional es una ciencia y un arte. Sin embargo, para poder lograr los resultados artísticos deseados, primero debe aprender las reglas científicas y las pautas de color. Ser creativo antes de comprender las reglas del color podría arrojar resultados desastrosos.

Sistema de niveles

El **sistema de niveles** es un sistema de medición que los coloristas utilizan para determinar la claridad u oscuridad del color artificial y natural del cabello (**figura 16-2**). Los niveles están dispuestos en una escala del 1 al 10, donde 1 es el más oscuro y 10 el más claro. Aunque el nombre de cada nivel puede variar entre los fabricantes, es importante identificar con exactitud el grado de claridad u oscuridad del cabello. Es posible que algunas marcas tengan un sistema de niveles extendido que va más allá del nivel 10. Desarrolle su criterio para determinar dónde se encuentra un color del cabello existente dentro de un único nivel. El nivel 5,5, por ejemplo, es medio nivel más claro que el nivel 5.

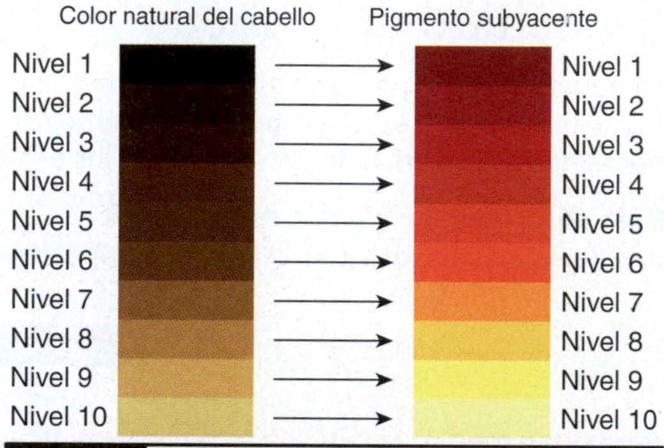

Fig. 16-2 Tabla de niveles de color del cabello

Curiosidades

La iluminación es fundamental cuando se analiza el color del cabello. Para obtener los mejores resultados, siempre que sea posible, use luz natural para realizar el análisis. Sin embargo, si está familiarizado con la luz artificial, podrá verificar de manera efectiva los resultados de la coloración del cabello.

La luz artificial, que está disponible en distintas variedades, puede distorsionar la forma en que se percibe el color. La luz incandescente emite una luz ámbar cálida que realza los tonos rojos y naranjas. La luz fluorescente proyecta un color plano y frío que realza los azules y verdes. Las luces halógenas son luces blancas que imitan la luz natural y hacen que todos los colores se vean más vivos. Los diodos emisores de luz (LED) vienen en tonos cálidos o fríos. También vienen en diseños "inteligentes" que le permiten controlar de forma remota la calidez o el frío de la luz.

La iluminación adecuada y el color de la pared son esenciales para los resultados de la coloración del cabello. Las paredes de colores brillantes en un espacio pequeño pueden crear un matiz de color en el cabello que se puede iluminar aún más con la elección de iluminación.

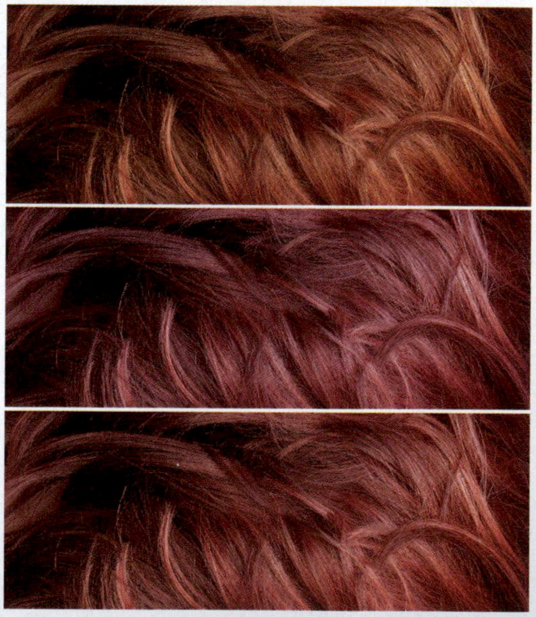

Tablas de coloración

Las tablas de coloración, también llamadas *paletas de colores* o *muestrarios*, son esenciales a la hora de formular una coloración y de consultar con los clientes acerca de sus próximos servicios. En la tabla de coloración, se identifican el nivel y los tonos primarios y secundarios de cada color o tonalidad que elabora el fabricante.

Como las tablas de coloración varían de un fabricante a otro, es importante comprender los conceptos de una tabla de coloración genérica, así como la del fabricante que usted suele usar para formular colores y realizar servicios. Consulte la **figura 16-3** para ver una tabla de coloración de ejemplo.

Las tablas generalmente se leen a partir del sistema de niveles de la derecha o de la izquierda, con un nivel ascendente o descendente.

	TONO			
Nivel	Rubio frío	Neutro/natural	Rojo frío	Rojo cálido
12	A AB V NA	NB		
11	A AB V NA	NB		
10	A AB V NA	N NB NN		O R RR
9	A B AV NA	N NB NN	RV	O RO R RR
8	A B AV NA	N NB NN	RV	O RO R RR
7	A NA	N NB NN	VR RV	O RO R RR
6	A NA	N NB NN	VR RV	O RO R RR
5	A NA	N NB NN	VR RV	RO R RR
4	A NA	N NB NN	VR RV	RO RR
3	NA	N NB NN	VR RV	
2	NA	N NN	VR	
1	NA	N NN		

Código de color	
A	Ceniza (gris)
B	Azul
G	Dorado
N	Neutro
NA	Ceniza neutro
NB	Castaño neutro
NN	Natural/neutro
O	Naranja
R	Rojo
RO	Naranja rojizo
RR	Rojo rojo (rojo sin castaño)
RV	Violeta rojizo
V	Violeta

Tenga en cuenta que la información de este cuadro puede cambiar según el fabricante del tinte para coloración.

Fig. 16-3 Tabla de coloración

Después del nombre de la coloración de la empresa, cada una se identifica con un número y letra(s). Si el número comienza con un 6, por ejemplo, la coloración es un rubio oscuro de nivel 6. Detrás del número, la primera letra indica la familia de colores o tono base. El tercer número (no siempre se incluye) es el tono secundario. Si, por ejemplo, el color es un 6RV, es un nivel 6 con tonos rojo-violeta.

En la parte superior de la tabla habrá clasificaciones basadas en el tono. Por ejemplo, los tonos rojos R, RO y RV pueden estar juntos según el tipo de tono. Algunas empresas utilizan la misma letra para distintos colores. Por ejemplo: G para verde ("Green") y oro ("Gold"). B para azul ("Blue"), marrón ("Brown") y beige. A para ceniza ("Ash") y caoba ("Auburn"). N para natural y neutro. Lea siempre la etiqueta antes de mezclar y aplicar el color si no está familiarizado con el sistema de letras/colores de la marca.

Cómo leer una tabla de colores:

Nota: El "espacio" a la que se hace referencia a continuación puede ser un punto (.) o una barra inclinada (/), según el fabricante.

Primer número (número antes del espacio)	=	nivel
Primera letra o número después (número antes del espacio)	=	mayor concentración de pigmento
Segunda letra o número (número después del espacio)	=	concentración secundaria de pigmento
Algunas marcas de tinturas usan una letra mayúscula y minúscula para indicar la concentración de pigmento.	P. ej.:	**6.RV**
Algunas marcas de tinturas usan 2 letras mayúsculas para indicar una concentración de pigmento igual o doble.	P. ej.:	**6.RV o 6.RR**
Algunas marcas usan más de 2 letras o números (número antes del espacio)	P. ej.:	**6.RVv**

Los muestrarios físicos que proporciona el fabricante pueden ayudar aún más en el proceso de selección de la coloración **(figura 16-4)**. Los fabricantes profesionales ofrecen tablas de colores específicas de la marca en las tiendas donde se venden estos artículos, para que el cliente pueda ver y comprar. Cuando un estilista compra una línea de colores para usar en su salón, se le entregan catálogos y tablas de referencia.

Actividad

Determinación del nivel existente

Para determine el nivel existente, realice estos cuatro pasos con un compañero de clase:

1. *Tome una sección de 1,25 cm (½ in) de la zona de la coronilla y manténgala levantada del cuero cabelludo para que pase la luz (**figura 16-5**).*
2. *Utilizando una tabla de niveles, seleccione el nivel que considera que coincide con la sección de cabello y colóquelo junto al cabello. Recuerde que está tratando de determinar el nivel de profundidad (oscuridad o claridad). No divida ni aplaste el cabello contra el cuero cabelludo, ya que se verá más oscuro y obtendrá una lectura incorrecta (**figura 16-6**).*
3. *Aleje el muestrario de la zona del cuero cabelludo junto con la hebra de cabello. ¿Cuál es el nivel existente en la mitad del tallo? ¿En las puntas?*
4. *Determine e informe los niveles existentes en todo el cabello.*

Además de evaluar el nivel del cabello, identifique el tono actual del cabello, que puede ser frío, neutro o cálido. Siga los mismos pasos, pero, esta vez, use una tabla de coloración para identificar los tonos existentes del cabello. Tanto los niveles como los tonos influirán significativamente en todas sus formulaciones de coloración.

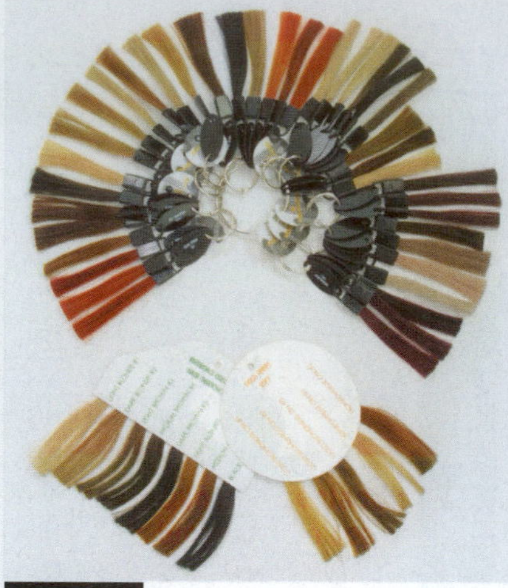

Fig. 16-4 Muestrarios de coloración

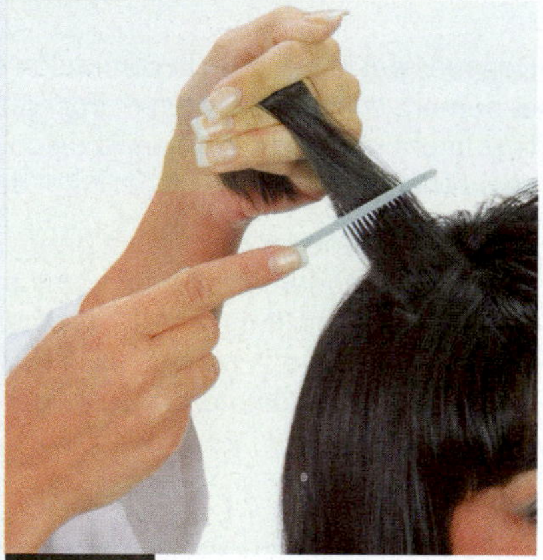

Fig. 16-5 Tome una sección de 1,25 cm² (½ in²) en la coronilla.

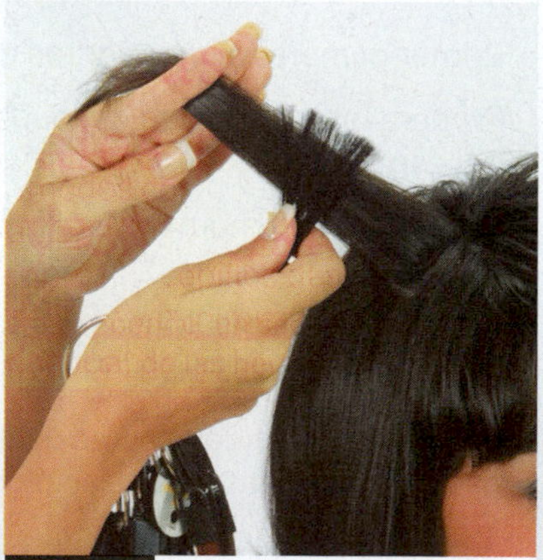

Fig. 16-6 Verifique el nivel de color en función del mechón de cabello.

Cabello canoso

El cabello canoso ha perdido gran parte de su pigmento (solo el cabello blanco carece de pigmento). A pesar de que la pérdida de pigmento suele ser progresiva a lo largo de la vida de una persona, son pocas las personas que terminan con el cabello totalmente blanco. Más allá de evaluar el nivel del cabello, las canas exige especial atención en cuanto a la cantidad y la zona de la cabeza donde son más densas (**figura 16-7**). Dado que muchas de las inquietudes de sus clientes en cuanto a coloración implicarán cubrir o camuflar canas, encontrará información detallada sobre las técnicas de coloración del cabello gris en la sección “Técnicas de cobertura de canas”, en la pág. 652 de este capítulo.

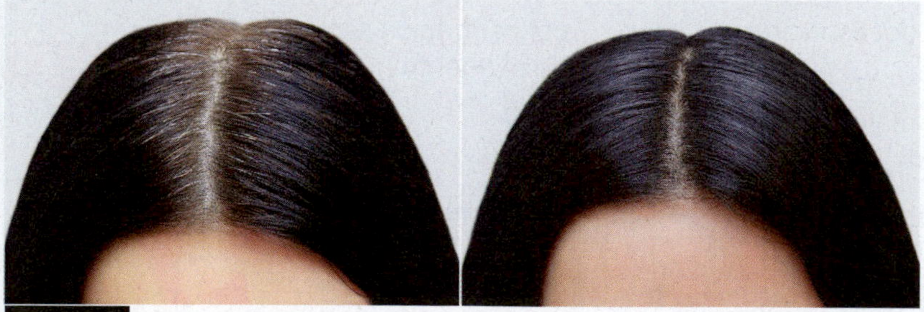

Fig. 16-7 Nuevo crecimiento de canas antes de la cobertura (izquierda) y después de la cobertura (derecha)

Verificación

5. ¿Qué es el sistema de niveles y por qué es importante?
6. ¿Por qué es importante la tabla de coloración al formular la coloración?

OA 4 Explicar los colores primarios, secundarios y terciarios, y sus contribuciones al tono y la intensidad en el cabello.

Teoría del color

En la **teoría del color,** se enseña la **ley de los colores**, un sistema que permite entender las relaciones entre ellos. Incluye reglas prácticas y orientación para la mezcla de colores. Además, se presentan los resultados visuales coherentes de combinaciones específicas de colores. La **rueda de colores** ilustra las reglas y pautas de la teoría del color. Es una herramienta que representa visualmente las relaciones entre los colores (**figura 16-8**).

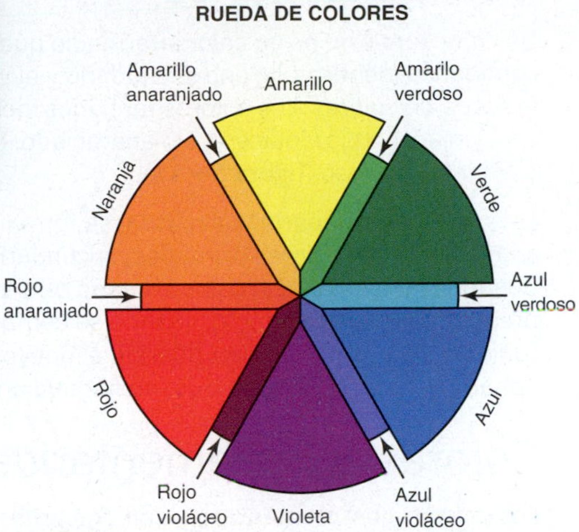

Fig. 16-8 Una rueda de colores estándar

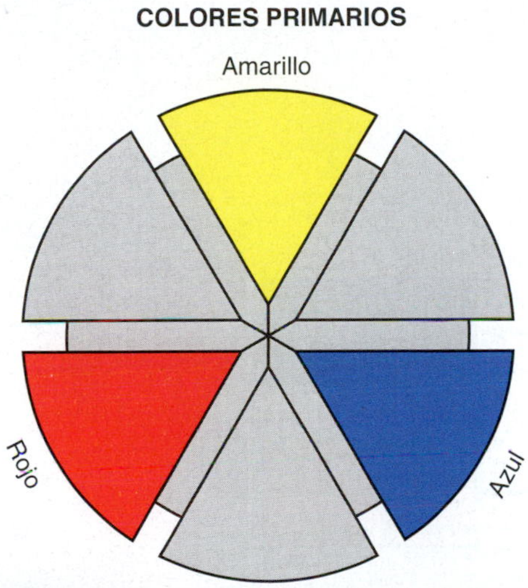

Fig. 16-9 Colores primarios

Colores primarios

Los **colores primarios** son colores puros o fundamentales (rojo, amarillo y azul) que no se pueden crear mediante la combinación de otros colores. Todos los colores se crean a partir de estos tres primarios. Los colores con predominio de azul son colores de tonos fríos, mientras que aquellos con predominio de rojo o amarillo son de tonos cálidos (**figura 16-9**).

- El **azul** es el color primario más fuerte y el único color primario frío. Además de frialdad, aporta oscuridad y profundidad a cualquier color.
- El **rojo** es un color primario medio. La adición de rojo a los colores con base azul los hará parecer más claros. El rojo añadido a colores con base amarilla los hará ver más oscuros.
- El **amarillo** es el color primario más débil. Cuando añade amarillo a otros colores, el resultado se verá más claro y brillante.

Sugerencia

En la teoría tradicional del color, si se mezclan los tres colores primarios en proporciones iguales, el color que se obtiene es negro, blanco o gris oscuro, dependiendo de la saturación del pigmento.

Piense en el color del cabello en términos de diferentes combinaciones de colores primarios. Por ejemplo, el castaño natural tiene los colores primarios en las proporciones siguientes: azul-B, rojo-RR y amarillo-YYY (una parte de azul, dos partes de rojo y tres partes de amarillo). El blanco puede aclarar un color. El negro puede profundizar un color.

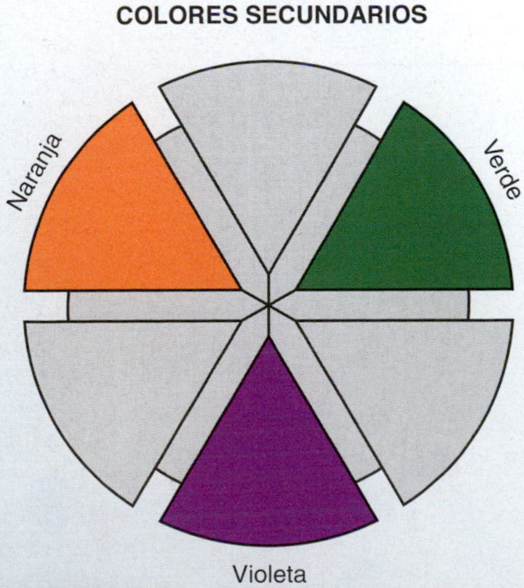

Fig. 16-10 Colores secundarios

Colores secundarios

Los **colores secundarios** son colores que se obtienen al mezclar partes iguales de dos colores primarios. Los colores secundarios son el verde, el naranja y el violeta. El verde es la combinación idéntica de azul y amarillo; naranja es la combinación idéntica de rojo y amarillo (**figura 16-10**).

Colores terciarios

Un **color terciario** es un color intermedio que se obtiene mezclando cantidades idénticas de uno secundario y el primario contiguo en la rueda de colores. Los colores terciarios incluyen azul verdoso, azul violáceo, rojo violáceo, rojo anaranjado, amarillo anaranjado y amarillo verdoso (**figura 16-11**).

La coloración de apariencia natural se forma mediante la combinación de colores primarios, secundarios y terciarios. Cuando se combinan, el color primario es siempre el tono predominante. Por ejemplo, cuando se combinan el amarillo (primario) y el naranja (secundario), el nuevo color se denomina amarillo anaranjado, no naranja amarillento.

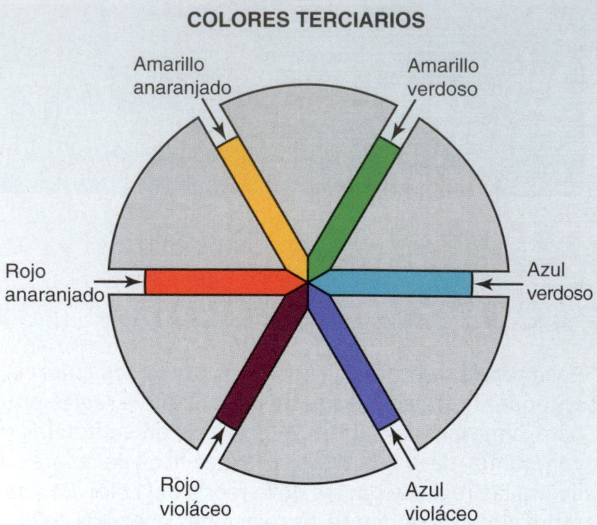

Fig. 16-11 Colores terciarios

Colores complementarios

Los **colores complementarios** son uno primario y uno secundario que, en la rueda de colores, se encuentran ubicados en posiciones directamente opuestas. Los colores complementarios incluyen azul y naranja, rojo y verde y amarillo y violeta (**figura 16-13**).

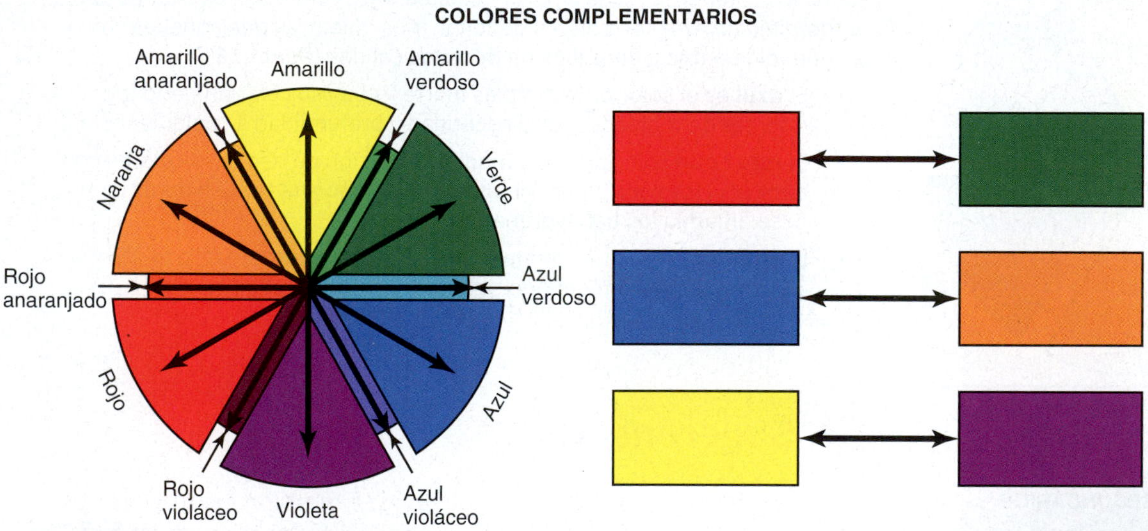

Fig. 16-13 Colores complementarios

Actividad

Rueda de colores de arcilla

*Con arcilla de colores primarios (rojo, azul y amarillo) forme colores secundarios y terciarios. Verá que, si mezcla arcilla roja con amarilla en proporciones iguales, obtendrá el color naranja. Si mezcla arcilla roja con arcilla naranja, ¿cuál es el resultado? ¿Qué sucede si cambia la proporción de los colores? Las combinaciones son infinitas (**figura 16-12**).*

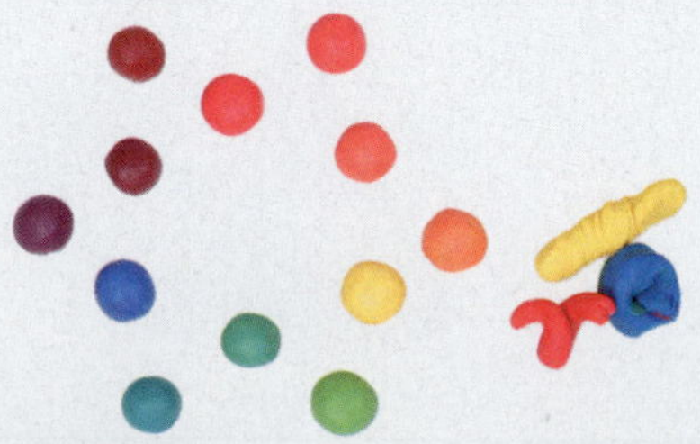

Fig. 16-12 Creación de la rueda de colores con arcilla

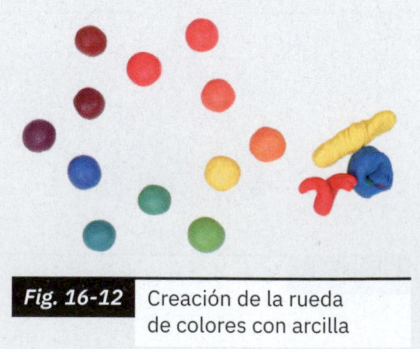

Los colores complementarios se neutralizan mutuamente. Al preparar la fórmula de coloración, descubrirá que, con frecuencia, su meta será enfatizar o desviar la atención del tono de la piel o el color de los ojos. También es posible que quiera neutralizar o afinar tonos no deseados del cabello. La compresión de los colores complementarios le servirá para elegir el tono adecuado a fin de alcanzar estas metas.

Tono e intensidad

El **tono**, o la *tonalidad*, se refiere al equilibrio de color. El tono responde a la pregunta de qué color utilizar, de acuerdo con los resultados deseados del cliente. Estos tonos pueden describirse como cálidos, fríos o neutros (**figura 16-14**). Consulte la rueda de colores en la **figura 16-15** para ver cómo se dividen los colores cálidos y los colores fríos.

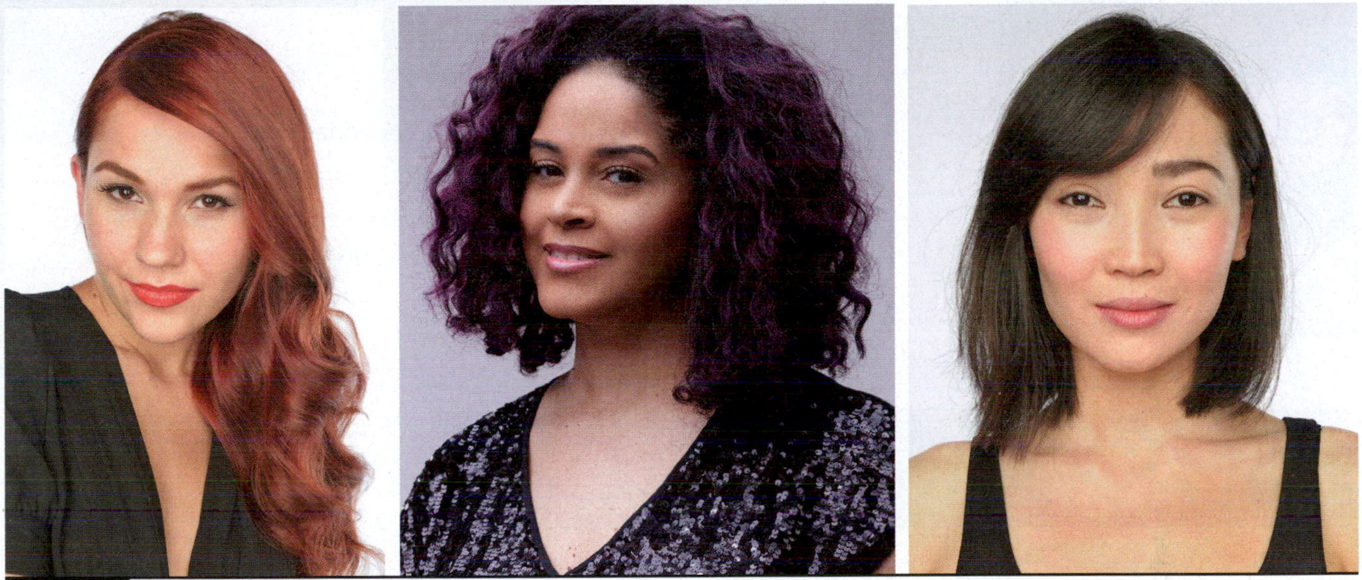

Fig. 16-14 Ejemplos de colores cálidos, fríos y neutros

Los tonos cálidos reflejan más luz, lo que los hace parecer más claros que su nivel real. Estos tonos son oro, naranja, rojo y amarillo. Algunos fabricantes de coloraciones usan términos como *caoba, ámbar, cobre, rojizo* y *bronce*, que puede ser una mejor opción para hablar con el cliente sobre la coloración y describírsela.

Los tonos fríos absorben más luz y parecen más intensos que su nivel real. Estos tonos son azules, verdes y violetas. Algunos describen al cliente los tonos fríos como ahumados o ceniza.

Los tonos neutros, como el arena o bronceado, no son ni fríos ni cálidos y favorecen a todos los tonos de piel.

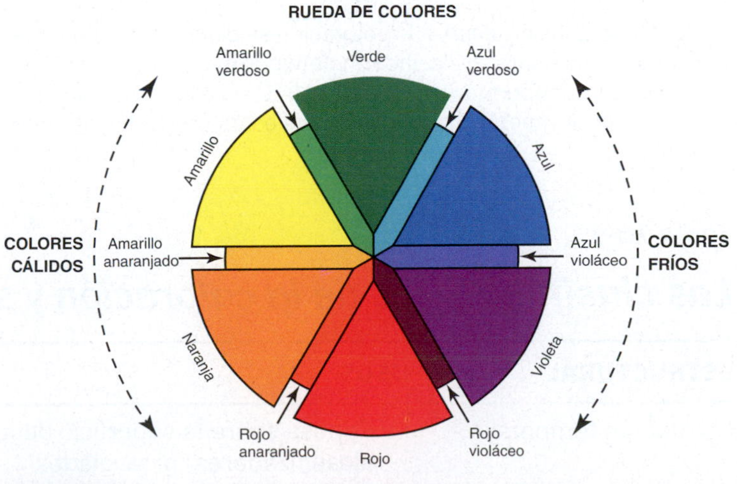

Fig. 16-15 División de la rueda de colores para representar los colores cálidos y fríos

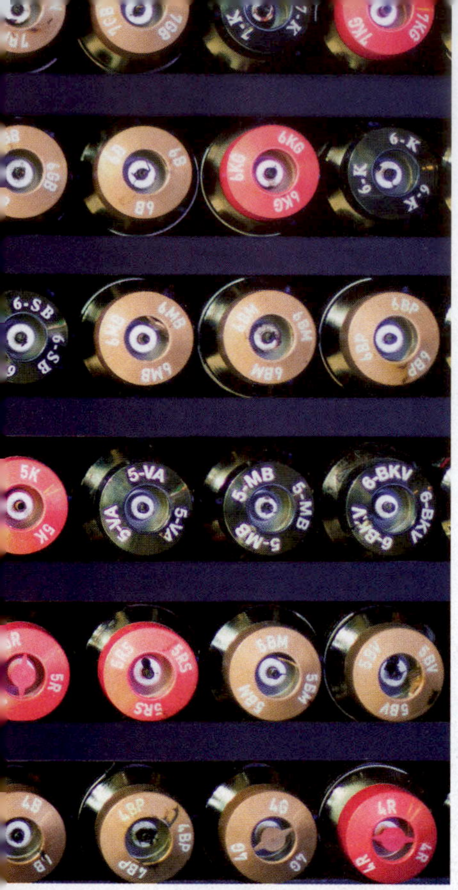

El **color de base** es el tono predominante de un color. Al seleccionar una fórmula, debe tener una idea clara de qué tonos le gustan al cliente y cuáles no.

- Seleccione colores de base cálidos para crear otros más brillantes, tales como los tonos rojos y dorados.
- Seleccione colores de base más fríos para que el color que obtenga siga siendo más ceniza y revele menos oro en el cabello.
- Seleccione colores de base neutros para formular un color de cabello que suavice y equilibre los colores.

Además de elegir el tono de base, los intensificadores cromáticos son tonos que se pueden añadir a una fórmula de coloración para intensificar el resultado. La **intensidad** se refiere a la concentración de un color. Se puede describir como suave, mediana o fuerte.

Verificación

7. Nombre los colores primarios, secundarios y terciarios.
8. ¿Cuál es la función del tono en la coloración?
9. Describa cómo influye la elección de colores de base cálidos, fríos y neutros en productos de coloración en el resultado de color deseado.

OA 5 Comparar y describir las diferentes categorías de coloración.

Tipos de coloración

Por lo general, los productos de coloración se clasifican en dos categorías: no oxidantes y oxidantes. A su vez, la coloración oxidante se clasifica en demipermanente y permanente. La coloración no oxidante incluye productos temporales y semipermanentes (**tabla 16-1**). Si bien en los salones también se pueden usar tintes para el cabello de base natural y metálicos, la mayoría de estos productos de coloración se utilizan en el hogar.

Tabla 16-1

Las clasificaciones de la coloración y sus usos

ESTRUCTURAL	USOS
Coloración temporal	• Reposa sobre la superficie del cabello. No tiene amoníaco (u otros agentes alcalinizadores) ni revelador. • Resiste de uno a tres lavados con champú. • Puede crear resultados sutiles o audaces. • Puede neutralizar los tonos no deseados. • Úselo como relleno de color para reemplazar la tonalidad perdida antes de una corrección de color.

Coloración semipermanente	• Reposa sobre la superficie del cabello. • No tiene amoníaco (u otros agentes alcalinizadores) ni revelador. • Dura de tres a ocho lavados con champú, dependiendo de la fórmula. • Puede ser una excelente introducción a los servicios de coloración o una opción de bajo compromiso para la autoexpresión. • Agrega una variedad de resultados de color, que van desde sutiles hasta audaces. • Da tono al cabello preaclarado. • Úselo como relleno de color para reemplazar la tonalidad perdida antes de una corrección de color.
Demipermanente	• Coloración semipermanente *ácida* que hincha la cutícula del cabello y deposita el color entre la cutícula y la corteza. • Coloración semipermanente *alcalina* que hincha la cutícula en mayor grado; deposita el color en el área externa de la corteza. • La coloración semipermanente *ácida* no realza el color. • La coloración semipermanente *alcalina* puede realzar hasta ½ nivel. • La coloración semipermanente *ácida* de larga duración mezcla las canas; realza el color natural. • La coloración semipermanente *alcalina* camufla las canas; realza el color natural. • Por lo general, suele reemplazar el amoníaco por otro agente alcalinizador. • Se mezcla con un revelador de bajo volumen. • Dura de 12 a 24 lavados con champú. • Da tono al cabello preaclarado. • Renueva la coloración desteñida. • Reemplaza la tonalidad perdida antes de hacer una corrección del color. • Da brillo al cabello natural o con coloración para mayor brillo y riqueza.
Coloración permanente	• Modifica la coloración existente de manera permanente. • Contiene un agente alcalino y se mezcla con revelador. • Cubre las canas. • Crea cambios de coloración brillosos o de aspecto natural. • Puede aclarar y depositar coloración al mismo tiempo.
Coloración de base natural	• Tintes de origen vegetal con tonos muy limitados. La mayoría solo mancha la cutícula. Algunos pueden penetrar en la corteza con el revelador proporcionado por el fabricante. • Dura de 4 a 6 semanas. • Rara vez se usa en salones y generalmente se considera un producto de coloración en el hogar para el cabello.
Coloración metálica	• Coloración progresiva acumulada en múltiples aplicaciones. • Puede acumularse e interferir con otros servicios químicos. • El color dura de cuatro a seis semanas; las sales metálicas depositadas por las coloraciones progresivas pueden permanecer en el cabello hasta por dos años. • Rara vez se usa en salones y generalmente se considera un producto de coloración en el hogar para el cabello.

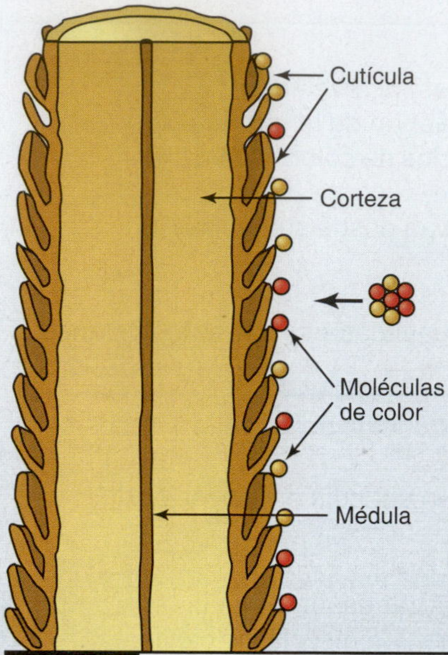

Fig. 16-16 Acción de la coloración temporal

Coloraciones temporales

Las **coloraciones temporales** son tinturas no oxidantes que solo producen un cambio físico, pero no químico, en el tallo del cabello. Esta coloración no permanente contiene grandes moléculas de pigmento que solo depositan una capa de color en la corteza y puede eliminarse con champú en 1 a 3 lavados.

Este tipo de coloración se puede utilizar en varias situaciones diferentes. La coloración temporal es una buena opción para quienes deseen neutralizar el cabello amarillo u tonos no deseados (**figura 16-16**). Las coloraciones temporales pueden aplicar al cabello con mechas tonos naturales o pastel. Otras puede, además, llenar el cabello con moléculas de color perdidas antes de un servicio de corrección de color.

Y otras, contienen tintes derivados de la anilina. Estas últimas, requieren una prueba del parche de 24 a 48 horas antes del servicio de coloración.

Las coloraciones temporales vienen en las siguientes variedades:

- Enjuagues de color que se aplican al cabello recién lavado con champú para agregarle algo de color.
- Espumas y geles de color usados que se emplean para coloraciones sutiles a dramáticas.
- Ceras con color, para alterar drásticamente el color del cabello.
- Máscara para el cabello y colorante en polvo, para lograr efectos dramáticos y ocultar el nuevo crecimiento o el cabello gris.
- Coloración en *spray* de fácil aplicación; se utiliza para efectos especiales; cubre nuevos crecimientos y camufla las canas entre visita y visita al salón.
- Champús y acondicionadores para realzar el color, que aportan un toque cromático de sutil a impactante.

Sugerencia

Lograr que los clientes se interesen por la coloración se puede lograr de manera directa e indirecta:

- **Hacer uso de los servicios de coloración.** *Como estilista profesional, sea un ejemplo de lo que esos servicios pueden lograr.*
- **Exhibir materiales relacionados a la coloración en la estación de trabajo.** *Pueden ser muestras, fotos de coloraciones que recorte de revistas, impresiones, etc.*
- **Compartir sugerencias de coloración con los clientes a través de mensajes y redes sociales.** *Puede decir:"Esta hermosa colocación de color realmente resaltaría sus ojos. ¿Estaría interesado en probarla durante su próximo servicio?". Esto ayuda a aumentar el interés de su cliente y demuestra que está pensando en él incluso antes de que esté en su silla.*
- **Sugiera una coloración del cabello a cada cliente.** *Todos los clientes podrían querer realizarse una coloración del cabello. Los brillos de color claro pueden ser excelentes darle ese toque adicional.*

Coloración semipermanente

La **coloración semipermanente** tradicional solo agrega color, sin combinarlo con ningún oxidante de tinte, y durante varios lavados con champú, dependiendo de la porosidad del cabello y la concentración de pigmento. Las moléculas de color son lo suficientemente pequeñas como para difundirse gradualmente fuera del cabello mientras se lava con champú, y se van desvaneciendo con cada lavado.

La coloración semipermanente tradicional dura entre 1 y 6 semanas, según la frecuencia con la que se lave el cabello, el nivel y la intensidad de la coloración y la concentración de pigmento. No aclara el cabello, por lo que no requiere mantenimiento del **nuevo crecimiento**, también llamado *rebrote*, la parte del tallo del cabello entre el cuero cabelludo y el cabello previamente teñido.

Si bien se considera más suave que la coloración permanente, la coloración semipermanente contiene algunos de los mismos tintes derivados de la anilina y requiere una prueba del parche de 24 a 48 horas antes de la aplicación del servicio de coloración (**figura 16-17**). Las coloraciones semipermanentes tradicionales se utilizan directamente de la botella. Según la formulación y la intensidad del color del cabello, algunos champús y acondicionadores de color se clasifican como semipermanentes, en lugar de temporales, y pueden requerir una prueba del parche.

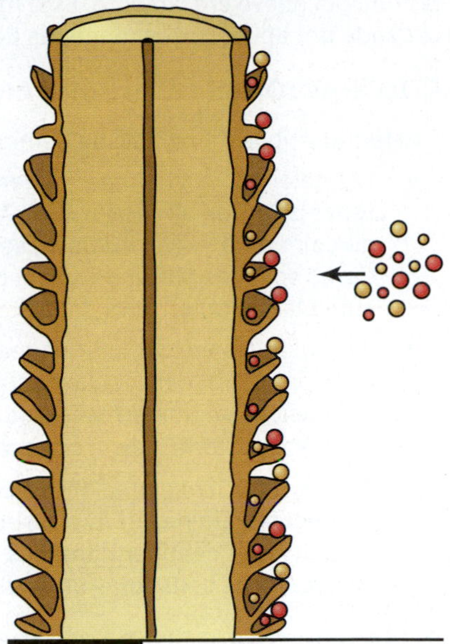

Fig. 16-17 Acción de la coloración semipermanente

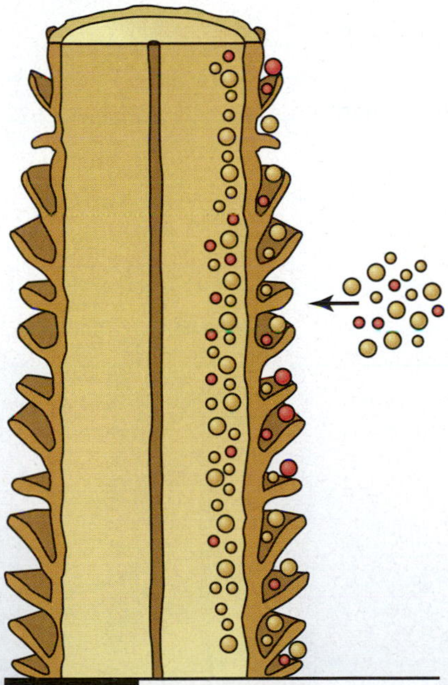

Fig. 16-18 Acción de la coloración demipermanente

Las coloraciones semipermanentes se utilizan para las siguientes tendencias y técnicas:

- Se pueden aplicar productos de brillo con color entre los servicios de color a fin de aportar tonalidad y brillo.
- Los colores de cabello naturales pueden suman profundidad o intensidad.
- Las coloraciones no tradicionales expresan la personalidad o creatividad de una persona, como los rosa o celeste pastel, o colores vivos como el magenta, el verde neón o el turquesa brillante.
- Los pasteles tradicionales delicados, como el perlado o platinado, añaden calidez o frescura al cabello rubio.
- Se puede obtener una coloración dimensional si se contrastan tonos o reflejos más oscuros y más claros.

Coloración demipermanente

La **coloración demipermanente** es una categoría de color de uso frecuente, por lo que es importante saber utilizar estos tintes versátiles para minimizar el daño del cabello y mejorar drásticamente los resultados de color. La finalidad de las coloraciones demipermanentes consiste en profundizar o alterar el tono del color natural del cabello (**figura 16-18**).

Actividad

Prueba de porosidad

*Encuentre un compañero de clase. Tomen turnos para realizar una prueba de porosidad entre ustedes. ¿Qué descubrieron? ¿Cuál es la porosidad del cabello de su compañero? Consulte el **capítulo 7, Propiedades del cabello y el cuero cabelludo**, para saber cómo comprobar la porosidad.*

En los últimos años, se han utilizado casi exclusivamente en los tallos y en las puntas luego de aplicar color permanente en la zona del nuevo crecimiento. Este método de aplicación renueva el cabello previamente teñido y minimiza el daño potencial causado por aplicaciones repetidas de coloración permanente en este tipo de cabello.

COLORACIONES DEMIPERMANENTES ÁCIDAS Y ALCALINAS

Existen dos tipos de coloración demipermanente: ácida y alcalina.

- Las coloraciones demipermanentes ácidas, también conocidas como colores *sin realce* o *de depósito solamente*, suelen tener un pH de alrededor de 6,7. Mezclan el gris con el color existente, minimizan los tonos cobrizos y depositan un velo de color puro y vivo. Además, se pueden usar como acabado con brillo para la mayoría de los servicios de coloración. Como son más alcalinos que el cabello (pH 4,5-5,5), las coloraciones demipermanentes ácidas hichan ligeramente la cutícula y la abren para depositar el color entre la cutícula y las capas de la corteza.
- Las coloraciones demipermanentes alcalinas suelen estar en el rango de pH 8,0. Pueden cambiar los matices, realzar el color natural del cabello hasta medio nivel y depositar un color más opaco para lograr profundidad y cobertura. Las coloraciones demipermanentes alcalinas hinchan la capa de la cutícula más que las ácidas y depositan color en los márgenes externos de la corteza.
- Ambos tipos de coloraciones demipermanentes por lo general se formulan con un sustituto del amoníaco, como monoetanolamina (MEA) o carbonato de calcio, y se usan con reveladores dedicados de 10 volúmenes. Ambos tipos coloraciones demipermanentes vienen en formulaciones de gel, crema o líquido. Todas requieren una prueba del parche de 24 a 48 horas antes del servicio de coloración.

CUANDO USAR COLORACIÓN DEMIPERMANENTE

Las coloraciones demipermanentes son ideales para lograr los siguientes objetivos:

- Presentar a los clientes los servicios de coloración mediante el enriquecimiento de su color de cabello natural.
- Difuminar los grises (coloración demipermanente ácida) o camuflar los grises (coloración demipermanente alcalina).
- Revitalizar la coloración permanente decolorada en las secciones intermedias y en las puntas.
- Realizar correcciones de coloración.
- Agregar coloración con brillo al cabello natural o teñido para lograr un aspecto vivo y brillante.
- Utilizar coloraciones demipermanentes como tónicos para el cabello preaclarado.

Coloración permanente

Las **coloraciones permanentes**, al ser más alcalinas que las coloraciones demipermanentes, aclaran y depositan color simultáneamente en un solo proceso y, por lo general, se combinan con un revelador de más volúmenes. La coloración permanente se utiliza para emparejar, aclarar o cubrir las canas.

Las coloraciones permanentes contienen precursores de tintes incoloros diminutos que pueden penetrar con facilidad en el tallo del cabello. Estos precursores de tintes, llamados **derivados de la anilina**, se combinan con peróxido de hidrógeno para formar grandes moléculas de tintura dentro de la corteza. Estas moléculas de color quedan atrapadas dentro de la corteza del cabello y no se eliminan fácilmente con champú (**figuras 16-19** y **16-20**). Las coloraciones permanentes también pueden aclarar y alterar de manera duradera el color natural del cabello, razón por la cual se las llama permanentes.

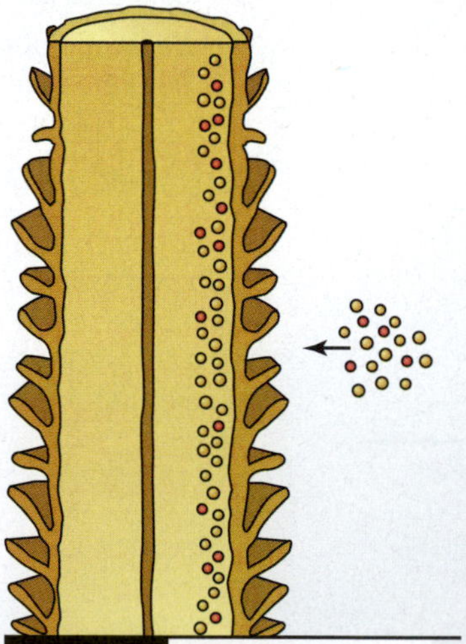

Fig. 16-19 Acción de la coloración permanente

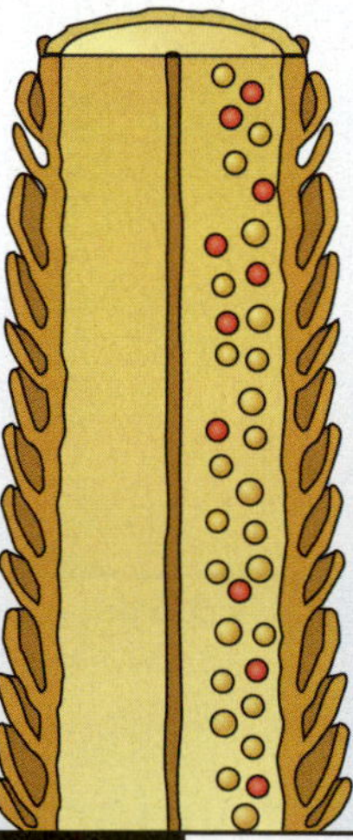

Fig. 16-20 Moléculas de coloración permanente en la corteza

Los productos de coloración permanente se consideran los más eficaces para cubrir el cabello gris. Eliminan el pigmento natural del cabello mediante el aclarado mientras que, a la vez, depositan color artificial en la corteza. Al quitar y agregar color al mismo tiempo, el cabello gris y no gris se mezcla de manera uniforme. La coloración permanente requiere una prueba del parche de 24 a 48 horas antes del servicio de coloración.

? ¿Lo sabía?

La técnica de ***champú con color*** *era una práctica habitual de la industria que se empleaba para revitalizar la coloración permanente. Se utilizaba una mezcla de partes iguales de champú y coloración permanente sobrante de la aplicación. El champú con color se colocaba en el lavatorio del champú y se dejaba actuar en el cabello durante los últimos cinco minutos del servicio de coloración. Con la llegada de las coloraciones demipermanentes, esta técnica ya no se recomienda. El champú con color contradice las instrucciones del fabricante, y no se recomiendan aplicarlo sobre la coloración permanente, ya que aumentaría la porosidad y provocaría decoloración y daño en el cabello. Tampoco se recomienda hacer sus propias mezclas químicas. Si se desea preservar la integridad del cabello del cliente y obtener el resultado más predecible, se deben usar coloraciones demipermanentes para revitalizar el color.*

Coloraciones de base natural y metálicas

No se suelen usar coloraciones de base natural ni metálicas en los salones. No obstante, debe estar familiarizado con estos productos, ya que esporádicamente tendrá clientes que las usan en casa.

COLORACIONES DE BASE NATURAL

En la **coloración de base natural**, también conocida como *coloración con tinte vegetal*, se utilizan varias hierbas, flores, cáscaras de nuez y hasta ciertos musgos para pigmentar el cabello. Algunos incorporan revelador para mejorar los resultados.

La henna es un tinte de origen vegetal que se obtiene de las hojas, la corteza y las raíces del arbusto (también llamado árbol) de henna. Se considera una coloración natural permanente. Las hennas no emplean revelador ni pueden aclarar el color natural del cabello. La henna pura y auténtica solo está disponible en un color: rojo anaranjado bruñido. Todos los demás colores se han mezclado o reemplazado por completo por otras sustancias que pueden ser seguras, o no, para los humanos. Para peor, es posible que estos ingredientes no figuren en la etiqueta.

COLORACIÓN METÁLICA

La **coloración metálica**, también conocida como *coloración progresiva*, contiene sales metálicas que cambian el color del cabello de manera gradual. Aporta al cabello una acumulación progresiva de coloración, lo que se traduce en una apariencia metálica y opaca. Las tinturas metálicas tiende a ser neutras, mate y con poco reflejo. Requieren aplicaciones frecuentes y, tradicionalmente, se vende más para los hombres. Los principales problemas son coloraciones de aspecto poco natural, gama limitada de colores disponibles e imposibilidad de optar por otros servicios químicos una vez aplicada la coloración metálica. Estos productos de coloración metálica contienen tintes derivados de la anilina. Si se realiza en el salón, se requiere una prueba del parche.

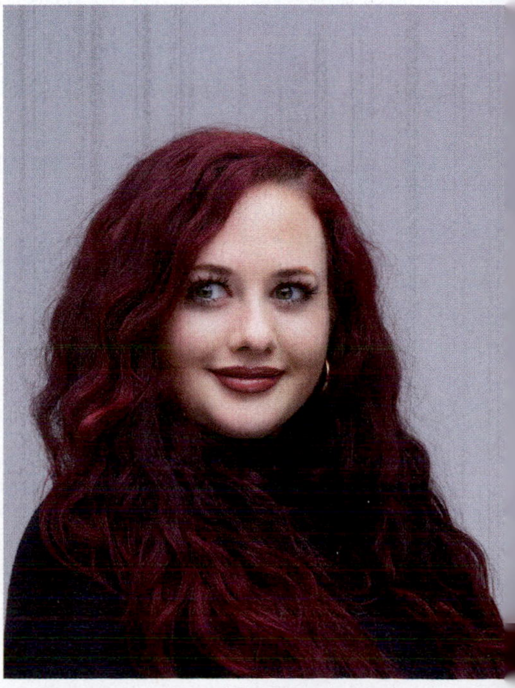

¡Atención!

No utilice coloración oxidativa en cabellos tratados con tintes metálicos. Si lo hace, el cabello podría hincharse, calentarse, emitir un vapor químico parecido al humo y dañar el cabello. Esto incluye algunas hennas que han sido manipuladas para crear coloraciones fuera de su tono natural rojo anaranjado. Si no está seguro de si se ha utilizado un tinte metálico para el cabello, realice una prueba de la hebra.

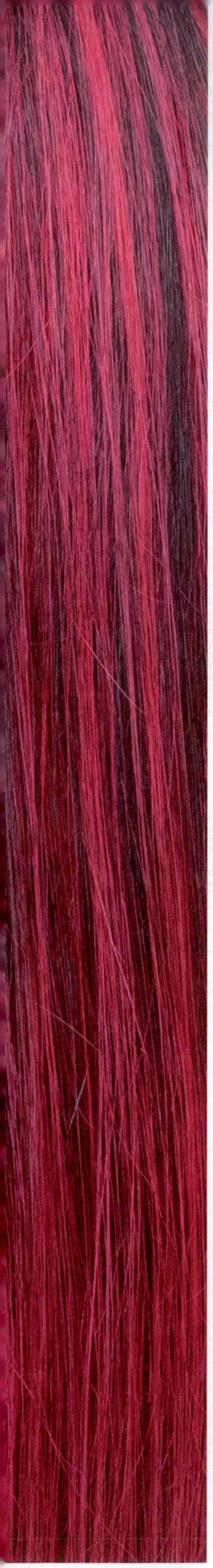

? ¿Lo sabía?

Los clientes que se han aplicado en el cabello productos de coloración natural o que contienen sales metálicas pueden sentirse angustiados cuando se enteran que muchos productos de coloración tradicionales no se pueden aplicar sobre estos productos.

Tratamiento previo con rellenos y corrección tonal

Cuando el cabello está muy dañado, extremadamente desteñido o tiene antecedentes de decoloración rápida después de un servicio de coloración, asegúrese de que la coloración existente tenga el equilibrio necesario de pigmentos contribuyentes. Si el cabello presenta alguna de las condiciones anteriores, considere realizar un tratamiento previo con un relleno, es decir, un producto que le aporta al cabello fuerza, humedad y pigmentos subyacentes.

Los **acondicionadores de cutículas** reacondicionan y ecualizan la porosidad en el cabello dañado. Acondicionan, fortalecen y ayudan a prolongar la duración de la coloración, y hacen que su formulación cubra el cabello de manera uniforme desde el cuero cabelludo hasta las puntas.

Los **rellenos de color** ecualizan la porosidad y depositan moléculas de color en una aplicación, para lograr un pigmento contribuyente uniforme. Independientemente del motivo por el cual deba rellenarse el cabello antes de aplicar coloración, los objetivos siempre son aportar una capa de pigmentos equilibrados que apoyen la coloración final deseada. Como regla general, si va a oscurecerse tres niveles o más, o si tiene un rubio de nivel 9 o 10 que debe matizarse, use un relleno de color.

Los rellenos de color cumplen las siguientes funciones:

- Preparan el cabello para recibir la coloración, ya que reemplazan las moléculas de color faltantes (pigmentos contribuyentes).
- Impiden una apariencia veteada y sin vida.
- Evitan resultados de color indeseados.
- Producen resultados de coloración más uniformes y vivos.
- Producen un color uniforme, que retorna el cabello preaclarado a una coloración más profunda.

☑ Verificación

10. Explique la clasificación de las dos coloraciones no oxidantes.
11. Describa brevemente cada clasificación de coloración oxidante.
12. Describa las coloraciones de base natural y metálicas.
13. ¿Cuáles son los dos tipos de rellenos? ¿Qué es lo que hacen?

OA 6 Detallar las funciones que cumplen el peróxido de hidrógeno y el amoníaco en la formulación de la coloración.

Peróxido de hidrógeno y amoníaco

Toda coloración oxidante debe contener agentes oxidantes y alcalinizadores para cambiar el color natural del cabello. Para lograr la oxidación, se mezcla la fórmula de la coloración con peróxido de hidrógeno; para lograr la alcalinidad, se incluye amoníaco, o un sustituto del amoníaco, durante el proceso de fabricación. Por e pH del amoníaco, los servicios de coloración y aclarado del cabello pueden alterar la textura del cabello y el patrón de rizos.

Peróxido de hidrógeno

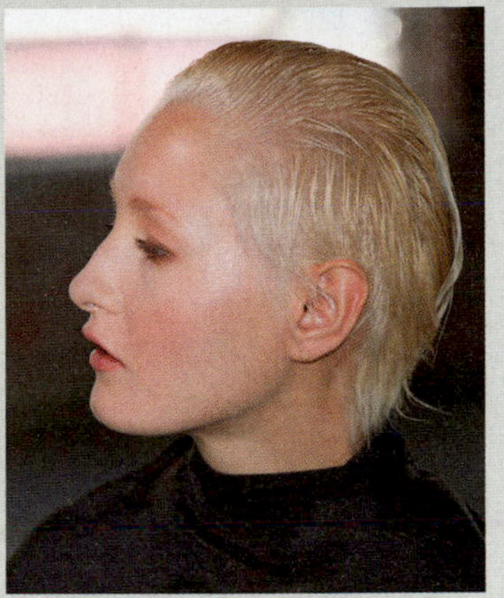

El **peróxido de hidrógeno**, H_2O_2, es un agente oxidante. Al mezclarse con una coloración oxidante, suministra el gas oxígeno necesario dentro de la corteza para revelar las moléculas de color y cambiar el color natural del cabello. El peróxido de hidrógeno puede, por sí solo, abrir la cutícula y cambiar el nivel del cabello natural. Sin embargo, sin el agente de color, dejará expuesto el matiz del cabello y hará que se vuelva quebradizo. En términos de coloración, al peróxido de hidrógeno habitualmente se lo denomina *revelador*, *agente oxidante* o *catalizador*, pero el término que más se escucha en los salones es "revelador". Esto se debe a que se combina con otros agentes y tampones para evitar daños en el cabello y funcionar mejor con los productos de coloración.

Los **reveladores** tienen un pH de 2,5 a 4,5. Recuerde que existen distintas formas de peróxido.

1. Los reveladores líquidos transparentes permiten aplicar el producto fácilmente con una botella aplicadora. Por ser líquidos, durante su aplicación se debe controlar que no caigan gotas en los ojos del cliente.
2. Los reveladores en crema ofrecen una consistencia cremosa más espesa que permite aplicarlos con un recipiente y una brocha. Los reveladores en crema aportan agentes acondicionadores que mantienen la integridad del cabello.
3. Los reveladores dedicados de los fabricantes de coloración se utilizan con sus propios productos. Debe saber si los reveladores dedicados contienen ingredientes específicos que no deben combinarse con determinados productos. El uso del revelador incorrecto puede provocar daños o disparidad en el color.

VOLÚMENES DE LOS REVELADORES

El **volumen** mide la concentración y la potencia del peróxido de hidrógeno. En productos de coloración, a menor volumen, menor es el realce que se logra; a mayor volumen, mayor es el realce (**tabla 16-2**). La mayoría de los productos de coloración permanente utilizan peróxido de hidrógeno de 10, 20, 30 o 40 volúmenes para obtener el realce y la coloración deseados. En los productos aclaradores, el realce los determina el propio aclarador, mientras que la velocidad la determina el revelador utilizado. Los reveladores no actúan del mismo modo en los aclaradores que en la coloración permanente. En los aclaradores, los volúmenes del revelador fortalecen la reacción química y pueden provocar daños graves al cabello. Para conocer el volumen máximo de revelador que se puede usar con el producto aclarador, consulte las instrucciones del fabricante.

Tabla 16-2

Volúmenes y usos del peróxido de hidrógeno

VOLUMEN	CUÁNDO SE USA
10 volúmenes (3 % de peróxido de hidrógeno)	Se usa para depositar coloración o, cuando se desea poco o nada de realce, para mejorar el color natural del cabello del cliente. También se utiliza con aclarador para realzar con suavidad el decolorado del cabello.
20 volúmenes (6 % de peróxido de hidrógeno)	Volumen estándar; proporciona dos niveles de realce; se utiliza para lograr la mayoría de los resultados con coloración permanente. Se utiliza para una cobertura completa de canas debido a la resistencia de estas; también se usa con aclarador para obtener un realce estándar al decolorar el cabello.
30 volúmenes (9 % de peróxido de hidrógeno)	Aclara hasta tres niveles mientras deposita el color con la coloración permanente; también se puede usar con aclarador para un obtener un realce más fuerte al decolorar el cabello.
40 volúmenes (12 % de peróxido de hidrógeno)	Hasta cuatro niveles de realce (aclarado) con coloración de realce alto estándar; brinda máximo realce en un servicio de color de un solo paso; se puede usar con aclarador para un realce fuerte al decolorar el cabello, pero no se recomienda para la mayoría de los cabellos debido a los posibles daños.
Volúmenes más altos	Hay disponibles reveladores con porcentajes de peróxido mucho más altos, pero la mayoría de los fabricantes de tintes para coloraciones desaconsejan encarecidamente su uso, ya que pueden destruir fácilmente el cabello y no se recomiendan bajo ninguna circunstancia.

¡Atención!

El peróxido de hidrógeno debe almacenarse en un lugar fresco y seco con la tapa bien sellada. Para obtener resultados precisos, siga cuidadosamente las pautas del fabricante para la mezcla y el procesamiento. Siempre use guantes cuando manipule peróxido de hidrógeno.

Amoníaco y sustitutos del amoníaco

El amoníaco es un agente alcalino que aumenta el pH de la tintura para el cabello. Esta acción abre la cutícula para que las moléculas de tintura puedan ingresar a la corteza, donde se lleva a cabo la coloración del cabello. Además, contribuye a la acción del peróxido de hidrógeno de dispersar la melanina que se encuentra dentro de la corteza. La cantidad de amoníaco que se agrega a la coloración varía; las coloraciones demipermanentes contienen mucho menos amoníaco (o sustituto de amoníaco) que los tintes de gran realce.

Curiosidades

Varias marcas de coloraciones oxidantes del mercado afirman que no contienen amoníaco y tienen un olor menos intenso. Aunque estas afirmaciones son ciertas, no significa que estas marcas no contengan un agente alcalinizante. El alcalinizante de bajo olor más común para la coloración es la etanolamina (comúnmente llamada monoetanolamina o MEA*). A pesar de las afirmaciones de marketing en sentido contrario, estos agentes alcalinizantes no son necesariamente menos dañinos que el amoníaco para el cabello.*

Como ocurre con muchos productos químicos asociados con los servicios de salón, nunca se debe ignorar la importancia de manipular peróxido de hidrógeno y amoníaco de manera segura al mezclar o aplicar coloraciones. Ya sea que la línea de coloración oxidante que utilice contenga amoníaco o no, algunos de los riesgos negativos para la salud son los mismos, como irritación de fosas nasales, garganta y pulmones. Aplique siempre la coloración o el aclarador en un área bien ventilada y use guantes protectores en todo momento cuando manipule o toque la coloración y el aclarante. Si tiene asma u otras afecciones respiratorias, use siempre una mascarilla de calidad médica cuando trabaje con coloración oxidante. Siga siempre las instrucciones del fabricante ya que es quien ha sometido a prueba y creado el producto químico para un uso profesional seguro. El mal uso o el uso distinto al previsto pueden provocar resultados impredecibles y, potencialmente, causar daño.

Verificación

14. ¿Cuál es la función del revelador de peróxido de hidrógeno en una fórmula de coloración?
15. ¿Cuál es la función del amoníaco en las formulas de coloración?

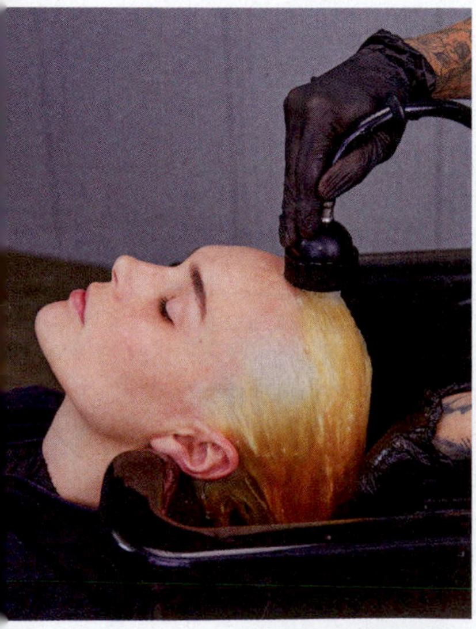

OA 7 Explicar la función y acción de los aclaradores de cabello.

Aclaradores

El **aclarador**, también denominado *blanqueador* o *decolorante*, es un compuesto químico que aclara el cabello, ya que dispersa y decolora el pigmento natural del cabello. En cuanto el peróxido de hidrógeno se mezcla con el aclarador, comienza a liberar oxígeno a través de un proceso que se conoce como oxidación. La oxidación ocurre dentro de la corteza del tallo del cabello. Este proceso decolora la melanina natural. El realce lo determina el aclarador elegido, mientras que el revelador determina la potencia y la velocidad. El pH de los aclaradores es más alto que el de la coloración permanente. La alcalinidad está más cerca de la potencia de las permanentes y los alisantes suaves, por lo que deben usarse con precaución. La potencia de los aclaradores puede alterar la textura del cabello porque erosiona las capas de la cutícula y provoca la reducción de los rizos. El estado del cabello antes del servicio determina lo que se puede lograr.

¡Atención!

El cabello de nivel 6 o más oscuro nunca debe realzarse más allá de la etapa amarilla más pálida (la claridad del interior de la cáscara de una banana). Cuando se aclara a blanco, la fibra capilar se rompe, lo que hace que se sienta quebradiza (cuando está seca) y blanda (cuando está húmeda), y tiene elasticidad baja o nula, lo que provoca quiebres. El aclarador descompone la fibra capilar, ya que erosiona la cutícula y agota las proteínas dentro de la corteza. Cada vez que se aclara el cabello, se produce este proceso. Si el cabello se aclara demasiado, se descompone tanto que deja de contener las proteínas y los aminoácidos necesarios para conservar sus características físicas. Todas estas condiciones son indicativas de daño extremo.

Para obtener resultados uniformes, mezcle siempre los aclaradores según las instrucciones del fabricante. La proporción de mezcla se determina en función de las aplicaciones, la potencia de la mezcla y el cabello del cliente. Proporción de mezcla se refiere a la relación entre la cantidad de producto aclarador y la cantidad de revelador. La proporción de mezcla de los aclaradores puede ser 1:1; 1:1,5; 1:2 o más, según la marca. Una consistencia más espesa se secará más rápido, pero es más potente. Nunca “vierta libremente” ni mezcle aclarador sin medir, especialmente al completar una aplicación en toda la cabeza. El vertido libre puede dar lugar a un realce desparejo e inconsistencia debido a las variaciones en las proporciones de mezcla. Realice siempre la mezcla de acuerdo con las proporciones de mezcla indicadas por el fabricante, y siempre mida el aclarador y el revelador dedicado.

Tipos de aclaradores

Los coloristas tienen cuatro opciones en cuanto a la forma del aclarador: aceite, crema, polvo y arcilla. Cada tipo tiene características químicas y procedimientos de formulación particulares. Muchas marcas profesionales tienen varios tipos de aclaradores para distintos tipos de cabello, estados de cabello y cueros cabelludos. A los aclaradores se les puede incorporar color para equilibrar la calidez y los tonos cobrizos en el realce. Además, se pueden usar solos o en papel aluminio, envolturas de plástico, papel especial y varias otras técnicas artísticas. Consulte siempre las instrucciones del fabricante para obtener los resultados más seguros y predecibles.

ACLARADORES APTOS PARA EL CUERO CABELLUDO

Los aclaradores en aceite, en crema y algunos en polvos (si así lo especifica el fabricante) se consideran **aclaradores aptos para el cuero cabelludo**. Los aclaradores aptos para el cuero cabelludo crean una coloración rubia y retoques de aclarado. Los aclaradores en aceite y crema contienen agentes acondicionadores que permiten aplicarlos en el cuero cabelludo con menos irritación y reveladores dedicados que normalmente requieren 20 volúmenes o menos para la aplicación en el cuero cabelludo.

ACLARADORES NO APTOS PARA EL CUERO CABELLUDO

Los **aclaradores no aptos para el cuero cabelludo** se clasifican en aclaradores en polvo o arcilla. Son potentes y de acción rápida. Están formulados para aclarar el cabello de cuatro a siete niveles, aunque algunas marcas afirman que llegan hasta nueve. La capacidad de realce a niveles máximos depende del tipo de cabello del cliente, el estado del cabello y la aplicación.

¿Lo sabía?

Los aclaradores en polvo se pueden mezclar con reveladores de 10, 20 o 30 volúmenes para un realce de suave a potente, y de 40 volúmenes para un realce extremo. En la mayoría de los casos, este último realce no se recomienda, y menos cuando se está incursionando en la práctica del aclarado del cabello. Dependiendo de la marca de aclarador en polvo que esté usando y la consistencia y el volumen del revelador, es posible lograr hasta siete u ocho niveles de aclarado, aunque no se recomienda hacerlo de una sola vez.

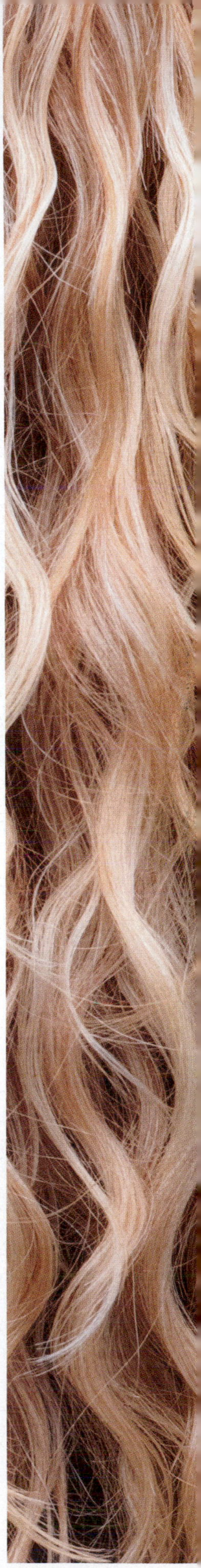

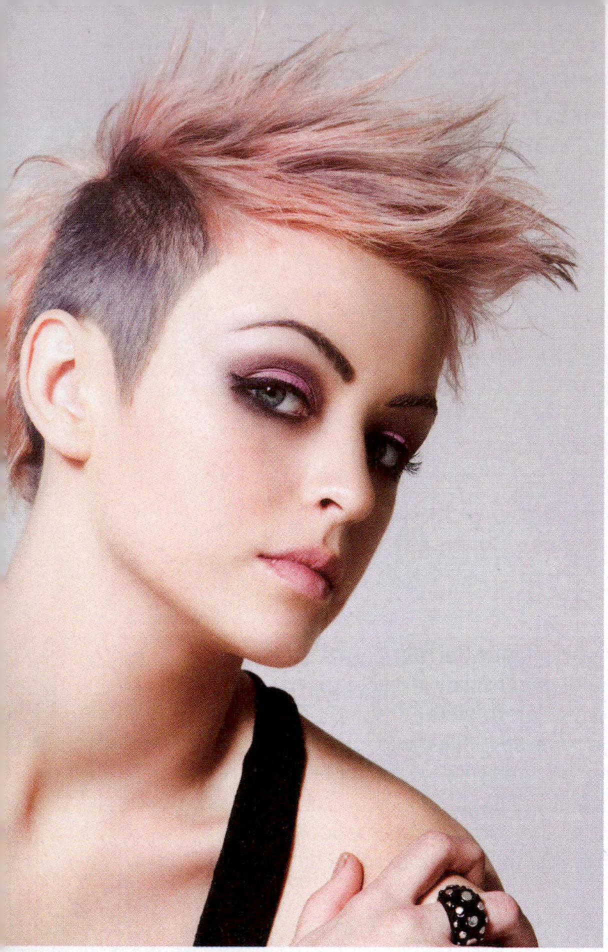

Angela Hawkey/Shutterstock.com

ACLARADORES EN POLVO

Originalmente, los aclaradores en polvo no eran aptos para el cuero cabelludo. Sin embargo, gracias a las nuevas tecnologías, los fabricantes ahora pueden formular aclaradores en polvo para coloración rubia que se pueden usar en el cuero cabelludo y fuera de este. No siempre es así, por lo que le recomendamos que lea atentamente las instrucciones. En el envase, debe decir claramente que el producto aclarador se puede usar en el cuero cabelludo y fuera de este.

Los aclaradores en polvo son los más comunes. Los aclaradores en polvo no aptos para el cuero cabelludo contienen sales de persulfato (persulfato de sodio), que aceleran y potencian el aclarado. Tienden a secarse más rápido que otros tipos de aclaradores. La mayoría de los aclaradores en polvo se expanden (hinchan) y se esparcen a medida que se procesan, especialmente con calor o en papel aluminio. Cuanto más potente es la reacción química, más se hinchan.

ACLARADORES DE ARCILLA

Los aclaradores de arcilla se utilizan para técnicas de pintado a mano y sin papel aluminio, como el *balayage* (se analiza en este capítulo, en la página 649) porque no se expanden ni se corren. Además, forman una capa exterior que mantiene el producto húmedo y activo la mayor cantidad del tiempo. Los aclaradores de arcilla tienen la textura de la pasta de dientes y pueden aclarar el cabello de tres a cinco niveles.

ACTIVADORES

Los **activadores**, también conocidos como *impulsores*, *estimuladores* o *aceleradores*, son sales de persulfato en polvo (persulfato de sodio) que se agregan al aclarador en polvo para aumentar su capacidad de aclarado. También son útiles para cabellos resistentes, cuando se desea aclararlos uno o más niveles. Las fórmulas y las potencias varían según la marca.

? ¿Lo sabía?

Dada la cantidad de información errónea sobre tendencias del cabello popularizadas por "influencers" y otros profesionales ajenos al sector del cuidado del cabello, es posible que se presenten clientes con el cabello extremadamente sucio. No se recomienda tener el cabello sucio antes de un servicio, ya que puede se puede producir una distribución despareja del aceite o una acumulación de producto en el cabello que puede causar resultados de aclarado inconsistentes. Es posible que algunos champús que los clientes usan en casa contengan ingredientes que causan acumulación o recubrimiento en el cabello, lo que impide que el aclarador penetre la cutícula correctamente. Quizás sea necesario lavarle el cabello al cliente antes de realizar el servicio. Además, algunas marcas también pueden ofrecer un champú de lavado previo al servicio para preparar el cabello para el aclarado. Esto se puede combinar con acondicionador de cutículas a fin tratar el cabello de forma adecuada. La mayoría de los aclaradores modernos ofrecen agentes acondicionadores integrados a ellos o a los reveladores dedicados, por lo tanto, no es necesario colocar a los clientes una capa de aceite en el cabello para evitar daños.

? ¿Lo sabía?

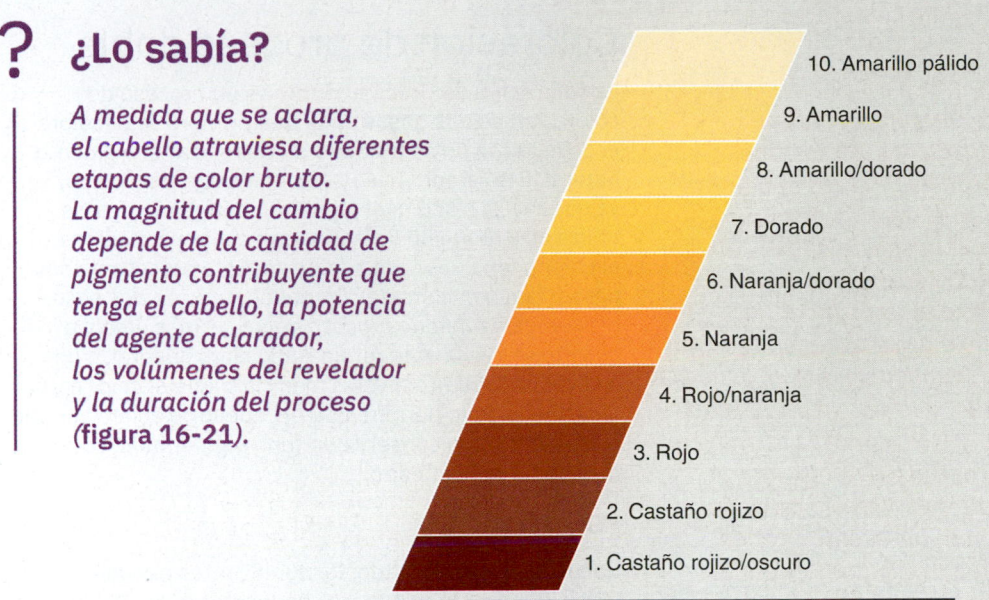

A medida que se aclara, el cabello atraviesa diferentes etapas de color bruto. La magnitud del cambio depende de la cantidad de pigmento contribuyente que tenga el cabello, la potencia del agente aclarador, los volúmenes del revelador y la duración del proceso (figura 16-21).

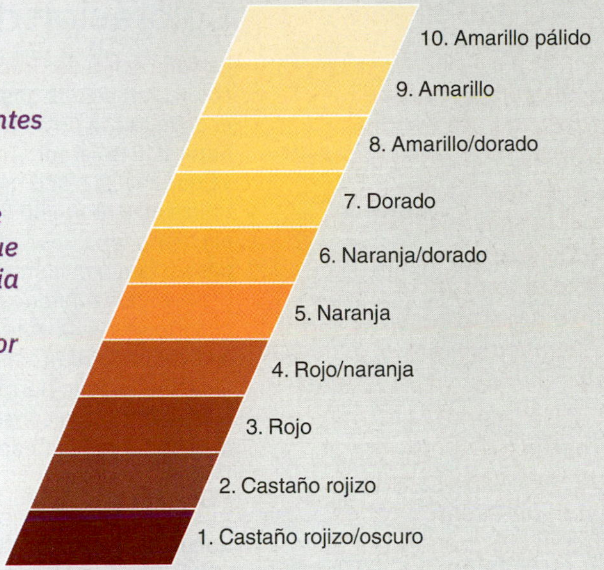

Fig. 16-21 Diez grados de decoloración.

Pigmento contribuyente

El pigmento contribuyente, también conocido como matiz, juega uno de los papeles más importantes en los procesos de aclarado y en las formulaciones de las coloraciones. Esto se relaciona directamente con el sistema de niveles y hace referencia a los tonos cálidos en bruto que se revelan durante el proceso de aclarado. Si el cabello es un nivel 5 y su objetivo es aclararlo a un nivel 8, debe decolorarlo al amarillo. A veces, es necesario aclararlo un nivel más alto que el resultado deseado a fin de superar el tono no deseado del pigmento contribuyente natural. Si planea matizar cabello preaclarado de rubio platino, se lo debe aclarar a un rubio extra claro nivel 10 (**figura 16-22**).

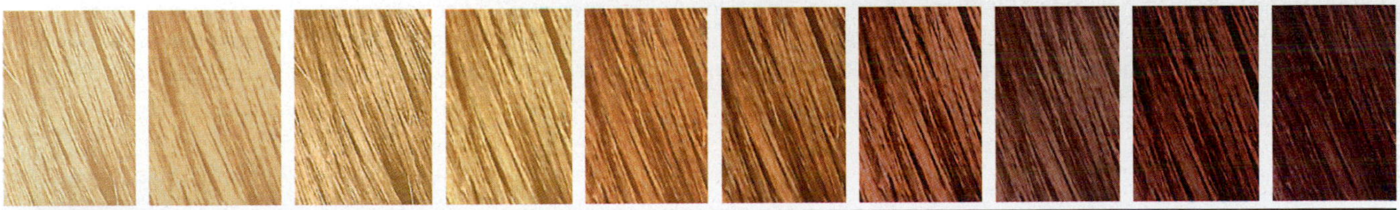

Fig. 16-22 Nivel/pigmento contribuyente

Cortesía de P&G Salon Professional. Clairol Professional.

Supervisión de la salud del cabello

Debe controlar con frecuencia la salud del cabello durante el proceso de aclarado. Ante el primer indicio de daño, por mínimo que sea, enjuague suavemente el cabello con agua tibia y lávelo con champú para detener la acción decolorante, aunque no se haya alcanzado el nivel deseado. Si no lo hace, se podrían producir daños irreparables en el cabello. Si no quedó tan claro como deseaba, se debe volver a aplicar el aclarador en una fecha posterior y realizar tratamientos antes del próximo servicio.

Si solo puede realzar el cabello de manera segura de un nivel 4 a un rubio oscuro nivel 7 en una sola sesión, y el resultado deseado es un rubio claro nivel 9, por ejemplo, pídale al cliente antes del servicio que opte por una coloración provisoria nivel 7. Quizás deba tener un rubio oscuro durante algún tiempo antes de que el cabello esté lo suficientemente saludable como para finalmente lograr la coloración rubio clara que desea.

Asegúrese siempre, incluso cuando el proceso de aclarado se detenga antes de alcanzar el objetivo final, de que la coloración provisoria se vea prolija, brillosa y fabulosa.

¡Atención!

Hay una gran diferencia entre la capacidad de un aclarador y cuánto puede aclarar el cabello sin causar daños irreparables. Incluso al aclarar cabello saludable, si se aclaran más de cuatro niveles a la vez, se corre el riesgo de que el cabello se dañe. Una vez procesado en exceso, no hay forma de volver el cabello a su estado natural. Las opciones son cortarlo o dejarlo crecer. A pesar de los deseos del cliente, explíquele qué es lo que puede hacer manteniendo, a la vez, la integridad del cabello. En todos los casos, controle la salud del cabello durante el proceso y detenga la acción aclarante ante el primer indicio de daño. Para lograr el objetivo final, los clientes deben acceder a realizarse una cantidad determinada de tratamientos de fortalecimiento del cabello entre los procesos de aclarado.

Coloración de proceso doble

La **coloración de proceso doble** es un proceso de coloración de dos pasos en el que primero se decolora el cabello con un aclarador a fin de realzar el pigmento natural. Este primer paso se denomina **preaclarado**, ya que realza o aclara el pigmento natural. Luego, se utiliza otro producto llamado tonificante para agregar el color o tono deseado al cabello. Este proceso de dos pasos, también llamado *coloración rubia de dos pasos* o *coloración rubia de proceso doble,* es más efectivo cuando se busca obtener un rubio claro general, o un nivel más de cuatro niveles más claro que el color natural del cabello. Esto permite que el cabello se aclare al rubio extra claro y aún conserve un tono pigmentado, como un delicado rubio plateado.

TONIFICANTES

Después del preaclarado, los tonificantes pueden eliminar los matices ásperos expuestos del cabello. Además, pueden neutralizar o realzar los tonos, según corresponda. Sin embargo, no se pueden utilizar para continuar aclarando el cabello. Úselos para cobertura completa, mechas, detalles decorativos o para crear una apariencia multidimensional. Aunque la mayoría de los tonificantes están formulados como color semipermanente o demipermanente, el color permanente se puede usar como tonificante si el fabricante lo permite.

El cabello preaclarado por completo se debe tonificar para darle un tono definitivo, como rubio perla, rubio claro, rubio beige, caramelo, castaño ceniza o *toffee*. Por esta misma razón, el cabello con muchas mechas también debe tonificarse. Pero los tonificantes no son solo para el cabello rubio. Se pueden utilizar para varias aplicaciones. Un cabello nivel 4 se puede tonificar para eliminar los tonos rojos subyacentes. También pueden realzar los tonos que van perdiendo el color, como los rojos y los cobres, entre servicios de aclarado.

En todos los casos, se aplica un tonificante según las instrucciones del fabricante, de la misma manera que se aplica una coloración permanente. Aplíquelo con cuidado, en secciones. A veces, se utilizan varios tonificantes. En los servicios de tonificación, tenga en cuenta el tiempo y el precio. Como los tonificantes suelen ser coloraciones semipermanentes y demipermanentes, pueden agregar el tono deseado, actuar como acondicionador y sellar la cutícula después de un servicio de aclarado. Muchas marcas también tienen tonificantes transparentes que ayudan a sellar la cutícula y dar brillo al cabello opaco.

¿Lo sabía?

Las coloraciones vivas y de neón también se pueden aplicar sobre el cabello preaclarado con resultados variables. Si desea que el tono sea fiel a la muestra de color, debe aclarar el cabello tanto como sea posible. Las muestras de colores vivos suelen hacerse sobre cabello blanco para mostrar el tono real del producto. Tenga en cuenta la ley de los colores y la rueda de colores al aclarar el cabello. La aplicación de verde sobre el cabello preaclarado al nivel 7, por ejemplo, producirá un tono de verde más profundo que el que se muestra en la tabla de coloración; el nivel 8 producirá un tono de verde fuerte y más claro; y el nivel 10 creará un verde estilo pop-art mucho más intenso y brillante. La aplicación de verde en el cabello aclarado a un nivel 4 con color rojo de fondo tendrá un efecto fangoso donde los tonos rojos se cancelarán y el verde no será más vivo.

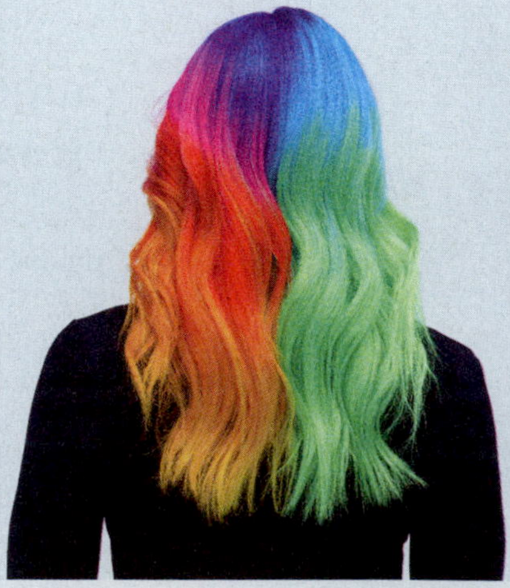

Elegir una fórmula de color en la tonificación puede resultar complicado. La experiencia permite seleccionar la coloración a ojo. El cabello debe estar aclarado por completo antes de seleccionar un tonificante. Si el tonificante se elige antes de que el cabello se haya aclarado, es posible que se elija mal. El color del cabello siempre parece más oscuro y frío cuando está mojado. Para seleccionar el tonificante, es posible que deba secar el cabello; para la aplicación, siga las instrucciones del fabricante. La mayoría de los tonificantes se aplican con el cabello húmedo (80 % seco). Nunca aplique tonificante con el cabello empapado. El agua puede diluir el tonificante y producir un resultado desparejo.

Estas son las opciones para tonificar el cabello preaclarado:

- Los **tonificantes** convencionales son coloraciones permanentes que se mezclan con un revelador de bajo volumen (por lo general, 10 volúmenes). Se utilizan sobre cabello preaclarado para conseguir tonos rubios pálidos de nivel 9 (rubio claro) y nivel 10 (rubio extra claro). Los tonificantes permanentes deben enjuagarse bien. Además, lava el aclarador con champú. Como ocurre con los productos químicos domésticos, la lejía y el amoníaco pueden provocar una fuerte reacción química si se mezclan. Estos tonificantes son buenos para resultados de un solo color, ya que son permanentes y duran más.
- Las **tinturas ácidas demipermanentes** también se pueden utilizar para tonificar el cabello preaclarado, incluso el cabello con mechas, ya que no aclararán el color del cabello existente y son conocidos por su durabilidad. Los tonificantes ácidos cierran la cutícula debido a su pH y hacen que el cabello se sienta más suave después de un servicio de aclarado. Como no realzan el color natural existente, son excelentes para los servicios de mechas.
- Las **coloraciones temporales y semipermanentes** también se utilizan mucho para tonificar detalles decorativos y tonos vivos, ya que no contienen reveladores ni realzan el cabello circundante durante el proceso de tonificación. Los tonos semipermanentes y temporales de moda, como el rosa claro, el celeste o el melocotón, también se aplican como tonificante sobre el cabello preaclarado de nivel 10 para obtener resultados de colores verdaderos.
- Los **champús y acondicionadores tonificantes** están pigmentados para que agreguen color. Existen varios en el mercado que funcionan como tonificante tanto en salones como para uso del cliente en el hogar. Si bien se consideran colores temporales, los champús y acondicionadores que realzan el color pueden depositar un color sutil o impactante (especialmente en el cabello preaclarado). Habitualmente presentes en rojos profundos y otros tonos, considere utilizar fórmulas púrpuras o azules para reducir la calidez después de la decoloración.

Verificación

16. Explique la acción de los aclaradores de cabello.
17. ¿Qué es el pigmento contribuyente y cómo afecta el proceso de aclarado o coloración del cabello?
18. ¿Qué opciones de productos hay disponibles para tonificar el cabello preaclarado?

OA 8 Detallar los pasos para llevar a cabo una consulta de coloración eficaz.

Consulta de coloración

La consulta de coloración es la parte más importante del servicio de coloración (**figura 16-23**). Durante la consulta, los clientes le comunicarán lo qué esperan del servicio de coloración. Usted escuchará con atención y tomará nota de toda la información, de manera que pueda hacer recomendación de coloración adecuadas. Cuando les haga preguntas, tenga en cuenta el lenguaje corporal y las respuestas emocionales. A veces, las palabras no transmiten sus verdaderos sentimientos.

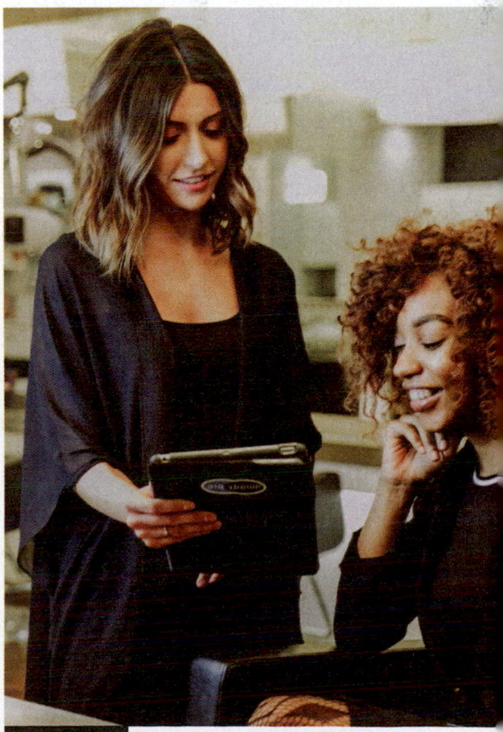

Fig. 16-23 Se debe realizar la consulta con el cliente antes de cada servicio de coloración.

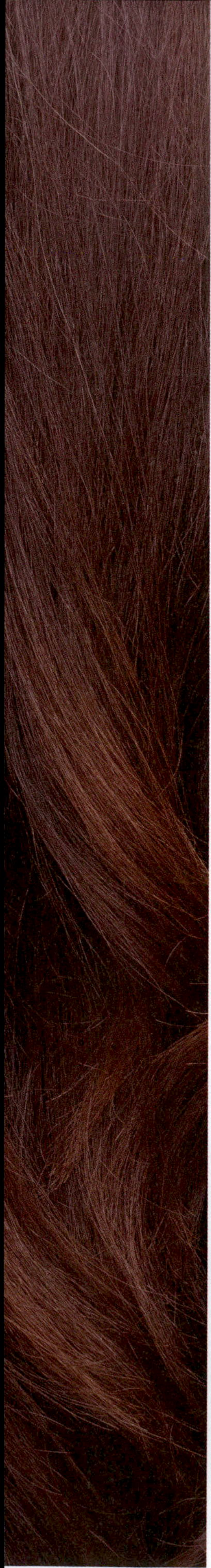

¡Atención!

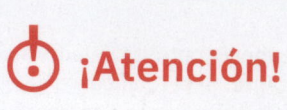

No realice ningún servicio de coloración si el cliente presenta abrasiones o inflamación en el cuero cabelludo. No cepille el cabello del cliente antes de un servicio de coloración, ya que la manipulación del cuero cabelludo que provoca el cepillado puede provocar irritación durante el proceso de coloración.

Consulte ***Bases para el estándar*, capítulo 4, La comunicación para alcanzar el éxito,** para repasar y comenzar el proceso de consulta. Además de este formato de consulta general, los pasos que se incluyen a continuación están enfocados en cómo consultar con los clientes antes de un servicio de coloración.

1. En el formulario de admisión del cliente, anote el tipo de servicio de coloración que desea el cliente. Use un programa de software para salones para documentar la información pertinente sobre el color del cabello de cada cliente. Si no tiene ninguno, anote la información importante sobre el color del cabello para cada cliente en una tarjeta de registro de servicios (**figura 16-24**).
2. Preste atención al color de piel y de ojos del cliente (ya que indican la paleta de colores y la abundancia general de melanina), el estado y el largo del cabello, y la cantidad de canas.
3. Realice la consulta en un lugar bien iluminado, con paredes blancas o neutras (si es posible), para que pueda determinar con precisión el color de cabello actual del cliente.
4. Durante la consulta con el cliente, formúlele preguntas que requieran una respuesta más elaborada que "sí" o "no" para incentivarlo a hablar. Las preguntas deben incluir lo siguiente:
   - Describa su estilo de vida. ¿Usted nada? ¿Suda mucho (hace ejercicio con frecuencia)? ¿Disfruta habitualmente de actividades al aire libre? Esto le permite saber si existen problemas químicos o ambientales que puedan afectar el servicio o el cuidado a largo plazo para obtener el resultado deseado.
   - ¿Busca lograr un cambio temporal o permanente?
   - ¿Se imagina con un tipo de coloración más conservador o llamativo? ¿Aplica su empleador pautas sobre el color de cabello en el trabajo?
   - Cuando se retire del salón, ¿desea que sus amigos lo describan como rubio, castaño o pelirrojo? ¿O ninguna de estas opciones?
   - ¿Se ha fijado en el cabello de fulano (por ejemplo, un YouTuber o una persona famosa de la TV)? Esa coloración le quedaría muy bien.
   - ¿Trajo fotos del color de cabello que le gusta o no le gusta? Muestre imágenes que haya recopilado y que se encuentren dentro del rango de color de cabello que está analizando. Algunas redes sociales permiten recopilar imágenes como tablero de estado de ánimo. Asegúrese de que la imagen que elija el cliente no sea una peluca o un color alterado digitalmente.
   - Para una comunicación más precisa, utilice su tabla de coloración para analizar diferentes opciones. "Cuando dice cabello rojo, Kyle, ¿se imagina algo similar a este color de cabello?" (Use su tabla de colores y fotografías para comunicarse visualmente con su cliente).
   - ¿Alguna vez se tiñó el cabello? Si lo hizo, ¿cuánto tiempo hace que se tiñe el cabello? ¿Qué tipos de coloración? ¿Cuándo fue la última vez que realmente le encantó su cabello? Si pregunta "cuánto hace", su cliente puede responder "no tanto". Una fecha específica le proporciona la línea de tiempo de los antecedentes químicos de su cliente.
   - ¿Se ha realizado algún servicio químico en el cabello, como alisado o tratamiento con queratina? ¿Se ha realizado alguna aplicación de henna en el cabello? Si lo hizo, ¿cuándo?
   - Indique los medicamento o suplementos que está tomando. Pueden interferir con los resultados de la coloración del cabello. No es necesario que conozca la historia clínica del cliente. Esta pregunta le sirve para averiguar qué ingredientes de sus medicamentos/suplementos pueden causar reacciones adversas.

- ¿Con qué frecuencia desea regresar al salón? ¿Cada dos semanas? ¿Dos veces al año? Esto determina su presupuesto para el servicio y el tipo de servicio. No querrá ofrecerles un estilo que requiera mucho mantenimiento y visitas frecuentes al salón si no pueden comprometerse.
- ¿Cuánto tiempo puede dedicar cómodamente a cada cita de coloración? El *balayage* y los reflejos pueden llevar mucho tiempo, hasta seis horas o más, según el largo y la densidad del cabello. Asegúrese de que el cliente tenga tiempo para concurrir al salón.
- ¿Qué día de la semana suele ser mejor para sus citas de coloración? Querrá reservarles la cita para cuando tengan tiempo para el servicio. Esto también le ayuda a planificar sus citas para satisfacer las necesidades del cliente y las suyas.
- ¿Cuál es su presupuesto para el servicio de coloración de hoy y para el mantenimiento de todo el año?
- ¿Cómo se suele peinar el cabello? ¿Lo usa recogido? El peinado que elija el cliente influye en la colocación del color.
- ¿Usa el cabello natural o se lo suele planchar? El patrón de rizos o el hecho de que lo use lacio altera la colocación de mechas.
- ¿Puedo examinar su cabello y cuero cabelludo?
- ¿Está dispuesto a comprar los productos para el cuidado de la coloración que le recomiende para usar en su hogar?

5. **5.** Después de recopilar toda la información pertinente, recomiende al menos dos opciones diferentes de coloración y ofrezca siempre a los clientes más de lo que piden. Repase el procedimiento y las técnicas de aplicación requeridas para lograr el color deseado, el costo total del servicio y el mantenimiento de seguimiento. Al cliente le puede gustar determinada coloración, pero quizás no pueda pagar por el servicio. Tenga lista una solución más económica.
6. Sea honesto y no prometa más de lo que pueda realmente ofrecer. Si se le presenta un caso para una corrección, informe al cliente lo que puede lograr en un día y, si es necesario, cuántas visitas más se necesitarán para obtener los resultados que busca.
7. Obtenga la aprobación del cliente.
8. Pídale al cliente que firme la declaración de exención de responsabilidad del salón.
9. Comience el servicio de coloración del cabello.
10. Durante el servicio, eduque e informe al cliente acerca del cuidado que deberá tener en el hogar y haga la siguiente reservación de cita. Cuéntele los pasos que va haciendo a medida que los completa para asegurarle que el servicio se desarrolla según lo planificado. Avísele de inmediato si necesita cambiar algo. Recomiende los tipos de champú y acondicionador que se necesitan para mantener la coloración. Avísele al cliente en cuánto tiempo deberá volver para realizarse otro servicio. Pídale que reserve su próxima cita antes de que se vaya del salón.
11. Termine de ingresar la información de la coloración del cliente. Considere iniciar sesión en el software del salón o guardarlo en la información de contacto de su cliente en un teléfono inteligente o una tableta.

? ¿Lo sabía?

Las actividades al aire libre, como nadar en agua clorada, lagos u océanos, acelerarán el proceso de desteñimiento de la coloración y dañarán el cabello aclarado. Especialmente durante los meses de verano, es mejor recomendar reflejos de densidad ligera intercalados en todo el color del cabello.

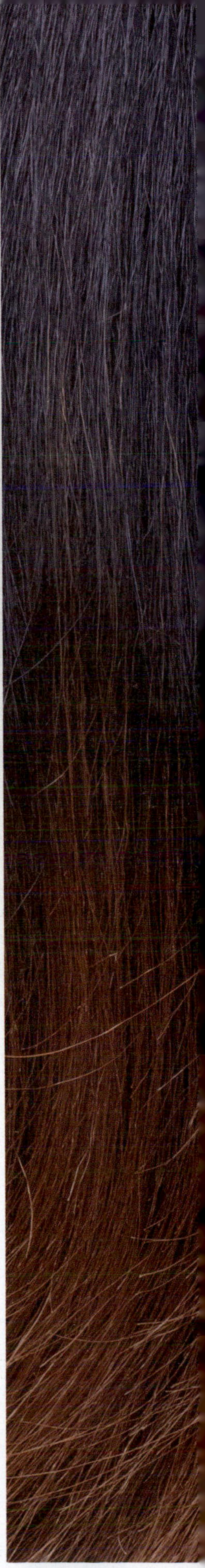

TARJETA DE REGISTRO DE SERVICIOS DE COLORACIÓN

Nombre ______________________________ Tel. ______________________________

Dirección ______________________________ Ciudad ______________________________

Prueba del parche: ☐ Negativo ☐ Positivo Fecha ______________________________

Color de ojos ______________________________ Tono de la piel ______________________________

DESCRIPCIÓN DEL CABELLO

Forma	**Longitud**	**Textura**	**Densidad**	**Porosidad**
☐ lacio	☐ corto	☐ gruesa	☐ bajo	☐ bajo
☐ ondulada	☐ media	☐ media	☐ media	☐ promedio
☐ rizada	☐ largo	☐ fina	☐ alto	☐ alto

¿El cabello ha sido tratado químicamente? ☐ Sí ☐ No

¿Qué servicio químico se realizó y qué productos se utilizaron? ______________________________

Color natural del cabello ______________________________

Nivel (1-10) Tono (cálido, frío, etc.) Intensidad (suave, media o fuerte)

Condición del cuero cabelludo

☐ normal ☐ seco ☐ grasoso ☐ sensible

Condición

☐ normal ☐ seco ☐ grasoso ☐ decolorado ☐ veteado (disparejo)

% sin pigmentación ______________ Distribución del cabello sin pigmentación ______________

Aclarado previamente con ______________________________ por ______________ (tiempo)

Teñido previamente con ______________________________ por ______________ (tiempo)

☐ muestra de cabello original adjunta ☐ no se adjunta muestra de cabello original

Color de cabello deseado ______________________________

Nivel (1-10) Tono (cálido, frío, etc.) Intensidad (suave, media o fuerte)

TRATAMIENTOS CORRECTIVOS

Relleno de color usado ______________ Tratamientos acondicionadores con ______________

PROCESO DE TEÑIDO DEL CABELLO

cabeza completa __________ pulgadas (cm) retocadas __________ matiz deseado ______________

fórmula: (color/aclarador) ______________ técnica de aplicación ______________

Resultados: ☐ bueno ☐ malo ☐ demasiado claro ☐ demasiado oscuro ☐ veteado

Comentarios: ______________________________

____

____

____

____

Fecha	**Operador**	**Precio**	**Fecha**	**Operador**	**Precio**

Fig. 16-24 Tarjeta de registro de servicios de coloración

¡Atención!

Los medicamentos, como aquellos recetados para la diabetes, el asma, la presión arterial alta y los problemas de tiroides, pueden afectar el resultado de cualquier servicio químico. Para obtener más información, hable con su instructor.

Atención a clientes con problemas de visión

Muchas personas tienen problemas de visión. Tenga esto en cuenta durante la consulta y ayude a los clientes con discapacidad visual, ya sean daltónicos, cortos de vista o ciegos, a sentirse seguros acerca de su próximo servicio de coloración.

Pregunte a los clientes con problemas de visión cómo describen términos como frío o calor, o colores como azul o amarillo. Esto le permitirá utilizar sus propias palabras en las descripciones. Cuando hable acerca de la dimensión de la coloración con clientes con problemas de vista, utilice también descripciones tangibles, por ejemplo, comparándolo con la gran o poca textura de la pana.

Consejos para analizar la coloración

El lenguaje que utiliza al analizar la coloración influye en la forma en que el cliente percibe los servicios de coloración. Le ayuda a recomendar exitosamente sus servicios. Aquí tiene algunas pautas:

- Use lenguaje descriptivo al analizar la coloración (p. ej., *rubio mantequilla suave; marrón chocolate intenso; rojo cobrizo intenso*).
- Use palabras de connotación positiva para hablar de los beneficios de la coloración del cabello a sus clientes (p. ej., *sensual, apariencia saludable, más vivo, apariencia natural* y *sutil*).
- Evite palabras que puedan interpretarse de forma negativa, como *blanqueado, escarchado, encrespado, salvaje, esponjado, rebelde* o *raíces*. Reemplácelas por palabras positivas, como *iluminado, realzado, muy texturizado, voluminoso, grueso* y *natural*.

Curiosidades

Es importantísimo crear una galería visual o una carpeta personal con distintas coloraciones y aplicaciones de coloración. Describir el tono del cabello castaño claro es un buen comienzo para cualquier consulta, pero verlo en persona servirá para evitar la confusión. Para hacerlo, recopile y organice varias imágenes de coloraciones y diseño de coloraciones en categorías específicas, como castaños oscuros fríos, castaños neutros separados por profundidad o luminosidad y balayage rubio. Si bien puede presentar estas imágenes desde su teléfono inteligente, usar una tableta es mucho mejor, ya que las imágenes se ven más grandes y se aprecian más detalles* (figura 16–25)*.

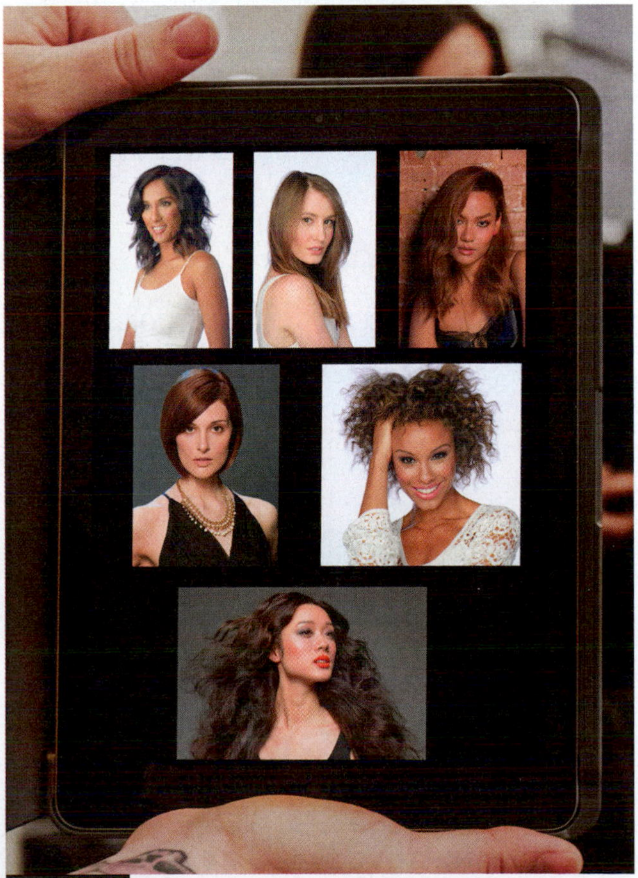

Fig. 16-25 Ejemplo de una galería en línea

Declaración de exención de responsabilidad

Muchas y escuelas utilizan una declaración de exención de responsabilidad cuando ofrecen servicios químicos. Allí, se explica a los clientes que todo servicio químico conlleva un riesgo. Además, se le pide al cliente que proporcione más información sobre cualquier servicio químicos anterior que pueda afectar la selección de la coloración actual y el resultado final.

En cierto modo, la declaración de exención de responsabilidad también protege a la escuela o al salón de la responsabilidad por accidentes o daños. La mayoría de los seguros contra negligencia profesional exigen una declaración de exención de responsabilidad. Sin embargo, tenga en cuenta que una declaración de exención de responsabilidad no es un contrato vinculante y no liberará al cosmetólogo de la responsabilidad de lo que pueda sucederle al cabello del cliente (**figura 16-26**). Siempre que exista la posibilidad de dañar el cabello en exceso, es aconsejable negarse a realizar el servicio.

FORMULARIO DE EXENCIÓN DE RESPONSABILIDAD

Yo, la persona que firma más abajo, ____________________
(nombre)

con domicilio en ____________________
(calle, dirección)

____
(ciudad, país y código postal)

a punto de recibir un servicio en el Departamento Clínico de

____

y habiendo sido informado de que los servicios serán realizados por estudiantes, estudiantes graduados y/o instructores de la escuela, en consideración del valor nominal de dichos servicios, libero a la escuela, sus estudiantes, estudiantes graduados, instructores, agentes, representantes, y/o empleados, de cualquier reclamo que surja del desempeño de estos servicios o que esté relacionado de alguna forma con ellos.

El propietario no se hace responsable por los bienes personales

Firma ____________________

Fecha ____________________

Testigo ____________________

SI EL CLIENTE QUE RECIBE EL SERVICIO ES MENOR DE 18 AÑOS, UN PADRE O EL TUTOR DEBE FIRMAR ESTE FORMULARIO DE EXENCIÓN DE RESPONSABILIDAD.

Fig. 16-26 Formulario de exención de responsabilidad

Verificación

19. ¿Por qué es tan importante el lenguaje que se utiliza al analiza la coloración con un cliente?
20. ¿Por qué nunca se debe cepillar el cabello del cliente antes de un servicio de coloración?

OA 9 Enumerar las cinco preguntas clave que se debe hacer a sí mismo cuando se prepara la fórmula de coloración.

Fórmula de la coloración

La fórmula de la coloración es de suma importancia cuando se crea una coloración exitosa que brinda el resultado que desea el cliente. Existen cinco preguntas básicas que siempre se deben plantear al preparar una fórmula de coloración.

1. ¿Cuál es el nivel natural? ¿Cuál es el porcentaje de cabello canoso?
2. ¿Cuál es el nivel y el tono del cabello previamente teñido?
3. ¿Cuál es el nivel y el tono que desea el cliente?
4. ¿Se revelarán pigmentos contribuyentes (matices)?
5. ¿Qué coloraciones se deben mezclar para lograr el resultado deseado?

Consulte esta lista de comprobación adicional de la fórmula para ver otros detalles (**figura 16-27**).

Piense en el color del cabello como una receta, que comienza con una lista de ingredientes. Luego, fíjese cuáles son los ingredientes ya tiene (el color y el estado actual del cabello) antes de comprar lo que le falta (la coloración y el tratamiento necesarios). La diferencia entre el color profesional y el color casero radica en la fórmula para obtener resultados predecibles. No puede simplemente seleccionar un color, aplicarlo y esperar que aparezca el color que se ve en el envase.

LISTA DE COMPROBACIÓN PARA LA FÓRMULA

Realice un análisis completo del cabello:

Nivel y tono en el área del cuero cabelludo, en la mitad del tallo y en las puntas ______

Porcentaje de canas ______

Textura y porosidad ______

Condición básica general del cabello ______

Selección del color ______

Tipo de producto que se utilizará para crear el resultado ______

Necesidad de aclarado o depósito de color ______

Número de niveles de realce necesarios ______

Volumen de revelador a utilizar ______

Matices presentes ______

Relleno antes del servicio de coloración ______

Tono deseado ______

Tonos no deseados ______

Proporciones de mezcla ______

Método de aplicación ______

Duración del proceso de color ______

Fig. 16-27 Lista de comprobación para la fórmula

? ¿Lo sabía?

La mayoría de los errores de coloración ocurren por no realizar la prueba de la hebra antes de un servicio de coloración. Programe siempre el tiempo necesario para realizar la prueba de la hebra, que consiste en mezclar una pequeña cantidad de la fórmula que planea usar en una hebra de cabello separado por papel aluminio para asegurarse de que no se decolore en otras zonas del cabello. Procéselo de la misma manera que la fórmula que planea usar. Verifique con frecuencia la hebra de prueba para asegurarse de que se esté procesando como lo anticipó. Retire la coloración del cabello con una toalla húmeda. Si la hebra de prueba le parece aceptable, continúe aplicando la coloración. (Para obtener información detallada, consulte ***Procedimiento 16-2, PRUEBA DE LA HEBRA,*** *pág. 665.)*

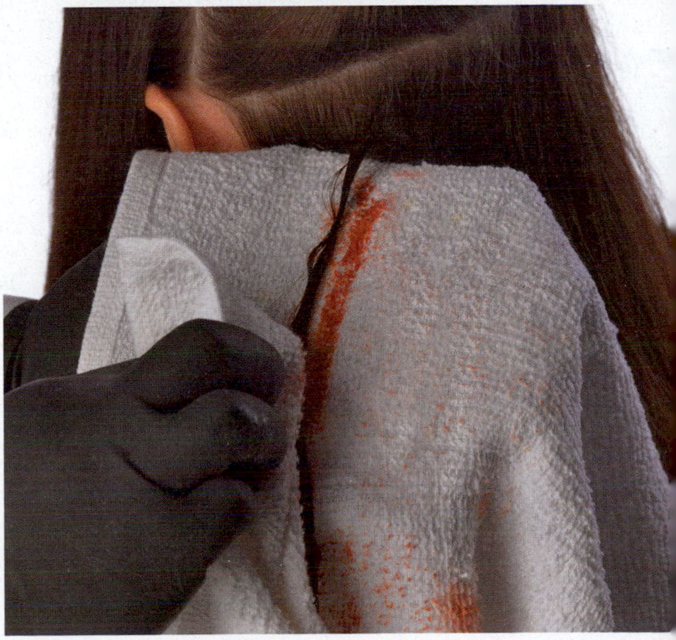

Curiosidades

La saturación inadecuada de la coloración o el aclarador dará lugar a una aplicación despareja. Aunque tenga las mismas fórmulas, la baja saturación da como resultado un cabello no uniforme en términos de vitalidad y brillo. No intente estirar un recipiente de coloración durante un servicio para ahorrar tiempo o producto. Cobre siempre según la densidad del cabello y avísele al cliente si tiene que mezclar más color para indicar cargos adicionales. Si la saturación es baja, es probable que el cliente quede insatisfecho, lo que puede costarle un servicio de repetición o la pérdida total del cliente. Dominar cuánto color se necesita para cada servicio lleva tiempo. Hasta que aprenda, elija un punto de partida estándar. Por ejemplo, para un retoque de color estándar, puede mezclar 1:1 de 30 mililitros (1 onza) de color y 30 mililitros (1 onza) de revelador. Informe al cliente que usted cobra un precio estándar y aplique el producto como corresponde.

Verificación

21. ¿Cuáles son las cinco preguntas clave que se deben hacer cuando se prepara la fórmula de coloración?

OA 10 Describir los pasos de aplicación de la coloración y el aclarado, desde la prueba preliminar de la hebra hasta el proceso único o doble con aclarador.

Cómo aplicar coloración y aclaradores

Para garantizar resultados eficientes, seguros y exitosos al realizar servicios de coloración, siga un sistema de aplicación claramente definido. Sin ese plan, el trabajo tomará más tiempo, los resultados pueden no ser uniformes y se pueden cometer errores. El primer paso para un servicio de coloración exitoso es la consulta y la fórmula. El segundo paso es la correcta aplicación y saturación del producto.

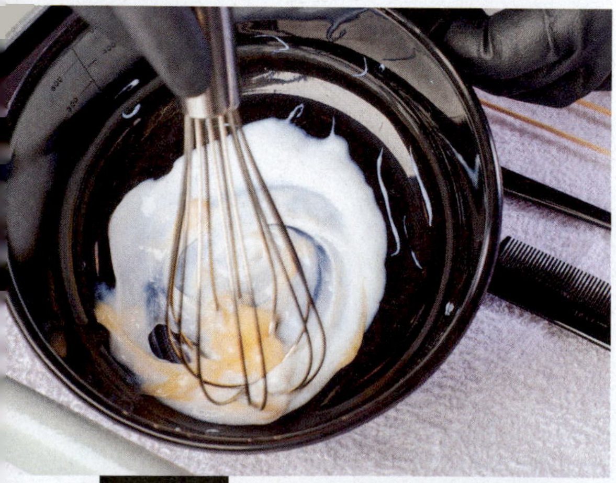

Fig. 16-28 Mezcla de la coloración en un recipiente

Herramientas de aplicación y mezcla de la coloración

Las coloraciones permanentes y demipermanentes se pueden aplicar con el método del recipiente y la brocha, o el del aplicador en botella, según la viscosidad del producto. Por regla general, los productos de mayor viscosidad se deben aplicar con brocha; los productos más líquidos se deben aplicar con una botella aplicadora.

- **Brocha y recipiente.** Utilice un tazón no metálico. Mida y coloque el revelador en el recipiente. Agregue las coloraciones seleccionadas en las proporciones adecuadas (**figura 16-28**). Con un batidor de plástico, revuelva la mezcla hasta que quede bien mezclada. No use una brocha aplicadora para mezclar la coloración; la coloración o el revelador pueden depositarse de manera despareja en las cerdas y alterar su fórmula y aplicación. Además, se la debe limpiar, enjuagar y secar por completo antes de utilizarla para la aplicación. Use una brocha aplicadora para aplicar la coloración en el cabello (**figura 16-29**).

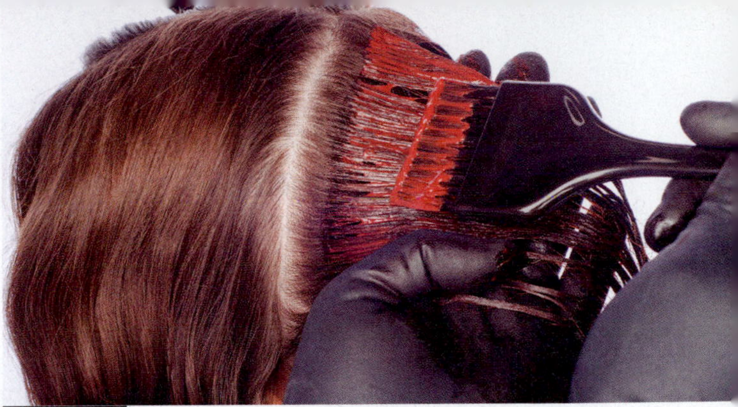

Fig. 16-29 Aplicación con una brocha de la coloración

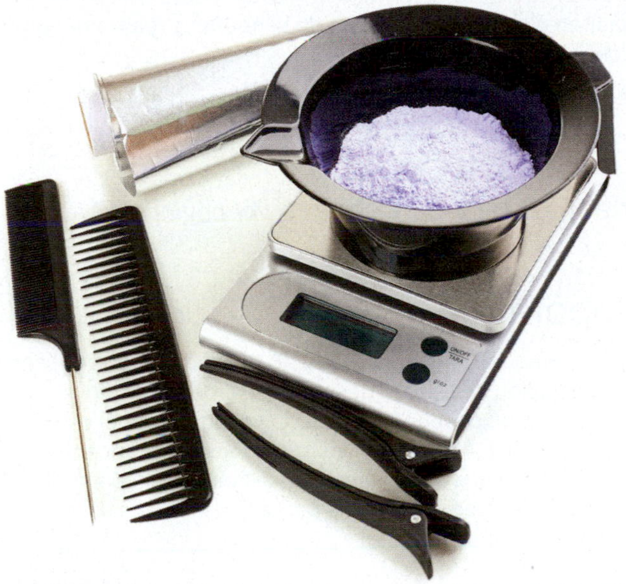

Africa Studio/Shutterstock.com.

Fig. 16-30 Medición del producto con una balanza

- **Herramientas de medición.** La fórmula tendrá una relación establecida de coloración y revelador. La única forma de garantizar la precisión de la fórmula radica en hacer mediciones. Las mediciones se pueden hacer en onzas, mililitros o gramos. Muchas tiendas de suministros venden vasos medidores, botellas aplicadoras y tubos para coloración con líneas de medición visibles. Sin embargo, usar una balanza es la forma más precisa de medir y le permite mezclar cantidades muy pequeñas para no desperdiciar producto (**figura 16-30**). Cuando use un vaso medidor o una botella, coloque el vaso sobre una superficie plana y uniforme para mayor precisión.

- **Botella aplicadora.** Asegúrese de que la botella del aplicador sea lo suficientemente grande para contener tanto la coloración como el revelador/catalizador de procesamiento, con suficiente espacio de aire para balancear suavemente la botella hacia adelante y hacia atrás hasta lograr una mezcla perfectamente homogénea (**figura 16-31**). Para una proporción de 1:1, vierta 30 mililitros (1 onza) de coloración en la botella, agregue 30 mililitros (1 onza) de revelador, coloque la tapa y agite con cuidado. Para lograr una proporción de 1:2, debe verter 30 mililitros (1 onza) de coloración en la botella, agregar 60 mililitros (2 onzas) de revelador y mezclar. La última proporción se aplica a la mayoría de las coloraciones rubias permanentes (**figura 16-32**). Consulte siempre las instrucciones del fabricante para conocer la proporción de mezcla.

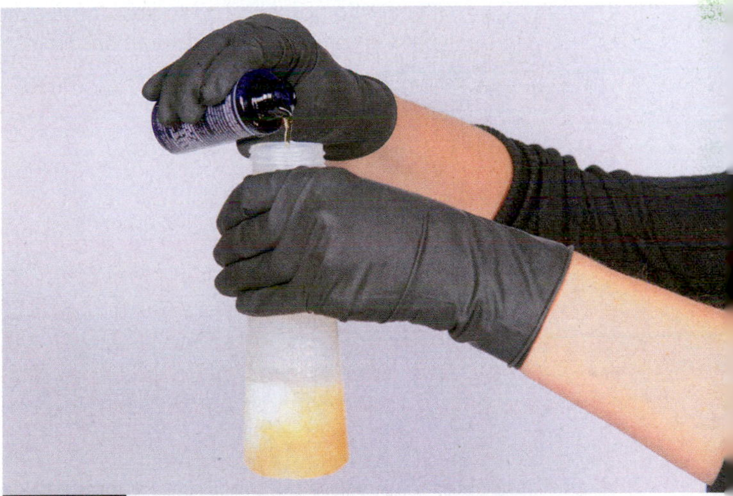

Fig. 16-31 Mezcla de la coloración en una botella aplicadora

Sugerencia

Apriete ligeramente la botella y cubra la abertura de la punta del aplicador con el dedo antes de agitar suavemente, para evitar que la coloración se escape de la botella después de mezclar.

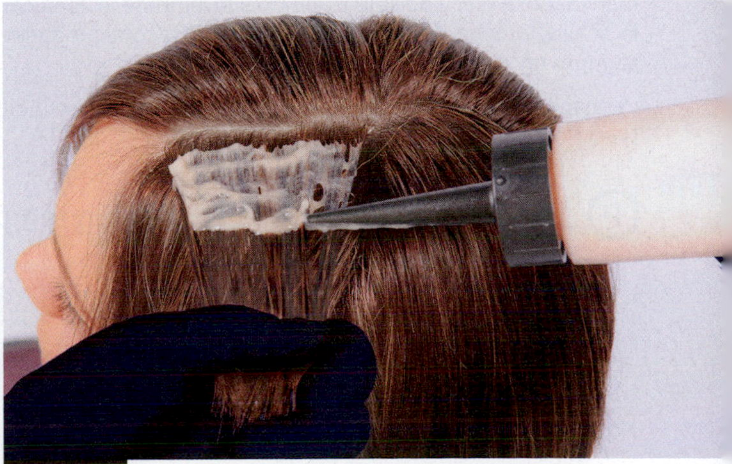

Fig. 16-32 Aplicación de la coloración con una botella

Pruebas preliminares del parche y de la hebra para la coloración

Antes de comenzar un servicio de coloración, realice una prueba del parche para determinar si su cliente tiene alergias o sensibilidad a la mezcla de coloración. La Ley Federal de Alimentos, Drogas y Cosméticos de EE.UU. exige la realización de una prueba del parche de 24 a 48 horas antes de cada aplicación de coloración formulada con tintes derivados de la anilina.

Una vez que haya creado una fórmula de coloración para el cliente, pruébela primero en algunas hebra pequeñas de cabello. En esta **prueba preliminar de la hebra**, se determina la reacción del cabello a la fórmula de coloración y el tiempo que se debe dejar en el cabello. La prueba de la hebra se realiza después de preparar al cliente para el servicio de coloración.

Para realizar la prueba preliminar del parche y de la hebra, siga los pasos que se indican en el **Procedimiento 16-1**.

Ⓟ 16-1: Pruebas preliminares del parche y de la hebra *Ver página 663*

Aplicación de coloración temporal

Existen muchos métodos de aplicación de coloración temporal, según el producto utilizado. Puede aplicar geles, ceras, espumas o aerosoles coloreados en su estación de trabajo después de haberle lavado el cabello a su cliente con champú, o en el lavatorio del champú después de haberle secado el cabello con una toalla. Siempre use y aplique estos productos de coloración según las instrucciones del fabricante. El cabello poroso y rizado absorberá el color, pero si observa que la aplicación se disipa, agregue más color para lograr una mejor saturación. Su instructor le ayudará a interpretar estas pautas.

¡Atención!

Recuerde informarle al cliente que los productos de coloración temporal pueden transferirse con facilidad a cualquier material con el que el cabello del cliente entre en contacto. Además, este servicio de coloración solo dura de uno a tres lavados con champú. Si el cliente se moja el cabello o si llueve, el color se desvanecerá en la ropa y la piel.

Si se derrama coloración sobre la piel durante el proceso de aplicación, humedezca una toalla con agua y retire el exceso de producto colorante para evitar manchas. Si el producto ya ha manchado la piel y no sale frotando suavemente la zona con la toalla húmeda, utilice un removedor. Se recomienda tener siempre un removedor a mano, listo para usar.

Para aplicar coloración temporal, siga los pasos que se indican en el **Procedimiento 16-2**.

Ⓟ 16-2: Enjuague de la coloración temporal
Ver página 665

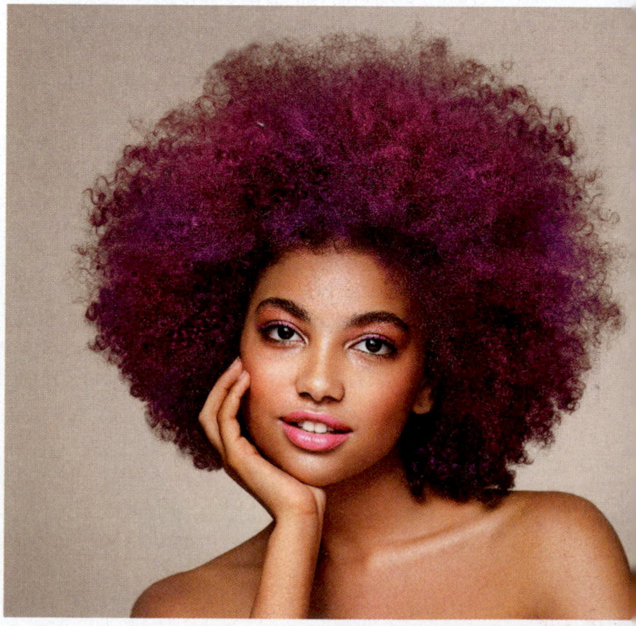
Oleg Gekman/Shutterstock.com

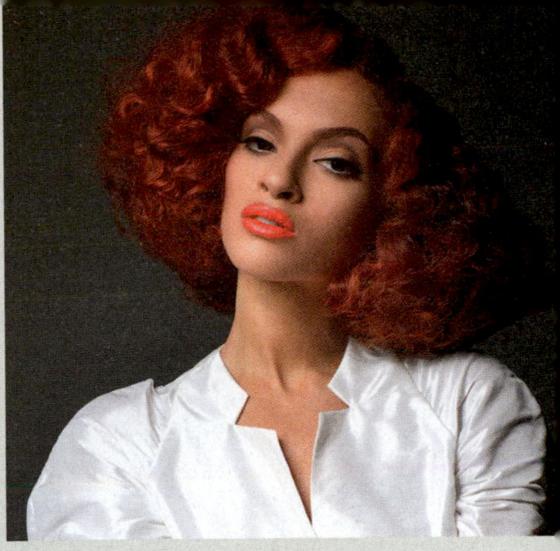

Aplicación de coloración semipermanente

El proceso de aplicación de una coloración semipermanente es similar a la de la coloración semipermanente, seguida de un enjuague después del tiempo de procesamiento deseado. Siempre use y aplique estos productos de coloración según las instrucciones del fabricante. Cuando seleccione una coloración semipermanente, recuerde que la coloración que se aplica sobre el color existente siempre crea una coloración más profunda y puede alterar el tono. Dado que los productos semipermanentes solo depositan color, la coloración se puede acumular en las puntas del cabello en caso de aplicaciones repetidas. La prueba de la hebra lo ayudará a determinar la fórmula y el tiempo de procesamiento antes el servicio.

Aplicación de coloración demipermanente

El proceso de aplicación de una coloración demipermanente con pH ácido o alcalino es similar al de la coloración permanente convencional. El cabello que ya ha recibido previamente un servicio coloración tendrá un mayor grado de porosidad, que debe tenerse en cuenta en el momento de formular cualquier coloración demipermanente. Para aplicar coloración demipermanente, siga los pasos que se indican en el **Procedimiento 16-3**. Además, consulte las pautas del fabricante para la aplicación y tiempo de procesamiento del producto que elija.

Ⓟ 16-3: Aplicación de coloración demipermanente *Ver página 668*

Coloración de proceso simple

La **coloración de proceso simple** consiste en la aplicación de un color al cabello de su cliente. Si es la primera vez que el cliente se tiñe el cabello, se denomina servicio de coloración en cabello virgen. Si el cliente nunca ha recibido ningún pigmento artificial en el cabello, se considera que su cabello es virgen para los servicios de coloración. Aunque el cliente haya recibido una coloración temporal, es posible que su cabello no sea virgen según la porosidad y la posición de la cutícula en el cabello. Asegúrese de realizar la prueba del parche y la de la hebra, luego, siga los pasos para la coloración de proceso simple que se indican en el **Procedimiento 16-4** .

Ⓟ 16-4: Coloración de proceso simple en cabello virgen *Ver página 671*

RETOQUE DE COLORACIÓN DE PROCESO SIMPLE

A medida que el cabello crezca, deberá aplicar coloración en el nuevo crecimiento a fin de mantener un estilo atractivo y evitar el efecto de dos tonos. A esto se lo denomina retoque.

El procedimiento para aplicar coloración en el nuevo crecimiento y en las puntas desteñidas incluye aplicar un **brillo (*glaze*)** que cubra el cabello con una coloración semipermanente con brillo, o un **brillo (*gloss*)** que contenga tintes oxidantes y brillo extremo. En los últimos años, el desafío ha sido que los fabricantes utilizan los términos *"glaze"* y *"gloss"* de manera indistinta. Para individualizar estos nombres inapropiados de marketing, lea las etiquetas. No estirar la coloración permanente hasta las puntas, ya que provocará resequedad, daño, opacidad y posible resquebrajamiento. Utilice siempre un producto semipermanente o demipermanente con coloración para revitalizar las puntas.

¡Atención!

La dermatitis del colorista implica los mismos tipos de reacciones negativas a los productos que las que podría experimentar un cliente. Dado que las manos de un colorista están en contacto constante con soluciones químicas, protéjase con guantes hasta que el producto de coloración se elimine por completo del cabello del cliente.

Para ambas aplicaciones, siga los mismos pasos de preparación que para el procedimiento de proceso simple en cabello virgen, incluida una consulta y, si es necesario, una prueba del parche. Para realizar un retoque de coloración permanente de proceso simple, siga los pasos que se incidan en el **Procedimiento 16-5**.

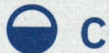

Ⓟ 16-5: Retoque de coloración permanente de proceso simple con brillo *Ver página 674*

Pasos para aplicar coloración en el nuevo crecimiento y en las puntas desteñidas:

1. Aplique coloración solo en el nuevo crecimiento; tenga cuidado de no volver a aplicar el producto sobre el cabello previamente teñido. La superposición puede causar resquebrajamiento y una **línea de demarcación**, que es la línea visible que separa el cabello teñido del nuevo crecimiento.
2. Realice la coloración de acuerdo con su análisis y los resultados de la prueba de la hebra.
3. La aplicación de coloración permanente hasta las puntas para revitalizar el color desteñido puede dañar innecesariamente el cabello. En su lugar, formule una coloración demipermanente para emparejar las secciones intermedias y las puntas con el nuevo crecimiento. Aplique la coloración demipermanente hasta las puntas y déjala actuar durante unos minutos. Después, aplique champú y acondicionador. Recuerde que la misma fórmula de color utilizada con diferentes volúmenes de peróxido, dará resultados distintos.

Curiosidades

Mejoramiento de la factura

Mejorar la factura de los servicio lo beneficia en términos financieros y lo ayudará a superar las expectativas de sus clientes. Por ejemplo, un cliente puede entrar a un salón cualquiera, pedir un solo proceso, recibir un solo proceso y salir satisfecho. Si se acerca a usted y le pregunta por un solo proceso, pero usted mejorara su factura al recomendarle y venderle un servicio de mechas parciales, superará sus expectativas al brindarle más opciones. Además de mejorar el pago que recibe, eleva su nivel de experiencia y profesionalismo.

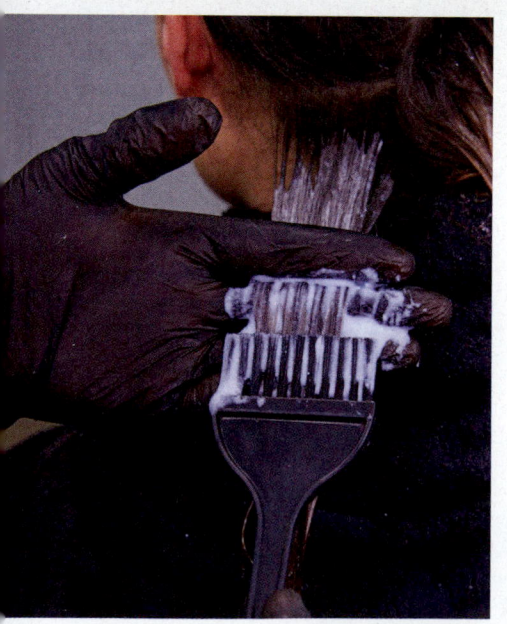

Aplicación de aclarador

Si el cliente no ha recibido coloración previa y su cabello presenta su color natural, el proceso que realizará se denomina **aclarador en cabello virgen**. La técnica de "aclarador en cabello virgen" consiste en aplicar el decolorante o aclarador en la sección intermedia del cabello, en el cuero cabelludo y, luego, en las puntas. Si el cliente se realizó una coloración anterior, pero no le colocaron aclarador, entonces el servicio de aclarado puede llamarse aclarador en cabello virgen, o no.

Antes de realizar un servicio de aclarado, tenga en cuenta que el cabello reacciona de manera diferente a la eliminación de pigmento/melanina en comparación con el depósito de pigmento. Esto puede complicar la aplicación de aclarado. Si el cliente recibió previamente un servicio de aclarado, siempre consulte la tarjeta de registro de servicios de coloración del cabello del cliente para obtener información sobre qué fórmulas de aclarado se usaron, incluido el tiempo para lograr los resultados deseados y cualquier otro factor que pudiera afectar el servicio. Asegúrese de que el cliente sepa que el servicio de aclarado es el más agresivo de todos los servicios de coloración y de realizar la prueba del parche y la de la hebra antes de completar cualquier servicio de aclarado.

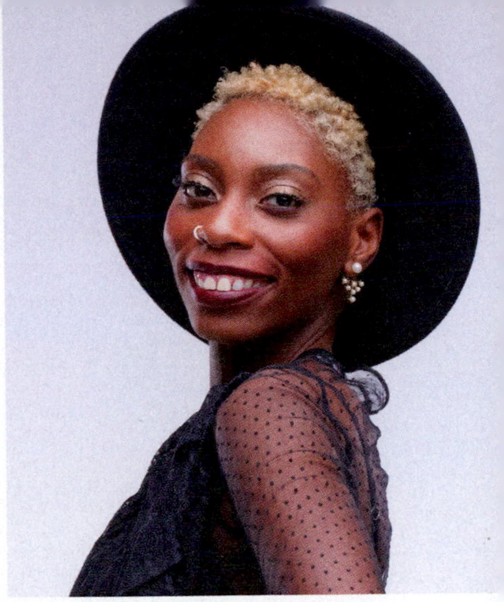

FACTORES DE TIEMPO:

El tiempo de procesamiento del aclarado se determinará en función de lo siguiente:

- Melanina: cuanto más oscuro sea el color natural del cabello, más melanina tiene y más tiempo se tarda en aclararlo.
- Porosidad: el cabello poroso del mismo nivel de color se aclarará más rápido que el cabello no poroso, ya que el agente aclarador puede penetrar más rápido en la corteza.
- Tono: cuanto mayor sea el porcentaje de rojo reflejado en el color natural, más difícil será lograr los tonos delicados del rubio pálido. Los rubios ceniza son especialmente difíciles de lograr, ya que la melanina debe difundirse lo suficiente como para alterar el nivel y el tono del cabello.
- Textura (grueso, medio, fino): el cabello grueso tiene una capa de cutícula más gruesa, lo que prolonga el tiempo de procesamiento. El cabello fino es más delicado y puede aclararse más rápido.
- Patrón de ondulación y de rizos: el cabello rizado puede tener una cutícula levantada, en cuyo caso se aclarará más rápido que el cabello liso, ya que el agente aclarador puede ingresar a la corteza más rápido. Aún quedan por considerar la porosidad y la textura. Ejemplo: El cabello fino, poroso y rizado se realzará más rápido que el cabello grueso, resistente a la humedad y rizado.
- Saturación: la saturación inadecuada siempre dará como resultado un realce desparejo. Los aclaradores funcionan cuando el cabello aún está húmedo. La baja saturación hace que el aclarador se seque más rápido y, por lo tanto, deje de actuar. Controle la saturación y el secado del aclarador, incluso en el papel aluminio. El cabello se debe recubrir por completo al realizar un servicio de aclarado.
- Potencia del producto: los aclaradores más potentes producen tonos pálidos en menor tiempo, pero pueden ser más nocivos para el cabello. Considere el estado del cabello del cliente antes de elegir un aclarador que resulte demasiado potente como para mantener la integridad del cabello.
- Instrucciones del fabricante: debe respetar el tiempo de procesamiento del aclarador. Una vez que el aclarador haya cumplido el tiempo máximo de procesamiento, lávelo sin importar el color del cabello. Si desea que quede más claro, repita el procedimiento. El tiempo de procesamiento estándar de fábrica es de 50 a 60 minutos.

Pruebas preliminares del parche y de la hebra para el aclarado

Debe realizar una prueba preliminar del parche y de la hebra antes del aclarado. La prueba de la hebra determina el tiempo de procesamiento, el estado del cabello después del aclarado y los resultados de este. Observe la hebra con atención para ver su reacción a la mezcla de aclarado e intente detectar cualquier decoloración o resquebrajamiento. Puede requerirse reacondicionamiento antes de la tonificación. Si la coloración y el estado son buenos, puede continuar con el aclarado. Registre cuidadosamente todos los datos en la ficha de registro de servicios del cliente y archívela para su uso futuro.

Se pueden realizar pruebas de varias hebras, ya que la textura y la porosidad del cabello pueden variar por diversos motivos en todo el cabello. Además, se pueden hacer pruebas de varias hebras con varios reveladores y aclaradores para ver cómo responde el cabello.

Si la prueba indica que el cabello no está lo suficientemente claro, aumente la potencia de la mezcla o el tiempo de procesamiento. Si la hebra de cabello está muy clara, disminuya la potencia de la mezcla o el tiempo de procesamiento. Para realizar la prueba preliminar del parche y de la hebra, siga los pasos que se indican en el **Procedimiento 16-1**.

¡Atención!

En todos los procedimientos que requieren el uso de una toalla para revisar el nivel de aclarado, asegúrese de que la toalla esté húmeda. Seque la hebra, no la frote. Si la frota, puede provocar aspereza en la cutícula y obtener una lectura falsa para el proceso completo.

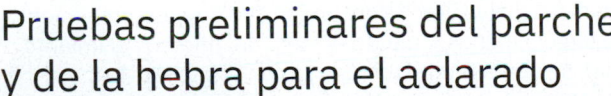

Ⓟ 16-1: Pruebas preliminares del parche y de la hebra

Ver página 663

¡Atención!

Cuando se utiliza calor con los aclaradores, el cabello se suaviza y se hace más frágil. El calor excesivo aumenta la velocidad de reacción, hincha el cabello y puede levantar y agrietar la cutícula y romper los enlaces dentro de la corteza. Para obtener resultados más seguros, nunca use una fuente de calor externa cuando procese aclaradores.

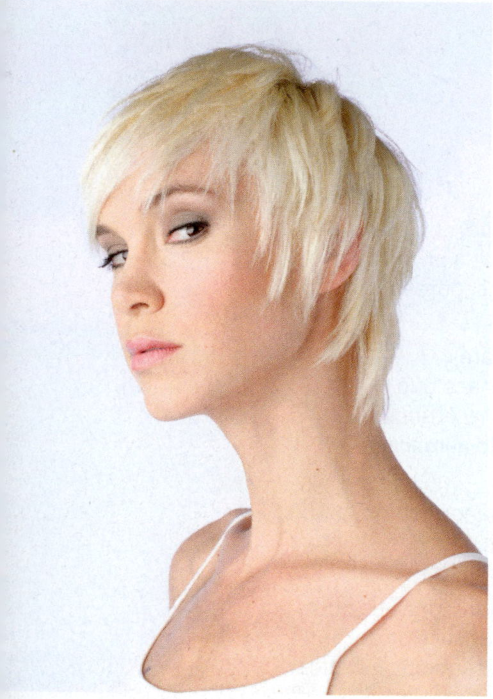

Aclarador y la aplicación de coloración de proceso doble

Si el cliente le pide un color mucho más claro (cuatro o más niveles), debe preaclararse el cabello y, luego, tonificarse al color definitivo deseado. Después de realizar una prueba preliminar de la hebra antes del aclarado para determinar el tiempo de procesamiento, el estado del cabello después del aclarado y los resultados finales, comience con el primer paso del preaclarado. Siga los pasos que se indican en el **Procedimiento 16-6**, Aclarador en cabello virgen, en la pág. 677. Para los servicios de aclarado en cabello rizado o en espiral, es posible que se requiera un estiramiento previo para facilitar la aplicación. Esto permite una mejor división en secciones y saturación.

Ⓟ 16-6: Aclarador en cabello virgen *Ver página 677*

Para aplicar tonificante como segundo paso en el servicio de aplicación de proceso doble, siga los pasos que se indican en **Procedimiento 16-7**, Aplicación de tonificante, pág. 681.

Ⓟ 16-7: Aplicación de tonificante *Ver página 681*

Retoque de aclarador

A medida que el cabello va creciendo, se comienza a ver el nuevo crecimiento. Cuando realice un retoque, siempre aclare primero el nuevo crecimiento. En este caso, la mezcla se aplica solo al nuevo crecimiento, siempre que ese crecimiento tenga 1,25 cm (0,5 in) de largo o menos. Cuando el largo del nuevo crecimiento supera los 1,25 cm (0,5 in), se pueden producir bandas en el cabello. Los clientes que deseen tener todo el cabello decolorado, necesitarán retoques, por lo que se les debe informar que van a requerir servicios cada 3 a 5 semanas para mantener un tono uniforme. Es posible que se requieran subsecciones más pequeñas para garantizar la saturación. Para el retoque de aclarador, se suele utilizar un aclarador en crema, ya que es menos irritante para el cuero cabelludo y su consistencia impide la superposición con el cabello previamente aclarado. Esta superposición puede ocasionar resquebrajamiento grave y líneas de demarcación. Recuerde que quizás deba alisarlo primero para facilitar la aplicación en el cabello rizado y ensortijado. Esto permitirá una mejor división en secciones y saturación.

Sugerencia

Un color del cabello natural más oscuro indica que el cabello contiene más melanina. Cuanta más melanina tenga el cabello, más tardará el aclarador en levantar la cutícula para entrar en la corteza.

Verificación

22. ¿Por qué se debe realizar la prueba del parche en la coloración?
23. ¿Qué es la prueba preliminar de la hebra y por qué se usa?
24. ¿Qué es un retoque de coloración de proceso simple?

OA 11 Describir las técnicas de las mechas.

Técnicas de iluminación

Las técnicas de iluminación implican aclaración o coloración parcial. Son servicios versátiles y emocionantes que pueden generar ganancias mucho mayores para usted y el salón. En esta sección, analizamos la aplicación de laminado para mechas claras, mechas oscuras, *balayage*, fusión de color y mechas con gorra.

A medida que empiece a ampliar sus conocimientos sobre aclarado y vaya desarrollando habilidades técnica, tendrá la libertad de ser más creativo. Su instructor le ayudará a dominar las técnicas básicas, pero el resto depende de usted. Las posibilidades están limitadas solo por su imaginación y su capacidad para crear un diseño terminado que satisfaga las necesidades de sus clientes (**figura 16-33**).

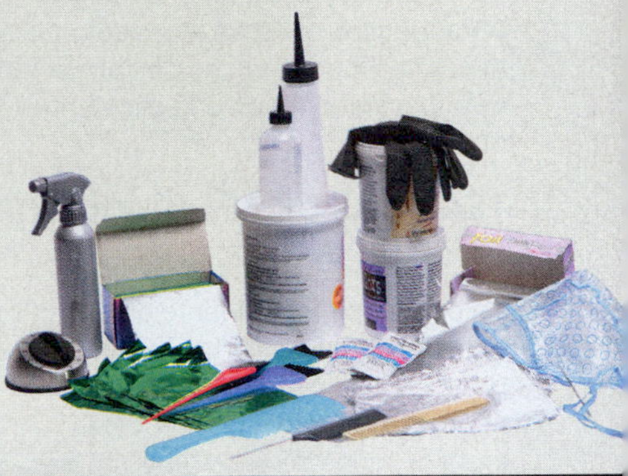

Fig. 16-33 Herramientas de aclarado

Sugerencia

Al determinar la técnica y la colocación, siempre tenga en cuenta la textura del cabello, la densidad, el patrón de rizos y cómo se peinará. Es posible que los clientes quieran acentuar sus patrones de rizos, mostrar mayor profundidad en su cabello, darle brillo al contorno del rostro o mostrar un estilo con raíces de aspecto natural. Usted determinará la mejor colocación y aplicación en función de lo que le solicita el cliente. Algunas opciones a considerar son las siguientes:

- *mechas que le dan brillo al contorno del rostro*
- *mechas con pintura para acentuar el patrón de rizos*
- *aplicación de balayage con raíces de aspecto natural*
- *mechas oscuras y base tonificante para darle brillo al rubio existente*
- *coloración dimensional monocromática para añadir profundidad*
- *mechas sutiles aplicadas con brocha para dar textura al cabello corto*
- *piezas decorativas con bloques de color para estilos creativos.*

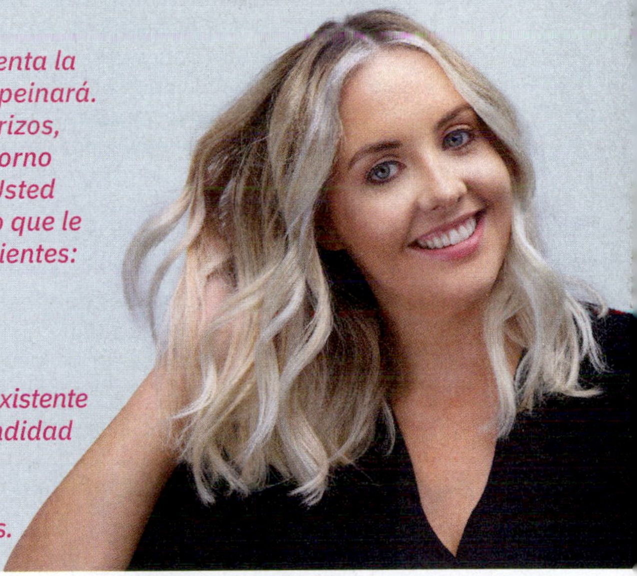

Las **mechas claras** implican la coloración de algunas hebras de cabello en un color más claro que el natural para crear una variedad de tonos más claros y la ilusión de profundidad. Las mechas estratégicas pueden, además, resaltar más los detalles de las mechas. Las mechas sutiles que no contrastan demasiado con el color natural dan la ilusión de una variación natural del color del cabello.

Las **mechas oscuras** son una técnica que consiste en teñir hebras de cabello de color más oscuro que el natural. Las áreas de contraste oscuras parecen más pequeñas y hacen que los detalles sean menos visibles.

Técnicas de laminado y *balayage*

Existen varios métodos para lograr los rayos o iluminaciones. Las dos técnicas más utilizadas son la de laminado y la de *balayage* (pintura a mano alzada).

APLICACIÓN DE LAMINADO

La **técnica de laminado** implica la coloración de hebras de cabello seleccionadas mediante la creación de secciones por deslizamiento o tramado; se colocan sobre papel aluminio, se les aplica aclarador o coloración y, luego, se las sella en el papel aluminio para su procesamiento. El laminado es una técnica excelente para lograr máximo realce o cuando se desea que las mechas comiencen directamente desde el cuero cabelludo. Además, se puede aplicar coloración permanente de alto realce a las hebras para crear mechas más suaves y de apariencia más natural. Se puede utilizar la misma técnica para mechas oscuras. Cuando realiza mechas oscuras, el uso de coloración demipermanente es una excelente opción.

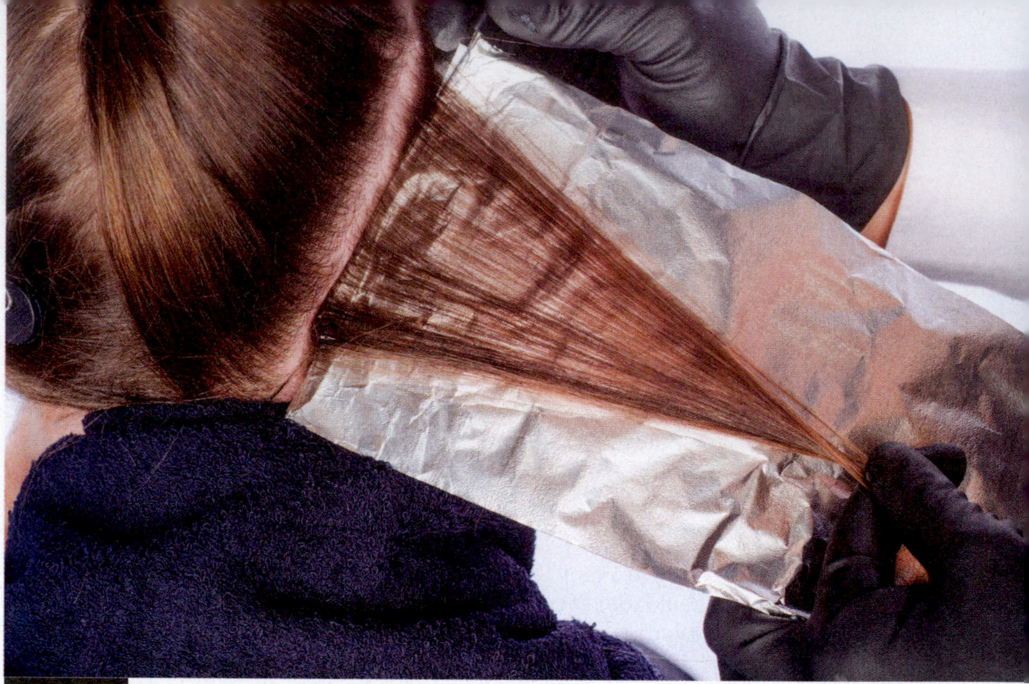

Fig. 16-34 Técnica de deslizamiento

TÉCNICAS DE ACLARADO POR LAMINADO

Colocar el papel aluminio en el cabello es todo un arte. Requiere práctica y disciplina. Para facilitar el procedimiento, comience por crear bloques de secciones limpias en la cabeza. Una vez logrado esto, comprenderá perfectamente cuál es la diferencia entre la división con la técnica de deslizamiento y la división por tramado.

- La **técnica de deslizamiento** consiste en tomar una sección angosta de cabello de 0,3 cm (1/8 in) haciendo una partición recta del cuero cabelludo, colocando el cabello encima de la lámina y aplicando aclarador o coloración (**figura 16-34**). Cubra la hebra de cabello aclarada con papel aluminio para evitar que el aclarador se seque o toque otro cabello que no deba aclararse. La técnica de deslizamiento proporciona el efecto más fuerte cuando se hace un servicio de mechas. Puede hacer que las hebras de la sección sean más prominentes. Para un efecto muy audaz, utilice porciones consecutivas. Sin embargo, dentro del papel de aluminio, la porción debe ser de 0,3 cm (⅛ in) o menos. Si se coloca demasiado cabello en un papel, este sangra, las láminas se arrastran y se obtiene un realce desparejo. Si no está seguro, menos es siempre más. Al aplicar coloración o aclarador, la sección debe ser lo suficientemente delgada como para que el producto sature la parte superior e inferior en el papel aluminio.
- El **tramado** implica tomar secciones de cabello de 0,3 cm (1/8 in), alisar una parte del cuero cabelludo y, luego, separar las hebras seleccionadas con un peine de cola para entrar y salir de las secciones. Cuanto más cabello entrame, más pesadas serán las mechas. Coloque la sección superior del cabello tramado en papel aluminio y aplique un aclarador o coloración a las hebras y al papel, según lo desee.

  Las tramas se pueden definir de la siguiente manera:

Delgada

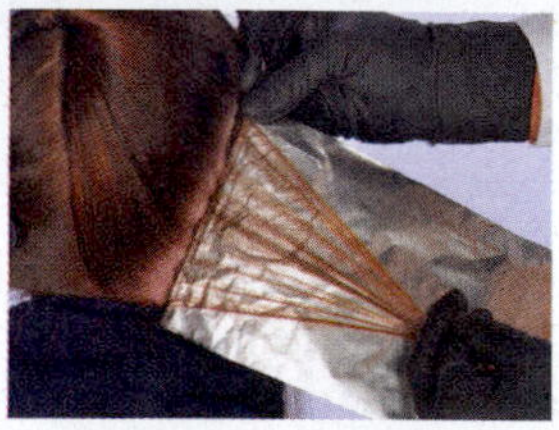

menos perceptible, con un cambio sutil

Media

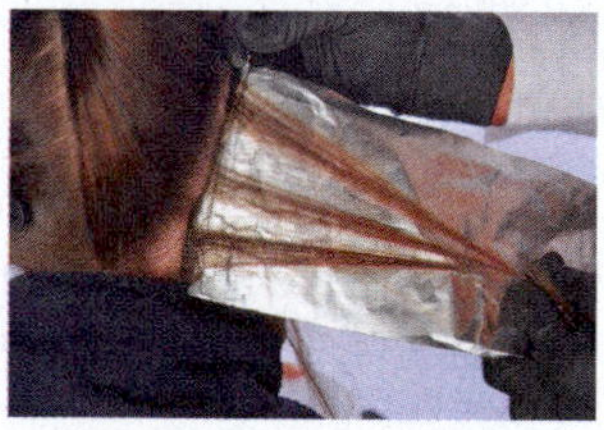

trama estándar en términos de dimensión

Gruesa

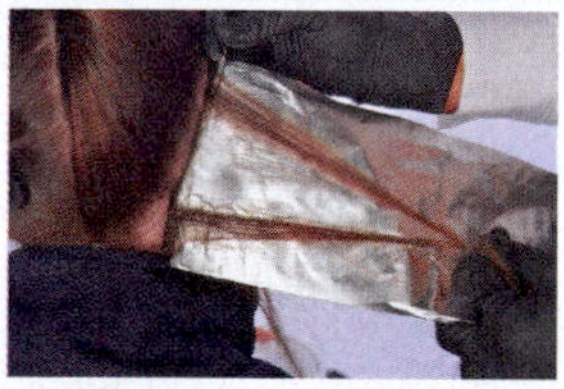

solo se traman una o dos piezas

- Las **subsecciones** son los espacios que se dejan entre láminas (**figura 16-35**). Las subsecciones son parte del patrón de mechas general y deben ser consistentes. Hacer una aplicación consecutiva significa que no hay subsecciones entre láminas, lo que da como resultado un efecto muy resaltado. El único cabello que no se resalta son las piezas que quedan afuera al hacer el tramado. Las subsecciones grandes darán como resultado menos mechas o, en general, menos cambio de color. Las subsecciones estándar deben estar entre 0,6 y 1,25 cm (¼ a ½ in) de espesor, según la densidad y el resultado deseado.

El papel de aluminio se puede usar en muchos patrones diferentes en el cabello. Hay diseños de envoltura para toda la cabeza, tres cuartos de cabeza, media cabeza y solo en el marco del rostro que producen distintas iluminaciones en diferentes partes del rostro. En el momento de elegir sus patrones de laminado, recuerde que las líneas horizontales producen una sensación de amplitud, las líneas verticales, sensación de longitud, y las líneas diagonales, efectos de cortina. Considere el corte de cabello, la densidad y la textura del cliente al elegir su patrón de laminado. Para realizar mechas especiales con papel de aluminio, siga los pasos que se indican en el **Procedimiento 16-8**.

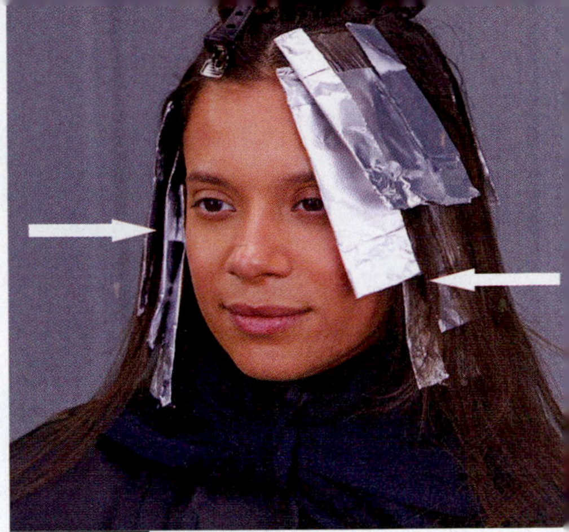

Fig. 16-35 Subsecciones

Ⓟ 16-8: Mechas especiales con papel de aluminio

Ver página 683

TÉCNICA DE *BALAYAGE*

El ***balayage***, también conocido como *técnica de pintura a mano alzada*, consiste en aplicar un aclarador (por lo general, en polvo o arcilla no apto para el cuero cabelludo) directamente sobre el cabello limpio y seco para darle una iluminación más natural. El *balayage* puede ser pesado o sutil, dependiendo de la aplicación. Debido a que el *balayage* es una pintura para el cabello de estilo libre, las opciones y los patrones son tan limitados como su imaginación. Comprender cómo cae el cabello en caída natural, la mezcla adecuada y el control son la clave para un *balayage* exitoso.

Cuando utilice una técnica de aplicación de *balayage*, aplique una cantidad ligera (casi seca) de aclarador con la punta o el costado de una brocha aplicadora en el cuero cabelludo. Algunas empresas fabrican cepillos angulares especiales para aplicaciones de *balayage*. Al volver a cargar la brocha a medida que avanza para permitir un mayor depósito de aclarador, la aplicación se vuelve cada vez más densa a medida que el aclarador se acerca a las puntas para lograr un efecto de crecimiento suave y natural.

Algunos ejemplos de técnicas de aplicación de *balayage* son uno, dos y tres puntos (también llamados *chevron*) (**figuras 16-36** a **16-39**). Después de aplicar el aclarador, coloque algodón debajo de la hebra y una envoltura de plástico entre las secciones.

Sugerencia

Muchos coloristas prefieren las tablas de* balayage*, especialmente cuando pintan cabello largo. La sección de cabello se coloca en la tabla y, luego, se pinta para mejorar la estabilidad. Las tablas de* balayage *están disponibles en diferentes longitudes y diseños.

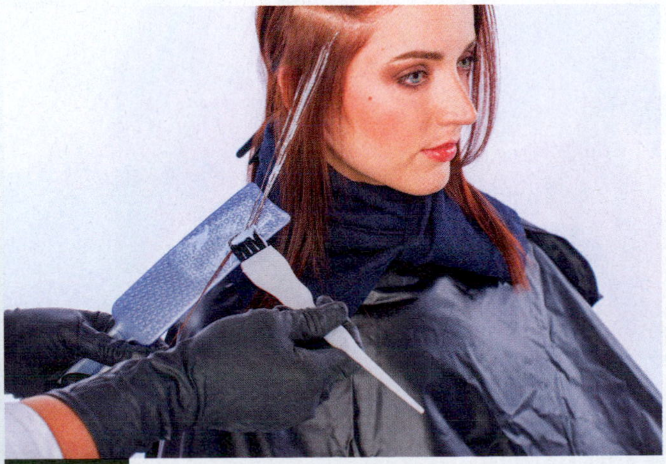

Fig. 16-36 Tabla de *balayage*, simple y doble. Técnica de *balayage* de tres puntos: aplicación de un punto

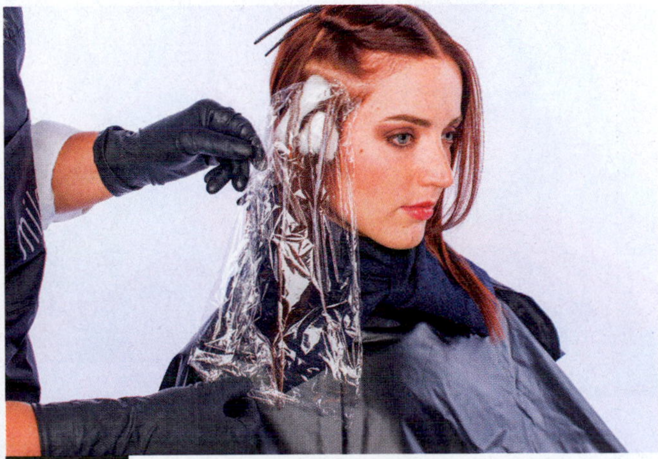

Fig. 16-37 Técnica de *balayage* de uno, dos y tres puntos: coloque algodón debajo de la hebra pintada y realice una envoltura plástica de la sección.

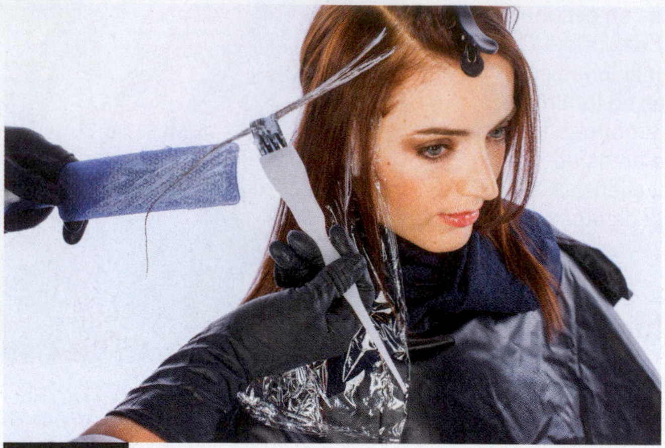

Fig. 16-38 Técnicas de *balayage* de uno, dos y tres puntos: aplicación de dos puntos

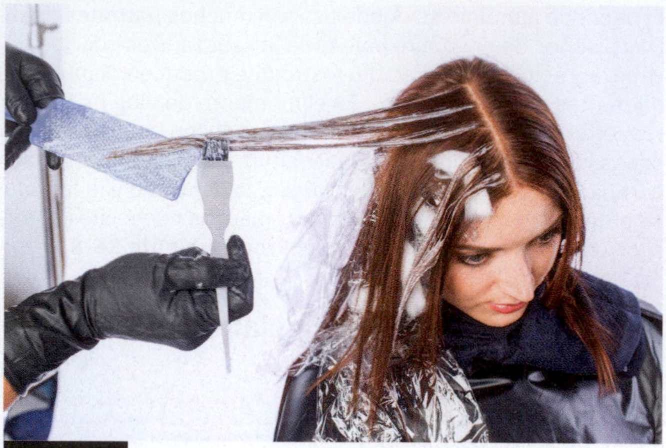

Fig. 16-39 Técnica de *balayage* de uno, dos y tres puntos: aplicación de tres puntos

Las aplicaciones de *balayage* se pueden hacer con una brocha para tinte o con peines y cepillos, como un cepillo de paleta. El cepillado en seco en cabello corto y alrededor del rostro en cabellos más largos puede proporcionar un resultado sutilmente bronceado. Siempre procese según las instrucciones del fabricante hasta obtener la luminosidad deseada (**figura 16-40**). Estas técnicas producen una amplia variedad de resultados, que van desde sutiles hasta audaces y naturales. El verdadero *balayage* se realiza sin papel aluminio, por lo que no hay conducción de calor para lograr un realce óptimo. Elija esta técnica cuando solo desee cinco niveles de realce o más. Algunos coloristas procesan al aire libre, mientras que otros usan envoltura de plástico o papeles especiales para mantener el producto húmedo para el procesamiento (**figura 16-41**).

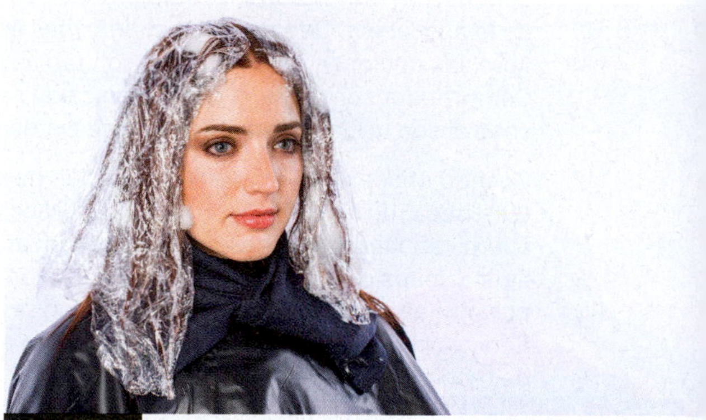

Fig. 16-40 Procese según las instrucciones del fabricante.

Las *mechas con pintura* son una forma de *balayage* donde se pintan mechones de cabello individuales, generalmente en cabello ondulado y rizado. Para realizar mechas con pintura en cabello rizado, consulte los pasos en el **Procedimiento 16-9**. Para realizar una técnica básica de *balayage*, consulte el siguiente código QR.

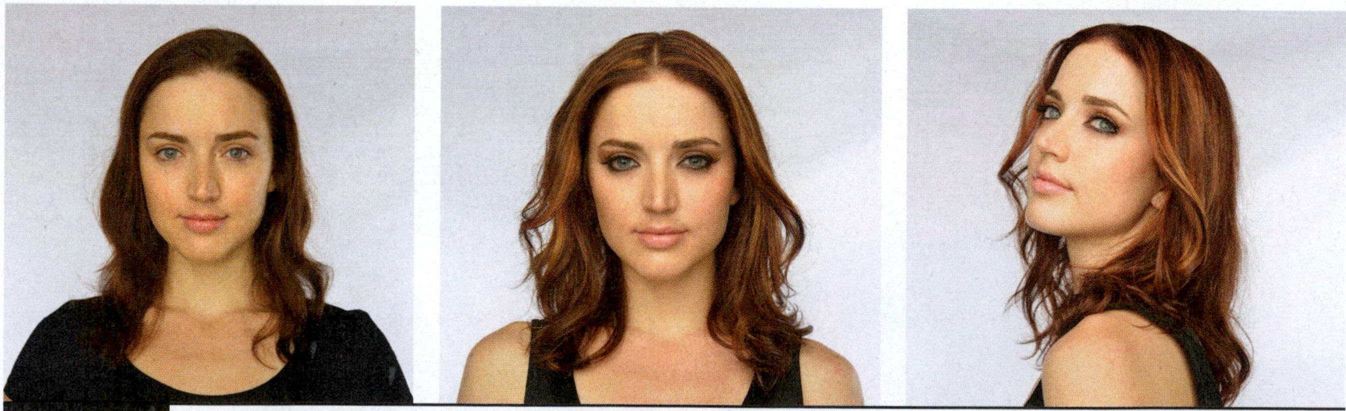

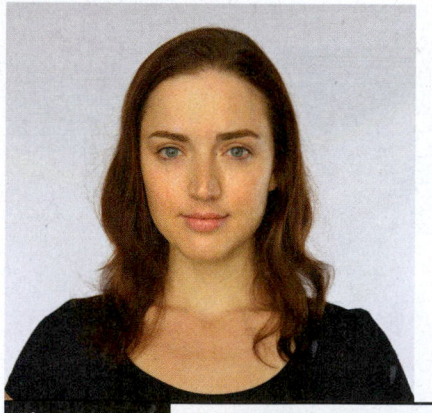

Fig. 16-41 a, b Técnica de *balayage*: antes y después

(P) 16-9: Mechas con pintura
Ver página 687

+ BONIFICACIÓN

Escanee el código o diríjase a:
bonus.milady.com/cos-es/b16

Descargue el procedimiento de balayage.

Sugerencia

Los coloristas experimentados, a menudo, comienzan sus aplicaciones de balayage en los ejes medios y pintan hacia arriba hasta el punto final deseado sin recargar su brocha. Se aplica menos producto a medida que avanza hacia el punto final de su sección, creando una transición más fluida y eliminando el nuevo crecimiento evidente. Los extremos se pintan al final, usando cualquier elemento, desde un pincel casi seco para un efecto sutil, hasta uno saturado con aclarador para crear una colocación de puntas extremadamente ligera.

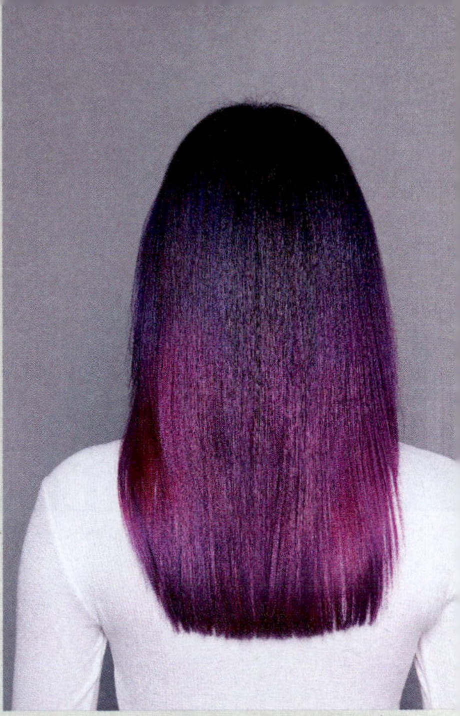

Foilayage

El *foilayage* es una técnica popular que combina el *balayage* con el laminado. La técnica de *balayage* encerrada en papel de aluminio crea un aspecto de *balayage* suave con máximo realce. El *foilayage* permite un control máximo del cuero cabelludo y la zona media de la hebra para lograr un realce y uniformidad óptimos Si un cliente se ha teñido previamente el cabello, un *foilayage* puede ser la única forma de obtener un aclarado uniforme.

Técnica de fusión de color

La técnica de fusión de color combina los colores a la perfección. Hay poca o ninguna línea de demarcación. A diferencia del *balayage*, que pinta sobre el color, el fundido de color crea una transición gradual entre los colores. El efecto se logra colocando un tono más oscuro en el cuero cabelludo y cambiándolo gradualmente o aclarándolo al descender por el tallo del cabello. La fusión del color es un proceso creativo y se puede lograr de múltiples maneras. Le presentamos una técnica en el **Procedimiento 16-10**.

Ⓟ 16-10: Fusión de color *Ver página 688*

Mechas con gorra

La técnica moderna de iluminación con gorra consiste en pasar hebras limpias de cabello seco a través de una gorra perforada con una punta o ganchillo de plástico o metálico delgado (**figura 16-42 a, b**). Cuanto más agarre, más cabello sacará a la vez. No se recomienda la técnica de iluminación con gorra para el cabello muy rizado o ensortijado, ya que puede enredarse. Es prácticamente imposible determinar el patrón.

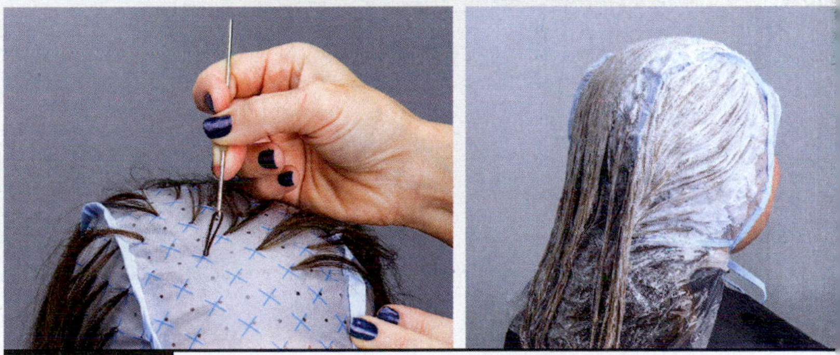

Fig. 16-42 a, b Proceso de mechas con gorra

El servicio de mechas con gorra comienza con una prueba preliminar de la hebra (**Procedimiento 16-2**) seguida de lavado con champú, acondicionamiento ligero y, luego, el secado del cabello. Agregue brillo en aerosol si el cabello no está resbaladizo o se enreda fácilmente y, luego, cepíllelo hacia atrás. Aplique la gorra desde la frente hacia atrás; tire de ella hacia abajo para asegurar un ajuste ceñido que quede chato sobre el cuero cabelludo. Personalice las mechas con la ayuda de un marcador grueso para dibujar la línea de división en la gorra y indicar dónde la usa normalmente el cliente. No tire de las hebras en la raya, donde el nuevo crecimiento sería más notorio. Agregue puntos o círculos a lo largo de la gorra desde donde quiera tomar cabello adicional para generar efectos específicos.

El número de hebras extraídas a través de la gorra determina la cantidad de cabello que se iluminará u oscurecerá. Tirar de una pequeña cantidad de hebras delgadas a través de la gorra crea resultados sutiles. Para crear un efecto difuso, tire de muchos mechones muy finos a través de la gorra. Tire de hebras más gruesas a través de la gorra para obtener resultados más dramáticos (**figura 16-43 a, b, c, d**).

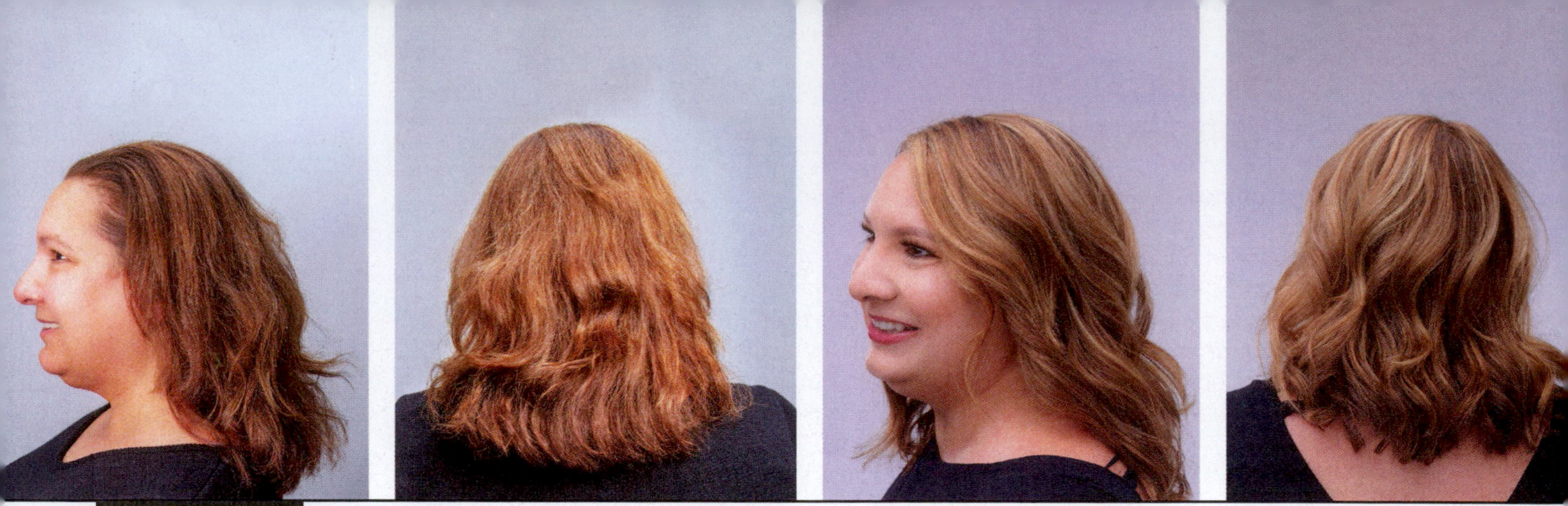

Fig. 16-43 a, b, c, d Antes y después del proceso de mechas con gorra

Sugerencia

Si la gorra que está usando no tiene forro interior, coloque una gorra de plástico o una bolsa de plástico transparente sobre la cabeza y asegúrela firmemente con un clip antes de colocarla. Esto evita que el aclarador o el tinte se filtren a través de las perforaciones y provoquen puntos calientes o decoloraciones en la zona del cuero cabelludo.

Verificación

25. ¿Cuáles son los dos métodos más utilizados para hacer mechas? Describa a cada uno.

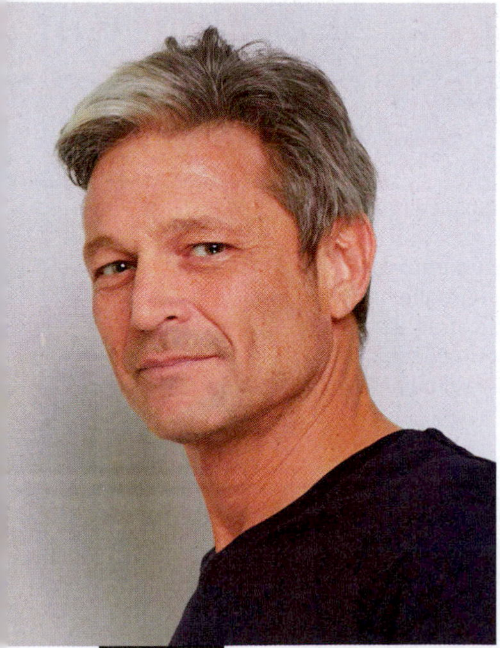

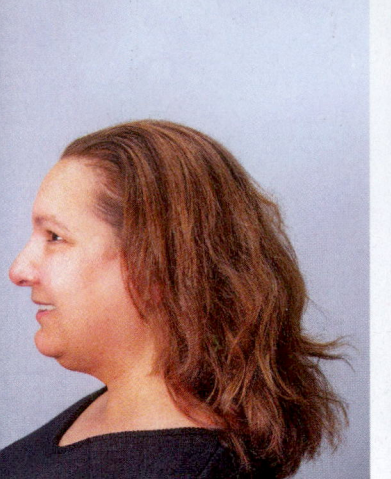

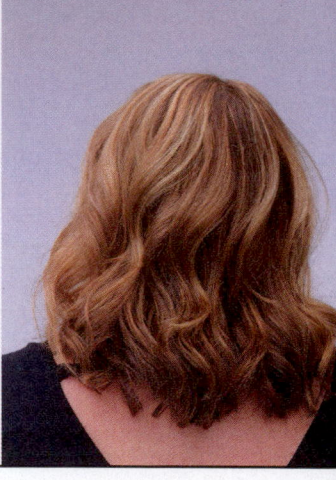

Fig. 16-44 Cabello canoso

OA 12 Explicar las consideraciones especiales para la coloración de canas.

Técnicas de cobertura de canas

Cada servicio de coloración puede presentar desafíos únicos, y la cobertura de canas no es una excepción (**figura 16-44**). Es importante convertirse en experto en cobertura de canas, ya que la principal razón por la que los clientes solicitan servicios de coloración es para cubrir, camuflar o mezclar sus canas. Permita suficiente tiempo para un análisis completo del cabello del cliente, particularmente para estimar el porcentaje total de canas e identificar las zonas donde se concentran las canas, como se ve en la **tabla 16-3**. Considere la posibilidad de pretratar las canas y, luego, ajustar sus fórmulas de color para proporcionar la cobertura deseada.

Tabla 16-3

Porcentaje de cabello canoso

% DE CABELLO CANOSO	CARACTERÍSTICAS	CABELLO NATURAL	
30 %	Más cabello pigmentado o teñido que canas	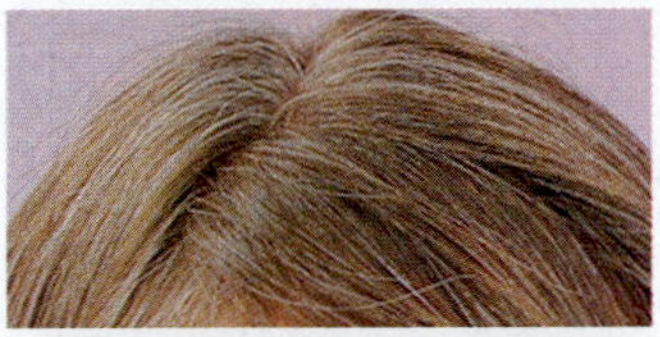	30 % de canas
50 %	Mezcla uniforme de cabello gris y pigmentado	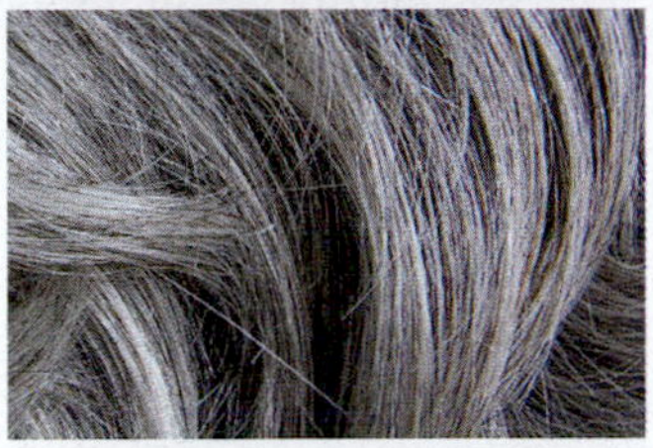	50 % de canas
70 % a 90 %	Más canas que cabello pigmentado; la mayor parte del pigmento que queda se encuentra en la parte posterior de la cabeza	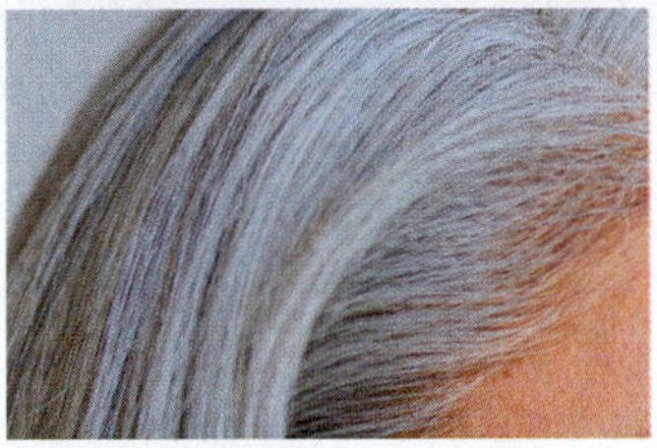	75 % de canas
100 %	Prácticamente no hay cabello pigmentado o teñido; tiende a verse blanco	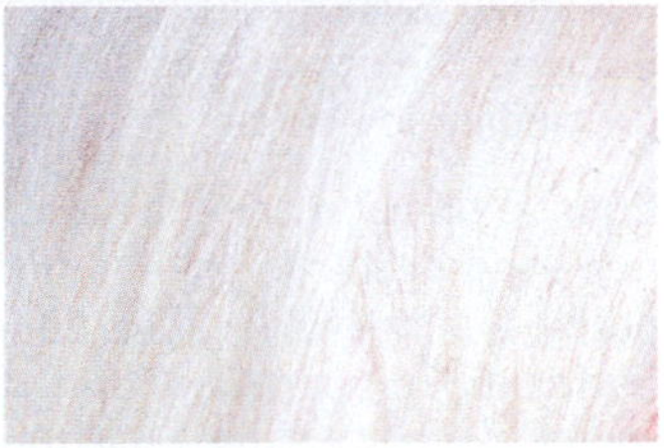	100 % de canas

El cabello canoso se produce por la reducción de pigmento en la capa cortical. El término médico para el cabello de color gris o blanco es **canas**. El cabello gris, blanco y grisáceo presenta desafíos de coloración únicos. Sin embargo, varias técnicas para teñir las canas cubrirán, combinarán o camuflarán con éxito las canas (**figura 16-45**).

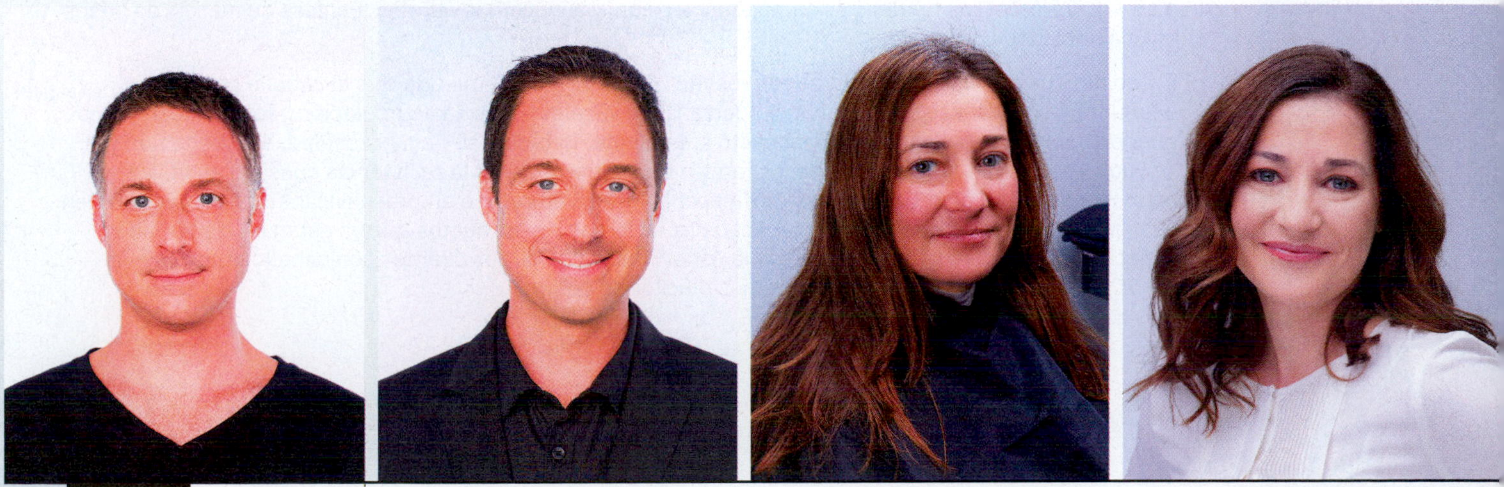

Fig. 16-45 Antes y después de la cobertura de canas

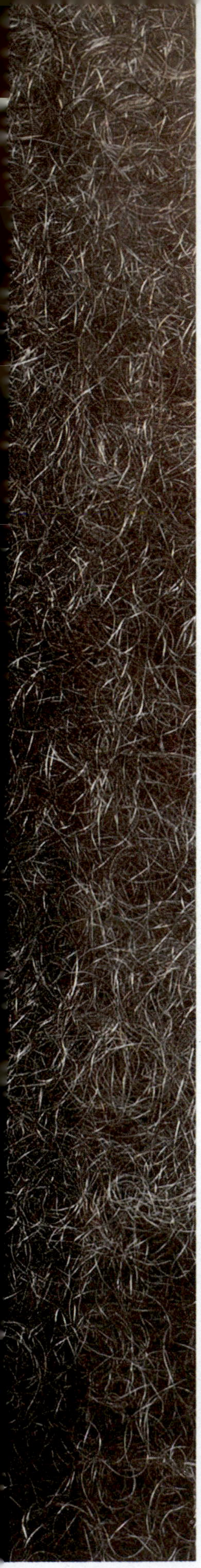

Rawpixel.com/Shutterstock.com

Fórmula para el cabello canoso

El cabello canoso por lo general acepta el nivel del color aplicado. Sin embargo, es posible que las coloraciones de nivel 8 o más claras no logren una cobertura completa debido a la baja concentración de tinte de estas coloraciones más claras. Las fórmulas de nivel 7 y más oscuras brindan una mejor cobertura porque contienen más pigmento, pero puede ser todo un desafío depositar varios niveles más oscuros en el cabello resistente a la humedad.

? ¿Lo sabía?

Las canas pueden desarrollar un tono amarillo no deseado, que se puede producir por varios factores:

- ***Tabaquismo***
- ***Medicamentos***
- ***Exposición solar***
- ***Lacas para el cabello y productos para peinar***
- ***Herramientas para peinar a alta temperatura***

Los champús violeta antiamarillo neutralizan temporalmente el amarillo en las canas. Se puede utilizar aclarador para eliminar un matiz amarillo. Este tono amarillento indeseable puede neutralizarse con colores de base violeta que tengan un nivel igual o más oscuro que el amarillo. Los champús de limpieza profunda ayudan a eliminar las manchas amarillas en las canas.

En el caso de los clientes que tienen entre el 80 % y el 100 % del cabello gris, una coloración dentro del rango de los rubios se mezcla más y necesita menos mantenimiento que los tonos más oscuros. Se puede seleccionar este nivel de color artificial más claro para obtener un color final frío o cálido, dependiendo del tono de la piel, el color de los ojos y el gusto personal del cliente.

Cuando tiña porcentajes bajos de canas o cabello entrecano a un nivel más oscuro, tenga en cuenta que el agregado de pigmento artificial oscuro al pigmento natural da como resultado un color que el ojo percibe como más oscuro. Por este motivo, cuando cubra el cabello sin pigmentar en el caso de cabello entrecano, prepare una formulación uno o dos niveles más clara que el nivel natural, para lograr un resultado más natural en el momento de hacer la cobertura completa. El cabello gris tiende a ser frío y tiene un tono ceniza polvoriento. Al difuminarlo o camuflarlo, los tonos cenizos se mezclan de forma más natural con las canas existentes. Incluso los pelirrojos naturales y los rubios cálidos comienzan a tener un tono cenizo a medida que encanecen.

Otra tendencia de color popular es llevar a los clientes que vienen cubriendo completamente sus canas con tinte de cabello a su patrón de canas natural. Esta técnica requiere habilidad y colocación de papel aluminio tanto para las mechas claras como para las oscuras, y puede tomar varias sesiones. Una vez que se logra el color, los clientes pueden acudir para mantenimiento y tónicos para mantener el cabello plateado y fresco. Las tendencias cambiarán seguido, y conocer las últimas técnicas de mezcla de grises es una habilidad invaluable.

El cabello que no tiene pigmento puede resultar difícil de teñir. A medida que el cabello pierde pigmento, la cutícula se cierra con más fuerza. Los radicales libres, la acumulación y los medicamentos pueden cubrir el cabello y darle un aspecto amarillento. Debido a su baja porosidad, el cabello también se vuelve resistente al color. Una de las formas de contrarrestar esta resistencia consiste en utilizar un mayor volumen de revelador para fortalecer la mezcla de color o en presuavizar el cabello. Se pueden usar varias técnicas para presuavizar el cabello, incluidos los productos que ya están en el mercado específicamente para la preparación de la cobertura de canas. Los clientes con cabello grueso y más del 70 % de canas pueden resultar los más difíciles de cubrir.

Para realizar la prueba de la hebra, se puede utilizar la tabla de colores del fabricante junto con las **tablas 16-4** y **16-5** con el fin de seleccionar un color dentro del nivel adecuado.

Las tablas de fórmulas del cabello canoso ofrecen pautas generales, pero hay otras consideraciones que se deben tener en cuenta:

- La personalidad del cliente
- Las preferencias personales
- La cantidad de cabello canoso y su ubicación en la cabeza

Tabla 16-4

Fórmula de coloración semi- o demipermanente para el cabello canoso

PORCENTAJE DE CABELLO CANOSO	FÓRMULA DE COLORACIÓN SEMI- O DEMIPERMANENTE PARA EL CABELLO CANOSO
90–100 %	Nivel deseado
70–90 %	Partes iguales del nivel deseado y un nivel más claro
50–70 %	Un nivel más claro que el deseado
30–50 %	Partes iguales, uno y dos niveles más claro
10–30 %	Dos niveles más claros que el deseado

Tabla 16-5

Fórmula de coloración permanente para el cabello canoso

PORCENTAJE DE CABELLO CANOSO	FÓRMULA DE COLORACIÓN PERMANENTE PARA EL CABELLO CANOSO
90–100 %	Nivel deseado
70–90 %	Dos partes del nivel deseado y una parte de un nivel más claro
50–70 %	Partes iguales del nivel deseado y el nivel más claro
30–50 %	Dos partes de un nivel más claro y una parte del nivel deseado
10–30 %	Un nivel más claro

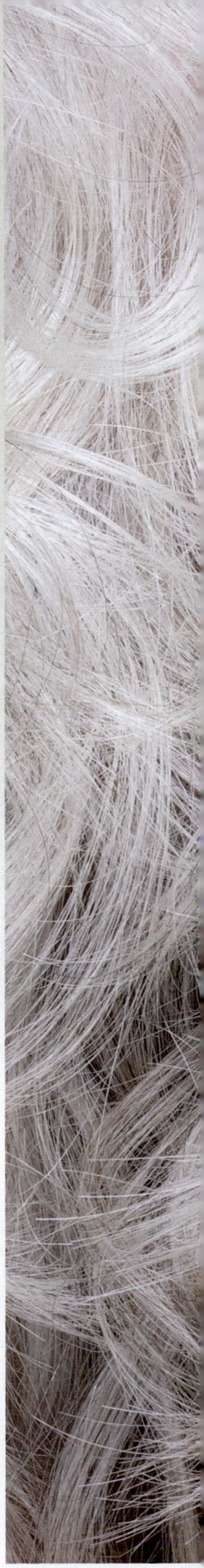

Sugerencia

Debido a que se le puede pedir que cubra más canas que en cualquier otro tipo de servicio de coloración, estudie detenidamente esta sección y apréndala de memoria.

Tenga en cuenta que, en las tablas, no se dan colores en las fórmulas, solo los niveles de coloración del cabello y varias técnicas, y las tablas no consideran la ubicación de las canas. El porcentaje asume que el cabello canoso se distribuye de manera uniforme por toda la cabeza. Si, por ejemplo, la mayor cantidad de cabello canoso se localiza en la sección delantera de la cabeza, se debe considerar que esa sección tiene más cabello canoso, con la parte posterior con menos canas. En ese ejemplo, usted tendría que determinar qué fórmula sería la adecuada para el cliente. El cabello canoso alrededor del rostro es lo que más influye en la imagen que tiene el cliente de sí mismo, entonces sería aconsejable preparar una fórmula basada en el porcentaje del cabello canoso que el cliente ve en realidad. En algunos casos, puede querer dos o tres fórmulas: una para la zona que rodea el rostro con el tono más gris y otra para el resto de la cabeza.

Para realizar una cobertura permanente de canas, siga los pasos que se indican en el **Procedimiento 16-11**.

(P) 16-11: Cobertura permanente de canas *Ver página 694*

Sugerencias para lograr la cobertura de canas

Para una cobertura completa de las canas, utilice una coloración permanente de base alcalina. Siga estos consejos:

- Para lograr una mejor cobertura de canas, elabore la fórmula en un nivel 7 o más oscuro.
- Use un revelador de 20 volúmenes o más.
- Procese el color durante 45 minutos o según las instrucciones del fabricante para la cobertura de canas.
- Agregue tonos neutros a la fórmula, ya que falta pigmento.
- Si hay un 25 % de canas, utilice un 25 % de tonos naturales en la fórmula.
- Si hay un 50 % de canas, utilice un 50 % de tonos naturales en la fórmula.
- Si hay un 75 % de canas, utilice un 75 % de tonos naturales en la fórmula.

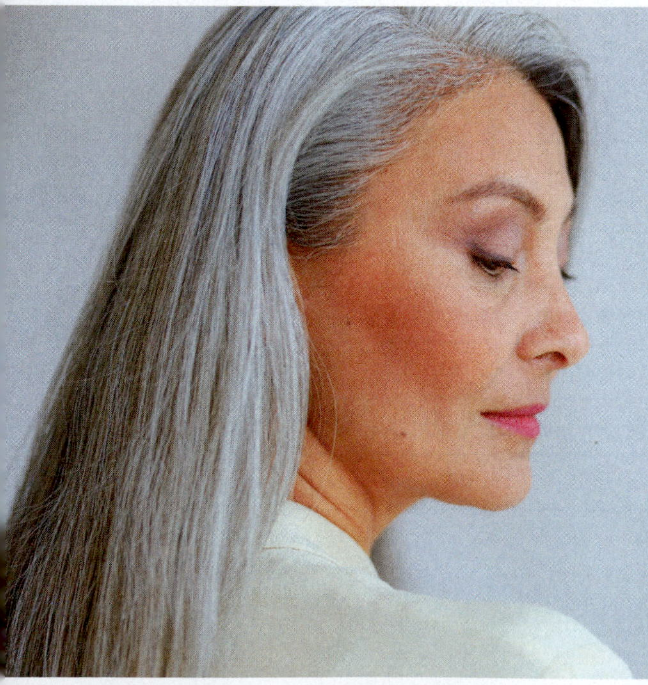

Yaroslav Astakhov/Shutterstock.com

Coloración de canas muy resistentes

Debido a que muchas de las marcas de coloraciones permanentes de hoy en día están formuladas para teñir y cubrir completamente las canas, no siempre es necesario tratarlas previamente, en especial si es cabello fino o de nivel 7 y menos. Sin embargo, algunas canas son tan resistentes que aún necesitan un tratamiento previo para garantizar una cobertura completa.

Pasos para el tratamiento previo del cabello gris o resistente a la humedad:

- Examine el nuevo crecimiento en busca de zonas resistentes. Las áreas típicas incluyen justo en frente de las orejas, las zonas de las sienes y partes del contorno del cuero cabelludo. Podría haber otras zonas también. Puede ser útil analizar problemas de cobertura de canas anteriores con su cliente.

- Con revelador de 20 volúmenes o más, prepare su fórmula de coloración (nivel 7 o menos) y aplíquela primero en las zonas que han vuelto a crecer y en las que ya han sido tratadas. Use secciones de 0,3 cm (⅛ in) en zonas resistentes. Una vez finalizada la aplicación, vuelva a aplicar su color donde se encuentre el cabello rebelde y procese durante 45 minutos.
- Con revelador de 20 volúmenes o más, prepare su fórmula de coloración (nivel 7 o menos) y aplíquela primero en las zonas que han vuelto a crecer y en las que ya han sido tratadas. Use secciones de 0,3 cm (⅛ in) en zonas resistentes. Una vez finalizada la aplicación, aplique papel de aluminio o papelillos para mantener los cabellos resistentes saturados. El papel de aluminio ofrece algo de conducción de calor para ayudar a abrir la cutícula. Los papelillos ayudan en el control y la saturación.

Verificación

26. Indique siete sugerencias para lograr la cobertura de canas.

OA 13 Describir los desafíos que suele presentar la coloración y las posibles soluciones.

Desafíos especiales de coloración y soluciones

A veces, el color no resulta como estaba previsto. Aunque esto puede parecer desastroso tanto para el cliente como para usted, no tiene por qué serlo. Los problemas siempre tienen solución.

Recuerde tener en cuenta las siguientes reglas:

- Guarde la calma.
- Determine la naturaleza del problema.
- Determine qué causó el problema.
- Desarrolle una solución.
- Siempre dé un paso a la vez.
- Nunca garantice un resultado exacto.
- Realice siempre la prueba de la hebra para fines de precisión antes de todos los servicios de coloración.

Consejos de coloración para el cabello dañado

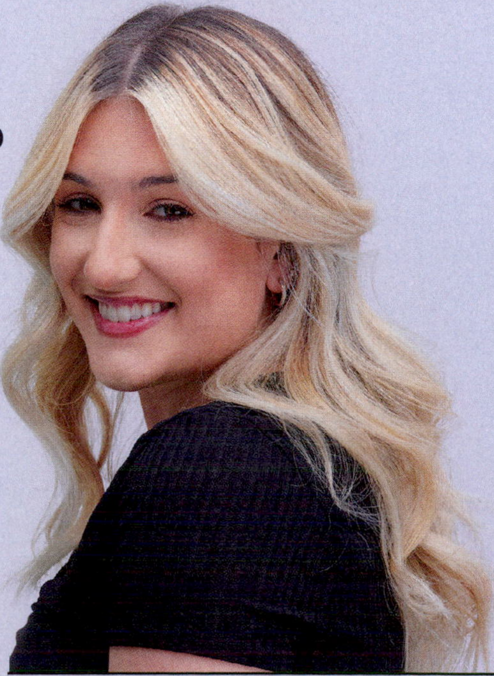

Los secadores de cabello, las planchas, los champús fuertes, el viento, el sol, el agua salada, el agua clorada, los servicios químicos e, incluso, el cepillado o el peinado inadecuados, afectan el estado del cabello. Se considera que el cabello está dañado cuando presenta una o más de las siguientes características:

- textura áspera
- porosidad excesiva
- cabello quebradizo y seco al tacto
- susceptibilidad al resquebrajamiento
- poca elasticidad
- esponjosidad y apelmazamiento cuando está mojado
- desteñido u oscurecimiento rápido del color.

Cualquiera de estas condiciones del cabello ocasionarán problemas durante un tratamiento de coloración, aclarado, ondulación permanente o alisado químico. Por lo tanto, es necesario que el cabello dañado, por mínimo que parezca, reciba tratamientos de reacondicionamiento antes y después de realizarle un servicio de coloración. Si el cabello está muy dañado, se debe programar una serie de tratamientos semanales o bimensuales para mejorar su estado antes de realizar el servicio.

A continuación, se presentan sugerencias para tratar el cabello dañado:

- Utilice un acondicionador penetrante que le aporte proteínas, aceites e ingredientes muy humectantes.
- Complete cada servicio químico normalizando el pH con un enjuague de acabado ácido para restaurar la capacidad de la cutícula de proteger el cabello.
- Posponga cualquier servicio con químicos hasta que se reacondicione el cabello.
- Cite al cliente para un acondicionamiento entre los servicios.
- Recomiende productos para el cuidado del cabello en casa a fin de preparar el cabello para el próximo servicio químico.

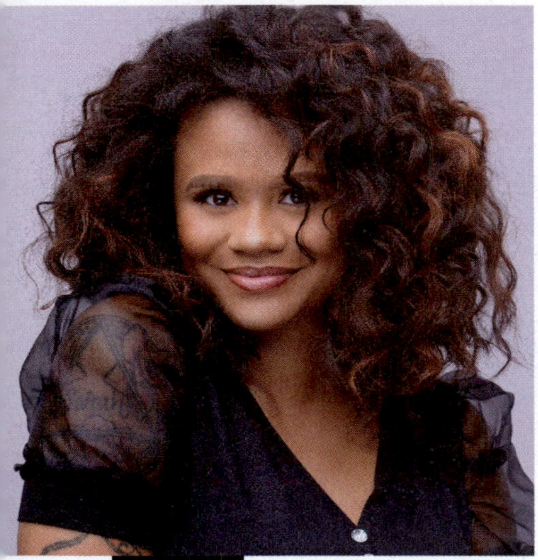

Fig. 16-46 Coloración para el cabello texturizado

Consejos de coloración para el cabello texturizado

La coloración ofrece a los clientes con cabello texturizado mucha versatilidad **(figura 16-46)**. Comprender claramente cómo tratar y teñir el cabello rizado ampliará su clientela. Cada vez más clientes optan por usar su cabello natural y aceptar sus patrones de rizos. Una comprensión profunda de la textura (fina, media, gruesa) y el patrón de rizos le permite tomar las mejores decisiones para sus clientes. Es importante recomendar los productos adecuados para conservar la coloración terminada y el mantenimiento posterior al servicio. Es posible que los clientes comprometidos con un estilo rizado requieran más productos y mantenimiento en el hogar que los clientes con cabello lacio. Conversar con ellos sobre el costo del mantenimiento en el hogar mejorará la duración del servicio de color. Estos son algunos consejos a tener en cuenta tanto en el salón como en casa:

- Se requiere consideración adicional de alisado por motivos de control antes del servicio de coloración.
- Se requiere consideración adicional de desenredo antes del servicio de coloración.
- Es probable que el cabello extremadamente poroso use más producto y necesite productos más viscosos.
- Considere de qué forma se peinará el cabello su cliente.
- El cabello rizado puede ser frágil y perder el patrón de rizos, especialmente si se procesa en exceso. Al formular, siempre tenga en cuenta la integridad del patrón de rizos. Los reveladores de alto volumen y los aclaradores en polvo pueden resultar demasiado potentes para algunas texturas y patrones de rizos.
- Al elegir el patrón de mechas, copie el ancho del rizo. Las mechas finas desaparecerán en el cabello rizado.
- ¿Tendrán otros servicios químicos? Los tratamientos de alisado pueden cambiar sus opciones de coloración o impedir un servicio.
- Recomiende dejar caer, envolver, usar un gorro de satén/seda o usar fundas de almohada de satén/seda para mantener los rizos y evitar que se sequen por la noche.

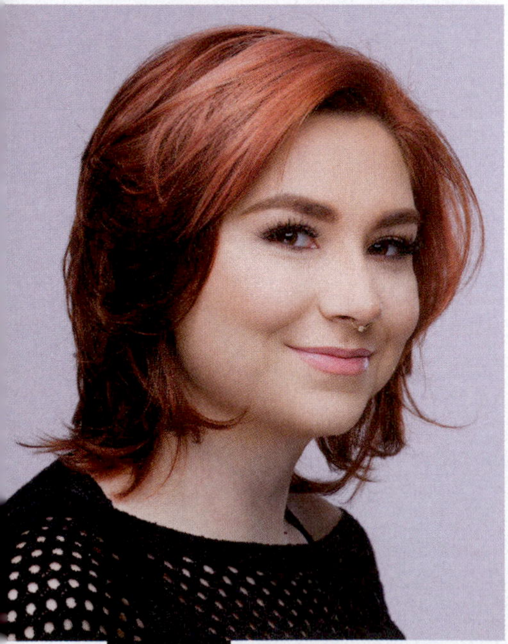

Fig. 16-47 Coloración roja

Consejos de coloración para cabello rojo

La pérdida de intensidad es un problema común en el cabello pelirrojo con tratamiento de coloración (**figura 16-47**). El pigmento artificial del cabello rojo se puede oxidar y desteñir con el lavado diario con champú y el uso de secador o con unos pocos días en la piscina o la playa. Recomiende los productos adecuados para conservar la coloración terminada. Estos son los consejos para el cabello rojo:

- Para crear rojos cobrizos cálidos, utilice un color base rojo anaranjado o rojo dorado (p. ej., RO, RG).
- Use un color de base rojo, rojo intenso o rojo violáceo para crear rojos neutros a fríos (p. ej., R, RR, RV).
- Después de que el cabello se ha teñido con un color permanente, siempre utilice una coloración demipermanente para renovar el tallo y las puntas.

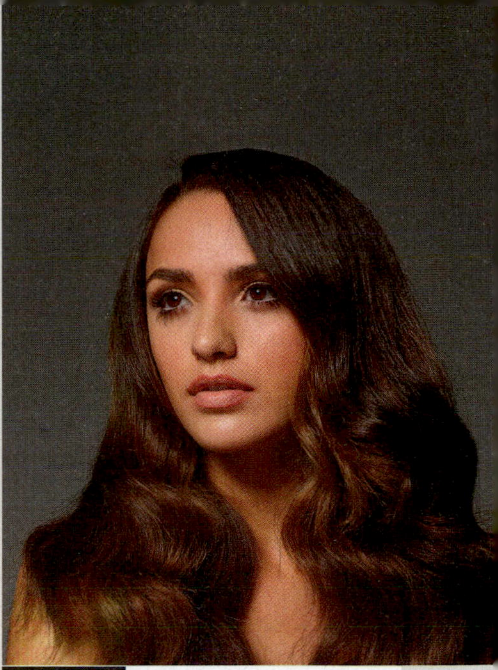

Fig. 16-48 Coloración castaña

Consejos de coloración para cabello castaño

Los tonos castaños deben formularse de manera experta para realzar los tonos deseados y minimizar los tonos no deseados (**figura 16-48**). Estos son los consejos para el cabello castaño:

- Para evitar tonos naranjas o cobrizos cuando se realce el cabello castaño con coloración permanente, siempre utilice una base azul o verde fría.
- Para evitar tonos bronce no deseados, no aclare más de dos niveles que el color natural.
- Para mechas naturales en cabello castaño, las piezas iluminadas no deben ser más de dos niveles más claras que el resto del cabello.

Consejos de coloración para cabello rubio

Desde rubio de un solo proceso hasta mechas, las posibilidades de coloración de cabello rubio son infinitas (**figura 16-49**). Cuando trabaje con cabello rubio, tenga en cuenta las siguientes sugerencias:

- Cuando aclare de castaño a rubio, recuerde que puede haber tonos cálidos subyacentes no deseados.
- Al aclarar el cabello rubio de nivel 7 o superior, habrá una mayor concentración de feomelanina y tonos anaranjados no deseados que tardarán en aparecer.
- La coloración rubia de proceso doble es la mejor manera de obtener resultados rubios pálidos. Este es un proceso potente que puede requerir tratamientos con productos adicionales para que los clientes los usen en casa.

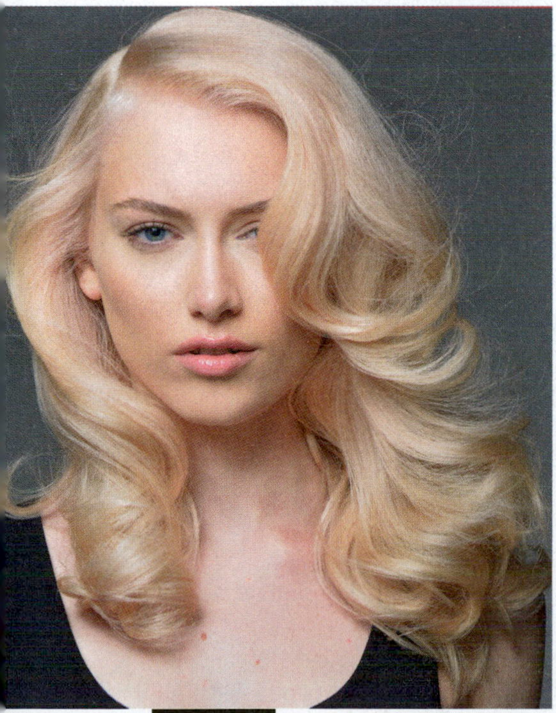

Fig. 16-49 Coloración rubia

- Si los rubios de alto realce de 4 niveles se utilizan en los niveles 4 e inferiores, el resultado será un color demasiado cálido o cobrizo.
- Si las mechas quedan demasiado rubias o todas de un color, se pueden crear mechas inversas o más intensas mediante el laminado para crear un color más natural. Para los oscurecimientos, elija un tono entre el tono de las mechas y el color de base, y añada oro a la fórmula. Por ejemplo, si las hebras con mechas son nivel 9 y la base es nivel 5, es una buena opción optar por un oro nivel 7 para el oscurecimiento. Un brillo general agregará calidez y brillo a un rubio procesado en exceso. Elegir tonos con variedades de oro lo ayudará a mantener el brillo en los rubios pálidos.
- Para el oscurecimiento, elija un tono entre el tono de iluminación y el color de base. El uso de una mecha oscura, incluso en un nivel 6, puede parecer negro en comparación. Nunca elija un tono más de dos tonos más oscuro que la base cuando seleccione la coloración de una mecha oscura.
- No todos los rubios quieren ser rubios ceniza, ni tampoco es viable para todos los tonos de piel. Seleccionar el tono de base rubio correcto para la pigmentación natural de su cliente le dará el mejor resultado. El rubio frío puede requerir realzar el cabello más allá de cualquier pigmento subyacente cálido restante, lo que no siempre se recomienda.

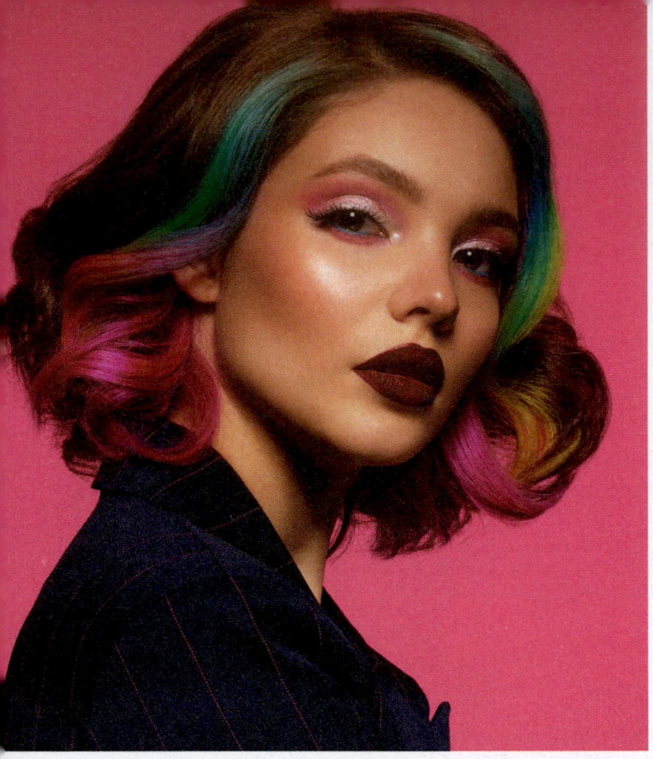

KOBRIN PHOTO/Shutterstock.com

Soluciones comunes de coloración

Como cosmetólogo, muchas veces encontrará desafíos menores de coloración. Estos pueden incluir color desteñido, cabello con matiz verde, coloración demasiado clara o demasiado oscura, o la necesidad de restaurar la coloración rubia a un color de cabello natural.

RENOVACIÓN DE LA COLORACIÓN DESTEÑIDA

Si no es el momento de un servicio de retoque, pero el cabello de su cliente se ve opaco y descolorido, mezcle una coloración demipermanente en la misma familia de tonos y uno o dos niveles más claros que su fórmula de coloración original. Aplique en todo el cabello y controle con frecuencia para permitir un tiempo de procesamiento de hasta 10 minutos.

NEUTRALIZACIÓN DEL MATIZ VERDE

Si el cabello del cliente presenta acumulación de minerales por el agua o el cloro, puede purificarlo con un producto diseñado para eliminar la acumulación mineral. Aplique una coloración demipermanente para neutralizar cualquier color no deseado que quede en el cabello.

CORRECCIÓN DE COLORACIÓN MUY CLARA EN GENERAL

Para corregir el cabello demasiado aclarado por la fórmula que utilizó o la exposición al sol, aplique un color demipermanente uno o dos niveles más oscuro que en la fórmula anterior. Considere el uso de un acondicionador de cutículas para emparejar la porosidad y evitar la decoloración.

CORRECCIÓN DE COLORACIÓN MUY OSCURA EN GENERAL

Incorporar algunas mechas a un color demasiado oscuro romperá el color oscuro sólido y dará una apariencia general de cabello más claro. Si la idea no le agrada al cliente, es posible que deba corregir el color de base.

Para eliminar los pigmentos del tinte, use un removedor de coloración diseñado para eliminar el color artificial del cabello. Aplíquelo solo en las zonas que necesitan aclaración y siga detenidamente las instrucciones del fabricante. Una vez que haya logrado la eliminación del color que desea, lave el removedor con champú y acondicione, si es necesario. Seque el cabello y vuelva a aplicar las proporciones de color que usó originalmente, solo uno o dos niveles más claros.

RESTAURACIÓN DE COLOR RUBIO AL COLOR NATURAL DEL CABELLO

La restauración del cabello rubio al color natural más oscuro del cliente puede resultar difícil. Incluso si el cliente le dice que desea recuperar su color natural, tal vez no le guste. Está acostumbrado a ver su cabello claro, y regresar a un tono muy oscuro puede ser desastroso.

Estos son algunos consejos para restaurar el color natural del cliente:

1. Evalúe la condición del cabello, incluso la porosidad, la elasticidad y el daño visible.
2. Evalúe el color existente en términos de nivel, tono (cálido, neutro o frío) y balance de color.
3. Coloque muestras de coloraciones específicas en el cabello rubio existente del cliente para demostrar visiblemente la diferencia de nivel y color. (Es común que los clientes decidan que el color solicitado es demasiado oscuro).
4. Siga todos los pasos de consulta de color que se describen en este capítulo. Nunca se recomiendan las salidas rápidas cuando se realizan servicios de coloración.
5. Observe el nuevo crecimiento existente para determinar el color natural del cabello. Es mucho más fácil emparejar el color de cabello natural existente cuando hay un nuevo crecimiento sustancial (5 cm [2 in] o más).
6. Manténgase enfocado en el nivel objetivo y sus pigmentos contribuyentes. Esto se puede lograr con un relleno proteico tradicional o con una coloración semipermanente o demipermanente. Si usa un color semipermanente o demipermanente, seleccione un nivel más claro que el color deseado.

7. Dígales a sus clientes que no se alarmen si observan un color inusual cuando se aplica el relleno de color. Está depositando pigmentos subyacentes que pueden parecer diferentes al tono deseado debido a la combinación de colores.
8. Para la fórmula final, tenga en cuenta si está creando un color cálido o frío. Los colores cálidos reflejan la luz; los colores fríos la absorben, lo que los hace parecer más oscuros. Ajuste su elección de nivel en consecuencia.
9. Dependiendo del estado y la salud del cabello, puede optar por intensificar inicialmente la coloración con una fórmula permanente para aumentar la duración, o una fórmula demipermanente que sea más suave para el cabello pero tienda a desvanecerse más rápidamente.
10. Actualice siempre la nueva coloración con una fórmula demipermanente.

¡Atención!

A veces, el cabello está tan dañado y poroso que no hay suficiente estructura en la corteza para que el pigmento artificial se adhiera. El cabello gris plomo es una señal de peligro. El cabello poroso es muy frágil y puede aproximarse al punto de resquebrajamiento.

Verificación

27. Enumere las reglas de la corrección del color.

OA 14 Describir las precauciones de seguridad que se deben seguir durante el proceso de coloración.

Precauciones de seguridad durante la coloración

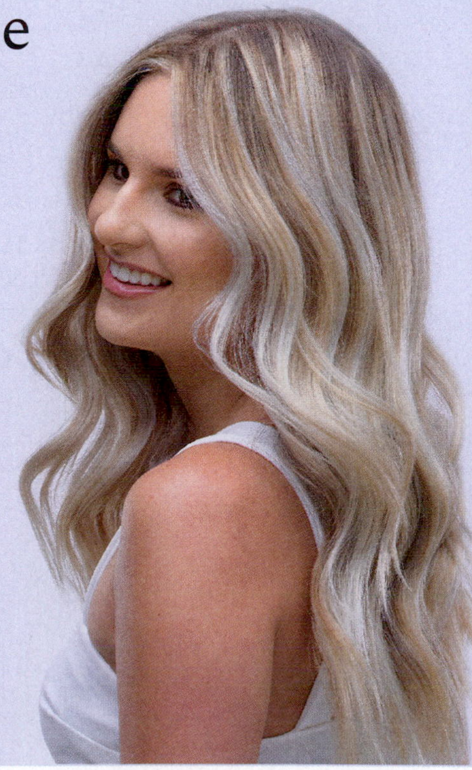

La coloración profesional es un servicio químico serio. Si no se toman las precauciones de seguridad adecuadas, los resultados pueden ser menos que deseables o, incluso, peligrosos. Para mantener su seguridad y la de sus clientes, tome estas precauciones:

1. Realice una prueba del parche entre 24 y 48 horas antes de cada aplicación de coloración derivada de la anilina. Aplique la coloración solo si la prueba de parche es negativa.
2. Realice una prueba de la hebra para determinar la porosidad, la elasticidad y el resquebrajamiento del cabello. No realice servicios de coloración si se observan daños.
3. Realice una prueba de sales metálicas. Si las pruebas de las hebras dan positivo para sales metálicas, no realice el servicio (repase el **capítulo 15, Servicios de textura química, Prueba de sales metálicas**, pág. 536.)
4. No aplique la coloración si hay signos de escoriación en el cuero cabelludo.
5. No aplique la coloración si hay coloraciones metálicas.
6. No cepille el cabello antes de aplicar la coloración, ya que manipular el cuero cabelludo puede provocar más irritación durante el proceso de coloración.
7. Siempre lea y siga las instrucciones del fabricante.
8. Utilice botellas aplicadoras, brochas, peines y toallas limpios y desinfectados.

9. Para proteger la ropa del cliente, cúbrala adecuadamente.
10. Use una botella aplicadora o un recipiente (de vidrio o de plástico) para mezclar la coloración.
11. No mezcle la coloración hasta que vaya a utilizarla; deseche la coloración sobrante.
12. Siempre use guantes cuando trabaje con productos químicos para proteger sus manos y prevenir el desarrollo de dermatitis.
13. No permita que la coloración entre en los ojos del cliente.
14. No superponga productos durante el retoque de coloración.
15. Utilice un champú suave. Un champú fuerte o alcalino elimina la coloración.
16. Siempre lávese las manos antes y después de atender a un cliente.

Curiosidades

El cliente que usa coloración necesita productos de salón de alta calidad para uso en casa a fin de evitar que la coloración se destiña. El uso de los productos correctos aumenta la duración de la coloración, conserva la integridad natural (salud) del cabello y aumenta las probabilidades de que el cliente regrese para más servicios. La recomendación de los productos profesionales correctos aumenta sus ingresos y la satisfacción del cliente.

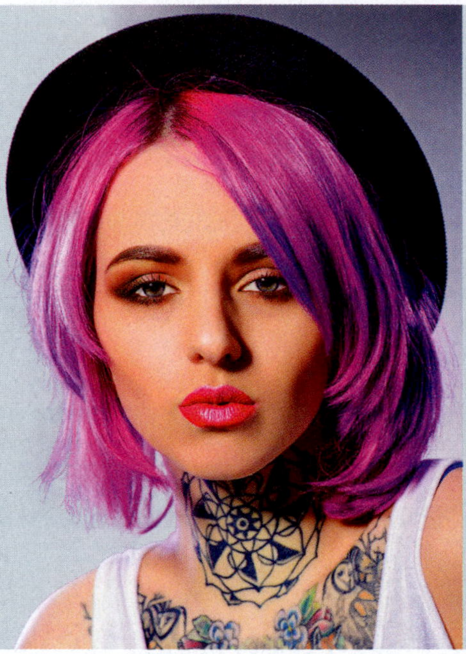

Kiselev Andrei Valerevich/Shutterstock.com

Verificación

28. Enumere al menos 10 de las 16 precauciones de seguridad que se deben tomar durante el proceso de coloración.

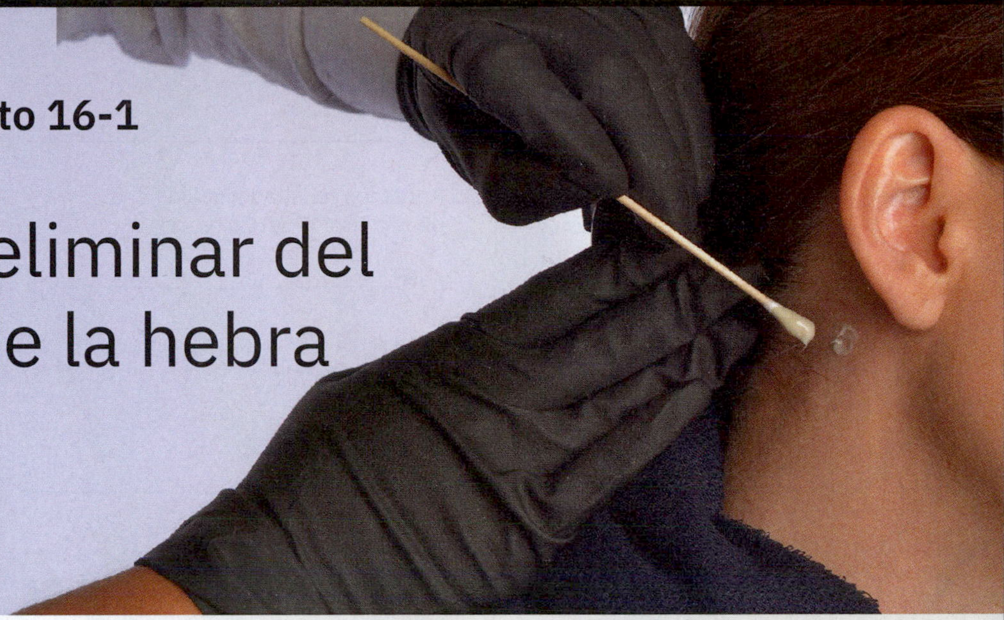

Ⓟ Procedimiento 16-1

Prueba preliminar del parche y de la hebra

IMPLEMENTOS Y MATERIALES

Los suministros con * también son para la prueba del parche.

- Brocha y tazón
- Capa para servicios químicos
- Brochas para coloración
- Hisopo de algodón*
- Revelador*
- Recipiente de plástico o vidrio para mezcla*
- Guantes
- Pinzas de plástico para las secciones
- Coloración elegida*
- Ficha de registro de servicios*
- Champú
- Lámina de aluminio o envoltura de plástico
- Jabón (suave)
- Atomizador con agua
- Temporizador
- Toallas*

PREPARACIÓN

Antes de comenzar, realice el Ⓟ **10-1 Procedimiento previo al servicio.** La prueba del parche debe completarse en su estación de trabajo al menos 24 horas antes del servicio real.

A. Prueba del parche

1

Elija la zona de prueba: la zona detrás de la oreja o la parte interna del codo son buenas opciones.

2

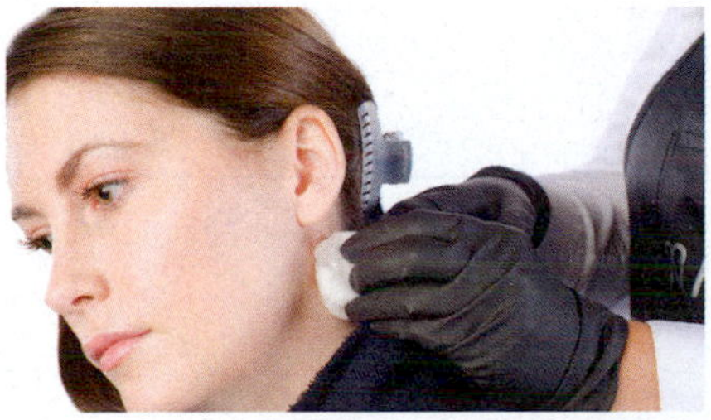

Con un jabón suave, limpie y seque una zona de aproximadamente 2,54 cm (1 in) de diámetro.

3

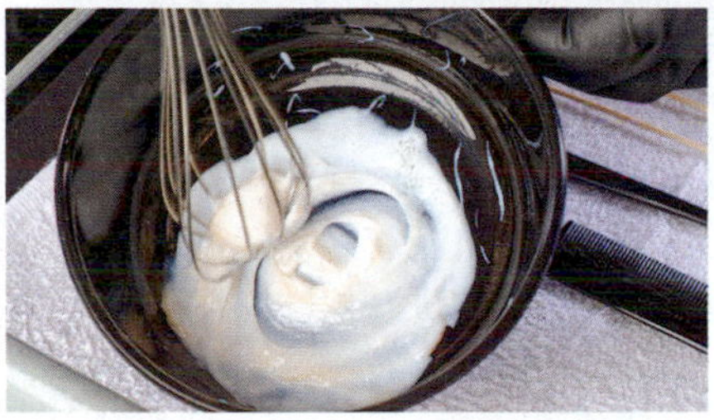

Mezcle una pequeña cantidad del mismo producto que planea usar para el servicio según las instrucciones del fabricante.

4

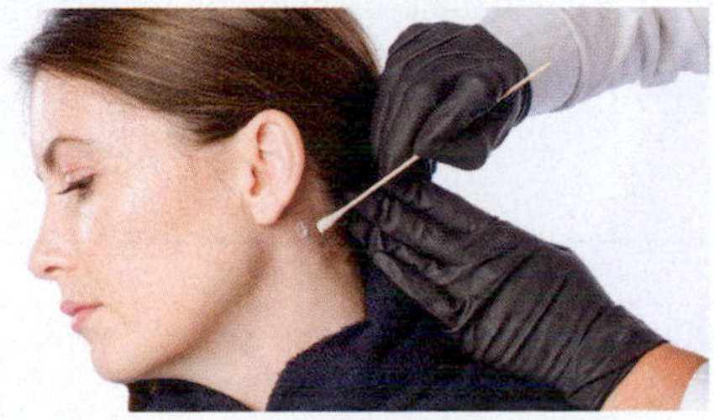

Aplique una pequeña cantidad de la mezcla de coloración en la zona de prueba con un hisopo de algodón esterilizado.

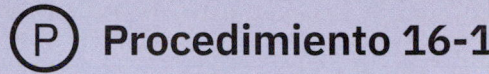

5

Deje reposar la mezcla entre 24 y 48 horas.

B. Prueba de la hebra

1

Analice el área de prueba y pregúntele al cliente si tuvo alguna reacción a la prueba del parche. Si no hay signos de enrojecimiento ni irritación, el resultado de la prueba es negativo y puede continuar con el servicio de coloración.

2

Anote los resultados en la ficha de registro de servicios.

3

Prepare al cliente para proteger su piel y su ropa.

4

Realice un análisis del cuero cabelludo y del cabello en la estación de peinado.

5

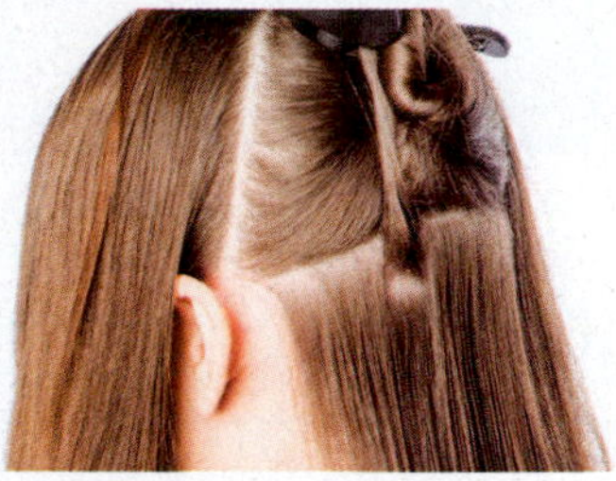

Separe una sección cuadrada de 1,25 cm (½ in) del cabello en el área del interior de la nuca para que no sea visible desde el contorno del cuero cabelludo. Utilice horquillas para dividir en secciones para sujetar el resto del cabello en otra dirección.

6

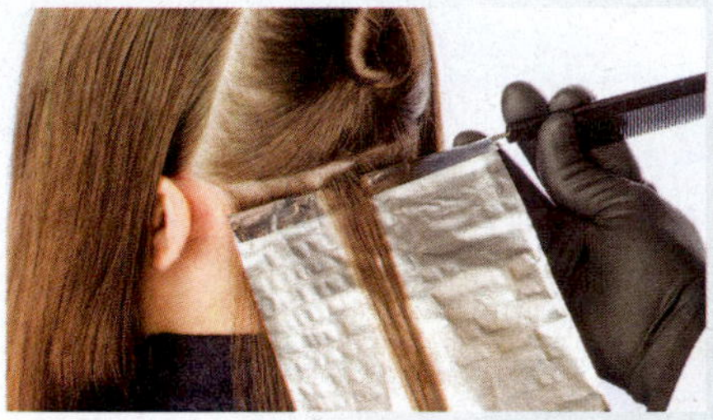

Coloque la hebra del cabello sobre el papel de aluminio o la envoltura plástica, y aplique la mezcla de coloración que planea usar para realizar el servicio.

7

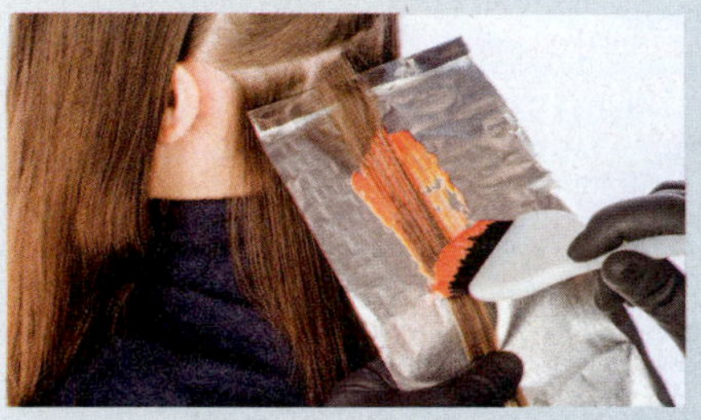

Siga el mismo método de aplicación para el color que luego usará para aplicar la mezcla de color.

8

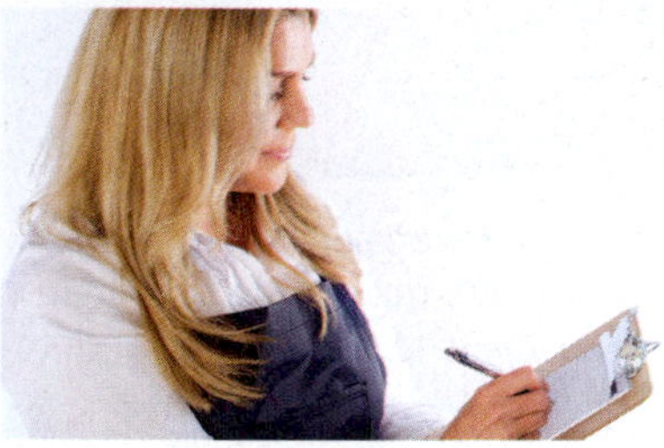

Revise el progreso cada 5 minutos hasta obtener el color deseado. Anote el tiempo en la ficha de registro de servicios.

9

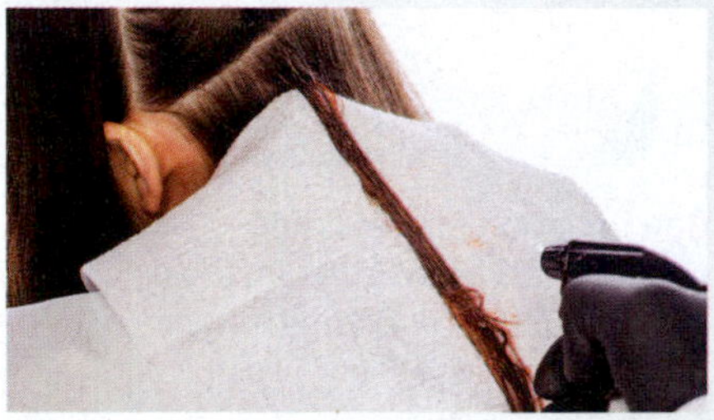

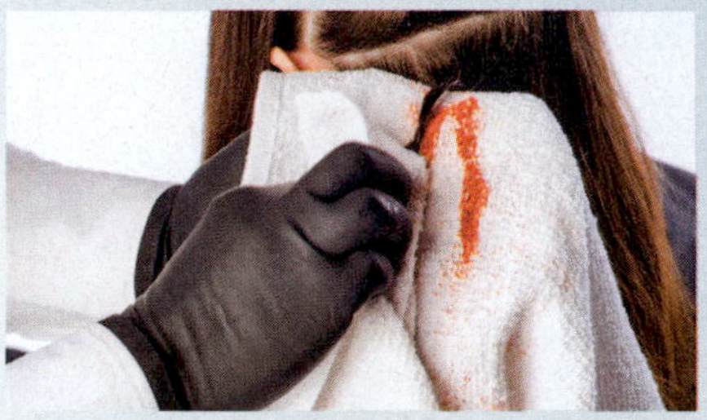

Cuando se haya logrado el color deseado, retire la lámina o la envoltura de plástico. Coloque una toalla debajo de la hebra, rocíela con agua, agregue champú y masajee. Rocíe con agua para enjuagar. Seque la hebra de cabello con la toalla y observe los resultados.

10

Ajuste la fórmula, el tiempo o método de aplicación según sea necesario y continúe con el servicio de coloración.

Ⓟ Procedimiento 16-2

Enjuague de la coloración temporal

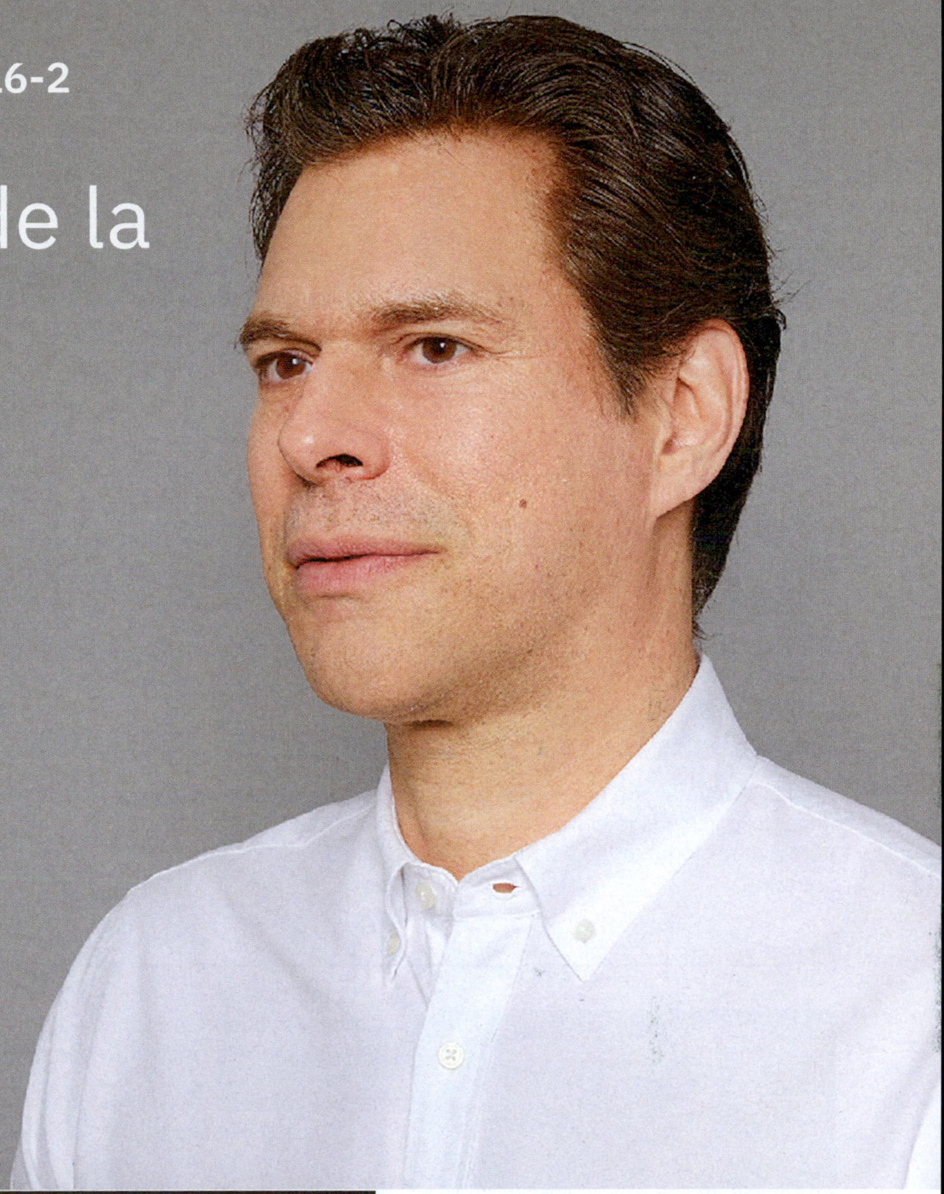

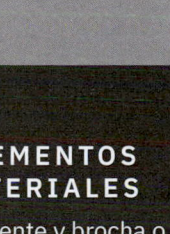

IMPLEMENTOS Y MATERIALES

- Recipiente y brocha o botella, según la viscosidad del producto o la preferencia de aplicación
- Capa para servicios químicos
- Peine
- Guantes
- Producto para coloración
- Acondicionador sin enjuague
- Banda para el cuello
- Crema protectora
- Ficha de registro de servicios
- Champú
- Capa para lavado con champú
- Temporizador
- Toallas

DURACIÓN ESTIMADA

30 MIN

PREPARACIÓN

Antes de comenzar, el

Ⓟ **10-1 Procedimiento previo al servicio.**

Antes

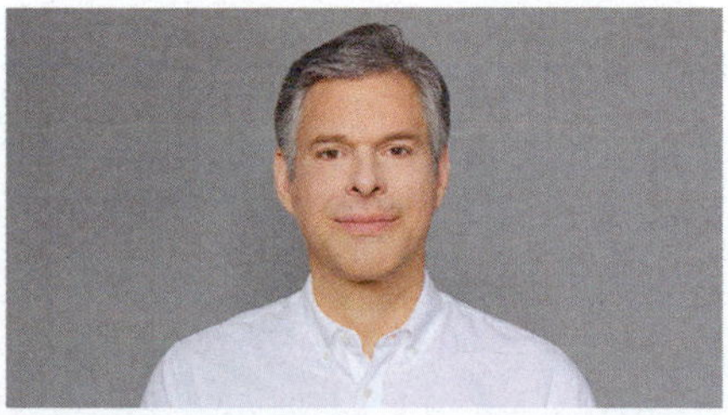

1

Prepare al cliente para un servicio de lavado con champú. Consulte el **Procedimiento 10-3, Preparación del cliente.**

2

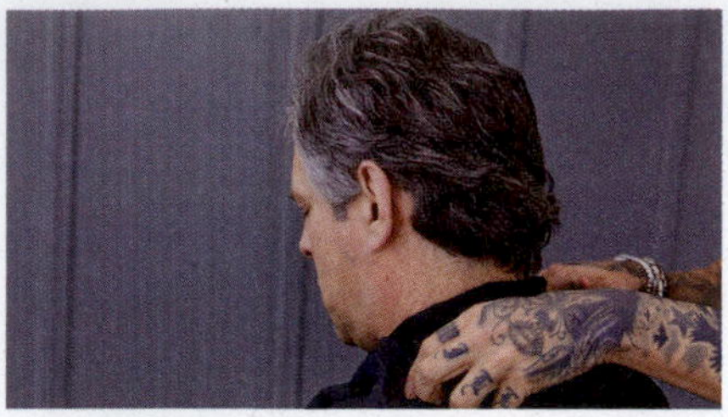

Realice un análisis del cabello y del cuero cabelludo.

3

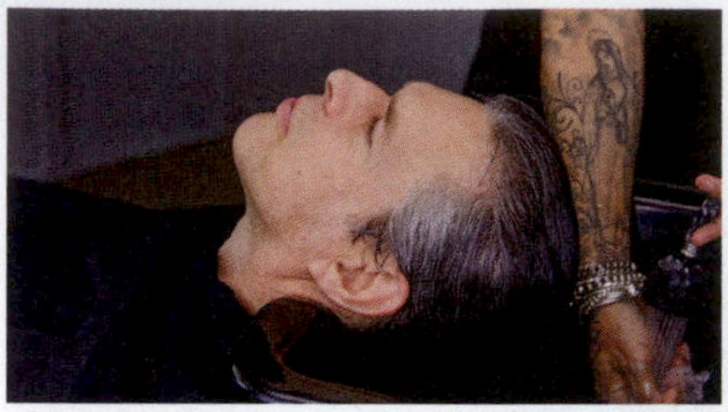

Ayude al cliente a reclinarse cómodamente en el lavatorio.

4

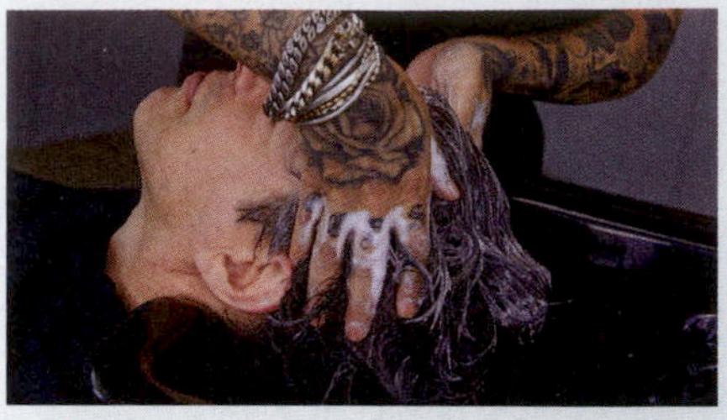

Lave bien el cabello con champú y luego enjuague.

5

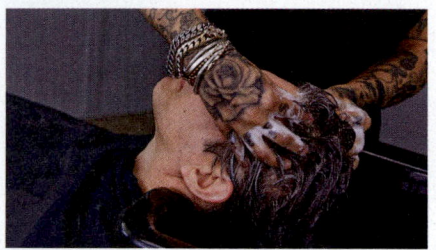

Repita el lavado con champú si es necesario. No acondicione el cabello para evitar bloquear la tinción del pigmento.

6

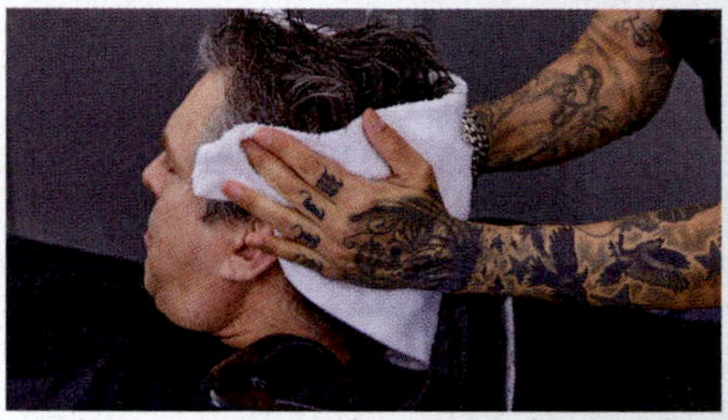

Seque el cabello con una toalla.

7

Aplique crema protectora para evitar manchar la piel del cliente.

8

Póngase los guantes.

9

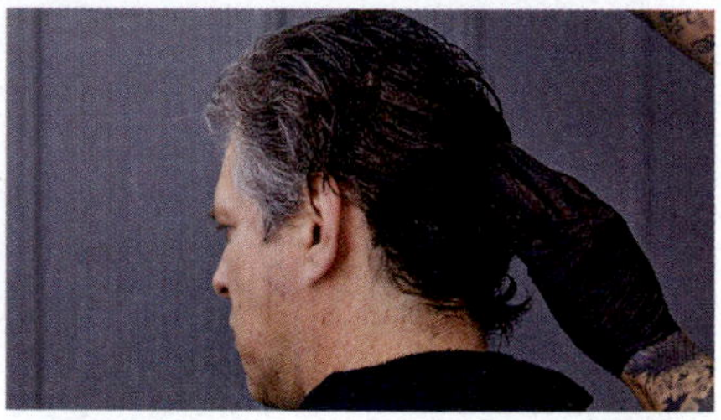

Ubique al cliente en función de la viscosidad o el espesor del producto. Siga siempre las instrucciones del fabricante.

a. Si el producto es líquido, haga que el cliente se recline en el lavatorio del champú y use la técnica de la botella aplicadora.

b. Si el producto tiene una viscosidad más espesa, se puede usar un recipiente y una brocha, y el cliente puede sentarse o recostarse para mayor comodidad.

10

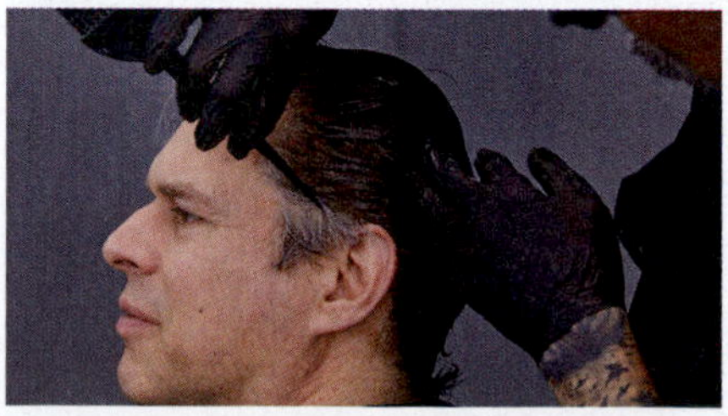

Seccione el cabello con la cola de la brocha aplicadora o la punta de la botella aplicadora.

11

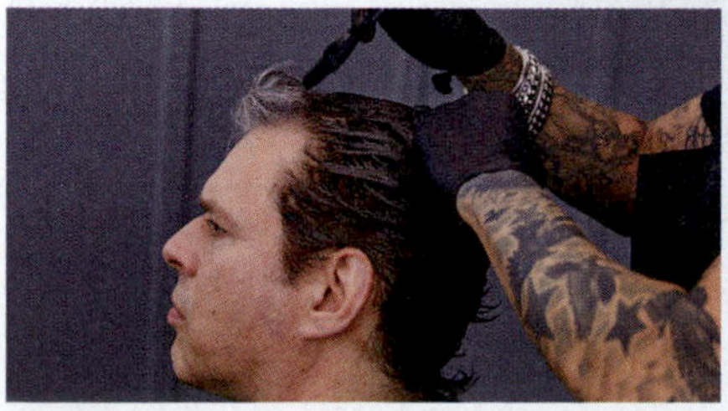

Sature completamente el cabello y realice la aplicación de la manera más ordenada posible. Asegúrese de seguir el contorno natural del cuero cabelludo del cliente.

12

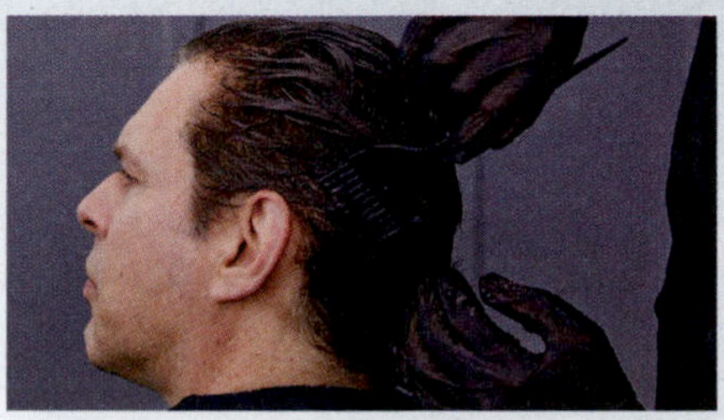

Trabaje con mucho cuidado alrededor del perímetro externo para asegurarse de que no se cree una línea de demarcación.

Sugerencia

Si algún color entra en contacto con la piel, aplique agua a una toalla y utilícela para retirar el producto. Si el color ya ha manchado la piel, use un removedor para ayudar a eliminarlo.

13

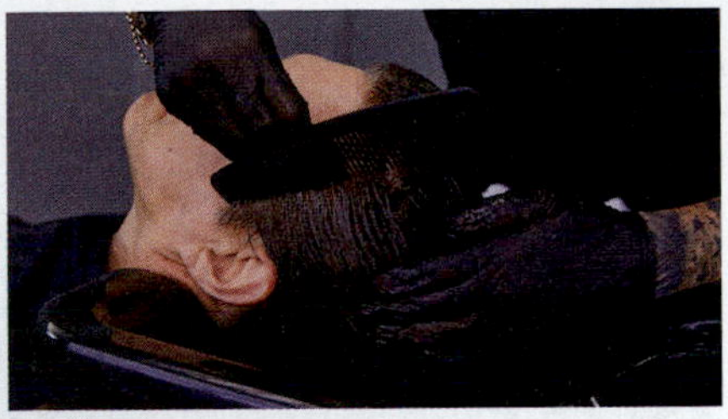

Difumine el color con las manos con guantes y peine el cabello con un peine de dientes anchos. Aplique color adicional si es necesario.

14

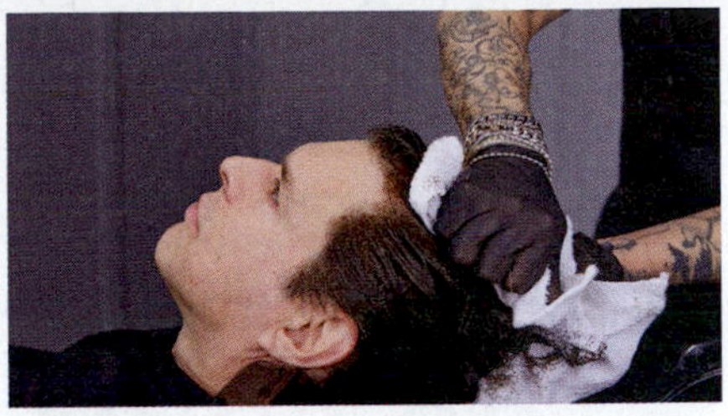

Seque con toalla el exceso de producto. No enjuague el cabello con agua, ya que esto eliminará el producto. Rocíe acondicionador sin enjuague en el cabello si es necesario.

15

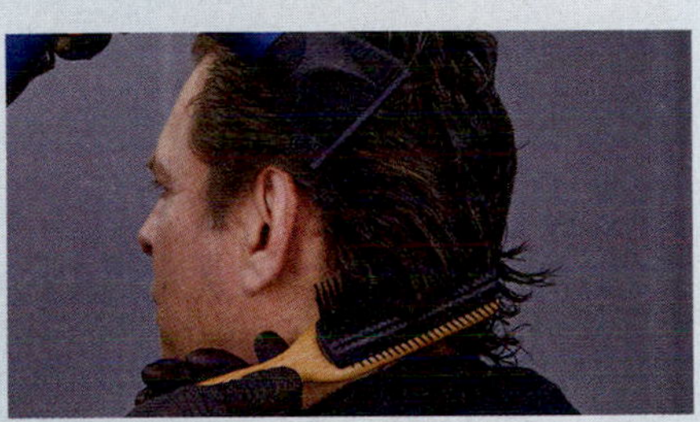

Seque el cabello con secador para fijar el color. Esto ayudará a disminuir la transferencia de color a la ropa del cliente y a otros artículos personales. Peine el cabello como se desee.

16

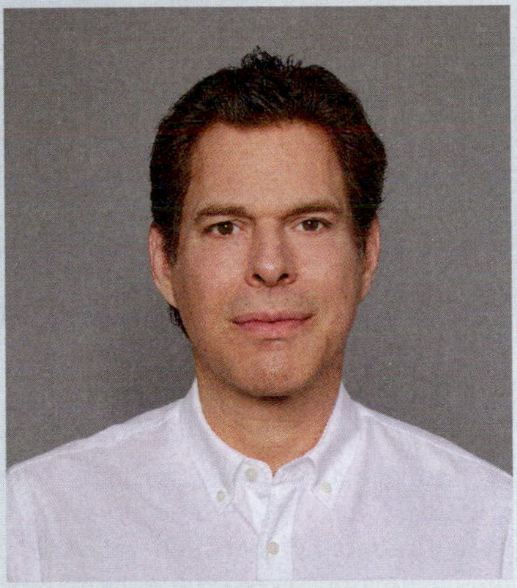

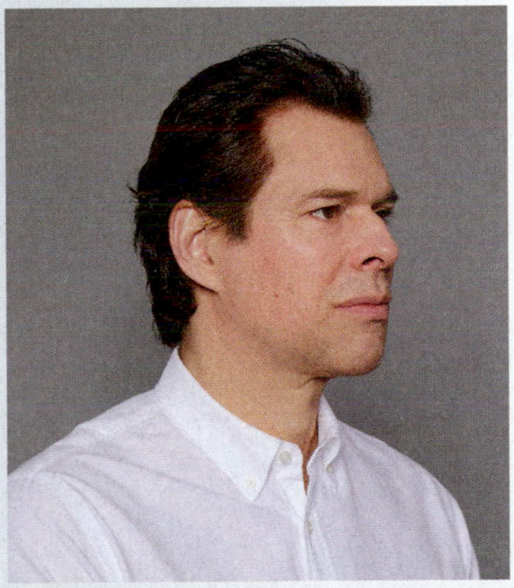

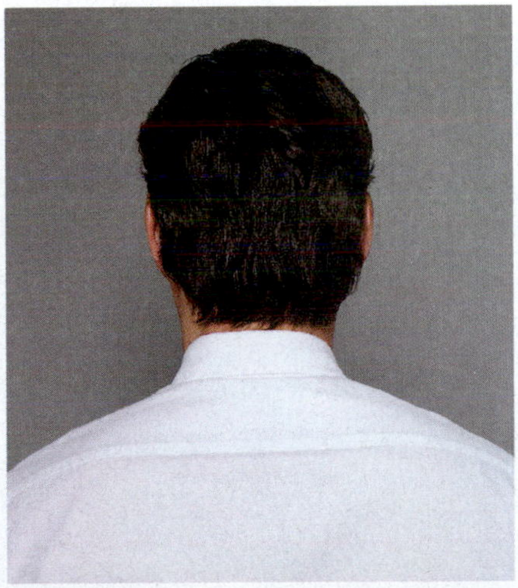

Peinado terminado.

POSTERIOR AL SERVICIO

Para completar el procedimiento, realice el

Ⓟ **10-2 Procedimiento posterior al servicio.**

Ⓟ Procedimiento 16-3

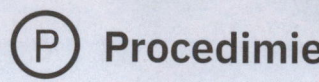

Aplicación de coloración semipermanente

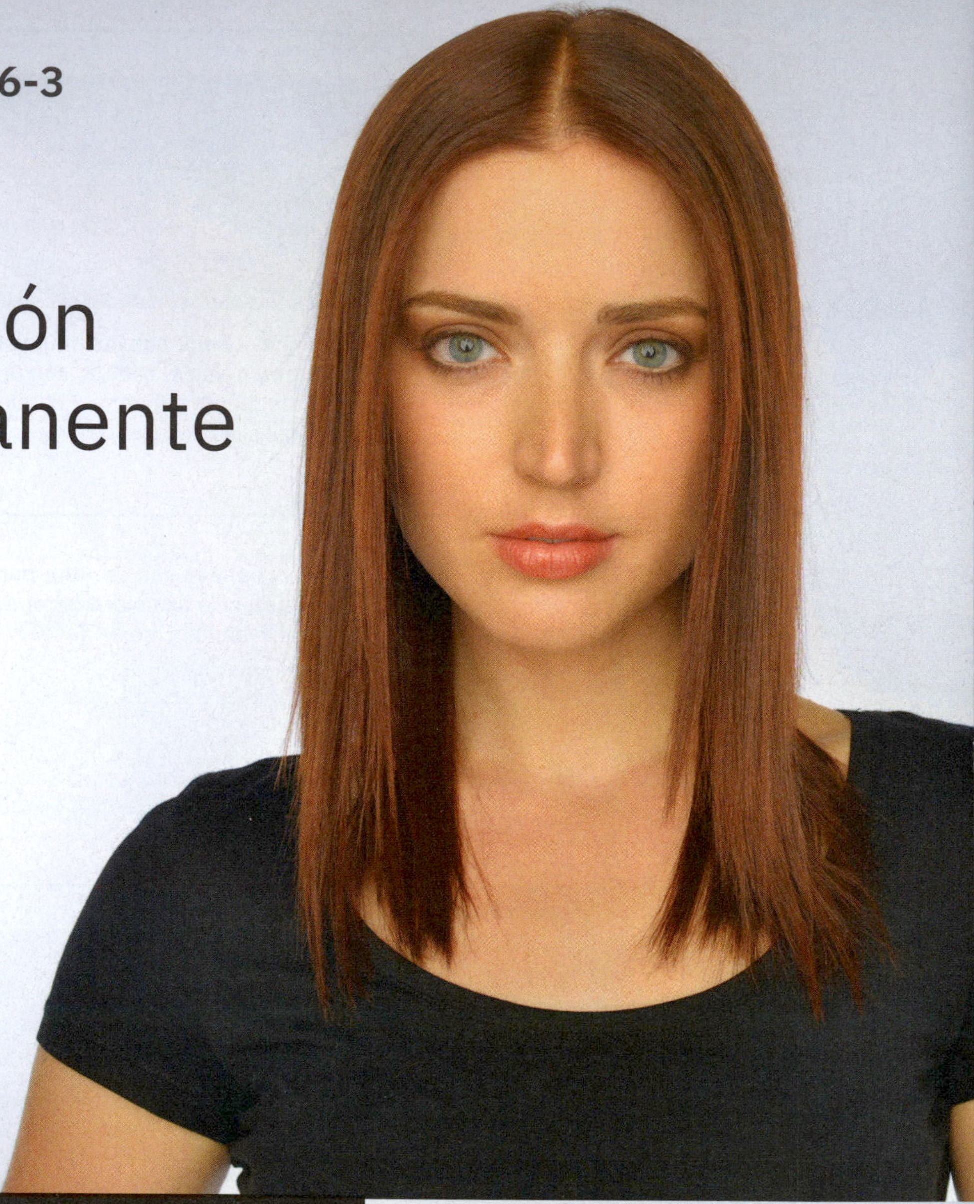

IMPLEMENTOS Y MATERIALES

- Capa para servicios químicos
- Brochas para coloración
- Tabla de colores
- Peine
- Acondicionador
- Algodón (opcional)
- Recipiente de vidrio o de plástico
- Guantes
- Banda para el cuello
- Gorra plástica (opcional)
- Pinzas de plástico
- Crema protectora
- Color elegido
- Ficha de registro de servicios
- Champú
- Capa para lavado con champú
- Temporizador
- Toallas

DURACIÓN ESTIMADA

75 MIN

PREPARACIÓN

Antes de comenzar, realice el Ⓟ **10-1 Procedimiento previo al servicio.**

1. **Prepare al cliente para el servicio químico.** Consulte el **Procedimiento 10-3, Preparación del cliente. Luego, realice un análisis del cuero cabelludo y del cabello.**

2. **Determine si realizará la aplicación sobre el cabello seco o si el cabello debe lavarse con champú y secarse con una toalla según las instrucciones del fabricante.**

3

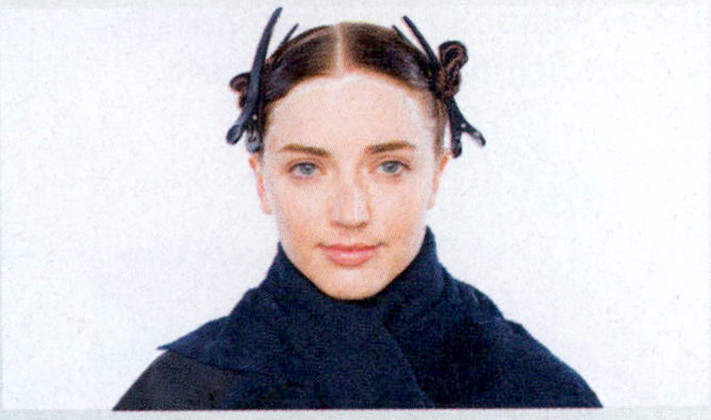

Divida el cabello en cuatro secciones, de oreja a oreja y desde el centro delantero de la frente hasta el centro de la nuca.

4

Aplique crema protectora alrededor del contorno del cuero cabelludo y sobre las orejas.

5

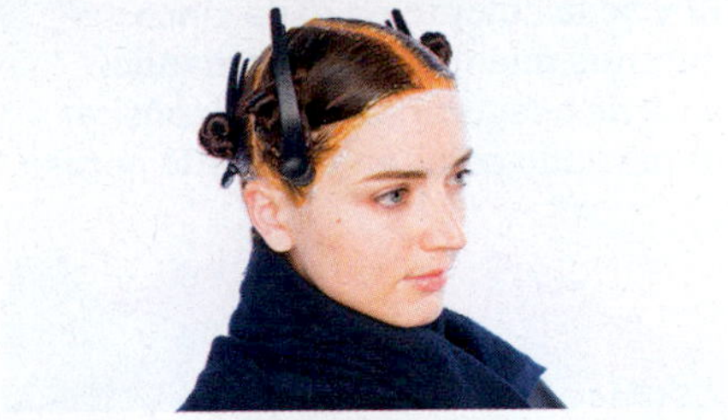

Póngase los guantes y, luego, delinee las divisiones con un producto de coloración.

6

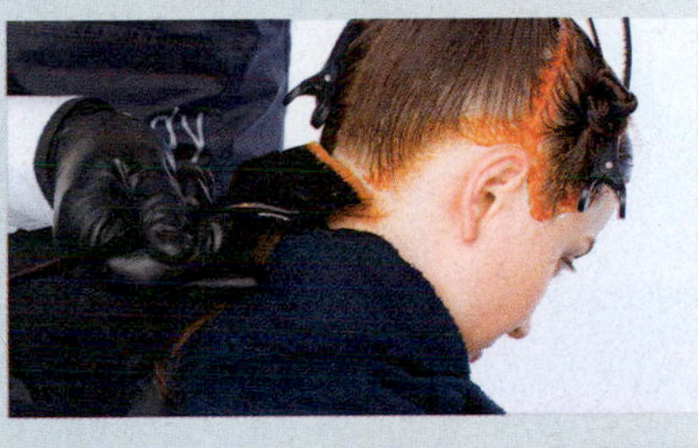

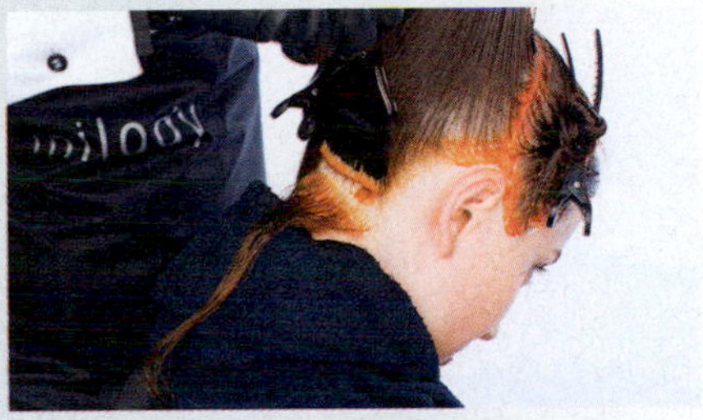

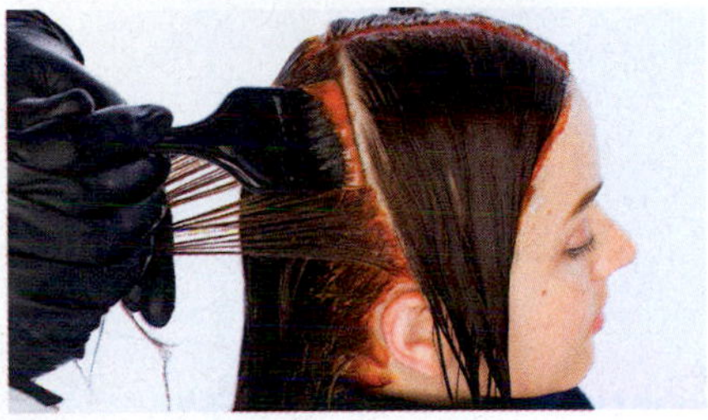

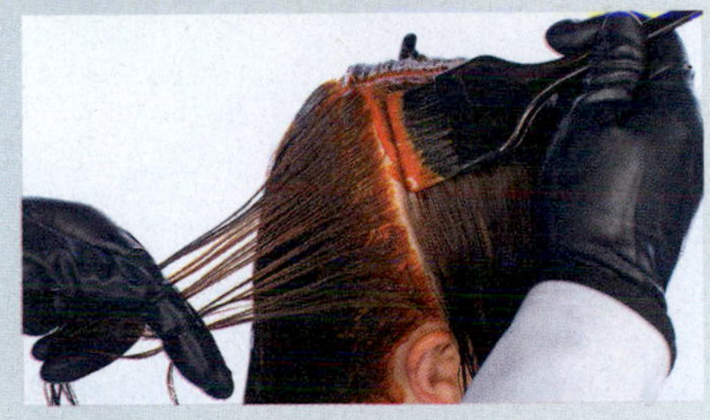

Tome divisiones de 1,25 cm (½ in) y aplique color al nuevo crecimiento o al área del cuero cabelludo de las cuatro secciones. Tome subsecciones horizontales, comenzando en la nuca de uno de los cuadrantes posteriores; repita en el otro cuadrante posterior. Cuando llegue a la parte frontal, tome secciones verticales y aplique el producto de modo que el cabello no quede sobre el rostro.

7

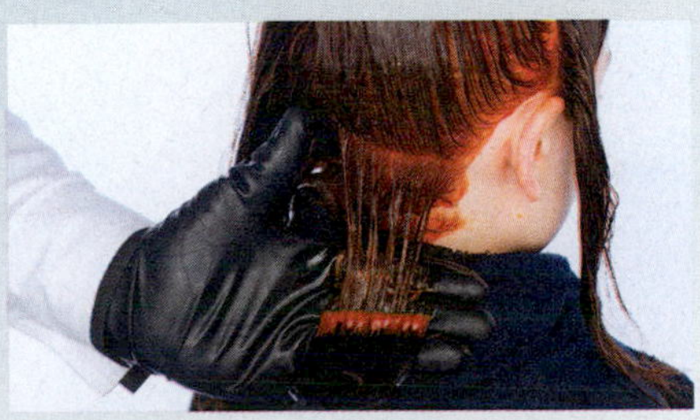

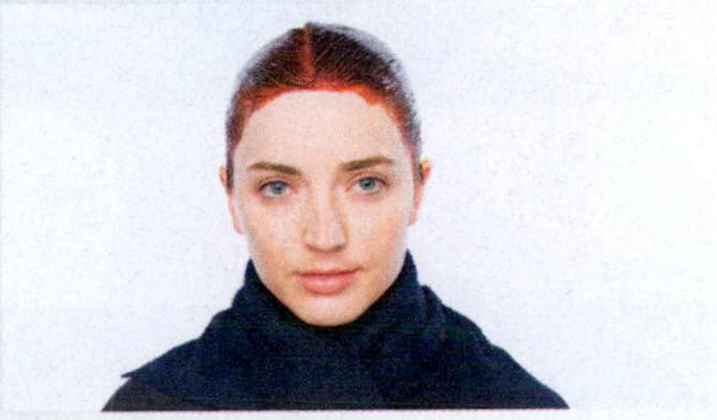

Aplique la coloración al resto de los tallos del cabello hasta las puntas, hasta que el cabello que completamente saturado.

8

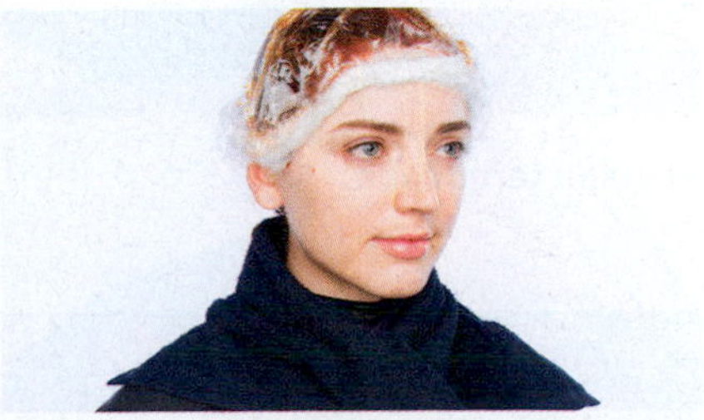

Ajuste el temporizador para comenzar el proceso. Algunos tintes pueden requerir una gorra plástica. Para evitar que el elástico de la gorra plástica deje una marca en el rostro del cliente, coloque algodón debajo del elástico en la zona del rostro y del contorno del cuero cabelludo.

9

Revise la coloración cada cinco minutos mientras esté actuando, a fin de asegurarse de no depositar demasiado color en el cabello poroso.

10

Cuando se complete el procesamiento, masajee la coloración hasta formar espuma y enjuague bien con agua tibia. Elimine las manchas alrededor del contorno del cuero cabelludo con champú o quitamanchas.

11

Lave el cabello con champú y acondicione si es necesario.

12

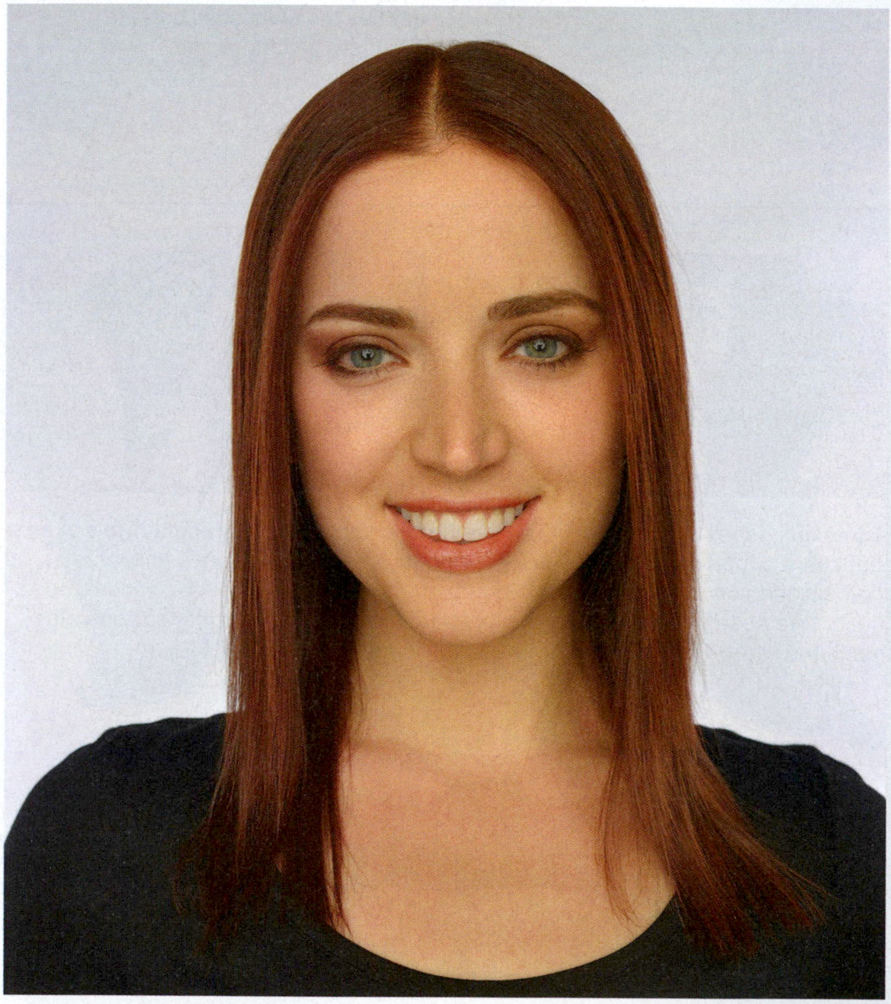

Peinado terminado.

POSTERIOR AL SERVICIO

Para completar el procedimiento, realice el

Ⓟ **10-2 Procedimiento posterior al servicio.**

Ⓟ **Procedimiento 16-4**

Coloración de proceso simple en cabello virgen

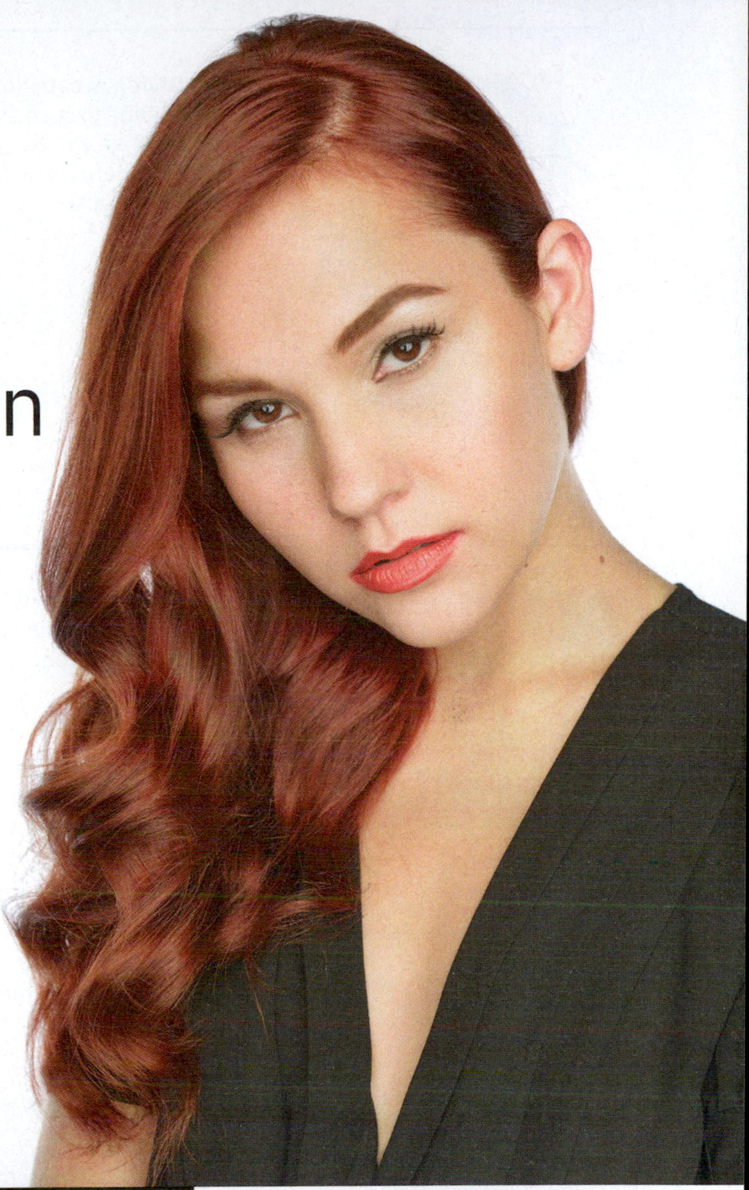

IMPLEMENTOS Y MATERIALES

- Brochas para coloración
- Tabla de colores
- Peine
- Acondicionador
- Recipiente de vidrio o de plástico
- Guantes
- Revelador de peróxido de hidrógeno
- Banda para el cuello
- Gorra plástica (opcional)
- Pinzas de plástico
- Crema protectora
- Coloración permanente elegida
- Ficha de registro de servicios
- Champú
- Temporizador
- Toallas
- Capa impermeable

DURACIÓN ESTIMADA:

75 MIN

Como consejo útil, asegúrese de programar citas más largas para aquellos clientes con cabello más largo, ya que, en general, el proceso de aplicación requerirá una mayor cantidad de producto y más tiempo para completarse.

PREPARACIÓN

Antes de comenzar, realice el Ⓟ **10-1 Procedimiento previo al servicio.**

Antes

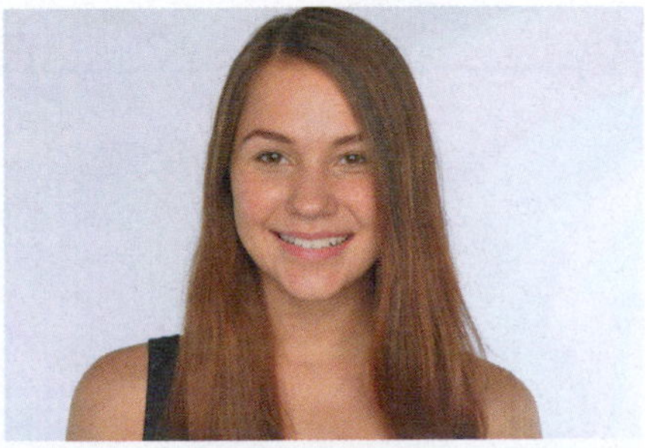

1

Prepare al cliente para el servicio químico. Consulte el **Procedimiento 10-3, Preparación del cliente. Luego, realice un análisis del cuero cabelludo y del cabello.**

2

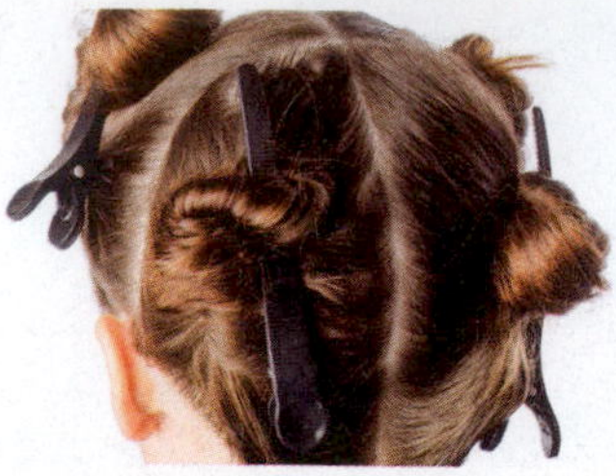

Divida el cabello en secciones. Divida el cabello seco en cuatro secciones, de oreja a oreja y desde el centro delantero de la frente hasta el centro de la nuca.

3

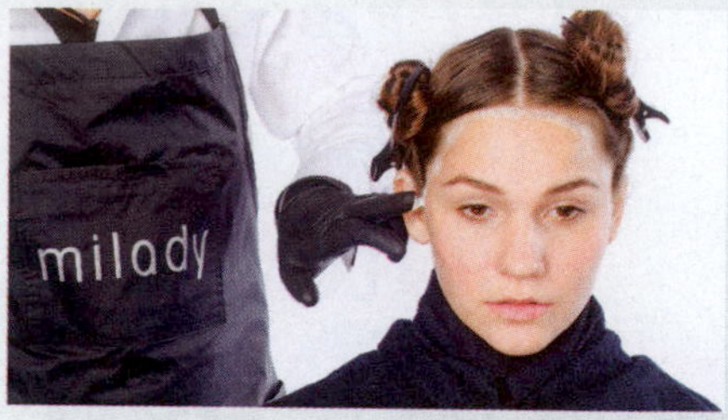

Aplique crema protectora en el contorno del cuero cabelludo y en las orejas. Luego, póngase los guantes y prepare la fórmula del color.

4

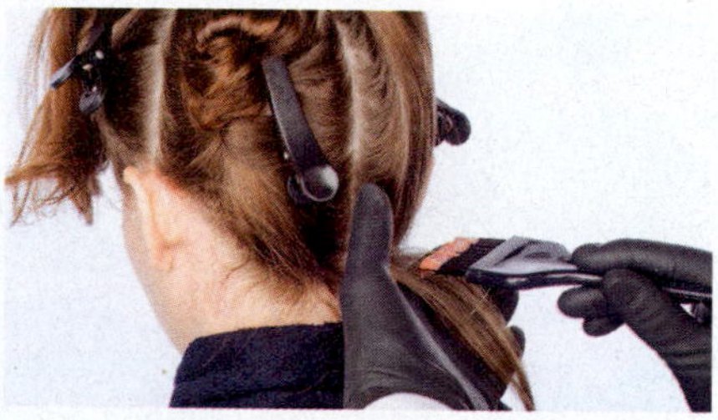

Determine la ubicación de la aplicación inicial. Debe ser donde el cambio será mayor o donde el cabello sea más resistente. Para este servicio, comenzaremos en el cuadrante posterior derecho.

5

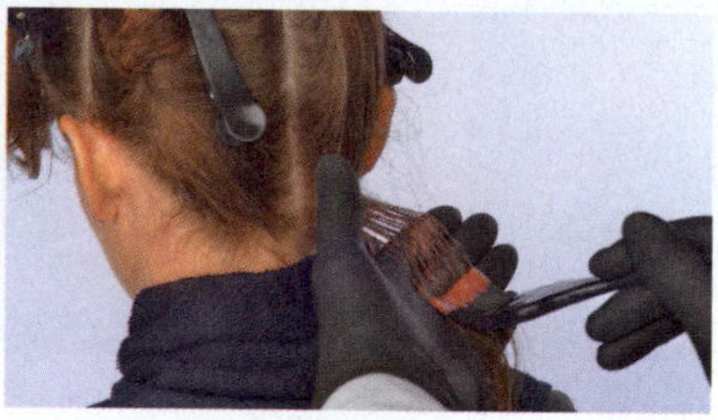

Aplique el producto en la sección intermedia del cuadrante posterior derecho. Tome una subsección horizontal de 0,6 cm (¼ in) con la cola de una brocha para tinte. Aplique coloración por encima de la subsección horizontal y, luego, en la parte de abajo. Mantenga una distancia de 1,25 cm (½ in) del cuero cabelludo. *No aplique coloración en la zona del cuero cabelludo ni en las puntas porosas.*

6

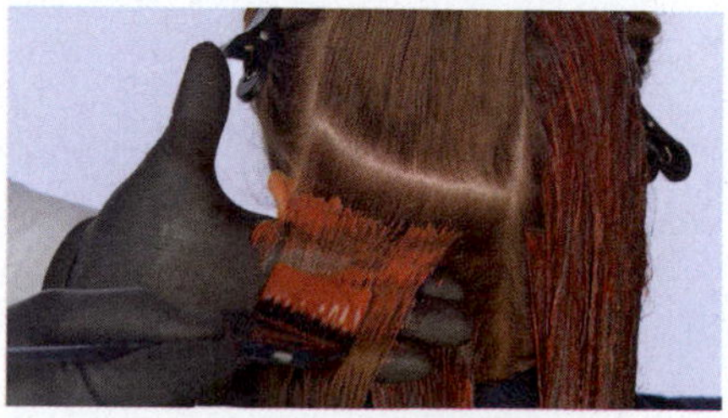

Continúe la aplicación en las secciones intermedias de los cuadrantes posterior izquierdo, delantero derecho y delantero izquierdo.

7

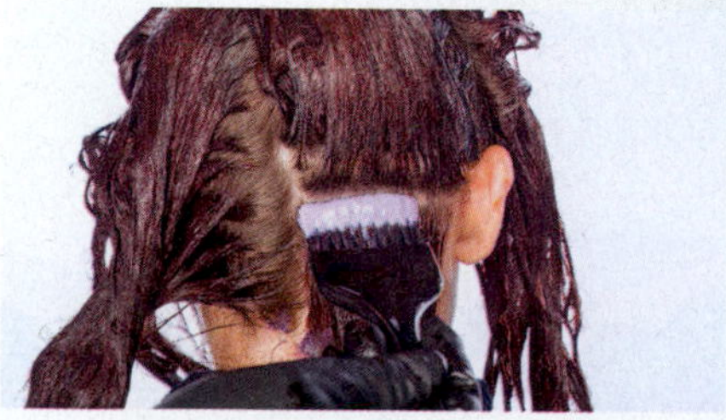

Aplique cerca del cuero cabelludo del cuadrante posterior derecho. Comenzando en el cuadrante posterior derecho y avanzando hacia el cuadrante posterior izquierdo, aplique coloración en el cabello, cerca del cuero cabelludo, usando subsecciones de 0,6 a 1,25 cm (¼ a ½ in) o menos según la densidad del cabello.

8

Continúe la aplicación en el cuero cabelludo de los cuadrantes posterior izquierdo, delantero derecho y delantero izquierdo.

9

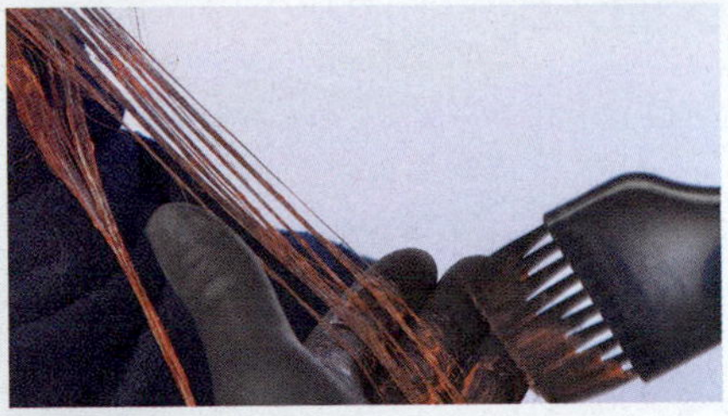

Aplique el producto en las puntas porosas del cuadrante posterior derecho. Luego, continúe la aplicación en las puntas porosas de las secciones posterior izquierda, delantera derecha y delantera izquierda.

10

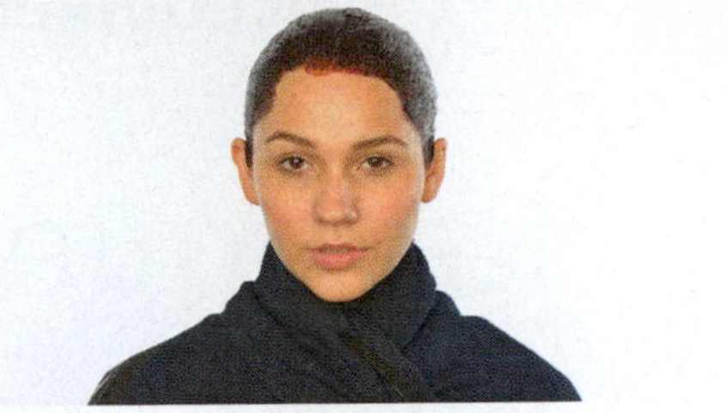

Ajuste el temporizador para comenzar el proceso. Para verificar el desarrollo del color, retire la coloración de acuerdo con el tiempo determinado en la prueba preliminar de la hebra.

11

Cuando termine de actuar, masajee la coloración hasta formar espuma y enjuáguela completamente con agua.

12

Quite las manchas. Quite con suavidad las manchas del contorno del cuero cabelludo utilizando una toalla y champú o quitamanchas.

13

Lave y acondicione el cabello como corresponda antes de peinarlo.

14

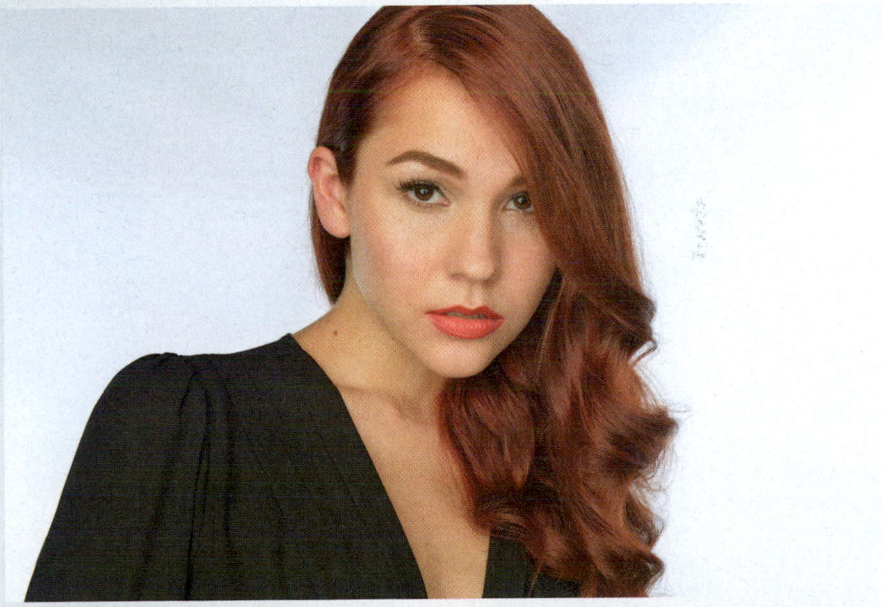

Peinado terminado.

POSTERIOR AL SERVICIO

Para completar el procedimiento, realice el

Ⓟ **10-2 Procedimiento posterior al servicio.**

Ⓟ Procedimiento 16-5

Retoque permanente de un paso con brillo

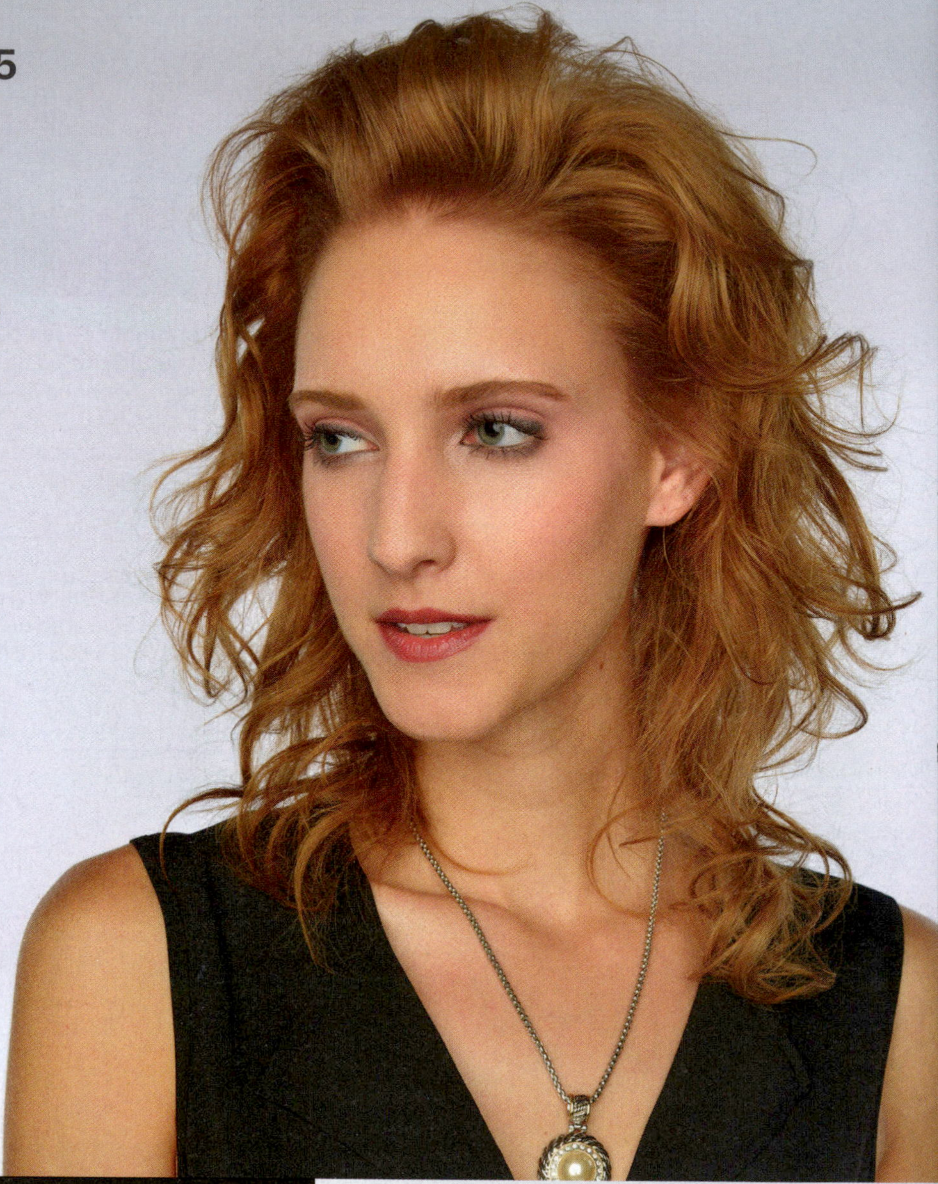

IMPLEMENTOS Y MATERIALES

- Botella aplicadora
- Capa para servicios químicos
- Brochas para coloración
- Peine
- Acondicionador
- Revelador
- Recipiente de plástico o vidrio para mezcla
- Guantes
- Banda para el cuello
- Pinzas de plástico
- Crema protectora
- Brillo demipermanente elegido
- Coloración permanente elegida
- Ficha de registro de servicios
- Champú
- Temporizador
- Toallas

DURACIÓN ESTIMADA

60-75 MIN

PREPARACIÓN

Antes de comenzar, realice el

Ⓟ **10-1 Procedimiento previo al servicio.**

Antes

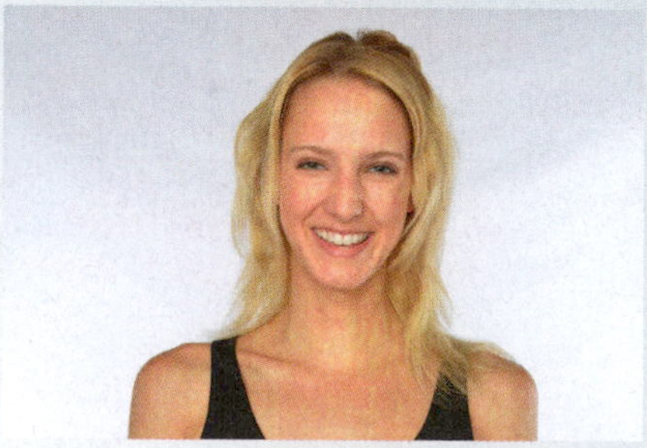

1

Prepare al cliente para el servicio químico. Consulte el **Procedimiento 10-3, Preparación del cliente. Luego, realice un análisis del cabello y del cuero cabelludo.**

2

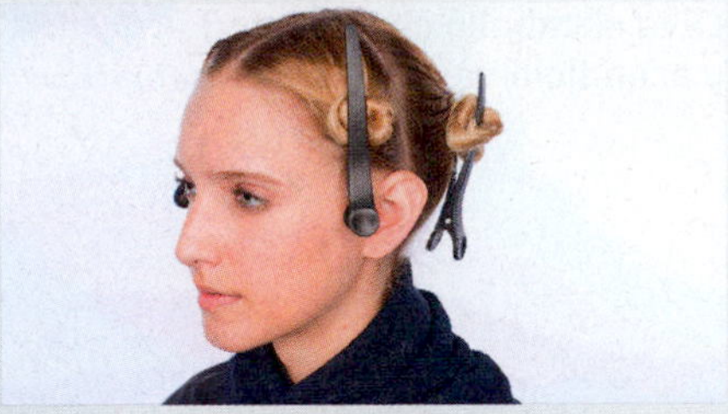

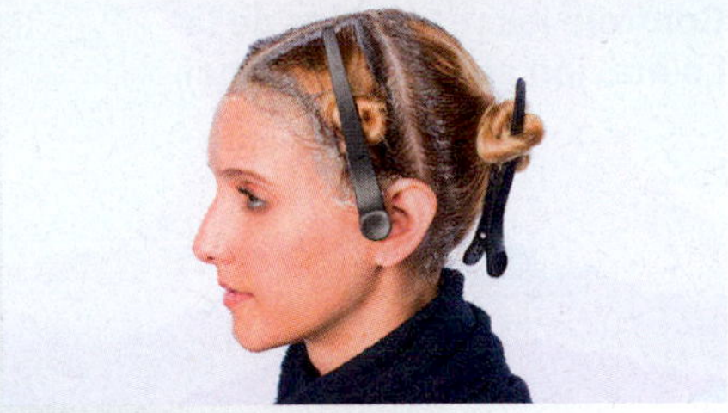

Divida el cabello seco en cuatro secciones, de oreja a oreja y desde el centro delantero de la frente hasta el centro de la nuca.

3

Aplique crema protectora en el contorno del cuero cabelludo y en las orejas. Póngase los guantes y prepare la fórmula del color.

4

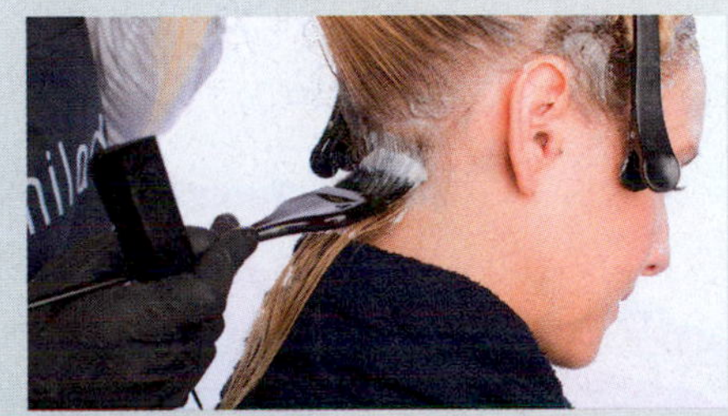

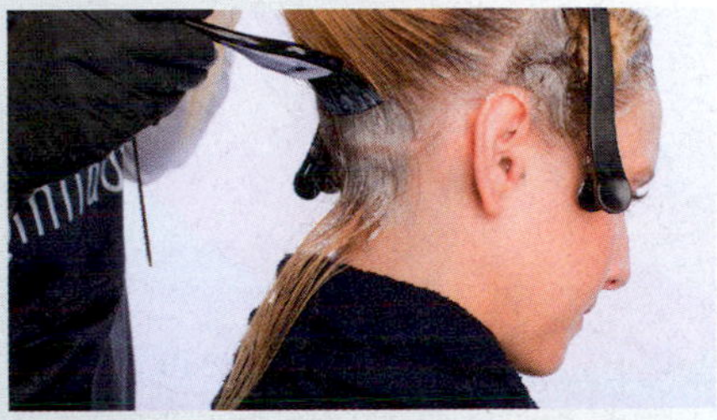

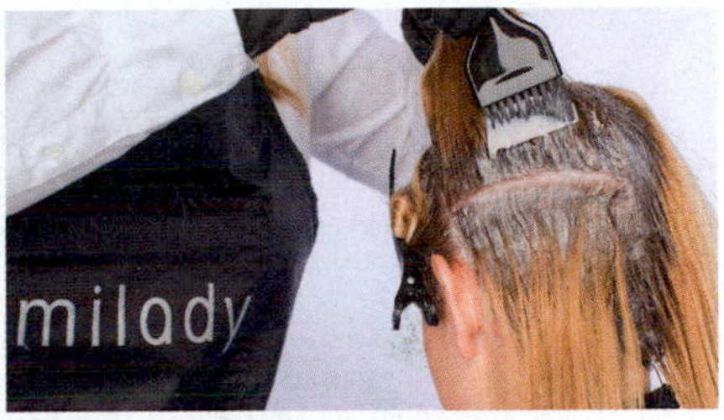

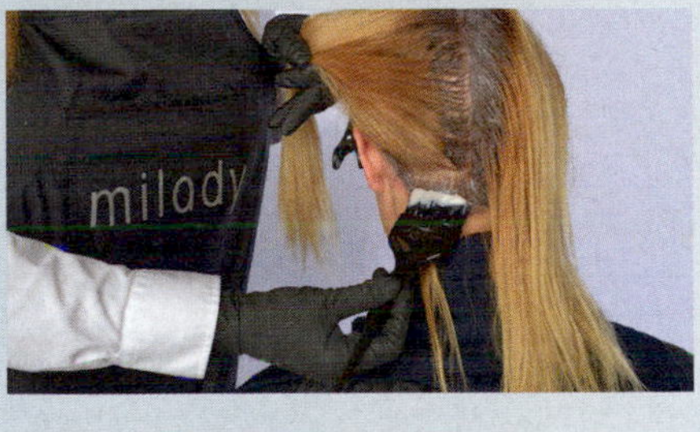

Delinee las cuatro secciones con el producto de coloración. Comenzando en la nuca (o en la zona más resistente), avance hasta la coronilla. Aplique el producto de color a la zona de nuevo crecimiento en subsecciones horizontales de 0,6 cm (¼ in). Repita el procedimiento en el lado opuesto.

5

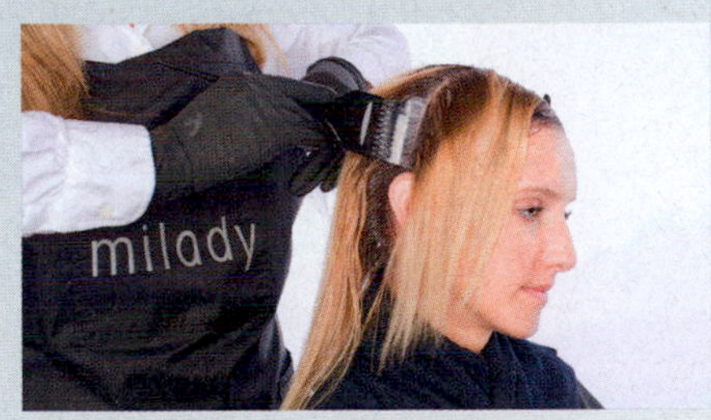

Aplique a los lados usando subsecciones verticales. Aplique el producto en la parte posterior de cada sección primero. Asegúrese de que el cabello no quede sobre el rostro.

6

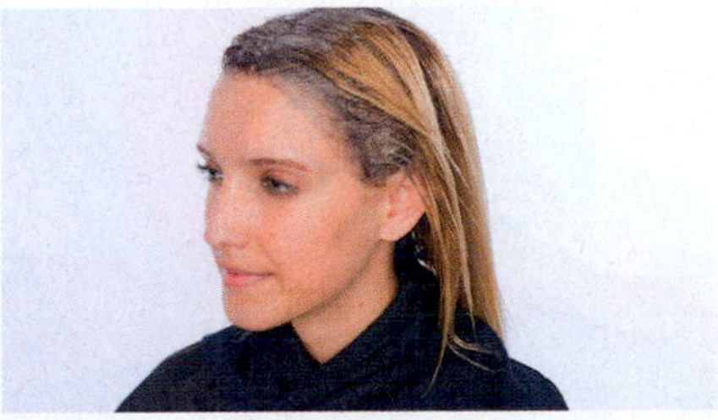

Complete los cuatro lados y procese según las instrucciones del fabricante. Ponga un temporizador para ser preciso.

7

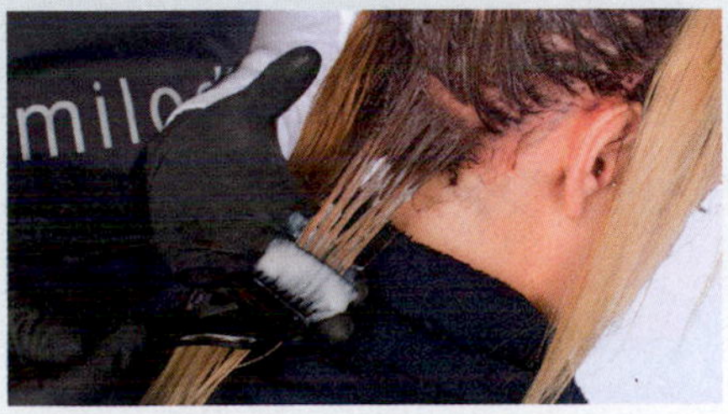

Prepare una fórmula de brillo de solo depósito, sin realce, que coincida con su fórmula base. Aplique en medios y puntas con un recipiente y una brocha, o una botella, según la preferencia y la viscosidad del producto.

8

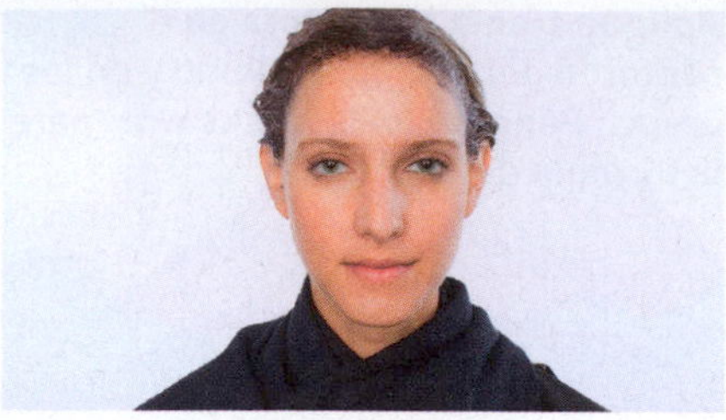

Aplique el brillo demipermanente en el cabello.

9

Controle los resultados de la coloración antes de enjuagar.

10

Lave el cabello con champú y acondicionador antes de peinarlo.

11

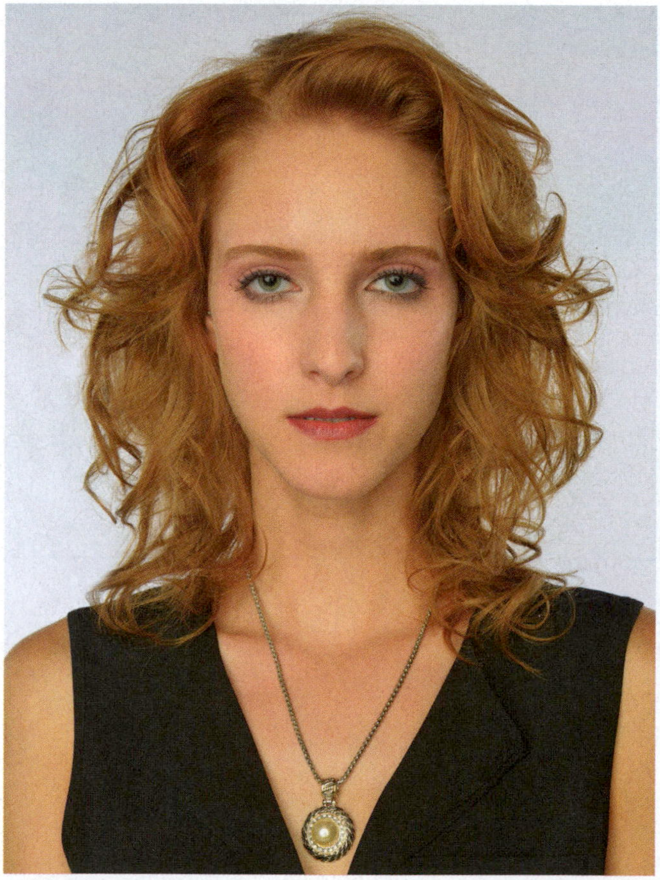

Peinado terminado.

POSTERIOR AL SERVICIO

Para completar el procedimiento, realice el Ⓟ **10-2 Procedimiento posterior al servicio.**

Ⓟ Procedimiento 16-6

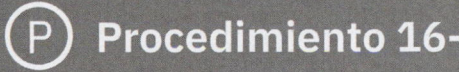

Aclarador en cabello virgen

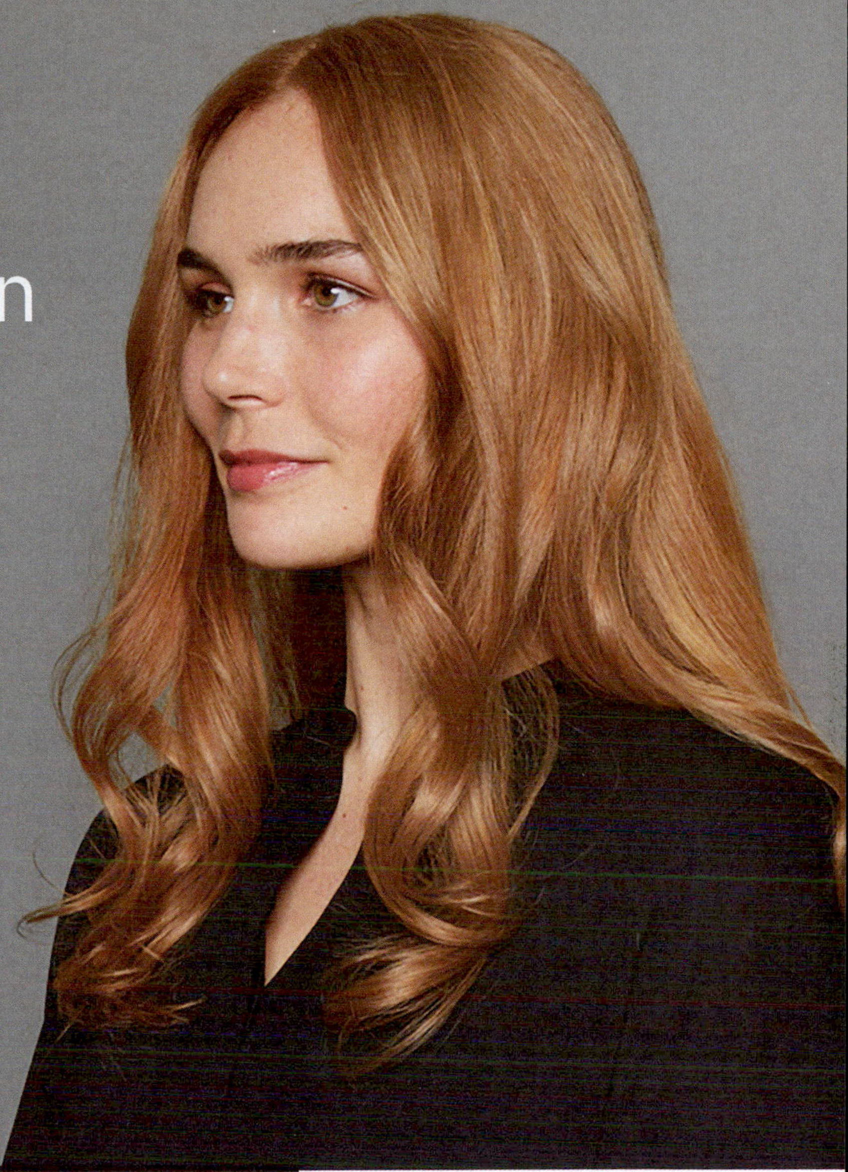

IMPLEMENTOS Y MATERIALES

- Capa para servicios químicos
- Brochas para coloración
- Peines (de cola, de dientes anchos)
- Acondicionador
- Algodón (opcional)
- Papeles aluminio (opcional)
- Recipiente de vidrio o de plástico para mezclar y brocha para tinte
- Guantes
- Revelador de peróxido de hidrógeno
- Aclarador
- Banda para el cuello
- Pinzas de plástico
- Gorra para el procesamiento (opcional)
- Crema protectora
- Ficha de registro de servicios
- Champú
- Temporizador
- Tonificante (opcional)
- Toallas
- Batidor/mezclador

DURACIÓN ESTIMADA

75-90 MIN

El cabello más largo requiere una mayor cantidad de producto durante la aplicación y más tiempo para completarla, así que recuerde reservar las citas de los clientes en consecuencia.

PREPARACIÓN

Antes de comenzar, realice el

Ⓟ **10-1 Procedimiento previo al servicio.**

Antes

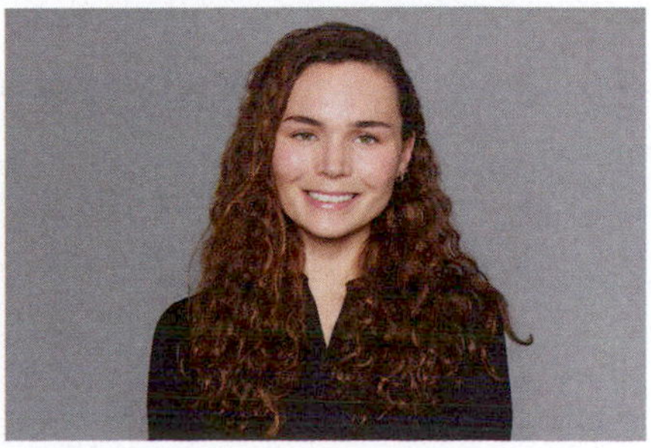

1

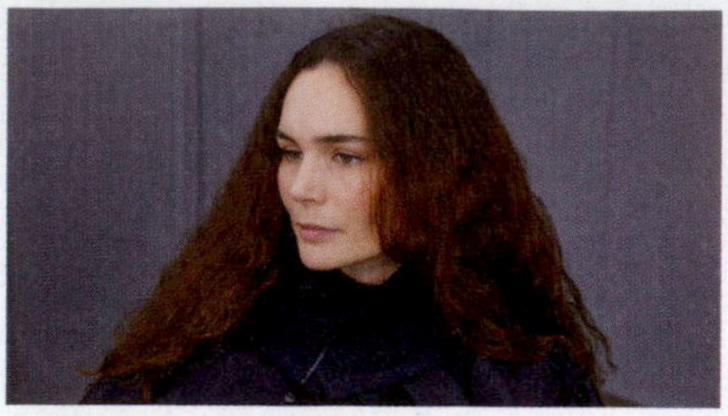

Prepare al cliente para realizar el servicio químico. Consulte el **Procedimiento 10-3, Preparación del cliente. Luego, realice un análisis del cuero cabelludo y del cabello.**

2

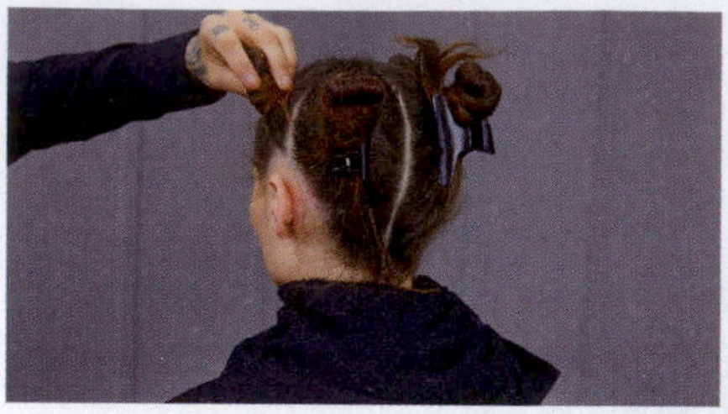

Divida el cabello en cuatro cuadrantes.

3

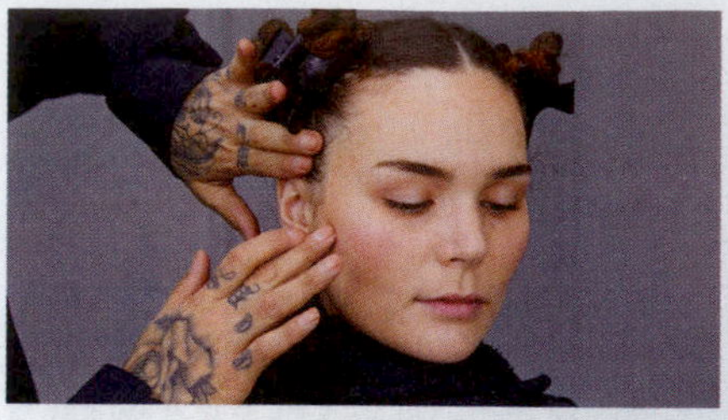

Aplique crema protectora alrededor del contorno del cuero cabelludo y sobre las orejas. No aplique directamente sobre el cabello, ya que puede bloquear el aclarador. Use algodón entre el cuero cabelludo, si es necesario.

4

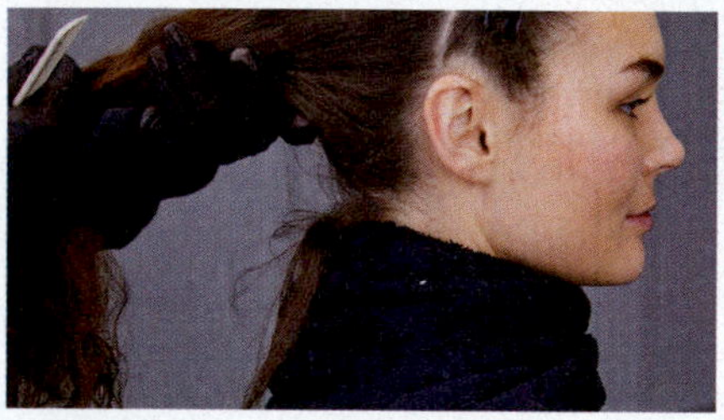

Póngase los guantes y luego realice la prueba preliminar de la hebra.

5

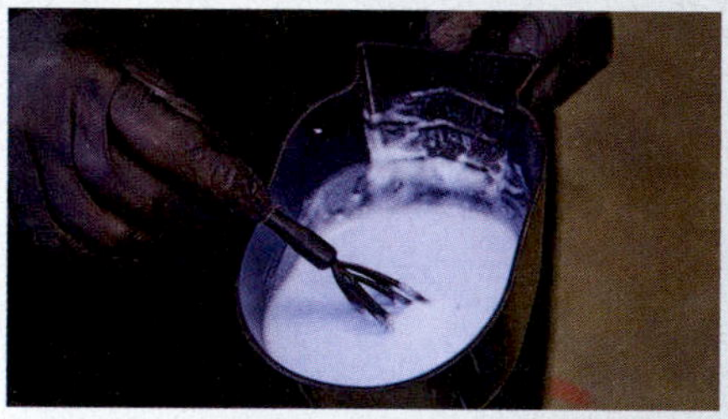

Mezcle el producto. Prepare la fórmula para aclarar según las necesidades del cliente y las instrucciones del fabricante. Use un batidor para mezclar. No permita que el aclarador se asiente antes de usarlo. Úselo de inmediato.

Si usa un aclarador en polvo, coloque el revelador en un recipiente antes de agregar el polvo a fin de evitar que se disperse en el aire.

6

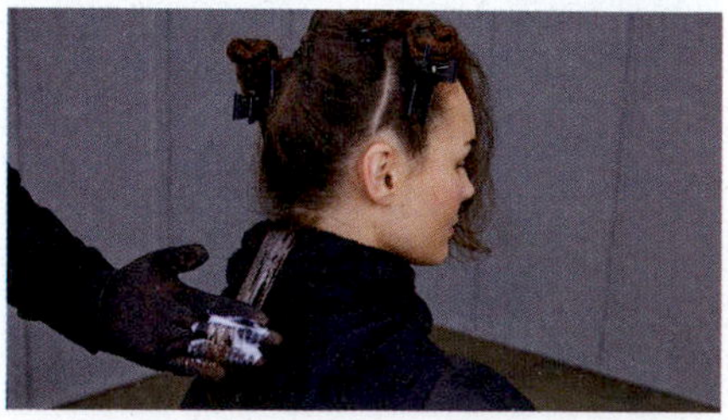

Aplique el producto en la sección intermedia del cuadrante posterior derecho. Comenzando en el cuadrante posterior derecho o en la zona más resistente, comience a usar subsecciones horizontales de 0,3 cm (⅛ in) o menos. Aplique aclarador en la mitad del tallo, a 1,25 cm (½ in) de distancia del cuero cabelludo o del nuevo crecimiento. Aplique el aclarador en las secciones intermedias de las hebras y hasta las puntas porosas.

7

Controle el secado. Controle la aplicación a medida que trabaja y agregue más aclarador, si es necesario, para saturar el cabello. El aclarador dejará de procesar si se seca. Para mantenerlo húmedo, vuelva a aplicar y a saturar las zona, si es necesario, para evitar resultados más débiles y desparejos.

8

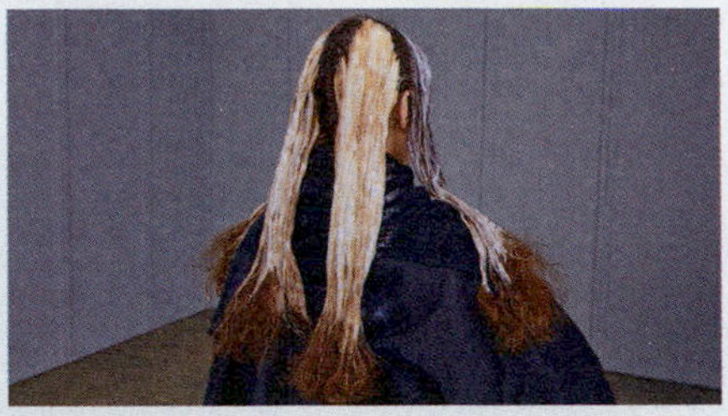

Continúe la aplicación en las secciones intermedias de los cuadrantes posterior izquierdo, delantero derecho y delantero izquierdo.

9

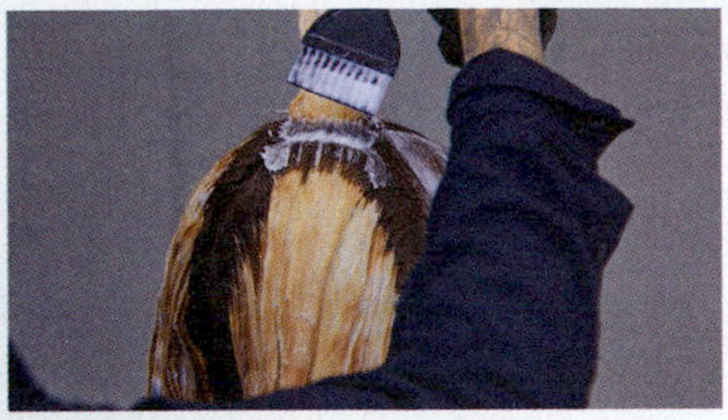

Aplique alisador en el cuero cabelludo del cuadrante posterior derecho. Comenzando en el cuadrante posterior derecho y avanzando hacia el cuadrante posterior izquierdo, aplique coloración en el cabello, cerca del cuero cabelludo, usando subsecciones de 0,3 cm (⅛ in) o menos según la densidad del cabello. Aplique el producto en la parte superior e inferior de cada subsección.

10

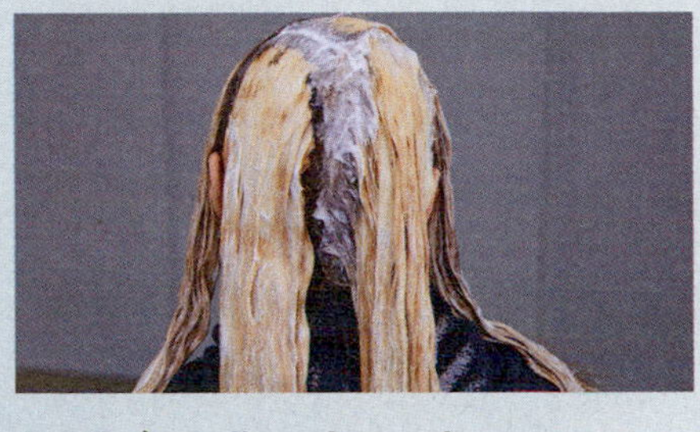

Continúe aplicando en el cuero cabelludo en los cuadrantes posterior izquierdo, frontal derecho y frontal izquierdo, usando subsecciones de 0,3 in (⅛ in).

11

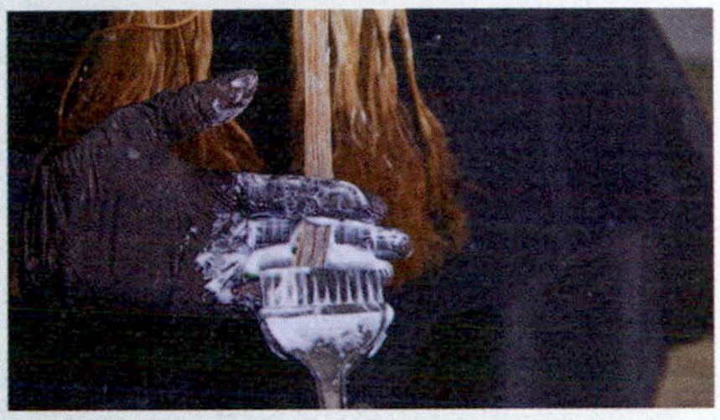

Aplique el producto en las puntas porosas del cuadrante posterior derecho. Comenzando en el cuadrante posterior derecho, aplique suavemente el aclarador en las puntas porosas, desde el cuero cabelludo hasta las puntas.

12

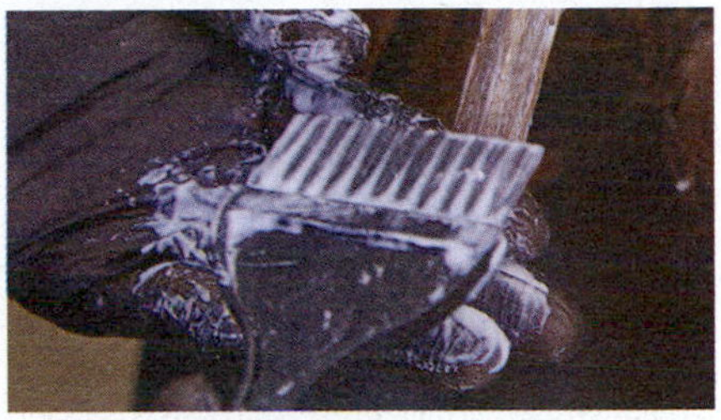

Continúe aplicándolo en las puntas porosas de los cuadrantes trasero izquierdo, delantero derecho y delantero izquierdo. Recuerde volver a saturar las zonas donde el aclarador se haya secado.

13

Verifique que los resultados sean uniformes de acuerdo con el tiempo determinado en la prueba preliminar de la hebra. Una vez que el cabello parezca tener resultados uniformes, rocíe una sección de prueba con agua y use una toalla para secarla y observar los resultados deseados. Si no se alcanzan los resultados deseados, vuelva a aplicar el producto en el cabello donde retiró el aclarador y repita los pasos hasta que ocurra lo siguiente:

- se logre la claridad deseada.
- se logre la máxima claridad en función del color del cabello sin que haya más realce.
- se deba eliminar el producto debido a problemas de integridad del cabello.

14

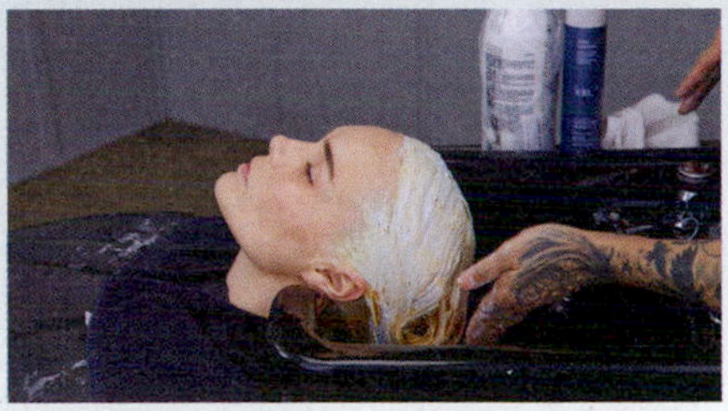

Enjuague bien el cabello con agua tibia.

(15)

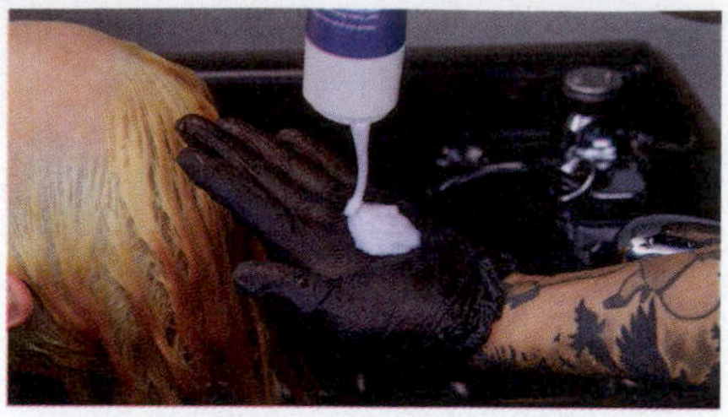

Lave el cabello con champú. Lave suavemente el cabello con un champú tonificante, de pH bajo o humectante. Los champús y acondicionadores a base de ácido son una opción cuando se usan productos químicos y el cabello necesita una ayuda adicional para bajar el pH.

(16)

Seque el cabello con una toalla.

(17)

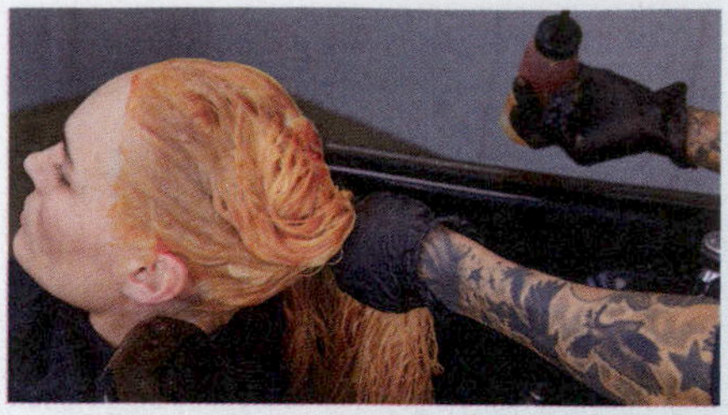

Opcional: Aplique el tonificante y, luego, enjuague el cabello (ver **Procedimiento 16-7, Aplicación de tonificante**).

(18)

Aplique el tratamiento acondicionador como se desee. Se puede aplicar una mezcla hidratante, proteica o personalizada si es necesario. Luego, enjuague con agua fría para cerrar la cutícula y sellar el acondicionador.

(19)

Examine y analice. Controle el cuero cabelludo para ver si hay escoriaciones y el estado del cabello.

(20)

Seque y desenrede el cabello. Seque el cabello con una toalla o séquelo por completo con un secador en frío; desenrede con cuidado desde las puntas del cabello hasta el cuero cabelludo con un peine de dientes anchos o un cepillo desenredante.

(21)

Péinelo como desee. Se recomienda calor bajo en el caso de que se requiera calor para el peinado deseado.

(22)

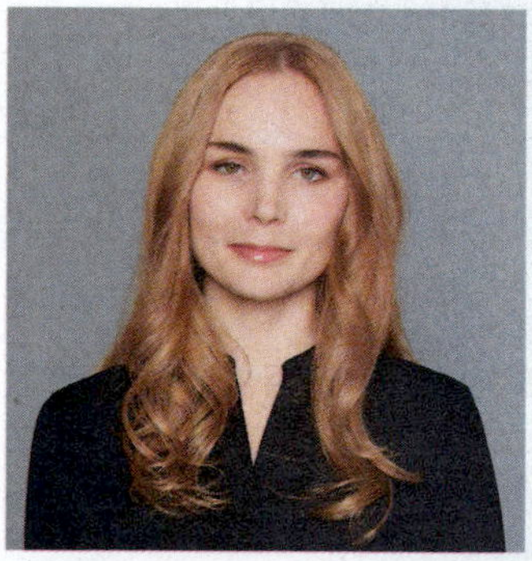

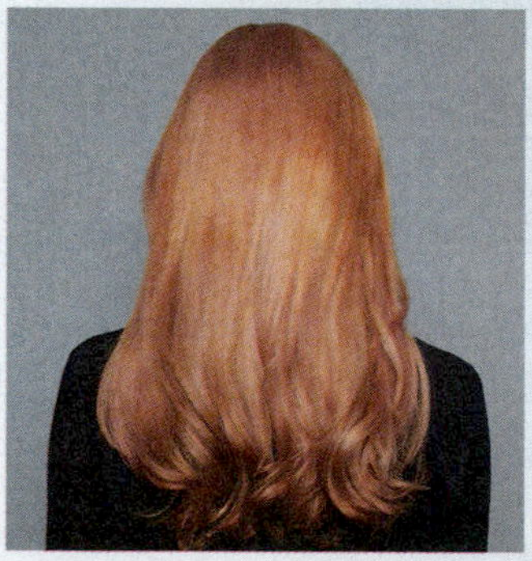

Peinado terminado.

POSTERIOR AL SERVICIO

Para completar el procedimiento, realice el Ⓟ **10-2 Procedimiento posterior al servicio.**

Ⓟ Procedimiento 16-7

Aplicación del tonificante

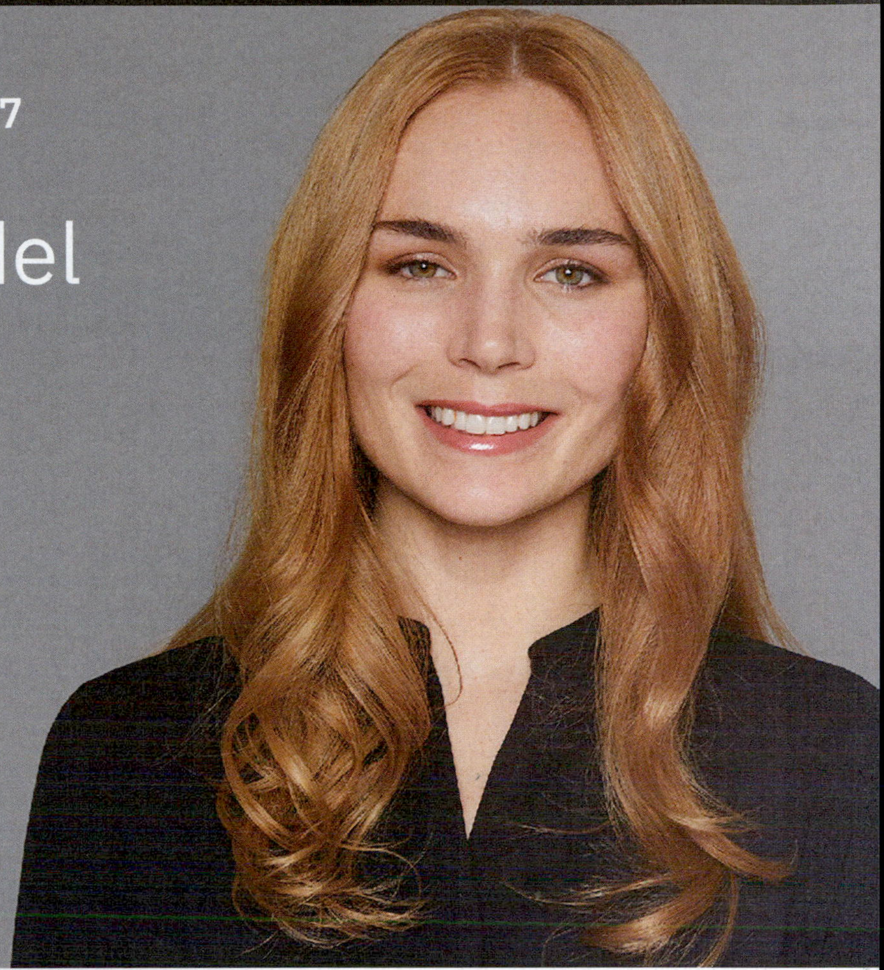

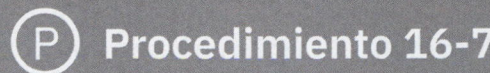

IMPLEMENTOS Y MATERIALES

- Botella aplicadora
- Recipiente
- Capa para servicios químicos
- Acondicionador
- Algodón
- Recipiente de plástico o vidrio para mezcla
- Guantes
- Revelador de peróxido de hidrógeno
- Banda para el cuello
- Crema protectora
- Pinzas de plástico
- Tonificante elegido
- Ficha de registro de servicios
- Champú
- Peine de cola
- Temporizador
- Brocha para tinte
- Toallas

PREPARACIÓN

Antes de comenzar, realice el

Ⓟ 10-1 Procedimiento previo al servicio.

1

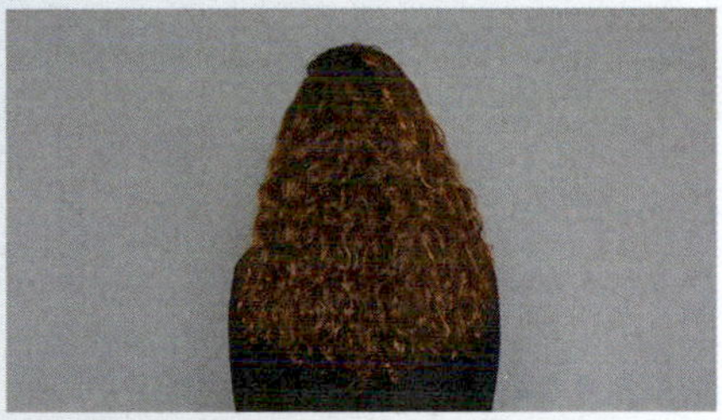

Prepare al cliente para el servicio químico. Consulte el **Procedimiento 10-3, Preparación del cliente. Luego, realice un análisis del cabello y el cuero cabelludo.**

2

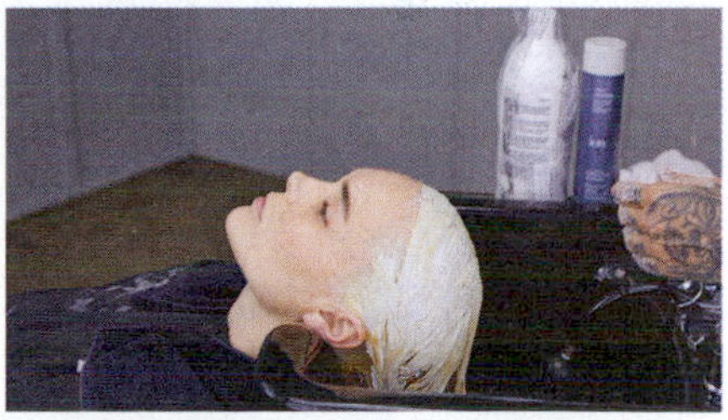

Preaclare el cabello a la etapa de decoloración deseada. Asegúrese de que el cabello esté aclarado de forma pareja desde la base hasta las puntas.

3

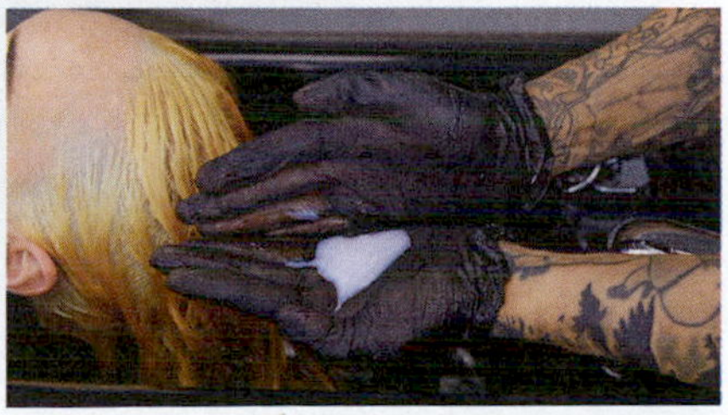

Lave el cabello con champú y acondicionador. Lave el cabello con champú, enjuáguelo y séquelo con toalla. Aplique acondicionador según sea necesario.

4

Seleccione el tono del tonificante deseado. Aplique crema protectora en el contorno del cuero cabelludo y en las orejas. Póngase los guantes.

5

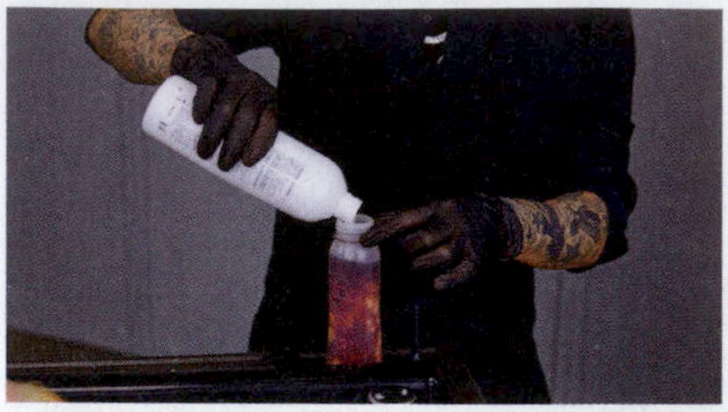

Prepare el tonificante. Si utiliza un tonificante con revelador, mézclelos en una botella o recipiente no metálico, según las instrucciones del fabricante. El tonificante se puede aplicar con una botella aplicadora o un recipiente y una brocha para tinte.

6

Realice la prueba de la hebra. En la coronilla, tome una subsección de 0,6 cm (¼ in) y aplique el tonificante desde el cuero cabelludo hasta las puntas porosas, pero sin incluirlas. Si la prueba indica un desarrollo de color adecuado, vaya al paso 7.

7

Comience la aplicación en la parte posterior de la nuca y trabaje la aplicación hacia adelante.

8

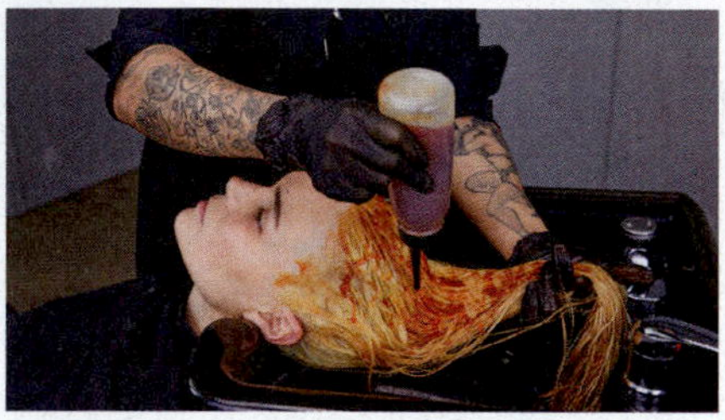

Distribuya suavemente el tonificante por las puntas del cabello con una brocha para tinte, una botella aplicadora o con los dedos. Si la cobertura lo requiere, aplique más tonificante y distribúyalo de manera uniforme. Deje el cabello descubierto o cúbralo con una gorra plástica si es necesario.

9

Procese según los resultados de la prueba de la hebra. Controle con frecuencia hasta obtener el color deseado en forma uniforme en las puntas y el tallo del cabello.

10

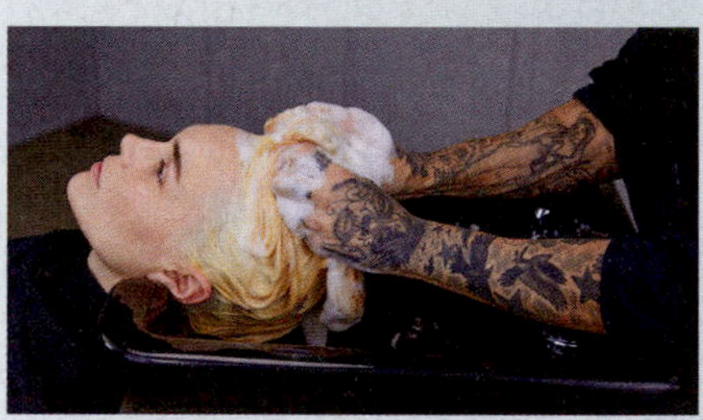

Humedezca el cabello y masajee el tonificante hasta que se forme espuma. Enjuague con agua tibia, lave suavemente con champú y vuelva a enjuagar por completo.

11

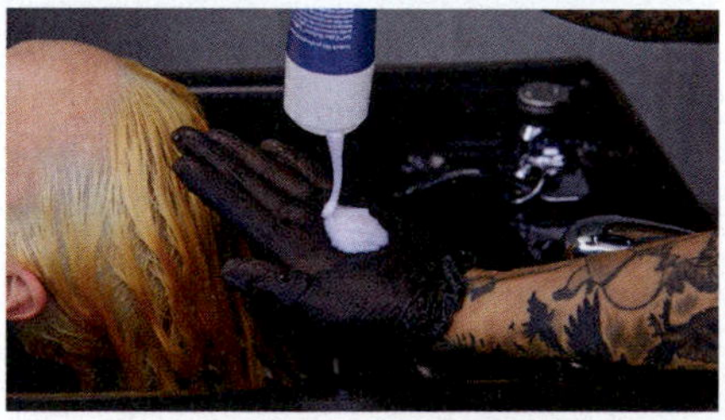

Aplique un acondicionador ácido para cerrar la cutícula, reducir el pH y evitar que se destiña.

12

Elimine cualquier mancha de la piel, el contorno del cuero cabelludo y el cuello; luego, peine como se desee. Evite estirar el cabello.

13

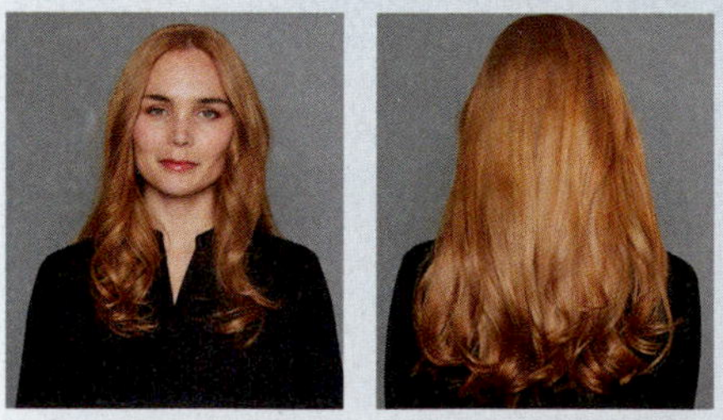

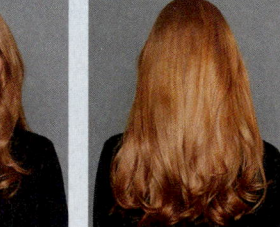

Peinado terminado.

POSTERIOR AL SERVICIO

Para completar el procedimiento, realice el

Ⓟ **10-2 Procedimiento posterior al servicio.**

Ⓟ Procedimiento 16-8

Mechas especiales con papel de aluminio

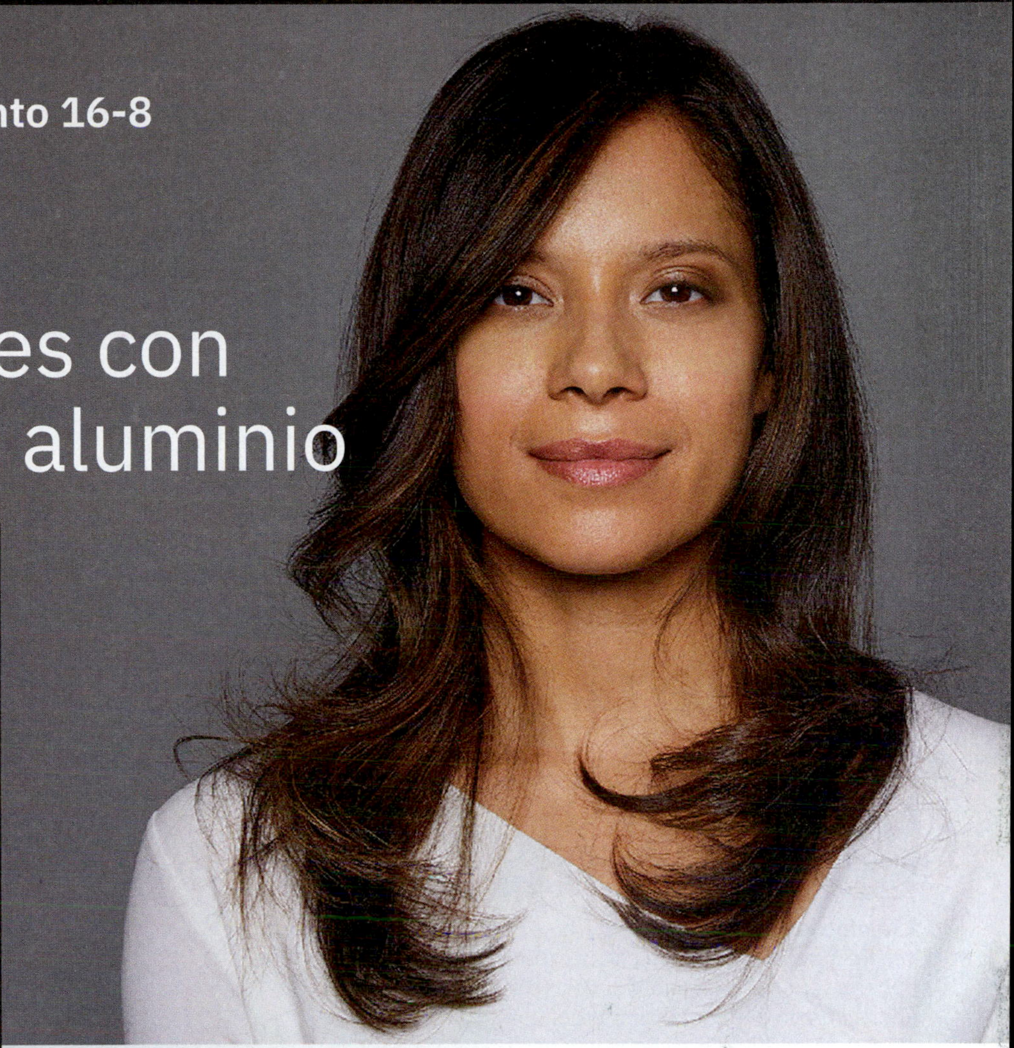

IMPLEMENTOS Y MATERIALES

- Botella aplicadora
- Capa para servicios químicos
- Acondicionador
- Papel de aluminio
- Recipiente de plástico o vidrio para mezcla
- Guantes
- Brochas para coloración
- Aclarador o coloración a elección
- Banda para el cuello
- Pinzas de plástico
- Crema protectora
- Ficha de registro de servicios
- Champú
- Peine de cola
- Temporizador
- Toallas

DURACIÓN ESTIMADA

20-60 MIN

* Depende de la complejidad y la longitud del cabello.

PREPARACIÓN

Antes de comenzar, realice el Ⓟ **10-1 Procedimiento previo al servicio.** Asegúrese de establecer el color de acuerdo con la personalidad del cliente antes de la aplicación química.

Antes

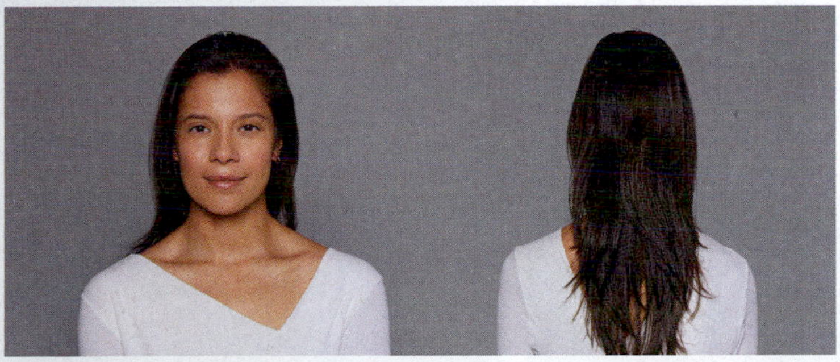

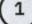

1

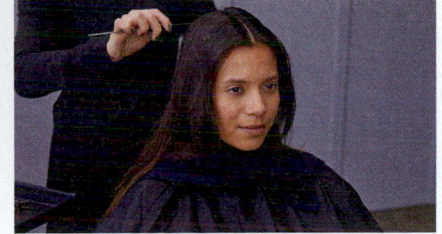

Prepare al cliente para el servicio químico. Consulte el **Procedimiento 10-3, Preparación del cliente. Luego, realice un análisis del cabello y el cuero cabelludo.**

Ⓟ 16 - 8

(2)

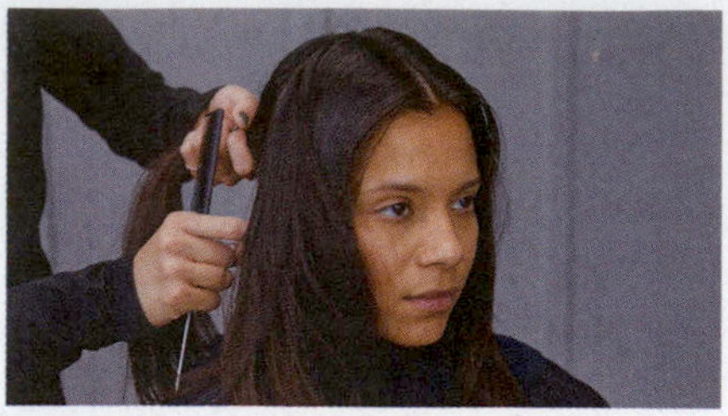

Subdivida el cabello en cuatro secciones iguales, desde el contorno del cuero cabelludo hasta la nuca y, luego, de oreja a oreja. Utilice pinzas para sujetar el cabello en otra dirección.

(3)

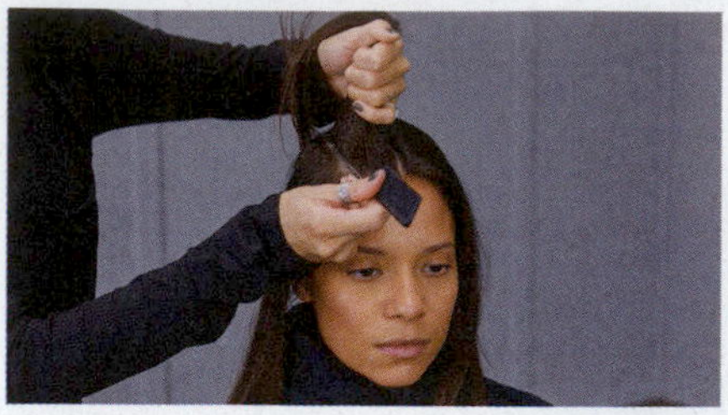

En el frente, cree una sección central en la parte superior de la cabeza (vértice) usando el centro de la ceja del cliente como guía de referencia.

(4)

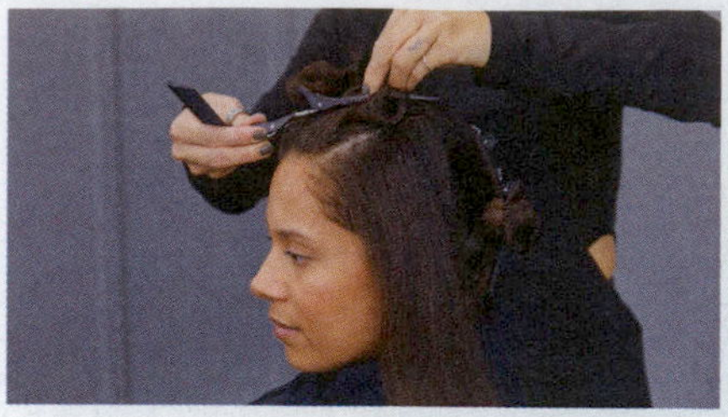

Subdivida la sección del vértice en dos secciones.

(5)

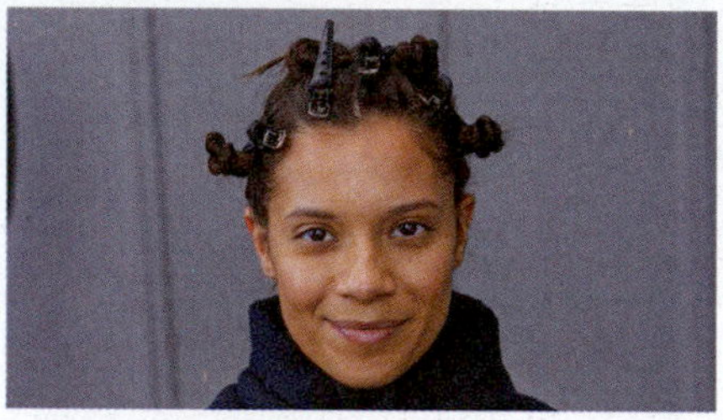

Examine las seis secciones para verificar su precisión. Su cliente ahora debería tener seis secciones: dos en el ápice, una en el parietal izquierdo, una en el parietal derecho y dos en la parte posterior (áreas derecha e izquierda de la cabeza).

(6)

Aplique crema protectora alrededor del contorno del cuero cabelludo y, luego, póngase los guantes.

(7)

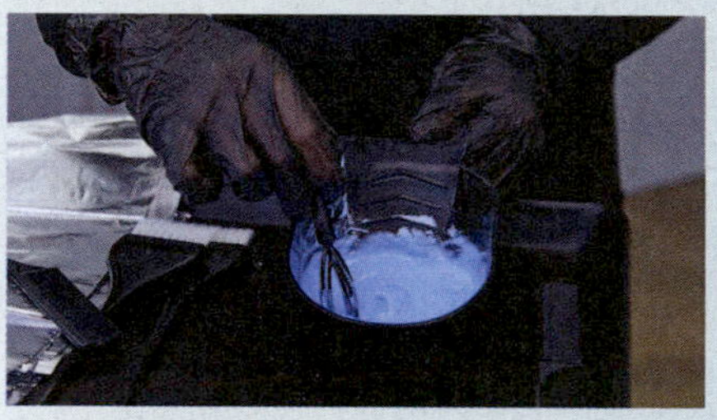

Prepare la fórmula de aclarado. Asegúrese de usarla de inmediato.

(8)

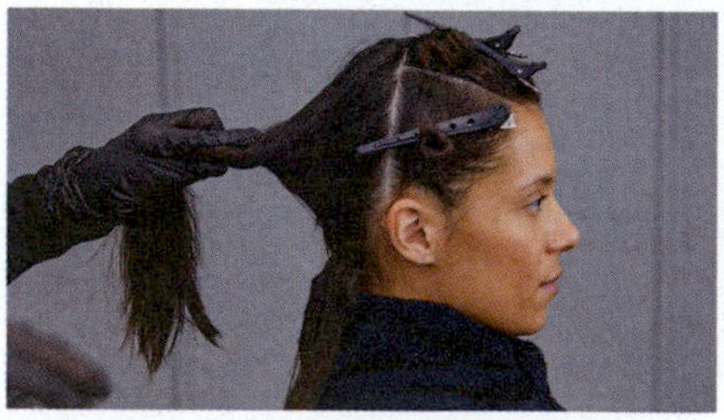

Comenzando en la sección posterior derecha, divida una subsección de 0,6 a 1,25 cm (¼ a ½ in) o menos utilizando la técnica de desplazamiento. Sujete el resto del cabello con una pinza de modo que no estorbe.

(9)

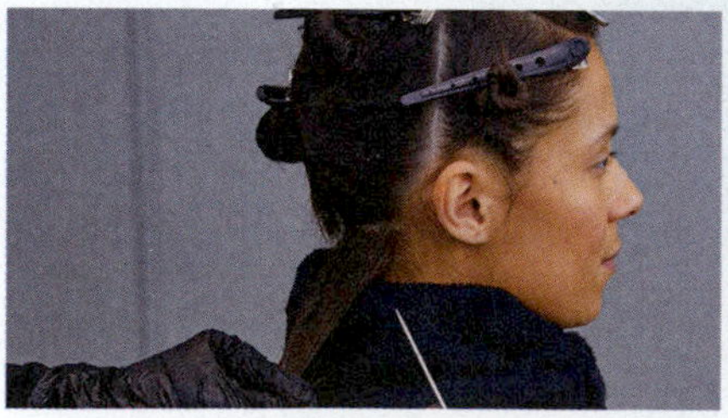

Subdivida el cabello en una subsección más pequeña para que no sea más ancho que el papel aluminio.

(10)

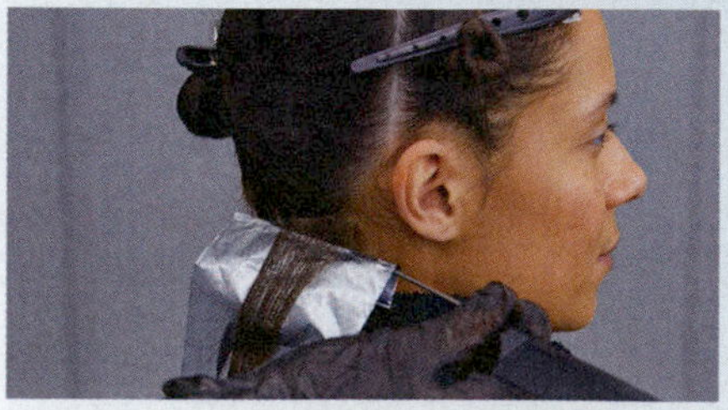

Aplique papel de aluminio levantando el cabello e insertando el papel en el cuero cabelludo.

11

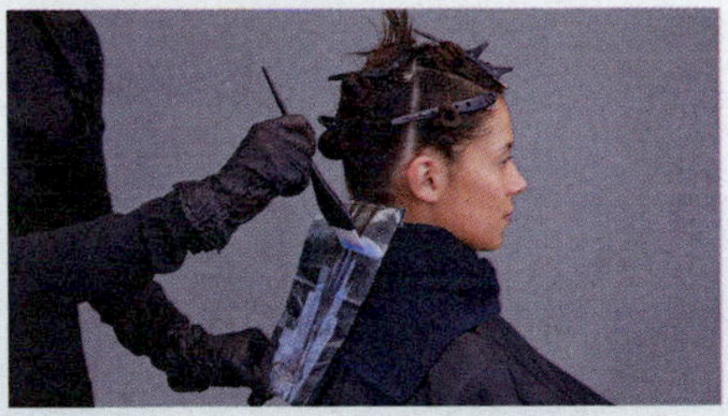

Sostenga el cabello en tensión y cepille el aclarador sobre el papel de aluminio. La colocación del papel de aluminio y el aclarador se basará en el aspecto final que desee el cliente. No aplique el producto más allá del papel aluminio. Mantenga la aplicación a una distancia de 1,25 a 5 cm (½ a 2 in) o más desde la parte superior del papel aluminio hasta los extremos para una técnica sombreada. Solo use suficiente producto como para asegurar el papel de aluminio en su lugar.

12

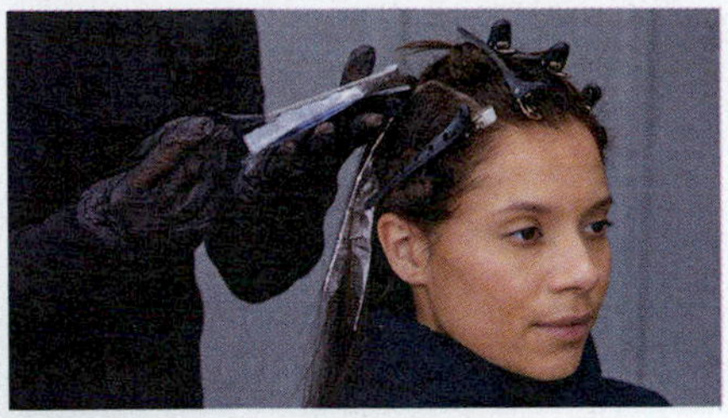

Doble suavemente el papel de aluminio y continúe doblándolo utilizando un peine de cola para arrugarlo. Doble el papel aluminio lo menos posible para evitar que el producto se mueva. Esto evita los puntos calientes y el desbordamiento a zonas no deseadas del cabello.

13

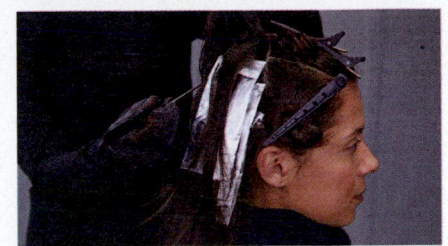

Tome una porción de cabello de 5 cm (2 in) y una subsección de 0,3 cm (⅛ in) de la porción para aplicar el producto y continuar con la colocación del papel aluminio. Esto ayudará a crear contraste entre las subsecciones con papel y sin él.

14

Repita los mismos pasos en la sección posterior derecha hasta completar la parte superior. Se pueden usar cortes, tramados, trozos y diversas técnicas según el estilo deseado.

15

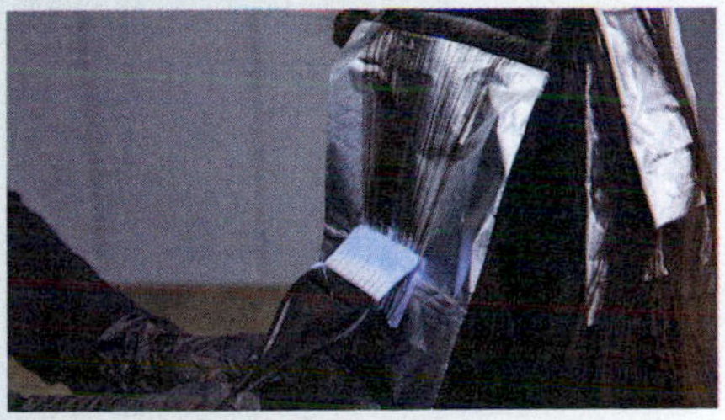

Repita estos mismos pasos en la sección posterior izquierda.

16

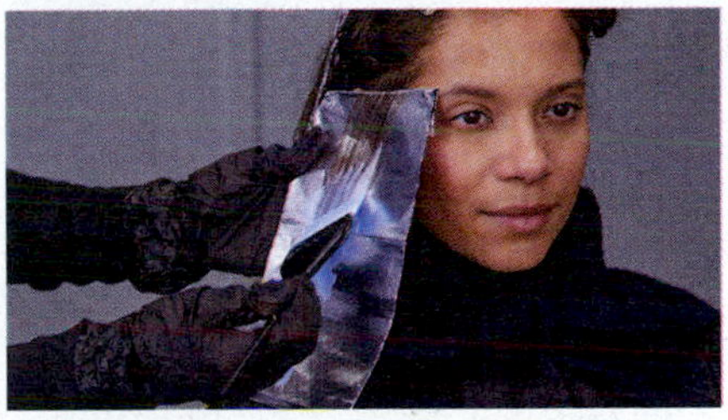

Muévase hacia el lado derecho o la zona parietal de la cabeza, y divida en subsecciones finas, diagonales hacia atrás de 1,25 cm (½ in) utilizando la técnica de desplazamiento.

17

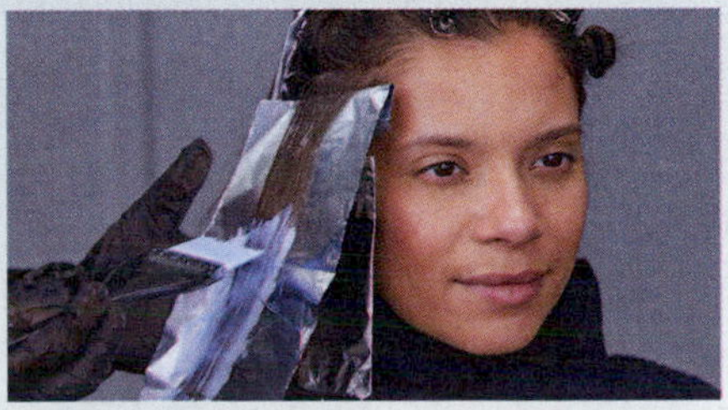

Continúe alternando subsecciones horizontales y diagonales hacia atrás hasta colocar la cantidad deseada de papeles aluminio.

18

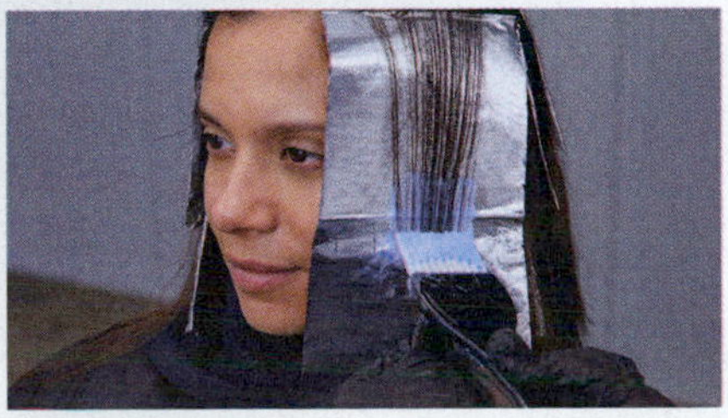

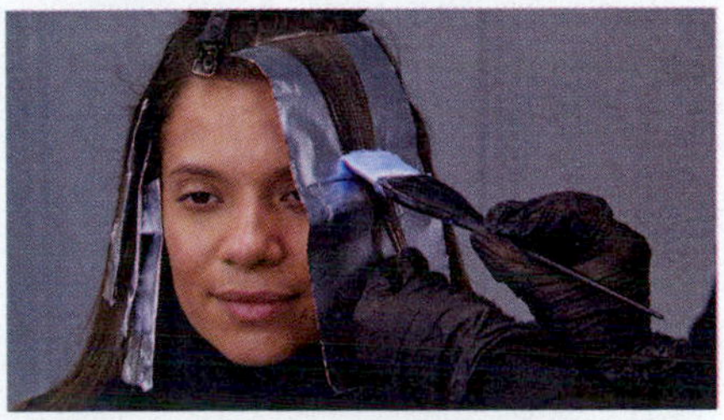

Cuando termine la sección derecha, separe una porción delgada de cabello desde la parte superior de la sección lateral hacia el centro, siguiendo la forma del contorno del cuero cabelludo. Coloque el cabello en el papel aluminio y aplique el producto.

19

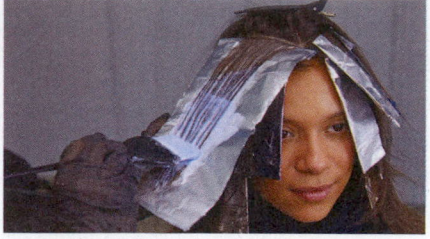

Desplácese hacia el lado izquierdo de la cabeza y continúe la aplicación hacia la parte superior izquierda usando la misma técnica que en la parte superior derecha hasta que coloque el último papel aluminio.

20

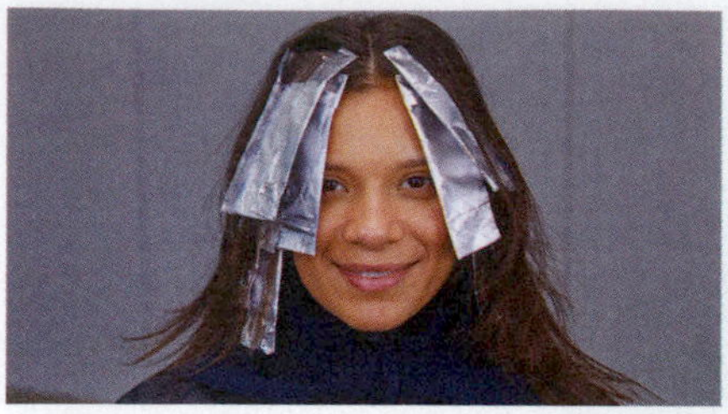

Procese. Una vez colocados todos los papeles aluminio, deje que el aclarador se procese de acuerdo con la prueba inicial de la hebra. Asegúrese de controlar los papeles para comprobar si alcanzaron la claridad deseada.

21

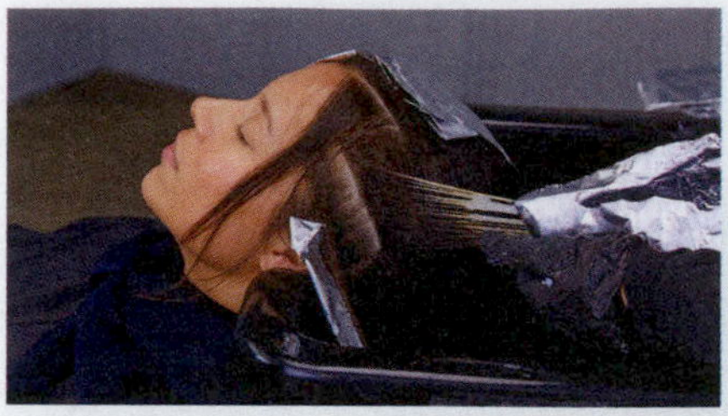

Retire las láminas en el lavatorio del champú y enjuague de inmediato con agua tibia. Esto evitará que el producto afecte cualquier cabello no tratado.

22

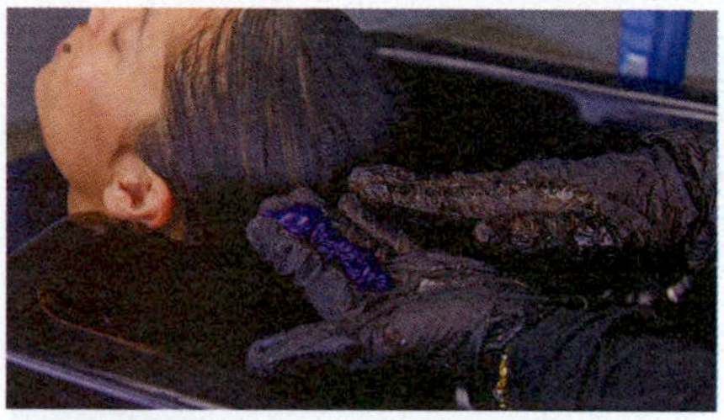

Opcional: Aplique un brillo o tonificante de color a las zonas que recibieron las mechas. Asegúrese de que el cabello esté bien empapado. Permita que el cabello se procese según las instrucciones del fabricante.

23

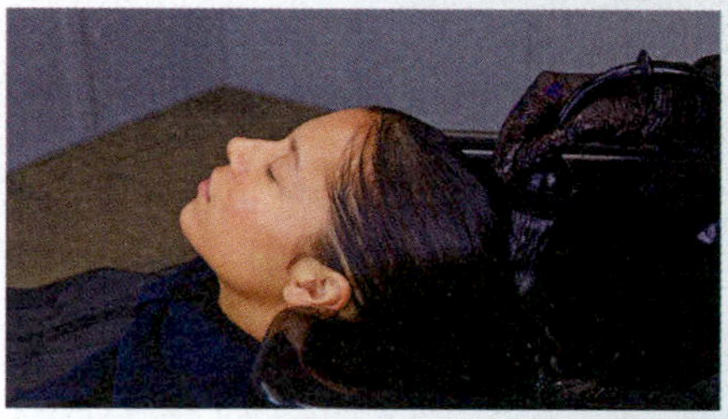

Enjuague el cabello y lávelo con champú y acondicionador si es necesario. Se recomiendan champús y acondicionadores hidratantes y reparadores de enlaces.

24

Peine el cabello como se desee.

25

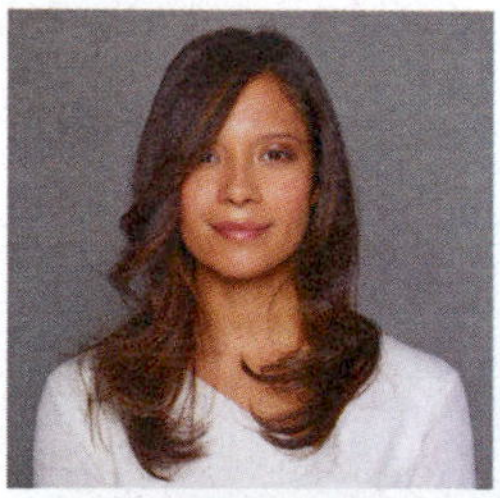

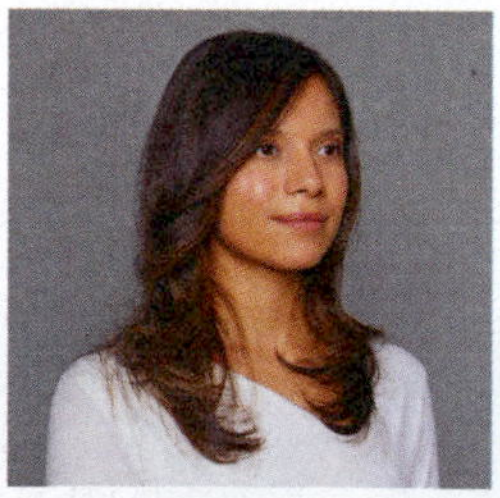

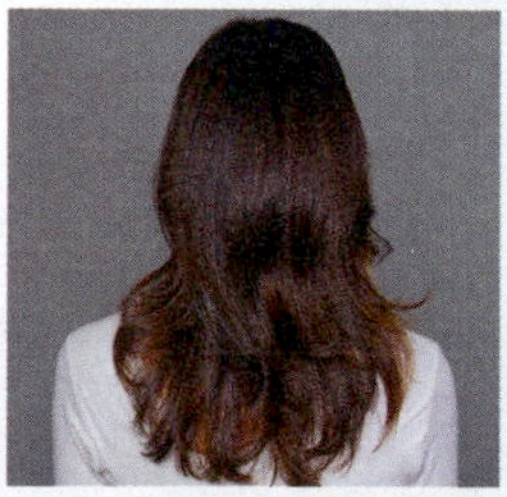

Peinado terminado.

POSTERIOR AL SERVICIO

Para completar el procedimiento, realice el Ⓟ **10-2 Procedimiento posterior al servicio.**

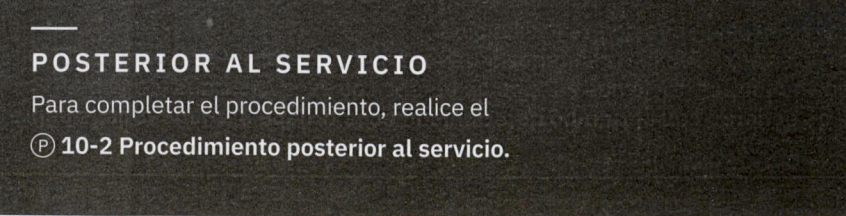

Ⓟ Procedimiento 16-9

Reflejos con pintura

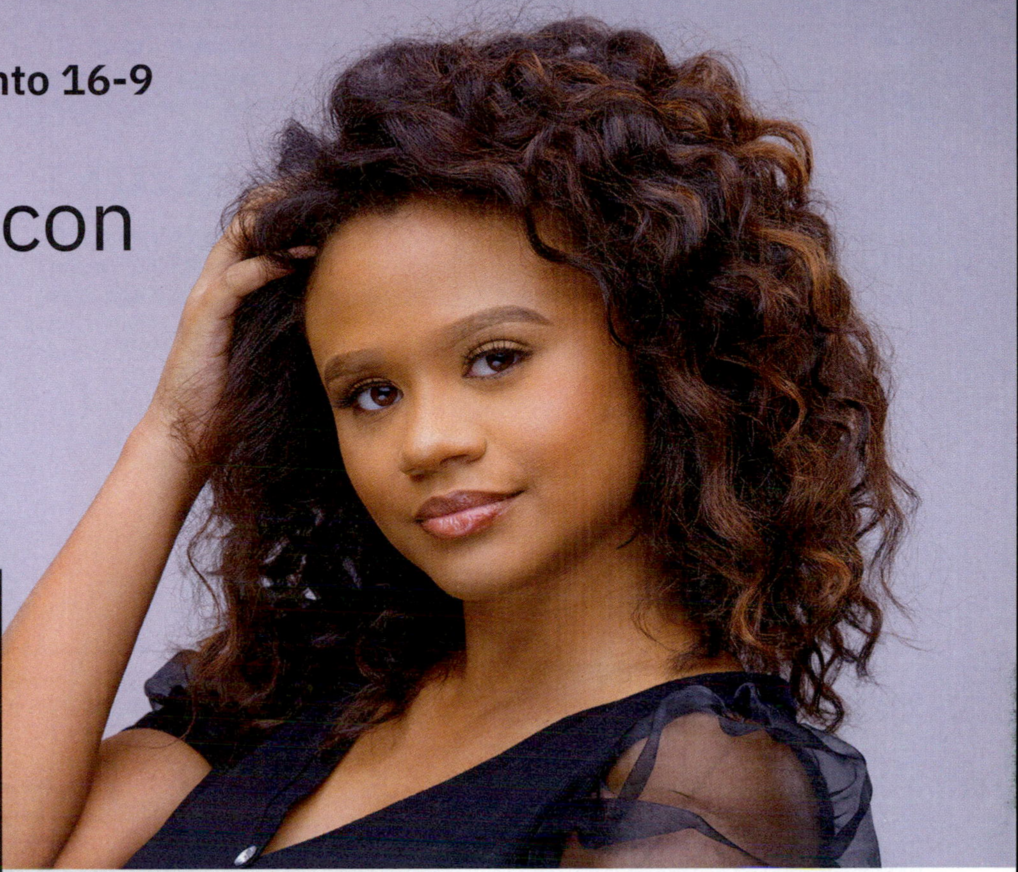

IMPLEMENTOS Y MATERIALES

- Botella aplicadora
- Tabla de *balayage* (opcional)
- Capa para servicios químicos
- Acondicionador
- Recipiente de plástico o vidrio para mezcla
- Guantes
- Brochas para coloración
- Brillo/tonificante con coloración
- Aclarador
- Banda para el cuello
- Pinzas de plástico
- Ficha de registro de servicios
- Champú
- Peine de cola
- Temporizador
- Toallas

DURACIÓN ESTIMADA

60 MIN

PREPARACIÓN

Antes de comenzar, realice el Ⓟ **10-1 Procedimiento previo al servicio.**

Antes

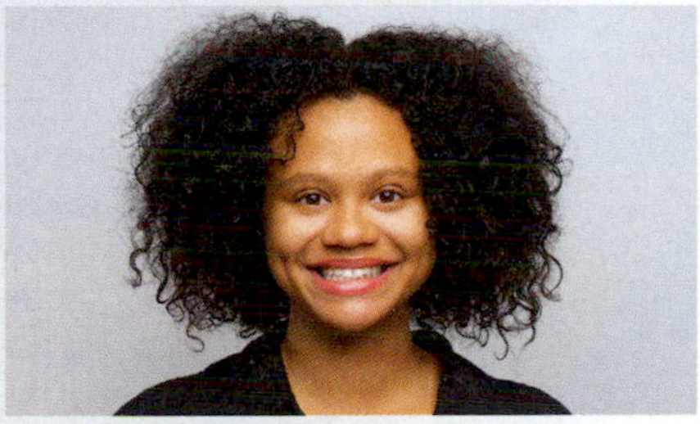

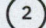

1

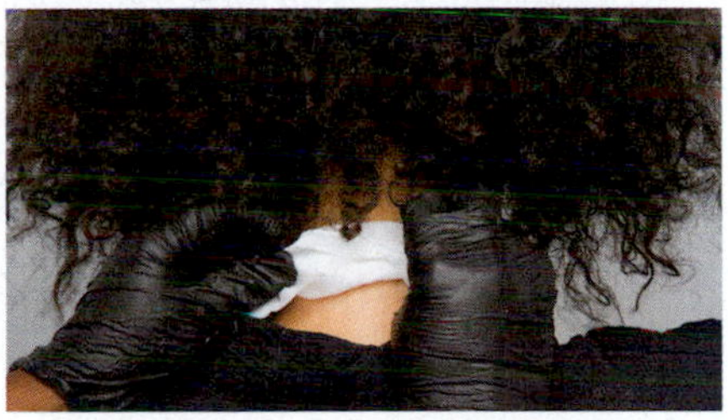

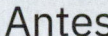

Prepare al cliente para el servicio químico. Consulte el **Procedimiento 10-3, Preparación del cliente**.

2

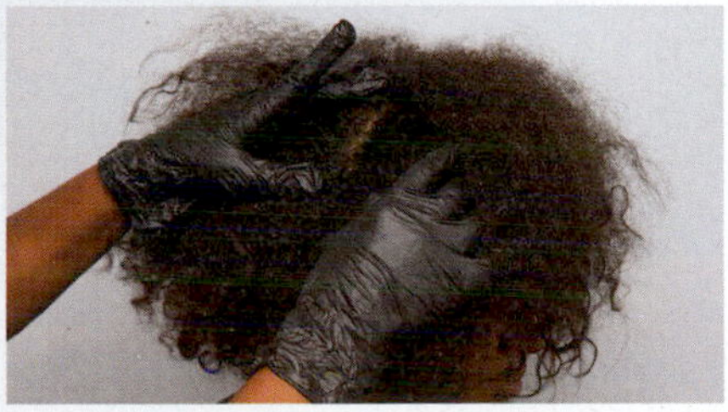

Realice un análisis del cabello y del cuero cabelludo.

3

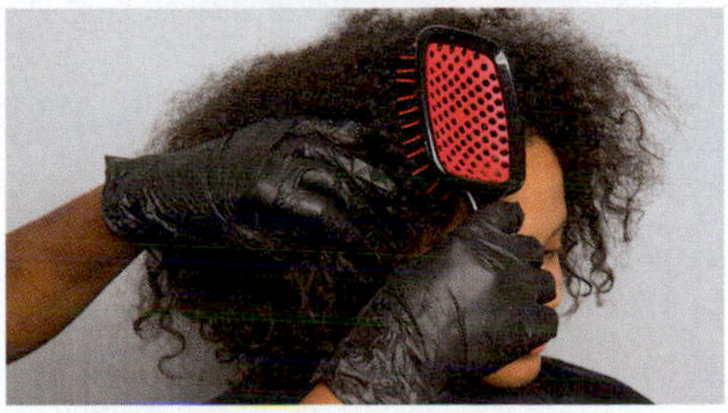

Cepille el cabello, si es posible. Es posible que el cabello deba lavarse, acondicionarse, desenredarse y secarse antes de la aplicación si hay acumulación de producto.

4

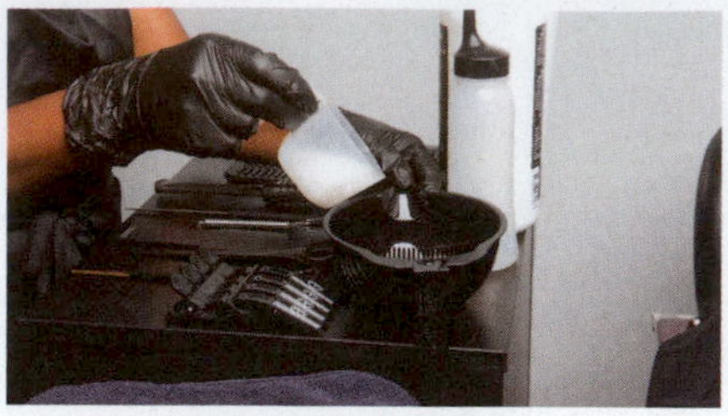

Prepare la fórmula de aclarado. Debes usarla de inmediato.

5

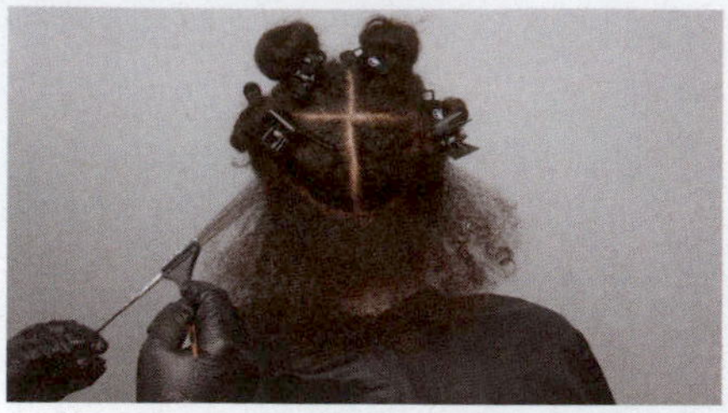

Si trabaja en secciones en forma de herradura alrededor de la cabeza y comienza en la nuca, despliegue secciones de 2,5 a 5 cm (1 a 2 in) de grosor, según la densidad.

6

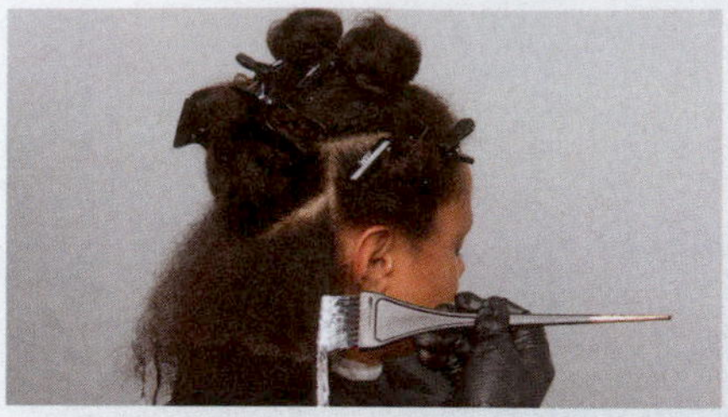

Seleccione una sección rizada o ensortijada y mantenga el cabello tenso. Cepille el aclarador desde la distancia deseada del cuero cabelludo o desde el cuero cabelludo hasta las puntas y asegúrese de saturar bien el cabello.

7

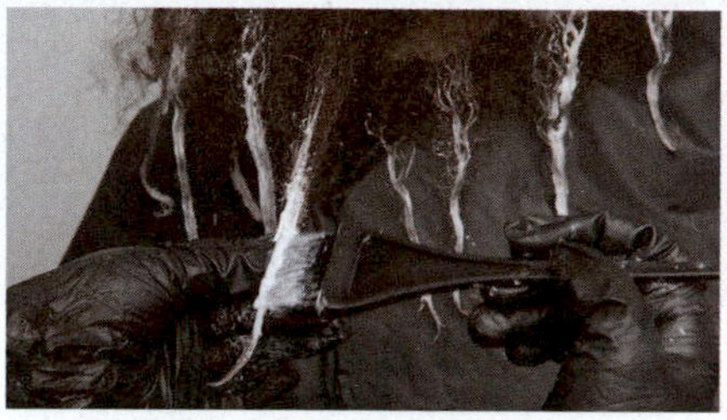

De acuerdo con la intensidad del aclarado deseado, seleccione un rizo en la misma área a unos 2,5 cm (1 in) de distancia del anterior y repita.

8

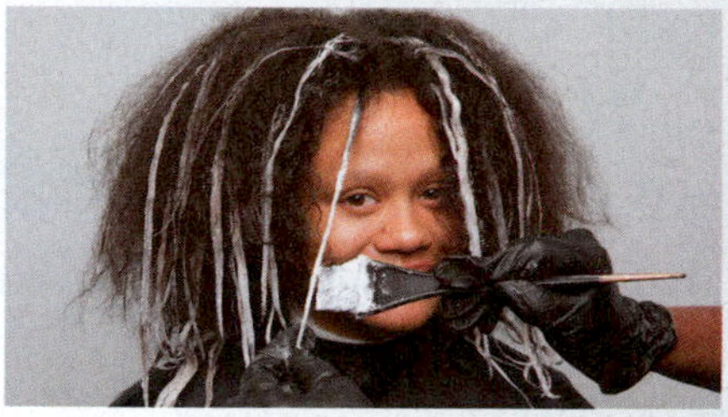

Trabaje en secciones en forma de herradura y repita los mismos pasos hasta completar la aplicación. Asegúrese de que cada rizo esté completamente saturado y que las secciones estén limpias. Para mantener las secciones limpias, puede usar una tabla de *balayage* o limpiar los guantes para quitarles el producto durante la aplicación.

9

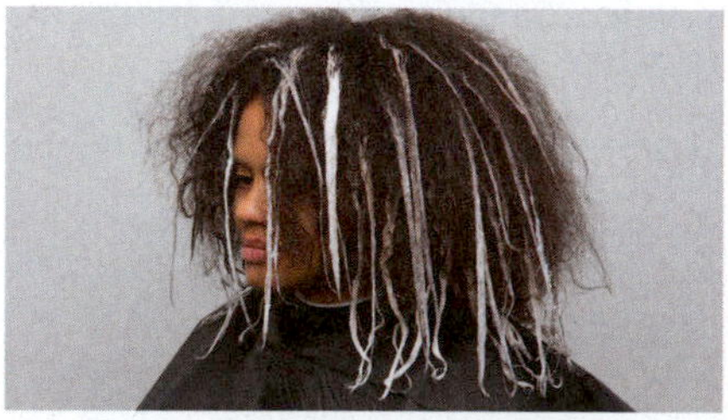

Deje que el aclarador actúe según la prueba de la hebra.

10

Compruebe si hay una saturación uniforme en todas partes.

11

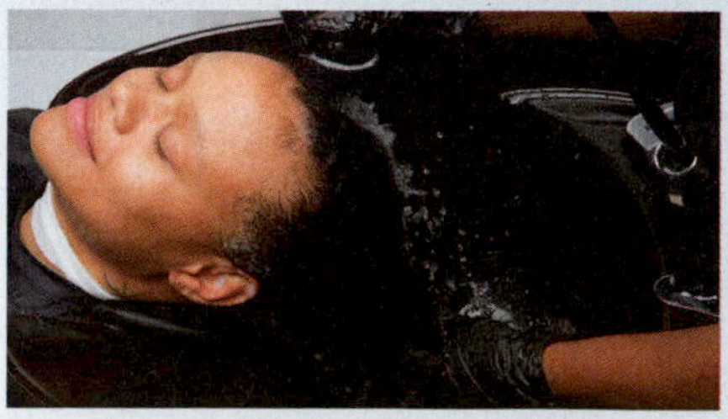

Enjuague el cabello con agua tibia inmediatamente para que la coloración no afecte la zona sin tratamiento.

12

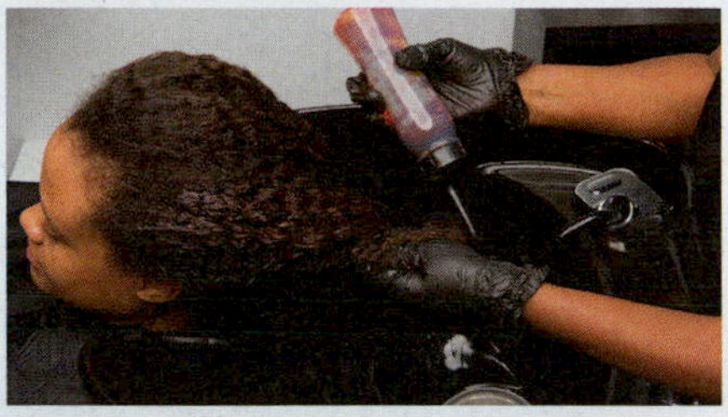

Aplique una coloración de brillo/un tonificante desde el cuero cabelludo hasta las puntas. Concéntrese en las zonas donde se aplicó el aclarador.

13

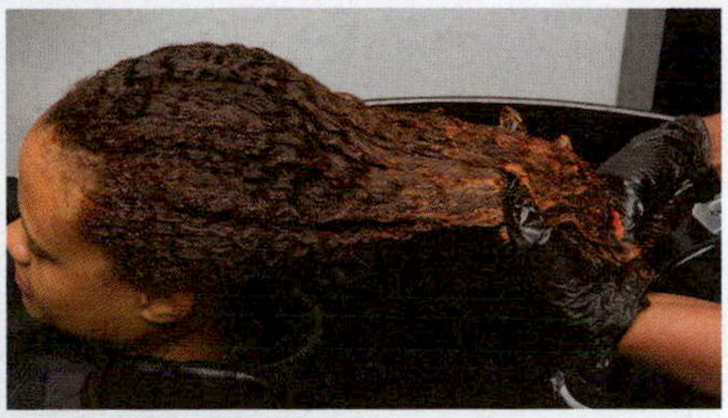

Esparza el brillo por todo el cabello y asegúrese de que quede bien saturado. Hágalo actuar según las instrucciones del fabricante.

14

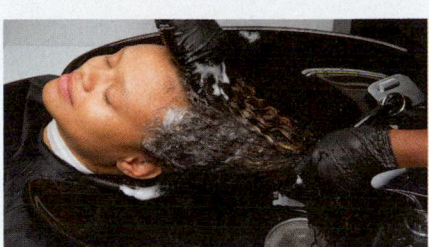

Enjuague el cabello, lávelo con champú y acondicionador y péinelo como desee.

15

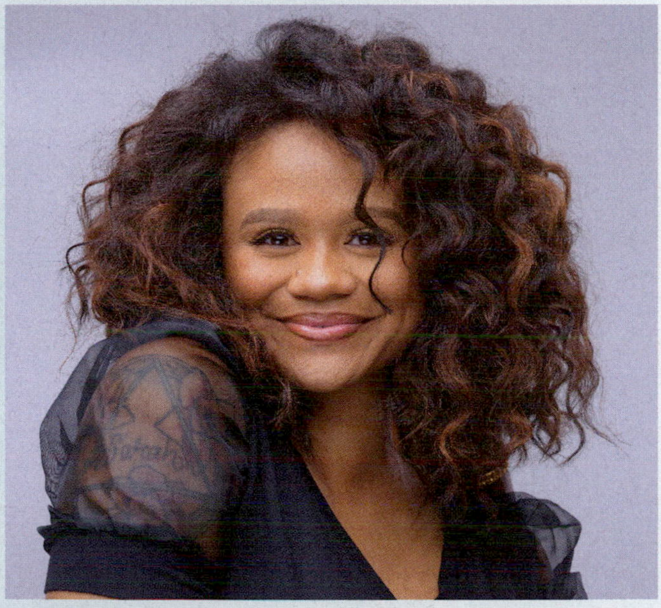

Peinado terminado.

POSTERIOR AL SERVICIO

Para completar el procedimiento, realice el

Ⓟ **10-2 Procedimiento posterior al servicio.**

+ BONIFICACIÓN

Escanee el código o diríjase a:
bonus.milady.com/cos-es/b16

Descargue el procedimiento de *balayage*.

Ⓟ Procedimiento 16-10

Fusión de colores

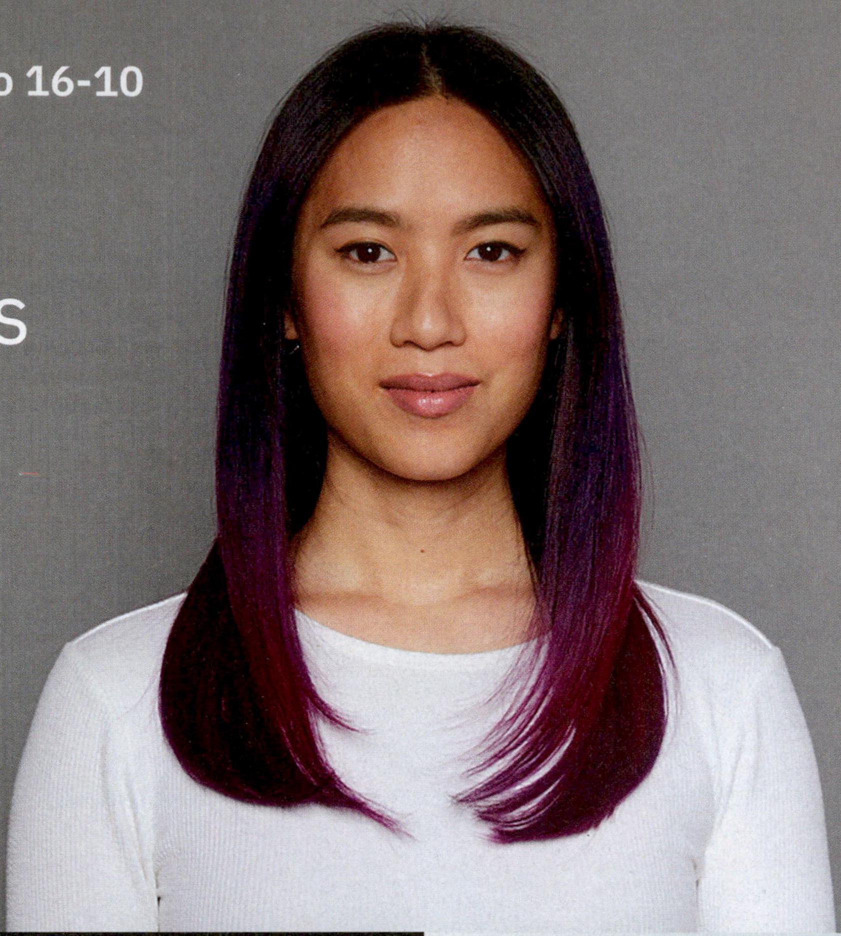

IMPLEMENTOS Y MATERIALES

- Botella aplicadora
- Capa para servicios químicos
- Brochas para coloración
- Peine
- Acondicionador
- Coloración demipermanente o permanente, o aclarador de cabello
- Revelador (o líquido de procesamiento)
- Recipiente aplicador de plástico o de vidrio
- Guantes
- Secador de pie o de mano
- Banda para el cuello
- Gorra plástica (opcional)
- Pinzas de plástico
- Crema protectora
- Ficha de registro de servicios
- Champú
- Productos para peinar a elección
- Herramientas para peinar
- Temporizador
- Toallas

DURACIÓN ESTIMADA

60 MIN

PREPARACIÓN

Antes de comenzar, realice el

Ⓟ **10-1 Procedimiento previo al servicio.**

Este procedimiento combinará dos colores para crear un efecto ombre o sombra en el cuero cabelludo.

Antes

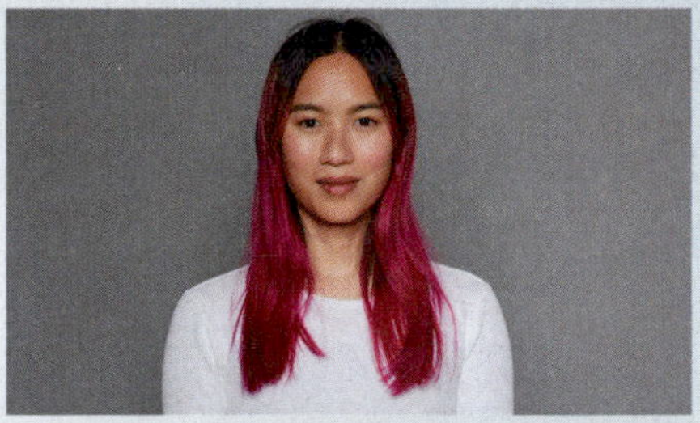

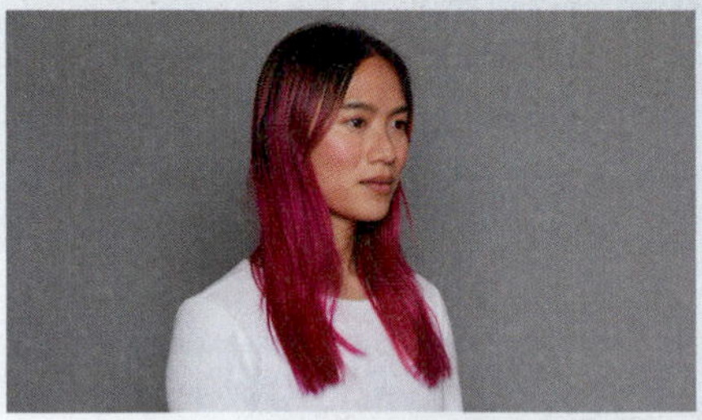

1

Prepare al cliente para realizar el servicio químico. Consulte el **Procedimiento 10-3, Preparación del cliente. Luego, realice un análisis del cabello y del cuero cabelludo.**

2

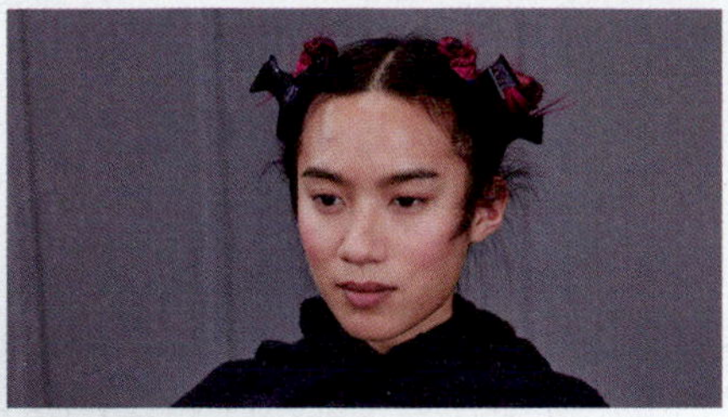

Divida el cabello seco en cuatro secciones. Use clips de mariposa para asegurar cada cuadrante.

3

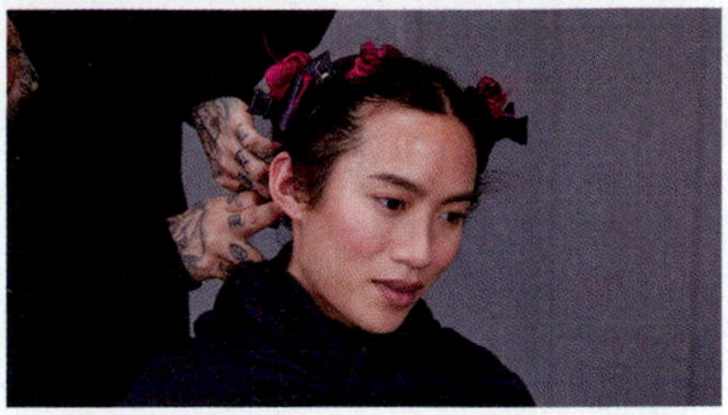

Aplique crema protectora alrededor del contorno del cuero cabelludo y sobre las orejas.

4

Póngase los guantes y, luego, prepare las fórmulas de los colorantes. Es posible que se requiera una aclaración previa según el resultado deseado.

5

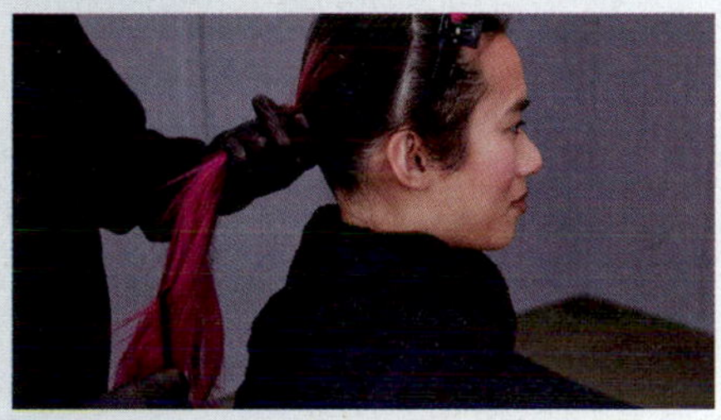

Comience a aplicar en el cuadrante posterior derecho. La aplicación inicial debe ser donde el cambio será mayor o donde el cabello sea más resistente.

6

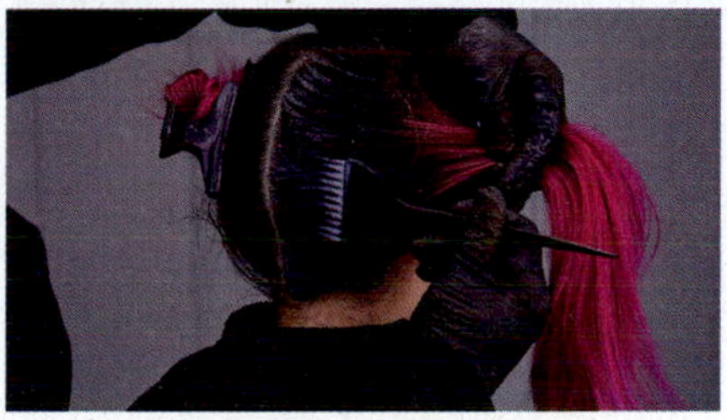

Delinee el cuadrante posterior derecho con la formulación de color base. Usando el pincel aplicador, delinee el cuadrante con el producto de retoque comenzando en la nuca, o la zona más resistente, y avanzando hacia la coronilla.

7

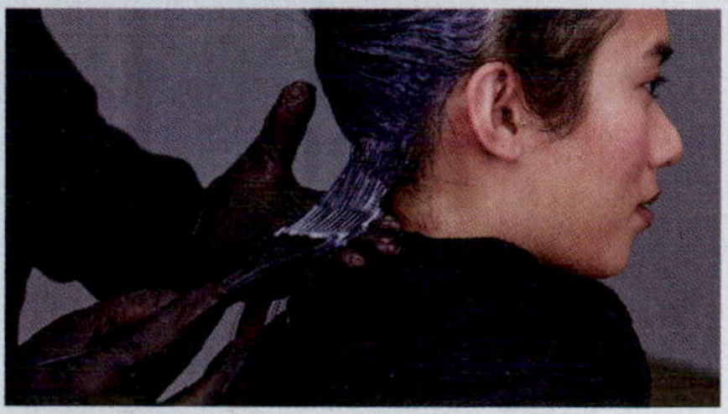

Continúe trabajando hacia abajo para difuminar ligeramente el color base en el color anterior de la sección intermedia.

8

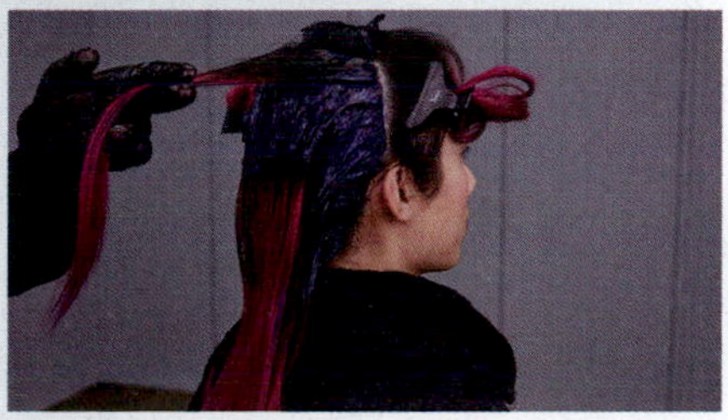

Continúe el proceso de aplicación creando subsecciones de cabello de 0,6 a 1,25 cm (¼ a ½ in).

9

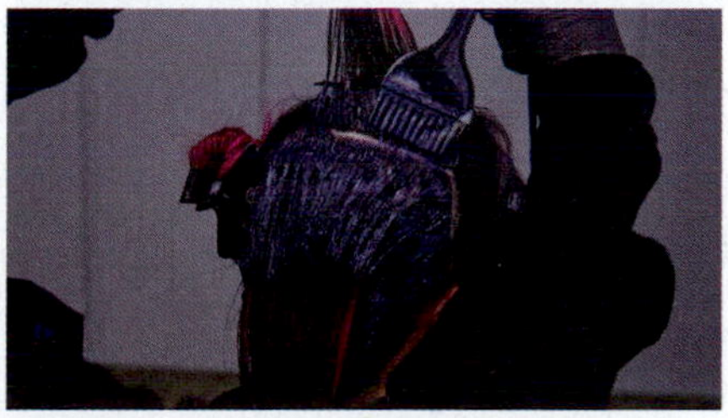

Aplique utilizando subsecciones horizontales o en zigzag en el cuadrante posterior derecho. Complete el cuadrante aplicando al nuevo crecimiento o área de la base. Aplique coloración por encima de la subsección horizontal y, luego, en la parte de abajo.

10

Opcional: Cuando llegue a los lados, las aplicaciones de la subsección se pueden realizar horizontal o verticalmente. Comenzando la aplicación en la parte posterior de la sección, aplique el producto de modo que el cabello quede alejado de la cara.

11

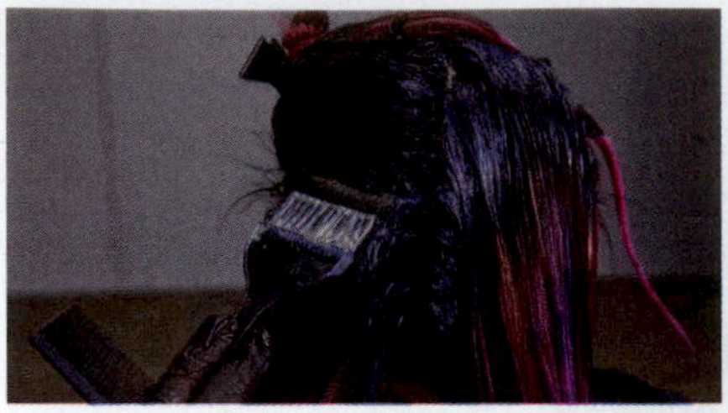

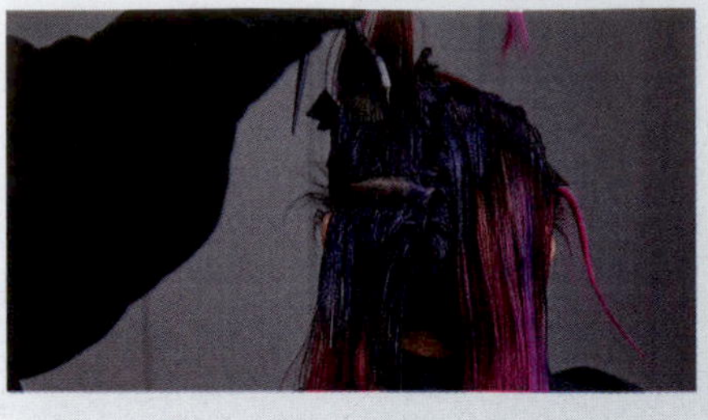

Delinee y, luego, complete el cuadrante posterior izquierdo. Aplique usando subsecciones horizontales de 0,6 a 1,25 cm (¼ a ½ in) o menos. Tenga en cuenta que la densidad del cabello puede requerir subsecciones más pequeñas.

12

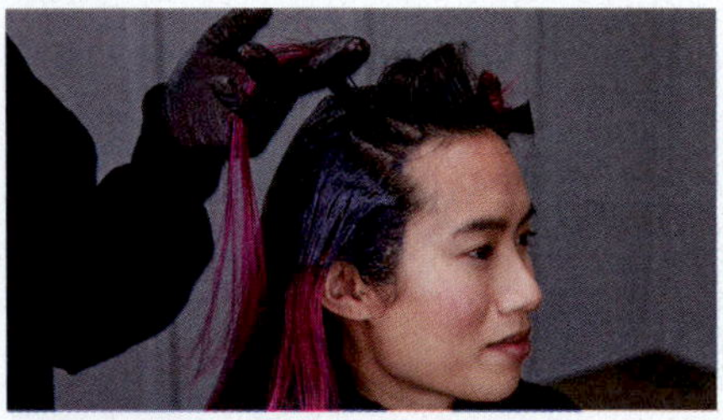

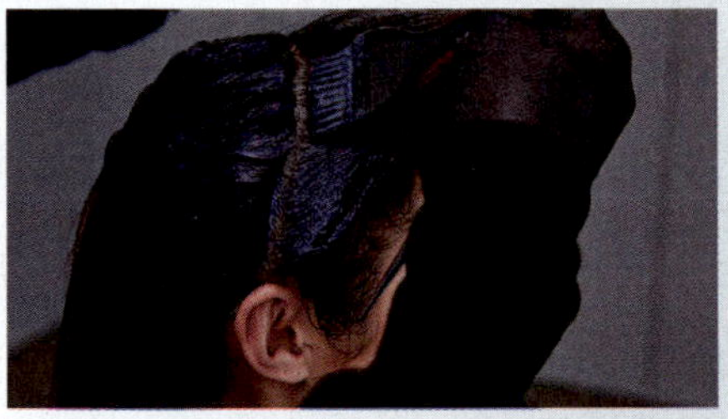

Delinee y, luego, complete el cuadrante delantero derecho. Aplique usando subsecciones horizontales de 0,6 a 1,25 cm (¼ a ½ in) o menos.

13

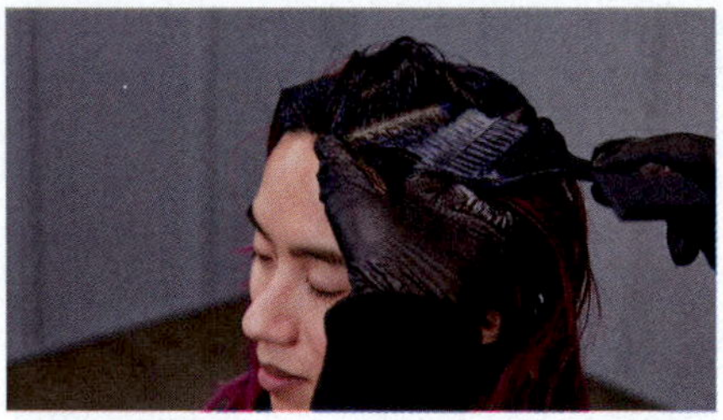

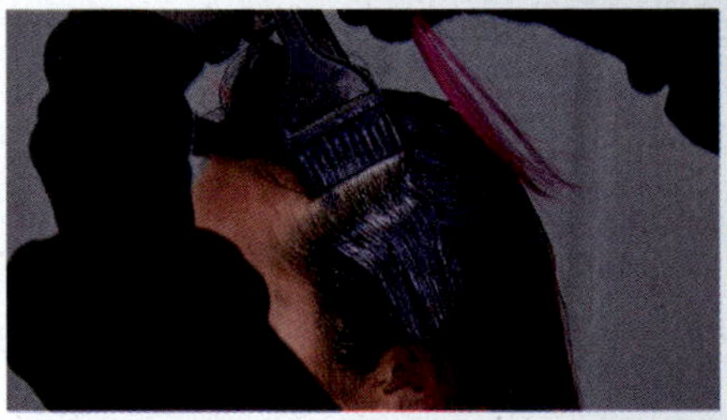

Delinee y, luego, complete el cuadrante delantero izquierdo. Aplique usando subsecciones horizontales de 0,6 a 1,25 cm (¼ a ½ in) o menos.

14

Procese según las instrucciones del fabricante. Ponga un temporizador para ser preciso.

15

Enjuague el cabello.

16

Prepare la segunda fórmula de color. Este color se mezclará con el color base para crear el fundido de color.

(17)

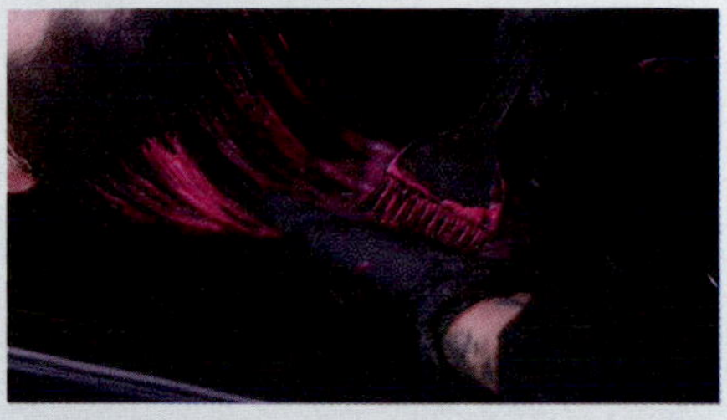

Aplique el segundo color (brillo o tonificante). Observando la hebra de cabello para la colocación, aplique la base/segundo color en la mitad del tallo y las puntas. Difumine con un movimiento hacia arriba y hacia abajo para borrar las líneas marcadas.

a. Para un efecto de sombra en el cuero cabelludo, difumine ligeramente el color base por el tallo del cabello.

b. Para un efecto ombre, extienda su técnica de difusión aún más abajo de la sección intermedia.

(18)

Continúe mezclando y derritiendo el color.

(19)

Siga siempre las instrucciones de procesamiento del fabricante. Verifique el color del cabello para obtener los resultados deseados.

(20)

Lave con champú y acondicione según las instrucciones del fabricante.

(21)

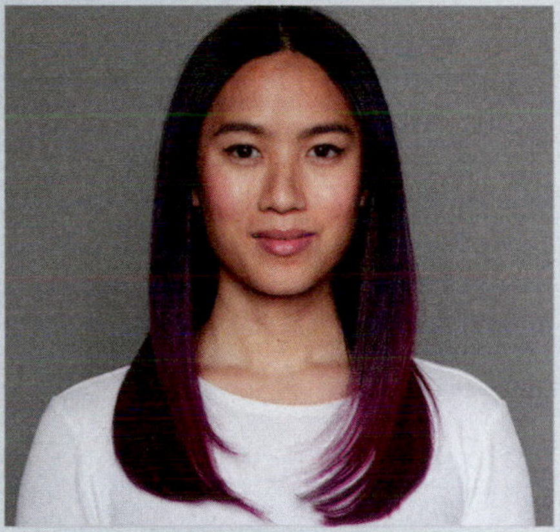

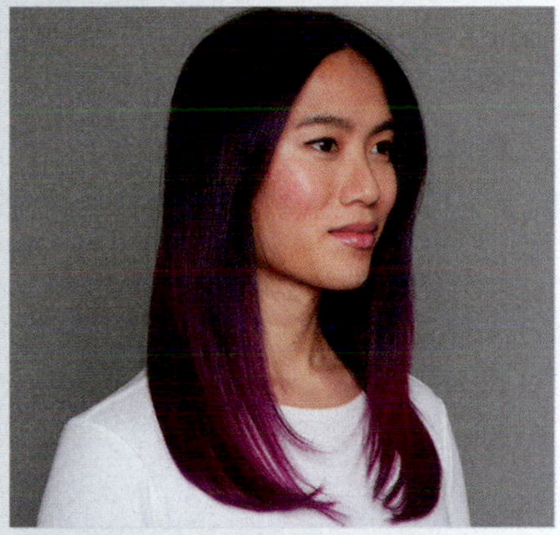

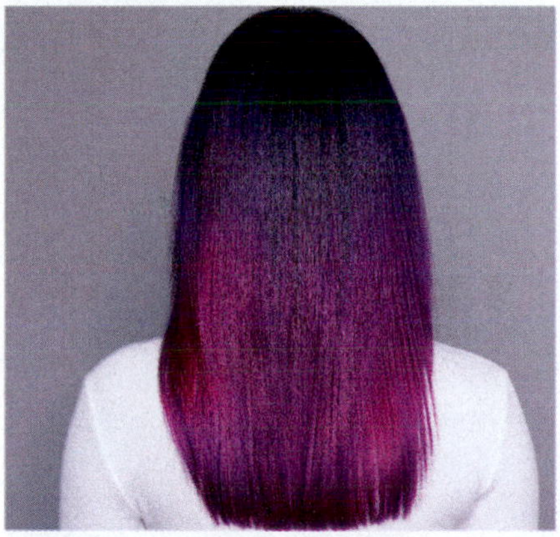

Peinado terminado.

POSTERIOR AL SERVICIO

Para completar el procedimiento, realice el

Ⓟ 10-2 Procedimiento posterior al servicio.

Ⓟ Procedimiento 16-11

Cobertura permanente de canas

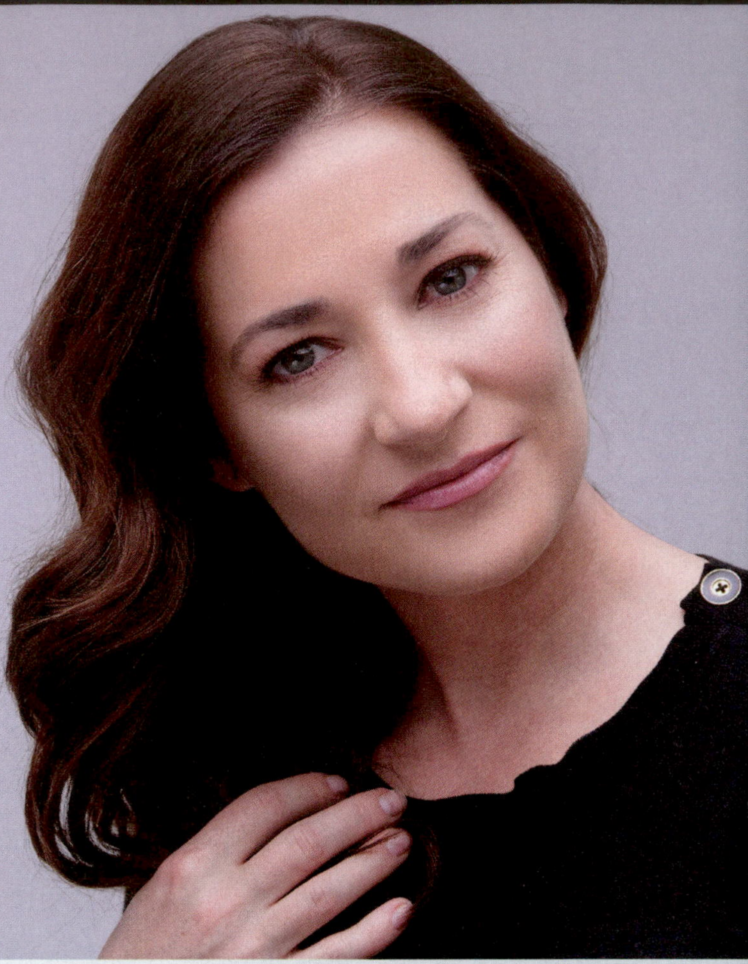

IMPLEMENTOS Y MATERIALES

- Botella aplicadora
- Capa para servicios químicos
- Brochas para coloración
- Peine
- Acondicionador
- Revelador
- Recipiente de plástico o vidrio para mezcla
- Guantes
- Banda para el cuello
- Pinzas de plástico
- Crema protectora
- Coloración permanente elegida
- Ficha de registro de servicios
- Champú
- Temporizador
- Toallas

DURACIÓN ESTIMADA

60-75 MIN

PREPARACIÓN

Antes de comenzar, realice el

Ⓟ **10-1 Procedimiento previo al servicio.**

1

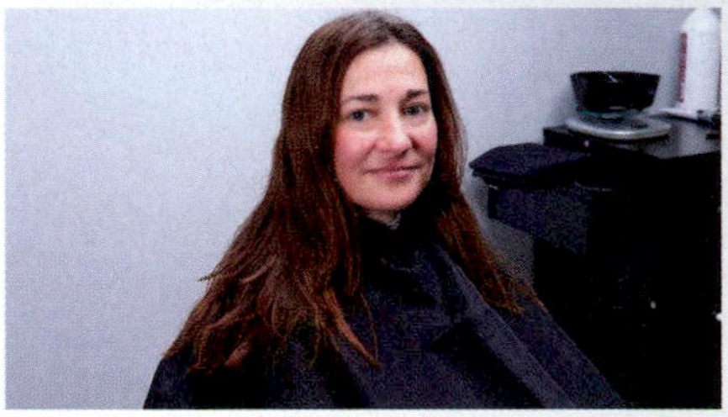

Prepare al cliente para el servicio químico. Consulte el **Procedimiento 10-3, Preparación del cliente. Luego, realice un análisis del cuero cabelludo y del cabello.**

2

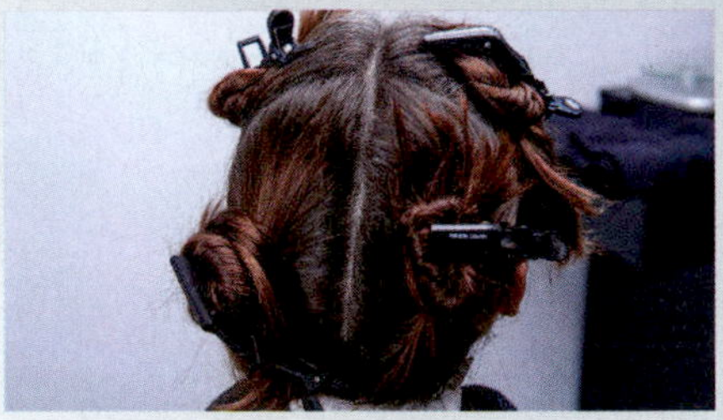

Divida el cabello seco en cuatro secciones, de oreja a oreja y desde el centro delantero de la frente hasta el centro de la nuca.

3

Aplique crema protectora en el contorno del cuero cabelludo y en las orejas. Evite cubrir las canas alrededor del perímetro.

4

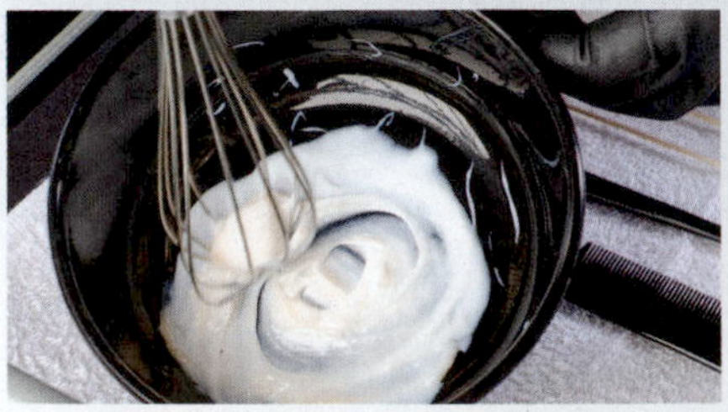

Póngase los guantes y, luego, prepare la fórmula del colorante.

5

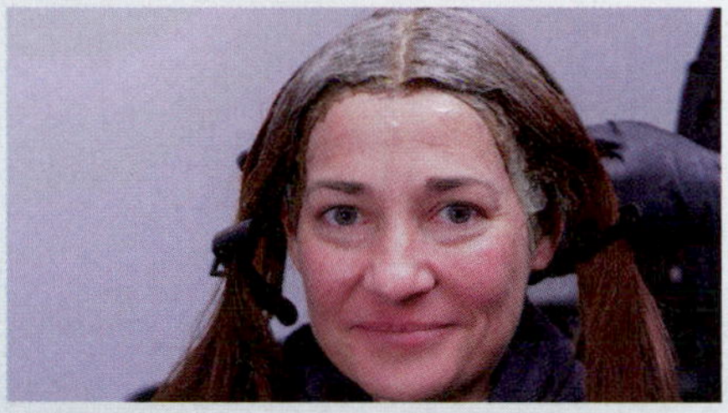

Delinee los cuatro cuadrantes con el producto de coloración.

6

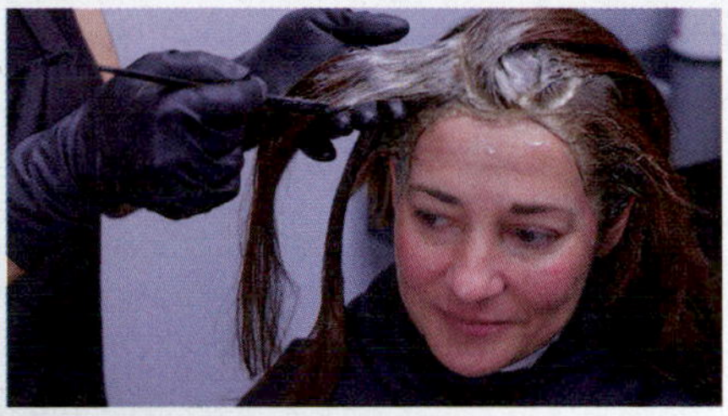

Inicie la aplicación donde el cabello sea más resistente o haya más canas. Para este cliente, comience por el frente del contorno del cuero cabelludo y trabaje hacia atrás hacia la coronilla.

7

Aplique color a la zona de nuevo crecimiento mediante subsecciones verticales de 0,6 cm (¼ in) en los dos cuadrantes delanteros. Aplique el color de manera que el cabello quede lejos del rostro.

8

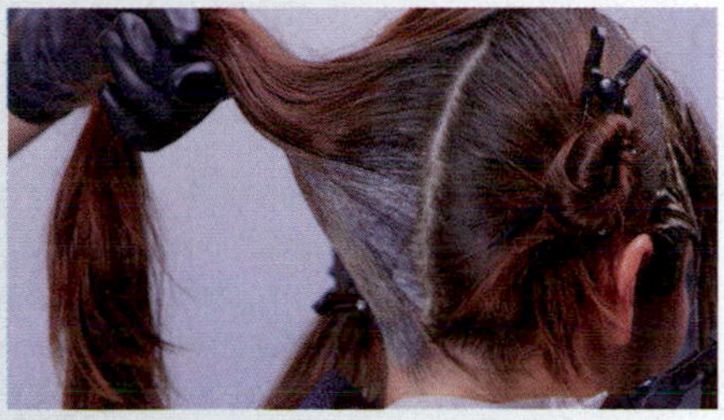

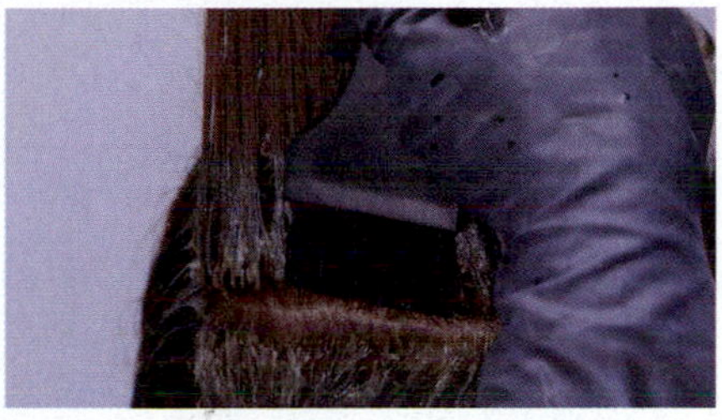

Muévase hacia atrás y, comenzando en la nuca, aplique a cada cuadrante restante usando subsecciones horizontales.

9

Procese según las instrucciones del fabricante para la cobertura de canas. Ponga un temporizador para ser preciso. Asegúrese de controlar los resultados de la coloración antes de enjuagar.

10

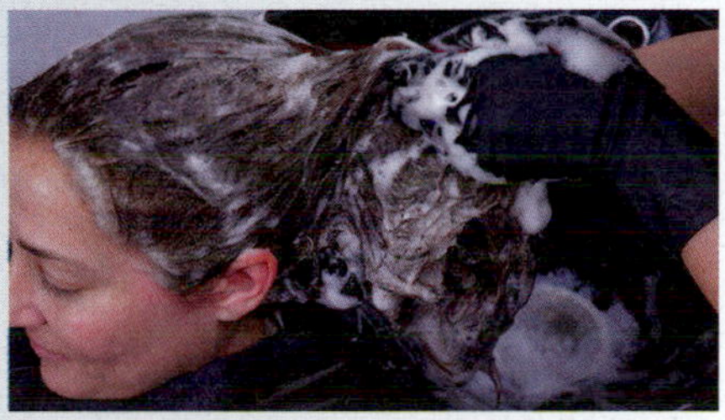

Lave el cabello con champú y acondicione si es necesario.

11

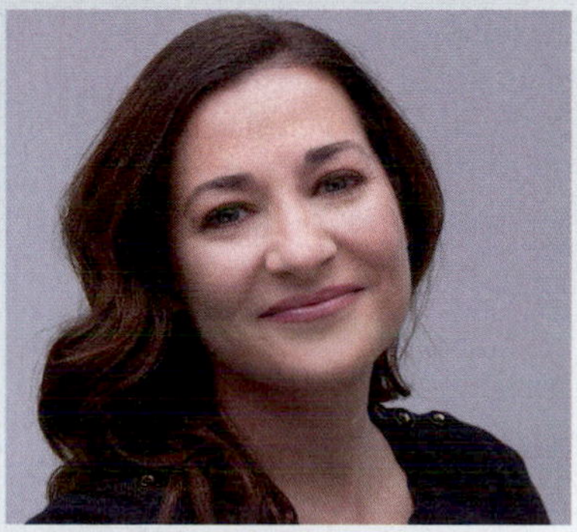

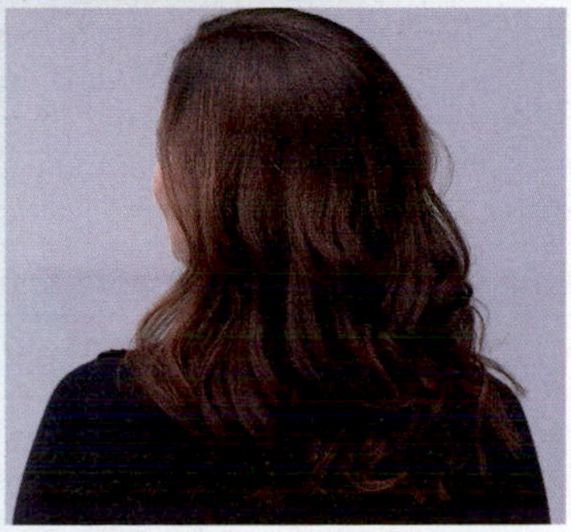

Peinado terminado.

POSTERIOR AL SERVICIO

Para completar el procedimiento, realice el

Ⓟ **10-2 Procedimiento posterior al servicio.**

Glosario del capítulo

aclarador	pág. 628	también conocido como *blanqueador* o *decolorante*; compuestos químicos que aclaran el cabello al dispersar, disolver y decolorar el pigmento natural del cabello
aclaradores aptos para el cuero cabelludo	pág. 629	aclaradores que se pueden usar directamente sobre el cuero cabelludo al mezclar el aclarador con activadores
aclaradores no aptos para el cuero cabelludo	pág. 629	aclaradores fuertes y de acción rápida; aclaradores en polvo de arcilla que no se pueden usar directamente sobre el cuero cabelludo; aceite, crema y algunos aclaradores en polvo considerados (si lo especifica el fabricante)
acondicionador de cutículas	pág. 626	reacondiciona y equilibra la porosidad del cabello dañado; acondiciona, fortalece, ayuda a prolongar la duración de la coloración y hace que la formulación de la coloración cubra el cabello uniformemente desde el cuero cabelludo hasta las puntas
activadores	pág. 630	también conocidos como *impulsores, estimuladores* o *aceleradores*; son sales de persulfato en polvo que se agregan al aclarador en polvo para aumentar su capacidad de aclarado
balayage	pág. 649	también conocido como *técnica de forma libre o aplicación de tinte con estilo libre,*, consiste en aplicar un aclarador (por lo general, en polvo o arcilla no apto para el cuero cabelludo) directamente sobre el cabello limpio y seco para darle una iluminación más natural
brillo (glaze)	pág. 643	también conocido como *coloración de brillo*; describe el servicio de coloración del cabello que le agrega brillo y color al cabello
brillo (gloss)	pág. 643	tratamiento y producto capilar que contiene tintes oxidantes y está diseñado para aportar un brillo extremo al cabello
champú con color	pág. 625	práctica común en la industria que se utiliza para renovar la coloración permanente del cabello; implica el uso de una combinación de partes iguales de una mezcla de coloración permanente preparada y champú y se aplica en el cabello durante los últimos cinco minutos del servicio
color de base	pág. 620	tono predominante de un color
color del cabello	pág. 610	color natural del cabello
color secundario	pág. 617	color producto de la mezcla en partes iguales de dos colores primarios

color terciario	pág. 618	color intermedio que se logra mezclando partes iguales de un color secundario y el color primario contiguo en la rueda de colores
coloración	pág. 610	término profesional, acuñado por la industria de los salones que se refiere a los productos y servicios de coloración artificial
coloración de proceso doble	pág. 632	también conocida como *coloración rubia en dos pasos* o *coloración rubia de proceso doble*; técnica de coloración que requiere dos procedimientos separados en los que se preaclara el cabello antes de aplicar el color
coloración de proceso simple	pág. 643	proceso que aclara o agrega color al cabello en una sola aplicación
coloración demipermanente	pág. 623	formulado para depositar, pero no realzar (aclarar) el color natural del cabello; tintes destinados a profundizar o cambiar el tono del color natural del cabello; dos tipos incluyen ácido y alcalino
coloración metálica	pág. 625	también se conocen como *coloraciones continuas*; coloraciones que contienen sales metálicas que cambian el color del cabello gradualmente mediante la acumulación progresiva y la exposición al aire, lo que crea un aspecto opaco y metálico
coloración semipermanente	pág. 623	coloración de larga duración que solo da color al cabello y no se mezcla con revelador, formulada para durar varios lavados con champú
coloraciones de base natural	pág. 625	también se conocen como *coloraciones vegetales*; coloraciones como la henna, que se obtienen de las hojas o la corteza de las plantas
coloraciones permanentes	pág. 624	aclara y da color al cabello al mismo tiempo y en un solo proceso, ya que son más alcalinas que las coloraciones semipermanentes y, por lo general, se combinan con un revelador de mayor volumen
coloraciones temporales	pág. 622	coloraciones no oxidantes que producen solamente un cambio físico, pero no químico, en el tallo del cabello; esta coloración no permanente tiene grandes moléculas de pigmento que solo depositan una capa de color en la corteza, que puede eliminarse al lavar el cabello con champú
colores complementarios	pág. 618	un color primario y uno secundario que se encuentran diametralmente opuestos en la rueda de colores
colores primarios	pág. 617	colores puros o fundamentales (rojo, amarillo y azul) que no se pueden crear combinando otros colores
derivados de la anilina	pág. 624	contienen tinturas pequeñas e incoloras que se combinan con el peróxido de hidrógeno para formar moléculas de tintura más grandes y permanentes dentro de la corteza

iluminación	pág. 647	se refiere a cualquier técnica que involucre una aclaración o coloración parcial, teñir algunos mechones de cabello más claros que el color natural para agregar una variedad de tonos más claros y la ilusión de profundidad
intensidad	pág. 620	la fuerza de un color
ley de los colores	pág. 617	sistema para entender las relaciones entre los colores
línea de demarcación	pág. 644	línea visible que separa el cabello teñido del nuevo crecimiento
nuevo brote	pág. 623	también conocido como *rebrote*; parte del tallo del cabello que está entre el cuero cabelludo y el cabello que se ha teñido previamente
oscurecimiento	pág. 647	técnica de teñir hebras de cabello más oscuras que el color natural
peróxido de hidrógeno	pág. 627	H_2O_2, agente oxidante que, al mezclarse con una coloración con oxidante, suministra el gas oxígeno necesario para revelar las moléculas de color y crear un cambio en el color natural del cabello
pigmento contribuyente	pág. 611	también se conoce como *matiz*; se refiere a los diversos grados de calidez que se exponen durante el proceso de coloración permanente o aclarado
preaclarado	pág. 632	primer paso del proceso doble de coloración; utilizado para realzar o aclarar el pigmento natural antes de la aplicación del tonificante
prueba de la hebra	pág. 642	determina la reacción del cabello a la fórmula de la coloración y el tiempo que se debe dejar en el cabello
rellenos de color	pág. 626	ecualizan la porosidad y depositan el color en una sola aplicación para proporcionar un pigmento contribuyente uniforme que complementa el color de cabello final deseado
reveladores	pág. 627	también conocidos como *agentes oxidantes* o *catalizadores*; tienen un pH de entre 2,5 y 4,5; al mezclarse con una coloración oxidante, suministra el gas de oxígeno necesario para revelar las moléculas de color y crear un cambio en el color del cabello
rueda de colores	pág. 617	un gráfico, generalmente circular, que se utiliza como herramienta que representa visualmente las relaciones entre los colores; muestra colores armonizados y contrastantes e ilustra las reglas y pautas de la teoría del color

sistema de niveles	pág. 614	sistema de medición que utilizan los coloristas para determinar la claridad o la oscuridad del color del cabello artificial y natural
técnica de deslizamiento	pág. 648	técnica de coloración que implica tomar una sección angosta, de 0,3 cm (⅛ in) de cabello mediante una partición recta en el cuero cabelludo, colocar el cabello encima de la lámina y aplicar el aclarador o la coloración
técnica de laminado	pág. 647	técnica de iluminación que implica la coloración de hebras de cabello seleccionadas mediante la creación de secciones por deslizamiento o tejido; se colocan sobre papel aluminio, se les aplica aclarador o coloración y, luego, se las sella en el papel aluminio para su procesamiento
tonificantes	pág. 633	productos de coloración permanente mezclados con reveladores de bajo volumen que se utilizan, principalmente, sobre el cabello preaclarado para lograr colores delicados y pálidos
tono	pág. 619	también conocido como *tonalidad*, se refiere al equilibrio de color
tramado	pág. 648	implica tomar secciones de cabello de 0,3 cm (⅛ in) con una raya recta en el cuero cabelludo, luego se deben separar las hebras seleccionadas con un peine de cola para entrar y salir de la sección; el aclarador o el color se aplica solo en esas hebras
volumen	pág. 627	mide la concentración y la potencia del peróxido de hidrógeno

PARTE 04

SERVICIOS DE CUIDADO DE LA PIEL

Part 04

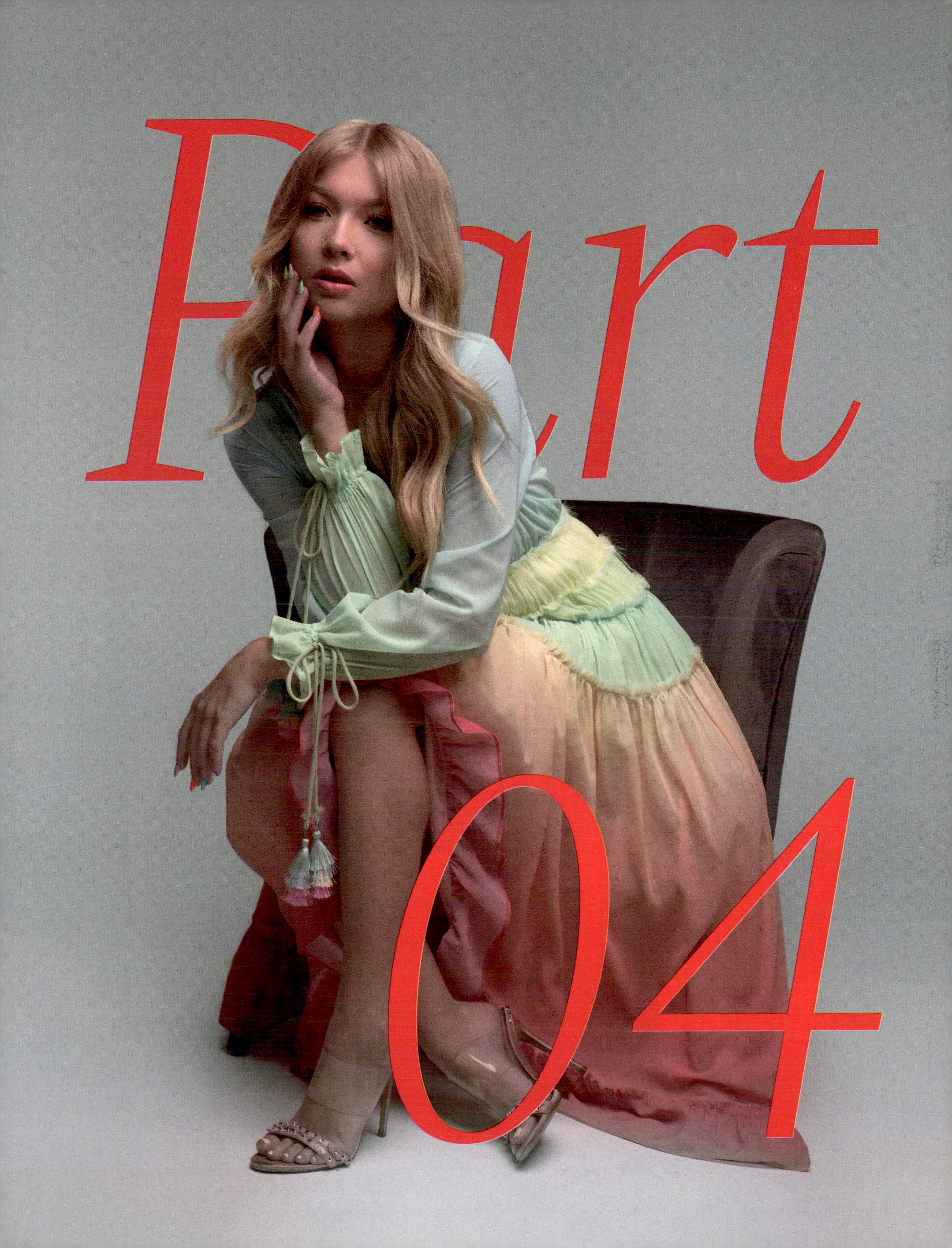

CAPÍTULO 17:

Depilación

Objetivos de aprendizaje

Al finalizar este capítulo, podrá:

OA 1 Explicar cómo el conocimiento de la depilación mejorará su éxito como cosmetólogo.

OA 2 Identificar las causas del crecimiento excesivo de vello.

OA 3 Mencionar los métodos de depilación temporal.

OA 4 Describir tres métodos de reducción permanente del vello.

OA 5 Resumir el enfoque de la consulta con el cliente para servicios de depilación.

OA 6 Identificar contraindicaciones para realizar una depilación.

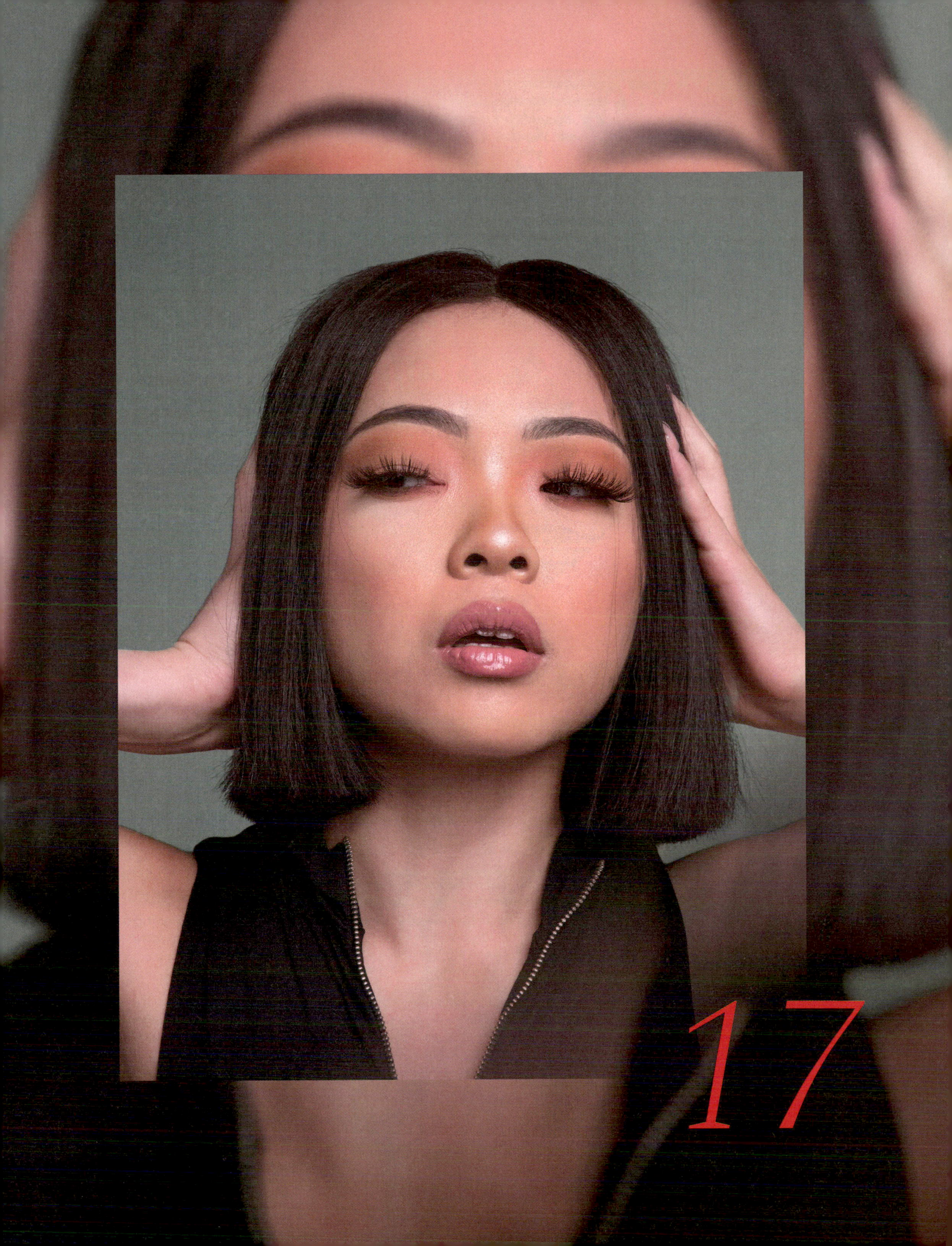

17

Para mí, la belleza es inclusión: todos los tamaños y todos los colores; ese es el mundo en el que vivo. "

—

Prabal Gurung

Diseñador de moda, colaborador de productos y director creativo

OA 1 Explicar cómo el conocimiento de la depilación mejorará su éxito como cosmetólogo.

—

¿Por qué se debe estudiar la depilación?

La depilación es uno de los servicios de más rápido crecimiento entre las actividades de los salones, gracias a la tecnología en evolución que facilita la obtención de resultados más efectivos. Antes, este servicio se limitaba a la depilación ocasional del bozo o las cejas. En los últimos años, la depilación corporal ha ganado una gran popularidad. Actualmente, muchos clientes se depilan el cuerpo tan seguido como se cortan o tiñen el cabello.

Cuando trabaja en un salón con una sala especializada de depilación, puede ampliar sus ofertas de servicios, mejorar la retención de clientes y aumentar sus ganancias. Perfeccionar sus habilidades de depilación y mantenerlas precisas y actualizadas es fundamental. Incluso si no está interesado en realizar servicios de depilación, es importante que comprenda los diferentes tipos de servicios y materiales que se utilizan para eliminar el vello no deseado. Asesorar a los clientes sobre varias opciones de depilación mejora su capacidad para complacerlos **(figura 17-1)**.

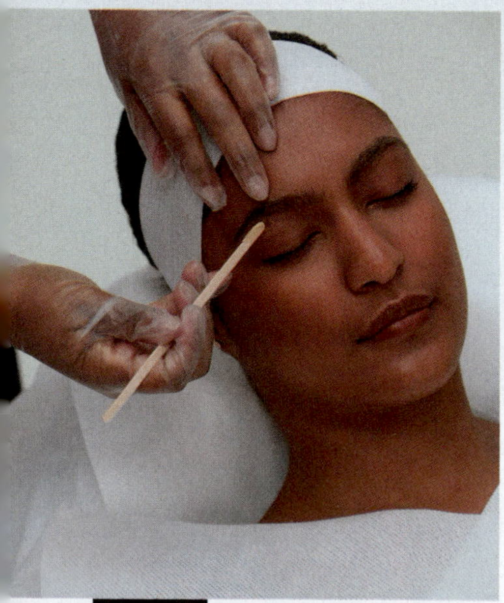

Fig. 17-1 La depilación es un servicio popular solicitado en salones y *spas*.

Los clientes con vello abundante son los mejores candidatos para la depilación, pero muchas personas con poco vello no deseado solicitan estos servicios. Además de las inquietudes relacionadas con la moda o la imagen corporal, las personas que participan en deportes como ciclismo, natación, fisicoculturismo y fútbol a menudo se depilan las piernas y los brazos y, en ocasiones, el cuerpo completo.

Todos los procedimientos de depilación se clasifican en dos categorías principales: depilación temporal y reducción de vello permanente. Los cosmetólogos suelen limitarse a realizar métodos temporales.

Los cosmetólogos deben comprender muy bien la depilación por los siguientes motivos:

- Eliminar el vello no deseado es la principal preocupación de muchos clientes y asesorarlos sobre los distintos tipos de depilación mejora la capacidad de los cosmetólogos para complacerlos.
- Ofrecer a los clientes servicios de depilación que se pueden programar mientras ya están en el salón de belleza es un servicio adicional valioso.
- Aprender las técnicas adecuadas de depilación y realizarlas de manera segura lo transformará en una pieza aún más fundamental en el tratamiento de belleza de los clientes.

Verificación

1. ¿Por qué es importante que un cosmetólogo estudie la depilación?

OA 2 Identificar las causas del crecimiento excesivo de vello.

Crecimiento excesivo del vello

La cantidad de vello difiere según cada persona. El crecimiento normal del vello para una persona puede ser extremo para otra. La genética, el origen étnico y la salud y las influencias hormonales determinan el crecimiento del vello en términos de densidad en el cuero cabelludo, la cara y el cuerpo. Reconozca las diferencias al asesorar a los clientes con respecto a los servicios de depilación.

El hirsutismo es una enfermedad que se presenta especialmente en las mujeres y tiene como consecuencia un crecimiento excesivo del vello en el rostro, el pecho, las axilas y la ingle (**figura 17-2**). Es el resultado de un exceso de andrógenos en la sangre. La pubertad, los medicamentos, las enfermedades o el estrés pueden causar este desequilibrio hormonal.

La hipertricosis es el crecimiento excesivo del vello terminal en áreas del cuerpo en las que normalmente solo crece vello suave. Puede afectar a cualquiera.

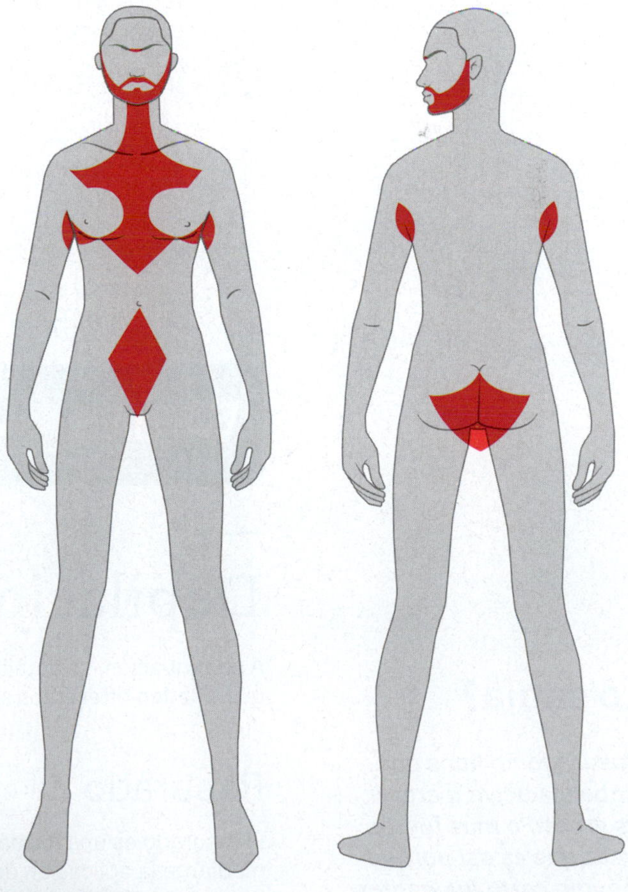

Fig. 17-2 Zonas del cuerpo propensas al hirsutismo

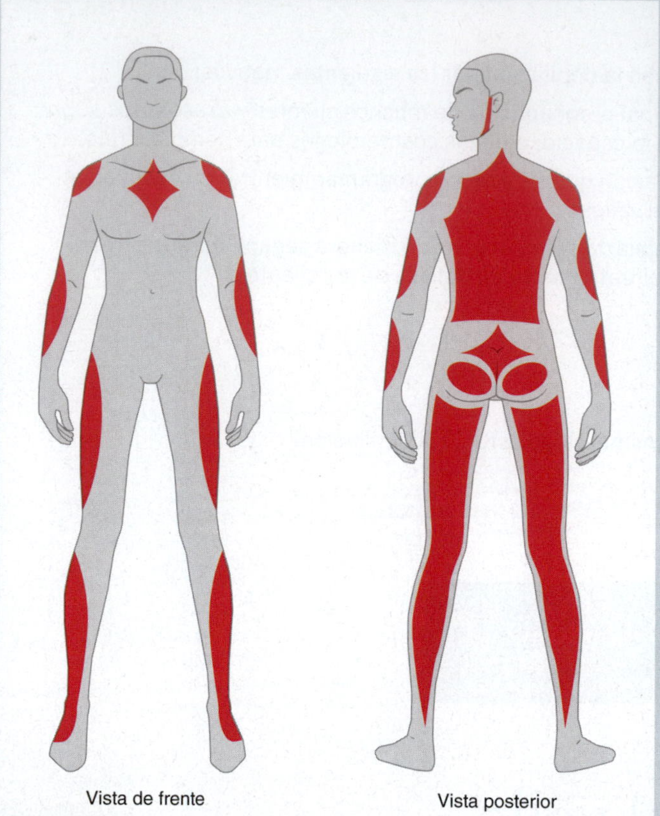

Fig. 17-3 Zonas del cuerpo propensas a la hipertricosis

El vello puede crecer en parches gruesos o cubrir el rostro u otras áreas del cuerpo completamente (**figura 17-3**). Este tipo de crecimiento del vello se hereda genética y étnicamente, pero también puede ser el resultado de sucesos de la vida natural (pubertad, embarazo, menopausia), algunos tratamientos de enfermedades (como el cáncer) y el uso de ciertos medicamentos.

El crecimiento excesivo de vello también puede estar relacionado con un problema médico, enfermedad, trastorno o síndrome subyacente.

☑ Verificación

2. ¿Cuál es la principal diferencia entre el hirsutismo y la hipertricosis?

OA 3 Mencionar los métodos de depilación temporal.

Depilación temporal

A continuación, se detallan algunos de los métodos de depilación temporal que pueden ofrecer los salones o *spas*.

? ¿Lo sabía?

El rasurado no hace que el cabello vuelva a crecer más grueso o más fuerte. Parece que es así porque la navaja corta las puntas del vello y se sienten rígidas.

Rasurado

El rasurado es una forma común de depilación temporal. Suavice la zona mediante la aplicación de una toalla tibia y húmeda y, luego, aplique una crema o loción de afeitar que lubrique y calme la piel. También se puede usar una maquinilla o cortadora eléctrica, en especial para quitar el vello no deseado de la nuca. El uso de loción para afeitar ayuda a reducir la irritación.

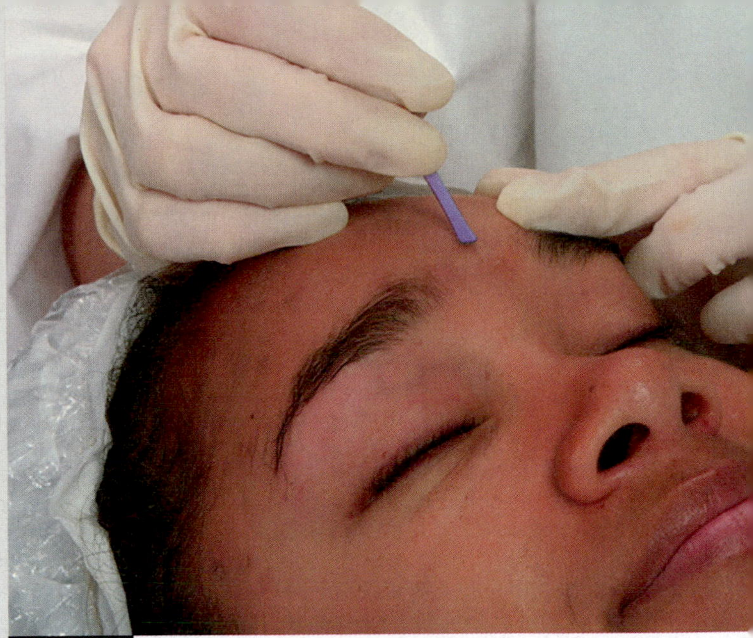

Fig. 17-4 Depilación de las cejas con pinzas

Depilación con pinzas

La **depilación con pinzas** es un método de depilación en el que se utilizan pinzas para eliminar el vello de a uno desde la raíz. Es la técnica más común para darle forma a las cejas y remover el vello no deseado alrededor de la boca y el mentón. El delineado del arco de las cejas se suele realizar como parte del servicio de maquillaje profesional (**figura 17-4**).

Unas cejas bien delineadas tienen un impacto intenso y positivo en el atractivo general del rostro. El arco natural de las cejas sigue el hueso orbital o la línea curva de las órbitas de los ojos, pero el vello puede crecer tanto arriba como debajo de la línea natural. Elimine estos pelos para lograr una apariencia prolija.

DETERMINACIÓN DE LA FORMA IDEAL DE LA CEJA

Como con cualquier procedimiento, realice siempre una consulta con el cliente antes de depilar las cejas con pinzas o cera. Determine la forma de ceja final que desea el cliente (**figuras 17-5** y **17-6**). Si quita demasiado vello, generalmente volverá a crecer, pero el nuevo crecimiento puede llevar varios meses. El cliente puede quedar insatisfecho y probablemente no regrese por sus servicios. Si realiza una consulta detallada con anticipación, evitará cometer esta clase de errores.

Para determinar la mejor forma de la ceja antes de realizar la depilación con pinzas, cera e hilo, consulte la sección "Alteración de la forma de la ceja" en **capítulo 19, Maquillaje**. El arco y la forma de la ceja deben estar bien fundidos y fluir en una línea natural. Elimine el exceso de vello de las cejas de manera uniforme para evitar ángulos agudos o áreas notoriamente más delgadas en la línea de las cejas. Si el cliente tiene una línea de cejas dispareja, sugiérale que se deje crecer las cejas en el área angosta, de manera que usted pueda ayudarle al cliente a lograr una línea más suave, bien armonizada y de apariencia más natural.

Para realizar el servicio de depilación de cejas con pinzas, siga los pasos para completar el **Procedimiento 17-1: Procedimiento previo al servicio,** el **Procedimiento 17-2: Procedimiento posterior al servicio** y el **Procedimiento 17-3: Depilación de cejas con pinzas.**

Ⓟ **17-1: Procedimiento previo al servicio** *Consulte la página 720*

Ⓟ **17-2: Procedimiento posterior al servicio** *Consulte la página 724*

Ⓟ **17-3: Depilación de cejas con pinzas** *Consulte la página 727*

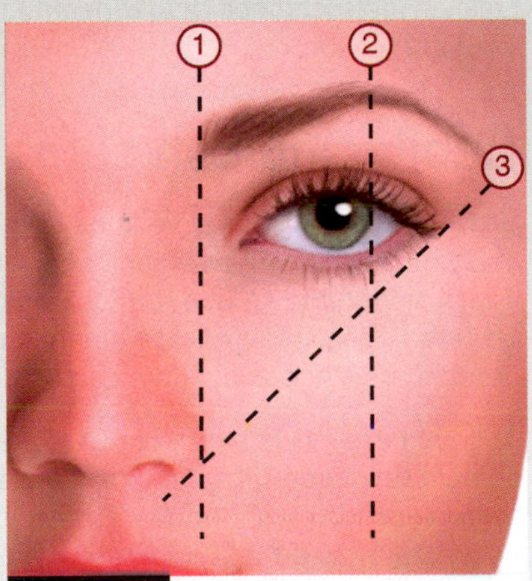

Fig. 17-5 Pautas para darles forma a las cejas a partir del borde de la nariz

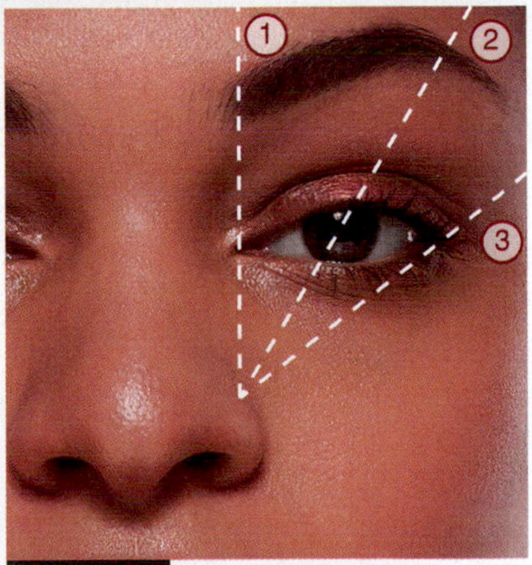

Fig. 17-6 Pautas alternativas para darles forma a las cejas a partir del centro de la nariz

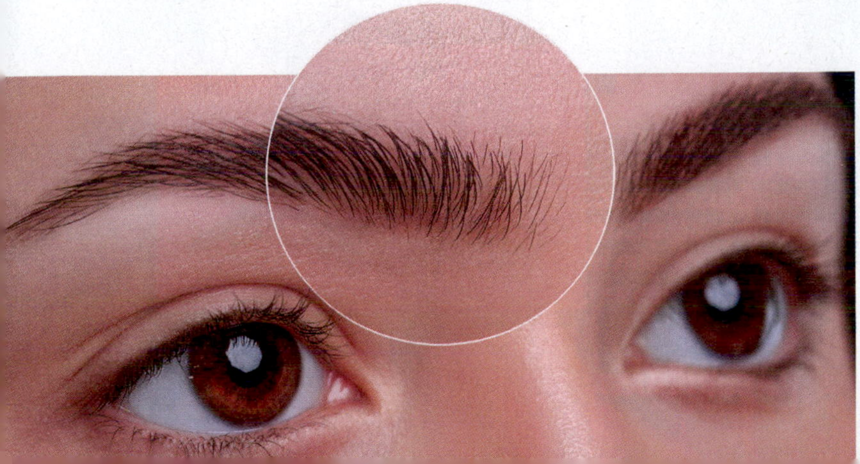

dimid_86/Shutterstock.com

Depilatorios

Un **depilatorio** es una sustancia, por lo general una preparación cáustica alcalina, que se utiliza para depilar de forma temporal el vello superfluo mediante su disolución al nivel de la superficie de la piel. Contiene detergentes para eliminar el sebo del vello y adhesivos para sostener los productos químicos en el tallo del vello durante los cinco a diez minutos necesarios para eliminarlo. Durante el tiempo de aplicación, el vello se expande y los enlaces de bisulfuro se rompen. Por último, los químicos como el hidróxido de sodio o de potasio, el ácido tioglicólico o el tioglicolato de calcio destruyen los enlaces de bisulfuro. Estos químicos convierten el vello en una masa blanda y gelatinosa que se puede quitar de la piel. A pesar de que los depilatorios no se utilizan comúnmente en los salones, debe conocerlos en caso de que un cliente los haya usado en su hogar.

Los depilatorios pueden inflamar la piel y no se deben usar en pieles sensibles ni en clientes con contraindicaciones para la depilación con cera. Realice una prueba del parche con cualquier depilatorio en la piel de su cliente antes de realizar el primer tratamiento. Seleccione un área del brazo sin vello, aplique una cantidad pequeña de acuerdo con las instrucciones del fabricante y déjela sobre la piel durante el período de tiempo especificado. Si no hay indicios de enrojecimiento, inflamación o comezón, probablemente el depilatorio pueda utilizarse de forma segura sobre una superficie más amplia de la piel.

Siga las instrucciones del fabricante para la aplicación, el procesamiento y la eliminación.

Sugerencia

La depilación es la eliminación (disolución) del vello al ***nivel de la piel.***

La epilación se refiere a la eliminación del vello, incluida la raíz del vello, desde debajo ***del nivel de la piel.***

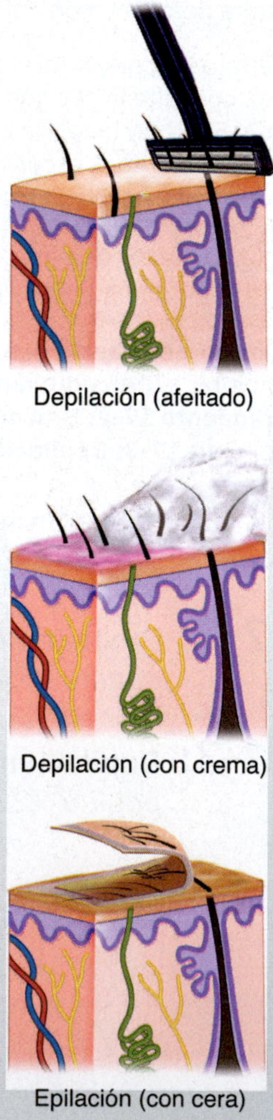

Depilación con cera

Un **depilador** elimina el vello de la base del folículo. Esto hace que el vello tarde más en volver a crecer. La cera se usa normalmente como depilador y está disponible en dos formas principales: cera dura y blanda. Ambos tipos de cera se realizan principalmente con resinas y polímeros, pero también se pueden realizar con azúcares, miel y, a veces, con cera de abejas.

Aplique cera suave sobre la piel y, luego, retírela mediante tiras removedoras de cera de pellón (fibra) o muselina (algodón) (**figura 17-7**). Es la mejor opción para las zonas más grandes. La cera dura es un poco más espesa y no se necesitan tiras de tela para retirarla. Es una opción excelente para las zonas

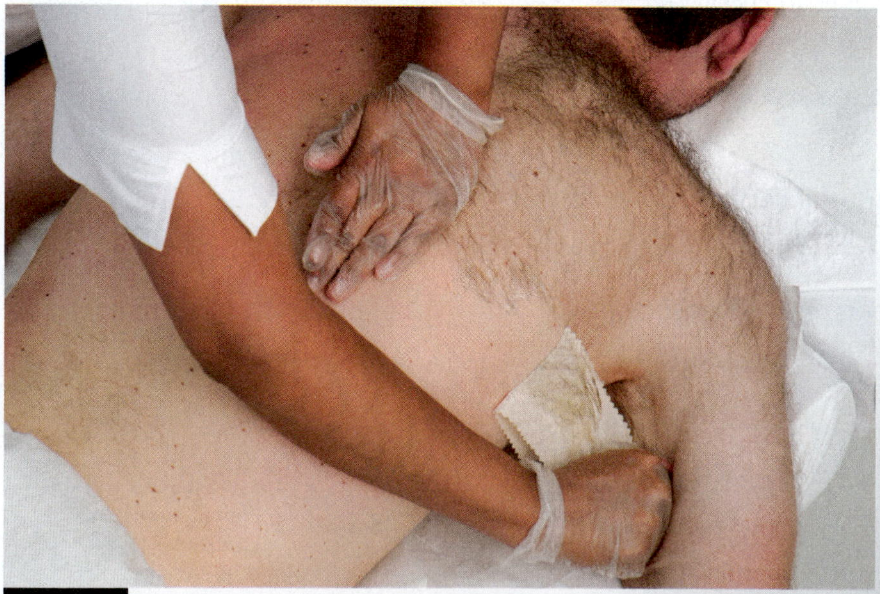

Fig. 17-7 Depilación de la espalda con cera blanda

sensibles, como el labio superior, la parte interna de los muslos o la entrepierna (**figura 17-8**). El intervalo entre cada servicio de depilación con cera es, por lo general, de cuatro a seis semanas.

La cera está disponible en varias formas, incluidos los envases y las perlas que se calientan en un calentador de cera. Siempre revise las instrucciones del fabricante para calentar, usar y quitar la cera, además de las técnicas de limpieza. Use guantes desechables durante todos los procedimientos de depilación con cera para evitar el contacto con patógenos de transmisión hemática.

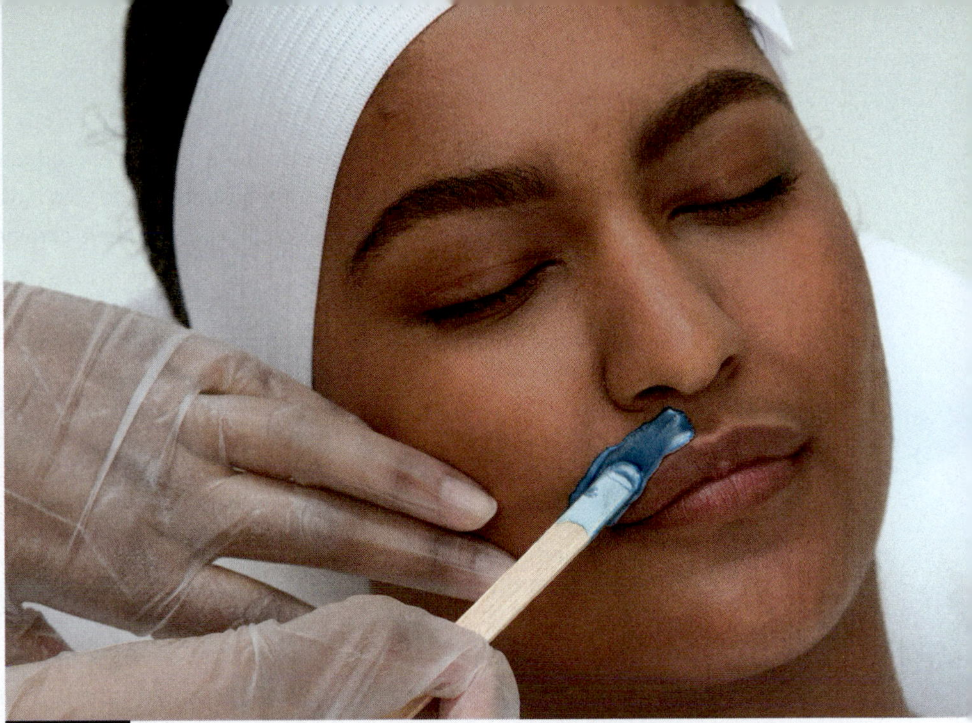

Fig. 17-8 Depilación del bozo con cera dura

La cera se puede aplicar en varias partes del rostro y el cuerpo como las cejas, las mejillas, el mentón, el bozo, los brazos, la espalda, la nuca, las axilas y las piernas. El vello debe tener al menos 0,6 cm (0,25 in) de largo para que la depilación con cera sea efectiva. El vello que mide menos de 0,6 cm (0,25 in) no se adhiere a la cera. Si el vello mide más de 1,25 cm (0,5 in) de largo, recórtelo antes de depilar con cera.

? ¿Lo sabía?

La cera blanda siempre se debe aplicar en la dirección de crecimiento del vello. Algunos especialistas en cera utilizan un movimiento hacia atrás y hacia adelante para aplicar cera dura. Verifique siempre las instrucciones del fabricante antes de usar algún producto de cera nuevo.

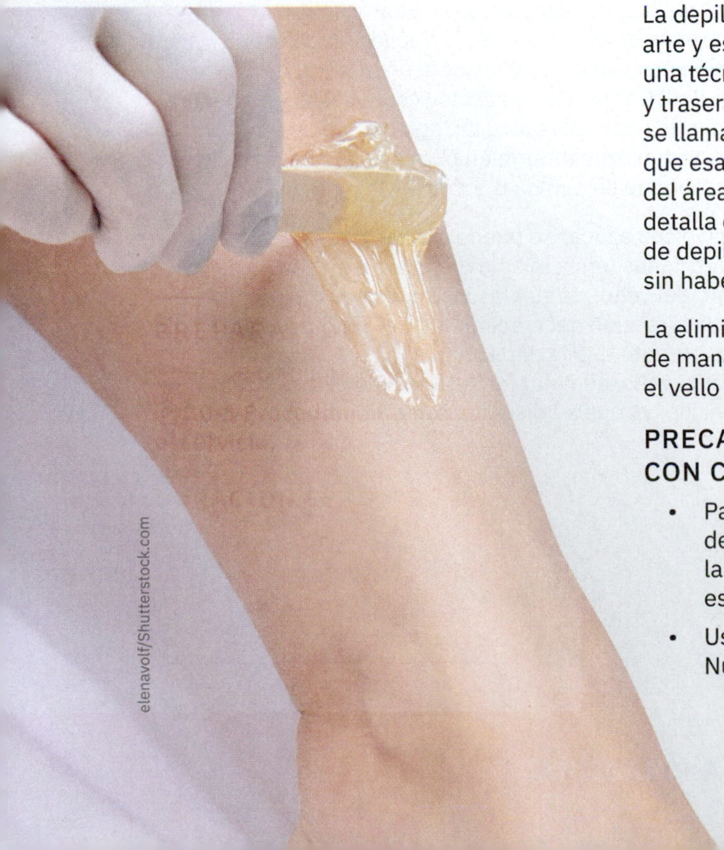

elenavolf/Shutterstock.com

La depilación de la zona del bikini también se ha convertido en una forma de arte y es un servicio codiciado. La **depilación brasileña del área del bikini**, una técnica de depilación que elimina todo el vello de la parte delantera y trasera del área del bikini, es un estilo de depilación popular. Este método se llama de esta forma debido a que los bikinis de estilo brasileño requieren que esa zona no tenga absolutamente ningún vello. La depilación brasileña del área del bikini requiere una capacitación más específica que la que se detalla en este libro. Consulte con su instructor sobre cursos avanzados de depilación brasileña del área del bikini. No intente realizar este servicio sin haber obtenido instrucción formal.

La eliminación del vello suave puede hacer que la piel se sienta menos suave de manera temporal. Cuando la depilación con cera se efectúa correctamente, el vello no se siente como una barba incipiente a medida que vuelve a crecer.

PRECAUCIONES DE SEGURIDAD PARA LA DEPILACIÓN CON CERA

- Para evitar quemaduras, siempre debe controlar la temperatura de la cera caliente en la parte interna de la muñeca. Debido a que la sensibilidad al calor varía de persona a persona, siempre repita esta prueba en la muñeca de su cliente antes de realizar el servicio.
- Use un calentador de cera profesional para calentar la cera. Nunca caliente la cera en un horno de microondas o una estufa.

- Use una olla de cera que caliente la cera desde el fondo y los lados; los calentadores que calientan solo en la parte inferior pueden sobrecalentar el producto y comprometer la calidad.
- Nunca permita que la cera entre en contacto con los ojos.
- Nunca sumerja la cera dos veces. Cuando quite la cera del recipiente de cera, use siempre una nueva espátula.
- No aplique la cera encima de verrugas, lunares, raspones, piel irritada o inflamada. No remueva el vello de los lunares ya que la cera podría ocasionar una lesión.
- La piel de las axilas puede ser muy sensible. De ser así, utilice cera dura.
- En ocasiones, la depilación con cera puede causar enrojecimiento e inflamación de la piel sensible. Aplique gel de áloe y compresas frías para calmar y aliviar la piel.
- Asegúrese siempre de que la piel esté tensa para evitar magulladuras o levantamientos.

Siga los pasos para la depilación de cejas con cera blanda del **Procedimiento 17-4: Depilación de las cejas con cera blanda**. Siga los pasos para la depilación del bozo con cera dura del **Procedimiento 17-5: Depilación del bozo con cera dura**. Siga los pasos para la depilación del cuerpo con cera blanda del **Procedimiento 17-6: Depilación del cuerpo con cera blanda**.

Ⓟ **17-4: Depilación de las cejas con cera blanda** *Consulte la página 730*

Ⓟ **17-5: Depilación del bozo con cera dura** *Consulte la página 733*

Ⓟ **17-6: Depilación del cuerpo con cera blanda** *Consulte la página 736*

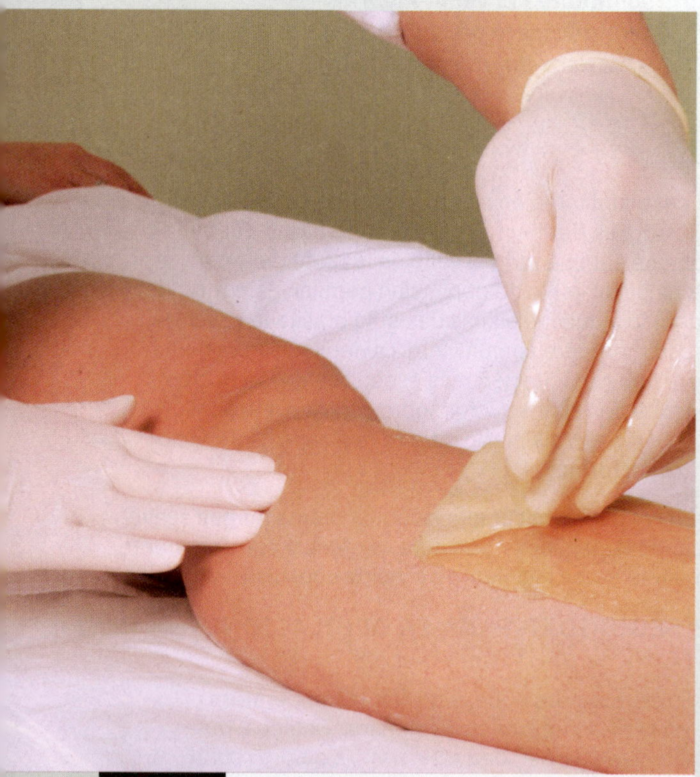

Fig. 17-9 Depilación con azúcar

Depilación con azúcar

La **depilación con azúcar** es otro método de depilación temporal en el que se utiliza una pasta espesa, tibia y a base de azúcar que es adecuada para pieles sensibles (**figura 17-9**). La depilación con azúcar produce los mismos resultados que la cera blanda o dura. El procedimiento suele ser menos doloroso que en la depilación con cera. La depilación con azúcar se considera un método de depilación holística porque es ecológica: la pasta está hecha con ingredientes naturales (azúcar, agua y jugo de limón). La depilación con azúcar también puede aplicarse en vello más corto, aunque solo mida 0,3 cm (0,12 in) de largo.

La depilación con azúcar se puede aplicar y quitar en ambas direcciones (en la misma dirección o en contra del crecimiento del vello), según las instrucciones del fabricante. Retirar en la dirección del crecimiento del vello puede ser menos irritante que la depilación con cera. Después de eliminar el vello, eliminar los residuos de azúcar de la piel es sencillo, ya que se disuelve con agua tibia.

Depilación con hilos

La **depilación con hilos** es un método de depilación temporal en el que se utiliza un hilo de algodón. El hilo se retuerce y enrolla sobre la superficie de la piel, el vello se entrelaza en la hebra y se levanta del folículo (**figura 17-10**). La técnica todavía se pone en práctica en muchas culturas orientales y en algunos salones de todo el mundo. Este tipo de depilación representa una alternativa a otros métodos y es cada vez más popular en los Estados Unidos. Requiere de capacitación especial.

Para obtener una guía de referencia rápida sobre qué servicios de depilación temporal son adecuados para realizar en varias áreas del cuerpo, consulte la **tabla 17-1**.

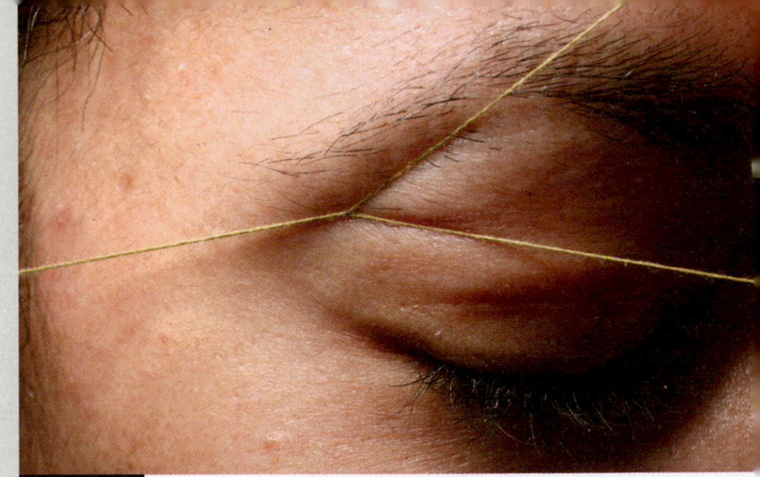

Fig. 17-10 Depilación con hilos

Tabla 17-1

Servicios de depilación temporal

ÁREA DEL CUERPO	RASURADO	DEPILACIÓN CON PINZAS	DEPILATORIO	DEPILACIÓN CON CERA	DEPILACIÓN CON AZÚCAR	DEPILACIÓN CON HILOS
Rostro/bozo/cejas	X	X		X	X	X
Axilas	X			X	X	
Brazos	X		X	X	X	
Entrepierna	X	X		X	X	
Espalda/hombros	X	X (después de la depilación con cera o azúcar)	X	X	X	
Piernas	X		X	X	X	
Parte superior de los pies/dedos de los pies	X		X	X	X	

? ¿Lo sabía?

La depilación con hilos, con azúcar y la depilación especializada con cera, como la depilación brasileña del área del bikini, son técnicas avanzadas que requieren mayor capacitación y experiencia. Pregúntele a su instructor acerca de la capacitación avanzada, que suele estar disponible a través de ferias comerciales, seminarios y videos.

☑ Verificación

3. ¿Qué técnicas de depilación no se deben efectuar en el salón sin capacitación especial?
4. ¿Cuál es la diferencia entre un depilatorio y un depilador?
5. Enumere las precauciones de seguridad que se deben tomar para realizar la depilación con cera blanda y cera dura.
6. Defina qué es la depilación con hilos y la depilación con azúcar.

OA 4 Describir tres métodos de reducción permanente del vello.

Reducción permanente del vello

Si bien los salones no suelen ofrecer servicios de depilación permanente, es útil conocer los métodos existentes, que incluyen electrólisis, luz pulsada intensa (IPL) y depilación con láser.

Electrólisis

La **electrólisis** se refiere a la depilación en la que se utiliza una corriente eléctrica para destruir las células de crecimiento del vello. La corriente se aplica con un electrodo muy fino con forma de aguja, que se inserta en cada folículo piloso. Esta técnica la aplica un técnico especializado en electrólisis con licencia.

Luz pulsada intensa

La **luz pulsada intensa**, también conocida como *fotodepilación*, utiliza una luz intensa para destruir las células de crecimiento del folículo piloso. No se suele usar la IPL para eliminar el vello porque puede causar quemaduras, en especial en las escalas de Fitzpatrick más altas (tonos de piel más oscuros). Este tratamiento no requiere agujas, lo que minimiza el riesgo de infección. Estudios clínicos han demostrado que la IPL puede eliminar 50 a 60 % del vello en 12 semanas. Los cosmetólogos y los esteticistas pueden aplicar el método de luz pulsada intensa en algunos salones, según las leyes del país y los filtros que se usen para el dispositivo. Por lo general, los fabricantes de equipos de IPL proporcionan el entrenamiento especializado que se requiere para realizar este procedimiento.

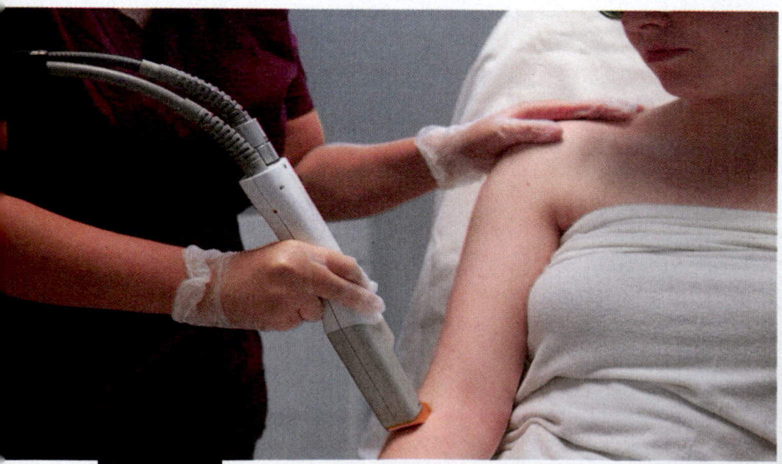

Fig. 17-11 Depilación con láser

Depilación con láser

En la **depilación con láser**, se aplica un rayo láser sobre la piel para impedir el crecimiento capilar (**figura 17-11**). Es más eficaz cuando se utiliza en folículos que se encuentran en la fase anágena o de crecimiento.

Este método produce una reducción permanente del vello en algunos clientes y, en otros, ralentiza el crecimiento. Los clientes de vello claro obtienen resultados mixtos; los clientes cuyo vello es más oscuro que la piel circundante tienen más éxito. Los investigadores continúan trabajando para solucionar este desafío, incluida la aplicación de partículas de plata antes de usar el láser.

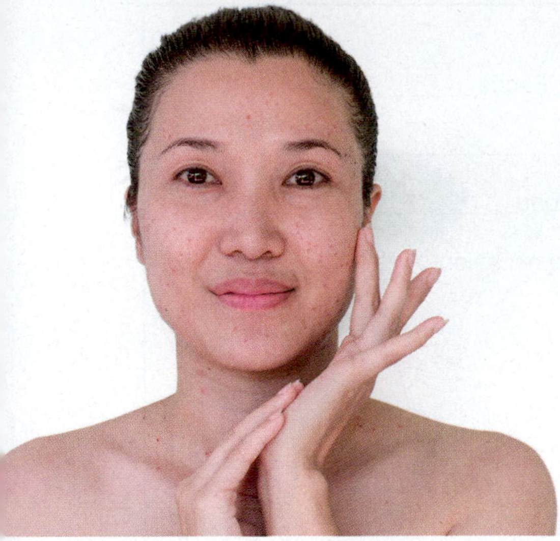

24Novembers/Shutterstock.com

En ciertos países, se permite que los cosmetólogos o esteticistas autorizados realicen depilación con láser bajo la supervisión de un médico. Este método requiere de capacitación especial que suelen ofrecer los fabricantes de equipos láser.

Las leyes respecto a los servicios de IPL y depilación con láser varían según el país, por lo que debe asegurarse de revisar las pautas de su organismo regulador.

Verificación

7. ¿En qué servicio se utiliza una aguja que se inserta en cada folículo piloso para administrar una corriente eléctrica?
8. Defina electrólisis, luz pulsada intensa y eliminación con láser.

OA 5 Resumir el enfoque de la consulta con el cliente para servicios de depilación.

Consulta con el cliente

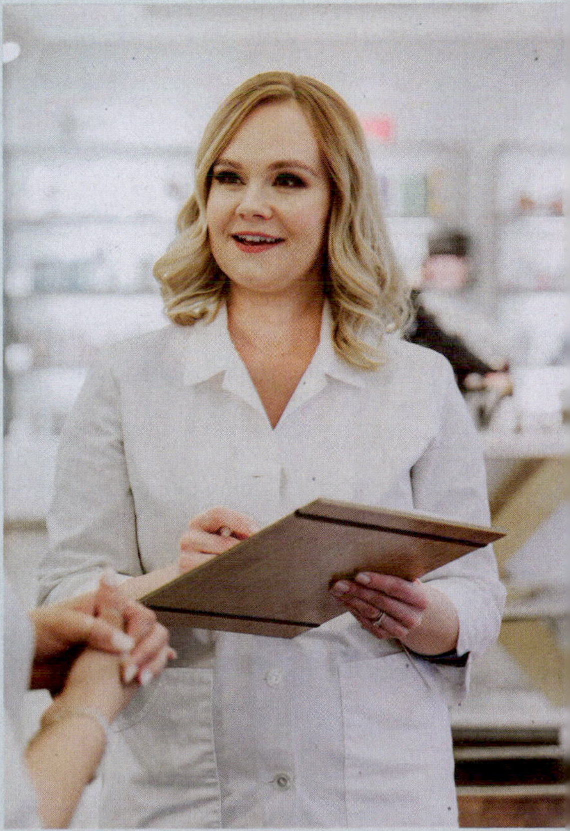

Antes de realizar cualquier servicio de depilación, siempre se debe realizar una consulta. Pídale al cliente que complete el *formulario de admisión del cliente*, un cuestionario en el que se revelan todos los medicamentos, tanto tópicos (se aplican en la piel) como orales (se toman por boca), así como cualquier problema médico, trastorno de la piel o alergia que pueda afectar o imposibilitar el tratamiento (**figura 17-12**). Toda alergia o sensibilidad se debe anotar, destacar y explicar en la ficha de registro de servicios. Es el registro del progreso permanente de un cliente en cuanto a los servicios que ha recibido, los resultados obtenidos y los productos que ha comprado o utilizado. Para los servicios de depilación, pídale al cliente que firme un formulario de exención de responsabilidad de depilación (consulte la **figura 17-13**).

Además de conversar sobre todas las contraindicaciones para la depilación con cera como se indica en el formulario de admisión del cliente, debe informarle cómo cuidar la piel después del servicio de depilación:

- Después de los servicios de depilación de cejas, bozo o mentón, aplique un polvo facial mineral 100 % puro para camuflar el enrojecimiento residual.
- Aplique un gel de aloe vera u otro producto calmante para la piel en el área depilada durante las primeras 24 horas.
- No se sumerja en una bañera o *jacuzzi* con agua caliente por un mínimo de 48 horas después de un servicio de depilación corporal con cera.
- Evite tomar sol o la exposición solar prolongada de las zonas depiladas con cera durante un mínimo de 48 horas. Después de eso, proteja la piel con un protector solar de origen mineral de amplio espectro.
- Comience a usar un exfoliante suave o esponja vegetal 48 horas después de la depilación corporal con cera para que el vello no se encarne.

Formulario de admisión del cliente

Nombre____ Fecha_________

Dirección____

Correo electrónico_____________________________________ Teléfono_________________

Ocupación____________________ Recomendado por__________ Fecha de nacimiento____________

¿Este es su primer tratamiento de depilación? SÍ_________ NO_________

¿Requiere de alguna adaptación hoy? Especifique sus solicitudes de entorno

y equipos: ____

¿Alguna vez...

se depiló con cera? SÍ____ NO____ usó RetinA? SÍ____ NO____

usó retinoides tópicos? SÍ______NO_______ usó Accutane? SÍ____ NO____

usó ácido glicólico? SÍ____ NO____ se realizó una microdermoabrasión? SÍ____ NO____

se realizó un servicio de láser? SÍ____ NO____ usó bronceador? SÍ____ NO____

tuvo cáncer de piel? SÍ____ NO____

tuvo una reacción alérgica a cosméticos, alimentos o medicamentos? SÍ____ NO____

Especifique____

Usted,

¿Tiene acné? SÍ____ NO____ ¿Utiliza anticonceptivos? SÍ____ NO____

¿Usa lentes de contacto? SÍ____ NO____ ¿Experimenta estrés? SÍ____ NO____

¿Fuma? SÍ____ NO____

¿Está embarazada? SÍ____ NO____ ¿Amamanta? SÍ____ NO____

¿Recibe tratamiento médico? SÍ____ NO____ Nombre del médico__________________________

Actualmente, ¿toma algún medicamento? SÍ____ NO____

Especifique____

¿Qué productos usa actualmente? _________________________________

Indíquelo a continuación: Jabón Leche limpiadora Tonificante Protector solar a diario Cremas

Fig. 17-12 Formulario de admisión del cliente para los servicios de cuidado de la piel

Indique si tiene alguna de las siguientes condiciones a continuación:

Histerectomía	Herpes	Lupus
Depresión o ansiedad	Dolores de cabeza crónicos	Problemas urinarios o renales
Seborrea/psoriasis/eccema	Ampollas febriles/boqueras	Hepatitis
Asma	Clavos o placas metálicas en los huesos	Epilepsia
Presión arterial alta	Problemas de sinusitis	Otras enfermedades de la piel
Marcapasos/problemas cardíacos	Trastornos inmunológicos	

Detalle los problemas anteriores o mencione otros problemas importantes:

____

____

Comprendo que los servicios que se me ofrecen no reemplazan la atención médica y que toda la información suministrada es únicamente con fines educativos y no es de naturaleza prescriptiva ni un diagnóstico. Comprendo que la información de este documento es para ayudar al técnico a brindar un mejor servicio y es completamente confidencial.

POLÍTICAS DEL SALÓN

1. Se requiere una consulta profesional antes de administrar los productos por primera vez.
2. Si no da un aviso de cancelación de alguna cita con 24 horas de anticipación, se cobrará por el tiempo de servicio reservado.
3. No hacemos reembolsos en efectivo.

Comprendo todo y estoy de acuerdo con las políticas del *spa* mencionadas.

______________________________ ____________________

Firma del cliente Fecha

Fig. 17-12 *(Continuación)*

FORMULARIO DE EXENCIÓN DE RESPONSABILIDAD PARA LA DEPILACIÓN CON CERA

Entiendo que las cremas de uso tópico, las enfermedades y los medicamentos están contraindicados para la depilación con cera y pueden afectar negativamente sus resultados. Ciertos medicamentos, productos y tratamientos médicos o cosméticos que se usan antes de la depilación con cera pueden causar irritación, descamación de la piel, manchas, pigmentación y sensibilidad.

Entiendo que no puedo ser depilado con cera en cualquier lugar del cuerpo si estoy tomando o he tomado recientemente el medicamento de venta con receta isotretinoína (Accutane®), prednisolona (prednisona), anticoagulantes como coumadin® (warfarina) y otros que tienen efectos secundarios en la piel.

Entiendo que no puedo depilarme con cera si estoy usando medicamentos tópicos recetados para el acné, como Retin-A® (tretinoína), Tazorac® (tazaroteno), Differin® (adapaleno) u otros medicamentos o productos similares que son agentes exfoliantes.

Entiendo que no puedo ser depilado si he recibido algún tratamiento de descamación o exfoliación, tratamientos con láser, inyecciones en la piel, cirugía facial o en la piel.

Entiendo que acepto la responsabilidad total sobre cualquier reacción en la piel si no le informo al técnico sobre alguna o todas las enfermedades, tratamientos médicos o cosméticos y medicamentos que uso antes de la depilación con cera.

Entiendo que se puede presentar enrojecimiento o sensibilidad. Acepto evitar la exposición solar, el calor excesivo (saunas, bañeras calientes) y todos los productos activos durante las siguientes 48 horas o según lo indique el técnico.

Se me ha explicado el proceso de depilación y he tenido la oportunidad de hacer preguntas y recibir respuestas satisfactorias.

Doy mi consentimiento para ser depilado con cera y no responsabilizaré al salón o al técnico por ninguna reacción adversa debido a a los tratamientos o productos.

Nombre (aclaración) ______________________________ Firma ______________________________

Coloque las iniciales debajo por cada visita:

Fecha: ______ Iniciales del cliente: _________ Fecha: ______ Iniciales del cliente: _________

Fecha: ______ Iniciales del cliente: _________ Fecha: ______ Iniciales del cliente: _________

Fecha: ______ Iniciales del cliente: _________ Fecha: ______ Iniciales del cliente: _________

REGISTRO DE TRATAMIENTOS CON CERA

(El cosmetólogo completa las notas en la ficha en la parte posterior del formulario de evaluación para cada servicio).

Nombre del cliente: ____

Fecha	Cosmetólogo	Servicio de depilación con cera	Notas
3/8/22	Teresa	Depilación de cejas con cera blanda	Nuevo cliente: modelado para obtener un mayor arco en ojos muy juntos Mentón depilado con pinzas Sin enrojecimiento

Fig. 17-13 Modelo de formulario de exención de responsabilidad para la depilación con cera

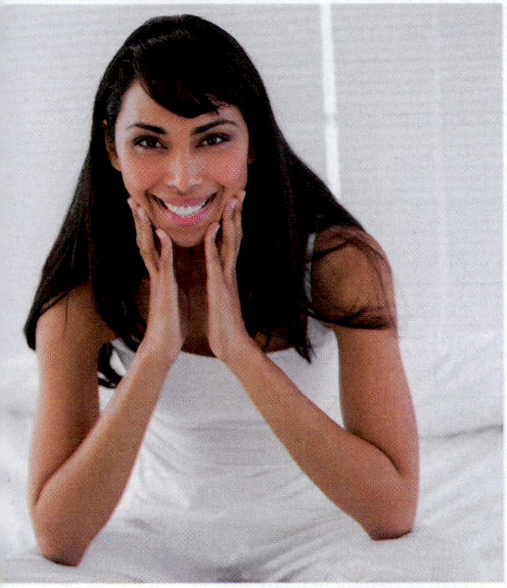
lightwavemedia/Shutterstock.com

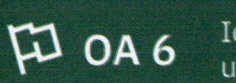

Curiosidades

Consulta para la depilación

Obtenga detalles de su cliente. Tenga en cuenta estas preguntas:

- ***¿Está esperando una reducción significativa del vello en la zona o su eliminación total?***
- ***¿Con qué frecuencia espera regresar para realizar los servicios de mantenimiento?***
- ***¿Diría que su cabello crece de manera lenta o rápida?***
- ***¿Qué es lo que más le desagrada sobre el rasurado en casa (p. ej., frecuencia, barba incipiente, enrojecimiento/sarpullido, tedioso, demanda tiempo)?***
- ***¿Cuál es su objetivo principal con respecto a los servicios de depilación (p. ej., una piel más suave, necesidad de rasurarse con menos frecuencia, bajo mantenimiento)?***

Verificación

9. ¿Cuál es el enfoque de la consulta con el cliente para los servicios de depilación?

OA 6 Identificar contraindicaciones para realizar una depilación.

Contraindicaciones de la depilación

Uno de los principales objetivos de la consulta con el cliente es determinar la presencia de cualquier contraindicación para la depilación.

Los clientes no deben realizarse depilación con cera o depilación en ninguna parte del cuerpo si experimentan alguna de las siguientes enfermedades o si realizan alguno de los siguientes tratamientos o actividades cotidianas que se indican en la **tabla 17-2**.

Tabla 17-2

Contraindicaciones de los servicios de depilación

CONTRAINDICACIONES	LO QUE SE DEBE EVITAR	¿POR QUÉ?
Isotretinoína (incluyendo Accutane® y Zenatane®)	• Depilación con cera en cualquier parte del cuerpo • Cualquier agente exfoliante o secante, incluidos alfahidroxiácidos (AHA), exfoliantes, microdermoabrasión y máquinas para cepillar	La piel se puede ampollar o descamar.
Medicamentos exfoliantes que incluyen Retin-A® (Tretinoína), Renova®, Tazorac®, Differin®	• Depilación con cera en áreas donde se utiliza un medicamento • Cualquier agente exfoliante o secante, incluidos AHA, exfoliantes, microdermoabrasión y máquinas para cepillar	La piel se puede ampollar o descamar.

(Continuación)

Tabla 17-2

Contraindicaciones de los servicios de depilación

CONTRAINDICACIONES	LO QUE SE DEBE EVITAR	¿POR QUÉ?
Embarazo	• Tratamientos eléctricos • Cualquier tratamiento cuestionable sin el permiso por escrito de un médico • Posibles sensibilidades a la depilación con cera	Se desconoce. Precaución general de seguridad.
Clavos metálicos en los huesos o placas en el cuerpo	• Tratamientos eléctricos	La electricidad puede afectar el metal.
Enfermedades cardíacas/ marcapasos	• Tratamientos eléctricos	La electricidad puede afectar los ritmos y los marcapasos.
Alergias conocidas	• Alérgenos conocidos y perfumes	Se puede presentar una reacción alérgica.
Convulsiones o epilepsia	• Tratamientos eléctricos o con luz	Podría desencadenar una reacción convulsiva.
Uso de esteroides orales como la prednisona	• Cualquier tratamiento estimulante o exfoliante • Depilación con cera	Los esteroides pueden causar la afinación de la piel, lo que podría provocar ampollas o lesiones.
Enfermedades autoinmunes como el lupus	• Tratamientos fuertes o estimulantes sin el permiso por escrito de un médico	En algunos casos se pueden presentar reacciones impredecibles.
Diabetes	• Se aconseja precaución general (muchos diabéticos demoran mucho en cicatrizar; solicite la aprobación del médico si no está seguro)	Tenga precaución general.
Anticoagulantes	• Extracción sin permiso del médico • Depilación con cera de la cara o el cuerpo sin permiso del médico	Puede causar sangrado o hematomas.
Piel sensible o propensa al enrojecimiento	• Calor • Exfoliantes fuertes • Tratamiento mecánico • Masaje estimulante	Puede agravar el enrojecimiento.
Heridas abiertas, herpes simple (ampollas febriles)	• Evite todos los tratamientos hasta poder clarificar con el médico.	Se puede extender o reventar. Enfermedad infecciosa.
Cirugía facial o tratamiento con láser reciente	• Realice el tratamiento únicamente con permiso del médico.	Realice el tratamiento únicamente con permiso del médico.

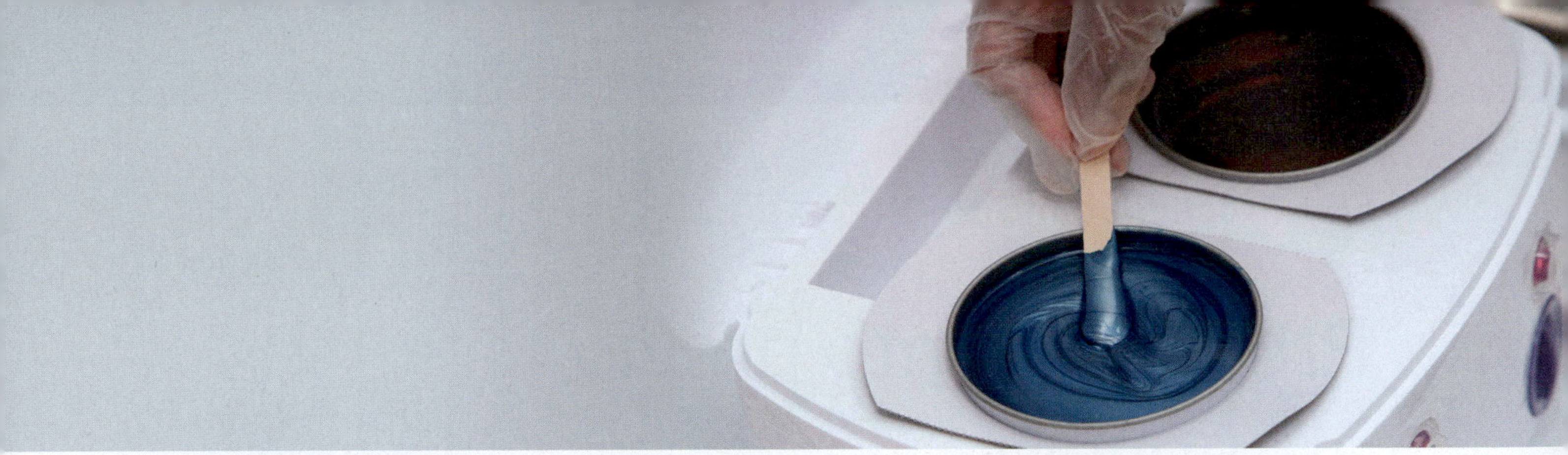

No realice servicios si el cliente presenta las siguientes características:

- Utiliza o ha utilizado isotretinoína (Accutane) en los últimos seis meses.
- Toma medicamentos anticoagulantes.
- Está recibiendo quimioterapia o radiación.
- Toma medicamentos para enfermedades autoinmunes, incluido el lupus.
- Toma o ha tomado prednisona o esteroides recientemente.
- Tiene psoriasis, eccema u otras enfermedades crónicas de la piel.
- Tiene una quemadura por el sol.
- Presenta pústulas, pápulas u otras lesiones en la piel, en el área donde se aplicará la cera.
- Se ha sometido a una cirugía estética o reconstructiva dentro de los últimos tres meses.
- Tuvo una reacción adversa a los servicios de depilación recientemente.
- Tiene venas varicosas severas en las piernas.
- Tiene hemofilia, trastornos hemorrágicos o enfermedades circulatorias.
- Tiene cualquier otra enfermedad dudosa.

No realice servicios de depilación facial con cera si el cliente presenta las siguientes características:

- Tiene rosácea o piel muy sensible.
- Tiene antecedentes de ampollas febriles o herpes labial (la depilación con cera puede provocar un brote de esta afección sin tratamiento médico previo).
- Se ha sometido recientemente a exfoliación química con ácido glicólico, alfahidroxiácido o ácido salicílico u otros productos con base ácida.
- Se realizó una microdermoabrasión recientemente.
- Usa algún medicamento tópico de exfoliación, incluidos Retin-A®, Renova®, Tazorac®, Differin®, Azelex® u otro producto médico de exfoliación en el área donde se aplicará la cera.
- Se ha sometido recientemente a un tratamiento cutáneo con láser o exfoliación quirúrgica.

Si tiene preguntas o sospecha que su cliente puede tener una afección que podría ser una contraindicación para la depilación con cera, solicítele que consulte con su médico y obtenga un permiso por escrito. También puede depilar con cera sobre un área pequeña de la piel como una prueba del parche antes de realizar el servicio.

☑ Verificación

10. ¿Cuándo no se debe realizar la depilación facial?

(P) Procedimiento 17-1

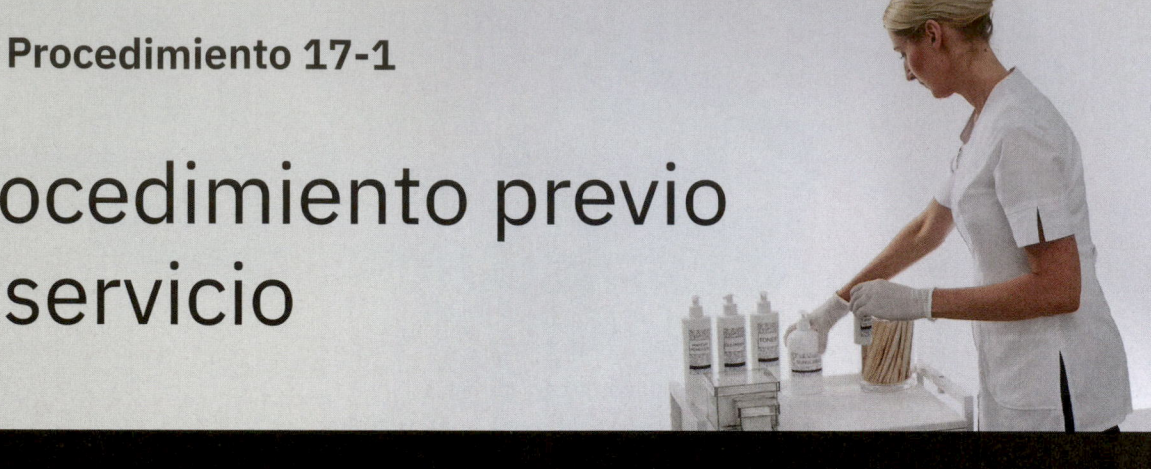

Procedimiento previo al servicio

IMPLEMENTOS Y MATERIALES

Los equipos, materiales y productos variarán en función del plan de tratamiento para el cliente.

EQUIPO

- Fichas del cliente
- Cestos de basura con tapa cerrada
- Recipientes con tapa para los aplicadores, el algodón y las gasas
- Bandeja cubierta para las soluciones desinfectantes
- Sillón para realizar faciales
- Lámpara con lupa
- Vaporizador
- Taburete
- Calentador de toallas
- Camilla de tratamiento
- Carrito o carro rodante
- Calentador de cera

INSUMOS

- 2 sábanas pequeñas sin elásticos
- Cabezal
- Tazones de agua tibia, 2 en total (si no hay lavabo en la habitación)
- Detergente para platos
- Desinfectante registrado en la Agencia de Protección Ambiental de los Estados Unidos [EPA]
- Lápices para cejas en variedad de colores
- Capa para cubrir al cliente durante tratamientos faciales
- Esterilizador y jabón líquido para manos
- Toallas de mano (entre 2 y 4)
- Espejo de mano
- Ropa blanca
- Recipientes para mezclar
- Sacapuntas
- Almohadas
- Tijeras para cejas
- Tijeras para tiras para cera
- Espátula
- Pinzas para depilar

ELEMENTOS DE UN SOLO USO

- Brochas sintéticas o descartables (2)
- Copos de algodón
- Esferas o cuadrados de algodón (almohadillas)
- Hisopos de algodón
- Ropa interior desechable
- Toallitas estéticas de 10 cm × 10 cm (4 in × 4 in) para limpieza o esponjas desechables)
- Gasa
- Guantes
- Horquillas para el cabello
- Banda para la cabeza o gorra protectora
- Esponjas para la aplicación de mascarillas y maquillaje
- Bolsa de plástico
- Capas de papel
- Toallas de papel
- Papel protector
- Espátulas
- Pañuelos (sin aroma)
- Bolsa para basura
- Rollos de papel para la camilla de tratamiento
- Tiras de eliminación de cera
- Aplicadores de madera para cera

PRODUCTOS

- Loción antiséptica
- Astringente/tonificante
- Bicarbonato de sodio
- Crema emoliente
- Desmaquillador o limpiador de ojos
- Limpiador facial (una crema y un gel)
- Máscaras
- Hidratante
- Vaselina para retirar la cera
- Suero
- Protector solar
- Tonificante (suave)
- Solución anestésica tópica
- Productos para la depilación con cera
- Loción para retirar cera

En la mañana, la sala de tratamiento debe estar lista para comenzar después de la limpieza y desinfección profundas de la noche anterior. (Consulte "Al final del día" en el **Procedimiento 17-2: Procedimiento posterior al servicio**). Realice las preparaciones que se enumeran a continuación entre cada servicio al cliente.

A. Preparación de la sala para tratamiento

1

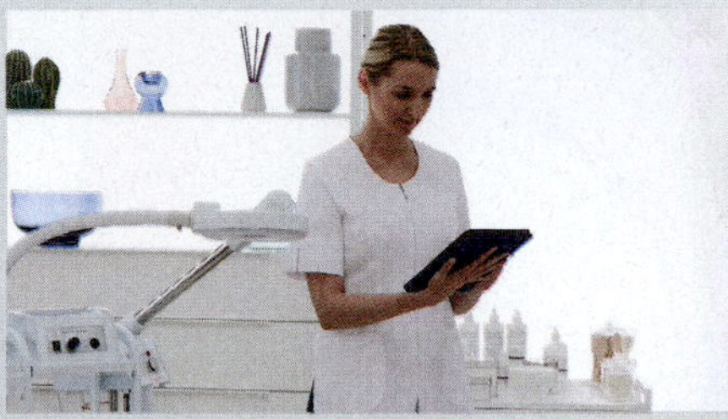

Revise las visitas programadas para recordar qué clientes que ya ha atendido verá ese día y cuáles son sus preocupaciones. Asegúrese de tener suficiente de todos los productos que utilizará durante el resto del día.

2

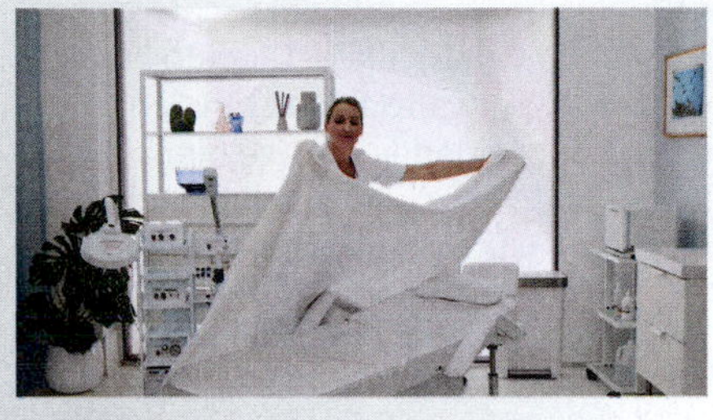

Revise los suministros de ropa blanca (toallas, batas y sábanas) y reponga lo que sea necesario. Cambie la ropa blanca de la camilla o sillón de tratamiento.

3

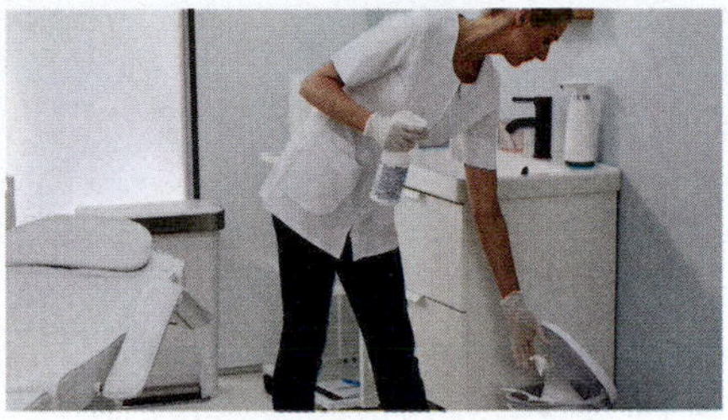

Arroje a la basura todo elemento desechable que haya utilizado en el servicio anterior.

4

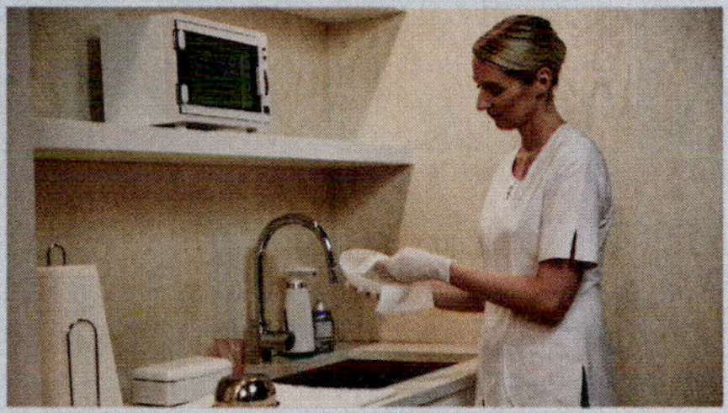

Limpie y desinfecte cualquier pincel o implemento que haya utilizado, como cepillos para máscaras, extractores de comedones, pinzas, accesorios de máquinas y electrodos.

5

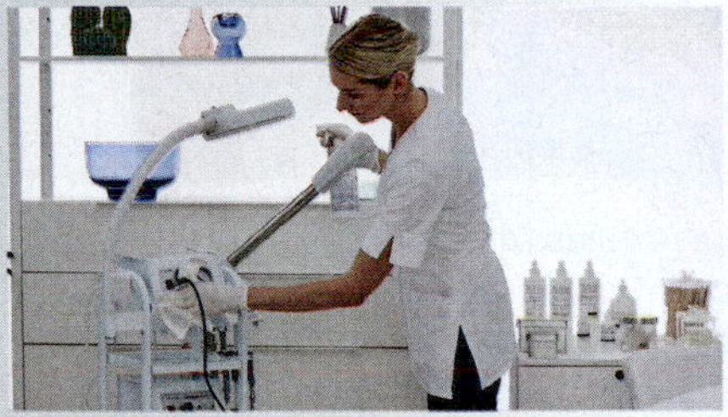

Limpie y desinfecte las piezas de la máquina que haya utilizado en el servicio anterior, los mostradores y la lámpara con lupa.

6

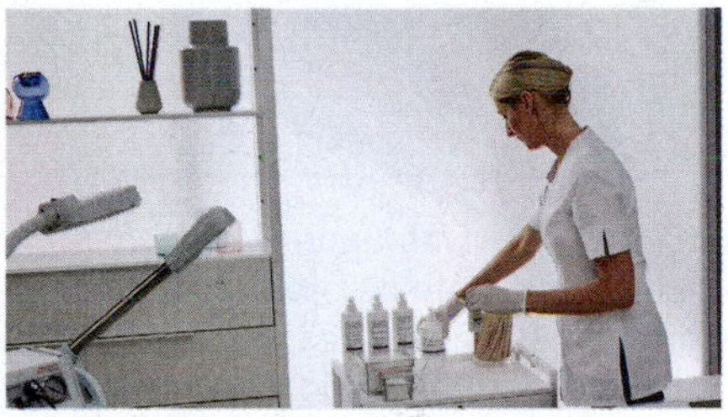

Vuelva a llenar los suministros desechables necesarios, como guantes, algodón, cuadrados de gasa, esponjas, aplicadores de maquillaje, espátulas, palitos de madera para aplicar cera, hisopos de algodón y toallas faciales. Prepare las bandas para la cera con anticipación y corte bandas más pequeñas para las áreas del ojo y la cara.

7

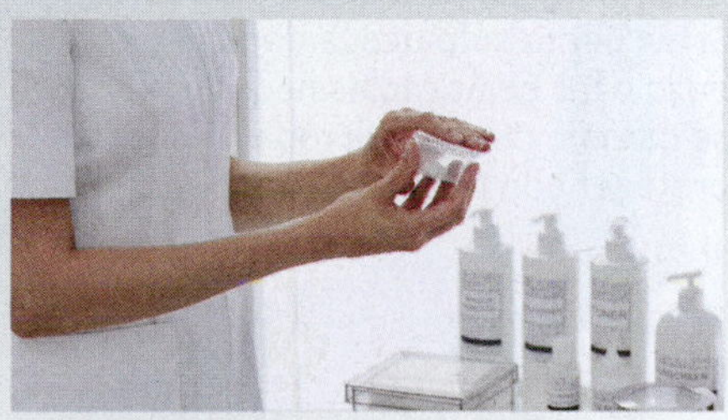

Dosifique solamente la cantidad de producto necesaria para el servicio.

Nota:
Según el cronograma del día, precalentar el equipo puede tardar hasta 15 minutos. Asegúrese de encender el calentador de cera según sea necesario, precaliente el calentador de toallas y coloque toallas mojadas y precaliente el vaporizador o cualquier otro equipo necesario.

B. Preparación para el cliente

8

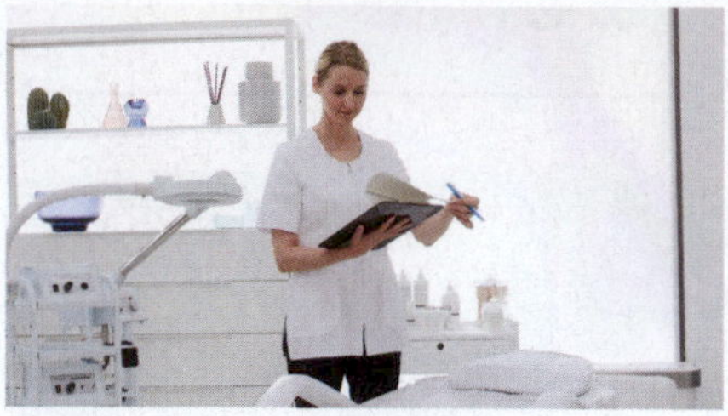

Busque y revise el formulario de admisión y la ficha de registro de servicios del cliente. Si el cliente es nuevo, infórmele al personal de recepción que necesitará un formulario de admisión.

9

Atienda sus necesidades personales y su apariencia antes de que llegue el cliente: use el baño, beba agua, devuelva una llamada personal, revise su cabello y maquillaje. Cuando llegue el cliente, ponga toda su atención en sus necesidades. Revise bien la habitación, incluidas la limpieza, la música y la temperatura.

10

Silencie su celular. Elimine cualquier tipo de distracción que pueda surgir.

11

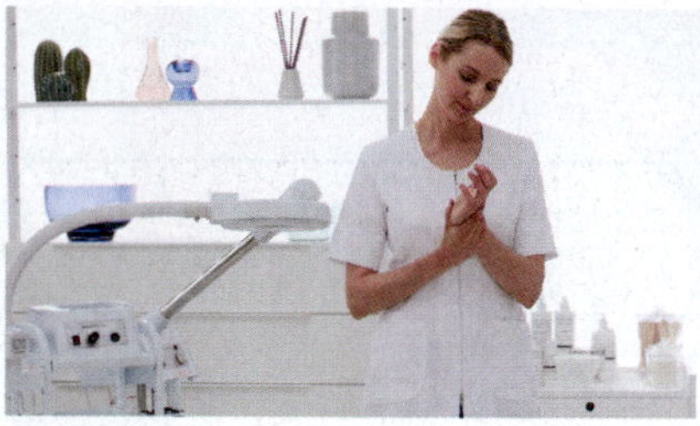

Respire profundamente, estírese, despeje su mente de preocupaciones y problemas personales y recuerde que está comprometido a brindarles a sus clientes servicios fantásticos y toda su atención.

12

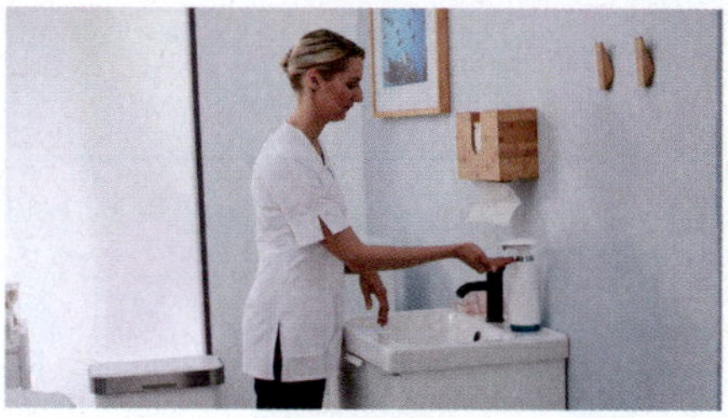

Lávese las manos antes de saludar al cliente. Consulte el **Procedimiento 5-3: Lavado de manos adecuado** que se encuentra en *Bases para el estándar de Milady*.

13

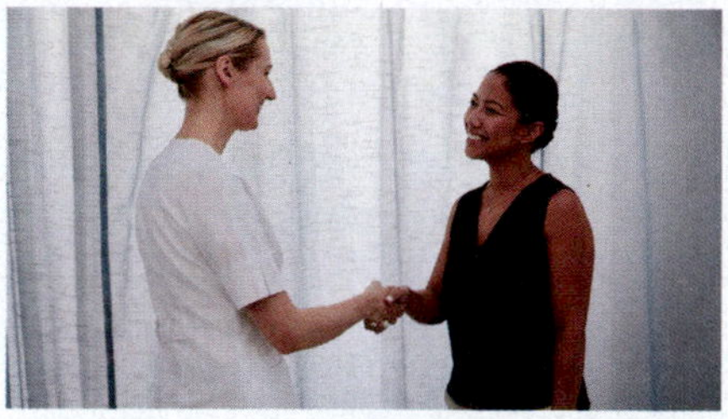

Salude al cliente en el área de recepción con una cálida sonrisa y un apretón de manos de manera profesional. Preséntese, si no se conocían. Pídale el formulario de admisión completo.

14

Si el cliente es nuevo, haga cualquier pregunta que tenga sobre el formulario de admisión. Si no es un cliente nuevo, pregúntele si algo ha cambiado desde su última visita, como nuevos medicamentos o diagnósticos médicos, otros tratamientos para el cuidado de la piel que usted no haya realizado o el uso de nuevos productos para el cuidado de la piel. Pregúntele cómo ha estado su piel desde el último tratamiento.

15

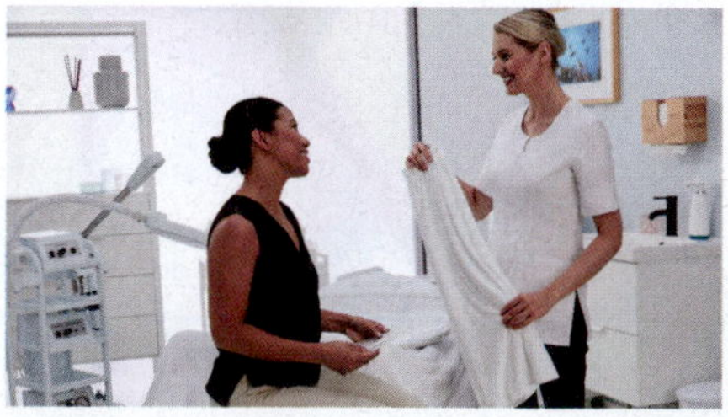

Acompañe al cliente al área de vestuario y bríndele una capa o bata y pantuflas desechables si están disponibles. Indíquele dónde puede colocar sus pertenencias para que queden bien guardadas. Los clientes pueden cambiarse en la sala de tratamiento si no dispone de vestidor. Si el cliente solo desea depilarse el bozo o las cejas, no es necesario que se cambie de ropa; la ropa se puede proteger con una toalla adecuada.

16

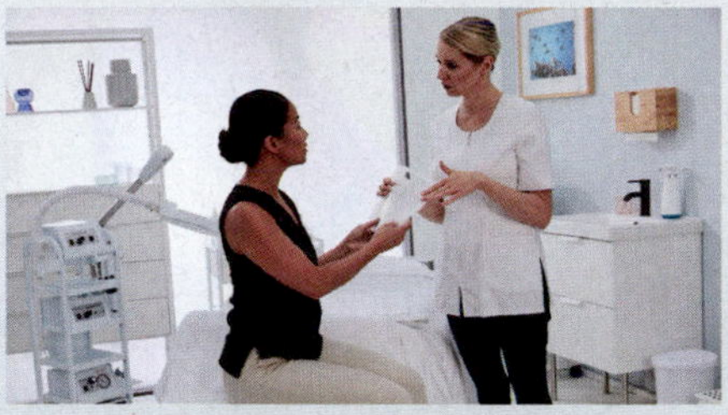

Pídale al cliente que se quite las joyas y las guarde en un lugar seguro.

17

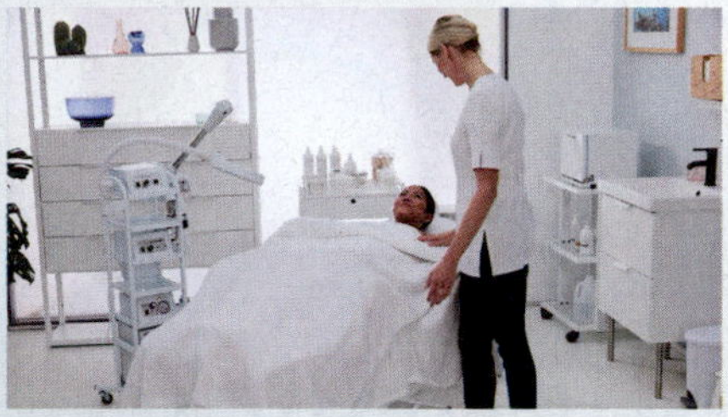

Invite al cliente a tomar asiento en el sillón de tratamiento o que se recueste en la camilla de tratamiento.

18

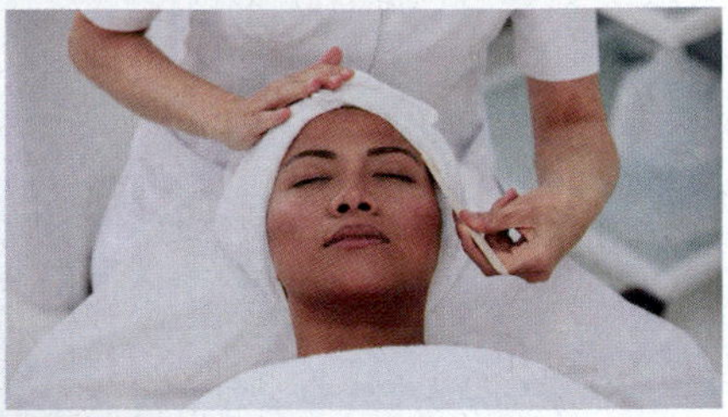

Cubra al cliente correctamente y colóquele una gorra protectora para el cabello o utilice una banda para sujetarlo y toallas para envolverlo bien. Dele una manta al cliente y asegúrese de que esté cómodo antes de comenzar el servicio.

19

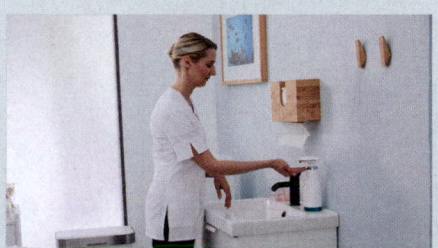

Nuevamente, explíquele brevemente su plan de tratamiento al cliente y haga/responda las preguntas restantes. Lávese las manos con jabón y agua tibia como se detalla en el **Procedimiento 5-3: Lavado de manos adecuado** que se encuentra en *Bases para el estándar de Milady*. Siempre lávese las manos y colóquese guantes antes de comenzar un tratamiento.

20

Continúe con los siguientes pasos del servicio.

Ⓟ Procedimiento 17-2

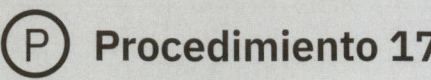

Procedimiento posterior al servicio

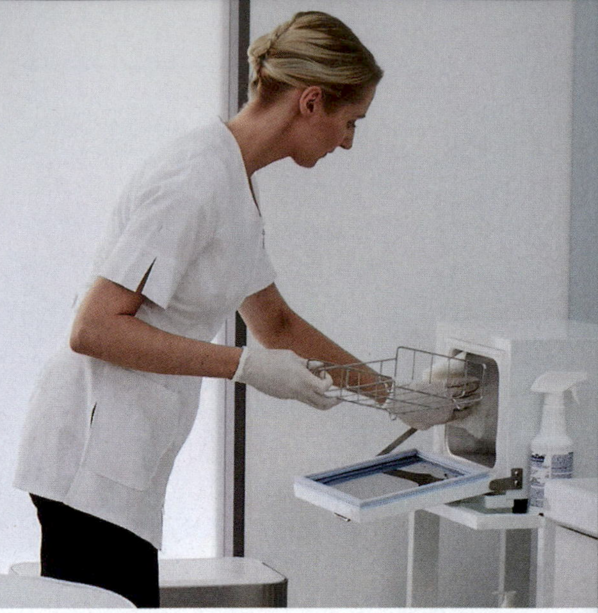

IMPLEMENTOS Y MATERIALES

Consulte los elementos enumerados para el Ⓟ **17-1 Procedimiento previo al servicio.**

Al final del servicio, debe limpiar la sala de tratamiento y dejarla lista para el próximo cliente.

A. Asesoramiento al cliente y promoción de productos

1

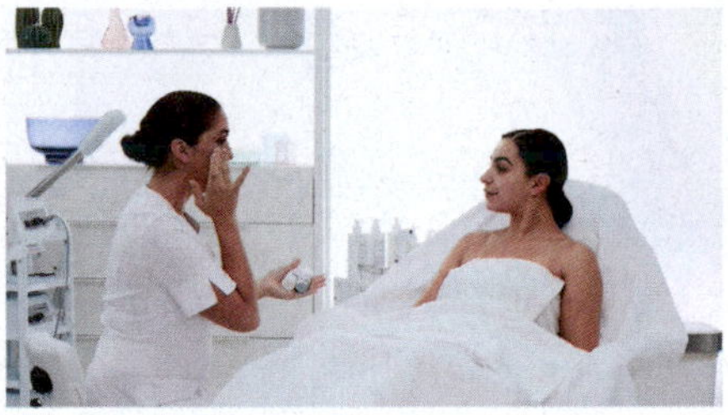

Después del tratamiento, pregúntele al cliente cómo se siente y cómo siente la piel. Hable sobre las características de la piel y qué se puede hacer para mejorarla. Pregúntele si tiene alguna duda o inquietud. Determine un plan de futuras visitas.

2

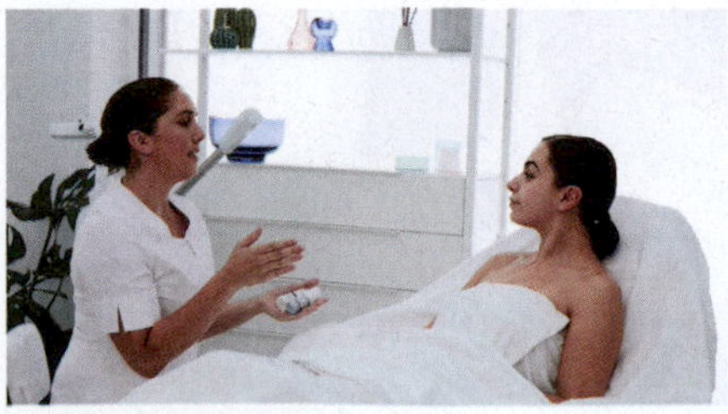

Describa el cuidado adecuado que debe realizar en el hogar y cómo los productos profesionales recomendados ayudarán a mejorar las características de su piel. Explique paso a paso cada producto para realizar los cuidados en el hogar.

B. Programación de la siguiente cita del cliente y agradecimiento

3

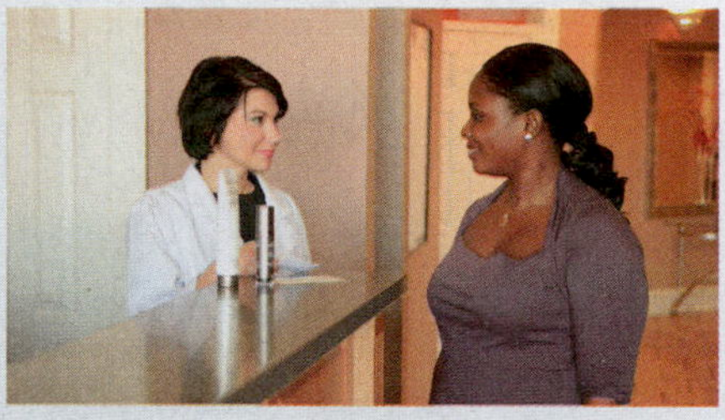

Acompañe al cliente a la recepción. Realice una factura por el servicio de hoy, detalle los productos recomendados y cuándo debería ser el próximo servicio. Coloque todos los productos para el cuidado en el hogar sobre el mostrador.

4

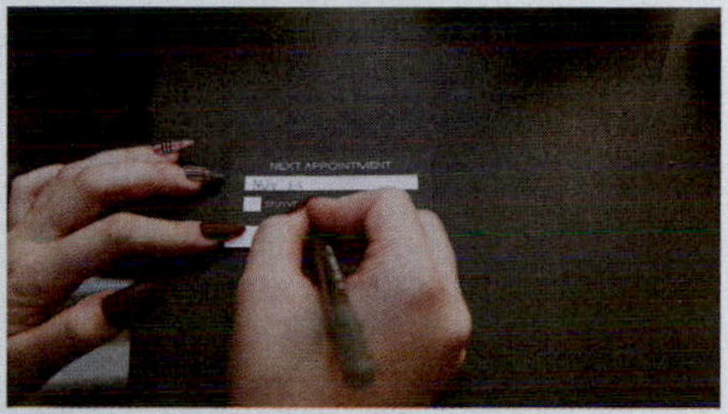

Después de que el cliente haya pagado por el servicio y los productos que se llevará a casa, pregúntele si pueden programar su próxima visita. Escriba la hora de la próxima cita del cliente en su tarjeta de presentación. Configure una llamada, un mensaje de texto o un correo electrónico de recordatorio según prefiera el cliente con al menos 24 a 48 horas de anticipación a la próxima cita.

5

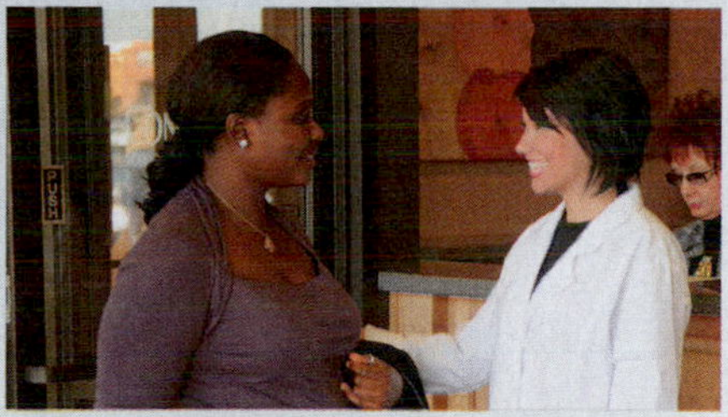

Agradézcale al cliente por la oportunidad de trabajar juntos. Anime al cliente a que se comunique con usted si tiene alguna pregunta. Agradézcale al cliente nuevamente, estreche su mano y despídase de manera amistosa.

6

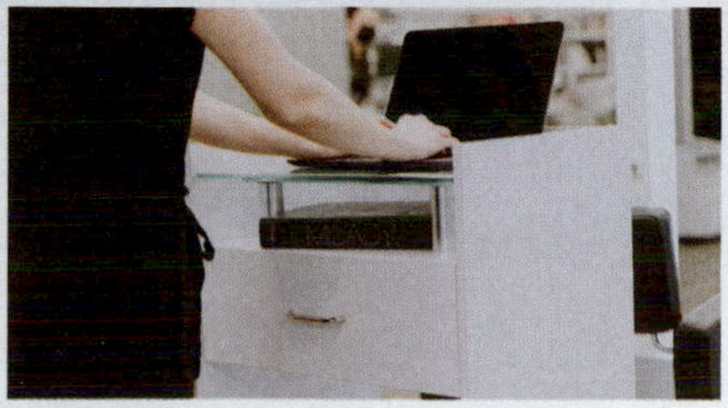

Registre la información del servicio, las observaciones y las recomendaciones de productos en la ficha de registro del cliente. Si en el salón se utiliza un sistema impreso, devuelva la ficha de registro de servicio para que se archive con el formulario de admisión de clientes completo.

C. Final del día

7

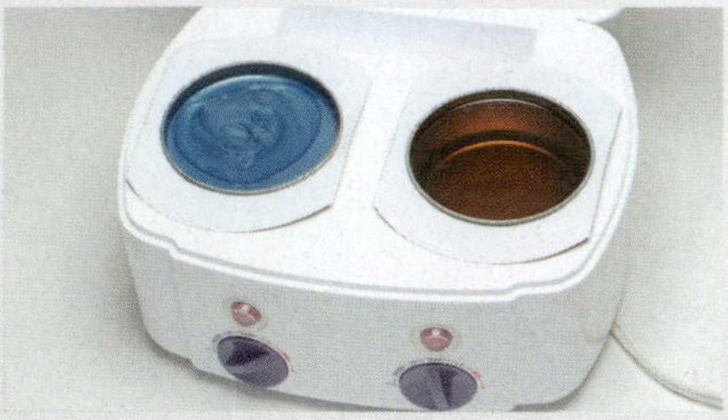

Colóquese un par de guantes nuevos. Apague y desenchufe todos los equipos. Los calentadores de cera deben apagarse todas las noches por seguridad y para conservar la cera que no se haya utilizado.

8

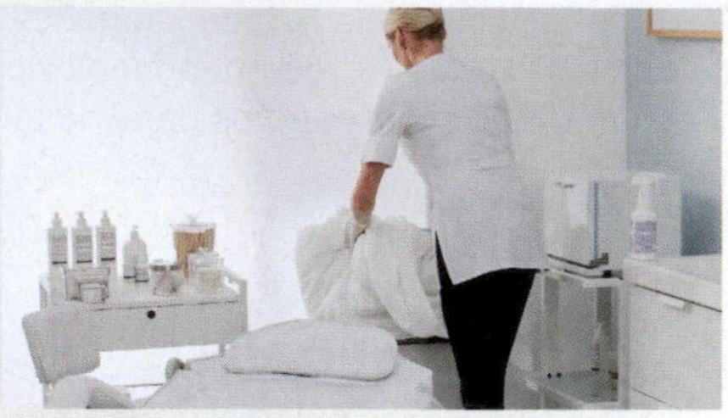

Saque toda la ropa sucia del canasto. Rocíe el canasto con un aerosol desinfectante o límpielo con desinfectante para prevenir la aparición de moho.

9

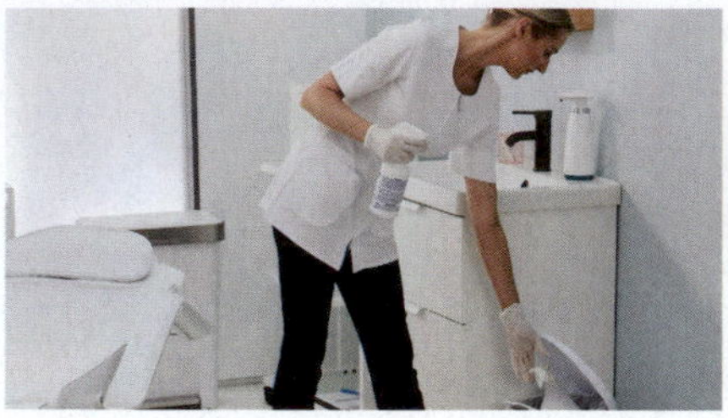

Deseche todas las espátulas, cepillos, utensilios y suministros usados de un solo uso. Vacíe los recipientes de residuos y coloque bolsas de residuos limpias.

10

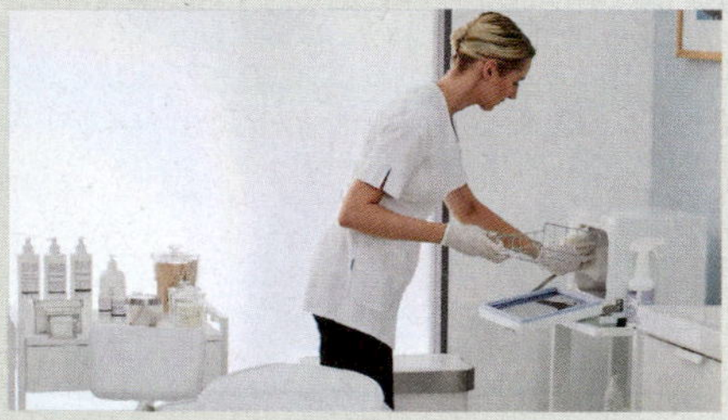

Limpie y desinfecte completamente todas las herramientas e implementos multiuso.

11

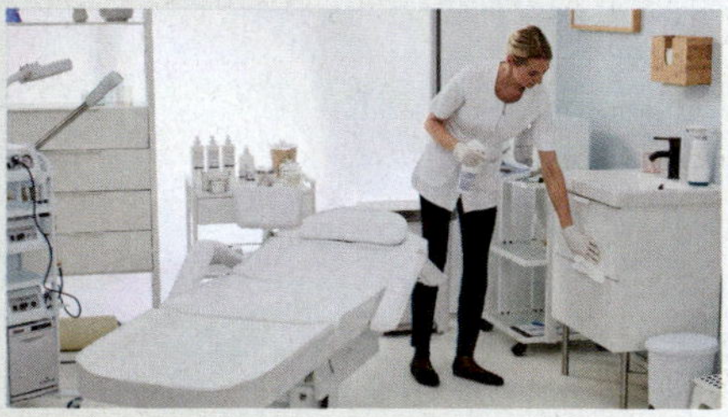

Limpie y desinfecte todos los mostradores, el sillón de tratamiento, las máquinas, otros muebles y ambos lados de la lámpara con lupa.

12

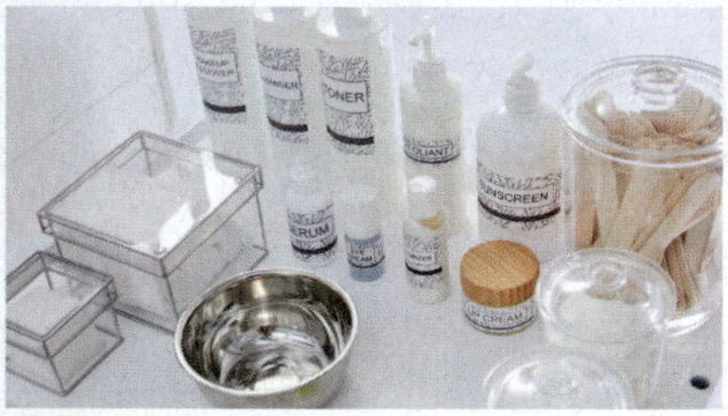

Reponga la ropa blanca, las espátulas, los utensilios y otros implementos limpios, de manera que esté todo preparado para el día siguiente).

13

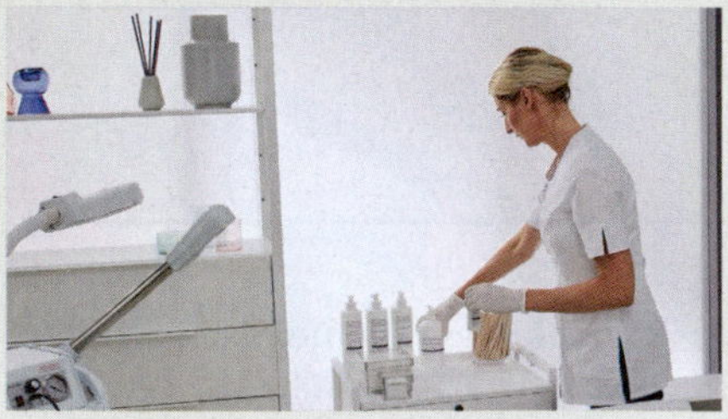

Rellene los recipientes vacíos. Si reutiliza y rellena los envases, utilice siempre todo el contenido del envase pequeño, límpielo bien y desinféctelo antes de rellenarlo. Nunca añada crema a un frasco parcialmente lleno.

14

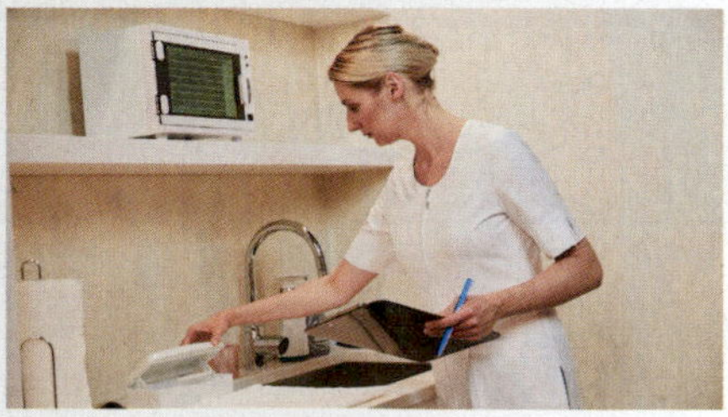

Cambie la solución desinfectante.

15

Revise la sala para verificar que no quede suciedad, manchas o polvo en las paredes, los zócalos, las esquinas o las ventilaciones. Limpie la sala con una aspiradora y un trapeador con desinfectante. *Opcional: Rocíe la sala con un desinfectante en aerosol.*

Ⓟ Procedimiento 17-3

Depilación de cejas con pinzas

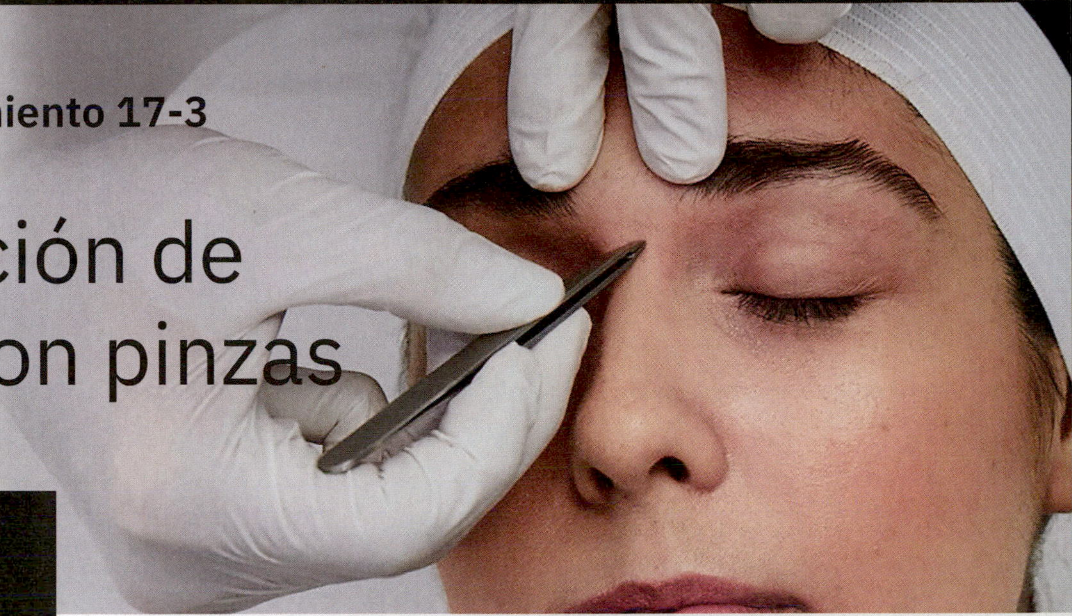

IMPLEMENTOS Y MATERIALES

- Loción antiséptica
- Copos o almohadillas de algodón
- Cepillo para cejas (desechable)
- Desmaquillador de ojos
- Guantes
- Papel protector
- Tonificante (suave)
- Pinzas para depilar

PREPARACIÓN

Antes de comenzar, realice el

Ⓟ **17-1 Procedimiento previo al servicio.**

Asegúrese de conversar con el cliente acerca de la forma de ceja deseada y adecuada.

DURACIÓN ESTIMADA

15 MIN

1

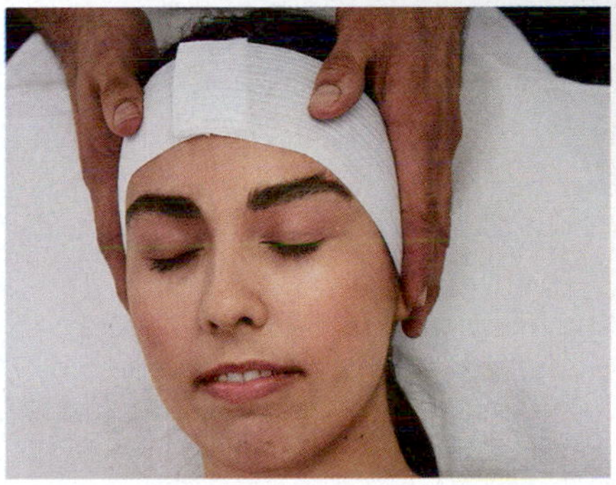

Cubra al cliente para realizar el servicio y lávese las manos. Debe cubrir con papel protector el extremo de la camilla de tratamiento donde se apoyan la cabeza, el cuello y los hombros del cliente. El cliente debe estar en una posición semirreclinada sobre la camilla, con el cuero cabelludo protegido y lejos del rostro. Lávese y séquese las manos y póngase guantes desechables.

2

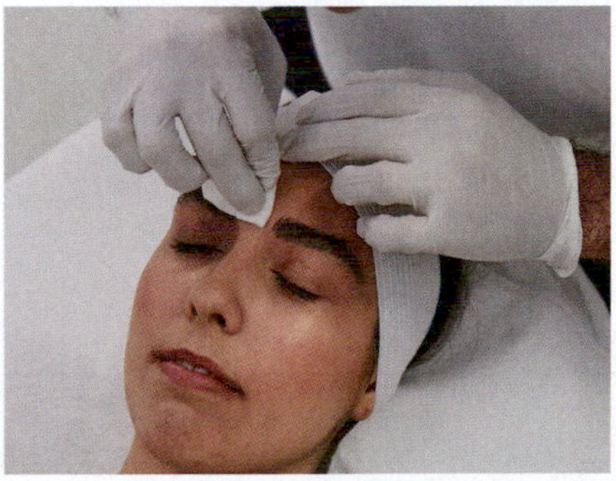

Limpie el área de los párpados con copos o almohadillas de algodón humedecidos con un desmaquillador suave de ojos.

③

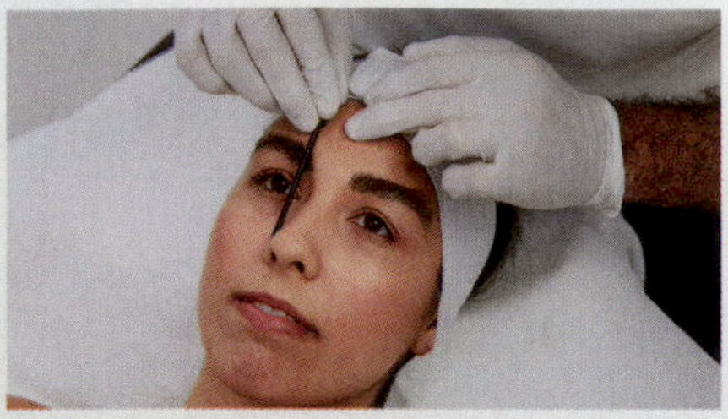
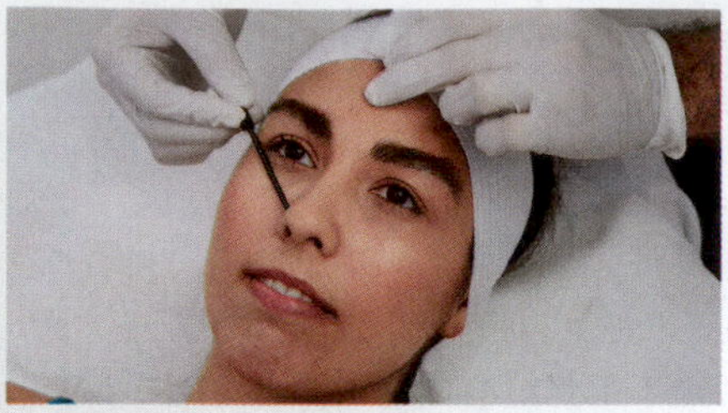
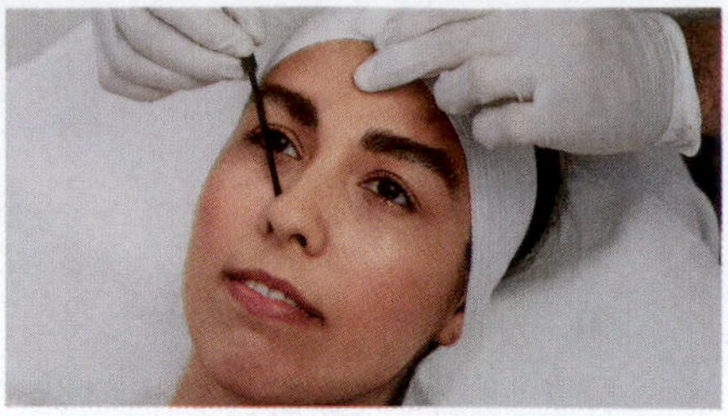

Con un cepillo descartable, mida el punto de inicio, el punto final y la ubicación correcta del arco.

④

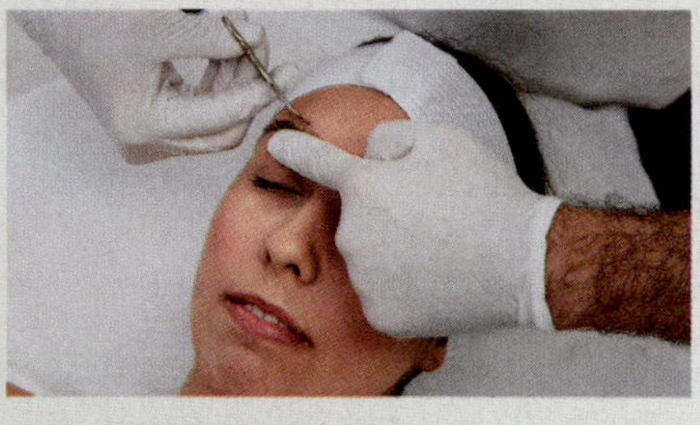

Cepille las cejas con un cepillo pequeño y recorte los pelos más largos según sea necesario. Opcional: Aleje los pelos más largos que requieran recorte. Recorte los pelos más largos con unas tijeras pequeñas de punta redonda, para que queden uniformes con respecto a la línea natural de la ceja. Cepille los pelos que están por encima de la línea de las cejas y decida cuáles hay que eliminar.

⑤

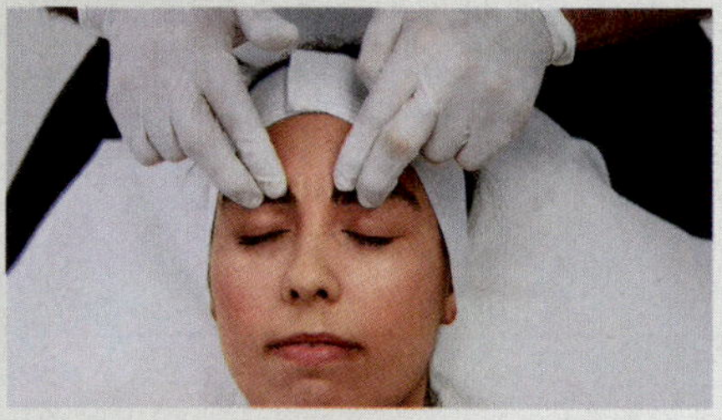

Suavice y relaje el tejido de la ceja. Empape dos almohadillas de algodón o una toalla con agua tibia y colóquelas sobre las cejas. Manténgalas en su lugar durante uno o dos minutos para suavizar y relajar el tejido de las cejas. También puede suavizar las cejas y la piel circundante mediante el dedo medio y el dedo índice para aplicar una fricción suave en el área de las cejas para calentar la zona, abrir los poros y minimizar la incomodidad durante la depilación con pinzas.

⑥

Aplique un copo de algodón con un tonificante suave antes de depilar con pinzas (opcional).

⑦

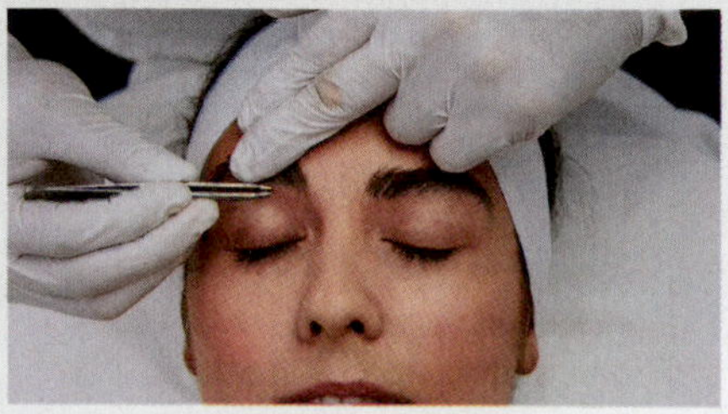

Estire la piel de manera que quede firme y elimine el vello no deseado con la pinza en la dirección del crecimiento del vello. Cuando utilice las pinzas, estire bien la piel con el índice y el pulgar (o el índice y el dedo medio) de la mano no dominante.

- Elimine el vello no deseado debajo de la ceja más cerca de la nariz y diríjase hacia el borde exterior con un movimiento suave y rápido.
- Sujete el vello lo más cerca posible de la piel sin pellizcarlo y quítelo con pinzas en la dirección de crecimiento en lugar de tirar hacia arriba.
- Realice la forma en la sección inferior de una ceja. Luego, realice la forma de la otra.

8

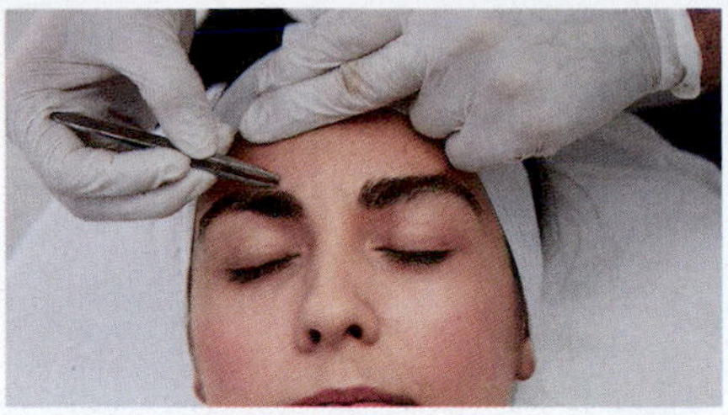

Cepille el pelo hacia abajo y depile los pelos excedentes que pueda haber arriba de la ceja según considere necesario para lograr la forma deseada. Realice la forma en la sección superior de una ceja. Repita los pasos en la otra ceja.

Nota:
Pregúntele a su instructor cuál es el método preferido para comenzar a depilar con pinzas por encima o por debajo de la ceja.

9

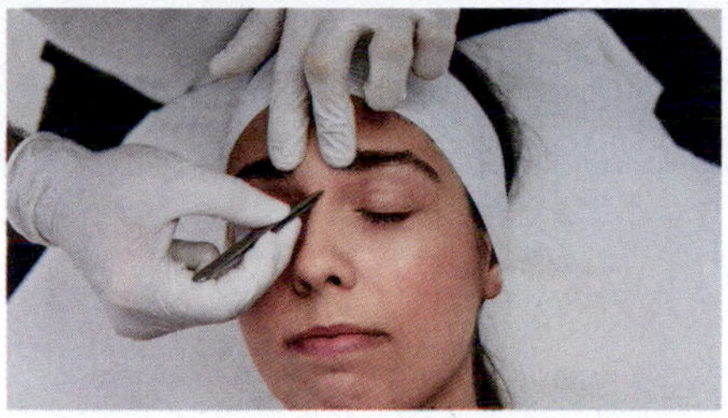

Continúe con el entrecejo, el área entre una ceja y la otra, donde suelen crecer pelos, algunos hacia arriba y otros hacia abajo. Retire el vello no deseado.

10

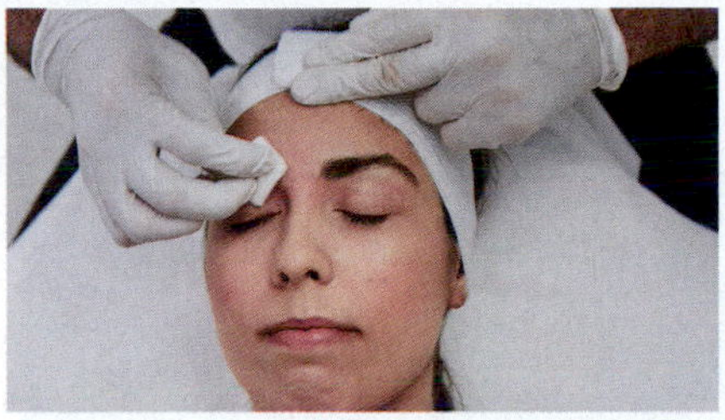

Aplique loción antiséptica en la zona tratada. Limpie el área depilada con pinzas con un algodón humedecido con una loción antiséptica calmante y no irritante para cerrar los folículos y reducir el riesgo de infección.

11

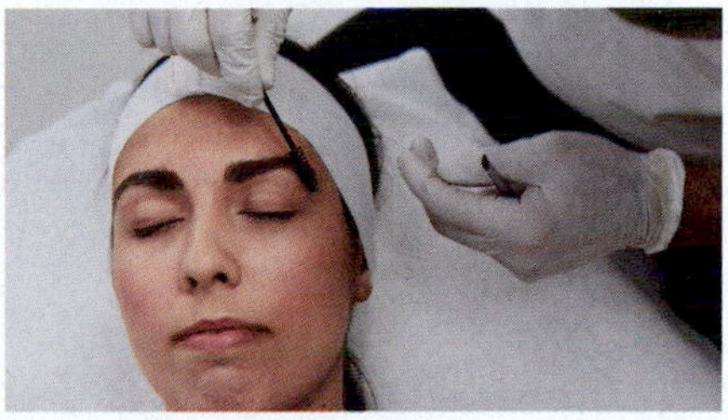

Por último, cepille las cejas para que queden prolijas.

POSTERIOR AL SERVICIO

Para completar el procedimiento, realice el Ⓟ **17-2 Procedimiento posterior al servicio.**

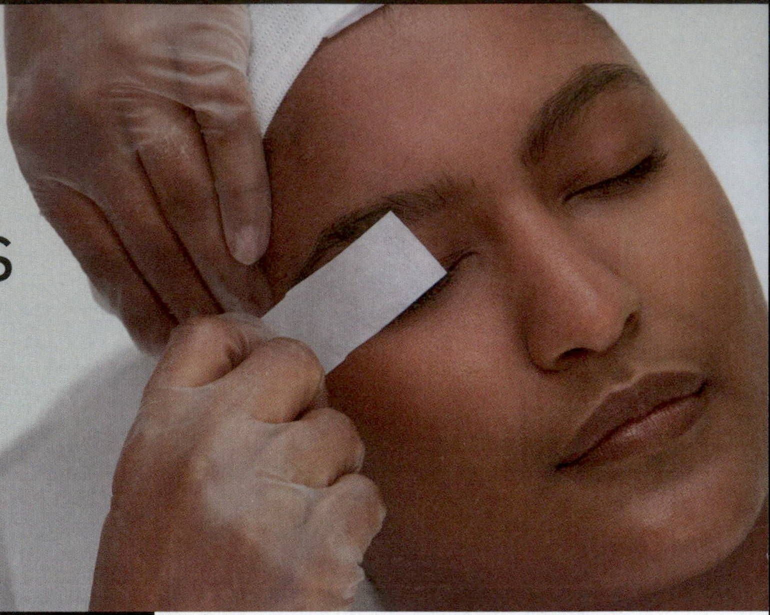

Ⓟ Procedimiento 17-4

Depilación de las cejas con cera blanda

IMPLEMENTOS Y MATERIALES

- Cepillo para cejas
- Almohadillas, esferas o cuadrados de algodón
- Guantes desechables
- Tiras de tela para depilación (tiras de muselina o pellón)
- Sillón para realizar faciales
- Gorra para el cabello o banda para la cabeza
- Limpiador suave para la piel
- Papel protector (desechable)
- Calentador de cera simple o doble
- Espátula desechable pequeña o aplicadores de madera pequeños
- Tijeras pequeñas
- Cera blanda
- Emoliente calmante o loción antiséptica (opcional: aceite de árbol de té y talco)
- Toallas para cubrir al cliente
- Pinzas para depilar
- Productos recomendados por el fabricante de la cera
- Eliminador de cera

PREPARACIÓN

Antes de comenzar, realice el

Ⓟ **17-1 Procedimiento previo al servicio.**

- Derrita la cera en el calentador durante 10 a 25 minutos, según qué tan llena esté la olla de cera y según las instrucciones del fabricante. La cera debe tener la consistencia de una salsa de caramelo. No debe estar muy líquida. La cera líquida a menudo está muy caliente y tiene más probabilidades de chorrearse.

DURACIÓN ESTIMADA

30 MIN

1

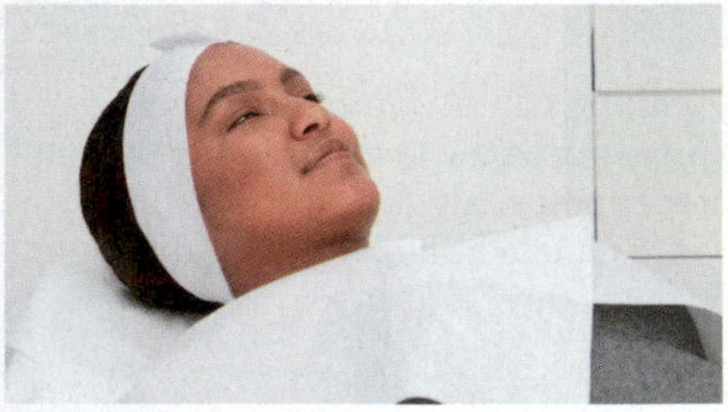

Cubra al cliente y ubíquelo para el servicio. Luego, lávese las manos. Coloque una toalla limpia sobre el sillón para faciales y, luego, una capa de papel desechable debajo de la cabeza, el cuello y los hombros. El cliente debe estar en una posición semirreclinada sobre la camilla, con el cabello y la ropa protegidos. Lávese las manos, séquelas y colóquese guantes.

2

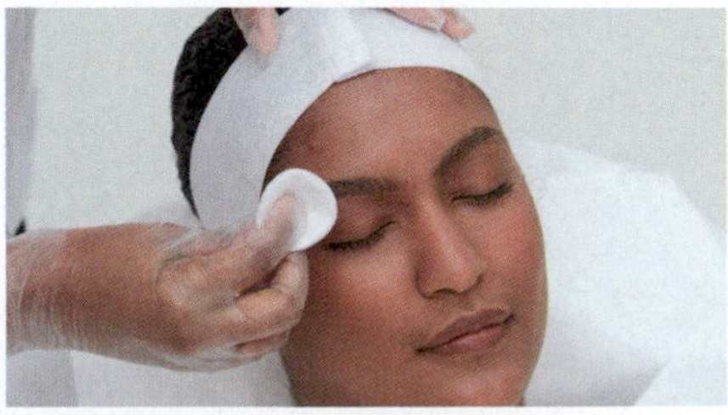

Retire el maquillaje del cliente, limpie la zona por completo con un limpiador suave y seque.

3

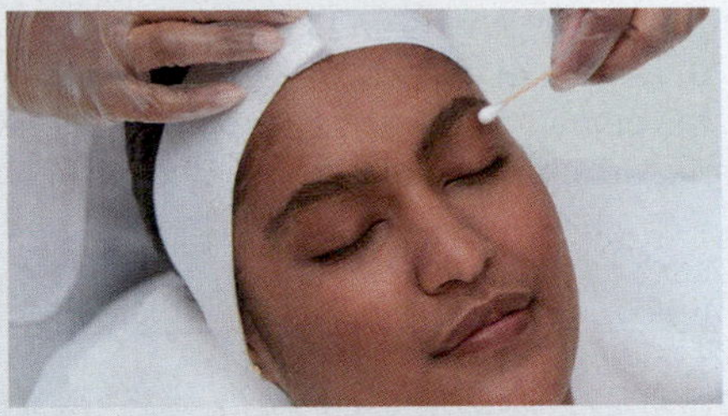

Trate previamente la zona a depilar con los productos para cera blanda recomendados por el fabricante. Opcional: También puede usar una capa delgada de aceite de árbol de té y después aplicar talco para bebés.

4

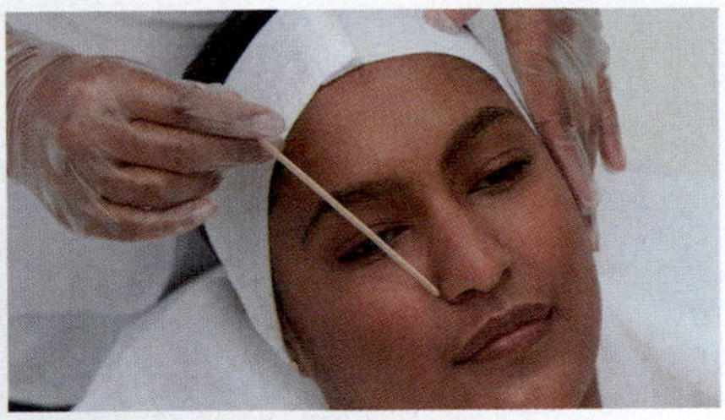

Cepille y mida las cejas. Luego de acordar la forma deseada en la consulta, cepille las cejas con cepillo desechable. Mida las cejas para definir el punto de inicio, el punto final y el punto máximo del arco.

5

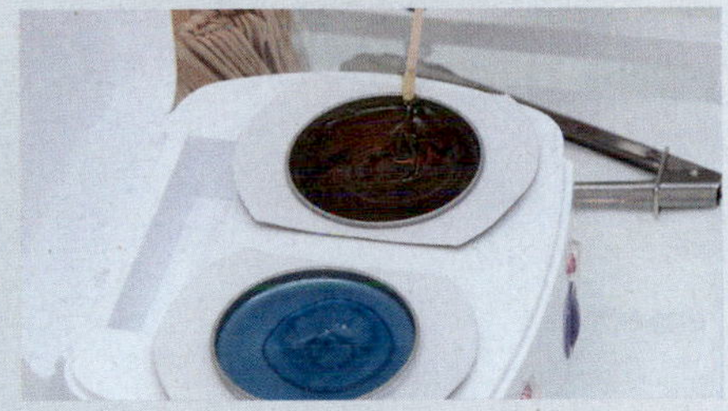

Pruebe la temperatura y la consistencia de la cera caliente. Sumerja el aplicador pequeño en la cera y retire el excedente de la parte inferior, para evitar los hilos de cera. Aplique una pequeña gota en la parte interna de su muñeca. Debe estar tibia, no caliente, y gotear con suavidad por la espátula. Haga lo mismo con la muñeca del cliente para asegurarse de que la temperatura de la cera sea agradable.

6

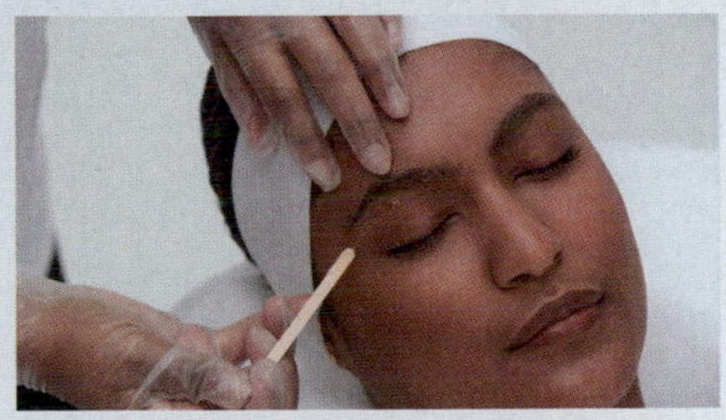

Ubíquese detrás del cliente, deslice el aplicador en un ángulo de 45 grados por la parte inferior de la ceja, desde la punta de la nariz hasta el borde exterior, siguiendo la línea deseada para eliminar el vello. Extienda la cera uniformemente sobre la zona a tratar y aplíquela en el mismo sentido del crecimiento del vello. No sumerja el aplicador dos veces.

7

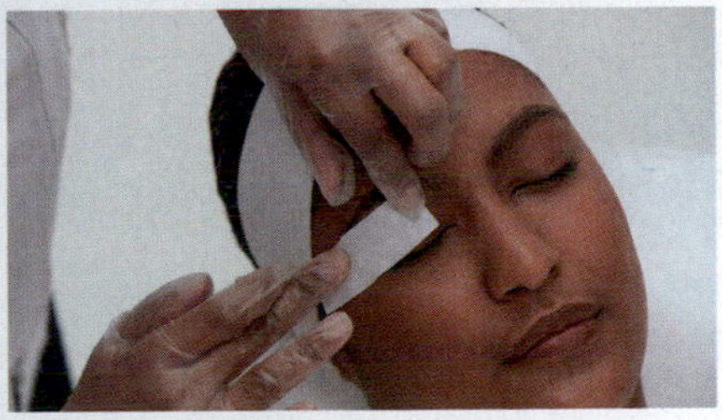

Aplique una tira sobre la cera y deje un borde libre en un extremo para poder sujetarla. Realice dos o tres tirones rápidos, siempre en la misma dirección del crecimiento del vello.

8

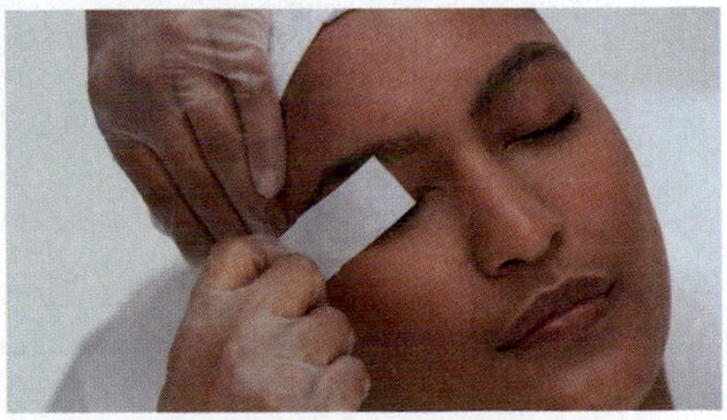

Ubique el dedo índice y el dedo medio en el extremo, al mismo tiempo que mantenga la piel firme, y tire rápidamente de la banda hacia atrás en dirección contraria al crecimiento del vello, lo más cerca posible de la piel. No tire de la banda en forma vertical. Si lo hace, podría dañar o arrancar la piel.

9

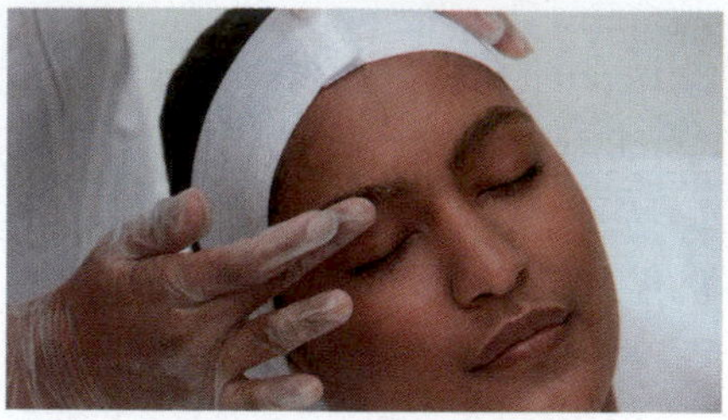

Use guantes para aplicar presión de inmediato en la zona depilada con los dedos y mantenga durante unos cinco segundos para aliviar cualquier molestia. De ser necesario, elimine cualquier residuo de la piel con un eliminador de cera suave.

10

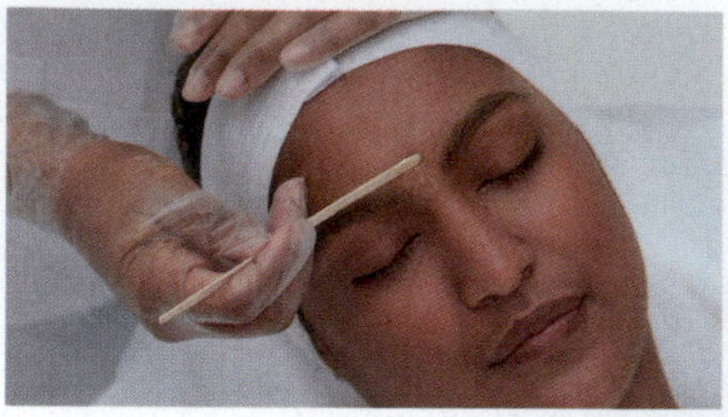

Repita los pasos en la otra ceja y, luego, en el entrecejo (el área entre las cejas). *Nota: De ser necesario, depile la parte superior de las cejas con pinzas para eliminar los pelos sueltos y recorte los pelos más largos con unas tijeras de puntas redondas.*

11

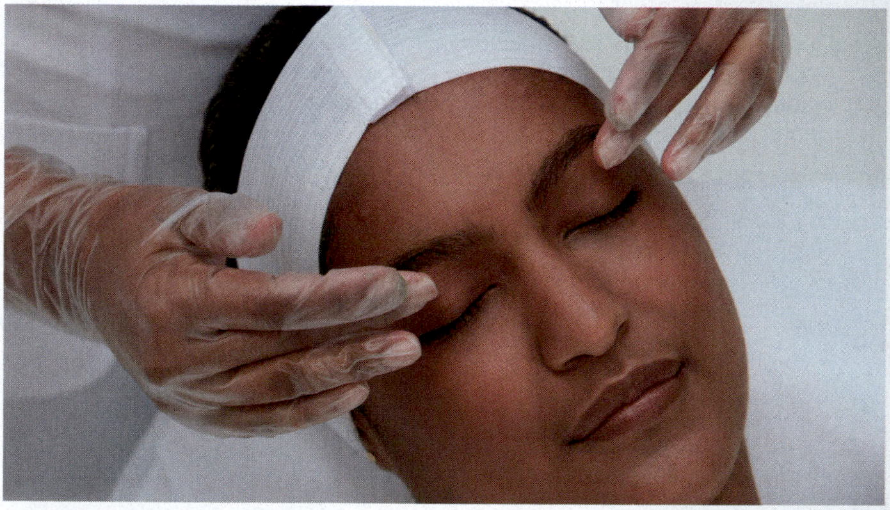

Termine con el cuidado posterior. Limpie la piel y masajee ambas cejas simultáneamente con una loción calmante y cepille las cejas.

POSTERIOR AL SERVICIO

Para completar el procedimiento, realice el

Ⓟ **17-2 Procedimiento posterior al servicio.**

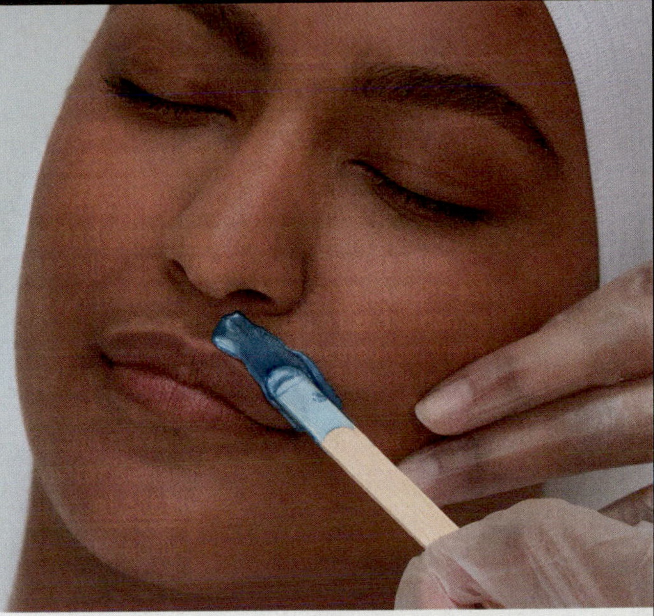

Ⓟ Procedimiento 17-5

Depilación del bozo con cera dura

IMPLEMENTOS Y MATERIALES

- Almohadillas de algodón e hisopos
- Sillón para realizar faciales
- Guantes
- Gorra para el cabello o banda para la cabeza
- Cera dura
- Limpiador suave para la piel
- Papel protector (desechable)
- Calentador de cera simple o doble
- Espátula desechable pequeña o mediana o aplicadores de madera pequeños
- Emoliente calmante o loción antiséptica
- Toallas para cubrir al cliente
- Eliminador de cera

PREPARACIÓN

Antes de comenzar, realice el

Ⓟ 17-1 Procedimiento previo al servicio.

- Derrita la cera en el calentador durante 10 a 15 minutos, según qué tan llena esté la olla de cera y según las instrucciones del fabricante. La cera debe tener la consistencia de una salsa de caramelo. No debe estar muy líquida.

DURACIÓN ESTIMADA

15 MIN

1

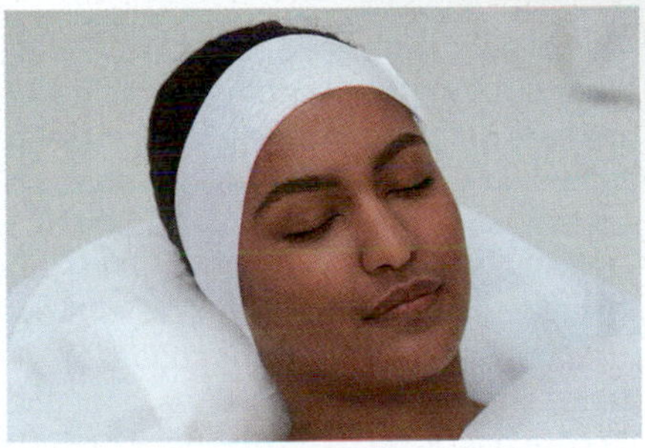

Cubra al cliente y ubíquelo para realizar el servicio. Luego, lávese las manos. Coloque una toalla limpia sobre el sillón para faciales y, luego, una capa de papel desechable debajo de la cabeza, el cuello y los hombros. El cliente debe estar en una posición semirreclinada sobre la camilla, con el cabello y la ropa protegidos. Lávese las manos, séquelas y colóquese guantes.

2

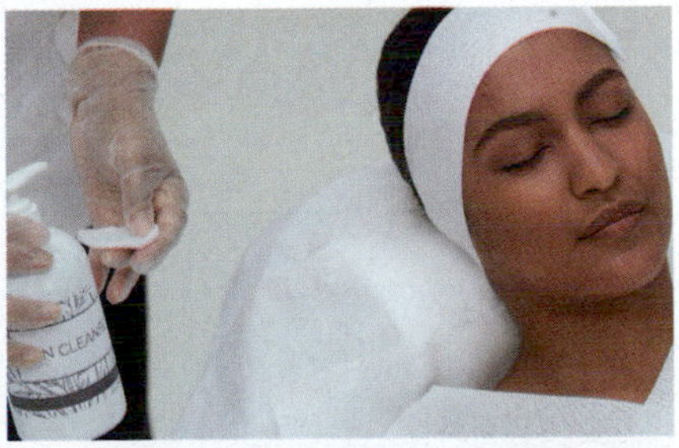

Desmaquille al cliente y limpie la zona a depilar. Retire todo el maquillaje, los aceites faciales y los contaminantes con un limpiador suave y seque la zona.

3

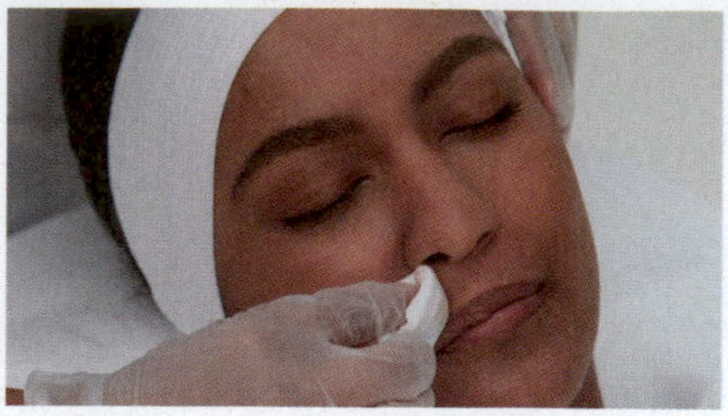

Opcional: Aplique el tratamiento previo de acuerdo con las recomendaciones del fabricante de la cera. En el caso de la cera dura, esto puede ser un aceite complementario que se aplica antes de la cera.

4

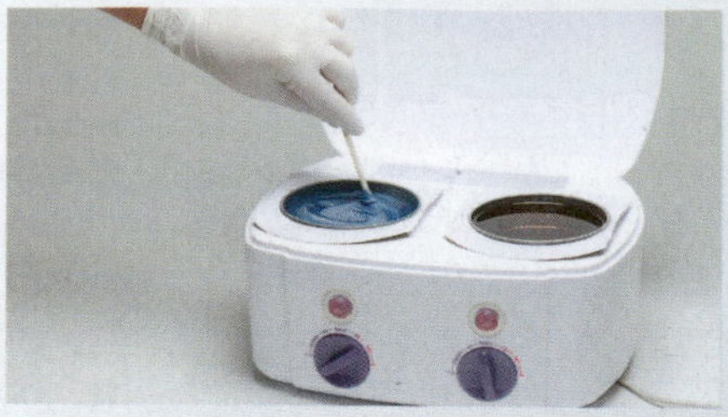

Pruebe la temperatura y la consistencia de la cera caliente. Aplique una pequeña gota en la parte interna de su muñeca. Debe estar tibia, pero no caliente. Haga lo mismo con la muñeca del cliente para asegurarse de que la temperatura de la cera sea agradable.

5

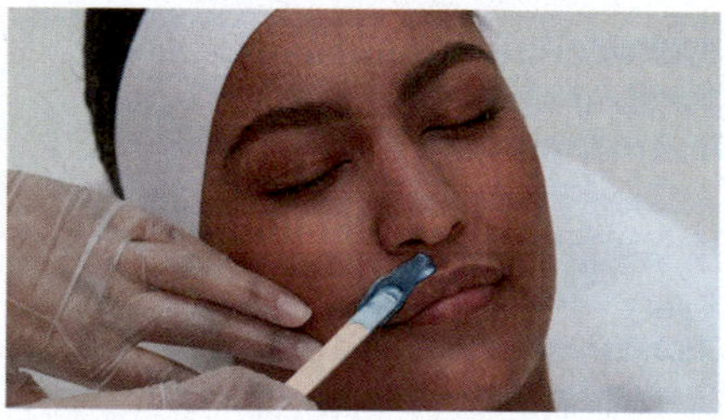

Aplique cera en el bozo. Pregúntele a su instructor si desea seguir la Técnica opción 1 o la Técnica opción 2.

Técnica opción 1

Con el aplicador, aplique la cera dura tibia en la piel sobre el labio de manera uniforme desde el centro del labio hacia las comisuras de la boca, en la misma dirección de crecimiento del vello, con aproximadamente el espesor de una moneda o 0,16 cm ($^1/_{16}$ in). Asegúrese de que todos los pelos visibles estén cubiertos y aplique la cera hasta después de que el pelo deja de crecer y, de esta manera, cree un borde para levantar cuando quite la cera. Debe tener la punta de la cual tirar donde no hay vello debajo.

Técnica opción 2

Párese detrás del cliente y use un aplicador de tamaño mediano. Aplique la cera en la mitad del bozo y deslícela por debajo del vello, en la dirección contraria al crecimiento, desde el borde exterior hasta el medio y por debajo del tabique y, luego, al revés, como formando un ocho. Deje que se forme una punta de cera más gruesa al final.

6

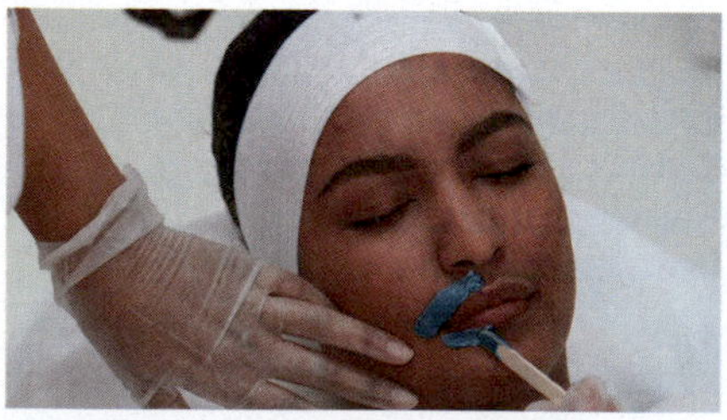

Opcional: Depile con cera la zona inferior a los labios. En caso de que el cliente lo solicite, si también va a depilar el área debajo del labio inferior, se recomienda que comience a aplicar la cera en la mitad de esta área mientras se fija la cera de la parte superior.

7

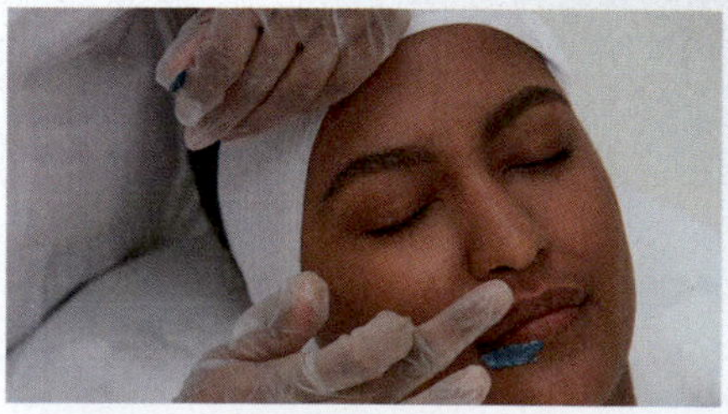

Retire la cera y aplique presión rápidamente. Cuando la cera haya perdido la consistencia pegajosa y el brillo de la humedad, tome la punta y tire de ella lo más cerca y paralelo a la piel como sea posible.

Si la cera dura está demasiado seca o fría, se quebrará y se romperá cuando intente retirarla. El vello puede eliminarse en la dirección del crecimiento (para evitar distorsionar los folículos pilosos) o en la dirección contraria.

8

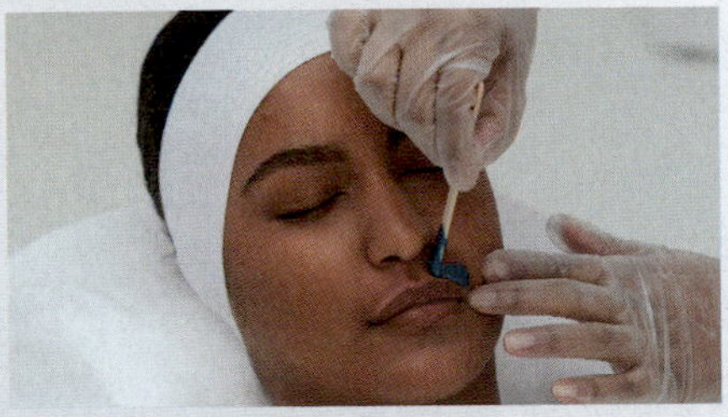

Repita la aplicación y la eliminación de la misma manera en el otro lado del bozo. Retire cualquier residuo de la piel con un eliminador de cera suave.

9

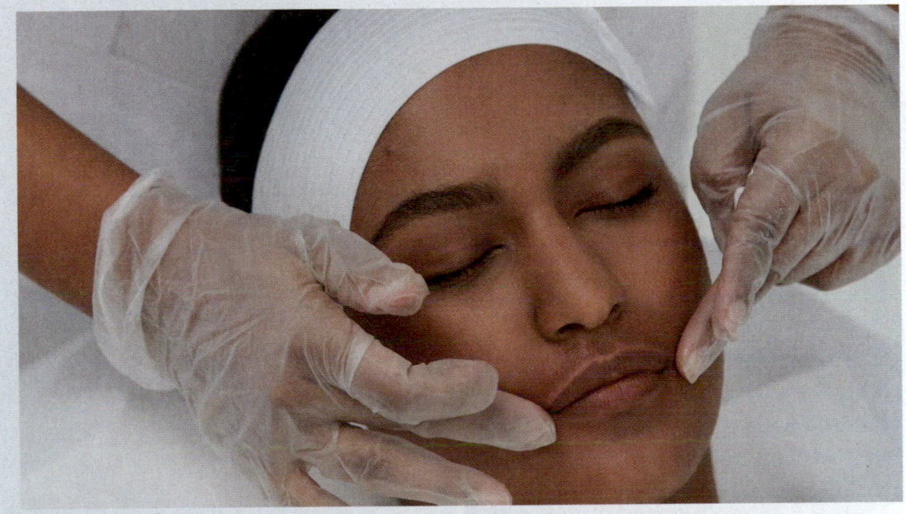

Termine con el cuidado posterior. Limpie la piel con un limpiador suave y finalice con un masaje con ambas manos con una loción calmante para el cuidado posterior.

POSTERIOR AL SERVICIO

Para completar el procedimiento, realice el

Ⓟ **17-2 Procedimiento posterior al servicio.**

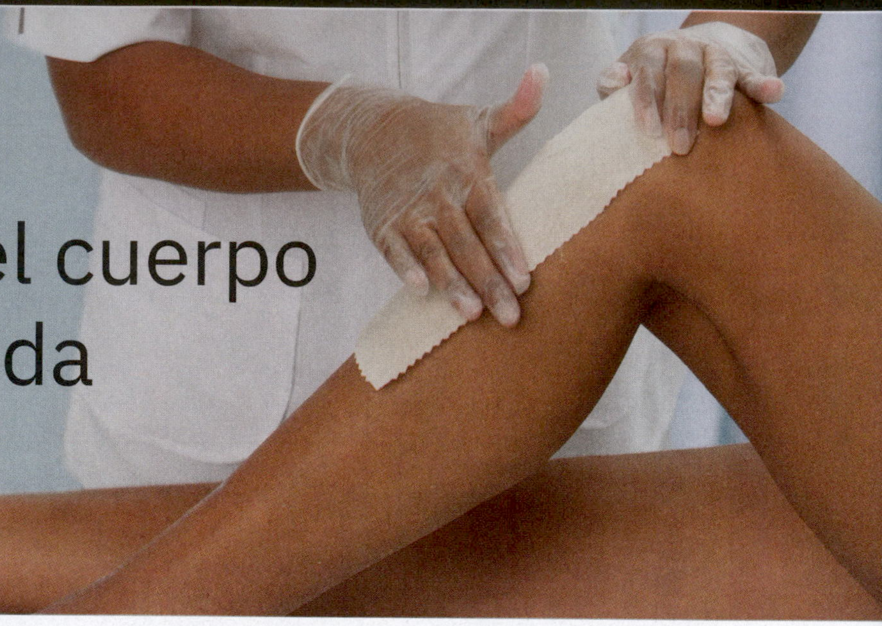

Ⓟ Procedimiento 17-6

Depilación del cuerpo con cera blanda

IMPLEMENTOS Y MATERIALES

- Ropa interior desechable o toalla pequeña
- Talco
- Tiras de tela para depilación (tiras de muselina o pellón)
- Guantes
- Limpiador suave para la piel
- Toallas de papel
- Rollo de papel desechable
- Tijeras
- Calentador de cera simple o doble
- Sábanas
- Espátula desechable pequeña o aplicadores de madera pequeños
- Cera blanda
- Emoliente calmante o loción antiséptica
- Envoltura corporal de toalla
- Toallas para cubrir al cliente
- Sillón/camilla de tratamiento
- Eliminador de cera

PREPARACIÓN

Antes de comenzar, realice el

Ⓟ 17-1 Procedimiento previo al servicio.

- Derrita la cera en el calentador.

DURACIÓN ESTIMADA

45 MIN

1

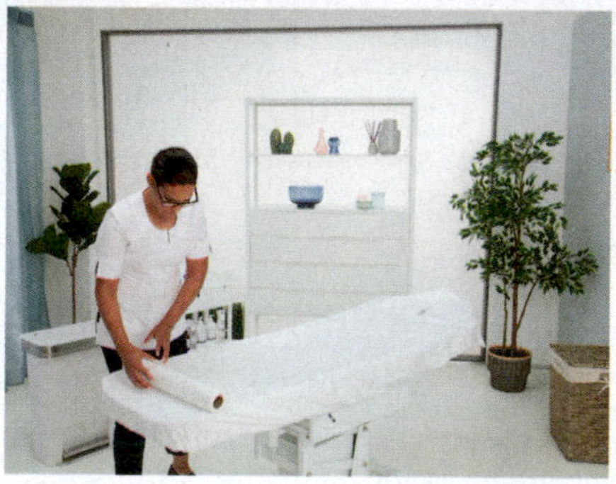

Cubra la camilla de tratamiento con papel desechable o con una sábana y papel encima.

2

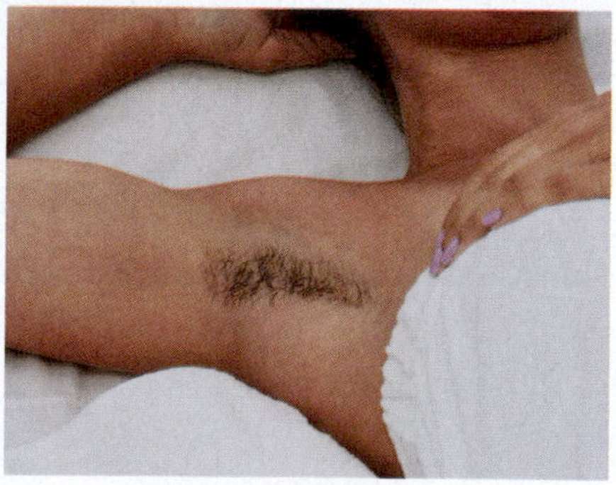

Bríndele instrucciones al cliente sobre la cobertura adecuada, según el servicio a realizar:

- Si depila las axilas, pídale al cliente que se quite el sostén, si corresponde, y coloque una envoltura de toalla.
- Si depila el área del bikini, ofrézcale al cliente una prenda de ropa interior desechable o una toalla pequeña y limpia.
- Ofrézcale al cliente un envoltorio de toalla cuando depile sus piernas con cera.

3

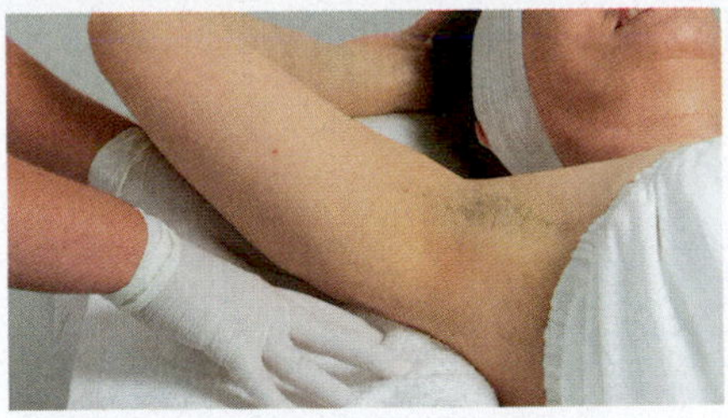

Ayude al cliente a subir a la camilla de tratamiento y cúbralo con toallas. Colóquese guantes descartables.

4

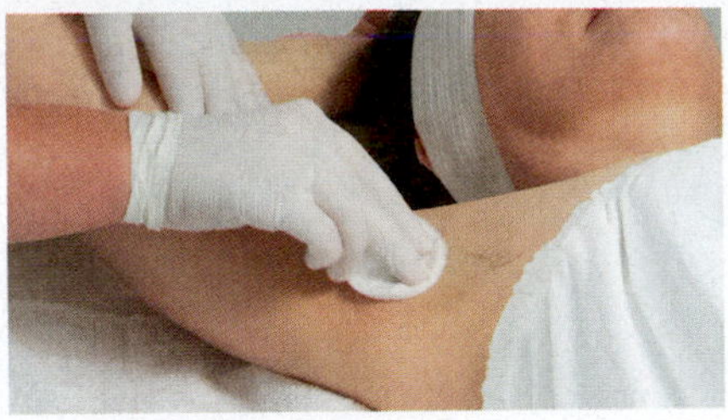

Limpie completamente el área que va a depilar con un limpiador suave y seque.

5

Recorte el vello con tijeras si mide más de 1,25 cm (0,5 in) de largo. Coloque una toalla adicional de papel de un solo uso debajo del área para recolectar el vello y desecharlo antes de la depilación con cera. Esto ayuda a que el vello adicional no interfiera en la cera y que la limpieza sea más fácil.

6

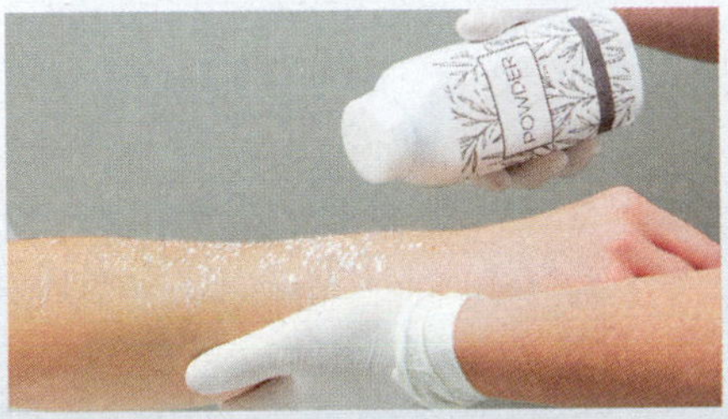

Aplique el tratamiento previo. Si es necesario, aplique una capa ligera de talco en el área que va a depilar.

7

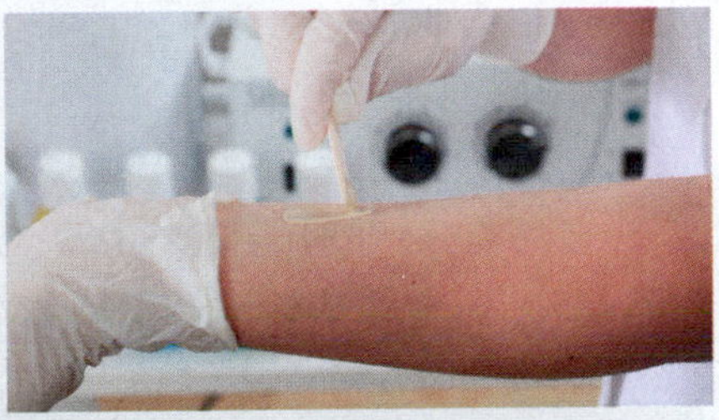

Verifique la temperatura y la consistencia de la cera caliente mediante la aplicación de una gota en la parte interna de su muñeca. Haga lo mismo con la muñeca del cliente para asegurarse de que la temperatura de la cera sea agradable.

8

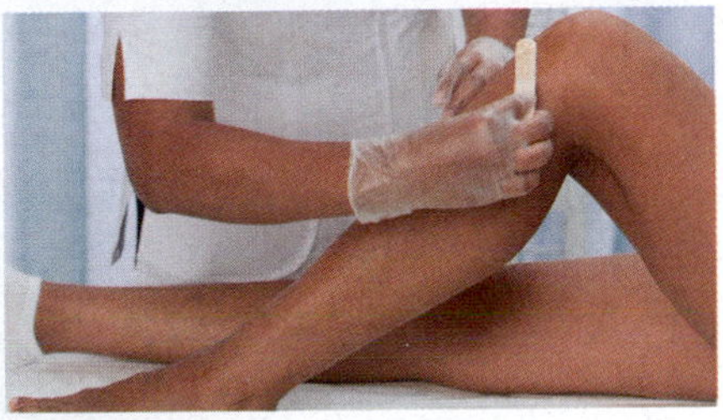

Aplique cera en el área de tratamiento. Extienda de manera uniforme, con una espátula desechable, una capa delgada de cera tibia sobre la piel, en la misma dirección del crecimiento del vello. No sumerja la espátula dos veces. Si la cera chorrea y cae en un área que no desea depilar, retírela con una loción diseñada para disolver y remover cera.

9

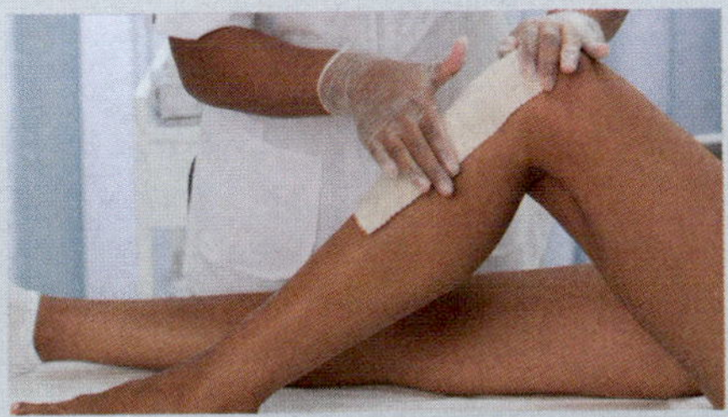

Aplique una tira de cera en la dirección del crecimiento del vello. Presione suavemente, pero con firmeza y deslice la mano hacia delante y atrás sobre la banda de dos a tres veces.

10

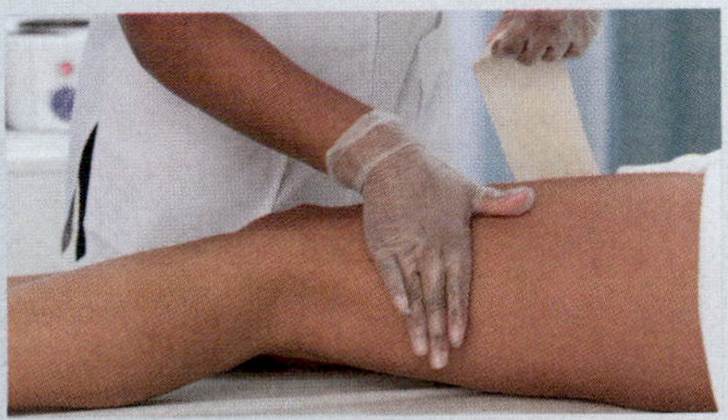

Retire la tira de cera y aplique presión. Presione suavemente con una mano para mantener la piel estirada y con la otra mano retire rápidamente la cera adherida en la dirección opuesta al crecimiento del vello sin levantarla. No tire de la tira de tela hacia arriba. Aplique una presión suave en el área tratada con la mano en la que se colocó el guante.

11

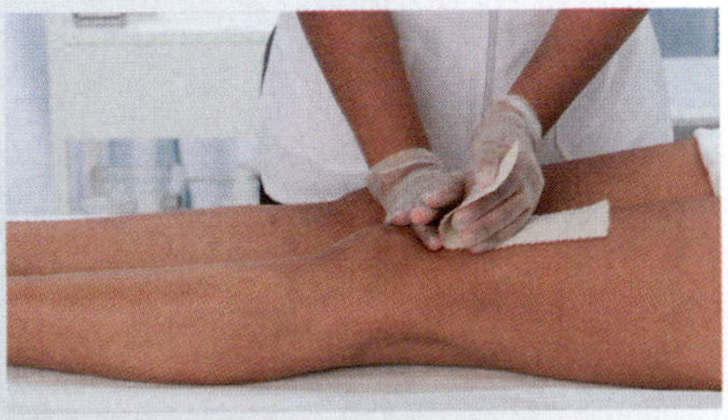

Repita este proceso con una tira de tela nueva cada vez.

12

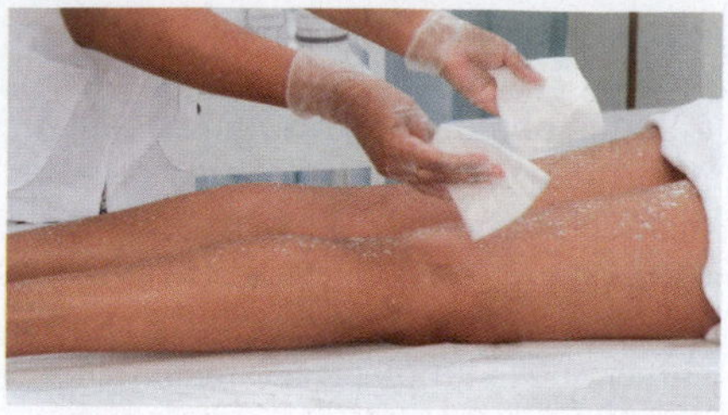

Limpie el área. Elimine cualquier residuo de talco de la piel. Limpie el área con un limpiador suave y aplique una loción para el cuidado posterior.

13

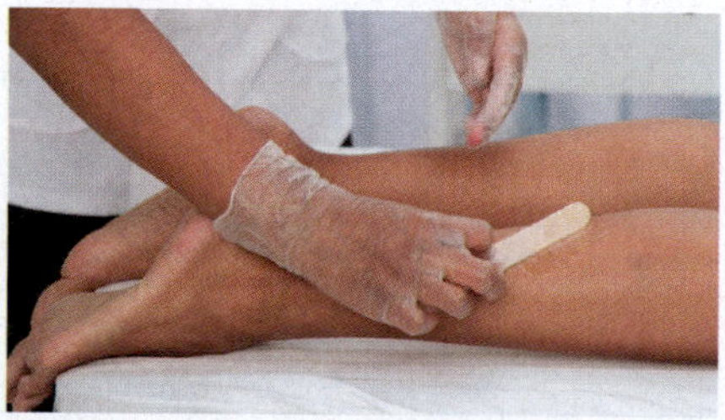

Para la depilación de piernas, primero depile toda la pierna delantera, incluidas las rodillas. Use eliminador de cera antes de que el cliente se dé la vuelta; esto evita que la piel del cliente se pegue a la camilla. Después, pídale al cliente que se dé la vuelta y repita el procedimiento en la parte posterior de las piernas.

14

Complete el servicio. Destape al cliente y acompáñelo hasta el vestidor.

POSTERIOR AL SERVICIO

Para completar el procedimiento, realice el

Ⓟ **17-2 Procedimiento posterior al servicio.**

Glosario del capítulo

depilación brasileña del área del bikini	pág. 709	técnica de depilación que requiere la depilación de la parte delantera y trasera de la zona del bikini
depilación con azúcar	pág. 710	método de depilación temporal que consiste en el uso de una pasta espesa y caliente a base de azúcar
depilación con hilos	pág. 711	también conocida como *banding*; es la depilación temporal que consiste en retorcer y enrollar hebras de algodón en la superficie de la piel, entrelazando el vello en la hebra y levantándolo del folículo
depilación con láser	pág. 712	tratamiento de reducción del vello permanente mediante el cual un rayo láser se aplica sobre la piel para impedir el crecimiento del vello
depilación con pinzas	pág. 707	método de depilación en el que se utilizan pinzas para extraer un vello a la vez desde la raíz
depilador	pág. 708	sustancia que se utiliza para tirar del vello y extraerlo de la base del folículo
depilatorio	pág. 708	sustancia, generalmente una preparación cáustica álcali, que se utiliza para quitar temporalmente el vello superfluo y disolverlo al nivel de superficie de la piel
electrólisis	pág. 712	eliminación del vello mediante una corriente eléctrica que destruye las células de crecimiento capilar
luz pulsada intensa	pág. 712	también conocida como *fotodepilación* e *IPL*; método de reducción permanente del vello en el que se utiliza luz intensa para destruir las células de crecimiento de los folículos pilosos

CAPÍTULO 18:

Faciales

Objetivos de aprendizaje

Al finalizar este capítulo, podrá:

OA1 Explicar por qué los cosmetólogos deben comprender los tratamientos faciales y los productos para el cuidado de la piel.

OA2 Analizar las ventajas y desventajas de seguir una carrera en el campo de la estética o una carrera dual de cuidado del cabello y la piel.

OA3 Describir, al menos, tres tipos de equipos básicos utilizados para los servicios de estética.

OA4 Describir los cuatro tipos de piel y las afecciones comunes de la piel que se abordan durante los tratamientos faciales.

OA5 Explicar las diferentes categorías de productos para el cuidado de la piel que se utilizan en tratamientos faciales y para el cuidado en el hogar y proporcionar ejemplos de cada uno.

OA6 Explicar las cinco técnicas que se utilizan para realizar un masaje facial.

OA7 Explicar cómo se utilizan los tratamientos galvánicos, de alta frecuencia y la terapia de luz en los servicios faciales.

OA8 Explicar el propósito y la importancia de los formularios de los clientes y de llevar registros.

OA9 Explicar la información pertinente que debe recopilarse durante la consulta con el cliente y el análisis de la piel antes de realizar el tratamiento facial.

OA10 Identificar ejemplos de contraindicaciones que prohíben realizar tratamientos faciales.

OA11 Realizar tratamientos faciales preventivos y correctivos.

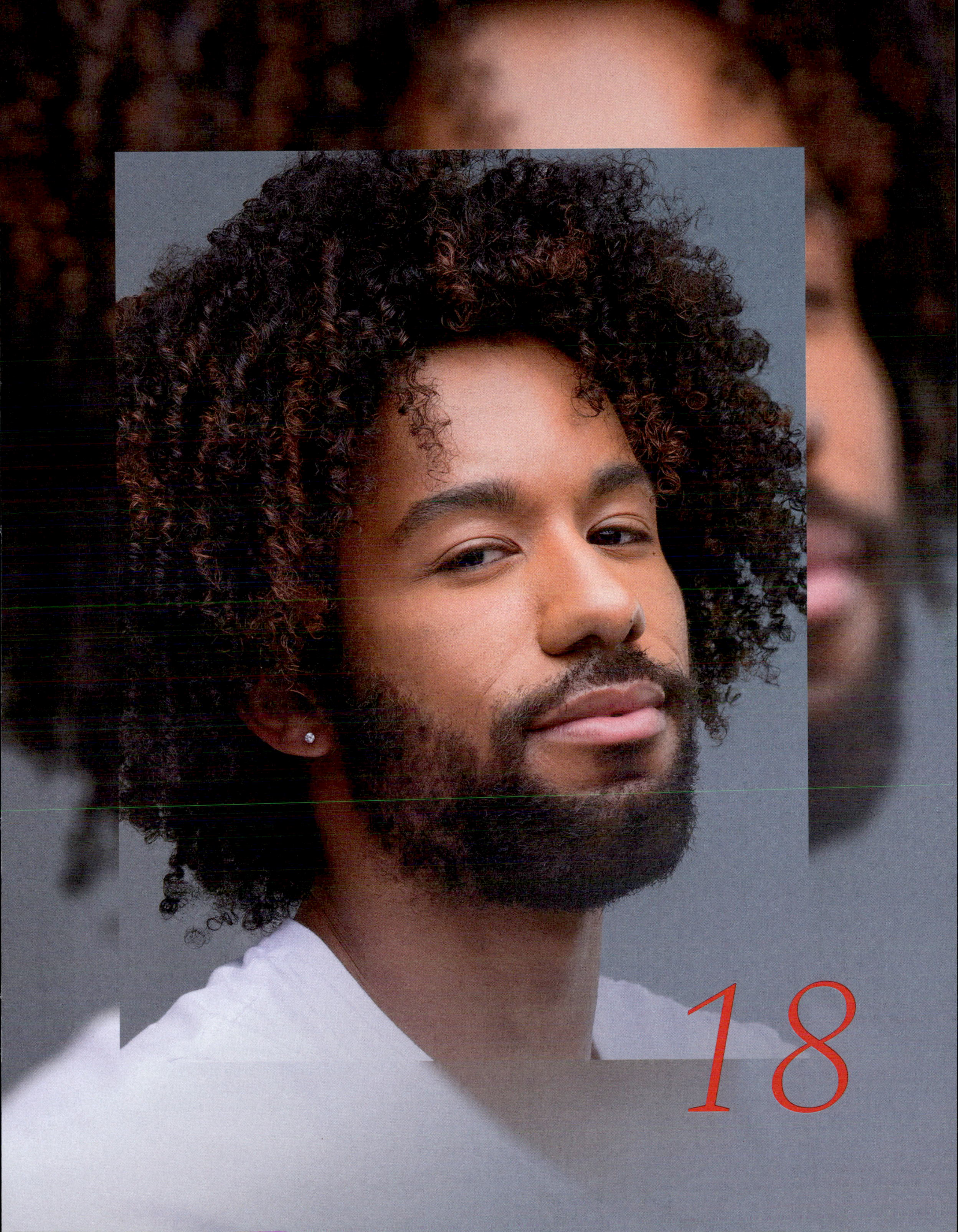

18

A veces, lo más productivo que se puede hacer es relajarse.

"

—

Mark Black

Autor, mentor y orador

OA 1 Explicar por qué los cosmetólogos deben comprender los tratamientos faciales y los productos para el cuidado de la piel.

¿Por qué estudiar tratamientos faciales?

Un buen cuidado de la piel puede marcar una gran diferencia sobre la forma en la que se ve la piel y cómo se siente el cliente con respecto a su apariencia. Un **facial**, también conocido como *tratamiento facial*, es un tratamiento de cuidado de la piel profesional para mejorar el aspecto y las cualidades de la piel (**figura 18-1**).

El cuidado adecuado de la piel puede hacer que la piel grasa se vea más limpia y saludable, que la piel seca se vea y sienta más húmeda y flexible y que la piel envejecida luzca más suave, firme y menos arrugada. La combinación de buenos tratamientos faciales en el salón y el cuidado eficaz e individualizado en el hogar logrará resultados visibles.

Los cosmetólogos deben estudiar los tratamientos faciales y comprenderlos bien por los siguientes motivos:

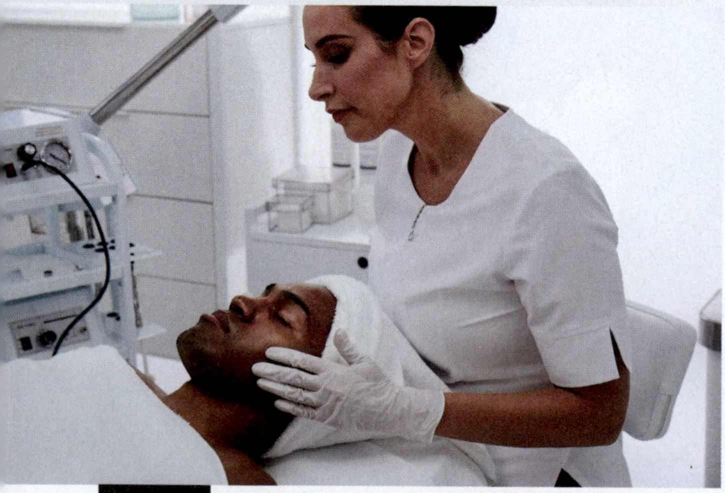

Fig. 18-1 Un facial es una experiencia placentera y relajante para el cliente.

- Realizar servicios de cuidado de la piel es sumamente gratificante, ayuda a los clientes atareados a relajarse, mejoran su apariencia y les ayudan a sentirse mejor consigo mismos.
- Conocer los conceptos básicos de análisis de la piel y productos para el cuidado de la piel le permitirá ofrecerles consejos a sus clientes cuando lo soliciten.
- Si bien no tratará enfermedades de la piel, debe ser capaz de reconocer sus reacciones adversas y derivar a los clientes para que busquen ayuda médica.
- Aprender las técnicas clásicas del tratamiento y el masaje facial le dará una visión general y la capacidad de realizar estos servicios fundamentales.
- Puede que disfrute esta categoría de servicios y se especialice en servicios de cuidado de la piel. La información en este capítulo creará una base para tomar esa decisión.

Verificación

1. ¿Qué es un tratamiento facial?
2. ¿Por qué los cosmetólogos deberían estudiar los tratamientos faciales?
3. Como cosmetólogo, ¿tiene autorización para tratar enfermedades de la piel? ¿Por qué es importante que las reconozca?

OA 2 Analizar las ventajas y desventajas de seguir una carrera en el campo de la estética o una carrera dual de cuidado del cabello y la piel.

Trayectoria profesional en estética

En la mayoría de los países, los cosmetólogos tienen licencia para realizar servicios para el cabello, la piel y las uñas. Si este es el caso en su país, tiene múltiples trayectorias para elegir, incluidos los servicios faciales.

Diferencias de carrera

El cuidado de la piel atrae a los cosmetólogos a los que les interesan las diferencias que pueden hacer en la piel de los clientes, el aspecto médico del cuidado de la piel y el uso de terapias naturales y técnicas de relajación para aliviar el estrés que también afectan de manera positiva al profesional (**figura 18-2**).

Desde una perspectiva comercial, ser estilista y esteticista crea un grupo más grande de clientes nuevos para ambas especialidades. Los clientes a los que les realiza servicios en el cabello pueden convertirse en sus clientes de cuidado de la piel y viceversa. El mayor desafío al seguir estos dos caminos profesionales es cómo separar bien las diferentes energías y objetivos de servicio.

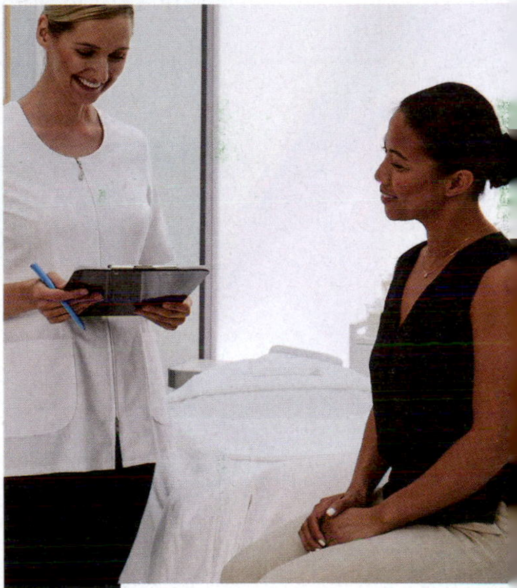

Fig. 18-2 Los clientes a los que les realiza servicios en el cabello pueden convertirse en sus clientes de cuidado de la piel.

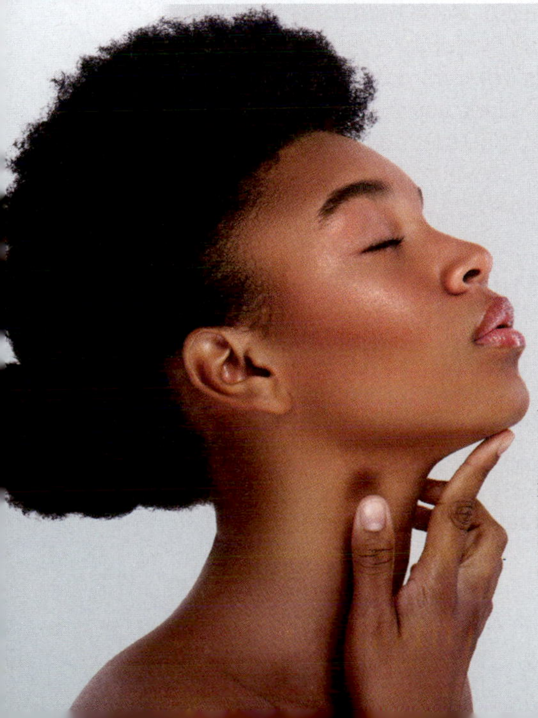

BLACKDAY/Shutterstock.com

Las funciones de un esteticista profesional y un peluquero pueden ser polos opuestos.

- Los esteticistas suelen identificarse con la comunidad relacionada con el bienestar. Suelen adoptar un enfoque holístico para los tratamientos de cuidado de la piel y se enfocan en la mente, el cuerpo y el espíritu. Ellos y sus clientes prosperan en un ambiente reconfortante y tranquilo. Los esteticistas suelen usar uñas cortas y cuidadas, zapatos de suela blanda para minimizar el ruido, uniformes de esteticista o batas de laboratorio y maquillaje neutral. También tienen el compromiso de asistir a clases avanzadas y talleres de varios días con frecuencia para aumentar sus conocimientos, experiencia y redes.
- Los estilistas se identifican con la industria de la belleza. Son artistas del cabello llenos de energía, están motivados por la belleza y se espera que sean extrovertidos y que conversen de manera animada y alegre. Si bien los estilistas también asisten a clases, aprenden muchas cosas de la industria de la belleza que los rodea, como las tendencias y las técnicas y los cortes y colores de cabello que están de moda.

Gestión de carreras duales

Si le atrae tener una carrera en estética, ya sea ahora o en el futuro, hay dos formas en las que puede manejar cómodamente dos carreras: trabaje días específicos como terapeuta de cuidado de la piel o divida bien los días en los que realiza tratamientos de cuidado de la piel desde las 9 a. m. hasta el mediodía, por ejemplo, y, luego, realice servicios de peluquería durante el resto de su jornada laboral. Se recomienda que dedique mañanas específicas a los servicios de cuidado de la piel porque los horarios de las citas para el cuidado de la piel son más precisos y predecibles. Trabajar en el horario opuesto implica el riesgo de tener dificultades para programar citas, especialmente si está realizando múltiples servicios químicos.

En algún momento, es posible que desee desafiarse a sí mismo con una carrera profesional diferente o darle a su cuerpo un descanso de los rigores de realizar servicios para el cabello o para la piel. Tener conocimientos sobre el cuidado del cabello y la piel permite que los profesionales de la belleza cambien lo que les atrae en cualquier momento de su carrera.

Verificación

4. ¿Cuáles son las dos formas en las que puede gestionar tanto una carrera en estética como una en cosmetología?

OA 3 Describir, al menos, tres tipos de equipos básicos utilizados para los servicios de estética.

Equipo básico para tratamientos faciales

Hay muchos tipos de equipos de estética que pueden mejorar su capacidad para realizar un tratamiento facial sobresaliente, desde la camilla de tratamiento en la que se recuesta el cliente hasta las máquinas que utiliza para brindar tratamientos más completos y relajantes.

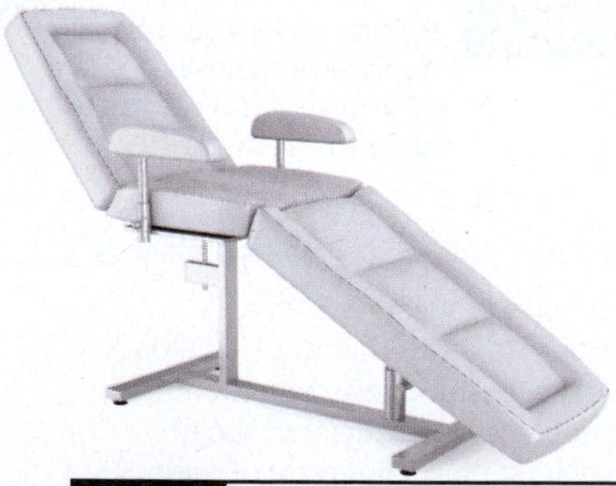

Nerthuz/Shutterstock.com

Fig. 18-3 Sillón de tratamiento

Precaución

La información relacionada con los equipos faciales que se proporciona en este capítulo es solo una visión general. Debe recibir las enseñanzas prácticas de su instructor antes de usar cualquier equipo para tratamientos faciales. Los modelos de las máquinas difieren, por lo que las precauciones también pueden variar. Consulte con su instructor y el manual de la máquina específica para poder usarla sin riesgos. En algunos países, el uso de ciertos equipos puede estar prohibido para los cosmetólogos. Siempre consulte con su instructor para saber lo que está permitido en su país.

Sillones y mesas para tratamiento

- Los sillones de tratamiento ahorran espacio de lujo porque pueden permanecer en posición vertical para minimizar el espacio que ocupan y reclinarse solo durante los tratamientos faciales (**figura 18-3**). Tienen ajustes manuales o controles eléctricos/hidráulicos que reclinan y elevan el sillón con solo tocar un botón.
- Las mesas o camillas de tratamiento más económicas se asemejan a una camilla de masajes portátil. El equipo de alta gama está unido a una base de plataforma y tiene controles manuales o eléctricos/hidráulicos (**figura 18-4a y b**).

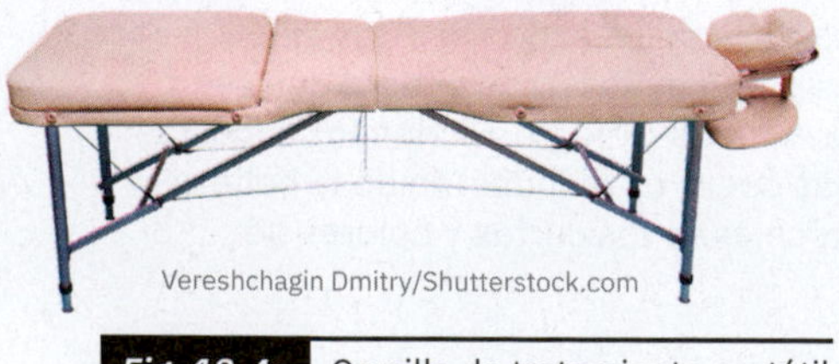

Vereshchagin Dmitry/Shutterstock.com

Fig. 18-4a Camilla de tratamiento portátil

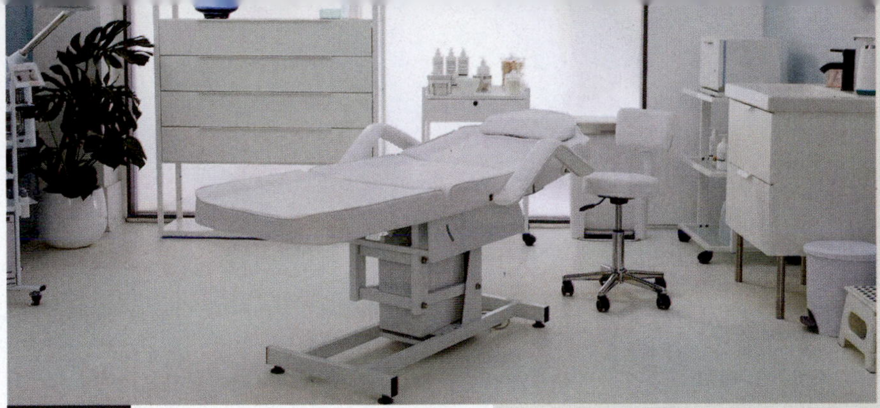

Fig. 18-4b Camilla para tratamiento hidráulico

Sugerencia

Ya sea una silla o una camilla, el diseño ergonómico es la característica más importante a considerar, ya que permite que los clientes se acuesten cómodamente en una posición hasta por una hora.

Sillas y taburetes

Si se sienta en un taburete o una silla o se para mientras realiza tratamientos faciales, dependerá del espacio y el equipo disponible. El taburete o silla generalmente tiene cuatro patas con ruedas para lograr mayor estabilidad y movilidad. La porción real del asiento puede ser plana o estilo silla de montar (**figura 18-5** y **18-6**).

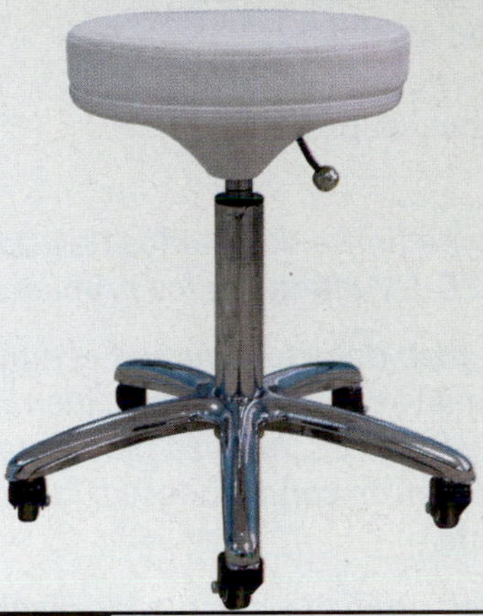

VH-studio/Shutterstock.com

Fig. 18-5 Banquillo tradicional

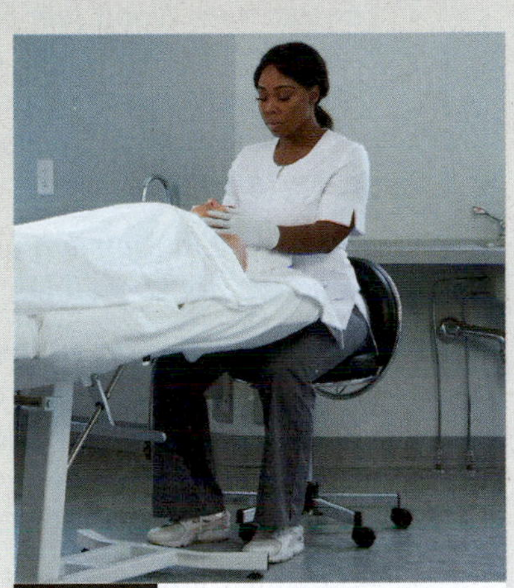

Fig. 18-6 Banquillo ergonómico

Equipo de análisis

Las **lámparas con lupa** tienen una lupa grande rodeada por una luz circular que proporciona una vista ampliada y bien iluminada de la piel. Los profesionales utilizan lámparas con lupa o luz con lupa para analizar la piel, extraer comedones y colocar extensiones de pestañas. También ayudan a reducir la fatiga visual. Las lámparas con lupa comunes son de 5 dioptrías, lo que equivale a un aumento de 2,25 (**figura 18-7**).

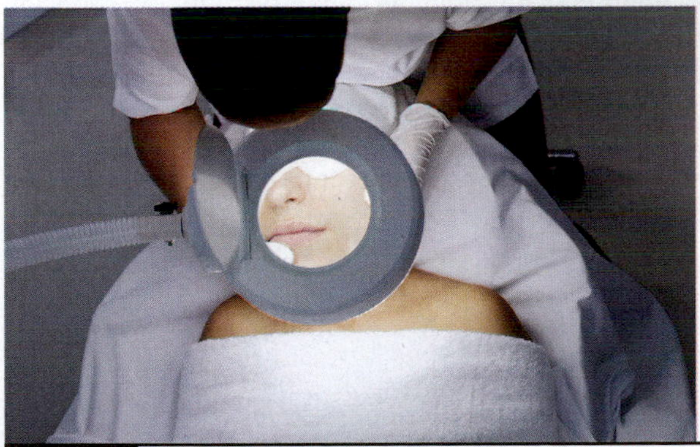

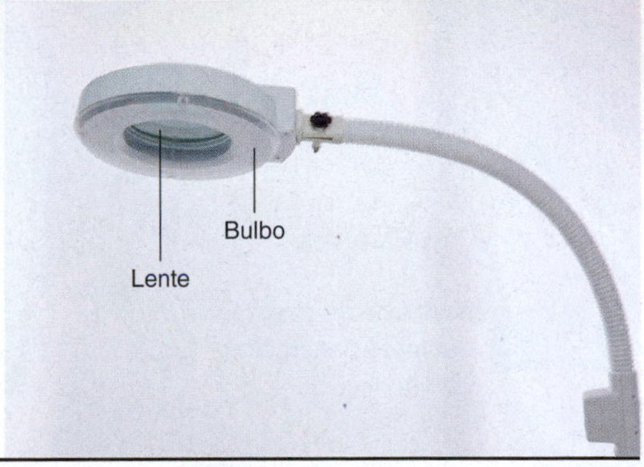

Fig. 18-7 Lámpara con lupa

¿Lo sabía?

La ampliación mide el cambio de tamaño de un objeto cuando se ve a través de una lente. La dioptría es la medida de la capacidad de la lente para desviar la luz. Cuanto mayor sea la dioptría, mayor será la desviación y el grosor de la lente. Debido a que la función de la lente de desviar la luz logra el aumento, las dos medidas están relacionadas, pero no son sinónimos.

Curiosidades

Equipo de análisis de la piel avanzado

Según la organización de la sala de tratamiento del salón o spa, es posible que se incluyan, o no, equipos avanzados de análisis de la piel. De cualquier manera, es importante estar familiarizado con varios equipos de análisis de piel y, si es posible, recibir capacitación sobre cómo usarlos.

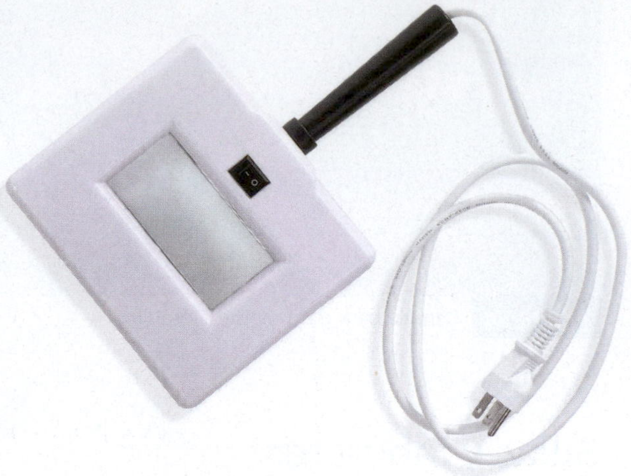

- ***Lámpara de Wood (ver imagen):*** *utiliza luz negra para hacer que la piel brille; los colores fluorescentes específicos indican afecciones de la piel, trastornos de la pigmentación y la presencia de ciertas bacterias u hongos.*
- ***Alcance de la piel:*** *evalúa la piel mediante dos modos de luz; la luz diurna simulada revela preocupaciones visibles; la luz LED-UV identifica los problemas subyacentes.*
- ***Sistema digital de análisis de la piel:*** *detecta y mapea el daño solar, determina el tamaño de los poros en secciones, detecta la cantidad de sebo en los poros, identifica la hiperpigmentación y la inflamación, detecta infecciones bacterianas y fúngicas, analiza problemas de envejecimiento de la piel, señala la presencia y la gravedad del acné y otras condiciones en la superficie de la piel o debajo de ella, también determina el tipo de piel del cliente.*
- ***Analizador de humedad de la piel:*** *analiza y calcula los niveles de humedad en la piel en múltiples zonas; define de manera clara las necesidades de cada área*

Equipo de preparación de la piel

El equipo de estética incluye máquinas que preparan la piel para realizar **extracciones** (procedimiento en el que se extraen los comedones de los folículos mediante manipulación manual), realizan exfoliaciones suaves y purifican la piel.

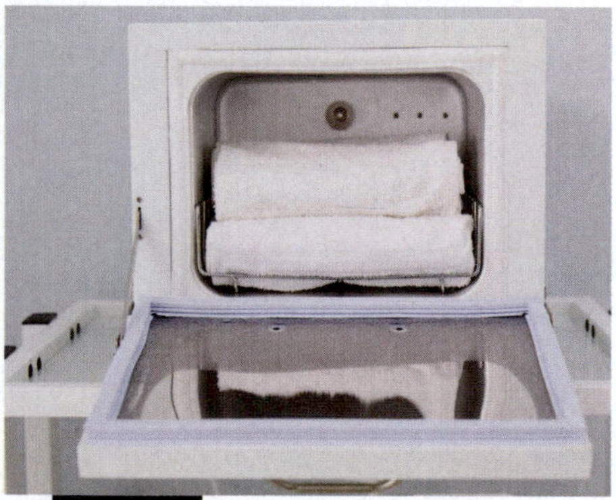

Fig. 18-8 Gabinete para toallas calientes

- Los **gabinetes para toallas calientes**, también conocidos como *cabinas de calor*, calientan toallas húmedas o secas (**figura 18-8**). El gabinete debe estar equipado con una unidad de esterilización UV para evitar la proliferación de mohos, bacterias y virus. Vacíe el gabinete de toallas cada noche y desinfecte manualmente el interior y el exterior de la unidad. Pruebe cada toalla en la parte interna de su muñeca antes de colocarla sobre la piel del cliente.

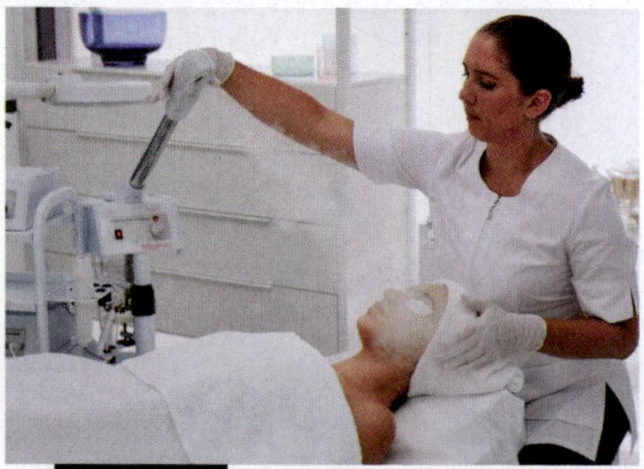

Fig. 18-9a Vaporizador facial utilizado durante un tratamiento facial

- El **vaporizador facial** calienta y produce una corriente de vapor tibio que se puede dirigir a la cara del cliente u otras áreas de la piel. La vaporización ayuda a suavizar los tejidos, de modo que puedan recibir los humectantes y otros productos de tratamiento. También ayuda a dilatar los poros y suavizar los folículos obstruidos, lo que facilita las extracciones (**figura 18-9a y b**).

Precaución

A la mayoría de los clientes les gusta el vapor, pero se deben tomar precauciones con los clientes que tienen asma u otros trastornos respiratorios. Además, no se debe usar un vaporizador ni toallas vaporizadas en clientes con piel sensible y rosácea porque pueden causar más enrojecimiento e irritación.

Precaución

Precaución con respecto al uso del ozono
La exposición prolongada al ozono puede agotar el contenido de antioxidantes en la piel. Cuando utilice esta máquina, siga cuidadosamente las explicaciones de su instructor y del fabricante del equipo.

- Los **vaporizadores faciales de ozono** dispensan una fina bruma de vapor y ozono (O_3). Se ha demostrado que las aplicaciones tópicas de ozono oxigenan la capa cutánea de la piel. El ozono tiene efectos bactericidas y germicidas. En un entorno médico, el ozono se usa para tratar heridas y acelerar su curación.

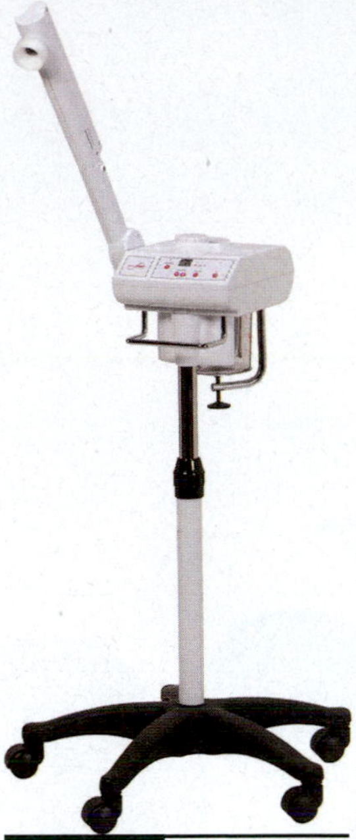

Fig. 18-9b Vaporizador

Equipos de limpieza/exfoliación facial

El equipo de limpieza y exfoliación facial permite potenciar los resultados de sus servicios.

- Un **cepillo rotatorio,** también conocido como *cepillo facial* o *máquina para cepillar*, se utiliza para limpiar y exfoliar ligeramente la piel con un aparato eléctrico rotatorio que tiene cepillos intercambiables que se pueden acoplar al cabezal rotatorio. Algunos cepillos son solo giratorios; otros vienen con opciones adicionales, como la tecnología ultrasónica que ofrece resultados de limpieza profunda. Los cepillos vienen en tamaños pequeños para el rostro y más grandes para otras áreas del cuerpo. Las cerdas también tienen diferentes texturas, desde suaves hasta firmes. Se recomienda el uso de las cerdas más suaves para el rostro (**figura 18-10**).

Nota: Utilice únicamente cabezales de cepillo que puedan sumergirse por completo en un desinfectante de concentración adecuada. Algunos cepillos de cerdas naturales pueden deteriorarse y su uso está prohibido debido a que no se pueden limpiar ni desinfectar. Además, si las cerdas se doblan o pierden su forma, no girarán correctamente.

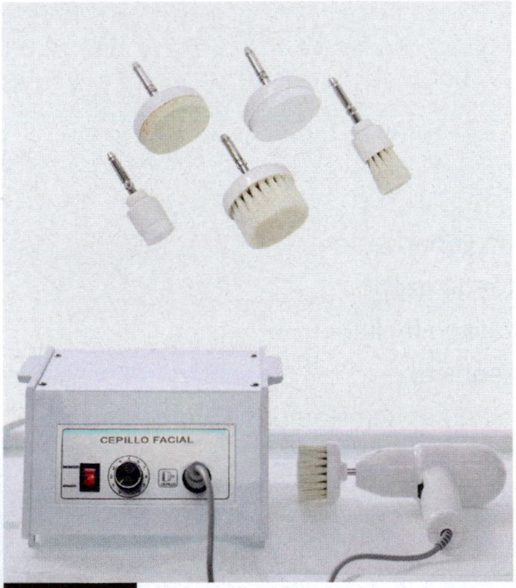

Fig. 18-10 Cepillo rotatorio

- Una **espátula ultrasónica**, también conocida como *exfoliador ultrasónico de la piel,* realiza oscilaciones mecánicas de alta frecuencia de hasta 30 000 Hz (30 000 ciclos por minuto), lo que elimina las impurezas de los poros mientras exfolia la superficie de la piel e ilumina el cutis. Estas espátulas también estimulan la circulación, eliminan el exceso de sebo y ayudan a que los productos penetren. Las espátulas ultrasónicas se suelen usar sobre una película ligera de agua, un producto terapéutico suave o un tonificante hidratante. Los tonificantes, también conocidos como *refrescantes* o *astringentes*, son lociones que ayudan a reequilibrar el pH y eliminar los residuos de limpiador de la piel (**figura 18-11**).

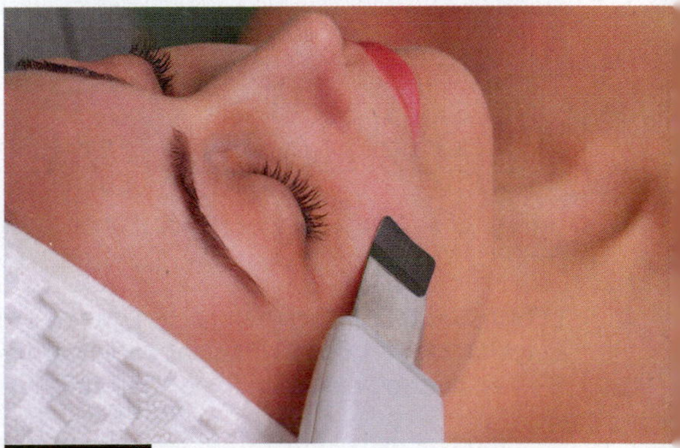

Fig. 18-11 Espátula ultrasónica

Precaución

El cepillo rotatorio, la espátula ultrasónica para la piel y los servicios de depilación con cera nunca deben ponerse en práctica en clientes que toman medicamentos queratolíticos como Retin-A®, Differin®, Tazorac® u otros fármacos que afinan o exfolian la piel. Los clientes que tienen rosácea, piel sensible, acné u otras formas de inflamación o enrojecimiento de la piel no deben recibir un tratamiento con cepillo rotatorio o espátula ultrasónica.

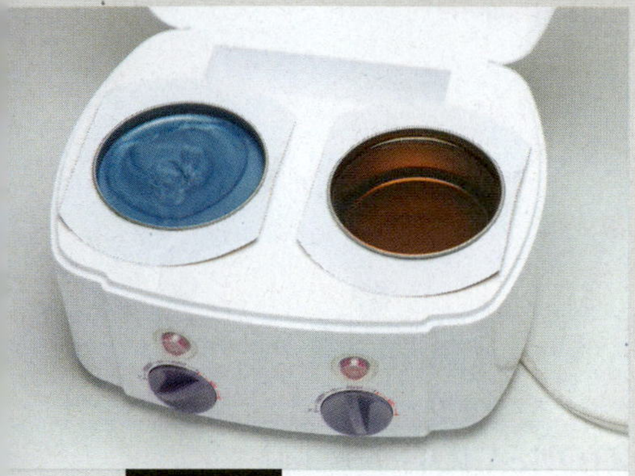

Fig. 18-12 Calentadores de cera

Unidades para cera depilatoria

Las **unidades para cera depilatoria (los calentadores)** son máquinas eléctricas que calientan la cera a la temperatura adecuada y se utilizan para la depilación (**figura 18-12**). Además de ofrecer el beneficio de servicios seguros y bien ejecutados, los servicios de depilación pueden proporcionar una dimensión adicional a sus ofertas de cuidado de la piel, aumentar sus ganancias y brindar la oportunidad de presentar sus servicios de estética a más clientes. Debe recibir capacitación avanzada antes de realizar estos servicios de depilación con cera en el salón o spa. (Consulte el **capítulo 17, Depilación**, para obtener información detallada sobre los servicios de depilación con cera y las pautas de seguridad).

Verificación

5. Mencione los beneficios que otorga el uso de un vaporizador.
6. Mencione dos beneficios de usar un vaporizador de ozono.
7. Mencione dos beneficios de usar un cepillo rotatorio facial.
8. Mencione dos beneficios de una espátula ultrasónica.
9. Mencione tres razones por las que debería ofrecer servicios de depilación además de tratamientos faciales.

OA 4 Describir los cuatro tipos de piel y las afecciones comunes de la piel que se abordan durante los tratamientos faciales.

Tipos de piel y afecciones comunes de la piel

El **tipo de piel** es una clasificación que describe los atributos genéticos de la piel de una persona. Estos atributos pueden cambiar con el tiempo debido a factores ambientales y al envejecimiento. Existen cuatro tipos de piel: normal, seca, grasa y mixta (**tabla 18-1**).

Los tipos de piel están determinados por cuán grasosa o seca es la piel o si se inflama fácilmente. La **tabla 18-1** le brindará ayuda para orientar sus elecciones de productos y técnicas para el cuidado de la piel para usar durante los tratamientos faciales y lo ayudará a hacer recomendaciones informadas para el mantenimiento del cuidado de la piel en el hogar.

Tabla 18-1

Pautas sobre el tipo de piel

TIPO DE PIEL	SIGNOS DEL TIPO DE PIEL	CARACTERÍSTICAS RELACIONADAS CON EL TIPO DE PIEL
Normal	Distribución uniforme de los poros en toda la piel; superficie muy suave y lisa; carece de líneas finas o arrugas; no tiene áreas grasosas o piel escamosa; pocas imperfecciones (si las hay).	No hay afecciones de la piel relacionadas con la piel normal.
Seca	Los poros son muy pequeños o no son perceptibles a simple vista; la piel se ve opaca y escamosa; se siente áspera, delgada y tirante al tacto.	La piel se deshidrata fácilmente debido a la escasa producción de sebo; líneas finas y arrugas acentuadas; puede carecer de elasticidad no relacionada con el envejecimiento.
Grasa	Producción excesiva de lípidos; piel brillante; poros grandes; la piel se ve gruesa y áspera; a veces tiene una apariencia cerosa o amarillenta.	Propensa a puntos negros (comedones abiertos), pápulas y pústulas; propensa al acné; puede desarrollar seborrea (condición que se genera por exceso de sebo).
Mixta	Distribución más amplia de poros evidentes o grandes en la zona T (frente, nariz y mentón); los poros se vuelven más pequeños hacia los bordes de la cara.	Comedones, poros obstruidos y agrandados en el centro del rostro; descamación en las mejillas y las sienes.

Tipo de piel normal

El tipo de piel normal no es demasiado seco ni demasiado graso, tiene pocas imperfecciones (si es que tiene alguna), no tiene sensibilidades, tiene poros apenas visibles y tiene una tez radiante. El objetivo de todo profesional del cuidado de la piel es equilibrarla para lograr la apariencia de un tipo de piel normal a través de tratamientos de cuidado de la piel y regímenes de cuidado en el hogar.

Tipo de piel seca

La **piel alipídica**, comúnmente conocida como *piel seca*, carece de actividad lipídica suficiente y no tiene poros visibles (**figura 18-13**). La piel alipídica también se relaciona con la piel deshidratada, una característica (no un tipo de piel) que carece de suficiente humedad. (La deshidratación puede producirse casi en cualquier tipo de piel).

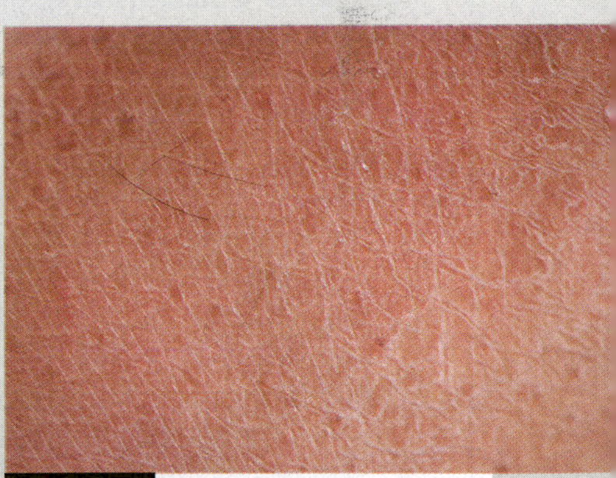

iMoved Studio/Shutterstock.com

Fig. 18-13 Piel seca

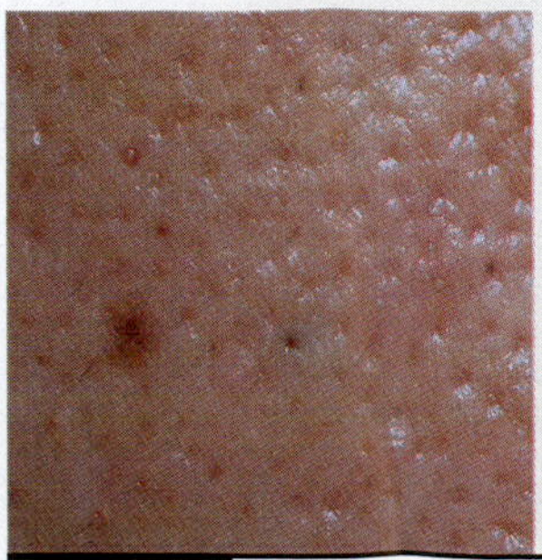

POODPHOTO/Shutterstock.com

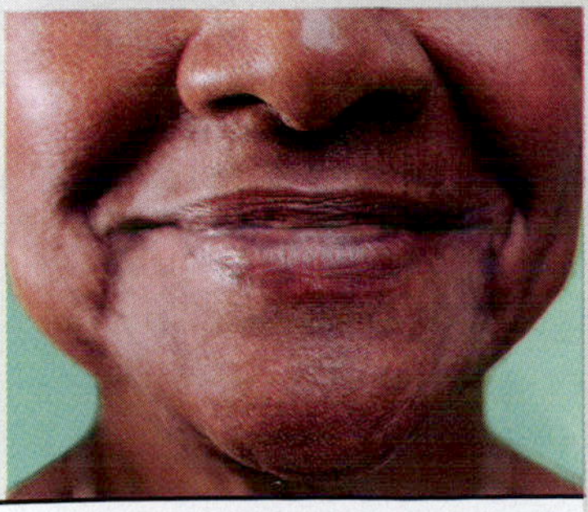

Diego Cervo/Shutterstock.com

Fig. 18-14 Piel grasa

Tipo de piel grasa

Las pieles grasas producen demasiado sebo. Los signos de piel grasa son la presencia de poros más grandes y piel brillante o grasosa (**figura 18-14**). Los poros pueden obstruirse debido a la acumulación de células muertas en el folículo piloso y la piel puede tener un color amarillento o una apariencia de piel de naranja. Los poros obstruidos, los comedones abiertos y cerrados y las pústulas debido al acné se relacionan más comúnmente con la piel grasa, aunque pueden estar presentes en todos los tipos de piel.

Como se resume en el **capítulo 4, Trastornos y enfermedades de la piel**, un **comedón** es una acumulación no inflamada de células, sebo y otros desechos dentro de los folículos. Un *comedón abierto*, también conocido como *espinilla* es un folículo piloso, lleno de queratina y sebo, abierto y expuesto al oxígeno. Un *comedón cerrado*, también conocido como *punto blanco*, es un bulto justo debajo de la superficie de la piel que está bloqueado y no tiene una abertura folicular.

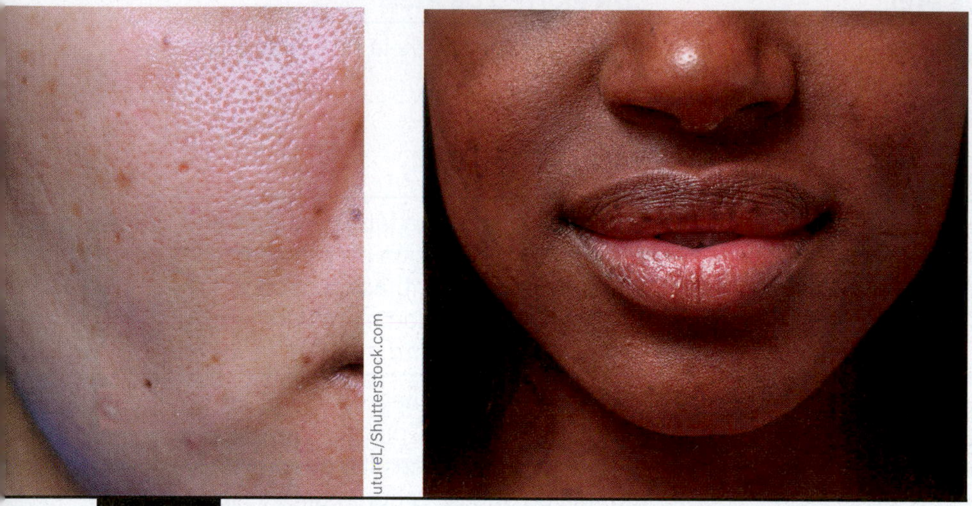

uturel/Shutterstock.com

michaelheim/Shutterstock.com

Fig. 18-15 Piel mixta

Tipo de piel mixta

La piel mixta es un tipo de piel común que combina diferentes tipos de piel en el mismo rostro. Este tipo de piel debe tratarse por área para obtener mejores resultados. Por ejemplo, el cliente puede tener una sobreproducción de sebo en la zona T (frente, nariz y mentón) y piel seca en los lados de la cara (**figura 18-15**).

Curiosidades

Piel sensible o sensibilizada

¿Sabía que cualquier tipo de piel puede ser sensible? Tanto la piel sensible como la sensibilizada pueden tener una baja tolerancia a los productos y la estimulación. La **piel sensible** ***es altamente reactiva a los productos químicos, los contaminantes e incluso el ligero roce de la cara o el cuello contra un collar. También puede reaccionar a sustancias que no suelen ser irritantes como el agua. La*** **piel sensibilizada** ***se presenta de manera temporal y puede ser el resultado de una exfoliación demasiado agresiva o la exposición a factores ambientales irritantes, como el frío, los bajos niveles de humedad y la contaminación atmosférica. La piel puede volverse altamente sensible y necesitar un tratamiento para este tipo de piel hasta volver a su estado normal.***

Signos de piel sensible/sensibilizada:

- ***Desarrolla fácilmente manchas de enrojecimiento o erupciones, es propensa a los brotes y tiene sensaciones frecuentes de escozor, ardor y picazón, puede presentar zonas secas (figura 18-16).***
- ***Reacciones extremas a sustancias irritantes; puede reaccionar a sustancias no irritantes como el agua.***
- ***Sensaciones frecuentes de escozor, ardor y picazón; puede tener o desarrollar acné, rosácea o dermatitis.***

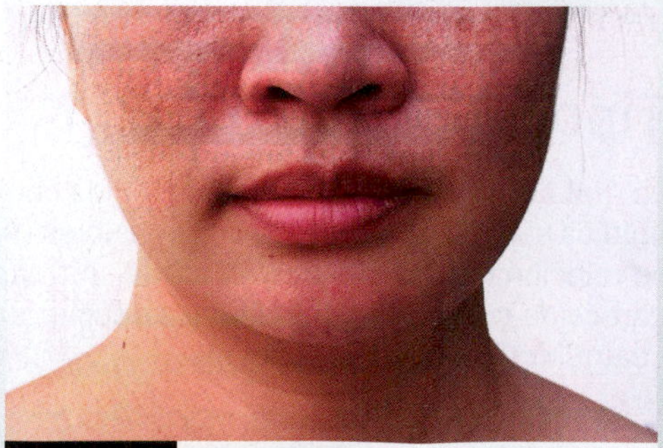

DUANGJAN JITMART/Shutterstock.com

Fig. 18-16 Piel sensible

Precauciones y objetivos del tratamiento:

- ***Identificar y evitar los estímulos que provocan una respuesta de la piel sensible o sensibilizada.***
- ***Evitar los ingredientes inflamatorios hasta que la piel vuelva a su estado normal. Se debe prestar atención a los ingredientes irritantes y sensibilizadores como los aceites esenciales, los exfoliantes, las fragancias, los agentes colorantes y los conservantes.***
- ***Se debe tratar la piel sensible con tratamientos suaves con productos no irritantes y calmantes. Los objetivos principales del tratamiento para una piel sensible son aliviarla, calmarla y protegerla.***
- ***Para el cuidado en el hogar, aconséjeles a estos clientes que eviten el calor, el sol, las comidas picantes y los productos estimulantes.***

Afecciones de la piel

Muchos factores internos y externos afectan el estado de la piel de una persona. La dieta, el estrés, las malas elecciones de estilo de vida, las hormonas, el envejecimiento, las deficiencias vitamínicas, la contaminación, la mala higiene de la piel y la exposición a los rayos UV cumplen una función en nuestra salud, que a su vez se refleja en la apariencia de nuestra piel. Conocer los factores que pueden afectar la piel lo ayudará a determinar por qué un cliente presenta algún problema en ella.

Algunas de las afecciones de piel más comunes son la deshidratación, la hiperpigmentación, la piel sensible, el acné en adultos, el envejecimiento extrínseco (producido por la exposición solar y el ambiente) y los problemas relacionados con las fluctuaciones hormonales.

Verificación

10. Mencione los tipos de piel.
11. ¿Qué le falta a una piel seca?
12. ¿Cuáles son los objetivos al tratar una piel sensible?

OA 5 Explicar las diferentes categorías de productos para el cuidado de la piel que se utilizan en tratamientos faciales y para el cuidado en el hogar y proporcionar ejemplos de cada uno.

Productos para tratamientos y cuidado facial

Varias categorías de cuidado de la piel están diseñadas para cada tipo de piel o característica (**figura 18-17**). Por eso, es importante tener un conocimiento profundo de marcas y productos específicos dentro de cada categoría para asegurarse de que está usando y recomendando los productos más eficaces para ayudar a los clientes a obtener una piel sana y equilibrada.

La mayoría de los productos para el cuidado de la piel pueden agruparse en las siguientes categorías principales:

- Limpiadores
- Hidratantes
- Sueros y ampollas
- Máscaras
- Productos de desincrustación
- Exfoliantes
- Protección solar

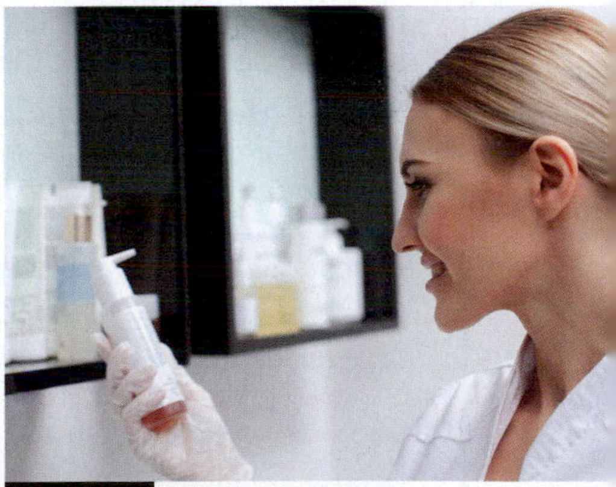

Olena Yakobchuk/Shutterstock.com

Fig. 18-17 Seleccione los productos adecuados para el régimen de tratamiento y cuidado en el hogar de cada cliente.

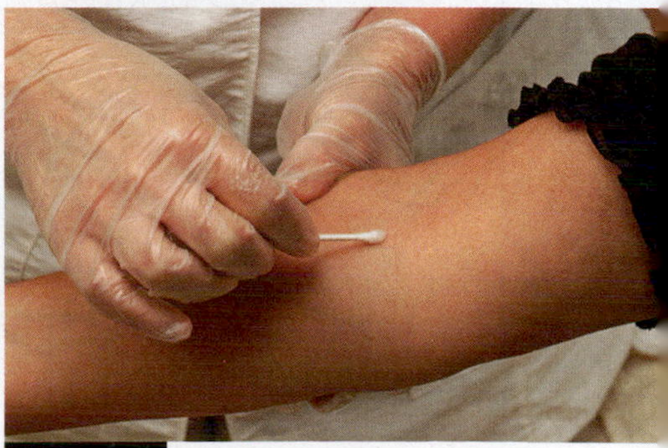

Fig. 18-18 Prueba del parche

Precaución

Seguridad del producto y pruebas del parche

*La seguridad es lo primero. Para evitar reacciones adversas, es muy importante prestar atención a las alergias del cliente y a los ingredientes que se usan en los tratamientos. Las fragancias y algunos conservantes e ingredientes químicos del protector solar están dentro de los alérgenos más comunes. La mejor forma de evitar las reacciones alérgicas consiste en probar previamente una pequeña cantidad del producto con una prueba del parche. Aplique el producto en un área discreta, como en la parte interna del brazo cerca del codo o detrás de la oreja (**figura 18-18**). Si dentro de las 24 horas se produce una reacción, no debe usar el producto.*

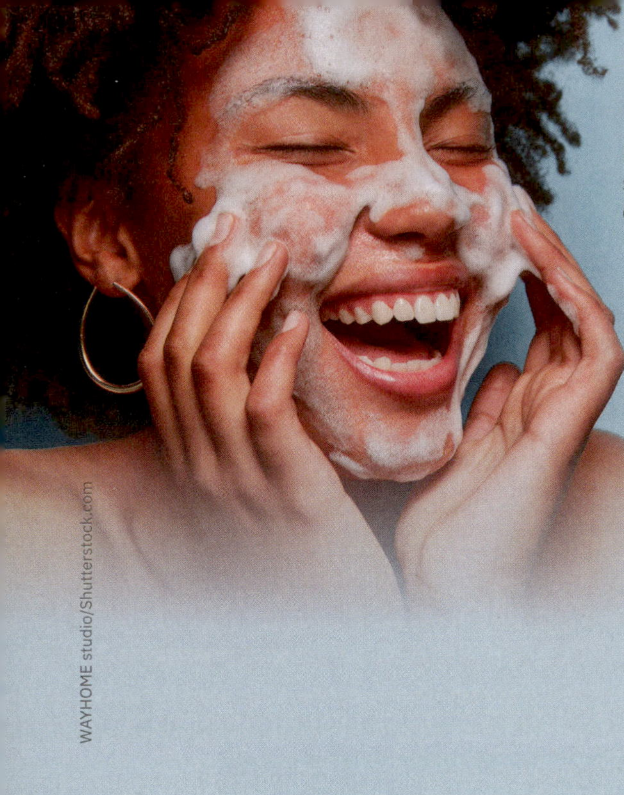

WAYHOME studio/Shutterstock.com

Limpiadores

Los limpiadores limpian la superficie de la piel. Todos los limpiadores deben ser suaves, limpiar a fondo sin resecar la piel y no deben sentirse grasosos o pegajosos después del enjuague.

- **Limpiador en espuma:** consistencia de crema o gel con surfactantes (detergentes); espuma ligera que se forma cuando se masajea la piel húmeda; formulaciones disponibles para pieles normales a mixtas y grasas y pieles propensas al acné
- **Crema limpiadora:** emulsión rica de agua en aceite que se utiliza principalmente para disolver el maquillaje y la suciedad; adecuado para pieles muy secas y maduras
- **Loción limpiadora:** emulsión ligera adecuada para pieles normales a secas; no elimina el aceite natural de la piel ni el equilibrio del pH
- **Leche limpiadora:** loción limpiadora que no hace espuma; limpia las pieles secas y sensibles; elimina el maquillaje; se puede formular para tipos de piel y características específicos
- **Aceite limpiador:** apto para todo tipo de pieles; contiene aceites beneficiosos que disuelven el maquillaje, la suciedad, el exceso de sebo y los contaminantes
- **Agua de limpieza:** hecha de moléculas microscópicas de aceite (micelas) suspendidas en agua purificada; limpia, tonifica y acondiciona la piel; formulada para todo tipo de piel

Curiosidades

Aceites esenciales y aromaterapia

*El uso de **aceites esenciales**, como la hierba luisa, la lavanda y la rosa, es una práctica frecuente en el cuidado de la piel del rostro. Muchos aceites esenciales también se utilizan para la **aromaterapia**, el uso terapéutico de aromas vegetales con fines equilibrantes, tonificantes o relajantes (**figura 18-19**).*

Siempre use aceites esenciales orgánicos y utilícelos con moderación. Nunca use aceites esenciales puros sin diluir en la piel, ya que pueden causar reacciones adversas, que incluyen irritación y ardor de la piel de moderados a graves. En su lugar, use aceites esenciales premezclados con aceites portadores como el extracto de semilla de uva o el aceite de almendras dulces. Evite aplicar aceites esenciales en pieles sensibles. El uso adecuado de los aceites esenciales y la aromaterapia requiere una capacitación avanzada.

Antes de usar aceites esenciales o aromaterapia, consulte los reglamentos del consejo estatal para determinar si se encuentran dentro del alcance de su licencia.

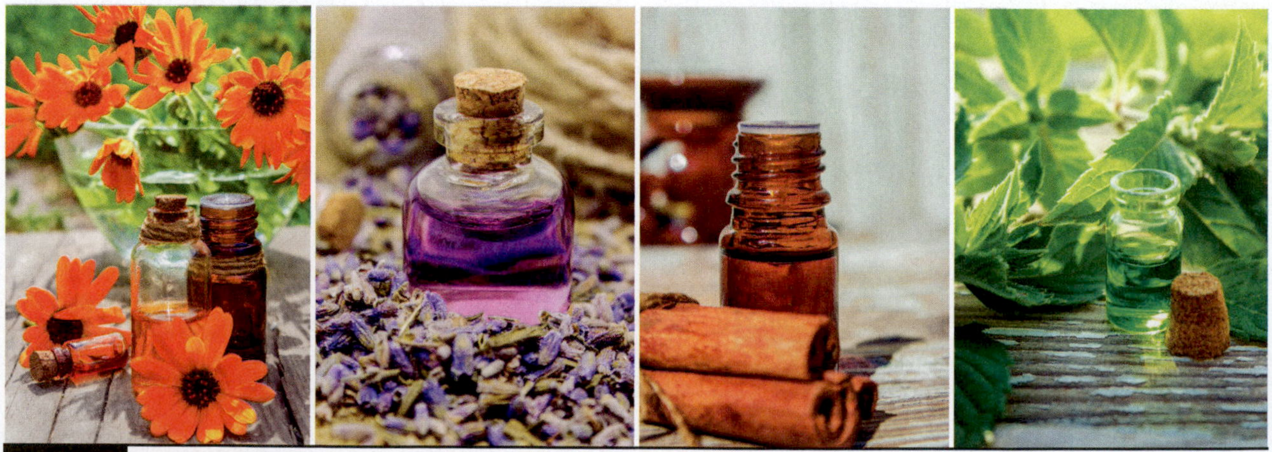

Tatevosian Yana/Shutterstock.com

Fig. 18-19 Ingredientes para la aromaterapia

Hidratantes según tipos y características de la piel

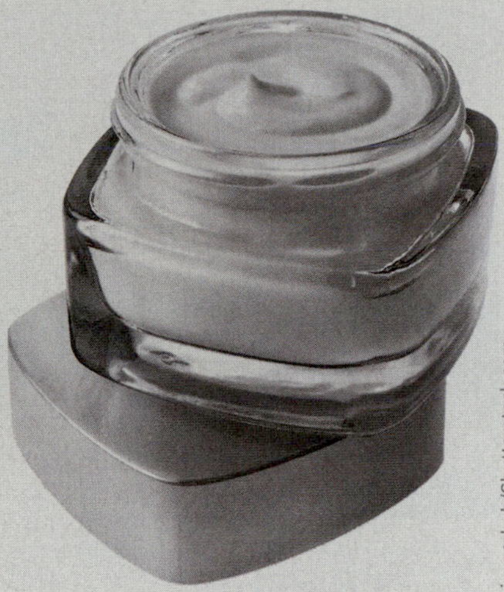
imagehub/Shutterstock.com

Los **hidratantes** son productos que ayudan a aumentar el contenido de humedad de la superficie de la piel y a reducir la aparición de líneas finas y arrugas. Seleccione el mejor hidratante según el tipo y la característica de la piel para usar en un tratamiento facial y para el cuidado en el hogar. Qué tan grasa o seca es la piel de forma natural y qué tan húmedo o seco es el ambiente ayudará a determinar qué tipo de producto es el mejor. Todos los hidratantes pueden tener otros ingredientes que desempeñan funciones adicionales. Estos ingredientes pueden incluir agentes calmantes para la piel sensible, alfahidroxiácidos (AHA) o péptidos para la piel envejecida o pantallas solares.

- Los hidratantes para *piel grasa* suelen estar en forma de loción y generalmente contienen cantidades más pequeñas de **emolientes** (aceite o ingredientes grasos que evitan que la humedad salga de la piel). La piel más grasosa no necesita una gran cantidad de emolientes ya que produce cantidades más que adecuadas de sebo protector.
- Los hidratantes para *piel seca* suelen ser a base de aceite en forma de una crema más espesa. Los hidratantes para piel seca contienen más emolientes, que son necesarios para la piel alipídica.

Curiosidades

Hidratantes de día y cremas de tratamiento

*Las **cremas hidratantes de día** suelen tener una viscosidad más fina y están formuladas con antioxidantes para mantener la piel equilibrada y protegida de las agresiones ambientales, como la contaminación. Se suele incluir protector solar para ayudar a proteger la piel de los daños de los rayos UVA y UVB.*

Las **cremas de tratamiento** *(también conocidas como* cremas nutritivas *o* cremas de noche*) facilitan el cambio en el aspecto de la piel. Suelen ser productos más intensivos diseñados para su uso nocturno para tratar problemas específicos de la piel cuando se produce la reparación normal de los tejidos. Estos productos suelen ser tener una textura más pesada que los productos para el día y contienen niveles más altos de ingredientes nutritivos.*

Sueros y ampollas

Los **sueros** y **las ampollas** son productos concentrados que suelen tener concentraciones más altas de ingredientes que penetran la piel y tratan diversas características de la piel. Se aplican antes de un hidratante, protector solar, una máscara o crema para masajes. Normalmente, los sueros se envasan en botellas dispensadoras o dosificadoras. Las ampollas son más concentradas y se envasan en pequeños frascos sellados que contienen una sola aplicación medida previamente para un tratamiento específico.

Máscaras

Las **máscaras**, también conocidas como *mascarillas*, son productos de tratamiento concentrados que a menudo se componen de arcillas minerales, agentes hidratantes, suavizantes de la piel, aceites para aromaterapia, extractos botánicos y otros agentes beneficiosos para limpiar, exfoliar, tensionar, tonificar, hidratar, calmar, desintoxicar y nutrir la piel.

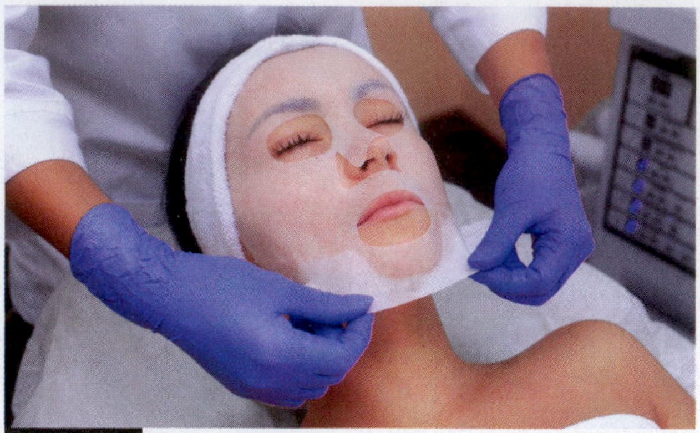

Tomasz Majchrowicz/Shutterstock.com

Fig. 18-20 Máscara de lámina

TIPOS DE MÁSCARAS

Dos categorías de máscaras son las que no se endurecen y las que se endurecen. Las máscaras *que no se endurecen* mantienen la humedad en la piel para proporcionar nutrición. Los ejemplos de máscaras que no se endurecen incluyen los siguientes:

- Las **máscaras de crema** a menudo contienen aceites y emolientes, así como **humectantes** (también conocidos como *hidratantes* o *agentes que tienen afinidad por el agua*; ingredientes que atraen el agua) y tienen un efecto acondicionador sobre la piel seca y/o deshidratada. Las máscaras de crema permanecen húmedas y flexibles.

? ¿Lo sabía?

¿Alguna vez ha oído hablar de las máscaras hidroplásticas? Estas máscaras están entre la goma y el gel, pero se endurecen hasta convertirse en gelatina y se mezclan de forma similar a las mascarillas de alginato.

- Las **máscaras de gel** se pueden utilizar en pieles sensibles o deshidratadas y no se endurecen al secarse. Las máscaras de gel contienen hidratantes e ingredientes calmantes y, de esta forma, ayudan a llenar las células de la superficie con humedad, lo que hace que la piel luzca más flexible e hidratada.
- Las **máscaras de lámina** se presentan como una lámina humectante individual o como una lámina liofilizada. Las máscaras de láminas humectantes empaquetadas previamente se aplican de forma directa sobre la piel hasta que se retiran (**figura 18-20**). Las máscaras de láminas liofilizadas son similares a una hoja de papel y están impregnadas con los ingredientes de rendimiento. Luego de que la lámina liofilizada se presiona contra la piel, se humedece y permanece húmeda (sin gotear) hasta que se retira. Las máscaras de lámina de colágeno son muy populares, debido a que ofrecen efecto de relleno, son relajantes e hidratantes y disminuyen la aparición de arrugas.

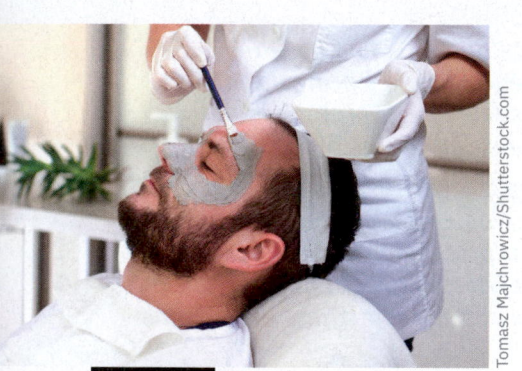

Tomasz Majchrowicz/Shutterstock.com

Fig. 18-21 Máscara de arcilla

Los ejemplos de máscaras que se endurecen incluyen los siguientes:

- Las **máscaras con base de arcilla** son máscaras de limpieza que absorben oleosidad y tienen un efecto exfoliante y astringente en las pieles grasas y mixtas, lo que hace que los poros grandes adquieran, temporalmente, una apariencia más pequeña (**figura 18-21**). Pueden tener otros agentes beneficiosos calmantes como ingredientes antibacteriales como el azufre, que son útiles en las pieles propensas al acné. Las máscaras de arcilla se suelen utilizar en pieles grasas, mixtas y problemáticas.

Precaución

Algunos clientes pueden ser alérgicos al yodo que se encuentra en las algas e incluso en los mariscos, lo cual es una contraindicación para los productos con algas. Las reacciones graves a los productos de origen marino no son poco frecuentes. Tenga cuidado al usar estos ingredientes.

- Las **máscaras de alginato** suelen contener algas marinas. Vienen en forma de polvo y se mezclan con agua tibia. Después de mezclar, se aplican rápidamente en el rostro y, luego, se secan y forman una textura engomada (**figura 18-22**). Una crema de tratamiento o un suero se suele aplicar antes de una máscara de alginato. Las máscaras de alginato forman un sello que estimula a la piel para que absorba el suero o la crema de tratamiento que se colocó con anterioridad.

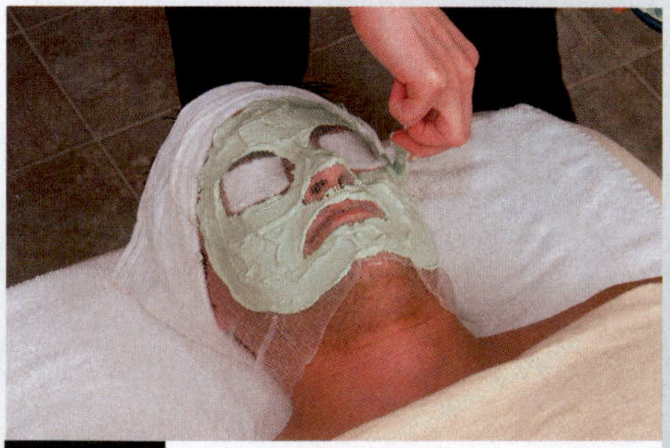

Fig. 18-22 Máscaras de alginato

Curiosidades

Mascarillas que se autocalientan

*Las **máscaras de modelado** son máscaras que se autocalientan y se endurecen a medida que se secan sobre la piel. Los sueros o cremas de tratamiento se aplican primero en la cara y, luego, se realiza la aplicación de la máscara para mejorar la penetración del producto.*

*Las **máscaras de cera de parafina** se utilizan para el mismo propósito que las máscaras de modelado. La diferencia principal es que la cera de parafina primero se calienta, se verifica la temperatura y se aplica en el rostro, en lugar de calentarse por sí misma.*

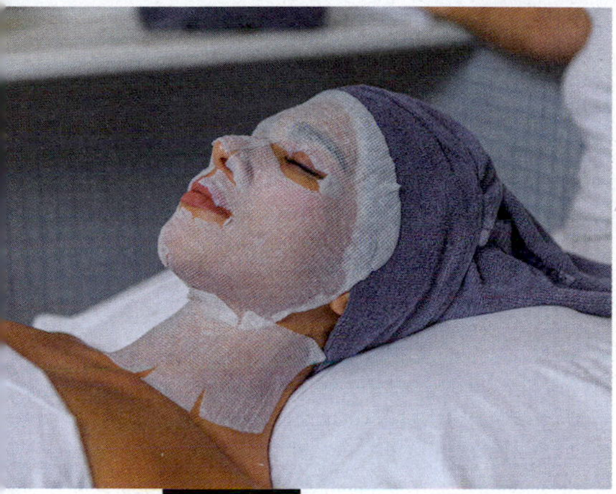
Juan_Algar/Shutterstock.com

Fig. 18-23 Colocación de gasa sobre el rostro del cliente

USO DE GASA PARA LA APLICACIÓN DE MÁSCARAS

La gasa es una tela delgada con estructura de malla de algodón tejido suelto (**figura 18-23**) que sostiene la máscara en el rostro mientras permite que los ingredientes se filtren para beneficiar la piel. En algunos casos, es necesario aplicar una segunda capa de gasa sobre la máscara para evitar que los ingredientes resbalen. También se usa la gasa para evitar que las máscaras de parafina y de yeso o argamasa se adhieran a la piel y a los vellos diminutos del rostro.

Si no usa las máscaras faciales cortadas previamente, prepare una gasa al cortar un trozo lo suficientemente grande como para cubrir todo el rostro y el cuello. Corte orificios para los ojos, la nariz y la boca. Si bien el cliente puede respirar a través de la gasa, los orificios harán que le sea más cómodo.

Productos de desincrustación

La desincrustación es el proceso mediante el cual se ablanda y emulsiona el sebo endurecido que está atrapado en los folículos pilosos. Los productos de desincrustación, también llamados *soluciones de descamación*, son líquidos o geles alcalinos que actúan como solventes para el sebo solidificado. Facilitan la extracción de obstrucciones y comedones y se usan comúnmente durante el tratamiento con vapor facial.

Exfoliantes faciales

Los **exfoliantes** son productos que favorecen la **exfoliación**, es decir, la eliminación del exceso de células muertas de la superficie de la piel. La eliminación de las células muertas de la superficie de la piel permite que esta que se vea más suave y limpia. Existen otros beneficios posibles, según el tipo de exfoliante utilizado. La exfoliación se puede lograr con exfoliantes mecánicos o químicos.

LOS BENEFICIOS DE LA EXFOLIACIÓN

La exfoliación adecuada puede mejorar el aspecto de la piel de las siguientes maneras:

- Reduce los poros obstruidos y la oleosidad de la piel.
- Estimula la suavidad de la piel.
- Aumenta el contenido de humedad e hidratación.
- Reduce la hiperpigmentación.
- Disminuye el color desigual de la piel.
- Atenúa las arrugas y las líneas finas.
- Acelera la renovación celular.
- Permite una mejor penetración de cremas y sueros de tratamiento.

EXFOLIACIÓN MECÁNICA

Los **métodos de exfoliación mecánica** incluyen los siguientes métodos para eliminar físicamente la acumulación de células muertas (**figura 18-24**):

- cepillos faciales y espátulas ultrasónicas
- exfoliantes faciales elaborados con salvado de arroz, harina de almendras, gránulos de jojoba y más
- exfoliantes por microdermoabrasión que contienen óxido de aluminio o cristales de bicarbonato de sodio.

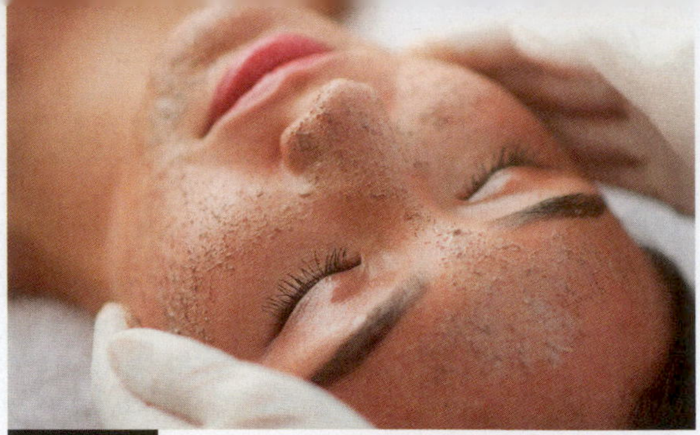
Olena Yakobchuk/Shutterstock.com

Fig. 18-24 Exfoliantes mecánicos

MICRODERMOABRASIÓN

La **microdermoabrasión** es un tratamiento de exfoliación avanzado que involucra una máquina de microdermoabrasión con un dispositivo manual para aflojar las células muertas de la piel y pulir la piel (**figura 18-25**). Se usa principalmente para tratar las arrugas superficiales y el envejecimiento de la piel.

- En la *microdermoabrasión con cristales,* se utiliza un sistema de vacío cerrado para rociar cristales sobre la piel y, luego, aspirar las células muertas de la piel y los cristales en una sola acción.

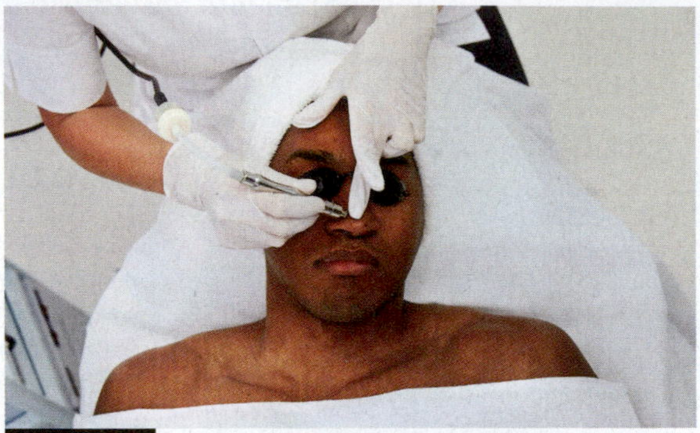

Fig. 18-25 Tratamiento de microdermoabrasión

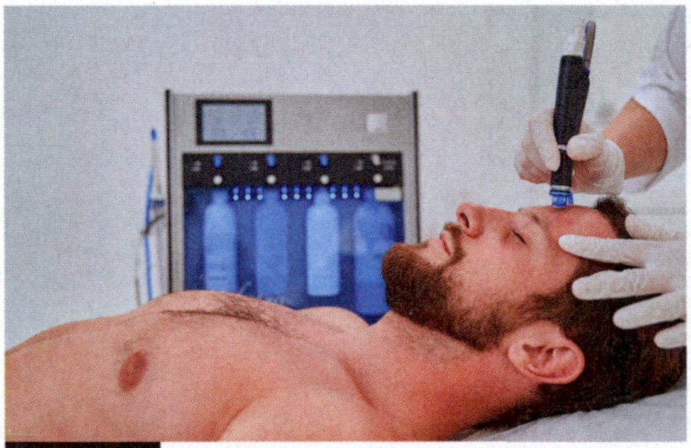
Svitlana Hulko/Shutterstock.com

Fig. 18-26 Hidrodermoabrasión

- La *microdermoabrasión sin cristales* ha ganado popularidad porque consiste en un aplicador con punta de diamante que pule las capas superiores de la piel sin la necesidad de limpiar o gastar cristales.
- La *hidrodermoabrasión* (microdermoabrasión húmeda) es un procedimiento terapéutico que combina la exfoliación líquida con la penetración del suero para promover una piel más sana y equilibrada (**figura 18-26**).

Todos los métodos de microdermoabrasión requieren una formación amplia y no forman parte del tratamiento facial básico. Consulte con el supervisor de su escuela o el consejo estatal para confirmar que este servicio está permitido en su país.

Precaución

Contraindicaciones de la exfoliación mecánica

Para evitar dañar la piel, no utilice cepillos rotatorios o máquinas de espátula ultrasónica, exfoliantes ni cualquier técnica de exfoliación mecánica, incluida la microdermoabrasión, en los siguientes tipos y características de la piel:

- ***Piel sensible.***
- ***Piel con capilares visibles.***
- ***Piel fina que se enrojece con facilidad.***
- ***Piel madura y delgada que se magulla fácilmente.***
- ***Piel que está siendo tratada con tretinoína (ácido retinoico o Retin-A®), isotretinoína, tazaroteno, ácido azelaico, adapaleno (Differin®) o AHA o ácido salicílico recetado por un médico (presente en muchos productos comunes para la piel).***
- ***El cliente toma medicamentos anticoagulantes.***
- ***Piel propensa al acné con pápulas y pústulas inflamadas.***

Precaución

La exfoliación excesiva de la piel puede provocar una gran sensibilidad e inflamación. La combinación de más de un tipo de exfoliación puede producir irritación. Siempre bríndele al cliente una asesoría minuciosa sobre el uso correcto de un exfoliante para el cuidado en el hogar, incluida la recomendación de utilizar diariamente un protector solar con un factor de protección solar (FPS) que no sea menor a 15.

EXFOLIANTES QUÍMICOS

Siempre debe recibir la capacitación práctica de su instructor antes de realizar tratamientos de exfoliación química. Una vez que obtenga la licencia, es extremadamente importante que asista a talleres avanzados sobre cada tipo de **exfoliante químico** (productos que contienen químicos que aflojan o disuelven la acumulación de células muertas). Los dos exfoliantes químicos más comúnmente utilizados por los esteticistas son los hidroxiácidos y las enzimas (**figura 18-27**).

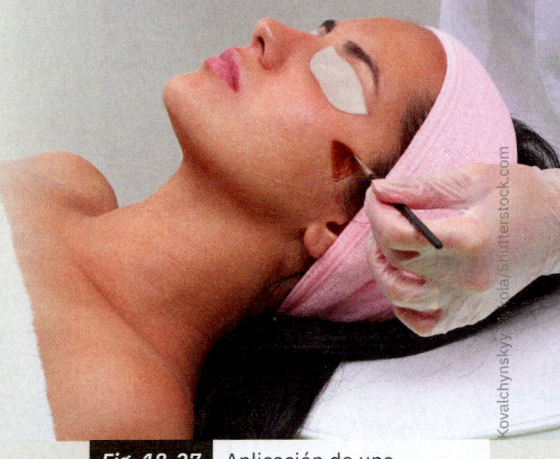

Fig. 18-27 Aplicación de una solución con AHA para la exfoliación química

HIDROXIÁCIDOS

Todos los hidroxiácidos son ácidos suaves que existen en forma natural y eliminan las células muertas de la superficie de la piel al disolver o aflojar el cemento intercelular. Todos los hidroxiácidos son tratamientos avanzados y, por lo general, no se ofrecen como parte de un servicio facial básico. Solo debe usar hidroxiácidos bajo la supervisión directa de su instructor.

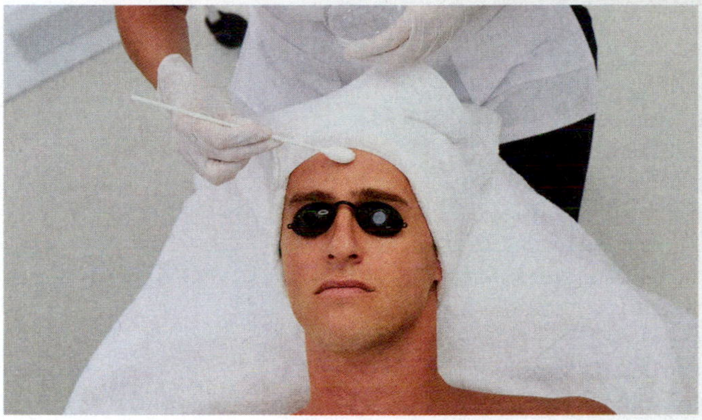

De acuerdo con los hidroxiácidos utilizados, una serie de tratamientos puede ayudar a disminuir la profundidad de las arrugas, aclarar las decoloraciones de la piel y aflojar y suavizar los residuos en los poros que provocan el acné. Incluso un solo tratamiento puede iluminar la tez y darle a la piel un aspecto de mayor suavidad e hidratación.

- Los **alfahidroxiácidos** (AHA) son parte de un grupo de ácidos que suavizan, tensan, afirman e iluminan la piel. La mayoría se utilizan como tratamientos independientes o con combinaciones específicas entre sí para lograr resultados específicos. Los AHA se recomiendan para pieles normales a secas.
- El **hidroxiácido glicólico** es la molécula de hidroxiácido más pequeña, penetra más profundamente y más rápidamente y no está recomendado para pieles sensibles; está recomendado para pieles secas y con fotodaño (daño solar) y atrae la humedad y previene la pérdida de humedad.
- El **ácido láctico** se utiliza para tratar la hiperpigmentación y aclarar la piel; no penetra tan profundamente como el ácido glicólico, es más suave que el ácido glicólico y causa menos inflamación. Se recomienda para pieles sensibles.
- Los **betahidroxiácidos** (BHA) son un grupo de hidroxiácidos y el ácido salicílico es el de mayor rendimiento para los tratamientos para el cuidado de la piel. Ayudan a tratar y prevenir los brotes de acné, son solubles en aceite (disuelven el sebo), rompen los residuos presentes en los poros donde proliferan las bacterias *Propionibacterium (P.) acnes*, aclaran las manchas solares y las manchas por la edad, tienen menos probabilidades de desencadenar hiperpigmentación inflamatoria que los alfahidroxiácidos y pueden secar levemente la piel. Los BHA son más adecuados para pieles más grasas y propensas al acné.
- Los **polihidroxiácidos (PHA)** son AHA de segunda generación. Los PHA más comunes son la *gluconolactona*, la *galactosa* y el *ácido lactobiónico*. Las moléculas de PHA no pueden penetrar tan profundamente como los AHA o los BHA. Trabajan exclusivamente en la superficie, lo que los hace menos irritantes y reducen el riesgo de fotosensibilidad de la piel causada por la sobreexposición a los rayos UV. Se recomienda el uso de PHA para pieles sensibles.

EXFOLIANTES ENZIMÁTICOS

También conocidos como *enzimas queratolíticas* o *agentes disolventes de proteínas*, las **enzimas** se utilizan para los exfoliantes químicos que actúan al disolver la proteína de queratina en las células superficiales de la piel. Estos exfoliantes suelen ser enzimas extraídas de plantas de papaya llamadas papaína o enzimas de piña llamadas bromelina. También hay enzimas derivadas de la carne de res llamadas pancreatina que se usan para máscaras de enzimas. Ocasionalmente, las enzimas se combinan en exfoliantes o productos fáciles de usar, pero lo más habitual es que se fabriquen para el uso en máscaras. Existen dos tipos básicos de exfoliantes con enzimas queratolíticas: máscaras de enzimas y tratamientos vegetales “gommage”.

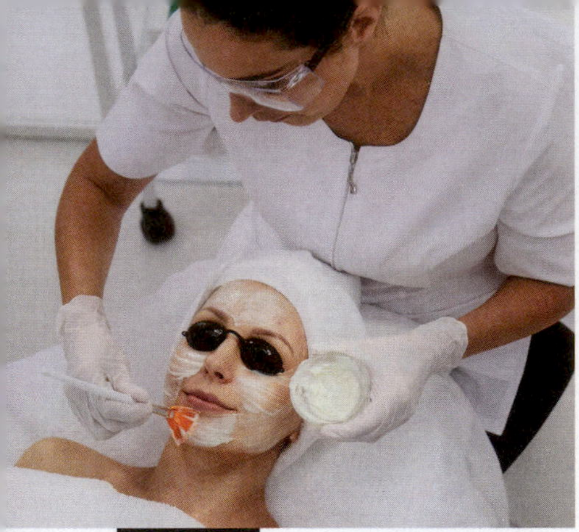

Fig. 18-28 Aplicación de una máscara de enzimas

- Las **máscaras de enzimas** son polvo mezclado con agua tibia para formar una pasta o gel o premezclas con la misma consistencia. Este tipo de tratamiento enzimático no reseca la piel (**figura 18-28**). Hacen que la piel luzca más sana y pulida. Las máscaras de enzimas se recomiendan para la mayoría de los tipos de piel, pero asegúrese de verificar si el cliente es alérgico a los cítricos antes de usar las enzimas.
- Los **tratamientos vegetales "gommage"** son máscaras enzimáticas tipo crema o pasta, también conocidas como *máscaras de eliminación*, que suelen contener papaína. A medida que se secan sobre la piel, las máscaras gommage forman una costra que luego se retira. El tratamiento "gommage" se considera un tratamiento híbrido porque es un exfoliante mecánico y químico.

Productos de protección solar (protectores solares)

La exposición solar acumulada causa la mayoría de los cánceres de piel y la envejece de manera prematura. Los productos de protección solar absorben, dispersan o reflejan los dañinos rayos UV antes de que interactúen con la piel. La mayor parte de la exposición solar durante la vida de una persona proviene de la exposición casual al sol. Por lo tanto, instruya a sus clientes para que usen protector solar todos los días, durante todo el año. Al final de cada tratamiento facial, aplique un protector solar o un hidratante con protector solar que tenga un factor de protección solar (FPS) de 15 o más. (Consulte el **capítulo 4, Trastornos y enfermedades de la piel**, para obtener información más detallada sobre la exposición solar, las calificaciones de los protectores solares y la frecuencia con la que se deben volver a aplicar los protectores solares).

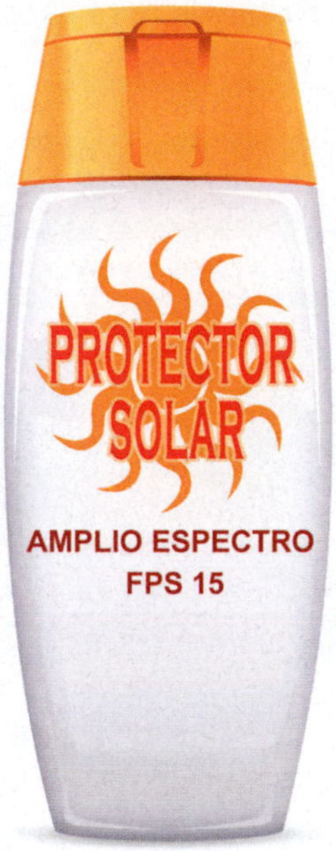

Kraska/Shutterstock.com

? ¿Lo sabía?

En los Estados Unidos, la Administración de Medicamentos y Alimentos (FDA, Food and Drug Administration) tiene requisitos de etiquetado muy estrictos para los productos de protección solar.

- *El término* bloqueador solar *no se puede utilizar en los productos debido a que ningún producto puede bloquear el 100 % de los rayos UVA y UVB.*
- *Los fabricantes no pueden etiquetar a los protectores solares como* resistentes al agua *o* resistentes a la transpiración *debido a que estas afirmaciones exagerarían la efectividad del producto.*
- *Los protectores solares tampoco pueden afirmar que brindan protección solar por más de dos horas sin volver a aplicarlo o proporcionar protección inmediata luego de la aplicación (por ej.* protección instantánea*) sin presentar datos que respalden estas afirmaciones y sin obtener la aprobación de la FDA.*

☑ Verificación

13. Nombre y describa tres tipos de limpiadores faciales.
14. Nombre y describa las dos categorías de exfoliantes.
15. ¿Por qué es importante no exfoliar la piel en exceso?
16. ¿Cuál es la diferencia entre las cremas hidratantes de día y las cremas de tratamiento o nocturnas?

OA 6 Explicar las cinco técnicas que se utilizan para realizar un masaje facial.

Técnicas básicas utilizadas en un masaje facial

El **masaje** es la manipulación manual o mecánica del cuerpo mediante fricción, amasado, tecleteo y otros movimientos para aumentar el metabolismo y la circulación, estimular la absorción de los productos de tratamiento y aliviar el dolor (**figura 18-29**). Los cosmetólogos les realizan masajes a los clientes para que la piel del rostro se mantenga saludable y los músculos faciales se mantengan firmes.

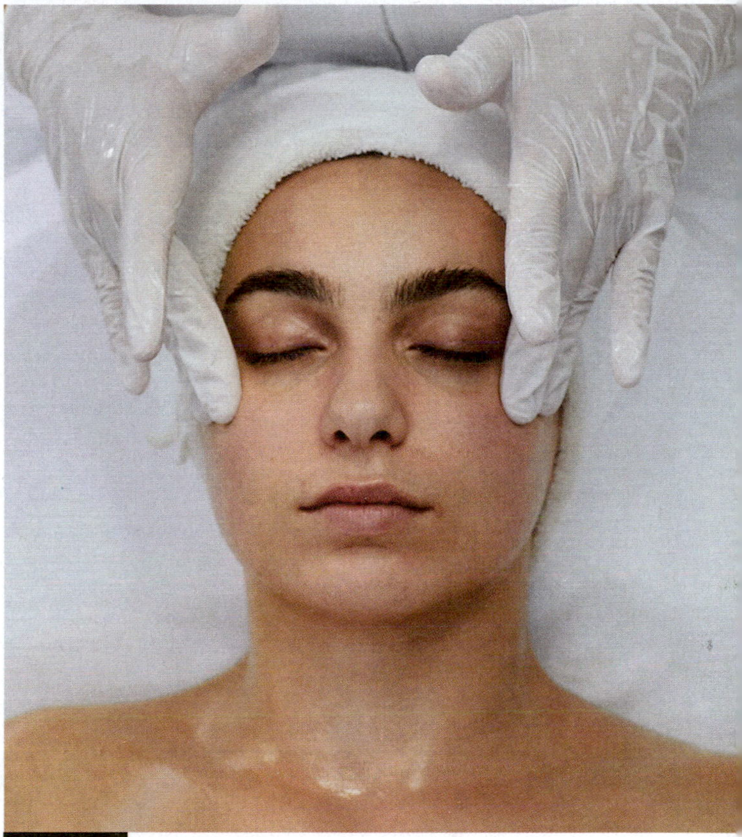

Fig. 18-29 Evite retirar las manos del rostro del cliente si ya comenzó el masaje.

¿Lo sabía?

Como cosmetólogo, sus servicios se limitan a ciertas áreas del cuerpo: el cuero cabelludo, el rostro, el cuello y los hombros, la parte superior del pecho, las manos y los brazos y los pies y la parte inferior de las piernas. Únicamente los terapeutas que se especializan en diversos tipos de tejidos pueden realizar masajes terapéuticos, incluido el masaje de músculos profundos, de tejidos profundos y el drenaje linfático. El masaje terapéutico requiere capacitación especial y, en muchos casos, licencia.

Para dominar las técnicas de masaje, debe tener un conocimiento básico de anatomía y fisiología, así como bastante práctica en la realización de los diversos movimientos. Sea consciente de la comodidad del cliente y ajuste la presión y toque de acuerdo con esto al realizar un masaje. Para hacerlo de manera correcta, debe desarrollar manos flexibles, un temperamento calmado y autocontrol.

Mantenga la suavidad de sus manos con cremas, aceites y lociones. Lime y dé forma a sus uñas para evitar rasguñar la piel del cliente. Mantenga las muñecas y los dedos flexibles y las palmas de las manos firmes y cálidas. Aplique crema o aceite en sus manos para poder realizar movimientos más suaves y ligeros y para evitar tirar o dañar la piel del cliente.

Contraindicaciones para el masaje

Antes de realizar un servicio que incluya un masaje facial, consulte el formulario de admisión del cliente para observar cualquier enfermedad que pueda impedir la realización de un masaje facial. Una **contraindicación** es una característica que requiere que se eviten ciertos tratamientos, procedimientos o productos para prevenir efectos secundarios no deseados. Estos incluyen cirugía facial reciente o tratamiento con láser, parálisis facial, mejoras cosméticas recientes (rellenos) o exfoliación química o cualquier enfermedad de la piel que afecte la piel del rostro. Si el cliente tiene rosácea, piel sensible o piel propensa al enrojecimiento, evite el uso de técnicas de masaje vigorosas o fuertes. No masajee las áreas con brotes de acné. Si el acné está muy extendido o hay inflamación general, reemplace el masaje con un tratamiento calmante o purificante para la piel.

Beneficios del masaje

Para lograr resultados óptimos en un masaje facial o del cuero cabelludo, debe tener un conocimiento profundo de las estructuras involucradas, incluidos los músculos, los nervios, los tejidos conectivos y los vasos sanguíneos. Cada músculo tiene un **punto motor**, que es un punto en la piel que cubre el músculo donde la presión o la estimulación causarán la contracción de dicho músculo. Algunos ejemplos se ilustran en las **figuras 18-30** y **18-31**. La ubicación de los puntos motores varía de una persona a otra debido a las diferencias en la estructura corporal. La manipulación de los puntos motores adecuados relajará al cliente desde el comienzo del masaje.

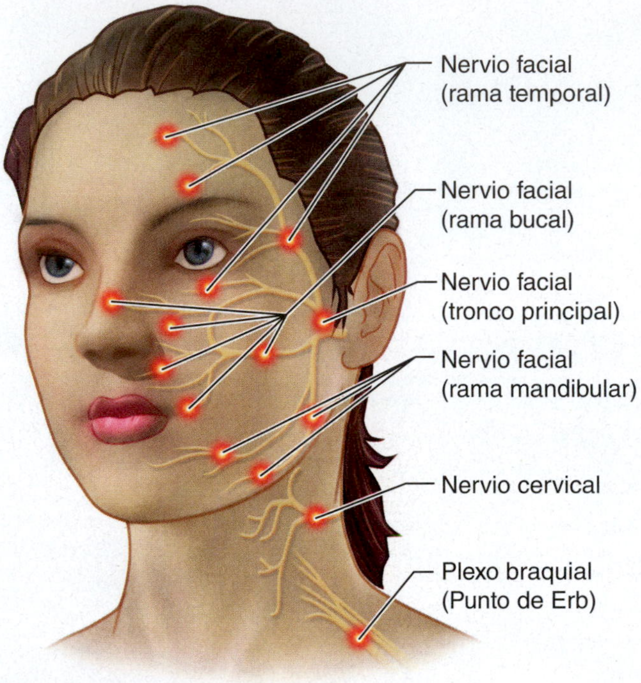

Fig. 18-30 Puntos nerviosos motores del rostro

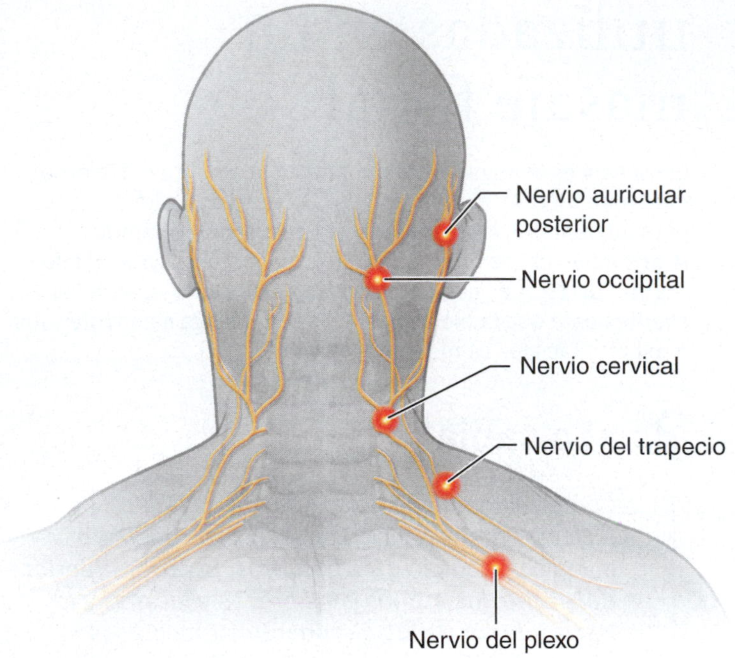

Fig. 18-31 Puntos nerviosos motores del cuello

Curiosidades

Beneficios del masaje

El masaje aplicado con habilidad ejerce una influencia directa o indirecta sobre las estructuras y las funciones del cuerpo. Los efectos inmediatos del masaje se notan primero en la piel. El área que se masajea reacciona con un aumento de la circulación, la secreción, la nutrición y la excreción. Los siguientes beneficios se pueden obtener mediante un masaje adecuado del cuero cabelludo o facial:

- *La piel y sus estructuras se nutren.*
- *La piel se vuelve más suave y flexible.*
- *Aumenta la circulación sanguínea.*
- *Se estimula la actividad de las glándulas de la piel.*
- *Se estimulan y fortalecen las fibras musculares.*
- *Se alivian y relajan los nervios.*
- *Algunas veces se alivia el dolor.*

Movimientos básicos de masaje

Todos los tratamientos con masajes combinan uno o más movimientos básicos o manipulaciones. Cada manipulación se aplica en los músculos superficiales de una manera determinada para lograr un fin específico. El impacto de un tratamiento de masajes depende de la presión, la dirección de los movimientos y la duración de cada manipulación.

DESDE LA INSERCIÓN HACIA EL ORIGEN

La dirección del movimiento siempre debe ser desde la inserción del músculo hasta el origen. Masajear un músculo en la dirección incorrecta puede provocar una pérdida de elasticidad y la flacidez de la piel y los músculos.

- La *inserción* es la parte del músculo en la unión más móvil (donde se une a otro músculo, hueso o articulación móvil) y la parte más lejana al esqueleto.
- El *origen* es la parte del músculo en la unión fija (en una sección inmóvil del esqueleto) y la más cercana al esqueleto.

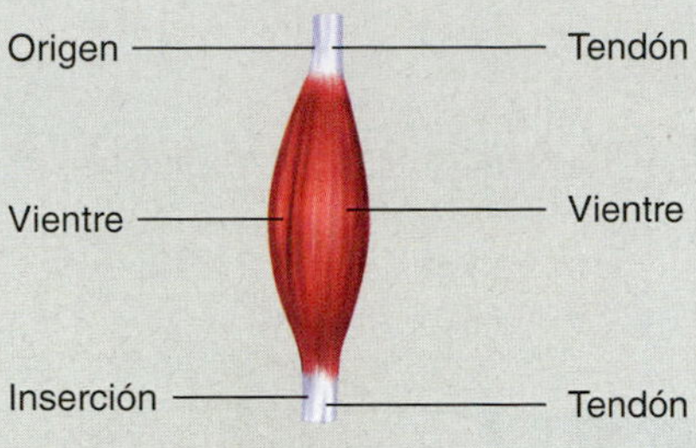

Modalidades de los masajes

La administración de los movimientos de masaje incluye cinco formas de manipulación de las manos: *effleurage*, *pétrissage*, *tapotement*, fricción y vibración.

EFFLEURAGE

El *effleurage* es un movimiento suave y continuo que se realiza con los dedos (*effleurage* digital) o con las palmas (*effleurage* palmar) de la mano de manera lenta y rítmica. Esta modalidad de masaje se realiza con frecuencia en la frente, el rostro, el cuero cabelludo, los hombros, el cuello, el escote, los brazos y las manos por sus efectos calmantes y relajantes. Las palmas de las manos trabajan las áreas más grandes y las yemas de los dedos, las más pequeñas, como el contorno de los ojos (**figura 18-32**). Cada masaje debe comenzar y terminar con un *effleurage*.

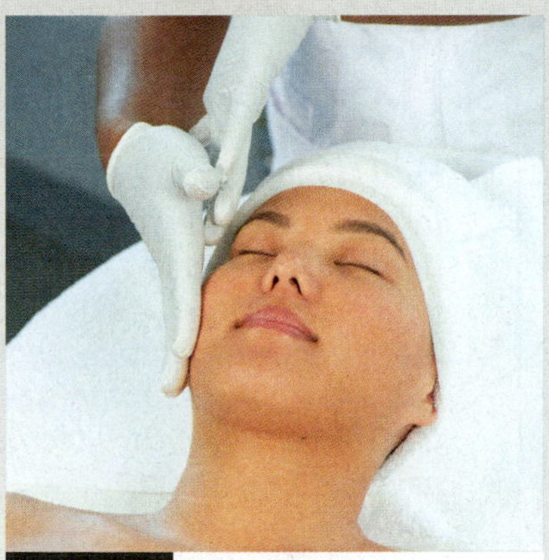

Fig. 18-32 *Effleurage*

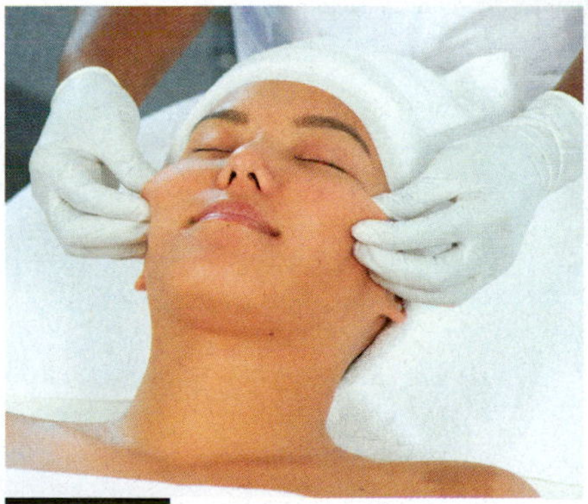

Fig. 18-33 *Pétrissage*

PÉTRISSAGE

Pétrissage es un movimiento de amasado que se realiza al levantar, apretar y presionar el tejido, con una presión suave y firme. El *pétrissage* ofrece una estimulación más profunda de los músculos, los nervios y las glándulas de la piel y mejora la circulación. Aunque suele aplicarse en superficies más grandes, como los hombros y la espalda, el amasado con los dedos también puede utilizarse en las mejillas con movimientos de pellizcos suaves (**figura 18-33**). Al tomar y soltar las partes más carnosas, los movimientos deben ser rítmicos y nunca entrecortados.

FRICCIÓN

La **fricción** es un movimiento de frotación intenso en el que se aplica presión a la piel mientras los dedos o las palmas de las manos se desplazan sobre las estructuras subyacentes. Se sabe que la fricción es muy benéfica para la circulación y la actividad glandular de la piel. Se puede realizar en forma circular o entrecruzada con los dedos enfrentados entre sí. Los movimientos circulares con fricción se suelen aplicar sobre el cuero cabelludo, los brazos y las manos. Los movimientos circulares con fricción más ligeros se aplican en el rostro y el cuello (**figura 18-34**).

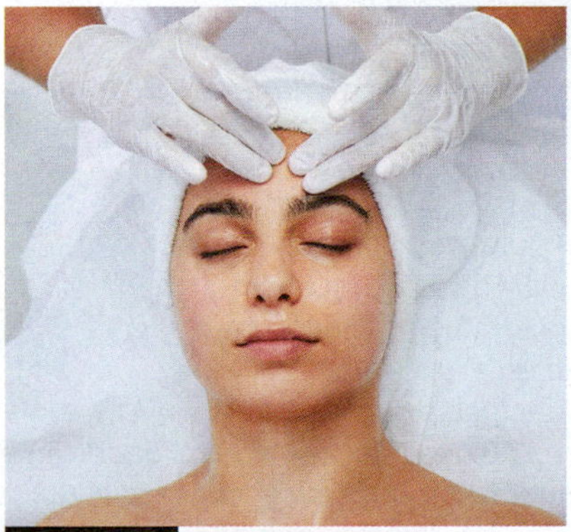

Fig. 18-34 Fricción

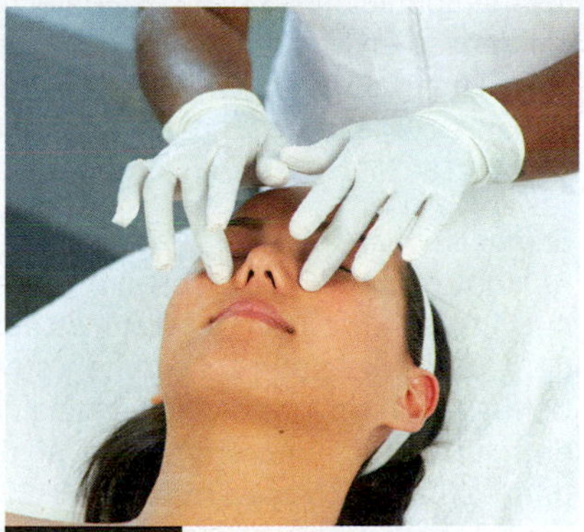

Fig. 18-35 *Tapotement*

TAPOTEMENT

El ***tapotement***, también conocido como *percusión*, implica que las yemas de los dedos golpeen la piel de manera rápida o con movimientos de tecleteo rápidos. En los masajes faciales, solo golpee suavemente con los dedos. Pase las puntas de los dedos hacia abajo contra la piel de manera rápida. Sus dedos deben tener la flexibilidad necesaria para crear una fuerza uniforme en el área que se masajea (**figura 18-35**).

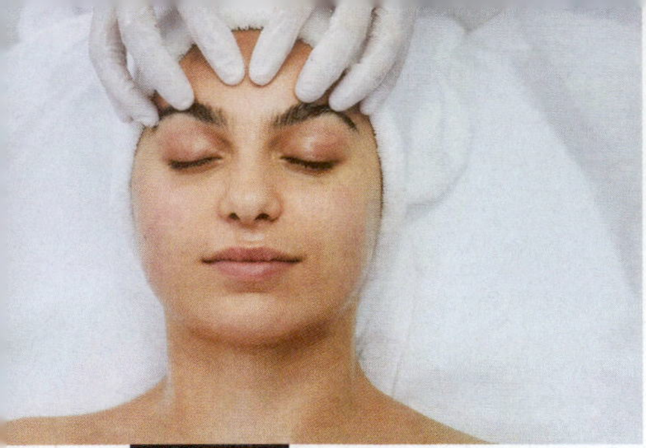

Fig. 18-36 Vibración

VIBRACIÓN

La **vibración** es un movimiento rápido de agitación en el que las yemas de los dedos presionan con firmeza el punto de aplicación (**figura 18-36**). El cosmetólogo generalmente usa su cuerpo y hombros, no solo las yemas de los dedos, para crear el movimiento. El movimiento se logra con contracciones musculares rápidas de sus brazos. Es un movimiento sumamente estimulante y se debe usar con moderación y nunca durante más de unos segundos en un mismo lugar.

? ¿Lo sabía?

La relajación se logra mediante movimientos suaves pero firmes, lentos y rítmicos o mediante vibraciones manuales muy lentas y suaves sobre los puntos motores por un tiempo breve. Otra técnica es hacer una breve pausa sobre los puntos motores, con una presión suave.

Curiosidades

Productos para masajes

*Los **productos para masajes** son lubricantes, como aceites, cremas, lociones y geles y están diseñados para brindar deslizamiento y fluidez durante el masaje facial. Se utilizan durante los tratamientos faciales y no suelen recomendarse para uso doméstico. Uno de los principales beneficios de los productos para masajes es que aumentan la absorción de los productos, lo que, a su vez, aumenta el efecto acondicionador de los productos de tratamiento. Siempre siga las instrucciones del fabricante para la aplicación y, en algunos casos, la eliminación.*

CONSEJOS PARA MANIPULACIONES FACIALES

Este capítulo contiene pautas generales que varían según cada tratamiento especializado. Una rutina de masaje facial cambiará según las instalaciones o la capacitación o los protocolos del fabricante del producto o cada instructor puede haber desarrollado su propia rutina. Consulte el **Procedimiento 18-2: Masaje facial** para una rutina. Por ejemplo, algunos instructores y profesionales comienzan las manipulaciones de masaje en el mentón, mientras que otros comienzan en la frente. Ambas opciones son correctas. Déjese guiar por su instructor, ya que el masaje puede comenzar en el mentón, la frente o el **escote** (la parte inferior del cuello y el pecho) (**figura 18-37**).

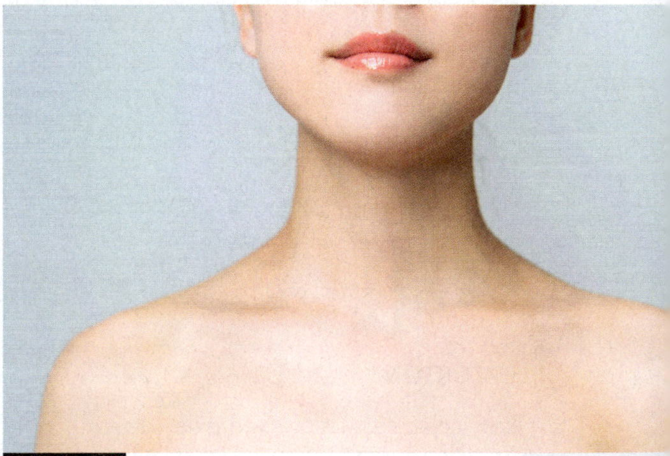

metamorworks/Shutterstock.com

Fig. 18-37 Escote

El masaje facial se realiza aproximadamente durante 10 a 20 minutos. Algunos tratamientos incorporan más masajes y otros no incluyen masajes en absoluto. Las técnicas del masaje también dependen del análisis de la piel del cliente y su enfoque en el tratamiento. Un masaje facial profesional es una de las principales diferencias entre un tratamiento profesional en un salón o spa y un régimen de cuidados en el hogar. En preparación para realizar el **Procedimiento 18-1: Tratamiento facial básico**, conozca algunos consejos y técnicas importantes para realizar un masaje facial (más información a continuación):

- La presión del masaje, el tipo de masaje y la duración variarán de acuerdo con el tipo de piel.
- Cuando realice el masaje, los movimientos de las manos deben ser fluidos y uniformes y deben deslizarse fácilmente de un área a otra.
- No retire sus manos si ya ha hecho contacto con la piel.
- Si necesita retirar las manos, use movimientos suaves, como de plumas, y, luego, vuelva a colocarlas suavemente con el mismo tipo de movimiento.

- Siempre realice el masaje desde la inserción del músculo hacia el origen, para evitar daños en el tejido muscular.
- No permita que las distracciones mentales reduzcan su concentración en el masaje y en sus clientes.
- Comuníquese con los clientes y regule el tacto de acuerdo con sus preferencias.
- En el caso de los clientes con vello facial, use movimientos descendentes en el área del crecimiento de la barba. Masajear en contra del crecimiento del vello produce una gran molestia. El masaje en los puntos de presión en el área de la barba es muy apreciado en estos casos.

Ⓟ **18-1: Tratamiento facial básico** *Consulte la página 777*

Ⓟ **18-2: Masaje facial** *Consulte la página 785*

Verificación

17. ¿Por qué se realizan masajes durante un tratamiento facial?
18. ¿En qué momento del tratamiento facial debe analizar las posibles contraindicaciones del masaje facial?
19. ¿En qué dirección se masajean los músculos?
20. Describa brevemente las cinco categorías de masajes.

OA 7 Explicar cómo se utilizan los tratamientos galvánicos, de alta frecuencia y la terapia de luz en los servicios faciales.

Aviso del organismo regulador estatal

Consulte siempre con su organismo regulador estatal para determinar qué máquinas eléctricas están autorizadas en su país.

Electroterapia y terapia de luz

La **electroterapia** es el uso de corrientes eléctricas para tratar la piel. Los dispositivos eléctricos mejoran los tratamientos faciales ya que facilitan el análisis de la piel y logran una mejor penetración de los productos o exfolian la piel. Estas herramientas son particularmente eficaces en las afecciones de la piel más difíciles de tratar, como el envejecimiento o el daño causado por la exposición solar. El tratamiento galvánico y de alta frecuencia, la terapia de luz y la microcorriente son tipos de electroterapia.

Contraindicaciones generales de la electroterapia

Existen varias contraindicaciones para la electroterapia. Nunca utilice electroterapia ante los siguientes casos:

- afecciones cardíacas, marcapasos, implantes metálicos o frenillos dentales
- epilepsia o trastornos convulsivos
- piel abierta o lastimada

- miedo o temor a la corriente eléctrica
- embarazo.

Si no tiene la certeza de que el cliente puede recibir electroterapia de manera segura, pídale que consiga una autorización de su médico antes de recibir este tratamiento. Asegúrese de que el cliente se quite las joyas y los *piercings* antes de ser sometido a un tratamiento con corriente galvánica. Use las máquinas como lo indica el fabricante, ya que máquinas similares pueden tener mecanismos diferentes y funcionar de otra manera.

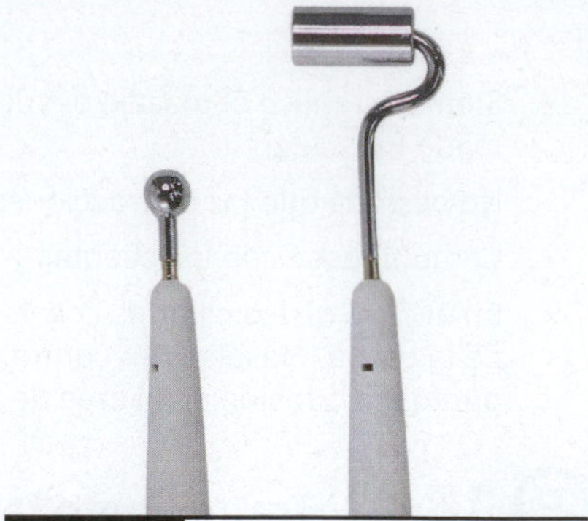

Fig. 18-38 Electrodo plano y rodillo

Corriente galvánica

Como se mencionó en el **capítulo 7, Electricidad y Seguridad Eléctrica en las *Bases para el estándar***, un electrodo es un aplicador para dirigir la corriente eléctrica de la máquina a la piel del cliente (**figura 18-38**). Las máquinas galvánicas tienen dos electrodos, un electrodo positivo llamado *ánodo* y un electrodo negativo llamado *cátodo* (**figura 18-39a y b**). Las máquinas de alta frecuencia utilizan un solo electrodo.

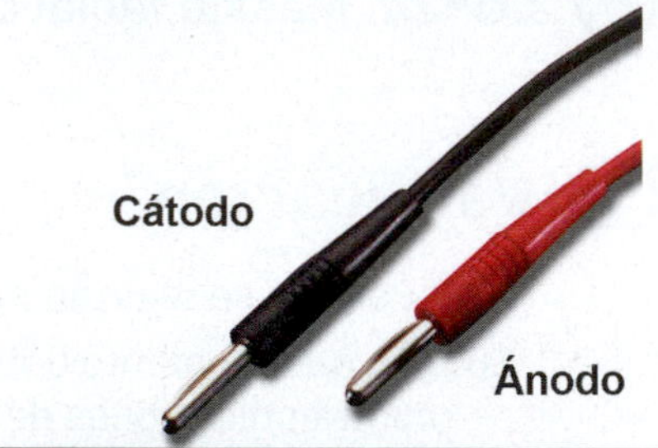

Fig. 18-39a Cátodo y ánodo

Precaución

No utilice la corriente galvánica en clientes que presentan lo siguiente:

- ***implantes metálicos, frenillos dentales, marcapasos o cualquier afección cardíaca***
- ***epilepsia***
- ***embarazo***
- ***hipertensión, fiebre o cualquier infección***
- ***trastornos nerviosos***
- ***piel abierta o lastimada (por ej., heridas, cicatrices recientes) o acné pustular inflamado***
- ***miedo a la corriente eléctrica.***

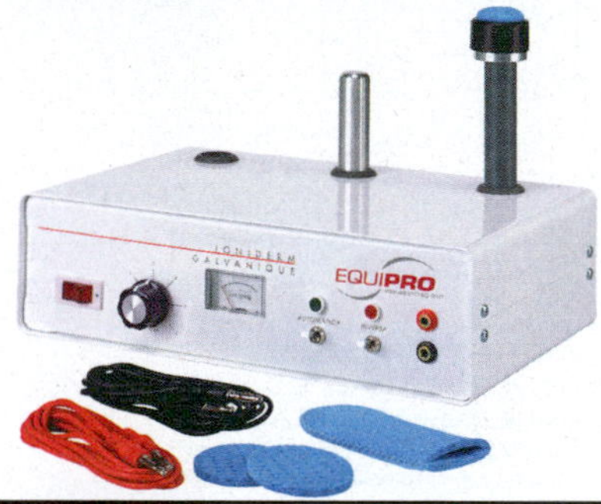

Fig. 18-39b Máquina de corriente galvánica

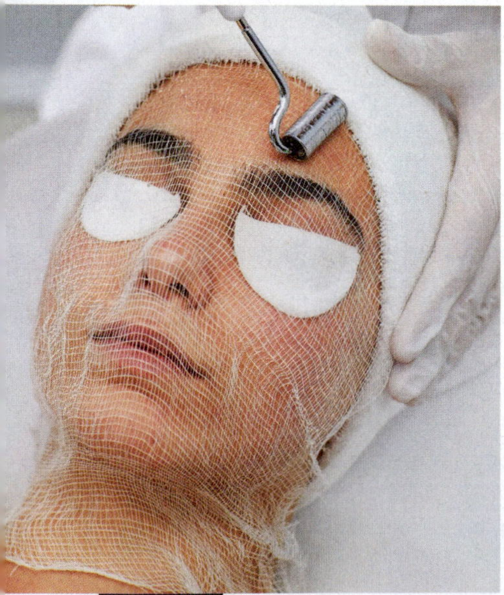

Fig. 18-40 Cliente que recibe un tratamiento de corriente galvánica

La corriente galvánica se usa cuando el objetivo del tratamiento es preparar la piel para realizar extracciones o ayudar a que los productos se absorban en la piel. La corriente galvánica cumple estos objetivos con dos funciones básicas: desincrustación e iontoforesis.

DESINCRUSTACIÓN

Como recuerda, la desincrustación es el proceso de ablandar y emulsionar el sebo endurecido que está adherido a los folículos pilosos.

Los pasos para la desincrustación incluyen lo siguiente:

1. Cubra todo el electrodo positivo que hace contacto con el cliente con un trozo de algodón humedecido alrededor del electrodo.
2. Aplique el electrodo activo (en el caso de desincrustación, el electrodo negativo) en las zonas oleosas del rostro durante 3 a 5 minutos (**figura 18-40**).
3. El cliente sostiene el electrodo positivo (en este caso, el electrodo inactivo) con su mano derecha o este se adhiere a una almohadilla que se pone en contacto con el hombro derecho del cliente. (*Nota:* El cliente y el profesional sostienen polos opuestos; sin embargo, consulte las recomendaciones del fabricante del producto y las especificaciones de uso).
4. Después de la desincrustación, los depósitos de sebo se pueden extraer fácilmente con una presión suave.

Precaución

Coloque el electrodo pasivo únicamente del lado derecho del cuerpo del cliente (nunca del lado izquierdo) para evitar que la corriente fluya a través del corazón.

IONTOFORESIS

La iontoforesis es el proceso de utilizar corriente galvánica para permitir que los productos solubles en agua que contienen iones penetren en la piel. Los fabricantes rotularán los productos aptos para la iontoforesis como tales. De manera similar a una respuesta magnética, la iontoforesis crea un intercambio de iones o cargas positivas y negativas. Cuando la corriente negativa se aplica en el rostro, los productos con iones negativos pueden penetrar en la piel. Cuando la corriente positiva se aplica en el rostro, los productos con iones positivos pueden penetrar en la piel. Muchas ampollas y sueros están preparados para la iontoforesis.

Nuevamente, debe recibir una explicación práctica rigurosa de su instructor antes de intentar realizar este procedimiento.

Microcorriente

La microcorriente o *terapia de ondas* es un tipo de tratamiento galvánico en el que se utiliza un nivel muy bajo de corriente eléctrica que imita la forma en la que el cerebro transmite mensajes a los músculos. Este dispositivo tiene muchas aplicaciones en el cuidado de la piel y es más conocido por tonificar la piel: produce un efecto de *lifting* en pieles envejecidas que carecen de elasticidad (**figura 18-41**). Hay muchos dispositivos portátiles o unidades estacionarias más grandes con múltiples modalidades adjuntas que brindan los beneficios de la microcorriente.

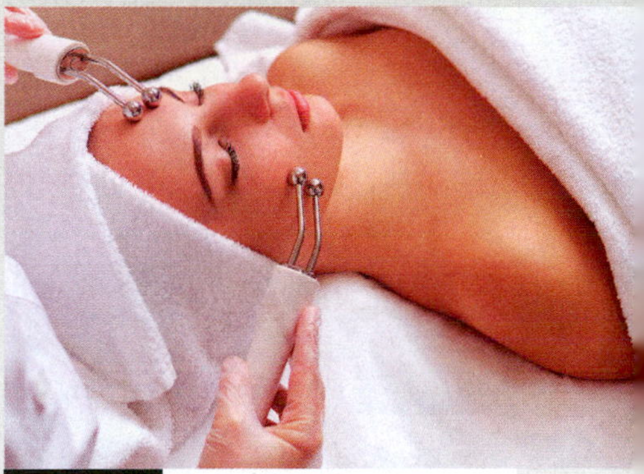

Studio Romantic/Shutterstock.com

Fig. 18-41 Microcorriente

Corriente de alta frecuencia

La corriente de alta frecuencia, descubierta por Nikola Tesla, funciona al calentar los tejidos y puede usarse para estimular el flujo sanguíneo y oxigenar la piel. La corriente de alta frecuencia también se puede aplicar sobre la piel propensa al acné después de la extracción o durante los tratamientos debido a su efecto germicida.

Los electrodos para la máquina de alta frecuencia están hechos de vidrio y contienen diversos tipos de gases, como el neón (luz rosada, anaranjada o roja) o el argón (luz azul o violeta), que se encienden como un color cuando la corriente fluye a través del electrodo. A diferencia de la máquina galvánica, en los tratamientos de alta frecuencia se utiliza un solo electrodo. Hay varios tipos diferentes de electrodos que se usan con alta frecuencia y vienen en diferentes formas y tamaños para adaptarse al área de tratamiento. El más común es uno que tiene forma de hongo y se lo conoce como *electrodo tipo hongo* (**figuras 18-42a** y **18-42b**).

Precaución

Las contraindicaciones para la corriente galvánica también son aplicables a la corriente de alta frecuencia, tanto indirecta como directa. Adicionalmente, para evitar quemaduras durante el tratamiento, el cliente debe evitar cualquier contacto con el metal, como perforaciones desde la cintura hacia arriba, apoyabrazos, banquillos y pasadores metálicos.

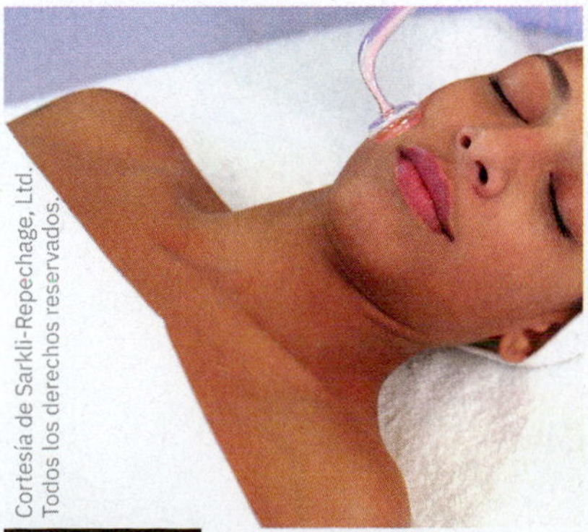

Cortesía de Sarkli-Repechage, Ltd. Todos los derechos reservados.

Fig. 18-42a Aplicación directa de alta frecuencia

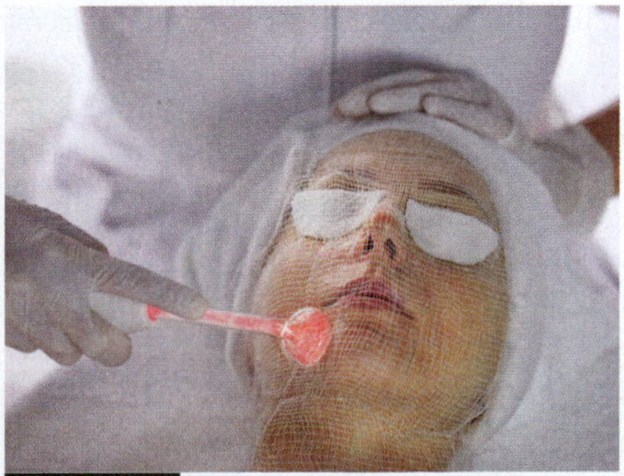

Fig. 18-42b La máquina de alta frecuencia produce un efecto de calor que estimula la circulación.

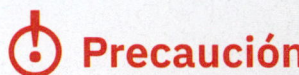

La alta frecuencia se puede aplicar de una manera entre las dos existentes:

1. *Aplicación directa*, realizada directamente sobre la piel.
2. *Masajes indirectos* o *masaje vienés*, que implica que el cliente sostenga el electrodo durante el tratamiento y crea un masaje de estimulación eléctrica.

La alta frecuencia se aplica sobre la piel como parte de la fase de tratamiento del facial. Nuevamente, debido a que las máquinas son distintas, debe consultarle a su instructor y con el manual del fabricante para conocer las instrucciones de la máquina específica que esté usando.

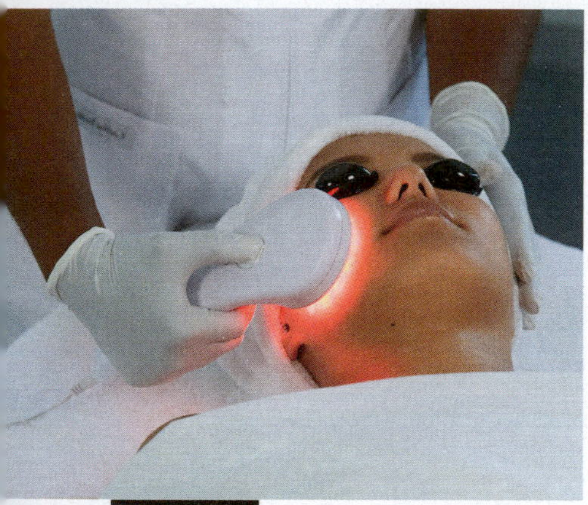

Fig. 18-43 Terapia de luz con una máquina LED

Precaución

Siempre se deben proteger los ojos del cliente durante los tratamientos con terapia de luz. Utilice almohadillas de algodón empapadas con refrescante sin alcohol o agua destilada. Las almohadillas en los ojos los protegen del resplandor de los rayos que se reflejan.

Terapia de luz

El uso de la terapia de luz consiste en usar la exposición a la luz para el tratamiento de afecciones de la piel. Hay varios tipos distintos de terapia de luz en los que se utilizan diversos tipos de luz. Tradicionalmente, se utilizan lámparas infrarrojas para calentar la piel y aumentar el flujo sanguíneo. Las luces infrarrojas también se usan para tratamientos del cabello y el cuero cabelludo, para relajación, para calentar los músculos, desintoxicar el cuerpo y reducir el dolor.

Un tipo popular de terapia de luz se denomina tratamiento con diodo emisor de luz (LED) (**figuras 18-43**). Este tratamiento utiliza luces concentradas que titilan muy rápidamente. Las luces LED se desarrollaron originalmente para ayudar en la cicatrización de heridas. En cosmetología, las máquinas LED se usan cosméticamente para disminuir el enrojecimiento, calentar tejidos de nivel inferior, estimular el flujo sanguíneo y mejorar la suavidad de la piel. Se aplican para mejorar la piel propensa al acné. Según el equipo, el tipo y el color de la luz pueden variar de acuerdo con el objetivo del tratamiento, de la siguiente manera:

- La luz roja trata el envejecimiento y el enrojecimiento.
- La luz azul es para pieles propensas al acné.
- La luz amarilla reduce la inflamación y mejora el flujo linfático.
- La luz verde calma, alivia y reduce la hiperpigmentación.

El tratamiento con LED es muy seguro para la mayoría de los clientes, pero se debe evitar su uso en el caso de personas con trastornos convulsivos. Se sabe que los destellos de luz provocan convulsiones en las personas con trastornos de este tipo. Cualquier cliente que tenga una situación de salud cuestionable debe obtener el consentimiento escrito del médico antes de recibir un tratamiento con LED.

Para realizar tratamientos avanzados de cuidado de la piel con seguridad y eficacia, tales como microcorriente, microdermoabrasión y luz LED, los cosmetólogos requieren capacitación avanzada y especializada.

Los resultados de su análisis determinarán los productos que deberá utilizar para el tratamiento, las áreas del rostro que necesitan especial atención, la cantidad de presión que debe ejercer durante el masaje y los equipos que debe usar.

Verificación

21. Describa la función de dos tipos de máquinas eléctricas que se utilizan en tratamientos faciales y por qué estas máquinas le agregan valor a este tipo de tratamientos. Seleccione entre las siguientes opciones: alta frecuencia, corriente galvánica, microcorriente y microdermoabrasión.
22. ¿Quién no es buen candidato para el tratamiento con corriente eléctrica?
23. ¿Para qué se usan los tratamientos con LED?

OA 8 Explicar el propósito y la importancia de los formularios de los clientes y de llevar registros.

Formularios de clientes y mantenimiento de registros

Antes de profundizar en información específica sobre consultas sobre tratamientos faciales y de la piel, revise la información pertinente en los formularios correspondientes de las ***Bases para el estándar,* capítulo 4, La comunicación para alcanzar el éxito**, de la siguiente manera.

Tenga al menos tres documentos para que un cliente nuevo los complete antes de realizar cualquier tratamiento: el formulario de admisión, la ficha de servicios del cliente y el formulario de consentimiento informado. Durante la consulta, tenga a mano los tres documentos para que pueda anotar o ingresar toda la información necesaria. Archive los documentos completos en un archivador seguro o en un sistema en línea porque el cliente puede haber revelado información privada.

Formulario de admisión del cliente

El formulario de admisión del cliente también se conoce como *cuestionario del cliente*, *ficha de consulta* o *formulario de historia clínica*. El objetivo del formulario es determinar si el cliente tiene alguna contraindicación que pueda impedir la realización de ciertos tratamientos de la piel. Una contraindicación es una afección o estado preexistente que impediría que se realice un servicio. Las contraindicaciones se analizarán con más detalle más adelante en este capítulo.

+ BONIFICACIÓN

Escanee el código o diríjase a: bonus.milady.com/cos-es/b18
Descargue el formulario de admisión de clientes.

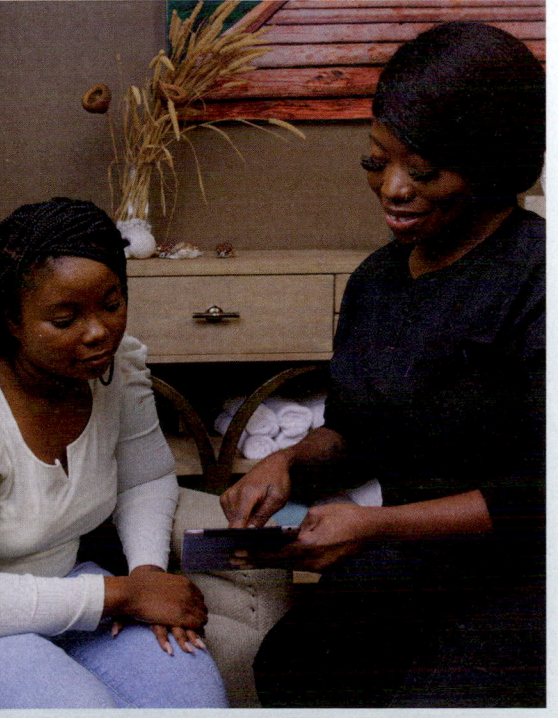

Formulario de registro de servicio

El formulario de registro de servicio, también conocido como *ficha del cliente*, es un registro de todas las notas del análisis de la piel, el tipo de tratamiento realizado, los productos que se usaron en el tratamiento, los objetivos por los que está trabajando, sus recomendaciones de cuidado en el hogar y otras notas sobre la consulta.

Además de la información relativa a los formularios descritos en las ***Bases para el estándar,* capítulo 4, La comunicación para alcanzar el éxito**, la información específica sobre tratamientos faciales y de la piel debe incluir lo siguiente:

- nombre, dirección, dirección de correo electrónico y número telefónico del cliente
- ocupación del cliente
- fecha de nacimiento del cliente (resulta útil para determinar si los signos de envejecimiento son prematuros)
- la historia clínica del cliente y los medicamentos que toma, incluida la información de si está en tratamiento médico o dermatológico
- contraindicaciones, tales como marcapasos, implantes metálicos, embarazo, diabetes, epilepsia, alergias o presión sanguínea alta, que requieran métodos de tratamiento alternativos

- información sobre los faciales que el cliente se haya realizado anteriormente y los tipos de tratamiento que se realizó
- productos para el cuidado de la piel que el cliente está usando actualmente
- indicación de cómo se enteró el cliente del salón
- observaciones sobre el tipo de piel, sus características y cualquier anomalía presente en ella.

? ¿Lo sabía?

La Ley Federal de Privacidad equilibra el derecho de los ciudadanos a la privacidad con la necesidad de información del gobierno para cumplir con sus responsabilidades. La "Regla de la Privacidad" fue emitida por el Departamento de Salud y Servicios Humanos (DHS) para implementar los requisitos que establece la Ley de Responsabilidad y Transferibilidad de Seguros Médicos (HIPAA). La Regla de la Privacidad aborda el uso y la divulgación de la información de salud de las personas por parte de organizaciones sujetas a la Regla de Privacidad de HIPAA. Entre otras cosas, HIPAA requiere que los médicos, hospitales y esteticistas protejan y aseguren el manejo confidencial de la información médica que está bajo protección.

Debido a que los formularios de admisión de clientes completos y los registros de servicios pueden contener información de salud privada, deben guardarse en un dispositivo protegido con contraseña, en una habitación segura o en un gabinete cerrado con llave para proteger la confidencialidad del cliente. Nunca comparta esta información con otras personas o agencias, incluidas las compañías de seguros.

CÓMO COMPLETAR EL REGISTRO DE SERVICIO DEL CLIENTE

Utilice el registro de servicio del cliente para registrar la fecha y el tipo de servicio y/o tratamiento realizado, los productos utilizados y los productos comprados por el cliente para el cuidado en el hogar. Tenga en cuenta los productos específicos y la fecha en la que el cliente los compró para que pueda ayudarlo a volver a comprar si olvida los nombres de los productos. Registre y resalte cualquier observación o contraindicación importante en el registro de servicio del cliente.

+ BONIFICACIÓN

Escanee el código o diríjase a: bonus.milady.com/cos-es/b18
Descargue la ficha de servicios del cliente.

Formulario de consentimiento

El **formulario de consentimiento informado**, también conocido como *exención del consentimiento para el tratamiento*, es un acuerdo escrito habitual entre el cosmetólogo y el cliente para aplicar un tratamiento, ya sea de rutina o preoperatorio o posoperatorio, de acuerdo con las instrucciones de un médico. El cliente debe leer y firmar el documento, en el que reconoce que entiende el tratamiento que recibirá, así como los riesgos que este implica, y deja exento de responsabilidad al cosmetólogo antes de la realización del servicio.

CÓMO COMPLETAR EL FORMULARIO DE CONSENTIMIENTO

Este suele ser el último paso de la consulta, justo antes de realizar el servicio. Cuando les entregue el formulario de consentimiento a los clientes, tómese el tiempo para repasar todos los pasos que implica el proceso de tratamiento. Explique cuidadosamente las instrucciones de cuidado en el hogar. Entréguele una copia del formulario de consentimiento informado al cliente y quédese con el documento original para sus registros. Mantenga un registro de tratamiento y solicítele al cliente que coloque su inicial y la fecha en todos los procedimientos posteriores del tratamiento. Estas medidas de precaución adicionales significan mucho para su protección y la de su cliente.

+ BONIFICACIÓN

Escanee el código o diríjase a: bonus.milady.com/cos-es/b18
Descargue un modelo de un formulario de consentimiento.

Verificación

24. ¿Qué tres formularios se necesitan para la interacción con un cliente?
25. ¿Por qué es importante que los clientes llenen un formulario de admisión?

OA 9 Explicar la información pertinente que debe recopilarse durante la consulta con el cliente y el análisis de la piel antes de realizar el tratamiento facial.

Llevar a cabo una consulta con el cliente

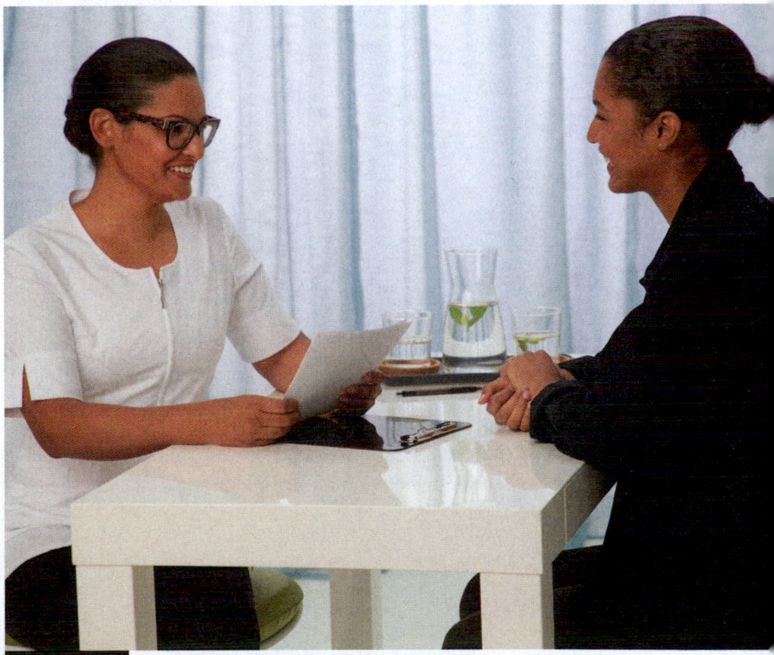
Fig. 18-44 Consulta con el cliente en proceso

La consulta es una oportunidad para hacerle preguntas al cliente sobre sus antecedentes médicos y el historial de cuidado de la piel. También le permite asesorar al cliente sobre los productos y tratamientos adecuados para el cuidado en el hogar (**figura 18-44**). El análisis de la piel es una parte muy importante del tratamiento facial porque permite determinar el tipo de piel del cliente, las afecciones y las necesidades de tratamiento.

El salón debe destinar un área silenciosa para los tratamientos faciales. La naturaleza relajante de un tratamiento facial exige que se realice en un lugar tranquilo y se requiere tranquilidad para realizar una consulta exhaustiva con su cliente. Todos los tratamientos faciales deben comenzar con una consulta y un análisis de la piel.

Algunos salones les piden a los clientes que lleguen 15 minutos antes de la hora de la cita para este fin. Tendrá que dedicar de 5 a 15 minutos para realizar una consulta con el cliente, es decir, una conversación con el cliente para determinar los resultados deseados, según el tipo de servicio que llevará a cabo y las necesidades del cliente.

Preguntas de consulta

Durante la consulta sobre el cuidado y el análisis de la piel, tiene la oportunidad de decirle al cliente lo que observa sobre el estado de su piel y qué servicios o productos puede ofrecerle para beneficiarlo. Consulte las ***Bases para el***

***estándar de Milady*, capítulo 4, Comunicación para alcanzar el éxito** para obtener las preguntas básicas de consulta con el cliente. Las preguntas específicas sobre el cuidado de la piel que se pueden hacer incluyen las siguientes:

- ¿Cuál es el motivo de la visita? (¿Cuál es el motivo de su consulta? ¿Vino para realizar un tratamiento o solo para relajarse?)
- Dígame qué le gusta de su piel. Dígame qué le gustaría cambiar de su piel.
- ¿Cuáles son sus metas de cuidado de la piel? ¿Se está preparando para un evento especial? ¿Cuándo es?
- ¿Cuál es la rutina de cuidado de la piel que realiza en su hogar? (¿Cuántos productos utiliza el cliente en su hogar? ¿Cuáles son los ingredientes? ¿Con qué frecuencia los utiliza?)
- ¿Se ha realizado algún tratamiento anteriormente? (¿Es el primer tratamiento de este tipo que se realiza el cliente?)
- ¿Es alérgico a productos o esencias?
- ¿Este es el estado normal de su piel? (¿Normalmente tiene menos imperfecciones? ¿Suele estar menos irritada?)
- ¿Cómo se siente la piel en diferentes momentos del día? (¿Cuál es el grado de oleosidad o sequedad?)
- ¿Utiliza protector solar? ¿Qué FPS utiliza?
- Cuénteme sobre su alimentación. ¿Mantiene una alimentación saludable?
- ¿Cuánta agua bebe diariamente?
- ¿Cuán estresante es su estilo de vida? ¿Está bajo mucho estrés en este momento?
- Antes de comenzar su tratamiento, firme nuestro formulario de consentimiento informado del cliente.

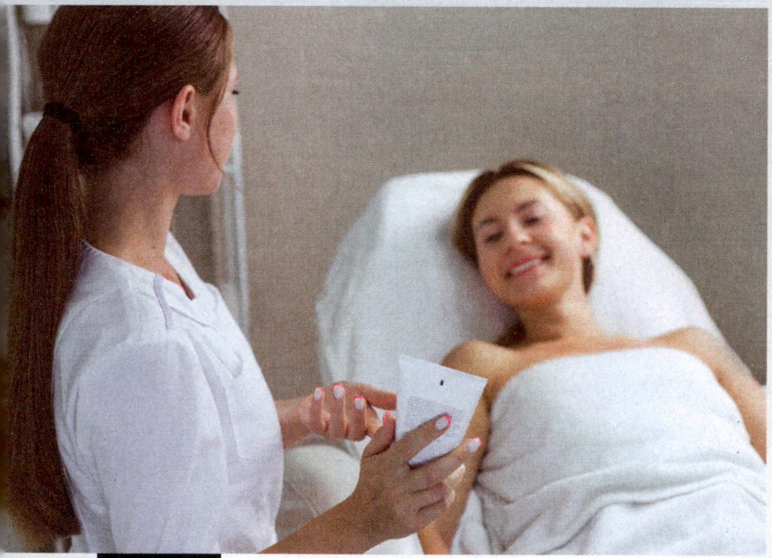
Vladeep/Shutterstock

Fig. 18-45 Recomiende al cliente los productos para el cuidado de la piel.

RECOMENDACIONES PARA EL CUIDADO EN EL HOGAR

Es necesario realizar una consulta exhaustiva posterior al servicio con cada cliente nuevo en cuanto al cuidado adecuado en el hogar para las afecciones de su piel. Como parte de la consulta, no dude en recomendar servicios y productos que serían beneficiosos para el cliente (**figura 18-45**). Para contar con tiempo suficiente para hacer esto a fondo con clientes nuevos, agregue de 15 a 30 minutos adicionales a su servicio. El cuidado en el hogar es un factor extremadamente importante de un programa exitoso de cuidado de la piel. Aquí la palabra clave es *programa*. Un programa consiste en un plan de gran alcance que incluye el cuidado en el hogar, los tratamientos faciales y la explicación al cliente. Debe dejarle en claro a su cliente que, si desea lograr los mejores resultados de un tratamiento, debe seguir una rutina probada de cuidado de la piel en casa con productos que refuercen los tratamientos del salón.

No haga que el cliente sienta que el único objetivo de la consulta posterior al servicio es venderle productos. Repase con su instructor las técnicas de venta al por menor que sean adecuadas y prudentes para asegurarse de lograr el tono correcto con su cliente. Es muy importante que proporcione a los clientes productos en los que confía y que producen resultados.

☑ Verificación

26. Mencione seis preguntas importantes para hacerles a los clientes durante una consulta.
27. ¿Por qué el cuidado en el hogar es una parte importante de un programa de cuidado de la piel?

OA 10 Identificar ejemplos de contraindicaciones que prohíben realizar tratamientos faciales.

Contraindicaciones de los tratamientos faciales

Es de suma importancia realizar un análisis completo de la piel y una consulta con el cliente para determinar las causas de las afecciones de la piel y las posibles contraindicaciones de los tratamientos o productos que se apliquen al cliente. Como hemos mencionado, una *contraindicación* es una característica que requiere que se eviten ciertos tratamientos, procedimientos o productos para prevenir efectos secundarios no deseados. Ciertos tratamientos y productos para el cuidado de la piel pueden estar contraindicados para un cliente en particular. Es su responsabilidad evaluar la idoneidad del tratamiento y los productos para el cuidado de la piel después del análisis de la piel y la revisión de la historia clínica del cliente. Por ejemplo, si el cliente es alérgico al perfume, el uso de un producto perfumado estaría contraindicado. Si un cliente está usando un medicamento recetado, como Retin-A® o Tazorac® (ambos medicamentos tópicos que causan exfoliación de la piel), el uso de otros exfoliantes en el tratamiento facial está contraindicado porque, si se hace, puede lastimar la piel y causar descamación excesiva e inflamación.

Los clientes con alteraciones evidentes de la piel, como heridas abiertas, ampollas febriles (herpes simple) u otras afecciones que parezcan anormales, deben remitirse a un médico para su tratamiento. Se puede volver a programar la cita una vez que obtengan autorización por escrito para recibir los servicios faciales. Las contraindicaciones principales que se deben considerar se resumen en la **tabla 18-2**.

Tabla 18-2

Contraindicaciones para los servicios faciales

CONTRAINDICACIONES	LO QUE SE DEBE EVITAR	¿POR QUÉ?
Isotretinoína (Accutane) (si se tomó en los últimos 6 meses)	• Depilación con cera en cualquier parte del cuerpo • Cualquier agente exfoliante o secante, incluidos alfahidroxiácidos (AHA), exfoliantes, microdermoabrasión y máquinas para cepillar	La piel se puede ampollar o descamar. Los medicamentos causan la afinación de la piel en todo el cuerpo.
Medicamentos exfoliantes que incluyen Retin-A® (Tretinoína), Renova®, Tazorac®, Differin®	• Depilación con cera en el área donde se usa el medicamento, durante un mínimo de una semana • Cualquier agente exfoliante o secante, incluidos AHA, exfoliantes, microdermoabrasión y máquinas para cepillar	La piel se puede ampollar o descamar.
Embarazo	• Tratamientos eléctricos, exfoliaciones químicas o ingredientes agresivos • Cualquier tratamiento cuestionable sin el permiso por escrito de un médico • Posibles sensibilidades a la depilación con cera	Se desconoce. Precaución general de seguridad.

(*Continuación*)

Tabla 18-2

Contraindicaciones para los servicios faciales

CONTRAINDICACIONES	LO QUE SE DEBE EVITAR	¿POR QUÉ?
Clavos metálicos en los huesos o placas en el cuerpo	• Tratamientos eléctricos	La electricidad puede afectar el metal.
Enfermedades cardíacas/ marcapasos	• Tratamientos eléctricos	La electricidad puede afectar los ritmos y los marcapasos.
Alergias conocidas	• Alérgenos conocidos y perfumes	Se puede presentar una reacción alérgica.
Convulsiones o epilepsia	• Tratamiento eléctrico y con luz pulsada	Podría desencadenar una reacción convulsiva.
Uso de esteroides orales como la prednisona	• Cualquier tratamiento estimulante o exfoliante • Depilación con cera	Los esteroides pueden causar la afinación de la piel, lo que podría provocar ampollas, lesiones o hematomas.
Enfermedades autoinmunes como el lupus o el vitíligo	• Tratamientos fuertes o estimulantes sin el permiso por escrito de un médico	En algunos casos, se pueden presentar reacciones impredecibles.
Diabetes	• Se recomienda precaución general (muchos diabéticos demoran mucho en cicatrizar; solicite la aprobación del médico si no está seguro).	Los clientes que experimentan neuropatía pueden no sentir dolor en las áreas afectadas.
Anticoagulantes y medicamentos antiinflamatorios no esteroides (NSAID) (p. ej., ibuprofeno)	• Extracción sin permiso del médico • Depilación con cera del rostro o el cuerpo sin permiso del médico	Puede causar sangrado o hematomas.
Piel sensible o propensa al enrojecimiento	• Calor • Exfoliantes fuertes • Tratamiento mecánico • Masaje estimulante	El enrojecimiento puede agravarse.
Heridas abiertas, herpes simple (ampollas febriles)	• Evite todos los tratamientos hasta poder clarificar con el médico.	Estas afecciones pueden propagarse o estallar; son enfermedades infecciosas.
Cirugía facial o tratamiento con láser reciente	• Realice el tratamiento únicamente con permiso del médico.	El cliente debe consultar con un proveedor médico por razones de seguridad.

Si tiene alguna duda con respecto al tratamiento de un cliente y su estado de salud, siempre debe consultar primero con el médico del cliente. Recuerde una regla simple: cuando tenga dudas, no realice el servicio. También es importante leer las etiquetas, advertencias e instrucciones de los productos y equipos para obtener contraindicaciones adicionales.

☑ Verificación

28. ¿Qué es una contraindicación? Enumere cinco ejemplos.

OA 11 Realizar tratamientos faciales preventivos y correctivos.

Realizar los procedimientos para los tratamientos faciales

Hasta este punto del capítulo, ha aprendido sobre la realización de consultas y análisis de la piel, una variedad de productos faciales, técnicas de masaje y tipos de equipos para tratamientos faciales. Ahora es el momento de reunir toda la información para realizar un tratamiento facial de principio a fin. Un tratamiento facial profesional es uno de los servicios más agradables y relajantes que se puede dar a un cliente en un salón. A los clientes que han experimentado esta relajante y estimulante experiencia les encanta volver por más. Cuando los clientes se los realizan con regularidad, el tono, la textura y la apariencia de la piel mejoran notablemente.

Los tratamientos faciales se clasifican en una de las siguientes categorías:

- **Preventivo:** mantiene la salud de la piel del rostro mediante la limpieza adecuada, el aumento de la circulación, la relajación de los nervios y la activación de las glándulas y el metabolismo de la piel a través del masaje.
- **Correctivo:** corrige ciertas afecciones de la piel del rostro, como la sequedad, la oleosidad, los comedones, las líneas de envejecimiento y el acné moderado.

Al igual que con otras formas de masaje, los tratamientos faciales ayudan a aumentar la circulación, accionar la actividad glandular, relajar los nervios, mantener el tono muscular y fortalecer los tejidos musculares debilitados.

Pautas para los tratamientos faciales

Sus tratamientos faciales tendrán éxito y sus clientes querrán volver si sigue las pautas simples que se resumen a continuación:

- Ayude al cliente a relajarse al hablarle con tranquilidad y de manera profesional.
- Explique los beneficios de los productos y del servicio y responda todas las preguntas.
- Ofrezca una atmósfera relajada y trabaje con calma y eficiencia.
- Mantenga condiciones de limpieza y orden en el área de los tratamientos faciales, con una disposición ordenada de los suministros (**figura 18-46**).
- Siga procedimientos sistemáticos.
- Si tiene las manos frías, caliéntelas antes de tocar el rostro del cliente.
- Mantenga sus uñas suaves y cortas para evitar rasguñar la piel del cliente.

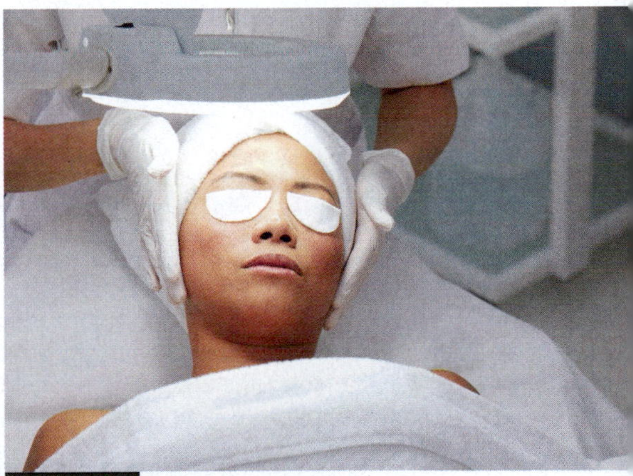

Fig. 18-46 Mantener un ambiente limpio y tranquilo

? ¿Lo sabía?

Después de que se realizan los tratamientos faciales, la piel de los clientes puede verse manchada temporalmente debido a todas las manipulaciones, el vapor, las máscaras, la exfoliación y más. Salir del salón con la piel manchada y sin maquillaje puede ser traumático. Elimine estos problemas al brindar lo que comúnmente se llama "maquillaje de 5 minutos" que los hace lucir listos y no dañan su piel. Un maquillaje de 5 minutos incluye la aplicación de un polvo facial mineral translúcido, un rímel liviano y un brillo de labios.

(Consulte el capítulo 19, Maquillaje, para obtener consejos sobre cómo aplicar maquillaje, incluidos los polvos minerales).

Curiosidades

Perfeccionamiento de sus destrezas personales

Si un cliente no está satisfecho con un tratamiento facial, revise si ha cometido alguno de los siguientes errores:

- *mal aliento u olor corporal desagradable*
- *hablar demasiado*
- *manos ásperas, frías o uñas irregulares que pueden haber rasguñado la piel del cliente*
- *dejar que la crema u otras sustancias entren en los ojos, la boca, los orificios nasales o el contorno del cuero cabelludo*
- *toallas demasiado calientes o demasiado frías*
- *manipular la piel bruscamente o en la dirección incorrecta*
- *ser desorganizado e interrumpir el facial para ir a buscar implementos.*

Aplicación de un tratamiento facial básico

Los pasos para realizar un tratamiento facial básico se enumeran en el **Procedimiento 18-1: Tratamiento facial básico**. Sin embargo, algunos procedimientos pueden variar, así que siga la guía de su instructor.

En el procedimiento se mencionan los implementos y los materiales elementales que necesitará para realizar un tratamiento facial básico, pero puede agregar otros elementos, como una envoltura alternativa para la cabeza, si lo desea. Hay varios tipos de envolturas para la cabeza en el mercado. Algunos tienen un diseño de turbante; otros tienen elástico, como una gorra de baño. Por lo general, están hechos de tela o toallas de papel. En el caso del procedimiento de cobertura de la cabeza preferido por la escuela, déjese guiar por su instructor.

Ⓟ 18-1: Tratamiento facial básico *Consulte la página 777*

Consideraciones especiales para el vello facial y los tratamientos para el cuidado de la piel

Tenga en cuenta varios puntos clave al considerar los tratamientos para el cuidado de la piel y el vello facial:

- Debe ir en la dirección de crecimiento del vello. Muévase siempre de acuerdo con el patrón de cualquier vello facial (barba, perilla, etc.); por lo general, esto implica realizar movimientos hacia abajo y hacia afuera.
- Use esponjas o toallas en lugar de almohadillas de algodón en las áreas con exceso de vello facial, ya que el algodón se puede enganchar en el vello de la barba.
- ¿Su cliente se afeitó recientemente? El afeitado puede ser algo abrasivo para la piel. Considere elegir productos calmantes y curativos durante el servicio.
- Para satisfacer las necesidades específicas de su cliente, puede incorporar servicios de cuidado personal, como el recorte o la depilación con cera de las cejas.

TRATAMIENTOS FACIALES CORRECTIVOS

Existen varias inquietudes correctivas que se deben tener en cuenta cuando se realiza un facial. Estas incluyen piel seca, piel grasa y comedones abiertos (también conocidos como *espinillas* ; folículos afectados por sebo solidificado y acumulación de células muertas) y acné. Recuerde los diferentes tipos de piel que se encuentran en la **tabla 18-3.**

CONSIDERACIONES ESPECIALES PARA LA PIEL PROPENSA AL ACNÉ

Una de las afecciones de la piel más comunes que los profesionales del cuidado de la piel ven hoy en día es el acné en adultos. La presencia de granos en áreas oleosas indica que hay acné. El acné es un trastorno en el cual los folículos pilosos se obstruyen y producen una infección del folículo con enrojecimiento e inflamación.

Precaución

En algunos procedimientos estéticos, a veces, puede ver pequeñas cantidades de sangre o fluidos corporales. Esos procedimientos incluyen tratamientos contra el acné y procedimientos de extracción, depilación con cera, depilación con pinzas, microdermoabrasión y exfoliantes químicos. Es importante usar guantes desechables que no sean de látex durante esos procedimientos o en cualquier momento en el que puede haber sangre o fluidos corporales para prevenir el contacto accidental de la piel con la sangre o los fluidos corporales del cliente. Cámbielos durante el tratamiento tantas veces como sea necesario.

Tabla 18-3

Preocupaciones correctivas y técnicas de tratamiento

TIPO DE PIEL O CARACTERÍSTICA	APARIENCIA	TÉCNICAS DE TRATAMIENTO
Piel seca	- Se genera debido a un flujo insuficiente de sebo de las glándulas sebáceas. - Se ve gruesa, tensa, con un color apagado y, en algunos casos, con líneas y arrugas visibles.	Realice el **Procedimiento 18-3: Tratamiento facial para pieles secas**. Si bien se puede administrar con o sin corriente eléctrica, su uso permite obtener los mejores resultados.
Piel grasa	- Suele caracterizarse por la presencia de comedones, que se producen por masas de sebo endurecido que se forman en los conductos de las glándulas sebáceas.	Realice el **Procedimiento 18-4: Tratamiento facial para piel grasa con comedones abiertos**.
Piel propensa al acné	- Puede presentar comedones e imperfecciones. - Se siente gruesa, firme e irregular por la congestión.	Realice el **Procedimiento 18-5: Tratamiento facial para pieles propensas al acné**. - La piel con problemas menores y la piel grasa deberían responder bien a los tratamientos faciales. - Los casos de acné grave o aquellos que no muestran una respuesta requieren tratamiento médico y deben derivarse a un dermatólogo.

Las bacterias del acné son anaeróbicas, lo que significa que no pueden sobrevivir en presencia de oxígeno. Cuando los folículos se bloquean con sebo solidificado y acumulación de células muertas, el oxígeno no puede alcanzar fácilmente la parte inferior del folículo donde viven las bacterias del acné. Las bacterias del acné sobreviven al descomponer el sebo en ácidos grasos, que constituyen su única fuente de alimento. Un folículo bloqueado es el entorno ideal para las bacterias del acné. Cuando las bacterias del acné crecen por la falta de oxígeno y acceden a una fuente de alimento como el folículo bloqueado lleno de sebo, se multiplican rápidamente, lo que finalmente provoca una grieta en la pared del folículo (**figura 18-47**). Esta ruptura permite que la sangre entre en el folículo y se produzca enrojecimiento.

A continuación, se presentan términos relacionados con el acné:

- Las *pápulas de acné* son granos rojos que no tienen una cabeza con pus (**figura 18-48**).
- Los granos con una cabeza con pus se denominan *pústulas* (**figura 18-49**).
- El *pus* es un líquido dentro de una pústula, compuesto principalmente por glóbulos blancos muertos que intentan combatir la infección.

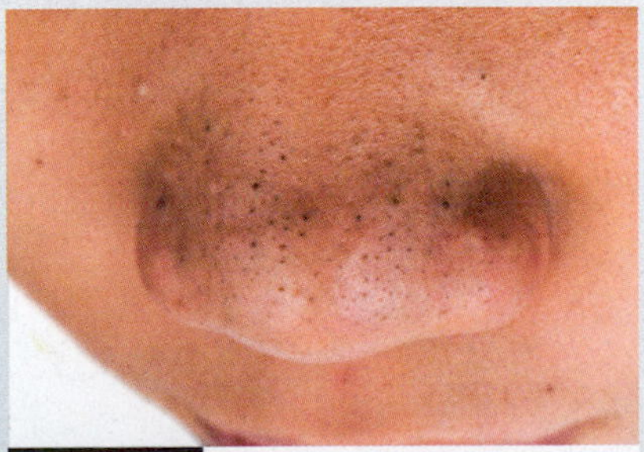

ThamKC/Shutterstock.com

Fig. 18-47 El acné indica zonas grasas.

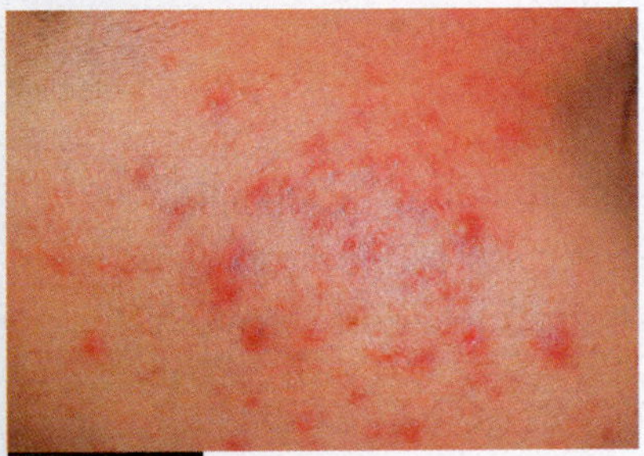

thawatchai_bandit/Shutterstock.com

Fig. 18-48 Pápulas

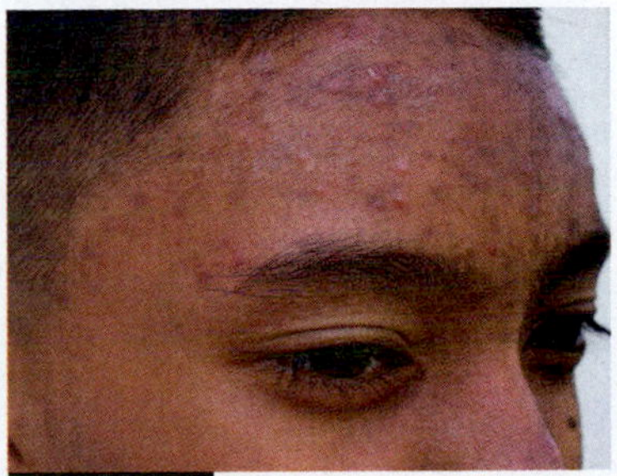

DUANGJAN J/Shutterstock.com

Fig. 18-49 Pústulas

Precaución

Los casos de acné graves o que no muestran una respuesta deben derivarse a un dermatólogo para su tratamiento. Si alguna vez no tiene la certeza de si debe tratar a un cliente con acné, derívelo con un dermatólogo.

Si un cliente está en tratamiento médico para el acné, la función del cosmetólogo es trabajar teniendo en cuenta el consejo del médico del cliente y seguir las instrucciones médicas en cuanto al tipo y la frecuencia de los tratamientos faciales. Los cosmetólogos pueden ayudar a estos clientes con tratamientos de extracción, a seleccionar los productos adecuados para el cuidado de la piel en casa y el maquillaje y colaborar con ellos para que comprendan cómo coordinar los medicamentos con el programa de cuidado de la piel en el hogar.

Hay muchos medicamentos tópicos con receta que pueden volver la piel más sensible y provocar mayores reacciones a los productos para el cuidado de la piel. En el caso de personas que están bajo cuidado dermatológico, el cliente debe consultar con su dermatólogo antes de recibir tratamientos.

Dado que la piel con acné contiene materia infecciosa, debe usar guantes protectores y materiales desechables como almohadillas de limpieza de algodón cuando trabaje con clientes que tienen acné.

CONSIDERACIONES PARA TODOS LOS CLIENTES

Independientemente del tipo de piel o del origen étnico del cliente, todos necesitan una consulta y un plan de tratamiento personalizado para el cuidado de la piel con el fin de mantenerla saludable. Las recomendaciones sobre cuáles son los tratamientos y productos adecuados para el cuidado de la piel se deben adaptar a cada persona. A continuación, se presentan algunas cuestiones a considerar para brindarles un mejor servicio a todos los clientes.

- Las diferencias culturales en la alimentación, la higiene y las tradiciones pueden contribuir al envejecimiento, el acné o los problemas de la barrera cutánea. Asegúrese de recomendar el mejor plan de cuidado de la piel y respete los antecedentes del cliente.
- Cuando se trata de tratamientos de la piel, el nivel de reactividad de la piel de cada individuo es diferente. Los tipos de piel más claros generalmente son más sensibles. Las personas con piel oscura tienen depósitos de melanina más grandes en el estrato córneo, lo que les brinda mayor protección contra el sol. A pesar de esta diferencia, la protección solar es necesaria para todo tipo de piel y debe recomendarse a todos los clientes.
- Las personas con piel más oscura pueden experimentar reacciones adversas como hiperpigmentación o hipopigmentación y cicatrices queloides que se originan debido a tratamientos agresivos. Por lo tanto, comience con tratamientos suaves y aumente el nivel de exfoliación en cada tratamiento. Se recomiendan productos exfoliantes más suaves.
- Recuerde que, debido a la mezcla genética, no existe un verdadero sistema de clasificación de fototipos; por lo tanto, las escalas que existen se usan solo como guía.
- El aprendizaje continuo sobre cómo cuidar mejor los diferentes tonos de piel y los niveles de sensibilidad de la piel, al mismo tiempo que se tienen en cuenta los antecedentes culturales y el estilo de vida del cliente, le permitirá crear servicios personalizados que son muy recomendables para mantener una piel saludable para todos.

Ⓟ 18-3: Tratamiento facial para pieles secas *Consulte la página 792*

Ⓟ 18-4: Tratamiento facial para pieles grasas con comedones abiertos *Consulte la página 795*

Ⓟ 18-5: Tratamientos faciales para pieles con tendencia acneica *Consulte la página 798*

Verificación

29. ¿Cuál es la diferencia entre tratamientos faciales preventivos y correctivos?
30. Enumere las consideraciones al proporcionar servicios faciales para clientes con vello facial.
31. ¿Cuál es la diferencia entre una pápula de acné y una pústula?

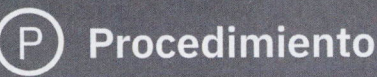

(P) Procedimiento 18-1

Tratamiento facial básico

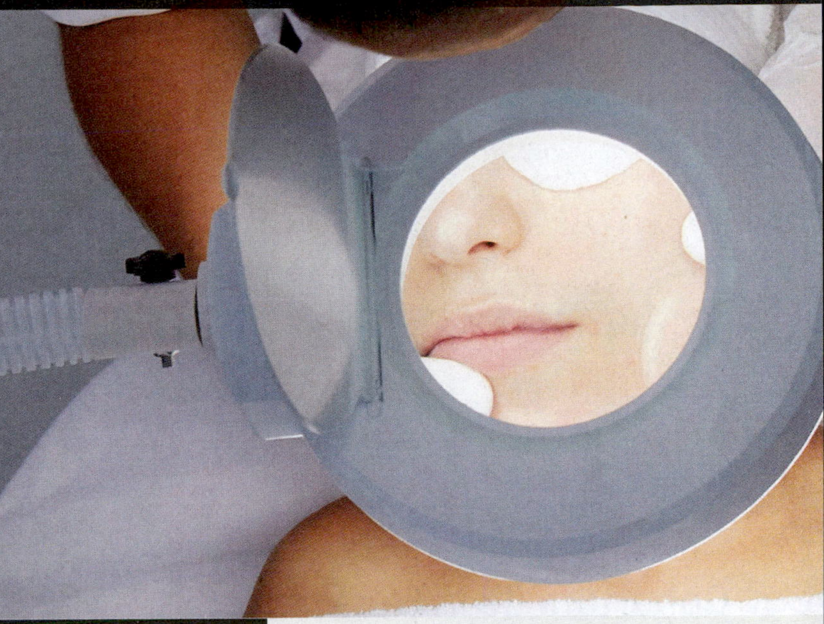

IMPLEMENTOS Y MATERIALES

- Loción antiséptica
- Horquillas/pasadores
- Cabezal
- Recipientes
- Limpiadores y desmaquillantes
- Sábana limpia u otro tipo de cobertor (una manta en caso de ser necesario)
- Almohadillas de algodón
- Algodón (rollo)
- Hisopos de algodón
- Desinfectante
- Guantes desechables
- Pantuflas desechables (opcional)
- Exfoliante
- Bata o capa para el tratamiento facial (proporcionada antes del servicio)
- Vaporizador facial (opcional)
- Camilla o sillón para el tratamiento facial
- Gasa
- Guantes
- Banda para la cabeza o cofia
- Lámpara con lupa
- Brocha para máscaras
- Máscaras
- Crema para masajes o aceite lubricante
- Hidratantes
- Toallas de papel
- Bolsa plástica para guardar las joyas de forma segura
- Espátulas
- Esponjas
- Productos para la protección solar
- Pañuelos
- Tonificante
- Toallas
- Recipiente para residuos
- Carrito para productos e implementos
- Elementos opcionales:
  - Otros equipos eléctricos (calentador de toallas, etc.)
  - Productos para cuidado intensivo o especializado (sueros, cremas para los ojos, insumos de extracción)

DURACIÓN ESTIMADA

60 MIN

Nota:
Algunos procedimientos pueden variar, así que siga la guía de su instructor.

1

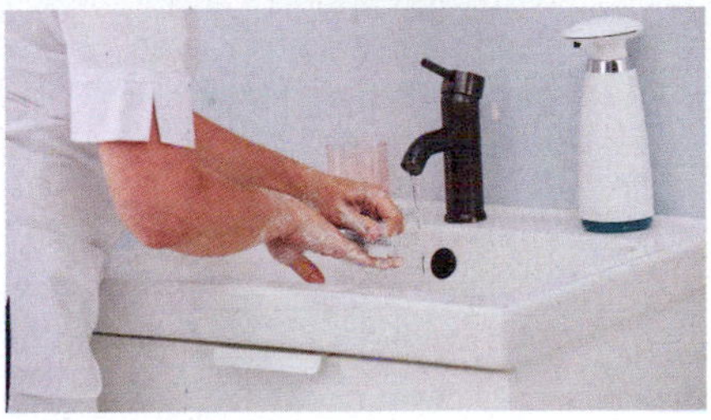

Lleve a cabo el **Procedimiento 17-1: Procedimiento previo al servicio** para preparar la sala de tratamiento. Lávese las manos.

2

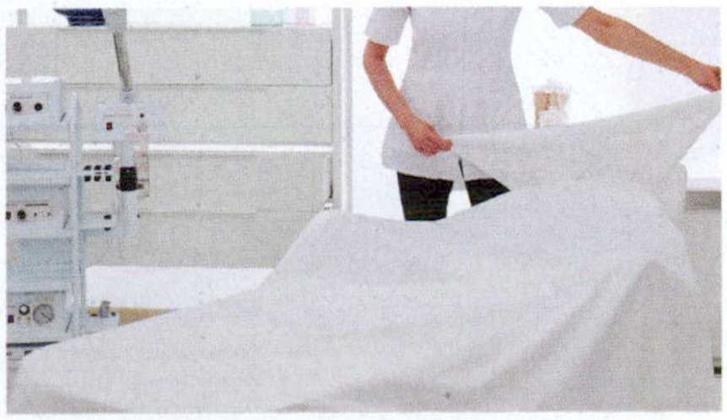

Coloque una toalla limpia en el respaldo de la camilla para el tratamiento facial para evitar que los hombros descubiertos del cliente entren en contacto con ella.

③

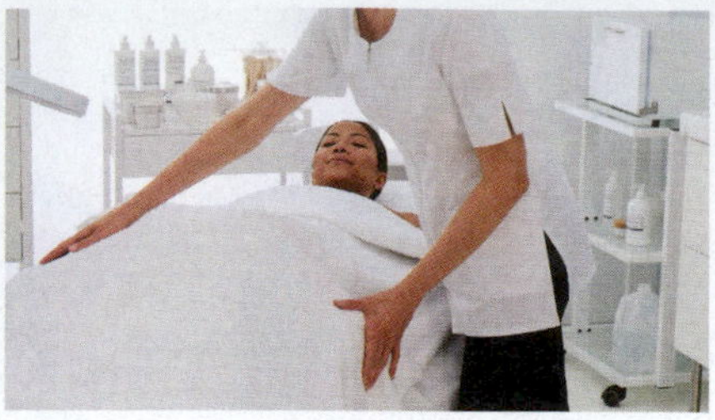

Si es necesario, ayude al cliente a subir a la camilla para tratamientos faciales. Ajuste el sillón para tratamientos faciales para la comodidad del cliente. Cuando el cliente se deba recostar boca arriba, coloque un almohadón por debajo de las sábanas inferiores, a la altura de las rodillas del cliente, para reducir la presión de la parte baja de la espalda.

④

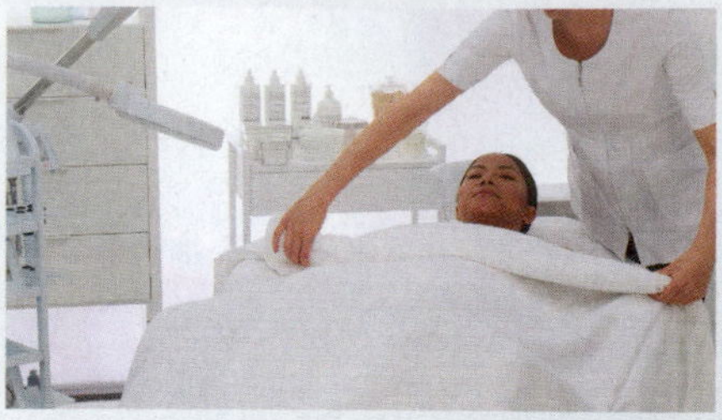

Coloque una toalla sobre el pecho del cliente, póngale un cobertor o una sábana sobre el cuerpo y doble el extremo superior de la toalla sobre este.

Cobertura de la cabeza

⑤

Ajuste una banda desechable para la cabeza, una toalla u otra protección alrededor de la cabeza del cliente para proteger el cabello. Para cubrir la cabeza con una toalla, siga estos pasos:

(5a)

Doble la toalla en forma de triángulo desde una de las esquinas superiores hasta la esquina inferior opuesta y colóquela sobre el cabezal, con el doblez hacia abajo.

(5b)

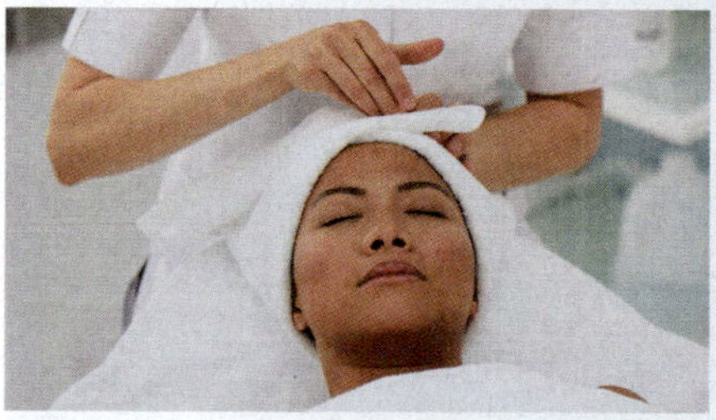

Cuando el cliente esté recostado, la parte trasera de la cabeza debe estar apoyada sobre la toalla, de forma que los lados de esta se puedan llevar hacia el centro de la frente para cubrir el contorno del cuero cabelludo.

(5c)

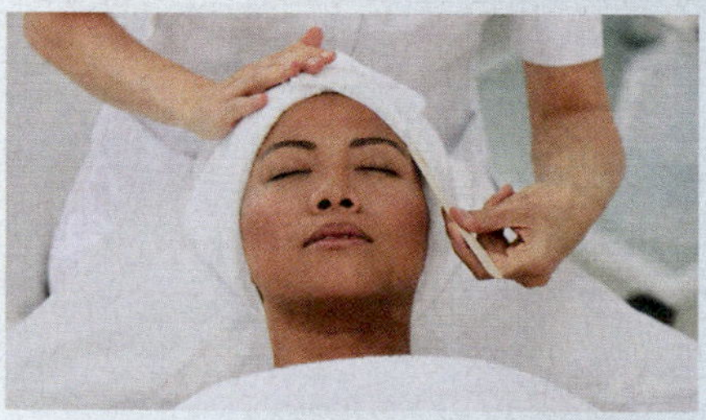

Utilice una banda desechable para la cabeza para sujetar la toalla en su lugar. Use una espátula o la punta de sus dedos para asegurarse de que todo el cabello quede debajo de la toalla, que los lóbulos de las orejas no queden doblados y que la toalla no esté demasiado apretada.

⑥

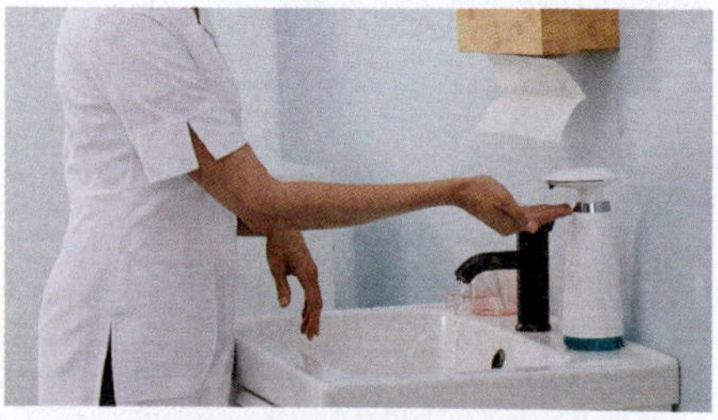

Lávese las manos con jabón y agua tibia como se detalla en las ***Bases estándar,* Procedimiento 5-1: Lavado de manos adecuado.** Siempre lávese las manos y colóquese guantes antes de comenzar un tratamiento. (Déjese guiar por su instructor, ya que en algunos países se requiere que se lave las manos, se ponga los guantes y, luego, se lave los guantes).

Retirar el maquillaje de los ojos y el labial (opcional)

7

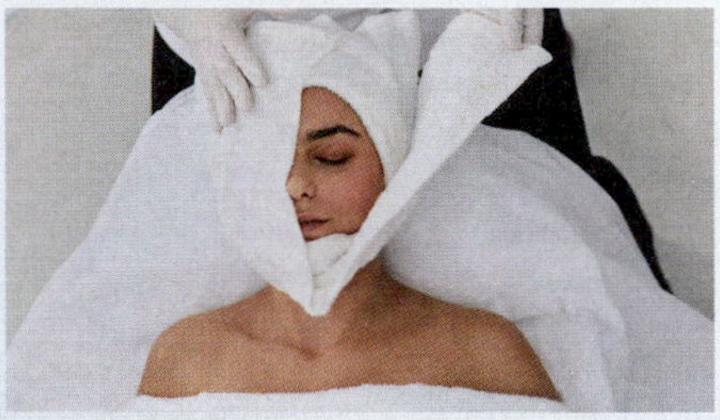

Este paso es opcional. Aplique una toalla tibia en el escote y otra en la cara, según sea necesario. Después de comprobar la temperatura de la toalla, colóquela sobre el rostro del cliente y deje la nariz descubierta. Déjela por un minuto y retírela.

8

Si el cliente usa maquillaje, siga los siguientes pasos para removerlo. Si el cliente no usa maquillaje, siga con el paso 9.

8a

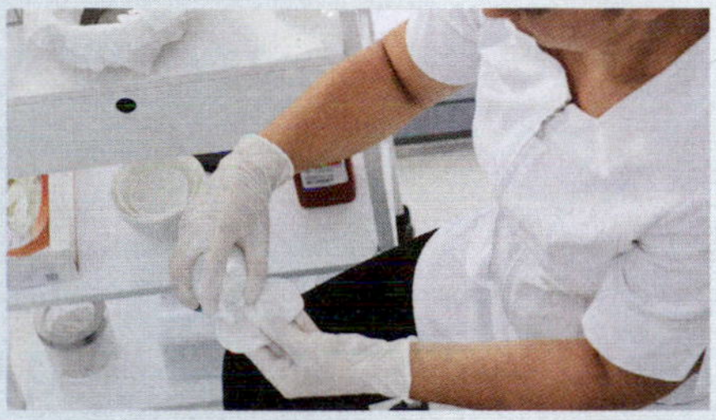

Aplique una pequeña cantidad de desmaquillador de ojos o un limpiador suave en dos almohadillas de algodón húmedas y colóquelas sobre los ojos cerrados del cliente.

8b

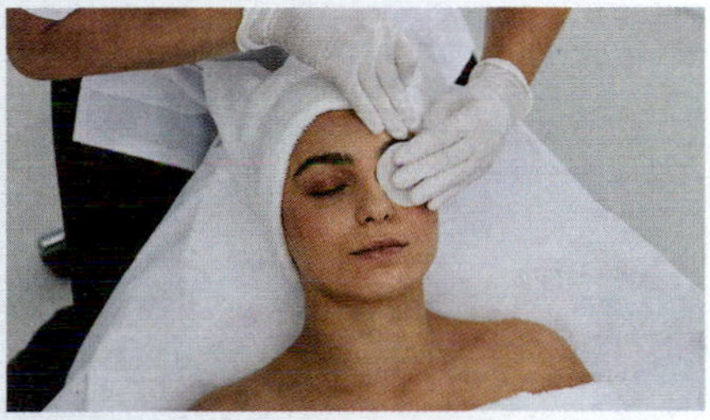

Con una mano, levante suavemente y sostenga la ceja del cliente; con la otra mano, frote suavemente hacia abajo y hacia afuera con la almohadilla de algodón. Hágalo primero en un ojo y, luego, en el otro, con una almohadilla de algodón nueva. Repita el procedimiento hasta que los párpados y las pestañas estén limpios. Enjuague suavemente con una almohadilla de algodón o gasa.

8c

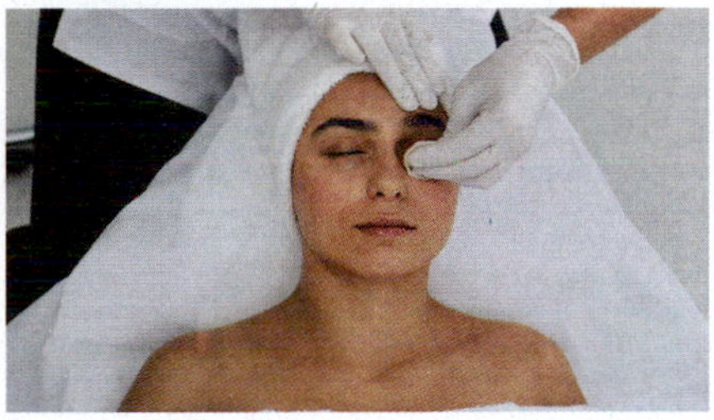

A continuación, retire el maquillaje debajo de los ojos, frotándolo hacia la nariz con un hisopo o una almohadilla de algodón. Coloque el borde de la almohadilla debajo de las pestañas inferiores, en la comisura externa del ojo, y deslícela hacia la comisura interna. Trabaje con suavidad alrededor de los ojos y no frote ni estire la piel, ya que es muy delicada y delgada.

8d

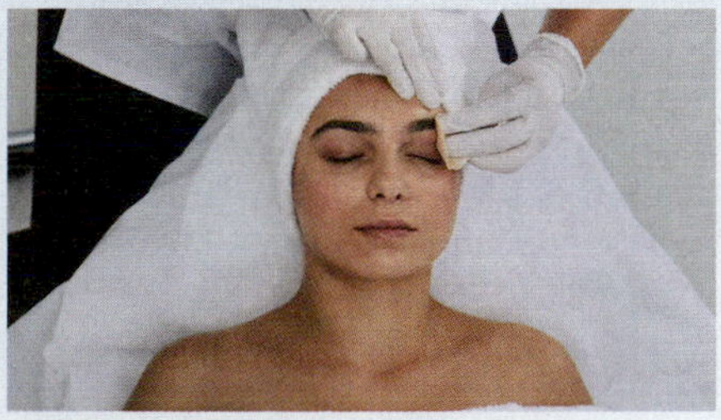

Realice un movimiento circular completo alrededor de los ojos. Use un hisopo o almohadilla de algodón para limpiar el área debajo de los ojos hacia la nariz y, luego, hacia los extremos sobre la parte superior del párpado.

8e

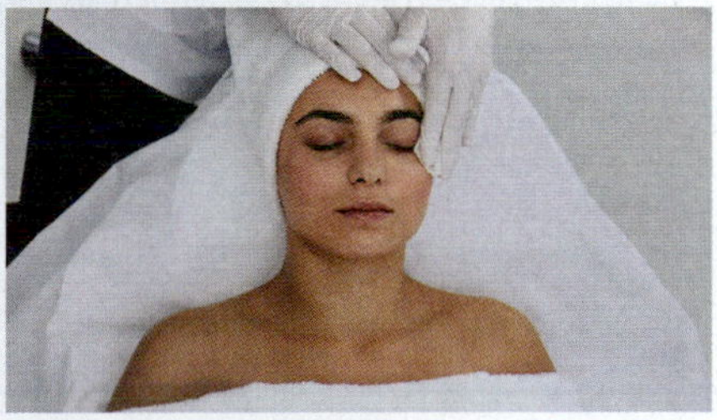

Enjuague toda el área con una almohadilla o con esferas de algodón con agua tibia (sin que chorree), para retirar los restos del desmaquillador de ojos. Asegúrese de enjuagar completamente el desmaquillador.

8f

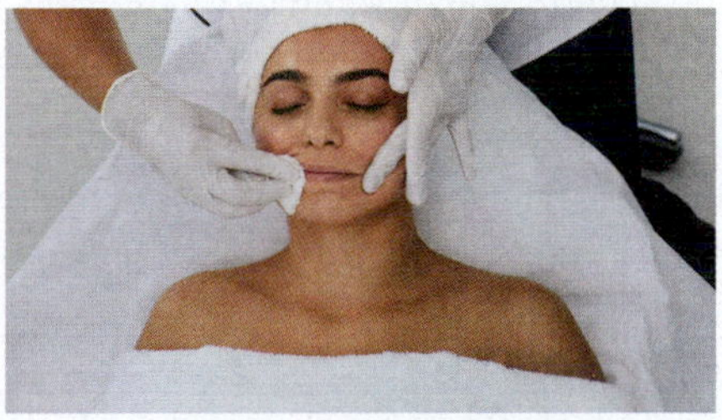

Retire el lápiz labial de la misma manera. Aplique otra pequeña cantidad de desmaquillador de ojos o limpiador en una almohadilla de algodón húmeda y retire suavemente el lápiz labial del cliente con movimientos uniformes, desde las comisuras de los labios hacia el centro. Repita el procedimiento hasta que los labios estén limpios.

Realizar la limpieza

9

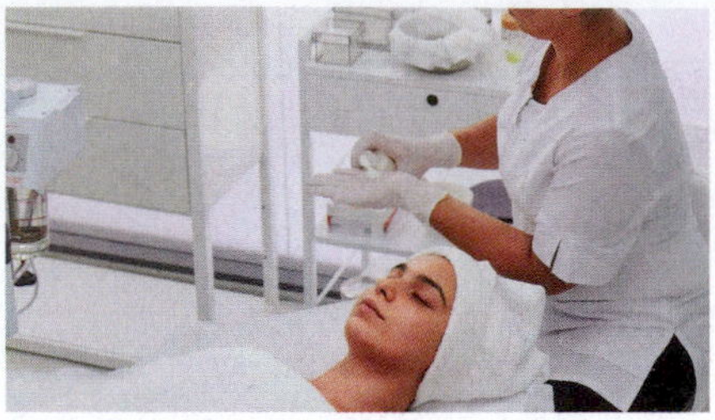

Retire de media a una cucharadita de limpiador del envase (con una espátula limpia, si el envase no es un rociador ni un dosificador). Utilice movimientos circulares para distribuir el producto en la punta de los dedos. Mezcle con los dedos para suavizarlo.

10

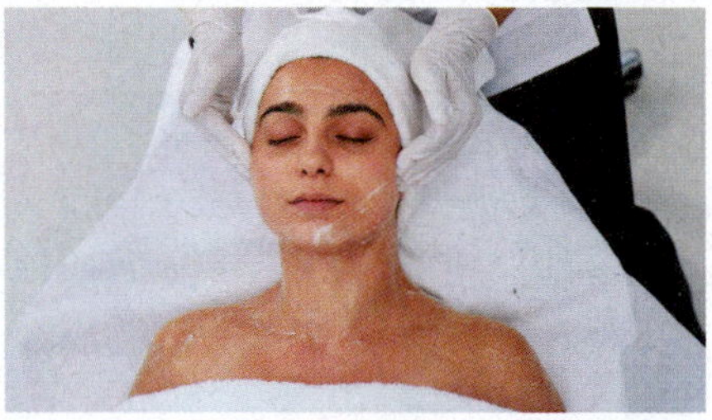

Deje que su instructor lo guíe para empezar por el escote o el cuello. Realice un movimiento de barrido con ambas manos para esparcir el limpiador hacia arriba y hacia afuera sobre el mentón, la mandíbula, las mejillas y las sienes. Cuando manipule la piel, nunca pierda contacto por completo con ella.

10a

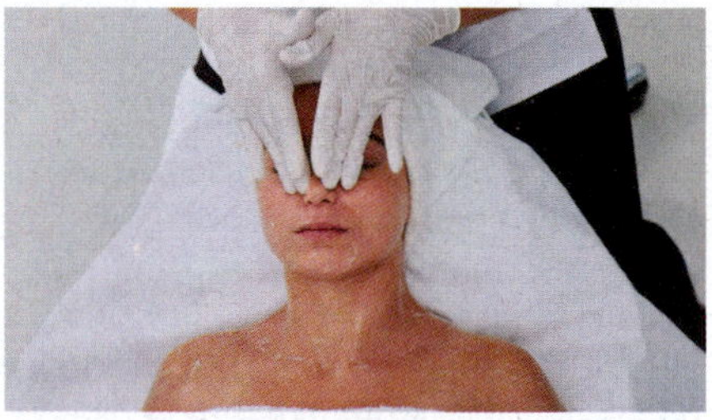

Esparza el limpiador debajo de la nariz y a lo largo de los costados y del puente de la nariz. Continúe con el área del bozo. Limpie el área del bozo, debajo de la nariz, con movimientos laterales desde el área central hacia afuera.

10b

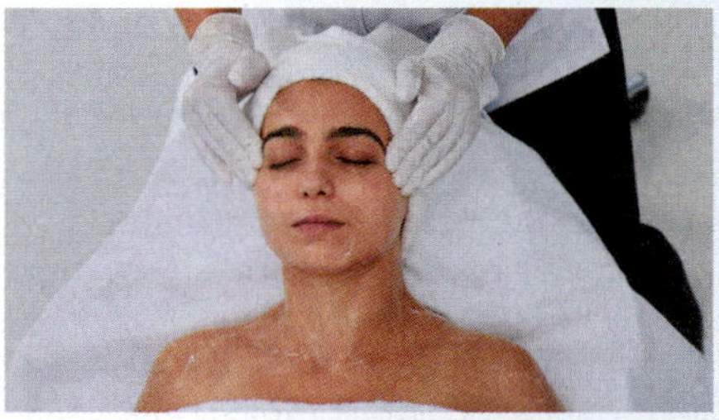

Realice movimientos circulares pequeños con las yemas de los dedos alrededor de las fosas nasales y los costados de la nariz. Continúe con los movimientos de barrido hacia arriba entre las cejas y por la frente hasta las sienes.

10c

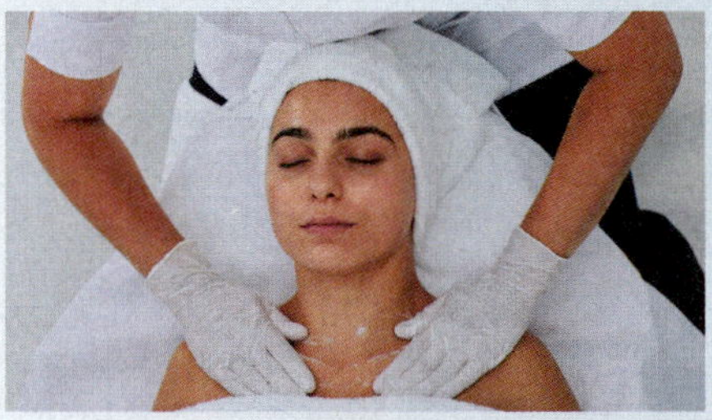

Tome más limpiador del envase con una espátula limpia y mézclelo con los dedos. Aplíquelo en el cuello, el pecho y la espalda con movimientos largos y hacia afuera. Limpie el área con pequeños movimientos circulares, desde el centro del pecho y el cuello hacia fuera y hacia arriba. Trate de usar ambas manos al mismo tiempo sobre cada lado al aplicar o quitar un producto.

10d

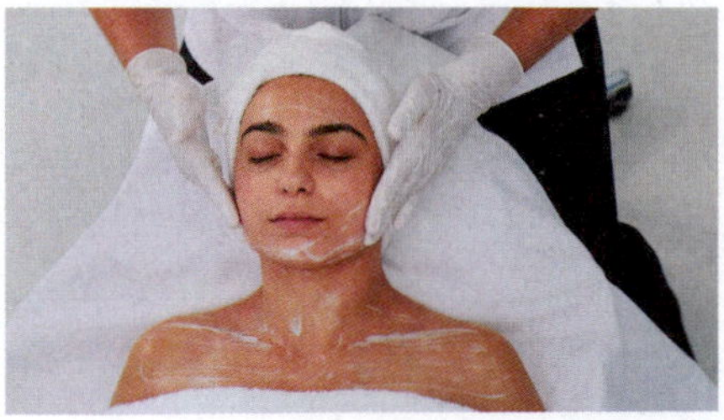

Divida el rostro visualmente en la mitad derecha e izquierda desde el centro. Continúe avanzando hacia arriba con movimientos circulares sobre el rostro desde el mentón y las mejillas, y en dirección a la frente, con ambas manos, una en cada lado.

(10e)

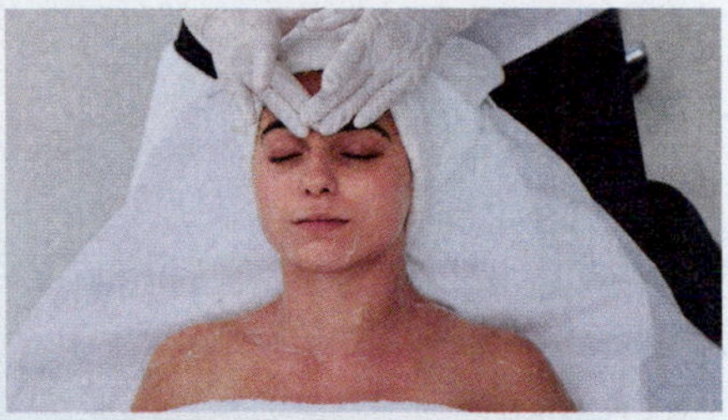

Desde el centro de la frente, mueva las yemas de sus dedos suavemente de manera circular alrededor de los ojos hacia las sienes y, luego, de regreso al centro de la frente. Retire sus manos suavemente cuando haya terminado la limpieza.

Retirar el limpiador

(11)

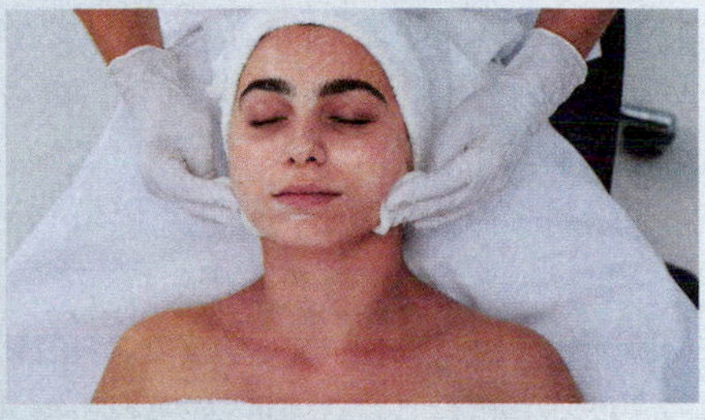

Retire el limpiador con esponjas faciales húmedas, almohadillas de algodón húmedas o toallas húmedas y tibias. Comience en el cuello o la frente y siga por los contornos de la cara. Retire todo el limpiador de un área del rostro antes de seguir con la siguiente. (Debajo de las fosas nasales, realice movimientos hacia abajo al aplicar o retirar los productos con el fin de evitar que el producto entre en la nariz). Finalice en el cuello, el pecho y la espalda.

(12)

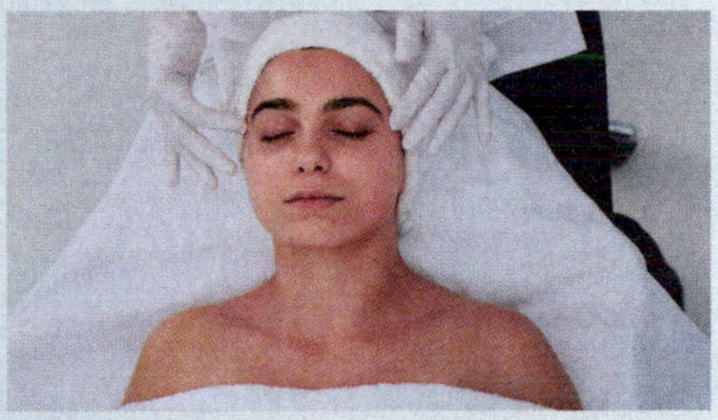

Asegúrese de que no haya restos de productos en la piel.

Análisis de la piel

(13)

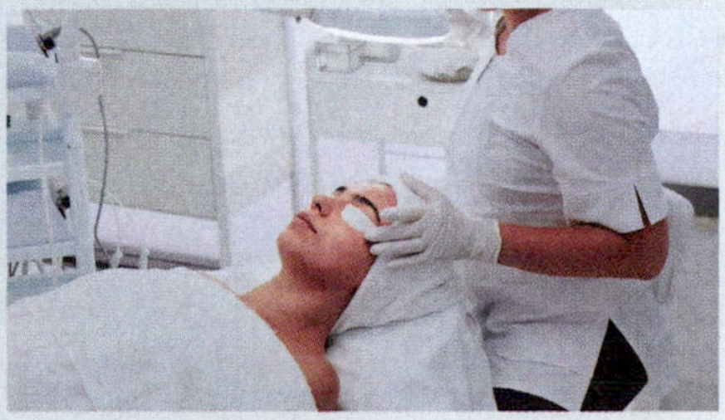

Analice la piel del cliente para determinar los productos y los procedimientos que utilizará. Cubra los ojos del cliente con almohadillas para los ojos. Ubique la lámpara con lupa en el lugar donde la necesite antes de comenzar el facial, de manera que pueda desplazarla fácilmente sobre el rostro. Encienda la lámpara lejos del cliente antes de ubicarla sobre el rostro.

(14)

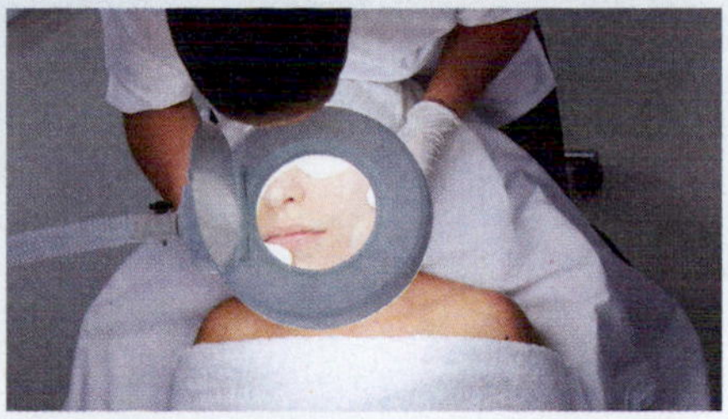

Observe el tipo y el estado de la piel, el grado de sensibilidad, hidratación y elasticidad y sienta la textura de la piel. Recuerde observar, escuchar, preguntar y tocar. De acuerdo con el análisis de la piel, se seleccionarán los demás productos y los objetivos del tratamiento.

Arqueamiento de cejas y exfoliación (opcional)

(15)

Opcional: Si debe arquear las cejas, lo debe realizar en este momento.

(16)

Opcional: Si la exfoliación es parte del servicio, puede realizarla en este momento. Elija un exfoliante con gránulos, un cepillo rotatorio o una espátula ultrasónica y siga estos pasos según corresponda:

(16a)

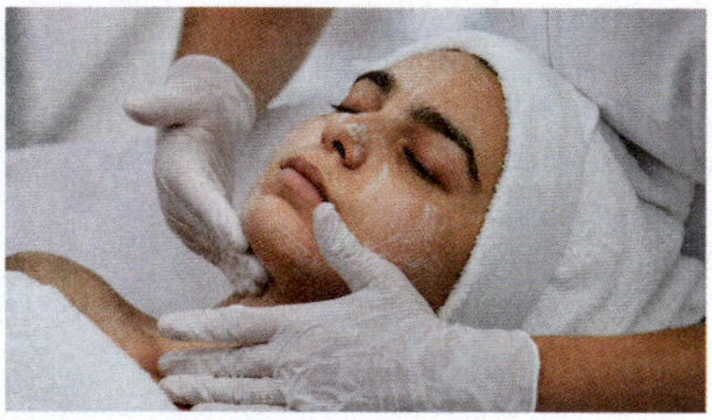

Aplique un exfoliante con gránulos sobre el rostro (evite la zona de los ojos) y masajee suavemente el exfoliante con movimientos circulares pequeños durante dos minutos aproximadamente. Retire cuidadosamente el exfoliante con esponjas o almohadillas de algodón húmedas.

(16b)

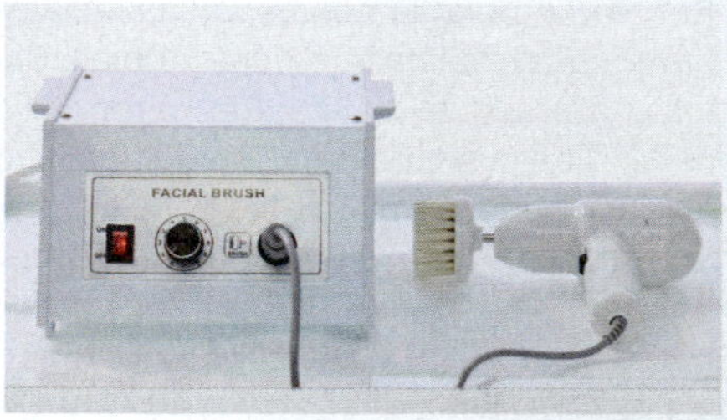

Puede usar una máquina de cepillo rotatorio o una espátula ultrasónica en lugar del exfoliante granular en la piel sensible, pero recuerde aplicar una loción limpiadora antes de usar cualquiera de estas máquinas. Pídale a su instructor que le muestre la forma correcta de usar las máquinas con cepillo giratorio y espátula ultrasónica.

Masaje

(17)

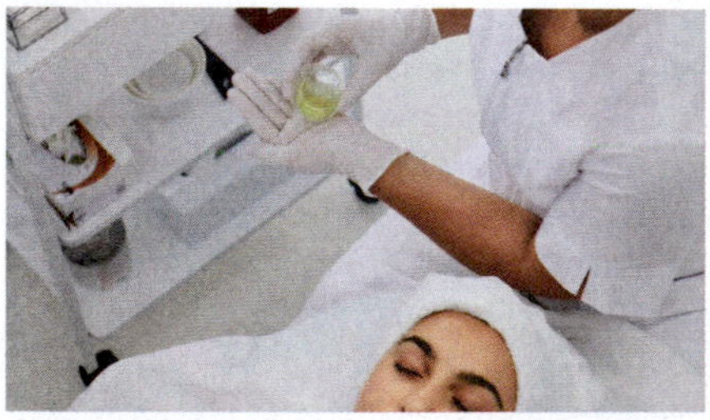

Elija una crema de tratamiento, loción, gel o crema de masajes soluble en agua adecuada para el tipo de piel del cliente. Con el mismo procedimiento que para el limpiador, aplique la crema en la cara, el cuello, los hombros y el pecho. Aplique aceite o crema facial o de masajes alrededor de los ojos y en el cuello si es necesario. Aplique el producto tibio, con movimientos largos y lentos de los dedos o con una brocha y siga un patrón determinado.

(18)

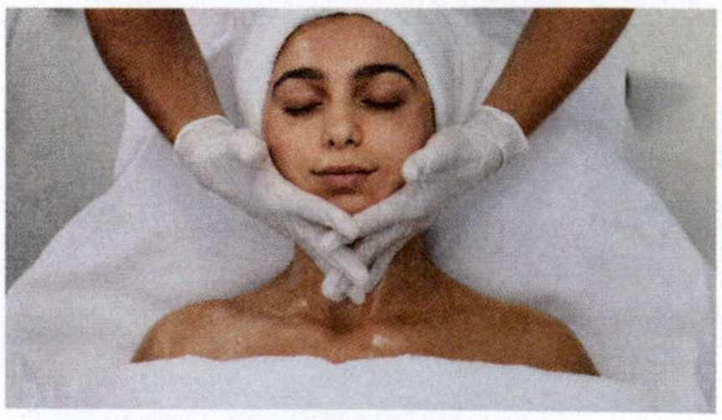

Masajee el rostro con las manipulaciones faciales descritas en el **Procedimiento 18-2: Masaje facial**. Sin importar el movimiento que realice, sea coherente con la cantidad de pasadas para cada paso.

(19)

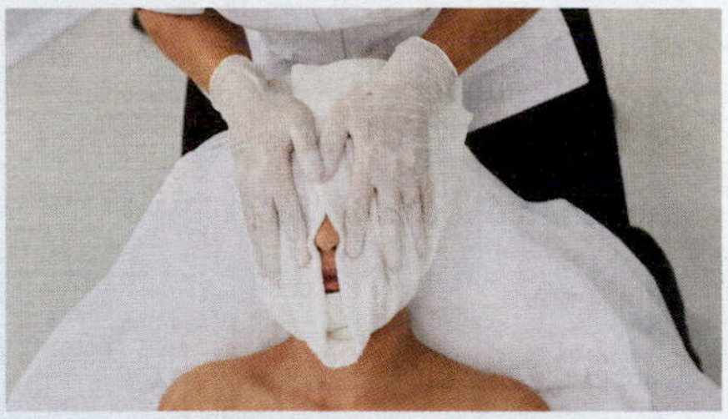

Retire la crema para masajes con toallas húmedas y tibias, almohadillas de limpieza húmedas o esponjas. Siga el mismo procedimiento que al retirar el limpiador.

Suavizado con vapor y extracciones (opcional)

(20)

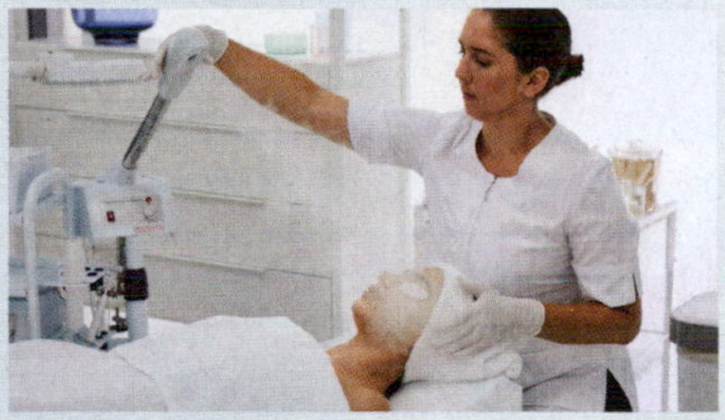

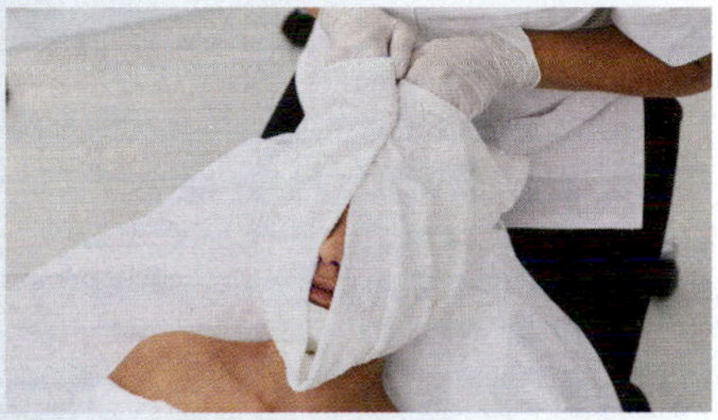

Opcional: Vaporice el rostro con toallas húmedas o el vaporizador. Aplique vapor alrededor de 5 a 10 minutos. Si usa toallas en lugar del vaporizador, recuerde verificar que estén en la temperatura correcta. Las toallas se dejan por aproximadamente 2 minutos o hasta que comiencen a enfriarse.

(21)

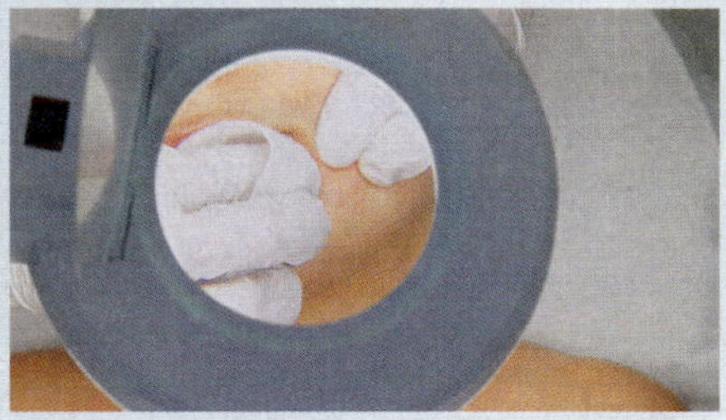

Opcional: Realice extracciones (en caso de ser necesario). Las extracciones se realizan inmediatamente después de aplicar el vapor, cuando la piel todavía está tibia. Consulte los **Procedimientos 18-3** y **18-4** para incorporar este paso en su procedimiento facial básico si se puede aplicar en su escuela.

Máscara

(22)

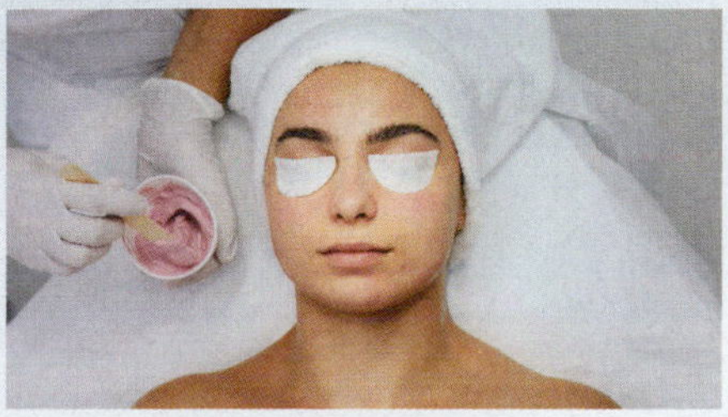

Use una máscara formulada para el tipo y el estado de la piel del cliente. Retire la máscara del envase y colóquela en la palma o en recipiente pequeño para mezclar. (Use una espátula o una brocha limpia para evitar la contaminación cruzada). Se recomienda entibiar la máscara para obtener mejores resultados y para mayor comodidad del cliente.

23

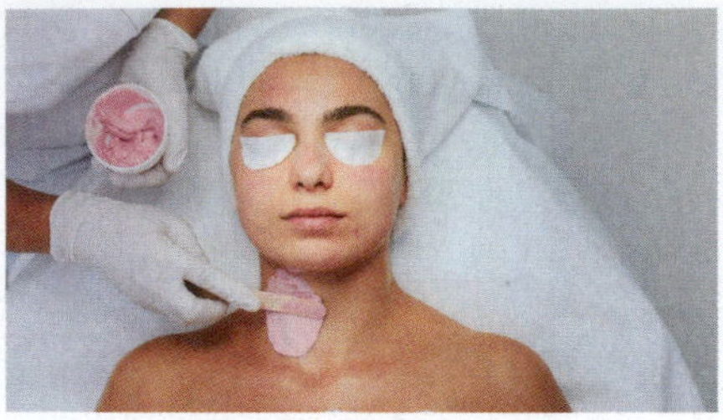

Aplique la máscara con una brocha o una espátula a partir del cuello. Realice movimientos largos y lentos desde el centro del rostro y muévase hacia los lados.

24

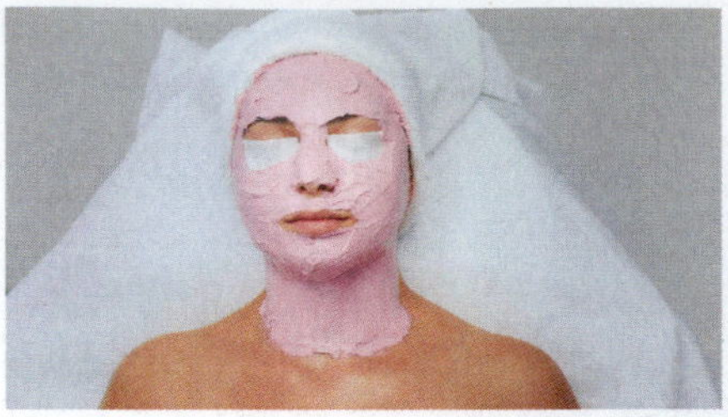

Proceda hacia la línea de la mandíbula y aplique la máscara en la mitad del rostro desde el centro hacia fuera y, luego, en la otra mitad. Deje la máscara en el rostro del cliente aproximadamente entre 7 y 10 minutos.

25

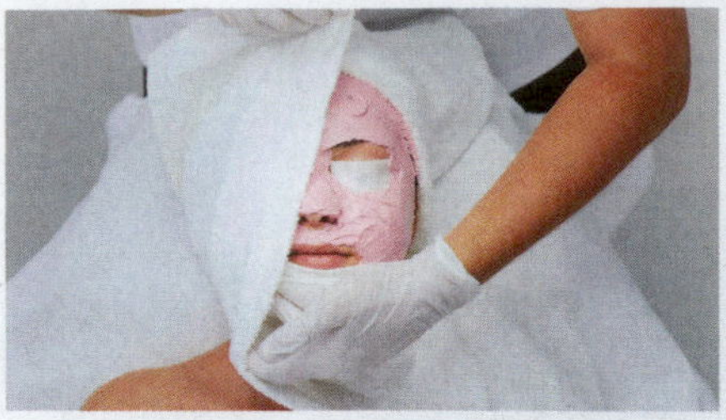

Retire la máscara con almohadillas de algodón húmedas, esponjas faciales húmedas o toallas húmedas y tibias.

Tonificante, sueros, hidratante y protector solar

26

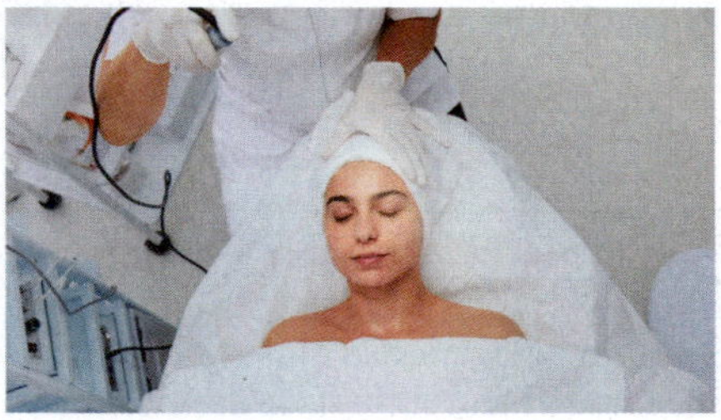

Aplique el tonificante adecuado para el tipo de piel del cliente.

27

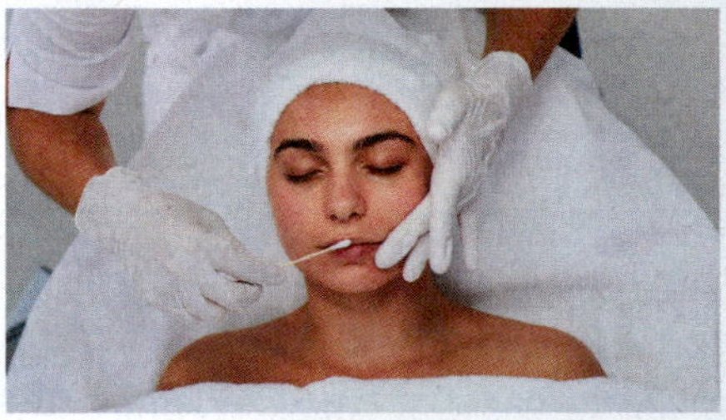

Opcional: Aplique sueros y tratamientos para labios y ojos. La aplicación de estos productos es opcional antes de la crema hidratante final.

28

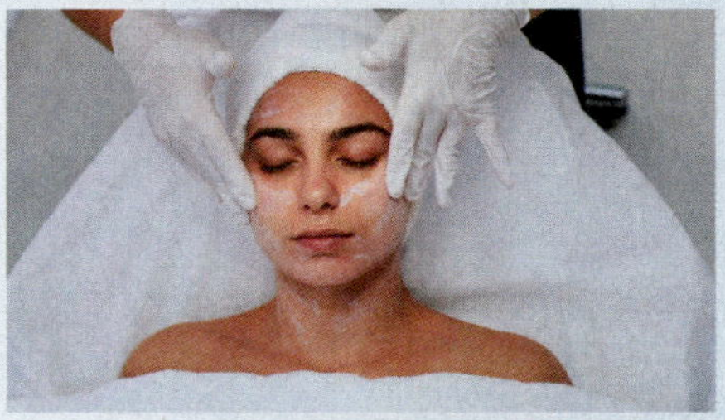

Aplique un hidratante o protector solar.

29

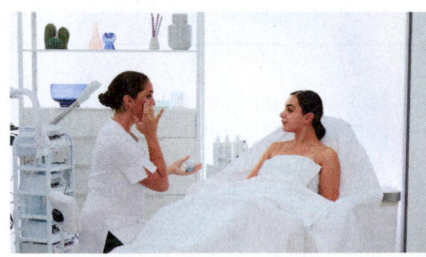

Cuando el servicio esté completo, finalice el tratamiento facial sacándose los guantes e indicándole suavemente al cliente que ha terminado. Retire la cobertura de la cabeza e indíquele al cliente que se vista. De ser necesario, ofrézcale ayuda para bajar de la camilla.

POSTERIOR AL SERVICIO

Para completar el procedimiento, realice el Ⓟ 17-2 Procedimiento posterior al servicio.

Ⓟ Procedimiento 18-2

Masaje facial

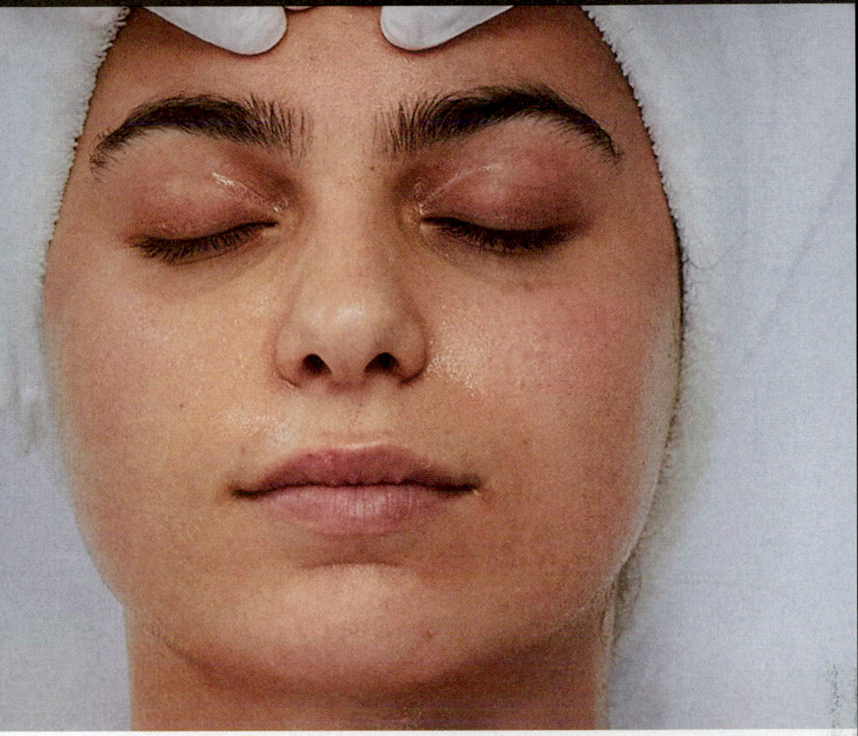

IMPLEMENTOS Y MATERIALES

Además de los elementos necesarios para un Ⓟ **18-1 Facial básico,** también necesitará lo siguiente:

- loción, crema, suero, aceite o gel específico para el tipo y el estado de la piel del cliente
- pincel abanico suave (opcional)
- toallas que haya calentado en un gabinete para toallas calientes.

DURACIÓN ESTIMADA

10-20 MIN

Nota:
Los siguientes pasos de masaje facial pueden incorporarse en el paso 17 del tratamiento facial básico en caso de que un masaje sea aceptable para el cliente. Distribuya el producto para el tipo de piel y las necesidades del cliente de forma segura, póngase guantes que le queden bien, prepare el producto para masajes y aplíquelo uniformemente en el cuello y la cara. Déjese guiar por su instructor, ya que el masaje puede comenzar en el mentón, la frente o el escote (la parte inferior del cuello y el pecho).

1

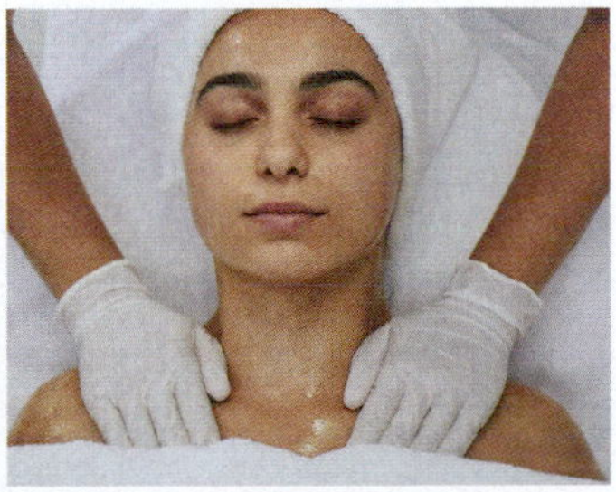

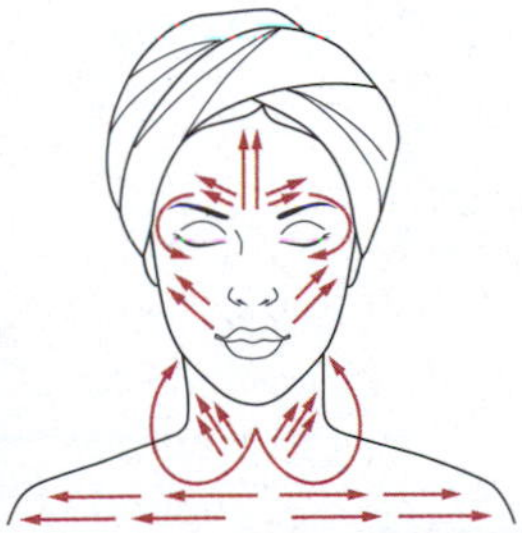

Comience con las manos en el pecho. Con toda la mano, incluida la palma, mueva ambas manos lentamente hacia los lados del cuello y del rostro hasta la frente. A partir de la frente, deslice las manos de acuerdo con los siguientes pasos sin perder el contacto ni levantar los dedos del rostro.

2

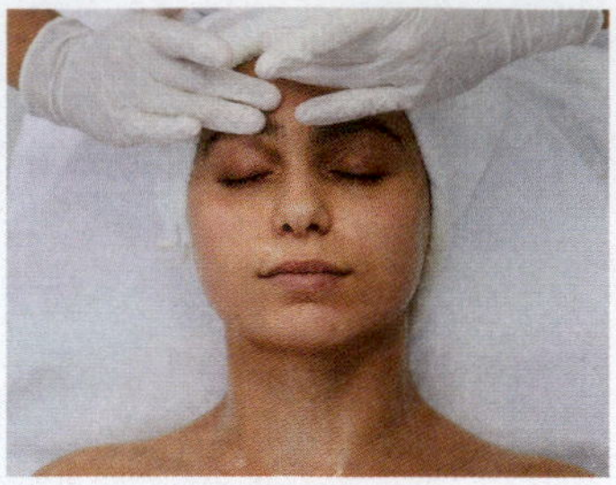

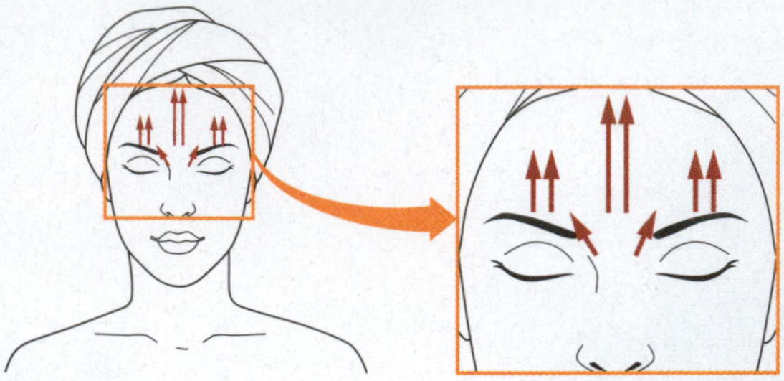

Movimientos de *effleurage* en la frente. Repita de tres a seis veces. Con los dedos medio y anular de cada mano, comience a hacer movimientos ascendentes en el centro de la frente; empiece en la línea de las cejas y vaya hacia arriba hasta el contorno del cuero cabelludo. Mueva las manos hacia la sien derecha y nuevamente al centro de la frente. Ahora muévalas hacia la sien izquierda y nuevamente al centro de la frente. Repita de tres a seis veces.

3

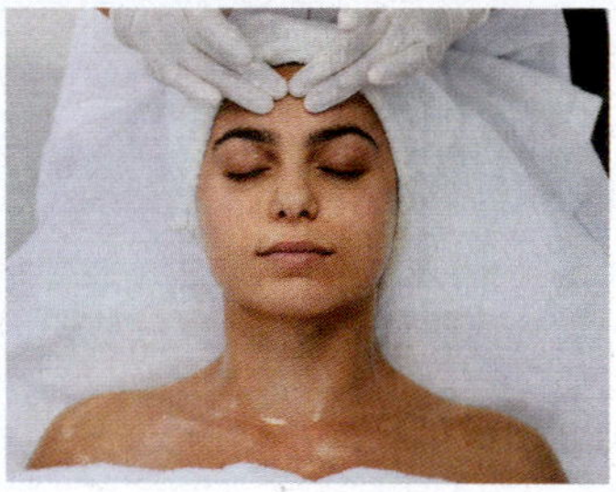

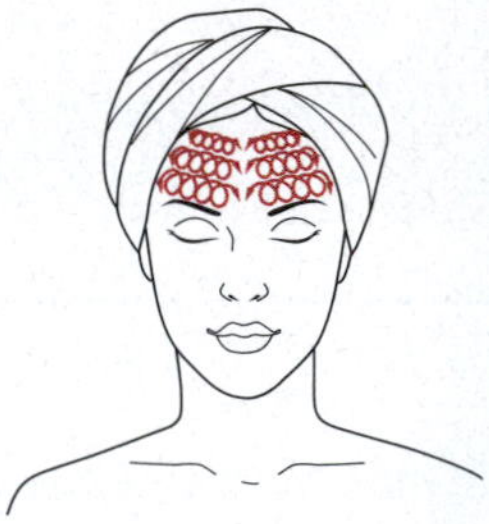

Realice fricción circular en la frente. Repita de tres a seis veces. Con el dedo medio o índice de cada mano, comience un movimiento circular en el centro de la frente y a lo largo de la línea de las cejas. Continúe este movimiento circular mientras trabaja hacia las sienes. Cada vez que los dedos lleguen a las sienes, deténgase un momento y aplique una leve presión en el área. Lleve los dedos de nuevo hacia el centro de la frente, en un punto entre la línea de las cejas y el contorno del cuero cabelludo. Muévalos en la frente hacia el contorno del cuero cabelludo para realizar los movimientos finales. Repita de tres a seis veces.

4

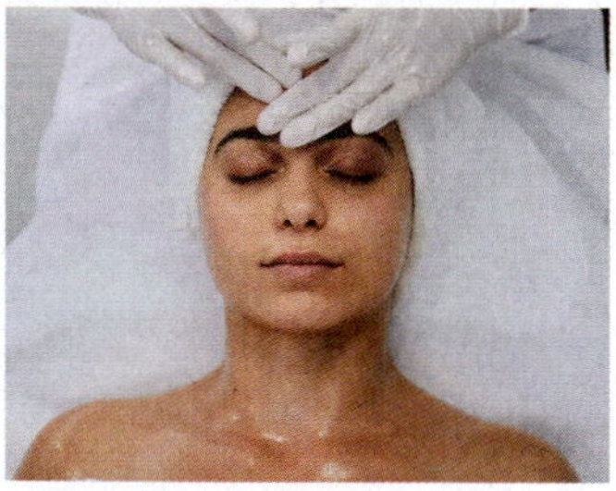

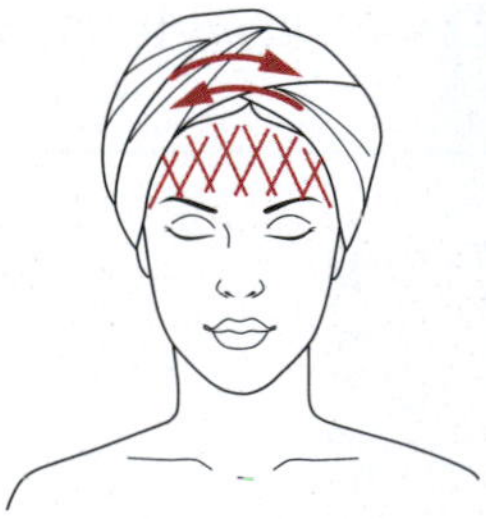

Realice fricción con movimientos entrecruzados en la frente. Repita de tres a seis veces. Con los dedos medio y anular de cada mano, comience a realizar un movimiento entrecruzado en el centro de la frente; empiece en la línea de las cejas y vaya hacia arriba hasta el contorno del cuero cabelludo. Mueva las manos hacia la sien derecha y nuevamente al centro de la frente. Ahora muévalas hacia la sien izquierda y nuevamente al centro de la frente. Repita de tres a seis veces.

5

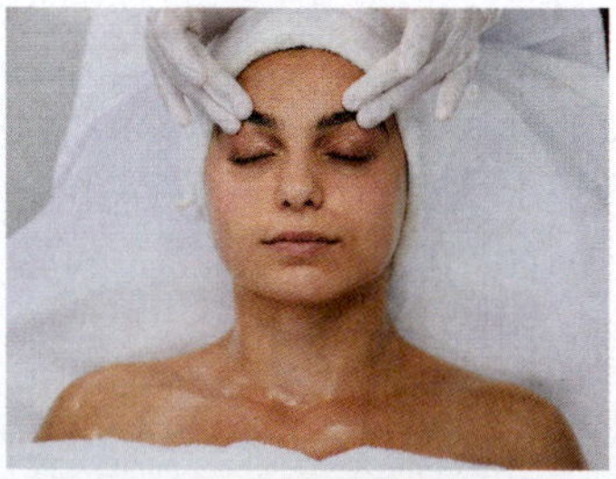

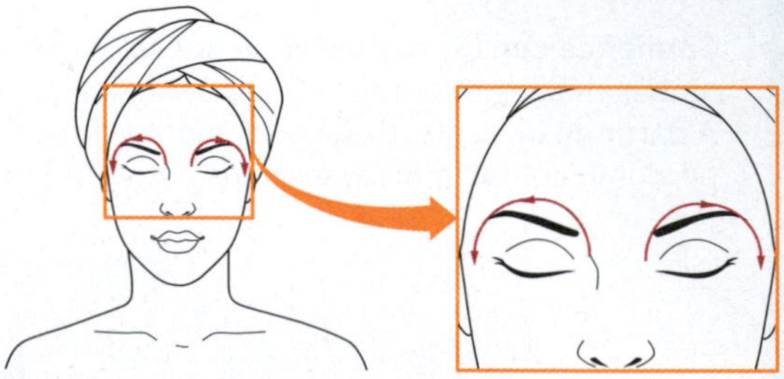

Realice fricción cerca de las cejas. Coloque los dedos anulares debajo de las comisuras internas de los párpados y los dedos del medio sobre las cejas. Deslice los dedos hacia el ángulo externo de cada ojo y levante la ceja al mismo tiempo. Este movimiento continúa con el siguiente paso.

(6)

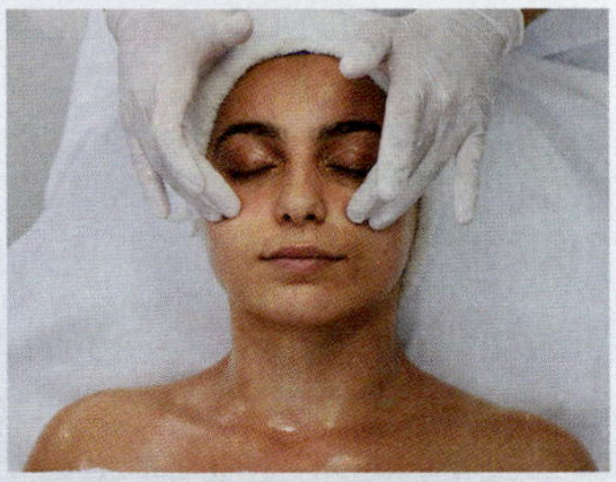

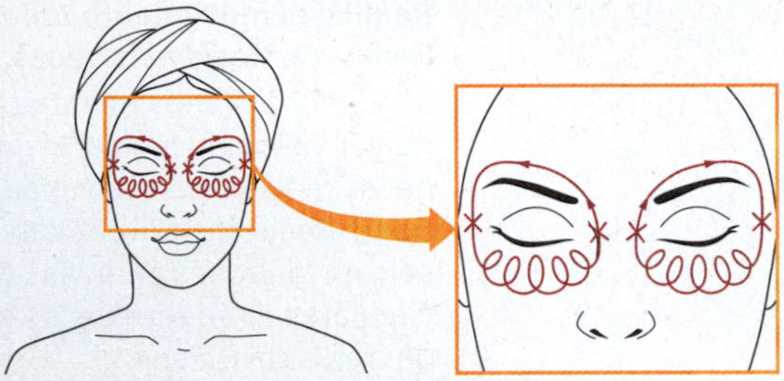

Realice fricción circular alrededor de los ojos y el hueso cigomático. Repita de tres a seis veces. Comience un movimiento circular con los dedos medio y anular en la comisura interna de cada ojo. Continúe el movimiento circular en el hueso cigomático (pómulo) hasta el punto debajo del centro del ojo y, luego, deslice los dedos nuevamente hacia el punto de inicio. Repita de tres a seis veces. La mano izquierda se mueve en el sentido de las agujas del reloj, mientras que la mano derecha lo hace en el sentido contrario.

(7)

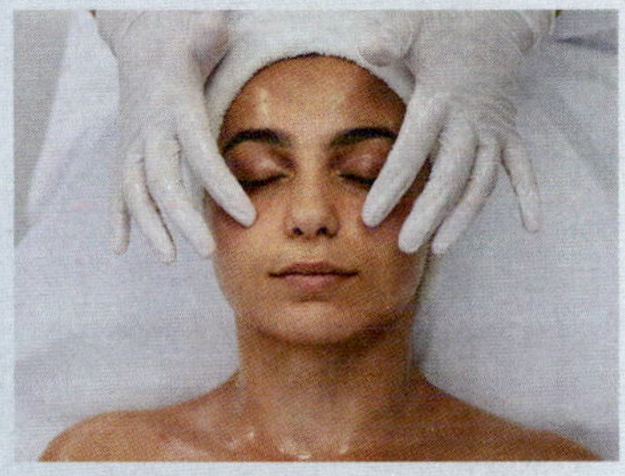

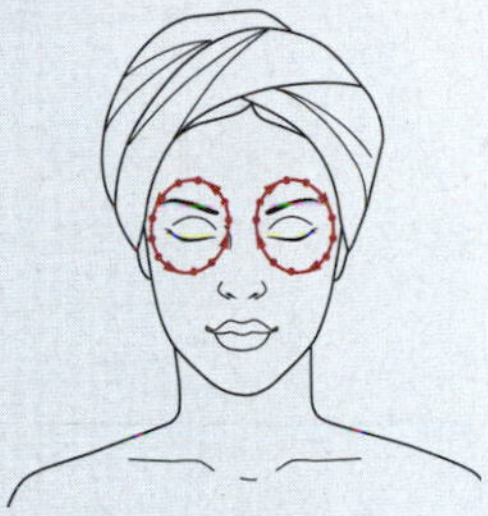

Realice movimientos de *tapotement* alrededor de los ojos. Repita de tres a seis veces. Comience un movimiento de tecleteo ligero con las yemas de los dedos. Realice un tecleteo suave alrededor de los ojos, como si tocara el piano suavemente. Continúe golpeteando, desde la sien hacia debajo del ojo, hacia la nariz, arriba de la ceja y hacia fuera de vuelta a la sien. No golpetee los párpados directamente sobre el globo ocular. Repita los movimientos de tres a seis veces.

(8)

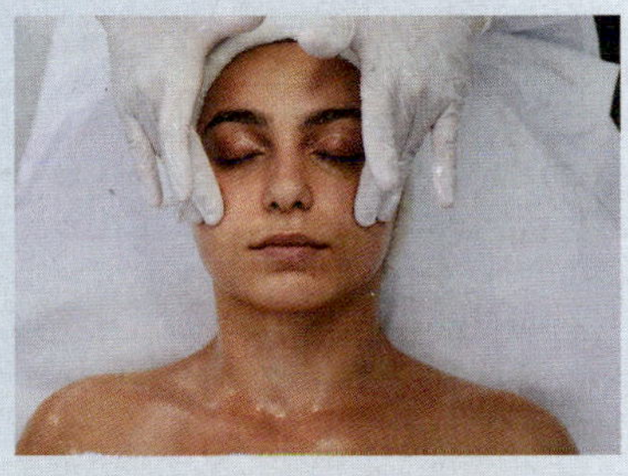

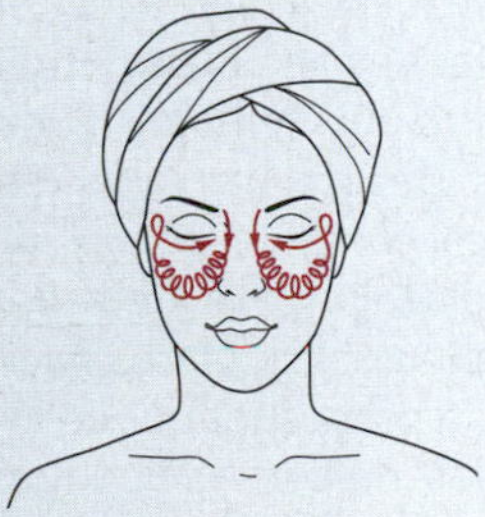

Realice fricción de manera circular por las mejillas, en dirección a las sienes y regrese. Repita de tres a seis veces. Con el dedo medio, índice o anular de cada mano, comience un movimiento circular hacia la nariz y continúe por las mejillas hacia las sienes. Deslice los dedos por debajo de los ojos y de regreso hacia el puente de la nariz. Repita los movimientos de tres a seis veces.

(9)

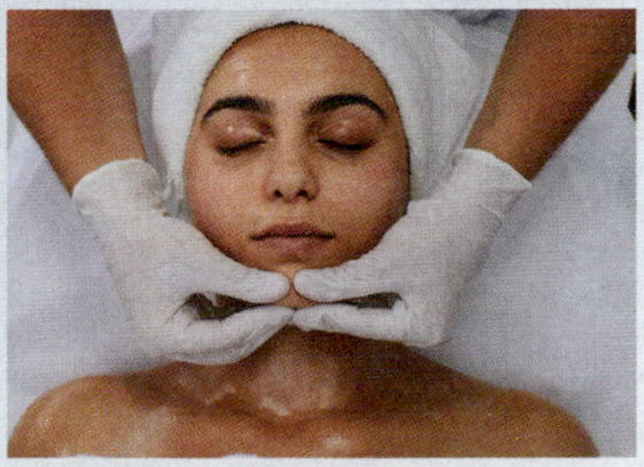

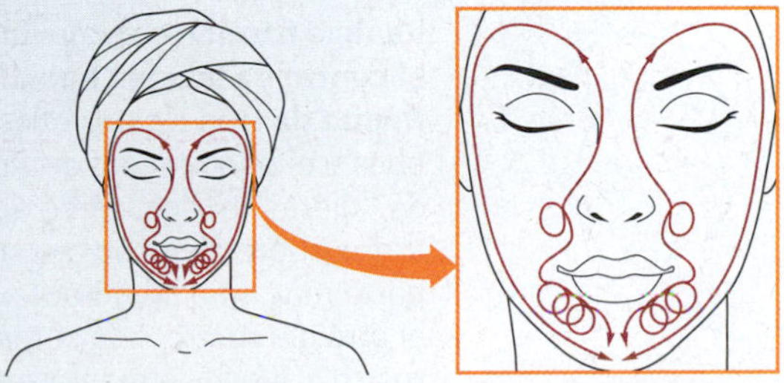

Realice el movimiento *pétrissage* en el mentón. Con el dedo medio y el anular de cada mano, deslice los dedos desde el puente de la nariz, encima de la ceja (levantándola) y hacia abajo hasta el mentón. Comience un movimiento circular firme en el mentón con los pulgares. Cambie a los dedos medios en las comisuras de la boca. Gire los dedos cinco veces y deslícelos hacia arriba a los costados de la nariz y encima de las cejas y después deténgase un momento en las sienes. Aplique una presión suave en las sienes. Deslice los dedos hacia abajo en el mentón y repita los movimientos de tres a seis veces.

(10a)

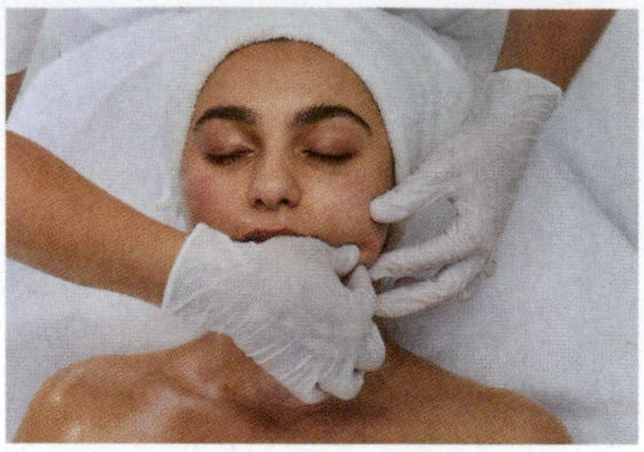

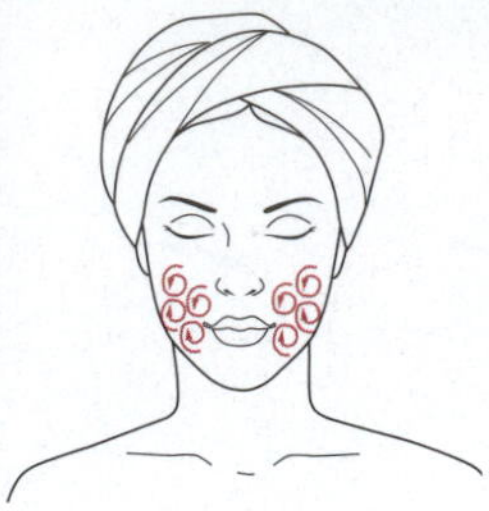

Realice el movimiento *tapotement* o *pétrissage* en las mejillas. Repita de tres a seis veces.
a. Si realiza el movimiento *pétrissage*, sujete la piel entre el pulgar y el dedo índice, levántela y pellizque las zonas carnosas de las mejillas con suavidad y con una presión suave pero firme. Recuerde utilizar este tipo de movimiento *pétrissage* solo en las zonas carnosas del rostro. Trabaje con movimientos circulares alrededor de las mejillas. Repita los movimientos de tres a seis veces.

(10b)

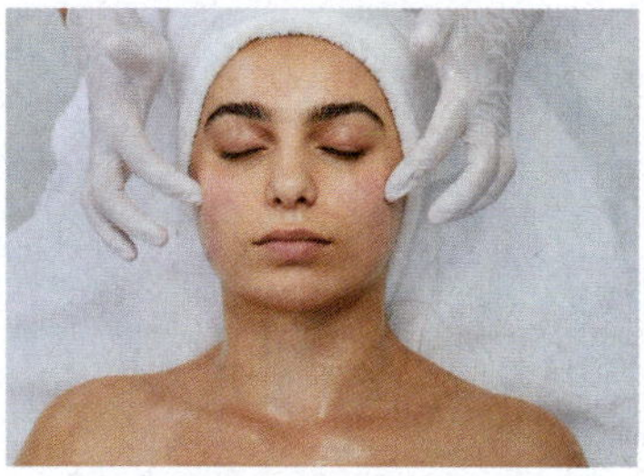

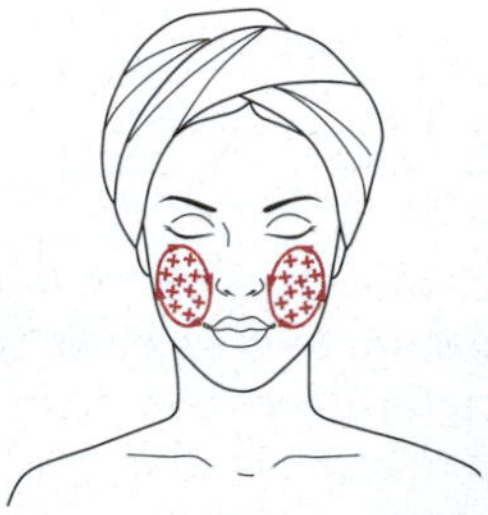

b. Si realiza el movimiento *tapotement*, comience con un movimiento de tecleteo suave (como al tocar el piano) en las mejillas, con movimientos circulares alrededor de ellas. Repita de tres a seis veces.

(11)

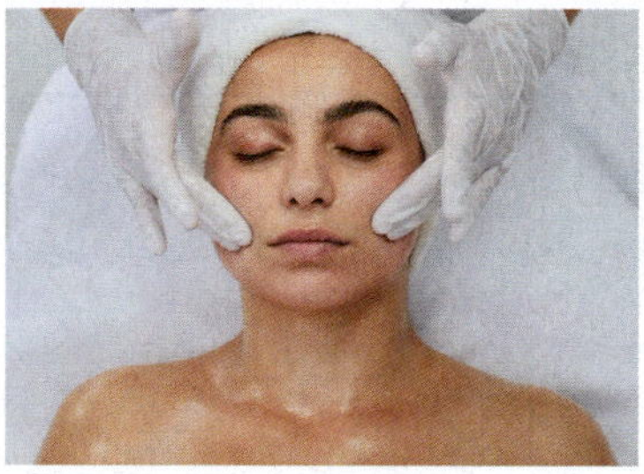

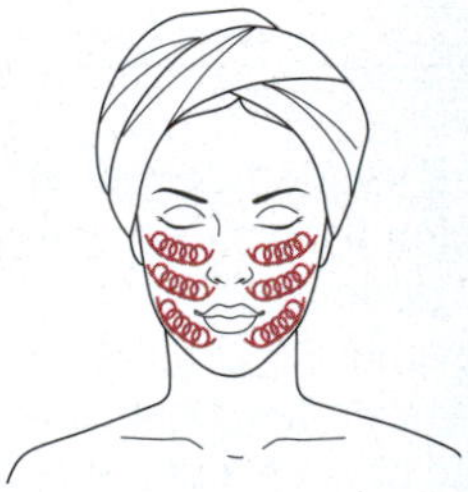

Realice fricción con movimientos circulares o movimientos de frotamiento, desde el centro del mentón, a través de las mejillas, hasta las orejas. Repita de tres a seis veces. Deslícese hacia el centro del mentón. Con el dedo medio y anular de cada mano, comience un movimiento circular en el centro del mentón y mueva los dedos hacia los lóbulos de las orejas. Deslice los dedos medios hacia la comisura de la boca y, luego, continúe los movimientos circulares hacia el centro de las orejas. Regrese los dedos medios a la nariz y continúe los movimientos circulares hacia fuera alrededor de las mejillas hasta la parte superior de la oreja. Repita cada una de las tres pasadas, de tres a seis veces. Deslícese hacia la boca.

(12)

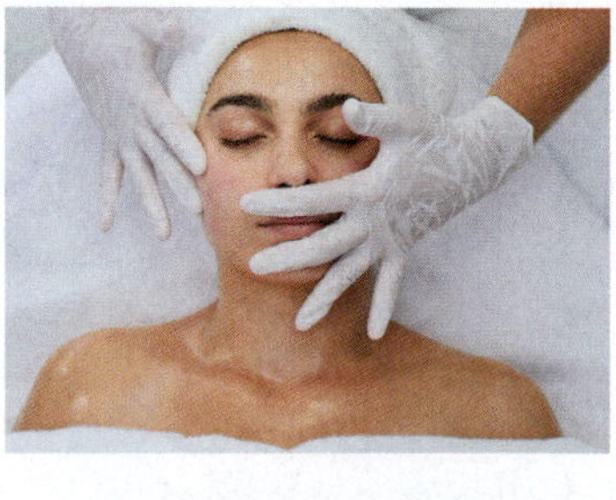

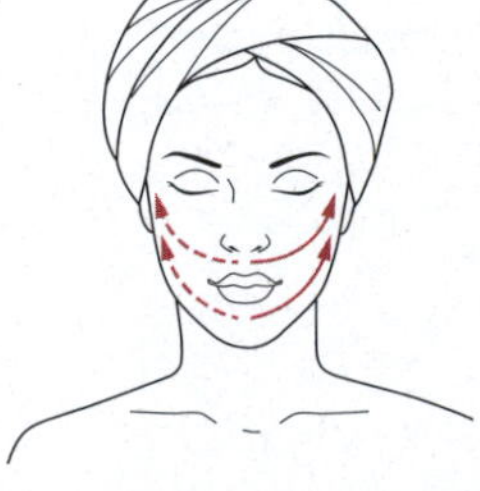

Realice fricción con movimiento de tijera, deslizándose desde el centro de la boca hacia arriba sobre el hueso cigomático. Repita de tres a seis veces. Coloque el dedo índice arriba de la boca y el dedo medio debajo de ella. Comience el movimiento de "tijeras" al deslizarse desde el centro de la boca y hacia arriba sobre el hueso cigomático (pómulo) y deténgase en la parte más alta del pómulo. Alterne el movimiento de un lado al otro del rostro, con la mano derecha en el lado derecho del rostro y, luego, la mano izquierda en el lado izquierdo. Una vez que una de las manos alcance el hueso cigomático (pómulo), comience a mover la otra desde el centro de la boca. Repita los movimientos de tres a seis veces.

13

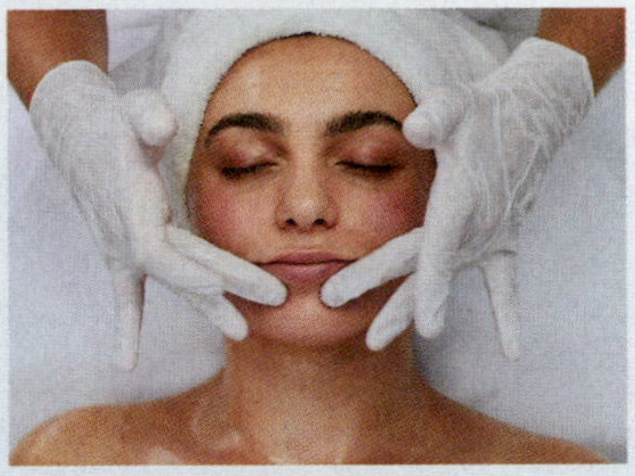

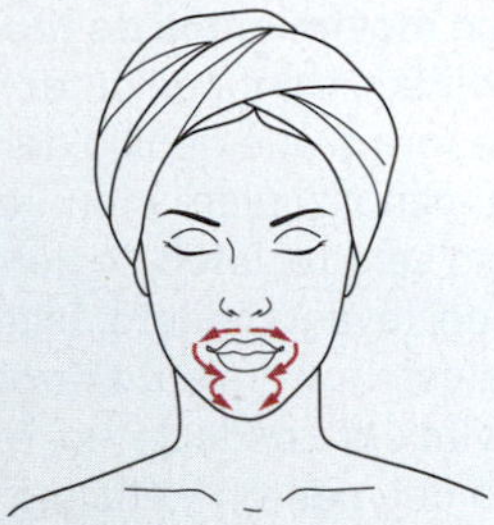

Realice movimientos circulares alrededor de la boca y el mentón. Repita de tres a seis veces. Lleve el dedo medio de ambas manos desde el centro del labio superior, alrededor de la boca y debajo del labio inferior y, luego, continúe con un círculo debajo del mentón. Repita los movimientos de tres a seis veces.

14

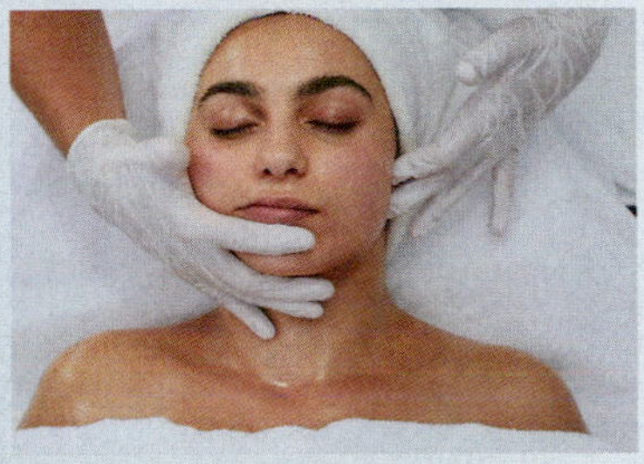

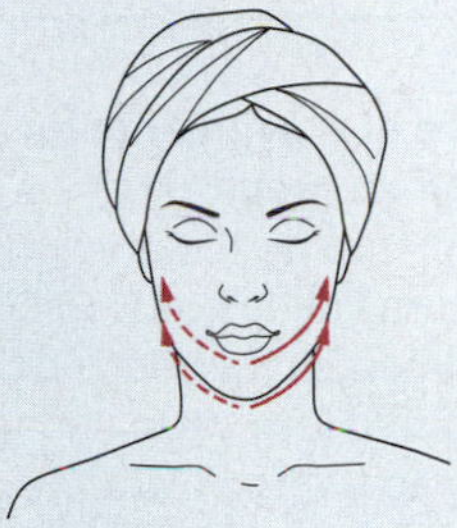

Realice fricción con movimiento de tijera, por encima del mentón y la línea de la mandíbula. Repita de tres a seis veces. Con el dedo índice encima del mentón y la mandíbula (los dedos medio, anular y meñique deben estar debajo del mentón y la mandíbula), comience un movimiento circular desde el centro del mentón y, luego, deslice los dedos a lo largo de la mandíbula hasta el lóbulo de la oreja. Alterne una mano después de la otra, con la mano derecha en el lado derecho del rostro y la mano izquierda en el lado izquierdo. Repita de tres a seis veces en cada lado del rostro. Deslícese hacia el cuello.

15

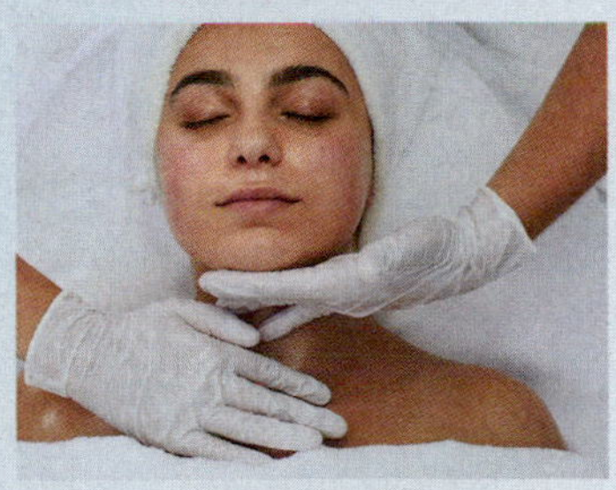

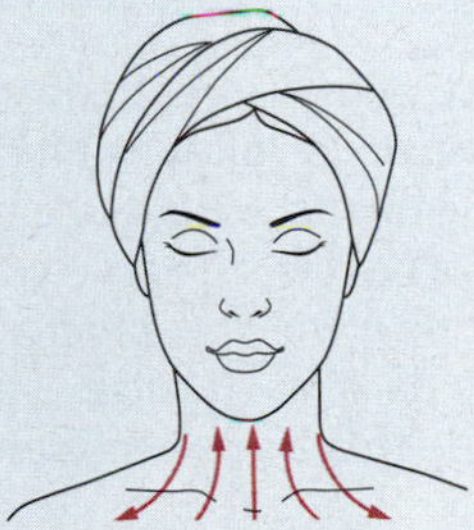

Realice el movimiento *effleurage* cerca del cuello. Repita de tres a seis veces. Con ambas manos, aplique movimientos ascendentes ligeros sobre el frente del cuello. Realice movimientos circulares hacia abajo y después hacia arriba, con presión descendente firme hacia los lados externos del cuello. Repita los movimientos de tres a seis veces. No presione hacia abajo en el centro del cuello.

16

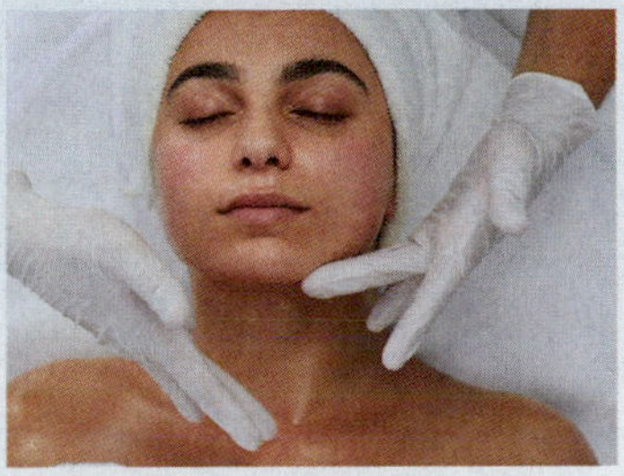

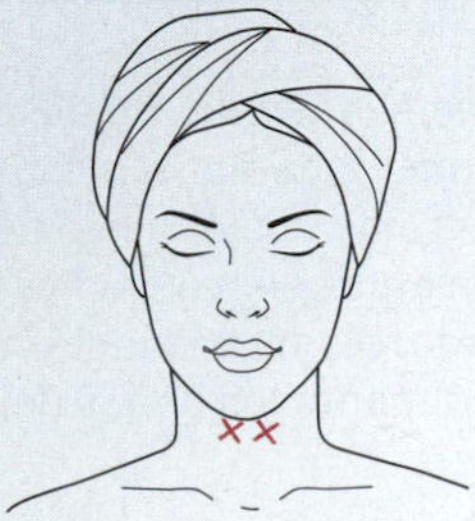

Realice movimientos de *tapotement* en la parte inferior del mentón. Con los dedos medio y anular de la mano derecha, realice dos golpeteos rápidos debajo del mentón, seguidos de un golpeteo rápido con los dedos medio y anular de la mano izquierda. Los golpes se deben dar con un movimiento continuo y un ritmo estable. Se deben realizar con un tacto delicado, pero con suficiente presión, de manera que se escuche un golpeteo suave. Continúe el movimiento de golpeteo mientras mueva las manos ligeramente hacia la derecha y, luego, hacia la izquierda, para cubrir toda la parte inferior del mentón. Sin detenerse ni interrumpir el ritmo del tecleteo, mueva los dedos hacia la mejilla derecha.

17

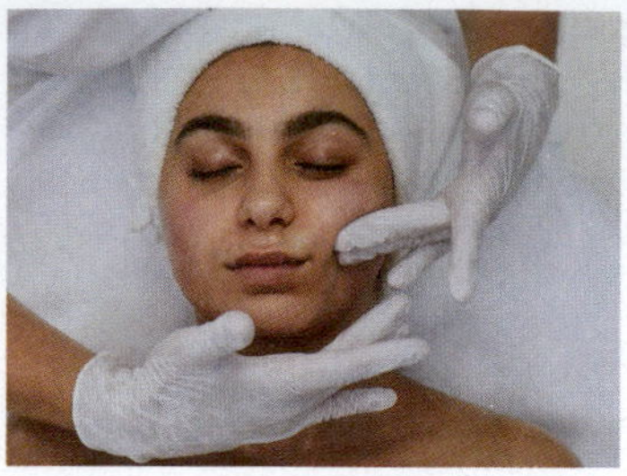

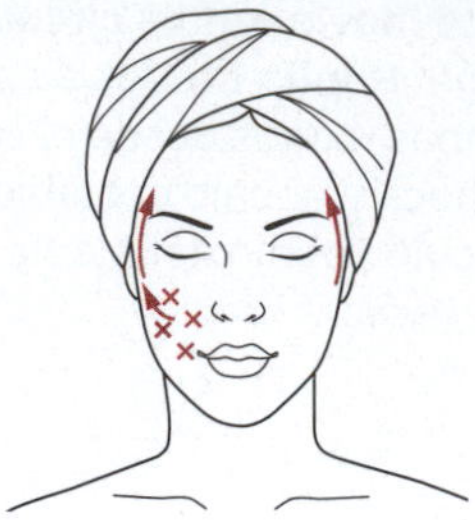

Realice movimientos de *tapotement* y de levantamiento en las mejillas. Continúe el tecleteo en la mejilla derecha de la misma forma que debajo del mentón, excepto que el tecleteo con la mano izquierda tendrá un movimiento de levantamiento. El ritmo será tecleteo, tecleteo, levantamiento, tecleteo, tecleteo, levantamiento, tecleteo, tecleteo, levantamiento. Repita este movimiento rítmico de tres a seis veces. Sin detener el movimiento de tecleteo, mueva los dedos nuevamente debajo del mentón y encima de la mejilla izquierda; repita los movimientos de tecleteo y levantamiento. Muévase hacia arriba y hacia fuera del área con un patrón uniforme. Evite realizar el tecleteo directamente en la mandíbula porque producirá una sensación desagradable en el cliente.

18

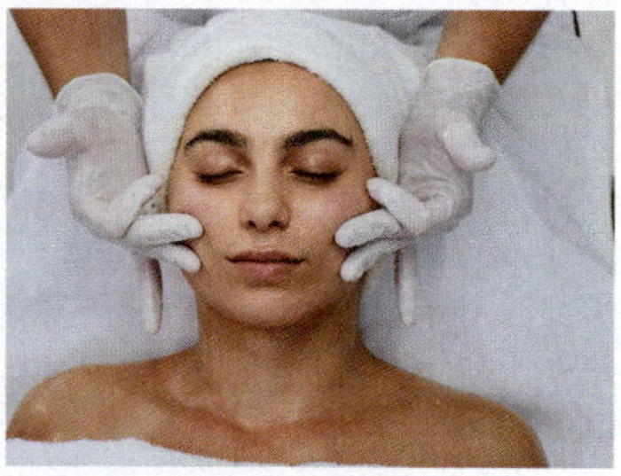

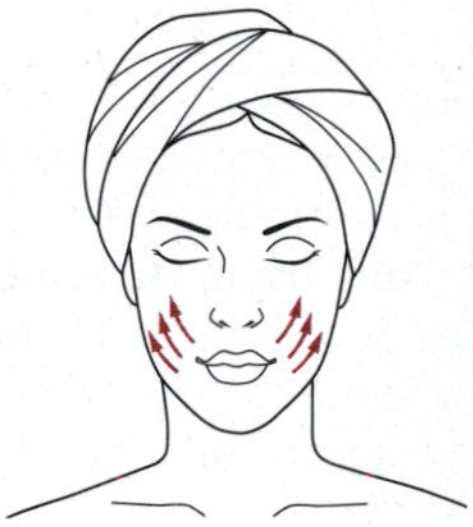

Realice el movimiento de *tapotement* cerca de las comisuras de la boca. Repita de tres a seis veces. Sin detener el movimiento de tecleteo, mueva las manos encima de las comisuras de la boca. Inicie un movimiento ascendente con los primeros tres dedos de cada mano. Un dedo sigue al otro y cada uno levanta la comisura de la boca. Utilice ambas manos al mismo tiempo o alterne cada mano: cuando una mano termina el movimiento, la otra empieza. Repita el movimiento de tres a seis veces.

19

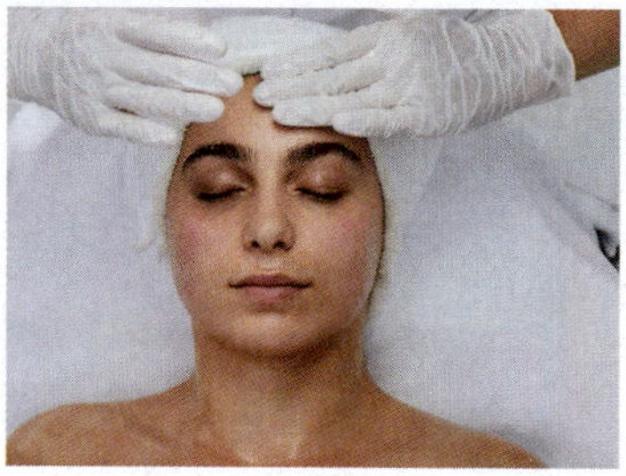

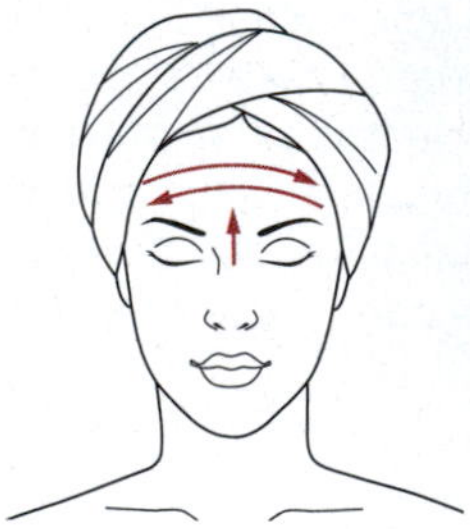

Realice el movimiento de *effleurage* cerca de la comisura externa de los ojos. Repita de tres a seis veces. Sin detener el movimiento, muévase rápidamente hacia la comisura externa del ojo izquierdo y continúe el movimiento ascendente. Continúe el movimiento por la frente, hacia el borde exterior del ojo derecho. Realice este movimiento hacia delante y hacia atrás de tres a seis veces en cada dirección.

20

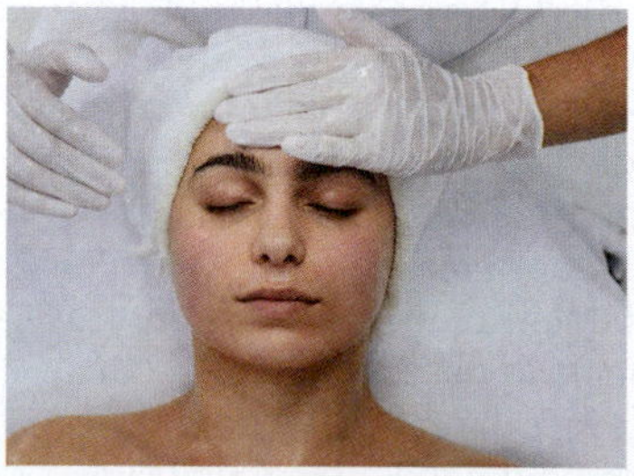

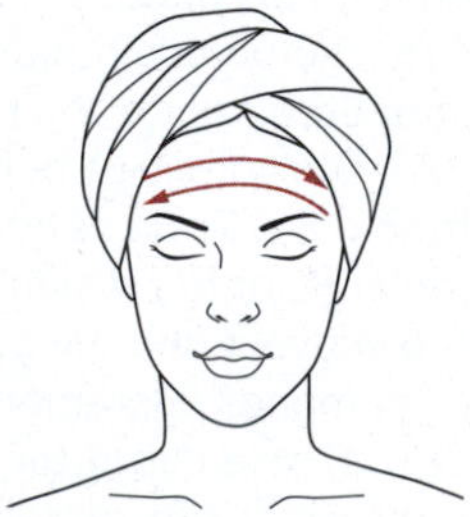

Realice el movimiento de *effleurage* por la frente y complete la rutina. Continúe el movimiento hacia atrás y hacia delante por la frente y ralentícelo de manera gradual. Deje que los movimientos se hagan más lentos y el tacto más y más delicado. Disminuya lentamente el movimiento hasta levantar gradualmente los dedos de la frente.

21

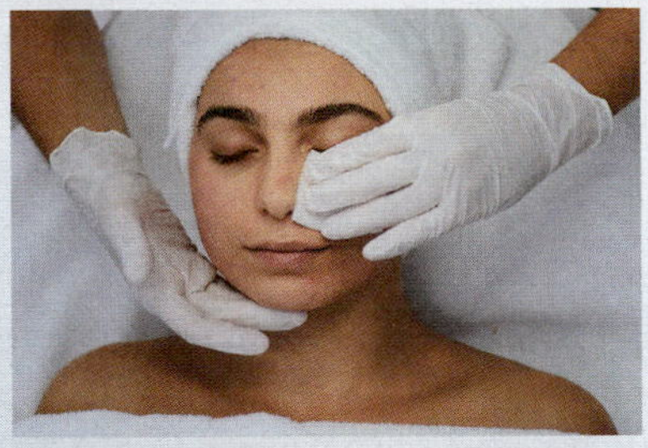

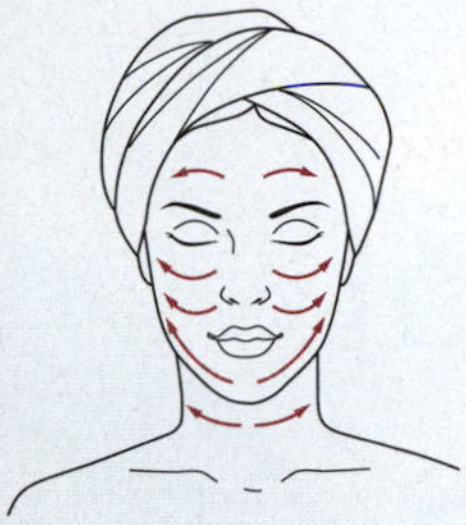

Retire el medio para masajes y continúe con el servicio de tratamiento facial. Use toallas tibias o toallitas estéticas de 10 cm × 10 cm (4 in × 4 in) y siga el mismo procedimiento que usó para retirar otros productos o limpiadores. Continúe con el servicio de tratamiento facial.

⊕ Aviso del organismo regulador estatal

Consulte con su organismo regulador estatal antes de hacer masajes en el pecho y la espalda. Muchos organismos reguladores limitan el campo de acción del cosmetólogo a la cara, el cuello, los brazos, las piernas y los hombros.

Masajes en el escote, la parte superior de la espalda y el cuello (opcional)

Algunos instructores prefieren tratar estas áreas antes de comenzar el tratamiento facial habitual. Aplique limpiador y retírelo con un pañuelo de papel o una toalla húmeda y tibia. Luego, aplique crema para masajes y realice las siguientes manipulaciones:

- **Movimientos en el escote y en la parte superior de la espalda.** Realice un movimiento rotatorio a través de la parte superior del escote y los hombros. Luego, deslice los dedos hacia la base del cuello y rote tres veces.
- **Movimientos en los hombros y la parte superior de la espalda.** Rote los hombros tres veces. Deslice sus dedos hacia la columna y, luego, hasta la base del cuello. Aplique movimientos circulares hacia la parte trasera de la oreja. Luego, deslice los dedos hacia el frente del lóbulo de la oreja. Rote tres veces.
- **Masaje en los hombros.** Para estimular y relajar al cliente, use los pulgares y los índices flexionados para sujetar el tejido de la parte posterior del cuello. Rote seis veces. Repita sobre los hombros. Retire la crema con pañuelos desechables o una toalla húmeda y tibia. Aplique un poco de talco en la espalda y esparza.

Ⓟ Procedimiento 18-3

Tratamiento facial para pieles secas

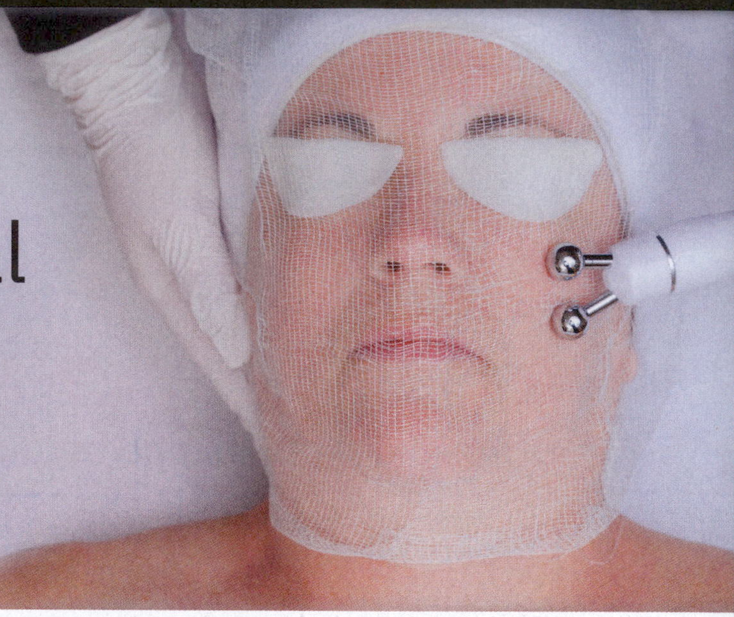

IMPLEMENTOS Y MATERIALES

Además de los elementos necesarios para un Ⓟ **18-1 Facial básico**, también necesitará lo siguiente:

- crema para ojos
- máquina galvánica o de alta frecuencia, según el tratamiento (opcional)
- cremas especializadas, sueros y tonificantes para pieles secas.

PREPARACIÓN

Antes de comenzar, realice el Ⓟ **17-1 Procedimiento previo al servicio.**

DURACIÓN ESTIMADA

60 MIN

1

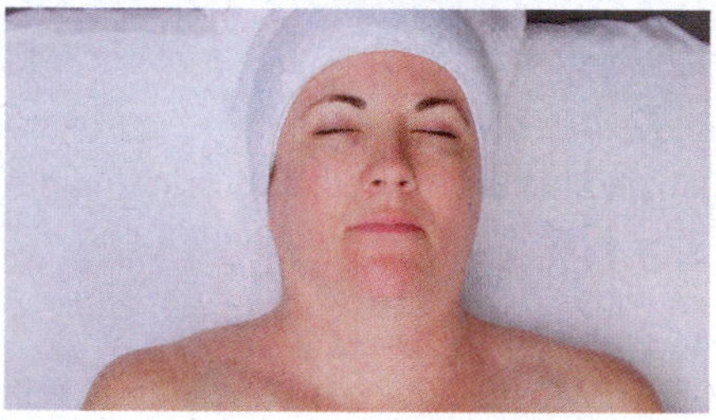

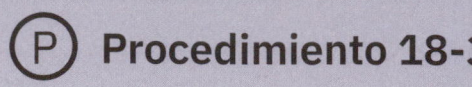

Repita los pasos 1 a 12 del **Procedimiento 18-1: Tratamiento facial básico.**

2

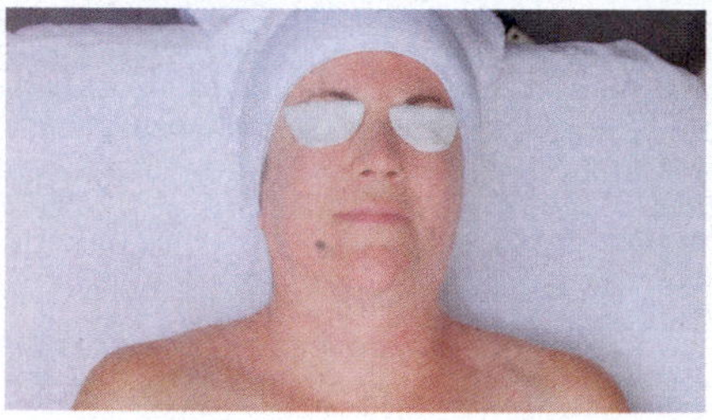

Concentre el vapor en la cara durante 5 minutos.

3

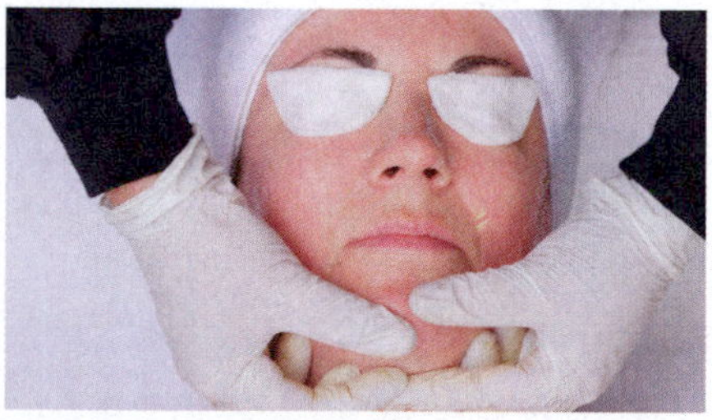

Durante la vaporización o después de ella, aplique un producto suave de exfoliación granular para piel seca. Masajee suavemente con movimientos circulares. Retire el exfoliante con esponjas faciales húmedas, almohadillas de algodón húmedas o toallas húmedas y tibias.

4

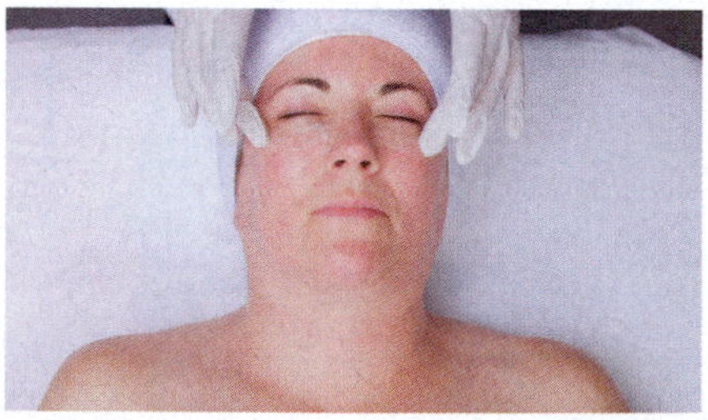

Aplique crema para los ojos debajo de los ojos del cliente.

5

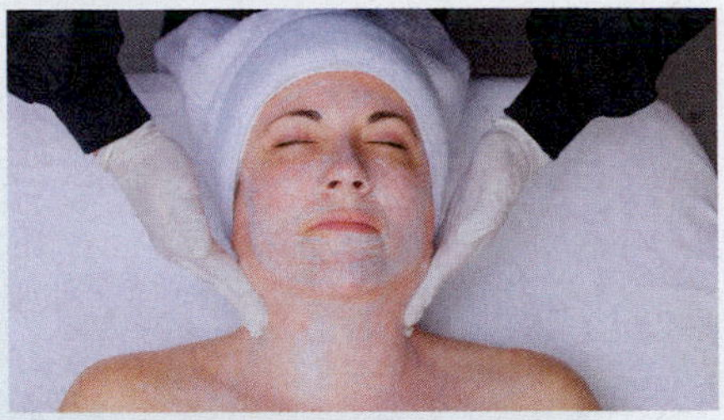

Aplique una loción humectante, crema o producto para masajes diseñado para pieles secas.

6

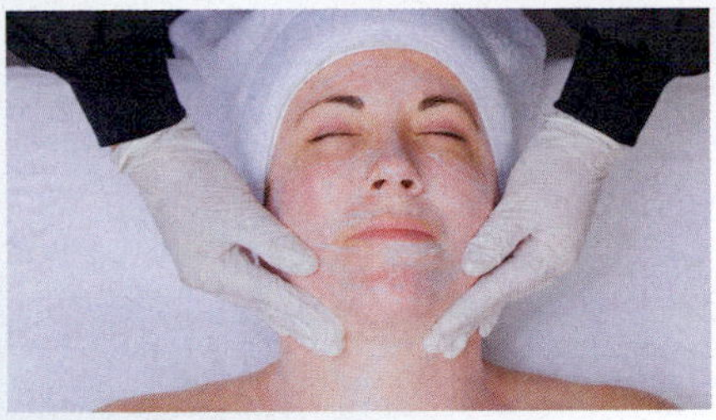

Realice movimientos de masaje.

7

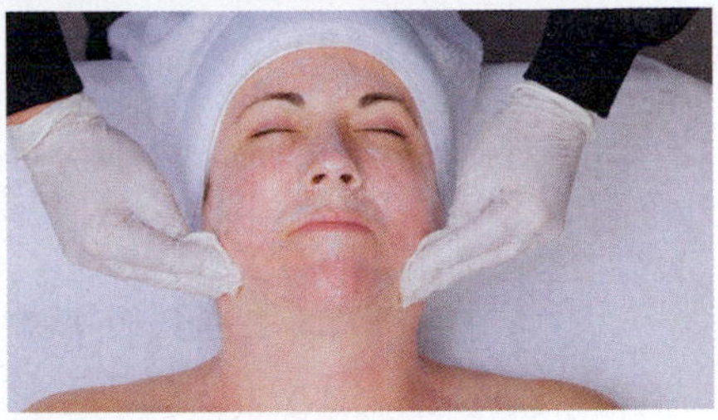

Si usa crema para masaje, retire la crema con esponjas faciales húmedas, almohadillas de algodón húmedas o toallas tibias y húmedas.

8

Si no emplea electroterapia, proceda con el paso 10. *Opcional*: Seleccione un tratamiento de electroterapia entre las siguientes opciones:

8a

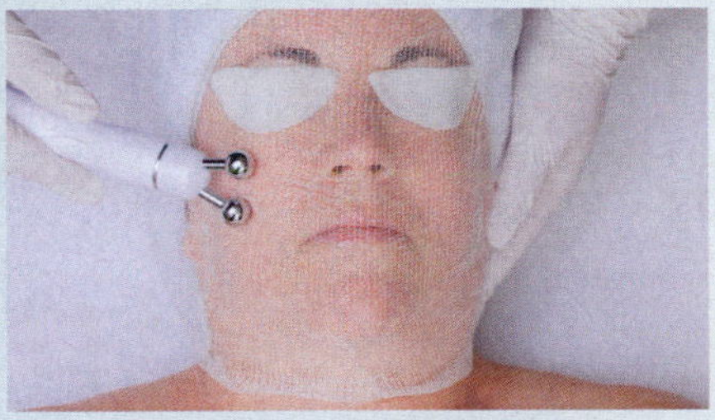

Opción 1 de electroterapia, tratamiento galvánico: Aplique suero, gel o loción ionizada especializada. Aplique la corriente galvánica como lo indican las instrucciones del fabricante o el instructor.

8b

Opción 2 de electroterapia, tratamiento con corriente indirecta de alta frecuencia: Use la máquina como lo indican las instrucciones del fabricante o el instructor. Mientras el cliente sostiene el electrodo con su mano, realice los movimientos durante siete a diez minutos. No retire las manos del rostro del cliente. Apague la máquina de alta frecuencia.

9

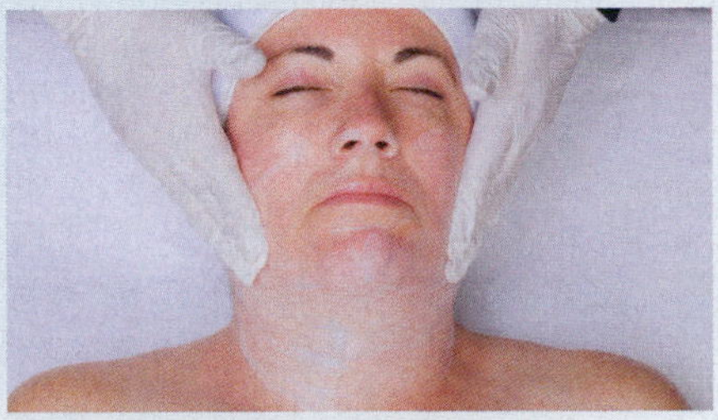

Aplique hidratante adicional o productos especializados para pieles secas con movimientos de masaje lentos.

10

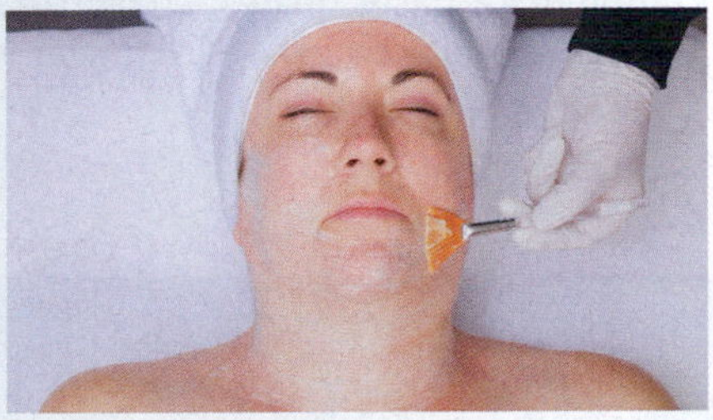

Aplique una crema o una máscara de gel hidratante desde el cuello y con una brocha suave para máscaras. Asegúrese de retirar la máscara del envase con una espátula limpia. La máscara debe aplicarse desde el centro hacia fuera.

11

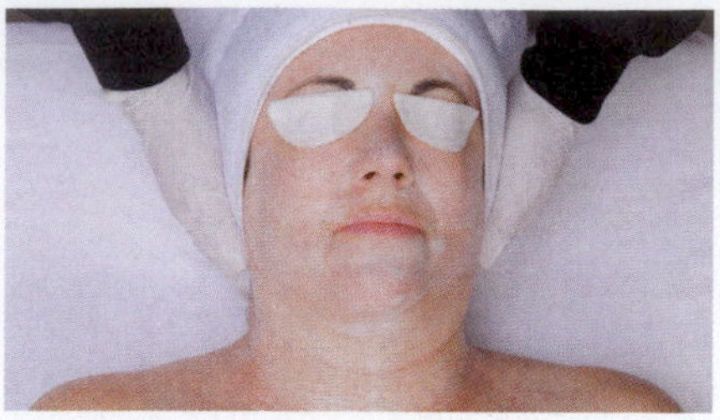

Aplique almohadillas de algodón frías para los ojos y deje que la máscara actúe entre 7 y 10 minutos. Asegúrese de que el cliente esté cómodo y a una temperatura agradable.

12

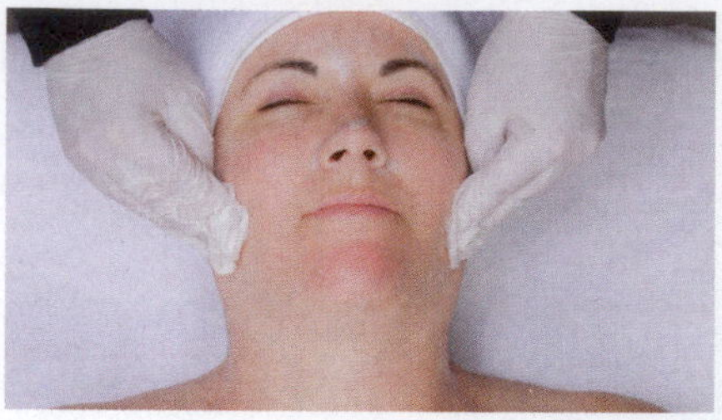

Retire la máscara con almohadillas de algodón húmedas, esponjas faciales húmedas o toallas suaves, húmedas y tibias.

13

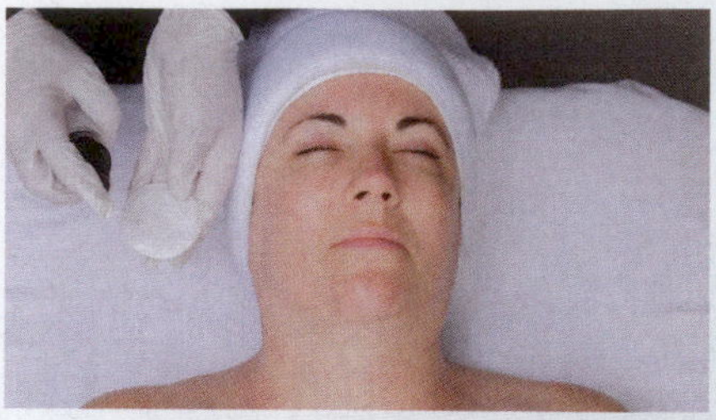

Aplique tonificante para piel seca con almohadillas de algodón.

14

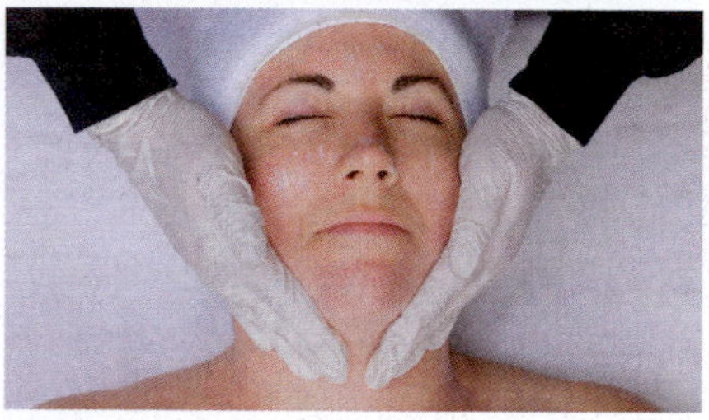

Aplique hidratante o protector solar para piel seca.

15

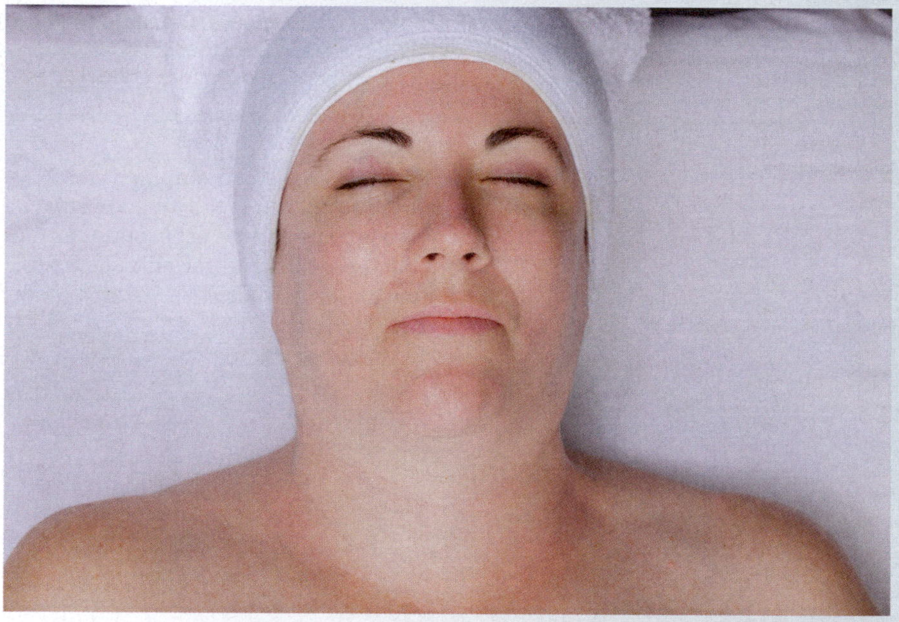

Complete los pasos finales. Cuando el servicio esté completo, retire la cobertura para la cabeza, acompañe al cliente al vestidor y ofrézcale ayuda si es necesario.

POSTERIOR AL SERVICIO

Para completar el procedimiento, realice el Ⓟ **17-2 Procedimiento posterior al servicio.**

Ⓟ Procedimiento 18-4

Tratamiento facial para piel grasa con comedones abiertos

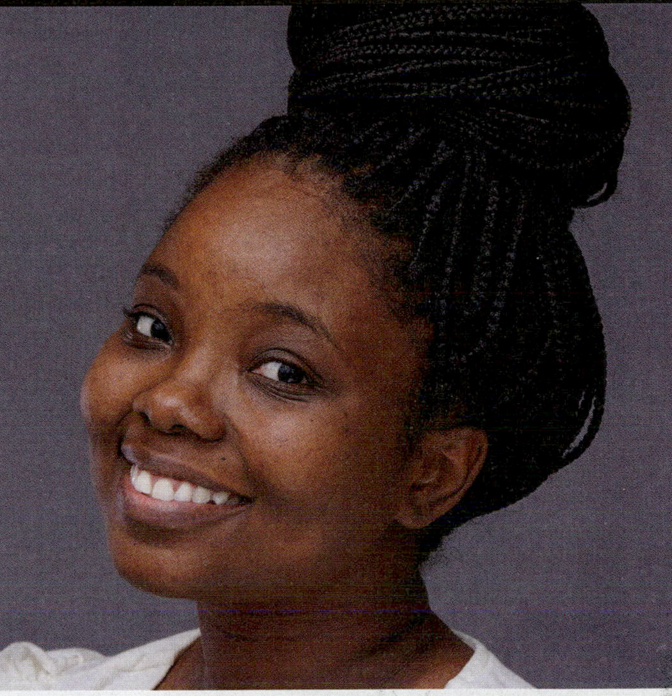

IMPLEMENTOS Y MATERIALES

Además de los elementos necesarios para un Ⓟ **18-1 Tratamiento facial básico**, también necesitará lo siguiente:

- loción o gel de desincrustación
- máquina galvánica o de alta frecuencia, según el tratamiento (opcional)
- suero, máscara con base de arcilla y tonificante para piel grasa.

PREPARACIÓN

Antes de comenzar, realice el Ⓟ **17-1 Procedimiento previo al servicio.**

DURACIÓN ESTIMADA

60 MIN

1

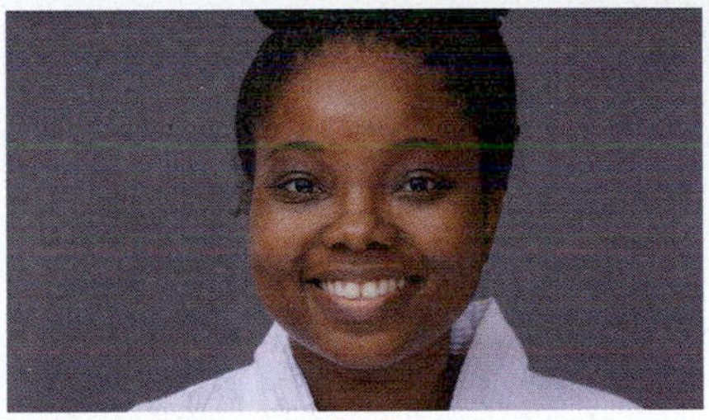

Repita los pasos 1 a 8 del **Procedimiento 18-1: Tratamiento facial básico.**

2

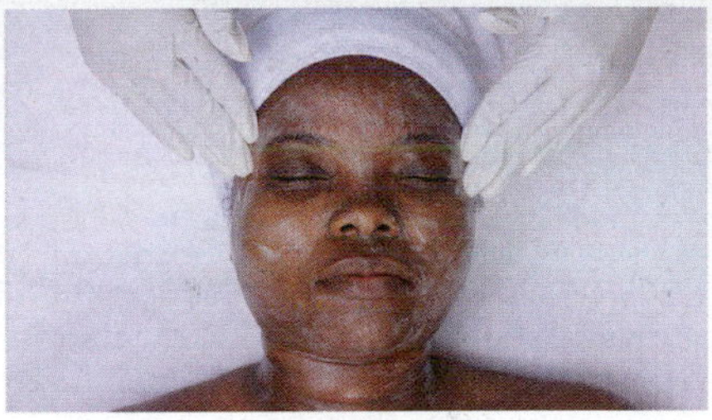

Aplique un limpiador diseñado para pieles grasas. Masajee suavemente al aplicarlo y retírelo con esponjas faciales húmedas, almohadillas de algodón húmedas o toallas húmedas y tibias.

3

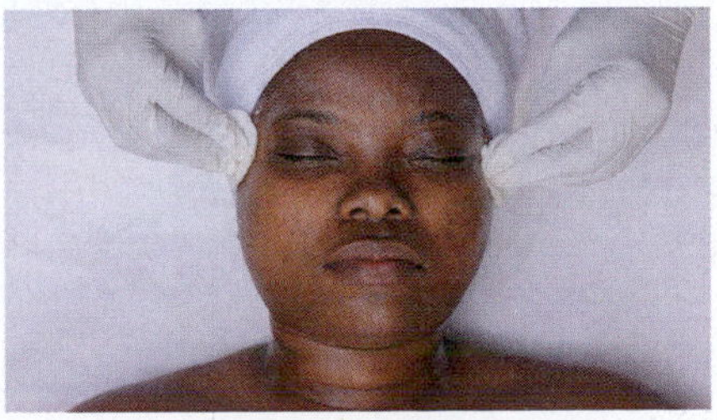

Retire los residuos con una almohadilla de algodón húmeda o una esponja suave. No aplique tonificante en este momento.

4

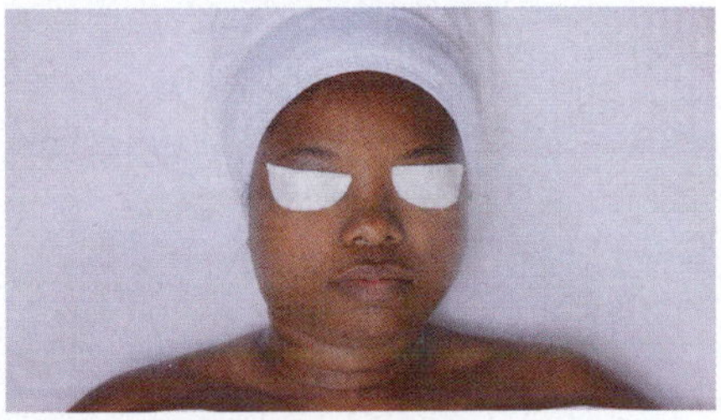

Vaporice de forma segura. Cubra los ojos del cliente con almohadillas húmedas para los ojos. Concentre el vapor en la cara durante 5 minutos.

5

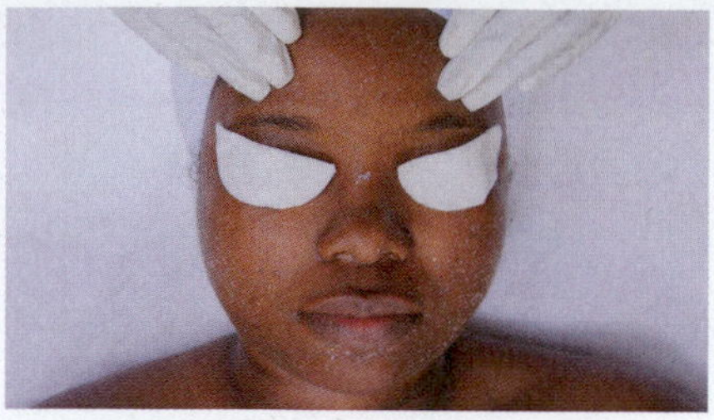

Durante la vaporización o después de ella, aplique un producto suave de exfoliación granular para pieles grasas o mixtas. Masajee suavemente con movimientos circulares. Retire la máscara con almohadillas de algodón húmedas, esponjas faciales húmedas o toallas húmedas y tibias.

6

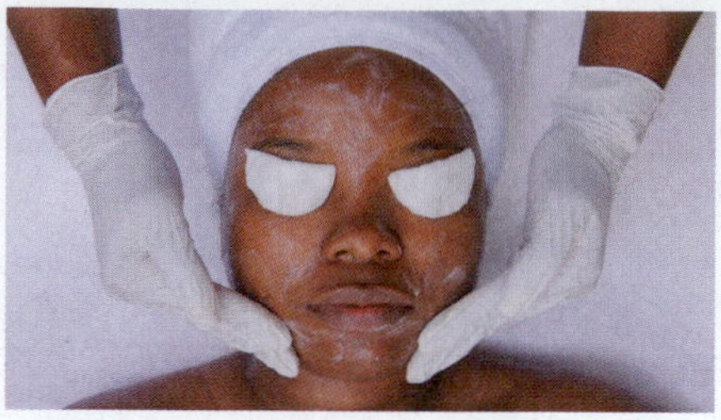

Aplique una loción o un gel de desincrustación en las áreas con poros obstruidos. Por lo general, la loción debe permanecer sobre la piel de 5 a 8 minutos, una vez más, según las instrucciones del fabricante.

7

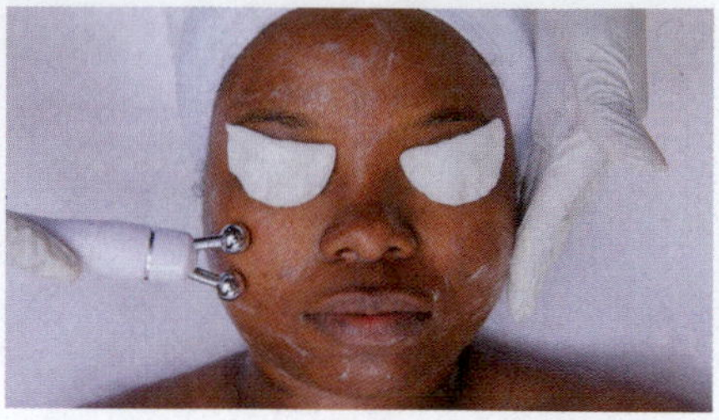

Opcional: La corriente galvánica negativa puede aplicarse sobre una loción de desincrustación en el paso 6, según las instrucciones del fabricante. Retire con almohadillas de algodón húmedas, esponjas faciales húmedas o toallas suaves, húmedas y tibias.

8

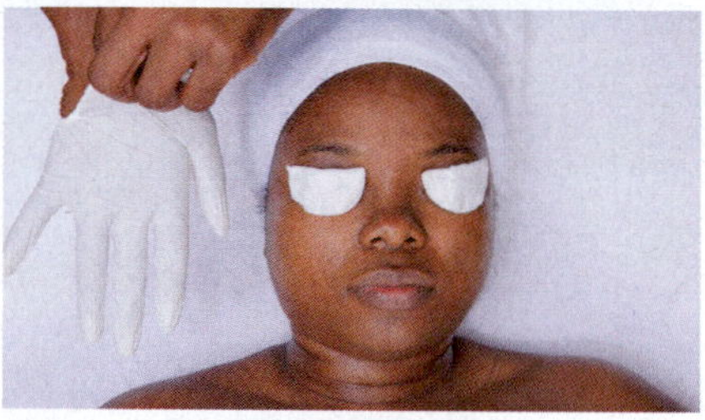

Póngase un par de guantes desechables nuevos antes de realizar extracciones. Asegúrese de que el cliente aún tenga almohadillas de algodón húmedas sobre los ojos para evitar la exposición a la luz que encandila de la lámpara con lupa. Cubra las yemas de sus dedos cubiertos por guantes con algodón y (con ayuda de la lámpara con lupa) ejerza una suave presión en los comedones abiertos.

9

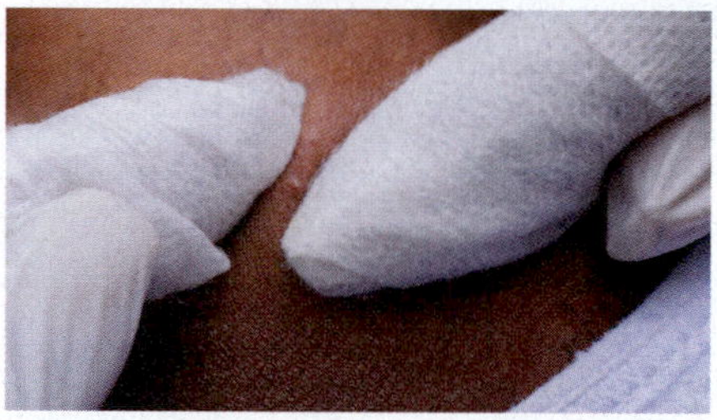

Elimine los comedones de manera adecuada. Utilice el lado de las yemas de los dedos para ejercer una presión firme sobre la piel que rodea el punto negro o el comedón, aplique una ligera presión de lado a lado, alternando ángulos para levantar suavemente el comedón de la abertura del folículo. Aplique la misma técnica para todos los lados del folículo.

10

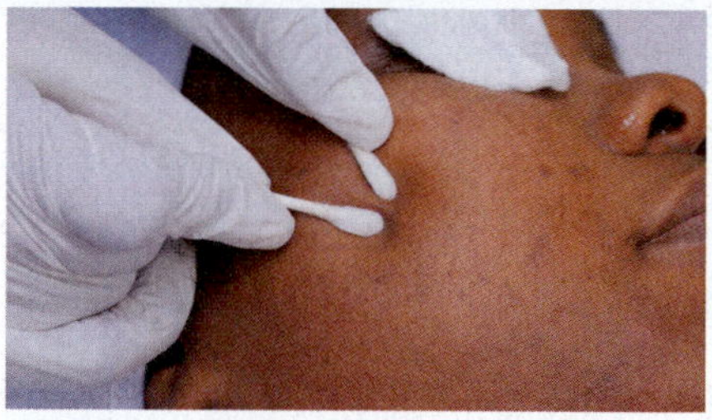

En una superficie plana (mentón, frente, pómulos superiores), presione hacia abajo, debajo, adentro y arriba. Trabaje alrededor del comedón, presionando hacia abajo, hacia adentro y hacia arriba. Presione alrededor de cada folículo sin pellizcar. Coloque el comedón en una toallita de papel y continúe con otras áreas. También es posible aplicar la misma técnica con hisopos de algodón.

11

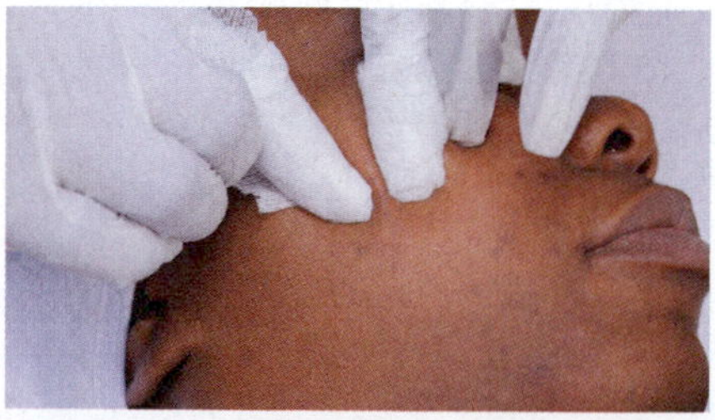

No realice extracciones por más de 5 a 10 minutos en todo el rostro. Nunca apriete con los dedos desnudos o con las uñas, sino solo con el costado del dedo.

12

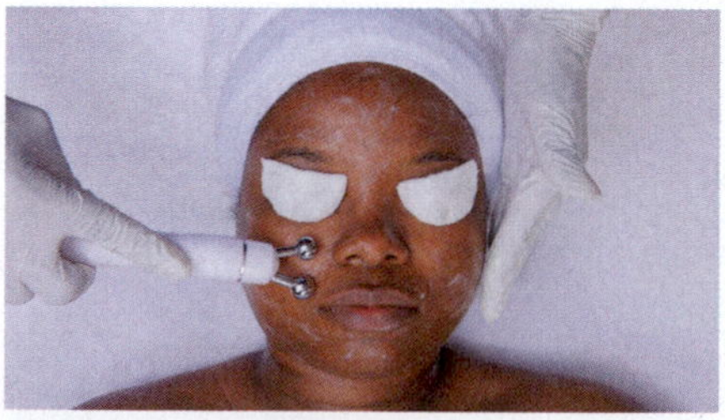

Opcional: Si se realizó la desincrustación con corriente galvánica antes de la extracción, aplique corriente galvánica positiva en el rostro después de terminar las extracciones. Esto ayudará a restablecer el pH adecuado de la superficie de la piel.

13

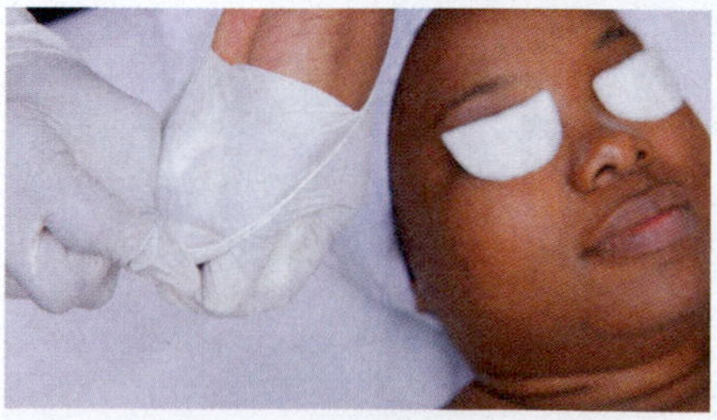

Una vez finalizada la extracción, deseche los guantes y los suministros de forma adecuada.

14

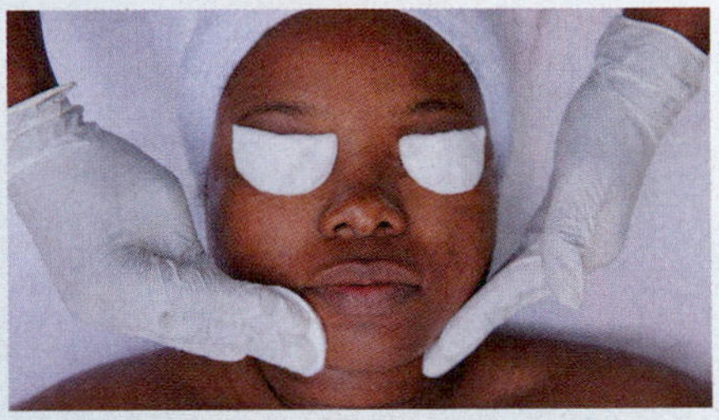

Aplique una loción astringente, un tonificante para pieles grasas o un suero especializado diseñado para su uso después de la extracción. Deje que la piel se seque.

15

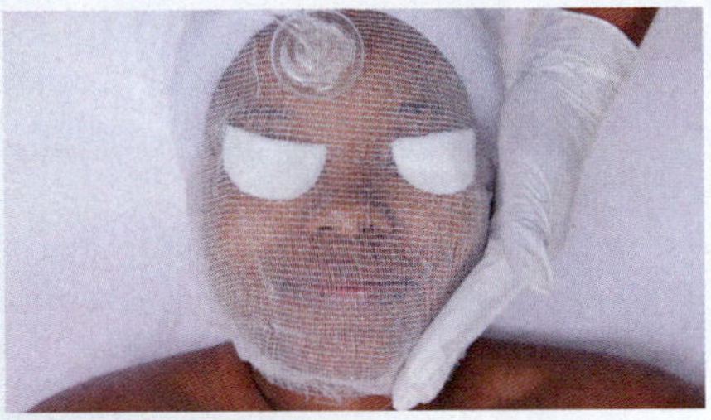

Alta frecuencia. Desdoble la gasa cortada previamente sobre el rostro y aplique alta frecuencia directa con el electrodo tipo hongo conforme a las instrucciones del fabricante de la máquina.

16

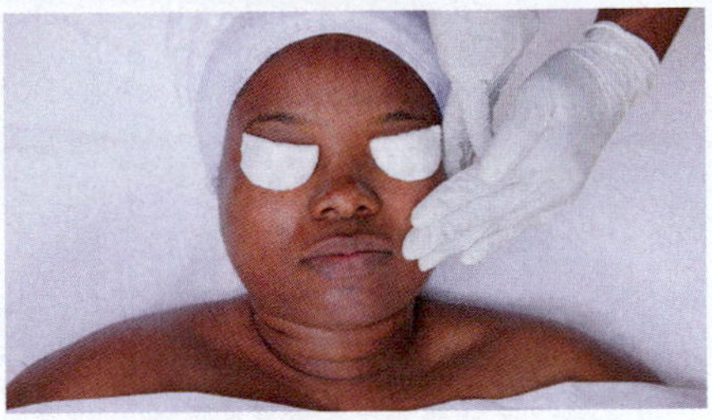

Masaje. No masajee si la piel está extremadamente grasa u obstruida. Si la piel está muy obstruida, proceda con el paso 17. Si la piel no está muy obstruida, aplique un líquido hidratante o para masajes diseñado para pieles grasas y mixtas y, luego, realice el masaje.

17

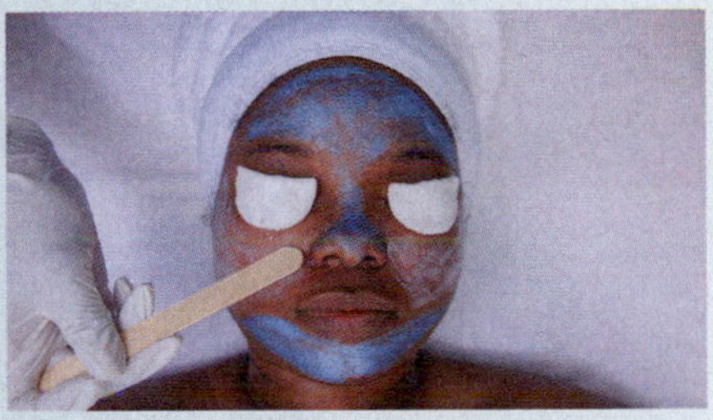

Aplique una máscara. Con una brocha o espátula desechable para máscaras, aplique una máscara con base de arcilla en todas las áreas grasosas. En las áreas secas, como los ojos y el cuello, puede aplicar una máscara de gel para pieles deshidratadas. Deje reposar la máscara durante unos 10 minutos. No permita que la máscara se seque en exceso hasta resquebrajarse.

18

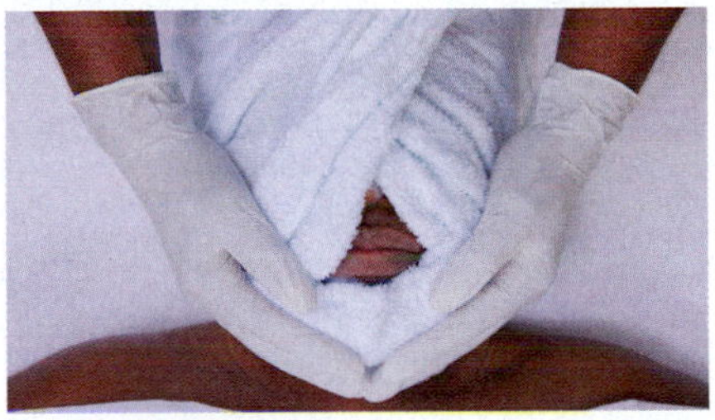

Opcional: Retire la máscara con almohadillas de algodón húmedas, esponjas faciales húmedas o una toalla suave, húmeda y tibia.

19

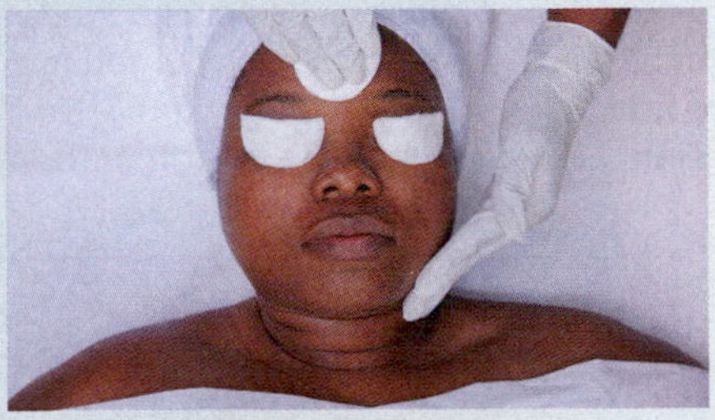

Aplique tonificante para pieles grasas con almohadillas de algodón.

20

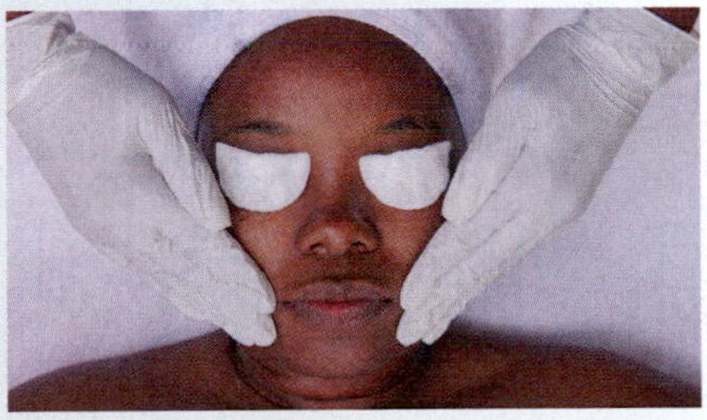

Aplique hidratante o protector solar para pieles grasas o mixtas.

21

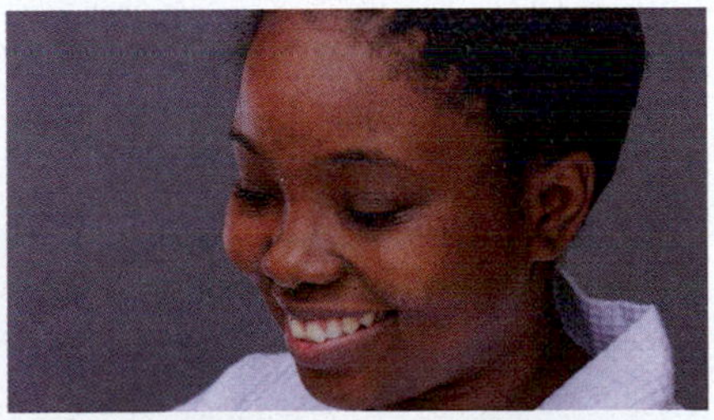

Complete los pasos finales. Retire la cobertura para la cabeza, acompañe al cliente al vestidor y ofrézcale ayuda si es necesario.

POSTERIOR AL SERVICIO

Para completar el procedimiento, realice el Ⓟ **17-2 Procedimiento posterior al servicio.**

Ⓟ Procedimiento 18-5

Tratamiento facial para pieles propensas al acné

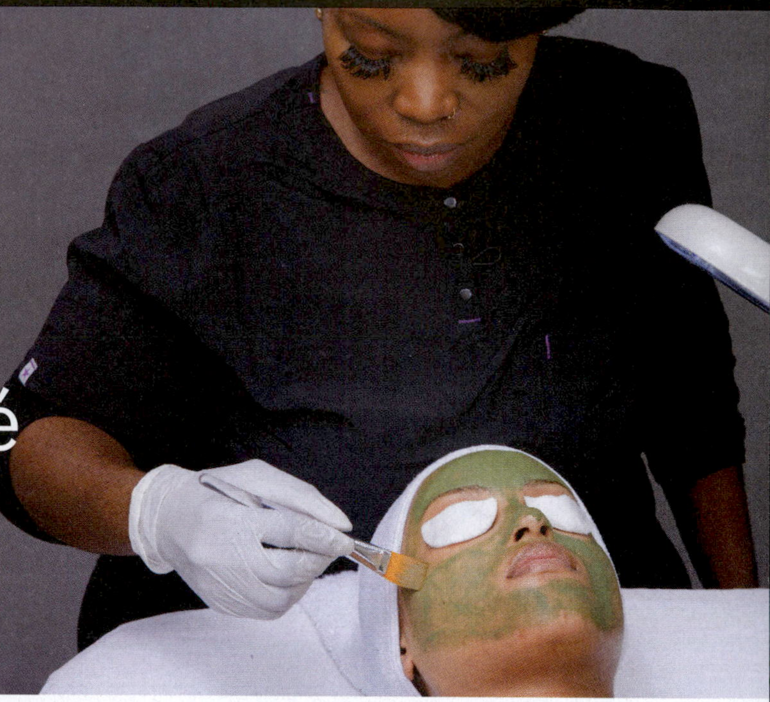

IMPLEMENTOS Y MATERIALES

Además de los elementos necesarios para un Ⓟ **18-1 Facial básico**, también necesitará lo siguiente:

- máscara de arcilla antibacterial o de azufre
- loción o gel de desincrustación
- máquina galvánica o de alta frecuencia, según el tratamiento (opcional)
- líquidos especializados, sueros y tonificantes para pieles propensas al acné.

PREPARACIÓN

Antes de comenzar, realice el Ⓟ **17-1 Procedimiento previo al servicio.**

DURACIÓN ESTIMADA

50 MIN

1

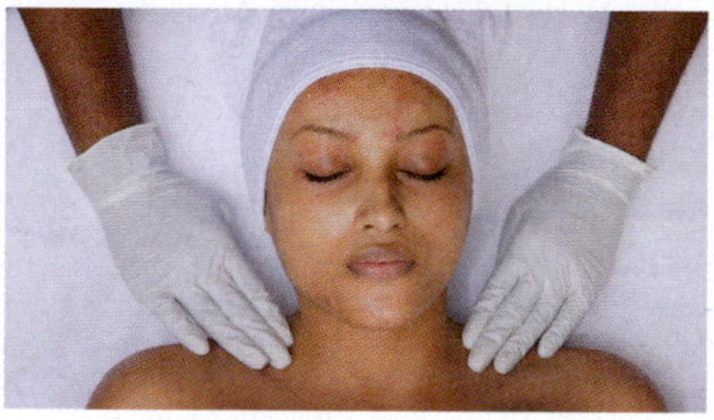

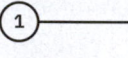

Repita los pasos 1 a 8 del **Procedimiento 18-1: Tratamiento facial básico.**

2

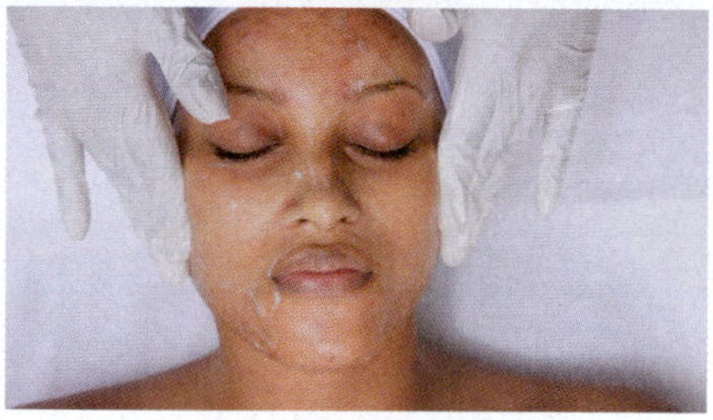

Realice una limpieza. Aplique un limpiador diseñado para pieles grasas/propensas al acné, masajee suavemente para aplicarlo y, luego, retírelo con almohadillas de algodón húmedas, esponjas faciales húmedas o una toalla suave, húmeda y tibia. No aplique tonificante en este momento.

3

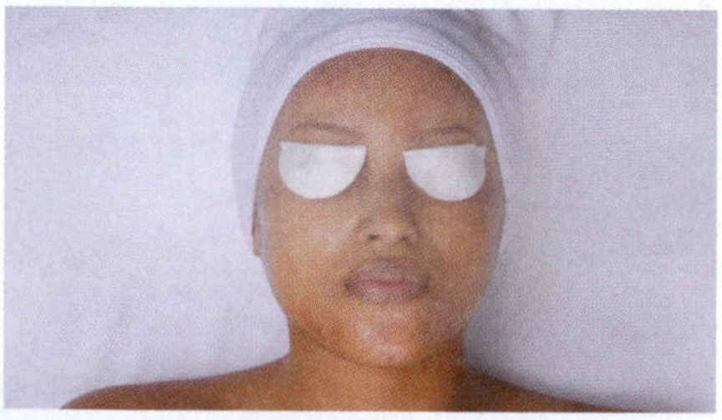

Vaporice. Cubra los ojos del cliente con almohadillas húmedas para los ojos. Concentre el vapor en la cara durante 5 minutos.

4

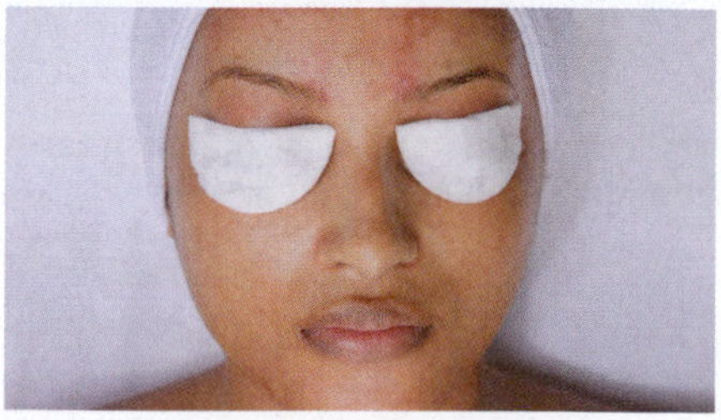

Aplique loción de desincrustación o gel en las áreas con granos o poros obstruidos.

5

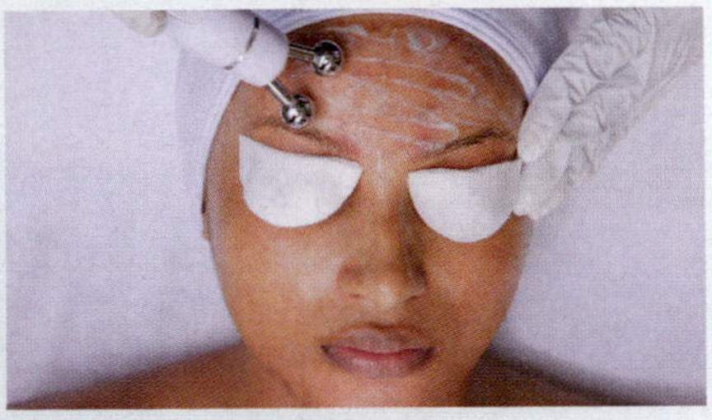

La corriente galvánica negativa se puede aplicar sobre esta loción, conforme a las instrucciones del fabricante. Por lo general, la loción debe permanecer sobre la piel de 5 a 8 minutos, una vez más, según las instrucciones del fabricante.

6

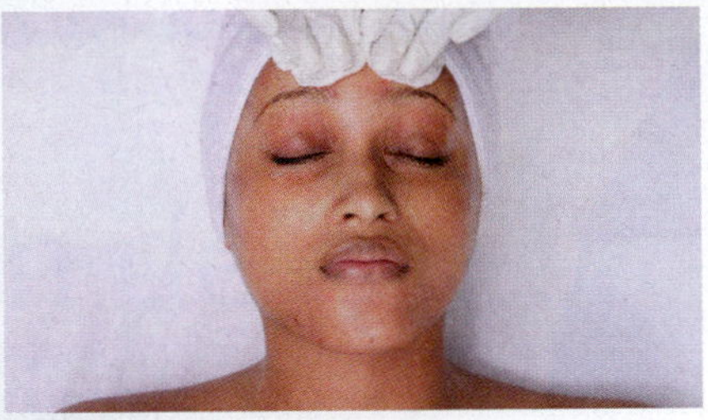

Opcional: Retire la loción con almohadillas de algodón húmedas, esponjas faciales húmedas o toallas suaves, húmedas y tibias.

7

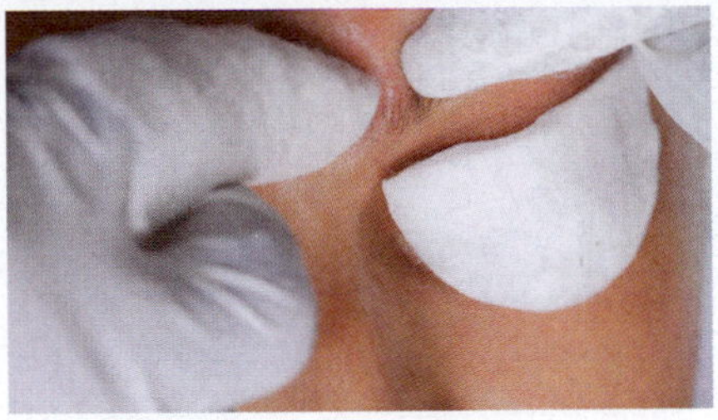

Extraiga los comedones.

8

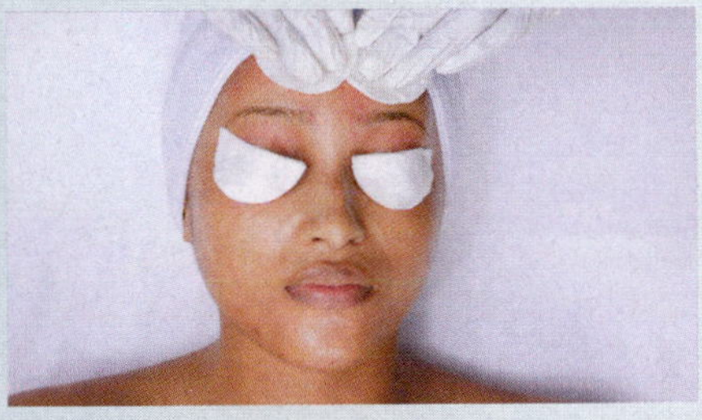

Finalice las extracciones. Al terminar la extracción, aplique una loción astringente, un tonificante para pieles grasas o un suero especializado para utilizar después de la extracción. Deje que la piel se seque.

9

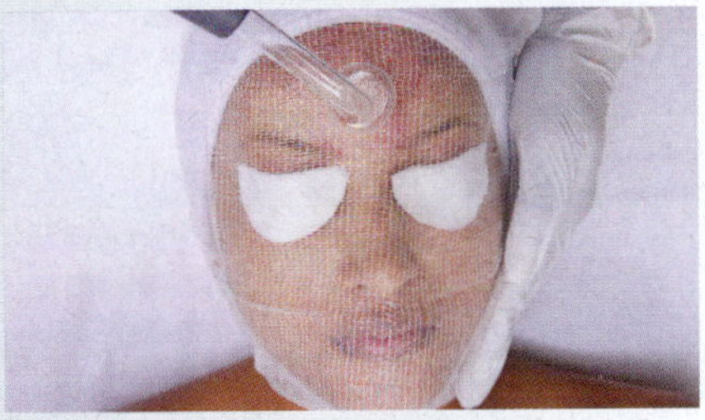

Opcional: Desdoble la gasa cortada previamente sobre el rostro y aplique alta frecuencia directa con el electrodo tipo hongo según las instrucciones del fabricante de la máquina y de su instructor.

10

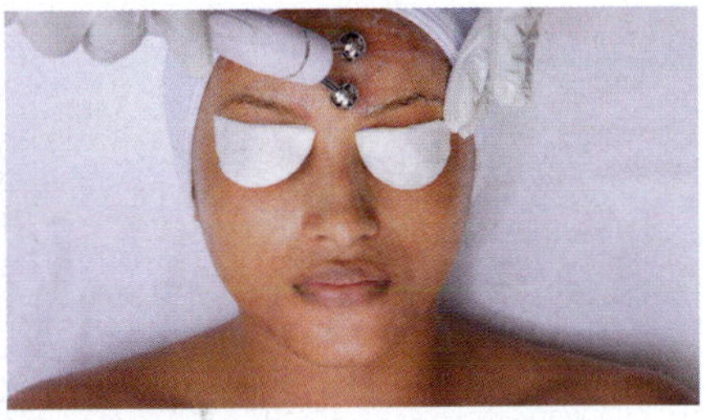

Opcional: Si se realizó la desincrustación con corriente galvánica antes de la extracción, aplique corriente galvánica positiva en el rostro después de terminar las extracciones. Esto ayudará a restablecer el pH adecuado de la superficie de la piel.

11

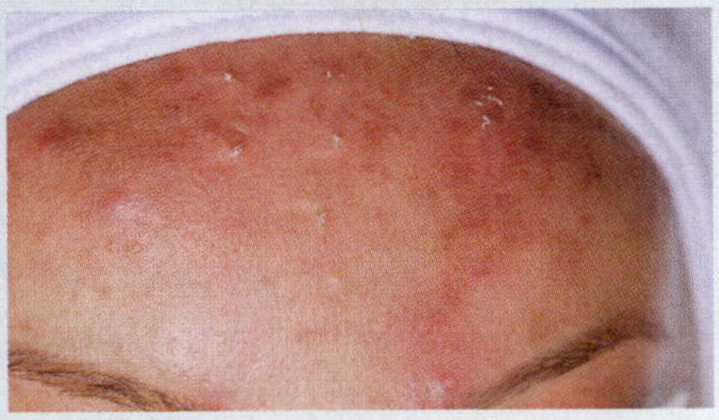

No se debe masajear la piel propensa al acné.

12

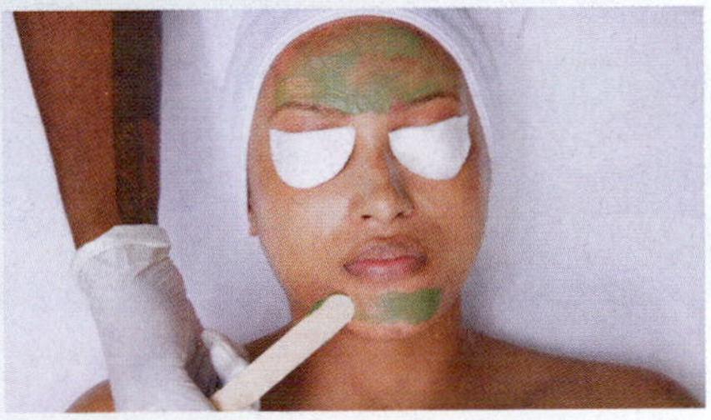

Aplique una máscara. Aplique una máscara antibacteriana o de azufre en todas las áreas grasosas o propensas al acné mediante una brocha o espátula desechable para máscaras. En la piel seca, como en los ojos y el cuello, puede aplicar una máscara de gel para pieles deshidratadas.

13

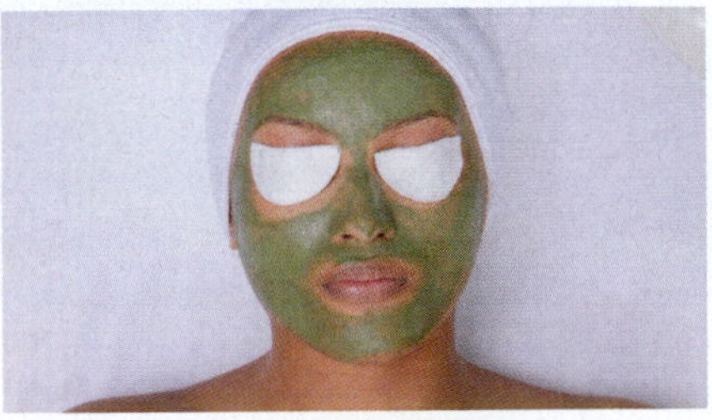

Deje reposar la máscara durante unos 10 minutos. No permita que la máscara se seque en exceso hasta resquebrajarse.

14

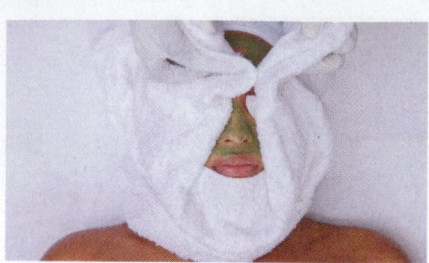

Retire la máscara con almohadillas de algodón húmedas, esponjas faciales húmedas o toallas suaves, húmedas y tibias.

15

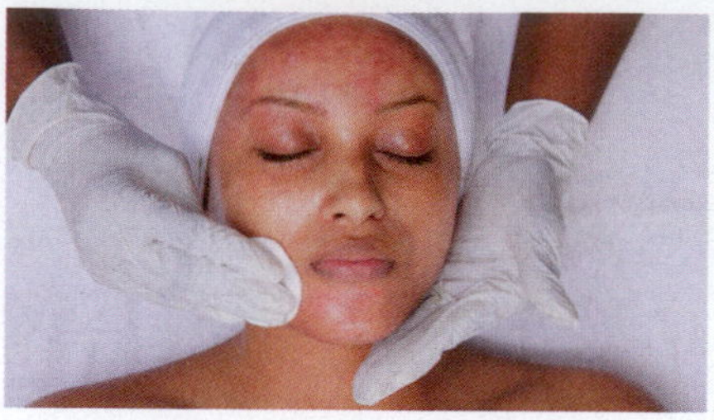

Aplique tonificante para pieles grasas con almohadillas de algodón.

16

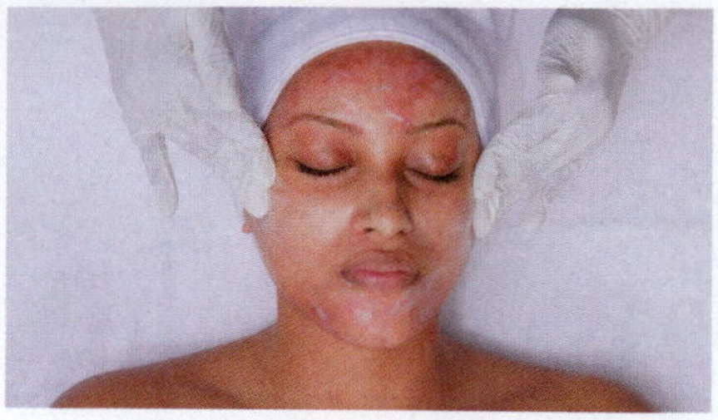

Aplique loción o protector solar para pieles grasas o propensas al acné.

17

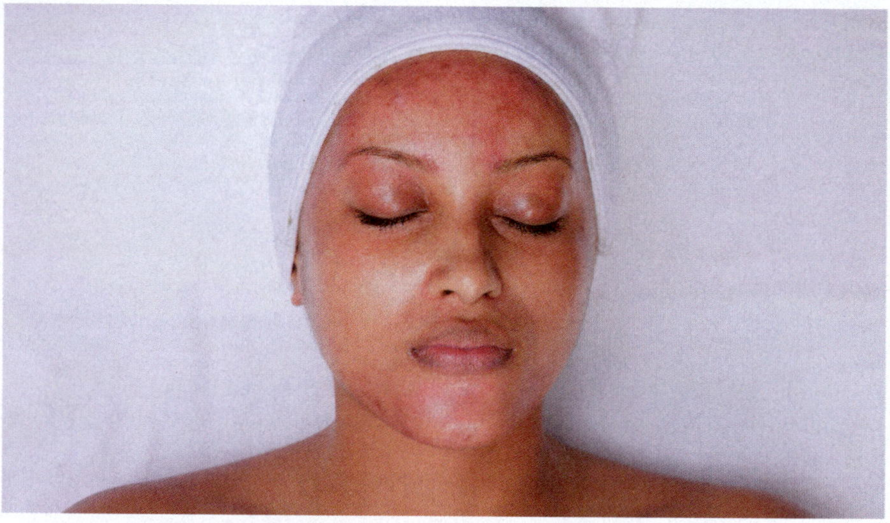

Complete los pasos finales. Retire la cobertura para la cabeza, acompañe al cliente al vestidor y ofrézcale ayuda si es necesario.

POSTERIOR AL SERVICIO

Para completar el procedimiento, realice el Ⓟ **17-2 Procedimiento posterior al servicio.**

Glosario del capítulo

alginato	pág. 754	máscara con algas marinas que se aplica después de un suero o crema de tratamiento; viene en forma de polvo y se mezcla con agua o sueros y se secan para formar una textura gomosa
alipídico	pág. 749	literalmente, significa "falta de lípidos"; describe la piel que no produce sebo suficiente, lo que se observa debido a la ausencia de poros visibles
ampollas	pág. 753	dosis individuales de suero, en pequeños frascos sellados
aromaterapia	pág. 752	uso terapéutico de aromas de plantas para tratamientos de belleza y salud
cepillo rotatorio	pág. 747	también conocido como un *cepillo facial* o *máquina para cepillar*; un aparato eléctrico giratorio con cepillos intercambiables que se pueden conectar al cabezal giratorio
comedón	pág. 750	masa de células de la piel y sebo endurecidos en un folículo piloso; un *comedón abierto* o una espinilla cuando se abre y se expone al oxígeno; los *comedones cerrados* son puntos blancos que están bloqueados y no poseen una abertura folicular
contraindicación	pág. 759	una cualidad que requiere evitar ciertos tratamientos, procedimientos o productos para prevenir efectos secundarios no deseados
crema de tratamiento	pág. 753	producto especializado diseñado para facilitar el cambio en la apariencia de la piel
electroterapia	pág. 763	el uso de corrientes eléctricas para tratar la piel
emolientes	pág. 753	ingredientes aceitosos o grasosos que mantienen la humedad en la piel
enzimas	pág. 757	también se conocen como *enzimas queratolíticas* o *agentes disolventes de proteínas*; son un tipo de exfoliante químico que actúa disolviendo la proteína de queratina en las células superficiales de la piel
exfoliación	pág. 755	la eliminación del exceso de células muertas de la superficie de la piel
exfoliante químico	pág. 757	producto que contiene químicos que sueltan o disuelven la acumulación de células muertas
exfoliantes mecánicos	pág. 756	métodos que se usan para eliminar físicamente la acumulación de células muertas
exfoliantes	pág. 755	productos que ayudan en la exfoliación

extracción	pág. 746	un procedimiento de eliminación manual de comedones de los folículos
facial	pág. 742	también se conoce como *tratamiento facial*; es el tratamiento profesional para mejorar el aspecto y las cualidades de la piel
fricción	pág. 761	movimiento de frotación vigorizante que requiere ejercer presión en la piel con los dedos o las palmas mientras se mueven sobre una estructura subyacente
humectantes	pág. 753	productos diseñados para aumentar la humedad de la superficie de la piel
humectantes	pág. 754	también se conocen como *hidratantes* o *agentes que tienen afinidad por el agua*; son ingredientes que atraen el agua
leche limpiadora	pág. 752	loción limpiadora que no produce espuma, formulada para limpiar las pieles secas y sensibles y para eliminar el maquillaje
lámparas con lupa	pág. 745	lámparas con una lupa rodeada por una luz circular que permite visualizar la piel de forma clara y más grande
masaje	pág. 759	manipulación manual o mecánica del cuerpo mediante fricción, amasado, tecleteo y otros movimientos para aumentar el metabolismo y la circulación, estimular la absorción y aliviar el dolor
microdermoabrasión	pág. 756	exfoliación mecánica que consiste en disparar óxido de aluminio y otros cristales en la piel con un dispositivo manual que exfolia las células muertas
máscaras con base de arcilla	pág. 754	máscaras de limpieza que absorben grasa y tienen un efecto exfoliante y astringente en las pieles grasas y mixtas, lo que hace que los poros grandes adquieran, temporalmente, una apariencia más pequeña
máscaras de cera de parafina	pág. 755	máscaras faciales especialmente preparadas que contienen parafina y otros ingredientes beneficiosos; se usan generalmente con crema de tratamiento
máscaras de crema	pág. 754	máscaras que contienen aceites, emolientes y humectantes; tienen un poderoso efecto hidratante
máscaras	pág. 753	también se conocen como *mascarillas*; son productos de tratamiento concentrados, a menudo compuestos de arcillas minerales, agentes humectantes, suavizantes de piel, aceites para aromaterapia, extractos botánicos y otros ingredientes beneficiosos para limpiar, exfoliar, tensar, tonificar, hidratar y nutrir la piel
productos para masajes	pág. 762	lubricantes que se usan para que la piel esté resbalosa durante el masaje

punto motor	pág. 760	punto de la piel sobre el músculo donde la presión o la estimulación produce la contracción de dicho músculo
pétrissage	pág. 761	movimiento de amasado que se realiza levantando, apretando y presionando el tejido, mediante una presión suave y firme
sueros	pág. 753	productos concentrados que generalmente contienen mayores concentraciones de ingredientes y están diseñados para penetrar la piel y tratar diversas afecciones cutáneas
tapotement	pág. 761	también conocido como *percusión*; movimientos en los que las yemas de los dedos golpean la piel rápidamente o con movimientos rápidos de golpeteo
tratamientos vegetales "gommages"	pág. 758	también se conocen como *máscaras de eliminación*; son cremas exfoliantes que se frotan para sacarlas de la piel
vaporizador facial	pág. 746	una máquina facial que se calienta y produce un flujo de vapor tibio que se puede enfocar en la cara del cliente u otras áreas de la piel
vibración	pág. 762	en los masajes, es un movimiento rápido de sacudida en el que las yemas de los dedos presionan con firmeza el punto de aplicación

PARTE 04

SERVICIOS DE CUIDADO DE LA PIEL

CAPÍTULO 19:

Maquillaje

Objetivos de aprendizaje

Al finalizar este capítulo, podrá:

OA 1 Explicar cómo el conocimiento del maquillaje mejorará la carrera de los cosmetólogos.

OA 2 Resumir cómo usar la teoría del color al elegir cosméticos para maquillar.

OA 3 Explicar la importancia de atender a una clientela diversa.

OA 4 Describir los usos de los distintos tipos de cosméticos para maquillar el rostro.

OA 5 Describir brochas, herramientas y otros implementos para aplicar y retirar maquillaje.

OA 6 Implementar técnicas básicas de maquillaje utilizadas para complementar las formas y características del rostro.

OA 7 Describir los pasos a seguir para una aplicación de maquillaje básico.

OA 8 Describir métodos diferentes de realce de pestañas.

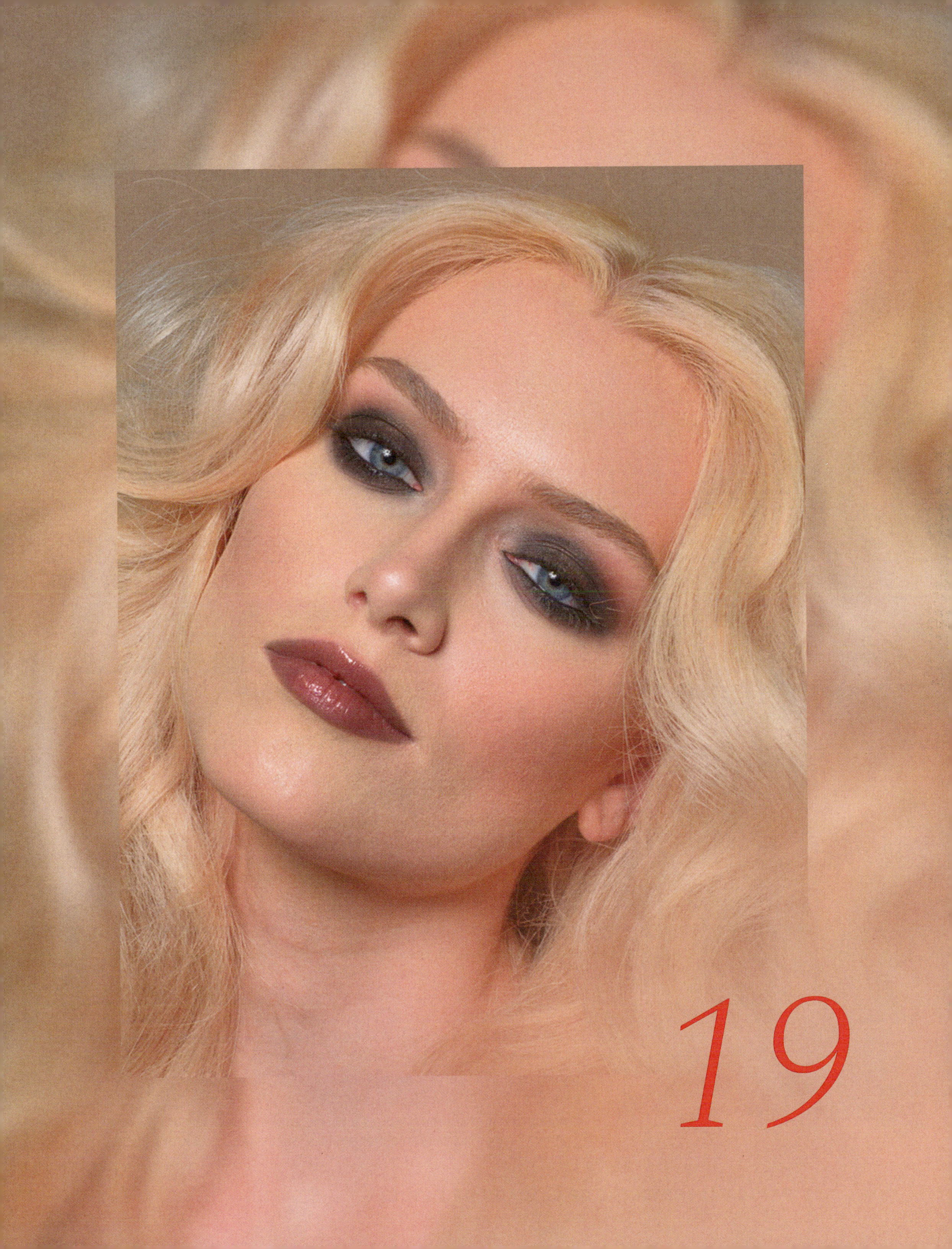
19

Para mí, la esencia del maquillaje realmente moderno es la libertad de ser tú mismo, de expresar quién eres.

"

—

François Nars

Maquillador, emprendedor

OA 1 Explicar cómo el conocimiento del maquillaje mejorará la carrera de los cosmetólogos.

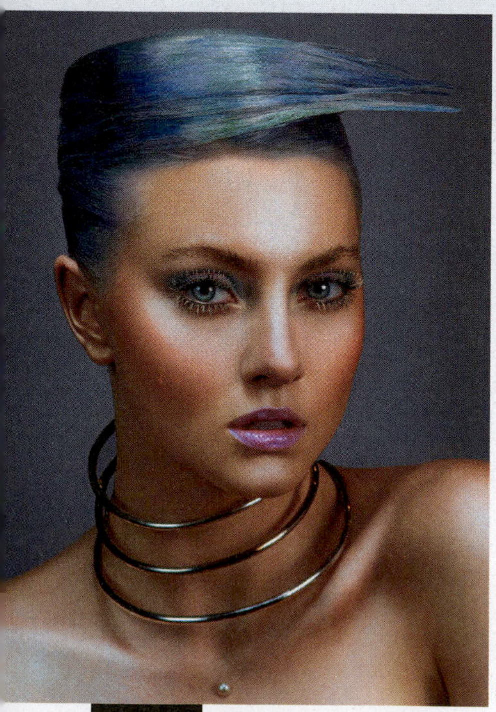

Eli Mancha

Fig. 19-1 Maquillaje artístico

—

¿Cuáles son los motivos para estudiar maquillaje?

El arte del maquillaje es un área muy gratificante de la cosmetología. Los cosmetólogos que pueden agregar este toque final al aspecto general de un cliente corren con ventaja. Sobresalir en este campo requiere la aplicación habitual de técnicas que han demostrado su efectividad con el tiempo, mientras se mantiene actualizado en las tendencias del momento. El maquillaje es un arte. Si bien comprender conceptos como la anatomía y la teoría del color mejorará su carrera, estas lecciones son pautas para crear su visión artística (**figura 19-1**).

Los cosmetólogos deben conocer muy bien el maquillaje por los siguientes motivos:

- Los clientes confían en que usted los aconsejará sobre cómo lucir lo mejor posible.
- Las técnicas básicas de maquillaje son el toque final de cualquier servicio de peluquería.
- Una comprensión general de la fórmula del maquillaje facial lo ayudará a comprender cuándo y en quién se debe usar.
- La iluminación, el contorno y otras técnicas para mejorar la forma del rostro lo ayudarán a destacar las mejores características de sus clientes.

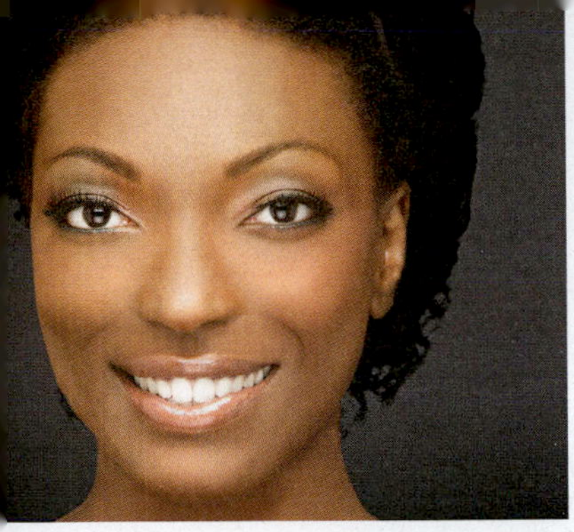

☑ Verificación

1. ¿Por qué es importante que los cosmetólogos estudien maquillaje?
2. ¿Qué conceptos teóricos pueden ser beneficiosos para un cosmetólogo que pone en práctica el arte del maquillaje?

OA 2 Resumir cómo usar la teoría del color al elegir cosméticos para maquillar.

Teoría del color para maquillaje

Antes de profundizar en los productos y la aplicación, es importante comprender cómo seleccionar el color. La teoría del color es la base de una aplicación de maquillaje exitosa. Si es nuevo en el mundo del maquillaje, use la rueda de colores como guía para aprender a combinar colores complementarios o que contrasten (**figura 19-2**). Encuentre esta información en el **capítulo 16, Coloración del cabello**, página 608. Con la práctica, las reglas de la teoría del color se vuelven algo natural y determinará, de manera intuitiva, la mejor elección para sus clientes al agrupar visualmente los productos en sus familias de colores.

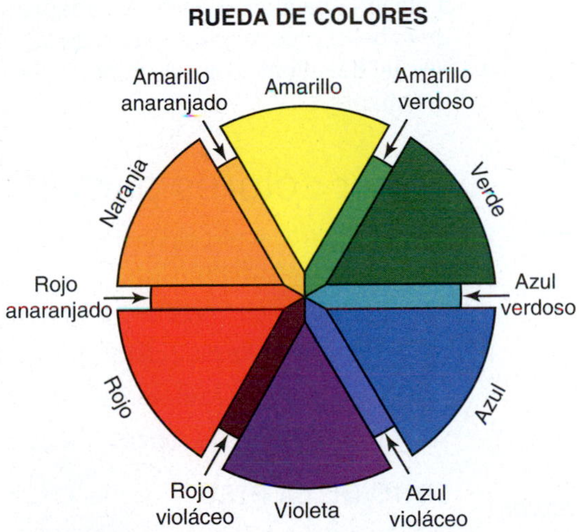

Fig. 19-2 Rueda de colores

Divida una rueda de color por la mitad a través del medio de las porciones verdes y rojas. El lado rojo y amarillo de la rueda de colores representa los **colores cálidos**. El lado azul y verde representa los **colores fríos** (**figura 19-3**). La línea que divide los colores verde y rojo muestra que el verde y el rojo pueden ser tanto cálidos como fríos. El rojo con base naranja es cálido, mientras que el rojo con base azul es frío. El verde con base amarilla es cálido, mientras que el verde con base azul es frío. Los colores opuestos entre sí en la rueda de colores ofrecen el mayor contraste y, por lo tanto, se consideran **complementarios**.

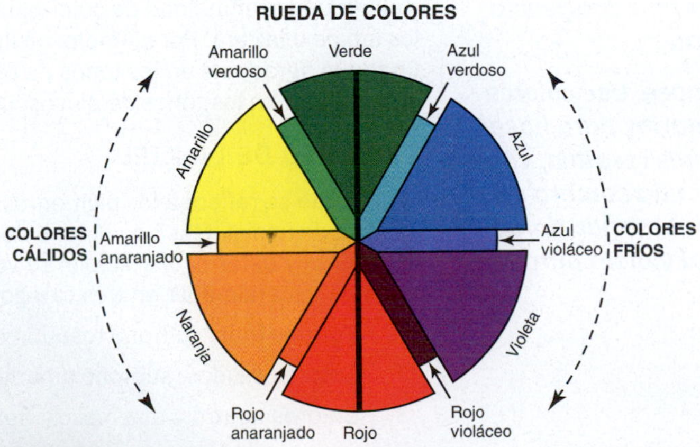

Fig. 19-3 Colores cálidos y fríos

Sugerencia

Es posible que tenga clientes con problemas de visión o daltónicos que necesiten su ayuda para seleccionar los colores de maquillaje. Cuando trabaje con estos clientes, sea claro al describir cada color y use ejemplos. Por ejemplo, en lugar de decir "Tenemos 10 tonos de lápiz labial rojo", intente preguntar "¿Está buscando un rojo intenso que lo haga destacar entre la multitud o prefiere un rojo más sutil que no llame demasiado la atención?". Con conocimientos y habilidades especializados, puede realizar preguntas más exitosas a los clientes y estar atento a cómo las personas ven los colores de manera diferente.

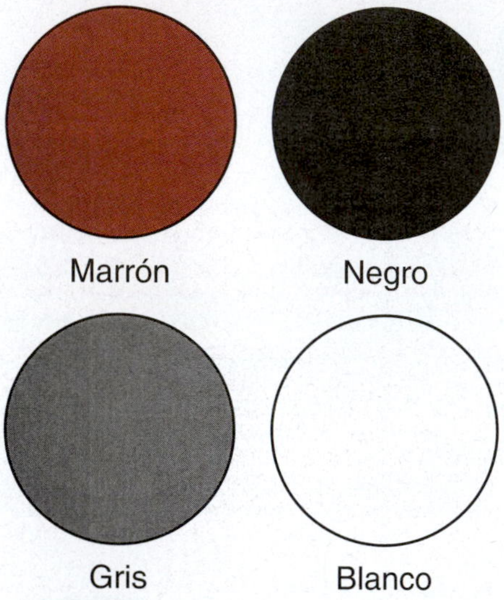

Fig. 19-4 Colores neutros

Los **colores neutros** son aquellos que no contrastan con ningún otro color. Los colores neutros van del gris pardo al marrón y del gris al blanco o al negro y son una combinación perfecta de tonos tierra (**figura 19-4**). En el maquillaje, representan colores pasteles y naturales que complementan cualquier color de cabello, color de ojos o tono de piel. Pueden tener una base cálida o fría. Por ejemplo, el marrón ciruela, el gris carbón y el gris azulado son neutros fríos, mientras que el anaranjado marrón y el bronce dorado son neutros cálidos.

Para el ojo inexperto, el maquillaje puede parecer una combinación aleatoria de colores. Si su elección se basa en la teoría del color, esto lo ayudará a elegir la paleta que mejor se adapte al tono de piel, el color de ojos, el color de cabello y los rasgos faciales de su cliente. Recuerde siempre analizar el tipo de piel del cliente. Lo más importante es tener en cuenta la personalidad del cliente.

Elegir colores para el cliente

Existen cuatro factores principales que se deben tener en cuenta al elegir los colores para un cliente:

1. Tono de piel: muy claro o claro, medio, intenso u oscuro
2. Subtono de la piel: cálido, frío o neutro
3. Color de ojos: azul, verde, marrón u otro
4. Tono de color de cabello: cálido, frío o neutro

TONO DE LA PIEL

El **tono de piel** es el color de la superficie de la piel. Puede verse afectado por factores hereditarios, la dieta y la exposición solar, por lo que puede variar en diferentes épocas del año. Para seleccionar los colores de maquillaje adecuados, primero determine la intensidad del color de la piel del cliente. Tradicionalmente, las empresas de cosméticos dividen el tono de la piel en muy claro o claro, medio y oscuro o intenso. Esto le ayudará a seleccionar el tono de base adecuado y elegir una profundidad de color para lograr un efecto específico para los ojos, los labios o la cara. Por ejemplo, un iluminador pálido y brillante puede agregar un toque agradable en los tonos de piel muy claros, pero puede lucir plano y ceniciento en los tonos de piel oscuros.

SUBTONO DE LA PIEL

El **subtono** se refiere a los pigmentos que se encuentran debajo de la capa externa de la piel. Más que el tono de la piel, es responsable del color de la tez del cliente y determina si su piel se ve roja, amarilla o neutra. El subtono se clasifica generalmente en tres categorías:

1. Colores fríos: subtono rosado, rojo o azulado
2. Colores cálidos: subtono amarillo, color durazno o dorado
3. Colores neutros: una mezcla de subtonos cálidos y fríos

¿Lo sabía?

Estas son algunas sugerencias para crear estilos clásicos o audaces:

***Estilos clásicos.** Manténgase dentro de una gama de colores. Evite mezclar colores cálidos y fríos, ya que podría crear una apariencia desequilibrada.*

***Estilos audaces.** Use colores complementarios para hacer que los colores resalten, como al combinar una sombra de ojos de color amarillo dorado con un labial violeta púrpura.*

Realizar una prueba de coincidencia de color con varios tonos es la forma más eficaz de seleccionar un color de base adecuado. Sin embargo, hay varias formas de determinar el subtono de la piel. Muchas marcas de cosméticos cuentan con un cuestionario para simplificar el proceso.

Consulte la **tabla 19-1** para observar la correlación de tonos y subtonos de piel.

Tabla 19-1

Identificación de los tonos y subtonos de la piel

Tonos de piel claros o muy claros			Tonos de piel medios			Tonos de piel intensos u oscuros		
Frío	Neutro	Cálido	Frío	Neutro	Cálido	Frío	Neutro	Cálido
Subtonos rosados	Subtonos rosados y amarillos	Subtonos amarillos	Subtonos rosados	Pink and Yellow Undertones	Subtonos amarillos	Subtonos rojos	Subtonos rojos y amarillos	Subtonos amarillos

COLOR DE OJOS

Hay muchos colores de ojos. Incluso dentro de las categorías básicas de marrón, azul y verde, existen muchas variaciones. Como maquillador, saber cómo trabajar con diferentes colores de ojos lo ayudará a lograr los mejores resultados para sus clientes. Por ejemplo, las sombras de ojos en colores complementarios destacarán los ojos y harán que los colores resalten, mientras que los colores monocromáticos que combinen con el color de ojos tendrán menos impacto.

A continuación, se resumen las opciones de colores complementarios para los ojos:

- Los **ojos marrones** son neutros. Aplique cualquier color y considere colores que contrasten como verdes, azules, grises y plateados (**figura 19-5**).
- Para **ojos azules**, debe considerar su color complementario, el anaranjado. Como el naranja se forma con amarillo y rojo, las sombras con cualquiera de estos colores harán que los ojos se vean más azules. Busque paletas de naranjas y dorados, incluidos el color oro, durazno y cobre; o marrones rojizos como malvas y ciruelas; o neutros como el gris pardo y el camel (**figura 19-6**).
- Para **ojos verdes**, debe tener en cuenta el rojo ya que es el color complementario, pero debe evitar los tonos rojizos puros ya que pueden hacer que los ojos se vean cansados o inyectados de sangre. En su lugar, utilice rojos amarronados u otras opciones de color junto al rojo en la rueda de colores. Estos incluyen rojo anaranjado, rojo violáceo y violeta. Algunas opciones de sombras son los cobres, óxidos, rosados, ciruelas, malvas y púrpuras (**figura 19–7**).

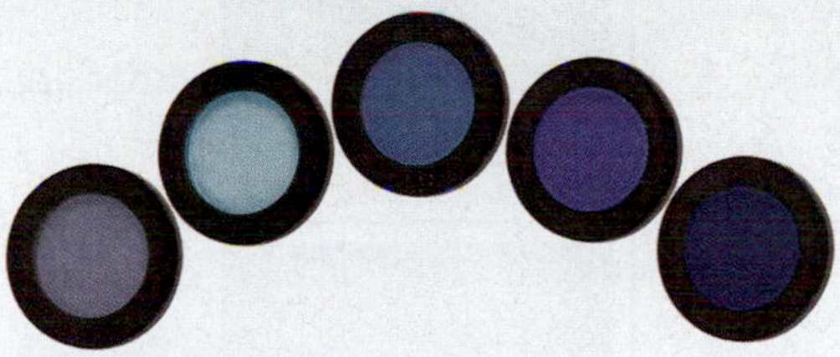

Fig. 19-5 Colores complementarios para ojos marrones

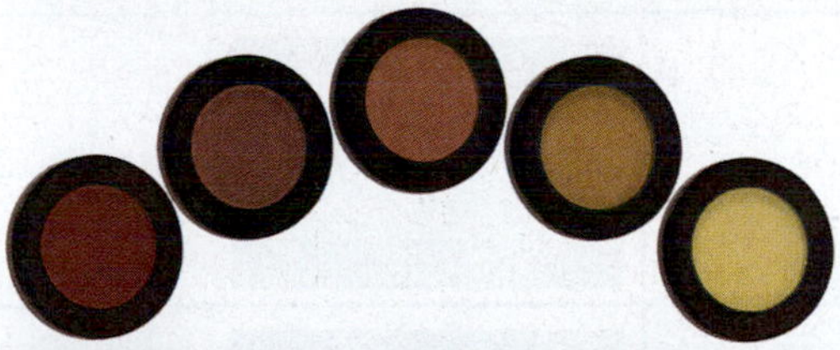

Fig. 19-6 Colores complementarios para ojos azules

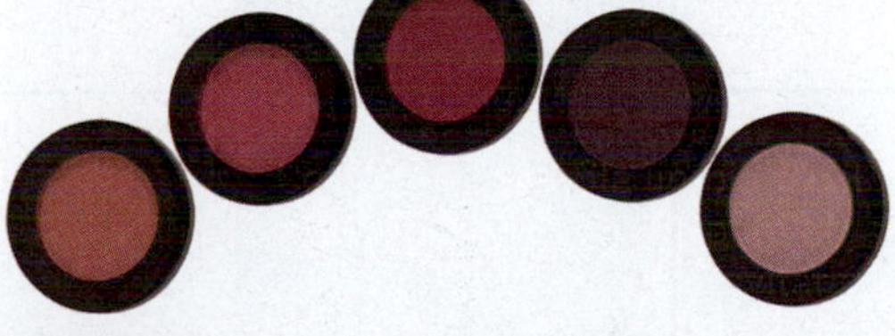

Fig. 19-7 Colores complementarios para ojos verdes

COMBINAR LOS COLORES DE MEJILLAS Y LABIOS

Después de elegir el maquillaje para los ojos, consulte la rueda de colores para combinar el colorete y el labial dentro de la misma familia de colores. Por ejemplo, si el cliente tiene matices verdes en los ojos, le puede recomendar una sombra en color ciruela frío. Elija colores fríos para las mejillas y los labios, a fin de que combinen con el maquillaje de los ojos. También puede elegir colores neutros, ya que contienen elementos cálidos y fríos que combinan con cualquier otro color.

COLOR DEL CABELLO

Tenga en cuenta el color de cabello del cliente cuando seleccione una sombra de ojos, porque su tono cálido o frío y sus muchas variaciones de color dentro de ese espectro tendrán impacto. Por ejemplo, si el cliente tiene ojos azules, por intuición, podría elegir un maquillaje para los ojos con base naranja, ya que es el color complementario. Sin embargo, si tiene cabello negro azulado frío, el color anaranjado podría no ser favorecedor. En este caso, puede optar por colores fríos que combinen con el color del cabello. Observe la rueda de colores, comience con el naranja y luego muévase hacia la sección fría. Observará que los violetas rojizos (ciruelas) serán la opción más favorecedora. Cada cliente tiene una gama de colores de la cual elegir. Consulte el **Capítulo 16, Coloración del cabello**, para obtener más información sobre cómo determinar el tono del cabello. También puede consultar la **tabla 19-2** como una guía de referencia rápida.

Tabla 19-2

Determinación de los tonos de color del cabello

COLOR DEL CABELLO	TONO DEL COLOR DEL CABELLO CÁLIDO		TONO DEL COLOR DEL CABELLO FRÍO	
Rubio	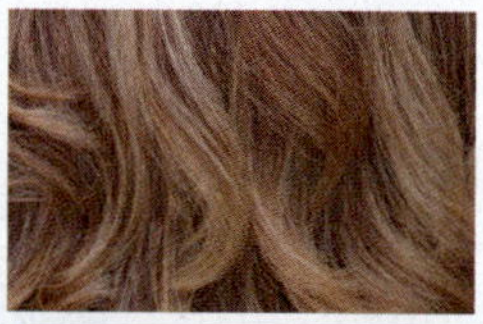	Amarillo, anaranjado	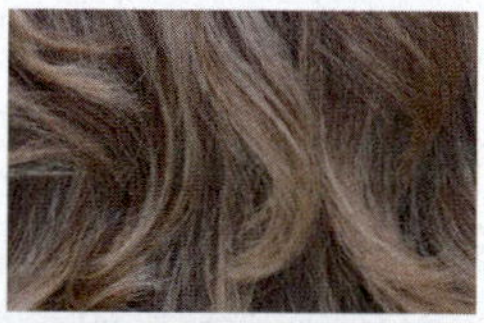	Rubio frío, ceniza
Rojo		Dorado, cobre, naranja, rojo	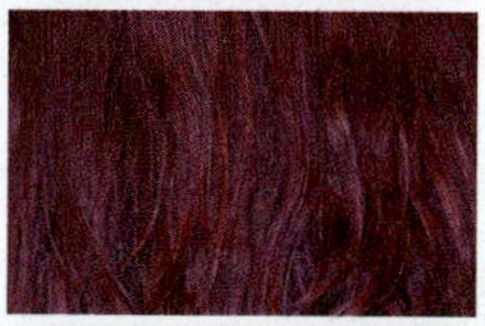	Rojo violáceo, violeta
Castaño	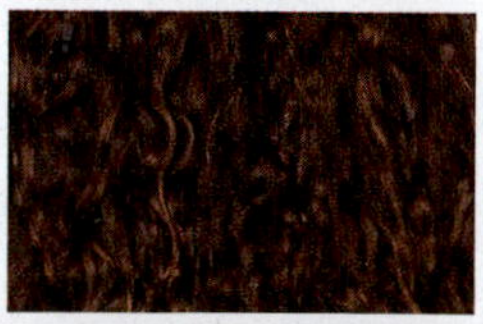	Amarillo, dorado, naranja	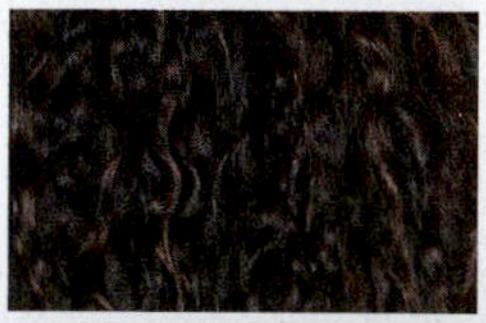	Ceniza
Castaño oscuro, negro		Cobre, rojo		Violeta, azul
Gris o blanco	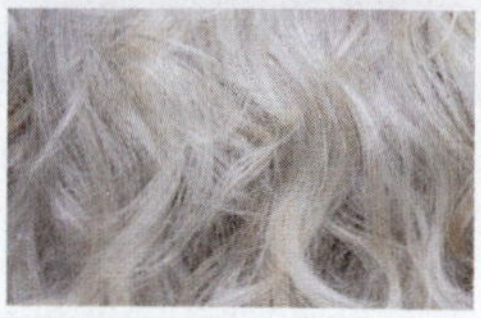	[No corresponde]	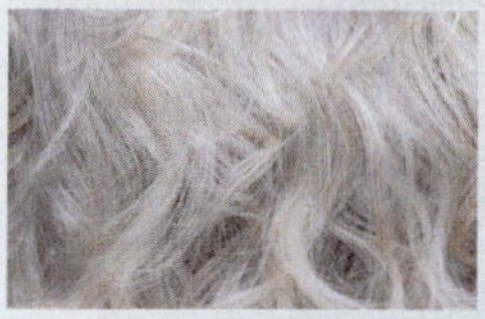	Ceniza, plateado

Actividad

Selección del color

Practique seleccionar colores con un compañero y determine qué colores se verán mejor en función de sus tonos de piel, color de ojos y color de cabello. Tome nota mientras consulta la rueda de colores. Túrnense y apliquen sus opciones de color en su compañero. Diviértanse y experimenten. Siga todas las medidas de seguridad durante la aplicación de acuerdo con las indicaciones de su instructor. Investigue marcas de maquillaje individuales, específicamente qué base y tonos de base se usan para comenzar su pigmento. Por ejemplo, si su base tiene una base blanca, se verá terrosa en pieles oscuras.

Defina lo siguiente:

1. *Tono de la piel. ¿Es claro, medio, intenso o neutro?*
2. *Subtono. ¿Es cálido, frío o neutro (oliva)?*
3. *Color de ojos. ¿Es muy claro o claro, medio o intenso u oscuro?*
4. *Color del cabello. ¿El tono es un color cálido o frío? ¿Es negro, castaño, rubio, pelirrojo, gris o blanco?*

De acuerdo con esta información, determine los colores complementarios de la rueda de colores.

Ahora, determine las opciones de color para lo siguiente:

- *base*
- *corrector*
- *sombra*
- *delineador de ojos*
- *rubor*
- *lápiz labial*
- *otras opciones de productos para lograr el aspecto final.*

Verificación

3. ¿Qué es el tono de piel? Enumere las tres categorías básicas.
4. ¿Qué determina el color subyacente de la piel?
5. ¿Cuál es la mejor manera de destacar los ojos?

OA 3 Explicar la importancia de atender a una clientela diversa.

El maquillaje es para todos

El maquillaje no es exclusivo de un tipo de cliente ni para un género específico. Un maquillador exitoso sabe cómo ser versátil y puede mejorar la apariencia de cada cliente a través del maquillaje.

Maquillaje para todos los días

El maquillaje para todos los días puede ser tan mínimo como para ocultar una imperfección hasta un maquillaje más completo que destaca los rasgos faciales. El maquillaje de uso diario puede incluir técnicas para disimular y cubrir acné, rosácea, hiperpigmentación, ojeras y vello facial encarnado, así como para reducir la grasitud (**figura 19-8**). El maquillaje típico de uso diario suele requerir cobertura total, lo que incluye un hidratante con color, gel para cejas, bálsamo labial y, tal vez, un poco de polvo fijador. Si bien algunos clientes prefieren incluir

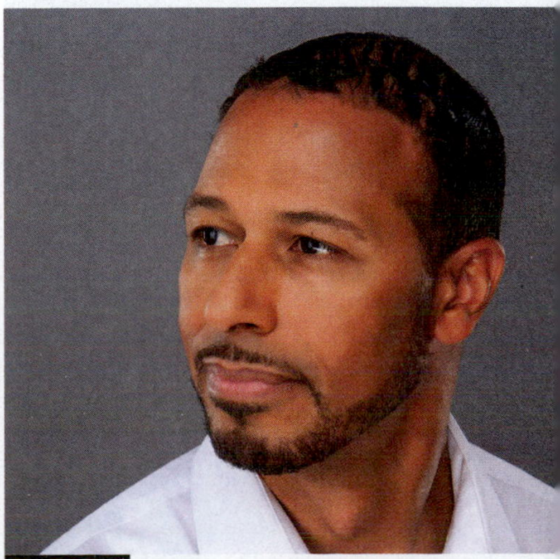

Peluquería y maquillaje profesional de Shane Doucet

Fig. 19-8 Realce de rasgos con maquillaje

contorno, iluminación, maquillaje de ojos con pestañas voluminosas, cejas, rubor y labial, hable con ellos sobre el aspecto que desean y nunca haga suposiciones. Esto le ayudará a determinar qué productos usar.

Maquillaje para pieles maduras

Cuando trabaje con pieles maduras, debe preparar la piel antes de aplicar el maquillaje. Por ejemplo, nutrir la piel con un suero hidratante ayudará a reducir la aparición de arrugas. Use productos que ayuden a ocultar el daño solar. El brillo o los colores escarchados pueden resaltar las arrugas, las manchas de la edad y los papilomas cutáneos típicos de la piel madura. Difumine colores apagados de sombras de ojos con toques suaves de brillo y suavice las líneas marcadas. Evite los polvos pesados y opte por una fórmula ligera; aplíquela con moderación solo donde sea necesario (**figura 19-9**). Cuando aplique maquillaje en pieles maduras, debe sujetar la piel con firmeza, ya que la piel se vuelve más fina y delicada con la edad.

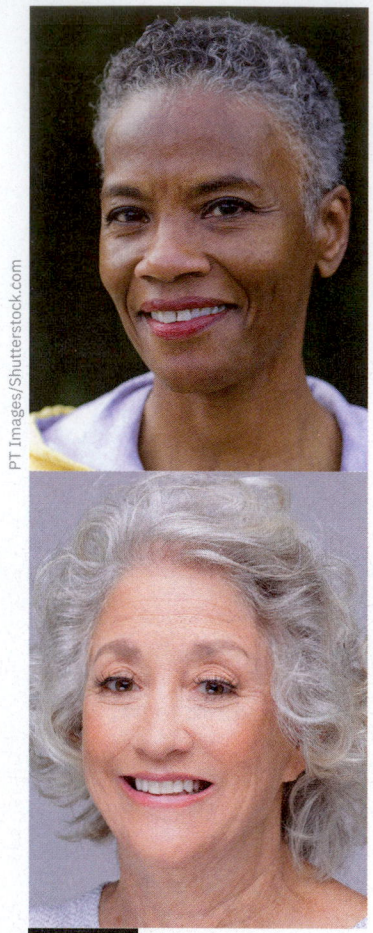

PT Images/Shutterstock.com

Fig. 19-9 Maquillaje para pieles maduras

Maquillaje para pieles texturizadas

Para preparar la piel para la aplicación de maquillaje de manera adecuada, determine si la textura se debe a poros dilatados, cicatrices, acné activo o daño solar excesivo. Por ejemplo, si la piel es acneica, piense en usar un producto absorbente de grasitud antes de aplicar la base. Seleccione una base de larga duración que contenga un agente fijador que creará un lienzo más uniforme. Después, use un rubor **mate** (sin brillo, opaco) para evitar acentuar la textura irregular. Sea selectivo en la forma en la que superpone estos productos. Modere las expectativas del cliente de antemano y hágale saber que el maquillaje no puede eliminar la textura desigual de la piel. Aproveche esta oportunidad para educar a su cliente sobre el cuidado de la piel. Luego, ofrézcale productos y servicios que aborden las características de su piel.

Verificación

6. ¿Qué productos se pueden utilizar en pieles maduras?
7. ¿Por qué es importante usar colores mate en pieles texturizadas?

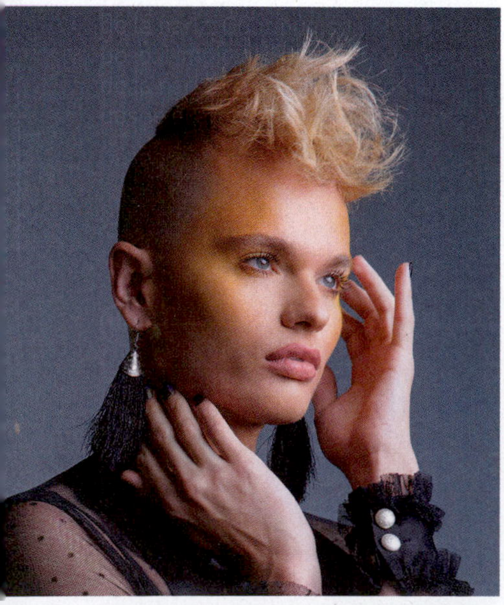

OA 4 Describir los usos de los distintos tipos de cosméticos para maquillar el rostro.

Maquillaje facial

Es importante comprender la función de cada tipo de producto de maquillaje en su maletín para determinar cuándo y cómo incorporarlos en la apariencia que desea su cliente.

Base

La **base**, también conocida como *base de maquillaje*, es un cosmético con color que se usa para minimizar la apariencia de las imperfecciones de la piel. Permite ocultar la hiperpigmentación (manchas oscuras), el acné y las marcas de nacimiento, entre otras cosas. Hay varias formulaciones diferentes disponibles, que incluyen crema, líquida, en barra y en polvo. Siempre elija la fórmula que mejor se adapte al tipo de piel del cliente.

El proceso de aplicación de la base comienza con la **prebase**. Suele ser una fórmula incolora a base de silicona que se utiliza para rellenar superficies irregulares de la piel. Si bien algunas fórmulas también pueden usarse como parte del cuidado de la piel, todas las prebases se pueden aplicar con los dedos limpios o con una brocha para base (**figura 19-10**). Las prebases con color se crearon para neutralizar las decoloraciones de la piel. (Consulte la sección "Aplicación del corrector" para obtener consejos sobre la corrección del color).

Aplique la prebase del rostro de forma uniforme y la base de forma moderada, con un movimiento suave y circular hacia afuera en todo el rostro. Asegúrese de difuminar la base que se acumula en áreas con textura irregular.

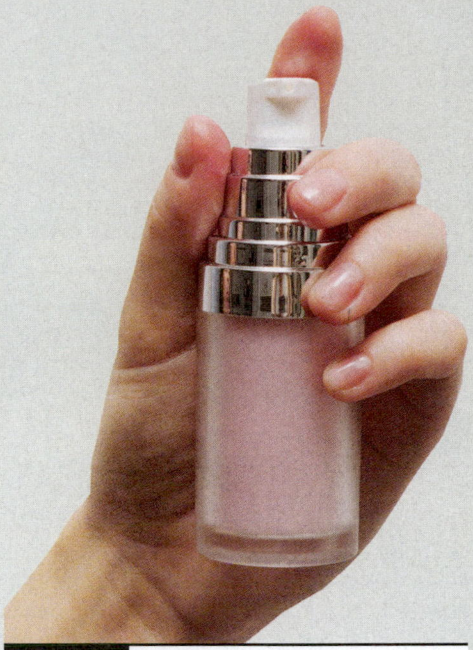

lynx77/Shutterstock.com

Fig. 19-10 Prebase

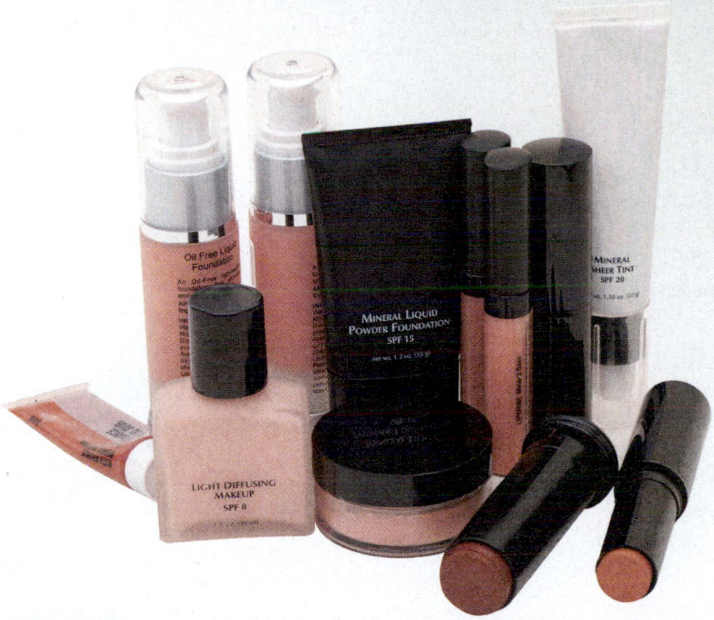

Fig. 19-11 Base

QUÍMICA DE LA BASE

Los maquillajes líquidos y en crema son una emulsión de aceite y agua. Estos ingredientes actúan como agentes dispersores y ayudan a suspender varios *pigmentos* como el dióxido de titanio y los óxidos de hierro, que son minerales naturales. La base líquida se compone principalmente de agua, pero a menudo también contiene un emoliente como un aceite o una silicona, como la dimeticona. Los fabricantes también incorporan agentes emulsionantes para unir el aceite, el agua y los pigmentos. Estas bases se consideran tanto *a base de agua*, es decir, agua en aceite, como *a base de aceite*, es decir, aceite en agua. Por lo general, una base contiene aluminio o algún otro agente secante para ayudar a que el producto se fije rápidamente y produzca un acabado mate de larga duración (**figura 19-11**).

Algunas bases líquidas se comercializan como libres de aceite y suelen ser aptas para pieles grasas. Observe los ingredientes para asegurarse de que el producto sea **no comedogénico**, es decir, que el producto no contiene ingredientes que obstruirían los folículos, lo que agravaría la piel propensa al acné.

La base en crema, también conocida como *base de aceite*, es más espesa que una líquida. Cuanto más espeso es el producto, menos agua contiene. Las bases en crema proporcionan mayor cobertura y se suelen en pieles hiperpigmentadas o maduras.

Todos los tipos de base ofrecen cierto grado de protección solar. Incluso si no contienen protección solar química, solo los pigmentos ofrecen un mínimo de protección solar.

Las fórmulas de maquillajes minerales son populares para los clientes que tienen piel sensible, alergias, rosácea o acné. Cuando los minerales se aplican de manera adecuada, se sienten livianos sobre la piel. El maquillaje mineral en polvo se aplica normalmente con un aplicador grande y suave que se llama brocha Kabuki. Si bien hay muchas líneas de mineral líquido, este término se usa normalmente para describir una base en polvo altamente pigmentada. Las fórmulas mezclan aglutinantes y agentes de flujo con pigmentos para proporcionar una cobertura de aspecto natural.

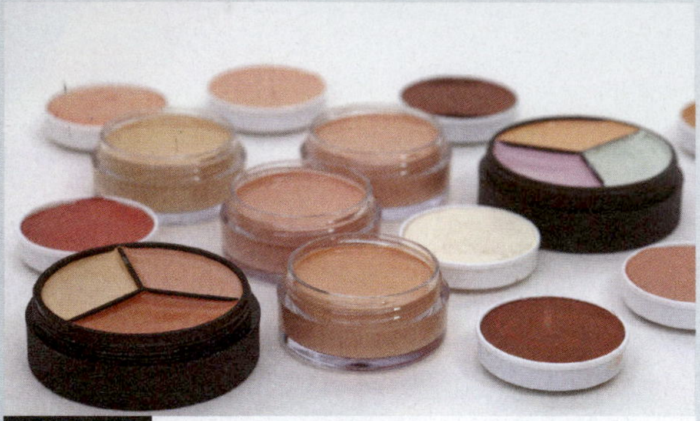

Fig. 19-12 Corrector

Correctores

Los **correctores** ocultan las ojeras, la hiperpigmentación, los capilares distendidos y otros problemas de la piel. Contienen una alta concentración de pigmentos para proporcionar mayor cobertura que la base. Los correctores vienen en barra, lápices, latas, frascos y tubos con aplicador. Están realizados a base de silicona para una cobertura ligera de autofijación o en cremas a base de aceite para una mayor cobertura. Algunos de ellos contienen ingredientes cosmecéuticos como ácido salicílico, para controlar las imperfecciones o péptidos y generar colágeno. Los correctores están disponibles en una amplia gama de tonos que combinan con el tono de la piel y corrigen el color para contrarrestar la pigmentación que no es uniforme **(figura 19-12)**.

Los correctores de corrección de color están disponibles en varios tonos neutralizantes. Su formulación se basa en la teoría del color que establece que, cuando los colores opuestos que en la rueda de colores son opuestos entre sí se superponen, se anulan entre sí. Por lo tanto, el corrector verde ayuda a ocultar el enrojecimiento relacionado con la piel rojiza. El lila reduce la apariencia cetrina (amarillo opaco) de la piel. Un corrector naranja durazno anula la hiperpigmentación. Para tonos de piel intensos, el naranja, el durazno o el rojo también pueden ayudar a levantar el cutis, neutralizar las manchas oscuras o la decoloración debajo de los ojos.

Polvos faciales

El **polvo facial** se utiliza para dar un acabado mate. Fija la base, lo que facilita la aplicación de otros polvos, como el rubor o el polvo compacto bronceador. El polvo facial suele ser una mezcla de pigmentos con talco, harina de maíz o sílice y viene en forma de polvo compacto y polvo volátil (**figura 19-13**). Antes de aplicar los polvos, permita que todos los productos en crema y líquidos se asienten, para lograr una aplicación uniforme.

El polvo volátil se aplica fácilmente y se usa mayormente para fijar la base. El polvo compacto se mezcla con agentes aglutinantes, como el estearato de zinc, para lograr su adherencia sobre la piel. Esta fórmula suele reservarse para la capa final de polvo y es perfecta para retocar la piel grasa a lo largo del día. Los polvos que contienen poco pigmento se denominan *translúcidos*. Su finalidad es matificar (reducir el brillo al absorber la grasitud) sin agregar color. Los polvos correctores de color pueden contrarrestar la pigmentación no deseada y crear un aspecto general más luminoso.

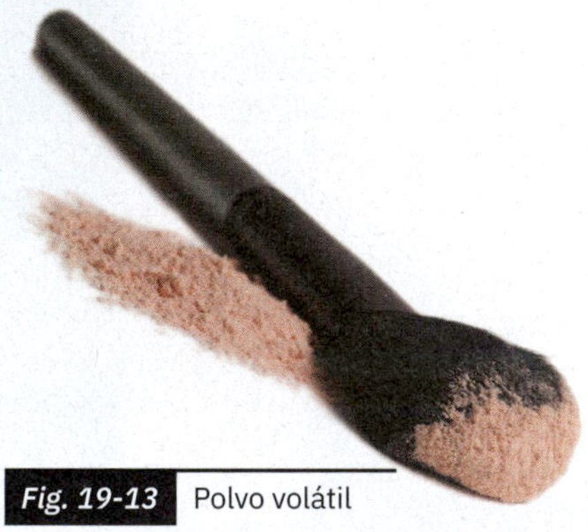

Fig. 19-13 Polvo volátil

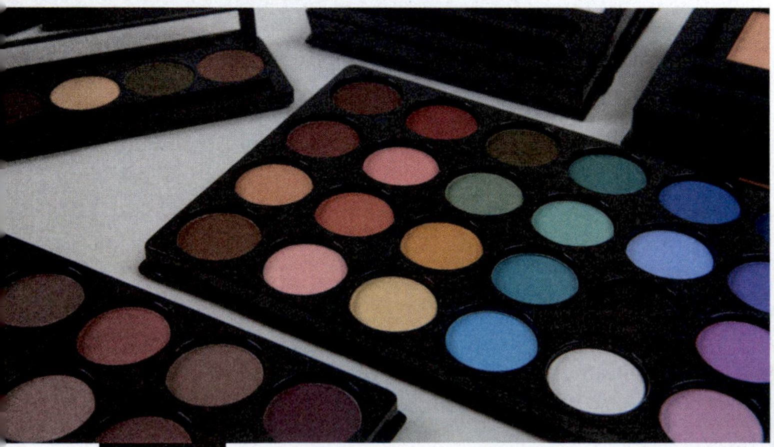

Fig. 19-14 Sombras de ojos

La resolución precisa de las cámaras de alta definición (HD) y 4K puede ampliar las imperfecciones de la piel y hacer que el maquillaje sea más visible de una manera poco favorecedora. Para contrarrestar esto, use un polvo a base de sílice para fijar la base. Su fórmula fina y ligera es apenas perceptible en cámara.

Sombra

Las **sombras** son cosméticos que destacan la forma y complementan el color de los ojos. Se pueden encontrar en casi todos los colores, de cálidos a fríos, de neutros a brillantes y de claros a oscuros. Las sombras de ojos pueden ser cremosas, compactas y en polvo volátil (**figura 19-14**). También viene en varios acabados, incluidos metálico, mate, escarchado y con brillo.

Delineador de ojos

El **delineador de ojos** es un cosmético que se usa para definir los ojos y hacer que la línea de las pestañas luzca más voluminosa (**figura 19-15**). Se puede encontrar en forma de lápiz, líquido, compacto, gel y pluma con punta de fieltro y en una variedad de colores.

Los lápices delineadores contienen cera (parafina) o una base de aceite solidificado (petrolato) con varias sustancias adicionales para crear color. Los lápices delineadores de ojos están disponibles en formato blando y rígido, para su uso en los párpados superiores e inferiores.

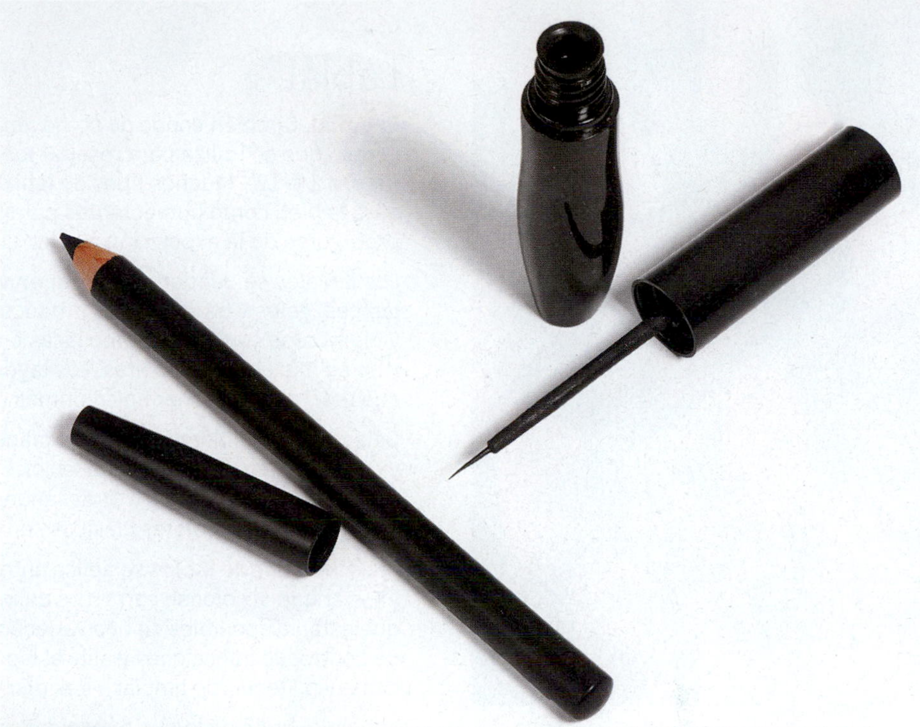

Dreamsquare/Shutterstock.com

Fig. 19-15 Delineador de ojos

Color para cejas

Los **lápices para cejas** y los **polvos para cejas** se utilizan para agregar color y dar forma a las cejas. Se pueden usar para oscurecerlas, corregir su forma o rellenar las áreas con poco vello. Los polvos para cejas son similares a las sombras compactas y se aplican con brocha. Estos polvos se fijan a las cejas y las hacen ver más oscuras y voluminosas.

La química de los lápices para cejas es similar a la de los lápices delineadores de ojos. Los ingredientes químicos de los polvos para cejas son similares a los de las sombras.

Precaución

De acuerdo con la Asociación Médica Estadounidense (American Medical Association), los lápices para ojos no se deben utilizar sobre los bordes internos de los ojos porque se puede provocar una infección del conducto lagrimal y ocasionar lagrimeo, visión borrosa y pigmentación permanente de la membrana mucosa en el interior del ojo.

Colorete

El **colorete**, también conocido como *rubor*, se usa para agregar color a las mejillas. El polvo compacto bronceador, otra forma de colorete, a menudo se agrega para dar definición y brillo cálido. Esos productos se venden en forma de polvo, líquido, gel y crema (**figura 19-16**).

Los maquilladores tradicionalmente usan rubor en polvo y en crema y colorete en gel para dar un brillo natural y puro. Los rubores en polvo se aplican después de la base y el polvo facial. Las cremas, los líquidos y los geles se aplican en capas y luego se difuminan directamente con la base.

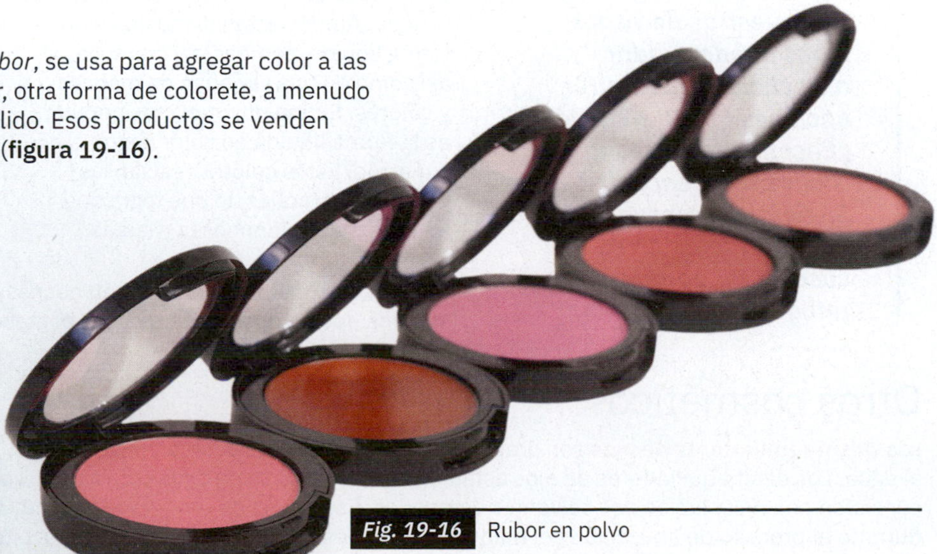

Fig. 19-16 Rubor en polvo

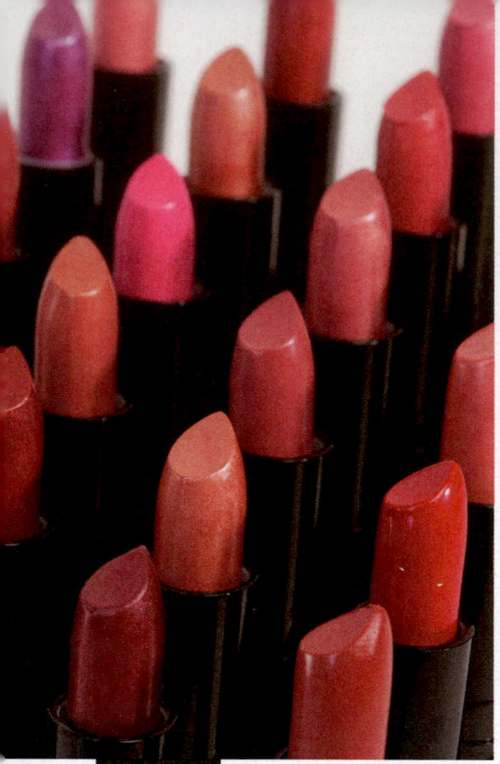

Fig. 19-17 Lápiz labial

Labial

El **labial**, también conocido como *lápiz labial* o *brillo labial*, es un cosmético ceroso que se utiliza para resaltar los labios. Está disponible en varios colores (**figura 19-17**). Muchos tipos de labiales contienen ingredientes adecuados para la piel, como humectantes para hidratar los labios o protección solar para protegerse de la exposición a la luz ultravioleta.

Los labiales se pueden encontrar en varias formas, incluidas cremas, brillos, lápices, geles y barras. Estos productos son una mezcla de aceites, ceras y pigmentos conocidos como lacas o tinturas. Los tintes son solubles en agua y no se mezclan con aceites. Los lagos son insolubles, se pueden mezclar con aceites y pueden tener un color más estable.

Seleccionar el color del labial de manera adecuada requiere de talento y comprensión de la teoría del color. El labial debe complementarse con el color del cabello y de los ojos y otras tendencias actuales de la moda que use el cliente. Sin embargo, los colores clásicos son eternos y, por eso, nunca pasan de moda.

El **delineador de labios** se aplica antes del labial para definir la forma de los labios y evitar que el color se corra. Los delineadores de labios son lápices de colores que están disponibles en una variedad de tamaños. Siga todos los procedimientos de control de infecciones y afile el lápiz antes de la aplicación y límpielo luego de cada uso. Recuerde limpiar y desinfectar el sacapuntas antes de usarlo.

Si bien el brillo de labios puede dar un aspecto brillante e hidratado a los labios, un **acondicionador de labios** se usa como hidratante de labios al comenzar la aplicación de maquillaje, para que pueda absorberse e hidratarse antes de comenzar a aplicar el delineador. Antes de colocar el labial, se puede aplicar la prebase, la base o el labial con efecto volumen.

Curiosidades

Venta al por menor

El labial es una excelente manera de ayudar a sus clientes a lograr un aspecto completamente diferente con solo deslizar un lápiz labial o un brillo con pigmento. Ver muestras de varios tonos puede ayudar a su cliente a encontrar opciones que le encanten. ¿Encontraron un tono que realmente le encantó? Sugiérale comprar dos, uno para tener en su casa y otro para realizar retoques fuera de ella.

Rímel

El **rímel** es un producto polimérico formulado con agua, cera, espesantes, formadores de película, fibras y conservantes. Se usa para oscurecer, definir y engrosar las pestañas. Los pigmentos usados más frecuentemente en el rímel son negro carbón y óxidos de hierro (**figura 19-18**). Existen dos tipos principales de rímel: común y resistente al agua. Ambos están disponibles en forma líquida, compacta y cremosa, así como en una variedad de matices y colores. El tipo de rímel más popular es la forma líquida en color negro o marrón. Estos colores realzan las pestañas naturales, lo que logra que se vean más voluminosas y largas.

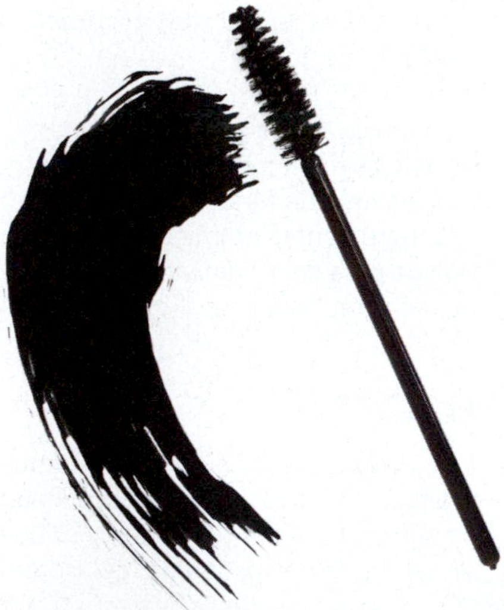

Fig. 19-18 Rímel

Las prebases para pestañas están hechas de un polímero transparente y también son una opción que puede mejorar el grosor de las pestañas.

Otros cosméticos

Los **desmaquilladores de ojos** son preparados especiales para desmaquillar los ojos, incluidos los productos resistentes al agua. Los desmaquilladores de ojos están elaborados a base de agua o de aceite. Los desmaquilladores a base de agua consisten en una solución con solventes agregados. Esos tipos de productos son muy buenos para corregir pequeños errores durante el proceso de aplicación del maquillaje. Los desmaquilladores a base de aceite se usan generalmente para quitar el maquillaje llamativo y cargado y para descomponer el pegamento de látex que se usa para aplicar pestañas postizas.

Precaución

Limpiar el kit de maquillaje es fundamental para la seguridad del maquillador y los clientes. Se deben observar las etiquetas de los productos para verificar la vida útil y las fechas para desechar y recargar, según lo recomiende el fabricante.

El **maquillaje teatral** es de consistencia espesa y se utiliza principalmente en actuación porque no se corre durante las representaciones.

El **maquillaje compacto**, también conocido como *maquillaje prensado*, es una base de maquillaje en crema espesa que proporciona una gran cobertura. Se aplica en el rostro con una esponja cosmética húmeda. Fuera del teatro, este tipo de productos se usa comúnmente para cubrir cicatrices y pigmentación irregular.

Verificación

8. Mencione ocho tipos de cosméticos faciales y sus usos.
9. ¿Cuáles son algunos de los beneficios de la base en crema?
10. ¿Cuál es el objetivo de la utilización de polvos faciales?

OA 5 Describir brochas, herramientas y otros implementos para aplicar y retirar maquillaje.

Brochas y pinceles, herramientas e implementos para maquillaje

Trabajará con muchas herramientas, suministros e implementos diferentes al aplicar y quitar el maquillaje. A continuación, observará una descripción general de las brochas y las herramientas más comunes que necesitará en su equipo.

Brochas

Las brochas de maquillaje vienen en varias formas y tamaños y pueden estar hechas de fibras sintéticas o pelo de animales (**tabla 19-3**).

Tabla 19-3

Brochas de maquillaje comunes

BROCHA O UTENSILIO ESTÁNDAR	TIPO DE BROCHA O UTENSILIO	DESCRIPCIÓN Y USO
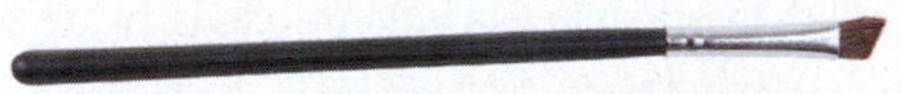	Brocha angular	cerdas firmes y delgadas que se usan para aplicar polvo en las cejas o delineador de ojos en la línea de las pestañas
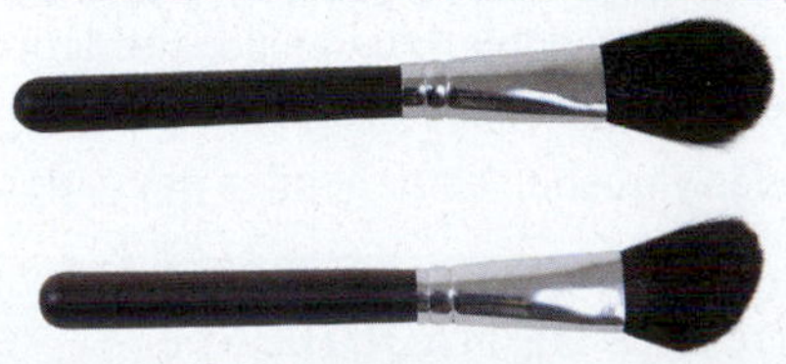	Brocha para rubor	versión más pequeña y cónica de la brocha para polvos; excelente para aplicar colorete en polvo
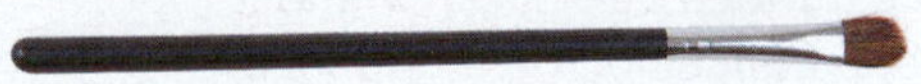	Brocha para corrector	suele ser angosto y firme con un borde plano; se utiliza para aplicar corrector alrededor de los ojos y sobre las imperfecciones

(*Continuación*)

Tabla 19-3

Brochas de maquillaje comunes

BROCHA O UTENSILIO ESTÁNDAR	TIPO DE BROCHA O UTENSILIO	DESCRIPCIÓN Y USO
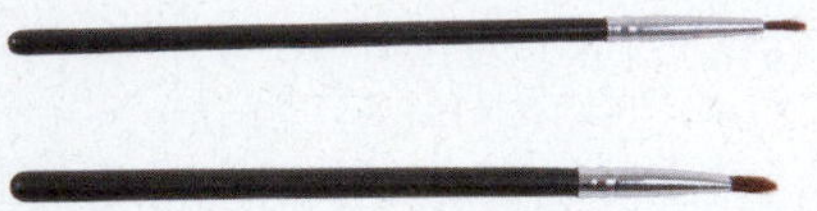	Brocha para delinear ojos	cerdas delgadas, cónicas y rígidas; se utiliza para aplicar delineador líquido o sombra en la línea de las pestañas
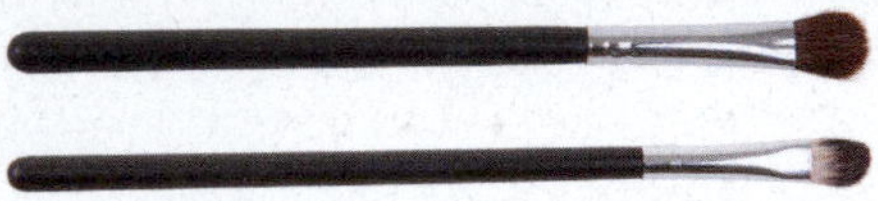	Brocha para sombra	disponible en varios tamaños y formas; cuanto más suave y grande sea el pincel, más difusa será la sombra; las brochas rígidas para sombras de ojos son los mejores para depositar una capa densa de color
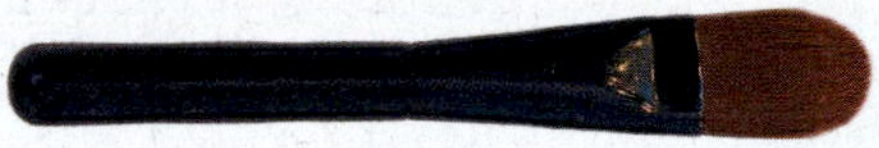	Brocha para la base	cerdas suaves y cónicas; se usa para mezclar la base de maquillaje en todo el rostro con movimientos amplios de barrido; áreas de difícil acceso como las comisuras de la nariz y el contorno del cuero cabelludo y la zona de los ojos y la boca
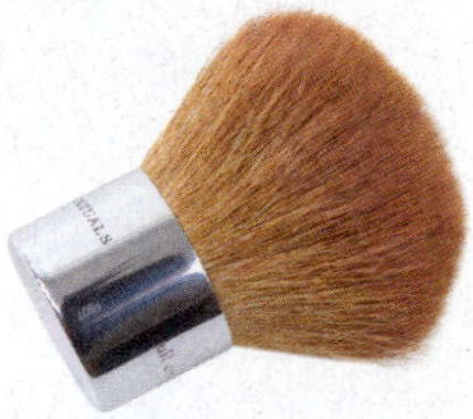	Brocha Kabuki	brocha corta con gran cantidad de cerdas para el polvo o rubor; suele usarse con movimientos circulares para aplicar y difuminar los polvos
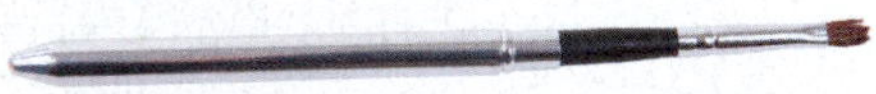	Brocha para labial	similar a la brocha para corrector, con un borde más cónico
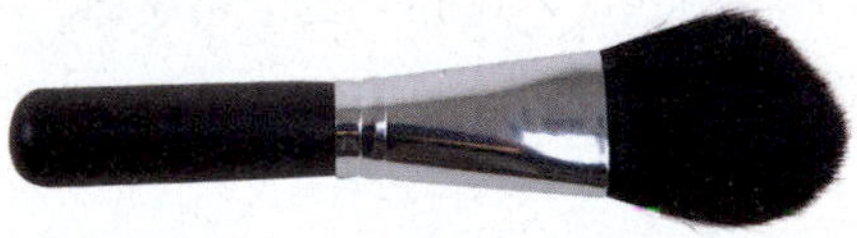	Brocha para polvo	brocha grande y suave para aplicar polvo

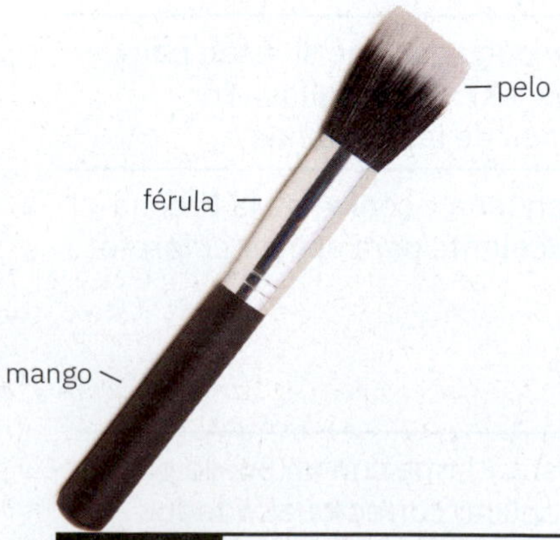

Fig. 19-19 Partes de una brocha de maquillaje: el pelo, la férula y el mango

Una brocha de maquillaje se divide en tres partes: pelo, férula y mango (**figura 19-19**). Cada parte afecta la calidad, la eficacia y la vida útil de la brocha.

- El *pelo* hace referencia a las cerdas.
- La **férula** es la parte metálica que mantiene la brocha intacta y sostiene la fuerza de las cerdas. Busque un engarzado doble, o un anillo, alrededor de la férula para asegurarse de que el mango no se afloje.
- Los *mangos* vienen en varias longitudes y pueden estar hechos de madera, acrílico, plástico o metal.

CONTROL DE INFECCIONES Y BROCHAS DE MAQUILLAJE

Invertir en brochas de alta calidad garantiza que durarán años. Límpielas y cuídelas después de cada aplicación de maquillaje. Las reglamentaciones para la limpieza de brochas varían de un país a otro. Consulte con el organismo regulador.

Cómo limpiar y desinfectar las brochas de maquillaje:

1. Limpie las brochas suavemente con detergente antibacteriano seguido de una solución de limpieza comercial.
2. Enjuague muy bien las brochas después de limpiarlas. La brocha siempre debe colocarse en agua corriente o agua en un recipiente con la férula (el anillo de metal que une las cerdas con el mango) apuntando hacia abajo. Si la brocha apunta hacia arriba, el agua puede eliminar el pegamento que sostiene las cerdas en su lugar.
3. Desinfecte las brochas durante el tiempo necesario.
4. Enjuague muy bien las brochas después de desinfectarlas.
5. Vuelva a darles forma a las cerdas mojadas.
6. Coloque las brochas en posición horizontal sobre una toalla limpia hasta que se sequen.
7. Guarde las brochas en un contenedor limpio y cubierto.

Pautas de seguridad:

- Para aplicar maquillaje, siempre retire una parte del producto y colóquelo en una paleta limpia; luego, tome el producto de la paleta con su brocha.
- Siempre limpie y desinfecte las brochas sintéticas.
- Deseche todas las brochas desechables después de su uso.
- No use brochas con mango de madera con los clientes ya que la madera es porosa y no se puede desinfectar. Pueden venderse a los clientes solo para uso personal.
- Las cerdas naturales son porosas y, por lo tanto, no se pueden desinfectar. Por este motivo, las brochas desechables son las ideales.

Herramientas de maquillaje

Otras herramientas que se usan habitualmente para aplicar maquillaje se describen en la **tabla 19-4**.

Tabla 19-4

Herramientas de maquillaje comunes

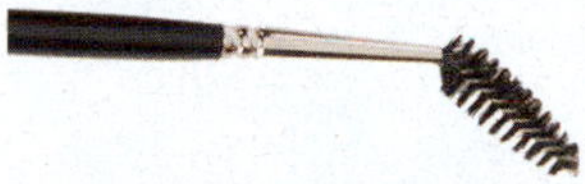	Brocha para cejas (cepillo)	se usa para aplicar rímel a las pestañas o cepillar las cejas para ponerlas en su lugar; use solo cepillos desechables en los clientes para evitar infecciones
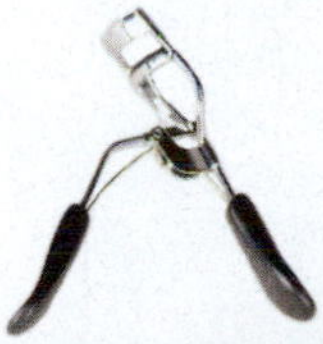	Rizador de pestañas	se usa para levantar y curvar las pestañas superiores
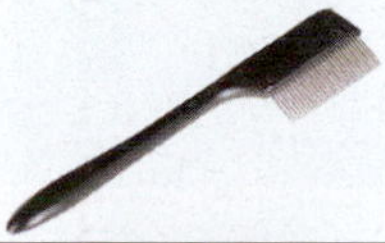	Peine para pestañas	dientes pequeños y finos de plástico o metal con los que se separan las pestañas luego de la aplicación del rímel
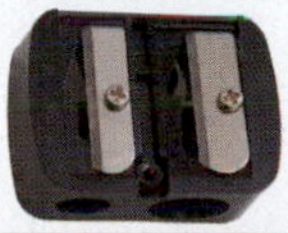	Sacapuntas	se utiliza antes de cada aplicación de delineador de labios o de ojos para asegurar la facilidad de la aplicación y la higiene
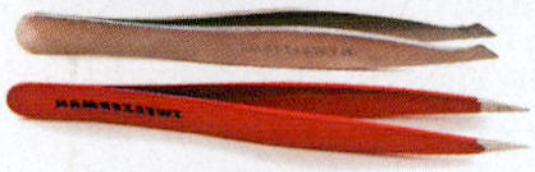	Pinzas para depilar	se utilizan para arreglar las cejas, quitar el exceso de vello facial y aplicar pestañas postizas

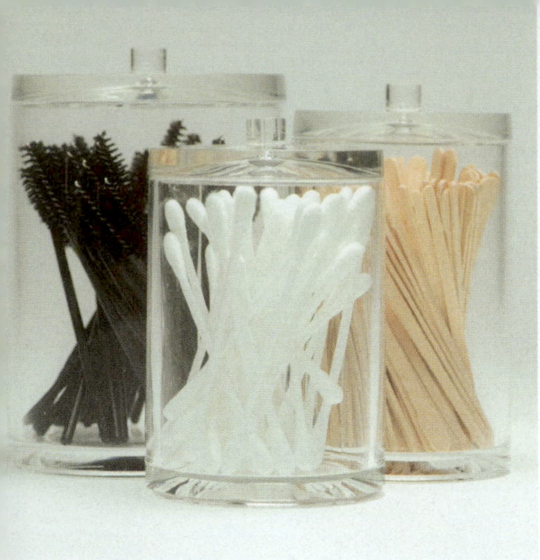

Implementos de un solo uso

Los implementos de un solo uso son desechables. Deséchelos luego de *un uso*. Estos insumos ofrecen una aplicación limpia en todo momento y previenen la propagación de infecciones. Entre los implementos de un solo uso se encuentran los siguientes elementos:

- Las **esponjas** se pueden encontrar en tamaños y formas diferentes, incluidas cuñas y círculos, y son muy eficaces para aplicar y mezclar bases de maquillaje, rubor en crema o en polvo, polvo compacto y corrector. Siempre almacene esponjas que no sean de látex en su kit para poder usarlas con clientes con sensibilidad o alergia al látex.
- Los **aplicadores de polvo** pueden ser de velour o algodón y se utilizan para aplicar y mezclar los polvos, las bases y los rubores en polvo.
- Los **aplicadores de rímel** son aplicadores desechables para colocar rímel.
- Las **espátulas** tienen una base ancha y plana; se utilizan para dispensar maquillaje de contenedores.
- Las **brochas para labios** son aplicadores desechables para colocar el labial de manera higiénica.
- Los **aplicadores de sombras con punta de esponja** se utilizan para aplicar sombra y labial y difuminar el delineador de ojos; se pueden usar húmedos para intensificar el color de la sombra de ojos.
- Los **hisopos de algodón** se pueden utilizar para aplicar sombras, difuminar el delineador de ojos, aplicar bálsamo para labios y corregir errores de aplicación.
- Las **almohadillas de algodón** o los **aplicadores** se pueden utilizar con tonificante o desmaquilladores.
- Los **guantes** pueden utilizarse para minimizar el riesgo de infección. Consulte con su instructor, país y agencia reguladora para obtener la orientación adecuada.

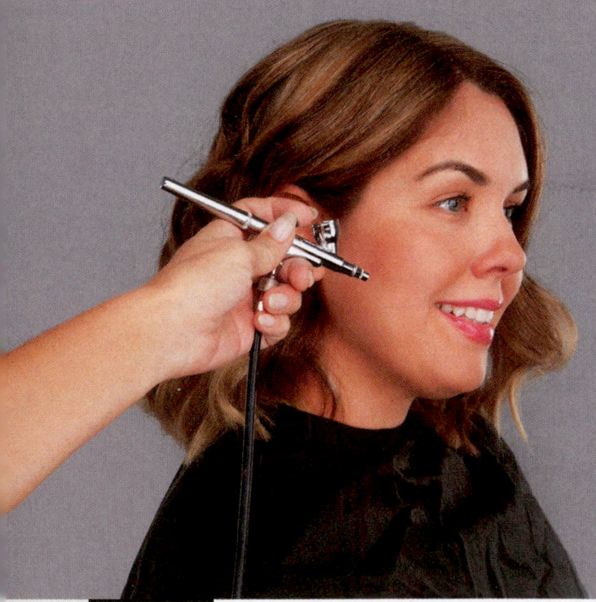

Peluquería y maquillaje profesional de Shane Doucet

Fig. 19-20 Maquillaje con aerógrafo

Maquillaje con aerógrafo

Creada originalmente para artistas visuales, la aerografía brinda gran detalle y precisión. Es más rápido que aplicar el maquillaje tradicional y se utiliza una cantidad mínima de producto para lograr los máximos resultados (**figura 19-20**). Con el maquillaje con aerógrafo, el objetivo es crear un aspecto tridimensional mediante varios tonos de maquillaje. La técnica ideal para igualar el tono de la piel incluye cuatro tonos de maquillaje: uno para combinar, uno para resaltar, uno para hacer el contorno y otro para colorear la tez. A medida que mejore su habilidad, los productos de rubor, sombra de ojos y corrección también se pueden aplicar con un aerógrafo.

Verificación

11. Nombre las tres partes principales de una brocha de maquillaje.
12. Describa cómo limpiar y desinfectar las brochas de maquillaje después de cada servicio.

OA 6 Implementar técnicas básicas de maquillaje utilizadas para complementar las formas y características del rostro.

Complementación de formas y rasgos del rostro

La forma del rostro y los rasgos únicos de cada persona son los que las hacen hermosas. Si los clientes desean destacar o restar énfasis a ciertos rasgos faciales o incluso cambiar la apariencia de la forma de su rostro, entonces aquí es donde pueden entrar las luces, el contorno y otras técnicas.

Encontrar el equilibrio visual del rostro

Puede usar técnicas de aplicación de maquillaje para crear equilibrio visual y simetría en el rostro. Como en el arte, se hace hincapié en ciertos elementos para crear una armonía general.

El rostro se puede dividir en tres secciones horizontales iguales. El primer tercio se mide desde el contorno del cuero cabelludo hasta la parte superior de las cejas. El segundo tercio se mide desde la parte superior de las cejas hasta la punta de la nariz. El último tercio se mide desde la punta de la nariz hasta la parte inferior del mentón.

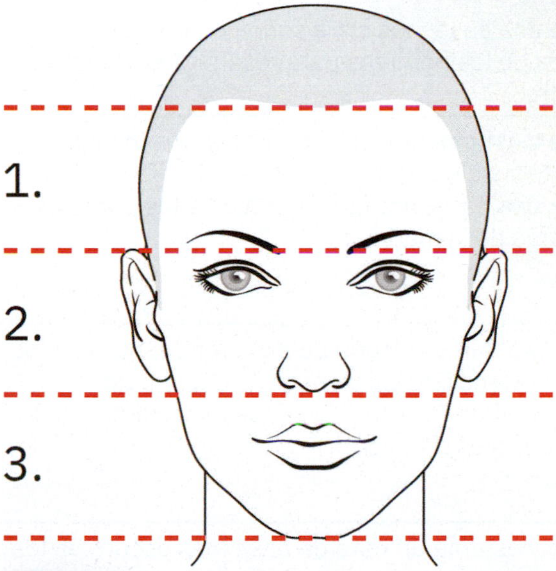

Fig. 19-21 Rostro ovalado dividido en tres secciones horizontales iguales

Para comprender mejor la simetría, observe la forma de una cara ovalada dividida en las tres secciones faciales (**figura 19-21**). La cara ovalada tiene aproximadamente tres cuartas partes del largo en el ancho, los ojos están separados por el ancho de un ojo y las tres secciones faciales son similares en altura. Todos estos componentes sugieren simetría. El conocimiento de estas proporciones puede ayudar al practicar técnicas de iluminación y contorno en diferentes formas del rostro. Tómese un momento para revisar las formas de rostro en la sección Los peinados y la forma del rostro del **capítulo 9, Principios del diseño de peinados**.

La regla básica para usar cosméticos faciales es que la iluminación de una zona enfatiza los rasgos, mientras que la creación de sombras los minimiza. Por ejemplo:

- La **iluminación** se realiza al colocar un producto más claro que el tono de piel del cliente en los planos altos del rostro.
- El **contorno** se realiza cuando se usa un producto más oscuro que el tono de piel del cliente para crear sombras sobre los rasgos prominentes, para que se noten menos.

La base, el corrector en crema y el polvo se pueden usar para lograr estas técnicas de iluminación y contorno. Cuando tenga la consulta con el cliente, determine los rasgos específicos a redefinir. Cuando realice un maquillaje para todos los días, tenga cuidado de no redefinir todos los rasgos faciales, ya que puede hacer que parezca poco natural o exagerado.

Rasgos faciales

Observemos algunas de las maneras en la que puede remodelar el rostro mediante la iluminación, el contorno y la ubicación estratégica del color (**tabla 19-5**).

Tabla 19-5

Técnicas de remodelación del rostro

OBJETIVO		TÉCNICAS DE REMODELACIÓN
Forma redonda Reducir el ancho de la cara en general	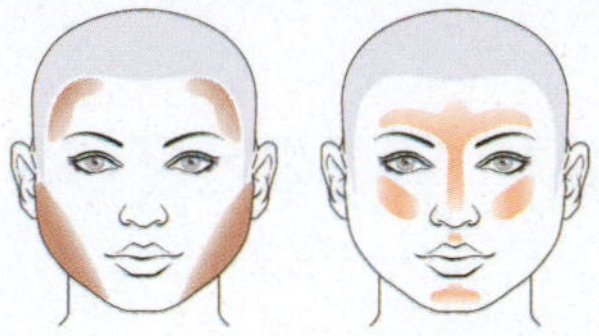	1. Aplique y esfume un tono de base más oscuro en los bordes externos de las sienes, los pómulos y la mandíbula. 2. Aplique y esfume un tono de base más claro desde el centro de la frente hasta la punta del mentón, pasando por el centro del rostro.
Forma triangular Reducir el ancho de la parte inferior de la cara	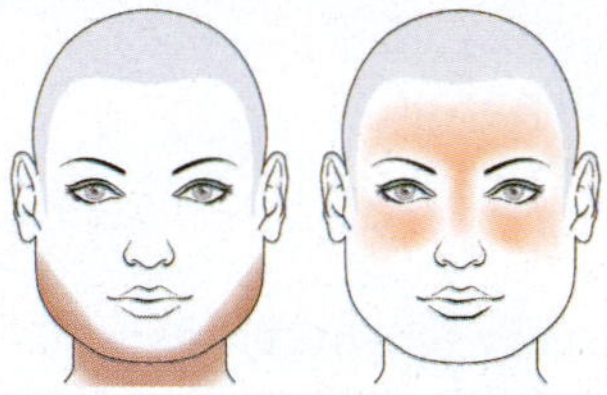	1. Aplique y esfume una base más oscura sobre el mentón y el cuello. 2. Aplique y esfume una base más clara a través de las mejillas y debajo de los ojos hasta las sienes y la frente. 3. Difumínelos sobre la frente para obtener un acabado suave y natural.
Forma oblonga Agregar ancho a la cara en general	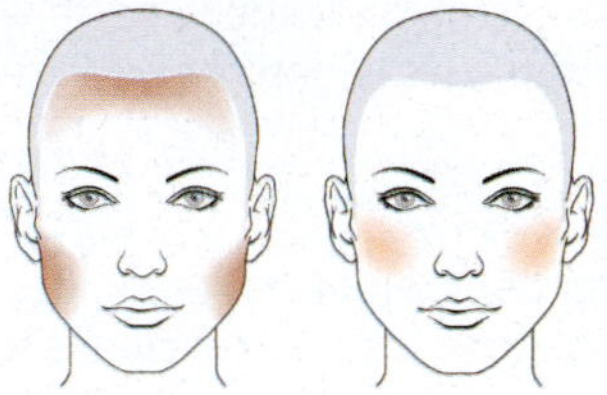	1. Aplique una base más oscura a lo largo del contorno del cuero cabelludo y debajo de los pómulos para redondear la frente y crear la ilusión de pómulos más anchos, lo que hace que la cara parezca más corta. 2. Esfume una base más clara sobre los bordes externos de los pómulos para resaltar los laterales del rostro.
Forma de corazón Reducir el ancho del área de la frente	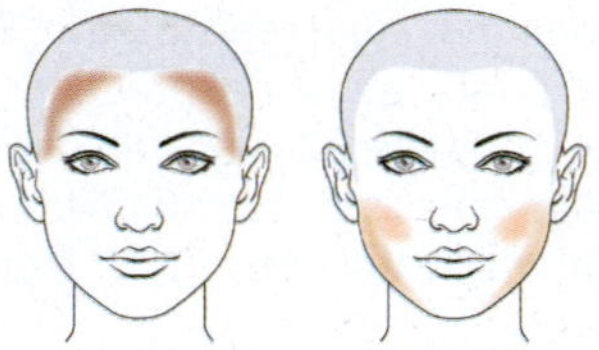	1. Aplique y esfume una base más oscura a lo largo del contorno del cuero cabelludo y las sienes. 2. Aplique una base más clara debajo de los pómulos y a lo largo de la mandíbula.
Forma cuadrada Suavizar los ángulos duros	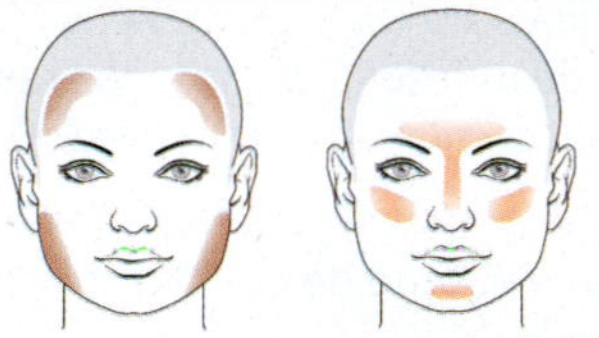	1. Aplique y esfume un tono de base más oscuro en los bordes externos de las sienes y la mandíbula. 2. Aplique y esfume un tono de base más claro en las áreas centrales del rostro.
Forma de diamante Minimizar el ancho del pómulo	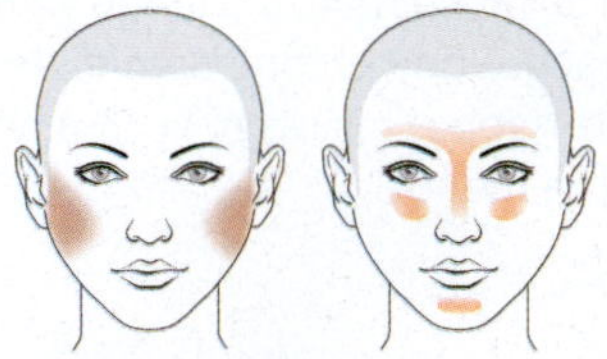	1. Aplique y esfume un tono de base más oscuro en los bordes externos de los pómulos. 2. Aplique y esfume un tono de base más claro en las áreas centrales del rostro.
Minimizar la zona del mentón	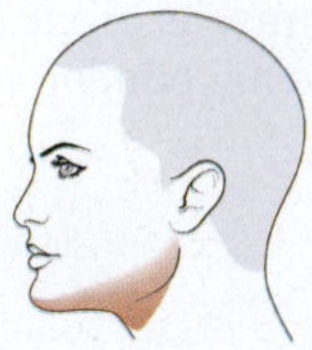	1. Para minimizar un mentón prominente, aplique una base más oscura en el mentón y esfume en toda la zona del mentón. Para minimizar la papada, aplique una base más oscura debajo del mentón y a lo largo de la línea de la mandíbula y esfume.

Reducir el ancho de la zona de la mandíbula	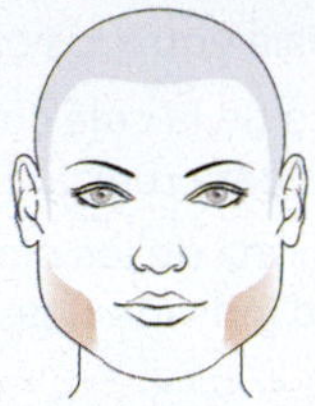	1. Aplique una base más oscura debajo de los pómulos y a lo largo de la mandíbula. 2. Esfume en el cuello.
Enfatizar el mentón hundido	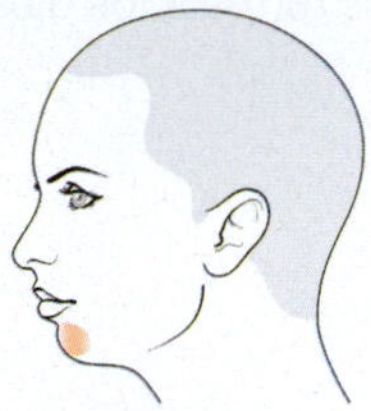	1. Use una base más clara que la que se usó en el rostro para iluminar el mentón.
Reducir una frente prominente	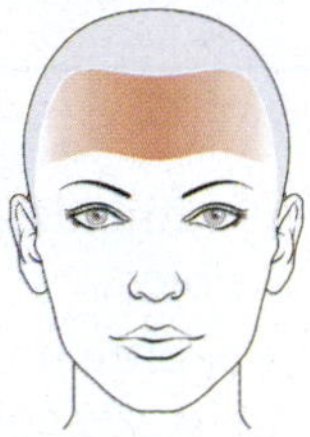	1. Aplique una base más oscura sobre el área del mentón.
Agregar altura a la frente	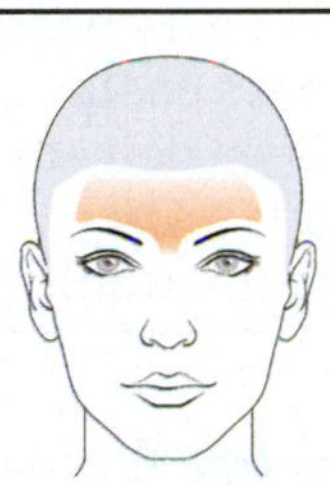	1. Aplique una base más clara a lo largo del contorno del cuero cabelludo y sobre la frente.
Reducir el ancho de la nariz	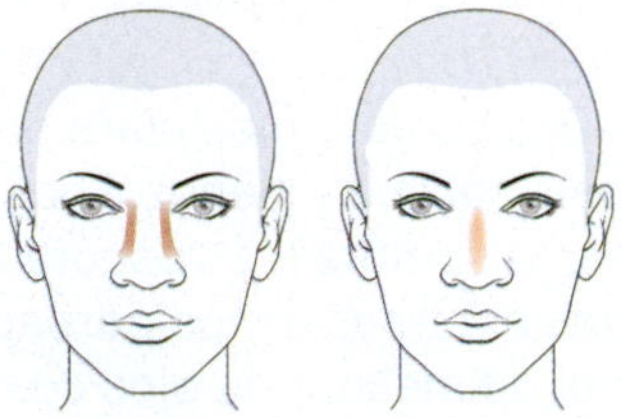	1. Aplique una base más clara que en el rostro en el centro de la nariz. 2. Aplique una base más oscura en ambos laterales. 3. Difumine.
Crea la ilusión de una nariz más larga	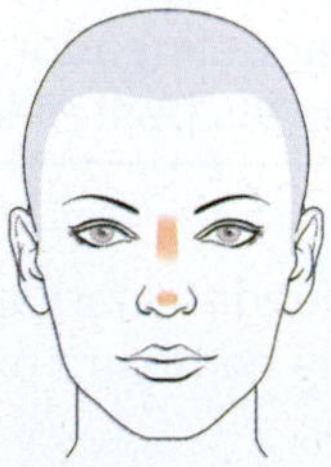	1. Aplique y esfume una base más clara en la punta de la nariz. 2. Aplique y difumine un tono de base más claro entre los ojos.

Formas de los ojos

De acuerdo con el aspecto final que desea el cliente, puede usar ciertos tonos y colores de sombras de ojos para modificar la forma y el espaciado de los ojos.

- Cree una línea densa y, luego, difumínela para suavizar y definir el pliegue.
- Difumine el color de la sombra de ojos hacia afuera para alargar los ojos redondos.
- Aplique un color más claro en el párpado cerca de la línea de las pestañas o delinee los ojos con un lápiz.
- Use un color más claro en las comisuras internas y difumine un tono más claro en los bordes externos para aumentar el espacio entre los ojos.

- Aplique delineador a lo largo de la línea de las pestañas y extiéndase hacia la nariz, luego suavice al difuminar con una sombra de ojos para minimizar la distancia entre los ojos abiertos.
- Coloque un punto de iluminador directamente debajo del arco de la ceja con una línea fina de delineador de ojos, levemente engrosada hacia el exterior, para realzar los ojos caídos.

Las pestañas postizas son una manera fácil y rápida de alterar la forma de los ojos. Su colocación puede abrir, alargar y crear equilibrio en el rostro. Ya sea en tiras, grupos o individuales, seleccione las pestañas postizas que mejor destaquen las facciones del cliente.

Consulte la **tabla 19-6** para obtener algunas técnicas para darles forma a los ojos.

Tabla 19-6

Técnicas de remodelación de los ojos

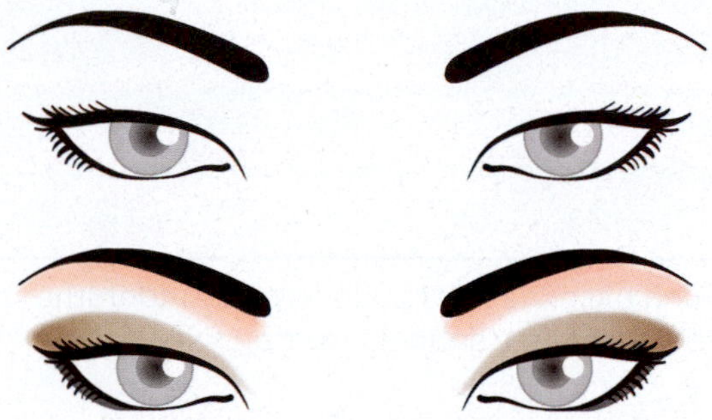

Monopárpado

La sombra se usa para crear un pliegue deseado y agregar definición en la zona de los ojos.

1. Con un color más oscuro, cree un pliegue en la mitad del párpado superior. Evite los colores fuertes.
2. Ilumine el hueso de la ceja y el área oculta.
3. Delinee con suavidad las pestañas superiores e inferiores con una línea delgada (puede omitir el delineador superior).
4. Aplique un rímel claro (marrón).

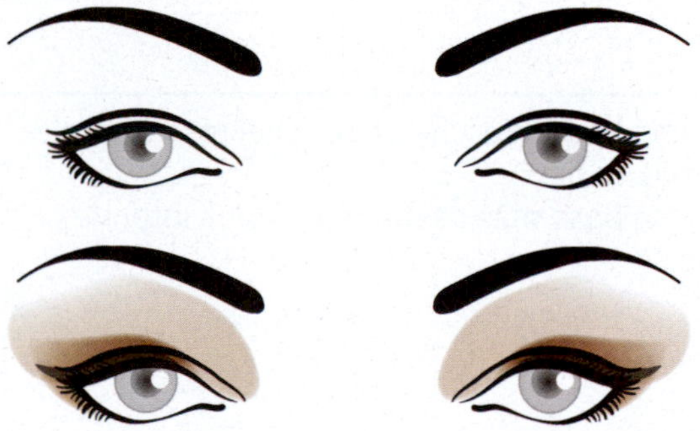

Ojos pequeños

Para hacer que los ojos pequeños parezcan más grandes, extienda la sombra ligeramente más allá de los laterales de los ojos.

1. Aplique una sombra más clara en el párpado y esfúmela hacia las sienes y hasta las cejas.
2. Aplique una sombra más oscura en el pliegue y en las comisuras externas de los párpados inferiores.
3. Esfume el delineador de ojos con suavidad desde el centro hasta las comisuras externas de ambos ojos, siguiendo la línea de contorno de las pestañas. Otra alternativa es no usar delineador de ojos.
4. Aplique rímel y peine las pestañas con cuidado.

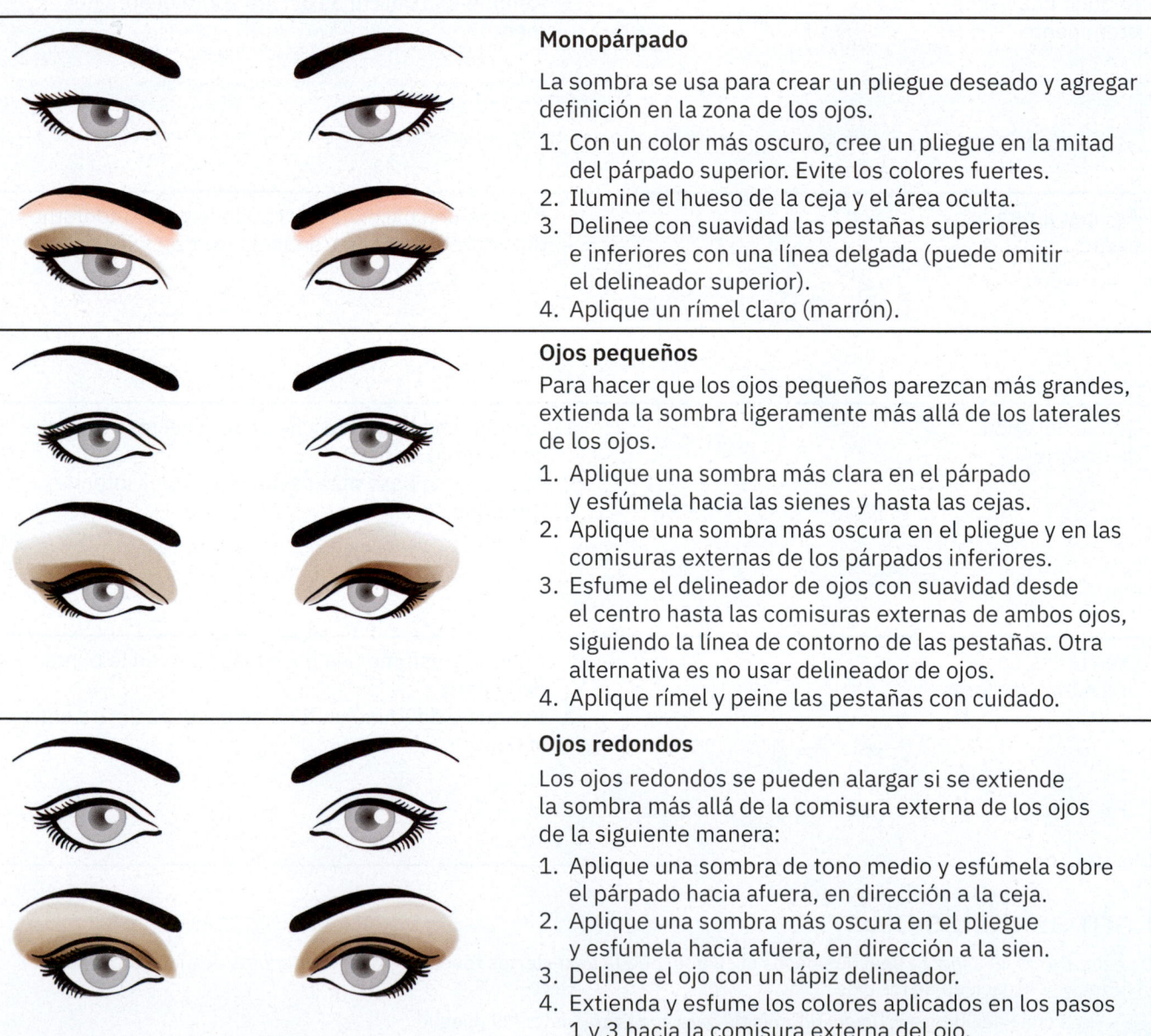

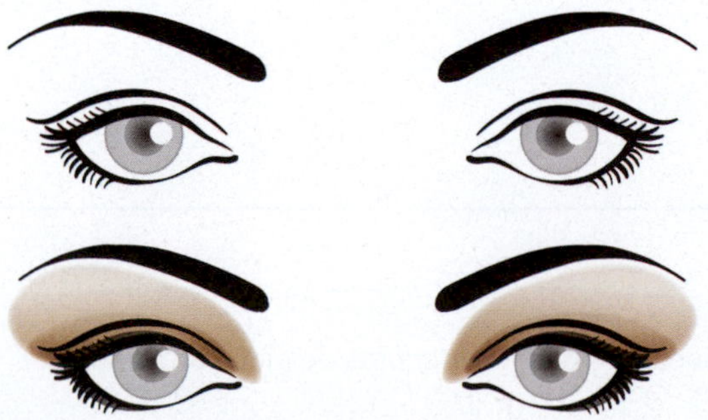

Ojos redondos

Los ojos redondos se pueden alargar si se extiende la sombra más allá de la comisura externa de los ojos de la siguiente manera:

1. Aplique una sombra de tono medio y esfúmela sobre el párpado hacia afuera, en dirección a la ceja.
2. Aplique una sombra más oscura en el pliegue y esfúmela hacia afuera, en dirección a la sien.
3. Delinee el ojo con un lápiz delineador.
4. Extienda y esfume los colores aplicados en los pasos 1 y 3 hacia la comisura externa del ojo.
5. Aplique mayor cantidad de rímel en las pestañas de las comisuras externas de los ojos.

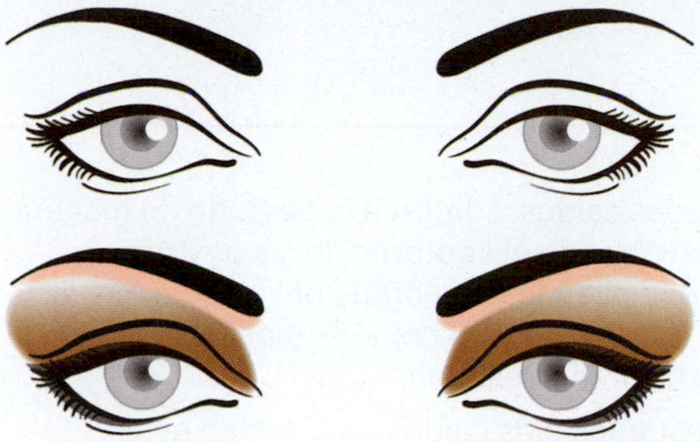

Ojos saltones

Los ojos saltones se pueden minimizar si aplica una sombra oscura sobre la parte prominente del párpado de la siguiente manera:

1. Aplique un color medio a oscuro sobre la parte prominente del párpado y difumínelo ligeramente hacia la ceja.
2. Ilumine el área del hueso de la ceja.
3. Delinee el ojo.
4. Aplique el rímel.

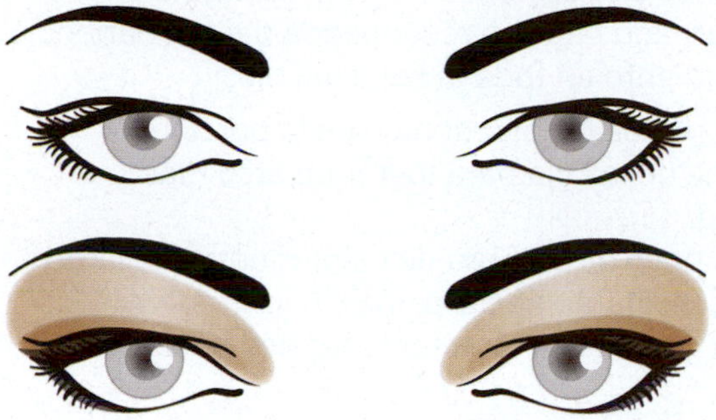

Ojos hundidos

Para los ojos hundidos, use colores brillantes y claros que reflejen la luz.

1. Aplique una sombra clara a lo largo del pliegue del párpado.
2. Esfúmelo en un color medio al lado de las comisuras externas de los párpados.
3. Utilice un color suave para destacar los ojos.
4. Delinee claramente los ojos a lo largo del contorno de las pestañas.
5. Elija un tono oscuro de rímel.

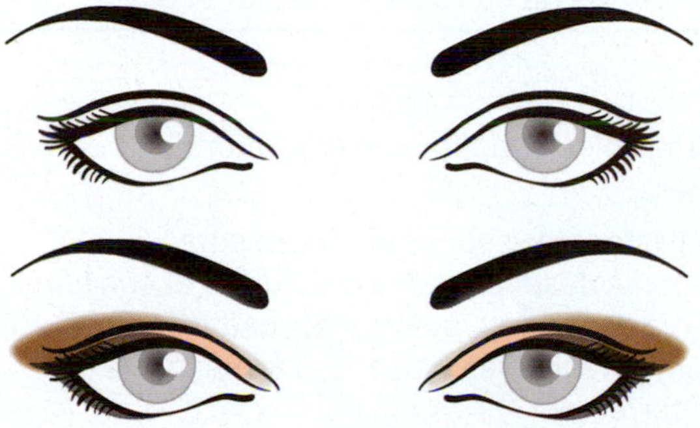

Ojos unidos

Los ojos muy unidos están a una distancia inferior al ancho de un ojo. Para crear distancia entre ellos, aplique iluminación en el interior y una sombra más oscura en el borde exterior de la siguiente manera:

1. Aplique un tono pálido en el párpado y en el interior cerca de la nariz.
2. Aplique un tono más oscuro en la comisura externa y el borde de los ojos.
3. Delinee el ojo desde el centro hacia la comisura y esfume la sombra hacia afuera.
4. Aplique rímel con movimientos ascendentes y hacia fuera.

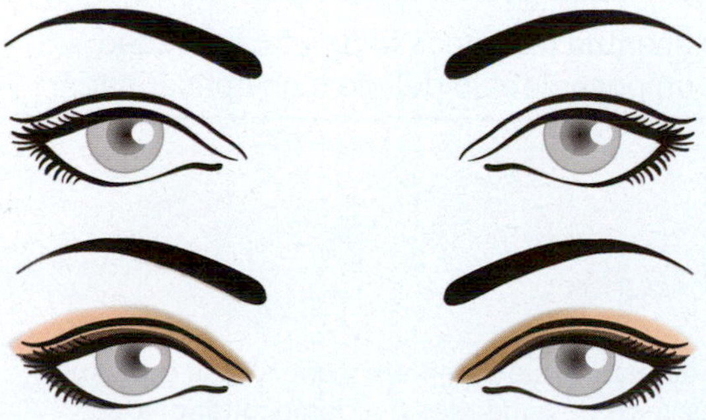

Ojos separados

Para crear cercanía entre los ojos separados, puede aplicar el color más oscuro en el lado interno del párpado hacia la nariz de la siguiente manera:

1. Aplique una sombra más oscura hacia la comisura interna del ojo, en dirección a la nariz, para que los ojos parezcan estar más cerca.
2. Esfume con una sombra más clara desde el centro hacia la comisura externa. Esfume los colores claros y oscuros juntos en el medio, para que no sea evidente.
3. Aplique delineador hacia el borde interno del ojo, cerca de la nariz.
4. Aplique rímel con movimientos hacia adentro en dirección a la nariz.

(*Continuación*)

Tabla 19-6

Técnicas de remodelación de los ojos

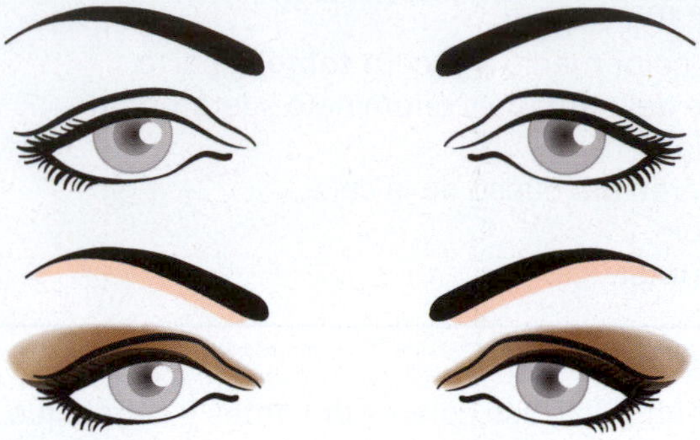

Ojos caídos

Para los párpados caídos, sombree el párpado de manera uniforme y suave desde el contorno de las pestañas hasta el pequeño pliegue de la órbita del ojo. Use un color claro en el párpado y un color de medio a oscuro (poca cantidad) sobre el pliegue.

Para contrarrestar los ojos caídos, que suelen estar acompañados de una estructura de hueso baja o un pliegue del párpado bajo, se recomienda dar la apariencia de un levantamiento en toda la zona del ojo.

1. Depile con pinzas la zona debajo de la porción más externa de la ceja para lograr un arco más prominente.
2. Aplique un poco de sombra de color medio a lo largo del pliegue y esfume hacia arriba y hacia afuera.
3. Aplique un iluminador directamente debajo del arco de la ceja.
4. Aplique una línea muy fina de delineador de ojos (si se usa) y engrósela muy levemente en el borde externo, con forma de cuña para levantar el ojo.

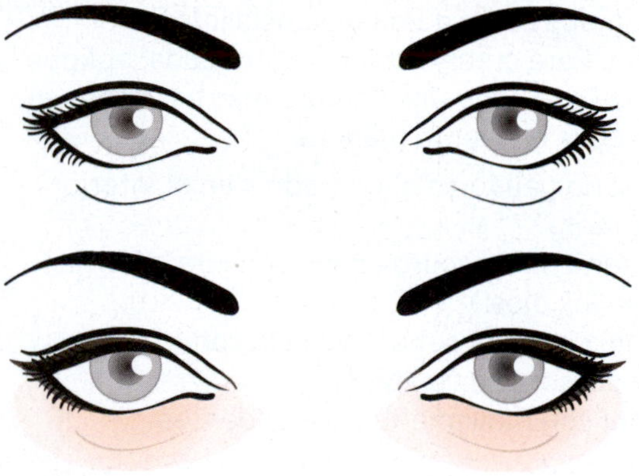

Ojeras

Para disminuir las ojeras, aplique el corrector de la siguiente manera:

1. Aplique corrector mate sobre el área oscura.
2. Use una esponja desechable para esfumar el corrector debajo del ojo de manera suave y delicada. Trabaje desde la comisura interna hacia la externa, hasta esfumar el corrector.
3. Equilibre el subtono más prominente al elegir el color del corrector.
4. Aplique la base sobre las áreas con corrector.
5. Fije suavemente con polvo translúcido.

Nota: El polvo acentúa las líneas finas y la sequedad. Puede aplicar un poco debajo del ojo o no aplicar nada.

Forma de las cejas

Las cejas bien cuidadas forman parte de una aplicación de maquillaje completa y eficaz. Las cejas más gruesas pueden parecer más naturales, mientras que las cejas descuidadas pueden ocultar el arco y sobrecargar los ojos. Las cejas más delgadas requieren mayor mantenimiento. Las cejas demasiado depiladas pueden hacer que el rostro se vea hinchado o pueden darles una apariencia de sorpresa a los ojos. Si bien las tendencias de moda suelen dictar la forma de las cejas, en última instancia, las cejas de los clientes son una cuestión de estilo personal. Consulte la **tabla 19-7** para observar algunos ejemplos de formas de cejas.

Tabla 19-7

Formas de cejas

FORMAS DE CEJAS				
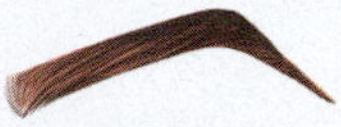	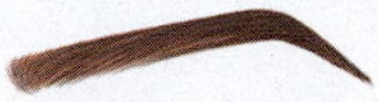	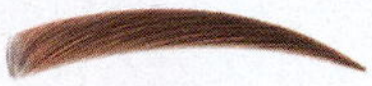	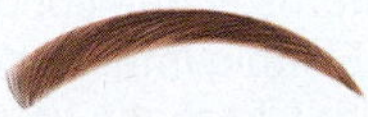	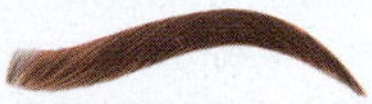
Ángulo marcado	**Ángulo suave**	**Recto**	**Redondo**	**En forma de "S"**

Una forma bien equilibrada de las cejas se posiciona en tres líneas (**figura 19-22**). Para determinar cada línea, el cliente debe mirar hacia el frente. No todas las personas tienen cejas que coinciden exactamente con estas medidas. Solo úselas como guía.

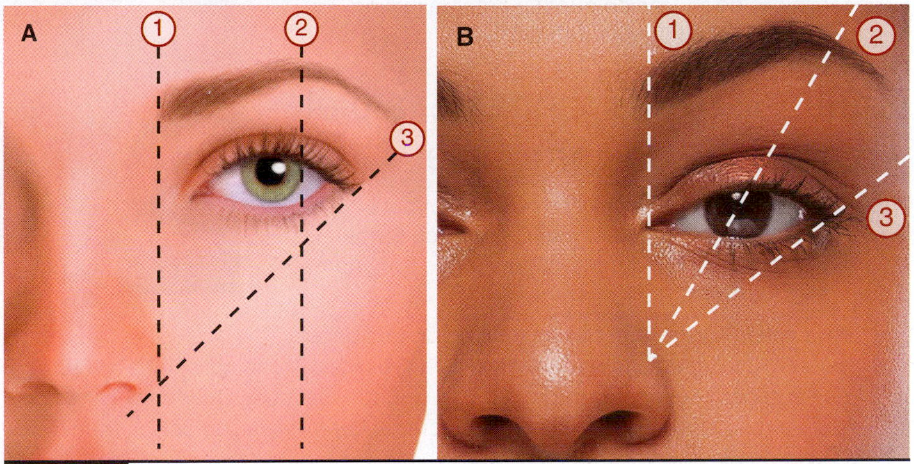

Fig. 19-22 Determinación de la colocación de las cejas

1. Determine el inicio de la ceja al dibujar una línea vertical imaginaria que vaya desde el lado más ancho de la nariz y la esquina interna del ojo hacia arriba (imagen A). En caso de las fosas nasales más anchas, apoye el aplicador justo encima de la fosa nasal, para contar con un punto de inicio más preciso (imagen B).
2. Determine la parte más alta del arco al dibujar una línea imaginaria desde el círculo exterior del iris hacia arriba (imagen A). Como alternativa, esta segunda línea puede ir desde la esquina externa de la nariz a través de la pupila (imagen B).
3. Determine dónde debe terminar la ceja al dibujar una línea imaginaria desde la esquina externa de la nariz hasta la esquina externa del ojo en ángulo.

Cuando un cliente quiere modificar la forma de sus cejas, comience cepillando las cejas hacia arriba y hacia abajo para evaluar el crecimiento natural, la forma natural y dónde es posible eliminar el vello innecesario. Los espacios entre los vellos de las cejas se rellenan con retoques que imitan el vello, mediante un lápiz para cejas o sombra aplicada con una brocha angular. Use un cepillo o un peine para cejas para difuminar y suavizar el color.

- Levantar la ceja: rellene la parte superior de la ceja con un lápiz o polvo y acentúe el hueso de la ceja para dar la apariencia de un levantamiento.
- Bajar la ceja: rellene la parte inferior de la ceja con un lápiz para cejas o con sombra. Delinee la zona con corrector para definir la ceja.
- Reducir el ancho entre los ojos: extienda las líneas de las cejas hacia adentro, hacia las comisuras internas de los ojos. Tenga cuidado de no mirar al cliente con el ceño fruncido.
- Aumentar el ancho entre las cejas: extienda las líneas de las cejas ligeramente hacia afuera, más allá de las comisuras externas de los ojos.

Forma de los labios

Ya sean gruesos o delgados, los labios suelen ser desiguales. Por lo general, la forma se realiza de manera que el arco de Cupido, los picos del labio superior, se ubique directamente entre el **centro del surco subnasal**, que son las líneas fibrosas que conducen a las fosas nasales (**figura 19-23**). El labio inferior se alinea horizontalmente con el superior y lo rodea un surco profundo sobre el mentón. Los labios superior e inferior se unen en las comisuras. En muchos casos, un lado de los labios puede tener más volumen que el otro. Varias técnicas de aplicación pueden crear la ilusión de proporciones equilibradas (**tabla 19-8).**

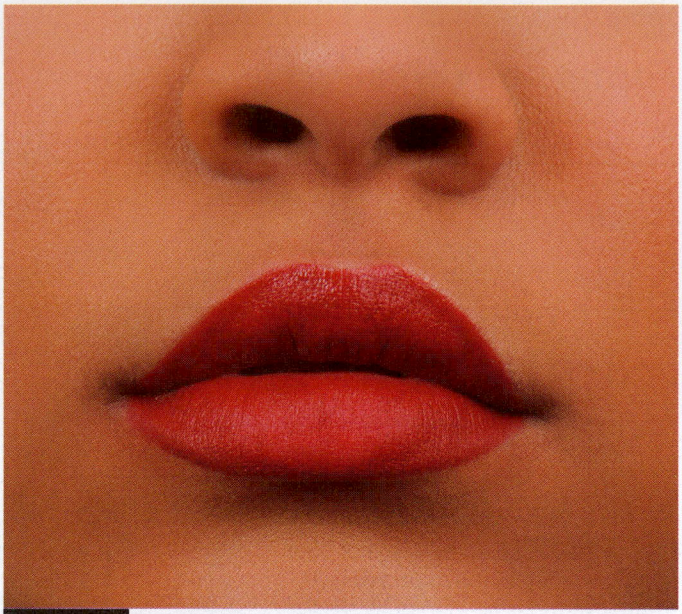

Fig. 19-23 Centro del surco subnasal

Equilibrio de los tonos de la piel y maquillaje de camuflaje

Puede usar correctores y correctores de color para cubrir la piel rojiza con tonos rojos, la piel cetrina con tonos amarillos y la piel hiperpigmentada con tonos irregulares o manchas marrones.

- Para *pieles rojizas* (piel con un tono rojizo que puede ser sensible, quemada por el viento o con rosácea), debe aplicar un corrector o prebase verde en las zonas afectadas y difuminar con cuidado. Después, puede aplicar una capa ligera de base con un tono amarillo cálido para equilibrar el cutis. Fíjela con polvos translúcidos. Evite el rubor rojo o rosado.
- Para *pieles cetrinas* (con un tono amarillento), debe aplicar una base, corrector o prebase rosada en las zonas afectadas y esfumar con cuidado hacia la mandíbula y el cuello. Fíjelo con polvos translúcidos. Evite usar colores con base amarilla en ojos, mejillas y labios.
- Para *pieles hiperpigmentadas* (piel desigual, con manchas o melasma), se deben neutralizar las máculas marrones con un corrector anaranjado y, luego, aplicar la base. Fíjelo con polvo.

Tabla 19-8

Características de los labios y técnicas de remodelación

FORMA DE LOS LABIOS	OBJETIVO	TÉCNICAS DE REMODELACIÓN	
Labio inferior fino	Agrandar el labio inferior delgado 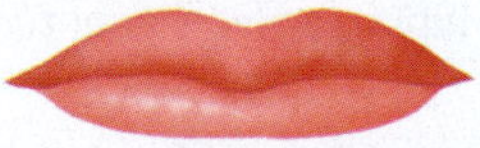	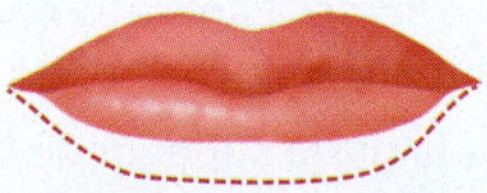 1. Delinee justo fuera del labio inferior para que parezca más carnoso.	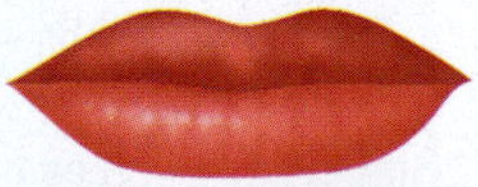 2. Rellénelo con labial para equilibrar los labios superior e inferior.
Labio superior delgado	Agrandar el labio superior delgado 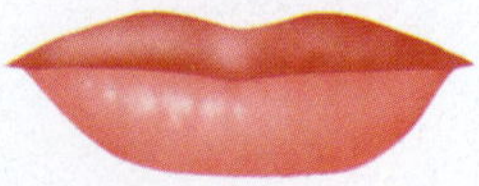	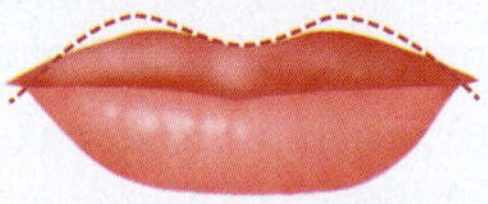 1. Use un delineador para delinear el labio superior.	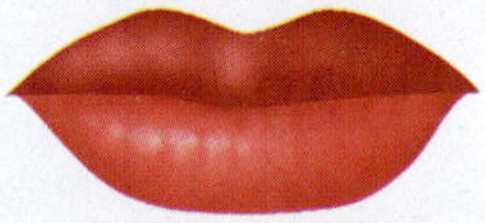 2. Rellene con labial para equilibrar con el labio inferior.

Labio superior e inferior delgados	Agrandar los labios superior e inferior delgados 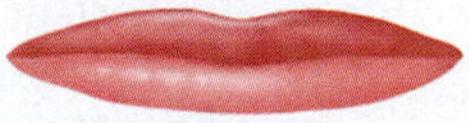	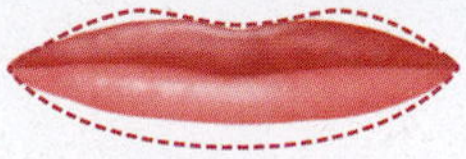 1. Delinee el labio superior y el inferior con un contorno levemente más ancho, pero trate de no alejarse más allá del contorno natural de los labios.	+ 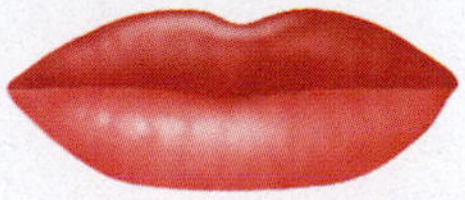 2. Utilice un color más claro para que los labios parezcan más grandes.
Arco de Cupido	Suavizar los picos del arco de Cupido o el labio superior puntiagudo 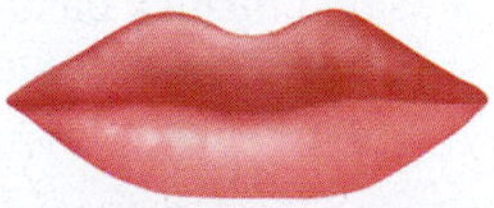	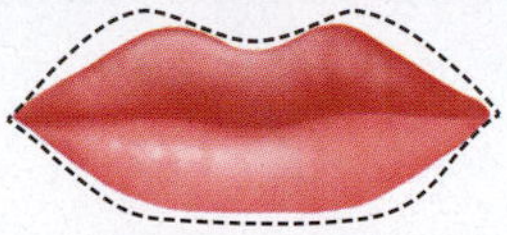 1. Use un delineador de color medio para dibujar una curva más suave dentro de los puntos.	+ 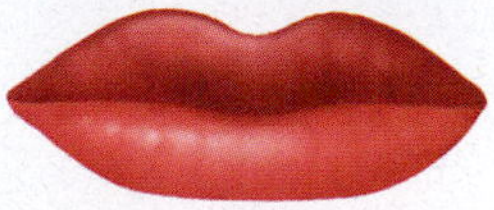 2. Extienda la línea a la forma deseada y luego rellénela con labial.
Labios grandes y carnosos	Reducir los labios grandes y carnosos 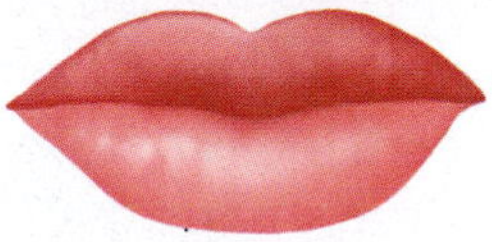	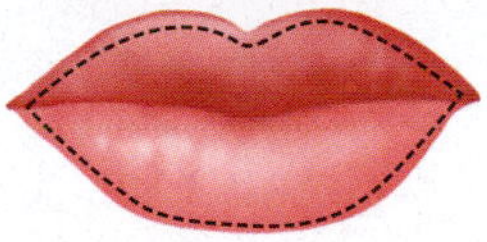 1. Dibuje una línea fina justo dentro del contorno natural del labio.	+ 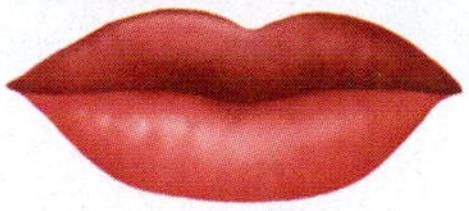 2. Use colores de labial suaves y planos. Evite los labiales brillantes.
Boca y labios pequeños	Agrandar boca y labios pequeños 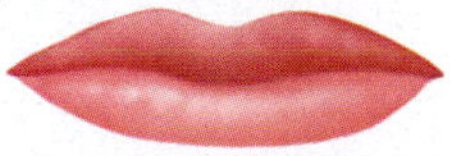	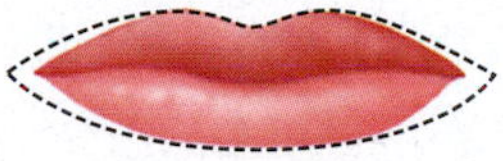 1. Delinee tanto el labio superior como el inferior.	+ 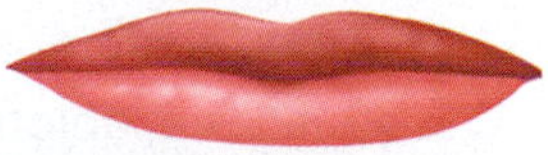 2. Rellénelos con colores suaves o con brillos.
Comisuras hacia abajo	Levante las comisuras que están hacia abajo 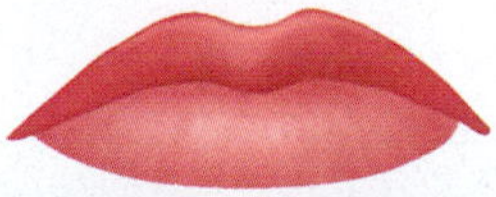	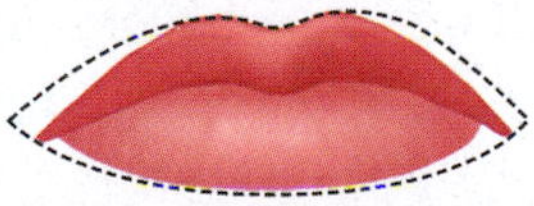 1. Delinee los labios para formar las comisuras de la boca.	+ 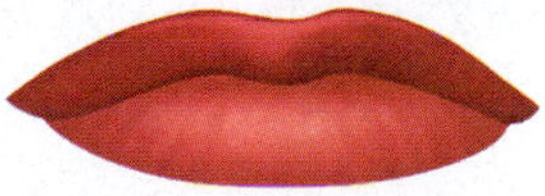 2. Rellene los labios con un color suave.
Labios asimétricos	Equilibrar los labios asimétricos 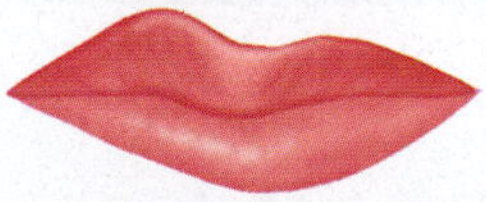	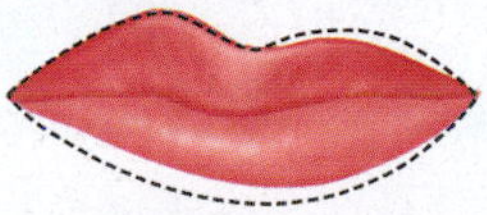 1. Delinee los labios superior e inferior con un color suave para crear proporción.	+ 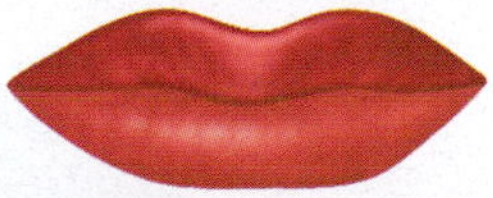 2. Rellénelos con un color favorecedor.
Labio superior recto	Añadir picos a los labios superiores rectos 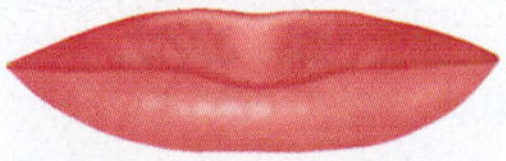	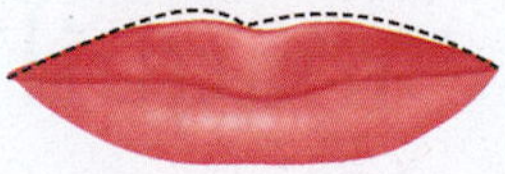 1. Con un delineador, forme una ligera depresión en el centro del labio superior, directamente debajo de los orificios nasales.	+ 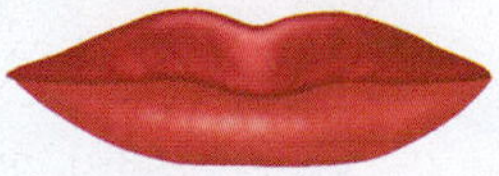 2. Rellene con un color favorecedor.
Líneas finas alrededor de los labios	Atenuar las líneas finas alrededor de los labios 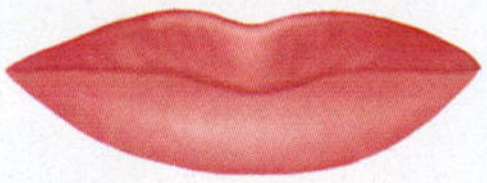	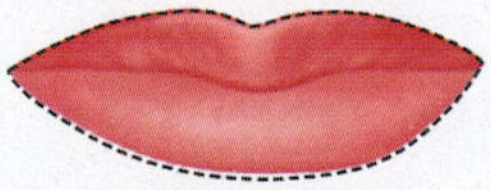 1. Use un lápiz de labios de larga duración para delinear los labios.	+ 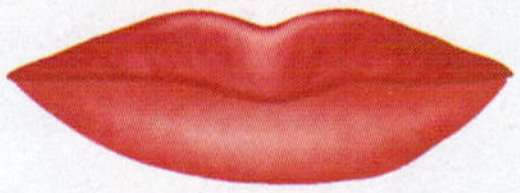 2. Rellene con un producto para labios que no se corra, preferiblemente de un tono más claro.

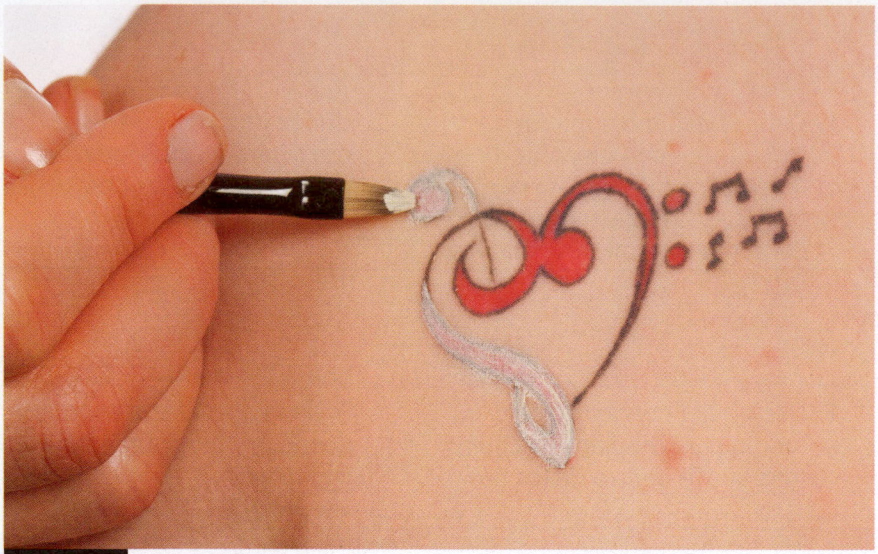

Fig. 19-24 Técnicas de camuflaje

El maquillaje de camuflaje es una técnica antigua que también puede ocultar cicatrices, quemaduras y problemas de pigmentación que van desde el vitíligo hasta las manchas de la edad (**figura 19-24**). Esos productos están disponibles en formato crema, pasta, líquido y polvo. Si bien el camuflaje se puede lograr con un aerógrafo, la técnica más común implica aplicar capas alternadas de productos hasta ocultar la afección. Esta forma de aplicación de maquillaje es una técnica bastante avanzada que requiere mucha práctica para perfeccionarla.

Verificación

13. ¿Cuál es el objetivo de usar maquillaje para cambiar la forma del rostro?
14. ¿Cómo se determina una forma de ceja bien equilibrada?
15. ¿Cuál es el objetivo de iluminar y realizar el contorno?
16. ¿Cómo puede camuflar la piel rojiza (roja), cetrina (amarilla) e hiperpigmentada (con manchas irregulares/marrones)?
17. ¿Cuáles son las tres secciones horizontales iguales del rostro que se utilizan para aplicar maquillaje?

OA 7 Describir los pasos a seguir para una aplicación de maquillaje básico.

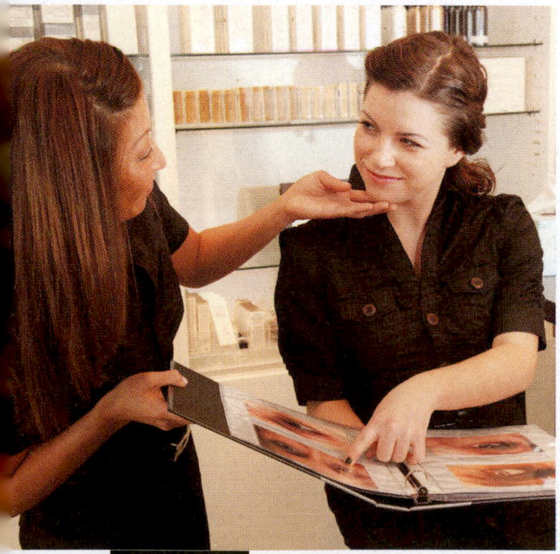

Fig. 19-25 Consulta

Consulta y aplicación de maquillaje

Antes de maquillar, realice una consulta con el cliente y tenga en cuenta todos los detalles del aspecto deseado. La iluminación adecuada juega un papel importante en la ejecución del proceso de aplicación.

Consulta con el cliente

Como en cualquiera de los servicios que se proporcionan en el salón, la consulta con el cliente es el primer paso en el proceso del maquillaje (**figura 19-25**).

Recopile información importante sobre el cliente, como las enfermedades y las sensibilidades de su piel. Escuche atentamente las respuestas del cliente cuando formule preguntas como las siguientes:

- ¿Cuáles son sus inquietudes sobre la belleza?
- ¿Para qué ocasión se está maquillando?
- ¿Dónde se lleva a cabo el evento?
- ¿Cuál es su régimen de maquillaje actual?
- ¿Cuánto tiempo dedica a diario a maquillarse?
- ¿Cuáles son sus colores favoritos?
- ¿Qué le gustaría cambiar, si es que quiere cambiar algo, sobre su actual estilo de maquillaje?
- ¿Prefiere un maquillaje sutil o audaz?
- A lo largo del día, ¿con qué frecuencia suele refrescar su maquillaje?
- ¿Cuánto tiempo necesita que dure el maquillaje?
- ¿Usa una crema hidratante con protector solar antes de maquillarse?
- ¿Cómo describiría su estilo personal?
- ¿Qué tipo de flexibilidad desea tener en su rutina de maquillaje? Por ejemplo, ¿prefiere el rímel a prueba de agua para nadar todos los días?

Actividad

Pruébelo

En un modelo (o en usted mismo), divida el rostro por la mitad y realice dos aplicaciones de color distintas. Pruebe distintas bases, colores e intensidades en cada lado. La mejor forma de aprender a usar el maquillaje es aplicarlo. Esto le dará una comprensión visual de cómo quedará el maquillaje en un rostro.

Este es el momento perfecto para evaluar la sensibilidad debido a los lentes de contacto o alergias. Tome nota de esta información en la ficha de registro de servicios del cliente.

Después de completar el servicio de maquillaje, complete y revise la hoja de instrucciones para que el cliente lleve a su hogar. Esto les recordará las técnicas de aplicación, la selección del color y las marcas de productos para comprar posteriormente.

Iluminación

Una iluminación adecuada y favorecedora es esencial para la consulta y la aplicación del maquillaje. Asegúrese de que el rostro del cliente esté iluminado de manera uniforme y no tenga sombras a causa de las luces de arriba. La luz natural es la mejor opción, pero, de ser necesario, utilice iluminación artificial. Los aros de luz acentúan la iluminación y el contorno del rostro, mientras que los paneles LED ofrecen una luz uniforme y equilibrada. Ajustar las luces para que tengan un equilibrio de luz incandescente (luz de bombilla cálida) y luz fluorescente (luz industrial fría) es propicio para la aplicación de maquillaje. Si debe elegir entre las dos, la luz incandescente es más favorecedora.

Asegúrese de que la luz siempre ilumine el rostro de forma uniforme y directa. La buena iluminación hace que el cliente luzca bien y los clientes que lucen bien y están felices tienden a comprar los productos que les recomienda. Cuando esto sucede, todos salen ganando.

Técnicas de aplicación de maquillaje

Aprenda a aplicar las herramientas transformadoras presentes en su maletín de maquillaje. Luego, seguiremos los pasos para realizar la aplicación profesional básica de maquillaje en el **Procedimiento 19-1**.

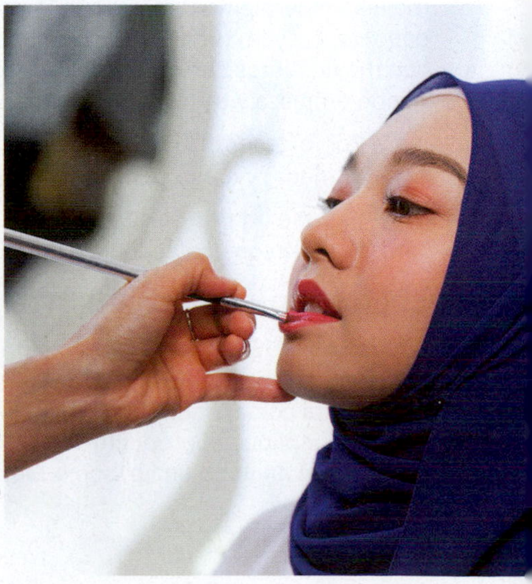

Perfect Angle Images/Shutterstock.com

Ⓟ 19-1: Aplicación profesional básica de maquillaje

Consulte la página 840

POSICIONAR LAS MANOS DURANTE LA APLICACIÓN

La utilización de un apoyo es una técnica para estabilizar las manos durante la aplicación de maquillaje. Cuando trabaje en la zona de los ojos, apoye suavemente el dorso de su mano o dedos dominantes en la cara del cliente para estabilizarse. Utilice los dedos de la misma mano para manipular el aplicador, la brocha o el lápiz (**figura 19-26**). Puede colocar un pañuelo debajo de la mano para evitar manchar el maquillaje subyacente. También puede usar una técnica con dos manos, si apoya su mano no dominante suavemente sobre el cliente y luego sostiene su propia muñeca o mano durante la aplicación (**figura 19-27**). Siga las normas de su país sobre el posicionamiento de las manos para su examen práctico.

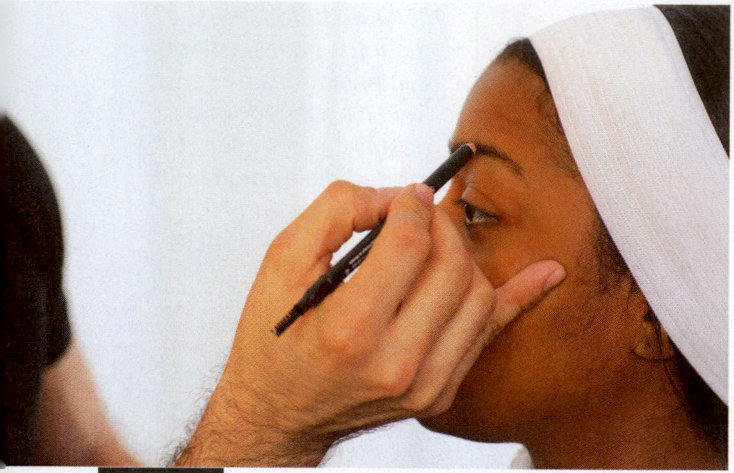

Fig. 19-26 Apoyo simple cerca de los ojos

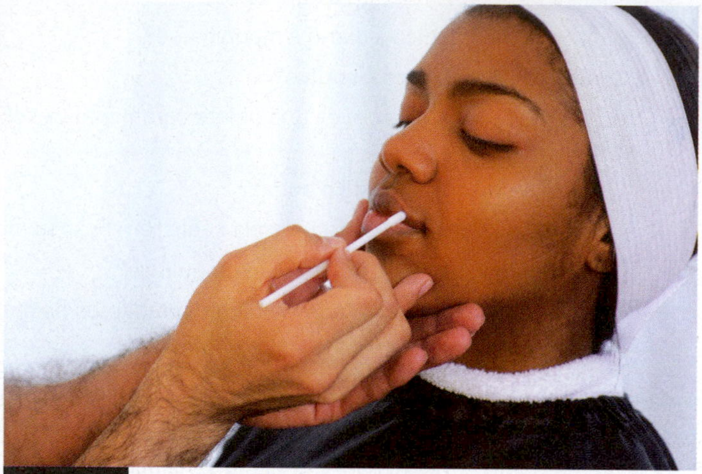

Fig. 19-27 Apoyo doble cerca de los labios

APLICACIÓN DE LA BASE

La selección del color adecuado de la base es el primer paso en el proceso de aplicación. La base debe ser lo más parecida posible al tono natural de la piel del cliente. Ubique al cliente en un área bien iluminada para elegir la base correcta. Use un hisopo de algodón para aplicar una pequeña cantidad de tres tonos diferentes que coincidan con el tono de piel en la mandíbula, el contorno del cuero cabelludo o la clavícula (**figura 19-28**). El color que desaparece es el correcto.

Es importante que el color equilibre la diferencia entre la piel de la frente, el rostro y el cuello. Si el color de la base es demasiado claro, la piel lucirá opaca y terrosa. Si el color es muy oscuro, lucirá sucia y despareja.

Después de elegir el color correcto, use una espátula para tomar maquillaje del recipiente. Coloque la base sobre una paleta para evitar contaminar el recipiente. Comience en el área que requiere mayor cobertura, como el centro del rostro, las mejillas hiperpigmentadas o a lo largo del contorno del cuero cabelludo. Use una esponja, las yemas de los dedos o una brocha para difuminar la base hacia abajo con movimientos cortos. No debería haber una **línea de demarcación** obvia donde empieza y termina la base.

- Por lo general, la base **cremosa** se aplica con una esponja (opcionalmente húmeda) y luego se extiende por la piel.
- La base **líquida** se suele aplicar en la piel y después se difumina con rapidez con una esponja o brocha para base.

APLICACIÓN DEL CORRECTOR

Seleccione el tipo y el color adecuados de corrector. Asegúrese de que no sea más de dos tonalidades más claro que la piel del cliente. Utilice una espátula limpia para colocar un poco del producto en una paleta. Con una brocha para corrector, aplique el producto sobre el área que lo necesita. Esfume golpeteando con el dedo anular o una esponja. Debajo de los ojos, céntrese en cubrir las

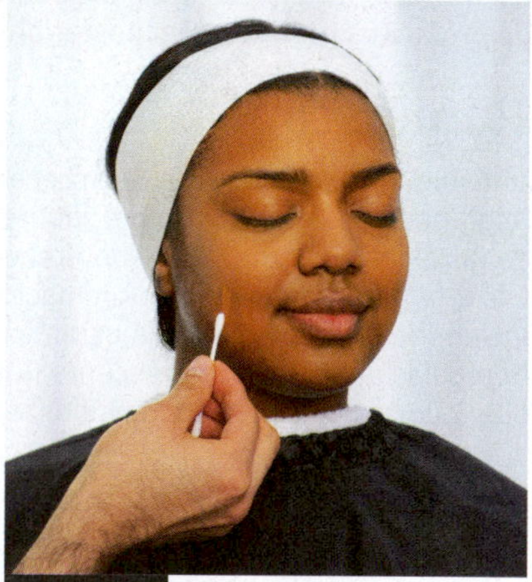

Fig. 19-28 Verificación del color de la base

? ¿Lo sabía?

El corrector también se pueden aplicar con una esponja o un hisopo de algodón, pero el uso de una brocha para corrector sintética logra el resultado más natural.

áreas cóncavas y la decoloración (**figura 19-29**). Aplicar el corrector en forma de triángulo desde la nariz hasta la sien levantará las mejillas y dará un aspecto más dramático. Cuando oculte una imperfección, evite aplicar un color más claro que el tono de la piel del cliente, ya que esto concentrará la atención al área que se oculta.

El corrector puede utilizarse sin base cuando se selecciona y difumina de la manera correcta. Úselo con moderación y suavice los bordes para que la tez luzca limpia y uniforme, en lugar de mostrar una aplicación excesiva de maquillaje.

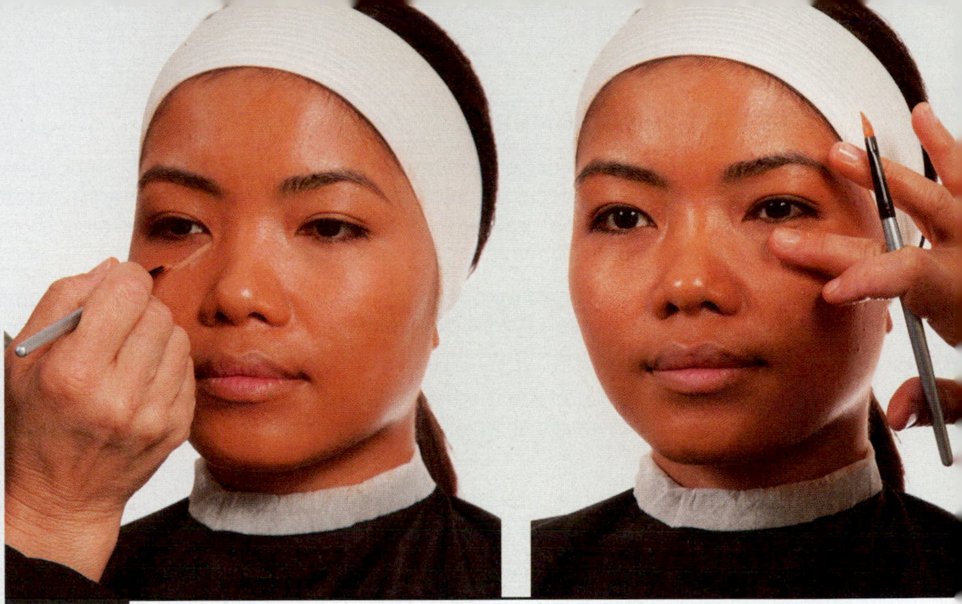

Fig. 19-29 Con una brocha para corrector, aplique corrector un tono más claro debajo de los ojos

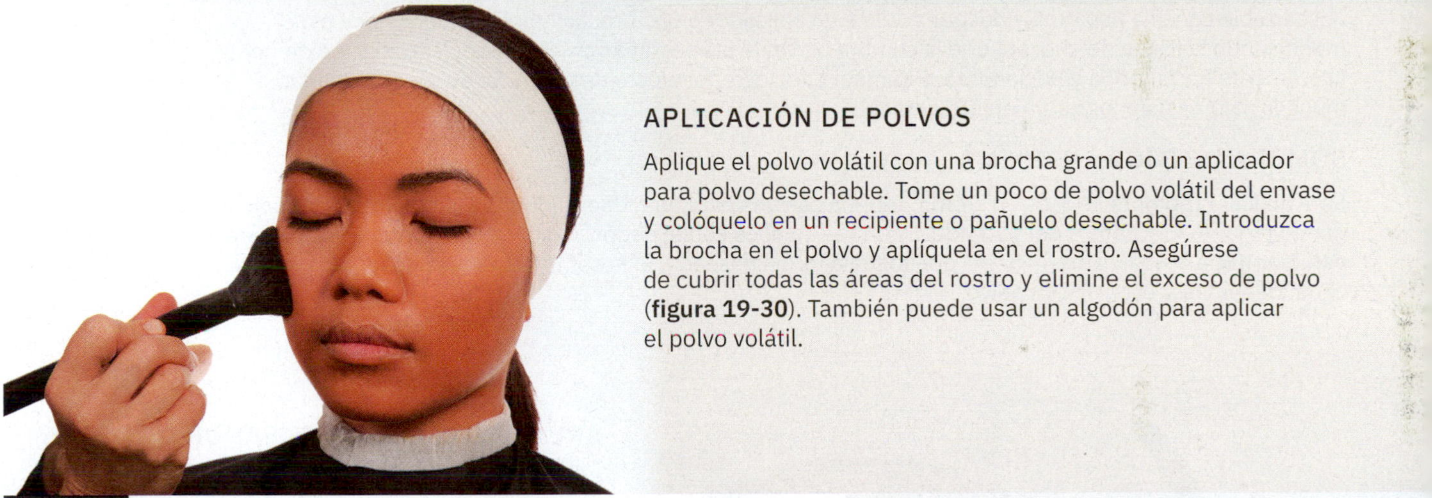

Fig. 19-30 Aplique polvo volátil con una brocha para polvo a fin de fijar la base.

APLICACIÓN DE POLVOS

Aplique el polvo volátil con una brocha grande o un aplicador para polvo desechable. Tome un poco de polvo volátil del envase y colóquelo en un recipiente o pañuelo desechable. Introduzca la brocha en el polvo y aplíquela en el rostro. Asegúrese de cubrir todas las áreas del rostro y elimine el exceso de polvo (**figura 19-30**). También puede usar un algodón para aplicar el polvo volátil.

Sugerencia

El maquillaje básico es sutil y debe lucir bastante natural a la luz del día. Seleccione un área del rostro como el punto central. Los labios, las mejillas y los ojos nunca deben pelear por llamar la atención.

El polvo también sirve para borrar los contornos marcados de la aplicación de rubor o sombras para ojos. El polvo nunca debe verse aglutinado, veteado o manchado después de la aplicación.

Los polvos compactos en latas se venden principalmente para hacer retoques, ya que se pueden llevar fácilmente en un bolso. Por lo general, vienen con una esponja aplicadora, que no se debe usar en el salón porque no es fácil limpiarla y desinfectarla.

APLICACIÓN DE LÁPIZ PARA CEJAS

Sáquele punta al lápiz para cejas y límpielo con un pañuelo desechable nuevo antes de cada uso. Además, limpie el sacapuntas antes de usarlo. Aplique el color para las cejas con trazos cortos para simular vellos. Evite los contrastes demasiado notorios entre el color del cabello y el de las cejas, como el cabello rubio pálido o canoso con cejas negras.

APLICACIÓN DEL POLVO PARA CEJAS

Coloque el polvo del recipiente en una paleta o pañuelo. Con una brocha angular limpia, rellene las cejas con las mismas técnicas que se usan para aplicar el lápiz. Muchos kits para cejas juntan los polvos con una cera, a fin de mantener los vellos en su lugar.

APLICACIÓN DE LAS SOMBRAS

Las sombras hacen que los ojos se vean más brillantes y expresivos. Si selecciona colores diferentes al color natural de los ojos (es decir, un color contrastante o complementario), estos se destacarán. Destacar la iluminación y el contorno natural también pondrá más atención a los ojos. Los colores para las sombras se suelen conocer como de iluminación, de base y de contorno.

El *color de iluminación* es más claro que el tono de la piel del cliente y puede tener un acabado mate o iridiscente. Se usa para resaltar zonas específicas, como el hueso de la ceja, para hacerlo parecer más prominente, o en las comisuras internas, para agregar espacio entre los ojos.

Un *color de base* suele ser un tono medio que se aproxima al tono de piel del cliente. Está disponible en varios acabados. Por lo general, se aplica en todo el párpado hasta el pliegue para que los ojos parezcan más grandes.

El *color de contorno* es más oscuro que el tono de piel del cliente. Se aplica para reducir el volumen o la inflamación no deseados, dar contorno al pliegue o alargar el ojo.

Un *color de transición* se utiliza para difuminar el color del contorno. Se difumina en el área entre el pliegue y el hueso de la ceja.

SOMBRA DE OJOS EN POLVO

Para aplicar la sombra de ojos en polvo, coloque un poco del producto en una paleta o pañuelo descartable con una espátula y después utilice un aplicador o una brocha limpia. A menos que esté modificando la forma del ojo, aplique la sombra cerca de las pestañas en el párpado superior y extiéndala ligeramente hacia arriba y hacia fuera. Difumine para lograr el efecto deseado. Se pueden difuminar muchos colores para lograr un efecto particular.

SOMBRA DE OJOS EN CREMA

Para aplicar la sombra de ojos en crema, retírela con una espátula. Use su dedo anular para aplicar color dando toques en el centro del párpado. Difumine un poco con el dedo. Luego, use una brocha limpia para esfumar hacia arriba y afuera, hasta que logre la forma deseada. Si la sombra cremosa no es a prueba de agua, deberá fijar el color con polvo.

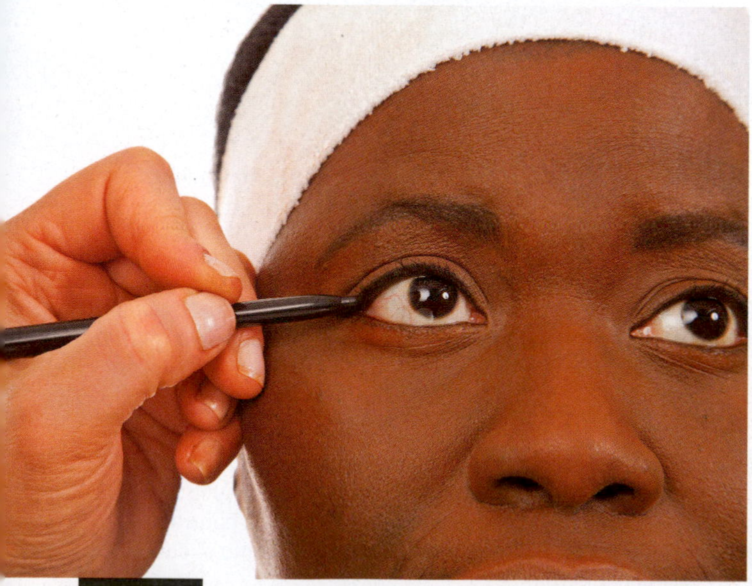

Fig. 19-31 Aplicación del delineador de ojos a lo largo de la línea de las pestañas

APLICACIÓN DEL DELINEADOR DE OJOS

La mayoría de los clientes prefieren un delineador de ojos que sea del mismo color de las pestañas o del rímel para obtener una apariencia más natural. Sin embargo, hay colores más brillantes disponibles.

Sea extremadamente precavido al aplicar el delineador de ojos. Debe tener una mano firme y apoyarla en el cliente. Asegúrese de que el cliente permanezca quieto. Sáquele punta al lápiz delineador de ojos y límpielo antes de cada uso para reducir las posibilidades de contaminación cruzada. Además, recuerde limpiar el sacapuntas antes de usarlo. Una vez que el cliente haya cerrado los ojos, sostenga el párpado tenso y aplique el delineador a lo largo de la línea de las pestañas, desde la comisura externa hasta la comisura interna, con trazos cortos y una presión suave (**figura 19-31**). Para destacar ojos pequeños, aplique el delineador a alrededor de tres cuartos de la distancia desde el borde externo del ojo. Para usar sombra en polvo como delineador de ojos, coloque una cantidad pequeña en un pañuelo descartable y aplíquela en la zona de los ojos con una brocha angular limpia. Si se desea, humedezca la brocha antes de la aplicación para obtener una apariencia más impactante.

APLICACIÓN DEL RUBOR

Después de aplicar la base y el polvo facial, use una brocha limpia para aplicar color en las mejillas. La técnica para aplicar rubor es una cuestión personal. Para lograr un aspecto fresco, aplique color en las manzanas de las mejillas, esfumándolo hacia las sienes (**figura 19-32**). El rubor debe esfumarse con el contorno del cuero cabelludo, pero no en él. Nunca aplique rubor en un círculo sólido sobre la manzana de la mejilla, más allá del ángulo del ojo, ni esfume hacia adentro entre el pómulo y la nariz. Extender el rubor debajo de los pómulos dará como resultado un estilo cincelado y sofisticado. Una aplicación más horizontal del rubor hará que el rostro parezca más ancho, mientras que una aplicación más vertical hará que luzca más angosto.

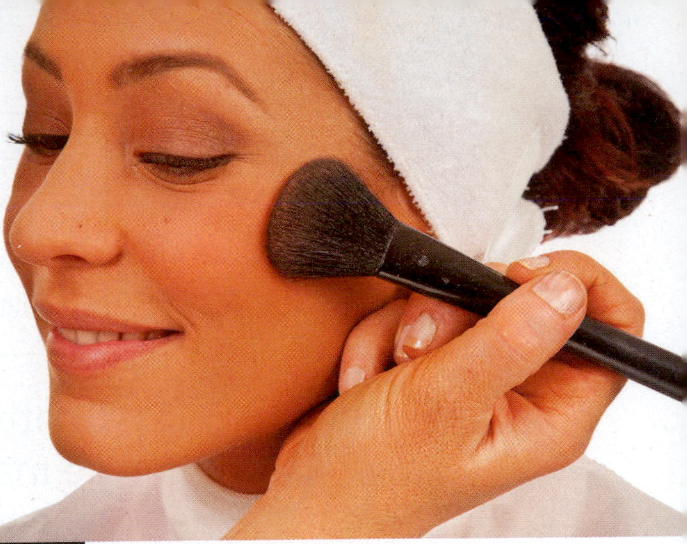

Fig. 19-32 Aplicación de rubor

El rubor en crema o en gel produce un acabado simple que simula mejillas sonrojadas naturalmente. El rubor en crema se aplica antes que el polvo para que se mezcle con la base. La aplicación debe lucir suave y natural. Es mejor aplicar muy poco rubor y no demasiado. Siempre podrá agregar más si es necesario.

APLICACIÓN DEL LABIAL

El labial debe ser uniforme y simétrico en ambos lados de la boca (**figura 19-33**). Seleccione un delineador de labios que combine bien con el lápiz labial elegido. El color del delineador debe combinar con la tonalidad natural de los labios o del labial. Comience en una de las comisuras del labio superior y continúe hacia el centro; trace el contorno natural del labio. Repita el procedimiento en el lado opuesto. Una las puntas del centro de los labios mediante pinceladas circulares, siguiendo el contorno natural del labio. Delinee el labio inferior desde las comisuras hacia el centro del labio.

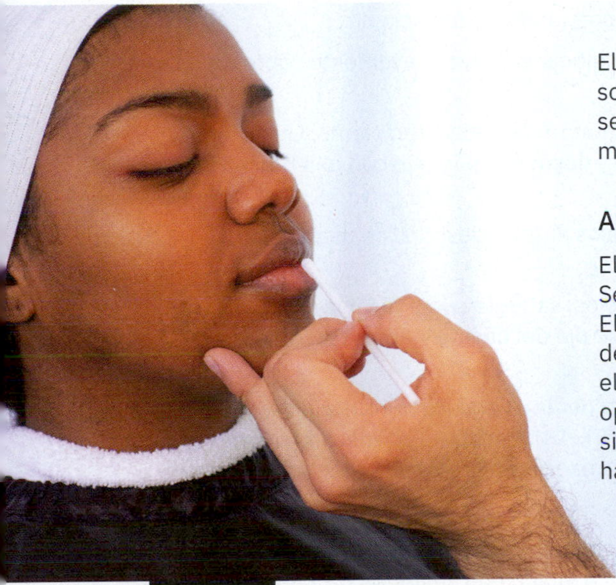

Fig. 19-33 Aplicación de labial

Después de delinear los labios, tome el labial con una espátula. Apoye el dedo anular sobre la barbilla del cliente para mantener firme la mano. Aplique el labial con una brocha para labios. Comience aplicando color en las comisuras de los labios y continúe hacia el centro del labio superior. Repita el procedimiento en el lado opuesto. Luego, mediante la misma técnica, rellene el labio inferior. Conecte los picos centrales (el arco de cupido) con trazos redondeados. Solicítele al cliente que relaje los labios y que los separe un poco. Después, pídale que sonría levemente para que pueda rellenar las comisuras. No la sumerja dos veces.

APLICACIÓN DEL RÍMEL

Aplique rímel para que cubra hasta las pestañas más pequeñas en las comisuras internas y externas de los ojos. Practique las técnicas de aplicación del rímel hasta que se sienta lo suficientemente confiado como para hacerlo con el cliente.

El rímel se puede utilizar en todas las pestañas, tanto superiores como inferiores. Sumerja un aplicador desechable en un tubo de rímel limpio y aplíquelo desde la base de las pestañas hacia las puntas. Asegúrese de que su cliente se sienta cómodo durante toda la aplicación (**figura 19-34**). Deseche el aplicador, elija una nuevo y, luego, aplique rímel en el otro ojo. No la sumerja dos veces.

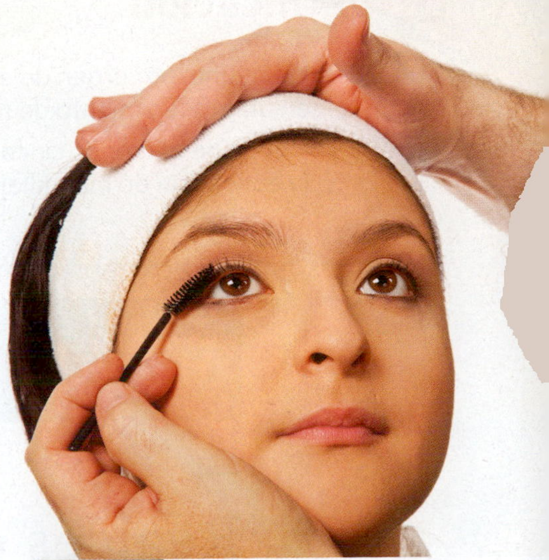

Fig. 19-34 Aplique rímel con un movimiento en zigzag

Sugerencia

Rice las pestañas antes de aplicar el rímel. Si las pestañas se rizan después de aplicar el rímel, se pueden quebrar o arrancar. Sea muy precavido al utilizar un rizador de pestañas. Comience rizando la base de la línea de las pestañas y luego continúe hacia la punta.

¿Lo sabía?

Una paleta limpia, implementos limpios y retirar el maquillaje de manera adecuada son vitales para su servicio de maquillaje. Los clientes a menudo se quejan de brotes o reacciones alérgicas, pero suele deberse a que se quitan el maquillaje de forma inadecuada en casa.

+ BONIFICACIÓN

Escanee el código o diríjase a:
bonus.milady.com/cos-es/b19

Estilos de maquillaje para ocasiones especiales

Control de infecciones para los servicios de maquillaje

Es su responsabilidad mantener a su cliente seguro y evitar la propagación de infecciones durante la aplicación del maquillaje.

Para realizar el control de infecciones, siempre cumpla con lo siguiente durante el proceso de solicitud:

- Lávese bien las manos antes de prestar cualquier servicio.
- Utilice una espátula limpia para colocar el polvo suavemente sobre un pañuelo de papel o una bandeja.
- No aplique labial ni brillo directamente del tubo o recipiente. Utilice una espátula para retirar el producto y después aplíquelo con una brocha limpia o un aplicador desechable.
- Sáqueles punta a los lápices de ojos antes y después de usarlos en cada cliente.
- Cuando aplique maquillaje para ojos, sáquele punta al lápiz de ojos después de terminar con el primer ojo del cliente y antes de comenzar con el segundo.
- Utilice un desinfectante aprobado por la Agencia de Protección Ambiental (EPA, por sus siglas en inglés) de EE. UU. para limpiar adecuadamente utensilios, sillas y mostradores de usos múltiples entre clientes.
- Deseche todos los productos que crea que se hayan contaminado.
- Niéguese de manera cortés a realizar servicios de maquillaje en los clientes con una posible infección ocular o con cualquier otra posible infección en el rostro.

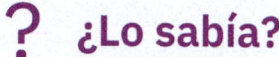

Verificación

18. Mencione, por orden de aplicación, los cosméticos fundamentales que se utilizan en un procedimiento de maquillaje básico.
19. Mencione al menos cinco formas de prevenir la propagación de infecciones durante la aplicación de maquillaje.

OA 8 Describir métodos diferentes de realce de pestañas.

Realces de pestañas

Las pestañas postizas pueden hacer que las pestañas de su cliente se vean más voluminosas y largas o agregar un toque dramático para un evento especial. También hay pestañas especialmente diseñadas para clientes que hayan perdido la totalidad de sus pestañas. Hay pestañas hechas de varias fibras sintéticas, de cabello humano o incluso de visón. Si bien el negro y el marrón oscuro son las opciones más populares, también están disponibles en colores naturales como rubio o castaño rojizo, además de colores brillantes y modernos.

Durante la consulta, hable con su cliente sobre la longitud y el efecto que desea obtener en las pestañas. Aconséjele que se quite los lentes de contacto antes del servicio. Cuando aplique las pestañas, ubique al cliente en la silla para maquillaje con la cabeza a una altura cómoda para trabajar. Su rostro debe estar bien iluminado de manera uniforme. Evite dirigir la luz directamente a los ojos. Al aplicar las pestañas, trabaje desde atrás del cliente o a su lado.

Si al cliente solo se le van a aplicar pestañas postizas, retire el rímel para que el adhesivo de pestañas se adhiera correctamente. Si la aplicación de pestañas artificiales se realiza junto con una aplicación de maquillaje, complete el maquillaje sin aplicar rímel a las pestañas y luego termine con las pestañas postizas. Después, agregue el rímel, que solo suele ser necesario en las pestañas inferiores.

Tipos de pestañas y cómo aplicarlas

Por lo general, se utilizan dos tipos de pestañas artificiales: tiras y pestañas individuales.

- Las **pestañas postizas en tiras**, también conocidas como *pestañas en tiras*, son pestañas sobre una tira que se aplica con pegamento sobre el contorno de las pestañas naturales (**figura 19-35**). Si la tira de la pestaña es muy larga y no coincide con la curva del párpado superior, recorte la punta externa. Antes de aplicar las pestañas, use los dedos para doblar la pestaña en forma de herradura y hacerla más flexible para que coincida con el contorno del párpado.
- Las **pestañas individuales** son pestañas postizas individuales que se aplican una a la vez sobre las pestañas del cliente y pueden estar espaciadas o agrupadas (**figura 19-36**). A las *pestañas agrupadas* también se las conoce como **pestañas en grupo** (**figura 19-37**). El término **aplicación de pestañas postizas individuales** se puede usar para describir el proceso de aplicación de grupos de pestañas individuales en la línea de las pestañas. Las pestañas individuales crean una línea de pestañas completa y de aspecto natural y el resultado suele ser más duradero que las pestañas en tira. Tenga en cuenta que las pestañas individuales no son lo mismo que las extensiones de pestañas postizas que duran de seis a ocho semanas.

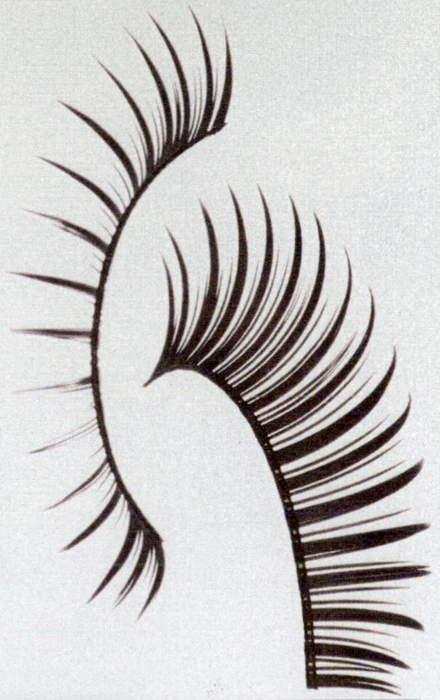

Fig. 19-35 Pestañas en tiras

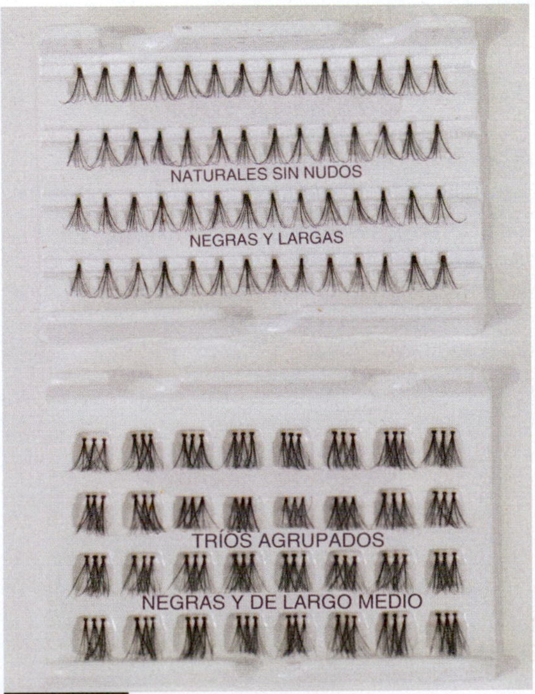

Fig. 19-36 Pestañas agrupadas

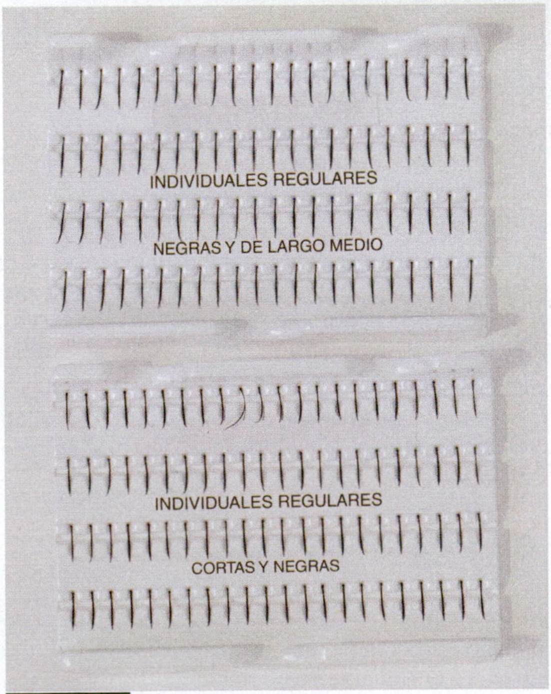

Fig. 19-37 Pestañas individuales

Sugerencia

Nunca trate de separar las puntas de las pestañas con las puntas de sus tijeras. Esto puede crear puntas rectas que luzcan poco naturales.

Siga los pasos para aplicar pestañas postizas que se encuentran en el **Procedimiento 19-2.**

Ⓟ 19-2: Aplicación de pestañas postizas

Consulte la página 846

ADHESIVO PARA PESTAÑAS

El **adhesivo para pestañas** se utiliza para que las pestañas postizas se adhieran, o se peguen, a la línea natural de las pestañas (**figura 19-38**). Algunos clientes pueden ser alérgicos al látex de este tipo de pegamento. Si tiene dudas, efectúe una prueba del parche de alergia antes de aplicar las pestañas.

La prueba se realiza de dos maneras:

- Coloque una gota de adhesivo detrás de una oreja. Como alternativa, puede colocar una gota en el ángulo interno del codo o detrás de la rodilla.
- Pegue una sola pestaña en la base de las pestañas. No la adhiera a la piel.

En ambos casos, si no hay reacción dentro de las 24 horas siguientes, puede proceder con la aplicación. También hay adhesivos sin látex disponibles.

CÓMO RETIRAR LAS PESTAÑAS ARTIFICIALES

Para quitar las pestañas artificiales, utilice almohadillas para ojos con desmaquilladores a base de aceite, que sirven para quitar el rímel resistente al agua. La base de las pestañas también se puede suavizar mediante la aplicación de un paño o algodón humedecido en agua tibia y un limpiador facial suave.

- Mantenga el paño sobre los ojos durante unos segundos para ablandar el adhesivo.
- Comience por la comisura externa y remueva las pestañas con cuidado para no arrancar las pestañas naturales del cliente.
- Tire de las pestañas en tiras en forma paralela a la piel, pero no hacia fuera.
- Utilice almohadillas o hisopos de algodón para remover los restos de maquillaje y adhesivo del párpado.

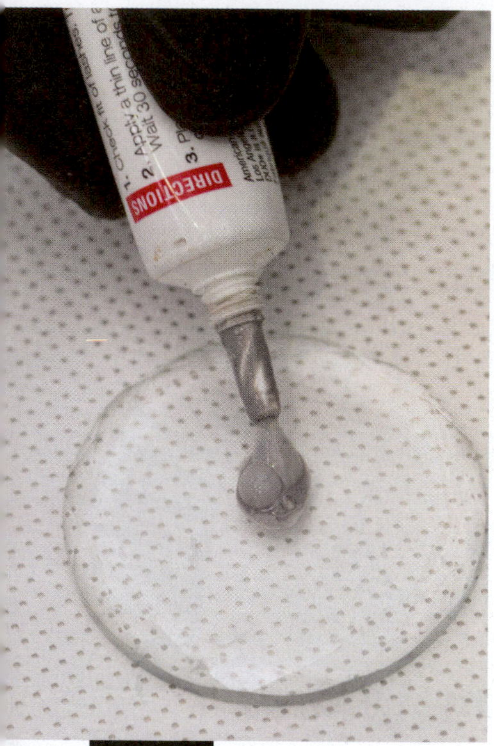

Fig. 19-38 Adhesivo para pestañas

Extensiones de pestañas

La extensión de pestañas es el proceso mediante el cual se adhieren pestañas naturales o sintéticas, de manera individual, a las pestañas naturales con un adhesivo especial. Para aplicar las extensiones se utilizan pinzas de punta fina y este proceso puede llevar hasta dos horas. Las aplicaciones parciales y los retoques llevan menos tiempo.

La adhesión durará lo que dura el ciclo de vida natural de las pestañas, es decir, alrededor dos meses. Es necesario rellenar y *retocar* las pestañas a medida que crecen y se deben reemplazar las extensiones. Para que las extensiones de pestañas duren, la aplicación de maquillaje y la limpieza deben ser suaves en esta zona. Se recomienda buscar información sobre la calidad y seguridad del adhesivo.

Antes de realizar este difícil procedimiento, es necesario que el esteticista se capacite y practique lo suficiente. Es necesario contar con una camilla de tratamiento o un sillón para tratamientos faciales y una lámpara con lupa para realizar servicios de extensiones. También se recomienda realizar estos servicios en un área privada o reservada.

Permanente de pestañas

La permanente de pestañas es un proceso químico mediante el cual se rizan las pestañas. Se recomienda buscar información sobre la calidad y seguridad de la solución para realizar permanentes de pestañas. Antes de realizar este delicado procedimiento, es necesario que el esteticista se capacite y practique lo suficiente. Consulte siempre con el organismo regulador correspondiente si es legal ofrecer servicios de permanente de pestañas.

Precaución

Dada la sensibilidad de la zona del ojo y la importancia de tener ojos saludables, hay algunas situaciones en las cuales no se deben aplicar pestañas postizas:

- *embarazo*
- *irritación ocular*
- *infección ocular*
- *alergias oculares*
- *blefaritis (inflamación crónica de los párpados)*
- *glaucoma*
- *lacrimación excesiva*
- *quimioterapia (se necesita la aprobación del médico)*
- *problemas tiroideos que afectan al crecimiento de las pestañas o causan pérdida de cabello*
- *asma (pueden ser sensibles al olor del adhesivo).*

Tintura para cejas y pestañas

La tintura para pestañas y cejas es un excelente servicio adicional. En lugar de pintar las cejas con lápiz o usar rímel todos los días, se pueden oscurecer las pestañas y las cejas durante algunas semanas. Si el vello es escaso, puede ser que la tintura no se destaque lo suficiente como para ser eficaz.

Al teñir las cejas, mantenga la tintura lejos de la piel. La aplicación debe definir con precisión la forma de la ceja. Dado que el color se adhiere muy rápidamente, cualquier exceso de tinte debe eliminarse de inmediato. Siempre consulte con el organismo regulador antes de realizar cualquier servicio de tinte de pestañas o cejas.

Sugerencia

Recuérdele al cliente que debe tener cuidado especial con las pestañas postizas cuando practique natación, se bañe o se limpie el rostro. Con el tiempo, los productos de limpieza a base de agua y aceite debilitan el adhesivo.

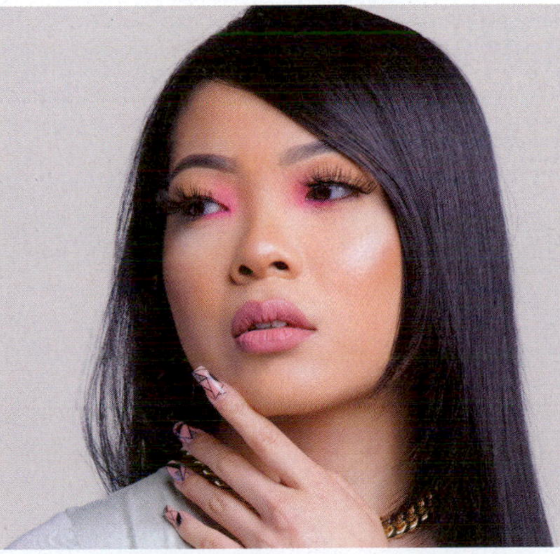

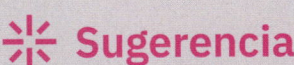

Verificación

20. Describa varios tipos de realces para pestañas.

Ⓟ Procedimiento 19-1

Aplicación profesional básica del maquillaje

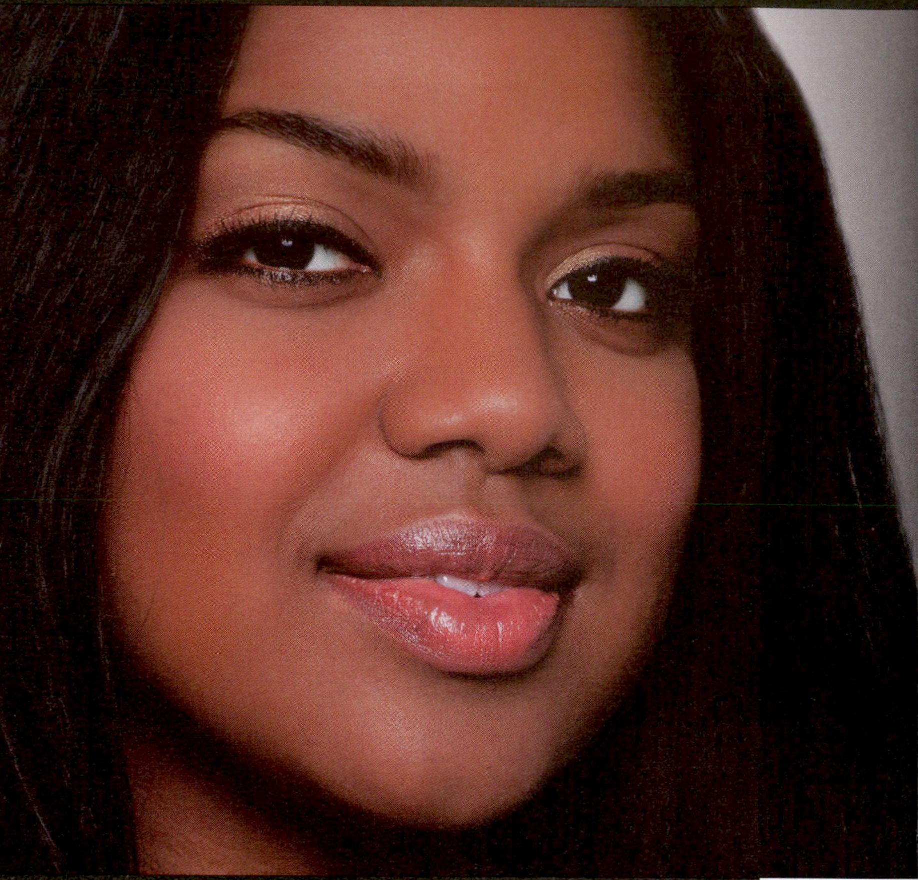

IMPLEMENTOS Y MATERIALES

PRODUCTOS PARA EL CUIDADO DE LA PIEL

- Limpiador
- Acondicionador de labios
- Humectantes (prebase para la piel opcional)
- Sueros
- Protector solar
- Tonificante

MAQUILLAJE

- Coloretes
- Correctores
- Delineador de ojos
- Sombras de ojos
- Polvos faciales
- Bases
- Labiales
- Delineadores de labios
- Rímel

INSUMOS

- Pestañas postizas (opcional)
- Diversas brochas para maquillaje (para corrector, polvo, sombra, delineador de ojos, un cepillo inclinado para las cejas, rubor y labial)
- Peine para pestañas
- Rizador de pestañas
- Banda o pinza para sujetar el cabello
- Capa para maquillaje
- Paleta
- Sacapuntas
- Toallas y mantas para cubrir, si se desea

ELEMENTOS DE UN SOLO USO

- Almohadillas de algodón, aplicadores e hisopos
- Pinceles desechables para labios
- Aplicadores de rímel
- Aplicadores de sombra
- Espátulas
- Esponjas
- Pañuelos

PREPARACIÓN

Antes de comenzar, realice el

Ⓟ **10-1 Procedimiento previo al servicio.**

DURACIÓN ESTIMADA

20 MIN

Hay muchas maneras de abordar la aplicación de maquillaje. El siguiente es un ejemplo de un enfoque, ya que el orden de aplicación de los productos puede variar. Con el tiempo, encontrará la rutina que mejor se adecúe a usted y sus clientes. Desarrollar su estilo personal lo ayudará a diferenciarse de otros artistas y hará que su proceso se más eficaz.

1

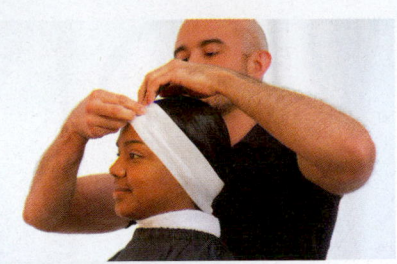

Cubra al cliente; sujete el cabello. Use una pinza o banda para sujetar el cabello y mantenerlo lejos del rostro.

2

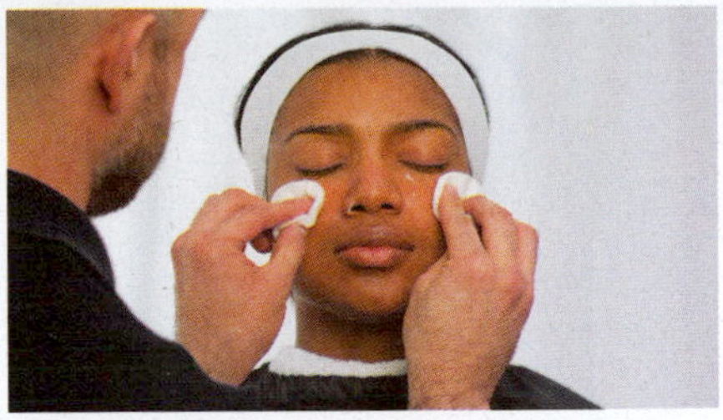

Limpie el rostro. Después de lavarse las manos, limpie el rostro del cliente si está usando maquillaje o si la piel está grasosa.

3

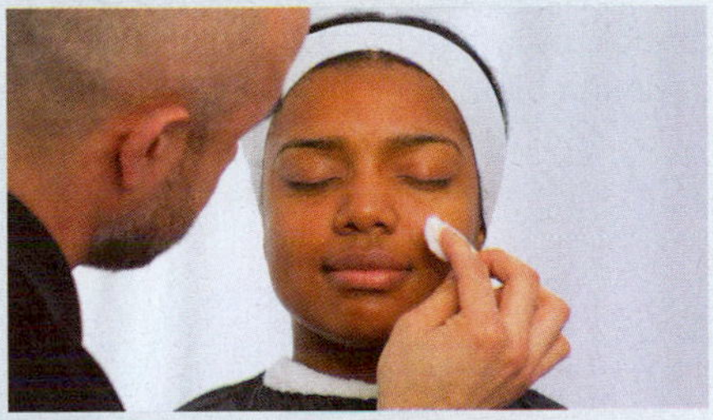

Aplique tonificante para restaurar el pH. Use un algodón para aplicar el tonificante, eliminar cualquier resto de maquillaje y restaurar el equilibrio del pH de la piel.

4

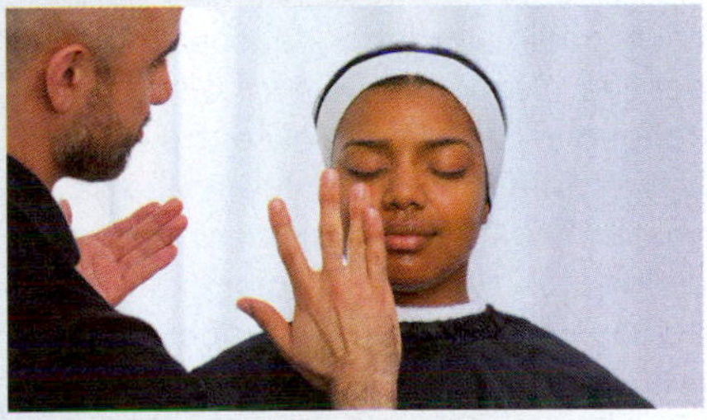

Aplique crema hidratante, suero, prebase o protector solar (según corresponda). Elija el producto en función del tipo de piel del cliente.

5

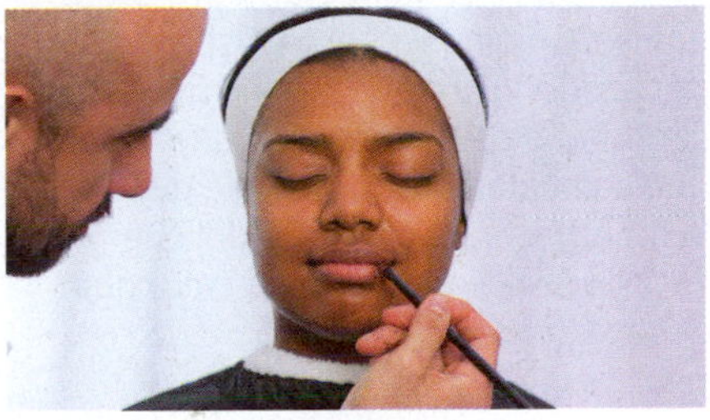

Aplique acondicionador de labios según sea necesario. Aplíquelo con una brocha para labial desechable o desinfectada. Para darle más tiempo para que penetre y humecte los labios, aplique el acondicionador de labios al principio de la aplicación del maquillaje.

6

Arregle las cejas de ser necesario. Consulte el **Procedimiento 17-3: Depilación de cejas con pinzas** en el **capítulo 17, Depilación**, para obtener instrucciones sobre el mantenimiento de las cejas.

7

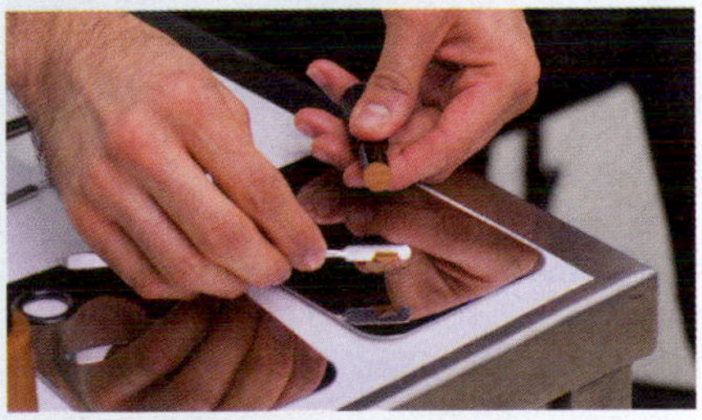

Seleccione el color del corrector. Con una espátula, saque el producto del recipiente. Seleccione un color similar al de la base e igual al de la piel. Haga coincidir la piel circundante en las áreas donde desea cubrir la decoloración.

8

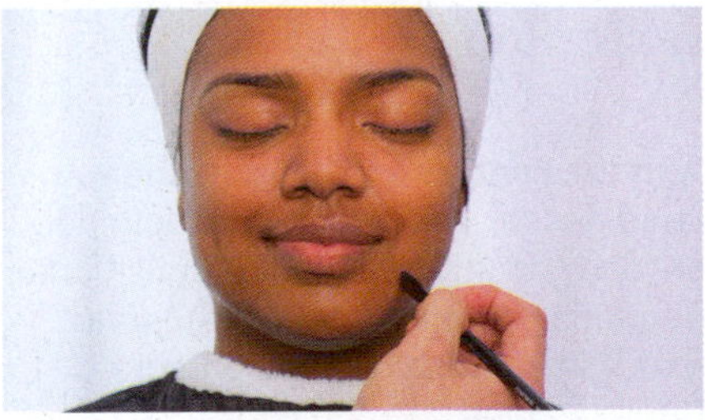

Aplique el corrector. Coloque una pequeña cantidad de corrector en una paleta. Con una brocha para corrector sintética o una esponja, aplique el corrector ligeramente donde sea necesario, con trazos cortos (debajo de los ojos, sobre las imperfecciones o las manchas oscuras).

Sugerencia

Siempre use productos cremosos y líquidos antes de aplicar los polvos para difuminar con facilidad. Si va a utilizar un corrector en polvo o polvo para el contorno, aplíquelos después de la base.

9

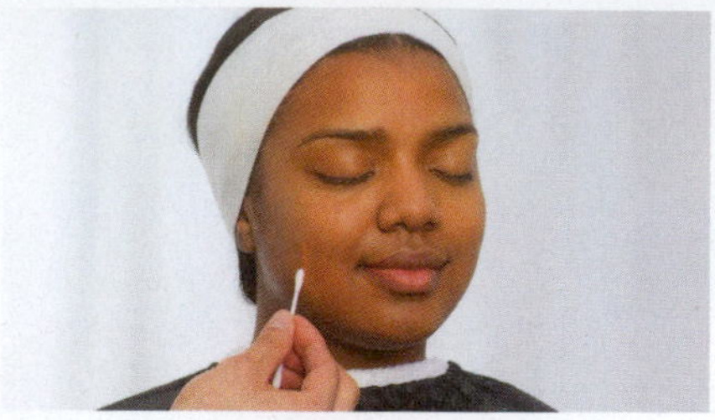

Seleccione el color de la base. Seleccione algunos colores con los que desea trabajar para difuminar y emparejar la piel. Para retirar el producto de un recipiente, utilice una espátula y luego coloque el producto sobre la paleta o directamente sobre una esponja desechable. Use un hisopo de algodón para aplicar una pequeña cantidad de algunos tonos diferentes que coincidan con el tono de piel en la mandíbula, el contorno del cuero cabelludo o la clavícula. El color que desaparece es el correcto.

10

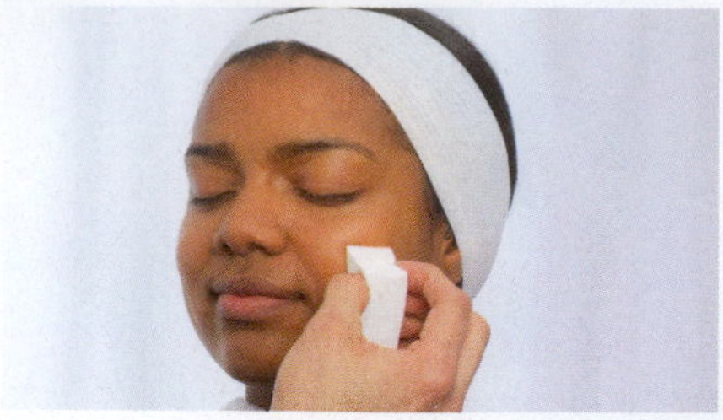

Aplique la base y difumine. Cubra la piel con una capa delgada del producto con movimientos parejos. Difumine a lo largo de la mandíbula y los bordes del rostro. Según la preferencia del artista, difumine hacia abajo en la dirección del crecimiento del vello facial y también hacia abajo alrededor del contorno del cuero cabelludo. De lo contrario, aplique la base desde el centro del rostro y difumine hacia fuera y hacia abajo. Dé palmaditas suaves alrededor de los ojos. Retire cualquier exceso de base al secar con un pañuelo o una esponja.

11

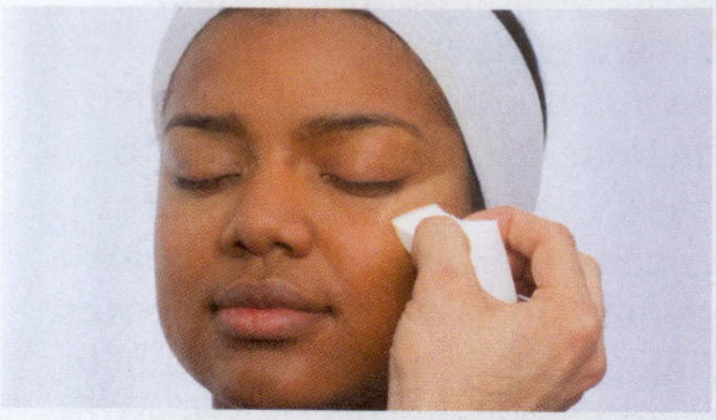

Aplique iluminador y difumine bien (si lo desea). Con una espátula, saque el producto del recipiente. Aplique un color más claro al tono de piel del cliente para acentuar y resaltar las facciones a lo largo del hueso de las cejas, las sienes, el mentón o los pómulos. Con una brocha o esponja, difumine bien.

12

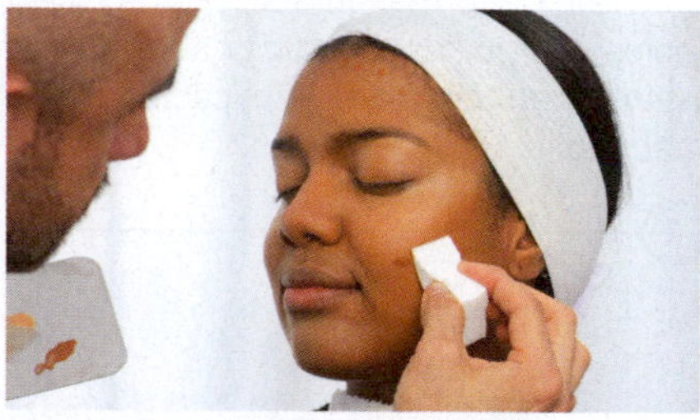

Aplique contorno y difumine bien (si lo desea). Extraiga el producto del envase con una espátula. Extraiga una pequeña cantidad y aplique un tono más oscuro debajo de los pómulos. Difumine bien.

13

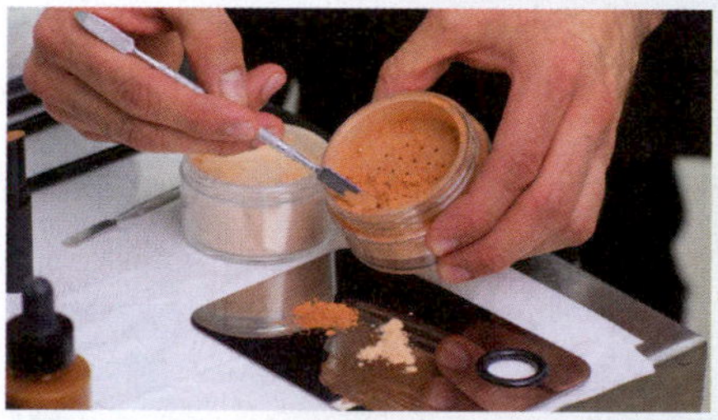

Vierta el polvo en una paleta o pañuelo limpio y aplique el polvo a la brocha y sacuda el exceso. El uso de un pañuelo o paleta evita la contaminación cruzada.

14

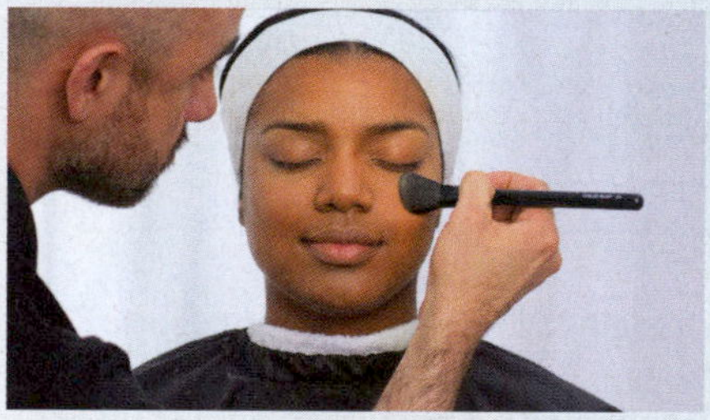

Aplique polvos. Sumerja un aplicador o brocha para polvo desechable en el polvo y aplíquelo en el rostro. Realice un movimiento de presión con rotación con un barrido suave en todo el rostro, con una brocha para polvo, para fijar la base.

15

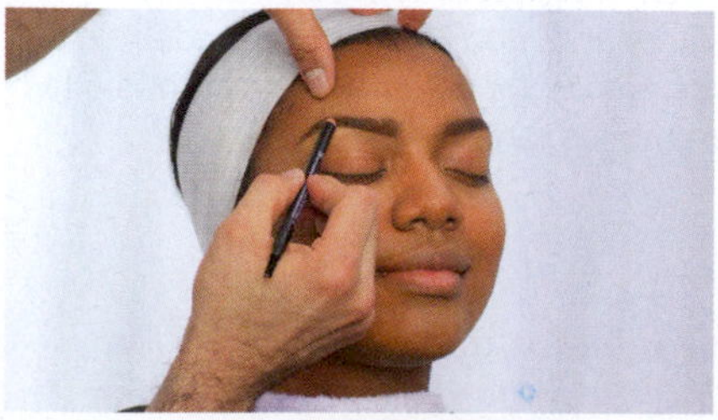

Aplique lápiz para cejas o sombra. Utilice un tono parecido al color de las cejas o uno que le guste al cliente. Posicione la mano justo por encima de la ceja y aplique el color con un lápiz afilado, con movimientos cortos y suaves, o aplique sombra con una brocha.

16

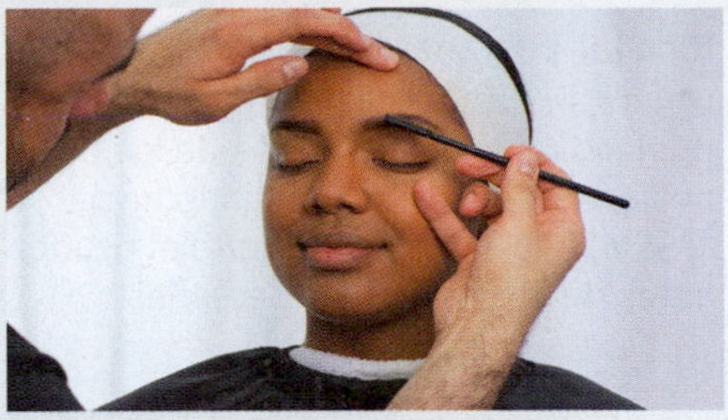

Difumine el lápiz para cejas o la sombra. El exceso de color se puede cepillar o eliminar con un hisopo con punta de algodón, un cepillo o una esponja de maquillaje. Vaya en la dirección opuesta al crecimiento del vello para difuminar. Luego, vuelva a alisar las cejas con un cepillo para cejas.

17

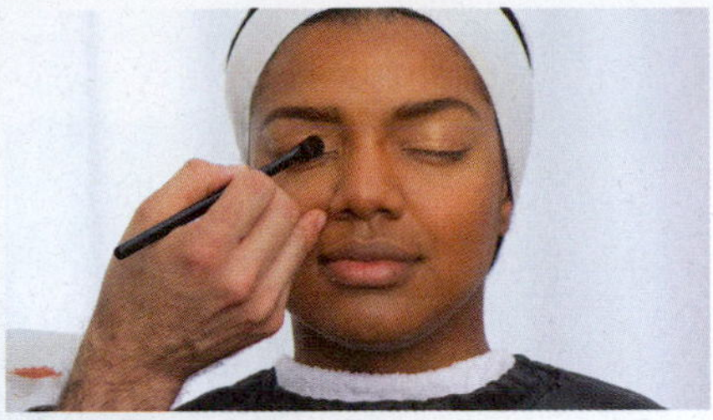

Aplique un color de base claro de sombra en todo el párpado, desde el contorno de las pestañas hasta la ceja. Detenga el color en la comisura externa del ojo hasta la comisura externa de la ceja. Para sostener con firmeza la mano y evitar lesiones en los ojos, coloque la base de la mano con suavidad sobre la mejilla del cliente. En algunas ocasiones, se utiliza un pañuelo de papel debajo de la mano. Para el ojo, posicione la mano justo por encima de la ceja.

18

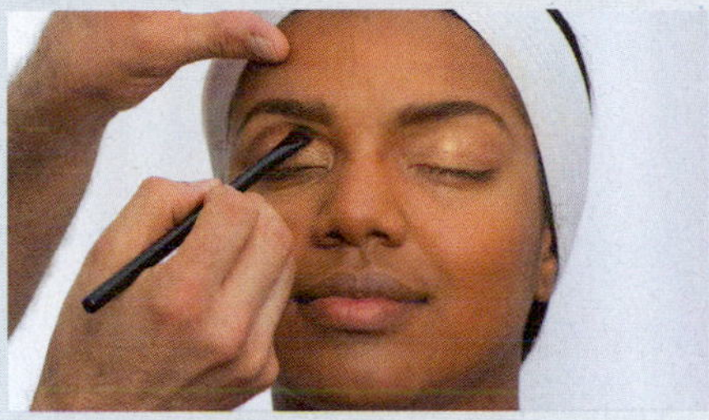

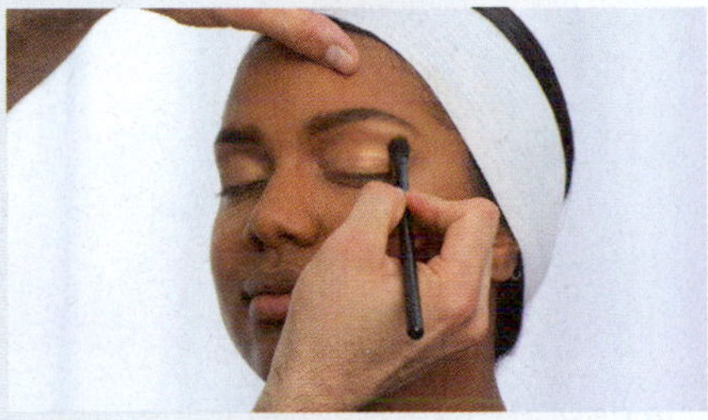

Aplique un tono de sombra de ojos más oscuro en el pliegue, en la parte superior del pliegue y parcialmente debajo de él. Elimine el exceso de polvo de la brocha con golpecitos, pero no lo sople. Aplique más color en la comisura externa del ojo y hacia el área del pliegue sobre la parte interna del iris. Este color oscuro cubre tres cuartos de la zona sobre la parte externa del ojo. Esfume el color.

Opcional: Aplique delineador de ojos antes de aplicar la sombra oscura.

19

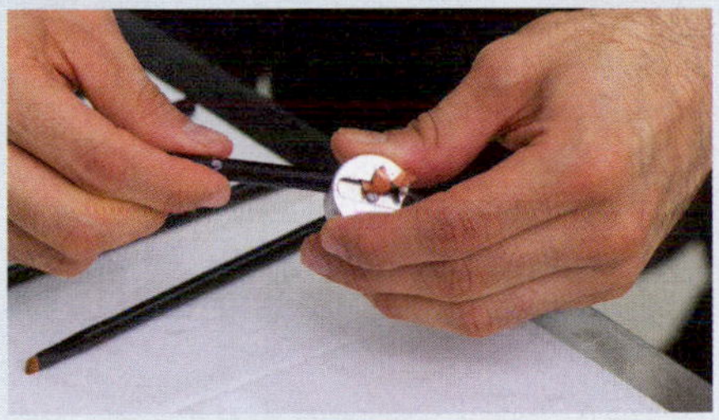

Seleccione un delineador de ojos (delineador húmedo, sombra seca o delineador líquido). Seleccione un delineador de ojos que armonice con el rímel que aplicará. Sáquele punta al lápiz delineador antes y después de cada uso.

- La sombra como un delineador húmedo también se puede usar para delinear con una brocha limpia o de un solo uso. Aplíquela con una brocha fina mojada en agua.
- También se puede aplicar la sombra seca con una brocha fina y dura, para obtener una apariencia más natural. Asegúrese de que el delineador no sea demasiado áspero o seco; de lo contrario, no se deslizará bien sobre el ojo.
- Para usar delineadores líquidos se necesitan aplicadores desechables o que se puedan desinfectar. Cada vez que sumerja el aplicador en el líquido deberá cambiarlo por uno nuevo.

20

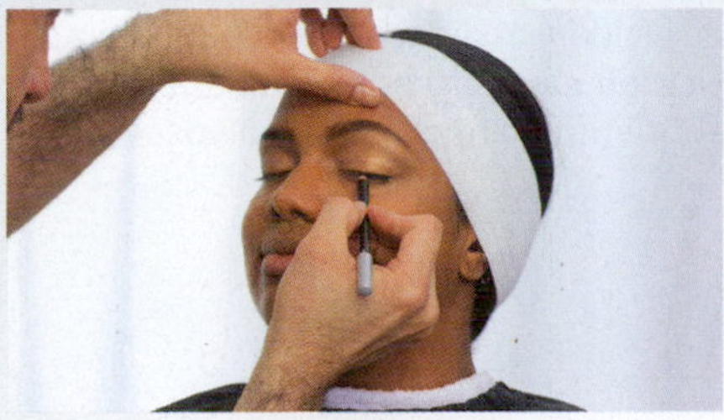

Aplique y difumine el delineador de ojos en la línea de las pestañas en la parte superior de los párpados. Pídale al cliente que cierre los ojos al aplicar el delineador en la parte superior de los párpados, cerca de las pestañas. Estire suavemente el ángulo exterior de los párpados cerrados del cliente hasta que esté tirante. Dibuje una línea fina a lo largo de toda la línea de las pestañas en la parte superior de los párpados que se afine hacia el ángulo interior.

21

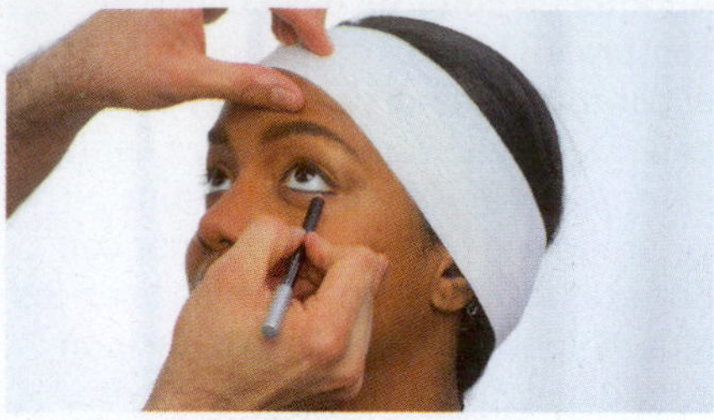

Repita la aplicación en la línea de las pestañas inferiores. Pídale al cliente que mire hacia arriba y hacia otro lado para aplicar el delineador debajo de los ojos. Difumine el delineado con una brocha pequeña y dura.

22

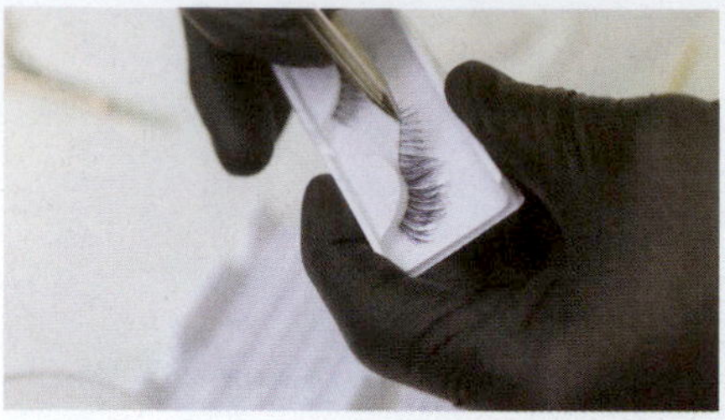

Aplique pestañas postizas antes de aplicar el rímel, si corresponde y lo desea. Consulte el **Procedimiento 19-2: Aplicación de pestañas postizas** para obtener instrucciones o continúe al paso 23.

23

Rice las pestañas, si lo desea. Utilice un rizador de pestañas para doblar suavemente la base de las pestañas y continúe doblando hacia afuera, hacia la punta. Suelte el rizador antes de alejarlo de las pestañas.

24

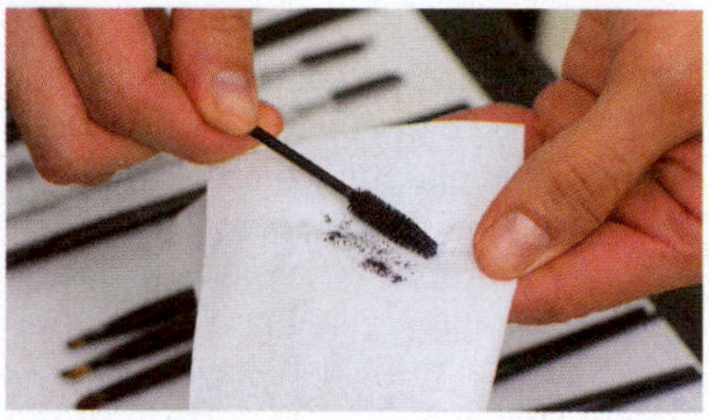

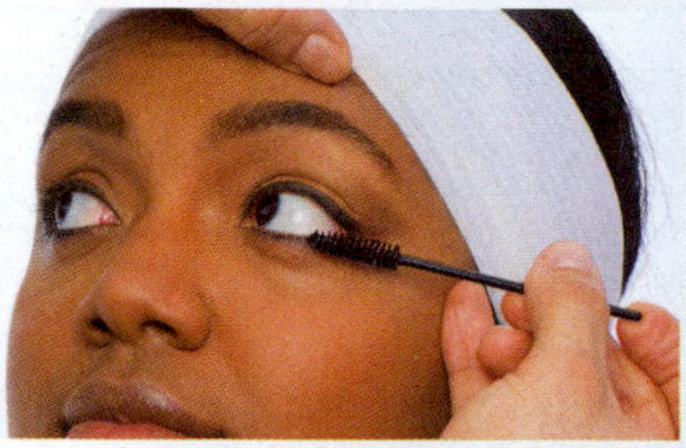

Aplique rímel en las pestañas inferiores (si lo desea). Sumerja el aplicador desechable y luego elimine el exceso de producto. Asegúrese de posicionar la mano con suavidad sobre el rostro para tener mayor control durante la aplicación. Pídale al cliente que baje el mentón mientras mira hacia arriba para aplicar rímel en las pestañas inferiores. Cepille y separe las pestañas antes de que el rímel se seque.

Sugerencia

Use un hisopo de algodón o una brocha pequeña y dura con un poco de base o polvo para corregir o borrar las manchas.

25

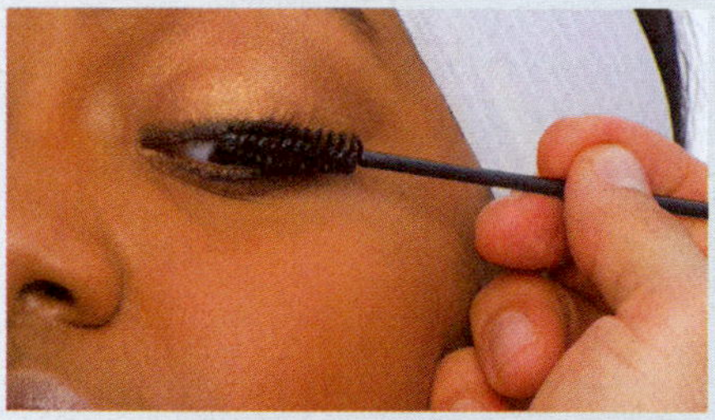

Aplique rímel en las pestañas superiores. Sumerja el aplicador desechable y luego elimine el exceso de producto. Pídale al cliente que mire hacia abajo y que se concentre en un punto fijo para aplicar el rímel en las pestañas superiores. Asegúrese de posicionar la mano con suavidad sobre el rostro para tener mayor control. Aplique rímel con un movimiento en zigzag desde la base hasta la punta; luego, use un peine para pestañas o un peine para cejas para separar las pestañas.

26

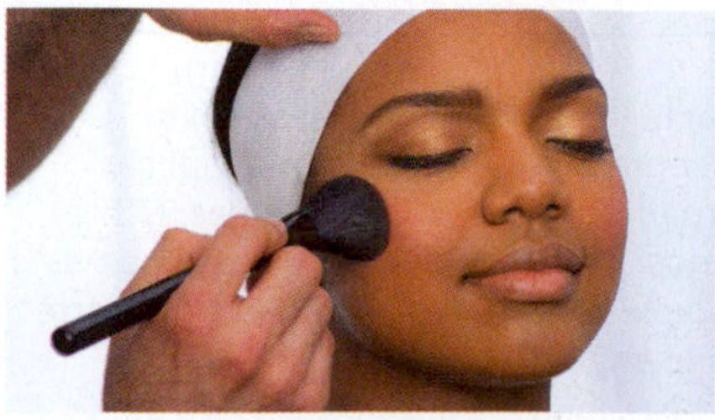

Aplique y difumine el rubor. Pídale al cliente que sonría y luego aplique colorete en polvo. Elimine el exceso de polvo de la brocha con golpecitos. Aplique rubor justo debajo de los pómulos y difumine hacia arriba y abajo a lo largo del pómulo. Debe difuminarlo con el contorno del cuero cabelludo, pero no en él. Para el colorete líquido o en crema se usa un aplicador limpio antes de los polvos y, en ocasiones, sobre la piel limpia.

27

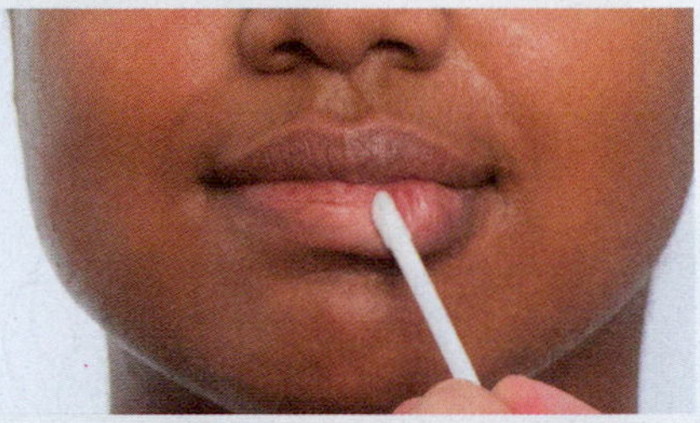

Aplique acondicionador de labios (opcional). Este paso se realiza si los labios están secos o no aplicó hidratante de labios. Extraiga el producto del envase con una espátula. Use una brocha descartable para aplicar el producto. Aplique el hidratante de labios, así puede penetrar y humectar los labios antes de comenzar a aplicar el delineador. Nota: Algunos artistas usan una prebase o base en los labios debajo del labial para que dure más.

28

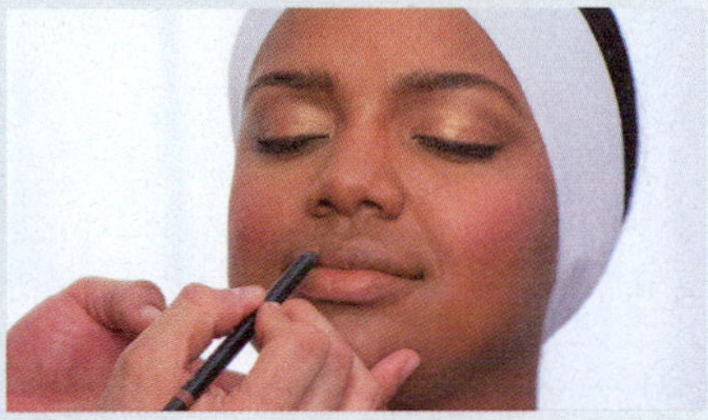

Aplique delineador de labios. Utilice un lápiz con punta recién afilada para aplicar el delineador de labios. Pídale al cliente que sonría y estire los labios. Posicione la mano sobre la comisura de la boca. Delinee el labio superior desde la comisura externa hacia el medio con trazos pequeños y firmes; repita en el lado opuesto. Una las puntas del centro de los labios mediante trazos redondeados, siguiendo el contorno natural del labio. Delinee el labio inferior desde las comisuras hacia el centro. Opcional: Rellene y use el delineador como labial para mantener el color por más tiempo.

29

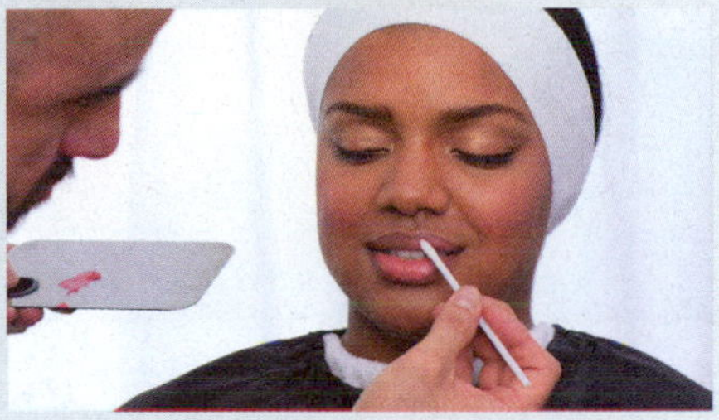

Aplique el labial. Use una espátula para extraer el labial del recipiente. Pídale al cliente que elija un color entre dos o tres opciones. Solicítele al cliente que relaje los labios y que los separe un poco. Apoye el dedo anular cerca del mentón del cliente para mantener la mano firme. Aplique el labial uniformemente con una brocha para labios y alise las grietas. Después, pídale al cliente que sonría levemente para que usted pueda suavizar el labial en las grietas.

30

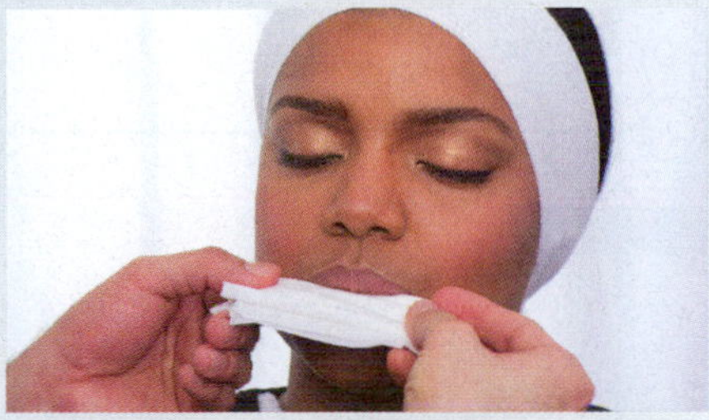

Fije el labial. Seque los labios con un pañuelo desechable para eliminar el exceso de producto y fijar el labial. Finalice con un acabado de brillo.

31

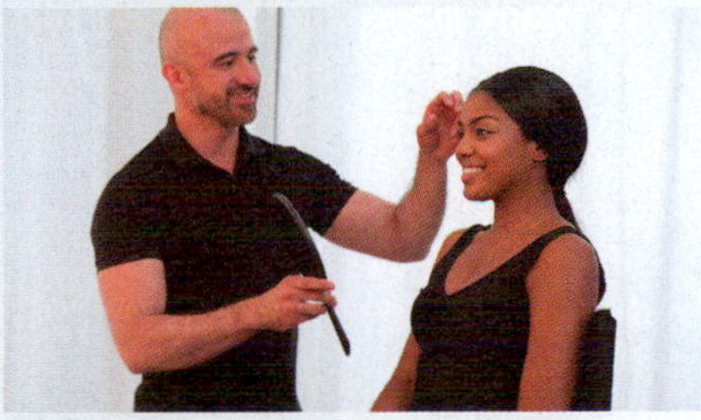

Muéstrele al cliente el maquillaje final. Retire la capa y las pinzas para el cabello para que puedan ver el aspecto final. Analice cualquier necesidad que el cliente tenga acerca de los productos o colores.

32

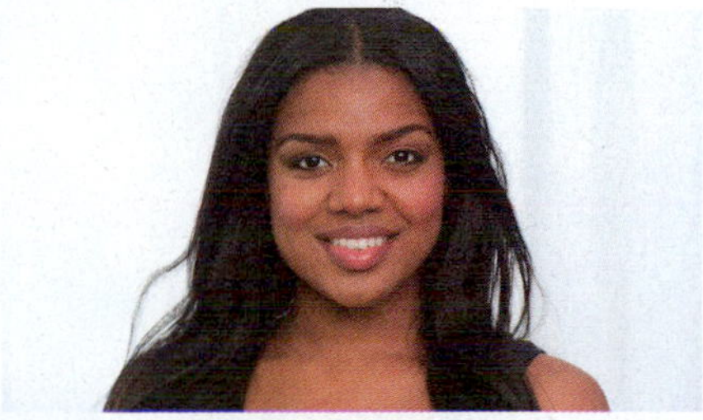

Aplicación de maquillaje terminada.

POSTERIOR AL SERVICIO

Para completar el procedimiento, realice el

Ⓟ **10-2 Procedimiento posterior al servicio.**

Ⓟ Procedimiento 19-2

Aplicación de pestañas postizas

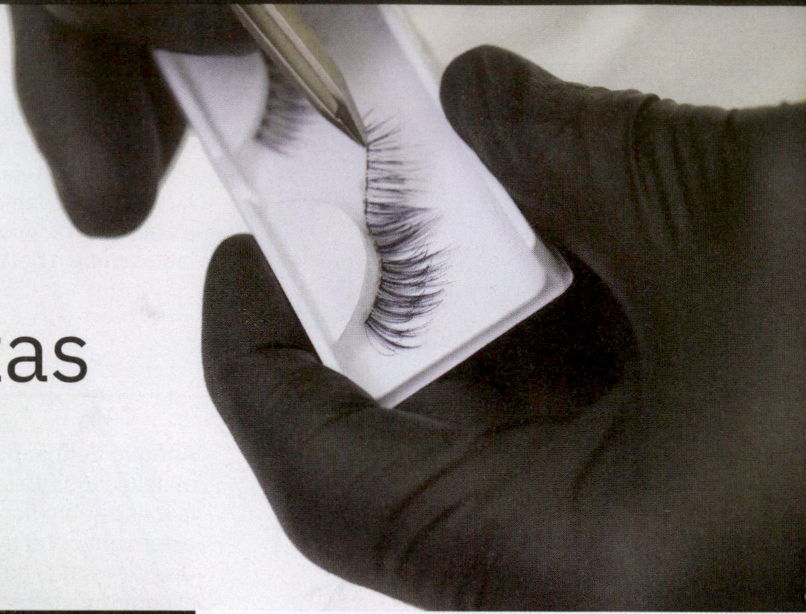

IMPLEMENTOS Y MATERIALES

INSUMOS

- Bandeja de adhesivos o papel de aluminio para colocar el adhesivo
- Luz ajustable
- Desinfectante
- Vaso Dappen o una paleta pequeña desinfectada para colocar las pestañas antes de la aplicación
- Limpiador de adhesivo para pestañas
- Peine o cepillo para pestañas
- Rizador de pestañas
- Limpiador de párpados y pestañas
- Desmaquillador de ojos
- Espejo de mano
- Esterilizador de manos
- Banda o pinza para sujetar el cabello
- Recipiente cubierto de residuos
- Capa para maquillaje
- Tijeras pequeñas (de manicura)
- Pinzas para depilar

ELEMENTOS DE UN SOLO USO

- Pestañas postizas
- Almohadillas de algodón
- Hisopos de algodón
- Guantes
- Adhesivo para pestañas
- Aplicador de rímel
- Toallas de papel
- Palillo u horquilla

Nota: Este procedimiento es para pestañas en tiras y pestañas individuales.

PREPARACIÓN

Antes de comenzar, el Ⓟ **10-1 Procedimiento previo al servicio.**

- Asegúrese de que el cliente esté correctamente sentado en la camilla o silla de tratamiento con la cabeza a una altura cómoda para trabajar.
- Si el cliente utiliza lentes de contacto, debe quitárselos antes de iniciar el procedimiento.
- El rostro del cliente deberá estar bien iluminado, pero evite que la luz llegue directamente a los ojos.
- Trabaje desde atrás del cliente o a su lado. Siempre que sea posible, evite trabajar directamente de frente al cliente.
- Lávese las manos y póngase guantes.

DURACIÓN ESTIMADA

10 MIN

1

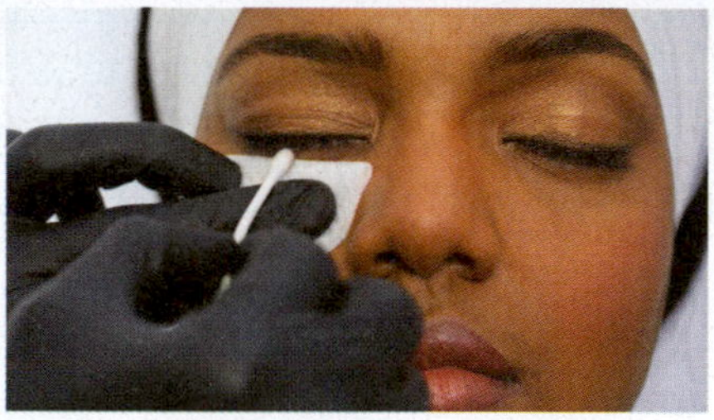

Cepille las pestañas del cliente. Asegúrese de que las pestañas estén limpias y libres de materias extrañas, como partículas de rímel.

2

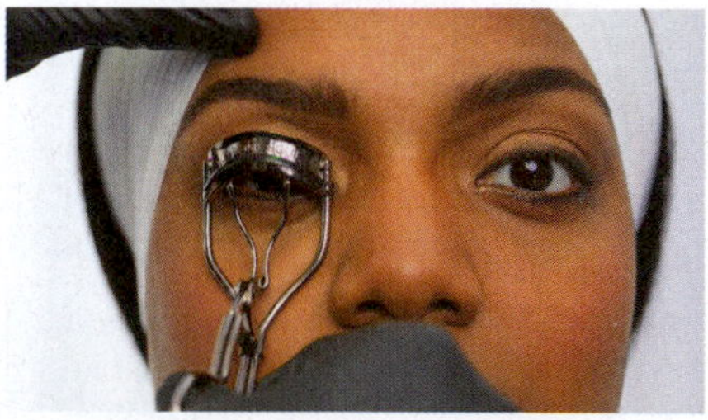

Rice las pestañas con un rizador de pestañas (si lo desea). Rice antes de aplicar las pestañas postizas.

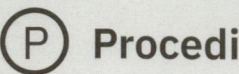

A. Pestañas en tiras

3

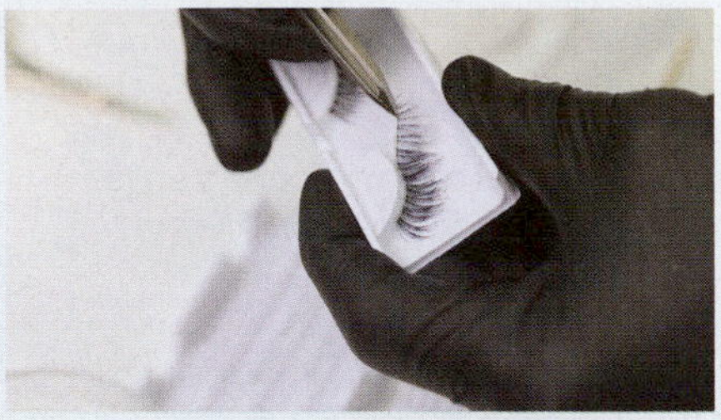

Retire con cuidado las pestañas en tiras del paquete. Para esto, puede usar las pinzas.

4

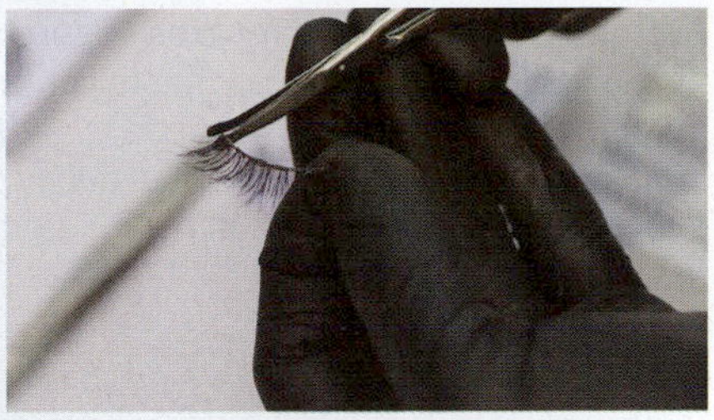

Mida la longitud de la pestaña superior y recorte (si es necesario). Comience con las pestañas superiores. Sostenga la tira sobre el ojo para medir el largo. Use los dedos para doblar la pestaña en forma de herradura y hacerla más flexible para que coincida con el contorno del párpado. Si la tira de la pestaña es muy larga y no coincide con la curva del párpado superior, recorte la punta externa.

5

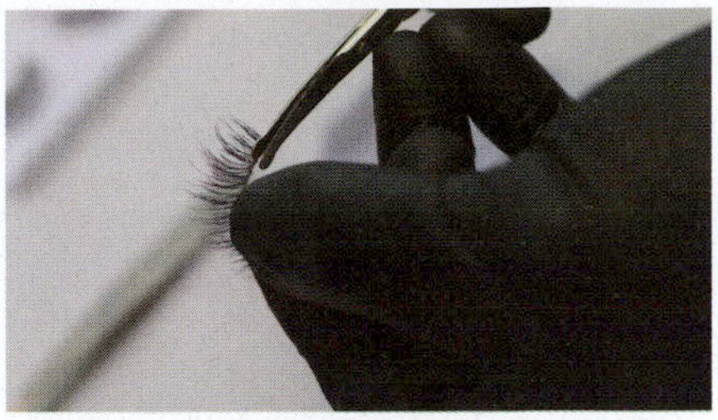

Peine las pestañas postizas en tiras rectas para hacer longitudes desiguales en el extremo (formas de "w"). Córtelas con las puntas de sus tijeras (si lo desea). Esto crea una apariencia más natural.

6

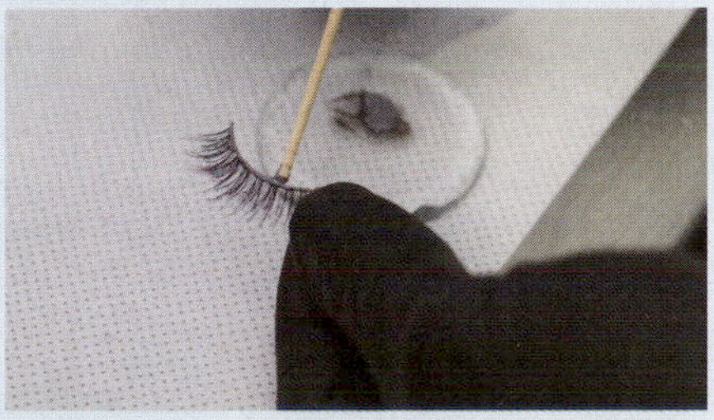

Aplique una línea delgada de adhesivo en la base de las pestañas postizas y déjelo secarse durante unos segundos. Use un cepillo desechable o el extremo redondeado de un palillo para aplicar el adhesivo para pestañas.

7

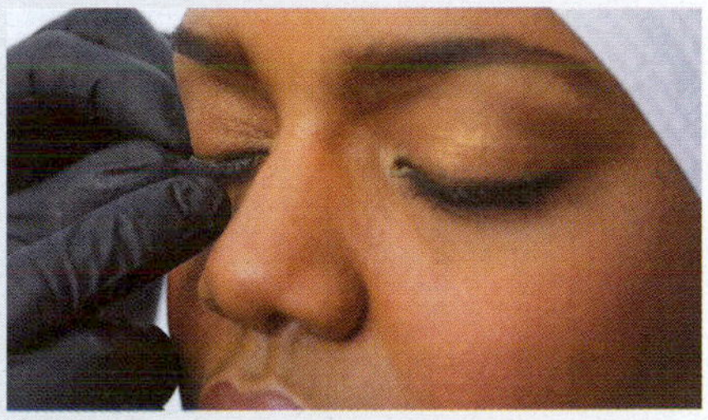

Aplique las pestañas en tiras. Sostenga los extremos con los dedos o con una pinza para aplicar las pestañas. Comience con la parte más corta de las pestañas y ubíquelas sobre las pestañas naturales en el ángulo interior del ojo, hacia la nariz.

Sugerencia

Si no afecta la adhesión de la pestaña postiza, puede aplicar delineador de ojos antes de aplicar la pestaña.

8

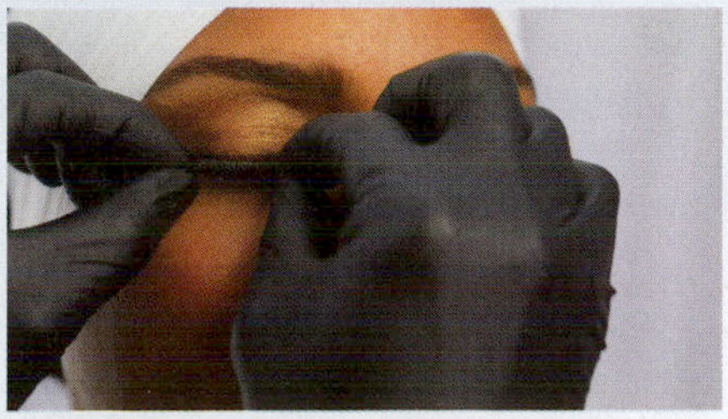

Aplique el resto de las pestañas postizas lo más cerca posible de las pestañas naturales del cliente y no sobre la piel. Elimine cualquier exceso de adhesivo y vuelva a colocar las pestañas, según sea necesario. Continúe al paso 11.

B. Pestañas individuales

9

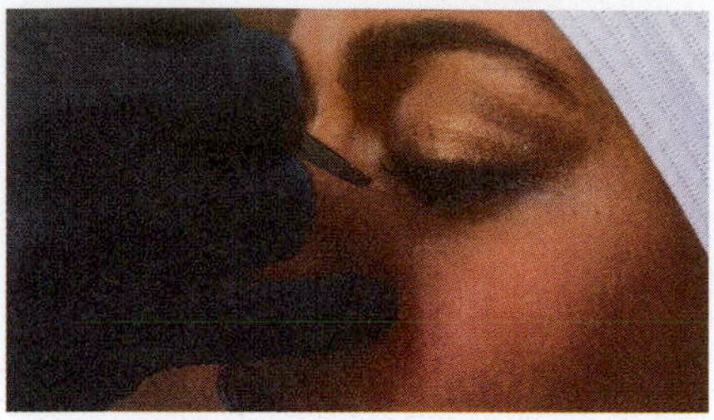

Aplique pestañas individuales según la longitud. Con la ayuda de unas pinzas, coloque una a la vez hasta contar con cinco o seis pestañas espaciadas de manera uniforme a lo largo de la línea de las pestañas. Utilice pestañas más largas en las comisuras externas del ojo, medianas en el centro y cortas en la comisura interna cerca de la nariz. Puede cortar el largo de las pestañas, según sea necesario.

10

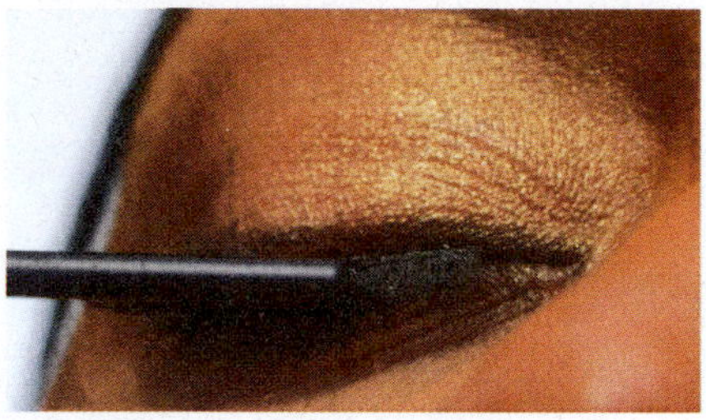

Elimine cualquier exceso de adhesivo y vuelva a colocar o a cepillar las pestañas, según sea necesario. Use el extremo redondeado de la brocha para delinear o las pinzas para presionar la pestaña, sin adherir la brocha ni las pinzas al adhesivo. Sea muy cuidadoso y delicado al aplicar las pestañas. Continúe al paso 11.

11

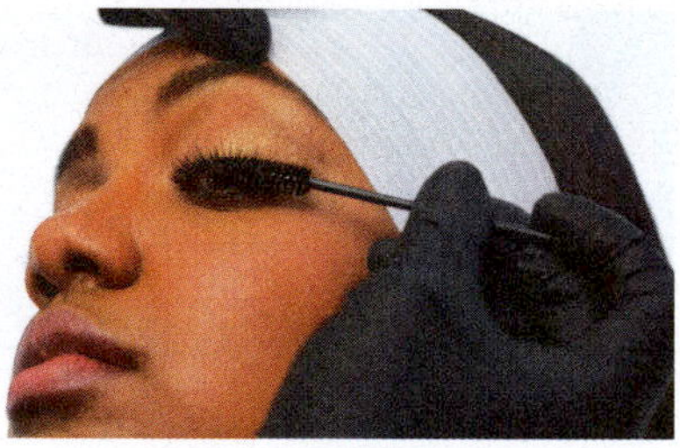

Aplique delineador líquido y rímel. Si no afecta la adhesión de la pestaña postiza, puede aplicar delineador de ojos líquido para finalizar el maquillaje. Agregar una capa de rímel puede ayudar a que las pestañas postizas se adhieran mejor a las naturales.

12

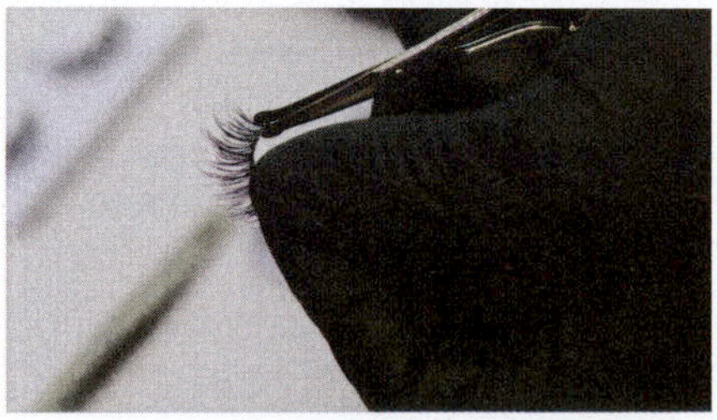

Aplicar las pestañas inferiores, si se desea. Recorte las pestañas, según sea necesario. Siempre corte las pestañas lejos del cliente. Después de cortarlas, coloque las pestañas cerca del ojo para corroborar el tamaño. Si necesita cortarlas más, aléjelas de los ojos del cliente. Cuando estén listas, aplique adhesivo de la misma manera que lo hizo con las pestañas superiores. Coloque las pestañas encima o debajo de las pestañas inferiores del cliente. Aplique las pestañas más cortas hacia el centro del ojo y las más largas hacia la parte externa.

13

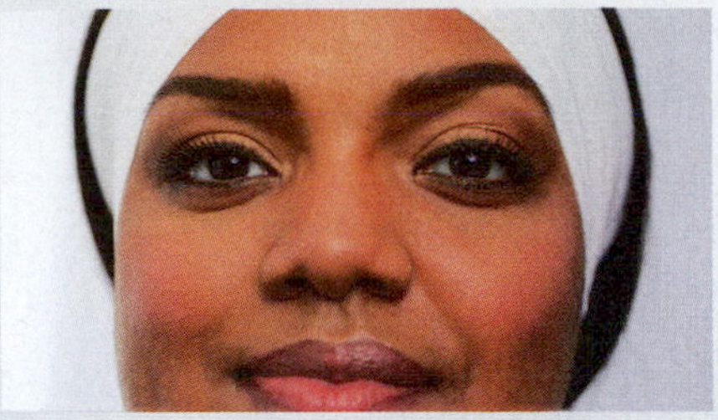

Observe el maquillaje finalizado. Asegúrese de que el cliente se sienta cómodo con las pestañas. Recuérdele que debe tener cuidado especial con las pestañas postizas al nadar, bañarse y al limpiarse el rostro. El agua, el aceite o los productos de limpieza aflojarán las pestañas postizas. La aplicación de pestañas postizas en tiras dura un día y están diseñadas para retirarlas por la noche.

14

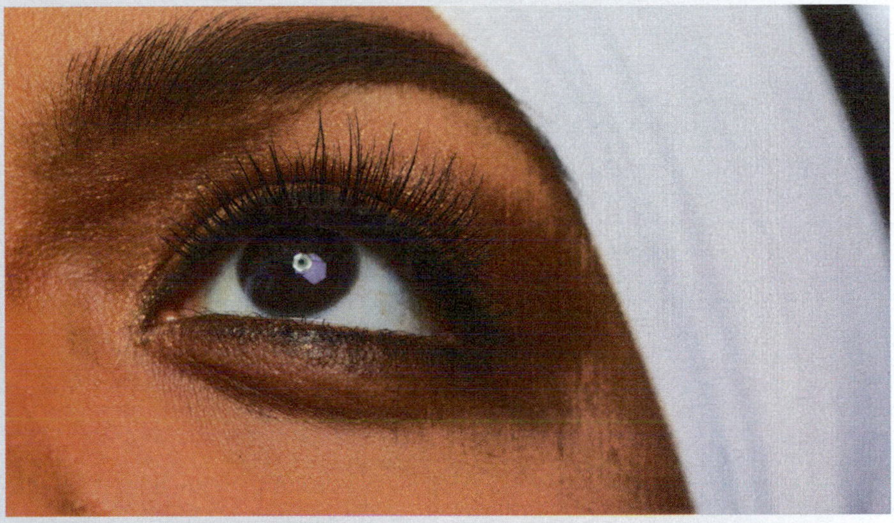

Estilo terminado.

POSTERIOR AL SERVICIO

Complete el

Ⓟ **10-2 Procedimiento posterior al servicio.**

Glosario del capítulo

adhesivo para pestañas	pág. 838	producto utilizado para que las pestañas postizas se adhieran, o se peguen, a la línea natural de las pestañas
aplicación de pestañas postizas individuales	pág. 837	término que se puede usar para describir el proceso de aplicación de grupos de pestañas individuales en la línea de las pestañas
base	pág. 812	también conocida como *base de maquillaje*; un cosmético con color que se utiliza para cubrir o emparejar el color de la piel
colores cálidos	pág. 807	gama de colores que van del amarillo al dorado y pasan por los anaranjados, anaranjados rojizos, la mayoría de los rojos y hasta algunos verdes amarillentos
colores fríos	pág. 807	colores que sugieren frialdad; en ellos predominan el azul, el verde, el violeta y el azul rojizo
colores neutros	pág. 808	colores que no se complementan ni contrastan con ningún otro
colorete	pág. 815	también conocido como *rubor* o *rouge*; se utiliza principalmente para agregar un brillo de aspecto natural en las mejillas
contorno	pág. 821	técnica de aplicación que crea una sombra sobre un área, lo que atenúa los rasgos
correctores	pág. 814	bases de consistencia espesa y pesada que se utilizan para ocultar las ojeras, manchas oscuras y otras imperfecciones
delineador de labios	pág. 816	lápiz de color que se utiliza para delinear los labios y para ayudar a evitar que el labial se corra hacia las líneas pequeñas alrededor de la boca
delineador de ojos	pág. 815	cosmético utilizado para delinear y realzar los ojos
desmaquillador de ojos	pág. 816	preparaciones especiales para retirar el maquillaje de los ojos
férula	pág. 818	parte metálica del cepillo que conecta las cerdas pegadas con el mango y les añade una determinada resistencia a las cerdas
grupos de pestañas	pág. 837	pequeños grupos de tres o cuatro pestañas postizas con un punto de adhesión
iluminador	pág. 821	técnica de aplicación que ilumina un área y resalta sus rasgos
labial	pág. 816	también conocido como *lápiz* o *brillo labial*; un cosmético tipo pasta que se utiliza para cambiar o resaltar el color de los labios
lápices para cejas	pág. 815	lápices que se utilizan para agregar color y dar forma a las cejas

maquillaje compacto	pág. 817	también conocido como *maquillaje prensado;* maquillaje de gran cobertura prensado en forma sólida que se aplica en el rostro con una esponja cosmética húmeda
maquillaje teatral	pág. 817	maquillaje espeso que se utiliza en teatro
mate	pág. 812	opaco y sin brillo
no comedogénico	pág. 813	no contiene ingredientes que obstruyan los folículos y agraven la piel propensa al acné
pestañas en tiras	pág. 837	pestañas unidas a una banda que se aplica con adhesivo en la línea natural de las pestañas
pestañas individuales	pág. 837	pestañas postizas individuales que se aplican sobre la base de las pestañas, una por una
polvo para cejas	pág. 815	polvos que se utilizan para agregar color y dar forma a las cejas
polvos faciales	pág. 814	polvo cosmético, en ocasiones con color, que se utiliza para agregar un acabado mate o sin brillo al rostro
prebase	pág. 813	se aplica en la piel antes de la base para ayudar a disimular las imperfecciones y la decoloración de la piel
rímel	pág. 816	preparado cosmético utilizado para oscurecer, definir y engrosar las pestañas
sombras de ojos	pág. 814	cosméticos aplicados en los párpados para acentuar o marcar el contorno
subtono	pág. 808	color debajo de la superficie de la piel; los subtonos pueden ser cálidos (amarillo, durazno, dorado), neutros (mezcla de cálido y frío) o fríos (rosa, rojo o azul)
tono de la piel	pág. 808	intensidad del color de la superficie de la piel

PARTE 05

SERVICIOS DE CUIDADO DE LAS UÑAS

Part 05

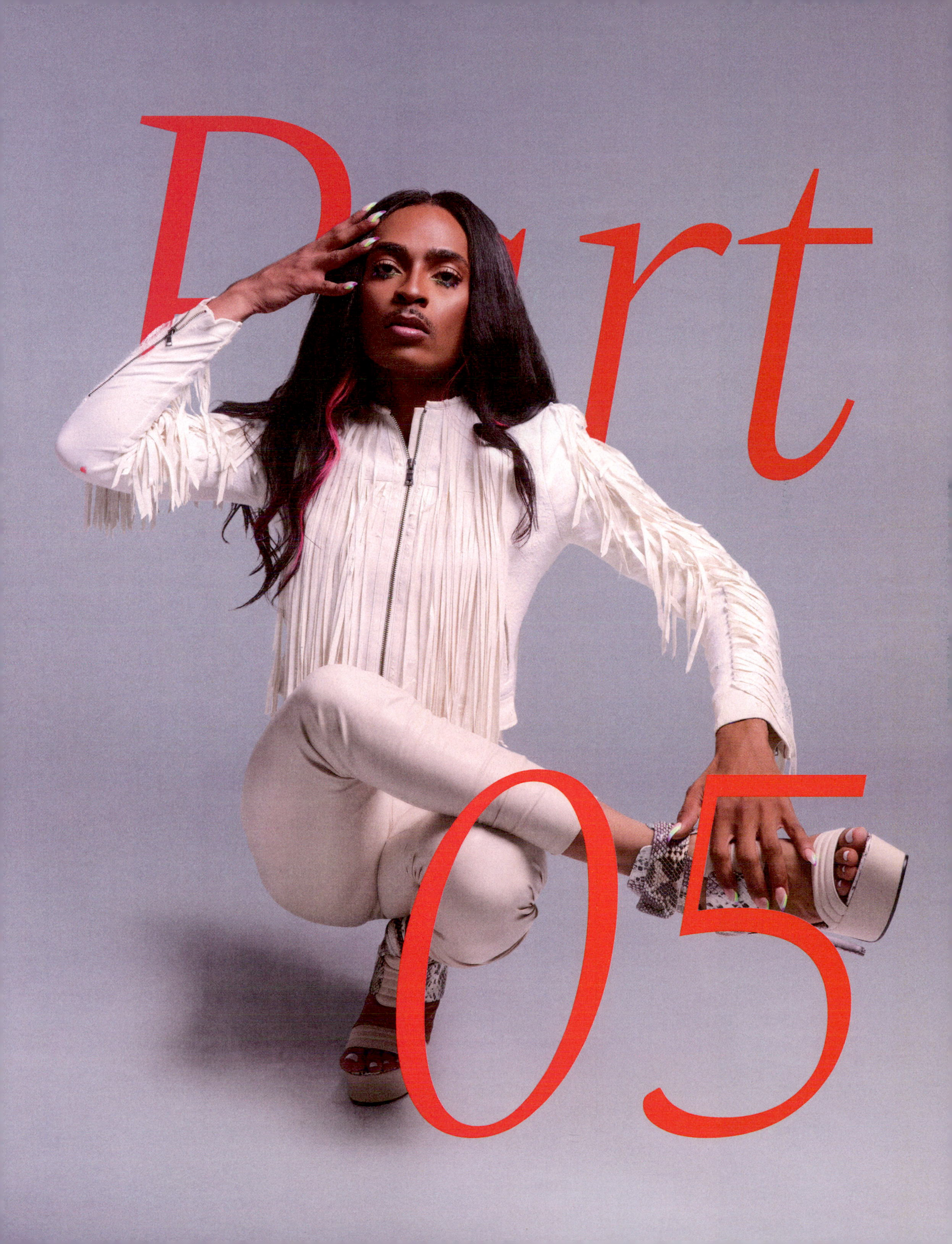

CAPÍTULO 20:

Manicura

Objetivos de aprendizaje

Al finalizar este capítulo, podrá:

OA 1 Explicar por qué la manicura es importante para los cosmetólogos.

OA 2 Enumerar el equipo obligatorio que debe tener una cabina de manicura.

OA 3 Describir los equipos para servicios de uñas opcionales.

OA 4 Identificar los implementos multiuso que se utilizan en los servicios de cuidado de las uñas.

OA 5 Enumerar los implementos de un solo uso que se utilizan en los servicios de cuidado de las uñas.

OA 6 Explicar los diferentes tipos de materiales que se utilizan en los servicios de manicura.

OA 7 Describir los diferentes tipos de productos profesionales que se utilizan durante una manicura.

OA 8 Explicar lo que debe saber sobre su cliente antes de realizar un servicio de manicura.

OA 9 Nombrar y describir el procedimiento de tres partes que se realiza en las manicuras básicas.

OA 10 Resumir los pasos de aplicación del esmalte para uñas.

OA 11 Enumerar los movimientos del masaje para manos y brazos.

OA 12 Explicar la diferencia entre una manicura básica y una manicura de *spa*.

OA 13 Describir diferentes métodos de aplicación de la cera de parafina.

OA 14 Describir los abordajes de la manicura para clientes con discapacidades físicas e intelectuales.

OA 15 Describir los conceptos básicos del arte de uñas.

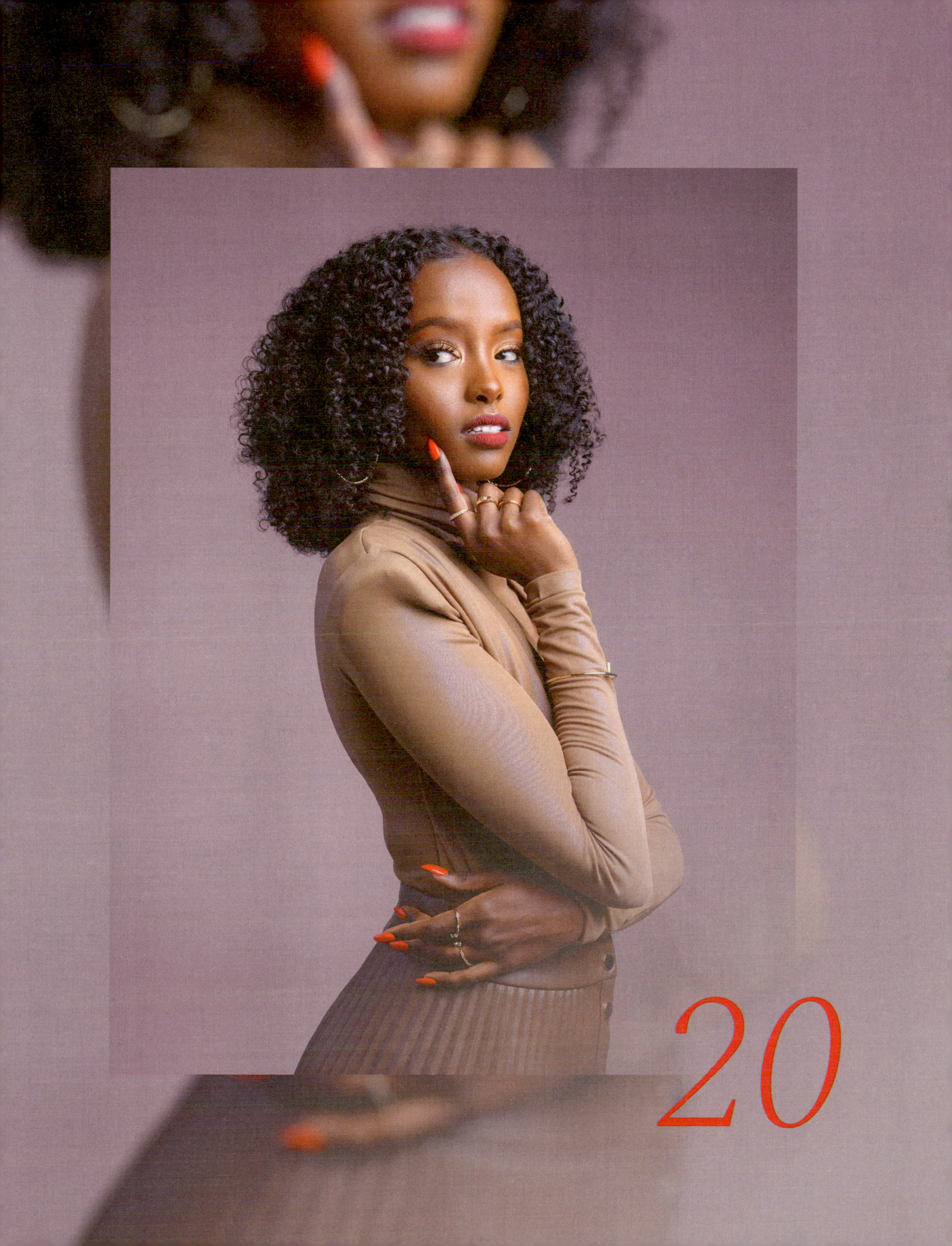

20

Las uñas son el punto final de la oración: completan el estilo.

“

—

Prabal Gurung

Diseñador de modas

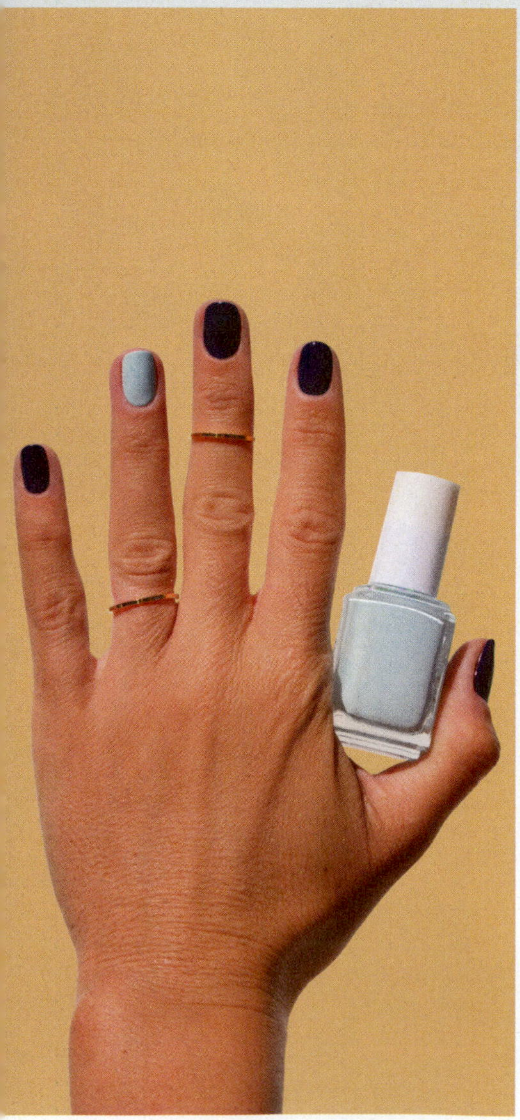

OA 1 Explicar por qué la manicura es importante para los cosmetólogos.

—

¿Por qué estudiar manicura?

La **manicura** es el tratamiento cosmético de las manos que comprende corte, modelado y, con frecuencia, esmaltado de uñas, remoción de cutículas y suavizado de la piel. Debe aprender qué equipos, implementos, materiales y productos se necesitan para realizar una manicura y otros servicios profesionales de uñas.

También debe conocer todos los procedimientos de seguridad, limpieza y desinfección que se definen en la normativa de su país. Estas normas trazan el **campo de acción (SOP)**, la lista de servicios permitidos legalmente en su país. El SOP puede establecer, o no, los servicios que *no* puede realizar de manera legal. Si realiza servicios que exceden esta normativa, puede perder su licencia. Además, si un cliente resulta dañado debido a un servicio ilegal, usted tendrá toda la responsabilidad, tanto profesional como personalmente.

Los cosmetólogos deben conocer muy bien la manicura por los siguientes motivos:

- Muchos clientes solicitarán servicios de manicura y esto podría ser una fuente de ingresos adicional.
- Si brinda a los clientes varios servicios de salón, como servicios de peluquería y servicios de manicura, generará lealtad.
- Algunos clientes, por cuestiones de salud, no pueden mantener sus propias uñas; otros prefieren que un especialista con conocimiento realice esta tarea.
- Los clientes aman relajarse y sentirse mimados cuando se realizan manicuras.
- Solo debe realizar servicios dentro del campo de acción de su país para su licencia.

Verificación

1. Explique al menos tres beneficios de aprender sobre manicura.
2. Defina el campo de acción.

OA 2 Enumerar el equipo obligatorio que debe tener una cabina de manicura.

Equipos de la cabina de manicura

La cabina de manicura es donde se realizan la mayoría de los servicios de uñas. Es importante tener el equipo adecuado en el lugar adecuado en su cabina.

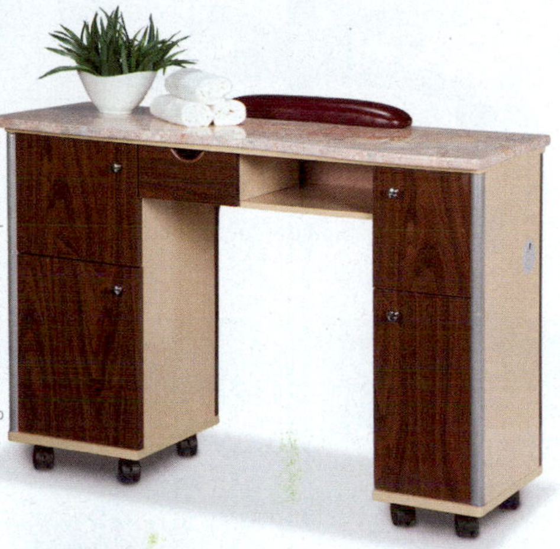

Fotografía cortesía de European Touch

Fig. 20-1 Mesa de manicura

Mesa de manicura

Por lo general, la mesa de manicura estándar incluye un cajón y un estante (con o sin puertas) para guardar adecuadamente los implementos limpios y desinfectados y los productos profesionales (**figura 20-1**). El largo de la mesa puede variar, pero por lo general debe tener de 91,5 cm (36 in) a 122 cm (48 in) de largo. El ancho suele ser de 40,5 cm (16 in) a 53,5 cm (21 in), por lo que es fácil y cómodo llegar a las manos de los clientes.

La superficie de la mesa debe limpiarse y desinfectarse entre un cliente y otro. Debe estar hecha de una superficie dura e impenetrable, como fórmica o vidrio, y debe estar siempre despejada. Muchas mesas de manicura también incluyen un apoyabrazos acolchado adjunto hecho de materiales no porosos que deben limpiarse y desinfectarse entre servicios.

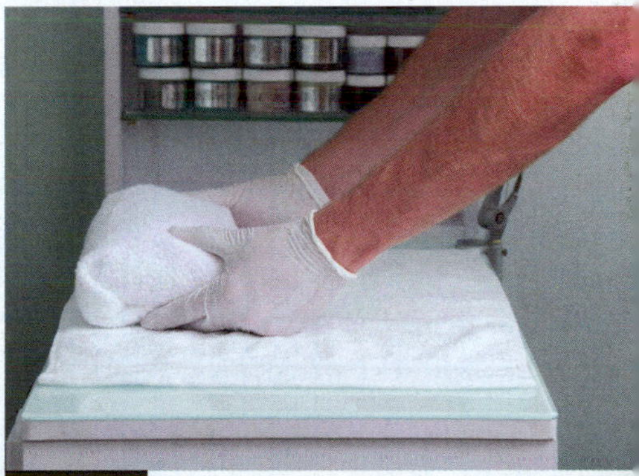

Fig. 20-2 Toalla doblada para comodidad del cliente

Apoyabrazos acolchado del cliente

Si la mesa de manicura no tiene un apoyabrazos para el cliente, compre uno por separado o cree uno enrollando una toalla limpia (**figura 20-2**). También hay cojines de mesa más grandes que son más altos en el medio y más bajos en los extremos y se colocan entre el cliente y el proveedor de servicios. El cojín que elija debe estar hecho de materiales que se puedan limpiar, desinfectar y cubrir con una toalla fresca y limpia para cada cliente.

Lámpara ajustable

Se debe fijar una lámpara ajustable de trabajo a la mesa y usar una bombilla incandescente o una fluorescente de 40 a 60 vatios (**figura 20-3)**. Las bombillas fluorescentes son muy populares porque emiten una luz más fría. La mayoría de las personas prefieren las lámparas con bombillas fluorescentes de color verdadero, ya que revelan el color real de la piel y los esmaltes en la luz natural. Además, las luces fluorescentes no calientan los objetos que se encuentran bajo la lámpara como las bombillas incandescentes de más vatios. De hecho, las altas temperaturas que provocan las bombillas incandescentes pueden aumentar la velocidad de curado de algunos productos de realces para uñas. Las lámparas de diodo emisor de luz (LED) también son una opción, pero pueden ocasionar que el producto se cure de manera prematura. Investigue y seleccione la lámpara correcta según sus preferencias.

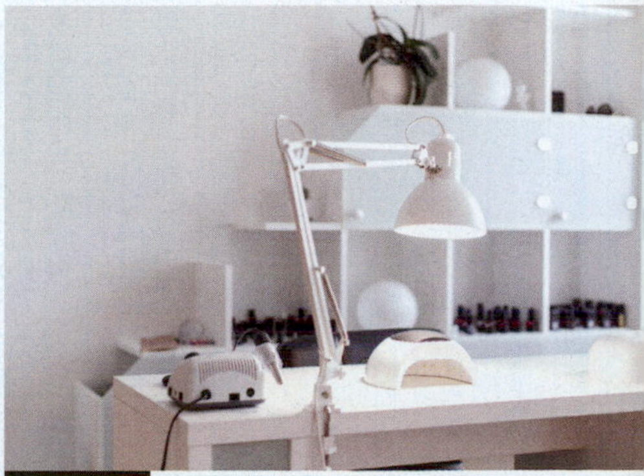

Alones/Shutterstock.com

Fig. 20-3 Lámpara ajustable unida a una mesa de manicura

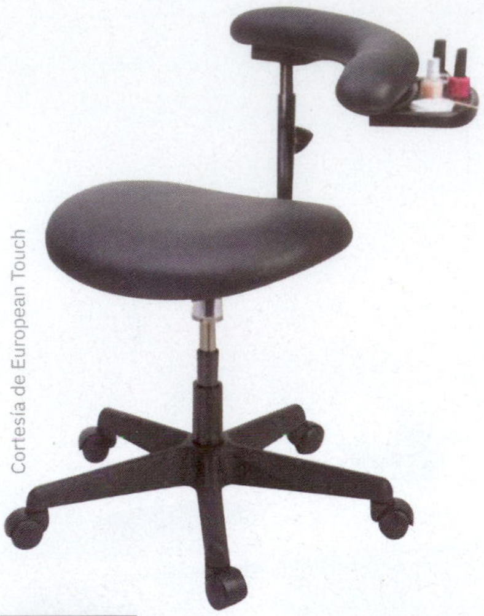

Fig. 20-4 Silla del técnico con ruedas

Sillas para el cosmetólogo y el cliente

La silla del cosmetólogo se debe seleccionar según su ergonomía, comodidad, durabilidad, resistencia a las manchas y facilidad de limpieza. La silla ideal tiene ruedas para poder maniobrarla, respaldo ajustable y un mecanismo hidráulico para ajustar la altura (**figura 20-4**).

Debe elegir un sillón sin apoyabrazos o con apoyabrazos bajos para el cliente, así se lo puede acercar a la mesa. De este modo, los brazos del cliente podrán descansar sobre la mesa de manicura y ni él ni el cosmetólogo tendrán que estirarse hacia delante. La silla también debe tener respaldo para que el cliente se siente cómodamente y se relaje durante el servicio. La silla del cliente no debe tener ruedas. Las sillas con ruedas son inestables y pueden provocar que los clientes mayores o débiles se caigan.

Aguamaniles

El aguamanil se usa para remojar los dedos del cliente en agua tibia para ablandar la piel y la cutícula. Está hecho de plástico, metal, vidrio o cerámica. Debe ser duradero y fácil de limpiar y desinfectar bien después de usarlo con cada cliente (**figura 20-5**).

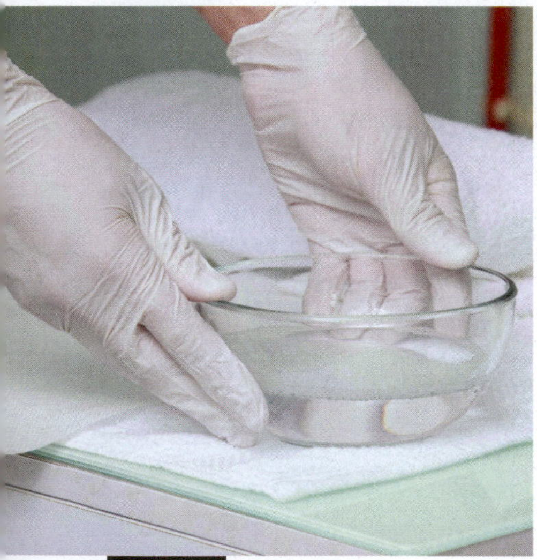

Fig. 20-5 Aguamanil

Recipientes para desinfección

Los recipientes para desinfección vienen en muchas formas, medidas y materiales. Tienen que contar con una tapa, que se utiliza para evitar la contaminación de la solución desinfectante mientras el líquido no está en uso. La mayoría de los recipientes tienen una bandeja o cesta que permite que se saquen los implementos de la solución sin contaminar la solución ni los implementos (**figura 20-6**). El recipiente para desinfección debe ser bastante grande como para contener la cantidad suficiente de solución desinfectante líquida a fin de sumergir por completo varios conjuntos de implementos que se utilizan en el servicio, también llamados **conjuntos de implementos de servicio**. Los recipientes que no permiten sumergir todos los implementos (incluidos los mangos) no son aceptables para los salones profesionales.

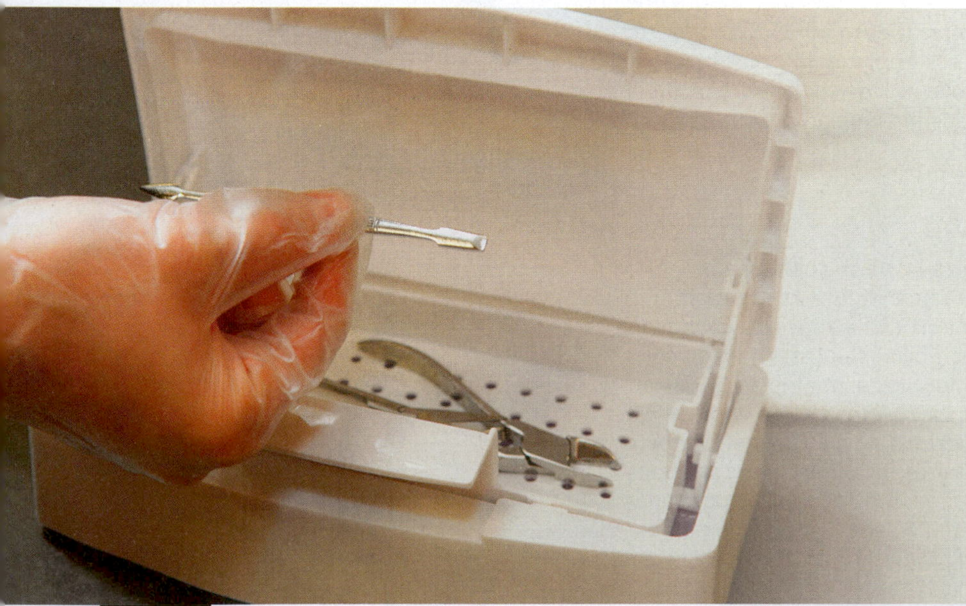

Sugerencia

No coloque materiales usados en el cajón. En el cajón solo deben estar los implementos completamente limpios y desinfectados, almacenados en un contenedor sellado, y los materiales adicionales o productos profesionales. Esto se realiza para protegerlos del polvo y la recontaminación. Su cajón debe estar siempre limpio y organizado.

Fig. 20-6 Recipiente para desinfección con bandeja extraíble

Lave bien los implementos con agua tibia, jabón líquido y un cepillo para fregar, enjuáguelos y séquelos antes de colocarlos en el recipiente para desinfectar (**figura 20-7**). Luego del tiempo de remojo recomendado por el fabricante para desinfectar los implementos, retírelos del recipiente, enjuáguelos y séquelos al aire o con una toalla de acuerdo con las instrucciones del fabricante y las regulaciones estatales.

Los desinfectantes nunca deben entrar en contacto con la piel. Si el recipiente con desinfectante no tiene una bandeja o cesta levadiza, retire los implementos con tenazas o pinzas. Use guantes cuando retire y enjuague los implementos para evitar la irritación de la piel.

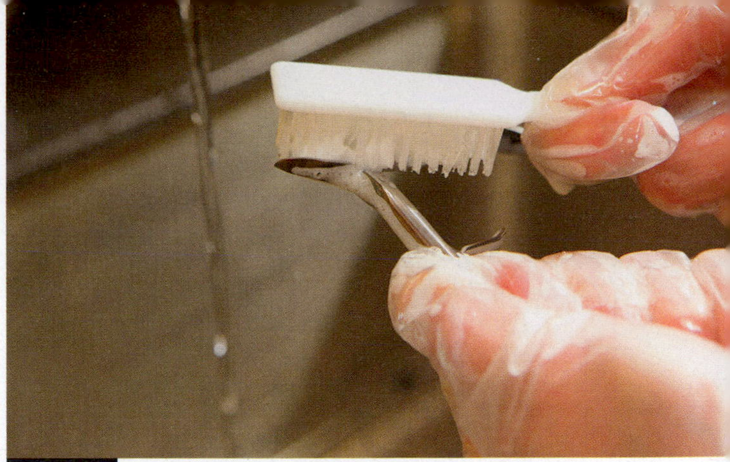

Fig. 20-7 Cepille los implementos antes de la desinfección.

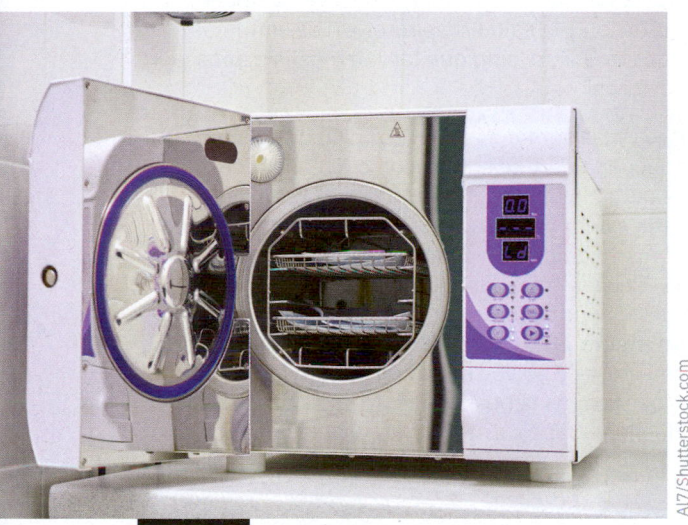

Al7/Shutterstock.com

Fig. 20-8 Autoclave para esterilización

Autoclave

Además de desinfectar, algunos países exigen que todos los implementos metálicos de usos múltiples se esterilicen en un **autoclave** (**figura 20-8**). Un autoclave funciona como una olla a presión, genera vapor, calor y presión de forma constante hasta alcanzar los 121 °C (250 °F). Cuando se alcanzan los niveles de calor, presión y vapor óptimos, deben permanecer en ese punto durante 15 minutos como mínimo para matar todos los microorganismos dañinos y sus esporas. Los Centros para el Control y la Prevención de Enfermedades (CDC, por sus siglas en inglés) recomiendan que se realicen pruebas de esporas semanalmente para garantizar que el autoclave no se convierta en una incubadora de patógenos.

El uso de un autoclave sigue siendo la mejor manera de esterilizar implementos. Cuando se realiza de manera adecuada, este proceso garantiza la higiene del implemento y la seguridad del cliente frente a infecciones bacterianas. Consulte con la dirección estatal de autorizaciones sobre las leyes referidas al uso de autoclaves y control de infecciones.

Recipiente de gasa y toallitas de algodón

Este recipiente contiene algodón absorbente, paños que no dejan pelusas o cuadrados de gasa para que se usen durante los servicios. Debe tener una tapa para proteger el contenido del polvo y agentes contaminantes.

Recipiente de basura

Junto a cada puesto de trabajo debe haber un recipiente de basura que funcione a pedal, con tapa de cierre automático (**figura 20-9**). Debe estar recubierto con una bolsa para basura desechable y cerrado cuando no se utiliza. Se debe vaciar al final de cada día y lavar y desinfectar con frecuencia. Para evitar olores excesivos y vapores en el salón, debe utilizar un recipiente de basura con tapa de cierre automático.

Si no dispone de un recipiente con tapa de cierre automático que funcione a pedal, cuelgue una bolsa de plástico de la mesa de manicura para recolectar materiales usados durante el proceso. Estas bolsas se deben desechar en un receptáculo de basura cerrado cuando el cliente se retire para evitar que los vapores del producto se liberen en el aire del salón.

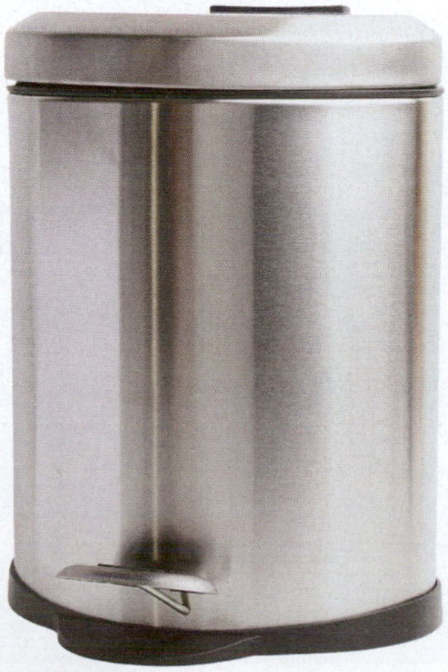

Fig. 20-9 Basurero metálico con tapa de cierre automático

? ¿Lo sabía?

Al remodelar o construir una cabina de uñas, el propietario del salón debe buscar un contratista que comprenda las necesidades de un salón. Es responsabilidad del propietario del salón cumplir con las leyes y pautas estatales sobre la ventilación de la cabina de manicura y crear un ambiente seguro.

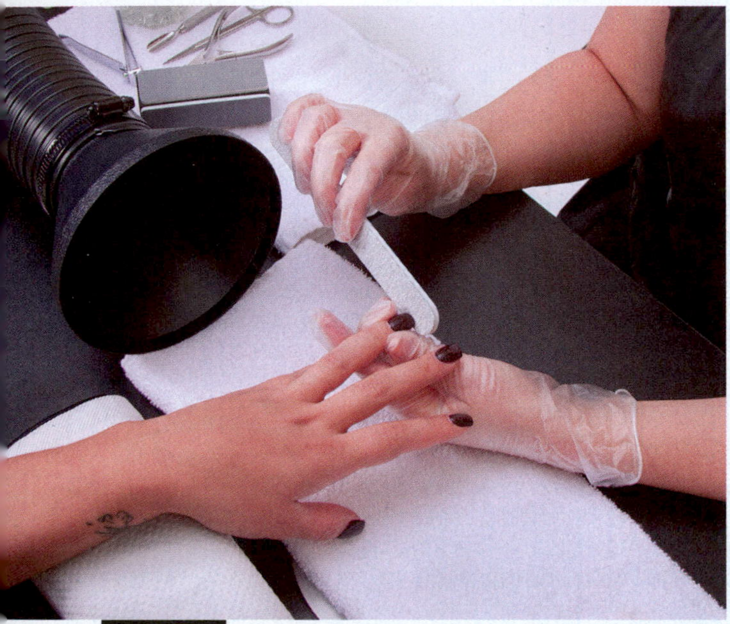

Fig. 20-10 Un sistema de ventilación de captura en la fuente local profesional

Sistema de ventilación

La **Administración de Seguridad y Salud Ocupacional (OSHA, Occupational Safety and Health Administration)** también provee pautas para proteger a los cosmetólogos de las sustancias químicas que pueden afectar su salud. El principal problema de salud de un cosmetólogo es la reacción de hipersensibilidad. Para evitar esto, la Norma de Comunicación de Riesgos de la OSHA requiere ventilación en los salones donde se realizan servicios químicos y equipo de protección personal (EPP) adecuado, como máscaras y guantes.

Los productos para realizar el servicio de uñas pueden contener sustancias químicas que afectan la salud de los trabajadores. Se necesita una ventilación adecuada del salón para proteger a los proveedores de servicios de la exposición a estos vapores químicos y el polvo de uñas, ya que pueden afectar la respiración y la salud respiratoria. Los síntomas no aparecen de inmediato, sino que tardan meses o años en aparecer.

Los ventiladores y las ventanas abiertas no sustituyen una ventilación adecuada porque solo hacen circular vapores y polvo por el salón de belleza. No protegen la zona de respiración, una esfera invisible de 62 cm (2 pies) que rodea la cabeza y el rostro de un proveedor de servicios. Una de las maneras más eficaces de ayudar a asegurar condiciones de trabajo seguras son los sistemas de ventilación de captura en la fuente local (**figura 20-10**). Estos sistemas están diseñados para capturar vapores y polvos en la fuente y quitarlos del aire antes de que tengan la posibilidad de escapar al salón de belleza. Muchos tipos de sistemas de ventilación local son móviles y se pueden transportar fácilmente de una estación a otra.

Algunos salones tienen mesas ventiladas con filtros. Para que estos ayuden con la calidad del aire, los filtros se deben cambiar regularmente. Es mejor si las mesas tienen ventilación hacia afuera.

También hay máquinas de ventilación con corriente descendiente portátil que usan un ventilador poderoso para bajar y capturar los vapores químicos y el polvo de las uñas en un filtro de carbono de dos etapas. Esas máquinas de ventilación con filtro de carbono se colocan directamente debajo del área de respiración del proveedor del servicio, para capturar el polvo y los vapores justo en el origen. El ventilador elimina el polvo de uñas y el olor por el filtro, así el aire queda limpio de productos químicos y olores (**figura 20-11**).

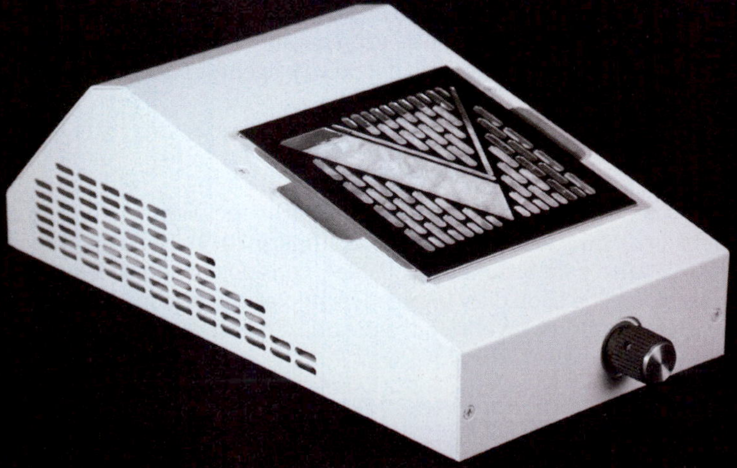

© Valentino Beauty Pure

Fig. 20-11 Sistema portátil de ventilación con filtro de carbono de dos etapas que captura el polvo y filtra los olores de las sustancias químicas

Verificación

3. Enumere el equipo obligatorio que debe tener una cabina de manicura.
4. ¿Cómo prepara los implementos para colocarlos en un recipiente desinfectante?
5. ¿Por qué se requieren sistemas de ventilación en las áreas de servicio de uñas?

OA 3 Describir los equipos para servicios de uñas opcionales.

Equipo opcional de cabina de manicura

Algunos equipos opcionales generan un servicio más relajante para el cliente y le permiten aumentar el precio del servicio. Algunos equipos le permiten expandir su menú de servicios, lo que genera que los clientes tengan más opciones y usted tenga un mayor flujo de ingresos. Algunos de estos artículos opcionales ayudan a mantener su cabina hermosa y organizada.

Bandejas y cestas de suministro

La bandeja de insumos contiene productos profesionales para las uñas, como esmaltes, quitaesmaltes y cremas. Debe ser resistente y fácil de limpiar. Muchos técnicos ponen todos los productos que necesitan para un servicio en estas bandejas o en una cesta, la levantan, la ponen y la sacan del estante que tienen en su cabina con un solo movimiento para cada servicio. Esto mantiene la mesa despejada, la cabina limpia y ordenada, y el área fácil de limpiar y desinfectar después de cada servicio. Limpie y desinfecte esta bandeja entre cliente y cliente.

Secador eléctrico de esmalte para uñas

Un secador de esmalte para uñas reduce el tiempo de secado del esmalte. Los secadores eléctricos tienen calentadores y ventiladores que soplan aire sobre las uñas para acelerar la evaporación de los solventes de los esmaltes para uñas, lo que permite endurecerlos más rápidamente. Los secadores tipo bombilla generan calor para acelerar el secado y funcionan como secadores eléctricos. Pueden o no tener ventiladores.

Lámparas para curado UV o LED

Las lámparas para curado ultravioleta (UV) y LED curan o endurecen los productos, como los esmaltes de gel y los productos tradicionales de gel duro. Invertir en una lámpara UV o LED le permite ofrecer manicuras con esmalte de gel y otros servicios de realce. Consulte con el fabricante de los productos en gel profesionales que decida utilizar para asegurarse de comprar la lámpara adecuada para el sistema.

Mitones de tela de toalla

Estos mitones lavables se ponen en las manos o los pies del cliente después de haber aplicado un producto acondicionador penetrante y colocado una cubierta de plástico protectora. Se usan sobre la parafina para mantener el calor y sobre las máscaras para mejorar la penetración de los ingredientes del producto.

Precaución

En todos los países, es ilegal reutilizar los implementos sin lavarlos y desinfectarlos correctamente. El uso inadecuado e ilegal de los implementos pone en riesgo a los clientes, los cosmetólogos y el personal del salón de contraer infecciones y, además, el técnico y el salón corren riesgo de acciones legales, así como la suspensión de la licencia.

Mitones eléctricos para manos/pies

Los mitones térmicos, disponibles para manos y pies, brindan un complemento relajante para una manicura o pedicura. Luego del masaje, se aplica una loción acondicionadora o una máscara en las manos o pies, que después se colocan en una cubierta de plástico y se introducen en los mitones para pies. El calor ayuda a que penetren los ingredientes acondicionadores y aumenta la comodidad del cliente. Los mitones térmicos representan un servicio de mayor costo o pueden complementar un servicio.

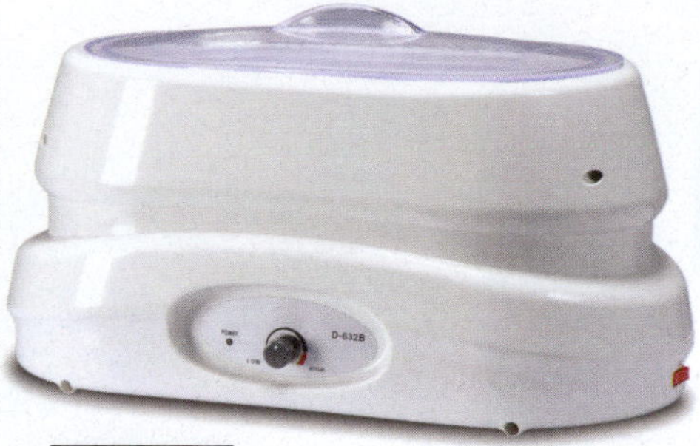

Fotografía cortesía de European Touch

Fig. 20-12 Baño de parafina

Baño de parafina

Un baño de parafina es una unidad de calentamiento que derrite la cera de parafina sólida en un líquido similar a un gel y lo mantiene a una temperatura generalmente entre 52 y 54 °C (125 y 130 °F), la temperatura ideal para aplicarlo en las manos y los pies (**figura 20-12**). Siga todas las instrucciones del producto de parafina y del equipo de baño de parafina. Consulte las normas de su país sobre el uso, la aplicación y la eliminación de parafina en los salones.

☑ Verificación

6. Mencione los equipos para servicios de uñas opcionales.

OA 4 Identificar los implementos multiuso que se utilizan en los servicios de cuidado de las uñas.

Implementos multiuso de manicura

Los **implementos** son herramientas que se utilizan para realizar servicios de cuidado de las uñas. Hay dos tipos de implementos que utilizan los cosmetólogos: multiusos, que se pueden limpiar y desinfectar adecuadamente y reutilizar durante la vida útil de la herramienta, y de un solo uso, que son desechables y se desechan después de haberlos usado una vez. Esta sección se centra en los implementos multiusos.

Los **implementos multiusos**, también conocidos como *implementos reutilizables*, deben limpiarse y desinfectarse adecuadamente después de cada uso. Suelen estar hechos de metal (se recomienda acero inoxidable para mantener su calidad). Los implementos metálicos enchapados en níquel, que son menos costosos, se corroen durante la desinfección y la esterilización. Debe tener varios conjuntos de implementos de servicio limpios y desinfectados disponibles en todo momento.

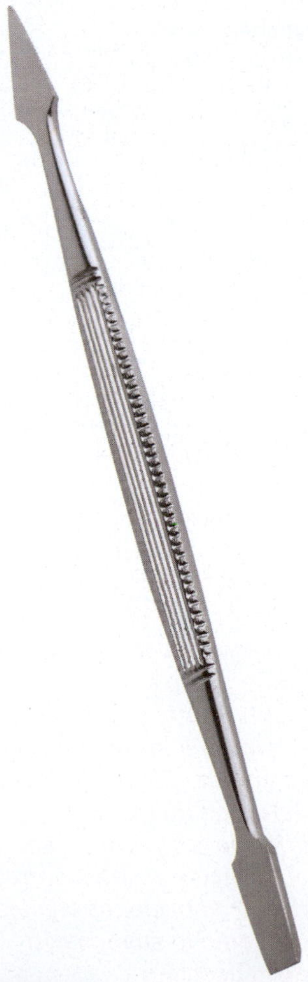

Fig. 20-13 Empujador metálico

Empujadores metálicos

El **empujador metálico** elimina suavemente el tejido cuticular de la superficie de la uña natural (**figura 20-13**). Los empujadores metálicos deben ser de acero inoxidable y se deben utilizar con cuidado para evitar dañar la uña natural o la piel circundante. El uso inadecuado puede causar surcos en la lámina ungueal, problemas de crecimiento de la uña y lesiones microscópicas en el tejido vivo. Estas lesiones se conocen como **microtrauma**: pequeñas aberturas de la piel, a menudo invisibles, que permiten que los microbios entren a la piel, lo que genera una infección.

Si el empujador metálico tiene bordes afilados o disparejos, utilice una lima abrasiva para suavizarlos o eliminarlos. De esta manera, evitará que el empujador se clave en la lámina ungueal o que dañe las barreras protectoras creadas por el eponiquio y la cutícula.

Sostenga el empujador metálico de la misma manera que sostiene un lápiz con el extremo plano en un ángulo de 20 a 30 grados con respecto a la lámina ungueal. Con cuidado, use el extremo en forma de cucharilla para soltar y empujar hacia atrás el tejido cuticular muerto que se encuentra sobre la lámina ungueal. Para estabilizar la mano que sostiene el empujador, equilibre el dedo meñique de la mano que sostiene el dedo del cliente. Esto permite tener un mejor control.

¿Lo sabía?

Necesita al menos tres conjuntos de implementos de servicio de acero inoxidable de calidad. Uno de los conjuntos está en la solución desinfectante o el autoclave, el segundo lo está utilizando y el tercero está listo para usar. Lleva aproximadamente 20 minutos limpiar correctamente y luego desinfectar después de cada uso y 25 minutos en completar el proceso del autoclave.

Coloque estos conjuntos en una bolsa estéril o colóquelos directamente en las bandejas antes de esterilizarlos en el autoclave. Si los implementos están dentro de una bolsa, ábralos frente a los clientes al comienzo del servicio para que puedan ver que el conjunto se desinfectó. Consulte las pautas del consejo estatal sobre el almacenamiento adecuado de los conjuntos de implementos de servicio desinfectados o esterilizados.

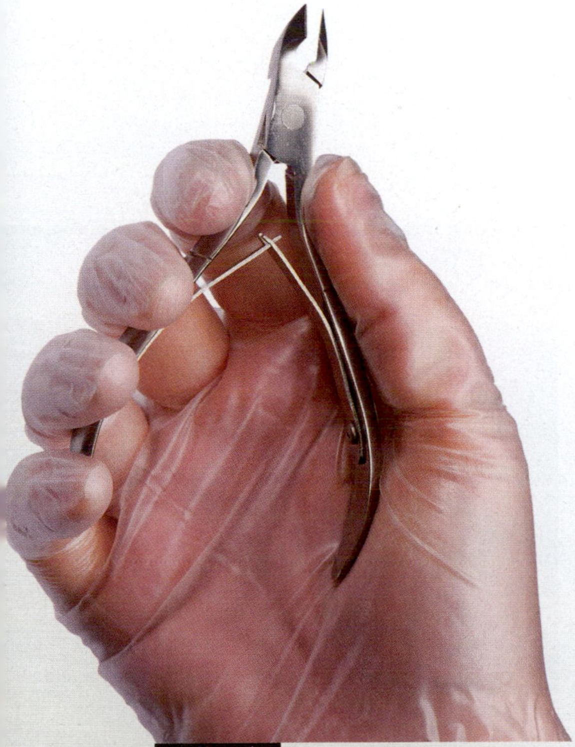

Fig. 20-14 Alicate para uñas

Alicates

Un **alicate para uñas** es un implemento de acero inoxidable que se utiliza para recortar cuidadosamente la piel *muerta* alrededor de las uñas. Nunca se usa para cortar, tirar ni desgarrar tejido vivo. No recorte demasiada piel muerta; mantenga los contornos de las uñas sanos para protegerse de los microbios y evitar infecciones alrededor de la superficie de la lámina ungueal. Los alicates se deben limpiar y desinfectar correctamente antes de usarlos en el cliente. Abra las bisagras para limpiar y desinfectar completamente. Mantenga siempre el borde afilado del alicate para evitar tirar o arrancar el tejido muerto, lo que puede causar padrastros. Nunca debe usar el alicate para cortar las cutículas, ya que es un procedimiento médico.

Para usar el alicate, sostenga el pulgar alrededor de uno de los mangos y tres dedos alrededor del otro, con las cuchillas apuntando hacia la lámina ungueal. Coloque el dedo índice en la articulación entrecruzada para ayudar a controlar la cuchilla y guiarla correctamente (**figura 20-14**).

Pinzas para depilar

Las pinzas para depilar son implementos multiusos que sirven para levantar pequeños trozos de desechos de la lámina ungueal, tomar y colocar el arte de uñas, sacar los implementos de las soluciones desinfectantes y mucho más (**figura 20-15**). Límpielas y desinféctelas de manera adecuada después de cada uso.

Cortaúñas

Los **cortaúñas** acortan el borde libre de la uña. Los cortaúñas se usan cuando las uñas deben acortarse más que la profundidad del limado de rutina. Córtelas desde los lados hacia el centro de la uña para evitar la tensión en los lados y hacer que la uña se parta. Cortar las uñas reduce la duración del proceso de limado. Lime el borde libre de las uñas después de cortarlas con cortaúñas para suavizar y perfeccionar la forma. Limpie y desinfecte adecuadamente el cortaúñas después de cada uso.

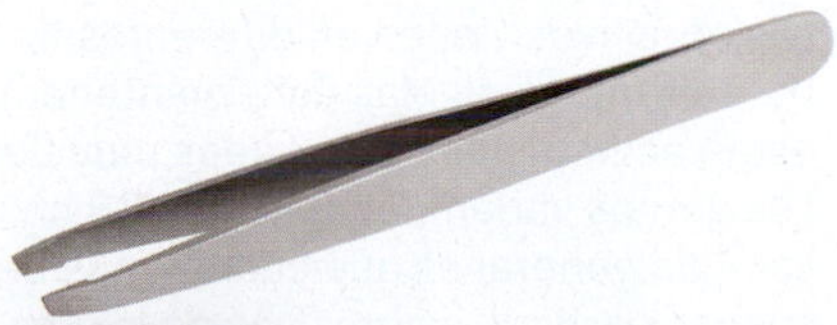

Fig. 20-15 Pinzas para depilar

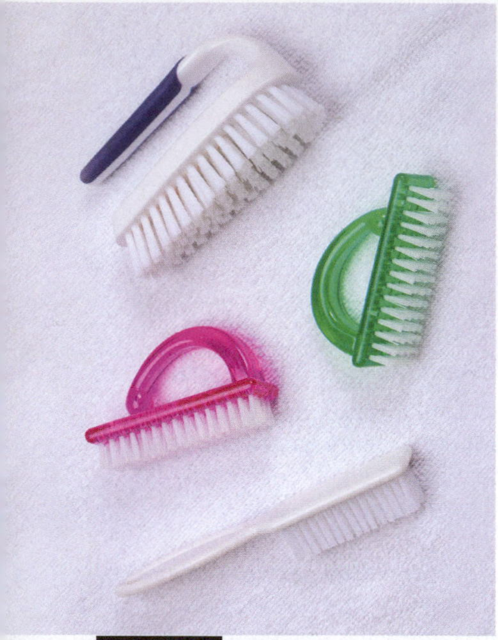

Fig. 20-16 Cepillos para uñas

Cepillos de nailon para uñas

Este implemento de plástico tiene cerdas de nailon. También conocido como *cepillo de manicura*, se usa de muchas maneras durante los servicios de uñas (**figura 20-16**):

- por los clientes para el lavado de manos
- por los técnicos para el lavado de manos entre clientes
- durante la manicura, para remover el polvo o los residuos de la lámina ungueal
- para lavar y cepillar los implementos antes de la desinfección.

Limpie y desinfecte los cepillos de nailon para uñas después de cada uso.

☑ Verificación

7. ¿Qué son los implementos multiuso?
8. Mencione al menos dos implementos multiuso para uñas.

OA 5 Enumerar los implementos de un solo uso que se utilizan en los servicios de cuidado de las uñas.

Implementos de manicura de un solo uso

Los **implementos de un solo uso**, también conocidos como *implementos desechables*, se usan una vez con un cliente y se desechan, si es posible, mientras el cliente está presente. Los clientes notan la limpieza y les infunde confianza en su seguridad mientras están bajo su cuidado. En esta sección, aprenderá sobre los implementos comunes de un solo uso que se utilizan durante los servicios de uñas.

Pulidores y limas abrasivas para uñas

Las limas abrasivas para uñas (**figura 20-17**) y pulidores (**figura 20-18**) son generalmente de un solo uso, aunque algunas empresas afirman que sus limas se pueden desinfectar con un desinfectante en aerosol. Las limas y los pulidores que se reutilizarán deben limpiarse y desinfectarse entre usos. Si los pulidores no pueden soportar el proceso de desinfección, deséchelos después de su uso. Algunos país prohíben la reutilización de limas y pulidores. Consulte con su instructor o la dirección estatal para obtener información sobre las pautas.

Los abrasivos vienen en diferentes tipos y con diferentes granos. Algunos tienen bases firmes y rígidas para mantener las líneas rectas mientras se lima. Algunos están acolchados con núcleos muy flexibles para alisar la lámina ungueal. Los granos varían de menos de 80 hasta bastante más de 240 por centímetro. La regla general es que cuanto más bajo es el nivel de grano, más grandes son las partículas abrasivas de la lima y más agresiva es su acción. Las limas abrasivas y los pulidores suelen tener el mismo grano en ambos lados o un grano similar en el lado opuesto, por ejemplo, una lima 180/150 o un pulidor 200/220.

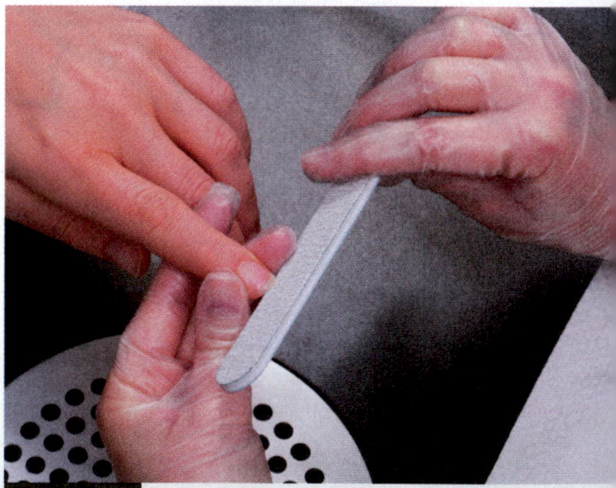

Fig. 20-17 Lima abrasiva

Fig. 20-18 Bloque pulidor abrasivo para uñas

Los **abrasivos de grano grueso** (menos de 100 granos) son agresivos y reducen rápidamente el espesor de cualquier superficie. También producen rayones más profundos y visibles en la superficie, así que utilícelos con precaución. Las limas de grano inferior se utilizan principalmente para dar forma y refinar o eliminar la mayor parte de los realces. No use granos inferiores a 100 en uñas naturales, ya que esto puede causar daño. Los **abrasivos de grano mediano** (150 a 180 granos) se utilizan para suavizar y pulir las superficies; el grano 150 se utiliza para acortar y dar forma a las uñas naturales. Los **abrasivos de grano fino** se encuentran en la categoría de granos de 240 y superiores. Refinan, pulen y eliminan rayones muy finos.

Para evitar cortes, prepare los bordes afilados de una lima antes de usarla en un cliente. Estas limas se cortan de una lámina grande de materiales preparados y se dejan bordes muy afilados. Estos bordes no se eliminan antes de despachar las limas. Usted es el responsable de eliminar este borde dañino de todas las limas nuevas. Para quitar el borde afilado, frote otra lima (limpia, sin usar) en cada borde. Esta acción se denomina *preparación de la lima*. Muchos cosmetólogos preparan todas las limas nuevas y luego las guardan en un recipiente limpio. Las esquinas de los pulidores también suelen requerir preparación.

Precaución

Siempre lime las uñas en una manicura antes de remojarlas. La lámina ungueal absorbe agua, lo que la hace más suave y más fácil de dañar durante el limado.

Pulidores de dos o tres caras

Un pulidor de dos o tres caras, también conocido como *pulidor de alto brillo*, crea un hermoso brillo en las uñas naturales y en algunos realces artificiales (**figura 20-19**). Estos pulidores tienen la forma de una lima de uñas de dos caras, largo y angosto, con uno o dos abrasivos de grano adicionales y una superficie para brillo final. También se puede fabricar como una barra pulidora de tres o cuatro caras. Cuando crea un alto brillo, comience con la superficie abrasiva con el grano menor, pase al grano mayor y luego termine con la superficie abrillantadora (generalmente sin grano).

Estos pulidores se usan en las uñas naturales sin esmalte o en los últimos pasos de la aplicación de los realces de uñas de monómero líquido y polímero en polvo de dos colores, como la manicura francesa. La mayoría de los pulidores de dos o tres caras son desechables, por lo que se deben arrojar a la basura después de un solo uso. Encuentre un proveedor que no sea costoso para comprarlos si las regulaciones estatales permiten el uso de pulidores de brillo.

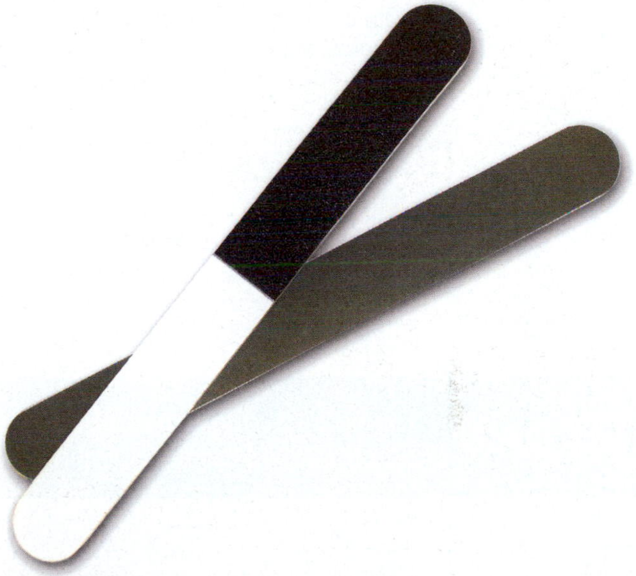

Fig. 20-19 Pulidores de alto brillo de tres caras

Espátulas de plástico o metal y aplicadores de productos

Use una espátula plástica o de madera de un solo uso para sacar los productos de sus respectivos envases y evitar que se contaminen y propaguen enfermedades. Deseche la espátula de un solo uso después de aplicar el producto en la piel de su cliente. Nunca debe usar la misma espátula para sacar productos distintos de diversos recipientes, ya que se podrían alterar sus características químicas. También puede utilizar una espátula metálica multiuso para retirar un producto. Siempre debe limpiarse y desinfectarse antes de reutilizarla.

Empujadores de madera

Los **empujadores de madera** se usan para quitar el tejido de la cutícula de la lámina ungueal, limpiar debajo del borde libre de la uña y aplicar productos. Sostenga el empujador de madera tal como sostendría un lápiz con la punta en un ángulo de 20 a 30 grados con respecto a la lámina ungueal mientras

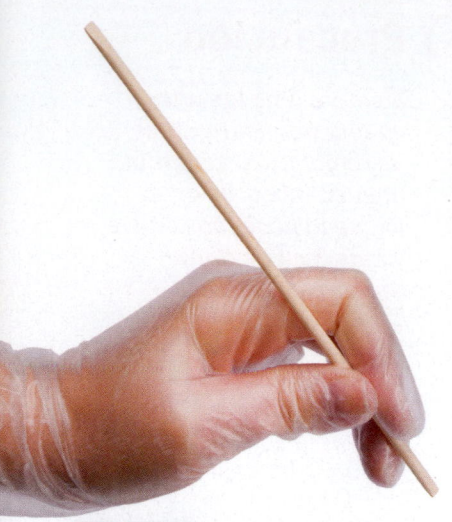

Fig. 20-20 Empujador de madera

empuja la cutícula (**figura 20-20**). Es un implemento de un solo uso y no está diseñado para volver a utilizarlo ni para desinfectarlo. Aplique los productos para las uñas luego de envolver por completo el extremo del palillo con un trozo pequeño de algodón y coloque o sumerja la punta de algodón en el producto. Retire suficiente producto para la aplicación. Si necesita más producto, debe cambiar el algodón de la punta del empujador de madera para evitar que el producto se contamine. Al usar productos que tienen tapas con aplicador se puede acortar el tiempo de aplicación. El aplicador no debe entrar en contacto con la punta de algodón, la lámina ungueal ni la piel.

Pinceles para aplicación de productos

Los pinceles de aplicación de productos se usan para aplicar máscaras, aceites u otros tratamientos para uñas en las uñas del cliente. Compre paquetes económicos de cepillos aplicadores de un solo uso para aplicar productos que favorezcan el crecimiento bacteriano. Use el cepillo de aplicación para retirar suficiente producto del recipiente para toda la aplicación o vierta suficiente producto para la aplicación completa en un recipiente limpio, un recipiente pequeño que contiene suficiente producto para un solo uso. Sumerja el cepillo en este recipiente durante toda la aplicación. Deseche estos cepillos después de cada cliente.

No es necesario limpiar y desinfectar los cepillos entre usos cuando se utilizan productos que no pueden albergar o favorecer el crecimiento de microbios patógenos, como alcohol, esmalte de uñas, monómeros y polímeros, geles curados con luz, imprimantes para uñas, deshidratantes y blanqueadores, a menos que el cepillo toque una uña contaminada inmediatamente antes de pasar a otra uña.

Verificación

9. Mencione los implementos de un solo uso que se utilizan durante los servicios de uñas.

OA 6 Explicar los diferentes tipos de materiales que se utilizan en los servicios de manicura.

Materiales que se utilizan en el servicio de uñas

Los materiales que se utilizan durante una manicura incluyen los productos de seguridad desechables del proveedor de servicios y otros productos de papel o algodón que se utilizan en el cliente. Estos materiales son de un solo uso y deben desecharse después de cada cliente.

Guantes

Los guantes son un equipo de protección personal (EPP) que sirven para proteger al cosmetólogo de la exposición a los microbios durante los servicios. Dado que la piel absorbe las sustancias químicas, la OSHA recomienda los guantes de nitrilo porque protegen de las sustancias químicas, mientras que los de látex y los de vinilo no lo hacen. Utilice siempre un par de guantes nuevos para cada cliente. Para sacarse los guantes, invierta los puños y tire de estos desde adentro de modo que también queden invertidos. Luego, tírelos a la basura. El guante que se saca primero se sostiene con la mano con un guante puesto y luego se tira de ese guante con el puño invertido sobre el primer guante, de modo que también queda invertido. El primer guante queda dentro del segundo, que ahora queda con el lado que se usó para el servicio dentro, contra el otro guante. Tire ambos guantes a la basura.

Si un cliente recibe dos servicios juntos, como una manicura y una pedicura, use un nuevo par de guantes para cada servicio. Lávese las manos después de quitarse cada par y antes de ponerse uno nuevo. Muchos cosmetólogos usan un limpiador antimicrobiano en gel para limpiarse las manos entre los cambios de guantes que realizan durante la misma cita.

Máscaras contra el polvo

Use una máscara contra el polvo correctamente ajustada y de alta calidad cuando trasfiera químicos de un contenedor a otro o cuando pula o lime las uñas. Lo mejor es utilizar una máscara contra el polvo redonda con una tira de metal ajustable que se adapta al puente de la nariz. Las máscaras contra el polvo clasificadas como N-95 son muy efectivas para prevenir la sobreexposición por inhalación de polvo (**figura 20-21**). Elija una máscara diseñada específicamente contra polvo, rocío o mohos para asegurarse de que será eficaz en el entorno del salón. Las máscaras contra el polvo hechas de papel brindan protección contra el polvo del limado de uñas, pero no contra los productos químicos. Puede usar un respirador purificador de aire para filtrar los vapores químicos o un sistema de ventilación con purificador de aire en la mesa. Asegúrese de que sea un purificador de aire profesional que esté diseñado para uso intensivo y no para uso residencial.

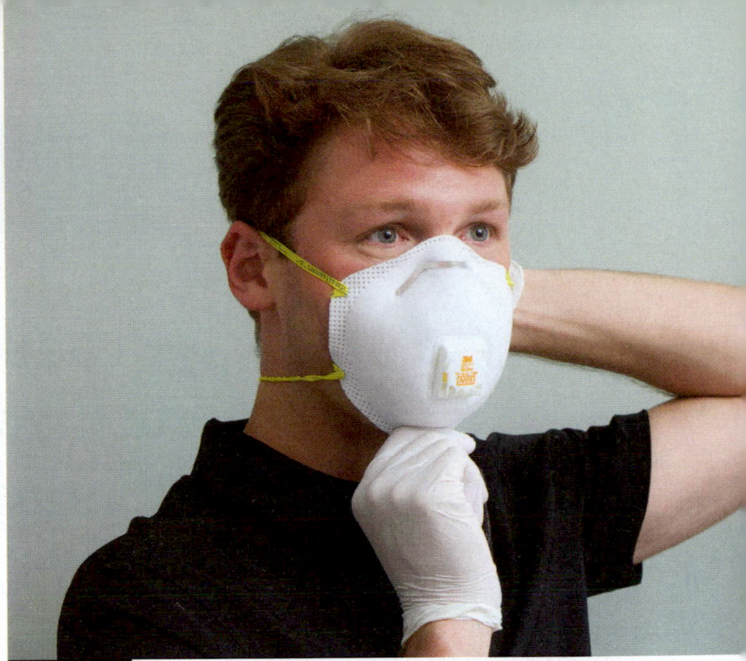

Fig. 20-21 Una máscara N-95 contra el polvo bien ajustada

Protección para los ojos

Los anteojos y las gafas están disponibles para los profesionales como protección contra la exposición química, el polvo o las partículas de las uñas para mayor seguridad y protección de los ojos.

Toallas de tela o de papel

Deseche las toallas de papel después de cada uso. El cliente debe usar una toalla de tela limpia y fresca o una toalla desechable de papel nueva para secarse las manos después de lavárselas. Use otras toallas limpias para cubrir las superficies que se podrían contaminar durante cada manicura, incluida el área de trabajo. Si se derrama algo sobre la mesa, use una toalla de tela diferente o una toalla desechable para limpiar la superficie. Lave las toallas de tela entre un cliente y otro.

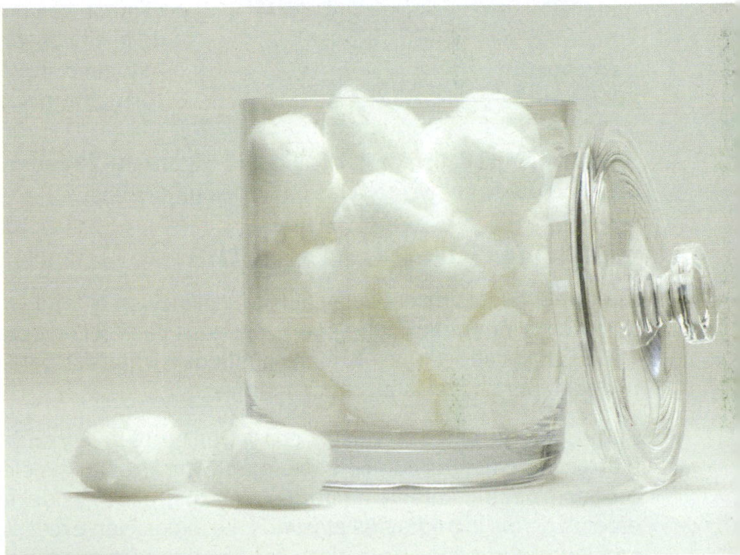

Fig. 20-22 Guarde los elementos para retirar el esmalte para uñas en un recipiente con tapa.

Gasa, copos de algodón o almohadillas con reverso de plástico

Las almohadillas de algodón o fibra que no dejan pelusa y que poseen la parte posterior de plástico se utilizan generalmente para retirar el esmalte para uñas. El plástico en la parte posterior protege los dedos del especialista en el cuidado de las uñas de la sobreexposición a los solventes de secado y otras sustancias químicas (**figura 20-22**).

Los cuadrados de gasa o los copos de algodón también son populares para retirar el esmalte para uñas porque son económicos y tienen el diseño perfecto para esta y otras aplicaciones. Los cuadrados de gasa (5 × 5 cm o 10 × 10 cm [2 × 2 in o 4 × 4 in]), también conocidos como *apósitos*, tienen muchos usos en los servicios de manicura, desde la eliminación de productos hasta la aplicación. Todos estos materiales se deben almacenar de manera que no se contaminen con polvo o desechos.

☑ Verificación

10. Mencione los materiales necesarios durante un servicio de uñas.

OA 7 Describir los diferentes tipos de productos profesionales que se utilizan durante una manicura.

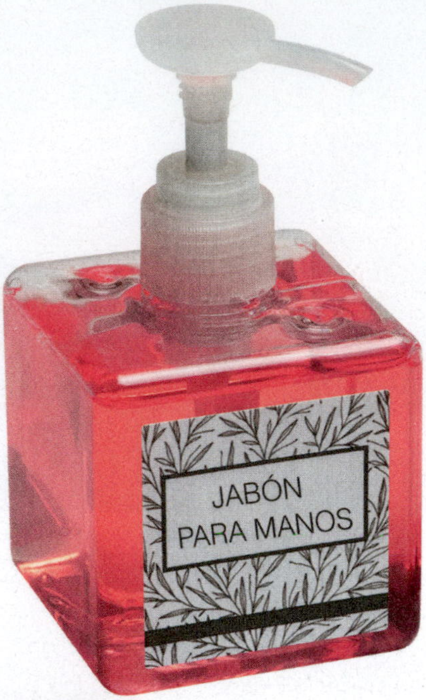

Fig. 20-23 Dosificador de jabón

Productos profesionales utilizados durante una manicura

En esta sección encontrará información básica sobre los diversos productos profesionales para las uñas que se usan durante la manicura. Es importante que sepa usar correctamente cada producto profesional para las uñas, que conozca los ingredientes que contiene y para qué sirven. También debe saber almacenar correctamente los productos y extraerlos de sus envases de manera higiénica.

Jabón

El jabón se utiliza para el lavado de manos del cosmetólogo y el cliente antes de iniciar el servicio. Se sabe que el jabón elimina más del 90 % de los microbios patógenos (que producen enfermedades) de las manos cuando se lavan correctamente.

Se recomienda el uso del jabón líquido (**figura 20-23**) porque el jabón en barra aloja bacterias y puede convertirse en un caldo de cultivo para las bacterias patógenas.

Removedores de cutícula

Los removedores de cutículas aflojan y disuelven el tejido muerto en la superficie de la uña para eliminarlo completamente de manera más sencilla. No son adecuados para el contacto con la piel viva del eponiquio. Por lo general, estos productos tienen un pH alto, por lo que son cáusticos e irritantes para la piel. Aplique el removedor de cutículas solo en la lámina ungueal, pero no en la piel circundante.

Por lo general, estos productos contienen entre un 2 y un 5 % de hidróxido de sodio o potasio, con adición de glicerina u otros ingredientes humectantes para contrarrestar los efectos secantes de la piel que tiene el removedor. Utilice estos productos estrictamente conforme a las instrucciones del fabricante. Evite el contacto con la piel para contrarrestar los efectos de los ingredientes alcalinos. La exposición excesiva del eponiquio a los removedores de cutícula puede causar sequedad e irritación de la piel y del eponiquio, lo que puede generar la formación de padrastros.

Cremas, lociones y aceites para las uñas

Estos productos suavizan la piel seca que rodea a la lámina ungueal y aumentan la flexibilidad de las uñas naturales. Son especialmente eficaces en uñas quebradizas o secas. También son el mejor producto de uñas para venderles a los clientes de manicura y pedicura. Las **cremas para las uñas** son productos protectores porque contienen ingredientes que sellan la superficie de la piel alrededor de las uñas y retienen la humedad subdérmica de la piel. Los **aceites para uñas** se impregnan en la lámina ungueal a fin de aumentar la flexibilidad y en la piel circundante para suavizarla y humectarla. Generalmente, los aceites y las lociones que pueden penetrar la lámina ungueal o la piel tienen efectos más duraderos que las cremas, pero las tres opciones pueden ser muy eficaces y útiles para los clientes, especialmente si se usan a diario como los productos para el cuidado en el hogar.

Esmalte de color, esmalte líquido, laca o barniz

Los recubrimientos con color que se aplican sobre la superficie de la uña natural se conocen como *esmalte, esmalte líquido, laca* o *barniz*. Estos son nombres comerciales para describir los mismos tipos de productos que contienen ingredientes similares.

Esmalte es un término genérico para describir cualquier tipo de película de color a base de solvente que se aplica sobre la lámina ungueal para agregar color o efectos visuales especiales (por ejemplo, para agregar brillo). Aplique el esmalte en dos capas sobre una capa base y continúe con una capa protectora (**figura 20-24**).

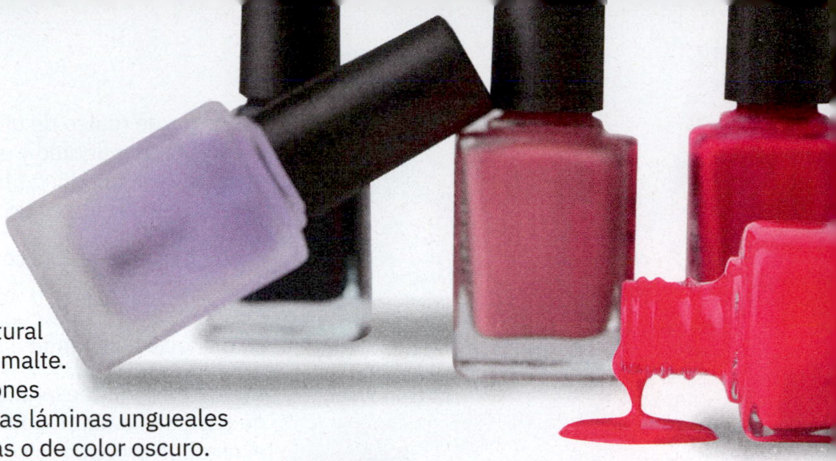

Fig. 20-24 Esmalte y capa protectora para manicuras

Capa base y capa protectora

La capa base y la capa protectora son imprescindibles para la manicura profesional. Protegen contra las manchas de las uñas e impiden que el esmalte se cuartee; aseguran un servicio de uñas más duradero, suave y brillante (o más mate).

- Una capa base crea una capa incolora en la uña natural y el realce para uñas que mejora la adhesión del esmalte. Algunas capas base contienen rellenos de estriaciones para suavizar la apariencia de la uña natural. Algunas láminas ungueales son especialmente susceptibles a las manchas rojas o de color oscuro. Una capa base evita que los esmaltes de uñas formen manchas amarillentas u otra decoloración en la superficie de la uña natural. Además, la capa base también es importante para usarla en los realces para uñas bajo el esmalte de color, para prevenir las manchas en la superficie. Las capas base generalmente están hechas a base de adhesivos, que ayudan a mantener el esmalte por más tiempo. Al igual que los esmaltes para uñas, las capas base contienen solventes que se evaporan. Después de la evaporación, se forma una película pegajosa en la superficie de la lámina ungueal para aumentar la adhesión de la capa de color.
- La capa protectora se aplica sobre el esmalte de color para evitar que este se cuartee y para darle un acabado brillante o mate. Estos productos contienen ingredientes que crean películas brillantes o mate duras después de que el solvente se evapora. Generalmente, los ingredientes principales de las capas protectoras con brillo son formadores de película de tipo metacrílico o celulósico. Los agentes matificantes también se incluyen en las capas protectoras con acabado mate. A diferencia de las capas protectoras brillantes que ocultan imperfecciones menores, las capas protectoras con acabado mate acentúan las imperfecciones y requieren que se apliquen perfectamente.

? ¿Lo sabía?

No agite los envases de esmalte. Al agitar el envase, se formarán burbujas de aire y se obtendrá como resultado una aplicación despareja y el esmalte se verá irregular. Para mezclarlos, haga girar los envases entre las palmas de las manos.

Precaución

De acuerdo con OSHA, deseche de manera segura los productos químicos usados. La acetona líquida utilizada debe guardarse en un contenedor metálico aprobado por el departamento de bomberos y desecharse como residuo peligroso. Deseche los copos de algodón empapados con quitaesmalte como residuos peligrosos.

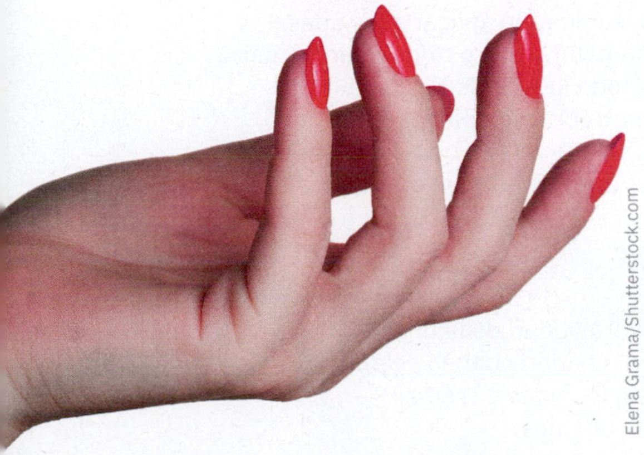

Elena Grama/Shutterstock.com

Productos para el secado del esmalte para uñas

Los aceleradores de secado del esmalte de uñas se usan sobre una capa protectora para acortar drásticamente el tiempo de secado y reducir el riesgo de que el esmalte se corra. Por lo general, se aplican con un gotero o con un pincel o se rocían para que se impregnen en la superficie del esmalte. Estimulan el secado rápido ya que eliminan los solventes del esmalte para uñas y hacen que la película de color se forme más rápidamente.

Productos de esmalte de gel

El esmalte de gel es una forma de color de uñas que no necesita exponerse al aire para secarse, sino que se cura cuando se coloca bajo una lámpara UV o LED (Consulte el **capítulo 24, Geles curados con luz**). Desarrollados específicamente para uñas naturales, es una solución para los esmaltes que se corren de una manicura regular. La aplicación del esmalte de gel es básicamente la misma que para los esmaltes tradicionales, aunque hay algunas diferencias que el fabricante del esmalte debe informar. Los esmaltes de gel también requieren una capa base y una capa protectora que se curan con luz preferentemente del mismo fabricante que diseñó el esmalte de gel.

Quitaesmalte y removedor de productos

Los dos tipos de quitaesmaltes que se usan en el salón son a base de acetona y sin acetona. La **acetona** es un líquido inflamable incoloro que es un solvente potente que elimina los aceites de manera eficaz y prepara las uñas para el esmalte. También seca la piel, por lo que debe evitar aplicar demasiado producto a base de acetona en la piel que rodea las uñas.

Si un cliente es sensible a la acetona o tiene la piel muy seca, opte por un quitaesmalte sin acetona ya que es más suave para la piel, aunque no disolverá los productos de realce tan rápidamente. Cuando el esmalte se aplica sobre otro

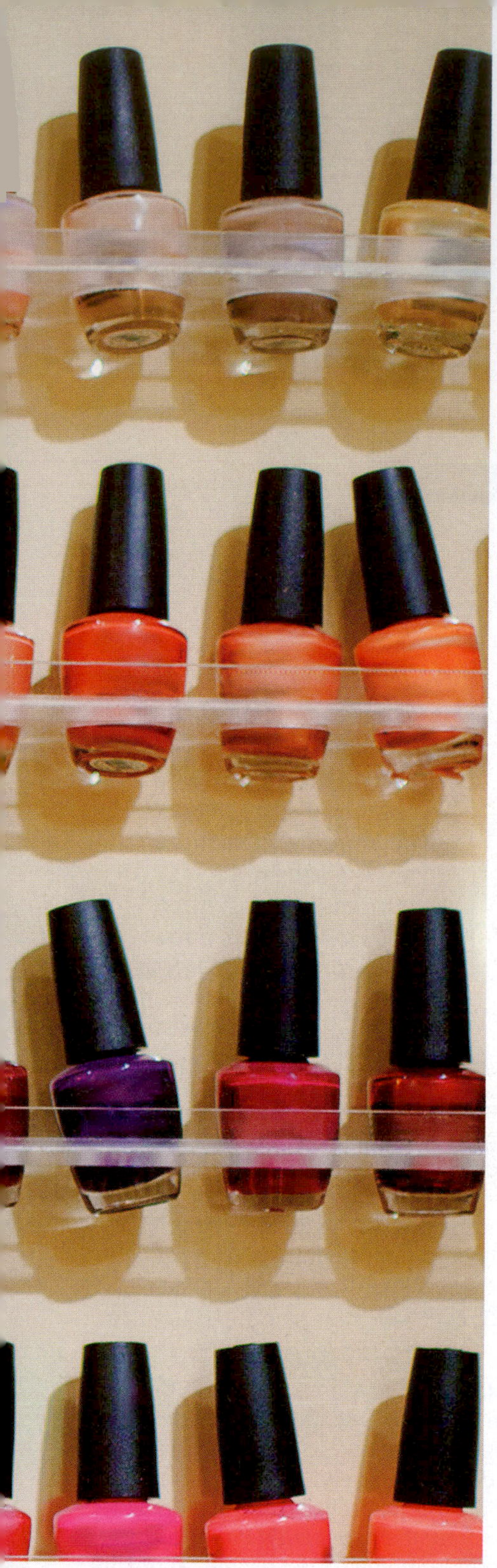

producto de realce de uñas, como una capa de resina o una extensión de uñas de monómero líquido y en polvo, un quitaesmalte sin acetona es una opción adecuada ya que un quitaesmalte a base de acetona puede disolver o debilitar el producto de realce de uñas mientras se quita el esmalte.

Ambos quitaesmaltes contienen ingredientes adicionales como aloe, vitamina E o aceites que impiden que la lámina ungueal y la piel circundante se sequen. Cuanto mayor sea la concentración de acetona del producto, más rápido se disuelve el esmalte u otros realces. Siga las instrucciones del fabricante.

Cuando use quitaesmalte, empape un copo de algodón, una almohadilla de gaza o una almohadilla de algodón con el dorso de plástico, sostenga el algodón empapado sobre la uña y cuente mentalmente hasta 10. Con un toque firme y con confianza, presione el algodón y tírelo hacia el borde libre para quitar el esmalte viejo. Continúe hasta eliminar todos los restos de esmalte. Cuando deba quitar un esmalte más oscuro, cambie el algodón después de cada limpieza para evitar esparcir el color eliminado sobre la piel.

Es importante eliminar el esmalte por completo para que el cliente quede satisfecho. Es posible que sea necesario envolver el algodón en la punta de un empujador de madera y humedecerlo con el quitaesmalte para retirar el esmalte de la zona del contorno de las uñas.

Precaución

Las capas base, las capas protectoras, los esmaltes para uñas y los endurecedores son altamente inflamables.

Endurecedor de uñas

Los endurecedores de uñas mejoran la dureza de la superficie o la durabilidad de la lámina ungueal cuando es frágil o delgada. Algunos también impiden que la lámina ungueal se rompa o se divida si se usan correctamente. Aplíquelos antes de la capa base o después como capa protectora, de acuerdo con las instrucciones del fabricante.

Existen diferentes tipos básicos de endurecedores de uñas:

- El **endurecedor de proteínas** es una combinación de esmalte transparente y proteínas, como el colágeno. Esto proporciona una capa transparente y dura en la superficie de la uña, pero no altera ni afecta la superficie de la uña natural en sí. La proteína (como el colágeno) tiene moléculas muy grandes que no pueden absorberse en la lámina ungueal.
- Los **endurecedores de dimetil-urea** contienen dimetil-urea (DMU) para agregar enlaces cruzados a la superficie de la uña natural. La DMU no causa reacciones adversas en la piel. No funcionan tan rápido como los endurecedores que contienen metilenglicol, pero no endurecen excesivamente las uñas como sucede con el uso excesivo de este ingrediente.
- Las fibras de refuerzo, como el nailon, se pueden aplicar a las uñas. No tienen valor terapéutico para la uña natural, pero brindan un beneficio de fortalecimiento temporal que dura toda la vida de la manicura. Las fibras se suelen aplicar de forma entrecruzada para garantizar los mejores resultados y se eliminan fácilmente con quitaesmalte. La aplicación de un relleno de estriaciones sobre la aplicación de fibra creará un acabado suave.

Acondicionadores de uñas

Los acondicionadores de uñas contienen ingredientes que reducen la fragilidad de la uña. Aplíquelos según las indicaciones del fabricante. Resultan de especial utilidad cuando se aplican antes de acostarse. Los acondicionadores de uñas pueden ser aceites, lociones o cremas. Muchos están formulados para acondicionar tanto las uñas como las cutículas.

Lociones y cremas para las manos

Las cremas y lociones para las manos suavizan y alisan las manos y hacen que la piel y la manicura terminada se vean más hermosas. Las cremas para manos son barreras en la piel que ayudan a retener la humedad natural. La loción es más penetrante que las cremas y puede tratar niveles más profundos de la epidermis. Se puede usar una loción de tratamiento con mitones térmicos o tratamientos de parafina para mejorar la penetración de los ingredientes.

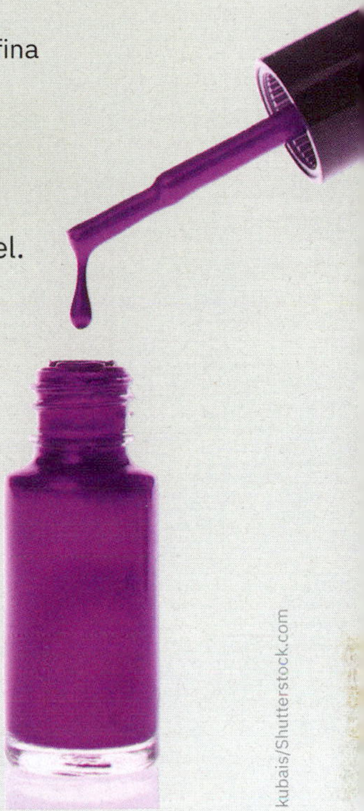

kubais/Shutterstock.com

Verificación

11. Describa tres productos profesionales para las uñas que suavizan e hidratan la piel.
12. ¿Qué productos quitan el esmalte de uñas o el esmalte de gel?
13. Mencione al menos dos razones para usar una capa base.
14. Mencione al menos dos razones para usar una capa protectora.

OA 8 Explicar lo que debe saber sobre su cliente antes de realizar un servicio de manicura.

Consulta de manicura

Las consultas con los clientes antes de la manicura, o cualquier servicio, son una oportunidad para que usted conozca y comprenda sus expectativas. No se apresure durante la consulta, porque es una parte importante del servicio. Asegúrese de revisar los pasos de la consulta con el cliente en las *Bases para el estándar de Milady,* **capítulo 3, Comunicación para el éxito.**

Si el cliente es nuevo en el salón, debe completar un formulario de admisión antes de reunirse con usted. Use esta información para realizar la consulta con el cliente. Mantenga el formulario de admisión cerca durante el procedimiento para usarlo como referencia. Lea detenidamente el formulario para detectar respuestas importantes del cliente y anote sus observaciones después del servicio en la ficha de registro de servicios del cliente o mediante el programa de software del salón.

Revise las uñas y la piel del cliente para asegurarse de que estén sanas y de que el servicio que va a brindar es el adecuado. No diagnostique una enfermedad o trastorno. A continuación, analice la forma, el color y el largo de las uñas que prefiere el cliente. Registre toda la información del servicio en la ficha de registro de servicio. Si no detecta ningún problema de salud, continúe con el servicio. Use estas sugerencias y preguntas para guiar la consulta de uñas:

1. Evalúe las uñas del cliente y observe si están sanas y fuertes, quebradizas o débiles.
2. Pregúntele al cliente si está tomando algún medicamento que descartaría una manicura estándar.
3. ¿El cliente tiene diabetes? Si es así, puede tener neuropatía en los pies y no puede usar alicates.

Curiosidades

Consulta para el servicio de cuidado de uñas

Obtenga detalles de su cliente. Tenga en cuenta estas preguntas:

- *¿Cuál es su rutina diaria en el trabajo o en el hogar?*
- *¿Qué tipo de productos químicos (por ejemplo, para la limpieza) utiliza habitualmente en su hogar o trabajo?*
- *¿Protege su piel y uñas del daño mediante el uso de guantes?*
- *¿Cuál es su objetivo con respecto a las uñas? ¿Está buscando mejorar sus uñas o hacer crecer sus propias uñas naturales saludables?*
- *¿Alguna vez ha tenido una reacción adversa a un producto de servicio de uñas? ¿Posee alguna alergia conocida a los productos utilizados?*
- *¿Participa en alguna actividad regular que pueda afectar la longitud razonable de las uñas o los servicios? Por ejemplo, ¿es jardinero? ¿Enfermero? ¿Cocinero?*

4. ¿El cliente tiene presión arterial alta? Si es así, la presión del masaje se verá afectada.
5. ¿La clienta está embarazada? Si es así, evite masajear la zona del tobillo.
6. Averigüe qué servicios para las uñas ha recibido antes, como manicuras, pedicuras o realces para uñas y pregunte cuál fue el resultado de esos servicios.
7. ¿El cliente ha tenido un traumatismo en las uñas (por ejemplo, se ha golpeado los dedos con la puerta del automóvil, etc.)?
8. Analice la forma de las uñas del cliente y el lecho ungueal para determinar el largo y la forma ideal de las uñas. Pregúntele al cliente qué largo y forma de uñas prefiere y por qué.
9. Muéstrele al cliente fotos de estilos terminados, ruedas de colores y anillos de arte de uñas. Pídales que seleccionen estilos y colores atractivos y que expliquen por qué otros no les parecen tan atractivos.
10. Haga sugerencias de servicio de uñas de acuerdo con el estilo de vida del cliente y cualquier otra característica relevante que haya aprendido.
11. Maneje las expectativas del cliente. Por ejemplo, si el cliente tiene onicorresis, uñas desiguales o quebradizas que se presentan como rugosidad en la superficie de la lámina ungueal, explique lo que esto significa en términos de servicios de uñas para proporcionar expectativas realistas sobre lo que una manicura es capaz de corregir.
12. Informe acerca de los servicios adicionales que se necesitan para mantener el aspecto y la frecuencia con la que se deben programar las visitas. Repase cualquier mantenimiento del hogar necesario para que las uñas se vean lo mejor posible entre las visitas al salón.

Recuerde tener en cuenta las siguientes consideraciones: forma de la mano, largo del dedo y forma del eponiquio. La forma del borde libre debe realzar las yemas de los dedos, los dedos y las manos del cliente. Piense también en el estilo de vida del cliente. Los pasatiempos, las actividades recreativas y el tipo de trabajo pueden determinar la mejor forma y el largo de las uñas.

Formas básicas de uñas

Durante la consulta, hable sobre la forma de uña final que desea el cliente y haga todo lo posible para cumplir con esta expectativa. En la **tabla 20-1,** se detallan cinco formas básicas.

Tabla 20-1

Formas básicas de uñas

FORMA	DEFINICIÓN
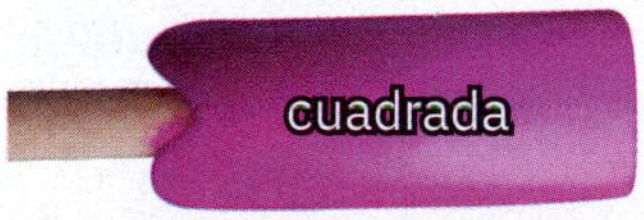	Una **uña cuadrada** es completamente recta en el borde libre, sin bordes externos redondeados.
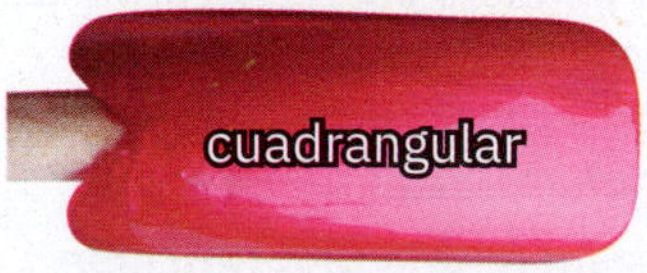	La **uña cuadrangular** tiene un borde libre cuadrado y redondeado en las esquinas. Si la uña se extiende solo un poco más allá de la punta del dedo, esta forma será resistente porque no habrá un borde cuadrado que se quiebre y toda la presión que se ejerza sobre la punta se reflejará directamente en la lámina ungueal, que es la zona más resistente. Los clientes que trabajan con las manos suelen querer uñas cuadrangulares más cortas.
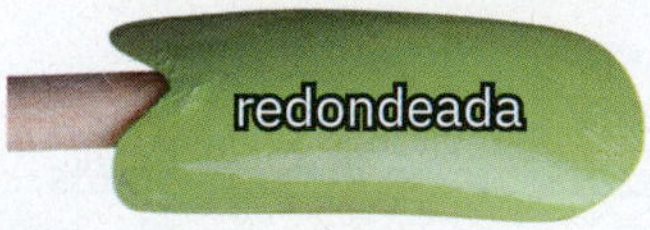	La **uña redondeada** tiene un pequeño efecto en punta y se extiende un poco más allá de la punta del dedo.

(continuación)

Tabla 20-1

Formas básicas de uñas *(Continuación)*

FORMA	DEFINICIÓN
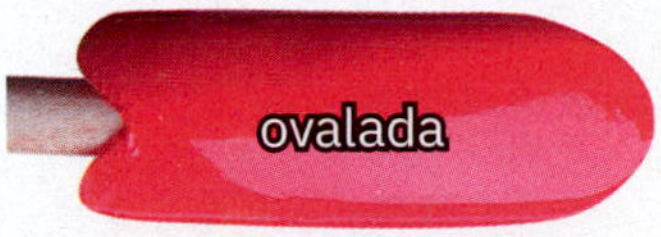	La **uña ovalada** es una forma de uña conservadora complementaria en la mayoría de las manos. Es similar a una uña cuadrangular con las esquinas más redondeadas. Los clientes que tienen las manos a la vista pueden querer uñas ovaladas más largas.
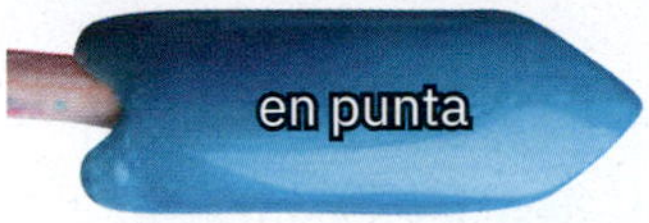	La **uña en punta** tiene efecto en punta y es más larga que lo habitual, lo que la hace adecuada para manos delgadas con dedos largos y lechos ungueales angostos. Esta forma de uña puede ser más frágil y romperse más fácilmente y es más difícil de mantener que las otras formas de uñas. Rara vez, esta forma de uña es eficaz en las uñas naturales, por lo que generalmente se realizan con realces para uñas. Son para personas que no necesitan la forma de realce de uñas más resistente y duradera.

☑ Verificación

15. Explique por qué es importante hacer una consulta antes de que el cliente se atienda en el salón.

OA 9 Nombrar y describir el procedimiento de tres partes que se realiza en las manicuras básicas.

La manicura básica

La manicura básica es la base de todos los servicios de tecnología del cuidado de las uñas y usted debe conocer y reconocer todos los componentes necesarios para lograr que el servicio tenga éxito. La información que aprenda para la manicura básica le servirá de base para todos los demás servicios de uñas.

Esfuércese por completar el procedimiento básico de manicura en 30 a 45 minutos, incluido el esmaltado. Practique hasta que pueda realizar las técnicas de manera automática, sin tener que pensar en los próximos pasos. Esto le permitirá realizar una manicura en el tiempo estimado, sin prisas, y demostrará la seguridad y el aire profesional que los clientes quieren ver en los cosmetólogos (y los dueños de salones prefieren ver en los empleados).

Comience siempre con el dedo meñique de la mano izquierda cuando inicie un nuevo paso del procedimiento. Esto ayuda a crear un patrón mientras practica, lo que aumenta su velocidad y le ayuda a memorizar los pasos.

Procedimiento de tres partes

Es más fácil hacer un seguimiento de lo que está haciendo, mantener la organización y dar un servicio coherente, si divide los procedimientos que realiza para el cuidado de las uñas en tres partes individuales: previo al servicio, servicio y posterior al servicio.

1. ***Procedimiento previo al servicio***

El procedimiento previo al servicio es un plan organizado, paso a paso, para limpiar y desinfectar las herramientas, los implementos y los materiales, preparar la mesa básica de manicura y saludar, recibir y acompañar al cliente hasta el área de servicio. Siga los pasos del procedimiento previo al servicio en el **Procedimiento 20-1**.

Ⓟ 20-1: Procedimiento previo al servicio *Consulte la página 886*

2. ***Procedimiento del servicio***

El procedimiento del servicio es un plan organizado, paso a paso, para llevar a cabo el servicio que el cliente solicitó, como una manicura, una pedicura, uñas postizas y apliques. Para realizar una manicura básica, siga los pasos que se indican en el **Procedimiento 20-2**.

Ⓟ 20-2: Realizar una manicura básica *Consulte la página 889*

3. ***Procedimiento posterior al servicio***

El procedimiento posterior al servicio es un plan organizado, paso a paso, para atender al cliente después de terminar el procedimiento. Se detalla cómo ayudar al cliente en el proceso de programación de cita y pago del salón e incluye información sobre cómo prepararse para atender al próximo cliente. Siga los pasos del procedimiento posterior al servicio en el **Procedimiento 20-3**.

Ⓟ 20-3: Procedimiento posterior al servicio *Consulte la página 893*

Lavado de manos

Para prevenir la propagación de enfermedades contagiosas, es fundamental que se lave las manos antes y después de atender a cada cliente y que les pida a los clientes que se laven las manos antes de sentarse en la mesa de manicura limpia y desinfectada. Debe enseñarles a los clientes habituales a lavarse bien las manos antes de cualquier procedimiento para que vayan directamente a la estación de lavado antes de ir a la mesa de manicura.

Aunque los CDC señalan que se pueden usar desinfectantes para las manos, también mencionan que solo se deben usar cuando no hay agua y jabón disponibles para lavarse las manos. Los desinfectantes para manos no pueden reemplazar, ni reemplazan, el lavado de manos adecuado.

☑ Verificación

16. Mencione y describa el procedimiento de tres partes que se lleva a cabo en las manicuras básicas.

OA 10 Resumir los pasos de aplicación del esmalte para uñas.

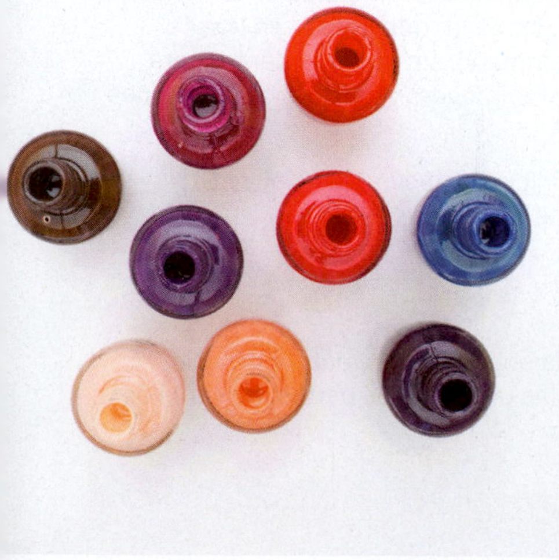

Fotografía de Dan-Cristian Pădureț en Unsplash

Aplicación de esmalte para uñas

La aplicación del esmalte es una parte muy importante de la satisfacción de cliente y del éxito general del servicio. Es un recordatorio visual constante de su trabajo y la calidad determina si un cliente regresará.

Elección del color de las uñas

Muchos clientes le pedirán ayuda para elegir un color de esmalte. Considere sugerir un tono que complemente el tono de piel y mantenga los posibles colores de esmalte sobre la mano. Permita que los clientes elijan para asegurar su satisfacción. Siempre tenga una amplia variedad de colores de esmalte para uñas disponibles, así como también los colores adecuados para realizar las técnicas de esmaltado de manicura francesa.

Aplicación de esmalte

Una correcta aplicación del esmalte para uñas requiere cuatro capas. Primero, aplique la capa base, seguida de dos capas de color y una capa protectora para proporcionar un sello de protección (**figura 20-25**). Aplique varias capas de productos para mejorar la apariencia y la duración del esmalte. Aplique capas delgadas y parejas para obtener máxima suavidad y disminuir el tiempo de secado.

Para obtener resultados profesionales, utilice el método de tres pinceladas. Aplique una pincelada suave de esmalte en el centro de la uña y luego una pincelada a cada lado de la uña. Esto permite cubrir la lámina ungueal por completo. Esta técnica de aplicación es la misma para todos los esmaltes, las capas base y las capas protectoras. Hace que las uñas se vean suaves, esmaltadas de manera uniforme y brillantes.

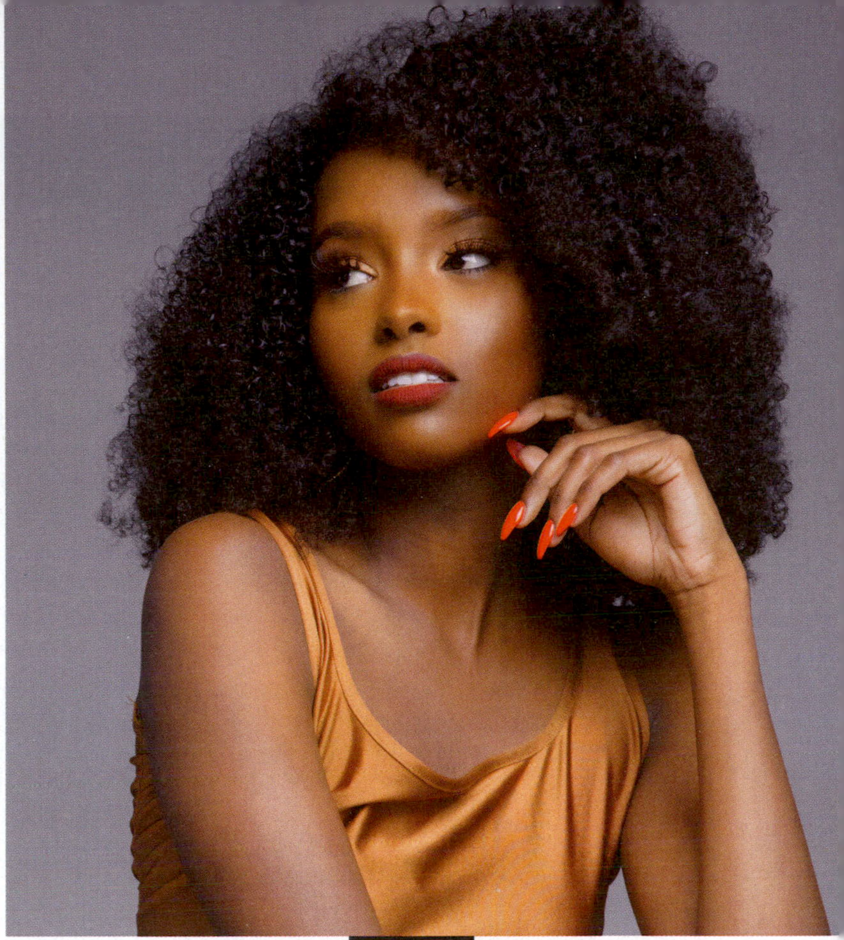

Fig. 20-25 Manicura terminada

PROCEDIMIENTO DE ESMALTADO

Cuando aplique el esmalte para uñas, saque el pincel del frasco y límpielo en dirección opuesta a usted en el borde interior del cuello del envase para retirar el exceso de esmalte. Debe tener una gota de esmalte en el extremo del pincel que sea bastante grande para aplicar una capa en toda la lámina ungueal sin tener que volver a sumergir el pincel (a menos que la lámina ungueal sea inusualmente larga o grande). Sostenga el pincel en un ángulo aproximado de 30 a 35 grados cuando se acerque a la uña.

Coloque el pincel en el centro de la uña y empuje hacia la cutícula para que el pincel se abra y quede plano. Empuje el pincel hacia la cutícula sin tocarla y deslice el pincel suavemente hasta el borde libre de la uña. Este movimiento cubrirá el centro de la uña con esmalte y, según el tamaño de la uña y el tamaño del pincel, puede cubrir entre el 50 y 80 % de la lámina ungueal.

Retire una segunda gota pequeña de esmalte. Esta vez, mientras empuja hacia arriba y llega al área de la cutícula, tire del cepillo hacia la derecha y siga la línea de la cutícula alrededor y hacia abajo por la línea lateral hasta el borde libre. Esto cubrirá todo el lado derecho de la uña mientras se mezcla con el centro.

Repita el procedimiento en el lado izquierdo. Después, tome el pincel y toque suavemente los bordes de toda la uña para cubrirla ligeramente con color. *No* coloque esmalte en la parte inferior de la uña. Siga los pasos del esmaltado de uñas en el **Procedimiento 20-4**.

Ⓟ **20-4: Esmaltado de uñas** *Consulte la página 895*

☑ Verificación

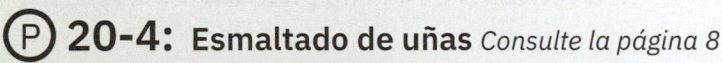

17. ¿Cuáles son los pasos de aplicación del esmalte?

OA 11 Enumerar los movimientos del masaje para manos y brazos.

Masaje en manos y brazos

El **masaje** es la manipulación de los tejidos blandos del cuerpo. Es un tratamiento terapéutico antiguo que sirve para estimular la circulación sanguínea y linfática, relajar los músculos, aliviar el dolor y demás beneficios. Se puede ofrecer un masaje de manos y brazos en todo tipo de manicuras, pero es opcional durante una manicura básica. Se incluye en todas las manicuras de *spa* y se puede realizar en la mayoría de los clientes.

Los clientes esperan recibir masajes con ansias. Suele ser la parte más memorable de una manicura. Los masajes se deben realizar con movimientos rítmicos, largos y suaves y siempre debe tener una mano sobre el brazo o la mano del cliente durante los movimientos y las transiciones.

Antes de realizar la rutina del masaje para las manos y los brazos, asegúrese de sentarse en una posición cómoda y de no estar estirado ni inclinado hacia el cliente. Su postura debe ser correcta y relajada y sus pies deben estar apoyados sobre el piso y en posición horizontal. Sentarse o trabajar en una posición incómoda o tensa puede causarle lesiones en la espalda, el cuello y los hombros.

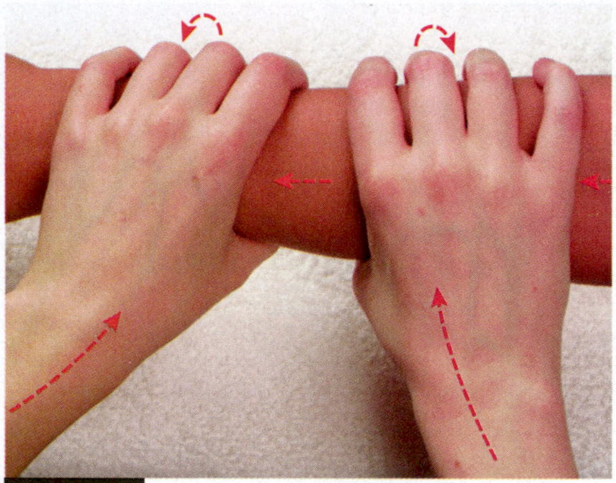

Fig. 20-26 Movimiento de masaje de fricción

Movimientos generales

El masaje consiste en una serie de movimientos que se realizan en el cuerpo humano, los cuales, combinados, son relajantes o terapéuticos.

Los movimientos de masaje que se indican a continuación suelen combinarse para realizar un masaje:

- ***Effleurage*** es una sucesión de movimientos en la que las manos se deslizan por una zona del cuerpo con diversos grados de presión o contacto. Para poder generar relajación durante los masajes de manicura, el *effleurage* debe perfeccionarse, debe ser variado y debe estar hecho por expertos.
- ***Pétrissage*** o amasado consiste en levantar, apretar y presionar el tejido.
- ***Tapotement*** es un movimiento rápido de golpecitos o palmadas con las manos sobre la piel.
- La **vibración** implica movimientos continuos de sacudida que se realizan con las manos mientras se mantiene el contacto con la piel.
- La **fricción** consiste en varios golpes que manipulan o presionan una capa de tejido sobre otra. Debe colocar las manos alrededor del brazo con los dedos apuntando en direcciones opuestas. Luego, gire suavemente el brazo en direcciones opuestas, como si escurriera una toallita. Realice el movimiento hacia arriba y hacia abajo del antebrazo y deslícese hasta la nueva posición de tres a cinco veces (**figura 20-26**).

La clave para un masaje relajante es realizar movimientos firmes, pero suaves, lentos y rítmicos que establezcan una rutina predecible. Sostenga la mano o el brazo del cliente sin hacer presión. No presione contra los huesos de los brazos, ya que puede resultar bastante doloroso. Tómese el tiempo para brindar un servicio de masaje completo y eficaz.

Observe el formulario de admisión del cliente durante la consulta y hable sobre cualquier enfermedad que pueda estar contraindicada para un masaje. Si aún no lo han hecho, anime a los clientes para que hablen sobre masajes con sus médicos antes de recibir un servicio de masaje.

Muchos clientes que sufren de presión arterial alta (hipertensión), diabetes o enfermedades circulatorias pueden realizarse masaje en las manos y/o piernas sin riesgos, especialmente si recibe tratamiento médico por tal enfermedad. Sin embargo, los masajes de manos o brazos están contraindicados para clientes que padecen de hipertensión grave no controlada. Evite las técnicas de masaje vigorosas o fuertes en clientes que tienen artritis. Sea cauteloso cuando tome la decisión de realizar o no masajes en una persona que tiene una enfermedad. Si tiene dudas, no incluya el masaje como parte del servicio.

Realice un masaje después de los procedimientos básicos de manicura, inmediatamente antes de aplicar el esmalte. No hable con su cliente durante el masaje excepto para preguntarle si sus movimientos deberían ser más o menos firmes. La conversación interrumpe la relajación del masaje. Si necesita más crema, aceite o loción durante el masaje, deje una mano en la mano o el brazo del cliente y, con la otra, saque más producto. Tener el producto en un recipiente con dosificador facilita esta importante técnica de masaje.

Después de realizar un masaje, use alcohol, acetona o quitaesmalte para limpiar profundamente la lámina ungueal y asegurarse de que no queden residuos como aceite, crema, cera o loción. Siga los pasos para realizar masajes de mano y brazo en el **Procedimiento 20-5**.

Precaución

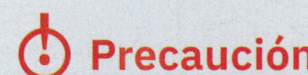

En algunos países, la licencia de cosmetología no lo habilita para dar masajes en las manos o los pies. Pídale orientación al instructor con respecto a los requisitos legales obligatorios del país y los procedimientos para la aplicación de masajes durante los servicios de cuidado de las uñas.

Ⓟ 20-5: Masaje en manos y brazos *Consulte la página 897*

Actividad

Técnicas para practicar diferentes masajes

Elija compañeros y túrnense para practicar los movimientos de masaje. Mientras hace o recibe estos masajes de práctica, piense en las distintas rutinas en las que podría aplicarlos e incluya el orden y la cantidad de maniobras o movimientos por técnica de masaje. Cree una rutina para brindarles a los clientes cuando realice servicios de uñas. Incluya consideraciones para los clientes con enfermedades y discapacidades físicas o intelectuales como se describe en las páginas 880-882.

Verificación

18. Mencione los movimientos de masaje para manos y brazos.

OA 12 Explicar la diferencia entre una manicura básica y una manicura de *spa*.

Comparación entre la manicura básica y la manicura de *spa*

Las manicuras de *spa* son cada vez más populares. Van más allá de las manicuras básicas e incluyen técnicas especializadas avanzadas y tratamientos para la piel. Los cosmetólogos que avancen en su educación sobre manicura de *spa* observarán que estas manicuras especializadas son muy lucrativas.

Las verdaderas manicuras de *spa* requieren amplios conocimientos sobre el cuidado de las uñas y la piel. Muchas manicuras de *spa* son excepcionalmente reconfortantes, mientras que otras se orientan a obtener resultados específicos mediante el uso de métodos avanzados que se basan en el cuidado de la piel. La mayoría de las manicuras de *spa* incluyen un masaje más largo y detallado y todas las manicuras de *spa* incluyen exfoliación para pulir y suavizar la piel, así como mejorar la penetración de los productos profesionales.

Las manicuras de *spa* están diseñadas para producir relajación, por lo que los tiempos de servicio suelen ser más prolongados y pueden incorporar técnicas adicionales como la aromaterapia, los tratamientos de parafina, las máscaras para las manos y la aplicación de toallas tibias y húmedas.

Las manicuras de *spa* que buscan resultados específicos, en ocasiones llamadas manicuras de tratamiento, pueden llevar nombres que describen su propósito. La manicura antiedad puede incorporar el uso de productos basados en alfahidroxiácidos u otros ácidos para la exfoliación y el rejuvenecimiento de la piel. La manicura exfoliante puede incluir una exfoliación más prolongada de la piel con callosidades. La manicura rejuvenecedora del jardín de rosas puede incorporar el uso de productos con aceites de rosas y pétalos de rosa para la ambientación. Muchas manicuras de *spa* tienen nombres más imaginativos, como "adiós a las manchas", para una manicura diseñada a fin de aclarar las manchas de la edad en la piel. Cuando realice un procedimiento avanzado que incluya aceites o cosméticos, siempre consúltele al cliente sobre sus preferencias aromáticas y la presencia de alergias. Las manicuras de tratamiento requieren un entrenamiento mayor para obtener resultados visibles y para que actúen de forma segura.

Muchos clientes basan sus decisiones sobre los servicios que buscan en su estilo de vida, por ejemplo, al preferir únicamente productos naturales. Es posible que le pregunten sobre los ingredientes de los productos que está utilizando. Existen pocos productos totalmente naturales que están disponibles comercialmente debido a su corta vida útil y prácticamente ninguno está libre de químicos. Incluso el aire y el agua contienen productos químicos.

Una alternativa natural consiste en mezclar sus propios productos a partir de ingredientes naturales. Si hace esto, haga un lote pequeño para cada procedimiento o producto cada día; pueden echarse a perder muy rápidamente y pueden requerir refrigeración.

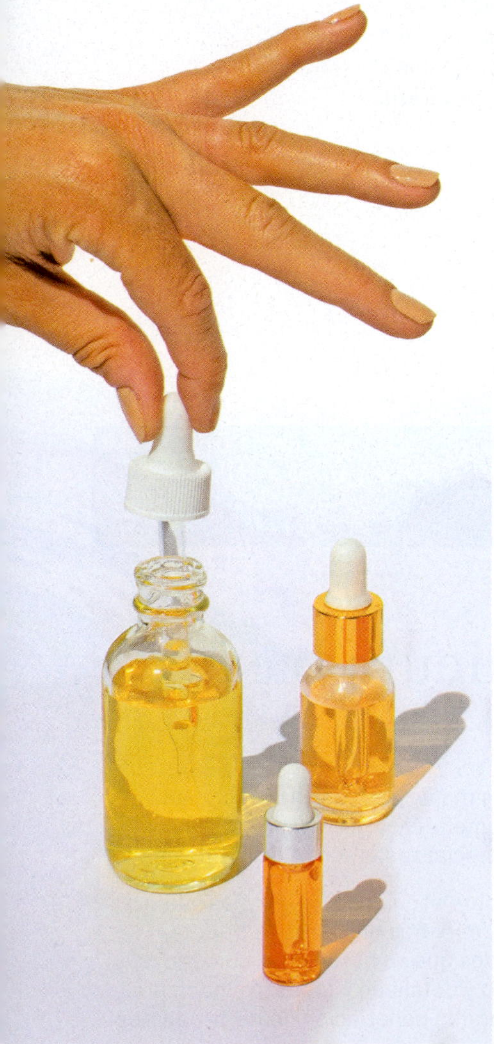

Manicuras temáticas

Muchos salones y *spas* han desarrollado servicios temáticos. El servicio completo contiene productos, desde lociones hasta aceites y máscaras, que se relacionan con el tema que ha escogido el salón y algunos incluso sirven a los clientes refrescos alusivos al tema durante el servicio.

Los ejemplos incluyen una manicura de chocolate caliente o una pedicura del festival de otoño de la calabaza. Diviértase desarrollando estas atractivas manicuras y pedicuras. ¡A los clientes les encantarán!

Manicuras sin agua

Las manicuras sin agua, también conocidas como manicuras en seco, no incluyen el remojo de las uñas en agua. Algunos técnicos en el cuidado de las uñas usan loción y mitones térmicos para suavizar la piel y las cutículas. Muchos clientes prefieren este tipo de manicura y consideran que es más relajante y produce mejores resultados que la manicura tradicional con agua. Los técnicos la prefieren porque elimina la necesidad de obtener agua cuando no está disponible. Todas las manicuras (básica, de *spa*, con exfoliación, etc.) se pueden realizar con técnicas de manicura en seco.

Aromaterapia en la manicura

En la década de 1870, René Maurice Gattefossé, un científico francés, descubrió el uso terapéutico de los aceites esenciales, que se inhalan o se aplican en la piel. Estos aceites se usan en manicuras, pedicuras y masajes a fin de inducir algunas reacciones, por ejemplo, para relajar o revitalizar o simplemente para crear una fragancia agradable durante el servicio. Incorpore la aromaterapia en los servicios de manicura cuando lo considere adecuado.

En la aromaterapia se utilizan **aceites esenciales** altamente concentrados. Estos aceites se extraen por medio de diferentes formas de destilación de las semillas, la corteza, las raíces, las hojas, la madera o la resina de las plantas. Cada una de estas partes produce un aroma diferente. Por ejemplo, las agujas, la resina y la madera del pino escocés producen un aroma distintivo y, por lo tanto, una respuesta diferente de la persona en la que se aplica.

Realizar aromaterapia requiere estudio y práctica para hacerlo de la manera correcta. Los aceites son muy poderosos y pueden provocar cambios reales en el cliente. En algunos países, los aceites se consideran medicamentos y solo pueden indicarlos los médicos. A menos que esté preparado para realizar un estudio en profundidad de estos aceites, use aceites mezclados (es decir, que ya se hayan mezclado y probado) y aplíquelos solo como se indica.

☑ Verificación

19. ¿Cuál es la diferencia entre una manicura básica y una manicura de *spa*?

OA 13 Describir diferentes métodos de aplicación de la cera de parafina.

Tratamientos con cera de parafina con manicuras

La **parafina** es un derivado del petróleo con excelentes propiedades de sellado (cualidades de barrera) que se usa para recubrir la piel de las manos y los pies, para retener la humedad natural de la piel en las capas de la epidermis. El calor hace que los poros de la piel se abran, lo que permite que las lociones y los aceites aplicados en la piel antes de la parafina penetren con mayor profundidad. La parafina tibia también aumenta la circulación sanguínea en la piel y puede ayudar a calmar las articulaciones con artritis de manera temporal.

Esto se considera un servicio adicional de lujo y se puede realizar con la mayoría de los clientes. Observe el formulario de admisión del cliente durante la consulta para identificar que no haya contraindicaciones para la cera o el calor.

Seguridad de la cera de parafina

Lea y siga las instrucciones de uso que vienen con la unidad para calentar parafina y el producto de parafina que utilice. Tenga en cuenta las siguientes precauciones:

- Evite brindar tratamientos con parafina a cualquier persona que tenga problemas de circulación.
- Evite usar parafina si la persona presenta irritaciones en la piel como cortes, quemaduras, erupciones, verrugas o eccema.
- Los clientes mayores de 65 años y las personas con enfermedades crónicas pueden ser más sensibles al calor a causa de los medicamentos o la afinación de la piel. En estos casos, pídales a estos clientes que traigan una autorización escrita del médico antes de someterse a un tratamiento con parafina.
- Realice una prueba de tolerancia al calor en todos los clientes en el primer servicio. Aplique un pequeño parche de cera de unos 2,5 cm (1 in) de diámetro sobre la piel del cliente para verificar que tolera la temperatura.
- Debido a los problemas relacionados con el control de infecciones, sumergir las manos de una persona en parafina es peligroso para ella. Es necesario desechar la parafina una vez que se haya utilizado en un cliente. Volver a derretir la parafina y reutilizarla va en contra de las regulaciones del consejo estatal.

Métodos de aplicación de parafina

Hay muchos métodos diferentes para aplicar parafina. Sin importar el método que elija, siga las instrucciones del fabricante para garantizar un uso adecuado.

Estos son métodos seguros para aplicar parafina durante una manicura o pedicura:

- *Aplicación en una bolsa plástica*. Utilice una taza medidora de metal para distribuir la parafina tibia de forma equitativa en dos bolsas de plástico pequeñas y transparentes. Coloque las bolsas en las manos o los pies del cliente para verificar si la temperatura es agradable. Si la parafina está demasiado caliente, enfríela al sacudirla en la bolsa por un tiempo. Una vez que el cliente esté a gusto con la temperatura, deslice la bolsa en la mano o el pie del cliente y masajee la piel con la bolsa de parafina. Una vez que la parafina haya alcanzado la parte superior de la bolsa, tuerza y doble el borde para asegurarla y coloque mitones de tela de toalla o envuélvala con una toalla de tela.

Precaución

Utilice únicamente equipos diseñados para realizar tratamientos de parafina. Nunca caliente la cera en ningún otro lugar, ya que esto puede ser muy peligroso y provocar quemaduras dolorosas en la piel o un incendio.

- *Aplicación de parafina con bambula o toallas de papel.* Ubique el baño de parafina cerca de la mesa de manicura. Es mejor ubicar la parafina en un carro utilitario. Sumerja el papel o la tela verticalmente en parafina, sosténgala por las esquinas y luego elévela para que el exceso de parafina se escurra. Levante y baje la tela o la toalla de papel tres veces. Cuando cada pieza esté lista, envuelva la mano o el brazo del cliente. A continuación, cúbralo con una bolsa o envoltura plástica y envuélvalo en una tela de toalla o colóquela en un mitón térmico.
- *Rociador de parafina.* En este método se utiliza una máquina especial con cartuchos de parafina reemplazables. La parafina tibia se rocía desde el cartucho a las manos y los brazos del cliente y, luego, se colocan las manos en bolsas de plástico, revestimientos o envoltura plástica y se colocan en la toalla de tela o en los mitones eléctricos.
- *Guantes de un solo uso.* También hay guantes de un solo uso comerciales que tienen parafina. La almohadilla térmica dentro del guante se activa al masajearla. Esto calienta la parafina que está dentro. Cuando la parafina esté tibia, inserte las manos dentro de los mitones térmicos y, luego, deseche los mitones cuando termine el tratamiento.
- *Pintura de parafina.* Coloque la cera que usará en un recipiente pequeño de vidrio. Con un pincel desechable, aplique la parafina en las manos del cliente y cúbralas con un guante de plástico, una bolsa o una envoltura de plástico. Coloque cada mano del cliente en una toalla húmeda caliente o un mitón térmico eléctrico.

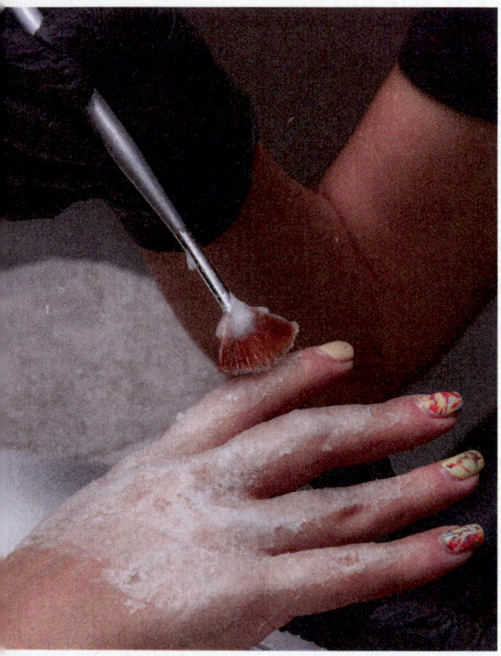
Eduard Valentinov/Shutterstock.com

REMOCIÓN DE LA PARAFINA.

Afloje la parafina de la piel masajeando la bolsa de plástico, el mitón o la envoltura en el codo o la rodilla y trabaje la parafina hasta la parte inferior de la bolsa, hasta quitar la parafina de la piel del cliente. Haga un nudo en la bolsa para asegurar la parafina usada y deséchela en la basura.

Verificación

20. Mencione los métodos de aplicación de parafina.

OA 14 Describir los abordajes de la manicura para clientes con discapacidades físicas e intelectuales.

Servicios para clientes con discapacidades

Si bien los pasos de una manicura no variarán para la mayoría de los clientes, trate a todos los clientes con cuidado y tenga en cuenta sus capacidades. Modifique el servicio de acuerdo con sus necesidades y preferencias. Durante la consulta con el cliente, pregúntele sobre el dolor, la sensibilidad y la parte más agradable del servicio para crear la mejor experiencia posible.

El cliente no está obligado a revelar nada sobre sí mismo y puede omitir información sobre medicamentos. Usted no es un profesional médico y los salones no están obligados por la Ley de Responsabilidad y Transferibilidad de Seguros Médicos (HIPAA, Health Insurance Portability and Accountability Act); sin embargo, mantener la confidencialidad de la información de los clientes es la práctica más ética. Si un cuidador acompaña al cliente, dirija las preguntas y la conversación al cliente, a menos que se le solicite expresamente que se dirija al cuidador, y haga espacio para acomodar al cuidador cerca del cliente.

Muchos clientes, sin importar la edad, tienen problemas médicos. Puede encontrarse con clientes con artritis, enfermedades autoinmunes, diabetes, neuropatía, afecciones cardíacas, problemas de movilidad, complicaciones neurológicas o que toman medicamentos. Los clientes pueden estar recibiendo tratamientos de quimioterapia o radiación. Los clientes con discapacidades, físicas o no, pueden disfrutar de un servicio reconfortante de manicura o pedicura realizado por profesionales.

Adapte el espacio para acomodar a los clientes. Por ejemplo, garantice la seguridad de los usuarios de sillas de ruedas, andadores y bastones al eliminar los obstáculos del piso (**figura 20-27**). En una encuesta rápida sobre su espacio, podrá observar los cambios que puede necesitar hacer. La Ley sobre Estadounidenses con Discapacidades (ADA) y otras fuentes brindan información relacionada con la adaptación de clientes con discapacidades físicas:

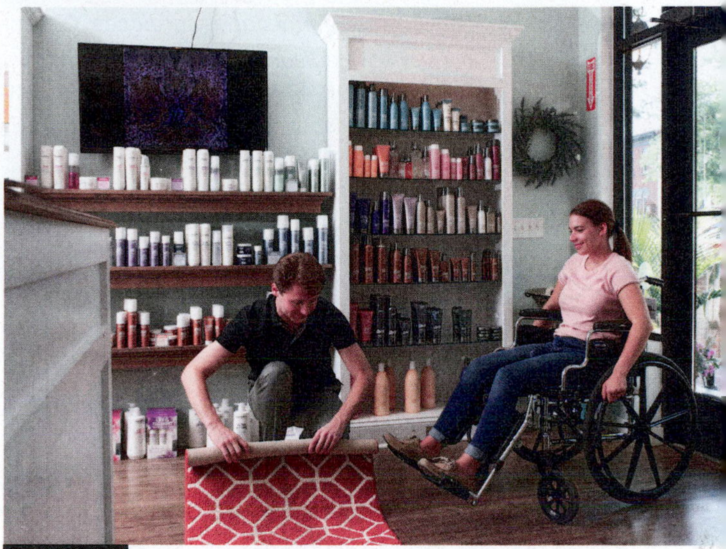

Fig. 20-27 Retire los obstáculos del piso para dejar espacio para movilidad.

- *Guías de ADA sobre mesas*. Una mesa accesible debe tener una altura de superficie máxima de 85 cm (34 in) y mínima de 70 cm (28 in) sobre el nivel del piso. Debe haber un mínimo de 67,5 cm (27 in) de espacio libre para las rodillas entre el piso y la parte inferior de la mesa.
- *Espacio libre en la mesa*. Antes de su llegada, asegúrese de que el cliente pueda caber completamente en el lado correspondiente. Si el cliente puede caber cómodamente con la silla fija provista, proceda con la manicura. Si la mesa de manicura es demasiado alta o baja, use una mesa auxiliar portátil.
- *Pedicura*. No mueva a las personas que están en silla de ruedas a un sillón de pedicura. Un *spa* portátil para pies en el piso es una mejor opción, ya que le permite al cliente disfrutar del servicio mientras permanece en la comodidad y seguridad de la silla. Es posible que sea necesario volver a colocar la silla del manicurista en el piso para terminar el servicio.
- *Pasillos y corredores*. Confirme que los pasillos y corredores tengan suficiente espacio libre para la movilidad. Un corredor libre según ADA tiene 90 cm (36 in) de ancho. Algunos edificios más antiguos han sido exceptuados y es posible que no tengan suficiente espacio para acomodar a un cliente que requiere asistencia de movilidad. Revise bien el espacio antes de traer a un cliente.
- *Velocidad/tiempo*. Algunos clientes pueden requerir un servicio más rápido o más lento. Un ritmo de servicio más paciente y relajado puede tranquilizar a los clientes ansiosos, mientras que un servicio rápido y eficaz puede ser necesario para mantener cómodos a otros clientes y reducir los tiempos de espera.

Clientes mayores

Tenga en cuenta consideraciones especiales para garantizar la seguridad y comodidad de los clientes mayores. Solicite la ayuda de un cuidador o un asociado del salón de ser necesario. Tenga especial cuidado cuando use implementos afilados, agua caliente, baños de parafina, aceleradores, acetona y luces UV. Tenga paciencia y tómese el tiempo para realizar los servicios.

Consideraciones médicas

Modifique o adapte procedimientos para los clientes con problemas médicos. Estas son algunas sugerencias para clientes con las siguientes consideraciones:

- *Quimioterapia activa o radiación*. Permanezca a al menos 0,07 cm (0,025 in) de distancia del eponiquio y las paredes laterales; no use acetona; use relleno de estriaciones para disimular el color desigual de la lámina ungueal.
- *Artritis*. Realice masajes suaves; sea consciente de los problemas de movilidad y equilibrio.
- *Trastorno por déficit de atención/hiperactividad (TDAH)*. A lo largo del servicio, mantenga el contacto visual, explique el procedimiento con voz suave y, de ser posible, minimice las distracciones ambientales.
- *Enfermedades autoinmunes*. Observe si el cliente tiene uñas quebradizas; ofrezca masajes suaves; use aceites penetrantes; evite el uso de implementos afilados.

- *Cáncer*. Observe si el cliente tiene uñas quebradizas y la placa ungueal estriada; use relleno de estriaciones para imprimar o disimular el color desigual de la lámina ungueal; si es posible, ofrezca un área de servicio privada si el cliente expresa su preocupación por la pérdida de cabello, el peso, la movilidad, entre otros.
- *Diabetes*. Sea sensible con las pieles secas; ofrezca masajes suaves; utilice aceites penetrantes.
- *Enfermedades cardíacas*. Ofrezca masajes suaves para que el ritmo cardíaco del cliente no se eleve.
- *Medicamentos*. Mencione los medicamentos del cliente (recetados, de venta libre y recreativos) en el formulario de admisión y mantenga esta información confidencial.
- *Dispositivos de movilidad como un bastón o una silla de ruedas*. Debe tener una mesa de manicura móvil disponible.
- *Complicaciones neurológicas*. Ofrezca una silla estable con brazos y sin ruedas, ya que el cliente puede tener problemas de equilibrio.
- *Neuropatía*. Sea consciente de la sensibilidad del cliente al tacto y la falta de flexibilidad; ofrezca masajes suaves.
- *Trastornos del procesamiento sensorial, como el trastorno del espectro autista (TEA)*. Si es posible, ofrezca un área de servicio privada y tranquila; evite el uso de productos fuertemente perfumados o aceites esenciales; ofrezca imágenes para aquellos que tienen dificultades para procesar la información hablada.
- *Problemas de la vista*. Acompañe al cliente en el salón en todo momento; esté preparado para acomodar un animal de servicio. A lo largo del servicio, informe lo que está haciendo y mantenga el contacto físico, como una mano en el brazo, para ayudar a que el cliente se relaje y se sienta más cómodo.

Verificación

21. ¿Cómo modificaría su servicio de manicura para clientes con discapacidad física o intelectual?

OA 15 Describir los conceptos básicos del arte de uñas.

Actualización de la manicura con arte de uñas

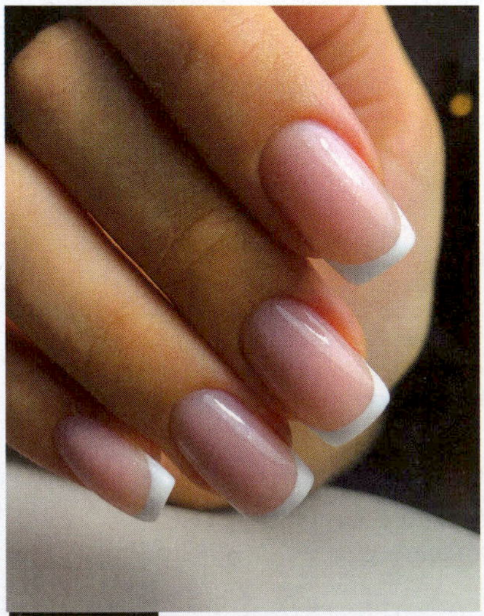
istockphoto.com/Bogdan Kovenkin

Fig. 20-28 Las variaciones de la clásica manicura francesa brindan posibilidades infinitas.

Con tantos materiales y medios de arte disponibles, nunca ha sido tan fácil crear arte de uñas. El esmalte es uno de los medios de arte de uñas más comunes en los salones o *spas*. El esmalte se usa con mayor frecuencia para crear las cuatro actualizaciones básicas del arte de uñas: manicura francesa, fundido de color, bloques de color y marmolado. Las plantillas y el estampado también se pueden usar para agregar carácter y estilo artístico.

La manicura francesa

La manicura francesa es uno de los procedimientos de arte de uñas más populares. Debe dominar la técnica y sus variaciones para seguir siendo competitivo en el mercado.

En una **manicura francesa** tradicional, el lecho ungueal es de un color, como rosa, durazno o beige, y el borde libre de la uña es de otro color, como blanco **(figura 20-28)**. La línea curva donde se encuentran el color rosa y el color blanco en la uña se conoce como **media luna**. Puede obtener infinitas variaciones de este estilo tradicional simplemente cambiando o fundiendo el color.

Pruebe varias combinaciones de colores, técnicas de fundido y adornos para crear estilos atractivos (**figuras 20-29** hasta **20-31**). La manicura francesa siempre tiene un costo mayor y es una forma fácil de generar ingresos adicionales.

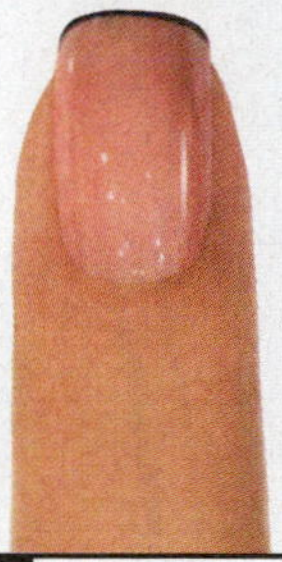

Arte de uñas de Alisha Rimando

Fig. 20-29 Limpio y clásico con un pequeño borde

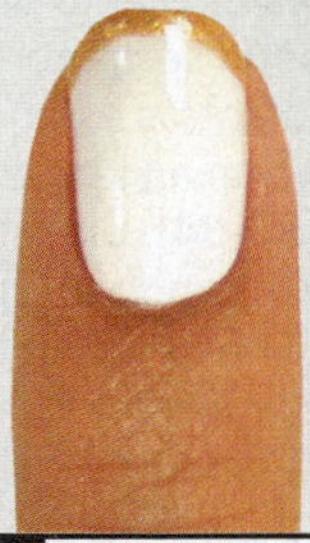

Arte de uñas de Alisha Rimando

Fig. 20-30 Blanco para novias con un toque de glamour

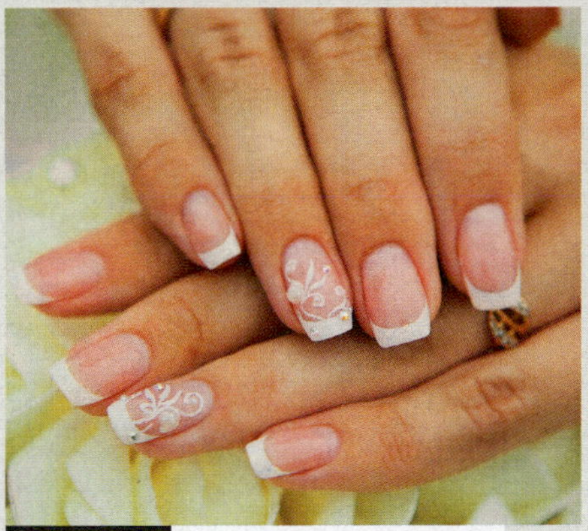

Ecaterina Glazcova/Shutterstock.com

Fig. 20-31 Mayor dramatismo por el agregado de adornos

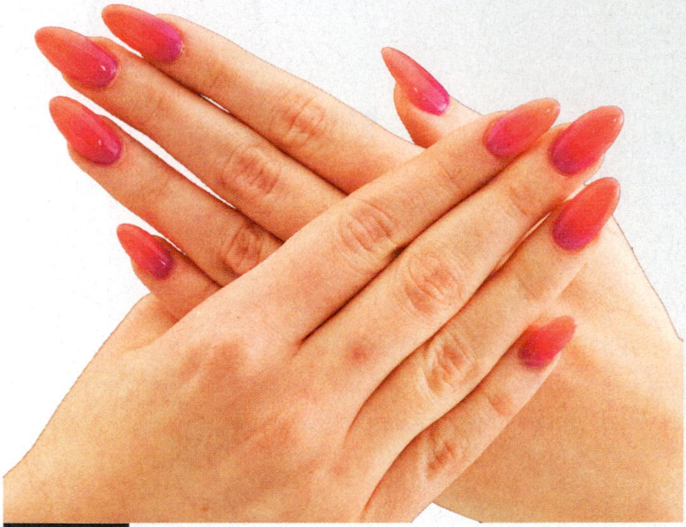

Cortesía de Artistic Nail Design

Fig. 20-32 Efecto de fundido de colores

Fundido de colores

En el **fundido de colores**, también conocido como *degradado* o *escalonamiento de color,* un color se funde con el otro y el punto de encuentro es una combinación de los dos. Aplique el producto de forma más espesa y opaca y luego utilícelo de forma más fina y translúcida cuando se encuentre con el otro color (**figura 20-32**). Por ejemplo, si el tercio superior de la uña es de color rosado oscuro y el tercio inferior de la uña es rosado claro, el tercio del medio debe ser una combinación de los dos colores. Existen varias maneras de lograr este estilo. Use una esponja o un pincel para mezclar los colores en el punto de encuentro.

Bloques de color

Los **bloques de color** son bloques o secciones de color sobre la uña. Aplique esmalte en toda la uña con un color de base, como negro, y, luego, cree rayas o bloques con otro color, por ejemplo, plateado (**figura 20-33**).

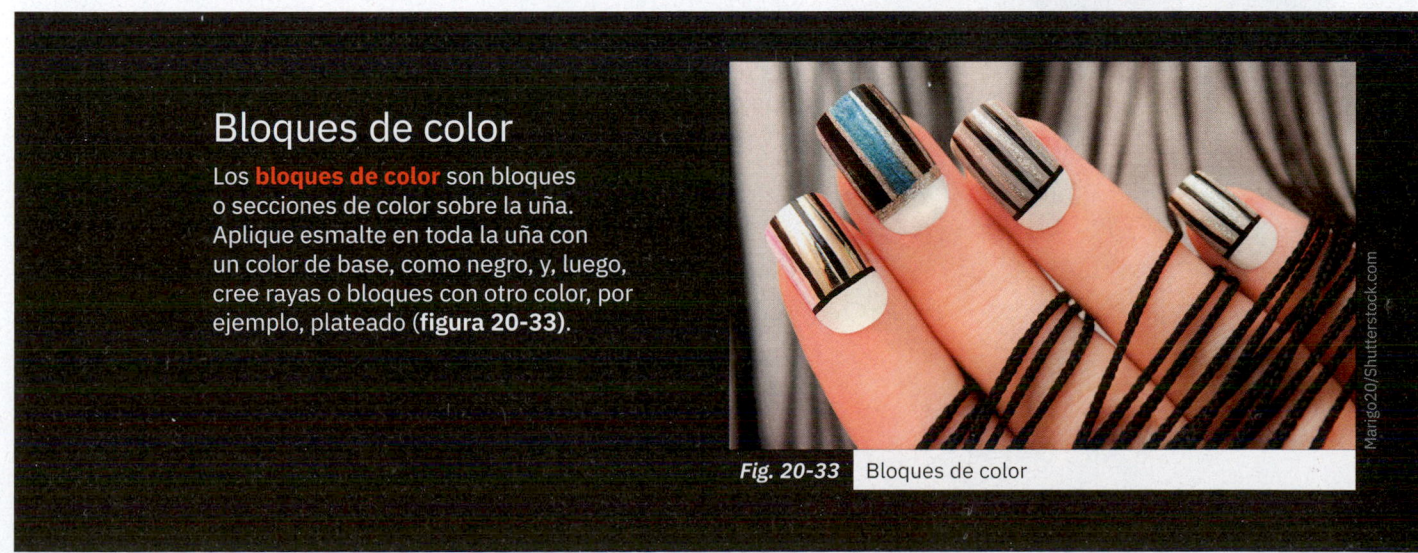

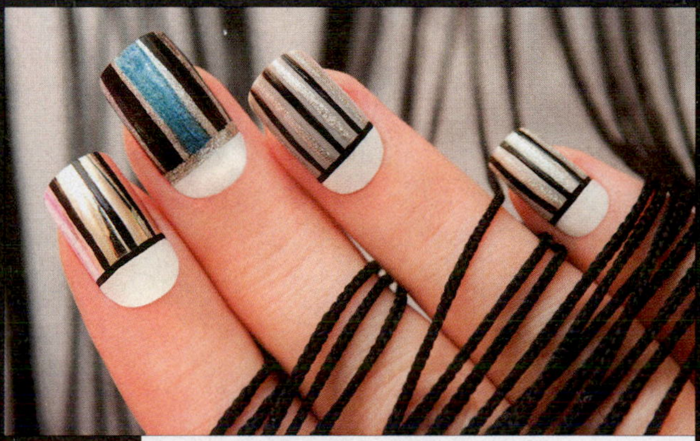

Marigo20/Shutterstock.com

Fig. 20-33 Bloques de color

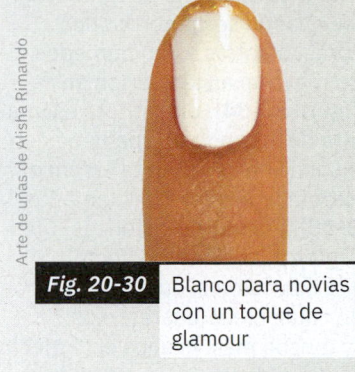

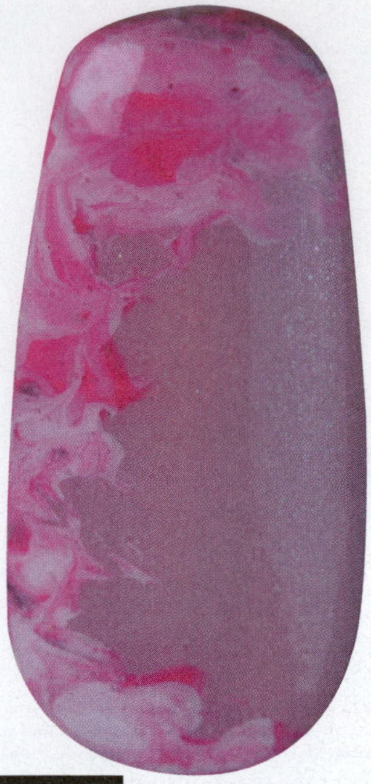

Arte de uñas de Alisha Rimando

Fig. 20-34 Marmolado

Marmolado

El **marmolado** es un efecto de remolino que se crea cuando se combinan dos o más colores mientras están húmedos y, luego, se mezclan en la uña con un estilete (**figura 20-34**). Un **estilete** es una herramienta de marmolado que tiene un mango sólido con una punta esférica en cada extremo, de diferentes tamaños (**figura 20-35**). Las puntas esféricas son excelentes para crear un efecto de remolino con colores, aplicar pequeños círculos de color, crear lunares, ojos, burbujas y mucho más. Realice este efecto marmolado en toda la uña o solo en una parte para lograr una creación única de arte de uñas.

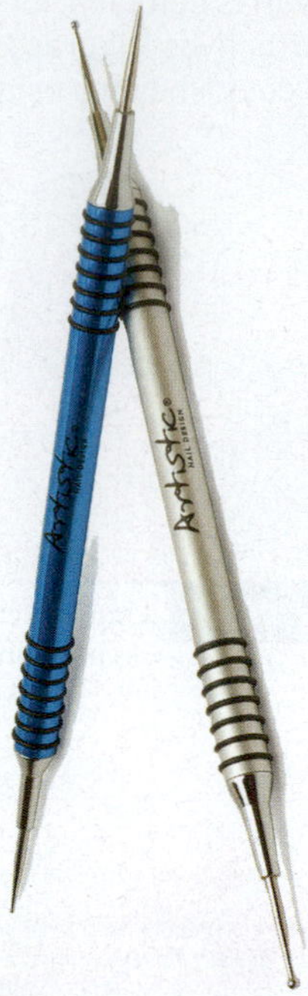

Cortesía de Artistic Nail Design

Fig. 20-35 Estiletes para técnicas de arte de uñas

Esténciles y estampado

Para crear diseños o formas específicas con facilidad, utilice un esténcil preparado comercialmente, una hoja cortada previamente de plástico delgado y transparente con reverso adhesivo, que se corta a máquina con diversas formas y diseños (**figura 20-36**). También puede utilizar papel, encaje, malla, tela u otros materiales, como un esténcil, para crear un estilo único al realizar diseños.

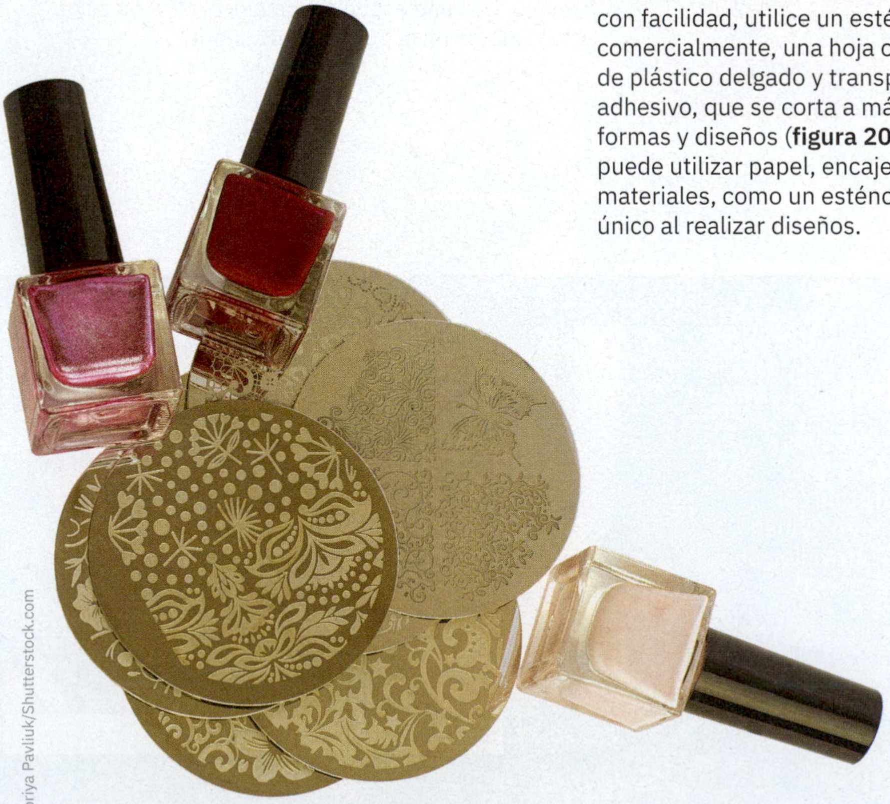

Viktoriya Pavliuk/Shutterstock.com

El estampado es un método para transferir una imagen a la uña con una lámina de estampado. Las láminas de estampado suelen estar hechas de metal (**figura 20-37**). Hay cientos de diseños cortados con láser. Para realizar la transferencia, aplique una capa delgada de esmalte, pintura de gel o pigmento en la lámina de estampado para rellenar el diseño. Raspe el color en exceso con una espátula plástica y flexible. Esto hará que solo coloque color en el diseño. Presione el estampador de silicona sobre el diseño para levantarlo. Después, presione el estampador en la uña para transferir el diseño. A diferencia de los esténciles, las láminas de estampado se pueden usar varias veces.

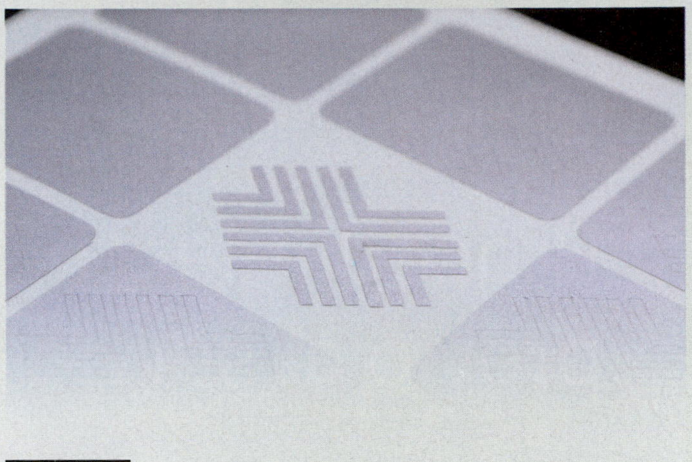

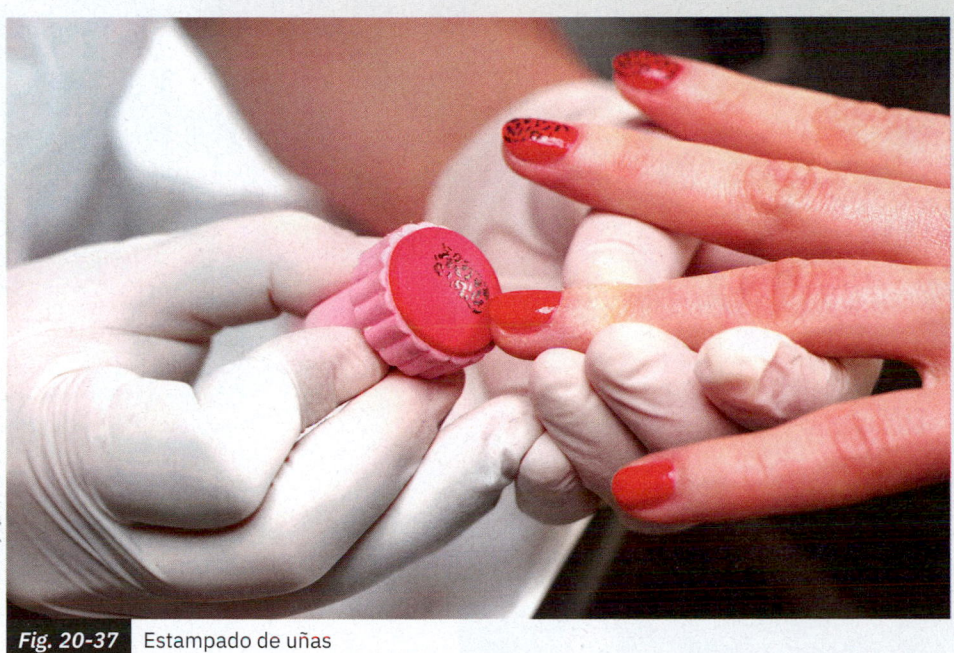

Marina mre_brooke/Shutterstock.com

Fig. 20-36 Esténcil de uñas

Robert Przybysz/Shutterstock.com

Fig. 20-37 Estampado de uñas

Verificación

22. Describa las actualizaciones básicas del arte de las uñas.

Ⓟ Procedimiento 20-1

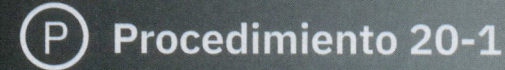

Procedimiento previo al servicio

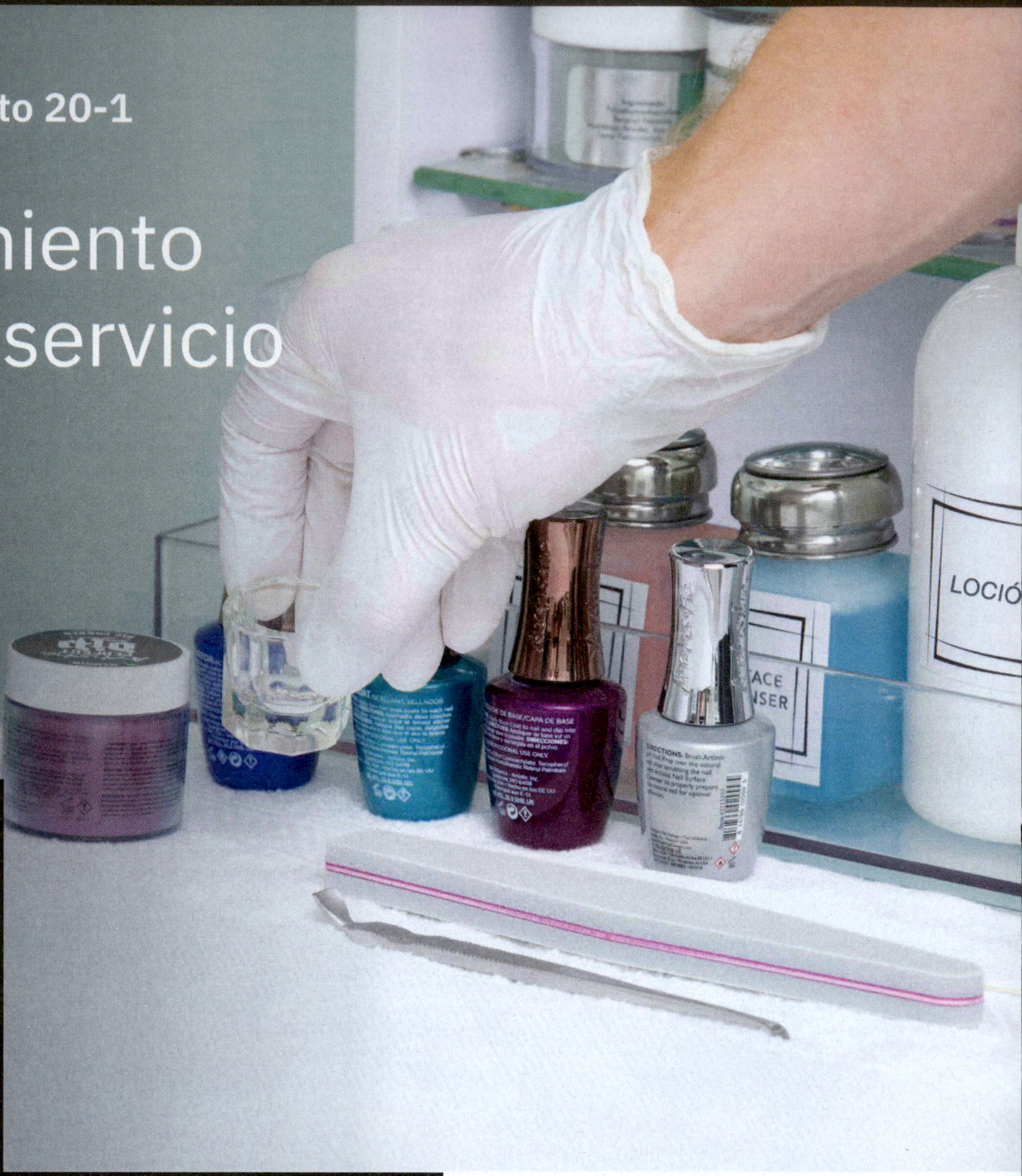

IMPLEMENTOS Y MATERIALES

- Pulidores y limas abrasivas para uñas
- Lámpara ajustable
- Cepillos y aplicadores
- Silla
- Apoyabrazos acolchado del cliente
- Copos de algodón, apósitos o almohadillas con reverso de plástico
- Recipiente de basura cubierto
- Recipiente para desinfección
- Pinceles desechables para la aplicación de producto
- Recipiente de toallitas desechables
- Máscara contra el polvo
- Protección ocular (opcional)
- Aguamanil (opcional)
- Guantes
- Toallitas de limpieza que no dejan pelusa, gasa
- Mesa de manicura
- Empujador metálico
- Cepillos para uñas
- Cortaúñas
- Alicates
- Espátulas de plástico, madera o metal
- Gafas de seguridad
- Almohadilla para el servicio
- Toallas de un solo uso o toallas de tela
- Bandeja de insumos
- Todos los productos adicionales necesarios para el próximo servicio
- Pinzas para depilar
- Empujador de madera

A. Control de infecciones

1

Antes de comenzar, consulte las *Bases para el estándar de Milady* y realice lo siguiente: Ⓟ **5-1 Lavado de manos** y Ⓟ **5-2 Limpieza y desinfección de artículos no porosos y reutilizables.**

B. Preparación básica de la mesa

(2)

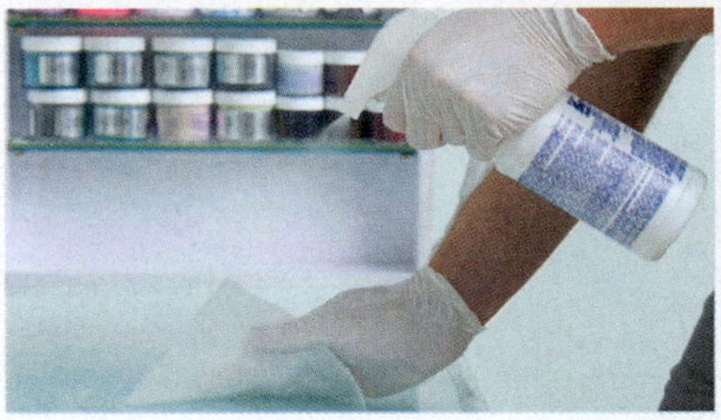

Antes de comenzar un servicio, limpie y desinfecte la mesa de manicura y el cajón con un desinfectante aprobado por la EPA, de acuerdo con las instrucciones del producto.

(3)

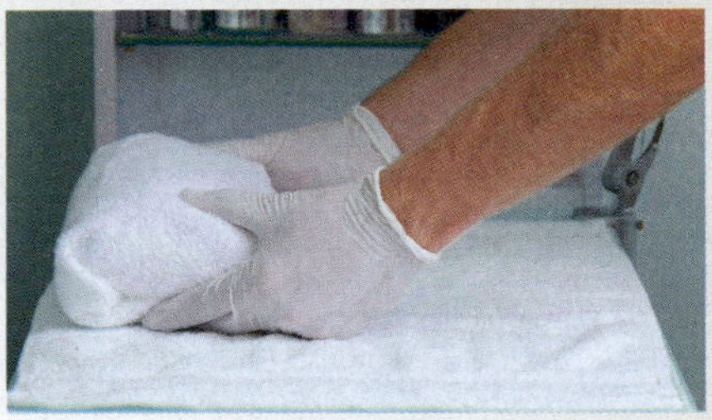

Coloque la almohadilla o la toalla doblada en el borde de la mesa frente al cliente.

(4)

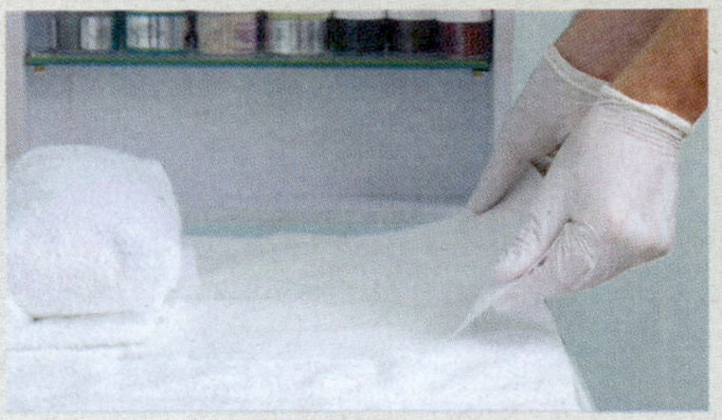

A continuación, coloque una toalla desechable que no deja pelusa sobre la mesa. Reemplace la toalla según sea necesario durante el servicio.

(5)

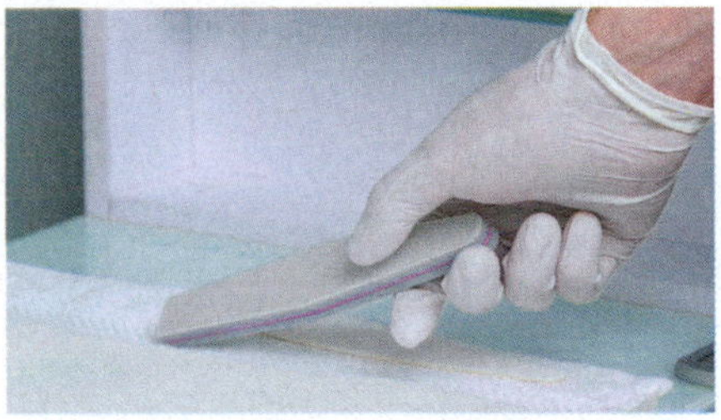

Ubique los abrasivos y pulidores elegidos a su derecha sobre la mesa (si es zurdo, a la izquierda). Envuelva las limas en una toalla para mantenerlas limpias si no inicia el servicio de inmediato.

(6)

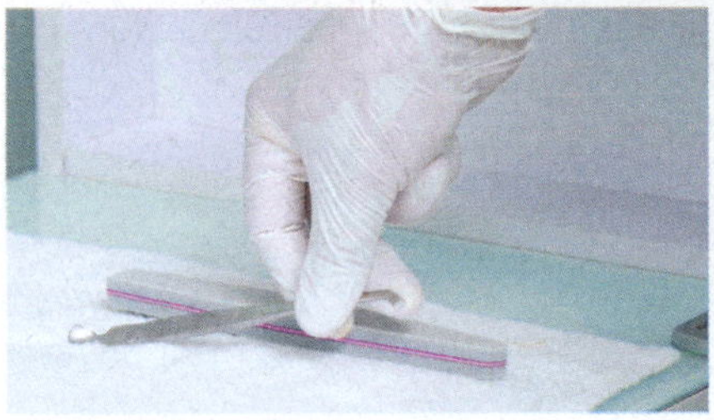

Acomode las herramientas y los implementos.

(7)

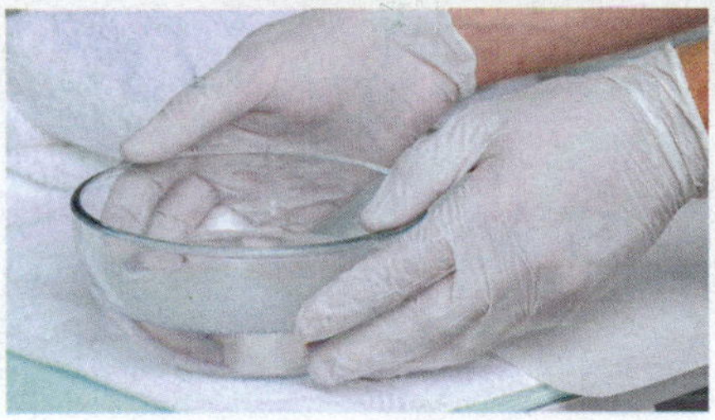

Si usa un aguamanil, llénelo con agua tibia y colóquelo a la izquierda o a la derecha de la mesa. Coloque el cepillo de manicura junto al aguamanil.

(8)

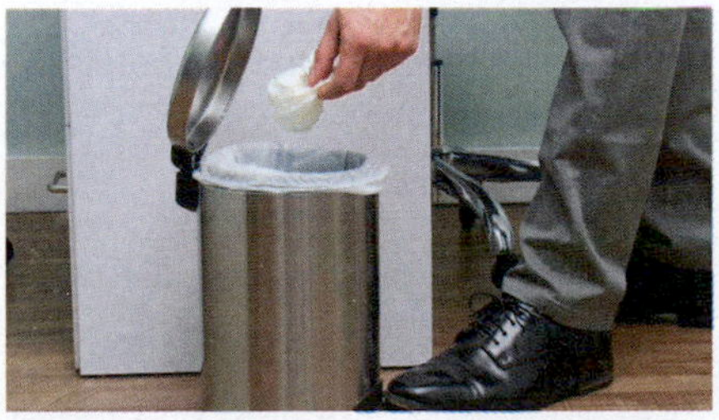

Disponga de un recipiente con tapa de cierre automático para desechar los materiales que utilice durante el servicio.

(9)

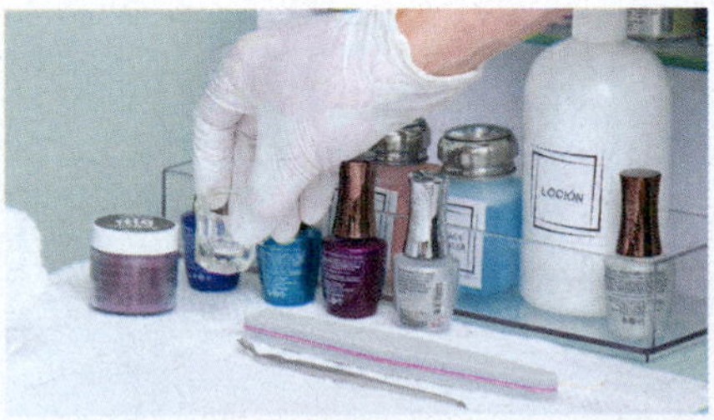

Coloque los suministros y productos necesarios en la mesa con su mano dominante.

C. Salude al cliente

10

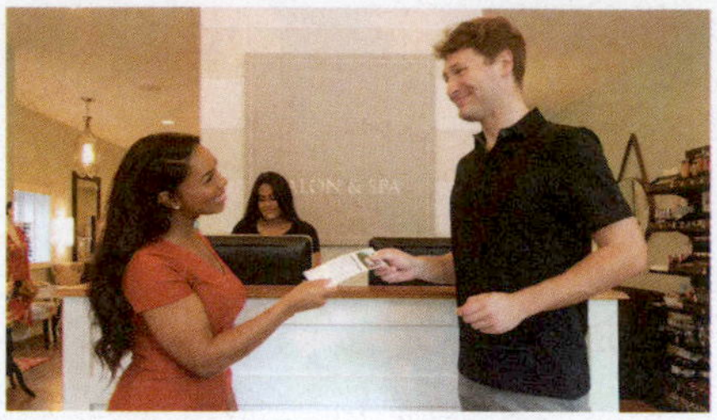

Salude al cliente con una sonrisa y preséntese si no se conocen. Solicíteles a los clientes nuevos que completen el formulario de admisión.

11

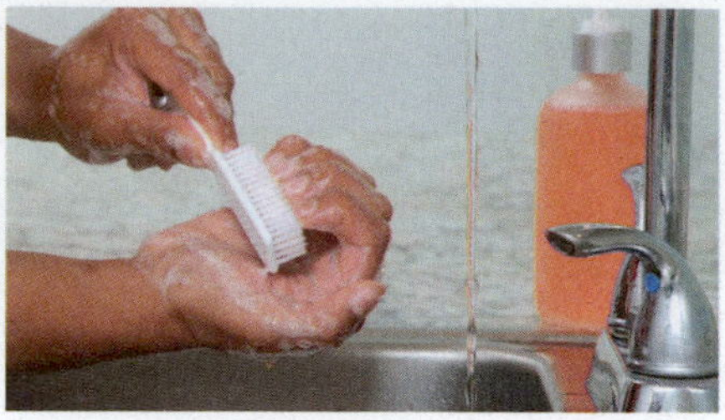

Acompañe al cliente al área de lavado de manos. Entréguele a su cliente un cepillo para uñas nuevo y pídale que se lave las manos. Debe tener toallas de papel o una toalla limpia para que cada cliente se seque las manos.

12

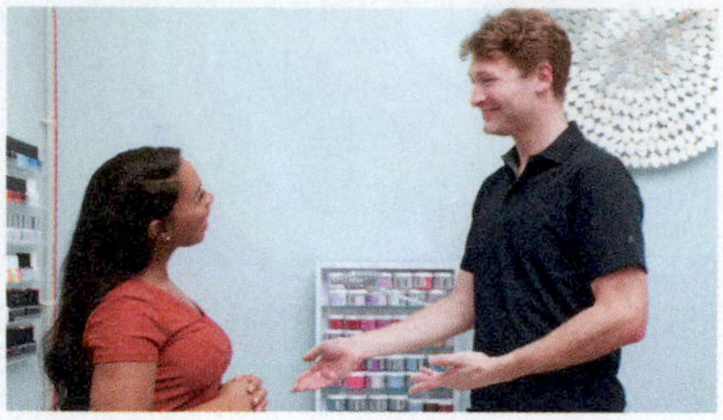

Muéstrele al cliente la mesa de manicura y asegúrese de que esté cómodo.

13

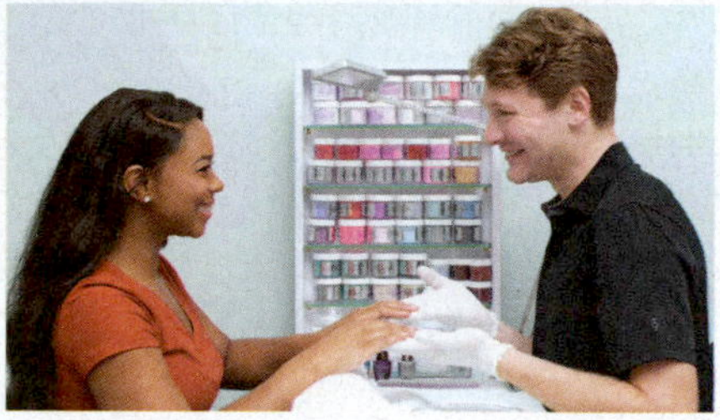

Hable sobre la información del formulario de admisión y determine el curso de acción para el servicio.

D. Lávese las manos y colóquese guantes

14

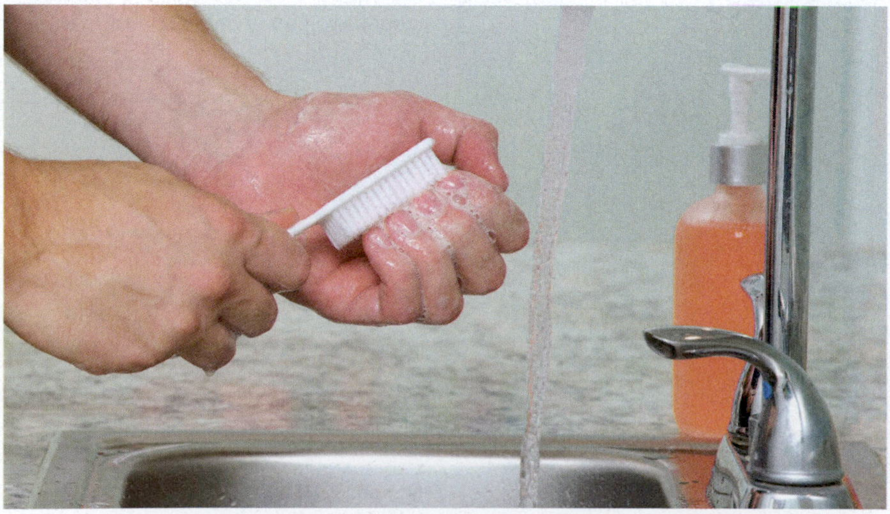

Antes de comenzar cualquier servicio, lávese bien las manos y póngase guantes limpios.

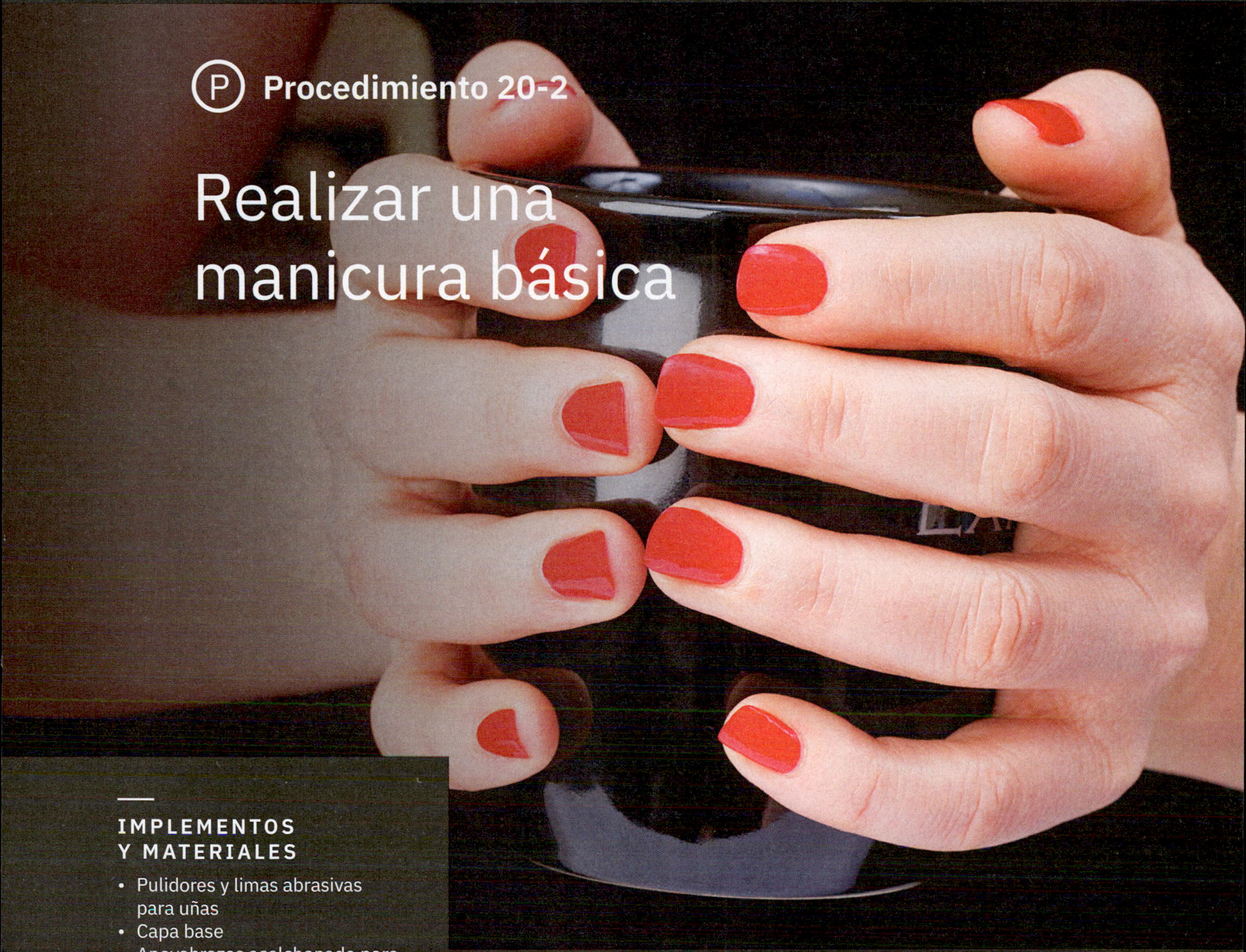

Ⓟ **Procedimiento 20-2**

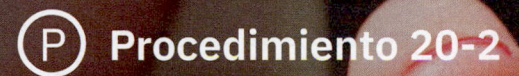

Realizar una manicura básica

IMPLEMENTOS Y MATERIALES

- Pulidores y limas abrasivas para uñas
- Capa base
- Apoyabrazos acolchonado para el cliente o toalla doblada
- Esmalte de color, esmalte líquido, laca o barniz
- Removedores de cutícula
- Toallas de tela o desechables
- Mitones eléctricos para manos/pies (opcional)
- Protección para los ojos
- Aguamanil
- Recipiente de gasa y toallitas de algodón
- Guantes
- Lociones y cremas para las manos
- Blanqueadores de uñas
- Cremas, lociones y aceites penetrantes para las uñas
- Endurecedor de uñas
- Secadores de esmalte para uñas
- Quitaesmaltes
- Gafas de seguridad
- Almohadilla para el servicio
- Bandeja de insumos (opcional)
- Mitones de tela de toalla (opcional)
- Capa protectora
- Recipientes de basura
- Secador eléctrico o ultravioleta de esmalte para uñas (opcional)
- Empujador de madera

DURACIÓN ESTIMADA

30 MIN

PREPARACIÓN

Antes de comenzar, realice el Ⓟ **20-1 Procedimiento previo al servicio.**

1

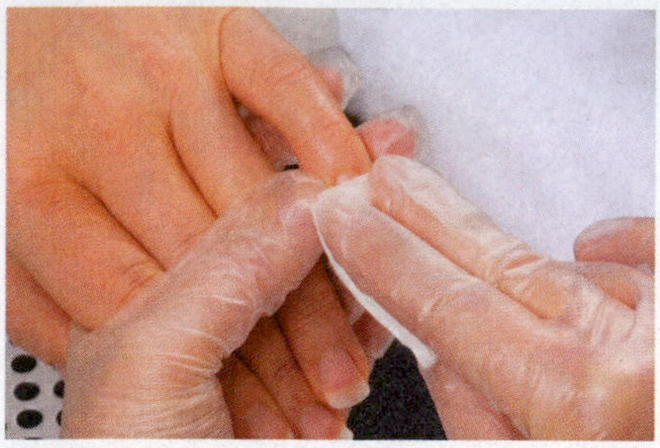

Quite el esmalte e inspeccione las uñas del cliente. Empape un copo de algodón, una almohadilla de gasa o una almohadilla de algodón con la parte posterior de plástico con quitaesmalte. Comience con el dedo meñique de la mano izquierda del cliente. Mantenga el algodón empapado sobre cada uña durante 10 segundos. Retire el esmalte viejo con un movimiento descendente con golpeteos hacia el borde libre. Continúe hasta eliminar todos los restos de esmalte. Observe si hay anomalías en las uñas que podrían haber quedado ocultas por el esmalte.

2

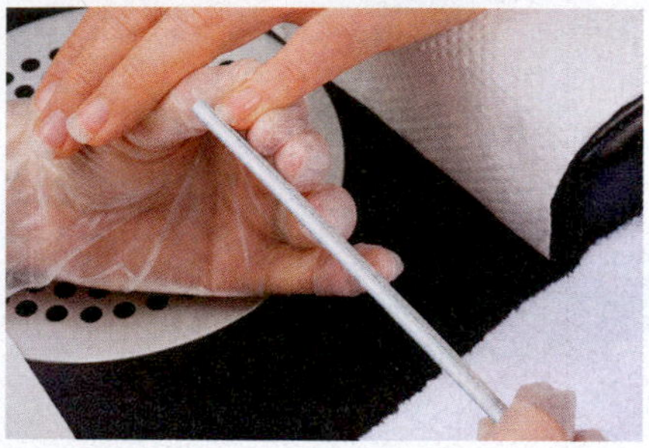

Lime y de forma a las uñas, según la consulta con el cliente. Comience con el dedo meñique de la mano izquierda y sosténgalo entre sus dedos pulgar e índice. Utilice un abrasivo de grano mediano para darle forma a la uña natural. Lime desde un lado hacia el centro del borde libre y, luego, desde el otro lado hacia el centro. Nunca realice un movimiento hacia atrás y hacia adelante para limar la uña natural.

3

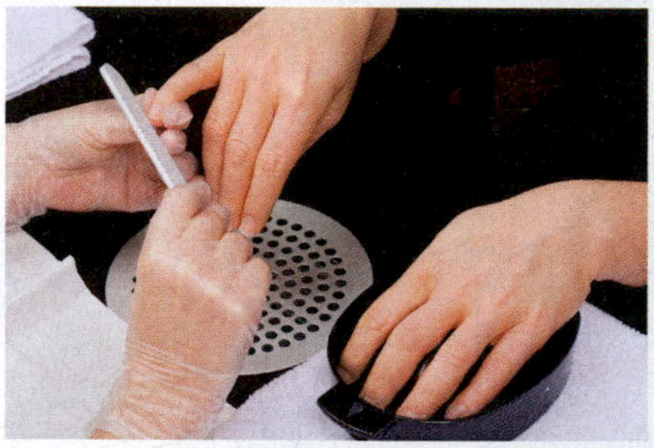

Ablande el eponiquio y la cutícula. Después de limar las uñas de la mano izquierda, coloque las yemas de los dedos en un aguamanil para remojar y ablandar el eponiquio y la cutícula. Cambie a la mano derecha y lime las uñas mediante el mismo proceso del dedo meñique al pulgar.

4

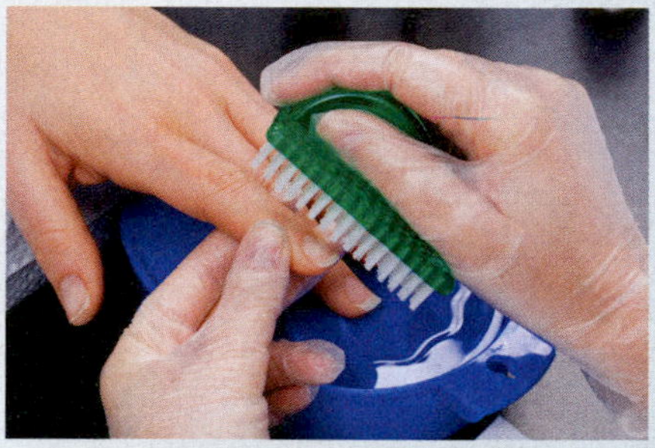

Limpie las superficies de las uñas. Después de limar la mano derecha, retire la mano izquierda del aguamanil. Por encima del aguamanil, cepille los dedos con su cepillo para uñas húmedo para eliminar los residuos. Con movimientos descendentes, comience desde el primer nudillo y cepille hacia el borde libre.

5

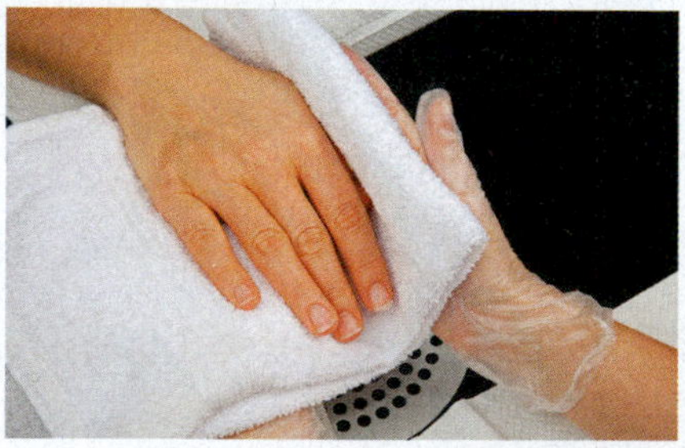

Seque las manos con una toalla. Mientras seca, empuje suavemente el eponiquio con la toalla del cliente designada para el servicio. Coloque la mano derecha en remojo en el aguamanil mientras continúa con el próximo paso en la mano izquierda.

6

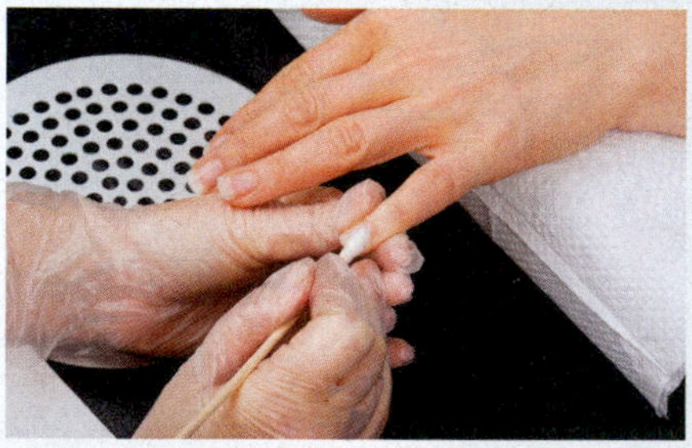

Aplique removedor de cutículas. Utilice un empujador de madera o metálico con punta de algodón o un hisopo de algodón para aplicar delicadamente el removedor de cutículas en cada lámina ungueal de la mano izquierda. No aplique este tipo de producto sobre la piel viva, ya que puede causar sequedad o irritación. Distribúyalo de manera uniforme sobre la lámina ungueal. Deje que se fije en la uña durante el tiempo recomendado por el fabricante.

7

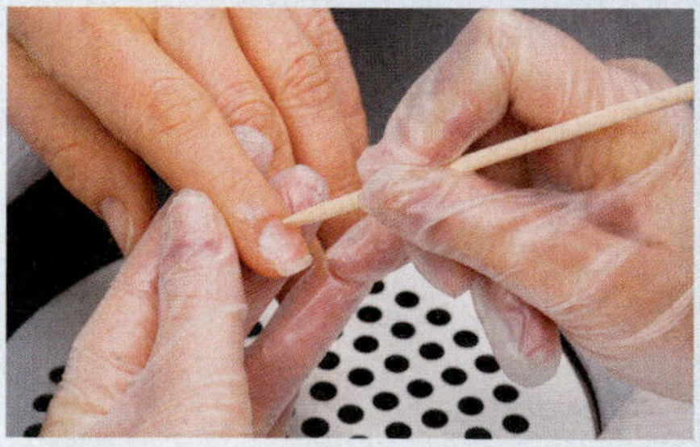

Utilice un empujador metálico o de madera. Utilice el empujador de madera o la curva interior de un empujador metálico para empujar suavemente y levantar el tejido cuticular de cada una de las láminas ungueales de la mano izquierda.

8

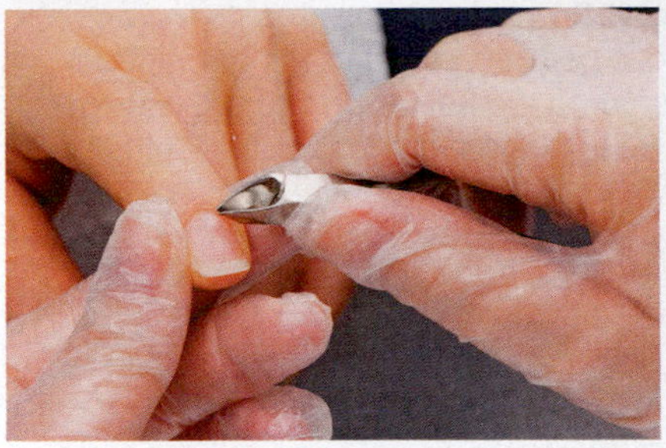

Use alicates. Retire cualquier piel muerta que cuelgue con un alicate afilado. Nunca desgarre ni tire de los restos de cutícula o piel viva, ya que puede producir una infección.

9

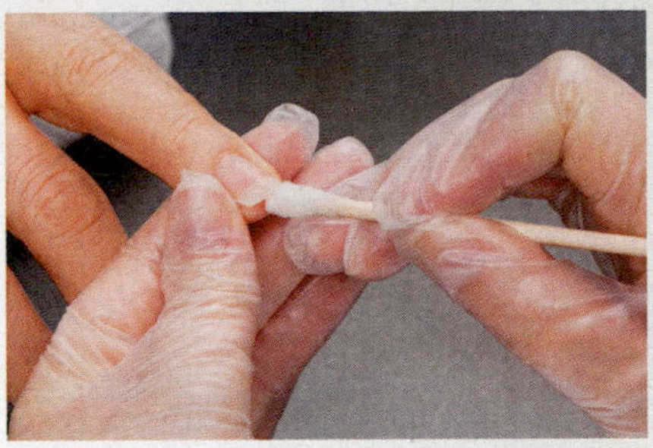

Limpie debajo del borde libre. Limpie cuidadosamente debajo del borde libre con un hisopo de algodón o un empujador de madera con punta de algodón. Hágalo con suavidad. Si limpia esta área de forma muy agresiva, puede romper el sello que crea el hiponiquio debajo del borde libre y causar onicólisis.

10

Retire los residuos y el removedor de cutículas. Cepille la mano izquierda con el cepillo para uñas sobre el aguamanil por última vez, para retirar los residuos y los restos del removedor de cutículas. Una vez que haya terminado con las dos manos, envíe al cliente al lavamanos para lavar la lámina ungueal con un cepillo para uñas. Se deben quitar todos los restos de removedor de cutículas, ya que pueden provocar sequedad o irritación. Indíquele al cliente que apoye la mano izquierda sobre la toalla de la mesa.

11

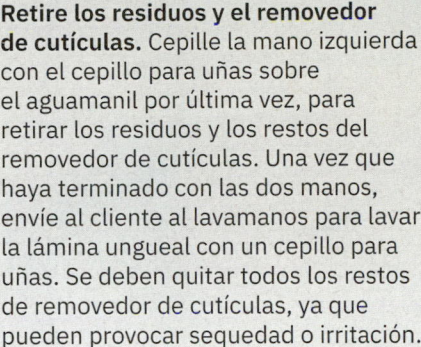

Repita los pasos 5 al 10 en la mano derecha.

12

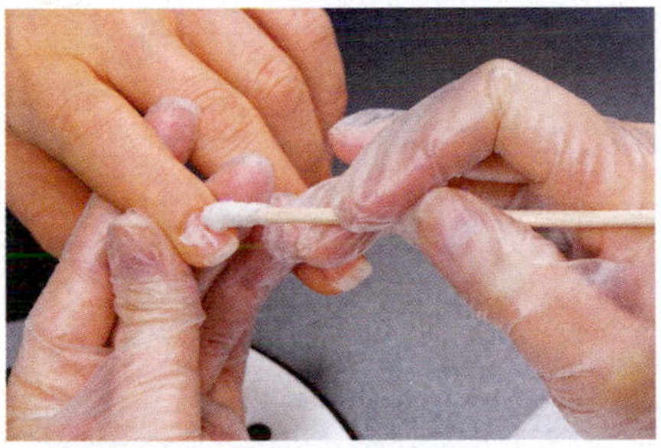

Blanquee las uñas (opcional). Si las uñas del cliente están amarillas, póngase guantes y aplique el agente blanqueador con un palillo de naranjo con punta de algodón. No aplique blanqueador en la piel del cliente ya que puede causar irritación. Repita la aplicación si las uñas están demasiado amarillentas.

13

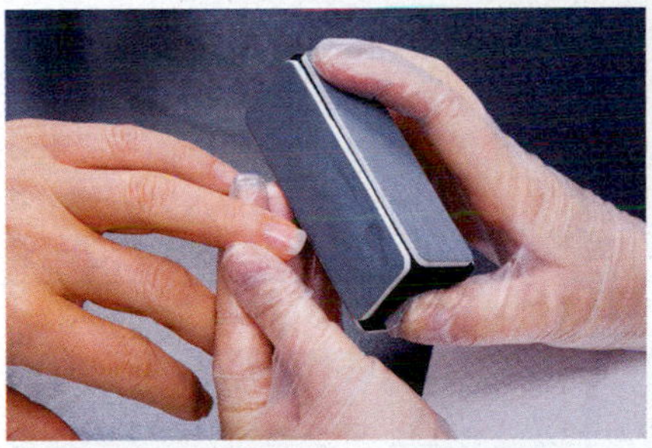

Suavice la superficie de la uña. Utilice un pulidor para suavizar las marcas en la superficie y otorgarle brillo a la uña natural.

14

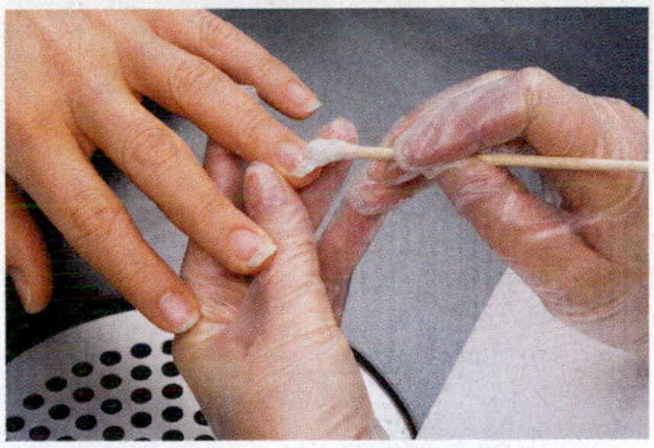

Aplique el aceite para uñas. Use un empujador de madera con punta de algodón, un hisopo de algodón o un gotero para aplicar aceite en cada lámina ungueal. Comience con el dedo meñique de la mano izquierda y masajee el aceite en la lámina ungueal y la piel circundante con un movimiento circular.

15

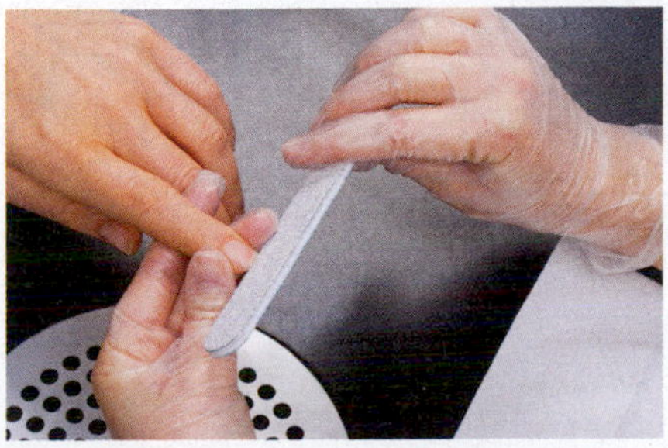

Elimine las asperezas de los bordes libres. Desfile la parte inferior de la uña con una lima abrasiva de grano mediano en un ángulo de 45 grados con respecto al lado inferior de la uña y lime con un movimiento suave, de lado a lado. Esto elimina los bordes irregulares o los restos de cutícula. En caso de que las uñas sean frágiles, puede ser preferible una lima abrasiva o un pulidor de grano fino.

16

Masaje. Aplique loción o aceite para masajes y siga con el **Procedimiento 20-5: Masaje en manos y brazos.**

(17)

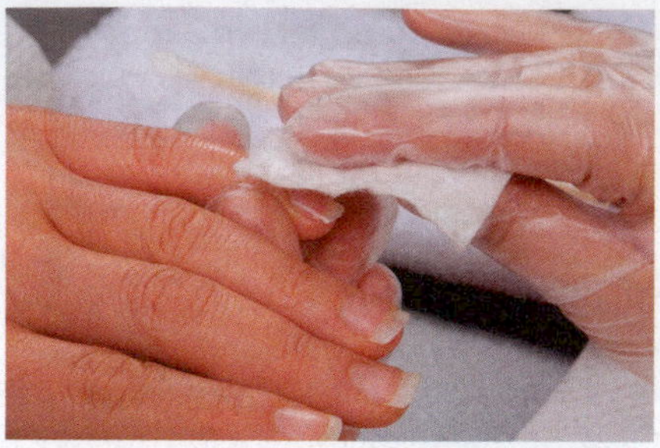

Después del masaje y antes del esmaltado, retire todos los restos de loción o aceite de la lámina ungueal. Utilice un trozo pequeño de algodón empapado en alcohol, acetona o quitaesmaltes como si fuera a eliminar un esmalte rebelde de color rojo. Limpie debajo del borde libre de la lámina ungueal para eliminar los restos de loción para masajes.

(18)

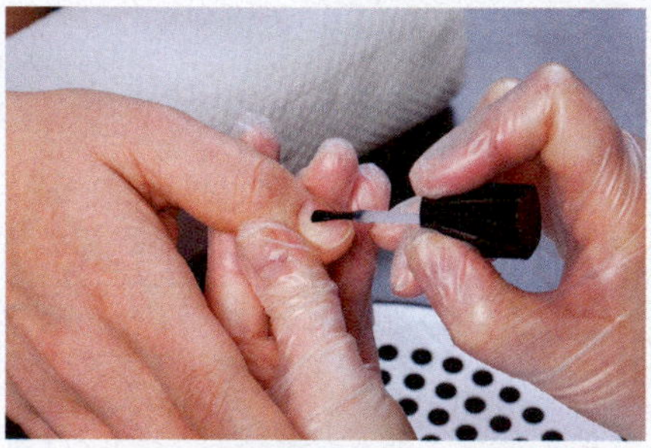

Aplique la capa base. Para evitar manchas de esmalte y ayudar a que el esmalte de color se adhiera a la lámina ungueal, aplique una capa base. Si la lámina ungueal de las uñas del cliente es frágil y delgada, puede recomendarle un tratamiento con endurecedor o fortalecedor de uñas y aplicarlo antes de la capa base. Consulte el **Procedimiento 20-4: Esmaltado de uñas.**

(19)

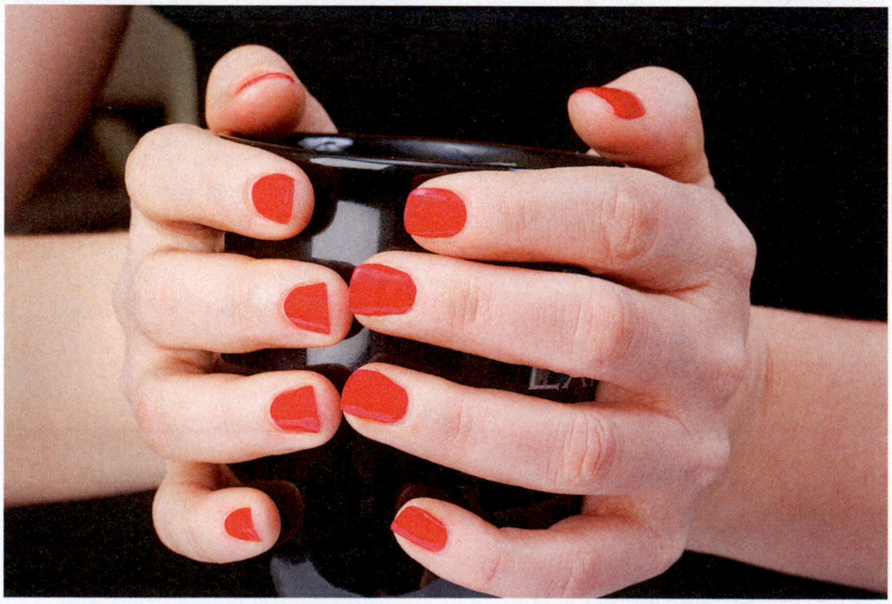

Posterior al servicio. El resultado es una hermosa manicura terminada. Ahora, realice el **Procedimiento 20-3: Procedimiento posterior al servicio.**

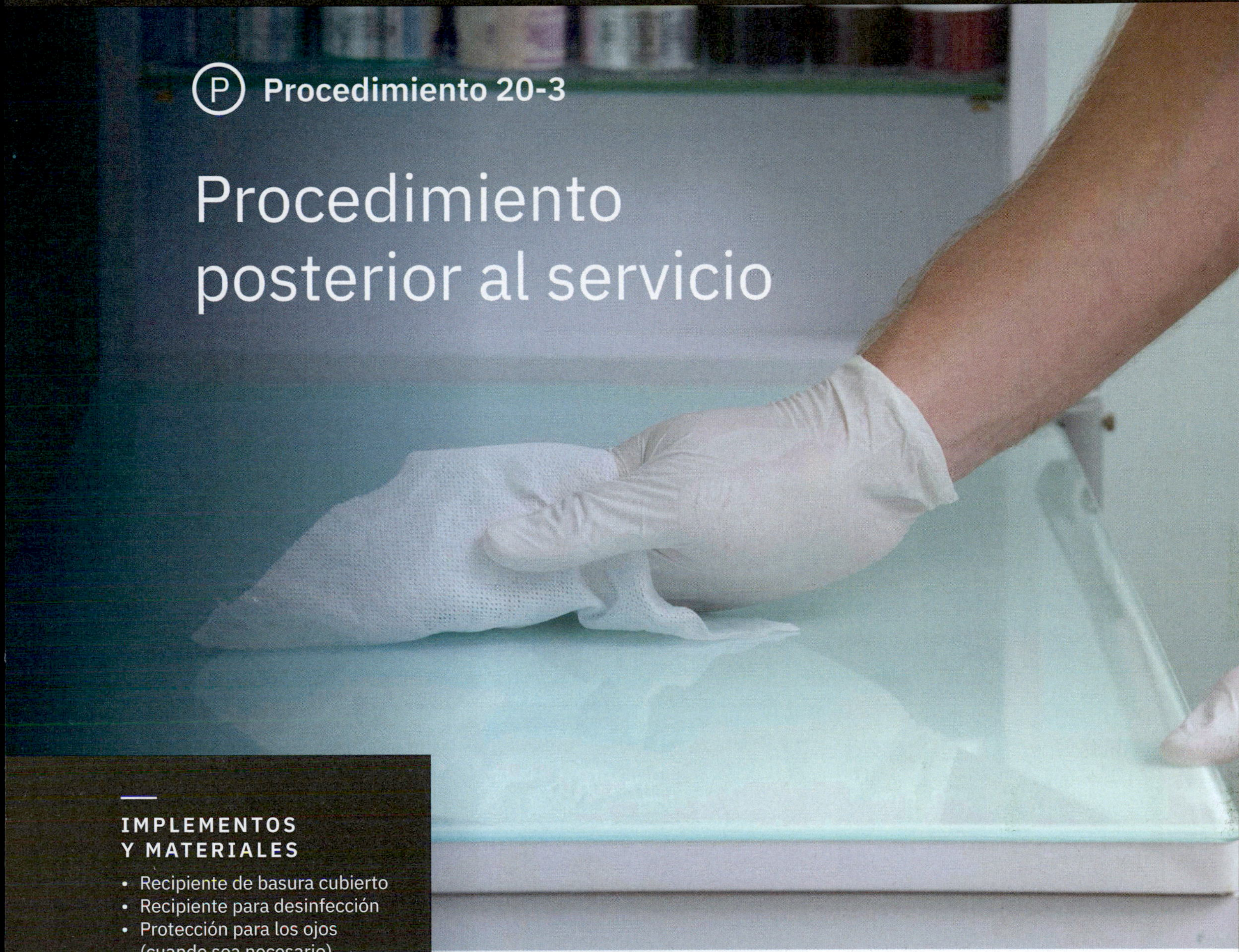

Ⓟ Procedimiento 20-3

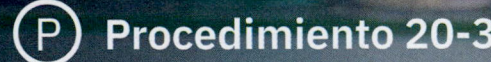

Procedimiento posterior al servicio

IMPLEMENTOS Y MATERIALES

- Recipiente de basura cubierto
- Recipiente para desinfección
- Protección para los ojos (cuando sea necesario)
- Guantes
- Productos para recomendar al cliente

A. Asesore a los clientes y promocione productos

1

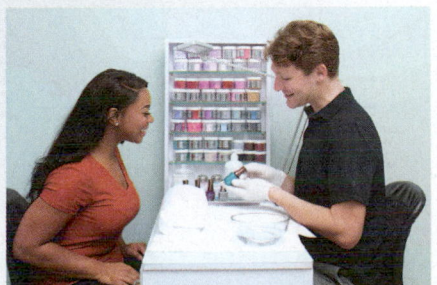

Aconseje al cliente acerca del mantenimiento adecuado de las uñas en el hogar. Sugiera productos de venta al por menor que podrían ayudar al cliente con el mantenimiento del servicio. Explíquele la importancia de estos y cómo usarlos.

B. Programación de la siguiente cita del cliente y agradecimiento

2

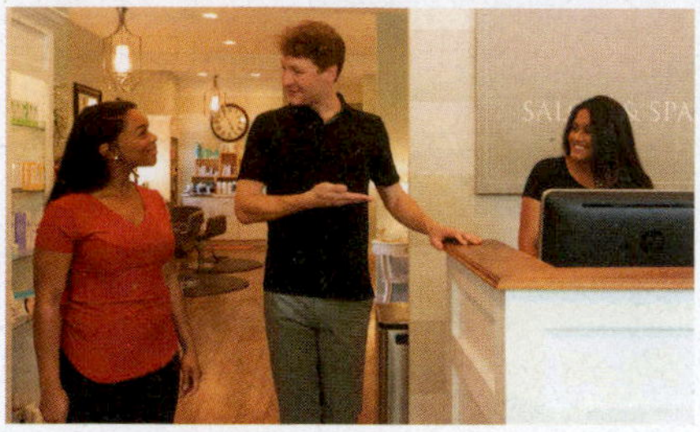

Agradezca al cliente por su preferencia y mencione que esperará su próxima visita.

3

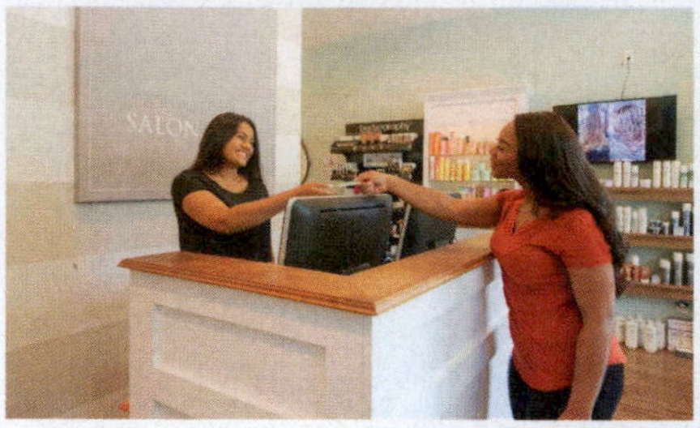

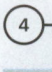

Acompañe al cliente a la recepción para que programe la siguiente cita y pague por el servicio. Establezca la siguiente fecha, la hora y los servicios.

4

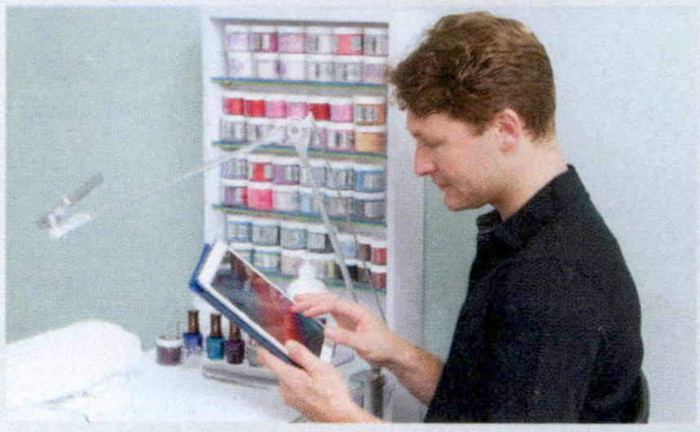

Registre la información del servicio, los productos utilizados, las observaciones y las recomendaciones de productos al por menor en el formulario de servicio del cliente o regístrelo en una computadora.

C. Preparación del área y los implementos de trabajo para atender al siguiente cliente

5

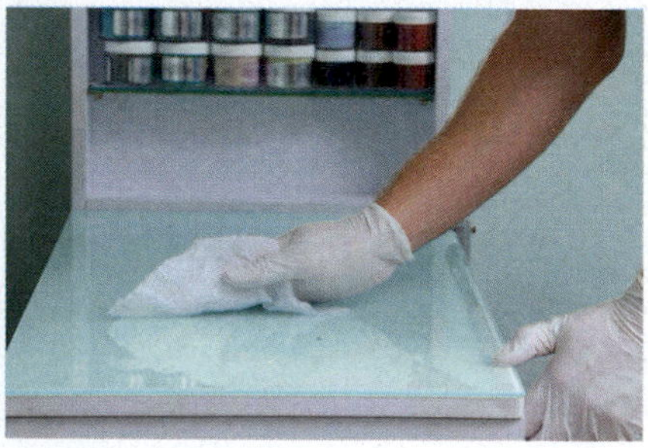

Retire los productos y herramientas y, luego, deseche todos los materiales usados y limpie y desinfecte el área de trabajo.

6

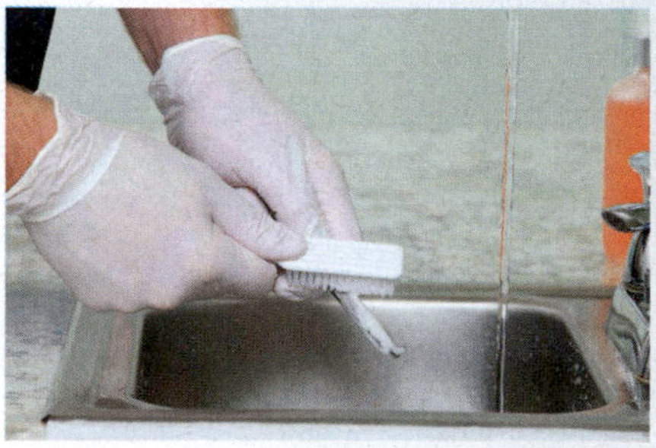

Para completar el procedimiento, consulte las *Bases para el estándar de Milady* y **lleve a cabo lo siguiente: Ⓟ 5-2 Limpieza y desinfección de elementos reutilizables no porosos.**

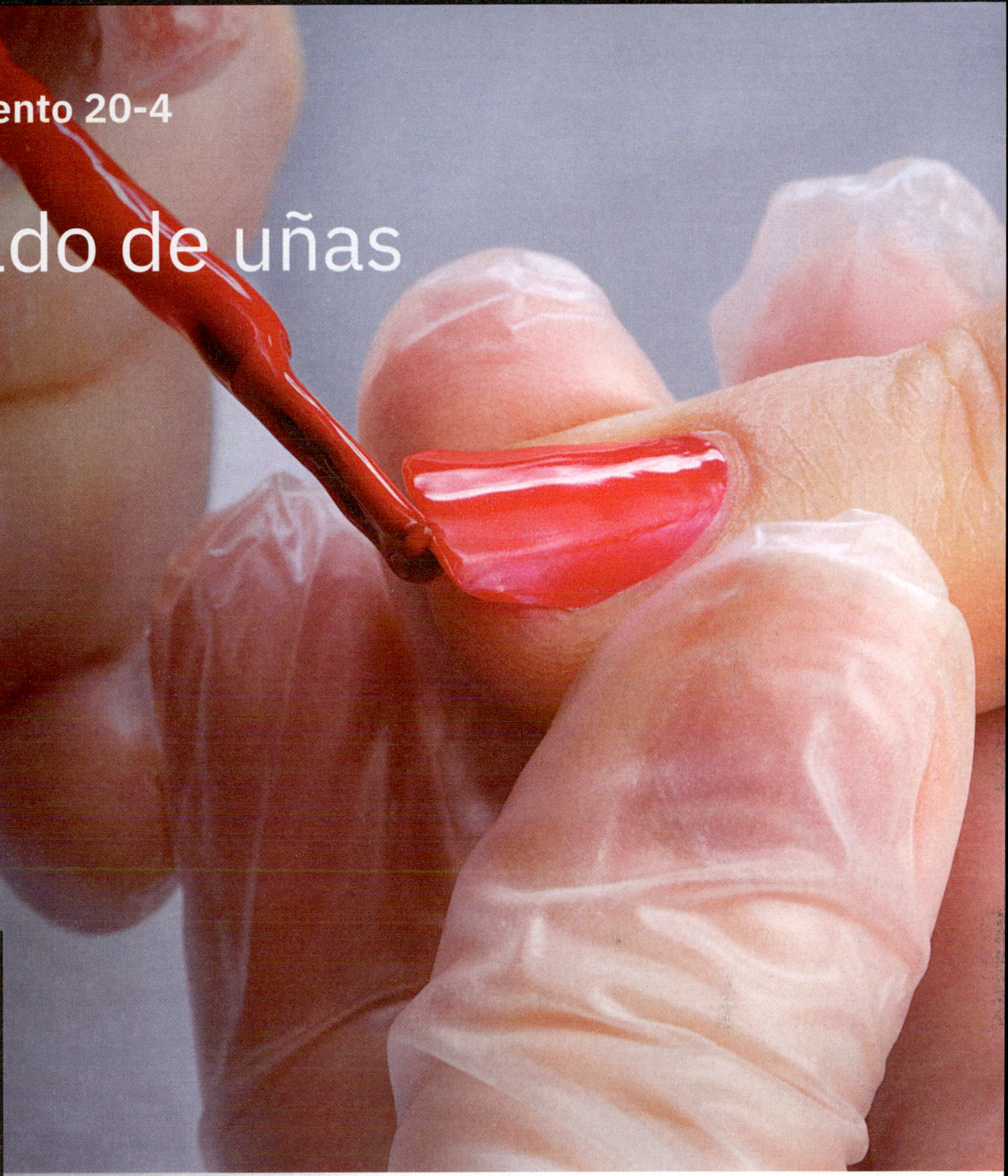

Ⓟ Procedimiento 20-4

Esmaltado de uñas

IMPLEMENTOS Y MATERIALES

- Capa base
- Esmalte de color para uñas
- Producto secante (opcional)
- Capa protectora

DURACIÓN ESTIMADA

10 MIN

PREPARACIÓN

Antes de comenzar, realice el Ⓟ **20-2 Realizar una manicura básica.**

Antes de aplicar el esmalte, pídale al cliente que se ponga las joyas y la ropa de abrigo que se haya quitado. El cliente también debe tener preparadas las llaves de auto (en caso de que las tenga) para poder tomarlas fácilmente; lo que evitará que se arruine el esmalte recién aplicado. En lo posible, pídale al cliente que pague los servicios en este momento o que tenga preparado el dinero para dárselo a la recepcionista.

1

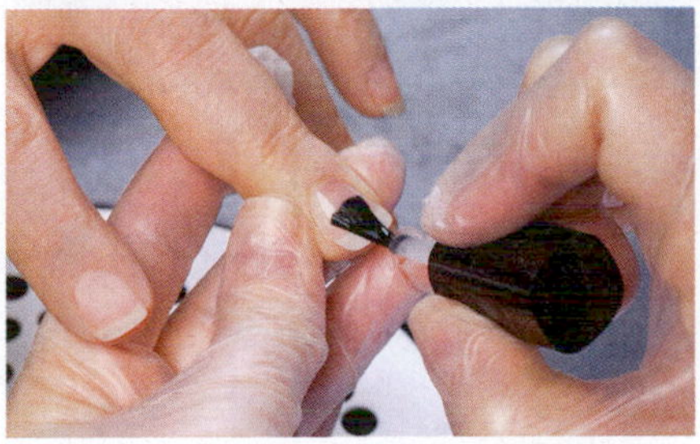

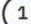

Aplique la capa base. Aplique una capa delgada en toda la lámina ungueal de la mano dominante del cliente. Coloque las uñas en el secador de uñas mientras aplica esmalte en la otra mano. Esto permite que la mano más utilizada comience a secarse y reduce la probabilidad de que se corra.

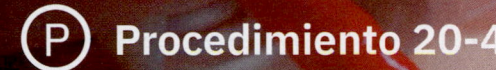

2

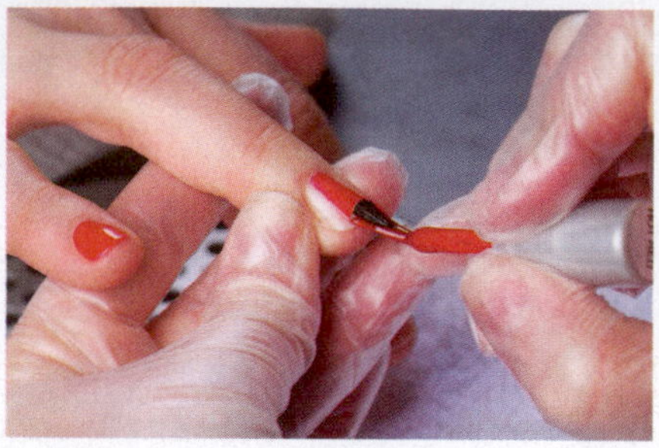

Aplique la primera capa de esmalte en la primera mano. Quite el pincel del envase y limpie el lado del pincel lejos de usted en el interior del borde del envase para eliminar el exceso de esmalte. Debe tener una gota de esmalte en el pincel que sea lo suficientemente grande como para aplicar una capa en toda la lámina ungueal sin tener que volver a sumergir el pincel (a menos que la lámina ungueal sea inusualmente larga o grande). Sostenga el pincel en un ángulo de 30 a 35 grados. Coloque la punta del pincel sobre la uña, 0,30 cm (⅛ in) lejos del área de la cutícula en el centro de la uña. Presione suavemente el pincel sobre la lámina ungueal y realice un movimiento leve de *abanico*. Luego, empuje el pincel hacia el eponiquio para producir un borde posterior redondeado para el esmalte. Deje un área redondeada pequeña sin esmalte en la parte posterior de la uña. Tire del pincel hacia el borde libre de la uña, descendiendo por el centro.

3

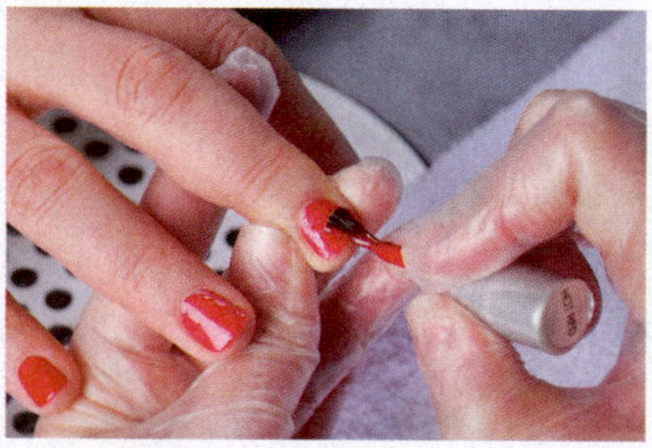

Cubra los lados. Pase a cada lado de la uña y haga movimientos parejos en dirección a la punta de la uña. No es necesario que la primera capa sea perfecta. Establezca el contorno correcto y cubra toda la uña con esmalte.

4

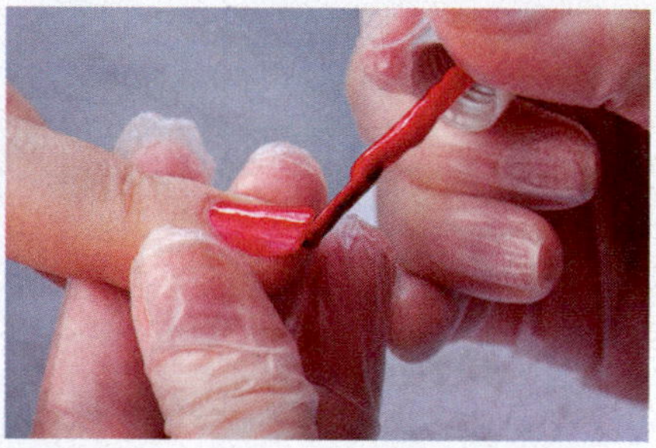

Cubra el borde libre. Después de terminar la aplicación de la primera capa de cada uña, pase el pincel hacia adelante y hacia atrás en el extremo del borde libre, tocándolo levemente, para aplicarle color. Esto se denomina *sellado de punta* y reduce el astillado y las capas en los bordes libres.

5

Aplique la segunda capa en la primera mano. En la segunda capa, no abra las cerdas del pincel ni vuelva a aplicar el esmalte en la punta. Comience en la base de la curva del esmalte y muévase en dirección al borde libre. Aplique una capa pareja y delgada en la uña que tenga profundidad de color y apariencia perfecta.

6

Aplique la capa protectora para evitar que el esmalte se astille y para lograr un acabado brillante. Asegúrese de cubrir también el borde libre de la uña.

7

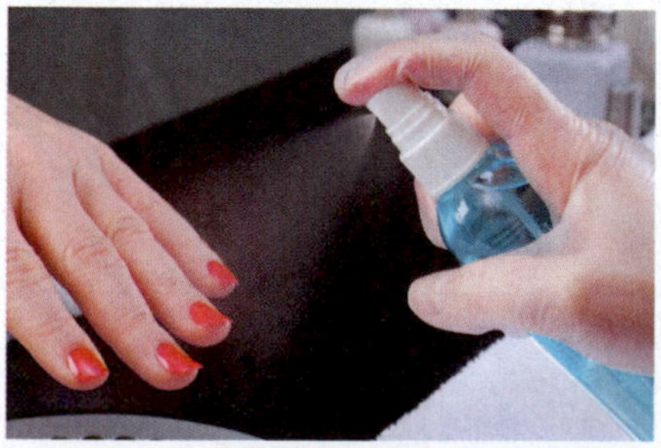

Aplique el producto de secado rápido. Si usa un producto como secador del esmalte o una capa protectora de secado rápido, aplíquelos de acuerdo con las instrucciones del fabricante.

8

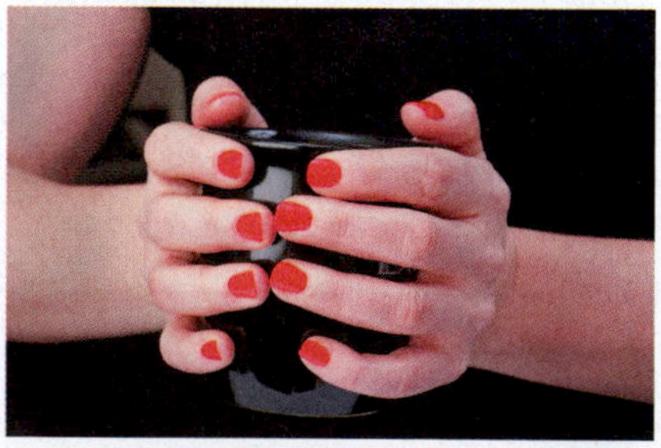

Seque las uñas. Después de la aplicación, el cliente puede sentarse en otra mesa con las manos debajo del secador de uñas o cómodamente lejos de su mesa. El tiempo mínimo de secado para el esmalte tradicional es de 10 minutos. Para aplicar el esmalte de gel, siga las instrucciones del fabricante.

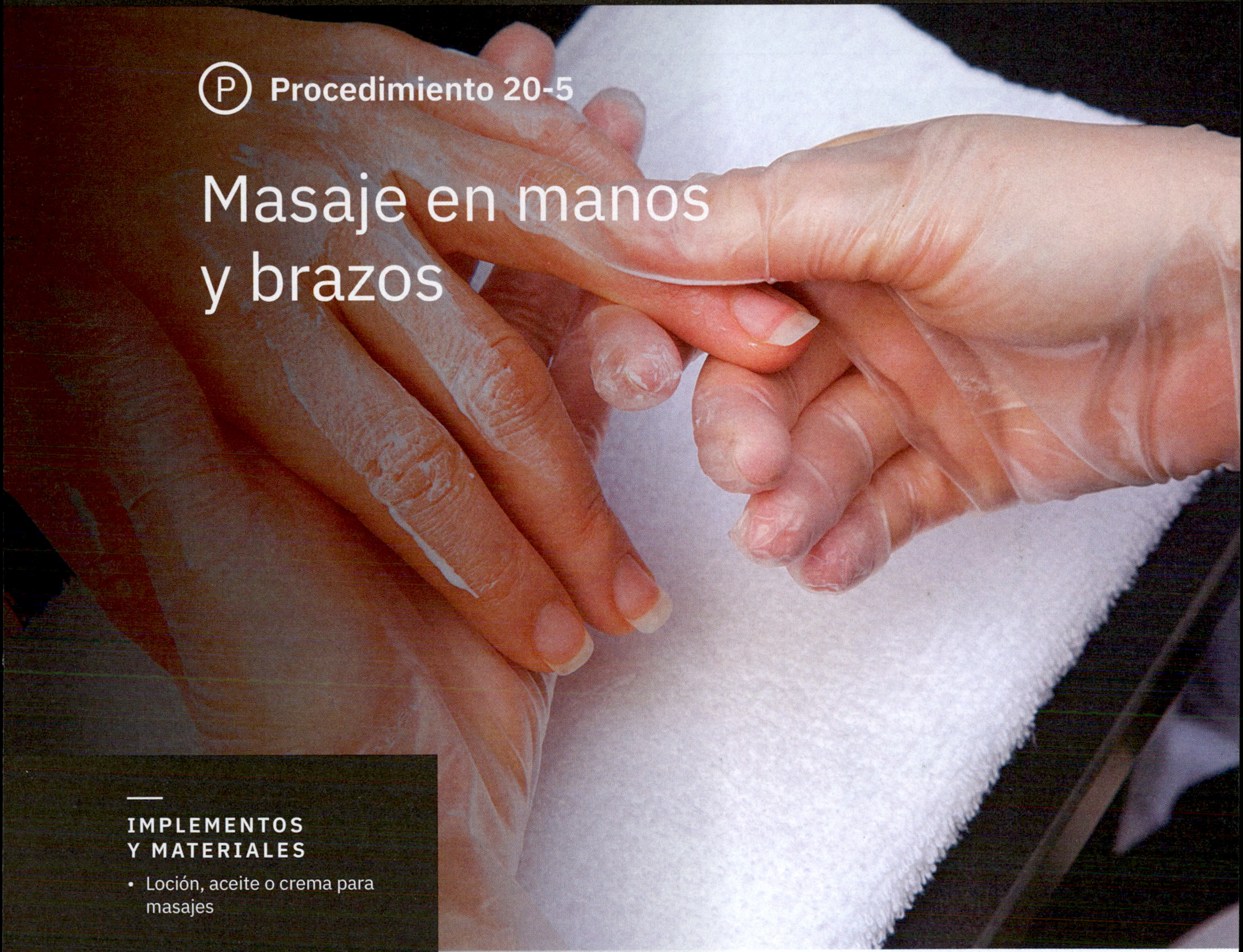

Ⓟ Procedimiento 20-5

Masaje en manos y brazos

IMPLEMENTOS Y MATERIALES

- Loción, aceite o crema para masajes

DURACIÓN ESTIMADA

20 MIN

PREPARACIÓN

Antes de comenzar, realice el Ⓟ **20-2: Realizar una manicura básica.**

Procedimiento del masaje para manos

Para preparar el procedimiento, aplique la loción, el aceite o la crema para masajes en la mano del cliente. Aplique una cantidad suficiente para masajear la piel sin resistencia (sin arrastrar la piel) y evitar que el cliente esté incómodo. Asegúrese de sostener la mano del cliente sin apretarla demasiado durante el masaje.

1

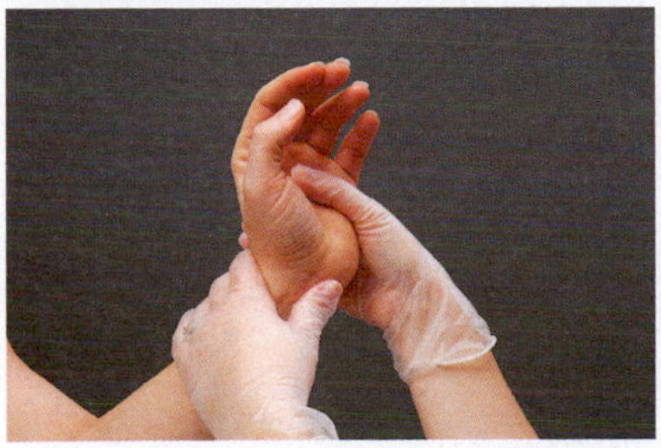

Flexione la muñeca. Apoye el codo del cliente sobre una almohadilla cubierta con una toalla limpia o una toalla doblada. Sostenga el brazo en el área de la muñeca con su mano no dominante. Con la otra mano, sostenga la muñeca del cliente y flexiónela lenta y suavemente, pero con un toque firme, completamente hacia atrás hasta que se detenga. Luego, flexiónela hacia adelante hasta que se detenga, de 5 a 10 veces, hasta que sienta que el cliente se ha relajado.

2

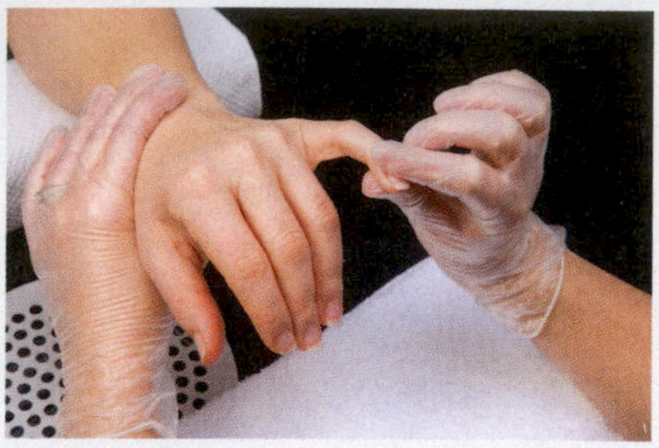

Movimiento de las articulaciones de los dedos. Baje el brazo del cliente. Sostenga el brazo en la muñeca con su mano no dominante. Con su mano dominante, comience con el dedo meñique y manténgalo en la base de la uña. Haga girar suavemente el dedo, formando círculos. Trabaje en dirección al pulgar, haciendo girar cada dedo de tres a cinco veces.

3

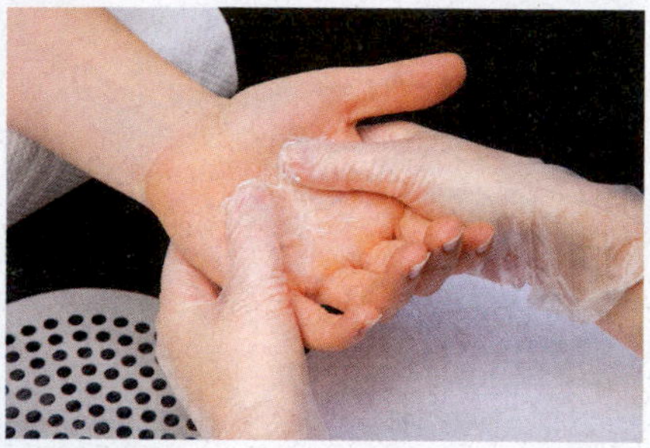

Movimiento circular en la palma de la mano. Apoye el codo del cliente sobre el acolchado o la toalla, cerca del centro de la mesa y coloque los codos sobre los lados de la mesa. Apoye sus pulgares sobre la palma del cliente y rótelos con un movimiento circular hasta el centro, subiendo y bajando por los bordes en direcciones opuestas. Comience a realizar movimientos circulares *(effleurage)* desde el centro de la parte inferior de la mano y muévase hacia afuera, hacia arriba, a través de la parte inferior de los dedos y hacia abajo y hacia el centro. Cree un patrón suave y rítmico de movimientos alternos de cada pulgar sobre la palma de la mano.

4

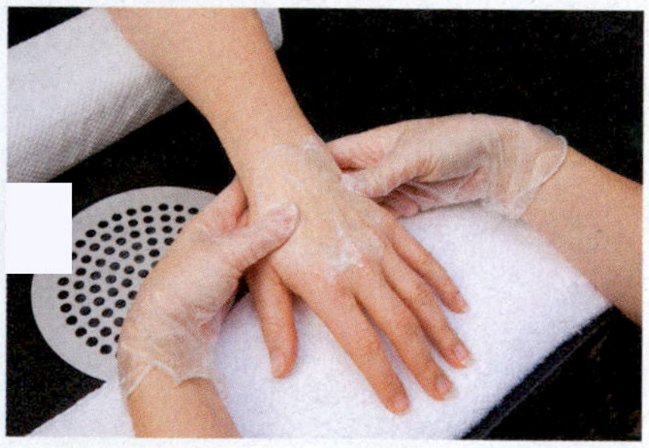

Movimiento circular en la muñeca. Sostenga la mano del cliente con ambas manos, apoye sus pulgares sobre la parte superior de la mano del cliente y deje los demás dedos por debajo. Mueva los pulgares con movimientos circulares en sentidos opuestos desde la muñeca del cliente hasta los nudillos en el dorso de la mano. Suba y baje de tres a cinco veces.

5

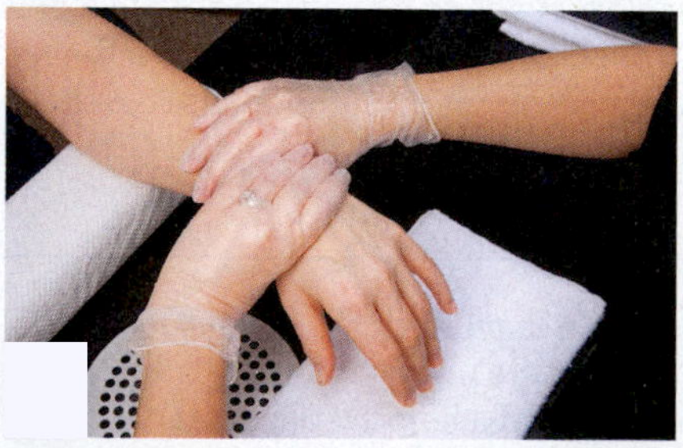

Gire la muñeca. La última vez que ascienda, tome con ambas manos la muñeca del cliente y gírela suavemente en sentidos opuestos. Así finaliza el masaje de manos.

Procedimiento del masaje para brazos

Para realizar la preparación, aplique loción o crema en el brazo del cliente. Asegúrese de sostener el brazo del cliente sin apretarlo demasiado durante el masaje.

6

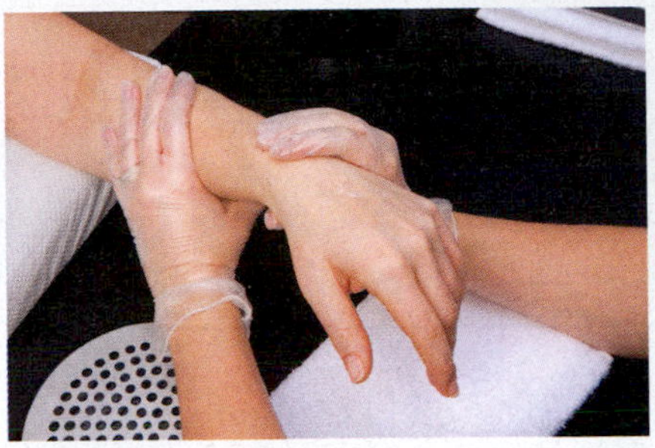

***Effleurage* en el brazo.** Mientras sostenga la muñeca del cliente firme pero delicadamente, deslice su mano hacia arriba, desde la muñeca hasta el codo, con la palma y los dedos contra la piel. Use suficiente loción para poder deslizar la mano suavemente. Rodee el brazo con los dedos con los que está masajeando; deslícelos hacia arriba con una leve presión sobre la piel con los dedos, el pulgar y la palma para inducir la relajación. Luego, vuelva hacia la muñeca y presione la piel un poco menos. Realice este movimiento varias veces. Cada vez que termine un movimiento en la parte superior del brazo, gire la mano hacia la parte de abajo del brazo mientras tire otra vez la mano hacia usted. Ahora, pase a la parte inferior del brazo y haga el mismo movimiento. Presione hacia adelante. Al finalizar, libere la presión, gire la mano suavemente hacia la parte superior del brazo y tire levemente hacia atrás, hacia la mano.

7

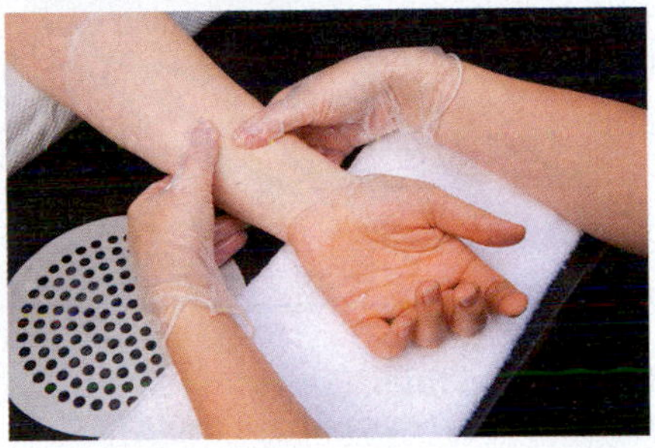

Movimiento de fricción en los brazos. Coloque el brazo del cliente sobre la mesa, con la palma hacia arriba y los dedos hacia usted. Sus dedos deben estar debajo del brazo para estabilizarlo. Gire sus pulgares en sentidos opuestos; comience en la muñeca del cliente y muévase hacia el codo. Cuando llegue al codo, deslice su mano desde el brazo hasta la muñeca y nuevamente haga giros hacia el codo entre tres y cinco veces. Gire el brazo del cliente y repita de tres a cinco veces sobre la parte superior del brazo.

8

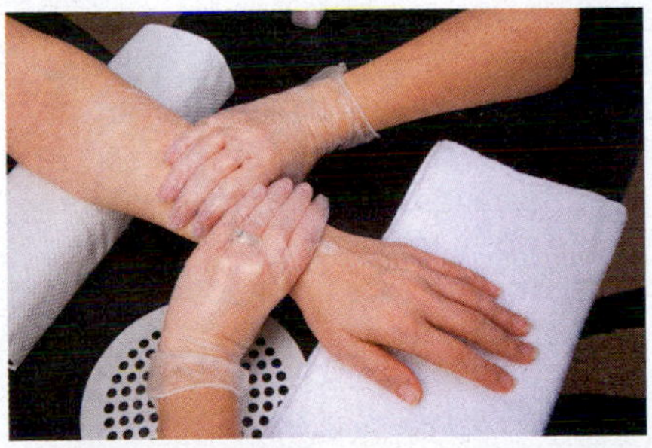

Movimiento de fricción profunda descendente/fricción. Coloque el brazo en forma horizontal sobre una toalla frente a usted, con el dorso de la mano hacia arriba. Coloque sus manos alrededor del brazo con sus dedos en el mismo sentido que el brazo y proceda a girar con suavidad en sentidos opuestos, como si escurriera una toalla, desde la muñeca hacia el codo. Suba y baje por el antebrazo de tres a cinco veces.

9

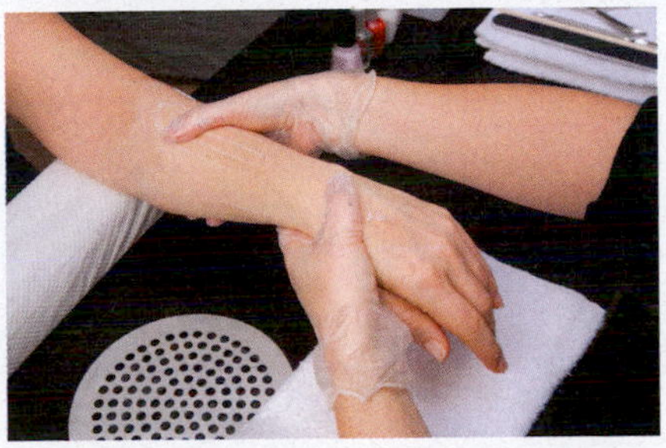

Movimiento de amasado. Coloque sus pulgares en la parte superior del brazo del cliente en posición horizontal. Muévalos en sentido opuesto, desde la muñeca hasta el codo y viceversa. Realice este movimiento de tres a cinco veces.

10

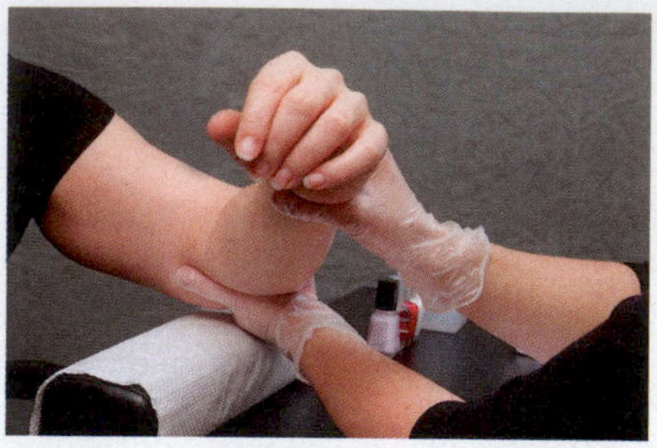

Rotación del codo. Tome el brazo del cliente con la mano no dominante y aplique loción. Rodee el codo con su mano dominante y gire su mano sobre él. Realice este movimiento de tres a cinco veces. Sea muy cuidadoso y no golpee el nervio del codo o el *hueso de la risa*. Para finalizar el masaje, mueva su brazo no dominante hasta la parte superior del antebrazo del cliente.

11

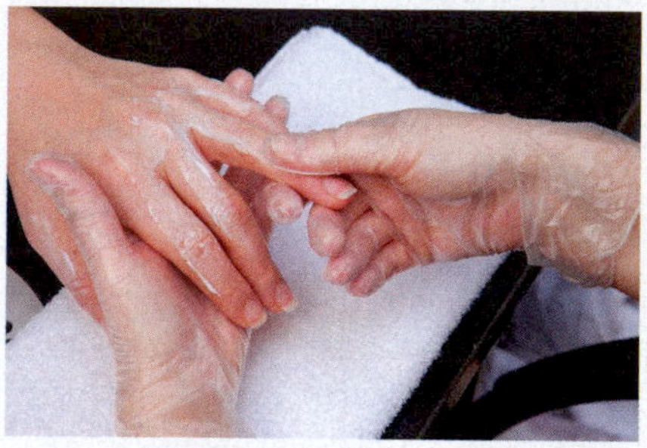

Tirar de los dedos. Deslice suavemente ambas manos por el antebrazo, desde el codo hasta la punta de los dedos, como si estuviera bajando por una cuerda. Luego, mientras sostenga la mano con su mano no dominante, pase a la punta de los dedos. Con el pulgar arriba y el dedo índice arqueado debajo, tome con cuidado el dedo y tírelo hacia la punta. Realícelo en cada dedo, desde el dedo meñique hasta el pulgar. Repita el movimiento hacia abajo por el antebrazo y tire de los dedos de tres a cinco veces en cada brazo y en cada mano. No realice este movimiento en clientes que tienen artritis severa.

12

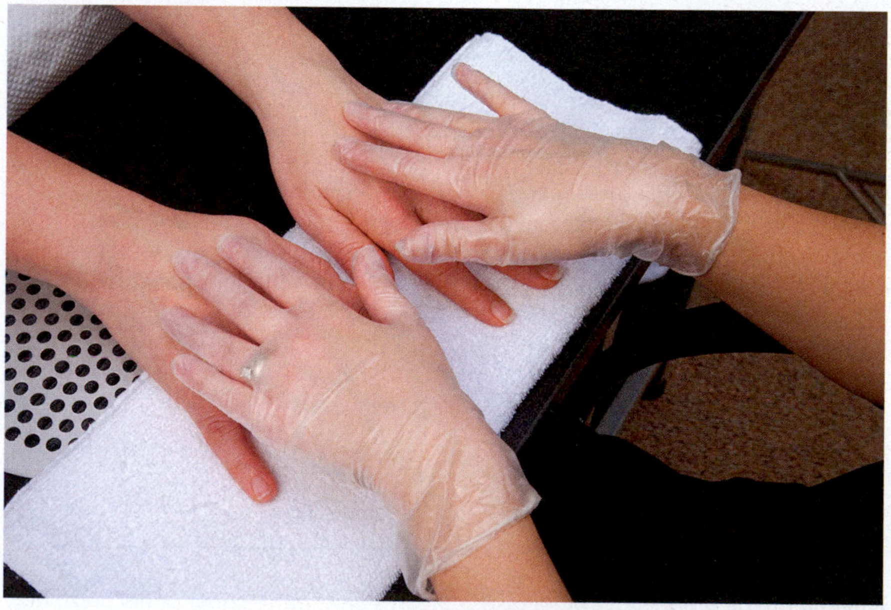

Movimiento final. Ponga las manos del cliente con las palmas hacia abajo sobre la mesa, cúbralas con sus propias palmas y oprímalas delicadamente tres veces. Levante sus palmas suavemente y deje las puntas de los dedos sobre la base de la mano del cliente. Luego, arrastre sus dedos con un toque ligero desde la parte de atrás de la mano del cliente en dirección a los dedos, hasta la punta. Repita dos a tres veces. Con este último movimiento llamado *movimiento de pluma,* finaliza el masaje.

Glosario del capítulo

abrasivos de grano fino	pág. 865	abrasivos de 240 granos y más diseñados para limar, pulir y eliminar las rayas muy finas
abrasivos de grano grueso	pág. 865	reducen rápidamente el grosor de cualquier superficie y producen rayones más profundos y visibles en la superficie (menos de 100 granos)
abrasivos de grano mediano	pág. 865	limas y pulidores de entre 150 y 180 granos que se utilizan para suavizar y pulir las superficies y acortar las uñas naturales
aceites esenciales	pág. 878	aceites extraídos con diversas formas de destilación; los materiales incluyen semillas, cortezas, raíces, hojas, madera o resinas vegetales que producen diferentes aromas
aceites para uñas	pág. 868	se impregnan en la lámina ungueal; aumentan la flexibilidad; suavizan la piel circundante
acetona	pág. 869	líquido incoloro e inflamable que elimina los aceites y prepara las uñas para colocar el esmalte
Administración de Seguridad y Salud Ocupacional (OSHA)	pág. 860	proporciona pautas para proteger a los cosmetólogos de los productos químicos que pueden afectar la salud
alicate	pág. 863	implemento de acero inoxidable que se utiliza para recortar cuidadosamente la piel muerta alrededor de las uñas
autoclave	pág. 859	usa vapor a alta temperatura y presión para matar los microorganismos y sus esporas
bloques de color	pág. 883	técnica de arte de uñas que bloquea o divide el color sobre la uña
campo de acción (SOP)	pág. 856	lista de los servicios que tiene permitido prestar legalmente dentro de su especialidad en su país
conjuntos de implementos de servicio:	pág. 858	conjuntos de todas las herramientas que se utilizarán en un servicio
cortaúñas	pág. 863	reducen el borde libre de la uña
cremas para las uñas	pág. 868	producto protector; sella la superficie de la piel; mantiene la humedad subdérmica en la piel
empujador de madera	pág. 865	varilla de madera que se usa para retirar el tejido cuticular de la lámina ungueal (empujando suavemente), para limpiar debajo del borde libre de las uñas o para aplicar productos

empujador metálico	pág. 862	implemento multiuso que se utiliza para raspar suavemente el tejido de la cutícula de la superficie de la uña natural
endurecedor de proteína	pág. 870	combinación de esmalte transparente y proteína, como el colágeno
endurecedores de dimetil-urea	pág. 870	el endurecedor agrega enlaces cruzados a la superficie de la uña natural, libre de formaldehído y DMU; no causa reacciones adversas en la piel
estilete	pág. 884	herramienta que tiene un mango sólido y una punta esférica en cada extremo; su tamaño puede variar; se utiliza para el arte de uñas
fundido de colores	pág. 883	también conocido como *degradado* o *escalonamiento de color*; técnica de arte de uñas en la que un color se funde en otro y el punto de encuentro es donde dos colores se juntan
implementos	pág. 862	herramientas para realizar servicios de uñas; pueden ser multiuso o de un solo uso
implementos de un solo uso	pág. 864	también conocidos como *implementos desechables*; no se pueden reutilizar y se deben desechar después de un solo uso
implementos multiuso	pág. 862	también conocidos como *implementos reutilizables*; deben limpiarse y desinfectarse entre clientes
manicura	pág. 856	tratamiento cosmético para las manos que comprende corte, modelado, esmaltado de uñas de manera opcional, remoción de cutículas y suavizado de la piel
manicura francesa	pág. 882	el lecho ungueal es de un color (rosa, melocotón o beige, según el tono de piel del cliente), el borde libre es de un color diferente (por ejemplo, blanco)
marmolado	pág. 884	efecto de arte de uñas de remolinos; implica dos o más colores; el estilete hace girar el esmalte húmedo para formar un diseño
masaje	pág. 876	manipulación manual o mecánica del cuerpo mediante fricción, amasado, tecleteo y otros movimientos para aumentar el metabolismo y la circulación, estimular la absorción y aliviar el dolor
media luna	pág. 882	línea curva donde se encuentran el rosa y el blanco en las uñas con manicura francesa
microtrauma	pág. 863	pequeñas, a menudo microscópicas, aberturas en el tejido de la piel; puede permitir que los microbios ingresen en la piel y provoquen una infección

parafina	pág. 879	producto derivado del petróleo que posee excelentes propiedades de sellado (cualidades de barrera) para retener la humedad en la capa epidérmica
pétrissage	pág. 876	también conocido como *amasado*; consiste en levantar, apretar y presionar el tejido
tapotement	pág. 876	un movimiento de golpes rápidos con las manos que se realiza sobre la piel
uña cuadrada	pág. 872	forma de uña completamente recta en el borde libre, sin bordes externos redondeados
uña cuadrangular	pág. 872	forma de la uña con un borde libre cuadrado y redondeado en las esquinas
uña en punta	pág. 873	forma de uña adecuada para manos delgadas con dedos largos y lechos ungueales estrechos; destaca y realza la apariencia esbelta de la mano
uña ovalada	pág. 873	forma de uña conservadora; pensada para ser atractiva en la mayoría de las manos; similar a una forma de uña cuadrangular con esquinas aún más redondeadas
uña redondeada	pág. 872	uña ligeramente cónica; por lo general, se extiende hasta un poco más allá de la punta del dedo
vibración	pág. 876	movimiento continuo de sacudida que se realiza con las manos manteniendo el contacto con la piel

CAPÍTULO 21:

Pedicura

Objetivos de aprendizaje

Al finalizar este capítulo, podrá:

OA 1 Explicar por qué el conocimiento de la pedicura es importante para los cosmetólogos.

OA 2 Identificar el equipo de pedicura necesario y opcional.

OA 3 Describir los implementos que se utilizan en pedicura.

OA 4 Identificar materiales exclusivos para pedicura.

OA 5 Mencionar productos profesionales para pedicura.

OA 6 Mencionar los pasos en una consulta con el cliente sobre pedicura.

OA 7 Explicar las diferencias entre una pedicura básica y un *spa* para pedicura.

OA 8 Identificar los beneficios del masaje de pedicura.

OA 9 Describir formas de abordar la pedicura en clientes con particularidades de salud.

OA 10 Resumir la importancia de la limpieza y la desinfección de un baño para pedicura.

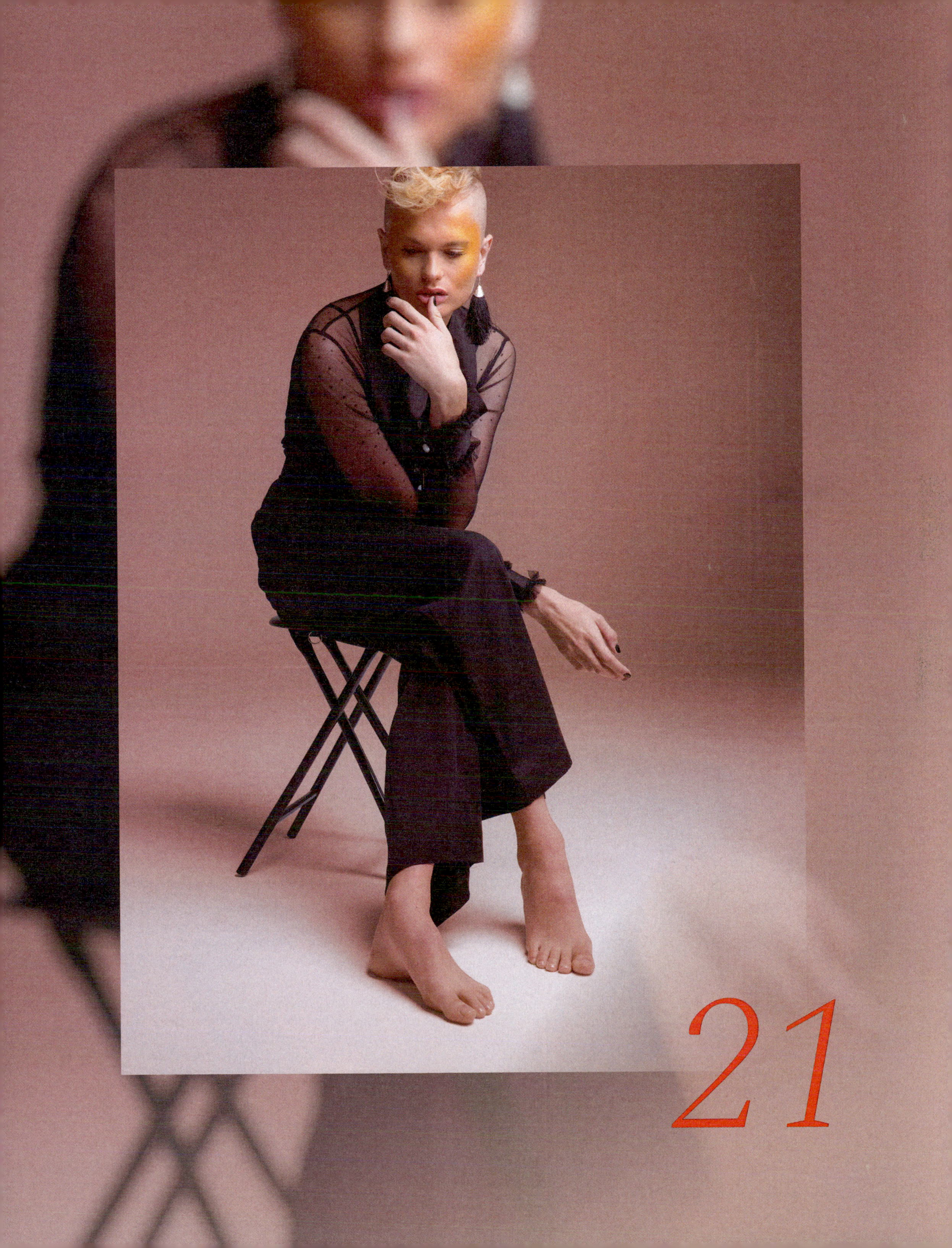

21

Las pedicuras son la cura para todo; por eso se llaman pedi-CURAS.

"

—

Anónimo

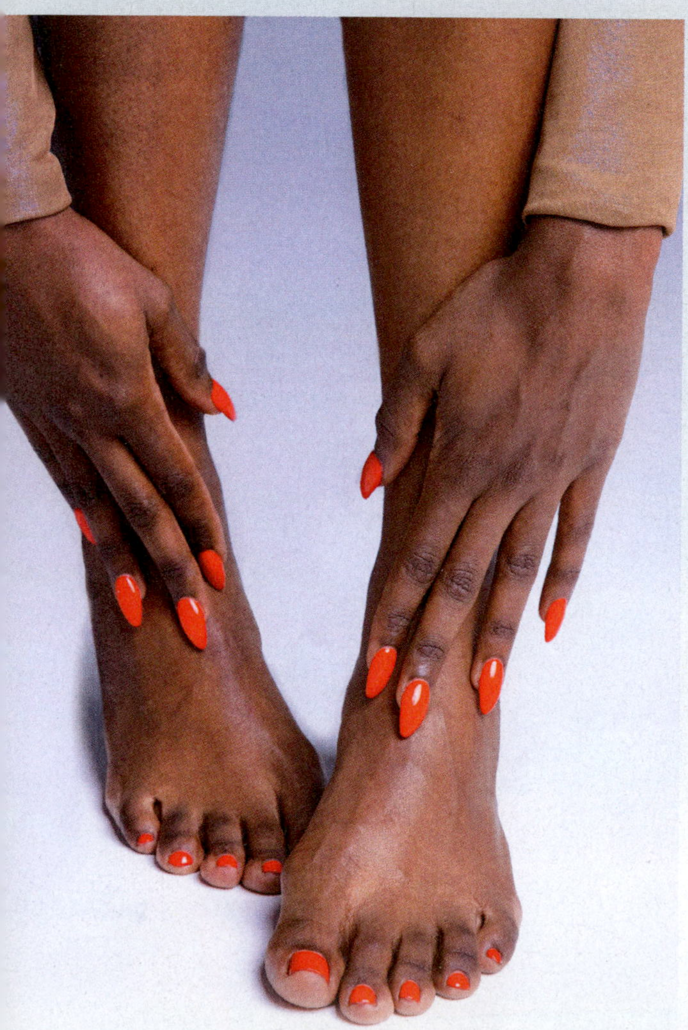

OA 1 Explicar por qué el conocimiento de la pedicura es importante para los cosmetólogos.

¿Por qué estudiar pedicura?

Una **pedicura** es un servicio cosmético que un cosmetólogo o técnico en el cuidado de las uñas con licencia hace en los pies. Los servicios de pedicura pueden incluir lo siguiente:

- reducción de callos
- exfoliación de piernas y pies
- masaje para pies y piernas
- baño para pies
- máscara
- hidratante
- recorte, modelado y esmalte de las uñas de los pies.

Aunque los servicios de manicura y pedicura son similares, las pedicuras requieren de habilidades específicas, como más conocimiento de afecciones crónicas, enfermedades y trastornos, y conocimientos sobre las precauciones adicionales para realizarlos.

A pesar de que las pedicuras se encargan del cuidado de los pies desde tiempos remotos y han estado en la industria de la belleza por décadas, eran poco frecuentes incluso a fines de la década de 1980. En la década de 1990, gracias al desarrollo de la industria del *spa* y los nuevos equipos, técnicas y productos con efectos gratificantes, la pedicura se convirtió en el servicio de más rápido crecimiento en la industria. Hoy en día, las pedicuras son un ritual regular del cuidado personal para muchas personas y son un servicio de salón estándar realizado por técnicos en el cuidado de las uñas y cosmetólogos.

Los cosmetólogos deben conocer muy bien la pedicura porque:

- Pueden agregar el servicio a su oferta. Las pedicuras generan lealtad en los clientes, producen ingresos considerables, promueven la higiene de los pies, brindan relajación al cliente y pueden considerarse servicios preventivos de salud importantes para muchos clientes.
- Es importante conocer la diferencia entre las distintas herramientas, equipos e implementos de pedicura y saber cómo se utilizan correctamente.
- Esto les permitirá realizar una pedicura de manera correcta y segura.

Verificación

1. Explique por qué los cosmetólogos deben estudiar pedicura.
2. ¿Qué servicios se pueden incluir como parte de un servicio de pedicura?

OA 2 Identificar el equipo de pedicura necesario y opcional.

Equipos de pedicura

El equipo incluye todas las herramientas permanentes que no son implementos y que se utilizan para llevar a cabo los servicios de pedicura. Algunos equipos permanentes para pedicuras son diferentes de los que se utilizan para realizar manicuras.

Estaciones de pedicura

La estación de pedicura incluye una silla cómoda con apoyabrazos y posapiés para el cliente, además de un asiento ergonómico para el cosmetólogo. El diseño y la ubicación varían según varios factores, como el tamaño de la habitación, el tamaño de la estación de pedicura, la ubicación del agua, la ubicación del área de bajo ruido y el costo del equipo y la instalación (**figuras 21-1** a **21-3**).

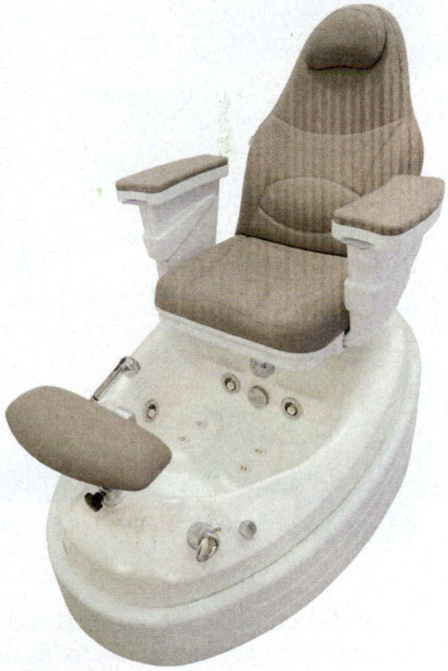

NADIIA IEROKHINA/Shutterstock.com

Fig. 21-1 Cómoda silla de pedicura

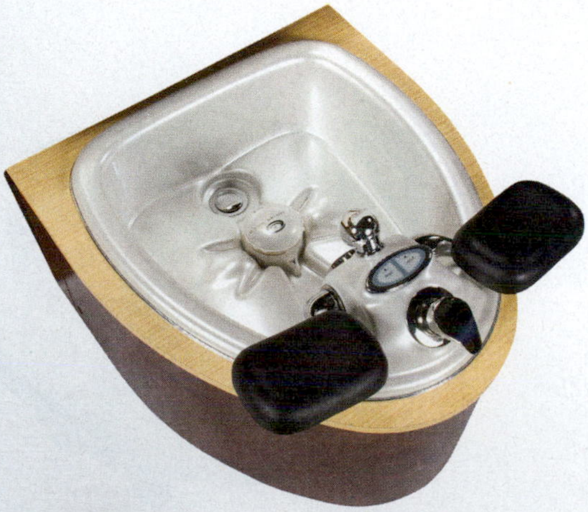

Cortesía de European Touch

Fig. 21-2 Centro de pedicura robusto, con posapiés ajustable y desmontable

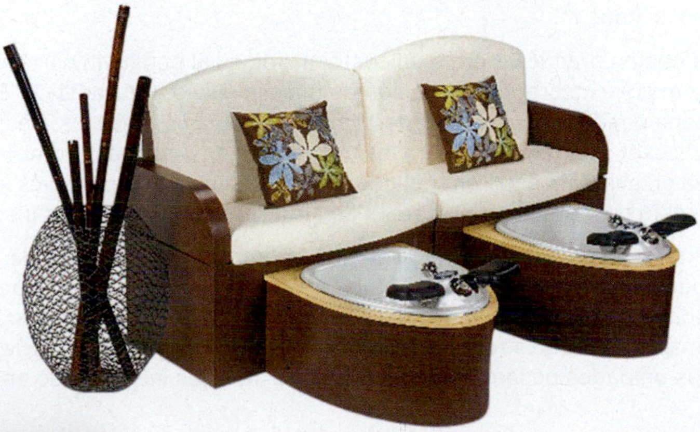

Cortesía de European Touch

Fig. 21-3 La estación completamente equipada viene con muchas opciones.

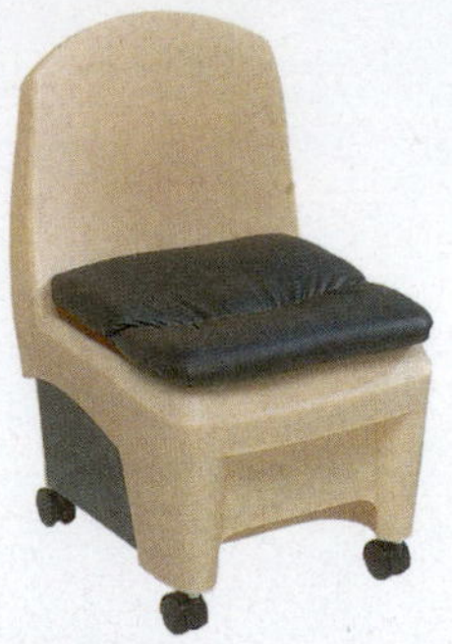

Cortesía de European Touch

Fig. 21-4 Silla de pedicura baja con soporte para la espalda

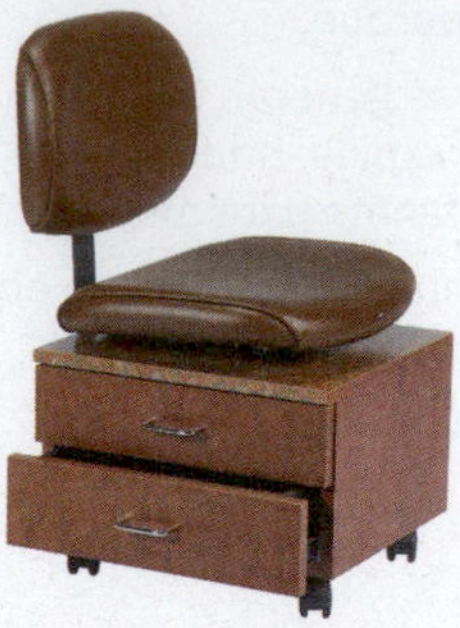

Cortesía de European Touch

Fig. 21-5 Silla de pedicura con cajones y soporte para la espalda

BANQUILLO DE PEDICURA Y POSAPIÉS

El banquillo de pedicura suele ser bajo para ofrecer mayor comodidad y tiene un diseño ergonómico para que el pedicuro pueda tener una postura saludable mientras trabaja (**figuras 21-4** y **21-5**). Algunos banquillos vienen con posapiés incorporados, lo que facilita que el estilista alcance los pies del cliente. Como alternativa, puede utilizarse un posapiés por separado.

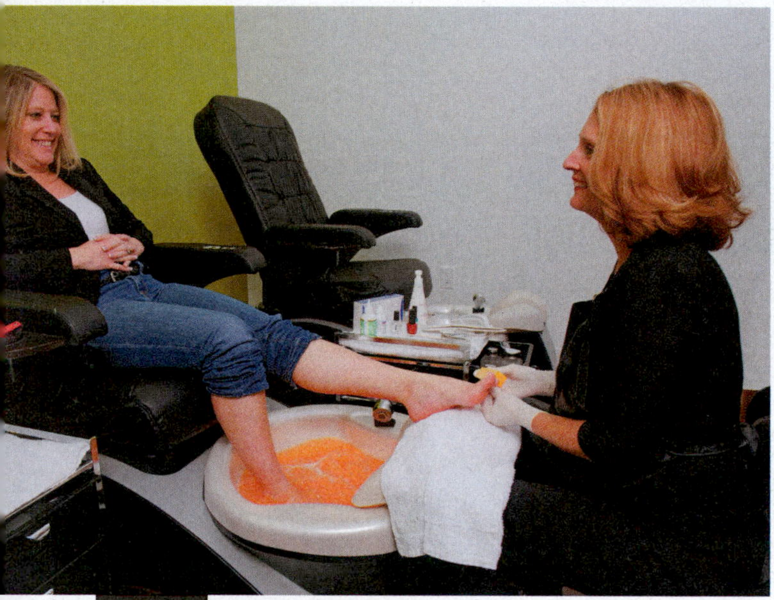

Fig. 21-6 Pediluvio integrado con manguera

Pediluvio de pedicura

El diseño del pediluvio de pedicura, también conocido como *palangana, tazón o tina de pedicura*, varía de un **pediluvio** básico a un **hidromasaje para pies** automático que calienta y masajea los pies del cliente (**figura 21-6**). El baño de pies se llena con agua tibia y un producto para que el cliente remoje los pies. Dicho recipiente debe ser lo suficientemente grande como para sumergir los pies del cliente por completo. Hay pediluvios portátiles y no portátiles.

Los pediluvios portátiles pueden ser de acero inoxidable o de cerámica. Se pueden adquirir en locales de suministros de belleza o fabricantes de la industria. Deben llenarse, vaciarse, limpiarse y desinfectarse de forma manual después de cada servicio.

La unidad de pedicura personalizable tiene un pediluvio extraíble y un banquillo incorporado para el técnico. Estas tienen un diseño más ergonómico para el cosmetólogo y son más profesionales que sentarse en el suelo para realizar el servicio. La unidad de pedicura portátil tiene espacio para el pediluvio y un lugar para guardar los insumos. Las plataformas de rotación pueden calentar o hacer vibrar el pediluvio mientras se deja los pies en remojo. Después del servicio, la plataforma se puede rotar al lavamanos, y el agua y la inserción se desechan.

Otra opción práctica, pero a un costo mayor, es el pediluvio portátil con hidromasaje incorporado y acción de masaje suave (**figura 21-7**). El pediluvio se llena desde el lavamanos mediante mangueras montables. Después del servicio, el cosmetólogo usará las mismas mangueras para bombear el agua hacia el lavamanos y drenar el pediluvio. Cuenta con un posapiés incorporado y el resto del gabinete tiene áreas de almacenamiento para los insumos.

Lo último en pediluvios es el baño de hidromasaje con inyector de aire y silla de pedicura incorporada, que también se conoce como *trono de pedicura* o *sillón de spa para pedicura*. Estas unidades no son portátiles. Están conectadas permanentemente a fuentes de agua caliente y fría y a un desagüe. La mayoría de las unidades poseen un accesorio para masajes incorporado en el asiento

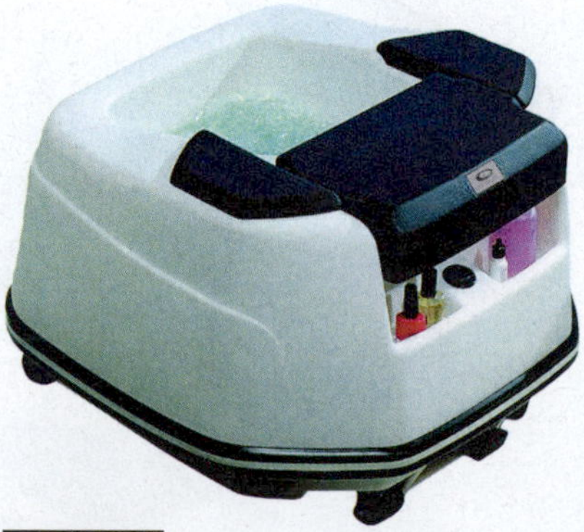

Cortesía de European Touch

Fig. 21-7 Pediluvio portátil normal con generador de hidromasaje

y un calentador, que contribuye a la relajación del cliente. Muchas sillas tipo trono tienen un ciclo de limpieza y desinfección automático incorporado al baño. Revise muy bien las instrucciones del fabricante para desarmar y limpiar correctamente la unidad y los inyectores de acuerdo con las leyes de su país.

Carro de pedicura

Los carros de pedicura mantienen los suministros organizados y ocupan poco espacio. Existen muchos diseños diferentes disponibles, que incluyen una superficie plana para ubicar los implementos e insumos que se utilizan durante el servicio, además de cajones y estantes con más espacio de almacenamiento. La mayoría tiene ruedas para poder empujarlos a un lado cuando no se los usa. Algunas de estas unidades incluyen un espacio para guardar el pediluvio (**figura 21-8**).

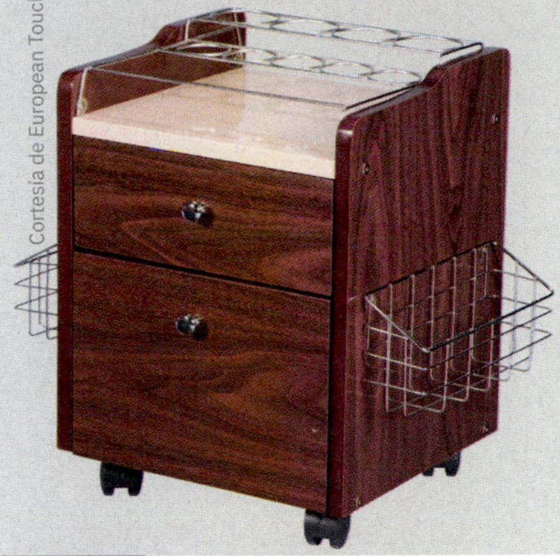

Cortesía de European Touch

Fig. 21-8 Carro para pedicura con cajones

Mitones para pies (opcional)

Pueden ser mitones térmicos eléctricos o mitones de toalla básicos similares a los mitones de manicura, pero para los pies. Los mitones para pies, también llamados *botines*, se usan en pedicuras de mayor costo o se incluyen en un servicio de menor costo por un costo adicional. Luego de un masaje en los pies, se aplica una loción acondicionadora o una máscara a los pies y se los envuelve con una cubierta de plástico. Por último, los pies se colocan dentro de los tibios mitones para pies. Los mitones de tela de toalla se suelen utilizar en los servicios mejorados de parafina. Estos mitones conservan el calor, permiten que los agentes acondicionadores de la máscara o de la parafina penetren de manera más efectiva y brindan relajación al cliente.

? ¿Lo sabía?

Algunos pediluvios portátiles tienen insertos o revestimientos desechables que se colocan en el interior del pediluvio y contienen el agua. Se usa un inserto nuevo para cada cliente que se desecha después del servicio.

Baño de parafina (opcional)

Como se discutió en el **capítulo 20, Manicura**, la parafina es un tratamiento de pedicura especialmente maravilloso que ofrece los beneficios de la relajación y el calor para mejorar la penetración del producto (**figura 21-9**). El calor profundo y húmedo de la parafina ayuda a reducir el dolor y la inflamación, lo que favorece la circulación en las articulaciones afectadas por la artritis y otras afecciones crónicas. La parafina se aplica de forma similar en manos y pies, pero recuerde consultar el capítulo 20, Manicura.

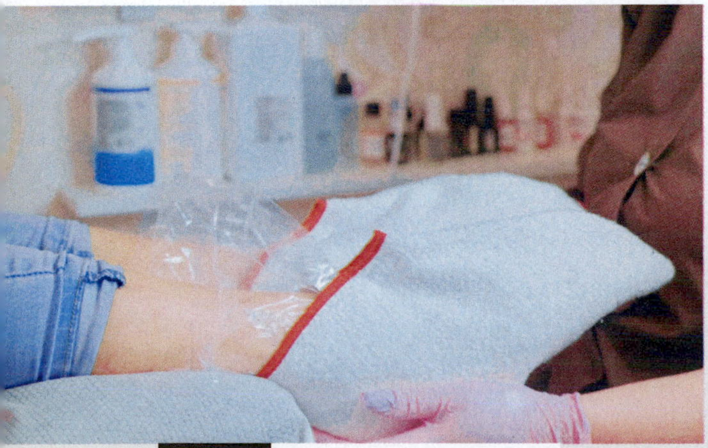

Alexander Egizarov/Shutterstock.com

Fig. 21-9 Tratamiento con parafina

Se deben tomar algunas precauciones si los clientes tienen enfermedades crónicas. No realice el tratamiento con cera de parafina a clientes con lesiones o abrasiones, mala circulación en los pies o piernas, pérdida de sensación en los pies o piernas u otras afecciones relacionadas con la diabetes. Además, la piel de los clientes mayores podría ser más delgada y sensible al calor, por lo que debe llevarse a cabo una prueba del parche previa al servicio de parafina para asegurarse de que el cliente se sentirá cómodo al recibir el tratamiento.

Piedras calientes (opcional)

Por lo general, las piedras calientes de las pedicuras son un servicio de alto nivel incluido en los masajes en los pies y piernas. Las piedras no están calientes, sino que se entibian en una unidad eléctrica de calentamiento de agua, como una olla de barro. Las piedras que se utilizan son suaves y generalmente son de **basalto**, una roca volcánica oscura, de grano fino. Los movimientos son hacia arriba, hacia el corazón, y no son agresivos.

¡Atención!

Cuando programe una cita de pedicura, debe pedirles a todos los clientes que no se depilen las piernas durante las 48 horas previas. Las raspaduras de afeitado invisibles, también conocidas como ***microtraumas****, pueden ser una vía de ingreso al cuerpo de los microbios patógenos, lo que aumenta el riesgo de escozor, irritación o infección. Esta es una política importante de control de infecciones.*

Las piedras ofrecen una calidez profunda, penetrante y agradable que mejora la relajación y aumenta la circulación. Pruebe el calor de la piedra en el brazo y verifique si el cliente se siente cómodo con ese calor en la primera maniobra de masaje que realice.

Limpie las piedras con cepillo y desinféctelas para evitar la propagación de bacterias, hongos o virus entre clientes. Consulte con el distribuidor de piedras para conocer sus recomendaciones y políticas sobre la desinfección de piedras.

Verificación

3. ¿Qué equipo se necesita durante una pedicura?
4. ¿Qué equipo es opcional durante una pedicura?

OA 3 Describir los implementos que se utilizan en pedicura.

Implementos para pedicura

Además de los implementos que se mencionan en el **capítulo 20, Manicura**, también se necesitan los siguientes implementos específicos para los servicios de pedicura.

Cortaúñas para los pies y alicates

Los **cortaúñas para los pies** están específicamente diseñados para recortar las uñas de los pies y son más grandes que los cortaúñas para manos. Tienen mordazas curvas o rectas con mayor espacio entre ellas para poder cortar las uñas más gruesas. Limpie y desinfecte los cortaúñas después de cada uso. Utilice únicamente cortaúñas de acero inoxidable de alta calidad fabricados específicamente para pedicuras profesionales (**figura 21-10**).

Mire siempre debajo de las uñas y tenga cuidado antes de cortarlas. Puede haber piel adherida al centro de la uña. Al cortar las uñas en línea recta puede cortar el hiponiquio o la piel debajo.

Los **alicates para las uñas de los pies** son otra herramienta profesional que se usa para cortar las uñas (**figura 21-11**). Son semejantes a los alicates para manos, pero tienen una bisagra más grande y mordazas más gruesas y largas. Esto les permite cortar la uña, mientras que los alicates para manos suelen usarse para eliminar la piel muerta. Los alicates para pies deben usarse con sumo cuidado para evitar atrapar

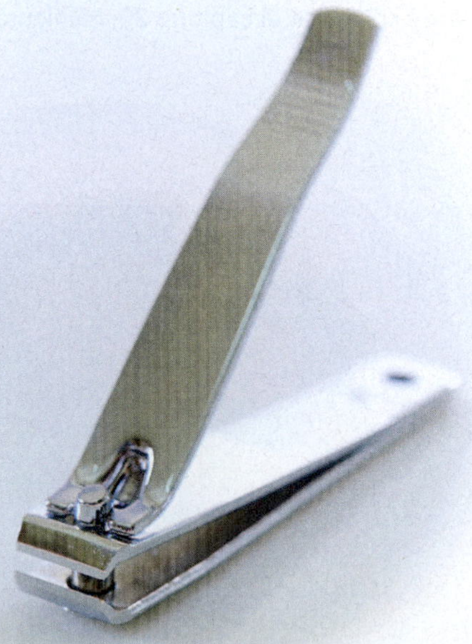

Fig. 21-10 Cortaúñas para los pies

la piel del dedo en las mordazas. Sostenga el alicate en un ángulo de 45 grados con respecto a la punta de la uña. Para recortar la uña, realice pequeños cortes lentamente a lo largo del borde libre.

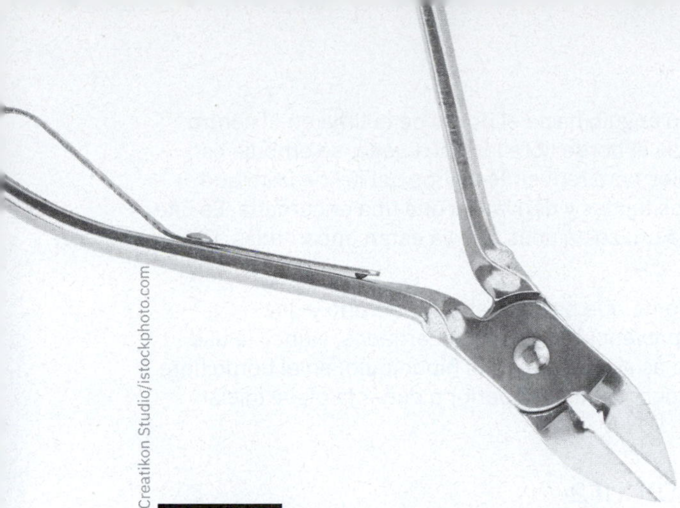

Creatikon Studio/istockphoto.com

Fig. 21-11 Alicates para las uñas de los pies

Cucharilla

Una **cucharilla** es un implemento con un extremo pequeño en forma de cuchara que permite eliminar de manera eficiente la suciedad del contorno de la uña, del eponiquio e hiponiquio. La cucharilla de dos extremos tiene un tamaño diferente en cada extremo (**figura 21-12**). Algunas tienen un pequeño orificio en la cuchara, lo que facilita la limpieza de la cucharilla después de cada uso. Las cucharillas requieren de maniobras cuidadosas y suaves para prevenir daños en la piel de los contornos de la uña. Las únicas que son seguras y adecuadas para que las utilicen los cosmetólogos son las que tienen bordes sin filo o redondeados.

Para utilizar la cucharilla, coloque el lado redondeado de la cuchara en dirección al borde lateral de la piel viva. Aplique un suave movimiento de pala sobre la lámina ungueal para remover todos los restos sueltos. No utilice este implemento para escarbar en los tejidos blandos que circundan el contorno de la uña, ya que pueden generarse lesiones. Si el tejido está inflamado, como en una uña encarnada, remita al cliente a un médico o un podólogo.

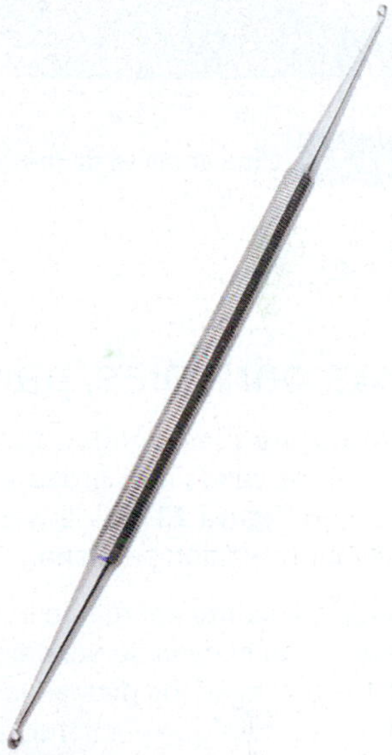

Fig. 21-12 Cucharilla con doble punta

¡Atención!

Al realizar una pedicura, no empuje hacia atrás el eponiquio con un empujador metálico. Los pies son más susceptibles a las infecciones que las manos. Los empujadores metálicos están diseñados para remover el tejido que se adhiere a la superficie de la lámina ungueal. Esto es particularmente importante para los clientes que padecen de diabetes, psoriasis y otras enfermedades crónicas.

Lima de metal

La **lima de metal** es un implemento de metal angosto con un borde acanalado que se usa para limar y alisar los bordes de la lámina ungueal. Permite remover, suavizar y redondear las puntas afiladas o los bordes en los costados de los bordes libres que con el tiempo podrían causar una infección. Pídale a su instructor que le muestre el uso correcto. Lima en una dirección y tiene una superficie de limado de aproximadamente 3,20 × 19 mm (0,13 × 0,75 in) unida a un mango de metal recto o en ángulo (**figura 21-13**). Se recomienda la lima angulosa porque es más fácil de controlar en el borde libre de la uña.

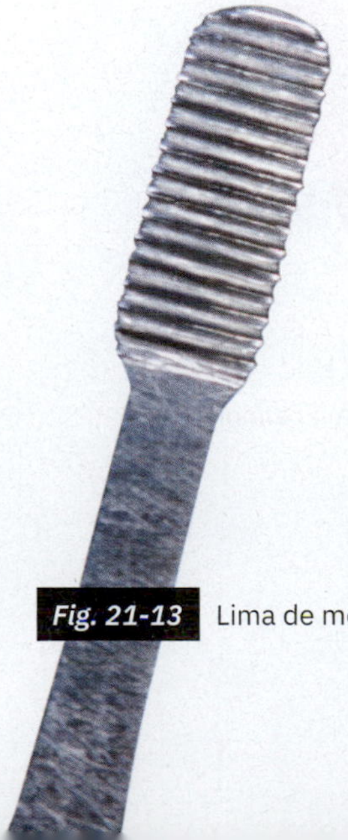

Fig. 21-13 Lima de metal

¡Atención!

El uso de limas de metal en el spa está prohibido en varios países. Consulte a la junta estatal para asegurarse de que cumple con las normativas.

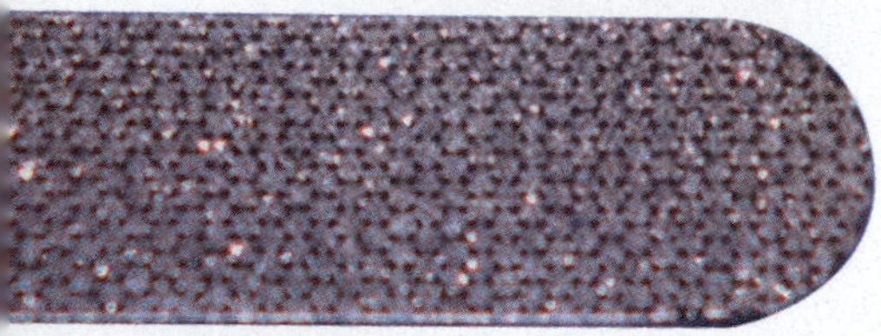

Fig. 21-14 Lima abrasiva de metal

Se coloca debajo de la uña, en un ángulo hacia el punto de la lima en el centro de la uña, y la parte restante hacia el borde libre lateral. Luego, se empuja con suavidad hacia los bordes laterales para reducir los lados del borde libre que pueden crecer hacia dentro de los tejidos y derivar en una uña encarnada. Es una herramienta de prevención. No la utilice en uñas que ya están encarnadas. Derive estos clientes a un podólogo.

Una lima de metal es un implemento que permite ahorrar tiempo y una herramienta importante para la prevención de uñas encarnadas. Nunca la use en la parte superior de la uña o más allá del área del hiponiquio, en el borde libre de la uña, ya que puede dejar áspera la parte superior o dañar la piel e iniciar infecciones.

Lima de uñas de pedicura

En el caso de las uñas de los pies, es mejor utilizar una lima de grano medio para dar forma y una lima de grano fino para realizar el acabado y sellar los bordes. Si una lima abrasiva no resiste los procedimientos adecuados de limpieza y desinfección, considérela de un solo uso y deséchela o entréguesela al cliente para uso doméstico.

Algunos cosmetólogos usan una lima metálica en los dedos de los pies (**figura 21-14**). Las limas de metal deben limpiarse y desinfectarse o esterilizarse después de cada uso. Pregúntele a su instructor si las limas de metal son legales en su país y estudie las pautas de desinfección y esterilización.

Limas para pies/paletas de pedicura

Las **limas para pies** grandes, también llamadas *paletas de pedicura*, reducir y suavizar los callos más gruesos en el talón, la punta del pie y el costado del dedo gordo (**figura 21-15**). Los callos se forman por la presión excesiva en el pie y proveen protección adicional.

Enseñe a su cliente acerca de la formación de los callos y de su función protectora. En el caso de las personas que están de pie muchas horas al día, los callos protegen los pies en las áreas de resistencia. Remueva solamente lo suficiente para que el cliente se sienta cómodo. Los callos deben ser suavizados y ablandados, no eliminados ni afinados en exceso. Además, debe informar sobre los productos para uso en el hogar que facilitan el suavizado y acondicionamiento de las áreas con callos entre las citas en el salón.

¡Atención!

Es peligroso cortar y dañar la piel de los pies de clientes inmunodeprimidos, ya que sus procesos de cicatrización son lentos e incluso, a veces, no cicatrizan. No recorte las cutículas ni utilice empujadores metálicos o implementos cortopunzantes en los clientes que tienen enfermedades crónicas. Incluso un pequeño corte que no se pueda ver a simple vista en la piel puede causar una infección, una amputación o hasta la muerte.

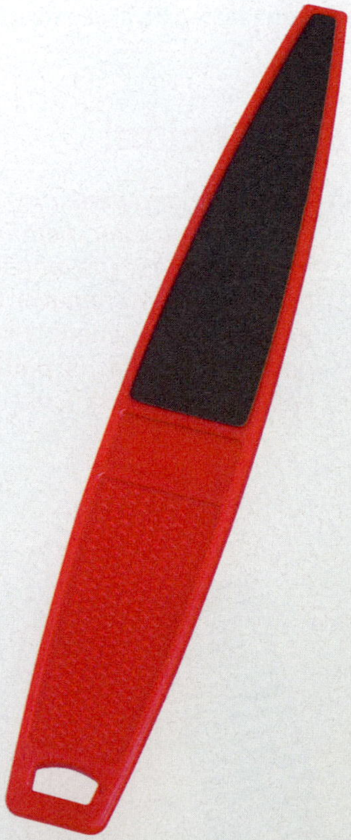

Fig. 21-15 Lima para pies

Las limas para pies pueden tener niveles de granos y formas distintos. Se deben limpiar y desinfectar después de cada uso o desecharlas después de un solo uso, si no se pueden desinfectar de forma adecuada. Se pueden adquirir paletas de pedicura de un solo uso a un precio razonable al por mayor. Existen también paletas con superficies abrasivas desechables que se pueden reemplazar. Limpie y desinfecte los mangos de estas paletas antes de volver a usarlas. Pregúntele a su instructor qué es legal en su país.

Guantes

La Administración de Seguridad y Salud Ocupacional (OSHA, Occupational Safety and Health Administration) exige que el técnico use guantes mientras realiza las pedicuras o trabaja con productos químicos para evitar la exposición a patógenos que podrían estar presentes en los pies del cliente o en el agua. La OSHA recomienda guantes de nitrilo. Use un par de guantes nuevo para cada cliente de pedicura y deséchelos cuando termine el servicio. Para obtener más información, consulte el **capítulo 20, Manicura**.

¿Lo sabía?

Si hay mucho polvo mientras trabaja, como al limar uñas o callos durante la pedicura, es importante usar una máscara antipolvo de calidad para evitar inhalar todas esas partículas. Las máscaras contra el polvo correctamente ajustadas y de clasificación N-95 son altamente eficaces y una excelente elección para evitar la sobreexposición a polvos.

Verificación

5. ¿Qué tipo de implementos para uñas se utilizan en los servicios de pedicura?

OA 4 Identificar materiales exclusivos para pedicura.

Materiales de pedicura únicos

Además de los materiales que se mencionan en el **capítulo 20, Manicura**, dos materiales desechables exclusivos que se usan en pedicura son los separadores de dedos y las zapatillas de pedicura.

Separadores de dedos

Los **separadores de dedos** vienen en varios diseños, desde unidades de una pieza de goma espuma que se ajustan entre los dedos hasta un separador tipo cordel que se trama entre los dedos. Permiten separar los dedos de los pies mientras lima las uñas del cliente. Los separadores de dedos son importantes para realizar una pedicura de alta calidad (**figura 21-16**). No se pueden limpiar ni desinfectar. Use un par nuevo con cada cliente; luego, deséchelo o déselo al cliente para uso doméstico.

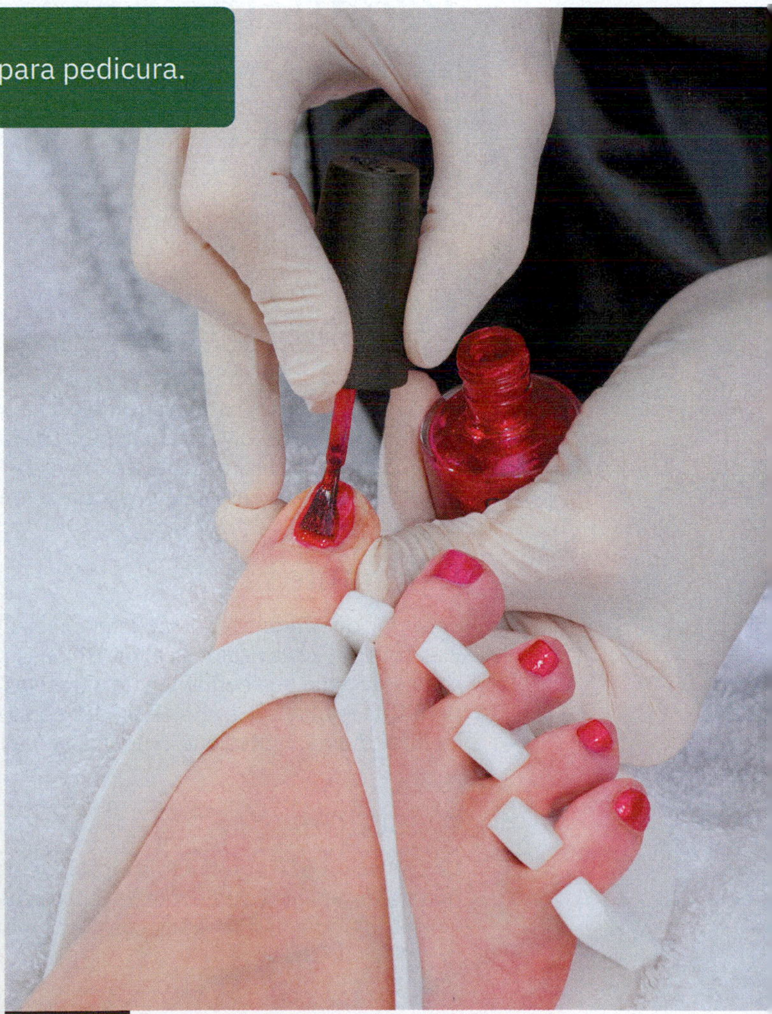

Fig. 21-16 Separadores de dedos y zapatillas de pedicura

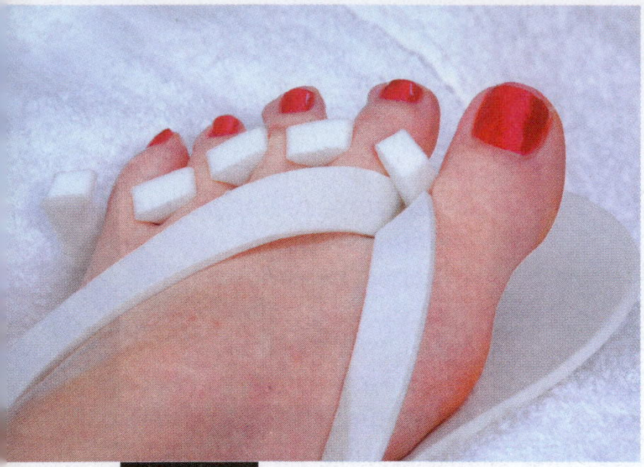

Fig. 21-17 Zapatillas de pedicura

Zapatillas de pedicura

Proporcione zapatillas de pedicura de papel o espuma de un solo uso a los clientes que no tengan zapatos abiertos para evitar que se dañe el esmalte de uñas recién aplicado. Están especialmente diseñados para no tocar las uñas mientras se usan (**figura 21-17**).

☑ Verificación

6. ¿Cuáles son dos materiales de pedicura únicos?

OA 5 Mencionar productos profesionales para pedicura.

Productos profesionales para pedicura

Los productos profesionales para pedicura incluyen los productos que se mencionan en el **capítulo 20, Manicura**, más otros que son exclusivos para realizar pedicuras. Los productos específicos para la pedicura son los siguientes:

1. Baños para pies
2. Exfoliantes, máscaras, lociones o cremas para pies
3. Suavizantes de callos

Baños para pies

Los **baños para pies** son productos que se agregan al agua del baño de pedicura para suavizar la piel de los pies mientras están en remojo. Los baños para pies profesionales limpian y desodorizan los pies sin ser demasiado agresivos para la piel. Los baños para pies también pueden incluir humectantes y aceites. El baño prepara el camino para el resto de la pedicura. Por lo tanto, asegúrese de usar un producto de alta calidad a fin de comenzar la pedicura de buena manera.

Exfoliantes

Estas lociones arenosas se aplican en los masajes en los pies y piernas para remover la piel seca y escamosa, y suavizar los callos. Dejan la piel más suave y humectada. Los **exfoliantes** son lociones a base de agua que contienen un abrasivo (p. ej., arena de mar, semillas de albaricoque molidas, cristales, perlas de jojoba, sal, azúcar o piedra pómez fina) como agente exfoliante. Los exfoliantes también incluyen humectantes que ayudan a acondicionar la piel.

Máscaras

Una máscara es un producto de tratamiento concentrado, a menudo compuesto de arcillas minerales, agentes humectantes, suavizantes de piel, aceites para aromaterapia, extractos botánicos y otros ingredientes beneficiosos para limpiar, exfoliar, fortalecer, tonificar, hidratar y nutrir la piel.

Aplique la máscara sobre la piel y deje actuar de 5 a 10 minutos para permitir la penetración de los ingredientes (**figura 21-18**). Los ingredientes más populares de las máscaras para el cuidado de los pies son el mentol, la menta, el pepino y el pomelo.

Lociones o cremas para pies

Las lociones y cremas son importantes para acondicionar y humectar la piel de los pies y piernas, suavizar callos y proporcionar deslizamiento durante los masajes. También están formuladas como productos para que los clientes mantengan los resultados del servicio en el hogar y mejoren su piel.

Los cosmetólogos que trabajan en podología o en un consultorio médico usan lociones y cremas de tratamiento que mejoran las enfermedades de los pies, como la **xerosis**, una sequedad anormal de la piel. Ya sea que trabaje en un salón, un *spa* o un consultorio médico, debe conocer la línea de productos y productos recomendados con el fin de ayudar al cliente a mantener los beneficios de su pedicura.

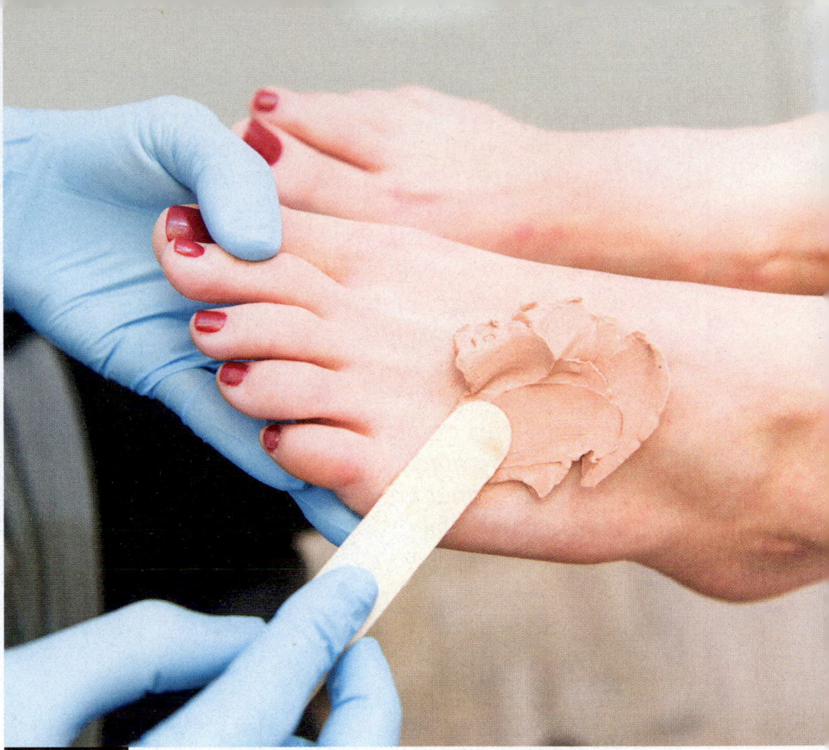

Fig. 21-18 Las máscaras para el cuidado de los pies hidratan y nutren la piel.

Suavizantes de callos

Los **suavizantes de callos** de calidad profesional son productos diseñados para ablandar y suavizar el tejido endurecido (callos). Aplique el suavizante de callos directamente sobre los callos del cliente y déjelo actuar por cinco minutos. Los tiempos prescritos pueden variar de un producto a otro. Lea las pautas del fabricante y sígalas correctamente. Luego de que el producto ablanda los callos, es más fácil reducirlos y suavizarlos con limas o paletas.

Los suavizantes de callos son potencialmente peligrosos. Póngase anteojos y guantes de seguridad cada vez que los use. Cuando no se usan correctamente, estos productos pueden causar irritación severa en los ojos y la piel, y sequedad después del servicio. Cuando se usan correctamente y de acuerdo con las instrucciones del fabricante, son seguros y efectivos. Los tres ingredientes activos más comunes de los suavizantes de callos son la urea, el ácido salicílico y el hidróxido de potasio.

1. La **urea** es un compuesto orgánico que tiene un gran efecto hidratante en las células de la piel. Hidrata y humecta los callos duros y gruesos en profundidad. Es una sustancia química que se presenta de forma natural y se produce dentro de muchos organismos. En sus orígenes, los suavizantes de piel a base de urea se derivaron de la orina de los mamíferos. La urea es un producto final de la descomposición de proteínas. Como sucede con casi todos los productos utilizados para servicios de belleza, ahora se sintetiza. La mayor parte de la urea industrial es sintética y se produce con dióxido de carbono y amoníaco.
2. El **ácido salicílico** es un ácido orgánico originalmente derivado de la corteza del sauce. Tiene propiedades antiinflamatorias y la capacidad de descomponer las grasas y los lípidos. Actualmente, es el único químico que la Administración de Alimentos y Medicamentos (FDA) de los Estados Unidos ha aprobado para venderse como "removedor" de callos. Actúa levantando las células de piel muerta del callo a fin de lograr mejores resultados al limar. El ácido salicílico también se usa a fin de tratar verrugas plantares y tratamientos de exfoliación para acné y psoriasis.
3. El **hidróxido de potasio** es un compuesto inorgánico que degrada la proteína en las células de los callos. Suaviza rápidamente hasta los callos más duros. A menudo, los removedores de cutículas contienen una pequeña cantidad de hidróxido de potasio.

¡Atención!

Es ilegal que los cosmetólogos corten o reduzcan drásticamente los callos de los clientes, a menos que trabajen como asistentes bajo la supervisión directa de un médico o podólogo. El corte está comprendido en la categoría de tratamiento médico. En la mayoría de los países, el corte está fuera del campo de acción de los cosmetólogos.

¡Atención!

Nunca utilice una cuchilla en callos gruesos. Las cuchillas son peligrosas y pueden ser una posible causa de infección. Su uso es ilegal en la mayoría de los países. Además, usar una cuchilla estimula el crecimiento más abultado de los callos, ya que la piel intenta crecer rápidamente para proteger la piel dañada.

Sugerencia

El tiempo entre las citas de pedicura generalmente es de cuatro semanas, debido al lento crecimiento de las uñas de los pies. Anime a los clientes a programar pedicuras mensuales regulares para promover la salud general de sus pies.

Para reducir callos durante una pedicura y mantener su reducción, realice una exfoliación suficiente con un cepillo. Aplique un suavizante de callos y espere unos cinco minutos. Luego, use una paleta de pedicura para alisar el callo.

Considerar una línea de productos profesionales

Existe una gran variedad de marcas y fabricantes de productos de pedicura profesional, pero resulta más conveniente usar una misma línea o sistema. Los productos de la misma marca están diseñados para funcionar bien juntos, lo que puede ser la forma más rápida y sencilla de desarrollar un servicio de pedicura óptimo. Antes de escoger una línea, compruebe la calidad del respaldo educativo de la empresa y su compromiso con los cosmetólogos que usan sus productos. Busque cosmetólogos que utilicen los productos y analice la calidad del servicio al consumidor y del despacho de la empresa. Decida en función de la empresa que mejor se adapte a sus necesidades.

Al utilizar la línea de productos de un fabricante, siga sus recomendaciones y procedimientos sugeridos para obtener los mejores resultados.

Verificación

7. Además de los productos de manicura estándar, ¿qué otros productos profesionales se pueden usar durante una pedicura?

OA 6 Mencionar los pasos en una consulta con el cliente sobre pedicura.

Consulta con el cliente

La consulta con el cliente antes de una pedicura (u otro servicio) es una oportunidad para que conozca las expectativas y preocupaciones de salud del cliente. No apresure la consulta. Revise los pasos de la consulta con el cliente en *Bases para el Estándar de Milady,* capítulo 3: La comunicación para alcanzar el éxito.

Si el cliente es nuevo en el salón, debería completar el formulario de admisión. Use esta información para realizar la consulta con el cliente y téngala a mano durante todo el servicio a modo de referencia. Preste especial atención a las respuestas importantes del cliente. Después de cada servicio, registre sus observaciones en la ficha de registro de servicios o use el programa de software del salón.

Evaluación de las uñas y la piel

Revise las uñas y la piel del cliente para asegurarse de que estén sanas y de que el servicio que va a brindar es el adecuado. A continuación, analice la forma, el color y el largo de las uñas que prefiere el cliente. Determine el resultado final que espera su cliente. ¿Quiere sentir los pies suaves como los de un bebé o espera aliviar la tensión de las piernas por hacer ejercicio? Registre toda la información del servicio en la ficha de registro de servicio. Si no se observan problemas de salud, explique el servicio que ha solicitado el cliente.

Identificación de enfermedades o trastornos

Si nota decoloración, engrosamiento de las uñas o la piel, marcas u otros trastornos en las uñas, háblelo con el cliente. Hablen sobre la sequedad, los callos, las manchas rojas o cualquier otra marca preocupante en los pies y las piernas del cliente. Bajo ninguna circunstancia, diagnostique una enfermedad o trastorno. El objetivo de esta conversación es determinar si hay algún servicio que pueda agregar o recomendar para mejorar la condición o si su cliente debe buscar atención médica antes de un servicio. Registre toda la información del servicio en la ficha de registro de servicio.

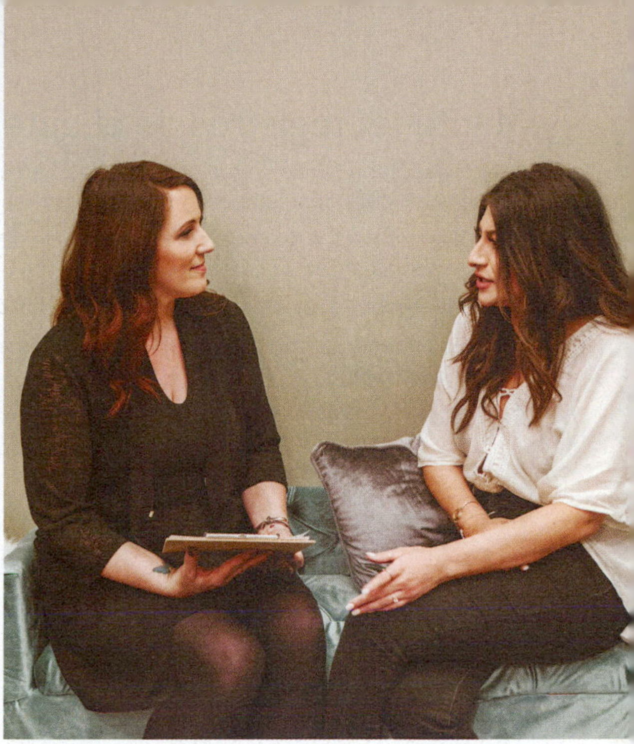

Reconocimiento de las enfermedades

Pregúntele al cliente si tiene algún problema de salud que deba conocer antes de hacerle la pedicura. El cliente no está obligado a revelar nada y puede omitir información sobre medicamentos. Asegure a los clientes que la información que comparten es confidencial y se utilizará para prestar un servicio más eficaz. Si bien los salones de belleza no están sujetos a la Ley de Responsabilidad y Transferibilidad de Seguros Médicos (HIPAA, Health Insurance Portability and Accountability Act) de 1996, es ético proteger la confidencialidad de la información del cliente.

Infórmese y analice todas las enfermedades que el cliente haya declarado en el formulario de admisión y que pudiera contraindicar un masaje para pies o piernas. Pregúntele si ha hablado de masajes con su médico. Si no lo ha hecho, anímelo a preguntarle a su médico si es recomendable que reciba un masaje de pies o de piernas. En algunos casos, solicítele un permiso escrito de parte del médico del cliente antes de realizar el masaje.

Sea cauteloso cuando tome la decisión de realizar o no masajes en los pies o las piernas de una persona que tiene una enfermedad. Si tiene dudas, no incluya el masaje como parte del servicio. Los clientes que sufren de presión arterial alta (hipertensión), diabetes o enfermedades circulatorias pueden recibir masajes en los pies o en las piernas si su enfermedad la está tratando un médico. Los masajes para pies o piernas están contraindicados para algunos clientes. Estas son las pautas que debe seguir:

- En el caso de clientes con hipertensión severa o no controlada, no realice masajes de pies y piernas.
- En el caso de clientes con problemas circulatorios, como venas varicosas, evite masajear los pies y las piernas porque puede aumentar la circulación y causar daño.
- En el caso de clientes con piel sensible o propensa al enrojecimiento, evite las técnicas de masajes vigorosas o fuertes.
- En el caso de clientes embarazadas o con artritis, realice movimientos suaves. Evite las técnicas de masaje vigorosas o fuertes.

¡Atención!

Las pedicuras presentan más potencial de daño a los clientes que las manicuras. Los expertos recomiendan dominar los servicios de manicuras antes de realizar pedicuras.

Determinación del servicio

Podría suceder que el cliente haya programado una pedicura básica, pero, durante la consulta, se da cuenta de que otro tipo de pedicura o servicio puede ser mejor. Mencione cualquier adición, actualización o cambio de servicio que recomiende. Muchos clientes no saben qué servicio es mejor para ellos y confían en su experiencia para indicarles al servicio que les brindará los resultados que buscan. Es posible que deba modificar los pasos del servicio para ajustarlo a las necesidades de salud del cliente u otras consideraciones. Una vez que determine el servicio a realizar, explique los pasos generales antes de comenzar. Por ejemplo: "Primero, vamos a untar los pies con aceite esencial de lavanda; luego, daré forma y limaré las uñas y la daré un masaje antes de esmaltarlas".

Mantener registros de clientes

Para cada cliente, lleve un registro detallado en una tarjeta de registro de clientes o en un programa de software del salón. Esto es importante por los siguientes motivos:

- La información de contacto del cliente le permite comunicarse con él para ventas, eventos especiales y en su cumpleaños.
- Mantener un registro de servicios sirve para comprender qué servicios funcionan para cada cliente.
- Es un recordatorio de los colores elegidos antes y los productos que prefiere para tenerlos a disposición.

Revise la historia clínica y el historial de servicios antes del servicio y actualícelo después del servicio.

☑ Verificación

8. ¿Cuáles son los pasos básicos de una consulta de pedicura con el cliente?

OA 7 Explicar las diferencias entre una pedicura básica y un *spa* para pedicura.

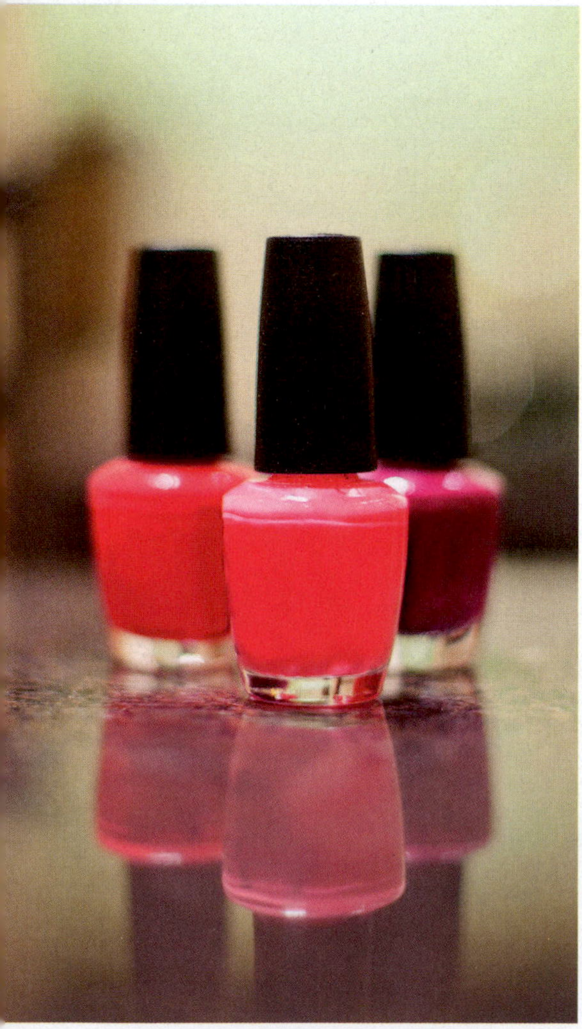

Servicios de pedicura

Es importante practicar y perfeccionar los servicios de pedicura. Comencemos por aprender a realizar una pedicura básica. Siga los pasos que se indican en el **Procedimiento 21-1: Realización de una pedicura básica**.

Ⓟ 21-1: Realización de una pedicura básica
Consulte la página 926

Lista de servicios de pedicura

Adapte su lista de servicios de cuidado de los pies con el fin de satisfacer las necesidades y estilos de vida de su clientela. Por ejemplo, ¿su clientela está interesada en un arte de uñas llamativo o en tratamientos relajantes de cera de parafina?

Los servicios cortos son los que mejor completan la lista. No todos los clientes desean o necesitan un servicio de pedicura completo. Algunos clientes solo quieren o necesitan un corte de uñas profesional, una cita para un masaje relajante o un cambio de esmalte. Enumere estos servicios adicionales en su lista de servicios.

Los paquetes de manicura y pedicura son bien recibidos por los clientes. Una manera excelente de vender estos paquetes es desarrollar servicios temáticos para días festivos y eventos especiales. Comercializar estos servicios hará crecer su clientela.

Serie de pedicuras

Una serie de pedicuras es un conjunto de citas necesarias para dedicarle más tiempo y atención a los pies del cliente. Por ejemplo, puede necesitar más tiempo para mejorar el estado general de los pies. De ser así, informe al cliente que hará todo lo posible en el tiempo programado, pero que podría necesitar otro servicio para dejar los pies en buenas condiciones y evitar que se irriten o duelan. Si se apega al tiempo asignado para la cita, podrá mantener su cronograma de citas y protegerá al cliente. La mejor opción es vender al cliente productos de cuidado en el hogar para mejorar la condición y programar una *serie* de servicios con una o dos semanas de diferencia, hasta que la condición mejore y estén satisfechos con los resultados.

La reducción de callos puede requerir una serie de citas. Exponga al cliente los aspectos negativos de una reducción rápida de los callos. Explique que con citas semanales de reducción de callos durante cuatro a seis semanas, se logrará reducir los callos de forma gradual. Después de esa serie, el cliente puede recibir pedicuras de mantenimiento con menos frecuencia (por lo general, una vez al mes).

Durante las citas de la serie, no se realiza una pedicura completa. Una cita de reducción de callos incluye un remojo, la aplicación del producto de reducción durante un tiempo determinado (en general, cinco minutos), una reducción razonable de los callos y la aplicación de una loción. Toma alrededor de media hora y es un servicio menos costoso que una pedicura completa.

En la cita de la cuarta semana, se realiza una pedicura completa con tratamientos nuevamente. Algunos clientes requieren más de seis semanas para completar la serie de reducción de callos. Explique esto cuando sugiera la serie. Al cliente también se le puede vender una loción corporal y de manos con ácido glicólico o ácido láctico para que se aplique en los pies día por medio. También se puede recomendar una loción diaria que contenga endurecedores de dimetil-urea (DMU, dimethyl urea hardeners) para suavizar y evitar que la piel vuelva a ponerse escamosa. Puede venderle al cliente una paleta de pedicura para que use después de las duchas los días que no asista a las citas del tratamiento.

Otra condición que puede requerir de tratamiento semanal es el pie escamoso. Sin embargo, primero se debe derivar al cliente a un podólogo que defina si su problema de descamación se debe a un hongo o no. Si no hay infección micótica, el cliente puede regresar semanalmente de tres a seis semanas para un tratamiento de exfoliación de los pies que incluya exfoliantes y un tratamiento de reducción de callos, como una máscara. Aplique las máscaras de acuerdo con las instrucciones del fabricante. El cliente tendrá pies hermosos cuando termine la serie. Recomiende productos para el cuidado en el hogar con el fin de mantener la condición de los pies.

Spa para pedicura

La pedicura que se describe en el **Procedimiento 21-1: Realización de una pedicura básica** es la base de todos los demás servicios de pedicura. Por ejemplo, en una pedicura básica, el masaje se realiza solo en los pies. En el *spa* para pedicura mejorado, el masaje se realiza en los pies y en la parte inferior de las piernas (hasta la rodilla). Por lo general, una exfoliación también es una parte del *spa* para pedicura y permite eliminar las células muertas de la piel de la pierna, pero es posible que no se incluya en la pedicura básica. La exfoliación se suele realizar antes del masaje o justo antes aplicar la máscara.

Una máscara para pies o piernas es otra mejora del *spa* para pedicura. Debe aplicar la máscara, cubrirla con una envoltura o cubierta de plástico, y esperar que se asiente mientras el cliente se relaja y la eficacia de la máscara aumenta. Una categoría aun mejor sería la incorporación de productos especiales, como aceites esenciales, lociones, aceites vegetales, parafina y el agregado de otros tratamientos especiales, como la reflexología.

Actividad

Dramatización de una serie de pedicuras

Practique con otro estudiante. Cree un escenario en el que debe explicar a un cliente que necesita una serie de pedicuras. Explique los beneficios, el plazo y el proceso para este tratamiento adicional.

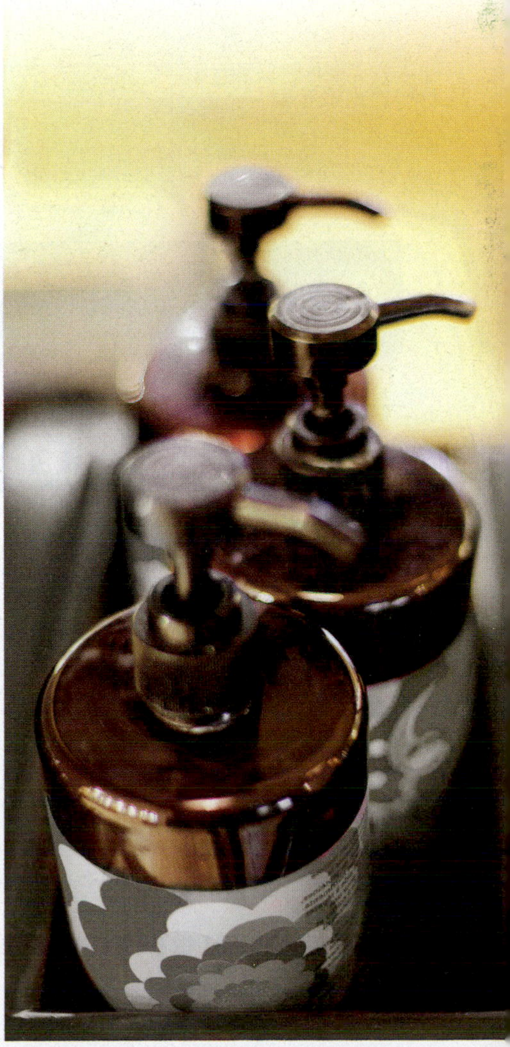

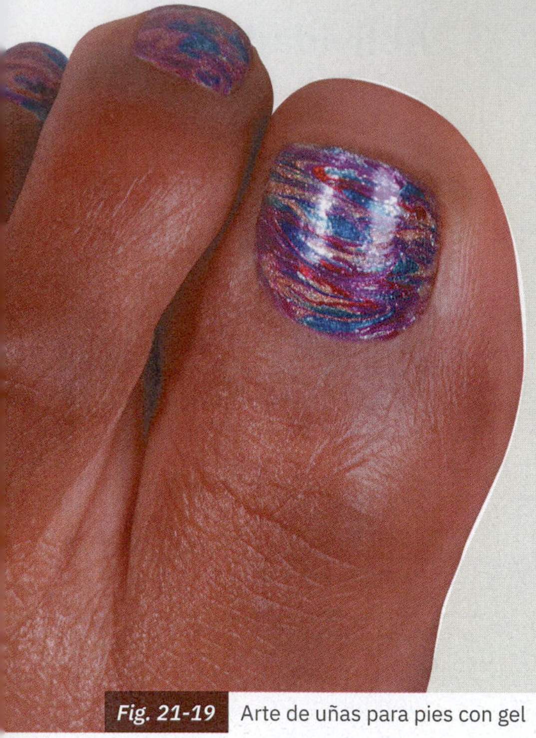

Fig. 21-19 Arte de uñas para pies con gel

Mejoras al servicio de pedicura

La mayoría de los salones de belleza y *spas* tienen una lista de precios para un servicio básico de pedicura. Si ofrece servicios de *spa* para pedicura de mayor categoría, incremente el precio base de la pedicura según el valor de los tratamientos y productos añadidos y del tiempo que requieran para realizar los servicios adicionales.

Una buena manera de elevar la categoría y el precio de su pedicura es a través del arte de uñas. A muchos clientes les gusta agregar algo especial al esmalte de pedicura. Entusiasme a los clientes con el arte de uñas en los dedos de los pies al darles el primer ejemplo sin costo (**figura 21-19**). El arte de uñas en los dedos de los pies es particularmente popular en la temporada de sandalias y cuando se usa calzado formal abierto.

La reparación o los realces para uñas son otra forma de aumentar la categoría del servicio de pedicura. Si supieran que es posible, a muchas personas les encantaría tener una uña del dedo gordo del pie perfectamente simétrica o agrandar un poco la uña del dedo pequeño. Ofrecer servicios de realce para uñas de los pies puede incrementar las ganancias y fomentar la fidelidad del cliente.

Recuerde que los servicios como los tratamientos con cera de parafina y el arte de uñas tienen un valor en dólares que se calcula en función del tiempo, el costo del producto, el nivel de habilidad y el equipo utilizado. Asegúrese de informar al cliente sobre los costos de los servicios adicionales antes de realizarlos.

☑ Verificación

9. Explique las diferencias entre una pedicura básica y un *spa* para pedicura.

OA 8 Identificar los beneficios del masaje de pedicura.

Beneficios de los masajes de pedicura

Según encuestas realizadas en los salones de belleza, el masaje es el aspecto que más se disfruta en cualquier servicio de cuidado de las uñas, en especial, las pedicuras. Dedique tiempo a desarrollar y perfeccionar una técnica centrada en la relajación (**figura 21-20**).

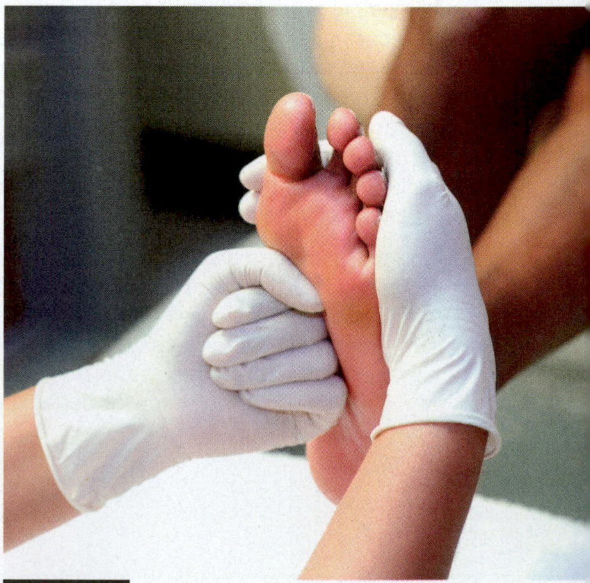

Fig. 21-20 El masaje para piernas y pies se centra en la relajación.

Durante los servicios de pedicura, adopte una postura ergonómica. Siéntese siempre en una posición cómoda, relajada y distendida para reducir el riesgo de sufrir lesiones en la espalda, los hombros, los brazos, las muñecas y las manos (**figura 21-21**). Evite inclinarse hacia delante o estirarse para llegar a los pies del cliente. Estírese antes y después de cada servicio de pedicura para flexibilizar el cuerpo, tenerlo en línea y mantenerlo más resistente a las lesiones.

Realización del masaje

Hay muchos tipos de masajes, y las personas suelen desarrollar sus propios estilos y técnicas. El término *masaje* se refiere a la manipulación manual o mecánica del cuerpo que consiste en frotar, pellizcar con suavidad, sobar, dar golpecitos y hacer otros movimientos. Un masaje de pies y piernas es similar al masaje de manos y brazos después de una manicura, en el que se suelen realizar movimientos de effleurage para producir relajación. El término *effleurage* se refiere a un movimiento ligero, continuo, rítmico con golpeteos que se aplica con los dedos y la palma, manteniendo el mayor contacto posible con el cliente. Mantenga la conexión del tacto con el cliente durante todo el masaje, deslizando las manos desde un lugar al siguiente con una suave transición.

Antes de comenzar, póngase un par de guantes nuevos para que no haya suciedad ni residuos de otros productos. Aplique suficiente loción o aceite para permitir un buen deslizamiento y no arrastrar la piel. Si necesita más loción, deje una mano en el pie o la pierna y, con la otra, busque una bomba de loción o una botella de aceite. Ponga su pulgar sobre la bomba, presione hacia abajo para depositar más producto en los dedos ubicados bajo la bomba. Distribuya la loción y siga con el masaje.

En general, cuando realiza un masaje en los pies, debe tomar el pie entre el pulgar y los dedos en el área mediotarsal. El pulgar se ubica en la parte inferior del pie, mientras que los dedos rodean el lado dorsal del pie. Esta posición tiene dos ventajas:

1. Fija el pie en su lugar, lo que permite que tenga control de sus movimientos.
2. Agarrar esta zona firme y cuidadosamente tiene un efecto calmante en el cliente y le ayuda a superar cualquier aprensión si no le gusta que le toquen los pies.

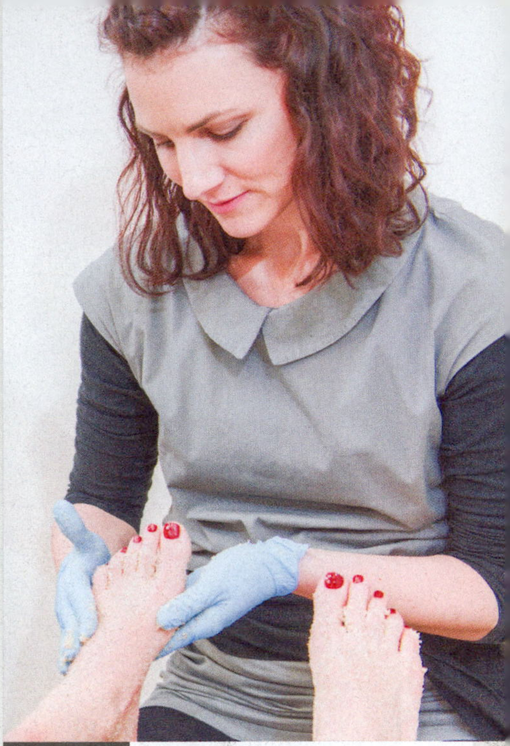

Fig. 21-21 Siéntese en una posición cómoda para evitar el riesgo de lesiones.

Nunca sujete el pie en forma ligera o suelta. Esto puede causar una sensación cosquillosa. La mayoría de los clientes aceptará y tolerará un agarre firme y cómodo del pie, aunque sean cosquillosos.

Cada masaje debe terminar de forma suave. El movimiento de pluma es una técnica que se usa para indicar a los clientes experimentados que el masaje está terminando y proporcionar una liberación suave. Cuando termine el último movimiento del masaje de pedicura, coloque los pies del cliente en el posapiés con suavidad y deslice las palmas de las manos hacia la parte superior de los pies con los dedos hacia la pierna. Haga presión suave sobre los pies con toda la mano tres veces durante uno o dos segundos. Después de la última presión, mueva la mano suavemente hacia las puntas de los dedos con un toque ligero, similar a una pluma, de las puntas de sus dedos. Nunca deje que las uñas de las manos toquen la piel. Realice el movimientos suave final, como de pluma, solo una vez. Luego, deje que el cliente se relaje un minuto o dos antes de pasar al siguiente paso de la pedicura.

El masaje hace que la pedicura sea más placentera. Mucha gente piensa que el masaje de pies tiene más beneficios que el masaje en cualquier otra parte del cuerpo porque induce un alto grado de relajación y estimula el flujo sanguíneo. Preste atención a las áreas en las que el cliente disfruta más del masaje y ponga énfasis en ellas.

Para realizar un masaje de pies y piernas, siga los pasos del **Procedimiento 21-2: Masaje para pies y piernas**. Tenga en cuenta que las técnicas de este procedimiento indican cómo realizar un masaje para pies y piernas durante un servicio de pedicura. El masaje de un servicio de pedicura básica solo incluye los pies. El *spa* para pedicura incorpora masajes en las piernas y puede incluir la parte delantera de la rodilla.

Ⓟ 21-2: Masaje para pies y piernas
Consulte la página 930

Interacción de pedicura y masaje para pies

Los clientes de pedicura quieren relajarse y ser mimados. Ofrézcales un refresco, sugiérales que se pongan cómodos y se relajen; luego sonría y comience el servicio. Mantenga conversaciones profesionales. Nunca comente problemas personales, ni hable de política, religión o cualquier otro tema que podría ofender. Las distracciones y las conversaciones irrelevantes impiden que el cliente se relaje.

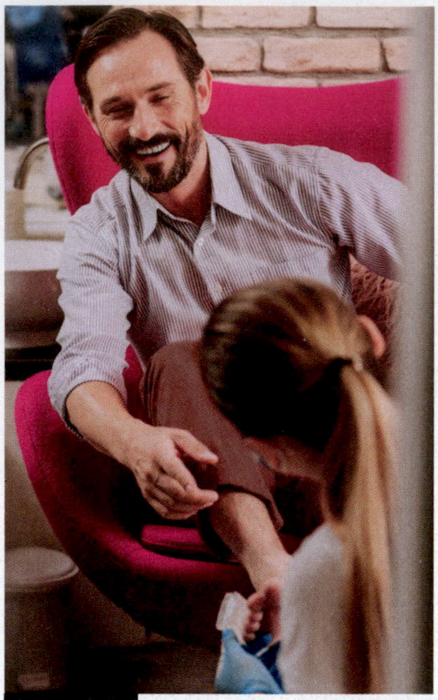

Fig. 21-22 Promueva interacciones relajantes con los clientes.

Actividad

Técnicas para practicar masajes

Únase con otro estudiante y practique técnicas de masaje en los pies y las piernas como si estuviese haciendo una pedicura. Háganse comentarios sobre las áreas a mejorar de cada uno, como la firmeza, la velocidad o las maniobras en general.

Durante el servicio, analice con el cliente la salud de sus pies, una mejora que podría disfrutar y los productos que se necesitan para mantener la pedicura entre visitas al salón (**figura 21-22**). Si el cliente quiere relajarse, permítaselo y comente las recomendaciones de su producto durante el esmaltado o al finalizar el servicio.

Reflexología

La **reflexología** es un método único en el que se aplica presión con los pulgares y dedos índices sobre las manos y los pies, con beneficios comprobados para la salud. En este masaje especializado, se emplean muchos principios de acupresión y acupuntura. Mucha gente lo considera una ciencia, incluidos los profesionales de la salud.

La reflexología se basa en el principio de que las áreas (puntos reflejos) de los pies y manos corresponden a todos los órganos, glándulas y partes del cuerpo. Estimular (presionar) estos puntos reflejos puede reflejar energía positiva e incrementar el flujo sanguíneo hacia las áreas específicas.

Si en un salón de belleza, se desea ofrecer servicios de reflexología, el personal debe recibir capacitación y obtener una certificación en reflexología auténtica impartida por un reflexólogo altamente recomendado y certificado por la Asociación de Reflexología de Estados Unidos (Reflexology Association of America).

La capacitación profesional y práctica en reflexología es esencial por dos motivos:

1. El toque específico que se usa en la reflexología se puede aprender solamente a través de la práctica. Los clientes que han recibido un tratamiento de reflexología ejecutado por un reflexólogo certificado reconocen el toque adecuado y responden de forma negativa a quienes no pueden ofrecer el mismo tratamiento debido a que tienen una capacitación escasa o nula.
2. Un cosmetólogo sin capacitación no podría producir los resultados deseados para el cliente, quien posiblemente no quedará satisfecho con el costo y el tiempo adicionales.

Verificación

10. ¿Cuáles son los dos principales beneficios del masaje de pedicura?
11. ¿Por qué se debe sujetar el pie con firmeza cuando da un masaje?
12. ¿En qué principio se basa la reflexología?

OA 9 Describir formas de abordar la pedicura en clientes con particularidades de salud.

Clientes con discapacidad

Trate a todos los clientes con respeto, cuidado y empatía por sus habilidades (**figura 21-23**). A continuación, se muestran algunos ejemplos de cómo acomodar a cada cliente.

- **Clientes con discapacidad de movilidad:** si un cliente ingresa al establecimiento con un dispositivo de ayuda para la movilidad, como una silla de ruedas, muletas, un bastón o andador, mueva las obstrucciones o los peligros de tropiezos, incluso retire todas las alfombras o tapetes de los pisos.

Si el cliente no puede sentarse en una silla de pedicura, tenga disponible un pediluvio portátil con agua tibia/fría o considere realizar una pedicura en seco. En este tipo de pedicura, corte y modele las uñas, limpie las cutículas y aplique loción con suavidad. Revise el espacio entre los dedos para ver si hay signos de infección o lesiones.

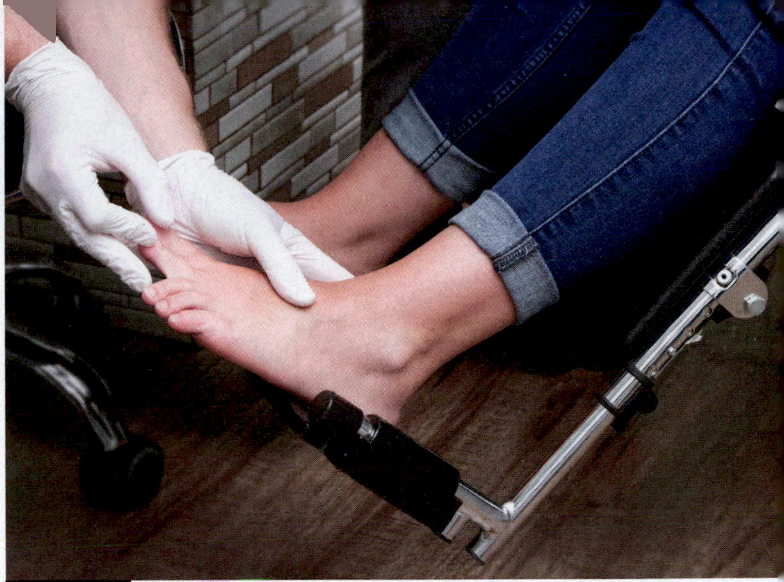

Fig. 21-23 Adapte el servicio según sea necesario para los clientes con discapacidades físicas.

- **Clientes que experimentan movimientos involuntarios:** algunos clientes tienen temblores o movimientos involuntarios, lo que puede indicar un problema neurológico. Asegúrese de que toda la pierna esté apoyada durante el servicio de pedicura, incluso detrás de las rodillas y los tobillos. El cliente no debería sostener sus propias piernas en absoluto durante el servicio.
- **Clientes con discapacidad visual:** los clientes que tienen una discapacidad visual pueden necesitar ayuda para elegir el color de las uñas de los pies. Descríbales cada color, dando ejemplos. O hágale preguntas como: "¿Le gustaría un rojo brillante que se destaque o un rojo sutil que no se notará de inmediato?".
- **Clientes que tienen dolor en as articulaciones:** si un cliente menciona que tiene dolor en las articulaciones, trátelas con suavidad. Nunca haga presión directa sobre las articulaciones. No manipule las articulaciones durante el masaje. Esparza suavemente la loción en la piel del cliente, aplicando una leve presión. Siempre consulte con el cliente a lo largo del servicio para asegurarse de que no tenga ningún dolor (**figura 21-24**).
- **Clientes con cuidadores:** haga lugar para el cuidador de un cliente y acepte cualquier ayuda que necesite brindar. Hable con el cliente, a menos que le indiquen expresamente que hable con el cuidador.
- **Clientes mayores:** algunos clientes mayores de 65 años tienen problemas de salud que requieren un cuidado excepcionalmente delicado. No use herramientas ni implementos afilados en clientes que tienen la piel más fina, problemas de coagulación o el sistema inmunológico débil. Nunca corte tejidos ni empuje hacia atrás el eponiquio. Una abertura microscópica, o microtrauma, puede ser fatal para estos clientes. Pueden tener uñas de los pies más gruesas o estriaciones que necesitan un cuidado especial al recortarlas y pulirlas.
- **Personas con diabetes o enfermedades circulatorias:** no realice una pedicura sin la autorización del médico del cliente. Estas personas experimentan una reducción del flujo sanguíneo, por lo que es más probable que un pequeño corte se infecte. No corte ni use implementos afilados durante el servicio. Asegúrese de que las uñas de los pies estén redondeadas en los bordes y que tengan un largo adecuado para evitar que se encarnen. Sea cuidadoso cuando use una paleta de pedicura para eliminar los callos, así no dañará la piel.

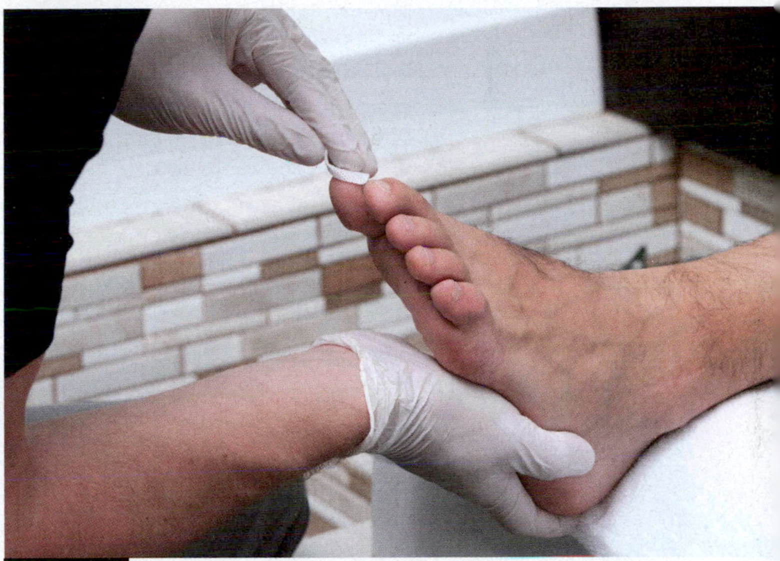

Fig. 21-24 Trate con suavidad a los clientes que tienen dolor en as articulaciones.

☑ Verificación

13. Si un cliente no se puede mover a la silla de pedicura, mencione las dos opciones disponibles.

OA 10 Resumir la importancia de la limpieza y la desinfección de un baño para pedicura.

Limpieza y desinfección de pediluvios

Limpie y desinfecte todo el equipo que contenga agua para pedicura después de cada servicio e ingrese la información en un libro de registro. Esto es obligatorio para preservar la seguridad de los clientes. Siempre se debe usar una solución desinfectante de hospital registrada en la Agencia de Protección Ambiental (EPA) para desinfectar los salones de belleza. Esta solución debe contener bactericidas, virucidas y fungicidas de amplio espectro (**figura 21-25**).

En muchos salones de belleza, las sillas de pedicura que tienen circulación de agua se conocen como "*spas* para pies con hidromasaje". Este es un concepto erróneo. Existen tres tipos de pediluvios, también llamados *spas para pies*, que tienen circulación de agua: hidromasaje, con inyección de aire y sin tuberías.

1. Los pediluvios de hidromasaje, también llamados *pediluvios con tuberías*, crean un efecto de masaje por recirculación de agua en las tuberías e inyectores incorporados, similar a un *jacuzzi*. Poco a poco, se ha discontinuado su uso en la industria porque favorecen el crecimiento de microorganismos causantes de enfermedades dentro de las tuberías integradas, a pesar del proceso de desinfección.
2. Los pediluvios con inyección de aire utilizan un soplador para forzar el aire a través de pequeños orificios en un canal de aire, lo que crea un masaje con burbujas completo. El agua no circula a través de estos canales de aire.
3. Los pediluvios sin tuberías utilizan impulsores, las aspas giratorias de una bomba, para hacer circular el agua y son fáciles de limpiar. Este tipo de *spa* para pies se puede limpiar y desinfectar fácilmente. Son el nuevo estándar de la industria.

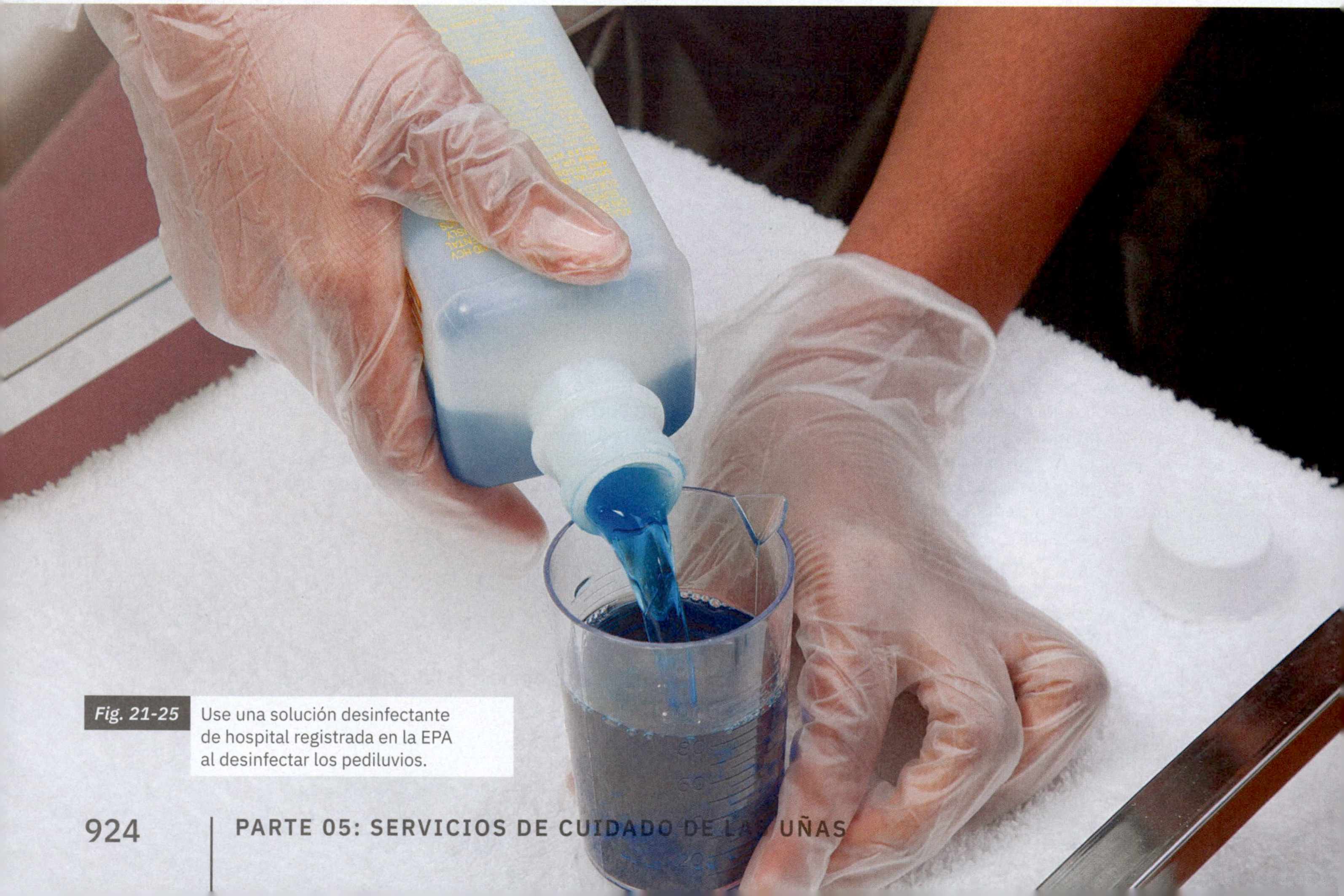

Fig. 21-25 Use una solución desinfectante de hospital registrada en la EPA al desinfectar los pediluvios.

Para limpiar y desinfectar los pediluvios de hidromasaje, con inyección de aire y sin tuberías que hacen circular el agua, siga los pasos del **Procedimiento 21-3: Limpieza y desinfección de pediluvios de hidromasaje, con inyección de aire y sin tuberías**.

Ⓟ 21-3: Limpieza y desinfección de pediluvios de hidromasaje, con inyección de aire y sin tuberías *Consulte la página 933*

Para limpiar y desinfectar los pediluvios básicos, siga los pasos del **Procedimiento 21-4: Limpieza y desinfección de pediluvios básicos**. Tenga en cuenta que en este procedimiento, se explica cómo limpiar y desinfectar correctamente un pediluvio sin hidromasaje, que no hace circular el agua. Puede conectarse al agua corriente y a un desagüe o ser portátil. Si es un pediluvio portátil, límpielo y desinféctelo en el lavatorio del dispensario. Limpie y desinfecte todo equipo que contenga agua para pedicuras después de cada uso.

Ⓟ 21-4: Limpieza y desinfección de pediluvios básicos *Consulte la página 938*

¡Atención!

En muchos países, se exige que los salones de belleza lleven un registro de la hora y fecha de cada procedimiento de desinfección. Los inspectores locales pueden multar al salón si no tiene un libro de registro.

Algunos pediluvios tienen protectores de plástico desechables que se llenan de agua. Los pies del cliente nunca tocan el lavabo real. Después de cada cliente, debe desechar el protector, y lavar y desinfectar el pediluvio. Consulte la normativa de su país para saber si está aprobado el uso de protectores de un solo uso en los salones de belleza.

Además de limpiar y desinfectar los pediluvios, cumpla con toda la información de desinfección que se menciona en *Bases para el Estándar de Milady,* **capítulo 5: Control de infecciones**. Es obligatorio tener cronogramas de limpieza y desinfección. Los procedimientos de limpieza y desinfección de pedicura deben exhibirse en las áreas de los empleados para una fácil referencia. Revise las regulaciones estatales que tengan que ver con el protocolo de desinfección requerido.

Verificación

14. ¿Por qué es importante limpiar y desinfectar los pediluvios?

Ⓟ Procedimiento 21-1

Realización de una pedicura básica

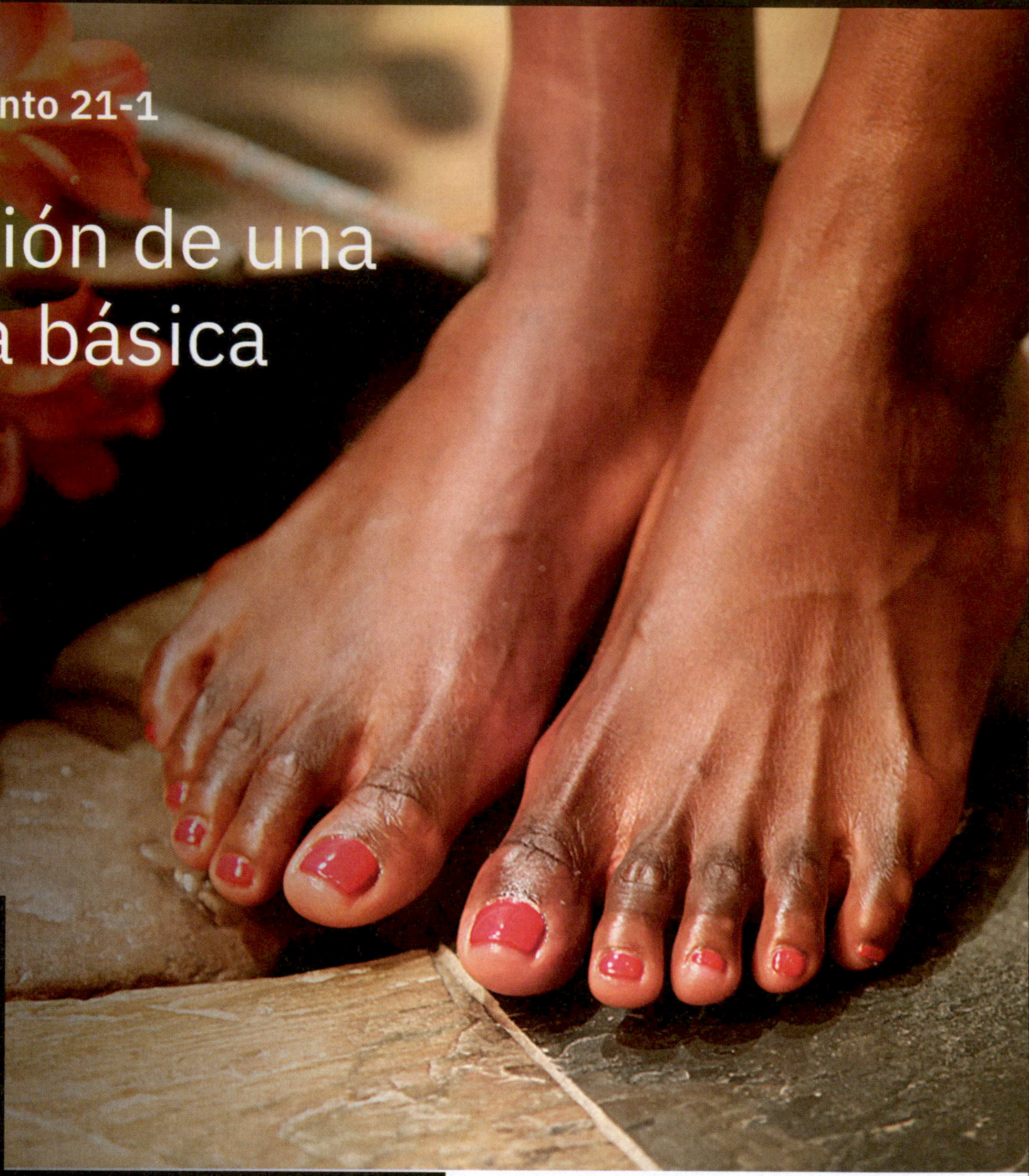

IMPLEMENTOS Y MATERIALES

Para realizar una pedicura básica, necesitará los materiales que se detallan en Ⓟ **20-2: Realización de una manicura básica**, además de los siguientes elementos:

- suavizante de callos
- cucharilla
- removedor de cutículas
- máscaras contra el polvo (cuando sea necesario)
- pediluvio
- loción o crema para pies
- baño para pies
- guantes
- lima de metal
- alicates
- lima de uñas de pedicura
- paleta de pedicura o lima para pies
- zapatillas de pedicura
- protección para los ojos (cuando sea necesario)
- separadores de dedos
- cortaúñas para los pies.

DURACIÓN ESTIMADA

30 MIN

PREPARACIÓN

Antes de comenzar, realice el Ⓟ **20-1 Procedimiento previo al servicio**

1

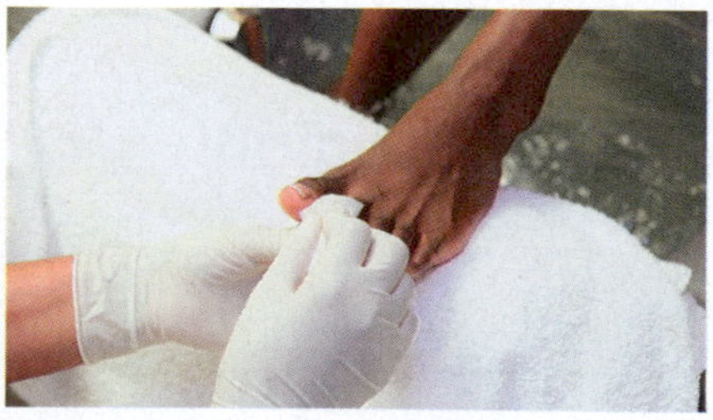

Quite el esmalte. Retire completamente el esmalte desde el dedo pequeño del pie hacia el dedo gordo. *Nota:* Si quita primero el esmalte, puede revisar que no haya hongos y se asegura de poder continuar con el servicio sin decepcionar al cliente.

2

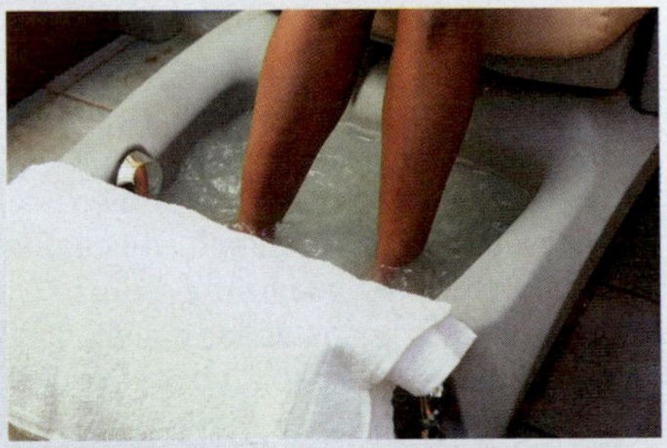

Coloque los pies en el baño para pedicura. Revise la temperatura del baño para pedicura por razones de seguridad. Póngase guantes y coloque los pies del cliente en el baño. Deje los pies en remojo durante 5 a 10 minutos para suavizarlos y limpiarlos.

3

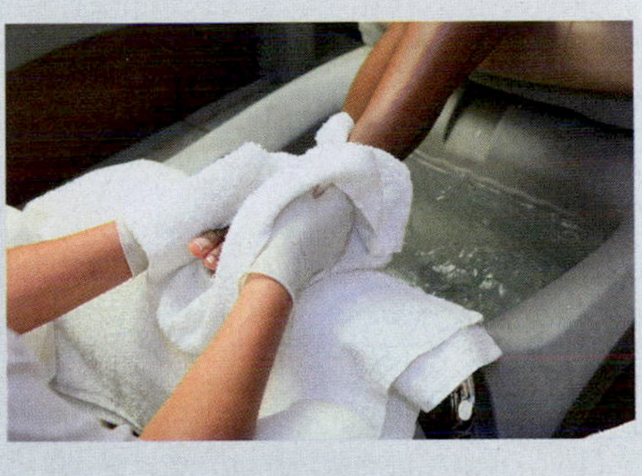

Seque los pies. Levante el pie del cliente con el que va a trabajar primero. Con las toallas ubicadas en el posapiés, el piso o su regazo, envuelva la primera toalla alrededor de los dedos del pie y séquelos bien. Si usa un pediluvio, coloque el pie sobre el posapiés o sobre una toalla en su regazo.

4

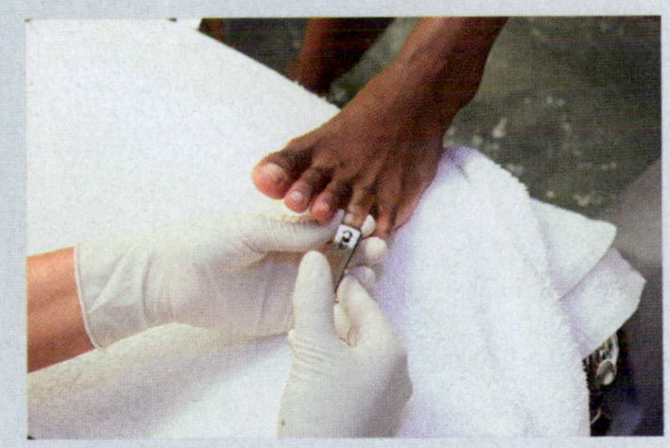

Corte las uñas de los pies. Corte con cuidado las uñas del primer pie de forma recta y pareja con respecto a las punta de los dedos (a menos que el cliente solicite otra cosa). Por lo general, la uña del dedo gordo es la más difícil de cortar. No deje bordes ásperos ni *ganchos* que pudieran crear una oportunidad para contraer infecciones.

5

Utilice cuidadosamente la lima de metal en el dedo gordo, solo si es necesario. No la utilice como sonda ni la apunte hacia el hiponiquio. Arrástrela delicadamente por el borde libre del lado que recién recortó. Realice movimientos cortos y pequeños.

6

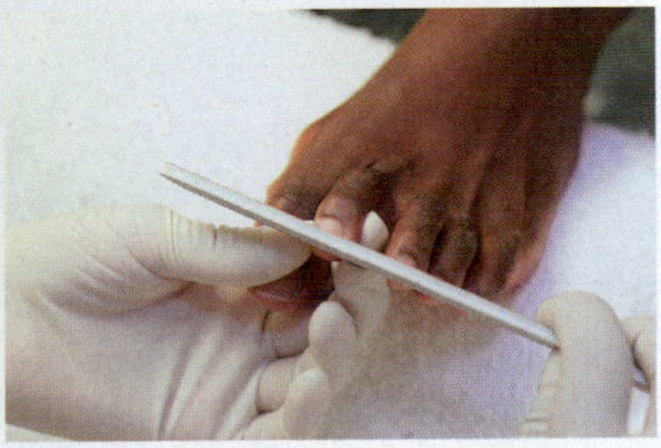

Lime las uñas. Lime con cuidado las uñas del primer pie en línea recta, redondeando ligeramente en las esquinas con una lima de grano medio preparada de un solo uso. Suavice los bordes ásperos con el lado fino de una lima abrasiva.

7

Pula las uñas, aplique removedor de cutículas y suavizante de callos. Pula las uñas para eliminar irregularidades o manchas del esmalte. Luego, aplique el removedor de cutículas y el suavizante de callos únicamente a las áreas con callos. Envuelva el pie en una toalla limpia y colóquelo a un lado. Saque el otro pie del agua y repita los pasos 2 al 7 en ese pie.

8

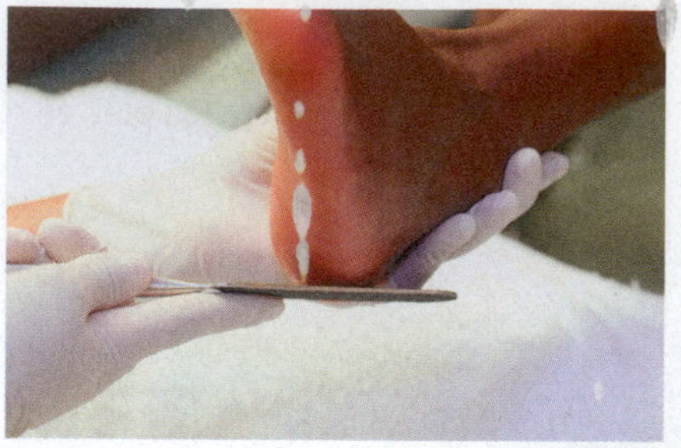

Use un empujador de madera, una lima para pies y, luego, haga una exfoliación. Saque el primer pie de la envoltura de la toalla. Use un empujador de madera para remover suavemente cualquier tejido suelto o muerto. Luego, utilice una lima para pies para suavizar y reducir las áreas más gruesas de los callos. Exfolie el pie con un cepillo para eliminar la piel seca o escamosa. Aplique presión adicional en los talones y otras zonas donde tienden a desarrollarse callos y la piel se seca.

9

Enjuague el pie, cepille las uñas y seque. Ponga el primer pie en el pediluvio y enjuague por completo el removedor de cutículas y el suavizante de callos. Levante el pie del agua y frote las uñas con un cepillo para uñas. Quite el pie y séquelo completamente. Envuélvalo holgadamente con la toalla.

10

Repita los pasos 8 y 9 en el otro pie.

11

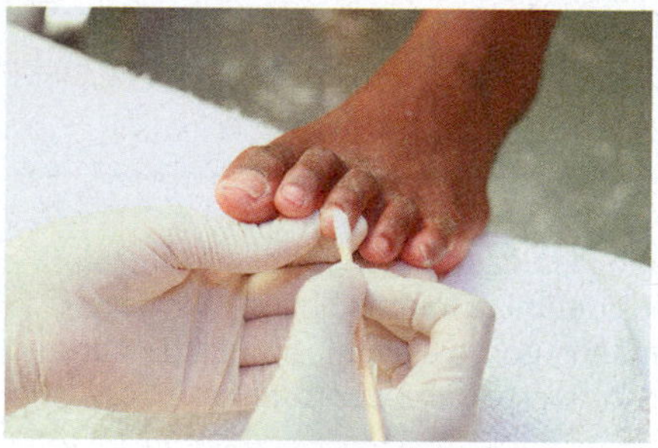

Aplique removedor de cutículas. Desenvuelva el primer pie y use el empujador de madera con punta de algodón de un solo uso o el dosificador del producto para volver a aplicar el removedor de cutículas. Comience con el dedo meñique y trabaje hacia el dedo gordo.

12

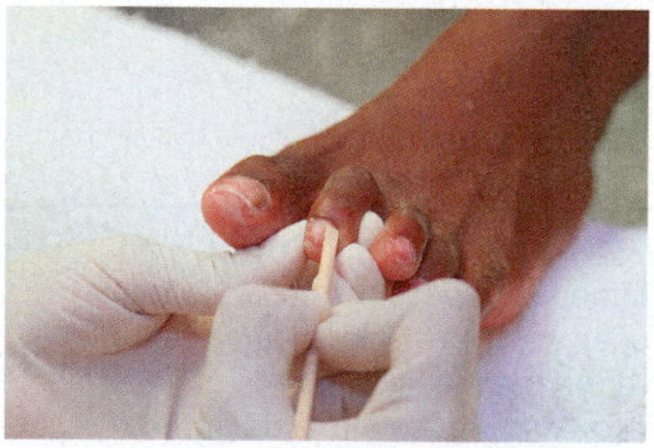

Quite cuidadosamente la cutícula. Use una toallita limpia sin pelusa para eliminar el exceso de removedor de cutículas. Use un empujador de madera o metálico para eliminar cuidadosamente el tejido cuticular de la lámina ungueal. No rompa el sello entre la lámina ungueal y el eponiquio. Use un alicate para quitar los papilomas cutáneos muertos con cuidado. No corte, arranque ni tire la piel viva, ya que esto puede producir una infección.

13

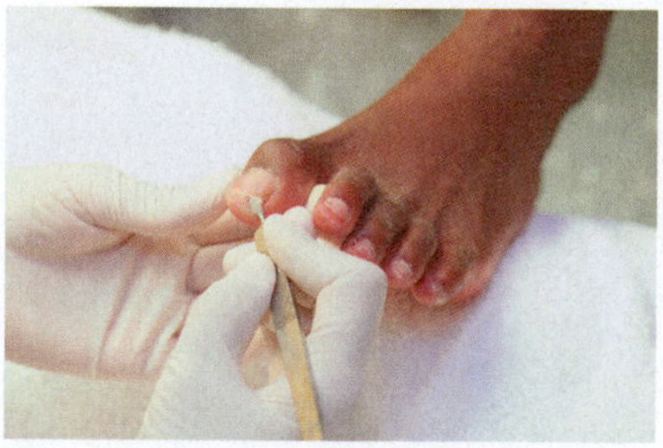

Retire la acumulación de residuos. Si es necesario, utilice la cucharilla en el primer pie para quitar suavemente los pliegues de tejido blando de las paredes de la lámina ungueal lateral. Esto le permite inspeccionar visualmente la lámina ungueal y el tejido que la rodea. Use una cucharilla para eliminar con suavidad las acumulaciones de restos entre la lámina ungueal y el tejido que la rodea.

14

Use un cepillo para uñas y pase al otro pie. Vuelva a sumergir el primer pie del cliente en el pediluvio. Colóquelo el primer pie sobre el pediluvio y cepíllelo nuevamente con el cepillo para uñas de nailon para remover los restos. Séquelo bien, envuélvalo en una toalla y repita los pasos 11 al 13 en el otro pie. Cuando termine, envuelva ese pie en la toalla y déjelo a un lado.

15

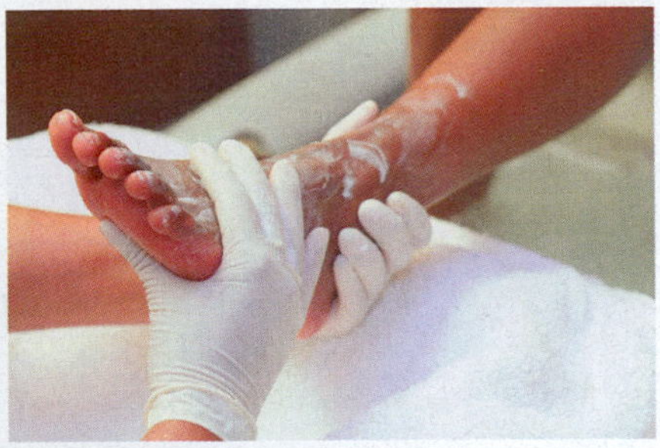

Aplique loción, crema o aceite sobre el primer pie y masajee. Agarre los pies con firmeza para no provocar cosquillas en los pies del cliente. Repita este procedimiento en el otro pie.

16

Realice un masaje completo en los pies. Si el cliente lo considera apropiado, realice un masaje en los pies como se indica en el **Procedimiento 21–2: Masaje para pies y piernas**.

17

Retire los restos de loción, crema o aceite de las uñas de ambos pies con quitaesmaltes.

18

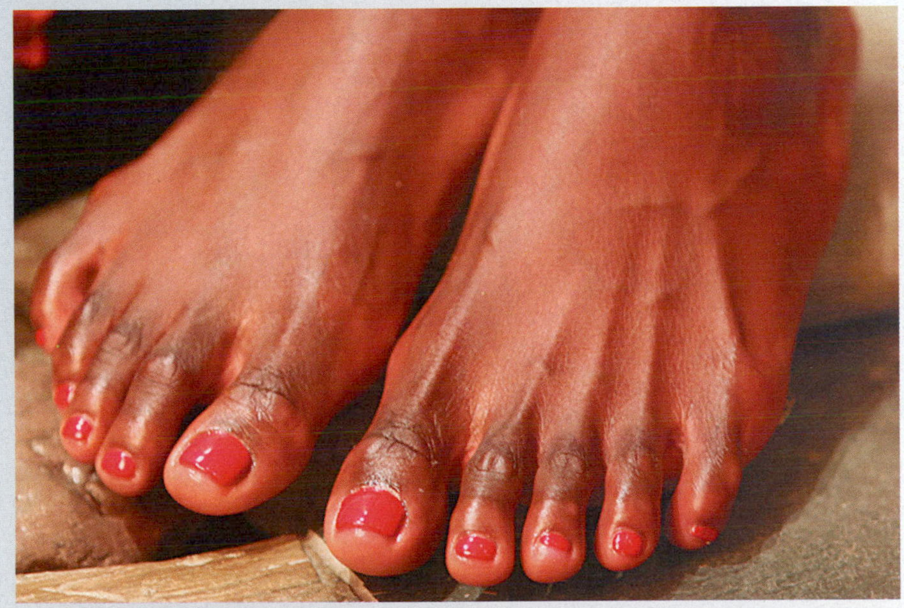

Aplique el esmalte. Pídale al cliente que se ponga las sandalias que usa en el hogar o proporciónele zapatillas de pedicura de un solo uso. Inserte los separadores de dedos, si es necesario. Aplique deshidratante de uñas, capa base, dos capas de color y una capa protectora a las uñas de ambos pies. Aplique un secador rápido de esmalte (opcional) para evitar que el esmalte se dañe. Acompañar al cliente hasta el área de secado y ofrézcale un refrigerio.

POSTERIOR AL SERVICIO

Complete:

- Ⓟ **20-3 Procedimiento posterior al servicio**
- Ⓟ **21-3 Limpieza y desinfección de pediluvios de hidromasaje, con inyección de aire y sin tuberías**
- Ⓟ **21-4 Limpieza y desinfección de pediluvios básicos**

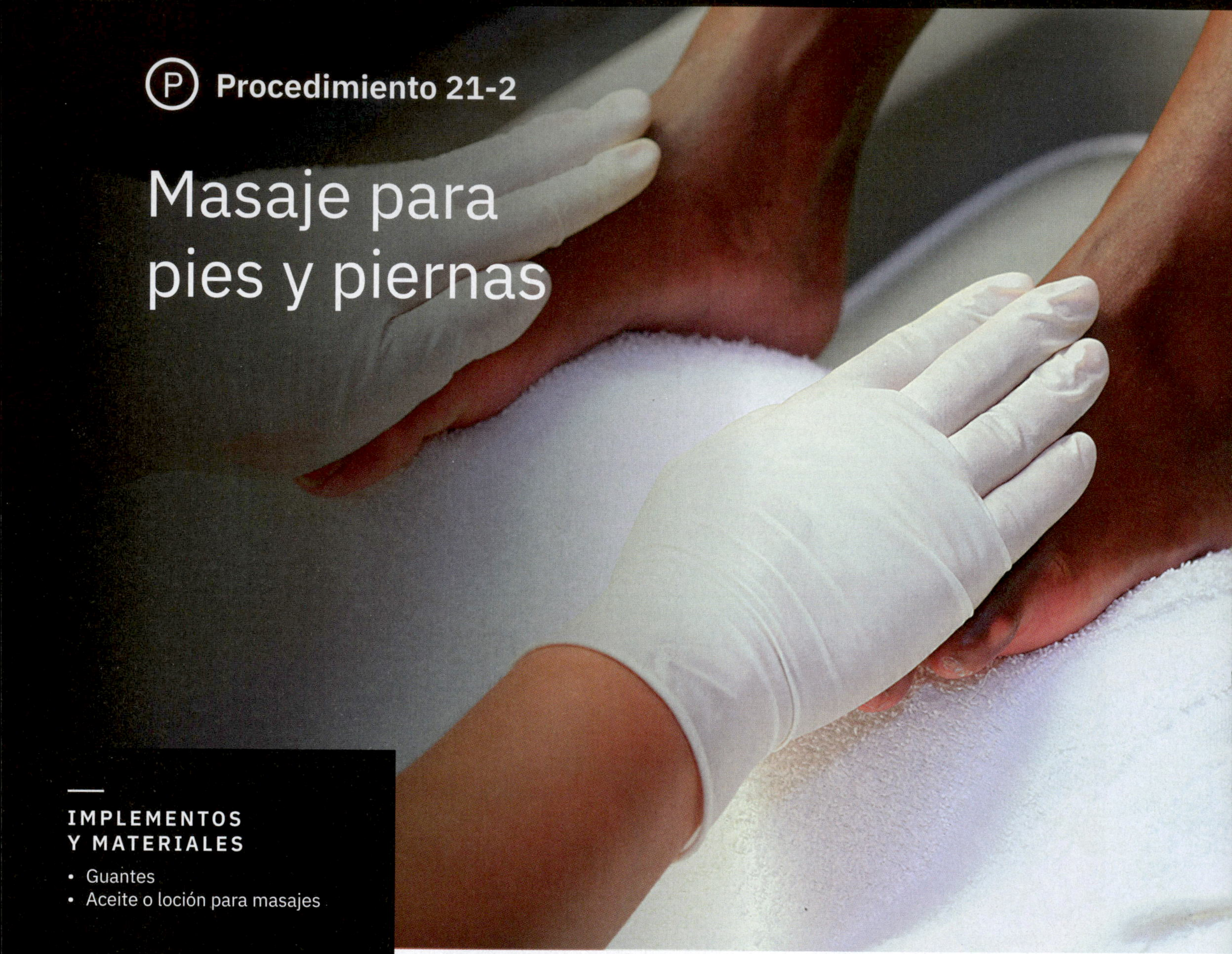

Ⓟ **Procedimiento 21-2**

Masaje para pies y piernas

IMPLEMENTOS Y MATERIALES

- Guantes
- Aceite o loción para masajes

DURACIÓN ESTIMADA

15 MIN

Nota: Un servicio de pedicura con masaje tiene una duración de 45 minutos.

PREPARACIÓN

Siga los pasos 1 a 16 del procedimiento Ⓟ **21-1 Realización de una pedicura básica**.

A. Masaje en los pies

1

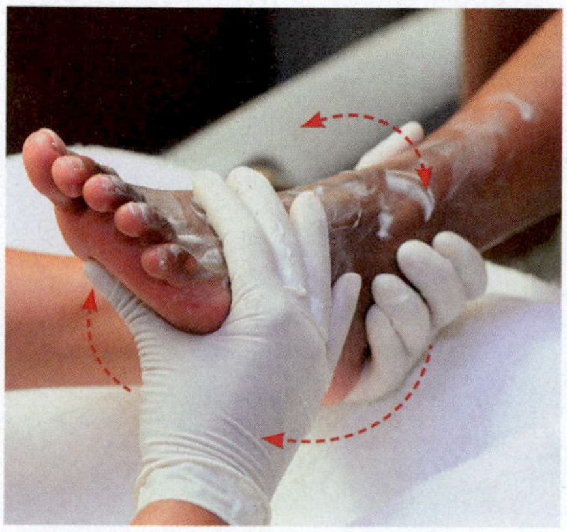

Gire el pie. Colóquese un par de guantes nuevos. Ponga el talón del cliente en el posapiés o banquillo y sugiérale que se relaje. Tome la pierna cuidadosamente justo por sobre el tobillo y use la otra mano para sostener el pie justo por debajo de los dedos. Gire el pie completo en un movimiento circular.

2

Deslice la palma. Mientras sostiene el tobillo, coloque la palma de la mano libre en la parte superior del pie, por detrás de los dedos. Deslice la palma de manera ascendente hacia el área del tobillo ejerciendo una leve presión y luego regrese a la posición inicial. Repita de tres a cinco veces en el área media y, luego, en los costados de la parte superior del pie.

3

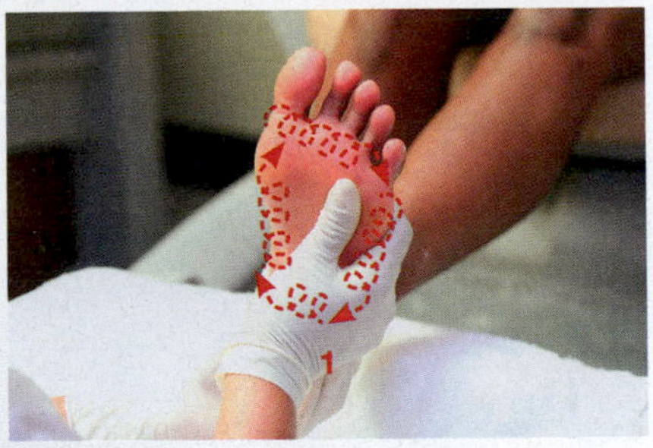

Realice movimientos circulares con el pulgar. Sin perder contacto con la piel, deslice las manos de manera que los pulgares queden en la superficie de la planta del pie mientras los dedos sujetan suavemente el lado dorsal del pie (como si sostuviera un sándwich). Mueva un pulgar con un movimiento circular firme desde un lado del pie, cruzando, sobre el talón, de manera ascendente hacia el lado medial (lado central) del pie hasta la parte inferior de los dedos, cruzando la almohadilla del pie y de vuelta bajando hacia el otro lado del pie (lado distal) hasta la posición original.

4

Alterne los movimientos de los pulgares con movimientos suaves y firmes. Repita varias veces.

5

Realice el mismo movimiento de pulgares en la superficie de los talones, rotando los pulgares en direcciones opuestas. Repita la maniobra de tres a cinco veces.

6

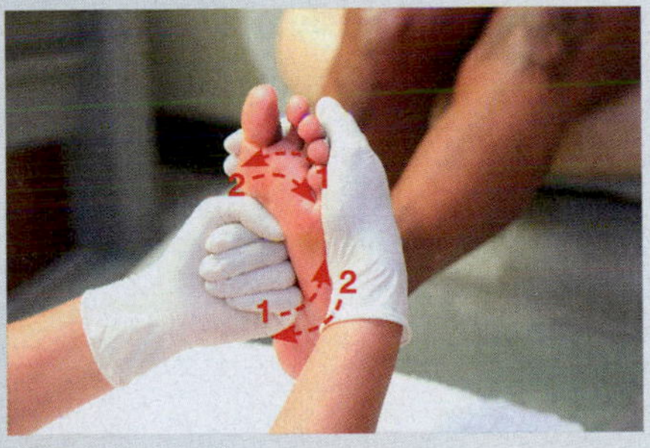

Realice un movimiento de fricción. Ponga una mano en la parte superior del pie, ahuecándolo, y con la otra mano forme un puño. La mano ubicada en la parte superior del pie lo presionará hacia usted mientras la otra mano se tuerce hacia el empeine del pie para estimular el flujo sanguíneo y brindar relajación. Repita la maniobra de tres a cinco veces. El único lugar donde se realizan movimientos de fricción es en la parte inferior del pie.

7

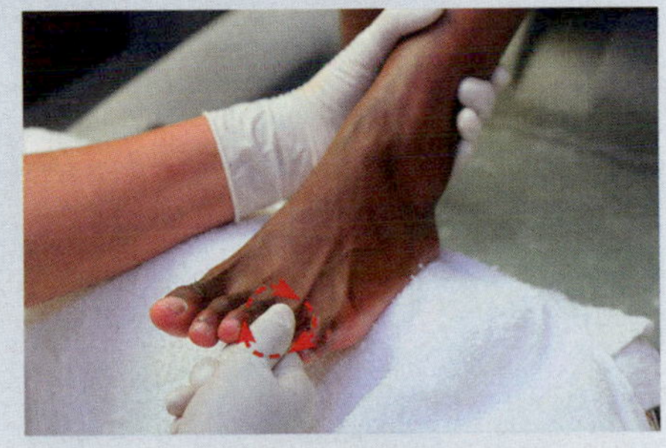

Realice el movimiento de *effleurage*. Cambie la posición de las manos y comience con el dedo pequeño poniendo el pulgar en la punta del dedo y formando un arco con el dedo índice bajo él, con la palma hacia arriba. Empuje los dedos hacia la base del dedo, rote el pulgar y el dedo con un movimiento *effleurage* circular hasta que el índice esté arqueado sobre la punta del dedo con el pulgar debajo. Tire el dedo y el pulgar hacia la punta de los dedos.

8

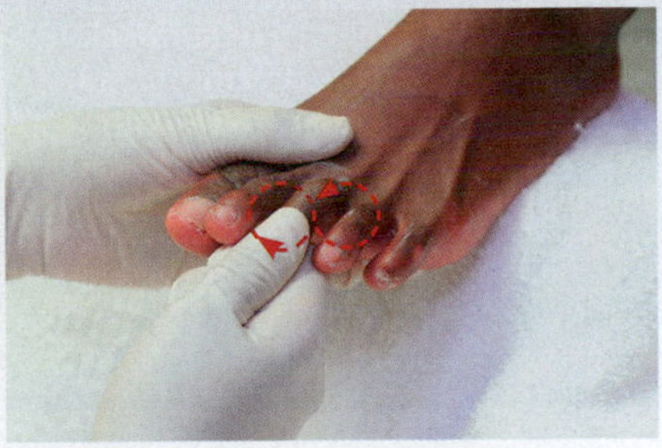

Realice ochos con los dedos de los pies. Sostenga la punta del dedo pequeño del pie y forme un ocho. Repita la maniobra de tres a cinco veces. Luego, presione suavemente la punta una vez, pase al siguiente dedo y repita los movimientos. Debe tener suficiente loción para que esto sea confortable y relajante.

9

Vuelva a poner sus manos en la posición descrita en el paso 4. Repita los pasos 3 y 4.

10

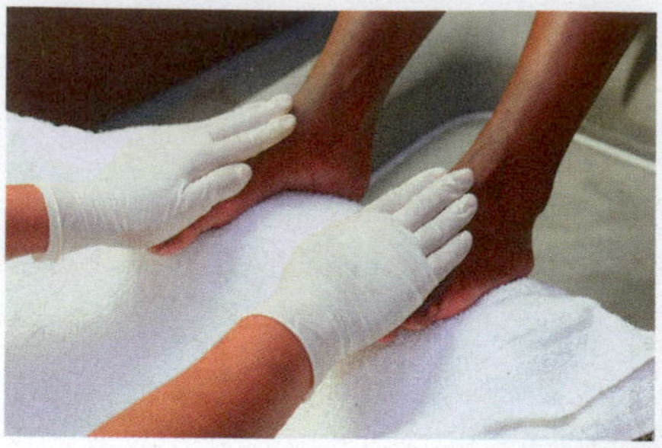

Repita todos los movimientos y realice un toque suave, como de pluma. Repita los pasos anteriores pie tantas veces como desee, agregando otros movimientos que le guste realizar y continúe con el otro pie o pierna. Termine el masaje con el movimiento de pluma para indicar que el masaje está terminando. Para terminar, coloque ambos pies sobre el posapiés. Presione firme y lentamente las partes superiores de los pies tres veces, durante uno o dos segundos cada vez. Permita que el cliente se relaje un minuto o dos.

11

Continúe el servicio de pedicura después de completar el masaje en ambos pies. Si está realizando una pedicura de lujo, no realice el movimiento de pluma. En su lugar, deslice sus manos hacia la pierna y siga con el masaje para piernas después del paso 10.

B. Masaje para piernas

12

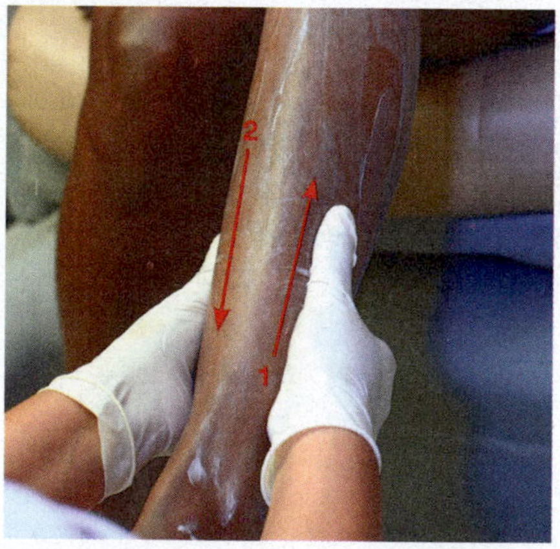

Realice el movimiento *effleurage* en la parte delantera de la pierna. Ponga el pie del cliente sobre el posapiés o estabilícelo en su regazo. Tome suavemente la pierna del cliente por la parte de atrás del tobillo. Con la otra mano, realice movimientos *effleurage* desde el tobillo hasta debajo de la rodilla por la parte delantera de la pierna. Mueva la pierna hacia arriba y luego regrésela ligeramente a la posición original. Haga de cinco a siete repeticiones. Diríjase hacia los costados de la pierna y haga de cinco a siete repeticiones más.

13

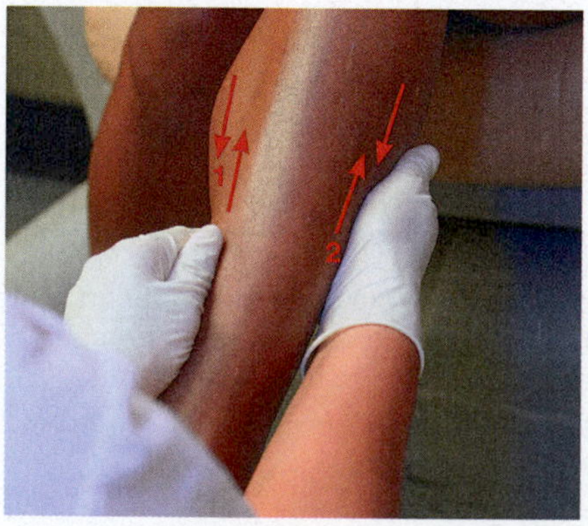

Realice el movimiento *effleurage* en la parte trasera de la pierna. Deslícese hacia la parte trasera de la pierna y realice movimientos *effleurage* de manera ascendente. Masajee la pierna de manera ascendente. Con menos presión, regrese a la ubicación original. Realícelo de cinco a siete veces.

POSTERIOR AL SERVICIO

Complete:

- Ⓟ **20-3 Procedimiento posterior al servicio**
- Ⓟ **21-3 Limpieza y desinfección de pediluvios de hidromasaje, con inyección de aire y sin tuberías**
- Ⓟ **21-4 Limpieza y desinfección de pediluvios básicos**

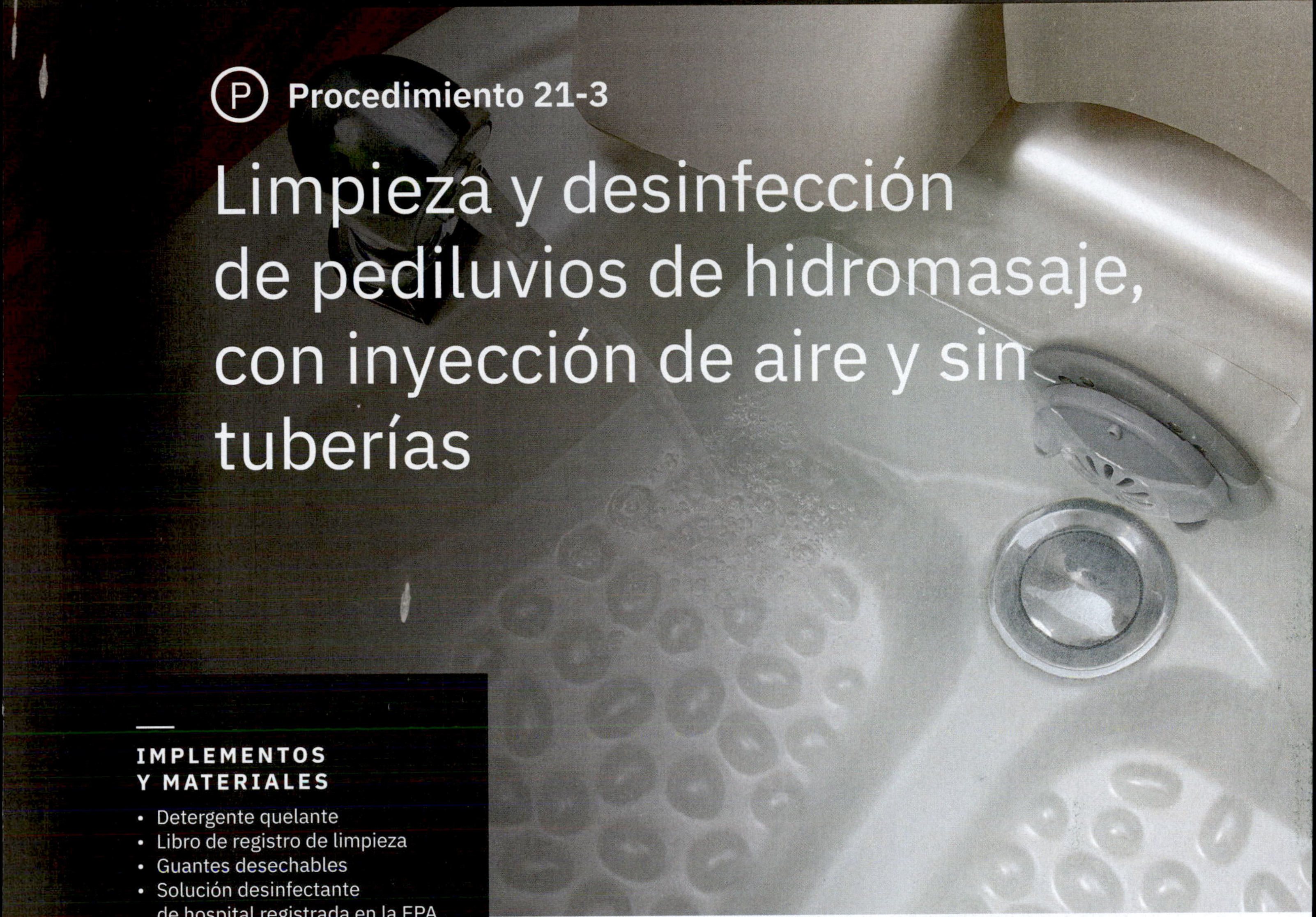

Ⓟ Procedimiento 21-3

Limpieza y desinfección de pediluvios de hidromasaje, con inyección de aire y sin tuberías

IMPLEMENTOS Y MATERIALES

- Detergente quelante
- Libro de registro de limpieza
- Guantes desechables
- Solución desinfectante de hospital registrada en la EPA
- Jabón líquido
- Toallas de papel
- Gafas de seguridad
- Cepillo para restregar
- Temporizador

DURACIÓN ESTIMADA

20 MIN

A. Siga estos pasos después de cada cliente.

1

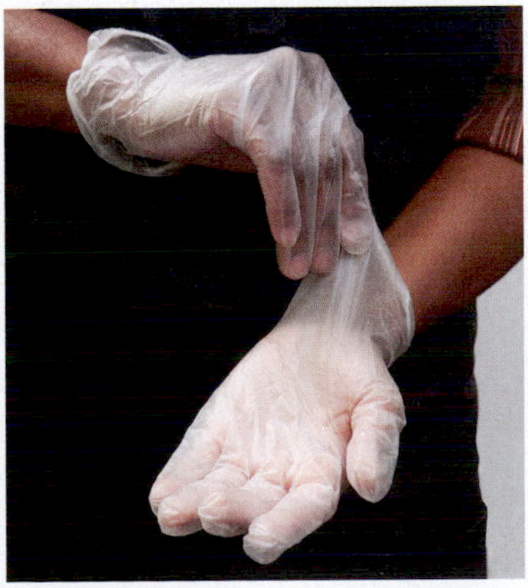

Colóquese guantes y gafas protectoras.

2

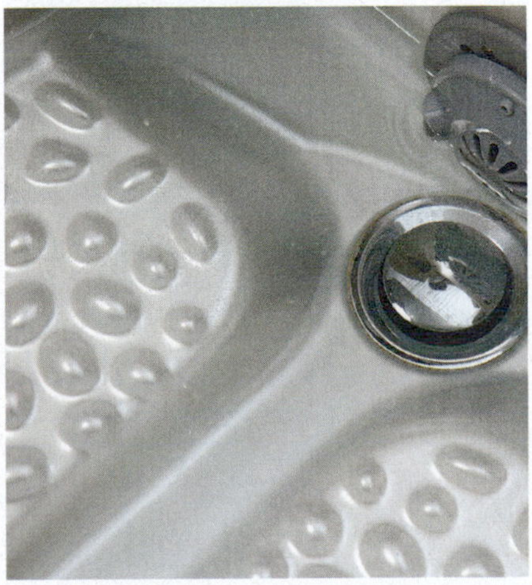

Vacíe toda el agua del pediluvio de pedicura.

3

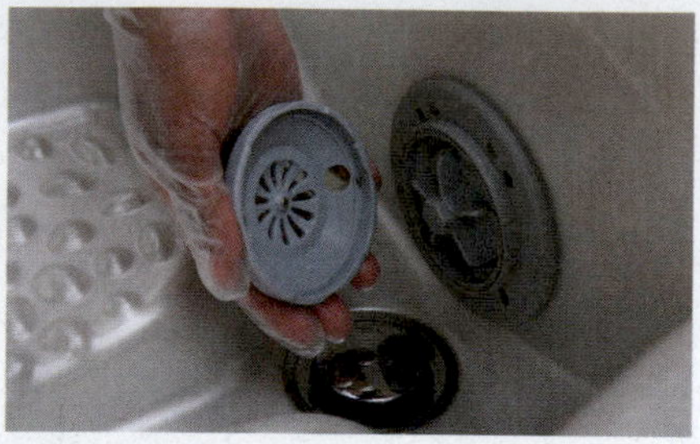

Retire las piezas. Retire las cubiertas de los propulsores y los demás componentes desmontables, según las instrucciones del fabricante. La mayoría de las partes se desenroscan.

4

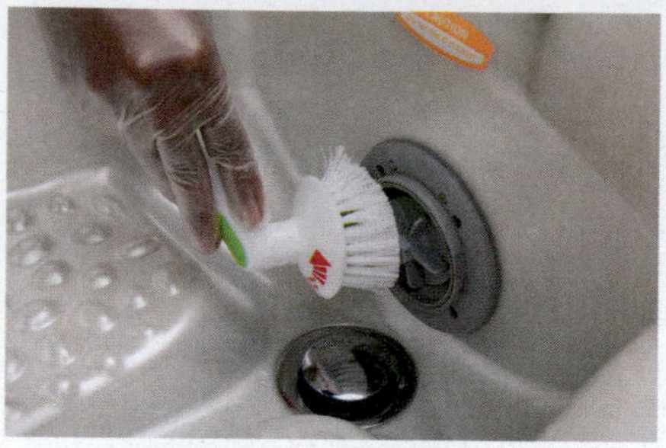

Frote bien todos los componentes extraíbles, los propulsores y las áreas detrás de ellos. Restriegue todos los residuos visibles con un cepillo desinfectado y limpio, jabón líquido y agua tibia limpia. Este paso se realiza al final de cada día para los pediluvios de hidromasaje y con inyección de aire.

5

Enjuague y reemplace el filtro y las demás partes desmontables después de limpiarlas debidamente.

6

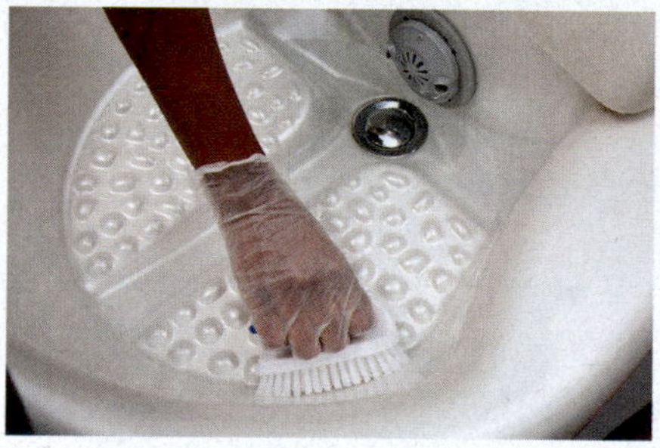

Retire los residuos y desinfecte los cepillos. Retire todos los residuos visibles en las paredes interiores del pediluvio con un cepillo limpio y desinfectado, jabón líquido y agua tibia limpia. Limpie y desinfecte los cepillos después de cada uso para evitar la propagación de agentes patógenos a otros *spas* para pies.

7

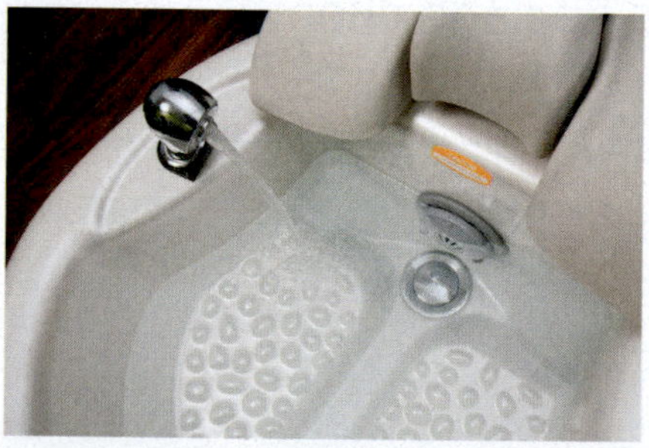

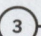

Enjuague el pediluvio con agua tibia limpia y vacíelo.

8

Vuelva a llenar el pediluvio con agua tibia limpia. Si el pediluvio tiene propulsores, ponga suficiente agua para cubrirlos.

9

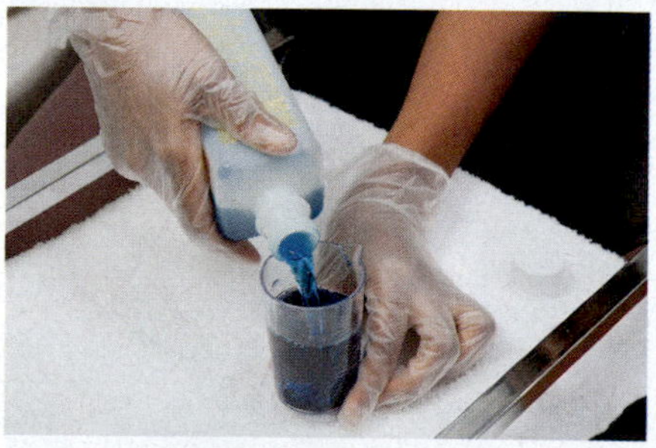

Mida la cantidad correcta de desinfectante según la etiqueta y agréguela al agua del pediluvio.

10

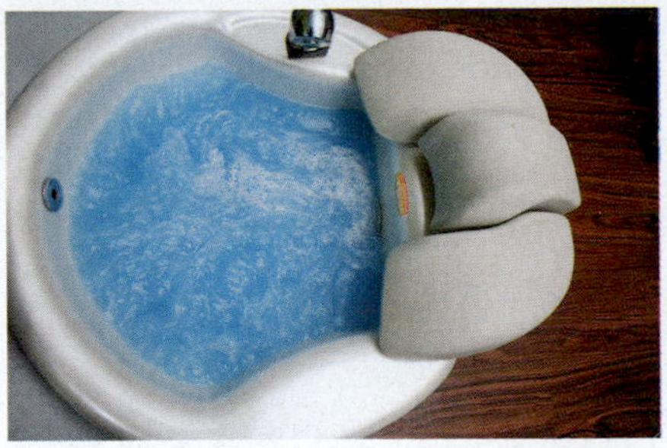

Haga circular el desinfectante por el pediluvio durante 10 minutos o por el tiempo indicado en la etiqueta del producto.

11

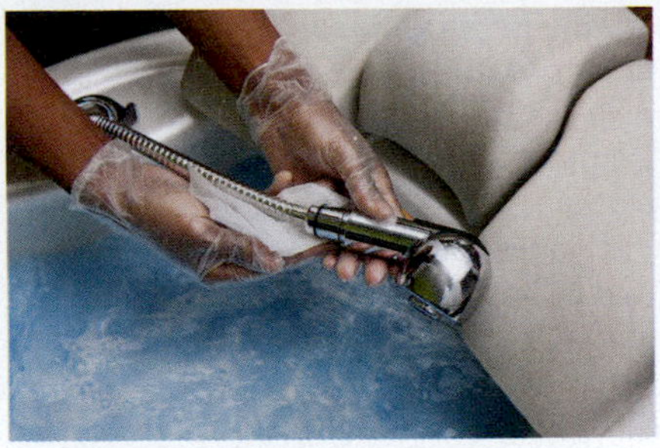

Limpie y desinfecte todas las partes y superficies externas.

12

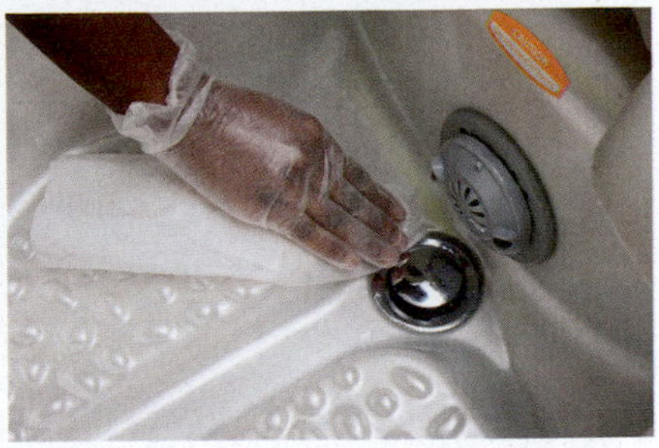

Vacíe el pediluvio, enjuáguelo con agua limpia y séquelo con una toalla de papel limpia.

13

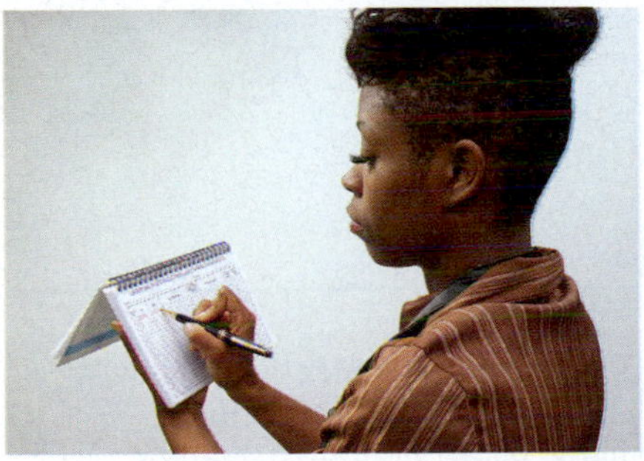

Ingrese la información de desinfección en el libro de registro del salón, si así lo exige la ley estatal o la política del salón de belleza.

B. Además de los procedimientos anteriores que debe realizar después de cada cliente, también necesita hacer circular detergente quelante por los *spas* para pies al final de cada día. Los jabones quelantes descomponen las películas rebeldes y ayudan a eliminar los residuos de los productos para pedicura.

1

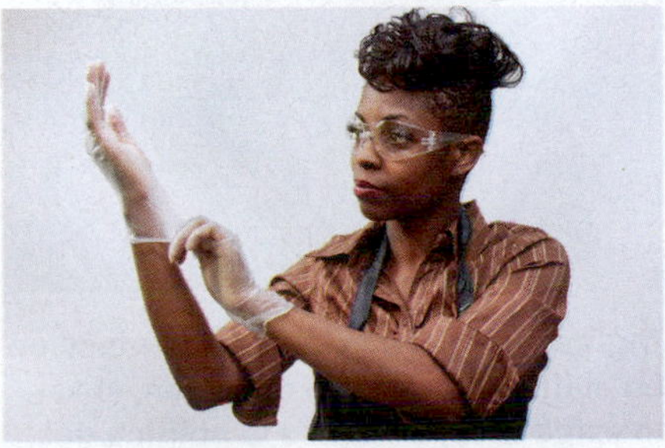

Colóquese guantes y gafas protectoras.

2

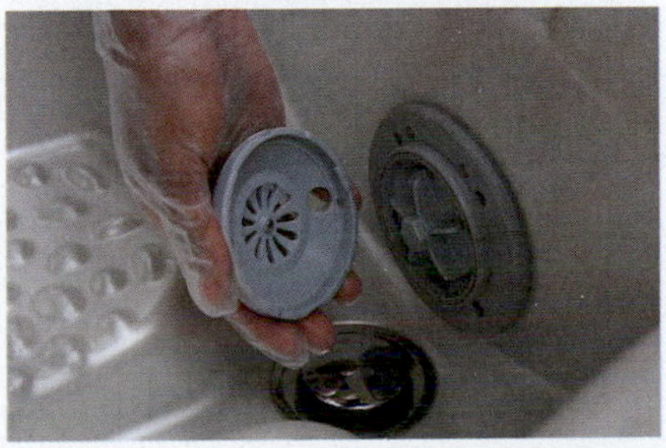

Quite el filtro y todas las partes desmontables. Puede que necesite un destornillador.

3

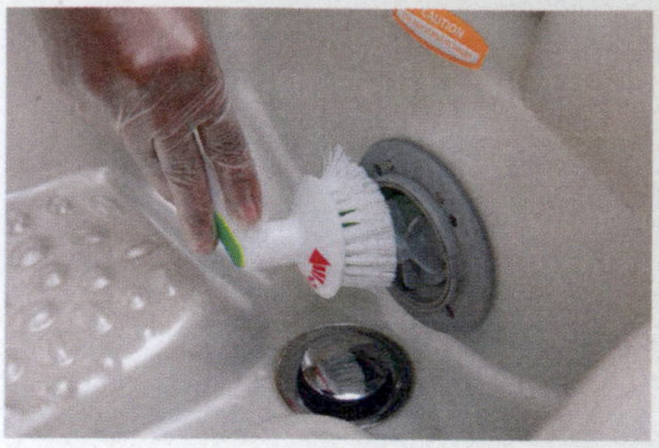

Limpie la pantalla, otras partes desmontables y las áreas detrás de ellas. Use un cepillo desinfectado y limpio, jabón líquido y agua para eliminar todos los residuos visibles. Vuelva a colocar el filtro y las demás partes desmontables después de limpiarlas debidamente.

4

Llene el pediluvio con agua tibia y detergente quelante. Use limpiadores diseñados para usar con agua dura. *Nota importante: Verifique si se requiere detergente quelante para el tipo de spa para pies que dispone de acuerdo con su país o el fabricante.*

5

Haga circular el detergente quelante por todo el sistema. Haga esto durante 5 a 10 minutos, según las instrucciones del fabricante. Si se produce espuma en exceso, suspenda la circulación y deje remojar el resto del tiempo, según lo indicado.

6

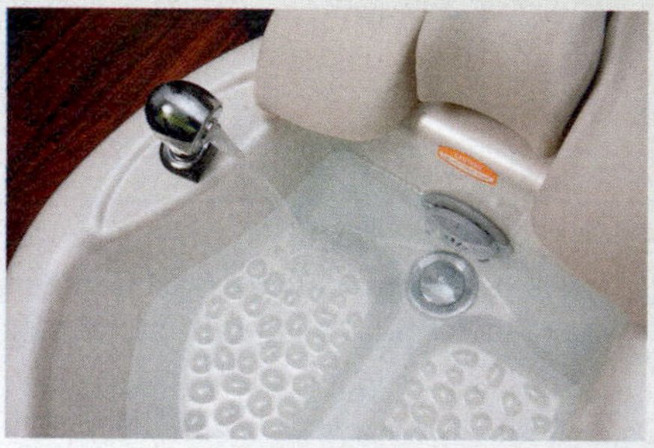

Retire la solución jabonosa y enjuague el pediluvio con agua limpia.

7

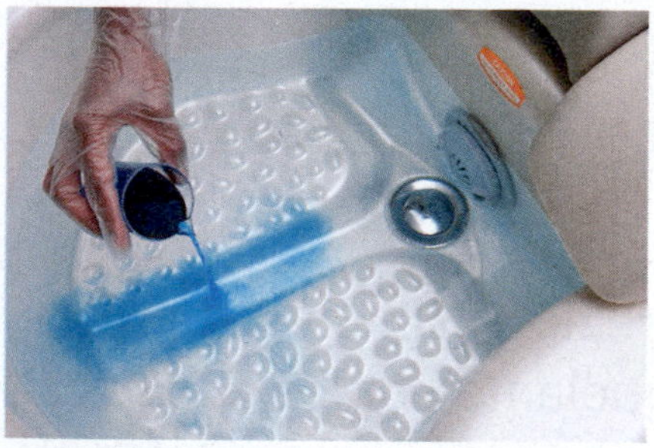

Vuelva a llenar el pediluvio con agua limpia y agregue desinfectante. Mida la cantidad correcta de desinfectante según las instrucciones en la etiqueta y agréguela al agua del pediluvio. Haga circular al agua durante 10 minutos o según las instrucciones de la etiqueta.

8

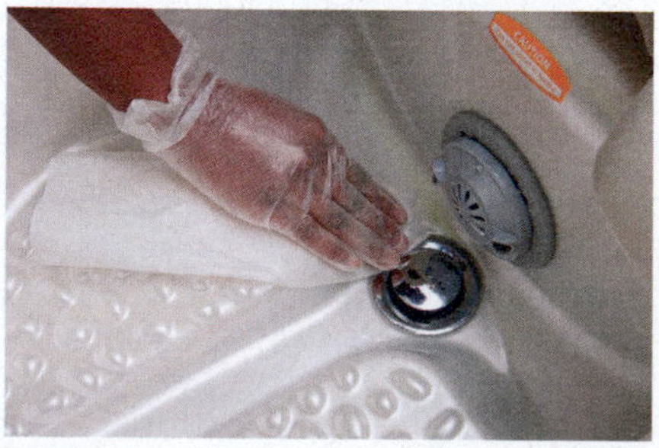

Vacíelo, enjuáguelo con agua limpie y séquelo con una toalla de papel limpia. Permita que el pediluvio se seque completamente, a menos que siga los pasos de desinfección de una vez por semana. Consulte dichos pasos para obtener información adicional.

9

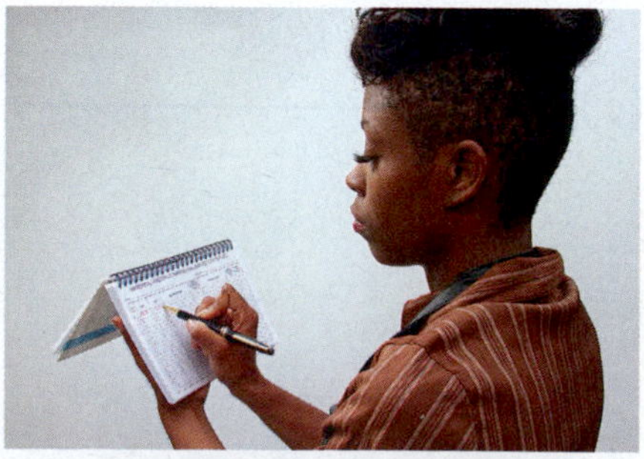

Ingrese la información de desinfección en el libro de registro del salón, si así lo exige la ley estatal o la política del salón de belleza.

C. Además de los procedimientos que se deben realizar después de cada cliente y al final de cada día, siga estos pasos al menos una vez por semana:

1

Deje la solución toda la noche. Luego del procedimiento de limpieza al final del día, *no* desagote la solución desinfectante. Apague la unidad y deje la solución desinfectante allí durante la noche.

2

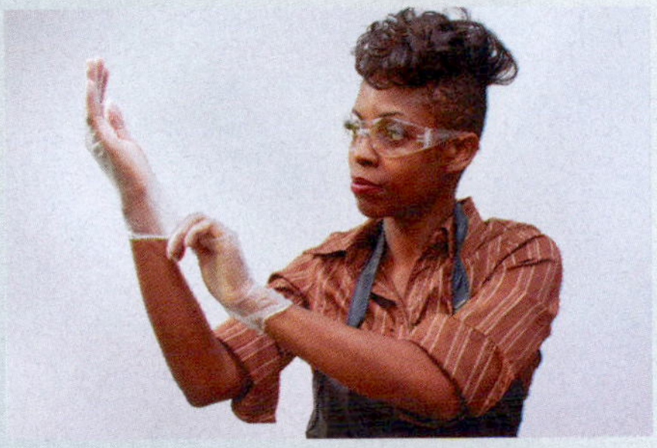

A la mañana siguiente, póngase guantes y gafas de seguridad, drene toda el agua y enjuague con agua limpia.

3

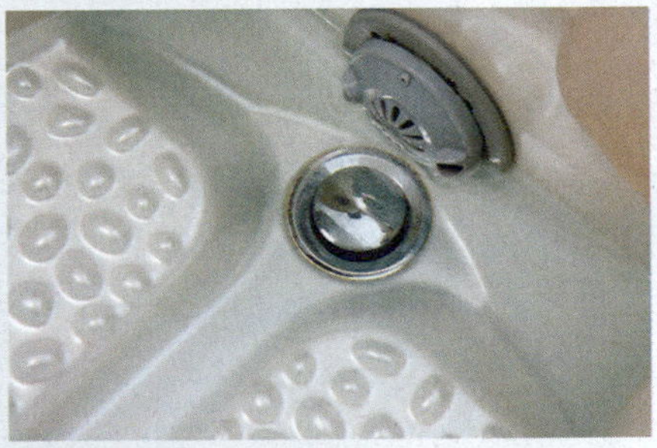

Vuelva a llenar el pediluvio con agua limpia.

4

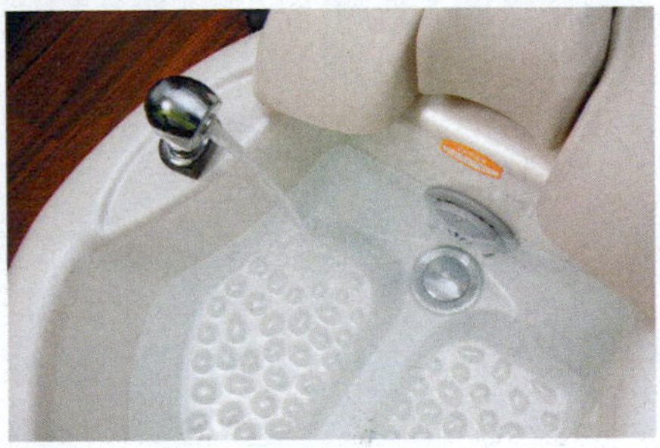

Lave el sistema.

5

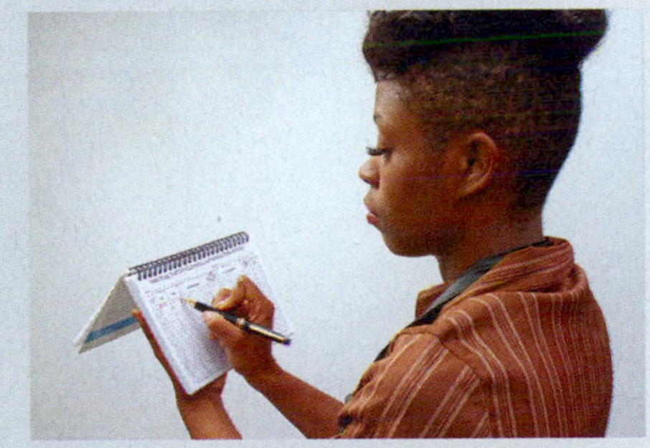

Registre la información del desinfectante en el libro de registro del salón si así lo exige la ley estatal o la política del salón.

Ⓟ Procedimiento 21-4

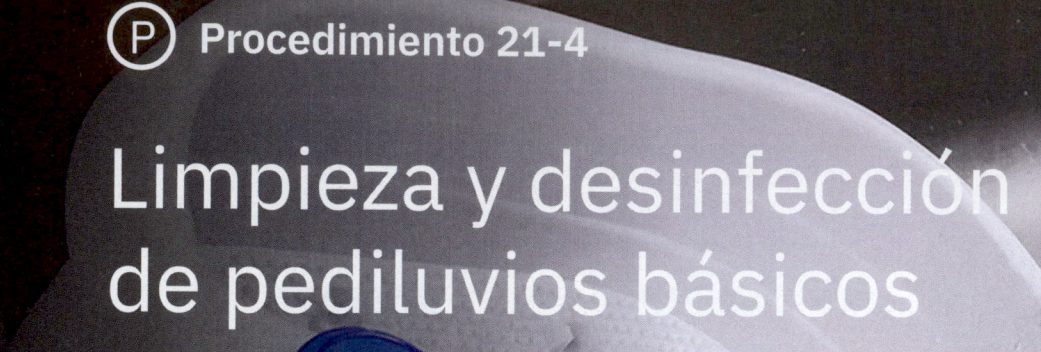

Limpieza y desinfección de pediluvios básicos

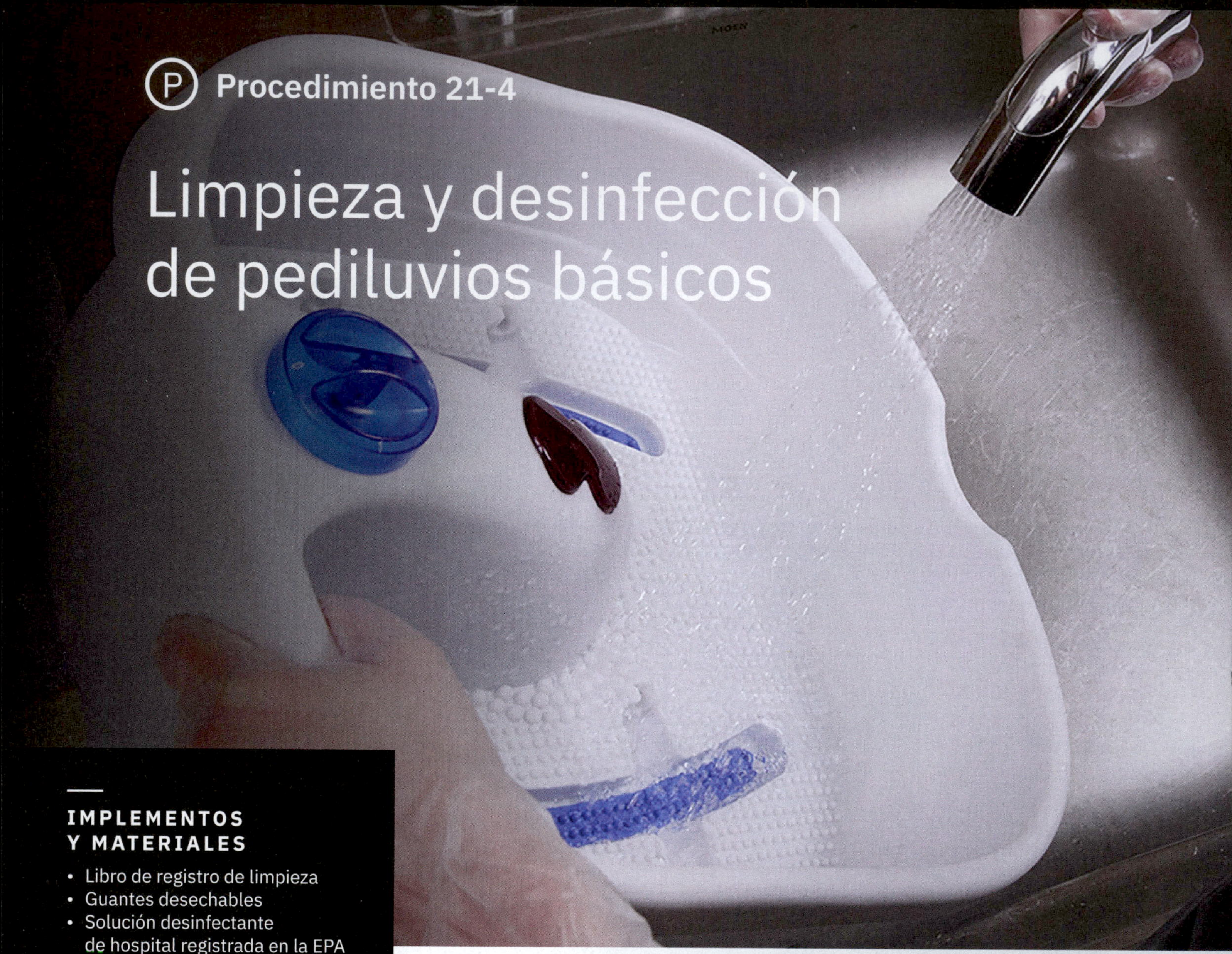

IMPLEMENTOS Y MATERIALES

- Libro de registro de limpieza
- Guantes desechables
- Solución desinfectante de hospital registrada en la EPA
- Jabón líquido
- Toallas de papel
- Gafas de seguridad
- Cepillo para restregar
- Temporizador

DURACIÓN ESTIMADA

20 MIN

1. **Póngase guantes y gafas de seguridad para vaciar toda el agua del pediluvio.**

2. **Restriegue todas las superficies interiores del pediluvio para retirar todos los residuos visibles con un cepillo desinfectado y limpio, jabón líquido y agua limpia.**

3. **Enjuague el pediluvio con agua limpia y vacíelo.**

(4)

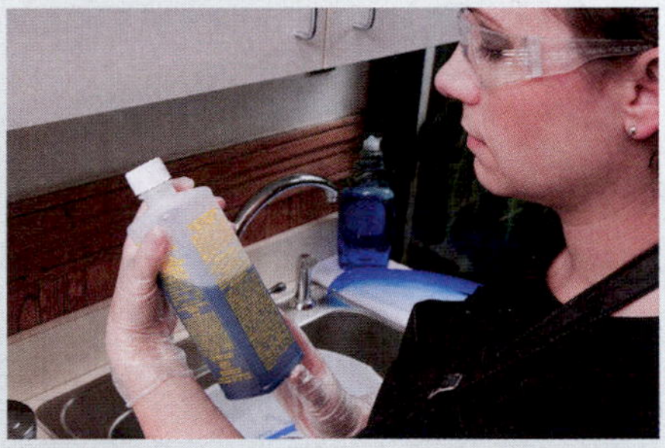

Vuelva a llenar el pediluvio con agua limpia y agregue desinfectante. Mida la cantidad correcta de solución desinfectante de hospital registrada en la EPA (como se indica en la etiqueta) y agréguela al agua del pediluvio. Deje esta solución desinfectante en el pediluvio durante 10 minutos o el tiempo recomendado por el fabricante.

(5)

Vacíe, enjuague con agua limpia y seque el pediluvio con una toalla de papel limpia.

(6)

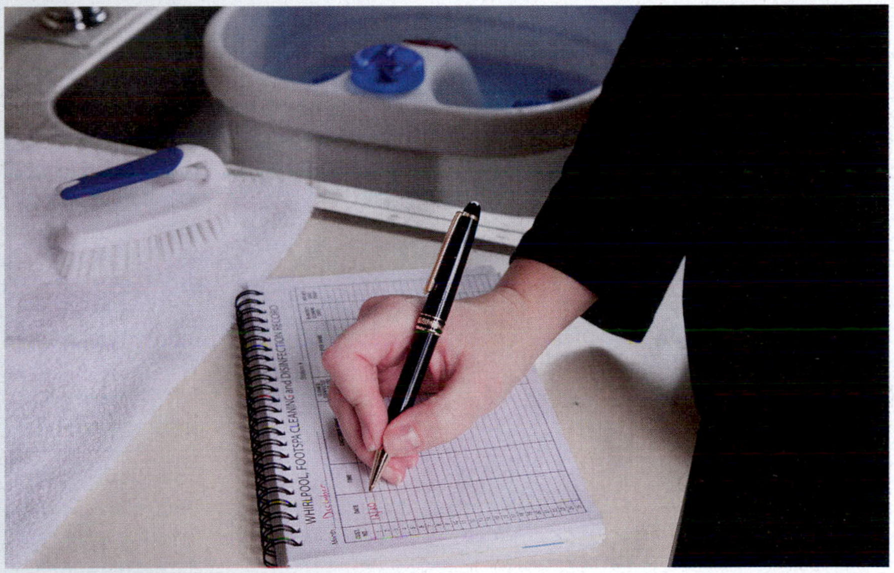

Ingrese la información de desinfección en el libro de registro del salón, si así lo exige la ley estatal o la política del salón.

(7)

Realice los mismos pasos del procedimiento al final de cada día como después de cada cliente.

Glosario del capítulo

ácido salicílico	pág. 915	ácido orgánico originalmente derivado de la corteza del sauce
alicates para las uñas de los pies	pág. 910	son similares en el diseño a los alicates para manos, pero son más grandes, más fuertes y se usan para cortar las uñas de los pies, en lugar de cortar el exceso de cutícula
baños para pies	pág. 914	productos puestos en el agua del baño de pedicura para suavizar la piel de los pies; los baños para pies formulados profesionalmente limpian y desodorizan los pies sin ser demasiado duros
basalto	pág. 909	roca volcánica oscura, de grano fino que se utiliza en los masajes con piedras calientes
cortaúñas para los pies	pág. 910	diseñados específicamente para acortar las uñas de los pies y son más grandes que los cortaúñas para las manos; tienen mordazas curvas o rectas con un espacio más amplio entre ellas, lo que les permite cortar uñas más gruesas
cucharilla	pág. 911	implemento con un extremo pequeño en forma de cuchara que se usa para eliminar de manera eficiente la suciedad del contorno de la uña y del eponiquio e hiponiquio
exfoliantes	pág. 914	loción a base de agua que contiene un abrasivo arenoso suave y humectantes para ayudar a eliminar la piel seca y escamosa y reducir las callosidades
hidróxido de potasio	pág. 915	compuesto inorgánico que degrada la proteína en las células de los callos
lima de metal	pág. 911	implemento metálico con un extremo ranurado que se utiliza para limar y suavizar los bordes de la lámina ungueal
limas para pies	pág. 912	también conocidas como paletas para pedicura, son limas abrasivas grandes que se utilizan para suavizar y reducir las áreas más gruesas de los callos
pedicura	pág. 906	servicio cosmético que un cosmetólogo con licencia o técnico en el cuidado de las uñas realiza en los pies; puede incluir exfoliar la piel y la reducción de callos, así como también recortar, dar forma y esmaltar las uñas de los pies, además de un masaje en los pies

pediluvio	pág. 908	también conocido como lavatorio para pies, recipiente de pedicura o palangana de pedicura; utilizado para remojar o bañar los pies
reflexología	pág. 922	método en el que se aplica presión con el pulgar y los dedos en las manos y los pies; posee beneficios comprobados para la salud
separadores de dedos	pág. 913	materiales desechables de gomaespuma o algodón que se usan para mantener los dedos de los pies separados mientras se esmaltan las uñas; se debe usar un conjunto nuevo en cada cliente
***spa* para pies con hidromasaje**	pág. 908	pediluvio con tubería donde el agua se mueve a través de tuberías para crear turbulencia y vibración en el agua mientras se remojan los pies
suavizantes de callos	pág. 915	productos que suavizan y alisan el tejido engrosado (callos)
urea	pág. 915	compuesto orgánico que tiene un gran efecto hidratante en las células de la piel
xerosis	pág. 915	sequedad anormal de la piel

PARTE 05

SERVICIOS DE CUIDADO DE LAS UÑAS

CAPÍTULO 22:

Extensiones de uñas y sistemas de resina

Objetivos de aprendizaje

Al finalizar este capítulo, podrá:

OA 1 Explicar por qué los cosmetólogos deben aprender acerca de las extensiones de uñas y los sistemas de resina.

OA 2 Explicar cómo preparar las uñas naturales para un servicio de realce para uñas.

OA 3 Describir diferentes tipos de uñas postizas.

OA 4 Enumerar las ventajas de utilizar moldes para uñas.

OA 5 Nombrar las ocho formas de extensión de uñas más solicitadas.

OA 6 Identificar las cualidades de un realce para uñas correctamente estructurado.

OA 7 Definir resinas para uñas y sistemas de resinas para uñas.

OA 8 Describir cómo los apliques de uñas fortalecen las uñas.

OA 9 Resumir las ventajas de aplicar un sistema de polvos de inmersión.

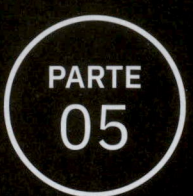

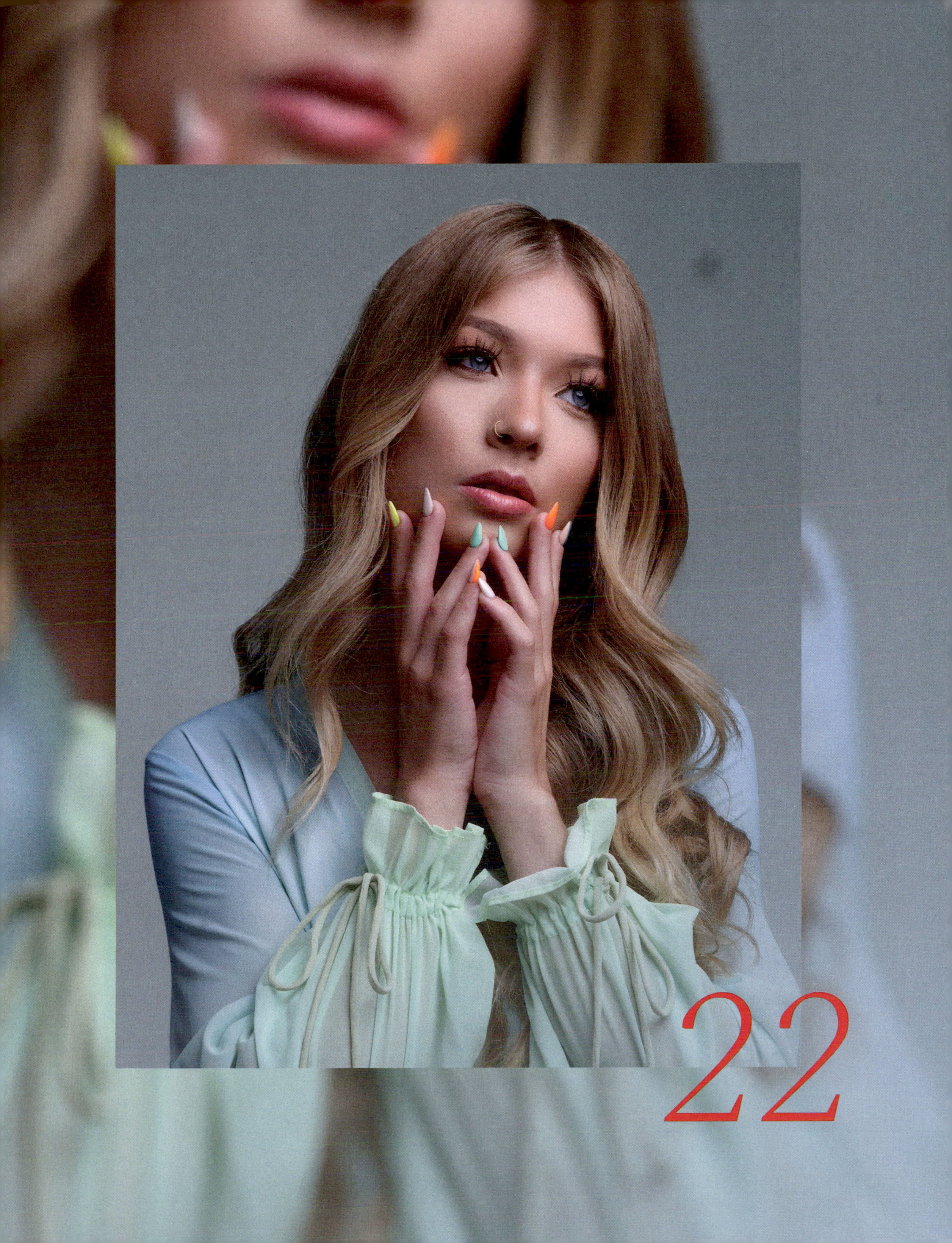

22

El estilo es una forma de decir quién eres sin tener que hablar. “

—

Rachel Zoe

Diseñadora de moda,
empresaria,
escritora

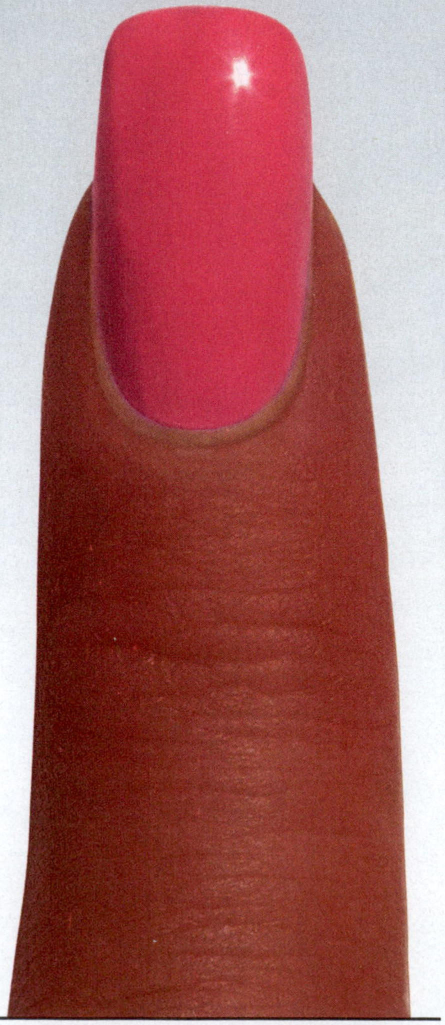

OA 1 Explicar por qué los cosmetólogos deben aprender acerca de las extensiones de uñas y los sistemas de resina.

—

¿Por qué estudiar extensiones de uñas y sistemas de resina?

No todos los clientes tienen las uñas perfectas, por lo que buscan su consejo para modificar o realzar la belleza de las uñas y manos. Los realces para uñas son uno de los servicios más populares que puede ofrecer. Los **realces para uñas** son productos agregados a la uña natural para aumentar la fuerza y la belleza. Muchos clientes también quieren alargar las uñas naturales, esto se logra con una **extensión de uñas**. Las dos maneras para crear una extensión de la uña son las uñas postizas y los moldes. Son muchos los factores que permiten determinar qué método usar. En este capítulo aprenderá las ventajas de ambos.

La colocación de uñas postizas no es tan resistente por sí sola. Deberá recubrirla con un producto de realce para uñas, como un aplique, un sistema de inmersión, un gel líquido o en polvo, un gel duro, un gel de remojo o un gel de polímero. En este capítulo, así como en el **capítulo 23, Realces para uñas líquidos y en polvo**, y en el **capítulo 24, Geles curados con luz**, aprenderá sobre los productos para realces que se utilizan para fortalecer y embellecer las uñas. En este capítulo, nos centraremos en los sistemas de resina para uñas.

Los sistemas de resina para uñas existen desde hace muchos años. En la actualidad, son uno de los sistemas de realces para uñas más fáciles y rápidos de aplicar. Los sistemas de resina más comunes son los apliques de tela, un elemento básico de salón por décadas, y los sistemas de inmersión, que son servicios de uñas muy solicitados. Estos sistemas son una excelente opción para recubrir o alargar la uña natural.

Los cosmetólogos deben tener un conocimiento exhaustivo de las extensiones de uñas y los sistemas de resina por los siguientes motivos:

- Las uñas naturales debidamente preparadas garantizan que las extensiones duren más tiempo.
- Podrá ajustar el tamaño de las uñas postizas para que se adapten a las uñas del cliente y adherir un molde de forma segura para esculpir las extensiones.
- Se pueden usar apliques de tela para reparar una grieta o rotura en la uña natural.
- Los sistemas de inmersión de colores son un servicio muy popular.
- Los sistemas de resina son perfectos para los clientes que solo desean extenderse las uñas para una ocasión especial, ya que pueden quitarse con facilidad.

☑ Verificación

1. ¿Por qué los cosmetólogos deben aprender acerca de las extensiones de uñas y los sistemas de resina?

OA 2 Explicar cómo preparar las uñas naturales para un servicio de realce para uñas.

Preparación de la uña natural para realces para uñas

Antes de comenzar los servicios de realces para uñas, prepare la uña correctamente para garantizar la durabilidad de todos los productos. Como aprendió en el **capítulo 5, Estructura y crecimiento de las uñas**, la uña natural está formada por capas de queratina, que actúan como una esponja. Esta esponja debe estar limpia y no tener humedad ni aceite para que los productos de realce para uñas puedan adherirse a la lámina ungueal (**figura 22–1**).

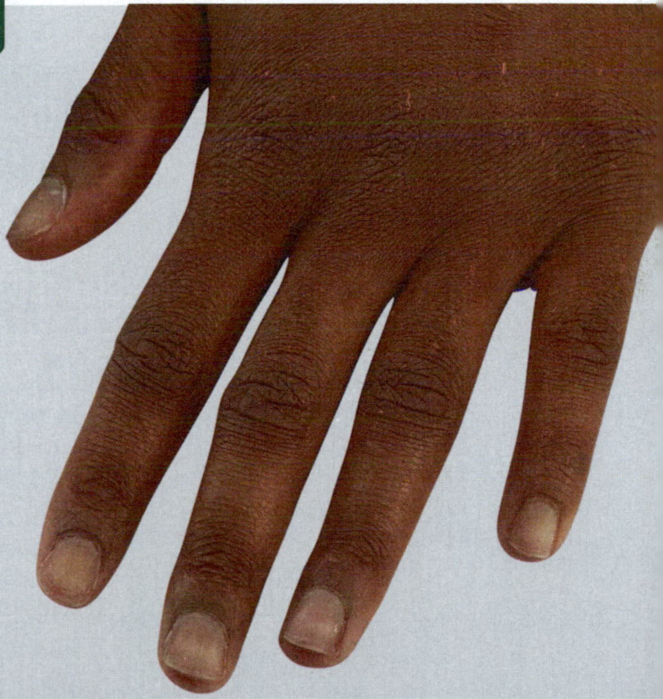

Fig. 22-1 La uña debe estar limpia y no tener humedad ni aceite.

En ocasiones, los clientes solicitan un servicio de extensión de uñas sin programar un servicio de manicura. Si este es el caso, realice una manicura en seco primero. Una **manicura en seco** prepara la cutícula y la lámina ungueal sin remojarlas en agua. Al igual que en una manicura regular, a las uñas se les deben dar formar, la cutícula debe empujarse hacia atrás y la cutícula seca debe retirarse de la lámina ungueal. Luego, se pule suavemente la uña para eliminar las capas compactadas que le dan el brillo a la uña. Pula el área de la cutícula y los lados de la uña hasta los contornos laterales. Aquí es donde el producto de realce tiende a levantarse. Cualquier cosa que quede en la lámina ungueal, como la cutícula, finalmente se saldrá. Si el producto de realce para uñas está encima de la cutícula, el producto también se levantará. Siga los pasos para realizar el **Procedimiento 22-1: Manicura en seco.**

Ⓟ **22-1: Manicura en seco** *Consulte la página 957*

Cuando haya terminado de preparar la uña, frótela con un **limpiador de uñas**. Los limpiadores de uñas eliminan los residuos, la humedad y las pequeñas cantidades de aceite que quedan en la superficie de la uña natural, los cuales pueden impedir la correcta adhesión del producto. Los limpiadores de uñas están hechos de **alcohol isobutílico**. Por lo general, se aplican en una toallita sin pelusas y, luego, esta se usa para limpiar la superficie de la uña y los contornos laterales para eliminar el polvo después del pulido.

El **deshidratante de uñas** también se usa en las uñas para evitar que produzcan humedad y aceite natural por un tiempo. Los deshidratantes de uñas comúnmente están hechos de un producto químico llamado **acetato de butilo**. El deshidratante de uñas se debe aplicar en forma abundante solo sobre la superficie de la uña natural solamente y debe evitarse el contacto con la piel. Los deshidratante de uñas suelen durar unos 10 minutos; luego, los aceites naturales de las uñas resurgen. Aplique el producto dentro de estos 10 minutos para una mejor adhesión. Los deshidratantes de uñas son completamente seguros y, de ser necesario, pueden volver a aplicarse.

Después de aplicar el deshidratante, no permita que los clientes se toquen las láminas ungueales ni que reposen las manos sobre el rostro. Si toca la lámina ungueal preparada, o le cae maquillaje o hidratante; pueden depositarse aceites y hacer que se levante.

Verificación

2. ¿Cuáles son los pasos para preparar las uñas naturales para extensiones?
3. Si el cliente no recibe una manicura básica, ¿qué tipo de preparación se necesita antes de comenzar una aplicación de extensión de uñas?

OA 3 Describir diferentes tipos de uñas postizas.

Tipos de uñas postizas

Una vez que se hayan preparado las uñas, use uñas postizas o moldes para crear las extensiones de uñas. Las **uñas postizas** son uñas premoldeadas que se forman a partir de un plástico resistente fabricado con **plástico acrilonitrilo butadieno estireno (ABS)**. Se adhieren a la uña natural para extender la longitud y funcionan como soporte adicional de los productos de realces para uñas.

Si usa uñas postizas, aplique una capa de producto de realce para uñas en toda la superficie de la uña a fin de darle resistencia, estructura y soporte. A esto se lo llama **recubrimiento**. Las uñas postizas sin recubrimiento pierden la adherencia con facilidad. No son lo suficientemente fuertes como para usarlas solas.

Muchas uñas postizas tienen una depresión superficial llamada **hendidura** que sirve como punto de contacto con la lámina ungueal. Una resina para uñas o **adhesivo de uñas** es una resina delgada que se aplica en el área de la hendidura y se usa para adherir la uña postiza a la uña natural. La hendidura de la uña postiza se coloca sobre la uña natural. La **posición de tope** es el punto donde el borde libre de la uña natural se une o se topa con la hendidura de la uña postiza. La posición de tope ayuda a determinar dónde se debe colocar la uña postiza.

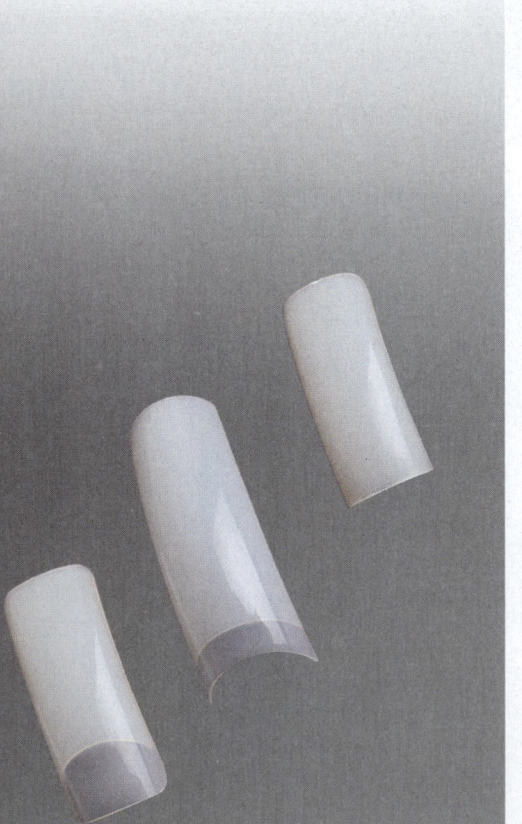

Fig. 22-2 Uñas postizas con hendidura completa, hendidura parcial y sin hendidura (de izq. a der.)

Hay cinco tipos de uñas postizas (**figura 22-2**):

1. La **uña postiza con hendidura completa** cubre toda el área del vértice y más de la mitad de la lámina ungueal.
2. Por lo general, la **uña postiza con hendidura parcial** está alterada en la línea de la hendidura para exponer más de la uña natural. La hendidura es más corta que una uña postiza con hendidura completa estándar.

3. La **uña postiza sin hendidura** no tiene ninguna hendidura y, por lo tanto, no tiene tope de posición. Estas uñas se pueden unir a la uña natural donde mejor queden.
4. Las **uñas postizas con cobertura total** cubren toda la uña hasta la cutícula. Debe personalizar estas uñas postizas para que se adapten perfectamente a toda la lámina ungueal. Se utilizan principalmente para crear una extensión temporal de la uña. Por lo general, se decoran antes de aplicarse y se usan comúnmente para sesiones de fotos, pasarelas y, en otros casos, las extensiones de uñas solo se usarán durante un día o unas pocas horas.
5. Las **uñas postizas francesas** son como una media luna en el punto de contacto. Algunas tienen una hendidura parcial y otras no tienen hendidura. Aplique estas uñas postizas sin esfumar para disfrutar de la línea francesa precortada.

Sugerencia

Recorte o reduzca la zona de la hendidura con un abrasivo antes de colocar la uña postiza en la uña. Esto permite ahorrar tiempo a la hora de uniformar y disminuye el daño que la lima puede causarla a la uña natural.

Las uñas postizas están disponibles en una gran variedad de tamaños, colores y formas, de manera que sea más fácil aplicarle a cada cliente la uña postiza adecuada. Se pueden comprar en envases grandes de 100 a 500 unidades y, por lo general, incluyen de 10 a 12 tamaños. Cada tamaño también debe estar disponible individualmente para rellenar una vez que se quede sin un determinado tamaño.

Asegúrese de que las uñas postizas que elige para el cliente cubran por completo la lámina ungueal desde un borde lateral al otro. Usar una uña postiza que no sea lo suficientemente ancha como para caber en la uña natural generará una imperfección o irregularidad en los lados y terminarán por partirse o romperse. Forzar una uña postiza que es demasiado pequeña sobre una lámina ungueal puede causar presión o hacer que la uña postiza se salga. La mejor colocación es cuando simplemente puede poner la uña postiza en la uña sin presión y esta queda en su lugar. Cuando la uña natural esté entre diferentes tamaños, opte por una uña postiza un poco más grande y personalícela con una lima abrasiva de 180 granos para adaptarla a la uña con precisión.

Adhesivo de uñas

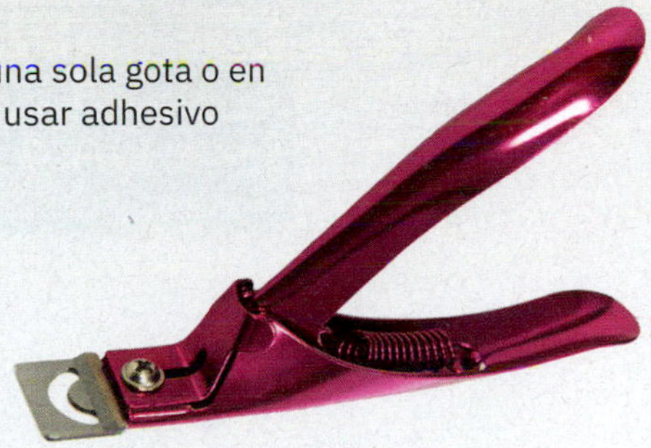

Por lo general, estos adhesivos vienen en un tubo con un aplicador, en un aplicador de una sola gota o en un recipiente para aplicar con pincel. A continuación, encontrará algunos consejos para usar adhesivo de uñas:

- No use demasiado adhesivo.
- Los adhesivos más delgados se secan en cinco segundos. Los adhesivos más gruesos se fijarán mucho más lento. Para que el adhesivo seque más rápido, aplique una pequeña cantidad sobre la uña natural. El calor de la uña acelerará el tiempo de fijación. Si prefiere tener más tiempo durante el proceso de fijación, aplique adhesivo en la hendidura de la uña postiza.
- Abra con cuidado los envases de adhesivo. Mantenga siempre la abertura lejos de su cara y no la ubique en dirección a su cliente.
- Siempre protéjase los ojos cuando use y manipule adhesivos para uñas postizas. Incluso una cantidad muy pequeña de adhesivo en los ojos puede resultar muy peligrosa y causar lesiones graves.

Comience a colocar la uña postiza sobre la uña alineando el borde libre de la uña natural contra la posición de tope de la uña postiza. Presione suavemente mientras balancea la uña postiza sobre la uña para sacar las burbujas de aire visibles hasta que la uña postiza esté completamente adherida. Manténgala en su lugar durante 5 a 10 segundos, ejerciendo una ligera presión para garantizar que el aire no vuelva a entrar en la zona de contacto. Las burbujas de aire crearán posibles bolsas de suciedad/residuos en el futuro y afectarán la resistencia general del realce. El adhesivo no debe derramarse sobre la piel cuando se presiona la uña postiza sobre la uña natural.

Si coloca la uña postiza torcida, recórtela y sumérjala en un recipiente húmedo con acetona o solución para quitar uñas postizas durante unos minutos. Retire la uña postiza y vuelva a intentarlo.

Una vez aplicadas las uñas postizas, córtelas a la longitud preferida del cliente con un cortaúñas para uñas postizas profesional. Los **cortaúñas para uñas postizas** son herramientas de metal diseñadas específicamente para cortar uñas postizas sin hacer presión. Estabilice la uña postiza colocando el pulgar de su mano no dominante en el punto de unión de la uña postiza mientras la corta. Esto también asegurará que no haya presión sobre la uña natural durante el proceso. Una vez que haya cortado las uñas postizas al mismo largo, límelas de modo que queden todas con la misma forma. No use cortaúñas para las manos o los pies para cortar las uñas postizas, ya que puede debilitar o plegar el plástico y causar grietas. Use cortaúñas para uñas postizas profesionales a fin de realizar un corte preciso y rápido (**figura 22–3**).

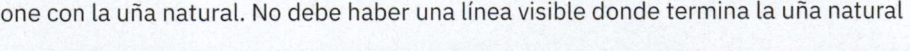

A continuación, reduzca la hendidura o el área de contacto con un abrasivo de grano mediano para que la uña postiza se fusione con la uña natural. No debe haber una línea visible donde termina la uña natural

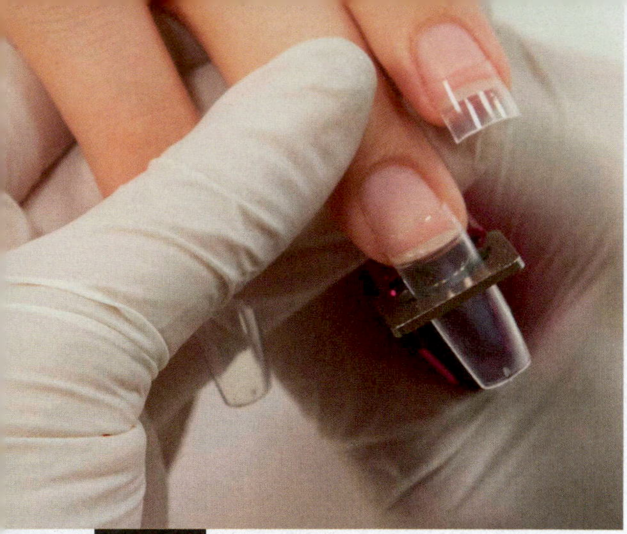

Fig. 22-3 Cortaúñas para uñas postizas

y comienza la uña postiza. Siempre mantenga el abrasivo plano cuando limpie el área de contacto. No sostenga nunca la lima en ángulo porque el borde del abrasivo puede rasgar y dañar la superficie de la uña natural. Deje de limar una vez que haya emparejado la hendidura de la uña postiza con la uña natural.

Para colocar y retirar las uñas postizas, siga los pasos que se indican en el **Procedimiento 22-2: Colocación de uñas postizas** y en el **Procedimiento 22-3: Remoción de uñas postizas**.

Ⓟ **22-2: Colocación de uñas postizas**
Consulte la página 959

Ⓟ **22-3: Remoción de uñas postizas**
Consulte la página 961

Verificación

4. Identifique cinco tipos de uñas postizas.
5. ¿De qué están hechas las uñas postizas?

OA 4 Enumerar las ventajas de utilizar moldes para uñas.

Ventajas de los moldes para uñas

Los moldes para uñas son una alternativa para las uñas postizas. Al principio, pueden ser más difíciles de aplicar que las uñas postizas, pero la técnica se volverá más fácil con la práctica. Los **moldes para uñas** tienen forma curva, se colocan debajo del borde libre de la uña natural y se utilizan como guía para extender los productos de realces para uñas de modo que sobresalgan de la punta del dedo. Hay muchas formas y tamaños de moldes para uñas; algunos están diseñados para adaptarse a las diferentes formas de la lámina ungueal. Los dos tipos básicos de moldes son desechables y reutilizables.

Utilizar moldes para uñas tiene tres ventajas.

1. Cada uña se esculpe siguiendo la forma de las uñas naturales del cliente, lo que proporciona una extensión de uña de aspecto muy natural y personalizado.
2. Otra ventaja es que ahorrará mucho tiempo al no tener que ajustar el tamaño de las uñas postizas, adherirlas, darles forma y armonizarlas. Los moldes para uñas se colocan sobre el dedo y las uñas están listas para esculpirse con el producto de realce para uñas elegido.
3. Muchos cosmetólogos no usan moldes para extender la uña porque se necesitan horas de práctica para perfeccionar la técnica, pero si lo hace, tendrá una ventaja competitiva que le permitirá aumentar su clientela.

Moldes para uñas desechables

Los **moldes para uñas desechables** suelen ser de papel o de una película de poliéster delgada y fuerte llamada **mylar**. Están recubiertos con un adhesivo en la parte posterior que se adhiere al dedo del cliente y permanece en su lugar mientras usted trabaja. Por lo general, se venden en envases de 100 o 500 unidades y se asemejan a una etiqueta adhesiva en un rollo (**figura 22-4**).

Para usar estos moldes, debe despegar el molde para uñas del papel de protección y enrollarlo entre los pulgares para crear un arco que se ajuste a la forma de la uña natural del cliente. Deslice el molde para uñas sobre el dedo, verificando que quede ajustado debajo del borde libre y nivelado con la uña natural. Verifique si el molde está derecho y asegúrese de que la línea central del molde esté alineada con el centro de la uña natural. Mire la uña desde un lado para asegurarse de que el molde sobresale de la uña natural y no se inclina hacia abajo. El molde está perfectamente colocado cuando no hay espacio entre el borde libre y el molde para uñas. Asegúrelo en su lugar presionando todas las pestañas juntas marcadas en el molde.

Coloque el borde del molde de distintas maneras según la forma de extensión que desee. Para extensiones rectas, como cuadradas o redondas, deje la pestaña del extremo abierta para formar un círculo grande en el borde. Esto permite que los lados del molde se extiendan rectos desde los lados de la uña. Para obtener una uña más afilada, como ovalada o estileto, debe presionar y cerrar bien el molde en el borde de la extensión, estrechando los lados hacia adentro.

Para realizar el servicio con moldes para uñas desechables, siga los pasos del **Procedimiento 22-4: Aplicación de moldes para uñas desechables**.

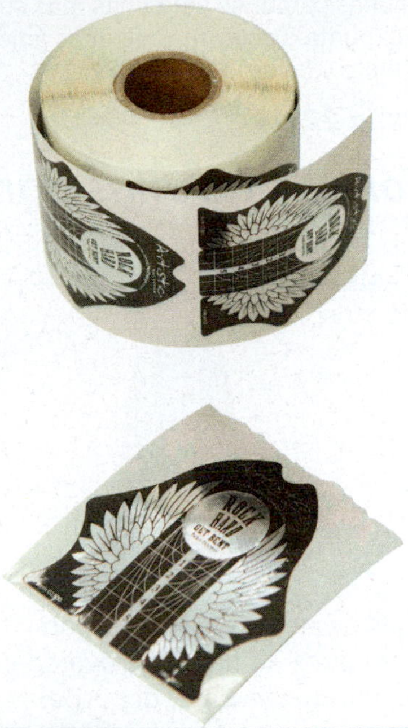

Fig. 22-4 Ejemplo de un molde de uña desechable

Ⓟ **22-4: Aplicación de moldes para uñas descartables**
Consulte la página 963

Moldes para uñas reutilizables

Los **moldes para uñas reutilizables** están hechos de plástico o aluminio premoldeados y se pueden limpiar y desinfectar entre cada cliente. Se suelen vender en envases de 10 unidades. Los moldes pueden ser más difíciles de mantener porque no se adhieren a los dedos del cliente. Sin embargo, se aplican de la misma manera que un molde desechable. Cuando use un molde para uñas, aplique moldes a una sola mano o un dedo a la vez mientras trabaja. Si el cliente se mueve, puede afectar la colocación del molde.

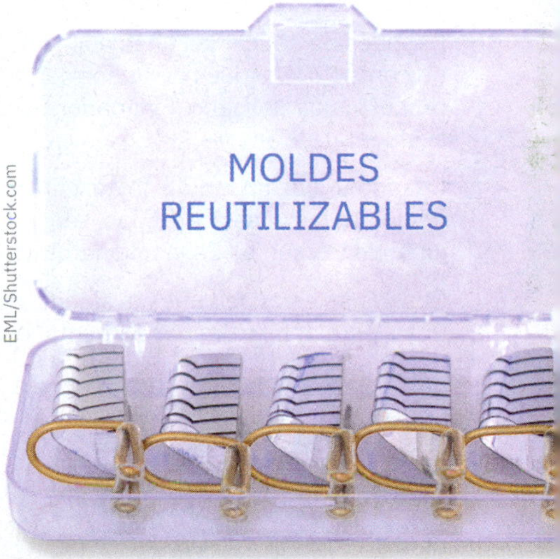

EML/Shutterstock.com

☑ Verificación

6. ¿Cuáles son las tres ventajas de utilizar moldes para uñas?
7. ¿Cuál es la ventaja de utilizar moldes desechables en vez de reutilizables?

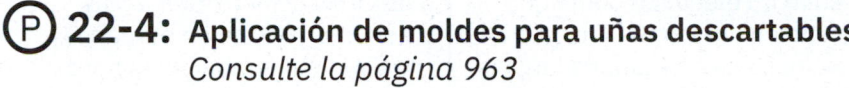

OA 5 Nombrar las ocho formas de extensión de uñas más solicitadas.

Formas comunes de extensiones de uñas

Es importante hablar sobre la forma de las extensiones de uñas con el cliente antes de comenzar el servicio para que pueda planificar con anticipación y crea la forma deseada después de aplicar las uñas postizas o el molde correctamente. Como se analizó en el **capítulo 20, Manicura**, las formas de uñas comunes para uñas más cortas son cuadradas, cuadrangulares, redondeadas, ovaladas y en punta. Las formas de uñas adicionales que se solicitan con extensiones son almendrada, estileto y bailarina (**tabla 22-1**).

Tabla 22-1

Formas de uñas para extensiones de uñas

Almendrada	Estileto	Bailarina
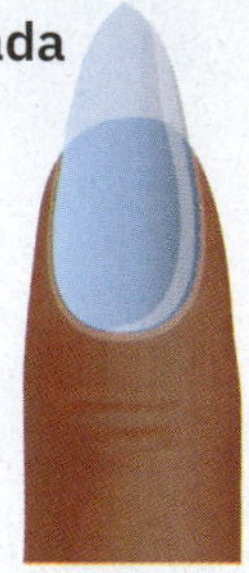	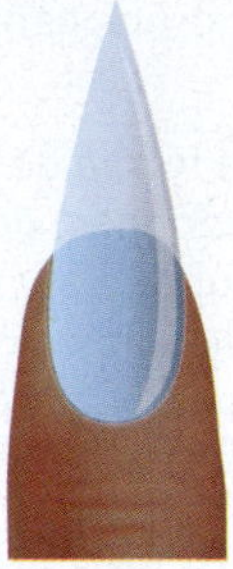	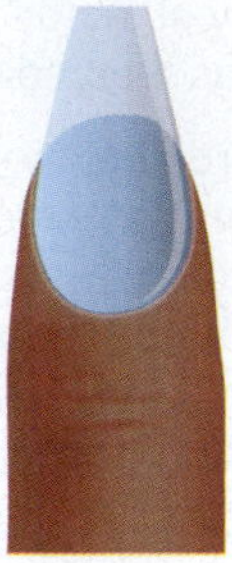
Las **uñas almendradas** son similares a una forma ovalada: son muy cónicas y el borde termina en punta.	Las **uñas estileto** son largas y tienen un efecto en punta que termina en una punta afilada, parecidas a una zanahoria larga y delgada.	Las **uñas bailarina** son similares a las uñas estileto: son largas y tienen un efecto en punta muy marcado. Sin embargo, el borde de la uña es cuadrado, similar al de una zapatilla de punta de ballet.

Después de aplicar las uñas postizas, lime la forma básica antes de uniformar la hendidura o el área de contacto. Después de uniformar la hendidura con la uña natural, la colocación de la uña postiza es un proceso muy delicado. El limado excesivo del borde de la extensión podría romper la uña postiza de forma accidental.

Cuando utilice un molde, lo aplicará y modelará junto con el producto de realce, según la forma final de la uña. Para las uñas cuadradas, semicuadradas o redondeadas suaves, los laterales del molde deben salir justo de los surcos de la uña natural y el final del molde debe abrirse en un círculo grande (**figura 22–5**).

Cuando se esculpen uñas ovaladas, puntiagudas, almendradas, estileto o bailarina con un molde para uñas, este debe terminar en punta, con apenas un círculo pequeño en la abertura (**figura 22-6**).

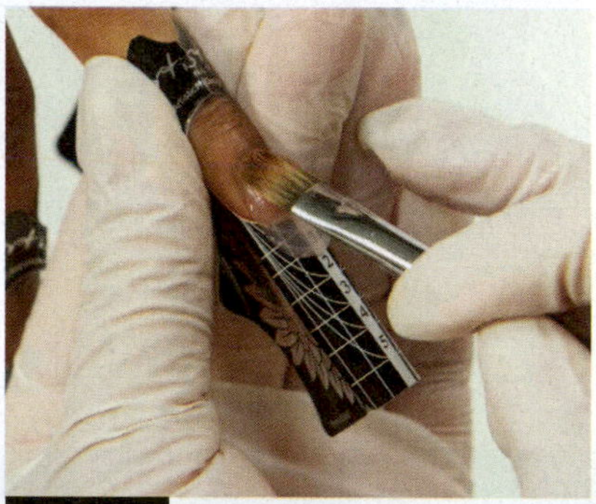

Fig. 22-5 Forma lista para uñas redondeadas, cuadradas o cuadrangulares

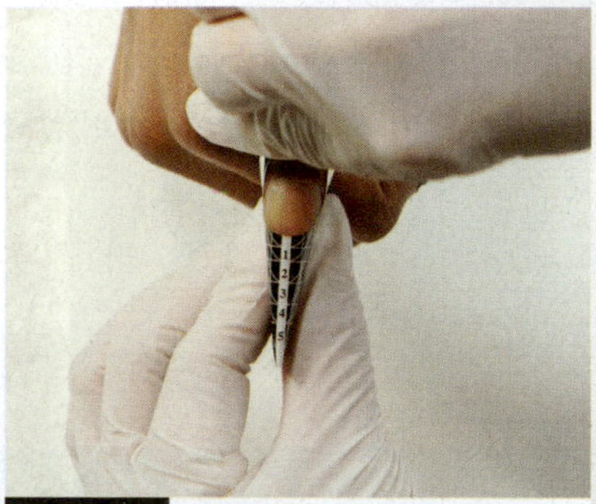

Fig. 22-6 Forma lista para uñas ovaladas, almendradas o estileto

☑ Verificación

8. Nombre las ocho formas de extensión de uñas más solicitadas.
9. ¿Le da forma a la uña postiza antes o después de uniformarla con el área de contacto?

OA 6 Identificar las cualidades de un realce para uñas correctamente estructurado.

Realces para uñas correctamente estructurados

Los realces para uñas deben verse bien, ser resistentes y no dañarse mientras el cliente los usa. Para ello, preste especial atención a varias áreas de la uña cuando prepare el realce para uñas.

Partes de la uña

El **área de resistencia**, donde la uña natural crece más allá del dedo y se convierte en el borde libre, requiere productos y fuerza adicionales para soportar la extensión artificial. Se convierte en el punto más alto de la uña y se conoce como el **vértice** (también conocido como el *arco*). Si la mayor parte del producto se encuentra en el área del vértice, se agrega la fuerza necesaria para permitir que la base, los bordes laterales y la punta de la uña sean delgados, lo que fortalece la uña y la vuelve más resistente para no romperse. El vértice tiene una forma ovalada y se ubica al centro de la uña. El punto alto se puede ver, sin importar dónde vea la uña (**figura 22–7**).

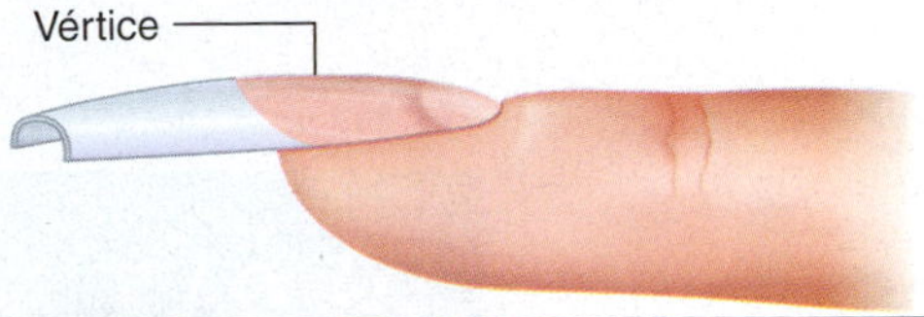

Fig. 22-7 El arco o vértice

El borde lateral es el área del costado de la lámina ungueal que crece libre de su adherencia natural a los contornos de la uña y es donde la extensión abandona la uña natural (**figura 22-8**). Las líneas deben salir directamente de los pliegues laterales de la uña, como si la extensión creciera de forma natural desde el dedo.

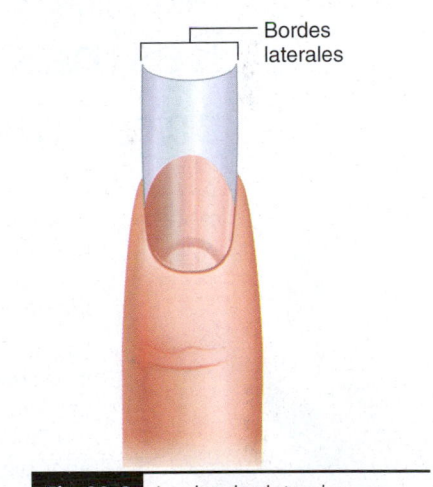

Fig. 22-8 Los bordes laterales

El **lado inferior de la extensión de la uña** es la parte inferior real de la extensión de la uña (**figura 22-9**). Puede sobresalir directamente o hundirse, dependiendo del estilo de la uña. Los lados inferiores deben ser parejos y tener el mismo largo en todas las uñas de los dedos. La uña postiza se debe ajustar a la uña y al dedo apropiadamente y el lado inferior de la extensión debe ser suave y no tener fallas.

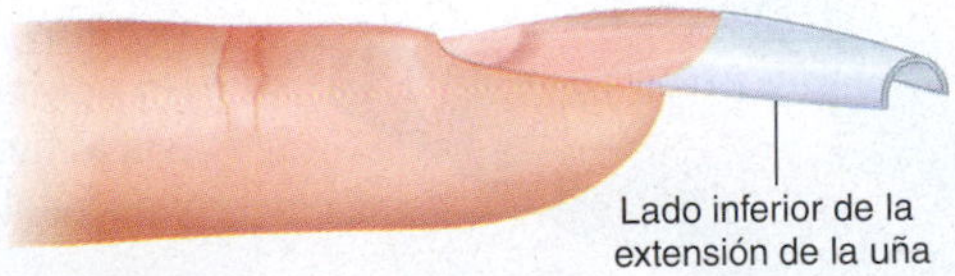

Fig. 22-9 Lado inferior de la extensión de la uña

El grosor de los realces para uñas debe ser bastante delgado para que un cliente los use con comodidad (**figura 22-10**). El área de la cutícula se debe escalonar a la perfección y sentirse suave, sin fallas. La superficie de la uña, desde el área de la cutícula hasta el extremo de la extensión, debe sentirse suave al tacto, sin declives ni bultos. Los bordes laterales y el borde de la uña artificial deben tener el espesor de una tarjeta de crédito.

La **curva en C** es la curvatura o el arco de la uña si se la mira desde la punta hacia abajo. La curva en C de los realces para uñas depende de la curva en C de la uña natural. La curva en C promedio es del 35 %. La superficie superior y el lado inferior deben concordar en forma perfecta. La curva en C proporcionará la estructura a la uña para que tenga un aspecto más delgado en la mano. Más importante aún, la curva en C proporciona resistencia, como la curva de un puente o de un huevo.

Para asegurarse de que el largo de las extensiones de las uñas y de los realces sea apropiado y parejo, asegúrese de medir el largo de los dedos índice, medio y anular; deben tener el mismo largo. Los dedos pulgar y meñique también deben estar proporcionados y concordar.

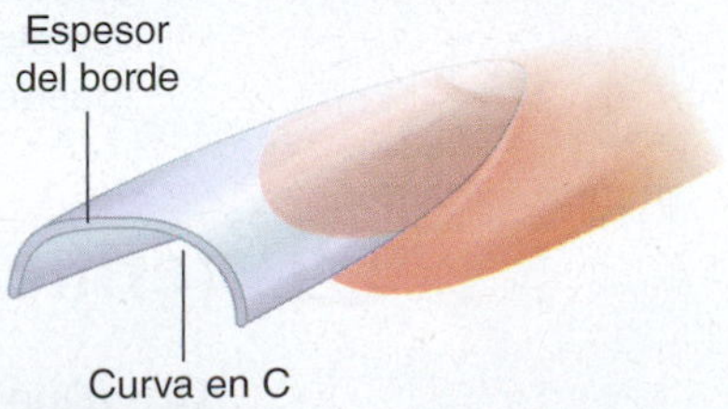

Fig. 22-10 El grosor del borde debe ser delgado con una curva en C uniforme.

Verificación

10. ¿Qué partes de la uña debe mirar para controlar la correcta colocación de un realce para uñas?
11. ¿Qué es el vértice? ¿Dónde se encuentra en el realce para uñas?
12. ¿Dónde está la curva en C de la uña y qué beneficios proporciona?
13. ¿Por qué se crea el vértice de la uña en el área de resistencia?

OA 7 Definir resinas para uñas y sistemas de resinas para uñas.

Resinas para uñas y sistemas de resinas para uñas

Los **sistemas de resina para uñas** son grupos de productos que incluyen resina para uñas y que permiten fortalecer y dar estructura sobre una uña natural o postiza. Las resinas para uñas rara vez se utilizan solas en la uña porque necesitan refuerzo para brindar flexibilidad y dar fuerza y cuerpo a la uña. Otros materiales que se combinan con la resina para crear un sistema de recubrimiento fuerte pueden incluir tela, papel, materiales de algodón o polímeros en polvo.

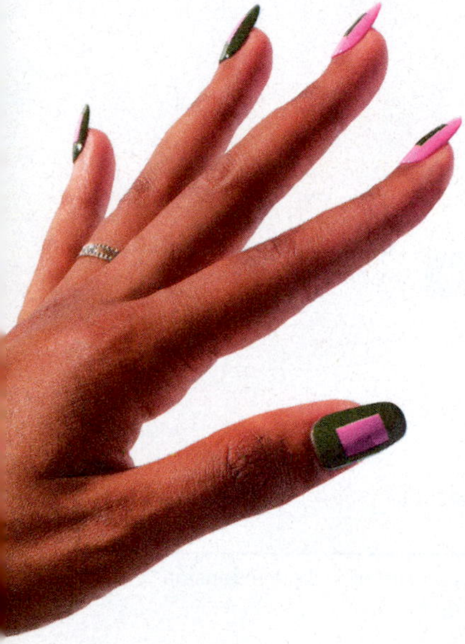

Las **resinas para uñas** están hechas de **cianoacrilato**, un monómero de acrilato líquido incoloro que cura con facilidad y se usa como un adhesivo potente de acción rápida. El cianoacrilato varía en viscosidad. Cuanto menor es la viscosidad, mejor la adhesión y más rápido es el tiempo de curado. Los cianoacrilatos muy ligeros se denominan *pegamento para uñas* o *adhesivo de uñas postizas*. Con una viscosidad más espesa, pueden considerarse como una *resina* o **resina de construcción**. Las resinas con viscosidad más líquida suelen usarse como base. Las resinas con viscosidad más espesa se usan para fortalecer o como una capa protectora.

Algunas resinas pueden ser tan viscosas que requieren un acelerador de resina para curar. Un **acelerador de resina**, o *activador*, ayuda a acelerar el tiempo de secado de la resina. Los activadores vienen en varias formas diferentes (con pincel, bombas con rociador y aerosol) y se usan antes y después de la resina para acelerar el proceso de secado.

Las resinas para uñas brindan adhesión para la uña natural y también poseen una gran durabilidad cuando se mezclan con un producto flexible para recubrir las uñas. Los sistemas de resinas se pueden usar sobre las uñas naturales o junto con una aplicación de uñas postizas para agregarle longitud a las uñas. Los sistemas de resinas pueden eliminarse con facilidad si se sumergen las uñas en acetona o removedor de productos. Por ello, son una excelente opción para eventos especiales, como las graduaciones y bodas, donde el cliente puede usar las extensiones de uñas durante algunos días o semanas.

Verificación

14. ¿Qué es un sistema de resina para uñas?
15. ¿De qué están hechas las resinas para uñas?
16. ¿Qué producto ayuda a acelerar el tiempo de secado de la resina?

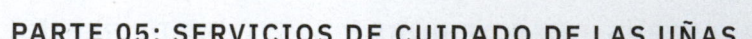

OA 8 Describir cómo los apliques de uñas fortalecen las uñas.

Fortalecimiento con apliques de uñas

Los **apliques de uñas** son un método para fijar una capa de tela o papel sobre una uña y aumentar su resistencia y durabilidad. El recubrimiento con apliques puede fortalecer las uñas naturales, las uñas postizas o también reparar las uñas dañadas. Si bien se puede usar casi cualquier material absorbible para envolver una uña, los **apliques de tela** son los más comunes. Los apliques de tela y de seda son el tipo de aplique de uñas más popular debido a su durabilidad. Un **aplique de seda** está hecho de un material natural delgado con una trama cerrada que se vuelve transparente cuando se le coloca resina para apliques. Es liviano y queda traslúcido cuando se lo aplica a la uña. Un **aplique de fibra de vidrio** está hecho de una malla sintética muy delgada con trama abierta. Ese tipo de trama facilita el uso y permite la penetración de la resina para apliques, lo que mejora la adhesión y la claridad. Los apliques de tela se pueden comprar en muestrarios, rollos o paquetes de piezas precortadas, con o sin reverso adhesivo (**figura 22-11**).

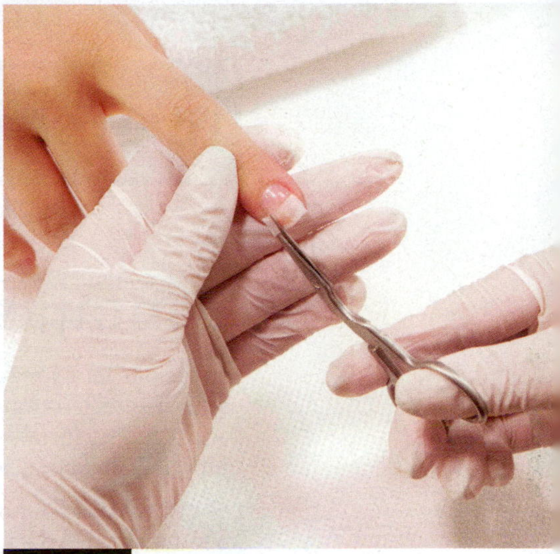

Fig. 22-11 Recubrimiento de fibra de vidrio antes de aplicar la resina

En un sistema de apliques, debe aplicar resina en la uña, colocar tela sobre la uña y usar unas tijeras pequeñas para recortar la tela y adaptarla a la uña. Luego, se recorta la tela un poco más pequeña que la lámina ungueal para evitar que esta se levante y se separe de la uña. Evite que el polvo y los aceites de los dedos contaminen la tela, ya que esto podría impedir que la tela se adhiera.

Después de adherir la tela, se usa una capa delgada de resina para que penetre en la tela y parecerá casi invisible. En algunos casos, puede agregar resina de construcción sobre la tela para construir el vértice y fortalecer el realce. Cuando se agregan varias capas de resina, use un activador para ayudar en el tiempo de curado o secado (**figura 22–12**).

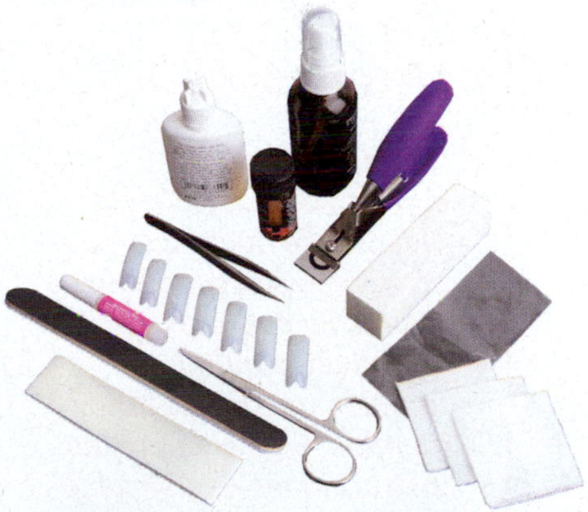

Fig. 22-12 Suministros necesarios para la colocación de apliques de uñas

Cuando extienda la uña con uñas postizas y aplique un recubrimiento, use una banda de resistencia antes de colocar el primer recubrimiento de tela. La **banda de resistencia** es una tira de tela de alrededor de 3,12 mm (⅛ in) de largo que se aplica en la **línea de tensión**, es decir, la línea donde el borde libre de la uña se encuentra con el lecho ungueal. Este es el punto de resquebrajamiento más habitual. Cuando agrega la banda de resistencia, aporta una fuerza adicional a esta área. También puede usar una banda de resistencia para reparar una grieta en la uña natural.

Los apliques de tela requieren un mantenimiento periódico para que sigan teniendo una apariencia fresca. **Mantenimiento** es el término que se usa para indicar que se necesita hacer un mantenimiento del realce para uñas después de dos semanas o más desde la colocación inicial. En realidad, el servicio de mantenimiento cumple dos metas: le permite 1) aplicar el producto de realce al nuevo crecimiento de la uña, lo que comúnmente se denomina **llenado** o **rellenado**, y 2) permite corregir estructuralmente la ubicación del vértice para equilibrar y extender su resistencia, forma y durabilidad; esto se denomina comúnmente **rebalance**.

El mantenimiento de los apliques cada dos semanas se logra con facilidad puliendo la uña y agregando resina en el área del nuevo crecimiento. Dos semanas después, cuando el aplique cumpla cuatro semanas en la uña, necesitará tela y resina adicional para mantener la durabilidad del realce. Durante el mantenimiento de la cuarta semana, corte una pequeña banda de tela para cubrir el área de crecimiento que no está cubierto por la tela. Este mantenimiento es necesario para conservar la belleza y durabilidad de la uña.

Verificación

17. ¿De qué manera el aplique de uñas brinda fortaleza a la uña?
18. Cuando prolonga la uña con uñas postizas y aplica un recubrimiento, ¿qué necesita para generar más fortaleza?

OA 9 Resumir las ventajas de aplicar un sistema de polvos de inmersión.

Ventajas del sistema de inmersión

Las resinas también se pueden utilizar junto con polímeros especialmente formulados, conocidos como sistemas de inmersión. Este servicio es único porque el cliente puede recibir un servicio con un recubrimiento fortalecedor y color de uñas, todo en uno. Esto hace que el cliente y el cosmetólogo ahorren tiempo y brinda mayor fortaleza a la uña natural o extensión postiza.

Los **sistemas de inmersión** son un sistema basado en resina y polvo de polímero en el que la resina absorbe el polvo para crear un recubrimiento duro sobre la uña. Los polímeros en polvo que se usan en el sistema de inmersión son muy distintos de los polímeros en polvo que se usan en los servicios para uñas líquidos y en polvo. El **polvo de inmersión** es un polímero en polvo muy fino que puede ser claro o estar muy pigmentado con color. La mayoría de los polvos de inmersión no pueden usarse con un monómero líquido para crear una uña. Consulte el **capítulo 23, Realces para uñas líquidos y en polvo,** para obtener más información sobre los monómeros líquidos y los polímeros en polvo.

¡Atención!

No deje que la resina entre en contacto con la piel. Puede hacer que los productos se despeguen de la uña. La sobreexposición a productos químicos también puede causar alergias. Siga siempre las instrucciones de aplicación del fabricante.

Uso de un sistema de inmersión

Los sistemas de inmersión suelen contener deshidratante de uñas, una resina base, polvo de inmersión, un activador y una capa de resina. Cuando realice un servicio de realce para uñas, comience por una manicura en seco o húmeda. Después de preparar las uñas de manera adecuada, debe aplicar resina base en la uñas y sumergir o verter el polvo sobre la uña, para que la resina absorba el polvo. Si bien es poco probable que los agentes patógenos, como bacterias, virus y hongos, crezcan en este medio, algunos técnicos y clientes no querrán sumergir los dedos de varias personas en el mismo recipiente de polvo. Verter el polvo de inmersión sobre la resina es una opción; sin embargo, puede que no consiga el color delgado y compacto que desea. Considere utilizar platillos auxiliares más pequeños con polvo de inmersión y desechar el polvo que no utilizó después de cada cliente.

Una vez que haya completado las 10 uñas, quite el exceso de polvo y aplique una segunda capa de resina y polvo de inmersión para darle mayor fuerza y saturación de color. Una vez que comience la segunda capa base, limpie el cepillo con una toalla sin pelusas antes de volver a colocarlo en la botella. Debido a que ya se aplicó el polvo, las partículas de polvo pequeñas pueden adherirse a la resina base del pincel para aplicación. Si coloca esas partículas dentro de la botella de la resina base, hará que la resina se vuelva espesa y fibrosa dentro del recipiente y, por lo tanto, es inutilizable. Luego, sumerja rápidamente la uña dentro del polvo elegido. Si el pincel de aplicación se endurece, sumérjalo en acetona. Algunos sistemas de inmersión vienen con una botella de solvente para limpiar los pinceles de aplicación.

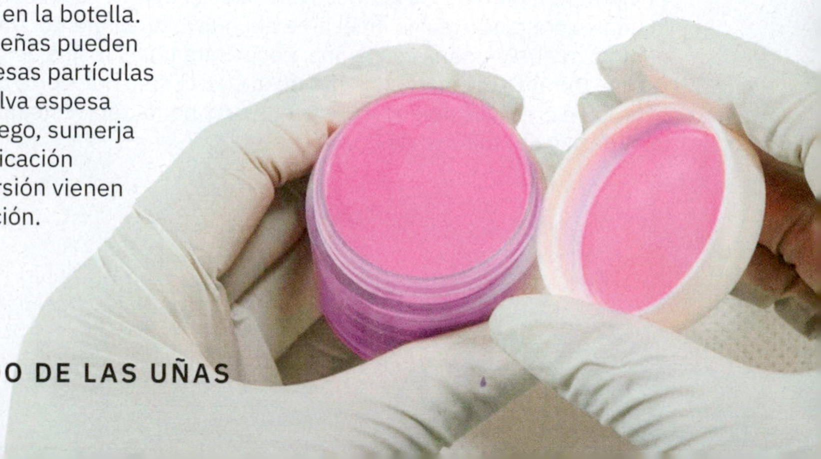

Actividad

Práctica de inmersión

Adhiera seis uñas postizas con hendidura completa a palillos de madera. Consulte el Procedimiento 22-5: Aplicación de sistema de polvos de inmersión de un color, para aplicar un sistema de inmersión con seis polvos de diferentes colores. Verifique cuánto tiempo debe sumergir la uña postiza en el polvo de inmersión para obtener el color que desea y cuál es el grosor que adquiere la uña según la aplicación de resina. Haga una lista de tres cosas que aprendió.

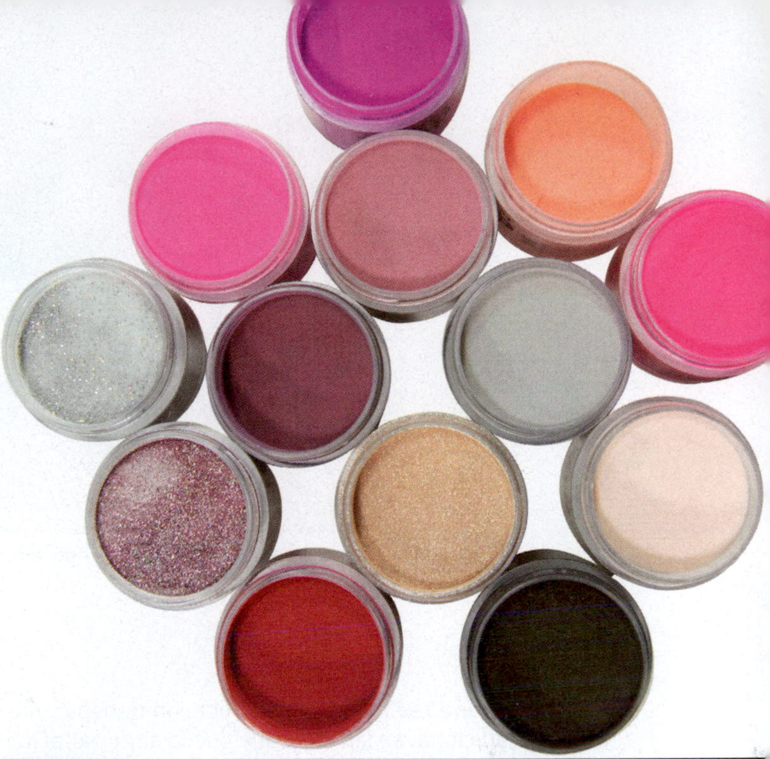

Fig. 22-13 Ejemplos de colores del sistema de inmersión

Luego de dos o tres aplicaciones de color a la uña, aplique un activador para ayudar a que las capas sequen. Aplique otra capa de resina base sobre el activador para proteger la aplicación de polvo mientras lima y pule. Recuerde limpiar el pincel para aplicación de resina con una toalla sin pelusas rápidamente después de usarlo sobre el activador para evitar que la resine se cure en el pincel. Si el pincel se endurece, sumérjalo en acetona o limpiador de pinceles durante unos 10 minutos para eliminar la acumulación.

Después de modelar y suavizar la uña, púlala con la resina protectora, que suele estar formulada para que quede muy brillante. La mayoría de los sistemas requieren la aplicación de dos capas de resina protectora. La primera capa crea un acabado suave y la segunda crea una capa brillosa.

Los sistemas de inmersión proporcionan un servicio de color que dura 14 días, no se realizan con lámpara LED o UV y están disponibles en muchos colores (**figura 22-13**). Antes, los únicos servicios que brindaban de 14 a 21 días de color eran el esmalte de gel y el gel duro coloreado; sin embargo, ambos requieren una lámpara UV o LED.

Para realizar un servicio del sistema de inmersión, siga los pasos que se indican en el **Procedimiento 22-5: Aplicación de sistema de polvos de inmersión de un color**.

Ⓟ 22-5: Aplicación de sistema de polvos de inmersión de un color

Consulte la página 965

Extensiones francesas y por inmersión transparente

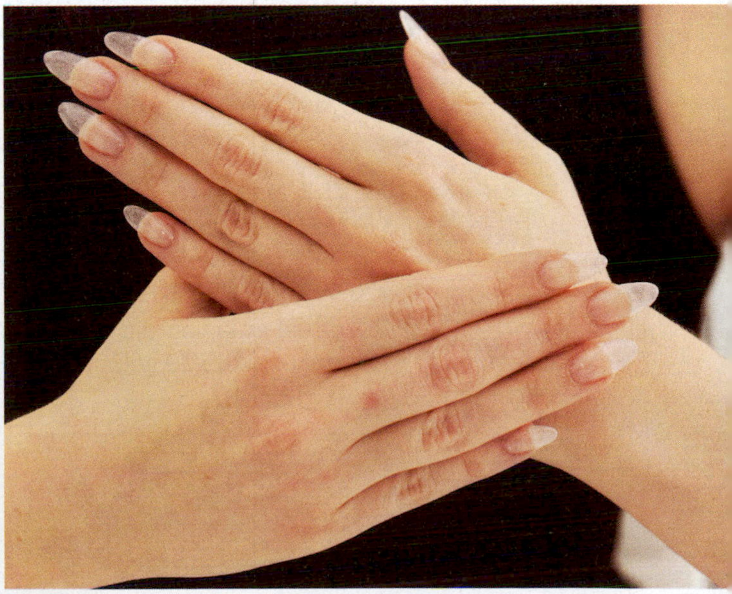

La manicura francesa es un sistema de inmersión muy popular porque es muy fácil de hacer. Si solo sumerge la punta de la uña en ángulo dentro del polvo de color blanco, puede crear una media luna perfecta. Después de la inmersión en el color blanco, retire con rapidez el exceso de polvo y sumerja toda la uña en polvo rosado puro con el fin de obtener una hermosa apariencia francesa.

Crear una extensión transparente básica puede ser la extensión de uña más fácil para hacer hasta que sienta confianza con otros métodos, como el gel duro, los líquidos y los polvos. Algunos clientes pedirán extenderse las uñas, pero sin usar un color de inmersión específico. Puede extender las uñas con facilidad al aplicar uñas postizas y recubrirlas con un polvo de inmersión transparente. El proceso difiere un poco de una aplicación de color por inmersión estándar.

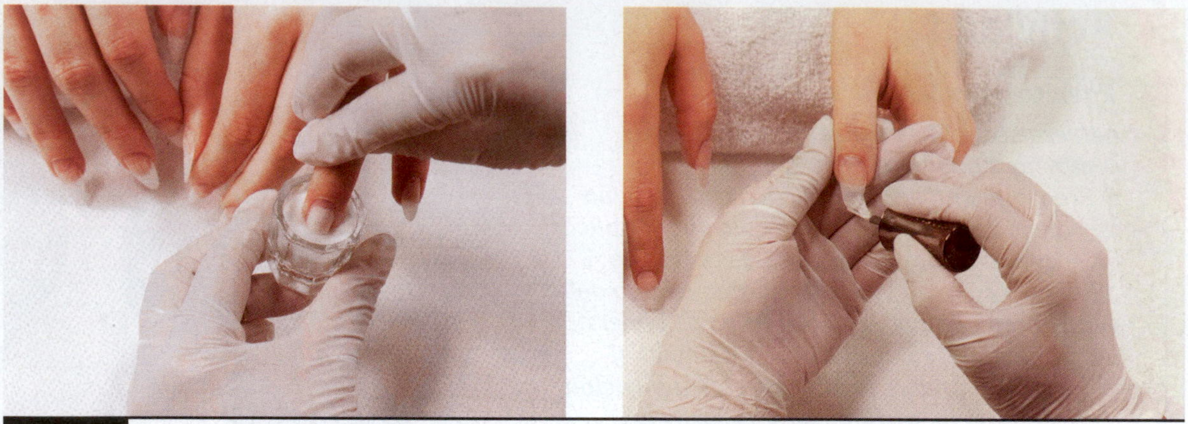

Fig. 22-14 Inmersión transparente en la aplicación de uñas postizas

Cuando se realizar una inmersión transparente para aplicar uñas postizas, debe desarrollar una fuerza adicional en las uñas que pueda soportar el nuevo largo. Para ello, debe aplicar una capa extra de inmersión transparente en el centro del área de resistencia y por el medio de la uña postiza desde la cutícula hasta el borde libre (**figura 22-14**). El cliente puede mantenerlas transparentes o utilizar esmalte o esmalte de gel.

Ya sea que recubra la uña natural o aplique uñas postizas para crear longitud, las uñas necesitarán mantenimiento después de dos semanas, al igual que el líquido y polvo tradicional para uñas. El proceso es sencillo:

- Si el cliente quiere el mismo color de uña, primero, lime las uñas del sistema de inmersión y, luego, rellene el nuevo crecimiento.
- Si el cliente desea cambiar el color de inmersión, deberá sumergir las uñas, quitarlas y realizar un nuevo servicio.

Para quitar las uñas de resina, siga los pasos que se indican en el **Procedimiento 22-6: Sistemas de eliminación de resina.**

Ⓟ 22-6: Sistemas de eliminación de resina *Consulte la página 968*

¡Atención!

Nunca corte un producto desprendido. Esto puede provocar daños en la lámina ungueal al levantar las capas de la uña natural y puede romper el sellado de los restos del realce.

Verificación

19. ¿Cuál es una ventaja de utilizar el sistema de inmersión para un cliente?
20. ¿Cuál es la ventaja de utilizar el sistema de inmersión con color en lugar del esmalte de gel?

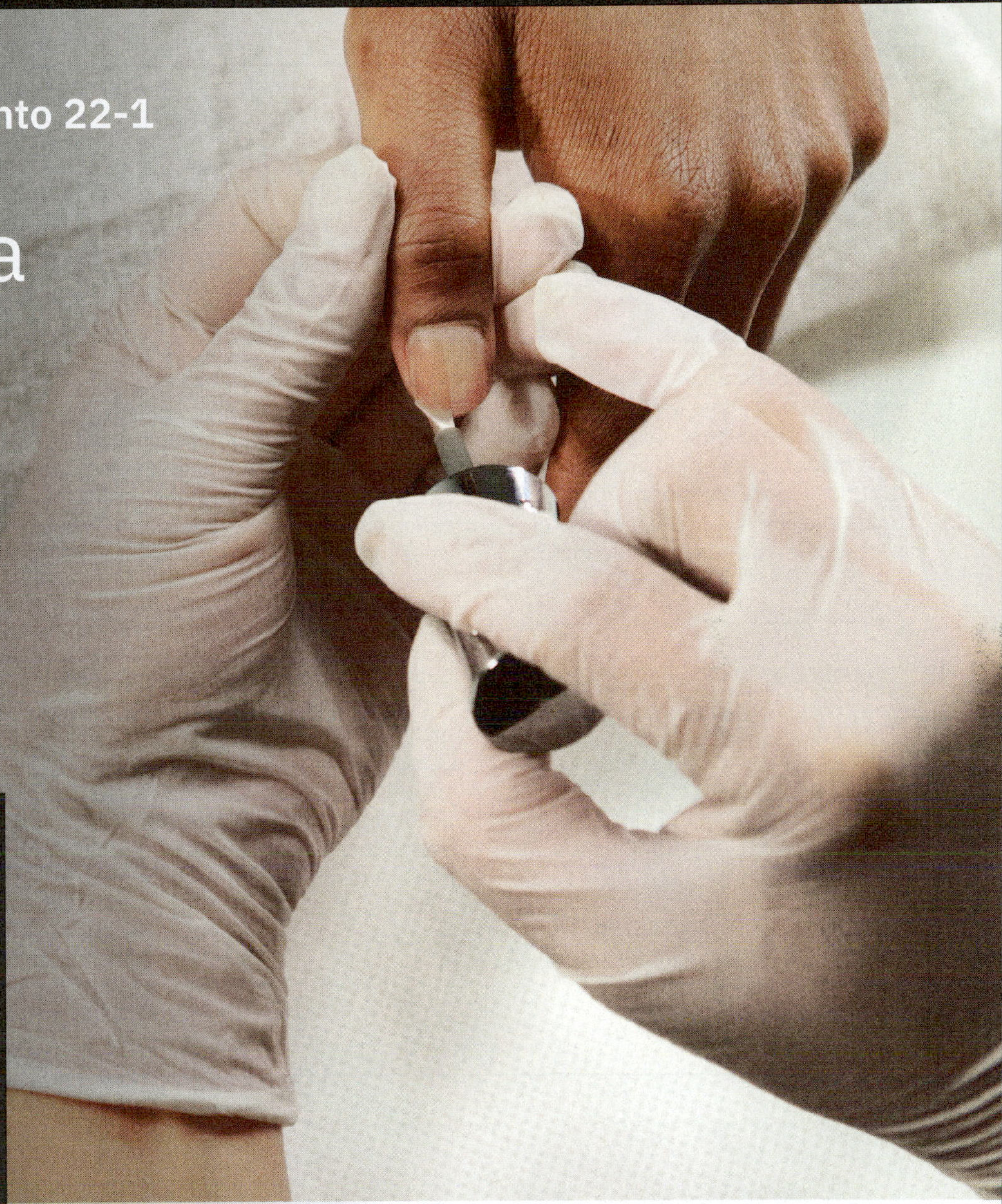

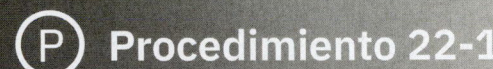

Ⓟ Procedimiento 22-1

Manicura en seco

IMPLEMENTOS Y MATERIALES

Además de los materiales básicos de su mesa de manicura, necesitará lo siguiente:

- acetona o quitaesmalte
- alcohol o limpiador de superficie de la uña
- lima abrasiva de grano fino
- pulidor de grano medio
- empujador metálico o de madera
- deshidratante de uñas
- cepillo de nailon para manicura.

PREPARACIÓN

Antes de comenzar, realice el

Ⓟ **20-1 Procedimiento previo al servicio**

DURACIÓN ESTIMADA

15 MIN

1

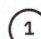

Quite el esmalte. Comience con el dedo meñique de la mano izquierda del cliente y quite el esmalte para uñas existente con acetona o quitaesmalte. Repita el procedimiento en la mano derecha.

2

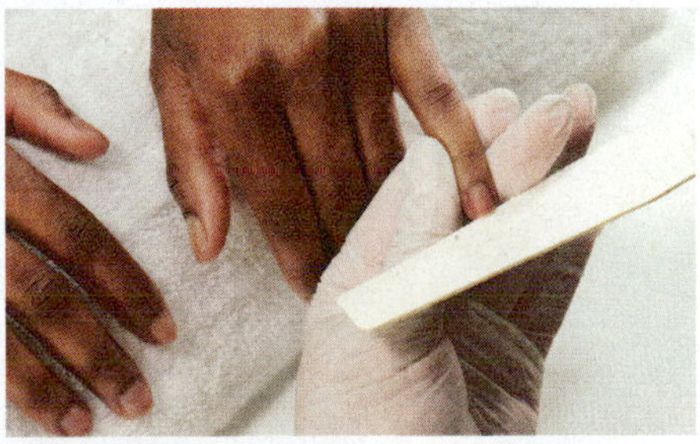

Lime el borde libre. Comience con el dedo meñique de la mano izquierda del cliente y use un abrasivo de grano fino para dar forma y suavizar el borde libre de cada uña.

③

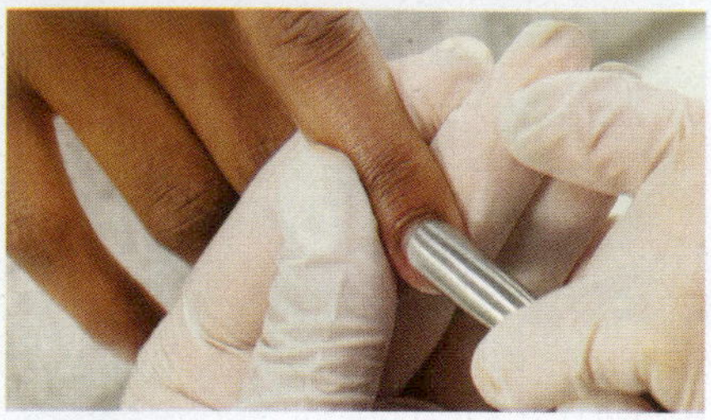

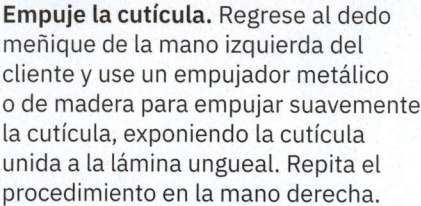

Empuje la cutícula. Regrese al dedo meñique de la mano izquierda del cliente y use un empujador metálico o de madera para empujar suavemente la cutícula, exponiendo la cutícula unida a la lámina ungueal. Repita el procedimiento en la mano derecha.

④

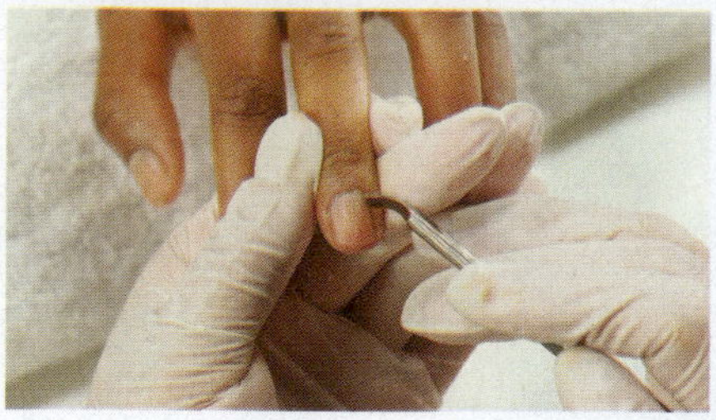

Remueva la cutícula seca. Use un empujador de madera o metálico para retirar suavemente la cutícula seca adherida a la lámina ungueal. Elimine el polvo con un cepillo de nailon para manicura seco, limpio y desinfectado.

⑤

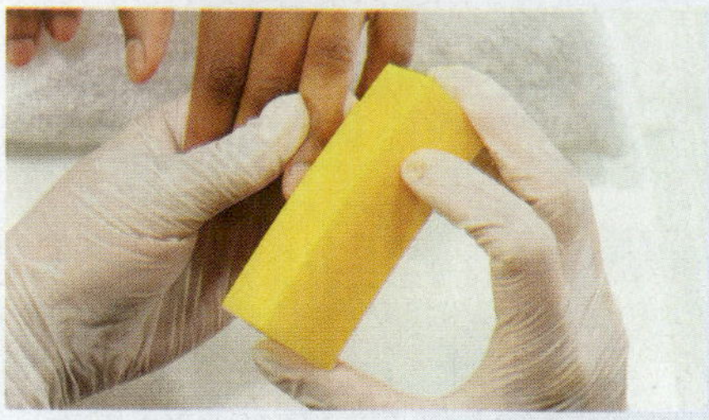

Pula las uñas. Pula ligeramente la superficie de las uñas con un pulidor de grano mediano para eliminar el brillo y cualquier resto de cutícula que haya quedado en las uñas.

⑥

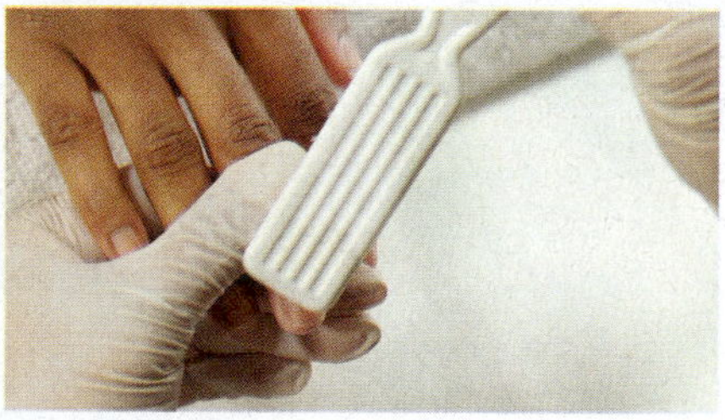

Cepille y restriegue las uñas. Elimine el polvo con un cepillo de nailon para manicura seco, limpio y desinfectado. Luego, limpie las uñas con una toallita sin pelusas con alcohol o un limpiador de la superficie para uñas, a fin de asegurarse de que la uña no contenga polvo ni residuos.

⑦

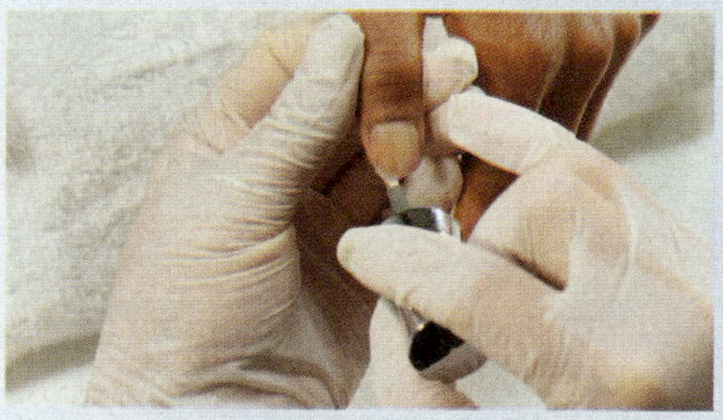

Aplique deshidratante en todas las uñas.

⑧

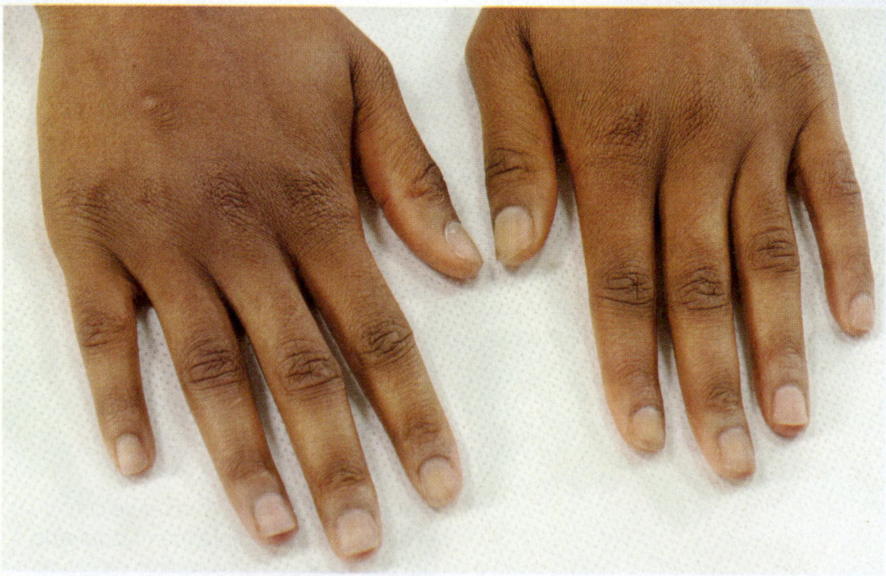

Muéstrele al cliente las manos bien preparadas y continúe con el servicio de realce para uñas elegido.

POSTERIOR AL SERVICIO

Para completar el procedimiento, realice el

Ⓟ **20-3 Procedimiento posterior al servicio**

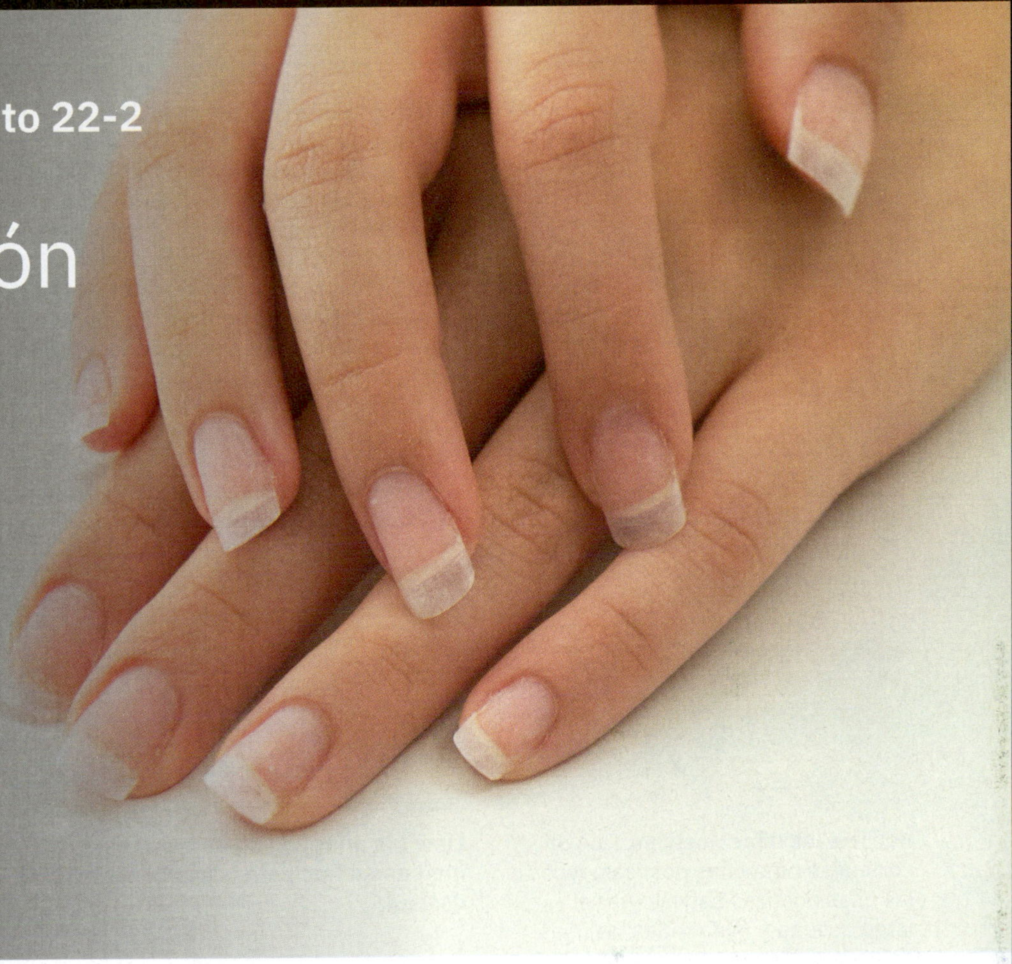

Ⓟ Procedimiento 22-2

Colocación de uñas postizas

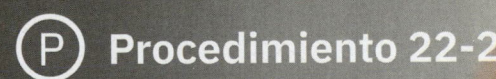

IMPLEMENTOS Y MATERIALES

Además de los materiales básicos de su mesa de manicura, necesitará lo siguiente:

- protección para los ojos
- uñas postizas con hendidura parcial o completa
- limas abrasivas de grano fino y mediano
- pulidor de grano mediano a fino
- adhesivo o resina para uñas postizas
- cortaúñas para uñas postizas.

PREPARACIÓN

Antes de comenzar, realice el

Ⓟ **20-1 Procedimiento previo al servicio**

Consulte el Ⓟ **22-1: Manicura en seco**

DURACIÓN ESTIMADA

20 MIN

¡Atención!

Las uñas postizas no se deben usar sin un recubrimiento adicional, como apliques, gel, líquido o polvo, etc., ya que no serán lo suficientemente fuertes como para usarlas solas.

1

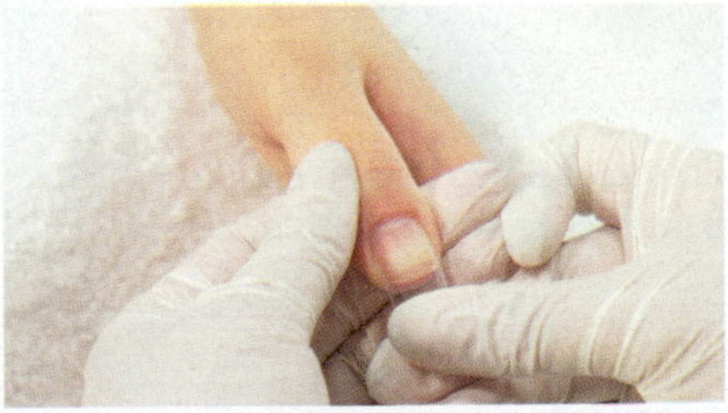

Seleccione las uñas postizas. Comience con el dedo meñique de la mano izquierda del cliente y elija la uña postiza del tamaño adecuado para la uña. Coloque las uñas postizas premoldeadas y preadaptadas en una toalla, en el orden de la posición de los dedos.

2

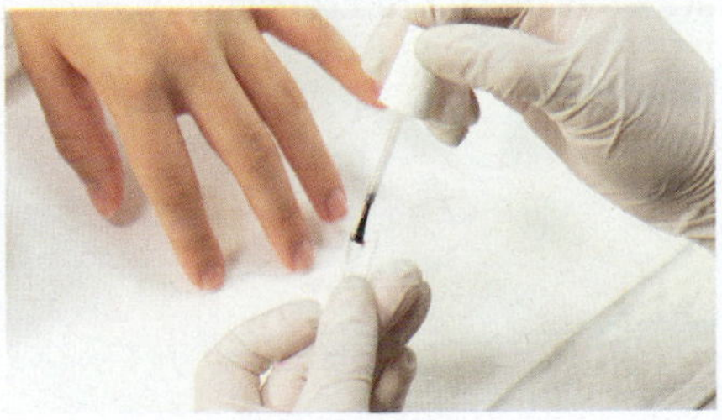

Aplique el adhesivo. Comience con el dedo meñique de la mano izquierda del cliente y aplique el adhesivo en la hendidura de la uña postiza.

3

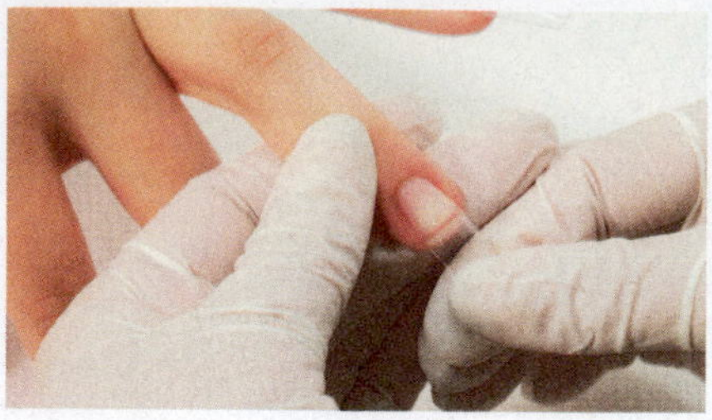

Coloque la uña postiza en la uña. Sostenga la uña postiza en un ángulo de 45 grados y conecte la posición de tope en la hendidura al borde libre de la uña natural. Presione lentamente hacia la lámina ungueal y observe cómo la resina se mueve a través de la hendidura. Evite que entren burbujas de aire en el área de contacto. Sostenga la uña postiza en su lugar durante 5 a 10 segundos, hasta que se seque el adhesivo.

4

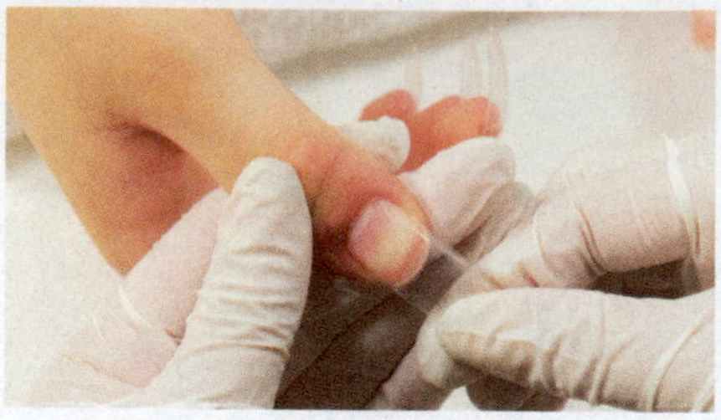

Repita los pasos 2 y 3 en todas las uñas. Si aplica una uña torcida, consulte el **Procedimiento 22–3: Remoción de uñas postizas.**

5

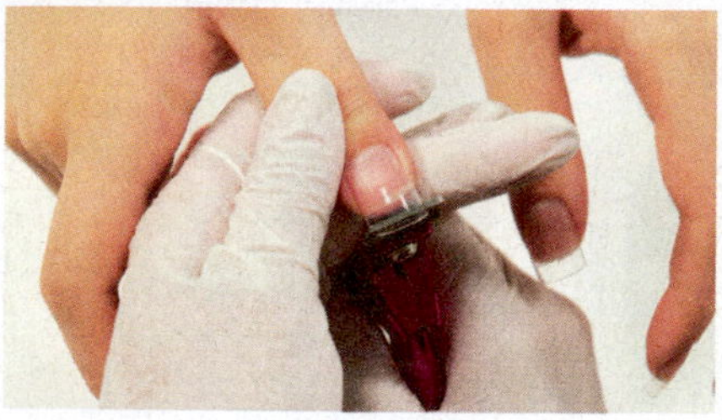

Recorte las uñas postizas. Con un cortaúñas para uñas postizas, recorte las uñas postizas hasta lograr el largo deseado. Mida todas las uñas de ambas manos para asegurarse de que tengan el mismo largo.

6

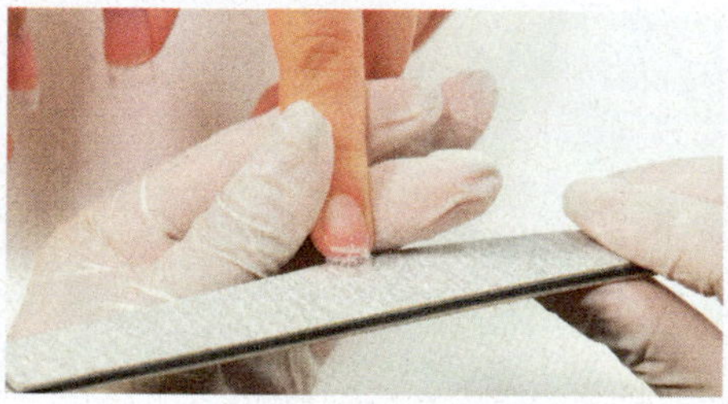

Lime las uñas con un abrasivo de grano mediano a fino para lograr la forma deseada.

7

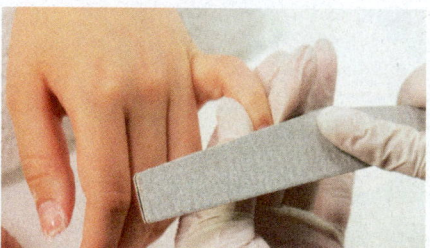

Lime la hendidura. Utilice un abrasivo plano de grano mediano a fino contra el área de contacto para limar cuidadosamente la hendidura de la uña postiza hasta que quede alineada con la uña natural.

8

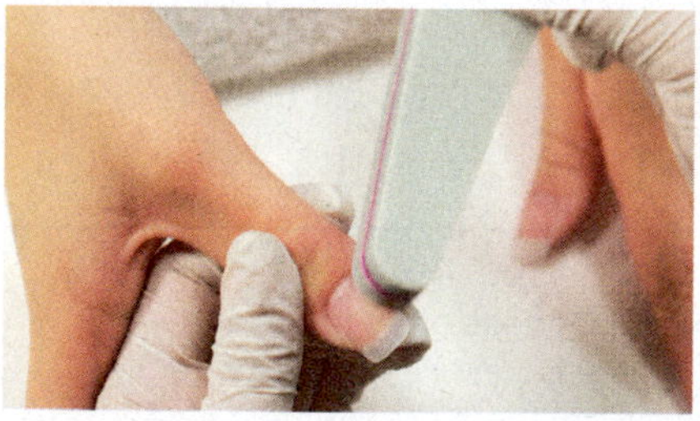

Pula las uñas. Después de uniformar, pula suavemente toda la uña con un pulidor de grano mediano a fino y elimine el brillo de toda la uña postiza.

9

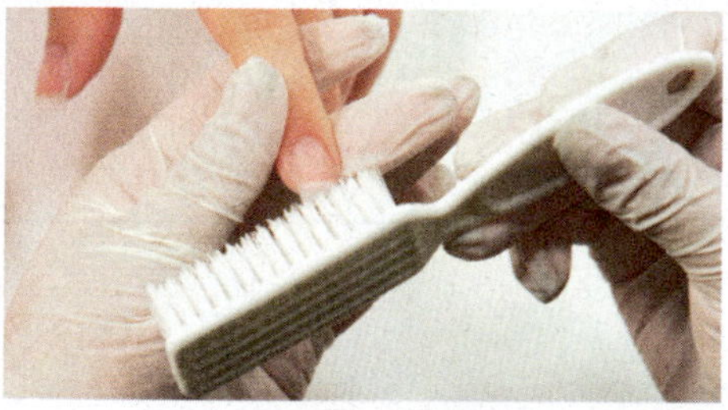

Elimine el polvo con un cepillo de manicura seco y limpio.

10

Preséntele al cliente el resultado final de la aplicación de la uña postiza.

11

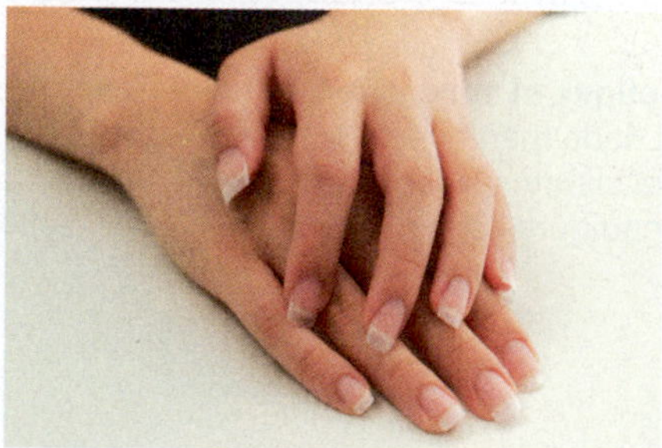

Continúe con el recubrimiento de realce para uñas de su preferencia.

POSTERIOR AL SERVICIO

Para completar el procedimiento, realice el

Ⓟ **20-3 Procedimiento posterior al servicio**

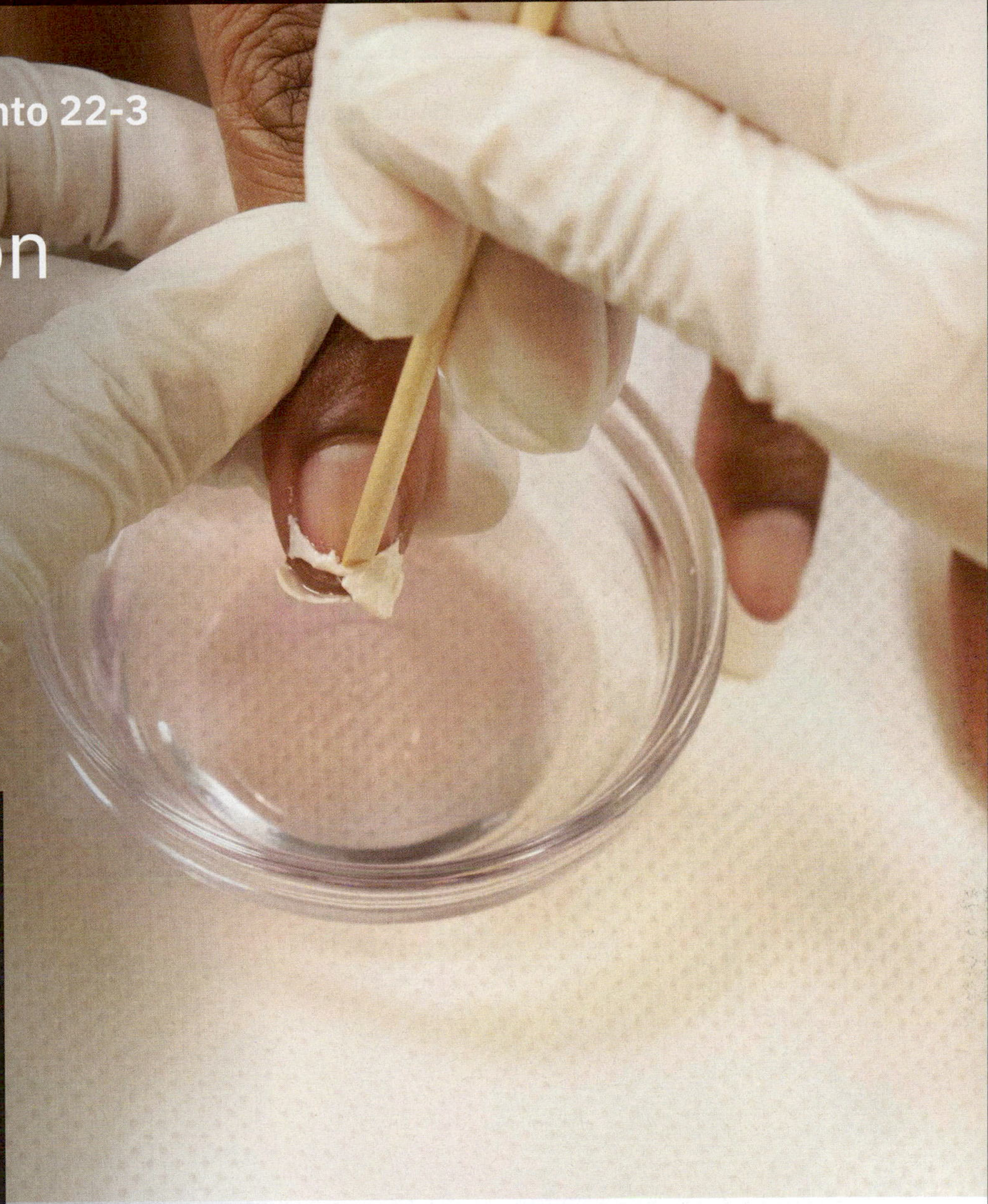

Ⓟ Procedimiento 22-3

Remoción de uñas postizas

IMPLEMENTOS Y MATERIALES

Además de los materiales básicos de su mesa de manicura, necesitará lo siguiente:

- pulidor de grano mediano a fino
- recipiente o vaso Dappen de vidrio pequeño
- solución o acetona para retirar uñas postizas
- empujador de madera.

PREPARACIÓN

Antes de comenzar, realice el

Ⓟ 20-1 Procedimiento previo al servicio

DURACIÓN ESTIMADA

10 MIN

1

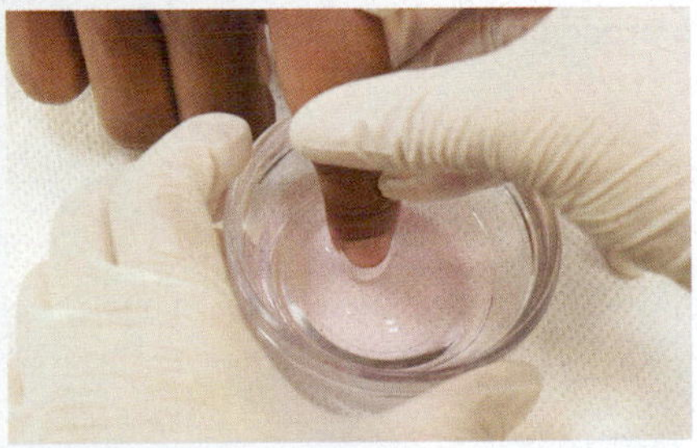

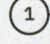

Sumerja las uñas en acetona. Vierta suficiente acetona en un recipiente o vaso Dappen de vidrio pequeño para cubrir las uñas postizas. Remoje una uña, o todas ellas, de 5 a 10 minutos.

2

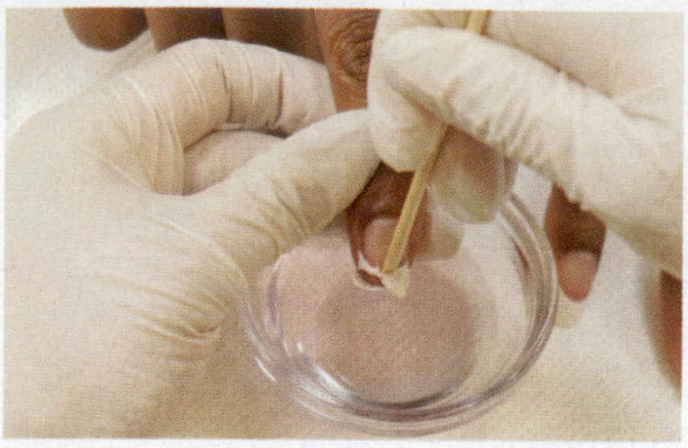

Deslice las uñas postizas. Use un empujador de madera para retirar la uña postiza ablandada. No trate de retirarlas haciendo palanca. Esto puede dañar la lámina ungueal. Si la uña postiza todavía está adherida, remoje la uña del cliente durante unos minutos más hasta que pueda retirarla con facilidad.

3

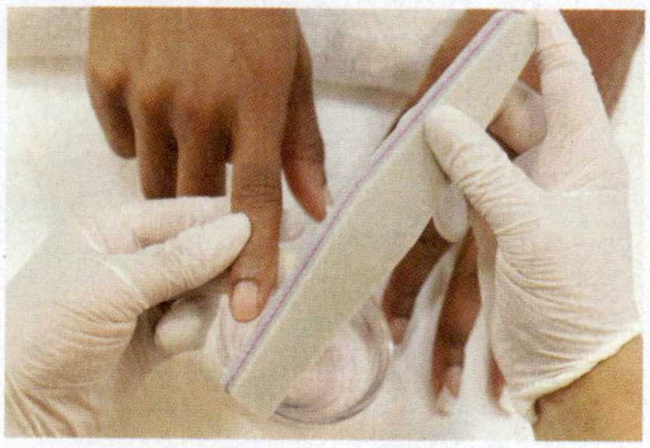

Pula ligeramente la uña natural con un pulidor de grano fino para eliminar los restos de adhesivo.

4

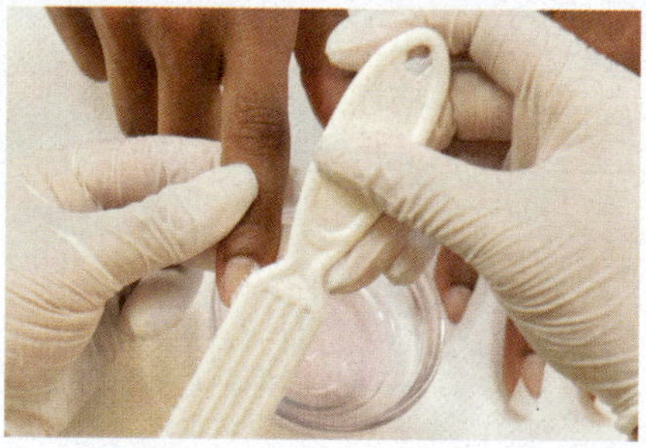

Retire todo el polvo con un cepillo para uñas limpio y seco.

5

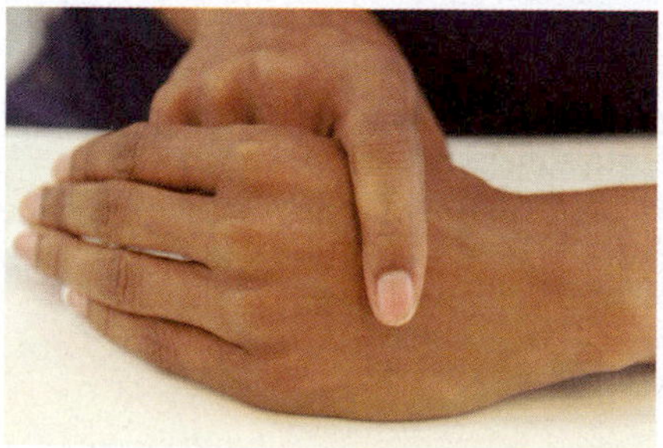

Vuelva a aplicar la uña postiza como se indica en el Procedimiento 22-2: Colocación de uñas postizas y preséntele el trabajo terminado al cliente, o proceda con el servicio deseado.

POSTERIOR AL SERVICIO

Para completar el procedimiento, realice el

Ⓟ 20-3 Procedimiento posterior al servicio

Ⓟ Procedimiento 22-4

Aplicación de moldes para uñas desechables

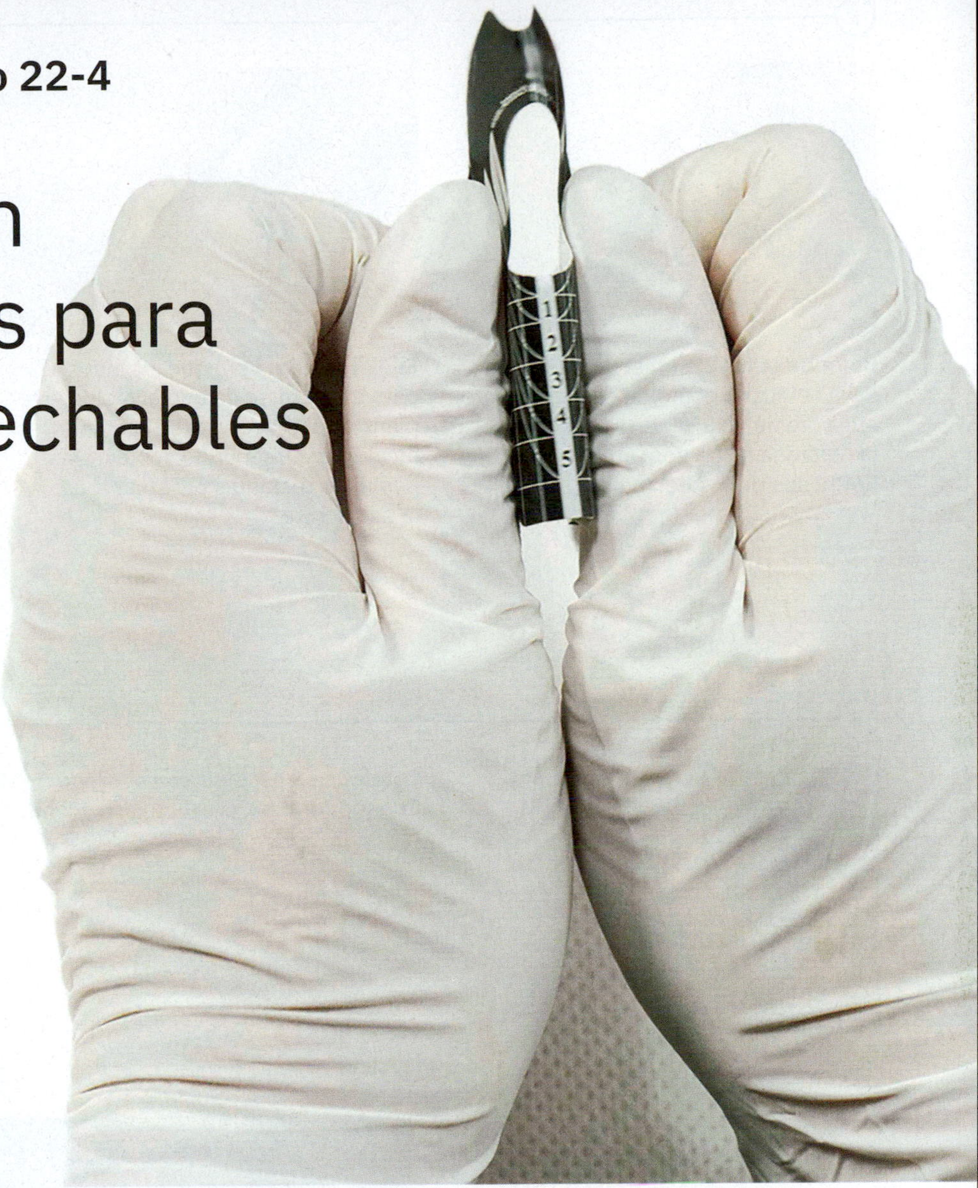

IMPLEMENTOS Y MATERIALES

Además de los materiales básicos de su mesa de manicura, necesitará lo siguiente:

- moldes para uñas.

PREPARACIÓN

Antes de comenzar, realice el

Ⓟ **20-1 Procedimiento previo al servicio**

Consulte Ⓟ **22-1 Manicura en seco**

DURACIÓN ESTIMADA

15 MIN

1

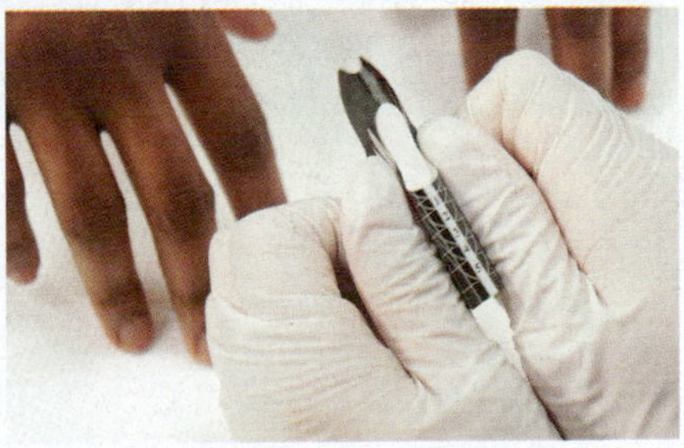

Retire el papel de protección del molde. Con la ayuda del pulgar y el índice de ambas manos, sostenga el molde de los bordes laterales y muévalo hacia adelante y hacia atrás para crear un arco.

2

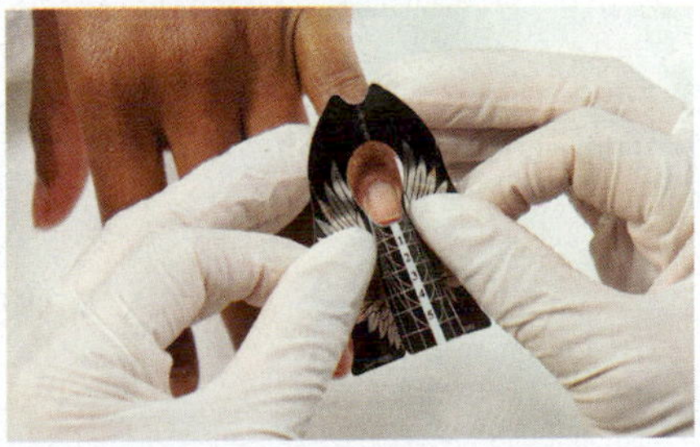

Coloque el molde. Comience con el dedo meñique de la mano izquierda del cliente, coloque el molde debajo del borde libre, teniendo cuidado de no apretar el hiponiquio. Si la forma del molde no se ajusta perfectamente a la forma del borde libre, use tijeras para personalizar el molde.

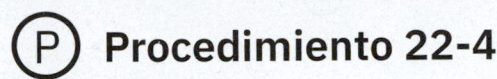

3

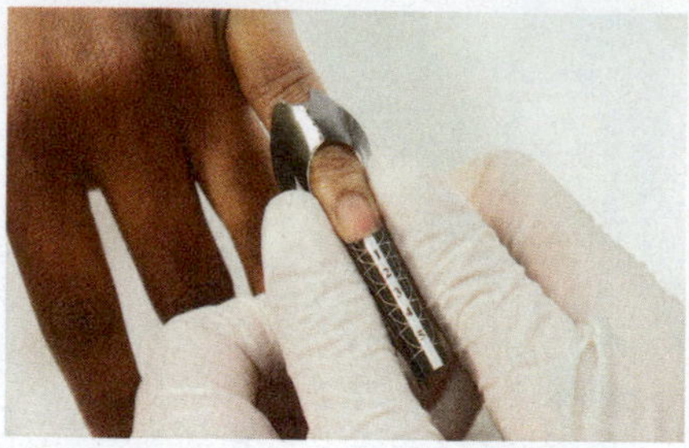

Coloque el molde en el dedo. Cuando haya colocado el molde correctamente, haga presión a los lados para que la pegatina se adhiera al dedo. Retire sus dedos del molde.

4

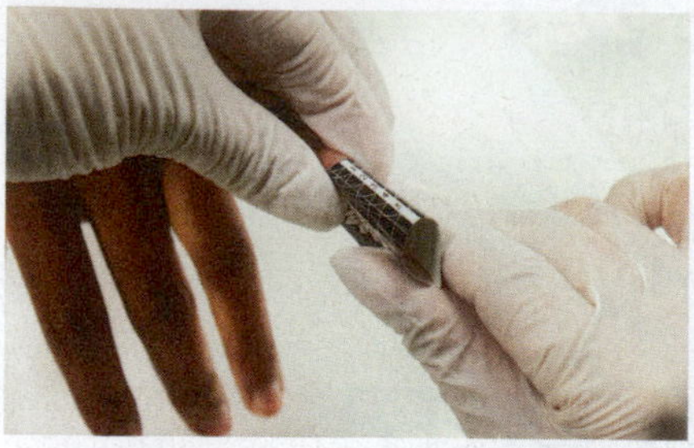

Fije el molde. Verifique los lados para asegurarse de que el molde esté plano, luego, presione la pestaña en el borde inferior del molde y las pestañas restantes para fijar toda la estructura.

5

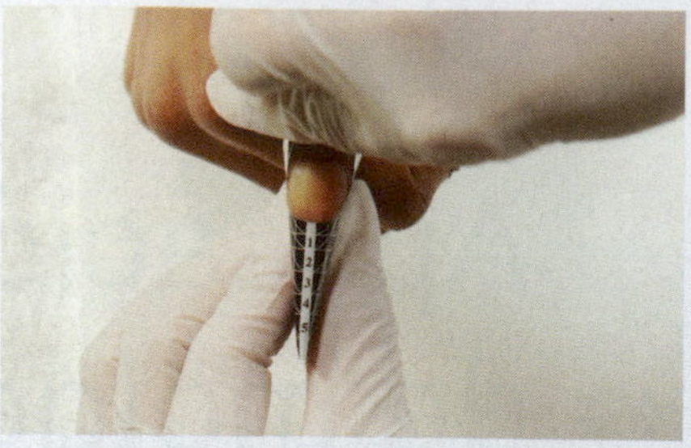

Adapte el molde a la forma de la uña. De acuerdo con la forma deseada, deje el molde con un círculo abierto o ciérrelo con fuerza en el borde. Consulte las referencias de aplicación de moldes para distintas formas de uñas en las figuras 22-5 y 22-6.

6

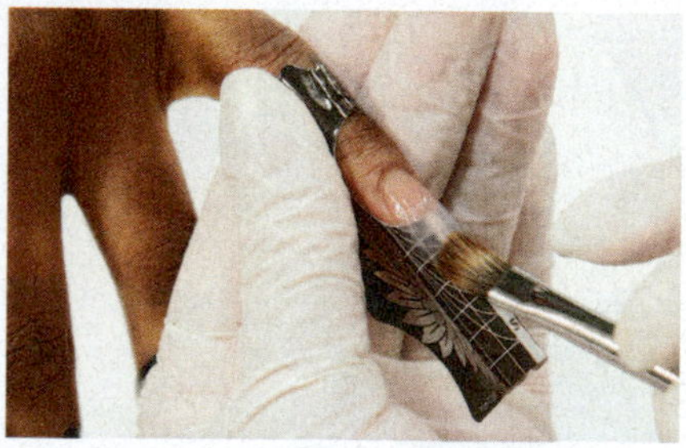

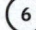

Comience a esculpir con el producto de realce para uñas de su preferencia. Cuando termine, preséntele al cliente el resultado final del estilo.

POSTERIOR AL SERVICIO

Para completar el procedimiento, realice el

Ⓟ **20-3 Procedimiento posterior al servicio**

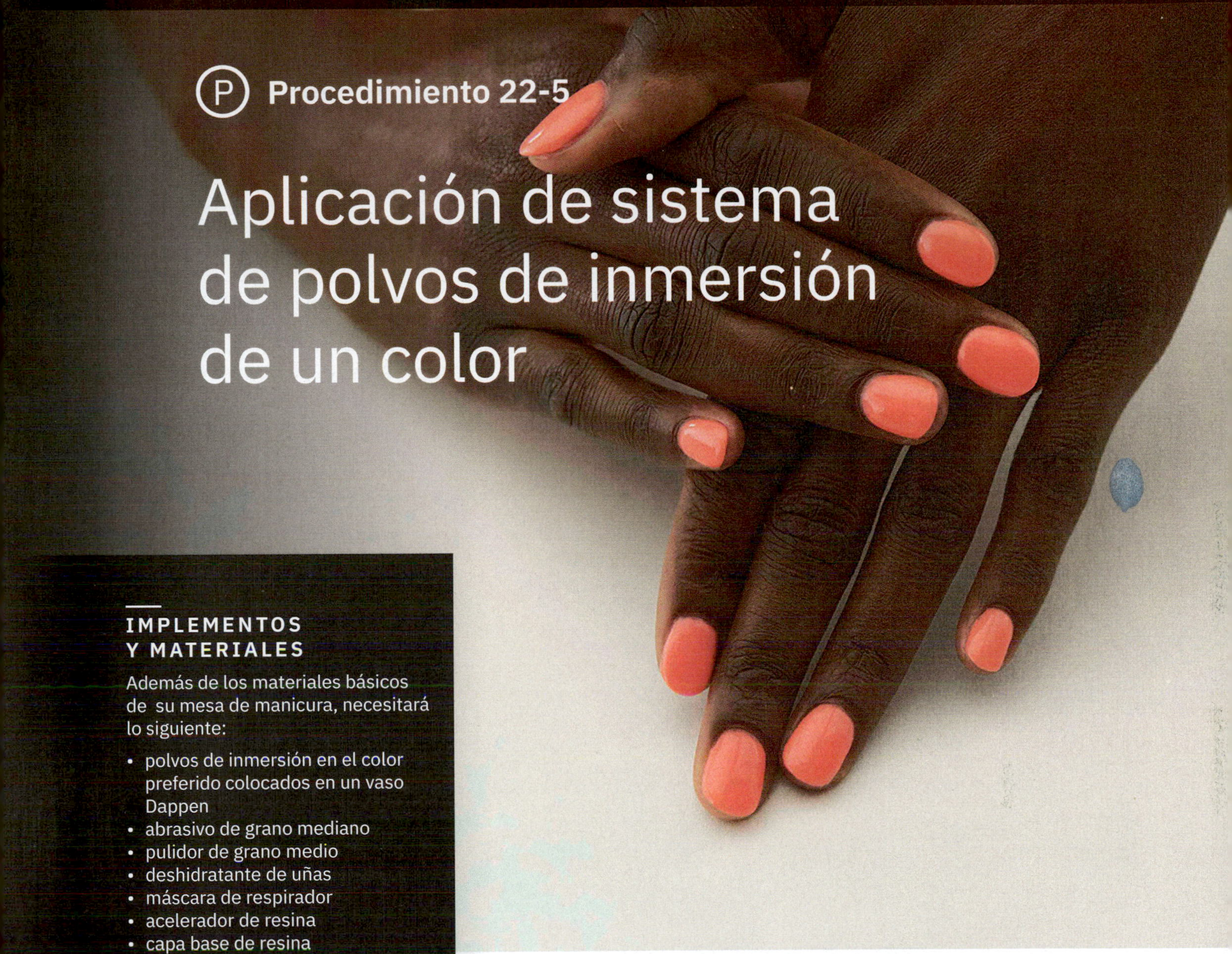

Ⓟ Procedimiento 22-5

Aplicación de sistema de polvos de inmersión de un color

IMPLEMENTOS Y MATERIALES

Además de los materiales básicos de su mesa de manicura, necesitará lo siguiente:

- polvos de inmersión en el color preferido colocados en un vaso Dappen
- abrasivo de grano mediano
- pulidor de grano medio
- deshidratante de uñas
- máscara de respirador
- acelerador de resina
- capa base de resina
- capa protectora de resina
- cepillo empolvador suave.

PREPARACIÓN

Antes de comenzar, realice el

Ⓟ **20-1 Procedimiento previo al servicio** Consulte Ⓟ **22-1 Manicura en seco**

DURACIÓN ESTIMADA

30 MIN

1

Coloque uñas postizas, si lo desea. Consulte el **Procedimiento 22–2: Colocación de uñas postizas.**

2

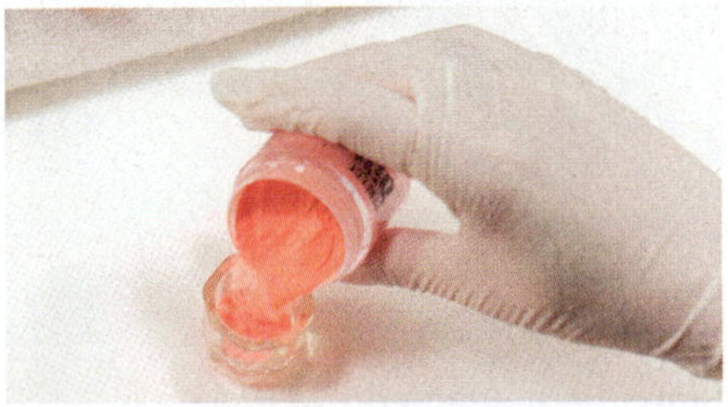

Vierta el color en polvo deseado en el vaso Dappen. Agregue más polvo durante el servicio, según sea necesario.

3

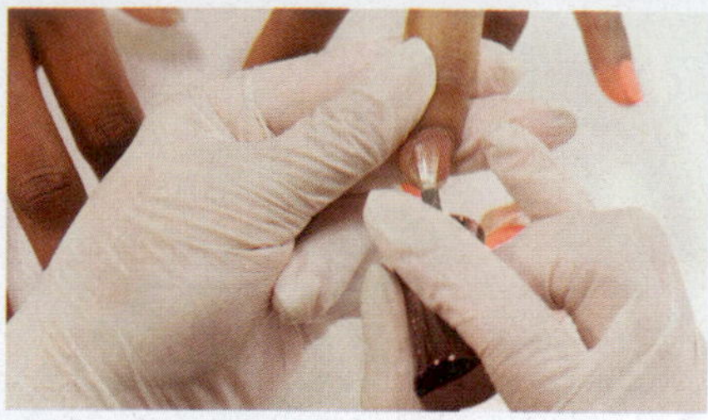

Aplique la capa base de resina sobre toda la superficie de la uña lo más cerca que pueda de la piel sin tocarla.

4

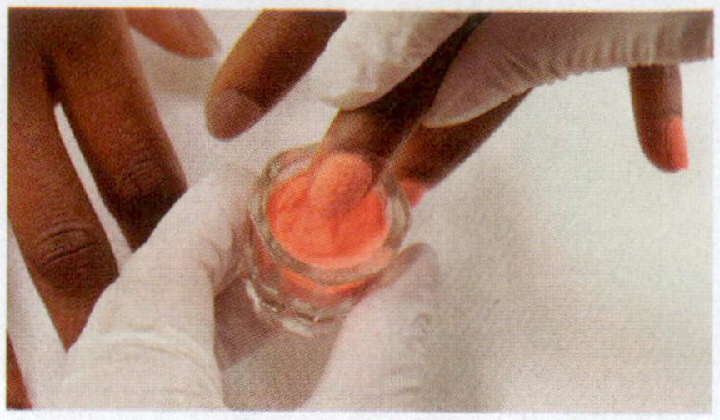

Sumerja rápidamente la uña en el vaso Dappen. Manténgala por uno o dos segundos y, luego, sáquela. Dé golpecitos suaves al dedo para retirar el excedente el polvo.

5

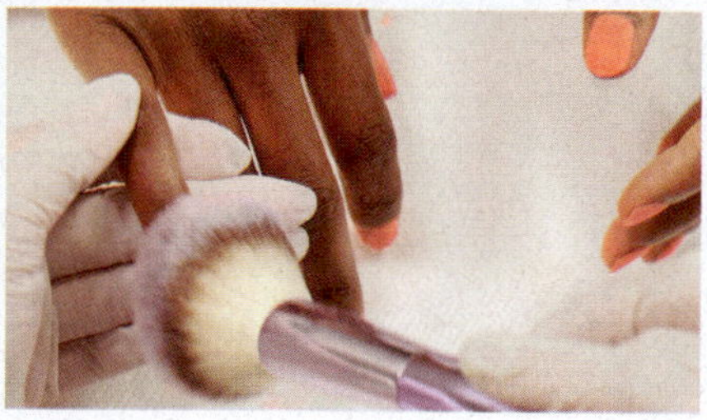

Repita los pasos 3 y 4 en el resto de las uñas. Quite todo el polvo excedente con una brocha de maquillaje suave.

6

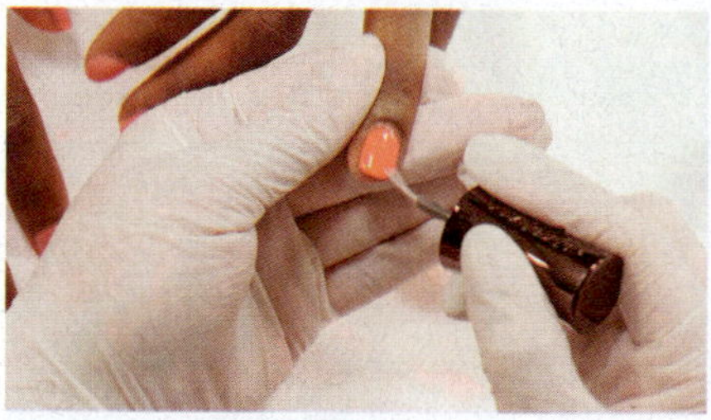

Aplique una segunda base de resina sobre la uña y asegúrese de tapar el borde libre. Limpie el cepillo aplicador de resina en una toalla sin pelusas y vuelva a colocarlo en la botella.

7

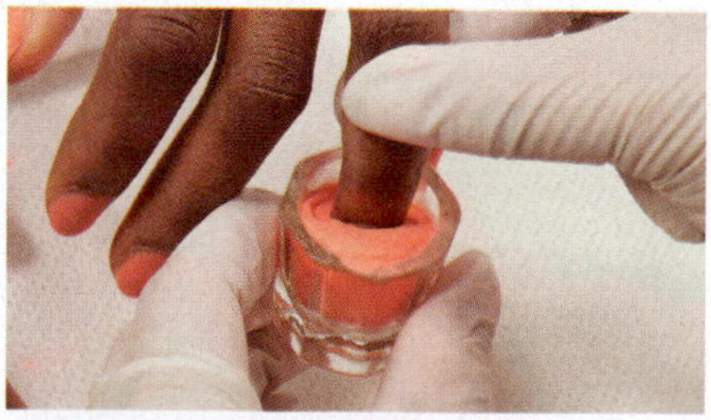

Sumerja rápidamente la uña en el vaso Dappen. Manténgala por uno o dos segundos y, luego, sáquela. Dé golpecitos suaves al dedo para retirar el excedente el polvo. Limpie el cepillo aplicador de resina en una toalla sin pelusas y vuelva a colocarlo en la botella.

8

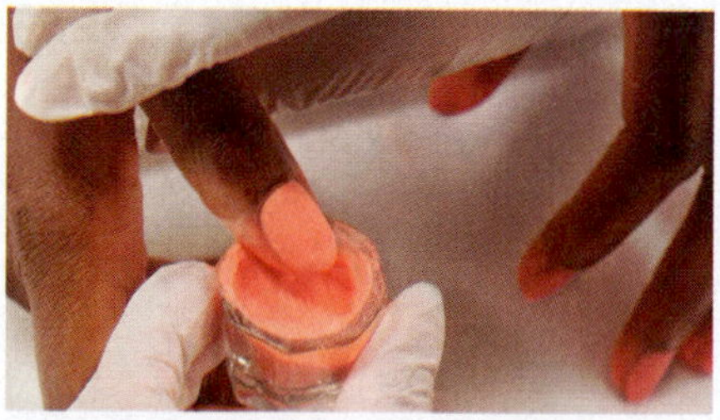

Repita en las uñas restantes. Quite todo el polvo excedente con una brocha de maquillaje suave.

9

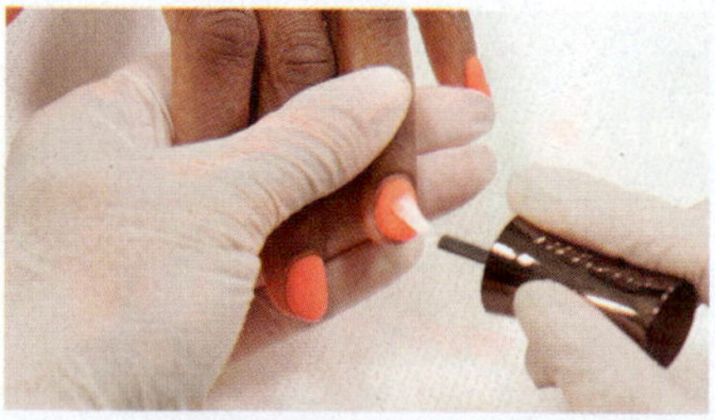

Aplique el activador de resina en todas las uñas.

(10)

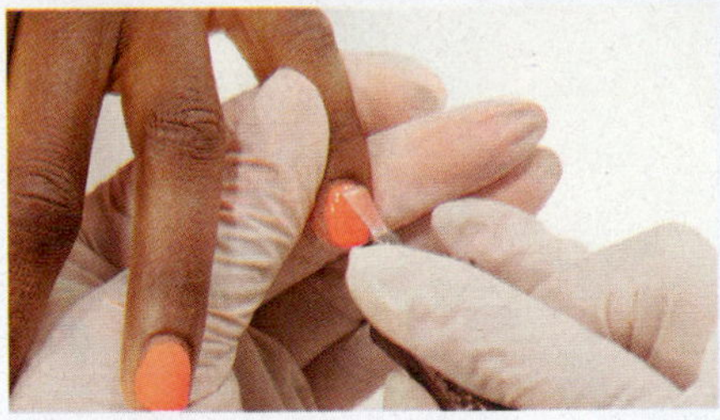

Aplique resina base sobre la uña. Limpie el cepillo aplicador de resina en una toalla sin pelusas y vuelva a colocarlo en la botella. Debido al activador, la base debería secarse muy rápidamente.

(11)

Saque su recolector de polvo cuando comience a limar. Use la máscara de respirador aprobada por NIOSH (Instituto Nacional para la Seguridad y Salud Ocupacional).

(12)

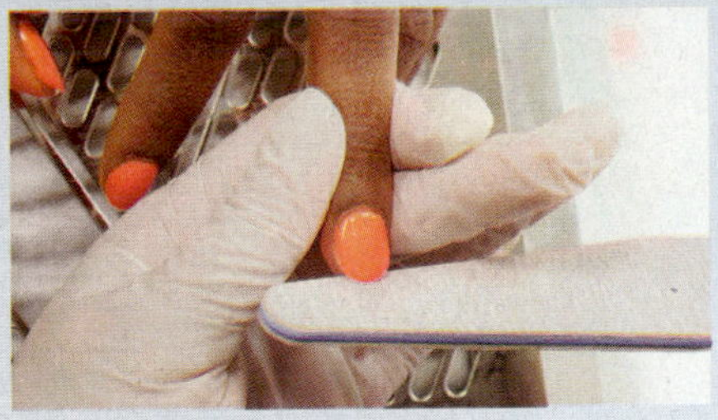

De ser necesario, use un abrasivo de grano mediano para darles forma a las uñas.

(13)

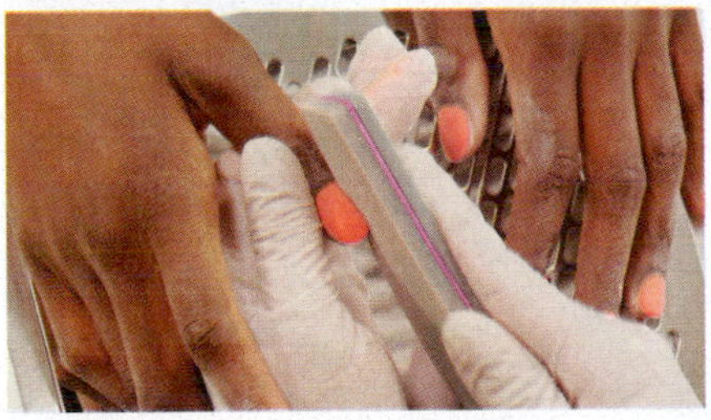

Alise la superficie de la uña con un pulidor de grano medio.

(14)

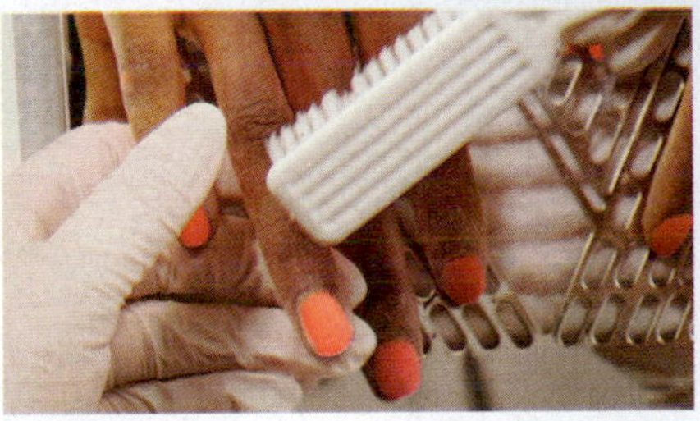

Retire el polvo con un cepillo para uñas limpio, seco y desinfectado.

(15)

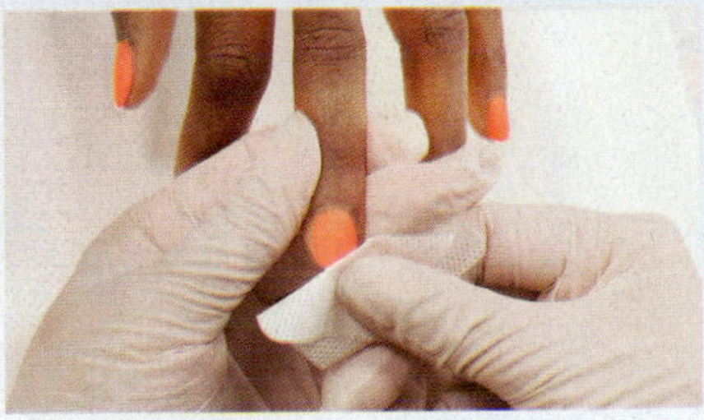

Aplique el activador en todas las uñas. Limpie la superficie con una toalla sin pelusas para retirar el exceso de activador.

(16)

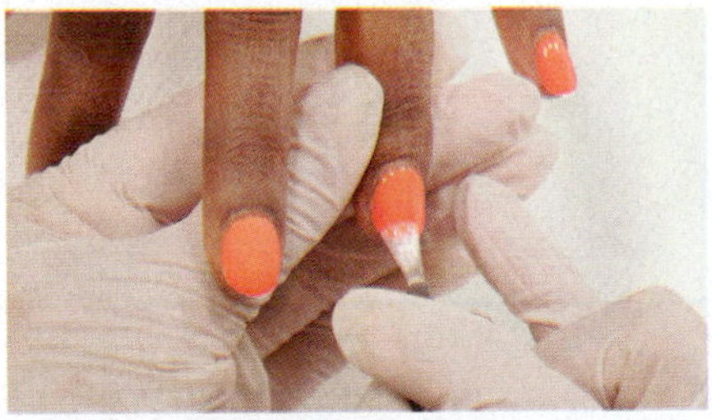

Aplique la resina protectora en toda la uña y mantenga el producto alejado de la piel. Limpie el cepillo aplicador de resina en una toalla sin pelusas y vuelva a colocarlo en la botella.

(17)

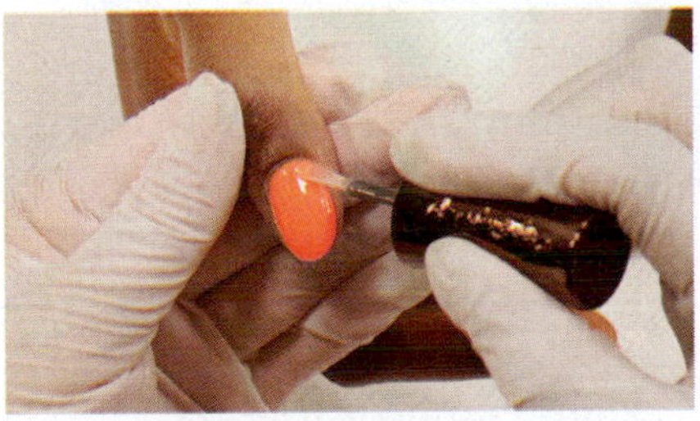

Repita para dar una segunda capa. Déjela actuar por aproximadamente ocho minutos hasta que se seque.

(18)

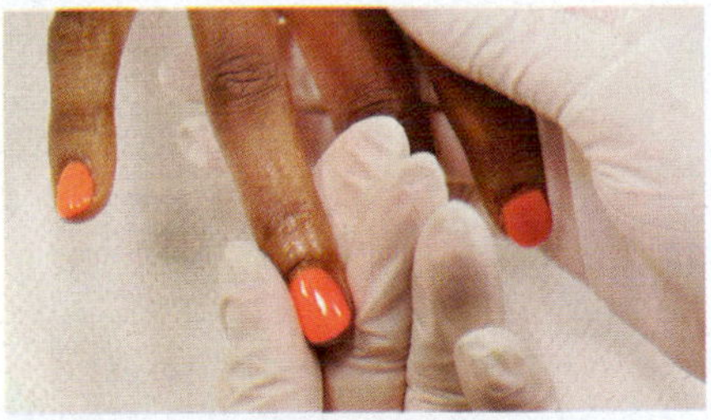

Aplique aceite para cutículas, luego, loción para manos y masajee.

(19)

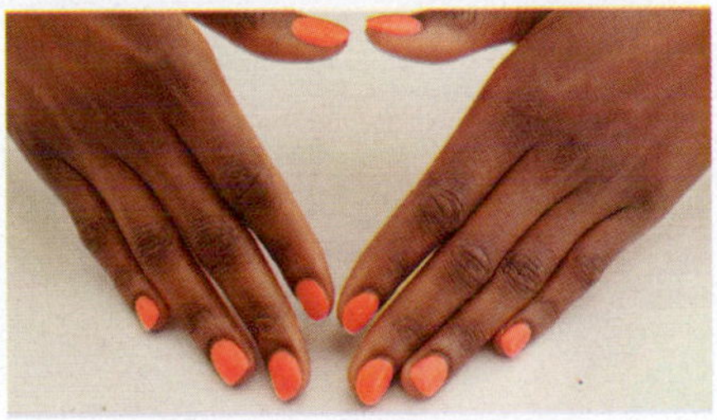

Preséntele al cliente el resultado final del estilo.

POSTERIOR AL SERVICIO

Para completar el procedimiento, realice el

Ⓟ 20-3 Procedimiento posterior al servicio

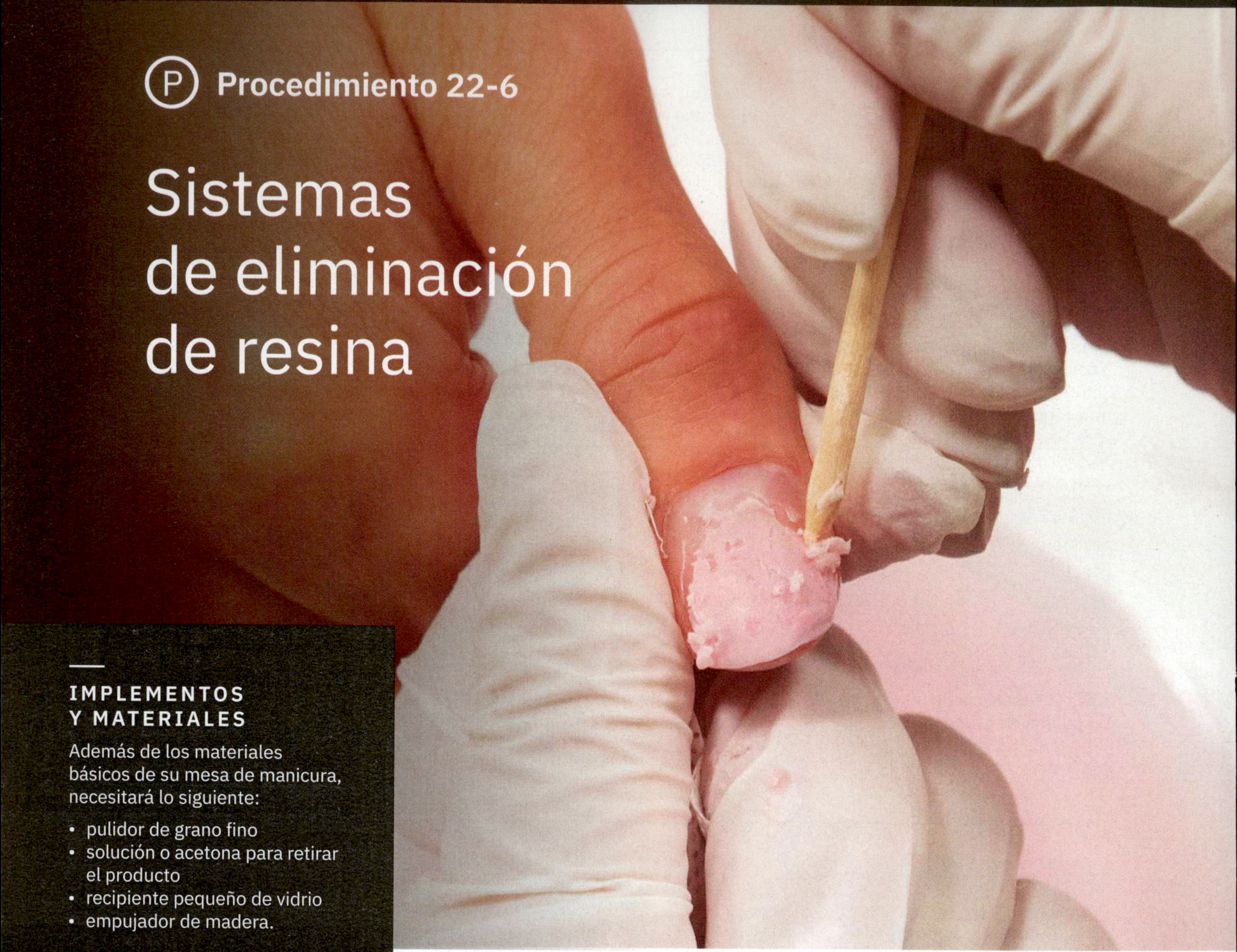

Ⓟ Procedimiento 22-6

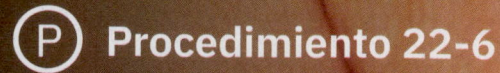

Sistemas de eliminación de resina

IMPLEMENTOS Y MATERIALES

Además de los materiales básicos de su mesa de manicura, necesitará lo siguiente:

- pulidor de grano fino
- solución o acetona para retirar el producto
- recipiente pequeño de vidrio
- empujador de madera.

PREPARACIÓN

Antes de comenzar, realice el

Ⓟ **20-1 Procedimiento previo al servicio**

DURACIÓN ESTIMADA

30 MIN

1

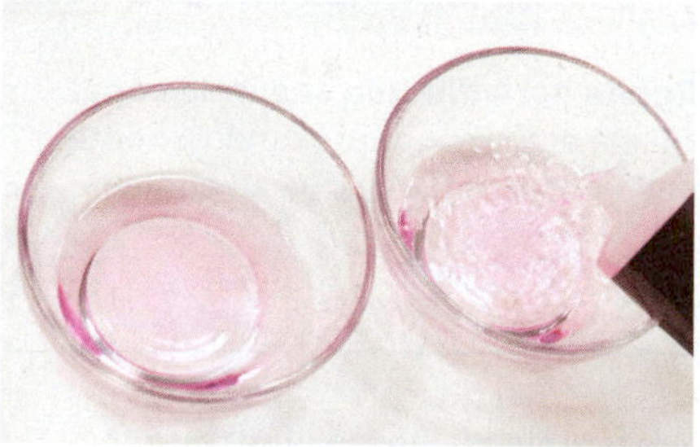

Sumerja las uñas en acetona. Vierta suficiente removedor de producto o acetona en un recipiente pequeño de vidrio para cubrir las uñas. Sumérjalas según las instrucciones del fabricante.

2

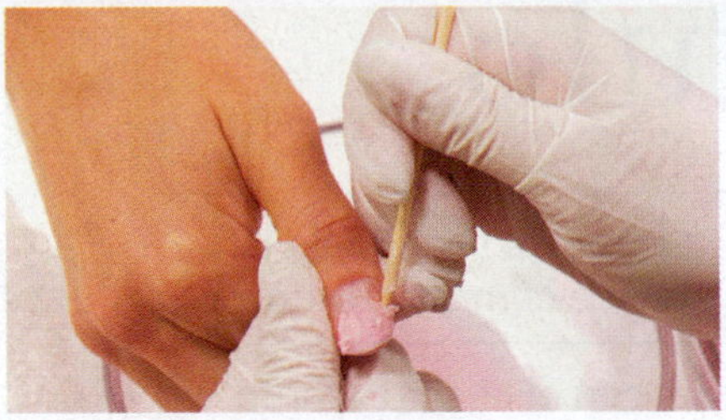

Deslice el producto para retirarlo. Use un empujador de madera para deslizar y retirar el producto ablandado. No trate de retirar el producto haciendo palanca, ya que esto puede dañar la uña. Siga sumergiendo hasta que el producto se retire fácilmente.

3

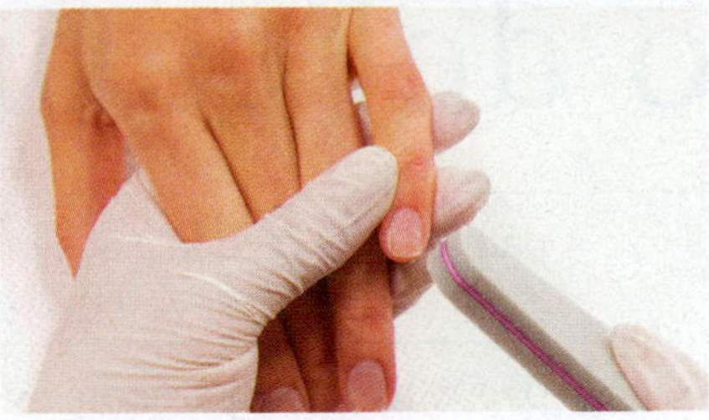

Pula ligeramente la uña natural con un pulidor de grano fino para eliminar los restos.

4

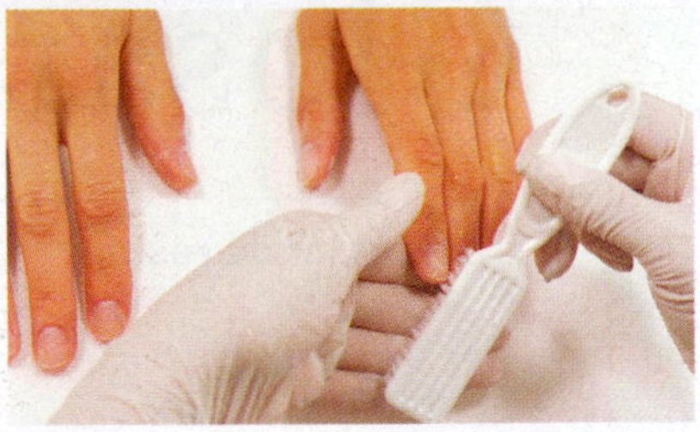

Retire el polvo con un cepillo para uñas limpio y seco. Pídale al cliente que se lave las manos.

5

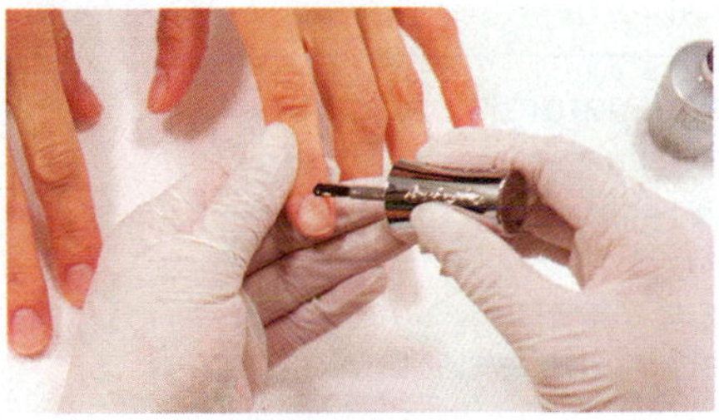

Aplique aceite para cutículas, luego, loción para manos y masajee.

6

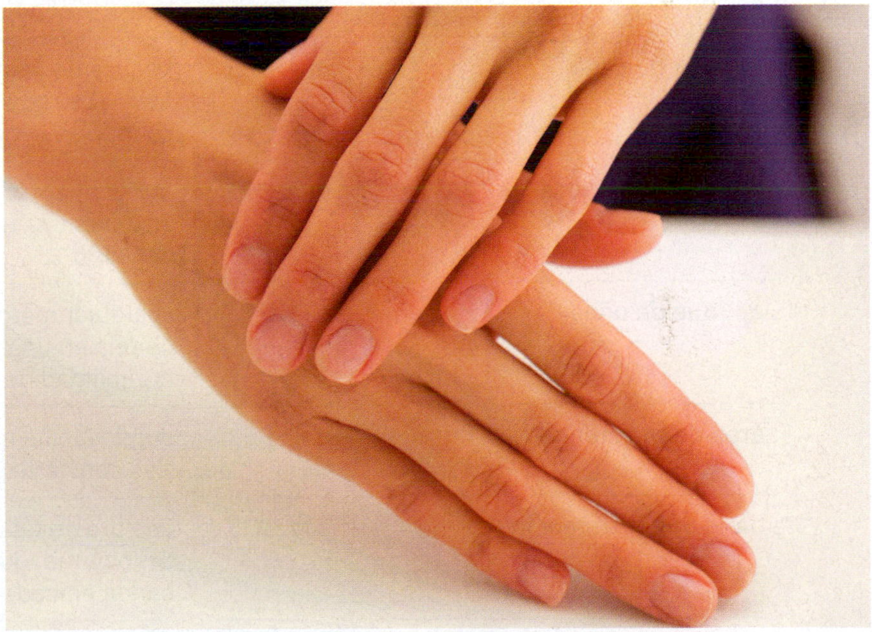

Preséntele al cliente las uñas limpias.

POSTERIOR AL SERVICIO

Para completar el procedimiento, realice el

Ⓟ **20-3 Procedimiento posterior al servicio**

Glosario del capítulo

acelerador de resina	pág. 952	ayuda a acelerar el tiempo de secado de la resina, también se conoce como activador
acetato de butilo	pág. 946	ingrediente en común con el deshidratante de uñas
acrilonitrilo butadieno estireno (ABS)	pág. 946	plástico resistente que se utiliza para hacer uñas postizas premoldeadas
adhesivo de uñas	pág. 946	resina fina utilizada para adherir la punta a la uña natural
alcohol isobutílico	pág. 946	ingrediente en común con el limpiador de uñas
aplique de fibra de vidrio	pág. 953	compuesta por una malla sintética muy delgada con trama abierta
aplique de seda	pág. 953	hechos de un material natural fino con una trama cerrada que se vuelve transparente cuando se le coloca resina para apliques
aplique de textura	pág. 953	material absorbible que se utiliza para envolver una uña; hecho de seda, lino o fibra de vidrio
aplique de uñas	pág. 953	cualquier método para asegurar una capa de tela en una uña; aumenta la fuerza y la durabilidad de las uñas
área de resistencia	pág. 951	donde la uña natural crece más allá del dedo y se convierte en el borde libre
banda de resistencia	pág. 953	una tira de tela de unos 3,12 mm (⅛ in) de longitud, que se aplica a través de la banda onicodérmica
banda onicodérmica	pág. 953	línea donde el borde libre de la uña natural se encuentra con el lecho ungueal
cianoacrilato	pág. 952	monómero de acrilato líquido incoloro que se cura con facilidad y se usa como un adhesivo potente de acción rápida

cortaúñas para uñas postizas	pág. 947	herramienta de metal diseñada específicamente para no ejercer presión sobre la uña postiza de plástico mientras se corta
curva en C	pág. 951	curvatura o el arco de la uña si se la mira desde la punta hacia abajo
deshidratante de uñas	pág. 946	producto de preparación para uñas que evita temporalmente que la uña produzca humedad y aceite natural
hendidura	pág. 946	depresión superficial en la uña postiza que sirve como punto de contacto con la lámina ungueal
lado inferior de la extensión de la uña	pág. 951	el lado inferior de la extensión de la uña
limpiador de uñas	pág. 946	producto de preparación para uñas que se utiliza para eliminar los residuos, la humedad y las cantidades pequeñas de aceite que quedan en la superficie de la uña natural
manicura en seco	pág. 945	se utiliza antes de un servicio de realce para preparar la cutícula y la lámina ungueal sin remojarlas en agua
mantenimiento	pág. 953	cuando se necesita realizar el servicio para un realce para uñas después de dos o más semanas desde la aplicación inicial del producto de realce para uñas
moldes para uñas	pág. 948	moldes con forma curva; se colocan debajo del borde libre de la uña natural y se utilizan como guía para extender los productos de realces para uñas de modo que sobresalgan de la punta del dedo; se utilizan para crear más longitud
moldes para uñas desechables	pág. 948	molde de uña hecho de papel o mylar, cubiertos con los dorsos adhesivos
moldes para uñas reutilizables	pág. 949	moldes hechos de plástico o aluminio premoldeado y se pueden limpiar y desinfectar entre cada cliente
mylar	pág. 948	película de poliéster delgada y resistente que se utiliza para hacer moldes para uñas

polvo de inmersión	pág. 954	polímero en polvo muy fino que puede ser claro o estar muy pigmentado con color
posición de tope	pág. 946	el punto donde el borde libre de la uña natural se encuentra o hace tope dentro de la hendidura de la uña
realce para uñas	pág. 944	cualquier producto que se le agrega a la uña natural para incrementar la fortaleza y belleza
rebalance	pág. 953	corrección estructural de la ubicación del vértice de la uña para equilibrar y prolongar su solidez, forma y durabilidad
recubrimiento	pág. 946	capa de producto de realce para uñas en toda la superficie de la uña a fin de darle resistencia, estructura y soporte
relleno	pág. 953	servicio de mantenimiento de dos a tres semanas para rellenar el área del nuevo crecimiento de la uña con producto nuevo, volver a balancear la forma de la uña y repararla si es necesario
resina de construcción	pág. 952	resina de mayor viscosidad
resinas para uñas	pág. 952	están hechas de cianoacrilato, un monómero de acrilato líquido incoloro que cura con facilidad y se usa como un adhesivo potente de acción rápida
sistemas de inmersión	pág. 954	un sistema basado en resina y polvo de polímero en el que la resina absorbe el polvo para crear un recubrimiento duro sobre la uña
sistemas de resina para uñas	pág. 952	cualquier grupo de productos que incluya resina para uñas; fortalecen y dan estructura sobre una uña natural o uña postiza; los materiales combinados con resina pueden incluir tela, papel, materiales de algodón o polímero en polvo
uña postiza con hendidura completa	pág. 946	uña postiza con hendidura completa cubre toda el área del vértice y más de la mitad de la lámina ungueal
uña postiza con hendidura parcial	pág. 946	uña postiza que generalmente se altera en la línea de la hendidura para dejar más a la vista la uña natural

uña postiza de cobertura total	pág. 947	cubre toda la uña hasta la cutícula
uña postiza sin hendidura	pág. 947	uña postiza que no tiene ninguna hendidura y, por lo tanto, tampoco tiene posición de tope
uñas almendradas	pág. 950	forma de uña ovalada con un efecto en punta bastante marcado que termina en una punta afilada
uñas de bailarina	pág. 950	forma de uña larga y con un efecto extremadamente en punta con un extremo cuadrado similar a la de una zapatilla de punta de ballet
uñas esculpidas	pág. 944	alarga la uña natural
uñas estilete	pág. 950	uña muy larga y con un efecto completamente en punta con un extremo que termina en una punta afilada
uñas postizas	pág. 946	uña premoldeada hecha de plástico ABS
uñas postizas francesas	pág. 947	uñas postizas que se cortan en forma de media luna en el punto de contacto
vértice	pág. 951	también conocido como el arco; punto más alto de la uña; de forma ovalada; centro de la uña

CAPÍTULO 23:

Realces para uñas líquidos y en polvo

Objetivos de aprendizaje

Al finalizar este capítulo, podrá:

OA 1 Explicar por qué los cosmetólogos deben aprender acerca de los realces para uñas líquidos y en polvo.

OA 2 Describir la química de los realces para uñas líquidos y en polvo.

OA 3 Identificar los insumos que se necesitan en realces para uñas líquidos y en polvo.

OA 4 Describir dos formas de crear arte de uñas usando líquido y polvo.

OA 5 Resumir los procesos de mantenimiento y remoción de realces para uñas líquidos y en polvo.

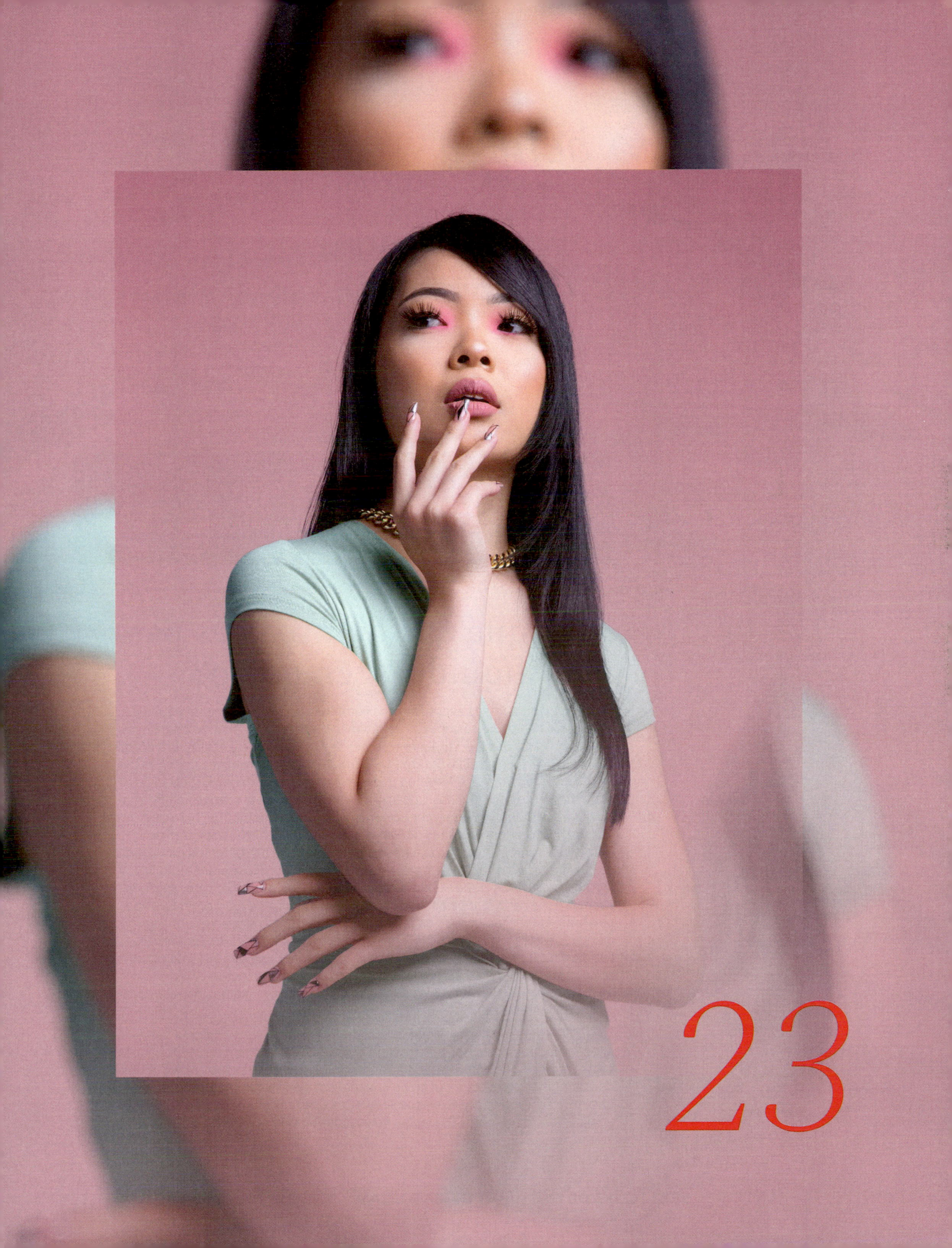
23

Hay tanta belleza y elegancia en un gran set de uñas.

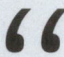

"

—

Tammy Taylor

Artista de uñas, filántropa

OA 1 Explicar por qué los cosmetólogos deben aprender acerca de los realces para uñas líquidos y en polvo.

—

¿Por qué estudiar realces para uñas líquidos y en polvo?

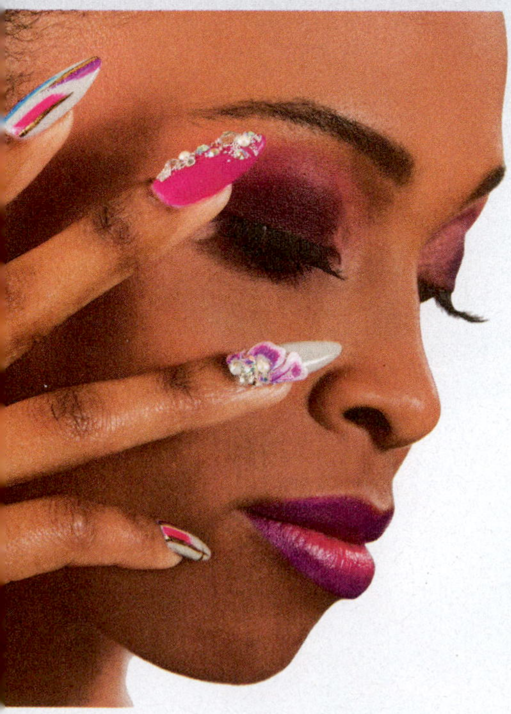

Los realces para uñas basados en una combinación de monómeros líquidos y polímeros en polvo se conocen comúnmente como uñas de *acrílico* o *líquidos y en polvo*. La verdadera definición del acrílico le sorprenderá porque se ha usado mal por años. El término "acrílico" hace referencia a la familia de miles de sustancias diferentes que comparten propiedades importantes estrechamente relacionadas. Los acrílicos se utilizan en la fabricación de una gran variedad de productos, como lentes de contacto, cementos para unir huesos fracturados, ventanas de Plexiglas® e incluso en los productos de maquillaje y otros cosméticos. La familia completa de ingredientes en la que se basan todos los realces para uñas se denomina acrílico. Por ejemplo, los ingredientes de los sistemas de realces líquidos y en polvo pertenecen a una subcategoría de la familia de los acrílicos denominada *metacrilatos*. En otras palabras, el término *acrílico* es muy general y se utiliza para un enorme grupo de ingredientes. En este libro, al sistema de realce para uñas de monómero líquido y polímero en polvo de dos partes se lo denomina uñas líquidas y en polvo; sin embargo, recuerde que en otros materiales de lectura, marketing de productos y otros materiales similares de la industria, es posible que todavía se lo denomine *acrílico*.

Los polímeros en polvo de la actualidad aparecen en muchos colores, entre ellos, variedades de rosa, blanco, claro y natural. Estos colores se pueden usar solos o combinados para crear diferentes tonos personalizados, desde un rosa que combine con el color del lecho ungueal del cliente o lo mejore hasta colores primarios intensos o pasteles que se pueden utilizar para crear una amplia gama de diseños y decorados. Con estos polvos, puede crear colores o diseños únicos que se pueden incrustar o esculpir de manera permanente en la superficie del realce para uñas (**figura 23-1**). Ofrecen una forma extraordinaria de personalizar sus servicios y de expresar sus habilidades artísticas y su creatividad.

Si su cliente siempre usa esmalte para uñas, puede usar realces para uñas líquidos y en polvo para crear un color en polvo. También se pueden crear utilizando un polvo de color rosa o natural sobre el lecho ungueal y un polvo blanco suave o natural para imitar el borde libre de una uña natural. Para realizar la manicura francesa, se utiliza un polvo de color blanco intenso. Para una apariencia más natural, puede darle terminación a la mejora de uñas con un esmaltado o con un pulido de alto brillo. Estos tipos de servicios son versátiles y muy duraderos, lo que explica su popularidad.

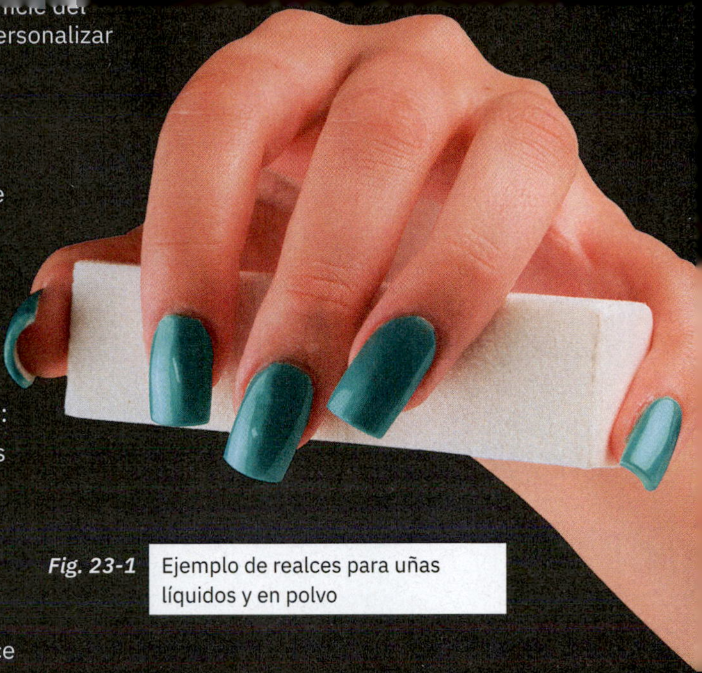

Fig. 23-1 Ejemplo de realces para uñas líquidos y en polvo

Los cosmetólogos se benefician de tener una comprensión detallada de los realces para uñas líquidos y en polvo por los siguientes motivos:

- Los realces para uñas líquidos y en polvo son servicios populares que los clientes pueden solicitar con frecuencia.
- Los realces para uñas líquidos y en polvo son servicios lucrativos. Los clientes que los usan se comprometen con su mantenimiento, de modo que si se gana su confianza y respeto, obtendrá una clientela leal.
- Saber cómo trabajar adecuadamente con los materiales de realce y conocer muy bien las sustancias químicas que los forman, le permitirá realizar un servicio seguro tanto para usted como para su cliente, así como también obtener una ventaja creativa con respecto a la competencia.

Verificación

1. ¿Por qué los cosmetólogos deben aprender sobre realces para uñas de líquido y polvo?

OA 2 Describir la química de los realces para uñas líquidos y en polvo.

Química de los realces para uñas líquidos y en polvo

Los **realces para uñas líquidos y en polvo** se forman mediante la combinación de *monómeros* líquidos y *polímeros* en polvo (polvos transparentes, de color blanco, rosa y muchos otros colores).

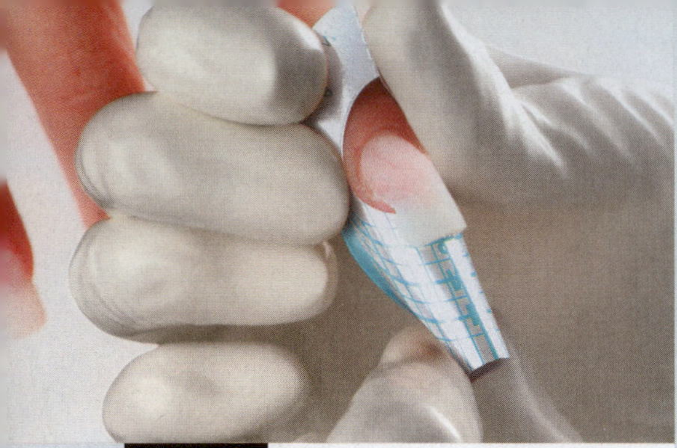

Fig. 23-2 Ejemplo de molde utilizado para crear extensiones de uñas esculpidas

Mono significa "uno" y *mero* significa "unidades"; por lo tanto, un *monómero* es una unidad o una *molécula*. *Poli* significa "muchos"; entonces, *polímero* significa muchas unidades o muchas moléculas unidas en una cadena. Es importante que recuerde esto. Escuchará estos términos muchas veces a lo largo de su carrera.

Los productos de monómero líquido y polímero en polvo se aplican de cuatro maneras básicas:

- Sobre la uña natural como capa protectora
- Sobre una uña postiza como refuerzo
- Sobre un molde para crear una extensión de la uña esculpida (**figura 23-2**)
- Para crear pequeñas obras de arte en la superficie o en interior de un realce para uñas, lo que se conoce como *arte en 3-D* o *diseños con incrustaciones*

Si desea aplicar estos productos para realces, se recomienda usar un pincel de cerdas naturales. El pincel se sumerge en el monómero líquido. Las cerdas de pelo natural absorben el líquido y lo contienen como un depósito. Luego, la punta del pincel toca la superficie del polímero en polvo seco. A medida que el monómero líquido absorbe el polímero en polvo, se forma una pequeña perla de producto, que se coloca sobre la superficie de la uña y se moldea con el pincel.

Por lo general, la porción de líquido es una de las tres versiones de monómero que se utilizan en la industria del cuidado de las uñas: metacrilato de etilo, metacrilato de metilo o monómero líquido inodoro. Con frecuencia, los tres contienen otros monómeros que se emplean como aditivos personalizados. El monómero metacrilato de etilo (EMA) y el monómero líquido inodoro son el estándar de la industria. No es recomendable usar metacrilato de metilo (MMA) en las uñas y es ilegal según las reglas del consejo estatal en algunos países. La Administración de Alimentos y Medicamentos (FDA) de los Estados Unidos fundamenta su prohibición en la gran cantidad de quejas de consumidores relacionadas con la aparición de onicólisis (desprendimiento de las uñas del lecho ungueal) por el uso de realces para uñas de MMA en la década de 1970. En los estudios posteriores, se ha demostrado que el MMA es un irritante de la piel que puede causar reacciones cutáneas leves a moderadas. Por estos motivos, el Nail Manufacturers Council (NMC, Consejo de Fabricantes de Productos para las Uñas de los Estados Unidos) y la American Beauty Association (Asociación Americana de Belleza) también se oponen al uso del monómero líquido MMA como ingrediente en los líquidos para uñas artificiales.

El polímero en polvo también está hecho de monómero de metacrilato de etilo (EMA), metacrilato de metilo (MMA) o una mezcla de ambos. El MMA en forma de polímero se llama polimetilmetacrilato (PMMA). El polímero en polvo hecho de EMA y PMMA se llama copolímero. Es el tipo de polímero en polvo más utilizado en la industria de las uñas.

Los monómeros se convierten en polímeros en polvo a través de un proceso químico llamado **polimerización**, que une monómeros para crear cadenas muy largas. Dado que este proceso convierte un líquido en un sólido, también se le conoce como curado o endurecimiento. La polimerización también se produce cuando se mezclan monómero líquido y polímero en polvo para realizar un servicio líquido y en polvo. Una vez que los monómeros se unen para crear un polímero, no se separan con facilidad, lo que hace que el líquido y el polvo sean un servicio de extensión de uñas muy duradero.

Cada fabricante agrega aditivos al líquido y al polvo para que los productos funcionen y se comporten de manera específica. Estos aditivos determinan un tiempo de fijación o curado completo, máxima durabilidad, estabilidad de color y vida útil, entre otros atributos.

Los **catalizadores** son aditivos diseñados para energizar y activar los iniciadores y se agregan a los monómeros para iniciar o acelerar la reacción química. Esto es lo que controla el tiempo de fijación o curado de un producto. La polimerización comienza cuando el líquido en el pincel absorbe el polvo del recipiente y forma una perla, que se coloca en la uña y se moldea a medida que endurece. Los catalizadores ponen en marcha esa acción al activar los iniciadores, lo que hace que comience el proceso de polimerización o endurecimiento. El proceso de polimerización que convierte el monómero en polímero es el mismo proceso que convierte los monómeros y polímeros en realces para uñas completos.

Cuando un catalizador activa los *iniciadores* que se encuentran en el polímero en polvo, se ponen en acción y hacen que las moléculas del monómero se unan en forma permanente formando un enlace. El iniciador que se agrega al polímero en polvo se llama **peróxido de benzoilo (BPO)**, el mismo ingrediente que se usa en los medicamentos para el acné de venta libre, excepto que tiene un propósito diferente en los productos que se usan en realces para uñas. El BPO se utiliza para comenzar la reacción en cadena que produce el curado (endurecimiento) del realce para uñas. En los polvos para uñas la cantidad de BPO es muy inferior a la que hay en los tratamientos para el acné. Con frecuencia, cada producto de realce para uñas usa diferentes cantidades de BPO, ya que los polímeros en polvo se elaboran para tener funcionamientos específicos con un determinado monómero líquido. Algunos monómeros líquidos necesitan una cantidad mayor de BPO que otros para un curado adecuado. Por esta razón, es muy importante utilizar el polímero en polvo que se elaboró para usar con el monómero líquido que usted está utilizando. Si utiliza el polvo incorrecto, puede crear realces para uñas que no curen correctamente, producir fallas en el servicio o aumentar el riesgo de producir irritación o sensibilidad en la piel del cliente.

Curiosidades

¡Es la ley!

Es ley en todos los países tener folletos informativos de seguridad (SDS) para cada producto que usa en el salón de belleza. En los SDS, se indican los métodos de almacenamiento adecuados, los ingredientes activos a los que usted o le cliente pueden ser alérgicos y otra información de seguridad importante. Consulte el sitio web del fabricante para ver los SDS o solicítelos de forma directa.

Productos de monómero líquido y polímero en polvo sin olor

Los productos de monómero líquido y polímero en polvo sin olor no necesariamente tienen la misma composición química que otros productos de monómero líquido y polímero en polvo. En lugar de contener monómero de etilo, estos productos tienen monómeros con poco olor. Aunque se les denomina *inodoros,* tienen un olor leve. Por lo general, cuando un monómero líquido no tiene un olor tan fuerte como para ser percibido por otras personas en el salón de belleza o el *spa*, se lo considera un *producto inodoro*. Los que tienen un olor poco perceptible se denominan *de poco olor.*

En general, los productos sin olor deben usar una proporción de mezcla seca (partes iguales de líquido y polvo en la perla). Si están demasiado húmedos cuando se los aplica, existe el riesgo de producir irritación o sensibilidad en la piel del cliente. Esta proporción de mezcla crea una perla de apariencia escarchada en el pincel. Después de poner el producto sobre la uña, poco a poco se formará un perla firme y satinada que mantendrá esta forma hasta que la presione y aplane con un pincel para uñas. Limpie el pincel con frecuencia para evitar que el producto se pegue en las cerdas. Nunca vuelva a humedecer el pincel con monómero líquido porque se alterará la proporción de la mezcla, lo que puede producir la decoloración del producto, fallas en el servicio y un mayor riesgo de irritación y sensibilidad en la piel. Modele y suavice la perla sobre la uña.

Los productos inodoros se endurecen más lentamente y forman una capa pegajosa en la superficie denominada capa de inhibición. Esta capa se puede despegar o limar con un abrasivo de grano mediano utilizado desde la cutícula hasta el borde libre; sin embargo, debe evitar el contacto de la piel con estas partículas recién limadas. Para curar la capa pegajosa, algunos fabricantes hacen una resina que se cepilla y se debe aplicar inmediatamente después de crear el realce. Esto crea una superficie dura en el producto inodoro, lo que facilita el limado y el modelado.

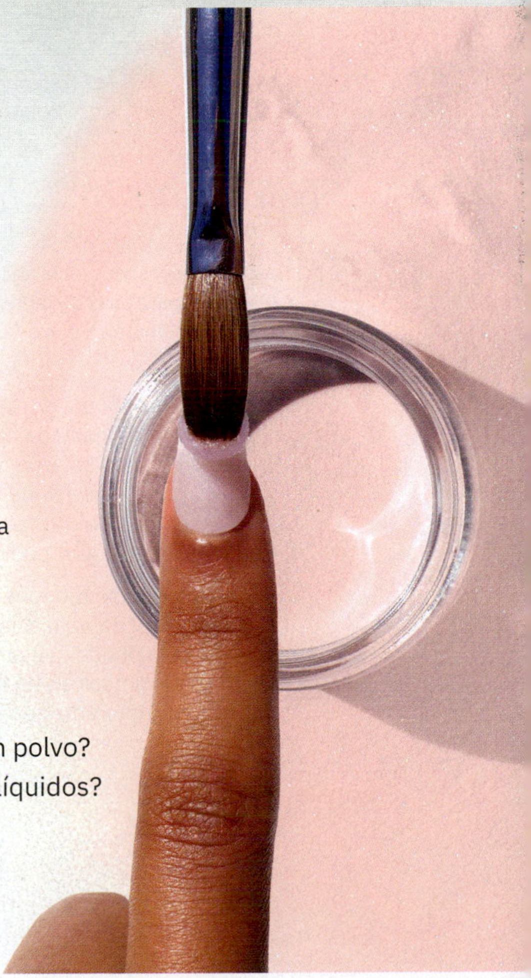

☑ Verificación

2. ¿Qué productos se usan para hacer realces para uñas líquidos y en polvo?
3. ¿Cuál es el ingrediente principal de la mayoría de los monómeros líquidos?
4. ¿De qué están hechos los polímeros en polvo?
5. ¿Cuál es el proceso mediante el cual el monómero líquido se convierte en polímero en polvo?
6. ¿Qué se considera un monómero inodoro?

OA 3 Identificar los insumos que se necesitan en realces para uñas líquidos y en polvo.

Insumos para realces para uñas líquidos y en polvo

Como ocurre con todos los servicios de realces para uñas, los servicios líquidos y en polvo requieren implementos, equipos y suministros específicos. Además de los suministros básicos de manicura y los productos para procedimientos de manicura en seco (consulte el **Procedimiento 22-1: Manicura en seco**, en la página 957), necesitará lo siguiente (**figura 23-3**):

- monómero líquido
- polímero en polvo
- imprimante para uñas
- abrasivos
- moldes o uñas postizas
- vaso Dappen
- pincel para uñas

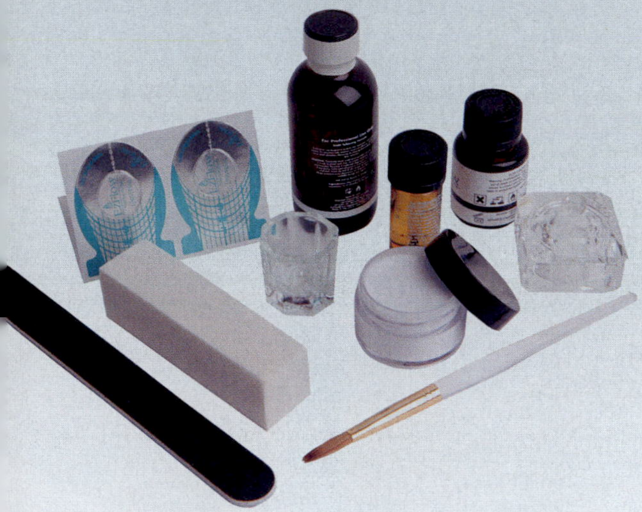

Fig. 23-3 Insumos necesarios en la aplicación de realces para uñas de monómero líquido y polímero en polvo

Monómero líquido

El monómero líquido se combina con el polímero en polvo para formar el realce para uñas. La cantidad de monómero líquido y de polímero en polvo que se usa para formar una perla se denomina **proporción de mezcla**.

La proporción de mezcla para perlas se describe como *seca*, *media* o *húmeda*. Si se usan partes iguales de líquido y de polvo para formar la perla, esta se llama *perla seca.* Las perlas secas pueden ser difíciles de colocar y, en general, contienen muchas burbujas de aire. Si se utiliza el doble de líquido que de polvo para formar la perla, esta se llama *perla húmeda.* El punto intermedio entre ambos es una *perla media*, que contiene una parte y media de líquido más que de polvo. En general, las perlas medias tienen la proporción de mezcla ideal para trabajar con monómeros líquidos y polímeros en polvo. La perla perfecta será redonda y brillante; cuando se coloca sobre una uña, se asentará, pero no se correrá. La proporción de mezcla normalmente asegura la correcta fijación y la máxima durabilidad de los realces para uñas. Como analogía, si cuando hace galletas agrega demasiada harina, las galletas salen secas y se parten fácilmente; si se agrega muy poca harina, las galletas salen muy blandas y pegajosas. Lo mismo sucede con los monómeros líquidos y los polímeros en polvo. Si se pone una cantidad excesiva de polvo en la perla, el realce se cura incorrectamente y puede tornarse quebradizo o decolorarse. Si se utiliza una cantidad insuficiente de polvo, el realce para uñas se torna frágil y puede aumentar el riesgo de provocar irritación o sensibilidad en la piel del cliente.

Cuando use monómero líquido, asegúrese de que la ventilación sea adecuada, use guantes y mantenga el pincel de aplicación alejado de la piel del cliente. La exposición continuada de la piel al monómero líquido puede causar una reacción alérgica. Debe desechar rápidamente los materiales que absorbieron el monómero en un recipiente cerrado para minimizar el olor y reducir las posibilidades de que el monómero entre en contacto con su piel o la del cliente.

¡Atención!

Las instrucciones del fabricante con respecto al uso de los productos de realces para uñas líquidos y en polvo pueden diferir levemente de las pautas generales que se presentan en este capítulo. Siga siempre las instrucciones del fabricante para los productos que usted usa. Si tiene dudas acerca de cómo usar los productos, comuníquese con el fabricante.

Polímero en polvo

Los polímeros en polvo están disponibles en varios tamaños y colores de envases. Los colores tradicionales son rosa, blanco, natural y transparente. También hay una amplia gama de colores que imitan casi todos los tonos de esmalte para uñas disponibles. Algunos especialistas en el cuidado de las uñas utilizan colores que van más allá de los tradicionales rosa y blanco de la manicura francesa y ofrecen a sus clientes combinaciones personalizadas de colores. Tienen tarjetas de recetas para reproducir los realces para uñas personalizadas que los clientes no pueden obtener en ningún otro lugar. Los clientes están dispuestos a pagar más por estos servicios personalizados. El único límite para el arte de las uñas con los polímeros en polvo de colores es su imaginación.

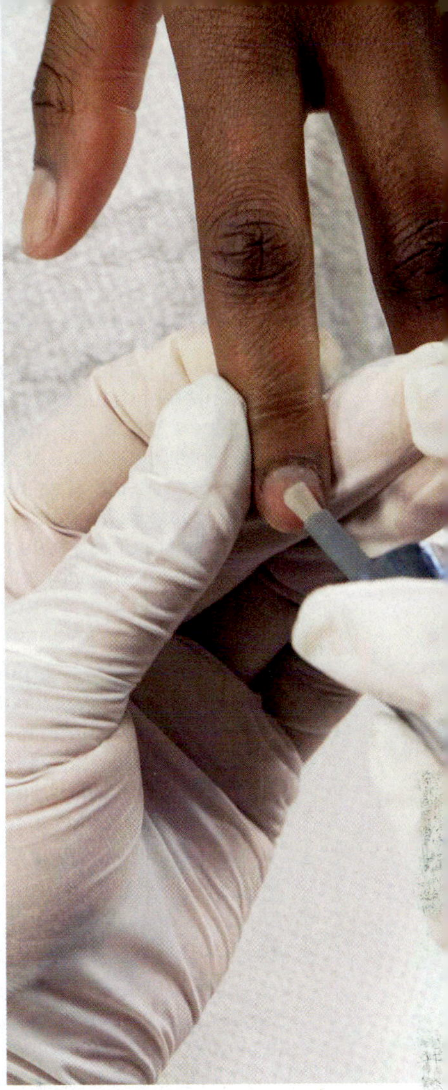

Imprimante para uñas

El **imprimante para uñas** se usa en la uña natural antes de la aplicación del producto a fin de prepararla para la colocación de realces para uñas líquidos y en polvo y favorecer la adherencia. Existen dos tipos de imprimante para uñas: a base de ácidos y no ácidos (libres de ácidos). Use todos los productos de imprimante para uñas con precaución y siga estrictamente las instrucciones del fabricante. Durante la aplicación, evite el contacto con la piel y consulte el folleto informativo de seguridad (SDS) para ver las recomendaciones de uso seguro y las instrucciones específicas en el momento que se utilicen estos productos.

En el pasado, el único imprimante para uñas disponible en la industria de las uñas era a base de ácido: el *ácido metacrílico*. Para favorecer la adherencia, el ácido del imprimante graba químicamente la superficie de la uña. De esta forma, las capas de queratina estén abiertas, limpias y secas para recibir el producto. Cuando el imprimante se seca, un residuo de metacrilato de color blanco tiza se adhiere a la queratina y ayuda a crear el enlace de monómeros en la uña.

Dado que los imprimantes ácidos para uñas son corrosivos para la piel y potencialmente peligrosos para los ojos, se desarrollaron los *imprimantes sin ácido* o *no ácidos*. Estas alternativas de imprimantes sin ácido funcionan tan bien como los imprimantes ácidos para uñas, o mejor que ellos, y no son corrosivos para la piel ni los ojos. El imprimante sin ácido une químicamente el producto de realce a la uña natural. Un extremo de la molécula del imprimante se une químicamente a la proteína de la uña natural, mientras que el otro extremo de la molécula es un metacrilato que se une al monómero líquido a medida que se cura.

¡Atención!

Los imprimantes ácidos para uñas son muy eficaces, pero pueden causar graves daños, a veces irreversibles, en la piel y los ojos. Nunca use imprimantes ácidos para uñas ni otros materiales corrosivos sin usar guantes protectores y gafas de seguridad.

Para aplicar imprimantes ácidos y no ácidos para uñas:

1. Sumerja el pincel aplicador en el imprimante para uñas.
2. Deslice la punta del pincel por el borde interno del cuello del frasco para eliminar el exceso de imprimante.
3. Con un pincel para dejar pequeños puntos, dé golpes suaves sobre la uña natural preparada y deje que el imprimante cubra por completo la lámina ungueal. El pincel debe retener suficiente imprimante para preparar dos o tres uñas naturales.
   - Aplique solo una capa de imprimante para uñas en cada uña natural.
   - Evite colocarlo sobre las uñas postizas de plástico. Esto puede hacer que las uñas postizas se derritan o se vuelvan quebradizas y que se rompa el adhesivo utilizado para unir la uña postiza.
   - No use demasiado producto. Se esparcirá por la piel y puede causar irritación o sensibilidad en la piel.
   - Siempre lea la etiqueta donde se indican las sugerencias del fabricante sobre los procedimientos de aplicación y las precauciones.
4. Limpie el pincel con una toalla sin pelusas antes de volver a sumergirlo en el recipiente. De esta forma, evita la contaminación del recipiente con los residuos que podría haber en el pincel. Revise la claridad del imprimante para uñas para asegurarse de que no está contaminado con polvo de las uñas u otras partículas. Esto puede reducir drásticamente la eficacia del imprimante. Deséchelo si la contaminación es evidente.
5. Deje que el imprimante para uñas se seque por completo. Cuando se seca, la superficie del imprimante para uñas con ácido queda de color blanco tiza. Cuando se seca, la superficie del imprimante sin ácido queda brillante y pegajosa. Nunca aplique el producto de realce para uñas sobre el imprimante para uñas húmedo. Esto puede causar la decoloración del producto y una falla en el servicio.

Abrasivos

El término **abrasivo** se utiliza para describir las limas y los pulidores de uñas. Si bien algunos abrasivos tienen nombres llamativos, todos tienen un número de **grano**. A menor número de grano, más agresivo es el abrasivo; a mayor número, más fino será. (Para obtener más información acerca de los abrasivos, consulte la sección "Pulidores y limas abrasivas para uñas" en el **capítulo 20, Manicura**).

A continuación, se proporciona una lista de los abrasivos más comunes para limar, modelar y pulir los realces para uñas (**figura 23–4**):

- Una lima de grano grueso (100 granos o menos) es lo suficientemente fuerte como para reducir los producto de realce y prepararlo para volver a llenar o equilibrar. Debe evitar el uso de abrasivos de granos más bajos muy ásperos o técnicas agresivas sobre cualquier tipo de productos de realce recién aplicados. Esto puede dañar el realce para uñas suave y recién colocado, además de generar una fuerte vibración que puede hacer que se levante. El **levantamiento** hace referencia productos artificiales que se levantan o se separan de la uña.
- Se utiliza una lima de grano medio (de 150 a 180 granos) para el modelado inicial del perímetro de la uña, para refinar la forma general de la superficie de un realce para uñas o para suavizar la superficie antes de pulirla. Si no pone una cantidad excesiva del producto, una lima de 180 granos es, por lo general, suficientemente fuerte como para darle forma a todo el realce para uñas.
- Una lima de grano fino (240 granos o más) sirve para refinar, limar el acabado y dar forma al borde libre de la uña natural.
- Los pulidores también vienen en granos entre 100 y 400. Eliminan los rayones que crean las limas en la superficie de la uña. Cuando termine de limar, puede comenzar con un pulidor de grano bajo, como el de 100 granos, para suavizar la uña. Continúe con los pulidores de granos superiores hasta alcanzar la suavidad deseada.
- El **pulidor fino**, que suele tener tres caras con distintos granos (400, 1000 y 4000), crea mucho brillo en la uña natural o en el realce para uñas cuando no se usa esmalte. Primero, use el lado de grano más bajo para pulir toda la superficie de la uña. Luego, repita con los otros lados para darle a la uña un acabado brillante. Para obtener el mejor brillo, elimine todos los rayones del realce antes de usar el pulidor fino. Comience con un pulidor de 100 granos y continúe con un pulidor con granos de mayor número hasta eliminar todos los rayones. El pulidor de alto brillo creará un brillo que puede competir con cualquier capa protectora.

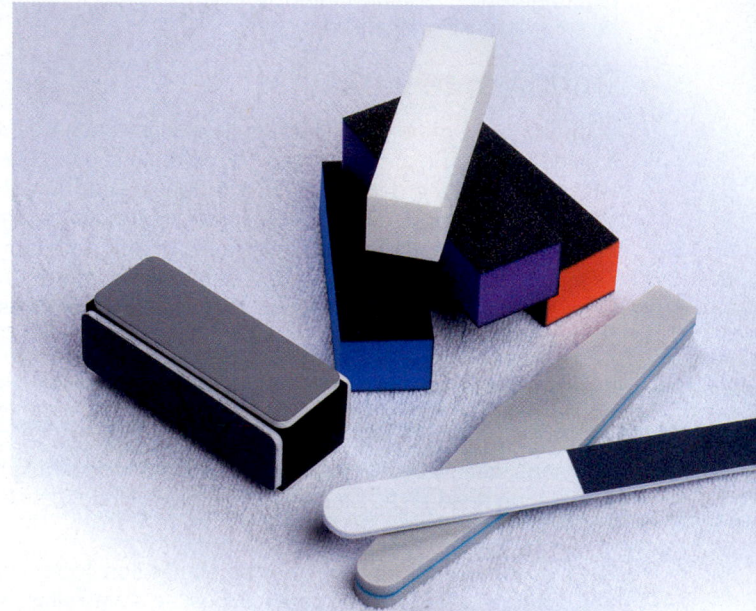

Fig. 23-4 Distintos pulidores y abrasivos

Curiosidades

¡Suavice los abrasivos!

Suavice todas las limas y pulidores antes de cada uso. Si no lo hace, podría cortar al cliente por accidente. Para ello, frote otra lima o un empujador de madera por los bordes hasta que queden completamente lisos.

LIMAS ELÉCTRICAS

En algunos casos, es posible usar una lima eléctrica para modelar, acortar o limar los realces para uñas líquidos y en polvo. Si le interesa este método, investigue, pero tenga en cuenta que puede ser una inversión costosa.

Muchos tornos parecen lo suficientemente pequeños para trabajar en las uñas, pero solo debe usar una lima eléctrica para uñas. Los modelos hechos para limar madera y metal tienen demasiada vibración, pueden levantar los realces o dañar las uñas de los clientes. Compre su máquina en una empresa de limas eléctricas que ofrezca capacitación. La lima eléctrica puede ser peligrosa y dañina si no se usa correctamente. Si pretende garantizar la seguridad del cliente, es importante conocer la máquina que usa, además de las técnicas adecuadas para cada broca.

Uñas postizas y moldes

Use uñas postizas o moldes para extender el largo de las uñas naturales de un cliente. Las uñas postizas son extensiones de uñas de plástico que se aplican sobre la uña con un adhesivo y permite alargarla antes de recubrirla con un producto líquido y en polvo. Los moldes para uñas se colocan debajo del borde libre de la uña natural y se utilizan como base y guía para esculpir el líquido y el polvo más allá de la punta del dedo. (Para obtener más información sobre los moldes para uñas y cómo aplicarlos, consulte el **capítulo 22, Extensiones de uñas y sistemas de resina**).

Vaso Dappen

Un **vaso Dappen** es un recipiente pequeño de plástico o de vidrio que contiene una cantidad mínima de producto para usar en un solo servicio. Estos platos suelen tener una pequeña abertura para minimizar la evaporación del líquido. Las jarras o los recipientes con aberturas grandes pueden aumentar considerablemente la evaporación y permitir que el líquido y el polvo se contaminen con residuos y otros desechos. El vaso Dappen debe tener una tapa para cubrir el producto cuando no lo utilice. Algunos vasos Dappen tienen un corcho para contener los olores del monómero.

Durante un servicio líquido y en polvo, cada vez que se sumerge el pincel en el vaso Dappen, el monómero se contamina con pequeñas cantidades de polímero en polvo. Nunca debe volver a verter el monómero líquido que no utilizó en el recipiente original. En cambio, deseche el producto que no utilizó y limpie el vaso Dappen con acetona y una toalla desechable. Guarde los vasos cubiertos o en lugares sin polvo.

Pincel para uñas

El mejor pincel para uñas que puede usar con productos de realce líquidos y en polvo es de cerdas naturales con pelo de Kolinsky, de marta o una combinación de ambos. Estos pinceles son ovalados, redondos o cuadrados y vienen en muchos tamaños. El pincel que se usa con más frecuencia para la aplicación de monómero líquido y polímero en polvo es el ovalado n.° 8 o n.° 10 (**figura 23-5**).

Los pinceles sintéticos y otros modelos más económicos no levantan suficiente monómero líquido y no liberan el líquido de forma adecuada. Elija la forma y el tamaño de pincel que le resulten más cómodos. Evite las brochas demasiado grandes (tamaños n.° 12 a n.° 16). Pueden contener cantidades excesivas de líquido y alterar la proporción de mezcla de polvo y líquido. Su gran tamaño también permite que la brocha entre en contacto con la piel durante la aplicación, lo que aumenta el riesgo de que los clientes desarrollen irritación de la piel o sensibilidad a los realces para uñas líquidos y en polvo.

Cuando crea realces líquidos y en polvo, el producto puede adherirse a las cerdas de la brocha. Cuando esto sucede, limpie el pincel con una toalla desechable limpia, vuelva a humedecer con el monómero, limpie el exceso de líquido en la toalla y vuelva a ocuparse del producto en la uña. Si no limpia el pincel con frecuencia durante la aplicación, el producto se puede acumular y curarse en el pincel, por lo que el pincel no podrá volver a usarse.

? ¿Lo sabía?

Preste mucha atención a cómo sumerge el pincel en el monómero líquido y lo limpia en el borde del vaso Dappen para eliminar el exceso de líquido. Para poder crear perlas uniformes, mejorar la aplicación y hacer que los realces para uñas sean más consistentes, asegúrese de sumergir el pincel, limpiarlo y recoger el polímero en polvo siempre de la misma manera.

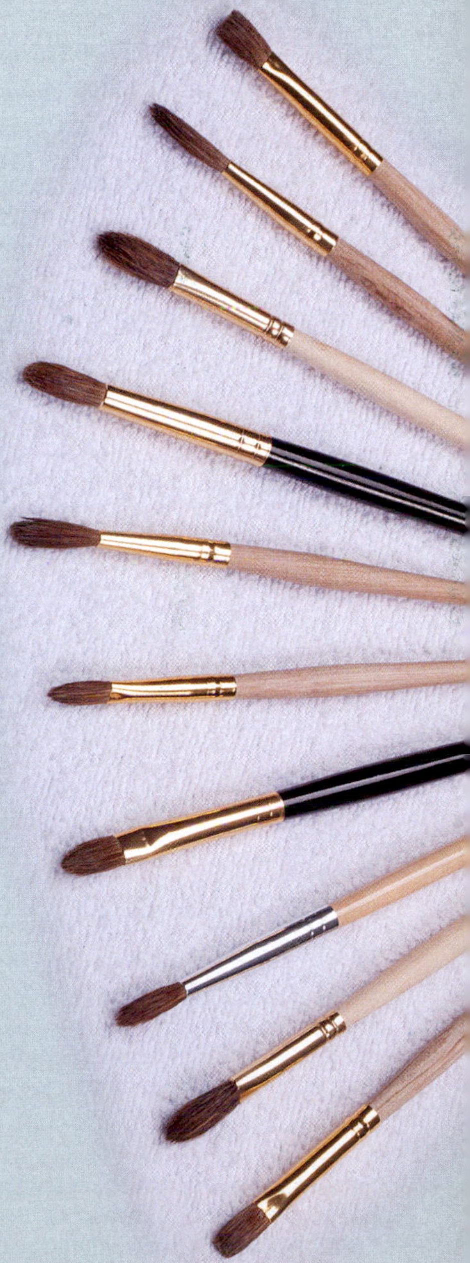

Fig. 23-5 Distintos tamaños de pinceles de pelo Kolinsky, de marta o combinados

Los buenos pinceles pueden ser costosos. Cuide el pincel durante la aplicación y después del uso. Evite limpiar el pincel demasiado rápido hacia delante y hacia atrás sobre la toalla de la mesa. Estos movimientos pueden hacer que el borde afilado de la férula metálica ejerza presión sobre las cerdas y las corte. En cambio, límpielos en una sola dirección, pasando el pincel a lo largo de la toalla. Si el producto se endurece en las cerdas, debe sumergir el pincel en acetona por tres a cinco minutos y usar un empujador de madera para raspar suavemente el producto de las cerdas. Después de cada uso y limpieza, sumerja el pincel en monómero y dele la forma perfecta al pincel antes de guardarlo. Colóquele una tapa al pincel para proteger las cerdas de la contaminación o evitar que se doblen. Guarde el pincel con la parte inferior hacia abajo o en posición horizontal. Debe cubrirlo con una tapa que tenga un pequeño orificio en un extremo para permitir la liberación de los vapores residuales del monómero.

Si desea crear realces para uñas líquidos y en polvo, siga los pasos que se indican en el **Procedimiento 23-1: Recubrimiento líquido y en polvo de un solo color** y el **Procedimiento 23-2: Realces para uñas líquidos y en polvo de dos colores con moldes**.

Ⓟ 23-1: Recubrimiento líquido y en polvo de un solo color *Consulte la página 988*

Ⓟ 23-2: Realces para uñas líquidos y en polvo de dos colores con moldes *Consulte la página 990*

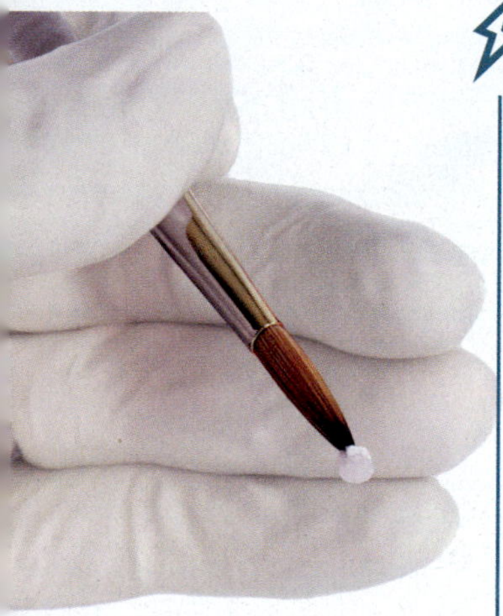

Actividad

Cree la perla perfecta

Para crear la perla perfecta, necesitará los siguientes elementos:

- *bolígrafo y papel*
- *hoja protectora de plástico*
- *toalla sin pelusas*
- *dos vasos Dappen llenos de polímero en polvo y monómero color rosa*
- *pincel para uñas*

1. *En una hoja de papel, use un bolígrafo para dibujar de 6 a 10 círculos pequeños, un poco más pequeños que una moneda de diez centavos. Introduzca el papel en el protector para hojas. Esta será su hoja de práctica para ubicar las perlas.*
2. *Introduzca el pincel para uñas en el monómero y límpielo suavemente en el borde del vaso. Haga presión con el pincel en el polvo. Cuente hasta dos y retire el pincel. Si la perla es redonda y brillante, es perfecta. Si tiene polvo seco alrededor, debe agregar más líquido al pincel. Si está demasiado húmeda y gotea por el extremo del cepillo, escurra más líquido la próxima vez.*
3. *Coloque la perla hacia abajo dentro de un círculo. Si se mantiene levemente firme y solo se distribuye para completar el círculo, está perfecta.*
4. *Repita el paso 2. Esta vez, cuente hasta tres para tomar más polvo. Practique esto una y otra vez hasta crear la perla perfecta.*

Almacenamiento y desecho de productos de monómero líquido y polímero en polvo

Almacene los productos de monómero líquido separados de los de polímero en polvo en recipientes cerrados, en un área fresca y oscura. No guarde los productos cerca de fuentes de calor. En algunos países, es obligatorio almacenar los monómeros y otros productos peligrosos en gabinetes cerrados. Consulte con su instructor o la junta estatal sobre las leyes de almacenamiento de productos para uñas a base de productos químicos.

Después de cada servicio, deseche todos los materiales usados. No guarde restos de monómero líquido extraído de su envase original. Utilícelo para un solo cliente. Para desechar una pequeña cantidad de monómero líquido usado, viértalo con cuidado sobre una toalla de papel muy absorbente y, luego, colóquelo en una bolsa plástica. Evite el contacto del monómero líquido con la piel y nunca lo vierta directamente en la bolsa plástica. En caso de que haya contacto con la piel, lávese las manos con agua y jabón líquido. Después de recolectar todo el material usado, póngalo en una bolsa plástica bien cerrada y deséchela en un recipiente cerrado para residuos. Es importante quitar de la mesa todos los elementos que se hayan ensuciado con productos para realces luego de terminar con cada cliente. Esto ayuda a mantener la calidad del aire del salón de belleza o del *spa*. Deseche estos materiales de acuerdo con las leyes y reglamentos locales.

Actividad

Cree tres uñas

En esta actividad, deberá crear tres uñas y evaluarlas desde cuatro perspectivas para constatar la suavidad, el equilibrio, la simetría y la consistencia.

1. Vista superior*: la forma del perímetro en todas las uñas es uniforme.*
2. Vistas laterales izquierda y derecha*: analice el perfil de cada uña. Asegúrese de que el vértice se ubique uniformemente en el lugar correcto y de que los vértices coincidan en todas las uñas. Observe también el lado izquierdo y derecho de la uña, y asegúrese de que el lado inferior de las extensiones coincida.*
3. Vista central*: verifique si los grados de la curva en C coinciden. ¿Es uniforme la delgadez/el espesor del producto? ¿Es lo suficientemente grueso como para resistir el desgaste, o las uñas son demasiado delgadas?*
4. Desde la perspectiva del cliente*: gire la mano del cliente y dóblele los dedos en dirección a la palma de manera que pueda ver la superficie superior desde la perspectiva del cliente. En ocasiones, desde esta perspectiva podrá ver bultos y grumos que no podía apreciar al mirarlos durante la aplicación.*

Verificación

7. ¿Qué insumos se necesitan para un servicio de realce para uñas de líquido y polvo?
8. ¿Cómo debe almacenar los insumos de líquido y en polvo?
9. ¿Qué son los abrasivos?
10. ¿Qué tipo de pincel para uñas debe usar para los realces para uñas líquidos y en polvo?

OA 4 Describir dos formas de crear arte de uñas usando líquido y polvo.

Arte de uñas líquido y en polvo

Los monómeros líquidos y los polímeros en polvo se pueden usar de muchas formas para crear un arte de uñas único. Los diseños pueden ser tan simples como colocar cinco perlas pequeñas en una uña y crear una flor tridimensional o hacer un degradé de seis o siete colores tan delgados como un papel para crear un fondo de puesta de sol para una uña con diseño incrustado.

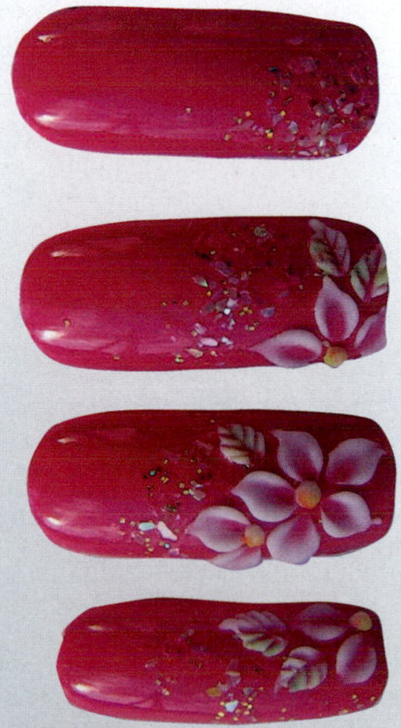

Arte de uñas de Alisha Rimando Botero

Fig. 23-6 Arte de uñas 3-D

El arte de uñas tridimensional o **3-D** es el arte que sobresale de la uña (**figura 23-6**). Debe dejar secar el esmalte durante al menos tres minutos antes de aplicar el arte 3-D sobre el esmalte para uñas. Para crear una apariencia mate, puede agregar una capa protectora a la uña esmaltada antes de agregar el arte. También puede agregar las perlas de monómero líquido y en polvo directamente al esmalte de color y, luego, sellar la uña y el arte con una capa protectora brillante, dejando toda la uña y el arte con un acabado brillante.

Los **diseños incrustados** son diseños en el interior de un realce para uñas que se crean cuando el arte de uñas se inserta entre dos capas de producto mientras se forma el realce. Para incrustar flores en la uña, utilice la misma técnica que en el diseño de flores en 3-D, excepto que debe tomar perlas más pequeñas y aplanarlas de modo que el tamaño de la flor siga siendo el mismo, pero el diseño de la flor será mucho más delgado. Esto permite el uso de una capa líquida y en polvo transparentes para cubrir el diseño sin que la uña quede demasiado gruesa (**figura 23-7**).

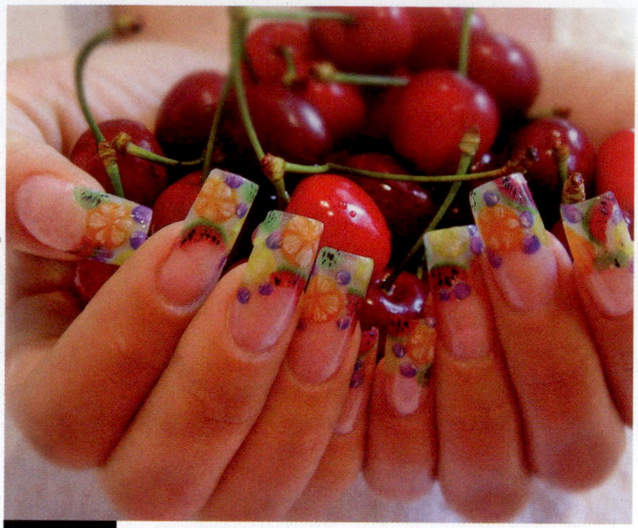

Fig. 23-7 Un diseño incrustado

El arte de uñas líquido y en polvo puede aplicarse sobre el esmalte o cualquier otra superficie endurecida de realces para uñas, pero no se adhiere bien a una uña natural limpia, a menos que aplique imprimante y la prepare para este recubrimiento. Cuando trabaje sobre una superficie que se puede estropear fácilmente con acetona, evite que el pincel entre en contacto con la superficie de la uña con demasiada frecuencia o podría dañarla. Cuando trabaja en una uña esmaltada, puede arruinar el esmalte si aplica muchas pinceladas a la superficie con un pincel húmedo con monómero líquido.

Hay muchos pinceles y herramientas que le permitirán modelar el arte de uñas líquido y en polvo que desee, por lo que puede usar el mismo pincel que usa actualmente para aplicar el producto en las uñas postizas y recubrimientos la primera vez que haga este procedimiento.

Verificación

11. ¿Qué dos tipos de arte de uñas puede crear a partir de productos líquidos y en polvo?

OA 5 Resumir los procesos de mantenimiento y remoción de realces para uñas líquidos y en polvo.

Mantenimiento y remoción de realces para uñas líquidos y en polvo

El mantenimiento regular ayuda a extender la vida y la belleza de los realces para uñas. Si no se realiza un mantenimiento adecuado con frecuencia, tienden a levantarse, agrietarse o resquebrajarse, lo cual puede dañar la uña natural y aumentar el riesgo de que el cliente contraiga una infección u otros problemas. El mantenimiento se debe realizar cada dos o tres semanas, dependiendo de la rapidez con que crecen las uñas del cliente. Mantener las uñas en la forma apropiada es una habilidad fundamental que debe aprender si desea ofrecer servicios de realces para uñas.

Un llenado, también conocido como *relleno*, es un servicio de mantenimiento de dos a tres semanas en el que se infunde producto nuevo en las áreas de nuevo crecimiento, se vuelve a equilibrar la forma de la uña, se realizan las reparaciones necesarias y se restaura la belleza original de los realces. Durante el servicio de mantenimiento, el realce para uñas se lima para armonizar el producto existente con el área de nuevo crecimiento de la uña natural. Las uñas se acortan y el vértice se reduce para volver a equilibrar la uña y prepararla para la aplicación del producto nuevo. La uña natural se prepara como si fuera un servicio nuevo. Luego, se coloca el producto en el área de nuevo crecimiento y en todas las partes donde el realce necesite refuerzo.

Es posible que el producto se levante alrededor de la cutícula y los bordes laterales. Esto puede ser por varios motivos, pero suele deberse a una mala preparación de la uña natural, al permitir que el líquido o el polvo toquen la piel o al dejar el producto demasiado espeso alrededor de la cutícula y los bordes laterales. La pieza levantada se debe retirar antes de aplicar el producto nuevo. Una buena regla general es que si puede verlo ahora, podrá verlo después. Esto significa que si no elimina todas las áreas levantadas, luego podrá verlas a través del producto cuando termine el servicio.

Para eliminar la pieza levantada, sostenga una lima de grano 180 horizontalmente sobre el área levantada y lime hasta que esté tan delgada que la pieza levantada se descame. No utilice un alicate para recortar el producto desprendido. La utilización de un alicate puede perpetuar el problema de levantamiento y dañar la lámina ungueal. Si el levantamiento es excesivo, empape y retire el realce, y comience con una nueva colocación en la uña.

Para realizar un mantenimiento adecuado de las uñas, siga los pasos del **Procedimiento 23-3: Mantenimiento del líquido y polvo de un color**.

Ⓟ 23-3: Mantenimiento del líquido y polvo de un color *Consulte la página 993*

Remoción de realces para uñas de monómero líquido y polímero en polvo

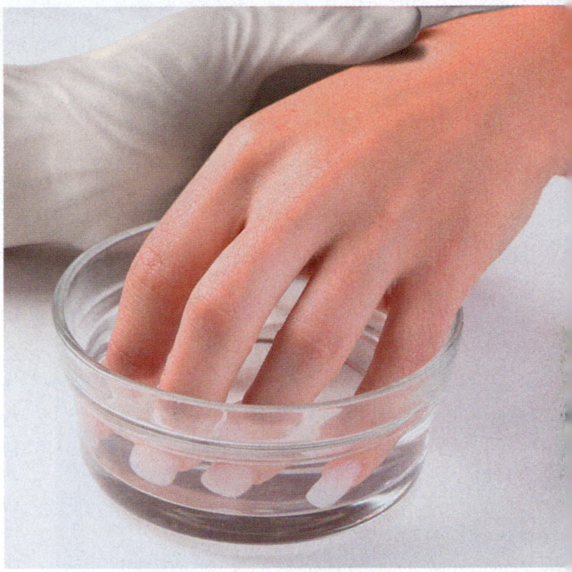

Remover los realces para uñas líquidos y en polvo es simple. El producto se quitará de la uña natural remojándolo en acetona o en la solución que recomiende el fabricante. No compre acetona industrial en la ferretería local para usar con los clientes. Estos productos no se han probado en la piel humana y su uso no está autorizado. La mayoría de los productos que se utilizan para remover realces para uñas de la industria del cuidado de las uñas están enriquecidos con aloe y otros agentes para suavizar la piel, que ayudan a prevenir la sequedad de la piel.

Para remover los realces para uñas, vierta acetona o removedor de producto en un recipiente de vidrio lo suficientemente profundo como para cubrir 1,27 cm (0,5 in) más que los realces del cliente. Cubra el recipiente con una toalla de tela limpia para evitar que la solución de remoción se evapore, reducir el olor y atrapar el calor natural de la mano, que acelera el proceso. Deje la(s) uña(s) sumergida(s) en la acetona durante el tiempo recomendado por el fabricante o hasta que el producto se disuelva.

Durante el proceso de remojo, no deje al cliente desatendido. Para favorecer el proceso, raspe el producto con un empujador de madera a medida que se ablanda. No saque ni reubique demasiado los realces de la acetona o del removedor porque se volverán a endurecer con rapidez. Esto incrementa el tiempo que demora el proceso de remoción. Una vez que el producto se disuelve y la uña natural está libre de producto, ofrézcale al cliente una manicura para completar el servicio.

Las láminas ungueales pueden parecer más delgadas después de remover los realces. Esto se debe a que suele haber más humedad en la superficie de la uña natural después de remojarlas durante 30 minutos y esto las vuelve más flexibles. No es un indicio de debilitamiento de las láminas ungueales a causa de los realces para uñas. El exceso de flexibilidad se perderá a medida que las uñas naturales pierdan humedad en las siguientes 24 horas; y las láminas ungueales parecerán más rígidas y gruesas.

Para realizar el proceso de remoción, siga los pasos del **Procedimiento 23-4: Remoción de realces para uñas líquidos y en polvo**.

Ⓟ 23-4: Remoción de realces para uñas líquidos y en polvo *Consulte la página 995*

Sugerencia

Algunos clientes pueden oponerse a sumergir los dedos en acetona durante períodos prolongados. La alternativa es empapar copos de algodón con acetona, colocar uno en cada uña y envolver las yemas de los dedos con papel aluminio para retener el calor. Este método no es tan rápido como un baño de acetona, pero puede ser más cómodo para algunos clientes. Consulte el Procedimiento 24-9: Remoción de geles de fijación o esmaltes de gel, en la página 1025.

☑ Verificación

12. ¿Qué es llenar o rellenar?
13. ¿Cuál es el proceso de mantenimiento de los realces líquidos y en polvo?
14. ¿Cómo se remueven los realces para uñas líquidos y en polvo?

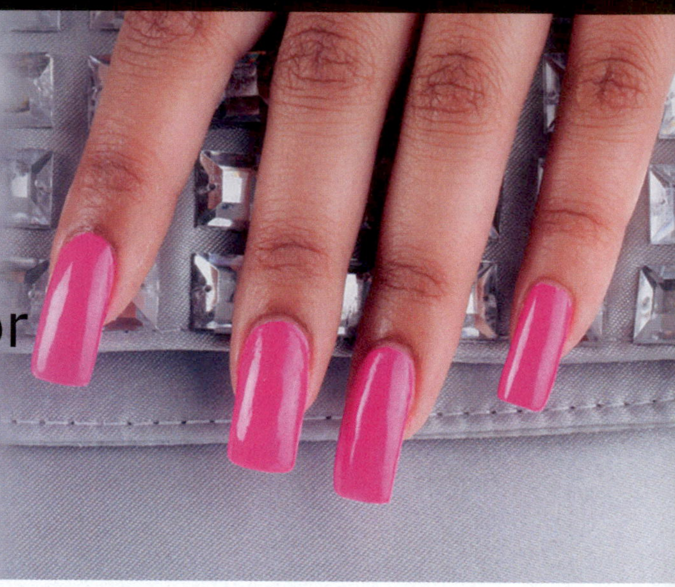

Ⓟ Procedimiento 23-1

Recubrimiento líquido y en polvo de un solo color

IMPLEMENTOS Y MATERIALES

Además de los materiales básicos de su mesa de manicura, necesitará lo siguiente:

- abrasivos
- dos vasos Dappen
- monómero líquido
- deshidratante de uñas
- imprimante para uñas
- pincel para uñas (de cerda natural)
- polímero en polvo (natural, transparente o rosado).

PREPARACIÓN

Antes de comenzar, realice el Ⓟ **20-1 Procedimiento previo al servicio.**

Consulte Ⓟ **22-1 Manicura en seco.**

DURACIÓN ESTIMADA

45 MIN

Si se desea un largo de uñas adicional, consulte el Procedimiento 22-2: Colocación de uñas postizas.

1 →

Aplique deshidratante de uñas. Comience con el dedo meñique de la mano izquierda y trabaje hacia el pulgar. Omita este paso si el imprimante para uñas que usa contiene deshidratante de uñas.

2 →

Aplique poca cantidad de imprimante para uñas solo a la uña natural.

3 →

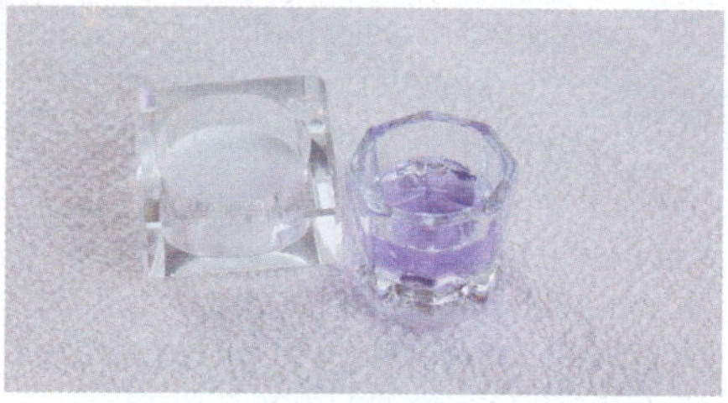

Vierta el monómero líquido y el polímero en polvo en vasos Dappen separados.

4 →

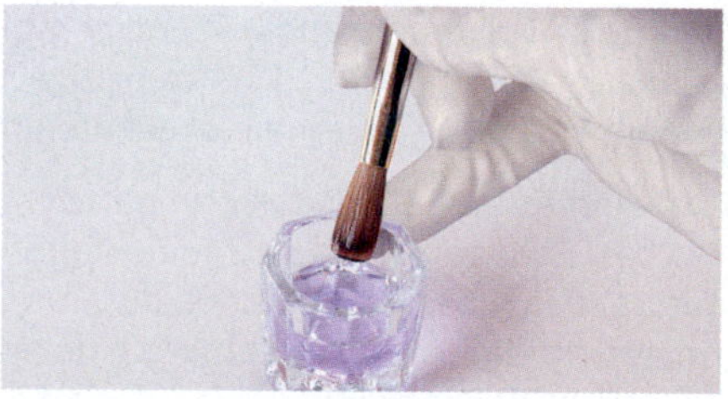

Sumerja el pincel en monómero líquido. Límpielo en el borde del vaso Dappen para eliminar el exceso de líquido.

5 →

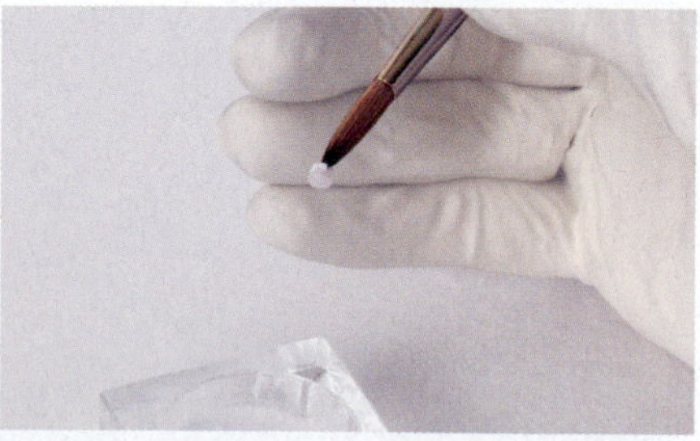

Escoja una perla de tamaño mediano. Presione la punta del pincel en el polímero en polvo para recoger una perla lo suficientemente grande como para cubrir todo el borde libre.

6 →

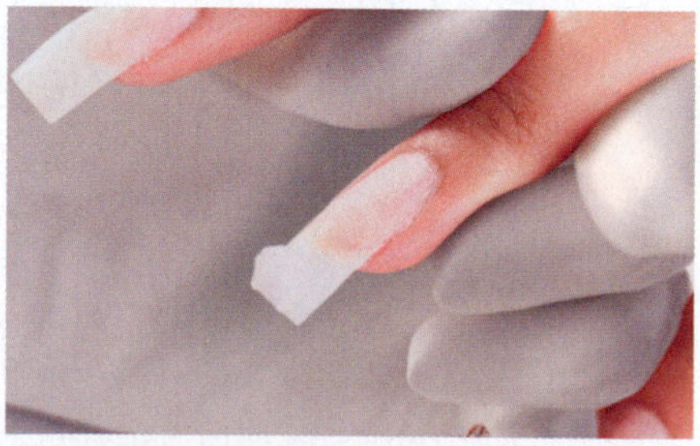

Coloque la perla en el borde la uña. Limpie el pincel con delicadeza en una toalla desechable limpia para eliminar el resto de producto.

7

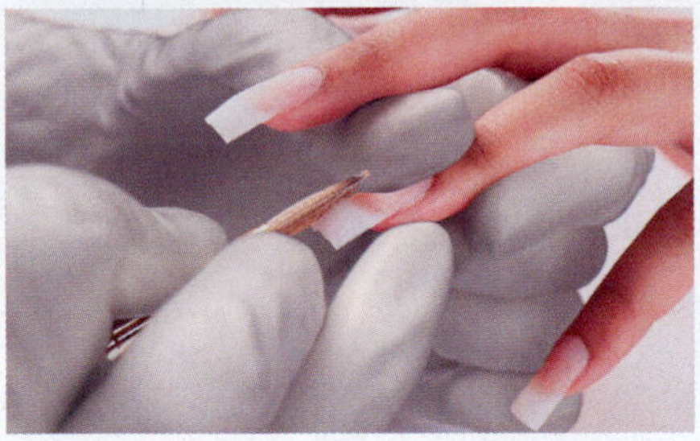

Utilice la parte media (o *panza*) del pincel para hacer presión y alisar el producto a fin de cubrir el borde libre.

8

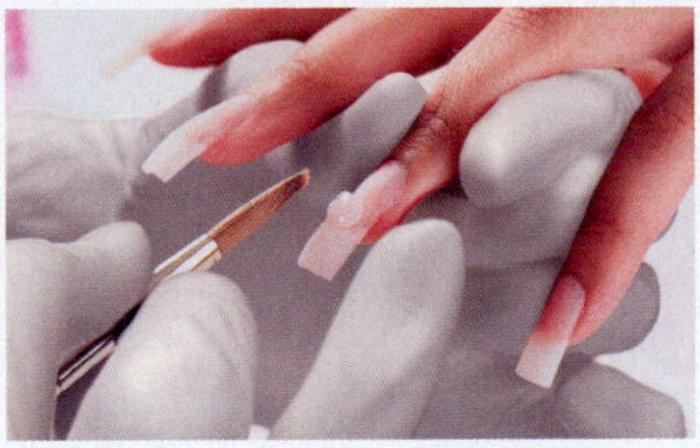

Tome otra perla de consistencia mediana y colóquela en el centro de la uña. Limpie el pincel con delicadeza en una toalla desechable limpia para eliminar el resto de producto.

9

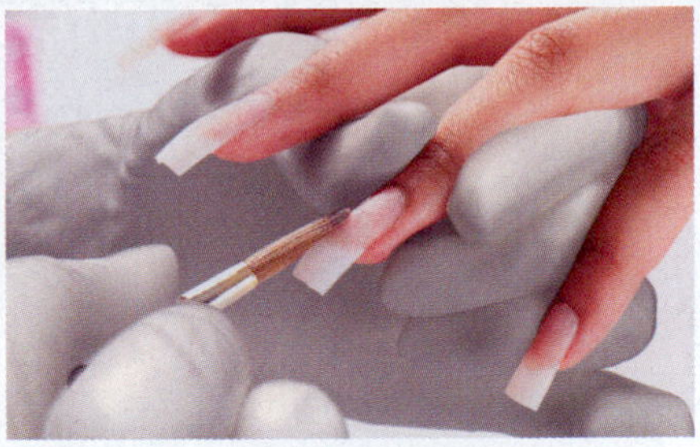

Coloque el producto y suavice. Coloque el producto en dirección ascendente hacia el borde lateral y suavice para uniformar con el borde libre. Coloque una capa delgada de producto en los laterales y una más gruesa en centro del vértice.

10

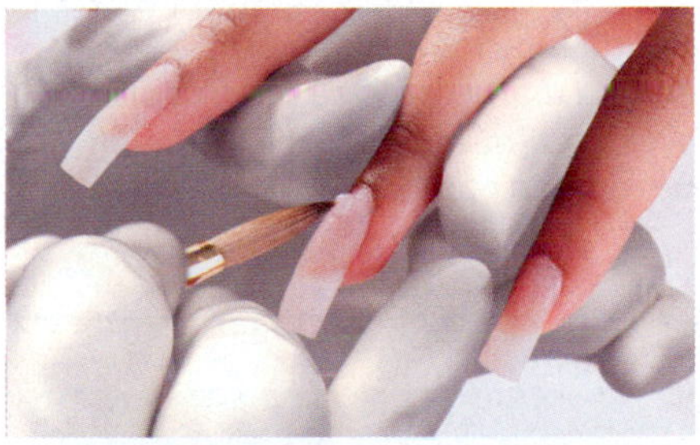

Levante una pequeña perla húmeda de polímero en polvo con el pincel y ubíquela justo encima de la parte central de la lámina ungueal. Coloque el producto hacia la cutícula, dejando un pequeño margen entre el producto y la piel. Alice la perla para mezclarla con el resto del realce.

11

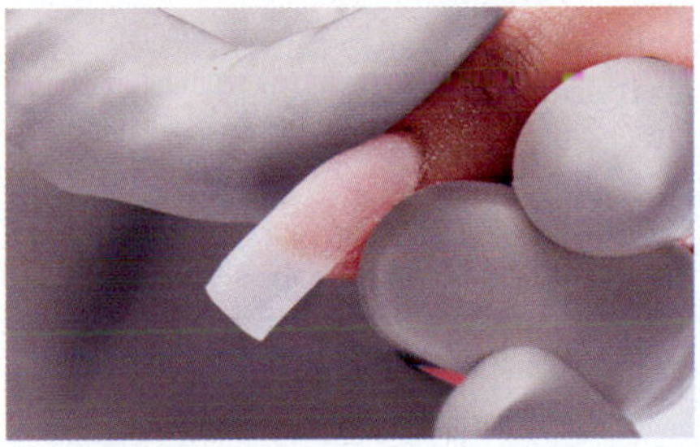

Modele la uña. Una vez que el producto se haya curado, use un abrasivo de grano mediano para modelar el perímetro de la uña y eliminar las imperfecciones más grandes de la superficie. Suavice la superficie con un abrasivo de grano mediano o fino (180 granos).

12

Pula el realce para uñas con un pulidor de grano medio a grueso hasta suavizar toda la superficie.

13

Limpie las uñas. Pídale al cliente que se lave las manos con agua y jabón en la estación de lavado de manos o use el cepillo para limpiarlas en el aguamanil. Enjuague con agua limpia y seque completamente con una toalla desechable limpia.

14

Masajee aceite de cutículas en la piel circundante. Aplique crema para manos y masajee la mano y el brazo.

15

Limpie los realces para uñas con alcohol y termine con un esmalte o gel de color.

16

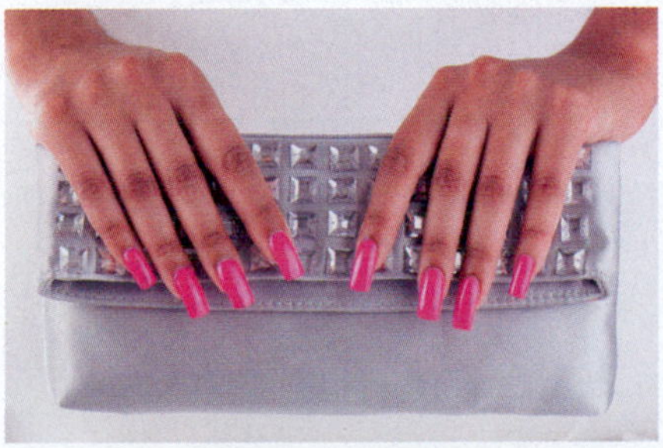

Preséntele al cliente el resultado final del estilo.

POSTERIOR AL SERVICIO

Para completar el procedimiento, realice el

Ⓟ 20-3 Procedimiento posterior al servicio.

Ⓟ **Procedimiento 23-2**

Realces para uñas líquidos y en polvo de dos colores con moldes

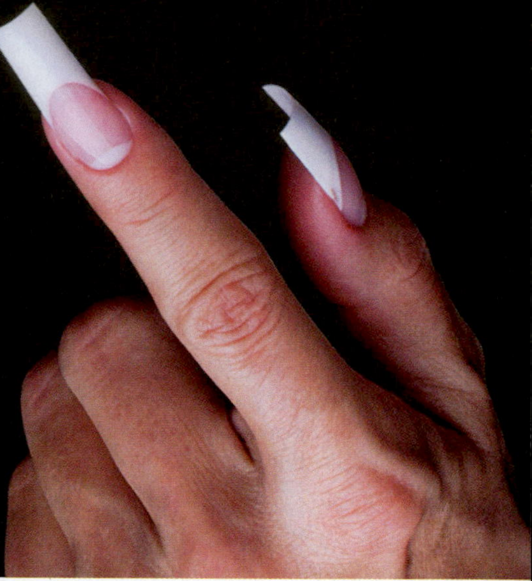

IMPLEMENTOS Y MATERIALES

Además de los materiales básicos de su mesa de manicura, necesitará lo siguiente:

- abrasivos
- tres vasos Dappen
- monómero líquido
- deshidratante de uñas
- moldes para uñas
- imprimante para uñas
- pincel para uñas (de cerda natural)
- polímero en polvo (rosa, blanco brillante y blanco suave).

PREPARACIÓN

Antes de comenzar, realice el Ⓟ **20-1 Procedimiento previo al servicio.**

Consulte Ⓟ **22-1 Manicura en seco.**

DURACIÓN ESTIMADA

90 MIN

1

Aplique imprimante para uñas en todas las uñas.

2

Aplique los moldes para uñas en una mano como se explica en el Procedimiento 22-4: Aplicación de moldes para uñas desechables.

3

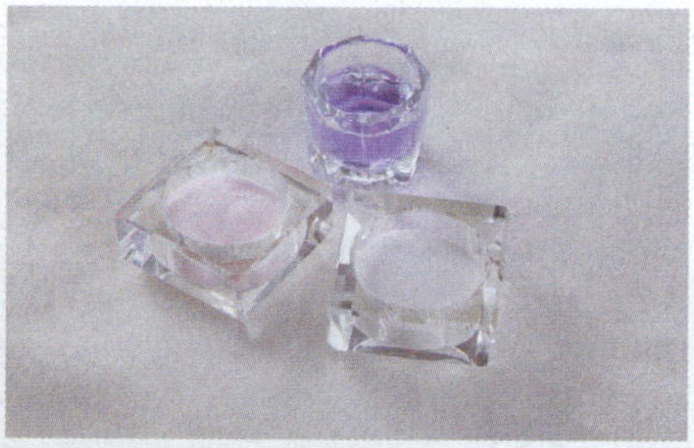

Prepare los productos. Vierta el polvo de color blanco brillante en un vaso Dappen. Vierta el polvo de color rosado en el segundo vaso Dappen y monómero en el tercero. Coloque el polvo blanco suave en un vaso Dappen para crear la lúnula.

4

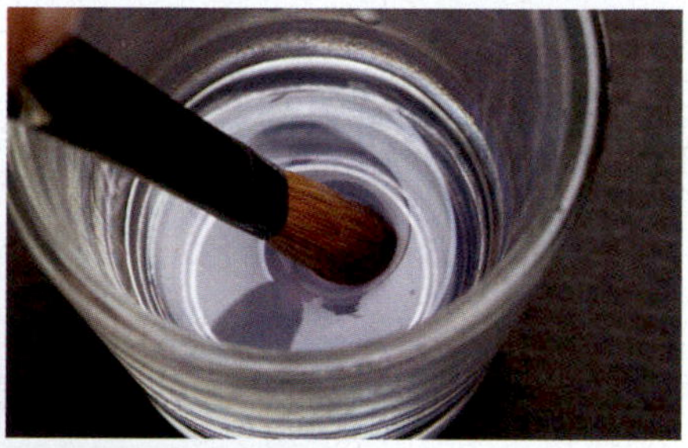

Sumerja el pincel. Prepare el pincel. Para ello, satúrelo con monómero líquido. Luego, elimine completamente el exceso de líquido. Sumerja el pincel en el monómero líquido y retire el excedente limpiando el pincel contra el borde del vaso Dappen.

5

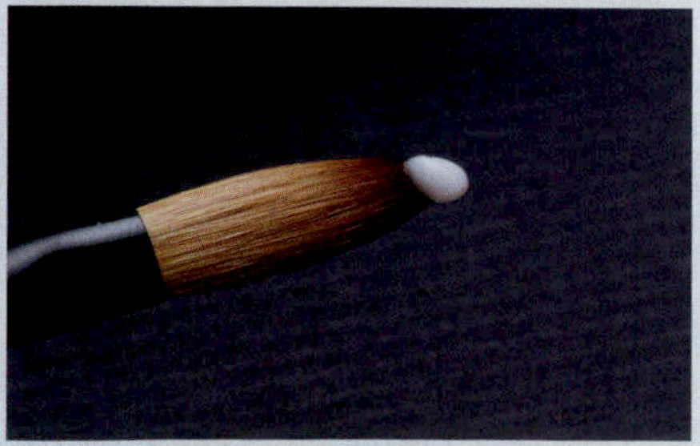

Cree la lúnula (opcional). Frote suavemente el pincel para crear un borde plano. Sumerja la punta ligeramente en el polvo blanco suave para tomar una pequeña perla en uno de los lados del pincel.

6

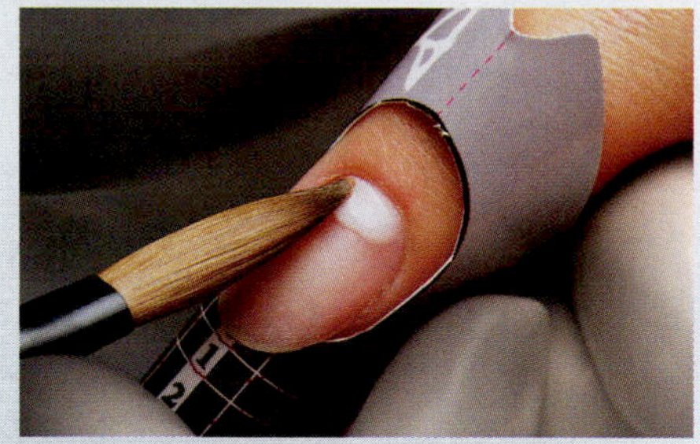

Coloque la perla hacia el área de la cutícula y extiéndala de lado a lado. Los bordes de la lúnula deben llegar hasta un poco antes del borde lateral. Cepille suavemente para alisar la superficie.

7

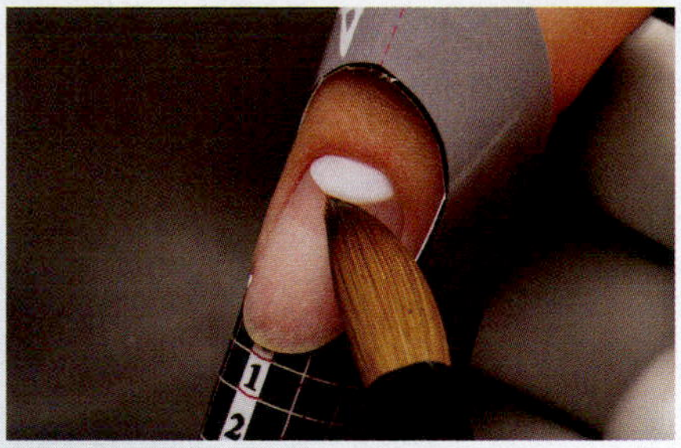

Limpie y modele la lúnula. Una vez que haya colocado el producto en su lugar, utilice la punta del pincel para limpiar y modelar el borde redondo de la lúnula.

8

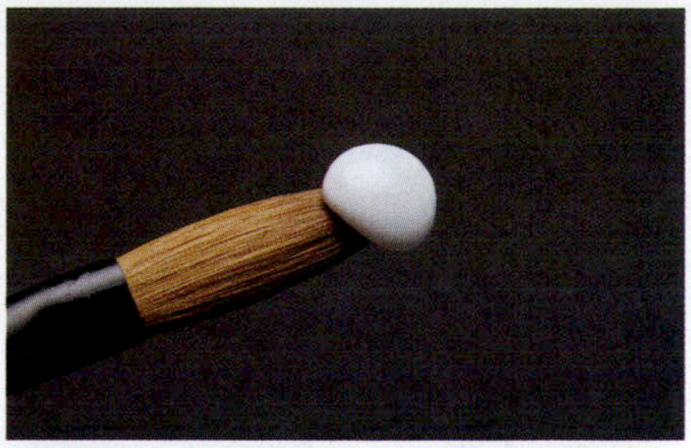

Forme el borde libre. Sumerja el pincel en el monómero y tome una perla con consistencia media a seca del polímero en polvo blanco brillante, que sea lo bastante grande como para cubrir toda la extensión del borde libre.

9

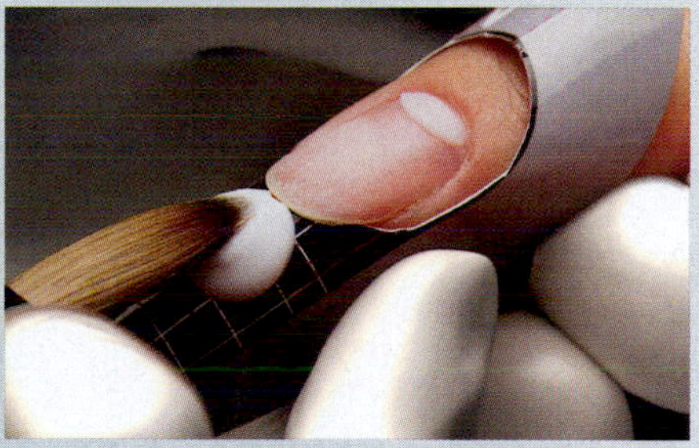

Coloque una perla blanca en el molde para uñas. Limpie el pincel con delicadeza en una toalla desechable limpia para eliminar el resto de producto. Deje que la perla descanse un segundo y comience a asentarse.

10

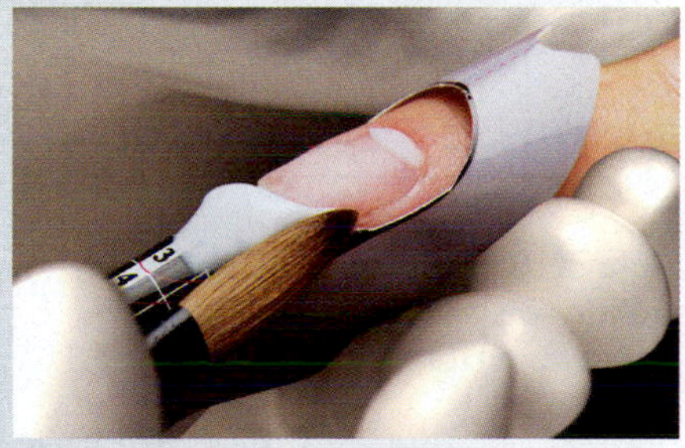

Forme el borde de la extensión. Use un pincel plano para esparcir la perla hacia las esquinas de la uña natural. Luego, aplique presión en el centro del pincel y acérquelo hacia usted. Esto estirará el espesor de la perla hacia fuera en el molde para formar el borde de la extensión.

11

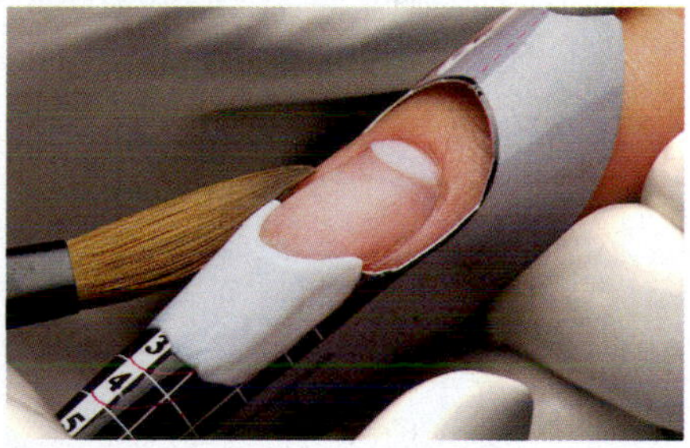

Use el cuerpo del pincel por el perímetro de la uña para modelar la extensión.

12

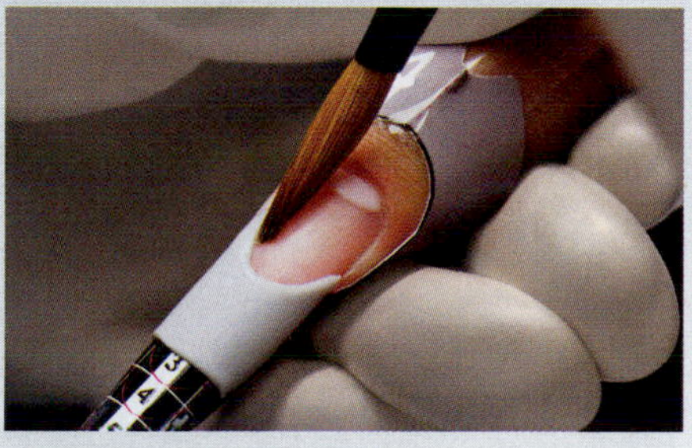

Forme una media luna. Utilice la punta del pincel para empujar la media luna en el lugar correspondiente y limpie el borde hasta obtener una media luna redonda y nítida.

13

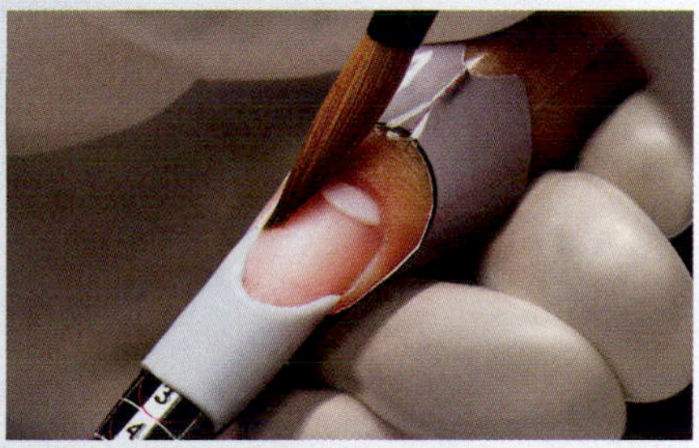

Coloque la segunda perla blanca. Tome una segunda perla pequeña del polvo blanco, con una consistencia más seca y colóquela en la esquina izquierda de la uña natural. Use la punta del pincel para definir la media luna. Haga lo mismo del lado derecho de la uña.

14

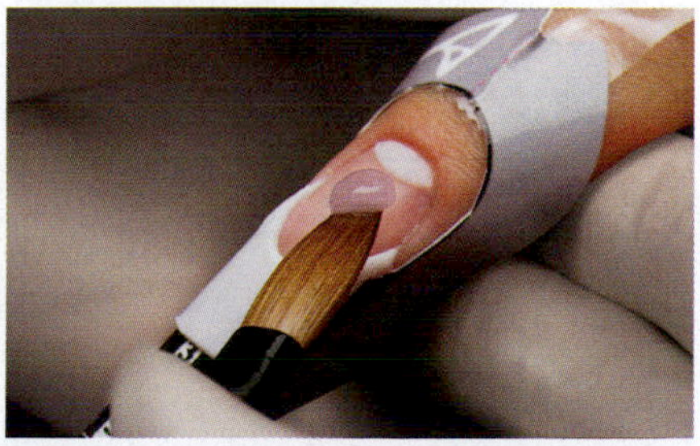

Coloque la perla rosa. Tome una pequeña perla húmeda de polímero en polvo rosa con el pincel y ubíquela en el centro de la lámina ungueal. Use el pincel para expandir lentamente la perla hacia el área de la cutícula y deje un margen libre muy pequeño entre el producto y la piel. Cepille el producto para eliminar las imperfecciones.

15

Forme el vértice. Tome una perla medio húmeda de polímero en polvo rosa con el pincel y ubíquela en el centro de la lámina ungueal. Golpee suavemente los bordes hacia la cutícula y los bordes laterales. Alise hacia la media luna.

16

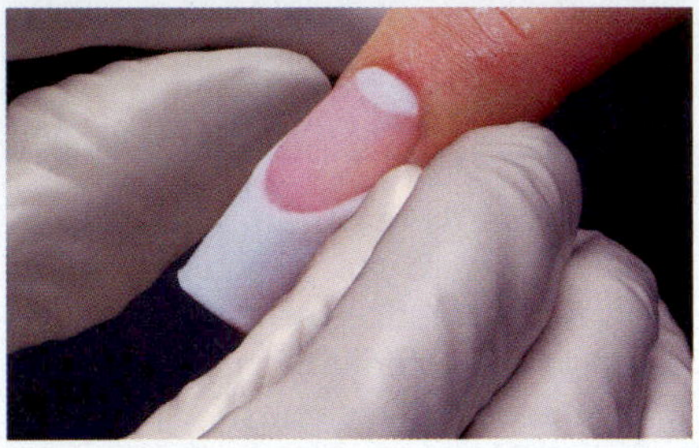

Retire los moldes para uñas. Una vez que los realces para uñas empiecen a endurecerse, afloje el molde y retírelo. Presione suavemente en los lados para estrechar la uña mientras se seca.

17

Repita los pasos 4 al 16 en las uñas restantes.

18

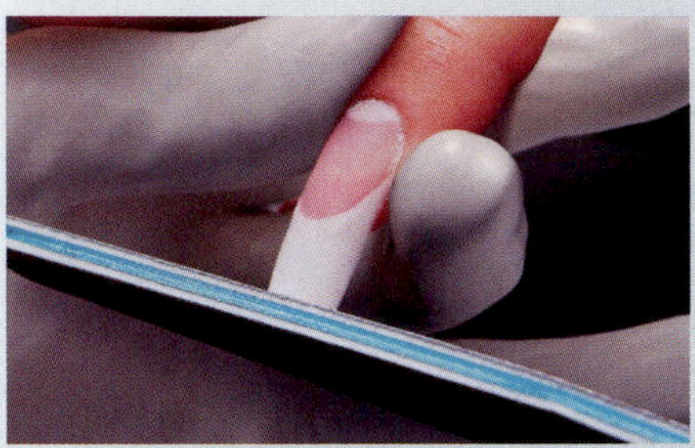

Modele el perímetro. Una vez que el producto se haya curado, use un abrasivo de grano mediano para modelar el perímetro de la lámina ungueal y eliminar las imperfecciones más grandes de la superficie.

19

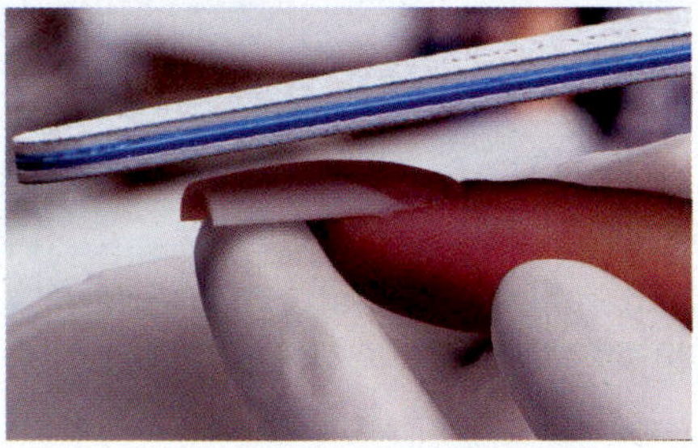

Pula la superficie. Use un abrasivo de grano medio a fino (180 granos) en pasadas largas para modelar y refinar la superficie. El producto debe ser delgado cerca de la cutícula, el borde libre y los bordes laterales.

20

Pula el realce para uñas con un pulidor de grano grueso o superior hasta suavizar toda la superficie.

21

Limpie las uñas. Pídale al cliente que se lave las manos con agua y jabón en la estación de lavado de manos o use el cepillo para limpiarlas en el aguamanil. Enjuague con agua limpia y seque completamente con una toalla desechable limpia.

22

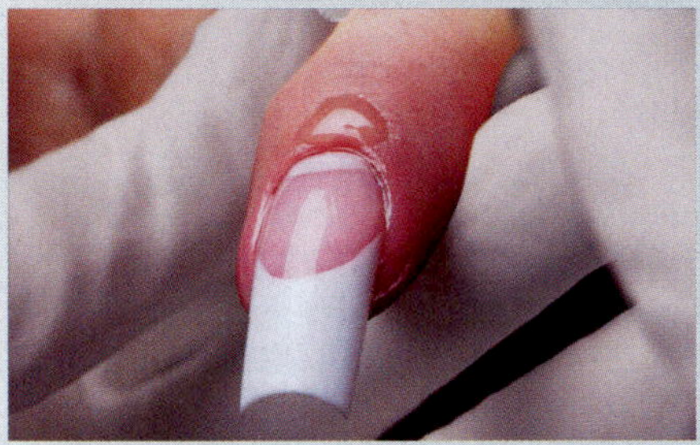

Masajee el aceite para cutículas en la piel circundante. Luego, aplique crema para las manos y masajee la mano y el brazo.

23

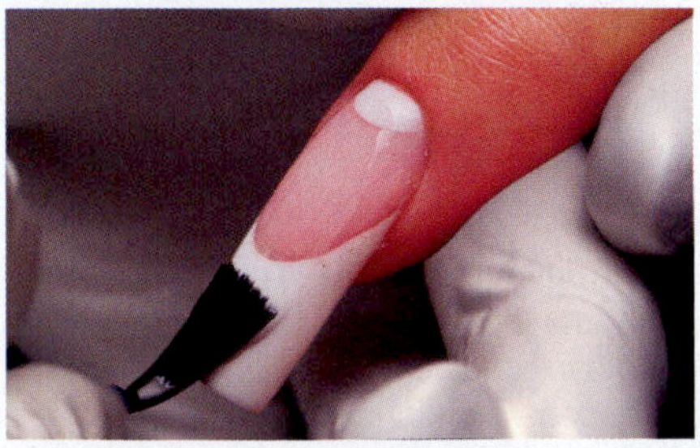

Limpie los realces para uñas con alcohol y termine con esmalte transparente o gel.

24

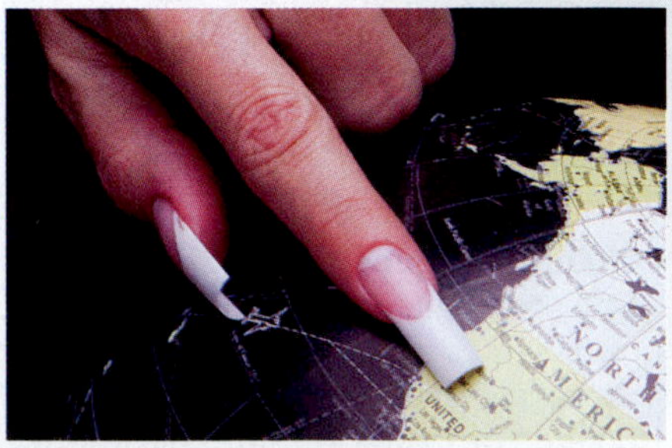

Preséntele al cliente el resultado final del estilo.

POSTERIOR AL SERVICIO

Para completar el procedimiento, realice el

Ⓟ 20-3 Procedimiento posterior al servicio.

Ⓟ Procedimiento 23-3

Mantenimiento del líquido y polvo de un color

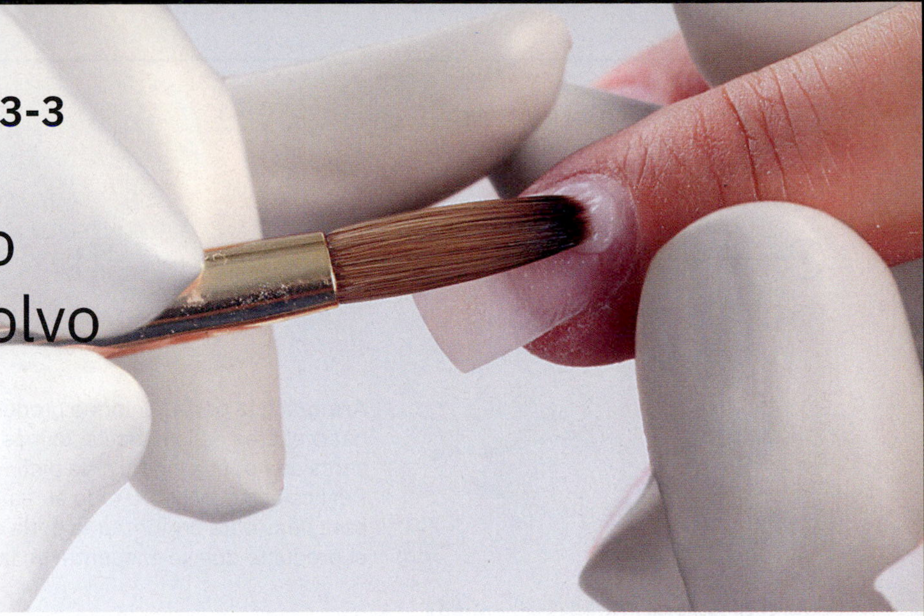

IMPLEMENTOS Y MATERIALES

Además de los materiales básicos de su mesa de manicura, necesitará lo siguiente:

- abrasivos
- dos vasos Dappen
- monómero líquido
- deshidratante de uñas
- imprimante para uñas
- pincel para uñas (de cerda natural)
- polímero en polvo.

PREPARACIÓN

Antes de comenzar, realice el Ⓟ **20-1 Procedimiento previo al servicio.**

DURACIÓN ESTIMADA

45 MIN

1

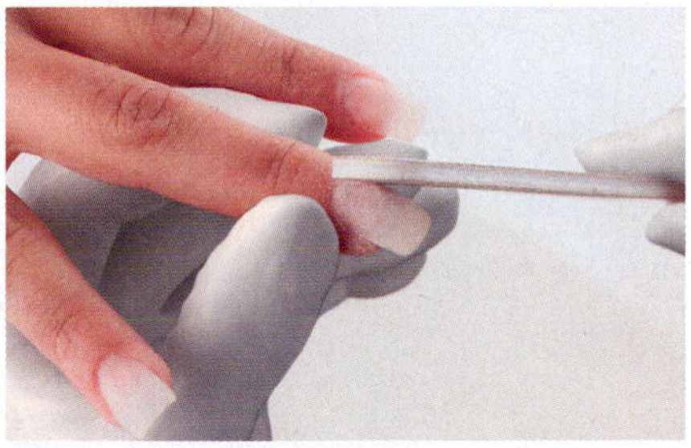

Lime el nuevo crecimiento. Retire el esmalte existente. Con un abrasivo de grano medio a grueso, aplane el producto existente para alisarlo cuidadosamente hasta lograr que quede a la misma altura de la lámina ungueal. Lime el producto que se haya levantado o se haya formado bolsas.

2

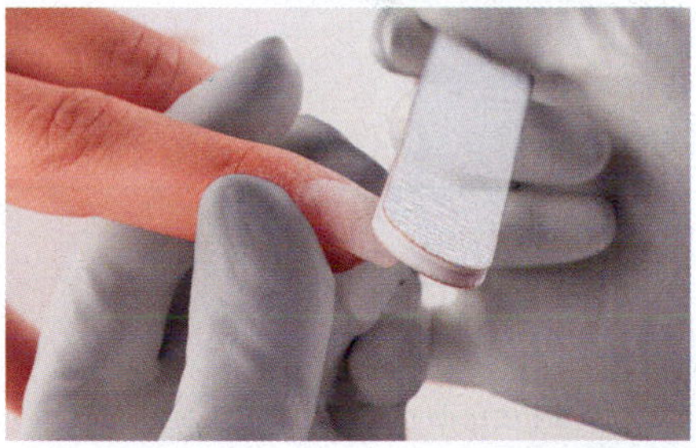

Suavice el producto que se encuentra en la uña. Deslice el abrasivo sobre todo el realce para uñas a fin de refinarlo. No dañe la piel del cliente con el abrasivo. Corte las uñas hasta el largo deseado.

3

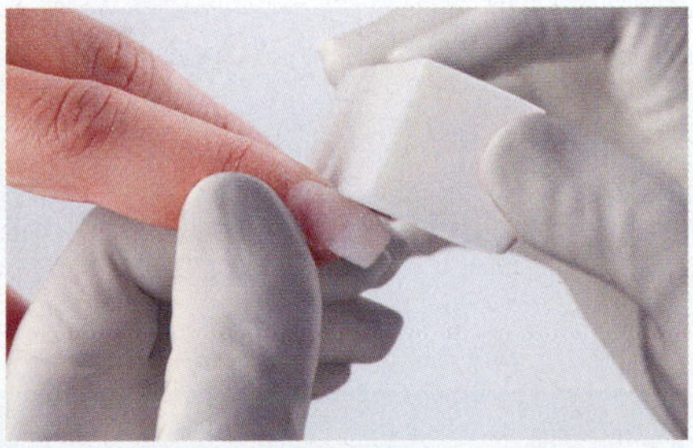

Pula el nuevo crecimiento. Utilice un abrasivo medio a fino de 180 granos para alisar el producto que se encuentra en la uña y eliminar el brillo del área de nuevo crecimiento de la uña. Quite el polvo con un cepillo de nailon para manicura.

4

Aplique deshidratante de uñas solo en la uña natural expuesta de todas las uñas.

5

Aplique imprimante para uñas solo en la uña natural expuesta de todas las uñas.

6

Prepare el líquido y el polvo en vasos distintos.

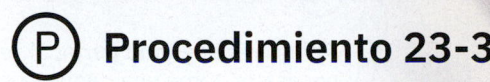

7

Sumerja el pincel en el monómero y deslícelo sobre el producto que se encuentra en las uñas de la mano izquierda.

8

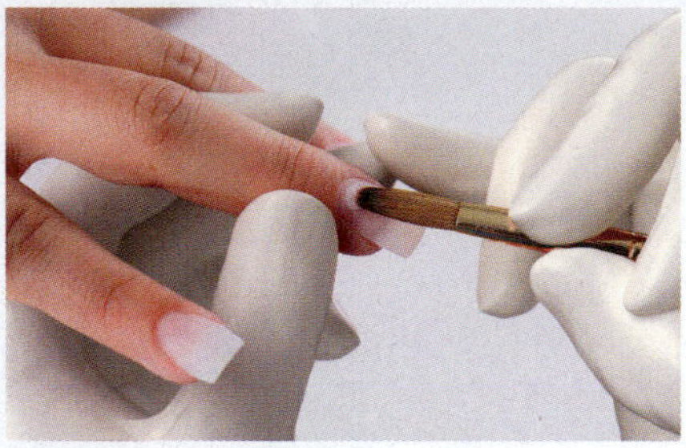

Coloque la perla. Tome una pequeña perla húmeda del producto de realce y colóquela cerca del área de nuevo crecimiento, hacia el centro de la uña.

9

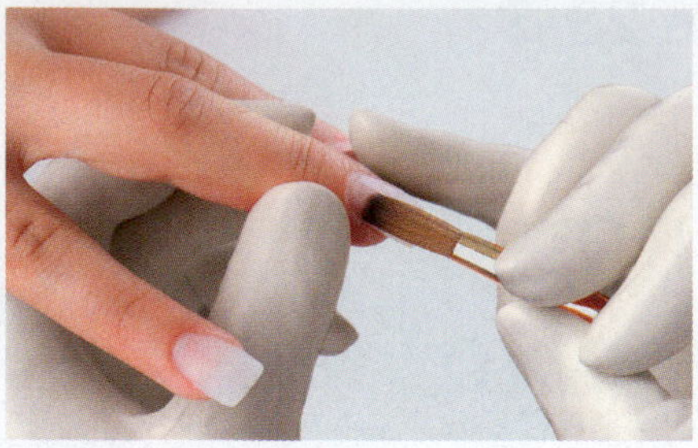

Armonice la perla. Coloque producto hacia el área de la cutícula, lo más cerca que pueda sin tocar la piel. Deslice el pincel sobre todo el realce para uñas para armonizar la perla con el producto que se encuentra en la uña.

10

Aplique la segunda perla. Si es necesario, tome una pequeña perla húmeda y ubíquela en el centro de la uña para formar el vértice. Golpee la perla hasta que quede en el lugar correspondiente y, luego, alise toda la superficie de la uña.

11

Deje curar y modele las uñas. Cuando se hayan endurecido las uñas, modele los realces para uñas con una lima abrasiva.

12

Pula el realce para uñas. Utilice un pulidor de grano medio hasta que toda la superficie esté lisa.

13

Limpie las uñas. Pídale al cliente que se lave las manos con agua y jabón en la estación de lavado de manos o use el cepillo para limpiarlas en el aguamanil. Enjuague con agua limpia y seque completamente con una toalla desechable limpia.

14

Aplique aceite para cutículas y crema para las manos. Masajee el aceite para cutículas en la piel circundante. Luego, aplique crema para las manos y masajee la mano y el brazo.

15

Limpie los realces para uñas con alcohol y termine con un esmalte o gel de color.

16

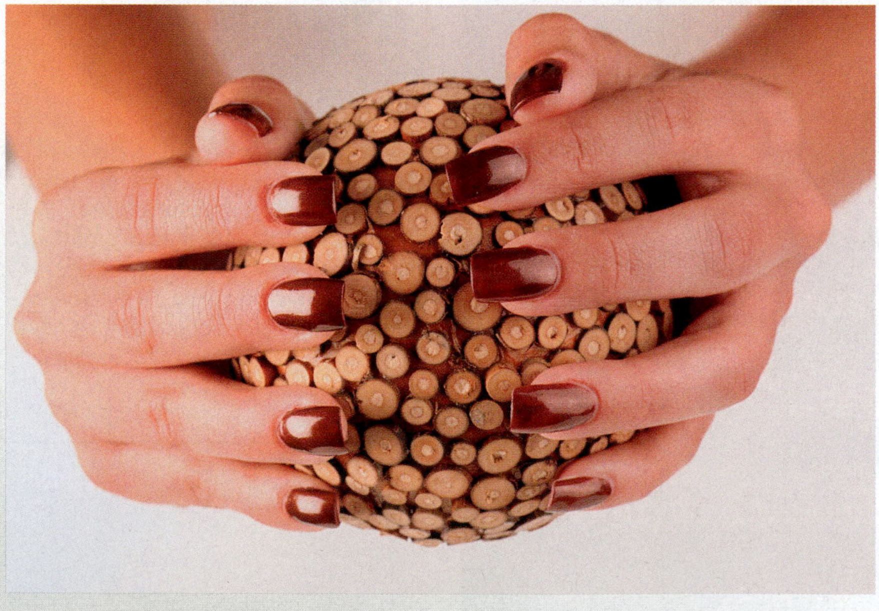

Preséntele al cliente el resultado final del estilo.

POSTERIOR AL SERVICIO

Para completar el procedimiento, realice el

Ⓟ 20-3 Procedimiento posterior al servicio.

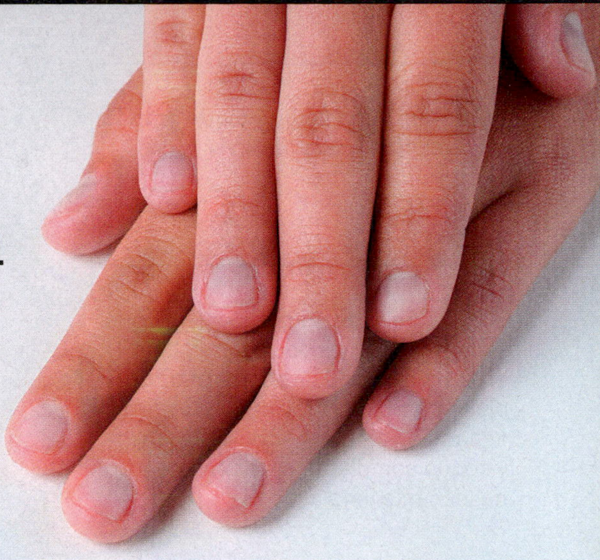

Ⓟ **Procedimiento 23-4**

Remoción de realces para uñas líquidos y en polvo

IMPLEMENTOS Y MATERIALES

Además de los materiales básicos de su mesa de manicura, necesitará lo siguiente:

- acetona
- toalla limpia
- cuenco de vidrio (1 cuenco, más uno más grande si es necesario)
- empujador de madera.

PREPARACIÓN

Antes de comenzar, realice el Ⓟ **20-1 Procedimiento previo al servicio.**

DURACIÓN ESTIMADA

20 MIN

1

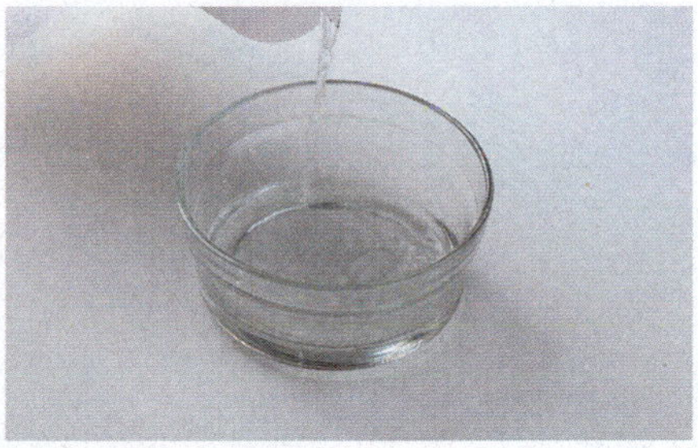

Llene el recipiente de vidrio con removedor. Use la cantidad suficiente de acetona o removedor como para cubrir hasta 1,27 cm (0,5 in) por encima de los realces del cliente. Para acelerar el proceso de remoción, coloque el recipiente dentro de otro recipiente más grande con agua caliente para calentar la acetona de una manera segura.

2

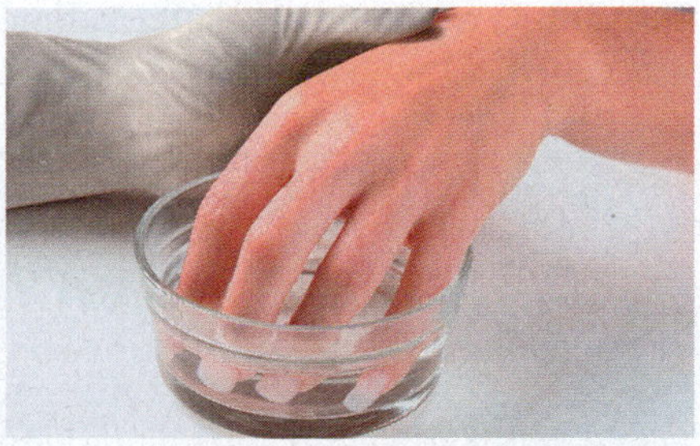

Aplique el producto de remoción en las uñas. Retire el esmalte, si es necesario. Coloque las uñas del cliente en el producto de remoción y cubra las manos con una toalla de tela. Remoje los realces para uñas durante el tiempo recomendado por el fabricante o el que sea necesario para disolver el producto de realce.

3

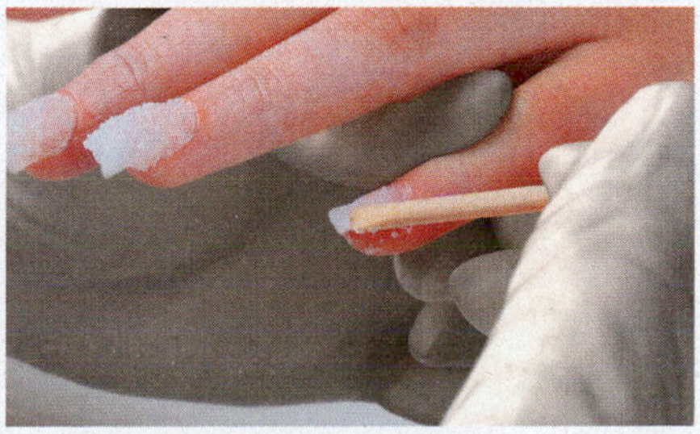

Retire los realces. Use un empujador de madera para raspar suavemente el realce suavizado. Repita el procedimiento hasta disolver todos los realces. Use una almohadilla de algodón con el dorso de plástico para eliminar el resto del producto.

4

Pula la uña con un pulidor de grano medio a fino hasta remover todo el producto.

5

Limpie las uñas. Pídale al cliente que se lave las manos con agua y jabón en la estación de lavado de manos o use el cepillo para limpiarlas en el aguamanil. Enjuague con agua limpia y seque completamente con una toalla desechable limpia.

6

Masajee el aceite para cutículas en la piel circundante. Luego, aplique crema para las manos y masajee la mano y el brazo. Para terminar el servicio, ofrézcale al cliente una manicura básica.

7

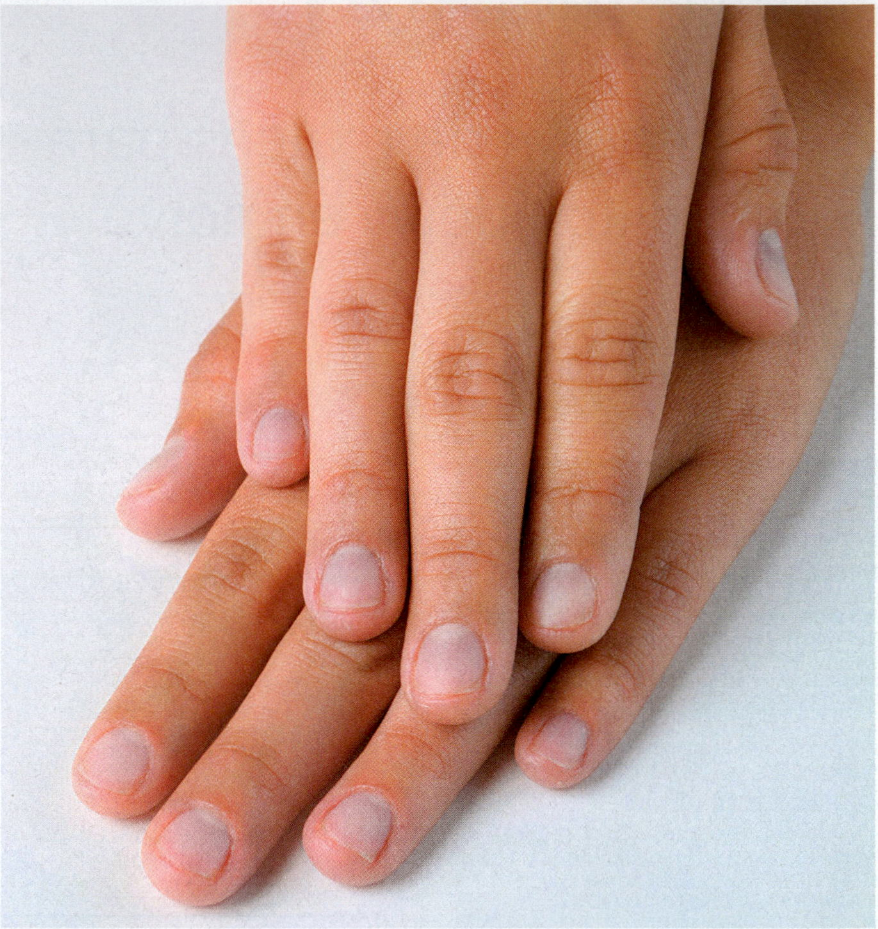

Preséntele al cliente el resultado final del estilo.

POSTERIOR AL SERVICIO

Para completar el procedimiento, realice el

Ⓟ **20-3 Procedimiento posterior al servicio.**

Glosario del capítulo

abrasivo	pág. 982	limas y pulidores de uñas
arte de uñas 3-D	pág. 985	cualquier tipo de arte que sobresale de la uña
catalizadores	pág. 978	aditivos diseñados para energizar y activar los iniciadores y se agregan a los monómeros para iniciar o acelerar la reacción química
diseños incrustados	pág. 985	diseños que se hacen dentro de un realce para uña
grano	pág. 982	indica cuántas partículas o granos hay en una lima por pulgada cuadrada
imprimante para uñas	pág. 981	se utiliza en la uña natural antes de la colocación del producto para ayudar en la adhesión
levantamiento	pág. 982	se produce cuando los productos artificiales se levantan o se quitan de la uña
peróxido de benzoilo (BPO)	pág. 979	se utiliza para iniciar la reacción en cadena que conduce al curado (endurecimiento)
polimerización	pág. 978	proceso químico que hace que los monómeros se unan para crear cadenas muy largas
proporción de mezcla	pág. 980	la cantidad de monómero líquido y polímero en polvo utilizada para formar una perla
pulidor fino	pág. 982	pulidor (por lo general de 400/1000/4000) que se usa para dar mucho brillo en una uña natural o en realces para uñas
realces para uñas líquidos y en polvo	pág. 977	se crean combinando un *monómero* líquido con un *polímero* en polvo
vaso Dappen	pág. 983	pequeño recipiente de vidrio o plástico que contiene una cantidad mínima de producto para un uso en un servicio

PARTE 05

SERVICIOS DE CUIDADO DE LAS UÑAS

CAPÍTULO 24:

Geles curados con luz

Objetivos de aprendizaje

Al finalizar este capítulo, podrá:

OA 1 Explicar por qué los cosmetólogos deben aprender acerca de los geles curados con luz.

OA 2 Analizar la química del gel que se cura con luz.

OA 3 Explicar la diferencia entre la luz LED y la luz UV utilizada para curar geles.

OA 4 Distinguir entre diferentes tipos de gel para servicio de uñas.

OA 5 Mencionar los insumos de aplicaciones de gel.

OA 6 Describir cómo almacenar, usar y remover geles.

OA 7 Reconocer en qué situación elegir los servicios de gel.

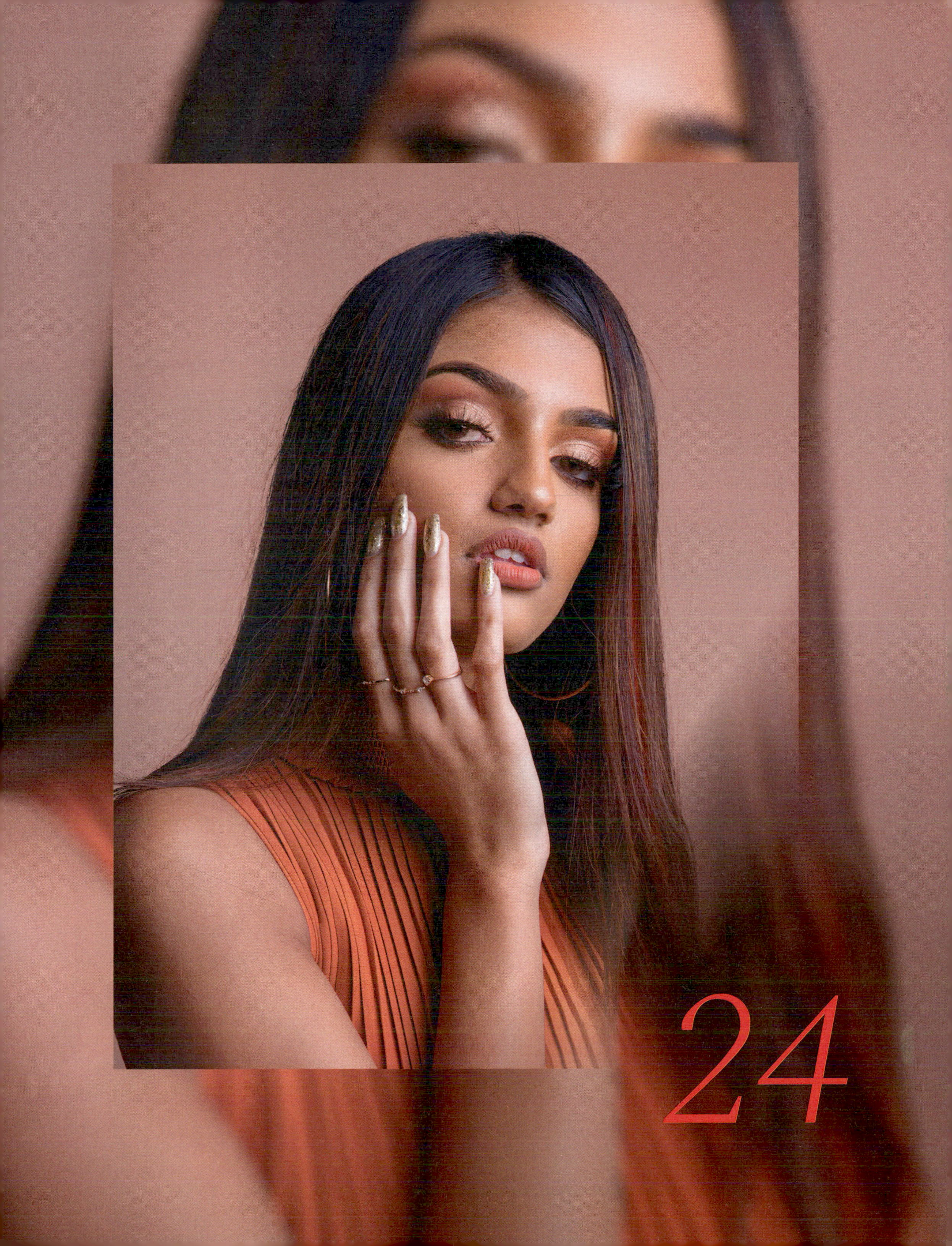

24

La moda tiene que reflejar quién eres, qué sientes en el momento y a dónde vas.

"

—

Pharrell Williams

Productor, diseñador de moda, emprendedor

OA 1 Explicar por qué los cosmetólogos deben aprender acerca de los geles curados con luz.

¿Por qué estudiar geles curados con luz?

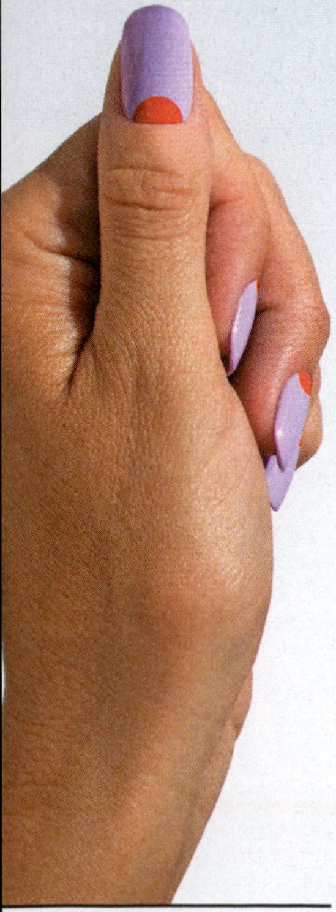

Los geles curados con luz se han utilizado en la industria de las uñas durante años, pero han cambiado y se han expandido bastante desde la década del 2000. Un **gel curado con luz** es un tipo de producto de realces para uñas que endurece cuando se expone a un tipo de luz específico. Los geles pueden son fáciles de aplicar, limar y mantener y casi no tienen olor. Generalmente, los geles no son tan duros como los realces para uñas líquidos y en polvo, ya que pueden ser formulados para ser más suaves o más flexibles que los sistemas líquidos o en polvo.

En este capítulo, aprenderá sobre los diferentes tipos de geles curados con luz. Debe conocer las características, las ventajas y los beneficios de cada tipo para brindar a los clientes el mejor servicio.

Como cosmetólogo, debe conocer muy bien los geles curados con luz por los siguientes motivos:

- Muchos clientes solicitan servicios con aplicación de gel.
- Los servicios de esmalte de gel de fijación son uno de los servicios más solicitados en los salones de belleza.
- Comprender la composición química de los productos de gel le permitirá seleccionar los mejores productos para cada cliente.
- Los clientes se vuelven leales a un negocio cuando reciben servicios excelentes de aplicación, mantenimiento y remoción.

Verificación

1. ¿Por qué estudiar geles curados con luz?

OA 2 Analizar la química del gel que se cura con luz.

Química del gel

Los monómeros son líquidos y los polímeros son sólidos, como los polímeros en polvos que se utilizan en los realces para uñas líquidos y en polvo. Un oligómero, también conocido como *prepolímero*, es un acrilato pegajoso, espeso y similar a un gel entre un líquido y un sólido. La mayoría de los geles usan un oligómero de metacrilato de uretano, que tiene una adhesión excelente y menor riesgo de sensibilidad.

Los diferentes geles vienen en diferentes viscosidades, según cómo se usen. La viscosidad es la medición de la densidad o delgadez de un líquido y afecta la forma en que fluye el fluido. Algunos geles tienen viscosidad baja, media o alta. Los geles con viscosidad baja son fórmulas que se aplican con brocha. Los geles con viscosidad media también se denominan geles autoniveladores. Los geles con viscosidad alta se usan para construir o esculpir extensiones de uñas.

Los geles son demasiado espesos para secarse por sí solos. Necesitan productos químicos adicionales, conocidos como *fotoiniciadores*, para poder **curar** o transformarse de líquido a sólido. Un *fotoiniciador* es una molécula que crea una reacción al exponerse a la luz UV o luz visible. Los fotoiniciadores se fusionan en oligómeros para que el gel endurezca cuando se aplique a la uña y se exponga a la luz en una lámpara de curado especial. La exposición a la luz inicia la reacción química en la uña. Se genera calor y comienza la polimerización.

La polimerización, también llamada *enlaces cruzados,* es el proceso mediante el cual los oligómeros se unen en un material sólido resistente a los productos químicos. Piense en los enlaces cruzados como una estructura similar a una red. Cuanto más ajustada es la red, más duro y más fuerte será el gel. El resultado final son realces para uñas hermosos, brillantes y duros.

Las fórmulas de esmalte de gel comparten una química similar, pero se eliminan fácilmente con un quitaesmalte con 71 % de acetona o más. El esmalte de gel se aplica en capas. La capa de color tiene un nivel medio de enlaces cruzados, lo que la hace flexible y fácil de quitar. La capa protectora tiene un nivel de enlaces cruzados más alto, lo que le da brillo y protección.

Los geles pueden generar una cantidad molesta de calor durante el proceso de curado. Esto se debe a una reacción química llamada **reacción exotérmica**, que libera calor. Esta reacción ocurre a medida que se crean los enlaces del polímero. Cuantos más enlaces se formen mientras se cura el gel, más calor se generará. Asimismo, mientras más enlaces se creen mientras se polimeriza el gel, mayor será la resistencia del realce. El pico de calor no daña las uñas, pero puede resultar incómodo para el cliente.

Puede controlar el pico de calor de varias maneras:

- Comience con una aplicación delgada sobre la uña natural y cúrela. Esto proporciona un poco de protección contra el calor de la segunda o tercera perla más gruesa.
- Aplique y cure varias perlas de gel pequeñas (en lugar de perlas grandes).
- Introduzca suavemente la mano del cliente en la lámpara. Exponer el gel a la luz disminuye gradualmente la reacción y genera menos calor.
- Si el cliente siente un pico de calor, retire la mano de la luz durante 5 a 10 segundos para permitir que la reacción química disminuya y vuelva a colocarla en la lámpara para terminar de curar.

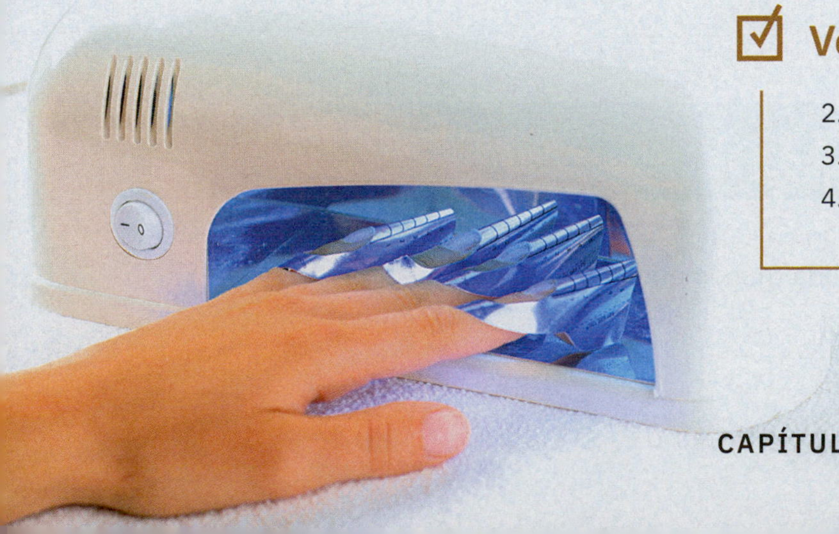

Verificación

2. ¿Cuál es la función de un fotoiniciador?
3. ¿Qué es un oligómero?
4. ¿Para qué sirve la polimerización?

OA 3 Explicar la diferencia entre la luz LED y la luz UV utilizada para curar geles.

Luz UV y LED

Una **lámpara de curado** es un dispositivo electrónico especial que energiza y controla las bombillas para curar los realces de gel para uñas. Para curar los geles, es necesario que las bombillas emitan luz violeta a la intensidad adecuada.

Las lámparas de curado pueden parecer similares, pero existen muchas diferencias entre las unidades que pueden afectar el poder de curado, incluido el tipo y la cantidad de bombillas, la distancia entre las bombillas, la parte inferior y el tamaño de las bombillas. La energía de las lámparas de curado se denomina de acuerdo al número de bombillas dentro de la lámpara multiplicado por el vataje. El **vataje** es la medida de la cantidad de electricidad que consume una lámpara. Por ejemplo, si una lámpara tiene seis bombillas y cada bombilla es de 6 vatios, es una lámpara de 36 vatios.

Las lámparas de curado de gel utilizan bombillas fluorescentes de diodo emisor de luz (LED) o ultravioleta (UV).

Las **bombillas LED** emiten una luz directa que debe brillar sobre el gel para que este se endurezca. Una bombilla LED dura unos 5 años o 50 000 horas. Por lo general, los tiempos de curado en una lámpara LED van de 5 a 60 segundos por capa de gel. Estas bombillas LED especiales producen longitudes de onda de luz óptica de aproximadamente 365 a 405 nm (nanómetros). Un **nanómetro** es una unidad de longitud del sistema métrico, igual a una milmillonésima parte de un metro. En la escala del espectro de luz visible, la luz violeta que se necesita para curar los geles curados por luz se produce alrededor de los 400 nm (**figura 24-1**). La bombilla utilizada para curar los geles aprovecha el color violeta y su intensidad, por lo que cuando se expone el producto a esa luz específica, inicia la reacción química. Si los fotoiniciadores del gel reaccionaran a todos los colores e intensidades de luz, el producto comenzaría a curar tan pronto como se expusiera a la luz del salón.

Las **bombillas fluorescentes ultravioletas (UV)** irradian la luz dentro de la lámpara de manera que todas las uñas están igualmente expuestas en rangos de aproximadamente 320 nm a 400 nm. Debido a que el rango de las bombillas LED es más amplio, el producto tarda más en curarse. Por lo general, los tiempos de curado en una lámpara UV van de uno a dos minutos por cada capa de gel. La mayoría de los fabricantes recomiendan cambiar las bombillas fluorescentes UV de una lámpara de curado cada seis meses. Aunque las bombillas UV continúan brillando después de seis meses, los gases que se encuentran en el interior se agotan y se pierde intensidad con el uso. Esto hace que los productos de gel no se curen por completo, lo que provoca la descomposición del producto o un aumento de las reacciones alérgicas.

Aunque el costo inicial de las lámparas LED y UV es el mismo, las lámparas LED son cada vez más frecuentes en los salones de belleza. A continuación, se mencionan algunos de los motivos principales para esta popularidad:

- El curado con lámparas LED es más rápido, lo que le permite incluir más clientes en su cronograma.
- Las bombillas LED duran aproximadamente 10 veces más que las bombillas UV, lo que le permite ahorrar dinero en el reemplazo de bombillas.
- Algunos clientes se sienten más cómodos con los servicios de gel LED debido a la menor exposición a la luz.

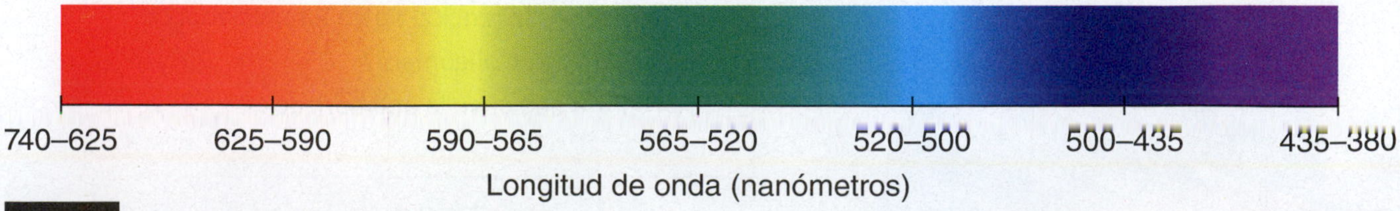

Fig. 24-1 Espectro de luz visual a escala nanométrica

Algunos fabricantes tienen lámparas duales que incluyen los dos tipos de bombillas, lo que le permite cambiar a la luz que cura el producto específico que está usando. Algunos productos de gel se pueden curar con lámparas LED o UV. Consulte al fabricante del gel para saber qué lámparas curan mejor el producto.

Verificación

5. ¿Cuáles son las dos diferencias principales entre la luz UV y la luz LED?
6. ¿A quién debe consultar para elegir la lámpara apropiada para curar un sistema de gel?

OA 4 Distinguir entre diferentes tipos de gel para servicio de uñas.

Tipos de gel

Los dos tipos de sistemas básicos de gel utilizados en la industria del cuidado de las uñas son duros y blandos.

1. Los **geles duros**, o *geles tradicionales*, tienen a resistencia suficiente para formar extensiones de uñas. Tienen una superficie no porosa que la acetona no puede penetrar. A los clientes les encantan las extensiones de gel duro por su aspecto transparente, porque casi no tienen olor y por su resistencia.
2. Los **geles suaves**, también conocidos como *geles de fijación*, están formulados para recubrir la uña natural y se quitan fácilmente con acetona. Algunos sistemas de fijación son lo suficientemente fuertes para crear una extensión muy corta o reparar la rotura de una uña natural, pero la mayoría están hechos con pigmento y creados para reemplazar los esmaltes tradicionales.

Ambos tipos de sistemas de gel utilizan muchas viscosidades de gel. Las viscosidades de gel se dividen en las siguientes categorías generales que le permiten identificar los tipos de gel y cómo se usan.

Geles adhesivos

Los geles necesitan un imprimante, un gel base o un gel adhesivo para aumentar la adhesión a la superficie de la uña natural. A veces, se recomienda primero un imprimante ácido o no ácido, al igual que con los realces de monómero y polímero. A menudo, el gel adhesivo o base se aplica sin imprimante. Los geles adhesivos o base varían en viscosidad y se aplican en capas finas sobre la uña. Luego, se curan. Después del curado, se usa otro tipo de gel para completar el servicio deseado.

Los fabricantes de gel suelen desarrollar nuevas tecnologías relacionadas con la formulación de gel adhesivo. Algunos fabricantes de geles utilizan sistemas adhesivos de secado al aire, que son tan efectivos como un sistema curado en una lámpara.

Geles de construcción

Los **geles de construcción** son geles de viscosidad espesa que permiten a los cosmetólogos construir un arco o una extensión (**figura 24-2**). Estos geles agregarán espesor al realce con solo una o dos capas. Cada capa de gel debe curarse antes de agregar otra. Algunos geles de construcción tienen color, como rosa o blanco, por lo que se pueden esculpir uñas en una manicura francesa.

Los geles de construcción pueden ser autoniveladores o no autoniveladores. Un *gel no autonivelador* tiene una viscosidad muy alta y puede dejar bultos en la uña después de su aplicación. Un *gel autonivelador* es más fluido y puede dejar la uña suave. Los geles autoniveladores agregan espesor a la uña, pero, por lo general, no tanto como los geles de mayor viscosidad que no son autoniveladores. La mayoría

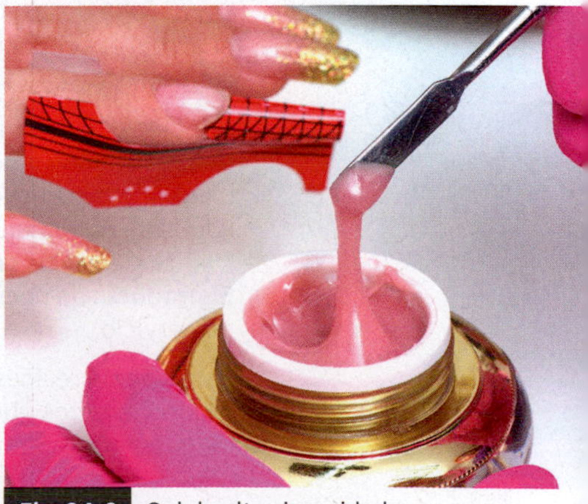
Fig. 24-2 Gel de alta viscosidad

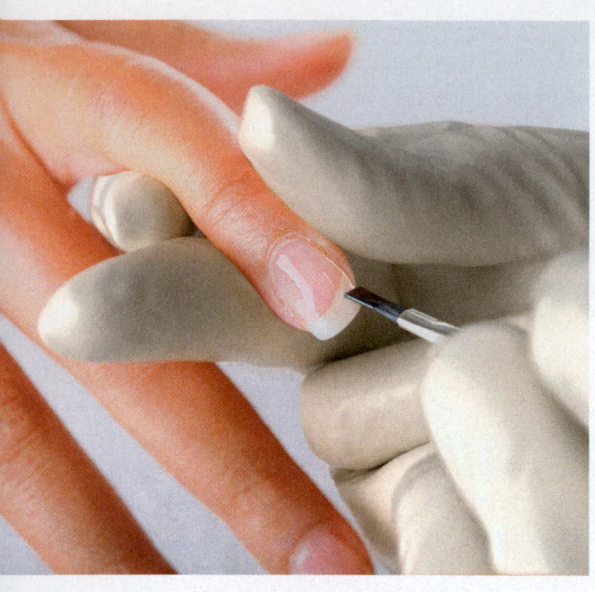

de los geles de construcción son geles duros en un recipiente tipo bote y se aplican con un pincel aplicador de gel.

Para realizar servicios con aplicación de gel duro esculpido, de un color y de dos colores, siga los pasos del **Procedimiento 24-1: Recubrimiento de gel duro de un color,** del **Procedimiento 24-2: Recubrimiento de gel duro de dos colores** y del **Procedimiento 24-3: Extensiones esculpidas en gel duro de un color.**

Ⓟ **24-1:** Recubrimiento de gel duro de un color
Consulte la página 1010

Ⓟ **24-2:** Recubrimiento de gel duro de dos colores
Consulte la página 1013

Ⓟ **24-3:** Extensiones esculpidas en gel duro de un color *Consulte la página 1016*

Actividad

El proceso de curado

Coloque poca cantidad de un gel de construcción blanco en un molde descartable y expándalo con un pincel para gel. Aplique el gel de tal manera que pueda ver a través de él en la superficie del molde. Cure el gel en la lámpara durante el período recomendado. Limpie la superficie del gel para eliminar el residuo pegajoso de la capa de inhibición. Desprenda el gel del molde y examine el costado del gel que tocaba el molde. Si observa una capa de gel no curado, significa que aplicó el gel en forma muy densa. Vuelva a aplicar el gel para que tenga menos densidad y repita los procesos de curado y examinación.

Geles de polímero

Los **geles de polímero**, también llamados *polygel* o *acrygel*, se crean a partir de una mezcla de polímero en polvo y geles duros. Este gel de construcción de viscosidad espesa permite un mayor control durante la aplicación porque no se ablanda hasta que el técnico lo coloca en su lugar ni endurece hasta que se coloca en una lámpara de curado. La mayoría de estos tipos de geles vienen en un tubo y el producto se presiona como la pasta de dientes. El técnico determina la cantidad necesaria para una uña, cortar el producto del tubo con una espátula y lo aplica sobre la uña. Luego, se le da forma sobre la uña con un pincel sintético para crear un recubrimiento o una extensión de uña esculpida. Los geles de polímero vienen en una variedad de colores tradicionales, como transparente, blanco y rosa, pero también está ganando popularidad la variedad de colores para usar en el arte tridimensional (3-D).

La mayoría de los sistemas incluyen un líquido modelador sin monómeros para mantener húmedo el pincel aplicador y que no se adhiera al gel. Este líquido casi no tiene olor y es, básicamente, alcohol isopropílico.

Los geles de polímero tienen una adhesión similar a la de un gel duro cuando se usan con los productos de preparación recomendados por los fabricantes. Por lo general, se recomienda preparar la uña con un imprimante no ácido o un gel adhesivo. Los geles de polímero también son muy fáciles de limar, por lo que se recomiendan limas de grano fino a medio para modelar y suavizar. A diferencia de los geles tradicionales, los geles de polímero no se mueven ni pierden forma antes de curarse.
El producto se puede aplicar en varias uñas y dejar curar de una mano a la vez, lo que acelera el tiempo de servicio.

Este tipo de realces para uñas necesita mantenimiento cada dos semanas, con los mismos procedimientos que se siguen para todos los servicios de mantenimiento de gel duro. Los geles de polímero se remueven como un gel tradicional, con una lima.

Para realizar un recubrimiento con gel de polímero y su mantenimiento, siga los pasos del **Procedimiento 24-4: Recubrimiento de gel de polímero de un color** y del **Procedimiento 24-5: Mantenimiento de gel duro.**

Ⓟ 24-4: Recubrimiento de gel duro de un color *Consulte la página 1019*

Ⓟ 24-5: Mantenimiento de gel duro *Consulte la página 1022*

Geles pigmentados

Los **geles pigmentados** incluyen pigmento de color. La mayoría se vende en un envase pequeño. Por lo general, son duros y no se pueden remojar para ser eliminados. Algunos fabricantes crean un gel de muy alta viscosidad y lo denominan *esmalte en gel*, que se puede utilizar para realizar detalles en arte de uñas. Los geles de construcción se pueden usar sobre el diseño artístico para crear una apariencia encapsulada. Otros geles pigmentados se usan como esmalte y se pintan sobre las uñas con un pincel sintético.

Esmaltes de gel de fijación

Los esmaltes de gel de fijación son una alternativa a las lacas para uñas tradicionales. Están disponibles en una variedad de colores y son una opción ideal para expresar personalidad y creatividad. Estos geles pigmentados se aplican fácilmente y varían en opacidad y viscosidad, pero todos pueden quitarse sumergiéndolos en acetona o un removedor de producto.

Para realizar una aplicación de esmalte de gel de fijación, siga los pasos del **Procedimiento 24-6: Esmalte de gel de fijación sobre realces para uñas** y del **Procedimiento 24-7: Esmalte de gel de fijación sobre uñas naturales.**

Ⓟ 24-6: Esmalte de gel de fijación sobre realces para uñas
Consulte la página 1024

Ⓟ 24-7: Esmalte de gel de fijación sobre uñas naturales
Consulte la página 1026

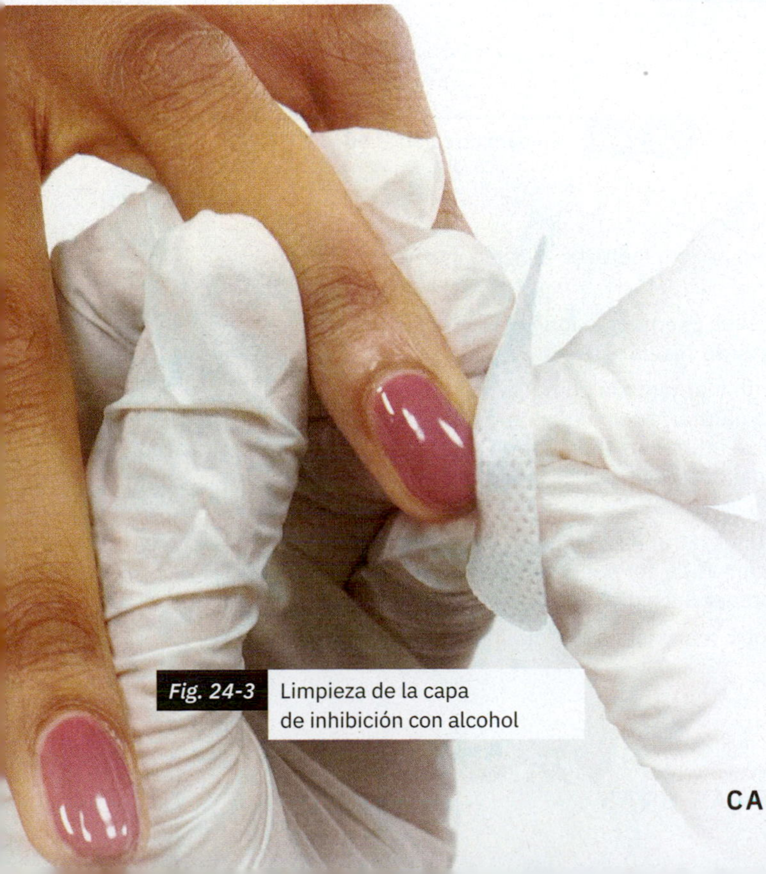

Fig. 24-3 Limpieza de la capa de inhibición con alcohol

Geles de acabado

El gel de acabado se utiliza para finalizar un servicio con gel. La mayoría de los geles de acabado crean un brillo alto y también pueden usarse para terminar otros servicios de extensiones, como las uñas de líquido y polvo o de inmersión. También hay geles de acabado mate.

Existen dos tipos de geles de acabado: uno se cura con una capa de inhibición pegajosa que requiere limpieza; el otro es un gel sin pegajosidad que se cura hasta lograr un brillo de gran intensidad o una terminación mate sin la capa de inhibición.

Una **capa de inhibición** consiste en sobrantes de solventes o gel sin curar que crean una superficie pegajosa en la uña después de que el gel se curó. La capa de inhibición se puede eliminar fácilmente con una toallita sin pelusas empapada en una solución limpiadora o en alcohol (**figura 24-3**).

Para el acabado de los esmaltes de fijación, use una capa protectora de gel de fijación. Debido a que la uña sigue siendo flexible después de usar el esmalte de gel, un gel duro de acabado tradicional podría agrietarse encima del color cuando la uña se flexiona.

Verificación

7. ¿Cuándo se debe utilizar un gel adhesivo en un servicio de gel?
8. ¿Cuál es la diferencia entre los geles duros y suaves?
9. ¿Cuál es un ejemplo de gel suave?

OA 5 Mencionar los insumos de aplicaciones de gel.

Insumos de aplicación de gel

Así como se necesitan insumos específicos para todos los servicios de realce para uñas, lo mismo ocurre con los realces de gel. Además de los insumos que ya tiene en su mesa de manicura básica, necesitará:

- Una **lámpara de curado para gel**, diseñada para curar correctamente los realces para uñas de gel. Elija la lámpara adecuada en función de los productos específicos que utilice (**figura 24-4**).
- **Pinceles aplicadores** con cerdas de nailon pequeñas, planas (u ovaladas) para tomar y esparcir los geles.
- **Gel adhesivo o imprimantes para gel**, que permiten mejorar la adhesión del gel a la superficie de la uña natural. Se debe usar conforme las instrucciones de los fabricantes.

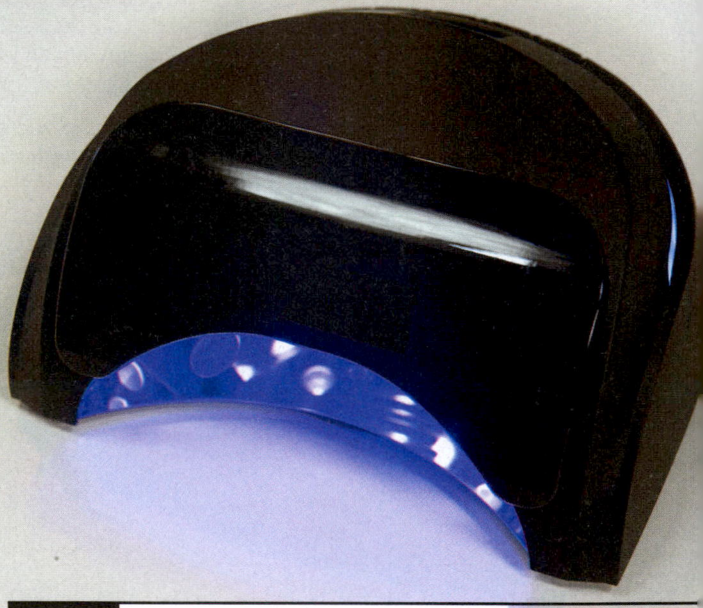

Fig. 24-4 Lámpara de curado LED

- **Gel de construcción** para recubrir la uña natural y formar un arco o una extensión.
- **Gel de acabado,** un gel transparente duro con un acabado de alto brillo o mate, se utiliza como capa protectora o cuando el cliente no quiere color.
- **Uñas postizas o moldes para uñas** son opcionales cuando se desea extender la longitud de la uña natural con gel. Consulte el **capítulo 22, Extensiones de uñas y sistemas de resina**.
- **Limpiador de uñas** para usar antes de aplicar el imprimante y eliminar tanto la humedad como los pequeños restos de aceite que quedan en la superficie de la uña natural, que pueden impedir la adhesión y ayuda a evitar que los realces para uñas se levanten. También se utiliza un limpiador de uñas para eliminar la capa de inhibición antes de limar el gel curado y al final del servicio si el gel de brillo tiene una capa de inhibición.
- **Limas abrasivas y pulidores** de grano medio para preparar las uñas naturales, incluido el contorneado y el modelado. Utilice un pulidor grueso para suavizar. Los fabricantes de gel pueden tener otras recomendaciones sobre abrasivos. Consulte sus pautas para obtener más información sobre los sistemas.
- **Toallitas limpiadoras sin pelusas** hechas de microfibra, lino u otro material de mezcla de telas que no deje residuos ni fibras en la superficie de la uña después del uso.

Verificación

10. ¿Qué insumos se necesitan para un servicio con gel?
11. ¿Qué se necesita para curar el gel?

OA 6 Describir cómo almacenar, usar y remover geles.

Almacenamiento, uso y eliminación de geles

Los geles se curan con luz. Deben guardarse en un armario cuando no estén en uso, para protegerlos del calor y la luz. Durante el servicio, mantenga el pincel y los geles alejados de la luz natural, las lámparas UV y las lámparas de mesa de espectro completo para evitar que el gel se endurezca. Cuando finalice el servicio, cubra el pincel aplicador de todas las fuentes de luz. Si el gel se seca en el pincel lo arruina y ya no se puede reparar.

El gel es sensible a la temperatura. Es más espeso cuando hace frío y más líquido cuando hace calor. El calor del dedo de un cliente es suficiente para afectarlo, así que cure cada dedo inmediatamente después de aplicar el gel. No use demasiada cantidad de producto para evitar que se derrame sobre la piel, lo cual aumenta las probabilidades de irritación y sensibilidad.

Cuando aplique perlas de gel, trasládela suavemente sobre la uña comenzando en la cutícula y hacia el borde libre para cubrir toda la superficie de la uña. No debe tocar la piel porque esto provocará levantamiento. Puede incrustar producto si tiene puntos pequeños y poco profundos que necesita rellenar. Para ello, sumerja el pincel en el bote de gel y tire hacia arriba. Coloque rápidamente el hilo de gel sobre el pozo de la uña.

Sugerencia

Cree muestras de color de sus productos de gel con uñas postizas de plástico o láminas para que sus clientes puedan elegir los colores. Esto le permite almacenar todos los productos de gel en un armario.

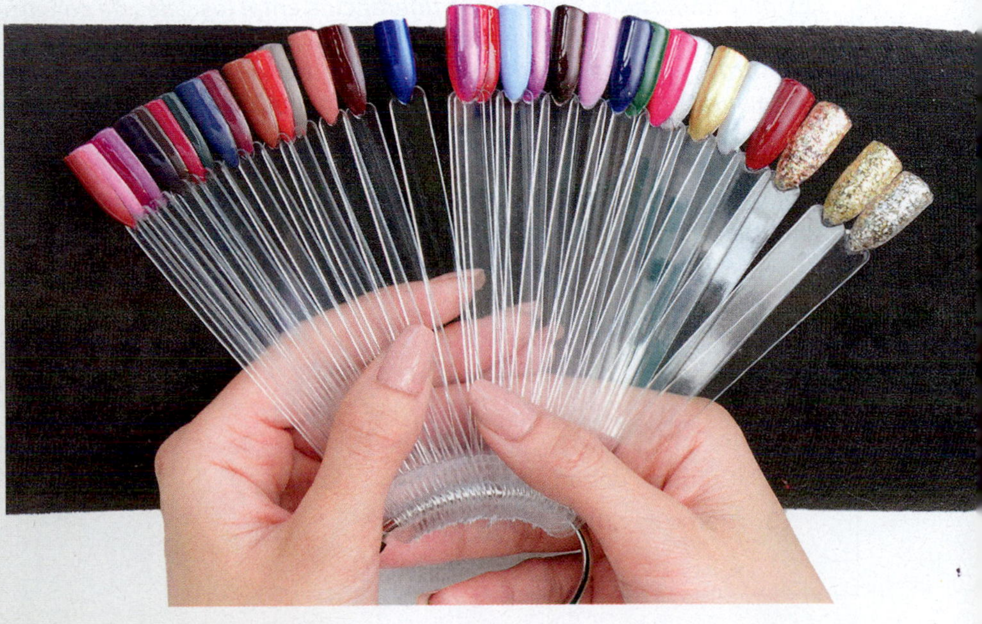

Remoción de geles

Los realces con gel requieren mantenimiento cada dos o tres semanas, dependiendo de la rapidez con que crezcan las uñas del cliente. Si el cliente no quiere reparar, rellenar o reequilibrar el realce para uñas, quítelo.

- Los geles duros no se pueden eliminar con acetona o removedor de productos. Se deben limar con una lima eléctrica o manual. Lo mejor es limar la mayor parte del producto y dejar que crezca una capa muy fina.
- Sumerja los geles suaves o de fijación en un recipiente de vidrio con acetona o removedor de productos, o envuelva cada uña con algodón y papel aluminio (**figura 24-5**). Esto reduce el olor y la evaporación del removedor, así como también la cantidad de removedor necesaria. Envolver las uñas también le permite a su cliente moverse mientras tiene las uñas sumergidas.

Para eliminar geles duros, poliméricos, de fijación o esmaltes de gel, siga los pasos del **Procedimiento 24-8: Remoción de geles duros y geles de polímero** y del **Procedimiento 24-9: Remoción de geles de fijación o esmaltes de gel.**

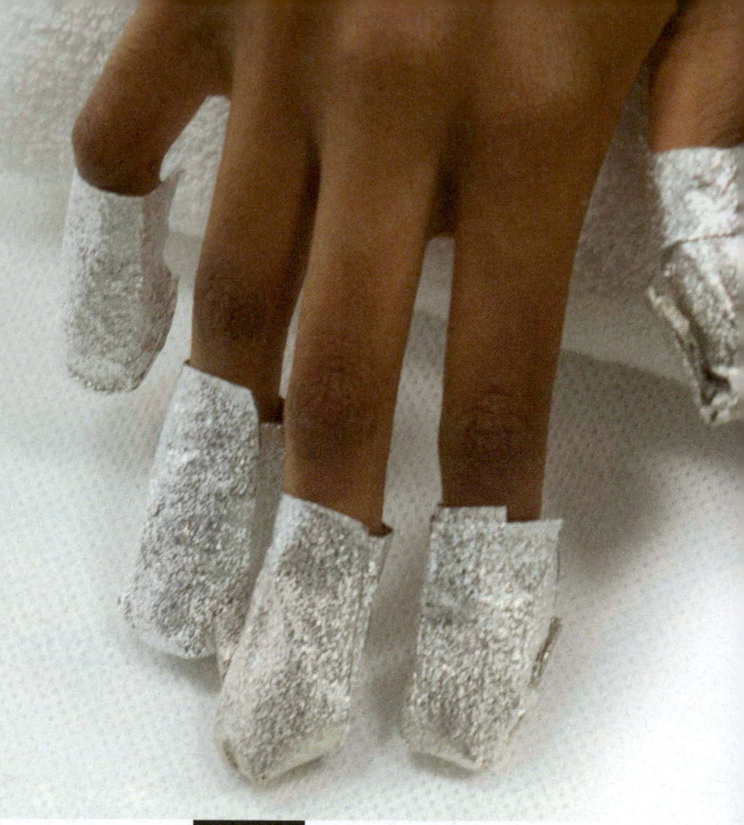

Fig. 24-5 Uñas envueltas

Ⓟ **24-8:** Remoción de geles duros y geles de polímero
Consulte la página 1028

Ⓟ **24-9:** Remoción de gel de fijación o esmalte de gel
Consulte la página 1029

Actividad

Conocer la viscosidad del gel

Es muy importante conocer las diferencias entre los geles de construcción. Algunos geles de construcción conservan la misma forma por horas después de aplicarlos en la uña, mientras que otros se mueven por la uña después de la aplicación. Para demostrarlo, abra varios envases de gel de construcción. Mientras sostiene los geles de construcción con una o las dos manos, incline los envases hacia los lados y observe cómo fluyen los geles de construcción o, en algunos casos, no fluyen en absoluto. Luego, aplique una pequeña cantidad de cada gel en cuatro uñas. Observe cómo reaccionan los geles cuando se aplican por primera vez y después de unos minutos de estar en una uña tibia (a diferencia de una uña postiza de plástico).

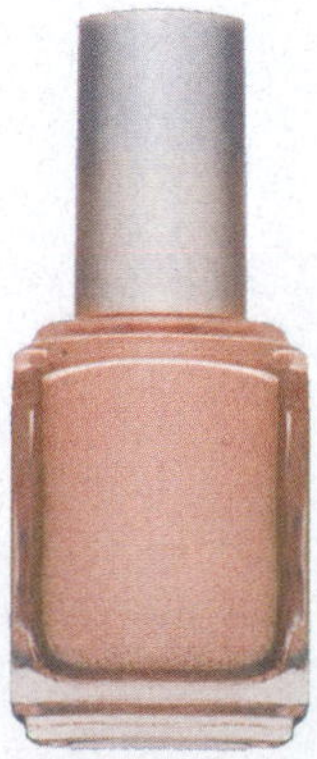

Verificación

12. ¿Cómo se deben almacenar los geles?
13. ¿Cómo se retira el gel de la uña?

OA 7 Reconocer en qué situación elegir los servicios de gel.

En qué situación elegir los servicios de gel

Debe recomendar un sistema que ya haya utilizado y que funcione mejor para el cliente. Las extensiones de gel duro son duraderas, pero es posible que no sean lo suficientemente fuertes para el largo de uña deseado. Los esmaltes en gel son populares en el salón de belleza, pero pueden no ser adecuados para su cliente. Considere las siguientes preguntas durante la consulta con el cliente.

Extensiones de gel duro

Para extensiones de gel duro, hágale al cliente estas preguntas:

- ¿Usará las extensiones durante mucho tiempo o solo para un evento? Como los geles solo pueden limarse, no son la mejor opción para un servicio de extensión a corto plazo.
- ¿Qué largo prefiere? Si el borde de la extensión va a ser más largo que el lecho ungueal, elija un producto más resistente, como los realces líquidos y en polvo.
- ¿Suele presentar levantamiento? Los servicios de gel tienen una fuerte adherencia, lo que los convierte en la opción perfecta para los clientes que tienen uñas que se levantan con facilidad.

Esmaltes de gel

Para los esmaltes de gel, hágale al cliente estas preguntas:

- ¿Cuándo le gustaría quitar el esmalte? Si le gusta cambiar el color del esmalte con frecuencia, el esmalte tradicional es mejor porque se quita con facilidad. Si prefiere usar el mismo color por períodos más largos, el esmalte de gel es la opción adecuada porque no se astilla por dos semanas.
- ¿Tiene las uñas frágiles pero prefiere el aspecto natural de una manicura tradicional (en lugar de un servicio de recubrimiento)? Dado que cada capa de esmalte de gel se cura de forma individual, es más fuerte que el esmalte tradicional, por lo que proporciona una fuerza extra a la uña natural.
- ¿Suele dañar el esmalte inmediatamente después del servicio cuando mete las manos en los bolsillos, en la billetera o cuando usa el teléfono? El esmalte de gel se endurece de inmediato, por lo que se pueden reanudar las tareas diarias después del servicio.

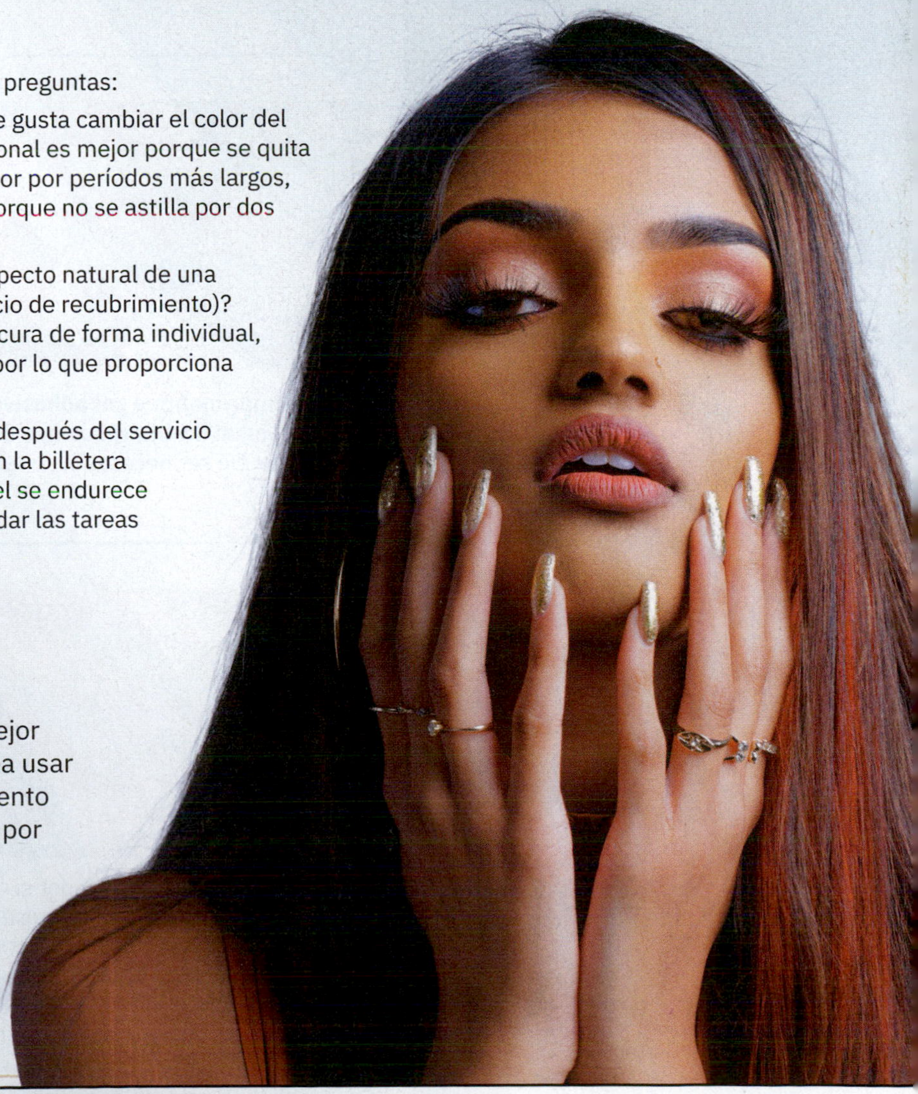

Verificación

14. ¿Un gel duro tradicional es la mejor opción para un cliente que desea usar extensiones de uñas para un evento de fin de semana? ¿Por qué sí o por qué no?
15. Si el cliente elige el mismo color de esmalte en todas las manicuras, ¿qué servicio de gel recomendaría?

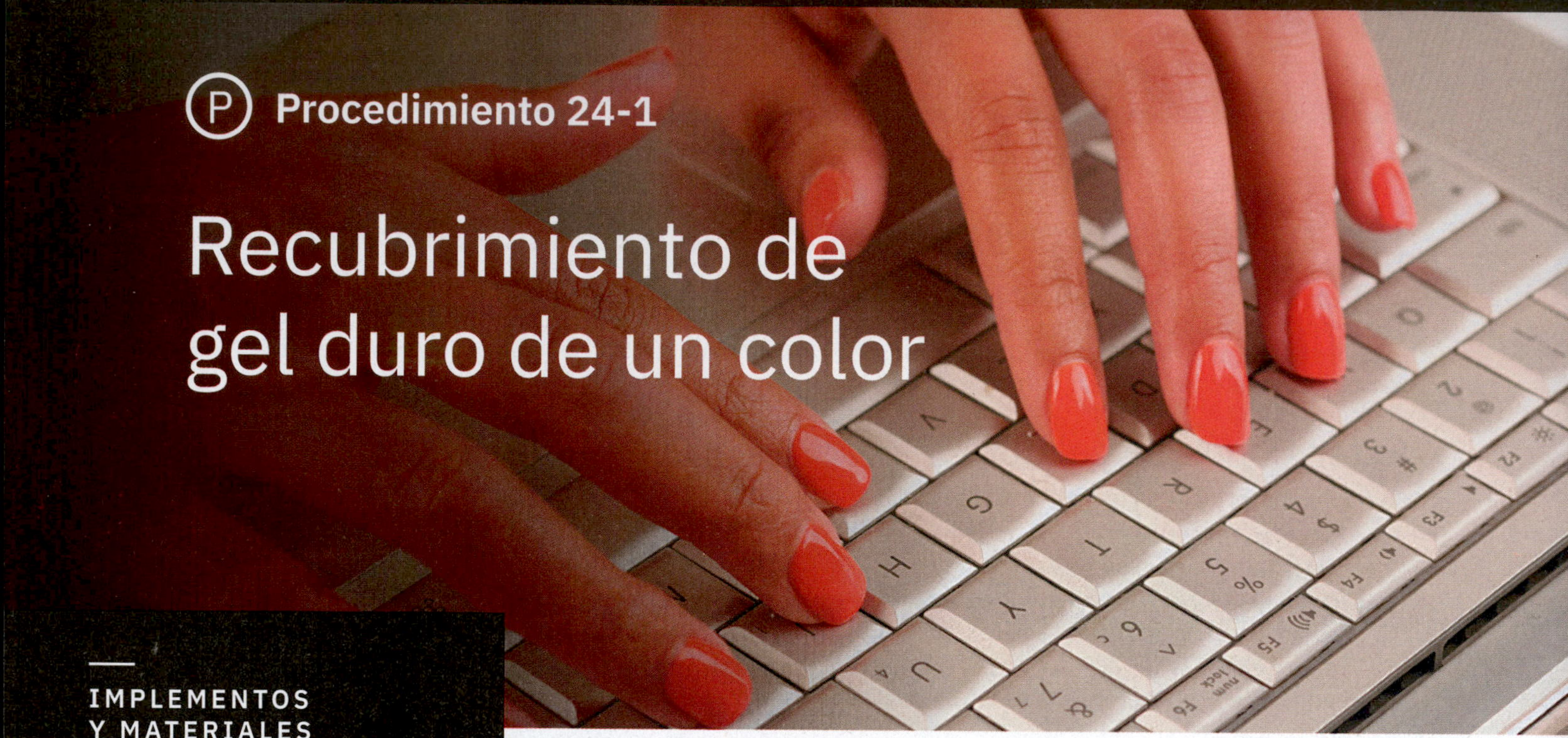

Ⓟ Procedimiento 24-1

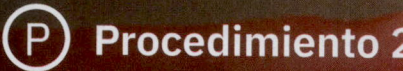

Recubrimiento de gel duro de un color

IMPLEMENTOS Y MATERIALES

Además de los materiales básicos de su mesa de manicura, necesitará lo siguiente:

- gel de construcción
- solución de limpieza o alcohol
- gel de acabado
- pinceles aplicadores de gel
- imprimante para gel o gel adhesivo
- toallitas sin pelusas
- lámpara para curado UV o LED.

PREPARACIÓN

Antes de comenzar, realice el Ⓟ **20-1 Procedimiento previo al servicio.**

Realice el procedimiento Ⓟ **22-1 Manicura en seco.**

Si el cliente solicita uñas postizas, aplíquelas según el procedimiento Ⓟ **22-2 Colocación de uñas postizas.**

DURACIÓN ESTIMADA

45 MIN

1

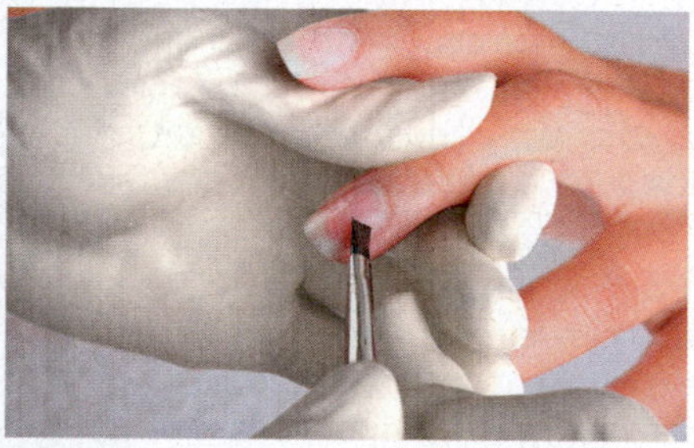

Aplique imprimante o gel adhesivo a la uña según las instrucciones del fabricante. De ser necesario, cure.

2

Tome una perla mediana de gel de construcción del envase con el pincel para gel.

3

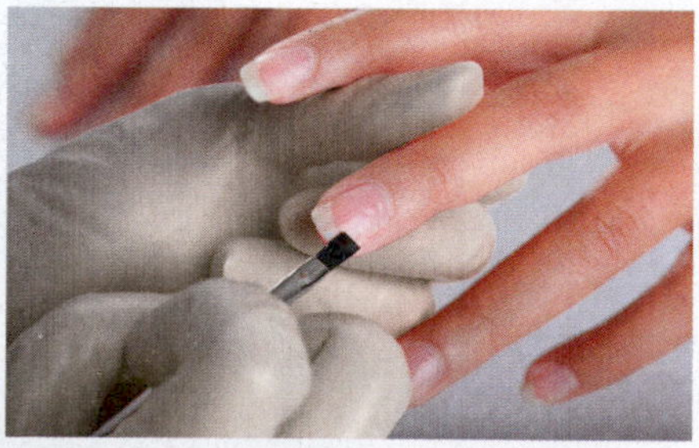

Aplique la perla. Comience por el dedo meñique izquierdo, coloque el gel en el centro de la uña y espárzalo suavemente sobre toda la superficie de la uña, incluidos el borde libre o la extensión de la uña postiza. Deje un espacio de 4,76 mm (3⁄16 in) alrededor de la cutícula y los bordes laterales.

4

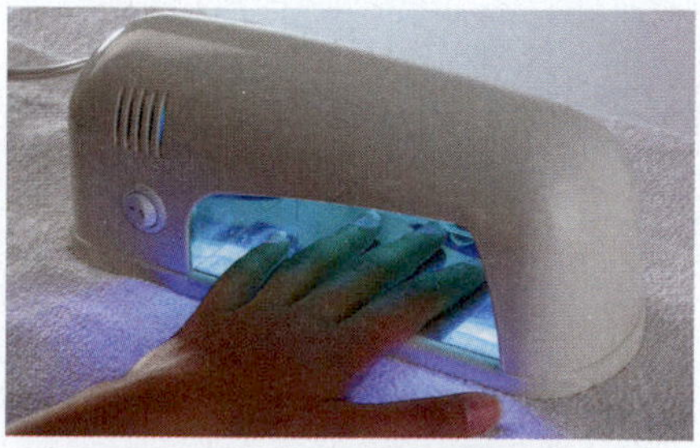

Coloque la mano en la posición adecuada en la lámpara de curado para gel durante el tiempo estipulado por el fabricante.

5

Repita los pasos 2 al 4 en el dedo meñique derecho mientras la mano izquierda se cura. Repita en cada uña hasta que complete las 10.

6

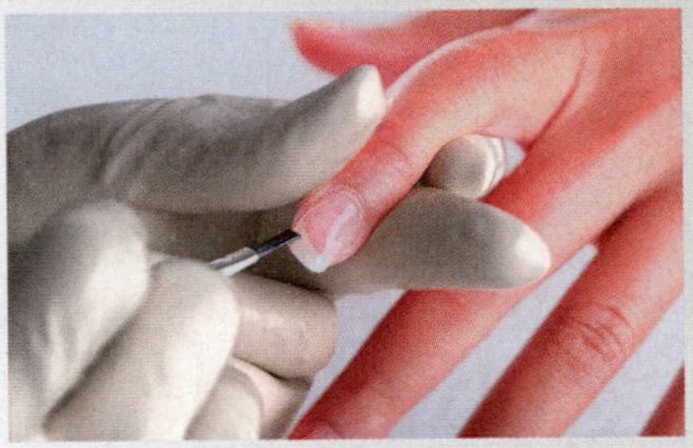

Coloque una pequeña perla de gel en el vértice de la uña para formar un leve arco. Cure de acuerdo con las instrucciones del fabricante.

7

Repita el paso 6 en el resto de las uñas.

8

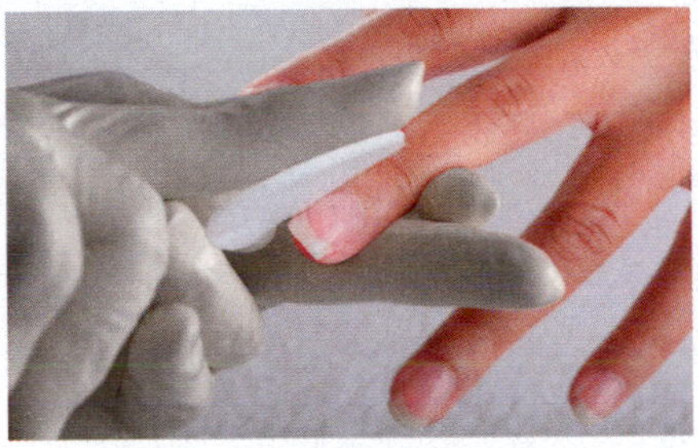

Retire la capa de inhibición pegajosa limpiando la uña con alcohol o limpiador para uñas en una toallita sin pelusas.

9

Use un abrasivo de grano mediano o fino para refinar el contorno de la superficie.

10

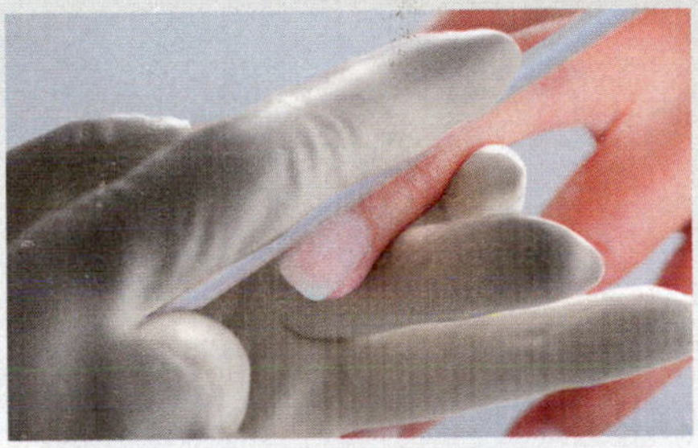

Verifique el espesor del borde libre y empareje las imperfecciones con movimientos suaves.

11

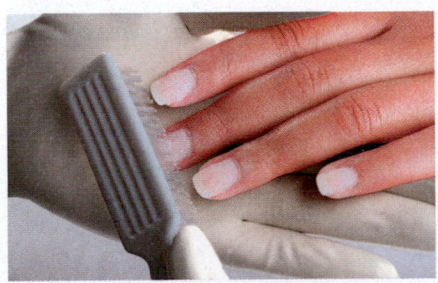

Pula la superficie con un pulidor de grano grueso para suavizar y perfeccionar la forma. Retire el polvo con un cepillo de nailon limpio y desinfectado.

12

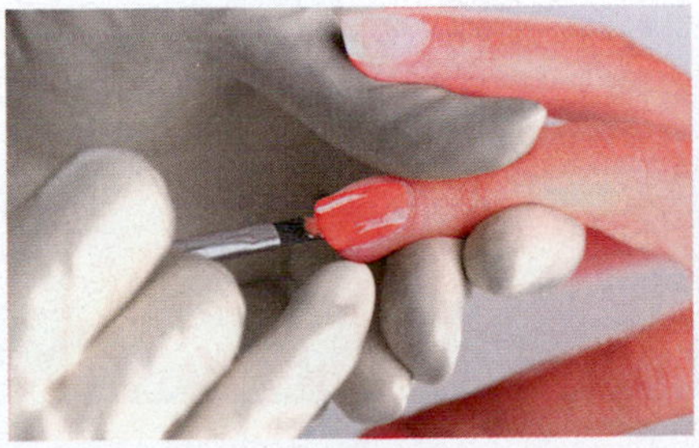

Si se solicita un esmalte de gel, aplíquelo según el Procedimiento 24-6: Esmalte de gel de fijación sobre realces para uñas.

13

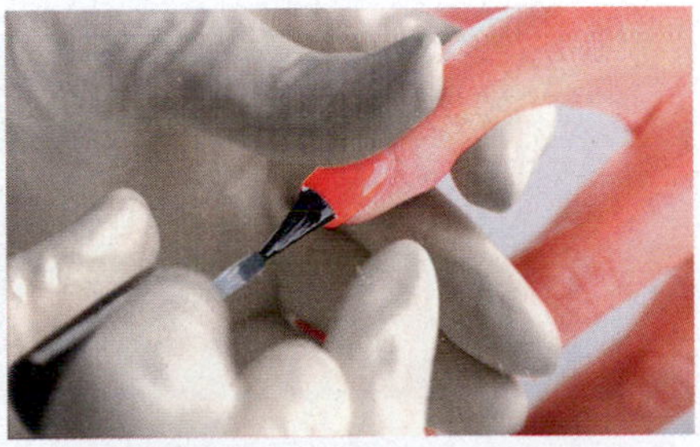

Si no se usa esmalte de gel, aplique un gel de acabado y cure según las instrucciones del fabricante. Quite la capa de inhibición (si fuera necesario).

14

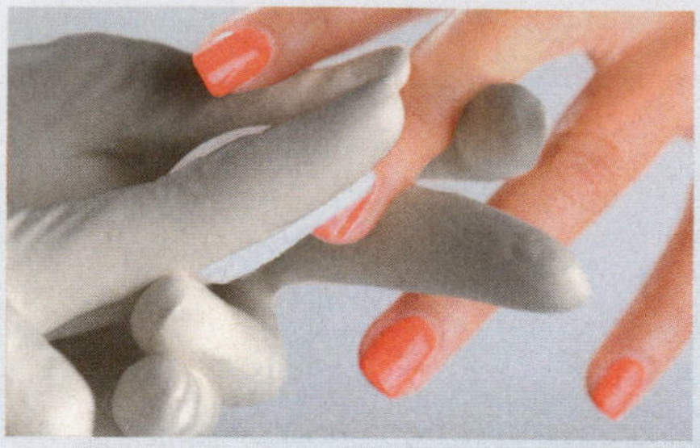

Limpie las uñas. Pídale al cliente que se lave las manos con agua y jabón en la estación de lavado de manos o use el cepillo para limpiarlas en el aguamanil. Enjuague con agua limpia y seque completamente con una toalla desechable limpia.

15

Masajee el aceite para cutículas en la uña y la piel circundante. Luego, aplique crema para las manos y masajee la mano y el brazo.

16

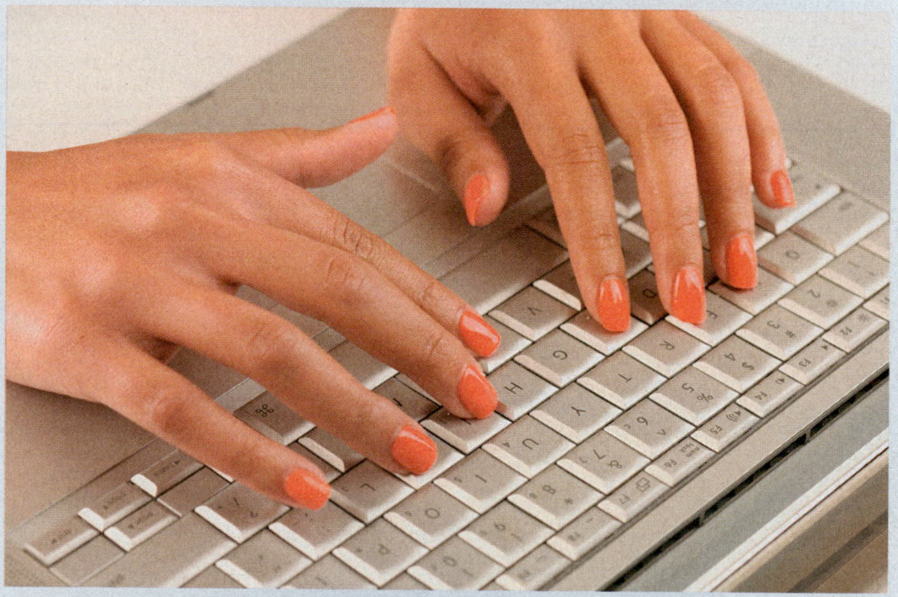

Preséntele al cliente el resultado final del estilo.

POSTERIOR AL SERVICIO

Para completar el procedimiento, realice el

Ⓟ **20-3 Procedimiento posterior al servicio.**

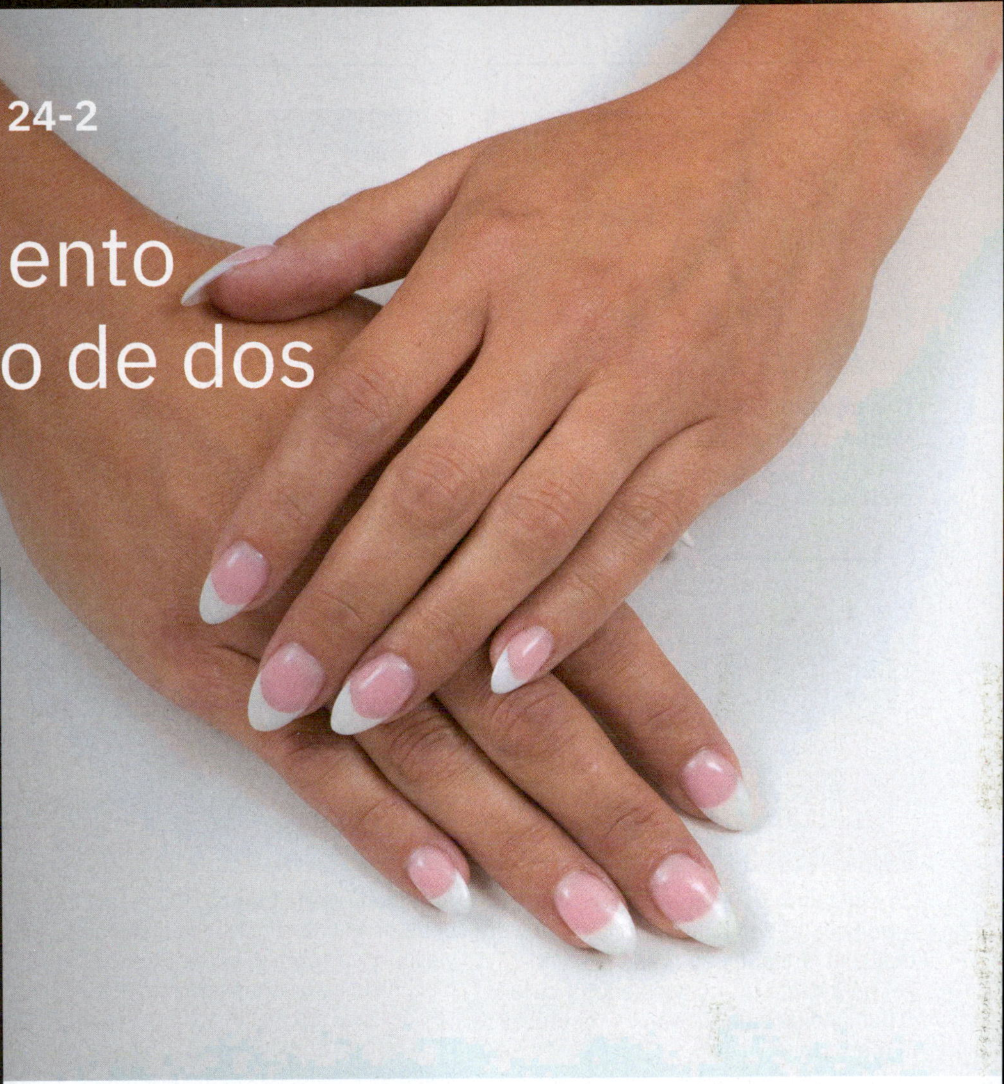

Ⓟ Procedimiento 24-2

Recubrimiento de gel duro de dos colores

IMPLEMENTOS Y MATERIALES

Además de los materiales básicos de su mesa de manicura, necesitará lo siguiente:

- solución de limpieza o alcohol
- gel UV autonivelador transparente
- gel de acabado
- pinceles aplicadores de gel
- imprimante para gel o gel adhesivo
- toallitas sin pelusas
- gel de construcción rosa
- lámpara para curado UV o LED
- gel de construcción blanco.

PREPARACIÓN

Antes de comenzar, realice el

Ⓟ **20-1 Procedimiento previo al servicio.**

Realice el procedimiento Ⓟ **22-1 Manicura en seco.**

Si el cliente solicita uñas postizas, aplíquelas según el procedimiento Ⓟ **22-2 Colocación de uñas postizas.**

DURACIÓN ESTIMADA

90 MIN

1

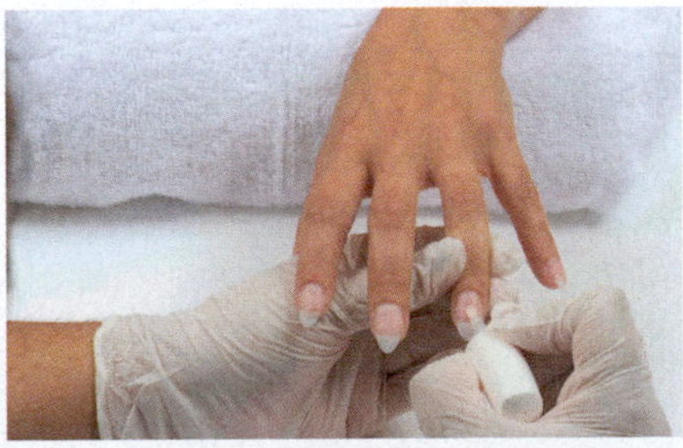

Aplique imprimante o gel adhesivo a la uña según las instrucciones del fabricante. Solo aplique imprimante a la uña natural. De ser necesario, cure.

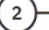

2

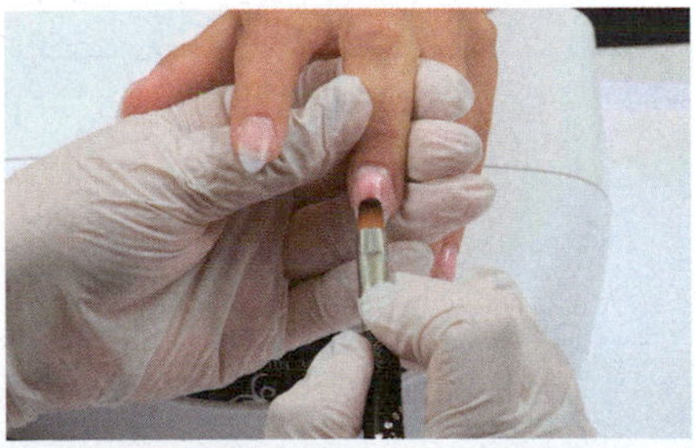

Aplique la perla rosa. Suavemente, esparza una perla de gel de construcción rosa en el lecho ungueal y cree una media luna siguiendo la curva de la uña natural. Deje un espacio de 4,76 mm ($\frac{3}{16}$ in) alrededor de la cutícula y los bordes laterales.

3

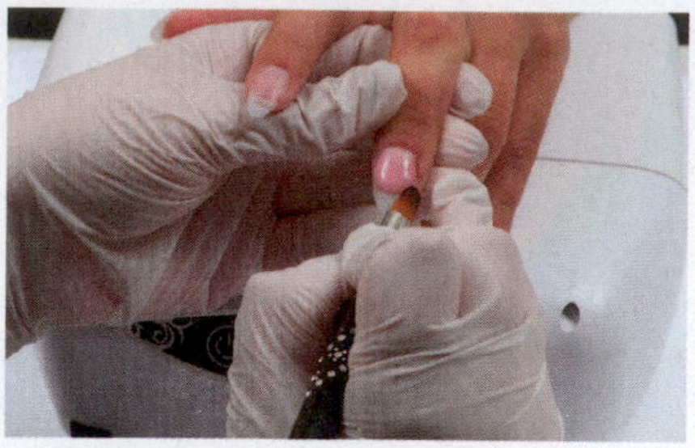

Con la punta del pincel para gel limpio, pase por el borde de la media luna a fin de crear una línea en forma de U nítida y limpia.

4

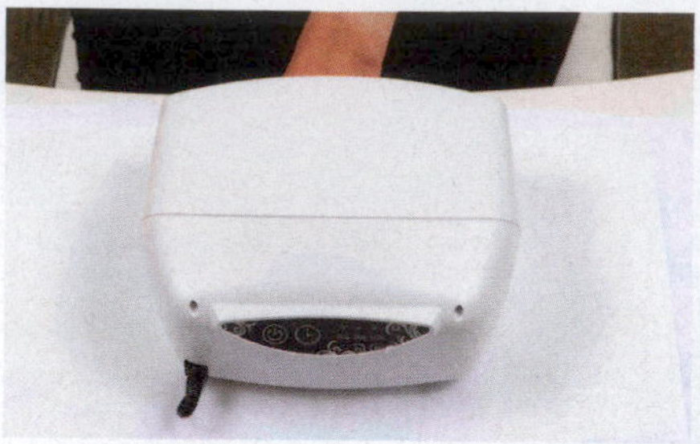

Coloque la mano en la posición adecuada en la lámpara de curado para gel durante el tiempo estipulado por el fabricante.

5

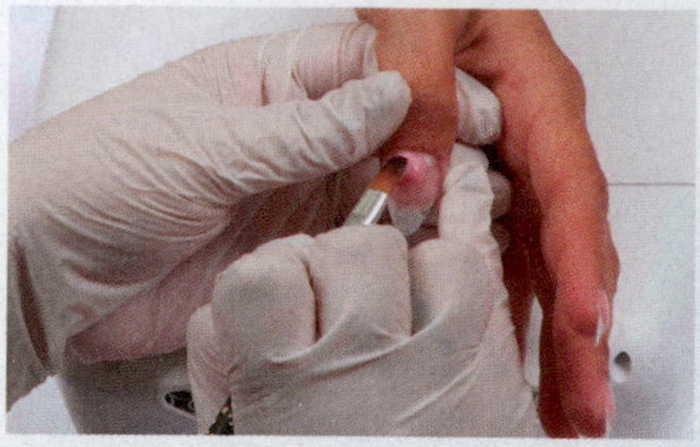

Repita los pasos 2 y 4 en cada dedo hasta terminar las 10 uñas.

6

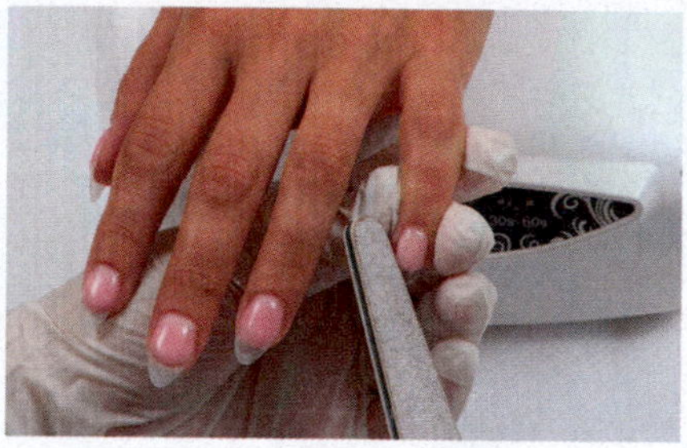

Corrija la media luna. Si debe modificar la media luna o el gel es desigual, aplique pequeños hilos de gel para hacer las correcciones y cure. O use una lima para definir y modificar la media luna.

7

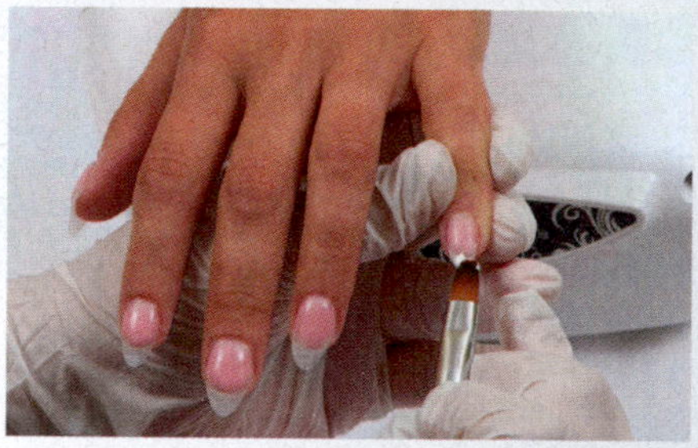

Aplique la perla blanca. Tome una perla de gel de construcción blanco y espárzala sobre el borde libre o el borde de la extensión mientras se acerca al gel de construcción rosa para formar la media luna. Con una toallita sin pelusas seca, apriete las cerdas del pincel en la toallita para quitar el esmalte a fin de limpiar el exceso de gel.

8

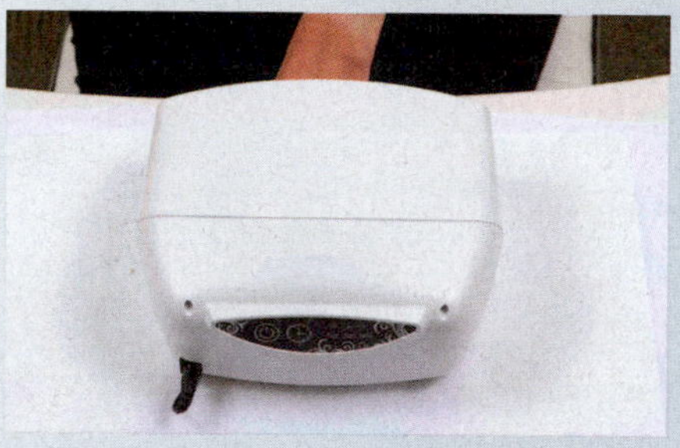

Coloque la mano en la posición adecuada en la lámpara de curado para gel durante el tiempo estipulado por el fabricante.

9

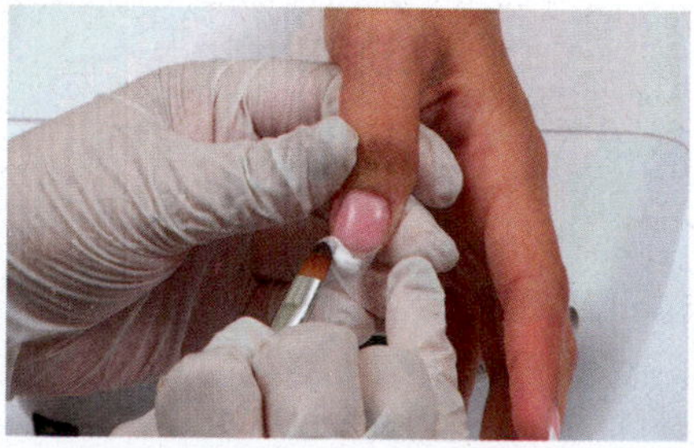

Repita los pasos 8 y 9 en cada dedo hasta terminar las 10 uñas.

10

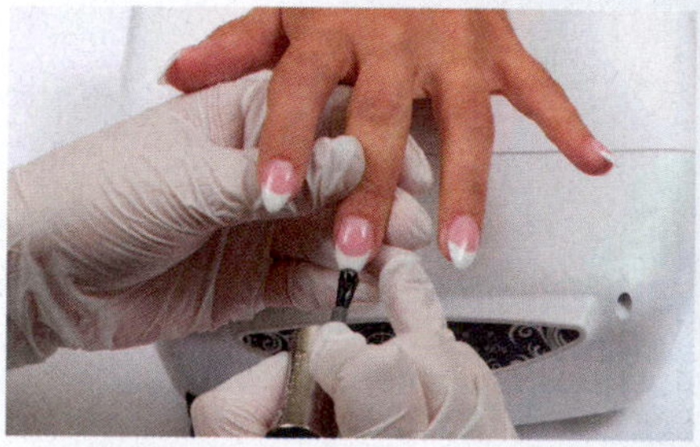

En caso de ser necesario, use una pequeña cantidad de gel autonivelador transparente en toda la uña y el borde libre y cure. Repita en todas las uñas, según sea necesario.

11

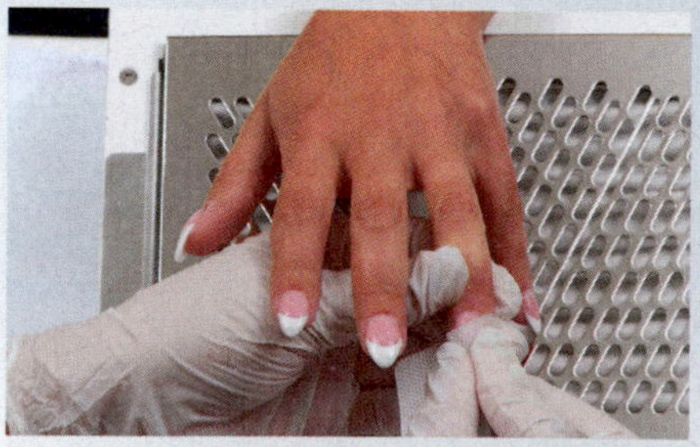

Quite la capa de inhibición pegajosa con alcohol o limpiador de uñas.

12

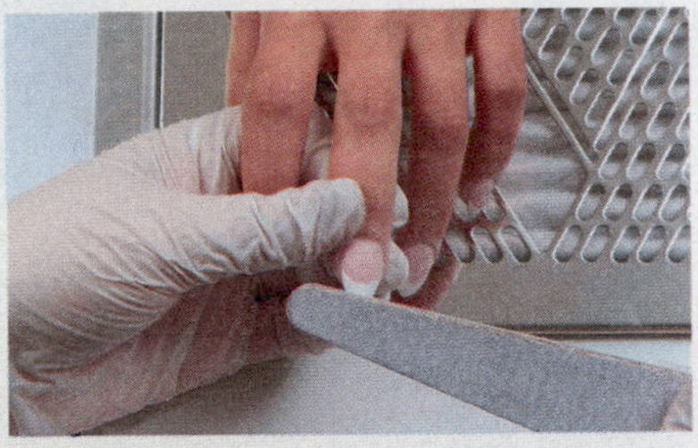

Dele forma y contorno a las uñas con un abrasivo de grano medio.

13

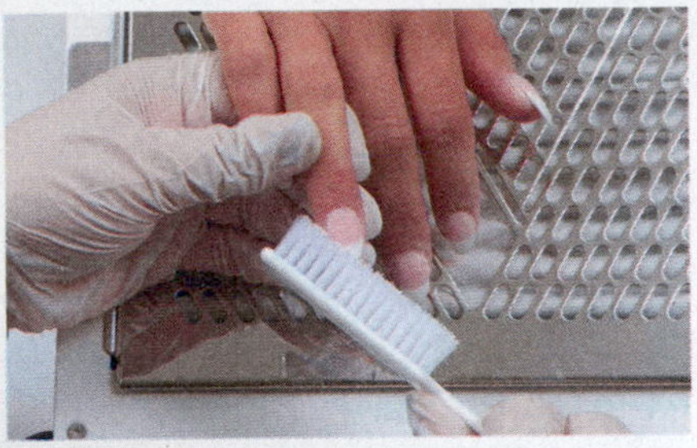

Retire el polvo con un cepillo de nailon limpio y desinfectado. Evalúe su trabajo y realice los ajustes pertinentes, de ser necesario.

14

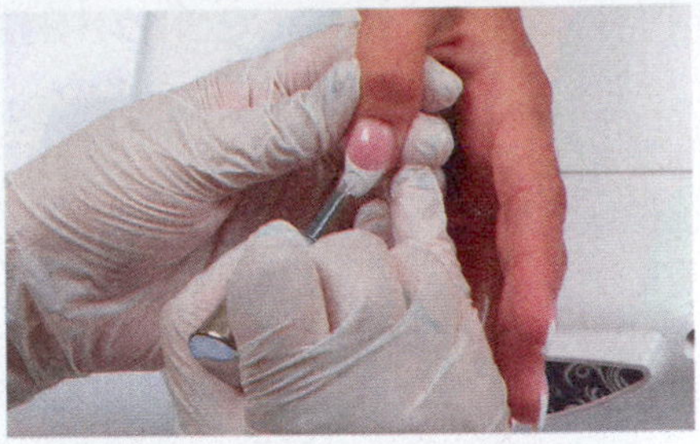

Aplique el gel de acabado y cure. Según el fabricante, es posible que deba aplicar un gel adhesivo antes del gel de acabado. Aplique el gel de acabado y cure las uñas durante el tiempo requerido por el fabricante.

15

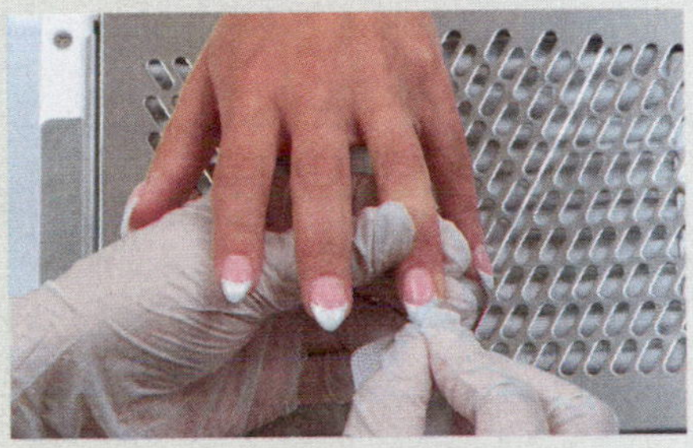

Retire la capa de inhibición y limpie las uñas. Para retirar la capa de inhibición, use alcohol o limpiador para uñas y una toallita sin pelusas. Pídale al cliente que se lave las manos con agua y jabón o use un cepillo para uñas a fin de limpiarlas en un aguamanil. Seque por completo.

16

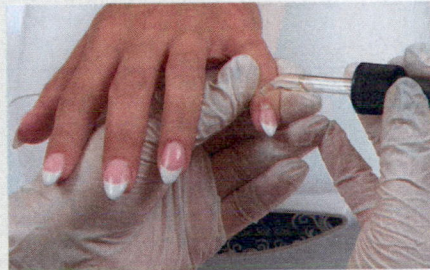

Masajee el aceite para cutículas en la uña y la piel circundante. Luego, aplique crema para las manos y masajee la mano y el brazo.

17

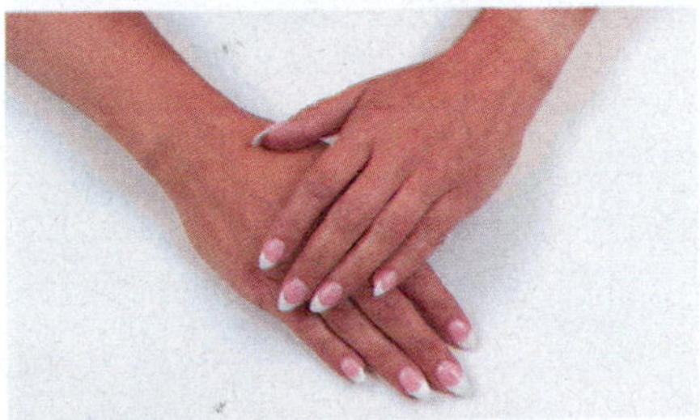

Preséntele al cliente el resultado final del estilo.

POSTERIOR AL SERVICIO

Para completar el procedimiento, realice el

Ⓟ **20-3 Procedimiento posterior al servicio.**

Ⓟ Procedimiento 24-3

Extensiones esculpidas en gel duro de un color

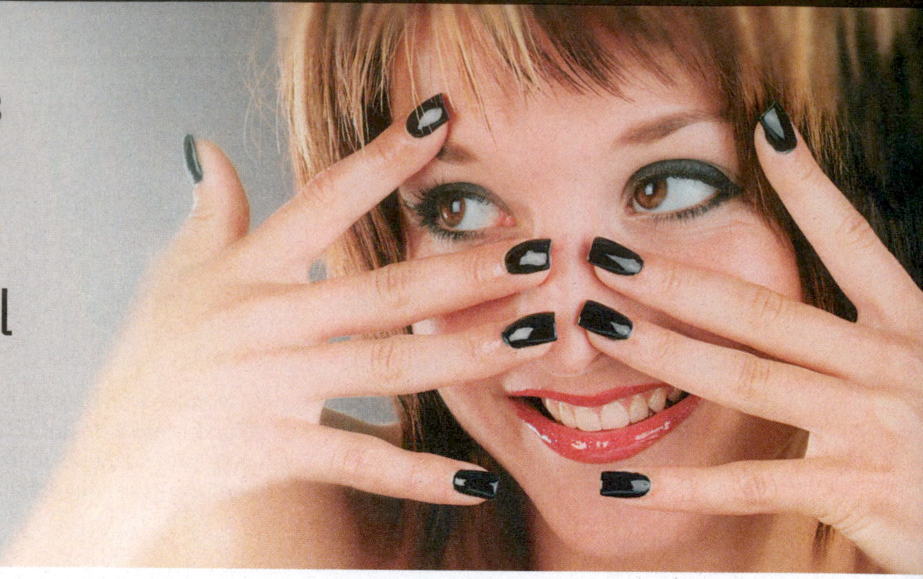

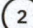

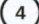

IMPLEMENTOS Y MATERIALES

Además de los materiales básicos de su mesa de manicura, necesitará lo siguiente:

- gel de construcción transparente o del color preferido del cliente
- solución de limpieza o alcohol
- gel de acabado
- pinceles aplicadores de gel
- imprimante para gel o gel adhesivo
- toallitas de limpieza sin pelusas
- moldes para uñas
- lámpara para curado UV o LED.

PREPARACIÓN

Antes de comenzar, realice el

Ⓟ **20-1 Procedimiento previo al servicio.**

Realice el procedimiento Ⓟ **22-1 Manicura en seco.**

DURACIÓN ESTIMADA

60 MIN

1

Aplique imprimante o gel adhesivo a la uña según las instrucciones del fabricante. De ser necesario, cure.

2

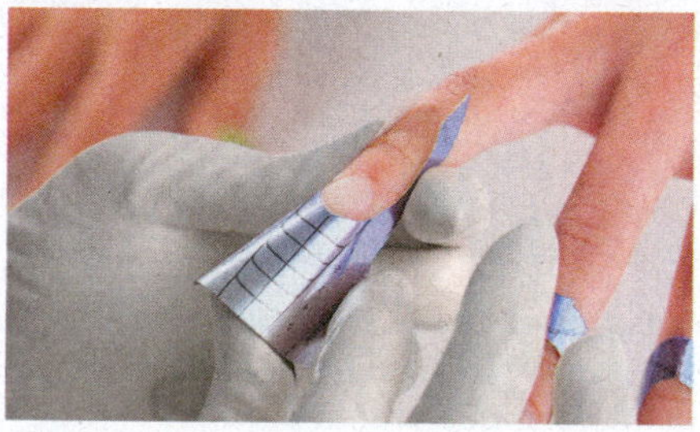

Aplique los moldes para uñas según el Procedimiento 22-4: Aplicación de moldes para uñas desechables.

3

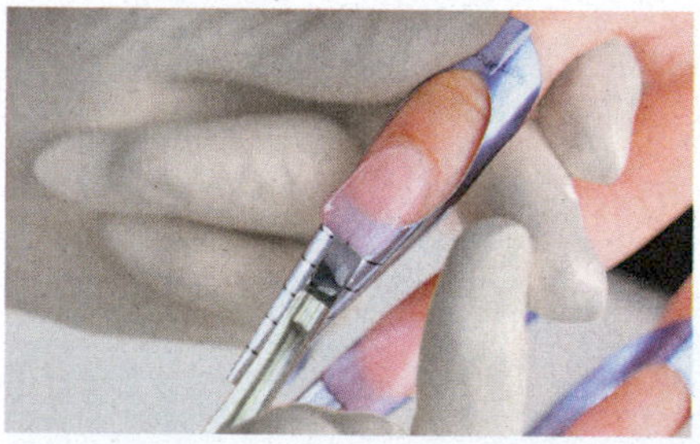

Aplique la perla. Use un pincel aplicador de gel para colocar una perla de gel de construcción en el centro de la uña donde el molde se une con el dedo. Esparza la perla para crear una capa delgada de gel sobre el lecho ungueal y el molde, siguiendo las líneas para crear la longitud y la forma adecuadas de la extensión. Deje un espacio de 4,76 mm (3⁄16 in) alrededor de la cutícula y los bordes laterales.

4

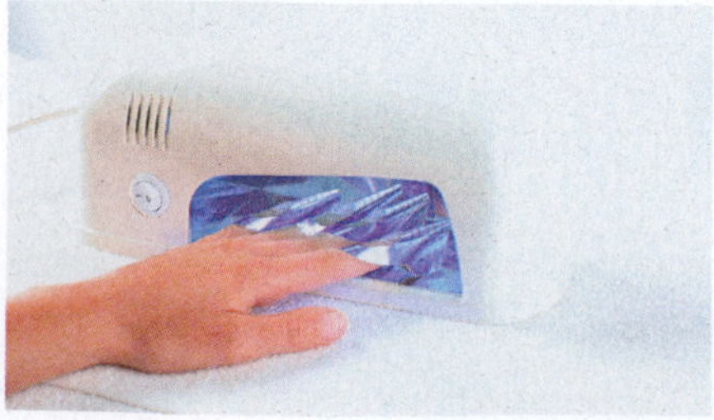

Coloque la mano correctamente en la lámpara y cure el gel durante el tiempo necesario.

5

Repita los pasos 3 y 4 en cada dedo hasta terminar las 10 uñas.

6

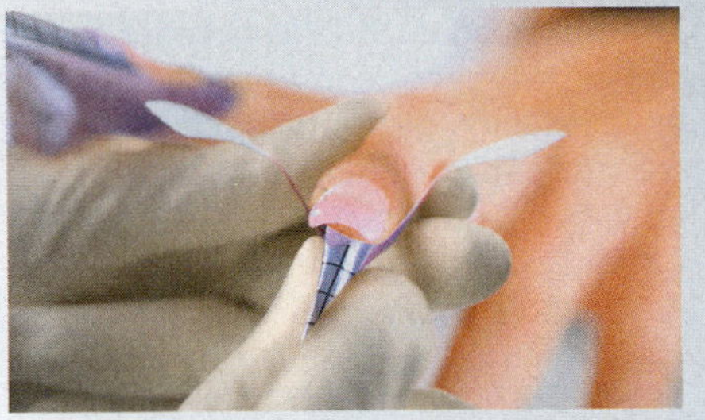

Retire los moldes para uñas tirando suavemente del molde hacia abajo y fuera del dedo.

7

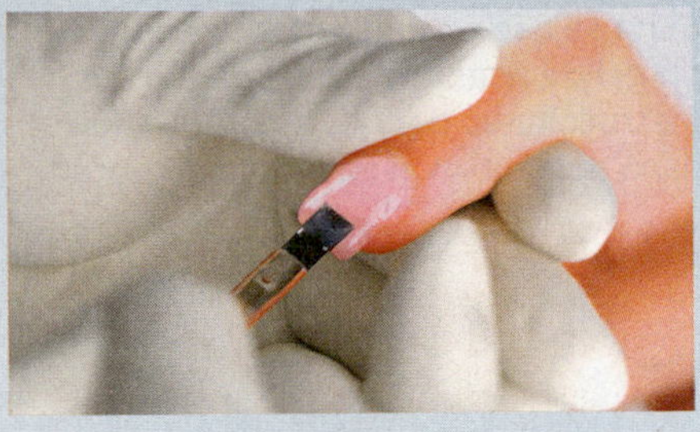

Coloque una perla de gel de construcción en el centro de la uña para formar el vértice. Coloque la perla con delicadeza, manteniendo el gel delgado en los lados y en el área de la cutícula.

8

Coloque la mano correctamente en la lámpara y cure el gel durante el tiempo necesario.

9

Repita los pasos 7 y 8 en cada dedo hasta terminar las 10 uñas.

10

Aplique una capa adicional de gel. Si la extensión aún se dobla después de curar, aplique otra capa de gel de construcción sobre el realce completo y cúrelo. Repita según sea necesario hasta que la extensión no se doble.

11

Retire la capa de inhibición pegajosa limpiando la uña con alcohol o limpiador para uñas en una toallita sin pelusas.

12

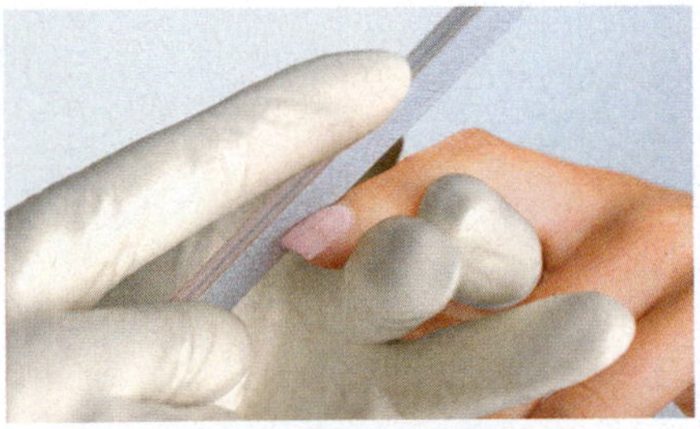

Use un abrasivo de grano mediano o fino para refinar el contorno de la superficie. Verifique el espesor del borde libre y empareje las imperfecciones con movimientos suaves.

13

Pula la superficie con un pulidor de grano grueso para suavizar y perfeccionar la forma. Retire el polvo con un cepillo de nailon limpio y desinfectado.

14

Si se solicita un esmalte de gel, aplíquelo según el Procedimiento 24-6: Esmalte de gel de fijación sobre realces para uñas.

(15)

Si no se usa esmalte de gel, aplique un gel de acabado y cure según las instrucciones del fabricante. Quite la capa de inhibición (si fuera necesario).

(16)

Limpie las uñas. Pídale al cliente que se lave las manos con agua y jabón en la estación de lavado de manos o use el cepillo para limpiarlas en el aguamanil. Enjuague con agua limpia y seque completamente con una toalla desechable limpia.

(17)

Masajee el aceite para cutículas en la uña y la piel circundante. Luego, aplique crema para las manos y masajee la mano y el brazo.

(18)

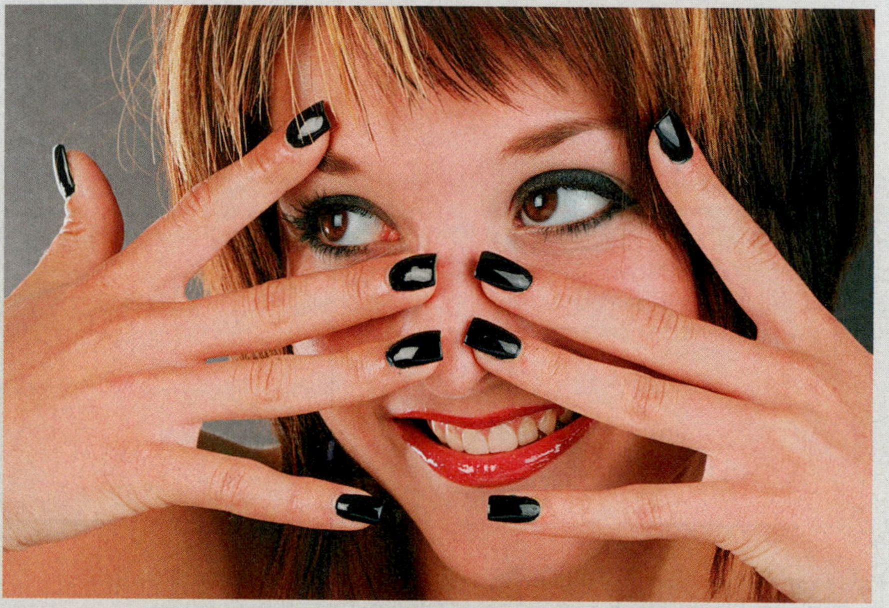

Preséntele al cliente el resultado final del estilo.

POSTERIOR AL SERVICIO

Para completar el procedimiento, realice el

Ⓟ 20-3 Procedimiento posterior al servicio.

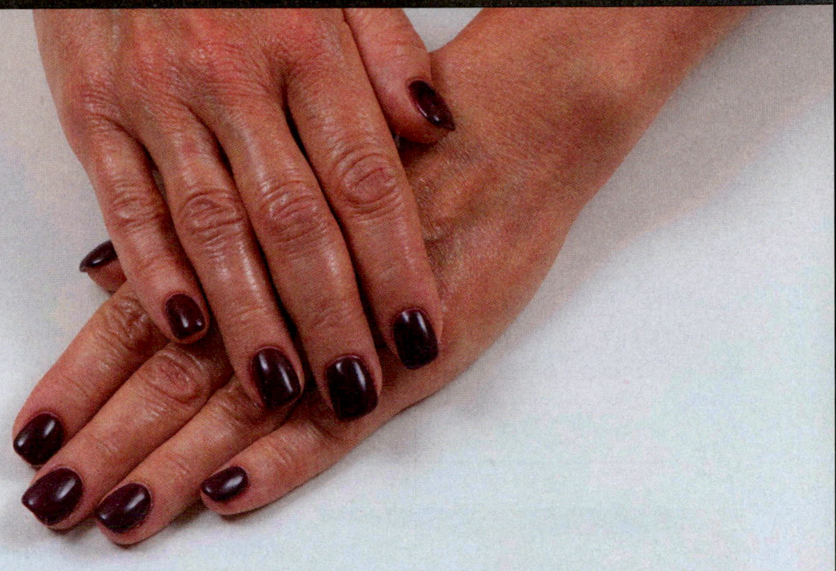

Ⓟ Procedimiento 24-4

Recubrimiento de gel de polímero de un color

IMPLEMENTOS Y MATERIALES

Además de los materiales básicos de su mesa de manicura, necesitará lo siguiente:

- solución de limpieza o alcohol
- gel de acabado
- pinceles aplicadores de gel
- espátula para gel
- toallitas sin pelusas
- líquido modelador sin monómeros
- tubo de gel de polímero (en el color que elija el cliente)
- imprimante o gel adhesivo
- lámpara para curado UV o LED.

PREPARACIÓN

Antes de comenzar, realice el

Ⓟ **20-1 Procedimiento previo al servicio.**

Realice el procedimiento Ⓟ **22-1 Manicura en seco.**

Si el cliente solicita uñas postizas, aplíquelas según el procedimiento Ⓟ **22-2 Colocación de uñas postizas.**

DURACIÓN ESTIMADA

45 MIN

1 **Vierta el líquido modelador sin monómeros en un vaso Dappen.**

2

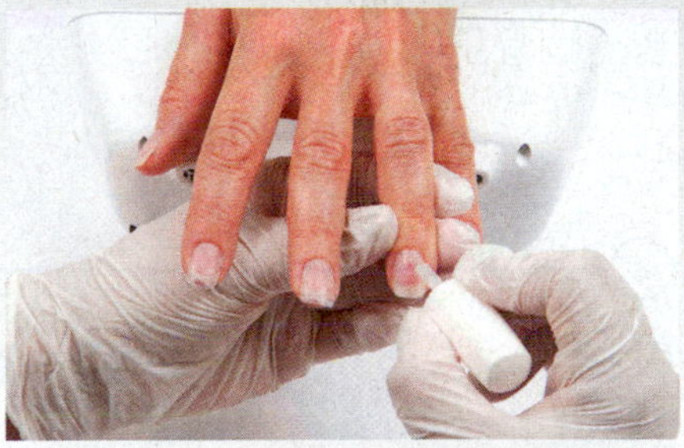

Aplique imprimante o gel adhesivo en las uñas según las instrucciones del fabricante. De ser necesario, cure.

3

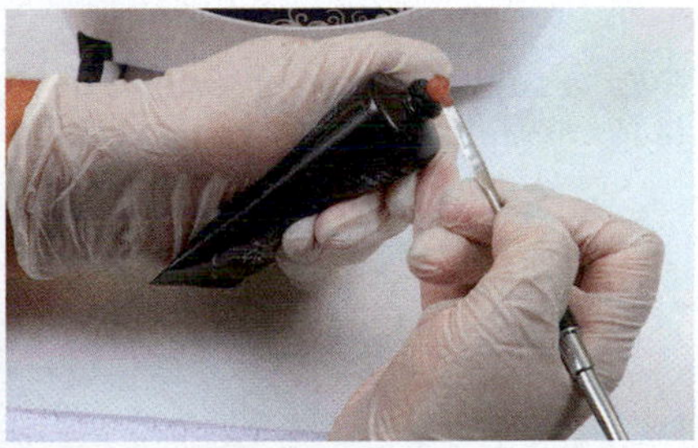

Exprima una gota grande de gel de polímero del tubo y córtela con una espátula para gel.

4

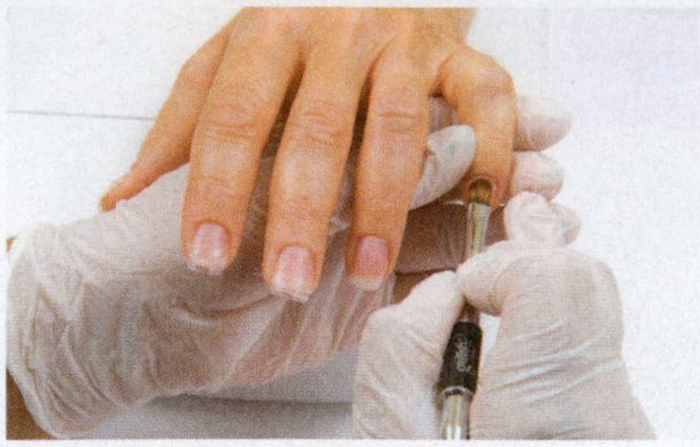

Aplique la perla de gel. Comience por el dedo meñique izquierdo, coloque la perla de gel de polímero en el centro de la uña y presione suavemente la perla contra la uña. Use un pincel aplicador de gel para presionar la perla hacia la cutícula y los bordes laterales. Luego, esparza suavemente el producto para cubrir el borde libre o la extensión de la uña postiza. Deje el centro de la uña más grueso para crear el arco mientras deja los lados de la cutícula y el borde libre delgados. Deje un espacio de 4,76 mm (3⁄16 in) alrededor de la cutícula y los bordes laterales. Si el gel de polímero comienza a adherirse al pincel, límpielo con un líquido modelador sin monómeros y retire el exceso de líquido antes de volver a la aplicación.

5

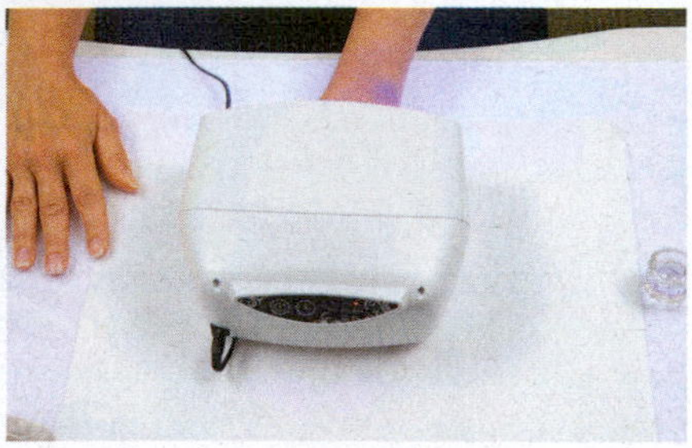

Coloque la mano en la posición adecuada dentro de la lámpara de curado para gel durante el tiempo estipulado por el fabricante.

6

Repita los pasos 3 al 5 en el dedo meñique derecho mientras la mano izquierda se cura. Repita en cada uña hasta que complete las 10.

7

Utilice un abrasivo de grano mediano para dar forma al perímetro de la uña.

8

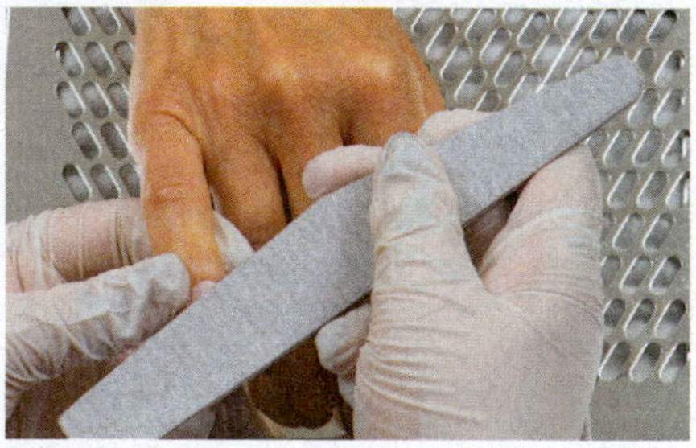

Utilice un abrasivo de grano mediano a fino para refinar la superficie de las uñas. Verifique el espesor del borde libre y empareje las imperfecciones con movimientos suaves.

Sugerencia

Una vez que perfeccione la técnica de aplicación, puede acelerar el tiempo de servicio aplicando las cinco uñas en una mano antes de curar.

9

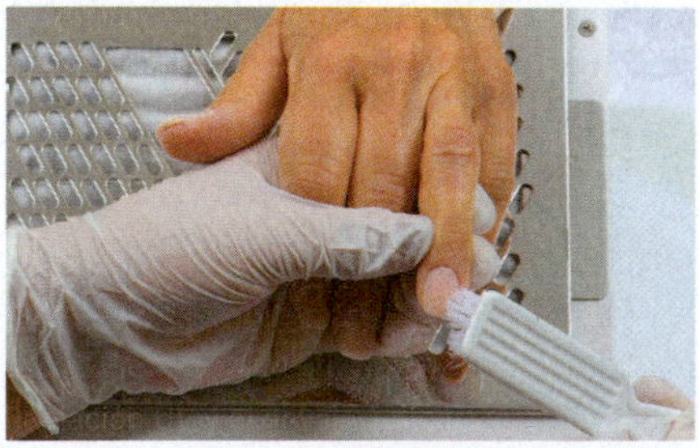

Pula la superficie con un pulidor de grano grueso para suavizar y perfeccionar la forma. Retire el polvo con un cepillo de nailon limpio y desinfectado.

(10)

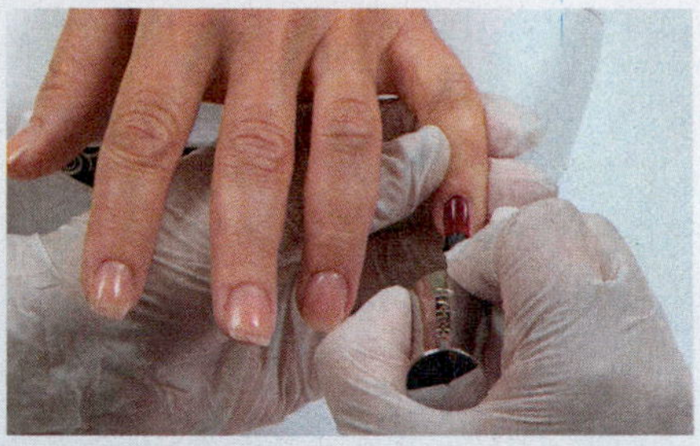

Si se solicita un esmalte de gel, aplíquelo según el Procedimiento 24-6: Esmalte de gel de fijación sobre realces para uñas.

(11)

Si no se usa esmalte de gel, aplique un gel de acabado y cure según las instrucciones del fabricante. Si es necesario, retire la capa de inhibición con alcohol o limpiador para uñas en una toallita sin pelusas.

(12)

Limpie las uñas. Pídale al cliente que se lave las manos con agua y jabón en la estación de lavado de manos o use el cepillo para limpiarlas en el aguamanil. Enjuague con agua limpia y seque completamente con una toalla desechable limpia.

(13)

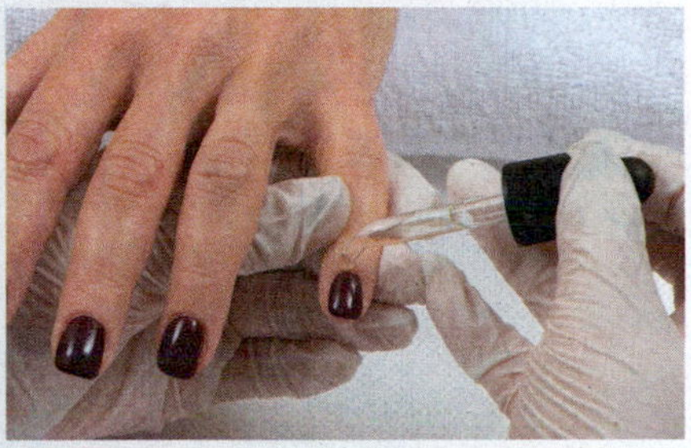

Masajee el aceite para cutículas en la uña y la piel circundante. Luego, aplique crema para las manos y masajee la mano y el brazo.

(14)

Preséntele al cliente el resultado final del estilo.

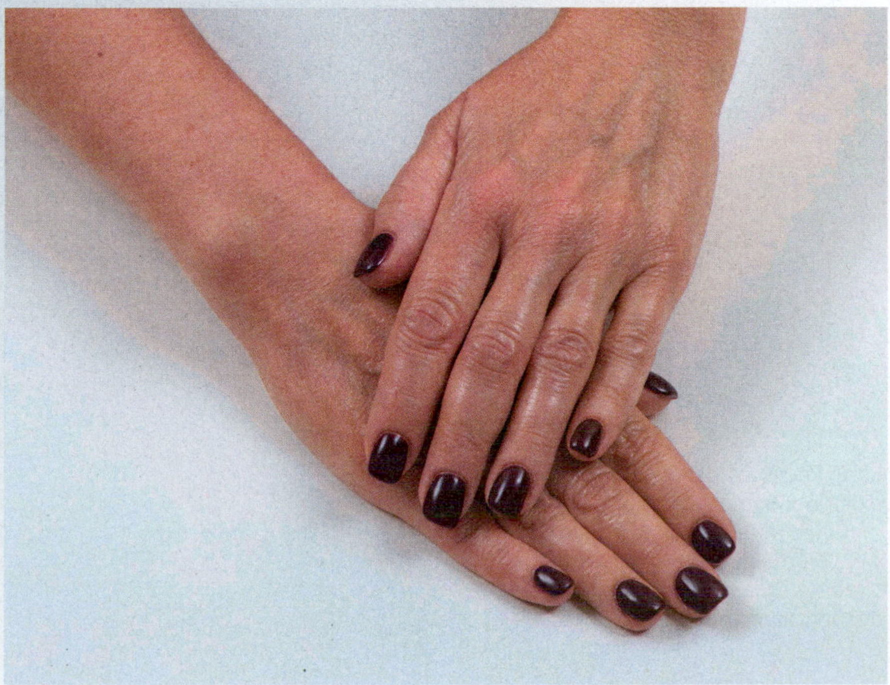

POSTERIOR AL SERVICIO

Para completar el procedimiento, realice el

Ⓟ **20-3 Procedimiento posterior al servicio.**

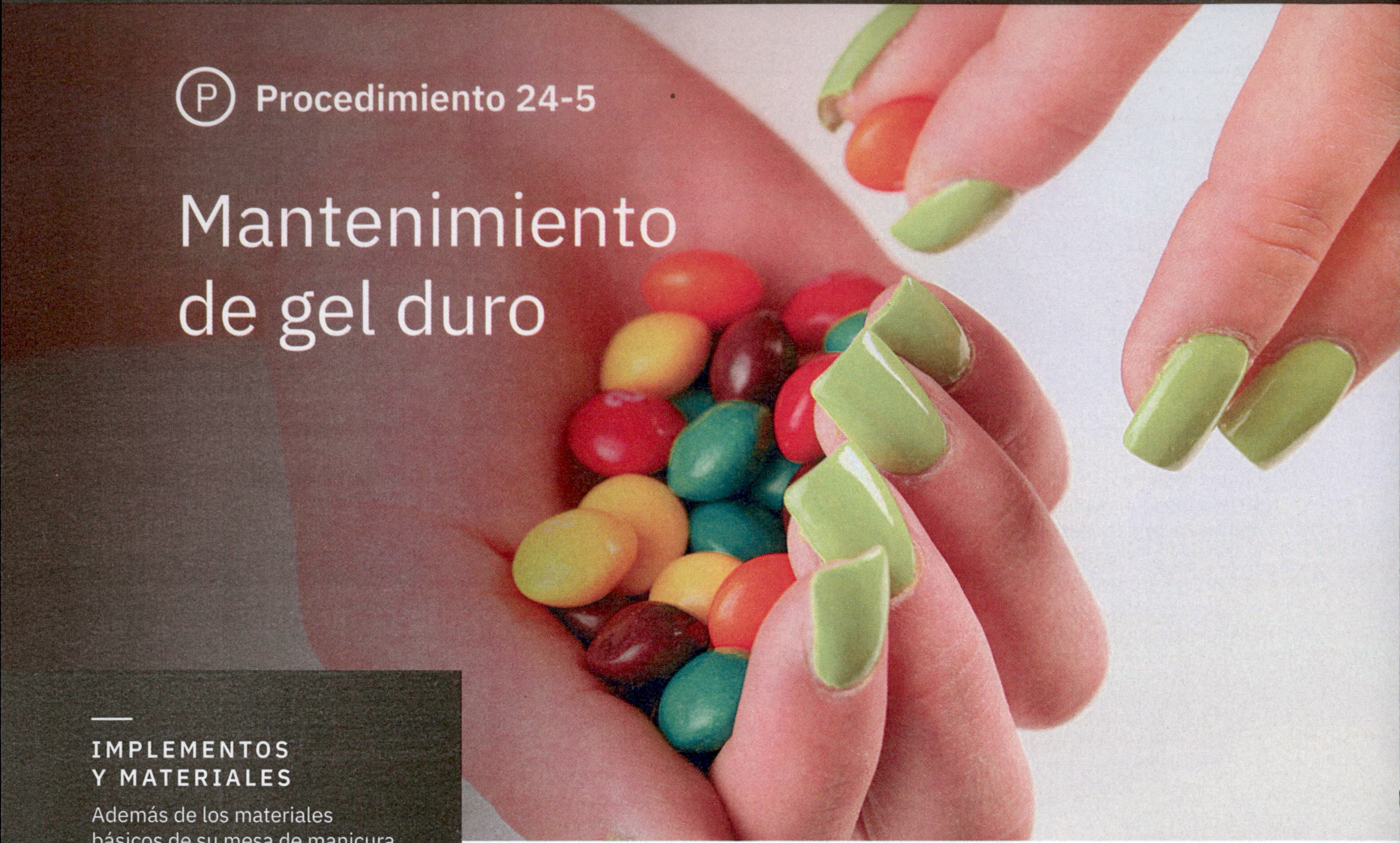

Ⓟ Procedimiento 24-5

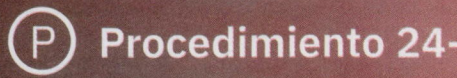

Mantenimiento de gel duro

IMPLEMENTOS Y MATERIALES

Además de los materiales básicos de su mesa de manicura, necesitará lo siguiente:

- gel de construcción o autonivelador
- solución de limpieza o alcohol
- pinceles aplicadores de gel
- imprimante para gel o gel adhesivo
- gel de acabado
- toallitas de limpieza sin pelusas
- deshidratante de uñas
- lámpara para curado UV o LED.

PREPARACIÓN

Antes de comenzar, realice el

Ⓟ **20-1 Procedimiento previo al servicio.**

DURACIÓN ESTIMADA

30 MIN

1

Retire el esmalte existente, si es necesario.

2

Coloque removedor de cutículas sobre el área de la cutícula, si es necesario. Retraiga con suavidad la cutícula y elimine la cutícula de la lámina ungueal.

3

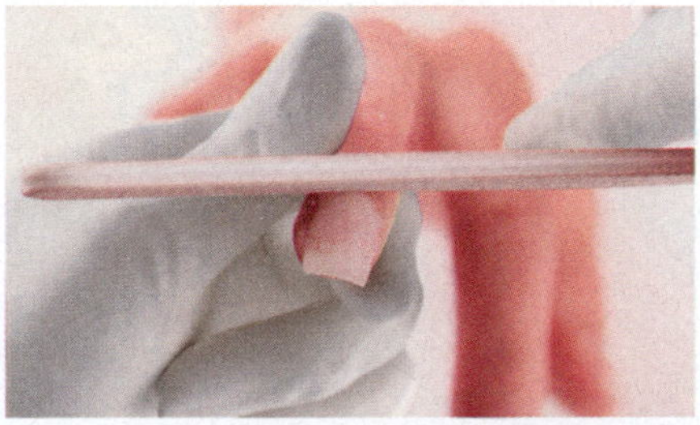

Lime las uñas. Lime el producto existente con un abrasivo de grano mediano para reducir la longitud y el volumen del área del vértice. Lime las áreas levantadas hasta que desaparezca el producto.

4

Pula la uña. Use un pulidor de grano medio o el abrasivo recomendado por el fabricante del gel para pulir toda la superficie de la uña. Incluya el área de nuevo crecimiento de la uña natural.

5

Retire el polvo de la superficie de la uña con un cepillo de nailon desinfectado.

6

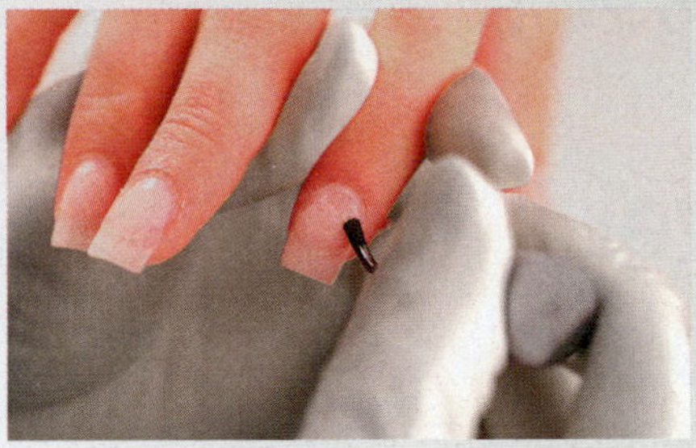

Use un deshidratante de uñas sobre la uña natural o el área de nuevo crecimiento.

7

Aplique imprimante o gel adhesivo a la uña natural según las instrucciones del fabricante. Cure si es necesario.

8

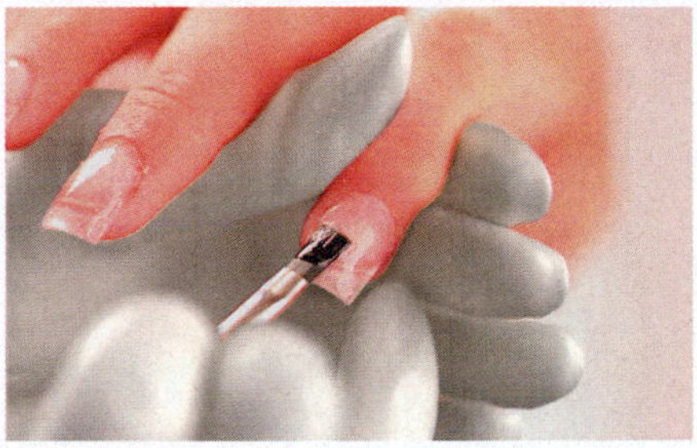

Aplique la perla. Use un pincel aplicador de gel para colocar una perla de gel de construcción en el centro de la uña y crear una nueva área de vértice. Esparza la perla para crear una capa delgada de gel sobre el lecho ungueal y el borde de extensión. Deje un espacio de 4,76 mm (3⁄16 in) alrededor de la cutícula y los bordes laterales.

9

Coloque la mano correctamente en la lámpara y cure el gel durante el tiempo necesario.

10

Repita los pasos 8 y 9 en cada dedo hasta terminar las 10 uñas.

11

Verifique que no haya flexión. Si la extensión aún se dobla después de curar, aplique otra capa de gel de construcción o un autonivelador sobre el realce completo y cúrelo.

12

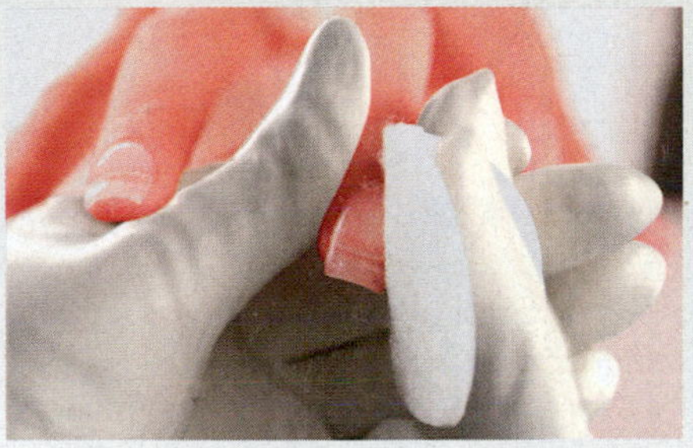

Retire la capa de inhibición pegajosa. Limpie las uñas con alcohol o limpiador de uñas en una toallita sin pelusas.

13

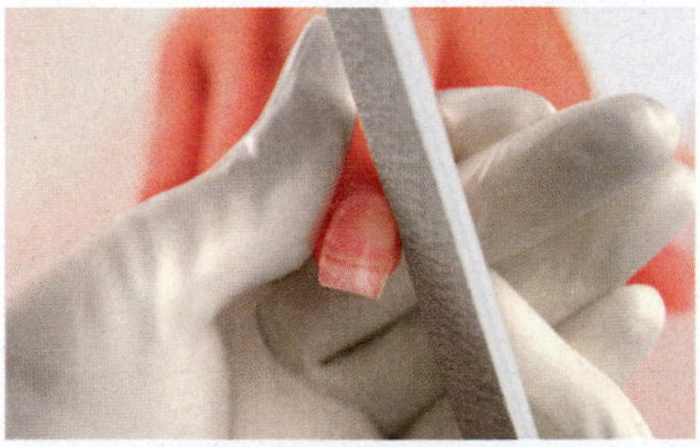

Pula la superficie. Use un abrasivo de grano mediano o fino para refinar el contorno de la superficie. Verifique el espesor del borde libre y empareje las imperfecciones con movimientos suaves.

14

Aplique aceite para cutículas y crema para las manos. Masajee el aceite para cutículas en la uña y la piel circundante. Luego, aplique crema para las manos y masajee la mano y el brazo.

15

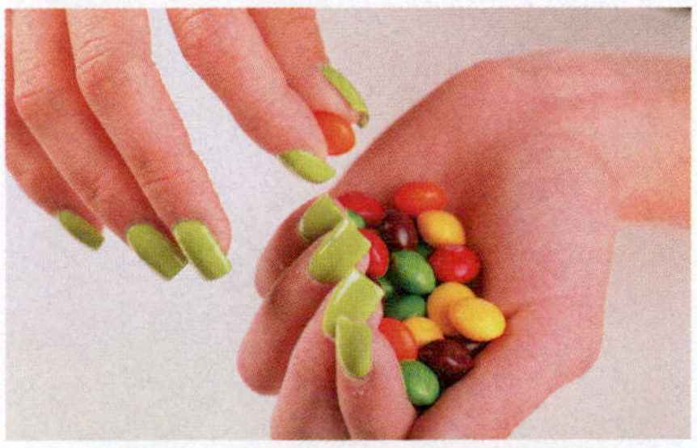

Preséntele al cliente el resultado final del estilo.

POSTERIOR AL SERVICIO

Para completar el procedimiento, realice el

Ⓟ **20-3 Procedimiento posterior al servicio.**

Ⓟ Procedimiento 24-6

Esmalte de gel de fijación sobre realces para uñas

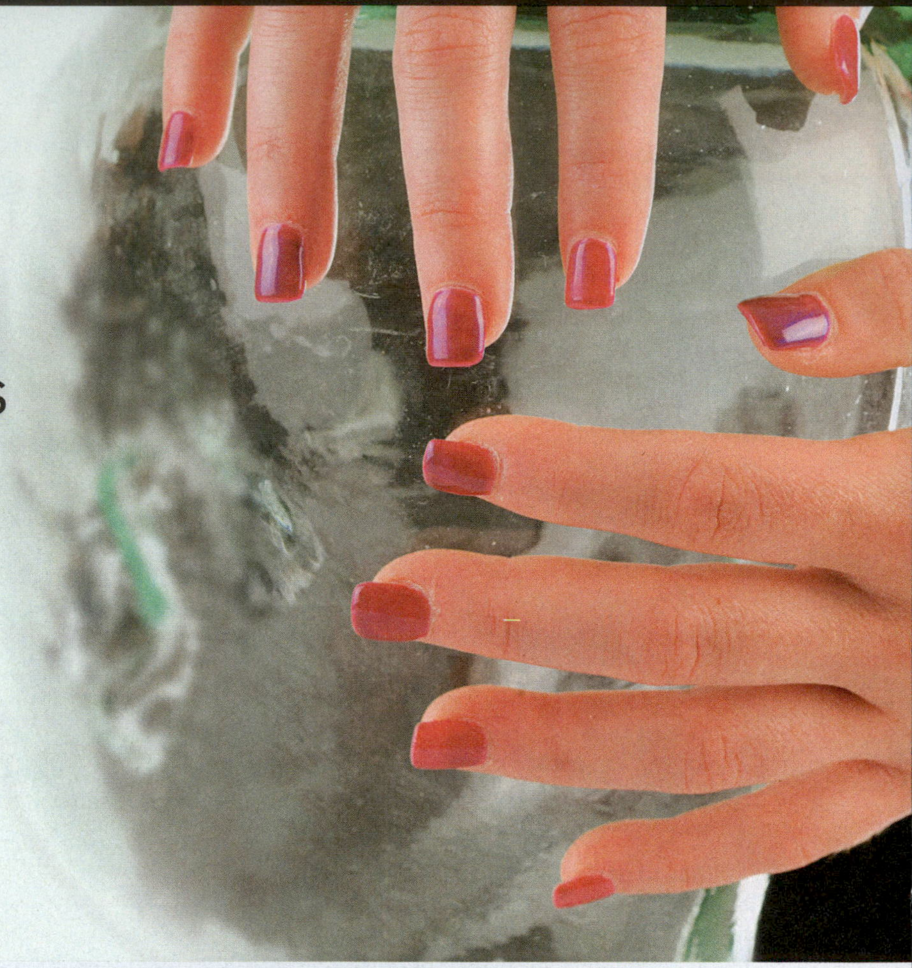

IMPLEMENTOS Y MATERIALES

Además de los materiales básicos de su mesa de manicura, necesitará lo siguiente:

- solución de limpieza o alcohol
- pincel aplicador de gel (si usa geles en pote)
- toallitas sin pelusas
- esmalte de gel de fijación en el color preferido del cliente
- capa protectora de gel de fijación
- lámpara para curado UV o LED.

PREPARACIÓN

Antes de comenzar, realice el Ⓟ **20-1 Procedimiento previo al servicio.**

DURACIÓN ESTIMADA

15 MIN

1

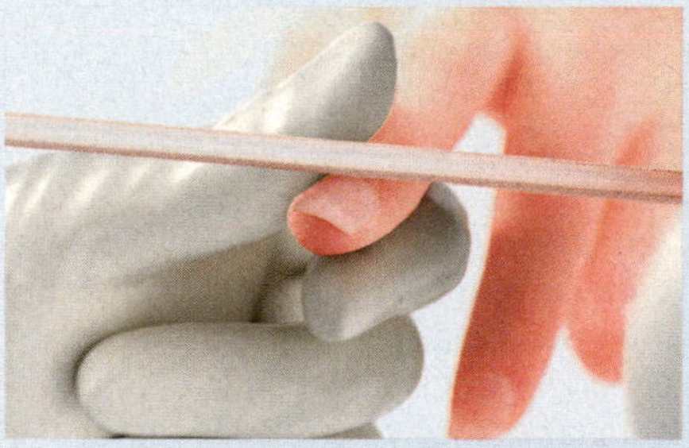

Después de completar la colocación y el limado de las uñas, quite el polvo y las limaduras con un cepillo de nailon limpio y desinfectado.

2

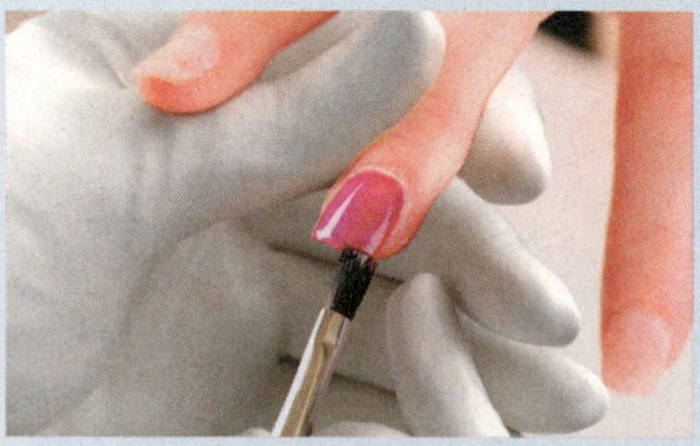

Aplique el gel de fijación. Aplique una capa delgada de esmalte para uñas de gel de fijación en el color preferido del cliente sobre toda la superficie del realce con una técnica de pinceladas. Si usa geles en pote, use un pincel aplicador de gel para colocar el esmalte de gel de fijación. Aplique una pequeña cantidad de esmalte de gel en el borde libre de la uña para tapar el extremo y otorgar una apariencia uniforme y homogénea.

3

Ubique correctamente la mano dentro de la lámpara de curado para gel y cure durante el tiempo recomendado.

4

Repita los pasos 2 y 3 con una segunda capa de esmalte de gel.

5

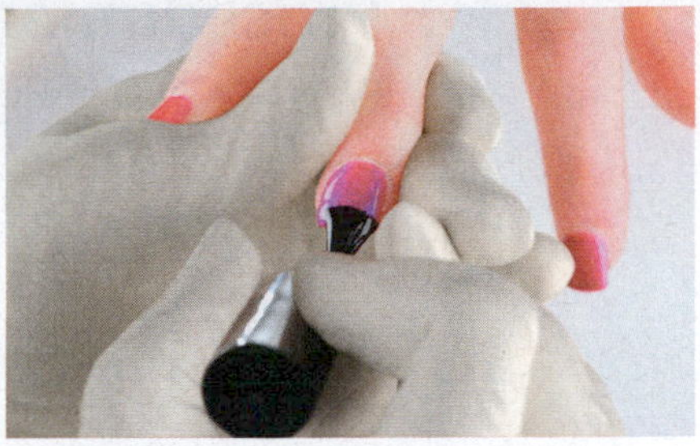

Esmalte cada uña con una capa protectora de gel de fijación.

6

Cure la capa protectora y retire la capa de inhibición con alcohol o una solución de limpieza y una toallita sin pelusas, si es necesario.

7

Limpie las uñas. Pídale al cliente que se lave las manos con agua y jabón en la estación de lavado de manos o use el cepillo para limpiarlas en el aguamanil. Enjuague con agua limpia y seque completamente con una toalla desechable limpia.

8

Masajee el aceite para cutículas en la uña y la piel circundante. Luego, aplique crema para las manos y masajee la mano y el brazo.

9

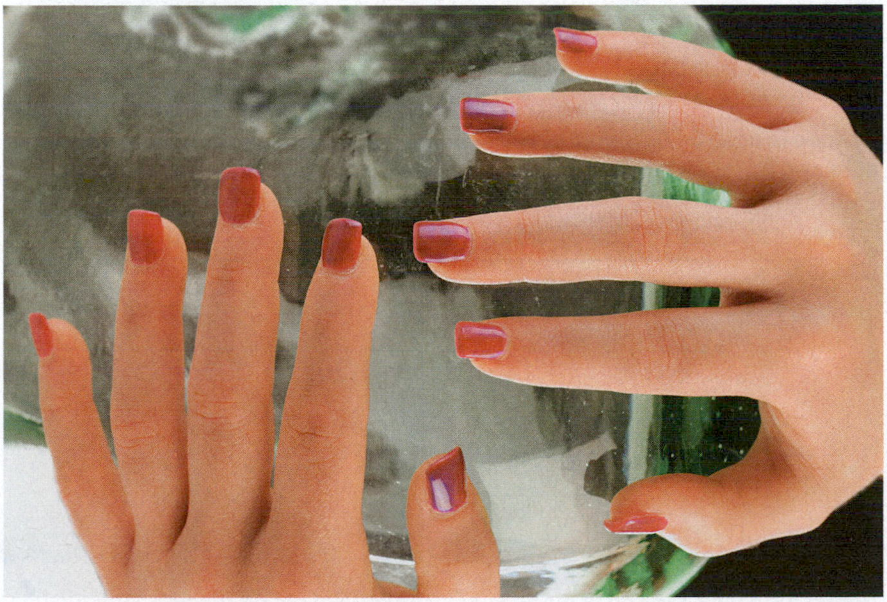

Preséntele al cliente el resultado final del estilo.

POSTERIOR AL SERVICIO

Para completar el procedimiento, realice el

Ⓟ 20-3 Procedimiento posterior al servicio.

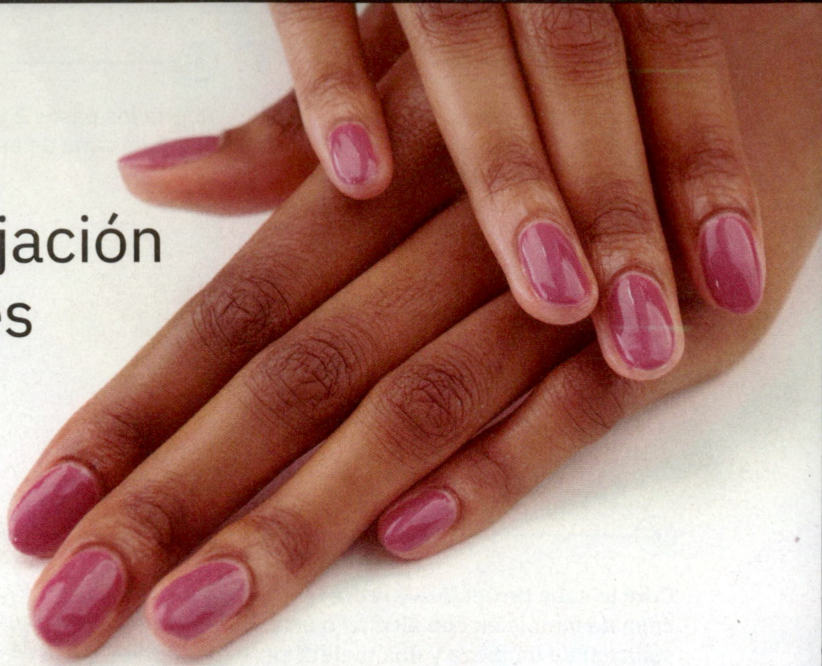

Ⓟ Procedimiento 24-7

Esmalte de gel de fijación sobre uñas naturales

IMPLEMENTOS Y MATERIALES

Además de los materiales básicos de su mesa de manicura, necesitará lo siguiente:

- solución de limpieza o alcohol
- pincel aplicador de gel (si usa geles en pote)
- toallitas de limpieza sin pelusas
- base de fijación o gel adhesivo
- esmalte de gel de fijación en el color preferido del cliente
- capa protectora de fijación
- lámpara para curado UV o LED.

PREPARACIÓN

Antes de comenzar, realice el Ⓟ **20-1 Procedimiento previo al servicio.**

Realice el procedimiento Ⓟ 22-1: Manicura en seco.

DURACIÓN ESTIMADA

30 MIN

1

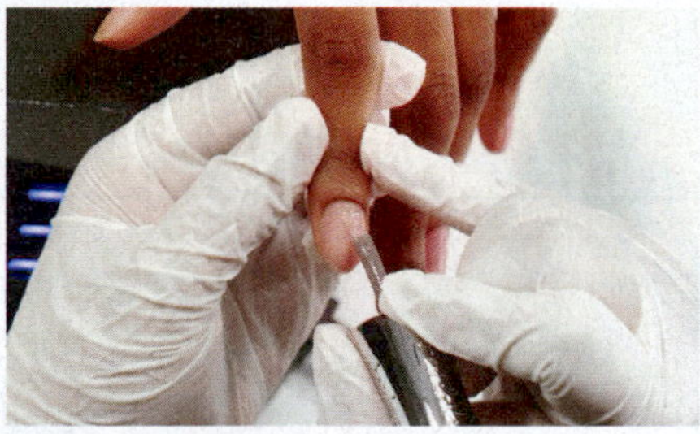

Aplique la base de fijación o el gel adhesivo en las cinco uñas.

2

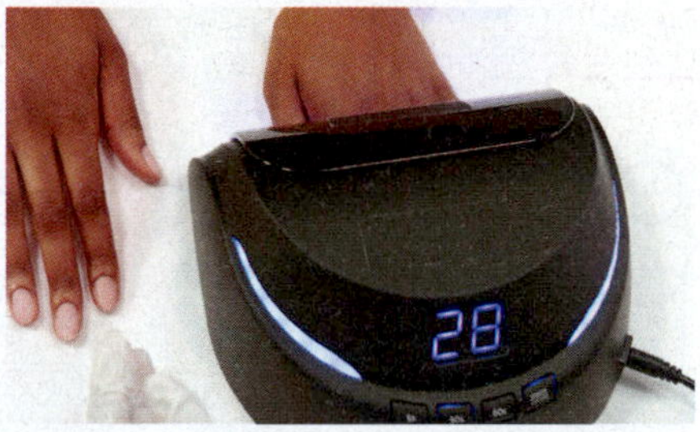

Se cura según las instrucciones del fabricante.

3

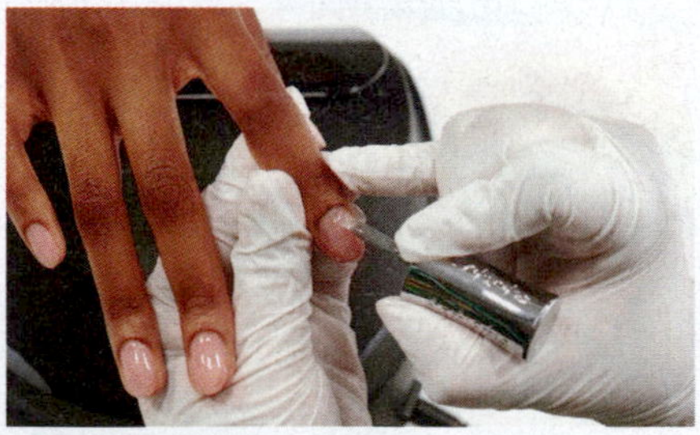

Repita los pasos 1 y 2 en la mano derecha.

4

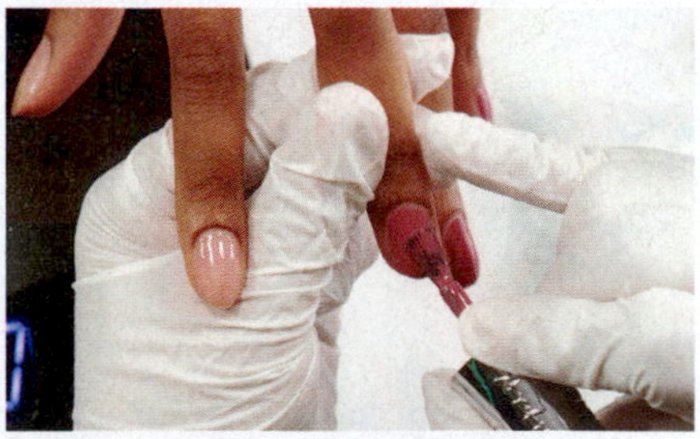

Aplique el gel de fijación. Aplique una capa delgada de esmalte de gel del color preferido del cliente sobre toda la uña y cubra el borde libre. Si usa geles en pote, use un pincel aplicador de gel para colocar el esmalte de gel de fijación. Repita en las cinco uñas. Cure toda la mano según las instrucciones del fabricante.

5

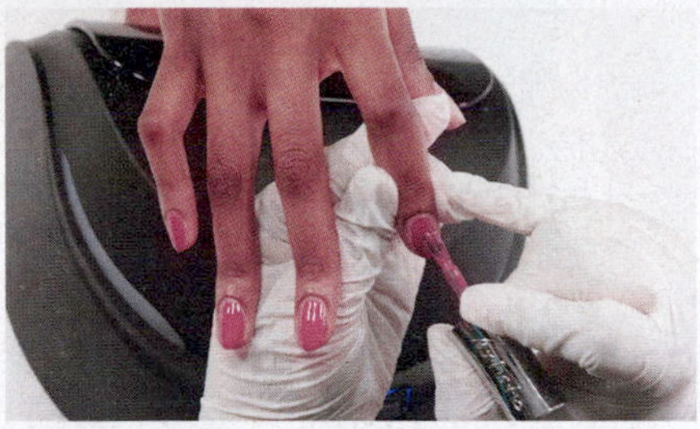

Repita el paso 4 en el resto de las cinco uñas.

6

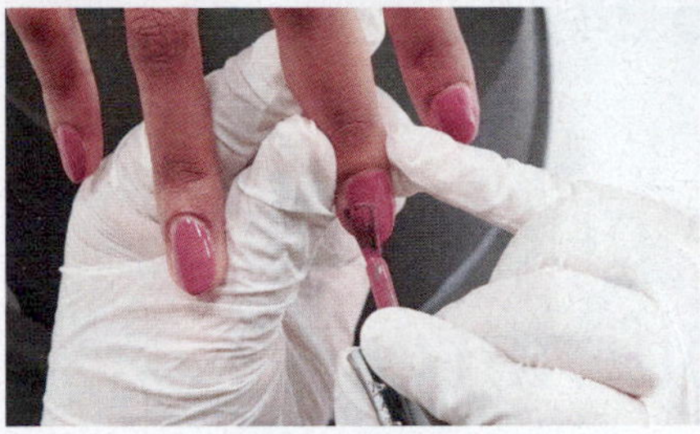

Repita los pasos 4 y 5 con una segunda capa de esmalte de gel de fijación de color.

7

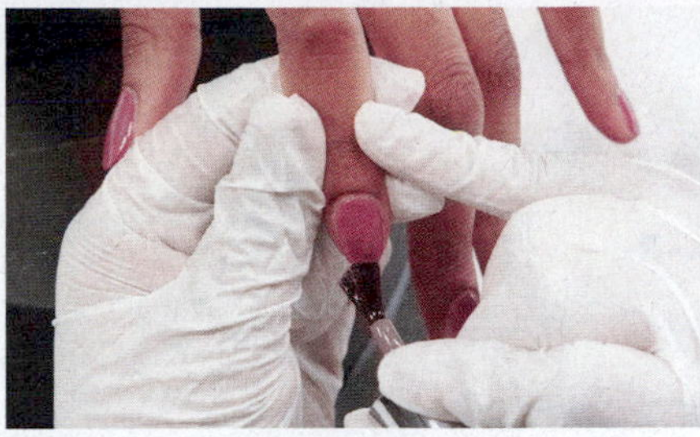

Aplique la capa protectora de fijación de la misma manera que el esmalte de gel y cure.

8

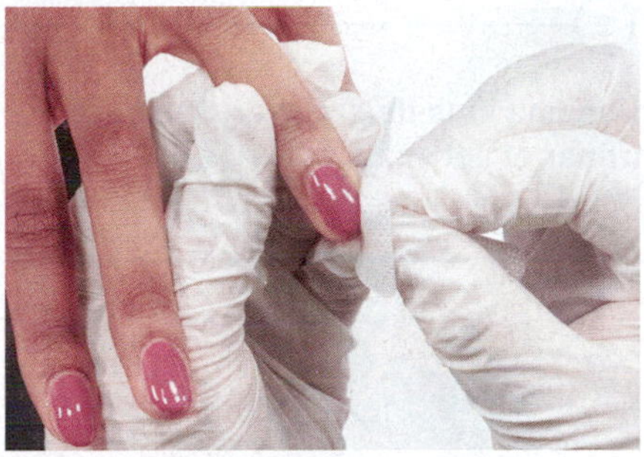

Retire la capa de inhibición y limpie las uñas. Use alcohol o una solución de limpieza en una toallita sin pelusas, si es necesario. Pídale al cliente que se lave las manos con agua y jabón en la estación de lavado de manos o use el cepillo para limpiarlas en el aguamanil. Seque por completo.

9

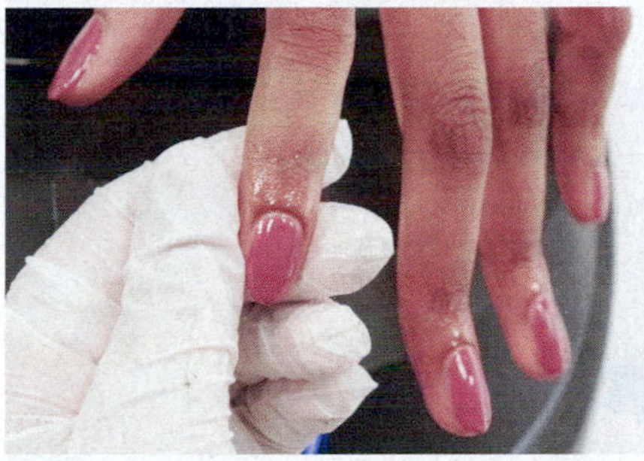

Masajee el aceite para cutículas en la uña y la piel circundante. Luego, aplique crema para las manos y masajee la mano y el brazo.

10

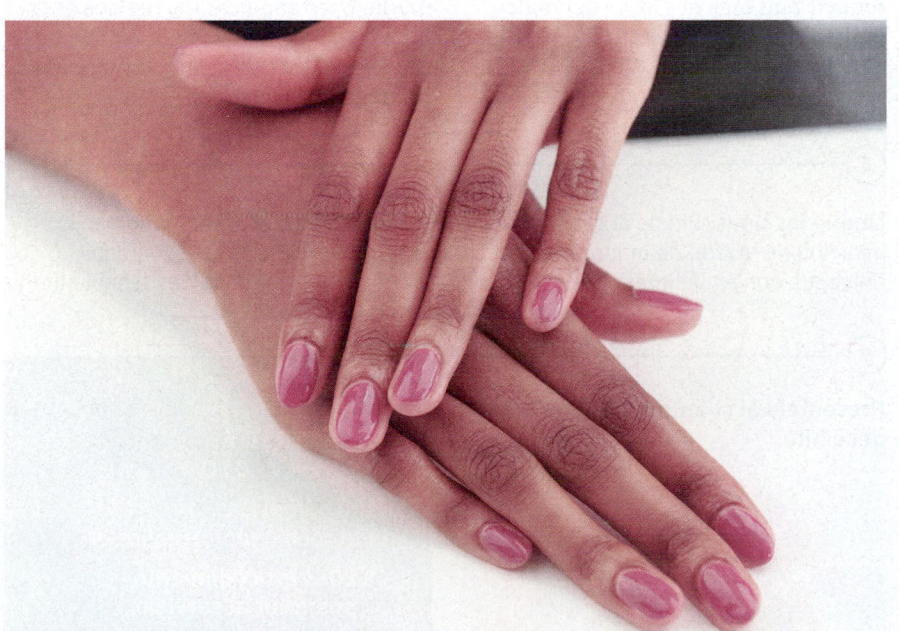

Preséntele al cliente el resultado final del estilo.

POSTERIOR AL SERVICIO

Para completar el procedimiento, realice el

Ⓟ 20-3 Procedimiento posterior al servicio.

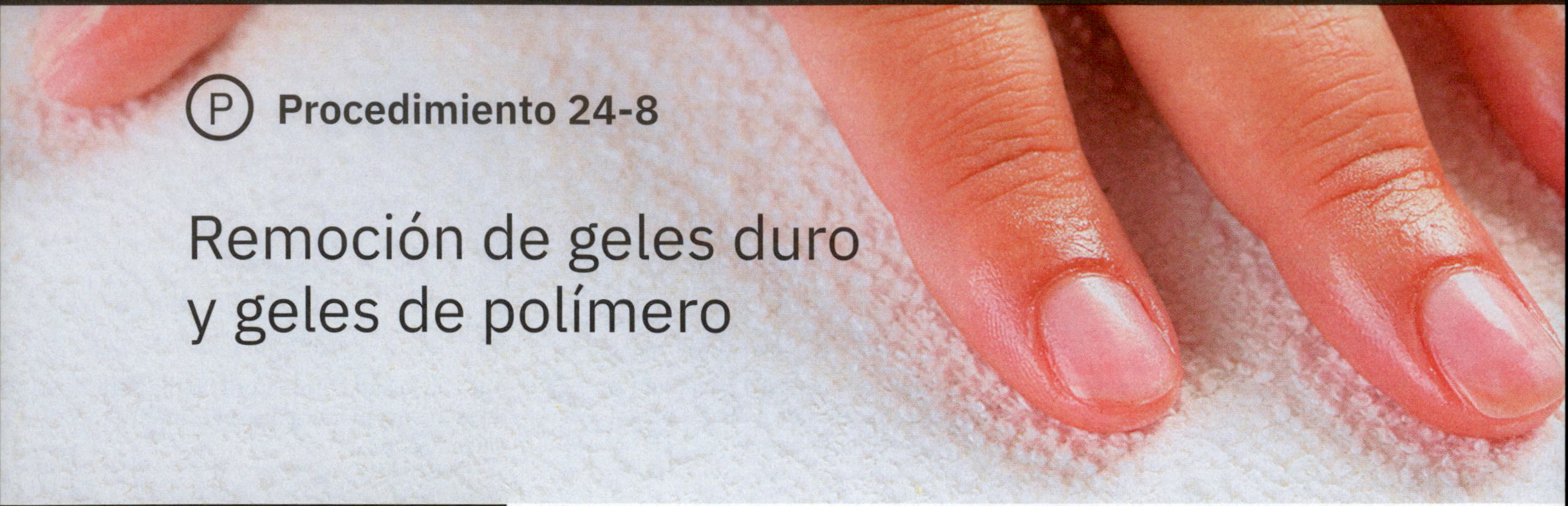

Ⓟ Procedimiento 24-8

Remoción de geles duro y geles de polímero

IMPLEMENTOS Y MATERIALES

Además de los materiales básicos de su mesa de manicura, necesitará lo siguiente:

- abrasivos de grano grueso a mediano
- pulidor de uñas de grano mediano.

PREPARACIÓN

Antes de comenzar, realice el **Ⓟ 20-1 Procedimiento previo al servicio.**

DURACIÓN ESTIMADA

45 MIN

1. **Retire el esmalte, si se conserva.**

2. **Use una lima de grano grueso para afinar el gel en un 60 %.**

3. 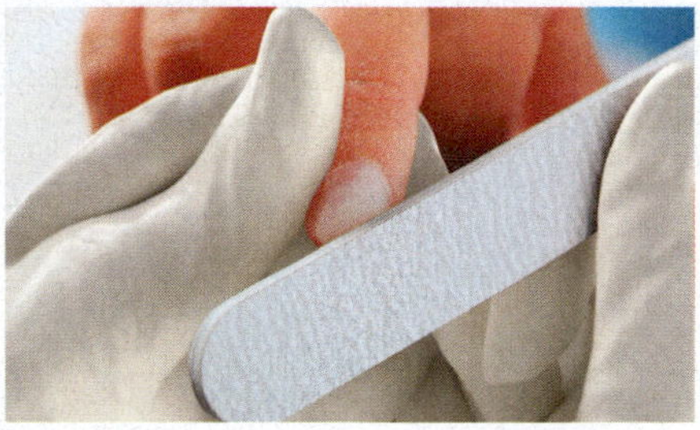

Use una lima de grano medio para reducir aún más el grosor del realce. No lime sobre la uña natural.

4. 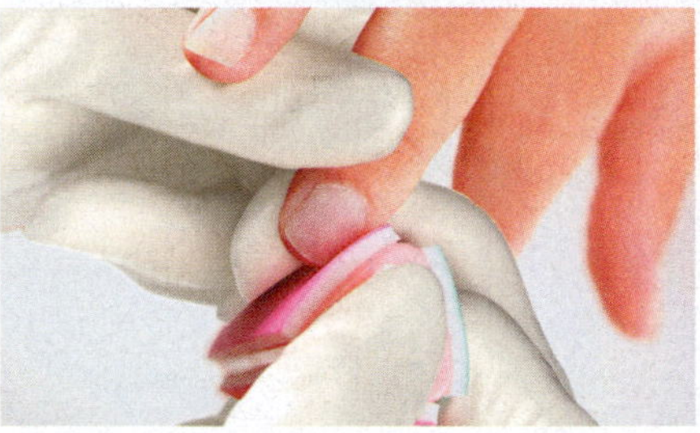

Use un pulidor de uñas de grano medio para suavizar los realces. Explíquele al cliente la manera de dejar que los realces crezcan y sobrepasen las uñas de las manos.

5. **Limpie las uñas.** Pídale al cliente que se lave las manos con agua y jabón en la estación de lavado de manos o use el cepillo para limpiarlas en el aguamanil. Enjuague con agua limpia y seque completamente con una toalla desechable limpia.

6. **Aplique aceite para cutículas y crema para las manos.** Masajee el aceite en la uña y la piel circundante. Luego, aplique crema para las manos y masajee las manos y los brazos.

7. **Preséntele al cliente el resultado final del estilo.**

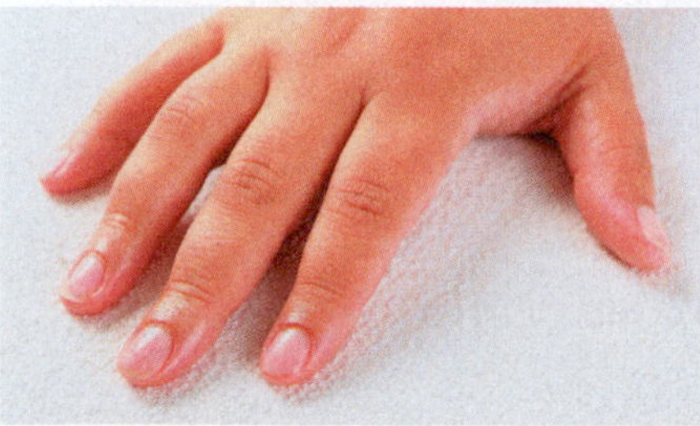

POSTERIOR AL SERVICIO

Para completar el procedimiento, realice el **Ⓟ 20-3 Procedimiento posterior al servicio.**

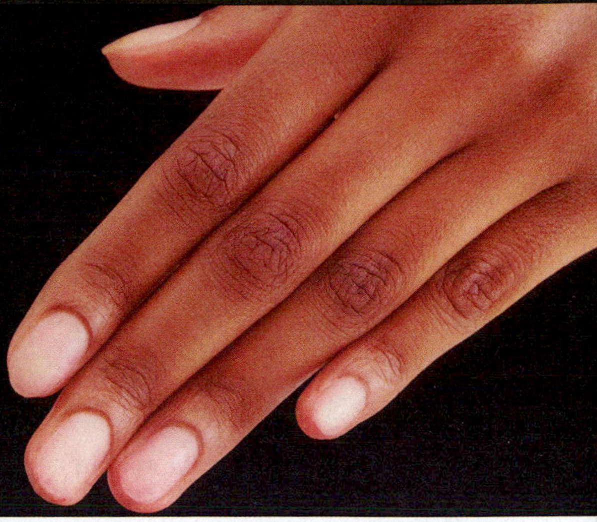

Ⓟ Procedimiento 24-9

Remoción de gel de fijación o esmalte de gel

IMPLEMENTOS Y MATERIALES

Además de los materiales básicos de su mesa de manicura, necesitará lo siguiente:

- envoltorios de aluminio o recipiente de vidrio
- removedor de producto o acetona.

PREPARACIÓN

Antes de comenzar, realice el Ⓟ **20-1 Procedimiento previo al servicio.**

DURACIÓN ESTIMADA

20 MIN

①

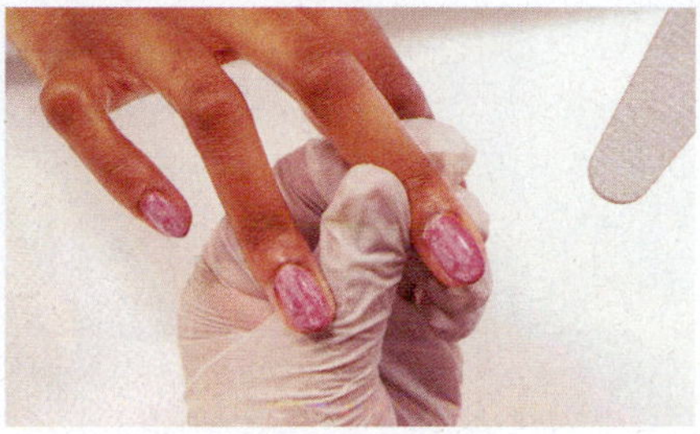

Use una lima abrasiva de grano mediano a fino en la capa protectora de las uñas para permitir que la acetona penetre en el producto.

②

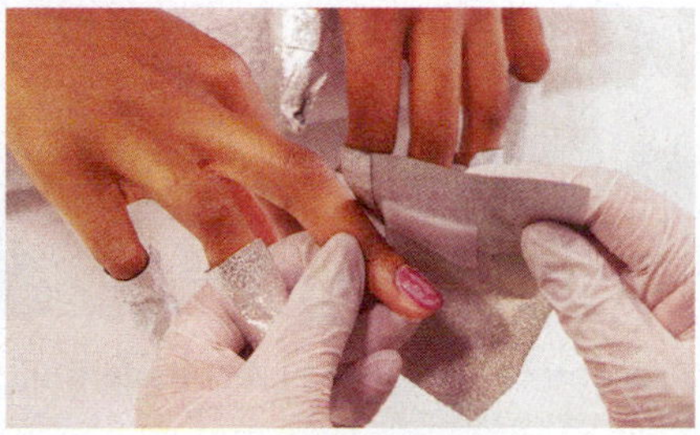

Aplique el producto en las uñas. Vierta suficiente removedor de productos o acetona en un recipiente de vidrio u otro contenedor para que las uñas de las manos queden completamente sumergidas. Como alternativa, puede embeber un copo o una almohadilla de algodón pequeña con removedor y sujetarlo a la uña envolviendo el dedo con aluminio.

③

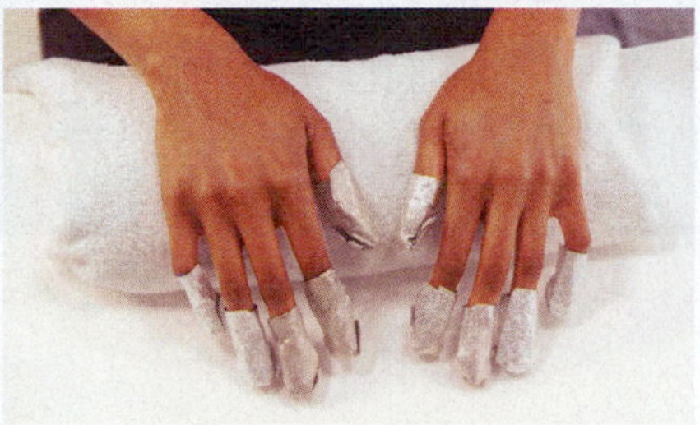

Remoje las uñas del cliente en la solución por el período que recomienda el fabricante.

④

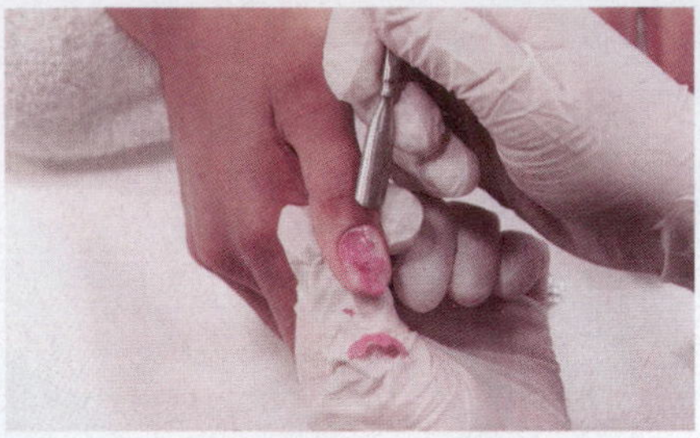

Retire el gel. El esmalte se descascarará cuando esté listo para quitarse. Use un empujador de madera o de acero inoxidable para facilitar el desprendimiento del gel restante de la uña.

⑤

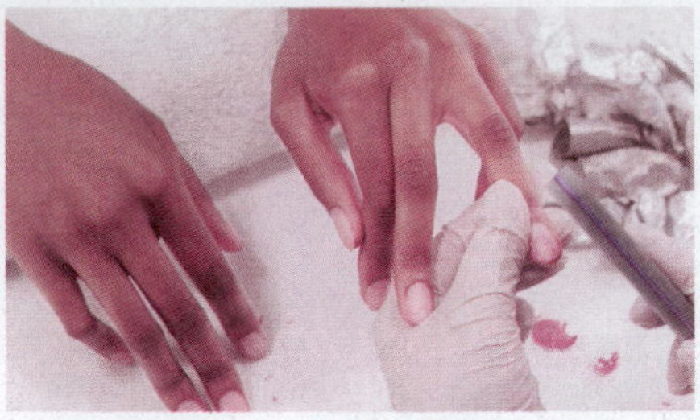

Luego, pula las uñas. Pula ligeramente cada uña con un pulidor de grano fino para eliminar cualquier material de gel restante. Pídale al cliente que se lave las manos con agua y jabón en la estación de lavado de manos o use el cepillo para limpiarlas en el aguamanil. Enjuague con agua limpia y seque completamente con una toalla desechable limpia.

⑥

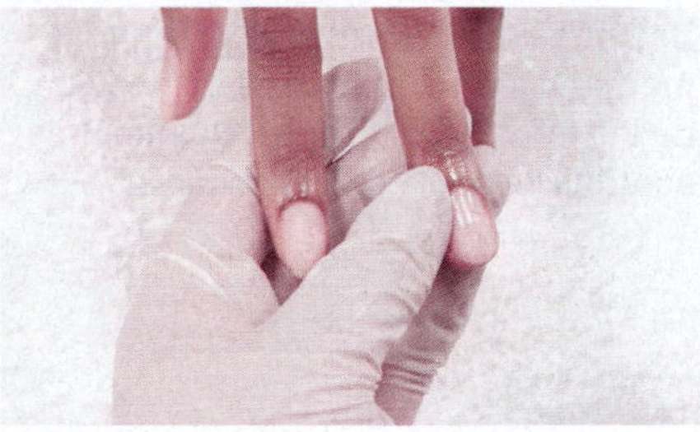

Masajee el aceite para cutículas en la uña y la piel circundante. Luego, aplique crema para las manos y masajee la mano y el brazo.

⑦

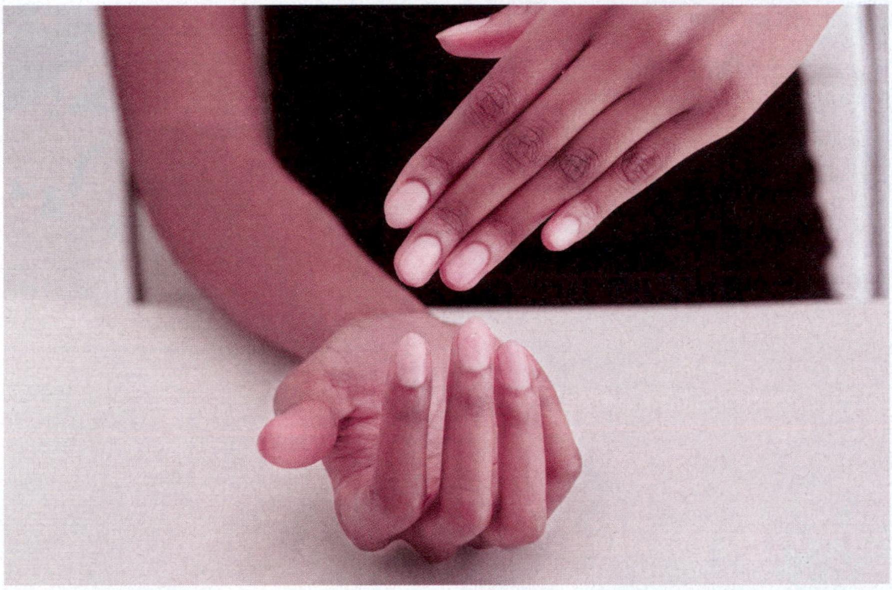

Preséntele al cliente el resultado final del estilo.

POSTERIOR AL SERVICIO

Para completar el procedimiento, realice el Ⓟ **20-3 Procedimiento posterior al servicio.**

Glosario del capítulo

bombillas de LED	pág. 1002	diodo emisor de luz; crea una luz que brilla directamente sobre el gel para que se cure
bombillas fluorescentes ultravioleta (UV)	pág. 1002	irradian la luz dentro de la lámpara de manera que todas las uñas están igualmente expuestas en rangos de aproximadamente 320 nm a 400 nm
capa de inhibición	pág. 1005	sobrantes de solventes o gel sin curar que crean una superficie pegajosa en la uña después de que el gel se curó
curar	pág. 1001	transformar un líquido en un sólido
gel curado con luz	pág. 1000	un tipo de producto de realces para uñas que endurece cuando se expone a un tipo de luz específico
gel de construcción	pág. 1003	gel de viscosidad espesa que permite a los cosmetólogos construir un arco o una extensión
gel duro	pág. 1003	también denominado gel tradicional, es lo suficientemente fuerte como para construir extensiones de uñas
gel suave	pág. 1003	también conocido como gel de fijación, está elaborado para recubrir la uña natural y se quita fácilmente con acetona
geles de polímero	pág. 1004	también conocidos como polygel o acrygel; se crean a partir de una mezcla de polímero en polvo y geles duros
geles pigmentados	pág. 1005	cualquier gel que incluya pigmento de color
lámpara de curado	pág. 1002	dispositivo electrónico especializado que alimenta y controla las bombillas para curar los realces para uñas de gel
nanómetro	pág. 1002	abreviación nm; una unidad de longitud en el sistema métrico; equivale a la milmillonésima parte de un metro
reacción exotérmica	pág. 1001	una reacción química que libera calor
vataje	pág. 1002	una medida de la cantidad de electricidad que consume una lámpara

Referencias

CAPÍTULO 04

1. Clark, G. W., Pope, S. M. y Jaboori, K. A. (2015). Diagnosis and treatment of seborrheic dermatitis. *American Family Physician* 91(3): 185–190.
2. Papakonstantinou, E., Roth, M. y Karakiulakis, G. (2012). Hyaluronic acid: A key molecule in skin aging. *Dermatoendocrinology* 4(3): 253–258. Disponible en https://doi.org/10.4161/derm.21923. Consultado el 26 de enero de 2022.
3. American Cancer Society, Inc. How Do I Protect Myself from Ultraviolet (UV) Rays. Disponible en https://www.cancer.org/healthy/be-safe-in-sun/uv-protection.html. Consultado el 26 de enero de 2022.
4. Skin Cancer Foundation. Skin Cancer Facts & Statistics. Disponible en https://www.skincancer.org/skin-cancer-information/skin-cancer-facts/. Consultado el 26 de enero de 2022.

CAPÍTULO 08

1. Ho C. H, Sood T. y Zito P. M. Androgenetic Alopecia. [Actualizado el 5 de mayo de 2021]. En: StatPearls [Internet]. Treasure Island (FL): StatPearls Publishing; enero de 2021. Disponible en: https://www.ncbi.nlm.nih.gov/books/NBK430924/. Consultado el 26 de enero de 2022.
2. Genetics Home Reference. *National Institutes of Health U.S. Library of Medicine*. Disponible en https://ghr.nlm.nih.gov/condition/androgenetic-alopecia#statistics. Consultado el 3 de junio de 2021.
3. Gupta, S., Goyal, I. y Mahendra, A. (2019). Quality of Life Assessment in Patients with Androgenetic Alopecia. *International Journal of Trichology* 11(4): 147–152. https://doi.org/10.4103/ijt.ijt_6_19. Consultado el 26 de enero de 2022.
4. Harvard Health Publishing. (2019). Hereditary-Patterned Baldness. *Harvard Medical School*. Disponible en https://www.health.harvard.edu/a_to_z /hereditary-patterned-baldness-a-to-z. Consultado el 26 de enero de 2022.
5. Genetic and Rare Disease Information Center. “Monilethrix”. *National Institutes of Health Online*. Disponible en https://rarediseases.info.nih.gov/diseases/93/monilethrix. Consultado el 26 de enero de 2022.

CAPÍTULO 12

1. Mintel (2018). *Naturally Confident: More Than Half of Black Women Say Their Hair Makes Them Beautiful*. Disponible en https://www.mintel.com/press-centre/beauty-and-personal-care/naturally-confident-more-than-half-of-black-women-say-their-hair-makes-them-feel-beautiful. Consultado el 17 de enero de 2022.

Conversiones

TABLAS DE CONVERSIÓN DEL SISTEMA ESTADOUNIDENSE AL SISTEMA MÉTRICO

Las tablas siguientes muestran las conversiones estándar de las unidades de medida de uso habitual en Cosmetología Estándar de Milady, 14.a edición.

LONGITUD

Pulgadas	Centímetros
1/8" (0,125")	0,317 cm
1/4" (0,25")	0,635 cm
1/2" (0,50")	1,27 cm
3/4" (0,75")	1,9 cm
1"	2,54 cm
2"	5,1 cm
3"	7,6 cm
6"	15,2 cm
12"	30,5 cm

Fórmula para convertir pulgadas en centímetros:

(número de) pulgadas × 2,54 = cm

VOLUMEN (LÍQUIDO)

Onzas líquidas estadounidenses	Mililitros/litros
1 fl. oz. (1/8 taza)	29,57 ml / 0,02957 l
2 fl. oz. (1/4 taza)	59,14 ml / 0,05914 l
4 fl. oz. (1/2 taza)	118,29 ml / 0,11829 l
6 fl. oz. (3/4 taza)	177,43 ml / 0,17743 l
8 fl. oz. (1 taza)	236,58 ml / 0,23658 l
16 fl. oz. (1 pinta)	473,16 ml / 0,47316 l
32 fl. oz. (1 cuarto)	946,33 ml / 0,94633 l
33,81 fl. oz. (1 litro)	1.000 ml / 1 l
64 fl. oz. (1/2 galón)	1.892,67 ml / 1,8926 l
128 fl. oz. (1 galón)	3.785,34 ml / 3,78534 l

Fórmula para convertir onzas líquidas estadounidenses en mililitros:

(cantidad de) fl. oz. × 29,573 = ml

Fórmula para convertir onzas líquidas estadounidenses en litros:

(cantidad de) fl. oz. × 0,029573 = l

TEMPERATURA

Grados Fahrenheit (°F)	Grados Celsius (°C)
32 °F	0 °C
40 °F	4,444 °C
50 °F	10 °C
60 °F	15,556 °C
70 °F	21,111 °C
80 °F	26,667 °C
98,6 °F	37 °C
200 °F	93,333 °C
300 °F	148,889 °C
400 °F	204,444 °C

Fórmula para convertir grados Fahrenheit (°F) a grados Celsius (°C):

°C = (°F-32) × (5/9) *

* Si tiene una temperatura Fahrenheit de 40 grados y desea convertirla a grados en la escala Celsius: mediante la fórmula de conversión, primero reste 32 a la temperatura Fahrenheit de 40 grados para obtener un resultado de 8. A continuación, multiplique 8 por cinco y divida por nueve (8 × 5)/9 para obtener el valor convertido de 4,444 grados Celsius.

Glosario / Índice

A

Abductor del dedo gordo: músculo del pie que separa el dedo grande de los demás dedos del pie **| 39 | 49**

Abductor propio del meñique: músculo del pie que permite que el dedo pequeño se flexione y se mueva **| 39 | 49**

Abductores: músculos que alejan una parte del cuerpo de la línea media del cuerpo y separan los dedos de la mano **| 38 | 49**

Abrasivo: limas y pulidores para uñas **| 982 | 997**

Abrasivos de grano fino: abrasivos de 240 granos y más, diseñados para limar, pulir y eliminar las rayas muy delgadas **| 865 | 901**

Abrasivos de grano grueso: reducen rápidamente el grosor de cualquier superficie y producen rayones más profundos y visibles en la superficie (menos de 100 granos) **| 865 | 901**

Abrasivos de grano medio: limas y pulidores de grano 150-180; utilizados para alisar y refinar superficies; también se utilizan para acortar las uñas naturales **| 865 | 902**

Accesorios para protectores de maquinillas **| 270**

Aceites esenciales: aceites extraídos con diversas formas de destilación; los materiales incluyen semillas, cortezas, raíces, hojas, madera o resinas vegetales que producen diferentes aromas **| 878 | 901**

Aceites para uñas: se impregnan en la lámina ungueal; aumentan la flexibilidad; suavizan la piel circundante **| 868 | 902**

Acelerador de resina: ayuda a acelerar el tiempo de secado de la resina; también se conoce como activador **| 952 | 972**

Acetato de butilo: ingrediente común en los deshidratantes de uñas **| 946 | 970**

Acetona: líquido incoloro e inflamable que elimina los aceites y prepara las uñas para colocar el esmalte **| 869 | 901**

Ácido salicílico: ácido orgánico originalmente derivado de la corteza del sauce **| 915 | 941**

Aclarador virgen **| 677–680**

Aclarador virgen: se aplica en cabello que no ha tenido ningún servicio previo de alisado químico **| 556 | 607**

Aclarador: también conocido como *blanqueador* o *decolorante;* compuestos químicos que aclaran el cabello al dispersar, disolver y decolorar el pigmento natural del cabello **| 628 | 697**

Aclaradores
- activadores **| 630**
- arcilla **| 630**
- coloración de proceso doble **| 632**
- en el cuero cabelludo **| 629**
- fuera del cuero cabelludo **| 629**
- pigmento contribuyente **| 631**
- polvo **| 630**
- supervisión de la salud del cabello **| 631**

Aclaradores aptos para el cuero cabelludo: aclaradores que se pueden usar directamente sobre el cuero cabelludo al mezclar el aclarador con activadores **| 629 | 698**

Aclaradores no aptos para el cuero cabelludo: aclaradores fuertes y de acción rápida; aclaradores en polvo que no se pueden usar directamente sobre el cuero cabelludo; aceite, crema y algunos aclaradores en polvo considerados (si lo especifica el fabricante) **| 629 | 698**

Acné:
- bacterias **| 89**
- grados de **| 89–90**
- hereditario u hormonal **| 89**
- tratamiento **| 90**

Acné: también conocido como *acne vulgaris;* es un trastorno de la piel que se caracteriza por la inflamación crónica de glándulas sebáceas debido a la retención de secreciones y bacterias **| 82 | 99**

Acondicionador **| 235–239**
- acondicionador con enjuague **| 222**
- acondicionador sin enjuague **| 222**
- lavado sin champú **| 223**
- tratamiento acondicionador profundo **| 224**
- tratamiento con aceites **| 222**
- tratamiento o reparación **| 222**

Acondicionador de cutículas: reacondiciona y equilibra la porosidad del cabello dañado; acondiciona, fortalece, ayuda a prolongar la duración de la coloración y hace que la formulación de la coloración cubra el cabello uniformemente desde el cuero cabelludo hasta las puntas **| 626 | 696**

Acondicionador para el cuero cabelludo: producto que suele encontrarse en forma de crema; suaviza y mejora la salud del cuero cabelludo **| 223 | 243**

Acondicionador para el lavado sin champú **| 223**

Acondicionador: agente químico especial que se aplica en el cabello para depositar proteínas o hidratantes que ayudan a restaurar la fuerza del cabello, aportar hidratación, dar cuerpo al cabello y evitar que se resquebraje **| 221 | 242**

Acrilonitrilo butadieno estireno (ABS): plástico resistente utilizado para hacer uñas postizas premoldeadas **| 946 | 970**

Activadores: también conocidos como *impulsores, estimuladores* o *aceleradores;* son sales de persulfato en polvo que se agregan al aclarador en polvo para aumentar su capacidad de aclarado **| 630 | 696**

Adhesivo para pestañas: producto utilizado para que las pestañas artificiales se adhieran, o se peguen, a la línea natural de las pestañas **| 838 | 850**

Adhesivo para uñas: resina delgada que adhiere la uña postiza a la uña natural **| 946 | 971**

Aductores: músculos que atraen una parte del cuerpo hacia la línea media del cuerpo y juntan los dedos de la mano **| 38 | 49**

Agencia de Protección Ambiental **| 836 | 924**

Agentes acondicionadores
- acondicionador para el cuero cabelludo **| 223**
- loción astringente para el cuero cabelludo **| 223**
- loción medicada para el cuero cabelludo **| 223**
- protector térmico en aerosol **| 223**

Agua desionizada: agua a la que se le han eliminado las impurezas que harían que un producto sea inestable, como iones de calcio, magnesio y otros metales **| 213 | 242**

Albinismo: hipopigmentación congénita; una enfermedad genética poco común que se caracteriza por la ausencia de pigmento de melanina en el cuerpo, que incluye la piel, el cabello y los ojos. **| 88 | 99**

Alcohol isobutílico: ingrediente común en el limpiador de uñas **| 946 | 971**

Alcohol y envejecimiento de la piel **| 92**

Alginato: mascarilla con algas marinas que se aplica después de un suero o crema de tratamiento; vienen en forma de polvo y se mezclan con agua o sueros y se secan para formar una textura gomosa **| 754 | 801**

Alicate: implemento de acero inoxidable que se utiliza para recortar cuidadosamente la piel muerta alrededor de las uñas **| 863 | 902**

Alipídico: literalmente significa “falta de lípidos”; describe la piel que no produce sebo suficiente, como lo indica la ausencia de poros visibles **| 749 | 801**

Alisado de seda **| 464–467**

Alisado químico del cabello: proceso o servicio que reordena de manera permanente la estructura del cabello rizado en forma más recta o lisa **| 540 | 604**

Alisador de hidróxido de sodio: también conocido como alisador con lejía o soda caustica; utilizado para romper los enlaces bisulfuro y soltar los rizos **| 542 | 606**

Alisador químico: producto que elimina los rizos o las ondas y deja el cabello recto o liso **| 540 | 604**

Alisadores con base: alisadores que requieren que se aplique una crema de base antes de aplicar un alisador; se aplican en todo el cuero cabelludo, junto a todo el contorno del cuero cabelludo, la nuca, el cuello y la parte superior y posterior de las orejas **| 543 | 603**

Alisadores con hidróxido de metal: compuestos iónicos formados por un metal (sodio, potasio o litio) que se combina con oxígeno e hidrógeno **| 542 | 605**

Alisadores con lejía: también conocidos como *hidróxido de sodio* o *soda caustica;* utilizados para romper los enlaces disulfuro y aflojar los rizos **| 542 | 605**

Alisadores de "thio": use reducción y oxidación para romper los enlaces bisulfuro y luego reformarlos para obtener una textura de cabello más lisa, use el mismo tioglicolato de amonio (ATG) que se usa en la ondulación permanente, pero a una concentración más alta y un pH más alto (por encima de 10) **| 545 | 607**

Alisadores de hidróxido: utilizado para alisar el cabello; contiene un álcali muy fuerte con un pH superior a 13; el ion de hidróxido es el ingrediente activo en todos los alisadores de hidróxido **| 542 | 605**

Alisadores sin base: alisadores que no requieren la aplicación de una crema base protectora **| 543 | 605**

Alistonado: técnica por la cual se fuerza el cabello entre el pulgar y la parte trasera del peine para crear tensión y puntas compactas **| 404 | 482**

Alopecia androgénica: también conocida como *alopecia androgenética;* es la pérdida de cabello que se caracteriza por la miniaturización del vello terminal y una fase anágena más corta; puede afectar a cualquier persona y es causada por la genética, la edad o los cambios hormonales **| 153 | 162**

Alopecia areata: enfermedad autoinmune que provoca que el sistema inmunológico ataque los folículos pilosos; por lo general, la pérdida del cabello comienza con uno o más parches de calvicie pequeños en el cuero cabelludo **| 153 | 162**

Alopecia posparto: pérdida temporal del cabello que ocurre al finalizar el embarazo **| 154 | 163**

Alopecia total: pérdida de todo el vello terminal del cuero cabelludo **| 153 | 162**

Alopecia universal: pérdida de vello terminal en el cuerpo y el cuero cabelludo **| 153 | 162**

Alopecia: pérdida parcial o total del cabello en los sectores donde normalmente crece **| 153 | 162**

Aminoácidos: forman los componentes básicos de las proteínas; se unen de extremo a extremo como collares de cuentas mediante fuertes enlaces peptídicos químicos (enlaces terminales) para formar las cadenas polipeptídicas que componen las proteínas **| 135 | 147**

Ampolla: burbuja grande que contiene líquido acuoso; similar a una vesícula; requiere derivación médica **| 78 | 99**

Ampollas: dosis individuales de suero, en pequeños frascos sellados **| 753 | 801**

Anabolismo: proceso de combinación de moléculas simples para formar una molécula compleja; requiere energía **| 25 | 49**

Anaeróbico: que no puede vivir en presencia de oxígeno **| 89 | 99**

Anatomía: también llamada anatomía macroscópica, es el estudio de las estructuras del cuerpo humano, cómo se organizan las partes del cuerpo y la ciencia de las estructuras interconectadas de los organismos o de sus partes **| 24 | 49**

Ángulo de los dedos: también conocido como *posición de corte, ángulo de corte* (con grados), *línea de corte o posición de los dedos;* ángulo en el que se sujetan los dedos al cortar la línea que crea la forma final; puede ser horizontal, vertical o diagonal **| 250 | 351**

Ángulo: espacio entre dos líneas o superficies que se cruzan en un punto dado **| 247 | 350**

Anhidrosis: deficiencia en la transpiración o incapacidad para transpirar, frecuentemente debido a daños ocasionados en los nervios autonómicos **| 83 | 99**

Aorta: la arteria más grande del cuerpo **| 43 | 49**

Aplicación de pestañas postizas individuales: término que se puede usar para describir el proceso de aplicación de grupos de pestañas individuales en la línea de las pestañas **| 837 | 850**

Aplique de fibra de vidrio: hecho de una malla sintética muy delgada con trama suelta **| 953 | 970**

Aplique de seda: hecho de un material natural y fino con una trama cerrada que se vuelve transparente cuando se le coloca resina para apliques **| 953 | 972**

Aplique de tela: material absorbible que se utiliza para envolver una uña; hecho de seda, lino o fibra de vidrio **| 953 | 970**

Aplique de uñas: cualquier método para asegurar una capa de tela en una uña; aumenta la fuerza y la durabilidad de las uñas **| 953 | 972**

Apliques para el cabello: cabello o fibras sintéticas añadidas o integradas en la base del cabello natural de una persona **| 514 | 534**
- consultas **| 515**
- y fibras de peluca **| 516-517**

Aponeurosis epicraneal: tendón que conecta los músculos occipital y frontal **| 35 | 51**

Área de resistencia: donde la uña natural crece más allá del dedo y se convierte en el borde libre **| 951 | 972**

Área del flequillo: también conocida como *área del fleco;* sección triangular que comienza en el vértice o punto superior de la cabeza y termina en las esquinas frontales **| 196 | 200**

Armonía: creación de unidad en un diseño; el más importante de los principios del arte; mantiene todos los elementos del diseño juntos **| 180 | 201**

Aromaterapia: uso terapéutico de los aromas de las plantas para tratamientos de belleza y salud **| 752 | 801**

Arte de uñas en 3D: cualquier tipo de arte que sobresale de la uña **| 985 | 997**

Arteria carótida externa: suministra sangre a las partes anteriores del cuero cabelludo, la oreja, el rostro, el cuello y los lados de la cabeza **| 44 | 52**

Arteria carótida interna: suministra sangre al cerebro, los ojos, los párpados, la frente, la nariz y el oído interno **| 44 | 53**

Arterias carótidas primitivas: las arterias principales a ambos lados del cuello que suministran sangre a la cabeza, la cara y el cuello **| 44 | 50**

Cadena polipeptídica: cadena larga de aminoácidos unidos por enlaces peptídicos | **135** | **149**

Cambio de la dirección natural: peinado de la sección alejándose de su posición de caída natural hacia una sección guía; utilizado para aumentar longitudes en el interior o el perímetro | **252** | **352**

Campo de acción (SOP): lista de los servicios para los cuales posee autorización legal para ofrecer en su especialidad, a nivel estatal | **856** | **902**

Canas adquiridas | **156**

Canas congénitas | **156**

Canas: término técnico que designa al cabello gris o blanco; es el resultado de la pérdida del pigmento natural de melanina del cabello | **156** | **162**

Cáncer de piel | **95–96**

Capa de inhibición: restos de solventes o gel sin curar que crean una superficie pegajosa en la uña después de que el gel se curó | **1005** | **1031**

Capa papilar: capa externa de la dermis, ubicada directamente debajo de la epidermis | **63** | **72**

Capa subcutánea: también conocida como *hipodermis* o *fascia superficial;* consta de *tejido (graso) subcutáneo* que se sitúa debajo de la dermis | **64** | **73**

Capas uniformes: cabello elevado a 90 grados del cuero cabelludo y cortado al mismo largo | **286** | **317–326** | **353**

Capas y funciones de la piel
- dermis | **63**
- epidermis | **61–63**
- tejido subcutáneo | **64**

Capas: crean movimiento y volumen en el cabello, al mismo tiempo que reducen el peso | **281** | **351**

Capilares: vasos sanguíneos diminutos que conectan las arterias más pequeñas con las vénulas, trasladan los nutrientes a las células y arrastran los desechos | **43** | **50**

Características comunes de la piel
- piel grasa | **749–750**
- piel normal | **749**
- piel seca | **749**
- tipo | **750**
- y tipos | **748**

Carbuncos: inflamación del tejido subcutáneo causada por estafilococos; un grupo de forúnculos | **161** | **162**

Carcinoma basocelular: el más común y menos grave de los tipos de cáncer de piel, caracterizado frecuentemente por la presencia de nódulos claros o perlados | **95** | **99**

Carcinoma espinocelular: tipo de cáncer de piel más grave que el carcinoma basocelular; caracterizado con frecuencia por la presencia de nódulos o pápulas rojas y escamosas; puede propagarse a otras partes del cuerpo | **95** | **102**

Carpo: también conocido como la muñeca; articulación flexible compuesta por ocho pequeños huesos irregulares llamados carpianos | **32** | **50**

Caspa | **158**

Catabolismo: proceso de descomposición de moléculas complejas en moléculas simples; libera energía | **25** | **50**

Catalizadores: aditivos diseñados para energizar y activar los iniciadores; se agregan a los monómeros para iniciar o acelerar la reacción química | **978** | **997**

Células: unidades básicas de todos los seres vivos | **25** | **50**

Cepillado del cabello | **208** | **233-234**
- tipos | **209**

Cepillo giratorio: también conocido como un *cepillo facial* o *máquina para cepillar;* un aparato eléctrico giratorio con cepillos intercambiables que se pueden conectar a la cabeza giratoria | **747** | **803**

Cerebro: uno de los órganos más complejos del cuerpo que controla todas sus funciones | **40** | **50**

Champú | **235–239**
- acondicionador | **218**
- a base de aceite | **219**
- champú adecuado | **214–215**
- con proteínas de queratina agregadas | **219**
- de limpieza profunda | **217**
- de pH balanceado | **219**
- escala del pH | **215**
- equilibrante | **216–217**
- fortalecedor | **220**
- medicinal | **219**
- neutralizante | **216–217**
- libre de sulfatos | **220**
- para cabello debilitado | **219**
- para postizos y pelucas | **219**
- para realzar el color | **217–218**
- seco | **218**
- vegano | **220**

Champú con color: práctica común en la industria que se utiliza para renovar la coloración permanente del cabello; implica el uso de una combinación de partes iguales de una mezcla de coloración permanente preparada y champú y se aplica en el cabello durante los últimos cinco minutos del servicio | **642** | **699**

Champú con pH balanceado: está equilibrado con el pH de la piel y del cabello (4,5 a 5,5) | **219** | **243**

Champú de limpieza profunda: champú alcalino que contiene un agente quelante activo que se une a los metales (como el hierro y el cobre), formulado con un pH de 7 o superior. Elimina el exceso de grasa, la acumulación de productos y los minerales residuales que se adhieren al cabello. | **217** | **242**

Champú equilibrante: también conocido como *champú neutralizante;* champú diseñado para eliminar el exceso de oleosidad y evitar que el cabello se reseque | **216** | **242**

Champú fortalecedor: champú que contiene varios ingredientes fortalecedores y nutritivos para darle fuerza al cabello débil, dañado o quebradizo | **220** | **243**

Champú hidratante: también conocido como *champú humectante;* hace que el cabello luzca suave y brillante y mejora su manejo | **218** |**242**

Champú medicado: contiene ingredientes especiales que son muy eficaces para reducir la caspa persistente o aliviar otras afecciones del cuero cabelludo | **219** | **243**

Champú neutralizante: también conocido como champú equilibrante; utilizado para cabello procesado o alisado químicamente; reequilibra el nivel de pH del cabello al neutralizar cualquier álcali o residuos no deseados | **216** | **243**

Champú para realzar el color: champú creado a partir de la combinación de una base surfactante con pigmentos de coloración directa que permiten extender la vitalidad de la coloración y, al mismo tiempo, agregar hidratación para intensificar la tonalidad | **217** | **242**

Champú seco: también conocido como *champú en polvo;* champú que limpia el cabello sin usar agua y jabón | **218** | **242**

Champú vegano | **220**

Champús libres de sulfatos: también conocidos como *champús sin jabón;* se formulan a base de poco o casi nada de jabón alcalino | **220** | **243**

Cianoacrilato: monómero acrílico líquido e incoloro que se cura y usa con facilidad como un adhesivo potente y de rápida de acción | **952** | **970**

Cicatriz: también conocida como *marca;* es una marca levemente elevada en la piel que se forma luego de curada una herida o lesión | **80** | **99**

Cicatriz: también conocida como *marca;* marca levemente elevada o una zona cutánea deprimida que se forma debido al proceso de cicatrización relacionado con una lesión o una herida | **80** | **102**

Cigomático mayor: músculo que se extiende desde el hueso cigomático hasta el ángulo de la boca; dirige el labio hacia afuera y hacia arriba al reír o sonreír | **36** | **57**

Cigomático menor: músculo que funciona con el cigomático mayor para realizar las expresiones faciales | **36** | **57**

Circulación pulmonar: sistema que lleva sangre desoxigenada a los pulmones para oxigenarse y purificarse y, luego, regresa esa sangre al corazón (aurícula izquierda) para que la sangre rica en oxígeno pueda transportarse al cuerpo | **42** | **56**

Circulación sistémica: también conocida como circulación general; sistema que lleva la sangre rica en oxígeno desde el corazón hacia todo el cuerpo y regresa la sangre desoxigenada al corazón | **42** | **56**

Círculo: la parte del rizo con horquilla que forma un círculo completo; también el cabello que se envuelve alrededor del rulo | **391** | **478**

Cisteína: aminoácido con un átomo de azufre (S) que une dos filamentos peptídicos | **136** | **147**

Citoplasma: líquido acuoso que rodea el núcleo; proporciona estructura para que las partes de la célula se muevan dentro de la membrana celular; las enzimas en el citoplasma ayudan a digerir y descomponer otras moléculas para obtener alimentos | **25** | **51**

Clavícula: también conocida como cinturón escapular, une el esternón y la escápula | **32** | **50**

Cloasma: enfermedad caracterizada por la hiperpigmentación en manchas sin relieve y suele deberse a la exposición solar acumulada o al envejecimiento; similar al melasma | **87** | **99**

Cola de caballo: base de un moño, rodete o nudo; puede ser clásica o moderna, estar en cualquier parte de la cabeza y es el peinado que más se utiliza debido a su versatilidad | **408** | **481**

Colágeno: tejido fibroso y conectivo que se compone de proteínas y le da forma y resistencia a la piel | **67** | **71**

Colocación de la base: la posición del bigudí en relación con la sección de la base; la colocación de la base está determinada por el ángulo en el cual se envuelve el cabello | **567** | **603**

Colocación de media base: control de la base en el cual el cabello se envuelve a un ángulo de 90 grados o perpendicular de la sección base y el bigudí se coloca en la mitad de la sección fuera de la base | **567** | **605**

Colocación en la base: control de la base en el cual el cabello se envuelve en un ángulo de 45 grados perpendicular más allá de la sección de la base y el bigudí se coloca sobre esta | **567** | **605**

Colocación fuera de la base: control de base en el cual el cabello se envuelve en un ángulo de 45 grados debajo del centro de la sección de la base, por lo que el bigudí se coloca completamente fuera de esta | **567** | **605**

Color de base: tono predominante de un color | **620** | **696**

Color de fondo: color debajo de la superficie de la piel; los matices pueden ser cálidos (amarillo, melocotón, dorado), neutros (mezcla de cálido y frío) o fríos (rosa, rojo o azul) | **808** | **851**

Color del cabello: color natural del cabello | **610** | **697**

Color secundario: color producto de la mezcla en partes iguales de dos colores primarios | **617** | **698**

Coloración de proceso doble: también conocida como *coloración rubia en dos pasos* o *coloración rubia de proceso doble;* técnica de coloración que requiere dos procedimientos separados en los que se preaclara el cabello antes de aplicar el color | **632** | **697**

Coloración de proceso simple: proceso en el que se aclara y deposita color en el cabello en una sola aplicación | **643** | **698**

Coloración demipermanente: formulado para depositar, pero no realzar (aclarar) el color natural del cabello; tintes destinados a profundizar o cambiar el tono del color natural del cabello; dos tipos incluyen ácido y alcalino | **623** | **696**

Coloración metálica: también conocida como *coloración progresiva;* coloración que contiene sales metálicas que cambian el color del cabello gradualmente mediante la acumulación progresiva y la exposición al aire, lo que crea un aspecto opaco y metálico | **625** | **698**

Coloración semipermanente: coloración de larga duración que solo da color al cabello y no se mezcla con oxidante, formulada para mantenerse tras varios lavados con champú | **623** | **698**

Coloración: término profesional acuñado por la industria que se refiere a los productos y servicios de coloración artificial | **610** | **697**

Coloraciones naturales: también conocidas como *coloraciones vegetales;* coloraciones como la henna, que se obtienen de las hojas o la corteza de las plantas | **625** | **698**

Coloraciones permanentes: aclaran y dan color al cabello al mismo tiempo y en un solo proceso, ya que son más alcalinas que las coloraciones demipermanentes y se suelen combinar con un oxidante de más volúmenes | **624** | **698**

Coloraciones temporales: colores no oxidantes que producen solamente un cambio físico, pero no químico, en el tallo del cabello. Esta coloración no permanente tiene grandes moléculas de pigmento que solo depositan una capa de color en la corteza, que puede eliminarse al lavar el cabello con champú. | **622** | **699**

Colores cálidos: gama de colores que van del amarillo al dorado, pasando por los anaranjados, anaranjados rojizos, la mayoría de los rojos y hasta algunos amarillos verdosos | **807** | **851**

Colores complementarios: colores primarios y secundarios que, en la rueda de colores, están ubicados en posiciones directamente opuestas | **618** | **696**

Colores fríos: colores que sugieren frialdad; predominan el azul, el verde, el violeta y el rojo azulado | **807** | **850**

Colores neutros: colores que no se complementan ni contrastan con ningún otro | **808** | **851**

Colores primarios: colores puros o fundamentales (rojo, amarillo y azul) que no se pueden crear si se combinan otros colores | **617** | **698**

Colores terciarios: colores intermedios que se logran mezclando partes iguales de un color secundario y el color primario contiguo en el círculo cromático | **618** | **699**

Colorete: también conocido como *rubor* o *rouge;* se usa principalmente para agregar un brillo de aspecto natural en las mejillas | **815** | **850**

Comedón: masa de células de la piel y sebo endurecidos en un folículo piloso; un *comedón abierto* o una espinilla cuando se abre y se expone al oxígeno. *Comedones cerrados*: puntos blancos que están bloqueados y no poseen una abertura folicular | **750** | **801**

Conjuntivitis: también conocida como *ojo rojo,* es una infección común de los ojos provocada por bacterias o un virus y es extremadamente contagiosa | **85** | **99**

Conjuntos de implementos de servicio: conjuntos de todas las herramientas que se utilizarán para prestar un servicio | **858** | **903**

Curado: para transformar de líquido a sólido | **1001** | **1031**

Curva en C: curvatura o arco de la uña si se la mira desde la punta hacia abajo | **951** | **970**

Cutícula del cabello: capa más externa de cabello; formada por celdas que se asemejan a tejas en un techo; protege la corteza | **134** | **147**

Cutícula: tejido incoloro e inerte que está unido a la lámina ungueal | **108** | **112**

D

Decoloración de las uñas: uñas que cambian a distintos colores; puede deberse a manchas superficiales, a un trastorno sistémico o a la mala circulación de la sangre | **118** | **127**

Dedo infectado: dedo con un enrojecimiento visible, dolor, hinchazón, piel herida o con pus | **120** | **127**

Delineador de labios: lápiz de color que se utiliza para delinear los labios y para ayudar a evitar que el labial se corra hacia las líneas pequeñas alrededor de la boca | **816** | **851**

Delineador de ojos: cosmético utilizado para delinear y destacar los ojos | **815** | **850**

Deltoides: músculo grande y triangular que cubre la articulación del hombro y que permite que el brazo se extienda hacia fuera y hacia los costados del cuerpo | **37** | **51**

Densidad del cabello: mide la cantidad de cabellos individuales en 2,5 centímetros cuadrados (1 pulgada cuadrada) de cuero cabelludo | **140** | **148**

Depilación brasileña del área del bikini: técnica de depilación con cera que requiere la eliminación de todo el vello de la parte delantera y trasera de la zona del bikini | **709** | **739**

Depilación con azúcar: método de depilación temporal que consiste en el uso de una pasta espesa y cálida a base de azúcar | **710** | **739**

Depilación con hilos: también conocida como *depilación con cintas;* es un método de depilación temporal que consiste en retorcer y enrollar algodón en la superficie de la piel, entrelazar el vello en la hebra y levantarlo del folículo | **711** | **739**

Depilación con láser: tratamiento de depilación permanente mediante el cual se aplica un rayo láser sobre la piel para impedir el crecimiento del vello | **712** | **739**

Depilación con pinzas: método de depilación en el que se utilizan pinzas para eliminar el vello de a uno desde la raíz | **707** | **739**

Depilador: sustancia que se utiliza para tirar del vello y extraerlo de la base del folículo | **708** | **739**

Depilatorio: sustancia, generalmente una preparación cáustica alcalina, utilizada para quitar temporalmente el vello superfluo al disolverlo al nivel de superficie de la piel | **708** | **739**

Derivados de la anilina: contienen tinturas pequeñas e incoloras que se combinan con el peróxido de hidrógeno para formar moléculas de tintura más grandes y permanentes dentro de la corteza | **624** | **696**

Dermatitis de contacto alérgica (DCA): alergia a un ingrediente o sustancia química, con frecuencia debido al contacto reiterativo de la piel con la sustancia química | **97** | **99**

Dermatitis de contacto irritante: DCI; se produce cuando las sustancias irritantes dañan la epidermis de manera temporal | **97** | **100**

Dermatitis de contacto: inflamación de la piel que es producto del contacto con ciertos químicos o sustancias | **97** | **99**

Dermatitis seborreica: afección cutánea causada por una inflamación de las glándulas sebáceas; a menudo se caracteriza por enrojecimiento, descamación seca o grasosa, formación de costras, caspa persistente o picazón | **82** | **102**

Dermatitis: inflamación de la piel | **84** | **100**

Dermatología: rama médica de la ciencia que se dedica al estudio de la piel y su naturaleza, estructura, funciones, enfermedades y tratamiento | **60** | **71**

Dermatólogo: médico que se especializa en las enfermedades y trastornos de la piel, el cabello y las uñas | **60** | **71**

Dermis: también conocida como *derma, corión, cutis* o *piel verdadera;* capa subyacente o interna de la piel | **63** | **71**

Desarmado de trenzas: peinado que implica el trenzado individual o el trenzado en hilera del cabello, cuando el cabello está húmedo o seco, y luego se abre la trenza para crear un efecto rizado en zigzag de textura sobre textura con volumen agregado | **387** | **478**

Desfilar: técnica de corte de cabello en la que se utilizan líneas diagonales mediante el corte de las puntas con un leve aumento o reducción del largo | **248** | **350**

Deshidratante de uñas: producto de preparación de uñas que impide, de forma temporal, que la uña produzca humedad y aceite natural | **946** | **971**

Desmaquillador de ojos: preparaciones especiales para retirar el maquillaje de los ojos | **816** | **850**

Despunte: técnica de corte de cabello en la cual se usan las puntas de las tijeras para cortar *sectores* en las puntas del cabello | **293** | **352**

Diagonal hacia adelante: tipo de línea diagonal que crea movimiento hacia el rostro | **171** | **200** | **248** | **350**

Diagonal trasera: tipo de línea diagonal que crea movimiento y aleja el cabello del rostro | **171** | **200** | **248** | **350**

Difusor: accesorio para secador de cabello para definir el cabello rizado mientras se seca | **367** | **479**

Dirección de la base: ángulo en el cual se coloca el bigudí en la cabeza (horizontal, vertical o diagonalmente); también, el patrón direccional en el cual se envuelve el cabello | **567** | **603**

Diseños incrustados: aquellos que se hacen dentro de un realce para uñas | **985** | **997**

Distribución: dónde y cómo se mueve el cabello sobre la cabeza | **289** | **350**

Dividir/División del cabello: línea que divide el cabello en el cuero cabelludo, separa una sección de cabello de otra y forma subsecciones | **248** | **352**

E

Eccema: enfermedad inflamatoria e incómoda de la piel que suele ser crónica; se caracteriza por presentar inflamación moderada a grave, descamación y, en ocasiones, comezón severa **| 84 | 100**

Efecto en punta: efecto de corte del cabello en el que hay una armonización uniforme, desde muy corto en el contorno del cuero cabelludo a largos cada vez mayores a medida que se asciende por la cabeza; realizar el efecto en punta significa estrechar gradualmente en un extremo **| 270 | 339–344 | 353**

Effleurage: masaje suave y continuo que se realiza con los dedos (digital) o con las palmas (palmar) de la mano, de forma lenta y con ritmo. Para el masaje del cuero cabelludo, es una técnica de golpeteo y movimientos circulares de la mano; se puede hacer de forma suave y con ritmo para relajar al cliente, estimular la microcirculación y llevar nutrientes al cuero cabelludo. Se suele realizar con las yemas de los dedos en movimientos de adelante hacia atrás **| 210 | 242 | 761 | 801 | 876 | 901**

Elasticidad del cabello: capacidad del cabello para estirarse y volver a su largo original sin romperse **| 141 | 148**

Elastina: proteína base similar al colágeno que forma el tejido elástico **| 67 | 71**

Electrólisis: depilación mediante una corriente eléctrica que destruye las células de crecimiento capilar **| 712 | 739**

Electroterapia: uso de corrientes eléctricas para tratar la piel **| 763 | 801**

Elementos COHNS: los cinco elementos que forman el cabello, la piel, los tejidos y las uñas de los seres humanos (carbono, oxígeno, hidrógeno, nitrógeno y azufre) **| 135 | 147**

Elevación: también conocida como *proyección* o *levantamiento;* ángulo o grado en el cual se sostiene, o se levanta, una subsección del cabello cuando se corta **| 249 | 350**

Elevador del ángulo de los labios: músculo que levanta el ángulo de la boca y la desplaza hacia dentro **| 36 | 53**

Elevador del párpado superior: músculo delgado que controla el movimiento del párpado **| 36 | 53**

Elevador del labio superior: músculo que rodea y eleva el labio superior y dilata las fosas nasales, como cuando se expresa disgusto **| 36 | 53**

Emolientes: ingredientes aceitosos o grasosos que mantienen la humedad en la piel **| 753 | 801**

Empujador de madera: varilla de madera que se usa para retirar el tejido cuticular de la lámina ungueal (empujando suavemente), para limpiar bajo el borde libre de las uñas o para aplicar productos **| 865 | 903**

Empujador metálico: implemento multiuso de metal; se utiliza para raspar suavemente el tejido de la cutícula de la superficie de la uña natural **| 862 | 902**

Encogimiento: cuando el cabello se contrae o levanta por acción de la pérdida de humedad o el secado **| 249 | 352**

Endurecedor de proteínas: combinación de esmalte incoloro con proteínas, como el colágeno **| 870 | 902**

Endurecedores de dimetil-urea: el endurecedor agrega enlaces cruzados a la superficie de la uña natural, libre de formaldehído y DMU; no causa reacciones adversas en la piel **| 870 | 901**

Énfasis: también conocido como *foco;* el área de un peinado hacia donde se dirige la mirada antes de recorrer el resto del diseño **| 179 | 200**

Enlace de bisulfuro: enlace químico lateral fuerte que une los átomos de azufre de dos aminoácidos contiguos de cisteína para formar cisteína y unir dos cadenas polipéptidas como peldaños de una escalera **| 136 | 147**

Enlace de hidrógeno: enlace lateral cruzado, físico y frágil que se rompe fácilmente con el agua o el calor **| 136 | 148**

Enlace peptídico: también conocido como *terminal;* es un enlace químico que une los aminoácidos entre sí, de un extremo a otro, para formar una cadena polipeptídica **| 135 | 148**

Enlace salino: enlace lateral, cruzado, físico y frágil entre cadenas polipeptídicas adyacentes que se rompe por cambios en el pH **| 136 | 149**

Enlaces de lantionina: enlaces que se crean cuando los enlaces bisulfuro se rompen con alisadores químicos de hidróxido para el cabello **| 137 | 148**

Enlaces laterales: enlaces que entrecruzan cadenas polipeptídicas y son responsables de la extrema fuerza y elasticidad del cabello humano; representan alrededor de un tercio de la fuerza total del cabello **| 136 | 149**

Enrollado con la palma: método de peinado que consiste en hacer un movimiento circular y ondulante con las palmas de las manos para lograr rizos ensortijados naturales y definidos **| 386 | 481**

Ensortijado con los dedos: técnica en la que se juntan pequeñas secciones de cabello y se gira el cabello alrededor de los dedos para crear los rizos ensortijados **| 386 | 479**

Ensortijado hacia afuera: peinado en el que el cabello se ensortija en rizos ensortijados individuales, completamente seco, y luego se desarma suavemente para crear un peinado con cuerpo, ensortijado y de estilo afro **| 388 | 479**

Entresacado a mano alzada: técnica de corte del cabello en la que se recortan partes de cabello en intervalos aleatorios **| 294 | 351**

Entresacado: también conocido como *desfilado;* proceso de reducción del volumen del cabello a largos escalonados con tijeras; corte del cabello con un movimiento de deslizamiento de las tijeras mientras se mantienen las cuchillas parcialmente abiertas **| 294 | 350**

Entresacado: técnica de corte del cabello; versión del despunte, en la cual las puntas de las tijeras se mueven hacia los extremos del cabello en lugar de hacia dentro; crea un efecto de mayor volumen **| 293 | 352**

Envoltura básica: también conocida como *envoltura recta;* patrón de envoltura de permanente en el que todos los bigudíes de un panel se mueven en la misma dirección y se colocan en bases de igual tamaño; todas las secciones de la base son horizontales con la misma longitud y ancho que el bigudí de la permanente **| 569 | 603**

Envoltura con bigudí doble: también conocida como *envoltura piggyback;* técnica de envoltura donde el cabello muy largo se envuelve en un bigudí desde el cuero cabelludo hasta la mitad del tallo del cabello y otro bigudí se usa para envolver el resto de la hebra de cabello en la misma dirección **| 569 | 604**

Envoltura de cabello: técnica que se utiliza para mantener el cabello rizado suave y liso **| 400 | 480**
- alisado de seda **| 402**
- en cabello grueso y ensortijado **| 457-458**
- envoltura con rulos y secado **| 401**
- envoltura con rulos **| 401**
- envoltura con volumen **| 400**
- envoltura doobie **| 401**

Envoltura de permanente de tipo enladrillado: envoltura de permanente similar a la técnica de enladrillado; las secciones de la base se disponen de manera descentralizada, hilera por hilera, a fin de evitar separaciones evidentes y para combinar el flujo del cabello. **| 569 | 604**

Envoltura plana doble: envoltura de permanente en la que se coloca un papelillo debajo y otro encima del panel de la base del mechón de cabello (subsección) que se envuelve **| 565 | 604**

Envoltura plana simple: envoltura de permanente similar a la envoltura plana doble, pero solo se utiliza un papelillo, que se coloca encima del panel de la base del cabello | **565** | **606**

Envoltura plegada: envoltura para permanente en la que un papelillo se dobla por la mitad sobre las puntas del cabello como un sobre, elimina el exceso de papel y se puede usar con bigudíes cortos o cabellos muy cortos | **565** | **604**

Enzimas: también conocidas como *enzimas queratolíticas* o *agentes disolventes de proteína;* un tipo de exfoliante químico que actúa al disolver la proteína de queratina en las células superficiales de la piel | **757** | **801**

EPA. *Ver* Agencia de Protección Ambienta

Epicráneo: músculo ancho que cubre la parte superior del cráneo y que está formado por el occipital y el frontal; también conocido como occipitofrontal | **35** | **51**

Epidermis: capa externa y más delgada de la piel. Consta de cinco capas: estrato córneo, estrato lúcido, estrato granuloso, estrato espinoso y estrato germinativo | **61** | **71**

Epitelio base: capa fina de tejido entre la lámina ungueal y el lecho ungueal | **108** | **112**

Época de la extravagancia
- desarrollos de belleza de la época | **10**

Época victoriana
- desarrollos de belleza de la época | **10**

Eponiquio: piel viva debajo del pliegue ungueal proximal que se encuentra en la base de la lámina ungueal y cubre el área de la matriz | **109** | **112**

Equilibrio asimétrico: se establece cuando dos mitades imaginarias de un peinado tienen el mismo peso visual, pero las dos mitades están colocadas de manera desigual; la asimetría puede ser horizontal o diagonal | **178** | **200**

Equilibrio simétrico: dos mitades de un peinado, forman una imagen que se refleja | **178** | **201**

Equilibrio: relacionado con establecer proporciones iguales o adecuadas para crear simetría; en peluquería, es la relación de alto a ancho | **177** | **200**

Equipo básico para tratamientos faciales
- equipo de análisis | **745**
- exfoliación | **747–748**
- limpieza | **747–748**
- preparación de la piel | **746**
- sillas y taburetes | **745**
- sillones y mesas para tratamiento | **744**

Equipo de cabina de manicura
- aguamaniles | **858**
- apoyabrazos acolchado del cliente | **857**
- autoclave | **859**
- lámpara ajustable | **857**
- mesa | **857**
- recipiente de basura | **859**
- recipiente de gasa y toallitas de algodón | **859**
- recipientes de desinfección | **858-859**
- sillas para el cosmetólogo y el cliente | **858**
- sistema de ventilación | **860**

Equipo opcional de cabina de manicura
- bandejas y cestas de suministro | **861**
- baño de parafina | **862**
- lámparas para curado UV o LED | **861**
- mitones de tela de toalla | **861**
- mitones eléctricos para manos/pies | **862**
- secador eléctrico de esmalte para uñas | **861**

Equipos de pedicura
- baño de parafina | **909**
- cabina | **907–908**
- carro de pedicura | **909**
- mitones para pies | **909**
- pediluvio | **908–909**
- piedras calientes | **909–910**

Escalonamiento: elevación que ocurre cuando se levanta una sección por encima de los 0 grados | **249** | **351**

Escama: cualquier placa delgada, seca o grasa de células epidérmicas; un ejemplo es la caspa irregular o excesiva | **80** | **102**

Escápulas: también llamadas omóplatos; dos huesos grandes, planos y triangulares del hombro | **32** | **56**

Escútula: costra seca, de color amarillo azufre, en el cuero cabelludo en la tiña favosa o tiña fávica; posee un olor distintivo | **159** | **163**

Eslabón: comúnmente conocido como *I-tips* o *extensiones individuales;* método para colocar extensiones de cabello en el que se usa un gancho para quitar una pequeña cantidad de cabello de una división; se mueve un enlace cerca del cuero cabelludo con una herramienta especial, luego se inserta una extensión o una hebra de adición especial en el eslabón | **523** | **534**

Espacio: área que rodea la forma o el área que ocupa el peinado | **172** | **201**

Espiral secretor: base en forma de espiral de las glándulas sudoríparas (de sudor) | **68** | **72**

Esponja: herramienta utilizada para crear rizos ensortijados pequeños o gruesos en texturas muy rizadas y ensortijadas | **387** | **483**

Espuma fijadora: versión batida y ligera de la loción fijadora que se usa para realizar la fijación en húmedo; crea acabados suaves y elegantes en el cabello texturizado para definir los rizos y agregar control suave con brillo | **364** | **482**

Espuma: también conocida como *mousse;* producto para peinar liviano, ligero y batido que se parece a la espuma de afeitar y que le proporciona cuerpo y volumen moderados al cabello | **364** | **480**

Esqueleto facial: marco del rostro, formado por 14 huesos | **30** | **52**

Esternocleidomastoideo: músculo del cuello que baja y gira la cabeza; se origina en la clavícula y se inserta en el hueso temporal, cerca de la oreja | **35** | **56**

Estilete: herramienta que tiene un mango sólido y una punta esférica en cada extremo; su tamaño puede variar; se utiliza para el arte de uñas | **884** | **903**

Estrato córneo: también conocido como *capa córnea;* es la capa externa de la epidermis | **61** | **72**

Estrato espinoso: también conocido como *capa espinosa*; capa de la epidermis que se encuentra justo encima del estrato germinativo (capa basal) | **62** | **73**

Estrato germinativo: se conoce comúnmente como capa basocelular y es la capa más profunda y viva de la epidermis que produce nuevas células y es responsable del crecimiento | **63** | **72**

Estrato granuloso: también conocido como capa granular; capa de la epidermis compuesta de células llenas de queratina que se asemejan a gránulos | **62** | **72**

Estrato lúcido: capa clara y transparente de la epidermis que se encuentra debajo del estrato córneo | **62** | **72**

Estrato reticular: capa más profunda de la dermis que le aporta oxígeno y nutrientes a la piel | **63** | **72**

Estrés y envejecimiento de la piel | **92**

Estrujar el cabello: método de peinado en el que se utiliza el interior de las manos para comprimir los mechones de cabello y crear rizos definidos más ajustados | **385** | **482**

Eumelanina: tipo de melanina que es de color marrón oscuro a negro; pigmento predominante en el cabello negro y moreno | **66** | **71** | **137** | **147**

Excoriación: herida o raspadura en la piel producida al rascar o raspar | **79** | **100**

Exfoliación: eliminación del exceso de células muertas de la superficie de la piel | **755** | **802**

Exfoliante químico: producto que contiene químicos que sueltan o disuelven la acumulación de células muertas | **757** | **801**

Exfoliantes faciales
- beneficios | **755**
- mecánicos | **756**
- químicos | **757**

Exfoliantes mecánicos: métodos que se usan para eliminar físicamente la acumulación de células muertas | **756** | **802**

Exfoliantes: lociones a base de agua que contienen abrasivos suaves arenosos y humectantes para ayudar a eliminar la piel seca y escamosa y reducir las callosidades | **914** | **940**

Exfoliantes: productos que ayudan a realizar la exfoliación | **755** | **802**

Extensión de uñas: alarga la longitud de la uña natural | **944** | **971**

Extensiones de cabello: apliques de cabello sujetados a la base del cabello natural del cliente para agregar largo, volumen, textura o color | **514** | **534**
- enlazado | **523–524**
- extensiones adhesivas | **521-522**

Frontal: parte frontal (anterior) del epicráneo; músculo del cuero cabelludo que permite levantar las cejas, mover hacia delante el cuero cabelludo y arrugar la frente **| 35 | 52**

Función de barrera: complejo lipídico que mantiene la humedad de la piel, evita la evaporación del agua; ayuda a regular el pH de la piel y la resguardan de los irritantes que puedan penetrar en la superficie **| 61 | 71**

Fundido de colores: también conocido como *ombré* o *degradado de color;* técnica de arte de uñas donde un color se funde en otro; el punto de encuentro es donde dos colores se juntan **| 883 | 901**

G

Ganglios linfáticos: estructuras similares a glándulas que filtran bacterias, virus y células cancerosas y están conectadas por vasos linfáticos **| 45 | 53**

Gastrocnemio: músculo adherido a la superficie inferior y posterior del talón que tira del pie hacia abajo **| 38 | 52**

Gel blando: también conocido como *gel de fijación;* está elaborado para recubrir la uña natural y se quita fácilmente con acetona **| 1003 | 1031**

Gel curado con luz: tipo de realces para uñas que se endurece cuando se expone a tipos específicos de luz **| 1000 | 1031**

Gel de brillo: tratamiento y producto capilar que contiene tintes oxidantes y está diseñado para aportar un brillo extremo al cabello **| 643 | 697**

Gel de construcción: gel de viscosidad espesa que permite que los cosmetólogos construyan un arco o una extensión **| 1003 | 1031**

Gel duro: también conocido como *gel tradicional;* suficientemente fuerte para construir extensiones de uñas **| 1003 | 1031**

Gel: preparado espeso para peinar que se comercializa en tubo o botella y logra una fijación fuerte **| 364 | 480**

Geles pigmentados: cualquier gel que incluya pigmento de color **| 1005 | 1031**

Geles poliméricos: también conocidos como *polygel* o *acrygel;* se crean a partir de una mezcla de polímero en polvo y geles duros **| 1004 | 1031**

Glándulas de sudor: también conocidas como *glándulas sudoríparas;* excretan la transpiración y desintoxican el cuerpo al eliminar el exceso de sal y sustancias químicas no deseadas **| 68 | 73**

Glándulas endócrinas: también conocidas como glándulas sin conductos; incluyen la glándula pituitaria, la tiroides y las glándulas suprarrenales, así como otras glándulas que liberan hormonas directamente en el torrente sanguíneo **| 47 | 51**

Glándulas exocrinas: también conocidas como glándulas con conducto; incluyen, entre otras, las glándulas sebáceas y las sudoríparas; producen una sustancia que viaja a través de pequeños conductos en forma de tubo **| 47 | 51**

Glándulas sebáceas: también conocidas como *glándulas oleosas;* están conectadas a los folículos pilosos; son glándulas excretoras de sebo **| 68 | 72 | 133 | 149**

Glándulas sudoríparas: también conocidas como *glándulas de sudor;* excretan la transpiración y desintoxican el cuerpo al eliminar el exceso de sal y sustancias químicas no deseadas **| 68 | 73**

Glándulas: producen y liberan sustancias que realizan una función específica en el cuerpo **| 47 | 52**

GMTG. *Consulte* Monotioglicolato de glicerol

Grano: indica cuántas partículas o granos hay en una lima por pulgada cuadrada **| 982 | 997**

Granuloma piogénico: inflamación importante de la uña, en la cual crece un bulto de tejido rojo desde el lecho ungueal hacia la lámina ungueal **| 123 | 129**

Guía perimetral: línea exterior de un corte de cabello **| 250 | 352**

H

Hemorragia en astilla: daño de los capilares debajo la uña, que se manifiesta como una pequeña astilla longitudinal debajo de la lámina ungueal y se debe a un traumatismo físico o a una lesión en el lecho ungueal **| 119 | 129**

Hendidura: depresión superficial en la uña postiza que sirve como punto de contacto con la lámina ungueal **| 946 | 973**

Herpes simple I: infección viral recurrente que se suele manifestar como una ampolla febril o afta **| 85 | 100**

Hidratante: producto formulado para agregar humedad al cabello seco o estimular su retención **| 214 | 243**

Hidróxido de calcio: o $Ca(OH)_2$, ingrediente activo en un alisador sin base de lejía; el nivel de pH de un alisador sin lejía suele ser más bajo que uno a base de lejía; se suele relacionar con el cabello seco **| 542 | 604**

Hidróxido de potasio: compuesto inorgánico que degrada la proteína en las células de los callos **| 915 | 940**

Hiperhidrosis: sudoración excesiva causada por calor o debilidad general del cuerpo **| 83 | 100**

Hiperpigmentación: sobreproducción de pigmento; se presenta como manchas oscuras **| 87 | 100**

Hiperqueratosis de retención: tendencia hereditaria de la piel propensa al acné de retener células muertas en el folículo, lo que forma la obstrucción de los folículos y aumenta las lesiones inflamatorias ocasionadas por el acné, como pápulas y pústulas **| 89 | 102**

Hipertricosis: una afección del crecimiento del cabello en la que el cabello crece más largo o más grueso de lo normal **| 156 | 162**

Hipertrofia: crecimiento irregular de la piel **| 86 | 100**

Hiponiquio: capa de piel levemente engrosada que se encuentra entre la punta del dedo y el borde libre de la lámina ungueal y forma una barrera protectora para evitar que los microorganismos invadan e infecten el lecho ungueal **| 110 | 112**

Hipopigmentación: ausencia de pigmento que produce manchas claras o blancas **| 87 | 100**

Hirsutismo: crecimiento de vello terminal en el cuerpo de una mujer en un área que normalmente no tendría vello terminal; a menudo se presenta en el labio superior, el mentón, las mejillas y el pecho **| 156 | 162**

M

- procedimiento posterior al servicio | 893-894
- procedimiento previo al servicio | 886–888
- productos profesionales para las uñas | 868–871
- realización básica | 889–892
- servicios para clientes con discapacidades | 880–882
- tratamientos con cera de parafina con manicura | 879–880

Manicura con arte de uñas
- básico | 889-892
- esmaltar | 895-896
- esténciles y estampado | 884-885
- francesa | 882-883
- fundido de colores | 883
- marmolado | 884
- masaje en manos y brazos | 897-900
- procedimiento posterior al servicio | 893-894
- procedimiento previo al servicio | 886-888

Manicura en seco | 957–958

Manicura en seco: se utiliza antes de un servicio de realce; sirve para preparar la cutícula y la lámina ungueal sin remojarlas en agua | 945 | 970

Manicura francesa: el lecho ungueal es de un color (rosa, melocotón o beige, según el tono de piel del cliente), el borde libre es de un color diferente (por ejemplo, blanco) | 882 | 901

Manicura: tratamiento cosmético para las manos que comprende corte, modelado, esmaltado de uñas de manera opcional, remoción de cutículas y suavizado de la piel | 856 | 901

Manicuras básicas
- aromaterapia en | 878–879
- sin agua | 878
- spa y | 877
- temática | 878

Mantenimiento: cuando se necesita realizar el servicio para un realce para uñas después de dos o más semanas desde la aplicación inicial del producto de realce para uñas | 953 | 971

Maquillaje
- brochas | 817-820
- complementación de formas y rasgos | 821–830
- teoría del color | 807-811

Maquillaje compacto: maquillaje de gran cobertura, prensado en forma sólida, que se aplica en el rostro con una esponja cosmética húmeda | 817 | 850

Maquillaje facial
- base | 812–813
- color para cejas | 815
- colorete | 815
- correctores | 814
- delineador de ojos | 815
- labial | 816
- otros cosméticos | 816
- polvos faciales | 814
- rímel | 816
- sombra | 814

Maquillaje teatral: maquillaje pesado que se utiliza para fines artísticos | 817 | 850

Maquinilla sobre peine: técnica para cortar el cabello similar a la técnica de tijeras sobre peine, excepto que la maquinilla se mueve de lado a lado del peine en lugar de hacerlo de abajo hacia arriba | 270 | 350

Maquinillas | 270

Marca de nacimiento | 88

Marmolado: efecto de arte de uñas de remolinos; implica dos o más colores; el lápiz hace girar el esmalte húmedo para formar un diseño | 884 | 901

Masaje: manipulación manual o mecánica del cuerpo mediante fricción, amasado, golpeteo y otros movimientos para aumentar el metabolismo y la circulación, estimular la absorción y aliviar el dolor | 759 | 802

Máscaras con base de arcilla: máscaras de limpieza que absorben oleosidad y tienen un efecto exfoliante y astringente en las pieles grasas y mixtas, lo que hace que los poros grandes adquieran, temporalmente, una apariencia más pequeña | 754 | 801

Máscaras de cera de parafina: máscaras faciales especialmente preparadas que contienen parafina y otros ingredientes beneficiosos; se suelen usar con crema de tratamiento | 755 | 803

Máscaras de crema: máscaras que contienen aceites, emolientes y humectantes; tienen un poderoso efecto hidratante | 754 | 801

Máscaras: también conocidas como *mascarillas;* productos de tratamiento concentrado, a menudo compuestos de arcillas minerales, agentes humectantes, suavizantes de piel, aceites de aromaterapia, extractos botánicos y otros ingredientes beneficiosos para limpiar, exfoliar, fortalecer, tonificar, hidratar y nutrir la piel | 753 | 802 | 914 | 940

Masetero: se origina en la parte inferior del cigomático; mueve la mandíbula y hace que la boca se cierre | 36 | 53

Masticación: término médico para masticar | 37 | 53

Mate: opaco, sin brillo | 812 | 851

Materiales que se utilizan en el servicio de uñas
- almohadillas con reverso de plástico | 867
- gasas y bolas de algodón | 867
- guantes | 866
- máscaras contra el polvo | 867
- protección para los ojos | 867
- toallas de tela o de papel | 867

Matriz: área donde se forman las células de la lámina ungueal; esta zona está compuesta por células de la matriz que conforman la lámina ungueal | 108 | 112

Mechas de especialidad con papel de aluminio | 683–686

Mechas: técnica de aplicación que ilumina un área y resalta sus rasgos | 821 | 851

Mechones: pequeños grupos de tres o cuatro pestañas artificiales con un punto de adhesión | 837 | 851

Media luna: línea curva donde se encuentran el rosa y el blanco en las uñas con manicura francesa | 882 | 903

Médula espinal: la parte del sistema nervioso central que se origina en el cerebro y se extiende hasta la parte inferior de la columna vertebral | 40 | 56

Médula: la capa más interna que se encuentra en el cabello grueso y en el vello de la barba; también se conoce como centro o núcleo del cabello; no está presente en el cabello fino | 134 | 148

Mejora de la apariencia: término que se utiliza para abarcar una amplia variedad de áreas de especialidad, entre ellas, peluquería, tecnología del cuidado de las uñas y estética | 6 | 19

Melanina: granos diminutos de pigmento (materia colorante) producidos por los melanocitos depositados en las células de la capa del estrato germinativo de la epidermis y las capas papilares de la dermis | 65–66 |72 | 137 | 148 | 156 | 163

Melanocitos: células que producen el pigmento oscuro de la piel, denominado melanina | 63 | 72

Melanoma maligno: forma más grave de cáncer de piel; a menudo se caracteriza por presentar parches de color negro o marrón oscuro que son desparejos, irregulares o elevados | 95 | 101

Melanoma ungueal: también conocido como melanoma subungueal; un tipo raro y grave de cáncer de piel que comienza en la matriz ungueal. Es más frecuente en las uñas de los pulgares y los dedos gordos de los pies y, por lo general, afecta una uña a la vez. A veces puede parecerse a otras condiciones que afectan el lecho ungueal, como un hematoma. Si no se trata, puede hacer metástasis o extenderse a otras partes de su cuerpo. | 121 | 127

Melanoniquia: oscurecimiento significativo de las uñas de las manos o de los pies debido al aumento de células pigmentadas (melanocitos); se puede presentar en forma de bandas negras, debajo o dentro de la lámina ungueal, que se extienden desde la base hasta el borde libre | 118 | 127

Melasma: también se denomina máscara del embarazo; es una forma de hiperpigmentación que se caracteriza por presentar parches bilaterales de pigmentación marrón en las mejillas, la barbilla, la frente y la parte superior del labio, debido a desequilibrios hormonales, como el embarazo o las píldoras anticonceptivas | 87 | 101

Membrana celular: capa delgada de tejido que rodea la célula; protege el interior de la célula de su entorno y es semipermeable, lo que significa que permite que ciertas sustancias entren en la célula | 25 | 50

Mentalis: músculo en la punta del mentón que eleva el labio inferior, además de levantar y fruncir la piel del mentón | 36 | 54

Metabolismo: proceso químico por el cual las células convierten los nutrientes en energía | 25 | 54

Metacarpo: cinco huesos o metacarpianos

de la palma que se ubican entre el carpo y las falanges **| 32 | 54**

Metatarsos: cinco huesos largos y delgados, como los huesos metacarpianos de la mano **| 33 | 54**

Método de ensortijado: régimen de peinado semanal que se utiliza para lograr el ensortijado rápido/peinado rápido en cabello muy rizado, bien enrollado y con mucha textura creado con técnicas de ensortijado con la palma de la mano, enrollado con la palma y ensortijado con los dedos **| 385 | 438–441 | 479**

Método de rizado: régimen de peinado semanal que se utiliza para lograr el rizado rápido o peinado rápido en texturas de cabello ondulado, rizado y ensortijado **| 385 | 438–441 | 479**

Método de trenza y costura: también conocido como *tramado,* método de colocación en el que las extensiones de cabello se sujetan al cabello del cliente al coser trenzas o una trama sobre una trenza o trenza en hilera sobre el cuero cabelludo, en ocasiones se denomina guía **| 519 | 534**

Microdermoabrasión: exfoliación mecánica que consiste en "disparar" óxido de aluminio y otros cristales en la piel con un dispositivo manual que exfolia las células muertas **| 756 | 802**

Microtrauma: pequeñas, a menudo microscópicas, aberturas en el tejido de la piel; puede permitir que los microbios ingresen en la piel y provoquen una infección **| 863 | 902**

Milia: consiste en la presencia de quistes benignos (inocuos) llenos de queratina que se presentan justo debajo de la epidermis y no tienen abertura visible **| 81 | 101**

Miliaria rubra: también conocida como *sarpullido causado por el calor;* es un trastorno inflamatorio agudo de las glándulas sudoríparas que se caracteriza por la erupción de pequeñas vesículas rojas, acompañadas de intensa picazón y ardor en la piel **| 83 | 101**

Miología: estudio de la estructura, las funciones y las enfermedades de los músculos **| 34 | 54**

Mitosis: proceso de reproducción celular que se produce cuando la célula se divide en dos células hijas idénticas **| 25 | 54**

Modalidades de masajes
- consejos de manipulación **| 762**
- effleurage **| 761**
- fricción **| 761**
- petrissage **| 761**
- tapotement **| 761**
- vibración **| 762**

Modelado: sección del cabello que se modela en un movimiento circular en preparación para la formación de rizos **| 403 | 482**

Moldes para uñas desechables: hechos de papel o mylar; cubiertos con un fondo adhesivo **| 948 | 970**

Moldes para uñas reutilizables: moldes hechos de plástico o aluminio premoldeados; se pueden limpiar y desinfectar entre cada cliente **| 949 | 972**

Moldes para uñas: moldes con forma curva; se colocan debajo del borde libre de la uña natural y se utilizan como guía para extender los productos de realces para uñas de modo que sobresalgan de la punta del dedo; se utilizan para crear más longitud **| 948 | 971**

Monilétrix: término técnico para referirse al cabello arrosariado **| 156 | 163**

Moño **| 468–470**

Moño francés: también conocido como *torzada francesa clásica;* técnica que se usa para peinados formales y que crea una apariencia de cabello plegado **| 408 | 475–477 | 480**

Moño: recogido clásico que se diseña alrededor de una cola de caballo; técnica que se utiliza en peinados formales **| 408 | 478**

Monotioglicolato de glicerol (GMTG): principal ingrediente activo en las lociones para ondular ácidas y de ácido balanceado **| 559 | 604**

Músculo arrector pili: pequeño músculo involuntario en la dermis que se adhiere al folículo piloso; la contracción del músculo hace que el cabello se erice, lo que ocasiona *piel de gallina* **| 63 | 71 | 133 | 147**

Músculo depresor del labio inferior: músculo que rodea el labio inferior y lo mueve hacia abajo y hacia un lado, como en una gesticulación sarcástica; también se denomina músculo cuadrado del labio inferior **| 36 | 51**

Mylar: película de poliéster delgada y resistente que se utiliza para hacer moldes para uñas **| 948 | 971**

N

Nanómetro: de abreviación *nm;* una unidad de longitud en el sistema métrico; equivale a la milmillonésima parte de un metro **| 1002 | 1031**

Navaja sobre peine: técnica texturizadora en la que el peine y la navaja se utilizan en la superficie del cabello **| 295 | 352**

Nervios aferentes **| 41**

Nervios eferentes **| 41**

Nervios motores: también conocidos como nervios eferentes; llevan impulsos desde el cerebro a los músculos o las glándulas; estos impulsos transmitidos producen movimiento **| 41 | 54**

Nervios sensoriales: también conocidos como nervios aferentes, llevan mensajes de los órganos de los sentidos (calor, frío, vista, oído, olfato, gusto) al cerebro y la médula espinal **| 41 | 56**

Nervios: manojos blanquecinos de fibras nerviosas que transmiten impulsos **| 40 | 54**

Neurología: estudio de la estructura, la función y la patología del sistema nervioso **| 39 | 54**

Neutralización con hidróxido: reacción de neutralización ácido-alcalina que neutraliza (desactiva) los residuos alcalinos que deja en el cabello un alisador de hidróxido y reduce el pH del cabello y del cuero cabelludo; la neutralización de los alisadores de hidróxido no implica oxidación y reconstitución de los enlaces de bisulfuro **| 544 | 605**

Neutralización de "thio": depende de un proceso de oxidación que detiene la acción de la solución alisadora y reconstruye el cabello en su nueva forma **| 546 | 606**

Nevus: también conocidos como *marca de nacimiento;* son malformaciones de la piel debido a una pigmentación anormal o a la dilatación de los capilares **| 88 | 101**

Niveles capilares
- canas **| 616**
- sistema **| 614**
- tablas de coloración **| 614**
- y tonos **| 614**

No comedogénico: producto que ha sido diseñado y probado para no obstruir los folículos; no contiene ingredientes que obstruyan los folículos y agraven la piel propensa al acné **| 90 | 101 | 813 | 851**

No decolorante: producto que no elimina la coloración artificial del cabello **| 218 | 243**

Nódulo: protuberancia sólida en la piel de más de 1 cm (0,4 pulgadas) que se puede sentir fácilmente **| 78 | 101**

Nuca: parte trasera del cuello; cabello debajo del hueso occipital **| 182 | 201**

Núcleo: estructura especializada en el centro de la célula; controla el crecimiento y la reproducción de la célula y contiene el material genético de esta **| 25 | 54**

Nudo bantú: también conocido como *nudo nubio;* peinado en el que el cabello se retuerce en dos hebras o se enrolla en espiral y se envuelve alrededor de sí mismo para hacer un nudo; los nudos se aseguran con pasadores o bandas elásticas **| 387 | 478**

Nudo nubio: también conocido como *nudo bantú;* peinado en el que el cabello se retuerce en dos hebras o se enrolla en espiral y se envuelve alrededor de sí mismo para hacer un nudo; los nudos se aseguran con pasadores o bandas elásticas **| 387 | 481**

Nudos bantú hacia afuera: peinado en el que los nudos se abren y se sueltan para crear rizos ondulados flojos y en espiral **| 387 | 478**

Nuevo crecimiento: también conocido como *rebrote;* es la parte del tallo del cabello que está entre el cuero cabelludo y el cabello que se ha teñido previamente **| 623 | 698**

Nutrición y envejecimiento de la piel **| 92**

O

Occipital: parte trasera (posterior) del epicráneo; músculo que mueve el cuero cabelludo hacia atrás **| 35 | 54**

Onda: se crea un patrón con forma de S y se da textura y volumen al cabello; técnica clásica popular que se puede aplicar en cualquier textura y longitud; generalmente un realzador de superficie **| 393 | 483**

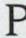

S